2021

国家临床执业及助理医师资格考试
笔试重难点精析
（下册）

刘 钊◎编著

2020考点全覆盖
考题命中90%
2021按新大纲编写
执业及助理医师通用

信昭昭 过医考
独家秘笈

表格理解　图形记忆　口诀背诵

考点贯通

北京航空航天大学出版社
BEIHANG UNIVERSITY PRESS

内 容 简 介

昭昭老师是全国医学培训行业的名师,近 10 年来累计帮助数万名考生顺利取得执业及助理医师资格证书。本书按照最新大纲要求,将近 10 年来国家医师资格考试重点、难点、常考点及必考点进行了归纳总结。

本书共分为四部分。第一部分,临床医学综合。这一部分是考试的重中之重,占据了医师资格考试的绝大部分分数,常言道"得专业综合者得天下",考生如果想顺利过关,这一部分内容是至关重要的。第二部分,基础医学综合。这部分内容考试的难度相对较小,占据分数少,对于这些内容只需把握其重要考点即可。第三部分,人文医学。要重点把握各种概念、观点及相关数值,重复考点较多。第四部分,预防医学。这是医师资格考试的一个大科目,需要大家重视。书中昭昭老师总结了考试的常考点和必考点,并对考生复习中遇到的难记点和重点归纳了口诀加图表的记忆方法,针对易混淆点采用表格对比加强考生记忆,相信会对考生大有裨益。

图书在版编目(CIP)数据

国家临床执业及助理医师资格考试笔试重难点精析 / 刘钊编著. -- 北京 : 北京航空航天大学出版社, 2020.11

ISBN 978 - 7 - 5124 - 3399 - 1

Ⅰ. ①国… Ⅱ. ①刘… Ⅲ. ①临床医学—资格考试—自学参考资料 Ⅳ. ①R4

中国版本图书馆 CIP 数据核字(2020)第 226105 号

国家临床执业及助理医师资格考试笔试重难点精析
(下 册)
刘 钊 编著
策划编辑 黄继松
责任编辑 寿亚荷

*

北京航空航天大学出版社出版发行

北京市海淀区学院路 37 号(邮编 100191)　http://www.buaapress.com.cn
发行部电话:(010)82317024　传真:(010)82328026
读者信箱:bhjiaopei@163.com　邮购电话:(010)82316936
保定市中画美凯印刷有限公司印装　各地书店经销

*

开本:787×1 092　1/16　印张:95　字数:3 700 千字
2020 年 11 月第 1 版　2020 年 11 月第 1 次印刷
ISBN 978 - 7 - 5124 - 3399 - 1　定价:228.00 元(上、下册)

前　言

经过对近几年执业及助理医师资格考试的观察及总结，考生会发现考试难度在逐年上升，而通过率在逐年下降，这体现了国家对医疗队伍建设的要求在逐步提高，同时也意味着考生不可再抱有侥幸心理，只想依靠技巧通关而不练就真功夫，临考突击。昭昭老师提醒考生，执业及助理医师资格考试的新时代已经来临，必须一步一个脚印地把基础打好，才能顺利取得证书。昭昭老师在知识点的传授过程中除了对考试通关技巧进行总结外，更注重基本功的学习及做题思路的培养，既要知其然，又要知其所以然，在理解的基础上记忆，打下牢固的基础，做到对知识的真正掌握。心中有物，在面对越来越灵活的考题时，方能从容应对。

昭昭老师从考生的角度出发，根据 10 余年行业辅导经验，独创了"画图理解＋考点巧记＋教你做题"三位一体的讲课方法，并以医师资格考试辅导书的形式呈现出来，帮助考生既打好基础，又掌握方法。

第一，画图理解。医学知识点用语言描述很难说清楚，即使费了九牛二虎之力说清楚了，考生因为对抽象的知识点不熟悉仍旧不能理解。昭昭老师通过边画图边讲解的形式，使考生完全理解所讲的知识点。这种方法也是目前世界上比较流行且比较有效的授课方式。

第二，考点巧记。医学知识浩瀚如海，知识点多如牛毛，理解后是否可以长时间记忆是关键。很多考生会说："这个我见过，这个我背过，可是我忘了！"针对一系列易混的考点，昭昭老师通过口诀背诵帮你加深记忆，达到准确记忆的目的。考生可参考昭昭老师所编写的 2021 版《国家临床执业及助理医师资格考试笔试核心考点背诵版》，该书将不容易记忆的考点编成了顺口溜和口诀帮大家加强记忆。

第三，教你做题。把知识点放到考题中，一部分考生读完题目却不能总结出题干提供的重要信息，不知道考什么内容，所以就需要考生一道一道做题，训练做题思路。这样训练下来，考生掌握的不仅仅是一个知识点，而是一串知识点。通过一道习题把与其相同、相似题目的知识点全部掌握。最后考生就会发现通过做题，对知识点的掌握有了巨大的进步，带来了质的飞跃，使分数得到了真实的提高。考生可参考昭昭老师所编写的 2021 版《国家临床执业及助理医师资格考试精选真题考点解析》，熟悉历年考题的出题方向和应对策略，高效提分。再通过2021 版《国家临床执业及助理医师资格考试医师进阶重难题 3000 例》，使考生在做题中对知识点进行不断地重复，掌握得更扎实。

推荐考生参考复习计划如下：

基础阶段	笔试重难点精析＋精选真题考点精析＋背诵版	笔试重难点打基础；背诵版精简考点，加深记忆；精选真题考点分析研究真题，把握做题思路
提高阶段	进阶重难题 3000 例＋背诵版	首轮复习后，通过重难题检验复习效果，结合背诵版巩固知识点
冲刺阶段	题眼狂背＋背诵版＋最后冲刺 5 套卷	题眼狂背结合背诵版快速抓住题干中的题眼，选择正确答案，高效得分；最后冲刺 5 套卷，把握出题方向，全真模拟，为考试热身

最后祝愿考生顺利通过今年的医师资格考试！

昭昭老师

征稿说明

　　对于从医人员来说，执业及助理医师考试是学习生涯及从业中一段十分重要的旅程。亲爱的考生朋友，在执业及助理医师考试的路上，你或许有一些难忘的经历，或许有一些重要的经验、实用的备考方法希望与其他考生分享，你或许还希望将这段奋斗历程铭刻下来。如果你有这样的想法，那么，机会来了：北京航空航天大学出版社特此向各位"过来人"征集稿件，与考生朋友们分享你的"备考故事"，我们将选用优秀文章集结成书予以出版。感兴趣的考生朋友可将文章发送至邮箱：bhjiaopei@163.com。别忘记留下你的姓名和联系方式哦！我们在此期待考生朋友们的精彩故事！

　　特别提示：各位考生在读书学习过程中有任何与考试相关及图书售后的问题，可加下列相应 QQ 号获取解答：

　　执业医师，请加 QQ1123688861 或 2736802701；

　　助理医师，请加 QQ2926263942 或 3223172419。

目　录

上　册

第一部分　临床医学综合

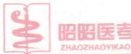

下　册
第二部分　基础医学综合

第三部分　人文医学

第四部分　预防医学

第二部分

基础医学综合

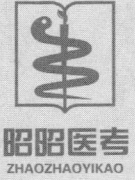

第一篇　解剖学(助理医师不要求)

学习导图

章 序	章 名	内 容	所占分数 执业医师	所占分数 助理医师
1	运动系统	骨学与关节学、肌学	1分	1分
2	消化系统	口腔、咽、食管、胃、小肠、大肠、肝、胰腺	2分	1分
3	呼吸系统	鼻、喉、气管与支气管、肺、胸膜与纵隔	1分	0分
4	泌尿系统	肾、输尿管、膀胱、尿道	0分	1分
5	生殖系统	男性内生殖器、男性外生殖器、男性尿道、女性内生殖器、乳房、会阴	0分	1分
6	腹膜	腹膜	0分	0分
7	脉管系统	概述、心、动脉、静脉、淋巴系统	0分	0分
8	感受器	视器、前庭蜗器	0分	1分
9	神经系统	脊髓、脑、脊神经、脑神经、内脏神经、感觉传导通路、运动传导通路、脑和脊髓的被膜、脑脊液及其循环	2分	1分
10	内分泌系统	总论、垂体、甲状腺	1分	0分

复习策略

解剖学这门课程,是医学的基础科目。学好这门课,对你将来的整个医学体系的建立和学习是十分重要的。考生需要掌握的重点和难点内容是神经系统。本系统执业医师考试分数为5~10分;助理医师考试分数为3~5分。

第1章　运动系统

➤ **2021 考试大纲**

①骨学与关节学;②肌学。

➤ **考纲解析**

近20年的医师考试中,本章的考点是<u>骨的构造及关节学</u>,执业医师每年考查分数为0~1分,助理医师每年考查分数为0~1分。

第1节　骨　学

骨由骨细胞、骨胶原纤维及骨基质组成,坚硬而有弹性,有较丰富的血管、淋巴管和神经。

一、骨的形态和分类

分 类	特 点
长骨	①呈长管状,分为一体和两端; ②骨干是指长骨中间较细的部分,内有空腔,称髓腔; ③含有骨髓骨的两端膨大,称为骺,其光滑面称为关节面,覆有关节软骨并参与构成关节; ④骨干与骺相邻的部分称为干骺端

续表

短骨	①呈立方形，常具有多个关节面； ②多成群地分布于某些部位，如腕和足的后部，主要起支持作用
扁骨	①呈扁宽的板状； ②常围成腔，支持、保护重要器官，主要分布于头、胸等处
不规则骨	形状不规则，功能多样

【例1】骨的形态分类不包括

A. 圆骨   B. 长骨   C. 扁骨   D. 短骨   E. 不规则骨

二、骨的构造

骨由骨质、骨膜和骨髓构成，此外尚含有血管、淋巴管和神经等。

1. 骨质

（1）骨密质和骨松质

骨密质	构成长骨骨干、骺以及其他类型骨的外层，质地致密，抗压、抗扭曲力强
骨松质	呈海绵状，由许多片状的骨小梁交织排列而成，骨小梁的排列方向与各骨所承受的压力以及肌肉附着所产生的相应的张力方向一致，从而形成压力曲线和张力曲线

（2）板障   颅盖各骨内、外板间的骨松质称为板障。

2. 骨膜

（1）构成

骨外膜	①被覆于骨内、外面，包裹于除关节面以外整个骨外面的称骨外膜； ②可分内、外两层，外层主要由纤维结缔组织构成，有许多胶原纤维束穿入骨质，使骨膜固着于骨面，而内层含有大量成骨细胞和破骨细胞
骨内膜	衬于骨髓腔内面和骨松质腔隙内

（2）功能   骨外膜的内层与骨内膜一起在骨的形成、生长发育过程中起重要作用，尤其是在成年后的创伤修复时其功能活跃，更有产生新骨质和破坏旧骨质的功能。在骨手术中应尽量保留骨膜，以免发生骨的坏死或延迟骨的愈合。骨膜富有血管、淋巴管和神经，保障了骨的营养、再生及感觉。

3. 骨髓

（1）构成   骨髓存在于骨髓腔和骨松质的间隙内，分为红骨髓和黄骨髓。

红骨髓	有造血功能，含有大量不同发育阶段的红细胞和其他幼稚型的血细胞
黄骨髓	①含大量脂肪组织，失去造血活力； ②在慢性失血过多或患重度贫血症时，黄骨髓可重新转化为具有造血功能的红骨髓

（2）意义   从6岁左右起，长骨髓腔内的红骨髓逐渐被脂肪所代替，成为黄骨髓，红骨髓仅保留于椎骨、肋骨、胸骨、髂骨及长骨骺端的骨松质内。因此，临床上常在髂嵴、髂前上棘等处做骨髓穿刺，检查骨髓象以诊断某些血液系统的疾病。

4. 骨的神经、血管和淋巴管   长骨动脉有干骺端滋养动脉、干骺端动脉、骺动脉和骨膜动脉。

【例2】骨构造的描述，错误的是

A. 骨干主要由骨密质构成   B. 骨骺主要由骨松质构成

C. 骨髓有红骨髓和黄骨髓   D. 骨膜有血管和神经

E. 骺软骨即指关节软骨

【例3】骨的构造包括

A. 骨干和骺   B. 骨板和骨小梁   C. 骨质、骨膜和骨髓

D. 密质骨和松质骨   E. 内、外板和板障

三、椎 骨

椎骨由位于前方的椎体和位于后方的椎弓结合而成。椎体和椎弓共同围成一孔，称椎孔。全部椎骨的椎孔连接成椎管，其内容纳脊髓等。

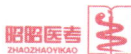

1. 颈椎

钩椎关节	①椎体较小,横切面呈椭圆形,上面在横径上凹陷,下面在纵径上凹陷。除第1、2颈椎外,其他颈椎体上面的侧缘向上突起形成椎体钩,此钩可与上位椎体下面的侧缘相接形成钩椎关节。 ②当后者增生肥大时,可致椎间孔变窄,压迫脊神经而产生症状
颈动脉结节	①第6颈椎横突的前结节较大,称颈动脉结节。 ②颈总动脉经颈动脉结节前方通过,当头部受伤出血时,可向此结节压迫颈总动脉,进行止血
第1颈椎	①又称寰椎,由前、后弓和侧块构成,无椎体、棘突和关节突。 ②两侧上关节面的后方有横行的椎动脉沟,有同名动脉通过
第2颈椎	①又名枢椎,由其椎体向上伸出一指状突起,称为齿突,与寰椎的齿突凹相关节。 ②齿突原为寰椎的椎体,在发育过程中脱离寰椎而与枢椎的椎体融合
第7颈椎	①又名隆椎,其形态、大小与胸椎相似。 ②特点:棘突特别长,末端不分叉,当低头时极易在皮下触及,故临床上常将其作为计数椎骨序数的标志

2. 胸椎 在其侧面的后份,椎体与椎弓根交接部的上缘和下缘处,各有一呈半圆形的浅凹,称上、下肋凹,与肋头相关节。多数胸椎在横突末端的前面,有与肋结节相关节的横突肋凹。胸椎的棘突较长,伸向后下方,互相呈叠瓦状排列。

3. 腰椎 椎体最粗壮,横切面呈肾形。腰椎的棘突宽而短,近似四方形板状,水平伸向后方,相邻的棘突间距较大,临床上常经此处的棘突间隙做穿刺。

4. 骶骨 由5块骶椎融合而成,呈三角形,底向上,尖向下。底的前缘向前突出称为岬。骶骨前面也称盆面,光滑凹陷,其中间部有4条横线,为各骶椎体融合处的痕迹。各横线的两端有4对骶前孔。

5. 尾骨 由4块退化的尾椎融合而成。

四、胸 骨

1. 构成 自上而下可分为胸骨柄、胸骨体和剑突3部分。

2. 胸骨角 胸骨柄与胸骨体的连接处,形成微向前凸的角,称为胸骨角,可在体表摸到。第2肋恰与胸骨角侧方相连接,因此胸骨角可作为计数肋的标志。

五、颅 骨

1. 脑颅骨

额骨	位于颅的前上份,呈贝壳状,分为额鳞、眶部和鼻部
枕骨	位于颅的后下份,如瓢状,其前下部有枕骨大孔
筛骨	位于蝶骨体的前方,其两侧为由菲薄骨片围成的含气骨,称筛骨迷路或称筛小房,即筛窦
蝶骨	位于颅底中央,形似展翅的蝴蝶
顶骨	位于颅盖的中部,左右各一,呈四边形,为外凸内凹的典型的扁骨
颞骨	介于顶骨、蝶骨和枕骨之间,形状不规则,参与构成颅底与颅腔的侧壁

2. 面颅骨

上颌骨	位于面颅的中央,成对,与下颌骨共同构成颜面的大部,并参与构成鼻腔外侧壁、口腔顶及眶下壁的大部分
下颌骨	位于面部的前下份,略呈蹄铁形,分为一体两支
舌骨	位于喉上方,呈蹄铁形,可分为体及成对的大角和小角
腭骨	位于上颌骨的后方,从前后方向观察,略呈"L"形,分为水平部与垂直部

六、颅的整体观

1. 内面观 可分颅盖内面和颅底内面。颅盖内面沿正中线有一浅沟,称为上矢状窦沟。在沟的两侧有许多颗粒状小凹。

颅前窝	①位置最高,由额骨、筛骨和位于其后方的蝶骨小翼构成; ②颅前窝与颅中窝以蝶骨小翼的后缘为界; ③构成颅前窝的额骨与筛骨的骨板均较薄,故易发生骨折
颅中窝	①较颅前窝低,主要由蝶骨体、蝶骨大翼、颞骨岩部和颞骨鳞部构成; ②窝的前外侧有视神经管,通入眶,管内有视神经和眼动脉通过;垂体窝两侧的浅沟为颈动脉沟

续表

颅后窝	①主要由枕骨和颞骨岩部后面构成; ②乙状窦沟的末端续于颈静脉孔,有颈内静脉和多条神经通过; ③颅后窝的前外侧壁为颞骨岩部的后面,其中央有一较大的孔,称内耳门,为内耳道的开口,有神经及血管穿过

2. 后面观 可见人字缝、两侧顶骨的后部、枕鳞以及两侧颞骨的乳突。

3. 外面观 此面高低不平,神经、血管通过的孔裂甚多。前部由面颅骨组成,中央为骨腭,由上颌骨和腭骨的水平板构成。其后方有由蝶骨及腭骨围成的鼻后孔和分隔鼻后孔的犁骨。鼻后孔后部的颅底,其中央是枕骨大孔。孔的两侧是枕骨侧部和颞骨的乳突。

4. 侧面观 可见属于脑颅的额骨、顶骨、枕骨、颞骨和蝶骨,以及属于面颅的颧骨和上、下颌骨。颞骨乳突前方有一孔,称为外耳门。在外耳门的前上方,有从颞骨向前伸出的突起,与颧骨向后伸出的突起连接共同形成颧弓,此弓在体表可触知。以颧弓平面为界将颅外侧面分为上、下两个窝,分别称为颞窝和颞下窝。

5. 前面观 位于面部中央的大孔,称梨状孔,为骨性鼻腔在面部的开口。孔的外上方为眶,下方为由上颌骨和下颌骨围成的骨性口腔。眶上缘内侧半上方的弓形隆起,称为眉弓,其深面有额窦。眉弓外上方的隆起为额结节。两侧眉弓之间的平坦区称为眉间。眉弓和眉间都是可以触知的体表标志。上颌骨向下突出的弓状突起为牙槽突,突的下缘有容纳上颌各牙的牙槽。

七、颅 囟

新生儿颅有许多颅骨尚未发育完全,骨与骨之间的间隙很大,在一些部位这些间隙被结缔组织膜所封闭,称为颅囟。最大的囟位于两侧顶骨前上角、矢状缝与冠状缝相接处,呈菱形,称为前囟,又称额囟。两侧顶骨的后上角、矢状缝与人字缝相接处有呈三角形的后囟,又称枕囟。此外,还有位于顶骨前下角处的蝶囟和后下角处的乳突囟。前囟在出生后 1～2 岁期间闭合,后囟在出生后不久闭合。蝶囟、乳突囟在出生后很快闭合。

八、上肢骨

1. 上肢带骨

(1) 锁骨 属于长骨,全骨略呈"S"形弯曲,横架在胸廓前上方,全长可在体表摸到。内侧 2/3 呈三棱形,凸向前;外侧 1/3 上下扁,凸向后。锁骨内侧端粗大称胸骨端,有关节面与胸骨柄的锁切迹相关节。外侧端扁平,称肩峰端,有小关节面与肩胛骨的肩峰相关节。

(2) 肩胛骨 是三角形的扁骨,位于胸廓后外侧的上份,介于第 2 至第 7 肋骨之间,可分为 3 个缘、3 个角和前、后两面。上缘短而薄,靠外侧有一切迹,称肩胛切迹。切迹外侧有一弯曲的指状突起,称喙突。外侧缘肥厚,邻近腋窝,又称腋缘。内侧缘薄而长,对向脊柱,又称脊柱缘。肩胛骨外侧角最肥厚,有朝向外侧的梨形关节面,称关节盂,与肱骨头相关节。盂的上、下方各有一小的粗涩结节,分别称盂上结节和盂下结节。肩胛骨的下角对第 7 肋或第 7 肋间隙,可作为计数肋的标志。上角为上缘与内侧缘的会合处,对第 2 肋。肩胛骨的前面有一大的浅窝,朝向肋骨,称肩胛下窝。后面有一横位的骨嵴,称肩胛冈,此冈将肩胛骨后面分为上小、下大的两个窝,分别称冈上窝和冈下窝。

2. 上肢自由骨

(1) 肱骨 ①肱骨上端膨大,有朝向上后内方呈半球形的肱骨头,与肩胛骨的关节盂相关节。头的周围稍缩窄,称解剖颈。颈的外侧和前方,各有一隆起,分别称大结节和小结节。两结节之间有结节间沟,沟内有肱二头肌长头腱通过。大结节向下延伸为大结节嵴;小结节向下延伸为小结节嵴。肱骨上端与体交界处稍细,称为外科颈,是骨折的易发部位。②肱骨体的上段呈圆柱形,下段呈三棱柱形。其中部外侧有粗糙的三角肌粗隆。肱骨体的后面中份有由上内向下外斜行的桡神经沟,桡神经和血管经过此处。③肱骨下端亦膨大,前后较扁。外侧份有呈半球形的关节面,称肱骨小头,与桡骨头相关节;内侧份有呈滑车状的关节面,称肱骨滑车,与尺骨的滑车切迹相关节。肱骨下端的前面,在肱骨小头和滑车上方,各有一浅窝,分别称桡窝和冠突窝;下端的后面,在肱骨滑车上方,有一深窝,称鹰嘴窝;小头的外侧和滑车的内侧各有一个突起,分别称外上髁和内上髁。内上髁的后下方有一浅沟,称尺神经沟。

(2) 桡骨 位于前臂外侧,分为体和两端。上端比下端细小,其顶端稍膨大,称桡骨头。头的上面有关节凹与肱骨小头相关节;头的周围有环状关节面与尺骨相关节。头以下略细,称桡骨颈。桡骨体呈三棱柱形,中份略弯向外侧,其内侧缘是薄锐的骨间缘。在桡骨颈下方的前内侧处,有一呈卵圆形的隆起,

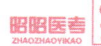

称桡骨粗隆。桡骨下端的外侧份向下突出,称桡骨茎突。下端的内侧面有关节面,称尺切迹,与尺骨头相关节;下面有腕关节面与近侧列的 3 块腕骨相关节。

(3)尺骨 ①位于前臂的内侧,分为体和两端。上端较粗大,前面有半月形的凹陷,称滑车切迹,与肱骨滑车相关节。在切迹的前下方和后上方各有一突起,分别称冠突和鹰嘴。冠突外侧面的关节面是桡切迹,与桡骨头相关节;冠突前下面的粗糙隆起称尺骨粗隆。②尺骨体上段较粗,下段较细呈圆柱形,外侧缘锐利,与桡骨体相对,亦称为骨间缘。③尺骨下端有尺骨头,其前、外、后 3 面有环状关节面,与桡骨的尺切迹相关节;下面光滑,借关节盘与腕骨相隔。头的后内侧有向下的突起,称尺骨茎突。在正常情况下,尺骨茎突比桡骨茎突长 1 cm。

(4)手骨 包括腕骨、掌骨和指骨 3 部分,共 27 块。

①腕骨 属于短骨,共 8 块,排成两列,每列 4 块。近侧列由桡侧向尺侧依次为手舟骨、月骨、三角骨和豌豆骨;远侧列为大多角骨、小多角骨、头状骨和钩骨。8 块腕骨并未排列在一个平面上,因而形成背侧面凸隆,掌侧面凹陷的沟,称腕骨沟。各腕骨的相邻面都有关节面,彼此形成腕骨间关节。近侧列的豌豆骨并不与其他 3 块腕骨并列,而是位于三角骨掌侧面,因而近侧列腕骨中只有手舟骨、月骨和三角骨参与桡腕关节的构成。

②掌骨 共 5 块,由桡侧向尺侧分别称为第 1~5 掌骨。掌骨的近侧端为掌骨底,接腕骨;远侧端为掌骨头,接指骨;头、底之间的部分为掌骨体。第 1 掌骨粗短,其底有鞍状关节面,与大多角骨相关节。

③指骨 共 14 块。拇指有两节指骨,其余各指都是 3 节。由近侧至远侧依次为近节指骨、中节指骨和远节指骨。每节指骨都分为底、体和滑车 3 部分,远节指骨远侧端掌面膨大粗糙,称远节指骨粗隆。

九、下肢骨

1. 下肢带骨

(1)髂骨 位于髋骨的上部,分为髂骨体和髂骨翼两部分。髂骨体肥厚,构成髋臼的上 2/5。髂骨翼扁阔,是髋臼上方的宽广部分;其上缘肥厚略呈长 S 形,称髂嵴,是测量骨盆径线的重要标志之一。髂嵴前端为髂前上棘,是重要的体表标志和常用的穿刺部位。后端为髂后上棘。在髂前上棘上后方 5~7 cm处,髂嵴外唇有一向外的突起,称髂结节。髂后上棘与髂结节也是重要的体表标志。在髂前、后上棘的下方,各有一骨突,分别称髂前下棘和髂后下棘。

(2)坐骨 位于髋骨的后下部,分为坐骨体和坐骨支。坐骨体为坐骨的粗壮部分,其上份构成髋臼的后下 2/5。坐骨体向下伸出的突起为坐骨支。坐骨支下端肥厚而粗糙的后份,称坐骨结节,为坐骨最低处,可在体表摸到。坐骨体后缘上的三角形突起,称坐骨棘。坐骨棘与髂后下棘之间的较大凹陷,称坐骨大切迹;坐骨棘与坐骨结节之间较小的凹陷,称坐骨小切迹。

(3)耻骨 为髋骨的前下部,分为 1 体和 2 支。耻骨体构成髋臼的前下 1/5。耻骨体与髂骨体结合处的上面有粗糙隆起,称髂耻隆起。从体向前内伸出耻骨上支,其末端急转直下,成为耻骨下支。耻骨上支的上缘锐薄,称耻骨梳,它向后经过髂耻隆起与弓状线相连续。耻骨梳前端终于圆形隆起,称耻骨结节,是重要的体表标志。

2. 自由下肢骨

(1)股骨 位于大腿部,是人体最长和最结实的长骨。其长度约占身高的 1/4,分为体和两端。

股骨上端包括头、颈及大、小转子。球形的股骨头朝向内上前方,与髋臼的月状面相关节。接近关节面中心处,有一小凹,称股骨头凹。头向外下方较细的部分为股骨颈,颈与体相交约成 130°的颈干角。颈与体交界处,有两个隆起,上外侧的方形隆起为大转子,内下侧的为小转子。大转子是重要的体表标志,也是测量骨盆径线的标志之一,其内侧面下部的凹陷称为转子窝。大、小转子之间,在后方有隆起的转子间嵴,在前方有从大转子到小转子下方的转子间线。

(2)髌骨 是全身最大的籽骨,位于股四头肌腱内,上宽下尖,前面粗糙,后面有光滑的关节面与股骨髌面相关节。髌骨可在体表摸到。

(3)胫骨 位于小腿的内侧,为呈三棱柱状的粗大长骨,分为体和两端。上端膨大,稍向后倾,形成内侧髁与外侧髁,可在体表摸到。两髁的上面各有一上关节面,与股骨内、外侧髁的关节面相关节。两上关节面之间的骨面粗糙,有向上的隆起,称髁间隆起。外侧髁的后下面有腓关节面,与腓骨头相关节。

(4)腓骨 细长,居小腿外侧,分为体和两端,无承重功能。上端稍膨大称腓骨头,其内上方有关节面,与胫骨相关节。头的下方缩窄,称腓骨颈。腓骨体内侧缘锐利,称为骨间缘,有小腿骨间膜附着。下端膨大为外踝,其内侧面有外踝关节面,与距骨相关节。

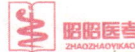

(5)足骨 包括跗骨、跖骨和趾骨3部分,共26块。

构成	数目	特点
跗骨	每侧7块	跗骨承重并传递弹跳力
跖骨	共5块	跖骨分头、体、底3部分;跖骨底分别与楔骨和骰骨相关节
趾骨	共14块	趾骨的形态和命名与指骨相同

第2节 关节学

一、关节的基本结构

1. 关节面 是构成关节各相关骨的接触面,每一关节至少包括两个关节面,一般为一凸一凹,凸的称关节头,凹者称关节窝。关节面上覆有关节软骨。

2. 关节囊 由致密结缔组织构成的囊,附于关节面周围的骨面并与骨膜融合,像"袖套"把构成关节的各骨连接起来,密闭关节腔。分为两层:

分层	名称	特点及作用
外层	纤维层	①由致密结缔组织构成,富有血管、淋巴管和神经; ②下肢关节负重较大,其关节囊的纤维层厚而紧张,上肢关节负重较小,则纤维层薄而松弛
内层	滑膜层	①由平滑光亮、薄而柔润的疏松结缔组织膜构成,衬贴于纤维层的内面; ②滑膜富含血管、淋巴和神经,能产生滑液,并对关节软骨提供营养

3. 关节腔 由关节软骨和关节囊滑膜层共同围成的密闭腔隙,腔内有少量滑液,关节腔内呈负压,对维持关节的稳定性有一定的作用。

【例4】不属于关节基本结构的是

A. 关节盘　　　B. 关节囊纤维层　　　C. 关节囊滑膜层　　　D. 关节面　　　E. 关节腔

二、关节的辅助结构

关节除具备上述基本结构外,某些关节为适应特殊功能的需要而分化出一些特殊结构以增加关节的灵活性,增强关节的稳固性。

1. 韧带 是连于相邻两骨之间的致密纤维结缔组织束,可加强关节的稳固性。

2. 关节内软骨 为存在于关节腔内的纤维软骨,有关节盘、关节唇两种。

关节盘	是位于两关节面之间的纤维软骨板,其周缘附着于关节囊内面,将关节腔分为两部
关节唇	是附着于关节窝周缘的纤维软骨环,可加深关节窝,增大关节面,有增加关节稳固性的作用

3. 滑膜襞和滑膜囊 有些关节的滑膜面积大于纤维层,以致滑膜重叠卷摺,并突向关节腔而形成滑膜皱襞,有的其内含有脂肪和血管,则形成滑膜脂垫。在关节运动时,关节腔的形态、容积和压力发生改变,滑膜垫可起调节或充填作用,同时也扩大了滑膜的面积,有利于滑液的分泌和吸收。在有些关节,滑膜从纤维层缺如或薄弱处膨出,充填于肌腱与骨面之间,则形成滑膜囊,可减少肌肉活动时与骨面之间的摩擦。

【例5】关节的辅助结构是

A. 关节囊、囊内韧带、囊外韧带　　　　　B. 关节囊、关节软骨、关节盘

C. 囊内韧带、囊外韧带、关节盘、关节唇　　　D. 关节软骨、关节盘、关节唇

E. 关节囊、关节面、关节盘

三、脊柱

1. 椎骨间的连结 各椎骨之间借韧带、软骨和滑膜关节相连,可分为椎体间连结和椎弓间连结。

(1)椎体间的连结 相邻各椎体之间借椎间盘、前纵韧带和后纵韧带相连接。

椎间盘	①亦称椎间纤维软骨,是连接相邻两个椎体之间的纤维软骨盘; ②中央部是柔软而富于弹性的胶状物质,称髓核,是胚胎时脊索的残余物;周围部是由多层纤维软骨按同心圆排列组成的纤维环,富于坚韧性,牢固连接相邻两个椎体,保护髓核并限制髓核向周围膨出
前纵韧带	①位于椎体前面,宽而坚韧,上至枕骨大孔前缘,下至第1或第2骶椎体;其纤维与椎体及椎间盘牢固连接; ②有防止脊柱过度后伸和椎间盘向前脱出的作用

后纵韧带	①位于椎体后面,细而坚韧,起自枢椎并与覆盖枢椎体的覆膜相续,向下至骶管,与椎体上、下缘和椎间盘紧密连接,而与椎体连结较疏松; ②有限制脊柱过度前屈的作用

【例6】 可限制脊柱过度后伸的韧带是

A. 棘间韧带　　　B. 前纵韧带　　　C. 棘上韧带　　　D. 黄韧带　　　E. 后纵韧带

（2）椎弓间的连结　包括椎弓板之间和各突起之间的连结。

黄韧带	①为连结相邻两椎弓板间的韧带,由黄色的弹力纤维构成,坚韧而富有弹性,协助围成椎管; ②黄韧带有限制脊柱过度前屈并维持脊柱于直立姿势的作用
棘间韧带	位于相邻各棘突之间,前接黄韧带,后方移行为棘上韧带和项韧带
棘上韧带	①连接胸、腰、骶椎各棘突之间的纵行韧带,其前方与棘间韧带融合; ②与棘间韧带都有限制脊柱过度前屈的作用。
横突间韧带	①连接相邻椎骨横突之间的纤维索;②有限制脊柱过度侧屈的作用
关节突关节	①由相邻椎骨的上、下关节突构成; ②关节面有透明软骨覆盖,关节囊附于关节面周缘,属于平面关节,只能作轻微滑动

（3）寰椎与枕骨及枢椎的关节

寰枕关节	①由寰椎两侧块的上关节凹与相应枕骨髁构成,属椭圆关节并为联合关节; ②其关节面有透明软骨覆盖,关节囊附着于关节面周缘,关节囊松弛,周围有韧带增强
寰枢关节	①寰枢外侧关节,有2个,由寰椎侧块的下关节面与枢椎上关节面构成,关节囊的后部及内侧均有韧带加强; ②寰枢正中关节,由齿突与寰椎前弓后面的关节面与寰椎横韧带中部前面构成,属车轴关节; ③寰枢关节沿齿突垂直轴转动,使头连同寰椎进行旋转运动。因此,寰枕、寰枢关节的联合运动能使头做俯仰、侧屈和旋转运动

2. 脊柱整体观及其运动

（1）脊柱前面观　从前面观察脊柱,可见椎体由上向下依次加宽,到第2骶椎为最宽,这与承受重力不断增加有关,自骶骨耳状面以下,由于重力经骶关节传至下肢骨,椎体已不负重,体积逐渐减小。前面观察脊柱,正常人的脊柱有轻度的侧屈。

（2）脊柱后面观　从后面观察脊柱,所有椎骨棘突连贯形成纵嵴,其两侧各有一纵行的脊椎沟。颈椎棘突短而分叉,近水平位。胸椎棘突细长,斜向后下方,呈叠瓦状;腰椎棘突呈板状,水平伸向后方。

（3）脊柱侧面观　从侧面观察脊柱,可见颈、胸、腰、骶4个生理性弯曲。其中颈曲和腰曲凸向前,胸曲和骶曲凸向后。脊柱的这些弯曲增大了脊柱的弹性,对维持人体的重心稳定和减轻震荡有重要意义。胸曲和骶曲在胚胎时已形成,也称原发性弯曲;颈曲和腰曲是生后获得的,也称继发性弯曲。

（4）脊柱的运动　脊柱除支持身体,保护脊髓、脊神经和内脏外,还有很大的运动功能。相邻椎骨间的连结稳固,活动性范围很小,但各椎间盘和关节突关节运动范围的总和很大,可作屈、伸、侧屈、旋转和环转运动。

四、胸　廓

胸廓由12块胸椎、12对肋、1块胸骨借骨连结共同构成。胸廓的主要关节有肋椎关节和胸肋关节。

1. 肋椎关节　为肋后端与胸椎之间构成的关节,包括肋头关节和肋横突关节。

2. 胸肋关节　由第2～7肋软骨与胸骨相应的肋切迹构成,关节的前、后有韧带加强,属微动关节。第1肋与胸骨柄之间为软骨结合,第8～10肋软骨的前端不直接与胸骨相连,而依次与上位肋软骨形成软骨连结,构成左、右肋弓,第11、12肋前端游离于腹壁肌层中,不与胸骨相连接。

3. 胸廓的整体观及其运动　成人胸廓近似圆锥形,前后径小于横径,上窄下宽。胸廓有上、下两口和前、后外侧壁。胸廓上口较小,由胸骨柄上缘,第1肋和第1胸椎体构成,是胸腔与颈部的通道,上口的平面与第1肋的方向一致,即向前下倾斜,胸骨柄上缘约平对第2胸椎体下缘。胸廓下口宽而不规则,由第12胸椎,第11、12肋前端,肋弓和剑突共同围成,两侧肋弓在中线构成向下开放的胸骨下角。角的尖部夹有剑突,剑突尖约平对第10胸椎下缘。胸前壁最短,由胸骨、肋软骨及肋骨前端构成。后壁较长,由

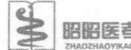

胸椎和肋角内侧的部分肋骨构成。外侧壁最长,由肋骨体构成。相邻两肋之间的间隙称肋间隙。

五、颞下颌关节

颞下颌关节又称下颌关节,由下颌骨的下颌头与颞骨的下颌窝和关节结节构成,关节面覆盖有纤维软骨,关节囊松弛,上方附着于关节结节和下颌窝周缘,下方附着于下颌颈,囊外有由颧弓根部至下颌颈的外侧韧带加强。囊内有纤维软骨构成的关节盘,关节盘前部凹向上,后部凹向下,与关节结节和下颌窝的形状相对应,其周缘与关节囊相融合,将关节腔分为上、下两部。关节囊前部较薄弱,因此下颌关节易向前脱位。

六、肩关节

由肱骨头与肩胛骨关节盂构成,属球窝关节,是全身运动最灵活的关节。关节盂小而浅,关节头大,关节盂周围有纤维软骨构成的盂唇,使之略为加深,仅能容纳关节头的 $1/4 \sim 1/3$。因此,肩关节的运动幅度较大。

七、肘关节

由肱骨下端与尺、桡骨上端构成的复关节,包括3个关节。

肱尺关节	由肱骨滑车和尺骨滑车切迹构成,属滑车关节
肱桡关节	由肱骨小头和桡骨关节凹构成,属球窝关节
桡尺近侧关节	由桡骨环状关节面和尺骨桡切迹构成,属车轴关节

八、桡腕关节

1. 构成 又称腕关节,是典型的椭圆关节。由桡骨下端的腕关节面和尺骨下方的关节盘构成关节窝,由手舟骨、月骨和三角骨的近侧关节面构成关节头。关节囊松弛,关节腔宽阔。关节囊外各面都有韧带加强,其中掌侧韧带较坚韧,因而腕后伸运动受限制。

2. 运动方式 腕关节可做分别为 $80°$ 和 $70°$ 的屈、伸运动,内收、外展运动的总和为 $60° \sim 70°$,收大于展;亦可做环转运动。

九、骨 盆

骨盆是由左右髋骨和骶、尾骨借骨连结构成的完整骨环。人体直立时,骨盆向前倾斜,两髂前上棘与两耻骨结节位于同一冠状面内,此时,尾骨尖与耻骨联合上缘居同一平面上。骨盆以界线为界,分为上方的大骨盆和下方的小骨盆。界线是由骶岬向两侧经骶骨侧部上缘、弓状线、耻骨梳、耻骨结节至耻骨联合上缘构成的环形线。小骨盆分为骨盆上口、骨盆下口和骨盆腔。骨盆上口即上述界线围成,骨盆下口由尾骨尖、骶结节韧带、坐骨结节、坐骨支、耻骨支和耻骨联合下缘围成,呈菱形。两侧坐骨支与耻骨下支连成耻骨弓,它们之间的夹角称耻骨下角,男性为 $70° \sim 75°$,女性为 $90° \sim 100°$。骨盆上、下口之间的腔称骨盆腔,它是一前壁短、侧壁及后壁长的弯曲的管道,其中轴为骨盆轴,是胎儿娩出的通道。

十、髋关节

髋关节由髋臼与股骨头构成,是典型的杵臼关节。髋臼的周缘有纤维软骨构成的髋臼唇,以增加髋臼的深度,髋臼切迹被髋臼横韧带封闭,使髋臼内半月形的关节面扩大为环形关节面,增大了髋臼与股骨头的接触面。股骨头的关节面约为圆球面积的 $2/3$,几乎全部纳入髋臼内,髋臼窝内充填有股骨头韧带和脂肪组织。

十一、膝关节

膝关节是人体最大、最复杂的关节,由股骨下端、胫骨上端和髌骨构成。股骨的内、外侧髁与胫骨的内、外侧髁相对,髌骨与股骨髌面相接。膝关节囊薄而松弛,各部位厚薄不一,囊的前壁不完整,由附于股四头肌腱的髌骨填补。膝关节有囊内、囊外韧带加强,限制关节的活动,增加关节的稳固性。

1. 韧带

髌韧带	位于囊的前壁,是股四头肌腱向下包绕髌骨,起于髌骨下缘,止于胫骨粗隆,是股四头肌腱的延续部分
腓侧副韧带	位于囊的外侧,呈索状,上方附着股骨外上髁,下方附着腓骨头,与关节囊之间留有间隙
胫侧副韧带	位于囊的内侧,起于股骨内上髁,向下止于胫骨内侧髁的内侧面,与关节囊和半月板紧密结合
腘斜韧带	起自胫骨内侧髁,斜向上外方与关节囊后壁融合,止于股骨外上髁,可防止膝关节过度前伸

续表

膝交叉韧带	①前交叉韧带起自胫骨髁间隆起的前方,斜向后上外方,止于股骨外侧髁的内侧面;前交叉韧带在伸膝时紧张,能防止胫骨前移; ②后交叉韧带起自胫骨髁间隆起的后方,斜向前上内方,止于股骨内侧髁的外侧面;后交叉韧带在屈膝时紧张,可防止胫骨后移

2. 半月板 在股骨内、外侧髁与胫骨内、外侧髁的关节面之间,垫有两块由纤维软骨构成的半月板。半月板下面平坦、上面凹陷,外缘厚,内缘薄,两端借韧带附着于胫骨髁间隆起。内侧半月板较大,呈"C"形,前端窄后端宽,外缘与关节囊及胫侧副韧带紧密相连。外侧半月板较小,近似"O"形,外缘与关节囊相连,但囊和腓侧副韧带之间隔有腘肌腱。半月板的存在,使关节面适合,增加了关节窝的深度,使膝关节稳固;又可使股骨髁一起对胫骨做旋转运动;缓冲压力,吸收震荡,起弹性垫作用。因半月板随膝关节的运动而发生形态改变和位置移位,在骤然进行强力运动时,易造成半月板损伤或撕裂。

十二、距小腿关节

亦称踝关节。由胫、腓骨下端与距骨滑车构成,关节囊附于各关节面的周围,其前、后壁薄而松弛,两侧有韧带加强,内侧有内侧韧带或称三角韧带,很坚韧,起自内踝尖,向下呈扇形展开,止于距骨内侧、跟骨距突、足舟骨。外侧有外侧韧带由3部分组成。前方的距腓前韧带,张于外踝和距骨颈之间;中间的跟腓韧带,从外踝向下至跟骨的外侧面;后方的距腓后韧带,从外踝内侧至距骨后突。

第3节 肌 学

一、肌的形态和结构

1. 形态 骨骼肌一般都由中间的肌腹和两端的腱两部分构成。肌腹主要由横纹肌纤维束组成,色红,柔软,有收缩能力。肌腱主要由平行的胶原纤维束构成,色白,较坚韧而无收缩能力。

2. 结构 肌的外形多种多样,大致可分为长肌、短肌、扁(阔)肌和轮匝肌4种。长肌的肌腹呈梭形,两端的腱较细小,全肌呈索条状,多分布于四肢。有些长肌的起端有两个以上的头,合成一个肌腹,这些肌称为二头肌、三头肌或四头肌。还有一些长肌,其肌腹被中间腱分为两个或两个以上的肌腹,如二腹肌和腹直肌。羽肌和半羽肌也属于长肌。短肌短小,多分布于躯干深层。扁(阔)肌呈板状,多分布于胸、腹壁,其腱呈膜状,称腱膜。轮匝肌呈环形,分布于口和眼的周围,收缩时能关闭口裂和睑裂。

3. 肌的辅助装置 肌的辅助装置位于肌的周围,有协助肌活动和保护肌等作用,包括筋膜、滑膜囊、腱鞘和籽骨等。

(1)筋膜

浅筋膜	①又称皮下筋膜,由疏松结缔组织构成,位于真皮之下,包被整个身体。 ②浅筋膜内大多含有脂肪,但所含脂肪的多少因人而异。浅筋膜内还有浅动脉、皮下静脉、皮神经、淋巴管,有些部位还有乳腺和皮肌等。 ③浅筋膜对位于其深部的肌、血管和神经有一定的保护作用
深筋膜	①称固有筋膜,由致密结缔组织构成,包裹肌、血管和神经等,遍布全身。 ②深筋膜还插入肌群之间,并附着于骨,构成肌间隔。肌间隔与深筋膜、骨膜共同构成鞘状结构,称骨筋膜鞘,包绕肌群或单个肌以及血管、神经等。深筋膜在某些部位供肌附着;在腕部和踝部又增厚形成支持带,对经其深方的肌腱起支持和约束作用;还能分隔肌群和各个肌,保护肌免受摩擦,并保证各肌或肌群能单独进行活动。 ③深筋膜也能改变肌的牵引方向,以调整肌的作用

(2)滑膜囊 滑膜囊为结缔组织形成的封闭的囊,壁薄,略扁,囊内有滑液。多位于肌腱与骨面相接触处,以减少两者之间的摩擦。在关节附近的滑膜囊可与关节腔相通。滑膜囊炎症可影响肢体局部的运动功能。

(3)腱鞘 腱鞘是套在长肌腱表面的鞘管,存在于活动性较大的部位,如腕、踝、手指和足趾等处。腱鞘由纤维层和滑膜层构成。纤维层又称腱纤维鞘,位于外层,是深筋膜增厚形成的半环状的纤维性管。此管与骨共同构成完整的管道,肌腱包被于其中,对肌腱起滑车和约束作用。滑膜层又称腱滑膜鞘,位于

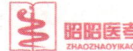

纤维层的深方,呈双层圆筒形,其内层包在肌腱的表面,称为脏层;外层贴在腱纤维鞘和骨的内面,称为壁层。脏、壁两层相互移行,形成腔隙,腔内含有少量滑液,因而在肌收缩时肌腱能在腱鞘内滑动。由此可见,腱鞘的作用是使肌腱固定于一定的位置,并在肌活动中减少肌腱与骨面的摩擦。

(4)籽骨　籽骨是由肌腱骨化而成的、位于某些关节周围的小骨,在运动中起减少肌腱与骨面的摩擦、改变肌牵引方向和加大肌力的作用。

二、咀嚼肌

咀嚼肌包括咬肌、颞肌、翼外肌和翼内肌,配布于颞下颌关节的周围,起于颅的不同部位,止于下颌骨,参与咀嚼运动。

咬肌	①咬肌起自颧弓的下缘和内面,肌束向下,止于下颌支外面的咬肌粗隆。 ②作用:上提下颌骨
颞肌	①呈扇形,起自颞窝,肌束如扇形向下会聚,通过颧弓的深方,止于下颌骨的冠突。 ②作用:上提下颌骨,后部肌束可拉下颌骨向后
翼内肌	①翼内肌起自翼突后面,肌束向下外方,止于下颌支内面的翼肌粗隆。 ②作用:两侧同时收缩,可上提下颌骨,并可牵拉下颌骨向前;一侧收缩则使下颌骨向对侧运动
翼内肌	①翼内肌起自翼突后面,肌束向下外方,止于下颌支内面的翼肌粗隆。 ②作用:两侧同时收缩,可上提下颌骨,并可牵拉下颌骨向前;一侧收缩则使下颌骨向对侧运动
翼外肌	①翼外肌位于颞下窝内,起自蝶骨大翼的下面和翼突的外侧面,向后外方止于下颌颈的前面。 ②作用:两侧同时收缩,可牵拉下颌骨向前;一侧收缩时则使下颌骨向对侧运动

三、胸锁乳突肌、斜方肌、背阔肌

肌　肉	解剖特点	作　用
胸锁乳突肌	斜位于颈部两侧,大部被颈阔肌覆盖,于体表可见其轮廓,起自胸骨柄前面和锁骨的胸骨端,斜向后上方,止于颞骨的乳突	一侧收缩使头向同侧倾斜,面转向对侧并向上仰;两侧收缩可使头后仰
斜方肌	起自上项线、枕外隆凸、项韧带、第7颈椎和全部胸椎的棘突	肩胛骨向脊柱靠拢,上部肌束可上提肩胛骨,下部肌束使肩胛骨下降
背阔肌	以腱膜起于下部胸椎的棘突、全部腰椎棘突、骶正中崝和髂崝后份等处,肌束走向外上方,以扁腱止于肱骨的小结节崝	使肩关节内收、旋内和伸。当上肢上举被固定时,可上提躯干

四、膈

1. 解剖　膈为向上膨隆呈穹窿状的扁薄阔肌,位于胸、腹腔之间,构成胸腔的底和腹腔的顶。膈的周边是肌性部,中央为腱膜,称中心腱。膈以3部分肌束起自胸廓下口的周缘和腰椎前面。胸骨部起自剑突后面,肋部起自下6对肋骨和肋软骨的内面,腰部以左、右2个膈脚起自上2～3个腰椎以及腰大肌和腰方肌表面的内、外侧弓状韧带。3部分肌束均止于中心腱。

2. 通行结构　膈上有3个孔。在第12胸椎前方,由左、右两个膈脚与脊柱共同围成主动脉裂孔,有降主动脉和胸导管通过;在主动脉裂孔的左前上方有一肌性裂孔,称食管裂孔,约在第10胸椎水平,食管和迷走神经的前、后干经此孔通过;在食管裂孔右前方的中心腱上有腔静脉孔,约在第8胸椎水平,有下腔静脉通过。

3. 作用　膈为主要的呼吸肌。膈肌收缩时拉中心腱下降,以扩大胸腔容积,引起吸气;舒张时,膈的中心腱上升恢复原位,胸腔容积减小,引起呼气。膈与腹肌同时收缩,则能增加腹压,有协助排便、分娩及呕吐等功能。

五、腹前外侧壁

1. 腹直肌　腹直肌位于腹前外侧壁正中线的两侧,被腹直肌鞘包裹,为上宽下窄的带状肌。起自耻骨联合和耻骨崝,肌束向上止于胸骨剑突和第5～7肋软骨的前面。肌的全长被3～4条横行的腱划分成多个肌腹,腱划与腹直肌鞘前层紧密结合,为肌节愈合的痕迹。在腹直肌的后面腱划不明显,不与腹直肌鞘后层愈合,因而腹直肌的后面是游离的。

2. 腹外斜肌 腹外斜肌为宽阔扁肌,位于最浅层。该肌以8个肌齿起自下位8个肋骨的外面,与前锯肌、背阔肌的肌齿相交错。肌束由外上斜向前内下方,后下部肌束止于髂嵴,其余肌束向内移行为腱膜,经腹直肌的前面,参与构成腹直肌鞘的前层;至腹正中线处与对侧腹外斜肌腱膜相互交织,参与形成白线。腹外斜肌腱膜的下缘增厚卷曲,连于髂前上棘与耻骨结节之间,称为腹股沟韧带。腹股沟韧带内侧端的一部分纤维走向后外下方,附着于耻骨梳,形成腔隙韧带,又称陷窝韧带。在耻骨结节的外上方,腹外斜肌腱膜形成三角形裂孔,为腹股沟管浅环,也称腹股沟管皮下环。

3. 腹内斜肌 腹内斜肌在腹外斜肌深面。起自胸腰筋膜、髂嵴和腹股沟韧带的外侧半,肌束呈扇形放散走向前上方。后部肌束几乎垂直上升,止于下位3个肋骨。中部肌束向前至腹直肌外侧移行为腱膜,在腹直肌外缘处分为前、后2层,分别与腹外斜肌和腹横肌的腱膜构成腹直肌鞘的前、后层;至腹正中线处参与构成白线。腹内斜肌的下部肌束行向前下方,呈弓形跨过精索后延续为腱膜,再向内侧与腹横肌腱膜的下部会合,形成腹股沟镰,或称联合腱,经精索后方止于耻骨梳的内侧份。自腹内斜肌下缘分出一些肌束,与腹横肌最下部的肌束一起包绕精索和睾丸,称为提睾肌,收缩时可上提睾丸。

4. 腹横肌 腹横肌在腹内斜肌的深面,起自下位6个肋软骨的内面、胸腰筋膜、髂嵴和腹股沟韧带的外侧1/3。肌束横行向前,延续为腱膜。腱膜的上部与腹内斜肌腱膜后层愈合,形成腹直肌鞘后层,并经腹直肌后方至正中线;其最下部的肌束和腱膜的下部则分别参与构成提睾肌和腹股沟镰。

六、腹股沟管

1. 特点 位于腹前外侧壁下部的肌、筋膜和腱膜之间的裂隙,男性有精索、女性有子宫圆韧带通过。此管在腹股沟韧带内侧半上方,沿腹股沟韧带的走行方向由外上方斜向内下方,长4～5 cm。此管有内、外两口和前、后、上、下四壁。管的内口称腹股沟管深(腹)环,位于腹股沟韧带中点上方约1.5 cm处。管的外口即腹股沟管浅(皮下)环。

2. 四壁 腹股沟管的四壁如下:

位　　置	组成结构
前壁	腹外斜肌腱膜和腹内斜肌
后壁	腹横筋膜和腹股沟镰
上壁	腹内斜肌和腹横肌的下缘
下壁	腹股沟韧带

七、上肢肌肉和几个特殊结构

1. 上肢肌肉 三角肌、臂肌、前臂肌、手肌等。

2. 几个特殊结构

(1) 腋窝 腋窝为位于臂上部内侧和胸外侧壁之间的锥体形腔隙,分为顶、底以及前、后、内侧和外侧4个壁。前壁为胸大、小肌;后壁为肩胛下肌、大圆肌、背阔肌和肩胛骨;内侧壁为上胸部和前锯肌;外侧壁为喙肱肌、肱二头肌短头和肱骨。顶即上口,由锁骨、肩胛骨的上缘和第一肋外缘围成的三角形间隙,由颈部通向上肢的腋动、静脉和臂丛等即经过此口进入腋窝。底由腋筋膜和皮肤构成。此外,窝内还有大量的脂肪及淋巴结、淋巴管等。

(2) 三角胸肌间沟 三角胸肌间沟在三角肌和胸大肌的锁骨起端之间,为一下狭窄的裂隙,有头静脉穿过。

(3) 三边孔和四边孔 三边孔(三边间隙)是由上方的肩胛下肌(或小圆肌)、下方的大圆肌和外侧的肱三头肌长头围成,有旋肩胛动脉通过;四边孔(四边间隙)是由上方的肩胛下肌(或小圆肌)、下方的大圆肌和外侧的肱骨上端和内侧的肱三头肌长头围成,有旋肱后动脉及腋神经通过。

(4) 肘窝 肘窝位于肘关节的前面,呈三角形。内侧界为旋前圆肌,外侧界为肱桡肌,上界为肱骨内、外上髁之间的连线。窝内主要有肱二头肌腱、肱动脉及其分支和正中神经。

(5) 腕管 腕管位于腕掌侧,由前臂深筋膜在腕部增厚形成的屈肌支持带(腕横韧带)和腕骨沟围成。管内有指浅、深屈肌腱,拇长屈肌腱和正中神经通过。

八、下肢肌肉和几个特殊结构

1. 下肢肌肉 髋肌、大腿肌、小腿肌和足肌。

2. 几个特殊结构

（1）梨状肌上孔和梨状肌下孔　梨状肌上孔和梨状肌下孔位于臀大肌的深面,在梨状肌上、下缘和坐骨大孔之间。梨状肌上孔有臀上血管和神经出入盆腔,而梨状肌下孔有坐骨神经、臀下血管和神经、阴部血管和神经出入盆腔。

（2）股三角　股三角在大腿前面的上部,上界为腹股沟韧带,内侧界为长收肌的内侧缘,外侧界为缝匠肌的内侧缘。股三角内有股神经、股血管和淋巴结等。

（3）收肌管　收肌管位于大腿中部、缝匠肌的深面,在大收肌和股内侧肌之间。前壁有大收肌腱板架于股内侧肌与大收肌之间。管的上口通向股三角尖,下口为收肌腱裂孔,通腘窝。管内有股血管和隐神经等通过。

（4）腘窝　腘窝在膝关节的后方,呈菱形。腘窝的上外侧界为股二头肌,上内侧界为半腱肌和半膜肌,下外侧界和下内侧界分别为腓肠肌的外侧头和内侧头。腘窝内有腘血管、胫神经、腓总神经、脂肪和淋巴结等。

➤ 参考答案如下,详细答案参见 2021 版《国家临床执业及助理医师资格考试精选真题考点精析》。

1. A	2. A	3. C	4. A	5. C	6. B	昭昭老师提示:关注官方微信。

第 2 章　消化系统

➤ **2021 考试大纲**

①口腔;②咽;③食管;④胃;⑤小肠;⑥大肠;⑦肝;⑧胰。

➤ **考纲解析**

近 20 年的医师考试中,本章的考点是胃和大肠,执业医师每年考查分数为 0~1 分,助理医师每年考查分数为 0~1 分。

第 1 节　口　腔

一、牙

牙嵌于上、下颌骨的牙槽内,呈弓形排列,分别称上、下牙弓。牙是人体内最坚硬的器官,有咀嚼和辅助发音等重要作用。

1. 牙的种类和排列　人类先后萌出两组牙。第一组为乳牙,一般在出生后 6 个月开始萌出,至 3 岁左右出齐,共 20 个,上、下颌各 10 个。第二组为恒牙,6 岁左右乳牙开始逐渐脱落,第 1 磨牙首先长出,大部分恒牙约在 14 岁左右出齐。唯有第 3 磨牙萌出最迟,称迟牙或智牙,该牙终生不萌出者约占 30%。恒牙全部出齐共 32 个,上、下颌各 16 个。

2. 牙的形态　牙的外形上可分为牙冠、牙根和牙颈 3 部分。牙冠暴露于口腔内,色白而有光泽。牙冠的形态与各牙的功能相适应。

3. 牙的构造　牙由牙质、釉质、牙骨质和牙髓组成,前三者均为高度钙化的坚硬组织。牙质构成牙的主体,呈淡黄色,其硬度次于釉质而强于牙骨质。釉质覆于牙冠部的牙质外面,是人体内最坚硬的组织,呈半透明状。牙骨质覆于牙根及牙颈的牙质外面,其结构与骨组织类似。牙髓位于牙腔内,由结缔组织、神经和血管共同组成。

【例 1】下列关于牙说法正确的是

　　A. 可分牙冠和牙根两部　　　　　B. 牙腔内有牙髓　　　　　C. 牙完全由牙本质构成

　　D. 乳牙和恒牙均有前磨牙　　　　E. 牙冠和牙根的表面均覆有釉质

二、舌乳头

舌背的黏膜呈淡红色,表面有许多小突起,统称舌乳头,依其形态及功能的不同,一般分为 4 种。

丝状乳头	遍布于舌背前 2/3,数目最多,体积较小,呈白色
菌状乳头	数目较少,呈红色小点状,散在于丝状乳头之间,以舌尖及舌侧缘较多见
叶状乳头	位于舌侧缘的后部,呈叶片形的黏膜皱襞,该类乳头在人类不发达
轮廓乳头	体积最大,7~11 个列于界沟的前方,其中央部隆起,周围有沟环绕

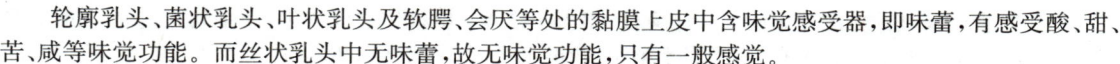

轮廓乳头、菌状乳头、叶状乳头及软腭、会厌等处的黏膜上皮中含味觉感受器，即味蕾，有感受酸、甜、苦、咸等味觉功能。而丝状乳头中无味蕾，故无味觉功能，只有一般感觉。

三、颏舌肌

颏舌肌是一对强有力的肌，在临床上较为重要。该肌起自下颌体后面的颏棘，肌纤维呈扇形向后上方分散，止于舌中线两侧。两侧颏舌肌同时收缩，使舌伸向前下方。单侧收缩使舌尖伸向对侧。若一侧颏舌肌瘫痪，当患者伸舌时，舌尖偏向瘫痪侧。

第2节 咽

一、位置和毗邻

咽位于第 1～6 颈椎前方，为上宽下窄、前后略扁的漏斗形肌性管道，长约 12 cm，其内腔称咽腔。咽上方固定于颅底，向下于第 6 颈椎体下缘平面续于食管。咽有前、后壁及侧壁，其后壁借疏松结缔组织连于椎前筋膜；两侧壁是茎突及起于茎突的诸肌，并与颈部大血管和甲状腺侧叶等相毗邻；前壁不完整，自上向下可分别通入鼻腔、口腔和喉腔。

二、分　部

1. 鼻咽　鼻咽部的两侧壁距下鼻甲后端约 1 cm 处，有呈三角形或镰状的咽鼓管咽口，咽腔经此口通过咽鼓管与中耳鼓室相通。当吞咽或用力张口（如打呵欠）时，空气通过咽鼓管咽口进入鼓室，以维持鼓膜两侧的气压平衡。咽部感染时，细菌可经咽鼓管波及到鼓室，引起中耳炎。由于小儿的咽鼓管较短而宽，且略呈水平位，故儿童患急性中耳炎远较成人多。咽鼓管咽口的前、上、后方有明显的弧形隆起称咽鼓管圆枕，它是寻找咽鼓管咽口的标志。咽鼓管圆枕后方与咽后壁之间的纵行凹陷称咽隐窝，是鼻咽癌的好发部位之一。位于咽鼓管咽口附近黏膜内的淋巴组织称咽鼓管扁桃体。

2. 口咽　口咽在咽腔的中部，介于腭帆游离缘与会厌上缘平面之间，上续鼻咽部，下通喉咽部，向前经咽峡与口腔相通。口咽的前壁主要为舌根后部，自此有一呈矢状位的黏膜皱襞连于会厌，称舌会厌正中襞，该襞两侧的深窝为会厌谷，为异物易滞留处。口咽的侧壁有腭扁桃体。腭扁桃体位于扁桃体窝内，是淋巴组织与上皮紧密联结构成的淋巴上皮器官。腭扁桃体呈扁椭圆形，其内侧面游离，朝向咽腔，表面覆以黏膜上皮向扁桃体实质内陷入，所形成的深浅不一的小凹称扁桃体小窝，为细菌易感染的病灶。腭扁桃体的前、后及外侧面均被结缔组织形成的扁桃体囊包绕。扁桃体窝上份未被腭扁桃体充满的空间称扁桃体上窝，异物常易停留于此。

3. 喉咽　喉咽是咽的最下部，介于会厌上缘平面与第 6 颈椎体下缘平面之间，其向下与食管相续，向前经喉口与喉腔相通。在喉口的两侧与甲状软骨内面之间，各有一深窝称梨状隐窝，为异物常易停留之处。

4. 咽肌　咽肌为骨骼肌，依其功能分咽缩肌和咽提肌两组。咽缩肌包括上、中、下 3 部分，呈自下而上的叠瓦状排列。

【例2】下列关于咽说法正确的是
A. 是消化道与呼吸道的共同通道
B. 鼻咽有梨状隐窝，常为异物滞留处
C. 口咽经咽鼓管咽口，借咽鼓管通中耳鼓室
D. 喉咽向下移行于喉腔
E. 咽隐窝为喉口两侧的深凹

第3节　食　管

一、位置和分部

1. 位置　食管是消化管中最狭窄的部分，为一前后扁平的肌性器官。食管上端在第 6 颈椎体下缘平面与咽相续，下端约在第 11 胸椎体水平与胃的贲门相连接，全长约 25 cm。

2. 分部　根据食管的行径可分为颈部、胸部和腹部 3 部。颈部介于第 6 颈椎体下缘与胸骨颈静脉切迹平面之间，长约 5 cm，其前方借结缔组织与气管后壁相贴。胸部最长，介于胸骨颈静脉切迹平面到膈的食管裂孔之间，长 18～20 cm。腹部最短，仅 1～2 cm，自食管裂孔至贲门，其前方与肝左叶邻近。

二、食管的狭窄部位

1. 三个狭窄　①第一狭窄位于食管的起始处，相当于第 6 颈椎体下缘水平，距中切牙约 15 cm；②第

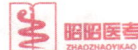

二狭窄位于食管与其前方的左主支气管交叉处,相当于第 4、5 胸椎体之间水平,距中切牙约 25 cm;③第三狭窄为食管通过膈的食管裂孔处,相当于第 10 胸椎水平,距中切牙约 40 cm。

2. 意义　各狭窄处常是食管内异物易滞留及食管癌的好发部位。

三、食管壁的结构

食管具有消化管典型的 4 层结构,壁较厚,约 0.4 cm。食管空虚时,前后壁贴近。食管黏膜形成纵行纵襞凸向管腔,故食管横断面常呈略扁的星形裂隙。正常食管黏膜光滑湿润,内镜下,黏膜色泽浅红或浅黄,黏膜下血管隐约可见。食管的黏膜下层中含有血管、神经、淋巴管及大量的黏液腺。食管的肌层由内环外纵两层构成,在上 1/3 段为骨骼肌,下 1/3 段是平滑肌,中 1/3 段则由骨骼肌和平滑肌混合组成。

第 4 节　胃

一、位置和形态

1. 位置　胃在中等程度充盈时,大部分位于左季肋区,小部分位于腹上区。胃的前壁在右侧与肝左叶贴近;在左侧与膈相邻,被左肋弓掩盖;其中间部分位于剑突下方,直接与腹前壁相贴,为临床上胃的触诊部位。胃的后壁与胰、横结肠、左肾和左肾上腺相邻,胃底与脾和膈邻接。

2. 形态　胃的形态依胃的充盈程度、体位、体型、年龄等因素而不同。胃在完全空虚时呈管状,而高度充盈时可呈球囊形。

二、结　构

胃分前、后两壁,大、小两弯及出、入两口。胃前壁朝向前上方,后壁朝向后下方。胃大弯大部分凸向左下方。胃小弯凹向右上方,其最低点的明显转折处,称角切迹。胃的入口为与食管连接处,称贲门,在其左侧,食管末端左缘与胃大弯起始处所形成的锐角,称贲门切迹。胃的出口称幽门,接续十二指肠。

三、分部和胃窦

1. 分部　胃通常分为贲门部、胃底、胃体和幽门部 4 部分。贲门部指贲门周围的部分,其界域不明显。胃底是贲门切迹平面以上,向左上方膨出的部分,临床上亦称胃穹窿。胃底内含吞咽时进入的空气约 50 mL,X 线摄片上见此泡,放射学中称胃泡。胃体为自胃底向下至角切迹处的中间大部分,在大弯侧无明显界标。幽门部为胃体下界与幽门之间的部分。

2. 胃窦　幽门部的大弯侧有一不甚明显的浅沟即中间沟,将幽门部分为右侧的幽门管和左侧的幽门窦。幽门管呈长管状,长 2～3 cm,幽门窦较为宽大,通常位于胃的最低部。临床所称的"胃窦"为幽门窦或是包括幽门窦在内的幽门部。胃溃疡和胃癌多发生于胃幽门窦近胃小弯处。

【例3】下列关于胃说法正确的是
A. 中等度充盈时,大部分位于左季肋区和腹上区　　B. 幽门窦又称幽门部
C. 胃底位于胃的最低部　　　　　　　　　　　　　　D. 幽门管位于幽门窦的右侧部
E. 角切迹位于胃大弯的最低处

第 5 节　小　肠

一、十二指肠

1. 概述　十二指肠介于胃与空肠之间,长约 25 cm,管径 4～5 cm。十二指肠大部分紧贴腹后壁,是小肠中长度最短、管径最大、位置最深且最为固定的部分。由于它既接受胃液,又接受胰液和胆汁,所以具有十分重要的消化功能。十二指肠整体成"C"形包绕胰头。

2. 分部　可分上部、降部、水平部和升部 4 部分。

(1) 上部　上部约 5 cm,起自胃的幽门,水平行向右后方,至胆囊颈的后下方及肝的下方附近,急转向下,移行为降部,转折处形成的弯曲称十二指肠上曲。十二指肠上部近幽门的一段长约 2.5 cm 的肠管,其肠壁薄,管径大,黏膜面光滑,无环状襞,临床称此段为十二指肠球,是十二指肠溃疡的好发部位。

(2) 降部　降部长 7～8 cm,自十二指肠上曲,沿第 1～3 腰椎和胰头的右侧垂直下行,在第 3 腰椎水平,弯向左行,移行为水平部,转折处的弯曲称十二指肠下曲。降部的黏膜有许多环状襞,在其中份后内侧壁上有一纵行皱襞称十二指肠纵襞,其下端的圆形隆起称十二指肠大乳头,距中切牙约 75 cm,为胆总管和胰管的共同开口处。在大乳头稍上方 1～2 cm 处,有时可见十二指肠小乳头,为副胰管的开口处。

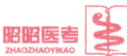

（3）水平部　水平部又称下部,长约 10 cm,自十二指肠下曲始,向左横过下腔静脉和第 3 腰椎体的前方,移行于升部。肠系膜上动、静脉紧贴此部前面下行,在某些情况下,可压迫该部引起十二指肠梗阻。

（4）升部　升部最短,2～3 cm 长,自水平部末端始,斜向左上方,达第 2 腰椎体左侧急转向前下,移行为空肠。转折处的弯曲形成十二指肠空肠曲。十二指肠空肠曲的后上壁借十二指肠悬肌固定于右膈脚上,该肌及包绕其下段表面的腹膜皱襞共同构成十二指肠悬韧带,亦称 Treitz 韧带,是手术时确定空肠起始的重要标志。

二、空肠和回肠的形态结构特点

1. 从外观上看　空肠管径较粗,管壁较薄,血管较少,颜色较浅。肠系膜的厚度从上到下逐渐变厚,脂肪含量越来越多。肠系膜内血管的分布也有区别,空肠的动脉弓级数仅 1～2 级,直血管较长;而回肠的动脉弓级数可达 4～5 级,直血管较短。

2. 从组织结构上观察　空、回肠的黏膜形成许多环状襞,其表面还有密集的绒毛,从而极大地增加了肠黏膜的表面面积,有利于营养物质的吸收。环状襞在空肠上 1/3 密而高,向下逐渐减少变小,至回肠下部几乎消失。在黏膜固有层和黏膜下组织内含有淋巴滤泡,分孤立淋巴滤泡和集合淋巴滤泡两种,前者分散于空、回肠的黏膜内,后者多见于回肠下部,又称 Peyer 斑。Peyer 斑 20～30 个,呈长椭圆形,其长轴与肠管一致,常位于回肠下部对肠系膜缘的肠壁内。肠伤寒病变多发生于集合淋巴滤泡,可并发肠穿孔或肠出血。

3. Meckel 憩室　在距回肠末端 0.3～1 m 范围的回肠壁上,约 2% 成人有长 2～5 cm 的囊状突起,自对系膜缘肠壁向外突出,称 Meckel 憩室,此为胚胎时期卵黄囊管未完全消失所致。Meckel 憩室易发炎或合并溃疡穿孔,因其位置靠近阑尾,故症状与阑尾炎相似。

第 6 节　大　肠

大肠是消化管的下段,围绕在空、回肠周围,全长约 1.5 m,依其位置和特点,可分为盲肠、阑尾、结肠、直肠和肛管。大肠的主要功能是吸收水分、无机盐和维生素,将食物残渣形成粪便排出体外。

一、大肠分部

大肠分为盲肠、阑尾、结肠、肛管。

二、阑　尾

1. 位置　阑尾通常与盲肠一起位于右髂窝内,其位置变化,因人而异,可随盲肠位置的变动高达肝下,或低达小骨盆腔内,或越过中线至左侧。阑尾本身也有多种位置变化,可在回肠末端的前面或后面,盲肠后方或下方及向内下至骨盆腔入口处等。

2. 体表投影　阑尾根部的体表投影,通常以脐与右髂前上棘连线的中、外 1/3 交点,即 Mc Burney 点为标志,有时也以左、右髂前上棘连线的右、中 1/3 交点,即 Lanz 点表示。由于阑尾位置的多变,临床阑尾炎的诊断并不仅以上述两点的压痛为依据,而右下腹的局限性压痛点则更有诊断价值。

3. 回盲瓣　回肠末端突入盲肠的开口称回盲口。此处肠壁内的环行肌增厚,并覆以黏膜,形成上、下两片半月形的皱襞称回盲瓣。此瓣不但作为盲肠与升结肠及回肠分界的标志,还具有阻止小肠内容物过快地流入大肠和防止盲肠内容物逆流回小肠的重要作用。在回盲口下方约 2 cm 处,有阑尾的开口。

三、结　肠

结肠为介于盲肠与直肠之间的大肠,整体呈"M"形,包绕于空、回肠周围。按其所处位置和形态,可分为升结肠、横结肠、降结肠和乙状结肠 4 部分。

四、直　肠

1. 位置　直肠位于小骨盆腔下份的后部,全长 10～14 cm。直肠在第 3 骶椎前方续于乙状结肠,沿骶、尾骨前面下行,穿盆膈移行于肛管。直肠并不直,在矢状面上有两个弯曲:骶曲凸向后,与骶骨的弯曲一致,距肛门 7～9 cm;会阴曲绕过尾骨尖凸向前,距肛门 3～5 cm。

2. 形态　直肠上端与乙状结肠交接处的管径较细,向下肠腔显著扩大,至直肠下部膨大成直肠壶腹。直肠内面有 3 个直肠横襞,又称 Houston 瓣,由黏膜及环行肌构成。最上方的直肠横襞在接近与乙状结肠交界处的左侧壁上,距肛门约 11 cm。中间的直肠横襞大而明显,位置较恒定,位于直肠右侧壁上,距肛门约 7 cm,常作为直肠镜检时的定位标志。

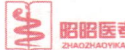

五、肛 管

1. 位置 肛管是消化管的末段,长 3～4 cm,上端在盆膈平面接续直肠,下端止于肛门。肛管被肛门括约肌包绕,平时处于收缩状态,有控制排便的作用。

2. 形态

(1)肛柱和肛瓣 肛管内面有 6～10 条纵行的黏膜皱襞称肛柱,其内有纵行肌和血管。各肛柱下端彼此借半月形黏膜皱襞相连,此襞称肛瓣。每个肛瓣与两侧相邻的肛柱下端之间所形成的隐窝称肛窦,窦口开向上,其底部有肛腺的开口,窦深 0.3～0.5 cm。窦内往往积存粪屑,易于感染而引起肛窦炎。

(2)齿状线 通常将各肛柱上端的连线称肛直肠线,即为直肠与肛管的分界线。将各肛柱下端与各肛瓣边缘所连接成的锯齿状环行线称齿状线或肛皮线。肛柱部的黏膜下层和肛梳部的皮下组织内含丰富的静脉丛,有时可因某种病理因素形成静脉曲张,向腔内突入,称为痔,其发生在齿状线以上者称内痔,发生在齿状线以下者称外痔。齿状线上、下方所覆盖的上皮组织、动脉来源、静脉回流、淋巴引流及神经支配等方面均不尽相同,在临床上有一定的实际意义。

【例 4】不属于肛管的结构是

A. 肛窦　　　　B. 肛柱　　　　C. 肛瓣　　　　D. 齿状线　　　　E. 直肠横襞

第7节 肝

一、外 形

肝呈不规则的楔形,可分为上、下两面,前、后两缘。

1. 肝的上面 肝的上面隆凸,与膈相接触,又称膈面,肝膈面的前部有矢状位的镰状韧带,借此将肝分为大而厚的肝右叶及小而薄的肝左叶。膈面后部没有腹膜被覆的部分称裸区。

2. 肝的下面 肝的下面朝向下后方,邻接许多腹腔脏器,又称脏面。脏面中部有呈似"H"形的沟,其中位于中间的横沟称肝门,有肝左、右管,肝固有动脉左、右支,肝门静脉左、右支和肝的神经、淋巴管等经此出入,上述结构被结缔组织包绕,构成肝蒂。肝蒂中 3 种主要结构的位置关系是:肝左、右管在前,肝固有动脉左、右支居中,肝门静脉左、右支在后。肝脏面的左侧纵沟较窄而深,沟的前部称肝圆韧带裂,有肝圆韧带通过,其由胎儿时期的脐静脉闭锁而成;沟的后部称静脉韧带裂,容纳静脉韧带,其由胎儿时期的静脉导管闭锁而成。肝脏面右侧纵沟较宽而浅,沟的前部称胆囊窝,容纳胆囊;沟的后部为腔静脉沟,容纳下腔静脉。在腔静脉沟的上端处,肝左、中、右静脉出肝后立即注入下腔静脉,故此处常有第二肝门之称。

3. 分叶 在肝的脏面,借"H"形的沟将肝分为 4 个叶:左叶位于左纵沟的左侧;右叶位于右纵沟的右侧;方叶位于肝门之前,肝圆韧带裂与胆囊窝之间;尾状叶位于肝门之后,静脉韧带裂与腔静脉沟之间。脏面的肝左叶一般与膈面的肝左叶一致,脏面的肝右叶、方叶与尾状叶一起,相当于膈面的肝右叶。

二、位置和毗邻

1. 位置 肝大部分位于右季肋区和腹上区,小部分位于左季肋区。肝的前部大部分被肋所掩盖,仅在腹上区的左、右肋弓之间,小部分露于剑突之下而直接接触腹前壁。

2. 毗邻 肝的上方为膈,隔着膈与右侧胸膜腔、右肺等相邻,故肝脓肿有时可与膈粘连,并经膈侵及右肺,甚至其内容物还可经支气管排出。肝左叶下面与胃前壁相邻,后上方邻接食管的腹部。肝右叶下面,前部与结肠右曲相邻,中部近肝门处邻接十二指肠上曲,后部与右肾上腺和右肾相邻。

三、肝 管

左、右半肝内的毛细胆管逐渐汇合成肝左、右管,它们出肝门后汇合成肝总管。肝总管长 2～4 cm,行于肝十二指肠韧带内,其下端以锐角与胆囊管汇合成胆总管。

四、胆 囊

1. 形态 胆囊是贮存和浓缩胆汁的器官,呈长梨形,长 8～12 cm,宽 3～5 cm,容量 40～60 mL。胆囊位于肝下面的胆囊窝内,借结缔组织与肝相连。

2. 位置 胆囊可分底、体、颈、管 4 部分。胆囊底是胆囊略呈膨大的盲端,突向前下方,多在肝前缘的胆囊切迹处露出。当胆汁充满时,胆囊底可贴近腹前壁。胆囊底的体表投影在右锁骨中线与右肋弓

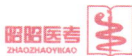

相交处,胆囊炎时此处常有压痛。胆囊体与底无明显分界,其向右下逐渐变细,延续为胆囊颈。胆囊颈细而弯曲,常以直角急转向左下方,移行于胆囊管。胆囊管稍细于胆囊颈,长 3～4 cm,直径约 0.3 cm,在肝十二指肠韧带内与肝总管汇合成胆总管。衬于胆囊颈和管的部分黏膜常形成螺旋皱襞,称螺旋襞,其有控制胆汁流入和流出的作用,也致较大的胆结石易嵌顿于此。

3. Calot 三角 胆囊管、肝总管和肝的脏面所围成的三角形区域称胆囊三角(Calot 三角),该三角内常有胆囊动脉经过,是胆囊手术中寻找胆囊动脉的标志

【例5】下列关于胆囊说法正确的是

A. 为分泌胆汁的器官　　　B. 位于肝的胆囊窝内　　　C. 后端圆钝为胆囊底

D. 胆囊管和肝左、右管合成胆总管　　E. 胆囊底的体表投影位于锁骨中线与肋弓相交处

五、肝总管

胆总管长 4～8 cm,管径 0.6～0.8 cm,由肝总管和胆囊管在十二指肠上部上方汇合而成。胆总管在肝十二指肠韧带内下行于肝固有动脉的右侧、肝门静脉的前方,继经十二指肠上部的后方,降至胰头的后方,最后斜穿十二指肠降部后内侧壁,在此处与胰管汇合,形成略膨大的肝胰壶腹,开口于十二指肠大乳头。在肝胰壶腹周围有肝胰壶腹括约肌(或称 Oddi 括约肌)包绕。

第8节　胰

一、位置和毗邻

胰横居于腹后壁,平对第 1～2 腰椎体的前方,属腹膜外位器官,仅前面大部分被腹膜遮盖。胰质地柔软而致密,呈灰红色,长 17～20 cm,宽 3～5 cm,厚 1.5～2.5 cm,重 82～117 g。胰的前面隔网膜囊与胃后壁相邻,后方有胆总管、下腔静脉、肝门静脉和腹主动脉等重要结构。胰的右侧被十二指肠环抱,左端抵达脾门。由于胰的位置较深,其前方又有胃、横结肠和大网膜等结构,故胰病变早期往往不易被发现。

二、分　部

胰可分头、颈、体、尾 4 部分,各部分之间无明显的界限。

1. 胰头 为胰右侧的膨大部分,位于第 2 腰椎体的右前方,其上、下方及右侧被十二指肠所包绕。在胰头后面的沟内或胰头与十二指肠降部之间有胆总管经过,故当胰头肿瘤时可压迫胆总管,影响胆汁的排泄而发生阻塞性黄疸。胰头下部有向左侧突出的钩突,肠系膜上动、静脉即夹在胰头与钩突之间。由于肝门静脉是由肠系膜上静脉与脾静脉在胰头或胰颈的后方合成,故该部占位性病变,可压迫肝门静脉起始部,致血液回流受阻,而出现腹水及脾肿大等症状。

2. 胰颈 为胰头与胰体之间的狭窄部分,其后面紧邻门静脉,长 2～2.5 cm,胃幽门位于其前上方。

3. 胰体 占胰的大部分,位于胰颈与胰尾之间,其横置于第 1 腰椎体的前方,略呈三棱形,胰体的前面隔网膜囊与胃相邻,胃后壁的病变和溃疡穿孔时常可累及胰体或与之粘连。

胰尾较细,行向左上方,其末端抵达脾门。

4. 胰管 位于胰实质内,偏向胰的背侧,其走行与胰的长轴一致,即从胰尾经胰体、胰颈走向胰头,沿途收集许多小叶间导管,故使其管径自左向右逐渐增粗。胰管最后在十二指肠降部的壁内与胆总管汇合成肝胰壶腹,开口于十二指肠大乳头。在胰头上部常有一小管,行于胰管上方,称副胰管,开口于十二指肠小乳头。

➤ 参考答案如下,详细答案参见 2021 版《国家临床执业及助理医师资格考试精选真题考点精析》。

1. B	2. A	3. D	4. E	5. B	昭昭老师提示:关注官方微信。

第 3 章　呼吸系统

➤ **2021 考试大纲**

①鼻;②喉;③气管与支气管;④肺;⑤胸膜;⑥纵隔。

➢ **考纲解析**

近 20 年的医师考试中,本章的考点是胃和大肠,执业医师每年考查分数为 0～1 分,助理医师每年考查分数为 0～1 分。

第 1 节　鼻

一、外侧壁

1. 鼻甲　鼻腔外侧壁的形态复杂,自上而下有 3 个鼻甲突向鼻腔,分别称上鼻甲、中鼻甲和下鼻甲。

2. 鼻道　3 个鼻甲的下方各有一裂隙,分别称上鼻道、中鼻道和下鼻道。在上鼻甲后上方有时可有最上鼻甲和相应的最上鼻道。各鼻甲与鼻中隔之间的腔隙称总鼻道。上鼻甲或最上鼻甲后上方与鼻腔顶之间的凹陷部分称蝶筛隐窝。若将中鼻甲切除,在中鼻道中部可见凹向上的弧形裂隙,称半月裂孔,裂孔的前端有一漏斗形的管道,称筛漏斗,半月裂孔上方的圆形隆起为筛泡。中鼻道为众多鼻旁窦开口之处。在下鼻道的前部有鼻泪管的开口。

二、鼻中隔和易出血区

1. 鼻中隔　鼻中隔由筛骨垂直板、犁骨及鼻中隔软骨构成,被覆黏膜。鼻中隔居中者较少,往往偏向一侧。

2. 易出血区　鼻中隔前下部有一易出血区,此区血管丰富且表浅,受外伤或干燥空气刺激,血管易破裂出血。约 90% 的鼻衄均发生于此区。

【例 1】不参与构成鼻中隔的是

A. 鼻中隔软骨　　　　　　　B. 筛骨垂直板　　　　　　　C. 犁骨

D. 鼻骨　　　　　　　　　　E. 黏膜

【例 2】鼻出血的好发部位是

A. 鼻腔顶部　　　　　　　　B. 鼻腔后部　　　　　　　　C. 鼻腔外侧壁

D. 鼻中隔后上部　　　　　　E. 鼻中隔前下部

三、嗅　区

嗅区包括上鼻甲内侧面、与上鼻甲相对应的鼻中隔部分及二者上方鼻腔顶部的鼻黏膜,活体呈苍白或淡黄色,面积约 5 cm^2,内含嗅细胞,具有嗅觉功能。

第 2 节　喉

一、喉软骨

1. 构成　喉软骨构成喉的支架,主要有不成对的甲状软骨、会厌软骨、环状软骨和成对的杓状软骨、小角软骨及楔状软骨。

2. 喉的连结　喉的连结包括喉软骨之间以及喉与舌骨、气管之间的连结。

环甲关节	①环甲关节由甲状软骨下角与环状软骨板侧面的关节面构成,左、右两侧的关节构成一联合关节。 ②甲状软骨可在环甲关节的冠状轴上做前倾和复位运动。 ③前倾时,拉大甲状软骨前角与杓状软骨之间的距离,使声带紧张;复位时,缩小两者之间的距离,使声带松弛
环杓关节	①环杓关节由杓状软骨底与环状软骨板上缘的关节面构成。 ②杓状软骨在此关节上可沿垂直轴作旋转运动,使声带突向内、外侧移动,因而能缩小或开大声门裂
弹性圆锥	①弹性圆锥为弹性纤维组成的膜状结构,由左、右两部合成上窄下宽的圆锥形,附于甲状软骨前角后面与环状软骨上缘和杓状软骨声带突之间。 ②此膜上缘游离增厚,附于甲状软骨前角后面与杓状软骨声带突之间,称声韧带,是构成声带的基础。弹性圆锥前部较厚,张于甲状软骨下缘与环状软骨弓上缘之间,称环甲正中韧带(环甲膜),常为气管内注药的穿刺部位。急性喉阻塞时,可在此切开或穿刺,建立暂时的通气道

续表

方形膜	方形膜为斜方形的弹性纤维膜,连于会厌软骨侧缘、甲状软骨前角后面与杓状软骨前缘之间,其下缘游离增厚,称前庭韧带
甲状舌骨膜	甲状舌骨膜是连于甲状软骨上缘与舌骨之间的结缔组织膜,由弹性纤维组织构成,膜的外侧较薄有喉上血管和喉上神经内支穿过
环状软骨气管韧带	环状软骨气管韧带连于环状软骨下缘与第一气管软骨环之间的结缔组织膜

二、喉 腔

1. 喉口 喉口朝向后上方,由会厌上缘、杓会厌襞和杓间切迹围成。连接勺状软骨尖与会厌软骨侧缘的黏膜皱襞称杓会厌襞。

2. 喉前庭 喉前庭是喉腔在喉口至前庭裂平面之间的部分,呈上宽下窄的漏斗形。其前壁主要由会厌的喉面构成,前壁中央部相当于会厌软骨柄附着处上方,呈结节状隆起,称会厌结节。

3. 喉中间腔 喉中间腔是喉腔在前庭裂和声门裂平面之间的部分,容积最小,其在喉腔额状断面前庭襞和声襞之间向外突出的椭圆形隐窝称喉室,其前端向外向上延伸形成一憩室,称喉小囊。

4. 声门下腔 声门下腔是喉腔自声门裂平面至环状软骨下缘之间的部分,上窄下宽。此区黏膜下组织疏松,炎症时易发生水肿。婴幼儿喉腔较窄小,喉水肿容易引起喉阻塞,导致呼吸困难。间接喉镜检查时,可见到会厌喉面的会厌结节,两侧可看到粉红色的前庭襞以及在声门裂两旁呈白色的声襞。

第 3 节 气管与支气管

一、气 管

1. 位置 气管位于食管前方,上平第 6 颈椎下缘,起自环状软骨下缘,经颈部正中,下行入胸腔,至胸骨角平面(平对第 4 胸椎体下缘),分为左、右主支气管。分叉处称气管杈,气管杈内面有一向上突出的半月形纵嵴称气管隆嵴,是支气管镜检查的定位标志。气管由 16～20 个"C"形的气管软骨环以及连接各环之间的平滑肌和结缔组织构成,气管内面衬有黏膜。气管的后壁缺少软骨,由平滑肌和纤维结缔组织所封闭,称膜壁。根据气管的行程与位置,可分为颈部和胸部。颈部较短且位置表浅,下行于颈前正中线处,在胸骨颈静脉切迹上方可触及。环状软骨可作为计数气管软骨环的标志。临床上抢救急性喉阻塞病人,常在第 3～5 气管软骨处沿前正中线作气管切开。

2. 毗邻 前面除有舌骨下肌群外,在第 2～4 气管软骨环的前方有甲状腺峡部;两侧相邻颈部大血管和甲状腺侧叶;后方紧邻食管。胸部较长,位于上纵隔内,前方有胸腺、左头臂静脉、主动脉弓,后方紧贴食管。

二、支气管

支气管指由气管分出的各级分支,其第一级分支即左、右主支气管。

1. 左主支气管 左主支气管细而长,平均长 4.5～5.2 cm,外径 0.9～1.4 cm,与气管中线的延长线形成35°～36°的角。

2. 右主支气管 右主支气管粗而短,平均长 1.9～2.6 cm,外径 1.2～1.5 cm,与气管中线的延长线形成 22°～25°的角,行走较陡直。气管隆嵴常偏向左侧。故临床上气管内异物多堕入右主支气管。

第 4 节 肺

一、位置和形态

1. 位置 肺位于胸腔内,左、右两肺分居膈的上方和纵隔的两侧。由于膈的右侧受肝的影响,较左侧高,以及心脏位置偏左,故右肺较宽短,左肺较狭长。

2. 形态 肺形似圆锥形,具有一尖一底,二面三缘。肺尖圆钝向上经胸廓上口突至颈根部,高出锁骨中线内侧1/3上方2～3 cm。故肺尖部的听诊可在此处进行。肺底与膈相贴,又称膈面,凹向上。肋面隆凸,与肋和肋间隙相邻。内侧面朝向纵隔,亦称纵隔面,此面中部偏后有一长椭圆形凹陷,称肺门,是支气管、肺动脉、肺静脉、支气管动脉、支气管静脉、淋巴管和神经等进出肺之处。这些进出肺的结构被结缔

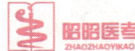

组织包绕,称肺根。肺根内主要结构的排列从前向后为上肺静脉、肺动脉、主支气管。从上而下,左肺根为肺动脉、支气管、上肺静脉,右肺根为上叶支气管、肺动脉、下肺静脉。左、右下肺静脉位于肺根的最下方。肺门附近有支气管肺门淋巴结,临床上又称肺门淋巴结。右肺门后方有食管压迹,上方有奇静脉沟。左肺门上方和后方有主动脉弓和胸主动脉的压迹。两肺门前下方均有心压迹,左肺尤为明显。肺的前缘薄锐,左肺前缘下部有向外侧的一凹陷,称左肺心切迹,切迹下方向内下的突出部分称左肺小舌。肺的后缘钝,与脊柱相邻。肺的下缘也较薄锐,伸入肋膈隐窝内。

二、分 叶

1. 左肺　左肺被自后上斜向前下的斜裂分为上、下两叶。

2. 右肺　右肺除有斜裂外,尚有一条起自斜裂后部,水平向前达右肺内侧面的水平裂,右肺被斜裂和水平裂分为上、中、下三叶。

第5节　胸　膜

一、胸膜的分部

1. 胸膜　胸膜是指覆于胸壁内面和肺表面的浆膜,薄而光滑,可分为脏、壁两层。脏胸膜贴于肺的表面,与肺紧密结合不易分离,并伸入肺叶间裂内。壁胸膜贴于胸壁内面、膈的上面和纵隔表面。脏胸膜与壁胸膜在肺根处互相移行,并在肺根下方前后两层重叠形成一三角形皱襞,称肺韧带,有固定肺的作用。

2. 壁胸膜　壁胸膜按其所在的部位可分为 4 部分。

肋胸膜	覆盖于肋骨和肋间隙内面的肋胸膜,此部分与胸内筋膜易剥离
膈胸膜	覆盖于膈上面的为膈胸膜,此部分与膈连接紧密,不易剥离
纵隔胸膜	衬贴于纵隔侧面的为纵隔胸膜,此部分包绕肺根移行为脏胸膜
胸膜顶	①肋胸膜与纵隔胸膜上延至胸廓上口平面以上,形成穹窿状的胸膜顶,覆盖于肺尖上方; ②胸膜顶突出于胸廓上口,伸向颈根部,高出锁骨内侧 1/3 段上方 2～3 cm,有胸膜上膜固定

二、胸膜隐窝

1. 概念　壁胸膜相互移行转折之处的胸膜腔,即使在深吸气时肺下缘也不能充满此空间,胸膜腔的这部分称胸膜隐窝(胸膜窦)。

2. 重要的胸膜隐窝

肋膈隐窝	为肋胸膜与膈胸膜转折处,呈半环形,是胸膜腔的最低点,胸膜腔积液首先聚积于此
肋纵隔隐窝	肋纵隔隐窝是肋胸膜与纵隔胸膜转折处,由于左肺前缘有心切迹存在,故左侧肋纵隔隐窝较大

【例3】胸膜腔位于
A. 胸壁和膈之间　　　　　　B. 胸膜和肺之间　　　　　　C. 胸壁和纵隔之间
D. 肋胸膜和纵隔胸膜之间　　E. 壁胸膜和脏胸膜之间
【例4】肋膈隐窝位于
A. 肋胸膜和纵隔胸膜之间　　B. 肋胸膜和膈胸膜之间　　　C. 肋胸膜和胸膜顶之间
D. 壁胸膜和脏胸膜之间　　　E. 胸壁和纵隔之间

第6节　纵　隔

1. 概述　纵隔是两纵隔胸膜之间所有器官、结构和结缔组织的总称。其前界为胸骨,后界为脊柱胸段,两侧是纵隔胸膜,上达胸廓上口,下至膈。

2. 分界　通常将纵隔以胸骨角平面(平对第 4 胸椎椎体下缘)分为上纵隔和下纵隔。下纵隔又以心包为界,分为前、中、后纵隔。

分　界	细　分	内容物
上纵隔	—	上纵隔内主要的内容为胸腺,左、右头臂静脉及上腔静脉,膈神经,迷走神经,左喉返神经,主动脉弓及其分支,食管,气管,胸导管及淋巴结等

续表

分 界	细 分	内容物
下纵隔	前纵隔	位于胸骨与心包前壁之间,内有胸腺的下部、部分纵隔前淋巴结和疏松结缔组织
	中纵隔	位于前、后纵隔之间,内含心包、心和大血管根部、奇静脉弓、膈神经、心包膈血管及淋巴结等
	后纵隔	位于心包后壁与脊柱之间,内含主支气管、食管、胸主动脉、胸导管、奇静脉、半奇静脉、副半奇静脉、迷走神经、胸交感干和淋巴结等

【例5】纵隔境界中,错误的是

A. 前界为肋骨　　　　　　B. 后界为脊柱胸段　　　　　　C. 上达胸廓上口

D. 向下至膈　　　　　　　E. 两侧界为纵隔胸膜

➤ 参考答案如下,详细答案参见2021版《国家临床执业及助理医师资格考试精选真题考点精析》。

1.D	2.E	3.E	4.B	5.A	昭昭老师提示:关注官方微信。

第4章　泌尿系统

➤ **2021考试大纲**

①肾;②输尿管;③膀胱;④尿道。

➤ **考纲解析**

近20年的医师考试中,本章的考点是肾和尿道,执业医师每年考查分数为0~1分,助理医师每年考查分数为0~1分。

第1节　肾

一、形　态

肾是实质性器官,左、右各一,形似蚕豆,表面光滑,活体时呈红褐色。肾分为前、后两面,上、下两端和内、外侧两缘。肾前面较凸,朝向腹腔;后面平坦,紧贴腹后壁;上端宽而薄,下端窄而厚;外侧缘隆凸,内侧缘中部凹陷称肾门,为肾的血管、神经、淋巴管及肾盂出入之处。这些结构被结缔组织包裹称肾蒂。肾蒂主要结构的排列,由前向后为肾静脉、肾动脉和肾盂;由上向下为肾动脉、肾静脉和肾盂。右肾蒂较左肾蒂短,故临床上右肾手术难度较大。肾门向肾实质内续于一个较大的腔,称肾窦,窦内含肾动脉及其分支、肾静脉及其属支、肾小盏、肾大盏、肾盂、神经、淋巴管及脂肪组织等。

二、构　造

在冠状切面上,肾实质分为皮质和髓质两部分。肾皮质位于浅层,新鲜标本为红褐色,富含血管,肉眼观察可见红色点状颗粒,主要由肾小体与肾小管组成。肾皮质深入肾髓质的部分称肾柱。肾髓质位于深层,色淡,由15~20个肾锥体构成。肾锥体呈圆锥形,底朝皮质,尖向肾窦称肾乳头,突入肾小盏内。有时2~3个肾锥体合成一个肾乳头。肾乳头上有许多乳头孔,肾生成的尿液经乳头孔流入肾小盏内。肾窦内有7~8个呈漏斗状的肾小盏。有时一个肾小盏可包绕2~3个肾乳头。相邻的2~3个肾小盏合成一个肾大盏,再由2~3个肾大盏汇合形成一个肾盂。肾盂出肾门后向下弯行,逐渐变细移行为输尿管。成人肾盂容积3~10 mL,平均7.5 mL。

【例1】肾皮质伸入肾髓质内的部分是

A. 肾门　　　　　B. 肾窦　　　　　C. 肾柱　　　　　D. 肾锥体　　　　　E. 肾乳头

【例2】呈扁漏斗状,出肾门后渐变细而移行为输尿管的是

A. 肾窦　　　　　B. 肾盂　　　　　C. 肾小盏　　　　　D. 肾大盏　　　　　E. 肾乳头

三、位置和毗邻

1. 位置　　肾位于脊柱两侧,腹膜后间隙内,紧贴腹后壁上部。肾的长轴向外下倾斜。右肾比左肾略低,左肾上端平第12胸椎上缘,下端平第3腰椎上缘;右肾上端平第12胸椎下缘,下端平第3腰椎下缘。

2. 毗邻 两肾的上端有肾上腺,二者之间被疏松结缔组织分隔,故临床上肾下垂时,肾上腺位置常不变。后面上 1/3 借膈与肋膈隐窝相邻。肾手术时应注意此位置关系,以免损伤胸膜,造成气胸。后面下 2/3 与腹横肌、腰方肌和腰大肌相贴。肾前面邻近的器官左右不同:右肾内侧缘邻十二指肠降部,外侧邻肝右叶和结肠右曲;左肾从上向下与胃、胰和空肠相接触,外侧缘与脾和结肠左曲相邻。

【例3】有关肾的叙述,错误的是

A. 是腹膜外位器官　　　　B. 左肾低于右肾半个椎体　　　C. 成人肾门约平第一腰椎体

D. 第 12 肋斜过左肾中部后方　　　E. 肾静脉注入下腔静脉

四、被　膜

肾的表面被覆 3 层膜,由内向外为纤维囊、脂肪囊和肾筋膜。

纤维囊	①纤维囊薄而坚韧,由致密结缔组织和弹性纤维构成,被覆在肾实质表面,衬附于肾窦内,易剥离。肾破裂或部分切除时须缝合此膜。 ②在病理情况下,则与肾实质发生粘连,不易剥离
脂肪囊	①脂肪囊为位于纤维囊外面的脂肪层,并延伸至肾窦,充填于肾窦各结构之间。 ②脂肪囊对肾起弹性垫的保护作用;肾囊封闭就是将麻药注入肾脂肪囊内
肾筋膜	①肾筋膜位于脂肪囊外面,由腹膜外组织发育而来,肾筋膜分前、后两层,向上包绕肾和肾上腺。 ②肾筋膜两层向上、向外侧互相融合,向下分离,其间有输尿管通过。肾筋膜向内侧,前层延至腹主动脉和下腔静脉的前面并与对侧的肾筋膜前层相延续,后层与腰大肌筋膜相融合。肾筋膜发出许多结缔组织小束,穿过脂肪囊,连于纤维囊,对肾有固定作用

五、肾段动脉与肾段

肾动脉在进入肾门之前通常分为前、后两支。前支较粗,再分出 4 个二级分支与后支一起进入肾实质,分别分布到一定区域,这些分支称肾段动脉。每支肾段动脉分布区的肾实质,称为肾段。每个肾分5 个肾段,即上段、上前段、下前段、下段和后段。各肾段由其同名动脉供血,各段动脉之间无吻合。肾段间有少血管的段间组织分隔,称乏血管带。若某一段动脉阻塞,所供应的肾段即可发生坏死。临床上了解肾段知识,对肾血管造影及肾部分切除术有实用意义。肾内的静脉互相间有丰富的吻合支,无一定的节段性。

第 2 节　输尿管

输尿管是位于腹膜外的一对细长的肌性管道,起自肾盂,终于膀胱,长 25～30 cm,管径平均 0.5～1.0 cm,最窄处口径只有 0.2～0.3 cm。输尿管壁有较厚的平滑肌,可作节律性蠕动,使尿液不断流入膀胱。根据其行程,全长分 3 部分。

一、分　段

1. 输尿管腹部 输尿管腹部由肾盂起始后,沿腰大肌前面下行。至其中点附近有睾丸血管或卵巢血管经其前方跨过。在小骨盆入口处,左输尿管越过左髂总动脉末端的前方,右输尿管越过右髂外动脉起始部的前方,进入盆腔移行为盆部。

2. 输尿管盆部 输尿管盆部自小骨盆入口处,沿盆腔侧壁,经髂内血管、腰骶干和骶髂关节的前方下行,跨过闭孔血管、神经,达坐骨棘水平。男性输尿管在输精管后方并与之交叉,转向前内侧斜穿膀胱底的膀胱壁;女性输尿管行经子宫颈两侧达膀胱底并穿入膀胱壁内,在距子宫颈外侧 1～2 cm 处,有子宫动脉横过其前上方。当子宫手术结扎子宫动脉时,应注意此关系,不要误伤了输尿管。

3. 输尿管壁内部 输尿管壁内部为输尿管斜穿膀胱壁内的一段,长约 1.5 cm,以输尿管口开口于膀胱内面。在膀胱空虚时,两输尿管口之间相距约 2.5 cm。当膀胱充盈时,膀胱内压增高,压迫壁内段,使管腔闭合,以阻止尿液逆流入输尿管。由于输尿管的蠕动,尿液仍可不断地进入膀胱。

二、特　点

输尿管全程有 3 处狭窄:肾盂与输尿管移行处、输尿管跨过髂血管处、输尿管壁内部。这些狭窄处常是输尿管结石的滞留部位。

【例4】关于输尿管的叙述错误的是

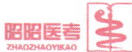

A. 为细长的肌性管道

B. 沿腰大肌前面下行

C. 在小骨盆入口处跨过髂总动脉分叉处

D. 下端开口于膀胱体

E. 在子宫颈外侧约 2 cm 处有子宫动脉从其前方通过

第 3 节　膀　胱

膀胱是储存尿液的肌性囊状器官,其形状、大小、位置和壁的厚度均随尿液的充盈程度、年龄、性别不同而异。一般正常成人膀胱平均容量为 300～500 mL,最大容量可达 800 mL。新生儿膀胱容量约为成人的 1/10。女性的膀胱容量略小于男性。

一、形　态

空虚的膀胱呈三棱锥体形,可分为尖、底、体和颈 4 部分。膀胱尖朝向前上方,连接脐正中韧带——胚胎早期脐尿管遗迹。膀胱底朝向后下方。膀胱的尖与底之间为膀胱体。膀胱颈为膀胱的最下部,与尿道相接。膀胱各部之间无明显界限。

【例 5】膀胱最下部称

A. 膀胱底　　　B. 膀胱尖　　　C. 膀胱颈　　　D. 膀胱体　　　E. 膀胱顶

二、位置和毗邻

1. 位置　成人的膀胱位于盆腔的前部,耻骨联合的后方。二者之间称膀胱前隙,此隙内男性有耻骨前列腺韧带;女性有耻骨膀胱韧带以及结缔组织和静脉丛。膀胱空虚时,膀胱尖不超过耻骨联合的上缘。膀胱充盈时,膀胱尖上升到耻骨联合以上,腹膜返折线也随之上移,膀胱前下壁直接与腹前壁相贴。此时,可在耻骨联合上方行穿刺术,不会伤及腹膜和污染腹膜腔。新生儿的膀胱位置高于成人。老年人膀胱位置较低。

2. 毗邻　膀胱的后方男性有精囊、输精管壶腹和直肠;女性有子宫和阴道。膀胱的下方,男性邻接前列腺;女性邻接尿生殖膈。

三、膀胱壁的构造

1. 分层　膀胱壁由外向内有浆膜、肌织膜、黏膜下组织和黏膜 4 层。浆膜只覆盖膀胱上面和膀胱底的上部。肌织膜较厚由平滑肌构成。黏膜下组织位于除膀胱三角区域以外的黏膜与肌织膜之间,较疏松。膀胱壁的黏膜层,当膀胱空虚时,由于肌层的收缩形成许多皱襞,称膀胱襞。当膀胱充盈时,黏膜皱襞减少或消失。

2. 膀胱三角　在膀胱底的内面,位于两侧输尿管口与尿道内口之间的三角形区域,称膀胱三角。此区黏膜与肌层紧密相连,缺少黏膜下层组织。无论膀胱处于空虚或充盈时,黏膜都保持平滑状态。该区是膀胱结核和肿瘤的好发部位。

3. 输尿管间襞　两侧输尿管口之间的黏膜形成一横行的皱襞,称输尿管间襞,膀胱镜下所见为一苍白带,是膀胱镜检查时寻找输尿管口的标志。

第 4 节　尿　道

一、女性尿道

女性尿道较男性尿道短、宽且较直,长约 5 cm,只有排尿功能。起于尿道内口,行向前下方,穿过尿生殖膈,开口于阴道前庭的尿道外口。通过尿生殖膈时,尿道和阴道周围有尿道阴道括约肌环绕,此肌为骨骼肌,可控制排尿。由于女性尿道短而直,故尿路易受感染。

二、男性尿道

男性尿道除有排尿功能外,还有排精作用。

➤ 参考答案如下,详细答案参见 2021 版《国家临床执业及助理医师资格考试精选真题考点精析》。

1. C	2. B	3. B	4. D	5. C	昭昭老师提示:关注官方微信。

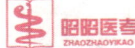

第5章　生殖系统

➢ **2021 考试大纲**
①男性内生殖器;②男性外生殖器;③男性尿道;④女性内生殖器;⑤乳房;⑥会阴。

➢ **考纲解析**
近 20 年的医师考试中,本章的考点是男性尿道和乳房,执业医师每年考查分数为 0～1 分,助理医师每年考查分数为 0～1 分。

第1节　男性内生殖器

一、生殖腺

1. 睾丸的形态　睾丸可分为前、后两缘,上、下两端及内、外侧两面。其表面大部为游离状,其后缘与附睾相接并有输出管、血管、神经及淋巴管出入。

2. 睾丸的结构　睾丸为实质性的器官,其表面包被有 3 层被膜,由浅至深依次为鞘膜→白膜→血管膜。包被于睾丸最外面的鞘膜是睾丸鞘膜的脏层,光滑,其下方为富有胶原纤维形成的致密结缔组织膜,称为白膜。鞘膜紧密贴敷于睾丸除后缘处的大部分白膜表面。白膜厚而坚韧,呈苍白色,在睾丸后缘处增厚并伸入到实质内形成睾丸纵隔。由此纵隔又扇形地发出许多睾丸小隔连接白膜将睾丸实质分成许多锥形的小单位,称为睾丸小叶。由于白膜与睾丸小隔相连,故睾丸白膜不易与睾丸实质剥离。血管膜位于白膜的深面,由睾丸动脉的细小分支及与其伴行的细小静脉所形成,对睾丸实质有直接的营养作用亦有调节内部温度的重要意义。每一睾丸有 100～200 个睾丸小叶,每一小叶内含有 1～4 条盘曲的细管,称为精曲小管。各小叶内的精曲小管汇成精直小管进入睾丸纵隔内并交织形成睾丸网。睾丸网由十多条睾丸输出小管由后缘上部穿出,进入附睾头。

二、附　睾

1. 形态　附睾是输精管道的起始部,呈新月形,位于睾丸的后上方。上端膨大为附睾头,中部为附睾体,下端为附睾尾。

2. 结构　附睾的表面也被覆有三层被膜,由浅至深依次为鞘膜、白膜及血管膜。包被睾丸最外表面的睾丸鞘膜脏层,于睾丸后缘两侧移行于附睾的表面,是为附睾鞘膜。此膜包被附睾表面的大部分,并于附睾尾及精索下端的后面移行返折为睾丸鞘膜壁层。附睾的白膜及血管膜均较睾丸的此两层膜为薄。膨大的附睾头位于睾丸的后上方,与睾丸后缘紧密相连,是由睾丸输出小管迂曲盘绕而成。

三、输精管

1. 概述　输精管是附睾管的直接延续,长约 50 cm,直径约 3 mm,管壁较厚,管腔狭窄,活体触摸呈圆索状。

2. 分部　根据所在部位,由始至末可分为睾丸部、精索部、腹股沟管部和盆部 4 部分。

睾丸部	由附睾尾延续而来,沿睾丸后缘上升至平睾丸上端的部分,此部短而迂曲
精索部	①从睾丸上端至腹股沟管浅环间的一段,行于精索内,位于精索其他结构的后内侧,在阴囊根部的皮下,又称皮下部,易触及; ②此部为输精管结扎术的良好部位
腹股沟管部	为通过腹股沟管的部分
盆部	从腹股沟管深环处起始沿骨盆侧壁先行向内下方,后弯向膀胱的后下方,两侧输精管逐渐靠近,跨过输尿管的前方之后其管径增粗,形成输精管壶腹

四、精　索

1. 概念　从腹股沟管深环至睾丸上端间的 1 条柔软的圆索状的结构称为精索。

2. 结构　精索内主要有输精管、睾丸的血管、输精管的血管、神经、淋巴管及鞘韧带等。上述结构的周围包有 3 层被膜,由深至浅依次是:由腹横筋膜延续而成的精索内筋膜、由部分腹横肌和腹内斜肌的纤维形成的提睾肌以及由腹外斜肌腱膜延续而成的精索外筋膜。此三层被膜向下延续至阴囊,参与阴囊壁的构成。

五、精　囊

精囊是 1 对长椭圆形囊样的腺体,表面凸凹不平,包有由疏松结缔组织形成的外膜,位于膀胱底的后方,输精管壶腹的外侧。两侧精囊的排泄管在前列腺的后上方逐渐靠近,并分别与行于其内侧的输精管末端汇合。精囊所产生的精囊液为淡黄色黏稠的液体,有营养及稀释精子的作用,由其排泄管导入射精管,参与精液的组成。

六、前列腺

1. 位置　前列腺为不成对的实质性器官,是男性生殖器官中最大的附属腺体,位于盆腔膀胱与尿生殖膈之间。前列腺的前、后面借脂肪及疏松结缔组织分别与耻骨联合后面和直肠前壁相连;在其周围的疏松结缔组织内,围绕有丰富的前列腺静脉丛。前列腺的上方与膀胱颈、精囊和输精管壶腹相邻;其下方与尿生殖膈相接,尿道由上方纵贯其内,两侧射精管由上方斜行向前下方进入其实质内。在临床上作直肠指诊时,隔着直肠前壁向前可触及圆形实质感的前列腺。

2. 形态结构　前列腺呈前后略扁的板栗形。上端宽大称前列腺底,下尖细称为前列腺尖,底与尖之间的部分称为体。其前面微凸,后面平坦并在中线上有纵行的浅沟,称为前列腺沟。前列腺的实质由腺组织和肌性纤维组织构成,表面包有筋膜,称为前列腺囊。其实质一般可分为 5 叶:前叶、中叶、后叶及两个侧叶。尿道前列腺部由底向下穿经于前、中叶之间,在尖部穿出。射精管从后上方斜行于中、后叶与侧叶之间。

【例 1】不成对的男性生殖器是

A. 前列腺　　　　B. 精囊　　　　C. 尿道球腺　　　　D. 睾丸　　　　E. 附睾

【例 2】男性生殖腺是

A. 前列腺　　　　B. 睾丸　　　　C. 精囊　　　　D. 尿道球腺　　　　E. 附睾

【例 3】对精囊的描述,正确的是

A. 是贮存精子的囊袋　　　　B. 开口于尿道海绵体部　　　　C. 位于膀胱底后方

D. 位于输精管末端内侧　　　　E. 是圆形的囊状器官

第 2 节　男性外生殖器

一、阴茎的结构

阴茎由前向后可分为头、颈、体及根 4 部分,背、腹侧两面。阴茎头是前端呈蕈状膨大的部分,其表面紧密覆盖着菲薄的皮肤,前端有矢状位的尿道外口。阴茎颈是阴茎头后方较缩窄的部分,其表面覆有较薄的皮肤,内含丰富的皮脂腺,是对刺激最为敏感的部位。阴茎根附着于骨盆的前壁,位置较为固定。阴茎根与颈之间为圆柱状的阴茎体。

二、阴囊的层次

阴囊的壁由外向内依次为 6 层,分别是皮肤、肉膜、由精索延续而来的精索外筋膜、提睾肌、精索内筋膜及睾丸鞘膜壁层。

阴囊的皮肤	①与腹前壁及会阴的皮肤相延续; ②在中线上两侧皮肤相愈合形成一条细的线嵴,称阴囊缝,此缝向前连于阴茎腹侧面的阴茎缝,向后延续于会阴中线的会阴缝
肉膜	肉膜由腹前壁浅筋膜延续而至,内含平滑肌,可随体内、外温度变化的刺激而舒缩,引起表面皮肤皱褶的变化,以调节内部的温度,保护精子的生存

第 3 节　男性尿道

一、分　部

1. 前列腺部　尿道前列腺部为尿道的起始段,是由尿道内口起,贯穿于前列腺实质内的部分,长约 3 cm,其管腔较为宽阔。此部的后壁上有一纵行隆起,称尿道嵴,嵴的两侧有许多前列腺排泄管的开口。此嵴的中部隆起,称精阜。精阜的中央凹陷,称为前列腺小囊,两侧的射精管开口于此。在尿道内口的周

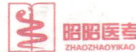

围有环形排列的平滑肌,称尿道内括约肌,对尿液的排出有节制作用。

2. 膜部 尿道膜部为尿道穿过尿生殖膈的部分,也是三部中尿道最短的部分,一般长约 1.5 cm。在其周围环绕有横纹肌,称尿道膜部括约肌,对尿液的排出有意识性的控制作用,又称为尿道外括约肌。膜部相对薄弱固定,骨盆骨折易损伤此部。临床上常把尿道的前列腺部和膜部合称为后尿道。

3. 海绵体部 尿道海绵体部为尿道穿经尿道海绵体的部分,是尿道中最长的一段,长 12～17 cm,此部在尿道球内的管径最为宽阔,称尿道球部,两侧尿道球腺的排泄管开口于此;在阴茎头内的管径亦较扩大,称尿道舟状窝,通向尿道外口。

二、尿道弯曲

尿道前列腺部、尿道膜部及尿道球部的位置较固定,连贯形成凸向后下方的弯曲,称<u>耻骨下弯</u>。在阴茎松软时,阴茎自然下垂,位于阴茎根、体内的尿道形成凸向前上方的弯曲,称<u>耻骨前弯</u>。耻骨下弯是恒定的,耻骨前弯在上提阴茎或当阴茎勃起时此弯曲可以变直。临床上在做膀胱镜检查等操作时,应注意到这种方位关系。

三、尿道狭窄及膨大

男性尿道全长分 3 个部分,其管径也粗细不等,有 3 个狭窄和 3 个扩大。

1. 3 个狭窄 分别位于尿道内口、尿道膜部及尿道外口,上述狭窄是尿路结石下行于尿道时易于嵌顿的部位。

2. 3 个扩大 分别位于尿道前列腺部、尿道球部及尿道舟状窝。

【例 4】关于男性尿道的描述,错误的是

A. 起于膀胱底　　　　　　　B. 终于阴茎头的尿道外口　　C. 有三个狭窄和两个弯曲
D. 分前列腺部、膜部和海绵体部　　E. 全长 16～22 cm

【例 5】男性尿道最狭窄处为

A. 尿道内口　　　　　　　　B. 尿道前列腺部　　　　　　C. 尿道膜部
D. 尿道海绵体部　　　　　　E. 尿道外口

第 4 节　女性内生殖器

一、卵　巢

1. 卵巢的位置 卵巢是实质性器官,左、右各一。位于子宫两侧,盆腔侧壁髂内、外动脉分叉处的卵巢窝内。卵巢呈扁卵圆形,灰红色,分内、外侧面,前、后缘和上、下端。外侧面与盆腔侧壁卵巢窝内的腹膜相贴;内侧面朝向盆腔,与小肠为邻。上端钝圆与输卵管末端接触,称为输卵管端;下端较细,朝向子宫,称为子宫端。前缘借卵巢系膜连于子宫阔韧带,称卵巢系膜缘,其中央有血管、神经等出入的卵巢门;后缘游离,称独立缘。

2. 卵巢的固定装置

(1) 韧带　卵巢主要借卵巢悬韧带、卵巢固有韧带和卵巢系膜维持和固定其在盆腔的位置。

(2) 卵巢悬韧带　卵巢悬韧带是腹膜形成的皱襞,起自小骨盆侧缘,向下至卵巢的输卵管端,韧带内含有卵巢血管、淋巴管、神经丛、结缔组织及平滑肌纤维。该韧带是临床手术寻找卵巢动、静脉的标志,临床又称骨盆漏斗韧带。

(3) 卵巢固有韧带　卵巢固有韧带又称卵巢子宫索,由结缔组织和平滑肌纤维构成,表面覆以构成子宫阔韧带的腹膜,形成腹膜皱襞,自卵巢子宫端连至子宫与输卵管结合处的后下方。另外,卵巢还借由子宫阔韧带后层形成的卵巢系膜将卵巢固定于子宫阔韧带。

二、输卵管

输卵管全长由内侧向外侧分为 4 部分。

1. 输卵管子宫部　为输卵管穿过子宫壁的一段,此部长约 1 cm,直径约 1 mm,以输卵管子宫口开口于子宫腔。

2. 输卵管峡　此部短直,壁厚,腔窄,水平向外延伸为壶腹部。输卵管结扎术常在此处进行。

3. 输卵管壶腹　是输卵管 4 部中最长的一段,约占输卵管全长的 2/3,粗而弯曲,长 5～8 cm。此部是卵子受精的部位,与精子结合以后的受精卵,经输卵管子宫口入子宫腔,植入子宫内膜中着床发育成胎

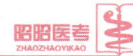

儿。若受精卵未能迁移入子宫腔,而在输卵管或腹膜腔发育,为宫外孕。

4. 输卵管漏斗 为输卵管的末端,膨大呈漏斗状,向后下弯曲覆盖在卵巢的后缘和内侧面。漏斗的中央有输卵管腹腔口,开口于腹膜腔,女性腹膜腔经输卵管腹腔口、输卵管、子宫腔和阴道与外界间接相通。漏斗的周缘有许多细长的指状突起,称为输卵管伞,其中最长的一个突起,称为卵巢伞,与卵巢表面相连,可能是引导卵子进入输卵管腹腔口的通路。

三、子 宫

1. 子宫的位置和毗邻 子宫位于盆腔的中央,前为膀胱,后为直肠,下端接阴道,两侧有输卵管和卵巢。子宫底位于小骨盆上口平面以下,子宫颈下端在坐骨棘平面的稍上方。成年子宫的正常位置为前倾、前屈位。前倾是指整个子宫向前倾斜,子宫长轴与阴道长轴间形成向前开放的夹角,约为90°;前屈是指子宫体与子宫颈之间形成一个向前开放的钝角,约为170°。人体直立时,子宫体伏于膀胱的后上方。子宫的位置与膀胱和直肠的充盈度有关。妊娠期子宫的形态和位置变化很大,妊娠子宫的子宫底最高可抵剑突下。

2. 形态 成人未孕子宫呈前、后略扁的倒置的梨形,长 7~8 cm,最大横径 4~5 cm,厚 2~3 cm,重40~50 g。子宫分前、后两面,左、右两缘。前面与膀胱毗邻;后面与直肠相对。左、右两缘皆钝圆,朝向盆腔的侧壁。

3. 子宫的分部 子宫依外形分为底、体、颈三部分。

(1) 子宫底 子宫底为输卵管子宫口以上向上隆突的部分,钝圆而游离,与回肠袢和乙状结肠相接触。

(2) 子宫颈 子宫颈是子宫下端较窄而成圆柱状的部分,成人长 2.5~3.0 cm,其下 1/3 段伸入阴道内的部分,称子宫颈阴道部;上 2/3 段位于阴道以上,称子宫颈阴道上部。子宫颈阴道部是子宫颈癌的好发部位。

(3) 子宫体 子宫体为子宫底与子宫颈之间的部分。

(4) 子宫角 子宫与输卵管相接处称子宫角。

(5) 子宫峡 子宫体与子宫颈阴道上部间稍狭细的部分称子宫峡。非妊娠子宫此部不明显,长约1 cm;妊娠子宫,子宫峡随子宫底的上升逐渐伸展变长,形成子宫下段,至妊娠末期可延至 7~11 cm。产科常在此处进行剖宫产术。

4. 子宫的固定装置 子宫借周围的韧带、下方的阴道、尿生殖膈和盆底肌等结构维持其正常位置。子宫的韧带有:

名 称	解 剖	作 用
子宫阔韧带	位于子宫两侧,由双层腹膜构成	限制子宫向两侧移动
子宫圆韧带	起自子宫体前面子宫角的前下方,出腹股沟管浅环后分散为一些纤维束止于阴阜和大阴唇的皮下	维持子宫前倾位
子宫主韧带	位于子宫系膜基底部的两层间,由子宫颈两侧缘和盆腔侧壁之间的结缔组织纤维束和平滑肌纤维组成	防止子宫向下脱垂
子宫骶韧带	起自子宫颈后面,止于骶骨前面的筋膜	维持子宫前屈

四、阴 道

1. 阴道穹 阴道上端环绕子宫颈阴道部,二者之间的环形腔隙称阴道穹。

2. 阴道穹分类 依位置可分为前穹、后穹及两侧穹。阴道后穹最为深阔,与其后上方的直肠子宫陷凹仅隔以阴道后壁和一层腹膜,临床常经阴道后穹穿刺引流直肠子宫陷凹内的积液或积血,进行诊断和治疗。阴道下端较窄,以阴道口开口于阴道前庭。

【例6】关于子宫,错误的说法是

A. 位于小骨盆的中央　　　　　　　　B. 在膀胱与直肠之间

C. 呈前倾前屈位　　　　　　　　　　D. 前屈是子宫体与子宫颈之间形成的钝角

E. 子宫分为底、体、颈和管四部分

【例7】女性生殖器的有关描述中,错误的是

A. 输卵管峡为输卵管结扎的常用部位　　B. 阴道穹后部最深

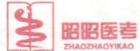

C. 子宫底为子宫下端的部分　　　　D. 子宫主韧带有防止子宫下垂的作用

E. 子宫阔韧带可限制子宫向两侧移动

第 5 节　乳　房

一、形　态

成年未产妇乳房呈半球形,紧张而有弹性。乳房表面中央有乳头,其形状和位置因发育程度和年龄而异,但男性乳头通常位于锁骨中线和第 4 肋间隙或第 5 肋相交处,常作为定位标志。乳头表面有 15～20 个输乳管的开口,称**输乳孔**。乳头周围色素较深的皮肤环形区,称**乳晕**。乳晕区有许多小圆形突起,其深面有乳晕腺,可分泌脂状物,可润滑、保护乳头和乳晕。乳头和乳晕的皮肤薄弱,易受损伤而感染。

二、乳房悬韧带

1. 解剖　乳房由皮肤、纤维组织、乳腺和脂肪组织构成。

2. Cooper 韧带　乳腺被脂肪组织和致密结缔组织分隔成 15～20 个乳腺小叶,以乳头为中心呈放射状排列。每小叶有一条排泄管,称输乳管,在近乳头处扩大成为输乳管窦,其末端变细开口于乳头的输乳孔。乳房手术时应尽量采取放射状切口,以减少对乳腺叶和输乳管的损伤。在乳房的皮肤和胸肌筋膜之间,连有许多结缔组织纤维束,称**乳房悬韧带或 Cooper 韧带**,对乳腺起支持和固定作用。当乳腺有癌细胞浸润时,由于淋巴回流受阻和结缔组织纤维束缩短、紧张,牵拉皮肤向内形成许多小凹陷,临床上称为"**橘皮样变**",是乳腺癌的一种体征。

第 6 节　会　阴

一、概　念

1. 广义会阴　是指封闭小骨盆下口的所有软组织。其境界与小骨盆下口一致,呈菱形,前为耻骨联合下缘,后为尾骨尖,两侧为耻骨下支、坐骨支、坐骨结节和骶结节韧带。通常以两侧坐骨结节之间的连线为界,将此区分为前、后 2 个三角:前方的称尿生殖三角或尿生殖区,男性有尿道通过,女性有尿道和阴道通过;后方的称肛门三角或肛区,有肛管通过。

2. 狭义会阴　临床上,常将肛门与外生殖器之间的狭小区域的软组织称为会阴,即狭义会阴。在男性是指阴囊根与肛门之间的软组织;在女性是指阴道前庭后端与肛门之间的软组织,又称为产科会阴。

二、坐骨肛门窝

肛门外括约肌为环绕肛门管的骨骼肌,分为皮下部、浅部和深部,可随意括约肛门,控制排便。在肛提肌与臀大肌及坐骨结节之间有一深的凹陷,称**坐骨肛门窝**,又称**坐骨直肠窝**,此窝呈楔形,尖向上,底向下。窝内有血管、神经及大量脂肪,是肛门周围脓肿常发生的部位。

覆盖于肛提肌和尾骨肌上、下面的深筋膜,分别称为盆膈上筋膜和盆膈下筋膜。盆膈上、下筋膜与其间的肛提肌和尾骨肌共同构成盆膈,封闭小骨盆下口的大部分,中央有肛管通过。

三、尿生殖膈

1. 尿生殖膈　在尿生殖三角区的深筋膜中,覆盖于会阴深横肌和尿道括约肌上、下面的筋膜,分别称尿生殖膈上筋膜和尿生殖膈下筋膜。尿生殖膈上、下筋膜与其间的会阴深横肌和尿道括约肌共同构成尿生殖膈,封闭尿生殖三角和盆膈裂孔,中央有尿道通过,在女性还有阴道通过。

2. 盆膈　覆盖于肛提肌和尾骨肌上、下面的深筋膜,分别称为盆膈上筋膜和盆膈下筋膜。盆膈上、下筋膜与其间的肛提肌和尾骨肌共同构成盆膈,封闭小骨盆下口的大部分,中央有肛管通过。

四、会阴浅隙、会阴深隙和会阴中心腱

1. 会阴浅隙　即会阴浅袋,位于浅会阴筋膜与尿生殖膈下筋膜之间,该间隙内有会阴肌浅层、阴部神经、阴部内动脉的末支及其伴行的静脉。

2. 会阴深隙　即会阴深袋。为尿生殖膈上、下筋膜之间的筋膜间隙。两层筋膜均附着于耻、坐骨的下支;在尿生殖三角肌后缘,彼此愈着为会阴中隔;在该肌前缘结合为骨盆横韧带,形成一梯形封闭的间隙。

3. 会阴中心腱　为一纤维性中隔,长约 1.25 cm。位于会阴缝深部,两侧会阴肌间。有肛门外括约肌、球海绵体肌及成对的会阴浅横肌、会阴深横肌和肛提肌等起止于此;直肠壶腹和肛管的纵肌层亦参与

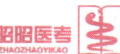

其组成。此腱有加固盆底的作用。

➤ 参考答案如下,详细答案参见 2021 版《国家临床执业及助理医师资格考试精选真题考点精析》。

| 1. A | 2. E | 3. C | 4. A | 5. E | 6. E | 7. C | 昭昭老师提示:关注官方微信。 |

第 6 章 腹 膜

➤ **2021 考试大纲**

①腹膜和腹膜腔;②腹膜与腹盆腔脏器的关系;③腹膜形成的结构、网膜孔、网膜囊;④膈下间隙及交通。

➤ **考纲解析**

近 20 年的医师考试中,本章的考点是腹膜与腹盆腔脏器的关系和膈下间隙,执业医师每年考查分数为 0~1 分,助理医师每年考查分数为 0~1 分。

一、膜和腹腔

1. 腹膜和腹膜腔 腹膜为衬覆于腹、盆壁内面和被覆于腹、盆腔各器官表面的一层薄而光滑的半透明浆膜。前者称为壁腹膜或腹膜壁层,后者称为脏腹膜或腹膜脏层。脏、壁两层腹膜在某些部位相互延续、移行,共同围成不规则的潜在性腔隙,称为腹膜腔。在男性它是完全封闭的;在女性则可借输卵管腹腔口经输卵管、子宫、阴道与外界相通。

2. 腹腔 常指膈以下、小骨盆上口以上,由腹壁围成的腔;广义的腹腔包括小骨盆腔在内。腹膜腔则指脏、壁两层腹膜之间的潜在性腔隙,腔内仅含少量浆液,起润滑和减少脏器间摩擦的作用。临床应用时,往往对两者的区分并不严格。但腹膜外位器官的手术如膀胱和肾的手术等,可在腹膜腔外施行,不需进入腹膜腔,故应明确两腔的概念。

【例 1】关于腹膜腔,错误的说法是

A. 男性是封闭的　　　　　　　　　　B. 女性可借输卵管、子宫、阴道等与外界相通

C. 腔内含有少量浆液　　　　　　　　D. 腔内含有胃、肠等器官　　　　E. 腔内不含有任何器官

【例 2】有关腹膜和腹膜腔,正确的描述是

A. 腹膜腔为完全封闭的浆膜腔　　　　　　B. 腹膜有保护、支持脏器及分泌、吸收功能

C. 仰卧时最低处为直肠子宫陷凹　　　　　D. 下腹部腹膜的吸收力较上部强

E. 腹膜内含有平滑肌纤维

二、腹膜与腹、盆腔脏器的关系

依据脏器被腹膜覆盖的情况,可将腹盆腔脏器分为 3 种类型即腹膜内位、间位和外位器官。

分 类	解剖特点	脏 器
腹膜内位器官	脏器表面几乎均被腹膜包裹,并往往形成系膜,故这类器官活动度较大	胃、十二指肠上部、空肠、回肠、盲肠、阑尾、横结肠、乙状结肠、输卵管、卵巢和脾
腹膜间位器官	脏器表面大部分或三面被腹膜包裹	肝、胆囊、升结肠、降结肠、直肠上段、子宫和充盈的膀胱
腹膜外位器官	脏器仅一面被腹膜覆盖	肾、肾上腺、输尿管、空虚的膀胱、十二指肠降部、下部和升部、直肠中下段及胰

【例 3】属于腹膜内位器官的是

A. 子宫　　　　B. 肾上腺　　　　C. 卵巢　　　　D. 肝　　　　E. 膀胱

【例 4】腹膜间位器官有

A. 肾　　　　B. 胰　　　　C. 膀胱　　　　D. 直肠中段　　　　E. 于二指肠下部

【例 5】腹膜外位器官有

A. 胆囊　　　　B. 直肠　　　　C. 输尿管　　　　D. 于二指肠上部　　　　E. 胃

【例 6】小网膜包括

A. 肝胃韧带和肝圆韧带　　　　　　　　B. 肝胃韧带和胃结肠韧带

C. 肝胃韧带和肝于二指肠韧带　　　D. 肝于二指肠韧带和胃脾韧带

E. 肝胃韧带和胃脾韧带

三、腹膜形成的结构

壁腹膜与脏腹膜之间,或脏腹膜之间相互返折移行,形成各种腹膜结构,如网膜、系膜、韧带和皱襞等。这些结构不仅对脏器起连接和固定作用,也是神经、血管走行的部位。

1. 小网膜　由肝门移行至胃小弯和十二指肠上部的双层腹膜结构。其左侧部由肝门连于胃小弯,称肝胃韧带,内有胃左、右血管,胃上淋巴结及至胃的神经等。小网膜右侧部由肝门连于十二指肠上部,称肝十二指肠韧带,构成小网膜的游离右缘,内有三个重要结构,即胆总管(右前方)、肝固有动脉(左前方)和门静脉(前二者后方),并伴有淋巴管、淋巴结和神经丛等。游离右缘后方有一网膜孔,又称 Winslow 孔,经此孔可进入网膜囊。

2. 大网膜　是连于胃大弯和横结肠之间的腹膜结构,形似围裙覆盖于横结肠和空、回肠的前面。大网膜由四层腹膜构成。构成小网膜的两层脏腹膜,分别包被胃和十二指肠上部的前、后两面,向下至胃大弯处互相融合,形成大网膜的前两层,并下垂至脐平面下方,然后向后返折向上,形成大网膜的后两层,继而包绕横结肠,并与横结肠系膜相延续。

3. 网膜囊　位于小网膜、胃后壁与腹后壁腹膜之间的一个扁窄而不规则的潜在性腔隙,属于腹膜腔的一部分,又称小腹膜腔或腹膜小囊。网膜囊的前壁为小网膜、胃后壁的腹膜和胃结肠韧带;后壁为大网膜后二层、横结肠及其系膜,以及覆盖在胰、左肾、左肾上腺等处的腹膜;上壁为肝尾状叶和膈下方的腹膜;下壁为大网膜前、后两层的愈合处。网膜囊的左侧为脾、胃脾韧带和脾肾韧带;右侧借网膜孔通腹膜腔的肝肾隐窝。

4. 网膜孔　是网膜囊与腹膜腔之间的唯一通道,可容 1～2 指通过,其高度约在第 12 胸椎至第 2 腰椎体前方。孔的上界为肝尾状叶,下界为十二指肠上部,前界为肝十二指肠韧带,后界为覆盖于下腔静脉表面的腹膜。

四、腹膜腔间隙

结肠上区为膈与横结肠及其系膜之间的区域,又称膈下间隙,内含肝、胆囊、脾、胃、十二指肠上部等器官。此区又以肝为界分为肝上间隙和肝下间隙。

1. 肝上间隙　位于膈与肝上面之间,借镰状韧带分为左肝上间隙和右肝上间隙。左肝上间隙以冠状韧带为界分为左肝上前间隙和左肝上后间隙;右肝上间隙也以冠状韧带为界分为右肝上前间隙、右肝上后间隙和冠状韧带前、后层间的肝裸区(腹膜外间隙)。

2. 肝下间隙　位于肝下面与横结肠及其系膜之间,借肝圆韧带分为左肝下间隙和右肝下间隙,后者又称肝肾隐窝。左肝下间隙借小网膜和胃分为前方的左肝下前间隙和后方的左肝下后间隙,后者即网膜囊。

➤ 参考答案如下,详细答案参见 2021 版《国家临床执业及助理医师资格考试精选真题考点精析》。

1. D	2. B	3. C	4. C	5. D	6. C	昭昭老师提示:关注官方微信,获得第一手考试资料。

第 7 章　脉管系统

➤ **2021 考试大纲**

①概述;②心;③动脉;④静脉;⑤淋巴系统。

➤ **考纲解析**

近 20 年的医师考试中,本章的考点是心和动脉,执业医师每年考查分数为 0～1 分,助理医师每年考查分数为 0～1 分。

第 1 节　概　述

一、体循环

体循环又称大循环,起自左心室,左心室收缩将含氧气和营养物质的动脉血射入主动脉,经过各级动

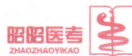

脉分支,最后进入毛细血管;血液与组织和细胞在毛细血管进行气体交换和物质交换之后,成为含二氧化碳和代谢产物的静脉血;静脉血由毛细血管进入小静脉,经过各级静脉回流,最后汇入上腔静脉和下腔静脉,终于右心房。血液由右心房流入右心室之后,开始肺循环。

二、肺循环

肺循环又称小循环,起自右心室,右心室收缩将静脉血射入肺动脉,经肺动脉的各级分支,到达肺泡壁的毛细血管,血液和肺泡进行气体交换之后,成为含氧饱和的动脉血;动脉血由毛细血管进入小静脉,经过肺的各级静脉回流,最后汇入左、右肺静脉,终于左心房。血液由左心房进入左心室后,又开始体循环。

【例1】下列关于血液循环说法正确的是
A. 大循环始于右心室　　　　B. 小循环始于左心室　　　　C. 大循环内流动的是动脉血
D. 小循环内流动的是动脉血　　　E. 小循环主要功能是将静脉血转为动脉血

三、侧支循环

人体血管之间的吻合非常广泛,除经微动脉—毛细血管—微静脉吻合外,动脉与动脉之间、静脉与静脉之间、甚至动脉与静脉之间可借吻合支或交通支形成血管吻合。

1. 动脉间吻合　人体内许多部位或器官的两动脉之间以吻合支相连,在脑底动脉间的吻合支称为交通支;在经常活动或易受压的部位,如胃肠道和手足,两动脉末端或其分支直接吻合成动脉弓。这些吻合在形态上与器官的功能相适应,并有缩短循环时间和调节血流量的作用。此外,相邻的动脉在关节周围分支互相吻合成动脉网或关节网。有的动脉主干在行程中发出与其平行的侧副管。侧副管发自动脉主干的不同高度并彼此吻合,形成侧支吻合。这种吻合在临床上有重要意义,当某一动脉主干阻塞时,血液可沿侧副吻合的路径,流向远侧的受阻区,以免发生坏死。这种通过侧副管吻合而重新建立的循环称侧支循环或侧副循环。

2. 静脉间吻合　静脉间吻合在数量上和吻合形式上远比动脉吻合多,并且结构复杂。一般在体壁的浅静脉之间吻合成静脉网,在某些位置较深器官的深静脉吻合成静脉丛;以保证在脏器扩大或腔壁受压时血流通畅。

3. 动静脉吻合　在身体的某些部位,如指尖、趾端、唇、鼻、外耳皮肤、生殖器勃起组织等处,小动脉和小静脉之间借吻合支直接相通,形成动静脉吻合。这种吻合因不经过毛细血管,可提高静脉压,加速血液的回流和调节局部温度。体内某些器官,小动脉的分支与相邻的动脉分支之间无吻合,这种动脉称为终动脉。终动脉如果阻塞可导致其供应的组织缺血,甚至坏死。视网膜中央动脉被认为是典型的终动脉。

第2节　心

一、心的位置、外形和毗邻

1. 心的位置　心是一个肌性器官,周围裹以心包,位于胸腔中纵隔,大约2/3在身体正中矢状面的左侧,1/3在右侧。心的前方对着胸骨体和第2~6肋软骨,大部分被肺和胸膜遮盖,只有一小部分与胸骨体下部左半及左侧第4、5肋软骨接触,因此,从胸前壁进行心内注射时,为了避免伤及肺或胸膜,应在靠近胸骨左缘的第4肋间隙处进针。

2. 心的外形　心的外形近似前后略扁的圆锥体。它的大小与个体的性别、年龄、身高和体重有关,大致与本人的手拳相当。我国成年男性心的重量为255~345 g;女性的略轻,一般超过350 g者多属异常。心可分为一底、一尖、两面和三缘。

3. 心的毗邻　心的后方平对着第5~8胸椎,有食管和胸主动脉等相邻,临床常利用食管造影观察左心房的变化,如果左心房扩大,食管就会向后移位。心的上方连有出入心的大血管。心的下方是膈,膈上升可使心位置上移。心的两侧隔胸膜腔与肺相邻。

二、心　腔

1. 心腔结构　心在发育过程中沿心纵轴轻度向左旋转,这种旋转改变了心腔的位置;左半心位于右半心的左后方。右心房、右心室位于房、室间隔的右前方,右心室是最前方的心腔;左心房是最靠后的心腔,与食管、胸主动脉毗邻,左心室是最靠左侧的心腔。临床用计算机断层扫描(CT)或磁共振成像

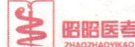

(MRI)检查心脏时,均为从扫描层下面成像,应注意正确理解心腔的位置和临床应用。

2. 心的构造

(1) 心纤维支架 心的纤维支架由致密结缔组织构成,位于房室口和动脉口周围以及房室口与主动脉口之间,作为心肌纤维及瓣膜的附着部分,又称心纤维骨骼。它主要包括:肺动脉口纤维环,主动脉口纤维环,左、右房室口纤维环和左、右纤维三角。左纤维三角是位于左房室口纤维环与主动脉口纤维环之间的三角区。右纤维三角是位于左、右房室口纤维环与主动脉口纤维环之间的三角区,又称中心纤维体,有心传导系统的房室束通过。中心纤维体的病变或钙化可影响或压迫房室束而产生房室传导阻滞。

(2) 心壁 心壁的构造有3层,从内向外为心内膜、心肌层和心外膜。

(3) 房间隔和室间隔

房间隔	①位于左、右心房之间,由双层心内膜及其间的结缔组织和心房肌纤维组成; ②房间隔右侧面中下部有卵圆窝,此处最薄,窝中央仅厚 1 mm 左右,为胚胎时期卵圆孔闭合后的遗迹
室间隔	①位于左、右心室之间,分为肌部和膜部; ②肌部占室间隔的大部分,主要由心肌纤维及两侧的心内膜构成,厚 1~2 cm

三、心传导系统

1. 概述 心传导系统由特殊的心肌细胞组成,具有产生和传导兴奋的功能,它是心自动节律性的基础。

2. 结构

窦房结	①窦房结位于右心房界沟上端的心外膜深面,呈扁椭圆形(长 15 mm,宽 5 mm,厚 1.5 mm),其中央有窦房结动脉通过,在动脉的周围有许多能产生兴奋的 P 细胞(起搏细胞); ②正常心的兴奋由窦房结产生
结间束	前结间束:从窦房结的前缘发出,经上腔静脉口前方,分为两束:一束称 Bachmann 束,进入左心房;另一束由房间隔前部下行至房室结
	中结间束:从窦房结的后缘发出,由上腔静脉口后方至房间隔后部,再往前下绕经卵圆窝前缘至房室结
	后结间束:从窦房结的后缘发出,沿界嵴下行,再经下腔静脉瓣至冠状窦口上方,终于房室结
房室结	①房室结位于房间隔下部,冠状窦口上方的心内膜下,略呈扁椭圆形(长约 6 mm,宽 3 mm,厚1.5 mm); ②房室结内主要细胞成分为过渡细胞和起搏细胞,纤维交织成迷路状,兴奋通过时速度减慢
房室束	右束支:为一圆束,从室间隔上缘沿室间隔的右心室面向前下走行,大部分纤维由室间隔经隔缘肉柱至右心室的前乳头肌根部,分支连于心内膜下浦肯野纤维网
	左束支:为一扁束,在室间隔的左心室面呈瀑布状向前后散开,因此,大致将散开分支分成 3 组:左前上支、左后下支和室间隔支。3 组分支分别下行到达前乳头肌、后乳头肌和室间隔。再分支连于心内膜下浦肯野纤维网
浦肯野纤维网	①左、右束支的分支在心内膜下交织成心内膜下网,即浦肯野纤维网,该网并深入心室肌形成心肌内纤维网; ②由窦房结发出的节律性冲动,最终通过浦肯野纤维网,由心内膜传向心外膜,分别兴奋心房肌和心室肌,从而引起心的节律性搏动

【例 2】窦房结位于

A. 上腔静脉口附近心外膜下　　B. 上腔静脉口附近心内膜下　　C. 下腔静脉口附近心外膜下

D. 下腔静脉口附近心内膜下　　E. 冠状窦口附近内心膜下

四、心的动脉

1. 右冠状动脉 起自主动脉右窦(前窦),由右心耳与肺动脉干之间进入冠状沟,绕至心的后面房室交点处分为 2 个终支,即后室间支和左室后支。右冠状动脉主要分支如下:

后室间支	沿后室间沟走行,分支分布于后室间沟两侧的心壁和室间隔的后 1/3 部
左室后支	在房室交点处,分支分布于左心室后壁
窦房结支	约 60% 起自右冠状动脉,沿右心房内侧至上腔静脉口,分布于窦房结

续表

房室结支	约90%起自右冠状动脉,在房室交点处,分布于房室结;因此当急性心肌梗死伴有房室传导阻滞时,首先考虑右冠状动脉闭塞
右室前支	较粗大,分布于右心室前壁
右室后支	细小,分布于右心室后壁
右圆锥支	分布于动脉圆锥的上部,并与左圆锥支吻合。此支如单独起自主动脉窦即为副冠状动脉

2. 左冠状动脉 起自主动脉左窦(左后窦),由左心耳与肺动脉干之间入冠状沟,然后分为前室间支和旋支。

(1)前室间支 可看做是主干的延续。它沿前室间沟下行至心尖切迹,多数绕至后面在后室间沟上行一小段。前室间支除了发出心室支至左、右心室的前壁之外,还发出若干室间隔支供应室间隔的前2/3。此外,前室间支在肺动脉口处还发出左圆锥支,并与右圆锥支吻合,称 Vieussens 环。

(2)旋支 沿冠状沟绕至左心室后面。沿途发出分支至左心室外侧壁和左心房,旋支的主要分支如下:

左室后支	主要分布于左心室后壁
左缘支	行于心左缘,较恒定粗大,分支供应左心室外侧壁
窦房结支	约40%起于旋支的起始部,经左心耳内侧沿左心房前壁至上腔静脉口,分布于窦房结

【例3】冠状窦口位于

A. 下腔静脉口与右心耳之间　　B. 下腔静脉口与右房室口之间

C. 上腔静脉口与右房室口之间　　D. 上腔静脉口与下腔静脉口之间

E. 上腔静脉口与界嵴之间

五、心　包

心包是一个纤维浆膜囊,包裹心及大血管根部,可分为纤维心包和浆膜心包。

1. 纤维心包 纤维心包由结缔组织构成,包裹于浆膜心包壁层的外面,它向上移行于大血管的外膜,下方紧附于膈的中心腱,前方及两侧附着于纵隔胸膜、胸骨体下部左半及第4、5肋软骨,后方与食管和胸主动脉的结缔组织相连接。

2. 浆膜心包 浆膜心包由浆膜构成,分为脏层和壁层。脏层形成心外膜;壁层附于纤维心包的内面。脏层和壁层在进出心的大血管根部互相移行。脏层和壁层之间的腔隙称心包腔,内含少量浆液,起润滑作用。在心包腔内,脏、壁层转折处的间隙称心包窦。位于升主动脉、肺动脉干后方与上腔静脉、左心房前方之间的间隙称心包横窦。在左心房后方与心包后壁之间的间隙称心包斜窦,其两侧界是左肺静脉、右肺静脉和下腔静脉。心包横窦和斜窦在心外科中有实用意义。此外,心包腔前下部即心包胸肋部与膈部转折处的间隙称心包前下窦,在直立时位置较低,因此心包积液时常经左剑肋角行心包穿刺。

第3节　动　脉

主动脉是体循环的动脉主干,起自左心室,可分为升主动脉、主动脉弓和降主动脉3部分。降主动脉又分为胸主动脉和腹主动脉,向下至第4腰椎下缘处分为左、右髂总动脉2个终支。

一、升主动脉

升主动脉在胸骨左缘后方,平对第3肋间隙处起自左心室,它的起始处较膨大,称主动脉窦,左、右冠状动脉由此发出。主动脉向前右上方斜行,达右侧第2胸肋关节处,续于主动脉弓。

二、主动脉弓

主动脉弓位于胸骨柄后方,在右侧第2胸肋关节处起始,从前右向后左呈弓形弯曲至第4胸椎下缘左侧,移行为降主动脉。主动脉弓壁内有压力感受器,具有调节血压的作用。主动脉弓下方有主动脉小球,为化学感受器。由主动脉弓的下方发出若干细小的气管动脉和支气管动脉,营养气管和支气管。主动脉弓的凸侧,从右向左发出三大分支,即头臂干、左颈总动脉和左锁骨下动脉。头臂干短而粗,自主动脉弓向右上方斜行,至右胸锁关节的后方,分为右颈总动脉和右锁骨下动脉。

1. 颈总动脉 ①颈总动脉是头颈部的主要动脉干,右侧起自头臂干,左侧直接起自主动脉弓。两侧

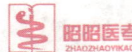

颈总动脉均经过胸锁关节的后方,在胸锁乳突肌的深面向上,至平对甲状软骨上缘处,分为颈内动脉和颈外动脉。颈总动脉位于颈部的气管和胸锁乳突肌之间,位置较表浅,活体上能摸到颈总动脉的搏动,如头颈部出血,可以从平对环状软骨处向后内将其压在第6颈椎横突上而达到止血的目的。②颈动脉窦为颈内动脉起始处的膨大部分,动脉壁内有压力感受器。当血压升高时,窦壁扩张,刺激此处感受器,可反射性地引起心跳减慢,末梢血管舒张,血压下降。③颈动脉小球是一扁椭圆形小体,位于颈内、外动脉分叉处的后方,它与主动脉小球一样,均为化学感受器,能感受血液中二氧化碳分压的变化,当血液中二氧化碳分压升高时,可反射性地引起呼吸加深、加快。

(1)颈内动脉 自颈总动脉分出后,开始位于颈外动脉的后外侧,以后转向后内侧上行至颅底,经颈动脉管入颅腔。颈内动脉在颈部无分支,主要分支分布于脑和视器(详见中枢神经和视器)。

(2)颈外动脉 自颈总动脉分出后,先在颈内动脉的内侧,后经其前方,向上外行,经二腹肌后腹和茎突舌骨肌深面,穿入腮腺实质,在下颌颈处,分为颞浅动脉和上颌动脉2个终支。

2. 锁骨下动脉 是一对较粗大的动脉干,右锁骨下动脉起自头臂干,左锁骨下动脉直接起自主动脉弓。锁骨下动脉自胸锁关节后方向外,斜越胸膜顶的前面,弓形向外穿过斜角肌间隙,行于锁骨后下方,至第1肋外侧缘,进入腋窝改称为腋动脉。活体上在锁骨中点上方的锁骨上窝,能摸到锁骨下动脉的搏动,在此处向下将锁骨下动脉压在第1肋骨上面,可进行止血。锁骨下动脉分支如下。

(1)椎动脉 是锁骨下动脉最粗大的1个分支,在前斜角肌内侧起自锁骨下动脉上缘,向上行穿上6个颈椎横突孔,经枕骨大孔入颅腔,左、右椎动脉汇合成一条基底动脉,主要营养脑。椎动脉在颅外发出肌支,分布于颈深肌。

(2)胸廓内动脉 在与椎动脉起始处相对的位置起自锁骨下动脉下缘,沿胸骨外侧下降,至第6肋软骨深面分为肌膈动脉和腹壁上动脉两终支。胸廓内动脉的分支分布于肋间肌、膈、腹直肌、乳房、心包、胸膜和腹膜等处。胸廓内动脉的分支如下:甲状腺的血液供应丰富,主要有成对的甲状腺上动脉和甲状腺下动脉,少数(10%)还有甲状腺最下动脉。甲状腺上动脉发自颈外动脉起始部,伴喉上神经的喉外支下行,结扎甲状腺上动脉时,应注意勿损伤喉上神经喉外支。甲状腺下动脉发自锁骨下动脉的甲状颈干,在进入甲状腺侧叶的部位与喉返神经关系密切,结扎甲状腺下动脉时,勿损伤喉返神经。甲状腺最下动脉较小,此动脉多发自头臂干,其他亦可发自主动脉弓等处。

3. 上肢的动脉

(1)腋动脉 是锁骨下动脉的直接连续,由第一肋外侧缘起至大圆肌下缘,行于腋窝内。

(2)肱动脉 是腋动脉的直接延续,自大圆肌下缘沿肱二头肌内侧沟向下至肘窝,于平桡骨颈高度分为桡动脉和尺动脉。肱动脉全长位置浅表,当前臂和手部出血时,可以在肱二头肌内侧沟,向肱骨压迫肱动脉进行止血。在肘窝肱二头肌腱内侧可摸到肱动脉搏动,是临床上测量血压时听诊的部位。

(3)桡动脉 自肱动脉分出后,与桡骨平行下降,经肱桡肌腱和桡侧腕屈肌腱之间至桡骨下端,在拇长展肌和拇伸肌腱深面,绕至手背,再穿第1掌骨间隙至手掌深面,末端与尺动脉掌深支吻合,构成掌深弓。桡动脉在前臂下端前面位置浅表,是临床触摸脉搏的常用部位。

(4)尺动脉 自肱动脉分出后,斜向内下行,在指浅屈肌和尺侧腕屈肌之间下降,在豌豆骨的外侧,经屈肌支持带的浅面入手掌,分出掌深支后,终支与桡动脉的掌浅支构成掌浅弓。在腕前两侧为桡、尺动脉的压迫止血点。

【例4】 下列关于掌浅弓说法正确的是

A. 位于掌腱膜的浅面   B. 位于掌腱膜的深面

C. 由桡动脉末端与尺动脉掌浅支构成   D. 发出掌心动脉

E. 位于掌深弓的近侧约2 cm处

三、胸主动脉

胸主动脉位于后纵隔内,起自第4胸椎下缘的左侧,下降到第12胸椎前方,穿膈的主动脉裂孔入腹腔,移行于腹主动脉。胸主动脉的分支,有壁支和脏支两种。

四、腹主动脉

腹主动脉自膈的主动脉裂孔起,沿腰椎前左侧下降,至第4腰椎下缘,分为左、右髂总动脉2个终支。

五、髂总动脉

髂总动脉为腹主动脉的两终支,左、右各一,平对第4腰椎高度分出后,向下外行至骶髂关节处,分为

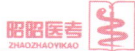

髂内动脉和髂外动脉。

1. 髂内动脉 为一短干,分出后向下进入小骨盆,分为壁支和脏支,分布于盆内、外肌和盆腔脏器。

2. 髂外动脉 在骶髂关节的前方,由髂总动脉分出,沿腰大肌内侧缘下降,至腹股沟韧带的深面移行于股动脉。其分支有腹壁下动脉和旋髂深动脉。腹壁下动脉在髂外动脉入股部之前发出,贴腹壁前内面,斜向内上方,入腹直肌鞘内,营养腹直肌,并与腹壁上动脉吻合。

第4节 静 脉

一、上下腔静脉组成

1. 上腔静脉 上腔静脉为一条粗大的静脉干,长约 7.5 cm,由左、右头臂静脉在右侧第 1 胸肋软骨结合处的后方汇合而成,沿升主动脉右侧垂直下行,至右侧第 3 胸肋关节处穿纤维心包注入右心房。在注入右心房前,奇静脉自后方弓形向前跨过右肺根注入上腔静脉。上腔静脉收集头颈部、上肢、胸壁和部分胸腔脏器的静脉血。

2. 下腔静脉 下腔静脉系由下腔静脉及其属支组成;下腔静脉是人体最粗大的静脉干,由左、右髂总静脉在第 5 腰椎体的右侧汇合而成。沿脊柱前方、腹主动脉右侧上行,经肝的腔静脉沟,穿膈的腔静脉孔入胸腔后,立即穿纤维心包注入右心房。下腔静脉收集下肢、盆部和腹部的静脉血。

二、头面部静脉

1. 面静脉 在眼内眦处起自内眦静脉,斜向外下行于面动脉的后方,在下颌角下方与下颌后静脉前支汇合而成面总静脉,越过颈外动脉的前面至舌骨大角高度注入颈内静脉。面静脉收集面前部软组织的静脉血。面静脉通过内眦静脉,眼上、下静脉与颅内海绵窦相交通。在平口角高度,咬肌前方,借面深静脉经翼静脉丛及导静脉与海绵窦相交通。在口角平面以上的面静脉缺少静脉瓣。因此,上唇、鼻部发生急性炎症时,若处理不当(如挤压等)炎症可沿上述途径向颅内蔓延,造成颅内感染。故临床上将两侧口角至鼻根间的三角区,称为"危险三角"。

2. 下颌后静脉 由颞浅静脉和上颌静脉在下颌颈的深面汇合而成。下行至腮腺下端分为前、后两支,前支向前下方与面静脉汇合;后支与耳后静脉及枕静脉汇合成颈外静脉。颞浅静脉和上颌静脉均收集同名动脉分布区的静脉血。上颌静脉起自翼静脉丛。

3. 翼静脉丛 位于颞下窝内,居于的翼内、翼外肌之间,其主要输出静脉为上颌静脉。此外,翼静脉丛还通过卵圆孔及破裂孔的导静脉与颅内的海绵窦相交通,向外借面深静脉与面静脉相交通。

三、奇静脉

在右膈脚处起自右腰升静脉,经膈进入胸腔,在食管后方沿脊柱右前方上行,至第 4 胸椎高度,向前勾绕右肺根上方,形成奇静脉弓,于第 2 肋软骨平面注入上腔静脉。奇静脉主要收集右肋间后静脉、食管静脉、右支气管静脉及半奇静脉的血液。

半奇静脉	①起自左腰升静脉,穿左膈脚处入胸腔,沿脊柱左侧上行,至第 9 胸椎高度,向右横过脊柱前面,注入奇静脉; ②半奇静脉主要收集左侧下部肋间后静脉、食管静脉和副半奇静脉的血液
副半奇静脉	沿脊柱左侧下行,注入半奇静脉或向右横过脊柱直接注入奇静脉。副半奇静脉收集左侧中、上部肋间后静脉及左支气管静脉的血液。奇静脉在行程中,还收集来自后纵隔器官的静脉血液。因此,奇静脉是沟通上、下腔静脉系的重要通道之一

【例 5】奇静脉是

A. 注入头臂静脉　　　　　B. 注入上腔静脉　　　　　C. 起自左腰升静脉

D. 收集乳房静脉的血液　　E. 收集胸廓内静脉的血液

四、上肢浅静脉

手指的静脉较丰富,在各手指背面形成两条相互吻合的指背静脉,上行至指根附近分别合成 3 条掌背静脉。它们在手背中部互相连成不恒定的手背静脉网。

1. 头静脉 起自手背静脉网的桡侧,沿前臂桡侧上行,至肘窝处,借肘正中静脉与贵要静脉相连。本干再沿肱二头肌外侧沟上行,至三角胸大肌间沟,穿深筋膜注入腋静脉或锁骨下静脉。头静脉收集手和前臂桡掌面和背面的浅静脉。当肱静脉高位受阻时,头静脉是上肢血液回流的主要途径。在临床上头

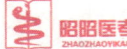

静脉是心导管插入的选择部位之一。

2. 贵要静脉　起自手背静脉网的尺侧,沿前臂尺侧上行,至肘窝处接受肘正中静脉,继续沿肱二头肌内侧沟上行,至臂部中点稍下方,穿深筋膜注入肱静脉或上行注入腋静脉。贵要静脉收集手和前臂尺侧的浅静脉。由于贵要静脉较粗,其入口处与肱静脉的方向一致,位置表浅恒定,临床上常经贵要静脉进行插管。

五、下肢浅静脉

1. 足背静脉弓　由趾背静脉合成,横位于跖骨远侧端皮下。弓的两端沿足的两缘上行,外侧续小隐静脉,内侧续大隐静脉。

2. 大隐静脉　为全身最长的皮下静脉。起自足背静脉弓的内侧端,经内踝前方,沿小腿内侧伴随隐神经上行,过膝关节内侧,绕股骨内侧髁后方,再沿大腿内侧上行,并逐渐转至前面,在耻骨结节下外方约3 cm处,穿隐静脉裂孔注入股静脉。在隐静脉裂孔附近有五条属支:股内侧浅静脉、股外侧浅静脉、旋髂浅静脉、腹壁浅静脉和阴部外静脉。当下肢静脉曲张,需做大隐静脉高位结扎切除术时,应将其属支全部结扎,以防复发。大隐静脉在内踝前方位置表浅而恒定,是静脉输液或切开的常用部位。

3. 小隐静脉　起自足背静脉弓的外侧端,经外踝后方,沿小腿后面中线上行至腘窝,穿深筋膜注入腘静脉。大、小隐静脉之间有交通支相互连接,并借穿静脉与深静脉相通。穿静脉内也有瓣膜,开向深静脉。小腿部的穿静脉和瓣膜数目比大腿多。当瓣膜功能不全时,小腿部易发生静脉曲张。

六、肝门静脉

1. 肝门静脉构成

脾静脉	在脾门处由数条静脉汇合而成
肠系膜上静脉	伴随同名动脉右侧上行,走行于小肠系膜内,收集十二指肠至结肠左曲之间肠管及部分胃和胰腺的静脉血
肠系膜下静脉	与同名动脉伴行,收集降结肠、乙状结肠和直肠上部的静脉血,在胰头后方注入脾静脉或肠系膜上静脉,少数注入肠系膜上静脉和脾静脉的汇合处
胃左静脉	与同名动脉伴行,注入肝门静脉
胃右静脉	胃右静脉注入肝门静脉前常接受幽门前静脉,此静脉在活体上比较明显,手术时可作为胃与十二指肠分界的标志
胆囊静脉	收集胆囊的血液,注入肝门静脉或其右支
附脐静脉	起自脐周静脉网,沿肝圆韧带至肝,注入肝门静脉左支

2. 肝门静脉系与上、下腔静脉系间的吻合

(1) **食管静脉丛**　肝门静脉系的胃左静脉与上腔静脉系的奇静脉的食管静脉在食管下段相吻合,形成食管静脉丛。

(2) **直肠静脉丛**　肝门静脉系的肠系膜下静脉的直肠上静脉与下腔静脉系的直肠下静脉及肛静脉在直肠下段相吻合,形成直肠静脉丛。

(3) **脐周静脉网**　肝门静脉系的附脐静脉与上腔静脉系的腹壁上静脉、胸腹壁静脉及下腔静脉系的腹壁下静脉、腹壁浅静脉在脐周围相吻合,形成脐周静脉网。

第5节　淋巴系统

一、淋巴系统的组成

1. 淋巴管道

(1) **毛细淋巴管**　毛细淋巴管以膨大的盲端起始,互相吻合成毛细淋巴管网,然后汇合成淋巴管。毛细淋巴管由很薄的内皮细胞构成,内皮细胞之间的间隙较大,无基膜。内皮细胞外面有纤维细丝牵拉,使毛细淋巴管处于扩张状态。因此,组织中的蛋白质、细胞碎片、异物、细菌和肿瘤细胞等容易通过内皮细胞间隙进入毛细淋巴管。

(2) **淋巴管**　淋巴管由毛细淋巴管吻合而成,管壁结构与静脉相似。与静脉比较,淋巴管内有较多的瓣膜。淋巴管瓣膜具有引流淋巴和防止淋巴液逆流的功能。

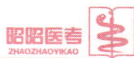

（3）**淋巴干** 淋巴管注入淋巴结,由淋巴结发出的淋巴管在膈下和颈根部汇合成较粗大的淋巴管和淋巴干。全身的淋巴干包括成对的腰干、支气管纵隔干、锁骨下干、颈干和一条肠干,共 9 条。

（4）**淋巴导管** 淋巴干最终汇合成两条淋巴导管,即胸导管和右淋巴导管,分别注入左、右静脉角。此外,少数淋巴管注入盆腔静脉、肾静脉、肾上腺静脉和下腔静脉。

①**胸导管**胸导管是全身**最大的淋巴管**,平第 12 胸椎下缘高度起自乳糜池,经膈的主动脉裂孔进入胸腔,沿脊柱右前方和胸主动脉与奇静脉之间上行,至第 5 胸椎高度经食管与脊柱之间向左侧斜行,然后沿脊柱左前方上行,经胸廓上口至颈部,在左颈总动脉和左颈内静脉的后方转向前内下方,注入左静脉角。

②**右淋巴导管**为一短干,长仅 1～1.5 cm,由右颈干、右锁骨下干和右支气管纵隔干汇合而成,注入右静脉角。右淋巴导管引流右头颈部、右上肢和右胸部的淋巴,即全身 1/4 的淋巴。

2. 淋巴组织 淋巴组织分为弥散淋巴组织和淋巴小结两类。除淋巴器官内的淋巴组织外,消化、呼吸、泌尿和生殖管道以及皮肤等处含有丰富的淋巴组织,起着防御屏障的作用。

（1）**弥散淋巴组织** 弥散淋巴组织主要位于消化道和呼吸道的黏膜固有层。

（2）**淋巴小结** 淋巴小结包括小肠黏膜固有层内的孤立淋巴小结和集合淋巴小结以及阑尾壁内的淋巴小结等。

3. 淋巴器官

（1）**淋巴结** 淋巴结为大、小不一的圆形或椭圆形灰红色小体,一侧隆凸,另一侧凹陷,凹陷侧中央处为淋巴结门。与淋巴结凸侧相连的淋巴管称输入淋巴管,数目较多。淋巴结门有神经和血管出入,出淋巴结门的淋巴管称输出淋巴管。一个淋巴结的输出淋巴管可成为另一个淋巴结的输入淋巴管。

（2）**脾** 脾是人体最大的淋巴器官,具有储血、造血、清除衰老红细胞和进行免疫应答的功能。

（3）**胸腺** 胸腺是中枢淋巴器官,培育、选择和向周围淋巴器官(淋巴结、脾和扁桃体)和淋巴组织(淋巴小结)输送 T 淋巴细胞。胸腺还有内分泌功能。

【例 6】**胸导管**常注入

A. 左静脉角   B. 右静脉角   C. 右锁骨下静脉
D. 右头臂静脉   E. 左锁骨下静脉

二、主要器官的淋巴引流

1. 胃的淋巴引流 胃的淋巴引流方向有 4 个:①胃底右侧部、贲门部和胃体小弯侧的淋巴注入**胃上淋巴结**;②幽门部小弯侧的淋巴注入**幽门上淋巴结**;③胃底左侧部、胃体大弯侧左侧部的淋巴注入胃网膜左淋巴结、胰淋巴结和脾淋巴结;④胃体大弯侧右侧部和幽门部大弯侧的淋巴注入胃网膜右淋巴结和幽门下淋巴结。各淋巴引流范围的淋巴管之间存在丰富的交通。

2. 肺的淋巴引流 肺浅淋巴管位于胸膜脏层深面,肺深淋巴管位于肺小叶间结缔组织内,肺血管和支气管的周围。浅、深淋巴管之间存在交通,注入肺淋巴结和支气管肺淋巴结。通过淋巴管,肺的淋巴依次由肺淋巴结、支气管肺淋巴结、气管支气管淋巴结和气管旁淋巴结引流。肺下叶下部的淋巴注入肺韧带处的淋巴结,其输出淋巴管注入胸导管或腰淋巴结。左肺上叶下部和下叶的部分淋巴注入右气管支气管淋巴结上群和右气管旁淋巴结。

3. 子宫的淋巴引流 子宫的淋巴引流方向较广。子宫底和子宫体上部的淋巴管:沿卵巢血管上行,注入腰淋巴结;沿子宫圆韧带穿腹股沟管,注入腹股沟浅淋巴结。子宫体下部和子宫颈的淋巴管:沿子宫血管行向两侧,注入髂内、外淋巴结;经子宫主韧带注入闭孔淋巴结;沿骶子宫韧带向后注入骶外侧淋巴结和骶正中淋巴结。

4. 乳房的淋巴引流 乳房的淋巴主要注入腋淋巴结,引流方向有 3 个:①乳房外侧部和中央部的淋巴管注入**胸肌淋巴结**;②上部的淋巴管注入**尖淋巴结和锁骨上淋巴结**;③内侧部的淋巴管注入**胸骨旁淋巴结**。乳房内侧部的浅淋巴管与对侧乳房淋巴管交通,内下部的淋巴管通过腹壁和膈下的淋巴管与肝的淋巴管交通。

三、脾

1. 位置 脾位于左季肋部,胃底与膈之间,第 9～11 肋的深面,长轴与第 10 肋一致。正常时在左肋弓下触不到脾。脾的位置可随呼吸和因体位不同而变化,站立比平卧时低 2.5 cm。脾由胃脾韧带、脾肾韧带、膈脾韧带和脾结肠韧带支持固定。脾呈暗红色,质软而脆。

847

2. 形态和毗邻　脾可分为膈、脏两面,前、后两端和上、下两缘。膈面光滑隆凸,对向膈。脏面凹陷,中央处有脾门,是血管、神经和淋巴管出入之处。在脏面,脾与胃底、左肾、左肾上腺、胰尾和结肠左曲相毗邻。前端较宽,朝向前外方,达腋中线。后端钝圆,朝向后内方,距离正中线 4～5 cm。上缘较锐,朝向前上方,前部有 2～3 个脾切迹。脾肿大时,脾切迹是触诊脾的标志。下缘较钝,朝向后下方。

➤ 参考答案如下,详细答案参见 2021 版《国家临床执业及助理医师资格考试精选真题考点精析》。

1. E	2. A	3. B	4. B	5. B	6. A	昭昭老师提示:关注官方微信,获得第一手考试资料。

第8章　感受器

➤ **2021 考试大纲**

①视器;②前庭蜗器。

➤ **考纲解析**

近 20 年的医师考试中,本章的考点是前庭蜗器,执业医师每年考查分数为 0～1 分,助理医师每年考查分数为 0～1 分。

第1节　视　器

一、眼球壁

眼球壁分三层,由外向内依次为眼球纤维膜、眼球血管膜和视网膜。

1. 眼球纤维膜　由强韧的纤维结缔组织组成,具有保护作用。可分为角膜和巩膜两部分。

角膜	①占眼球纤维膜的前 1/6,无色透明,前凸后凹,有屈光作用; ②角膜无血管,但有丰富的感觉神经末梢,故角膜的感觉十分敏锐
巩膜	①角膜之后的整个外膜部分均属巩膜,不透明,呈乳白色; ②在巩膜与角膜交界处,深部有一环形的巩膜静脉窦;巩膜向后与视神经鞘相延续; ③巩膜在视神经穿出处最厚,愈向前愈薄,但在眼外肌附着处又复增厚

【例1】 下列关于眼球纤维膜说法正确的是

A. 是眼球壁的最内层　　　　B. 富有血管和色素细胞　　　C. 全层均透明

D. 前 1/6 部分为角膜　　　　E. 后 5/6 为睫状体

【例2】 对角膜的描述,错误的是

A. 富有血管　　　　　　　　B. 富有感觉神经末梢　　　　C. 无色透明

D. 占纤维膜的前 1/6　　　　E. 微向前凸

【例3】 下列关于角膜说法正确的是

A. 色白半透明　　　　　　　B. 无屈光能力　　　　　　　C. 表面盖有一层球结膜

D. 富有感觉神经末梢　　　　E. 富有淋巴管

2. 眼球血管膜　含丰富的血管、神经和色素,呈棕黑色,故又称色素膜。此膜自前向后可分为虹膜、睫状体和脉络膜三部分。

(1)虹膜　为眼球血管膜的最前部,呈圆盘状,中央之圆形小孔称为瞳孔,可随光距变化和光线强弱而缩小或扩大,类似于照相机的光圈。虹膜内有两种不同方向排列的平滑肌:环绕瞳孔呈环形排列的称瞳孔括约肌,受副交感神经支配;瞳孔周围呈放射状排列的称瞳孔开大肌,受交感神经支配,它们分别缩小和开大瞳孔。在弱光下或看远方时,瞳孔开大,在强光下或看近距离物体时瞳孔缩小。在活体,透过角膜可见虹膜和瞳孔。虹膜的颜色有人种差异,黄种人之虹膜多为棕黑色。在同一人种,颜色的深浅也有个体差异,通常是由所含色素的多寡而定。

【例4】 下列关于虹膜说法正确的是

A. 为血管膜的最前部,位于角膜的后方　　　　B. 虹膜内有两种排列方向不同的骨骼肌

C. 中央有一圆形的瞳孔　　　　　　　　　　　D. 瞳孔括约肌受副交感神经支配

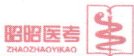

E. 呈圆盘形

（2）**睫状体** 呈环形，位于巩膜与角膜移行处的内面，在眼球的矢状面上呈三角形，是眼球血管膜的最肥厚部分。其后部较平坦，称睫状环；前部有许多向内突出的皱襞，称睫状突。由睫状突发出睫状小带，或称晶状体悬韧带，连于晶状体的周缘。睫状体内有平滑肌称睫状肌，受副交感神经支配，该肌的收缩与舒张，可使睫状小带松弛与紧张，从而调节晶状体的曲度。

（3）**脉络膜** 约占眼球血管膜的后 2/3。为柔软的薄膜，后方有视神经穿过，外与巩膜疏松结合，其间有淋巴间隙；内面紧贴视网膜的色素层。其功能是输送营养物质，并吸收眼内分散的光线以免扰乱视觉。

3. 视网膜 位于眼球血管膜的内面，根据部位可将视网膜分为虹膜部、睫状体部和脉络膜部。视网膜虹膜部和睫状体部分别贴附于虹膜和睫状体的内表面，无感光作用，合称为视网膜盲部。

（1）**视网膜脉络膜部** 视网膜脉络膜部贴附在脉络膜的内面，为视器的感光部分，又称为视网膜视部。视部以锯齿缘与盲部为界。视部的后部最厚，愈向前愈薄。视部的后部亦称眼底，可用眼底镜观察，于视神经的起始处有乳白色圆形隆起，称视神经盘（或称视神经乳头）。盘的中央凹陷，视网膜中央动、静脉即由此穿行。此处无感光细胞，故称生理性盲点。在视神经盘颞侧的稍下方约 3.5 mm 处一淡黄色区域称黄斑，其中央有一凹陷称中央凹，此处无血管，是视网膜感光最敏锐的部位。

（2）**视网膜视部** ①视网膜视部的组织结构可分两层。外层为色素上皮层，由大量的单层色素上皮细胞组成。内层为神经层，含有多种神经细胞。两层之间有一潜在间隙，容易分离，在固定标本上揭取视网膜时，常见色素上皮层保留在脉络膜上。某些病理情况导致的视网膜剥离症即此两层之间的分离。②视网膜视部内层主要由三层神经元构成。由外向内依次为感光细胞（视杆细胞和视锥细胞）、双极细胞和神经节细胞。节细胞的轴突向视神经盘处汇聚，穿过脉络膜和巩膜后构成视神经。视神经向后经视神经管入颅腔连于脑。光线进入眼球投射到视网膜上，视杆细胞和视锥细胞接受光的刺激，把刺激转变为神经冲动，经双极细胞传到节细胞，再经视神经传入脑，而产生视觉。

二、屈光装置

1. 晶状体

（1）**结构** 紧靠虹膜后方，为睫状体所环绕，并以睫状小带与睫状体相连；为一双凸透镜，后面较前面隆突，无色透明，具有弹性，不含血管和神经。晶状体外表包覆具有高度弹性的透明薄膜，叫晶状体囊。晶状体的周围部较软，称晶状体皮质；其中央部较硬称晶状体核。晶状体若因疾病或创伤而变混浊，则为白内障。

（2）**功能** 晶状体是眼球屈光系统的主要装置，类似变焦镜头。视近物时，睫状肌收缩，睫状环缩小，使睫状小带松弛，晶状体则由于本身的弹性回缩而变凸，特别是前面的曲度加大，屈光力加强，使物象能聚焦于视网膜上。视远物时，则与此相反。随着年龄的增长，晶状体逐渐失去弹性，睫状肌也逐渐萎缩，调节功能减退，从而出现老视。

2. 玻璃体

（1）**结构** 玻璃体是无色透明的胶状物质，表面覆有玻璃体囊。它充满于晶状体和视网膜之间，除有屈光作用外，尚有支撑视网膜的作用。若玻璃体发生混浊，可影响视力。若支撑作用减弱，可导致视网膜剥离。

（2）**功能** 眼的屈光和调节是由眼的屈光系统—角膜、房水、晶状体和玻璃体共同完成的。其中以角膜和晶状体的屈光作用较强。外界物体发射或反射出来的光线，经过眼的屈光系统后，在视网膜上形成清晰的物像，这种视力称为正视。若眼轴较长或屈光系统的屈光度过大，则物像落在视网膜前，称近视；反之，若眼轴较短，或屈光系统的屈光度过小，物像落在视网膜后，则称为远视。由于角膜表面曲度的改变而造成的屈光障碍，临床上称为散光。

三、房水循环

1. 眼房 是位于角膜和晶状体、睫状体之间的间隙，被虹膜分隔为较大的眼前房和较小的眼后房，二者借瞳孔相通。在前房内，虹膜和角膜交界处的环形间隙称虹膜角膜角，又称前房角，此角是房水循环的必经之路。

2. 房水 是澄清的液体，充满眼房内。房水由睫状体产生后自眼后房经瞳孔入眼前房，然后由虹膜

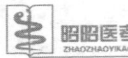

角膜角入巩膜静脉窦,再经睫前静脉汇入眼静脉。房水除有屈光作用外,还具有滋养角膜和晶状体以及维持眼内压的作用。房水经常循环更新,在循环障碍时,则充滞于眼房中,引起眼内压增高,可致视力受损,临床上称之为青光眼。

四、眼外肌

眼外肌包括六条运动眼球的肌和一条提上睑的肌,都是骨骼肌,统称为视器的运动装置。

名　称	起　点	止　点	作　用	神经支配
上睑提肌	视神经管前上方的眶壁	上睑皮肤、上睑板	上提上睑	动眼神经
上斜肌	蝶骨体	眼球后外侧赤道后方的巩膜	瞳孔转向下外	滑车神经
下斜肌	眶下壁内侧份	眼球下赤道后方的巩膜	瞳孔转向上外	动眼神经
上直肌	总腱环	眼球赤道以前的巩膜	瞳孔转向上内	展神经
下直肌			瞳孔转向下内	
内直肌			瞳孔转向内侧	
外直肌			瞳孔转向外侧	

五、泪　器

泪器由泪腺和泪道组成。

1. 泪腺　泪腺位于眶上壁外侧部的泪腺窝内,有10～20条排泄小管开口于结膜上穹的外侧部。泪腺分泌的泪液借瞬眼活动涂于眼球的表面,多余的泪液流向内眦处的泪湖,经泪点入泪小管。

2. 泪道　泪道包括泪点、泪小管、泪囊和鼻泪管。

泪点	上、下睑的内侧端各有一乳头状突起,其中央之小孔,称为泪点
泪小管	为连接泪点与泪囊的小管,在眼睑的皮下,分为上、下泪小管。它们在与睑缘垂直的方向分别向上、向下走行,继而几乎成直角转向内侧汇聚,共同开口于泪囊上部
泪囊	位于眼眶内侧壁的泪囊窝内,为一膜性囊。上部为盲端,下部移行于鼻泪管。泪囊前面有睑内侧韧带和眼轮匝肌的肌纤维;眼轮匝肌有少量肌束跨过泪囊的深面。该肌收缩闭眼时,可同时牵拉扩大泪囊,囊内产生负压,促使泪液流入。泪液可湿润眼球表面,防止角膜干燥,冲洗微尘。此外泪液中含溶菌酶,有杀菌作用
鼻泪管	为膜性管道。鼻泪管上部包埋于骨性鼻泪管中,与骨膜紧密结合;下部在鼻腔外侧壁黏膜深面,末端开口于下鼻道的外侧壁

六、结　膜

1. 概述　结膜是一层薄而透明的黏膜,覆盖在眼睑的后面和眼球的前面,富有血管。

2. 分布　按其所在部位可分为三部分:①睑结膜,衬覆于上、下睑的内面,与睑板紧密相连,透明而光滑,其深面的血管与睑板腺清晰可见。②球结膜,覆盖于眼球的前面,于角膜缘处移行为角膜上皮,除在角膜缘处与巩膜紧密相连外,其他部分连接疏松易于移动。③结膜穹窿,位于睑结膜与球结膜的移行处,形成结膜上穹和结膜下穹,多皱襞,便于眼球移动。结膜围成的囊状腔隙称结膜囊,通过睑裂与外界相通。

第2节　前庭蜗器

一、鼓　室

鼓室是颞骨岩部内含气的不规则腔隙,乃中耳的核心,是声波传导的主要途径。鼓室外借鼓膜与外耳道相隔,其内侧与内耳相毗邻,向前经咽鼓管通鼻咽,向后经乳突窦通连乳突小房。鼓室内结构包括听小骨、韧带、肌、血管和神经等。

1. 鼓室的壁　鼓室为一不规则腔隙,由六个壁围成。

(1) 上壁　上壁称鼓室盖壁,为一分隔鼓室与颅中窝的薄骨板,鼓室炎症可经此侵入颅内。

(2) 下壁　下壁为颈静脉壁,是分隔鼓室和颈静脉窝的薄层骨板。

(3) 前壁　前壁为颈动脉壁,即颈动脉管的后壁。此壁的上方有咽鼓管的鼓室口。

（4）后壁　后壁为乳突壁，上部有乳突窦的开口。开口稍下方有一锥形突起，称锥隆起，内藏镫骨肌。

（5）外侧壁　外侧壁大部分由鼓膜构成，故又名鼓膜壁，鼓膜上方是颞骨鳞部骨质围成的鼓室上隐窝。

（6）内侧壁　内侧壁由内耳的外侧壁构成，也叫迷路壁。此壁的中部隆凸，叫岬。岬的后上方有一卵圆形的孔，称前庭窗（或称卵圆窗），为镫骨底封闭。岬的后下方有一圆形的孔，称蜗窗（或称圆窗），在活体有膜封闭，称第二鼓膜。在前庭窗的后上方有一弓形隆起，称面神经管凸。管内有面神经通过。面神经管凸的骨壁甚薄，甚或缺如。在中耳炎症或施行中耳内手术时易侵及面神经。

2. 鼓室内的结构

（1）听小骨　听小骨位于鼓室内，有三块，即锤骨、砧骨和镫骨。三块骨依次连接，形成听小骨链，连于鼓膜和前庭窗之间。

锤骨	①呈鼓锤状，有一头、一柄和两个突起。柄细长，末端附着于鼓膜脐区，鼓膜张肌附着于柄的上端。 ②头与砧骨体形成关节，位于鼓室上隐窝，并以韧带与上壁相连
砧骨	①形如砧，分体和长、短两脚。 ②体与锤骨头形成砧锤关节，长脚与镫骨头形成砧镫关节
镫骨	①形似马蹬，分头、两脚和底共四部分。 ②头与砧骨长脚相连。镫骨底四周借韧带连于前庭窗周缘，镫骨底封闭前庭窗

（2）听小骨链　锤骨借柄连于鼓膜，砧骨连于锤骨与镫骨之间，镫骨底封闭前庭窗，三块听小骨以关节和韧带连接成听小骨链，形成一曲轴杠杆系统。当声波振动鼓膜时，带动听小骨链，将声波转换成机械传感效应并加以放大，使镫骨底在前庭窗上来回摆动，从而将声波的振动传入内耳。

3. 运动听小骨的肌

（1）鼓膜张肌　位于咽鼓管上方的鼓膜张肌半管内，止于锤骨柄的上端，具有紧张鼓膜的作用，由三叉神经支配。

（2）镫骨肌　位于锥隆起内，止于镫骨，作用是牵拉镫骨底向外方，调节声波对内耳的压力。该肌由面神经支配。

二、咽鼓管

1. 概述　咽鼓管连通咽腔和鼓室，使鼓室和外界的大气压相等，以便鼓膜振动。咽鼓管分骨部和软骨部。骨部即颞骨岩部的咽鼓管半管，以其鼓室口开口于鼓室的前壁。软骨部紧连骨部，其内侧端开口于鼻咽部的侧壁，平对下鼻甲的后方，即咽鼓管咽口。

2. 幼儿咽鼓管特点　幼儿的咽鼓管较成人短而平，管径也较大，故咽部感染易沿咽鼓管侵入鼓室而致中耳炎症。咽鼓管咽口平时封闭，当吞咽或尽力张口时，其咽口张开，空气可进入鼓室。

【例5】小儿咽鼓管的特点是

A. 较细长　　　B. 较细短　　　C. 较粗长　　　D. 较粗短　　　E. 粗短且水平位

三、内　耳

内耳又称迷路，是前庭蜗器的主要部分，由骨迷路和膜迷路组成，位于颞骨岩部的骨质内，在鼓室的内侧壁和内耳道底之间。骨迷路由致密骨质围成，是颞骨岩部骨质中的曲折隧道。膜迷路套在骨迷路内，二者之间的间隙充满外淋巴。膜迷路是套在骨迷路内封闭的膜性管道系统，管内充满内淋巴。内、外淋巴互不相通。位、听觉感受器即位于膜迷路内。

1. 骨迷路　骨迷路可分三部分：耳蜗、前庭和骨半规管，从前向后沿颞骨岩部的长轴排列。

（1）前庭　前庭是位居骨迷路中部的腔隙，内藏膜迷路的椭圆囊和球囊。前庭的后部有五个小孔与三个骨半规管相通；前部有一大孔，通连耳蜗。前庭的外侧壁即鼓室的内侧壁，有前庭窗和蜗窗。其内侧壁是内耳道的底，有前庭蜗神经穿行。

（2）骨半规管　骨半规管为三个"C"形的互成直角排列的小管，分别称为前、后和外骨半规管。外骨半规管凸向外方，呈水平位，故又称水平半规管。前骨半规管凸向上方，与颞骨岩部的长轴垂直；后骨半规管凸向后外，与颞骨岩部的长轴平行。每个骨半规管都有两脚，一个为单骨脚，一个为壶腹骨脚。壶腹骨脚上有膨大的骨壶腹，前、后骨半规管的单骨脚合成一个总骨脚，因此三个骨半规管只有五个孔开口于

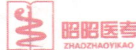

前庭的后上壁。

(3) 耳蜗　耳蜗位于前庭的前方,形似蜗牛壳。蜗底朝向后内侧的内耳道底,蜗顶朝向前外侧。耳蜗分为蜗轴和蜗螺旋管两部分。蜗轴为耳蜗的中央骨质,由骨松质构成,内有蜗神经通过。由蜗顶至蜗底,蜗轴为一横置的圆锥体,向蜗螺旋管内发出骨螺旋板。蜗螺旋管(骨蜗管)起于前庭,环绕蜗轴旋转约两圈半,以盲端终于蜗顶。其底圈凸向鼓室内侧壁,构成岬的后部。自蜗轴发出的骨螺旋板突入蜗螺旋管,此板未达蜗螺旋管的对侧壁,其缺空处由膜迷路的蜗管填补封闭。故耳蜗内共有三条管道,即上方的前庭阶,起自前庭,于前庭窗处为中耳的镫骨所封闭。中间是膜性的蜗管,其尖端为盲端终于蜗顶处。下方是鼓阶,终于蜗窗上的第二鼓膜。前庭阶和鼓阶在蜗顶处借蜗孔彼此相通。

2. 膜迷路　膜迷路是套在骨迷路内封闭的膜性管道和囊,借纤维束固定于骨迷路。膜迷路由椭圆囊、球囊、膜半规管和蜗管组成。

(1) 椭圆囊和球囊　椭圆囊和球囊位于骨迷路的前庭部。椭圆囊位于前庭的后上方,球囊位于椭圆囊前下方。椭圆囊后壁有五个开口,连通三个膜半规管。椭圆囊前壁发出椭圆球囊管,与球囊相连,并由此管发出内淋巴管,穿经前庭内侧壁,至颞骨岩部后面,在硬脑膜下扩大为内淋巴囊。内淋巴可经此囊渗透到周围血管丛。球囊较小,其下端借连合管连于蜗管。在椭圆囊内的底和前壁上有椭圆囊斑,在球囊内的前壁上有球囊斑,椭圆囊斑与球囊斑均属位置觉感受器,处在相互成直角的两个平面上。能感受头部静止的位置和直线变速运动的刺激,其神经冲动分别沿前庭神经的椭圆囊支和球囊支传入。

(2) 膜半规管　膜半规管位于骨半规管内。在三个骨壶腹内的膜半规管亦有相应膨大的膜壶腹,在膜壶腹内壁上有隆起的壶腹嵴,也是位置觉感受器,能感受旋转运动的刺激。三个壶腹嵴相互垂直,可将人体在三维空间中的运动变化转变成神经冲动,经前庭神经壶腹支传入中枢。

(3) 蜗管　蜗管套在蜗螺旋管内,起端以连合管连于球囊,随蜗螺旋管绕蜗轴旋转两圈半,以盲端止于蜗顶。蜗管的横切面呈三角形,有上、外和下三个壁。其上壁为前庭膜(又称蜗管前庭壁),将前庭阶和蜗管隔开;外壁较厚,富有血管,与蜗螺旋管的骨膜相结合,下壁由骨螺旋板和螺旋膜(又称蜗管鼓壁)组成,并与鼓阶相隔。螺旋膜亦称基底膜,其上有螺旋器又称 Corti 器,是听觉感受器。声音的传导是声波传入内耳有两条途径,即空气传导和骨传导。在正常情况下以空气传导为主。

①空气传导　耳廓收集声波,经外耳道传至鼓膜,引起鼓膜的振动,继而引起听小骨链的运动。通过听小骨链这一曲轴杠杆系统,将声波转换成机械传感效应并加以放大,经镫骨底作用于前庭窗,引起前庭阶外淋巴的波动。前庭阶外淋巴的波动经前庭膜传到蜗管内的内淋巴,内淋巴的波动作用于螺旋膜(基底膜),刺激螺旋器产生兴奋,自此发出神经冲动经蜗神经传入脑,产生听觉。由于前庭阶外淋巴的波动,鼓阶外淋巴也产生波动,传至封闭蜗窗的第二鼓膜亦随之振动。假如第二鼓膜固定不动而镫骨运动时,内、外淋巴只能有压力的改变而不产生波动,此时螺旋器将不产生正常的听觉冲动。当鼓膜穿孔、听小骨缺损时,声波经外耳道引起鼓室内的空气振动,直接作用于蜗窗上的第二鼓膜,引起鼓阶的外淋巴波动,刺激螺旋膜上的螺旋器,产生神经兴奋。由于失去了鼓膜与听小骨链的扩音作用,只能引起较弱的听觉。

②骨传导　声波经颅骨传入内耳的途径称骨传导。主要是指声波引起的振动由颅骨经骨迷路传入,使耳蜗内的淋巴液产生波动,刺激螺旋膜上的螺旋器产生神经冲动。临床工作中,可将击响的音叉的柄底直接压置于颅面(如将音叉柄底放在耳后乳突部)以检查骨传导的情况。骨传导的效能与正常空气传导相比,是微不足道的。但是,当空气传导被严重破坏时,骨传导对保存部分听力有一定意义。外耳和中耳疾患引起的耳聋称为传导性耳聋。因骨传导尚可部分代偿其功能,故不会导致完全性耳聋。因蜗神经损伤所导致的听力障碍,为神经性耳聋,即使空气传导和骨传导的途径正常,也不能引起听觉,故称完全性耳聋。

【例 6】不属于膜迷路的是

A. 椭圆囊　　　　　　　　　B. 膜半规管　　　　　　　　　C. 蜗管

D. 前庭　　　　　　　　　　E. 球囊

【例 7】下列关于膜迷路说法正确的是

A. 位于骨迷路内　　　　　　　　　B. 内含外淋巴

C. 由膜半规管、椭圆囊、球囊三部分构成　　　D. 内含神经纤维

E. 椭圆囊和球囊是位觉感受器

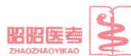

➤ **参考答案**如下，详细答案参见 2021 版《国家临床执业及助理医师资格考试精选真题考点精析》。

| 1. D | 2. A | 3. D | 4. B | 5. E | 6. D | 7. A | 昭昭老师提示：关注官方微信。 |

第 9 章　神经系统

➤ **2021 考试大纲**

①脊髓；②脑；③脊神经；④脑神经；⑤内脏神经；⑥感觉传导通路；⑦运动传导通路；⑧脑和脊髓的被膜；⑨脑和脊髓的血管；⑩脑脊液及其循环。

➤ **考纲解析**

近 20 年的医师考试中，本章的考点是前庭蜗器，执业医师每年考查分数为 0～1 分，助理医师每年考查分数为 0～1 分。

第 1 节　脊　髓

一、脊髓位置和外形

1. 位置　脊髓位于椎管内，上端在平枕骨大孔处与延髓相连，下端在成人平第一腰椎的下缘(新生儿平第 3 腰椎)，全长 42～45 cm(男性约 45 cm，女性约 42 cm)。

2. 外形　脊髓呈前后稍扁的圆柱形，最宽处直径仅为 1～1.2 cm。脊髓与 31 对脊神经相连，通常将与每对脊神经前、后根相连的一段脊髓称为一个脊髓节段。脊髓全长分为 31 个脊髓节段：8 个颈节、12 个胸节、5 个腰节、5 个骶节和 1 个尾节。脊髓全长粗细不等，有两个膨大的部分：颈膨大和腰骶膨大。颈膨大相当于颈 4 至胸 1 节段(C_4～T_1)，是臂丛发出处，支配上肢；腰骶膨大相当于腰 2 至骶 3 节段(L_2～S_3)，是腰骶丛发出处，支配下肢。脊髓膨大的出现与种系进化中四肢的出现相关，是神经元胞体和纤维数量增加所致。脊髓末端变细称脊髓圆锥。圆锥以下延续为无神经组织的终丝，在第 2 骶椎水平以下，硬脊膜包绕终丝止于尾骨背面。脊髓表面有数条纵沟，前面正中有较深的前正中裂(行经脊髓前动、静脉)，后面正中有较浅的后正中沟，二纵沟将脊髓分为左、右对称的两半。外侧面有前外侧沟和后外侧沟，分别有脊神经的前、后根附着。在颈髓和中胸髓以上的后正中沟和后外侧沟之间还有一较浅的后中间沟，分界薄束和楔束。

【例 1】关于脊髓外形，下列正确的是

A. 脊髓和椎管等长　　　　　　　　　　B. 成人脊髓下端平对第 1 腰椎下缘

C. 颈、胸和腰神经根形成马尾　　　　　D. 脊髓下端变细为终丝

E. 脊髓腹面有前正中沟，背面有后正中裂

二、脊髓的内部结构

脊髓由灰质和白质组成。在新鲜脊髓的横切面上，可见中央有一细小的中央管，围绕中央管周围的是"H"形的颜色发暗的灰质和外围颜色浅淡的白质。在脊髓的不同节段灰、白质的量是不同的，在颈膨大、腰骶膨大处灰质量多，颈部白质量多。

1. 灰质　①脊髓灰质由神经元胞体和突起，神经胶质和血管等组成。脊髓灰质内有各种不同大小、形态和功能的神经元，其中大多数神经元的胞体集聚成群或成层，称为神经核或板层。②灰质的前面扩大部分称为前角，后面较细部分称为后角，前、后角之间的移行部分称为中间带。从第 1 胸节到第 3 腰节的中间带向外突出形成侧角。由于前角、后角和侧角在脊髓内呈柱状，在纵切面上，灰质纵贯成柱，分别称为前柱、后柱和侧柱。中央管前、后的灰质分别称灰质前连合和灰质后连合。后角基部外侧一些灰质向外侧突入白质内，与白质相互交织形成网状结构。

2. 白质　脊髓白质主要由纤维束组成。白质借脊髓的纵沟分为 3 个索。前正中裂与前外侧沟之间为前索，前、后外侧沟之间为外侧索，后正中沟与后外侧沟之间为后索。在灰质前连合的前方有纤维横越称白质前连合。每个索都行经有不同的纤维束，它们是由起始、走行和功能相同的神经纤维聚集而成。

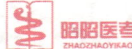

(1) 上行传导束

薄束和楔束	①位于脊髓后索,由同侧后根内侧部脊神经节细胞中枢突上升所形成;其中薄束成自第5胸节以下的脊神经节细胞的中枢突,楔束成自第4胸节以上的脊神经节细胞的中枢突。 ②该神经节细胞的周围突分布于肌、腱和关节的本体感受器和精细触觉感受器,由薄束和楔束传导躯干、四肢的本体感觉(肌、腱和关节的位置觉、运动觉和振动觉)和精细触觉(皮肤的两点间距离辨别觉和物体的纹理觉),并上行至延髓分别止于薄束核和楔束核。
脊髓小脑后束和脊髓小脑前束	①脊髓小脑后束主要起自脊髓 $C_8 \sim L_3$ 的背核,主要在同侧上行并经小脑下脚止于旧小脑皮质。 ②脊髓小脑前束主要起自脊髓 $L_2 \sim S_3$ 的脊髓边缘细胞,主要交叉至对侧上行并经小脑上脚止于旧小脑皮质
楔小脑束	起自延髓的楔束副核(与背核同源),在同侧上行并经小脑下脚止于旧小脑皮质
脊髓丘脑侧束和脊髓丘脑前束	主要起自后角边缘核(Ⅰ层)和后角固有核(Ⅳ层),少部分也起自Ⅴ~Ⅷ层,发出纤维经白质前连合斜越上升1~2个脊髓节段,交叉到对侧的外侧索和前索上行(脊髓丘脑前束含有小部分不交叉纤维)

(2) 下行传导束

皮质脊髓束	起始于大脑皮质的躯体运动区和躯体感觉区,在锥体下端,约90%的下行纤维交叉至对侧形成锥体交叉,交叉后的纤维行于对侧脊髓外侧索的后部形成皮质脊髓侧束并直达骶髓,约10%的不交叉纤维行于前索的最内侧形成皮质脊髓前束并仅在中胸部以上;皮质脊髓侧束在下行过程中逐节止于Ⅳ~Ⅸ层,支配四肢肌
红核脊髓束	①起始于中脑红核,发出纤维交叉后,行于脊髓外侧索(在皮质脊髓侧束前面),止于灰质板层Ⅴ~Ⅶ层的中间神经元; ②主要调控屈肌的肌张力,与皮质脊髓束一起对肢体远端肌肉的运动调控起重要作用
前庭脊髓束	①起始于前庭神经外侧核,发出纤维在同侧前索下行,止于灰质板层Ⅶ和Ⅷ层的中间神经元; ②主要调控伸肌的肌张力,在身体平衡的调控方面起重要作用
顶盖脊髓束	①起始于中脑的上丘,发出纤维交叉并下行,在脊髓行于前索(仅达颈髓),止于上颈髓灰质板层Ⅶ和Ⅷ层的中间神经元; ②主要调控颈肌的活动以完成视听反射,如突然的光或声音刺激而引起的转颈
网状脊髓束	①起始于延髓和脑桥的网状结构,发出纤维组成延髓网状脊髓束,主要行于同侧外侧索(外侧索前部的深方)和脑桥网状脊髓束(主要行于同侧前索),止于脊髓板层Ⅶ和Ⅷ层的中间神经元; ②作用:主要调控肌张力
内侧纵束	①主要来自前庭神经核群,发出纤维行于前正中裂底的两侧(仅达颈髓),止于脊髓板层Ⅶ和Ⅷ层的中间神经元; ②作用:完成头、颈姿势的反射性调节

三、脊髓损伤后表现

1. 脊髓全横断 往往由外伤引起。颈膨大以上横贯性损伤引起四肢瘫,又称高位性截瘫;胸髓损伤引起双下肢瘫;瘫痪为上运动神经元性,临床表现为痉挛性瘫痪。急性脊髓全横断早期,因损害在短期内发生,瞬间脊髓失去与脑的联系,导致脊髓休克,临床表现为松弛性瘫痪。此时病人各种反射包括病理反射不能引出,感觉丧失,并常伴大、小便失禁。慢性脊髓全横断,则不出现脊髓休克,临床表现为痉挛性瘫痪,受损平面以下浅、深感觉障碍以及深反射亢进和病理反射出现。

2. 脊髓半横断 可引起损伤面以下 Brown - Sequard 综合征,即损伤节段以下同侧肢体的瘫痪、本体觉和精细触觉的丧失及对侧肢体痛、温觉丧失。

3. 脊髓前角 病变常见于脊髓灰质炎即小儿麻痹。主要伤及前角运动细胞(属下运动神经元损伤),出现所支配的骨骼肌呈松弛性瘫痪,表现为肌张力低下、腱反射消失、浅反射消失、肌萎缩、无病理反射,感觉无异常。

4. 中央灰质周围病变 常见于脊髓空洞症。主要损伤白质前连合,阻断了脊髓丘脑束在此的交叉纤维,引起相应部位的痛、温觉消失,而本体感觉和精细触觉无障碍,这种现象称感觉分离。

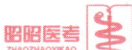

第2节 脑

一、脑 干

1. 脑干的外形

脑干位于大脑下方,是脊髓和间脑之间,是中枢神经系统的较小部分,呈不规则的柱状形。脑干自下而上由延髓、脑桥、中脑三部分组成。延髓部分下连脊髓。

2. 脑干的内部结构

（1）脑神经核

①躯体运动核柱　此柱位于最内侧,邻近正中线,由 4 个核团组成,自上而下依次为:动眼神经核、滑车神经核、展神经核及舌下神经核。

核　团	位　置	组　成	功　能
动眼神经核	中脑上丘平面,大脑水管的腹侧	动眼神经	大部分眼球外肌(除外直肌和上斜肌以外)和上睑提肌
滑车神经核	中脑下部,相当于下丘平面,大脑水管的腹侧	滑车神经	上斜肌
展神经核	脑桥中下部,面神经丘深方	展神经	外直肌
舌下神经核	位于延髓,舌下神经三角的深方	舌下神经	全部舌内肌与舌外肌

【例2】 躯体运动性脑神经核不包括

A. 展神经核　　　　　　　B. 舌下神经核　　　　　　C. 滑车神经核

D. 迷走神经核　　　　　　E. 动眼神经核

②一般内脏运动柱　此柱位于躯体运动柱的外侧,界沟内侧。此柱由 4 个核团组成,自上而下依次为:动眼神经副核、上泌涎核、下泌涎核和迷走神经背核。此 4 核与脊髓骶副交感核共同构成内脏运动的副交感低级中枢。

核　团	位　置	组　成	功　能
动眼神经副核	上丘平面动眼神经核的背内侧	动眼神经	瞳孔括约肌和睫状肌
上泌涎核	脑桥网状结构内	发出的副交感神经节前纤维加入面神经	泪腺、舌下腺和下颌下腺的分泌
下泌涎核	延髓橄榄上部的网状结构中	发出的副交感节前纤维进入舌咽神经	腮腺的分泌
迷走神经背核	延髓内侧丘系交叉至橄榄中部平面	发出的副交感节加入迷走神经	颈部和胸、腹腔大部分脏器的活动

③特殊内脏运动柱　此柱位于躯体运动柱腹外侧,由 4 个核团组成,自上而下依次为:三叉神经运动核、面神经核、疑核和副神经核。

核　团	位　置	组　成	功　能
三叉神经运动核	脑桥中部网状结构背外侧	三叉神经运动根	支配咀嚼肌、二腹肌前腹、下颌舌骨肌、腭帆张肌和鼓膜张肌
面神经核	脑桥下部,上橄榄核的背外侧	面神经	支配面肌、颈阔肌、二腹肌后腹、茎突舌骨肌和镫骨肌
疑核	延髓上部三叉神经脊束核和下橄榄核之间的网状结构中	舌咽神经、迷走神经	支配茎突咽肌、腭、咽、喉和食管上部的骨骼肌
副神经核	锥体交叉至 4 或 5 颈髓节段的前角背外侧	副神经	支配胸锁乳突肌和斜方肌上部

【例3】 与脑桥相连的脑神经是

A. 动眼神经　　　　　　　B. 滑车神经　　　　　　　C. 面神经

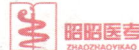

D. 迷走神经　　　　　　　　　　　　E. 舌下神经

④内脏感觉柱　此柱由单一的孤束核构成,位于界沟外侧,内侧毗邻一般内脏运动柱。该核上端达脑桥下部,下端达内侧丘系交叉平面。在内侧丘系交叉平面,两侧孤束核下端在中央管背侧会合。此核包括上部的味觉核和下部的一般内脏感觉核。孤束核的细胞分布于孤束周围,其头端接受初级味觉纤维,尾侧部接受初级一般内脏感觉纤维。孤束为舌咽和迷走神经的下神经节中枢突入脑后,形成的浑圆的下行束。

⑤一般躯体感觉柱　此柱位于内脏感觉柱的腹外侧,由3个与三叉神经有关的核团构成。自上而下依次为:三叉神经中脑核、三叉神经脑桥核和三叉神经脊束核。

核　团	位　置	组　成	功　能
三叉神经中脑核	室周灰质和导水管周围灰质的外缘	三叉神经	完成咀嚼反射
三叉神经脑桥核	脑桥中部	三叉神经	—
三叉神经脊束核	延髓背外侧部浅表	三叉神经	—

⑥特殊躯体感觉柱　位于内脏感觉柱外侧,延髓上部至脑桥下部平面,第四脑室底前庭区的深面。包括两个核群:蜗神经核和前庭神经核。

核　团	位　置	组　成	功　能
蜗神经核	小脑下脚的背外侧和腹外侧	蜗神经	听觉
前庭神经核	橄榄中部延至脑桥下部	前庭神经	—

(2)非脑神经核

①薄束核　薄束核与楔束核分别位于延髓下部,薄束结节和楔束结节的深面,接受来自薄束和楔束的纤维终止。该二核发出的纤维由背向腹内外呈弓形绕中央灰质形成内弓状纤维,在中央管腹侧的中线上左右交叉,即内侧丘系交叉。交叉后的纤维在中线两侧折向上行,形成内侧丘系。将躯干和四肢意识性本体觉和精细触觉冲动传递至丘脑腹后外侧核。

②楔束副核　楔束副核位于内侧丘系交叉至橄榄中部平面,延髓背外侧部,楔束核的背外方,埋于楔束内或在小脑下脚的内侧。此核接受来自同侧颈髓和上部胸髓节段后根粗纤维的终止,发出纤维组成楔小脑束,参与组成小脑下脚,止于同侧小脑皮质。其功能与脊髓胸核相当,将同侧躯干上部和上肢肌梭的本体觉及皮肤触压觉冲动向小脑传递。

③红核　红核位于中脑上丘并延至间脑尾侧,黑质的背内侧。为一对直径约为5mm的卵圆形核团,新鲜标本观察呈浅粉红色。红核包括小细胞部(新红核)和大细胞部(旧红核)。后者在种系发生上较古老。人的红核大部分为小细胞部。红核的传入联系主要包括:第一,来自小脑的投射,由小脑齿状核发出,经小脑上脚在脑桥上部交叉后,少部分止于红核,大部分穿越或环绕红核,至背侧丘脑中继后到达大脑额叶的运动皮质;第二,来自大脑皮质的投射,主要由初级躯体运动区和初级躯体感觉区发出。红核的传出联系主要包括:第一,至脊髓的下行投射,由红核大细胞发出,在上丘被盖腹侧的中线上交叉称为被盖腹侧交叉,越边后至对侧下行,构成红核脊髓束,主要终止于颈髓节段中间带和前角的外侧部。当皮质脊髓侧束受损后,红核脊髓束可能部分保留皮质脊髓侧束行使的运动功能。第二,至下橄榄核的下行投射,纤维自红核小细胞部发出,经被盖中央束至同侧下橄榄核。红核参与对躯体运动的控制,其小细胞部是大脑与小脑之间多突触联系的重要环节。

④黑质　黑质位于中脑脚底和被盖之间,向上延伸至间脑尾侧。可分为网状部和致密部。黑质网状部,靠近脚底,其形态和功能与端脑的苍白球内段相似;黑质致密部,靠近被盖,主要由多巴胺能神经元组成,其胞浆含黑色素颗粒。致密部多巴胺能神经元的轴突投射至端脑的新纹状体。Parkinson病是由于某种原因造成这些神经元变性,使新纹状体多巴胺水平下降所致。患者表现为肌肉强直,运动受限并出现震颤。黑质致密部还参与中脑对边缘系统的多巴胺能投射。黑质也发纤维到间脑。

(3)长上、下行纤维束

1)长上行纤维束

①内侧丘系　传递来自对侧躯干和四肢的意识性本体觉和精细触觉冲动。由薄束核和楔束核发出,经内侧丘系交叉后的上行纤维构成。在延髓,位于中线和下橄榄核之间,锥体的背侧;至脑桥后,略转向腹外侧,位于被盖腹侧边缘,与基底部相邻;到中脑,则移向被盖腹外侧边缘,红核的外侧;最后终止于丘

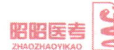

脑的腹后外侧核。该系下肢代表区的纤维,由薄束核发出,在延髓行于该系腹侧部,在脑桥和中脑则行于该系内侧部;而该系上肢代表区的纤维,由楔束核发出,在延髓行于该系背侧部,在脑桥以上则行于该系外侧部。

②脊髓丘脑束　为来自脊髓的传导对侧躯干及上、下肢的痛、温、粗触觉的纤维束,此束进入脑干后,在延髓,位于外侧区,下橄榄核的背外侧;在脑桥和中脑部,位于内侧丘系的背外侧;脊髓丘脑束的大部分纤维终止于背侧丘脑的腹后外侧核。

③脊髓小脑前束和脊髓小脑后束　此二束从脊髓上行,位于延髓外侧周边部。脊髓小脑后束在延髓上部经小脑下脚进入小脑;脊髓小脑前束继续上行至脑桥上部,经小脑上脚进入小脑。

④外侧丘系　起于双侧上橄榄核及对侧蜗背侧核和蜗腹侧核的听觉纤维,在脑桥中、上部,上橄榄核的外侧,转折向上形成外侧丘系。在脑桥,该系行于被盖的腹外侧边缘部;在中脑尾侧端止于下丘,转而投射到间脑的内侧膝状体,传导听觉信息。上橄榄核和蜗腹侧核的听觉纤维在脑桥中、下部被盖腹侧部横行,并在中线上交叉,构成斜方体,其外侧部有上行的内侧丘系穿过。部分斜方体纤维转折向上,参与外侧丘系的构成。

⑤三叉丘系　三叉神经脊束核及大部分三叉神经脑桥核发出的三叉丘脑纤维,交叉越边至对侧上行,构成三叉丘系。该系与内侧丘系伴行,止于丘脑的腹后内侧核。

⑥内侧纵束　大部分纤维由前庭神经核发出,部分越边到对侧,沿中线两侧行于第四脑室底的浅层。其上行途中发纤维至诸眼外肌运动核;其下行纤维至颈髓节段中间带和前角的内侧部。

2)长下行纤维束

①锥体束　起自大脑半球额、顶叶,躯体运动区和感觉区及附近的顶叶后部皮质,经端脑内囊下行至脑干。此束在中脑位于大脑脚脚底中 1/3,穿经脑桥基底部时,被脑桥横纤维分隔成若干小束,在脑桥下端重新汇合,占据延髓锥体。锥体束由至脊髓的皮质脊髓束和至脑干脑神经运动核的皮质核束,或称皮质延髓束构成。锥体束主要参与随意运动的控制,也与上行感觉信息的整合有关。

②红核脊髓束和顶盖脊髓束　此二束分别起自对侧红核和上丘。前者在中脑和脑桥,位于被盖腹侧及腹外侧边缘,在延髓位于外侧区。后者始终居中线两侧,位于内侧纵束的腹侧。

③前庭脊髓束和网状脊髓束　由前庭外侧核发出的前庭脊髓外侧束在延髓下部位于锥体束的背外侧,主要由前庭内侧核发出的前庭脊髓内侧束构成内侧纵束降部。脑桥和延髓网状脊髓束在脑干不易定位,分别在脊髓前索和侧索下行。

【例4】下列关于皮质脊髓侧束的说法正确的是

A. 传导痛、温觉冲动　　　　　B. 传导本体感觉冲动　　　　　C. 传导内脏运动冲动
D. 传导躯体运动冲动　　　　　E. 传导对侧躯体的深感觉

二、小　脑

1. 小脑的外形

小脑两侧的隆起为小脑半球,中间的狭窄部为小脑蚓。小脑蚓下面由前向后依次为小结(紧靠下髓帆)、蚓垂和蚓锥体。在蚓垂两旁靠近延髓的小脑半球突出部分,称小脑扁桃体。小结向两侧借极薄的绒球脚与绒球相连。绒球位于小脑中脚的后外方,形若绒球。小脑表面有许多基本呈横向走行的浅沟,将小脑分成众多横行的小脑叶片。在小脑上面,以"V"形(尖端向后)的原裂为界分为小脑的前叶和后叶。在小脑半球的外侧缘和后缘,水平裂分界了小脑的上面和下面。在小脑下面的前部,后外侧裂分界了后叶和绒球小结叶。前叶和后叶构成了小脑的主体,又合称小脑体。

2. 小脑的内部结构

(1) 小脑皮质的分层　小脑皮质由浅入深均分 3 层,分别是分子层、梨状细胞层(又称 Purkinje 细胞层)和颗粒层。小脑皮质的神经元共有 5 种,分别为位于分子层的星状细胞和篮状细胞、梨状细胞层的梨状细胞、颗粒细胞层的颗粒细胞和 Golgi 细胞。

(2) 小脑核　小脑核共 4 对,从外向内依次为齿状核、栓状核、球状核和顶核。齿状核最大,形如皱缩的口袋状,袋口朝内,其外形与下橄榄核相似。球状核和栓状核合称为中间核,位于齿状核袋口的内侧。顶核位于第四脑室顶上方,蚓部的白质内。小脑核是小脑的传出神经元,小脑体皮质的梨状细胞定位投射到小脑核,通过该核的中继再发出传出纤维离开小脑。小脑核与小脑体的纵向分区有特定的对应关

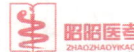

系，即蚓部皮质投射到顶核、半球中间部皮质投射到中间核、半球外侧部皮质投射到齿状核。小脑核为兴奋性神经元。

(3)小脑髓质（白质）　小脑的白质由3类纤维构成：①小脑皮质梨状细胞发出的轴突终止于小脑中央核和中央核投射至小脑皮质的纤维。②相邻小脑叶片间或小脑各叶之间的联络纤维。③联系小脑和小脑以外其他脑区的传入、传出纤维。主要组成3对小脑脚：小脑上、中、下脚。

三、间 脑

1. 分布

间脑位于中脑和端脑之间，与端脑共同起源于前脑泡。间脑的背面和两侧面由高度发展的大脑半球所掩盖，仅部分腹侧面露于脑底。间脑的内腔为一正中矢状面的窄隙，称第三脑室。间脑可分为背侧丘脑、后丘脑、上丘脑、底丘脑和下丘脑5个部分。

2. 背侧丘脑

(1) 背侧丘脑的位置和外形　背侧丘脑又称丘脑，是间脑的最大结构，位于间脑的背侧部。丘脑的外侧紧邻内囊的后肢，内侧为第三脑室侧壁，腹侧以下丘脑沟（连于室间孔和中脑水管的浅沟）与下丘脑分界，背外侧与尾状核体、尾相接壤，其间行有终纹，背内侧构成侧脑室前角的底，其内侧缘行有丘脑髓纹。丘脑为一对卵圆形的灰质块，前端的突出部分为丘脑前结节，后端膨大称丘脑枕。两侧丘脑之间借丘脑间粘合又称中间块相连接。

(2) 背侧丘脑的内部结构　在丘脑的水平切面上，"Y"字形的白质内髓板（含连接两侧丘脑核团的纤维）将丘脑分为三大核群，即在内髓板前方分叉区的前核群、内髓板内侧的内侧核群和内髓板外侧的外侧核群。外侧核群又可分为背侧组和腹侧组，背侧组含枕核，腹侧组由前向后分为腹前核、腹外侧核和腹后核，腹后核又分为腹后内侧核和腹后外侧核。在丘脑的腹外侧有外髓板包绕（含进出丘脑的纤维）。另外，在内髓板内有板内核群，在第三脑室侧壁的薄层灰质和中间块内有中线核群，在外髓板与内囊间有薄层的丘脑网状核。丘脑是皮质下的重要结构，丘脑的大部分核团均与大脑皮质有往返的纤维联系，为丘脑皮质投射和皮质丘脑投射。

3. 后丘脑

(1) 后丘脑的位置和外形　后丘脑位于丘脑枕的后下方，由两个圆丘形结构组成，位于内侧的称内侧膝状体，经下丘臂连于下丘；位于外侧的称外侧膝状体，经上丘臂连于上丘。

(2) 后丘脑的内部结构　内含特异性核团，内侧膝状体接受来自下丘臂的听觉传入纤维投射到颞叶的听觉中枢。外侧膝状体接受视束的视觉传入纤维，投射到枕叶的视觉中枢。

4. 下丘脑

(1) 下丘脑的分区　下丘脑从前向后分为4区，分别为视前区（位于视交叉前缘）、视上区（位于视交叉上方）、结节区（位于灰结节内及其上方）和乳头区（位于乳头体内及其上方）。由内向外分为3带，室周带（位于第三脑室室管膜下的薄层灰质）、内侧带和外侧带（以穹窿柱和乳头丘脑束分界）。

(2) 下丘脑的主要核团　丘脑主要核团有：位于视上区的视交叉上核、室旁核、视上核和前核，位于结节区的漏斗核（哺乳动物又称弓状核）、背内侧核和腹内侧核，位于乳头体区的乳头体核和后核。下丘脑的神经元数量不多，但具有一些特殊神经元，这些神经元既具有一般神经元的特点（有树突和轴突，神经元之间的突触联系依靠神经递质），又具有内分泌细胞的特点（能合成和分泌激素）。

四、端 脑

1. 端脑各叶的主要沟回

(1) 脑半球外侧面

大脑半球外侧面由外侧沟、中央沟和两条假想的连线分为额叶、顶叶、枕叶、颞叶和岛叶。外侧沟起于半球下面，行向后上方。中央沟起于半球中点稍后方，斜向前下方，下端与外侧沟隔一脑回，上端延伸至半球内侧面。两条假想的连线为：顶枕沟（顶枕沟与上缘的交界处）和枕前切迹（枕极前下缘约4 cm处）的连线及此线中点与外侧沟末端的连线。中央沟分界了额叶和顶叶，外侧沟分界了颞叶和额叶及部分顶叶，假想连线分界了枕叶和顶叶及颞叶。岛叶位于外侧沟的底。

额叶由中央前沟（位于中央沟前方并与之伴行）、额上沟和额下沟（与半球上缘平行）分为中央前回（中央沟和中央前沟之间）、额上回（额上沟上方）、额中回（额上、下沟之间）和额下回（额下沟和外侧沟之

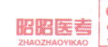

间),额叶的前端称额极。顶叶由中央后沟(位于中央沟后方并与之伴行)和顶内沟(与半球上缘平行)分为中央后回(中央沟和中央后沟之间)、顶上小叶(顶内沟上方)和顶下小叶(顶内沟下方),顶下小叶又分为缘上回(包绕外侧沟末端)和角回(包绕颞上沟末端)。大脑半球侧面观形似拳击手套,指向下方的拇指相当于颞叶。颞叶由颞上沟和颞下沟(与外侧沟平行)分为颞上回(颞上沟上方)、颞横回(颞上回转入外侧沟的横行小回)、颞中回(颞上、下沟之间)和颞下回(颞下沟下方),颞叶的前端称颞极。枕叶相对较小,位于半球后部,形似三角形,枕叶后端称枕极。岛叶呈三角形岛状,被岛盖(为额叶、顶叶和颞叶覆盖岛叶部分)所掩盖。

(2)脑半球内侧面和底面 ①额、顶、枕和颞叶均延伸到大脑半球的内侧面。位于中部的为前后方向略呈弓形的胼胝体。在胼胝体的后方有顶枕沟(自前下而后上至枕前上切迹)和距状沟(向后至枕极)。在胼胝体的背面有胼胝体沟,绕过胼胝体的后方向前移行为海马沟。在距状沟的前方有与海马沟平行的侧副沟。在胼胝体沟的上方,有与之平行的扣带沟,此沟在额叶后部发出短升支称中央旁沟,末端转向背方称边缘支。中央前、后回移行至内侧面的部分(中央旁沟和边缘支之间)为中央旁小叶。顶枕沟与距状沟之间为楔叶,距状沟和侧副沟后部之间为舌回。胼胝体沟和扣带沟之间为扣带回,海马沟和侧副沟之间为海马旁回,海马旁回前端弯曲称钩(又称海马旁回钩)。在海马沟处,部分皮质卷入侧脑室下角呈弓形隆起称海马,海马的内侧有锯齿状的齿状回,海马与海马旁回之间过渡区称下托。海马、齿状回和下托合称海马结构。在半球内侧面,将位于胼胝体周围和侧脑室下角底壁的一圈弧形结构称为边缘叶,包括隔区、扣带回、海马旁回、海马和齿状回,其中隔区由终板旁回(位于终板前方)和胼胝体下回(位于胼胝体嘴下方)组成。②额叶底面又称额叶眶部,额叶内有纵行的嗅束,其前端膨大为嗅球(与嗅神经相连),嗅束向后扩大为嗅三角,由此分出内侧嗅纹和外侧嗅纹,外侧嗅纹将嗅觉传至海马旁回前部和钩等嗅觉高级中枢。嗅三角与视束之间为前穿质,内有许多血管穿入脑实质。

2. 基底核

基底核位于两侧大脑半球的白质内,因靠近脑底而得名,由尾状核、豆状核、屏状核和杏仁体组成。

(1)尾状核 尾状核位于丘脑背外侧,呈"C"形,全长伴随侧脑室,分头、体、尾3部分。头部突向侧脑室前角,体部绕丘脑背外侧缘弓形向后,两者间以终纹为界,变细的尾部行经侧脑室的顶,并在下角的末端连接杏仁体。

(2)豆状核 豆状核位于岛叶深部,在水平切面和额状切面上均呈尖向内侧的楔形。并被外侧白质板分为外部的壳和内部的苍白球,苍白球又被内侧白质板分为内侧部和外侧部。

(3)屏状核 屏状核位于岛叶和豆状核之间,该核与豆状核之间为外囊(行经岛叶皮质与中脑被盖的联系纤维),与岛叶皮质之间为最外囊(行经弓形束),屏状核的功能作用尚不清楚。

(4)杏仁体 杏仁体位于海马回钩深面,侧脑室下角的前端,与尾状核尾相连,属边缘系统。

3. 内囊

(1)解剖 内囊位于尾状核、豆状核和丘脑之间,是由投射纤维构成的白质板在水平切面上,内囊呈尖端向内的"V"字形,可分为(内囊)前肢、(内囊)膝和(内囊)后肢。内囊前肢位于豆状核和尾状核头之间,内囊后肢位于豆状核和丘脑之间,又分为豆丘部、豆状核后部和豆状核下部,内囊膝位于前后肢汇合处。内囊前肢主要走行额桥束和丘脑前辐射(丘脑背内侧核投射到额叶前部的纤维束),内囊膝走行皮质核束,内囊后肢的豆丘部主要走行皮质脊髓束、皮质红核束、丘脑中央辐射(丘脑腹后核投射到中央后回的纤维束)和顶枕颞桥束,经豆状核后部的为视辐射,经豆状核下部的是听辐射。

(2)损伤后表现 内囊损伤可出现"三偏"症,即偏身感觉障碍(丘脑中央辐射损伤)、偏瘫(皮质脊髓束、皮质核束损伤)和偏盲(视辐射损伤)。

4. 大脑皮质的功能定位

(1)初级躯体运动区(4、6区) 此区位于中央前回和中央旁小叶前部。该区接受中央后回、丘脑腹前核、腹外侧核和腹后核的纤维,发出纤维组成锥体束,调控躯体随意运动。该区特点为:①第Ⅴ层有巨大的锥体细胞(Betz细胞);②定位关系为倒置人体,头部正位,中央前回最上部和中央旁小叶前部与会阴及下肢运动相关,中部与躯干及上肢运动相关,下部与面、舌、咽、喉运动相关;③身体各部投影区大小取决于功能的重要性和复杂性,而与形体大小无关,如手(尤其拇指)和口的形体比下肢小,但因功能的复杂性而投影区较下肢大;④左右交叉,一侧运动区支配对侧肢体运动,但一些与联合运动有关的肌受双侧运动区支配,如眼球外肌、咽喉肌、咀嚼肌和躯干肌。该区损伤可致对侧偏瘫。

(2) 初级躯体感觉区(3、1、2区)　此区位于中央后回和中央旁小叶后部。该区接受丘脑腹后核的纤维,精确感受对侧半身痛、温、触、压觉以及位置觉和运动觉。也发出纤维组成锥体束。该区特点与躯体运动区相似。①倒置人体,头部正位;②左右交叉;③身体各部投影区大小取决于感觉敏感程度,如手指和唇感受器最密,感觉区投射范围也最大。

(3) 视觉区(17区)　此区位于枕叶距状沟两侧的皮质(楔叶下部和舌回上部)。该区接受来自外侧膝状体的纤维,距状沟上方的视皮质接受下部视野的冲动,距状沟下方接受上部视野的冲动。一侧视觉区接受同侧视网膜颞侧半和对侧视网膜鼻侧半的视觉冲动。一侧视觉区的损伤可引起双眼对侧半视野同向性偏盲,但不影响黄斑区视觉(黄斑回避),对光反射不消失。

(4) 听觉区(41、42区)　此区位于颞叶的颞横回。该区接受来自内侧膝状体的纤维。一侧听觉区接受来自两耳的听觉冲动。一侧听觉区的损伤会出现声音方向感障碍,听力减弱甚微(不致引起全聋)。

(5) 嗅觉区(34区)　此区位于海马旁回钩的内侧部及邻近皮质。

(6) 味觉区(43区)　此区位于顶叶岛盖及岛周皮质。接受来自丘脑腹后内侧核的味觉冲动。

(7) 平衡觉区(2区)　此区位于中央后回的下部头面投影区,接受来自丘脑腹后外侧核的平衡觉冲动。

(8) 运动性语言中枢(44、45区)　运动性语言中枢又称说话中枢,位于额下回后部,靠近中央前回口部区又称 Broca 区。其主要功能是对语言的表述。该区损伤,患者虽能发音但不能说出完整且有意义的句子,称运动性失语。

(9) 听觉性语言中枢(22区)　听觉性语言中枢又称听话中枢,位于颞上回后部,靠近听觉区。其主要功能是对语言的理解。该区损伤,患者虽能听到声音,但不能理解别人和自己讲话的意思,即所答非所问,称感觉性失语。

(10) 视觉性语言中枢(39区)　视觉性语言中枢又称阅读中枢,位于角回,靠近视觉区。其主要功能是对字义的理解。该区损伤,患者视觉无障碍,但读不懂字义和句义,称失读症。

(11) 书写中枢(8区)　书写中枢位于额中回后部,靠近中央前回手区。其主要功能是书写与绘画。该区损伤,患者手的运动虽很正常,但书写、绘图出现障碍,称失写症。

Wernicke 区是以德国神经学家 Karl Wernicke 的名字命名的,仅指颞上回后部(22区),现扩展为顶、枕、颞交界区的颞上回、颞中回后部、缘上回和角回。该区的损伤将产生感觉性失语或称 Wernicke 失语。各语言中枢并不是孤立存在的,而是有着密切的联系。当回答问话时,首先听觉区接受听觉冲动并将信息传递到 Wernicke 区,信息被理解,然后将理解的信息通过弓状束传递到 Broca 区,在此通过与躯体运动区的联系,控制唇、舌、喉的运动形成语言。当要阅读时,首先视觉区接受文字或图像信息并传递到角回,再传递到 Wernicke 区,使信息被理解,然后再通过弓状束传递到 Broca 区。

【例5】躯体运动区主要位于
A. 中央后回和中央旁小叶的后部　　　　B. 中央后回和中央旁小叶的前部
C. 中央前回和中央旁小叶的后部　　　　D. 中央前回和中央旁小叶的前部
E. 额回和中央旁小叶后部

第3节　脊神经

一、构成与纤维成分和分支

1. 构成　脊神经与脊髓相连,共31对。每对脊神经由前根和后根在椎间孔处合成。前根属运动性,由运动纤维组成。后根属感觉性,由感觉纤维组成,后根在椎间孔处有膨大的脊神经节。31对脊神经包括8对颈神经,12对胸神经,5对腰神经,5对骶神经和1对尾神经。第1颈神经在枕骨与寰椎间穿出椎管,第8颈神经在第7颈椎和第1胸椎间的椎间孔穿出,以下的胸神经和腰神经均分别在同序数椎骨下方的椎间孔穿出。第1~4骶神经穿出相应的骶前、后孔,第5骶神经和尾神经由骶管裂孔穿出。

2. 纤维成分和分支

(1) 纤维成分　每一典型的脊神经都是混合的,感觉纤维传导来自躯体和内脏的感觉冲动,运动纤维分别控制骨骼肌和平滑肌、心肌的收缩和腺体的分泌。在混合性的脊神经中含有4种纤维成分:

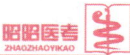

躯体感觉纤维	分布于皮肤、骨骼肌和关节
内脏感觉纤维	分布于内脏、心血管和腺体
躯体运动纤维	支配骨骼肌的运动
内脏运动纤维	支配平滑肌、心肌的运动,控制腺体的分泌

（2）分支　脊神经出椎间孔后,立即分为前支、后支、脊膜支和交通支。前、后支均为混合性。

后支	细小,穿横突间后行,主要分布于项、背、腰、臀部的皮肤和项、背及腰骶部深层肌,有较明显的节段性分布
前支	①粗大,支配颈、胸、腹以及四肢的肌肉并分布相应区域的皮肤。 ②前支除 $T_2 \sim T_{11}$ 外,其余各支分别组成丛,即颈丛、臂丛、腰丛和骶丛
脊膜支	细小,经椎间孔返回椎管,分布于脊髓的被膜和脊柱的韧带
交通支	①为连于脊神经前支与交感干之间的细支。 ②其中 $T_{1 \sim 12}$ 和 $L_{1 \sim 3}$ 脊神经的前支发出白交通支连于交感干;而来自交感干连于每条脊神经的为灰交通支

二、神经丛

分　型	组　成	位　置	分　布
颈丛	第1~4颈神经的前支	位于胸锁乳突肌上部深面,中斜角肌和肩胛提肌起始处的前方	①皮支分布于耳后和枕部皮肤,向前分布于颈部皮肤,向外下方分布至颈下部和肩部皮肤; ②肌支主要支配颈部深层肌、舌骨下肌群、肩胛提肌和膈
臂丛	第5~8颈神经前支和第1胸神经前支的大部分	自斜角肌间隙穿出时,位于锁骨下动脉的后上方,继而经锁骨后方进入腋窝	①锁骨上部的分支 是较短的神经,发自臂丛的根和干,分布于颈深肌、背部浅肌（斜方肌除外）、部分胸上肢肌和上肢带肌等; ②锁骨下部的分支的短神经支配腋窝前、后壁的肌; ③锁骨下部的长神经主要支配自由上肢的肌和皮
腰丛	第12胸神经前支的一部分、第1~3腰神经前支及第4腰神经前支的一部分	位于腰大肌深面,腰椎横突前方	腰丛除发出肌支支配髂腰肌和腰方肌外,还发出下列分支分布于腹股沟区及大腿的前部和内侧部
骶丛	第4腰神经前支的余部和第5腰神经前支合成的腰骶干、全部骶神经和尾神经的前支组成	位于盆腔内,骶骨和梨状肌的前面,髂内血管和输尿管的后方	骶丛发出一些短的肌支支配梨状肌、闭孔内肌、股方肌及肛提肌、尾骨肌等

三、胸神经前支的节段性分布

胸神经的前支,在胸、腹壁皮肤的分布有明显的节段性,按神经顺序由上向下依次排列。大致说来,T_2 相当胸骨角平面,T_4 相当乳头平面,T_6 相当剑突平面,T_8 相当肋弓下缘平面,T_{10} 相当脐平面,T_{12} 分布于脐至耻骨联合连线的中点处。临床上实施椎管内麻醉时,多以此测定麻醉平面的位置,也可以各体表标志检查感觉障碍的阶段。

第 4 节　脑神经

脑神经	核的名称和性质	出入脑部位	出入颅部位	分布范围	损害后的主要表现
Ⅰ嗅神经		嗅球	筛孔	鼻腔嗅黏膜	嗅觉障碍
Ⅱ视神经		外侧膝状体	视神经管	眼球视网膜	视觉障碍

续表

脑神经	核的名称和性质	出入脑部位	出入颅部位	分布范围	损害后的主要表现
Ⅲ动眼神经	动眼神经核(运) 动眼神经副核(副)	脚间窝	眶上裂	上、下、内直肌,下斜肌,上睑提肌,瞳孔括约肌,睫状肌	眼外下斜视,上睑下垂,对光反射消失
Ⅳ滑车神经	滑车神经核(运)	下丘下方	眶上裂	上斜肌	眼不能转向外下方,轻微内斜视
Ⅴ三叉神经	三叉神经中脑核(感) 三叉神经脑桥核(感) 三叉神经脊束核(感) 三叉神经运动核(运)	脑桥基底部与小脑中脚交界处	①眼神经:眶上裂; ②上颌神经:圆孔; ③下颌神经:卵圆孔	额、顶及颜面部皮肤,眼球及眶内结构,口、鼻腔黏膜,舌前2/3黏膜,牙与牙龈,咀嚼肌	头面部皮肤、鼻腔黏膜感觉障碍,角膜反射消失,咀嚼肌瘫痪,张口时下颌偏向患侧
Ⅵ展神经	展神经核(运)	延髓脑桥沟锥体上方	眶上裂	外直肌	眼内斜视
Ⅶ面神经	面神经核(运) 上泌涎核(副) 孤束核(感)	延髓脑桥沟展神经根外侧	内耳门→内耳道→面神经管→茎乳孔	面肌,颈阔肌,泪腺,下颌下腺,舌下腺,鼻腔及腭腺体,舌前2/3味蕾	面肌瘫痪,额纹消失,眼睑不能闭合,口角歪向健侧,分泌障碍,角膜干燥,舌前2/3味觉障碍
Ⅷ前庭蜗神经	前庭神经核(感) 蜗神经核(感)	延髓脑桥沟面神经根外侧	内耳门	壶腹嵴、球囊斑、椭圆囊斑、螺旋器	眩晕,眼球震颤,听力障碍
Ⅸ舌咽神经	疑核(运) 下泌涎核(副) 孤束核(感) 三叉神经脊束核(感)	延髓橄榄后沟上部	颈静脉孔	咽肌,腮腺,咽壁,鼓室黏膜,颈动脉窦,颈动脉小球,舌后1/3黏膜及味蕾,耳后皮肤	咽反射消失,分泌障碍,咽、舌后1/3味觉障碍,一般感觉障碍
Ⅹ迷走神经	疑核(运) 迷走神经背核(副) 孤束核(感) 三叉神经脊束核(感)	延髓橄榄后沟中部	颈静脉孔	咽喉肌,胸腹腔脏器的平滑肌、腺体、心肌,胸腹腔脏器及咽、喉的黏膜,硬脑膜,耳郭及外耳道皮肤	发音困难,声音嘶哑,吞咽困难,内脏运动障碍,腺体分泌障碍,心率加快,内脏感觉障碍,耳郭及外耳道皮肤感觉障碍
Ⅺ副神经	疑核(运) 副神经脊髓核(运)	延髓橄榄后沟下部	颈静脉孔	随迷走神经至咽喉肌、胸锁乳突肌、斜方肌	面不能转向健侧,不能提患侧肩胛骨
Ⅻ舌下神经	舌下神经核	锥体外侧	舌下神经管	舌内肌和舌外肌	舌肌瘫痪,伸舌时舌尖偏患侧

第5节 内脏神经

一、内脏运动神经

内脏运动神经为内脏神经系的重要组成部分,它受大脑皮质和皮质下各级中枢的控制,支配平滑肌、心肌的运动及控制腺体分泌。内脏运动神经与躯体运动神经在功能上互相依存、互相协调、互相制约,以维持机体内环境的相对平衡。然而内脏运动神经和躯体运动神经无论在形态结构上还是在功能上,都有较大差别。现就两者在形态学上的差异做一比较。

二、交感神经和副交感神经的异同

	交感神经	副交感神经
低级中枢	脊髓胸段和腰髓1~3节段的灰质侧角内	动眼神经副核、上、下泌涎核,迷走神经背核、骶副交感神经核
内脏神经节	①椎旁节(交感干神经节);②椎前节(腹腔神经节)	器官旁节(睫状神经节、翼腭神经节、下颌下神经节、耳神经节等)
节前纤维	短	长
节后纤维	长	短
分布	广泛	较局限
功能	相互拮抗、协调、统一	—
内脏神经丛	心丛、腹腔丛、下腹下丛(盆丛)	—

三、牵涉性痛

1. 概念 某些内脏器官病变时,常在体表的一定区域产生感觉过敏或疼痛感,这种现象称为牵涉性痛。疼痛区域内皮肤常有感觉过敏、血管运动障碍、汗腺分泌及立毛肌运动障碍或反射性肌肉痉挛。临床上称这一体表过敏区域为海德带,根据海德带可协助内脏疾病的诊断。

2. 常见疾病放射痛 牵涉性痛有时发生在患病器官邻近的皮肤区,有时则发生在距患病器官较远的皮肤区。例如胃溃疡时出现腹上部皮肤疼痛;肝胆疾患时,常在右肩部感到疼痛;心绞痛时则常在胸前区及左上臂内侧皮肤感到疼痛。

第6节 感觉传导通路

一、本体感觉传导通路

1. 躯干和四肢意识性本体感觉传导通路 第一级神经元的胞体位于脊神经节内,其周围突经脊神经分布于躯干及四肢的肌、腱和关节等处的本体感受器和皮肤的精细触觉感受器,中枢突经脊神经后根内侧部(粗纤维)进入脊髓后索,分为长的升支和短的降支。其中来自第5胸节以下的升支在后索的内侧部形成薄束,来自第4胸节以上的升支在后索的外侧部形成楔束。两束上行至延髓分别止于薄束核和楔束核。第二级神经元的胞体位于薄束核和楔束核内,由二核发出的弓状纤维向前绕过中央灰质的腹侧,在中线处左右交叉形成内侧丘系交叉,交叉后纤维行于延髓中线两侧锥体后方折向上行,称内侧丘系。内侧丘系在脑桥居被盖前缘,在中脑被盖居红核的后外侧,向上止于丘脑的腹后外侧核。第三级神经元的胞体位于丘脑腹后外侧核,其发出的纤维组成丘脑中央辐射,经内囊后肢投射至中央后回的中、上部和旁中央小叶后部,其中部分纤维投射至中央前回。内侧丘系交叉以上损伤,症状表现在损伤对侧,内侧丘系交叉以下损伤,症状表现在损伤同侧。

2. 躯干和四肢非意识性本体感觉传导通路 第一级神经元的胞体位于脊神经节内,其周围突经脊神经分布于肌、腱和关节等处的本体感受器,中枢突经脊神经后根内侧部进入脊髓。第二级神经元的胞体位于脊髓C_8~L_3的背核、L_2~S_3的脊髓边缘细胞和延髓的楔束副核。由背核发出的纤维在同侧外侧索形成脊髓小脑后束,经小脑下脚进入旧小脑皮质,由脊髓边缘细胞发出纤维大部分经白质前连合交叉到对侧外侧索形成脊髓小脑前束,经小脑上脚进入旧小脑皮质。这两束传导下肢的非意识性本体感觉。由延髓楔束副核发出的纤维经小脑下脚进入旧小脑皮质,传导上肢的非意识性本体感觉。

二、痛、温觉和粗触觉传导通路

1. 躯干和四肢的浅感觉传导通路 第一级神经元的胞体位于脊神经节内,其周围突经脊神经分布于躯干、四肢皮肤内的感受器,中枢突经脊神经后根外侧部(细纤维,传导痛、温觉)和内侧部(传导粗触觉和压觉)进入脊髓。第二级神经元的胞体主要位于脊髓灰质后角(Ⅰ、Ⅳ和Ⅴ层),发出纤维经白质前连合斜越上升1～2个脊髓节段,交叉到对侧的外侧索和前索上行形成脊髓丘脑侧束(传导痛、温觉)和脊髓丘脑前束(也含有少部分不交叉纤维,传导粗触觉和压觉)。两束在脊髓合称脊髓丘脑束。进入脑干后合并上行又称脊髓丘系。该束行经延髓下橄榄核的背外侧,脑桥和中脑内侧丘系的外侧,向上止于丘脑腹后外侧核。第三级神经元的胞体位于丘脑腹后外侧核,发出的纤维组成丘脑中央辐射,经内囊后肢投射至中央后回中、上部和旁中央小叶后部。脊髓丘脑束或脊髓丘系以上损伤,症状表现在损伤的对侧。

2. 头面部的浅感觉传导通路 第一级神经元的胞体位于三叉神经节内,其周围突经三叉神经分支分布于头面部皮肤及口、鼻腔黏膜的感受器,中枢突经三叉神经根入脑桥。其中传导痛、温觉的纤维下降形成三叉神经脊束,止于三叉神经脊束核;传导触觉和压觉的纤维上升止于三叉神经脑桥核。第二级神经元的胞体位于三叉神经脊束核和三叉神经脑桥核,其发出的纤维交叉至对侧形成三叉丘系,止于丘脑的腹后内侧核。第三级神经元的胞体位于丘脑的腹后内侧核,其发出的纤维组成丘脑中央辐射,经内囊后肢投射至中央后回下部。三叉丘系以上损伤,症状表现在损伤对侧,三叉丘系以下损伤,症状表现在损伤同侧。

三、视觉传导通路

1. 视觉传导通路

(1)解剖 视觉传导通路由三级神经元组成。第一级神经元是位于视网膜内的双极细胞,其周围突至视觉感受器(视锥细胞和视杆细胞),其中枢突至节细胞。第二级神经元是位于视网膜内的节细胞,其轴突在视神经盘处集合成视神经,经视神经管入颅腔后,两侧视神经交互形成视交叉并延为视束。在视交叉中,来自两眼视网膜鼻侧半的纤维交叉,而颞侧半的不交叉。因此,左侧视束含有来自两眼视网膜左侧半的纤维,右侧视束含有来自两眼视网膜右侧半的纤维。视束向后绕过大脑脚,主要终止于后丘脑的外侧膝状体。第三级神经元的胞体位于后丘脑的外侧膝状体内,由外侧膝状体核发出的纤维形成视辐射,经内囊后肢投射到距状沟两岸(视觉区)。视束中有少数纤维经上丘臂终止于上丘和顶盖前区,上丘发出纤维组成顶盖脊髓束完成视觉反射。顶盖前区是瞳孔对光反射通路的一部分。

(2)损伤后表现 视觉传导通路不同部位损伤可致不同的视野缺损:①一侧视神经损伤可致患侧视野全盲;②视交叉中央部(交叉纤维)损伤(垂体瘤压迫)可致双眼视野颞侧偏盲;③视交叉外侧部(不交叉纤维)损伤(颈内动脉瘤压迫)可致患侧视野鼻侧半偏盲;④一侧视束,视辐射或视觉区的损伤可致双眼对侧视野同向性偏盲,如右侧损伤可致右眼视野鼻侧半和左眼视野颞侧半偏盲。

2. 瞳孔对光反射通路

(1)解剖 瞳孔对光反射是指光照一侧瞳孔引起两眼瞳孔缩小。其中受照侧的瞳孔缩小称直接对光反射,受照对侧的瞳孔缩小称间接对光反射。该反射通路为:视网膜产生的视觉冲动经视神经、视交叉及视束传导,视束中的少数纤维经上丘臂至顶盖前区,并与顶盖前区的细胞形成突触,顶盖前区(对光反射中枢)发出纤维联系两侧动眼神经副核,该核发出的副交感节前纤维经动眼神经达睫状神经节,换元后发出节后纤维分布至瞳孔括约肌,使瞳孔缩小。

(2)损伤后表现 一侧视神经损伤,由于传入信息中断,光照患侧瞳孔,两眼瞳孔对光反射消失,但光照健侧瞳孔,两眼瞳孔对光反射均存在。临床表现患侧直接瞳孔对光反射消失,间接对光反射存在的现象。一侧动眼神经损伤,由于传出信息中断,无论光照哪一侧瞳孔,患侧对光反射都消失,但健侧对光反射均存在(直接和间接对光反射)。

第7节　运动传导通路

一、锥体系

1. 皮质脊髓束 皮质脊髓束是由起始于大脑皮质初级躯体运动区、运动前区、补充运动区和初级躯体感觉区的锥体细胞轴突集合而成,是哺乳动物最大的下行传导束。该束下行经内囊后肢的前部、中脑的大脑脚底中3/5的外侧部、脑桥的基底部(在此被横行的脑桥小脑束分隔为众多小束)和延髓的锥体。在锥体下端,约90%的纤维交叉至对侧形成锥体交叉,交叉后的纤维行于对侧脊髓外侧索的后部形成皮质脊髓侧束。约10%的不交叉纤维行于前索的最内侧形成皮质脊髓前束。皮质脊髓侧束在下行过程中逐节止于前角细胞,支配四肢肌。皮质脊髓前束在下行过程中,大部分纤维经白质前联合逐节交叉至对侧,止于前角细胞,少部分不交叉纤维止于同侧前角细胞,这些纤维主要支配躯干肌。

2. 皮质核束

（1）解剖 皮质核束是由起始于大脑皮质初级躯体运动区和初级躯体感觉区头面部投影区的锥体细胞轴突集合而成。该束下行经内囊膝、中脑大脑脚底中 3/5 的内侧部,此后与皮质脊髓束伴行至脑桥和延髓。该束在脑干的下行过程中陆续发出纤维至脑神经运动核,其中大部分纤维终止于双侧脑神经运动核,包括动眼神经核、滑车神经核、展神经核、三叉神经运动核、面神经核上部(支配额肌和眼轮匝肌)、疑核和副神经核,分别支配眼外肌、咀嚼肌、面上部表情肌、咽喉肌、胸锁乳突肌和斜方肌。小部分纤维完全交叉到对侧,终止于面神经核下部(主要支配口周围肌)和舌下神经核,分别支配面下部表情肌和舌肌。

（2）功能 面神经核下部和舌下神经核只受对侧皮质核束的单侧支配,而其他脑神经运动核均受双侧皮质核束的支配。故当一侧皮质核束受损时(核上瘫),只出现对侧口周围肌和对侧舌肌的瘫痪,表现为口角偏向患侧(健侧鼻唇沟消失),伸舌时舌头偏向健侧。而当一侧面神经(包括面神经核)受损时(核下瘫),会出现患侧所有面肌的瘫痪,表现为额纹消失,不能闭眼,口角偏向健侧。一侧舌下神经(包括舌下神经核)受损时,会出现患侧舌肌的瘫痪,表现为患侧舌肌萎缩,伸舌时舌头偏向患侧。

3. 上运动神经元和下运动神经元损伤

锥体系对随意运动的调控是通过上运动神经元和下运动神经元的完整性实现的,若其完整性受到损伤(锥体束的损伤或下运动神经元的损伤)就会导致瘫痪。上运动神经元损伤表现为:①痉挛性瘫痪(旧称硬瘫);②肌张力增高,腱反射亢进;③浅反射(腹壁反射和提睾反射)减弱或消失;④出现病理反射(如Babinski 征);⑤短期无肌萎缩。这些症状均为上运动神经元对下运动神经元抑制作用丧失所致。下运动神经元损伤表现为:①迟缓性瘫痪(旧称软瘫);②肌张力降低,腱反射消失;③浅反射消失;④无病理反射;⑤短期出现肌萎缩。这些症状均为失去神经直接支配所致。事实上,初级躯体感觉区、运动前区和补充运动区的损伤并不引起瘫痪,但这些区发出大量纤维参与组成锥体束。因此可认为起始于初级躯体运动区并直接终止于脑神经运动核和前角细胞的锥体束,是随意运动调控的主体,而起始于初级躯体感觉区并终止于感觉核(如脊髓后角Ⅳ～Ⅵ层感觉神经元、脑干的薄、楔束核等)的锥体束调控了上行感觉系统。

二、锥体外系

锥体外系是指锥体系以外影响和控制躯体运动的传导通路。主要结构包括大脑皮质、纹状体、小脑、丘脑、底丘脑核、红核、黑质、脑桥核、前庭神经核和脑干网状结构等。在种系发生上,锥体外系较为古老,从鱼类开始出现,在鸟类则是控制全身运动的主要系统。而到了哺乳类(特别是人类),由于大脑皮质和锥体系的高度发展,锥体外系逐渐退居从属地位。人类锥体外系的主要功能是调节肌张力、协调肌肉运动、维持体态姿势、完成习惯性和节律性的动作等,如走路时的双臂自然摆动和某些防御性反应。损伤后不出现瘫痪,而出现肌张力、肌协调和姿势障碍。

第8节 脑和脊髓的被膜

脑和脊髓的表面都有 3 层被膜包裹,从外向内依次为硬膜、蛛网膜和软膜。这些被膜对脑和脊髓具有保护和支持作用,并通过被膜的血管使脑和脊髓得到营养。

一、脊髓的被膜

1. 硬脊膜 硬脊膜是由致密结缔组织构成的厚而坚韧的纤维膜,呈管状包裹脊髓与脊神经根丝。上端附着于枕骨大孔边缘,并与硬脑膜续连,下部从第 2 骶椎平面变细,包裹终丝,附于尾骨,两侧在椎间孔处与脊神经外膜相续。硬脊膜与椎管内面的骨膜之间为狭窄的硬膜外隙,内含疏松结缔组织、脂肪、淋巴管和椎内静脉丛。由于硬脊膜在枕骨大孔边缘与骨膜紧密附着,故此隙仅存在于椎管,不与颅腔内相通。隙内为负压,并有脊神经根经过。临床上进行硬膜外麻醉,即将药物注入此间隙,阻滞脊神经根内的神经传导。硬脊膜与其深面的脊髓蛛网膜之间为潜在的硬膜下隙。

2. 脊髓蛛网膜 脊髓蛛网膜为半透明、无血管的薄膜,与脑蛛网膜相延续,衬于硬脊膜的内面,也包裹脊神经根和脊神经节,并与脊神经外膜融合。脊髓蛛网膜与硬脊膜之间有潜在的硬膜下隙,与软脊膜之间有较宽阔的蛛网膜下隙,两层间有许多纤细的结缔组织小梁相连,隙内充满脑脊液。该隙向上与脑蛛网膜下隙相通,其下部,自脊髓下端至第 2 骶椎平面扩大为终池,内有马尾和终丝。因此临床上可在第

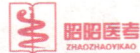

3 与 4 或第 4 与 5 腰椎之间进行穿刺,抽取脑脊液或注入药物而不会伤及脊髓。

3. 软脊膜 软脊膜为薄而富有血管的透明结缔组织膜,紧贴于脊髓表面,并延伸入脊髓的沟裂中,在脊髓下端延续为终丝,向下附着于尾骨。软脊膜在脊髓两侧脊神经前、后根之间形成锯齿状的齿状韧带,其尖端附于硬脊膜,从枕骨大孔至第 1 腰神经根间共约 21 对。齿状韧带、终丝和脊神经根将脊髓固定于椎管内并浸泡在脑脊液中,加之硬膜外隙内的脂肪组织和椎内静脉丛的弹性垫作用,使脊髓不易受到外界震荡的损伤。齿状韧带也可作为椎管内手术的标志。

二、脑的被膜

1. 硬脑膜 硬脑膜为厚而坚韧的双层膜,有丰富的神经和血管行经其间。外层为颅骨内面的骨膜,其与颅盖骨结合疏松,当颅盖骨发生骨折或此处硬脑膜血管损伤时,在硬脑膜与颅骨之间易形成硬膜外血肿。但其与颅底骨结合紧密,如果发生颅底骨折,易将硬脑膜和蛛网膜同时撕裂而发生脑脊液外漏;若发生颅前窝骨折,脑脊液可流入鼻腔,形成鼻漏。硬脑膜在脑神经出颅处移行于神经外膜。内层在枕骨大孔周围与硬脊膜相续,并在某些部位形成一些板状隔,分隔颅腔,伸入各脑部之间,对脑起着保护作用。由硬脑膜形成的这些特殊结构有:

(1)**硬脑膜窦** 由硬脑膜两层在一些部位彼此分开,并衬以内皮细胞构成。脑的静脉血先注入窦内,最终引流至颈内静脉。窦壁无平滑肌,不能收缩,若受到损伤则出血难止,容易形成颅内血肿。

(2)**海绵窦** 位于蝶鞍两侧,前至眶上裂,后达颞骨岩部尖,是硬脑膜两层之间不规则的腔隙,因其内有许多纤维束分隔,形似海绵而得名。海绵窦内有颈内动脉和展神经通过,在窦的外侧壁内,自上而下有动眼神经、滑车神经、三叉神经的眼神经(V1)和上颌神经(V2)通过。海绵窦与周围的静脉有广泛的交通。它收纳眼静脉和大脑中浅静脉的血液,并由岩上窦和岩下窦引流至横窦、乙状窦和颈内静脉。左、右两侧的海绵窦借横支相连。海绵窦向前借眼静脉与面部的浅静脉交通,向下经卵圆孔借导血管与翼静脉丛相通,因而面部的感染可蔓延至海绵窦。海绵窦向后与斜坡上的基底静脉丛相通,而基底静脉丛向下通过椎内静脉丛又与腔静脉系交通,因而腹、盆部的感染可经此途径蔓延至海绵窦内,造成颅内感染。海绵窦与位于其下方的蝶窦之间,仅隔以薄层骨板,蝶窦炎可导致海绵窦炎或血栓形成。若通过海绵窦内和窦壁的神经受到损伤,则会出现相应的症状。

2. 脑蛛网膜 脑蛛网膜与脊髓蛛网膜相连,衬于硬脑膜内面,也有硬膜下隙和蛛网膜下隙,并与脊髓蛛网膜下隙相通。脑蛛网膜除随大脑镰和小脑幕分别伸入大脑纵裂和大脑横裂外,均跨过脑的其他沟裂而不伸入其中,致使脑蛛网膜下隙在某些部位扩大成为蛛网膜下池。其中最大的是在小脑与延髓背面之间的小脑延髓池,第四脑室内的脑脊液借正中孔和外侧孔流入此池,临床上可在此进行蛛网膜下隙穿刺。

3. 软脑膜 软脑膜薄而富有血管,紧贴脑的表面并深入脑的沟裂之中,对脑起着重要的营养作用。脑室壁一定部位的室管膜上皮与软脑膜及其血管共同构成脉络组织。有些部位的脉络组织中的血管反复分支形成丛,血管丛连同其表面的软脑膜和室管膜上皮一起突入脑室内,形成脉络丛,产生脑脊液。

第 9 节　脑和脊髓的血管

一、脑动脉

1. 颈内动脉 起自颈总动脉,从颈部向上行至颅底,经颈动脉管进入颅腔,在破裂孔上方弯行向上至后床突处转行向前穿入海绵窦,紧贴窦内侧壁水平向前,在前床突内侧弯行向上,穿出硬脑膜并转向后行,依次发出眼动脉、后交通动脉和脉络膜前动脉,最后在大脑外侧沟起始处的内侧,分为大脑前动脉和大脑中动脉两终支。根据颈内动脉的行程,可将其分为颈部、岩部、海绵窦部和脑部。临床上把海绵窦部和脑部合称为"虹吸部",呈"U"或"V"形弯曲,在脑血管造影诊断时有重要意义,也是动脉硬化的好发部位。颈内动脉的主要分支:

眼动脉	在颈内动脉行至前床突内侧,进入蛛网膜下隙时发出,沿视神经外侧经视神经管入眶,分支分布到眶内结构
后交通 动脉	自颈内动脉发出后,经动眼神经上方,视束下方向后行,与基底动脉的大脑后动脉吻合,是颈内动脉系和椎-基底动脉系的吻合支

续表

脉络丛前动脉	①从后交通动脉发起处附近发自颈内动脉,沿视束下面行向后,经大脑脚与海马旁回钩之间潜入侧脑室下角的脉络丛内。 ②沿途分支供应内囊后肢后下部、外侧膝状体、大脑脚底的中1/3及苍白球等。此支细小而变异多,行程又较长,易被血栓阻塞
大脑前动脉	①是颈内动脉较小的终支,发出后经视交叉上方行向前内,进入大脑纵裂,沿胼胝体上面行向后,在顶枕沟附近与大脑后动脉吻合。 ②大脑前动脉在进入大脑纵裂处,与对侧同名动脉借短而横行的前交通动脉相连
大脑中动脉	①是颈内动脉的直接延续,供血范围最广,沿大脑外侧沟走行。 ②皮质支分布到岛叶和大脑半球上外侧面顶枕沟以前的大部分,包括躯体运动区、躯体感觉区和语言中枢。 ③最大的一支为豆状核纹状体动脉,沿豆状核外侧上行至内囊。该动脉在动脉硬化和高血压时容易破裂而导致脑溢血(即脑卒中)的严重后果,故又名为"出血动脉"

2. 椎动脉 起自锁骨下动脉,向上穿经第6至第1颈椎横突孔,在寰椎侧块后方向内侧弯曲,经枕骨大孔入颅腔,在脑桥与延髓交界处腹侧,左、右椎动脉汇合为一条基底动脉。基底动脉沿脑桥腹侧面的基底沟上行,至脑桥上缘分为左、右大脑后动脉两大终支。

(1)椎动脉的主要分支 脊髓前、后动脉及小脑下后动脉。

(2)基底动脉的主要分支

小脑下前动脉	发自基底动脉起始段,供应小脑下面的前部
迷路动脉	细长,伴随面神经和前庭蜗神经进入内耳,供应内耳迷路
脑桥动脉	为一些细小分支,行向外侧,供应脑桥基底部
小脑上动脉	发自基底动脉末段,行向外侧,绕过大脑脚转向后,供应小脑上面
大脑后动脉	皮质支分布于颞叶内侧面和底面以及枕叶,终支绕至大脑半球外侧面;中央支由其起始部发出,经脚间窝穿入脑实质,供应背侧丘脑,内、外侧膝状体,下丘脑和底丘脑等

3. 大脑动脉环 大脑动脉环又称Willis环,由不成对的前交通动脉、成对的大脑前动脉起始段、成对的颈内动脉末段、成对的后交通动脉和成对的大脑后动脉起始段共同构成。它位于大脑底部,蝶鞍的上方,环绕视交叉、灰结节、脑垂体及其漏斗、乳头体周围。大脑动脉环使两侧颈内动脉系和椎-基底动脉系相互吻合。

二、脊髓的动脉

1. 脊髓前动脉 由椎动脉末段发出,左、右脊髓前动脉沿延髓前面下降并向中线靠拢,在枕骨大孔上方合并为一支进入椎管,沿脊髓前正中裂下降至脊髓颈膨大,在后者下方有节段性动脉与脊髓前动脉吻合形成脊髓前正中动脉。分支分布于脊髓前角、侧角、灰质连合、后角基部、前索和侧索。

2. 脊髓后动脉 由椎动脉发出向后走行,经枕骨大孔出颅后在脊神后根内侧,沿脊髓后外侧沟下行,直至脊髓末端,分支分布于脊髓后角基部以后的部分和后索。

3. 根髓动脉 为来自颈升动脉、肋间后动脉、腰动脉和骶外侧动脉等发出的节段性动脉。根髓动脉经椎间孔进入椎管,沿脊神经前、后根至脊髓,并与脊髓前、后动脉吻合。

第10节 脑脊液及其循环

一、脑脊液的产生

中枢神经系统内无淋巴液,而代之以脑脊液(CSF)。脑脊液是充满脑室系统、脊髓中央管和蛛网膜下隙内的无色透明液体,比重1.003~1.008。它含有无机离子、葡萄糖和少量蛋白质以及很少的细胞,主要为单核细胞和淋巴细胞。正常成人总量平均150 mL。脑脊液的功能主要是在脑和脊髓周围形成水垫,起着缓冲和保护作用。同时又相当于外周组织的淋巴,对脑和脊髓起着营养、运输代谢产物及维持正常颅内压的作用。

二、脑脊液的循环

脑脊液主要由各脑室脉络丛产生。由侧脑室脉络丛产生的脑脊液经室间孔流入第三脑室,与第三脑室脉络丛产生的脑脊液一起,经中脑水管流至第四脑室,再与第四脑室脉络丛产生的脑脊液汇合后,经第四脑室正中孔和外侧孔流入蛛网膜下隙。最后脑脊液流至大脑半球背侧蛛网膜下隙,通过蛛网膜粒渗透入上矢状窦回流入血液中。经由动脉来的脑脊液再回到静脉,形成脑脊液循环。该循环中脑脊液的产生和吸收保持动态平衡。脑脊液循环途中若发生阻塞,可导致脑积水和颅内压增高,使脑组织受压、移位、甚至形成脑疝。此外,实验动物的研究发现,血液与脑脊液之间在室管膜及软脑膜毛细血管也有少量的双向物质转运,脑脊液也可能吸收入蛛网膜下隙附近周围神经的淋巴管。

➤ 参考答案如下,详细答案参见 2021 版《国家临床执业及助理医师资格考试精选真题考点精析》。

1. B	2. D	3. C	4. D	5. D	昭昭老师提示:关注官方微信。

第 10 章　内分泌系统

➤ **2021 考试大纲**
　　①总论;②垂体;③甲状腺。

➤ **考纲解析**
　　近 20 年的医师考试中,本章的考点是甲状腺,执业医师每年考查分数为 0~1 分,助理医师每年考查分数为 0~1 分。

　　人体的内分泌腺有垂体、甲状腺、甲状旁腺、肾上腺、松果体、胸腺等。内分泌组织有胰腺内的胰岛、睾丸内的间质细胞、卵巢内的卵泡和黄体等。

第 1 节　垂　体

　　垂体又称脑垂体,不成对,是促进生长和物质代谢的重要内分泌腺。它可分泌多种激素,并且影响其他许多内分泌腺(甲状腺、肾上腺、性腺等)的活动。

【例 1】属于内分泌腺的器官是
A. 前庭大腺　　　B. 垂体　　　　C. 前列腺　　　　D. 胰腺　　　　E. 睾丸

一、位置和形态

　　垂体位于颅中窝蝶骨体上的垂体窝内。其前下方为蝶窦,两侧为海绵窦,上面被硬脑膜形成环行的鞍隔所覆盖,鞍隔中央有漏斗孔穿过,借漏斗(垂体柄)部与下丘脑相连。垂体呈横椭圆形,淡红色,前后径约 1.0 cm,横径 1.0~1.5 cm,高约 0.6 cm。成年人垂体的重量为 0.4~0.8 g,女性略大于男性,妇女在妊娠时可高达 1 g,经产妇可达 1.5 g。新生儿垂体的重量约 0.1 g。

二、分　部

　　垂体分为腺垂体和神经垂体两部分。腺垂体又分为远侧部、结节部和中间部;神经垂体分神经、漏斗部和正中隆起。远侧部和结节部称垂体前叶,约占垂体体积的 75%;中间部和神经部称垂体后叶。

【例 2】下列关于神经垂体说法正确的是
A. 由远侧部、结节部和中间部组成　　B. 分泌生长激素　　　　　　C. 分泌促性腺激素
D. 包括垂体前叶和后叶　　　　　　　E. 包括正中隆起、神经部和漏斗

第 2 节　甲状腺

一、位置和形态

　　1. 位置　甲状腺位于颈前部,舌骨下肌群深面。它略呈"H"形。由左、右两个侧叶和甲状腺峡构成。侧叶位于喉下部与气管上部的两侧,一般分为前、后缘,上、下端以及前外侧面与内侧面。上端可达甲状软骨中部,下端至第 6 气管软骨。甲状腺峡多位于第 2~4 气管软骨环前方,有时自峡部向上伸出一个锥状叶,长短不一,长者可达舌骨水平。少数人甲状腺峡可缺如。

　　2. 形态　甲状腺柔软,呈棕红色,富含血管,其大小依年龄、性别和功能状态而不同,青春期和妊娠期略有增大。

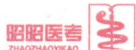

【例3】下列关于甲状腺说法正确的是

A. 由峡和两个锥状叶组成　　　　　　B. 质地较硬

C. 甲状腺被膜的内层称甲状腺真被膜　　D. 甲状腺假被膜由颈浅筋膜构成

E. 峡位于第5～6气管软骨之间

二、毗　邻

　　甲状腺的前面,由浅入深依次有皮肤、浅筋膜、颈深筋膜浅层(封套筋膜)、舌骨下肌群及气管前筋膜遮盖。左、右两侧叶的后内侧紧邻喉与气管、咽与食管及喉返神经;2个侧叶的后外面与颈动脉鞘及颈交感干相邻。颈动脉鞘内包裹有颈总动脉、颈内静脉和迷走神经,鞘后方有颈部交感干。当甲状腺肿大时,如向后内侧压迫喉与气管,可出现呼吸与吞咽困难以及声音嘶哑;如向后外方压迫颈交感干时,可出现Horner综合征,即瞳孔缩小、上睑下垂、眼裂变窄及眼球内陷等。

➤ 参考答案如下,详细答案参见2021版《国家临床执业及助理医师资格考试精选真题考点精析》。

1. B	2. E	3. C	昭昭老师提示:关注官方微信,获得第一手考试资料。

第二篇 生理学

学习导图

章序	章 名	内 容	所占分数	
			执业医师	助理医师
1	绪论	机体的内环境	0分	0分
		机体生理功能的调节		
2	细胞的基本功能	细胞膜的物质转运功能	2分	2分
		细胞的兴奋性和生物电现象		
		骨骼肌的收缩功能		
3	血液	血液的组成与特性	1分	1分
		血细胞及其功能		
		生理性止血、血液凝固、抗凝和纤溶		
		血型		
4	血液循环	心脏泵血功能	5分	2分
		心肌的生物电现象和生理特性		
		血管生理		
		心血管活动的调节		
		器官循环		
5	呼吸	肺通气	2分	1分
		肺换气和组织换气		
		气体在血液中运输		
		呼吸运动的调节		
6	消化和吸收	消化道平滑肌的特性	2分	1分
		胃肠功能的调节		
		胃内消化		
		小肠内消化		
		大肠的功能		
		吸收		
7	能量代谢和体温	能量代谢	1分	0分
		体温		
8	尿的生成和排出	肾小球的滤过功能	1分	0分
		肾小管与集合管的转运功能		
		尿生成的调节		
		血浆清除率		
		尿的排放		
9	神经系统	突出传递	2分	1分
		外周神经的递质和受体		
		神经反射		
		神经系统的感觉功能		
		脑电活动以及睡眠和觉醒		
		神经系统对姿势和躯体运动的调节		
		神经系统对内脏活动的调节		
		脑的高级功能		

续表

章 序	章 名	内 容	所占分数	
			执业医师	助理医师
10	内分泌	下丘脑的内分泌功能	1分	1分
		垂体的内分泌功能		
		甲状腺激素		
		与钙、磷代谢调节有关的激素		
		肾上腺糖皮质激素		
		胰岛素		
11	生殖	男性生殖	0分	0分
		女性生殖		

复习策略

生理学这门课程,是医学的基础科目,与内科联系十分紧密。学好这门课,对将来内科学的学习是大有裨益的。基础科目,较为抽象、晦涩、难懂,考生要通过图形及视频详细掌握各个知识点。重点和难点内容是神经系统的生理学。本课程执业医师考试的分数为 10～15 分;助理医师考试的分数为 5～10 分。

第1章 绪 论

➤ **2021 考试大纲**

①机体的内环境:体液、内环境及其稳态;②机体生理功能的调节:神经调节和体液调节、反馈。

➤ **考纲解析**

近 20 年的医师考试中,本章的考点是机体的内环境和稳态,执业医师每年考查分数为 1～2 分,助理医师每年考查分数为 0～1 分。

一、机体的内环境和稳态

1. 体液及其组成 人体内的液体称为体液。正常成年人的体液量约占体重的 60%,其中约 2/3 分布于细胞内,称为细胞内液;其余约 1/3 分布于细胞外,称为细胞外液(其中约 3/4 为组织液、约 1/4 为血浆)。

体液	细胞内液(40%)	—	
	细胞外液(20%)	血浆	5%
		组织间液	15%

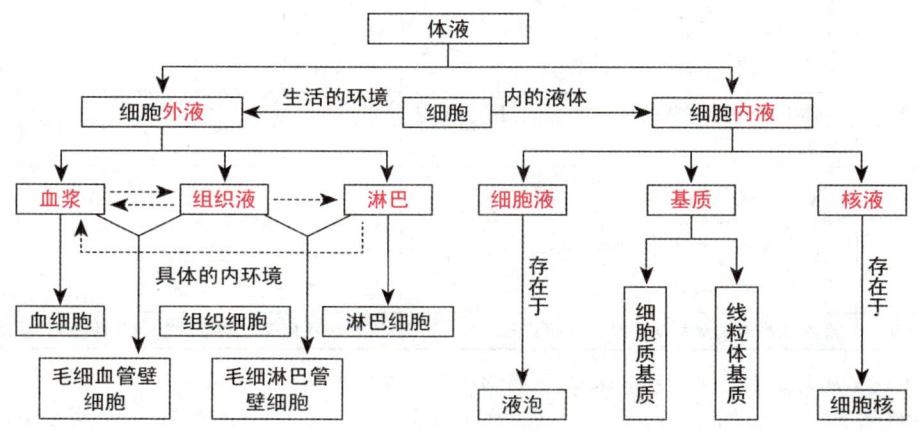

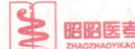

2. 体液的分隔和相互沟通　人体各部分体液彼此隔开,因而各部分体液的成分有较大差别,但各部分体液又相互沟通。

(1) 细胞膜　细胞膜既是分隔和沟通细胞内液与组织液的屏障,又是两者之间相互沟通的窗口。有些物质可自由通过细胞膜的脂质双分子层结构,但有些物质则须经膜中镶嵌的特殊蛋白质才能从膜的一侧转移到另一侧,水的跨膜移动主要受细胞膜两侧渗透压和静水压梯度的驱使。

(2) 毛细血管壁　毛细血管壁既是分隔血浆与组织液的屏障,也是两者之间相互沟通的门户,体液跨毛细血管壁移动也取决于管壁两侧的渗透压和静水压梯度。

(3) 血浆　血浆是沟通各部分体液并与外界环境进行物质交换的重要媒介,因而是各部分体液中最为活跃的部分。

3. 内环境　人体的绝大多数细胞并不与外界环境相接触,而是浸浴于机体内部的细胞外液中,因此细胞外液是细胞直接接触和赖以生存的环境。生理学中将围绕在多细胞动物体内细胞周围的体液,即细胞外液,称为机体的内环境,以区别于整个机体所处的外环境。

4. 内环境的稳态

内环境的稳态	内环境的稳态也称自稳态,是指内环境的理化性质,如温度、pH 值、渗透压和各种液体成分等的相对恒定状态
内环境理化性质	内环境理化性质的相对恒定并非固定不变,而是可在一定范围内变动但又保持相对稳定的状态,是一种动态平衡

5. 稳态的维持和生理意义

稳态	稳态的维持需要全身各系统和器官的共同参与和相互协调,是机体自我调节的结果
内环境的稳态	内环境的稳态是细胞维持正常生理功能的必要条件,也是机体维持正常生命活动的必要条件

【例1】机体的内环境是指
　　A. 体液　　　　B. 细胞内液　　　　C. 细胞外液　　　　D. 血浆　　　　E. 组织间液

二、机体生理功能的调节

1. 生理功能的调节方式　人体生理功能的调节方式主要有三种:神经调节、体液调节和自身调节。

2. 神经调节、体液调节和自身调节的比较

	神经调节	体液调节
概念	通过反射而影响生理功能的一种调节方式	指体内某些特殊的化学物质通过体液途径而影响生理功能的一种调节方式
功能基础	基本过程是反射	激素等化学物质传输调节信息
特点	①反应速度快; ②作用部位精确; ③持续时间短暂	①反应速度慢; ②作用部位不够精确; ③持续时间长
意义	人体生理功能调节的最主要方式:快速反应系统	维持生长、发育等基础活动长期调节系统
举例	①心血管反射、呼吸反射; ②受伤害性刺激时的回撤; ③闭眼动作; ④唾液分泌的调节	①胰岛素对血糖浓度的调节; ②抗利尿激素对尿量的调节
昭昭老师速记	看看这些例子就知道神经调节的特点	看看这些例子就知道神经调节的特点

【例2】破坏反射弧中的任何一个环节,下列哪一种调节将不能进行?
　　A. 神经调节　　　B. 体液调节　　　C. 自身调节　　　D. 旁分泌调节　　　E. 自分泌调节

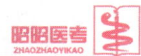

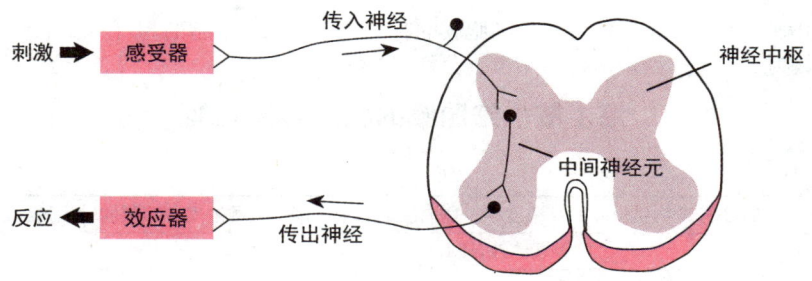

三、体内的反馈控制系统

在这类控制系统中,控制部分发出指令控制受控部分的活动,而控制部分自身的活动又接受来自受控部分返回信息的影响。由受控部分发出的信息反过来影响控制部分的活动,称为反馈。反馈有正反馈和负反馈两种形式。反馈控制系统是一个闭环系统,因而具有自动控制的能力。

1. 正反馈和负反馈概念

正反馈	受控部分发出的反馈信息促进与加强控制部分的活动,最终使受控部分的活动朝着与它原先活动相同的方向改变,称为正反馈。正反馈的意义在于产生"滚雪球"效应,或促进某一生理活动过程很快达到高潮并发挥最大效应
负反馈	受控部分发出的反馈信息调整控制部分的活动,最终受控部分的活动朝着与它原先活动相反的方向改变,称为负反馈。在正常人体内,大多数情况下为负反馈调节,在维持机体生理功能的稳态中具有重要意义。负反馈控制都有一定调定点,调定点是指自动控制系统所设定的一个工作点,使受控部分的活动只能在这个设定的工作点附近的一个狭小范围内变动。实际上,调定点可被视为各生理指标正常范围的均数

2. 正反馈和负反馈特点 （昭昭老师提示:重点记住这些例）

	正反馈	负反馈
比例	少数情况下的控制系统	大多数情况下的控制机制
生理特点	加速生理过程	维持稳态
生理结果	加强控制信息的作用	纠正、减弱控制信息的作用
常考举例	①排尿反射; ②排便反射; ③分娩过程; ④血液凝固过程; ⑤胰蛋白酶原激活的过程; ⑥排卵前雌二醇引发黄体生成素峰; ⑦动作电位快速去极化 Na^+ 通道的开放	①减压反射; ②肺牵张反射; ③内分泌系统调节（T_3、T_4 对 TSH 的负反馈调节）; ④绝经妇女卵巢雌、孕激素分泌减少引起的促性激素分泌增加; ⑤HCl 对胃酸分泌的调节等
昭昭老师速记	"四排"＋"凝血"＋"动作电位"	其余的基本都是负反馈

【例3】属于负反馈调节的过程见于

A. 排尿反射　　　B. 减压反射　　　C. 分娩反射　　　D. 血液凝固　　　E. 排便反射

➤ 参考答案如下,详细答案参见 2021 版《国家临床执业及助理医师资格考试精选真题考点精析》。

1. C	2. A	3. B	昭昭老师提示:关注官方微信,获得第一手考试资料。

第 2 章　细胞的基本功能

➤ **2021 考试大纲**

①细胞膜的物质转运功能;②细胞的兴奋性和生物电现象;③骨骼肌的收缩功能。

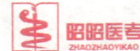
➤ **考纲解析**

近20年的医师考试中,本章的考点是细胞膜的物质转运功能和细胞的兴奋性和生物电现象,执业医师每年考查分数为2~3分,助理医师每年考查分数为1~2分。

第1节　细胞膜的物质转运功能

一、单纯扩散

概　念	脂溶性小分子物质由膜的高浓度区一侧向膜的低浓度区一侧顺浓度差跨膜的转运过程称为单纯扩散
转运物质	除 O_2、CO_2、NO、CO、N_2 等气体外,还有乙醇、类固醇类激素、尿素、甘油和水等
特点	①顺浓度差,不耗能,无需膜蛋白帮助; ②最终使转运物质在膜两侧的浓度差消失; ③不出现饱和现象
扩散速率	物质经单纯扩散转运的速率主要取决于:①该物质在细胞膜两侧的浓度差;②细胞膜对该物质的通透性,浓度差越大、通透性越高,则单位时间内物质扩散的量就越大;③物质所在溶液的温度越高、膜有效面积越大,转运速率也越快

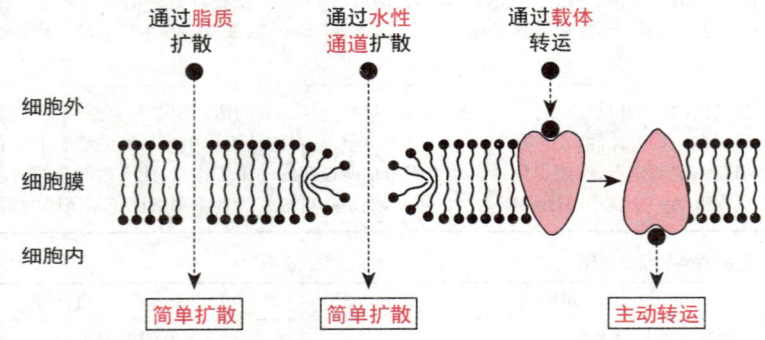

二、易化扩散

1. 概念　指某些非脂溶性或脂溶性较小的物质,在特殊蛋白的"帮助"下,由膜的高浓度一侧向低浓度一侧扩散的过程。包括载体转运和通道转运。

昭昭老师提示:这个好比是饭店里面的厨房,厨房出菜的"窗口"我们可以理解为通道,主要出菜(菜就是离子),而另外一个"门口"是"厨师"进出用的,这里的厨师可以理解为大分子物质(糖和蛋白质),各走各自的路,互不干扰。

2. 分类

	通道转运	载体转运
概念	以通道为中介的易化扩散	以载体蛋白为中介的易化扩散
转运方向	顺浓度梯度或电位梯度进行	顺浓度梯度进行
转运速度	快	慢
特性	转运物质的能力受膜两侧电位差或化学物质的影响,故有电压门控通道和化学门控通道之分,还有机械门控通道	溶质的结合具有化学结构特异性
特点	①相对特异性,特异性无载体蛋白质高; ②有开放和关闭两种不同状态; ③无饱和现象	①载体蛋白质有结构特异性; ②竞争性抑制; ③有饱和现象
举例	Na^+、K^+、Ca^{2+}等都经通道转运	血液中的葡萄糖和氨基酸进入到组织细胞及核苷酸的转运

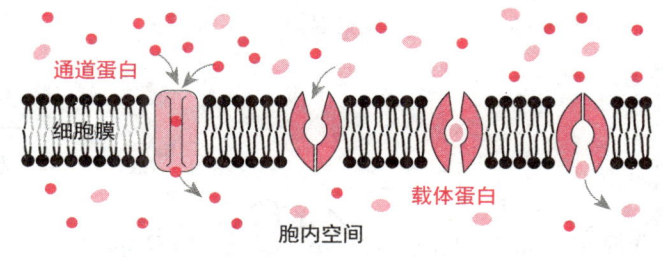

通道蛋白
细胞膜
载体蛋白
胞内空间

3．离子通道的特点

（1）选择性　①指每种通道只对一种或几种离子有较高的通透能力，而对其他离子的通透性很小或不通透。②根据通道对离子的选择性，可将通道分为钠通道、钾通道、氯通道和非选择性阳离子通道等。

（2）门控特性　①大部分通道蛋白分子内部有一些可移动的结构或化学基团，在通道内起"闸门"作用。许多因素可引起闸门运动，导致通道的开放和关闭，称为门控特性。②在静息状态下，大多数通道处于关闭状态，只有受到刺激时才发生分子构象改变，引起闸门开放。③根据闸门对不同刺激的敏感性，可将离子通道分为电压门控通道、化学（配体）门控通道和机械门控通道等。

	电压门控通道	化学门控通道	机械门控通道
调控因素	受膜电位控制	受膜外或膜内化学物质控制	受机械刺激控制
调控机制	当膜电位改变时，可引起通道蛋白质分子的构象发生变化，而使通道开放或关闭	某些化学物质（激素、递质）和通道蛋白亚单位上的特殊位点结合，引起通道蛋白的构象发生变化，而使通道开放	质膜感受牵张刺激后引起其中的通道开放或关闭
常见例子	电压门控性 K^+、Na^+、Ca^{2+} 通道	N_2 型乙酰胆碱、谷氨酸、门冬氨酸、甘氨酸化学门控通道	耳蜗毛细胞膜中的机械门控钾通道、动脉血管平滑肌细胞膜中的机械门控钙通道

4．载体　载体也称转运体，是介导多种水溶性小分子物质或离子跨膜转运的一类整合膜蛋白。与离子通道或水通道不同，各种载体或转运体不存在贯穿整个细胞膜的孔道结构，但能与一个或少数几个溶质分子或离子特异性结合。

三、主动转运

1．概念　主动转运是指细胞通过本身的耗能过程，在细胞膜上特殊蛋白质（泵）的协助下，将某些物质分子或离子经细胞膜逆浓度梯度或电位梯度转运的过程。

2．钠泵的本质　钠泵就是镶嵌于细胞膜上的 Na^+-K^+ 依赖式 ATP 酶。Na^+-K^+ 依赖式 ATP 酶的生理意义：①由钠泵形成的细胞内高 K^+ 和细胞外的高 Na^+，这是许多代谢反应进行的必需条件；②维持细胞正常的渗透压与形态；③它能建立起一种势能储备。这种势能储备是可兴奋组织具有兴奋性的基础，这也是营养物质（如葡萄糖、氨基酸）逆浓度差跨膜转运的能量来源。

3．主动转运的类型

（1）原发性主动转运　指直接利用 ATP 的能量逆浓度差和电位差对离子进行的主动转运过程。原发性主动转运是人体最重要的物质转运形式，除钠泵外，还有 Ca^{2+} 泵（或称 $Ca^{2+}-Mg^{2+}$ 依赖式 ATP 酶）、H^+ 泵（质子泵）和碘泵等。

（2）继发性主动转运　指物质逆浓度梯度转运所需的能量不是直接来自ATP，而是来自膜外的高势能。如"小肠吸收葡萄糖和氨基酸、肾小管重吸收葡萄糖和氨基酸为继发性主动转运"。

主动转运	被动转运（单纯/易化）
需由细胞提供能量	不需外部能量
逆电-化学势差	顺电-化学势差
使膜两侧浓度差更大	使膜两侧浓度差更小

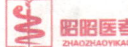
【例1】肠上皮细胞由肠腔吸收葡萄糖的过程属于

A. 单纯扩散　　　B. 易化扩散　　　C. 主动转运　　　D. 出胞　　　E. 入胞

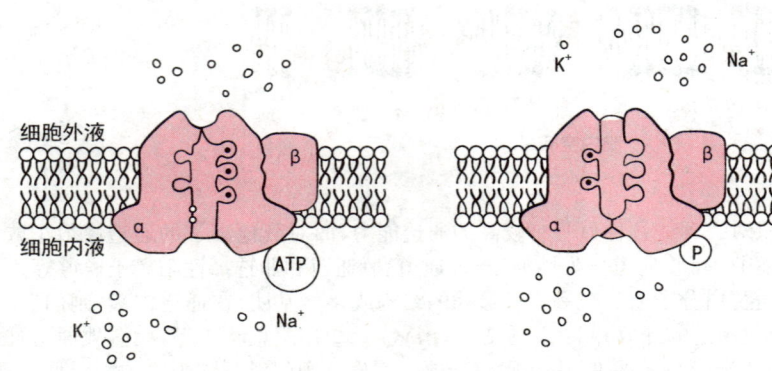

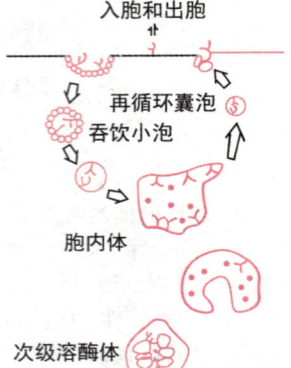

四、出胞和入胞

	出　胞	入　胞
概念	细胞质内的大分子物质,以分泌囊泡的形式排出细胞的过程	大分子物质或物质团块被细胞膜包裹后以囊泡的形式进入细胞的过程
举例	①内分泌腺细胞将合成的激素分泌到血液、组织液;②外分泌腺细胞排放酶原颗粒、黏液到腺管的管腔;③神经纤维末梢突触囊泡内神经递质的释放	部分多肽类激素、抗体、运铁蛋白、LDL、病毒、大分子营养物质等

【例2】神经末梢释放神经递质的方式是

A. 单纯扩散　　　B. 经通道易化扩散　　　C. 经载体易化扩散　　　D. 主动转运　　　E. 出胞

➢ **昭昭老师总结:物质跨膜转运的特点对比**

转运方式	概　念	特　点	举　例
单纯扩散	高浓度一侧→低浓度一侧	物理现象,无需耗能	O_2、CO_2、N_2、类固醇激素、乙醇、尿素、甘油、水
易化扩散	在膜蛋白的帮助(或介导)下,非脂溶性的小分子物质或带电离子顺浓度梯度和(或)电位梯度进行的跨膜转运	经通道易化扩散,离子通道具有两个重要的基本特征:离子选择性和门控特性(电压门控、化学门控和机械门控)	K^+、Na^+、Ca^{2+}
		经载体易化扩散,特点:①结构特异性;②饱和现象;③竞争性抑制	葡萄糖、氨基酸
主动转运	逆浓度梯度,逆电位梯度	原发性主动转运,直接利用代谢产生的能量	钠-钾泵(Na^+-K^+-ATP酶),钙泵(Ca^{2+}-ATP酶)
		继发性主动转运,间接利用ATP能量的主动转运	葡萄糖在小肠黏膜上皮的吸收和在近端肾小管上皮的重吸收
出胞	大分子物质以分泌囊泡的形式排出细胞	大分子物质向胞外转运的方式	小肠黏膜杯状细胞分泌黏液,神经末梢释放神经递质
入胞	胞外大分子物质进入细胞的过程,也称内化	分为吞噬和吞饮	细菌、死亡细胞或碎片

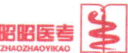

第 2 节　细胞的兴奋性和生物电现象

一、静息电位及其产生机制

1. 静息电位　安静情况下,细胞膜两侧存在的外正内负且相对平稳的电位差,称为静息电位(Resting Potential,RP)。

昭昭老师提示:这里的"正""负"并不是指大小,而是指方向,即指向细胞外为正,指向细胞内为负。

2. 产生机制　静息电位仅存在于细胞膜内外表面之间,外正内负。形成这种状态的基本原因是带电离子的跨膜转运,离子转运速率主要取决于该离子在膜两侧的浓度差和通透性。

(1)钠泵的生电作用——形成浓度差　①钠泵通过主动转运可维持细胞膜两侧 Na^+ 和 K^+ 的浓度差,为 Na^+ 和 K^+ 的跨膜扩散形成静息电位奠定基础。同时,钠泵活动本身具有生电作用,可直接影响静息电位。每分解一分子 ATP,钠泵可泵出 3 个 Na^+,同时泵入 2 个 K^+,相当于把一个净正电荷移出膜外,结果使膜内电位负值增大。因此,钠泵活动一定程度上也参与了静息电位的形成。②离子跨膜扩散的直接动力——细胞膜两侧离子的浓度差,主要是钠泵的活动所形成和维持的。

(2)跨膜电场——形成电位差　①安静状态下,细胞膜对 K^+ 的通透性最高。②质膜只对一种离子如 K^+ 有通透性,K^+ 将在浓度差的驱动下从细胞内向细胞外扩散,同时膜内带负电荷的有机离子因细胞膜对它们几乎不通透而聚积在膜的内表面,从而将外流的 K^+ 限制于膜的外表面。由此,膜的内外表面之间便产生了内负外正的电位差,即 K^+ 扩散电位。扩散电位形成的跨膜电场对带电离子跨膜移动的作用与浓度差作用正好相反,将阻止该离子的继续扩散。③跨膜电场和离子浓度差这两个影响带电离子移动的驱动力的代数和称为离子的电-化学驱动力。当电位差驱动力增加到与浓度差驱动力相等时,电-化学驱动力即为零,此时该离子的净扩散量为零,膜两侧的电位差便稳定下来。这种离子静扩散为零时的跨膜电位差称为该离子的平衡电位。

昭昭老师提示:①离子跨膜流动的两大动力:浓度差和电位差。②浓度差和电位差的作用方向相反,最终让离子静扩散量为零。

3. 静息时细胞膜对离子的相对通透性

(1)细胞膜对 K^+ 和 Na^+ 的通透性　安静时细胞膜对 K^+ 的通透性最高,对 Na^+ 的通透性较低(对 K^+ 通透性约为 Na^+ 通透性的 $50\sim100$ 倍)。故静息电位接近于 K^+ 的平衡电位,但其负值总比 E_K 略小,这是因为安静时细胞膜对 Na^+ 也有一定的通透性,少量进入细胞的 Na^+ 可部分抵消 K^+ 外流所形成的膜内负电位。

(2)细胞膜对 Cl^-、Ca^{2+} 及有机负离子的通透性　对静息电位无明显作用。

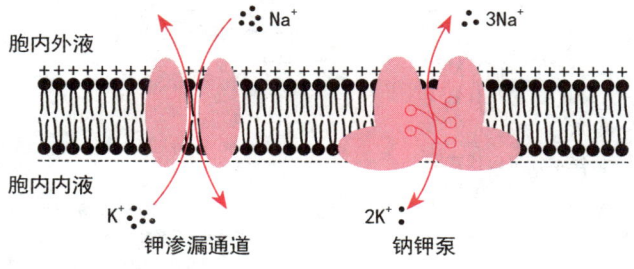

4. 影响静息电位水平的因素

细胞外液 K^+ 浓度	①安静情况下,细胞膜对 K^+ 的通透性相对较大,改变细胞外 K^+ 浓度即可影响 K^+ 平衡电位和静息电位; ②当细胞外液 K^+ 浓度升高时,K^+ 平衡电位减小,静息电位也相应减小
膜对 K^+ 和 Na^+ 的相对通透性	①膜对 K^+ 的通透性增大,静息电位将增大(更趋向于 E_K); ②膜对 Na^+ 的通透性增大,则静息电位减小(更趋向于 E_{Na})
钠泵活动水平	①钠泵活动增强时,其生电效应增强,膜发生一定程度的超极化; ②钠泵活动受抑制时,则可使静息电位减小

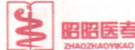

【例3】 关于钠泵生理作用的描述,**不正确**的是

A. 钠泵活动使膜内钠、钾离子均匀分布

B. 将钠离子移出膜外,将钾离子移入膜内

C. 建立势能储备,为某些营养物质吸收创建条件

D. 细胞外高钠离子可维持细胞内外正常渗透压

E. 细胞内高钾离子保证许多细胞代谢反应进行

【例4】静息电位接近于

A. 钠平衡电位   B. 钾平衡电位   C. 钠平衡电位与钾平衡电位之和

D. 钠平衡电位与钾平衡电位之差   E. 锋电位与超射之差

二、动作电位及其产生机制

1. 概念 动作电位是指细胞在静息电位基础上接受有效刺激后产生的一个迅速的可向远处传播的膜电位波动。**锋电位**是动作电位的主要部分,是动作电位的标志。

2. 产生机制 膜电位的波动是离子跨膜移动的结果。①离子跨膜转运需要两个必不可少的因素:**离子的电－化学驱动力**;**细胞膜对离子的通透性**。②离子的电－化学驱动力＝膜电位(E_m)－离子平衡电位(E_x)。③动作电位的产生正是在静息电位基础上两者发生改变的结果。

3. 动作电位的产生机制

成 分	特 点	机 制
动作电位的升支	去极相	Na^+ 的通透性增大,Na^+ 内移,膜发生去极化
动作电位的降支	复极相	K^+ 的通透性增大,K^+ 外移,膜发生复极化
锋电位	主要成分	动作电位的上升支和降支两者共同形成尖峰状电位变化,是动作电位的标志,是动作电位最主要的成分
负后电位	后去极化	①负极时迅速外流的 K^+ 蓄积在膜外侧附近,暂时阻碍了外 K^+ 的外流;②负后电位是后电位的前半部分,膜电位的负值(绝对值)仍小于静息电位
正后电位	后超极化	①生理性钠泵的作用结果;②后电位的后半部分,膜电位的负值(绝对值)大于静息电位

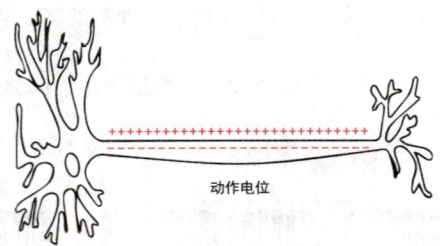

动作电位

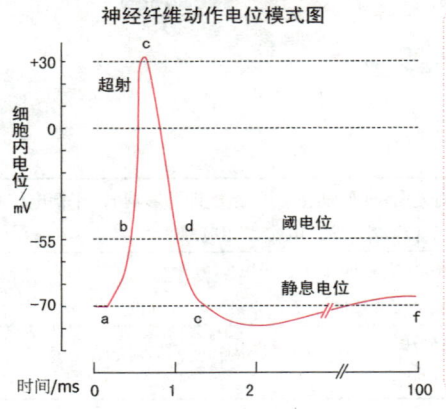

神经纤维动作电位模式图

静息电位: K^+ 净外流为零(K^+ 通道开放,Na^+ 通道关闭);

阈电位: 造成细胞膜对 Na^+ 通透性突然增大的临界膜电位;

ab: 膜电位逐步去极化到达阈电位水平(少量 Na^+ 内流);

bc: 动作电位快速上升相(膜对 Na^+ 通透性增大,Na^+ 大量内流);

cd: 动作电位快速复极相(Na^+ 通道失活,K^+ 通道开放,K^+ 外流);

de: 负后电位(迅速外流的 K^+ 蓄积在膜外侧,阻碍 K^+ 外流);

ef: 正后电位(生电性钠泵作用的结果);

bcd: 构成锋电位(大多数被激活的 Na^+ 通道失活,不再开放)。

兴奋的标志: 动作电位或锋电位的出现;

绝对不应期: 大部分 Na^+ 通道已进入失活状态;

相对不应期: 失活部分的 Na^+ 通道开始恢复,部分仍失活。

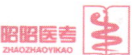

4. 膜两侧电荷分布状态

状 态	概 念	举 例	昭昭老师速记
极化	细胞膜两侧保持的内负外正的状态	−70 mV	—
去极化	静息电位向负值减小的方向变化	−70 mV→−10 mV	"去"了后逐渐变"大"
反极化	膜内电位由零变为正值的过程	0 mV→+30 mV	"正""反"两方
复极化	极化、反极化后恢复到极化的过程	+30 mV→−70 mV	"复"就是"恢复"
超极化	静息电位向负值增大的方向变化	−70 mV→−120 mV	"超"级"富(负)"有

5. 离子通道的功能状态

静息态	通道受刺激前尚未开放的状态
激活态	通道受去极化刺激后开放的状态
失活态	通道在激活状态之后对去极化刺激不再反应的状态

➤ **昭昭老师总结:区分 Na^+ 通道和 K^+ 通道**

	Na^+通道	K^+通道
闸门	激活门和失活门	激活门
状态	静息态、激活态、失活态	静息态,激活态
特点	①静息态:激活门完全关闭,失活门接近完全开放→Na^+通道关闭; ②激活态:激活门迅速开放,失活门开放,后逐渐关闭→Na^+通道出现瞬间导通即 Na^+ 通道瞬间开放; ③失活态:激活门仍开放,但失活门完全关闭→Na^+通道关闭	①静息态:门关闭; ②激活态:门开放
应用	绝对不应期→大部分 Na^+ 通道已进入失活状态	—

三、动作电位触发

1. 刺激 ①指细胞所处环境的变化,包括物理化学和生物等性质的环境变化。若要使细胞对刺激发生反应,刺激必须达到一定的量。②刺激量包括刺激强度、刺激持续时间、刺激强度-时间变化率等。

2. 阈强度 能使细胞产生动作电位的最小刺激强度。阈值:能使细胞产生动作电位的最小刺激强度,称为阈强度或阈值。相当于阈强度的刺激称为阈刺激,大于或小于阈强度的刺激分别称为阈上刺激和阈下刺激。所谓有效刺激,指的是能使细胞产生动作电位的阈刺激或阈上刺激。

3. 阈电位 只有当某些刺激引起膜内正电荷增加,即负电位减小(去极化)并减小到一个临界值时,细胞膜中的 Na^+ 通道才大量开放而触发动作电位,这个能触发动作电位的膜电位临界值称为阈电位。

4. 兴奋 细胞对刺激发生反应的过程称为兴奋。兴奋被看作是动作电位的同义语或动作电位的产生过程,并不是所有的细胞接受刺激后都能产生动作电位。

5. 兴奋性 可兴奋细胞(包括神经细胞、肌细胞和部分腺细胞)受刺激后产生动作电位的能力。

四、细胞兴奋后兴奋性的变化

分 期	兴奋性	原 因	阈 值	对应关系
绝对不应期	0	Na^+通道完全失活后,不能立即再次被激活	无穷大	相当于动作电位的锋电位
相对不应期	恢复	部分 Na^+ 通道开始恢复	刺激强度 > 阈强度	相当于动作电位的负后电位前期
超常期	轻度高于正常	Na^+通道大部分恢复,而膜电位靠近阈电位	刺激强度 < 阈强度	相当于动作电位的负后电位后期
低常期	轻度低于正常	钠泵活动加强,使膜电位值加大,膜电位与阈电位的距离加大	刺激强度 > 阈强度	相当于动作电位的正后电位

五、动作电位的传播

1. 动作电位在同一细胞上的传播 细胞膜某一部位产生的动作电位可沿细胞膜不衰减地传遍整个细胞,这一过程称为传导。动作电位传导的原理可用局部电流学说来解释。

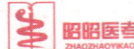

(1) **无髓**神经纤维和肌细胞动作电位的传导 兴奋在同一细胞上的传导,实际上是已兴奋的膜,通过局部电流刺激未兴奋的膜,使之出现可沿细胞膜传导到整个细胞的动作电位。由于动作电位的传导其实是沿细胞膜不断产生新的动作电位,因此它的幅度和形状在长距离传导中保持不变(**不衰减传导**),这是动作电位的特征。

(2) **有髓**神经纤维动作电位的传导 有髓纤维为**跳跃式传导**,其传导速度**比无髓纤维快得多**。有髓纤维的髓鞘电阻大,基本不导电,又不允许离子通过,但郎飞结处,髓鞘断裂,具有传导生性,允许离子移动,因此有髓纤维动作电位的传导是沿郎飞结的跳跃式传导。神经纤维髓鞘化不仅能提高动作电位的传导速度,还能减少能量消耗。因为动作电位只发生在郎飞结处,因而传导过程中跨膜流入和流出的离子将大大减少,它们经主动转运返回时所消耗的能量也显著减少。

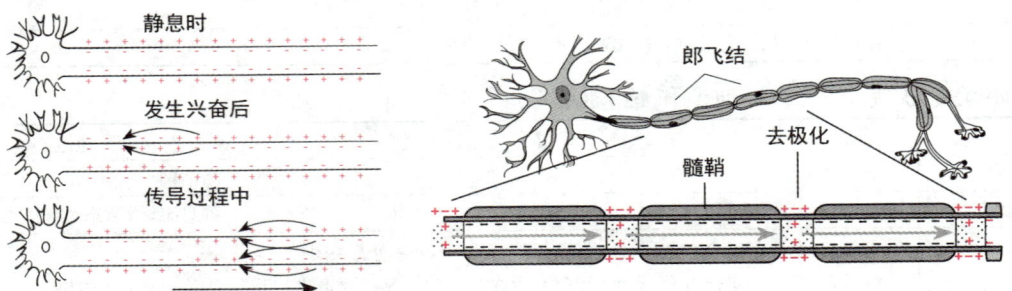

	无髓神经纤维和肌细胞动作电位的传导	**有髓**神经纤维动作电位的传导
传导形式	以局部电流形式传导	以局部电流形式传导
传导方式	在细胞膜上顺序发生	在郎飞结间跳跃式传导(只有郎飞结处能发生动作电位)
传导速度	慢	快
能量消耗	多	少

2. 动作电位在细胞间的传播 一般而言,细胞之间的电阻很大,无法形成有效的局部电流,因此动作电位不能由一个细胞直接传播到另一个细胞。但在某些组织,如脑内某些核团、心肌及某些平滑肌,细胞间存在缝隙连接。在缝隙连接处,相耦联的两个细胞的质膜靠得很近,而这些缝隙连接属于非门控通道,常处于开放状态,允许小分子的水溶性物质和离子通过。在缝隙连接的细胞群中,一个细胞产生动作电位后,局部电流可通过缝隙连接直接传播到另一个细胞。缝隙连接的生理意义在于**使某些同类细胞生同步化活动**。

六、兴奋在同一细胞上传导的机制和特点

1. 动作电位的特点

"全或无"现象	①要使细胞产生动作电位,所给的刺激必须达到一定强度。②若刺激未达到一定强度,动作电位就不会产生(**无**);当刺激达到一定的强度时,所产生的动作电位,其幅度便达到该细胞动作电位的最大值,不会随刺激强度的继续增强而增大(**全**),这就是动作电位的"全或无"现象
不衰减传播	动作电位产生后沿细胞膜迅速向四周传播,幅度和波形在传播过程中始终保持不变
脉冲式发放	连续刺激所产生的多个动作电位总有一定间隔而不会融合起来,呈现一个个分离的脉冲式发放

2. 局部电位的特点

等级性电位	即其幅度与刺激强度相关,而**不具有"全或无"特点**
衰减性传导	电紧张电位的幅度随传播距离的增加逐渐减小
电位可融合	由于电紧张电位无不应期,故多个电紧张电位可融合在一起,当去极化电紧张电位幅度达到一定程度时,可形成**局部电位**

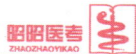

七、电紧张电位和局部电位

	电紧张电位	局部电位
刺激	弱,远低于阈刺激(阈下刺激)	较强,但低于阈刺激(阈下刺激)
钠通道	没有钠通道激活、膜电导无改变	开放数目少,Na^+内流少
电位幅度	幅度小,等级性电位 幅度可随刺激强度增大而增大	幅度小,等级性电位 幅度可随刺激强度增大而增大
电位融合	可叠加总和,可引发局部电位	可叠加总和,可引发动作电位
全或无	无"全或无"特点	无"全或无"特点
传播形式	电紧张传播,衰减性传导	电紧张传播,衰减性传导
传播距离	很短,不能进行远距离传播	很短,不能进行远距离传播
传播速度	慢	慢
不应期	没有	没有

【例5】 动作电位的传导特点是

A. 相对于突触传递易疲劳   B. 易受内环境因素影响   C. 衰减性

D. 非"全或无"式   E. 双向性

第3节 骨骼肌的收缩功能

一、骨骼肌神经-肌接头处的兴奋传递

1. 骨骼肌神经-肌接头的结构特征

接头前膜	运动神经轴突末梢膜的一部分,含突触囊泡、乙酰胆碱(ACh)
接头间隙	前膜与后膜之间的间隔
接头后膜	①与接头前膜相对的骨骼肌细胞膜,也称终板膜; ②有 N_2 型 ACh 受体阳离子通道和乙酰胆碱酯酶

2. 骨骼肌神经-肌接头的兴奋传递过程   运动神经末梢动作电位→接头前膜去极化→电压门控钙通道开放→Ca^{2+}进入运动神经末梢→突触囊泡出胞、ACh 释放→ACh 激活 N_2 型 ACh 受体阳离子通道→终板膜对 Na^+、K^+、Ca^{2+} 等通透性增高(Na^+内流为主)→终板膜去极化(终板电位)→激活电压门控钠通道→骨骼肌细胞动作电位。

3. 微终极电位(MEPP)   在安静状态下,接头前膜因囊泡的随机运动也会发生单个囊泡的自发释放,并引起终极膜电位的微小变化,即微终极电位(MEPP)。

二、横纹肌细胞的收缩机制

横纹肌细胞的结构特征是细胞内含有大量的肌原纤维和高度发达的肌管系统。

1. 肌原纤维和肌节   横纹肌细胞内含有上千条直径为 $1\sim2~\mu m$、纵行平行排列的肌原纤维,在光镜下沿长轴可见明暗交替的横纹,分别称为明带和暗带。

M线	位于暗带中央的横线
H带	M线两侧相对较亮的区域
Z线	位于明带中央的横线
肌节	为相邻两Z线之间的区段,是肌肉收缩和舒张的基本单位

2. 肌管系统   横纹肌细胞中有横管和纵管两种肌管系统。

横管	又称 T管,与肌原纤维走行方向垂直的膜性管道
纵管	①又称 L管,是与肌原纤维走行方向平行的膜性管道即纵行肌质网(LSR); ②其中,包绕在肌原纤维周围并交织成网的部分称为纵行肌质网,其膜中有钙泵,可逆浓度梯度将胞质中 Ca^{2+} 转移到肌质网内; ③纵行肌质网与 T管膜或肌膜(见于心肌)相接触的末端膨大或呈扁平状,称为连接肌质网(JSR)或终池

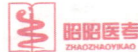

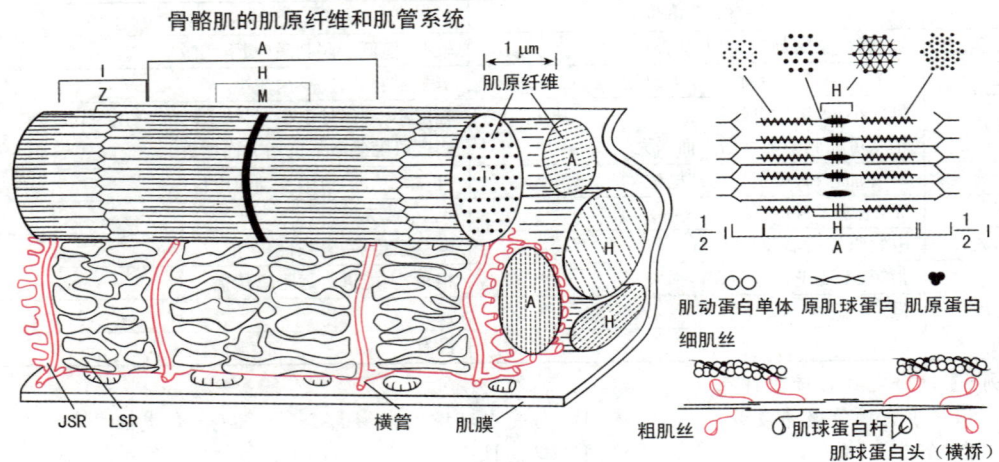

骨骼肌的肌原纤维和肌管系统

肌动蛋白单体 原肌球蛋白 肌原蛋白

细肌丝

粗肌丝　肌球蛋白杆　　肌球蛋白头（横桥）

三、横纹肌的兴奋-收缩耦联

将横纹肌细胞产生的动作电位的电兴奋过程与肌丝滑行的机械收缩联系起来的中介机制或过程,称为兴奋-收缩耦联。兴奋-收缩偶联的偶联因子是 Ca^{2+},而其结构基础在骨骼肌是三联管结构,在心肌则为二联管结构。

1. 横纹肌细胞的电兴奋过程　骨骼肌细胞的动作电位是在约 -90 mV 的静息电位基础上产生的,其电位变化与神经细胞动作电位十分相似,也呈尖峰样,持续时间稍长,其形成机制亦与神经细胞动作电位相同。

2. 兴奋-收缩耦联的基本步骤

第1步	T 管膜的动作电位传导	肌膜上的动作电位沿 T 管膜传至肌细胞内部→激活 T 管膜和肌膜中的 L 形钙通道
第2步	肌质网内 Ca^{2+} 的释放	①骨骼肌:肌膜的去极化→L形钙通道的电压敏感肽段发生移位(变构作用)→激活连接肌质网(JSR、终池)膜上的钙释放通道(ryanodine 受体)→JSR 内 Ca^{2+} 的移放入胞质; ①心肌:肌膜的去极化→少量内流→进入胞质中的与JSR膜中的钙结合位点结合→引发 JSR 膜中的钙释放通道(ryanodine 受体)开放即钙触发钙释放(CICR)→JSR 内 Ca^{2+} 的移放入胞质
第3步	Ca^{2+} 触发肌肉收缩	胞质内的 Ca^{2+} 浓度迅速升高→与肌钙蛋白结合→触发肌肉收缩
第4步	肌质网回收 Ca^{2+}	胞质内的 Ca^{2+} 浓度升高→激活纵行肌质网(LSR)中钙泵→回收胞质中 Ca^{2+}→肌肉舒张

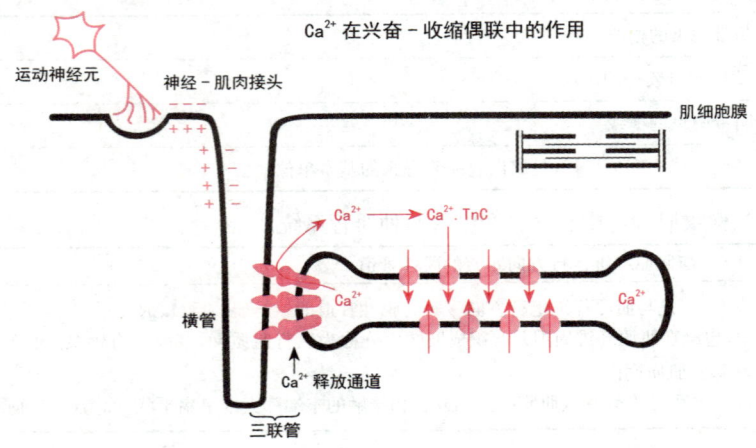

Ca^{2+} 在兴奋-收缩偶联中的作用

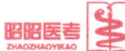

【例6】 骨骼肌兴奋-收缩偶联的**偶联**因子是

A. Na^+ B. IP_3 C. DG   D. Mg^{2+} E. Ca^{2+}

【例7】 在骨骼肌兴奋-收缩**偶联**中起关键作用的离子是

A. Na^+ B. K^+ C. Ca^{2+} D. Mg^{2+} E. Cl^-

➤ 参考答案如下,详细答案参见 2021 版《国家临床执业及助理医师资格考试精选真题考点精析》。

1. C	2. E	3. A	4. B	5. E	6. E	7. C	昭昭老师提示:关注官方微信

第3章　血　液

➤ **2021 考试大纲**

①血液的组成与特性;②血细胞及其功能;③血液凝固、抗凝和纤溶;④血型。

➤ **考纲解析**

近 20 年的医师考试中,本章的考点是血细胞及其功能,执业医师每年考查分数为 2～3 分,助理医师每年考查分数为 1～2 分。

第1节　血液的组成与特性

一、血量、血液的组成、血细胞比容

1. 血量　指全身血液的总量。成年人血量占体重的 $7\%\sim8\%$($70\sim80$ mL/kg)。体重 60 kg 的人,血量为 $4.2\sim4.8$ L。

2. 血液的组成

血浆	水($91\%\sim93\%$);O_2、CO_2、电解质、小分子物质;血浆蛋白即白蛋白+球蛋白+纤维蛋白原
血细胞	红细胞(男 5.0×10^{12}/L,女 4.2×10^{12}/L);白细胞$(4.0\sim10)\times10^9$/L;血小板$(100\sim300)\times10^9$/L

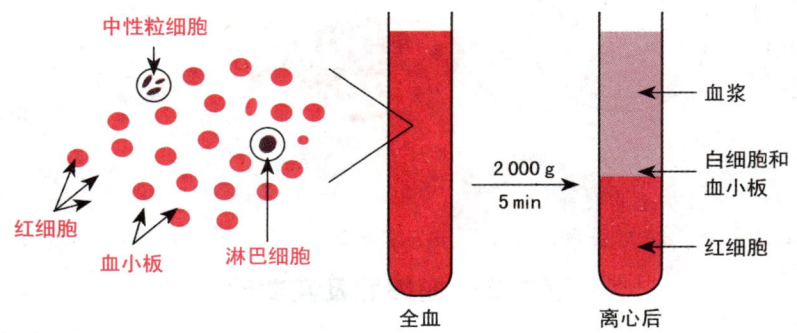

3. 血细胞比容　①血细胞在血液中所占的容积百分比,称为血细胞比容。正常人血细胞比容值是成年男性为 $40\%\sim50\%$,成年女性为 $37\%\sim48\%$,新生儿约为 55%。②红细胞在血液中所占的容积百分比,称为红细胞比容。

【例1】 体重为 60 kg 的正常成人血浆容量约为

A. 4.8 L   B. 4.2 L   C. 9 L   D. 6 L   E. 3 L

二、血液的理化特性

1. 血液的比重、黏度、pH 值、渗透压

	正常值	生理意义
血液的比重	①全血比重 1.050～1.060;	①血液中红细胞越多,全血比重越大;
	②血浆比重 1.025～1.030;	②血浆蛋白越多,血浆比重越大;
	③红细胞比重 1.090～1.092	③红细胞内血红蛋白含量越高,红细胞比重越大

续表

	正常值	生理意义
血液的黏度	①全血黏度4.0～5.0; ②血浆黏度1.6～2.4	①全血黏度主要取决于血细胞比容的高低、血流切率; ②血浆黏度主要取决于血浆蛋白的含量
血浆pH值	7.35～7.45	血浆pH值主要取决于$NaHCO_3/H_2CO_3$的比值
血浆渗透压/ $[mOsm \cdot (kg \cdot H_2O)^{-1}]$	①血浆渗透压300; ②晶体渗透压298.7; ③胶体渗透压1.3	①血浆渗透压=晶体渗透压+胶体渗透压; ②血浆渗透压主要取决于晶体渗透压

2. 血液的渗透压

(1) 血浆渗透压的组成　①渗透压的高低与溶质颗粒数目的多少呈正相关,而与溶质的种类及颗粒的大小无关。②血浆的渗透压主要来自溶解于其中的晶体物质,特别是电解质;由晶体物质所形成的渗透压称为晶体渗透压,它的80%来自Na^+和Cl^+。③由蛋白质所形成的渗透压称为胶体渗透压。血浆胶体渗透压主要来自白蛋白。

(2) 血浆渗透压的意义　血浆胶体渗透压对血管内外的水平衡有重要作用。细胞外液的晶体渗透压的相对稳定,对保持细胞内外的水平衡极为重要。

	晶体渗透压	胶体渗透压
形成	无机盐、葡萄糖等晶体物质(主要为$NaCl$)	血浆蛋白等胶体物质(主要为清蛋白(白蛋白))
压力	大:298.7mOsm/(kg·H_2O)即5 744 mmHg	小:1.3mOsm/(kg·H_2O)即25 mmHg
意义	维持细胞内外水平衡,保持RBC正常形态和功能	调节血管内外水平衡,维持血浆容量

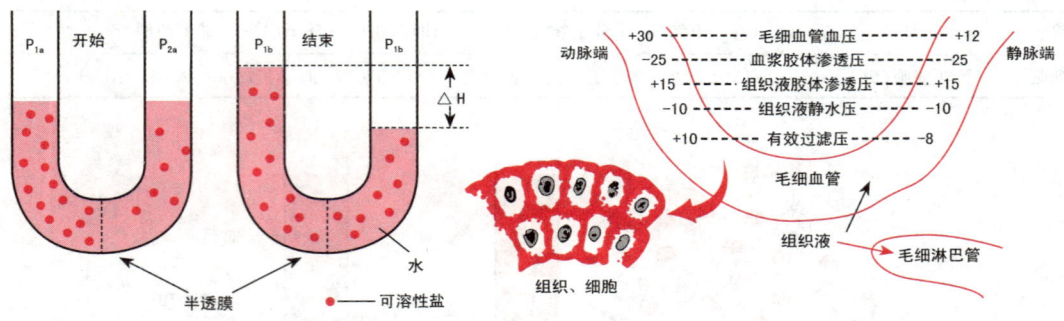

【例2】血浆胶体渗透压主要来自

A. 纤维蛋白原　　B. α_1-球蛋白　　　　C. α_2-球蛋白　　　　D. 清(白)蛋白　　　E. γ-球蛋白

第2节　血细胞及其功能

一、红细胞生理

1. 红细胞的数量　红细胞是血液中数量最多的血细胞。男$(4.0～5.5)×10^{12}/L$,女$(3.5～5.0)×10^{12}/L$。

2. 造血原料及其辅助因子

重要原料	蛋白质和铁	铁的摄入不足或吸收障碍致机体缺铁时→血红蛋白合成减少→缺铁性贫血(小细胞低色素性贫血)
辅酶物质	叶酸和维生素B_{12}	①叶酸摄入不足或吸收障碍→红细胞停留在较大的幼稚的阶段→巨幼细胞性贫血; ②胃大部切除术或胃壁细胞损伤或抗内因子抗体或回肠被切除→内因子缺乏→维生素B_{12}吸收障碍→巨幼细胞性贫血

调节因子	①促红细胞生成素； ②雄激素、甲状腺激素和生长激素； ③雌激素	①促红细胞生成素(EPO)是促进 RBC 成熟主要因子，缺氧能刺激 EPO 生成增加； ②雄激素、甲状腺激素和生长激素可促进红细胞生成； ③雌激素可抑制红细胞的生成 (昭昭老师提示：缺氧导致 EPO 增加；肾病导致 EPO 减少)

3. 红细胞的破坏　正常红细胞的平均寿命为 120 天。

血管外破坏	90％的衰老红细胞被脾破坏
血管内破坏	10％的衰老红细胞在血管中受机械冲击而破坏

4. 生理特性和功能

（1）红细胞的生理特性　红细胞具有可塑变形性、悬浮稳定性和渗透脆性等生理特征，这些均与红细胞的双凹圆碟形有关。

特　性	概　念	生理意义/影响因素
可塑变形性	正常红细胞在外力作用下具有变形的能力	①变形能力取决于红细胞的几何形状、红细胞内的黏度和红细胞膜的弹性，其中红细胞正常的双凹圆碟形的几何形状最为重要。 ②红细胞正常的双凹圆碟形使红细胞具有较大的面积和体积之比，使红细胞受到外力时易于变形；遗传球患者红细胞为球形，面积和体积之比降低，变形能力降低，发生溶血
悬浮稳定性	①将盛放抗凝血的血沉管垂直静置，红细胞能较稳定地悬浮于血浆中的特性； ②红细胞在第 1 小时末下沉的距离表示红细胞沉降的速度，称为红细胞沉降率，简称血沉(ESR)	①男性为 0～15 mm/h，女性为 0～20 mm/h；红细胞沉降率愈大，表示红细胞的悬浮稳定性愈小。 ②影响血沉的因素只在血浆成分：血沉↑→纤维蛋白原、球蛋白和胆固醇↑；血沉↓→白蛋白、卵磷脂↑。 ③双凹圆碟形的红细胞具有较大的表面积与体积之比，所产生的摩擦力较大，故红细胞下沉缓慢；在患某些疾病时，红细胞能彼此较快地以凹面相贴，称为红细胞叠连；发生叠连后，红细胞团块的总表面积与总体积之比减小，摩擦力相对减小，而红细胞沉降率加快 (昭昭老师速记：白卵→低，千秋醇→高)
渗透脆性	红细胞在低渗盐溶液中发生膨胀破裂的特性，简称脆性	①测定红细胞的渗透脆性有助于某些疾病的诊断，如遗传性球细胞增多症。 ②当 NaCl 浓度降至 0.42％～0.46％时，部分红细胞开始破裂而发生溶血；当 NaCl 浓度降至 0.28％～0.35％时，则红细胞全部发生溶血

（2）红细胞的功能　红细胞的主要功能是运输 O_2 和 CO_2。

【例3】红细胞生成的基本原料是

A. 铁、维生素 B_{12}　　　　　B. 叶酸、维生素 B_{12}　　　　　C. 蛋白质、叶酸

D. 蛋白质、维生素 B_{12}　　　E. 铁、蛋白质

例 4～5 共用选项

A. 增快　　　　　　　　　　B. 减慢　　　　　　　　　　C. 在正常范围

D. 先不变后增快　　　　　　E. 先不变后减慢

【例4】将血沉快的人的红细胞放入血沉正常人的血浆中，红细胞的沉降率

【例5】将血沉正常的人的红细胞放入血沉快的人的血浆中，红细胞的沉降率

二、白细胞生理

1. 白细胞总数和分类计数

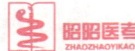

	中性粒细胞	占50%～70%
白细胞(4.0～10.0)×10⁹/L	嗜酸性粒细胞	占0.5%～5%
	嗜碱性粒细胞	占0%～1%
	单核细胞	占3%～8%
	淋巴细胞	占20%～80%

2. 白细胞的生理特性及功能　各类白细胞均参与机体的防御功能。白细胞所具有的变性、游走、趋化、吞噬和分泌等特性是执行防御功能的生理基础。除淋巴细胞外,所有白细胞都能伸出伪足做变性运动,凭借这种运动,白细胞得以穿过毛细血管壁,这一过程称为白细胞渗出。白细胞朝向某些化学物质运动的特性,称为趋化性。能吸引白细胞发生定向运动的化学物质,称为趋化因子。

白细胞	部　位	主要生理功能
中性粒细胞	血液+骨髓	①体内游走速度最快的细胞; ②早期炎症细胞,吞噬消化异物,吞噬和清除衰老红细胞和抗原-抗体复合物
嗜酸性粒细胞	组织	①限制嗜碱性粒细胞和肥大细胞在Ⅰ型超敏反应中作用; ②参与对蠕虫的免疫反应
嗜碱性粒细胞	血液	①释放的肝素可抗凝血; ②释放的组胺和过敏性慢反应物质可引起Ⅰ型超敏反应; ③参与机体的抗寄生虫感染
单核细胞	血液	①晚期炎症细胞; ②激活的单核-巨噬细胞可合成释放多种细胞因子,参与其他细胞活动的调控; ③对肿瘤和病毒感染细胞具有强大的杀伤作用; ④加工处理提呈抗原,参与特异性免疫应
淋巴细胞	血液+组织 液+淋巴	①在免疫应答中起核心作用; ②B细胞主要参与体液免疫,T细胞主要参与细胞免疫,NK细胞是天然免疫的主要执行者

三、血小板生理

1. 血小板的数量　血小板(100～300)×10⁹/L。

2. 血小板的功能

血小板有助于维持血管壁的完整性	当血小板降至50×10⁹/L时,患者的毛细血管脆性增高,微小的创伤即可使之破裂而出现小的出血点;输入新鲜血小板后,血小板黏附并融合到血管内皮上,从而维持血管内皮的完整性
血小板在血液凝固、生理性止血中起重要作用	①当血管受损时,血小板可迅速黏附于内皮下的胶原表面,相互聚集,在血管损伤局部快速形成血小板止血栓,封闭血管破口,防止血液流失。 ②血小板还可促进凝血因子活化,加速纤维蛋白沉积;血小板激活后,可为内源性凝血途径提供磷脂表面;激活的凝血因子与血小板磷脂表面结合,还可避免血浆中抑制剂的灭活
有利于受损血管的修复	血小板可释放血管内皮生长因子(VEGF)、血小板源生长因子(PDGF),促进血管内皮细胞、平滑肌细胞、成纤维细胞的增殖,有利于受损血管的修复

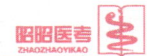

3. 血小板的生理特性

	概　念	备　注
黏附	血小板与非血小板表面的黏着	①需要血小板膜上的糖蛋白(GP)Ⅰb/Ⅸ/Ⅴ复合物、内皮下组织成分(主要是胶原纤维)和血浆 vWF 的参与； ②vWF 是血小板黏附与胶原纤维的桥梁
释放	血小板受刺激后将储存在致密体、α-颗粒或溶酶体内的物质排出的现象	①从致密体中释放的物质主要有 ADP、ATP、5-HT、Ca^{2+}； ②从 α-颗粒 中释放的物质主要有 β-血小板球蛋白、血小板因子 4(PF_4)、vWF、纤维蛋白原、凝血因子Ⅴ(FⅤ)、凝血酶敏感蛋白、PDGF 等； ③临时合成并释放的物质是血栓素 A2(TXA2)
聚集	血小板与血小板之间的相互黏着称为聚集	这一过程需要纤维蛋白原、Ca^{2+} 及血小板膜上 GPⅡb/Ⅲa 的参与
收缩	血小板的收缩能力与血小板的收缩蛋白有关	血小板活化后，胞质内 Ca^{2+} 的增高可引起血小板的收缩反应
吸附	血小板表面可吸附血浆中多种凝血因子(凝血因子Ⅰ、Ⅴ、Ⅺ、Ⅻ)	如果内皮破损，随着血小板黏附和聚集与破损的局部，有助于血液凝固和生理性止血

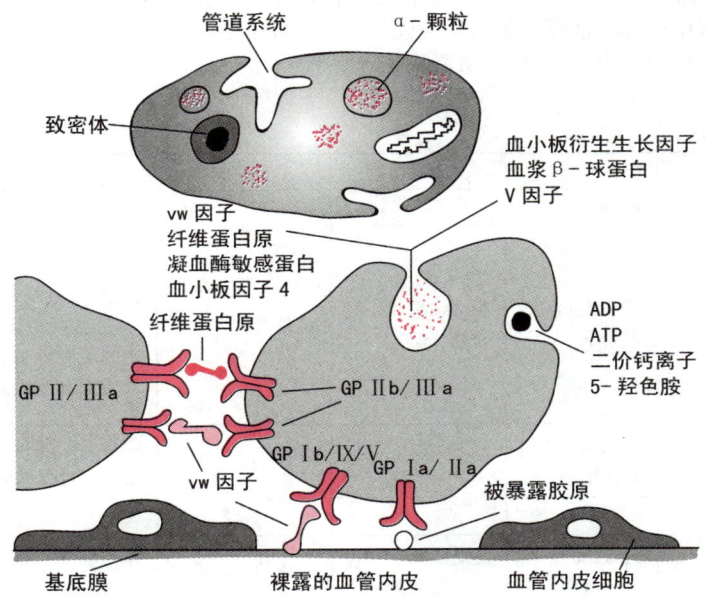

第 3 节　血液凝固、抗凝和纤溶(助理不要求)

一、生理性止血

正常情况下，小血管受损后引起的出血在几分钟内就会自行停止，这种现象称为生理性止血。生理性止血过程主要包括血管收缩、血小板血栓形成和血液凝固三个过程。这三个过程相继发生、相互重叠并相互促进，使生理性止血能及时而快速地进行。

1. 血管收缩　生理性止血首先表现为受损血管局部和附近的小血管收缩，使局部血流减少。引起血管收缩的原因有以下三个方面：损伤性刺激反射性使血管收缩；血管壁的损伤引起局部血管肌源性收缩；黏附于损伤处的血小板释放 5-HT、TXA2 等缩血管物质，引起血管收缩。

2. 血小板血栓形成　血管损伤后，少量血小板迅速黏附于内皮下胶原上，这是形成止血栓的第一步。通过血小板的黏附，可"识别"损伤部位，使止血栓能正确定位。血小板活化释放内源性 ADP 和

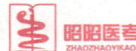

TXA_2,进而促使血小板发生不可逆聚集、黏着在已黏附固定于内皮下胶原的血小板上,形成血小板止血栓(松软的止血栓),从而将伤口堵塞,达到初步止血作用。

3. 血液凝固 血液凝固血管受损也可启动凝血系统,在局部迅速发生血液凝固,使血浆中可溶性的纤维蛋白原转变成不溶性的纤维蛋白,并交织成网,以加固止血栓(牢固的止血栓),称二期止血。最后,局部纤维组织增生,并长入血块,达到永久性止血。

生理性止血过程示意图

血管损伤

血管内皮下组织暴露

血管收缩 ← **血小板激活(粘附、聚集、释放)** → 凝血系统激活

血小板止血栓形成(初步止血)　　纤维蛋白形成

血凝块形成(二期止血)

二、凝血系统

1. 血液凝固的概念及本质 血液凝固是指血液由流动的液体状态变成不能流动的凝胶状态的过程。其实质就是血浆中的可溶性纤维蛋白原变成不溶性的纤维蛋白的过程。纤维蛋白交织成网,把血细胞和血液的其他成分网罗在内,从而形成血凝块。

2. 凝血因子

(1) 凝血因子的组成。

因　子	同义名	合成部位	主要激活物	主要抑制物	主要功能
I	纤维蛋白原	肝细胞	—	—	形成纤维蛋白,参与血小板聚集
II	凝血酶原	肝细胞(需维生素K)	凝血酶原复合物	抗凝血酶	凝血酶促进纤维蛋白原转变为纤维蛋白;激活FV、FVIII、FIX、FXIII和血小板,正反馈促进凝血;与内皮细胞上的凝血酶调节蛋白结合而激活蛋白质C和凝血酶激活的纤溶抑制物
III	组织因子(TF)	内皮细胞和其他细胞	—	—	作为FVIIa的辅助因子,是生理性凝血反应过程的启动物辅因子
IV	Ca^{2+}	—	—	—	
V	前加速素,易变因子	内皮细胞和血小板	凝血酶和FXa,以凝血酶为主	活化的蛋白质C	作为辅因子加速FXa对凝血酶原的激活
VII	前转变素,稳定因子	肝细胞	FXa,FIXa,FIIa	TFPI,抗凝血酶	与TF形成VIIa-组织因子复合物,激活FX和FIX
VIII	抗血友病因子	肝细胞	凝血酶,FXa	不稳定,自发失活;活化的蛋白质C	作为辅因子,加速对FIXa对FX的激活
IX	血浆凝血活酶	肝细胞	FXIa,VIIa—组织因子复合物	抗凝血酶	FIXa与VIIIa形成FX酶复合物激活FX为FXa

续表

因 子	同义名	合成部位	主要激活物	主要抑制物	主要功能
X	Stuart－Prower 因子	肝细胞	Ⅶa－TF 复合物，FⅨa－Ⅷa 复合物	抗凝血酶，TFPI	与 FⅤa 结合形成凝血酶复合物激活凝血酶原，FⅩa 还可激活 FⅦ、FⅧ和 FⅤ
XI	血浆凝血活酶前质	肝细胞	FⅫa，凝血酶	α₁ 抗胰蛋白酶，抗凝血酶	激活 FⅨ为 FⅨa
XII	接触因子或 Hageman 因子	肝细胞	胶原、带负电的异物表面	抗凝血酶	激活 FⅨ为 FⅨa，激活纤溶酶原，激活前激肽释放酶
XIII	纤维蛋白稳定因子	肝细胞和血小板	凝血酶	—	使纤维蛋白单体相互交联聚合形成纤维蛋白网
—	高分子量激肽原	肝细胞	—	—	辅因子，促进 FⅫa 对 FⅪ和对 PK 的激活，促进 PK 对 FⅫ的激活
—	前激肽释放酶	肝细胞	FⅫa	抗凝血酶	激活 FⅫ为 FⅫa

（2）凝血因子的特点。

特 点	概 念	昭昭老师速记
维生素 K 依赖性凝血因子	Ⅱ、Ⅶ、Ⅸ、Ⅹ	"儿子（2）""妻子（7）""小舅子（9）"都是"十"分麻烦的
最不稳定的凝血因子	Ⅴ、Ⅷ	"58"同城公司出现"不稳定"
内皮细胞合成的因子	Ⅲ、Ⅴ	"35"牌香烟是"内"部销售的
不在肝脏合成的凝血因子	Ⅲ、Ⅳ、Ⅴ	周"345""肝"儿子"不"在
不存在于血浆的凝血因子	Ⅲ	小"3"是"外"面的女人
不是蛋白质的凝血因子	Ⅳ	Ⅳ是钙离子，不是蛋白质
被消耗的凝血因子	Ⅱ、Ⅴ、Ⅷ、Ⅻ	"2,5,8,13""被消耗"了

3. 血液凝固的过程　凝血过程分为三阶段，即凝血酶原酶复合物的形成、凝血酶原的激活 和纤维蛋白的生成。

（1）凝血酶原酶复合物的形成　包括内源性、外源性凝血途径，两途径的主要区别在于启动方式和参与的凝血因子不同，但两条途径中的某些因子可以相互激活，故两者间相互密切联系，并不各自完全独立。

	内源性凝血途径	外源性凝血途径
分布	所有凝血因子均来自血液	凝血因子来自血液及血液外的组织因子
启动因子	血管内膜下胶原纤维或异物激活因子（FⅫ）	受伤组织释放出组织因子（FⅢ）
共同途径	FⅩ	FⅩ
不同因子	FⅫ、Ⅷ、Ⅸ、Ⅺ	FⅢ、Ⅶ（昭昭老师速记：不管外面"三七"二十一）
FⅩ的激活	FⅩ 被 FⅨa－Ⅷa－Ca²⁺ 复合物 激活为 FⅩa	FⅩ 被 FⅢ－Ⅶa－Ca²⁺ 复合物 激活为 FⅩa
FⅡ的激活	生成 FⅩa－FⅤa－Ca²⁺－PL 激活凝血酶原	生成 FⅩa－FⅤa－Ca²⁺－PL 激活凝血酶原
凝血速度	较慢	较快

（2）凝血酶原的激活　①凝血酶原→凝血酶。②凝血酶具有多种功能：使四聚体的纤维蛋白原转变为纤维蛋白单体；激活 FⅩⅢ→FⅩⅢa；激活 FⅤ、Ⅷ和 FⅪ，形成凝血过程中的正反馈机制；使血小板活化，为因子Ⅹ酶复合物和凝血酶原酶复合物的形成提供有效的磷脂表面，也可加速凝血。

（3）纤维蛋白的生成　①纤维蛋白原→纤维蛋白。②凝血酶激活 ⅩⅢ，使纤维蛋白单体相互连接形成不溶于水的纤维蛋白多聚体，并彼此交织成网，形成血凝块，完成凝血过程。

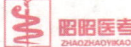

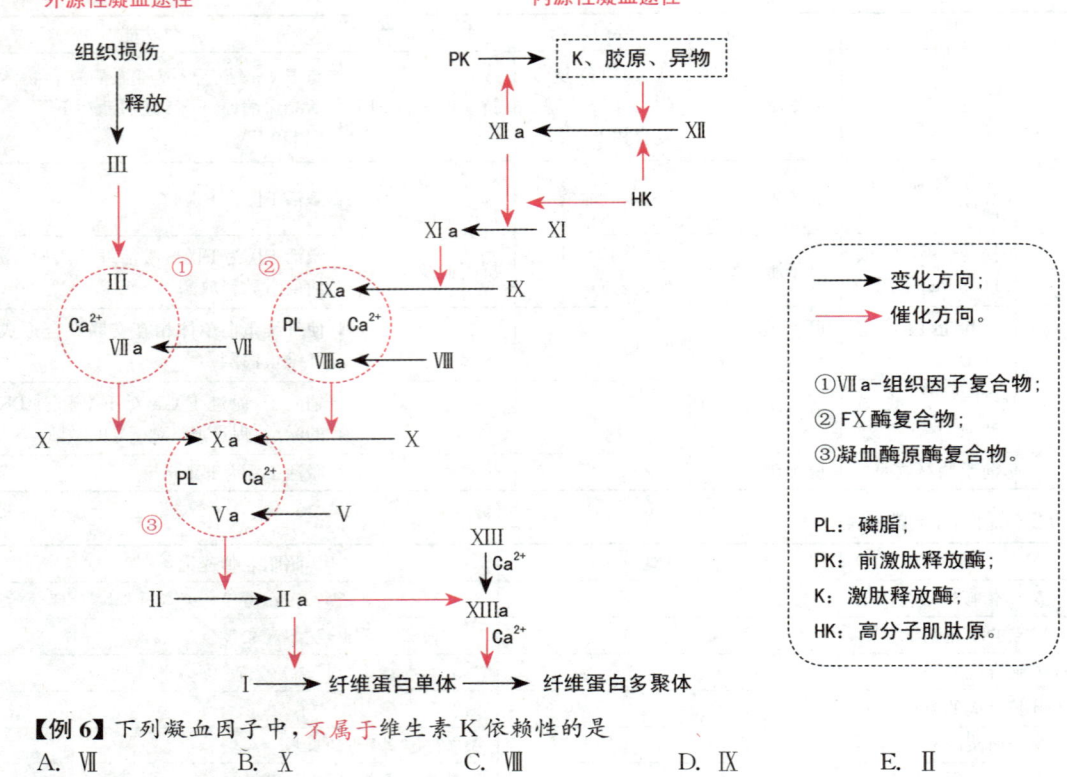

【例6】 下列凝血因子中，**不属于**维生素 K 依赖性的是
A. Ⅶ   B. Ⅹ   C. Ⅷ   D. Ⅸ   E. Ⅱ

三、主要抗凝物质的作用

1. 血管内皮的抗凝作用　①正常血管内皮可防止凝血因子、血小板与内皮下成分接触，避免凝血系统的激活和血小板活化。②血管内皮细胞能合成并在膜上表达硫酸乙酰肝素蛋白多糖，血液中的抗凝血酶(曾称为抗凝血酶Ⅲ)与之结合后，可灭活凝血酶、FⅩa 等多种活化的凝血因子。③内皮细胞也能合成并在膜上表达凝血酶调节蛋白，通过蛋白质 C 系统灭活 FⅤa、FⅧa。④内皮细胞还能合成、分泌 TFPI 和抗凝血酶等抗凝物质。⑤血管内皮细胞合成的 PGI$_2$、NO 可抑制血小板聚集。⑥内皮细胞膜上还有胞膜 ADP 酶，可分解释放出来的 ADP 而抑制血小板的激活。⑦内皮细胞还可合成组织型纤溶酶原激活物(t‐PA)，可激活纤维蛋白溶解酶原转变为纤维蛋白溶解酶，通过降解已形成的纤维蛋白以保血管通畅。

2. 纤维蛋白的吸附、血流的稀释和单核-巨噬细胞的吞噬作用　在凝血过程中所形成的凝血酶，85%～90%可被纤维蛋白吸附，有助于加速局部凝血反应的进行。进入血液循环的活化凝血因子可被血液稀释，并被血浆中的抗凝物质灭活和被单核-巨噬细胞吞噬。

3. 生理性抗凝物质　①丝氨酸蛋白酶抑制物，主要有抗凝血酶、肝素辅因子Ⅱ、C1 抑制物、α$_1$-抗胰蛋白酶、α$_2$-抗纤溶酶和 α$_2$-巨球蛋白等。②其他：蛋白 C 系统、组织因子途径抑制物和肝素等。

抗凝物质	产生部位	作用机制
抗凝血酶(曾称为抗凝血酶Ⅲ)	肝和血管内皮细胞	①最重要的丝氨酸蛋白酶抑制物，可灭活凝血酶和凝血因子 FⅨa～FⅫa； ②最主要的抗凝物质，负责灭活 60%～70%的凝血酶； ③缺乏肝素，直接抗凝作用慢而弱，与肝素结合后，抗凝作用增强 2 000 倍
蛋白质 C 系统	蛋白质 C 由肝合成，需要维生素 K 的参与	①蛋白质 C 系统包括蛋白质 C、凝血酶调节蛋白、蛋白质 S 和蛋白质 C 的抑制物； ②蛋白质 C 可水解灭活 FⅧa、FⅤa，抑制 FⅩ 及凝血酶原的激活化的蛋白质 C 可促进纤维蛋白溶解； ③蛋白质 S 是蛋白质 C 的辅助因子，可使激活的蛋白质 C 的作用大大增强

续表

抗凝物质	产生部位	作用机制
组织因子途径抑制物（TFPI）	血管内皮细胞	TFPI是外源性凝血途径的特异性抑制剂,是体内主要的生理性抗凝物质,能与FX、FⅦ-组织因子复合物结合抑制其活性
肝素	肥大细胞和嗜碱性粒细胞	①具有较强的抗凝作用,但缺乏抗凝血酶时,其抗凝作用很弱,主要通过增强抗凝血酶的活性而间接发挥作用,可使抗凝血酶与凝血酶亲和力增强100倍; ②刺激血管内皮细胞释放大量TFPI而抑制凝血过程

四、纤维蛋白溶解系统及其功能

纤维蛋白被分解液化的过程称为纤维蛋白溶解,简称纤溶。止血栓的溶解主要依赖于纤维蛋白溶解系统(纤溶系统)。

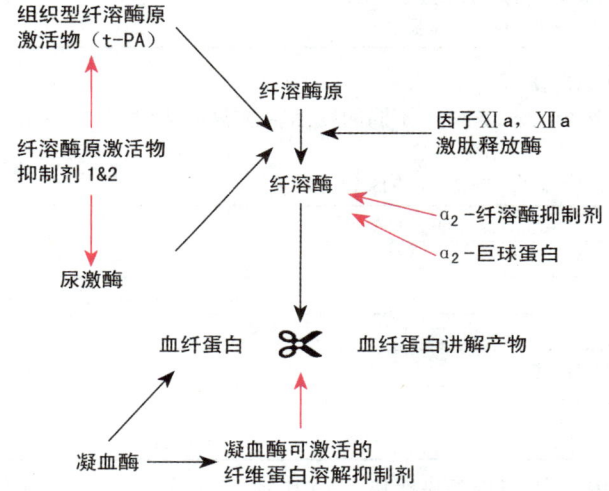

1. 纤溶系统　纤溶系统包括纤维蛋白溶解酶原(纤溶酶原,又称血浆素原)、纤溶酶(又称血浆素)、纤溶酶原激活物、纤溶抑制物。

2. 纤溶过程分两阶段　①纤溶酶原的激活→②纤维蛋白的降解。

（1）纤溶酶原激活物　包括组织型纤溶酶原激活物(t-PA)、尿激酶型纤溶酶原激活物(u-PA)、FⅫα和激肽释放酶。

	组织型纤溶酶原激活物	尿激酶型纤溶酶原激活物
英文简写	t-PA	u-PA
生成部位	血管内皮细胞	肾小管和集合管上皮细胞
作用特点	最主要的内源性纤溶酶原激活物	活性仅次于t-PA的纤溶酶原激活物
作用机制	在纤维蛋白存在时,t-PA对纤溶酶原的亲和力明显增加,激活纤溶酶原的效应可明显增强	通过与多种靶细胞膜上相应受体(u-PA受体)结合,促进结合于靶细胞表面的纤溶酶原激活
功能特点	当纤维蛋白生成时即可启动纤溶,并将纤溶限制在血凝块局部,增强局部的纤溶强度	主要是溶解血管外蛋白,如促进细胞迁移;其次是清除血浆中的纤维蛋白
临床应用	广泛应用于临床(常用溶栓剂)	尚未应用

（2）纤维蛋白和纤维蛋白原的降解　①纤溶酶属于丝氨酸蛋白酶,它最敏感的底物是纤维蛋白和纤维蛋白原。②在纤溶酶作用下,纤维蛋白和纤维蛋白原分解为许多可溶性小肽,称纤维蛋白降解产物(FDP)。FDP通常不再发生凝固,其中部分小肽还具有抗凝作用。③纤溶酶是血浆中活性最强的蛋白酶,特异性较低,除主要降解纤维蛋白和纤维蛋白原外,对FⅡ、FⅤ、FⅧ、FⅩ、FⅫ等也有一定的降解作用。④当纤溶亢进时,可因凝血因子的大量分解和纤维蛋白降解产物的抗凝作用而产生出血倾向。

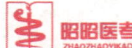

(3) 纤溶抑制物　包括纤溶酶原激活物抑制物-1(PAI-1)、α_2-抗纤溶酶(α_2-AP)。PAI-1 主要通过与 t-PA，尿激酶结合而使之灭活发挥作用。α_2-抗纤溶酶主要通过与纤溶酶结合成复合物而抑制后者的活性。

第 4 节　血型和输血原则

一、血型与红细胞凝集反应

1. 血型　通常指红细胞膜上特异性抗原的类型。

2. 红细胞凝集　若将血型不相容的两个人的血液滴加在玻片上并使之混合，则红细胞可凝集成簇，这一现象称为红细胞凝集。其本质是抗原-抗体反应。

3. 凝集原和凝集素

凝集原	指镶嵌在红细胞膜上的一些特异蛋白质或糖脂，在凝集反应中起抗原作用
凝集素	①指能与红细胞膜上的凝集原起反应的特异性抗体； ②凝集素为 γ-球蛋白，存在于血浆中

二、ABO 血型系统与 Rh 血型系统

1. ABO 血型系统　迄今已发现 30 个不同的红细胞血型系统，其中与临床关系最为密切的是 ABO 血型系统和 Rh 血型系统。

(1) ABO 血型的分型分 4 种，即 A、B、AB、O 型。

血　型		红细胞上的抗原(凝集原)	血清中的抗体(凝集素)
A 型	A_1	$A+A_1$	抗 B
	A_2	A	抗 B+抗 A_1
B 型		B	抗 A
AB 型	A_1B	$A+A_1+B$	无抗 A、无抗 A_1、无抗 B
	A_2B	$A+B$	抗 A_1
O 型		无 A、无 B	抗 A+抗 B

(2) ABO 血型的遗传　AB 基因是显性基因，O 基因是隐性基因。4 种血型表现型对应 6 组基因型：A 型血(AA、AO)、B 型血(BB、BO)、AB 型血(AB)、O 型血(OO)。血型遗传符合孟德尔遗传规律。

2. Rh 血型系统　红细胞表面有 Rh 凝集原(抗原)者称为 Rh 阳性，占 99%；无 Rh 凝集原者称 Rh 阴性，占 1%。Rh 血型系统是红细胞血型最复杂的一个系统。已发现 40 多种 Rh 抗原(也称 Rh 因子)，与临床关系密切的有 D、E、C、c、e 五种。Rh 抗原只存在于红细胞上。

	Rh 血型系统	ABO 血型系统
凝集原	Rh 抗原(D、E、C、c、e)	A、A_1、B
凝集素	血清中不存在天然凝集素(抗体)，需要通过体液免疫产生	出生几个月后，血清中一直存在天然凝集素，不需通过体液免疫产生
抗原部位	Rh 只存在于红细胞上	A、B、H 抗原可存在于红细胞、淋巴细胞和血小板、上皮细胞和内皮细胞的膜上
遗传特性	控制 Rh 血型抗原的等位基因位于 1 号染色体	控制 ABO 血型抗原的等位基因位于 9 号染色体
抗体类型	为不完全抗体 IgG，可以通过胎盘	①天然抗体多属 IgM，分子量大，不能通过胎盘； ②免疫性抗体属 IgG，分子量小，可以通过胎盘
溶血反应	①只发生在再次输血，或多次输入 Rh 阳性血液，即产生抗 Rh 抗体后； ②Rh 阴性母亲怀有 Rh 阳性的胎儿，第二胎时可使 Rh 阳性的胎儿产生溶血	①ABO 血型不合的输血； ②母子 ABO 血型不合，母亲为 O 型，胎儿为 A 型或 B 型，可引起症状很轻的新生儿溶血
反应程度	溶血反应症状较重，可有黄疸、贫血、肝脾大	溶血反应症状较轻，除黄疸外，无其他明显异常

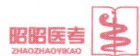

【例7】红细胞血型所涉及的特异物质类型是

A. 红细胞膜上凝集素　　　　　　B. 红细胞膜上凝集原　　　　　　C. 红细胞膜上受体

D. 血浆中凝集素　　　　　　　　E. 血浆中凝集原

【例8】血清中只含有抗 B 凝集素的血型是

A. A 型　　　　　B. B 型　　　　　C. AB 型　　　　　D. O 型　　　　　E. A_2B 型

三、输血原则

1. 交叉配血

（1）交叉配血主侧和次侧　供血者的红细胞和受血者的血清进行配合实验,称为交叉配血主侧。再将受血者的红细胞与供血者的血清做配合实验,称为交叉配血次侧。

交叉配血主侧	供血者的红细胞 & 受血者的血清
交叉配血次侧	受血者的红细胞 & 供血者的血清

（2）意义

表　　现	处　　理
交叉配血的两侧都没有发生凝集反应即为配血相合	可以进行输血
主侧发生凝集反应,则为配血不合	不可输血
主侧不发生凝集反应,而次侧发生凝集反应称为配血基本相合,这种情况见于将 O 型血输给其他血型的受血者或 AB 型受血者接受其他血型的血液	缓慢输血严密观察

2. 万能血型　以往曾把 O 型血的人称为万能供血者,AB 型血的人称为万能受血者,这种说法不可取。即使在紧急情况下,不同血型之间的输血也应少量而缓慢。

3. 同型输血、成分输血、自体输血

同型输血	为防止血型不符引起的溶血反应,临床上首选的输血原则是同型输血
成分输血	①把人血中的各种不同成分,如红细胞、粒细胞、血小板和血浆,分别制备成高纯度或高浓度的制品,再输注给患者; ②严重贫血→浓缩红细胞悬液,大面积烧伤→血浆或血浆替代品,出血性疾病→浓缩的血小板悬液或含凝血因子的新鲜血浆
自体输血	是采用患者自身血液成分,以满足本人手术或紧急情况下需要的一种输血疗法;是值得推广的安全输血方式

【例9】献血者为 A 型血,经交叉配血试验,主侧不凝集而次侧凝集,受血者的血型应为

A. B 型　　　　　B. AB 型　　　　　C. A 型　　　　　D. O 型　　　　　E. A 型或 B 型

【例10】可导致输血反应的天然抗体类型是

A. IgM　　　　　B. IgG　　　　　C. IgD　　　　　D. IgE　　　　　E. IgA

▶ 参考答案如下,详细答案参见 2021 版《国家临床执业及助理医师资格考试精选真题考点精析》。

1. E	2. D	3. E	4. C	5. A	昭昭老师提示:关注官方微信,获得第一手考试资料。
6. C	7. B	8. A	9. B	10. A	

第4章　血液循环

▶ **2021 考试大纲**

①心脏的泵血功能;②心肌的生物电现象和生理特性;③血管生理;④心血管活动的调节;⑤器官循环。

▶ **考纲解析**

近 20 年的医师考试中,本章的考点是心肌的生物电现象和生理特性,执业医师每年考查分数为 2～

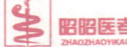

3分,助理医师每年考查分数为1~2分。

第1节 心脏的泵血功能

一、心动周期

1. 心动周期 心脏的一次收缩和舒张构成一个机械活动周期,称为心动周期。在一个心动周期中,心房和心室的机械活动都可分为收缩期和舒张期。

2. 心动周期的长度与心率成反变关系 如果正常成年人的心率为75次/分,则每个心动周期持续0.8秒。在心房的活动周期中,先是左、右心房收缩,持续约0.1秒,继而心房舒张,持续约0.7秒。在心室的活动周期中,也是左、右心室先收缩,持续约0.3秒,随后心室舒张,持续约0.5秒。当心房收缩时,心室仍处于舒张状态;心房收缩结束后不久,心室开始收缩。心室舒张期的前0.4秒期间,心房也处于舒张状态,这一时期称为全心舒张期。在一个心动周期中,心房和心室的活动按一定的次序和时程先后进行,左、右两个心房的活动是同步进行的,左、右两个心室的活动也是同步进行的,心房和心室的收缩期都短于各自的舒张期。心率加快时,心动周期缩短,收缩期和舒张期都相应缩短,但舒张期缩短的程度更大,这对心脏的持久活动是不利的。

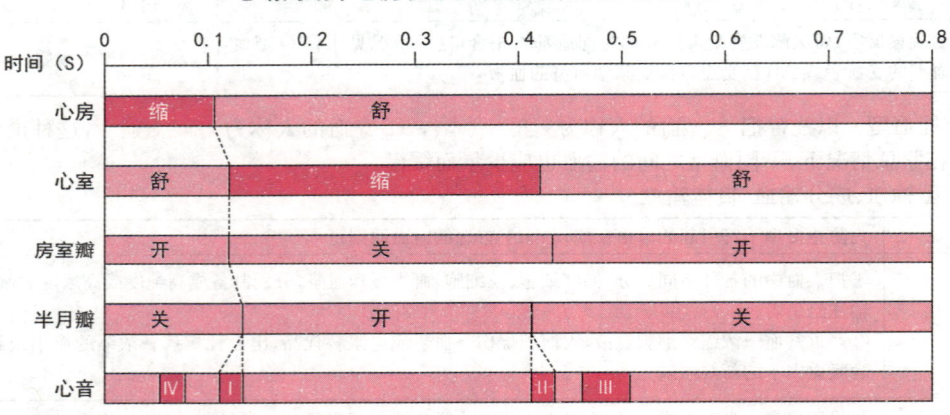

心动周期中心房和心室活动的顺序和时间关系

二、心脏泵血的过程

1. 心脏的泵血过程和机制 左右心室的泵血过程相似,而且几乎同时进行。现以左心室为例,说明一个心动周期过程中心脏瓣膜、血流方向、心腔内压力和心室容积的变化:等容收缩期→快速射血期→减慢射血期→等容舒张期→快速充盈期→减慢充盈期→心房收缩期。

心动周期		压力变化	房室瓣	半月瓣	血流方向	左室容积
心室 收缩 期	等容收缩期	左房内压＜左室内压＜主动脉压	关闭	关闭	无血液进出左室	不变
	快速射血期	左房内压＜左室内压＞主动脉压	关闭	开放	左室→主动脉	迅速减小
	减慢射血期	左房内压＜左室内压＜主动脉压	关闭	开放	左室→主动脉	继续减小
心室 舒张 期	等容舒张期	左房内压＜左室内压＜主动脉压	关闭	关闭	无血液进出左室	不变
	快速充盈期	左房内压＞左室内压＜主动脉压	开放	关闭	左房→左室	迅速增大
	减慢充盈期	左房内压＞左室内压＜主动脉压	开放	关闭	左房→左室	继续增大
	心房收缩期	左房内压＞左室内压＜主动脉压	开放	关闭	左房→左室	继续增大

2. 心动周期中压力和左心室容积变化

情 景	分 期	速 记
左心室压力最高	快速射血期末	快速射血期心室肌强烈收缩→室内压在等容收缩期的基础上继续上升→末期达到峰值

续表

情　景	分　期	速　记
左心室容积最小	减慢射血期末或等容舒张期	减慢射血期末左心室刚刚射完血,左心房还没有给左心室补给血液→左心室容积最小
左心室容积最大	心房收缩期末或等容收缩期	心房收缩期时在快速充盈期+减慢充盈期的基础上继续为心室补给血液→末期左室容积最大
左心室内压升高最快	等容收缩期	心室肌强烈收缩,室内压急剧升高→室内压升高加速度达峰值
主动脉压力最低	等容收缩期末	主动脉压力降至最低→主动脉压力＜左室内压
主动脉压力最高	快速射血期末	左心室快速射血→末期主动脉血流量最大→末期主动脉压力最局
主动脉血流量最大	快速射血期	左心室血射得最快→主动脉血流量最大
主动脉升高最快	快速射血期	左心室血射得最快→主动脉血流量最大→主动脉压升高最快

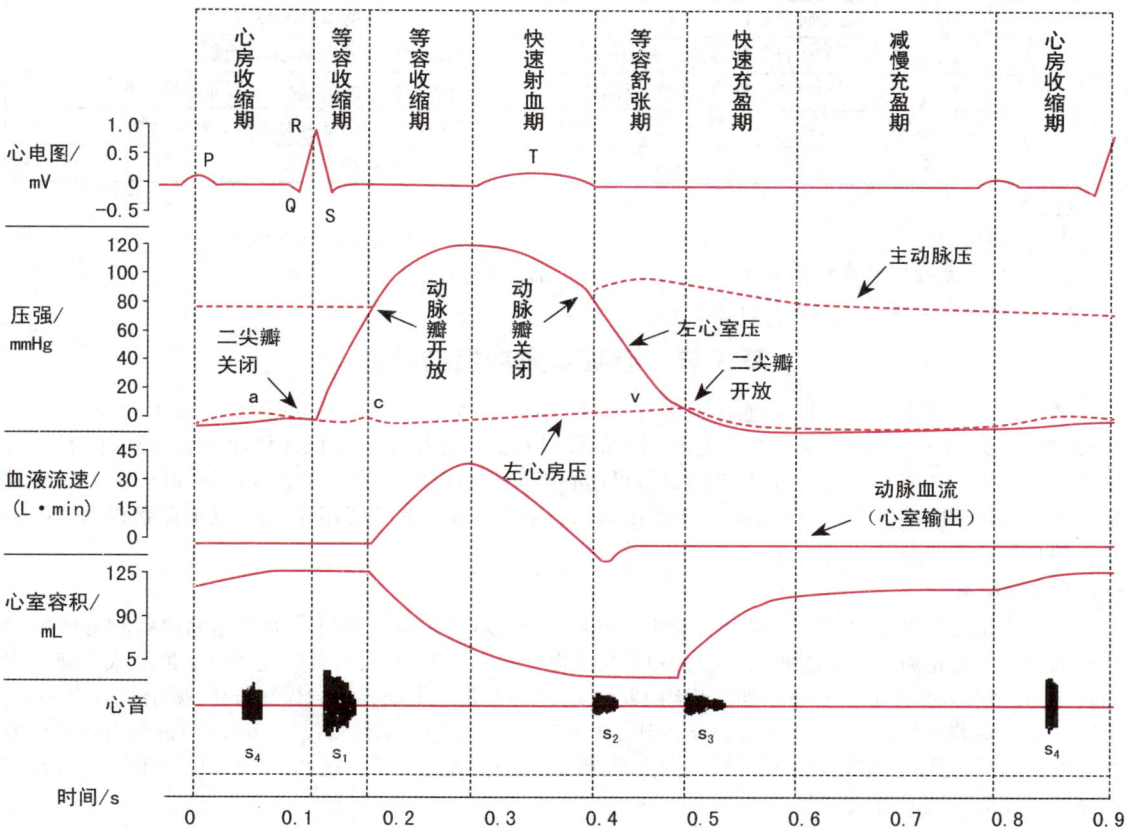

【例1】在心动周期中,心室内压力上升最快的阶段是

A. 快速射血期　　B. 等容收缩期　　　C. 缓慢射血期　　　D. 等容舒张期　　　E. 快速充盈期

【例2】主动脉瓣关闭发生于

A. 快速射血期开始时　　　　　B. 快速充盈期开始时　　　　　C. 等容舒张期开始时

D. 等容收缩期开始时　　　　　E. 减慢充盈期开始时

三、心音的产生

	第一心音	第二心音	第三心音	第四心音
出现时间	心室收缩期初	心室舒张初	心室快速充盈期末	心室舒张期的晚期

续表

	第一心音	第二心音	第三心音	第四心音
意义	标志心室收缩的开始	标志心室舒张的开始	—	—
产生原理	房室瓣突然关闭引起心室内血液和室壁的振动	主动脉瓣和肺动脉瓣的关闭,血液冲击大动脉根部	室壁和乳头肌突然伸展及充盈血流突然减速,即心室产生的杂音	与心房收缩有关,即心房产生的杂音
昭昭老师速记	一房一室	二主肺	三生三"世(室)"	在"房间""死"了

第 2 节　心脏泵血功能的评定

指　标	定　义	计算公式
每搏输出量	一侧心室一次心脏搏动所射出血液量	搏出量=舒张末期容积－收缩末期容积
每分输出量	一侧心室每分钟射出的血液量	心输出量=搏出量×心率
心指数	以单位体表面积计算的心输出量	心指数=心输出量/体表面积
射血分数	搏出量占心室舒张末期容积的百分比	射血分数=搏出量/心室舒张末期容积
每搏功	指心室一次收缩射血所做的外功	每搏功=搏出量×射血压+血流动能
每分功	指心室每分钟收缩射血所做的功	每分功=每搏功×心率

【例3】心输出量是指

A. 每搏输出量　　　　　　　　　　　B. 左、右心室输出的总血液量
C. 每分钟左心室所泵出的血量　　　　D. 心房进入心室的血量
E. 每分钟两心房进入心室的血量

第 3 节　心脏泵血功能的储备

健康成年人在安静状态下,心输出量为 5～6 L;剧烈运动时,心输出量可达 25～30 L,为安静时的 5～6 倍。这说明正常心脏的泵血功能有相当大的储备量。心输出量可随机体代谢需要而增加的能力,称为心泵功能储备或心力储备,心泵功能储备可用心脏每分钟能射出的最大血量,即心脏的最大输出量来表示。心泵功能储备的大小主要取决于搏出量和心率能够提高的程度,因而心泵功能储备包括搏出量储备和心率储备两部分。

一、搏出量储备

搏出量是心室舒张末期容积和收缩末期容积之差,所以,搏出量储备可分为收缩期储备和舒张期储备两部分。前者是通过增强心肌收缩能力和提高射血分数来实现的,而后者则是通过增加舒张末期容积而获得的。安静时,左心室舒张末期容积约 125 mL,左心室收缩末期容积约为 55 mL,搏出量为 70 mL。由于正常心室腔不能过分扩大,一般只能达到 140 mL 左右,故舒张期储备仅 15 mL 左右;而当心肌作最大程度收缩时,心室收缩末期容积可减小到不足 20 mL,因而收缩储备可达 35～40 mL。相比之下,收缩期储备要比舒张期储备大得多。

二、心率储备

正常健康成年人安静时的心率为 60～100 次/分。假如搏出量保持不变,使心率在一定范围内加快,当心率达 160～180 次/分时,心输出量可增加至静息时的 2～2.5 倍,称为心率储备。如果心率过快(大于 180 次/分),由于舒张期过短,心室充盈不足,可导致搏出量和心输出减少。

在心力衰竭患者,心肌收缩力减弱,搏出量减少,射血后心室内的剩余血量增多,心室舒张末期容积增大,表明收缩期储备和舒张期储备均下降。在这种情况下,常出现心率代偿性加快,保证心输出量不致过低,也就是说,患者在安静状态下已动用心率储备。心力衰竭患者往往在心率增快到 120～140 次/分时心输出量就开始下降,表明此时心率储备已不足以代偿搏出储备的降低,所以心力衰竭患者的心率储备也显著低于正常人。

在进行剧烈的体力活动时,体内交感-肾上腺髓质系统的活动增强,机体主要通过动用心储备和收缩

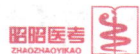

期储备而使心输出量增加。在训练有素的运动员,心肌纤维增粗,心肌收缩能力强,因此收缩期储备增加;同时,由于心肌收缩能力增强,可使心室收缩和舒张的速度都显著加快,因此心率储备也增加。此时,能使心输出量随心率加快而增多的心率水平将提高到200~220次/分,心输出量最大可增加至正常时的7倍。

第4节 影响心输出量的因素

因为心输出量=搏出量×心率,所以凡能影响搏出量和心率的因素均可影响心输出量,而搏出量的多少则取决于前负荷、后负荷和心肌收缩能力等。

一、前负荷和后负荷

1. 概述

	前负荷	后负荷
概念	心肌在收缩前期所承受的负荷	心肌在收缩后所承受的负荷
代表指数	心室舒张末期容积或压力	大动脉血压
调节环节	心室舒张末期充盈量即静脉回心血量和射血后心室内剩余血量	动脉血压即左心室的后负荷为主动脉压,右心室的后负荷为肺动脉压
调节机制	异长自身调节	异长自身调节和等长调节
调节途径	Starling 机制	Starling 机制、神经调节和体液调节

前负荷 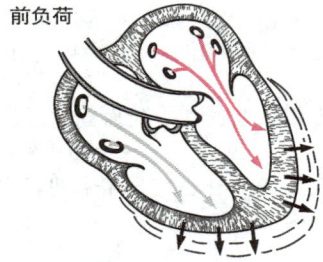 后负荷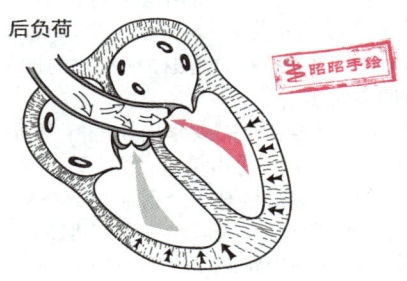

昭昭手绘

2. 异长调节和等长调节

	异长调节	等长调节
概念	通过改变心肌细胞初长度调节心脏泵血功能	通过改变心肌收缩能力调节心脏泵血功能
特点	心肌细胞初长度有改变	心肌细胞初长度无改变
途径	Starling 自身调节	神经调节、体液调节
适应情况	对搏出量的微小变化进行精细的调节 适应短期、细微变化的调节	对持续、剧烈循环变化的调节
临床示例	体位的突然改变、动脉压突然升高等的调节	缺氧、酸中毒、心衰使心搏量减少的调节

【例4】 引起左室后负荷增高的主要因素是

A. 肺循环高压　　　　　　B. 体循环高压　　　　　C. 回心血量增加

D. 主动脉瓣关闭不全　　　E. 血红细胞比容增大

3. 前负荷影响因素和调节机制

(1)心室舒张末期充盈的血量　在整体情况下,心室的前负荷主要取决于心室舒张末期充盈的血量。因此,凡能影响心室舒张期充盈量的因素,都可通过异长自身调节使搏出量发生改变。舒张末期充盈量是静脉回心血量和射血后心室内剩余血量二者之和。

①静脉回心血量　在多数情况下,静脉回心血量的多少是决定心室前负荷大小的主要因素。静脉回心血量又受到心室充盈时间、静脉回流速度、心室舒张功能、心室顺应性和心包腔内压力等因素的影响。

因　素	机　制	临床特点
心室充盈时间	心率增快时,心室舒张期缩短,心室充盈时间缩短,心室充盈不完全,静脉回心血量减少	在心室完全充盈后,若继续延长心室充盈时间,则不能进一步增加静脉回心血量
静脉回流速度	在心室充盈时间不变的情况下,静脉回流速度越快,静脉回心血量越多	外周静脉压增高、心房或心室内压降低时,静脉回流速度加快
心室舒张功能	在相同外周静脉压条件下,舒张期 Ca^{2+} 回降越快,心室舒张越快,心室的抽吸作用越强,静脉回心血量越多	若降低肌质网对 Ca^{2+} 的回收率,则心室舒张不良,全心舒张期静脉回心血量减少
心室顺应性	心室顺应性越高,在相同心室充盈压条件下能容纳更多的血量	当心肌纤维化、心肌肥厚时,心室顺应性降低,心室充盈量降低
心包腔压力	正常情况下,心包的存在有助于防止心室过度充盈	当心包积液时,心包腔内压力增高,心室充盈受限,静脉回心血量减少

②射血后心室内的剩余血量　假如静脉回心血量不变,当动脉血压突然升高使搏出量暂时减少时,射血后心室内剩余血量增加,也可使心室充盈量增加。但实际上,射血后心室内剩余血量增加时,舒张末期心室内压也增高,静脉回心血量将会减少,因而心室充盈量并不一定增加。

(2)前负荷的调节机制　前负荷增加→心室肌初长度增加→心肌细胞粗、细肌丝有效重叠程度增加,活化时形成的横桥连接数目增多→心肌收缩力增强→心输出量增加。

(3)调节的适应证　只是对搏出量进行精细的调节,只适于短期、细微变化的调节。如体位的突然改变(突然从卧位变成站立位,回心血量减少,导致前负荷减小),以及动脉压突然升高,左右心室搏出量不平衡等的微调。不适于持续、剧烈循环变化的调节,如体力劳动时搏出量持续大幅度升高等的调节。

4. 后负荷调节机制

(1)后负荷增高→等容收缩期室内压的峰值增高→等容收缩期延长→射血期缩短→射血期心室肌缩短的程度和速度都减小→搏出量减少。

(2)后负荷增高→搏出量减少→射血后心室内的剩余血量增多→心室收缩末期容积增多→心室舒张末期容积增大→通过异长自身调节加强心肌的收缩力→搏出量回升。

(3)后负荷增高→搏出量减少→等长调节→心肌收缩力增强→搏出量回升。

二、心肌收缩能力和等长调节

1. 概述　①心肌不依赖于前负荷和后负荷而能改变其力学活动的内在特性,称为心肌收缩能力,又称心肌的变力状态。②通过改变心肌收缩能力的心脏泵血功能调节,称为等长调节。

2. 心肌收缩影响因素　①心肌收缩能力受多种因素的影响。②凡能影响心肌细胞兴奋-收缩耦联过程中各个环节的因素都可影响收缩能力,其中活化的横桥数目和肌球蛋白头部 ATP 酶的活性是影响心肌收缩能力的主要环节。

三、心率调节

年龄的影响	新生儿的心率较快,随着年龄的增长,心率逐渐减慢,青春期接近成年人水平
性别的影响	女性的心率稍快于男性
生理状态的影响	经常进行体力劳动、体育运动的人,平时心率较慢。在同一个体,心率较慢,运动或情绪激动时心率较快
心率变化对心输出量的影响	①在一定范围内,心率加快可使心输出量增加; ②心率过快(>180 次/分),心室舒张期明显缩短,心舒期充盈的血液量明显减少,可导致搏出量和心输出量减少; ③心率过慢(<40 次/分),将使心室舒张期过长,此时心室充盈早已接近最大限度,心舒期的延长已不能进一步增加充盈量和搏出量,因此心输出量也减少
神经和体液因素的影响	①交感神经兴奋、循环血液中肾上腺素、去甲肾上腺素、甲状腺激素水平增高时,心率加快; ②迷走神经兴奋时,心率减慢
体温的影响	每升高 1 ℃,心率增加 12~18 次/分

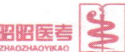

第5节　心脏的电生理学

一、心肌细胞的分类

1. 根据组织学和电生理学特点　将心肌细胞分为工作细胞和自律细胞。

分 类	组 成	特 点
工作细胞	心房肌和心室肌	有稳定的静息电位,主要执行收缩功能
自律细胞	窦房结细胞和浦肯野细胞	组成心内特殊传导系统,大多没有稳定的静息电位,并可自动产生节律性兴奋

2. 根据心肌细胞动作电位去极化的快慢及其产生机制　将心肌细胞分为快反应细胞和慢反应细胞。

分 类	组 成	动作电位特点
快反应细胞	心房肌、心室肌和浦肯野细胞	去极化速度和幅度大,兴奋传导速度快,复极化过程缓慢且可分成几个时相,因而动作电位时程很长
慢反应细胞	窦房结和房室结细胞	去极化速度和幅度小,兴奋传导速度慢,复极化过程慢而没有明确的时相区分

二、心室肌细胞的动作电位及其形成机制

1. 静息电位　心室肌细胞的静息电位稳定,为 $-80\sim-90$ mV,主要由 K^+ 外流引起的 K^+ 平衡电位而产生。

K^+平衡电位	①心室肌细胞中存在内向整流钾通道(I_{K1} 通道),在静息电位水平,它处于开放状态,而此时钠通道和钙通道则基本处于关闭状态; ②静息电位主要由内向整流钾电流(I_{K1} 通道)引起的 K^+ 平衡电位而产生
Na^+平衡电位	静息状态下,心室肌细胞膜对 Na^+ 也有一定的通透性,此为钠背景电流和钠泵活动引起的泵电流所致,由于 Na^+ 内流可部分抵消 K^+ 外流形成的电位差,故静息电位略低于 K^+ 平衡电位

2. 心室肌细胞动作电位的形成机制和分期

分 期	机 制	特 点
0 期(去极化过程)	①主要是快钠通道开放,Na^+ 内流; ②Ca^{2+} 内流(T 形通道)作用较小	河豚毒素可阻断快 Na^+ 通道
1 期(复极化过程)	①主要是一过性 K^+ 外流即 I_{to}(瞬间外向电流); ②Cl^- 内流作用较小	钾通道阻滞剂 4-氨基吡啶可阻断 I_{to}
2 期(平台期)	①缓慢 Ca^{2+} 内流(L 形通道); ②逐渐加强的 K^+ 外流; ③Na^+ 内流的慢失活	维拉帕米可阻断 L 形 Ca^{2+} 通道
3 期(复极化过程)	逐渐加强的 K^+ 外流	胺碘酮可阻断,并显著延长动作电位时程
4 期(静息期/自动去极化期)	①钠泵(排出 Na^+ 摄入 K^+); ②Na^+–Ca^{2+} 交换体排出 Ca^{2+}; ③钙泵排出 Ca^{2+}(少量)	—

3. 心室肌细胞动作电位的特点　①0 期去极化速度快、幅度高。②有平台期、有超射。有平台期是心肌细胞动作电位持续时间较长的主要原因,也是它区别于骨骼肌细胞和神经细胞动作电位的主要特征。③静息电位负值大,达 -90 mV。④4 期电位稳定,无自动去极化。

三、心房肌细胞的动作电位及其形成机制

1. 静息电位　心房肌细胞静息电位约为 -80 mV。

2. 动作电位特点　动作电位形态与心室肌细胞相似,但无明显的平台期,复极化较快,故动作电位

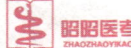

时程较短,为150~200 ms。心室肌细胞各时相的离子流在心房肌细胞也都具备,主要的不同是心房肌细胞膜中存在乙酰胆碱敏感的钾通道(I_{K-ACh})。I_{K-ACh} 通道可在 ACh 作用下大量激活开放,使膜对 K^+ 的通透性增加,K^+ 外流增强而出现超极化,导致心房肌细胞动作电位时程明显缩短。

	心室肌细胞	心房肌细胞
静息电位	大,-90 mV	小,-80 mV
分期特点	有典型 0、1、2、3、4 期	无明显的 2 期
动作电位时程	长	短
复极化	慢	快
特殊通道	—	乙酰胆碱敏感的钾通道(I_{K-ACh})

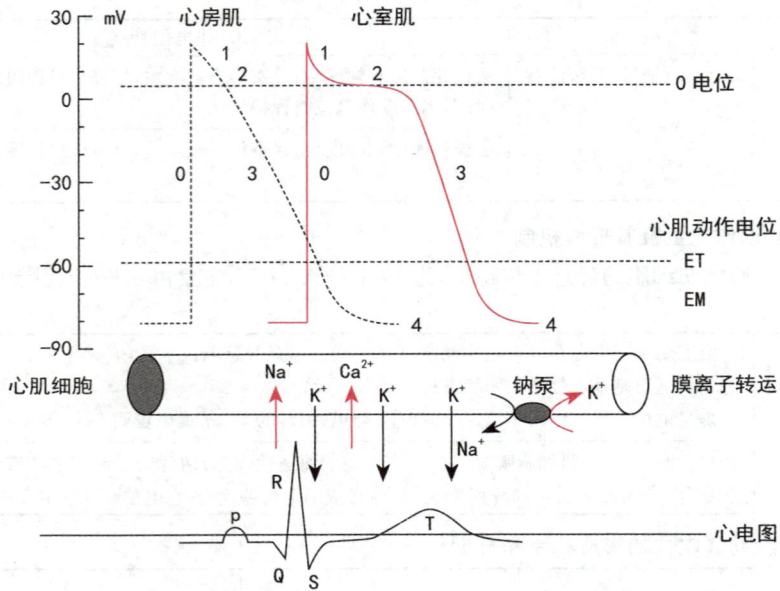

四、窦房结 P 细胞的动作电位及特点

1. 动作电位分期　P 细胞缺乏 I_{to} 通道,其动作电位无明显的 1 期和 2 期,0 期去极化后直接进入 3 期复极化过程。

0 期	由经 I_{Ca-L} 的 Ca^{2+} 内流产生,持续时间较长,去极化幅度为 70~85 mV(P 细胞缺乏 I_{Na} 通道),受细胞外 Ca^{2+} 浓度影响明显,可被钙通道阻断剂(维拉帕米)阻断
3 期	主要依赖 I_k,使膜电位复极化到最大复极化电位水平
4 期	4 期自动去极化;K^+ 外流逐渐减少,Na^+ 内流逐渐增加及 Ca^{2+} 内流(T 形通道,I_{Ca-T})逐渐增加;K^+ 外流逐渐减少为主要

　　昭昭老师提示:只有在窦房结的 4 期才有 T 形的钙通道,及心室肌 0 期 T 形的钙通道,其余的细胞及分期中出现的钙通道都是 L 形钙通道。

2. 特点

4 期自动去极化	①最大特点就是有明显的 4 期自动去极化,且自动去极化速度快(0.1 V/s); ②4 期自动去极化是自律细胞产生自动节律的基础,优势起搏细胞的舒张去极化速度最快,在每次心搏活动中,它最先去极化达到阈电位水平,产生一个新的动作电位; ③正因为窦房结 P 细胞的 4 期自动去极化速度快,才使之成为心脏正常的起搏点

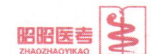

续表

无 1、2 期	①动作电位由 0 期(去极化)、3 期(复极化)和 4 期(自动去极化)组成; ②无 1、2 期
最大复极化电 位及阈电位小	①最大复极化电位(−70 mV)及阈电位(−40 mV)的绝对值均低于心室肌细胞; ②最大复极电位、阈电位的绝对值小于浦肯野细胞; ③0 期去极化幅度较小(70 mV),时程较长(约 7 ms)
无明显超射	动作电位无明显超射

3. 心室肌细胞与窦房结 P 细胞的区别

	心室肌细胞	窦房结 P 细胞
0 期(去极化过程)	快钠通道开放,Na^+ 内流	慢钙通道开放,Ca^{2+} 内流(L 形通道)
1 期(复极化过程)	主要是一过性 K^+ 外流	无
2 期(平台期)	①缓慢 Ca^{2+} 内流(L 形通道); ②逐渐加强的 K^+ 外流	无
3 期(复极化过程)	逐渐加强的 K^+ 外流	K^+ 外流
4 期(静息期/自动去极化期)	①钠泵(排出 Na^+ 摄入 K^+); ②$Na^+ - Ca^{2+}$ 交换排出 Ca^{2+}; ③钙泵排出 Ca^{2+}(少量)	①K^+ 外流逐渐减少; ②Na^+ 内流逐渐增加; ③Ca^{2+} 内流(T 形通道)逐渐增加

五、浦肯野纤维的动作电位及特点

1. 动作电位分期 浦肯野细胞是一种快反应自律细胞,其动作电位形状与心室肌细胞相似,也分为 0 期、1 期、2 期 3 期和 4 期五个时相。0~3 期的产生机制与心室肌细胞基本相同。

0 期	快钠通道开放,Na^+ 内流
1 期	主要是一过性 K^+ 外流
2 期	①缓慢 Ca^{2+} 内流(L 形通道);②逐渐加强的 K^+ 外流
3 期	逐渐加强的 K^+ 外流
4 期	I_K 逐渐减弱和 I_f 的逐渐增强,I_f 电流起主要作用

2. 特点

1 期和 2 期间有切迹	1 期较心室肌细胞更明显,在 1 期和 2 期之间可形成一个较明显的切迹
3 期	3 期复极化末所达到的最大复极化电位较心室肌细胞静息电位更负
静息电位特点	没有稳定的静息电位
超射	有超射
去极化的幅度	0 期去极化幅度更大,可达 120 mV
去极化的速度	0 期去极化速率较心室肌细胞更快,可达 200~800 V/s
4 期膜电位稳定	膜电位不稳定,这是与心室肌细胞动作电位最显著的不同之处
4 期自动去极化速度	与窦房结 P 细胞相似,4 期自动去极化,但去极化速度(0.02 V/s)要明显慢于窦房结 P 细胞的去极化速度(0.1 V/s),因此浦肯野细胞的自动兴奋频率要低于窦房结细胞
4 期自动去极化的离子基础	一种外向电流(I_K)逐渐减弱和内向(I_f)的逐渐增强,I_f 电流起主要作用

3. 浦肯野细胞与窦房结细胞 4 期自动去极化的区别

	浦肯野细胞 4 期自动去极化	窦房结 P 细胞 4 期自动去极化
离子基础	一种外向电流(I_K)+一种内向电流(I_f)	一种外向电流(I_K)+两种内向电流(I_f、I_{Ca-T})

续表

	浦肯野细胞 4 期自动去极化	窦房结 P 细胞 4 期自动去极化
电流特点	外向电流逐渐减弱、内向电流逐渐增强	外向电流逐渐减弱、内向电流逐渐增强
外向电流	K^+ 外流 (I_K) 减少所起的作用小	K^+ 外流 (I_K) 减少起主要作用
内向电流	$I_f(Na^+$ 负载$)$起主要作用	①$I_f(Na^+$ 负载$)$起次要作用; ②Ca^{2+} 内流(I_{Ca-T})是去极化后期的一个组成成分

六、心室肌细胞、窦房结 P 细胞和浦肯野细胞的动作电位鉴别

	心室肌细胞	窦房结 P 细胞	浦肯野细胞
组织学分类	工作细胞	自律细胞	自律细胞
去极化的快慢分类	快反应细胞	慢反应细胞	快反应细胞
静息电位特点	有稳定的静息电位	没有稳定的静息电位	没有稳定的静息电位
静息电位大小	-90 mV	-70 mV	-90 mV
阈电位	-70 mV	-40 mV	-60 mV
动作电位时相	0、1、2、3、4 期	0、3、4 期	0、1、2、3、4 期
平台期	有	无	有
0 期去极化	速度快(200~400 V/s)	时速慢(10 V/s)	速度快(200~800 V/s)
超射	有明显的超射	无明显超射	有超射
去极化的幅度	幅度大(120 mV)	幅度小(70~85 mV)	幅度大(120 mV)
4 期膜电位稳定	膜电位稳定	膜电位不稳定	膜电位不稳定
4 期自动去极化速度	无自动去极化	自动去极化,速度快 (0.1 V/s)	自动去极化,速度慢(0.02 V/s)

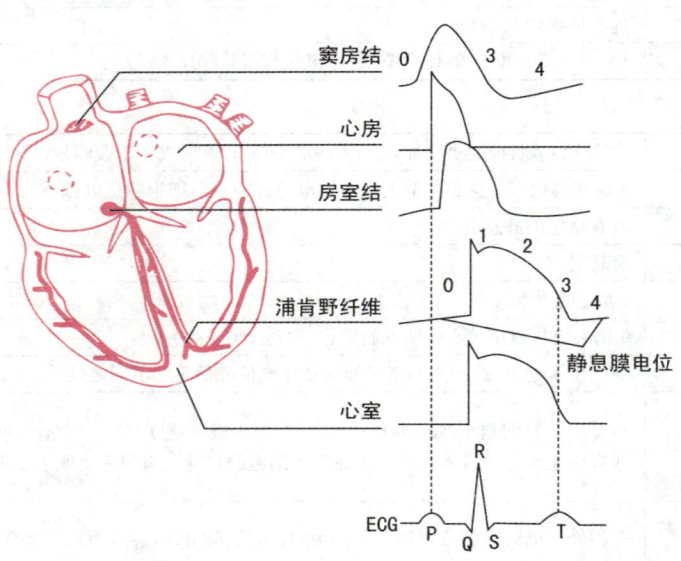

【例5】 心室肌细胞动作电位平台期,主要由哪些离子跨膜运动形成

A. Na^+ 内流,Cl^- 外流   B. Na^+ 内流,K^+ 外流   C. Na^+ 内流,Cl^- 内流

D. Ca^{2+} 内流,K^+ 外流   E. K^+ 内流,Ca^{2+} 外流

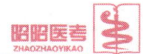

例6~7 共用选项

A. Cl^- 内流　　　B. Ca^{2+} 内流　　　C. Na^+ 内流　　　D. K^+ 内流　　　E. K^+ 外流

【例6】窦房结细胞动作电位0期去极化是由于

【例7】浦肯野细胞动作电位0期去极化是由于

七、L形 Ca^{2+} 通道和T形 Ca^{2+} 通道的比较

	L形 Ca^{2+} 通道	T形 Ca^{2+} 通道
特点	快通道	慢通道
速度	通道激活、失活都较缓慢 昭昭老师速记:"慢""了(L)"	通道激活、失活都较快 昭昭老师速记:"特(T)""别""快"
阈电位	－40 mV	－50 mV
阻断剂	Mn^{2+}、维拉帕米 昭昭老师速记:"怕""了(L)"	Ni^{2+}(镍)、米贝拉地尔等 昭昭老师速记:"快""捏"死了
参与	窦房结0期去极化、心室肌细胞2期离子流	窦房结4期自动去极化
阻断剂	硝苯地平、维拉帕米、地尔硫䓬等	米贝拉地尔等

八、I_{Na} 通道和 I_f 通道的比较

	I_{Na} 通道	I_f 通道
特性	快通道,激活开放和失活关闭的速度很快	缓慢激活,具有时间依从性
开放	0期	4期
激活	去极化达－70 mV	3期去极化达－60 mV(－100 mV时充分激活)
失活	0期去极化达0 mV	4期去极化达－50 mV
参与	心室肌细胞0期去极化	窦房结、浦肯野细胞4期自动去极化

九、快 I_{Na} 通道与慢 I_{Ca}－L 通道的比较

	快 I_{Na} 通道	慢 I_{Ca}－L 通道
细胞	心室肌细胞、浦肯野细胞	窦房结P细胞
特点	快反应细胞	慢反应细胞
主要参与	①心室肌细胞0期去极化过程; ②浦肯野细胞0期去极化过程	①窦房结P细胞0期去极化过程; ②心室肌细胞2期平台期
调控因素	电压依从性(电压门控通道)	电压依从性(电压门控通道)
通道特性	快通道,激活或失活的速度都快	慢通道,激活或失活的速度都较缓慢
离子	有,只允许 Na^+ 通过	有,只允许 Ca^{2+} 通过
阈电位	－70 mV (膜电位去极化到－70 mV时激活开放)	－40 mV (膜电位去极化到－40 mV时激活开放)
阻断剂	河豚毒(TTX)	Mn^{2+}(锰)、维拉帕米
昭昭老师速记	"快""拿(钠)""住""河豚"	"慢慢""盖(钙)""房"子

第6节　心肌的生理特性

心肌细胞具有兴奋性、自律性、传导性和收缩性等四种基本生理特性。

一、兴奋性

1. 兴奋性的周期性变化　心室肌细胞在一次兴奋过程中,其兴奋性会出现周期性变化,依次出现绝对不应期、局部反应期、相对不应期和超常期。绝对不应期和局部反应期合称为**有效不应期**。

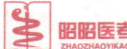

（1）各期的变化特点

分 期	概 念	特 点
绝对不应期	心室肌细胞发生一次兴奋后，从 0 期去极化开始到复极化 3 期膜电位达到－55 mV 这段时间内，无论给予心肌多么强的刺激，都不会引起去极化，即心肌细胞兴奋性为零，这段时间称为绝对不应期	①在绝对不应期和局部反应期内，无论给予心肌细胞多么强的刺激都不能产生新的动作电位，故将这两期合称为有效不应期；②心肌细胞有效不应期相当长，达 200～300 ms，这是使心肌不会产生强直收缩的原因
局部反应期	随后，膜电位从－55 mV 继续复极化至－60 mV 这段时间，若给予阈上刺激，虽可引起局部反应，但仍不会产生新的动作电位，这一时段称为局部反应期	
相对不应期	从有效不应期之后到复极化基本完成（－60 mV→－80 mV）的时间内，若给予阈上刺激，可引起可扩布性兴奋，此期称为相对不应期	在相对不应期和超常期，膜电位水平低于静息电位水平，而此时钠通道开放的速度和数量均低于静息电位水平，因此新生动作电位的 0 期去极化速度和幅度均低于正常，故兴奋传导速度较慢，动作电位时程和不应期均较短
超常期	随着复极的继续，在膜电位由－80 mV 恢复到－90 mV 的时间内，膜电位值虽低于静息电位，但钠通道已大部分恢复到静息状态，且此期膜电位水平比其他各期都更接近于阈电位水平，若在此期内给予一个阈下刺激，即可引起一次新的动作电位，故称为超常期	

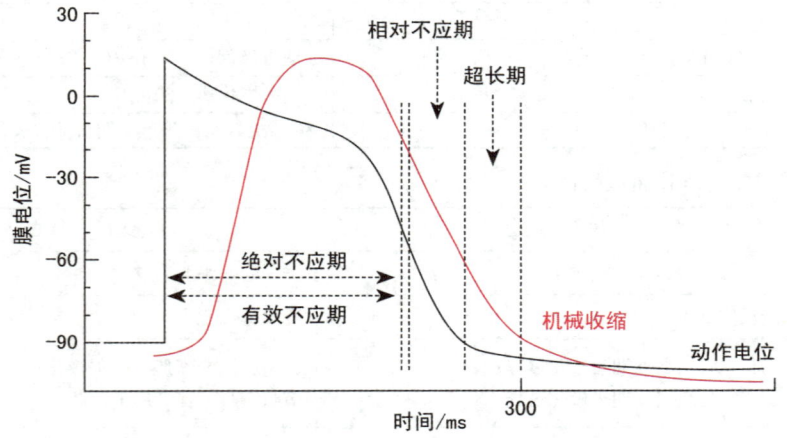

（2）各期的变化特点对比

	绝对不应期	局部反应期	相对不应期	超常期
电位区间	0～3 期	3 期	3 期	3 期
膜电位	－90 mV→－55 mV	－55 mV→－60 mV	－60 mV→－80 mV	－80 mV→－90 mV
Na^+通道	完全失活	开始复活，但没恢复到可被激活的静息状态	部分复活到静息状态，但未达到静息电位时水平	大部分复活到静息状态
动作电位	无论给予多强的刺激，心肌都不能产生去极化反应	给予阈上刺激可引起局部反应（局部电位），不能产生新的动作电位	给予阈上刺激可产生新的动作电位；给予阈刺激，不能产生新动作电位	给予阈下刺激，可产生新的动作电位
兴奋性	零	极低	低于正常	高于正常

2. 影响兴奋性的因素 心肌细胞兴奋的产生包括细胞膜去极化达到阈电位水平以及引起 0 期去极化的离子通道的激活这两个环节。任何能影响这两个环节的因素均可改变心肌细胞的兴奋性。

（1）静息电位或最大复极电位水平

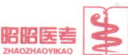

兴奋性	特　点
降低	静息电位或最大复极化电位↑→与阈电位差距↑→所需刺激阈值↑→兴奋性降低
增加	静息电位或最大复极化电位↓→与阈电位差距↓→所需刺激阈值↓→兴奋性增加

（2）阈电位水平

兴奋性	特　点
降低	静息电位或最大复极化电位与阈电位差距↑→所需刺激阈值↑→兴奋性降低
增加	静息电位或最大复极化电位与阈电位差距↓→所需刺激阈值↓→兴奋性增加

（3）引起 0 期去极化的离子通道性状

兴奋性	特　点
增加	处于静息状态的 Na^+（或 L 型 Ca^{2+}）通道数量↑→兴奋的阈值↓
降低	处于失活状态的 Na^+（或 L 型 Ca^{2+}）通道数量↑→兴奋的阈值↑

3. 兴奋性的周期性变化与收缩活动的关系　①正常情况下,当窦房结产生的每一次兴奋传到心房肌和心室肌时,心房肌和心室肌前一次兴奋的不应期均已结束,因此能不断产生新的兴奋,于是,整个心脏就能按照窦房结的节律进行活动。②如果在心室肌的有效不应期后、下一次窦性兴奋冲动达到前,心室受到一次外来刺激,则可提前产生一次兴奋和收缩,分别称为期前兴奋和期前收缩。期前兴奋也有自身的有效不应期,当紧接在期前兴奋后的一次窦房结兴奋传到心室时,如果正好落在期前兴奋的有效不应期内,则此次正常下传的窦房结兴奋不能引起心室的兴奋和收缩,即形成一次兴奋和收缩的脱失。这样,在一次期前收缩之后往往出现一段较长的心室舒张期,称为代偿间歇,然后恢复窦性心律。

二、自律性

自律性是指心肌在无外来刺激条件下能自动产生节律性兴奋的能力或特性。自律性的高低是指心肌细胞自动兴奋频率的高低。

1. 心脏起搏点　心内特殊传导系统中各部分心肌细胞都具有自律性,但正常情况下并非各种自律细胞都各自产生主动性兴奋。在心脏自律组织中,以窦房结 P 细胞的自律性最高,约为 100 次/分,但在某些情况下,由于受到心迷走紧张性的影响,其自律性表现为 70 次/分左右。房室交界约为 50 次/分,房室束约为 40 次/分,末梢浦肯野细胞约为 25 次/分。因此,窦房结 P 细胞的自律性最高,而成为心脏正常搏点。由窦房结起搏而形成的心脏节律称为窦性节律。在正常情况下,心脏其他部位的自律组织仅起兴奋传导作用,而不表现出它们自身的自律性,故称为潜在起搏点。

2. 窦房结　是心脏正常的起搏点,它对潜在起搏点的控制,是通过抢先占领和超速驱动压抑来实现的。

抢先占领	①由于窦房结的自律性高于其他潜在起搏点,因此潜在起搏点在其自身 4 期自动去极化达到阈电位之前,由自窦房结传来的兴奋已将其激动而产生动作电位,从而控制心脏的节律活动。这一现象称为抢先占领或夺获。 ②由于抢先占领的作用,使潜在起搏点自身的节律性不能显现出来
超速驱动压抑	①当自律细胞在受到高于其固有频率的刺激时,便按外加刺激的频率发生兴奋,称为超速驱动; ②在外来的超速驱动刺激停止后,自律细胞不能立即呈现其固有的自律性活动,需经一段静止期后才逐渐恢复其自律性,这种现象称为超速驱动压抑; ③窦房结对于潜在起搏点自律性的直接抑制作用就是一种超速驱动压抑

3. 各部位的自律性不同　①自律性为:窦房结＞房室交界区（结区除外）＞房室束＞浦肯野细胞＞心房肌＞心室肌。②正常生理状态下,心房肌和心室肌无自律性。

4. 衡量心肌自律性的标准　为心肌细胞自动兴奋的频率。

5. 影响自律性的因素　包括以下三项,其中以 4 期自动去极化速度最为重要。

4 期自动去极化速度	①在最大复极电位和阈电位水平不变的情况下,4 期自动去极化速度越快,达到阈电位水平所需时间越短,自律性越高; ②凡能使 4 期自动去极化中外向电流失活加速,或内向电流加速的因素都能使 4 期自动去极化加速
复极化电位水平	在 4 期自动去极化速度不变的情况下,当最大复极化电位减小时,它与阈电位水平之间的差距缩短,因而去极化到阈电位水平所需的时间缩短,故自律性增高
阈电位水平	在 4 期自动去极化速度不变的情况下,阈电位水平上移将加大它与最大复极化电位之间的差距,即自动去极化达到阈电位所需的时间延长,因而自律性降低

【例 8】窦房结能成为心脏正常起搏点的原因是
A. 静息电位仅为 −70 mV
B. 阈电位为 −40 mV
C. 0 期去极化速率快
D. 动作电位没有明显的平台期
E. 4 期去极化速率快

三、传导性

兴奋的传导方式	通过局部电流的形式经心肌细胞闰盘在细胞之间迅速传播,引起所有细胞几乎同步兴奋和收缩
兴奋在心脏内的传导途径	窦房结→心房肌→房室交界(房室结)→房室束、左右束支→浦肯野纤维→心室肌
兴奋在心脏内的传导速度	①传导速度最慢的是房室交界(0.02 m/s);传导速度最快的是浦肯野纤维(4 m/s); ②房室界处传导最缓慢,称房室延搁,具有重要的生理意义,可避免房室的收缩重叠
影响传导性的因素	①结构因素:心肌细胞的直径越大→传导速度越快; ②动作电位 0 期去极化速度和幅度:最重要,速度越快、幅度越大,则传导速度越快; ③膜电位水平:膜电位降低→影响钠通道性状→0 期去极化速度降低→传导速度降低; ④邻旁未兴奋区心肌膜的兴奋性:邻旁未兴奋区心肌膜兴奋性增高→传导速度加快

【例 9】房室延搁一般发生于
A. 兴奋由窦房结传至心房肌时
B. 兴奋在心房肌内传导时
C. 兴奋在房室交界内传导时
D. 兴奋在房室束传到左右束支时
E. 兴奋由浦肯野纤维传到心室肌时

四、收缩性

1. 心肌收缩的特点 心肌和骨骼肌同属横纹肌,两者的收缩均由动作电位触发,通过兴奋-收缩耦联使肌丝滑行而引起。但心肌收缩也有其自身的特点。

(1) 同步收缩 心肌细胞间有低电阻的闰盘存在,兴奋可通过缝隙连接在细胞之间迅速传播,引起所有细胞几乎同步兴奋和收缩,因此心肌可看做一个功能合胞体。心肌的同步收缩也称为"全或无"式收缩。

(2) 不发生强直收缩 由于心肌兴奋性周期的有效不应期特别长,相当于整个收缩期和舒张早期。在有效不应期内,心肌细胞不再接受任何刺激而产生兴奋和收缩。因此,正常情况下心脏不会发生强直收缩。

(3) 细胞外 Ca^{2+} 依赖性强 由于心肌细胞的肌质网不如骨骼肌发达,储存的 Ca^{2+} 量较少,其兴奋—收缩耦联过程高度依赖于细胞外的 Ca^{2+} 内流。

	心肌细胞收缩的特点	骨骼肌细胞收缩的特点
Ca^{2+}	①肌质网不发达,储存 Ca^{2+} 量少; ②细胞外内流的 Ca^{2+} 触发肌质网释放 Ca^{2+} 心肌收缩	①肌质网发达,储存 Ca^{2+} 量多; ②触发肌肉收缩的 Ca^{2+} 来全部自肌质网
兴奋传导	兴奋可经缝隙连接在细胞间迅速传播	一个细胞的兴奋不能同时扩布到其他细胞
收缩方式	为全或无式收缩(同步),不发生强直收缩	为等级性收缩

2. 影响心肌收缩的因素 凡能影响搏出量的因素(前负荷、后负荷、心肌收缩能力、细胞外 Ca^{2+} 浓度

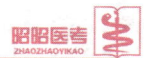

等),都能影响心肌的收缩。此外,运动、肾上腺素、洋地黄等也可增加心肌的收缩。

五、正常心电图的波形及生理意义

波 形	概 念	意 义	正常值
P波	在一个心动周期中,首先出现的一个小而圆钝的波,称为P波	反映左、右两心房去极化的过程	0.08~0.11 s,波幅不超过 0.25 mV
QRS波群	继P波之后,出现的一个短时程、较高幅度及波形尖锐的波群,称为QRS波群	反映左、右两心室的去极化过程	0.06~0.10 s
T波	QRS波群后的一个持续时间较长、波幅较低的向上的波,称为T波	反映心室复极化的过程	0.05~0.25 s,波幅为0.1~0.8 mV
U波	T波后 0.02~0.04 s 可能出现一个低而宽的波,称为U波	可能与浦肯野纤维的复极化有关	方向与T波一致,波宽为0.1~0.3 s,波幅一般小于 0.05 mV
PR间期(或PQ间期)	P波起点到 QRS 波起点之间的时程	代表窦房结产生的兴奋经由心房、房室交界和房室束到达心室并引起心室肌开始兴奋所需要的时间。当发生房室传导阻滞时,PR间期延长	0.12~0.20 s
QT间期	QRS波起点到T波终点的时程	代表整个心室激动的总的时程,即从心室开始去极化到完全复极化所经历的时间	QT间期的长短与心率成反比关系,心率愈快,QT间期愈短
ST段	从QRS波群终点到T波起点之间的线段	代表心室各部分细胞均处于去极化状态(相当于动作电位的平台期),各部分之间的电位差很小	ST段的异常压低或抬高表示心肌缺血或损伤

【例 10】下列哪一项变化可以在心电图中看到?

A. 窦房结去极化　　　　　　B. 心房肌去极化　　　　　　C. 房间束去极化

D. 房室结去极化　　　　　　E. 希氏束去极化

第7节　动脉血压

一、动脉血压的形成

血液充盈	①心血管系统有足够的血液充盈是动脉血液形成的前提条件。 ②循环系统中血液的充盈程度可用循环平均充盈压来表示。 ③循环平均充盈压的高低取决于血量和循环系统容积之间的相对关系
心脏射血	①心脏射血是动脉血液形成的必要条件。 ②心室收缩时所释放的能量一部分作为血液流动的动能,推动血液向前流动。 ③心室收缩另一部分则转化为大动脉扩张所储存的势能。在心室舒张时,大动脉发生弹性收缩,将储存的势能再转换为动能,继续推动血液向前流动
外周阻力	①外周阻力主要是指小动脉和微动脉对血流的阻力。 ②外周阻力使得心室每次收缩射出的血液只有大约 1/3 在心室收缩期流到外周,其余的暂时储存于主动脉和大动脉中,因而使得动脉血压升高而维持在正常水平
弹性储器	①主动脉和大动脉的弹性储器作用对减小动脉血压在心动周期中的波动幅度具有重要意义。 ②弹性储器使得射血期动脉压不会升得很高;可将心室的间断射血转变为动脉内持续流动的血液;可维持舒张期血液,使之不会过度降低

二、动脉血压的正常值

指　标	定　义	正常值
收缩压	指心室收缩期中期达到最高值时的动脉血压	100～120 mmHg
舒张压	指心室舒张末期达最低值时的动脉血压	60～80 mmHg
脉搏压（脉压）	指收缩压和舒张压的差值，即脉压＝收缩压－舒张压	30～40 mmHg
平均动脉压	指一个心动周期中每一瞬间动脉血压的平均值（平均动脉压＝舒张压＋1/3 脉压）	100 mmHg

【例 11】关于动脉血压的叙述，下列哪项是错误的？
A. 动脉血压一般是指主动脉压
B. 心室收缩时，主动脉压在收缩中期达最高值
C. 心室舒张时，主动脉压在心舒末期达最低值
D. 大动脉管壁的顺应性越小，则动脉血压越高
E. 脉压差等于收缩压减去舒张压

例 12～14 共用选项
A. 收缩压　　　B. 舒张压　　　C. 脉压　　　D. 平均动脉压　　　E. 中心静脉压
【例 12】收缩压与舒张压之差称为
【例 13】在一个心动周期中，动脉血压的最低值称为
【例 14】舒张压加 1/3 脉压称为

三、影响动脉血压的因素

影响因素	变　化	收缩压	舒张压	脉　压	特　点
每搏输出量	增大	↑↑	↑	↑	①每搏量的改变主要影响收缩压；②收缩压高低主要反映每搏量的多少
	减小	↓↓	↓	↓	
心率	加快	↑	↑↑	↓	心率的改变主要影响舒张压（收缩压变化不明显）
	减慢	↓	↓↓	↑	
外周阻力	增大	↑	↑↑	↓	①外周阻力主要影响舒张压；②舒张压高低主要反映外周阻力大小
	减小	↓	↓↓	↑	
大动脉管壁的弹性	下降	↑	↓	↑↑	老年人动脉硬化→大动脉弹性储器作用↓→脉压↑
循环血量与血管系统容量的比例	减小	↓↓	↓	↓↓	大失血后→循环血量↓→体循环系统平均充盈压↓→动脉血压↓

第 8 节　中心静脉压

一、中心静脉压的概念和意义

1. 概念　通常将右心房和胸腔内大静脉血压称为中心静脉压（CVP）。中心静脉压的正常波动范围是 4～12 cmH$_2$O，其高低取决于心脏射血能力和静脉回心血量之间的相互关系。

2. 意义　CVP 可反映心脏功能状态和静脉回心血量，在临床上常作为判断心血管功能的重要指标。

CVP	常见情况
CVP 升高	心脏射血能力减弱、右心房和腔静脉淤血、静脉回心血量增多或回流速度过快（如输液、输血过多或过快）、血量增加、全身静脉收缩或微动脉舒张等
CVP 降低	心脏射血能力增强、有效血容量不足

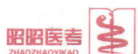

二、影响静脉回心血量的因素

影响因素	机　制
体循环平均充盈压	①血量增加或者容量血管收缩→体循环平均充盈压↑→静脉回心血量↑； ②大失血→血量减少→体循环平均充盈压↓→静脉回心血量↓
心肌收缩力	①心肌收缩力增强→心室内剩余血量↓→心舒期室内压↓→对心房和静脉内血液的抽吸力量↑→静脉回心血量↑； ②反之，心肌收缩力减弱→静脉回心血量↓
骨骼肌的挤压作用	下肢肌肉进行节律性舒缩活动→骨骼肌收缩可对肌肉内和肌肉间的静脉产生挤压作用→静脉回流加快→静脉回心血量↑
体位改变	①平卧位转为直立位时→静脉回心血量↓； ②直立位转为平卧位时→静脉回心血量↑
呼吸运动	①吸气→胸腔容积↑→胸膜腔负压↑→胸腔内大静脉和右心房扩张↑→静脉回心血量↑； ②呼气→胸膜腔负压↑→回心血量↓
环境温度	高温环境→皮肤血管舒张→皮肤血管容纳的血量增多→回心血量减少

第9节　微循环

一、概　念

微动脉和微静脉之间的血液循环称为微循环。作为机体与外界环境进行物质和气体交换的场所，微循环对维持组织细胞的新陈代谢和内环境稳态起着重要作用。

二、微循环的组成

典型的微循环由微动脉、后微动脉、毛细血管前括约肌、真毛细血管、通血毛细血管（直捷通路）、动—静脉吻合支和微静脉等部分组成。机体各器官、组织的结构和功能不同，微循环的组成也不相同。如人手指甲皱皮肤的微循环组成较简单，微动脉与微静脉之间仅由呈袢状的毛细血管相连，而骨骼肌和肠系膜的微循环结构则相当复杂。

部　位	作　用	特　点
微动脉	微动脉有完整的平滑肌，其收缩和舒张可显著改变其管腔内径，故起着控制微循环血流量"总闸门"的作用	①体循环中对血流阻力最大的血管； ②体循环中血压降落最显著的血管； ③在调节动脉血压中起主要作用； ④在调节器官血流量中起主要作用
后微动脉和毛细胞血管前括约肌	主要受局部代谢产物（如腺苷等）的调节	神经纤维分布少，不受神经调节
真毛细血管和较细的微静脉	①属于交换血管，具有物质交换功能； ②在真毛细血管起始端，通常有1～2个平滑肌细胞，形成环状的毛细血管前括约肌	①没有平滑肌，通透性较大； ②毛细胞血管前括约肌其收缩状态决定进入真毛细血管的血流量，在微循环中起"分闸门"的作用
较大的微静脉	通过其舒缩活动可影响毛细血管血压，从而影响体液交换和静脉回心量	有平滑肌，属于毛细血管后阻力血管，起着微循环"后闸门"的作用

三、微循环的血流通道

功能	迂回通路	直捷通路	动-静短路
功能	营养通路	通血毛细血管	非营养通路
血流途径	微动脉→后微动脉→毛细血管前括约肌→真毛细血管→微静脉	微动脉→后微动脉→通血毛细血管→微静脉	微动脉→动-静脉吻合支→微静脉

续表

	迂回通路	直捷通路	动-静短路
开闭状态	约20%的毛细血管轮流开放	经常处于开放状态	经常处于关闭状态,环境温度升高时开放
血流速度	缓慢	较快	快
常见部位	肠系膜	骨骼肌	皮肤(手指、足趾等处)
物质交换	进行物质交换的主要场所	进行少量物质交换	不进行物质交换
主要功能	物质交换	使血液快速通过微循环进入静脉	体温调节

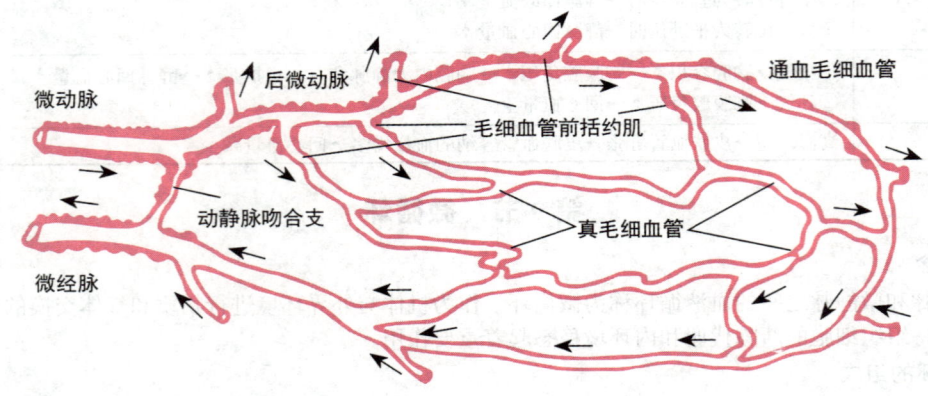

第 10 节　组织液

组织液是由血浆经毛细血管壁滤过到组织间隙而形成的,是细胞赖以生存的内环境。组织液绝大部分呈胶冻状,不能自由流动,因而不会因重力作用而流到身体的低垂部分。

一、组织液的生成和回流

1. 组织液的生成　①正常情况下,组织液由毛细血管的动脉端不断产生,同时一部分组织液又经毛细血管静脉端返回毛细血管内,另一部分组织液则经淋巴管回流入血液循环。②正常组织液的量处于动态平衡状态;这种动态平衡取决于四种因素的共同作用,即毛细血管血压、组织液静水压、血浆胶体渗透压、组织液胶体渗透压。其中,毛细血管血压、组织液胶体渗透压是促使液体由毛细血管内向外滤过的力量,而组织液静水压、血浆胶体渗透压则是促使液体由毛细血管外向内重吸收的力量。滤过的力量与重吸收的力量之差,称为**有效滤过压**。

有效滤过压=(**毛细血管血压**+**组织液胶体渗透压**)-(**组织液静水压**+**血浆胶体渗透压**)。

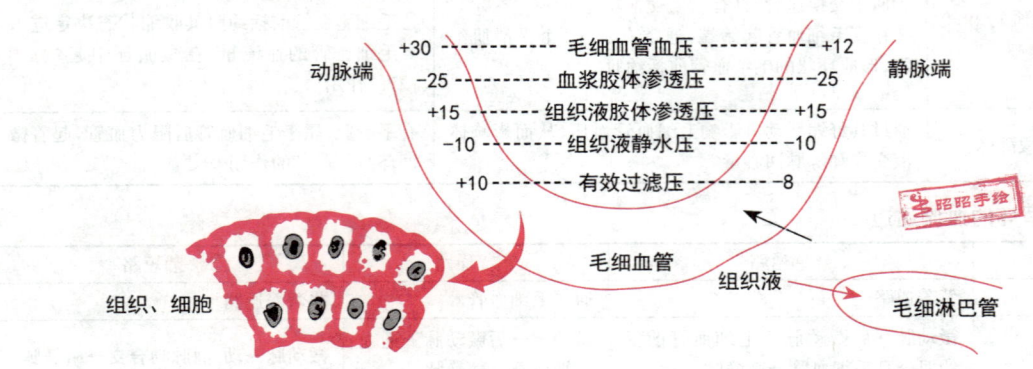

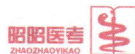

2. 组织液的回流 流经毛细血管的血浆,约 0.5%～2% 在毛细血管动脉端滤出到组织间隙形成<mark>组织液</mark>,约 90% 的滤出液在静脉端被重吸收,其余约 10%(包括滤过的白蛋白分子)进入毛细淋巴管,形成<mark>淋巴液</mark>。

二、淋巴液的生成

人体每天大约生成 2～4 L 淋巴液,大致相当于全身的<mark>血浆总量</mark>。

三、影响组织液的生成因素

1. 概述 在正常情况下,组织液的生成与回流保持动态平衡,因此组织液总量维持相对恒定。如果这种动态平衡遭到破坏,使组织液生成过多或重吸收减少,就有过多的液体潴留在组织间隙而形成水肿。

2. 导致组织液生成增多的因素总结

因　素	机　制	临床实例
毛细血管血压增高	毛细血管血压增高→有效滤过压增高	右心衰、左心衰
血浆胶体渗透压降低	血浆胶体渗透压降低→有效滤过压增高	血浆蛋白减少
毛细血管壁通透性增高	血浆蛋白渗入组织液→血浆胶体渗透压降低、组织胶体渗透压升高→有效滤过压增高	感染、烧伤、过敏反应
淋巴回流受阻	淋巴系统回流障碍→淋巴液在组织间隙中积聚	丝虫病患者的淋巴管被堵塞
组织液胶体渗透压增高	病理性毛细血管通透性增加,部分血浆蛋白质滤过进入组织液	—

【例 15】静脉注射后能促使组织液水分移至<mark>毛细血管内</mark>的是

A. 1.5% 的氯化钠溶液　　　　B. 丙种球蛋白　　　　C. 5% 葡萄糖溶液

D. 20% 葡萄糖溶液　　　　E. 白蛋白

第 11 节　心血管活动的神经调节

心血管活动的调节包括神经调节、体液调节和自身调节,多重调节不仅能保持正常心率、心输出量、动脉血压和各组织器官血流量的相对稳定,而且能在机体内外环境变化时做出相应的调整,使心血管活动能适应代谢活动改变的需要。

一、心脏的神经支配

心血管活动受自主神经系统的紧张性活动控制,副交感神经系统主要调节心脏活动,而交感神经系统对心脏和血管的活动都有重要的调节作用。神经系统对心血管活动的调节是通过各种心血管反射实现的。

1. 心脏的神经支配 心脏受心交感神经和心迷走神经的双重支配。

	心<mark>交感</mark>神经	心<mark>迷走</mark>神经(副交感神经)
节前神经元胞体	第 1～5 <mark>胸段脊髓</mark>的中间外侧柱	<mark>延髓</mark>的迷走神经背核和疑核
节后神经元胞体	星状神经节和颈交感神经节内	心内神经节内
节前神经元递质及作用部位	乙酰胆碱(ACh)→作用于节后神经元膜中的 N_1 型胆碱能受体(<mark>N_1 受体</mark>)	乙酰胆碱(ACh)→作用于节后神经元膜中的 N_1 型胆碱能受体(<mark>N_1 受体</mark>)
节后神经元递质及作用部位	去甲肾上腺素(NA)→作用于心肌细胞膜中的 β 肾上腺素能受体(β 受体,主要是 $β_1$)	<mark>乙酰胆碱(ACh)</mark>→作用于心肌细胞膜中的 M 型胆碱能受体(<mark>M 受体</mark>)
支配部位	①窦房结、房室结、房室束、心房肌和<mark>心室肌</mark>;②特点:支配心脏的各个部分	①窦房结、房室结、房室束、心房肌;②特点:<mark>少量</mark>支配心室肌,支配密度远低于心房肌
生理效应	增强心脏的活动(正性变力、变时和变传导)	抑制心脏的活动(负性变力、变时和变传导)
兴奋作用	阈电位下移、<mark>静息电位</mark>减小(<mark>去极化</mark>)或最大复极电位减小→兴奋性↑	静息电位增大(<mark>超极化</mark>)或最大复极电位增大,与阈电位之间的差距↓→兴奋性↓

续表

	心交感神经	心迷走神经(副交感神经)
变力作用	①正性变力; ②机制:钙通道开放概率增加→2期Ca^{2+}内流↑→肌质网释放Ca^{2+}→胞质Ca^{2+}↑→收缩力↑	①负性变力; ②机制:钙通道被抑制→Ca^{2+}内流↓,复极化K^+外流↑→复极化速度↑→2期时程↓→Ca^{2+}内流↓→收缩力↓
变时作用	①正性变时; ②机制:窦房结P细胞4期Ca^{2+}内流、I_f电流↑→4期自动去极速↑→心率↑	①负性变时; ②机制:窦房结P细胞4期Ca^{2+}内流↓和I_f电流↓→4期自动去极化→自律性↓
变传导作用	①正性变传导; ②机制:慢反应细胞0期Ca^{2+}内流↑→0期去极化速度↑、幅度↑→传导性↑	①负性变传导; ②机制:慢反应细胞0期Ca^{2+}内流↓→0期去极化速度↓、幅度↓→传导性↓
阻断剂	美托洛尔	阿托品

昭昭老师总结:①心交感神经主要影响Ca^{2+}内流,加上一个Na^+内流(I_f)。②心迷走神经和心交感神经作用相反,只是多了一个激活I_{K-ACh}的通道,导致K^+外流,出现超极化,就是多了一个K^+。速记为:交感神经→Ca^{2+}内流↑、Na^+内流↑;迷走神经→Ca^{2+}内流↓、Na^+内流↓、K^+外流↑。

2. 血管的神经支配 ①支配血管平滑肌的神经称为血管运动神经,可分为缩血管神经和舒血管神经两大类。②缩血管神经都是交感神经,所以称为交感缩血管神经。③舒血管神经包括交感舒血管神经纤维、副交感舒血管神经纤维、脊髓后根舒血管纤维和肽类舒血管纤维。

	缩血管神经	舒血管神经	
神经纤维	交感缩血管神经纤维	交感舒血管神经纤维	副交感舒血管神经纤维
基本中枢	延髓	—	—
节后神经递质	去甲肾上腺素(NA)	乙酰胆碱(ACh)	乙酰胆碱(ACh)
受体阻断剂	酚妥拉明	阿托品	阿托品
血管平滑肌受体	α受体为主 (β_2受体少数)	M型胆碱能受体(M受体)	M型胆碱能受体(M受体)
效应器	①体内几乎所有的血管; ②密度:皮肤>骨骼肌、内脏>冠状动脉、脑血管	骨骼肌血管	脑膜、唾液腺等的血管平滑肌
生理效应	缩血管(α受体缩血管效应>β_2受体舒血管效应	舒血管(使骨骼肌血管舒张,血流量增多)	舒血管(使所支配器官的局部血流量增加)
紧张性活动	平时有(持续性)	平时没有	平时没有
生理意义	调节血压;调节器官血流阻力和血流量;促进静脉回流	参与情绪激动和防御反应时的骨骼肌血流量增多	调节所支配器官的局部血流,对总外周阻力的影响很小

3. 心血管中枢 延髓是调控心血管活动最重要的心血管中枢部位。

缩血管区	①位于延髓头端腹外侧部; ②产生和维持心交感神经和交感缩血管神经紧张性活动的重要部位
舒血管区	位于延髓尾端腹外侧部
心抑制区	心迷走神经元的细胞体位于延髓的迷走神经背核和疑核

4. 心血管反射 心血管反射主要包括压力感受性反射、化学感受性反射和心肺感受器引起的心血管反射。

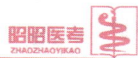

	压力感受性反射	化学感受性反射	心肺感受器反射
别称	减压反射	升压反射	低压反射
速度	快	慢	—
感受器	颈动脉窦压力感受器；主动脉弓压力感受器	颈动脉体化学感受器；主动脉体化学感受器	心肺感受器（又称低压力感受器，心房壁为容量感受器）
感受器位置	颈动脉窦和主动脉弓血管外膜下	颈总动脉分叉处和主动脉弓	心房、心室和肺循环大血管壁
适宜刺激	不直接感受血压变化，而是感受血管壁受到的机械牵张刺激	血液中 PaO_2↓、$PaCO_2$↑、H^+浓度↑	机械牵张刺激或某些化学物质（如前列腺素等）的刺激
传入通路	①动脉血压↑→颈动脉窦压力感受器→窦神经→舌咽神经→延髓；②动脉血压↑→主动脉弓压力感受器→迷走神经→延髓	①适宜刺激→颈动脉体化学感受器→窦神经→舌咽神经→延髓；②适宜刺激→主动脉体化学感受器→迷走神经→延髓	动脉血压↑、血容量↑→心肺感受器→迷走神经→中枢（下丘脑等）→抗利尿激素及醛固酮↑
传出神经紧张性变	心迷走神经紧张↑、心交感神经紧↓、交感缩血管紧张↓	—	心迷走神经紧张↑、心交感神经和交感缩血管紧张↓
反射增强后的生理效应	①动脉血压↓（心率↓、心输出量↓、外周血管阻力↓）；②对呼吸运动的影响作用不大	①使呼吸加深加快（主要效应）；②动脉血压↑（呼吸改变后影响心血管活动的间接效应）	①肾血流量↑→排水、Na^+↑；②动脉血压↓（心率↓、心输出量↓、外周血管阻力↓）
生理意义	①使动脉血压保持相对稳定；②对动脉血压的快速短期调节，在长期调节中作用不大	①主要是调节呼吸，维持血液 PaO_2、$PaCO_2$、H^+ 相对稳定；②平时对血管调节作用不大	在调节循环血量和细胞外液量及其成分中具有重要生理意义

二、心血管活动的体液调节

1. 肾素-血管紧张素系统(RAS) 人体重要的体液调节系统,对心血管系统的正常发育、心血管功能稳态、电解质和体液平衡的维持,以及血压的调节均具有重要作用。

(1) 肾素、血管紧张素的转换过程 肝脏合成的血管紧张素原,在肾近球细胞合成的肾素的作用下生成血管紧张素Ⅰ,后者在血管紧张素转换酶(ACE)作用下生成血管紧张素Ⅱ。血管紧张素Ⅱ在氨基肽酶的作用下依次酶解为血管紧张素Ⅲ、血管紧张素Ⅳ。

(2) 肾素-血管紧张素系统的激活 循环血量减少导致肾血流灌注减少、血浆 Na^+ 浓度降低、交感神经兴奋→入球小动脉感受器兴奋、致密斑兴奋→近球细胞合成和分泌肾素增多,使血管紧张素原转化为血管紧张素Ⅰ→血管紧张素Ⅱ→血管紧张素Ⅲ→肾上腺皮质分泌醛固酮增多→血容量增加、保 Na^+、排 K^+。

(3) 血管紧张素受体(AT 受体)的分型 分 AT_1、AT_2、AT_3、AT_4 等 4 个亚型。

AT_1	分布于脑、心、肺、肝、肾、血管和胎盘等
AT_2	分布于肾上腺髓质、子宫、卵巢、脑
AT_3	分布不清
AT_4	分布于心血管、脑、肾、肺等处

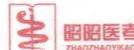

（4）血管紧张素的作用

血管紧张素Ⅱ的生物学效应	①收缩全身微动脉，使外周血管阻力增加、血压升高； ②收缩静脉，使回心血量增多； ③使交感神经末梢释放递质增加； ④使交感缩血管中枢紧张加强； ⑤促进神经垂体释放血管升压素和缩宫素； ⑥增强促肾上腺皮质激素释放激素(CRH)的作用； ⑦刺激醛固酮的分泌，引起或增强渴觉，导致饮水行为
其他血管紧张素的生物学效应	①血管紧张素Ⅰ不具备生理作用； ②血管紧张素Ⅱ的缩血管作用最强； ③血管紧张素Ⅲ的缩血管效应仅为血管紧张素Ⅱ的10%～20%，而刺激肾上腺皮质合成和释放醛固酮的作用却较强； ④血管紧张素Ⅳ的作用与血管紧张素Ⅱ不同甚至相反

（5）局部 RAS 的作用

心脏内局部 RAS 的作用	正性变力作用、致心肌肥大、调节冠状动脉阻力、抑制心肌细胞增长
血管内局部 RAS 的作用	舒缩血管、影响血管的结构和凝血系统作用

2. 肾上腺素和去甲肾上腺素　①肾上腺素和去甲肾上腺素都属于儿茶酚胺类物质。②循环血液中的肾上腺素和去甲肾上腺素主要来自肾上腺髓质。③肾上腺髓质分泌的髓质激素中，肾上腺素约占80%，去甲肾上腺素约占20%。

	肾上腺素(E 或 A)	去甲肾上腺素(NE 或 NA)
分泌部位	肾上腺髓质	肾上腺髓质和肾上腺能神经纤维末梢
与受体结合的特点	与α和β受体(β₁和β₂)结合的能力都很强	主要与血管平滑肌α受体结合，也能与心肌β₁受体结合
对心脏作用	与β₁受体结合→产生正性变时和变力作用	与心肌β₁受体结合→产生正性变时和变力作用
对血管作用	①骨骼肌和肝血管(β₂受体占优势)→小剂量主要兴奋β₂受体→血管舒张；大剂量α受体也兴奋→血管收缩。 ②皮肤、肾、胃肠道(α受体占优势)→血管收缩	①与α受体结合(β₂结合弱)→血管广泛收缩，外周阻力增高→动脉血压升高。 ②血压升高又使得压力感受性反射活动增强＞对心脏的直接效应，导致心率减慢

【例16】去甲肾上腺素对心血管的作用主要是

A. 舒张血管　　　B. 升高血压　　　C. 加快心率　　　D. 强心　　　E. 增大脉压

3. 血管升压素(VP)

（1）分泌部分　血管升压素又称抗利尿激素，是由下丘脑视上核和室旁核神经元合成的一种九肽激素。

（2）作用机制　VP 在维持细胞外液量的恒定和动脉血压的稳定中都起着重要的作用。①VP 与肾远曲小管和集合管上皮的 V₂ 受体结合后可促进水的重吸收，起到抗利尿的作用；VP 作用于血管平滑肌的 V₁ 受体则引起血管收缩，血压升高。②在生理情况下，血浆中 VP 浓度升高时首先出现抗利尿效应，仅当其浓度明显增加时才引起血压升高。VP 一般不经常调节血压，仅在细胞外液明显减少时释放增多起升压作用。

（3）调节因素　当血浆渗透压升高，或禁水、脱水及失血等导致细胞外液量减少时，VP 释放增加，调节机体细胞外液量，并通过对细胞外液量的调节，实现对动脉血压的调节作用。

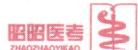

4. 血管内皮生成的血管活性物质

（1）血管内皮生成的舒血管物质

物　　质	作　　用
一氧化氮（NO，内皮舒张因子）	①舒张血管（减少胞质内 Ca^{2+}）； ②抑制血小板黏附，防止血栓形成； ③抑制平滑肌细胞的增殖，维持血管的正常结构和功能
前列环素（PGI_2）	舒张血管和抑制血小板聚集
内皮超极化因子（EDHF）	舒张血管

（2）血管内皮生成的缩血管物质　内皮素（ET）生理作用：具有强烈而持久的缩血管效应；促进细胞增殖和肥大；参与心血管细胞毒凋亡、分化和表型转化。

第 12 节　冠脉循环（助理不要求）

一、冠脉循环的特点

1. 灌注压高，血流量大　冠状动脉直接开口于主动脉根部，其开口处的血压等于主动脉压，加上冠状动脉的血流途径短，因此血流阻力小，压降小，冠脉小血管的血压和血液灌注压均维持在较高水平。冠脉血流量占心输出量的 4%～5%，而心脏的重量仅占体重的 0.5%，可见冠脉血流量极大。

2. 摄氧率高，耗氧量大　心肌富含肌红蛋白，其摄氧能力很强。动脉血流经心脏后，65%～70%的氧被心肌摄取。

3. 血流量受心肌收缩的影响显著

（1）心肌收缩对冠脉血流量的影响　由于冠脉分支大部分深埋于心肌组织中，故心肌收缩对冠脉血流量有很大影响，尤其是对左心室冠脉血流量的影响。

心动周期	冠脉血流量	产生机制
等容收缩期	急剧减少，甚至出现逆流	心肌收缩强烈压迫冠状动脉，冠脉血流量减少
射血期	①快速射血期增加； ②减慢射血期降低	随着射血期主动脉压升高，冠状动脉压升高
等容舒张期	急剧增加	心肌对冠脉的压迫减弱或解除，冠脉血流的阻力减小，冠脉血流量增加
舒张期	早期达高峰，后逐渐降低	

（2）其他因素　①动脉舒张压的高低及心舒张期的长短是影响冠脉血流量的重要因素。②当体循环外周阻力增加时，动脉舒张压升高，冠脉血流量增加。当心率加快时，心舒期缩短，冠脉血流量减少。

二、常考因素对冠脉血流量的影响

影响因素	冠脉血流量	产生机制
外周阻力增大	增加	外周阻力增大→动脉舒张压升高→冠脉血流量增加
外周阻力减小	减少	外周阻力减小→动脉舒张压降低→冠脉血流量减少
心率减慢	增加	心率减慢→心室舒张期明显延长→冠脉血流量增加
心率加快	减少	心率加快→心室舒张期明显缩短→冠脉血流量减少
心室收缩期延长	减少	心肌收缩时压迫冠状动脉→冠脉血流量减少
主动脉瓣关闭不全	减少	主闭→舒张压降低（主动脉血流减少）→冠脉血流量减少

三、冠脉血流量的调节

冠脉血流量主要受心肌代谢水平的影响，也受神经和体液因素的调节。

1. 心肌代谢水平的影响　心肌代谢增强→代谢产物（腺苷、H^+、CO_2、乳酸、缓激肽、PGE）增多→冠脉舒张。其中，作用最强的是：腺苷。

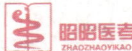
2. 神经调节

	交感神经	迷走神经
对冠脉血流影响	交感神经→激活冠脉平滑肌 α 受体→冠脉收缩(直接作用)	迷走神经→激活冠脉平滑肌 M 受体→冠脉舒张(直接作用)
对心肌血流影响	交感神经→激活心肌 β 受体→心脏活动增强→心肌代谢增强→代谢产物增多→冠脉舒张(间接作用)	迷走神经→激活心肌 M 受体→心脏活动减弱→心肌代谢减弱→代谢产物减少→冠脉收缩(间接作用)

3. 体液调节

冠脉舒张	①肾上腺素、去甲肾上腺素、甲状腺素→心肌代谢增强→冠脉舒张; ②一氧化氮、降钙素相关基因肽→具有较强舒张冠脉的作用
冠脉收缩	血管紧张素Ⅱ和Ⅲ、大剂量的血管升压素→冠脉收缩

➤ **昭昭老师总结:冠脉血流影响因素的特点**

	冠脉血流增加	冠脉血流减少
心肌	舒张期	收缩期
心率	心率减慢→舒张期↑→冠脉血流↑	心率增快→舒张期↓→冠脉血流↓
血压	升高→冠脉血流↑	降低→冠脉血流↓
舒张压	升高→冠脉血流↑	降低→冠脉血流↓
外周阻力	外周阻力↑→舒张压↑→冠脉血流↑	外周阻力↓→舒张压↓→冠脉血流↓
其他	①局部代谢产物增多→冠脉血流↑; ②交感神经兴奋→肾上腺素、去甲肾上腺素、甲状腺素↑→冠脉血流↑	①主动脉瓣狭窄或关闭不全→主动脉血流↓→冠脉血流↓; ②血管紧张素Ⅱ、Ⅲ→冠脉血流↓

【例 17】 能使冠状动脉血流量增多的因素是

A. 主动脉舒张压降低   B. 体循环外周阻力减小   C. 心室舒张期延长

D. 心室收缩期延长   E. 心率增加

➤ 参考答案如下,详细答案参见 2021 版《国家临床执业及助理医师资格考试精选真题考点精析》。

1. B	2. C	3. C	4. B	5. D	6. B
7. C	8. E	9. C	10. B	11. D	12. C
13. B	14. C	15. E	16. B	17. C	—

昭昭老师提示:
关注官方微信,获得第一手考试资料。

第 5 章 呼 吸

➤ **2021 考试大纲**

①肺通气;②肺换气和组织换气;③气体在血液中的运输;④呼吸运动的调节。

➤ **考纲解析**

近 20 年的医师考试中,本章的考点是气体在血液中的运输,执业医师每年考查分数为 1～2 分,助理医师每年考查分数为 1～2 分。

第 1 节 肺通气

呼吸是机体与外界环境之间的气体交换过程。呼吸的全过程包括:外呼吸即肺通气＋肺换气→气体在血液中的运输→内呼吸(组织换气)。

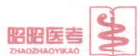

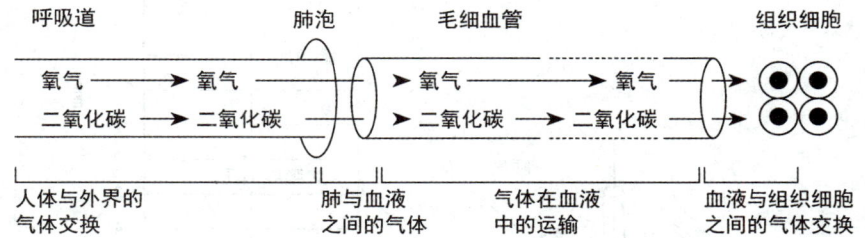

| 人体与外界的
气体交换 | 肺与血液
之间的气体 | 气体在血液
中的运输 | 血液与组织细胞
之间的气体交换 |

【肺通气的原理】

一、肺通气的动力

1. 肺通气的动力来源

分 类	来 源	昭昭老师速记
呼吸的原动力	呼吸运动(呼吸肌规律的收缩)	"原""动"力
呼吸的直接动力	肺内压与大气压差的变化	"直"接"插"入

【例1】肺通气的原动力是

A. 胸内压的变化　　　　B. 肺主动舒缩　　　　C. 外界环境与肺内压力差
D. 呼吸肌的舒缩　　　　E. 肺泡表面活性物质的作用

2. 呼吸运动

（1）呼吸运动的过程

平静呼吸	①吸气运动的主要肌肉是:膈肌和肋间外肌(亦包括辅助的吸气的肌肉:斜角肌和胸锁乳突肌)收缩导致肺内压下降,是一个主动过程。 ②呼气运动的主要肌肉是:肋间内肌和腹肌;呼气并不是由呼吸肌的收缩引起的,而是膈肌和肋间外肌舒张所引起的,是一个被动过程
用力呼吸	①吸气和呼气都是主动的过程。 ②吸气的参与肌肉:膈肌、肋间外肌、斜角肌、胸锁乳突肌。 ③呼气的参与肌肉:肋间内肌、腹肌

（2）呼吸运动的类型

①胸式呼吸和腹式呼吸

胸式呼吸	主要参与肌肉是肋间外肌参与收缩和舒张
腹式呼吸	主要参与肌肉是膈肌参与收缩和舒张

②平静呼吸和用力呼吸

	出现情况	特 点	表 现
平静呼吸	正常人安静状态下	吸气时主动的,呼气时被动的	—
用力呼吸	缺氧、CO_2增多及肺通气阻力较大情况下	吸气、呼气都是主动的	呼吸显著加深、鼻翼煽动、胸部困压感

3. 肺内压　肺内压指肺泡内的压力。

吸气	吸气→肺容积↑及肺内压↓→空气进入肺内→一直持续到吸气末,肺内压↑,并最终与大气压相等→气流停止
呼气	呼气→肺容积↓及肺内压↑→空气流出肺内→一直持续到呼气末,肺内压↓,并最终与大气压相等→气流停止

4. 胸膜腔内压

（1）胸膜腔解剖　胸膜腔是肺和胸廓之间的一个密闭的、潜在性的腔隙,胸膜腔由脏层和壁层胸膜

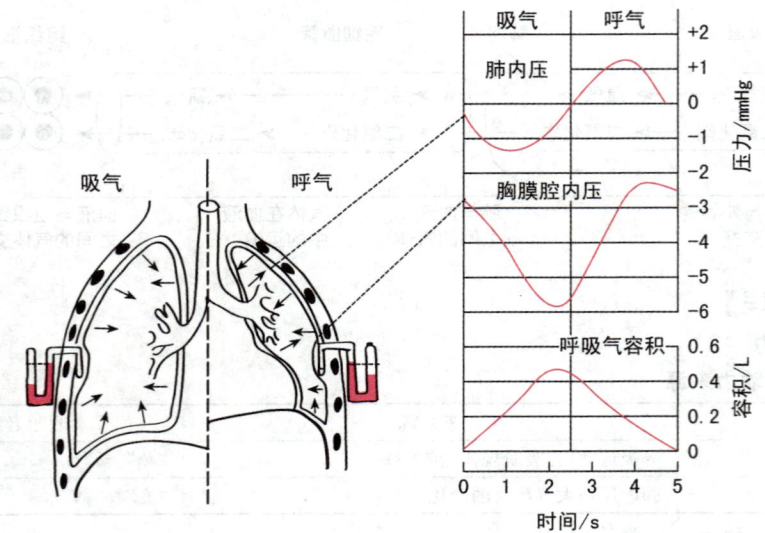

成,其间有少量浆液,不含气体。

(2) 胸膜腔内压　胸膜腔内的压力称为胸膜腔内压。胸膜腔内压随呼吸运动而发生周期性波动。①胸膜腔内压＝肺内压－肺回缩压。在吸气末或呼吸末,由于肺内压等于大气压,若以大气压为0,则胸膜腔内压＝－肺回缩压。可见,胸膜腔内压的大小主要是由肺回缩压决定的。②在呼吸过程中,肺始终处于被扩张状态而总是倾向于回缩。因此,在平静呼吸时,胸膜腔内压始终低于大气压,若大气压为0,则胸膜腔内压为负压,称为胸膜腔负压或胸内负压。③吸气时→肺扩张程度增大→肺回缩压增大→胸膜腔内负压更大;呼气时→肺扩张程度减小→肺回缩压降低→胸膜腔内负压减小;故吸气末胸膜腔内负压绝对值最大。

5. 生理意义

维持肺的扩张状态	维持肺的扩张状态,使肺通气成为可能
有利于静脉血和淋巴的回流	作用于壁薄而可扩张性大的腔静脉和胸导管,有利于静脉血和淋巴的回流
降低气道阻力	维持肺的扩张状态,使肺能随胸廓的张缩而张缩,降低气道阻力

二、肺通气的阻力

1. 分类　肺通气过程中所遇的阻力称为肺通气阻力,可分为弹性阻力和非弹性阻力。

弹性阻力(静态阻力)	占比	弹性阻力约占通气阻力的70%
	组成	肺弹性阻力和胸廓弹性阻力,其中以肺弹性阻力为主
非弹性阻力(动态阻力)	占比	非弹性阻力约占通气阻力的30%
	组成	气道阻力、惯性阻力和组织的黏滞阻力,其中以气道阻力为主

2. 弹性阻力和顺应性　弹性阻力包括肺弹性阻力和胸廓弹性阻力。主要是肺弹性阻力。

(1) 肺弹性阻力　来自肺的弹性成分和肺泡表面张力。

肺组织本身的弹性阻力	来自弹性纤维和胶原纤维,占肺总弹性阻力的1/3
表面张力产生的回缩力	来自液-气界面表面张力所产生的回缩力,占肺总弹性阻力的2/3

肺泡表面张力产生的回缩力主要来自液-气界面表面张力所产生的回缩力。由于液-气界面的液体分子之间的引力远大于液体与气体分子之间的引力,所以液体表面有尽可能缩小的倾向。根据 Laplace 定律,即 $P=2T/r$,式中:P 为肺泡内液气界面的压强(N/m^2),它可引起肺泡回缩;T 为肺泡内液气界面的表面张力系数,即单位长度的表面张力(N/m);r 为肺泡半径(m)。若表面张力系数不变,则肺泡的回缩力与肺泡半径成反比,即小肺泡的回缩力大,而大肺泡的回缩力小。正常成人每侧肺约有 3 亿多个大小

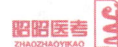

不等的肺泡,其半径可相差 3～4 倍。若大小不同的肺泡之间彼此连通则小肺泡内的气体将流入大肺泡内,引起小肺泡塌陷而大肺泡则过度膨胀,肺泡将失去稳定。此外,如果表面张力过大,还会降低肺顺应性,增加吸气用力,甚至会造成肺水肿。但由于肺泡内液-气界面存在表面活性物质,上述情况实际上不会发生。

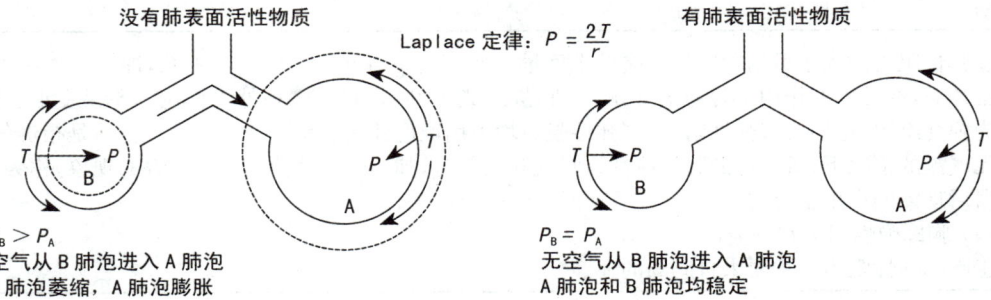

没有肺表面活性物质　　　　Laplace 定律:$P = \dfrac{2T}{r}$　　　有肺表面活性物质

$P_B > P_A$　　　　　　　　　　　　　　　　　$P_B = P_A$
空气从 B 肺泡进入 A 肺泡　　　　　　　　　无空气从 B 肺泡进入 A 肺泡
B 肺泡萎缩,A 肺泡膨胀　　　　　　　　　　A 肺泡和 B 肺泡均稳定

（2）肺泡表面活性物质
①来源、成分、分布和作用

来源	由肺泡Ⅱ型细胞分泌
成分	①二棕榈酰卵磷脂(DPPC,占 60%);②表面活性物质结合蛋白(占 10%)
分布	肺泡内侧面
特点	①DPPC 分子的一端是非极性的脂肪酸,不溶于水;另一端为极性端,易溶于水。 ②DPPC 分子能垂直排列于肺泡内液-气界面,极性端插入液体层,非极性端朝向肺泡腔,以单分子层的形式分布于肺泡内液-气界面上(肺泡内侧面),其密度可随肺泡半径的变小而增大,也可随肺泡半径的增大而减小
作用	增加了肺的顺应性

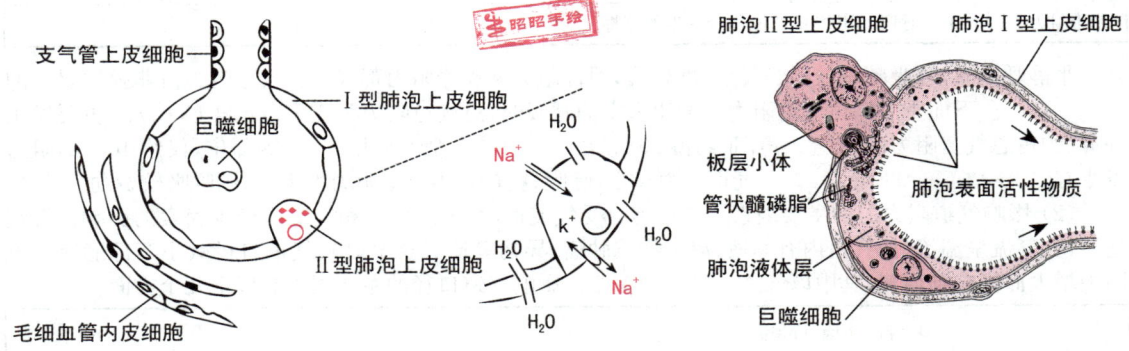

②功能和临床疾病

功能	①降低吸气阻力,减少吸气做功。 ②降低肺泡表面张力,有助于肺泡的稳定性(吸气时,肺泡变大,DPPC 密度减小,使肺泡表面张力增大,可防止肺泡过度膨胀;呼气时肺泡变小,DPPC 密度增大,使肺泡表面张力减小,可防止肺泡塌陷)。 ③防止肺水肿
疾病	①早产儿因缺乏肺表面活性物质而引起肺泡极度缩小,产生肺不张,且在肺泡内表面形成透明膜,阻碍气体交换,出现新生儿呼吸窘迫综合征。 ②成年人患肺炎、肺血栓等疾病时,可因肺表面活性物质减少而发生肺不张。 ③在肺充血、肺组织纤维化或肺表面活性物质减少时,肺的顺应性降低,弹性阻力增加,患者表现为吸气困难。 ④在肺气肿时,肺弹性成分大量破坏,肺回缩力减小,肺的顺应性增大,弹性阻力减小,患者表现为呼气困难

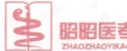

（3）肺的顺应性

①弹性阻力和顺应性

弹性阻力	指物体对抗外力作用所引起的变形的力
顺应性	指弹性体在外力作用下发生变形的难易程度

②弹性阻力的大小可用顺应性的高低来度量　弹性阻力与顺应性成反变关系，即顺应性越大，弹性阻力就越小，在外力的作用下容易变形；顺应性越小，则弹性阻力越大，在外力作用下不易变形。肺和胸廓均为弹性组织，也均具有弹性阻力，其弹性阻力均可用顺应性来表示。肺的静态顺应性是指屏气时，呼吸道无气流的情况下，所测得的肺顺应性。呼气和吸气时，肺的顺应性曲线并不重叠的现象，称为滞后现象。滞后现象的产生主要与肺泡液-气界面的表面张力有关。

（4）胸廓弹性阻力和顺应性

①胸廓弹性阻力　主要来自胸廓的弹性成分。

肺容量大小	胸廓位置	特　点
肺容量为肺总量的67%	胸廓处于自然位置	平静吸气末→胸廓无变形→无弹性阻力
肺容量＜肺总量的67%	胸廓被牵引向内缩小	深呼气→弹性阻力向外→成为吸气的动力、呼气的阻力
肺容量＞肺总量的67%	胸廓被牵引向外扩大	深吸气→弹性阻力向内→成为吸气的阻力、呼气的动力

②胸廓顺应性　胸廓的弹性阻力可用胸廓的顺应性表示。正常人胸廓顺应性为 $0.2\ L/cmH_2O$。胸廓顺应性降低→见于肥胖、胸廓畸形、胸膜增厚、腹腔内占位性病变。

3. 非弹性阻力及影响气道口径因素

非弹性阻力包括气道阻力、惯性阻力和组织的黏滞阻力。主要是气道阻力。

（1）非弹性阻力

气道阻力	气体流经呼吸道时气体分子之间和气体分子与气道壁之间摩擦产生的阻力
惯性阻力	气流在发动、变速、换向时因气流和组织的惯性所产生的阻止肺通气的力
黏滞阻力	来自呼吸时组织相对位移所发生的摩擦

平静呼吸时，呼吸频率较低、气流速度较慢，惯性阻力和黏滞阻力都很小。气道阻力占非弹性阻力的80%～90%。下面重点探讨气道阻力。健康人平静呼吸时，总气道阻力为 $1\sim3\ cmH_2O\cdot s/L$，主要发生在鼻（约占总气道阻力的50%）、声门（约占25%）及气管和支气管（约占15%）等部位，仅约10%的阻力发生在口径＜2 mm的细支气管。气道阻力越小，呼吸越省力；当气道阻力增大时，则呼吸较费劲。

（2）影响气道阻力的主要因素　气道阻力受气流速度、气流形式和气道口径等因素的影响。气流速度快、气流呈湍流（如气道内有黏液、渗出物或肿瘤、异物等造成狭窄时）、气道口径减小等都能使气道阻力增大而影响肺通气，其中以气道口径最为重要。影响气道口径的主要因素有以下几个方面。

跨壁压	①指呼吸道内外的压力差。 ②呼吸道内的压力高，则跨壁压大，气道管径被动扩大，气道阻力变小；反之，则气道阻力增大
肺实质对气道壁的牵引	小气道的弹力纤维和胶原纤维与肺泡壁的纤维彼此交叉，像帐篷的拉线一样对气道壁发挥牵引作用，进而保持那些没有软骨支持的细支气管的通畅
自主神经系统的调节	①副交感神经使气道平滑肌收缩，口径变小，气道阻力增加。 ②交感神经则使得支气管舒张，口径变大，气道阻力下降
化学因素的影响	①儿茶酚胺可使气道平滑肌舒张。 ②前列腺素（PG）中，$PGF_{2\alpha}$ 可使气道平滑肌收缩；PGE_2 却使之舒张。 ③肥大细胞释放的组胺和白三烯、吸入气 CO_2 含量增加、内皮素等可使支气管平滑肌收缩，气道口径变小，气道阻力上升

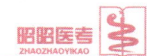

> 昭昭老师总结:弹性阻力和非弹性阻力

	弹性阻力	非弹性阻力
别名	静态阻力(气流停止状态存在)	动态阻力(在气流流动时存在)
比重	约占肺通气总阻力的70%	约占肺通气总阻力的30%
成分	肺弹性阻力和胸廓弹性阻力	气道阻力、惯性阻力、组织的黏滞阻力
主要成分	①肺组织本身弹性回缩力(占1/3);②肺泡内液-气表面张力产生的回缩力(占2/3)	①气道阻力是非弹性阻力的主要成分;②气道阻力受气流速度、气流形式和气道口径等因素的影响,其中以气道口径最为重要
次要成分	胸廓的弹性阻力来源于胸廓的弹性成分	惯性阻力、组织的黏滞阻力平静呼吸时都较小
计算公式	①肺顺应性＝(肺容积变化/跨肺压的变化)L/cmH$_2$O;②胸廓顺应性＝(胸廓容积变化/跨胸壁压的变化)L/cmH$_2$O	①气道阻力＝大气压与肺内压之差(cmH$_2$O)/单位时间内气体流量(L/s)②气道阻力与气管直径的4次方成反比
阻力大小	总顺应性＝0.1 L/cmH$_2$O	总气道阻力＝1～3 cmH$_2$O/(L/s)

【肺通气的指标】

一、肺容积

指　标	英　文	概　念	正常值
潮气量	TV	每次呼吸时,吸入或呼出的气体量	500 mL
补吸气量	IRV	指平静吸气末,再尽力吸气所能吸入的气体量,补吸气量反应吸气的储备量	1 500～2 000 mL
补呼气量	ERV	指平静呼气末,再尽力呼气所能呼出的气体量,补呼气量反应呼气的储备量	900～1 200 mL
余气量	RV	最大呼气末尚存留于肺内不能呼出的气体量 (昭昭老师速记:"大"智若"愚(余)")	1 000～1 500 mL

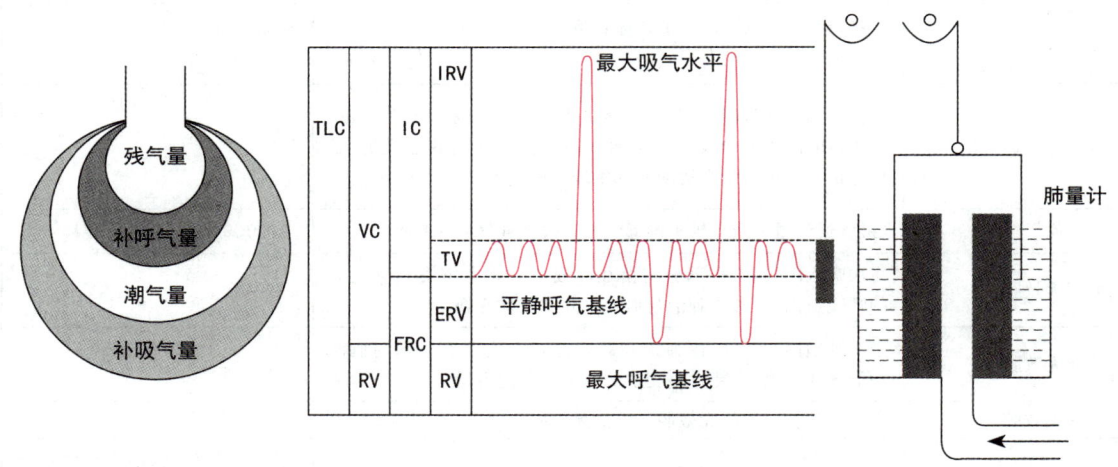

二、肺容量

指　标	英　文	概　念	计算公式及意义
深吸气量	IC	从平静呼气末做最大吸气时所能吸入的气体量	①IC＝潮气量＋补吸气量;②胸廓、胸膜、肺组织等病变时,此指标降低

续表

指　标	英　文	概　念	计算公式及意义
功能余气量	FRC	指平静呼气末尚存留于肺内的气体量	①FRC=余气量+补呼气量,正常值2 500 mL; ③意义:缓冲呼吸过程中肺泡气 PO_2 和 PCO_2 的变化幅度
肺活量	VC	指尽力吸气后,从肺内所能呼出的最大气体量	①VC=潮气量+补吸气量+补呼气量; ②正常值:男3 500 mL,女2 500 mL
用力肺活量	FVC	指一次最大吸气后,尽力尽快呼气所能呼出的最大气体量	①评价肺通气功能较好的指标,能比肺活量更好地反映肺通气功能; ②略小于没有时间限制的肺活量
用力呼气量	FEV	指一次最大吸气后尽力尽快呼气,在一定时间内所能呼出的气体量,即时间肺活量	①FEV能比肺活量更好地反映肺通气功能。 ②意义:哮喘等疾病时,FEV_1 的降低较 FVC 更明显,因而 FEV_1/FVC 减少;肺纤维化等限制性肺疾病患者,FEV_1 和 FVC 均减少,但 FEV_1/FVC 可能会正常
肺总量	TLC	指肺所能容纳的最大气体量	①TLC=肺活量(潮气量+补吸气量+补呼气量)+余气量; ②正常值:男5 000 mL,女3 500 mL; ③意义:限制性通气功能不足时会降低

昭昭老师补充:①通常以1、2、3秒末的 FEV 所占的 FVC 的百分数来表示,正常人的 FEV_1/FVC、FEV_2/FVC、FEV_3/FVC 分别为83%,86%,99%。②COPD及哮喘患者的基本病理特点为:阻塞性的通气功能障碍,因为气道阻塞,单位时间内呼出气体肯定减少,所以 FEV_1/FVC 减少;肺纤维化的基本病例特点是限制性通气功能障碍,因为气道无阻塞,所以 FEV_1/FVC 可正常。

【例2】正常呼气末,肺内气体量相当于
　　A. 余气量　　　B. 呼气储备量　　　C. 功能余气量　　　D. 吸气储备量　　　E 总肺容量

三、肺通气量与肺泡通气量

1. 几个指标

指　标	定　义	正常值
肺通气量	①指每分钟吸入或呼出的气体总量; ②肺通气量=潮气量×呼吸频率	肺通气量=500 mL×(12～18)/min=6～9 L/min
最大随意通气量	尽力作深快呼吸时,每分钟所能吸入或呼出的最大气体量,反映单位时间内充分发挥全部通气能力所能达到的通气量,是估计机体能进行最大运动量的生理指标之一	150 L
通气储量百分比	(最大通气量-每分钟平静通气量)/最大通气量×100%	≥93%
解剖无效腔	每次吸入的气体,一部分将留在鼻或口与终末细支气管之间的呼吸道内,不参与肺泡与血液之间的气体交换	150 mL
肺泡无效腔	进入肺泡内的气体,因血流在肺内分布不均而不能都与血液进行气体交换,未能发生交换的这部分肺泡容量	
生理无效腔	生理无效腔=解剖无效腔+肺泡无效腔	—
肺泡通气量	①真正有效的气体交换量; ②肺泡通气量=(潮气量-无效腔气量)×呼吸频率	每次呼吸仅使肺泡内气体更新1/7

昭昭老师提示:①评价肺通气功能常用的指标:肺活量、时间肺活量、肺通气量、肺泡通气量等。②评价肺通气功能较好的指标:时间肺活量。③从气体交换的意义来说,评价肺通气功能最好的指标:肺泡通气量。

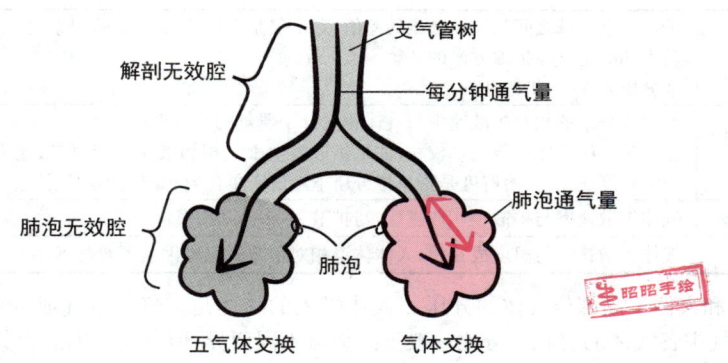

2. 潮气量和呼吸频率的变化对呼吸的影响

类 型	举 例	指标变化	对机体影响
浅快呼吸	潮气量减半,呼吸频率加倍	肺通气量不变,肺泡通气量减少	浅快呼吸对肺换气不利
深慢呼吸	潮气量加倍,呼吸频率减半	肺通气量不变,肺泡通气量增加	深慢呼吸增加肺泡通气量,但增加呼吸功

【例3】评价肺通气功能较好的指标是
A. 潮气量
B. 肺活量
C. 时间肺活量
D. 通气/血液比值
E. 肺扩散容量

【例4】肺泡通气量是指
A. 每分吸入或呼出的气体量
B. 用力吸入的气体量
C. 每分钟进或出肺的气体量
D. 每分钟进或出肺泡的气体量
E. 无效腔中的气体量

第2节　肺换气和组织换气

一、肺换气过程

1. 肺换气的概念　肺换气是指肺泡与肺毛细血管之间的气体交换。

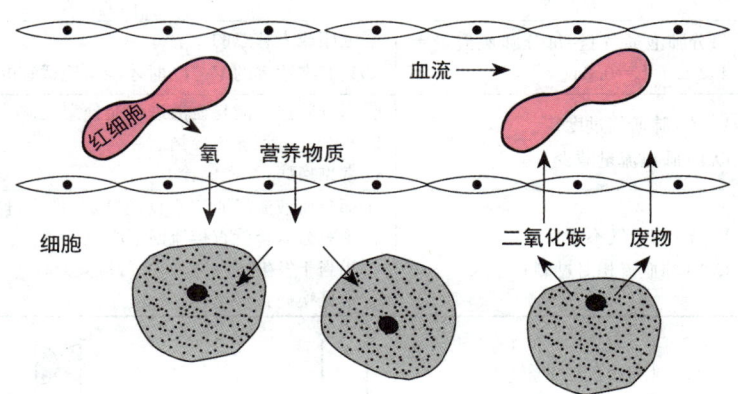

2. 肺换气的原理

(1) 气体扩散　①混合气体中各种气体都按其各自的分压差由压高处向分压低处扩散,直到取得动态平衡。②肺换气和组织换气都是以气体扩散方式进行的。③可见,气体交换的关键因素是交换部位两侧的气体分压差,它是气体交换的动力。

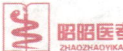

（2）气体扩散速率的影响因素

气体的分压差	①指两个区域之间某气体分压的差值，它不仅是影响气体扩散的因素之一，而且是气体扩散的动力和决定气体扩散方向的关键因素。 ②分压差越大，扩散速率越大
气体的相对分子质量和溶解度	①气体分子的相对扩散速率与气体相对分子质量的平方根成反比。 ②质量小的气体扩散速率较快；如果扩散发生于气相和液相之间，扩散速率还与气体在溶液中的溶解度成正比（溶解度是指单位分压下溶解于单位容积溶液中的气体量）
扩散面积和扩散距离	气体扩散速率与扩散面积成正比，与扩散距离成反比
温度	气体扩散速率与温度成正比，人体体温相对恒定故温度因素可忽略不计

（3）呼吸气体和人体不同部位气体的分压　人体吸入的气体是空气。空气成分中具有生理意义的是 O_2 和 CO_2。空气中各气体的容积百分比一般不因地域不同而异，但分压可因总大气压的变动而改变。高原大气压较低，各气体的分压也较低。呼出气是无效腔内的吸入气和部分肺泡气的混合气体。液体中的气体分压也称为气体的张力。不同组织中的 PO_2 和 PCO_2 不同，在同一组织，它们还受组织活动水平的影响。①PO_2 在动脉血、混合静脉血和组织中分别为 $97\sim100$ mmHg、40 mmHg、30 mmHg；②PCO_2 在动脉血、混合静脉血和组织中分别为 40 mmHg、46 mmHg、50 mmHg。③肺换气的过程：在肺泡，O_2→肺泡→呼吸膜→血液，在组织，CO_2→毛细血管血液→肺泡。CO_2 是由组织细胞通过代谢反应而产生，即组织细胞是 CO_2 产生的源头，因此组织细胞处 CO_2 分压最高。CO_2 随血液流经组织细胞周围毛细血管到达右心房，再到达肺部进行气体交换，再从肺中呼出，随着运行距离增加，CO_2 分压会逐渐降低。因此呼出气中 CO_2 分压最低。O_2 来源于外界空气，因此，吸入气中 O_2 分压最高，组织细胞处 O_2 分压最低。

气体浓度梯度变化	PCO_2 分压：组织细胞(细胞内液)>静脉血>肺泡气>呼出气
	PO_2 分压：肺泡气>动脉血>毛细血管>静脉血>组织液>组织细胞

二、肺换气影响因素

1. 呼吸膜的厚度　肺换气的结构基础是呼吸膜(肺泡-毛细血管膜)。呼吸膜由 6 层组成：含肺泡表面活性物质的液体层、肺泡上皮细胞层、上皮基底膜、基质层(肺泡上皮和毛细血管膜之间的间隙)、毛细血管的基膜、毛细血管内皮细胞层。气体扩散速率与呼吸膜厚度成反比，呼吸膜越厚，单位时间内交换的气体量越少。

2. 呼吸膜面积　气体扩散速率与扩散面积呈正比。运动时，扩散面积增加；肺不张、肺实变、肺气肿及肺毛细血管堵塞等将导致扩散面积缩小。

3. 通气/血流(V_A/Q)　比值是影响肺换气的重要因素。

V_A/Q	原　因	生理意义
$V_A/Q=0.84$	每分肺泡通气量/每分肺血流量=4.2 L/5 L=0.84	①健康成人肺总的 $V_A/Q=0.84$； ②只有在适宜的 V_A/Q 时才能实现适宜的肺换气
$V_A/Q>0.84$	V_A↑(肺通气过度) Q↓(肺血流量减少)	①部分肺泡未能与血液进行充分交换； ②相当于肺泡无效腔增大； ③常见疾病：肺血栓栓塞
$V_A/Q<0.84$	V_A↓(肺通气不足) Q↑(肺血流相对过剩)	①部分血液流经通气不良的肺泡，混合静脉血中的气体不能得到充分氧合就直接流回了心脏； ②相当于发生了功能性动-静脉短路； ③常见疾病：支气管哮喘

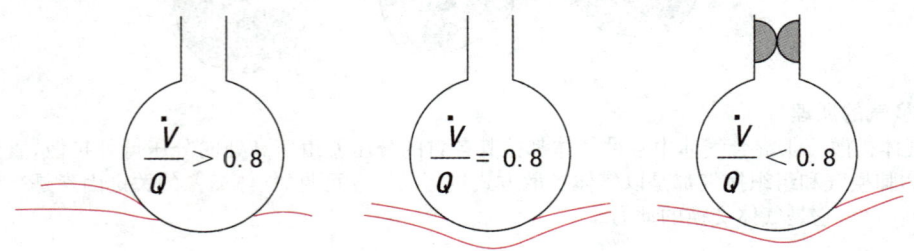

【例 5】肺换气气体通过的部位是

A. 支气管　　　B. 细支气管　　　C. 肺泡壁　　　D. 肺泡小管　　　E. 呼吸膜

【例 6】下列关于通气/血流比值的描述,正确的是

A. 为肺通气量和心输出量的比值　　　　　　B. 比值增大或减小都降低肺换气效率

C. 人体直立时肺尖部比值较小　　　　　　　D. 比值增大犹如发生了动-静脉短路

E. 比值减小意味着肺泡无效腔增大

第 3 节　气体在血液中的运输

一、O_2 和 CO_2 在血液中的运输形式

形　式		具体形式	比　例
O_2 的运输形式	物理溶解	—	占总运输量的 1.5%
	化学结合	氧合血红蛋白(无需酶的催化),HbO_2	占总运输量的 98.5%
CO_2 的运输形式	物理溶解	—	占总运输量的占 5%
	化学结合	碳酸氢盐(HCO_3^-,需要碳酸酐酶的催化)	占总运输量的 88%
		氨基甲酰血红蛋白($HbCO_2$,不需要酶的催化)	占总运输量的 7%

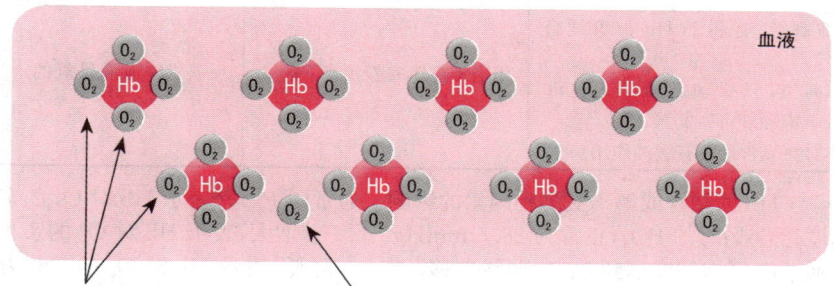

与血红蛋白结合的氧(O_2)　　　溶于血液中的氧(溶解氧)

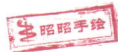

每100 mL中血液含氧量(20.7 mL)= 溶解氧(0.3 mL)+ Hb结合氧(20.4 mL)

【例 7】CO_2 在血液中运输的主要方式是

A. 物理溶解　　　　　　　B. 与水结合成碳酸　　　　　　　C. 形成氧和血红蛋白

D. 形成碳酸氢盐　　　　　E. 与血浆白蛋白结合

二、血氧饱和度、氧解离曲线及影响因素

1. 血氧饱和度　1分子 Hb 可以结合 4 分子 O_2。

(1)血红蛋白的氧含量和氧容量

血红蛋白的氧含量	指 100 mL 血中血红蛋白实际结合的氧量
血红蛋白的氧容量	指 100 mL 血中血红蛋白能结合的最大氧量

(2)血红蛋白的氧饱和度

概念	①指血红蛋白的氧含量和氧容量的百分比;②正常人动脉血 Hb 的氧饱和度为 97%
颜色	①HbO_2 呈鲜红色;②Hb 呈紫蓝色
发绀	①当血液中含量达 5 g/100 mL(血液)以上时,皮肤、黏膜呈暗红色,这种现象称为发绀。 ②出现发绀常表示机体缺氧,但也有例外。 ③例如红细胞增多(如高原性红细胞增多症)时,Hb 含量可达 5 g/100 mL(血液)以上而出现发绀,但机体并不一定缺氧;相反,严重贫血或 CO 中毒时,机体有缺氧但并不出现发绀

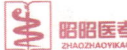

2. 氧解离曲线

(1) 氧解离曲线特点　①Hb 的变构效应→Hb 与 O_2 的结合或解离曲线呈 S 形。②氧解离曲线呈 S 形,与 Hb 的变构效应有关。Hb 有两种构型:Hb 为紧密型(T 型),HbO_2 为疏松型(R 型),两者可相互转换。在红细胞一生中,Hb 要发生 108 次这样的构型转换。当 Hb 与 O_2 结合时,盐键逐步断裂,其分子构型逐渐由 T 型转变为 R 型,对 O_2 的亲和力逐渐增加。反之,当 HbO_2 释放 O_2 时,Hb 分子逐渐由 R 型转变为 T 型,对 O_2 的亲和力逐渐降低。R 型 Hb 对 O_2 的亲和力为 T 型的 500 倍。③Hb 的 4 个亚单位无论结合 O_2 或释放 O_2 时,彼此之间有协同效应,即 1 个亚单位与 O_2 结合后,由于变构效应,其他亚单位更易与 O_2 结合;反之,当 HbO_2 的 1 个亚单位释放 O_2 后,其他单位更易释放 O_2。因此,Hb 氧解离曲线呈 S 形。

(2) 氧解离曲线　分为三段。

	氧解离曲线的上段	氧解离曲线的中段	氧解离曲线的下段
PO_2 大小	60～100 mmHg	40～60 mmHg	15～40 mmHg
生理含义	Hb 与 O_2 结合的部分	HbO_2 释放 O_2 的部分	HbO_2 与 O_2 解离的部分
曲线特点	曲线较平坦	曲线较陡峭	曲线最陡
曲线说明	PO_2 变化对 Hb 氧饱和度影响不大	PO_2 变化对 Hb 氧饱和度影响较大	PO_2 变化对 Hb 氧饱和度影响最大
功能意义	①在肺毛细血管,有利于 Hb 与氧结合运输;②在高原、高空,只要动脉血 $PO_2>60$ mmHg,Hb 氧饱和度可>90%;③反映机体对血氧含量具有缓冲作用	相当于机体安静状态下的供氧情况	反映机体血液供氧的储备能力

(3) 影响因素　①O_2 与 Hb 的结合或解离受多种因素的影响。通常用 P_{50} 来表示 Hb 对 O_2 的亲和力。P_{50} 是使 Hb 氧饱和度达 50% 时的 PO_2,正常为 26.5 mmHg。②P_{50} 增大,表示 Hb 对 O_2 的亲和力降低,需更高的 PO_2 才能使 Hb 氧饱和度达到 50%,曲线右移。③P_{50} 降低,表示 Hb 对 O_2 的亲和力增加,达 50%Hb 氧饱和度所需 PO_2 降低,曲线左移。

移　动	意　义	常见情况
氧解离曲线右移	增加氧的利用	$PCO_2\uparrow$、2,3-DPG$\uparrow$、T$\uparrow$、pH$\downarrow$
氧解离曲线左移	减少氧的利用	$PCO_2\downarrow$、2,3-DPG$\downarrow$、T$\downarrow$、pH$\uparrow$

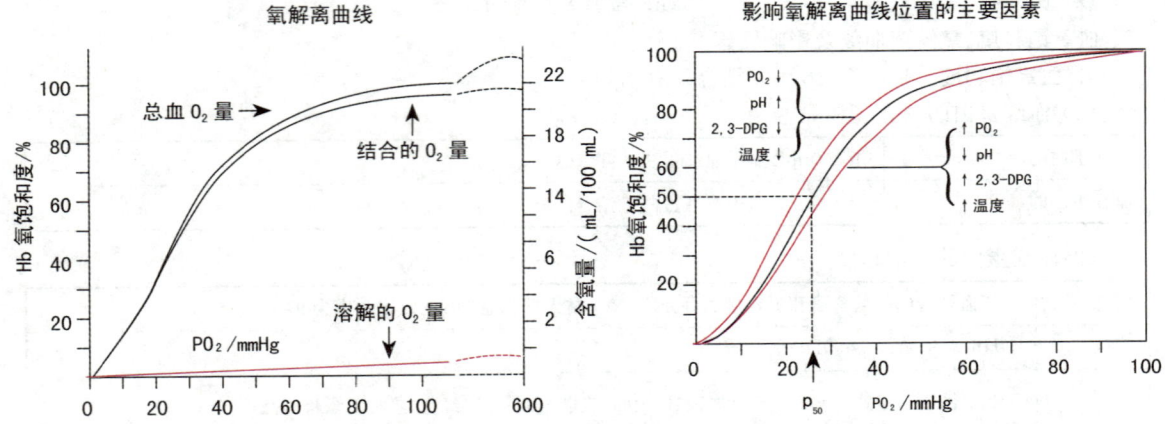

	P_{50}	曲　线	生理机制	生理意义
pH$\downarrow$ 和 $PCO_2\uparrow$	增大	右移	R 型 Hb→T 型 Hb	①血液 pH 值降低或 PCO_2 升高,使 Hb 对 O_2 的亲和力降低即波尔效应;②在肺摄取氧$\uparrow$,在组织释放氧$\uparrow$

续表

	P_{50}	曲　线	生理机制	生理意义
温度↑	增大	右移	R 型 Hb→T 型 Hb	局部温度↑→HbO_2 解离↑,供 O_2↑
2,3-DPG↑	增大	右移	R 型 Hb→T 型 Hb	慢性缺氧、贫血→2,3-DPG↑,HbO_2 解离↑,有利于供氧
CO 中毒	—	左移	CO 与 Hb 的亲和力是 O_2 的 250 倍	①阻碍 Hb 与 O_2 结合,阻碍 Hb 与 O_2 解离; ②CO 中毒时机体严重缺氧,但不出现发绀

昭昭老师提示:①简单理解为:酸中毒(pH↓、2,3-DPG↑、PCO_2↑)提示机体缺氧,进而刺激 Hb 与 O_2 解离,而组织提供更多的氧气,故出现氧饱和度下降,曲线右移。②温度高,物质容易不稳定,而倾向于解离。

【例8】下列哪一种情况下,氧解离曲线发生右移?

A. 肺通气阻力减小　　　　　　　B. 代谢性碱中毒　　　　　　C. 2,3-二磷酸甘油酸增多

D. 血温降低　　　　　　　　　　E. 血 CO_2 分压下降

第 4 节　呼吸运动的调节

一、化学因素对呼吸的调节

1. 化学感受性呼吸反射

(1) 化学感受器的特点　化学感受器的适宜刺激为动脉血、组织液或脑脊液中的 O_2、CO_2 或 H^+,根据所在部位不同分为外周化学感受器和中枢化学感受器。

	外周化学感受器	中枢化学感受器
部位	颈动脉体(主要调节呼吸); 主动脉体(主要调节循环)	延髓腹外侧浅表部位的头端、尾端(中间区不具有化学感受器)
感受器	颈动脉体 I 型细胞	生理刺激是脑脊液和局部细胞外液中的 H^+
特点	①适宜刺激物为 H^+↑、PCO_2↑、PO_2↓; ②感受的是 PO_2,并不是 O_2 的含量; ③对 PO_2 突然增高的调节反应快	①适宜刺激物为 H^+、CO_2; ②对缺 O_2 不敏感但对 H^+ 的敏感性高; ③对 PO_2 突然增高的调节反应慢
功能	机体低 O_2 时维持对呼吸的驱动	调节脑脊液的 H^+ 浓度,使中枢神经系统有一定稳定的 pH 环境

昭昭老师提示:

①PO_2 对感受器的刺激—外周感受器,中枢感受器对低氧不敏感。

②PCO_2 对感受器的刺激—中枢感受器+外周感受器,且敏感性中枢感受器>外周感受器。

③H^+ 对感受器的刺激—中枢感受器+外周感受器,且敏感性中枢感受器>外周感受器。

④动脉血中 CO_2 的扩散较容易扩散进入外周化学感受器,使细胞内 H^+ 的升高;而血液中的不易进入细胞内,因此 PCO_2 对外周化学感受器的作用强于 H^+。

⑤H^+ 对感受器的刺激的敏感性特殊:虽然中枢化学感受器对 H^+ 敏感性较外周化学感受器高,约为后者的 25 倍。但 H^+ 通过血-脑屏障的速度慢,限制了它对中枢化学感受器的作用。因此,在脑脊液中,中枢感受器对 H^+ 的敏感性>外周感受器;在动脉血中,中枢感受器对 H^+ 的敏感性<外周感受器。

(2) 不同物质对呼吸的影响

CO_2	CO_2 是调节呼吸运动的最重要的生理性化学因素,CO_2 对呼吸运动起经常性调节的作用,血液 PCO_2 在一定范围内升高可加强呼吸运动,但超过一定限度则起抑制和麻醉作用。 ①CO_2 浓度>3%→肺通气量>正常的 1 倍; ②CO_2 浓度>4%→潮气量增加、频率加快,即呼吸加深加快; ③CO_2 浓度>7%→增大肺通气量,保持 PCO_2 不致上升过高; ④CO_2 浓度>15%→意识丧失,CO_2 麻醉(即肺性脑病)

H^+	①H^+ 通过外周和中枢感受器对呼吸进行调节,但中枢感受器的敏感性约为外周感受器的25倍; ②H^+ 通过血-脑屏障的速度较慢,因此脑脊液中的 H^+ 才是中枢感受器的最有效刺激
缺 O_2	缺 O_2 只能通过外周感受器对呼吸进行调节,缺 O_2 对中枢的直接作用是抑制。 ①只有当 $PO_2 < 80$ mmHg 时,肺通气量才出现觉察到的增加,因此动脉血 PO_2 对正常呼吸运动的调节作用不大; ②只有在严重肺气肿、肺心病等情况下的低氧刺激才有重要意义; ③临床上低氧时,如吸入纯氧,可导致呼吸暂停; ④贫血、CO中毒、亚硝酸盐中毒等主要是 Hb 含量降低或 Hb 构型改变,使血液携氧量减少,血氧含量降低,而对 PO_2 影响不明显;而外周化学感受器主要感受的是 PO_2 而非氧含量,故上述病理情况不能导致呼吸增强

【例9】缺氧对呼吸的影响通过

A. 中枢化学感受器　　　B. 外周化学感受器　　　C. 体液

D. 神经　　　E. 氢离子

【例10】血中 PCO_2 升高引起呼吸加深加快主要是因为

A. 直接刺激中枢的呼吸神经元　　　B. 刺激中枢化学感受器

C. 刺激颈动脉体和主动脉体感受器　　　D. 刺激颈动脉窦和主动脉弓感受器

E. 刺激心肺感受器

二、肺牵张反射

肺牵张反射也称黑-伯反射,是指由肺扩张或肺萎陷引起的吸气抑制或吸气兴奋的反射。肺牵张反射包括肺扩张反射和肺萎陷反射两种成分。

	肺扩张反射	肺萎陷反射
定义	肺扩张时抑制吸气活动的反射	肺萎陷时增强吸气或促进呼气转换为吸气的反射
感受器	①分布于从气管到细支气管的平滑肌内; ②感受器阈值低,为牵张感受器	①位于气道平滑肌内; ②感受器阈值高,感受器性质不明
传导通路	肺扩张→感受器→迷走神经→延髓→促使吸气转换为呼气	肺萎陷→感受器→迷走神经→增强吸气或促使呼气转换为吸气
生理意义	加速吸气向呼气的转换,使呼吸频率增加	阻止呼气过深,防止肺过度萎缩(防止肺不张)
形成条件	①潮气量>1 500 mL 时才能引起; ②平静呼吸时不参与呼吸运动的调节	一般要在较大程度的肺萎陷(肺缩小明显)时才出现平静呼吸时不参与呼吸运动的调节

> 昭昭老师提示:肺的牵张反射特点:①平时不用,需要的时候用。②功能:将过度吸气切换为呼气;将过度呼气切换为吸气。③可加快呼吸频率。④传入神经为迷走神经,故切断迷走神经,呼吸变深慢。

➤ 参考答案如下,详细答案参见 2021 版《国家临床执业及助理医师资格考试精选真题考点精析》。

1. D	2. C	3. C	4. D	5. E	昭昭老师提示:关注官方微信,获得第一手考试资料。
6. B	7. D	8. C	9. B	10. B	

第6章　消化和吸收

➤ **2021 考试大纲**

①胃肠神经体液调节的一般规律;②口腔内消化;③胃内消化;④小肠内消化;⑤大肠的功能;⑥吸收。

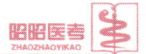

➤ 考纲解析

近 20 年的医师考试中,本章的考点是胃肠神经体液调节的一般规律和小肠内消化,执业医师每年考查分数为 1~2 分,助理医师每年考查分数为 0~1 分。

第 1 节　消化生理概述

一、消化道平滑肌的电生理特性

消化道平滑肌的电位变化主要有静息电位、慢波电位和动作电位三种形式。

1. 静息电位　消化道平滑肌的静息电位较小(−50~60 mV),且不稳定,存在一定波动,主要因 K^+ 平衡电位而产生,但 Na^+、Cl^-、Ca^{2+} 和生电性钠泵等也都参与静息电位的形成,这可能是其绝对值略小于骨骼肌和神经细胞静息电位的原因。

2. 慢波电位　消化道平滑肌细胞在静息电位的基础上,可自发地产生周期性地去极化和复极化,由于其频率较慢,因而称为慢波。因慢波频率对消化道平滑肌的收缩节律起决定性作用,故又称基本电节律。

(1) 频率　消化道不同部位平滑肌的慢波频率不同,胃约 3 次/分,十二指肠约 12 次/分,回肠末端 8~9 次/分。

(2) 幅度　慢波的幅度为 10~15 mV,持续时间由数秒至十几秒。

(3) 来源细胞　慢波起源于消化道纵行肌和环行肌之间的 Cajal 间质细胞。Cajal 间质细胞具有成纤维细胞和平滑肌细胞的特性,并与纵、环两层平滑肌细胞形成缝隙连接。Cajal 间质细胞被认为是胃肠运动的起搏细胞,其产生的电活动可以电紧张的形式传给纵行肌和环行肌细胞。

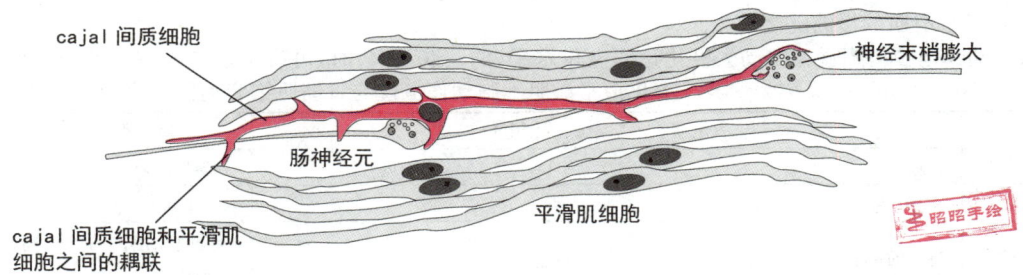

(4) 神经调节　去除平滑肌的支配神经后,慢波依然出现,表明慢波的产生不依赖于外来神经的支配,但慢波的幅度和频率可接受自主神经的调节。交感神经活动增强时,慢波的幅度减小;副交感神经活动增强时,其幅度则增加。

昭昭老师提示:Cajal 间质细胞相当于心脏传导系统的窦房结内细胞。

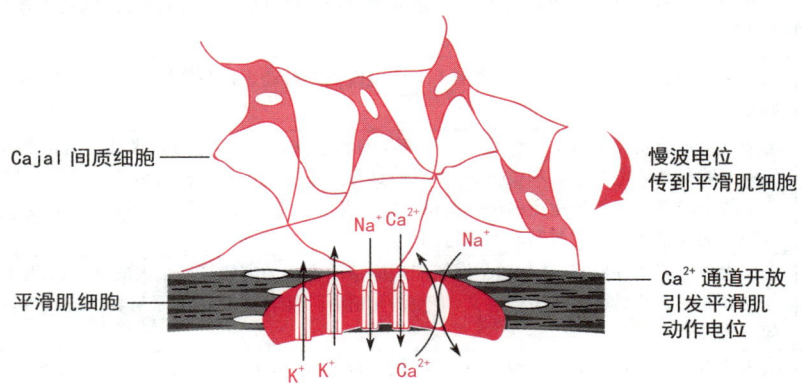

(5) 机制　过去认为,慢波本身并不直接引起平滑肌收缩,但能使平滑肌细胞的静息电位减小,一旦去极化达到阈电位,使肌细胞膜中的电压门控钙通道大量开放,产生动作电位和肌细胞收缩。现已证实,

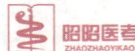

平滑肌细胞存在机械阈和电阈两个临界膜电位值。当慢波去极化达到或超过机械阈时,细胞内 Ca^{2+} 浓度增加,足以激活肌细胞收缩,而不一定通过动作电位而引发;当去极化达到或超过电阈时,则可引发动作电位使更多的 Ca^{2+} 进入胞内,使收缩进一步增强,慢波上出现的动作电位数目越多,肌细胞收缩就越强。每个慢波上所出现的动作电位数目可作为收缩力大小的指标。

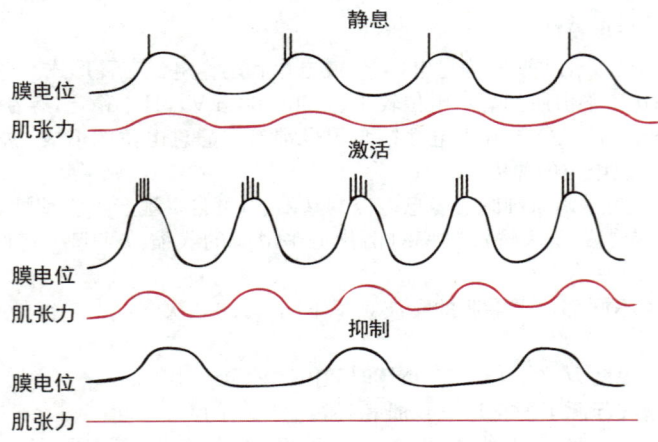

　　(6)慢波与生电性钠泵的关系　慢波的产生可能与细胞膜中生电性钠泵的波动性活动有关。当钠泵活动暂时受抑时,膜发生去极化;当钠泵活动恢复时,膜电位回到原来静息水平。用哇巴因抑制钠泵活动后,胃肠平滑肌的慢波随之消失。

　　3. 动作电位　当慢波自动去极化达阈电位水平(约-40 mV)时,可产生动作电位。动作电位时程较短,约$10\sim20$ ms,故又称为快波。消化道平滑肌细胞动作电位与骨骼肌细胞动作电位的区别如下表。

	消化道平滑肌细胞动作电位	骨骼肌细胞动作电位
去极化	主要是 Ca^{2+} 内流	主要是 Na^+ 内流
复极化	K^+ 外流	K^+ 外流
锋电位	持续时间长,上升慢,幅度低、大小不等	持续时间短,上升快,幅度高、大小相等
特点	①只有慢波而无动作电位时,平滑肌仅发生轻度收缩; ②当发生动作电位时,收缩幅度明显增大,并随动作电位的频率增高而增大	—

二、消化道平滑肌的一般生理特性

兴奋性较低,收缩缓慢	消化道平滑肌的兴奋性较骨骼肌低,收缩的潜伏期、收缩期和舒张所占的时间均比骨骼肌长,而且变异较大
具有自律性	消化道平滑肌在离体后,置于适宜的人工环境内仍能自动进行节律性收缩和舒张,但其节律较慢,远不如心肌规则
具有紧张性	①消化道平滑肌经常保持一种微弱的持续收缩状态,即具有一定的紧张性。消化道各部分(如胃、肠)之所以能保持一定的形状和位置,与平滑肌具有紧张性这一特性密切相关。 ②平滑肌张力还能使消化道内经常保持一定的基础压力,有助于消化液向食物中渗透。平滑肌的各种收缩活动都是在紧张性的基础上进行的
富有伸展性	①作为中空容纳性器官,消化道平滑肌能适应接纳食物的需要进行很大的伸展,以增加其容积。 ②良好的伸展性具有重要生理意义,能使消化道有可能容纳几倍于原初容积的食物,而消化道内压力却不明显升高
对不同刺激的敏感性不同	①消化道平滑肌对电刺激不敏感,而对机械牵拉、温度和化学性等刺激特别敏感。 ②消化道平滑肌的这一特性与它所处的生理环境密切相关,消化道内食物对平滑肌的机械扩张、温度和化学性刺激可促进消化腺分泌及消化道运动,有助于食物的消化

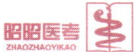

三、消化道的神经支配和胃肠激素

1. 消化道的神经支配及其作用 支配消化道的神经包括外来神经系统和内在神经系统(肠神经系统)。在整体情况下,外来神经对内在神经丛具有调节作用,但去除外来神经后,内在神经丛仍可在局部发挥调节作用,可独立地调节胃肠运动、分泌、血流量以及水、电解质的转运。

（1）外来神经系统

	交感神经	副交感神经(迷走神经和盆神经)
节后神经纤维递质	去甲肾上腺素	乙酰胆碱(大多数),少数为血管活性肽(VIP)、P物质、脑啡肽和生长抑素等
生理作用	①抑制消化道的运动和消化腺的分泌;②使消化道括约肌收缩	①促进消化道的运动和消化腺的分泌;②使消化道括约肌舒张;③胃的容受性舒张、机械刺激引起的小肠充血等

（2）内在神经系统(肠神经系统)

	肌间神经丛	黏膜下神经丛
分布	消化道环行肌和纵行肌之间	黏膜下层
生理作用	主要支配平滑肌的活动	主要调节腺细胞和上皮细胞的功能

2. 消化系统的内分泌功能 由于消化道黏膜中内分泌细胞合成和释放的多种激素主要在消化道内发挥作用,因此把这些激素合称为胃肠激素。

3. 激素的来源和分布

激素	来源	分布	昭昭老师速记
促胃液素(胃泌素)	G细胞	胃窦、十二指肠	"喂(胃)""鸽(G)"子
抑胃肽	K细胞	小肠上部	"一(抑)"个老"K"
缩胆囊素	I细胞	小肠上部	有"胆"去"爱(I)"
促胰液素	S细胞	小肠上部	小"姨"是小"S"
胃动素	Mo细胞	小肠	动="mo"ve
生长抑素	δ细胞	小肠、大肠、胃、胰岛	δ上面好像"长"歪了
神经降压素	N细胞	回肠	"降"落了"N"回
高血糖素	α细胞	胰岛	你男朋友好"高""啊(α)"
胰岛胰	β细胞	胰岛	小"姨""被(β)"遗留待在"岛"上
胰多肽	PP细胞	胰岛、小肠、大肠、胃等	姨太太"P"好"多"

4. 激素的作用及引发释放的刺激物

昭昭老师提示:胰液主要包括两大部分①HCO_3^-和水;②胰酶。促胰液素→HCO_3^-和水分泌,缩胆囊素(促胰酶素)→胰酶多。

激素	生理功能	刺激物引发释放
促胃液素(胃泌素)	①促进胃酸和胃蛋白酶分泌;②使胃窦和幽门括约肌收缩,延缓胃排空;③促进胃肠运动和胃肠上皮生长 (昭昭老师提示:促胃液素对分泌是促进,胃排空是抑制的)	①蛋白质消化产物;②迷走神经递质;③扩张胃
抑胃肽	①刺激胰岛素分泌;②抑制胃酸和胃蛋白酶分泌;③抑制胃排空 (昭昭老师提示:抑胃肽,对胃当然是抑制)	①葡萄糖;②脂肪酸;③氨基酸;④盐酸

激 素	生理功能	刺激物引发释放
缩胆囊素	①刺激胰酶分泌和胆囊收缩； ②增强小肠和大肠运动； ③抑制胃排空,增强幽门括约肌收缩,松弛壶腹括约肌； ④促进胰腺外分泌部的生长 (昭昭老师提示:胃下方的激素对胃的活动都是抑制的,对下方的小肠和大肠是促进的)	①蛋白质消化产物＞②脂肪酸＞③盐酸＞④脂肪
促胰液素	①促进胰液 HCO_3^- 和水分泌及胆汁的分泌； ②抑制胃酸分泌和胃肠运动； ③收缩幽门括约肌,抑制胃排空； ④促进胰腺外分泌部的生长 (昭昭老师提示:胃下方的激素对胃的活动都是抑制的)	①盐酸(最强)＞②蛋白质消化产物＞③脂肪酸
胃动素	在消化间期刺激胃和小肠运动	①迷走神经；②盐酸；③脂肪

【例1】胃酸进入十二指肠后实现反馈抑制胃液分泌涉及的激素

A. 胃动素　　　B. 胰泌素　　　C. 胆汁　　　D. 促胰液素　　　E. 抑胃肽

第2节　胃内消化

一、胃液的分泌及其调节

1. 胃液的性质、成分和作用　纯净的胃液是一种无色的酸性液体,pH 0.9~1.5,成年人每日分泌1.5~2.5 L,胃液中除含大量水外,主要成分包括盐酸、胃蛋白酶原、黏液和内因子。

成　分	细　胞	生理作用
盐酸	壁细胞	①激活胃蛋白酶原,并为胃蛋白酶提供适宜的酸性环境； ②使食物中的蛋白质变性,有利于蛋白质的水解； ③杀灭随食物进入胃内的细菌,对维持胃及小肠内的无菌状态具有重要意义； ④盐酸随食糜进入小肠后,可促进促胰液素和缩胆囊素的分泌,进而引起胰液、胆汁和小肠液的分泌； ⑤盐酸造成的酸性环境有利于小肠对铁和钙的吸收
内因子	壁细胞	①内因子与维生素 B_{12} 结合,促进维生素 B_{12} 在回肠的重吸收； (昭昭老师速记:"12"个月"回"一次家) ②胃大部切除术→内因子缺乏→维生素 B_{12} 吸收障碍→巨幼细胞性贫血 (昭昭老师速记:"内"人＝"壁"人巨贫)
胃蛋白酶原	主细胞	①胃蛋白酶原被盐酸激活成有活性的胃蛋白酶,后者可水解食物中的蛋白质； ②已被激活的胃蛋白酶对胃蛋白酶原也有激活作用(正反馈)
黏液和碳酸氢盐	①上皮细胞；②泌液腺；③黏液细胞	黏液-碳酸氢盐屏障能有效地保护胃黏膜免受胃内盐酸和胃蛋白酶的损伤

【例2】当胃酸分泌过少时,不受影响的是

A. 胃蛋白酶对蛋白质的消化　　　B. 对细菌抑制杀灭作用　　　C. 胰液和胆汁的分泌

D. 钙和铁的吸收　　　E. 维生素 B_{12} 的吸收

2. 消化期的胃液　分泌进食可刺激胃液大量分泌,称为消化期的胃液分泌。根据消化道感受食物刺激部位的不同,将消化期的胃液分泌分为头期、胃期和肠期三个时期,实际上这三个时期几乎是同时开始、互相重叠的,它们都受神经和体液因素的双重调节,但头期主要接受神经调节,而肠期则以体液调节为主。

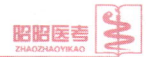

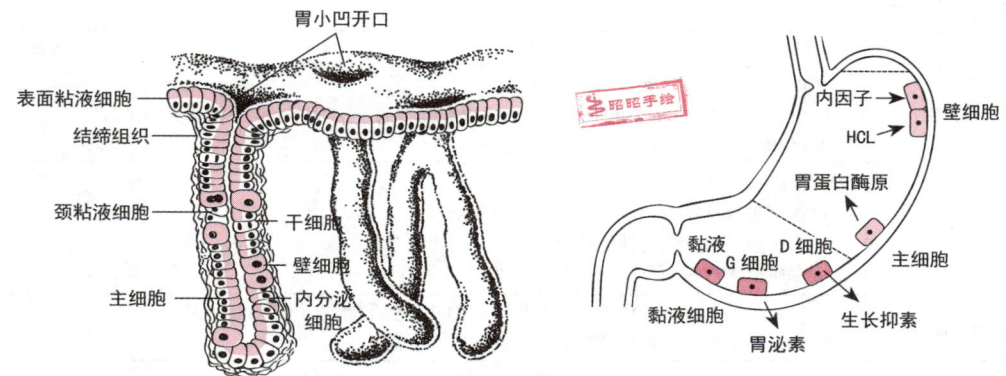

胃黏膜壁细胞分泌烟酸的基本过程模式图

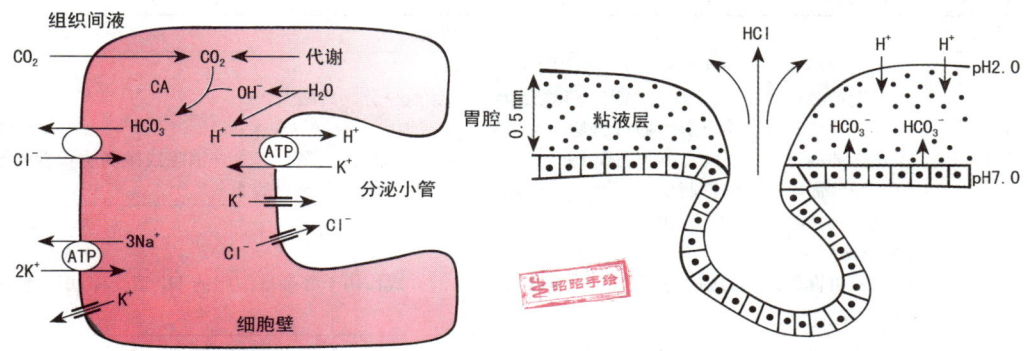

（1）胃液分泌特点

	头期胃液分泌	胃期胃液分泌	肠期胃液分泌
启动因素	由进食动作引起	食物进入胃后	食物进入小肠上段后
所占比例	占分泌总量的30%	占分泌总量的60%	占分泌总量的10%
胃液特点	①分泌量多；②酸度和胃蛋白酶原含量均很高,消化能力很强（昭昭老师速记:为了消化食物"都很高"）	①分泌量多；②酸度很高,胃蛋白酶原较头期低,消化能力较头期弱（昭昭老师速记:酸高是为了杀菌）	①分泌量少；②酸度和胃蛋白酶含量均较低,消化能力弱（昭昭老师速记:基本上胃就不起什么作用了,所以都少）
调节因素	神经调节＋体液调节	神经调节＋体液调节	神经调节＋体液调节

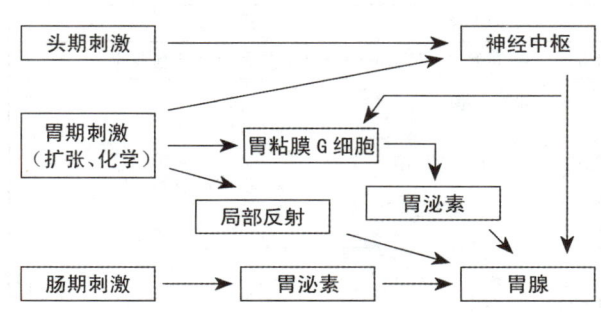

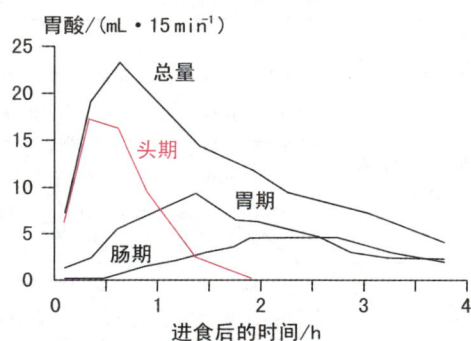

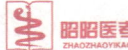

(2) 胃液分泌的机制

分　期	机　制	昭昭老师速记
头期胃液分泌	①条件反射＋非条件反射； ②反射共同传出途径:迷走神经→ACh→胃腺细胞或迷走神经→促胃液素释放肽(**铃蟾素、蛙皮素**)→G 细胞→促胃液素	"蛙""头"
胃期胃液分泌	①食物扩张胃→迷走—迷走**长反射**； ②食物扩张胃→壁内神经丛**短反射**→促胃液素； ③扩张刺激幽门→壁内神经丛→**G 细胞**→促胃液素； ④蛋白质消化产物→G 细胞→促胃液素	—
肠期胃液分泌	食物进入小肠上段→机械扩张或消化产物的化学性刺激→十二指肠→释放促胃液素和十二指肠释放肠泌酸素→刺激胃酸分泌	—

3. 调节胃液分泌的神经和体液因素

(1) 促进胃肠液分泌的主要因素

主要因素	生理机制
迷走神经	①迷走神经→**ACh**→壁细胞→分泌胃酸↑； ②迷走神经→**ACh**→肠嗜铬样细胞→释放组胺→壁细胞→分泌胃酸↑； ③迷走神经→**蛙皮素**→幽门部 G 细胞→促胃液素→壁细胞→分泌胃酸↑； ④迷走神经→**ACh**→胃和小肠黏膜中的 δ 细胞→抑制 δ 细胞释放**生长抑素**→消除或减弱生长抑素对 G 细胞释放促胃液素的抑制作用→增强促胃液素释放→壁细胞→分泌胃酸↑
组胺	①具有极强的**促胃酸分泌**作用； (昭昭老师速记:"组"团来"算(酸)"你) ②组胺由胃黏膜内的肠嗜铬样细胞分泌,以旁分泌的方式作用于邻旁壁细胞的 H_2 型受体,引起壁细胞分泌胃酸
促胃液素	①促胃液素→**壁细胞**→分泌胃酸↑； ②促胃液素→**肠嗜铬样细胞**→释放组胺→壁细胞→分泌胃酸↑
其他因素	Ca^{2+}、低血糖、咖啡因和酒精等

(2) 抑制胃液分泌的主要因素

盐酸(HCl)	①HCl **负反馈抑制**胃酸分泌:HCl→抑制 G 细胞→促胃液素↓→胃酸↓； ②HCl→刺激 δ 细胞→生长抑素↑→HCl→刺激小肠黏膜→释放促胰液素和球抑胃素→均可抑制胃酸分泌→胃酸↓
脂肪	**脂肪**及其消化产物进入小肠后→小肠黏膜分泌**肠抑胃素**(包括促胰液素、缩胆囊素、抑胃肽、神经降压素和胰高血糖素等)→抑制胃液分泌和胃运动作用
高张溶液	食糜进入十二指肠可形成**高张溶液**→刺激小肠内的渗透压感受器→**肠-胃反射**→胃酸(胃液)↓

4. 影响胃液分泌的其他因素

影响因素	生理作用
缩胆囊素	可因结合不同的受体而对胃酸分泌产生完全不同的效应,对胃酸的分泌主要表现为抑制效应
血管活性肠**肽**（VIP）	VIP 对盐酸的分泌起**双重**作用,既可刺激也可抑制胃酸分泌。 (昭昭老师速记:"肽肽"的"双重"身份) ①VIP→可抑制食物、组胺和促胃液素等刺激胃酸分泌的作用； ②刺激 δ 细胞→生长抑素↑→分泌胃酸↓； ③刺激壁细胞→分泌胃酸↑
铃蟾素	①又称**蛙皮素**或促胃液素释放肽； ②铃蟾素→G 细胞→促胃液素→壁细胞→分泌**胃酸**↑ (昭昭老师速记:看见"酸"东西就"馋(蟾)"了)
Valosin	对基础胃酸分泌有刺激作用,这一作用不依赖于促胃液素的分泌

影响因素	生理作用
生长抑素	作用于壁细胞、ECL细胞（抑制组胺释放）和G细胞（抑制促胃液素释放）→分泌胃酸↓ （昭昭老师速记：带"抑"的，作用肯定是抑制）
表皮生长因子 （EGF）	表皮生长因子具有抑制胃酸分泌的作用，有利于胃黏膜的修复 （昭昭老师速记："抑制"盐酸，生长表皮）
抑胃肽	抑制组胺和胰岛素性低血糖引起的胃酸分泌，其作用是由生长抑素介导的 （昭昭老师速记：带"抑"的，作用肯定是抑制）

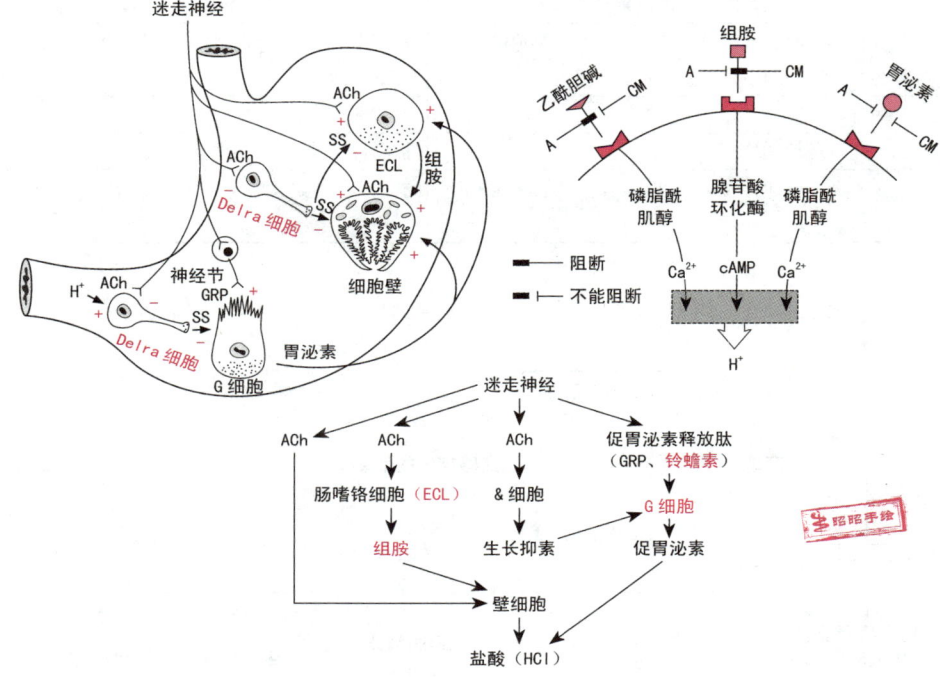

【例3】迷走神经兴奋引起胃窦部G细胞分泌促胃液素的神经递质是

A. 组胺   B. 乙酰胆碱   C. 铃蟾素   D. 多巴胺   E. 5-羟色胺

二、胃的运动及其调节

1. 胃的运动形式 包括容受性舒张、蠕动、紧张性收缩。

	容受性舒张	紧张性收缩	蠕动
概念	指进食时食物刺激口腔、咽、食管等处的感受器，可反射性引起胃底和胃体的舒张	胃壁平滑肌经常处于一定程度的缓慢持续收缩状态	指由胃平滑肌顺序舒缩引起的一种向前推进的波形运动
功能	使胃容量大大增加，以接纳大量食物入胃，而胃内压却无显著升高；防止食糜过早排入小肠，有利于食物在胃内充分消化	①胃保持一定的形状和位置，防止胃下垂；②使胃内保持一定压力，以利于胃液渗入食团中，促进化学性消化；③它是其他运动形式的基础	使食糜和胃液充分混合，利于胃液发挥化学性消化作用，有利于块状食物进一步被磨碎和粉碎，并将食糜由胃排十二指肠

2. 胃的容受性舒张

概念	指进食时食物刺激口腔、咽、食管等处的感受器，可反射性引起胃头区的舒张
生理意义	使胃容量大大增加以接纳大量食物入胃，同时保持胃内压基本不变

反射通路	①胃的容受性舒张是通过迷走-迷走反射实现的; ②反射通路:进食时食物刺激口腔、咽、食管等处的感受器→迷走神经→中枢→迷走神经抑制性纤维→末梢释放某种神经肽或一氧化氮(NO)→胃头区(胃底和胃体)的舒张 (昭昭老师速记:"肽肽""一"吃饱了"舒"张和"迷"糊)

3. 胃排空及其调节胃排空及其调节 食物由胃排入十二指肠的过程称为胃排空。食物入胃后5分钟就开始胃排空,排空速度与食物的物理性状及化学组成有关。液体食物较固体食物排空快,小颗粒食物比大块食物快,等渗液体较非等渗液体快。三大营养物质中糖类食物排空最快,蛋白质次之,脂肪最慢。混合食物需要4~6小时完全排空。胃排空的影响因素总结如下表。

	胃内因素促进胃排空	十二指肠内因素抑制胃排空
刺激因素	食物对胃的扩张刺激和食物中某些化学成分	食糜中的酸、脂肪、高渗性溶液和肠壁的机械扩张
神经调节	迷走-迷走反射、壁内神经丛局部反射	肠-胃反射
体液调节	促胃液素	促胰液素、抑胃肽
生理效能	加强胃运动,促进胃排空	抑制胃运动,延缓胃排空
昭昭老师速记	迷走神经促进胃肠道蠕动;交感神经抑制胃肠道运动	胃以下位置的部位分泌的激素对上面的作用都是抑制作用

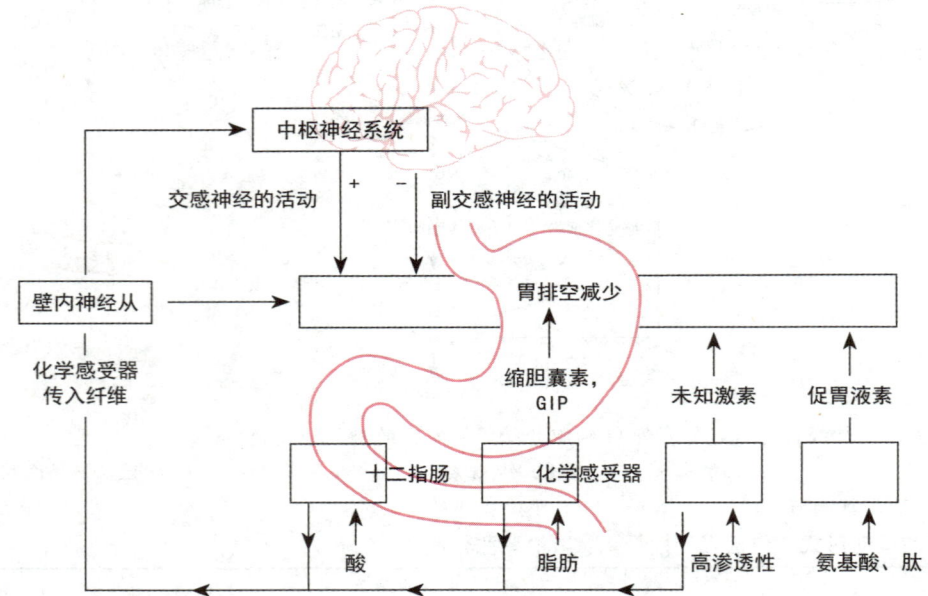

4. 消化间期胃的运动 胃在空腹状态下,除存在紧张性收缩外,也出现以间歇性强力收缩伴有较长时间的静息期为特点的周期性运动,称为消化间期移行性复合运动(MMC)。MMC始于胃体上部,并向肠道方向传播。MMC的每一周期为90~120分钟。

第3节 小肠内消化

一、胰液的分泌及其调节

1. 胰液的性质和成分

特性		胰液是无色无味的碱性液体,pH值为7.8~8.4,渗透压与血浆大致相等
组成	无机物	无机成分中HCO_3^-的含量很高,占第二位的阴离子是Cl^-
	有机物	有机物主要是蛋白质

续表

量	人每日分泌的胰液量为1~2 L
来源	①胰液的组成:胰酶、水分和HCO_3^-; ②腺泡细胞主要分泌胰液中的胰酶,小导管管壁细胞主要分泌水分和HCO_3^- (昭昭老师速记:小"姨"爱"泡"温泉说"酶";对方是水电站,"管""水"的)
作用	①消化蛋白质及脂肪。 ②HCO_3^- 中和进入十二指肠的胃酸,使肠黏膜免受强酸的侵蚀;HCO_3^- 造成的弱碱环境可为小肠内多种消化酶提供最适宜的 pH 环境(pH7~8)

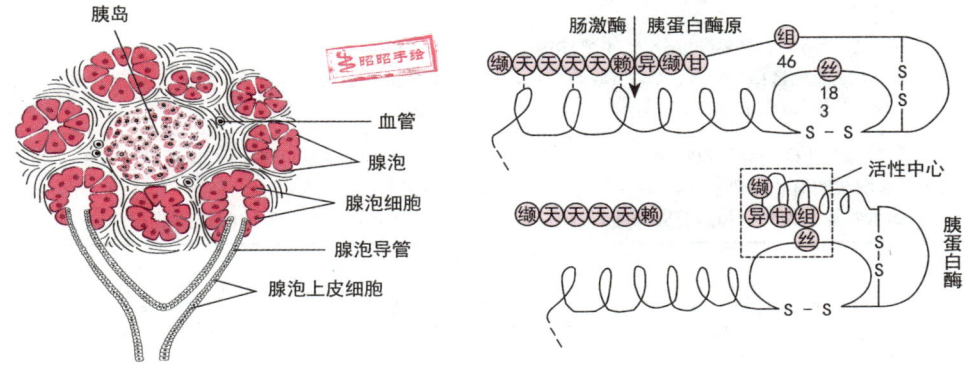

2. 胰酶

(1)成分　胰酶主要包括胰淀粉酶、胰脂肪酶、胰蛋白酶、糜蛋白酶、羧基肽酶等。

	胰脂肪酶	胰蛋白酶	糜蛋白酶
作用	消化脂肪	消化蛋白质	消化蛋白质
特点	①分解脂肪时需要辅脂酶的存在条件下才能发挥作用; ②胆盐可将附着于胆盐微胶粒表面的蛋白质清除下去,而辅脂酶对胆盐微胶粒具有较高的亲和力,这一特性使胰脂肪酶、辅脂酶和胆盐形成复合物,有助于胰脂肪酶锚定于脂滴表面发挥其分解脂肪的作用,防止胆盐将胰脂肪酶从脂肪表面清除出去	①以无活性的酶原形式存在; ②胰蛋白酶原在肠激酶作用下变为有活性的胰蛋白酶,已被激活的胰蛋白酶对胰蛋白酶原有激活作用	胰蛋白酶作用下将无活性的糜蛋白酶原转变为有活性的糜蛋白酶

(2)胰酶的消化能力　胰液由于含有水解糖、脂肪和蛋白质三类营养物质的消化酶,因而是最重要的消化液。当胰液分泌缺乏时,即使其他消化液的分泌都正常,食物中的脂肪和蛋白质仍不能完全消化和吸收,常可引起脂肪泻,但糖的消化和吸收一般不受影响。

3. 胰液分泌的调节

进食时胰液分泌受神经和体液的双重调节,但以体液调节为主。其中促进胰液分泌的最主要的激素是胆囊收缩素(CCK)。神经和体液因素调节胰液分泌的特点对比如下表。

	神经调节	体液调节		
	迷走神经兴奋	促胰液素	缩胆囊素	促胃液素
别称	—	胰泌素	促胰酶素	胃泌素
分泌总量	少	多	少	少
胰液特点	量少酶多	量多酶少	量少酶多	量少酶多
作用部位	胰腺腺泡细胞	胰腺小导管细胞	胰腺腺泡细胞	胰腺腺泡细胞
水	很少	大量	很少	很少
碳酸氢盐	很少	大量	很少	很少
胰酶	丰富	很低	丰富	丰富

【例4】激活糜蛋白酶原的是

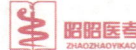

　　A. 肠致活酶(现已改称肠激酶)　　　B. 胰蛋白酶　　　　　　　C. 盐酸
　　D. 组胺　　　　　　　　　　　　　E. 辅脂酶

二、胆汁的分泌和调节

1. 胆汁的性质和成分　在非消化期,肝脏分泌的胆汁主要储存于胆囊内。进食后储存于胆囊内的胆汁排入十二指肠。直接从肝细胞分泌的胆汁称为肝胆汁,储存在胆囊内并由胆囊排出的胆汁称为胆囊胆汁。

分泌量	成人每日分泌胆汁 0.8～1.0 L
pH	①肝胆汁——弱碱性(pH 7.4)——可中和一部分胃酸; ②胆囊胆汁——弱酸性(pH 6.8)——不能中和胃酸
成分	无机物(水、Na^+、K^+、Ca^{2+}、HCO_3^-)+有机物(胆盐、卵磷脂、胆固醇、胆色素),但是绝对不含消化酶,故没有消化功能
胆盐	胆盐是胆汁中最重要的成分,其主要作用是促进脂肪的消化和吸收 (昭昭老师速记:胆盐只有乳化脂肪的功能,因为胆盐中没有相关的消化酶,故没有消化功能,注意这里用词是"促进"消化)
微胶粒	①胆盐与卵磷脂都是双嗜性分子,因而在水溶液中易形成疏水性表面朝向内部,而亲水性一面朝向与水接触,围成圆筒状的微胶粒;胆固醇不溶于水但可溶入微胶粒中。 ②微胶粒中的卵磷脂是胆固醇的有效溶剂,可防止胆固醇析出而形成胆固醇结晶结石

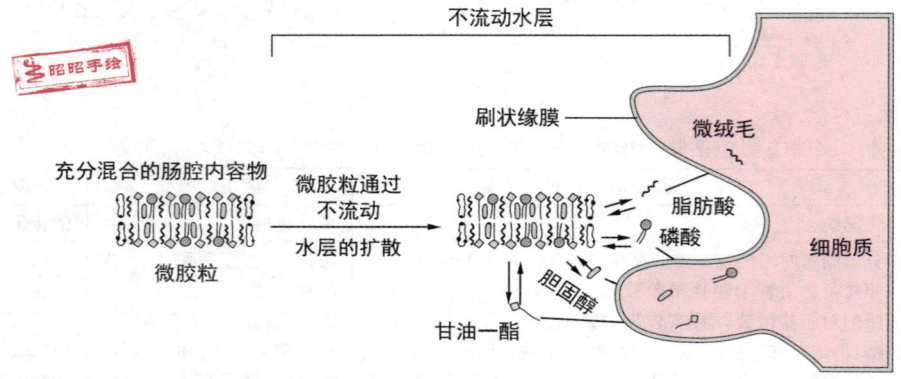

2. 胆汁的生理作用　(昭昭老师速记:乳化、运载、中和、分泌)

生理作用	机制
乳化脂肪,促进脂肪的消化分解	胆汁的胆盐、卵磷脂和胆固醇等均可作为乳化剂,降低脂肪的表面张力,使脂肪乳化成微滴分散在水溶性肠液中,因而可增加胰脂肪酶的作用面积,促进脂肪的分解消化
促进脂肪和脂溶性维生素的吸收	胆盐作为运载工具运载不溶于水的脂肪分解产物和脂溶性维生素,即脂肪分解产物和脂溶性维生素均可掺入由胆盐聚合成的微胶粒中,形成水溶性的混合微胶粒,后者很容易穿过小肠绒毛表面的静水层而到达肠黏膜表面,从而促进脂肪分解产物和脂溶性维生素的吸收
中和胃酸	肝胆汁呈弱碱性(pH7.4),排入十二指肠后,可中和一部分胃酸
促进胆汁自身分泌	胆盐通过肠-肝循环被重吸收,重新回到肝脏可刺激肝细胞合成和分泌胆汁

3. 胆汁分泌和排出的调节　食物是引起胆汁分泌和排出的自然刺激物,其中以高蛋白质食物刺激作用最强,高脂肪和混合食物次之,而糖类食物作用最弱。胆汁的分泌和排出受神经和体液因素的调节,以体液调节为主。

　　(1) 神经调节　进食动作或食物对胃、小肠黏膜的刺激→迷走神经(传出神经)→末梢释放 ACh→作用于肝细胞和胆囊→肝胆汁分泌少量增加和胆囊收缩轻度增强。

　　(2) 体液调节　参与调节胆汁分泌和排出的体液因素包括促胃液素、促胰液素、缩胆囊素和胆盐等。

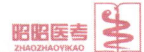

促胃液素	①促胃液素→血液循环→肝细胞→胆汁分泌; ②促胃液素→盐酸分泌→十二指肠黏膜→促胰液素→胆汁分泌
促胰液素	①促胰液素→胰液分泌→主要促进胆管上皮分泌大量的水和 HCO_3^-; ②促胰液素→刺激肝胆汁分泌
缩胆囊素	①缩胆囊素→胆囊强烈收缩和 Oddi 括至约肌舒张→促进胆汁排出; ②缩胆囊素→促胆汁分泌作用
胆盐	可通过肠肝循环回吸收的胆盐是促进胆汁分泌的最主要刺激物(利胆作用)

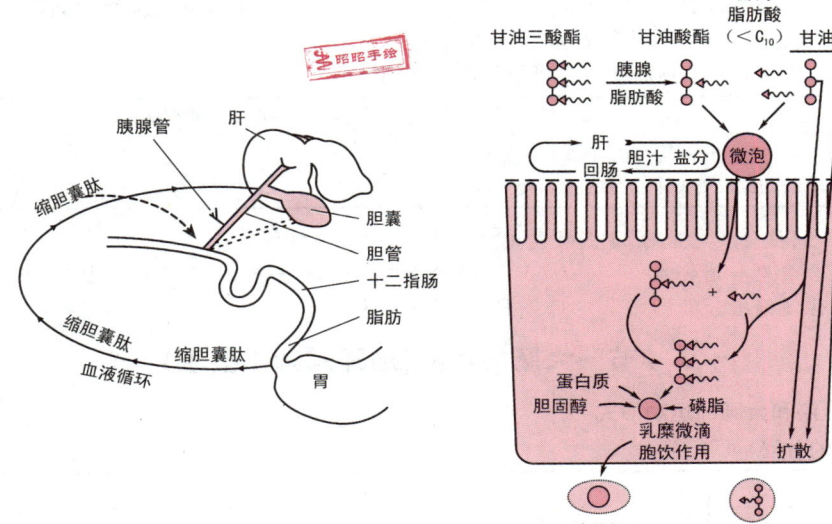

【例5】胆汁可促进

A. 钙、铁的吸收
B. 蛋白质的消化
C. 糖的吸收
D. 维生素 A 的吸收
E. 维生素 B_{12} 的吸收

三、小肠的运动

1. 小肠的运动形式 小肠的运动形式包括紧张性收缩、分节运动、蠕动(包括蠕动冲)和移行性复合运动。

	紧张性收缩	分节运动	蠕 动	蠕动冲
部位	整个小肠平滑肌	被食糜充盈的小肠段	任何部位的小肠	梗阻或发生感染的小肠
特点	小肠其他运动形式的基础,即使空腹时也存在,进食后显著增强	小肠分节段进行交替性收缩和舒张	①蠕动力慢; ②传播近; ③食糜移动慢	剧烈快速蠕动,数分钟内食糜从小肠始段一直推送到末端或直达大肠
功能	使小肠保持一定的形状、位置、紧张度和腔内压,有利于吸收的进行	混合食糜和消化液,有利于消化和吸收并不明显地推进食糜	缓慢推进肠内容物	快速推进肠内容物

2. 小肠的分节运动

概念	小肠的分节运动是一种以环行肌为主的节律性收缩和舒张交替进行的运动 (昭昭老师速记:"还(环)"是要"分"开)
运动表现	①食糜所在肠道的环行肌以一定的间隔交替收缩,把食糜分割成许多节段; ②原收缩处舒张,原舒张处收缩,使原来节段的食糜分成两半,邻近的两半合在一起,形成新的节段

续表

运动频率	①空腹时分节运动几乎不存在,食糜进入小肠后逐步加强; ②分节运动频率:小肠上部>小肠远端低
生理意义	①使食糜与消化液充分混合,有利于化学性消化; ②增加食糜与小肠黏膜的接触,并不断挤压肠壁以促进血液和淋巴回流,有助于营养物质的吸收; ③分节运动本身对食糜的推进作用很小,但分节运动存在由上而下的频率梯度,这种梯度对食糜有一定推进作用

3. 肠在消化间期的运动　小肠在非消化期也存在与胃相同的周期性移行性复合运动(MMC),它是胃 MMC 向下游传播而形成的,其意义与胃 MMC 相似。

4. 小肠运动的调节　小肠运动主要受肌间神经丛的调节。

神经调节	副交感神经兴奋时肠壁紧张性增高,肠蠕动加强。交感神经的作用与此相反
体液调节	①促胃液素、P 物质、脑啡肽、5-羟色胺等可促进小肠的运动; ②促胰液素、生长抑素、肾上腺素等可抑制小肠运动

【例6】当小肠被食糜充盈时,小肠反复进行分节运动,其主要作用是
A. 充分混合食糜与消化液　　　B. 将食糜不断向前推进　　　C. 刺激胃肠激素的释放
D. 促消化液继续分泌　　　E. 促进水分和营养物质的吸收

第4节　大肠的功能(助理医师不要求)

一、大肠液的分泌和大肠的运动形式

1. 大肠液的分泌

部位	大肠液是由大肠黏膜表面的柱状上皮细胞及杯状细胞分泌的
性质	大肠分泌物富含黏液和 HCO_3^-,还含有少量二肽酶、淀粉酶,pH 8.3~8.4
作用	大肠液的黏液蛋白能保护肠黏膜和润滑粪便
调节	①大肠液的分泌主要由食物残渣对肠壁的机械性刺激而引起,尚未发现体液调节因素; ②刺激结肠的交感神经可大肠液分泌减少,刺激副交感神经(盆神经)使分泌增多

2. 大肠的运动形式　大肠的运动形式包括袋状往返运动、多节推进运动、多袋推进运动、蠕动。

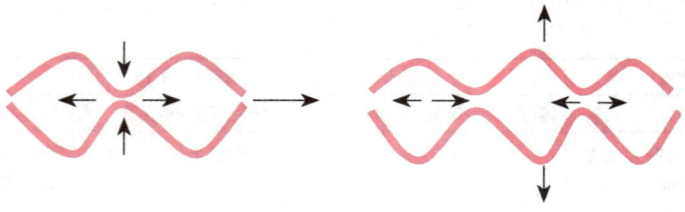

二、大肠内的细菌作用和排便反射

1. 大肠内的细菌作用　大肠内有大量细菌,主要是大肠杆菌、葡萄球菌等。大肠内细菌能利用肠内较为简单的物质来合成维生素 B 复合物和维生素 K,这些维生素可被人体吸收利用。

	概　念	产　物
发酵作用	细菌对糖和脂肪的分解称为发酵	乳酸、乙酸、CO_2、甲烷、脂肪酸、甘油、胆碱等
腐败作用	细菌对蛋白质的分解称为腐败	胨、氨基酸、氨、硫化氢、组胺、吲哚等
合成作用	大肠内的细菌可以合成维生素 B 复合物和维生素 K,这些维生素可被人体吸收利用	维生素 B、维生素 K

2. 排便反射　正常人直肠内通常没有粪便。当肠蠕动将粪便推入直肠时,可扩张刺激直肠壁内的

感受器,冲动沿盆神经和腹下神经传至腰、骶段脊髓的初级排便中枢,同时上传到大脑皮层引起便意。若条件许可,即发生排便反射。这时冲动由盆神经传出,使降结肠、乙状结肠、直肠收缩,肛门内括约肌舒张。同时,阴神经的传出冲动减少,使肛门外括约肌舒张,于是粪便被排出体外。在排便过程中,支配腹肌、膈肌的神经也兴奋,因而腹肌和膈肌收缩,腹内压增加,有助于粪便的排出。

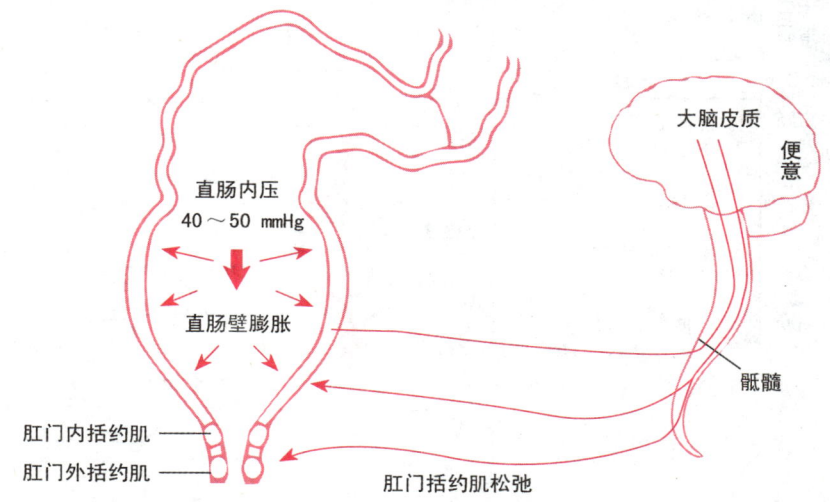

➤ 昭昭老师总结:胃、小肠和大肠的运动形式

部 位	运动形式	昭昭老师速记
大肠	袋状往返运动、多节推进运动、多袋推进运动、蠕动	"多""大""袋"子
胃	容受性舒张、紧张性收缩、移行性复合运动、蠕动	"胃""受"的了吗
小肠	分节运动、紧张性收缩、移行性复合运动、蠕动	"小""分"离

第5节 物质的吸收

一、小肠的吸收途径

营养物质通过质膜机制包括被动转运、主动转运及胞饮。营养物质和水可通过以下途径进入血液或淋巴。

跨细胞途径	即通过绒毛柱状上皮细胞的腔面膜进入细胞,再通过细胞基底侧膜进入血液或淋巴
细胞旁途径	即通过相邻上皮细胞之间的紧密连接进入细胞间隙,然后转入血液或淋巴

二、物质的吸收

1. 水和钠的吸收

水的吸收	①水的吸收都是跟随溶质分子的吸收而被动吸收的,NaCl 主动吸收所产生的渗透压梯度是水吸收的主要动力; ②在十二指肠和空肠上部,水从肠腔进入血液和水从血液进入肠腔的量都很大,因此肠腔内液体的减少并不明显; ③在回肠,离开肠腔的液体比进入的多,因而肠内容物大为减少
钠的吸收	①小肠黏膜上皮从肠腔内吸收 Na^+ 是个主动过程,动力来自上皮细胞基底侧膜中钠泵的活动; ②钠泵的活动造成细胞内低 Na^+,且黏膜上皮细胞内的电位较膜外肠腔内负约 40 mV,故 Na^+ 顺电-化学梯度,并与其他物质（如葡萄糖、氨基酸等逆浓度差）同向地转运入细胞,进入细胞内的 Na^+ 再在基底侧膜经钠泵被转运出细胞,进入组织间液,随后进入血液

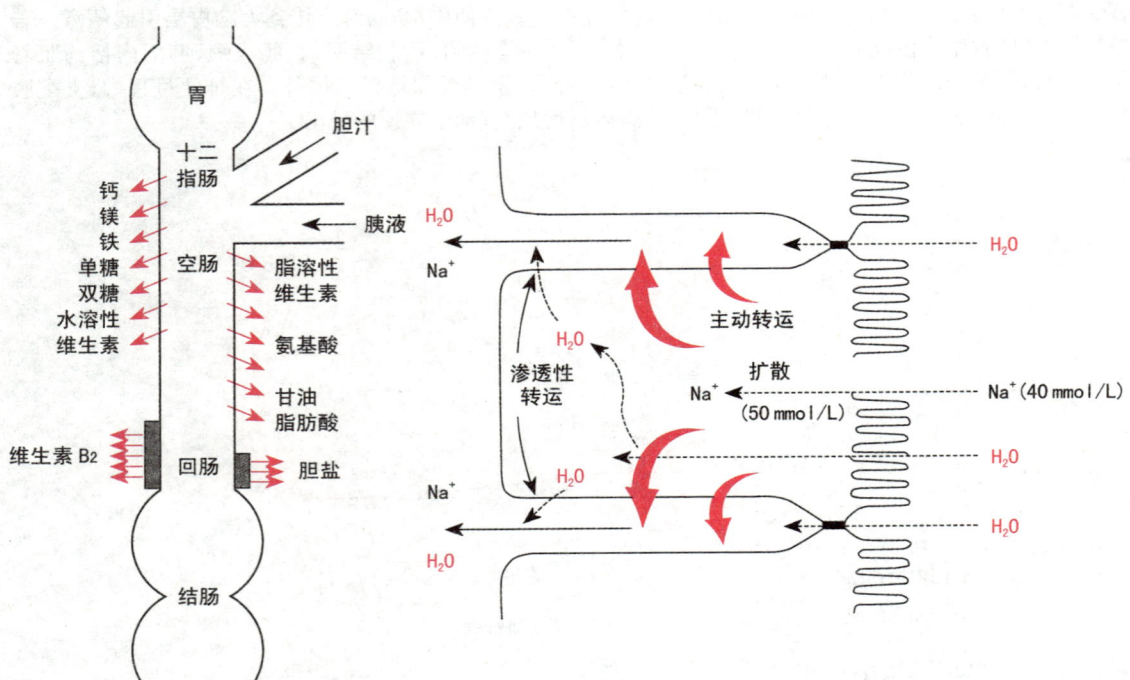

2. 铁的吸收

	特 点	昭昭老师速记
吸收部位	小肠上部(十二指肠及空肠上段)	"空"着肚子"上""铁"架干活
吸收过程	①铁的吸收是主动过程,包括上皮细胞对肠腔中铁的摄取和向血浆中的转运,吸收过程均需要消耗能量; ②肠黏膜细胞顶端膜中存在二价金属转运体(DMT1),能将无机铁转运入细胞内,而黏膜细胞基底侧膜中存在的铁转运蛋白(FP1)则可将无机铁转运出细胞,使之进入血液,这两个过程都需要消耗能量	用"铁"锅"煮(主)"饭
影响吸收的因素	①铁的吸收与人体对铁的需要量有关,Fe^{2+} 易被吸收,Fe^{3+} 不易被吸收; ②胃液中的盐酸可促进铁的吸收; ③维生素 C 可促进铁的吸收	酸和维生素有助于铁吸收

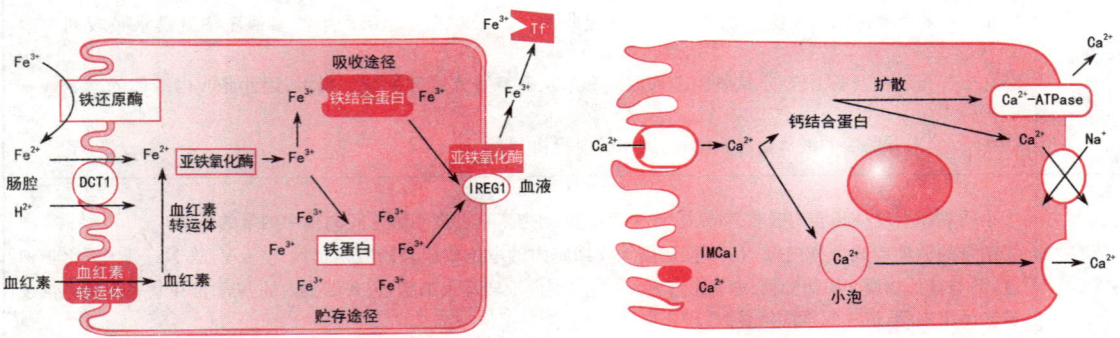

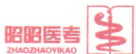

3. 钙的吸收

（1）吸收部位　是小肠各段。小肠黏膜对 Ca^{2+} 的吸收通过跨上皮细胞途径（主要在十二指肠）和细胞旁途径两种形式进行。

（2）影响钙吸收的主要因素

影响因素	特　点
维生素 D	①$1,25-(OH)_2-D_3$ 能促进 Ca^{2+} 的吸收； ②儿童和乳母因对 Ca^{2+} 需要量增大而吸收增多
钙盐在水溶液状态	钙盐在水溶液状态且在不被肠腔中任何物质沉淀的情况下，才能被吸收
酸度	肠内容物的酸度对 Ca^{2+} 的吸收有重要影响，pH 值为 3 时，Ca^{2+} 呈离子化状态，吸收最好
葡萄糖	可促进钙吸收
脂肪食物	脂肪食物对 Ca^{2+} 的吸收有促进作用，脂肪分解释放的脂肪酸，可与 Ca^{2+} 结合成钙皂，后者可和胆汁酸结合，形成水溶性复合物而被吸收
氨基酸	某些氨基酸（如色氨酸、赖氨酸和亮氨酸）可促进 Ca^{2+} 的吸收
磷酸盐	肠内容物中磷酸盐，可与 Ca^{2+} 结合形成不溶解的磷酸钙，使 Ca^{2+} 不能被吸收
草酸和植酸	食物中的草酸和植酸均可与 Ca^{2+} 形成不溶解的化合物，从而妨碍 Ca^{2+} 的吸收
钙磷的比例	食物中钙与磷的比例适当，有利于 Ca^{2+} 的吸收

4. 糖、蛋白质和脂类的吸收

（1）部位和形式

物　质	吸收部位	吸收形式
糖	小肠	单糖（戊糖，己糖如葡萄糖、半乳糖、果糖、甘露糖等）
脂肪	小肠	脂类消化产物（脂肪酸、一酰甘油、胆固醇等）
蛋白质	小肠	氨基酸、寡肽（如二肽、三肽），少量食物蛋白可完整的进入血液

（2）吸收机制和速率

物　质	吸收机制	吸收速率
糖	①葡萄糖或半乳糖：为继发性主动转运，与 Na^+ 的吸收相耦联，为耗能的主动过程，进入细胞后以经载体易化扩散的方式离开细胞进入组织间液，随后入血； ②果糖：为经载体易化扩散，为不耗能的被动过程 （昭昭老师速记："果"然"不耗能"）	①己糖＞戊糖； ②葡萄糖或半乳糖＞果糖＞甘露糖
蛋白质	①氨基酸：为继发性主动转运，与 Na^+ 的吸收相耦联，耗能主动过程，进入细胞后以经载体易化扩散的方式离开细胞进入组织间液，随后入血； ②寡肽：为 H^+-肽同向转运体转运，与 H^+ 的吸收相耦联，为耗能的主动过程	中性氨基酸＞酸性或碱性氨基酸
脂肪	①胆盐运载不溶于水的脂类消化产物穿过静水层到达肠黏膜表面，后者从混合微胶粒中释出进入肠上皮细胞； ②长链脂肪酸（＞15C）形成乳糜微粒进入淋巴管； ③中、短链脂肪酸（＜15C）直接进入血液而不入淋巴管	—

5. 维生素的吸收

	水溶性维生素	脂溶性维生素
举例	维生素 B_1、B_2、B_6、B_{12}、PP	维生素 A、D、E、K
吸收部位	①大部分在小肠上段； ②维生素 B_{12} 在回肠被吸收	大部分在小肠上段
吸收机制	依赖于 Na^+ 同向转运体	吸收过程与脂类消化产物相同

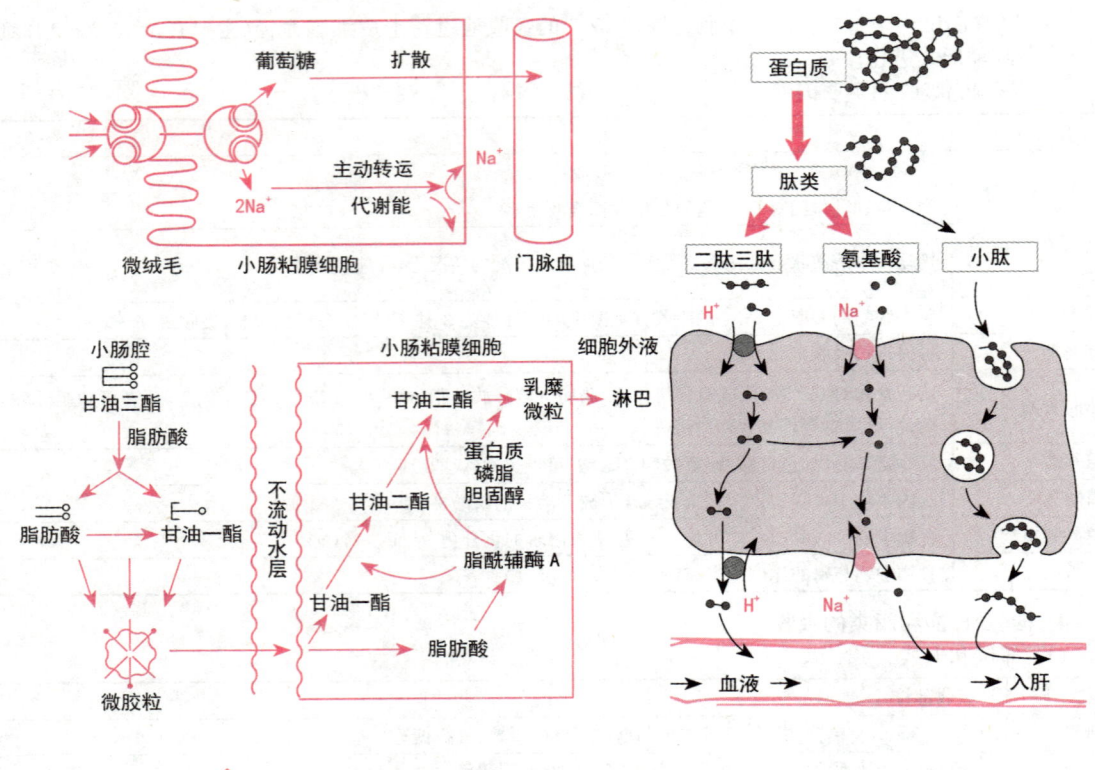

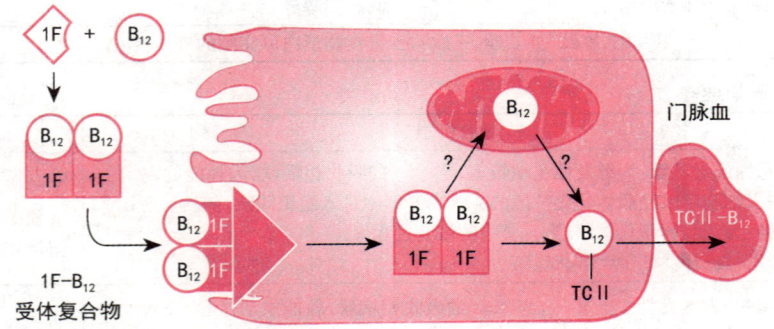

【例7】营养物质的吸收主要发生于

A. 食管　　　　B. 胃　　　　　C. 小肠　　　　D. 结肠　　　　E. 直肠

【例8】吸收胆盐、维生素 B_{12} 的主要部位是

A. 十二指肠　　B. 空肠　　　　C. 结肠升段　　D. 结肠降段　　E. 回肠

【例9】吸收铁的主要部位是

A. 胃底部　　　B. 胃窦部　　　C. 小肠上部　　D. 回肠　　　　E. 结肠

➤ 参考答案如下,详细答案参见 2021 版《国家临床执业及助理医师资格考试精选真题考点精析》。

1. D	2. E	3. C	4. B	5. D	
6. A	7. C	8. E	9. C	—	昭昭老师提示:关注官方微信,获得第一手考试资料。

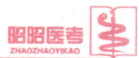

第7章　能量代谢与体温

➤ 2021 考试大纲

①能量代谢:影响能量代谢的因素、基础代谢率;②体温:体温的概念及其正常变动、体热平衡、体温调节。

➤ 考纲解析

近20年的医师考试中,本章的考点是**体热平衡**及**体温调节**,执业医师每年考查分数为0~1分,助理医师每年考查分数为0~1分。

第1节　能量代谢

一、影响能量代谢的因素

影响因素	作用特点
肌肉活动	**最主要的影响因素**,机体任何轻微的运动即可提高代谢率
精神活动	①不同精神活动状态下(如睡眠、精神活跃、平静思考时)脑组织的能量代谢率变化不大; ②当人处于精神紧张状态时(如烦恼、恐惧或情绪激动时)能量代谢率可显著增高
食物特殊动力作用	①进食能刺激机体额外消耗能量的作用,称为食物特殊动力作用; ②食物特殊动力作用由强至弱的顺序:蛋白质(30%,**最强**)>混合食物(10%))糖(6%)>脂肪>(4%)
环境温度	①人处于安静状态下,环境温度为20~30 ℃,裸体或只穿薄衣能量代谢率较为稳定(主要是因为肌肉比较松弛); ②环境温度为<20 ℃能量代谢率**开始**增加; ③环境温度为<10 ℃能量代谢率**显著**增加; ④环境温度为>30 ℃能量代谢率**逐渐**增加

【例1】影响能量代谢**最主要**的因素是

A. 寒冷　　　　B. 高温　　　　C. 肌肉活动　　　　D. 精神活动　　　　E. 进食

二、基础代谢率

1. 基础代谢率(BMR)　指在**基础状态下单位时间内**的能量代谢。①所谓基础状态,是指人体处在清晨、清醒、安静,不受肌肉活动、精神紧张、食物及环境温度等因素影响时的状态。②基础代谢率比一般安静时的代谢率低,是人体在清醒时的最低能量代谢水平。在熟睡时机体的各种生理功能活动减弱至更低水平,此时的能量代谢率也进一步降低,但在做梦时可增高。

2. 测定基础代谢率的条件　受试者应在清醒状态;**静卧**,清晨醒后不久测定;无肌紧张,至少2小时以上无剧烈运动;无精神紧张;室温保持在20~25 ℃;餐后12~14小时。

3. 影响基础代谢率的因素

(1) 基础代谢率与体表面积成正比而与体重不成比例关系　体表面积相同的人基础代谢率接近。

(2) 性别、年龄及月经周期对基础代谢率的的影响　当其他情况相同时,**男性**的基础代谢率平均值较同龄组女性**高**,儿童的基础代谢率比成人**高**;**年龄越大**,代谢率**越低**。

(3) 临床疾病对基础代谢率的影响

	BMR 升高	BMR 降低
疾病	①甲状腺功能**亢进**症; ②**糖尿病**、红细胞**增多**症; ③白血病、伴有呼吸困难的心脏病	①甲状腺功能**减退**症; ②肾上腺皮质功能**低下**、垂体皮质功能**低下**; ③肾病综合征、病理性饥饿
昭昭老师速记	亢进、多的、高的都是 BMR 升高的	"减退""低下"的都导致 BMR 降低

(4) 基础代谢率测定　①通常采用简化的能量代谢测定法,即将**非蛋白呼吸商视为 0.82**,与之相应的氧热价为 **20.20 kJ/L**,因此,只需测定受试者在基础状态下一定时间内的耗氧量和体表面积,即可计算

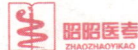

出基础代谢率。②基础代谢率＝氧热价(20.20 kJ/L)×耗氧量÷体表面积。

【例2】使基础代谢率增高的**主要激素**是

A. 糖皮质激素　　B. 肾上腺素　　C. 雌激素　　D. 甲状腺激素　　E. 甲状旁腺激素

第2节　体温及其调节

一、体温的生理性波动

1. 体温　体温是指机体核心部分的平均温度。直肠温度正常值为36.9~37.9 ℃；口腔温度正常值为36.7~37.7 ℃；腋窝温度正常值为36.0~37.4 ℃；食管温度比直肠温度低0.3 ℃。

2. 体温波动　在正常情况下,体温可因一些内在因素而发生波动,但波动幅度一般**不超过1 ℃**。

	体温波动	机　制
体温的昼夜节律	①清晨2~6时体温最低; ②午后1~6时体温最高	主要受下丘脑视交叉上核的控制
性别	成年女性体温平均高于男性0.3 ℃	—
月经周期	育龄期女性基础体温随月经周期而变动;卵泡期较低,排卵日最低,排卵后升高0.3~0.6 ℃	排卵后黄体期体温升高是由于黄体分泌的孕激素作用于下丘脑所致
年龄的影响	①儿童、青少年的体温较高; ②老年人因基础代谢率低而体温偏低	不同年龄基础代谢率的差异
新生儿	体温易受环境因素影响而发生变动	体温调节机构尚未发育完善
肌肉活动	体温升高	肌肉活动能使代谢增强,产热量增加

【例3】正常人一昼夜中,体温**最低**的时间是

A. 清晨2~6时　　　　B. 早晨7~9时　　　　C. 午后1~6时

D. 傍晚6~7时　　　　E. 睡前9~10时

二、机体的产热

1. 主要产热器官　机体的主要产热器官是肝脏和骨骼肌。

状　态	产热器官	特　点
安静时	肝脏	肝脏是一个化工厂,可产热
体育运动或劳动时	骨骼肌	新生儿的棕色脂肪组织在寒冷环境下可发挥重要的产热作用

2. 产热的形式　①体内可通过多种形式产热,如基础代谢产热、骨骼肌运动产热、食物特殊动力作用产热以及战栗和非战栗产热等。②在寒冷环境中,机体主要依靠战栗产热和非战栗产热来增加产热量,使体温保持相对稳定。

	战栗产热	非战栗产热
概念	指骨骼肌发生不随意的节律性收缩	提高组织代谢率来增加产热的形式
作用	寒冷环境中机体的主要产热方式	新生儿维持体热平衡有重要意义
机制	①屈肌和伸肌同时收缩,许多肌纤维同步化放电; ②肌肉收缩不做外功,能量全部转化为热量,产热量很高	①以棕色脂肪组织的代谢产热为主; ②解耦联蛋白作用于线粒体氧化呼吸链

3. 产热活动的调节

(1)体液调节

	甲状腺激素	肾上腺素、去甲肾上腺素和生长激素
特点	调节产热活动最重要的体液因素	—
速度	起效作用缓慢,但持续时间较长	起效较快,但维持时间较短

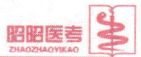

（2）神经调节

	下丘脑战栗中枢、交感神经	下丘脑体温调节中枢
特点	寒冷刺激→下丘脑战栗中枢、交感神经兴奋→战栗和促使肾上腺髓质释放肾上腺素和去甲肾上腺素增多→产热增加	寒冷刺激→下丘脑体温调节中枢→下丘脑-腺垂体-甲状腺轴促进甲状腺产生和分泌甲状腺激素→产热增加

三、机体的散热

1. 散热的部位 人体主要的散热部位是皮肤。

2. 散热的方式

	辐射散热	传导散热	对流散热	蒸发散热
条件	环境温度<皮肤温度	环境温度<皮肤温度	环境温度<皮肤温度	环境温度≥皮肤温度 环境温度<皮肤温度
机制	机体通过热射线的形式把体热传给外界较冷物质	机体的热量直接传给之接触的温度较低的物体	机体通过气体流动而实现热量交换	机体水分从体表汽化时吸收热量而散发热量
特点	安静状态下的主要散热方式	脂肪的导热性能较差，因此肥胖者传导散热量少	受风速的影响较大风速越大，散热量就越多	高温环境时唯一有效的散热方式
实例	空调降温	冰帽、冰袋降温	电风扇降温	酒精擦浴降温

3. 蒸发散热 可分为不感蒸发和发汗两种形式。

	不感蒸发	发汗
定义	指体内的水从皮肤和黏膜表面不断渗出而被汽化的过程	指汗腺主动分泌汗液的活动
发生条件	环境温度<皮肤温度	环境温度>皮肤温度
散热原理	通过水被汽化从体表吸收热量	通过汗液蒸发可有效带走大量体热

4. 汗腺 人体皮肤上分布有两种汗腺，即大汗腺和小汗腺。

	大汗腺	小汗腺
部位	局限于腋窝和阴部等处	全身皮肤
分布密度	—	①手掌、足跖>额部和手背>四肢和躯干；②躯干和四肢小汗腺分布最少，但汗腺的分泌能力以躯干为最强
功能	与体温调节反应无关，可能和性功能有关	体温调节反应重要的效应器，在炎热环境下以及运动和劳动时维持体热平衡起到关键的作用

5. 发汗的种类 体内有温热性发汗、精神性发汗和味觉性发汗三种情况能引起汗腺分泌汗液。在进食辛辣食物时，口腔内的痛觉神经末梢受到刺激，可反射性地引起头部和颈部发汗，称为味觉性发汗。温热性与精神性发汗的比较如下表。

	温热性发汗	精神性发汗
定义	由温热性刺激引起的发汗	由精神紧张或情绪激动引起的发汗
发汗中枢	下丘脑的体温调节中枢	大脑皮质运动区
神经支配	交感胆碱能纤维	交感肾上腺素能纤维
发汗部位	全身（小汗腺分布区域）	主要在掌心、足底和前额等处
体温调节	参与体温调节，维持体温相对稳定	与体温调节的关系不大，而是机体应激反应的表现

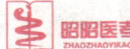

6. 汗液

成分	①汗液的成分包括水(约99%)和固体成分(约1%); ②在固体成分中,大部分是 NaCl,也有乳酸及少量 KCl 和尿素等
分泌特点	①当汗腺分泌时,分泌管腔内的压力可高达 250 mmHg 以上,表明汗液不是简单的血浆渗出物,而是汗腺细胞主动分泌产生的; ②刚从汗腺分泌出来的汗液与血浆是等渗的,但在流经汗腺管腔时,在醛固酮的作用下,汗液中的 Na^+ 和 Cl^- 被重吸收,最后排出的汗液是低渗的(0.25%NaCl),因此,机体大量出汗时可导致血浆晶体渗透压升高,造成高渗性脱水 (昭昭老师速记:汗液是低渗的,机体是高渗的)

7. 皮肤血流量在散热反应中的作用及调节 机体通过辐射、传导和对流的散热方式散失热量的多少主要取决于皮肤和环境之间的温度差、皮肤温度的高低,与皮肤血流量有关。机体通过交感神经控制皮肤血管的口径,调节皮肤的血流量,使散热量符合当时条件下体热平衡的需要。

环 境	特 点
在炎热环境中	交感神经紧张性降低,皮肤小动脉舒张,动-静脉吻合支开放,皮肤血流量显著增加→有较多的体热可从机体深部被带到表层,使皮肤温度升高,以加强散热
在寒冷环境中	交感神经紧张性增强→皮肤血管收缩→血流量减少→减少散热
当环境温度在 20～30℃时	机体的产热量没有大幅度变化,此时机体无需发汗,也无需战栗,仅通过调节皮肤血管量,即可控制机体的散热量,以维持体热平衡

四、体温调节

1. 温度感受器 感受器根据存在的部位,可将温度感受器分为外周温度感受器和中枢温度感受器;根据感受温度的性质,温度感受器又可分为冷感受器和热感受器。

	外周温度感受器		中枢温度感受器	
分类	热感受器	冷感受器	热敏神经元	冷敏神经元
结构	游离神经末梢	游离神经末梢	温度敏感神经元	温度敏感神经元
适宜刺激	局部温度升高	局部温度降低	局部温度升高使放电频率↑	局部温度降低使放电频率↑
分布	存在于皮肤、黏膜和内脏	存在于皮肤、黏膜和内脏	主要在视前区-下丘脑前部(PO/AH)	主要在脑干网状结构和下丘脑弓状核

2. 体温调节中枢 主要位于下丘脑,下丘脑 PO/AH 是机体最重要的体温调节中枢。

3. 体温调定点学说 认为,体温的调节类似于恒温器的调节。PO/AH 可通过某种机制决定体温调定点水平,如 37 ℃。体温调节中枢就按这个设定温度进行体温调节,即当体温与调定点水平一致时,机体的产热与散热取得平衡;当体温高于调定点水平时,中枢的调节活动使产热活动降低,散热活动加强;反之,当体温稍低于调定点水平时,产热活动加强,散热活动降低,直到体温回到调定点水平。

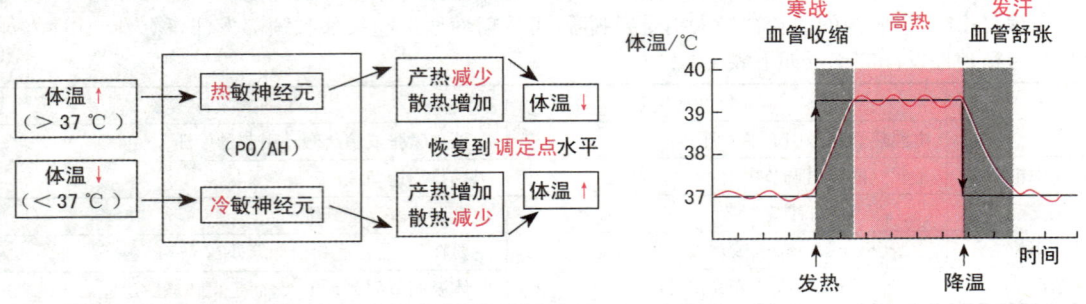

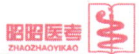

发热	①如果某种原因使调定点向高温侧移动,则出现发热。 ②例如由细菌感染所致的发热,就是由于在致热原作用下引起机体内一系列的反应,使体温调定点被重新设置,如上移到39 ℃,则称为重调定。由于在发热初期体温低于此时的调定点水平,机体首先表现为皮肤血管收缩,减少散热。随即出现寒战等产热反应,直到体温升高到39 ℃,此时,产热和散热过程在新的调定点水平达到平衡,即发热属于调节性体温升高,是体温调节活动的结果
中暑	由于环境温度过高而引起机体中暑时,也可出现体温升高,但是这种情况并非因为体温调节中枢调定点的上移,而是由于体温调节中枢本身的功能障碍所致,为非调节性体温升高

【例4】炎热环境中(30 ℃以上),机体维持体热平衡是通过
A. 增加有效辐射面积　　　　B. 增加皮肤与环境之间的温度差　　　　C. 交感神经紧张性增加
D. 发汗及增加皮肤血流量　　E. 发汗及减少皮肤血流量

【例5】体温调节中枢位于
A. 脊髓　　　　B. 延髓　　　　C. 丘脑下部　　　　D. 小脑　　　　E. 大脑皮质

【例6】热敏神经元分布最多的部位是
A. 大脑皮质　　　　　　　　B. 视前区-下丘脑前部　　　　C. 下丘脑视交叉上核
D. 下丘脑弓状核　　　　　　E. 脑干网状结构

➤ 参考答案如下,详细答案参见2021版《国家临床执业及助理医师资格考试精选真题考点精析》。

1. C	2. D	3. A	4. D	5. C	6. B	昭昭老师提示:关注官方微信,获得第一手考试资料。

第8章　尿的生成和排出

➤ **2021考试大纲**

①肾小球的滤过功能;②肾小管与集合管的转运功能;③尿生成的调节;④血浆清除率;⑤尿的排放。

➤ **考纲解析**

近20年的医师考试中,本章的考点是肾小管与集合管的转运功能,执业医师每年考查分数为1~2分,助理医师每年考查分数为0~1分。

第1节　肾小球滤过功能

一、关于肾小球滤过功能的基本概念

分　类	概　念	正常值
超滤液	当血液流经肾小球毛细血管网时,几乎血浆中所有成分(除蛋白质外)均能被滤过进入肾小囊腔,这种滤过液称为超滤液	超滤液中各种晶体物质的成分和浓度与血浆基本相似
肾小球滤过率	指单位时间内(每分钟)两肾生成的超滤液量	125 mL/min 或 180 L/d
肾血浆流量	①指在安静状态下,健康成人两肾的血液灌注量; ②从肾血流量(1 200 mL)和血细胞比容(45%)可计算肾血浆流量	660 mL/min=[1 200×(1~45%)]
滤过分数	指肾小球滤过率与肾血浆流量的比值	125/660×100%=19%
肾阈	①指某种溶质开始在尿液中出现的血浆浓度; ②尿中开始出现葡萄糖时的血浆葡萄糖浓度称为肾糖阈	肾糖阈为180 mg/100 mL

【例1】正常成年人的肾小球滤过率约为
A. 100 mL/min　B. 125 mL/min　C. 250 mL/min　D. 1 L/min　E. 180 mL/min

【例2】正常情况下不能通过肾小球滤过膜的物质是
A. 钠离子　　　B. 氨基酸　　　C. 甘露醇　　　D. 葡萄糖　　　E. 血浆白蛋白

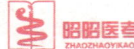

二、肾小球有效滤过压

1. 概念 ①肾小球有效滤过压＝促进超滤的动力—对抗超滤的阻力,肾小球只有存在正的有效滤过压,才能不断发挥滤过作用而生成原尿。②肾小球有效滤过压＝(肾小球毛细血管静水压＋囊内液胶体渗透压)－(血浆胶体渗透压＋肾小囊内压)。

2. 调节 肾小球毛细血管不同部位的有效滤过压并不相同,越靠近入球小动脉端,有效滤过压越高,这主要是因为肾小球毛细血管内的血浆胶体渗透压在不断改变,当毛细血管血液从入球小动脉端流向出球小动脉端时,由于不断生成超滤液,血浆中蛋白质浓度便逐渐升高,使滤过的阻力逐渐增大,因而有效滤过压就逐渐减小。当滤过阻力等于滤过动力时,有效滤过压降为零,称为滤过平衡,此时滤过便停止。

三、影响肾小球滤过的因素

1. 血浆在肾小球毛细血管处的超滤过受许多因素的影响 影响因素如有效滤过压、滤过平衡的血管长度和滤过系数等。

影响因素	临床疾病	机　制
肾小球毛细血管血压	①循环血流减少; ②剧烈运动; ③强烈的伤害性刺激	交感神经兴奋→入球小动脉强烈收缩→可使肾血流量、肾小球毛细血管血压下降→有效滤过压↓、GFR↓
囊内压	肾盂或输尿管结石	小管液或终尿不能排出→囊内压↑→有效滤过压↓、GFR↓
血浆胶体渗透压	①快速静注大量生理盐水; ②低蛋白血症	快速静注大量生理盐水、低蛋白血症→血浆胶体渗透压↓→有效滤过压↑、GFR↑
肾血浆流量	肾血浆流量下降时,肾小球滤过率降低	肾血浆流量对肾小球滤过率的影响是通过改变滤过平衡点而非有效滤过压实现的
滤过系数	K_f＝滤过膜的有效通透性系数(K)×滤过膜面积(S)	①指在单位有效滤过压的驱动下,单位时间内通过滤过膜的滤过量; ②滤过膜的有效通透系数和滤过面积的乘积

2. 肾血浆流量对肾小球滤过率的影响及机制 肾血浆流量对肾小球滤过率的影响是通过改变滤过平衡点而非有效滤过压实现的。

情　景	机　制
肾血浆流量增大	①肾血浆流量增大→肾小球毛细血管中血浆胶体渗透压上升的速度减缓,滤过平衡点向出球小动脉端移动,甚至不出现滤过平衡点,即有效滤过面积增大→肾小球滤过率增加; ②举例:血容量增多、静脉注射大量生理盐水、大量饮水、静脉注射多巴胺等
肾血浆流量减少	①肾血浆流量减少→滤过平衡点则向入球小动脉端移动,即有效滤过面积减小→肾小球滤过率减少; ②举例:交感神经兴奋、休克、静脉注射肾上腺素等

第 2 节　肾小管和集合管的物质转运功能

超滤液进入肾小管后便改称为小管液,小管液在流经肾小管和集合管全程并经一系列处理后形成终尿。与终尿相比,小管液的质和量都发生了很大变化。正常人两肾生成的超滤液可达180 L/d,而终尿量仅约 1.5 L/d,表明其中约 99%的水被肾小管和集合管重吸收。超滤液中的其他物质被选择性重吸收或被肾小管上皮细胞主动分泌,如小管液中的葡萄糖和氨基酸全部被重吸收,Na^+、Ca^{2+}和尿素等可不同程度地被重吸收,而肌酐、H^+和K^+等则可被分泌到小管液中而排出体外。

一、肾小管和集合管中各种物质的重吸收

1. Na^+、Cl^-的重吸收 几乎可在所有肾小管中进行,其中以近端小管重吸收为主。

分　部	比　例	途　径
近端小管前半段	约 2/3	经跨细胞途径被重吸收
近端小管后半段	约 1/3	经细胞旁途径被重吸收

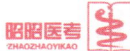

（1）近端小管前半段　①由于上皮细胞基底侧膜中钠泵作用,造成细胞内低 Na^+,小管液中的 Na^+ 和细胞内的 H^+ 由管腔膜上的 Na^+-H^+ 交换进行逆向转运,H^+ 分泌进入小管液,小管液中的 Na^+ 则顺浓度梯度进入上皮细胞内。②小管液中的 Na^+ 还可由顶端膜中的 Na^+- 葡萄糖同向转运体和 Na^+- 氨基酸同向转运体与葡萄糖-氨基酸共同转运,在 Na^+ 顺电-化学梯度通过顶端膜入细胞的同时,也将葡萄糖、氨基酸转运入细胞内。③进入细胞的 Na^+ 再由基底侧膜中的钠泵泵出细胞,进入细胞间隙。④进入细胞内的葡萄糖、氨基酸则经载体易化扩散通过基底侧膜离开上皮细胞,进入血液循环。⑤由于 Na^+-H^+ 交换使细胞内的 H^+ 进入小管液,HCO_3^- 便被重吸收,而 Cl^- 不被重吸收,导致小管液中 Cl^- 浓度高于管周组织间液中 Cl^- 浓度。

（2）近端小管后半段

①跨上皮细胞途径　上皮细胞顶端膜中存在 Na^+-H^+ 交换体和 $Cl^--HCO_3^-$ 交换体,其转运结果使 Na^+ 和 Cl^- 进入细胞内,H^+ 和 HCO_3^- 进入小管液。HCO_3^- 可以 CO_2 的形式重新进入细胞。进入细胞内的 Cl^- 由基底侧膜中的 K^+-Cl^- 同向转运体转运至细胞间液,再吸收入血。

②细胞旁途径　由于近端小管 HCO_3^- 和水的重吸收多于 Cl^- 的重吸收,使近端小管后半段小管液中 Cl^- 浓度比管周细胞间液中的浓度高为 20%～40%,Cl^- 顺浓度梯度经细胞旁路(紧密连接)进入细胞间隙被重吸收。由此造成的电位梯度,驱使小管液内 Na^+ 顺电位梯度也通过细胞旁途径而被动重吸收。

近端小管的物质转运示意图

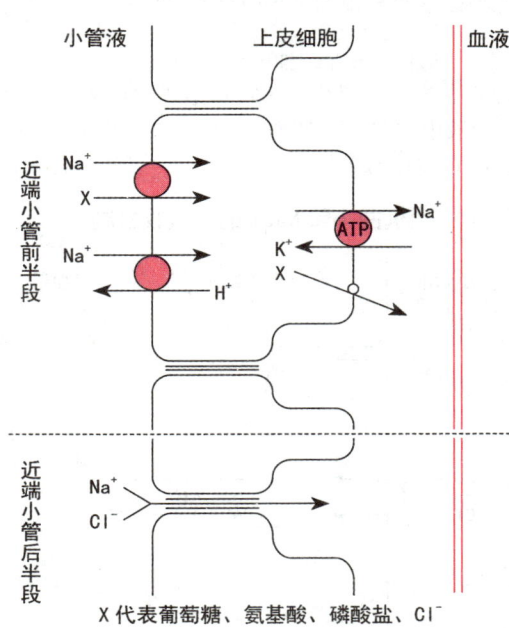

X 代表葡萄糖、氨基酸、磷酸盐、Cl^-

（3）髓袢

1) 髓袢降支细段　钠泵活性很低,对 Na^+ 不易通透,对水通透性较高,在组织液高渗的作用下,水被重吸收。

2) 髓袢升支细段　对水不通透,对 Na^+ 和 Cl^- 易通透,NaCl 便不断扩散入组织间液。

3) 髓袢升支粗段　NaCl 在髓袢重吸收的主要部位,而且是主动重吸收。①顶端膜中的 $Na^+-K^+-2Cl^-$ 同向转运体可将小管液中 1 个 Na^+、1 个 K^+ 和 2 个 Cl^- 同向转运入上皮细胞内。进入细胞内的 Na^+ 通过基底侧膜中的钠泵泵至组织间液,Cl^- 由浓度梯度经管周膜中的 Cl^- 通道进入组织间液,K^+ 顺浓度梯度经顶端膜返回小管液中,并使小管液呈正电位。②K^+ 返回小管内造成小管液正电位,这一电位差又使小管液中的 Na^+、K^+ 和 Ca^{2+} 等正离子经细胞旁途径而被动重吸收。

（4）远曲小管和集合管　此处对 Na^+、Cl^- 和水的重吸收可根据机体水、盐平衡状况进行调节。Na^+

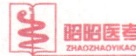

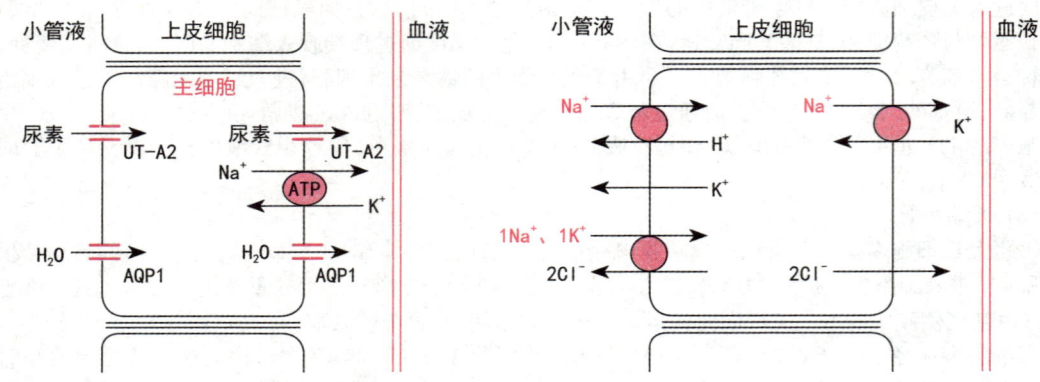

髓袢降支细段物质重吸收的机制　　　髓袢升支粗段物质重吸收的机制

的重吸收主要受醛固酮调节,水的重吸收主要受血管升压素的调节。

1) 远曲小管始段　上皮细胞对水不通透,但能主动重吸收 NaCl。Na$^+$ 在远曲小管和集合管的重吸收是逆电一化学梯度进行的,属于主动转运。在远曲小管始段的顶端膜,小管液中的 Na$^+$ 和 Cl$^-$ 经 Na$^+$-Cl$^-$ 同向转运体进入细胞。细胞内的 Na$^+$ 由钠泵泵出细胞,被重吸收回血;细胞内的 Cl$^-$ 经 Cl$^-$ 通道扩散到细胞外。

2) 远曲小管后段和集合管　有主细胞和闰细胞两类细胞。①主细胞基底侧膜中的钠泵活动可造成成细胞内低 Na$^+$,并成为小管液中 Na$^+$ 经顶端膜 Na$^+$ 通道进入细胞的动力源泉。而 Na$^+$ 的重吸收又造成小管液呈负电位,可驱使小管液中的 Cl$^-$ 经细胞旁途径而被动重吸收,也成为 K$^+$ 从细胞内分泌入小管液的动力。②闰细胞的功能与 H$^+$ 分泌有关。

远曲小管 NaCl 的重吸收机制

```
小管液            上皮细胞              血液

Na⁺    →          Na⁺    ATP   → K⁺
Cl⁻    →                Cl⁻
```

2. 水的重吸收

近端小管	①水在近端小管的重吸收:是伴随 NaCl 吸收的被动吸收,与体内是否缺水无关; ②近端小管中物质的重吸收为等渗重吸收,小管液为等渗液
髓袢	①髓袢降支细段可重吸收水分; ②髓袢升支细段和粗段是不易通透水分
远曲小管及集合管	水在远曲小管及集合管的重吸收随体内出入量而变化,受血管升压素的调节

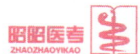

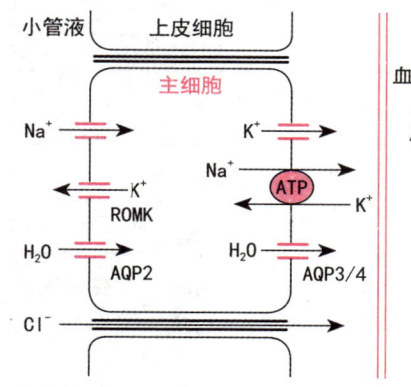 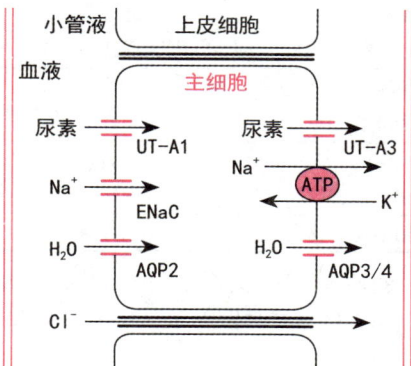 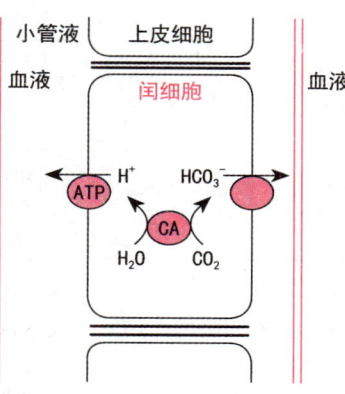

3. HCO₃⁻ 的重吸收和 H⁺ 的分泌

（1）近端小管　①HCO_3^- 是以 CO_2 形式重吸收的。正常情况下,肾小球滤过的 HCO_3^- 几乎全部被肾小管和集合管重吸收,高达80%的 HCO_3^- 是由近端小管重吸收的。血液中的 HCO_3^- 是以 $NaHCO_3$ 的形式存在的,当滤过进入肾小囊后,离解为 Na^+ 和 HCO_3^-。近端小管上皮细胞通过 Na^+-H^+ 交换使 H^+ 进入小管液,进入小管中的 H^+ 与 HCO_3^- 结合生成 H_2CO_3,很快生成 CO_2 和水,这一反应由碳酸酐酶催化。CO_2 具有高度脂溶性,很快以单纯扩散方式进入上皮细胞内。在细胞内,CO_2 和水又在碳酸酐酶催化下形成 H_2CO_3。H_2CO_3 再次离解为 H^+ 和 HCO_3^-。H^+ 则通过顶端膜上的 Na^+-H^+ 逆向转运进入小管液,再次与 HCO_3^- 结合形成 H_2CO_3。②HCO_3^- 的重吸收优先于 Cl^- 的重吸收。③若 HCO_3^- 滤过量超过 H^+ 的分泌量,多余的部分随尿排出。

（2）髓袢　髓袢对 HCO_3^- 的重吸收主要发生在升支粗段,其机制同近端小管。

（3）远曲小管和集合管　①其闰细胞可经两种机制主动分泌 H^+,即经质子泵和 H^+-K^+-ATP 酶将细胞内的 H^+ 泵入小管液中。②肾小管和集合管 H^+ 的分泌量与小管液的酸碱度有关。

近端小管重吸收 HCO₃⁻ 的细胞机制示意图

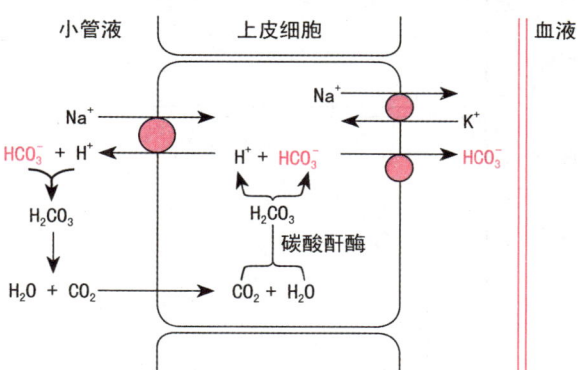

➤ **昭昭老师总结:**肾小管和集合管中 Na^+、Cl^- 和水的重吸收机制

分　段		Na^+	Cl^-	水
近端小管	前半段	①Na^+-H^+ 交换; ②Na^+－葡萄糖或氨基酸同向转运	不被重吸收	跨细胞和细胞旁途径渗透入细胞间液
	后半段	①Na^+-H^+ 交换; ②细胞旁途径	①$Cl^--HCO_3^-$ 交换; ②细胞旁途径	

续表

分　段		Na^+	Cl^-	水
髓祥	降支细段	不通透	不通透	通透性高
	升支细段	易化扩散	易通透	不通透
	升支粗段	$Na^+ - K^+ - 2Cl^-$ 同向转运（呋塞米作用点）	$Na^+ - K^+ - 2Cl^-$ 同向转运	不通透
远端小管和集合管	始段	$Na^+ - Cl^-$ 同向转运（噻嗪类）	$Na^+ - Cl^-$ 同向转运	不通透
	后段和集合管	钠通道（阿米洛利）	细胞旁途径	经水通道

4. NH_3 的分泌与 H^+、HCO_3^- 的转运　近端小管、髓祥升支粗段和远端小管上皮细胞内的谷氨酰胺在几种不同酶的作用下生成 NH_3 和 NH_4^+，同时生成 HCO_3^-。NH_3 和 NH_4^+ 分泌入小管腔，HCO_3^- 则进入血液循环。

（1）肾小管和集合管上皮细胞代谢1分子谷氨酰胺生成2个 NH_4^+ 和2个 HCO_3^-　①谷氨酰胺在谷氨酰胺酶的作用下脱氨，生成谷氨酸根和 NH_4^+；谷氨酸根又在谷氨酸脱氢酶作下生成 α-酮戊二酸和第2个 NH_4^+。②在上皮细胞内，NH_4^+ 离解为 NH_3 和 H^+；NH_3 扩散至细胞外。在 α-酮戊二酸代谢过程中又生成2个 HCO_3^-。

肾小管分泌 H^+ 和 NH_3 的机制示意图

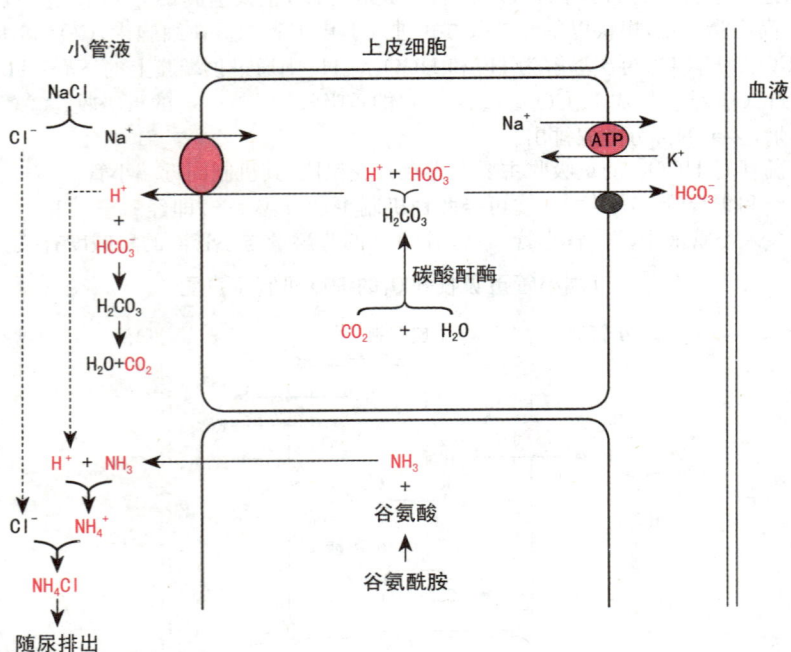

（2）近端小管上皮细胞中的 NH_3 通过扩散和逆向交换分泌　①在细胞内，NH_4^+ 和 $NH_3 + H^+$ 两种形式处于一定的平衡状态。NH_4^+ 可通过上皮细胞顶端膜的 $Na^+ - H^+$ 转运体进入小管液。②NH_3 是脂溶性分子，可通过单纯扩散进入小管腔，也可通过基底侧膜进入细胞间隙。HCO_3^- 与 Na^+ 一同跨过基底侧膜进入组织间液。因此，当1分子谷氨酰胺被代谢时，生成2个 NH_4^+ 进入小管液，机体获得2个新生成的 HCO_3^-。③这一反应过程主要发生在近端小管。

（3）**集合管**　①集合管上皮细胞膜对 NH_3 高度通透，而对 NH_4^+ 的通透性差，细胞内生成的 NH_3 通过扩散方式进入小管液，与分泌的 H^+ 结合形成 NH_4^+，并随尿排出体外。这一反应过程中，尿中每排出1个 NH_4^+ 就有1个 HCO_3^- 被重吸收回血液。②可见，肾小管和集合管分泌 NH_4^+，既可促进 H^+ 的排泄，

又可促进 HCO_3^- 的重吸收。

> 昭昭老师总结:肾小管和集合管中各种物质的分泌

	分泌部位	分泌机制
H^+	近端小管、髓袢	通过肾小管上皮细胞顶端膜上的 H^+-Na^+ 交换分泌 H^+
	远端小管和集合管	通过闰细胞(上皮细胞)上两种质子泵(包括氢泵(H^+-ATP 酶)、H^+-K^+ 交换体(H^+-K^+-ATP 酶))主动分泌 H^+
K^+	远曲小管、集合管	主细胞分泌 K^+(K^+ 通过钾通道顺浓度梯度即易化扩散进入小管液)
NH_3/NH_4^+	近端小管、髓袢升支粗段、远端小管	①上皮细胞内的谷氨酰胺→$NH_4^+ + NH_3 + 2HCO_3^-$,NH_4^+ 通过上皮细胞顶端膜 H^+-Na^+ 交换体(由 NH_4^+ 代替 H^+)进入小管液,NH_3 以单纯扩散进入小管腔后与小管液中的 H^+ 结合形成 NH_4^+ 并随尿排出体外,生成的 HCO_3^- 被重吸收回血液;②分泌一分子 NH_4^+ 重吸收一分子 HCO_3^-
	集合管	对 NH_3 高度通透,NH_3 以单纯扩散进入小管液后与小管液中的 H^+ 结合形成 NH_4^+ 并随尿排出体外,而对 NH_4^+ 的通透性较低

5. K^+ 的重吸收和分泌 ①K^+ 的重吸收可在所有肾小管内进行,但以近端小管为主。②终尿中的 K^+ 主要是远端小管和集合管分泌的。因此,决定尿 K^+ 排出量的最重要因素是远端小管和集合管 K^+ 的分泌量。

近端小管和髓袢	①小管液中的 K^+ 有 65%~70% 在近端小管重吸收,25%~30% 在髓袢重吸收。②这些部位对 K^+ 的重吸收比例是比较固定的
远端小管和集合管	①既可重吸收 K^+ 又可分泌 K^+,并受多种因素调节,其重吸收和分泌的速率是可变的。②远端小管和集合管上皮细胞内的 K^+ 浓度较高,管腔顶端膜对 K^+ 有通透性,K^+ 可顺电化学梯度经通道进入小管液(K^+ 的分泌);远端小管后半段和集合管约 90% 的上皮细胞是主细胞,而主细胞可分泌 K^+,闰细胞则重吸收 K^+。③肾对 K^+ 的排出量主要取决于远端小管和集合管主细胞 K^+ 的分泌量;细胞外液 K^+ 浓度升高、醛固酮分泌增加和小管液流速增高,均可刺激主细胞分泌 K^+

6. 葡萄糖和氨基酸的重吸收和排泄

(1)葡萄糖的重吸收 ①肾小囊超滤液中的葡萄糖浓度与血浆相等,但正常情况下,尿中几乎不含葡萄糖,表明葡萄糖全部被重吸收。②小管液中的葡萄糖是通过近端小管上皮细胞顶端膜中的 Na^+－葡萄糖同向转运体,以继发性主动转运的方式被转入细胞的。进入细胞内的葡萄糖则由基底侧膜中的葡萄糖转运体 2 以易化扩散的方式转运入细胞间液。

(2)肾糖阈 近端小管对葡萄糖的重吸收是有一定限度的。当血糖浓度达 180 mg/100 mL 时,有一部分肾小管对葡萄糖的吸收已达极限,尿中开始出现葡萄糖,此时的血浆葡萄糖浓度称为肾糖阈。

(3)氨基酸的重吸收 由肾小球滤过的氨基酸主要在近端小管被重吸收,其吸收方式为继发性主动吸收,需 Na^+ 的存在,有多种类型的氨基酸转运体。

> 昭昭老师总结:肾脏对各种物质的重吸收和分泌

	近端小管	髓袢	远曲小管和集合管
Na^+、Cl^-	65%~70%(主要吸收部位,定比重吸收)	20%	12%(Na^+ 主要受醛固酮的调节)
水	65%~70%(主要吸收部位,定比重吸收)	15%	不等量(主要受 ADH 的调节)
K^+	65%~70%	25%~30%	不等量(受醛固酮的调节)

	近端小管	髓袢	远曲小管和集合管
HCO_3^-	80%(主要吸收部位,与 H^+ 分泌同时进行,以 CO_2 形式进行,故优先于 Cl^- 的重吸收)	与 H^+ 分泌同时进行,以 CO_2 形式进行	与 H^+ 分泌同时进行以 CO_2 形式进行
葡萄糖、氨	100%(即全部在此段被重吸收)与 Na^+ 重吸收相耦联,为继发性主动转运	—	—

【例3】 各段肾小管比较,重吸收量居首位的是

A. 近端小管　　　　　　　　B. 髓袢降支细段　　　　　　C. 髓袢升支细段

D. 远曲小管　　　　　　　　E. 集合管

【例4】 肾小管对 HCO_3^- 重吸收的叙述错误的是

A. 主要在近球小管重吸收　　B. 与 H^+ 的分泌有关　　　　C. 以 CO_2 的形式重吸收

D. 需碳酸酐酶的参与　　　　E. 滞后于 Cl^- 的重吸收

【例5】 关于肾对葡萄糖重吸收的描述,错误的是

A. 重吸收部位仅限近端小管　　　　　　　B. 经过通道的易化扩散进行

C. 需要转运蛋白　　　　　　　　　　　　D. 葡萄糖的重吸收与 Na^+ 的转运密切相关

E. 肾糖阈正常值为 10 mmol/L

第3节　尿生成的调节

一、尿生成的体液调节

1. 抗利尿激素(ADH)、醛固酮和肾素

	抗利尿激素	醛固酮	肾素
合成部位	下丘脑视上核和室旁核	肾上腺皮质球状带	肾的颗粒细胞(球旁细胞)
作用部位	远曲小管和集合管	远曲小管和集合管	作用于血管紧张素原
作用机制	形成水通道,增加远曲小管和集合管对水的通透性	形成钠通道,激活基底侧膜上的钠泵及线粒体中合成 ATP 的酶,增加远曲小管和集合管对 Na^+、水的重吸收和 K^+ 的分泌	将血管紧张素原转化为血管紧张素 I
生理作用	水的重吸收↑→尿量↓(抗利尿)	保钠排钾	启动肾素-血管紧张素系统
促进其分泌的因素	①血浆晶体渗透压↑;②循环血量↓;③动脉血压↓;④恶心、疼痛、窒息、应激、低血糖、血管紧张素Ⅱ、烟碱、吗啡等	①肾素-血管紧张素系统激活;②血 Na^+↓、血 K^+↑;③应激反应时,ACTH 可促进醛固酮分泌	①肾灌注压↓;②GFR↓ 或小管液中 Na^+↓;③肾交感神经兴奋、儿茶酚胺(去甲肾上腺素和肾上腺素);④PGE_2、PGI_2、低盐饮食

2. 心房钠尿肽(ANP)　心房钠尿肽是由心房肌细胞合成并释放的肽类激素。

刺激释放的因素	心房壁受牵拉(如血量过多、头低足高位、中心静脉压升高和身体浸入水中等)、乙酰胆碱、去甲肾上腺素、降钙素基因相关肽、血管升压素和高血钾
生理作用	血管平滑肌舒张和促进肾脏排 Na^+、排水
对肾脏的作用	①使肾小球滤过率增大;②对抗肾素-血管紧张素系统和血管升压素的作用,抑制集合管对水的重吸收;③抑制肾素、醛固酮和血管升压素的合成和分泌

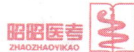

二、神经调节

肾脏无副交感神经支配,所谓神经调节是指肾交感神经的作用。交感神经兴奋可通过下列方式影响肾脏:①兴奋肾血管平滑肌的 α 受体→肾血管收缩→肾血流量减少→肾小球滤过率下降。②兴奋交感→肾素-血管紧张素-醛固酮系统→保 Na^+、排 K^+。③直接刺激近端小管(主要)和髓袢(次要)对 Na^+、Cl^-、水的重吸收。

三、尿生成的自身调节

1. 小管液中溶质的浓度

(1)渗透性利尿 肾小管和集合管重吸收水的动力是小管液和上皮细胞之间的渗透浓度梯度。当小管液中某些溶质因未被重吸收而留在小管液中时,可使小管液溶质浓度升高,由于渗透作用,可使部分水保留在小管内,导致小管液中的 Na^+ 被稀释而浓度降低,因此小管液和上皮细胞内 Na^+ 的浓度梯度减小,从而使 Na^+ 的重吸收减少而小管液中有较多的 Na^+,进而又通过渗透作用保留相应的水,结果使水的重吸收减少,尿量和 NaCl 排出量增多。这种现象称为渗透性利尿。

(2)糖尿病患者多尿的机制 糖尿病患者(或静脉注射高渗葡萄糖)由于血糖浓度升高超过肾糖阈,因此近端小管不能完全重吸收葡萄糖,使小管液中葡萄糖含量增多,小管液溶质浓度升高,即可引起渗透性利尿而导致尿量增多。

(3)一些消肿药物的制剂 临床上为了达到利尿和消除水肿的目的,常给病人应用可被肾小球滤过而不被肾小管重吸收的物质,如甘露醇、山梨醇等,提高小管液中溶质浓度,通过渗透性利尿使更多水分从体内排出。

2. 球-管平衡

(1)球-管平衡的表现 ①表现为近端小管的定比重吸收,即近端小管对溶质(特别是 Na^+)和水的重吸收随肾小球滤过率的变化而改变,重吸收率保持相对稳定,如近端小管中 Na^+ 和水的重吸收率总是占肾小球滤过率 65%~70%。②定比重吸收产生的机制主要与肾小管周围毛细血管内的胶体渗透压的变化有关。

(2)球-管平衡的生理意义 在于尿中排出的 Na^+ 和水不会随肾小球滤过率的增减而出现大幅度的变化,从而保持尿量和尿钠的相对稳定。

四、尿生成调节的生理意义

1. 在保持机体水平衡中的作用

人体细胞外液稳态的维持和液体容量的调节需要肾脏的参与,肾脏的调控机制包括自身调节、神经调节和体液调节。在诸多调节机制中,血管升压素在调节、排水中所起的作用最为重要,此外心房钠尿肽、醛固酮也可参与机体水平衡的调节。

2. 在保持机体电解质平衡中的作用

激素及器官	作　用
醛固酮	在尿生成的调节中,醛固酮是肾调节 Na^+ 和 K^+ 排出量最重要的体液因素
心房钠尿肽	心房钠尿肽可抑制肾重吸收 NaCl,使尿中 NaCl 排出增多
肾脏	①肾小球滤过率的改变可通过球-管平衡使尿钠和尿量保持稳定; ②肾脏对 Ca^{2+} 的排泄受甲状旁腺激素(最重要)、降钙素、维生素 D_3 的调控

3. 在保持机体酸碱平衡中的作用

维持体内酸碱平衡的重要器官是肺和肾。肺主要通过排出 CO_2 来缓冲体内的酸性产物。体内缓冲酸碱最重要、作用最持久的是肾,它可将体内除 CO_2 外的所有酸性物质即固定酸排出体外,从而保持细胞外液中的 pH 值在正常范围内。

【例6】人体处在交感兴奋状态时,尿量减少的主要原因是

A. 肾小球毛细血管血压下降　　　B. 血浆胶体渗透压升高　　　C. 肾素分泌减少

D. 醛固酮分泌减少　　　E. 抗利尿激素分泌减少

【例7】下列因素中,刺激抗利尿激素分泌最强的是

A. 循环血量减少　　　B. 血浆晶体渗透压增高　　　C. 血浆胶体渗透压增高

D. 饮大量清水　　　E. 血容量减少

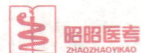

第5节 清除率

两肾在单位时间(一般为每分钟)内能将一定毫升血浆中所含的某种物质完全清除,这个能完全清除某物质的血浆毫升数就称为该物质的清除率。清除率能反映肾对不同物质的排泄能力,是一个较好的肾功能测定方法。但实际上,肾不可能将某一部分血浆中的某种物质完全清除出去,所以清除率只是一个推算的数值,它更能反映的是每分钟所清除的某种物质的量来自多少毫升血浆,或相当于多少毫升血浆中所含的某物质的的量。

一、测定肾小球滤过率和肾血浆流量

	菊粉清除率	内生肌酐清除率	对氨基马尿酸清除率
物质特性	能经肾小球自由滤过,在肾小囊超滤液中的浓度与血浆浓度相同;在肾小管和集合管中既不被重吸收又不被分泌	内生肌酐由体内组织代谢产生;肾小管和集合管能少量分泌和重吸收肌酐;测定前应禁食肉类食物,避免剧烈运动	经肾小球滤过和肾小管、集合管转运后,从血浆中全部被清除流经肾脏后,肾静脉中浓度接近于零
生理意义	等于肾小球滤过率	接近肾小球滤过率	等于有效肾血浆流量
临床意义	测定肾小球滤过率	推测肾小球滤过率	测定肾血浆流量

【例8】测定肾小球滤过率的物质是

A. 肌酐   B. PAH   C. 碘锐特   D. 肌酸   E. 菊粉

二、推测肾小管的功能

通过对各种物质清除率的测定,可推测哪些物质能被肾小管净重吸收,哪些物质能被肾小球净分泌,从而推测肾小管对不同物质的转运功能。

1. 如某一物质的清除率小于肾小球滤过率,则该物质一定在肾小管被重吸收,但不能排除该物质被肾小管分泌的可能性,因为当重吸收量大于分泌量时,其清除率仍可小于肾小球滤过率。

2. 如某一物质的清除率大于肾小球滤过率,则表明肾小管必定能分泌该物质,但不能排除该物质质也被肾小管重吸收的可能性,因为当其分泌量大于重吸收量时,其清除率仍可大于肾小球滤过率。

第6节 排尿反射

排尿反射是一种脊髓反射,即该反射可在脊髓水平就能完成,但在正常情况下,排尿反射受脑的高级中枢控制,可有意识地抑制或加强其反射过程。引起排尿反射的主要因素是膀胱内压的升高。

一、排尿反射的过程

膀胱内尿量充盈(≥400~500 mL)→膀胱内压升高至≥15 cmH₂O→刺激膀胱壁的牵张感受器→盆神经传入→骶髓排尿反射初级中枢→脑干和大脑皮层排尿反射高级中枢(产生排尿欲)→盆神经传出→膀胱逼尿肌收缩、尿道内括约肌松弛→排尿。进入后尿道的尿液刺激尿道壁感受器,冲动沿传入神经再次传到骶髓排尿反射初级中枢,进一步加强其活动,从而驱动尿液排出,这是一个正反馈过程。

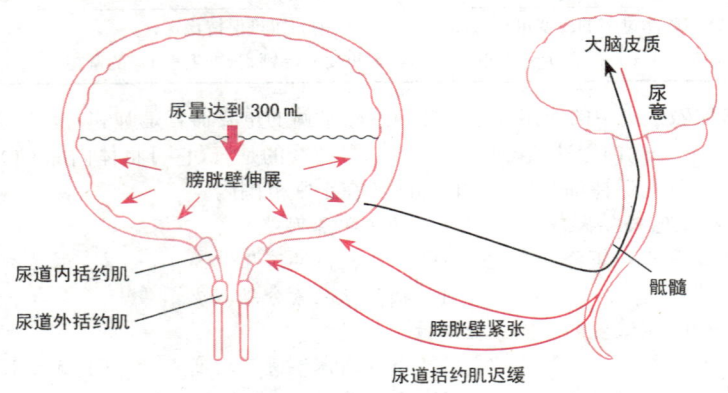

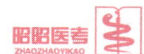

二、排尿异常

若排尿反射弧的任何一个部位受损,或骶髓排尿中枢与高位中枢失去联系,都将导致排尿异常。

受损部位	排尿异常	表现
传入神经	无张力膀胱	膀胱充盈的传入信号不能传到骶髓→膀胱充盈时不能反射性引起张力增加→膀胱充盈膨胀,膀胱壁张力下降
传出神经或骶髓	尿潴留	排尿反射不能发生→膀胱变得松弛扩张→大量尿液滞留在膀胱内
高位脊髓	溢流性尿失禁	①可发生在脊休克期间; ②骶髓排尿中枢处于休克状态→排尿反射消失→膀胱过度充盈→溢流性滴流
	尿失禁	①主要发生在脊休克恢复后; ②脊髓排尿反射的反射弧完好,但是骶髓排尿中枢的活动不能得到得到高位中枢的控制

【例9】高位截瘫患者排尿障碍表现为

A. 尿失禁　　　　B. 尿潴留　　　　C. 无尿　　　　D. 尿崩症　　　　E. 少尿

➤ 参考答案如下,详细答案参见2021版《国家临床执业及助理医师资格考试精选真题考点精析》。

1. B	2. E	3. A	4. E	5. B	
6. A	7. B	8. E	9. A	—	昭昭老师提示:关注官方微信,获得第一手考试资料。

第9章　神经系统

➤ 2021考试大纲

①突触传递;②外周神经递质和受体;③神经反射;④神经系统的感觉功能;⑤神经对反射和姿势的调节;⑥神经对内脏的调节;⑦脑电活动以及睡眠和觉醒;⑧脑的高级功能。

➤ 考纲解析

近20年的医师考试中,本章的考点是脑电活动及脑的高级功能,执业医师每年考查分数为2～3分,助理医师每年考查分数为1～2分。

第1节　突触传递

神经元与神经元之间、神经元与效应细胞之间的信息传递都是通过突触进行的。在突触处的信息传递过程称为突触传递。根据信息传递传媒的不同,可将突触传递分为电突触传递和化学突触传递两大类。

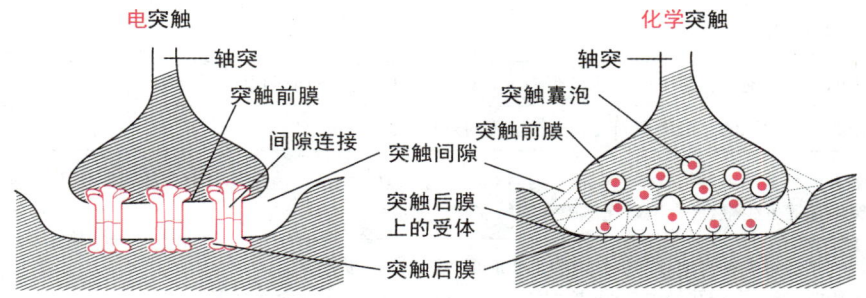

一、电突触传递

电突触传递的结构基础是缝隙连接,也称电突触。缝隙连接通道允许带电离子和许多有机分子从一

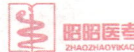

个细胞的胞质直接流入另一个细胞的胞质,以离子电流为基础的局部电流和突触后电位能以电紧张的形式通过电突触。电突触传递具有双向性、低电阻性和快速性等特点。在成年哺乳动物的中枢神经系统和视网膜中,电突触传递主要发生在同类神经元之间,其意义在于促进同类神经元群同步化活动。

二、化学突触传递

化学突触占大多数,化学突触传递是神经系统信息传递的主要形式。化学突触由突触前膜、突触间隙和突触后膜三部分组成。化学突触又分为定向突触和非定向突触两类。

1. 定向突触传递 定向突触是指前、后两部分之间有紧密解剖关系的突触,即突触前末梢释放的递质仅作用于范围极为局限的突触后膜结构,如神经元之间的经典突触和神经-骨骼肌接头。

(1)经典突触的组成

结 构	特 点
突触前膜	①较一般神经元膜稍厚,约 7.5 nm。 ②突触前末梢的轴浆内含有大量突触囊泡,内含高浓的神经递质;小而清亮透明的囊泡→乙酰胆碱、氨基酸类递质,小而具有致密中心的囊泡→儿茶酚胺类递质,大而具有致密中心的囊泡→神经肽类递质
突触间隙	突触间隙宽 20～40 nm
突触后膜	较一般神经元膜稍厚,约 7.5 nm

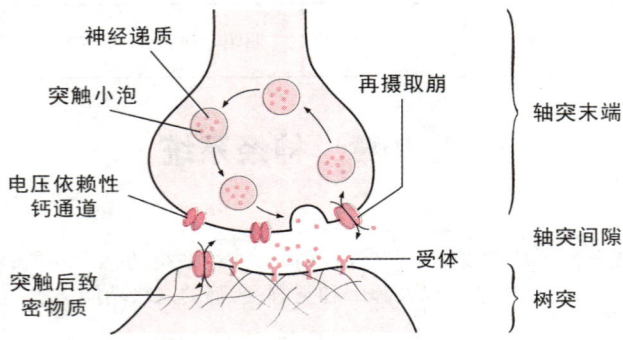

(2)经典突触的传递过程 ①突触前神经元的兴奋传到神经末梢→突触前膜去极化→突触前膜钙通道开放→Ca^{2+} 进入突触前末梢轴浆内→触发突触囊泡内递质以出胞的形式释放入突触间隙→递质扩散到突触后膜→作用于后膜中的特异性受体或递质门控通道→后膜对某些离子通透性改变→后膜发生去极化或超极化→产生突触后电位。②Ca^{2+} 触发突触囊泡释放递质步骤如下表。

动员	①平时突触囊泡由突触蛋白锚定于细胞骨架丝上,不能自由移动; ②当轴浆内 Ca^{2+} 浓度升高时,Ca^{2+} 与轴浆中的钙调蛋白结合为 Ca^{2+}-CaM 复合物,激活 Ca^{2+}-CaM 依赖的蛋白激酶Ⅱ,促使突触蛋白磷酸化,使之与细胞骨架丝的结合力减弱,突触囊泡便从骨架丝上游离出来,这一步骤称为动员
摆渡	游离的突触囊泡在轴浆中小分子 G 蛋白 Rab3/Rab27 的帮助下向活化区移动,称为摆渡
着位	被摆渡到活化区的突触囊泡固定于突触前膜的过程,称为着位
融合	突触囊泡膜上的突触结合蛋白在轴浆内高 Ca^{2+} 条件下发生变构,消除其对融合的钳制作用,于是突触囊泡膜与突触前膜发生融合,在突触囊泡膜和突触前膜上形成暂时的融合孔
出胞	①出胞是通过突触囊泡膜和突触前膜上暂时形成的融合孔进行的; ②出胞时,融合孔的孔径由 1 nm 扩大到 50 nm 左右,递质从突触囊泡释出

2. 非定向突触传递 ①非定向突触是指突触前、后两部分之间无紧密解剖关系的突触,此类传递也称为非突触性化学传递,其典型例子是自主神经节后纤维与效应细胞之间的接头。②基础结构为:曲张

体,无突触前膜和突触后膜,单方向传递,传递速度慢。常见部位:支配平滑肌和心肌的交感节后纤维、黑质中的多巴胺能纤维、中枢内 5-羟色胺能纤维等。

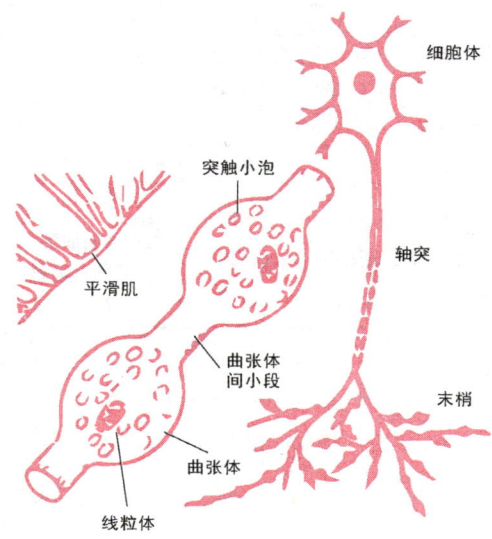

> 昭昭老师总结:定向突触传递和非定向突触传递的区别

	定向突触传递	非定向突触传递
结构基础	突触前膜、突触间隙、突触后膜	为曲张体,无突触前膜和突触后膜
间隙距离	突触间隙 20～40 nm	曲张体与突触后成分之间的距离>20 nm
传递方向	单向传布	单向传布
传递速度	慢,有突触延搁 10～20 ms	慢,递质传递时间>1 s
常见部位	广泛存在	①支配平滑肌和心肌的交感节后(去甲肾); ②黑质中的多巴胺能纤维; ③中枢内 5-经色胺能纤维
生理功能	根据不同的突触类型定	使一个神经元能支配许多效应器细胞

3. 影响化学性突触传递的因素

(1)影响神经递质释放的因素　从以上经典突触的电-化学-电传递过程可以看出,影响突触前膜递质释放量的主要因素是进入突触前膜的 Ca^{2+} 量,递质的释放量与进入轴浆内的 Ca^{2+} 量呈正相关。凡能影响末梢处 Ca^{2+} 内流的因素都能改变递质的释放量。如细胞外 Ca^{2+} 浓度升高和(或)Mg^{2+} 浓度降低能使递质释放增多;反之,则递质释放减少。到达突触前末梢动作电位的频率或幅度增加,也可使进入末梢的 Ca^{2+} 量增加。

(2)影响已释放递质消除的因素　已释放的神经递质通常被突触前末梢重摄取、或被酶解代谢而消除,因此,凡能影响递质重摄取和酶解代谢的因素都能影响突触传递。

(3)影响受体的因素　①在递质释放量发生改变时,受体与递质结合的亲和力以及受体的数量均可发生改变,即受体发生上调或下调,从而影响突触传递。②由于突触间隙与细胞外液相通,因此凡能进细胞外液的药物、毒素以及其他化学物质均能到达突触后膜而影响突触传递,如下表。

机　制	物　质
抑制突触前膜物质释放	破伤风、肉毒素
抑制酶分解	有机磷农药、新斯的明
阻断受体	筒箭毒碱、α-银环蛇毒
抑制递质再摄取	三环类抗抑郁药(间隙内)、利血平(间隙外)

4. 兴奋性和抑制性突触后电位　根据突触后膜发生去极化或超极化,可将突触后电位分为兴奋性突触后电位(EPSP)和抑制性突触后电位(IPSP)两种。

	兴奋性突触后电位	抑制性突触后电位
定义	突触后膜在兴奋性递质作用下产生的局部去极化电位变化	突触后膜在抑制性递质作用下产生的局部超极化电位变化
形成机制	兴奋性递质作用于突触后膜的相应受体，后膜对 Na^+ 和 K^+ 通透性增大，使后膜出现去极化	抑制性递质作用于突触后的相应受体，后膜对 Cl^- 的通透性增大，使后膜出现局部超极化
离子基础	Na^+ 内流>K^+ 外流，发生净内向电流	Cl^- 内流，K^+ 外流发生外向电流
性质	局部电位(可以综合)	局部电位(可以综合)
作用	使突触后神经元兴奋	使突触后神经元抑制
举例	脊髓前角运动神经元接受肌梭的传入纤维投射而形成的突触联系	来自伸肌肌梭的传入冲动在兴奋脊髓伸肌运动神经元的同时，通过抑制性中间神经元抑制脊髓屈肌运动神经元

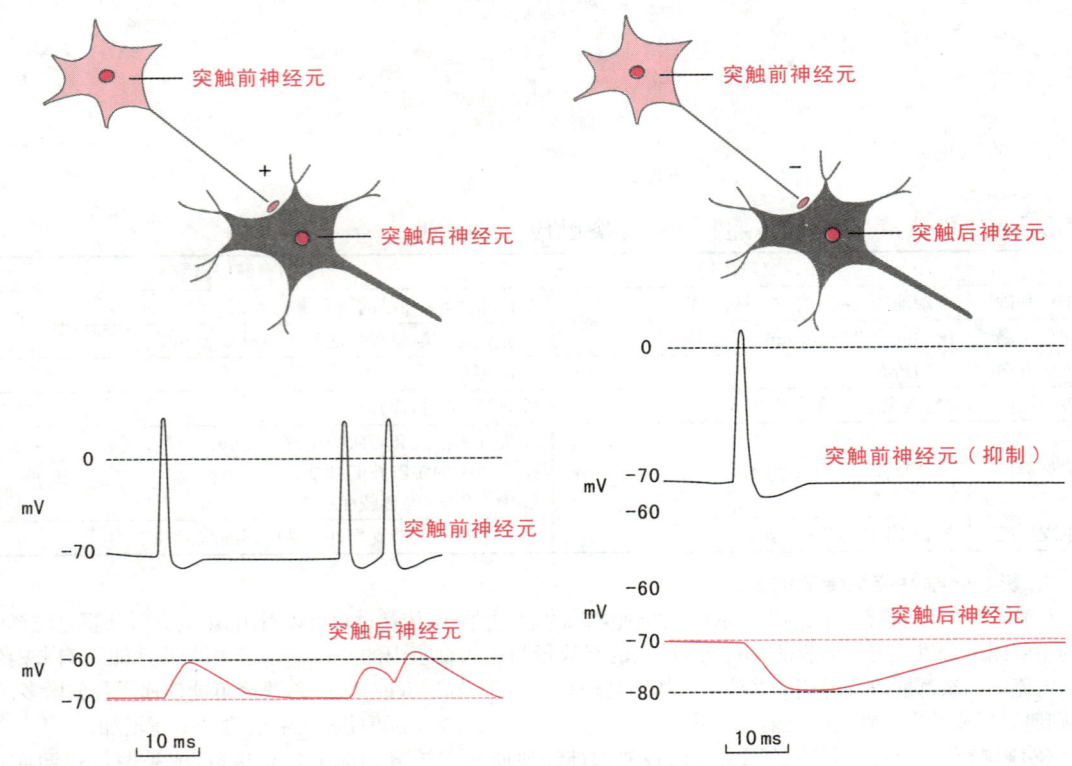

【例1】兴奋性突出后电位是由于突出后膜提高了对下列哪些离子的通透性引起的？
A. Cl^- ,Na^+ ,尤其是 Cl^- B. Na^+ ,K^+ ,尤其是 Na^+ C. K^+ ,Na^+ ,尤其是 K^+
D. Ca^{2+} ,Na^+ ,尤其是 Ca^{2+} E. Ca^{2+} ,Na^+ ,尤其是 Na^+

【例2】兴奋性突触后电位属于
A. 锋电位   B. 动作电位   C. 终板电位   D. 局部电位   E. 局部电流

5. 动作电位在突触后神经元的产生

（1）突触后电位可总和　由于一个突触后神经元常与多个突触前神经末梢构成突触，而产生的突触后电位既有 EPSP，也有 IPSP，因此，突触后神经元胞体就好比一个整合器，突触后膜上电位改变的总趋势取决于同时或几乎同时产生的 EPSP 和 IPSP 的代数和。当总趋势为超极化时，突触后神经元表现为抑制；而当突触后膜去极化并达到阈电位水平时，即可爆发动作电位。

（2）首发部位　动作电位并不首先发生在胞体，而是发生在运动神经元和中间神经元的轴突始段。这是因为电压门控 Na^+ 通道在轴突始段的质膜中密度较大，而在胞体和树突膜中则很少分布。

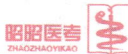

（3）意义　在轴突始段爆发的动作电位,可沿轴突扩布至末梢完成兴奋传导;也可逆向传到胞体,其意义可能在于消除细胞此次兴奋前不同程度的去极化或超极化,使其状态得到一次刷新。

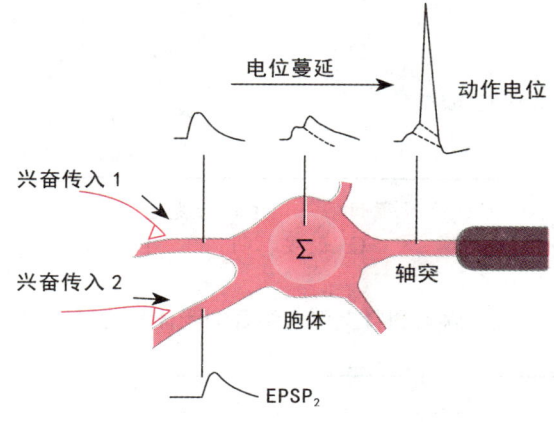

第2节　神经递质和受体（助理医师不要求）

一、胆碱能纤维和肾上腺素能纤维

以乙酰胆碱和去甲肾上腺素为递质的神经纤维分别称为胆碱能纤维和肾上腺素能纤维。在外周,胆碱能纤维和肾上腺素能纤维的分布如下表。

分　类	部　分	举　例
胆碱能纤维	支配骨骼肌的运动神经纤维	骨骼肌纤维
	所有自主神经节前纤维	自主神经节前纤维
	大多数副交感神经节后纤维	除少数释放肽类或嘌呤类递质的纤维外
	少数交感神经节后纤维	如支配多数小汗腺的纤维和支配骨骼肌血管的舒血管纤维
肾上腺素能纤维	多数交感神经节后纤维	除支配汗腺和骨骼肌血管的交感胆碱能纤维外

二、胆碱能受体

胆碱能受体能与乙酰胆碱（ACh）特异性结合的受体称为胆碱能受体,分为M受体和N受体。

	M受体	N受体
别称	毒蕈碱受体	烟碱受体
亚型	5种亚型（$M_1 \sim M_5$受体）	2种亚型（N_1、N_2受体）
外周分布	①多数副交感节后纤维支配的效应细胞; ②交感节后纤维支配的汗腺和骨骼肌血管的平滑肌细胞膜上 （昭昭老师速记:把政权交给"后""汗"的"骨血"肉）	①N_1受体分布于自主神经节后神经元上; ②N_2受体分布于神经-骨骼肌的终板膜上 （昭昭老师速记:N_2是2个地方,是神经-骨骼肌）
生理作用	M样作用即毒蕈碱样作用,即能被毒蕈碱模拟	N样作用即烟碱样作用,即能被烟碱模拟
生理效应	①心脏活动抑制; ②支气管、胃肠平滑肌收缩（支气管痉挛、胃肠活动增强）; ③膀胱逼尿肌收缩、虹膜环形肌收缩（瞳孔缩小）; ④消化腺、汗腺分泌增加; ⑤骨骼肌血管舒张 （昭昭老师速记:心肌＋平滑肌＋眼睛＋腺体）	①激活N_1受体→自主神经节后神经元兴奋; （昭昭老师速记:"1"个人"主"持"后"事） ②激活N_2受体→骨骼肌收缩 （昭昭老师速记:"2"口子有"骨"气）

续表

	M受体	N受体
阻断剂	阿托品 (昭昭老师速记:"MM""脱"了)	①不能被阿托品阻断; ②N₁受体阻断剂:六烃季铵、美加明; ③N₂受体阻断剂:筒箭毒碱、戈拉碘铵、十烃季铵 (昭昭老师速记:"六一"节、"1+"手机、一年"12"个月、一"箭""双"雕)

【例3】 下列药物或毒物中,可阻断 N 型胆碱能受体的物质是

A. 筒箭毒　　B. 心得安　　C. 酚妥拉明　　D. 阿托品　　E. 烟碱

三、肾上腺素能受体

肾上腺素能受体能与去甲肾上腺素和肾上腺素结合的受体称为肾上腺素能受体,分为 α 受体和 β 受体。

	α受体	β受体
全称	α型肾上腺素能受体	β型肾上腺素能受体
亚型	2种亚型(α₁、α₂)	3种亚型(β₁、β₂、β₃)
外周分布	①皮肤、肾、胃肠的血管平滑肌以 α 受体为主; ②α₂ 受体主要分布于突触前膜,属于突触前受体	①心脏以 β 受体为主; ②骨骼肌、肝脏的血管平滑肌以 β 受体为主
生理效应	①α₁ 受体与 NE 结合主要产生平滑肌兴奋效应,如血管、子宫、虹膜辐射状肌收缩(瞳孔扩大); ②少数平滑肌效应为抑制性的,如小肠舒张(为 α₂ 受体)	①NE 与心肌 β₁ 受体结合产生兴奋效应; (昭昭老师速记:"1""心"想对你好) ②NE 与 β₂ 受体结合产生平滑肌抑制效应(如血管、子宫、小肠、支气管舒张); ③β₃ 受体主要分布于脂肪组织,与脂肪分解有关 (昭昭老师速记:小"3""脂肪"少)
阻断剂	①哌唑嗪阻断 α₁ 受体; ②育亨宾阻断 α₂ 受体; ③酚妥拉明阻断 α₁+α₂ 受体 (昭昭老师速记:"一""派"胡言;"哼"哈"2"将;有这"两"位就"妥"了)	①阿替洛尔、美托洛尔阻断 β₁ 受体; ②心得乐(丁氧安)阻断 β₂ 受体; ③心得安(普萘洛尔)阻断 β₁+β₂ 受体 (昭昭老师速记:"美""一"下;"2"个人真快"乐";"两"个人一起过日子)

【例4】 去甲肾上腺素激活 α₂ 受体后引起舒张效应的部位是

A. 冠状血管　　B. 皮肤黏膜血管　　C. 脑血管　　D. 小肠平滑肌　　E. 竖毛肌

第3节　神经系统感觉功能

一、感觉概述

1. 感受器　感受器是指生物体内一些专门感受体内、外环境变化的结构或装置。最简单的感受器是游离神经末梢,如痛觉和温度觉感受器。

2. 感受器的一般生理特性

生理特性	表　现	举　例
感受器的适宜刺激	一种感受器通常只对某种特定形式的刺激最敏感,这种形式的刺激称为该感受器的适宜刺激	如一定频率的机械振动是耳蜗毛细胞的适宜刺激
感受器的换能作用	感受器将作用于它们的各种形式的刺激能量转换为传入神经的动作电位	刺激→感受器或发生器电位→达阈电位→爆发动作电位
感受器的编码功能	感受器把刺激所包含的环境变化的信息转移到动作电位的序列之中,起到了信息的转移作用	感觉系统将刺激信号转变为可识别的感觉信号

续表

生理特性	表　现	举　例
感受器的适应现象	若以一个强度恒定的刺激持续作用于某一感受器,相应的感觉神经纤维上的动作电位频率将随刺激持续的延长而降低	根据感受器发生适应的快慢,可将感受器分为快适应感受器和慢适应感受器两类

二、感觉通路中的信息编码和处理

1. 特异神经能量定律 不同类型感觉的引起,除与不同的刺激类型及其相应的感受器有关外,还取决于传入冲动所经过的专用通路以及它最终到达的大脑皮层的特定部位,所以,当刺激发生在一个特定感觉的神经通路时,不管该通路的活动是如何引起的,或者是由该通路的哪一部分所产生的,所引起的感觉总是该通路的感受器在生理情况下兴奋所引起的感觉。这一原理称为特异神经能量定律。

2. 感觉通路中的感受野 是指由所有能影响某中枢感觉神经元活动的感受器所组成的空间范围。中枢感觉神经元的感受野要比感受器的感受野大,高位神经元的感受野要比低位神经元的感受野大,这是因为聚合式联系在传入通路中极为多见。不同的感觉神经元,其感受野的大小也不相等。相邻的感受野之间并非截然分开,而是呈指状交错地重叠在一起。

3. 感觉通路对刺激强度的编码 在同一感觉系统或感觉类型的范围内,感觉系统对刺激强度的编码除发生在感受器水平外,也发生在传入通路和中枢水平。当刺激较弱时,阈值较低的感受器首先兴奋。当刺激强度增加时,阈值较高的感受器也参与反应,感受野将扩大,即不再局限于那些直接接受刺激的感受野,而是其周边区的感受野也被募集。

4. 感觉通路中的侧向抑制及其意义 在感觉通路中,由于存在辐射式联系,一个局部刺激常可激活多个神经元,处于中心区的投射纤维直接兴奋下一个神经元,而处理周边区的投射纤维则通过抑制性中间神经元而抑制其后续神经元。这样,与来自刺激中心区感觉神经元的信息相比,来自刺激周边区的信息则是抑制的。可见,侧向抑制能加大刺激中心区和周边区之间的差距,增强感觉系统的分辨能力。它也是空间(两点)辨别的基础。

三、感觉传导通路

	特异投射系统	非特异投射系统
定义	指丘脑特异感觉接替核及其投射至大脑皮层的神经通路	指丘脑非特异投射核及其投射至大脑皮层的神经通路
丘脑核团	特异感觉接替核、联络核	非特异投射核
投射区域	投向大脑皮层的特定区域	投向大脑皮层的广泛区域
投射关系	与大脑皮层具有点对点的投射关系	弥散性投射到大脑皮层
生理功能	①引起特定感觉; ②与大锥体细胞构成突触联系,从而激发大脑皮层发出传出冲动	①不能引起特定感觉; ②通过脑干网状结构,维持和改变大脑皮层兴奋状态; ③不单独激发大脑皮层发出传出冲动

【例5】特异性感觉投射系统的主要功能是

A. 参与睡眠形成机制　　　　　　　B. 参与学习与记忆机制

C. 维持和改变大脑皮质的兴奋状态　D. 协调各种感觉在皮层和皮层下结构间的联系

E. 引起特定感觉并激活大脑皮质的传出活动

四、痛　觉

1. 躯体痛 包括体表痛和深部痛。

分类	部　位	特　点
体表痛	发生在体表某处的疼痛	当伤害性刺激作用于皮肤时,可先后出现快痛和慢痛
深部痛	发生在躯体深部的疼痛	躯体深部如骨、关节、骨膜、肌腱、韧带和肌肉等处的痛感;深部痛一般表现为慢痛

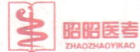

2. 内脏痛　常由机械性牵拉、痉挛、缺血和炎症等刺激所致。

定位	内脏痛最主要的特点是定位不准确
慢痛	发生缓慢,持续时间较长,即主要表现为慢痛
适宜刺激	①对扩张性刺激和牵拉性刺激十分敏感,而对切割、烧灼(常易引起皮肤痛的刺激)刺激不敏感; ②特别能引起不愉快的情绪活动

【例6】内脏痛的主要特点是

A. 刺痛　　　　B. 慢痛　　　　C. 定位不精确　　　D. 必有牵涉痛　　　E. 对牵拉不敏感

第4节　反射活动的基本规律

一、反射的分类

反射是神经活动的基本方式,分为非条件反射和条件反射。

	非条件反射	条件反射
概念	指生来就有、数量有限、比较固定和形式低级的反射活动	指通过后天学习和训练而形成的反射;是在非条件反射的基础上不断建立起来的,其数量无限,可以建立,也能消退
举例	防御反射、食物反射、性反射等	闻到食物香味引起唾液分泌
特点	人和动物在长期的种系发展中形成的	反射活动的高级形式,是人和动物在个体生活过程中按照所处的生活环境形成的
参与部位	建立无需大脑皮层的参与,通过皮层下各级中枢就能形成	条件反射的主要中枢部位在大脑皮层
意义	使人和动物能够初步适应环境,对于个体生存和种系生存具有重要意义	使人和高等动物对各种环境具有更加完善的适应性

【例7】条件反射的特点是

A. 先天遗传而获得　　　　B. 一种初级的神经活动　　　　C. 种族共有的反射

D. 后天训练而建立　　　　E. 反射弧固定不变

【例8】下列有关条件反射的说法,正确的是

A. 先天遗传而获得　　　　B. 后天训练而建立　　　　C. 种族共有的反射

D. 一种初级的神经活动　　　　E. 反射弧固定不变

二、反射的中枢整合

反射的基本过程是刺激信息经"感受器→传入神经→中枢→传出神经→效应器"五个反射弧环节顺序传递的过程。中枢是反射弧中最复杂的部位。不同反射的中枢范围可相差很大。

单突触反射	①指在传入神经元和传出神经元之间,即在中枢只经过一次突触传递的反射; ②腱反射是体内唯一的单突触反射
多突触反射	①指在中枢经过多次突触传递的反射; ②人体大部分反射均属于多突触反射
中枢整合	在整体情况下,无论是简单反射还是复杂反射,传入冲动进入脊髓或脑干后,除在同一水平与传出部分发生联系并发出传出冲动外,还有上行冲动传到更高级的中枢部位进一步整合,再由高级中枢发出下行冲动来调整反射的传出活动。因此,进行反射时,既有初级水平的整合活动,也有较高级水平的整合活动,在通过多级水平的整合后,反射活动将更具有复杂性和适应性

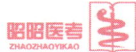

三、中枢神经元的联系方式

分型	特点	概念	生理特点
单线式	1对1	指一个突触前神经元仅与一个突触后神经元发生突触联系	①少见; ②视网膜中央凹处视锥细胞系统的单线式联系,可使视锥系统具有较高的分辨能力
辐散式	1对多	指一个神经元可通过其轴突末梢分支与多个神经元形成突触联系	传入通路中较多见
聚合式	多对1	指一个神经元可接受来自许多神经元轴突末梢的投射而建立突触联系	传出通路中较多见
链锁式	—	由中间神经元构成的辐散与聚合式联系同时存在,可形成链锁式联系	可在空间上扩大作用范围
环路式	—	由中间神经元构成的辐散与聚合式联系同时存在,可形成环式联系	产生后发放或后放电,即使最初的刺激已经停止,传出通路上的冲动发放仍能持续一段时间

中枢神经元的联系方式

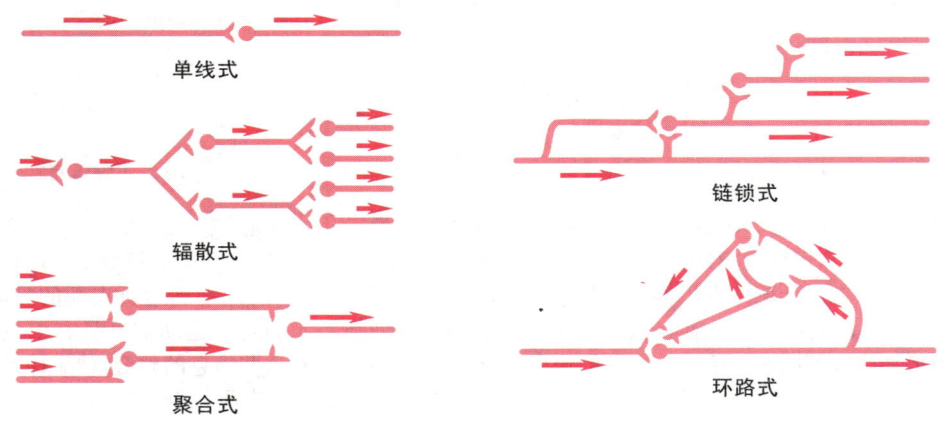

单线式

辐散式

聚合式

链锁式

环路式

四、中枢兴奋传播的特征

特征	表现
单向传播	兴奋经化学性突触传递,只能从突触前末梢传向突触后神经元
中枢延搁	①兴奋在中枢传播时往往需要较长时间; ②兴奋通过化学性突触与兴奋在相同距离的神经纤维上传导相比要慢得多; ③兴奋所跨越的突触数目越多,中枢延搁时间就越长
兴奋的总和	若干 EPSP 发生空间与时间总和,如果总和达到阈电位水平即可爆发动作电位
兴奋节律的改变	突触前神经元与突触后神经元在兴奋传递过程中的放电频率往往不同
后发放与反馈	后发放可发生在环路式联系的反射通路中,也可见于各种神经反馈的活动中
对内环境变化敏感	由于突触间隙与细胞外液相通,因此内环境理化因素的变化,如缺 O_2、CO_2 过多、麻醉剂以及某些药物等均可影响化学性突触传递
易疲劳	突触传递相对容易发生疲劳,其原因可能与递质的耗竭有关

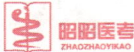

第5节　神经系统对躯体运动的调控

一、脊髓对躯体运动的调控

1. 运动反射的最后通路

（1）基本概念　①肌梭位于一般肌纤维之间,外层为一结缔组织囊,囊内所含的肌纤维(6～12根肌纤维)称为梭内肌纤维,囊外的一般肌纤维称为梭外肌纤维。②肌梭与梭外肌纤维呈并联关系。当肌纤维受到牵拉刺激时,肌梭也能感受到牵拉刺激或肌肉长度的变化。③梭内肌纤维的收缩成分位于纤维两端,而感受装置位于中间部,两者呈串联关系。④梭内肌纤维分为核袋纤维和核链纤维两类。核袋纤维的细胞核多集中在中央部,而核链纤维的细胞核则较分散。肌梭的传入神经纤维有Ⅰa和Ⅱ类纤维。Ⅰa类纤维的末梢呈螺旋形缠绕于核袋纤维和核链纤维的感受装置部位;Ⅱ类纤维的末梢呈花枝状,分布于核链纤维的感受装置部位。两类纤维都终止于α运动神经元。⑤γ运动神经元的传出纤维支配梭内肌纤维的收缩成分,其末梢有两种:一种是板状末梢,支配核袋纤维;另一种为蔓状末梢,支配核链纤维。

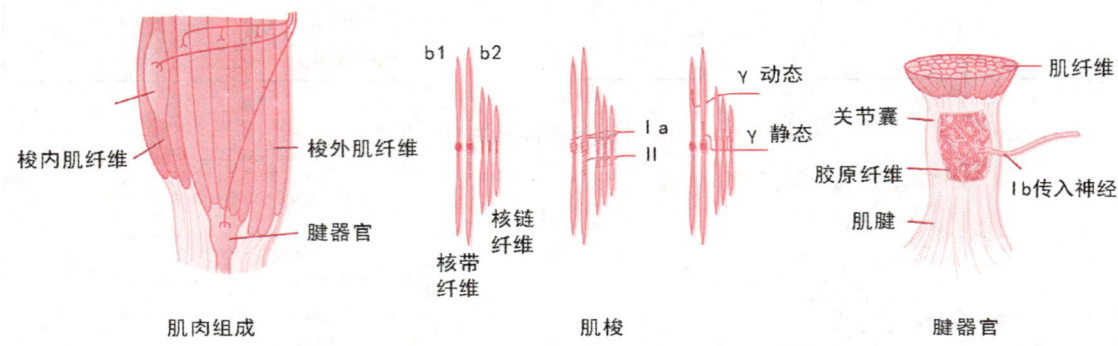

肌肉组成　　　　　　　　肌梭　　　　　　　　腱器官

（2）脊髓运动神经元　脊髓灰质前角中存在α、β和γ三类运动神经元。①α运动神经元接受从脑干到大脑皮层各级高位运动中枢的下传信息,也接受来自躯干、四肢皮肤、肌肉和关节等处的外周传入的信息,许多运动信息在此会聚并发生整合,最终由它发出一定形式和频率的冲动到达所支配的骨骼肌,因此,α运动神经元是躯体运动反射的最后公路。会聚到α运动神经元的各种运动信息具有引发随意运动、调节姿势和协调不同肌群活动等方面的作用,通过α运动神经元对这些信息的整合,使躯体运动能得以平稳和精确地进行,因而具有重要意义。②γ运动神经元发出的纤维支配骨骼肌的梭内肌纤维。③β运动神经元发出的纤维对梭内肌和梭外肌纤维都有支配,但其功能尚不清楚。

牵张反射弧模式图

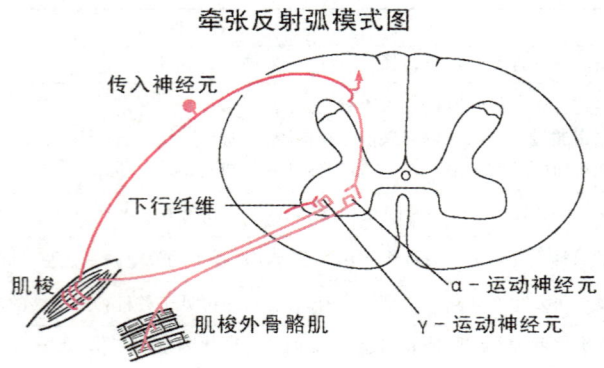

	α运动神经元	γ运动神经元
接受冲动	①高位运动中枢的传出冲动; ②外周传入的冲动	主要接受高位中枢传出的冲动

续表

	α 运动神经元	γ 运动神经元
发出纤维	α 纤维(粗)	γ 纤维
神经递质	乙酰胆碱(ACh)	乙酰胆碱(ACh)
支配	梭**外**肌 (昭昭老师速记:"外""α")	梭**内**肌 (昭昭老师速记:"内""γ")
放电	阵发性放电	较高频率持续放电
功能	直接发放肌肉收缩	调节肌梭对牵拉刺激的敏感性,从而协调肌肉运动

(3)运动单位　①由一个 α 运动神经元及其所支配的全部肌纤维所组成的功能单位称为运动单位。②运动单位的大小可有很大的差别,如一个眼外肌的运动神经元只支配 6～12 根肌纤维,而一个三角肌的运动神经元可支配多达 2 000 根肌纤维。前者有利于支配肌肉进行精细运动,而后者则有利于产生巨大的肌张力。

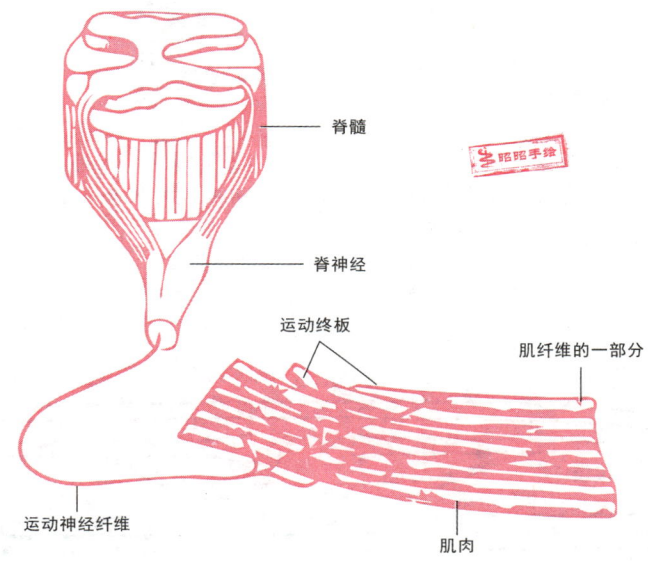

2. 脊髓对姿势反射的调节　①姿势是指人和动物身体各部分之间以及身体与四周空间之间的相对位置。中枢神经系统通过反射改变骨骼肌紧张或产生相应的动作,以保持或改变身体的姿势以免发生倾倒,称为姿势反射。②举例:人站立时,对姿势的正确调控能对抗地球重力场的引力,将身体重心保持在两足支撑面范围内而不至于倾斜。运动时,通过姿势反射能对抗由于运动引起的不平衡以防跌倒。③对侧伸肌反射、牵张反射、节间反射是可在脊髓水平完成的姿势反射。

(1)屈肌反射和对侧伸肌反射　①当脊动物(脊髓与高位中枢离断的动物)一侧肢体的皮肤受到伤害性刺激时,可反射性引起受刺激侧肢体关节的屈肌收缩而伸肌舒张,使肢体屈曲,称为屈肌反射,简称屈反射。②在此反射中,肢体屈曲的程度与刺激强度有关。较弱的刺激作用于手指时,一般只引起受刺激的手指发生屈曲。随着刺激强度的增强,可引起腕关节、肘关节、甚至肩关节都发生屈曲反应。③屈肌反射具有躲避伤害的保护意义,但不属于姿势反射。④屈肌反射是多突触反射,它的基本中枢在脊髓,可受脊髓中枢的调节,脊髓离断后该反射增强。当反射活动进行时,神经冲动通过环状联系反复兴奋,增加了作用的持久性,虽然刺激已经停止,但屈肌活动仍在进行,称为后放电。如 Babinski 征就是原始的屈肌反射。⑤随着刺激强度的加大,除引起同侧肢体屈曲外,还可引起对侧肢体的伸展,这一反射称对侧伸肌反射。⑥对侧伸肌反射是一种姿势反射,在保持身体平衡中具有重要意义。

(2)牵张反射　指有完整神经支配的骨骼肌在受外力牵拉伸长时引起的被牵拉的同一肌肉发生收缩的反射。牵张反射的基本中枢在脊髓。

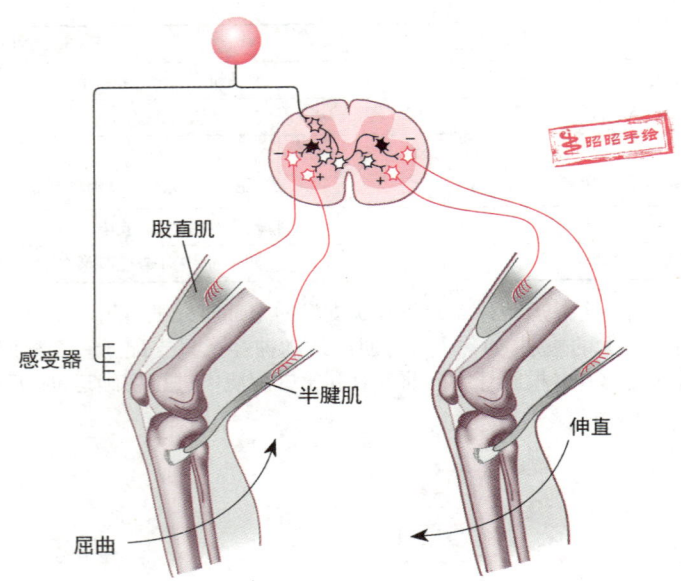

1)牵张反射的感受器　①牵张反射的感受器是肌梭。②肌梭的传入神经纤维有Ⅰα和Ⅱ类纤维两类。两类纤维都终止于脊髓前角的α运动神经元。③α运动神经元发出α传出纤维支配梭外肌纤维。④γ运动神经元发出γ传出纤维支配梭内肌纤维。

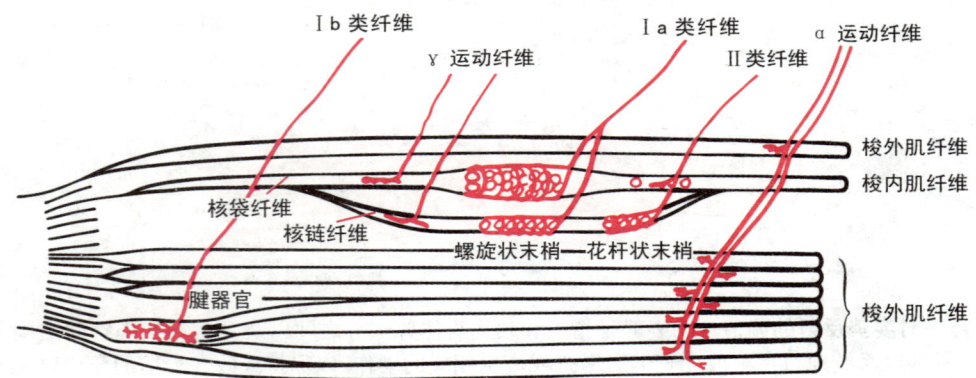

当肌肉受外力牵拉而使肌梭感受装置被拉长时,引起Ⅰα类和Ⅱ类纤维传入冲动增加,冲动的频率与肌梭被牵拉的程度成正比。肌梭的传入冲动增加可导致支配同一肌肉的α运动神经元兴奋,使梭外肌收缩,从而形成一次牵张反射。与肌肉受牵拉而伸长的情况相反,当α运动神经元受刺激而使梭外肌纤维缩短时,由于肌梭与梭外肌纤维呈并联关系,因而肌梭也缩短,肌梭感受装置受到的牵拉刺激减少,Ⅰα类和Ⅱ类传入纤维放电减少或消失。可见,肌梭是一种长度感受器。

当γ传出纤维受刺激使肌梭收缩成分收缩时,其收缩强度虽不足以引起整块肌肉缩短,但可牵拉肌梭感受装置,引起Ⅰα类传入纤维放电增加。γ运动神经元的兴奋性较高,常以较高频率持续放电,其作用是调节肌梭对牵拉刺激的敏感性。

2)牵张反射的类型　牵张反射包括腱反射和肌紧张两种类型。

	腱反射	肌紧张
别名	动态牵张反射	静态牵张反射
定义	快速牵拉肌腱时发生的牵张反射	缓慢持续牵拉肌腱时发生的牵张反射

续表

	腱反射	肌紧张
感受器	肌梭	肌梭
反射中枢	脊髓	脊髓
效应器	收缩较快的快肌纤维	收缩较慢的慢肌纤维
反射类型	单突触反射	多突触反射
收缩表现	①受牵拉的肌肉快速收缩； ②表现为明显的收缩动作，不能持久进行，易发生疲劳	①受牵拉的肌肉发生紧张性收缩，阻止被拉长； ②不表现为明显的动作，同一肌肉的运动单位交替收缩，能持久进行，不易发生疲劳
举例	膝反射、跟腱反射、肘反射	各种姿势反射(坐、直立、运动等)
生理意义	了解神经系统的功能状态	维持姿势最基本的反射，是随意运动的基础
昭昭老师速记	"快""反射"	"慢""紧张"

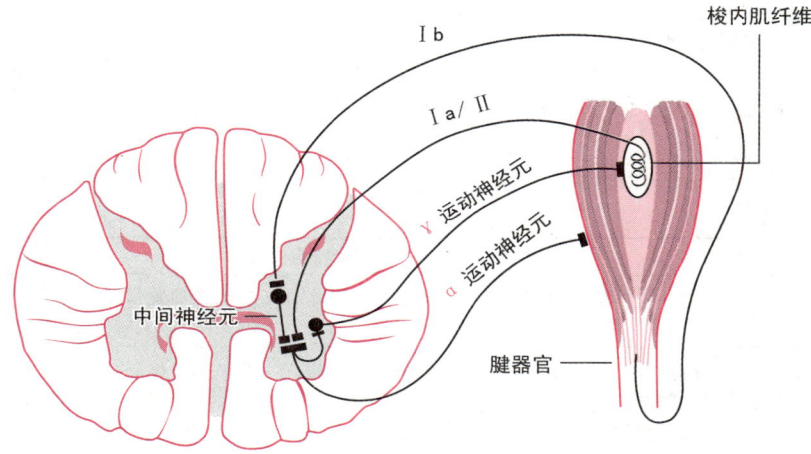

快速或缓慢牵拉肌腱→牵拉肌梭→经Ⅰα和Ⅱ类纤维传入冲动增加→中枢(基本中枢为髓)→支配同一肌肉的α、γ运动神经元兴奋→α、γ传出纤维冲动增加。

α传出纤维冲动增加	α传出纤维冲动增加→梭外肌纤维收缩→对抗牵拉刺激，阻止被拉长
β传出纤维冲动增加	β传出纤维冲动增加→梭内肌纤维收缩→牵拉肌梭→经Ⅰα和Ⅱ类纤维传入→α运动神经元兴奋→使梭外肌处于持续缩短状态，保证牵张反射的强度(即调节肌梭对牵拉刺激的敏感性)

【例9】人体姿势维持的基础是
　A. 骨骼肌收缩　B. 骨骼肌舒张　　　C. 腱反射　　　　D. 肌紧张　　　　E. 屈肌反射
3) 肌梭与腱器官

	肌　梭	腱器官
分布	位于梭内肌纤维之间，与梭外肌纤维并联	位于肌腱胶原纤维之间，与梭外肌纤维串联
性质	长度感受器	张力感受器
适宜刺激	肌纤维长度增加	肌张力增加
传入纤维	Ⅰα和Ⅱ类纤维	Ⅰb类纤维
兴奋效应	传入冲动兴奋同一肌肉的α运动神经元	传入冲动抑制同一肌肉的α运动神经元
生理作用	兴奋牵张反射(被牵拉的肌肉收缩)	抑制牵张反射(即反牵张反射，抑制被牵拉的肌肉收缩)
生理意义	参与牵张反射，维持姿势	参与反牵张反射，防止牵张反射过程而拉伤肌肉

当肌肉受外力牵拉而被拉长时,首先兴奋肌梭感受器引发牵张反射,使被牵拉的肌肉收缩以对抗牵拉。当牵拉力量加大时,腱器官可因受牵拉张力的增加而兴奋,其反射效应是抑制牵张反射。这种由腱器官兴奋引起的牵张反射抑制,称为反牵张反射。意义主要是:可防止牵张反射过强而拉伤肌肉,具有保护意义。

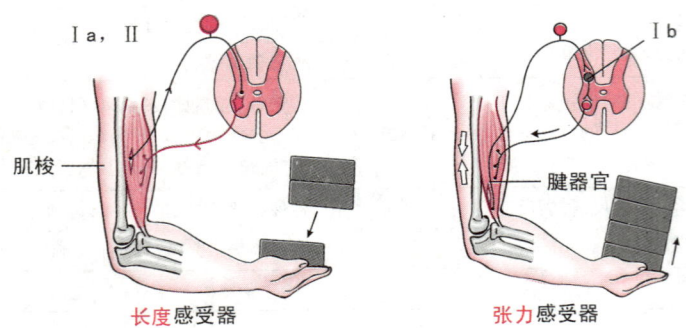

4)节间反射 ①脊动物在反射恢复的后期,可出现较为复杂的节间反射。②由于脊髓相邻节段的神经元之间存在突触联系,故在与高位中枢失去联系后,脊髓依靠上下节段的协同活动也能完成一定的反射活动,这种反射称为节间反射。③搔爬反射就是节间反射的一种表现。

3. 脊休克

(1)概念 脊休克指当人和动物的脊髓在与高位中枢离断后,反射活动能力暂时丧失而进入无反应状态的现象。

分　型	表现和特点
脊髓休克	横断面以下的脊髓所支配的躯体与内脏反射均减退以致消失,如骨骼肌紧张降低,甚至消失,外周血管扩张,血压下降,发汗反射消失,粪、尿潴留
脊髓休克后脊髓反射恢复	①在发生脊休克后,一些以脊髓为基本中枢的反射可逐渐在不同程度上恢复。②其恢复的速度与动物进化程度有关,因为不同动物的脊髓反射对高位中枢的依赖程度不同(蛙在脊髓离断后数分钟内反射即可恢复;而人类因外伤等原因引起脊休克时,则需数周至数月反射才能恢复)

(2)反射恢复快与慢 各种反射的恢复有先后,比较简单和较原始的反射(如屈肌反射和腱反射)恢复较早,相对较复杂的反射(如对侧伸肌反射、搔爬反射)恢复则较慢。血压也回升到一定水平,排便、排尿反射也在一定程度上有所恢复。

(3)后期恢复情况 脊休克恢复后,通常是伸肌反射减弱而屈肌反射增强,表面高位中枢平时具有易化伸肌反射和抑制屈肌反射的作用。此外,离断面水平以下的知觉和随意运动能力将永久丧失。

	脊休克发生时	脊休克恢复后
血压	血压下降(外周血管扩张)	回升到一定水平
排尿	尿潴留	尿失禁
发汗	发汗反射消失	发汗反射增强

二、脑干对肌紧张和姿势的调控

在运动调控系统中,脑干位于高级中枢和脊髓之间的中间层次,因而在功能上起"上下沟通"的作用。另外,脑干内存在抑制和加强肌紧张的区域,在肌紧张调节中起重要作用,而肌紧张是维持姿势的基础。脑干通过对肌紧张的调节可完成复杂的姿势反射,如状态反射、翻正反射等。

1. 脑干对肌紧张的调控

(1)脑干网状结构抑制区和易化区 ①电刺激脑干网状结构的不同区域,可观察到网状结构中存在抑制或加强肌紧张和肌肉运动的区域,分别称为抑制区和易化区。②抑制区较小,位于延髓网状结构的腹内侧部分。③易化区较大,分布于广大的脑干中央区域,包括延髓网状结构的背外侧部分、脑桥的被盖、中脑的中央灰质及被盖,以及脑干以外的下丘脑、丘脑中线核群等部位。④此外,脑其他结构中也存

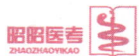

在调节肌紧张的区域或核团,如刺激大脑皮质运动区、纹状体、小脑前叶蚓部等部位,可引起肌紧张降低;而刺激前庭核、小脑前叶两侧部和后叶中间部等部位,可使肌紧张增强。⑤与抑制区相比,易化区的活动较强,在肌紧张的平衡调节中略占优势。

(2)去大脑僵直

概念	在麻醉动物于中脑上、下丘之间切断脑干,当麻药作用过去后动物即表现为四肢伸直、坚硬如柱、头尾昂起、脊柱挺硬,呈角弓反张状态,称为去大脑僵直
机制	由于在中脑水平切断脑干后,中断了大脑皮层、纹状体等部位与脑干网状结构之间的功能联系,造成抑制区和易化区之间的活动失衡,使抑制区的活动大为减弱,而易化区的活动明显占优势的结果

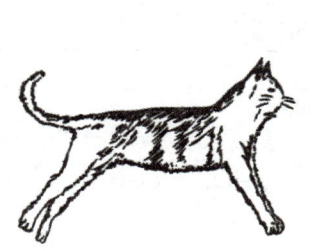 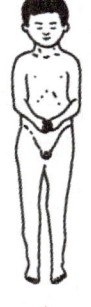 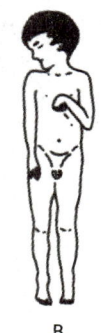 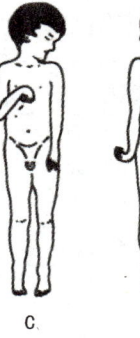 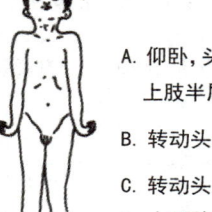

A. 仰卧,头部姿势正常时,上肢半屈

B. 转动头部时的上肢姿势

C. 转动头部时的上肢姿势

D. 上下肢均僵直

猫去大脑僵直示意图　　　　人类去皮层僵直(A、B、C)及去大脑僵直(D)

(3)去大脑僵直的类型

	γ僵直	α僵直
定义	指高位中枢的下行作用通常首先提高γ运动神经元的活动,使肌梭的敏感性提高,传入冲动增多,转而使α运动神经元兴奋,导致肌紧张增强而出现僵直	指高位中枢的下行作用也可直接作用于α运动神经元,或通过脊髓中间神经元间接作用于运动神经元,提高其活动,引起肌紧张加强而出现僵直
机制	兴奋脊髓γ运动神经元	兴奋脊髓α运动神经元
传导束	引起僵直的下行传导束主要为网状脊髓束	引起僵直的下行传导束主要为前庭脊髓束
实验方法	在猫中脑上、下丘之间切断脑干造成去大脑僵直后,若切断动物腰骶部脊髓后根以消除肌梭传入冲动对中枢的作用后,可使后肢僵直消失,说明经典的去大脑僵直是γ僵直	发生γ僵直的动作,切断脊髓后根消除相应节段僵直的基础上,若再切除小脑前叶蚓部,可使僵直再次出现,说明这种强直属于α僵直,因此时后根已切断,γ僵直不可能发生。若再切断第8对脑神经,以消除半规管、前庭传到前庭核的冲动,则α僵直再次消失,说明α僵直主要通过前庭脊髓束实现

2. 脑干对姿势的调控

状态反射	①指头部在空间的位置发生改变以及头部与躯干的相对位置发生改变,都可反射性地改变躯体肌肉的紧张性; ②状态反射是在低位脑干整合下完成的,包括迷路紧张反射和颈紧张反射
翻正反射	正常动物可保持站立姿势,若将其推倒或将其四足朝天从空中抛下,动物能迅速翻正过来,这种反射称为翻正反射

三、大脑皮层对运动的调节

大脑皮层是运动调控的最高级也是最复杂的中枢部位。它接受感觉信息的传入,并根据机体对环境变化的反应和意愿,策划和发动随意运动。

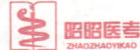

1. 大脑皮层运动区

主要运动区	①包括中央前回(4区)和运动前区(6区),是控制躯体运动的最重要区域; ②它们接受本体感觉冲动,感受躯体的姿势和躯体各部分在空间的位置及运动状态,并根据机体的需要和意愿调整和控制全身运动
其他运动区	运动辅助区位于两半球内侧面,扣带回沟以上,4区之前的区域
运动柱	①在大脑皮层运动区可见到类似感觉区的纵向柱状排列,从而组成运动皮层的基本功能单位,即运动柱; ②一个运动柱可控制同一关节几块肌肉的活动,而一块肌肉可以接受几个运动柱的控制

2. 运动传出通路

(1)皮层脊髓束　由皮层发出,经内囊、脑干下行,到达脊髓前角运动神经元的传导束,称为皮层脊髓束,可分为皮层脊髓侧束和皮层脊髓前束。

(2)皮层脑干束　是指由皮层发出,经内囊到达脑干内各脑神经运动神经元的传导束。

(3)运动传出通路损伤时的表现　运动传出通路损伤后,临床上常出现软瘫和硬瘫两种表现。

	硬　瘫	软　瘫
别名	痉挛性瘫痪(中枢瘫)	弛缓性瘫痪(周围瘫)
神经元	上运动神经元	下运动神经元
损伤部位	皮质锥体细胞	脊髓前角运动细胞和脑神经运动核
表现	偏瘫	肌无力
肌张力	增高	降低
腱反射	亢进	减弱或消失
病理反射	阳性	阴性
肌萎缩、震颤	阴性	阳性

3. 巴宾斯基征(Babinski 征)

巴宾斯基征阴性	①用一钝物划足跖外侧,成年人正常表现为足趾跖屈,称为巴宾斯基征阴性; ②正常人的巴宾斯基征阴性是一种屈肌反射,由于脊髓平时受高位中枢的控制,这一原始反射被抑制而不表现出来
巴宾斯基征阳性	①用一钝物划足跖外侧,出现拇趾背伸和其他四趾外展呈扇形散开的体征为巴宾斯基征阳性; ②意义:是一种异常的跖伸肌反射,常提示皮层脊髓束受损; ③婴儿因皮层脊髓束发育尚不完全,成年人在深睡或麻醉状态下,都可出现巴宾斯基征阳性

四、基底神经节对运动的调控

基底神经节是指大脑皮层下的一些神经核群,由纹状体(尾核、壳核、苍白球)、中脑黑质、丘脑底核等组成。其中,纹状体对躯体运动调控起主要作用。尾核和壳核称新纹状体,苍白球称旧纹状体,苍白球是纤维联系的中心。在人类,基底神经节是皮层下与皮层构成神经回路的重要脑区之一,参与运动的策划和运动程序的编制。基底神经节的功能失调将引起运动障碍性疾病。

1. 基底神经节的纤维联系

(1)基底神经节与大脑皮层之间的神经回路　基底神经节的新纹状体接受来自大脑皮层的纤维投射,其传出纤维从苍白球发出,经丘脑前腹核和外侧腹核接替后又回到大脑皮层。在此神经回路中,从新纹状体到苍白球内侧部的投射有两条通路,即直接通路和间接通路。

通　路	概　念	递　质
直接通路	指新纹状体发出的纤维直接投射到苍白球内侧部	γ-氨基丁酸(GABA)
间接通路	指新纹状体发出的纤维先到达苍白球外侧部,经丘脑底核接替后再到达苍白球内侧部	GABA 和谷氨酸(GLU)

● Huntington 致病部位
● 帕金森氏病致病部位

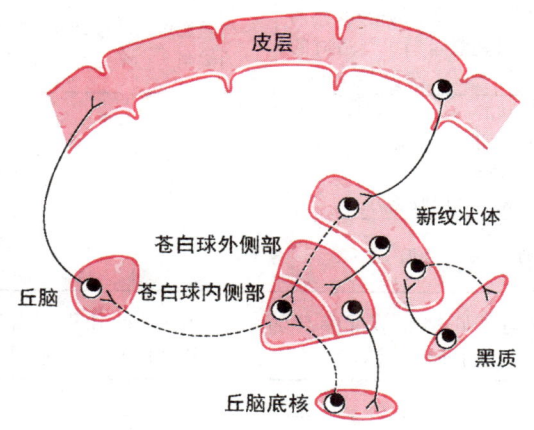

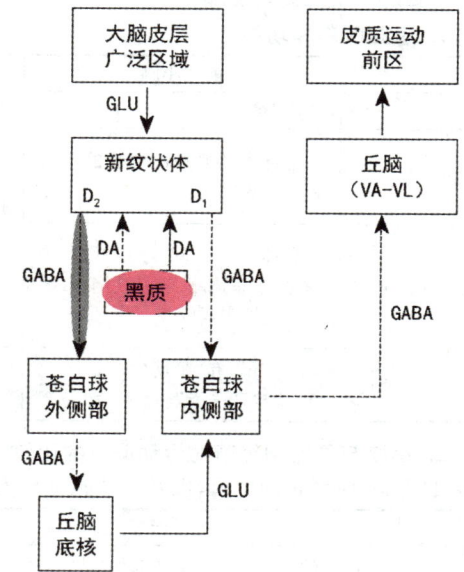

（2）黑质—纹状体投射系统　黑质和纹状体之间有许多往返的纤维联系。①从黑质—纹状体的纤维是多巴胺能系统，从纹状体—黑质的纤维是 GABA 能系统。此外，在纹状体内部还有乙酰胆碱（ACh）能系统。②多巴胺能系统的作用是抑制乙酰胆碱递质系统的功能。

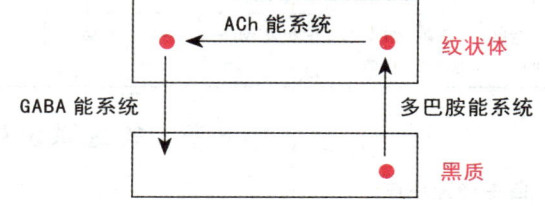

2. 功能　①参与运动的设计和程序编制，并将一个抽象的设计转换为一个随意运动；②基底神经节可能与随意运动的产生和稳定协调、肌紧张的调节、本体感受传入冲动信息的处理有关；③基底神经节的某些核团还参与自主神经的调节、感觉传入、心理行为和学习记忆等功能活动。

3. 与基底神经元相关的疾病

	帕金森病	舞蹈病
别称	震颤麻痹	亨廷顿病（Huntington 病）
特点	肌紧张过强而运动过少性疾病	肌紧张不全而运动过多性疾病
表现	全身肌紧张增高＋肌肉强直＋随意运动减少＋动作缓慢＋表情呆板＋静止性震颤	不自主的上肢和头部的舞蹈样动作＋肌张力降低等症状
部位	①黑质病变→多巴胺能神经元受损；②丘脑外侧腹核功能异常	新纹状体病变→γ-氨基丁酸能抑制性中间神经元受损→间接通路抑制和直接通路增强
神经递质	①黑质—纹状体多巴胺系统受损→多巴胺不足；②纹状体乙酰胆碱系统亢进→乙酰胆碱功能亢进	抑制性中间神经元释放 γ-氨基丁酸不足
治疗	①多巴胺前体（左旋多巴）；②M 受体拮抗剂（东莨菪碱或苯海索）	利血平
昭昭老师速记	好"怕""黑"	"新""舞蹈"

【例 10】帕金森病的主要发病原因是
A. 丘脑底核受损　　　　　　　　B. 纹状体受损　　　　　　　　C. 大脑皮质运动区受损
D. 大脑皮质、纹状体回路受损　　E. 黑质—纹状体多巴胺通路受损

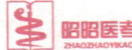

五、小脑的三个主要功能部分

1. 小脑解剖和功能

	前庭小脑	脊髓小脑	皮层小脑
部位	绒球小结叶	蚓部和半球中间部	半球外侧部
功能	参与身体姿势平衡功能的调节和眼球的运动	调节正在进行过程中的运动,协调大脑皮层对随意运动进行适时的控制	参与随意运动的设计和运动程序的编制
损伤后表现	①身体平衡失调:站立不稳、步基宽、步态蹒跚、容易跌倒;②位置性眼震颤	①随意运动的协调受影响:运动变得笨拙而不准确、小脑性共济失调、意向性震颤;②肌张力减退和四肢乏力	无明显临床表现
昭昭老师速记	"小""厅"有"眼睛"盯着呢,注意"姿势""平衡"	"中间"的"脊髓""协调"好	—

2. 小脑与基底神经节对运动调节的比较 小脑与基底神经节都参与随意运动的设计和程序编制、运动的协调、肌紧张的调节,以及本体感觉传入冲动信息的处理等活动。但二者的作用并不完全相同。

	基底神经节	小脑
运动	①运动的准备和发动阶段起作用;②运动的设计	①运动进行过程中发挥作用;②除了参与运动的设计外还参与运动的执行
回路	主要与大脑皮层构成回路	除与大脑皮层形成回路外,还有脑干及脊髓有大量纤维联系
昭昭老师速记	"基地"组织"准备和发动"一次行动,一切按照"设计"实施	"小""行动"需要"设计和执行"

第6节 神经系统对内脏活动的调节

一、自主神经系统

1. 概述 自主神经系统是指调节内脏功能活动的神经系统,也称内脏神经系统。

2. 组成 ①自主神经系统包括传入神经和传出神经两部分,但通常仅指支配内脏器官的传出神经,而不包括传入神经。②自主神经包括交感神经和副交感神经两部分,它们分布至内脏、心血管和腺体,并调节这些器官的功能。③自主神经接受中枢神经系统的控制。

二、自主神经的结构

1. 自主神经节的组成

	节前神经元	节后神经元
胞体部位	神经元的胞体位于中枢内	神经元的胞体位于外周神经节
概念	节前神经元发出的纤维称节前神经纤维	节后神经元发出的纤维称节后神经纤维
纤维类型	节前神经纤维属于B类纤维	节后神经纤维属于C类纤维
传导速度	节前纤维传导速度快	节后纤维传导速度慢
纤维特点	交感节前纤维短、节后纤维长	副交感节前纤维长、节后纤维短

昭昭老师提示:支配肾上腺髓质的交感神经,相当于节前纤维,而非节后纤维支配。

2. 交感神经和副交感神经的区别

	交感神经	副交感神经
起源	脊髓胸腰段灰质侧角	脑干脑神经核、骶段脊髓的神经元
分布	①起源集中,分布广泛;②几乎分布于所有内脏器官;③节前与节后神经元的突触联系辐散程度高	①起源分散,分布局限;②有些器官无副交感神经支配;③节前与节后神经元的突触联系辐散程度低

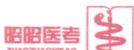

续表

	交感神经	副交感神经
反应	兴奋时产生的效应较广泛	兴奋时产生的效应较局限
特点	①节前纤维＋多个节内神经元有突触联系；②节后纤维支配器官壁内神经节＋效应器；③交感神经节离效应器较远，因此节前纤维短，节后纤维长	①节前纤维和少数节内神经元有突触联系；②节后神经纤维大多直接支配效应器；③副交感神经节离效应器近（或在效应器内），因此节前纤维长，节后纤维短
功能	①大多数情况下与副交感神经拮抗；②少数情况下是一致的，如唾液腺分泌	①大多数情况下与交感神经拮抗；②少数情况下是一致的，如唾液腺的分泌

三、自主神经系统胆碱能和肾上腺素能受体的分布及其生理功能

昭昭老师速记：肾上腺素能受体：①α₁→就是缩血管；②β₁→就是心脏；③β₂→就是舒血管。M 受体可以简单理解为吃饱后睡觉：①吃了东西→唾液分泌；胃肠运动加强，胃肠平滑肌收缩，腺体分泌；胆囊收缩→消化食物。②睡觉的时候，不看东西→瞳孔缩小；不运动→心脏跳得慢，血管也舒张；不用力呼吸→支气管是收缩的；睡醒了要尿→逼尿肌收缩。

器官组织和代表	胆碱能受体	肾上腺素能受体
虹膜环形肌	M 受体（收缩→缩瞳）	—
虹膜辐射状肌	—	α₁ 受体（收缩→扩瞳）
睫状体肌	M 受体（收缩→视近物）	β₂ 受体（舒张→视远物）
心脏	M 受体（负性作用→心率减慢、心脏传导减慢、心肌收缩力减弱）	β₁ 受体（正性作用→心率加快、心脏传导加快、心肌收缩力增强）
皮肤黏膜血管	M 受体（舒张）	α₁ 受体（收缩→血压升高）
骨骼肌血管	M 受体（舒张）	α₁ 受体（收缩→血压升高）；β₂ 受体（舒张为主）
冠状血管	M 受体（舒张）	α₁ 受体（收缩→血压升高）；β₂ 受体（舒张为主）
腹腔内脏血管	—	α₁ 受体（收缩为主→血压升高）；β₂ 受体（舒张）
支气管平滑肌	M 受体（收缩）	β₂ 受体（舒张）
支气管腺体	M 受体（促进分泌）	α₁ 受体（抑制分泌）；β₂ 受体（促进分泌）
胃肠平滑肌	M 受体（收缩）	β₂ 受体（舒张）
胃肠括约肌	M 受体（舒张）	α₁ 受体（收缩）
膀胱逼尿肌	M 受体（收缩）	β₂ 受体（舒张）
膀胱括约肌	M 受体（舒张）	α₁ 受体（收缩）
子宫平滑肌	M 受体（效应可变）	α₁ 受体（收缩，有孕）；β₂ 受体（舒张，无孕）
汗腺	M 受体（促进温热性发汗）	α₁ 受体（促进精神性发汗）
唾液腺	M 受体（分泌大量、稀薄唾液）	α₁ 受体（分泌少量、黏稠唾液）
糖酵解	—	β₂ 受体→加强
脂肪分解	—	β₃ 受体→加强

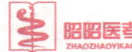

四、交感和副交感神经系统的功能

> 昭昭老师速记:交感神经,是让去战斗的神经,所以基本上都是促进,只有让有孕的子宫收缩。①打仗需要心律快,血管收缩,肌肉收缩,增加力量。②打仗需要支气管平滑肌舒张,增加氧气。③打仗需要括约肌收缩,上战场,不能大小便。④打仗需要瞳孔扩大、竖毛肌收缩,血糖升高。

	交感神经兴奋	副交感神经兴奋
循环	①心率增快、心缩力增强; ②不重要的脏器(内脏、皮肤、唾液腺)血管收缩; ③肌肉血管收缩(肾上腺素能)或舒张(ACh能)	①心率减慢、心缩力减弱; ②部分血管舒张(软脑膜、外生殖器)
呼吸	支气管平滑肌舒张	支气管平滑肌收缩,黏液分泌增加
消化	①分泌黏稠唾液; ②胃肠蠕动和胆囊活动减弱; ③括约肌收缩	①分泌稀薄唾液; ②胃肠蠕动和胆囊活动增强; ③括约肌舒张
泌尿	①逼尿肌舒张、括约肌收缩; ②有孕子宫收缩,无孕子宫舒张	逼尿肌收缩、括约肌舒张
眼	瞳孔扩大	瞳孔缩小,泪腺分泌增加
皮肤	竖毛肌收缩,汗腺分泌	—
代谢	血糖升高	血糖降低

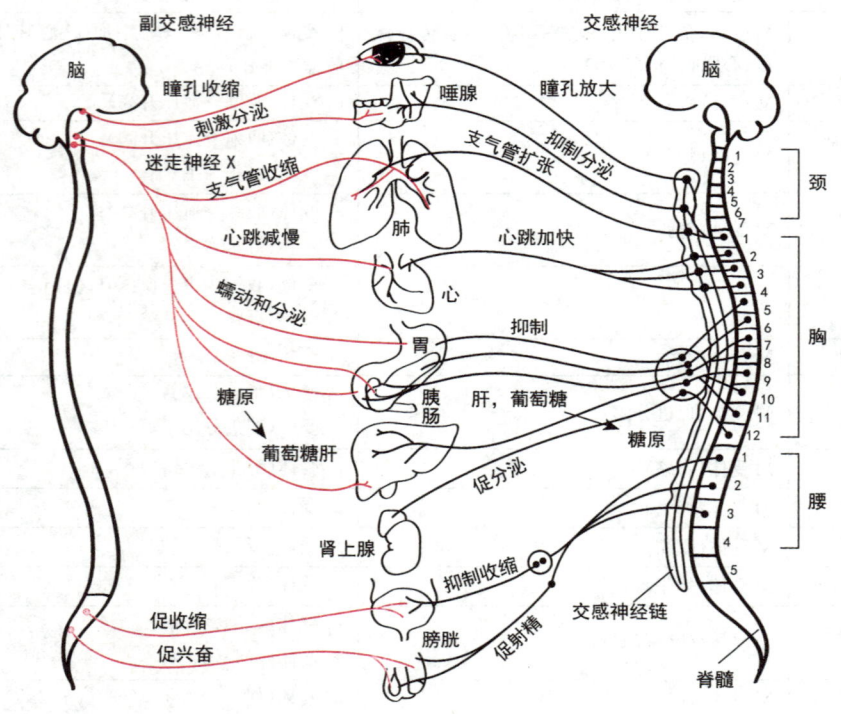

自主神经系统

五、自主神经系统的功能特征

功 能	表 现	举 例
紧张性作用	在安静状态下,自主神经持续发放一定频率的冲动,使所支配的器官处于一定程度的活动状态,称为自主神经的紧张性作用	切断心迷走神经后心率加快,说明心迷走神经通过紧张性传出冲动,对心脏具有持久的抑制作用

续表

功　能	表　现	举　例
双重神经支配	许多组织器官都受交感神经和副交感神经的双重支配,两者的作用往往相互拮抗,但也可以是协同的	交感和副交感神经都具有促进唾液腺分泌的作用
受效应器所处功能状态的影响	自主神经的活动与效应器本身的功能状态有关	交感神经兴奋时有孕子宫收缩,无孕子宫舒张
对整体生理功能调节的意义	①交感神经的活动一般比较广泛,其意义主要在于机体适应环境的急剧变化;②副交感神经的活动比较局限,其意义主要在于保护机体、休整恢复、促进消化、积蓄能量、加强排泄和生殖功能等	副交感神经兴奋时心脏活动的抑制、瞳孔缩小避免强光的进入,消化道功能增强以促进营养物质吸收和能量补充等,以发挥保护机体的保护作用

六、中枢对内脏活动的调节

1. 脊髓对内脏活动的调节　脊髓是内脏活动的初级中枢,基本的血管张力反射、发汗反射、排尿反射、排便反射、阴茎勃起反射等活动均可在脊髓水平完成,但这些反射平时受高位中枢的控制。

2. 低位脑干对内脏活动的调节　延髓、脑桥和中脑合称脑干。脑干中有许多重要的神经中枢,如基本生命中枢(循环、呼吸)的反射调节在延髓水平已初步完成,因此延髓有"生命中枢"之称。中脑是瞳孔对光反射的中枢部位。

3. 下丘脑对内脏活动的调节　下丘脑是较高级的内脏活动调节中枢,刺激下丘脑能产生自主神经反应,但这些自主神经反应多半与一些较为复杂的生理过程组合在一起。

体温调节	体温调节中枢位于下丘脑,视前区-下丘脑前部存在温度敏感神经元
水平衡调节	①下丘脑对肾排水的调节是通过控制视上核、室旁核合成和释放血管升压素实现的;②下丘脑前部存在渗透压感受器,可根据血液中渗透压的变化调节血管升压素的合成和分泌
对腺垂体和神经垂体激素分泌的调节	①下丘脑内的神经分泌小细胞能合成调节腺垂体激素分泌的肽类物质,称为下丘脑调节肽;②下丘脑视上核和室旁核的神经内分泌大细胞能合成血管加压素和缩宫素
生物节律控制	①机体内的许多活动能按一定的时间顺序发生周期性变化,称为生物节律;②日周期是最重要的生物节律,如血细胞数、体温、血压、多种内分泌激素的分泌等都有日周期节律;③控制日周期的关键部位是视交叉上核
其他	下丘脑能调节摄食行为、饮水行为和性行为等本能行为,还可参与睡眠、情绪及情绪生理反应

第7节　脑电活动以及睡眠和觉醒

一、脑电活动

在无明显刺激情况下,大脑皮层自发产生的节律性电位变化。此类电位为突触后电位,而非动作电位。用脑电图仪在头皮表面记录到的自发脑电活动,称为脑电图。脑电图的基本波形有 α、β、θ 和 δ 波四种。

	δ 波	θ 波	α 波	β 波
常见部位	颞叶、枕叶	颞叶、顶叶	枕叶	额叶、顶叶
出现条件	婴幼儿正常脑电;成人熟睡时	少年正常脑电波成人困倦时	成人安静、闭目、清闲时	成人活动时
常见人群	婴幼儿、成人	儿童、成人	成人	成人
生理意义	抑制状态	抑制状态	抑制状态	兴奋状态
昭昭老师速记	熟睡,睡觉时候打呼噜δ	困倦时眼睛眯起来的感觉θ	安,拼音 an,与 α 很像	成人弯腰工作活动的状态β

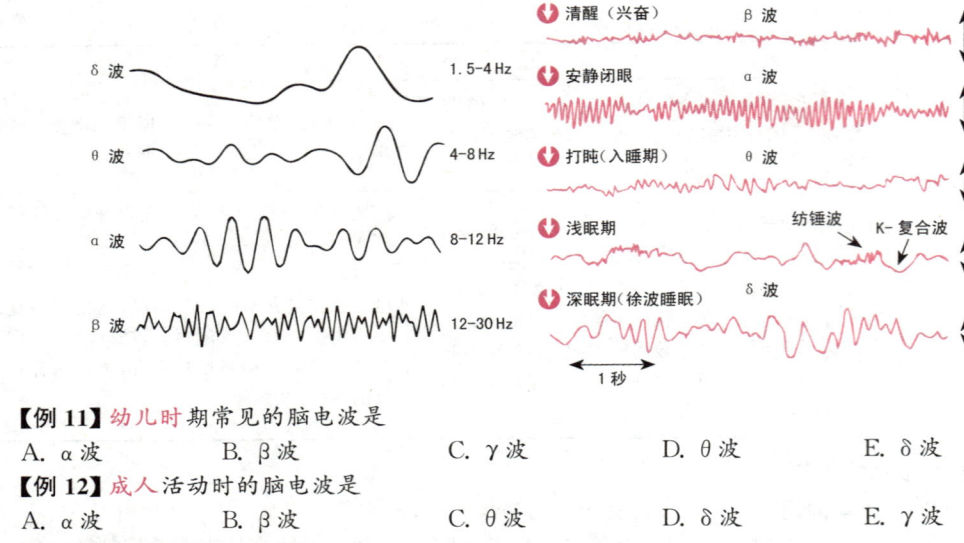

【例 11】幼儿时期常见的脑电波是

A. α波　　　　　　B. β波　　　　　　C. γ波　　　　　　D. θ波　　　　　　E. δ波

【例 12】成人活动时的脑电波是

A. α波　　　　　　B. β波　　　　　　C. θ波　　　　　　D. δ波　　　　　　E. γ波

二、睡眠的两种状态及生理意义

1. 概念　睡眠与觉醒是人体所处的两种不同状态,两者昼夜交替而形成睡眠-觉醒周期。人们只有在觉醒状态下才能进行各种体力和脑力活动,睡眠则能使人的精力和体力得到恢复,还能增强免疫、促进生长和发育、增进学习和记忆能力、有助于情绪的稳定。睡眠分为慢波睡眠和快波睡眠。

2. 睡眠的两种状态及生理意义　睡眠分为非快眼动睡眠(NREM)和快眼动睡眠(REM)。NREM的脑电图呈现高幅慢波,因而也称为慢波睡眠(SWS);而快速眼球运动期间的脑电波和觉醒期的脑电波类似,表现为低幅快波,故又称为快波睡眠(FWS)或异相睡眠(PS)。

	慢波睡眠	快波睡眠
睡眠时相	非快眼动睡眠	快眼动睡眠,异相睡眠
睡眠特点	睡眠过程中SWS,FWS两个时相相互交替,睡眠后SWS→FWS	觉醒状态下,一般只能进入SWS,不能直接进入FWS
脑电图	同步化高幅慢波→α波、θ波、δ波	去同步化低幅快波→不规则β波
唤醒阈	低	高
肌张力	减退	明显减退
做梦	少	多
血压	偏低,但较稳定	可增高,有发生性升降运动
呼吸节律	缓慢而均匀	加快而不规则
躯体运动	无运动	部分躯体抽动
生长激素	分泌明显增多	分泌减少
脑耗氧量	不变	增加
生理意义	促进生长发育和体力恢复	促进学习记忆和精力恢复
昭昭老师速记	除了β波外其余的都是慢波睡眠	"快""背(β)"我去"学习",这时有"精力"

3. 非快眼动睡眠(NREM)的分期

分　期	别　称	脑电图特点
Ⅰ期	入睡期	脑电波表现为低幅θ波和β波,频率比觉醒时稍低,脑电波趋于平坦
Ⅱ期	浅睡期	持续0.5～1 s的睡眠梭形波(即σ波),若干κ-复合波(为δ波和σ波的复合)
Ⅲ期	中度睡眠期	出现高幅δ波,占20%～50%
Ⅳ期	深度睡眠期	呈现连续的高幅δ波,数量>50%

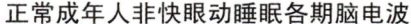

正常成年人非快眼动睡眠各期脑电波

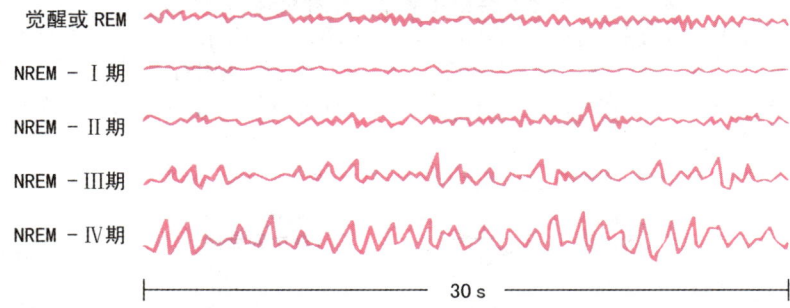

4. 快眼动睡眠(REM) ①慢波睡眠后,脑电的渐进性高幅低频的变化出现逆转,呈现与觉醒相似的不规则的 β 波,表现为皮层活动的去同步化,但在行为上却表现为睡眠状态。②REM 有利于促进学习记忆和精力恢复,也可能与某些疾病的发生有关,如心绞痛、哮喘、慢阻肺等。

三、觉　醒

觉醒的产生与脑干网状结构的活动有关,故称之为网状结构上行激动系统。已知网状结构中大多数 神经元上行和下行纤维的递质是谷氨酸。许多麻醉药(如巴比妥类)都是通过阻断谷氨酸能系统而发挥作用的。

第 8 节　脑的高级功能

一、学习与记忆

学习是指人和动物从外界环境获取新信息的过程。记忆是指大脑将获取的信息进行编码、储存及提取的过程。

1. 学习的形式包括非联合型学习和联合型学习

非联合型学习	①这种形式的学习不需要在两种刺激或刺激与反应之间建立联系,只要单一刺激的重复进行即可产生;②习惯化和敏感化就属于非联合型学习
联合型学习	①这种形式的学习是两种刺激或一种行为与一种刺激之间在时间上很接近地重复发生,最后在脑内逐渐形成联系的过程;②人类的学习方式多数是联合型学习,如条件反射的建立和消退

2. 记忆的形式　根据记忆的储存和提取方式,可将记忆分为陈述性记忆和非陈述性记忆;根据记忆保留的时间长短,可将记忆分为短时程记忆和长时程记忆。

陈述性记忆和非陈述性记忆	①陈述性记忆是指与特定的时间、地点和任务有关的事实或事件的记忆,可分为情景式记忆和语义式记忆;②非陈述性记忆是指一系列规律性操作程序的记忆,是一种下意识的感知及反射,又称为反射性记忆
短时程记忆和长时程记忆	①短时程记忆的特点是保存时间短,仅几秒到几分钟,容易受干扰,不稳定,记忆容量有限;②长时程记忆的特点是保留时间长,可持续几小时,几天或几年;有些记忆甚至可保持终生,称为永久记忆

3. 人类的记忆过程　分 4 个阶段,感觉性记忆→一级记忆→二级记忆→三级记忆。

	感觉性记忆	第一级记忆	第二级记忆	第三级记忆
定义	由感觉系统获得信息后,首先在脑的感觉区内储存的阶段	由感觉性记忆经加工整合成新的连续印象	通过反复学习运用,信息在第一级记忆中循环而转入	常年累月运用的信息不易遗忘
持续	<1 s	平均几秒钟	数分钟～数年	长期
分类	短时程记忆	短时程记忆	长时程记忆	长时程记忆
机制	与神经元活动的后作用有关,即停止刺激后,活动仍能继续一段时间	神经元间的环路联系的连续活动所致	脑内蛋白质的合成	可能与新的突触联系建立有关

4. 遗忘　是指部分或完全失去记忆和再认的能力,是一种不可避免的生理现象。

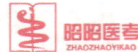

二、语言和其他认知功能

1. 优势半球和一侧优势　①语言是人类相互交流思想和传递信息的工具。②语言中枢所在的大脑半球为优势半球。在人类,两侧大脑半球的功能是不对等的。习惯于使用右手的成年人,语言活动中枢主要左侧大脑皮层。这种一侧优势的现象仅见于人类,与人类习惯使用右手有关。③左侧大脑皮层在语言功能活动上占优势,右侧半球在非语词性认知功能上占优势,如对空间辨认、深度知觉、触-压觉认识、图像视觉认识、音乐欣赏等。

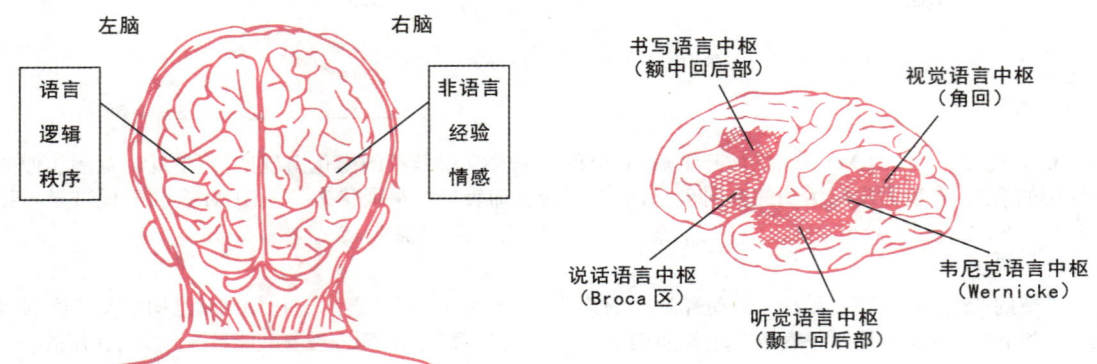

2. 大脑皮层的语言中枢　与语言有关的脑区位于大脑侧裂附近。大脑皮层不同的语言功能区损伤后,可引起相应的语言功能障碍。

受损部位	语言障碍	临床表现	昭昭老师速记
颞上回后部	感觉失语症	能讲话及书写也能看懂文字,能听到别人的发音,但听不懂说话的含义,因此不能回答别人的问题	主任,这把"镊"子"感觉"怎么样
Broca 区	运动失语症	能看到文字,也能听懂别人的说话,但自己不会讲话,发音器官正常	"运动""吧(ba)"
角回	失读症	看不懂文字,但视觉并无损害,其他语言功能活动均健全	"读"书一"角"
额中回后部接近中央前回的手部代表区	失写症	虽能听懂别人的说话,能看懂文字,自己也会讲话,但不会书写,但手部的其他运动功能并无缺陷	"写"字写的都"额(饿)"了
左侧颞叶后部或Wernicke 区	流畅失语症	说话正常,有时说话过度,但言不达意,言语中充满杂乱词和自创词,对别人的说话和文字的理解能力有明显缺陷	"留(流)"下"我们(we)"

➤ 参考答案如下,详细答案参见 2021 版《国家临床执业及助理医师资格考试精选真题考点精析》。

1. B	2. D	3. A	4. D	5. E	6. C	昭昭老师提示:关注官方微信,
7. D	8. B	9. D	10. E	11. D	12. B	获得第一手考试资料。

第 10 章　内分泌

➤ **2021 考试大纲**

①下丘脑的内分泌功能;②垂体的内分泌功能;③甲状腺激素;④与钙、磷代谢调节有关的激素;⑤肾上腺糖皮质激素;⑥胰岛素。

➤ **考纲解析**

近 20 年的医师考试中,本章的考点是甲状腺激素和糖皮质激素,执业医师每年考查分数为 0～1 分,助理医师每年考查分数为 0～1 分。

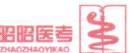

第 1 节　下丘脑-垂体内分泌

一、内分泌组织

1. 激素分泌

下丘脑		①促甲状腺激素释放激素、促肾上腺皮质激素释放激素、促性腺激素释放激素、生长激素抑制激素、生长激素释放激素、促黑激素释放因子、促黑激素抑制因子、催乳素释放因子、催乳素抑制因子； ②血管加压素（ADH）和催产素
垂体	神经垂体 （储存）	血管加压素（ADH）和催产素
	腺垂体 （分泌）	①促甲状腺激素（TSH）、促肾上腺皮质激素（ACTH）、促卵泡激素（FSH）、黄体生成素（LH）； ②泌乳素（PRL）、生长激素（LH）、促黑细胞素
靶腺	甲状腺	①滤泡细胞分泌甲状腺激素；②滤泡旁细胞分泌降钙素
	肾上腺	①皮质：球状带→醛固酮，束带带→糖皮质激素，网状带→性激素； ②髓质：儿茶酚胺（肾上腺素和去甲肾上腺素）
	性腺	睾酮（男性），雌激素和孕激素（女性）

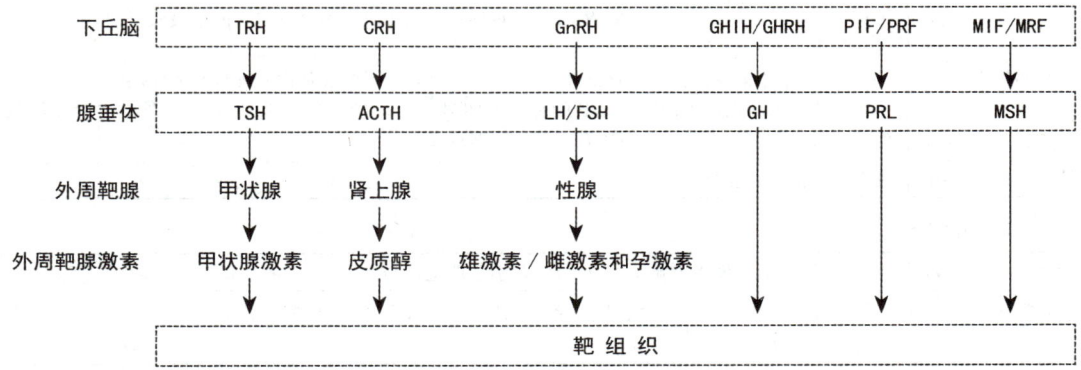

2. 下丘脑和垂体分泌特点

	下丘脑-神经垂体系统	下丘脑-腺垂体系统
部位	下丘脑视上核、室旁核	下丘脑内侧基底部促垂体区
特点	大细胞肽能神经元	小细胞肽能神经元
分泌激素	血管升压素（VP）、缩宫素（OT）	下丘脑调节肽（9 种肽）
激素运送	经下丘脑垂体束的轴浆→神经垂体	经垂体门脉系统→腺垂体
生理作用	血管升压素、缩宫素各自的生理作用	调节腺垂体激素的合成与释放

3. 抗利尿激素

（1）概述　血管升压素的生理作用血管升压素（VP）也称抗利尿激素（ADH）。

（2）受体分布

受　体	分　布
V_1 受体	肝、平滑肌、脑、腺垂体 ACTH 的分泌等肾外组织
V_2 受体	①集合管和远曲小管上皮细胞； ②信号传导：ADH 与 V_2 受体结合→G 蛋白→腺苷酸环化酶（AC）→cAMP→PKA→胞质中的水通道蛋白-2（AQP-2）镶嵌到上皮细胞顶端膜，形成水通道，导致水钠重吸收

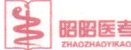

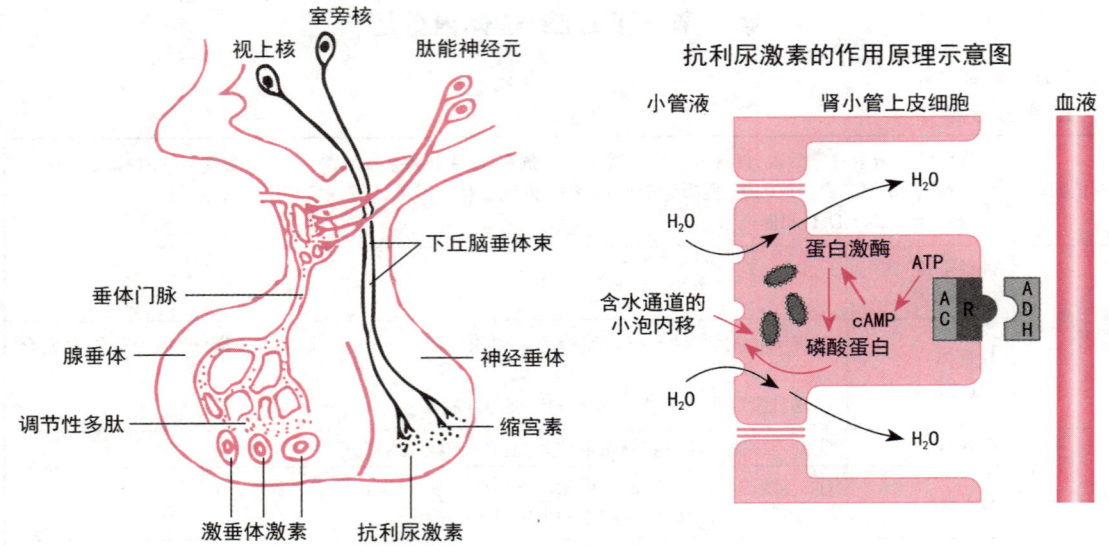

（3）功能

对肾脏的作用	①VP是调节机体水平衡的重要激素之一,可促进远曲小管和集合管对水的重吸收,维持细胞外液量的平衡; ②VP生理水平的升高可促进肾重吸收水,浓缩尿液,减少尿量,从而发挥抗利尿作用; ③在机体脱水和失血等情况下,VP的释放量明显增加,可使皮肤、肌肉、内脏等处的血管广泛收缩,这对保持体液、维持动脉血压有重要的生理意义
对神经系统的作用	具有增强记忆、调制痛觉的作用

（4）VP分泌异常

尿崩症	VP缺乏可导致尿崩症,使患者排出大量低渗尿,引起严重口渴
VP分泌失调综合征	患者脑、肺等部位的肿瘤可产生大量VP,导致VP分泌失调综合征,表现为尿量大减,高度浓缩,体内水潴留,出现低钠血症

4. 缩宫素　缩宫素(OT)的化学结构与血管升压素相似,生理作用也有一定交叉重叠。

促进乳腺排乳	缩宫素是促进乳汁排放的关键激素,可参与射乳反射,有营养乳腺的作用
刺激子宫收缩	①缩宫素可促进子宫收缩,但与子宫的功能状态有关; ②缩宫素对非孕子宫的作用较弱,而对妊娠子宫的作用较强,但缩宫素并不是分娩时发动子宫收缩的决定因素
其他	缩宫素对机体的神经内分泌、学习与记忆、痛觉调制、体温调节等生理活动也有一定的影响

5. VP和OT比较

	血管升压素(VP)	催产素(OT)
来源	下丘脑视上核、室旁核,主要为视上核	下丘脑视上核、室旁核,主要为室旁核
作用部位	肾脏远曲小管和集合管	乳腺、子宫
作用机理	增加远曲小管、集合管对水的通透性	使乳腺中的肌上皮细胞收缩,促进子宫收缩
主要作用	水重吸收增加,尿量减少,血压升高	哺乳促进乳汁排出,分娩时收缩子宫
次要作用	增强记忆,调制疼痛	对神经内分泌、学习记忆、痛觉调制、体温调节有一定影响
调节途径	血浆晶体渗透压升高、血容量减少、动脉压降低→刺激ADH释放	射乳反射和分娩时女性生殖道扩张;阴道、子宫颈机械性刺激可引起OT分泌

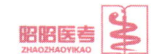

【例1】 下列激素中,属于<u>下丘脑</u>调节肽的是

A. 促甲状腺激素   B. 促肾上腺皮质激素   C. 促性腺激素

D. 生长抑素   E. 促黑素细胞激素

二、激素英文字母的简写

英 文	含 义	昭昭老师速记
ADH	抗利尿激素(下丘脑分泌)	有"利""D"
PRL	泌乳素(腺垂体分泌)	"泌乳"汁给光"P"屁股小孩
TSH	促甲状腺素(腺垂体分泌)	"T"="甲"
ACTH	促肾上腺素(腺垂体分泌)	我的"肾"啊A"
LH	黄体生成素(腺垂体分泌)	"黄""L"
FSH	卵泡刺激素(腺垂体分泌)	"F""卵"

第2节　甲状腺激素

甲状腺激素包括有生物活性的甲状腺素(四碘甲腺原氨酸,T_4)、三碘甲腺原氨酸(T_3)及极少量无生物活性的逆-三碘甲腺原氨酸(rT_3)。T_4 和 T_3 分别约占分泌总量的 93% 和 7%,但 T_3 的生物活性是 T_4 的 5 倍。

一、甲状腺激素的生理作用

	作　用	激素增多	激素减少
促进生长发育	①维持胚胎生长发育尤其是脑和骨的发育;胎儿和新生儿脑发育的关键激素,是影响神经系统发育最重要的激素。 ②TH 与 GH 协同调控幼年期的生长发育:促进 GH 分泌;TH 缺乏影响 GH 正常发挥作用。 ③TH 能提高组织细胞对 IGF-1 的反应性	①骨质疏松; ②体重下降	①导致幼儿发育障碍; ②痴呆
增强能量代谢	①TH 能使全身绝大多数组织的基础氧耗量增加,产热量增加。 ②TH 能使线粒体内解耦联蛋白基因表达增强,发挥产热效应	基础代谢率升高	基础代谢率降低
糖代谢	①能促进肠吸收糖和肝糖异生,从而使血糖升高。 ②T_4 和 T_3 可同时加强外周组织对糖的利用,从而使血糖降低	甲亢血糖、餐后血糖升高	血糖降低
脂类代谢	①TH 能促进脂肪的合成与分解,因而可加速脂肪代谢速率。 ②TH 可促进脂肪酸氧化。 ③TH 能促进胆固醇合成,更能加速其转化和从血中清除	血胆固醇降低	血胆固醇升高
蛋白质代谢	①在生理情况下,TH 能促进蛋白质的合成,表现为正氮平衡。 ②甲状腺激素分泌过多时促进蛋白质分解,表现为负氮平衡	蛋白分解增加	①蛋白合成减少; ②黏液性水肿
心血管	增加心率,加强心肌收缩力	①心悸; ②搏出量增加	①心率降低; ②搏出量降低

【例2】 对脑和长骨的发育<u>最为重要</u>的激素是

A. 生长激素   B. 性激素   C. 甲状腺激素   D. 甲状腺激素   E. 维生素 D_3

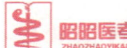

二、甲状腺功能的调节

	主要表现	影响因素
下丘脑对腺垂体的调节	①下丘脑主要通过合成和分泌 TRH 调节腺垂体 TSH 细胞的经常性活动; ②TRH 能够刺激 TSH 的合成和分泌; ③GHIH 能够抑制 TSH 的合成和分泌	①寒冷刺激或应激时,TRH 分泌增加,经下丘脑-腺垂体-甲状腺轴增加 TH 的分泌; ②切断下丘脑与垂体的联系后,TRH 对 TSH 的效应消失,TSH 的分泌减少
TSH 对甲状腺的作用	①TSH 是直接调节甲状腺形态和功能的关键激素; ②TSH 维持甲状腺的生长并促进其合成与分泌 TH	缺碘时,TH 合成减少,对腺垂体的负反馈调节减弱,TSH 分泌增多,从而导致甲状腺组织的代偿性增生和肥大
甲状腺激素的反馈调节	①血中游离的 TH 可负反馈调节下丘脑合成和分泌 TRH 以及腺垂体合成和分泌 TSH; ②血中 TH 浓度降低时,使 TRH 和 TSH 的合成和释放增加	切除一侧甲状腺后,TH 分泌减少,负反馈调节作用减弱,TRH 和 TSH 分泌增多
自身调节	①当血碘浓度>1 mmol/L 即可诱导碘的活化和甲状腺激素的合成; ②当血碘升高到一定水平(10 mmol/L)后反而抑制碘的活化过程,过量碘产生的抗甲状腺摄碘效应称为 Wolff - Chaikoff 效应; ③若再持续加大碘量,则出现对高浓度碘的适应,甲状腺激素的合成再次增加	①甲状腺功能的适应性调节,称为自身调节; ②对一定范围内血碘浓度的变化,甲状腺具有自身摄碘及合成、释放甲状腺素能力
神经调节	交感神经兴奋促进甲状腺激素的分泌	—
免疫调节	B 淋巴细胞可合成 TSH 受体抗体,表现免疫调控似于 TSH 阻断或者激活的效应	

第 3 节　调节钙和磷代谢的激素(助理不要求)

	甲状旁腺激素	1,25-二羟维生素 D$_3$	降钙素
简写	PTH	$1,25-(OH)_2-D_3$	CT
合成部位	甲状旁腺主细胞	肝和肾	甲状腺滤泡旁细胞
靶器官	骨、肾	骨、肾、小肠	骨、肾
作用于骨	促进骨钙入血使血钙升高	①促进破骨细胞活动血钙升高; ②促进骨钙沉积使血钙降低	①抑制破骨细胞活动使血钙降低; ②促进骨组织中钙磷沉积
作用于肾	①促进钙重吸收; ②抑制磷重吸收	①促进钙重吸收; ②促进磷重吸收	①抑制钙重吸收; ②抑制磷重吸收
作用于肠	可间接促进小肠吸收钙	促进小肠对钙和磷的吸收	—
生理效应	升血钙、降血磷	升血钙、升血磷	降血钙、降血磷
分泌调节	①血钙浓度; ②血钙降低和血磷升高→PTH 升高; ③血镁降低→PTH 升高; ④儿茶酚胺兴奋 β 受体、组胺兴奋 H$_2$ 受体→PTH 升高; ⑤正常人日节律波动	①血钙降低和血磷降低→钙三醇升高; ②维生素 D 降低→钙三醇升高; ③PTH 可刺激肾内 1α-羟化酶促进维生素 D 活化→钙三醇升高,肝内完成 $1,25-(OH)_2-D_3$; ④雌激素也影响其生成	①血钙浓度,血钙升高、血镁升高→CT 升高; ②进食→刺激 CT 分泌; ③促胃液素、促胰液素、缩胆囊素、胰高血糖→CT 升高

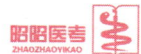

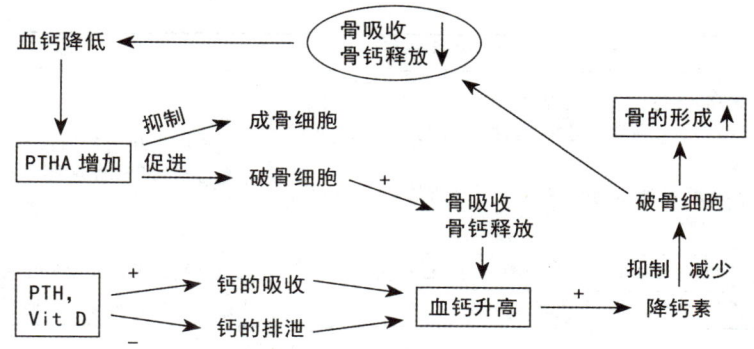

【例3】人体降钙素来源于

A. 甲状腺滤泡旁细胞　　　　　B. 甲状腺滤泡上皮细胞　　　　C. 甲状旁腺主细胞

D. 成骨细胞　　　　　　　　　　E. 破骨细胞

第4节　胰岛素

一、胰岛素的生理作用

1. 三大营养物质的作用

（1）糖代谢　胰岛素具有降低血糖作用，它是通过增加血糖去路及减少血糖来源而实现的。

增加血糖的去路	减少血糖的来源
①促进肌肉摄取、储存和利用葡萄糖； ②促进肝细胞摄取葡萄糖，促进肝糖原合成，促进蛋白质合成； ③促进葡萄糖转变为脂肪酸，促进脂肪合成与储存	①阻止糖原分解，抑制肝糖异生； ②抑制脂肪的分解和利用； ③抑制蛋白质分解

（2）脂肪代谢

机　　制	结　　果
促进葡萄糖进入脂肪细胞，小部分用于合成脂肪酸，大部分形成 α-磷酸甘油，后者与脂肪酸形成三酰甘油，储存于脂肪细胞	合成脂肪
当肝糖原储存饱和时，多余的葡萄糖转化为脂肪酸	合成脂肪
抑制对激素敏感的脂肪酶活性，减少脂肪细胞中三酰甘油的分解，从而抑制脂肪酸进入循环血液	减少脂肪分解
增加机体大多数组织对葡萄糖的利用，而减少对脂肪的利用	减少脂肪利用

（3）蛋白质代谢　胰岛素可促进蛋白质的合成和储存，抑制蛋白质的分解。胰岛素可在蛋白质合成的各个环节发挥作用，是蛋白质合成与储存不可缺少的激素。

2. 对电解质代谢作用　胰岛素可促进 K^+、Mg^{2+} 及磷酸盐进入细胞，参与细胞物质代谢活动。

3. 对生长的作用　在促进机体生长方面，胰岛素与生长激素具有协同作用。

二、胰岛素分泌的调节

调节因素	对胰岛素分泌的影响	特　　点
血糖水平	血糖水平是调节胰岛素分泌最重要的因素	胰岛素分泌的调节以代谢物反馈调节为主
氨基酸	许多氨基酸能促进胰岛素分泌	以精氨酸和赖氨酸的作用最强
脂类	血液中游离脂肪酸明显增多时可促进胰岛素分泌	—
胃肠激素	促胃液素、促胰液素、缩胆囊素可促进胰岛素分泌	通过升高血糖而间接引起胰岛素分泌
抑胃肽	①可促进胰岛素分泌。 ②口服葡萄糖引起胰岛素分泌明显增加，且超过由静注等量葡萄糖引起的胰岛素分泌量	①属于生理性调节作用。 ②口服葡萄糖后，小肠分泌的抑胃肽入血后可刺激胰岛素分泌

续表

调节因素	对胰岛素分泌的影响	特 点
胰岛激素	①胰岛 α 细胞分泌的胰高血糖素刺激 β 细胞分泌胰岛素;胰岛 δ 细胞分泌的生长抑素抑制 β 细胞分泌胰岛素。 ②胰岛素可通过自分泌方式对 β 细胞进行负反馈调节	胰高血糖素和生长抑素是以旁分泌方式调节胰岛 β 细胞分泌胰岛素
其他激素	生长激素、皮质醇和甲状腺激素均可促进胰岛素分泌	通过升高血糖而间接引起胰岛素分泌
神经调节	迷走神经兴奋时促进胰岛素分泌	交感神经兴奋时抑制胰岛素分泌

【例 4】刺激胰岛素分泌的<u>最主要</u>的因素是

A. 迷走神经兴奋   B. 促胃液素释放   C. 胰高血糖素释放

D. 血糖浓度增高   E. 血糖浓度降低

第 5 节 糖皮质激素

一、糖皮质激素(GC)的生理作用

	生理作用	昭昭老师提示
糖代谢	血糖↑	糖皮质激素升血糖
脂肪代谢	①促进四肢脂肪分解,有利于肝糖异生; ②分泌过多时脂肪重新分布	形成满月脸、水牛背、向心性肥胖(四肢消瘦)等体征
蛋白质代谢	①抑制肝外组织细胞内的蛋白质合成,加速其分解; ②促进肝细胞内蛋白质的合成,使肝内蛋白质和血浆蛋白增加	①GC 对肝外和肝内组织细胞的蛋白质代谢影响不同; ②蛋白质减少,所以会导致出现"紫纹"
应激反应	应激时 ACTH 和 GC 分泌明显增加,提高机体对有害刺激的耐受	ACTH 和 GC 参与应激反
血细胞	可使红细胞、血小板和中性粒细胞的数量增加,使淋巴细胞和嗜酸性粒细胞数量减少	长期应用 GC 可导致机体免疫功能下降,容易发生感染
循环系统	①对儿茶酚胺类激素有允许作用(GC 本身对心血管平滑肌无直接增强收缩的作用,但可保持心血管平滑肌对儿茶酚胺的敏感性); ②抑制前列腺素的合成,降低毛细血管通透性,减少血浆滤过,有利于维持循环血量	①醛固酮也可增强血管平滑肌儿茶酚胺的敏感性; ②若 GC 不足,则血容量减少
胃肠道	促进胃酸和胃蛋白酶原分泌,增高胃腺细胞对迷走神经的反应性	大量 GC 易诱发消化性溃疡
水盐代谢	①保 Na^+ 排水排 K^+; ②减少小肠黏膜吸收钙,抑制肾重吸收钙和磷,增加其排泄量	醛固酮为保 Na^+ 保水排 K^+
其他	①促胎儿肺成熟及肺泡表面活性物质的合成; ②维持中枢神经系统的正常兴奋性,改变行为和认知能力,影响胎儿和新生儿的脑发育	妇产科对于孕 35 周以下的可给糖皮质激素促进肺成熟

二、糖皮质激素分泌的调节

糖皮质激素的分泌可表现为基础分泌和应激分泌两种情况,两者均受下丘脑-腺垂体-肾上腺皮质轴的调节。

➤ 参考答案如下,详细答案参见 2021 版《国家临床执业及助理医师资格考试精选真题考点精析》。

1. D	2. C	3. A	4. D	昭昭老师提示:关注官方微信,获得第一手考试资料。

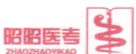

第11章 生 殖

➤ **2021 考试大纲**

①男性生殖:雄激素的生理作用及其分泌调节;②女性生殖:雌激素、孕激素的生理作用,卵巢和子宫周期性变化的激素调节。

➤ **考纲解析**

近 20 年的医师考试中,本章的考点是雌激素、孕激素的生理作用,执业医师每年考查分数为 1~2 分,助理医师每年考查分数为 0~1 分。

第1节 男性生殖

一、睾酮的生理功能

1. 生精作用 睾酮进入曲细精管,促进生精细胞的分化和精子的生成。

2. 维持第二性征 能诱导分化产生男性的内、外生殖器,维持男性性行为和正常的性欲,能刺激附属性器官的生长发育和促进男性第二性征的出现并维持其正常状态。

3. 对代谢的影响 睾酮能促进蛋白质的合成并抑制其分解;调节机体水和电解质的代谢,可使体内水钠潴留;刺激肾合成促红细胞生成素(EPO),刺激红细胞的生成。

二、睾丸功能的调节

1. 下丘脑-腺垂体对睾丸活动的调节

(1) GnRH、FSH 和 LH 的产生和作用部分 下丘脑合成和分泌的促性腺激素释放激素(GnRH)直接作用于腺垂体,促进腺垂体分泌卵泡刺激素(FSH)和黄体生成素(LH)。FSH 主要作用于曲细精管,影响精子的生成,而 LH 主要作用于睾丸间质细胞,调节睾酮的分泌,这两种促性腺激素协同作用,共同调节睾丸的生精作用及内分泌活动。(昭昭老师提示:FSH 负责精子生成;LH 负责雄激素的分泌)

(2) FSH 和 LH 对生精过程的调节作用

FSH 和 LH 的调节作用	①FSH 起着始动生精的作用,而睾酮则有维持生精的效应,FSH 和 LH 对生精过程的调节分别是通过支持细胞和睾丸间质细胞而实现的; ②FSH 能促进支持细胞分泌雄激素结合蛋白(ABP),ABP 与睾酮结合转运至曲细精管内,进而提高睾丸微环境中雄激素的局部浓度,利于生精过程; ③LH 通过刺激睾丸间质细胞分泌睾酮,间接地调节生精过程
对睾酮分泌的调节	①睾丸间质细胞合成和分泌睾酮主要受 LH 的调节。 ②FSH 也可促进睾酮的分泌,但 FSH 的这种作用并非直接作用于间质细胞促进睾酮合成,而是通过诱导 LH 受体间接实现的

2. 睾丸激素对下丘脑-腺垂体的反馈调节

睾酮	睾酮可作用于下丘脑和垂体,通过负反馈机制抑制 GnRH 和 LH 的分泌,而对 FSH 的分泌无影响
FSH	FSH 可促进支持细胞分泌抑制素,而抑制素又可对腺垂体 FSH 的合成和分泌发挥选择性抑制作用

3. 睾丸内的局部调节 睾丸的支持细胞与间质细胞和生精细胞之间存在的局部调节机制。

肽类物质	①睾丸间质细胞可产生多种肽类物质,如胰岛素样生长因子(IGF)、转化生长因子(TGF)、表皮生长因子(EGF)等生长因子;睾丸间质中的巨噬细胞能分泌肿瘤坏死因子、白细胞介素等细胞因子。 ②这些生长因子或细胞因子可通过旁分泌或自分泌的方式,参与睾丸功能的局部调节
转运蛋白	睾丸支持细胞能合成一些转运蛋白,如雄激素结合蛋白(ABP)、转铁蛋白(TF)、细胞内视黄醇结合蛋白(CRBP)等,这些转运蛋白所转运的雄激素、铁、维生素 A 等物质在精子发生和成熟中发挥着重要作用

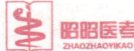

【例1】睾丸内合成睾酮的细胞是

A. 生精细胞　　B. 支持细胞　　　C. 间质细胞　　　D. 成纤维细胞　　E. 肌样细胞

【例2】睾酮没有的作用是

A. 刺激生殖器官的生长发育　　　　B. 维持生精作用　　　　　C. 溶骨作用

D. 维持正常性欲　　　　　　　　　E. 促进红细胞生成

第2节　女性生殖

一、卵巢的内分泌功能

卵巢主要功能是排卵,其次就是分泌功能,可分泌雌激素、孕激素和少量雄激素,还可分泌多种肽类激素。

1. 雌孕激素作用

	雌激素	孕激素
阴道	增生	脱落
宫颈黏液	增加,稀薄	减少,变稠
子宫内膜	增厚,增殖期改变	增厚,分泌期改变
子宫肌	增生,增加对催产素的敏感性	降低对催产素的敏感性
下丘脑	正反馈	负反馈
水钠潴留	增加	减少
乳腺	腺管增多	腺泡增多
体温	无变化	体温升高 0.3～0.5 ℃
其他	①促进蛋白质合成,促进生长发育; ②促进骨骼生长; ③降低胆固醇浓度	—

2. 雄激素和抑制素

雄激素	①女性体内有少量雄激素; ②主要由卵泡内膜细胞和肾上腺皮质网状带细胞产生,适量的雄激素配合雌激素可刺激女性阴毛和腋毛的生长
抑制素	可通过诱导 FSH 受体的表达,促进卵泡内膜细胞分泌雄激素,抑制颗粒细胞分泌孕激素等多种方式,调控卵泡的生长发育

【例3】雌激素的生理作用错误的是

A. 促进子宫发育　　　　　　B. 促进水和钠的排泄　　　　C. 促进输卵管发育

D. 促进骨钙沉积　　　　　　E. 促进阴道上皮细胞增生

【例4】能够引起排卵后基础体温升高的激素是

A. 黄体生成素　　　　　　　B. 促卵泡激素　　　　　　　C. 雌激素

D. 孕激素　　　　　　　　　E. 催乳素

二、卵巢功能的调节

青春期开始后,在下丘脑-腺垂体-性腺轴的调控下,原始卵泡开始发育,卵巢的形态和功能发生周期性变化称为卵巢周期。

1. 卵泡期　卵巢周期分为卵泡期(排卵前期)→排卵期→黄体期(排卵后期)三个阶段,其中卵泡期又可分为卵泡期早期和卵泡期晚期。卵巢周期发展顺序依次为:卵泡期早期→卵泡期晚期→排卵→黄体期。在卵泡期晚期,当卵泡分泌的雌激素达到一定水平时,其与颗粒细胞分泌的抑制素一起,对腺垂体起负反馈调节作用,使 GnRH 与 FSH 分泌减少,由于抑制素可选择性抑制 FSH,而不抑制 LH,因此血中 FSH 有所下降,致使多数卵泡停止发育。唯有原来发育较大的优势卵泡,由于其分泌的雌激素量较多,可使卵泡摄取更多的 FSH,继续发育形成成熟卵泡,形成优势卵泡。

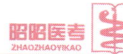

2. 排卵 由于不抑制 LH,所以使得 LH 逐渐上升,此处,雌激素对 LH 的分泌起到 正反馈 作用。雌激素在排卵前 1 天达第 1 次高峰,可正反馈作用于下丘脑,使 GnRH 分泌增加,Gn-RH 刺激腺垂体分泌释放 LH,形成血中 LH 高峰。 LH 峰是引发排卵的关键因素。 在 LH 峰出现之前,卵母细胞已基本发育成熟,但由于卵母细胞周围的颗粒细胞分泌卵母细胞成熟抑制因子(OMI),使卵母细胞的成熟分裂停止在初级卵母细胞阶段。当 LH 峰出现时,高浓度 LH 消除了 OMI 的抑制作用,促使卵母细胞分裂成熟、排卵。

3. 黄体期 排卵后,卵巢周期进入黄体期,卵泡颗粒细胞和内膜细胞分别转化为颗粒黄体细胞和膜黄体细胞。黄体细胞在 LH 的作用下分泌孕激素和雌激素,血中孕激素和雌激素水平逐渐升高,一般在排卵后 7~8 天形成 雌激素的第二个高峰及孕激素分泌峰。 与在卵泡期形成雌激素第一个高峰相比,雌激素第二个高峰升高的程度略低。由于高浓度的雌激素与孕酮对下丘腿脑和腺垂体的分泌的负反馈抑制作用,抑制下丘脑 GnRH 和腺垂体 LH 和 FSH 的分泌,使黄体期 LH 和 FSH 一直处于低水平。如果未能受精,在排卵后 9~10 天,黄体开始退化,雌激素、孕激素分泌量逐渐减少,对腺垂体的负反馈作用减弱,FSH 和 LH 分泌又开始增加,于是进入下一个卵巢周期。

➤ 参考答案 如下,详细答案参见 2021 版《国家临床执业及助理医师资格考试精选真题考点精析》。

1. C	2. C	3. B	4. D	昭昭老师提示:关注官方微信,获得第一手考试资料。

第三篇　生物化学

学习导图

章序	章名	内容	所占分数 执业医师	所占分数 助理医师
1	蛋白质的结构和功能	氨基酸和多肽	1分	1分
		蛋白质的结构		
		蛋白质结构与功能的关系		
		蛋白质的理化性质		
2	核酸的结构和功能	核酸的化学组成	1分	1分
		DNA 的结构与功能		
		DNA 理化性质及其应用		
		RNA 结构和功能		
3	酶与酶促反应	酶的催化作用	1分	1分
		酶辅助因子		
		酶促反应动力学		
		抑制剂和激活剂		
		酶活性的调节		
		核酶		
4	维生素	脂溶性维生素	0分	0分
		水溶性维生素		
5	糖代谢	糖的分解代谢	1分	0分
		糖原的合成与分解		
		糖异生		
		磷酸戊糖途径		
		血糖及其调节		
6	生物氧化	ATP 与其他高能化合物	1分	0分
		氧化磷酸化		
7	脂类代谢	脂类的生理功能	2分	1分
		脂肪的消化与吸收		
		脂肪的合成代谢		
		脂酸的合成代谢		
		脂肪的分解代谢		
		甘油酸酯代谢		
		胆固醇代谢		
		血浆脂蛋白代谢		
8	氨基酸代谢	蛋白质的生理功能及营养作用	2分	1分
		蛋白质在肠道的消化、吸收及腐败作用		
		氨基酸的一般代谢		
		氨的代谢		
		个别氨基酸的代谢		

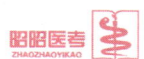

章 序	章 名	内 容	所占分数	
			执业医师	助理医师
9	核苷酸代谢	核苷酸代谢	0分	0分
		核苷酸代谢的调节		
10	遗传信息的传递	遗传信息的传递概述	1分	0分
		DNA 的生物合成		
		RNA 的生物合成		
11	蛋白质合成	蛋白质生物合成概述	1分	0分
		蛋白质生物合成体系与医学关系		
12	基因表达调控	基因表达调控概述	1分	0分
		基因表达调控原理		
13	细胞信号转导	信号分子	1分	0分
		受体和信号转导分子		
		膜受体介导的信号转导机制		
		胞内受体介导的信号转导机制		
14	重组 DNA 技术、基因诊断和基因治疗	重组 DNA 技术概述	0分	0分
		基因工程与医学		
15	癌基因、抑癌基因和生长因子	癌基因和抑癌基因	0分	0分
		生长因子		
16	血液生化	血液的化学成分	1分	0分
		血浆蛋白质		
		红细胞的代谢		
17	肝生化	肝的生物化学作用	1分	0分
		胆汁酸代谢		
		胆色素代谢		

复习策略

　　生物化学这门课程是医学的基础科目,可以说是基础医学中最难的一门课程,真的是"想说爱你不容易"。抽象、复杂、知识点众多,如果你在高中时代的化学基础不牢,那么生物化学这门课学起来难度也比较大。考生需要记忆三大物质代谢中众多的反应及酶,还需要把握遗传信息中的各个特点。但是,尽管难,只要你沉静下来,慢慢看,去理解一个个反应、一个个知识点,整体把握,着重学习考试涉及的知识就能拿下这门课。本课程在执业医师考试的分数为 10～15 分;助理医师考试的分数为 5～10 分。

第 1 章 　蛋白质的结构和功能

➤ 2021 考试大纲
　　①氨基酸与多肽;②蛋白质的结构;③蛋白质结构与功能的关系;④蛋白质的理化性质。

➤ 考纲解析
　　近 20 年的医师考试中,本章的考点是蛋白质的结构,执业医师每年考查分数为 1～2 分,助理医师每年考查分数为 0～1 分。

一、组成蛋白质的 20 种氨基酸的化学结构和分类
　　被生物体直接用于蛋白质合成的氨基酸有 20 种,均属于 L－α-氨基酸(除甘氨酸外)。体内也存在

若干不参与蛋白质合成但具有重要生理作用的 L－α－氨基酸,如参与合成尿素的鸟氨酸、瓜氨酸、精氨酸和精氨酸代琥珀酸。近年来发现了,硒代半胱氨酸在某些情况下合成蛋白质,但不是由目前已知的密码子编码。另外,还发现了吡咯酪氨酸。

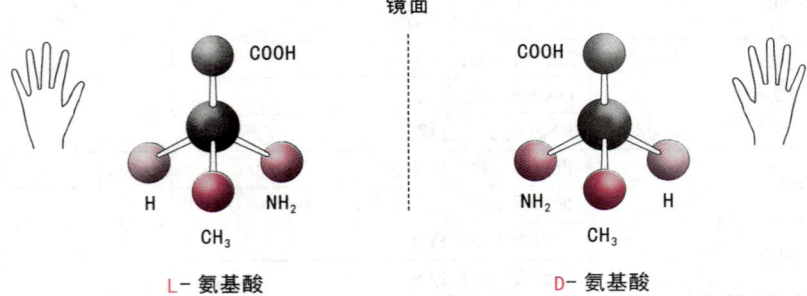

镜面

L－氨基酸　　　　　　　　D－氨基酸

1. 非极性脂肪族氨基酸

	中文名	英文简写	昭昭老师速记
非极性脂肪族氨基酸 (昭昭老师速记:一两饼干腹泻流汗)	异亮氨酸	Ile	异＝I
	亮氨酸	Leu	亮＝L
	丙氨酸	Ala	La(拉)面＋大"饼"(丙)
	甘氨酸	Gly	G＝甘
	脯氨酸	Pro	专(Pro)业捕(脯)手
	缬氨酸	Val	LV 变成 VL 太"邪"(缬)性
	甲硫氨酸	Met	遇见(Met)"假"鸡"蛋"

非极性脂肪族氨基酸

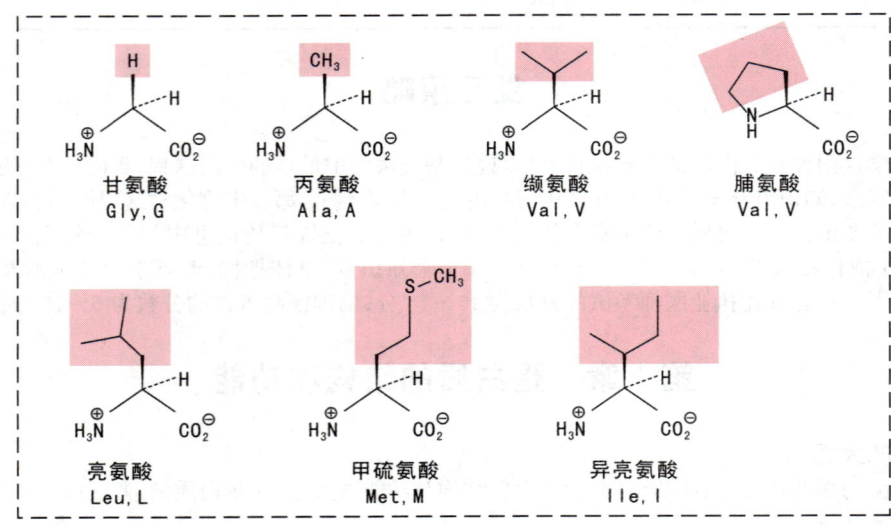

| 甘氨酸 Gly, G | 丙氨酸 Ala, A | 缬氨酸 Val, V | 脯氨酸 Val, V |

| 亮氨酸 Leu, L | 甲硫氨酸 Met, M | 异亮氨酸 Ile, I |

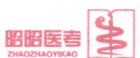

2. 极性中性氨基酸

	中文名	英文简写	昭昭老师速记
极性中性氨基酸 （昭昭老师速记：孤单集 中半天撕书）	谷氨酰胺	Gln	G＝谷
	半胱氨酸	Cys	"半光"着身子打"Cs"
	天冬酰胺	Asn	"冬天""晚"上晚"安"
	丝氨酸	Ser	"丝"袜颜"色"(se)很显眼
	苏氨酸	Thr	"苏"轼的室 T 别好

极性中性氨基酸

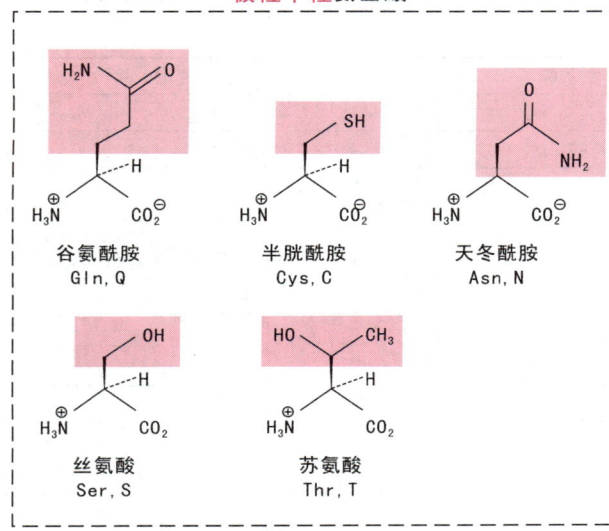

谷氨酰胺 Gln, Q　半胱氨酸 Cys, C　天冬酰胺 Asn, N
丝氨酸 Ser, S　苏氨酸 Thr, T

芳香族氨基酸

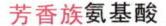
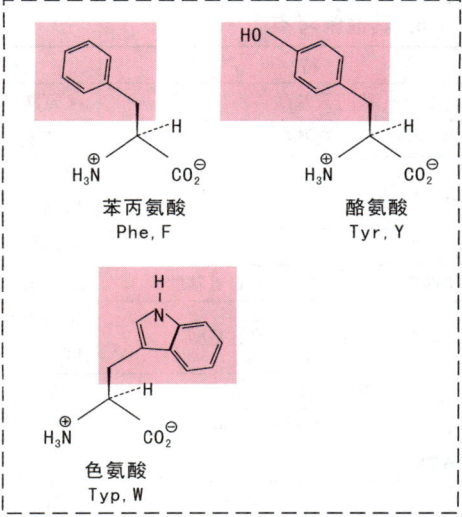

苯丙氨酸 Phe, F　酪氨酸 Tyr, Y　色氨酸 Typ, W

3. 芳香族氨基酸

	中文名	英文简写	昭昭老师速记
芳香族氨基酸 （昭昭老师速记：芳香老 本色）	酪氨酸	Tyr	"T"别"老"(酪)是一个"人"(r)
	苯丙氨酸	Phe	"PP"是根"本"
	色氨酸	Trp	"T"别"色"的一个"P"erson

4. 酸性氨基酸

	中文名	英文简写	昭昭老师速记
酸性氨基酸 （昭昭老师速记：冬天的谷子 发酸）	谷氨酸	Glu	谷＝Gu
	天冬氨酸	Asp	"阿司匹林(Asp)""冬天"吃

5. 碱性氨基酸

	中文名	英文简写	昭昭老师速记
碱性氨基酸 （昭昭老师巧记：捡来精猪）	赖氨酸	Lys	赖＝Ly
	精氨酸	Arg	"阿哥(Arg)"是个人"精"
	组氨酸	His	"组"织唱歌"嗨死(His)"了

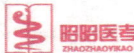

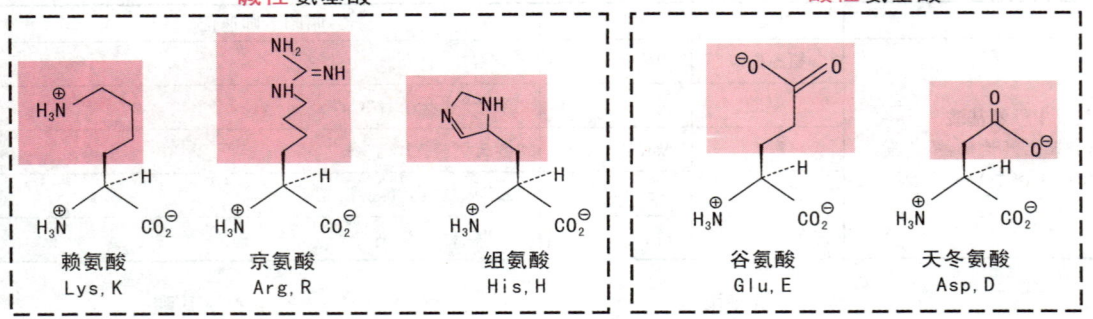

6. 其他常考点

特 点	具体氨基酸	昭昭老师速记
含 2 个氨基的氨基酸	赖氨酸	"赖"得很"安"心
含 2 个羧基的氨基酸	天冬氨酸、谷氨酸	"冬天"的"谷"子发"酸"
含硫氨基酸	甲硫氨酸(蛋氨酸)、半胱氨酸、胱氨酸	"半光"着很"流"氓
亚氨基酸	脯氨酸、羟脯氨酸、焦谷氨酸	"铺"在地上的"谷"子晒"焦"了被碾"压"了
使肽链的走向形成折角的氨基酸	脯氨酸	曲"折"的"匍"匐前行
天然蛋白质中不存在的氨基酸	同型半胱氨酸、鸟氨酸(注意与半胱氨酸区分)	"天然""同""伴"
不出现于蛋白质中的氨基酸	瓜氨酸、鸟氨酸	"瓜""鸟""不出现"
在 280 nm 波长有最大吸收峰的氨基酸	色氨酸	"28"岁的本"色"
无遗传密码的氨基酸	羟脯氨酸、羟赖氨酸、同型半胱氨酸	"同型"号的"羟(枪)""无""遗传"
生酮氨基酸	赖氨酸、亮氨酸	"来(赖)""两(亮)""桶(酮)"
生糖兼生酮氨基酸	异亮氨酸、苯丙氨酸、酪氨酸、色氨酸、苏氨酸	"一(异)""本(苯)""落(酪)""色""书(苏)"
生糖氨基酸	除生酮氨基酸以外的氨基酸	—
支链氨基酸	缬氨酸、异亮氨酸、亮氨酸	有人"支"持,"鞋""异"常的"亮"
提供一碳单位的氨基酸	丝氨酸、色氨酸、组氨酸、甘氨酸	"施(丝)""含(色)""组""甘"

【例1】属于酸性氨基酸的是
A. 半胱氨酸　　　B. 苯丙氨酸　　　C. 苏氨酸　　　D. 组氨酸　　　E. 谷氨酸

【例2】天然蛋白质中不存在的氨基酸是
A. 苯丙氨酸　　　B. 鸟氨酸　　　C. 苏氨酸　　　D. 谷氨酸　　　E. 组氨酸

二、氨基酸和蛋白质的理化性质

1. 氨基酸具有两性解离的性质　①由于所有氨基酸都含有碱性的 α-氨基和酸性的 α-羧基,可在酸性溶液中与质子(H^+)结合呈带正电荷的阳离子($—NH_3^+$),也可在碱性溶液中与 OH^- 结合,失去质子变成带负电荷的阴离子($—COO^-$),因此氨基酸是一种两性电解质,具有两性解离的特性。②氨基酸的解离方式取决于其所处溶液的酸碱度。在某一 pH 值的溶液中,氨基酸解离成阳离子和阴离子的趋势及程度相等,成为兼性离子,呈电中性,此时溶液的 pH 值称为该氨基酸的等电点。

2. 含共扼双键的氨基酸具有紫外线吸收性质　①根据氨基酸的吸收光谱,含有共轭双键的色氨酸、酪氨酸的最大吸收蜂在 280 nm 波长附近。②由于大多数蛋白质含有酪氨酸和色氨酸残基,所以测定蛋

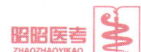

白质溶液 280 nm 的光吸收值,是分析溶液中蛋白质含量的快速简便的方法。

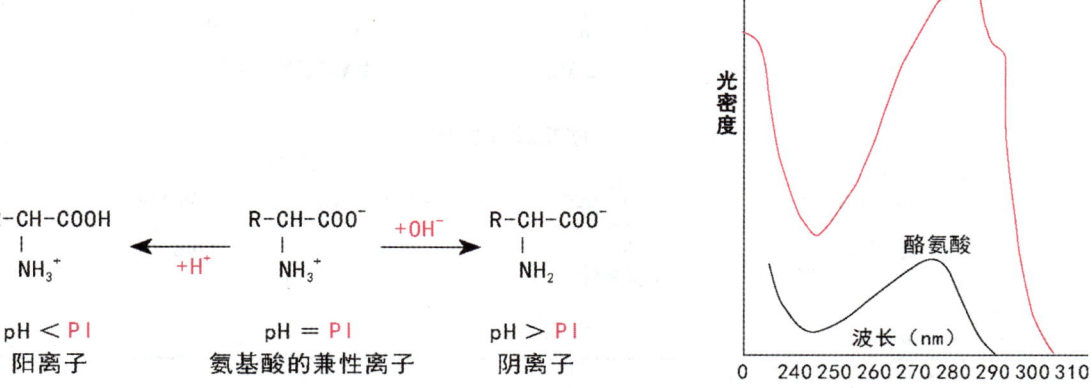

昭昭老师速记:"28"岁的他"老""色"了,注意这里要与核酸区分,核酸变性后增色效应是在 260 nm 处。

3. 氨基酸与茚三酮反应生成蓝紫色化合物 ①茚三酮反应化合物最大吸收峰在 570 nm 处。②因该吸收峰值的大小与氨基酸释放出的氨量成正比,因此可作为氨基酸定量分析的方法。

三、蛋白质的分子结构

蛋白质分子是由许多氨基酸通过肽键相连形成的生物大分子。人体内具有生理功能的蛋白质大都是有序结构,每种蛋白质都有其一定的氨基酸种类、组成百分比、氨基酸排列顺序,肽链空间的特定排布位置。因此由氨基酸排序及肽链的空间排布等所构成的蛋白质分子结构是蛋白质有独特生理功能的结构基础。

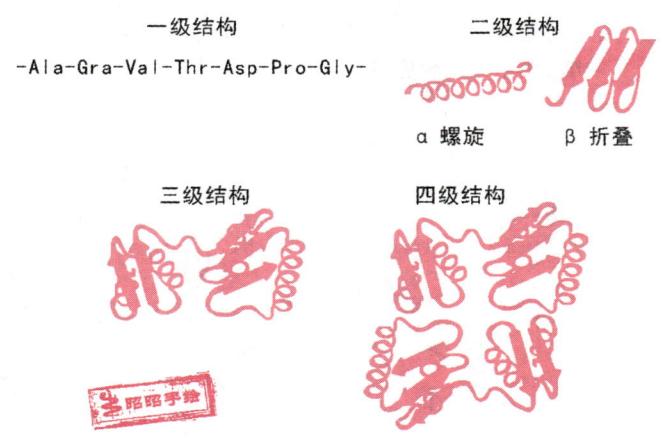

1. 一级结构

(1) 一级结构概念 指从 N-端至 C-端的氨基酸排列顺序。

(2) 化学键 维持一级结构的化学键主要肽键(本质是酰胺键),其次是二硫键。

(3) 特点 一级结构是蛋白质空间构象和特异生物学功能的基础。

2. 二级结构

(1) 二级结构概念 指某一段肽链的局部空间结构,也就是该段肽链主链骨架原子的相对空间位置,并不涉及氨基酸残基侧链的构象。

(2) 化学键 维持二级结构的化学键主要是氢键。

(3) 形式 二级结构包括 α-螺旋、β-折叠、β-转角和 Ω 环。

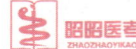
肽与肽键

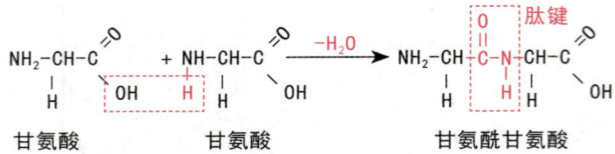

胱氨酸和二硫键

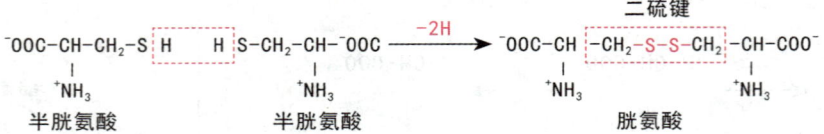

（4）α-螺旋和β-折叠

	α-螺旋	β-折叠
特点	①螺旋的走向为顺时钟方向,即右手螺旋; ②氨基酸侧链伸向螺旋外侧; ③每3.6个氨基酸残基螺旋上升一圈（即旋转360°）,螺距为0.54 nm; ④氢键方向与螺旋长轴基本平行	①呈折纸状,使多肽链形成片层结构; ②以Cα为旋转点,依次折叠成锯齿状结构,氨基酸残基侧链交替位于锯齿状结构的上下方; ③锯齿状结构一般比较短; ④分子内相距较远的两个肽段可通过折叠而形成相同走向,也可通过回折而形成相反走向

【例3】 维持蛋白质分子中α-螺旋和β-折叠中的化学键是

A. 肽键　　　　B. 离子键　　　　C. 二硫键　　　　D. 氢键　　　　E. 疏水键

（5）β-转角　常发生于肽链进行180°回折时的转角上。β-转角通常由4个氨基酸残基组成,其第一个残基的羰基氧和第四个残基的氨基氢可形成氢键。β-转角的结构较特殊,第二个残基常为脯氨酸,其他常见残基有甘氨酸、天冬氨酸、天冬酰胺和色氨酸。

β-转角

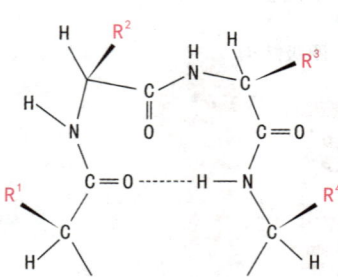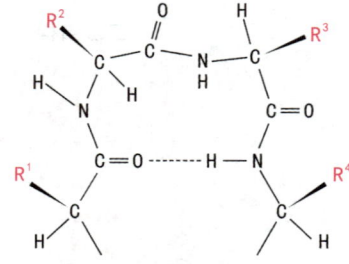

（6）Ω环　①Ω环是存在于球状蛋白质中的一种二级结构。这类肽段形状象希腊字母Ω,所以称Ω环。②Ω环这种结构总是出现在蛋白质分子的表面,而且以亲水残基为主,在分子识别中可能起重要作用。

（7）特殊结构　①模体是蛋白质分子中具有特定空间构象和特定功能的结构成分,其中一类就是有特殊功能的超二级结构。②模体可以有以下几种形式:α-螺旋-β-转角-α-螺旋模体;链-β-转角-链模体;链-β-转角-α-螺旋-β-转角-链模体。③亮氨酸拉链是蛋白质中一种常见的三维模体结构。④锌指结构也是一个常见的模体例子,它由1个α-螺旋和2个反向平行的β-折叠三个肽段组成,膜受体中就具有锌指结构。

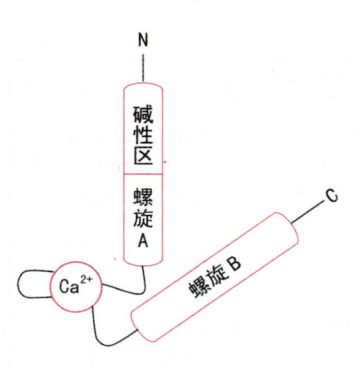

碱性螺旋－环－螺旋模体结构

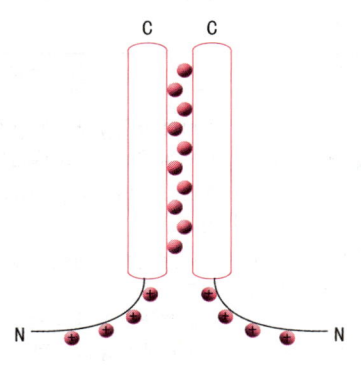

碱性亮氨酸拉链模体结构

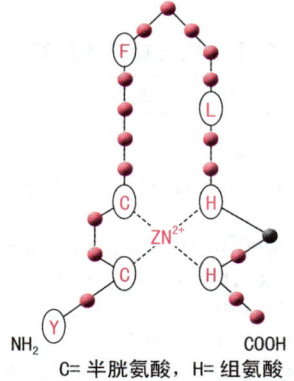

C= 半胱氨酸，H= 组氨酸
F= 苯丙氨酸，L= 亮氨酸，Y= 酪氨酸
锌指结构

➤ 昭昭老师总结：蛋白质一、二级结构的对比

	一级结构	二级结构
概念	N－端至 C－端的氨基酸排列顺序	某一段肽链的局部空间结构，也就是该段肽链主链骨架原子的相对空间位置，并不涉及氨基酸残基侧链的构象
化学键	肽键、二硫键	氢键
特点	一级结构是蛋白质空间构象和特异生物学功能的基础	①形式：α-螺旋、β-折叠、β-转角、无规卷曲；②特殊结构：模序、锌指结构、亮氨酸拉链

3. 三级结构

(1) 三级结构概念　指整条肽链中全部氨基酸残基的相对空间位置，也就是整肽链所有原子在三维空间的排布位置。

(2) 化学键　维持三级结构的化学键主要是疏水键、盐键、氢键和范德华力。

(3) 形式　分子量较大的蛋白质常可折叠成多个结构较为紧密且稳定的区域，并各行其功能，称为结构域，结构域是三级结构层次上的独立功能区。

(4) 特点　蛋白质的多肽链须折叠成正确的空间构象，需要在一类称为分子伴侣的蛋白质辅助下，合成中的蛋白质才能折叠成正确的空间构象。

昭昭老师速记：桃园"三""结(结构域)"义，"三""分"天下。

4. 四级结构

(1) 四级结构概念　体内许多功能性蛋白质含有 2 条或 2 条以上多肽链。每一条多肽链都有其完整的三级结构，称为亚基，亚基与亚基之间呈特定的三维空间排布，并以非共价键相连接。蛋白分子中各个亚基的空间排布及亚基接触部位的布局和相互作用，称为蛋白质的四级结构。

(2) 化学键　维持四级结构的化学键主要是氢键和离子键。

➤ 昭昭老师总结：蛋白质三、四级结构的对比

	三级结构	四级结构
概念	指整条肽链中全部氨基酸残基的相对空间位置	各个亚基的空间排布及亚基接触部位的布局和相互作用
化学键	疏水键、盐键、氢键、范德华力	氢键、离子键
特点	①结构域；②需要在一类称为分子伴侣的蛋白质辅助下进行折叠	对于 2 个以上的亚基构成的蛋白质，单一亚基一般没有生物学功能，完整的四级结构是其发挥生物学功能的保证

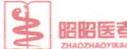

【例4】 下列**不属于**维系蛋白质三级结构的化学键的是
　A. 盐键　　　　B. 氢键　　　　　C. 范德华力　　　D. 肽键　　　　E. 疏水键

四、蛋白质结构与功能的关系

一级结构是高级结构与功能的基础	蛋白质的功能依赖特定的空间结构
①一级结构是空间构象的基础。 ②一级结构相似的蛋白质具有相似的高级结构与功能。 ③氨基酸序列提供重要的生物进化信息。 ④重要蛋白质的氨基酸序列改变可引起疾病——镰刀形贫血:血红蛋白 β 亚基第 6 位谷氨酸(Glu)因点突变转变成了缬氨酸(Val) （昭昭老师速记:"谷子"子长"斜"了）	①血红蛋白亚基与肌红蛋白结构相似:血红蛋白(Hb)是由 4 个亚基组成的四级结构蛋白质,一分子 Hb 可结合 4 分子 O_2;成人期血红蛋白为 $\alpha_2\beta_2$,胎儿期血红蛋白为 $\alpha_2\gamma_2$,胚胎期血红蛋白为 $\alpha_2\epsilon_2$。 ②血红蛋白的功能主要是运输氧,而肌红蛋白的主要功能是利用氧。 ③血红蛋白亚基构象变化可影响亚基与氧结合。 ④蛋白质构象改变可引起疾病——疯牛病:α 螺旋→β 折叠

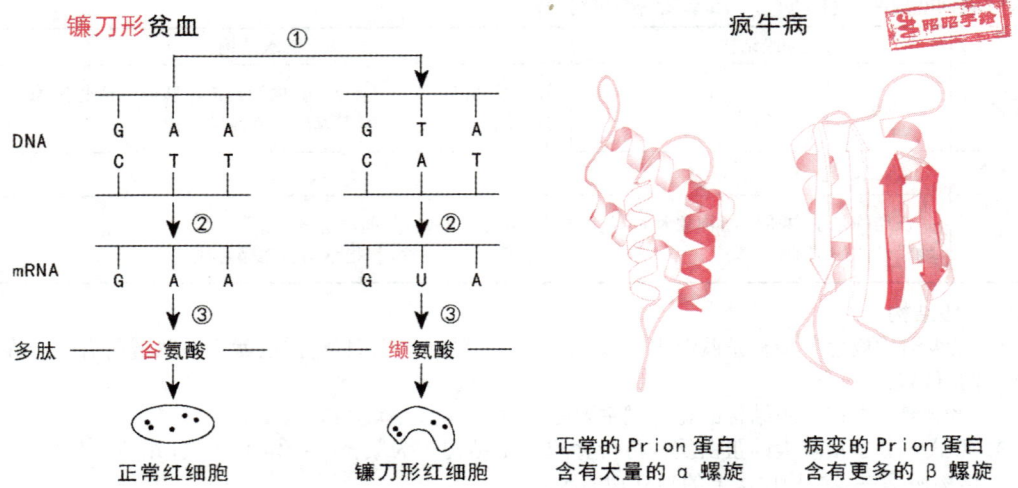

镰刀形贫血

DNA　GAA CTT　GTA CAT

mRNA　GAA　GUA

多肽 —— 谷氨酸　缬氨酸

正常红细胞　镰刀形红细胞

疯牛病

正常的 Prion 蛋白含有大量的 α 螺旋　病变的 Prion 蛋白含有更多的 β 螺旋

【例5】 下列关于蛋白质的结构和功能的叙述,**错误**的是
　A. 变性的核糖核酸,若其一级结构不受破坏,仍可恢复高级结构
　B. 蛋白质中氨基酸的序列可提供重要的生物进化信息
　C. 蛋白质折叠错误可引起某些疾病
　D. 肌红蛋白与血红蛋白亚基的一级结构相似,功能也相同
　E. 人血红蛋白 β 亚基第 6 个氨基酸的突变,可产生溶血性贫血

五、蛋白质的理化性质

　　蛋白质是由氨基酸组成的,故其理化性质必然与氨基酸相同或相似。例如,两性解离及等电点、紫外吸收性质、呈色反应等;但蛋白质又是生物大分子,具有氨基酸没有的理化性质。

　　1. 蛋白质具有两性电离性质　①当蛋白质溶液处于某一 pH 值时,蛋白质解离成正、负离子的趋势相等,即成为兼性离子,净电荷为 0,此时溶液的 pH 称为蛋白质的等电点(pI)。②当 pH>pI 时,蛋白质带负电荷;当 pH<pI 时,蛋白质带正电荷。③体内蛋白质等电点大多接近于 pH 5.0,在体液 pH 7.4 的环境下,解离成阴离子。

　　【例6】 当溶液的 pH 与某种氨基酸的 pI 一致时,该氨基酸在此溶液中的存在形式是
　A. 兼性离子　　B. 非兼性离子　　　C. 带单价正电荷　　D. 疏水分子　　　E. 带单价负电荷

　　2. 蛋白质具有胶体性质　蛋白质胶体稳定的两个因素:胶体颗粒表面电荷和水化膜,若去除这两个因素,蛋白质极易从溶液中析出。

$$R-CH-COOH$$
$$|$$
$$NH_2$$

$$R-CH-COOH \underset{+H^+}{\overset{+OH^-}{\rightleftharpoons}} R-CH-COO^- \underset{+H^+}{\overset{+OH^-}{\rightleftharpoons}} R-CH-COO^-$$
$$|\qquad\qquad\qquad\qquad|\qquad\qquad\qquad\qquad|$$
$$NH_3^+\qquad\qquad\qquad NH_3^+\qquad\qquad\qquad NH_2$$

阳离子 pH < pI　　　　兼离子 pH=pI　　　　阴离子 pH > pI

3. 蛋白质空间结构破坏引起变性

概念	在某些物理和化学因素作用下，蛋白质特定的空间构象被破坏，有序的空间构象变成无序的空间结构，从而导致其理化性质的改变和生物学活性的丧失，称为蛋白质变性
变性因素	加热(最常见)、乙醇、强酸、强碱、重金属离子及生物碱试剂
破坏部位	二硫键和非共价键的破坏，不涉及一级结构中氨基酸序列的改变
蛋白质变性后的表现	蛋白质变性后的表现：溶解度降低、黏度增加、结晶能力消失、生物学活性丧失、易被蛋白酶水解等(昭昭老师速记："生"鸡蛋变为"熟"鸡蛋(鸡蛋即蛋白质)，熟鸡蛋的溶解度降低，结晶能力小时，生物活性小时，容易被酶解)
特点	变性的蛋白质易于沉淀，沉淀的蛋白质并不一定变性，凝固的蛋白质一定变性

【例7】下列对蛋白质变性的描述中，正确的是

A. 变性蛋白质的溶液黏度下降　　　　B. 变性的蛋白质不易被消化

C. 蛋白质沉淀不一定就是变性　　　　D. 蛋白质变性后容易形成结晶

E. 蛋白质变性不涉及二硫键破坏

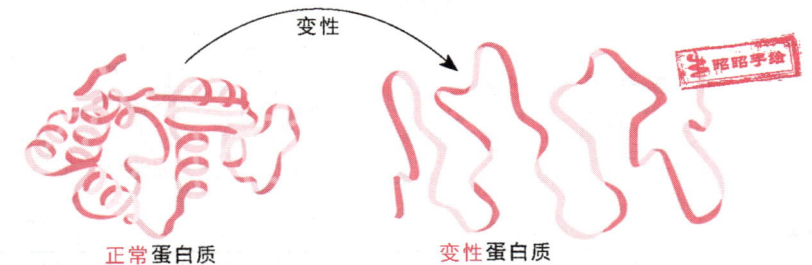

正常蛋白质　　　　　　　　变性蛋白质

4. 蛋白质在 280 nm 处有特征性吸收峰　含有共轭双键的色氨酸(对吸收峰贡献最大)和酪氨酸在 280 nm 处有特征性吸收峰。利用此原理可进行蛋白质定量测定。

昭昭老师速记："28"岁的他"老""色"了，注意这里要和核酸区分，核酸变性后增色效应是在 260 nm 处。

5. 茚三酮反应和双缩脲反应

茚三酮反应	①氨基酸与茚三酮反应生成蓝紫色化合物，茚三酮反应化合物最大吸收峰在 570 nm 处。②意义：因该吸收峰值的大小与氨基酸释放出的氨量成正比，因此可作为氨基酸定量分析的方法
双缩脲反应	①蛋白质和多肽分子中的肽键在稀碱溶液中与硫酸铜共热，呈现紫色或红色，称为双缩脲反应；氨基酸不出现此反应。②意义：当蛋白质溶液中蛋白质的水解不断增多时，氨基酸浓度上升，其双缩脲呈色的深度就逐渐下降，因此双缩脲反应可检测蛋白质的水解程度

➤ 参考答案如下，详细答案参见 2021 版《国家临床执业及助理医师资格考试精选真题考点精析》。

1. E	2. B	3. D	4. D	
5. D	6. A	7. C	—	昭昭老师提示：关注官方微信，获得第一手考试资料。

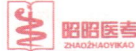
第 2 章　核酸的结构和功能

➤ **2021 考试大纲**

①核酸的化学组成;②DNA 的结构与功能;③DNA 理化性质及其应用;④RNA 结构与功能。

➤ **考纲解析**

近 20 年的医师考试中,本章的考点是 DNA 的结构与功能 和 RNA 结构与功能,执业医师每年考查分数为 0~1 分,助理医师每年考查分数为 0~1 分。

一、核酸的化学组成以及一级结构

1. 核酸的化学组成

(1) 组成　①核酸在核酸酶作用下水解成核苷酸,而核苷酸完全水解后可释放出等摩尔的碱基、戊糖和磷酸。②核苷酸是核酸的基本组成单位。

核→核糖	核苷	核苷酸→核酸(DNA 或 RNA)
苷→碱基		(昭昭老师提示:因为组成 DNA 和 RNA 的磷酸和核糖都是相同的,唯独不同是碱基,所以在书写 DNA 或者 RNA 时我们通常都用碱基表示)
酸→磷酸	磷酸	

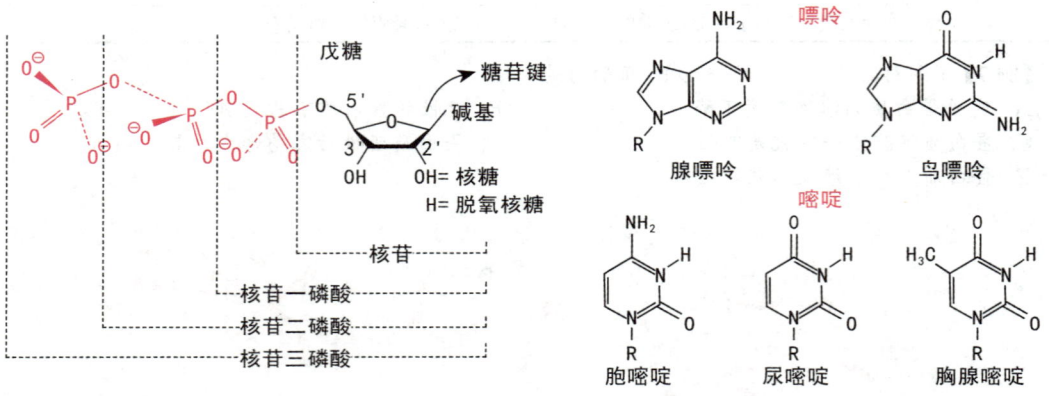

(2) 构成要素

RNA 的碱基、核苷以及核苷酸			DNA 的碱基、核苷以及核苷酸		
碱基	核苷	核苷酸	碱基	核苷	核苷酸
A	腺苷	腺苷一磷酸(AMP)	A	脱氧腺苷	脱氧腺苷一磷酸(dAMP)
G	鸟苷	鸟苷一磷酸(GMP)	G	脱氧鸟苷	脱氧鸟苷一磷酸(dGMP)
C	胞苷	胞苷一磷酸(CMP)	C	脱氧胞苷	脱氧胞苷一磷酸(dCMP)
U	尿苷	尿苷一磷酸(UMP)	T	脱氧胸苷	脱氧胸苷一磷酸(dUMP)

2. 分类　核酸可以分为脱氧核糖核酸(DNA)和核糖核酸(RNA)两类。

	DNA(Deoxyribonucleic acid)	RNA(Ribonucleic acid)
名称	脱氧核糖核酸	核糖核酸
分布	细胞核、线粒体	细胞质、细胞核、线粒体
功能	生物遗传信息的载体并为基因复制和转录提供模板	参与遗传信息的复制和表达
碱基	A、T、G、C	A、U、C、G
戊糖	β-D-2-脱氧核糖	β-D-核糖
核苷酸	dAMP、dTMP、dGMP、dCMP	AMP、UMP、GMP、CMP
昭昭老师速记	"D""T"时代=数据时代(digital time)	"U""R"=U(you) are(T)ok?

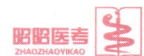

【例1】组成核酸分子的碱基主要有

A. 2种　　　　B. 3种　　　　C. 4种　　　　D. 5种　　　　E. 6种

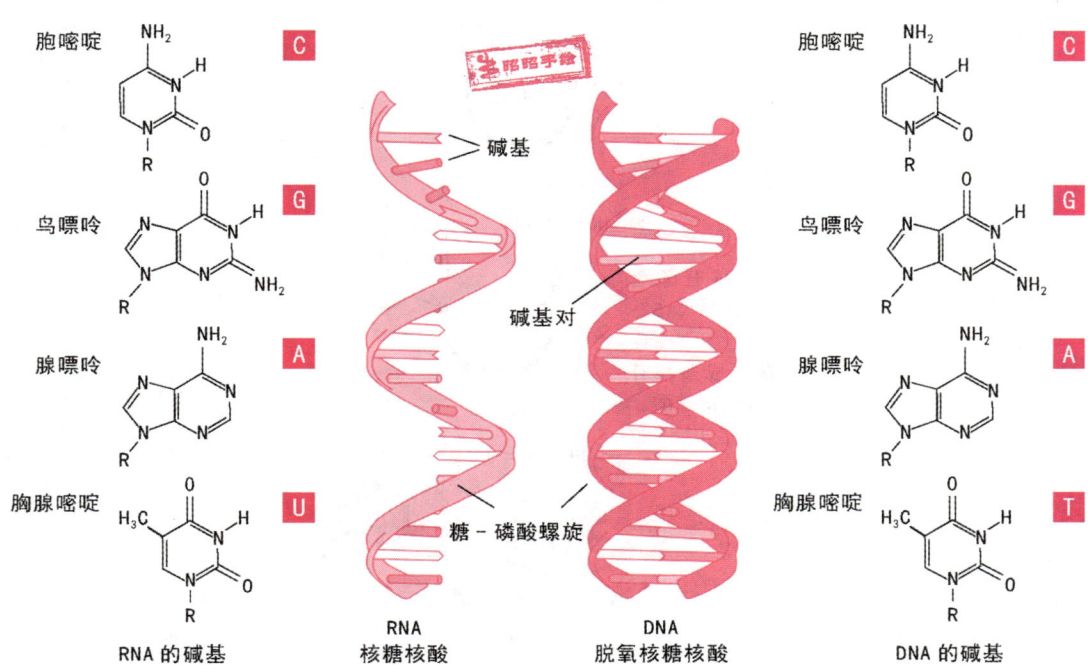

RNA 的碱基　　　　RNA 核糖核酸　　　　DNA 脱氧核糖核酸　　　　DNA 的碱基

2. 核酸的一级结构

（1）化学键　核苷酸之间以 $3',5'-$磷酸二酯键连接形成多核苷酸链，即核酸的一级结构。

（2）方向性　构成 RNA 的核苷酸或 DNA 的脱氧核苷酸 $5'{\rightarrow}3'$ 的排列顺序。

> 昭昭老师提示：这点很重要，将来书写的方向都要按照 $5'{\rightarrow}3'$ 端进行书写，老师没那么善良，不会在题目中给你写出来的。

（3）一级结构　由于核苷酸之间的差异在于碱基的不同，因此核酸的一级结构就是它的碱基序列。

二、DNA 的空间结构与功能

1. DNA 的二级结构和高级结构　构成 DNA 的所有原子在三维空间的相对位置关系是 DNA 的空间结构，可分为二级结构和高级结构。

	DNA 的一级结构	DNA 的二级结构	DNA 的高级结构
概念	核苷酸的排列顺序	DNA 的双螺旋结构	DNA 的超螺旋结构
维持键	$3',5'-$磷酸二酯键	碱基之间的堆积力	—

【例2】DNA 二级结构的形式是

A. α-螺旋　　　B. 双螺旋　　　C. β-片层　　　D. 三叶草状　　　E. 无规卷曲

2. DNA 双螺旋结构的基础　Chargaff 规则：

（1）不同生物个体的 DNA 其碱基组成不同。

（2）同一个体不同器官或不同组织的 DNA 具有相同的碱基组成。

（3）对于一特定组织的 DNA，其碱基组分不随年龄、营养状态和环境而变化。

（4）对于一个特定的生物体而言，腺嘌呤（A）与胸腺嘧啶（T）的摩尔数相等，而鸟嘌呤（G）与胞嘧啶（C）的摩尔数相等（A＝T，C≡G）。

3. DNA 的二级结构 DNA 双螺旋结构模型要点　Watson 和 Crick 提出的双螺旋结构称为 B - DNA 或 B 型 DNA，其模型要点如下：

核苷酸之间以 3′, 5′-**磷酸二酯键**连接形成多核苷酸链, 即核酸。

DNA 由两条多聚脱氧核苷酸链组成	①它们围绕着同一个螺旋轴形成**右手**螺旋的结构; ②两条链呈现出**反向平行**的特征, 即两条链中一条链是 5′→3′ 方向, 另一条链是 3′→5′ 方向; ③DNA 双螺旋结构的直径为 2.37 nm, 螺距为 3.54 nm
核糖、磷酸、碱基的位置	①脱氧核糖和磷酸基团构成的**亲水**性骨架位于双螺旋结构的**外侧**, 而疏水的碱基位于**内侧**; ②从外观上, DNA 双螺旋结构的表面存在一个**大沟**和一个**小沟**
DNA 双链之间形成了**互补碱基对**	①一条链上的腺嘌呤(A)与另一条链上的胸腺嘧啶(T)形成了**两个氢键**一条链上的鸟嘌呤(G)与另一条链上的胞嘧啶(C)形成了**三个氢键**, 这种碱基配对关系称为互补碱基对; ②碱基对平面与双螺旋结构的螺旋轴**垂直**, 糖平面与双螺旋结构的螺旋轴**平行**; ③每一个螺旋有 10.5 个碱基对, 每两个碱基对之间的相对旋转角度为 36°, 每两个相邻的碱基对平面之间的垂直距离为 0.34 nm
碱基对的**疏水作用力和氢键**共同维持着 DNA 双螺旋结构的稳定	①相邻的两个碱基对平面在旋进过程中会彼此重叠, 由此产生了**疏水性的碱基堆积力**; ②这种碱基堆积力和互补链之间碱基对的氢键共同维系着 DNA **双螺旋结构的稳定**, 并且前者的作用更为重要

4. 蛋白质的二级结构 α-螺旋和 DNA 的二级结构双螺旋

	α-螺旋	DNA 双螺旋
定义	一条多肽链主链围绕中心轴螺旋式上升	两条链呈现出**反向平行**的特征, 即两条链中一条链是 5′→3′ 方向, 另一条链是 3′→5′ 方向
方向	**右手**螺旋、顺时针	**右手**螺旋(注意 Z-DNA 是左手螺旋)
螺距	0.54 nm, 每周 3.6 个氨基酸残基	3.54 nm, 每周 10.5 对碱基, 碱基对的距离是 0.34 nm
直径	—	2.37 nm
外侧	**氨基酸侧**	**链脱氧核糖和磷酸**
内侧	碱基	肽链

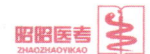

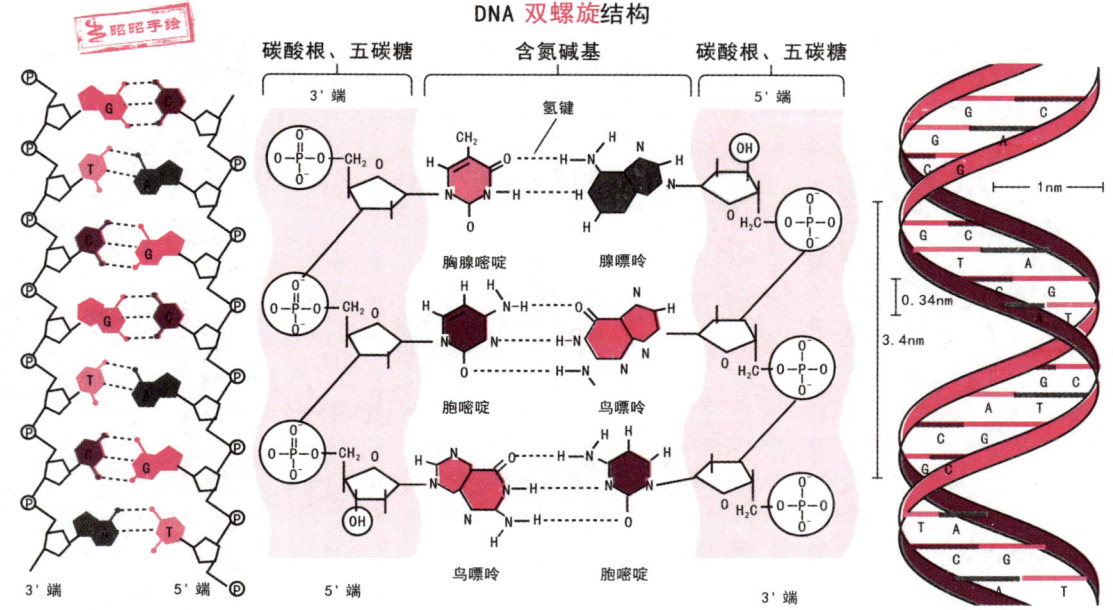

DNA 双螺旋结构

5. DNA 双螺旋结构的多样性

（1）右手螺旋结构（B – DNA）　人们将 Watson 和 Crick 提出的双螺旋结构，称为 B – DNA 或 B 型 DNA，属于**右手螺旋**结构。

（2）右手螺旋结构（A – DNA）　当环境的相对湿度降低后，DNA 仍保持着右手螺旋结构，但其双螺旋结构的沟槽、螺距、旋转角度等都发生了变化，其参数不同于 B 型 DNA，人们将其称为 A – DNA 或 A 型 DNA，属于**右手螺旋**结构。

（3）左手螺旋结构（Z – DNA）　1979 年，美国科学家 Rich 等发现了**左手螺旋**结构，称为 Z – DNA（Z 型 DNA）。

	A 型 DNA	B 型 DNA	Z 型 DNA
螺旋旋向	右手螺旋	右手螺旋	左手螺旋
螺旋直径	2.55 mm	2.37 mm	1.84 nm
每一螺旋的碱基对数目	11	10.5	12
螺距	2.53 nm	3.54 mm	4.56 mm
相邻碱基对之间的垂直间距	0.23 nm	0.34 nm	0.38 nm
糖苷键构象	反式	反式	嘧啶为反式，嘌呤为顺式，反式和顺式交替
使构象稳定的相对环境湿度	75%	92%	—
碱基对平面法线与主轴的夹角	19°	1°	9°
大沟	窄深	宽深	相当平坦
小沟	宽浅	窄深	窄深

（4）三链结构和 G – 四链

三链结构	当 DNA 双链中一条链的核苷酸序列富含嘌呤时，对应的互补链必然是富含嘧啶，它们形成了正常的 DNA 双链；如果还有一条富含嘧啶的单链（其序列与富含嘧啶链具有极高的相似度），并且环境条件为酸性时，这条链上的嘧啶就会与双链中的嘌呤形成 Hoogsteen 氢键，从而生成了 DNA 的**三链结构**
G – 四链	①真核生物染色体 3′ – 端是一段高度重复的富含 GT 的单链，被称为端粒，例如人端粒区的碱基序列是（TTAGGG）n，其重复度可达数百万至上千； ②作为单链结构的端粒，具有较大的柔韧度，可以自身回折形成一个称为 G – 四链的特殊结构

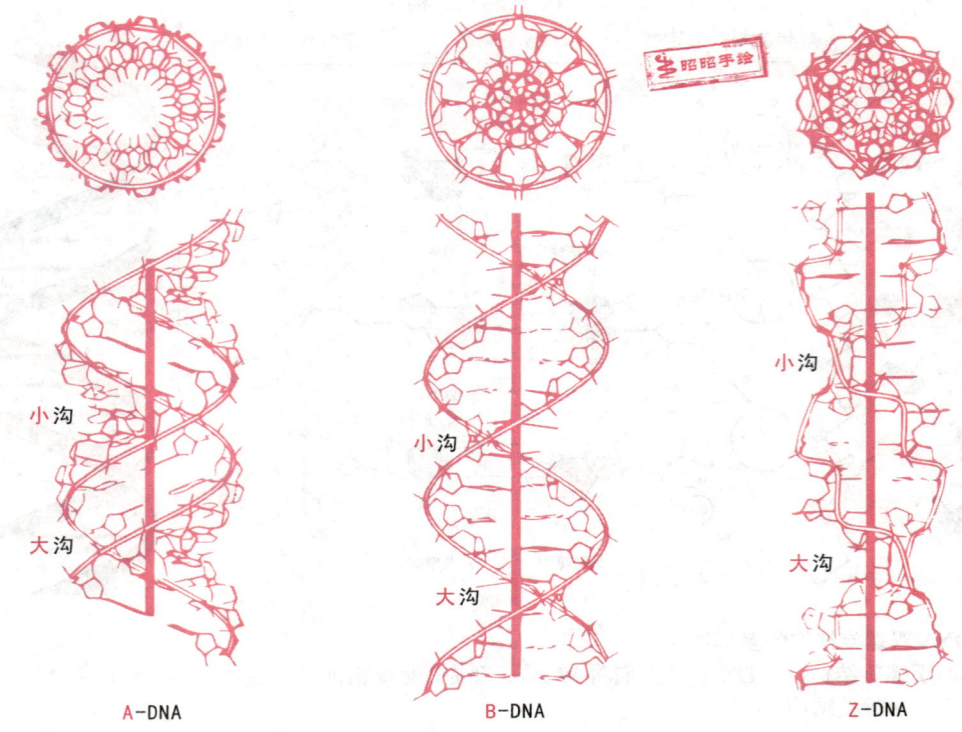

A-DNA　　　　　B-DNA　　　　　Z-DNA

6. DNA 的高级结构是超螺旋结构

（1）DNA 的高级结构　DNA 的双链可以盘旋形成超螺旋结构,当盘旋方向<u>与 DNA 双螺旋方向相同</u>时,其超螺旋结构为<u>正超螺旋</u>,反之为<u>负超螺旋</u>。

（2）原核生物 DNA 的超螺旋结构　①绝大多数原核生物的 DNA 是<u>环状双螺旋分子</u>。在细胞内进一步盘绕后,形成类核结构。类核结构中 80% 是 DNA,其余为蛋白质。②在细菌 DNA 中,超螺旋结构可以相互独立存在,形成超螺旋区。在大肠杆菌 DNA,平均每 200bp 就有一个负超螺旋形成。

环状和超螺旋 DNA 结构示意图

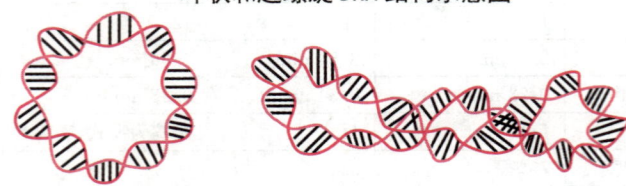

（3）真核生物 DNA 的超螺旋结构　①真核生物 DNA 以核小体为单位形成高度有序的致密结构。真核细胞的 DNA 以非常有序的形式存在于细胞核内。②<u>核小体</u>是染色质的<u>基本组成单位</u>,由 DNA 和 H1、H2A、H2B、H3、H4 等 5 种组蛋白共同构成。两分子的 <u>H2A</u>、<u>H2B</u>、<u>H3</u> 和 <u>H4</u> 形成一个八聚体的组蛋白核心,长度约 150 bp 的 DNA 双链在核心组蛋白八聚体上盘绕 1.75 圈形成核小体的核心颗粒。核小体的核心颗粒之间再由 <u>DNA</u> 和<u>组蛋白 H1</u> 共同构成的连接区连接起来形成串珠状的染色质细丝。这是 DNA 在核内形成致密结构的第一层次折叠,使 DNA 的体积压缩了 6~7 倍,然后再完成第二、三、四次层次折叠。

（4）生理意义　DNA 超螺旋结构整体或局部的拓扑学变化及其调控对于 <u>DNA 复制</u>和 <u>RNA 转录</u>过程具有关键作用。

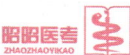

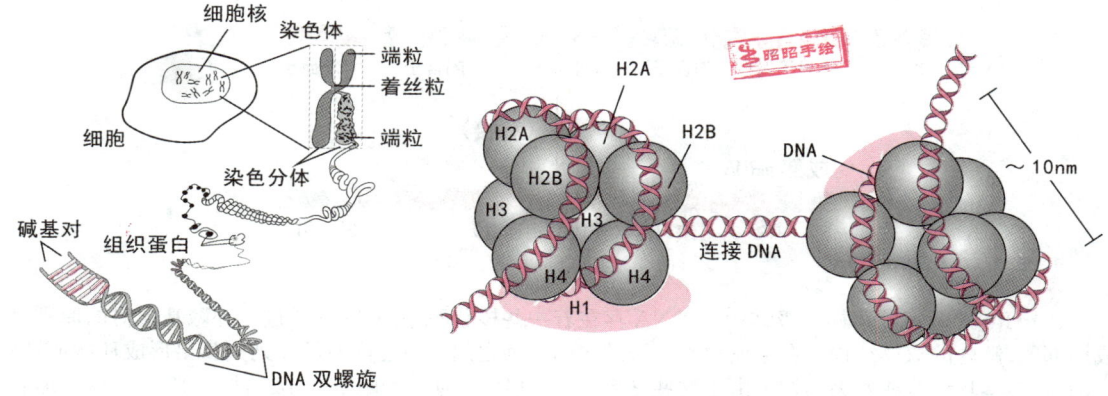

三、RNA 的结构与功能

1. RNA 的分类

（1）编码 RNA　编码 RNA 是那些从基因组上转录而来、其核苷酸序列可以翻译成蛋白质的 RNA，编码 RNA 仅有信使 RNA（mRNA）一种。

（2）非编码 RNA　非编码 RNA 不编码蛋白质。非编码 RNA 可以分为两类。

组成性非编码 RNA	①包括：转运 RNA（tRNA）、核糖体 RNA（rRNA）、端粒 RNA、信号识别颗粒 RNA、SnoRNA、SnRNA、ScRNA 等； ②确保实现基本生物学功能的 RNA
调控性非编码 RNA	①丰度随外界环境（应激条件等）和细胞性状（成熟度、代谢活跃度、健康状态等）而发生改变，如 sncRNA、miRNA、siRNA、piRNA、lncRNA、circRNA 等； ②在基因表达过程中发挥重要的调控作用

2. mRNA

（1）来源　mRNA 来自 hnRNA，hnRNA 是真核细胞在细胞核内新生成的 mRNA 的初级产物，其分子量较大，hnRNA 中包含了内含子和外显子，其中内含子为非编码基因，剪去内含子将剩下的外显子拼接在一起就构成了 mRNA。

（2）特点　在生物体内，mRNA 种类最多、大小不等、寿命最短。

（3）真核生物 mRNA 的 5′-端有特殊帽结构　部分真核生物 mRNA 的 5′-端有反式的 7-甲基鸟嘌呤—三磷酸核苷（m^7Gppp），被称为 5′-帽结构。mRNA 的帽结构可与帽结合蛋白（CBP）结合形成复合体。这种复合体有助于维持 mRNA 的稳定性，协同 mRNA 从细胞核向细胞质的转运，以及在蛋白质生物合成中促进核糖体和翻译起始因子的结合。

（4）真核生物 mRNA 的 3′-端有多聚腺苷酸尾　在真核生物 mRNA 的 3′-端有一段由 80～250 个腺苷酸连接而成的多聚腺苷酸结构，称为多聚腺苷酸尾或多聚 A 尾（polyA）。mRNA 的多聚 A 尾在细胞内与 Poly(A)结合蛋白（PABP）结合存在。3′-多聚 A 尾和 5′-帽结构共同负责 mRNA 从细胞核内向细胞质的转运、维持 mRNA 的稳定性以及翻译起始的调控。去除 3′-多聚 A 尾和 5′-帽结构可导致细胞内的 mRNA 迅速降解。原核生物没有这些特殊结构。

（5）mRNA 的碱基序列决定蛋白质的氨基酸序列　mRNA 为蛋白质的生物合成提供模板。成熟 mRNA 由编码区和非编码区组成。从成熟 mRNA 的 5′-端第一个 AUG 至终止密码之间的核苷酸序列称为开放读框（ORF），决定多肽链的氨基酸序列。在 mRNA 的开放读框的两侧，还有非编码序列或称非翻译序列（UTR），5′-端和 3′-端的非翻译序列分别称为 5′-UTR 和 3′-UTR。

3. tRNA

（1）tRNA 含有多种稀有碱基　tRNA 是细胞内分子量最小的核酸，长度为 74～95 个核苷酸。含有大量的稀有碱基，为含稀有碱基最多的 RNA，稀有碱基约占所有碱基的 10%～20%。这些稀有碱基包括：DHU（双氢尿嘧啶）、ψ（假尿嘧啶核苷）、m^7G、m^7A（甲基化的嘌呤）。tRNA 分子中的稀有碱基均是转

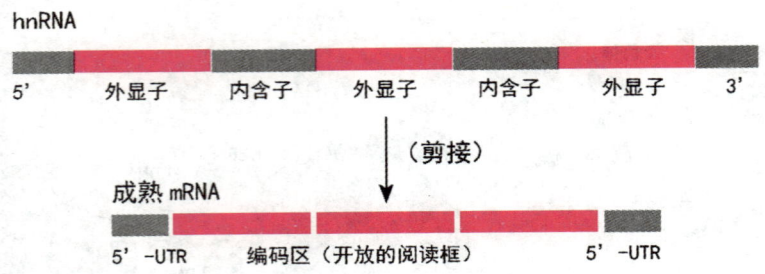

录后修饰而成的。

（2）tRNA 呈三叶草样二级结构　tRNA 存在着一些核苷酸序列,能够通过互补碱基配对的原则,形成局部的、链内的双链结构。在形成这些双链结构的序列之间的不能配对的序列则膨出形成环状或襻状结构,称为茎环结构或发夹结构。由于这些茎环结构的存在,使 tRNA 的二级结构酷似三叶草样形状。从 5′→3′端依次为:DHU 环→反密码子环→TψC 环→CCA 结构。

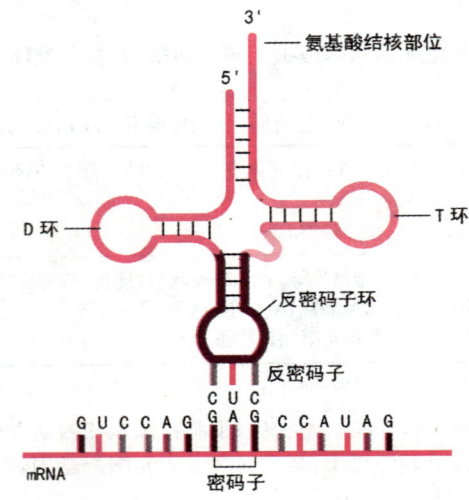

结　构	功　能
DHU 环	识别氨酰 tRNA 合成酶
反密码子环	识别遗传密码
TψC 环	识别核蛋白体

（3）3′-端的 CCA—OH 结构　所有 tRNA3′-端最后 3 个核苷酸均为 CCA,此处是氨基酸的结合部位。

4. rRNA

（1）结构和功能　rRNA 与核糖体蛋白共同构成核糖体,参与蛋白质的合成。rRNA 为蛋白质合成所需要的 mRNA、tRNA 以及多种蛋白质因子提供相互结合和相互作用的空间环境。

（2）特点　rRNA 是细胞内含量最多的 RNA。

（3）分类　原核生物有 3 种 rRNA,即 5S、16S、23S - RNA,它们与不同的核糖体蛋白结合分别形成核糖体的大亚基和小亚基。真核生物有 4 种 rRNA,也利用类似的方式构成核糖体的大、小亚基。

	小亚基	大亚基
真核生物	18S	28S,5S,5.8S
	33 种蛋白质	49 种蛋白质
昭昭老师速记	"真"正的"小"美女 18 岁	28 岁大 5 毕业去 58 同城交"真"正朋友友

续表

	小亚基	大亚基
原核生物	16S	5S、23S
	21 种蛋白质	31 种蛋白质
昭昭老师速记	"原"来"小""S"才"16"岁	大2、大3不学习，大5现在"原"形

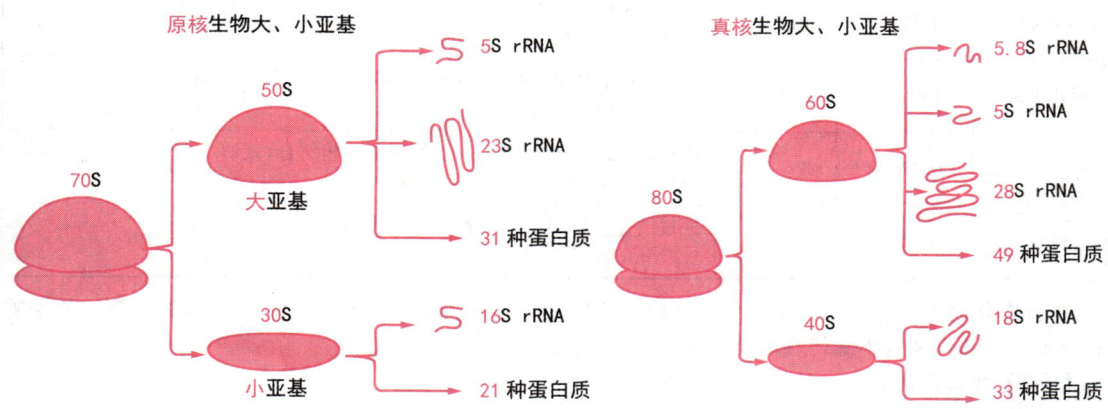

> ## 昭昭老师总结：三种 RNA 的对比记忆

	mRNA	tRNA	rRNA
英文	messenger RNA	transfer RNA	ribosomal RNA
比例	2%～5%	15%	80%以上
二级结构	为线性单链结构	三叶草形	花状（花开状）
结构特点	①5′-端有 m^7GpppN 帽子结构；②3′-端有多聚 A 尾结构；③由 hnRNA 剪切而来，有开放阅读框，带有遗传信息密码，有密码子 （昭昭老师速记：带帽子＋有尾巴＝狐狸精妹妹(m)带来"信息"）	①稀有碱基(DHU 环)；②从 5′→3′-端其顺序为：DHU 环→反密码子环→ψ 环；③所有的 tRNA 3′-端是 CCA—OH （昭昭老师速记："特(t)"别"稀有"的小"3"）	①真核生物； 大亚基——28S、5S、5.8S； 小亚基——18S。 （昭昭老师速记：28 岁"大"5 毕业去 58 同城交友；"小"美女 18 岁） ②原核生物； 大亚基——23S、5S； 小亚基——16S
分布	胞核、胞质	胞质	胞质
功能	①蛋白质合成的模板 5′-帽结构与 3′-多聚 A 尾结构共同负责 mRNA 从细胞核向细胞质的转运；②维持 mRNA 的稳定性以及翻译起始的调控	①3′-端是 CCA—OH 结构，可连接氨基酸；②tRNA 的反密码子能识别 mRNA 上的密码子 （昭昭老师提示：区分密码子和反密码子的区别）	①核糖体的组成成分；②核糖体是蛋白质合成的场所 （昭昭老师速记：可理解为 rRNA 是厂房，tRNA 是搬运工人，负责搬运氨基酸）
特点	差异大、种类多、寿命短	分子量最小	含量最多
昭昭老师速记	M＝妹，妹妹种类多，差异大，而且还"红颜薄命"(命短)，特别是"模"特妹妹	"特(T)"别"稀有"的小""3"	"场所""好""多""啊(r)"

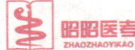

5. 参与基因表达调控的非编码 RNA

名　称	简　写	定　位	功　能	昭昭老师速记
催化性小 RNA	ribozyme	—	又称核酶,是细胞内具有催化功能的一类小分子 RNA,具有催化特定 RNA 降解的活性,在 RNA 的剪接中具有重要作用	核酶具有催化功能
核仁小 RNA	snoRNA	核仁	主要参与 rRNA 的加工和修饰	O(sno)R(rRNA)
核小 RNA	snRNA	细胞核	与多种蛋白质形成复合体,参与真核细胞 hnRNA 的内含子加工剪接	剪了 n 多
胞质小 RNA	scRNA	细胞质	参与形成信号识别颗粒,引导含有信号肽的蛋白质进入内质网定位合成	C 肽
小干扰 RNA	siRNA	—	以单链形式与外源基因表达的 mRNA 相结合,并诱导相应 mRNA 降解	"小""i""解"放了
微 RNA	miRNA	—	通过结合 mRNA 而选择性调控基因的表达,抑制或降解 mRNA,调控生长发育	i＝降解

　　昭昭老师总结:①能够降解 mRNA 的是:siRNA 和 miRNA,可速记为:带"i"的就能降解。②修剪 hnRNA 的是 SnRNA,不觉得这两个很像吗,一个是 hn 一个是 Sn。

　　【例3】 细胞内含量最丰富的 RNA 是

　　A. hnRNA　　　　B. tRNA　　　　C. rRNA　　　　D. miRNA　　　　E. mRNA

　　【例4】 tRNA 含有

　　A. $3'$-CCA—OH　　　　　　B. 帽子 m^7Gppp　　　　　C. 密码子

　　D. $3'$-末端的多聚腺苷酸结构　　　E. 大、小两个亚基

四、核酸的理化性质

　　1. 核酸分子具有强烈的紫外吸收

　　(1) 吸光度　①嘌呤和嘧啶都含有共轭双键,因此,碱基、核苷、核苷酸和核酸在紫外波段有较强的光吸收。在中性条件下,它们的最大吸收值在 260 nm 处。②根据 260 nm 处的吸光度,可以确定出溶液的 DNA 或 RNA 的含量。利用 260 nm 与 280 nm 的吸光度比值(A_{260}/A_{280})可判断所提取核酸样品的纯度。

　　(2) 酸性和黏滞度　①核酸为多元酸,具有较强的酸性。②DNA 和 RNA 都是线性高分子,因此它们溶液的黏滞度极大。在提取高分子量 DNA 时,DNA 在机械力的作用下易发生断裂。一般而言,RNA 远小于 DNA,溶液的黏滞度也小得多。

　　2. DNA 的变性　在某些理化因素(温度、pH、离子强度等)作用下,DNA 双链互补碱基对之间的氢键发生断裂,使 DNA 双链解离为单链的过程,称为 DNA 变性。

　　(1) 变性因素　加热、加酸或加碱,其中最常用的使 DNA 变性的方法为加热。

　　(2) 结构变化　DNA 变性时,维系碱基配对的氢键断裂,并不是多核苷酸链断裂,也就是说不破坏一级结构中核苷酸的序列。

　　昭昭老师提示:DNA 的横向结构主要靠碱基之间的氢键维持,故如果 DNA 变性,氢键断裂。

　　(3) 吸收值增加　DNA 变性时,解链过程中,由于更多的共轭双键得以暴露,DNA 溶液在 260 nm 处的吸光度随之增加,这种现象称为 DNA 的增色效应。它是监测 DNA 双链是否发生变性的一个最常用指标。

　　(4) 溶液黏度降低　DNA 变性时,由原来比较"刚硬"的双螺旋结构,分裂成两条比较柔软的单股多核苷酸链,从而引起溶液黏度降低。

　　昭昭老师提示:这里要和我们的蛋白质变性鉴别,蛋白质变性时黏度增加,而 DNA 变性时黏度降低,别搞混了。

　　(5) T_m 值(解链温度)　①T_m 是指核酸分子内双链解开 50% 时的温度,也称解链温度(或融解温度)。②DNA 的 T_m 值与其 DNA 长短以及碱基中的 GC 含量有关。GC 含量越高,T_m 值越高;离子强度越高,T_m 值越高。T_m 可根据 DNA 长度、GC 含量及离子浓度来计算。当寡核苷酸片段<20 bp 时,按

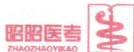

$T_m＝4(G＋C)＋2(A＋T)$来估算,其中,G、C、A、T 是寡核苷酸片段中所含的碱基个数。

> **昭昭老师提示:** Tm 数值大小取决于①DNA 分子长短,②GC 含量,③溶液离子强度。

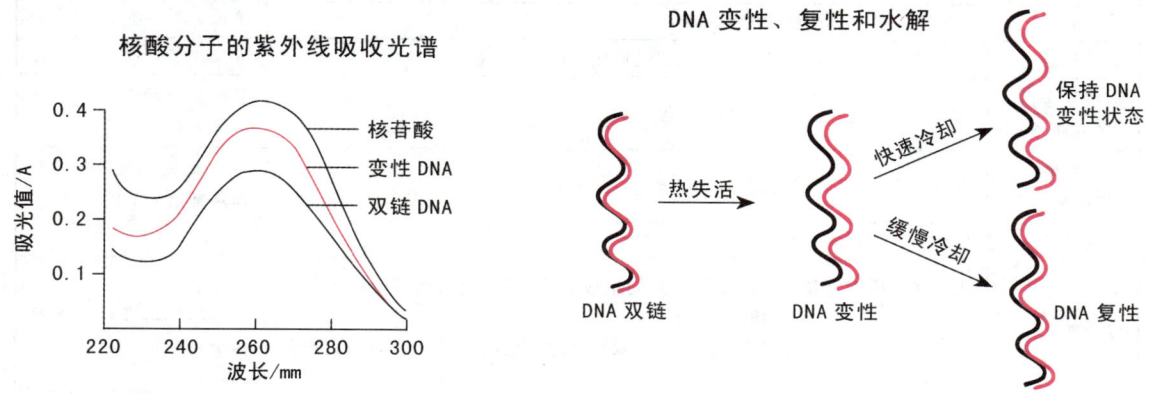

核酸分子的紫外线吸收光谱

DNA 变性、复性和水解

3. 复性和杂交

(1) 复性　变性的 DNA 在适当条件下,两条互补链可重新配对,恢复原来的双螺旋结构,这一现象称为复性,也称为退火。

热变性 DNA 经缓慢冷却后即可复性,这一过程称为退火,退火产生减色效应。但是,热变性 DNA 迅速冷却至 4 ℃以下,两条解离的互补链还来不及形成双链,所以 DNA 不能发生复性。这一特性被用来保持 DNA 的变性状态。

(2) 杂交　将不同种类的 DNA 单链或 RNA 放在同一溶液中,只要两种核酸单链之间存在一定程度的碱基配对关系,它们就有可能形成杂化双链,这种杂化双链可在 DNA－DNA、DNA－RNA、RNA－RNA 之间形成,这种现象称为杂交。杂交原理可用来研究 DNA 片段在基因组中的定位、鉴定核酸分子间的序列相似性、检测靶基因在待测样品中存在与否等。

> **昭昭老师速记:** 杂交可以理解为第三者插足。

【例 5】 DNA 变性的结果是

A. 双链解开　　　　　　　　B. 紫外线吸收降低　　　　　　　　C. 凝固

D. 生物学功能增强　　　　　　E. 理化性质不发生任何改变

> 参考答案如下,详细答案参见 2021 版《国家临床执业及助理医师资格考试精选真题考点精析》。

1. D	2. B	3. C	4. A	5. A	昭昭老师提示:关注官方微信。

第 3 章　酶与酶促反应

> **2021 考试大纲**

①酶的催化作用;②酶辅助因子;③酶促反应动力学;④抑制剂与激活剂。

> **考纲解析**

近 20 年的医师考试中,本章的考点是酶促反应动力学,执业医师每年考查分数为 0～1 分,助理医师每年考查分数为 0～1 分。

一、酶的分子结构与功能

1. 酶相关的基本概念　酶是由活细胞产生的、对其底物具有高度特异性和高度催化效能的蛋白质。

分　类	概　念	昭昭老师速记
酶	①由活细胞产生的、对其底物具有与高度特异性和高度催化效能的蛋白质; ②酶的化学本质是蛋白质	具有催化功能的蛋白质就是酶

分　类	概　念	昭昭老师速记
单体酶	由单一亚基构成的酶,如溶菌酶	单体＝单一亚基
寡聚酶	由多个相同或不同的亚基以非共价键连接组成的酶	
多酶复合物 (多酶体系)	几种具有不同催化功能的酶彼此聚合而成	多酶复合物当然是多个酶聚集在一起
多功能酶 (串联酶)	在一条肽链上同时具有多种不同催化功能的酶	一个肽链就是一个酶,但是有很多不同功能
单纯酶	仅含有蛋白质的酶	
结合酶	①由蛋白质部分和非蛋白质部分共同组成的酶,其中蛋白质部分称为酶蛋白,非蛋白质部分称为辅因子; ②酶蛋白主要决定酶促反应的特异性及其催化机制,辅因子主要决定酶促反应的性质和类型	结合酶＝酶蛋白＋辅助因子
全酶	①酶蛋白和辅助因子结合在一起称为全酶; ②酶蛋白和辅助因子单独存在时均无催化活性,只有全酶才有催化作用	酶蛋白必须和辅助因子牢牢绑定在一起
辅酶	①辅酶与酶蛋白的结合疏松可用透析或超滤方法除去; ②在酶促反应中,辅酶作为底物接受质子或基团后离开酶蛋白,参加另一酶促反应并将所携带的质子或基团转移出去	辅酶结合比较松
辅基	①辅基与酶蛋白结合紧密不能用透析或超滤将其除去; ②辅基不能离开酶蛋白	辅基结合比较紧

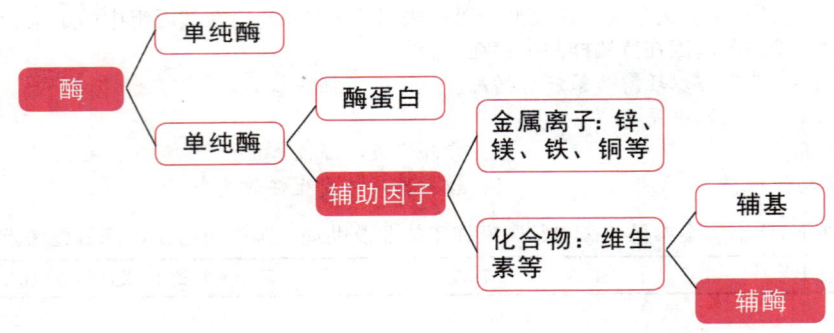

【例1】辅酶在酶促反应中的作用是

A. 起运载体的作用　　　　　　B. 维持酶的空间构象　　　　　C. 参加活性中心的组成

D. 促进中间复合物形成　　　　E. 提供必需基团

【例2】辅酶和辅基的差别在于

A. 辅酶为小分子有机物,辅基常为无机物　　　　B. 辅酶与酶共价结合,辅基则不是

C. 经透析方法可使辅酶与酶蛋白分离,辅基则不能　　D. 辅酶参与酶反应,辅基则不参与

E. 辅酶含有维生素成分,辅基则不含

2. 辅助因子

(1) 辅助因子　多为小分子有机化合物或金属离子,在酶促反应中的作用为:主要参与传递电子、质子(或基团)或起运载体作用。

辅酶或辅基	缩　写	转移的基团	所含的维生素	昭昭老师速记
烟酰胺腺嘌呤二核苷酸(辅酶Ⅰ)	NAD^+	H^+、电子	维生素 PP(烟酰胺或称尼克酰胺)	"现(腺)"在抽"1,2"香"烟",洗干净"PP"
烟酰胺腺嘌呤二核苷酸磷酸(辅酶Ⅱ)	$NADP^+$	H^+、电子		

续表

辅酶或辅基	缩 写	转移的基团	所含的维生素	昭昭老师速记
黄素腺嘌呤二核苷酸	FAD	氢原子	维生素 B_2（核黄素）	"2"个人很"黄"，让丈"夫（F）"丢人"现（腺）"眼
焦磷酸硫胺素（或称硫胺素焦磷酸）	TPP	醛基	维生素 B_1（硫胺素）	"1""T"的硬盘热到都烤"焦"，"流"水了
磷酸吡哆醛	—	氨基	维生素 B_6	背的"多""溜（6）"啊，这下"胺"心了
辅酶A（腺苷等组成，含腺嘌呤）	CoA	酰基	泛酸	"现（腺）"在"泛"滥"啦（A）"
生物素	—	二氧化碳	生物素	—
四氢叶酸	FH_4	一碳单位	叶酸	"一""叶"知秋
辅酶 B_{12}		氢原子,烷基	维生素 B_{12}	—
硫辛酸	—	酰基	硫辛酸	—

【例3】转氨酶的辅酶是

A. 磷酸吡哆醛　　B. 焦磷酸硫胺素　　C. 生物素　　　　D. 四氢叶酸　　　E. 泛酸

【例4】大多数脱氢酶的辅酶是

A. NAD^+　　　B. $NADP^+$　　　C. CoA　　　　　D. Cytc　　　　E. $FADH_2$

例5～8共用选项

A. 维生素 B_1　　B. 维生素 B_2　　C. 维生素 B_{12}　　D. 泛酸　　　　E. 维生素PP

【例5】FAD 中所含的维生素是

【例6】NAD^+ 中所含的维生素是

【例7】TPP 中所含的维生素是

【例8】辅酶 A 中所含的维生素是

（2）金属离子　是最常见的辅助因子，约2/3的酶含有金属离子。金属离子作为酶的辅助因子的主要作用是：①作为酶活性中心的组成部分参加催化反应，使底物与酶活性中心的必需基团形成正确的空间排列，有利于酶促反应的发生；②作为连接酶与底物的桥梁，形成三元复合物；③金属离子还可以中和电荷，减小静电斥力，有利于底物与酶的结合；④金属离子的酶的结合还可以稳定酶的空间构象。

3. 酶的活性中心

（1）酶的活性中心　是酶分子执行其催化功能的部位。酶的活性中心或活性部位是酶分子中能与底物特异地结合并催化底物转变为产物的具有特定三维结构的区域。

酶的活性中心

1013

(2) 必需基团　酶分子中氨基酸残基的侧链由不同的化学基团组成,其中一些与酶的活性密切相关的化学基团称为酶的必需基团。酶的必需基团常见的有丝氨酸残基的羟基、组氨酸残基的咪唑基、半胱氨酸残基的巯基以及酸性氨基酸残基的羧基等。有的必需基团位于酶的活性中心内,有的则位于酶的活性中心之外。

位于酶活性中心内的必需基团	①分为:结合基团和催化基团,这些必需基团在一级结构上可能相距较远,但在空间结构上相互接近,共同组成酶的活性中心; ②结合基团的作用是识别与结合底物和辅酶,形成酶-底物过渡态复合物; ③催化基团的作用是影响底物中的某些化学键的稳定性,催化底物发生化学反应,进而转变成产物
位于酶活性中心外的必需基团	虽然不直接参与催化作用,为维持酶活性中心的空间构象和(或)作为调节剂的结合部位所必需

【例9】下列关于酶的叙述,正确的是

A. 活化的酶均具有活性中心　　　　　　　B. 能提高反应系统的活化能

C. 所有的酶都具有绝对特异性　　　　　　D. 随反应进行酶量逐渐减少

E. 所有的酶均具有辅基或辅酶

【例10】酶与无机催化剂催化反应的不同点是

A. 催化反应的可调节性　　　　B. 反应前后质量不变　　　　C. 催化效率不高

D. 不改变反应平衡点　　　　　E. 只催化热力学上允许的反应

4. 同工酶　指催化相同的化学反应,但酶蛋白的分子结构、理化性质乃至免疫化学性质不同的一组酶。同工酶虽然在一级结构上存在差异,但其活性中心的三维结构相同或相似,故可以催化相同的化学

酶	内　容	昭昭老师速记
乳酸脱氢酶 (LDH)	①LDH 亚基有两种类型:骨骼肌型(M 型)和心肌型(H 型); ②两种亚基以不同的比例组成 5 种同工酶,即 LDH$_1$(H$_4$)、LDH$_2$(H$_3$M)、LDH$_3$(H$_2$M$_2$)、LDH$_4$(HM$_3$)和 LDH$_5$(M$_4$); ③心肌中 LDH$_1$ 的含量最高,肝脏和骨骼肌中 LDH$_5$ 含量最高	①"一""心"一意 ②"五"香猪"肝"和排"骨"
肌酸激酶 (CK)	①CK 的亚基有两种类型:肌型(M 型)和脑型(B 型)。 ②两种亚基组成 3 种同工酶,即 CK$_1$(BB 型)、CK$_2$(MB 型)和 CK$_3$(MM 型)。 ③脑中含 CK$_1$,心肌中含 CK$_2$,骨骼肌中含 CK$_3$。 ④正常血液中的 CK 主要是 CK$_3$,几乎不含 CK$_2$;心肌梗死后,CK$_2$ 的活性升高常作为临床早期诊断心肌梗死的一项生化指标	"2000"块钱买一件"CK"的衣服,很"心"疼

【例11】乳酸脱氢酶同工酶有

A. 2 种　　　　B. 3 种　　　　C. 4 种　　　　D. 5 种　　　　E. 6 种

二、酶的工作原理

1. 酶促反应与一般催化剂催化反应的比较　①酶是生物催化剂,具有与一般催化剂相同的特点。②但由于酶的化学本质是蛋白质,因此酶促反应又具有不同于一般催化剂催化反应的特点和反应机制。

酶促反应与一般催化剂催化反应的相同点	酶促反应与一般催化剂催化反应的不同点
①在化学反应前后都没有质和量的改变; ②都只能催化热力学允许的化学反应; ③都只能加速反应的进程,而不改变反应的平衡点,即不改变反应的平衡常数; ④作用的机制都是降低反应的活化能	①酶对底物具有极高的催化效率; ②酶对底物具有高度的特异性; ③酶的活性与酶量具有可调节性; ④酶不稳定性:酶促反应条件温和,常在常温、常压和接近中性的条件下进行

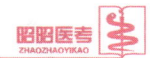

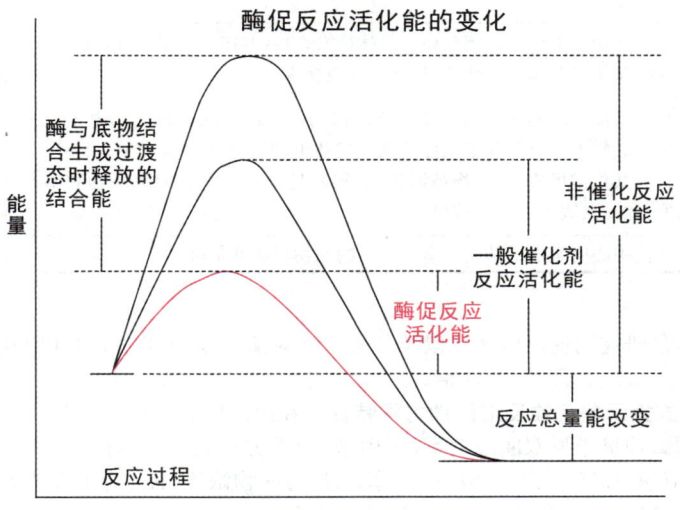

酶促反应活化能的变化

- 酶与底物结合生成过渡态时释放的结合能
- 非催化反应活化能
- 一般催化剂反应活化能
- 酶促反应活化能
- 反应总量能改变
- 能量
- 反应过程

2. 酶的高度特异性

绝对特异性	①只作用于特定结构的底物分子,进行一种专一的反应,生成一种特定结构的产物; ②有些具有绝对特异性的酶只能催化底物的一种光学异构体或一种立体异构体进行反应
相对特异性	依据底物分子中特定的化学键或特定的基团,因而可以作用于含有相同化学键或化学基团的一类化合物,这种选择性称为相对特异性

3. 酶通过促进底物形成过渡态而提高反应速率 ①酶与一般催化剂一样,通过降低反应的活化能,从而提高反应的速率。②酶比一般的催化剂能更有效地降低反应的活化能,因此催化效率更高。

4. 酶与底物结合形成中间产物

诱导契合作用使酶与底物密切结合	具有相对特异性的酶能够结合一组结构并不完全相同的底物分子,酶构象的变化有利于其与底物结合,并使底物转变为不稳定的过渡态,易受酶的催化攻击而转化为产物
邻近效应与定向排列使诸底物正确定位于酶的活性中心	酶在反应中将诸底物结合到酶的活性中心,使它们相互接近并形成有利于反应的正确定向关系
表面效应使底物分子去溶剂化	酶的活性中心多形成疏水"口袋",这样就造成一种有利于酶与其特定底物结合并催化其反应的环境。酶促反应在此疏水环境中进行,使底物分子去溶剂化,排除周围大量水分子对酶和底物分子中功能基团的干扰性吸引和排斥,防止水化膜的形成,利于底物与酶分子的密切接触和结合,这种现象称为表面效应

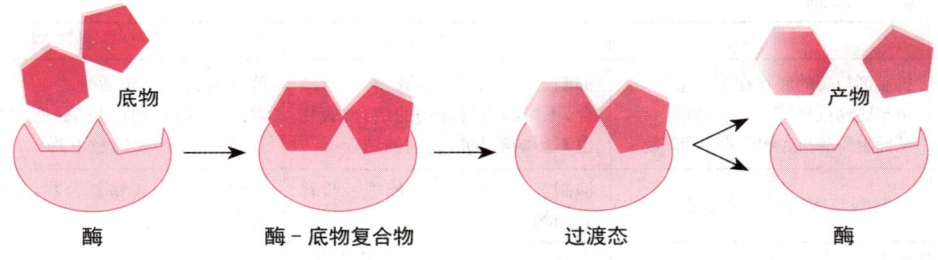

底物 酶 → 酶–底物复合物 → 过渡态 → 产物 酶

5. 酶的催化机制呈现多元催化作用 酶促反应常常涉及多种催化机制的参与,共同完成催化反应。

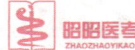

催化作用	定 义	昭昭老师速记
酸-碱催化作用	①酶活性中心上有些基团是质子供体(酸),有些基团是质子受体(碱); ②这些基团参与质子的转移,可加快反应速率	酸碱＝质子
亲核催化	①指酶活性中心亲核基团如丝氨酸蛋白酶的(Ser－OH)释出的电子攻击过渡态底物上具有部分正电性的原子或基团,形成瞬时共价键; ②瞬时共价键形成后,底物被激活,并很容易进一步水解形成产物和游离的酶,此时又表现出共价催化	核＝共价键
亲电子催化	酶活性中心内亲电子基团与富含电子的底物形成共价键	亲电＝电子底物

三、酶促反应动力学

酶促反应动力学是研究酶促反应速率以及各种因素对酶促反应速率影响机制的科学。影响酶促反应速率的因素包括底物浓度、酶浓度、pH 值、温度、抑制剂及激活剂等。

1. 米-曼氏方程式揭示单底物反应的动力学特性 在酶浓度和其他反应条件不变的情况下,底物浓度对酶促反应速率的影响呈矩形双曲线关系,可用米-曼氏方程式表示,即 $V=(V_{\max}[S])/(K_m+[S])$,公式中:$V$ 为酶促反应速率,$V_{\max}$ 为最大反应速率,$[S]$ 为底物浓度,K_m 为米氏常数。米-曼氏方程式反映的是单底物反应速率(V)与底物浓度$[S]$的数学关系式。

2. 米氏常数 K_m

(1)K_m 根据米-曼氏方程式,当 $V=1/2V_{\max}$ 时,$K_m=[S]$,即 K_m 值等于酶促反应速率为最大速率一半时的底物浓度。K_m 的特点如下

K_m 值是酶的特征性常数	①K_m 的大小并非固定不变; ②它与酶的结构、底物结构、反应环境的 pH、温度和离子强度有关,而与酶浓度无关
K_m 代表酶对底物的亲和力	①K_m 越大,表示酶对底物的亲和力越小; ②K_m 越小,酶对底物的亲和力越大
对于同一底物,不同的酶有不同的 K_m 值	多底物反应的酶对不同底物的 K_m 值也各不相同

(2)最大反应速率($V_{\max}$) 是酶完全被底物饱和时的反应速率,与酶浓度成正比。

(3)酶浓度对酶促反应速率的影响 底物足够时酶浓度对酶促反应速率的影响呈直线关系。

【例12】酶的最适 pH 值是

A. 酶的特征性常数　　　　　B. 酶促反应速度最大时的 pH 值　C. 酶最稳定时的 pH 值

D. 与底物种类无关的参数　　E. 酶的等电点

【例13】有关酶 K_m 的叙述,正确的是

A. K_m 是酶-底物复合物的解离常数　B. K_m 与酶的结构无关　　C. K_m 与底物的性质无关

D. K_m 并不反映酶与底物的亲和力　E. K_m 在数值上是达到最大反应速度一半时所需的底物浓度

3. 酶抑制剂的类型和特点

(1)不可逆性抑制 与酶活性中心的必需基团共价结合,使酶失活。

(2)可逆性抑制

	竞争性抑制	非竞争性抑制	反竞争性抑制
概念	抑制剂与酶的底物在结构上相似,可与底物竞争结合酶的活性中心,从而阻碍酶与底物形成中间产物	抑制剂与酶活性外的结合位点结合,不影响酶与底物的结合,底物也不影响酶与抑制剂的结合	抑制剂也是与酶活性中心外的调节位点结合,抑制剂仅与酶-底物复合物结合,使中间产物的量下降
本质	抑制酶与底物复合物形成	抑制剂-酶-复合物不能进一步释放产物	抑制剂与酶-底物复合物结合,使酶对底物的亲和力增加
K_m	增大	不变	↓
$V_{\max}$	不变	↓	↓

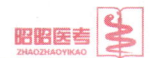

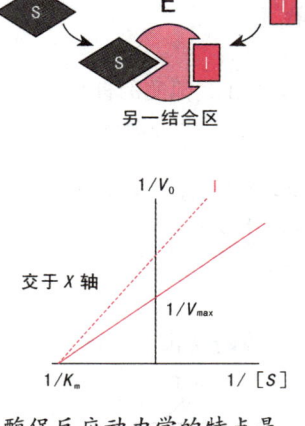
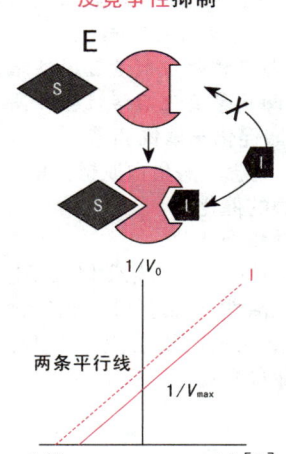

【例14】 非竞争性抑制剂存在时,酶促反应动力学的特点是

A. K_m 增大, V_{max} 不变

B. K_m 降低, V_{max} 不变

C. K_m 不变, V_{max} 增大

D. K_m 不变, V_{max} 降低

E. K_m 和 V_{max} 均降低

4. 常考抑制剂举例

物　质	性质	机制或类似物	昭昭老师速记
有机磷农药中毒	不可逆性抑制	抑制胆碱酯酶	"有胆""不"敢来
重金属离子	不可逆性抑制	抑制巯基酶	"金""球(巯)"奖"不"好拿
路易士气	不可逆性抑制	抑制巯基酶	"气""球(巯)"
丙二酸	竞争性抑制	抑制琥珀酸脱氢酶	"二"只老"虎""竞争"吃"丙"
磺胺类药物	竞争性抑制	抑制二氢叶酸合成酶,结构类似于对氨基苯甲酸	"二"个人"竞"然都很"黄",真是找"对"人了
哇巴因	竞争性抑制	对细胞膜 $Na^+ - K^+ - ATP$ 酶的抑制	"哇巴""竞争""钠和钾"

四、酶的调节

1. 酶活性的调节(快速调节)与酶含量的调节(缓慢调节)

酶活性的调节——快速调节	别构调节（变构调节）	①可分为别构激活剂和别构抑制剂; ②别构酶都是代谢途径的关键酶,催化的反应常是不可逆反应; ③别构效应剂可导致酶构象的变化,而酶构型并不发生改变; ④别构酶分子中常含有多个亚基但并不是都具有催化亚基和调节亚基; ⑤别构效应剂与别构酶活性中心外的某个部位呈非共价可逆性结合; ⑥反应动力学不符合米-曼氏方程式
	化学修饰调节（共价修饰调节）	①酶蛋白肽链上的一些基团可在其他酶的催化下,与某些化学基团共价结合,同时又可在另外一种酶的催化下,去掉已结合的化学基团,从而影响酶的活性,这种调节方式即名为化学修饰调节; ②最常见的形式是磷酸化和去磷酸化
	酶原激活	①酶原向酶的转变过程称为酶原的激活; ②酶原激活的实质是酶的活性中心的形成或暴露
酶含量的调节——缓慢调节	诱导或阻遏	酶合成的诱导与阻遏是一种缓慢而长效的调节
	酶的降解	①组织蛋白降解的溶酶体途径(非ATP依赖性蛋白质降解途径),由溶酶体内的组织蛋白酶非选择性地催化分解一些膜结合蛋白、长半寿期蛋白和细胞外的蛋白; ②组织蛋白降解的胞质途径(ATP依赖性泛素介导的蛋白质降解途径),主要降解异常或损伤的蛋白质,以及几乎所有短半寿期的蛋白质

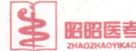

【例 15】下列关于变构酶的叙述,不正确的是
A. 变构酶催化非平衡反应
B. 多为代谢途径的关键酶
C. 与变构效应剂量可逆性结合
D. 都具有催化亚基和调节亚基
E. 酶构象变化后活性可升高或降低

2. 酶促化学修饰调节

(1) 概念　酶蛋白肽链上的一些基团可在其他酶的催化下,与某些化学基团共价结合,同时又可在另一种酶的催化下,去掉已结合的化学基团,从而影响酶的活性,酶的这种调节方式称为酶的共价修饰或酶的化学修饰调节。

(2) 形式　酶的化学修饰是通过某些化学基团与酶的共价可逆结合来实现的。在化学修饰过程中,酶发生无活性(或低活性)与有活性(或高活性)两种形式的互变。酶的化学修饰主要有磷酸化与去磷酸化、乙酰化与去乙酰化、甲基化与去甲基化、腺苷化与去腺苷化、-SH 与 -S-S- 的互变等,其中磷酸化与去磷酸化最多见。

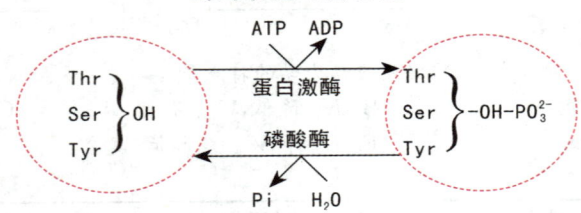

酶的磷酸化与去磷酸化

五、核酶与核酸酶

酶	功　能	昭昭老师速记
核酶	①某些小 RNA 分子具有催化特定 RNA 降解的活性,在 RNA 合成后的剪接修饰中具有重要作用; ②具有催化作用的小 RNA 称核酶或催化小 RNA	"酶"就是让什么东西变"没"
核酸酶	可以水解核酸的酶,分为:DNA 酶和 RNA 酶	"酶"就是让什么东西变"没"

➤ 参考答案如下,详细答案参见 2021 版《国家临床执业及助理医师资格考试精选真题考点精析》。

1. A	2. C	3. A	4. A	5. B	
6. E	7. A	8. D	9. A	10. A	昭昭老师提示:关注官方微信,获得第一手考试资料。
11. D	12. B	13. E	14. D	15. D	

第 4 章　维生素

➤ **2021 考试大纲**

　①脂溶性维生素;②水溶性维生素。

➤ **考纲解析**

　近 20 年的医师考试中,本章的考点是缺乏维生素后的疾病,执业医师每年考查分数为 0~1 分,助理医师每年考查分数为 0~1 分。

一、维生素的分类

　按溶解性不同,维生素可分为脂溶性维生素和水溶性维生素两大类。

分　类	内　容	昭昭老师速记
脂溶性维生素	维生素 A、D、E 和 K	"Dea"r"脂""K"

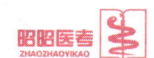

续表

分 类	内 容	昭昭老师速记
水溶性维生素	B族维生素(B_1、B_2、PP、B_6、B_{12}、生物素、泛酸和叶酸)、维生素C、硫辛酸	这种水果含维生素"B、C"多,而且含"水"分也多

二、脂溶性维生素

维生素	活性形式	主要功能	缺乏症表现	昭昭老师速记
VitA	视黄醇、视黄醛、视黄酸	VitA 又称为抗干眼病维生素。 ①视黄醛与视蛋白结合维持了正常视觉功能; ②视黄酸对基因表达和组织分化具有调节作用; ③VitA 和胡萝卜素是有效的抗氧化剂; ④VitA 及其衍生物可抑制肿瘤生长; ⑤其代谢产物可与细胞内的核受体结合,调节细胞的生长与分化; ⑥抗氧化作用	①夜盲症; ②干眼病	势利"眼""啊(A)"
VitD	$1,25-(OH)_2-VitD_3$	VitD 又称抗佝偻病维生素。 ①促进小肠对钙、磷的吸收,维持血钙和血磷的正常水平; ②影响细胞分化,促进胰岛 β 细胞合成与分泌胰岛素; ③代谢产物可与核受体结合; ④属于类固醇	①软骨病; ②佝偻病; ③自身免疫病	"弟弟(D)"的"骨骼"强壮
VitE	生育酚	①VitE 是最重要的脂溶性抗氧化剂; ②维持生殖功能,促进血红素生成; ③组织细胞分化、免疫调节	①不易缺乏,若缺乏可到轻度贫血; ②VitE 治疗先兆流产和习惯性流产	"一(E)""贫(贫血)"如洗
VitK	2-甲基-1,4-萘醌	①促进肝合成 F Ⅱ、Ⅶ、Ⅸ、Ⅹ、抗凝血因子蛋白 C、蛋白 S; ②维持骨盐含量,降低动脉硬化	易出血	儿子、妻子小舅子,十分麻烦,都需要 P"K"

【例1】夜盲症是因为缺乏

A. 维生素 A B. 维生素 B C. 维生素 C D. 维生素 D E. 维生素 E

三、水溶性维生素

维生素	活性形式	主要功能	缺乏症表现	昭昭老师速记
$VitB_1$	焦磷酸硫胺素(TPP)	α-酮酸氧化脱羧酶的辅酶、转酮基反应,抑制胆碱酯酶的活性	脚气病	"一""脚"踢了"PP"
$VitB_2$	FMN,FAD	又称核黄素。 体内氧化还原酶的辅酶	口角炎、唇炎、阴囊炎、眼睑炎	"2"人唱双"黄",一个很"萌MN",一个很"唠 D"
$VitB_6$	磷酸吡哆醛,磷酸吡哆胺	氨基酸脱羧酶及转氨酶的辅酶	低色素小细胞性贫	"多""6"
$VitB_{12}$	甲钴胺素,5'-脱氧腺苷钴胺素	又称钴胺素。 ①促进甲基转移; ②促进 DNA 合成; ③促进红细胞成熟琥珀酰辅酶 A 的生成	巨幼红细胞贫血,神经脱髓鞘	"12"岁的"巨"人

维生素	活性形式	主要功能	缺乏症表现	昭昭老师速记
VitPP	NAD^+、$NADP^+$	又称抗癞皮病维生素。①构成脱氢酶的辅酶;②参与生物氧化体系	癞皮病	①"癞""P"②"脱"了衣服漏出"PP"
VitC	抗坏血酸	又称L-抗坏血酸。①既是羟化酶的辅酶又是强抗氧化剂;②直接参与体内氧化还原反应;③增强免疫力	坏血病	维他命"C""坏"了
泛酸	CoA,酰基载体蛋白(ACP)	又称遍多酸、$VitB_5$。①构成CoA的成分;②参与体内酰基转移;③参与脂酸合成	肢神经痛综合征	整个"肢""体"都"泛酸",不舒服
叶酸	FH_4	参与一碳单位的转移,与蛋白质、核酸合成,红细胞、白细胞成熟有关	巨幼红细胞贫血	"巨"大的树"叶"
生物素	生物素辅酶	又称VitH、$VitB_7$。①构成羧化酶的辅酶;②参与CO_2的固定;③参与信号转导	疲乏、恶心、呕吐	—

例2～3共用选项

A. 脚气病　　　　B. 佝偻病　　　　C. 坏血病　　　　D. 克汀病　　　　E. 夜盲症

【**例2**】维生素B_1缺乏可引起

【**例3**】维生素C缺乏可引起

昭昭老师速记:①抗氧化剂是A、C、E,最重要的它是E;②脂溶性是A、D、E、K,可直接结合核受体;③生物素较少见,只有羧化酶它喜欢;④泛酸就是辅酶A,见到酰基围着转;⑤B_1、B_2和PP可用来脱氢。

➤ 参考答案如下,详细答案参见2021版《国家临床执业及助理医师资格考试精选真题考点精析》。

1. A	2. A	3. C	昭昭老师提示:关注官方微信,获得第一手考试资料。

第5章　糖代谢

➤ **2021考试大纲**

①糖的分解代谢;②糖原的合成与分解;③糖异生;④磷酸戊糖途径;⑤血糖及其调节。

➤ **考纲解析**

近20年的医师考试中,本章的考点是糖的分解代谢和磷酸戊糖途径,执业医师每年考查分数为0～1分,助理医师每年考查分数为0～1分。

第1节　糖的氧化

一分子葡萄糖在胞质中可裂解为两分子丙酮酸,是葡萄糖无氧氧化和有氧氧化的共同起始途径,称为糖酵解。

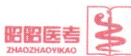

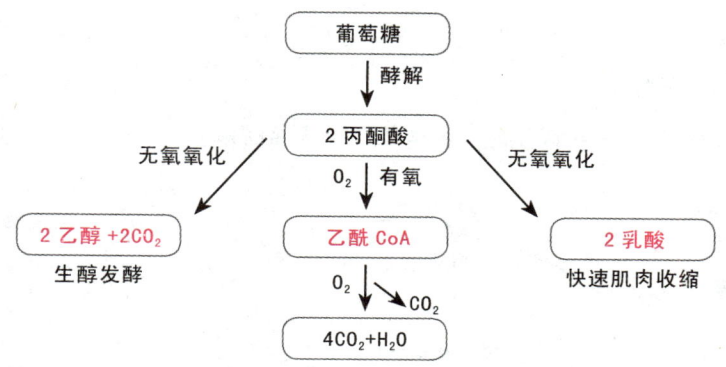

	过 程	昭昭老师速记
糖的无氧氧化	糖酵解过程的终产物是乳酸	母"乳"的整个"过程"
	糖酵解途径的终产物是丙酮酸	"饼(丙)"状"图(途)"
糖的有氧氧化	氧供应充足时,丙酮酸主要进入线粒体中彻底氧化为 CO_2 和 H_2O,即糖的有氧氧化	碳水化合物最终变为水和二氧化碳

一、糖的无氧氧化

葡萄糖不利用氧的分解过程分为两个阶段。

糖无氧氧化的全部反应在胞质中进行,第一阶段是糖酵解,第二阶段为乳酸生成。

	糖无氧氧化反应	催化酶	辅 酶	反应类型	ATP
①	葡萄糖→葡糖-6-磷酸	己糖激酶	Mg^{2+}	磷酸化反应	−1
②	葡糖-6-磷酸→果糖-6-磷酸	磷酸己糖异构酶	Mg^{2+}	异构反应	0
③	果糖-6-磷酸→果糖-1,6-二磷酸	磷酸果糖激酶—1	Mg^{2+}	磷酸化反应	−1
④	果糖-1,6-二磷酸→磷酸二羟丙酮+3-磷酸甘油醛	醛缩酶	—	裂解反应	0
⑤	磷酸二羟丙酮→3-磷酸甘油醛	磷酸丙糖异构酶	—	异构反应	0
⑥	2×(3-磷酸甘油醛→1,3-二磷酸甘油酸)	3-磷酸甘油醛脱氢酶	—	氧化反应	0
⑦	2×(1,3-二磷酸甘油酸→3-磷酸甘油酸)	磷酸甘油酸激酶	Mg^{2+}	底物水平磷酸化	2×1
⑧	2×(3-磷酸甘油酸→2-磷酸甘油酸)	磷酸甘油酸变位酶	Mg^{2+}	异构反应	0
⑨	2×(2-磷酸甘油酸→磷酸烯醇式丙酮酸)	烯醇化酶	—	脱水反应	0
⑩	2×(磷酸烯醇式丙酮酸→丙酮酸)	丙酮酸激酶	Mg^{2+}、K^+	底物水平磷酸化	2×1
⑪	2×(丙酮酸→乳酸)	乳酸脱氢酶	—	还原反应	0

【例1】糖酵解的关键酶是

A. 丙酮酸羧化酶   B. 己糖激酶   C. 果糖二磷酸酶

D. 葡萄糖-6-磷酸酶   E. 磷酸化酶

二、糖的有氧氧化

糖的有氧氧化分为三个阶段。

1. 第一阶段 葡萄糖在胞质中经糖酵解生成丙酮酸,即葡萄糖→丙酮酸,与糖无氧氧化的第一阶段过程相同。

2. 第二阶段 丙酮酸进入线粒体氧化脱羧生成乙酰CoA,即丙酮酸→乙酰CoA,反应部位在线粒体。丙酮酸进入线粒体氧化脱羧生成乙酰CoA,总反应式为:丙酮酸＋NAD^+＋HS—CoA→乙酰CoA＋NADH＋H^+＋CO_2。此反应由丙酮酸脱氢酶复合体催化,该复合体的辅酶有焦磷酸硫胺素(TPP)、硫辛酸、FAD、NAD^+及CoA。

昭昭老师速记:"双"人"流"着口水"啊(A)",看着"肥(F)""牛(N)"。

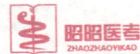

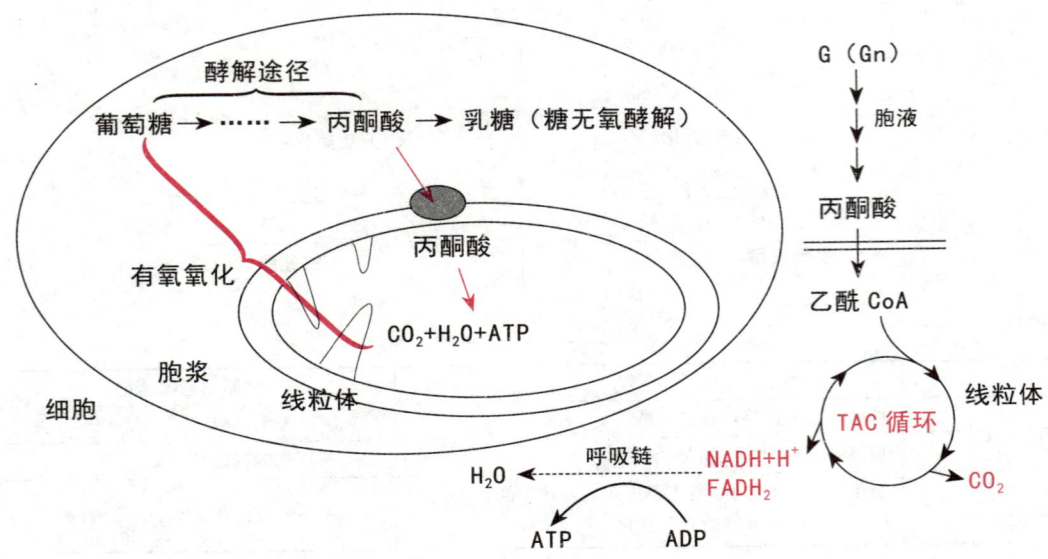

3. 第三阶段 乙酰 CoA 进入柠檬酸循环,并偶联进行氧化磷酸化。柠檬酸循环的第一步是由乙酰 CoA 与草酰乙酸缩合生成柠檬酸,然后柠檬酸经过一系列反应重新生成草酰乙酸,完成一轮循环。由于柠檬酸是一含三个羧基的柠檬酸,因此柠檬酸循环又称三羧酸循环。

	三羧酸循环	催化酶	辅 酶	反应类型	ATP
①	2×(乙酰 CoA+草酰乙酸→柠檬酸)	柠檬酸合酶	K+	缩合反应	0
②	2×(柠檬酸→异柠檬酸)	顺乌头酸酶	—	异构反应	0
③	2×(异柠檬酸→α-酮戊二酸)	异柠檬酸脱氢酶	2NADH	氧化脱羧反应	5
④	2×(α-酮戊二酸→琥珀酰 CoA)	α-酮戊二酸脱氢酶复合体	2NADH	氧化脱羧反应	5
⑤	2×(琥珀酰 CoA→琥珀酸)	琥珀酰 CoA 合成酶	—	底物水平磷酸化	2GTP
⑥	2×(琥珀酸→延胡索酸)	琥珀酸脱氢酶	2FAD	脱氢氧化反应	3
⑦	2×(延胡索酸→苹果酸)	延胡索酸酶	—	加水反应	0
⑧	2×(苹果酸→草酰乙酸)	苹果酸脱氢酶	2NADH	脱氢氧化反应	5

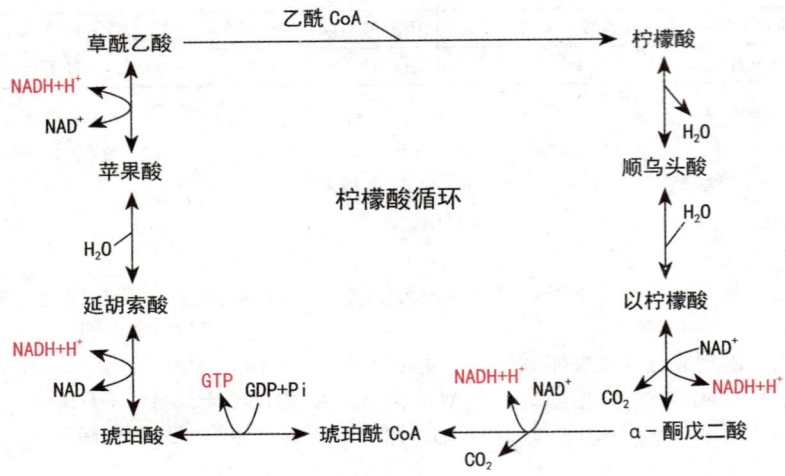

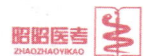

【例2】 三羧酸循环的生理意义是

A. 合成胆汁酸　　　　　　　B. 提供能量　　　　　　　C. 提供 NADPH

D. 参与酮体合成　　　　　　E. 参与蛋白质代谢

【例3】 不参与三羧酸循环的化合物是

A. 枸橼酸　　　B. 草酰乙酸　　　C. 丙二酸　　　D. α-酮戊二酸　　　E. 琥珀酸

【例4】 属于三羧酸循环的酶是

A. 6-磷酸葡萄糖脱氢酶　　　　　B. 苹果酸脱氢酶　　　　　C. 丙酮酸脱氢酶

D. NADH 脱氢酶　　　　　　　　E. 葡萄糖-6-磷酸酶

➤ **昭昭老师总结：葡萄糖的代谢过程**

阶　段	反　应	辅　酶	ATP
第一阶段	葡萄糖→6-磷酸葡萄糖	—	−1
	6-磷酸果糖→果糖-1,6-二磷酸	—	−1
	2×3-磷酸甘油醛→2×1,3-二磷酸甘油酸	2NADH(胞质)	3 或 5
	2×1,3-二磷酸甘油酸→2×3-磷酸甘油酸	—	2
	2×磷酸烯醇式丙酮酸→2×丙酮酸	—	2
第二阶段	2×丙酮酸→2×乙酰 CoA	2NADH(线粒体基质)	5
第三阶段	2×异柠檬酸→2×α-酮戊二酸	2NADH(线粒体基质)	5
	2×α-酮戊二酸→2×琥珀酰 CoA	2NADH	5
	2×琥珀酰 CoA→2×琥珀酸	—	2
	2×琥珀酸→2×延胡索酸	2FADH$_2$	3
	2×苹果酸→2×草酰乙酸	2NADH	5

（1分子葡萄糖）经过糖有氧氧化,总共产生 30 或 32 分子 ATP。

三、糖无氧氧化和柠檬酸循环的常考特点归纳总结

	糖无氧氧化	柠檬酸循环
1	1分子葡萄糖	1分子乙酰 CoA
2	①2 个阶段(葡萄糖→丙酮酸→乳酸); ②2 次磷酸化→消耗 2ATP; ③2 次底物水平磷酸化,生成 2ATP	①2 次脱羧→生成 2 分子 CO$_2$(此为体内 CO$_2$ 的主要来源); ②1 次底物水平磷酸化(生成 GTP)
3	3 个关键酶	3 个关键酶
4	生成 4 分子的 ATP(但净生成 2ATP)	4 次脱氢(3 次由 NAD$^+$接受,1 次由 FAD 接受),生成 9ATP(3×2.5+1×1.5ATP)
部位	胞质	线粒体
产物	最终产物是乳酸	最终产物是 CO$_2$ 和 H$_2$O
意义	①迅速提供能量; ②当机体缺氧或剧烈运动肌肉局部血流不足时,能量主要通过乳酸酵解获得; ③红细胞没有线粒体,完全依赖乳酸酵解供应能量; ④神经、白细胞和骨髓等代谢极为活跃,即使不缺氧也常由乳酸酵解提供部分能量	①柠檬酸循环是三大营养物质分解产能的共同通路; ②柠檬酸循环是糖、脂肪、氨基酸代谢联系的枢纽

四、底物水平磷酸化

1. 概念　体内 ATP 的生成方式有氧化磷酸化和底物水平磷酸化两种。底物水平磷酸化是指将底物分子中的能量直接以高能键形式转移给 ADP(或 GDP)生成 ATP(或 GTP)的反应过程。

2. 糖代谢中的底物水平磷酸化　在糖无氧氧化过程中有 2 次底物水平磷酸化,分别由磷酸甘油酸激酶和丙酮酸激酶催化,均产生 ATP。在柠檬酸循环中有 1 次底物水平磷酸化,由琥珀酰 CoA 合成酶催

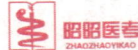
化,产生 GTP。

【例5】 进行底物水平磷酸化的反应是

A. 葡萄糖→6-磷酸葡萄糖　　　　B. 6-磷酸果糖→1,6-二磷酸果糖

C. 3-磷酸甘油醛→1,3-二磷酸甘油酸　　D. 琥珀酰 CoA→琥珀酸

E. 丙酮酸→乙酰 CoA

五、糖有氧氧化可抑制糖无氧氧化

酵母菌在无氧时进行生醇发酵;将其转移至有氧环境,生醇发酵即被抑制。这种有氧氧化抑制生醇发酵(或糖无氧氧化)的现象称为巴斯德效应。

六、糖无氧氧化和有氧氧化的调节

糖酵解过程有 3 个非平衡反应,分别由己糖激酶、磷酸果糖激酶-1 和丙酮酸激酶催化,它们催化的反应不可逆,是控制糖酵解流量的 3 个关键酶,其活性受别构效应剂和激素的调节。

关键酶	抑制剂	激活剂	调节机制
磷酸果糖激酶-1; (限速酶)	ATP、柠檬酸	ADP、AMP、果糖-1,6-双磷酸、果糖-2,6-双磷酸(最强)	最重要,变构调节
丙酮酸激酶	ATP、胰高血糖素	果糖-1,6-二磷酸	变构调节,化学修饰
己糖激酶	葡萄糖-6-磷酸、长链脂酰 CoA	胰岛素	变构调节,化学修饰

第 2 节　磷酸戊糖途径

磷酸戊糖途径是指从糖酵解的中间产物葡糖-6-磷酸开始形成旁路,通过氧化、基团转移两个阶段生成果糖-6-磷酸和 3-磷酸甘油醛,从而返回糖酵解的代谢途径,亦称为磷酸戊糖旁路。

一、反应部位和反应阶段

反应部位	磷酸戊糖途径在胞质中进行
两个阶段	①第一阶段是氧化反应,生成磷酸核糖、NADPH 和 CO_2;②第二阶段是基团转移反应,最终生成果糖-6-磷酸和 3-磷酸甘油醛

二、反应过程

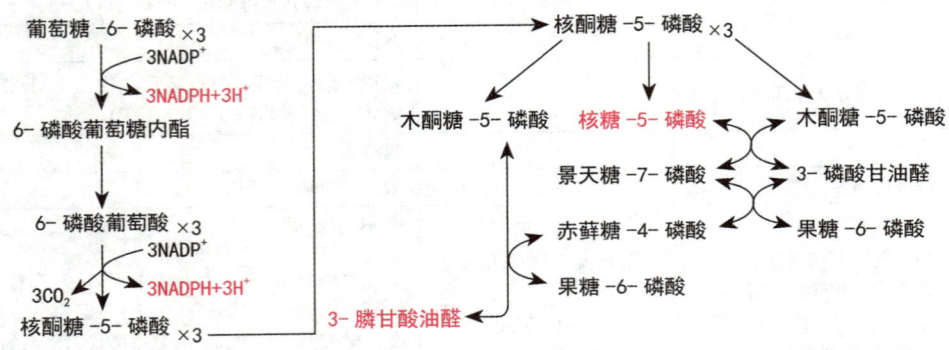

三、辅　酶

葡糖-6-磷酸→6-磷酸葡糖酸内酯	由葡糖-6-磷酸脱氢酶催化,该酶的辅酶为 NADP⁺
6-磷酸葡糖酸→核酮糖-5-磷酸	由 6-磷酸葡糖酸脱氢酶催化,该酶的辅酶为 NADP⁺

四、调　节

1. 关键酶　葡糖-6-磷酸脱氢酶是磷酸戊糖途径的关键酶。(昭昭老师速记:"务(戊)""脱"。)

2. 酶的调节　①葡糖-6-磷酸脱氢酶的活性主要受 NADPH/NADP⁺ 比例的影响。②NADPH 对

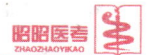

该酶有强烈的抑制作用，$NADPH/NADP^+$比例升高时磷酸戊糖途径被抑制；比例降低时被激活。因此，磷酸戊糖途径的流量取决于 NADPH 需求。

例 6～7 共用选项

A. 6-磷酸葡萄糖脱氢酶　　　B. 苹果酸脱氢酶　　　C. 丙酮酸脱氢酶

D. NADH 脱氢酶　　　　　　E. 葡萄糖-6-磷酸酶

【例 6】属于磷酸戊糖通路的酶是

【例 7】属于糖异生的酶是

五、生理意义

磷酸戊糖途径的生理意义是生成 NADPH 并不是 NADH 和磷酸戊糖，而不能产生 ATP。

1. 为核酸的生物合成提供核糖　核糖是核苷酸的基本组分。体内的核糖并不依赖从食物摄入，而是通过磷酸戊糖途径生成。磷酸核糖的生成方式有两种：一是经葡糖-6-磷酸氧化脱羧生成；二是经糖酵解的中间产物 3-磷酸甘油醛和果糖-6-磷酸通过基团转移生成。

2. 提供 NADPH 作为供氢体参与多种代谢反应　与 NADH 不同，NADPH 携带的氢并不通过电子传递链氧化释出能量，而是参与许多代谢反应，发挥不同的功能。

NADPH 是许多合成代谢的供氢体	如从乙酰 CoA 合成脂肪酸、胆固醇；又如机体合成非必需氨基酸
NADPH 参与羟化反应	体内的羟化反应常有 NADPH 参与
NADPH 可维持谷胱甘肽的还原状态	谷胱甘肽（GSH）是一个三肽，2 分子 GSH 可以脱氢生成氧化型谷胱甘肽（GSSG），而后者可在谷胱甘肽还原酶作用下，被 NADPH 重新还原为还原型谷胱甘肽

还原型谷胱甘肽是体内重要的抗氧化剂，可保护一些含巯基的蛋白质或酶免受氧化剂，尤其是过氧化物的损害。对红细胞而言，还原型谷胱甘肽的作用更为重要，可保护红细胞膜的完整性。葡糖-6-磷酸脱氢酶缺陷者，其红细胞不能经磷酸戊糖途径获得充足的 NADPH，难以使谷胱甘肽保持还原状态，因而表现出红细胞易于破裂，发生溶血性黄疸。这种溶血现象常在食用蚕豆（是强氧化剂）后出现，故称为蚕豆病。

第 3 节　糖原合成与分解

糖原是葡萄糖的多聚体，是体内糖的储存形式。糖原分子呈树枝状，其直链以 α-1,4-糖苷键连接，分支处为 α-1,6-糖苷键。（昭昭老师速记：①"至""死"不渝；②007 电影中军情"6""处"。）

一、糖原合成

1. 概述　糖原是葡萄糖的多聚体，是体内糖的储存形式。葡萄糖单位主要以 α-1,4-糖苷键连接，分支处为 α-1,6-糖苷键。

2. 关键酶　糖原合成关键酶：糖原合酶，它只能使糖链不断延长，但不能形成分支。

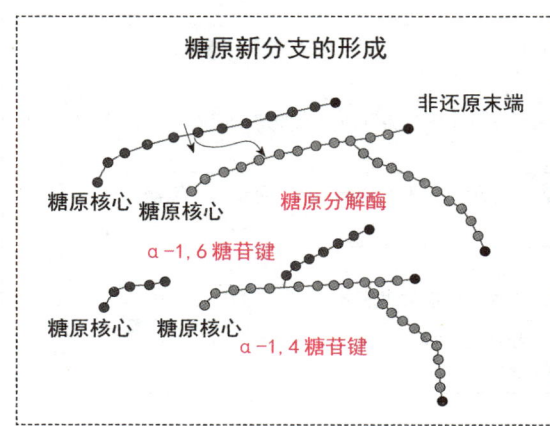

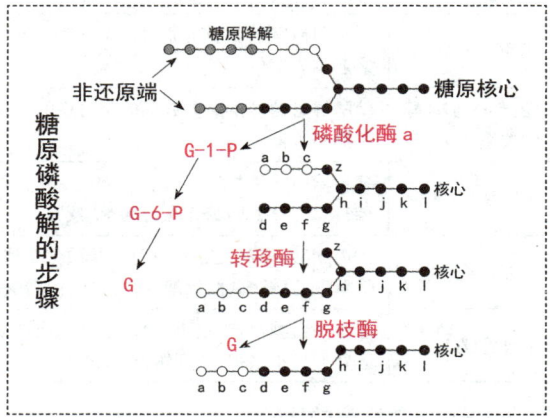

二、糖原分解

1. 概述　糖原分解是指糖原分解为 6-磷酸-葡萄糖或葡萄糖的过程，它不是糖原合成的逆反应。

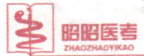

2. 关键酶 糖原分解关键酶:糖原磷酸化酶,只能作用于 $\alpha-1,4-$ 糖苷键而非 $\alpha-1,6-$ 糖苷键,因此只能分解糖原的直链。脱支酶分解 $\alpha-1,6-$ 糖苷键。

三、糖原合成和分解的对比

	糖原合成		糖原分解	
定义	葡萄糖生成糖原的过程		糖原分解为葡糖-6-磷酸或葡萄糖	
发生部位	主要在肝和骨骼肌		主要在肝和骨骼肌	
催化酶	糖原合酶	形成 $\alpha-1,4-$糖苷键(直链)	糖原磷酸化酶	分解 $\alpha-1,4-$糖苷键(直链)
	分支酶	形成 $\alpha-1,6-$糖苷键(分支)	脱支酶	分解 $\alpha-1,6-$糖苷键(分支)
	变位酶	葡糖-6-磷酸→葡糖-1-磷酸	变位酶	葡糖-1-磷酸→葡糖-6-磷酸
关键酶磷酸化	活性降低		活性升高	
耗能过程	耗能过程,1分子葡萄糖消耗2ATP		非耗能过程,不消耗 ATP	
生理意义	①以糖原形式储存葡萄糖; ②当机体需要葡萄糖时糖原可以被迅速动用		①肝糖原维持血糖稳定; ②肌糖原为肌收缩提供急需的能量	

四、糖原合成与糖原分解的调节

糖原合成与糖原分解的调节即分别对糖原合酶和糖原磷酸酶的调节,这两种酶的酶活性都受到化学修饰和别构调节两种方式的快速调节。

	糖原合成的调节	糖原分解的调节
关键酶	糖原合酶	糖原磷酸化酶
化学修饰调节	胰岛素→酶活性升高(促进糖原合成)	①胰高血糖素(肝内)→酶活性升高; ②肾上腺素(骨骼肌内)、Ca^{2+}→酶活性升高; ③胰岛素→酶活性降低(阻止糖原分解)
别构调节	①别构激活剂:ATP、葡糖-6-磷酸; ②别构抑制剂:AMP	①别构激活剂:无; ②别构抑制剂:葡萄糖

第4节　糖异生

在饥饿状况下由非糖化合物(乳酸、甘油、生糖氨基酸等)转变为葡萄糖或糖原的过程称为糖异生。(昭昭老师速记:"乳"臭未"干(甘)"要吃"糖"。)

一、糖异生的合成步骤

合成原料	乳酸、甘油、生糖氨基酸、GTP、ATP
代谢部位	①肝、肾;肾的糖异生能力在正常情况下只有肝的 $1/10$,而在长期饥饿时则大大增强。 ②亚细胞定位:细胞质＋线粒体
糖异生与糖酵解的关系	糖酵解与糖异生的多数反应是可逆的,仅糖酵解中3个限速步骤所对应的逆反应需要由糖异生特有的关键酶来催化
关键酶	葡萄糖-6-磷酸酶、果糖二磷酸酶-1、丙酮酸羧化酶(最重要)、磷酸烯醇式丙酮酸羧激酶 (昭昭老师速记:糖异生的酶带"羧")
耗能过程	①丙酮酸→草酰乙酸:由丙酮酸羧化酶催化,消耗 1ATP。 ②草酰乙酸→磷酸烯醇式丙酮酸:由磷酸烯醇式丙酮酸羧激酶催化,消耗 1GTP
生理意义	①维持血糖恒定(最重要)。②补充或恢复肝糖原储备的重要途径。 ③肾糖异生增强(长期饥饿时)有利于维持酸碱平衡

二、糖异生与糖酵解的比较

	糖异生	糖酵解
途径	非糖化合物(丙酮酸)→葡萄糖	葡萄糖→丙酮酸

续表

	糖异生	糖酵解
代谢部位	肝、肾细胞质＋线粒体	细胞质
关键酶	4个	3个
丙酮酸→磷酸烯醇式丙酮酸	丙酮酸羧化酶＋磷酸烯醇式丙酮酸羧激酶	丙酮酸激酶
果糖-6-磷酸→果糖-1,6-二磷酸	果糖二磷酸酶-1	磷酸果糖激酶-1
葡萄糖→葡糖-6-磷酸	葡萄糖-6-磷酸酶	己糖激酶
ATP	消耗2ATP（即1ATP＋1GTP）	净生成2ATP

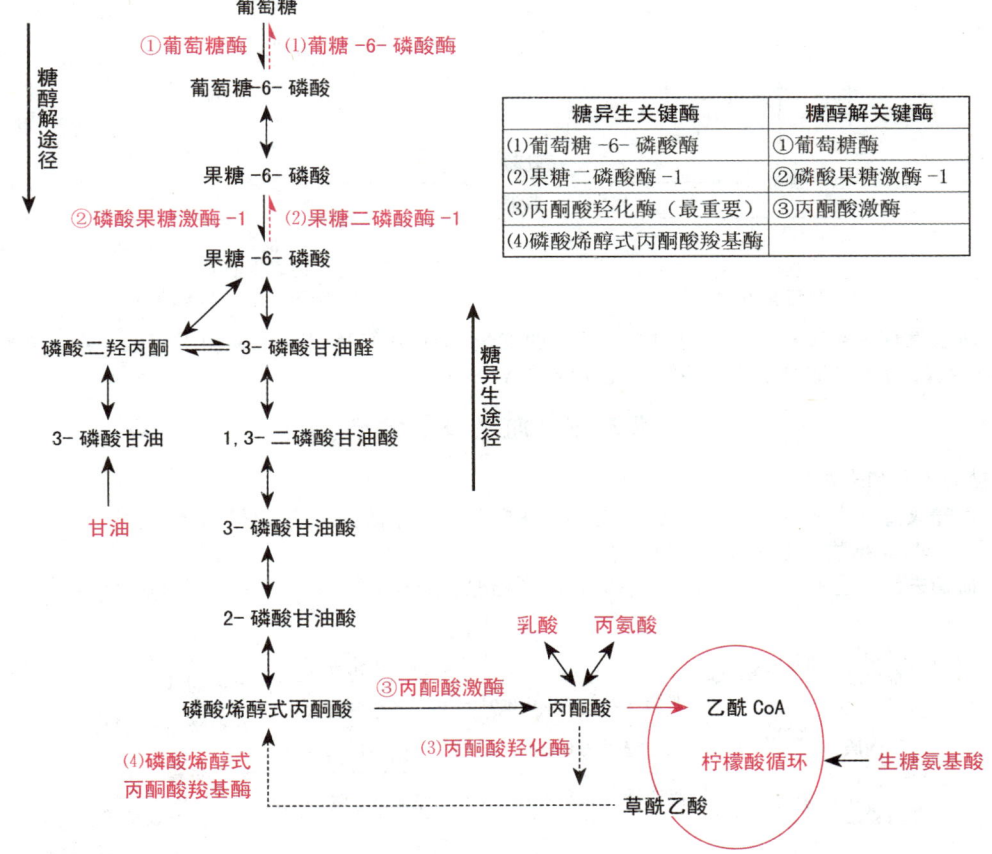

糖异生关键酶	糖酵解关键酶
(1)葡糖-6-磷酸酶	①葡萄糖酶
(2)果糖二磷酸酶-1	②磷酸果糖激酶-1
(3)丙酮酸羧化酶（最重要）	③丙酮酸激酶
(4)磷酸烯醇式丙酮酸羧基酶	

三、糖异生与糖酵解的调节

昭昭老师速记:看到只有果糖-2,6-二磷酸、果糖-1,6-二磷酸作用在有关果糖的酶上面,其余的基本上都是作用在丙酮酸相关的酶上。

	糖异生	糖酵解
果糖-2,6-二磷酸、AMP、ADP	抑制(抑制果糖二磷酸酶-1)	促进(激活磷酸果糖激酶-1)
果糖-1,6-二磷酸	抑制	促进(激活磷酸果糖激酶-1和丙酮酸激酶)
饥饿时胰高血糖素分泌增加	促进(激活丙酮酸羧激酶)	抑制(抑制丙酮酸激酶)
胰岛素	抑制(抑制丙酮酸羧激酶)	促进
丙氨酸、ATP	—	抑制(抑制丙酮酸激酶等)
乙酰CoA	促进(激活丙酮酸羧化酶)	抑制(抑制丙酮酸激酶)

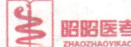
四、乳酸循环

1. Cori 循环　肌肉收缩通过糖无氧氧化生成乳酸,乳酸通过细胞弥散进入血液后,再入肝异生为葡萄糖。葡萄糖释入血液后又可被肌摄取,由此构成了一个循环,称为乳酸循环,又称 Cori 循环。

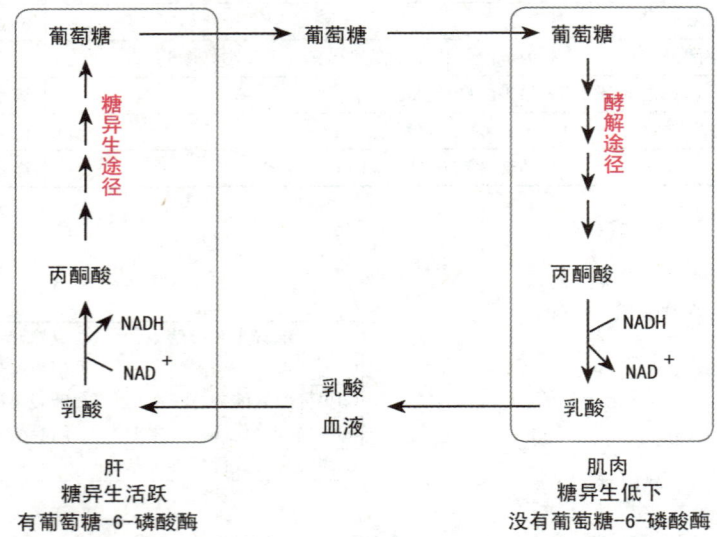

2. 乳酸循环的生理意义　既能回收乳酸中的能量,又可避免因乳酸堆积而引起酸中毒。乳酸循环是耗能过程,2 分子乳酸异生成葡萄糖消耗 6 分子 ATP。

第 5 节　血糖及其调节

一、血糖的来源和去路

1. 血糖来源　①血糖的来源饱食时,食物消化吸收提供血糖;②短期饥饿时,肝糖原分解补充血糖;③长期饥饿时,非糖物质通过糖异生补充血糖。

2. 血糖去路　①有氧氧化分解供能;②合成肝糖原和肌糖原储备转变成其他糖;③转变成脂肪或氨基酸。

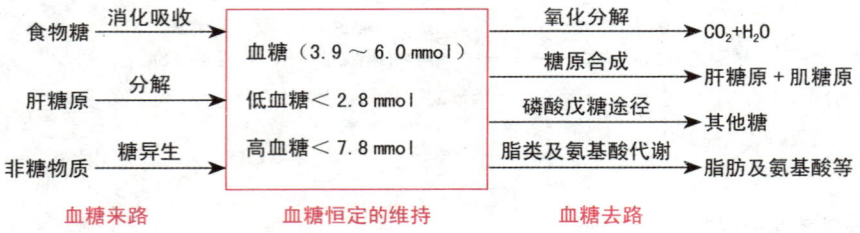

二、血糖水平的平衡主要受激素调节

调节血糖的激素主要有胰岛素、胰高血糖素、肾上腺素和糖皮质激素等。

作　用	具体激素
降低血糖激素	胰岛素是唯一降低血糖的激素
升高血糖激素	①胰高血糖素是升高血糖的主要激素; ②糖皮质激素可升高血糖; ③肾上腺素是强有力的升高血糖的激素; ④其他:生长激素、甲状腺激素等

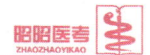

【例8】 下述为血糖的<u>主要去路</u>,例外的是

A. 在细胞内氧化分解供能

B. 转变为非必需氨基酸、甘油三酯等非糖物质

C. 转变为糖皮质激素

D. 转变成其他单糖及衍生物

E. 在肝、肌肉等组织中合成糖原

➤ <u>参考答案</u>如下,详细答案参见 2021 版《国家临床执业及助理医师资格考试精选真题考点精析》。

1. B	2. B	3. C	4. B	5. D	昭昭老师提示:关注官方微信,获得第一手考试资料。
6. A	7. E	8. C	—	—	

第6章 生物氧化

➤ **2021 考试大纲**

①ATP 与其他高能化合物:ATP 循环与高能磷酸键,ATP 的利用,其他高能磷酸化合物。②氧化磷酸化:概念,两条呼吸链的组成,ATP 合酶,氧化磷酸化的调节及影响因素。

➤ **考纲解析**

近 20 年的医师考试中,本章的考点是<u>两条呼吸链的组成</u>,执业医师每年考查分数为 0～1 分,助理医师每年考查分数为 0～1 分。

一、氧化呼吸链的组成和功能

1. 氧化呼吸链由 4 种具有传递电子能力的复合体组成 ①氧化呼吸链是由位于线粒体内膜上的 4 种蛋白酶复合体组成,分别称为复合体Ⅰ、Ⅱ、Ⅲ 和Ⅳ。②每种复合体都由多种酶蛋白和辅助因子(金属离子、辅酶或辅基)组成,但各复合体含有自己特定的蛋白质和辅助因子成分。

	酶名称	功能辅基	功 能
复合体Ⅰ	NADH－泛醌还原酶	FMN,Fe－S(铁硫蛋白)	①将 NADH＋H^+ 中的电子传递给泛醌; ②<u>具有质子泵功能</u>,每传递一对电子从 NADH 到传递给 Q,将 4 个 H^+ 从线粒体基质侧泵到膜间隙侧
复合体Ⅱ	琥珀酸－泛醌还原酶	FAD,Fe－S(铁硫蛋白)	①将电子从琥珀酸传递到泛醌; ②<u>不具备质子泵功能</u>
复合体Ⅲ	泛醌-细胞色素 c 还原酶	血红素 b_L,b_H,c_1,Fe－S	①将电子从还原型泛醌传递至细胞色素 c; ②<u>具有质子泵功能</u>,每传递 $2e^-$ 将 4 个 H^+ 从线粒体基质侧泵到膜间隙侧
复合体Ⅳ	细胞色素 c 氧化酶	血红素 a,血红素 a_3,Cu_A,Cu_B	①将电子从细胞色素 c 传递给氧; ②<u>具有质子泵功能</u>,每传递 $2e^-$ 将 2 个 H^+ 从线粒体基质侧泵到膜间隙侧

2. 递氢体和电子传递体 在氧化呼吸链中,参与传递反应的酶复合体按一定顺序排列在线粒体内膜上,发挥传递电子或氢的作用。其中<u>传递氢</u>的酶蛋白或辅助因子称为<u>递氢体</u>,传递电子的则称为<u>电子传递体</u>。

物 质	组 分	作 用
NAD^+、$NADP^+$	VitPP	
FAD,FMN	$VitB_2$	同时传递 H、e
CoQ(中文名泛醌)	—	
Fe－S	铁原子	<u>单电子传递体</u>
Cyt	铁卟啉	

<u>昭昭老师提示:递氢体一定是递电子体,但是递电子体不一定是递氢体。</u>

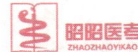
3. 氧化呼吸链中各种氧化还原对的标准氧化还原电位 标准氧化还原电位 E_0 是指在特定条件下,参与氧化还原反应的组分对电子的亲和力大小。电位高的组分对电子的亲和力强,易接受电子。相反,电位低的组分倾向给出电子。因此,呼吸链中电子应**从电位低的组分向电位高的组分**(低→高)进行传递。

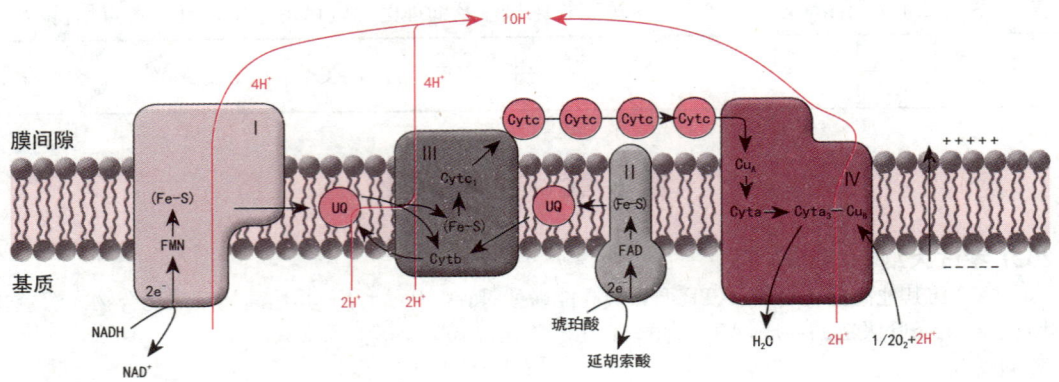

二、氧化磷酸化及 ATP 生成

1. ATP 的生成方式 细胞内由 ADP 磷酸化生成 ATP 的方式有两种,即底物水平磷酸化和氧化磷酸化。

底物水平磷酸化	底物将高能键提供出来,使得 ADP→ATP
氧化磷酸化	ATP 生成的主要方式,即由代谢物脱下的氢,经线粒体氧化呼吸链电子传递释放能量,从而驱动 ADP 磷酸化生成 ATP 相偶联,即还原当量的氧化过程与 ADP 的磷酸化过程相偶联,产生能量 ATP

2. 氧化磷酸化偶联部位在复合体Ⅰ、Ⅲ、Ⅳ

(1) ADP→ATP 一对电子通过氧化呼吸链传递给 1 个氧原子生成 1 分子 H_2O,其释放的能量使 ADP 磷酸化合成 ATP,此过程需要消耗氧和磷酸。

(2) P/O 比值 P/O 比值 是指氧化磷酸化过程中,**每消耗 1/2 摩尔 O_2 所需磷酸的摩尔数**,即所合成 ATP 的摩尔数,也即一对电子(或氢)通过氧化呼吸链传递给氧所生成 ATP 分子数。

3. 氧化磷酸化偶联机制 是产生跨线粒体内膜的质子梯度及**质子顺浓度梯度回流**释放能量用于合成 ATP。

	NADH 氧化呼吸链	FADH₂(琥珀酸)氧化呼吸链
电子供体	NADH	FADH₂
电子传递顺序	NADH→复合体Ⅰ→CoQ→复合体Ⅲ→Cytc→复合体Ⅳ→O_2	琥珀酸→复合体Ⅱ→CoQ→复合体Ⅲ→Cytc→复合体Ⅳ→O_2
共同传递途径	CoQ→复合体Ⅲ→Cytc→复合体Ⅳ→O_2	CoQ→复合体Ⅲ→Cytc→复合体Ⅳ→O_2
P/O 比值	2.5	1.5
氧化磷酸化偶联位点	3 个(复合体Ⅰ、复合体Ⅲ、复合体Ⅳ)	2 个(复合体Ⅲ、复合体Ⅳ)
脱氢进入此途径的代表物质	丙酮酸、α-酮戊二酸、苹果酸、β-羟丁酸、谷氨酸、异柠檬酸	α-磷酸甘油、脂酰 CoA、琥珀酸
昭昭老师速记	其余的都是 NADH	"阿""先"前的老"虎"又出现了

4. ATP 在能代谢中起到核心作用 ①ATP 是能量捕获和释放利用的重要分子。②ATP 是能量转移和核苷酸相互转变的核心。③ATP 通过转移自身基团提供能量。④磷酸肌酸也是储存能量的高能化合物。

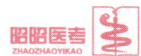

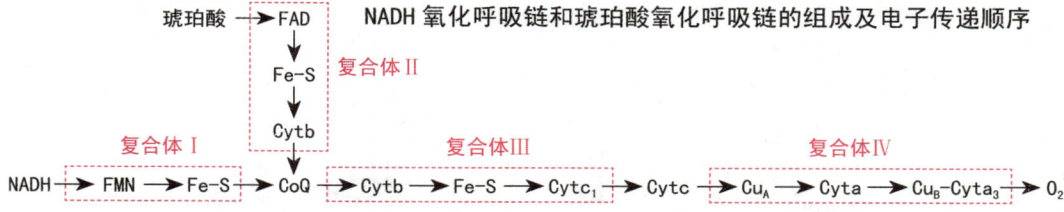

NADH 氧化呼吸链和琥珀酸氧化呼吸链的组成及电子传递顺序

【例1】 呼吸链电子传递过程中可直接被磷酸化的物质是

A. CDP   B. ADP   C. GDP   D. TDP   E. UDP

【例2】 有关氧化磷酸化的叙述,错误的是

A. 物质在氧化时伴有 ADP 磷酸化生成 ATP 的过程   B. 氧化磷酸化过程涉及两种呼吸链

C. 电子分别经两种呼吸链传递至氧,均产生 3 分子 ATP

D. 氧化磷酸化过程存在于线粒体内   E. 氧化与磷酸化过程通过偶联产能

三、影响氧化磷酸化的因素

1. 体内能量状态可调节氧化磷酸化速率   ADP 是调节机体氧化磷酸化速率的主要因素。细胞内 ADP 的浓度以及 ATP/ADP 的比值能够迅速感应机体能量状态的变化。

2. 抑制剂可阻断氧化磷酸化过程

（1）呼吸链抑制剂阻断电子传递过程

呼吸链抑制剂	抑制部位	作用机制	昭昭老师速记
异戊巴比妥、鱼藤酮、粉蝶霉素 A	复合体 I	抑制铁硫中心到泛醌的电子传递	I＝异；"一"条"鱼"；"一"只"蝶"
萎锈灵	复合体 II	—	"2"口子都很"灵"
抗霉素 A、黏噻唑菌醇	复合体 III	阻断 Cyt bH 到泛醌（Q_N）间电子传递	抵"抗"小"3"
CN^-（氰化物）、N^{3-}	复合体 IV	紧密结合氧化型 $Cyt\alpha_3$,阻断电子由 $Cyt\alpha$ 到 $CuB-Cyt\alpha_3$ 间传递	"轻（氰）""死"了
CO（一氧化碳）	复合体 IV	结合还原型 $Cyt\alpha_3$,阻断电子由 $Cyt\alpha_3$ 传递给 O_2	"一""死"了之

氧化磷酸化抑制剂的作用机制

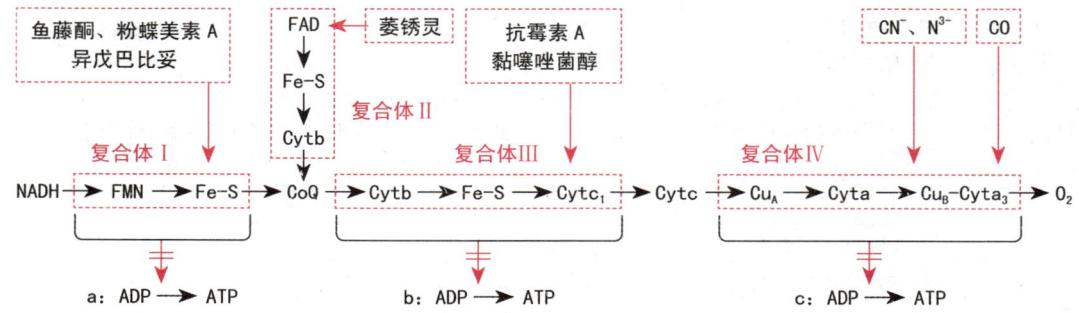

（2）解偶联剂阻断 ADP 的磷酸化过程   解偶联剂如二硝基苯酚（DNP）、新生儿棕色脂肪组织解偶联蛋白（UCP1）,可使氧化与磷酸化的偶联脱离,电子可沿呼吸链正常传递并建立跨内膜的质子电化学梯度储存能量,但不能使 ADP 磷酸化合成 ATP。

（3）ATP 合酶抑制剂   同时抑制电子传递和 ATP 的生成如寡霉素。

【例3】 氰化物中毒抑制的是

A. 细胞色素 b   B. 细胞色素 c   C. 细胞色素 c_1 D. 细胞色素 aa_3 E. 辅酶 Q

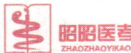

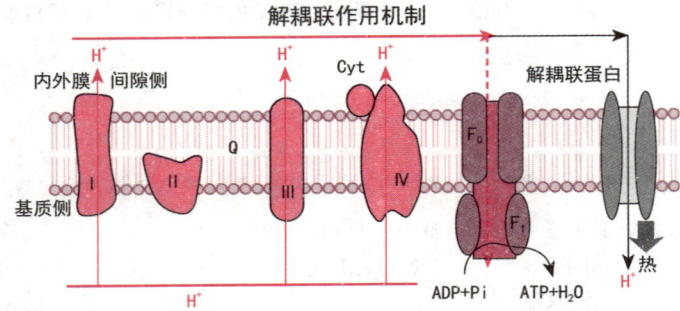

解耦联作用机制

3. 甲状腺激素可促进氧化磷酸化和产热　甲状腺功能亢进症患者基础代谢率增高的原因：

Na^+-K^+-ATP 酶生成增多	甲状腺激素诱导细胞膜上 Na^+-K^+-ATP 酶的生成,使 ATP 加速分解为 ADP 和 Pi, ADP 增多促进氧化磷酸化
解偶联蛋白基因表达增多	甲状腺激素可诱导解偶联蛋白基因表达,引起物质氧化释能和产热比率均增加,ATP 合成减少,导致机体耗氧量和产热同时增加

4. 线粒体 DNA 突变　线粒体 DNA 突变可影响氧化磷酸化功能。

四、高能化合物

1. 高能键和高能化合物　在标准条件下水解时释放大量自由能的化学键称为高能键,生物高能键主要是高能磷酸键(如 ATP 末端的磷酸酯键)和高能硫酯键(如含有高能硫酯键的 CoA)。含高能键的化合物称为高能化合物,包括高能磷酸化合物(如 ATP)和高能硫酯化合物(如乙酰 CoA)。

2. 高能磷酸化合物和高能硫酯化合物

高能磷酸化合物	①NTP,NDP; ②1,3-二磷酸甘油酸、磷酸烯醇式丙酮酸; ③磷酸肌酸、乙酰磷酸、氨基甲酰磷酸、焦磷酸、1-磷酸葡萄糖
高能硫酯键化合物	乙酰 CoA、脂酰 CoA、琥珀酰 CoA

3. 不是高能磷酸化合物　虽然也含有磷酸基团,但并不是高能磷酸化合物:果糖-1,6-二磷酸、葡糖-6-磷酸、果糖-6-磷酸、2,3-二磷酸甘油酸、3-磷酸甘油酸、3-磷酸甘油醛、肌酸、三磷酸肌醇。

【例 4】下列哪种化合物中不含有高能磷酸键

A. 1,6-双磷酸果糖　　　　　B. 二磷酸腺苷　　　　　C. 1,3-二磷酸甘油酸

D. 磷酸烯醇式丙酮酸　　　　E. 磷酸肌酸

五、胞质中 NADH 的氧化

生物氧化脱氢反应产生的 NADH 可在细胞质或线粒体基质中,在线粒体内生成的 NADH 可直接进入氧化呼吸链进行电子传递。但 NADH 不能自由穿过线粒体内膜,在胞质中经糖酵解等生成的 NADH 需通过穿梭机制(α-磷酸甘油穿梭或苹果酸-天冬氨酸穿梭)进入线粒体的呼吸链才能进行氧化。

	α-磷酸甘油穿梭	苹果酸-天冬氨酸穿梭
存在	骨骼肌和脑	心肌和肝
昭昭老师速记	一"股脑""干"了	"心""肝"要"苹果"
穿梭机制	①NADH + 磷酸二羟丙酮→α-磷酸甘油(胞质); ②α-磷酸甘油→磷酸二羟丙酮+$FADH_2$(线粒体)	①NADH+草酰乙酸→苹果酸(胞质); ②苹果酸→草酰乙酸+NADH(线粒体); ③草酰乙酸+谷氨酸→天冬氨酸+α-酮戊二酸(线粒体); ④天冬氨酸+α-酮戊二酸→草酰乙酸+谷氨酸(胞质)
生成 ATP	一对氢可产生 1.5 分子 ATP	一对氢可产生 2.5 分子 ATP

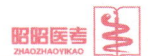

α－磷酸甘油穿梭机制

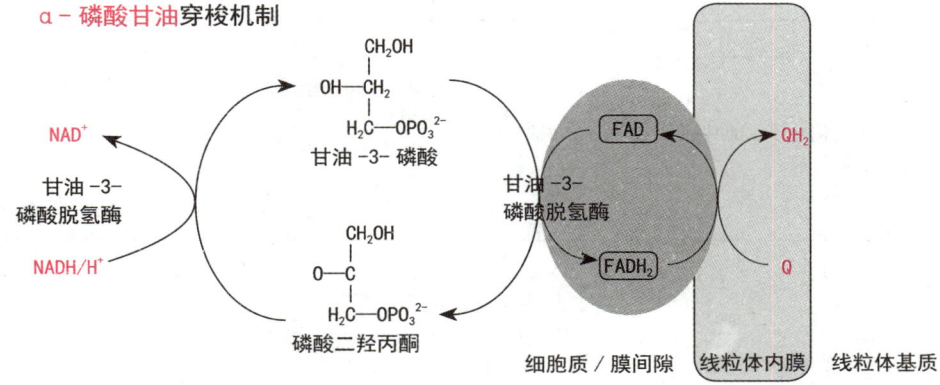

> ➤ 参考答案如下,详细答案参见 2021 版《国家临床执业及助理医师资格考试精选真题考点精析》。

1. B	2. C	3. D	4. A	昭昭老师提示:关注官方微信,获得第一手考试资料。

第 7 章　脂类代谢

➤ 2021 考试大纲

①脂类的生理功能;②脂肪的消化与吸收;③脂肪的合成代谢;④脂酸的合成代谢;⑤脂肪的分解代谢;⑥甘油磷脂代谢;⑦胆固醇代谢;⑧血浆脂蛋白代谢。

➤ 考纲解析

近 20 年的医师考试中,本章的考点是脂肪的分解代谢和血浆脂蛋白代谢,执业医师每年考查分数为1~2 分,助理医师每年考查分数为 0~1 分。

第 1 节　脂类的合成

一、甘油三酯合成代谢

1. 概述

合成部位	①肝,合成能力最强的器官,其次是:脂肪组织及小肠; ②亚细胞部位为细胞质
合成原料	甘油和脂肪酸(甘油和脂肪酸主要来源于体内葡萄糖的转化,也可从食物中摄取)
代谢特点	肝内合成、肝外储存(肝能合成但不能储存甘油三酯,需运输至肝外组织如脂肪细胞中储存)
合成途径	甘油一酯途径和甘油二酯途径
关键酶	脂酰 CoA 转移酶(位于肝、脂肪组织和小肠,作用是将脂酰 CoA 的脂酰基转移至甘油的羟基上)

2. 甘油三酯的合成途径

	甘油一酯途径	甘油二酯途径
合成部位	小肠黏膜细胞 (昭昭老师速记:实验"一""小")	肝和脂肪组织细胞 (昭昭老师速记:"二"两"肝脂")
基本原料	2-甘油一酯,脂肪酸	3-磷酸甘油,脂肪酸
途径	2-甘油一酯→1,2-甘油二酯→甘油三酯	3-磷酸甘油→1-脂酰-3-磷酸甘油→磷脂酸→1,2-甘油二酯→甘油三酯

	甘油一酯途径	甘油二酯途径
原料来源	食物消化吸收的甘油一酯(为2-甘油一酯)和脂肪酸	①葡萄糖转化生成3-磷酸甘油和脂肪酸(肝、脂肪组织); ②甘油磷酸化生成3-磷酸甘油(肝、肾,脂肪细胞无此途径); ③乳糜微粒(食物消化吸收)中的脂肪酸(肝、脂肪组织)

甘油三酯的合成与分解

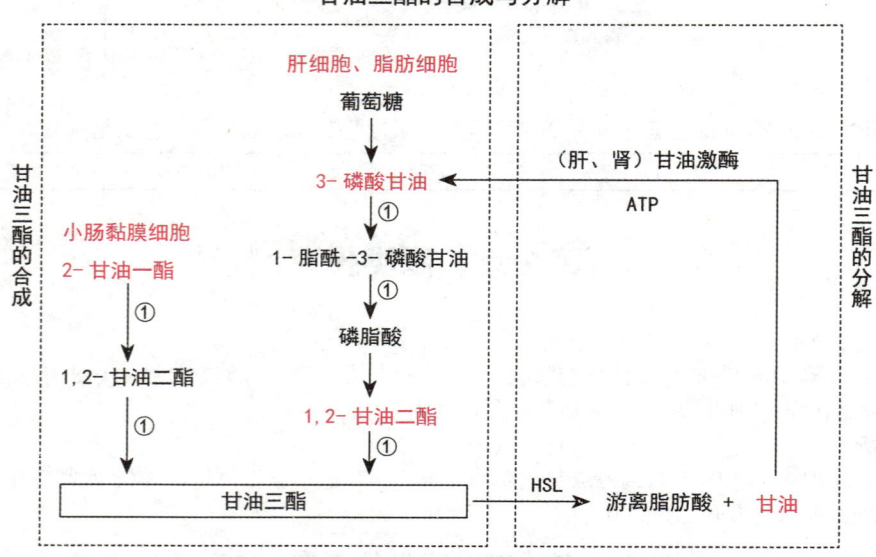

①为脂酰 CoA 转移酶;HSL 为激素敏感性甘油三酯脂肪酶

二、脂肪酸的合成

1. 脂肪酸与胆固醇合成的比较

	脂肪酸的合成	胆固醇的合成
合成部位	肝脏、肾、脑、肺、乳腺及脂肪组织	肝脏、小肠
亚细胞部位	细胞质	细胞质+内质网
合成原料	乙酰 CoA、NADPH、ATP,CO_2,Mn^{2+} 等	乙酰 CoA、NADPH、ATP
代谢特点	乙酰 CoA 出线粒体需通过柠檬酸-丙酮酸循环	原料消耗大(18 乙酰 CoA,16NADPH,36ATP)
关键酶	乙酰 CoA 羧化酶(辅基为生物素)	HMG-CoA 还原酶

2. 柠檬酸-丙酮酸循环　用于脂肪酸合成的**乙酰 CoA** 主要由**葡萄糖**分解供给,细胞内的乙酰 CoA 全部在线粒体内产生,而合成脂肪酸的酶系存在于胞质。线粒体内的乙酰 CoA 必须进入胞质才能成为合成脂肪酸的原料。乙酰 CoA 不能自由透过线粒体内膜,需通过柠檬酸-丙酮酸循环进入胞质。在此循环中,乙酰 CoA 首先在线粒体内与草酰乙酸缩合生成柠檬酸(由柠檬酸合酶催化),通过线粒体内膜上的载体转运即可进入胞质,被 ATP-柠檬酸裂解酶裂解,重新生成乙酰 CoA 及草酰乙酸。进入胞质的草酰乙酸在苹果酸脱氢酶作用下,由 NADH 供氢,还原成苹果酸,再经线粒体内膜载体转运至线粒体内。苹果酸也可在苹果酸酶作用下氧化脱羧,产生 CO_2 和丙酮酸,脱下的氢由 $NADP^+$ 接受生成 NADPH;丙酮酸可通过线粒体内膜上的载体转运至线粒体内,重新生成线粒体内草酰乙酸,然后继续与乙酰 CoA 缩合,将乙酰 CoA 转运至胞质,用于脂肪酸合成。

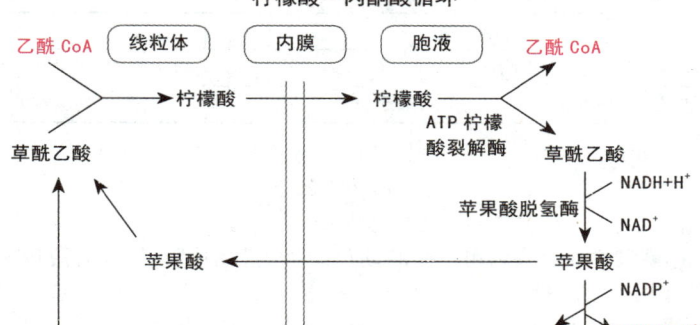

柠檬酸－丙酮酸循环

【例1】脂肪酸合成的原料乙酰CoA从线粒体转移到胞液的途径是

A. 三羧酸循环 B. 乳酸循环 C. 糖醛酸循环

D. 枸橼酸－丙酮酸循环 E. 丙氨酸－葡萄糖循环

三、不饱和脂肪酸

不含双键的脂肪酸为饱和脂肪酸,不饱和脂肪酸含一个或以上双键。含一个双键的脂肪酸称为单不饱和脂肪酸;含两个或以上双键的脂肪酸称为多不饱和脂肪酸。

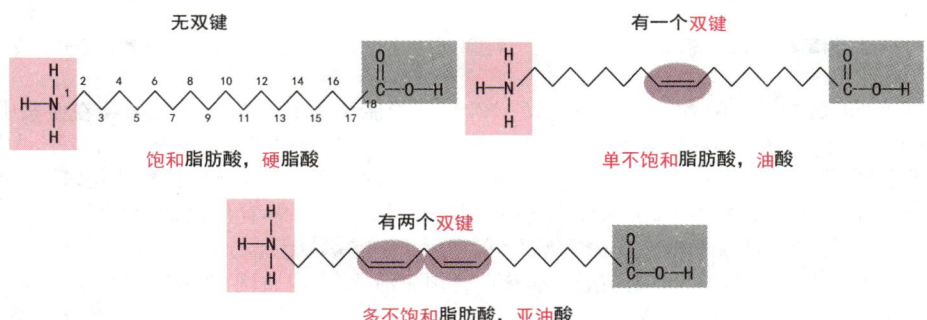

1. 不饱和脂肪酸　人体含不饱和脂肪酸,主要有软油酸、油酸、亚油酸、α－亚麻酸及花生四烯酸等。人体只能合成软油酸和油酸等单不饱和脂肪酸。人体自身不能合成,必须由食物(主要是植物油脂)提供的脂肪酸(如亚油酸、α－亚麻酸及花生四烯酸等)称为必需脂肪酸。

2. 前列腺素　前列腺素(PG)是花生四烯酸的衍生物(即花生四烯酸是前列腺素的前体和合成原料),当花生四烯酸缺乏时,前列腺素合成将减少。

【例2】下列不饱和脂酸中,最重要的必需脂酸是

A. 油酸　　B. 亚油酸　　C. 软油酸　　D. α－亚麻酸　　E. 花生四烯酸

第2节　脂类的分解

一、甘油三酯的分解代谢

1. 脂肪动员　指储存在脂肪细胞内的脂肪(甘油三酯)在脂肪酶作用下,逐步水解,释放游离脂肪酸和甘油供其他组织细胞氧化利用的过程。脂肪动员的过程如下表:

反应过程		催化酶
第一步	甘油三酯→甘油二酯＋游离脂肪酸	激素敏感性甘油三酯脂肪酶(HSL) (脂肪动员的关键酶)
第二步	甘油二酯→甘油一酯＋游离脂肪酸	甘油二酯酶
第三步	甘油一酯→甘油＋游离脂肪酸	甘油一酯酶

2. 激素敏感性甘油三酯脂肪酶(HSL) HSL 的活性受多种激素调节。

	作 用	例 子
脂解激素	能够激活脂肪酶,促进脂肪动员的激素	肾上腺素、去甲肾上腺素、胰高血糖素等
抗脂解激素	能够降低脂肪酶活性,抑制脂肪动员的激素	胰岛素、前列腺素 E_2 等

【例3】 下列激素可直接激活甘油三酯脂肪酶,例外的是

A. 肾上腺素　　　　　　　B. 胰高血糖素　　　　　　　C. 胰岛素

D. 去甲肾上腺素　　　　　E. 促肾上腺皮质激素

3. 甘油转变为 3-磷酸甘油后被利用 脂肪动员产生的甘油可直接经血液运输至肝、肾、肠等组织利用。在甘油激酶的作用下,甘油转变为 3-磷酸甘油;然后经 3-磷酸甘油→磷酸二羟丙酮→糖代谢途径分解或异生为葡萄糖途径被利用。由于肝的甘油激酶活性最高,因此脂肪动员产生的甘油主要被肝摄取利用,而脂肪细胞及骨骼肌因甘油激酶活性很低,不能很好地摄取利用甘油。

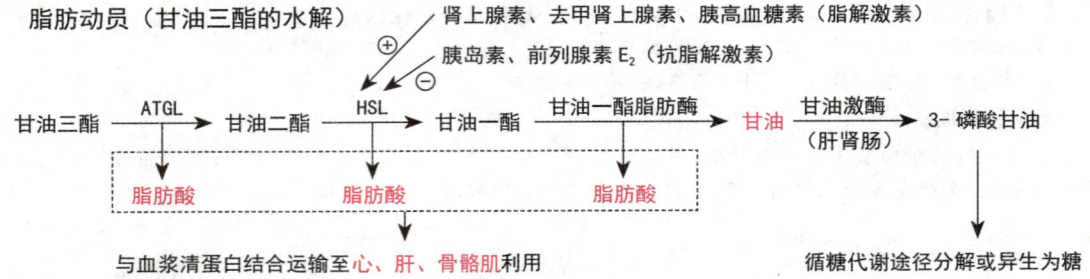

4. 饱和脂肪酸的分解(β-氧化) 脂肪动员产生的游离脂肪酸不溶于水,不能直接在血浆中运输,血浆清蛋白能与游离脂肪酸结合,将其运送至全身,主要由心、肝、骨骼肌等摄取利用。除脑外,大多数组织均能氧化脂肪酸,以肝、心肌、骨骼肌能力最强。在氧供充足时,脂肪酸可经脂肪酸活化、转移至线粒体、β-氧化生成乙酰 CoA 及乙酰 CoA 进入柠檬酸循环彻底氧化 4 个阶段,释放大量 ATP。

> 昭昭老师提示:脂肪酸→脂酰 CoA→乙酰 CoA、$FADH_2$＋NADH。

(1) 脂肪酸活化为脂酰 CoA　脂肪酸被氧化前必须先活化,由内质网、线粒体外膜上的脂酰 CoA 合成酶催化生成脂酰 CoA,需 ATP、CoA-SH 及 Mg^{2+} 参与。1 分子脂肪酸活化实际上消耗 2 个高能磷酸键(ATP→AMP)。此反应步骤的关键酶是脂酰 CoA 合成酶。

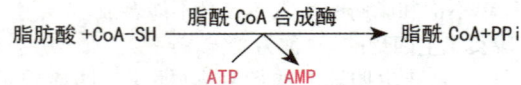

(2) 脂酰 CoA 进入线粒体　催化脂肪酸氧化的酶系存在于线粒体基质,活化的脂酰 CoA 必须进入线粒体才能被氧化。长链脂酰 CoA 不能直接透过线粒体内膜,需要肉碱协助转运。线粒体外膜存在的肉碱脂酰转移酶Ⅰ催化长链脂酰 CoA 与肉碱合成脂酰肉碱,后者在线粒体内膜肉碱-脂酰肉碱转位酶作用下,通过内膜进入线粒体基质。进入线粒体的脂酰肉碱,在线粒体内膜内侧肉碱脂酰转移酶Ⅱ作用下,转变为脂酰 CoA 并释出肉碱。脂酰 CoA 进入线粒体是脂肪酸 β-氧化的限速步骤,肉碱脂酰转移酶Ⅰ是脂肪酸 β-氧化的关键酶。

(3) 脂肪酸的 β-氧化　脂酰 CoA 进入线粒体后,从脂酰基的 β-碳原子开始,进行脱氢、加水、再脱氢及硫解四步连续反应,脂酰基断裂生成 1 分子比原来少 2 个碳原子的脂酰 CoA 及 1 分子乙酰 CoA。脂肪酸 β-氧化的过程如下。

步 骤	反 应 过 程	催 化 酶	辅 酶
第一步:脱氢	脂酰 CoA→反 Δ^2-烯脂酰 CoA	脂酰 CoA 脱氢酶	FAD

续表

步　骤	反应过程	催化酶	辅　酶
第二步:加水	反 Δ^2-烯脂酰 CoA→L(+)-β-羟脂酰 CoA	A_2-烯酰 CoA 水化酶	—
第三步:再脱氢	L(+)-β-羟脂酰 CoA→β-酮脂酰 CoA	L-β-羟脂酰 CoA 脱氢酶	NAD^+
第四步:硫解	β-酮脂酰 CoA+CoASH→乙酰 CoA+少 2 个碳原子的脂酰 CoA	β-酮脂酰 CoA 硫解酶	—

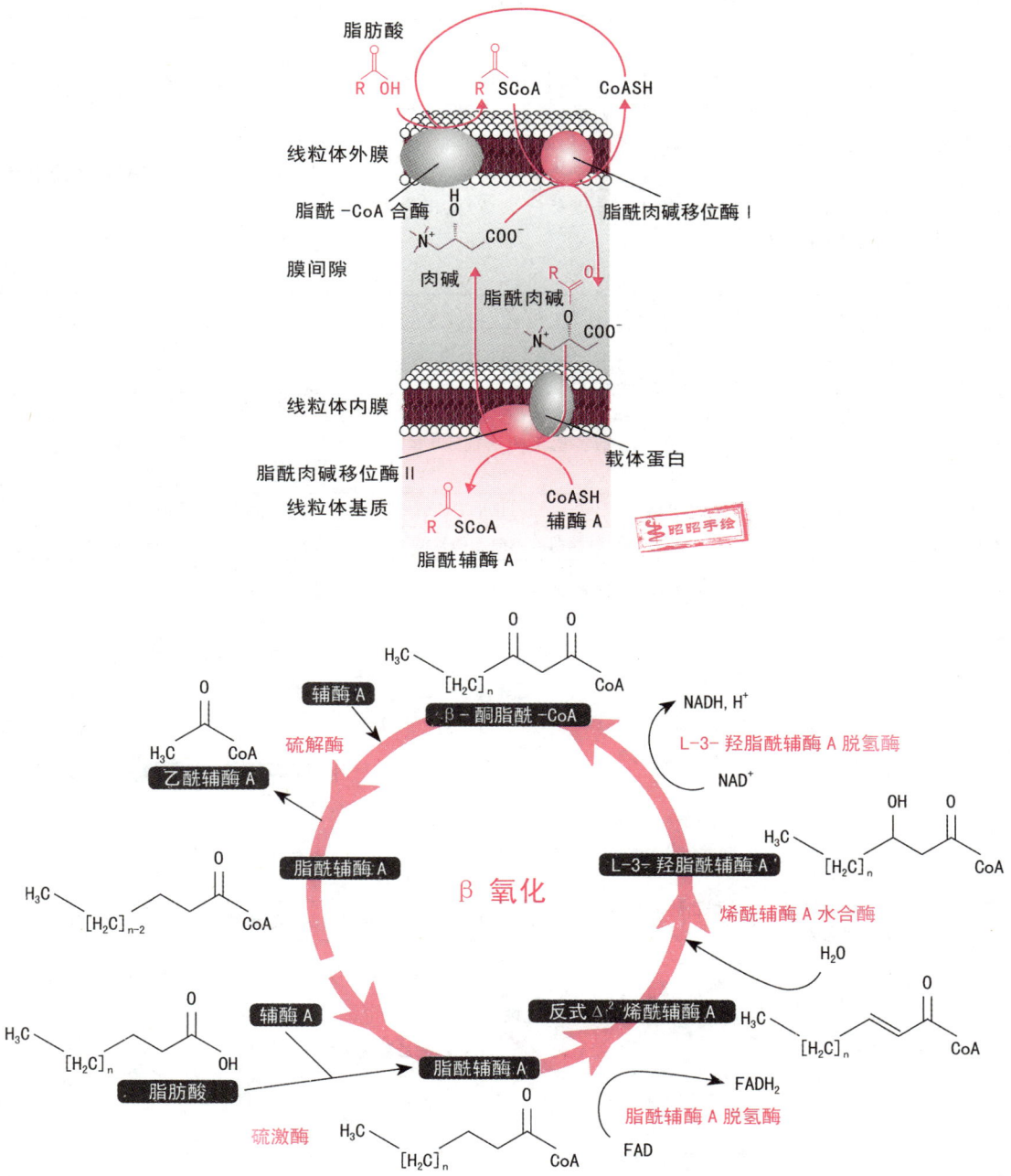

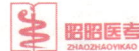

5. 脂肪酸 β-氧化产生的能量

2n 个碳原子的脂酸	(n−1)次 β-氧化
(n−1)×FADH₂	1.5×(n−1)ATP
(n−1)×NADH	2.5×(n−1)ATP
n×乙酰 CoA	10×nATP
脂酰 CoA 活化时	−2ATP
总能量	(14n−6)ATP
软脂酸为 C16,n=8,β-氧化总能量=14×8−6=106ATP(硬脂酸 C18)	

【例4】 脂酰 CoA 经 β 氧化的酶促反应顺序是

A. 加水、脱氢、再脱氢、硫解　　B. 脱氢、加水、再脱氢、硫解　　C. 脱氢、硫解、再脱氢、加水

D. 硫解、脱氢、加水、再脱氢　　E. 加水、硫解、再脱氢、脱氢

【例5】 关于脂肪酸 β-氧化的叙述,错误的是

A. 酶系存在于线粒体中　　B. 不发生脱水反应　　C. 需要 FAD 及 NAD⁺ 为受氢体

D. 脂肪酸的活化是必要的步骤　E. 每进行一次 β-氧化产生 2 分子乙酰 CoA

二、酮体的生成、利用和意义

1. 概述

酮体包括	乙酰乙酸、β-羟丁酸、丙酮
生成原料	乙酰 CoA
反应部位	①器官:肝脏;②亚细胞结构:线粒体
代谢特点	肝内合成、肝外利用 (昭昭老师提示:肝是生成酮体的器官,但不能利用酮体,这是因为肝组织有活性较强的酮体合成酶系,但缺乏利用酮体的酶系)
生成酶系	乙酰乙酰 CoA 硫解酶、HMG-CoA 合酶、HMG-CoA 裂解酶、β-羟丁酸脱氢酶、乙酰乙酰脱羧酶
利用酶系	琥珀酰 CoA 转硫酶(心、肾、脑、骨骼肌)、乙酰乙酸硫激酶(心、肾、脑)、乙酰乙酸 CoA 硫解酶(肝外)

酮体、胆固醇的合成及酮体的氧化示意图

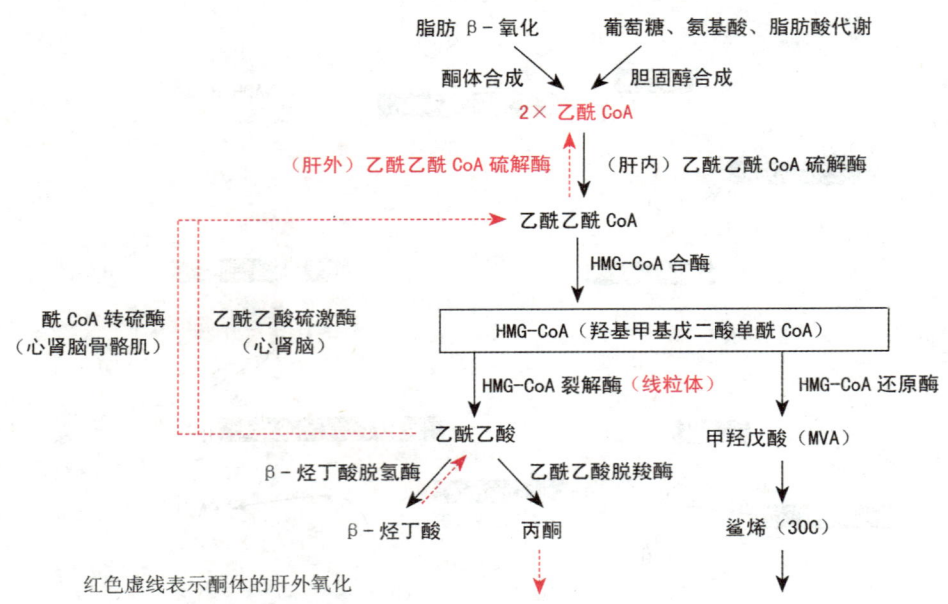

红色虚线表示酮体的肝外氧化

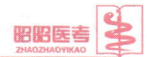

2. 酮体生成的生理意义 酮体是脂肪酸在肝内正常的中间代谢产物,是肝向肝外组织输出能量的重要形式。心肌、肾和脑组织能有效利用酮体。当葡萄糖供应充足时,脑组织优先利用葡萄糖氧化供能;但在葡萄糖供应不足或利用障碍时,酮体可以代替葡萄糖成为脑组织的主要能源物质。正常情况下,血中仅含有少量酮体。在饥饿或糖尿病时,由于脂肪动员加强,酮体生成增加。尤其是严重糖尿病患者,酮体生成超过肝外组织利用的能力,血中酮体含量可高出正常人数十倍,导致酮症酸中毒。血酮体超过肾阈值,便可随尿排出,引起酮尿。

【例6】 酮体是指

A. 草酰乙酸、β-羟丁酸和丙酮　　　　　　　B. 乙酰乙酸、β-羟丁酸、丙酮酸

C. 乙酰乙酸、β-氨基丁酸、丙酮酸　　　　　D. 乙酰乙酸、γ-羟丁酸、丙酮

E. 乙酰乙酸、β-羟丁酸、丙酮

第3节　胆固醇的代谢

一、胆固醇的合成

原料和特点	①乙酰CoA、NADPH、ATP; ②1分子胆固醇需18分子乙酰CoA、36分子ATP和16分子NADPH,原料消耗大
合成部位	①几乎全身各组织均可合成; ②肝脏是主要合成器官(70%~80%),其次是小肠(10%)
亚细胞部位	细胞质＋内质网
生成酶系	乙酰乙酰CoA硫解酶、HMG-CoA合酶、HMG-CoA还原酶等
关键酶	胆固醇合成的关键酶是HMG-CoA还原酶

【例7】 胆固醇合成的关键酶是

A. 枸橼酸裂解酶　　　　　　B. HMG-CoA合酶　　　　　　C. HMG-CoA裂解酶

D. HMG-CoA还原酶　　　　　E. 鲨烯合酶

二、胆固醇的转化

胆固醇的母核:环戊烷多氢菲在体内不能被降解,所以胆固醇不能像糖、脂肪那样在体内被彻底分解成 CO_2 和 H_2O;但其侧链可被氧化、还原或降解转变为其他具有环戊烷多氢菲母核的产物(类固醇物质),或参与代谢调节,或排出体外。

转化为胆汁酸	肝被转化成胆汁酸是胆固醇在体内代谢的主要去路
转化为类固醇激素	胆固醇是肾上腺皮质、睾丸、卵巢等合成类固醇激素的原料
转化为7-脱氢胆固醇和维生素 D_3	胆固醇在皮肤可被氧化为7-脱氢胆固醇,后者可转变为维生素 D_3

【例8】 胆固醇不能转变为

A. 维生素 D_3　　　B. 雄激素　　　　C. 雌激素　　　　D. 醛固酮　　　　E. 胆色素

第4节　磷脂代谢

一、概　述

含磷酸的脂类称磷脂。磷脂由甘油或鞘氨醇、脂肪酸、磷酸和含氮化合物组成。含甘油的磷脂称为甘油磷脂,含鞘氨醇或二氢鞘氨醇的磷脂称为鞘磷脂。

1. 甘油磷脂 其结构特点是在甘油的1位和2位羟基上各结合1分子脂肪酸,通常2位脂肪酸为花生四烯酸,在3位羟基再结合1分子磷酸,即为最简单的甘油磷脂——磷脂酸。因与磷酸相连的取代基团的不同,甘油磷脂分为磷脂酰胆碱(卵磷脂)、磷脂酰乙醇胺(脑磷脂)、磷脂酰丝氨酸、磷脂酰甘油、二磷脂酰甘油(心磷脂)及磷脂酰肌醇等,每一类磷脂可因组成的脂肪酸不同而有若干种。

2. 鞘磷脂 鞘氨醇的氨基以酰胺键与1分子脂肪酸结合成神经酰胺,为鞘脂的母体结构。鞘磷脂含磷酸,其末端羟基取代基团为磷酸胆碱或磷酸乙醇胺。神经鞘磷脂是人体含量最多的鞘磷脂,由鞘氨醇、脂肪酸及磷酸胆碱构成。

二、甘油磷脂的合成

1. 合成部位和原料

合成部位	全身各组织细胞(以肝、肾、肠等组织最强)
合成原料	①脂肪酸、甘油、磷酸盐;②胆碱、丝氨酸、肌醇、ATP、CTP

2. 甘油二酯和CDP-甘油二酯合成途径

	甘油二酯合成途径	CDP-甘油二酯合成途径
合成途径	葡萄糖→3-磷酸甘油→磷脂酸→1,2-甘油二酯→甘油磷脂	葡萄糖→3-磷酸甘油→磷脂酸→CDP-1,2-甘油二酯→甘油磷脂
活化中间产物	CDP-胆碱、CDP-乙醇胺	CDP-甘油二酯
代谢特点	先合成1,2-甘油二酯,再连接活化的CDP-胆碱或CDP-乙醇胺	先合成CDP-1,2-甘油二酯,再直接连接肌醇、丝氨酸或磷脂酰甘油
代表甘油磷脂	磷脂酰胆碱(卵磷脂) 磷脂酰乙醇胺(脑磷脂)	磷脂酰肌醇、磷脂酰丝氨酸 二磷脂酰甘油(心磷脂)
昭昭老师速记	"卵"+"胆";"乙"+"脑"	对你没有"二""心"

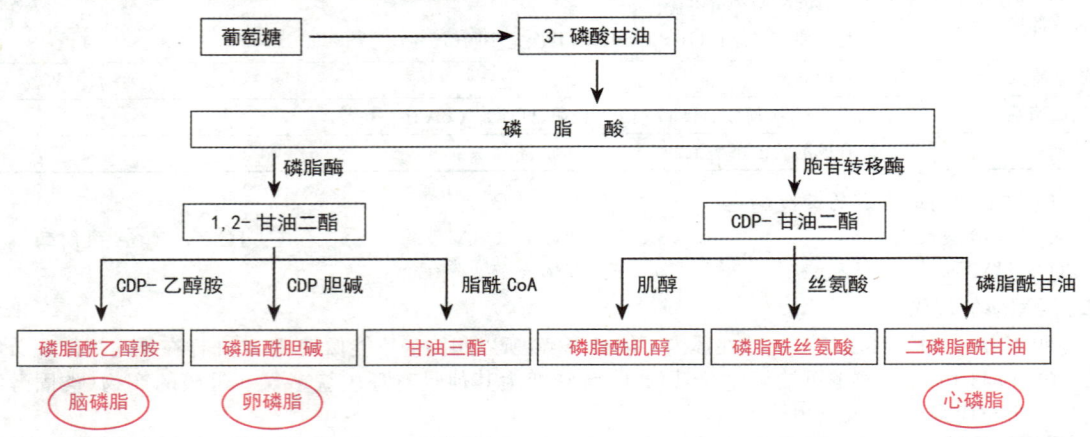

三、神经鞘磷脂的合成

鞘氨醇的合成部位	全身各细胞(以脑组织最强)
鞘氨醇的合成原料	基本原料:软脂酰CoA+丝氨酸,辅料:磷酸吡哆醛、NADPH、FAD
神经鞘磷脂的合成过程	软脂酰CoA+丝氨酸→鞘氨醇→N-脂酰鞘氨醇(由脂酰CoA提供脂酰基)→神经鞘磷脂(由CDP-胆碱提供磷酸胆碱)

四、甘油磷脂的降解

生物体内存在多种降解甘油磷脂的磷脂酶,包括磷脂酶 A_1、A_2、B_1、B_2、C 及 D,它们分别作用于甘油磷脂分子中不同的酯键,降解甘油磷脂。

磷脂酶	作用部位	产物
磷脂酶 A_1	甘油磷脂1位酯键	溶血磷脂2、脂肪酸
磷脂酶 A_2	甘油磷脂2位酯键	溶血磷脂1、脂肪酸
磷脂酶 B_1(溶血磷脂酶1)	溶血磷脂1中1位酯键	不含脂肪酸的甘油磷酸含氮碱
磷脂酶 B_2(溶血磷脂酶2)	溶血磷脂2中2位酯键	不含脂肪酸的甘油磷酸含氮碱
磷脂酶 C	甘油磷脂3位磷酸酯键	甘油二酯、磷酸
磷脂酶 D	甘油磷脂磷酸取代基间酯键	磷脂酸、含氮碱

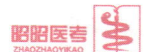

【例9】组成卵磷脂分子的成分有

A. 乙醇胺　　　　B. 胆碱　　　　C. 肌醇　　　　D. 丝氨酸　　　　E. 甘氨酸

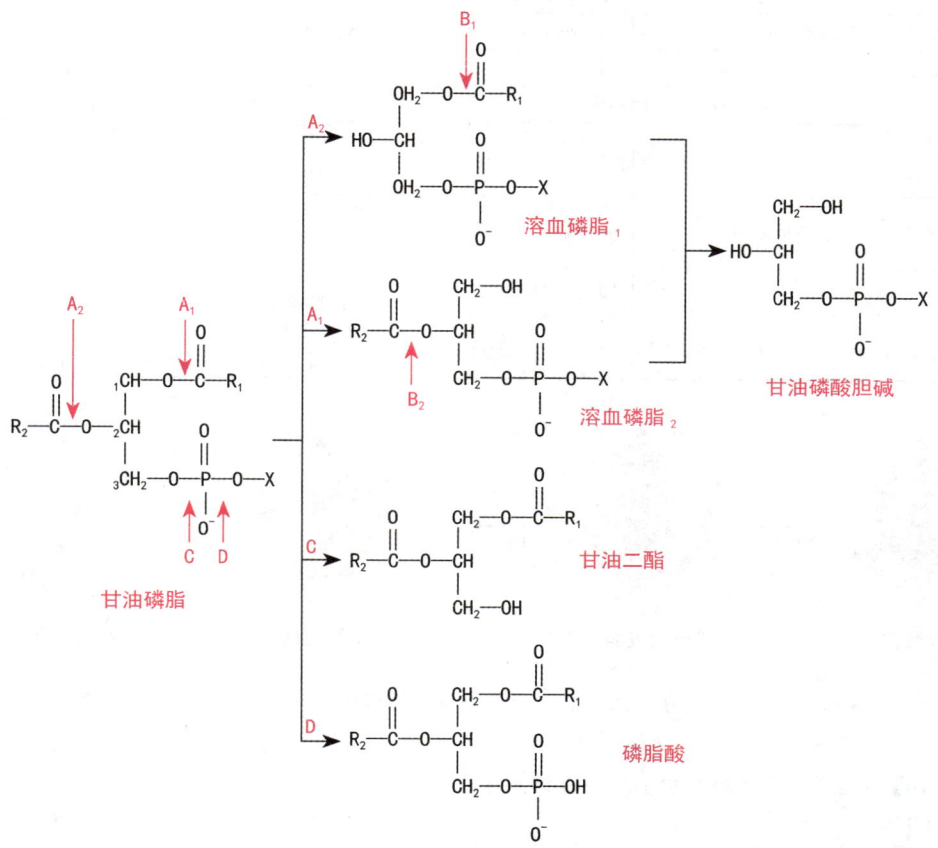

磷脂酶对磷脂的水解（X 为含氮碱）

五、神经鞘磷脂的降解

神经鞘磷脂酶存在于脑、肝、脾、肾等组织细胞溶酶体,属磷脂酶 C 类,能使磷酸酯键水解,产生磷酸胆碱及 N 脂酰鞘氨醇。如先天性缺乏此酶,则鞘磷脂不能降解,在细胞内积存,引起肝脾大及痴呆等鞘磷脂沉积病状。

第 5 节　血浆脂蛋白代谢

一、血浆脂蛋白的分类和组成

1. 血浆脂蛋白的分类

按电泳法分类	α-脂蛋白、前β-脂蛋白、β-脂蛋白、乳糜微粒(CM)
按超速离心法分类	乳糜微粒(CM)、极低密度脂蛋白(VLDL)、低密度脂蛋白(LDL)、高密度脂蛋白(HDL)

昭昭老师提示:CM、VLDL、LDL、HDL 分别相当于电泳分离的 CM、前β脂蛋白、β-脂蛋白及α-脂蛋白。

2. 血浆脂蛋白的组成　　主要由蛋白质、甘油三酯、磷脂、胆固醇及其酯组成。

二、血浆脂蛋白的生理功能

昭昭老师提示:只有低密度脂蛋白(LDL)是由极低密度脂蛋白转化而来的,而非直接合成的。

	乳糜微粒	极低密度脂蛋白	低密度脂蛋白	高密度脂蛋白
英文简写	CM	VLDL	LDL	HDL
相当于电泳法	乳糜微粒(CM)	前β-脂蛋白	β-脂蛋白	α-脂蛋白
密度	<0.95(最低)	0.95～1.006	1.006～1.063	1.063～1.210(最大)
电泳位置	原点(不泳动)	α_2-球蛋白	β-球蛋白	α_1球蛋白
颗粒直径/nm	80～500(最大)	25～80	20～25	5～17(最小)
蛋白质/%	0.5～2(最低)	5～10	20～25	50(最高)
甘油三酯/%	80～95(最高)	50～70	10	5(最低)
胆固醇/%	1～4	15	45～50(最高)	20
合成部位	小肠黏膜细胞	肝细胞	血浆(由 VLDL 转变而来)	肝、肠、血浆
生理功能	转运外源性甘油三酯及胆固醇	转运内源性甘油三酯及胆固醇	转运内源性胆固醇	逆向转运胆固醇
昭昭老师速记	—	—	"低"胆固醇	"高"胆固醇

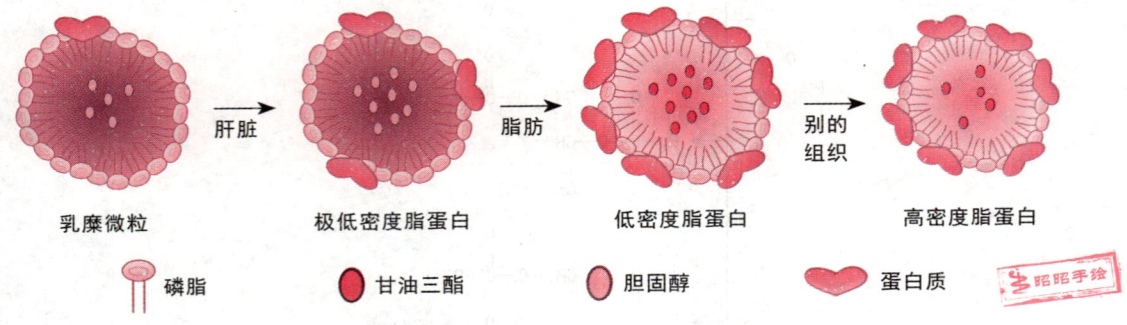

乳糜微粒　　　　　　极低密度脂蛋白　　　　　低密度脂蛋白　　　　　高密度脂蛋白

磷脂　　　　　甘油三酯　　　　　胆固醇　　　　　蛋白质

【例 10】各型高脂蛋白血症中**不增高**的脂蛋白是

A. HDL　　　　　B. IDL　　　　　C. CM　　　　　D. VLDL　　　　　E. LDL

【例 11】可将**肝外组织胆固醇转运至肝**的主要脂蛋白是

A. LDL　　　　　B. CM　　　　　C. HDL　　　　　D. IDL　　　　　E. VLDL

三、低密度脂蛋白(LDL)

1. 概述　人体多种组织器官能摄取、降解 LDL,肝是主要器官,约 50%LDL 在肝降解。肾上腺皮质、卵巢、睾丸等组织摄取及降解 LDL 能力亦较强。

2. LDL 受体途径和单核-吞噬细胞系统　血浆 LDL 降解既可通过 LDL 受体途径(2/3)和单核-吞噬细胞系统(1/3)完成。

LDL 受体途径	LDL 受体广泛分布于全身,特别是肝、肾上腺皮质、卵巢、睾丸、动脉壁等组织的细胞膜表面
单核-吞噬细胞系统	①血浆 LDL 还可被修饰成如氧化修饰 LDL(Ox-LDL),被清除细胞即单核-吞噬细胞系统中的巨噬细胞及血管内皮细胞清除; ②巨噬细胞及血管内皮细胞的细胞膜表面有清道夫受体,可与修饰 LDL 结合而清除血浆修饰 LDL

➤ **参考答案**如下,详细答案参见 2021 版《国家临床执业及助理医师资格考试精选真题考点精析》。

1. D	2. B	3. C	4. B	5. E	6. E	昭昭老师提示:
7. D	8. B	9. E	10. A	11. C	—	关注官方微信,获得第一手考试资料。

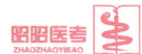

第8章　氨基酸代谢

> **2021 考试大纲**
>
> ①蛋白质的生理功能及营养作用;②蛋白质在肠道的消化、吸收及腐败作用;③氨基酸的一般代谢;④氨的代谢;⑤个别氨基酸的代谢。

> **考纲解析**
>
> 　　近 20 年的医师考试中,本章的考点是氨基酸的一般代谢,执业医师每年考查分数为 1～2 分,助理医师每年考查分数为 0～1 分。

一、蛋白质的生理功能与营养作用

1. 蛋白质的生理作用

维持组织细胞的生长、更新和修补	蛋白质是细胞组织的主要成分
参与催化、运输和代谢调节	体内存在多种特殊功能的蛋白质,如酶、激素等
提供能源	蛋白质在体内氧化可提供 4.1 kcal/g 的能量

2. 氮平衡

氮平衡状态	进出氮情况	常见人群
总平衡	摄入氮＝排出氮	健康成年人
正平衡	摄入氮＞排出氮	儿童、青春期青少年、孕妇及恢复期病人
负平衡	摄入氮＜排出氮	长期饥饿、消耗性疾病患者

3. 蛋白质的营养作用

　　(1) 营养必需氨基酸　指体内需要而不能自身合成,必须由食物提供的氨基酸,共 8 种包括亮氨酸、异亮氨酸、苏氨酸、缬氨酸、赖氨酸、甲硫氨酸(蛋氨酸)、苯丙氨酸和色氨酸。

　　(2) 营养非必需氨基酸　20 种氨基酸中,除营养必需氨基酸外的 12 种氨基酸在体内可合成,不必由食物供给,称为非必需氨基酸。

　　(3) 蛋白质的营养价值　指食物蛋白质在体内的利用率,其高低主要取决于食物蛋白质中必需氨基酸的种类和比例。通常,含有必需氨基酸种类多、比例高的蛋白质,其营养价值高;反之,营养价值低。动物性蛋白质所含必需氨基酸的种类和比例与人体需要相近,故营养价值高。营养价值较低的蛋白质混合食用,彼此间必需氨基酸可以得到相互补充,从而提高蛋白质的营养价值,这种作用称为食物蛋白质的互补作用。例如谷类蛋白质含赖氨酸较少而含色氨酸较多,而豆类蛋白质含赖氨酸较多而色氨酸较少,两者混合食用即可提高蛋白质的营养价值。

　　　昭昭老师速记:"古(谷)香古"色","赖""豆"。

　　【例 1】属于必需氨基酸的是

　　A. 丙氨酸　　　B. 丝氨酸　　　C. 天冬氨酸　　　D. 甲硫氨酸　　　E. 谷氨酸

二、氨基酸的一般代谢

1. 水解途径　真核细胞内蛋白质的降解有两条重要途径,即蛋白质被蛋白酶水解成肽,然后肽被肽酶降解成游离氨基酸。

	ATP 非依赖途径	ATP 依赖途径
发生部位	溶酶体内	细胞核和胞质中
降解酶	组织蛋白酶(溶酶体内多种蛋白酶)	蛋白酶体(多种蛋白质构成的复合体)
主要降解	外来的蛋白质、膜蛋白和胞内长寿蛋白质	异常蛋白和短寿蛋白质
选择性	对降解蛋白质的选择性差	对降解蛋白质的选择性好
消耗 ATP	不需要消耗 ATP	需要消耗 ATP
泛素化	不需要泛素化反应	需要多个泛素化反应

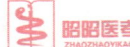

2. 泛素和泛素化　泛素是一种由76个氨基酸组成的小分子蛋白质,因其广泛存在于真核细胞而得名。泛素介导的蛋白质降解过程是一个复杂的过程:①由泛素与被选择降解的蛋白质形成共价连接,使后者标记并被激活,然后蛋白酶体特异性地识别泛素标记的蛋白质并将其降解,泛素的这种标记作用称为泛素化。泛素化包括三种酶参与的3步反应,并需消耗ATP。一种蛋白质的降解需多次泛素化反应,形成泛素链。②泛素化的蛋白质在蛋白酶体降解,产生一些7~9个氨基酸残基组成的肽链,肽链进一步水解生成氨基酸。

3. 氨基酸的脱氨基作用　氨基酸分解代谢的最主要反应是脱氨基作用。氨基酸的脱氨基作用在体内大多数组织中均可进行。氨基酸可以通过多种方式脱去氨基,例如转氨基、联合脱氨基、氧化脱氨基及非氧化脱氨基等,其中以联合脱氨基最为重要。

(1) 转氨基作用　转氨基作用是在转氨酶的催化下,可逆地把α-氨基酸的氨基转移给α-酮酸,结果是氨基酸脱去氨基生成相应的α-酮酸,而原来的α-酮酸则转变成另一种氨基酸。

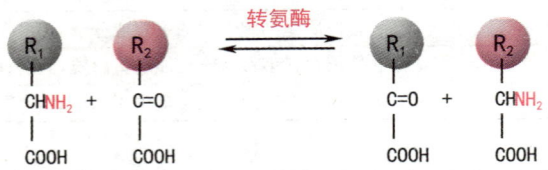

分布	转氨酶广泛分布于体内各组织中,其中以肝及心肌含量最丰富
特点	①转氨基作用的反应是完全可逆的,因此其既是氨基酸的分解代谢过程,也是某些氨基酸合成的重要途径; ②除赖氨酸、苏氨酸、脯氨酸和羟脯氨酸外大多数氨基酸都能进行转氨基作用
转氨酶	①转氨基作用只能由专一的转氨酶催化; ②转氨酶的辅酶都是维生素B_6的磷酸酯,即磷酸吡哆醛; ③在各种转氨酶中,以L-谷氨酸和α-酮酸的转氨酶最为重要,如丙氨酸转氨酶(ALT,即谷丙转氨酶,肝组织中活性最高)和天冬氨酸转氨酶(AST,即谷草转氨酶,心肌组织中活性最高)
意义	①体内多数氨基酸脱氨基的重要方式;②是机体合成非必需氨基酸的重要途径; ③是联系糖代谢与氨基酸代谢的桥梁

(2) L-谷氨酸氧化脱氨基作用

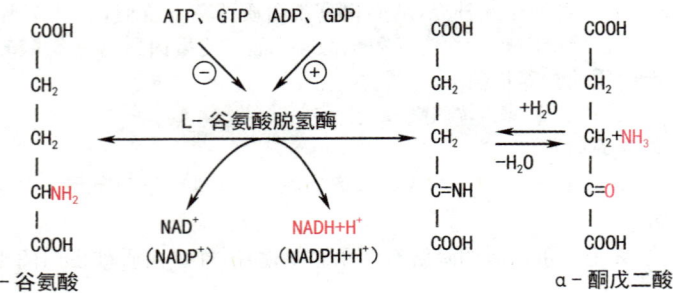

即通过L-谷氨酸脱氢酶催化脱去氨基。L-谷氨酸脱氢酶的特点如下。

分布	广泛存在于肝、肾和脑等组织中,属于一种不需氧的脱氢酶
产物	在其催化下,L-谷氨酸氧化脱氨生成α-酮戊二酸和氨
利用	唯一既能利用NAD^+又能利用$NADP^+$接受还原当量的酶

(3) 联合脱氨基作用　即通过转氨酶与L-谷氨酸脱氢酶的联合作用脱去氨基。转氨基作用只是把氨基酸分子中的氨基转移给α-酮戊二酸或其他α-酮酸,并没有达到脱氨基的目的。转氨基作用使许多氨基酸的氨基被聚集在α-酮戊二酸上生成L-谷氨酸。若转氨酶与L-谷氨酸脱氢酶协调作用,即转氨

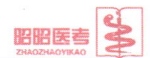

基作用与谷氨酸的氧化脱氨基作用偶联进行,就可达到把氨基酸转变成 NH_3 及相应 α-酮酸的目的。转氨基作用与谷氨酸脱氢作用的结合称为联合脱氨基作用。

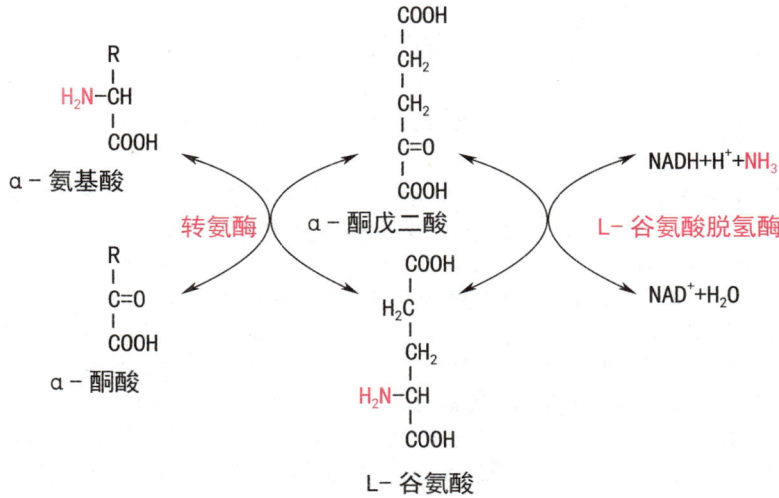

（4）嘌呤核苷酸循环(特殊类型的联合脱氧基作用)　即通过转氨酶与腺苷酸脱氨酶的联合作用脱去氨基。

	联合脱氨作用	嘌呤核苷酸循环
存在部位	肝、肾等	心肌、骨骼肌
原因	L-谷氨酸脱氢酶活性高	L-谷氨酸脱氢酶活性很弱,不能发生联合脱氨基
偶联过程	转氨基作用与谷氨酸的氧化脱氨基	转氨基作用与嘌呤核苷酸循环脱氨基作用
偶联酶	转氨酶与 L-谷氨酸脱氢酶偶联	转氨酶与腺苷酸脱氨酶偶联
脱氨基过程	①α-氨基酸+α-酮戊二酸⟷α-酮酸+L-谷氨酸(转氨基作用);②L-谷氨酸→α-酮戊二酸+NH_3(由 L-谷氨酸脱氢酶催化)	①α-氨基酸+α-酮戊二酸⟷α-酮酸+L-谷氨酸(转氨基作用);②L-谷氨酸+草酰乙酸⟷α-酮戊二酸+天冬氨酸;③天冬氨酸+次黄嘌呤核苷酸(IMP)→腺苷酸代琥珀酸→腺嘌呤核苷酸(AMP);④AMP→IMP+NH_3(由腺苷酸脱氨酶催化)

（5）氨基酸通过 L-氨基酸氧化酶催化脱去氨基　大多数从 L-α-氨基酸中释放的氨来自转氨酶和 L-谷氨酸脱氢酶的联合作用(即联合脱氨基作用)。在肝肾组织中还存在一种 L-氨基酸氧化酶,属黄素酶类,其辅基是 FMN 或 FAD。这些能够自动氧化的黄素蛋白将氨基酸氧化成 α-亚氨基酸,接着再加水分解成相应的 α-酮酸,并释放铵离子,分子氧再直接氧化还原型黄素蛋白形成过氧化氢(H_2O_2),后者被过氧化氢酶裂解成氧和 H_2O。

4. α-酮酸的代谢　氨基酸脱氨基后生成的 α-酮酸可以进一步代谢,代谢途径主要包括以下三个方面。

（1）彻底氧化分解并提供能量　在体内,α-酮酸可通过柠檬酸循环与生物氧化体系彻底氧化生成 CO_2 和 H_2O,同时为机体生命活动提供能量。

（2）经氨基化生成营养非必需氨基酸　营养非必需氨基酸可通过相应的 α-酮酸经氨基化而生成。这些 α-酮酸也可来自糖代谢和柠檬酸循环的产物。丙酮酸、草酰乙酸和 α-酮戊二酸分别转变成丙氨酸、天冬氨酸和谷氨酸。

（3）转变成糖和脂类　生糖氨基酸是指可以转变成糖的氨基酸,生酮氨基酸是指能转变成酮体的氨基酸,生糖兼生酮氨基酸是指既能转变成糖又能转变成酮体的氨基酸。

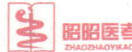

类 型	氨基酸	昭昭老师速记
生糖氨基酸	除生酮氨基酸外的氨基酸大多可以转变为糖	—
生酮氨基酸	赖氨酸、亮氨酸	来两桶
生糖兼生酮氨基酸	异亮氨酸、苯丙氨酸、酪氨酸、色氨酸、苏氨酸	一本落色书

【例2】属于生酮兼生糖的氨基酸是
A. 亮氨酸　　　B. 苯丙氨酸　　　C. 赖氨酸　　　D. 精氨酸　　　E. 甲硫氨酸

三、氨的代谢

1. 氨的来源　体内氨有三个主要的来源,即各组织器官中氨基酸及胺分解产生的氨、肠道吸收的氨(肠道细菌腐败作用产生氨)及肾小管上皮细胞分泌的氨(主要来自谷氨酰胺)。其中,氨基酸脱氨基作用产生的氨是体内氨的主要来源。

2. 氨的转运　氨在血液中主要是以丙氨酸及谷氨酰胺两种形式转运的。

(1)丙氨酸-葡萄糖循环　氨从骨骼肌运往肝。骨骼肌中的氨基酸经转氨基作用将氨基转给丙酮酸生成丙氨酸,丙氨酸经血液运往肝。在肝中,丙氨酸通过联合脱氨基,生成丙酮酸,并释放氨。氨用于合成尿素,丙酮酸经糖异生途径生成葡萄糖。葡萄糖由血液运往骨骼肌,沿糖酵解途径转变成丙酮酸,后者再接受氨基生成丙氨酸。丙氨酸和葡萄糖周而复始的转变,完成骨骼肌和肝之间氨的转运,这一途径称为丙氨酸-葡萄糖循环。通过这个循环,骨骼肌的氨以无毒的丙氨酸形式运往肝,同时,肝又为骨骼肌提供了生成丙酮酸的葡萄糖。

(2)谷氨酰胺　氨从脑和骨骼肌等组织运往肝或肾。谷氨酰胺是另一种转运氨的形式,它主要从脑和骨骼肌等组织向肝或肾运氨。在脑和骨骼肌等组织,氨与谷氨酸在谷氨酰胺合成酶的催化下合成谷氨酰胺,并由血液运往肝或肾,再经谷氨酰胺酶水解成谷氨酸及氨。

【例3】脑中氨的主要去路是
A. 扩散入血　　B. 合成尿素　　C. 合成嘌呤　　D. 合成氨基酸　　E. 合成谷氨酰胺

(3)尿素的生成-尿素循环(鸟氨酸循环)　体内的氨主要在肝合成尿素(氨的主要代谢去路),只有少部分氨在肾以铵盐形式随尿排出。

	反应步骤	催化酶	备 注
氨基甲酰磷酸的合成	①NH_3、CO_2 和 ATP 缩合生成氨基甲酰磷酸	氨基甲酰磷酸合成酶 I(鸟氨酸循环的关键酶)	①反应部位在肝细胞线粒体;②反应过程消耗 2 分子 ATP
瓜氨酸的合成	②氨基甲酰磷酸+鸟氨酸→瓜氨酸	鸟氨酸氨基甲酰转移酶	反应部位在肝细胞线粒体
精氨酸的合成	③瓜氨酸＋天冬氨酸→精氨酸代琥珀酸	精氨酸代琥珀酸合成酶(鸟氨酸循环的关键酶)	①反应部位在肝细胞胞质;②需要 ATP 供能,天冬氨酸提供了尿素中的第二个氮原子
	④精氨酸代琥珀酸→精氨酸+延胡索酸	精氨酸代琥珀酸裂解酶	①反应部位在肝细胞胞质;②精氨酸保留了来自 NH_3 和天冬氨酸的氮
精氨酸水解生成尿素	⑤精氨酸→鸟氨酸+尿素	精氨酸酶	①反应部位在肝细胞胞质;②鸟氨酸进入线粒体,参与瓜氨酸合成

【例4】下列关于鸟氨酸循环的叙述,正确的是
A. 鸟氨酸循环直接从鸟氨酸与氨结合生成瓜氨酸开始
B. 鸟氨酸循环从氨基甲酰磷酸合成开始
C. 每经历一次鸟氨酸循环消耗 1 分子氨
D. 每经历一次鸟氨酸循环消耗 2 分子 ATP
E. 鸟氨酸循环主要在肝内进行

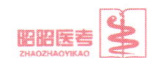

➢ 昭昭老师总结：尿素的生成

合成部位：2 个	肝脏线粒体，胞液
关键酶：2 个	氨基甲酰磷酸合成酶Ⅰ，精氨酸代琥珀酸合成酶
N 元素来源：2 个	1 个来自 NH_3，1 个来自天冬氨酸
重要中间代谢产物：3 个	鸟氨酸、瓜氨酸、精氨酸
能量消耗：3 个	尿素合成耗能，每合成 1 分子尿素消耗 3 分子 ATP
高能磷酸键：4 个	每合成 1 分子尿素消耗 4 个高能磷酸键

四、个别氨基酸的代谢

1. 氨基酸的脱羧基作用 有些氨基酸可通过脱羧基作用生成相应的胺类。催化脱羧基的酶称为脱羧酶。氨基酸脱羧酶的辅酶是磷酸吡哆醛。

氨基酸	相应的胺类化合物	催化酶	生理功能	昭昭老师速记
谷氨酸	γ - 氨基丁酸（GABA）	L-谷氨酸脱羧酶	抑制性神经递质，对中枢神经有抑制作用	"谷丁"
半胱氨酸	牛磺酸	磺酸丙氨酸脱羧酶	结合胆汁酸的组成成分	"半光"很"黄"
组氨酸	组胺	组氨酸脱羧酶	强烈血管扩张剂，能增加毛细血管通透性	组＝组
色氨酸	5 - 羟色胺（5 - HT）	色氨酸羟化酶 5-羟色氨酸脱羧酶	①中枢：抑制性神经递质；②外周：强烈血管收缩作用	色＝色
鸟氨酸	多胺（腐胺、精脒、精胺）	鸟氨酸脱羧酶（关键酶）	调节细胞生长（促进细胞增殖）	"鸟""多"

【例5】经代谢转变生成牛磺酸的氨基酸是
A. 半胱氨酸 　　 B. 甲硫氨酸 　　 C. 苏氨酸 　　 D. 赖氨酸 　　 E. 缬氨酸

2. 一碳单位的代谢 一碳单位是指某些氨基酸在分解过程中产生的含有一个碳原子的基团，包括甲基（—CH_3）、甲烯基（—CH_2—）、甲炔基（—CH＝）、甲酰基（—CHO）及亚氨甲基（—CH＝NH）等。一碳单位不能游离存在，常与四氢叶酸结合而转运和参与代谢。四氢叶酸是一碳单位的运载体。

来源	一碳单位主要来自组氨酸、甘氨酸、色氨酸及丝氨酸的分解代谢（昭昭老师速记："一""组""干""色""丝"）
主要功能	一碳单位的主要功能是参与嘌呤和嘧啶的合成，是氨基酸与核苷酸代谢联系的枢纽

3. 含硫氨基酸的代谢 体内的含硫氨基酸包括甲硫氨酸（蛋氨酸）、半胱氨酸和胱氨酸。三者的关系为：甲硫氨酸可转变为半胱氨酸和胱氨酸，而且半胱氨酸和胱氨酸可以相互转变，但半胱氨酸和胱氨酸不能转变为甲硫氨酸（因甲硫氨酸是必需氨基酸）。

（1）甲硫氨酸与转甲基作用 甲硫氨酸分子中含有 S-甲基，通过各种转甲基作用可以生成多种含甲基的重要生理活性物质，如肾上腺素（注意不是去甲肾上腺素）、肌酸、胆碱（卵磷脂、神经鞘磷脂）及肉毒碱等。但是，甲硫氨酸在转甲基之前，首先必须与 ATP 作用，生成 S-腺苷甲硫氨酸（SAM）。此反应由甲硫氨酸腺苷转移酶催化。SAM 中的甲基称为活性甲基，SAM 称为活性甲硫氨酸。SAM 是体内甲基最重要的直接供体。

甲硫氨酸在体内最主要的分解代谢是通过上述转甲基作用而提供甲基，而 S-腺苷甲硫氨酸去甲基后生成 S-腺苷同型半胱氨酸，后者脱去腺苷生成同型半胱氨酸。同型半胱氨酸再接受 N_5—CH_3—FH_4 上的甲基，重新生成甲硫氨酸，形成一个循环过程，称为甲硫氨酸循环。这个循环的意义是由 N_5—CH_3—FH_4 供给甲基合成甲硫氨酸，再通过此循环的 SAM 提供甲基，以进行体内广泛存在的甲基化反应，由此可见，N_5—CH_3—FH_4 可看成是体内甲基的间接供体。

由 N_5—CH_3—FH_4 提供甲基使同型半胱氨酸转变成甲硫氨酸的反应是目前已知体内能利用 N_5—

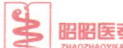

CH_3—FH_4 的唯一反应。催化此反应的 N_5-甲基四氢叶酸转甲基酶(甲硫氨酸合成酶),其辅酶是 维生素 B_{12}。

当维生素 B_{12} 缺乏时,不仅不利于甲硫氨酸的生成,同时也影响四氢叶酸的再生,使组织中游离的四氢叶酸含量减少,不能重新利用它来转运其他一碳单位,导致核酸合成障碍,影响细胞分裂。因此,维生素 B_{12} 缺乏时可产生巨幼红细胞性贫血。

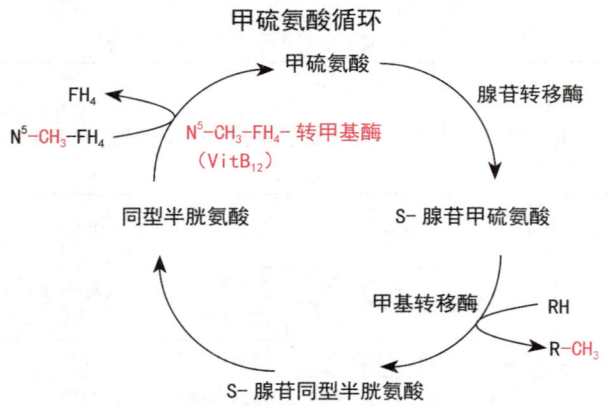

甲硫氨酸循环

【例6】 下列氨基酸中哪一种无法提供一碳单位?

A. 甘氨酸　　　B. 丝氨酸　　　C. 组氨酸　　　D. 色氨酸　　　E. 酪氨酸

(2) 甲硫氨酸为肌酸合成提供甲基

合成原料	甘氨酸(提供骨架)、精氨酸(提供脒基)、S-腺苷甲硫氨酸(提供甲基)
合成器官	肝(主要器官)
转化	在肌酸激酶催化下,肌酸(非高能化合物)接受 ATP 的高能磷酸基形成磷酸肌酸(高能化合物)
代谢产物	肌酸和磷酸肌酸的终末代谢产物是肌酐(主要在骨骼肌中合成)

(3) 半胱氨酸代谢　①半胱氨酸与胱氨酸可以互变;②半胱氨酸可转变成牛磺酸;③半胱氨酸可生成活性硫酸根;含硫氨基酸氧化分解均可产生硫酸根,但半胱氨酸是体内硫酸根的主要来源。体内的硫酸根可部分转变为活性硫酸根:3'-磷酸腺苷-5'-磷酰硫酸(PAPS),后者在肝生物转化中可提供硫酸根使某些物质生成硫酸酯。

4. 芳香族氨基酸代谢

(1) 苯丙氨酸和酪氨酸代谢

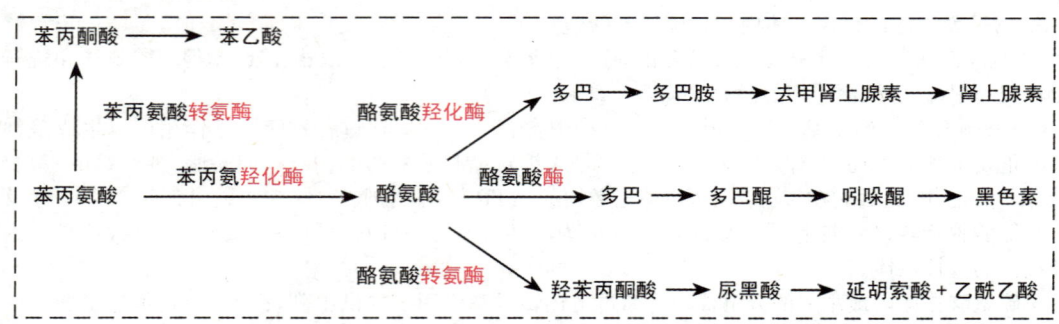

病　症	缺乏酶	形成机制	临床表现
苯丙酮酸尿症	苯丙氨酸羟化酶	①不能将苯丙氨酸羟化为酪氨酸,苯丙氨酸经转氨基作用大量生成苯丙酮酸;②苯丙酮酸对中枢神经系统有毒	①大量苯丙酮酸及其部分代谢产物由尿排出;②患儿脑发育障碍,智力低下

续表

病　症	缺乏酶	形成机制	临床表现
白化病	酪氨酸酶	不能合成黑色素	①皮肤毛发发白; ②易患皮肤癌
尿黑酸尿症	尿黑酸分解 代谢酶	尿黑酸分解受阻	—
帕金森病	—	与多巴胺生成障碍有关	—

（2）色氨酸代谢

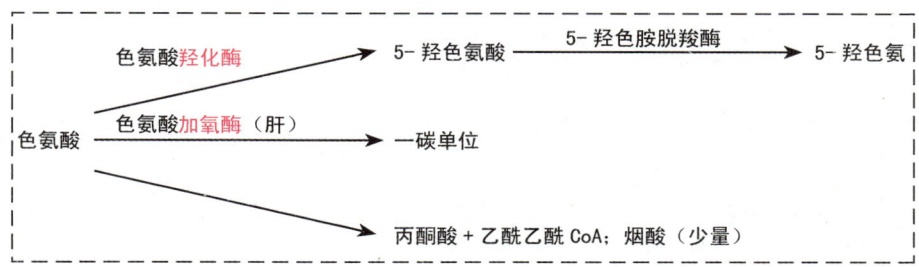

【例7】补充酪氨酸可"节省"体内的

A. 苯丙氨酸　　　B. 组氨酸　　　　C. 蛋氨酸　　　D. 赖氨酸　　　E. 亮氨酸

➤ 参考答案如下,详细答案参见 2021 版《国家临床执业及助理医师资格考试精选真题考点精析》。

1. D	2. B	3. E	4. E	5. A	昭昭老师提示:关注官方微信,获得第一手考试资料。
6. E	7. A	—	—	—	

第 9 章　核苷酸代谢

➤ 2021 考试大纲

①核苷酸代谢:两条嘌呤核苷酸合成途径的原料,嘌呤核苷酸的分解代谢产物;两条嘧啶核苷酸合成途径的原料,嘧啶核苷酸的分解代谢产物。②核苷酸代谢的调节;核苷酸合成途径的主要调节酶、抗核苷酸代谢药物的生化机制。

➤ 考纲解析

近 20 年的医师考试中,本章的考点是两条嘧啶核苷酸合成途径的原料和嘧啶核苷酸的分解代谢产物,执业医师每年考查分数为 0～1 分,助理医师每年考查分数为 0～1 分。

一、嘌呤和嘧啶核苷酸的合成

嘌呤和嘧啶核苷酸的合成均存在从头合成和补救合成两条途径。

1. 嘌呤合成途径

方　式	定　义	原　料	部　位
从头合成	指利用磷酸核糖、氨基酸、一碳单位及 CO_2 等简单物质为原料,经过一系列酶促反应,合成嘌呤核苷酸	CO_2、谷氨酰胺、天冬氨酸、甘氨酸、甲酰基 (昭昭老师速记:二谷天很甘)	肝
补救合成	指利用体内游离的嘌呤或嘌呤核苷,经简单反应过程,合成嘌呤核苷酸	①游离的嘌呤碱; ②嘌呤核苷	脑、骨髓

【例1】嘌呤从头合成的氨基酸有

A. 鸟氨酸　　　B. 谷氨酸　　　C. 天冬酰胺　　　D. 天冬氨酸　　　E. 丙氨酸

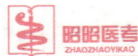
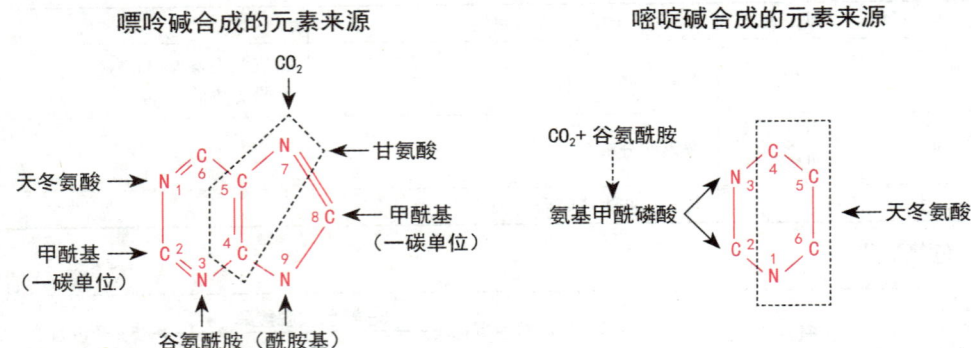

2. 嘧啶合成途径

方　式	定　义	原　料
从头合成	指利用天冬氨酸、谷氨酰胺及 CO_2 等简单物质为原料,经过一系列酶促反应,合成嘧啶核苷酸	天冬氨酸、谷氨酰胺、CO_2
补救合成	指利用体内游离的嘧啶碱合成嘧啶核苷酸	游离的嘧啶碱

3. 嘌呤核苷酸从头合成的大致过程　可分为两个阶段:合成次黄嘌呤核苷酸(IMP);IMP 再转变成腺嘌呤核苷酸(AMP)和鸟嘌呤核苷酸(GMP)。

昭昭老师速记:"黄""线(腺)"上的"鸟";"IAG"。

(1) IMP 的合成　合成原料核糖-5′-磷酸来自磷酸戊糖途径。

昭昭老师提示:核糖-5′-磷酸是核苷酸合成与糖代谢的交汇点。

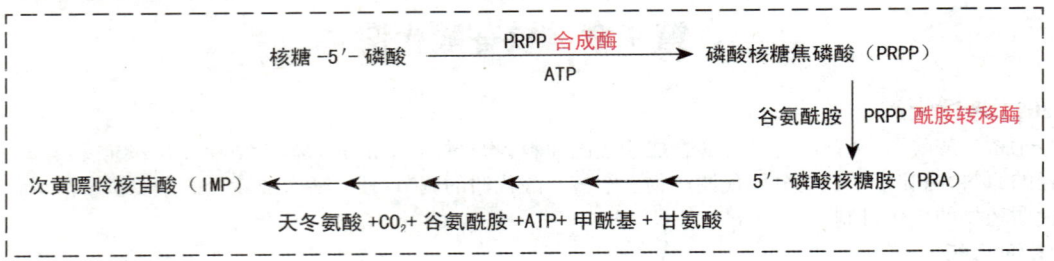

(2) IMP 转变成 AMP 和 GMP　AMP 和 GMP 在激酶作用下,经过两步磷酸化反应,分别生成 ATP 和 GTP。

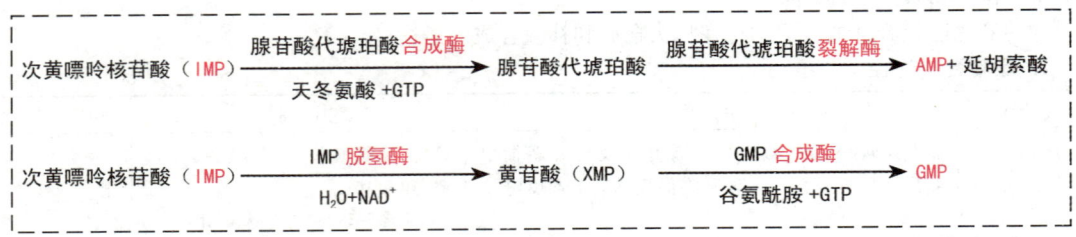

4. 嘧啶核苷酸从头合成的大致过程

昭昭老师速记:①"尿"是核心,秘密的"(D)尿"→UDP。②U 变 C,记忆为"UC"浏览器。③"尿(U)"之前先"脱了"(UDP→dUDP),然后尿再露出来"胸(T)"。

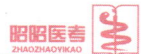

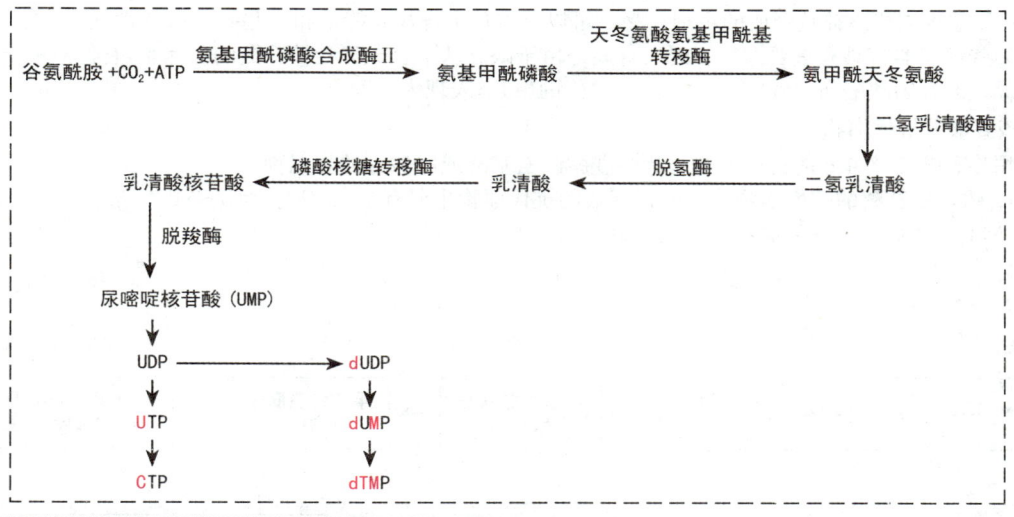

> **昭昭老师总结：嘌呤和嘧啶核苷酸从头合成的比较**

	嘌呤核苷酸从头合成	嘧啶核苷酸从头合成
合成原料	磷酸核糖（合成 PRPP）、天冬氨酸、谷氨酰胺、甘氨酸、一碳单位及 CO_2	磷酸核糖（合成 PRPP）、天冬氨酸、谷氨酰胺及 CO_2
合成部位	肝（主要器官）、小肠黏膜、胸腺的细胞质	肝（主要器官）的细胞质
合成过程	相对复杂	相对简单
合成顺序	在磷酸核糖的基础上逐步合成嘌呤核苷酸	先合成嘧啶环，然后再与磷酸核糖相连而成
中间产物	次黄嘌呤核苷酸（IMP）	乳清酸核苷酸（OMP）
调节酶	①磷酸核糖焦磷酸（PRPP）合成酶；②磷酸核糖焦磷酸（PRPP）酰胺转移酶	①氨基甲酰磷酸合成酶Ⅱ（哺乳动物）；②天冬氨酸氨基甲酰转移酶（细菌）；③磷酸核糖焦磷酸（PRPP）合成酶

5. 脱氧核苷酸的生成是在二磷酸核苷水平进行　体内脱氧核苷酸（包括嘌呤脱氧核苷酸和嘧啶脱氧核苷酸）中所含的脱氧核糖并不是先形成后再连接上碱基和磷酸，而是通过相应的核苷酸的直接还原作用，以氢元素取代其核糖分子中 O_2 上的羟基而生成的。这种还原作用由核苷还原酶催化，基本上在二磷酸核苷（NDP）水平上进行（N 代表 A、G、U、C 等碱基）。在激酶的作用下，二磷酸脱氧核苷（dNDP）再磷酸化生成三磷酸脱氧核苷（dNTP）。

$$\text{NDP} \xrightarrow[\text{NADPH}]{\text{核苷酸还原酶}} \text{dNDP} \xrightarrow{\text{激酶}} \text{dNDP}$$

6. 嘌呤和嘧啶苷酸补救合成

（1）嘌呤和嘧啶苷酸补救合成的比较

	嘌呤核苷酸补救合成	嘧啶核苷酸补救合成
合成原料	PRPP、游离的嘌呤碱或嘌呤核苷	PRPP、游离的嘧啶碱或嘧啶核苷
合成部位	脑、骨髓等	—
催化酶	①腺嘌呤磷酸核糖转移酶（APRT）；②次黄嘌呤—鸟嘌呤磷酸核糖转移酶（HGPRT）；③腺苷激酶	①嘧啶磷酸核糖转移酶；②尿苷激酶；③胸苷激酶
生成过程	①腺嘌呤＋PRPP→AMP＋PPi；②次黄嘌呤＋PRPP→IMP＋PPi；③鸟嘌呤＋PRPP→GMP＋PPi；④腺嘌呤核苷＋ATP→AMP＋ADP	①嘧啶＋PRPP→磷酸嘧啶核苷＋＋PPi；②尿嘧啶核苷＋ATP→UMP＋ADP；③脱氧胸腺嘧啶核苷＋ATP→dTMP＋ADP

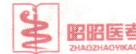

（2）嘌呤核苷酸补救合成的生理意义 可以节省从头合成时能量和一些氨基酸的消耗；补救合成对体内某些组织器官具有重要意义，如脑、骨髓等由于缺乏从头合成嘌呤核苷酸的酶体系，它们只能进行补救合成。因基因缺陷而导致 HGPRT 完全缺失的患儿，表现为自毁容貌或称 Lesch - Nyhan 综合征。

二、核苷酸的抗代谢物

嘌呤和嘧啶核苷酸的抗代谢物是嘌呤、嘧啶、氨基酸或叶酸等的类似物。

1. 嘌呤核苷酸的抗代谢物 嘌呤核苷酸的抗代谢物主要有 6 - 巯基嘌呤（6 - MP）、氮杂丝氨酸、甲氨蝶呤（MTX）。嘌呤苷酸类似物的作用环节归纳如下：

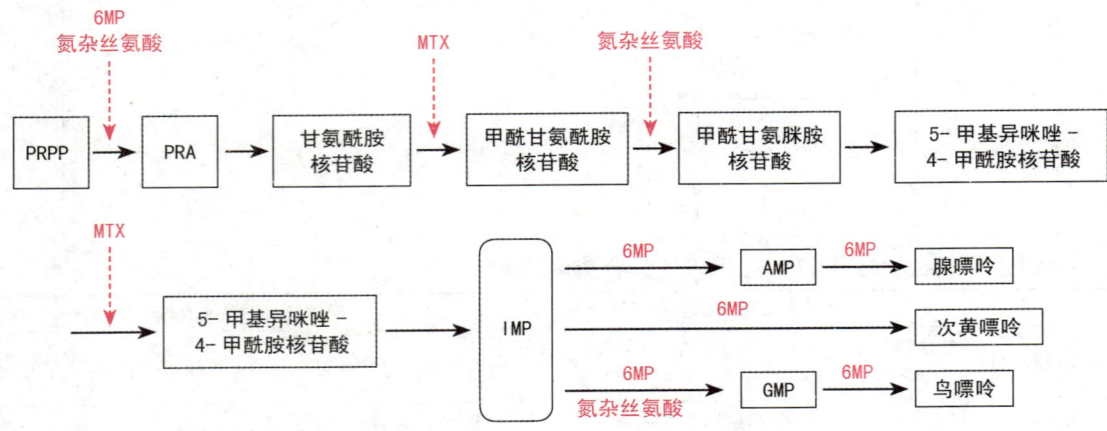

2. 嘧啶核苷酸的抗代谢物 主要有氮杂丝氨酸、甲氨蝶呤（MTX）、5 - 氟尿嘧啶（5 - FU）、阿糖胞苷。嘧啶核苷酸类似物的作用环节归纳如下：

昭昭老师速记：①阿"氮""包"了。②小"蝶""5"胸口。

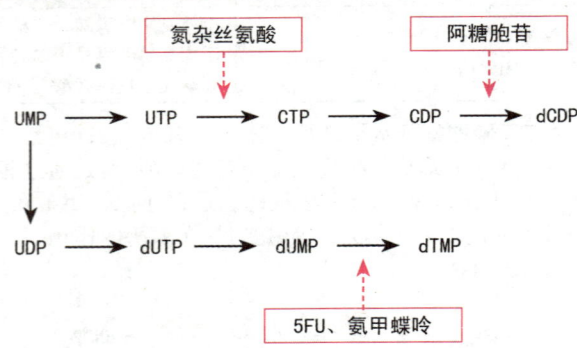

> 昭昭老师总结：抗代谢产物的记忆方法

	作用环节	理解记忆
5 - 氟尿嘧啶	dTMP 合成（阻断 dUMP→dTMP）	FdUMP 与 dUMP 的结构类似
氮杂丝氨酸	①嘌呤核苷酸从头合成（阻断 PRPP→PRA 和 IMP→GMP）；②CTP 合成（阻断 UTP→CTP）	这三个反应均有谷氨酰胺参与
甲氨蝶呤	①嘌呤核苷酸从头合成；②dTMP 合成（阻断 dUMP→dTMP）	这个反应过程有一碳单位参与
阿糖胞苷	dCDP 合成（阻断 CDP→dCDP）	阿糖胞苷与胞嘧啶核苷结构类似

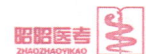

三、核苷酸的分解代谢

1. 嘌呤核苷酸的分解

（1）代谢嘌呤碱 其最终分解生成尿酸，随尿排出体外。AMP 生成次黄嘌呤，后者在黄嘌呤氧化酶作用下氧化成黄嘌呤，最后生成尿酸。GMP 生成鸟嘌呤，后者转变成黄嘌呤，最后也生成尿酸。反应过程简化如下图。

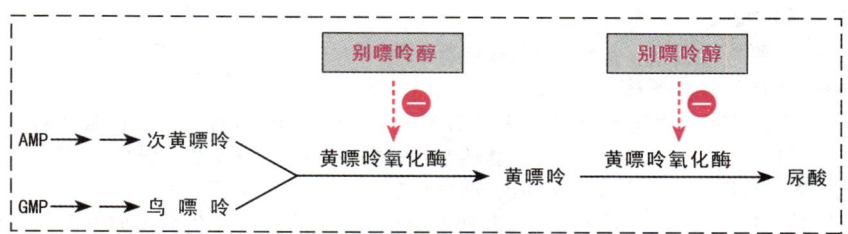

嘌 呤	代谢产物	昭昭老师速记
腺嘌呤（A）	次黄嘌呤→黄嘌呤	"黄""线（腺）"
鸟嘌呤（G）	黄嘌呤	"黄""鸟"

（2）尿酸 是人体嘌呤分解代谢的终产物，水溶性较差。痛风症患者血中尿酸含量升高，尿酸盐晶体可沉积于关节、软组织、软骨及肾等处，而导致关节炎、尿路结石及肾疾病。临床上常用别嘌呤醇治疗痛风症。别嘌呤醇与次黄嘌呤结构类似，故可抑制黄嘌呤氧化酶，从而抑制尿酸的生成。

【例2】体内嘌呤核苷酸的分解代谢终产物是

A．尿素　　　　B．NH_3　　　　C．β-丙氨酸　　　　D．β-氨基异丁酸　　E．尿酸

【例3】男，51 岁，近 3 年来出现关节炎症状和尿路结石，进食肉类食物时，病情加重。该患者发生的疾病涉及的代谢途径是

A．糖代谢　　　B．脂代谢　　　C．嘌呤核苷酸代谢　　D．核苷酸代谢　　　E．氨基酸代谢

2. 嘧啶核苷酸的分解 嘧啶碱的分解代谢主要在肝进行。①胞嘧啶脱氨基转变成尿嘧啶。尿嘧啶最终生成 NH_3、CO_2 及 β-丙氨酸。②胸腺嘧啶分解成 NH_3、CO_2 及 β-氨基异丁酸。NH_3、CO_2 可经尿素循环生成尿素。

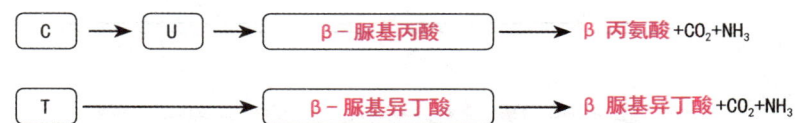

嘧 啶	代谢产物	昭昭老师速记
胞嘧啶（C）、尿嘧啶（U）	β-丙氨酸	醋（CU）+大"饼（丙）"
胸腺嘧啶（T）	β-氨基异丁酸	"特（T）""异"功能

【例4】在体内能分解生成 β-氨基异丁酸的是

A．AMP　　　　B．GMP　　　　C．CMP　　　　D．UMP　　　　E．TMP

➤ 参考答案如下，详细答案参见 2021 版《国家临床执业及助理医师资格考试精选真题考点精析》。

1. D	2. E	3. C	4. E	昭昭老师提示：关注官方微信，获得第一手考试资料。

第 10 章　遗传信息的传递（助理医师不要求）

➤ **2021 考试大纲**

①遗传信息传递概述；②DNA 的生物合成；③RNA 的生物合成。

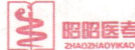

➤ **考纲解析**

近 20 年的医师考试中,本章的考点是 **DNA 和 RNA 的生物合成**,执业医师每年考查分数为 1～2 分,助理医师每年考查分数为 0～1 分。

第 1 节　DNA 的生物合成(助理医师不要求)

一、DNA 复制的基本特征

DNA 复制的主要特征包括**半保留**复制、**双向**复制和**半不连续性**复制。

> 昭昭老师提示:此处可考多选题,速记为:**两半、双向**。

(1) **半保留**复制　DNA 生物合成时,母链 DNA 解开为两股单链,各自作为模板按碱基配对规律,合成与模板互补的子链。子链的 DNA,一股单链从亲代完整地接受过来,另一股单链则完全重新合成,两个子代的 DNA 都和亲代 DNA 碱基序列一致,这种复制方式称为半保留复制。

(2) **双向**复制　DNA 复制从起点开始,向两个方向进行解链,形成两个延伸方向相反的**复制叉**,称为双向复制。复制叉是指 DNA 双链解开分成两股,子链沿模板延长所形成的 Y 字形结构。

生　物	基因组	复制起点	特　点
原核生物	**环状** DNA	只有一个	**单**点起始,双向复制
真核生物	庞大而复杂,由多个染色体组成,全部染色体均需复制	每个染色体又有多个起点	**多起点**,双向复制特征

> 昭昭老师提示:这里有必要提示大家一下,很多同学不知道原核生物和真核生物的区别,参照昭昭老师的视频,否则学习下面的复制、转录和翻译会很费劲。

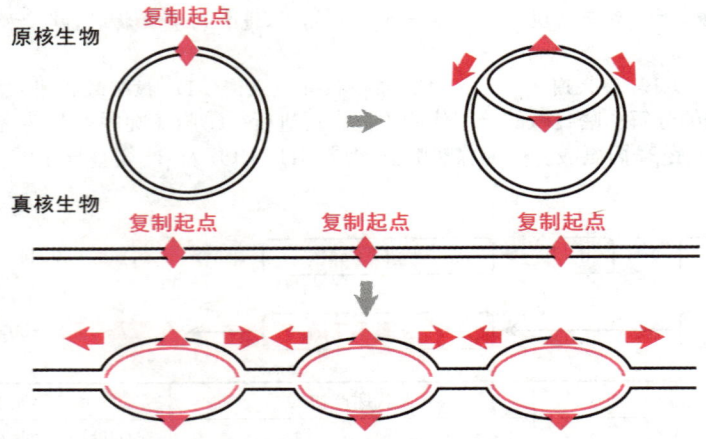

(3) **半不连续性**复制　DNA 双螺旋的两股单链走向相反,一条链为 $5'→3'$ 方向,其互补链是 $3'→5'$ 方向。DNA 合成酶只能催化 DNA 链从 $5'→3'$ 方向的合成,故子链沿着模板复制时,只能从 $5'→3'$ 方向延伸。

合成链	特　点	昭昭老师速记
前导链 (领头链)	DNA 复制时,沿着解链方向生成的子链,DNA 的合成是**连续**进行的,这股链称为**前导链**	前导链,顺方向,连续的
后随链 (随从链)	①复制方向与解链方向**相反**的子链,DNA 的合成是**不连续**进行的,这股链称为**后随链(随从链)**; ②后随链上形成的新的不连续 DNA 片段称为**冈崎片段**; ③复制完成后,冈崎片段经过去除引物,填补引物留下的空隙,连接成完整的 DNA 长链	后随链,逆方向,不连续

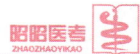

二、DNA 复制的原料

1. DNA 复制需要多种生物分子共同参与 复制是在酶催化下的核苷酸聚合过程,需多种生物分子共同参与。

原 料	特 点	昭昭老师速记
模板	解开成单链的 DNA 母链	复制就是 DNA 合成 DNA
底物	dNTP(dATP、dTTP、dGTP、dCTP)	①DNA 都是去氧核糖核酸,所以都是带"d"的; ②之所以都是 dNTP,而不是 dNDP 或者 dNMP,因为合成需要能量; ③注意 DNA 的碱基是:A、T、C、G(没有 U,U 组成的是 RNA)
主要的酶	解链蛋白、依赖 DNA 的 DNA 聚合酶(DNA-pol)	①以 DNA 为模板所以叫:依赖 DNA; ②复制出来的产物是 DNA,所以当然是 DNA 聚合酶
引物	①RNA 片段; ②提供 3'-OH 末端使 dNTP 可以依次聚合	①依赖 DNA 的 DNA 聚合酶有一个致命的弱点就是其不能够直接催化两个 NTP 直接结合形成 DNA,需要一段 RNA 引物才能往后面直接合成 DNA,就好比唱歌,DNA 不敢自己先唱,需要"RNA 领唱"; ②昭昭老师提示:只要生成了 DNA 就需要引物
其他	酶和蛋白质因子	一个好汉三个帮,需要几个好帮手

2. 原核生物 DNA 解链蛋白质

蛋白质	功能	昭昭老师速记
拓扑异构酶	解开超螺旋,拓扑异构酶Ⅱ又称促旋酶	超脱="超""拓"
Dna A	辨认复制起始点	"起"不起"啊"(A)
Dna B	解螺旋酶,解开 DNA 双链	毕节=B 解
Dna C	运送和协同 Dna B	B+C
单链结合蛋白(SSB)	DNA 结合蛋白,稳定已解开的单链 DNA	"SB"才需要"稳定"
Dna G	引物酶,催化 RNA 引物生成	勾"引"哥哥("GG")

3. DNA 聚合酶

(1) 复制的基本化学反应 酶促核苷酸聚合反应,核苷酸与核苷酸之间生成磷酸二酯键。催化此反应,需要酶即 DNA 聚合酶(依赖 DNA 的 DNA 聚合酶,DDDP)的特点如下。

聚合	3'→5'磷酸二酯键生成,5'→3'延长脱氧核苷酸链	5'→3'聚合活性	指能沿 5'→3'方向延长脱氧核苷酸链的聚合活性
外切	指能水解位于核酸分子链末端核苷酸的能力	3'→5'外切酶活性	能辨认错配的单个碱基,并将其水解
		5'→3'外切酶活性	能切除突变的 DNA 片段

昭昭老师提示:DNA 聚合酶有 3'→5'外切酶活性,故有校对功能,合成错误率低($10^{-9} \sim 10^{-10}$);②RNA 聚合酶及逆转录酶无 3'→5'外切酶活性,故无校对功能,合成错误率(10^{-6})。

(2) 原核生物的 DNA 聚合酶

	DNA-pol Ⅰ	DNA-pol Ⅱ	DNA-pol Ⅲ
功能	①即时校读、辨错改错 ②填补空隙	参与 DNA 损伤的应急状态修复	复制延长中起催化作用
5'→3'聚合活性	有	有	有
外切酶活性方向	2 个方向	1 个方向	1 个方向
3'→5'外切酶活性	有	有	有
5'→3'外切酶活性	有	无	无
昭昭老师速记	读"一"读,找"错误","空隙"	人有"2""急"	"延长"和小"3"的共处时间

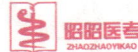

（3）真核生物的 DNA 聚合酶

	DNA - polα	DNA - polβ	DNA - polγ	DNA - polδ	DNA - polε
功能	引物酶活性,随从链复制	低保真度复制,参与应急修复	线粒体;DNA 复制	①延长子链的主要酶;②解螺旋酶活性	①填补引物空隙;②切除修复重组、校读
5'→3' 聚合活性	有	有	有	有	有
3'→5' 外切酶活性	—	—	有	有	有
5'→3' 外切酶活性	有	有	有	有	有
昭昭老师速记	"阿"花"随从"	β像B="B急"了要发疯	线 R	δ的尾巴很长,此为延长	ε中间有空隙

4. DNA 连接酶 ①DNA 连接酶连接 DNA 链 3'- OH 末端和另一 DNA 链的 5'- P 末端,二者间生成 3',5'-磷酸二酯键,从而将两段相邻的 DNA 链连接成完整的链。②复制中的后随链是分段合成的,产生的冈崎片段之间的缺口,要靠 DNA 连接酶接合。③只能连接双链中的单链缺口,它并没有连接单独存在的 DNA 单链或 RNA 单链的作用。

➤ **昭昭老师总结:催化形成 3',5'-磷酸二酯键的几种酶(常考多选题)**

	提供核糖 3'- OH	提供 5'-磷酸	结果
引物酶	以 DNA 为模板,NTP 为原料	—	形成一段 RNA 引物
DNA 聚合酶	引物或延长链中的新链	游离 dNTP 去磷酸	(dNMP)n+1
DNA 连接酶	复制中不连续的 2 条单链	—	不连续链→连续链
DNA 拓扑酶	切断、整理后的两链	—	改变拓扑状态

三、DNA 复制过程
1. 原核 DNA 复制基本过程

步骤		参与酶	昭昭老师速记
准备	①DNA 空间构象改变,双螺旋松弛	拓扑异构酶	先解开超螺旋→再解开螺旋→开始复制
	②双链解开为单链	Dna B 解螺旋酶、Dna A 辨认起始点、Dna C 协助	
	③维持解开的单链结构	SSB(单链 DNA 结合蛋白)	
延长	④生成引发体	Dna G(引物酶)＋Dna B＋Dna C＋DNA 起始复制区	只有 DNA 合成需要引物
	⑤复制延长	DNA - polⅢ(生成磷酸二酯新键)	
处理	⑥去掉引物	RNA 酶水解 RNA 引物	复制成功后,要去掉引物,合成新 DNA,连接完成
	⑦填补空隙	DNA 聚合酶Ⅰ	
	⑧连接缺口	DNA 连接酶(耗能过程)	

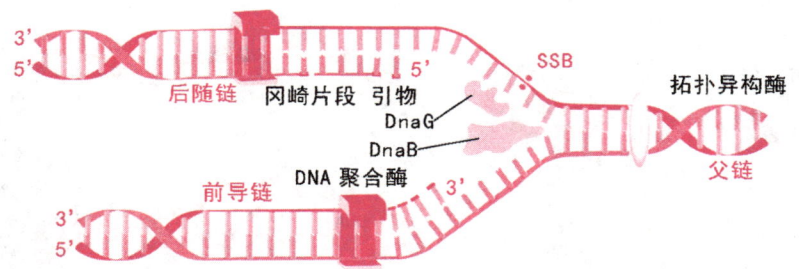

2. 复制的特点

复制方向	5′→3′	DNA 复制、RNA 转录、逆转录等所有的方向都是 5′→3′
领头链	5′→3′	领头链为连续的；复制叉前进的方向与领头链合成方向相同
随从链	5′→3′	①随从链是间断的；复制叉前进的方向与随从链合成方向相反；这些间断的片段即为：冈崎片段； ②冈崎片段：为不连续的复制片段；复制过程中可产生许多冈崎片段；合成方向 5′→3′，每个不连续复制片段的 5′端都带 1 个 RNA 引物； ③冈崎片段的处理：RNA 酶水解 RNA 引物→冈崎片段间空隙由 DNA - pol I 而不是 DNA - pol III 来填补→DNA 连接酶连接缺口，该过程耗能

【例 1】在 DNA 复制中 RNA 引物的功能（作用）是

A. 使 DNA 聚合酶活化并使 DNA 双链解开　　　B. 提供 5′末端作为合成新 DNA 链的起点

C. 提供 5′末端作为合成新 RNA 链的起点　　　D. 提供 3′- OH 末端作为合成新 DNA 链的起点

E. 提供 3′- OH 末端作为合成新 RNA 链的起点

【例 2】下列复制起始相关蛋白质中，具有合成 RNA 引物作用的是

A. DnaA　　　　B. DnaB　　　　C. DnaC　　　　D. DnaG　　　　E. SSB

3. 真核 DNA 复制过程

（1）真核生物复制的起始与原核生物基本相似　真核生物复制起始需 DNA - polα（引物酶活性）和 DNA - polδ（解螺旋酶活性）参与。此外，还需要拓扑酶和复制因子（Replication Factor，RF），如 RFA、RFC 等。

（2）真核生物复制的延长发生 DNA 聚合酶 α/δ 转换　真核生物是以复制因子为单位各自进行复制，所以引物和后随链的冈崎片段都比原核生物的短。

（3）核小体　真核生物 DNA 合成后立即组装成核小体。

（4）端粒酶　端粒酶参与解决染色体末端复制问题。

	组　成	功　能
端粒	真核生物染色体线性 DNA 分子末端的结构	维持染色体的稳定性和 DNA 复制的完整性；特点：富含 T - G 短序列的多次重复
端粒酶	①一种 RNA 和蛋白质组成的酶。 ②组成：端粒酶 RNA、端粒酶协同蛋白 1 和端粒酶逆转录酶	①提供 RNA 模板和催化逆转录。 ②复制终止时，染色体线性 DNA 末端可缩短，但通过端粒的不依赖模板的复制，可以补偿这种末端缩短。 ③端粒酶可看作是一种特殊的逆转录酶；在增殖活跃的肿瘤细胞中端粒酶活性更高

（5）真核生物染色体 DNA 在每个细胞周期中只能复制一次　真核染色体 DNA 复制的一个重要的特征是复制仅仅出现在细胞周期的 S 期，而且只能复制一次。

昭昭老师总结：真核生物和原核生物 DNA 复制的异同点（常考多选题）。

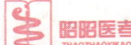
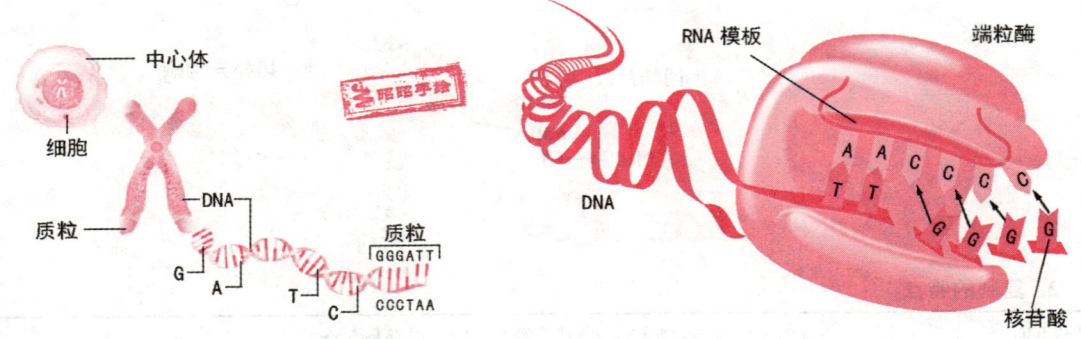

	原核生物 DNA 复制	真核生物 DNA 复制
复制起始点	1 个,长	多个,短
复制子	单复制子(单点起始双向复制)	多复制子(多起点双向复制)
RNA 引物	长	短
DNA 聚合酶	3 种,催化速率快	5 种,催化速率慢
冈崎片段	长	短
参与起始的相关蛋白质	DnaA、DnaB、DnaC、DnaG、SSB 及拓扑异构酶	DNA - polα、DNA - polδ、复制因子(RFA、RFC 等)及拓扑异构酶
端粒和端粒酶	无	复制终止时端粒酶催化合成染色体末端的端粒结构
昭昭老师速记	"1"个"原""长"	"多"个"真""短"

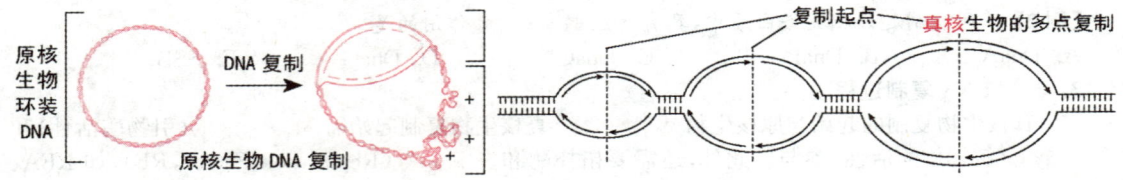

【例 3】 DNA 复制的特点是

A. 单向复制   B. 连续复制   C. 全保留复制

D. 有特定起点   E. 由遗传密码控制

四、逆转录

概念	指在宿主细胞中,逆转录病毒的逆转录酶以病毒 RNA 为模板,以宿主细胞的 4 种 dNTP 为原料催化合成 DNA 的过程
方向	逆转录的信息流动方向(RNA→DNA);与转录过程(DNA→RNA)相反
逆转录酶	依赖 RNA 的 DNA 聚合酶 (昭昭老师提示:这里和复制不一样,复制是:依赖 DNA 的 DNA 聚合酶,记住以谁为模板,就是依赖谁)
逆转录过程	①第 1 步:逆转录酶以 RNA(mRNA 或病毒基因组 RNA)为模板,催化 dNTP 聚合生成 DNA 互补链(cDNA),产物是 RNA/DNA 杂化双链; ②第 2 步:杂化双链中的 RNA 被逆转录酶中有 RNase(RNA 酶)活性的组分水解; ③第 3 步:RNA 分解后剩下的单链 DNA 再用作模板,由逆转录酶催化合成第二条 DNA 互补链 (昭昭老师总结:逆转录酶集三大功能于一身,即依赖 RNA 的 DNA 催化酶、RNA 酶及依赖 DNA 的 DNA 催化酶)

续表

逆转录酶特点	①在催化 DNA 合成开始进行时需要有引物； ②没有 3′→5′核酸外切酶活性，因此无校对功能
逆转录意义	①发展了中心法则：中心法则认为 DNA 的功能兼有遗传信息的传代和表达的功能，因此 DNA 处于生命活动的中心位置；逆转录现象说明至少在某些生物，RNA 同样具有遗传信息传递传代和表达的功能。 ②加深了对 RNA 病毒致癌的认识：从逆转录病毒中发现了癌基因；鸡肉瘤病毒可使动物致癌。 ③进行基因操作制备：cDNA 分子生物学研究还应用逆转录酶，作为获取基因工程目的的基因的重要方法之一，此法称为 cDNA 法

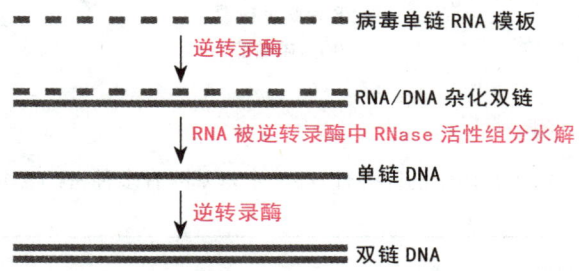

病毒单链 RNA 模板

↓ 逆转录酶

RNA/DNA 杂化双链

↓ RNA 被逆转录酶中 RNase 活性组分水解

单链 DNA

↓ 逆转录酶

双链 DNA

【例 4】逆转录是指
A. 以 RNA 为模板合成 RNA　　　B. 以 DNA 合成 DNA　　　C. 以 DNA 合成 RNA
D. 以 RNA 合成蛋白质　　　E. 以 RNA 为模板合成 DNA

五、DNA 损伤(突变)与修复

1. DNA 损伤的因素
（1）DNA 结构自身的不稳定性　是 DNA 自发性损伤中最频繁和最重要的因素。

损伤因素	损伤结果	昭昭老师速记
DNA 受热或所处环境的 pH 值发生改变时	DNA 分子上连接碱基和核糖之间的糖苷键可自发水解，导致碱基的丢失或脱落，其中以脱嘌呤最为普遍	"漂"亮的容易"脱"
	氨基的碱基可自发脱氨基反应，转变为另一种碱基，即碱基的转变，如胞嘧啶(C)转变为尿嘧啶(U)等	CU="醋"

（2）其他导致 DNA 损伤的因素

因　素	作用机制
紫外线	①DNA 链上相邻的 2 个嘧啶碱基发生共价结合，形成嘧啶二聚体； ②最常见的是：DNA 分子中同一条链两相邻的胸腺嘧啶碱基(T)，以共价键连接形成胸腺嘧啶二聚体结构(TT)，也可导致其他嘧啶间形成类似的嘧啶二聚体如 CT、CC
化学诱变剂	稠环芳香烃、硝基胺和芳香胺、烷化剂、变质食物、无机盐

2. DNA 损伤形式
（1）DNA 损伤形式

形　式	概　念	结　果	昭昭老师速记
碱基错配	指 DNA 链上碱基的置换，发生在基因的编码区域	氨基酸的改变；如镰形红细胞贫血	"镰"刀拿"错"了
碱基缺失	DNA 链中发生碱基脱落而缺失	框移突变	3 个或 3n 个核苷酸缺失或插入不一定能引起移码突变
碱基插入	DNA 链中发生碱基插入	框移突变	
重排/重组	DNA 分子内较大片段的交换	移位 DNA 可在新位点上颠倒方向	—

R 为脱氧核糖
P 为磷酸酯

胸腺嘧啶　　　　　　　　　　　　嘧啶二聚体

(2) 碱基置换的结果　由于密码子的简并性(即一个氨基酸有多种密码子),碱基置换并不一定发生氨基酸编码的突变。

错义突变	①指碱基置换造成了氨基酸编码改变; ②如镰形红细胞贫血患者发生的碱基置换(点突变),镰形红细胞贫血患者 Hb β 基因链上 CTC 突变成 CAC,即发生点突变(碱基错配),导致正常人 Hb β 亚基的第 6 位谷氨酸→缬氨酸,即酸性氨基酸被中性氨基酸替代 (昭昭老师速记:"谷"子长"斜"了)
无义突变	指碱基置换造成正常密码子变为终止密码子
同义突变	碱基置换不改变氨基酸编码

3. DNA 损伤的修复　常见的 DNA 修复途径或系统包括:直接修复(最简单)、切除修复(最普遍)、重组修复和损伤跨越修复等。

种　类	方　式	修复对象	参与修复的酶或蛋白
光复活修复	直接修复	嘧啶二聚体	光复活酶
碱基切除修复	切除修复	受损的碱基	DNA 糖基化酶、无嘌呤嘧啶核酸内切酶
核苷酸切除修复	切除修复	嘧啶二聚体、DNA 螺旋结构改变	①大肠杆菌中 UvrA、UvrB,UvrC 和 UvrD 等; ②人 XP 系列蛋白 XPA、XPB、XPC……XPG 等
错配修复	—	复制或重组中的碱基配对错误	①大肠杆菌中 MutH、MutL、MutS; ②人的 MLH1、MSH2、MSH3、MSH6 等
重组修复	重组修复	双链断裂	RecA 蛋白、Ku 蛋白、DNA - PKcs、XRCC4
损伤跨越修复 (SOS 修复)		大范围的损伤或复制中来不及修复的损伤,错误率高	RecA 蛋白和 LexA 蛋白,其中类型 DNA 聚合酶等

第 2 节　RNA 合成

一、概　述

　　以 DNA 为模板合成 RNA 的过程称为转录,意指将 DNA 的碱基序列转抄为 RNA。DNA 分子上的遗传信息是决定蛋白质氨基酸序列的原始模板,mRNA 是蛋白质合成的直接模板。

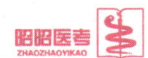

二、RNA 合成需要的原料

RNA 合成需要的原料有:模板、底物、酶及相关的蛋白因子+无机离子。

1. 模板 转录的模板:DNA 分子上的一个基因只有一股链可转录生成其编码产物。在 DNA 分子双链上,按碱基配对规律能指导转录生成 RNA 的一股链作为模板指导转录,这种模板选择性称为不对称转录。

模板链	在 DNA 双链中,转录时作为 RNA 合成模板的一股单链称为模板链
编码链	在 DNA 双链中,与模板链相对应的另一股单链被称为编码链

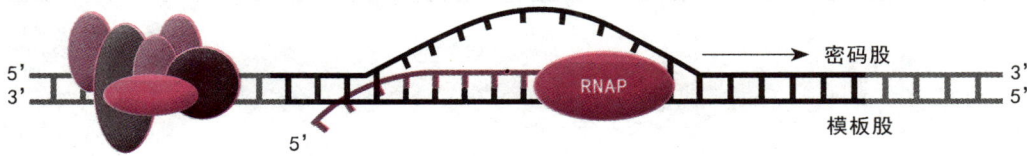

2. 底物

(1) 原料 以 NTP(ATP、UTP、GTP、CTP)为原料合成 RNA。

> 昭昭老师提示:RNA 都是核糖核酸,所以都不带"d"的;注意 RNA 的碱基是:A、U、C、G(没有 T,T 组成的是 DNA)。

(2) 碱基配对

配对原则	RNA 中没有胸腺嘧啶(T),有尿嘧啶,故配对的是:A－U,C－G
方向性	①DNA 或 RNA 的书写方向都是 $5'{\rightarrow}3'$,所以注意比如题目中给出某 DNA 序列的 TACG,注意虽然没写方向,也是 $5'{\rightarrow}3'$,那么其对应的 RNA 应该是 AUGC($3'{\rightarrow}5'$),但是书写时,一定要写为 $5'{\rightarrow}3'$ 方向,即 CGUA

3. 酶

(1) 原核生物的 RNA 聚合酶 ①1 种 RNA－pol,5 个亚基(α_2、β、β'、σ、ω)。②α_2、β、β'、σ、ω 组成全酶,其中 α_2、β、β'、ω 为核心酶。

酶	作 用	昭昭老师速记
α_2	位于启动子上游,决定哪些基因被转录	家里事最好"2"个人"决定"
β	与底物 NTP 结合形成磷酸二酯键,催化聚合反应	化"悲(β)"痛为"力"量
β'	结合 DNA 模版,双螺旋解链	解链 β'
σ	辨认起始点,结合启动子	"σ"像人弯腰"起"跑
ω	β'折叠和稳定性及 σ 募集	—

(2) 真核生物的 RNA 聚合酶

酶部分	转录产物	昭昭老师速记
RNA－pol Ⅰ	45S－rRNA	"1""45"
RNA－pol Ⅱ	hnRNA(mRNA 的前体)、lncRNA、miRNA、piRNA	剩下的都是聚合酶 2 的
RNA－pol Ⅲ	5S－rRNA、tRNA、snRNA	"3""5"岁的心电图"ST"有改变

➤ 昭昭老师总结:复制和转录的区别

	复制	转录
模板	DNA 两股链均复制	一条即模板链转录(不对称转录)
原料	dNTP(dATP、dCTP、dGTP、dTTP)	NTP(ATP、CTP、GTP、UTP)

	复　制	转　录
聚合酶	①依赖 DNA 的 DNA 聚合酶(DNA - pol); ②有校对功能 (具有 3′→5′核酸外切酶活性)	①依赖 DNA 的 RNA 聚合酶(RNA - pol); ②无校对功能 (缺乏 3′→5′核酸外切酶活性)
引物	需要 RNA 引物	无需 RNA 引物
碱基配对	A - T,G - C	A - U,T - A,G - C
产物	双链 DNA	mRNA、tRNA、rRNA 等

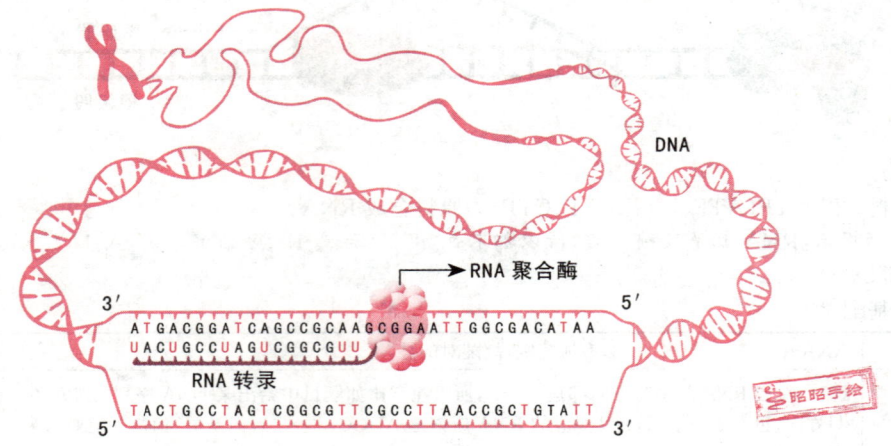

ATGACGGATCAGCCGCAAGCGGAATTGGCGGACATAA
UACUGCCUAGUCGGGGUU

TACTGCCTAGTCGGCGTTCGCCTTAACCGCTGTATT

【例 5】 合成 DNA 的原料是

A. dAMP、dGMP、dCMP、dTMP　　　　B. dADP、dCDP、dCDP、dTDP

C. dATP、dGTP、dCTP、dTTP　　　　　D. AMP、GMP、CMP、TMP

E. ADP、CDP、CDP、TDP

二、原核生物的 RNA 的生物合成

1. RNA 聚合酶结合到 DNA 的启动子上启动转录

(1) 操纵子和启动子

操纵子	①对整个基因组来讲,转录是不连续、分区段进行的; ②每一个转录区段可视为一个转录单位,称为操纵子; ③操纵子中包括了若干个基因的编码区及其调控序列
启动子	①调控序列中的启动子是 RNA - pol 结合模板 DNA 的部位,也是控制转录的关键部位(转录起始调节区); ②原核生物是以 RNA - pol 全酶结合到启动子上而启动转录的,其中由 σ 亚基辨认启动子,其他亚基相互配合; ③对数百个原核生物基因操纵子转录上游区段进行碱基序列分析,证明 RNA - pol 结合区(启动子)存在共有序列:-35 区和 -10 区 A=T 配对比较集中

	-35 区	-10 区
位置	转录起点上游第 35 位核苷酸处	转录起点上游第 10 位核苷酸处
序列	TTGACA	TATAAT(Pribnow 盒)
松紧程度	与 RNA - pol 结合松弛	与 RNA - pol 结合稳定结合
生理意义	RNA - pol(σ 亚基)对转录起始的识别序列	形成相对稳定酶-DNA 复合物的区域
昭昭老师速记	"TG"35 岁	"10"岁的"TA"已是教授(Pr)了

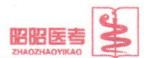

（2）转录过程　原核生物的转录过程可分为转录起始、转录延长和转录终止三个阶段。转录全过程均需 RNA-pol 催化，起始过程需 RNA-pol 全酶，转录延长阶段仅需核心酶。

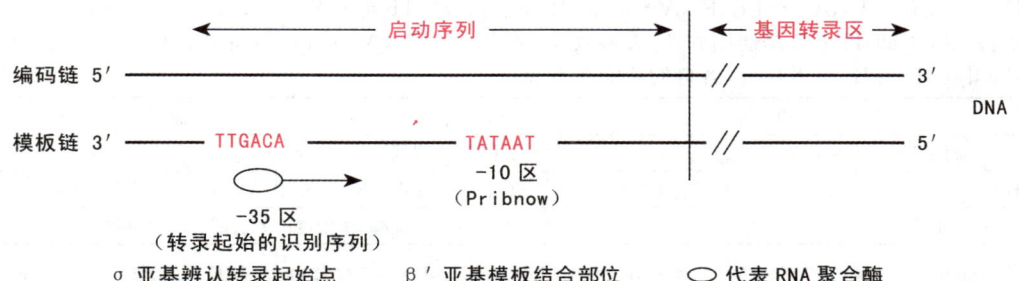

RNA 聚合酶结合到 DNA 启动子启动转录

σ 亚基辨认转录起始点　　β′ 亚基模板结合部位　　◯ 代表 RNA 聚合酶

> 昭昭老师速记：全酶起始，核心延长。

起始	①RNA-pol 中的 σ 亚基辨认转录起始区和转录起点→首先被辨认的 DNA 区段是-35 区的 TTGACA 序列，在这一区段酶与模板的结合松弛→接着酶移向-10 区的 TATAAT 序列并跨过了转录起点，形成与模板的稳定结合。 ②DNA 双链打开：闭合转录复合体成为开放转录复合体，后者接近-10 区的部分双螺旋解开后转录开始。无论是转录起始或延长中，DNA 双链解开的范围都只在 17bp 左右，这比复制中形成的复制叉小得多。 ③第一个磷酸二酯键的形成：转录起始不需引物，两个与模板配对的相邻核苷酸，在 RNA-pol 催化下生成磷酸二酯键。转录起点配对生成的 RNA 的第一位核苷酸，也是新合成的 RNA 分子的 5′-端，总是 GTP 或 ATP，以 GTP 更为常见，RNA 链的 5′-端结构在转录延长中一直保留，至转录完成。 ④RNA-pol 核心酶独立延长 RNA 链：第一个磷酸二酯键形成后，转录复合体的构象发生改变，σ 亚基从转录起始复合物上脱落，并离开启动子，RNA 合成进入延长阶段
延长	①RNA 链的转录合成尚未完成，蛋白质的合成已经将其作为模板进行翻译了。 ②转录和翻译的同步进行在原核生物是较为普遍的现象，保证了转录和翻译都以高效率运行，满足它们快速增殖的需要
终止	①依赖 ρ 因子的转录终止：ρ 因子能结合 RNA，以对 poly C 的结合力最强。在依赖 ρ 因子终止的转录中，产物 RNA 的 3′-端会依照 DNA 模板，产生较丰富而且有规律的 C 碱基。ρ 因子识别产物 RNA 上这一终止信号，并与之结合。结合 RNA 后的 ρ 因子和 RNA-pol 都可发生构象变化，从而使 RNA-pol 的移动停顿，ρ 因子中的解旋酶活性使 DNA-RNA 杂化双链拆离，RNA 产物从转录复合物中释放，转录终止。 ②非依赖 ρ 因子的转录终止：DNA 模板上靠近转录终止处有些特殊碱基序列，转录出 RNA 后，RNA 产物 3′-端常有多个连续的 U，其上游可以形成特殊的结构来转录终止

【例6】 DNA 分子上能被 RNA 聚合酶特异结合的部位叫做

A. 外显子　　　　B. 增强子　　　　C. 密码子　　　　D. 终止子　　　　E. 启动子

三、真核生物的 RNA 的生物合成

1. 转录前起始复合体的形成　与原核生物不同的是，真核生物转录起始和延长都需要众多相关的蛋白质因子参与，这些因子被称为转录因子（TF）或反式作用因子。转录起始时，真核生物的 RNA-pol 不直接识别和结合模板的起始区，而是依靠转录因子识别并结合起始序列。真核生物转录起始需要 RNA-pol 对起始点上游 DNA 序列进行辨认和结合，生成转录前起始复合体（PIC）。

（1）转录起始前的上游区段　①不同物种、不同细胞或不同的基因，转录起始点上游都有不同的特异 DNA 序列，包括启动子、增强子、沉默子等，统称为顺式作用元件。顺式作用元件可理解为 DNA 分子上具有的可影响（调控）转录的各种组分。②真核生物转录起始前的-25～-30bp 区域多有典型的 TA-TA 序列，称为 Hogness 盒或 TATA 盒，通常认为这是启动子的核心序列。

> 昭昭老师速记："真"心的"他（TA）"给我买"哈根达斯（Hogness）"。

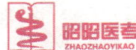

(2) 转录因子

①基本转录因子　能直接或间接识别和结合启动子及其上游调节序列等顺式作用元件的蛋白质属于转录因子，其中直接或间接结合 RNA 聚合酶，为转录起始前复合体装配所必需的，又称为通用转录因子或基本转录因子。真核生物中不同的 RNA-pol 需要不同的基本转录因子(TF)配合完成转录的起始和延长。相对应于 RNA-pol Ⅰ、RNA-pol Ⅱ、RNA-pol Ⅲ，TF 分别称为 TFⅠ、TFⅡ、TFⅢ。除个别的基本转录因子如 TFⅡD 是通用的外，大多数 TF 都是不同 RNA-pol 所特有的。真核生物的 TFⅡ 又分为 TFⅡA、TFⅡB、TFⅡC 等，各自的功能如下表：

TF	功　　能	TF	功　　能
TFⅡA	辅助 TBP-DNA 结合	TFⅡE	解螺旋酶,结合 TFⅡH
TFⅡB	稳定 TFⅡD-DNA 复合物,结合 RNA-pol	TFⅡF	促进 RNA-polⅡ结合及作为其他因子结合的桥梁
TFⅡD	TBP 亚基结合 TATA 盒	TFⅡH	解旋酶、作为蛋白激酶催化 CTD 磷酸化

②其他转录因子　除基本转录因子外，真核基因的转录起始还有其他转录因子的参与。如与启动子上游元件(GC 盒、CAAT 盒等)顺式作用元件结合的蛋白质，称为上游因子，如 Sp1 结合到 GC 盒上，C/EBP 结合到 CAAT 盒上。这些反式作用因子调节通用转录因子与 TATA 盒的结合、RNA 聚合酶与启动子的结合及起始复合物的形成，从而协助调节基因的转录效率。

昭昭老师速记：①"1"件"GC"——Sp1 结合到 GC 盒上；②小"姨(E)"别跑(BP)，前面有"猫(CAAT)"——C/EBP 结合到 CAAT 盒上。

真核基因的顺式作用元件

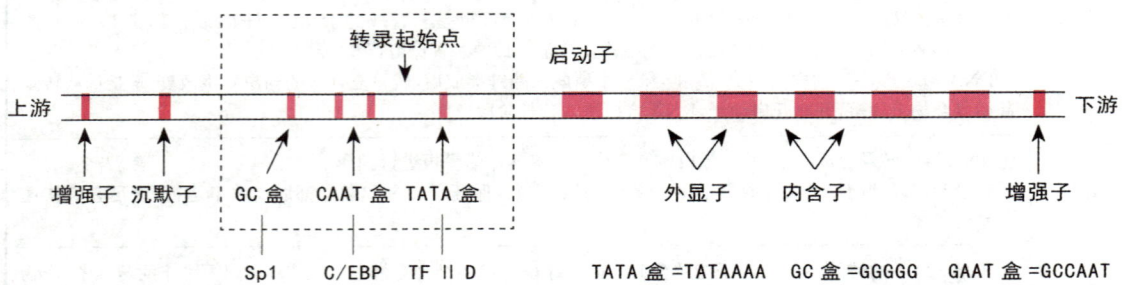

（3）转录前起始复合物的形成过程　具有转录活性的转录起始复合物，即闭合转录复合体的形成步骤主要包括：首先由 TFⅡD 中的 TBP 识别 TATA 盒，并在 TAFs 的协助下结合到启动子区；然后 TFⅡB 与 TBP 结合,同时 TFⅡB 也能与 DNA 结合,TFⅡA 可稳定于 DNA 结合的 TFⅡB-TBP 复合体(形成ⅡD-ⅡA-ⅡB-DNA 复合体)；TFⅡB 作为桥梁并提供结合表面,促使已与 TFⅡF 结合的 RNA-pol Ⅱ(RNA-polⅡ-TFⅡF)靶向结合启动子；最后,TFⅡE 和 TFⅡH 加入,形成闭合复合体,装配完成。TFⅡH 具有解旋酶活性,能使转录起点附近的 DNA 双螺旋解开,使闭合转录复合体成为开放转录复合体,启动转录。

四、真核生物 RNA 的加工和修饰

1. mRNA 的修饰

（1）帽子和尾巴

5′-端修饰	前体 mRNA(hnRNA)的 5′-端加上 7-甲基鸟嘌呤核苷的帽结构
3′-端修饰	①在前体 mRNA(hnRNA)的 3′-端加上多聚腺苷酸尾(PolyA)；②前体 mRNA 上的断裂点也是聚腺苷酸化的起始点,断裂点的上游 10~30 nt 有 AAUAAA 信号序列,断裂点的下游 20~40nt 有富含 G 和 U 的序列,前者是特异序列,后者是非特异序列

（2）前体 mRNA 的剪接主要是去除内含子

①概念　DNA 转录为 RNA 初级产物是 hnRNA。hnRNA 中既有内含子又有外显子。

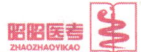

	含　义	昭昭老师速记
内含子	被转录但是不被翻译成蛋白质的部分	"内"涵"不显露"
外显子	即被转录又被翻译成蛋白质的部分	"显"示即被"显示出来"

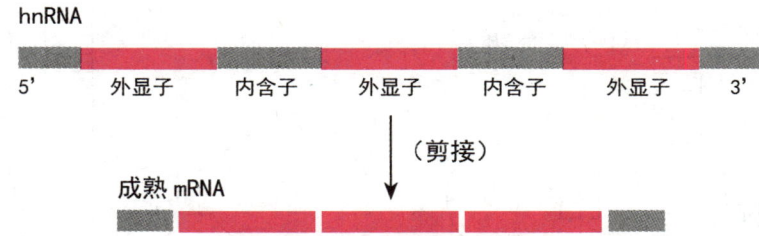

②过程

内含子形成套索RNA被剪除	剪接首先涉及套索RNA的形成,即内含子区段弯曲,使相邻的两个外显子互相靠近而利于剪接
内含子在剪接口处剪除	①前体mRNA含有可被剪接体所识别的特殊序列,其内含子两端存在一定的序列保守性 ②内含子含有5′-剪接位点、剪接分支点和3′ 剪接位点 ③大多数内含子都以GU为5′-端的起始序列,而其末端则为AG-OH-3′,5′-GU……AG-OH-3′称为剪接口或边界序列
剪接过程需两次转酯反应	反应中磷酸酯键的数目并没有改变,因此也没有能量的消耗
剪接体是内含子剪接场所	①前体mRNA的剪接发生在剪接体,因此这类内含子称为剪接体内含子; ②剪接体是一种超大分子复合体,由5种核小RNA(snRNA)和100种以上的蛋白质装配而成
前体mRNA分子有剪切和剪接两种模式	①前体mRNA分子的加工除上述剪接外,还有一种剪切模式; ②剪切指的是剪去某些内含子后,在上游的外显子3′-端再进行多聚腺苷酸化,不进行相邻外显子之间的连接反应; ③剪接是指剪切后又将相邻的外显子片段连接起来
前体mRNA分子可发生可变剪接	许多前体mRNA分子经过加工只产生一种成熟的mRNA,翻译成相应的一种多肽;有些则可剪切或(和)剪接加工成结构有所不同的mRNA,这一现象称为可变剪接,又称选择性剪接

➤ 昭昭老师总结:RNA编辑和RNA剪接的区别

	RNA剪接	RNA编辑
概念	去除初级转录物上的内含子,把外显子连接为成熟mRNA的过程称	对基因的编码序列进行转录后加工
昭昭老师速记	剪接是减掉,是去掉一些东西	这个是加东西

2. tRNA的修饰

5′-端修饰	切除前导序列5′-端的16个核苷酸前导序列,由RNase P切除
3′-端修饰	3′-端加CCA末端:3′-端2个U由核糖核酸内切酶切除(RNase Z),有时RNase D也参与切除,再加上特有的CCA-OH
化学修饰	稀有碱基的生成:tRNA茎-环结构中的一些核苷酸碱基经化学修饰为稀有碱基,包括某些嘌呤甲基化生成甲基嘌呤(mG,mA)、某些尿嘧啶还原成二氢尿嘧啶(DHU)、尿嘧啶核苷转变为假尿嘧啶、某些腺苷酸脱氨称为次黄嘌呤核苷酸(I)等
切除内含子	通过剪接切除茎-环结构中部14个核苷酸的内含子

真核生物 tRNA 的加工过程

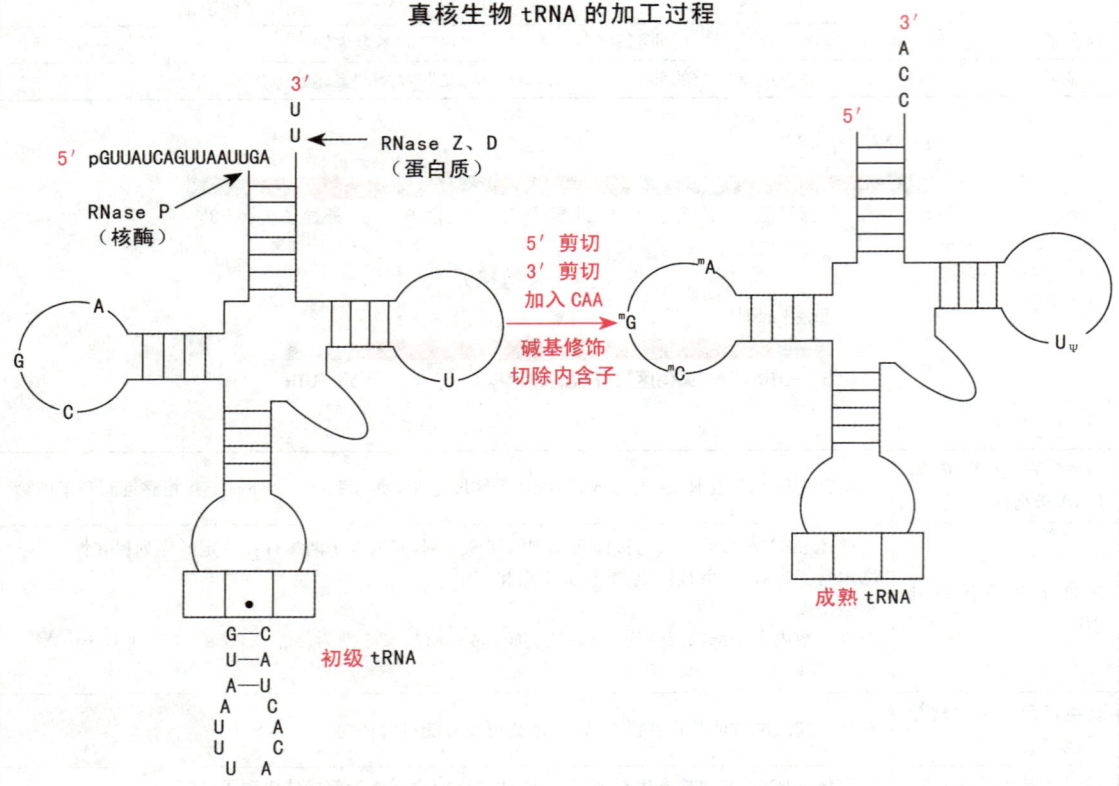

3. rRNA 的修饰　①初级转录产物 45S-rRNA 是 3 种 rRNA 的前身,通过逐步剪切成为成熟的 5.8S、18S、28S-rRNA。②前体 rRNA 的加工除剪接外,通常还涉及核糖 2'-OH 的甲基化修饰。

真核生物前体 rRNA 的加工修饰

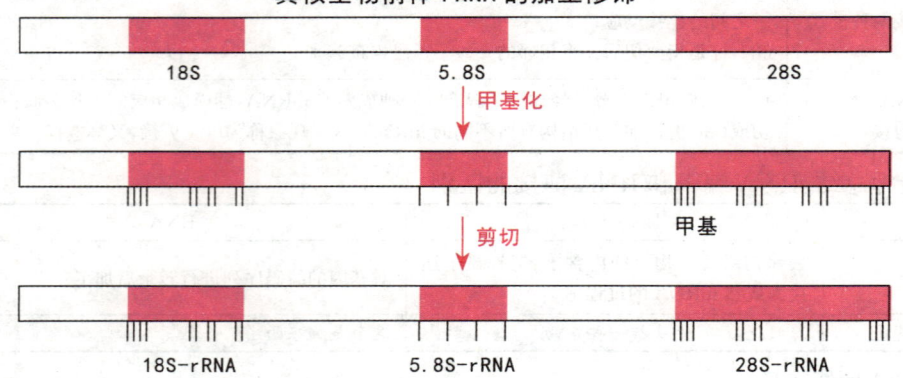

五、原核生物与真核生物基因组和 mRNA 的比较

1. 原核与真核生物基因组特点的比较　遗传学将编码一个多肽的遗传单位称为顺反子。原核细胞中数个结构基因常串联为一个转录单位,转录生成的 mRNA 可编码几种功能蛋白质,为多顺反子 mR-NA。而真核 mRNA 比原核生物种类更多,一个 mRNA 只编码一种蛋白质,为单顺反子 mRNA。

	原核生物基因组	真核生物基因组
基因组大小	原核基因组小,结构简单	真核基因组结构庞大,结构复杂
复制子	一个复制子	多个复制子

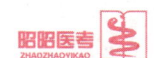

续表

	原核生物基因组	真核生物基因组
转录产物	多顺反子	单顺反子
重复序列	重复序列很少	大量重复序列
编码基因	大部分序列为编码基因,编码基因是连续的,无内含子	大部分序列为非编码基因,编码基因是不连续的,有内含子
存在形式	拟核 DNA(无细胞核)+质粒 DNA(核外)	细胞核 DNA(染色质)+线粒体 DNA(核外)

2. 原核生物与真核生物 mRNA 生成和修饰的区别

	原核生物 mRNA	真核生物 mRNA
RNA - pol	①起始需全酶($\alpha_2\beta\beta'\sigma\omega$); ②延长仅需核心酶($\alpha_2\beta\beta'\omega$); ③RNA - pol 可直接结合 DNA 模板	①RNA - pol Ⅱ; ②RNA - pol 需与辅助因子结合才能结合模板
辨认起始点	RNA - pol($\alpha_2\beta\beta'\sigma\omega$)的 σ 亚基辨认起始点	TFⅡD 的 TBP 亚基辨认起始点(识别 TATA 盒)
起始复合物	RNA - pol($\alpha_2\beta\beta'\sigma\omega$)- DNA - pppGpN - OH3'	RNA - pol Ⅱ 及多种 TFⅡ - DNA
转录与翻译	①转录和翻译同步进行; ②mRNA 合成尚未完成,已作为模板指导翻译	①转录和翻译不是同步; ②mRNA 核内合成,加工后进入胞液,指导翻译
产物	多顺反子	单顺反子
转录终止	①依赖 ρ 因子的转录终止; ②非依赖 ρ 因子的转录终止	转录终止修饰点信号(AATAAA、GT 序列)和 3'-端加 poly A 尾修饰同时进行
转录后	转录后通常无需加工修饰	需要加工:5'-端加帽、3'-端加尾、去除内含子连接外显子

➢ 参考答案如下,详细答案参见 2021 版《国家临床执业及助理医师资格考试精选真题考点精析》。

1. D	2. D	3. D	4. E	5. C	6. E	昭昭老师提示:关注官方微信,获得第一手考试资料。

第 11 章　蛋白质合成(助理医师不要求)

➢ **2021 考试大纲**

①蛋白质生物合成的概念;②蛋白质生物合成体系和遗传密码;③蛋白质生物合成的基本过程。

➢ **考纲解析**

近 20 年的医师考试中,本章的考点是蛋白质生物合成体系和遗传密码,执业医师每年考查分数为 0~1 分,助理医师每年考查分数为 0~1 分。

一、概　述

1. 概念　翻译是指在多种因子辅助下,由 tRNA 携带并转运相应氨基酸,识别 mRNA 上的三联体密码子,在核糖体上合成具有特定序列多肽链的过程。

2. 蛋白质合成的原料

	特　点	昭昭老师速记
模板	mRNA	m 的意思即为 message
搬运工具	tRNA(搬运氨基酸)	t 的意思是 transfer
原料	20 种氨基酸	氨基酸合成肽链即蛋白质
装配场所	核糖体(由 rRNA+核糖体蛋白共同构成)	核糖体是蛋白质合成工厂

续表

	特　　点	昭昭老师速记
酶和蛋白质因子	转肽酶、起始因子、延长因子和终止因子等	—
能量	由 ATP 或 GTP 提供	—

【例1】蛋白质合成的直接模板是

A. DNA　　　　　B. mRNA　　　　　C. tRNA　　　　　D. rRNA　　　　　E. hnRNA

3. 遗传密码

（1）mRNA　是蛋白质生物合成的直接模板，在 mRNA 的编码区（开放阅读框），每 3 个相邻的核苷酸为一组，称为一个三联体遗传密码（密码子），编码一种氨基酸。由 A、G、C、U 这 4 种核苷酸可排列组合成 64 个密码子，其中 61 个编码 20 种氨基酸，AUG 被识别为甲硫氨酸和肽链合成起始信号，称为起始密码；另有 3 个（UAA、UAG、UGA）不编码任何氨基酸，只作为肽链合成的终止信号，称为终止密码。

昭昭老师速记：8 月（AUG）"开始"复习，终止是 UAA、UAG、UGA（巧记为：除了 UGG 剩下的几个 UG 就是）。

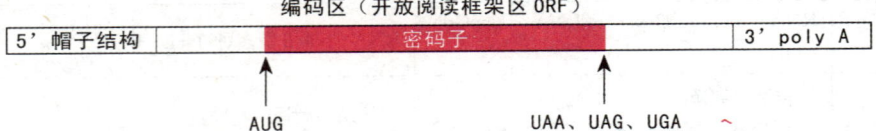

（2）遗传密码的特性　遗传密码的特性是方向性、连续性、简并性、通用性、摆动性。

方向性	①翻译时的阅读方向只能是 5′→3′。 （昭昭老师速记：DNA 复制、转录、翻译都是 5′→3′） ②mRNA 阅读框架中从 5′-端到 3′-端排列的核苷酸顺序决定了肽链中从 N-端到 C-端的氨基酸排列顺序
连续性	①mRNA 的密码子之间没有间隔核苷酸，从起始密码子开始，密码子被连续阅读，直至终止密码子出现。 ②由于密码子的连续性，在开放阅读框中发生插入或缺失 1 个或 2 个碱基的基因突变，都会引起 mRNA 阅读框架发生移动，使后续的氨基酸序列大部分被改变，其编码的蛋白质彻底丧失功能，称之为移码突变
简并性	①64 个密码子中，除 3 个为终止密码子外，其余 61 个编码 20 种氨基酸，因此有的氨基酸可由多个密码子编码，这种现象被称为简并性。 ②每组密码子仅编码一种氨基酸，但除甲硫氨酸和色氨酸只有 1 个密码子外，其余氨基酸都有 2、3、4 或 6 个密码子。为同一种氨基酸编码的各密码子称为简并性密码子。 （昭昭老师速记："1"个"假""色"狼） ③同义密码子的前两位碱基相同，仅第三位有差异，提示第三位碱基改变往往不改变其密码子编码的氨基酸，合成的蛋白质一级结构相同。 ④意义：遗传密码的简并性可降低基因突变的生物学效应，有利于维持生物表型的稳定
通用性	①从细菌到人类都使用同一套遗传密码。 ②遗传密码的通用性进一步证明各种生物进化自同一祖先
摆动性	①转运氨基酸的 tRNA 的反密码需要通过碱基互补与 mRNA 上的遗传密码反向配对结合，但反密码与密码间不严格遵循 Watson－Crick 碱基配对（A－U，G－C）原则，称为摆动配对。 ②反密码子的第 1 位碱基与密码子的第 3 位碱基配对存在碱基配对摆动现象，配对原则： I(次黄嘌呤)－A、C、U；U－A、G；G－U、C；A－U；C－G） （昭昭老师速记：I 对应 CUA→速记为：ICU 啊(A)；U 对应 A、G→速记为：鞋子是 UGGA(啊)；G 对应 U、C→速记为：买"GUC"CI 的包包）

【例2】遗传密码的简并性是指

A. 蛋氨酸密码可作起始密码　　　　　　B. 一个密码子可代表多个氨基酸

C. 多个密码子可代表同一氨基酸　　　　D. 密码子与反密码之间不严格配对

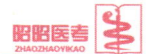

E. 所有生物可使用同一套密码

4. tRNA 是氨基酸和密码子之间的特异连接物

（1）两个重要的功能部位　①氨基酸结合部位，tRNA 氨基酸臂及 CCA 末端腺苷酸 $3'-OH$；②mRNA 结合部位，tRNA 反密码子环中的反密码子。

（2）主要功能为转运氨基酸　一种氨基酸通常与多种 tRNA 特异结合，但是**一种 tRNA 只能转运一种特定的氨基酸**。通常在 tRNA 的右上角标注氨基酸的三字母符号，以代表其特异转运的氨基酸，如 tRNA^{Tyr} 表示这是一种特异转运酪氨酸的 tRNA。

5. 核糖体是蛋白质的合成场所

（1）核糖体的功能　合成肽链时 mRNA 与 tRNA 的相互识别、肽键形成、肽链延长等过程全部在核糖体上完成。核糖体类似于一个移动的多肽链"装配厂"，沿着模板 mRNA 链从 $5'$ 端向 $3'$ 端移动。在此期间，携带着各种氨基酸的 tRNA 分子依据密码子与反密码子配对关系快速进出其中为延长肽链提供氨基酸原料。肽链合成完毕，核糖体立刻离开 mRNA 分子。

（2）原核和真核生物的核糖体上的重要的功能部位

	特　点	昭昭老师速记
A 位	受位，氨基酰位（Aminoacyl site），结合氨基酰- tRNA	"受"罪"阿（A）"
P 位	给位，肽酰位（Peptidyl site），结合肽酰- tRNA	"太太"的"屁"（P）
E 位	出口位（Exit site），释放已经卸载了氨基酸的 tRNA	小"E"出"柜"

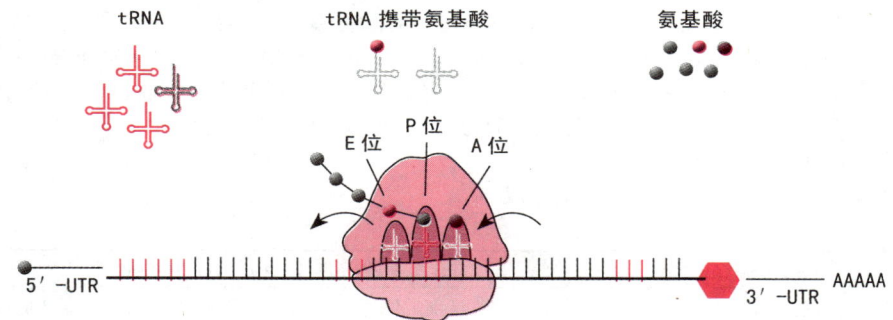

6. 酶及蛋白因子　蛋白质生物合成需要由 ATP 或 GTP 提供能量，需要 Mg^{2+}、转肽酶、氨基酰-tRNA 合成酶等多种酶参与反应，从起始、延长到终止的各阶段还需要多种其他核糖体外的蛋白因子：起始因子、延长因子和释放因子。

		原核生物		真核生物	
	名　称	功　能		名　称	功　能
起始因子	IF1	占据核糖体 A 位，防止 A 位结合其他 tRNA		eIF	种类较多，促使翻译起始物复合物的形成
	IF2	促进 fMet - tRNA^{fMet} 与小亚基结合			
	IF3	促进大小亚基分离；提高 P 位对结合 fMet - tRNA^{fMet} 的敏感性			
延长因子	EF - Tu	促进氨基酰- tRNA 进入 A 位，结合并分解 GTP		eEF1α	相当于 EF - Tu
	EF - Ts	EF - Tu 的调节亚基		eEF1βγ	相当于 EF - Ts
	EF - G	①有转位酶的活性，促进 mRNA -肽酰- tRNA 由 A 位移至 P 位；②促进 tRNA 卸载与释放		eEF2	相当于 EF - G

		原核生物		真核生物	
	名　称	功　能	名　称	功　能	
释放因子	RF1	特异识别 UAA、UAG,诱导转肽酶转变为酯酶	eRF	识别所有终止密码子	
	RF2	特异识别 UAA、UGA,诱导转肽酶转变为酯酶			
	RF3	有 GTP 酶活性,能介导 RF1 及 RF2 与核糖体的相互作用			

二、肽链的生物合成过程

1. 氨基酸的活化

(1)氨基酰- tRNA 的合成　参与肽链合成的氨基酸需要与相应的 tRNA 结合,消耗 1 分子 ATP (2 个高能磷酸键),形成各种氨基酰- tRNA,反应式如下:

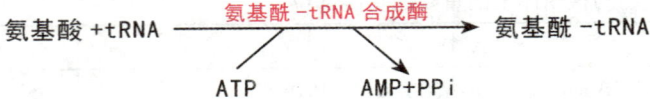

【例3】氨基酸与 tRNA 的特异性结合取决于

A. 氨基酸密码　　　　　　B. tRNA 中的反密码子　　　C. tRNA 中的氨基酸臂
D. tRNA 中的 TψC 环　　　E. 氨基酰- tRNA 合成酶

(2)起始的氨基酸　①原核生物起始的甲硫氨酰- tRNA 表示为 fMet - tRNA^fMet(甲硫氨酸经过甲酰化修饰)。②真核生物起始的甲硫氨酰- tRNA 表示为 Met - tRNA_i^Met(i 代表起始即 initiator)。

(3)氨基酰- tRNA 合成酶具有校对活性　能将错误结合的氨基酸水解释放,再换上正确的氨基酸,以改正合成过程中出现的错配,从而保证氨基酸与 tRNA 结合反应的误差$<10^{-4}$。

2. 肽链的起始→延长→终止

(1)翻译起始复合物的装配启动肽链合成

①原核生物

组成	30S 小亚基、mRNA、fMet - tRNA^fMet 和 50S 大亚基,还需要 3 种 IF、GTP 和 Mg^{2+}
步骤	核糖体大小亚基分离→mRNA 在小亚基精确定位→fMet - tRNA^fMet 与之结合→大亚基重新结合
特点	mRNA 上距 AUG 上游约 10 个核苷酸处通常为- AGGAGG -(也称 Shine - Dalgamo 序列,S - D 序列)即核糖体结合位点,可被 16S rRNA 通过碱基互补而精确识别,从而将核糖体小亚基准确定位于 mRNA

原核生物翻译起始复合物的装配

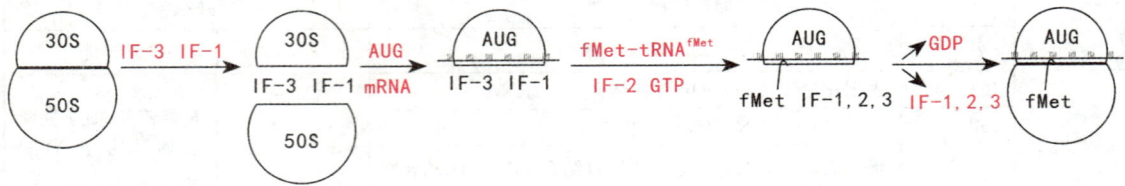

②真核生物

组成	起始因子的种类更多,其装配过程更复杂,且 mRNA 的 5′-帽和 3′-多聚(A)尾均为正确起始所必需。此外,起始氨酰- tRNA 先于 mRNA 结合于小亚基,与原核生物的装配顺序不同
步骤	核糖体大小亚基分离(先形成 43S 前起始复合物)→Met - tRNA_i^Met 与小亚基结合,结合到 P 位→mRNA 在小亚基准确到位→大亚基重新结合,形成翻译起始复合物
特点	真核生物没有 SD 序列,依靠围绕在 AUG 起始密码子存在 Kozak 序列(ACCAUGG)

昭昭老师提示:①原核生物是小亚基先与 mRNA 结合;②真核生物是小亚基先与 tRNA 结合。

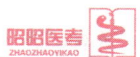

（2）**延长** 在核糖体上重复进行三步反应延长肽链：在蛋白质合成中，每生成一个肽键，平均需消耗4个高能磷酸键。

进位	又称注册，是指一个氨基酰-tRNA按照mRNA模板的指令进入并结合到核糖体A位的过程
成肽	①指肽基转移酶（转肽酶）催化两个氨基酸间肽键形成的反应。 ②肽基转移酶的化学本质不是蛋白质，而是RNA，因此属于一种核酶。 ③原核生物核糖体大亚基中的23S rRNA具有肽基转移酶活性；在真核生物中，该酶的活性位于大亚基的28S rRNA中
转位	①指核糖体沿mRNA的移位，成肽反应后，核糖体需要向mRNA的3'端移动一个密码子的距离，方可阅读下一个密码子；转位需要GTP。 ②真核生物的转位过程需要的是延长因子eEF-2，在细胞适应环境变化过程中是一个重要的调控靶点

（3）**终止** 密码子和释放因子导致肽链合成终止。

原核生物	①RF1识别UAA或UAG； ②RF2识别UAA或UGA； ③RF3则与GTP结合并使其水解，协助RF1与RF2与核糖体结合
真核生物	仅有eRF一种释放因子，所有3种终止密码子均可被eRF识别

三、蛋白质翻译后加工

1. 概述 新生肽链并不具有生物活性，它们必须正确折叠形成具有生物活性的三维空间结构，有的要形成必需的二硫键，有的需经过亚基的聚合形成具有四级结构的蛋白质。除此之外，许多蛋白质在翻译后还需经过蛋白水解作用切除一些肽段或氨基酸，或对某些氨基酸残基的侧链基团进行化学修饰等处理后才能成为有活性的成熟蛋白质，这一过程称为翻译后加工。

2. 肽链折叠为功能构象需要分子伴侣 细胞中大多数天然蛋白质折叠都不是自发完成的，其折叠过程需要其他酶或蛋白质的辅助，这些辅助性蛋白质可以指导新生肽链按特定方式正确折叠，它们被称为分子伴侣。细胞内分子伴侣可分为两大类：一类为核糖体结合性分子伴侣，包括触发因子和新生链相关复合物；另一类为非核糖体结合性分子伴侣，包括热激蛋白、伴侣蛋白等。

热激蛋白（HSP）	①又称为热休克蛋白，属于应激反应性蛋白，高温刺激可诱导其合成； ②蛋白质翻译后加工过程中，HSP可促进需要折叠的肽链折叠为有天然空间构象的蛋白质； ③大肠杆菌中参与蛋白质折叠的热激蛋白包括HSP70、HSP40和GrpE
伴侣蛋白	①伴侣蛋白是分子伴侣的另一家族，代表性成员如大肠杆菌的GmEL和GmES； ②主要作用是为非自发性折叠肽链提供能折叠形成天然空间构象的微环境

3. 异构酶 ①除了分子伴侣协助肽链折叠外，一些对于蛋白质空间结构形成至关重要的氨基酸残基（如半胱氨酸、脯氨酸等）的正确折叠还需要异构酶（也称折叠酶）催化。②目前已发现两种异构酶。

二硫键异构酶	协助肽链内或肽链之间二硫键的正确形成
肽酰-脯氨酸顺反异相酶	可使肽链在各脯氨酸弯折处形成正确折叠

4. 水解修饰 新生多肽链的有限水解是一种最常见的翻译后加工形式，几乎所有成熟的多肽链都要经过这种形式的加工。

5. 个别氨基酸的化学修饰

（1）**概念** 肽链合成时直接掺入的氨基酸只有20种，合成后某些氨基酸残基的侧链基团发生的化学修饰显著增加了肽链中的氨基酸种类。蛋白质正常生物功能依赖于这些翻译后修饰。蛋白质中常见的化学修饰包括磷酸化、糖基化、羟基化、甲基化、乙酰化和硒化。

> 昭昭老师提示：没有泛素化，泛素化是蛋白质的降解方式。

（2）**具体修饰的方式**

化学修饰类型	被修饰的氨基酸残基团	化学修饰类型	被修饰的氨基酸残基团
磷酸化	丝氨酸、苏氨酸、酪氨酸	N-糖基化	天冬酰胺
O-糖基化	丝氨酸、苏氨酸	羟基化	脯氨酸、赖氨酸

化学修饰类型	被修饰的氨基酸残基团	化学修饰类型	被修饰的氨基酸残基团
乙酰化	赖氨酸、丝氨酸	硒化	半胱氨酸
甲基化	赖氨酸、精氨酸、组氨酸、天冬酰胺、天冬氨酸、谷氨酸		

6. 空间结构的修饰

亚基聚合	具有四级结构的蛋白质由两条以上的肽链通过非共价聚合,形成寡聚体
辅基连接	蛋白质分为单纯蛋白和结合蛋白,结合蛋白合成后都需要结合相应辅基(辅酶),成为天然蛋白质

➤ **参考答案**如下,详细答案参见 2021 版《国家临床执业及助理医师资格考试精选真题考点精析》。

1. B	2. C	3. E	昭昭老师提示:关注官方微信,获得第一手考试资料。

第 12 章　基因表达调控(助理医师不要求)

➤ **2021 考试大纲**

①基因表达调控的概述:基因表达及调控的概念和意义,基因表达的时空性,基因的组成性表达、诱导与阻遏,基因表达的多级调控,基因表达调控的基本要素。②基因表达调控的基本原理:原核基因表达调控(乳糖操纵子),真核基因表达调控(顺式作用元件、反式作用因子)。

➤ **考纲解析**

近 20 年的医师考试中,本章的考点是基因表达的时空性和顺式作用元件、反式作用因子,执业医师每年考查分数为 0～1 分,助理医师每年考查分数为 0～1 分。

一、基因表达的基本概念

基因	①染色体上的遗传基本单位,是含有编码一种 RNA,大多数情况是编码一种多肽的信息单位; ②基因是负载特定遗传信息的 DNA 片段,可以编码单个具有生物功能的产物,包括 RNA 和多肽链,其结构包括 DNA 编码序列、非编码调节序列和内含子组成的区域
基因组	①来自一个生物个体的一整套遗传物质; ②基因组是指一个生物体的染色体所包含的全部 DNA,又称为染色体基因组
基因表达	①基因转录和翻译的过程大多数基因在一定调控下,都经历"激活→转录→翻译→蛋白质"的过程,但并非所有基因表达都产生蛋白质; ②rRNA、tRNA 编码基因转录合成 RNA 的过程也属于基因表达但并不产生蛋白质

【例1】有些基因在一个生物个体几乎所有细胞中持续表达,这类基因称为

A. 可诱导基因　　B. 可阻遏基因　　　C. 操纵基因　　　D. 启动基因　　　E. 管家基因

二、基因表达的时间性及空间性

时间特异性	①按功能需要,某一特定基因的表达严格按特定的时间顺序发生,称为基因表达的时间特异性; ②多细胞生物基因表达的时间特异性又称阶段特异性
空间特异性	①在个体生长全过程,某种基因产物在个体按不同组织空间顺序出现,称为基因表达的空间特异性; ②基因表达伴随时间顺序所表现出的这种分布差异,实际上是由细胞在器官的分布决定的,所以空间特异性又称细胞或组织特异性

三、基因表达的方式的多样性

1. 有的基因几乎在所有细胞中持续表达

(1) 管家基因　某些基因在一个个体的几乎所有细胞中持续表达,通常被称为管家基因。

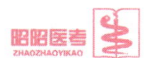

（2）组成性基因表达　无论表达水平高低,管家基因较少受环境因素影响,而是在个体各个生长阶段的大多数或几乎全部组织中持续表达,或变化很小。区别于其他基因,这类基因表达被视为组成性基因表达。

2. 有的基因表达受到环境变化的诱导和阻遏　在特定环境信号刺激下,相应的基因被激活,基因表达产物增加,这种基因称为可诱导基因。可诱导基因在特定环境中表达增强的过程,称为诱导。如果基因对环境信号应答是被抑制,这种基因是可阻遏基因。可阻遏基因表达产物水平降低的过程称为阻遏。

➤ **昭昭老师总结：基因的组成性表达、诱导与阻遏对比**

	管家基因	可诱导基因或可阻遏基因
概念	在一个生物个体几乎所有细胞中持续表达	受特定环境信号刺激后表达
表达方式	较少受环境变化影响	易受环境变化影响
环境影响	持续表达,或变化很小	基因表达水平增高(诱导)或降低(阻遏)
影响因素	只受启动程序或启动子与 RNA-pol 相互作用的影响,而基本不受其他机制的调节	除受启动程序/启动子与 RNA-pol 作用的影响外,还受其他机制的调节
举例	三羧酸循环关键酶的编码基因	DNA 损伤时的修复酶基因、色氨酸纵子机制

【例2】基因表达调控主要指

A. DNA 复制上的调控　　　　B. 转录后的修饰　　　　C. 反转录的调控

D. 蛋白质折叠的形成　　　　E. 转录的调控

四、基因表达受顺式作用元件和反式作用因子的共同调节

一个生物体的基因组中既有携带遗传信息的基因编码序列,也有能够影响基因表达的调节序列。

1. 概念　①调节序列与被调控的编码序列位于同一条 DNA 链上,被称为顺式作用元件。②另外一些调节序列远离被调控的编码序列,实际上是其他分子的编码基因,只能通过其表达产物来发挥作用。这样的调节基因产物不仅能对处于同一 DNA 链上的结构基因的表达进行调控,而且还能对不在一条 DNA 链上的结构基因的表达起到同样的作用。因此,这些蛋白质分子被称为反式作用因子。这些反式作用因子以特定的方式识别和结合在顺式作用元件上,实施精确的基因表达调控。

2. 作用特点　作为反式作用因子的调节蛋白具有特定的空间结构,通过特异性地识别某些 DNA 序列与顺式作用元件发生相互作用。例如,DNA 双螺旋结构的大沟是调节蛋白最容易与 DNA 序列发生相互作用的部位。真核生物基因组结构比较复杂,使得有些调节蛋白不能够直接 DNA 相互作用,而是首先形成蛋白质-蛋白质的复合物,然后再与 DNA 结合参与基因表达的调控。蛋白质-DNA 以及蛋白质-蛋白质的相互作用是基因表达调控的分子基础。

	类 别	作用机制	调节作用
顺式作用元件	启动子	指 RNA-pol 结合位点周围的一组转录控制组件,包括转录起始点+功能组件(TATA 盒、GC 盒、CAAT 盒)	正性调节
	增强子	指远离转录起始点,决定基因的时间、空间特异性表达,增强启动子转录活性的 DNA 序列,发挥作用的方式与方向、距离无关	正性调节
	沉默子	负性调节元件,可结合特异蛋白因子,对基因转录起阻遏作用	负性调节
调节蛋白	反式作用因子	某基因表达的蛋白作用于另一基因的转录,影响另一基因表达	正/负性调节
	顺式作用因子	某基因表达的蛋白作用于自身基因的调节序列,影响自身基因的表达	正/负性调节

【例3】属于顺式作用元件的是

A. 转录抑制因子　　　　B. 转录激活因子　　　　C. σ 因子

D. ρ 因子　　　　　　　E. 增强子

五、基因表达调控的基本原理

无论是原核生物还是真核生物,基因表达调控体现在基因表达的全过程中,即在 RNA 转录合成和蛋白质翻译两个阶段都有控制表达的机制。因此基因表达的调控是多层次的复杂过程,改变其中任何环

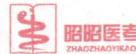

节均会导致基因表达变化。

1. DNA 的部分扩增、DNA 重排以及 DNA 的甲基化对基因表达的调控 遗传信息以基因的形式贮存于 DNA 分子中,基因组 DNA 的部分扩增可影响基因表达。为适应某种特定需要而进行的 DNA 重排以及 DNA 的甲基化等均可在遗传信息水平上影响基因表达。

2. 基因表达调控最主要的调控点 遗传信息经转录由 DNA 传向 RNA 过程中的许多环节,是基因表达调控最重要、最复杂的一个层次。蛋白质生物合成即翻译是基因表达的最后一步,影响蛋白质合成的因素同样也能调节基因表达。

六、原核基因表达调控

原核生物基因组是具有超螺旋结构的闭合环状 DNA 分子,在结构上有以下特点:①基因组中很少有重复序列;②编码蛋白质的基因为连续基因,且多为单拷贝基因,但编码 rRNA 的基因仍然多是多拷贝基因;③结构基因在基因组中所占的比例远远大于真核基因组;④许多结构基因在基因组中以操纵子为单位排列。

1. 操纵子是原核基因转录调控的基本单位 原核生物大多数基因表达调控是通过操纵子机制实现的。操纵子由结构基因、调控序列和调节基因组成。

分　类	组　成	机　制
结构基因	—	用于编码结构蛋白、酶或不涉及调控的非编码 RNA
调控序列	启动子	RNA-pol(RNA 聚合酶)和各种调控蛋白作用的部位,是决定基因表达效率的关键元件
	操纵序列	在原核生物中,是阻遏蛋白的结合位点
	特异 DNA 序列	结合激活蛋白,增强 RNA 聚合酶的活性,激活转录
调节基因	阻遏蛋白	识别及结合操纵序列,抑制基因转录
	激活蛋白	识别及结合启动子周围的特异 DNA 序列,提高 RNA-pol 与启动序列的结合能力,从而增强 RNA 聚合酶的转录活性
	特异因子	决定 RNA 聚合酶对启动序列的特异性识别和结合能力

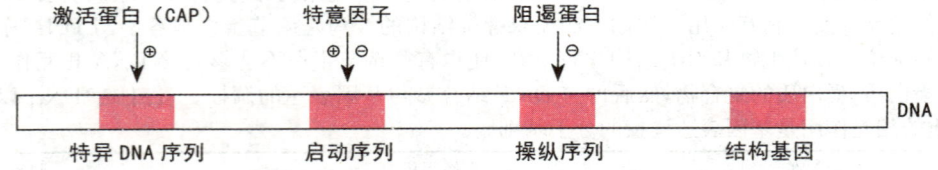

2. 乳糖操纵子是典型的诱导型调控 操纵子机制在原核基因表达调控中具有普遍意义。乳糖操纵子是最早发现的原核生物转录调控模式。

(1) 乳糖操纵子的结构 原核生物绝大数基因按功能相关性成簇地串联、密集在染色体上,共同组成一个转录单位,称操纵子。一个操纵子只含有一个启动序列和数个可转录的编码序列,即结构基因、操纵序列、启动序列、调节基因、CAP 结合位点。

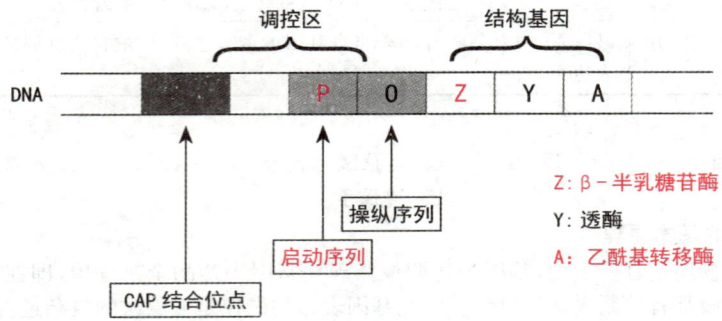

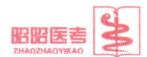

乳糖操纵子的结构	编码/结合特点	昭昭老师速记
结构基因 Z、Y 和 A	分别编码β-半乳糖苷酶、透酶和乙酰基转移酶,分解利用乳糖	"半"个"Z";very("Y")"透"了;"转""A"
操纵序列(O)	能与 I 基因编码的阻遏蛋白结合(使操纵子受阻遏关闭)	O＝Operator
启动序列(P)	能与 RNA 聚合酶结合	P＝Promotor
CAP 结合位点	能与 CAP 结合,发挥转录正性调节作用	正 C
调节基因(I)	编码阻遏蛋白,与 O 序列结合,发挥转录负性调节作用	"爱"(I)阻滞("组织"),I＝Inhibitor

【例4】一个操纵子通常含有

A. 一个启动序列和一个编码基因　　　　B. 一个启动序列和数个编码基因

C. 数个启动序列和一个编码基因　　　　D. 数个启动序列和数个编码基因

E. 两个启动序列和数个编码基因

【例5】乳糖操纵子中的 I 基因编码产物是

A. β-半乳糖苷酶　　　　　　B. 透酶　　　　　　C. 乙酰基转移酶

D. 一种激活蛋白　　　　　　E. 一种阻遏蛋白

(2)乳糖操纵子受阻遏蛋白和 CAP 的双重调节

阻遏蛋白(负性调节)	①在没有乳糖存在时,操纵子处于阻遏状态(I 序列在 PI 启动序列作用下 表达的 Lac 阻遏蛋白与 O 序列结合,阻碍 RNA 聚合酶与 P 序列结合,抑制转录启动);②当有乳糖存在时,操纵子即可被诱导(真正的诱导剂并非乳糖,而是乳糖经通透酶和β-半乳糖苷酶催化转变形成的半乳糖,其可结合并使阻遏蛋白构象发生变化,导致阻遏蛋白与 O 序列解离,启动转录)
CAP(正性调节)	CAP 分子内有 DNA 结合区及 cAMP 结合位点。①当培养基中无葡萄糖时,cAMP 浓度增高,cAMP 与 CAP 结合(此时 CAP 与启动序列附近的 CAP 结合位点结合),可刺激 RNA 转录活性启动转录;②当培养基中有葡萄糖时,cAMP 浓度下降,cAMP 与 CAP 结合受阻,因此操纵子表达下降
协同调节	①阻遏蛋白封闭转录时,CAP 对该系统不能发挥作用;②无 CAP 存在即使没有阻遏蛋白与操纵序列结合,操纵子仍无转录活性

七、真核基因表达调控

1. 真核细胞基因表达特点　①真核基因组比原核基因组大的多。②原核基因组大部分序列都为编码基因,而哺乳类基因组中只有 10% 的序列编码蛋白质、rRNA、tRNA 等。③真核生物编码蛋白质的基因是不连续的,转录后需要剪切去除内含子。④原核生物的基因编码序列在操纵子中,多顺反 mRNA 使得几个功能相关的基因自然协调控制;而真核生物则是一个结构基因转录生成一条 mRNA,即 mRNA 是单顺反子。⑤真核生物 DNA 在细胞核内与多种蛋白质结合构成染色质,这种复杂的结构直接影响基因表达。⑥真核生物的遗传信息不仅存在于核 DNA 上,还存在于线粒体 DNA 上。转录起始的调控是基因表达调控较为关键的环节。

2. 染色质结构与真核基因表达密切相关　以染色质形式组装在细胞核内的 DNA 所携带的遗传信息表达直接受到染色质结构的制约。当基因被激活时,可观察到染色质相应区域发生某些结构和性质的变化,这些具有转录活性的染色质被称为活性染色质。

(1)转录活化的染色质对核酸酶极为敏感　①当染色质活化后,常出现一些对核酸酶高度敏感的位点,称之超敏位点。②这些转录活化区域是缺乏或没有核小体蛋白结合的"裸露"DNA 链。

(2)转录活化染色质的组蛋白发生改变　转录活跃区域的染色质中的组蛋白特点是:①富含赖氨酸的组蛋白 H_1 组蛋白含量低;②H_2A-H_2B 组蛋白二聚体的不稳定性增加,使它们容易从核小体核心中被置换出来;③核心组蛋白 H_3、H_4 可发生乙酰化、磷酸化及泛素化等修饰。这些都使得核小体的结构变

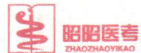
得松弛而不稳定,降低核小体对 DNA 的亲和力,易于基因转录。

(3) CpG 岛甲基化水平降低　DNA 甲基化是真核生物在染色质水平控制基因转录的重要机制。

3. 基因组中的顺式作用元件是转录起始的关键调节部位　与原核细胞一样,转录起始是真核生物基因表达调控的关键。绝大多数真核基因调控机制几乎普遍涉及编码基因两侧的 DNA 序列——顺式作用元件。顺式作用元件是指可影响自身基因表达活性的 DNA 序列。真核生物基因组中每一个基因都有各自特异的顺式作用元件。顺式作用元件通常是非编码序列,但并非都位于转录起始点上游。根据顺式作用元件在基因中的位置、转录激活作用的性质及发挥作用的方式,可将真核基因的这些功能元件分为启动子、增强子及沉默子等。

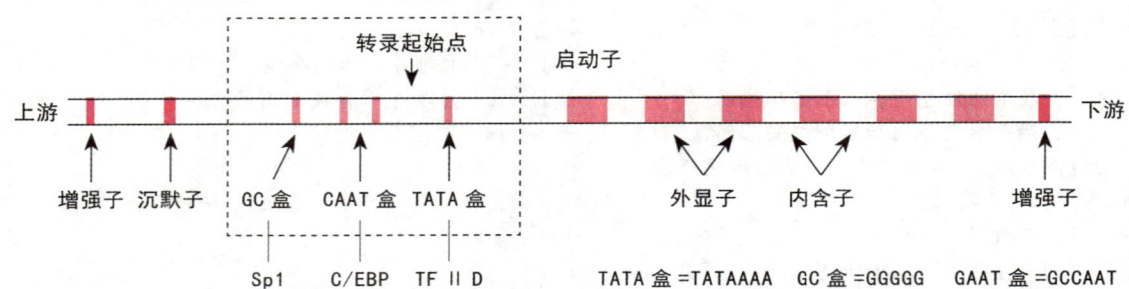

真核基因的顺式作用元件

➤ 参考答案如下,详细答案参见 2021 版《国家临床执业及助理医师资格考试精选真题考点精析》。

1. E	2. E	3. E	4. B	5. E	昭昭老师提示:关注官方微信,获得第一手考试资料。

第 13 章　细胞信号转导

➤ **2021 考试大纲**

①信号分子;②受体;③膜受体介导的信号转导机制;④胞内受体介导的信号转导机制。

➤ **考纲解析**

近 20 年的医师考试中,本章的考点是膜受体介导的信号转导机制,执业医师每年考查分数为 0～1 分,助理医师每年考查分数为 0～1 分。

一、细胞信息传递的概念

细胞针对外源信息所发生的细胞内生物化学变化及效应的全过程称为信息传递。

二、信息分子和受体

昭昭老师提示:第一信使及第二、三信使就是依次从外往内进行,细胞间信息(第一信使)→细胞质内信息(第二信使)→细胞核内外信息(第三信使)。

1. 细胞间信息分子(物质)　由细胞分泌的调节靶细胞生命活动的化学物质的统称,又称作第一信使。第一信使可根据化学本质及细胞分泌信息物质的方式分类如下。

按化学本质分类	按细胞分泌信息物质的方式分类
①蛋白质和肽类→生长因子、细胞因子、胰岛素等; ②氨基酸及其衍生物→甲状腺素、肾上腺素等; ③类固醇激素→糖皮质激素、性激素等; ④脂酸衍生物→前列腺素、血栓素、白三烯等; ⑤气体→NO、CO 等	①突触分泌信号→神经递质; ②内分泌信号→内分泌激素; ③旁分泌信号→局部化学物质; ④气体信号→气体信号分子; ⑤细胞膜上的信息分子

2. 细胞内信息物质　第一信使物质经转导刺激细胞内产生的传递细胞调控信号的化学物质。包括的物质见下表:

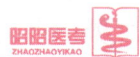

分类	物质	分类	物质
无机离子	Ca^{2+}	糖类衍生物	IP_3（三磷酸肌醇）
脂类衍生物	①DAG（二脂酰甘油）；②Cer（神经酰胺）	信号蛋白分子	Ras
核苷酸	cAMP、cGMP	底物酶（兼底物和酶）	JAK、Raf

（1）第二信使　又名细胞内小分子信使，包括：Ca^{2+}、DAG、IP_3、PIP_3、cAMP、cGMP 等。

昭昭老师提示：速记为"23""CG"；注意这里是 cAMP、cGMP，而不是 AMP 和 GMP。

其中，环核苷酸中目前已知的细胞内环核苷酸类第二信使有 cAMP 和 cGMP。cAMP 是 ATP 经腺苷酸环化酶（AC）催化生成的，cGMP 是 GTP 经鸟苷酸环化酶（GC）催化生成的。cAMP 和 cGMP 可经磷酸二酯酶催化水解而失活。因此，cAMP（cGMP）在细胞中的浓度不仅与腺（鸟）苷酸环化酶有关，还与磷酸二酯酶活性有关。

（2）第三信使　负责细胞核内外信息传递的物质，又称为 DNA 结合蛋白（转录因子或转录调节因子），是一类可与靶基因特异序列结合的核蛋白，能调节基因的转录。

➤ 昭昭老师总结：第一信使、第二信使及第三信使

信使	概念	组成
第一信使	指细胞间的信息物质	主要是激素
第二信使	指细胞内的信息物质	cAMP、cGMP、Ca^{2+}、IP_3、DAG、PIP_3
第三信使	负责胞核内外信息传递	DNA 结合蛋白

【例1】下列属于细胞内信号分子的是

A. 胰岛素　　　B. 甲状腺激素　　　C. 肾上腺素　　　D. 甘油二酯　　　E. 类固醇激素

3. 受体

（1）概念　细胞膜上或细胞内能特异识别生物活性分子并与之结合的成分，它能把识别和接受的信号正确无误地放大并传递到细胞内部，进而引起生物学效应的特殊蛋白质，化学本质蛋白质，个别为糖脂。

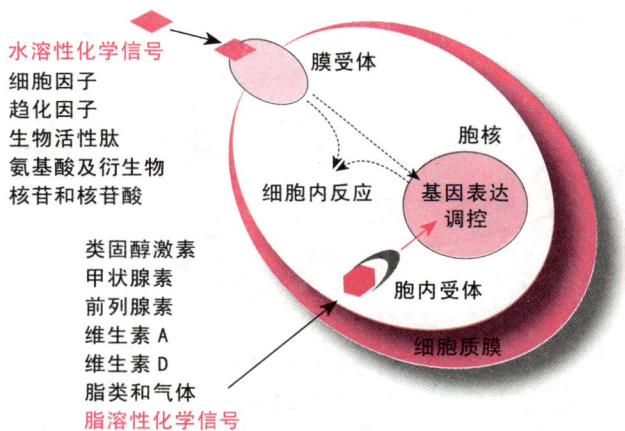

（2）受体分类　离子通道型受体（即环状受体、配体依赖性离子通道）；七跨膜受体（即 G 蛋白偶联受体）；单跨膜受体（即酶联型受体）。

	离子通道型受体	七跨膜受体	单跨膜受体
别称	配体门控受体	G-蛋白偶联受体	酶偶联受体
内源性配体	神经递质	神经递质、趋化因子、激素、外源刺激（气味、光）	生长因子、细胞因子
结构	寡聚体形成的孔道	单体	具有或不具有催化活性的单体

续表

	离子通道型受体	七跨膜受体	单跨膜受体
跨膜区段数目	4个	7个	1个
功能	离子通道	激活G蛋白	激活蛋白激酶
细胞应答	去极化与超极化	调节蛋白质功能和表达水平	调节蛋白质的功能和表达水平,调节细胞的分化

三、膜受体介导的信息传递

1. 离子通道受体将化学信号转变为电信号 离子通道型受体是一类自身为离子通道的受体。①离子通道受体的典型代表是 N 型乙酰胆碱受体,由 β、γ、δ 亚基以及 2 个 α 亚基组成。离子通道受体信号转导的最终效应是细胞膜电位改变,体现为去极化或超极化。②离子通道受体可分为阳离子通道(乙酰胆碱、谷氨酸和 5 - HT 的受体)和阴离子通道(甘氨酸和 γ - 氨基丁酸的受体)。

2. G 蛋白偶联受体通过 G 蛋白和小分子信使介导信号转导 ①G 蛋白偶联受体(GPCR)在结构上为单体蛋白,其肽链反复跨膜七次,因此又称七跨膜受体。②由于肽链反复跨膜,在膜外侧和膜内侧形成几个环状结构,分别负责接收外源信号(化学、物理信号)的刺激和细胞内的信号传递,受体的胞内部分可与三聚体 G 蛋白相互作用。此类受体通过 G 蛋白向下游传递信号,因此称 G 蛋白偶联受体。③G 蛋白含有一个鸟苷酸结合结构域,由 α、β、γ 三个亚基组成,激活状态下的 G 蛋白可以激活腺苷酸环化酶,产生第二信使 cAMP,从而产生进一步的生物学效应。霍乱毒素,催化 G 蛋白的 α 亚基失去 GTP 酶活性,导致对腺苷酸环化酶(AC)的持续激活,AC 分解 ATP 产生大量的 cAMP,使得细胞膜上的离子通道打开,大量的离子和水分都从细胞膜内流到细胞膜外,形成了大量的脱水症状。

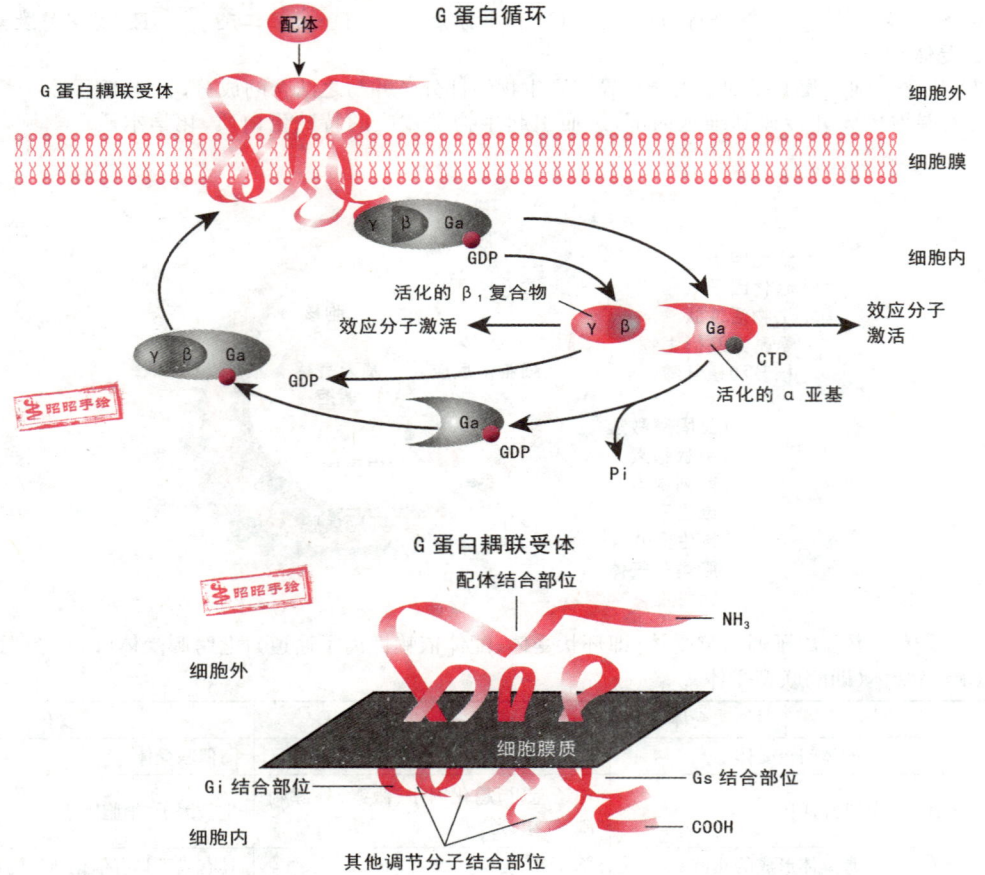

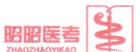

（1）cAMP－PKA 通路

激活激素	胰高血糖素、肾上腺素、促肾上腺皮质激素
信号传导	激素作用于膜受体→G 蛋白活化→激活腺苷酸环化酶（AC）→AMP 环化为 cAMP→cAMP 激活蛋白激酶 A（PKA）→丝/苏氨酸残基磷酸化→调节物质代谢和基因表达
特征	以靶细胞内 cAMP 浓度改变和 PKA 激活为特征
效应	丝/苏氨酸残基发生磷酸化，改变其活性状态
作用	①调节代谢；②调节基因表达；③调节细胞极性

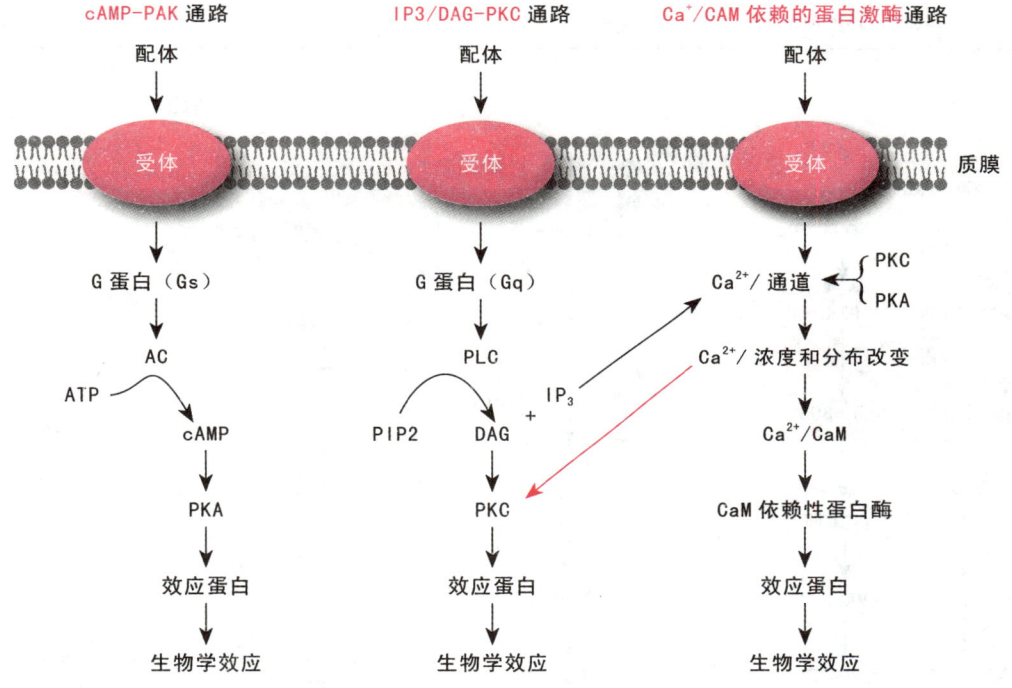

（2）IP$_3$/DAG－PKC 通路

激活激素	促甲状腺激素释放激素、去甲肾上腺素、抗利尿激素
信号传导	①激素→G 蛋白活化→PLC→DAG→PKC→效应蛋白→生物学效应； ②激素→G 蛋白活化→PLC→IP$_3$→Ca^{2+}→PKC→效应蛋白→生物学效应
特征	激素与受体结合后→激活 G 蛋白→激活 PLC→PLC 水解膜组分 PIP$_2$ 生成 DAG 和 IP$_3$
效应	IP$_3$ 促进细胞钙库内 Ca^{2+} 释放，胞质 Ca^{2+} ↑；PKC 变构暴露出活性中心
作用	①PKC 参与多种生理功能的调节； ②PKC 加速立早基因表达，立早基因多数为细胞原癌基因，可促进细胞增殖

（3）Ca^{2+}/钙调蛋白依赖的蛋白激酶通路

Ca^{2+} 浓度升高的方式	①某些 G 蛋白直接激活细胞膜上的 Ca^{2+} 通道； ②通过 PKA 激活细胞膜上的 Ca^{2+} 通道，促进 Ca^{2+} 流入细胞质； ③通过 IP$_3$ 促使细胞质钙库释放 Ca^{2+}
Ca^{2+} 浓度升高后信号传导	胞质中的 Ca^{2+} 浓度升高→钙调蛋白（CaM）→传递信号

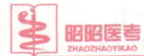

3. 酶联受体主要通过蛋白修饰或相互作用传递信号 酶联受体主要是生长因子和细胞因子的受体。此类受体介导的信号转导主要是调节蛋白质的功能和表达水平、调节细胞增殖和分化。

（1）cGMP－PKG 通路　鸟苷酸环化酶(GC)有两种形式：一种是膜结合型受体分子；另一种存在于细胞质中，细胞质中的 GC 含有血红素辅基，可直接受 NO 的激活。因为 GC 有两种形式，所以 cGMP－PKG 通路有两种。

途径一	心钠素可与靶细胞膜上的具有鸟苷酸环化酶活性的受体结合→激活 GC→GC 催化 GTP 转变为 cGMP→激活蛋白激酶 G(PKG)→催化有关蛋白或有关酶类的丝氨酸/苏氨酸的磷酸化→产生生物学效应即松弛血管平滑肌、增加尿钠等
途径二	NO 进入靶细胞与血红素相互作用→激活胞质内的具有鸟苷酸环化酶活性的可溶性受体→cGMP 生成增加→cGMP 激活 PKG，导致血管平滑肌松弛

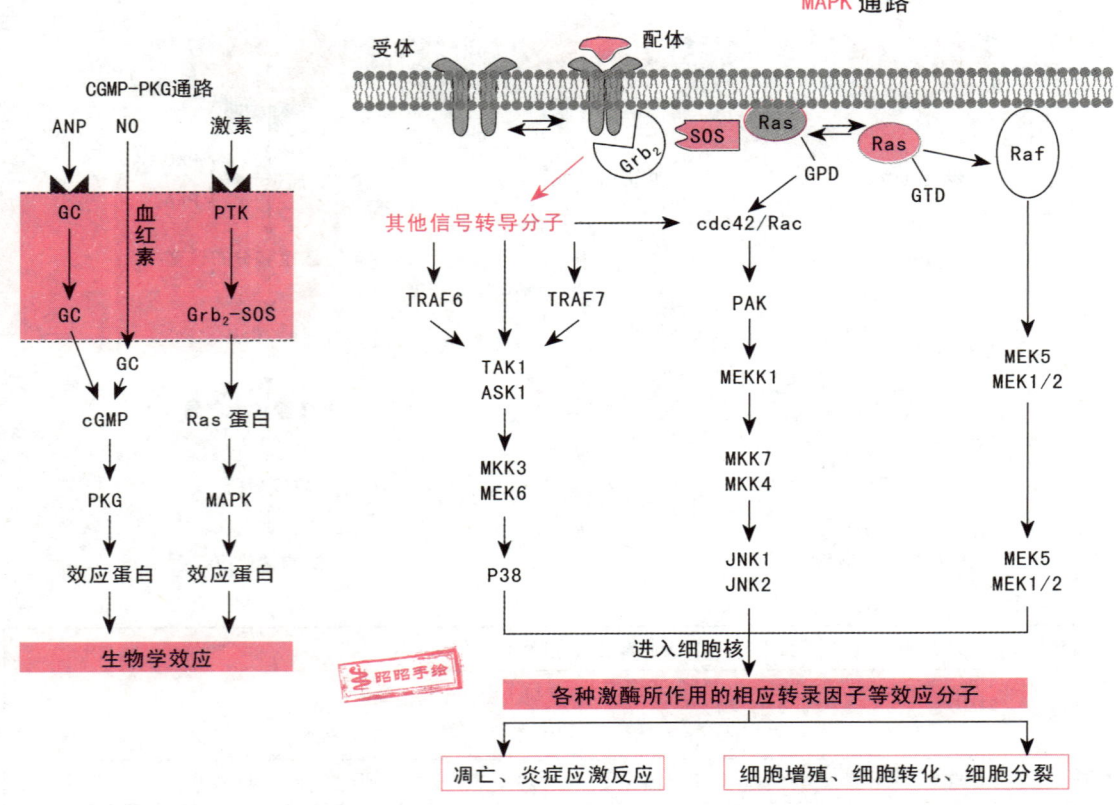

（2）Ras 蛋白/MAPK 通路

Ras 蛋白	①也称小 G 蛋白，因其分子量小于异源三聚体 G 蛋白，是由一条多肽链组成的单体蛋白；Ras 蛋白的分子量为 21KDa，故又名 p21 蛋白。 ②Ras 蛋白是膜结合型蛋白，具有 GTP 酶活性，性质类似于异源三聚体 G 蛋白中的 α 亚基，它的活性与其结合 GTP 或 GDP 直接有关，当与 GDP 结合时无活性，当与 GTP 结合时活性增强
传导途径	EGF(作用于 EGFR)→PTK(酪氨酸蛋白激酶)→Grb$_2$(接头蛋白)→SOS(一种鸟苷酸交换因子)→Ras→Raf(一种蛋白)→MEK→ERK→核内转录调控因子→生物学效应

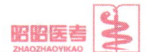

（3) JAK - STAT 通路

JAK	许多细胞因子受体自身没有激酶结构域,与细胞因子结合后,受体通过蛋白酪氨酸激酶 JAK 的作用使受体自身和胞内底物磷酸化
STAT	JAK 的底物是信号转导分子和转录活化因子(STAT),二者所构成的 JAK - STAT 通路是细胞因子信息内传最重要的信号转导通路
传导途径	激素(主要是 IFN - γ)→JAK→STAT→DNA 转录→生物学效应
特点	STAT 既是信号转导分子,又是转录因子

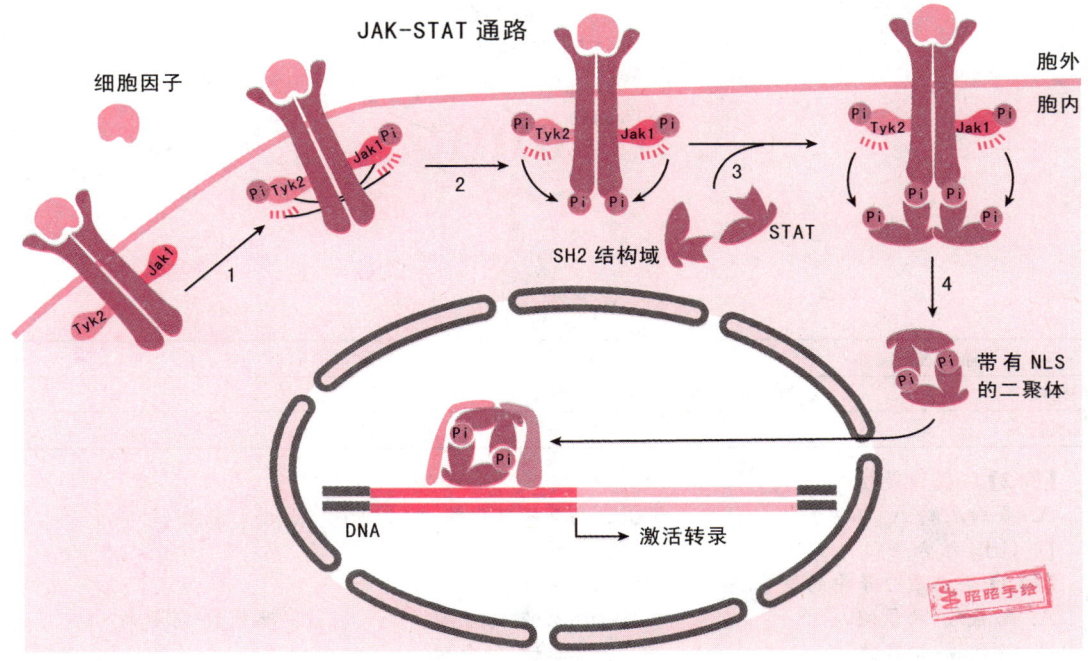

（4) Smad 通路和 NF - κB 通路

Smad 通路	①转化生长因子 β(TGF - β)受体可激活多条信号通路,其中以 Smad 为信号转导分子的通路称为 Smad 通路; ②与 STAT 分子一样,Smad 分子既是信号转导分子,又是转录因子
NF - κB 通路	肿瘤坏死因子受体、白介素 1 受体等重要的促炎细胞因子受体家族所介导的主要信号转导通路之一是 NF - κB 通路

➢ 昭昭老师总结:两大受体介导的转导通路

	G 蛋白偶联受体介导信号转导通路	蛋白激酶偶联受体介导信号转导通路
通路	①cAMP - PKA 通路; ②IP$_3$ - DAG - PKC 通路	①Ras/MAPK 通路; ②JAK - STAT 通路; ③Smad 通路; ④PI - 3K 通路; ⑤NF - κB 通路
配体	众多细胞外信号分子	生长因子、细胞因子
功能	调节代谢及基因表达等	调节蛋白质功能和表达及细胞增殖和分化

四、胞内受体介导的信息传递

胞内受体代表的激素是:类固醇激素、甲状腺激素、维甲酸和维生素 D 等。细胞内受体又可分为核内受体和细胞质内受体。

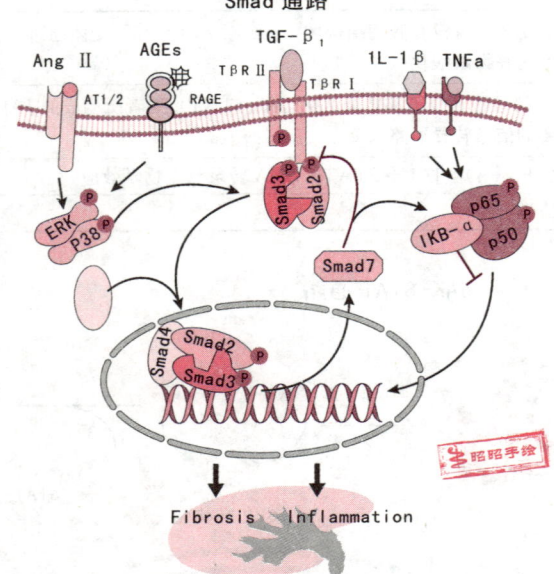

Smad 通路

受体位置	代表激素
细胞核内	雄激素、孕激素、雌激素和甲状腺激素
细胞胞质	糖皮质激素

【例2】G 蛋白是指

A. 蛋白激酶 A   B. 鸟苷酸环化酶   C. 蛋白激酶 G

D. Grb$_2$ 结合蛋白   E. 鸟苷酸结合蛋白

【例3】蛋白质分子中的氨基酸残基可被 PKC 磷酸化的是

A. 酪氨酸-丝氨酸   B. 丝氨酸-苏氨酸   C. 酪氨酸-苏氨酸

D. 丝氨酸-组氨酸   E. 苏氨酸-组氨酸

【例4】可以激活蛋白激酶 A 的是

A. IP$_3$ B. DG   C. cAMP   D. cGMP   E. PIP$_3$

➢ 参考答案如下,详细答案参见 2021 版《国家临床执业及助理医师资格考试精选真题考点精析》。

1. D	2. E	3. B	4. C	昭昭老师提示:关注官方微信,获得第一手考试资料。

第 14 章   重组 DNA 技术、基因诊断和基因治疗

➢ **2021 考试大纲**

  ①重组 DNA 技术相关的概念,基因工程的基本原理及过程;②基因工程与医学:疾病相关基因的发现,生物制药,基因诊断,基因治疗。

➢ **考纲解析**

  近 20 年的医师考试中,本章的考点是基因工程的基本原理及过程,执业医师每年考查分数为 0~1 分,助理医师每年考查分数为 0~1 分。

  重组 DNA 技术,又称分子克隆或 DNA 克隆或基因工程技术,是指应用酶学的方法,在体外将目的 DNA 片段与能自主复制的遗传元件(又称载体)连接,形成重组子分子,进而在受体细胞中复制、扩增,从而获得单一 DNA 分子的大量拷贝。在克隆目的基因后,还可针对该基因进行表达产物蛋白质或多肽的制备以及基因结构的定向改造。

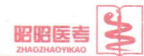

一、重组 DNA 技术中常用的工具酶

限制性核酸内切酶(RE)	①识别 DNA 的特异序列,切割 DNA; ②Ⅰ型和Ⅲ型的 RE 不在所识别的位点切割 DNA,在重组 DNA 技术中应用价值不大; ③Ⅱ型的 RE 的识别序列为回文结构(回文结构又称反向重复序列是指在两条核苷酸链中,从 5′→3′方向的核苷酸序列是完全一致的)
DNA 连接酶	催化 DNA 中相邻的 5′-磷酸基和 3′-羟基末端之间形成磷酸二酯键,使 DNA 切口封闭或使两个 DNA 分子或片段连接
DNA 聚合酶Ⅰ	①合成双链 cDNA 分子或片段连接;②缺口平移法制作高比活性探针; ③DNA 序列分析;④填补 3′-末端
Klenow 片段	①也称 DNA 聚合酶Ⅰ大片段,具有完整 DNA 聚合酶Ⅰ的 5′→3′聚合、3′→5′外切活性;而无 5′→3′外切活性; ②常用于 cDNA 第二链的合成,双链 DNA3′-端标记
逆(反)转录酶	①合成 cDNA;②替代 DNA 聚合酶Ⅰ进行填补、标记或 DNA 序列分析
多聚核苷酸激酶	催化多聚核苷酸 5′-羟基末端磷酸化,或标记探针
末端转移酶	在 3′-羟基末端进行同质多聚物加尾
碱性磷酸酶	切除末端磷酸基

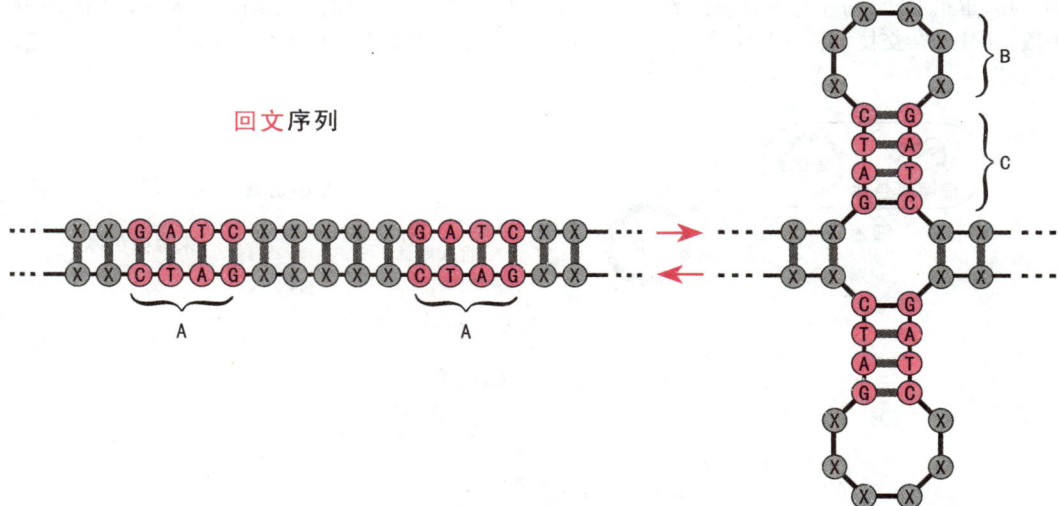

回文序列

二、重组 DNA 技术中常用的载体

载体是为携带目的外源 DNA 片段,实现外源 DNA 在受体细胞中的无性繁殖或表达有意义的蛋白质所采用的一些 DNA 分子。载体按功能分为克隆载体和表达载体两大类。克隆载体用于外源 DNA 片段的克隆和在受体细胞中的扩增;表达载体则用于外源基因的表达。有的载体兼具克隆和表达两种功能。

1. 克隆载体应具备的基本特点

复制点	至少有一个复制起点使载体在宿主细胞中进行自主复制,并能使克隆的外源 DNA 片段得到同步扩增
选择标志	至少有一个选择标志,选择标志是区分含与不含载体的细胞所必需的
单一切点	有适宜的 RE 的单一切点;载体中一般都构建有一段特异性核苷酸序列,在这段序列中包含了多个 RE 的单一切点,可供外源基因插入时选择,这样的序列称多克隆位点

2. 常用的克隆载体　主要有质粒、噬菌体(病毒)DNA 等。

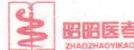
质粒	①主要存在于细菌染色体外的,能自主复制和稳定遗传的 DNA 分子; ②通常为环状双链的超螺旋结构
噬菌体 DNA	常被用作克隆载体的噬菌体 DNA 有 λ 和 M13 噬菌体 DNA
其他克隆载体	①为增加克隆载体插入外源基因的容量,还设计有柯斯质粒载体(又称黏粒载体)、细菌人工染色体载体和酵母人工染色体载体等; ②大肠杆菌 DNA 的基因组包括染色体 DNA 和质粒 DNA 两个部分,染色体 DNA 不具备克隆载体的特点(自主复制、选择标志及单一酶切位点)

3. 表达载体 指用来在宿主细胞中表达外源基因的载体,依据其宿主细胞的不同可分为原核表达载体和真核表达载体。

| 原核表达载体 | 以大肠杆菌表达载体应用最广泛 |
| 真核表达载体 | 主要分为酵母表达载体、昆虫表达载体和哺乳类细胞表达载体等 |

三、重组 DNA 技术的基本原理及操作步骤

1. 基本原理 重组 DNA 技术,又称分子克隆或 DAN 克隆或基因工程技术,其主要过程包括:在体外将目的 DNA 片段与能自主复制的遗传元件(又称载体)连接,形成重组 DNA 分子,进而在受体细胞中复制、扩增,从而获得单一 DNA 分子的大量拷贝。

2. 操作步骤 完整的 DNA 克隆过程包括:目的基因的获取,基因载体的选择与构建,目的基因与载体的连接,重组 DNA 分子导入宿主细胞,筛选并无性繁殖含重组分子的受体细胞。为此,常采用一些技术手段:如分子杂交技术、DNA 探针技术、质粒重组技术等。重组 DNA 技术可简记为:"分、切、接、转、筛、表达"。

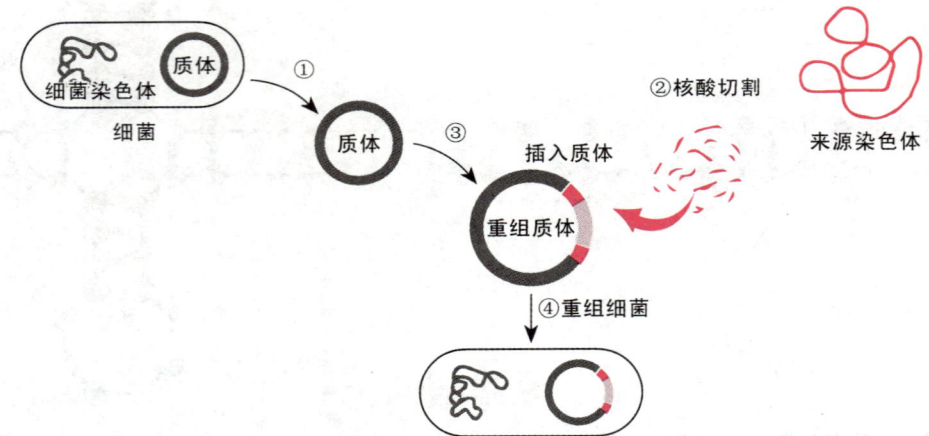

（1）目的 DNA 的分离获取（分）

化学合成法	即根据某基因的核苷酸序列,利用 DNA 合成仪通过化学合成直接合成目的 DNA
基因组 DNA 文库法	①基因组 DNA 文库以 DNA 片段的形式贮存着某一生物的全部基因组信息,也包括我们感兴趣的基因; ②从基因组文库中筛选目的基因可以通过核酸分子杂交的方法进行
cDNA 文库法	①cDNA 文库的构建是以组织细胞中的 mRNA 为模板,利用逆转录酶合成与 mRNA 互补的 DNA(cDNA),再复制成双链 cDNA 片段,与质粒或噬菌体载体连接后,转入宿主细胞后可获得克隆群体; ②cDNA 文库是包含某一组织细胞在一定条件下所表达的全部 mRNA 经逆转录而合成的 cDNA 序列的克隆群体; ③从 cDNA 文库中筛选目的基因也可以通过核酸分子杂交的方法进行
PCR 法	聚合酶链反应(PCR)是一种高效特异的体外扩增 DNA 的方法,可将微量目的 DNA 片段大量扩增
其他方法	利用酵母单杂交系统可克隆 DNA 结合蛋白的基因,利用酵母双杂交系统可克隆特异性相互作用蛋白质的基因

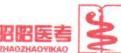

（2）载体的选择与构建（选）　载体的选择、构建和改进极富技术性，目的不同，操作基因的性质不同，载体的选择和改建方法也不同。

（3）目的DNA与载体连接（接）　目的DNA与载体的共价连接（DNA体外重组）主要是通过限制性核酸内切酶和DNA连接酶实现的。

（4）重组DNA转入受体细胞（转）　根据重组DNA时所采用的载体性质不同，将重组DNA导入宿主细胞的常用方法分为转化、转染和感染等。

转化	①将重组质粒转化进入大肠杆菌进行扩增是最常用的策略； ②将质粒DNA直接导入酵母细胞以及将黏粒DNA导入细菌的过程也称为转化
转染	将外源DNA直接导入真核细胞（酵母除外）的过程称为转染
感染	以噬菌体载体或黏粒载体构建的重组DNA分子，可通过包装形成病毒颗粒，然后以感染的方式将重组DNA转入受体菌

（5）重组体的筛选与鉴定（筛）　主要筛选和鉴定方法有遗传标志筛选法、序列特异性筛选法、亲和筛选法等。

借助载体上的遗传标志进行筛选	如利用抗生素抗性标志筛选、利用基因的插入失活/插入表达特性筛选、利用标志补救筛选、利用噬菌体的包装特性进行筛选
序列特异性筛选	包括限制性核酸内切酶酶切法、PCR法、核酸杂交法、DNA测序法
亲和筛选法	常用的亲和筛选法的原理是基于抗原-抗体反应或配体-受体反应

（6）克隆基因的表达（表达）　经过分、选、接、转、筛五个步骤，便完成了DNA克隆过程，获得了特异序列的基因组DNA或cDNA克隆，这是进行重组DNA技术操作的基本目的之一。采用重组DNA技术还可进行目的基因的表达，实现生命科学研究、医药或商业目的，这是基因工程的最终目标。

四、重组DNA技术在医学中的应用

目前，重组DNA技术已广泛应用于生命科学和医学研究（生物制药、制备人类疾病的动物模型）、疾病的诊断和治疗（基因诊断和基因治疗）、法医学鉴定、物质的修饰与改造等诸多领域。

五、基因诊断和基因治疗

1. 基因诊断的概念　用分子生物学技术对生物体的DNA序列及其产物（如mRNA和蛋白质）进行的定性、定量分析，称为分子诊断。目前的分子诊断方法主要是针对DNA分子的，涉及功能分析时，还可定量检测RNA（主要是mRNA）和蛋白质等分子。通常将针对DNA和RNA的分子诊断称为基因诊断。

2. 基因诊断技术

基因缺失或插入的诊断	如运用Southern印迹（DNA印迹）或PCR法可判断待测DNA样本是否存在缺失或插入突变
基因点突变的诊断	方法有等位基因特异性寡核苷酸分子杂交、反向点杂交、变性高效液相色谱、DNA序列分析

3. 基因诊断的医学应用　目前，基因诊断已被广泛应用于遗传性疾病诊断和风险预测。其他应用包括多基因常见病的预测性诊断、传染病病原体检测、临床药物疗效评价和用药指导、DNA指纹鉴定。

4. 基因治疗的基本概念　基因治疗是以改变人遗传物质为基础的生物医学治疗，即通过一定方式将人正常基因或有治疗作用的DNA片段导入人体靶细胞以矫正或置换致病基因的治疗方法。

5. 基因治疗的基本策略

缺陷基因精确的原位修复	①缺陷基因精确的原位修复，包括对致病基因的突变碱基进行纠正的基因矫正和用正常基因通过重组原位替换致病基因的基因置换； ②这两种方法均属于对缺陷基因精确的原位修复，既不破坏整个基因组的结构，又可达到治疗疾病的目的，是最为理想的治疗方法，但目前尚未能从理论和技术上得到突破（不易实现，为远期目标）
基因增补	①不删除突变的致病基因，而在基因组的某一位点额外插入正常基因，在体内表达出功能正常的蛋白质，达到治疗疾病的目的； ②这种对基因进行异位替代的方法称为基因添加或称基因增补，是目前临床上使用的主要基因治疗策略

基因沉默或失活	有些疾病是由于某一或某些基因的过度表达引起的,向患者体内导入有抑制基因表达作用的核酸,如反义RNA、核酶、干扰小 RNA 等,可降解相应的 mRNA 或抑制其翻译,阻断致病基因的异常表达,从而达到治疗疾病的目的。这一策略称为基因失活或基因沉默
基因疫苗	基因疫苗指的是 DNA 疫苗,即将编码外源性抗原的基因插入含真核表达系统的质粒上,然后将质粒直接导入人或动物体内,让其在宿主细胞中表达抗原蛋白,诱导机体产生免疫应答

6. 基因治疗的基本程序 治疗性基因的选择→基因载体的选择,临床上多用病毒载体→靶细胞的选择,目前基因治疗禁止使用生殖细胞,仅限于体细胞→基因转移,包括病毒介导的基因转移和非病毒介导的基因转移→检测治疗基因的表达。

第 15 章 癌基因、抑癌基因和生长因子(助理医师不要求)

> **2021 考试大纲**

①癌基因与抑癌基因:癌基因的概念,抑癌基因的概念。②生长因子:生长因子的概念,生长因子的作用机制。

> **考纲解析**

近 20 年的医师考试中,本章的考点是癌基因和抑癌基因的概念,执业医师每年考查分数为 0~1 分,助理医师每年考查分数为 0~1 分。

一、原癌基因的概念及活化机制

1. 癌基因、原癌基因及病毒癌基因的概念

概　念	特　点	昭昭老师速记
癌基因	指能导致细胞发生恶性转化和诱发癌症的基因	—
原癌基因	①存在于生物正常细胞基因组中的癌基因。②原癌基因主要有:SRC 家族、RAS 家族、MYC 家族	原癌基因与生俱来
病毒癌基因	①存在于病毒中的癌基因,能使靶细胞发生恶性转化,不参与病毒复制,不编码病毒的结构成分。②分类:RNA 病毒和 DNA 病毒。③命名:逆转录病毒中的癌基因为病毒癌基因,可加前缀 v,如 v-src;正常细胞中与其对应的基因细胞癌基因,可加前缀 C,如 C-SRC;癌基因表达的蛋白则用大写字母:FOS、MYC、RAS 等	病毒癌基因,只在病毒中有,可能来自细胞内的原癌基因

【例 1】 下列关于细胞原癌基因的叙述,正确的是

A. 存在于正常真核生物基因组中　　B. 存在于 DNA 病毒中　　C. 存在于 RNA 病毒中

D. 也称病毒癌基因　　E. 正常细胞含有即可导致肿瘤的发生

2. 原癌基因

昭昭老师提示:因为我们是研究人体疾病的,所以重点当然是生物体内的癌基因即原癌基因。

(1)原癌基因的特点

进化	在进化上高度保守
分布	广泛分布于生物界,从单细胞酵母、无脊椎生物到脊椎动物乃至人类的正常细胞都存在着这些基因
功能	原癌基因是细胞正常生理功能的重要组成部分,其表达产物对细胞正常生长、繁殖、发育和分化起着精确的调控作用
突变	在某些因素(如放射线、有害化学物质等)作用下,这类基因结构发生异常或表达失控,导致细胞生长增殖和分化异常,部分细胞发生恶变从而形成肿瘤

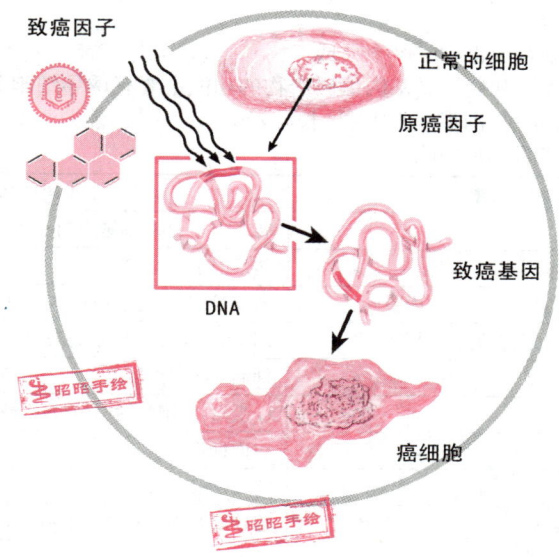

（2）原癌基因的分类

类　别	癌基因名称	作　用	昭昭老师速记
细胞外生长因子类	SIS	PDGF‑2（血小板源生长因子）	"生"了2个"sis"ter
	INT‑2	FGF同类物,促进细胞增殖	
跨膜生长因子受体	EGFR	EGF（表皮生长因子）受体,促进细胞增殖	和"2"个小"姨（E）"子授受不亲
	HER2（NEU/ERB‑B）	EGF受体类似物,促进细胞增殖	"HE"是个野兽（受）
	FMS	CSF‑1受体,促进增殖	K"F""C"
	KIT	SCF受体,促进增殖	Kiss
	TRK	NGF受体	特（T）牛（N）
细胞内信号转导分子	SRC、ABL	与受体结合转导信号	"摸（膜）"了阿"萨"（SA）
	RAF	MAPK通路中的重要分子	"RA""S"
	RAS	MAPK通路中的重要分子	RAS+GTP
核内转录因子	MYC	促进增殖相关基因表达	My夫（F）君（jun）在盒（核）子内
	FOS、JUN	促进增殖相关基因表达	

3. 癌基因活化机制

获得启动子或增强子	①逆转录病毒基因组中的长末端重复序列(LTR)内有较强的启动子或增强元件,感染细胞时可随机整合到宿主细胞的基因组中。 ②如这些活性较强的启动子或增强子正好整合到原癌基因附近或内部,这一原癌基因的表达将不再接受原有的正常调控,而成为病毒启动子或增强子的控制对象,往往导致该基因的过量表达
染色体易位	在染色体易位的过程中发生了某些基因的易位和重排,可使原来无活性的原癌基因转位至强的启动子或增强子的附近而被活化,原癌基因表达增强,导致肿瘤的发生,如慢粒患者的费城染色
基因扩增	①原癌基因可通过基因扩增使基因拷贝数升高几十甚至上千倍不等,发生扩增的机制目前尚不清楚 ②基因扩增可致编码产物过量表达,细胞发生转化
点突变	原癌基因在射线或化学致癌剂作用下,可能发生点突变,从而改变表达蛋白的氨基酸组成,造成蛋白质结构的变异

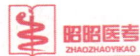

二、肿瘤抑制基因(抑癌基因)

1. 基本概念 肿瘤抑制基因也称抗癌基因或抑癌基因,是调节细胞正常生长和增殖的基因。

2. 肿瘤抑制基因的功能 肿瘤抑制基因编码产物的功能主要有诱导细胞分化、维持基因组稳定、触发或诱导细胞凋亡等。总体上肿瘤抑制基因对生长起着负调控作用,能抑制细胞的恶性生长。

3. 常见某些肿瘤抑制基因及其功能

基 因	相关肿瘤	编码产物及功能
TP53	多种肿瘤	转录因子 p53,细胞周期负调节和 DNA 损伤后凋亡
RB	视网膜母细胞瘤、骨肉瘤	转录因子 p105Rb
PTEN	胶质瘤、膀胱癌、前列腺癌、子宫内膜癌	磷酯类信使的去磷酸化抑制 PI3K - AKT 通路
P16	肺癌、乳腺癌、胰腺癌、食道癌、黑色素瘤	P16 蛋白,细胞周期检查点负调节
P21	前列腺癌	抑制 CDK1、2、4、6
APC	结肠癌、胃癌等	G 蛋白,细胞黏附与信号转导
DCC	结肠癌	表面糖蛋白
NF1	神经纤维瘤	GTP 酶激活剂
NF2	神经鞘膜瘤、脑膜瘤	连接膜与细胞骨架的蛋白
VHL	小细胞肺癌、宫颈癌、肾癌	转录调节蛋白
WT1	肾母细胞瘤	转录因子

4. 肿瘤抑制基因的作用机制

RB	①RB 基因是最早发现的肿瘤抑制基因,最初发现于儿童的视网膜母细胞瘤;RB 基因失活还见于骨肉瘤、小细胞肺癌、乳腺癌等许多肿瘤。 ②RB 基因对肿瘤的抑制作用与转录因子有关。 ③低磷酸化 RB 对细胞周期的负调节作用是通过与转录因子 E2F - 1 的结合而实现的
TP53	①目前研究最多的、也是迄今发现在人类肿瘤中发生突变最广泛的肿瘤抑制基因。 ②野生型 p53 蛋白质在维持细胞正常生长、抑制恶性增殖中起重要作用,因而被冠以"基因卫士"称号。 ③p53 蛋白与基因的 DNA 相应部位结合,起特殊转录因子作用。 ④野生型的 p53 蛋白可促进细胞周期阻滞、细胞凋亡,而突变型的 p53 蛋白可导致细胞恶变
PTEN 基因	①PTEN 基因(第 10 号染色体缺失的磷酸酶及张力蛋白同源基因),是继 TP53 基因后发现的另一个与肿瘤发生关系密切的肿瘤抑制基因。 ②PTEN 基因是迄今发现的第一个具有双特异磷酸酶活性的肿瘤抑制基因,可通过抑制 PI3K - AKT 信号通路而起作用。 ③PTEN 基因的失活与肿瘤细胞的转移密切相关

【例 2】属于抑癌基因的是

A. Rb   B. ras   C. myc   D. c - erbB - 2   E. sis

三、生长因子的基本概念及作用机制

1. 基本概念 生长因子是一类由细胞分泌的、类似于激素的信号分子,多数为肽类(含蛋白类)物质,具有调节细胞生长与分化的作用。

2. 作用机制 生长因子的作用是通过受体介导的细胞信号转导而实现的。各种生长因子与特异细胞受体结合后,通过特异信息传递途径激活或作用于靶基因或靶分子,调节细胞增殖。

3. 生长因子的作用模式 根据产生细胞与靶细胞间的关系,生长因子的作用模式可分为内分泌、旁分泌和自分泌三种,生长因子以旁分泌和自分泌为主。

内分泌方式	生长因子从细胞分泌出来后,通过血液运输作用于远端靶细胞
旁分泌方式	细胞分泌的生长因子作用于邻近的其他类型细胞,对合成、分泌生长因子的自身细胞不发生作用
自分泌方式	生长因子作用于合成及分泌该生长因子的细胞本身

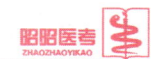

4. 生长因子的作用机制　　生长因子的作用通过受体介导的细胞信号转导而实现。①生长因子的受体多位于靶细胞膜,为一类跨膜蛋白,多数具有蛋白激酶特别是蛋白酪氨酸激酶的功能,也有少数为蛋白丝/苏氨酸激酶受体。当生长因子与这里受体结合后,胞内的相关蛋白被直接磷酸化,进而活化核内的转录因子,引发基因转录,达到调节生长与分化的作用。②另一类生长因子受体定位于胞质,当生长因子与胞内相应受体结合后,形成生长因子-受体复合物,后者可进入胞核活化相关基因促进细胞生长。

➤ 参考答案如下,详细答案参见 2021 版《国家临床执业及助理医师资格考试精选真题考点精析》。

1. A	2. A	昭昭老师提示:关注官方微信,获得第一手考试资料。

第 16 章　血液生化

➤ **2021 考试大纲**

①血液的化学成分:水和无机盐,血浆蛋白质,非蛋白质含氮物质,不合氮的有机化合物。②血浆蛋白质:血浆蛋白质的分类,血浆蛋白质的来源,血浆蛋白质的功能。③红细胞的代谢:血红素合成的原料、部位和关键酶,成熟红细胞的代谢特点。

➤ **考纲解析**

近 20 年的医师考试中,本章的考点是血浆蛋白质和血红素合成的原料、部位和关键酶,执业医师每年考查分数为 1～2 分,助理医师每年考查分数为 0～1 分。

第 1 节　血浆蛋白

一、血浆蛋白的分类

根据电泳法可将血清蛋白质分为清蛋白、α_1 球蛋白、α_2 球蛋白、β 球蛋白和 γ 球蛋白。其中,清蛋白(又称白蛋白)是人体血浆中最主要的蛋白质。

血浆蛋白种类	生成部位	主要功能	正常含量/$(g \cdot L^{-1})$
清(白)蛋白	肝	维持血浆渗透压,运输	38～48
α_1 球蛋白	主要在肝	—	
α_2 球蛋白	主要在肝	—	
β 球蛋白	大部分在肝	运输	
γ 球蛋白	浆细胞(肝外)	免疫	
纤维蛋白原	肝	凝血	2～4

【例 1】在血浆蛋白电泳中,泳动最慢的蛋白质是

A. 清蛋白　　　B. α_1 球蛋白　　　C. α_2 球蛋白　　　D. β 球蛋白　　　E. γ 球蛋白

二、血浆蛋白的性质

合成部位	①绝大多数血浆蛋白在肝合成,但有少量由其他组织细胞合成,如 γ 球蛋白由浆细胞合成; ②血浆蛋白的合成场所一般位于膜结合的多核蛋白体上
分类	除清蛋白外,几乎所有的血浆蛋白均为糖蛋白,它们含有 N-或 O-连接的寡糖链
多态性	许多血浆蛋白呈现多态性,如果某种蛋白质具有多态性说明它至少有两种表型,如 ABO 血型
半衰期	在循环过程中,每种血浆蛋白均有自己特异的半衰期
急性时相蛋白质	在急性炎症等情况下,某些血浆蛋白的水平会增高,它们被称为急性时相蛋白质,如 C-反应蛋白(CRP)

三、血浆蛋白的功能

维持血浆胶体渗透压	清蛋白能最有效地维持胶体渗透压的原因:其相对分子质量小,在血浆内总含量大、摩尔浓度高;在生理 pH 值条件下,其电负性高,能使水分子聚集在其分子表面

续表

维持血浆正常 pH 值	血浆蛋白盐与相应蛋白形成缓冲对,参与维持血浆正常的 pH 值
运输作用	血浆中的脂肪酸、Ca^{2+}、胆红素、磺胺等多种物质能与清蛋白结合而被运输
免疫作用	血浆中的免疫球蛋白在体液免疫中起着至关重要的作用
催化作用	血浆中的酶可发挥催化功能
营养作用	血浆蛋白质可分解为氨基酸,用于组织蛋白质合成和转变为其他含氮化合物
凝血、抗凝血和纤溶作用	血浆中存在众多的凝血因子、抗溶血及纤溶物质

例 2~3 共用选项

A. 免疫球蛋白　　B. 肌红蛋白　　　C. 脂蛋白　　　D. 铜蓝蛋白　　　E. 清(白)蛋白

【例2】具有氧化酶活性的是

【例3】转运游离脂肪酸的是

第 2 节　成熟红细胞的代谢特点

一、代谢途径

由于成熟的红细胞缺少线粒体等亚细胞结构,因此只保留对其生存和功能发挥至关重要的糖酵解、磷酸戊糖途径和 2,3-BPG 支路三条代谢途径。由于成熟的红细胞缺少线粒体,因此不能进行糖有氧氧化,只能利用糖酵解供能。红细胞内磷酸戊糖途径的代谢过程与其他细胞相同,主要功能是产生 NADPH+H$^+$。

二、2,3-二磷酸甘油酸(2,3-BPG)支路

1. 1,3-BPG　在一般细胞中,糖酵解的中间产物 3-磷酸甘油醛脱氢生成 1,3-二磷酸甘油酸(1,3-BPG),后者将高能磷酸键及磷酸基转移给 ADP 生成 ATP,本身转变为 3-磷酸甘油酸,3-磷酸甘油酸再经数步反应生成乳酸。

2. 2,3-BPG 支路　红细胞内的糖酵解还存在侧支循环:2,3-BPG 支路。2,3-BPG 支路的分支点是 1,3-BPG。在红细胞内,1,3-BPG 经二磷酸甘油酸变位酶催化转变为 2,3-BPG,后者再经 2,3-BPG 磷酸酶催化水解脱去磷酸转变为 3-磷酸甘油酸又回到糖酵解途径。

磷酸戊糖途径与 2,3-BPG 旁路

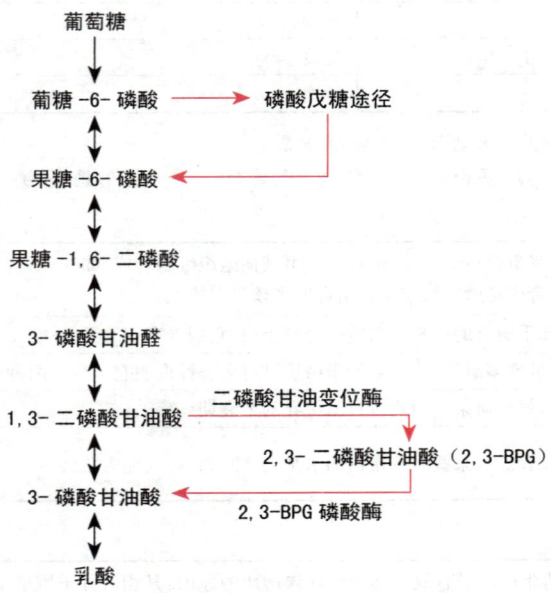

3. 2,3-BPG 的作用　2,3-BPG 在红细胞内含量高,是红细胞内能量的储存形式,但 2,3-BPG 分

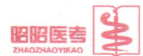

子中并不含有高能磷酸键,<u>不是</u>高能磷酸化合物。红细胞内的 2,3 - BPG 虽然也能供能,但主要功能是<u>调节血红蛋白(Hb)的运氧能力</u>,降低 Hb 对氧的亲和力。2,3 - BPG 可特异地与去氧 Hb 结合,使 Hb 处于脱氧构象,从而减低 Hb 对氧的亲和力,促使 HbO₂ 释放氧,以适应组织对氧的需求。

三、脂代谢

成熟红细胞的脂类几乎都存在于细胞膜中。成熟红细胞已不能从头合成脂肪酸,但膜脂的不断更新却是红细胞生存的必要条件。

第 3 节 血红素的生物合成

<u>血红素</u>是红细胞的主要成分<u>血红蛋白</u>(Hb)的辅基,也是其他含血红素蛋白如肌红蛋白、细胞色素、过氧化氢酶及过氧化物酶等的辅基。化学结构上,血红素属于铁卟啉化合物,由卟啉环与 Fe²⁺ 螯合而成。

一、概　述

合成部位	①体内大多数组织均可合成血红素(主要是骨髓,其次是肝); ②参与血红蛋白组成的血红素主要在骨髓的幼红细胞和网织红细胞中合成(注意:成熟红细胞不含线粒体,故不能合成血红素)
亚细胞部位	线粒体(合成的起始和终末阶段)+胞质(中间阶段)
基本原料	Fe²⁺ 和<u>琥珀酰 CoA</u>、<u>甘氨酸</u> (昭昭老师速记:"铁""壶(琥)""甘"了,都快烧"红"了)
关键酶	δ-氨基-γ-酮戊酸(ALA)合酶→<u>ALA 合酶</u>,辅酶是<u>磷酸吡哆醛</u>

二、血红素的合成过程

血红素的合成过程分为四个阶段。

血红素的生物合成

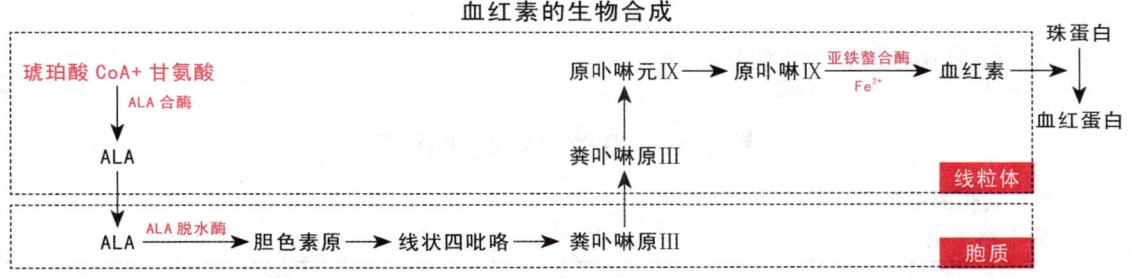

合成过程	反应过程	催化酶	反应部位
δ-氨基酸-γ-酮戊酸(ALA)	琥珀酰 CoA+甘氨酸→ALA	ALA 合酶	线粒体
胆色素原的生成	ALA→胆色素原	ALA 脱水酶	胞质
尿卟啉原Ⅲ和粪卟啉原Ⅲ的生成	胆色素原→尿卟啉原Ⅲ→粪卟啉原Ⅲ	多种催化酶	胞质
血红素的生成	粪卟啉原Ⅲ→原卟啉Ⅸ+Fe²⁺→血红素	亚铁螯合酶	线粒体

三、血红素生物合成的调节

ALA 合酶	①<u>ALA 合酶</u>是<u>血红素合成</u>的关键酶,受血红素的别构反馈抑制;<u>睾酮</u>、某些药物(巴比妥类、灰黄霉素等)、致癌物、杀虫剂等可诱导 ALA 合酶的合成,从而促进血红素的合成。 ②ALA 合酶的辅酶是磷酸吡哆醛,<u>维生素 B₆</u> 缺乏也可减少血红素的合成
ALA 脱水酶和亚铁螯合酶	①ALA 脱水酶和亚铁螯合酶属于<u>巯基酶</u>,重金属如<u>铅</u>可十分敏感地不可逆抑制该酶活性,从而抑制血红素的合成。 ②铅中毒患者红细胞内原卟啉水平升高,尿中 ALA 及粪卟啉增加

促红细胞生成素(EPO)	①EPO 主要在肾合成,当缺氧及红细胞减少时即释放入血并到达骨髓,可诱导 ALA 合酶的合成,进而促进血红素和血红蛋白的生物合成。 ②EPO 是红细胞生成的主要调节剂

【例4】 合成血红素的关键酶是

A. ALA 合酶　　　　　　　　B. 葡萄糖激酶　　　　　　　　C. 丙酮酸激酶

D. HMC CoA 裂解酶　　　　　E. 异柠檬酸脱氢酶

【例5】 合成血红素的原料是

A. 乙酰 CoA、甘氨酸、Fe^{2+}　　　B. 琥珀酰 CoA、甘氨酸、Fe^{2+}　　C. 乙酰 CoA、组氨酸、Fe^{2+}

D. 丙氨酸、组氨酸、Fe^{2+}　　　　E. 草酰 CoA、丙氨酸、Fe^{2+}

➤ 参考答案如下,详细答案参见 2021 版《国家临床执业及助理医师资格考试精选真题考点精析》。

1. E	2. D	3. E	4. A	5. B	昭昭老师提示:关注官方微信,获得第一手考试资料。

第 17 章　肝生化

➤ **2021 考试大纲**

①肝的生物转化作用:肝生物转化的概念和特点、生物转化的反应类型及酶系、影响肝脏生物转化作用的因素。②胆汁酸代谢:胆汁酸的化学、胆汁酸的代谢、胆汁酸代谢的调节。③胆色素代谢:游离胆红素和结合胆红素的性质、胆色素代谢与黄疸。

➤ **考纲解析**

近 20 年的医师考试中,本章的考点是胆汁酸的化学和游离胆红素和结合胆红素的性质,执业医师每年考查分数为 1~2 分,助理医师每年考查分数为 0~1 分。

第 1 节　肝的生物转化作用

一、肝生物转化的类型

肝的生物转化可分为两相反应,即第一相反应和第二相反应。

	第一相反应	第二相反应
反应类型	氧化反应(最常见)、还原反应、水解反应	结合反应(葡糖醛酸结合反应最重要和最普遍)
催化酶类	氧化酶类(肝细胞微粒体内依赖细胞色素 P450 单加氧酶系最重要,又称混合功能氧化酶或羟化酶)、还原酶类、水解酶类	葡糖醛酸基转移酶、硫酸基转移酶、谷胱甘肽转移酶、乙酰基转移酶、酰基转移酶、甲基转移酶

二、肝生物转化的生理意义

1. 代谢转化　通过生物转化可对体内的大部分非营养物质进行代谢转化,使其生物学活性降低或丧失。

2. 解毒作用　使有毒物质的毒性减低或消除,也称解毒作用。

3. 水溶性和极性的变化　通过生物转化作用可增加非营养物质的水溶性和极性,从而易于从胆汁或尿排出体外。应该指出的是,有些非营养物质经过肝的生物转化作用后,虽然溶解性增加,但其毒性反而增强;有的还可能溶解性下降,不易排出体外。这显示了肝生物转化作用的解毒与致毒双重性的特点。因此,不能将肝的生物转化作用笼统地看作是解毒作用。

【例1】 机体可以降低外源性毒物毒性的反应是

A. 肝生物转化　　　　　　　B. 肌糖原磷酸化　　　　　　　C. 三羧酸循环

D. 乳酸循环　　　　　　　　E. 甘油三酯分解

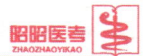

【例2】发生在肝生物**转化第二阶段**的是

A. 葡萄糖醛酸结合反应   B. 氧化反应   C. 还原反应

D. 水解反应   E. 脂化反应

第2节 胆色素的代谢与黄疸

胆色素是体内**铁卟啉类**化合物（包括血红蛋白、肌红蛋白、细胞色素、过氧化氢酶和过氧化物酶等）的主要分解代谢产物，包括胆绿素、胆红素、胆素原和胆素。

一、胆红素在单核吞噬系统细胞的合成概述

合成原料（血红素）	①**衰老红细胞**破坏释放的血红蛋白（约80%）； ②造血过程中红细胞的过早破坏； ③含血红素的酶类（过氧化氢酶和过氧化物酶）； ④细胞色素； ⑤肌红蛋白由于更新率低，所占比例很小
合成部位	**单核吞噬系统细胞**（肝、脾、骨髓等），亚细胞部位在**微粒体**和**细胞质**
合成步骤	血红素 —血红素加氧酶（微粒体）→ 胆绿素 —胆绿素还原酶（细胞质）→ 胆红素

二、胆红素的运输和转变

1. 胆红素在血液中的运输   **胆红素**在**单核吞噬系统**细胞生成以后释放入血。在血浆中主要以胆红素-清蛋白复合体形式存在和运输。在血液中与清蛋白结合运输的（未经肝葡糖醛酸结合转化的）胆红素称为**未结合胆红素**或**血胆红素**或**游离胆红素**。未结合胆红素不能直接与重氮试剂反应，只能在加入乙醇或尿素后才能与重氮试剂反应，故未结合胆红素又称间接胆红素。

2. 胆红素在肝中的转变   血中的胆红素以**胆红素-清蛋白复合体**的形式运输到肝后，在被肝细胞摄取前先与清蛋白分离，然后迅速被肝细胞摄取，在肝细胞质中主要与Y蛋白和Z蛋白结合，进而被运输至肝细胞滑面内质网，在UDP-葡糖醛酸基转移酶的催化下，胆红素与葡糖醛酸以酯键结合，生成葡糖醛酸胆红素。在肝与葡糖醛酸结合转化的胆红素称为**结合胆红素或肝胆红素**。结合胆红素可以迅速、直接与重氮试剂发生反应，故结合胆红素又称**直接胆红素**。

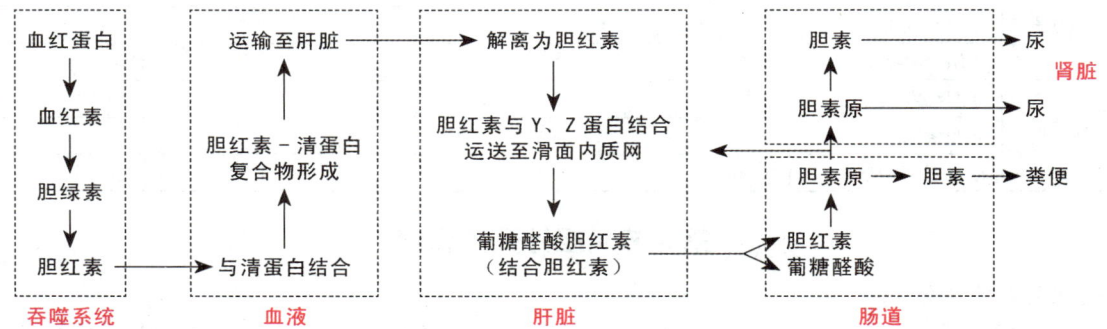

3. 胆红素在肠道内的转变   ①经肝细胞转化生成的葡糖醛酸胆红素随胆汁进入肠道，在肠菌作用下，脱去葡糖醛酸基，并被还原生成d-尿胆素原和中胆素原。后者又可进一步还原生成粪胆素原，这些物质统称为**胆素原**。②肠道中生成的大部分胆素原随粪便排出体外，在肠道下段，这些**无色**的**胆素原**接触空气后分别被氧化为相应的d-尿胆素、i-尿胆素和粪胆素，三者合称**胆素**。胆素呈**黄褐色**，成为粪便的主要颜色。当胆道完全梗阻时，胆红素不能排入肠道形成胆素原和进而形成粪胆素，因此粪便呈**灰白色**或**白陶土色**。③肠道中生成的少量胆素原（10%～20%）可被肠黏膜细胞重吸收，经门静脉入肝，其中大部分（约90%）以原形随胆汁排入肠腔，形成胆素原的**肠肝循环**。小部分（10%）胆素原可以进入体循环经肾小球滤出随尿排出，称为**尿胆素原**。尿胆素原与空气接触后被氧化成尿胆素，成为尿的主要色素。临床上将尿胆素原、尿胆素及尿胆红素合称尿三胆，是黄疸鉴别诊断的常用指标。**正常人尿中检测不到**

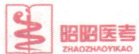
尿胆红素。

三、常考易混淆的概念归纳总结

	主要内容	备 注
胆色素	胆绿素、胆红素、胆素原和胆素	胆红素呈橙黄色,是胆汁中的主要色素
结合胆红素	指的是葡糖醛酸胆红素	由肝细胞合成并随胆汁排入肠道
胆素原	d-尿胆素原、中胆素原和粪胆素原	胆素原是被肠黏膜吸收和进行肠肝循环的胆色素
胆素	d-尿胆素、i-尿胆素和粪胆素	胆素经粪便排出体外,呈黄褐色,是粪便的主要色素
尿三胆	尿胆素原、尿胆素和尿胆红素	尿三胆经尿液排出体外,其中尿胆素是尿的主要色素

四、两种胆红素理化性质的比较

	未结合胆红素	结合胆红素
同义名称	间接胆红素、游离胆红素、血胆红素、肝前胆红素	直接胆红素、肝胆红素
与葡糖醛酸结合	未结合	结合
水溶性	小	大
脂溶性	大	小
透过细胞膜的能力及毒性	大	小
能否透过肾小球随尿排出	不能	能
与重氮试剂反应	慢、间接阳性	迅速、直接阳性

【例3】下列关于游离胆红素的叙述,正确的是
A. 胆红素与葡萄糖醛酸结合　　　B. 水溶性较大　　　C. 易透过生物膜
D. 可通过肾随尿排出　　　E. 与重氮试剂呈直接反应

五、三种黄疸的特点

		溶血性黄疸	肝细胞性黄疸	阻塞性黄疸
胆红素	血清胆红素浓度	>10 mg/L	>10 mg/L	>10 mg/L
	结合胆红素	—	↑	↑↑
	未结合胆红素	↑↑	↑	—
尿三胆	尿胆红素	阴性	阳性	阳性
	尿胆素原	↑	不一定	↓
	尿胆素	↑	不一定	↓

第3节　胆汁酸的代谢

一、胆汁酸的分类

1. 分类 胆固醇在体内的主要代谢途径是转变为胆汁酸。胆汁酸按其结构分为游离胆汁酸和结合胆汁酸两大类。胆汁酸按其来源也可分为初级胆汁酸和次级胆汁酸两类。

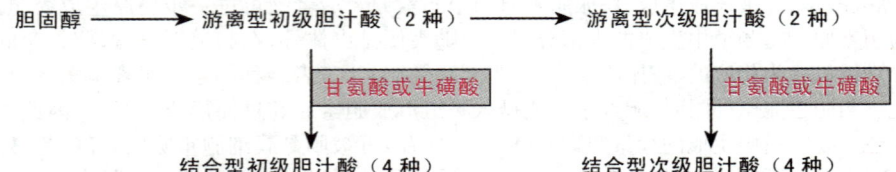

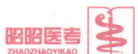

2. 初级胆汁酸和次级胆汁酸

	初级胆汁酸	次级胆汁酸
定义	在肝细胞以胆固醇为原料直接合成的胆汁酸	初级胆汁酸第7位α羟基脱氧生成的胆汁酸
合成部位	肝细胞(微粒体和胞质)	肠道(回肠和结肠上段)
来源	胆固醇 —胆固醇7α-羟化酶等→ 初级胆汁酸	初级胆汁酸 —7α位脱羟基(脱氧)→ 次级胆汁酸
游离胆汁酸	即游离型初级胆汁酸(包括胆酸、鹅脱氧胆酸)	即游离型次级胆汁酸(包括脱氧胆酸、石胆酸)
结合胆汁酸	即结合型初级胆汁酸(包括甘氨胆酸、牛磺胆酸、甘氨鹅脱氧胆酸、牛磺鹅脱氧胆酸)	结合型次级胆汁酸(包括甘氨脱氧胆酸、牛磺脱氧胆酸、甘氨石胆酸、牛磺石胆酸)

【例4】 胆汁酸合成的限速酶是

A. 1α-羟化酶　　　　　B. 12α-羟化酶　　　　　C. HMG-CoA还原酶
D. HMG-CoA合成酶　　E. 7α-羟化酶

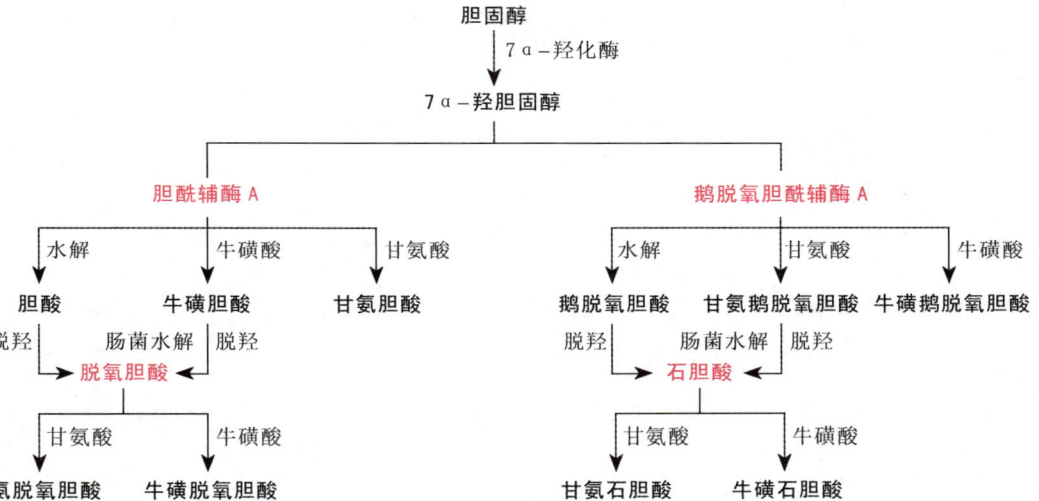

二、胆汁酸盐

1. 概述　胆汁中的初级胆汁酸与次级胆汁酸均以钠盐或钾盐的形式存在,形成相应的胆汁酸盐,简称胆盐。

2. 成分和作用　胆盐为胆汁的主要成分(约占胆汁固体成分的50%),与脂类消化、吸收有关。

三、胆汁酸的肠肝循环

1. 概念　进入肠道的各种胆汁酸(包括初级和次级、游离型与结合型)约>95%可被肠道重吸收,其余的(约为5%石胆酸)随粪便排出。结合型胆汁酸在回肠部位被主动重吸收,少量未结合的胆汁酸在肠道各部被动重吸收。重吸收的胆汁酸经门静脉重新入肝。在肝细胞内,游离胆汁酸被重新转变成结合胆汁酸,与重吸收及新合成的结合胆汁酸一起重新随胆汁入肠。胆汁酸在肝和肠之间的这种不断循环过程称为胆汁酸的肠肝循环。

2. 作用　通过这种循环机制可使有限的胆汁酸库存循环利用,以满足机体对胆汁酸的生理需求。

四、胆固醇7α-羟化酶和HMG-CoA还原酶活性的调节

乙酰CoA —HMG-CoA还原酶等→ 胆固醇 —胆固醇7α-羟化酶等→ 胆汁酸

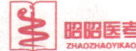

	胆固醇 7α-羟化酶	HMG - CoA 还原酶
关键酶	为胆汁酸合成的关键酶	为胆固醇合成的关键酶
胆汁酸	抑制其活性	抑制其活性
胆固醇	增加其活性	抑制其活性
甲状腺激素	增加其活性(作用更强)	增加其活性
糖皮质激素	增加其活性	抑制其活性
其他激素	生长激素能增加其活性	胰岛素增加其活性,胰高血糖素抑制其活性

➤ 参考答案如下,详细答案参见 2021 版《国家临床执业及助理医师资格考试精选真题考点精析》。

1. A	2. A	3. C	4. E	昭昭老师提示:关注官方微信,获得第一手考试资料。

第四篇　病理学

学习导图

章 序	章 名	内 容	所占分数 执业医师	所占分数 助理医师
1	细胞和组织的适应、损伤和修复	适应	3分	1分
		损伤		
		修复		
2	局部血液循环障碍	淤血和充血	2分	1分
		血栓形成		
		栓塞		
		梗死		
3	炎症	概述	2分	1分
		急性炎症		
		慢性炎性		
4	肿瘤	概述	2分	1分
		肿瘤的生物学行为		
		肿瘤命名和分类		
		常见的上皮性肿瘤		
		常见的非上皮性肿瘤		
		肿瘤病因学和发病机制		
5	动脉粥样硬化和高血压病	动脉粥样硬化	2分	1分
		原发性高血压		
		风湿性心脏病		
		亚急性感染性心内膜炎		
		心瓣膜病		
6	呼吸系统疾病	慢性支气管炎	1分	1分
		肺气肿		
		慢性肺源性心脏病		
		大叶性肺炎		
		小叶性肺炎		
		肺硅沉着病		
		呼吸窘迫综合征		
		肺癌		
7	消化系统疾病	消化性溃疡	1分	1分
		病毒性肝炎		
		门脉性肝硬化		
		食管癌、胃癌、大肠癌		
		原发性肝癌		
		胰腺癌		

续表

章序	章名	内容	所占分数	
			执业医师	助理医师
8	淋巴造血系统肿瘤	淋巴结良性病变	1分	0分
		霍奇金淋巴瘤		
		非霍奇金淋巴瘤		
9	泌尿系统疾病	肾小球肾炎	2分	1分
		慢性肾盂肾炎		
		肾细胞癌		
		肾母细胞瘤		
		尿路上皮肿瘤		
10	内分泌系统疾病	甲状腺疾病	1分	1分
11	生殖系统疾病和乳腺癌	乳腺增生性疾病	1分	1分
		乳腺癌		
		子宫上皮内瘤变		
		子宫颈浸润癌		
		子宫平滑肌瘤		
		葡萄胎、侵袭性葡萄胎及绒毛膜癌		
		卵巢肿瘤		
		前列腺增生症		
		前列腺癌		
12	传染病和寄生虫病	结核病	1分	0分
		伤寒		
		细菌性痢疾		
		流行性脑脊髓膜炎		
		流行性乙型脑炎		
		血吸虫病		
13	艾滋病和性传播疾病	艾滋病	1分	0分
		淋病		
		梅毒		
		尖锐湿疣		

复习策略

病理学这门课程,与内科连接十分紧密。在内科中,我们已经讲述了部分内容,在这里就是回顾以前的知识点。病理学的前四章是病理学总论的内容,后面的九章是专科内容,同学们在学习好总论的基础上,再去学习各论的内容,就是非常简单的事情了,重点和难点内容是消化系统的肝疾病及泌尿系统的肾小球肾炎的病理分型。本课程占执业医师考试的分数为 10～15 分;助理医师考试的分数为 5～10 分。

第1章　细胞和组织的适应、损伤和修复

> **2021 考试大纲**

①适应性改变;②损伤;③修复。

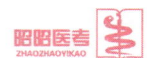

➤ **考纲解析**

近 20 年的医师考试中,本章的考点是适应性改变,执业医师每年考察分数 2～3 分,助理考察分数 0～1 分。

第1节 细胞和组织的适应

细胞和由其构成的组织、器官对于内、外环境中的持续性刺激和各种有害因子而产生的非损伤性应答反应,称为适应。适应在形态学上一般表现为萎缩、肥大、增生和化生四种状态。

	内 含	好发部位
萎缩	发育正常的细胞、组织或器官体积的缩小可伴细胞数量的减少	①心、肝、肾上腺细胞;②神经节细胞
肥大	细胞、组织或器官体积的增大;包括生理性肥大和病理性肥大	①妊娠期的子宫; ②哺乳期的乳腺;③高血压时左心室肥大
增生	实质细胞数量增多可伴细胞组织或器官体积增大	①妊娠期的子宫; ②青春期乳腺;③肝部分切除术后肝细胞再生
化生	一种成熟的细胞受刺激因素的作用转化为另一种分化成熟的细胞过程	①上皮组织; ②间叶组织;③结缔组织

【例1】一种成熟组织变成另一种成熟组织的过程称为

A. 机化 B. 钙化 C. 分化 D. 化生 E. 适应

例2～3共用选项

A. 假膜 B. 化生 C. 渗出 D. 转化 E. 增生

【例2】成纤维细胞损伤后转变成骨细胞属于

【例3】细菌性痢疾的渗出和坏死物形成属于

一、萎 缩

1. 实质细胞和间质细胞

实质细胞	①实质细胞数量减少,组织器官发育不良;②萎缩器官不一定体积减小,甚至可能体积变大,如输尿管梗阻性肾萎缩
间质细胞	间质细胞数量不减少,甚至会增生

2. 分类 萎缩可分为生理性萎缩和病理性萎缩。

(1) 生理性萎缩 ①如胸腺青春期萎缩和生殖系统中卵巢、子宫及睾丸更年期后萎缩等。②大部分萎缩是通过细胞凋亡实现的。

(2) 病理性萎缩

	内 含	常见部位
营养不良性萎缩	①蛋白质摄入不足、消耗过多及血液供应不足引起;②最早发生萎缩的器官是:脂肪组织 (昭昭老师速记:机体摄入不足或消耗过多,首先利用脂肪来供给能量,所以脂肪组织萎缩)	①全身性:糖尿病、结核、肿瘤→全身肌肉萎缩;②局限性:脑动脉硬化→脑萎缩
压迫性萎缩	组织或器官长期受到压迫所致	脑肿瘤压迫→临近正常组织萎缩
失用性萎缩	组织或器官长期工作负荷减少或功能代谢低下所致	长期卧床→肌肉萎缩
去神经萎缩	运动神经元或轴突损害引起效应器萎缩	脑脊髓损伤→肌肉萎缩
内分泌性萎缩	内分泌腺功能低下,导致靶器官萎缩	下丘脑-腺垂体会坏死→肾上腺萎缩
老年性萎缩	神经细胞和心肌细胞的萎缩,是大脑和心脏发生老化的常见原因	①神经细胞退化→脑萎缩;②心肌细胞退化→心脏萎缩
损伤性萎缩	病毒和细菌感染所致的慢性炎症导致组织或器官的萎缩	①慢性胃炎→胃黏膜萎缩;②慢性肠炎→小肠黏膜绒毛萎缩

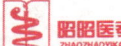

3. 萎缩的特点

（1）概念　萎缩是指**实质细胞**而不是间质细胞的体积缩小，可伴实质细胞数量减少，萎缩时间质细胞可能增生。

（2）特点　萎缩的器官不一定均有体积减小，如输尿管梗阻性肾萎缩，肾体积可能因积水而增大。但萎缩的细胞、组织和器官的功能大多下降。

4. 萎缩后的病理变化

结局	①萎缩的细胞、组织和器官的体积减小，重量减轻，色泽加深； ②萎缩细胞、组织和器官的功能下降； ③去除病因后，轻度的病理性萎缩细胞可能恢复常态，但持续性萎缩细胞最终可能会死亡(凋亡)
脂褐素	①**心肌细胞**和**肝细胞**等萎缩细胞可出现**脂褐**素颗粒； (昭昭老师速记：这里可以考多选题，速记为："心""肝"爱"纸鹤(脂褐)") ②**脂褐素**是细胞内未被彻底消化的富含磷脂的膜包被细胞器残体

二、肥　大

概念		人体部分器官功能增加、合成代谢旺盛，使细胞、组织器官体积增大，包括**生理性肥大**和**病理性肥大**
特点	**生理性肥大**	①器官或组织负荷过重，此为**代偿性肥大**(锻炼导致肌肉肥大)； ②内分泌激素增多，导致相应的器官增大，此为**内分泌性肥大**
	病理性肥大	①高血压患者由于前后负荷增加导致左心室肥大，为**代偿性肥大**； ②甲状腺功能亢进致甲状腺激素增多，引起甲状腺滤泡增生肥大，为**内分泌性肥大**

三、增　生

概念		①组织、器官内**实质细胞数量**的增多，常导致组织、器官体积增大； ②增生包括**生理性增生**及**病理性增生**，生理性增生包括代偿性增生和内分泌性增生，病理性增生包括代偿性增生和内分泌性增生，常见病因是激素过多和生长因子过多
特点	**细胞肥大**	**心肌**和**骨骼肌**等组织器官肥大仅仅是**细胞肥大**，**不伴有**细胞数量增生，原因是：细胞分裂增殖能力**差** (昭昭老师提示：骨骼肌和心肌及神经细胞属于永久细胞，不能再生，所以细胞数量不会增多)
	细胞**体积肥大**＋细胞**数量增生**	**子宫**和**乳腺**等组织器官既可以有细胞**体积**肥大和细胞**数量**增生，原因是：细胞分裂增殖能力**活跃**

四、化　生

1. 概念　化生是指**一种分化成熟**的细胞或组织被**另一种分化成熟**的细胞或组织所取代。

2. 发生组织　化生通常发生在同源性细胞之间，即**上皮细胞**之间或**间叶细胞**之间。

（1）上皮组织(**鳞状**上皮、**腺**上皮、**移行**上皮)发生的化生。

昭昭老师提示：病理学主要的就是考例子，把这些例子记准很重要！上皮组织化生的癌就是：肺鳞癌、食管腺癌、膀胱鳞癌、子宫内膜鳞癌。

部　位	上皮组织	病理改变	结　局
支气管	假复层纤毛**柱状上**皮	假复层纤毛**柱状上皮**→**鳞状上皮**	支气管或**肺鳞癌**
食管	复层**鳞状上皮**	**鳞状上皮**→胃型或肠型**柱状上皮**	食管腺癌
胃	**柱状上皮**	**柱状上皮**→含杯状细胞或潘氏细胞的**肠上皮**	肠型腺癌
肾盂、膀胱	肾盂**移行上皮**	肾盂**移行上皮**→**鳞状上皮**	肾盂鳞癌、**膀胱**鳞癌
子宫内膜	**柱状上皮**	子宫内膜**柱状上皮**→**鳞状上皮**	**子宫内膜鳞癌**

续表

部 位	上皮组织	病理改变	结 局
子宫颈	阴道部为复层鳞状上皮 子宫颈管为柱状上皮	宫颈鳞状上皮→子宫颈管黏膜柱状上皮	子宫颈腺癌
皮肤、阴茎	复层鳞状上皮	—	—

　　昭昭老师提示:这里要明确2个概念,即组织异位(迷离)和迷离瘤。①组织异位即胚胎发育过程中某些组织可离开其正常部位,到一些通常不应有的部位。②迷离瘤即异位(或迷离)的组织增生形成的肿块,即误位于异常部位的分化正常组织。③速记为:迷离瘤是正常组织"迷路"了,出现在了不应该出现的部位。

　　(2)间叶组织(结缔组织、脂肪、肌肉、脉管、骨、软骨、淋巴组织和造血组织等)发生的化生。

部 位	间叶组织	病理改变	结 局
肘关节	肌肉(肌肉→骨组织)	成纤维细胞→骨细胞或软骨细胞	损伤性骨化

　　(3)上皮-间质转化　主要指上皮细胞通过特定程序转化为具有间质细胞表型的生物学过程,在胚胎发育、组织重建、慢性炎症、肿瘤生长转移和多种纤维化疾病中发挥重要作用。

第2节　细胞的可逆性损伤

一、基本概念

　　1. 细胞可逆性损伤　其形态学变化称为变性,是指细胞或细胞间质受损伤后,由于代谢障碍,使细胞内或细胞间质内出现异常物质或正常物质异常蓄积的现象,通常伴有细胞功能低下。去除病因后,细胞水肿、脂肪变等大多数此类损伤可恢复正常,即可逆性损伤。

　　2. 常见可逆性损伤的特征总结

变性类型	蓄积物质	好发部位	病变部位
细胞水肿	水和 Na^+	肝、心、肾	细胞内
脂肪变	甘油三酯	肝、心、肾、骨骼肌细胞	细胞内
玻璃样变	变性的血浆蛋白、胶原蛋白、免疫球蛋白	肝细胞、肾小管上皮、浆细胞等	细胞间质、细胞内
淀粉样变	淀粉样蛋白质和黏多糖复合物	霍奇金病、多发性骨髓瘤、甲状腺髓样癌、皮肤、结膜、舌、喉、肺等	细胞间质、细胞内
黏液样变	黏多糖类物质和蛋白质	间叶组织肿瘤、风湿病、动脉硬化	细胞间质、细胞内
病理性色素沉着	含铁血黄素、脂褐素、黑色素	—	细胞间质、细胞内
病理性钙化	磷酸钙、碳酸钙	甲状旁腺亢进、骨肿瘤、维生素 D 摄入过多	细胞间质、细胞内

二、细胞水肿

	特 点	昭昭老师速记
病因	缺血、缺氧、感染、中毒等	—
机制	线粒体受损→ATP 减少→细胞膜 Na^+-K^+ 泵功能障碍→细胞内 Na^+ 和水蓄积	细胞内高钠导致细胞高渗,高渗吸水,导致细胞水肿
部位	肝、心、肾	—
病理	细胞线粒体和内质网肿胀(光镜下胞质内红染细颗粒状物)→胞质疏松空泡状→气球样变	"汽水"=气球样变就是水肿
疾病	病毒性肝炎	"干(肝炎)"了浇"水"

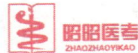

三、脂肪变性

		特 点	昭昭老师速记
病因		感染、酗酒、中毒、营养不良、糖尿病及肥胖等	—
机制		①肝细胞质内脂肪酸增多;②甘油三酯合成过多	—
部位		肝、心、肾近曲小管、骨骼肌细胞	"心肝""脂肪"多
病理	基本病理改变	胞质中出现大小不等的球形脂滴;在石蜡切片中,因脂肪被有机溶剂溶解呈空泡状	①"周围"是"树林(磷)";②"忠(中)""肝"义胆;③很严重,所以全部都遭殃;④带有"斑"纹的老"虎"爱吃"脂肪"多的肉
	不同疾病特点	①磷中毒:脂肪变首先发生于肝小叶周围;②慢性肝淤血:脂肪变首先发生于肝小叶中央;③严重中毒和传染病:脂肪变发生于全肝;④心肌正常为暗红色,心肌细胞脂肪变性后,形成红黄相间斑纹,称为:虎斑心,发生部位:左心室内膜下和乳头肌部位;⑤心外膜增生的脂肪组织可沿间质进入心肌细胞内,此为:心肌脂肪浸润(昭昭老师提示:注意不是脂肪变)	
疾病		慢性肝淤血、磷中毒、四氯化碳中毒、慢性酒精中毒心肌病变	—

【例4】下列有关脂肪变性的描述,正确的是
A. 磷中毒时,脂肪变性首先累及肝小叶的中央细胞
B. 肝淤血时,脂肪变性首先累及肝小叶周边细胞
C. 肾远曲小管容易发生脂肪变性
D. 严重贫血时,心脏乳头肌可呈虎斑状
E. 心肌脂肪变性严重影响心功能

例5~6共用选项
A. 肝细胞轮廓可见,胞核浓缩,核膜消失
B. 肝细胞体积增大,双核,核仁明显
C. 肝细胞体积增大,胞质内大小不等的空泡,苏丹Ⅲ染色(+)
D. 肝细胞体积增大,胞质疏松,淡染,透明度增加
E. 肝细胞体积缩小,胞质疏松,透明度增加

【例5】肝细胞水肿的病变是
【例6】肝细胞脂肪变性的是

四、玻璃样变性

1. 概述 细胞内或间质中出现半透明状蛋白质蓄积,称为玻璃样变性,或称透明变。HE 染色呈嗜伊红均质状。

2. 常考的玻璃样变性举例总结

病 变	特 点	常见疾病	昭昭老师速记
玻璃样小滴	肾小管上皮细胞具有吞饮作用的小泡,重吸收原尿中的蛋白质,与溶酶体融合,形成玻璃样小滴	—	"肾"内有"玻璃"
Mallory 小体	酒精性肝病时肝细胞胞质中细胞中间丝前角蛋白变性	酒精性肝病	"玛丽(mallory)"小姐有"钱(前)"
Rusell 小体	浆细胞变性时胞质粗面内质网中免疫球蛋白蓄积	慢性炎症	"卖(sell)"球
细小动脉硬化	缓进型高血压的肾、脑、脾等脏器的细小动脉壁因血浆蛋白渗入和基底膜代谢物质沉积,使细小动脉管壁增厚,管腔狭窄	缓进型高血压	"细小""蛋白"

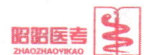

续表

病 变	特 点	常见疾病	昭昭老师速记
纤维结缔组织玻璃样变性	胶原蛋白交联、变性、融合,胶原纤维增粗变宽	萎缩子宫和乳腺间质、瘢痕组织、动脉硬化纤维斑块	—

例 7～9 共用选项

　A. 细胞水肿　　B. 脂肪变性　　C. 玻璃样变性　　D. 淀粉样变性　　E. 黏液样变性

【例 7】动脉粥样硬化的纤维斑块是

【例 8】多发性骨髓瘤患者免疫球蛋白轻链引起的可逆性损伤常表现为

【例 9】酒精肝病患者肝可逆性损伤常表现为

【例 10】酒精中毒时,肝细胞内出现马洛里小体(Mallory body),其病变性质是

　A. 水样变性　　B. 脂肪变性　　C. 凋亡　　D. 玻璃样变性　　E. 纤维素样变性

昭昭老师补充:

	病理	疾病
Councilman 小体	凋亡的肝细胞皱缩,质膜完整,胞浆致密,细胞器聚集,不同程度蜕变,形成许多凋亡小体	急性病毒性肝炎
Negri 小体(内基小体)	神经细胞变性时其胞浆内可见到嗜酸性包涵体	狂犬病

五、病理性色素沉着

1. 概述　指病理情况下,含铁血黄素、脂褐素、黑色素及胆红素等多种内源性色素增多并积聚于细胞内外。

2. 常考的病理性色素沉着举例总结

色素	产生机制	常见疾病
含铁血黄素	巨噬细胞吞噬、降解红细胞血红蛋白所产生的铁蛋白微粒聚集体,系 Fe^{3+} 与蛋白质结合而成	①生理情况下,肝、脾、淋巴结及骨髓中有含铁血黄素; ②陈旧性出血和溶血性疾病; ③肺褐色硬化、慢性肺淤血
脂褐素	①细胞自噬溶酶体内未被消化的细胞器碎片残体; ②成分是磷脂和蛋白质的混合物	萎缩的心肌细胞和肝细胞
黑色素	①黑色素细胞质中的黑褐素细颗粒; ②由酪氨酸氧化经左旋多巴聚合而产生	色素痣、黑色素瘤、基底细胞癌、肾上腺皮质功能低下的 Addison 病患者
胆红素	①胆管中的主要色素; ②主要为血液中红细胞衰老破坏后的产物,来源于血红蛋白,但不含铁	继发性胆汁性肝硬化中引起肝细胞网状或羽毛状坏死

六、病理性钙化

1. 概述　骨和牙齿之外的组织中固态钙盐沉积,其成分主要是磷酸钙和碳酸钙,称为病理性钙化。包括营养不良性钙化和转移性钙化。HE 染色时在显微镜下呈蓝色颗粒状至片块状。

2. 营养不良性钙化和转移性钙化

	营养不良性钙化	转移性钙化
发病率	多见	少见
含义	钙盐沉积于坏死或即将坏死的组织或异物中	指由于全身钙磷代谢失调(高钙血症)而致钙盐沉积于正常组织内
机制	可能与局部碱性磷酸酶增多有关	与体内钙磷代谢异常有关
钙磷代谢	正常	失调(高钙血症)

续表

	营养不良性钙化	转移性钙化
好发疾病	结核病、血栓、动脉粥样硬化斑块、心脏瓣膜病变、瘢痕组织、血吸虫慢性虫卵结节	①甲旁亢、骨肿瘤、维生素D摄入过多、肾衰竭；②肾、肺、胃的间质组织
昭昭老师速记	原发病灶内的钙离子沉积	高钙血症导致

七、淀粉样变性

1. 概念　①淀粉样变性物质主要沉积于细胞间质、小血管基膜下或沿网状纤维支架分布。②HE染色镜下特点为淡红色均质状物，并显示淀粉样呈色反应：刚果红染色为橘红色，遇碘则为棕褐色，再加稀硫酸便呈蓝色。

2. 分类　淀粉样变性可分为局部性和全身性两类。

局部性淀粉样变性	可发生于皮肤、结膜、舌、喉、肺、霍奇金病、多发性骨髓瘤、甲状腺髓样癌等
全身性淀粉样变性	①原发性：来源于血清，免疫球蛋白轻链，累及肝、肾、脾、心等器官；②继发性：后者来源不明，主要成分为肝脏合成的非免疫球蛋白，见于老年人、结核病、某些肿瘤的间质中

第3节　细胞死亡

当细胞发生致死性代谢、结构和功能障碍时，便可引起细胞不可逆性损伤，即细胞死亡。细胞死亡是涉及所有细胞的最重要的生理病理变化，主要有细胞坏死和凋亡两大类。

一、细胞坏死

坏死是以酶溶性变化为特点的活体内局部组织细胞的死亡。坏死基本表现为：细胞肿胀、细胞器崩解和蛋白质变性。炎症时，坏死细胞和周围渗出的中性粒细胞释放溶酶体酶，可促进坏死的进一步发生和局部实质细胞溶解，因此坏死常累及多个细胞。

1. 坏死的基本病理变化

（1）细胞核的变化　是细胞坏死的主要形态学标志，包括核固缩、核碎裂和核溶解。

核固缩	核染色体DNA凝聚、皱缩，使核体积减小，嗜碱性增强，DAN转录合成终结
核碎裂	核染色质崩解，核膜破裂，核破裂，使核物质分散于胞质中
核溶解	非特异性DNA酶和蛋白酶激活，分解核DNA和核蛋白，核染色质嗜碱性下降

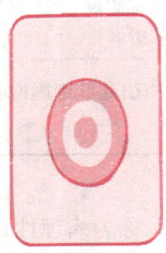 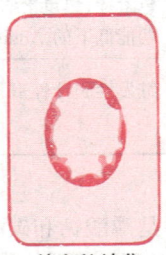 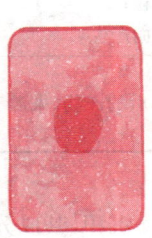 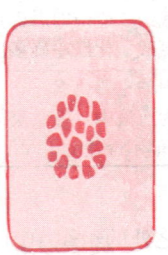 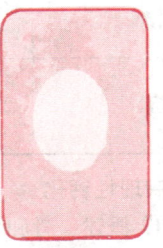

正常细胞　　　　染色体边集　　　　核固缩　　　　核碎裂　　　　核溶解

（2）细胞质和间质的变化

细胞质的变化	核糖体减少丧失＋胞质变性蛋白质增多＋糖原颗粒减少→坏死细胞的嗜酸性增强
间质变化	①间质对于损伤的耐受性＞实质细胞的损伤耐受性；②间质细胞坏死后细胞外基质也逐渐崩解液化，最后融合成片状模糊的无结构物质；③坏死时→细胞膜通透性增加→细胞内的组织特异性的酶释放入血→血中的酶相应的升高（如心肌梗死、肝炎等）

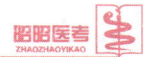

【例11】细胞坏死的主要形态学特征是

A. 核分裂   B. 细胞核异型   C. 线粒体肿胀

D. 细胞核碎裂   E. 细胞质脂质增多

【例12】下列病变中属于不可逆性改变的是

A. 细胞水肿   B. 线粒体膜破裂   C. 核碎裂

D. 线粒体肿胀   E. 粗面内质网脱颗粒

2. 坏死类型

（1）总结坏死类型及疾病

类 型	病理改变	常见疾病
凝固性坏死	①最常见； ②细胞微细结构消失，而组织结构轮廓仍可保存	心、肝、肾和脾脏等
液化性坏死	死亡细胞完全被消化，局部组织快速被溶解	脑、胰腺、乳房
纤维素样坏死	病变部位形成细丝状、颗粒状或小条块状无结构物质	①变态反应性疾病； ②急进型高血压
干酪样坏死	①彻底的凝固性坏死，镜下坏死部位不见原有组织结构的残影； ②病灶中脂质较多，坏死区呈黄色、细腻，状似干酪，可见嗜酸性颗粒样物	①结核病； ②某些梗死、肿瘤和结核样麻风等
脂肪坏死	属于液化性坏死，包括酶解性和创伤性脂肪坏死等，可有特征性钙化灶形成	①急性胰腺炎； ②乳房创伤
坏疽	指局部组织大块坏死并继发腐败菌感染	干性坏疽、湿性坏疽和气性坏疽

【例13】下列哪一个脏器最易发生凝固性坏死?

A. 肾   B. 脑   C. 肠   D. 子宫   E. 肺

【例14】病毒性肝炎，肝细胞的灶性坏死属于

A. 凝固性坏死   B. 液化性坏死   C. 干酪样坏死   D. 固缩性坏死   E. 坏疽

【例15】干酪样坏死的本质是

A. 纤维蛋白样坏死   B. 脂肪坏死   C. 干性坏疽

D. 液化性坏死   E. 彻底的凝固性坏死

【例16】下列病理过程属于液化性坏死的是

A. 肝脓肿   B. 淋巴结结核   C. 恶性高血压细小动脉

D. 产后子宫内膜炎   E. 以上均不是

（2）纤维素性坏死

疾 病	病理变化	昭昭老师速记
结节性动脉周围炎	血管炎症损伤表现为血管壁纤维素样坏死	快"速(素)""结"束
急进型(恶性)高血压	血管壁发生纤维素样坏死，最常受累的是肾入球小动脉	"急""速(素)"
风湿病	风湿性病变渗出期结缔组织基质胶原纤维素样坏死形成	"风""速(素)"
类风湿性关节炎	类风湿小结中央为大片纤维素样坏死	"风""速(素)"
急性弥漫性增生性肾小球肾炎	严重处有肾小球毛细血管壁纤维素样坏死	"弥漫"着严"肃(素)"氛围
新月体性肾小球肾炎	血管受到急性免疫损伤致肾小球节段性纤维素样坏死	"素""月"饼
超急性排斥反应	受累小动脉壁纤维素样坏死为特征	"超""速(素)"
系统性红斑狼疮	活动期病变以纤维素样坏死为主	"红""素"
胃溃疡	溃疡底部小血管增殖性动脉内膜炎发生纤维素样坏死	"素""味(胃)"平生

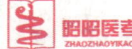

3. 坏疽 坏疽是指局部组织大块坏死并继发腐败菌感染,分为干性、湿性和气性等类型。

	干性坏疽	湿性坏疽	气性坏疽
条件	动脉阻塞但静脉回流尚通畅的四肢末端	多发生于与外界相通的内脏;也可是动脉阻塞及静脉回流受阻的四肢末端	深达肌肉的开放性创伤合并产气荚膜杆菌等厌氧菌感染
部位	四肢末端	肺、肠、子宫、阑尾及胆囊等	狭深的开放性伤口
肉眼观	坏死区干燥皱缩呈黑色	坏死区水分较多,肿胀呈蓝绿色	①坏死区水分较多;②皮下积气
分界	与正常组织界限清楚	与正常组织界限不清	与正常组织界限不清
类型	多为凝固性坏死	凝固性和液化性坏死的混合物	凝固性和液化性坏死的混合物
昭昭老师速记	"四肢""干"	"非(肺)常(肠)"湿	"深"处有"气"

【例17】坏死组织经腐败菌作用后常发生
A. 脓肿　　　　B. 空洞　　　　C. 梗死　　　　D. 坏疽　　　　E. 栓塞
【例18】下列哪个脏器不发生坏疽?
A. 肺　　　　B. 下肢　　　　C. 阑尾　　　　D. 小肠　　　　E. 脑
【例19】湿性坏疽常发生在
A. 脑,脾,肝　B. 脑,肠,子宫　C. 肺,肠,肝　D. 肺,肾,脑　E. 肺,肠,子宫

4. 坏死的结局

(1)溶解吸收　坏死细胞及周围中性粒细胞释放水解酶,使坏死组织溶解液化,由淋巴管或血管吸收;不能吸收的碎片,则由巨噬细胞吞噬清除。坏死细胞溶解后,可引发周围组织急性炎症反应。

(2)分离排出　当坏死灶较大不易被完全溶解吸收时,表皮黏膜的坏死物可被分离,形成组织缺损。

糜烂	皮肤、黏膜浅表的组织缺损称为糜烂
溃疡	较深的组织缺损称为溃疡
窦道	组织坏死后形成的只开口于皮肤黏膜表面的深在性盲管为窦道
瘘管	连接两个内脏器官或从内脏器官通向体表的通道样缺损为瘘管
空洞	肺、肾等内脏坏死物液化后,经支气管、输尿管等自然管道排出,所残留的空腔为空洞

(3)机化与包裹　新生肉芽组织长入并取代坏死组织、血栓、脓液、异物等的过程,称为机化。如坏死组织等太大,肉芽组织难以向中心部完全长入或吸收,则由周围增生的肉芽组织将其包围,称为包裹。机化和包裹的肉芽组织最终都可形成纤维瘢痕。

(4)钙化　坏死细胞和细胞碎片若未被及时清除,则易吸引钙盐和其他矿物质沉积,引起营养不良性钙化。

二、凋　亡

1. 概念 凋亡是活体内单个细胞程序性的细胞死亡的表现形式,是由体内外某些因素触发细胞内预存的死亡程序而导致的细胞主动性死亡的方式。

2. 凋亡的形态学特征

昭昭老师速记:皱、凝、亡、整。

细胞皱缩	胞质质密,水分减少,胞质高度嗜酸性;单个凋亡细胞与周围细胞分离
染色质凝聚	核染色质浓集成致密团块,或集结排列于核膜内面,胞核裂解成碎片
凋亡小体形成	①细胞膜内陷或胞质生出芽突并脱落,形成含有核碎片和(或)细胞器的膜包被凋亡小体;②凋亡小体是细胞凋亡形成的重要形态学标志
质膜完整	①凋亡细胞质膜完整,阻止其他细胞分子间的识别,既不引起周围炎症,又不引起周围组织来增生修复;②病毒性肝炎,肝细胞嗜酸性坏死(Councilman小体)即肝细胞凋亡

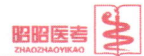

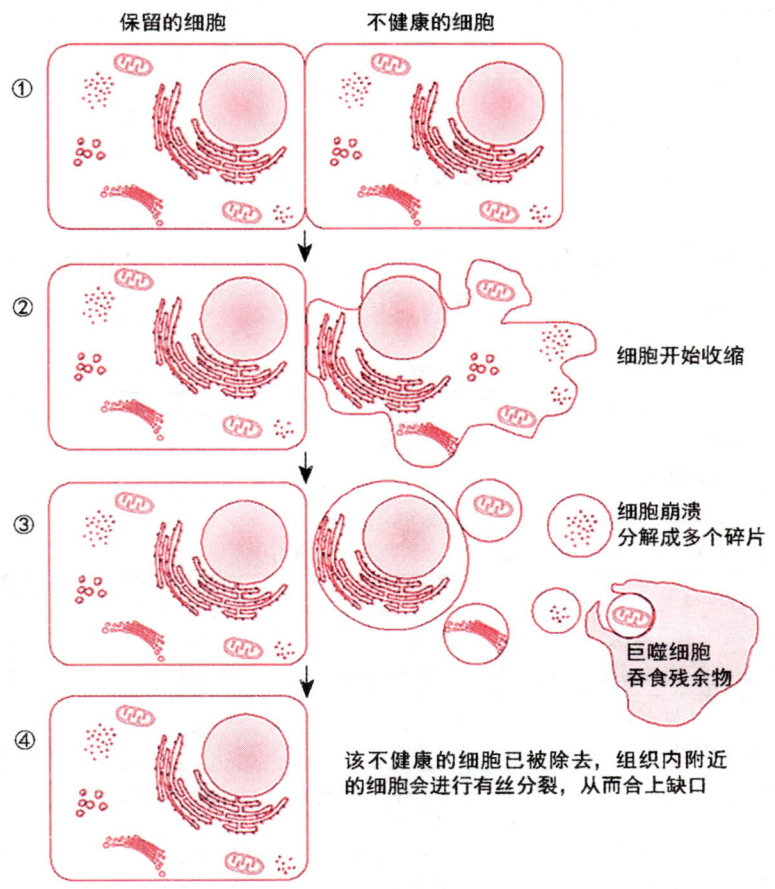

保留的细胞　　　　不健康的细胞

①

② 细胞开始收缩

③ 细胞崩溃
分解成多个碎片

巨噬细胞
吞食残余物

④ 该不健康的细胞已被除去，组织内附近
的细胞会进行有丝分裂，从而合上缺口

3. 凋亡的生化特征和机制

生化特征	生化特征是凋亡蛋白酶、内切核酸酶、需钙蛋白酶的活化，前两种酶是凋亡程序的主要执行者
机制	抑制因素（生长因子、细胞基质、性甾体激素等）和诱导因素（生长因子缺乏、糖皮质激素、自由基等）

4. 凋亡与坏死的区别

	细胞凋亡	坏 死
机制	细胞程序化死亡	意外事故性细胞死亡
主动与被动	主动进行、自杀性	被动进行、他杀性
受累范围	多为单个细胞	多为连续的大片细胞
细胞膜	仍保持完整性	完整性受到破坏
细胞体积	减小、固缩→固缩性坏死	增大、细胞肿胀
核染色质	积聚在核膜下，呈半月状	散在的小集聚、呈絮状
细胞器	仍保持完整，为崩解	肿胀，尤以内质网明显崩解
溶酶体	保持完整，酶不外溢	破坏，酶外溢
结局	①细胞胞浆裂解成许多碎片→凋亡小体； ②凋亡小体被邻近巨噬细胞吞噬	①细胞破裂、溶解； ②残屑被巨噬细胞吞噬
炎症反应	不引起周围组织炎症反应	引起周围组织炎症反应

【例20】关于细胞凋亡,下列叙述中哪项是不正确的?

A. 凋亡见于许多生理和病理过程

B. 发生单个细胞死亡或小灶性细胞死亡

C. 凋亡不引起炎症反应

D. 可见凋亡小体

E. 凋亡是由酶解作用所致

第4节 修 复

一、再 生

1. 概念 损伤造成机体部分细胞和组织丧失后,由损伤周围的同种细胞来修复,称为再生。如果完全恢复了原组织的结构及功能,则称为完全再生。由纤维结缔组织来修复,称为纤维性修复,以后形成瘢痕,故也称瘢痕修复。

2. 分类 再生分为生理性再生和病理性再生。

生理性再生	①在生理过程中,有些细胞、组织不断老化和消耗,由新生的同种细胞不断补充,进而保持原有的结构和功能的再生,如红细胞的周期性更新; ②生理性再生多为完全性再生
病理性再生	①指病理状态下,细胞组织缺损后发生的再生; ②病理性再生即可为完全性再生,也可以为不完全再生

【例21】组织和细胞损伤后,周围细胞增殖、修复的过程是

A. 增生   B. 再生   C. 化生   D. 肥大   E. 机化

3. 不同类型细胞的再生潜能 按再生能力的强弱,分为不稳定细胞、稳定细胞和永久性细胞三类。

	不稳定细胞	稳定细胞	永久性细胞
别称	持续分裂细胞	静止细胞	非分裂细胞
代表细胞	①表皮细胞; ②呼吸道及消化道黏膜被覆细胞; ③淋巴及造血细胞; ④间皮细胞	①腺体实质细胞(涎腺、内分泌腺、汗腺等); ②腺样器官实质细胞(肝、胰、肾小管上皮细胞); ③平滑肌细胞	①神经细胞; ②心肌细胞; ③骨骼肌细胞
再生潜能	细胞总在不断地增殖,以代替衰亡或破坏的细胞,其再生能力很强	①生理情况下,这类细胞增殖现象不明显; ②受到组织损伤的刺激时,表现出较强的再生能力	此类细胞不能进行再生,一旦遭受破坏则成为永久性缺失
昭昭老师速记	"血皮""呼吸"不稳定	网站上"线(腺)"后很"平""稳"	"省""心""股"

【例22】下列哪种组织细胞再生能力最强?

A. 骨组织   B. 神经节细胞   C. 软骨细胞

D. 心肌   E. 神经胶质细胞

【例23】男,32岁。因肝损伤急症手术。曾患甲型肝炎已治愈。术中见肝右叶外侧5 cm裂口,深3 cm。术后肝肾功能检查正常,食欲、体力恢复正常。肝损伤得以顺利修复,从内环境分析,主要起再生作用的是

A. 不稳定细胞   B. 肥大细胞   C. 纤维细胞

D. 稳定细胞   E. 永久性细胞

二、肉芽组织

1. 组成 肉芽组织由新生的毛细血管、增生的成纤维细胞及炎性细胞构成,肉眼表现为鲜红色,颗粒状,柔软湿润,形似鲜嫩的肉芽故而得名。

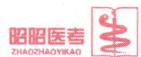

新生毛细血管	镜下可见大量由内皮细胞增生形成的实性细胞索及扩张的新生薄壁毛细血管,对着创面垂直生长
成纤维细胞	①新生毛细血管周围有许多新生的成纤维细胞; ②肉芽组织中一些成纤维细胞的胞质中含有肌细丝,此种细胞除有成纤维细胞的功能外,尚有平滑肌细胞的收缩功能,称为肌成纤维细胞
炎性细胞	①炎症细胞常以巨噬细胞为主,也有多少不等的中性粒细胞及淋巴细胞; ②巨噬细胞能分泌 PDGF、FGF、TGF－β、IL－1 及 TNF,加上创面凝血时血小板释放的 PDGF,进一步刺激成纤维细胞及毛细血管增生; ③巨噬细胞及中性粒细胞能吞噬细菌及组织碎片,这些细胞破坏后释放出各种蛋白水解酶,能分解坏死组织及纤维蛋白

【例24】下列哪种病理过程叫做机化?

A. 坏死灶周围钙盐沉积　　　　B. 死骨周围纤维增生　　　　C. 坏死组织排出,空腔形成

D. 坏死组织由肉芽组织取代　　E. 坏死缺损由周围组织修补

【例25】肉芽组织主要是由下列哪种细胞组成?

A. 成纤维细胞,新生毛细血管和炎性细胞　　　　B. 成纤维细胞,新生毛细血管和巨噬细胞

C. 纤维细胞,新生毛细血管和炎性细胞　　　　　D. 炎性细胞和成纤维细胞

E. 新生毛细血管和巨噬细胞

2. 作用　①保护创面:抗感染保护创面。②填补空缺:填补创口及其他组织缺损。③机化或包裹:机化或包裹坏死、血栓、炎性渗出物及其他异物。

3. 结局

肉芽组织生长	肉芽组织在组织损伤后 2～3 天内即可出现,自下向上或从周围向中心生长推进,填补创口或机化异物
肉芽组织成熟为纤维结缔组织	①1～2 周后,肉芽组织逐渐成熟,间质的水分逐渐吸收减少;炎细胞减少并逐渐消失;部分毛细血管管壁闭塞,数目减少,按正常功能的需要少数毛细血管管壁增厚,改建为小动脉和小静脉,成纤维细胞产生越来越多的胶原纤维,同时成纤维细胞减少,变为纤维细胞。 ②胶原纤维量更多且发生玻璃样变,细胞和毛细血管成分更少,肉芽组织变为成熟纤维结缔组织
纤维结缔组织转化为瘢痕组织	并逐渐转化为瘢痕组织

昭昭老师提示:注意区别肉芽组织与肉芽肿! 此概念很容易混淆!

	肉芽组织	肉芽肿
作用	组织损伤的修复方式	肉芽肿性炎
外观	鲜红色,颗粒状,柔软湿润,形似鲜嫩的肉芽	境界清楚的结节状病灶
成分	①新生的毛细血管(新生内皮细胞); ②成纤维细胞; ③炎性细胞(巨噬细胞、中性粒细胞、淋巴细胞、浆细胞)	①上皮样细胞(又称类上皮细胞); ②多核巨细胞(包括朗汉斯巨细胞和异物巨细胞)

三、创伤愈合

1. 创伤愈合的基本过程

伤口早期	①伤口局部有不同程度的组织坏死和血管断裂出血,数小时内出现炎症反应,表现为充血、浆液渗出及白细胞游出,故局部红肿。 ②早期:浸润的白细胞以中性粒细胞为主;3 天后以巨噬细胞为主。 ③伤口内的血液和渗出液中的纤维蛋白原很快凝结成凝块,有的凝块表面干燥形成痂皮,凝块及痂皮起着保护伤口的作用
伤口收缩	①2～3 天后边缘的整层皮肤及皮下组织向中心移动,于是伤口缩小,直至 14 天左右停止。 ②伤口收缩的意义在于缩小创面

肉芽组织增生和瘢痕形成	第3天开始伤口底部及边缘长出肉芽组织填平伤口→第5～6天成纤维细胞产生胶原纤维→随后胶原纤维逐渐增多,大约在伤口1个月左右完成
表皮及其他组织再生	①创伤发生24小时内,伤口边缘的基底细胞即开始增生,并在凝块下面向伤口中心迁移,形成单层上皮,覆盖肉芽组织表面。 ②当这些细胞相遇时,便停止迁移,并增生、分化为鳞状上皮。 ③皮肤附属器(毛囊、汗腺及皮脂腺)如遭完全破坏→不能完全再生;肌腱断裂后→早期是瘢痕修复,后期可完全再生

2. 创伤愈合的类型

	常见临床情况	愈合过程
一期愈合	组织缺损少、创缘整齐,无感染、经黏合或缝合后创面对合严密的伤口	第1～2天表皮再生覆盖伤口→第3天创口边缘长出肉芽组织,填满伤口→第5～7天伤口两侧出现胶原纤维连接,此时即可拆线,切口达到临床愈合
二期愈合	组织缺损大、创缘不整,无法整齐对合,伴有感染的的伤口	炎症明显,伤口大,伤口收缩明显,愈合的时间较长,形成瘢痕较大

四、骨折愈合

分期		特点
第1期	血肿形成	骨折两端和周围伴有大量出血,形成血肿,数小时后血肿发生凝固,与此同时,常出现轻度的炎症反应
第2期	纤维性骨痂形成	①骨折后2～3天,血肿开始由肉芽组织取代而机化,纤维化形成纤维性骨痂; ②肉眼和X线检查可见骨折局部呈梭形肿胀
第3期	骨性骨痂形成	①由纤维性骨痂分化出骨母细胞,并形成类骨组织; ②类骨组织转变为编织骨,编织骨结构不致密,骨小梁排列紊乱; ③纤维性骨痂中的软骨组织也经软骨化骨过程演变为骨组织
第4期	骨痂改建或再塑	①编织骨改建成成熟的板层骨、皮质骨; ②改建是破骨细胞的骨质吸收及骨母细胞的新骨质形成的协调下完成的

➤ 参考答案如下,详细答案参见2021版《国家临床执业及助理医师资格考试精选真题考点精析》。

1. D	2. B	3. A	4. D	5. D
6. C	7. C	8. D	9. C	10. D
11. D	12. C	13. A	14. B	15. E
16. A	17. D	18. E	19. E	20. E
21. B	22. B	23. D	24. D	25. A

昭昭老师提示:关注官方微信,获得第一手考试资料。

第2章　局部血液循环障碍

➤ **2021考试大纲**

　　①充血和淤血;②血栓形成;③栓塞;④梗死。

➤ **考纲解析**

　　近20年的医师考试中,本章的考点是血栓形成,执业医师每年考查分数为1～2分,助理医师每年考查分数为0～1分。

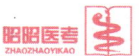

第1节 充血与淤血

一、充 血

1. 概念 ①器官或局部组织<u>血管内血液含量增多</u>称为充血。②器官或组织由于动脉输入血量增多而发生的充血,称为动脉性充血。这是一主动过程,表现为局部组织或器官小动脉和毛细血管扩张,血液输入量增加。

2. 分 类

分 类	概 念	举 例
生理性充血	指因器官生理需要和代谢增强而发生的器官或局部组织的充血	进食后胃肠道黏膜的充血、运动时骨骼肌的充血、妊娠时子宫的充血等
病理性充血	①指各种病理状态下器官或组织的充血;②炎症早期,由于致炎因子的作用使细动脉扩张充血,可使局部组织变红和肿胀,称为炎症性充血;③局部器官或组织长期受压,当压力突然解除时,细动脉发生反射性扩张而引起的充血,称为减压性充血	如突然揭开绷带后的局部充血等属于减压性充血

二、淤 血

1. 淤血的病理变化 ①光镜下淤血器官和组织的<u>小静脉</u>和<u>毛细血管</u>扩张充盈,可见出血,间质水肿。由于静脉回流受阻,血液滞留在小静脉和毛细血管内,故发生淤血的局部组织和器官体积增大、肿胀。②淤血区血液流动缓慢,缺氧,氧合血红蛋白减少,还原血红蛋白增多,故淤血器官呈暗红色。③毛细血管淤血导致<u>静脉压升高</u>,通透性增高,产生漏出液滞留组织内,引起淤血性水肿。

2. 结 局

（1）淤血对机体的影响 ①淤血可致淤血性出血、组织水肿;②淤血严重时可致脏器实质细胞萎缩、变性、坏死;③长期淤血可致结缔组织增生、脏器硬化。

（2）肺淤血与肝淤血的对比

	肺淤血	肝淤血
病因	左心衰引起	右心衰引起
机制	左心腔内压力升高,阻碍肺静脉回流	肝静脉回流心脏受阻,血液淤积在肝小叶循环的静脉端,使肝小叶中央静脉及肝窦扩张淤血
肉眼观	肺体积增大,暗红色,切面流出泡沫状红色血性液体	慢性肝淤血时肝的切面上出现红(淤血区)、黄(肝脂肪变区)相间的槟榔肝
镜下观	①急性肺淤血:肺泡壁毛细血管扩张充血,肺泡壁变厚,肺泡间隔水肿,部分肺泡腔内充满伊红色水肿液,可见漏出性出血。②慢性肺淤血:肺泡壁毛细血管扩张充血明显、肺泡间隔变厚和纤维化;肺泡腔内水肿液及漏出性出血,可见大量含有含铁血黄素颗粒的巨噬细胞(心衰细胞)	①急性肝淤血:小叶中央静脉和肝窦扩张,充满红细胞,可有小叶中央肝细胞萎缩、坏死。②慢性肝淤血:肝小叶中央肝窦高度扩张淤血、出血,肝细胞萎缩,甚至坏死消失;肝小叶周边肝细胞脂肪变性,胞质可见多个脂肪空泡。③长期严重肝淤血小叶中央肝细胞萎缩消失,加上汇管区纤维组织增生,形成淤血性肝硬化
结局	长期慢性肺淤血→肺褐色硬化	长期慢性肝淤血→淤血性肝硬化

【例1】<u>不属于</u>淤血后果的是

A. 水肿 B. 出血 C. 实质细胞变性、坏死

D. 上皮组织化生 E. 纤维结缔组织增生

【例2】肺严重淤血时<u>不出现</u>的改变是

A. 合并感染 B. 透明膜形成 C. 肺泡出血

D. 肺泡水肿 E. 肺泡内含铁血黄素增加

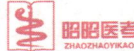

【例3】**槟榔肝**的典型病变是
  A. 肝小叶结构破坏   B. 肝细胞萎缩   C. 肝细胞坏死
  D. 门静脉分支扩张淤血   E. 肝血窦扩张淤血,肝细胞脂肪变性

【例4】引起**槟榔肝**的原因是
  A. 酒精性肝硬化   B. 胆汁性肝硬化   C. 门脉性肝硬化
  D. 慢性肝淤血   E. 坏死性肝硬化

【例5】长期淤血导致肝硬化的**基本病理**变化是
  A. 肝细胞坏死   B. 肝细胞缺氧改变   C. 大量肝细胞嗜酸性变性
  D. 大量肝细胞脂肪变性   E. 大量肝小叶改建

第2节　血栓形成

心脏和血管内血液发生凝固或血液中某些有形成分凝集形成固体质块的过程,称为血栓形成。所形成的固体质块称为血栓。

一、血栓的形成条件

心血管内膜的损伤	①心血管内膜的内皮细胞具有抗凝和促凝两种特性,在生理情况下,以抗凝作用为主,从而使心血管内血液保持液体状态; ②内皮细胞的损伤是血栓形成的最重要和最常见的原因
血流状态的改变	血流状态改变主要指血流减慢和血液产生漩涡等改变,利于血栓的形成
血液凝固性增高	指血液中血小板和凝血因子增多,或纤维蛋白溶解系统活性降低,导致血液的高凝状态

二、血栓形成过程

血管内皮细胞损伤,暴露内皮下胶原→血小板黏附于胶原表面→血小板被激活→释放血小板颗粒 (ADP、TXA_2、$5-HT$ 等)→血小板黏附小堆形成→凝血途径启动→血小板血栓→纤维性血栓形成。

三、血栓的类型和形态

	白色血栓	混合血栓	红色血栓	透明血栓
别称	血小板血栓、析出性血栓	层状血栓	—	微血栓、纤维素性血栓
病理	①血流较快的心瓣膜、心腔内和动脉内; ②静脉延续性血栓的起始部(头部)	静脉延续性血栓的体部	静脉延续性血栓的尾部	微循环血管内
肉眼观	灰白色小结节或赘生物状	灰白和褐色交替条纹状结构,粗糙干燥的圆柱状	暗红色,新鲜时湿润,有弹性	只能在显微镜下观察到
镜下观	主要由血小板组成,其间黏附一些中性粒细胞、红细胞和少量纤维蛋白	主要由淡红色无结构的血小板小梁(灰白色)+充满小梁间纤维蛋白网的红细胞(红色)	纤维蛋白网眼内充满血细胞(大多数为红细胞+少量白细胞)	主要由嗜酸性同质性的纤维蛋白构成
脱落	与血管壁紧密黏着;不易脱落	与血管壁粘连不易脱落	与血管壁无粘连最易脱落导致栓塞	—
主要成分	血小板	血小板+RBC+纤维蛋白	RBC+WBC+纤维蛋白	纤维蛋白
常考举例	急性风湿性心内膜炎时二尖瓣闭锁缘上形成的疣状赘生物(附壁血栓)	①二狭、心房颤动时左心房的球形血栓; ②动脉瘤内的附壁血栓	—	休克晚期发生 DIC 病人微循环血管内

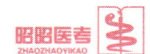

【例6】微血栓的主要成分是

A. 血小板　　　　B. 白蛋白　　　　C. 纤维素　　　　D. 红细胞　　　　E. 白细胞

【例7】白色血栓形成的主要成分是

A. 纤维素　　　　B. 中性粒细胞　　　C. 血小板　　　　D. 单核细胞　　　　E. 红细胞

【例8】透明血栓见于

A. 混合血栓的尾　　　　　　　B. 白血栓　　　　　　　C. 混合血栓的头

D. 红血栓　　　　　　　　　　E. DIC

【例9】关于血栓的叙述，错误的是

A. 静脉血栓多于动脉血栓　　　　　　　B. 下肢血栓多于上肢血栓

C. 层状血栓是混合血栓　　　　　　　　D. 心室内血栓多为红色血栓

E. 毛细血管内血栓多为纤维蛋白性血栓

四、血栓的结局和对机体的影响

1. 血管的结局

软化、溶解、吸收	新近形成的血栓可软化、溶解吸收
机化、再通	①由肉芽组织逐渐取代血栓的过程，称为血栓机化； ②较大的血栓约2周可完全机化在血栓机化过程中，由于水分被吸收，血栓干燥收缩或部分溶解而出现裂隙，周围新生的血管内皮细胞长入并被覆于裂隙表面形成新的血管，相互吻合沟通，使被阻塞的血管部分地重建血流，这一过程称为再通
钙化	①如血栓未能软化又未完全机化，可发生钙盐沉着，称为钙化； ②血栓钙化后成为静脉石或动脉石

2. 血栓对机体的影响　包括阻塞血管、栓塞、心瓣膜变形、广泛性出血。

【例10】有关血栓说法不正确的是

A. 纤维素血栓易溶解吸收　　　　B. 可形成静脉石　　　　C. 再通可恢复正常循环

D. 可阻塞动脉静脉　　　　　　　E. 可继发血管炎

第3节　栓　塞

一、栓塞和栓子

栓塞	循环血液中出现的不溶于血液的异常物质，随血流运行阻塞血管腔的现象
栓子	①阻塞血管的异常物质 称为栓子。 ②栓子可以是固体、液体或气体；最常见的栓子是脱落的血栓或其节段；罕见的为脂肪滴、空气、羊水和肿瘤细胞团

【例11】活体内异常物体沿血流运行阻塞相应的血管的过程叫

A. 梗塞　　　　B. 栓塞　　　　C. 梗死　　　　D. 栓子　　　　E. 血栓形成

【例12】在活体的心脏或血管内，血液发生凝固或血液中某些有形成分互相聚集形成的固体质块是

A. 血栓　　　　B. 栓塞　　　　C. 淤血　　　　D. 栓子　　　　E. 凝血

【例13】栓塞类型中最常见的是

A. 气体　　　　B. 细菌　　　　C. 羊水　　　　D. 血栓　　　　E. 脂肪

二、栓子的运行途径

静脉系统及右心栓子	静脉系统及右心栓子→进入肺动脉→肺栓塞
主动脉系统及左心栓子	主要阻塞各器官的小动脉，常见于脑、脾、肾及四肢的指、趾部
门静脉系统栓子	可引起肝内门静脉分支的栓塞
交叉性栓塞	偶见来自右心或腔静脉系统的栓子，在右心压力升高的情况下，通过先天性房缺或室缺到达左心，进入体循环引起栓塞，又称反常性栓塞
逆行性栓塞	罕见于下腔静脉内血栓，在胸腹压突然升高时，逆行至肝、肾静脉分支引起栓塞

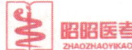

三、栓塞类型及对机体的影响

	栓子来源	临床特征
肺动脉栓塞	下肢膝以上的深部静脉(占95%),特别是腘静脉、股静脉和髂静脉	突然出现呼吸困难、发绀、休克等严重者可因急性呼吸和循环衰竭死亡(猝死)
体循环栓塞	①80%来自左心腔; ②常见有亚急性感染性心内膜炎时心瓣膜上的赘生物、二狭时左房附壁血栓、心肌梗死区心内膜上的附壁血栓	动脉栓塞的主要部位为下肢、脑、肠、肾和脾;当栓塞缺乏有效的侧支循环时可引起局部组织的梗死;肝脏有双重供血,很少发生梗死
脂肪栓塞	长骨骨折、脂肪组织严重挫伤和烧伤导致脂肪细胞破裂和释出脂滴,进入血液循环	股骨骨折后脂肪栓子从静脉入右心,再到达肺,引起肺动脉分支、小动脉或毛细血管的栓塞
空气栓塞	静脉损伤破裂,外界空气由缺损处进入血流如头颈、胸壁和肺手术或创伤时损伤静脉,使用正压静脉输液误伤静脉,分娩或流产时	大量气体(>100 mL)迅速进入静脉,随血流到右心后,阻碍了静脉血的回流和向肺动脉的输出,可出现呼吸困难、发绀,致猝死
减压病	人体从高压环境迅速进入常压或低气压环境,原来溶于血液内的气体迅速游离,形成气泡阻塞心血管	深潜水或沉箱作业者迅速浮出水面,导致氮气潴留于血液,又称沉箱病、潜水员病、氮气栓塞
羊水栓塞	分娩过程中羊水进入子宫壁破裂的静脉窦内,经血液循环进入肺循环,羊水栓塞栓子成分包括角化鳞状上皮、胎毛、胎脂、胎粪和黏液	死亡率高(>80%),患者常在分娩过程中或分娩后突然出现呼吸困难、发绀、抽搐、休克、昏迷,甚至死亡
肿瘤栓塞	肿瘤细胞侵蚀血管进入血流引起栓塞	进入血液的癌细胞可形成转移癌

【例14】 大脑中动脉血栓栓塞,栓子可能来源于

A. 髂静脉　　　B. 肝静脉　　　C. 右心房　　　D. 左心室　　　E. 门静脉

第4节　梗死的类型

器官或局部组织由于血管阻塞、血流停止导致缺氧而发生的坏死,称为梗死。梗死一般是由于动脉的阻塞而引起的局部组织缺血坏死。静脉阻塞使局部血流停滞缺氧,也可引起梗死。

一、原　因

血栓形成	①血管血栓形成导致动脉血流中断或灌注不足是梗死形成的最常见原因,主要见于冠状动脉、脑动脉粥样硬化合并血栓形成时引起的心肌梗死和脑组织梗死; ②静脉内血栓形成一般只引起淤血、水肿,但肠系膜静脉血栓形成可引起所属静脉引流肠段的梗死
动脉栓塞	多为血栓栓塞,也可为气体、羊水、脂肪栓塞,常引起脾、肾、肺和脑的梗死
动脉痉挛	在严重冠脉粥样硬化的基础上,冠状动脉强烈而持续的痉挛,可引起心肌梗死
血管受压闭塞	①血管外的肿瘤压迫血管; ②肠扭转、肠套叠、嵌顿疝时,肠系膜静脉和动脉受压或血流中断; ③卵巢囊肿扭转、睾丸扭转致血流供应中断等可引起坏死

二、分　类

1. 贫血性梗死与出血性梗死

	贫血性梗死	出血性梗死
别称	白色梗死	红色梗死
发生条件	①组织结构较致密(故出血量不多); ②侧支循环不充分	①组织结构疏松; ②双重血液供应; ③组织有严重的淤血

续表

	贫血性梗死	出血性梗死
肉眼观	含血量少,颜色灰白	含血量多,颜色暗红
发生于	动脉分支阻塞时局部组织缺血缺氧	在器官严重淤血基础上发生
好发器官	脾、肾、心、脑	肺、肠
梗死灶形状	①脾肾梗死灶:锥形; ②心肌梗死灶:地图状	①肺梗死灶:锥形; ②肠梗死灶:节段形
昭昭老师速记	"身(肾)"亏,导致"脑""心""脾""贫"乏	"非(肺)常(肠)""出"名

2. 败血性梗死 由含有细菌的栓子阻塞血管引起,常见于急性感染性心内膜炎,含细菌的栓子从心内膜脱落,顺血流运行而引起组织器官动脉栓塞所致。

【例15】出血性梗死常发生于

A. 脾、肾　　　 B. 心、脑　　　 C. 肾、肺　　　 D. 心、肾　　　 E. 肺、肠

【例16】贫血性梗死主要发生于

A. 心,肝,肾　 B. 心,肺,脾　 C. 心,肾,脾　 D. 大脑,肺,肾　 E. 小肠,肝,心

三、梗死对机体的影响和结局

梗死对机体的影响	不同部位的器官梗死,导致不同的临床表现
梗死结局	梗死→病灶周围血管扩张→炎性细胞渗出→肉芽组织形成→瘢痕修复

➤ 参考答案如下,详细答案参见 2021 版《国家临床执业及助理医师资格考试精选真题考点精析》。

1. D	2. B	3. E	4. D
5. D	6. C	7. C	8. E
9. D	10. C	11. B	12. D
13. D	14. D	15. E	16. C

昭昭老师提示:关注官方微信,获得第一手考试资料。

第3章　炎　症

➤ **2021 考试大纲**

①概述;②急性炎症;③慢性炎症。

➤ **考纲解析**

近 20 年的医师考试中,本章的考点是急性炎症,执业医师每年考查分数为 2～3 分,助理医师每年考查分数为 0～1 分。

第1节　概　述

一、炎症的病因

生物性因子	病毒、细菌、立克次体、原虫、真菌、螺旋体和寄生虫等生物性因子为炎症最常见的原因
化学性因子	①外源性化学物质包括强酸、强碱、强氧化剂、芥子气等; ②内源性化学物质包括坏死组织的分解产物、病理条件下堆积于体内的代谢产物如尿素等
物理性因子	高温、低温、机械性创伤、紫外线、放射线等
组织坏死	任何原因引起的组织坏死都是潜在的致炎因子
变态反应	当机体免疫反应状态异常时,可引起不当的免疫反应,造成组织损伤,引发炎症反应
异物	手术缝线、二氧化硅晶体或物质碎片等残留在机体组织内可导致炎症

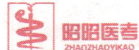

二、炎症的基本病理变化

病　理	内　　含	特　　点
变质	①炎症局部组织发生的变性和坏死的统称； ②实质细胞：实质细胞包括细胞水肿、脂肪变性、细胞凝固性坏死和液化性坏死等； ③间质细胞：黏液变性和纤维素性坏死	可发生于实质细胞和间质细胞
渗出	指炎症局部组织血管内的液体成分、纤维素等蛋白质和各种炎细胞通过血管壁进入组织间隙、体腔、体表和黏膜表面的过程	①炎症最具特征性的变化； ②所渗出的液体和细胞成分总称为渗出物或渗出液
增生	炎症局部的实质细胞和间质细胞的增生	限制炎症扩散和修复损伤组织的

【例1】 炎症的基本病理变化是

A. 变性,坏死,增生　　　　　　B. 萎缩,渗出,增生　　　　　C. 增生,坏死,纤维化

D. 萎缩,变性,坏死　　　　　　E. 变质,渗出,增生

【例2】 炎症的基本病理变化是

A. 组织、细胞的变性坏死　　　　B. 组织的炎性充血和水肿　　C. 病变组织变质、渗出、增生

D. 红、肿、热、痛、功能障碍　　E. 周围血液中白细胞增多和炎区白细胞浸润

【例3】 炎症的本质主要是

A. 以损伤为主的反应　　　　　　　　　　　B. 局部组织发生变质、渗出、增生

C. 局部组织的血管反应　　　　　　　　　　D. 局部出现红、肿、热、痛和功能障碍

E. 以防御为主的病理过程

【例4】 炎症时血小板激活因子的作用不包括

A. 促进白细胞吞噬　　　　　　　B. 激活血小板　　　　　　　C. 对白细胞有趋化作用

D. 促进白细胞聚集和黏着　　　　E. 使血管通透性增加

三、炎症的表现

1. 炎症的局部表现　红、肿、热、痛和功能障碍。

红	局部血管扩张、充血所致
肿	局部血管通透性增高,液体和细胞成分渗出所致
热	由于动脉性充血、血流加快、代谢旺盛所致
痛	由于渗出物压迫、炎症介质作用于感觉神经末梢所致
功能障碍	炎症引起局部器官的功能障碍所致,如关节炎引起关节活动不灵活、肺炎引起换气障碍

2. 炎症的全身反应　全身反应包括发热、末梢血白细胞数目改变、心率加快、血压升高、寒战和厌食等。

发热	①外源性和内源性致热原共同作用的结果； ②细菌产物可刺激机体释放 IL－1 和 TNF,引起发热
末梢血白细胞	①多数细菌感染引起中性粒细胞增加； ②寄生虫感染和过敏反应引起嗜酸性粒细胞增加； ③某些病毒感染可引起淋巴细胞比例增加； ④多数病毒、立克次体、原虫、伤寒杆菌感染引起白细胞降低
心血管反应	严重的全身感染(如败血症),可引起全身血管扩张、血浆外渗、有效循环血量减少、休克

【例5】 与病毒感染相关的主要炎症细胞

A. 巨噬细胞　　　B. 淋巴细胞　　　C. 中性粒细胞　　　D. 嗜酸粒细胞　　　E. 浆细胞

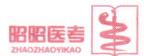

第 2 节　急性炎症

一、急性炎症过程中的血管反应

在急性炎症过程中,血管发生的反应包括:血流动力学改变,引起血流量增加;血管通透性增加,把血浆蛋白和白细胞运送到血管外组织。

1. 血流动力学变化

血流动力学变化	病理特点	调节及特点
细动脉短暂收缩	损伤后立即出现,仅持续几秒	神经调节+体液调节
血管扩张和血流加速	细动脉扩张,然后毛细血管床开放,导致局部血流加快、血流量增加	神经调节+体液调节
血流速度减慢	①血液黏度增加,血流阻力增大; ②血流速度减慢,甚至血流淤滞	①血管通透性升高导致血浆渗出; ②小血管内红细胞浓集

2. 血管通透性增加
①血管通透性增加是导致炎症局部液体和蛋白渗出血管的重要原因。②在炎症过程中,下列机制可引起血管通透性增加。

机　制		原　因
内皮细胞收缩		组胺、缓激肽、白三烯等炎症介质作用于内皮细胞受体,内皮细胞迅速发生收缩,细胞间出现 0.5～1.0 μm 的缝隙,导致血管通透性增加
内皮细胞损伤	速发持续反应	烧伤和化脓菌感染等严重损伤刺激可造成内皮细胞直接损伤和坏死脱落,常在损伤后迅速发生,可持续几小时到几天
	迟发持续性渗漏	轻度和中度热损伤、X 线和紫外线照射、某些细菌毒素等可引起的血管内皮损伤,常在损伤后 2～12 小时后发生,可持续几小时到几天
	白细胞介导的内皮细胞损伤	白细胞黏附于内皮细胞被激活,释放具有毒性的氧代谢产物和蛋白水解酶,也可造成内皮细胞损伤和脱落
内皮细胞穿胞作用增强		富含蛋白质的液体通过穿胞通道穿越内皮细胞的现象称为穿胞作用,血管内皮生长因子(VEGF)可引起内皮细胞穿胞通道数量增加和口径增大
新生毛细血管高通透性		炎症修复过程中形成的新生毛细血管因内皮细胞连接不健全而具有高通透性

二、急性炎症过程中的白细胞反应

急性炎症反应过程中,白细胞反应主要包括如下三个方面,即白细胞渗出、白细胞激活、白细胞介导的组织损伤作用。

白细胞渗出	白细胞渗出血管并聚集到感染和损伤的部位
白细胞激活	白细胞激活,发挥吞噬作用和免疫作用
白细胞介导的组织损伤作用	白细胞可通过释放蛋白水解酶、化学介质和氧自由基等,引起机体正常组织损伤并可能延长炎症过程

1. 白细胞渗出是炎症反应最重要的特征
①白细胞渗出过程是复杂的连续过程,包括白细胞边集和滚动、黏附和游出、在组织中游走等阶段,并在趋化因子的作用下到达炎症灶,在局部发挥重要的防御作用。②白细胞渗出过程如下。

过　程	主要机制
白细胞边集和滚动	介导白细胞滚动的黏附分子是选择素
白细胞黏附	由白细胞表面的整合素与内皮细胞表达的配体介导
白细胞游出	①由炎症病灶产生的化学趋化因子介导的; ②通常发生在毛细血管后小静脉

续表

过 程	主 要 机 制
趋化作用	①白细胞游出血管后,通过趋化因子的趋化作用而聚集到炎症病灶; (昭昭老师提示:白细胞是主动性游出) ②外源性趋化因子:最常见是细菌产物,特别是含有 N-甲酰甲硫氨酸末端的多肽; ②内源性趋化因子:包括补体成分(特别是 C5a)、白三烯(主要是 LTB_4)和细胞因子(特别是 IL-8 等)

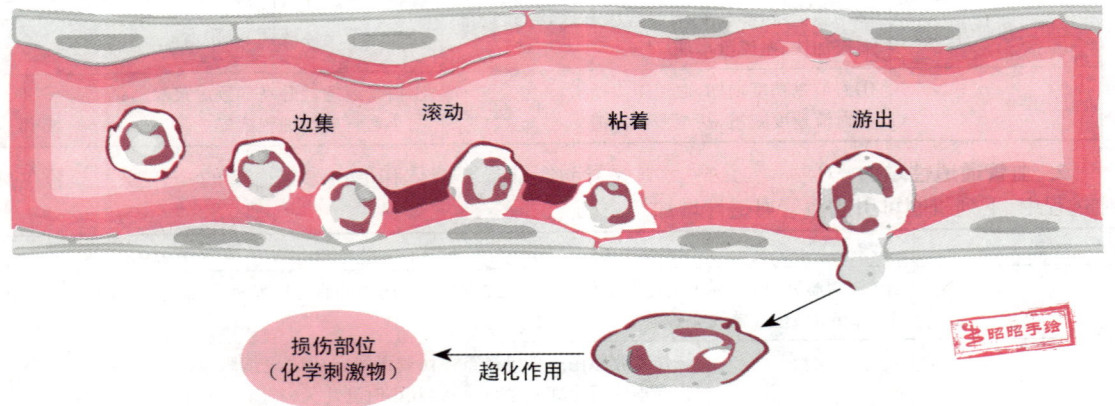

2. 白细胞的激活　白细胞聚集到组织损伤部位后,通过多种受体来识别感染的微生物和坏死组织,然后被激活,通过吞噬作用和免疫作用发挥重要功能。

吞噬作用	①指白细胞游出并抵达炎症病灶,吞噬病原体、组织碎片和异物的过程。 ②具有吞噬作用的细胞主要为中性粒细胞和巨噬细胞;中性粒细胞的吞噬能力较强,巨噬细胞主要来自血液中的单核细胞和局部的组织细胞。
免疫作用	①发挥免疫作用的细胞主要是单核细胞、淋巴细胞和浆细胞。 ②抗原进入机体后,巨噬细胞将其吞噬处理,再把抗原呈递给 T 和 B 细胞,免疫活化的淋巴细胞分别产生淋巴因子或抗体,杀伤病原微生物

3. 白细胞介导的组织损伤作用　白细胞释放的某些产物可引起内皮细胞和组织损伤,加重原始致炎因子的损伤作用。

三、炎症介质在炎症过程中的作用

炎症介质	功　能	昭昭老师速记
组胺、缓激肽、5-HT	血管扩张	"组"织"激"进部队"扩张"领地
组胺、缓激肽、C3a、C5a、P 物质	血管通透性升高	35 岁"太太"放的"P"通透性很高
缓激肽、前列腺素 E_2(PGE$_2$)	疼痛	"太太"丢了"2 块钱"很心"疼"
IL-1、IL-8、C3a、C5a、TNF、白细胞三烯 B_4、细菌的代谢产物	趋化作用	"18"大的"35"年规划,很有"驱动"性
IL-1、IL-6、TNF	发热	"周一"到"周六"天气"热"
氧自由基、溶酶体酶、NO	组织损伤	"自由""溶解""损伤组织"

例 6～7 共用选项

A. 引起发热　　　　　B. 起趋化作用　　　　　C. 使血管通透性升高

D. 导致疼痛　　　　　E. 加重组织损伤

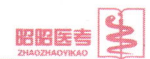

【例6】渗出的<u>组胺</u>的主要作用

【例7】<u>氧自由基</u>的主要作用

四、急性炎症的病理学类型

1. 分类 根据渗出物的主要成分和病变特点,急性炎症分为浆液性炎、纤维素性炎、化脓性炎和出血性炎。

类　型	疾　病	昭昭老师速记
浆液性炎	浆液性炎常发生于黏膜、浆膜、滑膜、皮肤和疏松结缔组织等,如风湿病等	带"膜"的就是"浆液性"的;"封(风)""疆(浆)"大吏
纤维素性炎	绒毛心(纤维素性心包炎)、细菌性痢疾(假膜性炎)、大叶性肺炎、白喉	"心""理(痢)""大""白"
化脓性炎	急性蜂窝织炎、流脑、小叶性肺炎、急性细菌性心内膜炎、肾盂肾炎、皮肤疖和痈	这里都是有细菌的,有细菌就有脓
出血性炎	流行性出血热、钩端螺旋体病、鼠疫	这些疾病主要表现是出血
变质性炎	乙脑、病毒性肝炎、阿米巴病	乙脑是变质,流脑是化脓
增生性炎	伤寒、炎性假瘤、类风湿关节炎的滑膜病变	伤寒有增生性的,类风湿是增生性的滑膜翳
间质性炎	病毒性肺炎、支原体肺炎	病毒和支原体导致肺间质改变

2. 纤维素性炎和假膜性炎

假(伪)膜性炎	①纤维素性炎易发生于黏膜、浆膜和肺组织,以纤维蛋白原渗出为主,继而形成纤维蛋白;②黏膜发生的纤维素性炎,渗出的纤维素、中性粒细胞和坏死黏膜组织以及病原菌等可在黏膜表面形成一层灰白色膜状物,称为"假(伪)膜",故又称假(伪)膜性炎
常见疾病	①假(伪)膜性炎最常见的疾病是细菌性痢疾和白喉;②浆膜发生的纤维素性炎(如绒毛心)可机化引起纤维性粘连;③肺组织发生的纤维素性炎(如大叶性肺炎),除引起大量纤维蛋白渗出外,还可见大量中性粒细胞渗出

3. 化脓性炎

病因	化脓性炎多由化脓菌感染所致,也可由组织坏死继发感染产生
概念	①脓液即脓性渗出物,是一种浑浊的凝乳状液体,呈灰黄色或黄绿色;②脓液中除含脓细胞外,还含有细菌、坏死组织碎片和少量浆液
特点	①由葡萄球菌引起的脓液较为浓稠;②由链球菌引起的脓液较为稀薄

4. 出血性炎

概念	指炎症病灶的血管损伤严重,渗出物中含有大量红细胞
疾病	常见于流行性出血热、钩端螺旋体病、鼠疫等

【例8】女,33岁,右上腹痛3天,有压痛和反跳痛,Murphy征(+),WBC18.1×10^9/L,最可能的病理变化为

A. 渗出纤维素　　B. 卡他性炎症　　　C. 蜂窝织炎　　　　D. 出血性炎　　　E. 表面化脓

【例9】纤维素性炎症的好发部位<u>不包括</u>

A. 心包　　　　　B. 肺　　　　　　　C. 气管　　　　　　D. 结肠　　　　　E. 皮肤

【例10】<u>溶血性链球菌</u>主要引起的炎症是

A. 脓血　　　　　B. 出血性炎　　　　C. 假膜性炎　　　　D. 纤维素性炎　　E. 蜂窝织炎

【例11】疏松组织的弥漫性<u>化脓性炎症</u>属于

A. 肉芽肿　　　　B. 浆液性炎　　　　C. 卡他性炎　　　　D. 蜂窝织炎　　　E. 纤维素性炎

【例12】<u>蜂窝织炎</u>是指

A. 发生于皮下组织及阑尾的炎症　　　　　　B. 一种弥漫性化脓性炎症

C. 以淋巴细胞为主的炎症　　　　　　　　　D. 由链球菌感染引起的局限性化脓性炎症

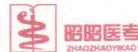

E. 没有明显坏死的渗出性炎症

【例 13】 急性炎症渗出主要成分是

A. 淋巴细胞　　B. 浆细胞　　　C. 巨噬细胞　　D. 中性粒细胞　　E. 嗜酸性粒细胞

第3节　慢性炎症

一、一般慢性炎症的病理变化特点

慢性炎症的特点	①主要由炎症细胞的产物引起组织破坏,炎症灶内浸润细胞主要为单核细胞、淋巴细胞和浆细胞。 ②修复过程中常出现较明显的成纤维细胞和血管内皮细胞增生,以及被覆上皮和腺上皮等实质细胞增生,以替代和修复损伤的组织
炎性息肉	①在长期刺激下,局部黏膜上皮、腺体和肉芽组织增生,形成突出于黏膜表面的肉样肿块,称炎性息肉,常有蒂。 ②镜下可见黏膜上皮、腺体和肉芽组织增生,并有多少不等的淋巴细胞和浆细胞浸润
炎性假瘤	①指组织炎性增生形成的一个境界清楚的瘤样病变。 ②炎性假瘤本质上是炎症,由肉芽组织、炎细胞、增生的实质细胞、纤维结缔组织构成。 ③常发生于眼眶和肺;肺的炎性假瘤是持续存在的肺部慢性炎症,引起纤维结缔组织、肺泡上皮和血管等组织在局部增生所形成的瘤样病变

二、肉芽肿性炎

1. 概述　肉芽肿性炎以炎症局部巨噬细胞及其衍生细胞增生形成境界清楚的结节状病灶为特征,是一种特殊类型的慢性炎症。巨噬细胞衍生的细胞包括上皮样细胞和多核巨细胞。

2. 肉芽肿的组成成分　①肉芽肿由炎症局部巨噬细胞及其衍生细胞增生形成,肉芽肿的主要细胞成分是上皮样细胞(又称类上皮细胞)和多核巨细胞,具有诊断意义。②巨噬细胞吞噬异物或细菌后转变为上皮样细胞,上皮样细胞相互融合形成多核巨细胞,多核巨细胞包括朗汉斯巨细胞(Langhans 也称郎罕斯)和异物巨细胞。前者见于结核结节中,后者见于手术缝线等异物引起的异物肉芽肿。

激发性肺结核肉芽肿

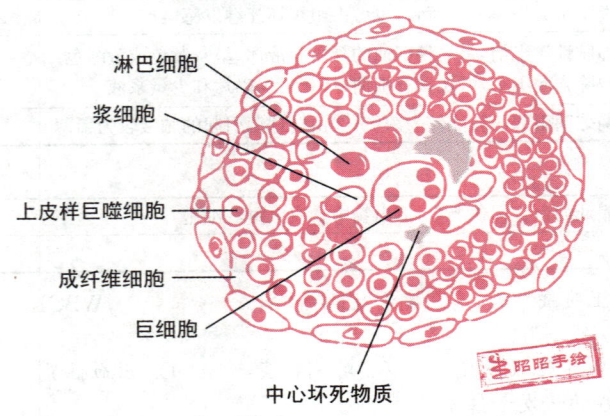

3. 肉芽肿性炎的常见类型

分　类	疾　病	昭昭老师速记
感染性肉芽肿	包括细菌感染(结核病、麻风、猫抓病、伤寒)、螺旋体感染(梅毒),真菌和寄生虫感染(组织胞浆菌、新型隐球菌、血吸虫感染等)	"肉"体"结合"见"血",得"梅毒",很"伤"心,要"疯"
异物性肉芽肿	手术缝线、石棉、滑石粉、隆乳术的填充物、移植的人工血管等,可引起异物性肉芽肿	都是外源性物质,外源性物质="异物"
原因不明的肉芽肿	结节病肉芽肿	—

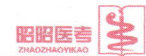

> 参考答案如下,详细答案参见 2021 版《国家临床执业及助理医师资格考试精选真题考点精析》。

1. E	2. C	3. E	4. A	5. B	
6. C	7. E	8. E	9. E	10. E	昭昭老师提示:
11. D	12. B	13. D	—	—	关注官方微信,获得第一手考试资料。

第4章 肿 瘤

> **2021 考试大纲**

①概述;②肿瘤的生物学行为;③肿瘤的命名和分类;④常见的上皮性肿瘤;⑤常见的非上皮性肿瘤;⑥肿瘤的病因学和发病学。

> **考纲解析**

近 20 年的医师考试中,本章的考点是肿瘤的生物学行为和常见的上皮性肿瘤,执业医师每年考查分数为 0～1 分,助理医师每年考查分数为 0～1 分。

第 1 节 肿瘤概述

一、概　念

肿瘤是机体的细胞异常增殖形成的新生物,常表现为机体局部的异常组织团块。

二、肿瘤的形态

1. 肉眼形态　大体观察时,应注意肿瘤的数目、大小、形状、颜色、质地等。

数目	有些患者为单发肿瘤;有些患者为多发肿瘤
大小	①肿瘤体积差别很大。 ②恶性肿瘤的体积越大发生转移的机会也越大;恶性肿瘤的体积是肿瘤分期的一项重要指标
形状	肿瘤形态各异如乳头状、绒毛状、息肉状、结节状、分叶状、浸润性、溃疡状等
颜色	①肿瘤的颜色由组成肿瘤的组织、细胞及其产物的颜色决定。 ②纤维组织的肿瘤,切面多呈灰白色;脂肪瘤呈黄色;血管瘤常呈红色;黑色素瘤常呈黑色
质地	①肿瘤质地与其类型、肿瘤细胞与间质的比例有关。 ②脂肪瘤、纤维间质较少的肿瘤质地较软;伴纤维增生反应的浸润性癌质地较硬

2. 组织学形态　肿瘤组织分为肿瘤实质和间质两部分。

肿瘤实质	①肿瘤细胞构成肿瘤实质,其细胞形态、组成的结构或其产物是判断肿瘤分化方向、进行肿瘤组织学分类的主要依据 ②肿瘤细胞可刺激血管生成,是肿瘤能够持续生长的重要因素
肿瘤间质	①由结缔组织和血管组成,起着支持和营养肿瘤实质的作用; ②肿瘤间质内可见淋巴细胞浸润,可能与机体对肿瘤组织的免疫反应有关

三、肿瘤的分化

肿瘤的分化	指肿瘤组织在形态和功能上与某种正常组织的相似之处
肿瘤的分化程度	①肿瘤的分化程度指肿瘤组织与某种正常组织相似的程度;肿瘤的分化程度与其恶性程度负相关。 ②肿瘤的组织形态和功能越类似某种正常组织,说明其分化程度越高或分化好;与正常组织相似性越小,则分化程度越低或分化差;分化极差,以致无法判断其分化方向的肿瘤称为未分化肿瘤

四、肿瘤的异型性

1. 肿瘤的异型性　①指肿瘤组织结构和细胞形态与相应的正常组织有不同程度的差异。②良性肿瘤分化程度高、异型性小;恶性肿瘤分化程度低,异型性大。因此,异型性是区别肿瘤良、恶性的重要组织学依据。

2. 肿瘤的结构异型性 ①指肿瘤细胞形成的组织结构,在空间排列方式上与相应正常组织的差异。如鳞癌的癌细胞排列成巢团状或条索状,可出现癌珠。②良性肿瘤虽然细胞异型性较小,但仍可有不同程度的结构异型性。

3. 肿瘤的细胞异型性 主要表现在:①肿瘤细胞体积异常,有的表现为细胞体积增大,有的表现为原始的小细胞;②肿瘤细胞的大小和形态很不一致(多形性),出现瘤巨细胞(体积巨大的肿瘤细胞);③肿瘤细胞核的体积增大;④核的大小、形状和染色差别较大(核的多形性),出现巨核、双核、多核、奇异形核;⑤核仁明显,体积增大,数目增多;⑥核分裂象常增多,出现病理性核分裂象。

4. 间变性肿瘤 ①间变原意指"退性发育""去分化",即已分化成熟的细胞和组织倒退分化,返回到原始幼稚状态。②现代病理学中,间变是指肿瘤细胞缺乏分化。

【例1】下列叙述中,不属于肿瘤特点的是

A. 增生细胞具有多克隆性 　　B. 增生细胞分化不一 　　C. 增生细胞基因异常

D. 增生细胞不成熟 　　E. 增生细胞有异型性

【例2】下列叙述中,不属于肿瘤特点的是

A. 增生细胞具有多克隆性 　　B. 增生细胞分化不一 　　C. 增生细胞基因异常

D. 增生细胞不成熟 　　E. 增生细胞有异型性

五、肿瘤的命名原则

1. 良性肿瘤的命名 组织或细胞类型+瘤,如平滑肌瘤。

2. 恶性肿瘤的命名

来　源	命　名	常见肿瘤
来源于上皮组织的恶性肿瘤	上皮名称+癌	鳞状细胞癌、腺癌
来源于间叶组织的恶性肿瘤	间叶组织名称+肉瘤	纤维肉瘤、脂肪肉瘤、骨肉瘤

3. 肿瘤命名的特殊情况 ①结合形态来命名,如乳头状囊腺瘤、乳头状囊腺癌、透明细胞肉瘤。②肿瘤形态类似于某些幼稚组织或细胞称母细胞瘤。③一些病名为"X瘤""X病"的,既可为恶性肿瘤,也可为良性肿瘤,有些却不是肿瘤。④常见的良、恶性肿瘤命名如下。

	良性肿瘤	恶性肿瘤	昭昭老师速记
母细胞瘤	骨母细胞瘤、软骨母细胞瘤、肌母细胞瘤	肾母细胞瘤、神经母细胞瘤、髓母细胞瘤、视网膜母细胞瘤、肝母细胞瘤	跟"骨科"相关的都是良性的,其余的都是恶性的
神经鞘瘤	神经鞘瘤	恶性神经鞘瘤	加恶的就是恶性
间皮瘤	良性间皮瘤	恶性间皮瘤	加恶的就是恶性
畸胎瘤	成熟畸胎瘤	恶性(不成熟)畸胎瘤	不成熟的是恶性的
其他	①葡萄胎;②血管瘤;③淋巴管瘤;④骨瘤、骨样骨瘤、骨软骨瘤、软骨瘤	①白血病;②精原细胞瘤、黑色素瘤、骨髓瘤、无性细胞瘤、淋巴瘤、绿色瘤、脊索瘤、尤文氏(肉)瘤;③Bowen病	"葡萄""淋"里的"管"道

【例3】下列肿瘤中,属于良性肿瘤的是

A. 视网膜母细胞瘤 　　B. 神经母细胞瘤 　　C. 肾母细胞瘤

D. 骨母细胞瘤 　　E. 肝母细胞瘤

六、肿瘤的分类

肿瘤的分类主要依据肿瘤的组织类型、细胞类型和生物学行为,包括各种肿瘤的临床病理特征及预后情况。

1. WHO国际疾病分类(ICD) 对每一种肿瘤性疾病进行编码,用一个四位数字组成的主码代表一个特定的肿瘤性疾病,用一个斜线和一个附加的数码代表肿瘤的生物学行为,置于疾病主码之后。如肝

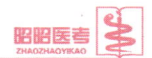

细胞癌的编码为8170/3,8170为肝细胞肿瘤的编码,/3代表恶性肿瘤。在编码系统中,/0代表良性肿瘤;/1代表交界性或生物学行为未确定;/2代表原位癌,包括某些Ⅲ级上皮内瘤变及某些非浸润性肿瘤;/3代表恶性肿瘤。

2. 免疫组化标记 瘤免疫组织化学常用标记物如下表。

肿 瘤	角蛋白 （Kertain）	上皮细胞膜 抗原（EMA）	抗黑色素特异性 单抗（HMB45）	S－100	结蛋白 （Desmin）	扁豆素 （LCA）
癌	＋	＋	－	－	－	－
肉瘤	＋/－	＋/－	＋/－	＋/－	＋/－	－
淋巴瘤	－	－	－	－	－	＋
黑色素瘤	－	－	＋	＋		

七、肿瘤的生长

1. 肿瘤的生长方式 主要有三种:膨胀性、外生性和浸润性生长。

良性肿瘤的生长方式	可为膨胀性生长、外生性生长,但主要为膨胀性生长
恶性肿瘤的生长方式	可为浸润性生长、外生性生长/膨胀性生长,但主要为浸润性生长

2. 肿瘤的生长特点 良性肿瘤一般生长缓慢,恶性肿瘤生长较快。影响肿瘤生长速度的因素很多,如肿瘤细胞的倍增时间、生长分数、肿瘤细胞的生成和死亡的比例等。

3. 肿瘤血管生成 肿瘤细胞本身和巨噬细胞能产生血管生成因子,如血管内皮细胞生长因子(VEGF),诱导新生血管的生成,为肿瘤的生长提供营养。

4. 肿瘤的演变和异质性

(1)肿瘤的演变 恶性肿瘤生长过程中,其侵袭性增加的现象称为肿瘤的演进,可表现为生长速度加快、浸润周围组织并发生远处转移。肿瘤演进与它获得越来越大的异质性有关。

(2)肿瘤的异质性 肿瘤的异质性是指由单克隆来源的肿瘤细胞,在生长过程中形成的生长速度、侵袭能力、对生长信号的反应、对抗癌药物的敏感性等方面均有差异的"亚克隆"过程。这时,这一肿瘤细胞群体不再是由完全一样的肿瘤细胞组成的,而是具有异质性的肿瘤细胞群体,是具有各自特性的"亚克隆"。

八、肿瘤扩散

1. 概述 肿瘤扩散是肿瘤最重要的生物学特点,包括局部浸润、直接蔓延和转移。

2. 转移 恶性肿瘤细胞从原发部位侵入淋巴管、血管或体腔,迁移到其他部位继续生长,形成同样类型肿瘤的过程称为转移。转移是恶性的确凿证据,但并非所有的恶性肿瘤都会发生转移。

(1)淋巴道转移 肿瘤细胞侵入淋巴管,随淋巴流到达局部淋巴结(区域淋巴结)。大多数为区域淋巴结转移,也可为"跳跃式"转移。恶性程度较高的胃癌可发生跳跃式转移,可经胸导管向左锁骨上淋巴结转移。转移时,肿瘤细胞先聚集于边缘窦,以后累及整个淋巴结。

(2)血行转移 恶性肿瘤经血道转移最常受累的脏器是肺和肝。

肿 瘤	转移途径	转移部位
胃肠道癌	门静脉	肝
肺癌	主动脉系统	全身播散到脑、骨、肾等处
肝癌	门静脉	肝脏本身(肝内播散)
肝癌	体循环	肺
骨肉瘤	体循环	肺
绒毛膜癌	血道转移	肺
乳腺癌		椎体转移
甲状腺癌	脊椎静脉丛(Batson 脊椎静脉系统)	颅骨转移
前列腺癌		脊椎转移

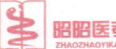

（3）种植转移

概念	发生于胸腹腔等体腔内器官的恶性肿瘤,侵及器官表面时,瘤细胞可以脱落,种植在体腔其他器官的表面,形成多个转移性肿瘤
常见肿瘤	①常见于腹腔器官恶性肿瘤; ②胃肠道黏液癌侵及浆膜后,可种植到大网膜、腹膜、盆腔如卵巢等处,这种特殊类型的卵巢转移性肿瘤,称为 Krukenberg 瘤,多由胃肠道黏液癌(尤其是胃的印戒细胞癌)转移而来

【例4】判定恶性肿瘤最重要的依据是

A. 核分裂象多见　　　　　B. 瘤巨细胞形成　　　　　C. 膨胀性生长
D. 常发生坏死　　　　　　E. 转移

（4）常考肿瘤的生长或转移特点

肿瘤	特点	昭昭老师速记
基底细胞癌	浸润性生长,发展缓慢,多在局部造成破坏,很少发生转移	"浸润"到"基底"部
血管瘤	良性肿瘤却呈浸润性生长,不发生转移	"浸润"到"血管"
带状瘤	浸润性生长,具有侵袭性、易复发性和局部破坏性,可局部复发而不发生转移	"浸润"到这一"带"
胆管癌	癌肿生长缓慢,以沿胆管壁上下浸润性生长为主,发生远处转移者少见	胆管癌与一般的癌浸润转移方式不一样

九、肿瘤的分级和分期

1. 肿瘤的分级　根据恶性肿瘤的分化程度、异型性及核分裂数来确定恶性肿瘤的级别。

Ⅰ级	高分化、分化良好,低度恶性
Ⅱ级	中度分化,中度恶性
Ⅲ级	低分化,高度恶性

2. 肿瘤的分期　是指恶性肿瘤的生长范围和播散程度。对肿瘤进行分期,需要考虑以下因素:原发肿瘤的大小,浸润深度,浸润范围,邻近器官受累情况,局部和远处淋巴结转移情况,远处转移等。国际上广泛采用 TNM 分期系统:T 指肿瘤原发灶的情况,N 指区域淋巴结受累情况,M 指远处转移(通常指血道转移)情况。

【例5】肿瘤分期是指

A. 肿瘤细胞的分化程度　　　　　　　　B. 肿瘤细胞的恶性程度
C. 肿瘤细胞核分裂象的多少　　　　　　D. 肿瘤的生长范围和扩散程度
E. 肿瘤细胞的浸润及转移能力

十、肿瘤对机体的影响

1. 良性肿瘤

局部压迫和阻塞	①良性肿瘤分化较成熟,生长缓慢,在局部生长,不浸润,不转移,一般对机体的影响较小,主要表现为局部压迫和阻塞症状; ②严重程度主要与肿瘤发生部位有关,如颅内的良性肿瘤
继发性改变	对机体带来不同程度的影响如子宫黏膜下肌瘤常引起出血和感染
分泌过多激素	内分泌腺肿瘤可分泌多量激素引起症状如垂体生长激素瘤引起巨人症

2. 恶性肿瘤

死亡	恶性肿瘤分化不成熟,生长迅速,浸润并破坏器官的结构和功能,还可发生转移,因此对机体的影响严重,治疗效果不理想,患者死亡率高
继发性改变	肿瘤可因浸润、坏死而并发出血、穿孔、病理性骨折、感染等
恶病质	恶性肿瘤晚期机体严重消瘦、贫血、厌食、全身衰弱的状态,称为恶病质

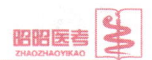

3. 异位内分泌综合征 一些非内分泌腺肿瘤,可产生和分泌激素或激素样物质,而引起症状,称为**异位内分泌综合征**。此类肿瘤多为恶性肿瘤,以癌居多,如**肺癌**、胃癌、肝癌等。

4. 副肿瘤综合征 由于肿瘤的产物(包括异位激素产生)、异常免疫反应等,引起内分泌、神经、消化、造血、骨关节、肾脏及皮肤等系统发生病变,出现相应的临床表现,称为副肿瘤综合征。这些表现不是由原发肿瘤或转移瘤直接引起,而是**通过产生某种物质**间接引起的。异位内分泌综合征属于副肿瘤综合征。

十一、良性肿瘤与恶性肿瘤的鉴别

	良性肿瘤	**恶性**肿瘤
分化程度	分化**好**,异型性**小**	分化**不好**,异型性**大**
核分裂象	无或少,**不见**病理性核分裂象	多,**可见**病理性核分裂象
生长速度	缓慢	较快
生长方式	**膨胀性**(主要)或外生性生长	**浸润性**(主要)或外生性生长
继发方式	少见	常见,如出血、坏死、溃疡形成等
转移	**不转移**	**可转移**
复发	不复发或很少复发	易复发
对机体的影响	较小,主要为局部压迫或阻塞	较大,破坏原发部位和转移部位的组织;坏死、出血、感染;恶病质

十二、异型增生、原位癌、上皮内瘤变、浸润癌、早期癌、交界性肿瘤

	概　念	常考举例
异型增生	指上皮细胞增生并出现**异型性**	轻、中、重度异型增生
原位癌	指异型增生的细胞与癌细胞相同,并累及上皮全层,但**未突破基底膜**	①乳腺导管内癌(如**粉刺癌**); ②乳腺小叶**原位癌**
上皮内瘤变	用来描述上皮从异型增生到原位癌的连续过程	宫颈上皮内瘤变分为 CINⅠ、Ⅱ、Ⅲ级
浸润癌	指**突破了基底膜**的癌	乳腺浸润性导管癌、浸润性小叶癌、乳腺髓样癌、小管癌、黏液癌
早期癌	癌浸润仅限于**黏膜及黏膜下层**者	**早期**胃癌、早期肺癌、早期食管癌、早期肝癌
交界性肿瘤	介于**良性**和**恶性之间**的肿瘤	骨巨细胞瘤等

【例6】**交界性**或临界性肿瘤是指
A. 良性肿瘤位于两个脏器交界处　　　　B. 良性肿瘤来源于两种组织
C. 形态属良性,但浸润性生长　　　　　D. 良性肿瘤位于重要器官
E. 有内分泌功能的良性肿瘤

十三、关于非肿瘤的概念

病变命名为"某某瘤"却并不是真正的肿瘤,常考的"假性"肿瘤总结如下。

分　类	基本概念
炎性假瘤	①指组织炎性增生形成的一个境界清楚的瘤样病变; ②主要组成成分:**炎性细胞**(中性粒细胞及淋巴细胞)、增生的**纤维及血管组织**、增生的**上皮组织**
迷离瘤	指误位于**异常部位**的**分化正常的组织**
错构瘤	正常组织在发育过程中出现**错误的组合排列**而导致的类癌样畸形
动脉瘤	严重粥样斑块引起动脉中膜的萎缩和弹性下降,在血管内压力的作用下,动脉管壁的局限性扩张
梅毒瘤	见于三期梅毒肉芽肿性病变,即树胶样肿
结核瘤	指有纤维包裹的孤立的境界分明的**干酪样坏死灶**,又称结核球
粥瘤	纤维斑块深层细胞的坏死发展而来,即粥样斑块,见于动脉粥样硬化

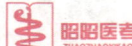

十四、癌前疾病

1. 概念 某些疾病(或病变)虽然本身不是恶性肿瘤,但具有发展为恶性肿瘤的潜能,患者发生相应恶性肿瘤的风险增加。

2. 常见的癌前病变

昭昭老师提示:长期慢性炎症下一步就是癌症。

癌前病变	癌症
家族性腺瘤性息肉病、绒毛状腺瘤、管状腺瘤等	大肠癌
乳腺导管上皮非典型增生	乳腺癌
慢性(萎缩性)胃炎与肠上皮化生	胃癌
溃疡性结肠炎	大肠癌
皮肤慢性溃疡、黏膜白斑	鳞癌

【例7】不属于癌前病变的是

A. 黏膜白斑　　　　　　B. 溃疡性结肠炎　　　　　　C. 十二指肠溃疡

D. 乳腺导管上皮乳头状瘤样增生　　　E. 家族性腺瘤性肠息肉病

第2节　常见的肿瘤

一、癌与肉瘤的鉴别

	癌	肉瘤
组织来源	上皮组织	间叶组织
来源代表	被覆上皮、腺上皮	纤维组织、脂肪、肌肉、血管、淋巴管、骨、软骨组织
发病率	高	低
好发人群	多见于40岁以后成人	青少年;中老年
大体特点	质较硬、色灰白	质软、色灰红、鱼肉状
镜下特点	多形成癌巢,实质与间质分界清楚,纤维组织常有增生	肉瘤细胞多弥漫分布,实质与间质分界不清,间质内血管丰富,纤维组织少
网状纤维	见于癌巢周围,癌细胞间多无网状纤维	肉瘤细胞间多有网状纤维
转移	多经淋巴道转移	多经血道转移
免疫组织化学染色	①角蛋白(Keratin)阳性; ②波形蛋白(Vimentin)阴性 (昭昭老师速记:"爱"上"波音"飞机)	①角蛋白(Keratin)可疑阳性; ②波形蛋白(Vimentin)常阳性 (昭昭老师速记:"肉""痒痒(阳阳)")

二、上皮组织肿瘤

1. 上皮组织的良性肿瘤

	好发部位	组织学特点
乳头状瘤	鳞状上皮、尿路上皮覆盖的部位	①外生性生长,指状或乳头状; ②镜下由血管和结缔组织等间质构成
管状腺瘤、绒毛状腺瘤	结肠、直肠黏膜	①呈息肉状,可有蒂,可为广基; ②绒毛状腺瘤癌变率高
囊腺瘤	卵巢	①大小不等的囊腔; ②可分泌浆液、黏液等

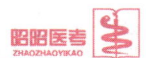

2. 上皮组织恶性肿瘤

类 型	组织学特点	好发部位
鳞状细胞癌	①分化好的鳞癌,癌巢中央可出现角化珠或癌珠;(昭昭老师速记:凤毛"鳞""角") ②分化较差的鳞状细胞癌可无角化,细胞间桥少或无	①鳞状上皮被覆的部位:皮肤、口腔、唇、食管、喉、子宫颈、阴道及阴茎; ②鳞状上皮化生:支气管、膀胱等
腺癌	癌细胞形成大小不一、排列不规则的腺体或腺样结构,细胞常不规则地排列成多层,核大小不一,核分裂象多见	胃肠道、肺、乳腺、女性生殖系统等
乳头状腺癌	乳头状结构为主的腺癌称为乳头状腺癌	—
囊腺癌	囊腺癌:腺腔高度扩张呈囊状的腺癌; 乳头状囊腺癌:伴乳头状生长的囊腺癌	—
黏液癌	①分泌大量黏液的腺癌,又称胶样癌; ②可见腺腔扩张,含大量黏液,癌细胞似漂浮在黏液中	胃和大肠
印戒细胞癌	黏液聚积在癌细胞内,将核挤向一侧,使癌细胞呈印戒状	胃和大肠
尿路上皮癌	又称移行细胞癌	膀胱、输尿管或肾盂

三、间叶组织
1. 间叶组织良性肿瘤

分 型	组织学特点	常见部位
脂肪瘤	①常见的良性软组织肿瘤,多发于成人; ②外观为分叶状,有被膜	肩、背、颈、四肢
血管瘤	毛细血管瘤、海绵状血管瘤、静脉血管瘤,可自然消退	肌肉、内脏器官
淋巴管瘤	增生的淋巴管构成,内含淋巴液,多发于小儿	表皮
平滑肌瘤	组织曲梭形细胞构成,形态比较一致,核呈长杆状,两端钝圆,形态类似平滑肌瘤细胞,排列成束状、编织状,核分裂象罕见	子宫
软骨瘤	①骨膜发生者称骨膜软骨瘤; ②在手足短骨和四肢长骨骨干髓腔者称内生性软骨瘤	骨膜、手足短骨、四肢长骨骨干的骨髓

2. 间叶组织恶性肿瘤

分 型	组织学特点	常见部位
脂肪肉瘤	多见于成人,呈结节状,分叶状,镜下特点为脂肪母细胞出现	脂肪组织、腹膜后
横纹肌肉瘤	儿童和婴幼儿,恶性程度高,早期易发生血道转移	头颈部、泌尿生殖道
平滑肌肉瘤	软组织平滑肌肉瘤多见于中老年人	子宫、软组织、腹膜后
血管肉瘤	易出血坏死	乳腺、肝、脾、骨
纤维肉瘤	镜下为异型的梭形细胞呈鲱鱼骨样排列	四肢皮下组织
骨肉瘤	为最常见的骨的恶性肿瘤	四肢长骨干骺端
软骨肉瘤	软骨基质中有异型的软骨细胞	骨盆

3. 神经外胚叶肿瘤

分 型	组织学特点	常见部位
胶质瘤	中枢神经系统原发性肿瘤约40%为胶质瘤	颅内
视网膜母细胞瘤	可见特征性的 Flexener–Wintersteiner 菊形团	眼
恶性黑色素瘤	皮肤的恶性黑色素瘤可由黑色素细胞痣发展而来	皮肤和黏膜,偶见于内脏

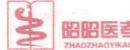

第3节　肿瘤的病因学及发生机制

一、肿瘤发生的分子学基础

1. 癌基因

（1）概念　原癌基因在正常时并不导致肿瘤，只有在发生某些异常时，才能使细胞发生恶性转化。这时，这些基因称为细胞癌基因（如 c-ras、c-myc 等）。原癌基因转变为细胞癌基因的过程，称为原癌基因的激活。其激活方式有以下几种。

点突变	①如促进细胞生长的信号转导蛋白 ras 基因 12 号密码子 GGC 发生单个碱基置换，成为 GTC，导致 Ras 蛋白的 12 号氨基酸（甘氨酸）变为缬氨酸； ②突变的 Ras 蛋白不能将 GTP 水解为 GDP，因此一直处于活性状态； ③这种突变的 Ras 蛋白称为 Ras 肿瘤蛋白，不受上游信号控制，持续促进细胞增殖
基因扩增	①特定基因过度复制，其拷贝数增加，导致特定的基因产物过量表达； ②在神经母细胞瘤中发生的 N-myc 的扩增、乳腺癌中 HER2 基因的扩增
染色体转位	①原癌基因所在的染色体发生染色体转位，可导致原癌基因的表达异常或结构与功能异常； ②原癌基因可因染色体转位被置于很强的启动子控制之下，转录增加，过度表达，例如 Burkitt 淋巴瘤位于 8 号染色体上的 c-myc 转位到 14 号染色体编码的免疫球蛋白重链的位点，可导致 c-myc 的过度表达

（2）特点　原癌基因由于转位产生具有致癌能力的融合基因，编码融合蛋白，导致细胞恶性转化。例如慢粒白血病的 9 号染色体上的原癌基因 abl 转位至 22 号染色体的 bcr 位点，导致 Abl 蛋白的氨基酸被 Bcr 蛋白序列取代，形成一个功能异常的 Bcr/Abl 融合蛋白，可导致细胞恶性转化。

（3）癌基因总结如下

分　类		原癌基因	活化机制	相关人类肿瘤
生长因子	PDGF-β链	sis	过度表达	星形细胞瘤，骨肉瘤
生长因子受体	EGF 受体家族	eRB-B2	扩增	腺癌，卵巢癌，肺癌和胃癌
信号转导蛋白	G 蛋白	ras	点突变	肺癌，结肠癌，胰腺癌，白血病
	非受体酪氨酸激酶	abl	转位	慢性粒细胞白血病，急性淋巴细胞白血病
转录因子	—	myc	转位	Burkitt 淋巴瘤
	—	N-myc	扩增	神经母细胞瘤，小细胞肺癌
	—	L-myc	扩增	小细胞肺癌

2. 抑癌基因

抑癌基因的产物限制细胞生长，其功能的丧失可导致细胞发生转化。目前已知的抑癌基因有 10 余种，如 APC、RB、p53、NF-I、BRCA-1、BRCA-2 等。

	RB	p53
定位	13 号染色体	17 号染色体
特点	最早发现的肿瘤抑制基因	最广为人知的肿瘤抑制基因
功能	①机制：与转录因子 E2F 结合，阻止 E2F 的转录活性； ②功能：调节细胞周期	①诱导 P21（细胞周围蛋白依赖性抑制因子）转录，使 DNA 损伤的细胞停滞在 G_1 期，阻止 DNA 合成； ②诱导 GADD45 转录，诱导 DNA 损伤的修复； ③若 G_1 期停滞不能实现，则诱导细胞凋亡，防止恶变
机制	RB 功能丧失后，E2F 的转录活性处于无控状态，使细胞失去了控制 G/S 期的转换，导致肿瘤发生	p53 缺失或突变的细胞发生 DNA 损伤后，不能停滞在 G 期进行 DNA 修复，细胞继续增殖，DNA 的异常传递给子代细胞，异常的积累最终导致肿瘤发生

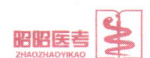

续表

	RB	p53
灭活方式	与 HPV 的 E7 蛋白结合等	突变(最常见,等位基因错义突变和丢失);与 HPV 的 E6 蛋白结合;与癌蛋白 mdm2 结合;p53 蛋白被阻不能进入核内发挥作用
相关肿瘤	视网膜母细胞瘤,骨肉瘤,乳腺癌等	Li-Fraumeni 综合征,多发性癌和肉瘤

二、环境致病因素

1. 化学物质

多环芳烃	致癌作用特别强的是 3,4-苯并芘、1,2,5,6-双苯并蒽等,可能与肺癌、胃癌发生有关
致癌的芳香胺类	①如乙萘胺、联苯胺等,与膀胱癌发生有关。 ②氨基偶氮染料可引起肝细胞癌
亚硝胺类物质	①致癌性强,可能引起胃肠道癌等。 ②肉类食品的保存剂与着色剂可含有亚硝酸盐;亚硝酸盐也可由细菌分解硝酸盐产生;在胃内酸性环境下,亚硝酸盐与来自食物的二级胺作用合成亚硝胺;亚硝胺在体内经过羟化作用而活化,形成一个有很强反应性的烷化碳离子而致癌
真菌毒素	①黄曲霉菌广泛存在于霉变食品中,霉变的花生、玉米及谷类含量最高。 ②黄曲霉毒素有多种,以黄曲霉毒素 B_1 致癌性最强。黄曲霉毒素 B_1 是异环芳烃,在肝脏代谢为环氧化物,可使肿瘤抑制基因 p53 发生点突变而失去活性,这种毒素可诱发肝细胞癌
烷化剂及酰化剂	为直接化学致癌物,如环磷酰胺等化疗后可诱发粒细胞性白血病

2. 物理致癌因素

紫外线	①可引起皮肤鳞癌、基底细胞癌和恶性黑色素瘤; ②紫外线可使 DNA 中相邻的两个嘧啶形成二聚体,造成 DNA 分子复制错误; ③着色性干皮病患者先天性缺乏修复 DNA 所需的酶,不能修复紫外线导致的 DNA 损伤,因此皮肤癌的发病率很高
电离辐射	①包括 X 线、γ 射线、β 粒子等; ②辐射能使染色体发生断裂、转位和点突变,导致癌基因激活或肿瘤抑制基因的灭活

3. 生物致癌因素

致病因素	简写	相关性肿瘤	昭昭老师速记
人乳头瘤病毒	HPV	①HPV-6,11——生殖道和喉乳头状瘤; ②HPV-16、18——宫颈原位癌和浸润癌; ③HPV 的 E6 蛋白能与 p53 蛋白结合,E7 蛋白能与 RB 蛋白结合,分别抑制它们的功能,导致肿瘤发生	①1 个猴头; ②68 岁的宫颈癌; ③"3""6"行; ④"7""B"
EB 病毒	EBV	①伯基特(Burkitt)淋巴瘤; ②鼻咽癌	①EB=B; ②EB=鼻
乙型肝炎病毒	HBV	肝细胞癌	肝炎→肝硬化
人类 T 细胞白血病/淋巴瘤病毒 I	HTLV-1	成人 T 细胞白血病/淋巴瘤(ALT)	——
幽门螺杆菌	Hp	①胃黏膜相关组织(MALT)淋巴瘤; ②胃癌	Hp 可导致胃的炎症和癌症

致病因素	简　写	相关性肿瘤	昭昭老师速记
华支睾吸虫	—	①肝癌; ②胆管癌	此寄生虫导致肝、胆管癌症
慢性血吸虫	—	结肠癌	—

➤ **参考答案**如下,详细答案参见 2021 版《国家临床执业及助理医师资格考试精选真题考点精析》。

1. A	2. A	3. D	4. E	
5. D	6. C	7. C	—	昭昭老师提示:关注官方微信,获得第一手考试资料。

第5章　动脉粥样硬化和高血压病

➤ **2021 考试大纲**

①动脉粥样硬化;②原发性高血压;③风湿性心脏病;④亚急性细菌性心内膜炎;⑤心瓣膜病。

➤ **考纲解析**

近 20 年的医师考试中,本章的考点是亚急性细菌性心内膜炎,执业医师每年考查分数为 1~2 分,助理医师每年考查分数为 0~1 分。

第1节　动脉粥样硬化(AS)

一、概　述

动脉粥样硬化主要累及大中动脉,基本病变是动脉内膜的脂质沉积、内膜灶状纤维化,粥样斑块形成,导致管壁变硬、管腔狭窄,并引起一系列继发性病变,特别是发生在心、脑、肾等器官,可引起缺血性改变。

二、危险因素

危险因素	特　点	昭昭老师速记
高脂血症	①血浆中胆固醇及甘油三脂升高可导致 AS; ②低密度脂蛋白(LDL)及极低密度脂蛋白(VLDL)升高; ③高密度脂蛋白(HDL)可对抗 AS	高的高了好,低的低了好
吸烟	①吸烟是心肌梗死的独立因素; ②烟雾中的有害气体可导致血管内皮损伤; ③吸烟可导致 LDL 氧化生成 ox-LDL,后者可促进单核细胞进入内膜,导致 AS 的发生	饮酒不是,吸烟是高危因素
高血压	高血压对血管内壁造成破坏,内皮受损,脂质沉积,导致单核细胞、血管平滑肌细胞及血小板进入内膜,导致 AS	三高是罪魁祸首
遗传因素	AS 的发生有明显的家族性聚集现象	—
性别和年龄	①雌激素具有改善血管内皮的功能,降低血胆固醇的作用; ②女性绝经期前其发生病率低于同年龄组男性	雌激素是个好东西
其他	①糖尿病患者甘油三酯及 VLDL 水平升高,HDL 水平下降; ②高胰岛素血症可促进动脉壁平滑肌细胞增生; ③甲状腺功能减退、肾病综合征可引起高胆固醇血症,导致 LDL 明显升高	注意甲亢不是导致 AS 发生的高危因素

三、发病机制

1. 内皮损伤学说　①损伤的内皮细胞分泌生长因子吸引巨噬细胞聚集、黏附内皮,并迁入内皮下间隙,经其表面的清道夫受体、CD36 受体和 Fc 受体的介导,源源不断地摄取已进入内膜发生氧化的脂质,

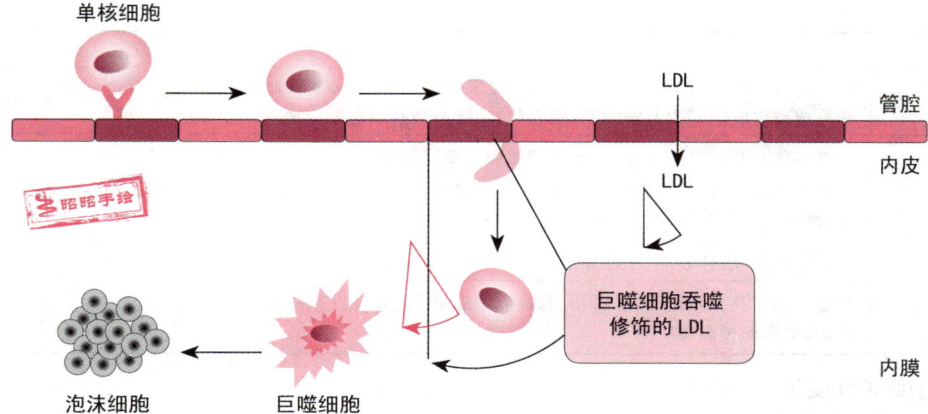

形成巨噬细胞源性泡沫细胞。②内皮细胞的损伤是非剥脱性的,内皮细胞更新、增生、并分泌生长因子,从而激活动脉中膜平滑肌细胞经内弹力膜的窗孔迁入内膜,并发生增生、转化、分泌细胞因子及合成细胞外基质。平滑肌细胞经其表面的LPL受体介导而吞噬脂质,形成平滑肌细胞源性泡沫细胞。

2. 脂质渗入学说　小、致密LDL具有很强的致动脉粥样硬化作用。

四、基本病理改变

动脉粥样硬化主要累及大、中动脉。动脉壁的基本病理变化可分为脂纹→纤维斑块→粥样斑块→继发性病变。

病　变	光镜下病理特点	主要成分
脂纹	肉眼可见的最早病变,病灶处的内膜下有大量泡沫细胞聚集	泡沫细胞和脂质
纤维斑块	平滑肌细胞可分泌大量细胞外基质(胶原纤维和蛋白聚糖等)斑块表面为大量平滑肌细胞和细胞外基质组成的纤维帽	平滑肌细胞和细胞外基质
粥样斑块(粥瘤)	纤维帽之下含有大量不定形的坏死崩解产物、胆固醇结晶、钙盐沉积,斑块底部和边缘出现肉芽组织,少量淋巴细胞和泡沫细胞	坏死崩解产物、胆固醇结晶、钙盐沉积
继发性病变	斑块内出血、斑块破裂、血栓形成、钙化、动脉瘤形成、血管腔狭窄	—

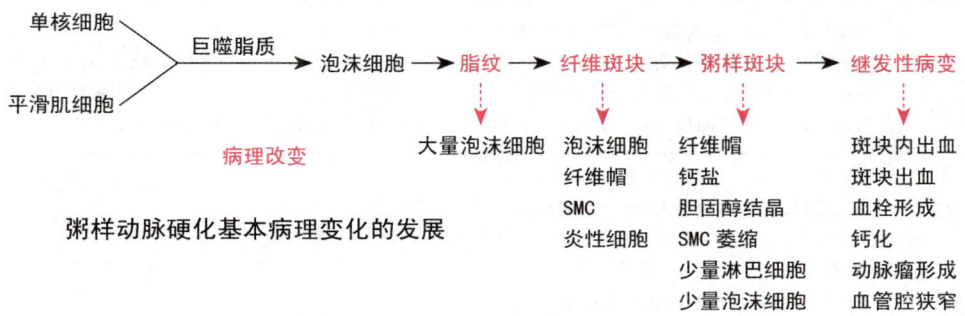

粥样动脉硬化基本病理变化的发展

【例1】造成动脉粥样硬化病灶中,可分泌胶原纤维的是

A. 内皮细胞　　B. 泡沫细胞　　C. 平滑肌细胞　　D. 纤维母细胞　　E. 淋巴细胞

【例2】早期动脉粥样硬化病变,最早进入动脉内膜的细胞是

A. 红细胞　　B. 淋巴细胞　　C. 脂肪细胞　　D. 中性粒细胞　　E. 巨噬细胞

五、主要动脉的病理改变及后果

动　脉	病理变化	最常见受累部位
主动脉	动脉壁的基本病理变化均可见到;动脉瘤形成	主动脉后壁及其分支开口处
冠状动脉	动脉壁的基本病理变化均可见到	左冠状动脉前降支(发生率最高)

续表

动　脉	病理变化	最常见受累部位
脑动脉	脑动脉管腔狭窄致脑组织长期供血不足发生脑萎缩斑块继发血栓形成致管腔阻塞引起脑梗死(脑软化)动脉瘤破裂引起脑出血	基底动脉、大脑中动脉、Willis 环
肾动脉	①管腔狭窄致肾组织缺血,肾实质萎缩和间质纤维组织,增生;②血栓形成致肾组织梗死,梗死灶机化后遗留凹陷瘢痕,肾脏缩小,称为动脉粥样硬化性固缩肾	肾动脉开口处及主动脉近侧端
四肢动脉	间歇性跛行、肢体萎缩、干性坏疽	以下肢动脉为重
肠系膜动脉	当官腔狭窄甚至阻塞时,患者剧烈腹痛、腹胀和发热,可发生肠梗死、麻痹性肠梗阻等	肠系膜动脉

六、冠状动脉粥样硬化

1. 冠状动脉粥样硬化

部位	左前降支＞右主干＞左主干、左旋支、后降支
病理改变	脂纹、纤维斑块、粥样斑块及继发性改变
管腔狭窄程度分级	Ⅰ级≤25％,Ⅱ级≤50％,Ⅲ级≤75％,Ⅳ级＞75％
后果	心肌缺血、心绞痛、心肌梗死等

【例3】冠状动脉粥样硬化最常发生的部位是

A. 左冠状动脉主干　　　　　B. 左冠状动脉前降支　　　　C. 左冠状动脉左旋支

D. 右冠状动脉主干　　　　　E. 右冠状动脉后降支

七、冠状动脉硬化性心脏病

冠心病是冠状动脉狭窄所致,冠状动脉硬化是冠心病最常见的病因。

心绞痛	①心肌急剧的暂时性缺血缺氧所造成的一种临床综合征。②心绞痛可因心肌耗氧量暂时增加,超出了狭窄的冠状动脉所能提供的氧而发生,也可因冠状动脉痉挛而导致心肌供氧不足而引起
心肌梗死	①冠状动脉血流中断引起供血区持续性缺血而导致的较大范围的心肌坏死。②梗死在6小时后肉眼才能辨认,梗死灶呈苍白色,8~9小时后成土黄色。③光镜下,心肌纤维早期凝固性坏死、核碎裂、消失,胞质均质红染或不规则粗颗粒状,即收缩带,间质水肿,不同程度的中性粒细胞浸润;4天后,梗死灶外围出现充血出血带;7天~2周,边缘区开始出现肉芽组织,或肉芽组织向梗死灶内长入,呈红色;3周后肉芽组织开始机化,逐渐形成瘢痕组织
心肌纤维化	①多发生于中至重度冠脉硬化。②肉眼观,心脏体积增大,重量增加,心腔扩大,心室壁厚度一般正常。③光镜下,心内膜下心肌细胞弥漫性空泡变,多灶性陈旧性心肌梗死或瘢痕灶
冠状动脉猝死	①多发生在冠状动脉硬化的基础上。②无心肌梗死时也可发生猝死,此类病人通常有致心律失常性基础病变,如心室瘢痕或左心室功能不全

第2节　高血压病

一、良性高血压

1. 功能紊乱期 ①基本病理改变为全身细小动脉间歇性痉挛收缩;临床表现为血压升高,常有波动性。因动脉无器质性病变,痉挛缓解后血压可恢复正常。②临床表现为血压升高,但常有波动,可伴有头晕、头痛,经适当休息和治疗,血压可恢复正常,一般不需服用降压药。

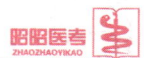

2. 动脉病变期

（1）病理改变

细小动脉硬化	表现为细小动脉玻璃样变，最易累及肾入球动脉、视网膜动脉和脾的中心动脉
肌型小动脉硬化	①主要累及肾小叶间动脉、弓状动脉及脑的小动脉等。 ②小动脉内膜胶原纤维及弹性纤维增生，内弹力膜分裂；中膜 SMC 增生肥大，不同程度的胶原纤维、弹力纤维增生，血管壁增厚，管腔狭窄
大动脉硬化	弹力肌型或弹力型大动脉无明显病变或并发动脉粥样硬化

（2）临床表现　为明显的血压升高，失去波动性，需服降压药。由于细小动脉长期痉挛，加之血管内皮细胞受长期的高血压刺激，使内皮细胞及基底膜受损，内皮细胞间隙扩大，通透性增强，血浆蛋白渗入血管壁中。

3. 内脏病变期

器 官	病 变	病 理	临床表现
心脏	高血压性心脏病	早期向心性肥大，晚期离心性肥大	严重者可发生心力衰竭
肾脏	原发性颗粒性固缩肾	高血压时肾入球动脉玻璃样变，管壁增厚、管腔狭窄，致病变区的肾小球缺血发生纤维化、硬化和玻璃样变，相应肾小管因缺血而萎缩，间质纤维组织增生	晚期患者出现水肿、蛋白尿和肾病综合征，严重者可出现尿毒症
脑	脑水肿或高血压脑病	脑小动脉硬化和痉挛，局部组织缺血	①脑动脉硬化导致颅内压升高的三主征：头痛、呕吐、视神经乳头水肿；②高血压危象，偏瘫、昏迷、脑疝、死亡
	脑软化	脑组织缺血坏死形成微梗死灶，血栓形成，微动脉瘤	
	脑出血	血压突然升高致小动脉瘤或微小动脉瘤破裂出血	
眼睛	视网膜病变	视网膜中央动脉发生细动脉硬化	视网膜动脉病变导致视网膜出血，视力减退

【例4】高血压病时，细动脉硬化的病理改变是

A. 动脉壁纤维化　　　　　　B. 动脉壁水肿　　　　　　C. 动脉壁玻璃样变性

D. 动脉壁纤维素样坏死　　　E. 动脉壁脂质沉着

【例5】高血压病脑出血最常见的部位是

A. 豆状核和丘脑　　　　　　B. 内囊和基底核　　　　　C. 蛛网膜下腔

D. 侧脑室　　　　　　　　　E. 大脑髓质

二、恶性高血压

1. 概念　多见于青少年，血压显著升高，常超过 230/130 mmHg，病变进展迅速，可发生高血压脑病，或较早就出现肾衰竭，或常出现视网膜出血及视盘水肿。

2. 特征性的病变　是增生性小动脉硬化和坏死性细动脉炎，主要累及肾脏。

特征性病变	病理变化
增生性小动脉硬化	①动脉内膜显著增厚，伴有平滑肌细胞增生，胶原纤维增多，致血管壁呈层状洋葱皮样增厚，管腔狭窄；②主要累及肾（入球小动脉最常受累）、脑和视网膜
坏死性细动脉炎	病变累及内膜和中膜，管壁发生纤维素样坏死，周围有单核细胞及中性粒细胞浸润

3. 小动脉病变

肾的入球小动脉	肾小球毛细血管袢发生节段性坏死
大脑	常引起脑组织局部缺血，微梗死形成和脑出血

【例6】下列符合恶性高血压特征性病理变化的是

A. 肾入球小动脉玻璃样变性　　B. 肾细动脉壁纤维素样坏死　　C. 肾动脉粥瘤

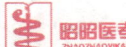

D. 肾小球毛细血管内透明血栓　　　　E. 肾小球纤维化

第3节　风湿病

风湿病是一种与 A 组 β 溶血性链球菌 感染有关的变态反应性疾病。病变主要累及全身结缔组织及血管,常形成特征性风湿肉芽肿即 Aschoff 小体。病变发生于结缔组织的胶原纤维,病变最常累及心脏、关节和血管等处,以心脏内膜病变最为严重。

一、基本病理变化

1. 风湿小体的形成

概　念	组　成	昭昭老师速记
风湿小体 (Aschoff 小体)	成群的风湿细胞聚集于纤维素样坏死灶内,并由少量的淋巴细胞(主要是 T 淋巴细胞)和浆细胞构成	"特(T)"别"疯(风)"的一个人
风湿细胞	风湿细胞也称阿少夫细胞,是由增生的巨噬细胞吞噬纤维素样坏死物质转变而来的	"巨""风"来袭

2. 特征性病理变化　特征性病理变化为风湿小体即 Aschoff 小体,具有诊断意义。按病程可分为三期。

	变质渗出期	增生或肉芽肿期	纤维化期或硬化期
病理改变	结缔组织基质的黏液样变性和胶原纤维素样坏死形成	心肌间质、心内膜下和皮下结缔组织中出现肉芽肿性病变,即风湿小体(Aschoff 小体)	风湿细胞转变为成纤维细胞,风湿小体逐渐纤维化,最后形成梭形小瘢痕
时间	持续 1 个月	持续 2~3 个月	持续 2~3 个月
昭昭老师速记	神仙="渗""纤"	"生"了个"少妇(Aschoff)"	缩"小"成"纤维"

【例7】风湿病中最具有诊断意义的病变是
A. 心肌局灶性变性、坏死　　　B. 心内膜纤维组织增生　　　C. 胶原纤维的纤维素样变性
D. Aschoff 小体形成　　　E. 心外膜纤维素渗出

二、风湿病导致各器官病理变化

1. 风湿性心脏病　风湿性心脏病包括风湿性心内膜炎、风湿性心肌炎和风湿性心外膜炎。

	风湿性心内膜炎	风湿性心肌炎	风湿性心外膜炎
部位	心瓣膜,二尖瓣最常见	心肌间质结缔组织	心包脏层
病理改变	①心瓣膜闭锁缘形成疣状赘生物,主要由血小板和纤维素构成,伴纤维素样坏死; ②血流反流冲击形成左房后壁的 Mc Callum 斑	①灶状间质性心肌炎; ②间质血管旁可见 Aschoff 小体	①呈浆液性或纤维素性炎症; ②大量浆液渗出形成心包积液; ③纤维素渗出为主,形成绒毛心、缩窄性心包炎
昭昭老师速记	"风"花"雪(血)"月	—	大"风"的日子,穿羽"绒"服

2. 风湿性关节炎　①约 75% 的风湿热患者在疾病的早期出现风湿性关节炎。最常侵犯膝、踝、肩、腕、肘等大关节,呈游走性、反复发作性。②关节腔内有浆液及纤维蛋白渗出,病变滑膜充血肿胀,邻近软组织内可见不典型的 Aschoff 小体。急性期后,渗出物易被完全吸收,一般不留后遗症。

➢ 昭昭老师总结:风湿性关节炎和类风湿性关节炎的对比

	风湿性关节炎	类风湿性关节炎
发病部位	膝、肩、腕、肘等大关节	腕、掌指关节、近端指间关节等小关节
病理改变	滑膜充血肿胀	滑膜炎性渗出、滑膜下血管扩张
本质	浆液性渗出	纤维素渗出
后遗症	不残留畸形	遗留关节畸形

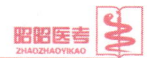

3. 皮肤病变 急性风湿病时,皮肤出现环形红斑和皮下结节,具有诊断意义。

	环形红斑	皮下结节
病理特点	渗出性病变	增生性病变
部位	躯干和四肢皮肤	肘、腕、膝、踝关节附近的伸侧面皮下结缔组织
光镜下	红斑处真皮浅层血管充血,血管周围水肿,淋巴细胞和单核细胞浸润;病变常在1~2天消退	结节中心为大片状纤维蛋白样坏死物,周围呈放射状排列的 Aschoff 细胞和成纤维细胞,伴有以淋巴细胞为主的炎细胞浸润

4. 风湿性动脉炎 ①大小动脉均可受累,以小动脉受累较为常见。如冠状动脉、脑动脉、肠系膜动脉等。②急性期,血管壁发生纤维素样坏死,伴淋巴细胞浸润,并伴有 Aschoff 小体形成。病变后期,血管壁纤维化而增厚,管腔狭窄,并发血栓形成。

> 昭昭老师总结:可以出现风湿小体即 Aschoff 小体的病变的器官是:风湿性心肌炎、皮下小结、风湿性动脉炎,速记为:看见"小结(小姐)"后"心""动"。

5. 风湿性脑病 ①多见于5~12岁儿童,女孩较多。②主要病变为脑的风湿性动脉炎和皮质下脑炎。③当锥体外系受累时,患儿出现肢体的不自主运动,称为小舞蹈病。

第4节 感染性心内膜炎

一、概 述

感染性心内膜炎是由病原微生物经血行途径直接侵袭心内膜,特别是心瓣膜而引起的炎症性疾病,常伴有赘生物的形成。根据病情和病程,分为急性和亚急性心内膜炎。

二、病因和机制

自体瓣膜感染性心内膜炎	①急性 IE 致病菌以金黄色葡萄球菌最多见,少数为肺炎球菌、A 族链球菌、流感杆菌、淋球菌等;②亚急性 IE 以草绿色链球菌最多见,肠球菌次之
人工瓣膜感染性心内膜炎	①早期因手术感染所致,致病菌多为表皮葡萄球菌、金黄色葡萄球菌;②晚期多由一过性菌血症所致,致病菌多为金黄色葡萄球菌
器质性心血管疾病患者	如风心病、先心病、人工瓣膜置换术、老年退行性心脏病等

三、亚急性感染性心内膜炎

心脏	①常侵犯二尖瓣和主动脉瓣,在病变瓣膜上形成赘生物;②瓣膜损害可致瓣膜口狭窄或关闭不全,临床上可听到相应的杂音;③瓣膜变形严重可出现心力衰竭
血管	①细菌毒素和赘生物破裂脱落形成的栓子,可引起动脉性栓塞和血管炎;②栓塞最多见于脑,其次是肾、脾等;③由于栓子不含细菌或仅含极少的细菌,细菌毒力弱,常为无菌性梗死
变态反应	微栓塞可引起局灶性或弥漫性肾小球肾炎;皮肤出现 Osler 小结
败血症	脱落赘生物中的细菌侵入血流,并在血流中繁殖,致患者有长期发热、脾大、白细胞增多,皮肤、黏膜、眼底常有小出血点、贫血等表现

【例8】 亚急性感染性心内膜炎最常见的致病菌是

A. 草绿色葡萄球菌   B. 金黄色葡萄球菌   C. 淋病奈瑟菌

D. 肺炎球菌   E. 肠球菌

第5节 心瓣膜病

一、概 述

心脏瓣膜病变主要为二尖瓣受累,其次是二尖瓣合并主动脉瓣。单纯主动脉瓣病变者较少见,三尖

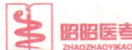

瓣和肺动脉瓣病变者亦少见。

二、各种瓣膜疾病

	二尖瓣狭窄	二尖瓣关闭不全	主动脉瓣狭窄	主动脉关闭不全
病理改变	二尖瓣狭窄→左心房扩大→右心扩大→右心衰	二尖瓣关闭不全→左心房血流增多→左心室血流增多	主动脉瓣狭窄→左心室扩张→左心衰	主动脉关闭不全→血液反流→左心室扩大→左心衰
外形	梨形心	球形心	靴形心	靴形心
昭昭老师速记	"二"个人在"狭窄"的房间内吃"梨"	"二"个人,人手"不"够,不能玩"球"	"主"任的"靴"子	"主"任的"靴"子

【例9】单纯性二尖瓣狭窄的病变不伴有
    A. 左心房肥大   B. 左心房扩张   C. 右心室肥厚   D. 左心室肥厚   E. 心脏呈梨形

➤ 参考答案如下,详细答案参见 2021 版《国家临床执业及助理医师资格考试精选真题考点精析》。

1. C	2. E	3. B	4. C	5. B	昭昭老师提示:关注官方微信,获得第一手考试资料。
6. B	7. D	8. A	9. D	—	

第6章　呼吸系统疾病

➤ **2021 考试大纲**
　　①慢性支气管炎;②肺气肿;③慢性阻塞性肺疾病;④大叶性肺炎;⑤小叶性肺炎;⑥肺硅沉着病(矽肺);⑦急性呼吸窘迫综合征;⑧肺癌。

➤ **考纲解析**
　　近 20 年的医师考试中,本章的考点是肺癌,执业医师每年考查分数为 1～2 分,助理医师每年考查分数为 0～1 分。

第1节　慢性支气管炎

一、概　述
　　慢性支气管炎是发生于支气管黏膜及其周围组织的慢性非特异性炎性疾病。临床特征为反复发作的咳嗽、咳痰或伴有喘息症状,且症状每年至少持续 3 个月,连续 2 年以上。

　　昭昭老师速记:康师傅饼干"3+2"很好吃。

二、病因和发病机制

病毒和细菌感染	上呼吸道感染是慢支发生的常见病因
吸烟	吸烟能明显增加慢支的发生率,慢支发病率与吸烟量成正比
空气污染与过敏因素	工业粉尘、雾霾等造成的大气污染与慢支发生有明显关系
机体内在因素	机体抵抗力下降、防御系统功能受损及内分泌失调等与本病有关

三、病理变化

　　昭昭老师速记:注意这里没有不典型增生及癌细胞等,因为这个不是癌前病变。

部　　位	病理变化
黏液-纤毛排送系统	纤毛柱状上皮变性、坏死脱落,再生的上皮杯状细胞增多并发生鳞化
黏液腺	黏膜下腺体增生肥大和浆液性上皮发生黏液腺化生导致黏液分泌增多
炎性细胞	管壁大量淋巴细胞、浆细胞浸润
平滑肌	管壁平滑肌断裂、萎缩,但喘息型者平滑肌增生、肥大

续表

部　位	病理变化
软骨	管壁软骨可变性、萎缩或骨化
细支气管炎及细支气管周围炎	①炎症累及细支气管引起管壁纤维性增厚、管腔狭窄，并向管壁周围组织及肺泡扩展； ②细支气管炎和细支气管周围炎是引起慢性阻塞性肺气肿的病变基础

【例1】慢性支气管炎患者发生阻塞性通气功能障碍的病变基础是

A. 支气管上皮细胞变性、坏死　　　B. 支气管平滑肌萎缩　　　C. 支气管软骨萎缩、纤维化

D. 细支气管炎及细支气管周围炎　　　E. 支气管腺体增生、肥大

第2节　肺气肿

一、肺气肿的分类

根据病变部位、范围和性质的不同，可将肺气肿分为下列类型。

1. 肺泡性肺气肿（阻塞性肺气肿）　病变发生在肺腺泡内，根据发生部位和范围，又可分为以下三型。

	腺泡中央型肺气肿	腺泡周围型肺气肿	全腺泡型肺气肿
发病率	最常见	—	—
发病人群	中老年吸烟者或有慢性支气管炎病史者	多不合并慢性阻塞性肺疾病	青壮年、先天性（遗传性）α1－AT缺乏症患者
病变特点	位于肺腺泡中央的呼吸性细支气管呈囊状扩张，而肺泡管和肺泡囊扩张不明显	腺泡的呼吸性细支气管基本正常，而远侧端位于其周围的肺泡管和肺泡囊扩张	呼吸性细支气管、肺泡管、肺泡囊和肺泡都扩张，含气小囊腔布满肺腺泡内
昭昭老师速记	中央型当然是中央扩张，周围不扩张	周围性的多是小气道堵塞，导致肺泡扩张	因为酶缺乏，导致广大的部位扩张

肺泡型肺气肿类型模式图

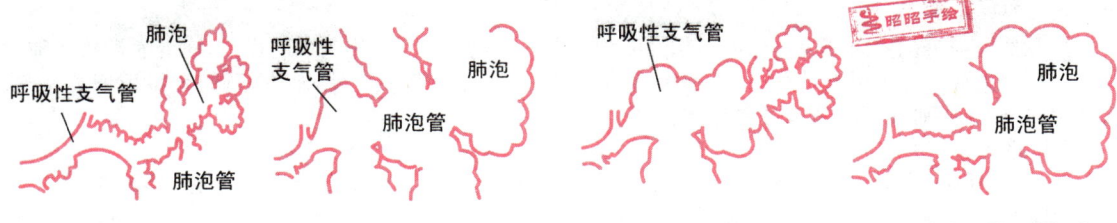

正常肺小叶　　　　全腺泡型肺气肿　　　　腺泡中央型肺气肿　　　　腺泡周围型肺气肿

2. 间质性肺气肿　肋骨骨折、胸壁穿透伤或剧烈咳嗽引起肺内压急剧升高，均可导致细支气管或肺泡间隔破裂，使空气进入肺间质形成间质性肺气肿。气体出现在胸膜下、肺小叶间隔，也可扩散至肺门、纵隔形成串珠状气泡，甚至可在颈部和上胸部形成皮下气肿。

3. 其他类型肺气肿

类　型	特　点
瘢痕旁肺气肿	指出现在肺组织瘢痕灶周围，由肺泡破裂融合形成的局限性肺气肿
代偿性肺气肿	指肺萎缩及肺叶切除后残余肺组织或肺炎性实变病灶周围肺组织的肺泡代偿性过度充气，通常不伴有气道和肺泡壁的破坏或仅有少量肺泡壁破裂
老年性肺气肿	是因老年人的肺组织弹性回缩力减弱使残气量增多而引起的肺膨胀

【例2】细支气管不完全阻塞所致的阻塞性通气功能障碍可造成

A. 肺不张　　B. 肺纤维化　　C. 支气管扩张　　D. 气胸　　E. 肺气肿

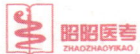

二、病理变化

肉眼观	①肺体积增大,边缘钝圆,色灰白,柔软而缺乏弹性,指压后压痕不易消退; ②切面肺组织呈海绵状,可见含气囊泡形成,囊腔大小不等
镜下观	①肺泡扩张,肺泡间隔变窄、断裂,相邻肺泡融合成较大的囊腔; ②肺泡间隔内毛细血管床数量减少,间质内肺小动脉内膜纤维性增厚,管腔狭窄; ③小支气管和细支气管可见慢性炎症改变

三、临床病理联系

患者有阻塞性通气功能障碍的表现,可出现呼气性呼吸困难,气促、胸闷、发绀等缺氧症状。严重者形成肺气肿病人特有的体征"桶状胸"。最终可因肺动脉高压导致慢性肺心病。

第3节　慢性肺心病

一、病理变化

原发疾病	如慢性支气管炎和硅肺沉着病所表现的肺部病变
肺小动脉变化	①肺腺泡小血管的构型重建:无肌型细动脉肌化,肌型小动脉中膜增生、肥厚,内膜下出现纵行平滑肌束等肺小动脉炎、肺小动脉弹力纤维及胶原纤维增生; ②腔内血栓形成和机化; ③肺泡间隔毛细血管数量减少
心脏变化	①以右心室的病变为主——右心室肥厚、心室腔扩大; ②心脏重量增加,右心室前壁肺动脉圆锥显著膨隆,右心室如乳头肌和肉柱显著增粗,室上嵴增厚; ③通常以肺动脉瓣下2 cm处右心室前壁肌层厚度>5 mm(正常为3~4 mm)作为诊断肺心病的病理形态标准

二、临床病理联系

肺心病可合并呼吸性酸中毒、脑水肿,甚至发生肺性脑病。

第4节　大叶性肺炎

一、病　因

大叶性肺炎是主要由肺炎链球菌引起的以肺泡内弥漫性纤维素渗出为主的炎症,病变通常累及肺大叶的全部或大部。90%以上是有肺炎链球菌引起,以3型毒力最强。此外,肺炎杆菌、金黄色葡萄球菌、流感嗜血杆菌、溶血性链球菌也可引起,但少见。

【例3】肺炎链球菌可引起

A. 支气管肺炎　　B. 肺脓肿　　　C. 大叶性肺炎　　D. 支气管哮喘　　E. 胸膜炎

二、病理变化

> 昭昭老师提示:大叶性肺炎为纤维素性炎症,这个同风湿性心脏病是一样的。

	充血水肿期	红色肝样变期	灰色肝样变期	溶解消散期
病程时间	发病后1~2天	发病后3~4天	发病后5~6天	发病后7天
肉眼观	肺肿大,暗红色	肺肿大,暗红色	肺肿大,灰白色	肺缩小,质软
肺泡内渗出	浆液性渗出	中量纤维素渗出	大量纤维素渗出	纤维素逐渐溶解
RBC	少量	多	大量溶解	极少
中性粒细胞	少	少	多	死亡
巨噬细胞	少	少	中量	大量
临床表现	片状分布的模糊阴影	大片致密阴影,铁锈色痰	铁锈色痰逐渐转为黏液脓痰,抗体已形成,不易检出细菌	体温下降,X线检查恢复正常

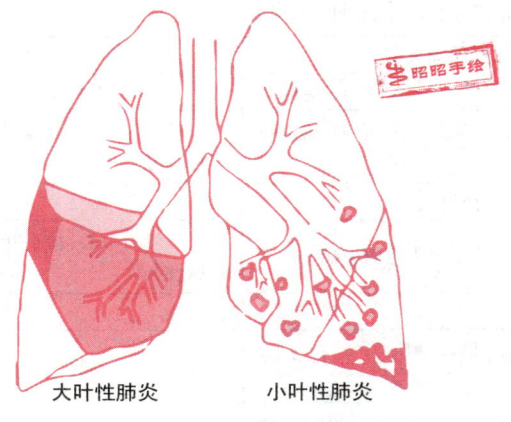

大叶性肺炎　　　　小叶性肺炎

三、并发症

肺肉质变	①亦称机化性肺炎,由于肺内炎性病灶中中性粒细胞渗出过少,释放的蛋白酶量不足以溶解渗出物中的纤维素,大量未能被溶解吸收的纤维素被肉芽组织取代而机化; ②病变肺组织呈褐色肉样外观,故称肺肉质变
胸膜肥厚和粘连	纤维素性胸膜炎不能完全溶解吸收发生机化引起
肺脓肿及脓胸	病原菌毒力大或机体抵抗力降低时,金葡菌和肺炎球菌混合感染者容易发生肺脓肿
败血症或脓毒败血症	严重感染时,细菌侵入血液大量繁殖并产生毒素所致
感染性休克	见于重症病例,是大叶性肺炎的严重并发症,主要表现为严重的全身中毒症状和微循环障碍,故又称中毒性或休克性肺炎,临床较易见到,死亡率较高

第5节　小叶性肺炎

一、病因和特点

病因	主要有化脓性细菌如肺炎球菌引起,致病力较弱的 4、6、10 型肺炎球菌是最常见的致病菌,以肺小叶为病变单位的急性化脓性炎症
特点	①病变常以细支气管为中心,故又称支气管肺炎; ②主要发生于儿童、体弱老人及久病卧床者

【例4】 小叶性肺炎是

A. 卡他性炎症　　B. 纤维素性炎症　　C. 浆液性炎症　　　D. 出血性炎症　　　E. 化脓性炎

二、病理变化

肉眼观	①双肺表面和切面散在分布灰黄、质实病灶,以下叶和背侧多见; ②病灶大小不一,直径多在 0.5～1.0 cm,形状不规则,以细支气管为中心的肺组织化脓性炎症; ③严重病例,病灶可相互融合成片,甚或累及整个大叶,发展为融合性支气管炎,一般不累及胸膜
镜下观	①早期,病变的细支气管黏膜充血水肿,表面附着黏液性渗出物,周围肺组织或肺泡间隔仅轻度充血; ②随着病情进展,病灶中支气管、细支气管管腔及其周围的肺泡腔内出现较多中性粒细胞、少量红细胞; ③病灶周围肺组织充血,可有浆液渗出,部分肺泡过度扩张; ④严重病例呈完全化脓性炎症改变

三、并发症

　　小叶性肺炎的并发症远较大叶性肺炎多,且危险性也大,较常见的有呼吸功能不全、心力衰竭、脓毒血症、肺脓肿和脓胸等。

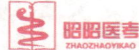

➤ 昭昭老师总结：大叶性肺炎和小叶性肺炎的对比

	大叶性肺炎	小叶性肺炎
发病人群	青壮年	儿童、体弱老人及久病卧床者
致病菌	肺炎球菌（最常见）、肺炎杆菌、金葡菌、溶血性链球菌等	肺炎球菌（最常见）、葡萄球菌、嗜血流感杆菌、肺炎克雷伯杆菌等
好发部位	单侧肺，左肺或右肺下叶	双肺下叶和背侧
病理改变	肺泡内弥漫性纤维素渗出为主的炎症	细支气管为中心、肺小叶为病变单位灶状散布的肺组织化脓性炎症
病变性质	纤维素性炎	化脓性炎
病变范围	肺大叶的全部或大部，一般支气管不受累，胸膜可受累	双肺肺小叶，一般胸膜不受累
临床表现	寒战高热、咳嗽、胸痛、呼吸困难和咳铁锈色痰	发热、咳嗽和咳痰
X线	肺大叶均匀一致的密度影	肺内散在不规则小片状或斑点状模糊阴影
并发症	少见，如肺肉质变、胸膜肥厚和粘连、肺脓肿及脓胸、败血症、感染性休克	多见，且危险性大，如呼吸功能不全、心力衰竭、脓毒血症、肺脓肿和脓胸

第6节 肺硅沉着病

一、病因和发病机制

1. 硅尘颗粒的大小 是致病的决定因素，硅尘颗粒越小致病力越强。

硅尘颗粒直径	后　果
$>5~\mu m$	经过上呼吸道时易附着于黏膜表面，大多被黏液-纤毛排送系统清除体外
$<5~\mu m$	可被吸入肺内直达肺泡并被巨噬细胞吞噬，形成早期硅肺的细胞性结节
$1\sim2~\mu m$	致病力最强

2. 免疫因素 在硅肺的发病中也可能发挥作用。研究表明，玻璃样变的硅结节内含有较多的免疫球蛋白，患者血清中也可出现 IgG、IgM 及抗核抗体等的异常。

二、病理变化

硅肺的基本病理变化是硅结节的形成和肺组织的弥漫性纤维化。

1. 硅结节 为境界清楚的圆形或椭圆形结节，直径 3～5 mm，色灰白，触之有砂砾感。

时　间	病　变	病　理
早期阶段	细胞性硅结节	硅结节形成的早期阶段即由吞噬硅尘的巨噬细胞聚集形成
中期阶段	纤维性硅结节	结节内成纤维细胞增生，结节发生纤维化形成纤维性结节，部分结节中胶原纤维发生玻璃样变，中央常可见到管壁增厚、管腔狭窄的小血管
晚期阶段	硅肺性空洞	相邻的硅结节可以相互融合形成大的结节状病灶，其中央常因缺血、缺氧发生坏死和液化，形成硅肺性空洞

2. 肺组织弥漫性纤维化及胸膜纤维化而增厚 病变肺组织内可见范围不等的弥漫性纤维化病灶，镜下为致密的玻璃样变胶原纤维。胸膜也可因弥漫性纤维化而广泛增厚，厚度可达 1～2 cm。

【例5】肺硅沉着症中，硅结节的叙述不正确的是

A. 早期为细胞性结节 　 B. 早期分布在肺组织内
C. 晚期为玻璃样变性结节 　 D. 其形成与患者从事的职业有关
E. 其形成与吸入的 SiO_2 颗粒大小和形状有关

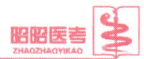

三、硅肺分期

	Ⅰ期硅肺	Ⅱ期硅肺	Ⅲ期硅肺
范围	硅结节主要局限在肺的淋巴系统，肺内硅结节少	硅结节扩展到淋巴结外的肺组织	硅结节密集与肺纤维化融成块
肺病理	两肺中下叶近肺门处肺门淋巴结最先形成硅结节	弥散全肺，集中在两肺中下叶	弥散全肺
胸膜病理	可有硅结节，无增厚	有硅结节，增厚	有硅结节，明显增厚
硅结节	米粒至绿豆大(1～3 mm)	黄豆大小	融合成团
肺重量	重量、体积、硬度无改变	重量、硬度增加	①重量、硬度明显增加；②浮沉试验(＋)
胸透	肺叶一定量小阴影 分布不少于2个肺区	小阴影≤1 cm 分布不少于4个肺区	大的团块阴影≥2 cm×1 cm 肺门淋巴结肿大、钙化

四、并发症

肺结核病	①硅肺易并发结核病，称硅肺结核病，此为最常见的并发症；②硅肺病变越严重肺结核发生率越高，Ⅲ期硅肺发生率＞70%
慢性肺源性心脏病	①约有60%～75%的晚期硅肺患者并发慢性肺心病；②肺组织弥漫性纤维化使肺毛细血管床减少，肺小动脉闭塞性脉管炎及缺氧引起的肺小动脉痉挛等均可导致肺循环阻力增大，最终发展为肺心病
肺部感染	患者抵抗力低下，呼吸道防御功能减弱，易继发严重的细菌和病毒感染，导致死亡
阻塞性肺气肿	晚期硅肺患者常合并不同程度的阻塞性肺气肿，可出现肺大疱，若破裂则形成自发性气胸

【例6】肺硅沉着症最常见的并发症是
A. 肺真菌感染　　B. 肺栓塞　　　　C. 胸膜间皮瘤　　D. 肺结核　　　　E. 肺鳞癌

第7节　成人呼吸窘迫综合征(助理医师不要求)

一、概　述

急性呼吸窘迫综合症是在严重感染、休克、创伤及烧伤等疾病过程中，肺毛细血管内皮细胞和肺泡上皮细胞炎症性损伤造成的弥漫性肺泡损伤，导致的急性低氧性呼吸功能不全或衰竭。以肺容积减少、肺顺应性降低、严重的通气/血流比例失调为病理生理特征，临床上表现为进行性低氧血症和呼吸窘迫，肺部影像学上表现为非均一性的渗出性病变。ARDS是急性呼吸衰竭最常见的类型。

二、病理变化

肺泡内透明膜形成。

第8节　肺　癌

一、概　述

1. 大体类型　根据肿瘤在肺内分布部位，可将肺癌分为中央型、周围型和弥漫型三个主要类型。

分　型	发病率	发病部位	组织类型
中央型	60%～70%	①肺段支气管以上；②肺门部形成肿块	鳞癌多见
周围型	30%～40%	①肺段支气管以下；②在靠近肺膜的肺周边部形成孤立的结节状或球形癌结节	腺癌多见
弥漫型	2%～5%	①起源于末梢肺组织；②沿肺泡管及肺泡弥漫型浸润生长，形成多数粟粒大小结节布满大叶的一部分或全肺，也可形成多发性结节散布于多个肺叶内，易与肺转移癌混淆	细支气管肺泡细胞癌多见

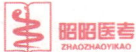

2. 组织学类型

（1）鳞状细胞癌、腺癌、小细胞癌、大细胞癌

	鳞状细胞癌	腺　癌	小细胞癌	大细胞癌
临床类型	中心型多见	周围型多见	中心型多见	周围型多见
发病率	最常见	次常见	—	—
病因	多有长期大量吸烟史	与吸烟关系不密切	与吸烟关系密切	与吸烟有关
发病人群	中老年男性	女性	中老年男性	老年男性
生长速度	较缓慢	较缓慢	迅速	迅速
来源	较大支气管	较小支气管上皮	较大支气管	支气管
转移特性	淋巴转移早，血行转移晚	血行转移早，淋巴转移晚	早期淋巴和血行转移	转移早而广泛
特点	癌巢中有角化珠形成	常累及胸膜	①恶性程度最高；②有神经内分泌功能；②对放化疗敏感	①恶性程度高；②部分呈神经内分泌分化

（2）特殊肺癌

隐性肺癌	指痰细胞学检查阳性，临床及X线检查阴性，手术切除标本经病理检查证实为支气管粘膜原位癌或早期浸润癌，而无淋巴结转移者
瘢痕癌	肺腺癌中心区有纤维化或瘢痕灶(玻璃样变)，并有大量碳膜沉着
中央型早期肺癌	指发生于段支气管以上的大支气管者，其癌组织仅局限于管壁生长，包括腔内型和管壁浸润型，后者不突破外膜，未侵及肺实质，且无局部淋巴结转移
周边型早期肺癌	指发生于小支气管者，在肺组织内呈结节状，直径<2 cm，无局部淋巴结转移

（3）小细胞肺癌　①小细胞肺癌又称小细胞神经内分泌癌、燕麦细胞癌，占全部肺癌的10%～20%，好发于中老年有吸烟嗜好的男性。②支气管黏膜上皮的 Kulchitsky 细胞（APUD 细胞），是一种异源性神经内分泌肿瘤。③病理改变如下：

肉眼观	多为中央型，常发生于大支气管，向肺实质浸润生长，形成巨块
镜下观	①细胞小，圆形或卵圆形，似淋巴细胞，但体积较大；可围绕小血管形成假菊形团结构。②癌细胞可呈梭形或燕麦形，胞质少，似裸核，弥漫分布或呈片状、条索状排列（燕麦细胞癌），可见神经内分泌颗粒
免疫组化	癌细胞对神经内分泌标记如神经元特异性烯化酶(NSE)、嗜铬素A(CgA)、突触素(Syn)、人自然杀伤细胞相关抗原(Leu7)阳性，角蛋白可阳性

【例7】对肺鳞癌生物学特征的描述正确的是

A. 多为中央型肺癌　　　　　　B. 较早胸膜转移　　　　　C. 较早经血行转移

D. 多为周围型肺癌　　　　　　E. 较早经淋巴转移

【例8】肺癌组织学类型中多见于女性的是

A. 鳞状细胞癌　　B. 腺癌　　　　C. 小细胞癌　　　　D. 大细胞癌　　　E. 燕麦细胞癌

二、扩散途径

直接蔓延	①中央型肺癌常直接侵犯纵隔、心包及周围血管；②周围型肺癌可侵犯胸膜并侵入胸壁
转移	①淋巴道转移发生较早，且扩散速度快；②血道转移常见于脑、肾上腺、骨等器官和组织

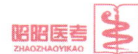

> 参考答案如下,详细答案参见 2021 版《国家临床执业及助理医师资格考试精选真题考点精析》。

1. D	2. E	3. C	4. E	
5. B	6. D	7. A	8. B	昭昭老师提示:关注官方微信,获得第一手考试资料。

第7章　消化系统疾病

> **2021 考试大纲**

①消化性溃疡;②病毒性肝炎;③门脉性肝硬化;④食管癌;⑤胃癌;⑥大肠癌;⑦原发性肝癌;⑧胰腺癌。

> **考纲解析**

近 20 年的医师考试中,本章的考点是胃癌,执业医师每年考查分数为 1～2 分,助理医师每年考查分数为 0～1 分。

第1节　消化性溃疡

一、病理变化

1. 胃溃疡　胃溃疡病变与十二指肠溃疡病变大致相同。胃溃疡多位于胃小弯侧,尤以胃窦部多见。溃疡常一个,呈圆形或椭圆形,直径多＜2 cm。溃疡边缘整齐,状如刀切,底部平坦、洁净,通常穿越黏膜下层,深达肌层甚至浆膜层。溃疡的贲门侧较深,边缘耸直为潜掘状,幽门侧较浅,局部胃壁各层相断为阶梯状显露。溃疡周围的胃黏膜皱襞因受溃疡底瘢痕组织的牵拉而呈放射状。

2. 十二指肠溃疡　十二指肠溃疡多发生在球部的前壁或后壁,溃疡一般较小,直径常＜1 cm,溃疡较浅且易愈合。镜下溃疡底部由内向外分 4 层。

炎症层(最浅层)	由少量炎性渗出物(白细胞、纤维素等)覆盖
坏死组织层	为第二层
肉芽组织层	为新鲜的肉芽组织层(注意不是肉芽肿)
瘢痕组织层(最深层)	①由肉芽组织移行为陈旧瘢痕组织; ②瘢痕底部小动脉因炎症刺激常有增殖性闭塞性动脉内膜炎,使小动脉管壁增厚,管腔狭窄、血栓形成,造成局部血供不足,使溃疡不易愈合,但这种变化却可防止溃疡血管破裂出血

二、并发症

并发症	发生率	病　因
出血	10%～35%	①因溃疡底部毛细血管破裂,溃疡面有少量出血; ②出血是消化性溃疡最常见的并发症
穿孔	5%	十二肠溃疡因肠壁较薄更易发生穿孔
幽门狭窄	3%	经久的溃疡易形成大量瘢痕,瘢痕收缩可引起幽门狭窄
癌变	＜1%	多见于长期胃溃疡患者,十二指肠溃疡几乎不发生癌变

【例1】消化性溃疡最常见的并发症是

A. 癌变　　　　 B. 幽门梗阻　　　　 C. 穿孔　　　　 D. 胃憩室　　　　 E. 出血

【例2】男,78 岁。反复上腹胀、上腹部不适 20 年。胃镜检查:胃角切迹可见直径 0.3 cm 溃疡,底部平坦,边界清楚,胃黏膜苍白、粗糙、皱襞稀疏。其胃黏膜病理检查不可能出现的是

A. 主细胞减少　　　　　　　 B. 肠上皮化生　　　　　　　 C. 壁细胞数量增多

D. 淋巴细胞浸润　　　　　　 E. 异型增生

第2节　病毒性肝炎

一、概　述

昭昭老师提示:乙肝是 DNA 病毒,其余都是 RNA,一头一尾是粪口传播,中间是血液传播。

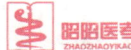

病　毒	类　型	传播途径	特　点
甲肝病毒(HAV)	RNA病毒	粪口传播	多有不洁饮餐史,不会导致肝硬化
乙肝病毒(HBV)	DNA病毒	血液传播	DNA是HBV感染最直接、特异的指标
丙肝病毒(HCV)	RNA病毒	血液传播	抗-HCV无保护作用是感染指标
丁肝病毒(HDV)	RNA病毒	血液传播	缺陷病毒须借助HBsAg才能成致病
戊肝病毒(HEV)	RNA病毒	粪口传播	儿童及青年多为隐性感染,不会导致肝硬化

二、基本病理变化

1. 肝细胞变性

细胞水肿	①为最常见的病变; ②光镜下见肝细胞明显肿大,胞质疏松呈网状、半透明,称为胞质疏松化,进一步发展,肝细胞体积更加肿大,由多角形变为圆球形,胞质几乎完全透明,称为气球样变
嗜酸性变	①此种变性一般仅累及单个或数个肝细胞,散于肝小叶内; ②光镜下见病变肝细胞由于胞质水分脱失浓缩使肝细胞体积变小,胞质嗜酸性增强,故红染,细胞核染色亦较深

2. 肝细胞坏死与凋亡

(1) 溶解性坏死　由严重的细胞水肿发展而来,可分为点状坏死、碎片状坏死、桥接坏死和大片坏死。

类　型	概　念	常见于
点状坏死	指单个或数个肝细胞的坏死	急性普通型肝炎
碎片状坏死	指肝小叶周边部界板肝细胞的灶性坏死和崩解	慢性肝炎
桥接坏死	指中央静脉与汇管区之间,两个汇管区之间,或两个中央静脉之间出现的互相连接的坏死带	中度和重度慢性肝炎,逐渐发展为肝硬化
大片坏死	指几乎累及整个肝小叶的大范围肝细胞坏死	重型肝炎

(2) 凋亡(嗜酸性坏死)　由嗜酸性变发展而来,胞质进一步浓缩,核也浓缩消失,最终形成深红色浓染的圆形小体,称为嗜酸性小体。

(3) 炎细胞浸润　主要为淋巴细胞和单核细胞呈散在性或灶性浸润于肝小叶或汇管区。

(4) 再生

肝细胞再生	坏死的肝细胞由周围的肝细胞通过直接或间接分裂再生而修复
间质反应性增生和小胆管增生	间质反应性增生包括Kupffer细胞增生、间叶细胞和成纤维细胞增生

(5) 小胆管再生　慢性且坏死较严重的病例,在汇管区或大片坏死灶内,可见小胆管增生。

(6) 纤维化　肝脏的炎症反应和中毒性损伤可引起纤维化。

【例3】急性普通型肝炎主要变化是

A. 肝细胞变性　　B. 肝细胞坏死　　　C. 黄疸为主　　　　D. 无黄疸　　　　　E. 点灶状坏死

【例4】桥接坏死主要见于

A. 急性普通型肝炎　　　　　B. 轻度慢性肝炎　　　　　C. 急性重型肝炎

D. 中、重度慢性肝炎　　　　E. 亚急性重型肝炎

三、各型病毒性肝炎的病变特点

1. 甲型肝炎

肝细胞变性坏死	①早期呈气球样变,嗜酸性变;②晚期呈溶解性坏死
汇管区	可见炎细胞浸润,主要为大单核细胞和淋巴细胞浸润
肝血窦	肝血窦壁Kupffer细胞增生

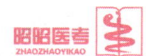

2．乙型肝炎

（1）概念 毛玻璃样肝细胞是乙型肝炎一种特殊的形态学特征。

（2）毛玻璃样肝细胞

检　查	特　点
HE 染色光镜下	乙型肝炎表面抗原（HBsAg）携带者和慢性肝炎患者的肝组织常可见部分肝细胞质内充满嗜酸性细颗粒物质，胞质不透明似毛玻璃样，故称此种细胞为毛玻璃样肝细胞
免疫检查	HBsAg 反应阳性
电镜下	细胞质滑面内质网（光面内质网）增生，内质网池内可见较多的 HBsAg 颗粒

3．丙型肝炎

脂肪样变	由感染的肝细胞脂质新陈代谢的改变或胰岛素抵抗即所谓的代谢综合征引起
汇管区	汇管区淋巴细胞浸润和淋巴滤泡形成
胆管损伤	可能与病毒直接感染胆管上皮细胞有关

4．丁型肝炎 为肝细胞嗜酸性变及小泡状脂肪样变，伴以炎细胞浸润及汇管区炎症反应。

5．戊型肝炎

炎症改变	门脉区炎症改变可见大量 Kupffer 细胞和多形核白细胞，但淋巴细胞少见
胆汁淤积	肝细胞胞质和毛细胆管胆汁淤积
肝细胞坏死	为灶状或小片状至亚面积或大面积坏死，特别是在门脉周围区

6．庚型肝炎 ①急性肝炎主要以肝细胞肿胀和汇管区炎细胞浸润为主。②慢性肝炎以肝细胞肿胀、小叶点状或灶状坏死，汇管区炎细胞浸润以及纤维组织轻度增生为主。

四、病毒性肝炎的临床病理类型

分　型	坏死类型	再生情况
急性普通型肝炎	①点状坏死； ②肝细胞水样变性伴点状坏死，很少发生脂肪样变	完全再生
轻度慢性肝炎	①点状坏死（多见）；②碎片状坏死（偶见）	完全再生
中度慢性肝炎	①碎片状坏死（中度）；②桥接坏死（特征性）	较明显再生
重度慢性肝炎	①碎片状坏死（重度）；②大范围桥接坏死	不规则再生
急性重型肝炎	大片坏死（为弥漫性大片坏死）	不明显再生
亚急性重型肝炎	大片坏死	结节状再生

第 3 节　肝硬化

一、分型

1．病因分型　肝炎后、酒精性、胆汁性、淤血性肝硬化等。

2．曾用分型　门脉性、坏死后性和胆汁性肝硬化。

3．国际分型

小结节性	结节大小相仿，直径一般在 3 mm 以下，纤维间隔较细
大结节性	结节粗大且大小不均，多数结节的直径大于 3 mm，纤维间隔较宽，且宽窄不一
混合结节性	3 mm 以下和 3 mm 以上的结节约各占一半，为上述两型的混合型

二、病理变化

1．肉眼观　早期肝体积正常或稍增大。晚期明显缩小；表面结节状，大小相仿；肝被膜增厚。

分　型	特　点	疾　病
小结节性肝硬化	肝细胞坏死范围小，分布均匀，形成的肝细胞再生结节小而均匀，纤维间隔较纤细	①门脉性肝硬化、酒精性肝硬化； ②多由轻型肝炎、慢性酒精中毒而来

续表

分 型	特 点	疾 病
大结节性肝硬化	肝细胞坏死的范围比较大,分布不均匀,形成的肝细胞再生结节较大,且大小不等,纤维间隔较宽窄不一	①坏死后肝硬化、肝炎后肝硬化;②多有重型肝炎、中毒性肝炎而来

2. 镜下观

(1) 假小叶为肝硬化的**特征性**病变　假小叶是指由广泛增生的纤维组织分割原来的肝小叶并包绕成**大小不等**的圆形或类圆形的肝细胞团。

(2) 组织特点　①正常肝小叶结构破坏,被**假小叶**所取代。②假小叶内肝细胞**排列紊乱**,可有变性、坏死、再生的肝细胞,再生的肝细胞体积大,核大且深染,或有双核。③**中央静脉缺如**、偏位或有两个以上。④包绕假小叶的纤维间隔内可有少量**淋巴细胞**和**单核细胞**浸润。⑤假小叶内可见小**胆管增生**。

肝硬化假小叶形成过程图示

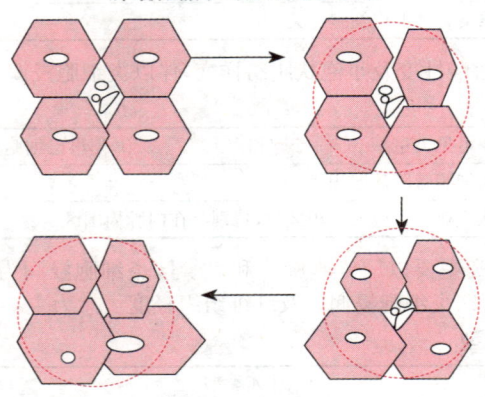

三、门脉性肝硬化、坏死后性肝硬化和继发性胆汁性肝硬化

	门脉性肝硬化	**坏死后**性肝硬化	**继发性胆汁性**肝硬化
发病率	最常见	—	—
国际分类	小结节性肝硬化	大小结节混合型肝硬化	不全分割型肝硬化
主要病因	①病毒性肝炎,最常见是乙肝;②慢性酒精中毒	①亚急性重型肝炎;②慢性肝炎	①长期肝外胆管阻塞;②胆道上行性感染
肝体积	早期可正常或稍增大,晚期明显缩小	减小(以左叶为甚)	缩小不如前两型明显
肝结节	弥漫全肝的小结节,结节大小相仿	结节大小不等	细小结节或无明显结节
纤维间隔	薄而均匀	厚而不均	分割包绕不完全

四、门脉性肝硬化与临床病理的联系

1. 门脉性肝硬化门静脉高压的形成原因

窦性阻塞	肝内广泛的结缔组织增生,肝血窦闭塞或窦周纤维化,使肝静脉循环受阻
窦前性阻塞	肝动脉小分支与门静脉小分支在汇入肝窦前形成异常吻合,使高压力动脉血流入门静脉内
窦后性阻塞	假小叶压迫小叶下静脉,使肝窦内血流流出受阻,进而影响门静脉血流入肝血窦

2. 肝功能减退和门静脉高压

	肝功能减退	门静脉高压
表现	①肝病面容;②出血;③黄疸;④肝掌和蜘蛛痣	①脾大、脾功能亢进;②腹水:肝硬化最突出的临床表现;③侧支循环建立:食管胃底静脉曲张是肝硬化的特征性表现,此外还有腹壁静脉曲张、痔静脉曲张、腹膜后静脉曲张

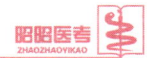

【例5】门静脉高压症的主要临床表现不包括

A. 脾大　　　　B. 呕血和黑便　　　　C. 肝掌　　　　D. 腹水　　　　E. 食管静脉曲张

【例6】男,50岁,乙型肝炎病史30年,腹胀,乏力,双下肢水肿伴尿少1个月,B超:肝回声增粗,不均匀,中等量腹水,该患者肝病理最可能的表现是

A. 肝细胞脂肪变性　　　　B. 假小叶形成　　　　C. 淤血性改变

D. 淋巴细胞浸润　　　　　E. 小胆管普遍淤胆

五、网状或羽毛状坏死

病因	引起肝细胞羽毛状坏死的色素是胆色素
特点	继发性胆汁性肝硬化镜下见肝细胞明显淤胆而变性坏死,坏死肝细胞肿大,胞质疏松呈网状,核消失,称网状或羽毛状坏死

六、酒精性肝炎和酒精性肝硬化

酒精性肝炎	肝细胞脂肪变性、酒精透明小体形成、灶状肝细胞坏死伴中性粒细胞浸润
酒精性肝硬化	①酒精性肝炎时细胞发生坏死,最终引起纤维化; ②相邻肝小叶纤维化条索相互连接,导致肝小叶的正常结构被分割破坏,发展成假小叶,形成酒精性肝硬化

第4节　食管癌

食管癌是由食管黏膜上皮或腺体发生的恶性肿瘤,好发于三个生理狭窄部,中段最常见,下段次之,上段最少。

一、病理分型

1. 早期食管癌　①指侵犯黏膜或黏膜下层的癌,病变局限,未侵犯肌层,无淋巴结转移者,多为原位癌或黏膜内癌。②肉眼观,癌变处黏膜轻度糜烂或表面呈颗粒状、微小的乳头状。镜下多为鳞状细胞癌。

2. 中晚期食管癌　①多出现吞咽困难等典型临床症状,多为鳞癌(>95%)。②根据肉眼形态特点可分为以下四型。

> 昭昭老师速记:一"厚(髓质)"一"窄(缩窄)"一"突出(蕈伞)"一"凹陷(溃疡)"。

（1）肉眼观

分　型	发病率	特　点
髓质型	最常见	癌组织浸润性生长累及食管全周或大部分,管壁增厚,管腔变小
蕈伞型	—	癌组织侵犯食管管周的部分或大部,癌呈扁圆形肿块,突向食管腔
溃疡型	—	①多浸润食管管周的一部分; ②肿瘤表面有较深溃疡,深达肌层,底部凹凸不平
缩窄型	—	①癌组织浸润食管全周; ②局部食管壁呈环形狭窄,癌组织质硬,狭窄上端食管腔明显扩张

（2）镜下观　95%以上为鳞状细胞癌,其次为腺癌,偶见腺棘皮癌、燕麦小细胞癌。

【例7】无淋巴结转移的癌是

A. 早期食管癌　　B. 早期胃癌　　　C. 早期大肠癌　　D. 肺鳞癌　　E. 胰腺癌

二、转移途径

1. 直接蔓延　至周围组织和器官。

2. 淋巴转移　与食管淋巴引流途径一致。①上段癌可转移至颈和上纵隔淋巴结;②中段癌转移到食管旁或肺门淋巴结;③下段癌转移至食管旁、贲门旁及腹腔上部淋巴结。

3. 血道转移　常转移至肝、肺。

第5节　胃　癌

胃癌是由胃黏膜上皮和腺上皮发生的恶性肿瘤。好发于胃窦小弯侧。胃癌分为早期胃癌和中晚期

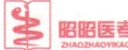

(进展期)胃癌。

一、早期胃癌和中晚期(进展期)胃癌的比较

1. 早期胃癌

(1)概念

分 型	具体描述	昭昭老师速记
早期胃癌	仅限于黏膜层和黏膜下层,无论有无淋巴结转移	只看"深度",不看广度
微小胃癌	<5 mm	威武("微""5")
小胃癌	<10 mm	小时("小""10")
一点癌	胃镜黏膜活检可以查见癌,切除后的胃标本虽经全黏膜取材未见癌组织	就那么"一点","取完"了,就没有了

(2)大体分型

分 型	发病率	特 点
隆起型	较少	肿瘤从黏膜面明显隆起或呈息肉状
表浅型	—	肿瘤呈扁平状,稍隆起于黏膜表面
凹陷型	最多见	又名溃疡周边癌性糜烂,系溃疡周边黏膜的早期癌

(3)镜下特点　早期胃癌以原位癌、高分化管状腺癌多见,其次为乳头状腺癌,未分化癌少见。

【例8】确定早期胃癌的最重要的指标是

A. 肿瘤生长部位　　　　　B. 肿瘤大小　　　　　C. 肿瘤浸润范围

D. 肿瘤浸润深度　　　　　E. 是否淋巴转移

2. 中晚期胃癌

(1)中晚期胃癌　指癌组织浸润超过黏膜下层或浸润胃壁全层的胃癌。

(2)肉眼类型

息肉型或蕈伞型	又称结节蕈伞型,癌组织向黏膜表面生长,呈息肉状或蕈伞状,突入胃腔内
溃疡型	癌组织坏死脱落形成溃疡,溃疡一般较大,边界不清,多呈皿状,也可隆起如火山口状,边缘清楚,底部凹凸不平
浸润型	①癌组织向胃壁内局限性或弥漫性浸润,与周围正常组织分界不清;②其表面黏膜大部分消失,有时可见浅表溃疡,如为弥漫性浸润,可导致胃壁普遍增厚,变硬,胃腔变小,状如皮革,称为"革囊胃"
胶样癌	当癌细胞分泌大量黏液时,癌组织肉眼呈半透明的胶冻状,故称之为胶样癌

(3)组织学类型　主要为腺癌,常见类型为管状腺癌和黏液癌。少数为腺棘皮癌、鳞状细胞癌。

3. 早期胃癌和中晚期(进展期)胃癌的比较

	早期胃癌	中晚期(进展期)胃癌
概念	指癌组织浸润仅限于黏膜层或黏膜下层,而无论有无淋巴结转移	指癌组织浸润超过黏膜下层或浸润胃壁全层的胃癌
肉眼类型	隆起型、表浅型、凹陷型	息肉型或蕈伞型、溃疡型、浸润型
最常见类型	凹陷型	溃疡型
组织学类型	多为原位癌及高分化管状腺癌、乳头状腺癌、未分化癌(最少见)	多为腺癌(常见为管状腺癌或黏液癌),少数为腺棘皮癌或鳞癌
特殊类型	微小癌、小胃癌、一点癌	胶样癌、革囊胃(皮革胃)
昭昭老师速记	"早"期沦"陷"	"钟(中)""旭(溃)"

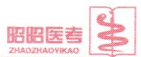

二、胃良性溃疡与胃恶性溃疡

	良性溃疡（胃溃疡）	恶性溃疡（溃疡型胃癌）
外形	圆形或椭圆形	不整形，皿状或火山口状
大小	溃疡直径一般＜2 cm	溃疡直径常＞2 cm
深度	较深	较浅
边缘	整齐、不隆起	不整齐、隆起
底部	较平坦	凹凸不平，有坏死，出血明显
周围黏膜	黏膜皱襞向溃疡集中	黏膜皱襞中断，呈结节状肥厚
昭昭老师速记	规律的、小的就是良性的	大的、不规则的就是恶性的

三、扩散途径

直接蔓延	癌组织向胃壁各层浸润，当穿透浆膜后可向周围和邻近器官蔓延
淋巴道转移	为主要转移途径。首先转移到局部淋巴结，晚期可转移到 Virchow 淋巴结
血道转移	可转移到肝、肺、脑、骨等器官
种植性转移	可转移到盆腔。转移到双侧卵巢形成转移性黏液癌，称 Krukenberg 瘤

第6节　大肠癌

一、病理变化

1. 肉眼观

（1）好发部位　最常见的部位是直肠，其次乙状结肠、盲肠及升结肠、横结肠、降结肠。

（2）大体形态　分为隆起型、溃疡型、浸润型、胶样型四型。

分　型	特　点	昭昭老师速记
隆起型	肿瘤呈息肉状或盘状向肠腔突出，可伴表浅溃疡	—
溃疡型	肿瘤表面形成较深溃疡，或呈火山口状，较多见	—
浸润型	肿瘤向肠壁深层弥漫浸润常累及肠管全周，使局部肠管周径明显缩小，易形成环状狭窄	"进入"较"窄"的胡同
胶样型	癌细胞分泌大量黏液，肿瘤表面及切面均呈半透明、胶冻状	"胶"水是"黏液"

2. 镜下观　高分化管状腺癌及乳头状癌为多见，少数为未分化癌或鳞状细胞癌。

二、扩散途径

直接蔓延	至周围邻近器官，如前列腺、膀胱、腹膜等处
淋巴转移	①癌组织未穿透肠壁肌层时，较少发生淋巴道转移； ②先侵犯局部淋巴结，再沿淋巴引流方向到达远隔淋巴结，偶可侵入胸导管达左锁骨上淋巴结
血道转移	常见为肝，其次为肺、脑等
种植性转移	癌细胞穿破肠壁浆膜后脱落，播散到腹腔内形成种植性转移

第7节　原发性肝癌

一、病理变化

1. 肉眼类型

肉眼类型	病理改变	特　点
小肝癌	①单个癌结节直径＜3 cm 或两个癌结节合计最大直径＜3 cm； ②特点：呈球形，边界清楚，切面均匀一致，出血肌坏死少见	多为早期肝癌

续表

肉眼类型	病理改变	特 点
巨块型	肿瘤体积巨大,右叶多见	不合并或仅合并轻度肝硬化
多结节型	癌结节散在,大小不等	最常见,常合并肝硬化
弥漫型	癌组织弥散于肝内,结节不明显	常发生在肝硬化的基础上

2. 组织学类型

组织学类型	病理改变	来 源
肝细胞癌	分化程度差异较大,分化高者癌细胞类似于肝细胞,分泌胆汁;分化低者异型性明显,AFP升高	最常见,发生于肝细胞
胆管细胞癌	癌细胞呈腺管状排列,AFP不升高	发生于肝内胆管上皮
混合细胞癌	癌组织中具有肝细胞癌及胆管细胞癌两种成分,AFP升高	最少见,发生于肝细胞和肝内胆管上皮

二、扩散途径

肝内直接蔓延	肝癌首先在肝内直接蔓延,也可在肝内沿门静脉分支播散、转移
肝外转移	多经淋巴道转移至肝门淋巴结,也可转移至上腹部淋巴结、腹膜后淋巴结
血行转移	晚期通过肝静脉转移至肺、肾上腺、脑及肾等处
种植性转移	侵入肝表面的癌细胞脱落后可形成种植性转移

第8节 胰腺癌

一、病因和发病机制

吸烟	胰腺癌发病最主要的环境影响因素是吸烟,吸烟可使发病风险加倍
慢性胰腺炎	尤其是遗传性胰腺炎是胰腺癌的高危因素
化学毒物	接触某些化学物(如联苯胺)为高危因素
基因突变	K-ras 基因点突变,约50%患者有 TP53 的突变和 DPC4 的缺失

二、病理变化

肉眼观	①最常见的发生部位是头部,其次是体部、尾部; ②胰腺癌大小形态不一,有时肿瘤呈硬性结节突出于胰腺表面,有时瘤结节则埋藏于胰腺内,无法由胰腺外观上看出,不进行深部取材难以确诊; ③癌周组织常见硬化,以致全腺变硬甚至剖腹探查时都很难与慢性胰腺炎相鉴别
镜下观	常见组织学类型为导管腺癌、囊腺癌、黏液癌、实性癌;还可见未分化癌、多形性癌、鳞状细胞癌、腺鳞癌等

➤ **参考答案**如下,详细答案参见 2021 版《国家临床执业及助理医师资格考试精选真题考点精析》。

1. E	2. C	3. A	4. D	昭昭老师提示:关注官方微信,获得第一手考试资料。
5. C	6. B	7. A	8. D	

第8章 淋巴造血系统疾病(助理医师不要求)

➤ **2021 考试大纲**

①淋巴结良性病变;②霍奇金淋巴瘤;③非霍奇金淋巴瘤。

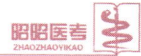

➢ **考纲解析**

　　近 20 年的医师考试中,本章的考点是非霍奇金淋巴瘤,执业医师每年考查分数为 1～2 分,助理医师每年考查分数为 0 分。

第 1 节　淋巴结良性病变

一、反应性淋巴结炎的病理变化

　　1. **急性非特异性****淋巴结炎**　大体上,发炎的淋巴结肿胀,灰红色。镜下可见淋巴滤泡增生,生发中心扩大有大量核分裂象。如果是化脓菌感染,滤泡生发中心可能会发生坏死,形成脓肿;而在感染不太严重时,可见一些中性粒细胞在滤泡周围或淋巴窦内浸润,窦内皮细胞增生。

　　2. **慢性非特异性****淋巴结炎**　慢性非特异性淋巴结炎常引起淋巴结反应性增生,根据病因的不同,淋巴结的病理改变可表现为淋巴滤泡增生、副皮质区淋巴增生和窦组织细胞增生等不同的形态学改变。

二、淋巴结特殊性感染的病理变化

　　1. 淋巴结真菌感染　淋巴结的真菌感染不多见,通常是作为机体全身感染的一部分而存在的,真菌是条件致病菌,常见于免疫力低下的人群。临床上患者常表现为局部或全身淋巴结不同程度的肿大,一般是先感染皮肤、黏膜和器官,而后继发于局部淋巴结。淋巴结感染的真菌有曲菌、新型隐球菌和组织胞浆菌等。

　　2. 猫抓病　病理变化是由组织细胞演变的上皮样细胞形成肉芽肿,肉芽肿中央可见中性粒细胞浸润,形成化脓性肉芽肿,有较多 B 淋巴细胞浸润。

　　3. 传染性单核细胞增多症　传染性单核细胞增多症由嗜 B 淋巴细胞的 EB 病毒感染引起,病变可累及血液、淋巴结、脾脏、肝脏和中枢神经系统。周围血象的白细胞计数增高,淋巴细胞占比升高,其中可见到 CD8＋的异型 T 淋巴细胞。组织学上可见增生活跃的淋巴细胞主要分布在副皮质区,滤泡增大。偶见双核大细胞,有时形态与霍奇金淋巴瘤的标志性 R－S 细胞相似,此病容易被误诊为恶性淋巴瘤,需参考病史或做特殊检查以排除淋巴瘤的可能。

　　4. 组织细胞性坏死性淋巴结炎　组织细胞性坏死性淋巴结炎,多见于年轻女性,具体病因不明。患者颈部淋巴结轻度肿大、有轻微疼痛,常出现持续发热。组织学表现为淋巴结被膜下和副皮质区不规则的片状或灶性坏死,可见明显的核碎片,中性粒细胞稀少或缺如;在坏死灶及周边可有形态多样的巨噬细胞和前体浆细胞样树突细胞活跃增生,常见吞噬核碎片的现象;可见较多 T 淋巴细胞等。

第 2 节　淋巴瘤

一、概　述

　　1. 淋巴组织肿瘤　淋巴组织肿瘤是指来源于淋巴细胞及其前体细胞的恶性肿瘤,包括淋巴瘤、淋巴细胞白血病、毛细胞白血病和浆细胞肿瘤等。

　　2. 恶性淋巴瘤　恶性淋巴瘤是指原发于淋巴结和结外淋巴组织的恶性肿瘤,简称淋巴瘤。按病理组织学的不同,可分为霍奇金淋巴瘤(HL)和非霍奇金淋巴瘤(NHL)两大类。大多数淋巴瘤都是 B 细胞源性,其次为 T/NK 细胞源性,而组织细胞性肿瘤罕见。

二、淋巴瘤分类

　　1. 按组织分型

分　型	进一步分型	内　容	昭昭老师速记
霍奇金淋巴瘤 (HL)	结节性淋巴细胞为主型霍奇金淋巴瘤	—	—
	经典霍奇金淋巴瘤	结节硬化型、富于淋巴细胞型、混合细胞型、淋巴细胞消减型	—

分 型	进一步分型	内 容	昭昭老师速记
非霍奇金淋巴瘤(NHL)	成熟 B 细胞来源淋巴瘤	弥漫性大 B 细胞淋巴瘤;套细胞淋巴瘤;Burkitt 淋巴瘤;边缘区淋巴瘤;滤泡性淋巴瘤等	大 B=B;B=Burkitt;BB=套套;B=边(bian)缘
	成熟 T/NK 细胞淋巴瘤	血管免疫母细胞性 T 细胞淋巴瘤、外周 T 细胞淋巴瘤、蕈样肉芽肿、间变性大细胞淋巴瘤等	T=变

2. 按恶性程度

分 型	代 表	昭昭老师速记
高度恶性	免疫母细胞型、淋巴母细胞型、小无裂细胞型	从"小无""母",个头很"高"
中度恶性	滤泡型大裂细胞型、弥漫型小裂细胞型、弥漫型大细胞型	"大泡"正在"弥漫""中"
低度恶性	小淋巴细胞型、滤泡型小裂细胞型	"小琳"很"低""小炮"也很"低"

【例1】 下列哪种是 T 细胞淋巴瘤?

A. Burkitt 淋巴瘤　　　　　B. 滤泡性淋巴瘤　　　　　C. 免疫母细胞淋巴瘤

D. 滤泡中心细胞型淋巴瘤　　E. 曲折核淋巴细胞型淋巴瘤

【例2】 下述哪个是 B 淋巴细胞来源的恶性淋巴瘤?

A. 多发性骨髓瘤　　　　　B. 霍奇金病　　　　　C. 蕈样霉菌病

D. 伯基特淋巴瘤　　　　　E. 恶性组织细胞增生症

三、淋巴瘤的免疫学标记

肿瘤类型	免疫学标记	昭昭老师速记
B 细胞及其肿瘤	CD10、CD19、CD20、CD79a、PAX5、表面 Ig	10,19,20 的"B"
T 细胞及其肿瘤	CD2、CD3、CD4、CD7、CD8	"23478""T"
髓系肿瘤	CD13、CD14、CD15、CD33、CD117、MPO	—
NK 细胞及其肿瘤	CD16、CD56	16 岁 P"K" 56 岁
幼稚的 B、T 细胞(淋巴母细胞)	末端脱氧核苷酸转移酶(TdT)	—

【例3】 男,45 岁,左颈部淋巴结进行性肿大 3 个月。淋巴结活检病理结果显示弥漫性大 B 细胞淋巴瘤,最可能出现的细胞免疫表型是

A. CD4+　　　　B. CD13+　　　　C. CD20+　　　　D. CD5+　　　　E. CD34+

第3节　非霍奇金淋巴瘤

在我国,成人 NHL 以弥漫性大 B 细胞淋巴瘤最常见,儿童和青少年以急性淋巴母细胞白血病/淋巴瘤、Burkitt 淋巴瘤、间变性大细胞淋巴瘤常见。

一、Burkitt 淋巴瘤和滤泡性淋巴瘤

	Burkitt 淋巴瘤	滤泡性淋巴瘤
占淋巴瘤	3%~5%	占 NHL5%~10%
好发人群	儿童、青年人 (昭昭老师速记:儿童都喜欢 hello kitty)	中老年人 (昭昭老师速记:中老年人爱泡澡)
起源	滤泡生发中心或生发中心 B 细胞	滤泡生发中心 B 细胞
恶性程度	高度侵袭性	惰性
免疫表型	CD10、CD19、CD20、CD79a	CD10、CD19、CD20、CD79a

续表

	Burkitt 淋巴瘤	滤泡性淋巴瘤
染色体易位	①t(8;14)(最常见); ②导致癌基因 MYC 过度表达,促使细胞发生恶性转化而发生淋巴瘤 (昭昭老师速记:儿童 8 岁,青少年 14 岁)	①t(14;18); ②导致 BCL-2 基因的活化及 Bcl-2 蛋白高表达,Bcl-2 蛋白有抗细胞凋亡作用
病理特征	满天星图像,即癌细胞间散在分布着胞质丰富而透亮的吞噬有核碎片反应性增生的巨噬细胞 (昭昭老师速记:"满天"的 hello "kitty")	肿瘤细胞呈滤泡样生长方式,界限不清,生长方式从滤泡型发展为弥漫型,转化为弥漫大 B 细胞淋巴瘤
临床特点	①EB 病毒感染有关; ②常累及颌骨导致面部畸形,一般不累及外周淋巴结和脾 (昭昭老师速记:"B=B) ③化疗效果较好,多数儿童和年轻患者可治愈	①局部和全身淋巴结肿大,腹股沟淋巴结受累多见常累及脾,40%的病例有骨髓受累; ②约 30%患者会转化为弥漫性大 B 细胞淋巴瘤,机制:p53 基因突变 (昭昭老师速记:中老年人 53 岁)
预后	多数儿童和年轻人可治愈,年长成人预后较差	较好

【例4】关于非霍奇金淋巴瘤的描述,正确的是

A. 脑、肝、肾等器官不发生非霍奇金淋巴瘤　　B. 非霍奇金淋巴瘤以 T 细胞源性多见

C. 滤泡及小细胞型非霍奇金淋巴瘤恶性度低　　D. 蕈样霉菌病为 B 细胞源性

E. Burkitt 淋巴瘤为 T 细胞源性

【例5】下列描述中,不符合 Burkitt 淋巴瘤的是

A. 多累及颈部淋巴结　　　　B. B 细胞来源　　　　C. 与 EB 病毒感染有关

D. 多见于儿童和青年　　　　E. 化疗效果较好

二、弥漫性大 B 细胞淋巴瘤和蕈样霉菌病/Sezary 综合征

	弥漫性大 B 细胞淋巴瘤	蕈样霉菌病/Sezary 综合征
发病率	最常见的 NHL 类型	少见
好发人群	老年男性略多,平均年龄 60 岁	40~60 岁,男多于女
起源	B 细胞性	T 细胞性 (昭昭老师速记:"ST"段)
原发于	淋巴结、结外任何部位	皮肤
恶性程度	侵袭性 (昭昭老师速记:弥漫有侵袭性)	惰性 (昭昭老师速记:"蕈"的脑子都懒"惰"了)
免疫表型	CD19、CD20、CD79a	CD2、CD3、CD4
遗传学改变	BCL-6 基因突变,t(14;18),BCL-2 基因易位	多数 T 细胞受体基因重排检测呈单克隆性
病理特征	正常淋巴结结构或结外组织被弥漫性的肿瘤组织侵占取代,形态相对单一、体积较大的异型淋巴细胞弥漫浸润	①真皮内瘤细胞在表皮内聚集成堆似小脓肿:Pautrier 微脓肿(鲍氏小脓肿); ②患者周围血液中出现脑回状细胞核的瘤细胞:Sezary 细胞
临床特点	短期内出现单个或多个淋巴结迅速长大,病情进展迅速,可累及肝脾,但骨髓受累少见	皮肤早期表现为湿疹样病损,逐渐发展使皮肤增厚变硬呈斑块状,形成棕色瘤样结节,可破溃
预后	①较差,未及时诊断和治疗会在短期内死亡; ②抗 B 细胞 CD20 单抗(利妥昔单抗)可改善预后	①局限于皮肤者预后较好; ②扩散至血液和内脏者很差

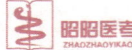

【例6】以皮肤病变为特点的淋巴瘤是

A. 蕈样霉菌病   B. Burkitt 淋巴瘤   C. 免疫母细胞性淋巴瘤

D. 小淋巴细胞性淋巴瘤   E. 滤泡性淋巴瘤

三、急性淋巴细胞白血病/慢性淋巴细胞白血病/小淋巴细胞淋巴瘤(CLL/SLL)

	急性淋巴细胞白血病/淋巴瘤	慢性淋巴细胞白血病/小淋巴细胞淋巴瘤
来源	前体 B/T 细胞淋巴瘤	成熟 B 细胞
发病率	儿童白血病的 80%,前体 B 细胞来源	较少见
好发人群	<15 岁	>50 岁,男多于女
恶性程度	高度侵袭性	惰性
免疫表型	TdT、CD34、CD1O、CD1a 及 B、T 细胞分化抗原	B 细胞抗原:CD19、CD20,同时表达 CD5 和 CD23
遗传学改变	瘤细胞异常核型、染色体易位和重排	12 号染色体三倍体、11q22 缺失、17q13 缺失、13q14 基因突变
病理特征	瘤细胞浸润被膜和结外软组织,核染色质细腻或呈点彩状可见"星空现象"	小淋巴细胞弥漫性增生浸润前淋巴细胞聚集成"假滤泡"所有 CLL 都有骨髓受累
临床特点	①贫血、粒细胞、血小板减少;②淋巴结和脾肿大、纵隔肿块	全身淋巴结肿大、肝脾肿大、低丙种球蛋白血症
预后	对化疗敏感,预后好	预后差异大,与临床分期有关有 11q、17q 缺失者预后不良

四、外周 T 细胞淋巴瘤,非特殊类型与 NK/T 细胞淋巴瘤

	外周 T 细胞淋巴瘤,非特殊类型	NK/T 细胞淋巴瘤
发病率	占 NHL 的 7%~10%	NHL 的 5%~20%
好发人群	60~70 岁男性	40 岁前后,男多于女
起源	T 细胞性	NK/T 细胞性
恶性程度	侵袭性或高度侵袭性	侵袭性强
免疫表型	CD2、CD3、CD4	CD56、CD2、CD3
遗传学改变	TCR 基因重排	6q21-25 缺失
病理特征	淋巴结构破坏,肿瘤侵犯副皮质区,常有瘤细胞侵袭血管	瘤细胞分布于凝固性坏死和混合炎细胞浸润的背景上
临床特点	复杂多样,全身淋巴结肿大,常伴有结外病变	发于中线面部(鼻腔、口腔),局部组织坏死明显
预后	治疗反应差,预后不良	预后与临床分期密切相关

五、结外区边缘区黏膜相关淋巴组织淋巴瘤(MALT 淋巴瘤)与浆细胞肿瘤

	MALT 淋巴瘤	浆细胞肿瘤
发病率	占 B 细胞淋巴瘤的 7%~8%	—
好发人群	成人	老年人中常见
起源	B 细胞	B 细胞
恶性程度	低度恶性	恶性
免疫表型	CD20、CD79a、IgM、IgA	CD38、CD138、表达细胞内 Ig
遗传学改变	t(11;18)(q21;q21)染色体易位是特征性遗传学标志	染色体结构和数量异常 13 单体、13q14 缺失、14q32 转位

续表

	MALT 淋巴瘤	浆细胞肿瘤
病理特征	肿瘤细胞常见于反应性淋巴滤泡套区外侧,瘤细胞为中心细胞样细胞	骨骼多发性溶骨性改变常累及脊柱、肋骨、颅骨等
临床特点	胃肠道黏膜最常受累,其次为眼附属器、皮肤、甲状腺、肺、涎腺、乳腺等	肿瘤性浆细胞器官浸润,尿本周蛋白阳性
预后	预后良好,部分可转化为弥漫大 B 细胞淋巴瘤	预后差异较大

第3节　霍奇金淋巴瘤

一、霍奇金淋巴瘤的肿瘤细胞

霍奇金淋巴瘤的肿瘤细胞是一种独特的瘤巨细胞,称为 R-S 细胞(Reed-Stemberg 细胞)。虽然只在病变组织细胞中占少数,但 R-S 细胞是霍奇金淋巴瘤具有诊断意义的细胞。R-S 细胞包括典型 R-S 细胞及其变异型细胞。

细　胞	特　点
典型 R-S 细胞	①典型 R-S 细胞是一种直径 15~45 μm 的双核或分叶核瘤巨细胞,瘤细胞胞质丰富,略嗜酸或嗜碱性(即嗜双性),核圆形或椭圆形,双核或多核,核内有一大而醒目的嗜酸性核仁,核仁周围有空晕; ②双核 R-S 细胞的两个核呈面对面排列,彼此对称,形似镜中之影,称为镜影细胞或双核 R-S 细胞,具有重要的诊断意义,故又称为诊断性 R-S 细胞
霍奇金细胞	除了典型的 R-S 细胞外,具有上述形态特征的单核瘤巨细胞称为霍奇金细胞或单核型 R-S 细胞
变异型 R-S 细胞	①陷窝细胞:又称腔隙细胞,用甲醛固定组织时细胞质收缩至核膜附近,与周围细胞之间形成透明的空隙,好似细胞位于陷窝内; ②多核瘤巨细胞:核分裂象多见,常见多级核分裂; ③LP 细胞:又称爆米花细胞,体积大,多分叶状核,染色质稀少; ④木乃伊细胞:又称干尸细胞,即变性或凋亡的 R-S 细胞

【例 7】霍奇金淋巴瘤具有诊断意义的细胞主要是
　A. 霍奇金细胞　　B. 陷窝细胞　　　C. 多形性细胞　　　D. R-S 细胞　　　E. 未分化细胞

二、组织学分型

分　类	病理特征	肿瘤细胞	免疫表型	EBV 感染	预　后
结节性淋巴细胞为主型(NLPHL)	①大量的小 B 淋巴细胞; ②缺乏诊断性 R-S 细胞 (昭昭老师速记:以淋巴细胞为主当然缺乏 R-S 细胞)	LP 细胞(爆米花细胞) (昭昭老师速记:"(姐姐)结节"小"淋"喜欢"爆米花")	CD30 偶见 CD20 阳性 CD10 阳性 表达成熟 B 细胞标记	0	极好
结节硬化型(最多见的 CHL)	纤维组织大量增生,分隔病变的淋巴结为大小不等的结节	陷窝细胞、镜影细胞 (昭昭老师速记:"硬"汉调入"陷"阱)	CD30 阳性 CD15 阳性	10%~40%	较好
混合细胞型	肿瘤细胞与各种炎细胞混合存在	镜影细胞、霍奇金细胞	CD30 阳性 CD15 阳性	75%	较好
富于淋巴细胞型	大量反应性淋巴细胞	镜影细胞	CD30 阳性 CD15 阳性	40%	好
淋巴细胞减少型	病变组织中只有极少量的淋巴细胞	镜影细胞、多形性瘤细胞	CD30 阳性 CD15 阳性	100%	差

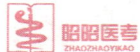

三、分期和预后

分　期	概　念	5 年生存率
Ⅰ期	病变局限于一组淋巴结或一个结外器官或部位	90%
Ⅱ期	病变局限于膈肌同侧的两组或两组以上淋巴结,或直接蔓延至相邻的结外器官或部位	90%
Ⅲ期	累及膈肌两侧的淋巴结,或再累及一个结外器官或部位	60%～75%
Ⅳ期	或播散性累及一个或多个结外器官,如肝、骨髓等	约 50%

➤ 参考答案如下,详细答案参见 2021 版《国家临床执业及助理医师资格考试精选真题考点精析》。

1. E	2. D	3. C	4. C	
5. A	6. A	7. D	—	昭昭老师提示:关注官方微信,获得第一手考试资料。

第 9 章　泌尿系统疾病

➤ **2021 考试大纲**

　　①肾小球肾炎;②慢性肾盂肾炎;③肾细胞癌;④肾母细胞瘤;⑤尿路上皮肿瘤。

➤ **考纲解析**

　　近 20 年的医师考试中,本章的考点是肾小球肾炎,执业医师每年考查分数为 1～2 分,助理医师每年考查分数为 0～1 分。

第 1 节　肾炎和肾病

【急性肾小球肾炎(急性弥漫性增生性肾小球肾炎)】

一、概述和病理变化

　　1. 概述　弥漫性毛细血管内皮细胞和系膜细胞增生,伴中性粒细胞和巨噬细胞浸润。临床简称急性肾炎,主要表现为急性肾炎综合征。又称为毛细血管内增生性肾小球肾炎,由于大多数病例与感染有关,一般以链球菌感染多见。

　　2. 病因及病理变化　本型肾炎主要由感染引起。A 族乙型溶血性链球菌中的致肾炎菌株为最常见的病原体。肾炎通常发生于咽部或皮肤感染后 1～4 周。大部分患者血清抗链球菌溶血素"O"和抗链球菌其他抗原的抗体滴度增高,说明近期有感染。

二、病理变化

肉眼观	大红肾或蚤咬肾 (昭昭老师速记:"大红"被跳"蚤咬"了,来"内""急")
光镜下表现	①内皮细胞或系膜细胞增生,可见中性粒细胞和单核细胞浸润; ②血管壁纤维素样坏死
电镜下	驼峰状电子沉积物,多位于脏层上皮细胞和肾小球基膜之间
免疫荧光	颗粒状 IgG、IgM 和 C3 沉积

　　【例 1】 急性弥漫性增生性肾小球肾炎增生的的细胞是

　　A. 肾小球壁层上皮细胞和脏层上细胞　　　B. 肾小球脏层上皮细胞和炎症细胞

　　C. 肾小球毛细血管内皮细胞和系膜细胞　　D. 肾小球脏层上皮细胞和系膜细胞

　　E. 肾小球周围纤维细胞和系膜细胞

三、临床病理联系

　　急性肾炎多见于儿童,主要表现为急性肾炎综合征。通常与咽部等处感染后 10 天左右出现发热、少尿和血尿等症状。

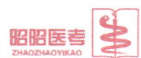

【急进性肾小球肾炎(新月体性肾小球肾炎)】

一、概述和分型

1. 概述 急进性肾小球肾炎又名新月体性肾小球肾炎,快速进行性肾小球肾炎(RPGN),临床表现为急进性肾炎综合征,由蛋白尿、血尿等症状迅速发展为少尿和无尿。

2. 分型

	Ⅰ型 RPGN	Ⅱ型 RPGN	Ⅲ型 RPGN
别名	抗肾小球基底膜肾炎	免疫复合物型	免疫反应缺乏型
原理	抗 GBM 抗体与 GBM 抗原结合,激活补体	循环免疫复合物性疾病	50%~80%为肾微血管炎,ANCA(+)
病因	原发性居多、肺出血肾炎综合征(Goodpasture综合征)	原发性、感染后、过敏性紫癜、SLE 及其他等	Wegener 肉芽肿病、动脉炎、血管炎等
病理	IgG、C3 沉积于 GBM	IgG、C3 沉积于系膜区/毛细血管壁	无沉积
免疫	抗肾小球基底膜(GBM)抗体(+)	血循环免疫复合物(+)	ANCA(+)
荧光	线性荧光(IgG、C3) (昭昭老师速记:千里姻缘"一线"牵)	颗粒荧光(IgG、C3) (昭昭老师速记:要"2 粒"在一起才好)	无荧光 (昭昭老师速记:"三无"产品)
电镜	无电子致密物沉积	有电子致密物	无致密物
特点	起病多隐匿	起病多急骤、肾病综合征	起病隐匿
昭昭老师速记	"膜""一"下	"2"个人"复合"	"三中"全会

二、病理变化

组织学特征是多数肾小球囊内有新月体形成。新月体主要由增生的壁层上皮细胞和渗出的单核细胞构成,可有中性粒细胞和淋巴细胞浸润纤维素渗出是刺激新月体形成的主要原因。

【例2】男,22 岁。水肿,进行性少尿 1 周。查体:BP 155/100 mmHg,双下肢水肿。尿 RBC 20~40/HP,蛋白(++)。Scr 679 μmol/L,抗 GBM 抗体阳性。肾活检病理示新月体性肾小球肾炎。其最重要的发病机制是

A. 循环免疫复合物沉积引起的体液免疫反应

B. 原位免疫复合物形成引起的体液免疫反应

C. 高血压、蛋白质、高血脂等非免疫因素

D. 细胞免疫

E. 遗传因素

三、临床病理联系

Goodpasture 综合征患者可有反复发作的咯血,严重者可致死亡。抗 GBM 抗体和 ANCA 等有助于诊断。

➢ 昭昭老师总结:急性肾炎和急进性肾炎的对比

	急性肾小球肾炎	急进性肾小球肾炎
别名	急性弥漫性增生性肾小球肾炎	新月体性肾小球肾炎
病因	1~4 周前 A 族乙型溶血性链球菌感染	可有前驱呼吸道感染史
表现	血尿、蛋白尿、水肿、高血压	血尿、蛋白尿、水肿、高血压
肉眼观	大红肾、蚤咬肾	体积增大,色苍白(大白肾)
组织学	弥漫性毛细血管内皮细胞和系膜细胞增生	肾小球壁层上皮增生,肾小球囊内新月体形成

续表

	急性肾小球肾炎	急进性肾小球肾炎
光镜	①肾小球体积增大; ②内皮细胞和系膜细胞增生; ③严重处毛细血管壁发生纤维素样坏死; ④近曲小管上皮细胞变性,肾小管出现管型肾间质充血水肿并有炎细胞浸润	①多数肾小球球囊内有新月体形成; ②肾小管上皮细胞变性,玻璃样变; ③部分肾小管上皮细胞萎缩消失; ④肾间质水肿,炎细胞浸润,后期纤维化
电镜	驼峰状电子致密物沉积,多位于脏层上皮细胞和肾小球基底膜之间 (昭昭老师速记:"急"着找"骆驼")	①肾小球球囊内新月体形成,基底膜缺损和断裂; ②Ⅱ型电子致密物沉积,Ⅰ型、Ⅲ型无电子致密沉积
荧光	肾小球内有颗粒状 IgG、IgM 和 C3 沉积	Ⅰ型线性荧光、Ⅱ型颗粒状荧光、Ⅲ型无免疫荧光
预后	大多预后良好,数月内临床自愈	Ⅲ型较好,Ⅱ型居中,Ⅰ型差

【肾病综合征】

一、微小病变肾病和膜性肾病

	轻微病变性肾炎(微小病变)	膜性肾小球肾炎
别名	脂性肾病	膜性肾病
人群	好发于儿童(占80%)	中老年、男性
特点	儿童最常见肾病综合征	成人最常见肾病综合征
外观	—	大白肾
光镜	肾小球正常、肾小管脂质沉积	早期无改变,基底膜增厚
电镜	①无沉积; ②基底膜正常; ③弥漫性足突消失	①钉状突起; (昭昭老师速记:"老年人""膜""钉子") ②基底膜增厚、虫蚀样; ③上皮肿胀、足突消失
免疫	免疫荧光阴性	IgG 和 C3 沉积于上皮下、颗粒状荧光
表现	典型肾病综合征	肾病综合征(80%)
蛋白尿	选择性蛋白尿(中小分子蛋白尿)	非选择性蛋白尿(大分子蛋白)
治疗	90%对糖皮质激素有效	激素不敏感
预后	5%肾功能衰竭	40%肾功能衰竭

例 3~4 共用选项

A. 微小病变肾病   B. 新月体性肾小球肾炎   C. IgA 肾病
D. 毛细血管内增生性肾小球肾炎   E. 膜性肾病

【例3】链球菌感染后急性肾小球肾炎的病理类型为

【例4】儿童原发性肾病综合征最常见的类型为

二、膜增生性肾炎和系膜增生性肾炎

	膜增生性肾小球肾炎	系膜增生性肾小球肾炎
别名	系膜毛细血管性肾小球肾炎	—
人群	儿童和青年	青少年,男性多于女性
病史	可有上呼吸道感染史	常有上呼吸道感染史
机制	①Ⅰ型:由循环免疫复合物引起并有补体的激活; ②Ⅱ型:补体替代途径异常激活,血清 C3 明显降低	病因和发病机制不明
病理	肾小球基底膜增厚、肾小球细胞增生和系膜基质增多	弥漫性系膜细胞增生和系膜基质增多

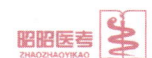

续表

	膜增生性肾小球肾炎	系膜增生性肾小球肾炎
光镜	①系膜细胞增生和系膜基质增多,基底膜弥漫增厚; ②增生的系膜细胞和基质插入基底膜呈双线或双轨状	弥漫性系膜细胞增生和系膜基质增多
电镜	①Ⅰ型:系膜区和内皮细胞下出现电子致密物沉积; ②Ⅱ型:块状电子致密物在基底膜致密层呈带状沉积	部分病例可见电子致密物沉积
荧光	①Ⅰ型:C3 颗粒状沉积,可出现 IgG、补体 Clq 和 C4; ②Ⅱ型:C3 沉积,常无 IgG、补体 Clq 和 C4	IgG 和 C3 颗粒状沿肾小球毛细血管壁沉积
表现	主要为肾病综合征,常伴有血尿,可仅为蛋白尿	具有多样性,可表现为肾病综合征
治疗	激素和细胞毒药物的治疗效果差	激素和细胞毒药物对病变轻者疗效好
昭昭老师速记	"轨道"上"生"的;"轨道"上"系"着鸡"毛"信	—

【例 5】 弥漫性膜性增生性肾小球肾炎时,增生的细胞主要是

A. 肾小球脏层细胞和中性粒细胞　　　　B. 肾小球壁层细胞和系膜细胞

C. 肾小球系膜细胞和基质　　　　D. 肾小球毛细血管基底膜增厚和系膜细胞增生

E. 肾小球各种细胞均有较明显增生

三、局灶性节段性肾小球硬化

发病机制	局部通透性增高,血浆蛋白和脂质在细胞外基质内沉积,激活系膜细胞,导致节段性玻璃样变和硬化
镜下观	病变局灶性分布,肾小球部分毛细血管襻内系膜基质增多,基膜塌陷,严重者管腔闭塞;部分肾小球的部分小叶发生硬化
电镜观	①弥漫性脏层上皮细胞足突消失,部分上皮细胞从肾小球基膜剥脱; ②免疫荧光:IgM 和 C3 沉积
病理临床联系	①青少年男性,占原发性肾病综合征的 50%～10%;大部分表现为肾病综合征,少数表现为蛋白尿; ②50%患者对糖皮质激素有效;治疗效果欠佳的患者,多发展为慢性肾炎

【IgA 肾病】

一、概述和病因

1. 概述　IgA 肾病是以系膜区显著性 IgA 或 IgA 沉积为主的原发性肾小球疾病,是肾小球源性血尿最常见的病因,也是目前世界范围内最常见的原发性肾小球疾病,占全部肾活检病理的 10%～40%,占原发性肾小球疾病的 20%～50%。

2. 病因

免疫复合物	①患者血清中聚合 IgA 增高,有的患者血液中出现 IgA 的免疫复合物; ②IgA 分为 IgA₁ 和 IgA₂ 两种亚型,仅 IgA₁ 可致肾脏内免疫复合物沉积
遗传因素	IgA 肾病的发生与某些 HLA 表型有关,提示遗传因素具有重要作用
免疫调节异常	由于病毒、细菌、食物蛋白等对呼吸道或消化道的刺激作用,黏膜 IgA 合成增多,IgA 或含 IgA 的免疫复合物沉积于系膜区,并激活补体替代途径,引起肾小球损伤

二、病理变化

病理	①IgA 肾病的特点是免疫荧光显示系膜区有 IgA 沉积。 ②组织学改变差异很大,最常见的是系膜增生性病变,也可表现为局灶性节段性增生或硬化;少数病例可有较多新月体形成
免疫	系膜区有 IgA 沉积,常伴有 C3 和备解素,也可见少量 IgG 和 IgM,通常无补体早期成分
电镜	系膜区有电子致密物沉积

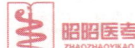

三、临床病理联系

1. 发病特点 IgA 肾病可发生于不同年龄的个体,儿童和青年多发。发病前常有上呼吸道感染,少数发生于胃肠道或尿路感染后。

2. 临床表现 30%～40%的患者仅出现镜下血尿,可伴有轻度蛋白尿。5%～10%的患者表现为急性肾炎综合征。血尿常持续数天,以后消失,但每隔数月复发。

【慢性肾小球肾炎】

一、病 因

链球菌感染后肾炎	少数儿童患者可发展为慢性肾炎,成人患者转变为慢性肾炎比例高
急进性肾炎	急进性肾炎患者过度过急性期后绝大部分转为慢性肾炎
肾病综合征	膜性肾病、膜增生性肾病、系膜增生性肾炎、局灶性节段性肾小球硬化均可发展为慢性肾炎
隐匿性	无明确的肾炎病史,发现时往往已经进入晚期

二、病理改变

慢性肾炎导致程度不同的肾小球硬化,相应的肾单位的肾小管萎缩、肾间质纤维化,疾病晚期肾体积缩小、肾皮质变薄,其均可变为硬化性肾小球肾炎。

三、临床病理联系

早期可有食欲差、贫血、呕吐、乏力等症状。有的患者表现为蛋白尿、高血压、水肿、氮质血症。晚期常表现为慢性肾炎综合征。

第 2 节 慢性肾盂肾炎

一、病因和病理

1. 病因 慢性肾盂肾炎是肾小管—间质的慢性炎症。

2. 病理变化 病理特点为慢性间质性炎、纤维化和瘢痕形成。

二、慢性肾盂肾炎和慢性肾小球肾炎

> 昭昭老师提示:慢性肾盂肾炎是感染性炎症,慢性肾小球肾炎则是感染后的自身免疫性疾病。

	慢性肾盂肾炎	慢性肾小球肾炎
肉眼观	瘢痕肾(不对称)	颗粒状固缩肾(对称)
肾盂	肾乳头萎缩,肾盏肾盂因收缩而变形	周围脂肪组织增多
肾间质	不规则纤维化,炎细胞浸润	规则纤维化,可见淋巴细胞浸润
肾小球	①早期无变化; ②小动脉玻璃样变、硬化; ③晚期纤维化、玻璃样变; ④病变轻的地方扩张代偿	①原先肾炎的病变; ②小动脉玻璃样变、硬化; ③最终肾小球玻璃样变、纤维化; ④病变轻的地方扩张代偿
肾小管	萎缩,病变轻的地方扩张代偿胶样管型	萎缩,病变轻的地方扩张代偿

【例 6】慢性肾盂肾炎是

A. 肾小球肾炎的一种特殊类型   B. 一种肾小球免疫复合物性肾炎

C. 一种以增生为主的炎症   D. 一种以变质为主的炎症

E. 肾小管和肾间质的慢性化脓性炎症

【例 7】上行性感染的肾盂肾炎病变最轻的部位是

A. 肾小管   B. 肾间质   C. 肾盂黏膜   D. 肾乳头   E. 肾小球

➤ **昭昭老师总结:各种肾炎及记忆方法**

病理类型	疾 病	昭昭老师速记
大红肾、蚤咬肾	急性肾小球肾炎	"大红"被跳"蚤咬"了很着"急"

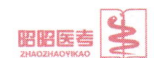

续表

病理类型	疾 病	昭昭老师速记
大白肾	膜性肾病	"大白""膜"
瘢痕肾	慢性肾盂肾炎	"鱼(盂)"身上有"瘢痕"
原发性颗粒性固缩肾	原发性高血压	"高血压"导致"肾固缩"
继发性颗粒性固缩肾	慢性肾小球肾炎	"肾小球"继发性"固缩"

第 3 节　泌尿系统肿瘤

【肾细胞癌和膀胱癌】

	肾细胞癌	膀胱癌
好发人群	＞40 岁男性	＞50 岁男性
病因	吸烟、肥胖、高血压、接触石棉等	吸烟、接触芳香胺、埃及血吸虫感染等
起源	肾小管上皮细胞	移行上皮细胞
好发部位	肾脏上、下两极,上极更常见	膀胱侧壁和膀胱三角区近输尿管开口处
病理类型	①最常见的是:透明细胞癌 (昭昭老师速记:渗透＝肾透) ②其他:乳头状肾细胞癌、嫌色性肾细胞癌、集合管癌、未分类性肾癌	①最常见的是:移行上皮癌 (昭昭速记:"移"到"旁"边去) ②其他:鳞癌、腺癌、间叶起源的肿瘤
扩散途径	转移最常发生于肺和骨	可累及邻近的前列腺、精囊和输尿管等
临床表现	无痛性血尿、腰痛、肾区肿块	无痛性血尿、膀胱刺激征
肿瘤特点	可产生异位激素,患者可出现副肿瘤综合征	手术后容易复发

【肾母细胞癌】

一、概述和病理

　　1. 概述　多见于儿童,肿瘤来源于后肾胚基组织,家族性为常染色体显性遗传,好发于肾上、下极。

　　2. 病理

肉眼观	单个,大小不等,可出血坏死,有假被膜
病理特征	具有幼稚的肾小球或肾小管样结构,其细胞成分以间叶组织、上皮样细胞核幼稚细胞
转移	血性转移最常见,最常见的是肺部;淋巴转移少见

二、与临床联系

　　肾母细胞癌最常见的临床表现是腹部包块。

➤ 参考答案如下,详细答案参见 2021 版《国家临床执业及助理医师资格考试精选真题考点精析》。

1. C	2. B	3. D	4. A	昭昭老师提示:关注官方微信,获得第一手考试资料。
5. D	6. E	7. E	—	

第 10 章　内分泌系统疾病

➤ **2021 考试大纲**

　　①弥漫性非毒性甲状腺肿;②甲状腺肿瘤。

➤ **考纲解析**

　　近 20 年的医师考试中,本章的考点是甲状腺肿瘤,执业医师每年考查分数为 0~1 分,助理医师每年考查分数为 0~1 分。

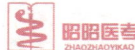

第1节　弥漫性非毒性甲状腺肿

弥漫性非毒性甲状腺肿,即单纯性甲状腺肿,是由于缺碘使甲状腺素分泌不足,促甲状腺素(TSH)分泌增多,甲状腺滤泡上皮增生,滤泡内胶质堆积而使甲状腺肿大。一般不伴甲状腺功能亢进。

一、病　因

缺碘	①地方性水、土、食物中缺碘; ②机体青春期、妊娠期、哺乳期对碘需求量增加而相对缺碘
致甲状腺肿因子的作用	①水中大量钙和氟可引起甲状腺肿,因其影响肠道碘的吸收; ②某些食物可致甲状腺肿,如木薯内含氰化物,可抑制碘化物在甲状腺内的运送; ③硫氰酸盐及过氯酸盐妨碍碘聚集; ④药物(硫脲类、磺胺类)、锂、钴、高氯酸盐等,可抑制碘离子的浓集或碘离子的有机化
高碘	常年饮用含高碘的水,因碘摄入过多,过氧化物酶的功能基团过多地被占用,可影响酪氨酸氧化,造成碘的有机化过程受阻,导致甲状腺代偿性肿大
遗传	家族性甲状腺肿的原因是激素合成中有关酶的遗传性缺乏

二、病理变化

	增生期	胶质贮积期	结节期
别称	弥漫性增生性甲状腺肿	弥漫性胶样甲状腺肿	结节性甲状腺肿
肉眼观	甲状腺弥漫性对称性中度增大,表面光滑,甲状腺功能正常	甲状腺弥漫性对称性显著增大,表面光滑,半透明胶冻状	甲状腺不对称结节状增大,结节大小不一,多无包膜可出血坏死钙化
镜下观	滤泡上皮增生呈立方或低柱状小滤泡和小假乳头形成胶质较少,间质充血	上皮增生可有小滤泡或假乳头形成滤泡腔扩大,内有大量胶质贮积	部分滤泡上皮增生小滤泡形成,有胶质贮积结节大小不一

三、临床病理联系

患者可出现双侧甲状腺弥漫性肿大,晚期出现甲状腺肿大,产生压迫症状。

第2节　甲状腺肿瘤

一、甲状腺腺瘤

1. 肉眼观　多为单发,圆形或类圆形肿块,有完整包膜,常压迫周围组织,直径一般3～5 cm。切面多为实性,色暗红或棕黄,可并发出血、囊性变、钙化和纤维化。

2. 镜下观　根据肿瘤组织学特点分类如下。

组织学类型	别　称	组织学变化
单纯型腺瘤	正常大小滤泡型腺瘤	肿瘤包膜完整,由形态与正常甲状腺相似的滤泡构成
胶样型腺瘤	巨滤泡型腺瘤	由大滤泡或大小不一的滤泡组成,肿瘤间质少
胎儿型腺瘤	小滤泡型腺瘤	由小而一致、仅含少量胶质或没有胶质的小滤泡构成,上皮细胞为立方形,似胎儿甲状腺组织
胚胎型腺瘤	梁状和实性腺瘤	①瘤细胞小,大小一致,分化好,呈条索状; ②无胶质,间质疏松
嗜酸细胞型腺瘤	Hürthle 细胞腺瘤	瘤细胞大而呈多角形,胞质丰富,嗜酸性,内含嗜酸性颗粒
非典型腺瘤	—	瘤细胞丰富,排列成索或巢片状,间质少,无包膜和血管侵犯

二、甲状腺癌

昭昭老师速记:"乳头""最好最常见";外伤以后起"血""泡";"未"来不会"最差";"随"便"降"低标准。

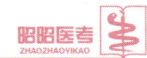

	乳头状癌	滤泡状癌	未分化癌	髓样癌
发生率	约占成人 60% 及儿童甲状腺癌的全部	20%	15%	7%
特点	乳头状癌是最常见的甲状腺癌,与滤泡状癌统称为分化型甲状腺癌		发展迅速,高度恶性,生存率低	内分泌功能分泌降钙素
镜下观	①乳头分支多,间质内常见砂粒体,细胞核常呈透明或毛玻璃状,无核仁;②直径＜1 cm 称为微小癌	可见不同分化程度的滤泡,分化差的瘤细胞异型性明显	①瘤细胞大小、形态、染色深浅不一,核分裂象多;②小细胞型、巨细胞型、梭形细胞型、混合型	肿瘤间质内常有淀粉样物质沉着,胞质内有神经内分泌颗粒
颈淋巴结	转移较早	10%转移	早,约50%转移	可有转移
免疫组化	①TTF - 1、CK19、RET、HMBE - 1 和 Galectin - 3 阳性;②TG 阳性,CT 阴性	①TTF - 1 阳性;②TG 阳性,CT 阴性	①Kemtin、EMA 及 p53 阳性;②TG 阳性,CT、TTF - 1 阴性	①TTF - 1、突触素(syn)、嗜铬素 A(CgA)阳性;②CT 阳性,TG 阴性
转移方式	淋巴转移早	血行转移	早期淋巴结转移,常发生血行转移	可有淋巴结和血行转移
恶性程度	低	中	高	中
预后	最好	较好	最差	较差

【例1】甲状腺髓样癌是一种

A. 交界性肿瘤　　B. 鳞癌　　　　C. 未分化癌　　　D. 迷离瘤　　　E. 神经内分泌肿瘤

【例2】甲状腺癌预后最好的病理类型是

A. 未分化癌　　　B. 乳头状癌　　C. 髓样癌　　　　D. 鳞状细胞癌　　E. 滤泡状癌

➤ 参考答案如下,详细答案参见 2021 版《国家临床执业及助理医师资格考试精选真题考点精析》。

1. E	2. B	昭昭老师提示:关注官方微信,获得第一手考试资料。

第 11 章　生殖系统疾病和乳腺癌

➤ **2021 考试大纲**

①乳腺增生性疾病;②乳腺癌;③子宫上皮内瘤变;④子宫颈浸润癌;⑤子宫平滑肌瘤;⑥葡萄胎、侵袭性葡萄胎及绒毛膜癌;⑦卵巢肿瘤;⑧前列腺增生症;⑨前列腺癌。

➤ **考纲解析**

近 20 年的医师考试中,本章的考点是乳腺癌和葡萄胎、侵袭性葡萄胎及绒毛膜癌,执业医师每年考查分数为 1～2 分,助理医师每年考查分数为 0～1 分。

第 1 节　乳腺增生性疾病(助理医师不要求)

一、乳腺纤维囊性变

1. 非增生性纤维囊性变　①肉眼观,常为双侧,多灶小结节性分布,边界不清,囊肿大小不一,多少不等,相互聚集的小囊肿和增生的间质纤维组织相间交错,可产生斑驳不一的外观。②镜下,囊肿被覆的上皮可为柱状或立方上皮,但多数为扁平上皮,上皮亦可完全缺如,仅见纤维性囊壁。腔内偶见钙化。如囊肿破裂,内容物外溢进入周围的间质,可致炎症性反应和间质纤维组织增生,纤维化的间质进一步发生玻璃样变。

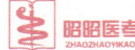

2. 增生性纤维囊性变　除了囊肿形成和间质纤维增生外,增生性纤维囊性变往往伴有末梢导管和腺泡上皮的增生。上皮增生可使层次增多,并形成乳头突入囊内,乳头顶部相互吻合,构成筛状结构。囊肿伴有上皮增生,尤其是有上皮异型增生时,有演化为乳腺癌的可能,应视为癌前病变。依据上皮增生程度的轻重不同分为:①轻度增生;②旺炽性增生;③异型增生;④原位癌。

二、硬化性腺病

硬化性腺病是增生性纤维囊性变的少见类型,主要特征为小叶中央或小叶间的纤维组织增生使小叶腺泡受压而扭曲变形,一般无囊肿形成。影像学检查极易和癌混淆。

第2节　乳腺癌

一、分类

1. 非浸润癌　非浸润癌分为导管内原位癌和小叶原位癌,两者均来自终末导管-小叶单元上皮细胞。

(1) 导管内原位癌　占所有乳腺癌的 15%~30%,远比小叶原位癌多见。导管内原位癌导管明显扩张;癌细胞局限于扩张的导管内,导管基膜完整,未侵犯基底膜。组织学上分粉刺癌和非粉刺型导管内癌。

	粉刺癌	非粉刺型导管内癌
肉眼观	切面可见导管内挤出粉刺样物	无特殊
镜下观	①癌细胞体积较大,呈实性排列; ②细胞形态不规则,细胞异型性明显; ③癌灶中央总有坏死为其特征,坏死区常钙化; ④导管周围见间质纤维组织增生; ⑤慢性炎细胞浸润; ⑥易转变为浸润癌	①癌细胞体积较小,排列成实性、乳头状、筛状等; ②细胞形态比较规则,异型性不明显; ③癌灶中央一般无坏死或仅有轻微坏死; ④导管周围间质纤维组织增生不明显; ⑤不易转变为浸润癌

(2) 小叶原位癌　约 30% 累及双侧乳腺,常为多中心性。发生于乳腺小叶的末梢导管和腺泡。癌细胞呈实性排列,形态较为一致,核分裂象罕见。未突破基底膜,癌灶中央无坏死。发展为浸润癌癌的概率和导管内原位癌相似。

2. 浸润癌

(1) 乳腺浸润性导管癌和浸润性小叶癌

	浸润性导管癌	浸润性小叶癌
来源	由导管内癌突破基底膜向间质浸润而来	由小叶原位癌突破基底膜向间质浸润而来
发病率	最常见	—
肉眼观	①肿瘤呈灰白色,质硬,切面有砂粒感; ②无包膜,与周围组织分界不清,活动度差	①肿瘤色灰白柔韧,切面呈橡皮样; ②与周围组织无明确界限
镜下观	①癌细胞排列成巢状、团索状,或伴有少量腺样结构; ②肿瘤间质有致密的纤维组织增生,癌细胞在纤维间质内浸润生长,常见局部肿瘤细胞坏死; ③瘤细胞大小形态各异,多形性较明显,核分裂象多见	①癌细胞呈单行串珠状(单排排列,列兵样排列)或细条索状浸润于纤维间质之间,或环形排列在正常导管周围(牛眼样结构); ②癌细胞小,大小一致,核分裂象少见
昭昭老师速记	"管"了一个"千"人"团",随后在"沙地"老"巢"里开始操练	①一"小""串"珠子"单排"; ②"小""兵"放"牛"

(2) 特殊类型乳腺癌

分　类	病理特点	预　后	昭昭老师速记
髓样癌	①癌灰白、质软,边界清楚; ②癌细胞大而密集,相互融合成片,癌细胞巢之间间质少,癌巢周围有明显的厚层淋巴细胞浸润	较好	"大"树"淋"里"髓"便玩,空气"清"新

续表

分 类	病理特点	预 后	昭昭老师速记
小管癌	①为高分化腺癌; ②癌组织主要由形态规则的腺管样结构组成,浸润于基质中,腺管上皮细胞为单层,细胞小,轻度异型,恶性程度低	较好	"高小"学历"低"
黏液癌	癌细胞分泌大量黏液释放到间质中,黏液中漂浮癌细胞团,偶在细胞内呈印戒样	较好	"戒"指"较好"
佩吉特病(Paget病)	①癌细胞沿乳腺导管向上扩散,累及乳头和乳晕,在表皮内可见大而异型,胞质透明的癌细胞; ②乳头和乳晕可见渗出和浅表溃疡,呈湿疹样改变	较好	"佩吉特"得了"湿疹"

二、扩散途径

淋巴道转移	①淋巴道转移是最常见的转移途径; ②首先转移到同侧腋窝淋巴结→锁骨下淋巴结→锁骨上淋巴结
直接蔓延	①癌细胞沿乳腺导管直接蔓延,可累及相应的乳腺小叶腺泡,也可沿导管周围组织间隙向周围扩散至脂肪组织; ②随着癌组织不断扩大,甚至可侵及胸大肌和胸壁
血道转移	晚期转移至肺、骨、肝、肾上腺、脑等组织或器官

第3节 宫颈癌

一、子宫颈上皮异型增生和上皮内瘤变

1. 子宫颈上皮异型增生　原称非典型增生,属于癌前病变,是指子宫颈上皮部分被不同程度异型性的细胞所取代。表现为细胞大小形态不一,核增大深染,核质比例增大,核分裂象增多,细胞极性紊乱。病变由基底层逐渐向表层发展。根据其病变程度不同,分为三级。

CIN 分级	特 点
Ⅰ级	异型细胞局限于上皮的下 1/3
Ⅱ级	异型细胞累及上皮层的下 1/3～2/3
Ⅲ级	增生的异型细胞超过全层的 2/3,但尚未累及上皮全层＋原位癌

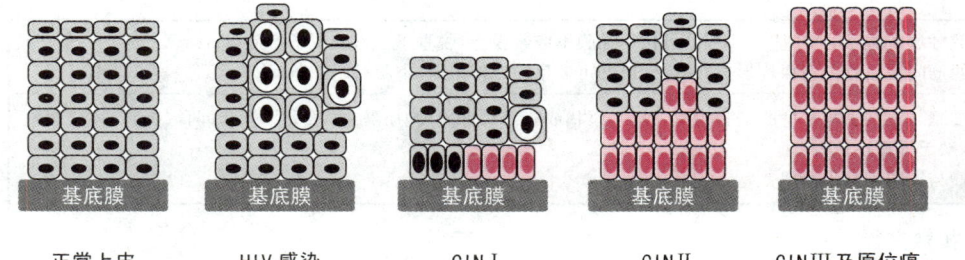

正常上皮	HIV 感染	CIN Ⅰ	CIN Ⅱ	CIN Ⅲ及原位癌	浸润癌

2. 子宫颈原位癌

原位癌	指异型增生的细胞累及子宫颈黏膜上皮全层,但病变仍局限于上皮内,未突破基底膜
原位癌累及腺体	原位癌的癌细胞可由表面沿基底膜通过宫颈腺口蔓延至子宫颈腺体内,取代部分或全部腺上皮,但仍未突破腺体的基底膜,称为原位癌累及腺体,仍然属于原位癌的范畴

3. CIN 的演变　①子宫颈上皮 CIN Ⅰ 和 CIN Ⅱ 并不一定都发展为 CIN Ⅲ、原位癌或浸润癌。若经适当治疗,大多数 CIN Ⅰ 可逆转或治愈。发展为 CIN Ⅲ 和浸润癌的概率和所需时间与上皮内瘤变的程度有

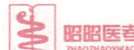

关。病变级别越高,其转化概率越高,所需时间越短。②约50%CINⅡ可自然消退,约10%的CINⅠ需10年以上经由CINⅡ转变为CINⅢ,仅有不到2%的CINⅠ最终发展为浸润癌。③CINⅢ在10年内发展为浸润癌的概率达20%。

二、子宫颈癌

1. 病因

HPV感染	HPV感染是致病主要因素之一,尤其是HPV-16、18、31、33等为高风险性
性生活	性生活过早和性生活紊乱是发病的最主要原因
其他因素	①与早婚、多产、宫颈裂伤、局部卫生不良、包皮垢刺激等多种因素有关; ②吸烟和免疫缺陷可增加致癌风险,HIV感染使子宫颈原位癌发生概率增加5倍

2. 病理改变

肉眼分型	糜烂型、外生菜花型、内生浸润型、溃疡型
组织学类型	①最常见:鳞状细胞癌;②腺癌
早期浸润癌或微小浸润性鳞状细胞癌	指细胞突破基底膜,向间质内浸润深度不超过基底膜下5 mm者(即<5 mm)且浸润宽度不超过7 mm者(即<7 mm)
浸润癌	指癌细胞突破基底膜,向间质内浸润深度超过基底膜下5 mm者(即>5 mm)或浸润宽度超过7 mm者(即>7 mm)
子宫颈腺癌	①依据腺癌组织结构和细胞分化程度可分为高分化、中分化和低分化; ②子宫颈腺癌对放疗和化学药物疗法均不敏感,预后较差
扩散途径	直接蔓延和淋巴道转移(主要方式)、血道转移

【例1】子宫颈早期浸润性癌

A. 不超过基底膜下2 mm　　　B. 不超过基底膜下3 mm　　　C. 不超过基底膜下4 mm

D. 不超过基底膜下5 mm　　　E. 不超过基底膜下6 mm

【例2】子宫颈癌最常见的转移途径是

A. 直接蔓延　　　B. 子宫颈旁淋巴结　　　C. 血道

D. 腹腔淋巴结　　　E. 种植性转移

第4节　子宫平滑肌肿瘤(助理医师不要求)

子宫平滑肌瘤是女性生殖系统最常见的肿瘤。

一、病理改变

肉眼观	①多数肿瘤发生于子宫肌层,一部分可位于黏膜下或浆膜下,脱垂于子宫腔或子宫颈口; ②当肌瘤间质血管内有血栓形成时,肿瘤局部可发生梗死伴出血,肉眼呈暗红色,称为红色变性
镜下观	①瘤细胞与正常子宫平滑肌细胞相似,梭形、束状或旋涡状排列,胞质红染,核呈长杆状,两端钝圆,核分裂象少见,缺乏异型性; ②肿瘤与周围正常平滑肌界限清楚

二、病理改变和扩散途径

1. 病理改变　　子宫平滑肌瘤极少恶变,如肿瘤组织出现坏死,边界不清,细胞异型,核分裂象增多,应诊断为平滑肌肉瘤。

2. 扩散途径　　50%以上经血流转移至肺、骨、脑,也可在腹腔内播散。

三、子宫平滑肌瘤和子宫平滑肌肉瘤的区别

	子宫平滑肌瘤	子宫平滑肌肉瘤
发病率	最常见,也是女性生殖系统最常见的肿瘤	少见,恶性肿瘤

续表

	子宫平滑肌瘤	子宫平滑肌肉瘤
肉眼观	肿瘤单发或多发,表面光滑,界清,无包膜,肿瘤与周围正常平滑肌界限清楚	肿瘤常为单个,质软,鱼肉状,常伴出血坏死,边界不清
镜下观	瘤细胞与正常子宫平滑肌细胞相似,梭形,束状或漩涡状排列,核分裂象少见,缺乏异型性	瘤细胞排列紊乱,核分裂增多,异型性明显

第5节 滋养细胞肿瘤

滋养层细胞疾病包括葡萄胎、侵蚀性葡萄胎、绒毛膜癌和胎盘部位滋养细胞肿瘤,其共同特征为滋养层细胞异常增生。患者血清和尿液中绒毛膜促性腺激素(HCG)含量高于正常妊娠。

一、分类

分类	性质	病因
葡萄胎	良性肿瘤	异常受精卵的形成
侵蚀性葡萄胎	交界性肿瘤	继发于葡萄胎
绒毛膜癌	恶性肿瘤	继发于葡萄胎,也可继发于流产,正常分娩后、早产和异位妊娠

二、病理变化

	葡萄胎	侵蚀性葡萄胎	绒毛膜癌
特征改变	滋养细胞增生	水泡状绒毛浸入子宫肌层	无绒毛结构,早期血道转移
滋养细胞	不同程度增生,轻度异型性	高度增生和异型性	显著增生,异型性显著
绒毛	有	有	无
绒毛间质	高度疏松水肿	高度疏松水肿	无
间质血管	消失或少量	消失或少量	无
侵入肌层	不	常见	很常见
出血坏死	不	常见	很常见
侵入血管	有	有	有
转移	无	无	有

【例3】侵蚀性葡萄胎与绒毛膜癌鉴别诊断依赖于

A. 是否查见绒毛结构　　　　　B. 组织有无出血坏死　　　　C. 病变侵入子宫肌层的深度

D. 滋养细胞增生程度　　　　　E. 有无间质及血管

【例4】女,35岁。不规则阴道流血2个月。妇科检查发现阴道壁上有一紫蓝色结节。病理检查见大量血块及坏死组织中散在一些异型的滋养层细胞团,无绒毛结构。应诊断为

A. 侵蚀性葡萄胎　　　　　　　B. 子宫颈癌　　　　　　　　　C. 绒毛膜癌

D. 子宫内膜癌　　　　　　　　E. 水泡状胎块

三、葡萄胎分类

	完全性葡萄胎	部分性葡萄胎
肉眼观	所有绒毛均呈葡萄状	部分绒毛呈葡萄状,部分绒毛正常
病理	绒毛因间质高度水肿,绒毛间质内血管消失,滋养层细胞不同程度增生	绒毛因间质高度水肿,绒毛间质内血管消失,滋养层细胞不同程度增生

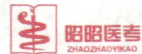

第6节 卵巢肿瘤

一、分 类

分 类	概 念	昭昭老师速记
上皮性肿瘤	浆液性肿瘤、黏液腺肿瘤、子宫内膜样肿瘤、透明细胞及移行细胞肿瘤	上"浆液""黏液"
生殖细胞肿瘤	畸胎瘤、无性细胞瘤、内胚窦瘤及绒毛膜癌	"无性""生殖"、"生""胚胎"、"生""畸胎"
性索-间质细胞瘤	颗粒细胞-卵泡膜细胞瘤、支持-间质细胞瘤	都带"一"

二、卵巢上皮性肿瘤

卵巢上皮性肿瘤是最常见的卵巢肿瘤(占90%),绝大多数来源于覆盖在卵巢表面的腹膜间皮细胞,可分为良性、恶性和交界性。依据上皮的类型分为浆液性、黏液性和子宫内膜样。

	卵巢浆液性肿瘤	卵巢黏液性肿瘤
发病率	最常见	低
肉眼型	①单个或多个囊腔,囊内含有清亮囊液; ②双侧卵巢发生多见	①多个囊腔,内含黏稠液体; ②双侧发生较少见
良性肿瘤	①囊腔为单层立方上皮,具有纤毛; ②乳头较宽、细胞无异型性	①囊腔为单层高柱状上皮无纤毛; ②细胞无异型性
交界性肿瘤	①囊腔上皮2～3层; ②乳头增多、细胞轻度异型,核分裂增加; ③无间质破坏和浸润	①囊腔上皮2～3层; ②乳头增多、细胞轻度异型; ③无间质和被膜浸润
恶性肿瘤	①囊腔上皮超过3层; ②乳头树枝状分布,常见砂粒体; ③细胞异型性明显; ④癌细胞间质浸润	①囊腔上皮超过3层; ②复杂的腺体和乳头结构; ③细胞异型性明显; ④癌细胞间质浸润

三、卵巢性索间质肿瘤

	颗粒性细胞瘤	卵泡膜细胞瘤	支持-间质细胞瘤
性质	低度恶性	良性	交界性
分泌	雌激素	雌激素	雄激素
肉眼观	①体积较大,囊实性伴出血; ②肿瘤呈黄色,间质呈白色	①实体状; ②肿瘤呈黄色	①室性结节、分叶状; ②肿瘤呈黄色或棕黄色
镜下观	①瘤细胞大小一致、体积小; ②细胞核呈咖啡豆样外观; ③可见 Call - Exner 小体	①瘤细胞排列成束,核卵圆形; ②胞质富含脂质呈空泡状; ③瘤细胞呈巢状分布	①支持细胞和间质细胞按不同比例混合形成; ②不同分化程度镜下表现不一

四、卵巢生殖细胞肿瘤

约占所有卵巢肿瘤的25%,占儿童和青春期卵巢肿瘤的60%,绝经期后则很少见。

1. 畸胎瘤 指原始生殖细胞向胚胎的体壁细胞分化的肿瘤,大多数肿瘤含有至少两个或三个胚层组织成分。

	成熟畸胎瘤	未成熟畸胎瘤
别称	良性畸胎瘤,成熟囊性畸胎瘤	恶性畸胎瘤
发病率	最常见的生殖细胞肿瘤	低

续表

	成熟畸胎瘤	未成熟畸胎瘤
好发年龄	20～30 岁	20 岁以下
肉眼观	呈囊性,充满皮脂样物,囊壁上可见头节,表面上附有毛发,可见牙齿	呈实体分叶状,可见许多小囊腔,实体区域可见未成熟的骨和软骨组织
镜下观	①由三个胚层的各种成熟组织构成,常见皮肤、毛囊、汗腺、脂肪、肌肉、骨、软骨、呼吸道上皮、消化道上皮、甲状腺和脑组织等; ②皮样囊肿、卵巢甲状腺肿	①在与未成熟畸胎瘤相似的组织结构背景上,可见未成熟神经组织组成的原始神经管和菊形团,偶见神经母细胞瘤成分; ②常见未成熟的骨或软骨组织

2. 无性细胞瘤、胚胎性癌和卵黄囊瘤的比较

	无性细胞瘤	胚胎性癌	卵黄囊瘤
发病率	发病率低	发病率低	婴幼儿最常见类型
性质	恶性	高度恶性	高度恶性
肉眼观	①肿瘤体积较大,表面结节状; ②切面质软鱼肉样	①肿瘤体积较小; ②切面边界不清,可见出血坏死	①肿瘤体积较大,结节分叶状; ②切面灰黄色,实体状,可出血坏死
镜下观	①瘤细胞体积大而一致; ②细胞膜清晰,胞质空亮,瘤细胞巢周围的纤维间隔中常有淋巴细胞浸润,并可见结核样肉芽肿结构	瘤细胞排列成腺管、腺泡或乳头状瘤呈上皮样,细胞大,异型性显著细胞之间界限不清,核大小形态不一,核仁明显,常见核分裂象和瘤巨细胞	①疏网状结构; ②S-D(Schiller-Duval)小体; ③多泡性卵黄囊结构; ④细胞外嗜酸性小体
标记物	碱性磷酸酶	—	甲胎蛋白(AFP)
昭昭老师速记	"无"人"捡(碱)"东西	—	"黄""F"人

第 7 节　前列腺增生症与前列腺癌

一、前列腺增生症和前列腺癌的鉴别

	前列腺增生症	前列腺癌
病因	雄激素减少	与雄激素相关
好发部位	中央区和移行区 (昭昭老师速记:"生""意")	周围区 (昭昭老师速记:"爱"过"周"末)
病理特征	前列腺上皮和间质增生	增生腺体外层基底细胞缺如或核仁增大
转移	良性病变,不转移	①局部浸润和远处转移。 ②淋巴转移首先至闭孔淋巴结
肉眼观	呈结节状增大,颜色和质地与增生的成分有关	灰白结节状,质韧硬,与周围界限不清
镜下观	①增生成分主要是纤维、平滑肌和腺体。 ②腺体的上皮由两层细胞构成,周围有完整的基底膜包绕;腺腔内常含有淀粉小体;可见鳞状上皮化生和小灶性梗死	①多数为分化较好的腺癌,腺泡较规则,排列拥挤,可见背靠背现象。 ②腺体由单层细胞构成,外层基底细胞缺如

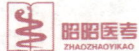

二、前列腺癌的扩散途径

直接蔓延	前列腺癌常直接向精囊、膀胱底部浸润,后者可引起尿道梗阻
血道转移	①主要转移至骨,以脊椎骨最常见,其次为股骨近端、盆骨和肋骨; ②男性肿瘤骨转移应首先想到前列腺癌转移的可能,偶见内脏的广泛转移
淋巴转移	最先转移至闭孔淋巴结,随之到内脏淋巴结、胃底淋巴结、髂骨淋巴结、骶骨前淋巴结和主动脉旁淋巴结等

➤ 参考答案如下,详细答案参见 2021 版《国家临床执业及助理医师资格考试精选真题考点精析》。

1. D	2. B	3. A	4. C	昭昭老师提示:关注官方微信,获得第一手考试资料。

第 12 章　传染病和寄生虫病

➤ **2021 考试大纲**

①结核病;②细菌性痢疾;③伤寒;④流行性脑脊髓膜炎;⑤流行性乙型脑炎;⑥血吸虫病。

➤ **考纲解析**

近 20 年的医师考试中,本章的考点是结核病和流行性脑脊髓膜炎、流行性乙型脑炎,执业医师每年考查分数为 1~2 分,助理医师每年考查分数为 0~1 分。

第 1 节　结核病

一、病理特点

1. 基本变化　结核病的基本病理变化是渗出、增生、坏死,三种变化往往同时存在而以某一种为主,而且可以相互转化。

2. 典型改变　结核典型病变为结核结节形成伴有不同程度的干酪样坏死。

以渗出为主的病变	①主要表现为浆液性或浆液纤维素性炎。 ②病变早期局部有中性粒细胞浸润,但很快被巨噬细胞所取代,在渗出液和巨噬细胞中可查见结核杆菌。 ③此型变化好发于肺、浆膜、滑膜和脑膜等处。渗出物可完全吸收不留痕迹,或转变为增生为主或以坏死为主的病变
以增生为主的病变	①结核结节=上皮样细胞(类上皮细胞)+朗汉斯巨细胞+外周局部聚集的淋巴细胞+少量反应性增生的成纤维细胞构成。 (昭昭老师速记:"上""翰""林"院就"成"功了) ②上皮样细胞:由吞噬有结核杆菌的巨噬细胞体积增大逐渐转变而来。 ③朗汉斯(Langhans)巨细胞:由多数上皮样细胞互相融合或一个细胞核分裂胞质不分裂而形成的多核巨细胞
以坏死为主的病变	①结核坏死灶由于含脂质较多呈淡黄色、均匀细腻,质地较实,状似奶酪,故称干酪样坏死;镜下为红染无结构的颗粒状物。 ②干酪样坏死对结核病病理诊断具有一定的意义

二、基本病理变化的转化规律

1. 转向愈合

	特点	X线检查	预后
吸收、消散	为渗出性病变的主要愈合方式,渗出物经淋巴道吸收而使病灶缩小或消散	可见边缘模糊、密度不均、呈云絮状的渗出性病变的阴影逐渐缩小或被分割成小片,以致完全消失,临床上称为吸收好转期	较小的干酪样坏死灶及增生性病灶,经积极治疗也有吸收消散或缩小的可能

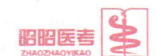

续表

	特 点	X 线检查	预 后
纤维化、纤维包裹和钙化	增生性病变和小的干酪样坏死灶,可逐渐**纤维化**,最后形成瘢痕而愈合,较大的干酪样坏死灶难以全部纤维化,则由其周边纤维组织增生将坏死物包裹,继而坏死物逐渐干燥浓缩,并有**钙盐**沉着	可见纤维化病灶呈边缘清楚,密度增高的条索状阴影;钙化灶为密度甚高、边缘清晰的阴影,临床称为**硬结钙化期**	钙化的结核灶内常有少量结核杆菌残留,此病变临床虽属痊愈,但当机体抵抗力降低时仍可复发进展

2. 转向恶化

	特 点	X 线检查	预 后
浸润进展	疾病恶化时,病灶周围出现渗出性病变,范围不断扩大,并继发干酪样坏死	原病灶周围出现絮状阴影,边缘模糊,临床上称为浸润进展期	继续发展
溶解播散	病情恶化时,干酪样坏死物可发生液化,形成的半流体物质可经体内的自然管道排出,致局部形成空洞	病灶阴影密度深浅不一,出现透亮区及大小不等的新播散病灶阴影,临床称为溶解播散期	可循血道、淋巴道播散至全身各处

三、原发性肺结核

1. 病变特点

原发综合征	①原发性肺结核病最主要的病理改变是原发综合征;②原发综合征表现为淋巴结肿大和干酪样坏死,包括**肺的原发病灶、淋巴管炎、肺门淋巴结核**,X 线呈**哑铃状**阴影
原发病灶	原发性肺结核病时,最初在通气较胸膜处形成的灰白色炎性实变灶,称原发病灶,又称为 **Ghon** 综合征

2. 发展和结局

痊愈	最初几周内有细菌通过血道或淋巴道播散到全身其他器官,但之后由于细胞免疫的建立,95%左右的病例不再发展,病灶进行性纤维化、钙化,自行痊愈
支气管淋巴结核	有的肺门淋巴结病变继续发展,形成支气管淋巴结核
播散	少数营养不良者病灶扩大、干酪样坏死、形成空洞,有的甚至在肺内播散形成**粟粒性肺结核病**、全身性粟粒性结核病

四、继发性肺结核

1. 继发性肺结核病与原发性肺结核的区别 继发性肺结核病变多样,各种类型表现亦不同,其发病部位,传播途径等与原发性肺结核差别较大,现总结如下。

	原发性肺结核病	继发性肺结核病
概念	初次感染结核杆菌所引起的肺结核	再次感染结核杆菌所引起的肺结核
好发人群	儿童	成人
免疫力	无免疫力	有免疫力
感染方式	原发感染	内源性再感染为主
病理特征	原发综合征(原发病灶、淋巴管炎、肺门淋巴结核)	病变多样,新旧病灶并存,较局限
发病部位	上叶下部、下叶上部近胸膜处(昭昭老师速记:上上下下)	肺上叶尖后段和下叶背段(昭昭老师速记:两人勾"肩"搭"背")
起始部位	上叶下部、下叶上部近胸膜处	肺尖部
播散途径	淋巴道、血道	支气管
临床表现	病程短,表现轻微	病程长,咳嗽、咯血,全身毒性症状
X 线表现	哑铃状阴影	不同类型表现不一
并发症	无	干酪性坏死、空洞形成
预后	大多自愈	不同类型预后不一

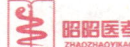

2. 继发性肺结核病的分型　可分为：局灶型肺结核、浸润型肺结核、慢性纤维空洞型肺结核、干酪性肺炎、结核球及结核性胸膜炎。

（1）局灶型肺结核和浸润型肺结核

	局灶型肺结核	浸润型肺结核
发病率	少见	最常见的继发性肺结核
病理改变	①病灶常位于肺尖下 2～4 cm 处； ②病灶境界清楚，有纤维包裹； ③病变以增生为主，中央为干酪样坏死； ④继发性肺结核的早期病变	①多发生在肺尖和锁骨下； ②多由局灶型肺结核发展而来； ③病变以渗出为主，中央有干酪样坏死，病灶周围有炎症包绕； ④可经合理治疗而愈合或引起干酪性肺炎，或发展为慢性纤维空洞型肺结核
X线胸片	肺尖部有单个或多个结节状病灶	锁骨下边缘模糊的云絮状阴影
临床表现	常无自觉症状，多在体检时发现	常有低热、疲乏、盗汗、咳嗽等症状
活动性	非活动性结核病	活动性结核病

【例1】胸膜组织切片见成团类上皮细胞，包绕少量朗汉斯巨细胞和干酪样坏死，周围散在多量淋巴细胞。本例考虑为

    A. 组织细胞增生症　　　　　　B. 胸膜间皮瘤　　　　　　C. 胸膜结核

    D. 纤维索性胸膜炎　　　　　　E. 胸膜淋巴瘤

【例2】全身粟粒性结核病的常见播散途径是

    A. 淋巴道　　　　　　　　　　B. 血道　　　　　　　　　C. 支气管

    D. 潜伏的病菌重新繁殖　　　　E. 沿组织间隙蔓延

（2）慢性纤维空洞型肺结核、干酪性肺炎、结核球

	慢性纤维空洞型肺结核	干酪性肺炎	结核球
特点	传染性最强	病情危重	—
病变特点	①肺内厚壁空洞，多位于肺上叶； ②同侧或对侧肺组织可见新旧不一，大小不等	①镜下主要为大片干酪样坏死灶； ②肺泡腔内有大量浆液纤维蛋白性渗出物	①多为单个，直径 2～5 cm，纤维包裹的孤立的境界分明的干酪样坏死灶； ②常位于肺上叶
X线胸片	纤维厚壁空洞和广泛纤维增生，肺门抬高和肺纹理呈垂柳样	大叶性干酪性肺炎呈磨玻璃状阴影，虫蚀样空洞	很难与周围型肺癌相鉴别
活动性	活动性结核病	活动性结核病	—

（3）结核性胸膜炎　结核性胸膜炎分干性和湿性两种。

干性胸膜炎	①又称增殖性结核性胸膜炎，是由胸膜下结核病灶直接蔓延到胸膜所致； ②常见于肺尖，病变局限，以增生为主，一般通过纤维化愈合
湿性胸膜炎	又称渗出性结核性胸膜炎，病变为浆液纤维素性炎，渗出多，不易吸收，可因机化而致胸膜增厚粘连

3. 肺结核病血源播散所致病变

（1）急性全身粟粒性结核病

概念	结核杆菌在短时间内一次或反复多次大量侵入肺静脉分支，经左心至大循环，播散到全身各器官如肺、肝、脾和脑膜等处，可引起急性全身粟粒性结核病
肉眼观	各器官内均匀密布大小一致，灰白色，圆形，境界清楚的小结节
镜下观	增生性病变，偶尔出现渗出，坏死为主的病变
临床特点	病情凶险，有高热衰竭，烦躁不安等中毒症状
X线检查	两肺有散在分布，密度均匀，粟粒大小细点状阴影

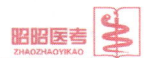

4. 慢性全身粟粒性结核病

概念	急性期不能及时控制而病程迁延3周以上,或结核杆菌在较长时期内每次以少量反复多次不规则进入血液,则形成慢性粟粒性结核病
肉眼观	病变的性质和大小均不一致,同时可见增生、坏死及渗出性病变,病程长,成人多见

5. 急性肺粟粒性结核病和慢性肺粟粒性结核病

	急性肺粟粒性结核病	慢性肺粟粒性结核病
特点	①肺门、纵隔、支气管旁的淋巴结干酪样坏死破入邻近大静脉,或因含有结核杆菌的淋巴液由胸导管回流,经静脉入右心,沿肺动脉播散于两肺所致;②也可为急性全身粟粒性结核病的一部分	患者原发灶已痊愈,由肺外某器官的结核病灶内的结核杆菌间歇入血而致病
肉眼观	肺表面和切面可见灰黄或灰白色粟粒大小结节	病程较长,病变新旧、大小不一

6. 肺外结核病 肺外结核病除淋巴结结核由淋巴道播散所致,消化道结核可由咽下含菌的食物或痰液直接感染引起,皮肤结核可通过损伤的皮肤感染外,其他各器官的结核病多为原发性肺结核病血源播散所形成的潜伏病灶进一步发展所致。

五、肺外结核病

1. 肠结核病 病理分原发性和继发性两型。①原发性肠结核很少见,常发生于小儿,一般由饮用带有结核杆菌的牛奶或乳制品而感染。②绝大多数肠结核继发于活动性空洞型肺结核,多因反复咽下含结核杆菌的痰液引起。③肠结核病好发于回盲部。④根据其病变特点,临床分为两型:

	溃疡型	增生型
发生率	多见	少见
特点	①结核杆菌侵入肠壁淋巴组织,形成结核结节,融合并发生干酪样坏死,破溃后形成溃疡;②肠壁淋巴管环肠管行走,病变沿淋巴管扩散,因此典型的肠结核溃疡多呈环形,其长轴与肠腔长轴垂直;③溃疡愈合后由于瘢痕形成和纤维收缩,可致肠腔狭窄	①肠壁大量结核性肉芽组织形成和纤维增生为特征;②肠壁高度肥厚、肠腔狭窄

2. 结核性腹膜炎 ①青少年多见。②以腹腔内结核灶直接蔓延为主,溃疡型肠结核是最常见的原发病灶。

3. 结核性脑膜炎 ①儿童多见。②主要由于结核杆菌经血道播散所致,病变以脑底部最明显。

4. 泌尿生殖系统、骨关节及淋巴结结核 详见内外科章节。

第2节 细菌性痢疾

一、病理变化

1. 发病部位 主要发生于大肠,尤其是乙状结肠和直肠。

2. 病理变化 大肠可见浅表多发溃疡。

二、临床特点

1. 分型 根据肠道病变特征、全身变化及临床经过的不同,细菌性痢疾分为急性细菌性痢疾、慢性细菌性痢疾和中毒性细菌性痢疾。

	急性细菌性痢疾	慢性细菌性痢疾	中毒性细菌性痢疾
致病菌	福氏、宋内氏、鲍氏、志贺氏痢疾杆菌	福氏痢疾杆菌	福氏、宋内氏痢疾杆菌
临床特点	①不洁饮食史,起病较急;②阵发性腹痛腹泻、里急后重	①由急性转变而来,病程超过2个月以上;②肠道病变此起彼伏,新旧溃疡交替,肠息肉	①起病急;②全身中毒症状重;③肠道病变和症状轻

续表

	急性细菌性痢疾	慢性细菌性痢疾	中毒性细菌性痢疾
病程	1～2周	数月至数年	数小时
预后	多数痊愈,少数转为慢性	可痊愈,少数转为慢性带菌者	中毒性休克、呼衰而死亡

2. 中毒性细菌性痢疾的特征

好发人群	多见于2～7岁儿童
病原菌	毒力较低的福氏或宋内氏痢疾杆菌
发病特点	①起病急骤、严重的全身中毒症状,但肠道病变和症状轻微; ②发病后数小时即可出现中毒性休克或呼吸衰竭而死亡
病变特点	卡他性炎(即浆液性炎,非假膜性炎)

第3节 伤 寒

一、病理变化

1. 病变特点 伤寒杆菌引起的炎症是以巨噬细胞增生为特征的急性增生性炎。

2. 伤寒细胞 增生活跃时巨噬细胞的胞浆内吞噬有伤寒杆菌、红细胞和细胞碎片,称为伤寒细胞。

3. 伤寒肉芽肿或伤寒小结 伤寒细胞常聚集成团,形成小结节称伤寒肉芽肿或伤寒小结,是伤寒的特征性病变,具有病理诊断价值。

4. 肠道病变

分 期	表 现	发生时间
髓样肿胀期	回肠下段淋巴组织略肿胀,隆起于黏膜表面,色灰红,质软	第1周
坏死期	病灶局部肠黏膜坏死	第2周
溃疡期	坏死肠黏膜脱落后形成溃疡;集合淋巴小结发生的溃疡其长轴与肠管长轴平行;孤立淋巴小结处的溃疡小而圆	第3周
愈合期	肉芽组织增生填平溃疡,溃疡边缘上皮再生覆盖	第4周

5. 其他病变 肠系膜淋巴结、肝、脾及骨髓由于巨噬细胞的活跃增生而致相应组织器官肿大。镜检可见伤寒肉芽肿和灶性坏死。

部 位	病理特点
心肌	心肌纤维可有颗粒变性,甚至坏死
肾小管	肾小管上皮细胞增生,也可发生颗粒变性
皮肤	皮肤出现淡红色小丘疹(玫瑰疹)
肌肉	膈肌、腹直肌和股内收肌常发生凝固性坏死(蜡样变性),出现肌痛和皮肤知觉过敏
胆囊	胆囊无明显病变,但伤寒杆菌可在胆汁中大量繁殖

➤ **昭昭老师总结:肠道的溃疡形状**

疾 病	病 理	昭昭老师速记
伤寒	"平行"于肠子的长轴	两行"平行"的"伤"心的眼泪
结核	"垂直"于肠子的长轴	树上"结"的"核"桃都"垂"下来了
痢疾	"地图状"改变	得"痢疾"拉了一大滩跟"地图"似的
肠阿米巴	"烧瓶样"改变	"烧瓶"里面装"阿米巴"
肠癌	"火山口"改变	"火山口"凸凹不平,一定是"癌"症

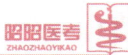

二、并发症

肠穿孔	好发于溃疡期,是伤寒最严重的并发症,穿孔后可导致弥漫性腹膜炎
肠出血	好发于溃疡期,出血严重者可引起出血性休克
支气管肺炎	小儿患者多见,常因抵抗力下降,继发肺炎球菌感染所
其他	由伤寒杆菌及其毒素借血道感染其他器官,如骨髓、脑膜、肾、关节等

【例3】伤寒最严重的并发症是
A. 中毒性脑病　　B. 肠穿孔　　　　C. 急性胆囊炎　　D. 肠出血　　　　E. 肺炎

第4节　流行性乙型脑炎和流行性脑脊髓膜炎

	流行性乙型脑炎(乙脑)	流行性脑脊髓膜炎(流脑)
本质	变质性炎症	化脓性炎症
病因	乙脑病毒、病毒感染	脑膜炎双球菌、细菌感染
传播途径	蚊虫叮咬	呼吸道传播
好发季节	夏季	冬季、秋季
发病部位	大脑皮质、基底核和视丘最严重	蛛网膜、软脑膜
镜下观	①神经细胞坏死、胶质细胞增生; ②血管套、液化灶	①蛛网膜下腔有大量脓性分泌物; ②大量中性粒细胞和炎细胞(少量淋巴细胞、单核细胞)浸润
表现	①神经细胞损伤症状(嗜睡昏迷等); ②颅内压增高(头痛、呕吐、视盘水肿); ③脑膜刺激症状轻微; ④毒血症表现(高热、全身不适等)	①脑膜刺激症状(颈项强直、kernig征阳性); ②颅内压增高征(头痛、呕吐、视盘水肿); ③毒血症表现(高热、中毒性休克)
脑脊液	①外观清亮; ②糖、氯化物正常,蛋白质升高; ③以单核细胞为主	①外观浑浊; ②糖、氯化物降低,蛋白质升高; ③以中性粒细胞细胞为主
临床特点	无瘀点、瘀斑	有瘀点、瘀斑 (昭昭老师速记:因为是菌血症有瘀点瘀斑)
临床诊断	IgM抗体	细菌涂片、培养(+)

【例4】流行性脑脊髓膜炎典型的病理变化是
A. 神经细胞变性坏死　　　　　　B. 脑软化灶形成　　　　　C. 噬神经细胞现象
D. 蛛网膜下腔脓性渗出物堆积　　E. 淋巴细胞袖套状浸润

第5节　血吸虫病

一、病因和感染途径

病因	①血吸虫病是由血吸虫寄生于人体引起的一种寄生虫病; ②寄生于人体的血吸虫主要有6种,在我国只有日本血吸虫病
感染途径	①日本血吸虫的生活史可分为虫卵、毛蚴、胞蚴、尾蚴、童虫及成虫等阶段; ②人通过皮肤接触含尾蚴的疫水而感染

二、基本病理变化

1. 疾病分期　尾蚴、童虫、成虫及虫卵等均可对宿主造成损害,但以虫卵引起的病变最严重。

2. 发病机制　造成损害的原因和机制主要是不同虫期血吸虫释放的抗原诱发宿主的免疫反应所致。

3. 发病部位　虫卵主要沉着于乙状结肠、直肠和肝,也可见于回肠末段、阑尾、升结肠、肺和脑等处。

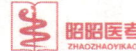

成熟的虫卵含成熟毛蚴,卵内毛蚴分泌可溶性虫卵抗原,从而引起**特征性虫卵结节**(血吸虫性肉芽肿)。可分为急性虫卵结节和慢性虫卵结节。

（1）血吸虫各阶段所出现的病理变化

发育阶段	病理改变
尾蚴	尾蚴性皮炎
童虫	血管炎和血管周围炎;肺组织最明显
成虫	机体的损害较轻;可导致贫血、嗜酸性粒细胞增多、脾大、静脉内膜炎、静脉周围炎;肝、脾的单核巨噬细胞增多、嗜酸性脓肿
虫卵	①最严重的致病阶段; ②虫卵可形成急性虫卵结节、慢性虫卵结节

（2）急性虫卵结节的病理特征

病理特征	发生机制
结节中央常有1~2个成熟虫卵	—
虫卵表面可见附有放射状嗜酸性的棒状体	虫卵内毛蚴释放的可溶性虫卵导致抗原—抗体复合物形成
周围是无结构的颗粒状坏死物质及嗜酸性脓肿	大量嗜酸性粒细胞浸润(嗜酸性脓肿并非脓肿)
嗜酸性脓肿间可见蛋白质晶体(Charcot-Leyden结晶)	嗜酸性粒细胞的嗜酸性颗粒互相融合而成
虫卵周围产生肉芽组织层	肉芽组织中有以嗜酸性粒细胞为主的炎细胞浸润

（3）慢性虫卵结节的病理特征

病理特征	发生机制
假结核结节	①大量类上皮细胞+少量异物巨细胞+淋巴细胞浸润+肉芽组织; ②一般认为与Ⅳ型变态反应有关
结节纤维化玻璃样变性	①中央的卵壳碎片及钙化的死卵可长期存留; ②肉芽肿纤维化可破坏宿主正常组织并导致器官纤维化

4. 主要器官的病理改变

（1）肠道　病变常累及全部结肠,以**直肠、乙状结肠、降结肠**最为显著。

急性期	①虫卵沉积于结肠黏膜及黏膜下层,形成急性虫卵结节; ②随着病变的发展,虫卵结节最后纤维化,虫卵逐渐死亡和钙化
慢性期	由于虫卵反复沉着,肠黏膜反复发生溃疡和肠壁纤维化,最终导致肠壁增厚变硬,甚至肠腔狭窄和肠梗阻

（2）肝脾　虫卵沉积于汇管区,大量纤维组织增生和虫卵压迫导致**窦前性**门脉高压症。脾脏增大是由于成虫的代谢产物引起的单核巨噬细胞增生所致。

（3）异位血吸虫病

肺血吸虫病	多在肺内可形成急性虫卵结节,其周围肺泡出现炎性渗出物
脑血吸虫病	主要见于大脑顶叶,也可累及额叶及枕叶,表现为不同时期的虫卵结节形成和胶质细胞增生,临床上出现脑炎、癫痫发作和疑似脑内肿瘤的占位性症状
血吸虫病肾小球肾炎	肾小球内有IgG及补体C3的沉着,属于Ⅲ型变态反应引起的免疫复合物肾炎
血吸虫病侏儒症	儿童长期反复重度感染血吸虫病,严重影响肝功能,以致某些激素不能被灭活,从而继发脑垂体功能抑制,垂体前叶及性腺等萎缩,影响其生长发育,表现为身体矮小,面容苍老,第二性征发育迟缓

三、临床病理联系

1. 病理变化　急性血吸虫病见于无免疫力的初次感染者。由于成虫产生大量成熟、毒力强的虫卵沉积在肝、肠组织内形成急性虫卵结节所致,可形成一种可溶性抗原抗体复合物损伤血管,产生免疫病理反应,病变以浆液性炎、出血性炎、虫卵结节为主。

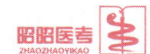

2. 临床表现 全身中毒反应严重,发热,腹痛,腹泻,脓血便,肝脾肿大,咳嗽或痰中带血丝,重症者可有神志迟钝、贫血、消瘦、无力等症状,血中嗜酸性粒细胞增高。

➤ 参考答案如下,详细答案参见 2021 版《国家临床执业及助理医师资格考试精选真题考点精析》。

1. C	2. B	3. B	4. D	昭昭老师提示:关注官方微信,获得第一手考试资料。

第 13 章 艾滋病和性传播疾病

➤ **2021 考试大纲**

①艾滋病;②梅毒;③淋病;④尖锐湿疣。

➤ **考纲解析**

近 20 年的医师考试中,本章的考点是艾滋病和梅毒,执业医师每年考查分数为 1～2 分,助理医师每年考查分数为 0～1 分。

第 1 节 艾滋病

一、概 述

艾滋病即获得性免疫缺陷综合征(AIDS),是由人类免疫缺陷病毒(HIV)感染引起,其特征为免疫功能缺陷伴机会性感染和(或)继发性肿瘤。

二、病理变化

1. HIV 侵犯的细胞

CD4+T 细胞	①HIV 进入人体后,嵌于病毒包膜上的 gp120 与 CD4+T 细胞膜上 CD4 受体结合,同时,HIV 又以趋化因子受体 CXCR4 和 CCR5 作为共受体进行识别,即 HIV 必须同时与 CD4 受体和共受体结合后才能进入细胞内; ②CD4+T 细胞在 HIV 直接和间接作用下,大量破坏、功能受损; ③CD4+T 细胞在免疫应答中起核心作用,故 CD4+T 细胞的消减会导致细胞免疫缺陷和其他免疫细胞不同程度受损,进而并发各种严重的机会性感染和肿瘤
组织中单核巨噬细胞	①存在于脑、淋巴结和肺等器官组织中的单核巨噬细胞可有 10%～50% 被感染; ②单核巨噬细胞可成为 HIV 的储存场所,并在病毒扩散中起重要作用,其可携带病毒通过血脑屏障,引起中枢神经系统感染
树突状细胞	HIV 也可感染淋巴结生发中心的滤泡树突状细胞,并成为 HIV 的储备池

【例 1】HIV 与感染细胞膜上 CD4 分子结合的病毒刺突是

A. gp120   B. gp41   C. P24   D. P17   E. gp160

2. 正常淋巴结的组织学结构

(1)组织学结构 淋巴结表面有薄层纤维被膜。淋巴结分为皮质和髓质两部分,皮质与髓质的交界区域称为淋巴结的副皮质区。皮质位于被膜下方,由淋巴滤泡和薄层的弥散淋巴组织组成,主要是 B 淋巴细胞。发育良好的淋巴滤泡正中切面可见生发中心。生发中心的顶部及周围是着色深的套区,主要是由密集的小淋巴细胞组成。位于皮质深层的副皮质区,是一片弥散的淋巴组织,主要为 T 淋巴细胞。

(2)淋巴组织的变化 艾滋病主要累及淋巴结,导致淋巴细胞进行性减少。脾脏、胸腺也表现为淋巴细胞减少。

	早期淋巴结病变	晚期淋巴结病变
淋巴结	肿大	萎缩
淋巴滤泡	明显增生、增大、融合	消失
淋巴小结	明显增生	消失

续表

	早期淋巴结病变	晚期淋巴结病变
生发中心	明显增生、活跃	消失
副皮质区	明显增生、活跃	消失
炎细胞	髓质内出现较多浆细胞	淋巴结内残留少许巨噬细胞和浆细胞
血管及纤维组织	基本正常	大量增生
昭昭老师速记	"增生"为主	"消失"为主

第2节 梅 毒

一、病因和传播途径

病因	梅毒是由梅毒螺旋体引起的传染病。梅毒螺旋体体外活力低,不易生存,对理化因素的抵抗力极弱
传播途径	大多数经性交传播(>95%),少数可因输血、接吻、医务人员不慎被感染、母婴传播等传播

【例2】梅毒的病原体是

A. 沙眼衣原体　　　　　　B. 疱疹病毒　　　　　　C. 人免疫缺陷病毒

D. 苍白密螺旋体　　　　　　E. HPV

二、病理变化

基本病理变化包括闭塞性动脉内膜炎、小血管周围炎及树胶样肿。

	闭塞性动脉内膜炎和小血管周围炎	树胶样肿
发病时期	见于各期梅毒	仅见于三期梅毒
病理特点	①闭塞性动脉内膜炎指小动脉内皮细胞及纤维细胞增生,使管壁增厚、血管腔狭窄闭塞; ②小动脉周围炎指围管性单核细胞、淋巴细胞和浆细胞浸润; ③浆细胞恒定出现是梅毒的病变特点之一	①类似结核结节,中央为凝固性坏死; ②坏死灶周围肉芽组织中富含淋巴细胞和浆细胞,而上皮样细胞和朗汉斯巨细胞较少; ③必有闭塞性小动脉炎和动脉周围炎; ④树胶样肿后期可被吸收、纤维化,但绝少钙化

三、后天性梅毒

1. 分期　后天性梅毒分为一、二、三期。

2. 进一步分期　一、二期梅毒称为早期梅毒;三期梅毒又称晚期梅毒、内脏梅毒。

	早期梅毒		晚期梅毒
	一期梅毒	二期梅毒	三期梅毒(内脏梅毒)
分期	一期梅毒	二期梅毒	三期梅毒(内脏梅毒)
发生时间	螺旋体侵入人体3周左右	硬下疳发生后7~8周	常发生于感染后4~5年
传染性	有传染性	有传染性	无传染性(传染性小)
病理特征	硬性下疳	皮肤黏膜广泛梅毒疹	形成树胶样肿
昭昭老师速记	"一"下子强"硬"起来	"二""皮"脸	"三"棵"树"

【例3】一期梅毒的特征病变是

A. 树胶样肿　　　　　　B. 硬下疳　　　　　　C. 软下疳

D. 梅毒疹　　　　　　E. 闭塞性动脉内膜炎

四、晚期梅毒的内脏病变

三期梅毒病变常累及内脏,特别是心血管和中枢神经系统,引起炎症的组织破坏、变形和功能障碍。

主动脉病变	①可引起梅毒性主动脉炎、主动脉关闭不全、主动脉瘤等; ②主动脉瘤破裂常是猝死的主要原因
神经系统病变	主要累及中枢神经系统及脑脊髓膜,可导致麻痹性痴呆和脊髓痨

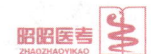

续表

骨和关节损害	①鼻骨被破坏形成马鞍鼻；②长骨、肩胛骨和颅骨也常受累
肝脏	形成树胶样肿

第3节 淋 病

一、概　述

淋病是由淋球菌引起的急性化脓性炎，是最常见的性传播疾病。多发生于15～30岁年龄段，以20～24岁最常见。成人几乎全部通过性交而传染，儿童可通过接触患者用过的衣物等传染。

二、病理变化

淋球菌主要侵犯泌尿生殖系统，对柱状上皮和移行上皮有特别的亲和力。导致化脓性炎症。

第4节 尖锐湿疣

尖锐湿疣是由 HPV 引起的性传播疾病。主要累及生殖道上皮，呈现良性增生性疣状病变。

一、病　因

人乳头瘤病毒（HPV）属乳多空病毒科，是双链环状 DNA 病毒，在尖锐湿疣病变中以 HPV6、11 型最常见。人类是其唯一自然宿主。

二、病理变化

好发部位	①对人体皮肤和黏膜，尤其是生殖道上皮细胞具有高度亲嗜性。 ②好发于潮湿温暖的黏膜和皮肤交界处，男性常见于阴茎冠状沟、龟头、系带、尿道口、肛门附近；女性多见于阴蒂、阴唇、会阴部、肛周
肉眼观	初起为小而尖的突起，逐渐扩大，淡红或暗红色，质软，表面凹凸不平，呈疣状颗粒，有时较大呈菜花状生长
镜下观	①表皮角质层轻度增厚，几乎全为角化不全细胞，棘层肥厚，有乳头状瘤样增生，表皮钉突增粗延长，偶见核分裂象。 ②表皮浅层出现凹空细胞有助于诊断，凹空细胞较正常细胞大，胞质空泡状，细胞边缘常残存带状胞质。 ③核增大，居中，圆形、椭圆形或不规则形，染色深，可见双核或多核

【例4】光镜下发现下列细胞对尖锐湿疣的诊断价值最大的是

A. 基底细胞　　　B. 凹空细胞　　　C. 镜影细胞　　　D. 泡沫细胞　　　E. 毛玻璃样细胞

➤ 参考答案如下，详细答案参见 2021 版《国家临床执业及助理医师资格考试精选真题考点精析》。

1. A	2. D	3. B	4. B	昭昭老师提示：关注官方微信，获得第一手考试资料。

第五篇　病理生理学(助理医师不要求)

学习导图

章序	章名	内容	所占分数	
			执业医师	助理医师
1	疾病概论	病因学	0分	0分
		发病学		
		疾病的转归		
2	水、电解质代谢紊乱	水、钠代谢	2分	1分
		钾代谢		
3	酸碱平衡和酸碱平衡紊乱	酸碱平衡及调节	1分	1分
		单纯酸碱平衡紊乱		
4	缺氧	概述	1分	1分
		类型		
		功能与代谢改变		
5	发热	病因和机制	1分	1分
		功能与代谢改变		
6	应激	概述	1分	0分
		躯体反应		
		应激与疾病		
7	缺血-再灌注损伤	概述	0分	0分
		发病机制		
8	休克	概述、病因和分类	1分	1分
		发病机制		
		功能与代谢改变		
		几种常见休克的特点		
9	弥散性血管内凝血	弥散性血管内凝血	0分	0分
10	心功能不全	概述	1分	1分
		代偿反应		
		发病机制		
		功能与代谢改变		
11	呼吸功能不全	发病机制	1分	1分
		功能和代谢改变		
12	肝性脑病	肝性脑病	1分	1分
13	肾功能不全	急性肾功能不全	1分	1分
		慢性肾功能不全		

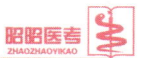

复习策略

病理生理学这门课程,为新增加的基础科目,和内科连接十分紧密。学好这门课,对你将来的内科学学习是大有裨益的。在学习本章节时候,请与临床科目一起学习,可达到事半功倍的效果。本系统执业医师考查分数为6～10分;助理医师每年考查分数为3～5分。

第1章 疾病概论

> **2021 考试大纲**
①病因学:病因、条件;②发病学:一般规律、基本机制;③疾病的转归:康复、死亡。

> **考纲解析**

近20年的医师考试中,本章的考点是发病学的一般规律和基本机制,执业医师每年考查分数为0～1分,助理医师每年考查分数为0～1分。

疾病是对应于健康的一种异常生命状态,在疾病与健康之间还存在一种亚健康状态。本章将围绕疾病的概念、发生发展的原因、基本机制和转归等问题,概述疾病发生发展的一些基本规律。

第1节 病因学

一、疾病发生的原因

1. 生物因素 主要包括病原微生物(如细菌、病毒、真菌、立克次体等)和寄生虫。这类病因引起各种感染性疾病,其致病性取决于病原体侵入的数量、毒性及侵袭力,亦与机体本身的防御及抵抗力强弱有关。

【例1】引起疾病发生的必要因素是指疾病发生的

A. 原因　　　　　B. 诱因　　　　　C. 条件　　　　　D. 外因　　　　　E. 内因

【例2】下列致病因素中最常见的是

A. 物理性因素　　　　　　B. 化学性因素　　　　　　C. 生物性因素

D. 营养性因素　　　　　　E. 免疫性因素

2. 理化因素 主要包括高温(或寒冷)、高压(或突然减压)、电流、辐射、机械力、噪声、强酸、强碱及毒物等,其致病性主要取决于理化因素本身的作用强度、部位及持续时间,而与机体的反应性关系不大。

3. 营养因素 各种营养素(如糖、脂肪、蛋白质、维生素、无机盐等),某些微量元素(如氟、硒、锌、碘等)以及纤维素是维持生命活动必需的物质,摄入不足或过多时都可引起疾病。如脂肪、糖、蛋白质等摄入不足可致营养不良,而摄取过量又可导致肥胖或高脂血症等;维生素 D 缺乏可致佝偻病,而摄取过量又可导致中毒。

4. 遗传因素 遗传因素指染色体或基因等遗传物质畸变或变异引起的疾病。染色体畸变包括数目畸变和结构畸变两类,其中常染色体畸变通常可导致先天性智力低下,生长发育迟缓,伴五官、四肢、皮纹及内脏等多发畸形。性染色体畸变表现为性征发育不全,有时伴智力低下等。基因异常包括基因点突变、缺失、插入或倒位等突变类型。这些异常通过改变 DNA 碱基顺序或碱基类型,致使蛋白质结构、功能发生变化而致病。

5. 先天因素 先天因素指那些损害胎儿发育的因素,而由先天因素引起的疾病被称为先天性疾病。

6. 免疫因素 免疫反应过强、免疫缺陷或自身免疫反应等免疫因素均可对机体造成影响。如机体对异种血清蛋白(破伤风抗毒素)、青霉素等过敏可导致过敏性休克;某些花粉或食物可引起支气管哮喘、荨麻疹等变态反应性疾病。人类免疫缺陷病毒感染可破坏 T 淋巴细胞,导致获得性免疫缺陷综合征。当机体对自身抗原发生免疫反应时,可导致自身组织损伤或自身免疫性疾病,如系统性红斑狼疮、类风湿关节炎等。

7. 心理和社会因素 随着生物医学模式向生物-心理-社会医学模式的转换,心理和社会因素在疾病发生发展中的作用日益受到重视。心理和社会因素,如长期的紧张工作、不良的人际关系,恐惧、焦虑、

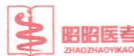

悲伤、愤怒等情绪反应,以及自然灾害、生活事件的突然打击等,这些因素不但可引起精神障碍性疾病,如抑郁等;还可通过精神、心理作用导致机体功能、代谢紊乱及形态结构变化,如高血压、冠心病、溃疡病等的发生发展都与精神心理因素密切相关。

二、疾病发生的条件

1. 概念　条件是指能促进或减缓疾病发生的某种机体状态或自然环境。条件本身不引起疾病,但可影响病因对机体的作用。例如,结核杆菌是引起结核病的病因,但在生活条件和生活习惯良好、营养充足的人群,一定量的结核杆菌侵入可不引起结核病。然而,在营养不良、居住条件恶劣、过度疲劳等"条件"下,由于机体抵抗力减弱,即使少量结核杆菌进入机体便可引起结核病。再例如,夏季天气炎热有利于细菌传播,再加上消化液分泌减少、生冷食物摄取过多,这些都可促进致病菌在胃肠道的繁殖,因此,"炎热"作为条件可促进消化道传染病的发生。此外,年龄和性别也可作为某些疾病发病的条件。例如小儿易患呼吸道和消化道传染病,这可能与小儿呼吸道、消化道的解剖生理特点和防御功能不够完善有关。妇女易患胆石病、癔病以及甲状腺功能亢进等疾病,而男子则易患动脉粥样硬化、胃癌等疾病。

2. 诱因　有些疾病的发生有明显的诱因,即能加强病因的作用而促进疾病发生发展的因素。如肝硬化患者因食管静脉曲张破裂而发生上消化道大出血时,可致血氨突然增高而诱发肝性脑病;而暴饮暴食又常常是已经曲张的食管静脉破裂的诱因;肺部感染、妊娠、过量体力活动、过度过快输液、情绪激动等常常是心脏病患者发生心力衰竭的诱因。

3. 危险因素　有些因素与特定疾病的发生发展明显相关,但又不宜归类于上述病因,被称为危险因素,如高脂血症、高血压、吸烟等是动脉粥样硬化的危险因素。

第2节　发病学

一、疾病发生发展的一般规律

1. 损伤与抗损伤　对损伤做出抗损伤反应是生物机体的重要特征,也是生物机体维持生存的必要条件。在疾病发生发展过程中,损伤与抗损伤作用常常同时出现,贯穿始终且不断变化。

2. 因果交替　因果交替指疾病发生发展过程中,由原始病因作用于机体所产生的结果又可作为病因,引起新的后果。这种因果的相互转化常常促进疾病的恶化,导致恶性循环。

3. 局部和整体　疾病可表现为局部变化或全身变化或二者兼有。局部病变可通过神经和体液途径影响整体,而机体的全身功能状态也可通过神经和体液途径影响局部病变的发展。

二、疾病发生发展的基本机制

1. 神经机制　神经系统在人体生命活动的维持和调控中起主导作用,因此,许多致病因素通过改变神经系统的功能而影响疾病的发生发展。

2. 体液机制　体液是维持机体内环境稳定的重要因素。疾病中的体液机制指病因素通过改变体液因子的数量或活性,引起内环境紊乱而致病的过程。体液因子的种类繁多,包括全身作用的体液性因子(如胰岛素、胰高血糖素、组胺、儿茶酚胺、前列腺素、激活的补体、活化的凝血、纤溶物质等)、局部作用的体液性因子(如内皮素、某些神经肽等)、细胞因子(如白介素,肿瘤坏死因子等)。

3. 细胞机制　细胞是生物机体最基本的结构、功能单位,致病因素可损伤细胞的代谢、功能和结构,从而引起细胞的自稳调节紊乱。有些因素(如外力、高温等)对细胞的损伤无选择性;而另一些因素则有选择性地损伤细胞,如肝炎病毒侵入肝细胞、疟原虫侵犯红细胞、汞中毒时主要损伤肾脏、MPTP 主要损伤多巴胺能神经元、人免疫缺陷病毒感染主要破坏 T 淋巴细胞等。目前,对不同致病因素如何引起细胞损伤的机制尚未完全阐明,但常常涉及细胞膜和多种细胞器的损伤和功能障碍。

4. 分子机制　细胞的生命活动由分子执行,因此,在疾病过程中细胞的损伤均涉及分子的变化。自20 世纪末以来,大量研究试图从分子水平研究生命现象和揭示疾病机制,由此产生了分子生物学、分子病理学或分子医学学科,还产生了分子病的概念。

第3节　疾病的转归

一、康　复

根据康复的程度,可分为完全康复和不完全康复。

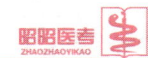

1. 完全康复 是指疾病所致的损伤完全消失,机体的功能、代谢及形态完全恢复正常。例如,由大出血性引起的急性功能性肾功能衰竭,如果能得到及时合理的处理,患者在短时间内可达到完成康复。有些感染性疾病,康复后还可使机体获得特异性免疫力,如天花可获得终身免疫能力。

2. 不完全康复 是指疾病所致的损伤得到控制,主要症状消失,机体通过代偿机制维持相对正常的生命活动。但是,此时疾病基本病理改变并未完全恢复,有些可留有后遗症。

二、死 亡

1. 心肺死亡 在临床上,医务工作者一直把心跳和呼吸的永久性停止作为死亡的标志(即心肺死亡模式)。然而,随着起搏器、呼吸机等复苏技术的普及和不断进步,使上述"心肺死亡"时间的确定面临挑战。基于上述问题以及器官移植的广泛开展,亟需一个从医学、法律和伦理方面均可被接受的死亡标准。1968 年,美国哈佛大学医学院死亡定义审查特别委员会正式提出将脑死亡作为人类个体死亡的判断标准。

2. 脑死亡 脑死亡是指全脑功能(包括大脑、间脑和脑干)不可逆的永久性丧失以及机体作为一个整体功能的永久性停止。自从脑死亡概念提出以来,多个国家相继制定了脑死亡标准,其基本内容均与"哈佛标准"相同或相似,即:①自主呼吸停止。②不可逆性深度昏迷。③脑干神经反射消失。④脑电波消失。⑤脑血液循环完全停止。

3. 确定脑死亡的主要意义 ①可协助医务人员判定患者的死亡时间、适时终止复苏抢救。不但可节省卫生资源,还可减轻社会和家庭的经济和情感负担。②有利于器官移植。虽然确定"脑死亡"并非器官移植的需要,然而,由于借助呼吸、循环辅助装置,可使脑死亡者在一定时间内维持器官组织的低水平血液灌注,有利于局部器官移植后的功能复苏,为更多人提供生存和健康生活的机会。

4. 脑死亡与植物人鉴别 脑死亡须与"植物状态"或"植物人"鉴别,后者是指大脑皮层功能严重受损导致主观意识丧失,但患者仍保留皮层下中枢功能的一种状态。在植物状态与脑死亡的众多差异中,最根本的区别是植物状态患者仍保持自主呼吸功能。

【例 3】 现代死亡的标志是

A. 心跳停止   B. 呼吸停止   C. 瞳孔散大

D. 脑死亡   E. 脑电波消失

【例 4】 脑死亡是指

A. 大脑皮层死亡   B. 不可逆昏迷   C. 大脑死亡

D. 心跳停止   E. 全脑机能不可逆丧失

➤ 参考答案如下,详细答案参见 2021 版《国家临床执业及助理医师资格考试精选真题考点精析》。

1. A	2. C	3. D	4. E	昭昭老师提示:关注官方微信,获得第一手考试资料。

第 2 章 水、电解质代谢紊乱

➤ **2021 考试大纲**

①水、钠代谢紊乱:正常水、钠平衡,脱水,水中毒,水肿;②钾代谢紊乱:正常钾平衡,钾代谢紊乱。

➤ **考纲解析**

近 20 年的医师考试中,本章的考点是发病学的脱水和钾代谢紊乱,执业医师每年考查分数为 0~1 分,助理医师每年考查分数为 0~1 分。

第 1 节 水、钠代谢紊乱

一、正常水、钠平衡

1. 体液的容量和分布 成人体液总量占体重的 60% 左右,其中细胞内液约占体重的 40% ,细胞外液约占体重的 20%,细胞外液中的血浆约占体重的 5% ,其余的 15% 为组织间液。组织间液中有极少的一部分分布于一些密闭的腔隙中,为一特殊部分,也称第三间隙液。由于这一部分是由上皮细胞分泌产生的,又称为跨细胞液。

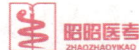

2. 体液的电解质成分　细胞内液和细胞外液电解质成分有很大的差异。

(1) 细胞外液　细胞外液的组织间液和血浆的电解质在构成和数量上大致相等,在功能上可以认为是一个体系,阳离子主要是 Na^+,其次是 K^+、Ca^{2+}、Mg^{2+} 等;阴离子主要是 Cl^-,其次是 HCO_3^-、HPO_4^{2-}、SO_4^{2-} 及有机酸和蛋白质,两者的主要区别在于血浆含有较高浓度的蛋白质(7%),而组织间液的蛋白质含量仅为 0.05%、0.35%,这与蛋白质不易透过毛细血管进入组织间液有关。其对维持血浆胶体渗透压、稳定血管内液(血容量)有重要意义。

(2) 细胞内液　细胞内液中,K^+ 是重要的阳离子,其次是 Na^+、Ca^{2+}、Mg^{2+},Na^+ 的浓度远低于细胞外液。主要阴离子是 HPO_4^{2-} 和蛋白质,其次是 HCO_3^-、Cl^-、SO_4^{2-} 等。各部分体液中所含阴、阳离子数的总和是相等的,并保持电中性,如果以总渗透压计算,细胞内外液也是基本相等的。绝大多数电解质在体液中是游离状态。

3. 体液的渗透压　溶液的渗透压取决于溶质的分子或离子的数目,体液内起渗透作用的溶质主要是电解质。

(1) 细胞外液　血浆和组织间液的渗透压 $90\%\sim95\%$ 来源于单价离子 Na^+、Ca^{2+} 和 HCO_3^-,剩余的 $5\%\sim10\%$ 由其他离子、葡萄糖、氨基酸、尿素以及蛋白质等构成。血浆蛋白质所产生的渗透压极小,仅占血浆总渗透压的 $1/200$,与血浆晶体渗透压相比微不足道,但由于其不能自由通透毛细血管壁,因此对于维持血管内外液体的交换和血容量具有十分重要的作用。通常血浆渗透压在 $280\sim310$ mmol/L 之间,在此范围内称等渗,低于此范围的称低渗,高于此范围的称高渗。

(2) 细胞内液　维持细胞内液渗透压的离子主要是 K^+ 与 HPO_4^{2-},尤其是 K^+。细胞内液的电解质若以 mmol/L 为单位计算,与细胞外液的渗透压基本相等。

4. 水的生理功能和水平衡

(1) 水的生理功能　水是机体中含量最多的组成成分,是维持人体正常生理活动的重要营养物质之一,水的生理功能是多方面的:促进物质代谢;调节体温;润滑作用;以结合水的形式存在(其余的以自由水的形式存在),这些结合水与蛋白质、黏多糖和磷脂等相结合,发挥其复杂的生理功能。

(2) 水平衡　正常人每天水的摄入和排出处于动态平衡之中。水的来源有饮水、食物水、代谢水。成人每天饮水量波动于 $1\,000\sim1\,300$ mL 之间,食物水含量约 $700\sim900$ mL。糖、脂肪、蛋白质等营养物质在体内氧化生成的水称为代谢水,每天约 300 mL(每 100 g 糖氧化时产生 60 mL,每 100 g 脂肪可产生 107 mL,每 100 g 蛋白质可产生 41 mL),在严重创伤如挤压综合征时大量组织破坏可使体内迅速产生大量内生水。每破坏 1 kg 肌肉约可释放 850 mL 水。

【例1】一般情况下,正常成人每天出入水量约为

A. $3\,000$ mL　　　　　　　　B. $2\,500$ mL　　　　　　　　C. $2\,000\sim2\,500$ mL

D. $1\,500$ mL　　　　　　　　E. $1\,000$ mL

5. 电解质的生理功能和钠平衡

(1) 电解质　机体的电解质分为有机电解质(如蛋白质)和无机电解质(即无机盐)两部分。形成无机盐的主要金属阳离子为 K^+、Na^+、Ca^{2+} 和 Mg^{2+},主要阴离子则为 Cl^-、HCO_3^-、HPO_4^{2-} 等。无机电解质的主要功能是维持体液的渗透压平衡和酸碱平衡;维持神经、肌肉和心肌细胞的静息电位并参与其动作电位的形成;参与新陈代谢和生理功能活动。

(2) 钠平衡　正常成人体内含钠总量为 $40\sim50$ mmol/kg 体重,其中 $60\%\sim70\%$ 是可以交换的,约 40% 是不可交换的,主要结合于骨骼的基质。总钠量的 50% 左右存在于细胞外液,10% 左右存在于细胞内液。血清 Na^+ 浓度的正常范围是 $135\sim145$ mmol/L,细胞内液中的 Na^+ 浓度仅为 0 mmol/L 左右。成人每天饮食摄入钠约 $100\sim200$ mmol。天然食物中含钠甚少,故人们摄入的钠主要来自食盐。摄入的钠几乎全部由小肠吸收,Na^+ 主要经肾随尿排出。摄入多,排出亦多;摄入少,排出亦少。正常情况下排出和摄入钠量几乎相等。此外,随着汗液的分泌也可排出少量的钠,钠的排出通常也伴有氯的排出。

6. 体液容量及渗透压的调节　细胞外液容量和渗透压相对稳定是通过神经-内分泌系统的调节实现的。渗透压感受器主要分布在下丘脑视上核和室旁核。正常渗透压感受器阈值为 280 mmol/L,当成人细胞外液渗透压有 $1\%\sim2\%$ 的变动时,就可以影响抗利尿激素的释放。非渗透性刺激,即血容量和血压的变化可通过左心房和胸腔大静脉处的容量感受器和颈动脉窦、主动脉弓的压力感受器而影响 ADH 的分泌。当机体内水分不足或摄入较多的食盐而使细胞外液的渗透压升高时,一方面刺激下丘脑的视上

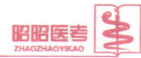

核渗透压感受器和侧面的口渴中枢,产生兴奋。可以反射性引起口渴的感觉,机体主动饮水而补充水的不足。另一方面促使 ADH 的分泌增多,ADH 与远曲小管和集合管上皮细胞管周膜上的 V_2 受体结合后,激活膜内的腺苷酸环化酶,促使 cAMP 升高并进一步激活上皮细胞的蛋白激酶,蛋白激酶的激活使靠近管腔膜含有水通道的小泡镶嵌在管腔膜上,增加了管腔膜上的水通道,增加了水通道的通透性,从而加强肾远曲小管和集合管对水的重吸收,减少水的排出;同时抑制醛固酮的分泌,减弱肾小管对 Na^+ 的重吸收,增加 Na^+ 的排出,降低了 Na^+ 在细胞外液的浓度,使已升高的细胞外液渗透压降至正常。反之,当体内水分过多或摄盐不足而使细胞外渗透压降低时,一方面通过抑制 ADH 的分泌,减弱肾远曲小管和集合管对水的重吸收,使水分排出增多;另一方面促进醛固酮的分泌,加强肾小管对 Na^+ 的重吸收,减少 Na^+ 的排出,从而使细胞外液中的 Na^+ 浓度增高,结果已降低的细胞外液渗透压增至正常。在正常条件下,尿量具有较大的变动范围(500～2 000 mL),说明肾在调节水的平衡上有很大的潜力。只有在肾功能严重障碍时,对水的总平衡才有较大影响。

【例2】下列哪项因素可引起 ADH 释放增加?

A. 血钠↓
B. 血钾↑
C. 血管紧张素Ⅱ释放↓
D. 血浆渗透压↑
E. 有效循环血量↑

二、脱　水

1. 低渗性脱水(低容量性低钠血症)　低渗性脱水特点是失 Na^+ 多于失水,血清 Na^+ 浓度<130 mmol/L,血浆渗透压<280 mmol/L,伴有细胞外液量的减少。也可称为低容量性低钠血症。

(1) 原因和机制　常见的原因是肾内或肾外丢失大量的液体或液体积聚在"第三间隙"后处理措施不当所致,如只给水而未给电解质平衡液。

①经肾丢失　长期连续使用利尿药,如呋塞米、利尿酸、噻嗪类等,这些利尿剂能抑制髓袢升支对 Na^+ 的重吸收;肾上腺皮质功能不全:由于醛固酮分泌不足,肾小管对钠的重吸收减少;肾实质性疾病:如慢性间质性肾疾患可使髓质正常间质结构破坏,使肾髓质不能维持正常的浓度梯度和髓袢升支功能受损等,均可使 Na^+ 随尿液排出增加;肾小管酸中毒:肾小管酸中毒是一种以肾小管排酸障碍为主的疾病。主要发病环节是集合管分泌 H^+ 功能降低,H^+-Na^+ 交换减少,导致 Na^+ 随尿排出增加,或由于醛固酮分泌不足,也可导致 Na^+ 排出增多。

②肾外丢失　经消化道失液:丧失大量消化液而只补充水分,这是最常见的原因。如呕吐、腹泻导致大量含 Na^+ 的消化液丧失;或因胃、肠吸引术丢失体液而只补充水分或输注葡萄糖溶液。液体在第三间隙积聚:如胸膜炎形成大量胸水,腹膜炎、胰腺炎形成大量腹水等。经皮肤丢失:大量出汗,汗虽为低渗液,但大量出汗也可伴有明显的钠丢失(每小时可丢失 30～40 mmol/L 的钠),若只补充水分则可造成细胞外液低渗。大面积烧伤可导致液体和 Na^+ 的大量丢失,若只补充水分,可发生低渗性脱水。

(2) 对机体的影响

①细胞外液减少,易发生休克　低渗性脱水的主要特点是细胞外液量减少。由于丢失的主要是细胞外液,严重者细胞外液量将显著下降,同时由于低渗状态,水分可从细胞外液向渗透压相对较高的细胞内转移,从而进一步减少细胞外液量,并且因为液体的转移,致使血容量进一步减少,故容易发生低血容量性休克。外周循环衰竭症状出现较早,患者有直立性眩晕、血压下降、四肢厥冷、脉搏细速等症状。

②血浆渗透压降低　无口渴感,故机体虽缺水,但却不思饮,难以自觉从口服补充液体。同时,由于血浆渗透压降低,抑制渗透压感受器,使 ADH 分泌减少,远曲小管和集合管对水的重吸收也相应减少,导致低比重尿和尿量无明显减少。但在晚期血容量显著降低时,ADH 释放增多,肾小管对水的重吸收增加,可出现少尿。

③有明显的失水体征　由于血容量减少,组织间液向血管内转移,使组织间液减少更为明显,因而患者皮肤弹性减退,眼窝和婴幼儿囟门凹陷。

④经肾失钠的低钠血症患者,尿钠含量增多　如果是肾外因素所致者,则因低血容量所致的肾血流量减少而激活肾素—血管紧张素—醛固酮系统,使肾小管对钠的重吸收增加,结果导致尿 Na^+ 含量减少。

【例3】伴有细胞外液量减少的低钠血症称为

A. 高渗性脱水
B. 等渗性脱水
C. 水肿
D. 低渗性脱水
E. 水中毒

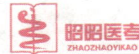

【例4】低渗性脱水的**早期**主要临床表现有
A. 口渴、少尿、尿比重低　　　　B. 口渴、少尿、尿比重高
C. 无口渴、少尿、尿比重正常　　D. 无口渴、尿量接近正常、尿比重低
E. 无口渴、多尿、尿比重低

2. 高渗性脱水(低容量性高钠血症)

高渗性脱水的特点是失水多于失钠,血清 Na^+ 浓度>150 mmol/L,血浆渗透压>310 mmol/L。细胞外液量和细胞内液量均减少,又称低容量性高钠血症。

(1)原因和机制

①水摄入减少　多见于水源断绝、进食或饮水困难等情况;某些中枢神经系统损害的患者、严重疾病或年老体弱的患者也因无口渴感而造成摄水减少。

②水丢失过多　经呼吸道失水、经皮肤失水、经肾失水、经胃肠道丢失。

(2)对机体的影响

①口渴　由于细胞外液高渗,通过渗透压感受器刺激中枢,引起口渴感,循环血量减少及因唾液分泌减少引起的口干舌燥,也是引起口渴感的原因。这是重要的保护机制,但在衰弱的患者和老年人,口渴反应可不明显。

②细胞外液含量减少　由于丢失的是细胞外液,所以细胞外液容量减少,同时,因失水大于失钠,细胞外液渗透压升高,可通过刺激渗透压感受器引起 ADH 分泌增加,加强了肾小管对水的重吸收,因而尿量减少而尿比重增高。

③细胞内液向细胞外液转移　由于细胞外液高渗,可使渗透压相对较低的细胞内液向细胞外转移,这有助于循环血量的恢复,但同时也引起细胞脱水致使细胞皱缩。

④血液浓缩　由于血容量下降,可反射性地引起醛固酮分泌增加,但在早期由于血容量变化不明显,醛固酮分泌可不增多。一般在液体丢失达体重 4%时,即可引起醛固酮分泌增加,后者增强肾小管对 Na^+ 的重吸收,它与 ADH 一起有助于维持细胞外液容量和循环血量,使其不致下降太多。ADH 的分泌增多促使水重吸收增多,加上细胞内液向细胞外液转移,均使细胞外液得到水分的补充,既有助于渗透压回降,又使血容量得到恢复,故在高渗性脱水时细胞外液量及血容量的减少均没有低渗性脱水明显。因此,这类患者血液浓缩、血压下降及氮质血症的程度一般也比低渗性脱水轻。

⑤中枢神经系统功能障碍　严重的患者,由于细胞外液高渗使脑细胞严重脱水时,可引起一系列中枢神经系统功能障碍,包括嗜睡、肌肉抽搐、昏迷、甚至死亡。脑体积因脱水而显著缩小时,颅骨与脑皮质之间的血管张力增大,因而可导致静脉破裂而出现局部脑出血和蛛网膜下腔出血。

【例5】**高渗性脱水**体液丢失的主要部位是
A. 细胞外液　　　B. 细胞内液　　　C. 组织液　　　D. 血浆　　　E. 血液

3. 等渗性脱水

(1)概念　等渗性脱水的特点是水钠成比例丢失,血容量减少,但血清 Na^+ 浓度和血浆渗透压仍在正常范围。

(2)表现　任何等渗性液体的大量丢失所造成的血容量减少,短期内均属等渗性脱水,可见于呕吐、腹泻、大面积烧伤、大量抽放胸水、腹水等。等渗性脱水不进行处理,患者可通过不感性蒸发和呼吸等途径不断丢失水分而转变为高渗性脱水;如果补给过多的低渗溶液则可转变为低钠血症或低渗性脱水。因此,单纯性的等渗性脱水临床上较少见。

三、水中毒

1. 概念　水中毒的特点是患者水潴留使体液量明显增多,血钠下降,血清 Na^+ 浓度<130 mmol/L,血浆渗透压<280 mmol/L,但体内钠总量正常或增多,故又称之为高容量性低钠血症。

2. 原因和机制

(1)水摄入过多　如用无盐水灌肠、肠道吸收水分过多、精神性饮水过量和持续性大量饮水等。另外,静脉输入含盐少或不含盐的液体过多过快,超过肾脏的排水能力。因婴幼儿对水、电解质调节能力差,更易发生水中毒。

(2)水排出减少　多见于急性肾功能衰竭,ADH 分泌过多,如恐惧、疼痛、失血、休克、外伤等,由于

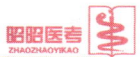

交感神经兴奋性解除了副交感神经对 ADH 分泌的抑制。在肾功能良好的情况下,一般不易发生水中毒,故水中毒最常发生于急性肾功能不全的患者而又输液不恰当时。

3. 对机体的影响

(1)细胞外液　细胞外液量增加,血液稀释。

(2)细胞内水肿　血 Na^+ 浓度降低,细胞外液低渗,水自细胞外向细胞内转移,造成细胞内水肿,由于细胞内液容量大于细胞外液,过多的水分大都聚集在细胞内,因此,早期潴留在细胞间液中的水分尚不足以产生凹陷性水肿,在晚期或重度患者可出现凹陷症状。

(3)中枢神经系统症状　细胞内外液容量增大对中枢神经系统产生严重后果,因中枢神经系统被限制在一定体积的颅腔和椎管中,脑细胞的肿胀和脑组织水肿使颅内压增高,脑脊液压力也增加,此时可引起各种中枢神经系统受压症状,如头痛、恶心、呕吐、记忆力减退、淡漠、神志混乱、失语、嗜睡、视神经乳头水肿等,严重病例可发生枕骨大孔疝或小脑幕裂孔疝而导致呼吸心跳停止。轻度或慢性病例,症状常不明显,多被原发病所掩盖,一般当血 Na^+ 浓度降低至 120 mmol/L 以下时,出现较明显的症状。

(4)实验室检查　可见血液稀释,血浆蛋白和血红蛋白浓度、血细胞比容降低,早期尿量增加(肾功能障碍者例外),尿比重下降。

【例 6】在水中毒的机体变化中,下列哪项错误?

A. 细胞外液量增多　　　　　B. 细胞内液增多　　　　　C. 细胞外液高渗

D. 细胞内液低渗　　　　　　E. 尿钠可增多或降低

四、水　肿

1. 概念　过多的液体在组织间隙或体腔内积聚称为水肿。水肿不是独立的疾病,而是多种疾病的一种重要的病理过程。如水肿发生于体腔内,则称之为积水,如心包积水、胸腔积水、腹腔积水、脑积水等。

2. 水肿的发病机制　正常人体液容量和组织液容量是相对恒定的,这种恒定依赖于机体对体内外液体交换平衡和血管内外液体交换平衡的完善调节。当平衡失调时,就为水肿的发生奠定了基础。

血管内外液体交换平衡失调　正常情况下组织间液和血浆之间不断进行液体交换,使组织液的生成和回流保持动态平衡,而这种平衡主要受制于有效流体静压、有效胶体渗透压和淋巴回流等几个因素:毛细血管流体静压增高、血浆胶体渗透压降低、微血管壁通透性增加、淋巴回流受阻可的导致水肿。

3. 体内外液体交换平衡失调-钠、水潴留

(1)肾小球滤过率下降　当肾小球滤过钠水减少,在不伴有肾小管重吸收相应减少时,就会导致钠、水的潴留。

(2)近曲小管重吸收钠水增多　当有效循环血量减少时,近曲小管对钠水的重吸收增加使肾排水减少,成为某些全身性水肿发病的重要原因。

(3)远曲小管和集合管重吸收钠水增加　远曲小管和集合管重吸收钠、水受激素调节。

4. 水肿的特点及对机体的影响

(1)水肿的特点

①水肿液的性状　水肿液含血浆的全部晶体成分,根据蛋白含量的不同分为漏出液和渗出液。漏出液的特点是水肿液的比重低于 1.015;蛋白质的含量低于 25 g/L;细胞数少于 500/100 mL;渗出液的特点是水肿液的比重高于 1.018;蛋白质含量可达 30～50 g/L;可见较多的白细胞。后者由于毛细血管通透性增高所致,见于炎性水肿。但也有例外,如淋巴性水肿时虽微血管通透性不增高,水肿液比重可不低于渗出液,原因已于前述。

②水肿的皮肤特点　皮下水肿是全身或躯体局部水肿的重要体征。当皮下组织有过多的液体积聚时,皮肤肿胀、弹性差、皱纹变浅,用手指按压时可能有凹陷,称为凹陷性水肿,又称为显性水肿。实际上,全身性水肿患者在出现凹陷之前已有组织液的增多,并可达原体重的 10%,称为隐性水肿。组织间隙中已有液体的积聚而无凹陷的原因是分布在组织间隙中的胶体网状物(化学成分是透明质酸、胶原及黏多糖等)对液体有强大的吸附能力和膨胀性。只有当液体的积聚超过胶体网状物的吸附能力时,才游离出来形成游离的液体,后者在组织间隙中具有高度的移动性,当液体积聚到一定量时,用手指按压该部位皮肤,游离的液体乃从按压点向周围散开,形成凹陷,数秒钟后凹陷自然平复。

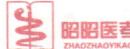

③全身性水肿的分布特点　最常见的全身性水肿是心性水肿、肾性水肿和肝性水肿。水肿出现的部位各不相同。心性水肿首先出现在低垂部位;肾性水肿先表现为眼睑或面部水肿;肝性水肿则以腹水为多见。

（2）水肿对机体的影响

①细胞营养障碍:过量的液体在组织间隙中积聚,使细胞与毛细血管间的距离增大,增加了营养物质在细胞间弥散的距离。受骨皮质坚实的包膜限制的器官和组织,急速发生重度水肿时,压迫微血管使营养血流减少,可致细胞发生严重的营养障碍。

②水肿对器官组织功能活动的影响:水肿对器官组织功能活动的影响取决于水肿发生的速度及程度。急速发展的重度水肿因来不及适应及代偿,可能引起比慢性水肿更严重的功能障碍。若为生命活动的重要器官,则可造成更为严重的后果,如脑水肿引起颅内压升高,甚至脑疝致死;喉头水肿可引起气道阻塞,严重者窒息死亡。

第 2 节　钾代谢紊乱

一、正常钾代谢

钾是体内最重要的无机阳离子之一,正常人体内的含钾量为每 kg 体重 50～55 mmol。其中约 90%存在于细胞内,骨钙约占 7.6%,跨细胞液约占 1%,仅约 1.4%的钾存在于细胞外液中。钾的摄入和排出处于动态平衡,且保持血浆钾浓度在正常范围内。天然食物含钾比较丰富,成人每天随饮食摄入钾 50～120 mmol。摄入钾的 90%经肾随尿排出,排钾量与摄入量相关,即多吃多排、少吃少排,但是不吃也排,说明肾虽有保钾能力,但不如保钠能力强;摄入钾的 10%随粪便和汗液排出。

机体可通过以下几条途径维持血浆钾的平衡:①通过细胞膜 Na^+-K^+ 泵,改变钾在细胞内外液的分布;②通过细胞内外的 H^+-K^+ 交换,影响细胞内外液钾的分布;③通过肾小管上皮细胞内外跨膜电位的改变影响其排钾量;④通过醛固酮和远端小管液流速,调节肾排钾量;⑤通过结肠的排钾及出汗形式。钾具有维持细胞新陈代谢、保持细胞静息膜电位、调节细胞内外的渗透压及调控酸碱平衡等多种生理功能。

二、钾代谢紊乱

1. 概述　按血钾浓度的高低,钾代谢紊乱通常可分为低钾血症和高钾血症两大类。测定血钾可取血浆或血清,血清钾浓度的正常范围为 3.5～5.5 mmol/L,血清钾浓度通常比血浆钾高 0.3～0.5 mmol/L,这与凝血过程中血小板释放出一定数量的钾有关。

2. 低钾血症　血清钾浓度低于 3.5 mmol/L 称为低钾血症。通常情况下,血钾浓度能反映体内总钾含量,但在异常情况下,两者之间并不一定呈平行关系;而且低钾血症患者的体内钾总量也不一定减少,但多数情况下,低钾血症常伴有缺钾。

（1）原因和机制

钾摄入不足	在正常饮食条件下,一般不会发生低钾血症;只有在消化道梗阻、昏迷、神经性厌食及手术后较长时间禁食的患者,在静脉补液中又未同时补钾或补钾不够,才可发生低钾血症
钾丢失过多	这是低钾血症最常见的原因,常见于下列情况:经消化道失钾、经肾失钾、经皮肤失钾
细胞外钾转入细胞内	①当细胞外液的钾较多地转入细胞内时,可引起低钾血症,但机体的总钾量并不减少;②主要见于:碱中毒、过量胰岛素使用、β肾上腺素能受体活性增强、某些毒物中毒、低钾性周期性麻痹

【例 7】下列哪项不是低钾血症的发生原因?

A. 不能进食　　　　　　　　　B. 严重腹泻　　　　　　　　　C. 代谢性酸中毒
D. 长期使用利尿剂　　　　　　E. 长期应用肾上腺皮质激素

（2）对机体的影响

与膜电位异常相关的障碍	静息电位和动作电位都与钾平衡有密切关系,低钾血症导致膜电位异常引起的损害特别体现在可兴奋组织:神经肌肉和心肌,主要表现为细胞膜电位的变化及细胞膜离子通透性的改变
与细胞代谢障碍有关的损害	钾是细胞内的主要阳离子,与细胞代谢密切相关。因此,体内缺钾可引起细胞结构和功能的不同程度损害,比较典型的表现在骨骼肌和肾脏

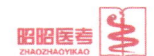

续表

对酸碱平衡的影响	低钾血症可引起代谢性碱中毒,同时发生反常性酸性尿。其发生机制是:①细胞外液 K^+ 浓度减少,此时细胞内液 K^+ 外出,而细胞外液 H^+ 内移,引起细胞外液碱中毒;②肾小管上皮细胞内 K^+ 浓度降低,H^+ 浓度增高,造成肾小管 $K^+ - Na^+$ 交换减弱而 $H^+ - Na^+$ 交换加强,尿排 K^+ 减少,排 H^+ 增多,加重代谢性碱中毒,且尿液呈酸性

3. 高钾血症 血清钾浓度高于 5.5 mmol/L 称为高钾血症。高钾血症时极少伴有细胞内钾含量的增高,且也未必总是伴有体内钾过多。

（1）原因和机制

钾摄入过多	主要见于处理不当,如经静脉输入过多钾盐或输入大量库存血
钾排出减少	主要是肾脏排钾减少,这是高钾血症最主要的原因。常见于: ①肾功能衰竭:急性肾功能衰竭少尿期、慢性肾功能衰竭晚期,因肾小球滤过率减少或肾小管排钾功能障碍,往往发生高钾血症。 ②盐皮质激素缺乏:包括绝对和相对缺乏两种情况。前者见于肾上腺皮质功能减退,后者见于某些肾小管疾病,对醛固酮的反应低下;二者均表现为肾远曲小管、集合管排钾障碍,致使血钾升高。 ③长期应用潴钾利尿剂:螺内酯和三氨蝶呤等具有对抗醛固酮保钠排钾的作用,故长期大量应用可引起高钾血症
细胞内钾转到细胞外	①细胞内钾迅速转到细胞外,当超过了肾的排钾能力时,血钾浓度升高; ②主要见于:酸中毒、高血糖合并胰岛素不足、某些药物的使用:β受体阻滞剂、洋地黄类药物中毒等、组织分解、缺氧、高钾性周期性麻痹、假性高钾血症

【例8】 促使细胞外液钾离子向细胞内转移的原因是

A. 酸中毒 B. 碱中毒 C. 缺氧

D. 高碳酸血症 E. 剧烈运动

（2）对机体的影响

①高钾血症对神经-肌肉的影响

急性高钾血症	①急性轻度高钾血症(血清钾 5.5～7.0 mmol/L)时,主要表现为感觉异常、刺痛等症状,但常被原发病症状所掩盖; ②急性重度高钾血症(血清钾 7.0～9.0 mmol/L)时,表现为肌肉软弱无力乃至弛缓性麻痹,其机制在于细胞外液钾浓度急剧升高
慢性高钾血症	很少出现神经-肌肉方面的症状,主要是细胞内外钾浓度梯度变化不大

②高钾血症对心肌的影响 高钾血症对心肌的毒性作用极强,可发生致命性心室纤颤和心搏骤停。主要表现为心肌生理特性的改变及引发的心电图变化和心肌功能的损害。

心电图的变化	由于复极3期钾外流加速(心肌细胞膜的钾电导增加所致),因而3期复极时间和有效不应期缩短,反映复极3期的 T 波狭窄高耸,相当于心室动作电位时间的 Q-T 间期轻度缩短。由于传导性降低,心房去极化的 P 波压低、增宽或消失;代表房室传导的 P-R 间期延长;相当于心室去极化的 R 波降低;相当于心室内传导的 QRS 综合波增宽
心律失常	容易形成兴奋折返,引起严重心律失常

③高钾血症对酸碱平衡的影响 高钾血症可引起代谢性酸中毒,并出现反常性碱性尿。其发生机制是:高钾血症时,细胞外液 K^+ 升高,此时细胞外液 K^+ 内移,而细胞内液 H^+ 外移,引起细胞外液酸中毒;肾小管上皮细胞内 K^+ 浓度增高,H^+ 浓度减低,造成肾小管 $H^+ - Na^+$ 交换减弱,而 $K^+ - Na^+$ 交换增强,尿排 K^+ 增加,排 H^+ 减少,加重代谢性酸中毒,且尿液呈碱性。

➢ **参考答案**如下,详细答案参见 2021 版《国家临床执业及助理医师资格考试精选真题考点精析》。

1. C	2. D	3. D	4. D	5. B	昭昭老师提示:
6. C	7. C	8. B	—	—	关注官方微信,获得第一手考试资料。

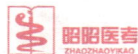

第3章　酸碱平衡和酸碱平衡紊乱

> **2021考试大纲**

①酸碱平衡及其调节:概念、调节、常用指标;②单纯型酸碱平衡紊乱:代谢性酸中毒、代谢性碱中毒、呼吸性酸中毒、呼吸性碱中毒。

> **考纲解析**

近20年的医师考试中,本章的考点是发病学的<u>常用指标</u>和<u>单纯型酸碱平衡紊乱</u>,执业医师每年考查分数为0~1分,助理医师每年考查分数为0~1分。

人体的体液环境必须具有适宜的酸碱度才能维持正常的代谢和生理功能,正常人体血浆的酸碱度在范围很窄的弱碱性环境内变动,用动脉血pH值是7.35~7.45,平均值为7.40。虽然在生命活动过程中,机体不断生成酸性或碱性的代谢产物,并经常摄取酸性食物和碱性食物,但是正常生物体内的pH值总是相对稳定,这是依靠体内各种缓冲系统以及肺和肾的调节功能来实现的。机体这种处理酸碱物质的含量和比例、以维持pH值在恒定范围内的过程称为酸碱平衡,这对保证生命活动的正常进行至关重要。

第1节　酸碱的概念及酸碱物质的来源和调节

一、酸碱的概念

在化学反应中,凡能释放出H^+的化学物质称为酸,例如HCl、H_2SO_4、NH_4^+和H_2CO_3等;反之,凡能接受H^+的化学物质称为碱,如OH^-、NH_3、HCO_3^-等。

二、体液中酸碱物质的来源

体液中的酸性或碱性物质可以来自体内的细胞分解代谢,也可以从体外摄入。酸性物质主要通过体内代谢产生,碱性物质主要来自食物。在普通膳食条件下,<u>酸性物质产生量远远超过碱性物质</u>。

1. 酸的来源

(1)挥发酸　糖、脂肪、蛋白质在其分解代谢中,氧化的最终产物是CO_2,CO_2与水结合生成碳酸,是机体在代谢过程中产生最多的酸性物质。碳酸可释出H^+,也可形成气体CO_2,从肺排出体外,所以称之为挥发酸。

(2)固定酸　这类酸性物质不能变成气体由肺呼出,而只能通过肾由尿排出,所以又称非挥发酸。

2. 碱的来源　体内碱性物质主要来自食物,特别是蔬菜、瓜果中所含的有机酸盐,如柠檬酸盐、苹果酸盐和草酸盐,均可与H^+起反应,分别转化为柠檬酸、苹果酸和草酸,Na^+或K^+则可与HCO_3^-结合生成碱性盐。

三、酸碱平衡的调节

1. 血液的缓冲作用　血液缓冲系统由弱酸(缓冲酸)及其相对应的缓冲碱组成,血液的缓冲系统主要有碳酸氢盐缓冲系统、磷酸盐缓冲系统、血浆蛋白缓冲系统、血红蛋白和氧合血红蛋白缓冲系统五种。此外,在某些特殊情况下,其他组织也可发挥一定的缓冲作用,如骨骼对慢性代谢性酸中毒的缓冲作用。

2. 肺在酸碱平衡中的调节作用　肺在酸碱平衡中的作用是通过改变CO_2的排出量来调节血浆碳酸(挥发酸)浓度,使血浆中HCO_3^-与H_2CO_3比值接近正常,以保持pH值相对恒定。

3. 组织细胞在酸碱平衡中的调节作用　机体大量的组织细胞内液也是酸碱平衡的缓冲池,细胞的缓冲作用主要是通过离子交换进行的,红细胞、肌细胞和骨组织均能发挥这种作用。如$H^+ - K^+$、$H^+ - Na^+$、$Na^+ - K^+$交换以维持电中性,当细胞外液H^+过多时,H^+弥散入细胞内,而K^+从细胞内移出;反之,当细胞外液H^+过少时,H^+由细胞内移出,所以酸中毒时,往往可伴有高血钾,碱中毒时可伴有低血钾。$Cl^- - HCO_3^-$的交换也很重要,因为Cl^-是可以自由交换的阴离子,当HCO_3^-升高时,它的排出可由$Cl^- - HCO_3^-$交换来完成。

4. 肾在酸碱平衡中的调节作用　机体在代谢过程中产生的大量酸性物质,需不断消耗$NaHCO_3$和其他碱性物质来中和,因此,如果不能及时补充碱性物质和排出多余的H^+,血液pH值就会发生变动。肾主要调节固定酸,通过排酸或保碱的作用来维持HCO_3^-浓度,调节pH值使之相对恒定。$NaHCO_3$可

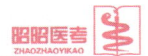

自由通过肾小球,肾小球滤液中 $NaHCO_3$ 含量与血浆相等,其中 85% 的 HCO_3^- 在近曲小管被重吸收,其余部分在远曲小管和集合管被重吸收。正常情况下,随尿液排出体外的 $NaHCO_3$ 仅为滤出量的 0.1%,即几乎无 $NaHCO_3$ 丢失。其主要作用机制是:

(1) 近曲小管泌 H^+ 和对 HCO_3^- 的重吸收 近曲小管细胞在主动分泌 H^+ 的同时,从管腔中回收 Na^+,两者转运方向相反,称 H^+-Na^+ 交换或 H^+-Na^+ 逆向转运,在这种 H^+-Na^+ 交换时常伴有 HCO_3^- 的重吸收。肾小管细胞内富含碳酸酐酶,能催化 H_2O 和 CO_2 结合生成 H_2CO_3,并解离出 H^+ 和 HCO_3^-。细胞内 H^+ 经管腔膜 Na^+-H^+ 载体与滤液中 Na^+ 交换,并与过滤的 HCO_3^- 结合成 H_2CO_3,再迅速分解成 CO_2 和 H_2O,H_2O 则随尿排出,CO_2 又弥散回肾小管上皮细胞。进入细胞内的 Na^+ 经基膜侧钠泵主动转运入血,使细胞内 Na^+ 浓度维持在 $10\sim30$ mmol/L 的低水平,有利于管腔内 Na^+ 弥散入肾小管上皮细胞,并促进 H^+ 的分泌。而肾小管上皮细胞内的 HCO_3^- 经基侧膜的 $Na^+-HCO_3^-$ 转运体进入血液循环。

(2) 远曲小管及集合管泌 H^+ 和对 $NaHCO_3$ 的重吸收 远曲小管和集合管的闰细胞也可分泌 H^+,此细胞又称泌氢细胞,它并不能转运 Na^+,是一种非 Na^+ 依赖性的泌氢,这种借助于 H^+-ATP 酶的作用向管腔泌氢,同时在基侧膜以 $Cl^--HCO_3^-$ 交换的方式重吸收 HCO_3^-,称为 远端酸化作用。远曲肾小管泌 H^+ 到集合管管腔后,可与管腔滤液中的碱性 HPO_4^{2-} 结合形成可滴定酸 $H_2PO_4^-$,使尿液酸化,但这种缓冲是有限的,当尿液 pH 降至 4.8 左右时,两者比值由原来的 $4:1$ 变为 $1:99$,几乎尿液中所有磷酸盐都已转变为 HPO_4^-,已不能进一步发挥缓冲作用了。

(3) NH_4^+ 的排出 铵(NH_4^+)的生成和排出是 pH 依赖性的,即酸中毒越严重,尿排 NH_4^+ 量越多。近曲小管上皮细胞是产 NH_4^+ 的主要场所,主要由谷氨酰胺酶水解谷氨酰胺产生,谷氨酰胺→NH_3+谷氨酸→$NH_3+\alpha$-酮戊二酸。酸中毒越严重,谷氨酰胺酶的活性也越高,产生氨和 α-酮戊二酸也越多。α-酮戊二酸的代谢用去 2 个 H^+,生成 2 个 HCO_3^-,由于 NH_3 是脂溶性分子,可通过细胞膜自由扩散进入小管腔,也可通过基侧膜进入细胞间隙;而 NH_3 与细胞内碳酸解离的 H^+ 结合成 NH_3 通过 $NH_4^+-Na^+$ 交换进入管腔,由尿排出。Na^+ 又与 HCO_3^- 同向转运进入血循环。酸中毒严重时,当磷酸盐缓冲系统不能缓冲时,不仅近曲小管泌 NH_4^+ 增加,远曲小管和集合管也可泌 NH_3,可中和尿液中 H^+,并结合成 NH_4^+ 从尿中排泄。

第 2 节   酸碱平衡紊乱的类型及常用指标

一、酸碱平衡紊乱的分类

尽管机体对酸碱负荷有很大的缓冲能力和有效的调节功能,但许多因素可以引起酸碱负荷过度或调节机制障碍导致体液酸碱度稳定性破坏,这种稳定性破坏称为酸碱平衡紊乱。血液 pH 值取决于 HCO_3^- 与 H_2CO_3 的浓度之比,pH 7.4 时其比值为 $20:1$。根据血液 pH 值的高低,可将酸碱平衡紊乱分为两大类,pH 值降低称为酸中毒,pH 值升高称为碱中毒。HCO_3^- 浓度含量主要受代谢性因素的影响,由其浓度原发性降低或升高引起的酸碱平衡紊乱,称为代谢性酸中毒或代谢性碱中毒;H_2CO_3 含量主要受呼吸性因素的影响,由其浓度原发性增高或降低引起的酸碱平衡紊乱,称为呼吸性酸中毒或呼吸性碱中毒。另外,在单纯型酸中毒或碱中毒时,由于机体的调节,虽然体内酸性或碱性物质的含量已经发生改变,但是血液 pH 值尚在正常范围之内,称为代偿性酸或碱中毒。如果血液 pH 值低于或高于正常范围,则称为失代偿性酸或碱中毒,这可以反映机体酸碱平衡紊乱的代偿情况和严重程度。

二、常用检测指标及其意义

1. pH 值和 H^+ 浓度 pH 值和 H^+ 浓度是酸碱度的指标,由于血液中 H^+ 很少,因此广泛使用 H^+ 浓度的负对数即 pH 值来表示,pH 值是表示溶液中酸碱度的简明指标。从以上公式可得出 pH 值或 H^+ 主要取决于 HCO_3^- 与 H_2CO_3 比值。正常人动脉血 pH 值为 $7.35\sim7.45$,平均值是 7.40,凡 pH 值低于 7.35 为失代偿性酸中毒,凡 pH 值高于 7.45 为失代偿性碱中毒,但动脉血 pH 值本身不能区分酸碱平衡紊乱的类型,不能判定是代谢性的还是呼吸性的。pH 值在正常范围内,可以表示酸碱平衡正常,也可表示处于代偿性酸、碱中毒阶段,或同时存在程度相近的混合型酸、碱中毒,使 pH 值变动相互抵消。所以进一步测定 $PaCO_2$(计算出 H_2CO_3)和 HCO_3^- 是非常重要的。

2. 动脉血 CO_2 分压　动脉血 CO_2 分压是血浆中呈物理溶解状态的 CO_2 分子产生的张力。由于 CO_2 通过呼吸膜弥散快,动脉血 CO_2 分压($PaCO_2$)相当于肺泡气 CO_2 分压($PaCO_2$),因此测定 $PaCO_2$ 可了解肺泡通气量的情况,即 $PaCO_2$ 与肺泡通气量成反比,通气不足 $PaCO_2$ 升高;通气过度 $PaCO_2$ 降低,所以 $PaCO_2$ 是反映呼吸性酸碱平衡紊乱的重要指标。正常值为 $33\sim46$ mmHg,平均值为 40 mmHg。$PaCO_2 < 33$ mmHg 表示肺通气过度,CO_2 排出过多,见于呼吸性碱中毒或代偿后的代谢性酸中毒;$PaCO_2 > 46$ mmHg 表示肺通气不足,有 CO_2 潴留,见于呼吸性酸中毒或代偿后代谢性碱中毒。

【例1】下列指标中反映呼吸性因素的最佳指标是

A. BE　　　　B. SB　　　　C. AB　　　　D. CO_2CP　　　　E. $PaCO_2$

3. 标准碳酸氢盐和实际碳酸氢盐　标准碳酸氢盐是指全血在标准条件下,即 $PaCO_2$ 为 40 mmHg、温度 38 ℃、血红蛋白氧饱和度为 100% 测得的血浆中 HCO_3^- 的量。由于标准化后 HCO_3^- 不受呼吸因素的影响,所以是判断代谢因素的指标。实际碳酸氢盐是指在隔绝空气的条件下,在实际 $PaCO_2$、体温和血氧饱和度条件下测得的血浆 HCO_3^- 浓度,因而受呼吸和代谢两方面的影响。正常人 AB 与 SB 相等,正常范围是 $22\sim27$ mmol/L,平均为 24 mmol/L。两者数值均低表明有代谢性酸中毒;两者数值均高表明有代谢性碱中毒;AB 与 SB 的差值反映了呼吸因素对酸碱平衡的影响。若 SB 正常,而 AB>SB 时,表明有 CO_2 滞留,可见于呼吸性酸中毒;反之 AB<SB,则表明 CO_2 排出过多,见于呼吸性碱中毒。SB 在慢性呼吸性酸碱中毒时,由于有肾脏代偿,也可发生继发性升高或降低。

4. 缓冲碱　缓冲碱是血液中一切具有缓冲作用的负离子碱的总和。包括血浆和红细胞中的 HCO_3^-、Hb^-、HbO_2^-、Pr^- 和 HPO_4^{2-},通常以氧饱和的全血在标准状态下测定,正常值为 $45\sim52$ mmol/L (平均值为48 mmol/L)。缓冲碱也是反映代谢因素的指标,代谢性酸中毒时 BB 减少,而代谢性碱中毒时 BB 升高。

5. 碱剩余　碱剩余也是指标准条件下,用酸或碱滴定全血标本至 pH 7.40 时所需的酸或碱的量 (mmol/L)。若用酸滴定,使血液 pH 值达 7.40,则表示被测血液的碱过多,BE 用正值表示;如需用碱滴定,说明被测血液的碱缺失,BE 用负值来表示。全血 BE 正常值范围为 $-3.0\sim+3.0$ mmoL/L,BE 不受呼吸因素的影响,是反映代谢因素的指标,代谢性酸中毒时 BE 负值增加;代谢性碱中毒时 BE 正值增加。

【例2】下列指标中反映血液碱储备状况的是

A. BE　　　　B. SB　　　　C. AB　　　　D. CO_2CP　　　　E. BB

6. 阴离子间隙　阴离子间隙是一项受到广泛重视的酸碱指标。AG 是一个计算值,指血浆中未测定的阴离子与未测定的阳离子的差值,正常机体血浆中的阳离子与阴离子总量相等,均为 151 mmol/L,从而维持电荷平衡。Na^+ 占血浆阳离子总量的 90%,称为可测定阳离子。HCO_3^- 和 Cl^- 占血浆阴离子总量的 85%,称为可测定阴离子。血浆中未测定的阳离子包括 K^+、Ca^{2+} 和 Mg^{2+}。血浆中未测定的阴离子包括 Pr^-、HPO_4^{2-}、SO_4^{2-} 和有机酸阴离子,即 $AG=UA-UC$。临床实际测定时,限于条件及需要,一般仅测定阳离子中的 Na^+,阴离子中的 Cl^- 和 HCO_3^-。因血浆中的阴、阳离子总当量数(或总电荷数)完全相等,故 AG 可用血浆中常规可测定的阳离子与常规测定的阴离子的差算出。

AG 可增高也可降低,但增高的意义较大,可帮助区分代谢性酸中毒的类型和诊断混合型酸碱平衡紊乱。目前多以 $AG > 16$ mmol/L,作为判断是否有 AG 增高代谢性酸中毒的界限,常见于固定酸增多的情况:如磷酸盐和硫酸盐潴留、乳酸堆积、酮体过多及水杨酸中毒、甲醇中毒等。AG 增高还可见于与代谢性酸中毒无关的情况下,如脱水、使用大量含钠盐的药物和骨髓瘤病人释出本周氏蛋白过多的情况下。

AG 降低在诊断酸碱失衡方面意义不大,仅见于未测定阴离子减少或未测定阳离子增多,如低蛋白血症等。

【例3】AG 增大型代谢性酸中毒的原因是

A. 呕吐　　　　　　　　　　B. 腹泻　　　　　　　　　　C. 盐水输入过量
D. 应用利尿剂　　　　　　　E. 水杨酸中毒

第3节　单纯型酸碱平衡紊乱

【代谢性酸中毒】

代谢性酸中毒是指细胞外液 H^+ 增加和(或)HCO_3^- 丢失引起的 pH 值下降,以血浆 HCO_3^- 原发性减

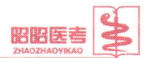

少为特征,是临床上常见的酸碱平衡紊乱类型。

一、原因和机制

1. 肾脏排酸保碱功能障碍 ①肾衰竭:在严重肾功能衰竭患者,体内固定酸不能由尿中排泄,特别是硫酸和磷酸在体内积蓄,H^+浓度增加导致HCO_3^-浓度降低,硫酸根和磷酸根浓度在血中增加;重金属(汞、铅等)及药物(磺胺类)的影响,使肾小管排酸障碍,而肾小球功能一般正常。②肾小管功能障碍:Ⅰ型肾小管性酸中毒的发病环节是由于远曲小管的泌H^+功能障碍,尿液不能被酸化,H^+在体内蓄积导致血浆HCO_3^-浓度进行性下降;Ⅱ型肾小管性酸中毒由于Na^+-H^+转运体功能障碍,碳酸酐酶活性降低,HCO_3^-在近曲小管重吸收减少,尿中排出增多导致血浆HCO_3^-浓度降低。肾小管酸中毒可引起"反常性碱性尿"。③应用碳酸酐酶抑制剂:大量使用碳酸酐酶抑制剂如乙酰唑胺可抑制肾小管上皮细胞内碳酸酐酶活性,使H_2CO_3生成减少,泌H^+和重吸收HCO_3^-减少。

2. HCO_3^- 直接丢失过多 胰液、肠液和胆液中碳酸氢盐含量均高于血浆,严重腹泻、肠道瘘管或肠道引流等均可引起$NaHCO_3$大量丢失;大面积烧伤时大量血浆渗出,也伴有HCO_3^-丢失。

3. 代谢功能障碍 ①乳酸酸中毒:任何原因引起的缺氧或组织低灌流时,都可以使细胞内糖的无氧酵解增强而引起乳酸增加,产生乳酸性酸中毒。常见于休克、心搏骤停、低氧血症、严重贫血、肺水肿、一氧化碳中毒和心力衰竭等。此外严重的肝疾患使乳酸利用障碍均可引起血浆乳酸过高。②酮症酸中毒:见于体内脂肪被大量动员的情况下,多发生于糖尿病、严重饥饿和酒精中毒等。糖尿病时由于胰岛素不足,使葡萄糖利用减少,脂肪分解加速,大量脂肪酸进入肝,形成过多的酮体(其中β-羟丁酸和乙酰乙酸为酸性物质),超过了外周组织的氧化能力及肾排出能力时可发生酮症酸中毒。在饥饿或禁食情况下,当体内糖原消耗后,大量动用脂肪供能,也可出现酮症酸中毒。

4. 其他原因 ①外源性固定酸摄入过多,HCO_3^-缓冲消耗;②高K^+血症;③血液稀释,使HCO_3^-浓度下降。

【例4】下列哪项不是代谢性酸中毒的原因?

A. 休克   B. 呕吐   C. 缺氧
D. 饥饿   E. 急性肾小管坏死

二、分 类

1. AG增高型代谢性酸中毒 其特点是AG增高,血氯正常。这类酸中毒是指除了含氯以外的任何固定酸的血浆浓度增大时的代谢性酸中毒。如乳酸酸中毒、酮症酸中毒、水杨酸酸中毒、磷酸和硫酸排泄障碍等。其固定酸的H^+被HCO_3^-缓冲,其酸根(乳酸根、β-羟丁酸根、乙酰乙酸根、$H_2PO_4^-$、SO_4^{2-}、水杨酸根)增高。这部分酸根均属没有测定的阴离子,所以AG值增大,而Cl^-值正常,故又称正常血氯代谢性酸中毒。

2. AG正常型代谢性酸中毒 其特点是AG正常,血氯升高。这类酸中毒是指HCO_3^-浓度降低,而同时伴有Cl^-浓度代偿性升高时,则呈AG正常型或高血氯性代谢性酸中毒。常见于消化道直接丢失HCO_3^-,轻度或中度肾功能衰竭泌H^+减少,肾小管性酸中毒重吸收HCO_3^-减少或泌H^+障碍,使用碳酸酐酶抑制剂,高钾血症、含氯的酸性盐摄入过多和稀释性酸中毒等。

三、机体的代偿调节

体液的缓冲系统、肺、细胞内外离子的交换和肾的调节是维持酸碱平衡的重要机制,也是发生酸碱平衡紊乱后机体进行代偿的重要环节。代谢性酸中毒时,机体的代偿调节主要表现为以下几点:

1. 血液的缓冲及细胞内外离子交换的缓冲代偿调节作用 代谢性酸中毒时,血液中增多的H^+立即被血浆缓冲系统进行缓冲,HCO_3^-及其他缓冲碱不断被消耗。细胞内的缓冲多在酸中毒2~4小时后,约1/2的H^+通过离子交换方式进入细胞内被细胞内缓冲系统缓冲,而K^+从细胞内向细胞外转移,以维持细胞内外电平衡,故酸中毒易引起高血钾。

2. 肺的代偿调节作用 血液H^+浓度增加可通过刺激颈动脉体和主动脉体化学感受器,反射性引起呼吸中枢兴奋,增加呼吸的深度和频率,明显地改变肺的通气量。代谢性酸中毒当pH值由7.4降到7.0时,肺泡通气量由正常4 L/min增加到30 L/min以上,呼吸加深加快(也称为酸中毒深大呼吸)是代谢性酸中毒的主要临床表现,其代偿意义是使血液中H_2CO_3浓度(或$PaCO_2$)继发性降低,维持$[HCO_3^-]/[H_2CO_3]$的比值接近正常,使血液pH趋向正常。呼吸的代偿反应是非常迅速的,一般在酸中毒10分钟

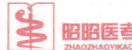

后就出现呼吸增强,30 分钟后即达代偿,12～24 小时达代偿高峰,代偿最大极限时,$PaCO_2$ 可降到 10 mmHg。

3. 肾的代偿调节作用 除肾功能异常引起的代谢性酸中毒外,其他原因引起的代谢性酸中毒是通过肾的排酸保碱能力加强来发挥代偿作用的。在代谢性酸中毒时,肾通过加强泌 H^+、泌 NH_4^+ 及回收 HCO_3^- 使 HCO_3^- 在细胞外液的浓度有所恢复,肾小管上皮细胞中的碳酸酐酶和谷氨酰胺酶活性增强,使尿中可滴定酸排出增加,并重新生成 HCO_3^-,肾小管泌 NH_4^+ 增加是最主要的代偿机制,因为 H^+-Na^+ 交换增加,肾小管腔内 H^+ 浓度增加,降低了肾小管细胞与管腔液 H^+ 的浓度差,使肾小管上皮细胞继续排 H^+ 受限。但管腔内 H^+ 浓度越高,NH_4^+ 的生成与排出越快,产生的 HCO_3^- 越多。通过以上反应,肾加速酸性物质的排出和碱性物质的补充,由于从尿中排出的 H^+ 增多,尿液呈酸性。但肾的代偿作用较慢,一般要 3～5 天才能达高峰。在肾功能障碍引起的代谢性酸中毒时,肾的纠酸作用几乎不能发挥。

四、对机体的影响

1. 心血管系统改变 严重的代谢性酸中毒能产生致死性室性心律失常、心肌收缩力降低以及血管对儿茶酚胺的反应性降低。

(1) 室性心律失常 代谢性酸中毒时出现的室性心律失常与血钾升高密切相关,高血钾的发生除与细胞外 H^+ 进入细胞内与 K^+ 交换,K^+ 逸出有关外,还与酸中毒时肾小管上皮细胞泌 H^+ 增加,而排 K^+ 减少有关。重度高血钾由于严重的传导阻滞和心室纤维性颤动,心肌兴奋性消失,可造成致死性心律失常和心跳停止。

(2) 心肌收缩力降低 酸中毒时引起心肌收缩力减弱的机制可能是由于:①H^+ 增多可竞争性抑制 Ca^{2+} 与心肌肌钙蛋白亚单位结合,从而抑制心肌的兴奋-收缩耦联,降低心肌收缩性,使心输出量减少;②H^+ 影响 Ca^{2+} 内流;③H^+ 影响心肌细胞肌浆网释放 Ca^{2+}。

(3) 血管系统对儿茶酚胺的反应性降低 H^+ 增多时,也可降低心肌和外周血管对儿茶酚胺的反应性,使血管扩张,血压下降。尤其是毛细血管前括约肌最为明显,使血管容量不断扩大,回心血量减少,血压下降,所以休克时,首先要纠正酸中毒,才能减轻血流动力学的障碍,不然会导致休克加重。

2. 中枢神经系统改变 代谢性酸中毒时引起中枢神经系统的代谢障碍,主要表现为意识障碍、乏力、知觉迟钝,甚至嗜睡或昏迷,最后可因呼吸中枢和血管运动中枢麻痹而死亡,其发生机制有:①酸中毒时生物氧化酶类的活性受到抑制,氧化磷酸化过程减弱,致使 ATP 生成减少,因而脑组织能量供应不足;②pH 值降低时,脑组织内谷氨酸脱羧酶活性增强,使 γ-氨基丁酸增多,后者对中枢神经系统具有抑制作用。

3. 骨骼系统改变 慢性肾功能衰竭伴酸中毒时,由于不断从骨骼释放钙盐以进行缓冲,故不仅影响骨骼的发育,延迟小儿的生长,而且还可以引起纤维性骨炎和肾性佝偻病。成人则可导致骨软化症。

【例5】酸中毒时血清钾浓度变化为

A. 不改变　　　　　　　　B. 升高　　　　　　　　C. 降低

D. 先升高后降低　　　　　E. 先降低后升高

【呼吸性酸中毒】

呼吸性酸中毒是指 CO_2 排出障碍或吸入过多引起的 pH 值下降,以血浆 H_2CO_3 浓度原发性升高为特征。

一、原因和机制

引起呼吸性酸中毒的原因不外乎外环境 CO_2 浓度过高,或外呼吸通气障碍而致的 CO_2 排出受阻,临床上以后者更为多见,常见的原因如下:

1. 呼吸中枢抑制 颅脑损伤、脑炎、脑血管意外、呼吸中枢抑制剂(吗啡、巴比妥类)及麻醉剂用量过大或酒精中毒等。

2. 呼吸道阻塞 喉头痉挛和水肿、溺水、异物堵塞气管,常造成急性呼吸性酸中毒。而慢性阻塞性肺疾病,支气管哮喘等则是慢性呼吸性酸中毒的常见原因。

3. 呼吸肌麻痹 急性脊髓灰质炎、脊神经根炎、有机磷中毒、重症肌无力、家族性周期性麻痹及重度低血钾时,呼吸运动失去动力,可造成 CO_2 排出障碍。

4. 胸廓病变 胸部创伤、严重气胸或胸膜腔积液、严重胸廓畸形等均可严重影响通气功能,引起呼吸性酸中毒。

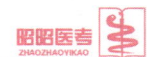

5. 肺部疾患 如心源性急性肺水肿、重度肺气肿、肺部广泛性炎症、肺组织广泛纤维化、通气功能障碍合并急性呼吸窘迫综合征等，均可因通气障碍而发生呼吸性酸中毒。

6. 呼吸机使用不当 人工呼吸器管理不当，通气量过小而使 CO_2 排出困难。

7. CO_2 吸入过多 较为少见，见于外环境 CO_2 浓度过高，使吸入 CO_2 过多。

二、分 类

1. 急性呼吸性酸中毒 常见于急性气道阻塞、中枢或呼吸肌麻痹引起的呼吸暂停等。

2. 慢性呼吸性酸中毒 见于气道及肺部慢性炎症引起的 COPD 及肺广泛性纤维化或肺不张时，一般指 $PaCO_2$ 高浓度潴留持续达 24 小时以上者。

三、机体的代偿调节

当体内 CO_2 排出受阻产生大量 H_2CO_3 时，由于碳酸氢盐缓冲系统不能缓冲挥发酸，血浆其他缓冲碱含量较低，缓冲 H_2CO_3 的能力极为有限。而且呼吸性酸中毒发生的<u>最主要的环节是肺通气功能障碍</u>，所以呼吸系统往往不能发挥代偿作用，主要靠血液<u>非碳酸氢盐缓冲系统和肾代偿</u>。

【例6】慢性呼吸性酸中毒时机体<u>最主要</u>的代偿方式是

A. 细胞外液缓冲　　　　　　B. 细胞内液缓冲　　　　　　C. 呼吸代偿

D. 肾脏代偿　　　　　　　　E. 骨骼缓冲

四、对机体的影响

呼吸性酸中毒时，对机体的影响基本上与代谢性酸中毒相似，也可引起心律失常、心肌收缩力减弱、外周血管扩张、血钾升高等。除此之外，由于 $PaCO_2$ 升高可引起一系列血管运动和神经精神方面的障碍。

1. CO_2 直接舒张血管的作用 高浓度的 CO_2 能直接引起脑血管扩张，使脑血流增加、颅内压增高、因此常引起持续性头痛，尤以夜间和晨起时为甚。

2. 对中枢神经系统功能的影响 如果酸中毒持续较久，或严重失代偿性急性呼吸性酸中毒时可发生"CO_2 麻醉"，病人可出现精神错乱、震颤、谵妄或嗜睡，甚至昏迷，临床称为肺性脑病。应该指出，CO_2 为脂溶性，能迅速通过血脑屏障，而 HCO_3^- 则为水溶性，通过屏障极为缓慢，因而脑脊液中的 pH 值的降低较一般细胞外液更为显著，这可能解释为何中枢神经系统的功能紊乱在呼吸性酸中毒时较代谢性酸中毒时更为显著。

【代谢性碱中毒】

代谢性碱中毒是指细胞外液碱增多和(或)H^+ 丢失引起的 pH 值升高，以血浆 HCO_3^- 原发性增多为特征。

一、原因和机制

凡是使 H^+ 丢失或 HCO_3^- 进入细胞外液增多的因素，都可以引起血浆 HCO_3^- 浓度升高。正常情况下，当血浆 HCO_3^- 浓度超过 26 mmol/L 时，肾可减少对 HCO_3^- 的重吸收，使血浆 HCO_3^- 浓度恢复正常，具有纠正代谢性碱中毒的能力。但某些因素，例如有效循环血量不足、缺氧等，可造成肾对 HCO_3^- 的调节功能障碍，使血浆 HCO_3^- 保持在高水平，维持代谢性碱中毒的存在。

1. 酸性物质丢失过多

(1) 经胃丢失　常见于剧烈呕吐及胃液引流使富含 HCl 的胃液大量丢失。正常情况下胃黏膜壁细胞富含碳酸酐酶，能将 CO_2 和 H_2O 催化生成 H_2CO_3，H_2CO_3 解离为 H^+ 和 HCO_3^-，然后 H^+ 与来自血浆中的 Cl^- 形成 HCl，进食时分泌到胃腔中，而 HCO_3^- 则返回血液，造成血浆中 HCO_3^- 一过性增高，称为"餐后碱潮"，直到酸性食糜进入十二指肠后，在 H^+ 刺激下，十二指肠上皮细胞与胰腺分泌的大量 HCO_3^- 与 H^+ 中和。病理情况下，剧烈呕吐，使胃液丢失所引起的代谢性碱中毒的机制有：①胃液中 H^+ 丢失，使来自肠液和胰腺的 HCO_3^- 得不到 H^+ 中和而被吸收入血，造成血浆浓度升高；②胃液中 Cl^- 丢失，可引起低氯性碱中毒；③胃液中 K^+ 丢失，可引起低钾性碱中毒；④胃液大量丢失引起有效循环血量减少，也可通过继发性醛固酮增多引起代谢性碱中毒。

(2) 经肾丢失

①应用利尿剂　肾小管上皮细胞富含碳酸酐酶，使用髓袢利尿剂(速尿)或噻嗪类利尿剂时，抑制了

肾髓袢升支对 Cl^- 的主动重吸收,使 Na^+ 的被动重吸收减少,到达远曲小管的尿液流量增加,NaCl 含量增高,促进远曲小管和集合管细胞泌 H^+ 泌 K^+ 增加,以加强对 Na^+ 的重吸收,Cl^- 以氯化铵形式随尿排出。另外,由于肾小管远端流速增加,也有冲洗作用,使肾小管内 H^+ 浓度急剧降低,促进了 H^+ 的排泌。H^+ 经肾大量丢失使 HCO_3^- 大量被重吸收,以及因丧失大量含 Cl^- 的细胞外液形成低氯性碱中毒。

②肾上腺皮质激素过多 肾上腺皮质增生或肿瘤可引起原发性肾上腺皮质激素分泌增多,细胞外液容量减少、创伤等刺激可引起继发性醛固酮分泌增多,这些激素尤其是醛固酮可通过刺激集合管泌氢细胞的 H^+ - ATP 酶(氢泵),促进 H^+ 排泌,也可通过保 Na^+ 排 K^+ 促进 H^+ 排泌,而造成低钾性碱中毒。此外糖皮质激素过多如 Cushing 综合征也可发生代谢性碱中毒,因为皮质醇也有盐皮质激素活性。

2. HCO_3^- 过量负荷 常为医源性,见于消化道溃疡病患者服用过多的 $NaHCO_3$;或矫正代谢性酸中毒时滴注过多的 $NaHCO_3$;摄入乳酸钠、乙酸钠之后或大量输入含柠檬酸盐抗凝的库存血,这些有机酸盐在体内氧化可产生 $NaHCO_3$,1 升库存血所含的柠檬酸盐可产生 30 mmol 的 HCO_3^-;脱水时只丢失 H_2O 和 NaCl 造成浓缩性碱中毒,以上均可使血浆 $NaHCO_3$ 浓度升高。但应指出,肾具有较强的排泄 $NaHCO_3$ 的能力,正常人每天摄入 1 000 mmol 的 $NaHCO_3$,两周后血浆内 HCO_3^- 浓度只是较轻微上升,只有当肾功能受损后服用大量碱性药物时才会发生代谢性碱中毒。

3. H^+ 向细胞内移动 低钾血症时因细胞外液 K^+ 浓度降低,引起细胞内 K^+ 向细胞外转移,同时细胞外的 H^+ 向细胞内移动,可发生代谢性碱中毒,此时,肾小管上皮细胞内缺钾,$K^+ - Na^+$ 交换减少,代之 $H^+ - Na^+$ 交换增多,H^+ 排出增多,HCO_3^- 重吸收增多,造成低钾性碱中毒。一般代谢性碱中毒尿液呈碱性,但在低钾性碱中毒时,由于肾泌 H^+ 增多,尿液反而呈酸性,称为反常性酸性尿。此外,肝功能衰竭时,尿素合成障碍,血氨过高也常导致代谢性碱中毒。

二、分 类

目前通常按给予生理盐水后代谢性碱中毒能否得到纠正而将其分为两类,即盐水反应性碱中毒和盐水抵抗性碱中毒。

1. 盐水反应性碱中毒 主要见于呕吐、胃液吸引及应用利尿剂时,由于伴随细胞外液减少、有效循环血量不足,也常有低钾和低氯存在,而影响肾排出 HCO_3^- 能力,使碱中毒得以维持,给予等张或半张的盐水来扩充细胞外液,补充 Cl^- 能促进过多的 HCO_3^- 经肾排出使碱中毒得到纠正。

2. 盐水抵抗性碱中毒 常见于全身性水肿、原发性醛固醇增多症、严重低血钾及 Cushing 综合征等,维持因素是盐皮质激素的直接作用和低 K^+,这种碱中毒病人给予盐水没有治疗效果。

三、机体的代偿调节

1. 血液的缓冲及细胞内外离子交换的缓冲代偿调节作用 代谢性碱中毒时,H^+ 浓度降低,OH^- 浓度升高,OH^- 可被缓冲系统中弱酸(H_2CO_3、$HHbO_2$、Hpr、$H_2PO_4^-$)所缓冲,但因大多数缓冲系统的组成中,碱性成分远多于酸性成分,故对碱性物质的缓冲有限。同时细胞内外离子交换,细胞内 H^+ 逸出,而细胞外液 K^+ 进入细胞内,从而产生低钾血症。

2. 肺的代偿调节 呼吸的代偿反应是较快的,往往数分钟即可出现,在 24 小时后即可达最大效应。这是由于 H^+ 浓度降低,呼吸中枢受抑制,呼吸变浅变慢,肺泡通气量减少,$PaCO_2$ 或血浆 H_2CO_3 继发性升高,以维持 HCO_3^-/H_2CO_3 的比值接近正常,使 pH 有所降低。但这种代偿是有限度的,很少能达到完全的代偿,因为随着肺泡通气量减少,不但有 $PaCO_2$ 升高,还有 PaO_2 降低,PaO_2 降低可通过对呼吸的兴奋作用,限制 $PaCO_2$ 过度升高。因而即使严重的代谢性碱中毒时,$PaCO_2$ 也极少能超过 55 mmHg,即很少能达到完全代偿。

3. 肾的代偿调节 肾的代偿作用发挥较晚,血浆 H^+ 减少使肾小管上皮的碳酸酐酶和谷氨酰胺酶活性受到抑制,故泌 H^+ 和泌 NH_4^+ 减少,HCO_3^- 重吸收减少,使血浆 HCO_3^- 浓度有所下降。肾在代谢性碱中毒时对 HCO_3^- 排出增多的最大代偿时限往往要 3~5 天,所以急性代谢性碱中毒时肾代偿不起主要作用。应注意的是在缺氧、缺钾和醛固酮分泌增多所致的代谢性碱中毒因肾泌 H^+ 增多,尿呈酸性,称为反常性酸性尿。

四、对机体的影响

轻度代谢性碱中毒患者通常无症状,或出现与碱中毒无直接关系的表现,如因细胞外液量减少而引起的无力、肌痉挛、直立性眩晕;因低钾血症引起的多尿、口渴等。但是,严重的代谢性碱中毒则可出现许

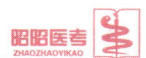

多功能代谢变化。

1. 中枢神经系统功能改变 碱中毒时,因 pH 值升高,γ-氨基丁酸转氨酶活性增强,而谷氨酸脱羧酶活性降低,故 γ-氨基丁酸分解加强而生成减少,对中枢神经系统抑制作用减弱,因而患者有烦躁不安、精神错乱、谵妄、意识障碍等中枢神经系统等症状。

2. 血红蛋白氧离曲线左移 血液 pH 值升高可使血红蛋白与 O_2 的亲和力增强,以致相同氧分压下血氧饱和度可以增加,血红蛋白氧离曲线左移,血红蛋白不易将结合的 O_2 释出,而造成组织供氧不足。脑组织对缺氧特别敏感,由此可出现精神症状,严重时还可以发生昏迷。

3. 对神经肌肉的影响 碱中毒时,因血 pH 值升高,使血浆游离钙减少,即使血总钙量不变,但只要血浆 Ca^{2+} 浓度下降,神经肌肉的应激性就会增高,表现为腱反射亢进,面部和肢体肌肉抽动、手足搐搦。

4. 低钾血症 碱中毒往往伴有低钾血症。这是由于碱中毒时,细胞外 H^+ 浓度降低,细胞内 H^+ 与细胞外 K^+ 交换;同时,由于肾小管上皮细胞在 H^+ 减少时,H^+-Na^+ 交换减弱而 K^+-Na^+ 交换增强,使 K^+ 大量从尿中丢失,导致低钾血症。低钾血症除可引起神经肌肉症状外,严重时还可以引起心律失常。

【例7】碱中毒引起手足抽搐的主要原因是

A. 血清 Na^+ ↓   B. 血清 K^+ ↓   C. 血清 Ca^{2+} ↓

D. 血清 Mg^{2+} ↓   E. 血清 Cl^- ↓

【呼吸性碱中毒】

呼吸性碱中毒是指肺通气过度引起的 $PaCO_2$ 降低、pH 值升高,以血浆 H_2CO_3 浓度原发性减少为特征。

一、原因和机制

肺通气过度是各种原因引起呼吸性碱中毒的基本发生机制。原因如下:

1. 低氧血症和肺疾患 初到高原地区由于吸入气氧分压过低或某些患有心肺疾患、胸廓病变的患者可因缺氧刺激呼吸运动增强,CO_2 排出增多。但外呼吸功能障碍如肺炎、肺梗死、间质性肺疾病等给 O_2 并不能完全纠正过度通气,说明还有其他因素参与。实验资料表明,牵张感受器和肺毛细血管旁感受器在肺疾患时过度通气的发生机制中具有重要意义。

2. 呼吸中枢受到直接刺激或精神性过度通气 中枢神经系统疾病如脑血管障碍、脑炎、脑外伤及脑肿瘤等均可刺激呼吸中枢引起过度通气;癔病发作时也可引起精神性通气过度;某些药物如水杨酸、铵盐类药物可直接兴奋呼吸中枢致通气增强。革兰阴性杆菌败血症也是引起过度通气的常见原因。

3. 机体代谢旺盛 见于高热、甲状腺功能亢进时,由于血温过高和机体分解代谢亢进可刺激引起呼吸中枢兴奋,通气过度使 $PaCO_2$ 降低。

4. 人工呼吸机使用不当 常因通气量过大而引起严重呼吸性碱中毒。

二、分 类

呼吸性碱中毒也可按发病时间分为急性呼吸性碱中毒和慢性呼吸性碱中毒两类。

1. 急性呼吸性碱中毒 常见于人工呼吸机使用不当引起的过度通气,高热和低氧血症时,一般指 $PaCO_2$ 在 24 小时内急剧下降而导致 pH 值升高。

2. 慢性呼吸性碱中毒 常见于慢性颅脑疾病,肺部疾患,肝脏疾患,缺氧和氨兴奋呼吸中枢引起持久的 $PaCO_2$ 下降而导致 pH 值升高。

三、机体的代偿调节

呼吸性碱中毒时,虽然 $PaCO_2$ 降低对呼吸中枢有抑制作用,但只要刺激肺通气过度的原因持续存在,肺的代偿调节作用就不明显。如果有效肺泡通气量超过每日产生的 CO_2 排出的需要时,可使血浆 H_2CO_3 浓度降低,pH 值升高。由低碳酸血症而致的 H^+ 减少,可由血浆 HCO_3^- 浓度的降低而得到代偿。这种代偿作用包括迅速发生的细胞内缓冲和缓慢进行的肾排酸减少。

1. 细胞内外离子交换和细胞内缓冲作用 急性呼吸性碱中毒时,由于血浆 H_2CO_3 浓度迅速降低,故血浆 HCO_3^- 相对增高,约在 10 分钟内,H^+ 从细胞内移出至细胞外并与 HCO_3^- 结合,因而血浆 HCO_3^- 浓度下降,H_2CO_3 浓度有所回升。一方面细胞内的 H^+ 即与细胞外的 Na^+ 和 K^+ 交换;另一方面 HCO_3^- 进入红细胞,Cl^- 和 CO_2 逸出红细胞,促使血浆 H_2CO_3 回升,HCO_3^- 降低。进入血浆的 H^+ 来自细胞内缓冲物,也可来自细胞代谢产生的乳酸,因为碱中毒能促进糖酵解使乳酸生成增多,其机制可能与碱中毒

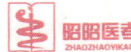

影响血红蛋白释放氧,从而造成细胞缺氧和糖酵解增强有关。一般 $PaCO_2$ 每下降 10 mmHg,血浆 HCO_3^- 浓度降低 2 mmol/L。

2. 肾脏代偿调节　慢性呼吸性碱中毒时才会发生肾脏的代偿调节,这是由于肾的代偿调节是个缓慢的过程,需几天时间才能达到完善,故急速发生的通气过度,可因时间短促而肾脏代偿调节作用不及发挥。在持续较久的慢性呼吸性碱中毒时,低碳酸血症持续存在的情况下,$PaCO_2$ 的降低使肾小管上皮细胞代偿性泌 H^+、泌 NH_3 减少,而随尿排出却增多,因此血浆中 HCO_3^- 代偿性降低。慢性呼吸性碱中毒时,由于肾的代偿调节和细胞内缓冲,平均 $PaCO_2$ 每降低 10 mmHg,血浆 HCO_3^- 浓度下降 5 mmol/L,从而有效地避免了细胞外液 pH 值发生大幅度变动。呼吸性碱中毒的血气分析参数变化如下:$PaCO_2$ 降低,pH 值升高,AB<SB,代偿后,代谢性指标继发性降低,AB、SB 及 BB 均降低,BE 负值加大。

四、对机体的影响

呼吸性碱中毒比代谢性碱中毒更易出现眩晕,四肢及口围感觉异常,意识障碍及抽搐等。抽搐与低 Ca^{2+} 有关。神经系统功能障碍除与碱中毒对脑功能的损伤有关外,还与脑血流量减少有关,因为低碳酸血症可引起脑血管收缩。实验表明,$PaCO_2$ 下降 20 mmHg 脑血流量可减少 35%～40%。当然,精神性过度换气患者的某些症状,如头痛、气急、胸闷等,属精神性的,与碱中毒无关。多数严重的呼吸性碱中毒患者血浆磷酸盐浓度明显降低。这是因为细胞内碱中毒使糖原分解增强,葡萄糖－6－磷酸盐和 1,6－二磷酸果糖等磷酸化合物生成增加,结果消耗了大量的磷,致使细胞外液磷进入细胞内。此外,呼吸性碱中毒时也可因细胞内外离子交换和肾排钾增加而发生低钾血症;也可因血红蛋白氧离曲线左移使组织供氧不足。

➤ **参考答案**如下,详细答案参见 2021 版《国家临床执业及助理医师资格考试精选真题考点精析》。

1. E	2. A	3. E	4. B	昭昭老师提示: 关注官方微信,获得第一手考试资料。
5. B	6. D	7. C	—	

第4章　缺　氧

➤ **2021 考试大纲**

①概述:常用血氧指标;②类型:低张性缺氧、血液性缺氧、循环性缺氧、组织中毒性缺氧;③功能与代谢改变:呼吸系统、循环系统、血液系统。

➤ **考纲解析**

近 20 年的医师考试中,本章的考点是发病学的常用血氧指标和血液性缺氧,执业医师每年考查分数为 0～1 分,助理医师每年考查分数为 0～1 分。

第 1 节　常用的血氧指标

一、血氧分压

血氧分压(PO_2)为物理溶解于血液中的氧所产生的张力,又称血氧张力。动脉血氧分压(PaO_2)正常约为 100 mmHg,其高低主要取决于吸入气的氧分压和肺的通气与弥散功能。静脉血氧分压(PvO_2)正常约为40 mmHg,其变化反映组织、细胞对氧的摄取和利用状态。

二、血氧容量

血氧容量(CO_{2max})是指在氧分压为 150 mmHg,温度为 38 ℃时,100 mL 血液中的血红蛋白(Hb)所能结合的氧量,即 Hb 充分氧合后的最大携氧量,取决于血液中 Hb 的含量及其与 O_2 结合的能力。1 gHb 充分氧合时可结合 1.34 mL 氧,正常成人 Hb 为 15 g/dL,血氧容量为 20 mL/dL。

三、血氧含量

血氧含量(CO_2)为 100 mL 血液中实际含有的氧量,包括物理溶解的和化学结合的氧量,因正常时物理溶解的氧量仅为 0.3 mL/dL,可忽略不计。血氧含量取决于血氧分压和血氧容量。正常动脉血氧(CaO_2)含量约为 19 mL/dL,静脉血氧(CvO_2)含量约为 14 mL/dL。动-静脉氧含量差($CaO_2 - CvO_2$)反

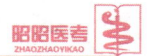

映组织的摄氧能力,正常时约为 5 mL/dL。

四、血红蛋白氧饱和度

1. 血红蛋白氧饱和度(SO_2) 简称血氧饱和度,是指血液中氧合 Hb 占总 Hb 的百分数,约等于血氧含量与血氧容量的比值。正常动脉血氧饱和度(SaO_2)为 95%～98%,静脉血氧饱和度(SvO_2)为 70%～75%。

2. 氧离曲线 SO_2 主要取决于 PO_2,二者之间的关系曲线呈"S"形,称为氧合 Hb 解离曲线,简称氧离曲线。此外,SO_2 还与血液 pH 值、温度升高、CO_2 分压升高或红细胞内 2,3-DPG 增多时,Hb 与氧的亲和力降低,氧离曲线右移;反之,氧离曲线左移,表示 Hb 与氧的亲和力增高。

3. P_{50} Hb 与氧的亲和力可用 P_{50} 来反映,它是指血红蛋白氧饱和度为 50% 时的血氧分压,正常为 26～27 mmHg。P_{50} 增大反映 Hb 与氧的亲和力降低,反之 Hb 与氧的亲和力增高。

【例1】氧离曲线右移的因素是

A. CO_2 浓度降低 　 B. 体温升高 　 C. H^+ 浓度降低 　 D. 2,3-DPG 减少 　 E. 以上都不是

第 2 节　缺氧的原因、分类和血氧变化的特点

一、低张性缺氧

以动脉血氧分压降低、血氧含量减少为基本特征的缺氧称为低张性缺氧,又称乏氧性缺氧。

1. 原因

(1) 吸入气氧分压过低　多发生于海拔 3 000 m 以上的高原、高空,或通风不良的坑道、矿井,或吸入低氧混合气体等。体内供氧的多少,首先取决于吸入气的氧分压。在高原,随着海拔的升高,大气压下降,吸入气氧分压也相应降低,致使肺泡气氧分压降低,弥散进入血液的氧减少,动脉血氧饱和度降低。

(2) 外呼吸功能障碍　肺通气功能障碍可引起肺泡气氧分压降低;肺换气功能障碍时经肺泡弥散到血液中的氧减少,PaO_2 和血氧含量降低。外呼吸功能障碍引起的缺氧又称呼吸性缺氧。

(3) 静脉血分流入动脉　多见于存在右向左分流的先天性心脏病患者,如房间隔或室间隔缺损伴有肺动脉狭窄或肺动脉高压,或法洛四联症,由于右心的压力高于左心,未经氧合的静脉血掺入左心的动脉血中,导致 PaO_2 和血氧含量降低。

2. 血氧变化的特点及缺氧的机制　低张性缺氧发生的关键是进入血液的氧减少或动脉血被静脉血稀释,因此血氧变化的特点主要是:①进入血液的氧减少,PaO_2 降低;②血液中与血红蛋白结合的氧量减少,动脉血氧含量降低;③动脉血氧饱和度降低。氧分压在 60 mmHg 以上时,氧饱和度的变化幅度较小,当 PaO_2 降至 60 mmHg 以下时,动脉血氧含量和氧饱和度显著降低,引起组织、细胞缺氧;④血氧容量正常或增高。急性低张性缺氧时,因血红蛋白无明显变化,故血氧容量一般在正常范围;但慢性缺氧者可因红细胞和血红蛋白代偿性增多而使血氧容量增加;⑤动-静脉血氧含量差降低或正常:驱使氧从血液向组织弥散的动力是二者之间的氧分压差。低张性缺氧时,PaO_2 降低,氧弥散的驱动力减小,血液向组织弥散的氧量减少,动-静脉血氧含量差降低。但在慢性缺氧时,由于组织利用氧的能力代偿性增强,则动-静脉血氧含量差的变化可不明显。

3. 低张性缺氧与发绀　正常毛细血管血液中脱氧血红蛋白浓度约为 2.6 g/dL。低张性缺氧时,动、静脉血中的脱氧血红蛋白浓度增高。当毛细血管血液中脱氧血红蛋白浓度达到或超过 5 g/dL 时,皮肤和黏膜呈青紫色,称为发绀。在血红蛋白正常的人,发绀与缺氧同时存在,可根据发绀的程度大致估计缺氧的程度。当血红蛋白过多或过少时,发绀与缺氧常不一致。例如重度贫血患者,血红蛋白可降至 5 g/dL 以下,出现严重缺氧,但不会出现发绀。红细胞增多者,血中脱氧血红蛋白超过 5 g/dL,出现发绀,但可无缺氧症状。

【例2】明显引起呼吸加深加快的缺氧类型是

A. 低张性缺氧 　 B. 循环性缺氧 　 C. 血液性缺氧 　 D. 亚硝酸盐中毒 　 E. 氰化物中毒

二、血液性缺氧

由于血红蛋白含量减少,或血红蛋白性质改变,使血液携氧能力降低或与血红蛋白结合的氧不易释出引起的缺氧,称为血液性缺氧。血液性缺氧时,血液中物理溶解的氧量不变,PaO_2 正常,故又称等张性缺氧。

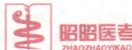
1. 原因

(1) 血红蛋白含量减少　见于各种原因引起的严重贫血。

(2) 一氧化碳中毒　一氧化碳(CO)可与血红蛋白结合形成碳氧血红蛋白(HbCO)。CO 与 Hb 的亲和力是氧的 210 倍。当吸入气中含有 0.1% 的 CO 时,约有 50 的血红蛋白与之结合形成 HbCO 而失去携氧能力。当 CO 与 Hb 分子中的某个血红素结合后,将增加其余 3 个血红素对氧的亲和力,使 Hb 结合的氧不易释放,氧离曲线左移。同时,CO 还可抑制红细胞内糖酵解,使 2,3 - DPG 生成减少,也可导致氧离曲线左移,进一步加重组织缺氧。

(3) 血红蛋白性质改变　血红素中的二价铁可在氧化剂的作用下氧化成三价铁,形成高铁血红蛋白($HbFe^{3+}OH$),导致高铁血红蛋白血症。生理情况下,机体的氧化-还原处于动态平衡状态,血液中不断形成极少量的高铁血红蛋白,又不断被血液中的 NADH、抗坏血酸、还原型谷胱甘肽等还原剂还原为二价铁。所以正常成人血液中的高铁血红蛋白含量不超过血红蛋白总量的 1%～2%。当食用大量含硝酸盐的腌菜后,硝酸盐经肠道细菌作用还原为亚硝酸盐,吸收入血后,可使大量血红蛋白氧化成高铁血红蛋白。高铁血红蛋白中的 Fe^{3+} 因与羟基结合牢固,失去结合氧的能力,而且当血红蛋白分子中的四个 Fe^{2+} 中有一部分被氧化成 Fe^{3+} 后,剩余的 Fe^{2+} 虽能结合氧,但不易解离,导致氧离曲线左移,使组织缺氧。过氯酸盐及磺胺衍生物等氧化剂也可引起高铁血红蛋白血症,若高铁血红蛋白含量超过血红蛋白总量的 10%,就可出现缺氧表现;达到 30%～50%,则发生严重缺氧,全身青紫、头痛、精神恍惚、意识不清甚至昏迷。

(4) 血红蛋白与氧的亲和力异常增高　某些因素可增强血红蛋白与氧的亲和力,使氧离曲线左移,氧不易释放,引起组织缺氧。如输入大量库存血,由于库存血中 2,3 - DPG 含量低,可使氧离曲线左移;输入大量碱性液体时,血液 pH 升高,可通过 Bohr 效应增强 Hb 与 O_2 的亲和力;此外,已发现 30 多种血红蛋白病,由于肽链中发生氨基酸替代,使 Hb 与 O_2 的亲和力成倍增高,从而使组织缺氧。

2. 血氧变化的特点及缺氧的机制　血液性缺氧发生的关键是血红蛋白的质或量改变,因此血氧变化的特点主要是:①外呼吸功能正常,氧的摄入和弥散正常,PaO_2 正常;②动脉血氧饱和度主要取决于 PaO_2,PaO_2 正常,故 SaO_2 正常;③贫血患者血红蛋白含量降低,或 CO 中毒患者血液中 HbCO 增多,均使血氧含量降低;④血红蛋白含量减少(贫血)或性质改变(CO 中毒、高铁血红蛋白形成),使血氧容量降低,由于血氧容量是在体外用氧充分饱和后测得的 Hb 最大携氧量,因此 CO 中毒时,在体外测得的血氧容量虽可正常,但此时患者血液中的部分 Hb 已与 CO 结合形成 HbCO,在体内 Hb 结合的 O_2 是减少的;⑤贫血病人,毛细血管床中的平均血氧分压较低,血管-组织间的氧分压差减小,氧向组织弥散的驱动力减小,动-静脉血氧含量差减小。Hb 与 O_2 亲和力增强引起的血液性缺氧较为特殊,其动脉血氧容量和氧含量可不降低,但由于 Hb 与 O_2 的亲和力较大,结合的氧不易释出,其动-静脉血氧含量差小于正常。

3. 皮肤颜色改变　贫血患者皮肤、黏膜呈苍白色;CO 中毒患者皮肤、黏膜呈樱桃红色;Hb 与 O_2 的亲和力异常增高时,皮肤、黏膜呈鲜红色;高铁血红蛋白血症患者,皮肤、黏膜呈棕褐色(咖啡色)或类似发绀的颜色,称为肠源性发绀。

【例3】CO 中毒引起缺氧的原因是

A. 氧与血红蛋白结合速度减慢

B. 氧合血红蛋白释放氧的速度减慢

C. 红细胞内 2,3 - DPG 明显减少

D. 氧离曲线明显右移

E. 以上都不是

三、循环性缺氧

循环性缺氧是指因组织血流量减少使组织供氧量减少所引起的缺氧,又称为低血流性缺氧或低动力性缺氧。其中,因动脉血灌流不足引起的缺氧称为缺血性缺氧,因静脉血回流障碍引起的缺氧称为淤血性缺氧。

1. 原因

(1) 全身性循环障碍　见于心力衰竭和休克。心力衰竭病人心输出量减少,向全身各组织器官运送的氧量减少,同时又可因静脉回流受阻,引起组织淤血和缺氧。全身性循环障碍引起的缺氧,易致酸性代

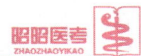

谢产物蓄积,发生酸中毒,使心肌收缩力进一步减弱,心输出量降低,加重组织缺氧,形成恶性循环。

（2）局部性循环障碍　见于动脉硬化、血管炎、血栓形成和栓塞、血管痉挛或受压等。因血管阻塞或受压,引起局部组织缺血或淤血性缺氧。

2. 血氧变化的特点及缺氧的机制　循环性缺氧发生的关键是组织血流量减少,使组织、细胞的供氧量减少引起缺氧,血氧变化的特点主要是:①外呼吸功能正常,氧的摄入和弥散正常,PaO_2 正常;②动脉血氧饱和度正常;③血红蛋白的质和量没有改变,血氧容量和血氧含量正常;④循环障碍使血液流经组织毛细血管的时间延长,细胞从单位容量血液中摄取的氧量增多,同时由于血流淤滞,二氧化碳含量增加,使氧离曲线右移,释氧增加,动-静脉血氧含量差增大。缺血性缺氧时,组织器官苍白。瘀血性缺氧时,组织器官呈暗红色。由于细胞从血液中摄取的氧量较多,毛细血管中脱氧血红蛋白含量增加,易出现发绀。

3. 皮肤颜色改变　当全身性循环障碍累及到肺,如左心衰竭引起肺水肿或休克引起急性呼吸窘迫综合征时,则可因影响肺换气功能而合并呼吸性缺氧,此时,患者的动脉血氧分压、血氧含量和血氧饱和度可降低。

【例4】动-静脉氧含量差大于正常的缺氧是
A. 慢性阻塞性肺病　　　　B. 慢性充血性心力衰竭　　　　C. 氰化物中毒
D. 亚硝酸盐中毒　　　　E. 一氧化碳中毒

四、组织性缺氧

进入细胞内的氧 $80\%\sim90\%$ 在线粒体内参与由呼吸链电子传递和磷酸化相互偶联的生物氧化反应。在这一过程中,代谢物脱下的成对氢原子由呼吸链上多种酶和辅酶所催化的连锁反应逐步传递,最终与氧结合生成水,同时偶联 ADP 磷酸化生成 ATP。在组织供氧正常的情况下,因组织、细胞利用氧的能力减弱而引起的缺氧,称为组织性缺氧或氧利用障碍性缺氧。

1. 原因

（1）药物对线粒体氧化磷酸化的抑制　氧化磷酸化是细胞生成 ATP 的主要途径,而线粒体是氧化磷酸化的主要场所。任何影响线粒体电子传递或氧化磷酸化的因素都可引起组织性缺氧。

（2）呼吸酶合成减少　维生素 B_1 是丙酮酸脱氢酶的辅酶成分,维生素 B_1 缺乏患者可因细胞丙酮酸氧化脱羧和有氧氧化障碍而发生脚气病。维生素 B_2（核黄素）是黄素酶的组成成分,维生素 PP（烟酰胺）是辅酶Ⅰ和辅酶Ⅱ的组成成分,这些维生素的严重缺乏可影响氧化磷酸化过程。

（3）线粒体损伤　高温、大剂量放射线照射和细菌毒素等可损伤线粒体,引起线粒体功能障碍和结构损伤,引起细胞生物氧化障碍,ATP 生成减少。

2. 血氧变化的特点及缺氧的机制　组织性缺氧发生的关键是细胞对氧的利用障碍,此时动脉血氧分压、血氧含量、血氧容量和血氧饱和度均正常。由于组织对氧的利用减少,静脉血氧分压、血氧含量和血氧饱和度都高于正常,动-静脉血氧含量差减小。

3. 皮肤颜色　细胞用氧障碍,毛细血管中氧合血红蛋白较正常时为多,患者皮肤可呈红色或玫瑰红色。

【例5】主要引起氧利用障碍的因素是
A. 煤气中毒　　　B. 过氯酸盐中毒　　　C. 贫血　　　D. CO_2 增多　　　E. 氰化物中毒

五、混合型缺氧

在临床上有些患者常发生混合性缺氧。例如,失血性休克病人,因血液循环障碍有循环性缺氧,又可因大量失血加上复苏过程中大量输液使血液过度稀释,引起血液性缺氧,若并发急性呼吸窘迫综合征,则还可出现低张性缺氧。

第3节　缺氧时机体的功能与代谢变化

一、呼吸系统的变化

1. 肺通气量增大　PaO_2 降低可刺激颈动脉体和主动脉体化学感受器,反射性兴奋呼吸中枢,使呼吸加深加快,肺泡通气量增加,称为低氧通气反应（HVR）,这是对急性缺氧最重要的代偿反应。

2. 高原肺水肿　高原肺水肿（HAPE）是指从平原快速进入 2 500 m 以上高原时,因低压缺氧而发生的一种高原特发性疾病,临床表现为呼吸困难,严重发绀,咳粉红色泡沫痰或白色泡沫痰,肺部有湿啰音等。发病高峰在进入高原后48～72 h,多于夜间发病,起病急,进展快,救治不及时可危及生命。高原肺水肿有明显的个体易感性,寒冷、剧烈运动、上呼吸道感染等容易诱发高原肺水肿。高原肺水肿一旦形成,将明显加重机体缺氧。

3. 中枢性呼吸衰竭 当$PaO_2 < 30$ mmHg时,可严重影响中枢神经系统的能量代谢,直接抑制呼吸中枢,导致肺通气量减少。中枢性呼吸衰竭表现为呼吸抑制,呼吸节律和频率不规则,出现周期性呼吸甚至停止。周期性呼吸是异常的呼吸形式,表现为呼吸加强与减弱减慢甚至暂停交替出现,常见的有潮式呼吸和间停呼吸两种形式。潮式呼吸又称陈-施呼吸,其特点是呼吸逐渐增强、增快,再逐渐减弱、减慢与呼吸暂停交替出现;间停呼吸又称比-奥呼吸,其特点是在一次或多次强呼吸后继以长时间呼吸停止之后再次出现数次强的呼吸。

二、循环系统的变化

1. 心脏功能和结构变化

(1)心率 急性轻度或中度缺氧时,低氧通气反应增强,呼吸运动增强刺激肺牵张感受器,反射性兴奋交感神经,使心率加快,有利于增加血液循环对氧的运输,是机体对缺氧的一种代偿性反应。严重缺氧可直接抑制心血管运动中枢,并引起心肌能量代谢障碍,使心率减慢。

(2)心肌收缩力 缺氧初期,交感神经兴奋,作用于心脏β-肾上腺素能受体,使心肌收缩力增强。以后,由于心肌缺氧可降低心肌的舒缩功能,使心肌收缩力减弱。极严重的缺氧可直接抑制心血管运动中枢,引起心肌的能量代谢障碍和心肌收缩蛋白丧失,使心肌收缩力减弱。

(3)心输出量 进入高原初期,心输出量增加,久居高原后,心输出量逐渐回降。低张性缺氧时,心输出量增加的机制主要是交感神经兴奋使心率加快、心肌收缩力增强,以及因呼吸运动增强而致的回心血量增加。心输出量增加有利于增加对器官组织的血液供应,是急性缺氧时的重要代偿机制。极严重的缺氧可因心率减慢、心肌收缩力减弱,使心输出量降低。

(4)心律 严重缺氧可引起窦性心动过缓、期前收缩,甚至发生心室颤动。PaO_2过度降低可经颈动脉体反射性地兴奋迷走神经,引起窦性心动过缓。缺氧时细胞内外离子分布改变,心肌细胞内K^+减少,Na^+增多,静息膜电位降低,心肌兴奋性和自律性增高,传导性降低,易发生异位心律和传导阻滞。

(5)心脏结构改变 久居高原或慢性阻塞性肺疾病患者,由于持久的肺动脉压升高和血液黏滞度增加,使右心室负荷加重,右心室肥大,严重时发生心力衰竭。

2. 血流分布改变

缺氧时,全身各器官的血流分布发生改变,心和脑的血流量增多,而皮肤、内脏、骨骼肌和肾的组织血流量减少。例如,到达3 000 m高原12 h后,脑血流量可增加33%。缺氧时血流重新分布的机制是:①所有血管均有自主神经分布,但不同器官血管的α-肾上腺素受体密度不同,对儿茶酚胺的反应性不同。皮肤、内脏和肾脏的血管α-肾上腺素受体密度高,缺氧时交感神经兴奋、儿茶酚胺释放增多,这些部位的血管收缩,血流量减少。②局部代谢产物对血管的调节。心脏和脑组织缺氧时产生大量的乳酸、腺苷、PGI_2等代谢产物,这些代谢产物可引起局部组织血管扩张,从而使组织血流量增多。③不同器官血管对缺氧的反应性不同。缺氧引起心、脑血管平滑肌细胞膜的K_{Ca}和K_{ATP}开放,钾外流增多,细胞膜超极化,Ca^{2+}内流减少,血管平滑肌松弛,血管扩张。与之相反,缺氧引起肺血管平滑肌细胞膜钾离子通道关闭,细胞膜去极化,Ca^{2+}内流增多,血管收缩。

缺氧时血液重新分布有利于保证重要生命器官氧的供应,具有重要的代偿意义。但如果反应过于强烈,则可产生不利的影响。例如,平原人进入高原后,脑血流量增多,有利于保证脑的血液和氧供,但如果脑血流量增加过多,超过脑室和脊髓腔的缓冲能力,则可引起颅内压显著增高,成为剧烈头痛等高原反应症状发生的重要机制。

3. 肺循环的变化

(1)缺氧性肺血管收缩 肺循环的特点是流量大、压力低、阻力小、容量大,有利于使流经肺的血液充分氧合。肺泡气PO_2降低可引起该部位肺小动脉收缩,称为缺氧性肺血管收缩(HPR)。HPR在人及牛、犬、猪等多种动物普遍存在,其生理学意义在于减少缺氧肺泡周围的血流,使这部分血流转向通气充分的肺泡,有利于维持肺泡通气与血流的适当比例,从而维持较高的PaO_2。此外,正常情况下,由于重力的作用,肺尖部的肺泡通气量较大,而血流量相对不足,该部位肺泡气中的氧不能充分被血液运走。当缺氧引起较广泛的肺血管收缩导致肺动脉压升高时,肺尖部的血流增加,使这部分的肺泡通气得到更充分

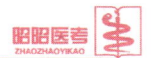

的利用。由此可以看出,HPR 是对缺氧的一种代偿性反应。但过强的 HPR,则是高原肺水肿发生的重要机制。

（2）缺氧性肺动脉高压 慢性缺氧不仅使肺小动脉长期处于收缩状态,还可引起肺血管壁平滑肌细胞和成纤维细胞的肥大和增生,导致肺血管结构改建,表现为无肌型微动脉肌化,小动脉中层平滑肌增厚,管腔狭窄,同时肺血管壁中胶原和弹性纤维沉积,血管硬化,顺应性降低,形成持续的缺氧性肺动脉高压(HPH)。持久的肺动脉高压,可因右心室后负荷增加而导致右心室肥大以致衰竭。缺氧性肺动脉高压是肺源性心脏病和高原心脏病发生的中心环节。

4. 组织毛细血管增生 慢性缺氧可引起组织中毛细血管增生,尤其是心脏和脑的毛细血管增生更为显著。缺氧时毛细血管增生的机制主要在于,缺氧诱导因子-1增多,上调血管内皮生长因子(VEGF)等基因的表达,进而促进毛细血管增生。另外,缺氧时 ATP 生成减少,腺苷增多,腺苷可刺激血管生成。组织中毛细血管增生、密度增大,缩短了氧从血管向组织细胞弥散的距离,具有代偿意义。

三、血液系统的变化

1. 红细胞和血红蛋白增多 平原人进入高原后,红细胞和血红蛋白均明显增加,增加的程度与海拔高度、居住时间、劳动强度、性别以及个体差异等因素有关。缺氧程度越重,持续时间越长,红细胞和血红蛋白增加越明显。慢性缺氧时红细胞增多主要是由骨髓造血增强所致,其机制是:缺氧引起肾小管旁间质细胞内 HIF-1 蛋白含量增多,活性增高,促进促红细胞生成素(EPO)基因表达,使 EPO 合成释放增多。EPO 主要通过调节红系的增生和分化、抑制原红细胞和早幼红细胞凋亡等途径,或使红细胞生成增加。

2. 红细胞内 2,3-DPG 增多、红细胞释氧能力增强 从平原进入高原后,红细胞内 2,3-DPG 含量迅速增高,返回平原后迅速恢复。2,3-DPG 是在红细胞内糖酵解支路中产生的,二磷酸甘油酸变位酶(DPGM)催化它的合成,二磷酸甘油酸磷酸酶(DPGP)促进它的分解,其功能主要是调节血红蛋白与氧的亲和力:①2,3-DPG 与还原血红蛋白(HHb)结合,使其空间结构稳定,从而结合氧的能力降低;②2,3-DPG 本身为酸性,2,3-DPG 增多,使红细胞内 pH 降低,通过 Bohr 效应降低血红蛋白与氧的亲和力。

缺氧时,红细胞中的 2,3-DPG 含量增多,氧离曲线右移,有利于红细胞释放出更多的氧,供组织、细胞利用。红细胞内 2,3-DPG 含量多少取决于糖酵解速度、二磷酸甘油酸变位酶(DPGM)和 2,3-DPG 磷酸酶(DPGP)的活性,以及 2,3-DPG 与血红蛋白的结合量。缺氧时,2,3-DPG 增多的机制是:①生成增多。低张性缺氧时氧合血红蛋白(HbO_2)减少,脱氧血红蛋白(HHb)增多。HbO_2 的中央孔穴小不能结合 2,3-DPG,而 HHb 的中央空穴大可结合 2,3-DPG。HHb 增多,对 2,3-DPG 的结合增加,红细胞内游离的 2,3-DPG 减少,使 2,3-DPG 对磷酸果糖激酶和 DPGM 的抑制作用减弱,从而使糖酵解增强,2,3-DPG 生成增多。另外,缺氧时代偿性过度通气引起呼吸性碱中毒,以及由于脱氧血红蛋白稍偏碱性,致使 pH 增高,激活磷酸果糖激酶使糖酵解增强,同时促进 DPGM 的活性,2,3-DPG 合成增加;②分解减少。pH 增高可抑制 DPGP 的活性,使 2,3-DPG 分解减少。

➤ 参考答案如下,详细答案参见 2021 版《国家临床执业及助理医师资格考试精选真题考点精析》。

1. B	2. A	3. E	4. B	5. E	昭昭老师提示:关注官方微信,获得第一手考试资料。

第5章 发 热

➤ **2021 考试大纲**
①病因和机制:发热、过热、发热激活物和内生致热原的概念,发病机制;②功能与代谢改变:代谢改变、功能改变。

➤ **考纲解析**
近 20 年的医师考试中,本章的考点是发热激活物和内生致热原的概念,执业医师每年考查分数为 0～1 分,助理医师每年考查分数为 0～1 分。

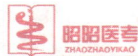

第1节　病因和发病机制

一、发热激活物

发热通常是由发热激活物作用于机体,激活内生致热原细胞使之产生和释放内生致热原再经一些后续环节引起体温升高。发热激活物又称 EP 诱导物,包括外致热原和某些体内产物。

1. 外致热原　来自体外的致热物质称为外致热原。

(1)细菌　①革兰氏阳性细菌是常见的发热原因。主要有葡萄球菌、链球菌、肺炎球菌、白喉杆菌和枯草杆菌等。这类细菌全菌体,菌体碎片及释放的外毒素均是重要的致热物质,如葡萄球菌释放的可溶性外毒素、A 族链球菌产生的致热外毒素以及白喉杆菌释放的白喉毒素等。②革兰氏阴性细菌其典型菌群有大肠杆菌、伤寒杆菌、淋球菌、脑膜炎球菌、志贺氏菌等。这类菌群的致热性除全菌体和胞壁中所含的肽聚糖外,其胞壁中所含的内毒素是主要的致热成分。③分枝杆菌典型菌群为结核杆菌。其全菌体及细胞壁中所含的肽聚糖、多糖和蛋白质都具有致热作用。结核病是伴有发热的典型临床疾病。结核杆菌活动性感染者多数有明显发热和盗汗,且往往在其他临床症状之前出现。

(2)病毒　病毒感染是人体常见的传染病。常见的有流感病毒、SARS 病毒、麻疹病毒、柯萨奇病毒等。流感和 SARS 等病毒感染的最主要的症状就是发热。给动物静脉内注射病毒在引起发热的同时,循环血中出现 EP;将白细胞与病毒在体外一起培育,可产生 EP。病毒是以其全病毒体和其所含的血细胞凝集素致热。病毒反复注射也可导致动物产生耐受性。

(3)真菌　许多真菌感染引起的疾病也伴有发热。如白色念珠菌感染所致的鹅口疮、肺炎、脑膜炎;组织胞浆菌、球孢子菌和副球孢子菌引起的深部感染;新型隐球菌所致的慢性脑膜炎等。真菌的致热因素是全菌体及菌体内所含的荚膜多糖和蛋白质。

(4)螺旋体　螺旋体感染也是引起发热的原因之一。常见的有钩端螺旋体、回归热螺旋体和梅毒螺旋体。钩端螺旋体感染后,主要表现是发热、头痛、乏力,钩体内含有溶血素和细胞毒因子等。回归热螺旋体感染致回归热,表现为周期性高热,其代谢裂解产物入血后引起高热。梅毒螺旋体感染后可伴有低热,可能是螺旋体内所含的外毒素所致。

(5)疟原虫　疟原虫感染人体后,其潜隐子进入红细胞并发育成裂殖子,当红细胞破裂时,大量裂殖子和代谢产物(疟色素等)释放入血,引起高热。

2. 体内产物

(1)抗原抗体复合物　抗原抗体复合物对产 EP 细胞有激活作用。用牛血清白蛋白致敏家兔,然后将其血清转移给正常家兔,再用特异性抗原攻击受血动物,可引起后者明显的发热反应。但牛血清白蛋白对正常家兔无致热作用。这表明抗原抗体复合物可能是发热的激活物。

(2)类固醇　体内某些类固醇产物有致热作用,睾酮的中间代谢产物——本胆烷醇酮是其典型代表。某些周期性发热的病人,血浆中的本胆烷醇酮的浓度有所增高,与发热的发生有关。人体白细胞与本胆烷醇酮一起培育,经几小时激活也能产生和释放 EP。石胆酸也有类似作用。此外,还有尿酸结晶等对产 EP 细胞也有一定的激活作用。

(3)内组织的大量破坏　严重的心脏病急性发作、大手术后、X 线或核辐射等导致机体组织大量破坏,均可引起发热,严重者可持续数天。

二、内生致热原

内生致热原细胞在发热激活物的作用下,产生和释放的能引起体温升高的物质,称之为内生致热原。

1. 内生致热原的种类

(1)白细胞介素-1　由单核细胞、巨噬细胞、内皮细胞、星状细胞、角质细胞及肿瘤细胞等多种细胞在发热激活物的作用下所产生的多肽类物质,目前已发现其有两种亚型:IL-1α 和 IL-1β。

(2)肿瘤坏死因子　也是重要的 EP 之一。多种外致热原,如葡萄球菌、链球菌、内毒素等都可诱导巨噬细胞、淋巴细胞等产生和释放 TNF。

(3)干扰素　是一种具有抗病毒、抗肿瘤作用的蛋白质,主要由单核细胞和淋巴细胞所产生,有IFNα、IFNβ 和 IFNγ 三种类型,均与发热有关。

(4)白细胞介素-6　是一种由 184 个氨基酸组成的蛋白质,分子量为 21kD,是由单核细胞、纤维细

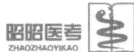

胞和内皮细胞等分泌的细胞因子,ET、病毒、IL-1、TNF、血小板生长因子等都可诱导其产生和释放。

（5）巨噬细胞炎症蛋白-1　是内毒素作用于巨噬细胞所诱生的肝素-结合蛋白质。它包括两种类型,即 MIP-1α 和 MIP-1β,两者同源性很高。已证明用纯化 MIP-1 给家兔静脉注射引起剂量依赖性单相热。

2. 内生致热原的产生和释放　内生致热原的产生和释放是一个复杂的细胞信息传递和基因表达调控的过程。这一过程包括产 EP 细胞的激活、EP 的产生和释放。所有能够产生和释放 EP 的细胞都称之为产 EP 细胞,包括单核细胞、巨噬细胞、内皮细胞、淋巴细胞、星状细胞以及肿瘤细胞等。当这些细胞与发热激活物如 LPS 结合后,即被激活,从而始动 EP 的合成。经典的产内生致热原细胞活化方式主要包括以下两种:

（1）Toll 样受体　①介导的细胞活化首先 LPS 与血清中 LPS 结合蛋白结合,形成复合物。LBP 将 LPS 转移给可溶性 CD14(sCD 14),形成 LPS-sCD 14 复合物再作用于上皮细胞和内皮细胞上的受体,使细胞活化。在单核/巨噬细胞,LPS 与 LBP 形成复合物后,再与细胞表面 CD14(mCD 14)结合,形成三重复合物,从而启动细胞内激活机制。较大剂量的 LPS 可不通过 CD14 途径直接激活单核巨噬细胞产生 EP。②LPS 信号转入细胞内可能尚须另一种跨膜蛋白参与。TLR 将信号通过类似 IL-1 受体活化的信号转导途径,激活核转录因子(NF-KB),启动 IL-1、TNF、IL-6 等细胞因子的基因表达、合成内生致热原。EP 在细胞内合成后即可释放人血。

（2）T 细胞受体介导的 T 淋巴细胞活化途径　主要为革兰氏阳性细菌的外毒素如 SE 和 TSST-1 以超抗原(SAg)形式活化细胞,此种方式亦可激活 B 淋巴细胞及单核/巨噬细胞。SAg 与淋巴细胞的 TCR 结合后导致多种蛋白酪氨酸激酶的活化,胞内多种酶类及转录因子参与这一过程。在 T 淋巴细胞活化过程中,磷脂酶 C 和鸟苷酸结合蛋白 P_{21}ras(Ras)途径具有重要作用。PLC 途径:PTKs 活化使细胞内 PLC 磷酸化后,分解细胞膜上的磷脂酰肌醇二磷酸(PIP_2)生成三磷酸肌醇(IP_3)和甘油二酯(DAG);IP_3 可促使胞外 Ca^{2+} 内流及肌浆网 Ca^{2+} 释放进而活化核因子 NF-AT;DAG 可激活蛋白激酶 C(PKC)进而促使多种核转录因子如 NF-KB 等活化。Ras 途径:活化的 PTKs 使 Ras 转化为活性形式后,可经 raf-1 激活 MAPK,使 Fos 和 Jun 家族转录因子活化。以上这些核转录因子活化入核后即启动 T 淋巴细胞活化与增殖,并大量合成和分泌 TNFJL-1 和 IFN 等。

【例1】发热发生机制中,共同的基本因素是

A. 外源性致热原　　　　　　B. 内源性致热原　　　　　　C. 前列腺素

D. 精氨酸加压素(AVP)　　　E. 环磷酸腺苷

三、发热时的体温调节机制

1. 体温调节中枢　体温调节中枢位于 POAH,该区含有温度敏感神经元,对来自外周和深部温度信息起整合作用。损伤该区可导致体温调节障碍。另外一些部位,如中杏仁核、腹中隔和弓状核则对发热时的体温产生负向影响。因此,目前倾向于认为,发热时的体温调节涉及中枢神经系统的多个部位。李楚杰等在此基础上提出了发热体温正负调节学说,认为发热体温调节中枢可能有两部分组成,一个是正调节中枢,主要包括 POAH 等,另一个是负调节中枢,主要包括 VSA、MAN 等。当外周致热信号通过这些途径传入中枢后,启动体温正负调节机制,一方面通过正调节介质使体温上升,另一方面通过负调节介质限制体温升高。正负调节相互作用的结果决定调定点上移的水平及发热的幅度和时程。因此,发热体温调节中枢是由正、负调节中枢构成的复杂的功能系统。

2. 致热信号传入中枢的途径　血液循环中的 EP 进入脑内到达体温调节中枢引起发热的途径,目前认为可能存在几种:

（1）EP 通过血脑屏障转运入脑　这是一种较直接的信号传递方式。研究中观察到,在血脑屏障的毛细血管床部位分别存在有 IL-1、IL-6、TNF 的可饱和转运机制,推测其可将相应的 EP 特异性地转运入脑。另外,作为细胞因子的 EP 也可能从脉络丛部位渗入或者易化扩散入脑,通过脑脊液循环分布到 POAH。但这些推测还缺乏有力的证据,需待进一步证实。

（2）EP 通过终板血管器作用于体温调节中枢　终板血管器位于视上隐窝上方,紧靠 POAH,是血脑屏障的薄弱部位。该处存在有孔毛细血管,对大分子物质有较高的通透性。EP 可能由此入脑。但也有人认为,EP 并不直接进入脑内,而是被分布在此处的相关细胞(巨噬细胞、神经胶质细胞等)膜受体识别

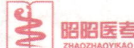

结合,产生新的信息介质,将致热原的信息传入 POAH。

3. 发热中枢调节介质　研究证实,进入脑内的 EP 不是引起调定点上升的最终物质,EP 可能首先作用于体温调节中枢,引起发热中枢介质的释放,从而使调定点改变。发热中枢介质可分为两类:正调节介质和负调节介质。

(1) 正调节介质　前列腺素 E、环磷酸腺苷、Na^+/Ca^{2+} 比值、促肾上腺皮质激素释放素、一氧化氮。

(2) 负调节介质　由于各种感染性疾病引起的发热很少超过 41 ℃。因此,发热时体温上升的幅度被限制在特定范围内的现象称为热限。这就意味着体内必然存在自我限制发热的因素,包括:精氨酸加压素、黑素细胞刺激素、膜联蛋白 A1、白细胞介素- 10。

4. 发热时体温调节的方式及发热的时相　调定点的正常设定值在 37 ℃左右。发热时,来自体内外的发热激活物作用于产 EP 细胞,引起 EP 的产生和释放,EP 再经血液循环到达颅内,在 POAH 或 OVLT 附近,引起中枢发热介质的释放,后者相继作用于相应的神经元,使调定点上移。此时由于调定点高于中心温度,体温调节中枢对产热和散热进行调整,从而把体温升高到与调定点相适应的水平。在体温上升的同时,负调节中枢也被激活,产生负调节介质,进而限制调定点的上移和体温的上升。正负调节相互作用的结果决定体温上升的水平。发热持续一定时间后,随着激活物被控制或消失,EP 及增多的介质被清除或降解,调定点迅速或逐渐恢复到正常水平,体温也相应被调控下降至正常。这个过程大致分为三个时相。

(1) 体温上升期　在发热的开始阶段,由于正调节占优势,调定点上移,此时原来的正常体温变成了"冷刺激",中枢对"冷"信息起反应,发出指令经交感神经到达散热中枢,引起皮肤血管收缩和血流减少,导致皮肤温度降低和散热减少,同时指令到达产热器官,引起寒战和物质代谢加强,产热随之增加。

(2) 高温持续期(高峰期)

①特点　当体温升高到调定点的新水平时,便不再继续上升,而是在这个与新调定点相适应的高水平上波动,所以称高温持续期,也称高峰期或稽留期。由于此期中心体温已与调定点相适应,所以寒战停止并开始出现散热反应。

②热代谢特点　产热与散热在高水平保持相对平衡。

③临床表现　患者有酷热感,因散热的反应皮肤血管扩张、血流量增加,皮温高于正常,病人不再感到寒冷,皮肤的"鸡皮疙瘩"也消失。此外,皮肤温度的升高加强了皮肤水分的蒸发,因而皮肤和口唇比较干燥。此期持续时间因病因不同而异,从几小时(如疟疾)、几天(如大叶性肺炎)到 1 周以上(如伤寒)。

(3) 体温下降期(退热期)

①特点　经历了高温持续期后,由于激活物、EP 及发热介质的消除,体温调节中枢的调定点返回到正常水平。这时由于血温高于调定点,POAH 的温敏神经元发放频率增加,通过调节作用使交感神经的紧张性活动降低,皮肤血管进一步扩张。

②热代谢特点　散热增强,产热减少,体温开始下降,逐渐恢复到正常调定点相适应水平。

③临床表现　大量出汗,严重者可致脱水,此期由于高血温及皮肤温度感受器传来的热信息对发汗中枢的刺激,汗腺分泌增加。退热期持续几小时或一昼夜(骤退),甚至几天(渐退)。

【例 2】发热是体温调定点

A. 上移,引起的主动性体温升高　　　　　B. 下移,引起的主动性体温升高

C. 上移,引起的被动性体温升高　　　　　D. 下移,引起的被动性体温升高

E. 不变,引起的主动性体温升高

【例 3】内源性致热原的作用部位是

A. 中性粒细胞　　　　　　　　B. 下丘脑体温调节中枢　　　　　　C. 骨骼肌

D. 皮肤血管　　　　　　　　　E. 汗腺

【例 4】高热持续期热代谢特点是

A. 散热减少,产热增加,体温↑　　　　　　B. 产热减少,散热增加,体温↓

C. 散热减少,产热增加,体温保持高水平　　D. 产热与散热在高水平上相对平衡,体温保持高水平

E. 产热减少,散热增加,体温恒定

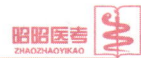

第2节　代谢与功能的改变

一、物质代谢的改变

1. 糖代谢　发热时由于产热的需要,能量消耗大大增加,因而对糖的需求增多,糖的分解代谢加强,糖原贮备减少。尤其在寒战期糖的消耗更大,乳酸的产量也大增。因此在正常情况下,肌肉主要依靠糖和脂肪的有氧氧化供给能量。寒战时肌肉活动量加大,对氧的需求大幅度增加口,超过机体的供氧能力,以致产生氧债,此时肌肉活动所需的能量大部分依赖无氧代谢供给。据粗略计算,肌肉剧烈活动时,从有氧氧化得到的能量只及糖酵解供给能量的1/5,因而产生大量乳酸。当寒战停止后,由于氧债的偿还,乳酸又被逐渐消除。

2. 脂肪代谢　发热时因能量消耗的需要,脂肪分解也明显加强。由于糖原贮备不足,加上发热病人食欲较差,营养摄入不足,机体动员脂肪贮备。另外,交感-肾上腺髓质系统兴奋性增高,脂解激素分泌增加,也促进脂肪加速分解。

3. 蛋白质代谢　正常成人每日约需摄入 $30\sim45$ g 蛋白质才能维持总氮平衡。发热时由于高体温和 EP 的作用(EP→PGE↑→骨骼肌蛋白分解),病人体内蛋白质分解加强,尿氮比正常人增加约 $2\sim3$ 倍。此时如果未能及时补充足够的蛋白质,将产生负氮平衡,蛋白质分解加强可为肝脏提供大量游离氨基酸,用于急性期反应蛋白的合成和组织修复。

4. 水、盐及维生素代谢　在发热的体温上升期,由于肾血流量的减少,尿量也明显减少,Na^+ 和 Cl^- 的排泄也减少。但到退热期因尿量的恢复和大量出汗,Na^+、Cl^- 排出增加。高温持续期的皮肤和呼吸道水分蒸发的增加及退热期的大量出汗可导致水分的大量丢失,严重者可引起脱水。因此,高热病人退热期应及时补充水分和适量的电解质。

二、生理功能改变

1. 中枢神经系统功能　改变发热使神经系统兴奋性增高,特别是高热($40\sim41$ ℃) 时,病人可能出现烦躁、谵妄、幻觉。有些病人出现头痛(机制不明)。在小儿,高热比较容易引起抽搐(热惊厥),这可能与小儿中枢神经系统尚未发育成熟有关。有些高热病人神经系统可处于抑制状态出现淡漠、嗜睡等,可能与 IL-1 的作用有关。已有实验证明,注射 IL-1 能够诱导睡眠。

2. 循环系统功能改变　发热时心率加快,体温每上升 1 ℃,心率约增加 18 次/分(1 ℉,增加 10 次/分),儿童可增加得更快。心率加快主要是由于热血对窦房结的刺激所致。LPS 导致的发热引起血浆中 IL-1 和 TNF 升高,它们可直接增加外周交感神经的兴奋引起心率加快。此外,下丘脑的 PGE 水平增加诱导 CRF 的分泌,CRF 可引起 MPO 的交感神经兴奋性增加导致心率加快。另外,代谢加强,耗 O_2 量和 CO_2 生成量增加也是影响因素之一。在一定限度内(150 次/分)心率增加可增加心输出量,但如果超过此限度,心输出量反而下降。在寒战期间,心率加快和外周血管的收缩,可使血压轻度升高;高温持续期和退热期因外周血管舒张,血压可轻度下降。少数病人可因大汗而致虚脱,甚至循环衰竭,应及时预防。

3. 呼吸功能改变　发热时血温升高可刺激呼吸中枢并提高呼吸中枢对 CO_2 的敏感性,再加上代谢加强、CO_2 生成增多,共同促使呼吸加快加强,从而有更多的热量从呼吸道散发。

4. 消化功能改变　发热时消化液分泌减少,各种消化酶活性降低,因而产生食欲减退、口腔黏膜干燥、腹胀、便秘等临床征象。这些可能与交感神经兴奋、副交感神经抑制以及水分蒸发较多有关。也有实验证明 IL-1 和 TNF 能引起食欲减退。

三、防御功能改变

1. 抗感染能力的改变　一些研究表明,有些致病微生物对热比较敏感,一定高温可将其灭活。如淋球菌和梅毒螺旋体,就可被人工发热所杀灭。一定高温也可抑制肺炎球菌。许多微生物生长繁殖需要铁,EP 可使循环内铁的水平降低,因而使微生物的生长繁殖受到抑制。

2. 对肿瘤细胞的影响　发热时产 EP 细胞所产生的大量 EP(IL-1、TNF、IFN 等)除了引起发热以外,大多具有一定程度的抑制或杀灭肿瘤细胞的作用。另外,肿瘤细胞长期处于相对缺氧状态,对高温比正常细胞敏感,当体温升高到 41 ℃左右时,正常细胞尚可耐受,肿瘤细胞则难以耐受,其生长受到抑制并可被部分灭活。因此,目前发热疗法已被用于肿瘤的综合治疗,尤其是那些对放疗或化疗产生抵抗的肿瘤,发热疗法仍能发挥一定的作用。

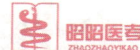

3. 急性期反应　急性期反应是机体在细菌感染和组织损伤时所出现的一系列急性时相的反应。EP在诱导发热的同时,也引起急性期反应。

➤ **参考答案**如下,详细答案参见 2021 版《国家临床执业及助理医师资格考试精选真题考点精析》。

1.B	2.A	3.B	4.D	昭昭老师提示:关注官方微信,获得第一手考试资料。

第6章　应　激

➤ **2021 考试大纲**

①概述:应激、应激原的概念,全身适应综合征的概念;②躯体反应:神经内分泌反应,急性期反应,细胞反应;③应激与疾病:应激性溃疡;创伤后应激障碍(PTSD)。

➤ **考纲解析**

近 20 年的医师考试中,本章的考点是应激的<u>神经内分泌反应</u>,执业医师每年考查分数为 0～1 分,助理医师每年考查分数为 0～1 分。

第 1 节　概　述

一、应激概念

应激或应激反应是指机体在受到一定强度的应激原(躯体或心理刺激)作用时所出现的<u>全身性非特异性适应反应</u>。适度应激有利于机体在变动的环境中维持自身稳态,提高机体应对不利环境的能力,但过强或持续时间过长的应激可导致器官功能障碍和代谢紊乱,产生身心疾病。

二、应激原和应激反应的分类

1. 概念　应激原是能导致应激的因素,包括理化和生物学因素以及社会心理因素。

2. 分类　根据应激原的种类、作用的强度和时间,可将应激分为以下类型:

(1) 躯体性应激和心理性应激　导致躯体性应激的应激原有外环境的理化和生物学因素,如温度的剧变、射线、噪声、强光、电击、低压、低氧、中毒、创伤、感染等以及导致机体内环境紊乱或自稳态失衡的因素,如血液温度或成分的改变、心功能低下、心律失常、器官功能紊乱以及性压抑等。而引发心理性应激的应激原主要是心理和社会因素,是机体在遭遇不良事件或者主观感觉到压力和威胁时产生的一种伴有生理、行为和情绪改变的心理紧张状态。当然,一些应激原既可导致躯体应激,也可导致心理应激。如严重创伤和长期的疾病能使患者产生对残疾、治疗和愈后的焦虑,引发心理改变,导致心理性应激。

(2) 急性应激和慢性应激　急性应激指机体受到突然刺激,如突发的天灾人祸、意外受伤等所致的应激。过强的急性应激原可诱发心源性猝死、急性心肌梗死(如在原有冠心病的基础上)以及精神障碍等。慢性应激则是由应激原长时间作用(如长期处于高负荷的学习和工作状态)所致。慢性应激可导致消瘦、影响生长发育,并可引发抑郁和高血压等疾病。

(3) 生理性应激和病理性应激　根据应激原对机体影响的程度和导致的结果,可将应激分为<u>生理性应激</u>和病理性应激。前者指适度的,持续时间不长的应激,如体育竞赛、适度的工作压力。这种应激可促进体内的物质代谢和调动器官的储备功能,增加人的活力,提高机体的认知、判断和应对各种事件的能力,故也称为<u>良性应激</u>。后者指由强烈的或作用持续时间过长的应激原(如大面积烧伤或严重的精神创伤)导致的应激。这种应激可造成代谢紊乱和器官功能障碍,进而导致疾病,故也称为劣性应激。

第 2 节　应激时的躯体反应

一、应激的神经内分泌反应

1. 交感-肾上腺髓质系统兴奋　应激时重要的神经内分泌反应之一是交感-肾上腺髓质系统的兴奋,表现为血浆去甲肾上腺素和肾上腺素浓度迅速升高。在强烈应激时,血浆去甲肾上腺素可升高 10～45 倍,肾上腺素升高 4～6 倍。交感-肾上腺髓质系统的强烈兴奋主要参与调控机体对应激的急性反应。介导一系列的代谢和心血管代偿机制以克服应激原对机体的威胁或对内环境的干扰。其防御意义(对机体有利)主要表现在以下四个方面:①使心率增快、心肌的收缩力增强和外周阻力增加,从而提高心输出

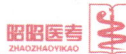

量和血压;②使皮肤、腹腔内脏及肾等的血管收缩,而脑血管口径无明显变化、冠状血管和骨骼肌血管扩张,通过使血液重新分布保证心脏、脑和骨骼肌的血液供应,使应激时的组织供血更充分、合理;③有利于改善肺泡通气,以向血液提供更多的氧;④促进糖原、脂肪分解,通过生物氧化以增加应激时机体组织增加的能源供应需要。上述作用促使机体紧急动员,使机体处于一种唤起状态,有利于应付各种变化了的环境。但强烈的交感-肾上腺髓质系统的兴奋也引起明显的能量消耗和组织分解,导致血管痉挛和促进血小板凝聚,引发某些部位组织缺血和致死性心律失常等。

【例1】 参加应激反应的关键性器官是

    A. 甲状腺   B. 肾上腺   C. 前列腺   D. 心脏   E. 肺脏

【例2】 应激反应中对免疫起抑制作用的最主要的激素是

    A. 肾上腺素   B. 去甲肾上腺素   C. 糖皮质激素

    D. β-内啡肽   E. 生长激素

【例3】 下列哪种激素的大量分泌不会引起应激性溃疡?

    A. 糖皮质激素   B. 儿茶酚胺   C. β-内啡肽

    D. 血管紧张素-Ⅱ   E. 前列腺素

2. 下丘脑-垂体-肾上腺皮质激素系统激活

(1)一般变化　应激时无论是从躯体直接来的应激传入信号,还是经边缘系统整合的下行应激信号,都可使下丘脑的促肾上腺皮质激素释放激素分泌增多。CRH 是 HPA 轴激活的关键环节,能通过促进垂体分泌促肾上腺皮质激素,使肾上腺皮质分泌糖皮质激素增多。

(2)有利方面　GC 分泌增多对机体抵抗有害刺激起着极为重要的作用。应激时 GC 提高机体抵抗力的机制迄今未完全阐明,但至少和以下因素有关:①促进蛋白质分解和糖异生,使应激时肝糖原得到补充,从而将血糖维持在高水平。肾上腺皮质功能不全的动物,应激时很容易发生低血糖。②有些激素,如儿茶酚胺只有在 GC 存在时才能发挥其效应,这被称为 GC 的允许作用。GC 对儿茶酚胺的允许作用表现为去肾上腺后,循环系统对儿茶酚胺的反应性减弱甚至不反应,因此去肾上腺动物应激时容易发生低血压和循环衰竭。儿茶酚胺、胰高血糖素和生长素引起脂肪动员增加、糖原分解增加等代谢效应也必须要有 GC 的存在。③稳定溶酶体膜,防止或减轻溶酶体酶对组织细胞的损害。④抑制嗜中性白细胞的活化,抑制炎症介质和细胞因子的生成,具有抗炎、抑制免疫的自稳作用。

(3)不利方面　GC 持续增加也会对机体产生一系列不利影响,表现为:①可明显抑制免疫系统,使机体的免疫力下降,易发生感染;②可产生一系列代谢改变,如血脂升高、血糖升高,并参与形成胰岛素抵抗等;③能通过抑制甲状腺轴和性腺轴,导致内分泌紊乱和性功能减退,对儿童可导致其生长发育的迟缓。

3. 中枢神经系统的变化

(1)概述　CNS 是应激反应的调控中心,机体对大多数应激原的感受都包含有认知的因素,丧失意识的动物在遭受躯体创伤时,可不出现应激时的多数神经内分泌改变;昏迷病人对大多数应激原包括许多躯体损伤的刺激也不出现应激反应,表明 CNS,特别是 CNS 的皮层高级部位在应激反应中具有调控整合作用。与应激最密切相关的 CNS 部位包括:大脑皮层、边缘系统、杏仁体、海马、下丘脑、脑桥的蓝斑等结构。这些部位在应激时可出现活跃的神经传导、神经递质和神经内分泌的变化,并出现相应的功能改变。

(2)脑干蓝斑　脑干蓝斑及其相关的去甲肾上腺素神经元是交感-肾上腺髓质系统的中枢位点,上行主要与大脑边缘系统有密切的往返联系,成为应激时情绪/认知/行为变化的结构基础。下行则主要至脊髓侧角,行使调节交感-肾上腺髓质系统的功能。应激时蓝斑区 NE 神经元激活和反应性增高,持续应激还使该脑区的酪氨酸羟化酶(NE 合成限速酶)活性升高,蓝斑投射区(下丘脑、海马、杏仁体)的 NE 水平升高,机体出现紧张,兴奋和专注程度的升高;过度时则会产生焦虑、害怕或愤怒等情绪反应。此外,脑干的去甲肾上腺素能神经元还与室旁核分泌 CRH 的神经元有直接的纤维联系,该通路可能是应激启动 HPA 轴的关键结构之一。

(3)下丘脑的室旁核　下丘脑的室旁核是 HPA 轴的中枢位点,其上行主要与杏仁复合体、海马、边缘皮层有广泛的往返联系,与蓝斑亦有丰富的交互联络,其分泌的 CRH 是应激反应的核心神经内分泌因素之一,其重要功能是调控应激时的情绪行为反应,大鼠脑室内直接注入 CRH 可引起剂量依赖的行

为情绪反应。目前认为,适量的 CRH 增多可促进适应,使机体兴奋或有愉快感;但大量的 CRH 增加,特别是慢性应激时的持续增加则造成适应机制的障碍,出现焦虑、抑郁、食欲和性欲减退等。这是重症慢性病人几乎都会出现的共同表现。

4. 其他神经内分泌变化

(1)胰高血糖素和胰岛素 应激时,交感神经兴奋,可以通过作用于胰岛的 α 细胞使胰高血糖素分泌增多,作用于胰岛的 β 细胞抑制胰岛素的分泌,其结果使血糖水平明显增加,有助于满足机体在应激时对能量的需求。应激时外周组织还可表现对胰岛素的反应性降低,出现胰岛素抵抗,其机制尚不完全清楚,可能与应激时大量产生的应激激素(如糖皮质激素)和细胞因子(如 TNF-α)能干扰胰岛素的信号转导途径及效应有关。胰岛素抵抗的生理意义在于减少胰岛素依赖组织(如骨骼肌)对糖的利用,以保证创伤组织和胰岛素非依赖组织(如脑、外周神经等)能获得充分的葡萄糖。

(2)调节水盐平衡的激素 运动、情绪紧张、创伤、疼痛、手术等应激原可引起抗利尿激素分泌增加。而这些应激原也可激活肾素-血管紧张素-醛固酮系统,使血浆中醛固酮增多。增多的 ADH 和醛固酮可促进肾小管上皮细胞对水和钠的重吸收,减少尿量,从而有利于维持血容量。

(3)β-内啡肽 β-内啡肽主要在腺垂体合成,也可在其他组织细胞(如免疫细胞)中产生。多种应激原(创伤、休克、感染等)可使其分泌增多。β-内啡肽有很强的镇痛作用,可减轻创伤患者的疼痛及由此诱发的其他不良应激反应。β-内啡肽和 ACTH 都来自阿黑皮素原(POMC)这一共同的前体,因此血中 P-内啡肽水平增高能抑制 ACTH 和 GC 的分泌,此外还能抑制交感-肾上腺髓质系统的活性,以避免这两个系统在应激过程中被过度激活,因此在应激反应的调控中发挥重要作用。

二、急性期反应和急性期蛋白

急性期反应是感染、烧伤、大手术、创伤等应激原诱发机体产生的一种快速的防御反应。除了表现为体温升高、血糖升高、补体增高、外周血吞噬细胞数目增多和活性增强等非特异性免疫反应外,还表现为血浆中一些蛋白质浓度的迅速变化。这些蛋白被称为急性期反应蛋白(APP)。AP 属于分泌型蛋白,种类很多,主要由肝细胞合成。单核吞噬细胞、成纤维细胞亦可产生少数急性期反应蛋白。正常血浆中 AP 蛋白含量一般较低或甚微。在急性期反应过程中有些 AP 蛋白可增加 20~1 000 倍。急性期反应时也有浓度减少的血浆蛋白,称为负性 AP,如白蛋白,运铁蛋白等。AP 的主要功能为:

1. 抑制蛋白酶的作用 创伤、感染等引起的应激时,体内蛋白水解酶增多,过多的蛋白水解酶可引起组织的损害。多种 AP 为蛋白酶抑制物,如 α1-抗胰蛋白酶、α1-抗糜蛋白酶、Cl 酯酶抑制因子、α2-抗纤溶酶等,它们增多能抑制蛋白酶对组织细胞的损伤,产生保护作用。

2. 参与凝血和纤溶 增加的凝血因子,如凝血因子Ⅷ和纤维蛋白原可在组织损伤早期促进凝血。此外,纤维蛋白原在凝血酶作用下形成的纤维蛋白在炎症区组织间隙构成网状物或凝块,有利于阻止病原体及其毒性产物的扩散。而增加的纤溶酶原在凝血后期能促进纤溶系统的激活,有利于纤维蛋白凝块的溶解。

3. 抗感染、抗损伤 如 C-反应蛋白容易与细菌细胞壁结合,起抗体样调理作用。又可激活补体经典途径,促进大、小吞噬细胞的功能。这就使得与 C-反应蛋白结合的细菌能被迅速地清除。此外 C-反应蛋白还能抑制血小板的磷脂酶,减少炎症介质的释放。由于在各种炎症、感染,组织损伤等疾病中都可见 C 反应蛋白的迅速升高,且其升高程度常与炎症、组织损伤的程度成正相关,因此临床上常将 C 反应蛋白作为炎症性疾病活动性的指标。此外补体成分也具有抗感染作用,而纤维连接蛋白能促进单核细胞、巨噬细胞和成纤维细胞趋化性,促进单核细胞膜上 Fc 受体和 C_{3b} 受体的表达,并激活补体旁路,从而促进单核细胞的吞噬功能等。

4. 其他 如铜蓝蛋白能活化超氧化物歧化酶,故有清除氧自由基的作用。结合珠蛋白、铜蓝蛋白、血红素结合蛋白等可与相应的物质结合,避免过多的游离 Cu^{2+}、血红素等对机体的危害,并可调节它们的体内代谢过程和生理功能。

【例 4】急性期蛋白的主要来源是

A. 巨噬细胞　　　　　　　　B. 内皮细胞　　　　　　　　C. 肝细胞
D. 成纤维细胞　　　　　　　E. 多形核白细胞

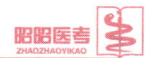

三、细胞对应激原的反应

1. 热休克反应

（1）概念　指生物体在热刺激或其他应激原作用下所表现出的以基因表达改变和热休克蛋白生成增多为特征的反应。是最早发现的细胞应激。许多对机体有害的应激因素，如低氧、缺血、活性氧、基因毒物质、ATP缺乏、酸中毒、炎症以及感染等也可快速诱导 HSP 的生成。故 HSP 又名应激蛋白，但习惯上仍称 HSP。

（2）HSP 的功能　HSP 是生物体中广泛存在的一组高度保守的细胞内蛋白质。按其分子量分成若干个家族，如 HSP 90、HSP 70 和 HSP 27 等，按其生成方式又可分为组成性的和诱导性的。其中与应激关系最为密切的是 HSP 70 家族。它们在应激时的表达明显增加。在应激时不仅有多种新合成的蛋白质，还存在被应激原作用后变性的蛋白质，这些变性蛋白的疏水区域可暴露在分子表面，通过其疏水基团互相结合，这些蛋白可聚集而失去活性。蛋白质聚集物还可对细胞造成严重损伤。热休克蛋白具有分子伴侣的作用，能通过其 C 末端的疏水区与新合成的尚未折叠的肽链或变性蛋白暴露的疏水区域结合，并依赖其 N 端的 ATP 酶活性，帮助新合成的蛋白质正确折叠和运输；促进变性蛋白复性，防止它们凝聚；而当蛋白质损伤严重不能复性时，则协助蛋白酶系统对它们进行降解。已有证据表明热休克蛋白可增强机体对多种应激原，如热、内毒素、病毒感染、心肌缺血等的耐受能力，对细胞产生非特异性保护作用。

（3）HSP 表达调节　应激能促进诱导性 HSP 生成，这是因为多种损伤性应激能使原来存在于胞质的热休克因子激活。热休克因子是一种转录因子。在非应激细胞中，HSF 以单体形式存在于胞质中，与 HSP70 结合，不表现转录活性。多种应激原能导致蛋白质（特别是合成中的蛋白和正在穿膜过程中的蛋白）变性，变性蛋白通过与 HSP 70 结合使 HSF 游离并激活，激活的 HSF 形成活性的三聚体转入核内，与热休克蛋白基因上游的热休克元件结合，促进一系列热休克蛋白的表达，使热休克蛋白增多。

2. 其他类型的细胞应激
除了热刺激导致的热应激外，其他能导致细胞应激的环境因子或应激原有射线、紫外线、低氧、营养缺乏、温度或渗透压改变、过量的活性氧等。此外感染细胞的病毒、细菌毒素、进入生物体内的药物和毒物（如抗癌剂、蛋白质和 RNA 合成抑制剂）也都可导致细胞应激反应。

细胞应激分为热应激、氧化应激、基因毒应激、低氧应激、渗透性应激和内质网应激等。上述分类不是绝对的，因为一些应激原，如氧自由基可同时攻击脂质、蛋白质和核酸，既可导致氧化应激，也能引发基因毒应激；而 DNA 损伤剂除了能引起基因毒应激外，还可损伤蛋白质，并能增加 ROS 的生成而导致氧化应激。所以一种应激原常可导致两种甚至多种细胞应激反应。

细胞的应激反应包括一系列高度有序事件，如细胞对应激原的感知，应激原诱发的细胞内信号转导和激活特定转录因子，导致基因表达的改变，诱导多种特异性和非特异性的对细胞具有保护作用的蛋白质，同时细胞内一些正常基因的表达受到抑制，以去除有害刺激，保护细胞防止损伤，或修复已发生的损伤。若细胞的损伤比较严重，则可通过诱导细胞凋亡或导致细胞死亡来清除损伤细胞，以维护内环境的稳定。以氧化应激为例。氧化应激是一种由活性氧增多和（或）清除减少导致 ROS 相对超负荷引起的细胞应激反应。已证明 ROS 能通过激活多条细胞内的信号转导通路和转录因子，诱导含锰离子的超氧化物歧化酶、过氧化氢酶和谷胱甘肽过氧化物酶等的表达，从而清除 ROS，产生对细胞特异性的保护作用。此外 NF-KB 还能增强多种抗凋亡基因，如 Bcl-XL、c-FLIP、cIAPS 等的表达，增加细胞在活性氧作用下的抗凋亡能力，促进细胞的存活。但是若活性氧生成过多，或者细胞抗氧化的能力不足，氧化应激激活的一些信号分子和通路也可以诱导细胞凋亡。

【例5】关于热休克蛋白（HSP）的错误说法是
A. HSP 亦称为应激蛋白　　　　B. HSP 的生成普遍存在整个生物界
C. HSP 首先在果蝇体发现　　　　D. HSP 在进化过程中的保守性很小
E. HSP 可提高细胞的应激能力

第3节　应激与疾病

一、应激性溃疡

应激性溃疡是一种典型的应激性疾病，它是指机体在遭受严重应激，如严重创伤、大手术、重病等情况下，出现胃、十二指肠黏膜的急性病变，主要表现为胃、十二指肠黏膜的糜烂、浅溃疡、渗血等。严重时

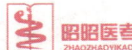

可致穿孔和大出血。据内镜检查,重伤重病时应激性溃疡发病率相当高,可达 75%～100%。此外还有调查表明长期慢性精神应激者(如人事纠纷、婚姻危机、恐惧忧郁等)十二指肠溃疡的发生率明显高于对照组,表明精神因素亦是导致应激性溃疡的重要因素。应激性溃疡的发生被认为与以下因素有关:

1. 胃肠黏膜缺血 由于交感-肾上腺髓质系统的强烈兴奋,胃肠血管收缩,血流量减少,特别是胃肠黏膜的缺血缺氧,可造成胃肠黏膜的损害。黏膜的缺血以及应激时明显增加的糖皮质激素导致的蛋白质合成减少而分解增加,使得胃肠黏膜上皮细胞再生和修复能力降低,这些成为应激时出现胃黏膜糜烂、溃疡、出血的基本原因。

2. 黏膜屏障功能降低 黏膜缺血使上皮细胞能量不足,不能产生足量的碳酸氢盐和黏液,而糖皮质激素可使盐酸和胃蛋白酶的分泌增加,胃黏液分泌减少,致使黏膜上皮细胞间的紧密连接和覆盖于黏膜表面的碳酸氢盐－黏液层所组成的胃黏膜屏障遭到破坏。黏液减少使黏膜屏障功能降低,胃酸中的 H^+ 反向逆流入黏膜增多,而碳酸氢盐减少,又导致中和胃酸的能力减弱。已知在胃黏膜血流灌注良好的情况下,反向弥散至黏膜内的过量 H^+ 可被血流中的 HCO_3^- 所中和或被血流及时运走,从而防止 H^+ 对细胞的损害。而在应激的状况下,因黏膜血流量的减少不能及时将弥散入黏膜的 H^+ 运走,可使 H^+ 在黏膜内积聚而造成损伤。

3. 其他损伤因素 如胆汁逆流在胃黏膜缺血的情况下可损害黏膜的屏障功能,使黏膜通透性升高, H^+ 反向逆流入黏膜增多。此外,一些损伤性应激时氧自由基对黏膜上皮的损伤也与应激溃疡的发生有关。

【例6】 应激性溃疡发生的*最主要机制*是

A. 黏膜缺血　　　　　　B. 糖皮质激素分泌增多　　　　C. 胃黏膜合成前列腺素增多

D. 全身性中毒　　　　　E. 血浆 β-内啡肽增多

二、创伤后应激障碍

主要表现为遭受异乎寻常的创伤性事件或处境(如天灾人祸等)。反复重现创伤性体验(病理性重现),可表现为不由自主地回想受打击的经历,反复发生错觉、幻觉,反复出现触景生情的精神痛苦。持续的警觉性增高,可出现入睡困难或睡眠不深、易激怒、注意力集中困难、过分地担惊受怕。

➤ **参考答案**如下,详细答案参见 2021 版《国家临床执业及助理医师资格考试精选真题考点精析》。

1. B	2. C	3. E	4. C	昭昭老师提示:
5. D	6. A	—	—	关注官方微信,获得第一手考试资料。

第7章　缺血-再灌注损伤

➤ **2021 考试大纲**

①概述;②发病机制:自由基的作用、钙超载的作用、白细胞的作用。

➤ **考纲解析**

近 20 年的医师考试中,本章的考点是应激的*自由基的作用*,执业医师每年考查分数为 0～1 分,助理医师每年考查分数为 0～1 分。

第1节　缺血-再灌注损伤的原因及条件

凡是在组织器官缺血基础上的血液再灌注都可能成为缺血-再灌注损伤的发生原因。值得注意的是,并非所有缺血的器官在血流恢复后都会发生缺血-再灌注损伤,许多因素可以影响其发生、发展的严重程度。

第2节　缺血-再灌注损伤的发生机制

缺血-再灌注损伤的发生机制尚未彻底阐明。目前认为自由基的作用、细胞内钙超载和白细胞的激活是缺血-再灌注损伤的重要发病学环节。

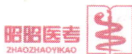

一、自由基的作用

1. 自由基的概念 自由基是外层电子轨道上含有单个不配对电子的原子、原子团和分子的总称。由氧诱发的自由基称为氧自由基。自由基的种类很多,可分为:非脂性自由基、脂性自由基、活性氧、其他自由基。

2. 自由基的代谢 氧分子属于双自由基,因其两个外层电子轨道中的每一个轨道都带有一个未配对电子,但两者自旋方向相同。氧分子与还原剂反应即得到两个电子,形成自旋方向相反的电子对。氧分子还原能力有限,反应活性也较低,所以氧在基态情况下是一种相对较弱的氧化剂。生理情况下,体内两大抗氧化防御系统(酶性抗氧化剂和非酶性抗氧化剂)可以及时清除它们,所以对机体并无有害影响。在病理条件下,由于活性氧产生过多或抗氧化酶类活性下降,则可引发氧化应激反应损伤细胞,进而使细胞死亡。

3. 缺血-再灌注导致自由基生成增多的机制

(1) 黄嘌呤氧化酶形成增多 黄嘌呤氧化酶的前身是黄嘌呤脱氢酶,这两种酶主要存在于毛细血管内皮细胞内。正常时只有 10％ 以 XO 的形式存在,90％为 XD。缺血时,一方面由于 ATP 减少,膜泵功能障碍,Ca^{2+} 进入细胞激活 Ca^{2+} 依赖性蛋白水解酶使 XD 大量转变为 XO;另一方面因氧分压降低,ATP依次降解为 ADP、AMP 和次黄嘌呤,以致缺血组织内次黄嘌呤大量堆积。再灌注时,大量分子氧随血液进入缺血组织,黄嘌呤氧化酶再催化次黄嘌呤转变为黄嘌呤,并进而催化黄嘌呤转变为尿酸的两步反应中都同时以分子氧为电子接受体,从而产生大量的 O_2^- 和 H_2O_2,后者再在金属离子参与下形成更为活跃的 •OH • 。

【例1】 黄嘌呤脱氢酶主要存在于

A. 血管平滑肌细胞　　　　　　B. 血管内皮细胞　　　　　　C. 心肌细胞

D. 肝细胞　　　　　　　　　　E. 白细胞

(2) 中性粒细胞聚集及激活 中性粒细胞在吞噬活动时耗氧量显著增加,所摄取的氧绝大部分经细胞内 NADPH 氧化酶和 NADH 氧化酶的催化,接受电子形成氧自由基,用以杀灭病原微生物。如果氧自由基生成过多或机体清除自由基的酶系统活性不足或抗氧化剂不足时,中性粒细胞形成的氧自由基就可损害组织细胞。缺血-再灌注时,由黄嘌呤氧化酶的作用所产生的自由基起着原发的、主要的作用,这些自由基作用于细胞膜后产生的物质如白三烯(LT)以及补体系统激活产生的 C_3 片段等,具有很强的趋化活性,可吸引大量中性粒细胞聚集并激活。尤其再灌注期间组织重新获得 O_2,激活的中性粒细胞耗氧量显著增加,产生大量氧自由基,即呼吸爆发或氧爆发,而进一步造成组织细胞的损伤。

(3) 线粒体膜损伤 线粒体是细胞氧化磷酸化反应的主要场所。缺氧时细胞内氧分压降低及 ATP生成减少,Ca^{2+} 进入线粒体增多,线粒体氧化磷酸化功能障碍,细胞色素氧化酶系统功能失调,电子传递链受损,以致进入细胞内的氧经单电子还原而形成的氧自由基增多,而经 4 价还原形成的水减少。此外,Ca^{2+} 进入线粒体内可使锰-超氧化物歧化酶(Mn-SOD)减少,对自由基的清除能力降低,进而使自由基水平升高。

(4) 儿茶酚胺自氧化增加 在各种应激包括缺氧的条件下,交感-肾上腺髓质系统可分泌大量的儿茶酚胺,具有重要的代偿调节作用。但过多的儿茶酚胺,尤其是它的氧化产物,往往成为对机体作用的有害因素。实验证明,大量的异丙肾上腺素、去甲肾上腺素、肾上腺素均能引起组织细胞损伤。已证明,造成细胞损害的是儿茶酚胺的氧化产物,而非儿茶酚胺本身。因为儿茶酚胺的氧化能产生具有细胞毒性的氧自由基,如肾上腺素代谢产生肾上腺素红的过程中有 O_2^- 产生。

4. 自由基引起缺血-再灌注损伤的机制 自由基性质极为活泼,一旦形成,即可经其中间代谢产物不断生成新的自由基,形成连锁反应。自由基可与各种细胞成分,如膜磷脂、蛋白质、核酸等发生反应,造成细胞结构损伤和功能代谢障碍。

(1) 膜脂质过氧化增强 膜脂质微环境的稳定是保证膜结构完整和膜蛋白功能正常的基本条件,而膜损伤是自由基损伤细胞的早期表现。自由基同膜脂质不饱和脂肪酸作用引发脂质过氧化反应,使膜结构受损、功能障碍。表现为:

①破坏膜的正常结构 脂质过氧化使膜不饱和脂肪酸减少,以致不饱和脂肪酸/蛋白质的比例失调;细胞膜及细胞器膜如线粒体、溶酶体等液态性、流动性降低及通透性升高,可使细胞外 Ca^{2+} 内流增加。

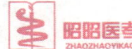

②促进自由基及其他生物活性物质的生成　膜脂质过氧化可激活磷脂酶 C 和磷脂酶 D,进一步分解膜磷脂,催化花生四烯酸代谢反应;在增加自由基生成和增强脂质过氧化的同时,形成多种生物活性物质如前列腺素、血栓素 A_2(TXA_2)、LT 等,促进再灌注损伤。

③改变血管的正常功能　自由基可促进白细胞黏附到血管壁,生成趋化因子和白细胞激活因子;可灭活一氧化氮,影响血管舒缩反应;自由基可促进组织因子的生成和释放,加重 DIC。

④减少 ATP 生成　线粒体膜脂质过氧化导致线粒体功能抑制,ATP 生成减少,细胞能量代谢障碍加重。

(2) 蛋白质功能抑制　自由基对细胞蛋白质功能的抑制包括直接和间接两方面。①直接抑制作用:在自由基作用下,细胞结构蛋白和酶的巯基氧化形成二硫键;氨基酸残基氧化,胞质及膜蛋白和某些酶交联形成二聚体或更大的聚合物,直接损伤蛋白质的功能。例如,膜离子通道蛋白的抑制与膜磷脂微环境的改变共同导致跨膜离子梯度异常;肌纤维蛋白的损伤引起心肌收缩力减弱;肌浆网钙转运蛋白的受损可导致钙调节功能异常。②间接抑制作用:脂质过氧化可使膜脂质发生交联、聚合,从而间接抑制钙泵、钠泵及 Na^+/Ca^{2+} 交换系统等的功能,导致胞质 Na^+、Ca^{2+} 浓度升高,造成细胞肿胀、Ca^{2+} 超载;另外,脂质过氧化可抑制膜受体、G 蛋白与效应器的偶联,引起细胞信号转导功能障碍。

(3) 核酸及染色体破坏　自由基对细胞的毒性作用主要表现为染色体畸变、核酸碱基改变或 DNA 断裂。这种作用 80% 为 •OH• 所致,因 •OH• 易与脱氧核糖核酸及碱基反应并使其结构改变。

【例2】再灌注时自由基引起蛋白质损伤的主要环节是

A. 抑制磷酸化　　　　　　　B. 氧化巯基　　　　　　　C. 抑制蛋白质合成

D. 增加蛋白质分解　　　　　E. 促进蛋白质糖基化

二、钙超载的作用

钙超载系指各种原因引起的细胞内钙含量异常增多并导致细胞结构损伤和功能代谢障碍的现象,严重时可造成细胞死亡。正常条件下,细胞外钙浓度高出细胞内约万倍,这种细胞内外的钙浓度差的维持是由于:①细胞膜对 Ca^{2+} 的低通透性;②钙与特殊配基形成可逆性复合物;③细胞膜钙泵(Ca^{2+}-Mg^{2+}-ATP 酶)逆电化学梯度 Ca^{2+} 主动转运至细胞外;④通过肌浆网和线粒体膜上的 Ca^{2+} 泵和 Na^+-Ca^{2+} 交换将胞质 Ca^{2+} 贮存至细胞器内;⑤通过细胞膜 Na^+-Ca^{2+} 交换,将胞质 Ca^{2+} 转到细胞外等。再灌注损伤发生时,再灌注区细胞内有过量 Ca^{2+} 积聚,而且 Ca^{2+} 浓度升高的程度往往与细胞受损的程度成正相关。

1. 缺血-再灌注导致钙超载的机制

(1) Na^+-Ca^{2+} 交换异常　Na^+/Ca^{2+} 交换蛋白是心肌细胞膜钙转运蛋白之一,在跨膜 Na^+、Ca^{2+} 梯度和膜电位驱动下对细胞内外 Na^+、Ca^{2+} 进行双向转运,交换比例为 $3Na^+$:$1Ca^{2+}$。生理条件下,Na^+/Ca^{2+} 交换蛋白以正向转运的方式将细胞内 Ca^{2+} 转移至细胞外,与肌浆网和细胞膜钙泵共同维持细胞静息状态时的低钙浓度。病理条件下,如细胞内 Na^+ 明显升高或膜正电位等,Na^+/Ca^{2+} 交换蛋白则以反向转运的方式将细胞内 Na^+ 排出,细胞外 Ca^{2+} 进入细胞。现已证实,Na^+/Ca^{2+} 交换蛋白的反向运转增强是导致缺血再灌注时 Ca^{2+} 超载的主要途径。

(2) 蛋白激酶 C(PKC)　PKC 激活组织缺血、再灌注时,内源性儿茶酚胺释放增加,一方面作用 α_1 肾上腺素能受体,激活 G 蛋白-磷脂酶 C(PLC)介导的细胞信号转导通路,促进磷脂酰肌醇(PIP_2)分解,生成三磷酸肌醇(IP_3)和甘油二酯(DG)。其中 IP_3 促进肌浆网释放 Ca^{2+};DG 经激活 PKC 促进 H^+-Na^+ 交换,进而增加 Na^+-Ca^{2+} 交换,促进胞外 Ca^{2+} 内流,共同使胞质 Ca^{2+} 浓度升高。另一方面儿茶酚胺作用于 β 肾上腺素能受体,通过激活腺苷酸环化酶增加 L 型钙通道的开放,从而促进胞外 Ca^{2+} 内流,进一步加重细胞内钙超载。

(3) 生物膜损伤　细胞膜和细胞内膜性结构是维持细胞内、外以及细胞内各间区离子平衡的重要结构。生物膜损伤可使其通透性增强,细胞外 Ca^{2+} 顺浓度差进入细胞,或使细胞内 Ca^{2+} 分布异常,加重细胞功能紊乱与结构破坏。

①细胞膜损伤　正常情况下,细胞膜外板多糖包被由 Ca^{2+} 紧密连接在一起。再灌注时细胞膜损伤的机制是:a. 缺血造成细胞膜正常结构的破坏,使细胞膜对 Ca^{2+} 通透性增强;b. 再灌注时生成大量的自由基,使细胞膜的脂质过氧化,加重膜结构的破坏;c. 细胞内 Ca^{2+} 增加激活磷脂酶,使膜磷脂降解,进一步增加细胞膜对 Ca^{2+} 的通透性,共同促使胞质 Ca^{2+} 浓度升高。

②线粒体膜损伤　　正常时线粒体内 Ca^{2+} 含量为胞质的 500 倍,因此将线粒体称之为细胞的"钙库"。缺血-再灌注时,线粒体膜损伤的机制是:a. 由于细胞膜损伤,膜功能障碍,Ca^{2+} 内流增多,大量钙盐沉积于线粒体,可造成呼吸链中断、氧化磷酸化障碍;b. 再灌注使线粒体渗透性转导孔开放,既可使线粒体呼吸功能抑制,又可导致细胞色素 C 释放及凋亡蛋白酶激活,启动细胞凋亡途径;c. 自由基的损伤及膜磷脂的降解可使线粒体膜受损,抑制氧化磷酸化,使 ATP 生成进一步减少,又加重膜损伤。

③溶酶体膜损伤　　溶酶体含有多种水解酶,如酸性磷酸酶、组织蛋白酶、核糖核酸酶等,一旦被释放便处于激活状态。溶酶体膜损伤的机制:a. 严重缺血时,溶酶体膜破裂,溶酶体内蛋白水解酶逸出引起细胞自溶;b. 钙超载可激活磷脂酶,分解膜磷脂,使溶酶体膜的稳定性降低,通透性增高;c. 溶酶体酶进入血液循环可破坏多种组织,造成广泛的细胞损伤。

④肌浆网膜损伤　　肌浆网钙摄取均是水解 ATP 的主动转运过程。自由基的作用及膜磷脂的降解可造成肌浆网膜损伤,使其钙泵功能障碍,对 Ca^{2+} 摄取减少,引起胞质 Ca^{2+} 浓度升高。

在缺血期间细胞内 Ca^{2+} 开始增高,再灌注时又通过上述机制,既可加重细胞 Ca^{2+} 转运障碍,又随血流运送来大量 Ca^{2+},使细胞内 Ca^{2+} 增多,最终导致钙超载。

2. 钙超载导致缺血-再灌注损伤的机制

（1）细胞膜损伤　　细胞内 Ca^{2+} 增加可激活磷脂酶类,促使膜磷脂降解,造成细胞膜结构受损。由于膜磷脂降解产物花生四烯酸、溶血磷脂增多,可加重细胞功能紊乱。钙超载既是缺血-再灌注的结果,又是缺血-再灌注细胞损伤的原因。细胞内 Ca^{2+} 聚积不仅激活磷脂酶,使膜磷脂降解,又进一步增加细胞膜对 Ca^{2+} 的通透性,促进膜损伤。

（2）线粒体膜损伤　　聚集于胞质内的 Ca^{2+} 被线粒体摄取时可消耗大量 ATP,同时进入线粒体的 Ca^{2+} 与含磷酸根的化合物结合,形成不溶性磷酸钙,既干扰线粒体的氧化磷酸化,使 ATP 生成减少,又损伤线粒体膜而加重细胞能量代谢障碍。

（3）蛋白酶激活　　细胞内 Ca^{2+} 增多可增强钙依赖性蛋白酶活性,从而促使黄嘌呤脱氢酶转变为黄嘌呤氧化酶,使氧自由基生成增多。如激活蛋白酶,促进细胞膜和结构蛋白的分解;激活核酶,引起染色体的损伤。

（4）加重酸中毒　　细胞内 Ca^{2+} 浓度升高可激活某些 ATP 酶,导致细胞高能磷酸盐水解,释放出大量 H^+,加重细胞内酸中毒。此外,在心肌缺血-再灌注期间,细胞内钙超载尚可引起心肌纤维过度收缩;并通过心肌动作电位后延迟后除极的形成引发再灌注性心律失常,共同促使心肌缺血-再灌注损伤的发生。

三、白细胞的作用

1. 缺血-再灌注时白细胞增多的机制　　实验研究和临床观察证明:缺血-再灌注时,白细胞(主要是中性粒细胞)明显增加。以犬心肌缺血为例,再灌注仅 5 分钟,心内膜中性粒细胞即增加 25%,而缺血较轻的组织白细胞集聚较少。组织缺血-再灌注时白细胞浸润增加的机制尚不十分清楚,可能是:

（1）黏附分子生成增多　　黏附分子,又称细胞黏附分子,指由细胞合成的、可促进细胞与细胞之间、细胞与细胞外基质之间黏附的一类大分子物质的总称(如整合素、选择素、细胞间黏附分子、血管细胞黏附分子等),在维持细胞结构完整和细胞信号转导中起重要作用。缺血和再灌注时中性粒细胞和血管内皮细胞的多种黏附分子表达增强,引起中性粒细胞与受损血管内皮细胞之间的广泛黏附、聚集。临床观察发现,体外循环手术后,患者血管内皮细胞选择素、细胞间黏附分子的表达增强;经皮腔内冠脉血管成形术患者再灌注后中性粒细胞整合素的表达增加,并与球囊扩张持续时间呈明显正相关。

（2）趋化因子生成增多　　组织损伤时,细胞膜磷脂降解,花生四烯酸代谢产物如 LT、血小板活化因子(PAF)、补体及激肽等增多,具有很强的趋化作用,因而能吸引大量白细胞进入组织或黏附于血管内皮。同时,中性粒细胞与血管内皮细胞本身也可释放许多具有趋化作用的炎性介质,如 LTB_4 使微循环中白细胞进一步增加。

2. 白细胞介导缺血-再灌注损伤的机制

（1）微血管损伤　　缺血-再灌注时,激活的白细胞释放自由基和溶酶体酶,可损伤内皮细胞,促进细胞的损伤。激活的中性粒细胞与血管内皮细胞之间的相互作用,是造成微血管损伤的决定因素。

①微血管血液流变学改变　　正常情况下,血管内皮细胞与血液中流动的中性粒细胞的相互排斥作用,是保证微血管血液灌流的重要条件。实验表明,白细胞的流变学和形态学特点与微血管血流阻塞有

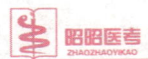

密切关系,其机制主要包括:a. 与红细胞相比,白细胞体积大,变形能力弱;b. 在黏附分子参与下,白细胞容易黏附在血管内皮细胞上,而且不易分离,极易嵌顿、堵塞微循环血管;c. 加之内皮损伤、血小板黏附、微血栓形成和组织水肿等,更易形成无复流现象。缺血-再灌注时中性粒细胞激活及其致炎细胞因子的释放是引起无复流现象的病理生理学基础。

②微血管口径的改变　再灌注时,血管内皮细胞肿胀,可导致管腔狭窄,使血流灌流减少,其机制主要包括:a. 缩血管物质增多:激活的中性粒细胞和血管内皮细胞可释放大量缩血管物质,如内皮素、TXA_2、血管紧张素Ⅱ等使微血管收缩而使口径缩小;b. 扩血管物质减少:由于血管内皮细胞受损,以致扩血管物质,如一氧化氮、前列环素等的合成与释放减少,导致微血管舒张障碍而使口径变小;c. 微血栓形成:血管内皮细胞受损使 PGI_2 生成减少,而儿茶酚胺等因素可刺激血小板使 TXA_2 合成增多,从而促使血栓形成和血管堵塞。血管内皮细胞肿胀使微血管受压,也可促进无复流现象的发生,并加重细胞的缺血性损伤。

③微血管通透性增高　微血管通透性增高既能引发组织水肿,又可导致血液浓缩,有助于形成无复流现象。动物实验显示,水肿组织的含水量及血细胞比容与白细胞密度成正相关。由此表明,缺血及再灌注时微血管通透性的增高可能与白细胞释放的某些炎性介质有关,而中性粒细胞自血管内游出并释放细胞因子又使微血管通透性进一步增高。

(2) 细胞损伤　激活的中性粒细胞与血管内皮细胞可释放大量的致炎物质,如自由基、蛋白酶、溶酶体酶等,不但改变了自身的结构和功能,而且造成周围组织细胞损伤。如血管内皮细胞和中性粒细胞表面的黏附分子暴露,两者的亲和力增强,可促使中性粒细胞穿过血管壁趋化游走,使白细胞的浸润进一步加重。氧自由基可使细胞内蛋白质交联,使蛋白质结构改变并丧失活性;还可引起核酸碱基改变或 DNA 断裂,使整个细胞丧失功能。

➤ 参考答案如下,详细答案参见 2021 版《国家临床执业及助理医师资格考试精选真题考点精析》。

1. B	2. B	—	—	—	昭昭老师提示:关注官方微信。

第8章　休　克

➤ **2021 考试大纲**
①概述、病因和分类;②功能与代谢改变;③几种常见休克的特点。

➤ **考纲解析**
近 20 年的医师考试中,本章的考点是休克的病因、分类和发病机制,执业医师每年考查分数为 0~1 分,助理医师每年考查分数为 0~1 分。

休克是指机体在严重失血失液、感染、创伤等强烈致病因素的作用下,有效循环血量急剧减少,组织血液灌流量严重不足,引起组织细胞缺血、缺氧、各重要生命器官的功能、代谢障碍及结构损伤的病理过程。

第1节　病因和分类

一、病　因

1. 失血和失液

(1) 失血　大量失血可引起休克,称为失血性休克。其常见于创伤失血、胃溃疡出血、食管静脉出血、宫外孕、产后大出血和 DIC 等。

(2) 失液　剧烈呕吐或腹泻、肠梗阻、大汗淋漓以及糖尿病时的多尿等均可导致大量的体液丢失,使有效循环血量锐减而引起休克,过去称为虚脱。

2. 烧伤　严重的大面积烧伤常伴有血浆的大量渗出而丢失,可造成有效循环血量减少,使组织灌流量不足引起烧伤性休克。其早期与低血容量和疼痛有关,晚期则常因继发感染而发展为感染性休克。

3. 创伤　严重的创伤可因剧烈的疼痛、大量失血和失液、组织坏死而引起休克,称为创伤性休克。

4. 感染　细菌、病毒、真菌、立克次体等病原微生物的严重感染可引起休克,称为感染性休克。感染

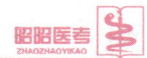

是指微生物侵入正常组织,并在体内定植和产生炎性病灶的病理过程。临床上,与感染有关的名词术语较多,如循环血液中存在活体细菌,且血培养呈阳性时称为菌血症;而由感染引起的全身炎症反应综合征,称为脓毒症。严重脓毒症患者,如给予足量液体复苏仍无法纠正其持续性低血压时,称为脓毒性休克。事实上,感染性休克与脓毒性休克或败血症休克这几个概念并没有本质区别。

5. 过敏 某些过敏体质的人可因注射某些药物(如青霉素)、血清制剂或疫苗后,甚至进食某些食物或接触某些物品(如花粉)后,发生Ⅰ型超敏反应而引起休克,称为过敏性休克。

6. 心脏功能障碍 大面积急性心肌梗死、急性心肌炎、心室壁瘤破裂、严重的心律失常(房颤、室颤)等心脏病变和心包填塞、肺栓塞、张力性气胸等影响血液回流和心脏射血功能的心外阻塞性病变,均可导致心排血量急剧减少、有效循环血量严重不足而引起休克,称为心源性休克。

7. 强烈的神经刺激 剧烈疼痛、高位脊髓损伤或麻醉、中枢镇静药过量可抑制交感缩血管功能,使阻力血管扩张,血管床容积增大,有效循环血量相对不足而引起休克,称为神经源性休克。这种休克微循环灌流正常并且预后较好,常不需治疗而自愈。有人称这种状况为低血压状态,并非休克。

二、分 类

1. 按病因分类 可按上述病因将休克分为失血性休克、烧伤性休克、创伤性休克、感染性休克、过敏性休克、心源性休克、神经源性休克等。这种分类方法有利于及时认识并清除病因,是目前临床上常用的分类方法。

2. 按始动环节分类 尽管引起休克的病因各异,但大多数休克的发生都存在有效循环血量减少的共同发病学环节。而机体有效循环血量的维持,是由三个因素决定的:①足够的血容量;②正常的血管舒缩功能;③正常的心泵功能。各种病因均可通过这三个因素中的一个或几个,来影响有效循环血量,使微循环功能障碍导致组织灌流量减少而引起休克。因此,将血容量减少、血管床容量增加、心泵功能障碍这三个因素称为休克的三个始动环节。按此方法一般可将休克分为三类:

(1) 低血容量性休克 是指机体血容量减少所引起的休克。常见病因为失血、失液、烧伤、创伤等。当大量体液丢失或血管通透性增加时,可导致血容量急剧减少,静脉回流不足,心排出量减少和血压下降。这类休克主要包括失血失液性休克、烧伤性休克和创伤性休克。低血容量性休克的典型临床表现为三低一高,即中心静脉压、心排血量及动脉血压降低,而外周阻力增高。

(2) 血管源性休克 是指由于外周血管扩张、血管床容量增加,大量血液游滞在扩张的小血管内,使有效循环血量减少且分布异常,导致组织灌流量减少而引起的休克,故又称低阻力性休克或分布异常性休克。机体的血管床总量很大,血管全部舒张开放时的容量,远远大于血液量。如肝毛细血管全部开放时,就能容纳全身血量。正常时机体毛细血管仅有 20%开放,80%呈闭合状态,并不会因血管床容量大于血液量而出现有效循环血量不足的现象;体内微血管的开放闭合交替进行,不会导致组织细胞缺血缺氧。某些感染性休克或过敏性休克时,内源性或外源性血管活性物质可使小血管特别是腹腔内脏小血管扩张,血管床容量明显增加,大量血液淤滞在扩张的小血管内,有效循环血量减少而导致微循环障碍。神经源性休克时,严重脑部、脊髓损伤或麻醉,以及创伤患者的剧痛等,可抑制交感缩血管功能,使动静脉血管张力难以维持,引起一过性血管扩张,使静脉血管容量明显增加,有效循环血量明显减少,血压下降。

(3) 心源性休克 是指由于心脏排血功能障碍,心血排出量急剧减少,使有效循环血量和微循环灌流量显著下降所引起的休克。其病因可分为心肌源性和非心肌源性两类。心肌源性病因常见于大面积心肌梗死、心肌病、严重的心律失常、瓣膜性心脏病及其他严重心脏病的晚期。非心肌源性病因包括压力性或阻塞性的病因,如急性心包填塞,心脏肿瘤和张力性气胸,或心脏射血受阻如肺血管栓塞、肺动脉高压等。这些原因最终导致血液回流受阻,心舒张期充盈减少,心排血量急剧下降,致使有效循环血量严重不足,组织血液灌注不能维持。这种由非心肌源性原因引起的心源性休克又被称为心外阻塞性休克。

第 2 节　发生机制

一、微循环机制

1. 微循环缺血期

(1) 微循环变化特点　微循环缺血期为休克早期或休克代偿期。此期微循环血液灌流减少,组织缺血缺氧,故又称缺血性缺氧期。全身小血管,包括小动脉、微动脉、后微动脉、毛细血管前括约肌和微静

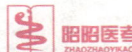

脉、小静脉都持续收缩痉挛,口径明显变小,尤其是毛细血管前阻力血管收缩更明显,前阻力增加,大量真毛细血管网关闭,微循环内血液流速减慢,轴流消失,血细胞出现齿轮状运动。因开放的毛细血管数减少,血流主要通过直捷通路或动-静脉短路回流,组织灌流明显减少。所以,此期微循环灌流特点是:少灌少流,灌少于流,组织呈缺血缺氧状态。

【例1】微循环经常开放的通路是

A. 微动脉→后微动脉→真毛细血管→微静脉

B. 微动脉→后微动脉→直捷毛细血管→微静脉

C. 微动脉→后微动脉→直捷毛细血管→真毛细血管→微静脉

D. 微动脉→动静脉吻合支→真毛细血管→微静脉

E. 微动脉→动静脉吻合支→微静脉

【例2】休克期微循环灌流特点是

A. 多灌少流,灌少于流　　　　B. 多灌多流,灌少于流　　　　C. 多灌少流,灌多于流

D. 少灌少流,灌多于流　　　　E. 少灌少流,灌少于流

(2) 微循环变化机制　此期微循环变化的主要机制是交感-肾上腺髓质系统强烈兴奋和缩血管物质增多。

①交感神经兴奋　当血容量急剧减少、疼痛、内毒素等各种致休克病因作用于机体时,机体最早最快的反应是交感-肾上腺髓质系统兴奋,儿茶酚胺大量释放入血。如感染性休克时的内毒素刺激、创伤性休克和烧伤性休克时的疼痛刺激等可直接引起交感神经兴奋;低血容量性休克和心源性休克时,心排出量减少,动脉血压下降,使减压反射受抑而引起交感神经兴奋。现已证明,各种休克时血中儿茶酚胺含量比正常高几十倍,甚至几百倍。儿茶酚胺主要发挥以下作用:a. α受体效应:皮肤、腹腔脏器和肾脏的小血管收缩,外周阻力升高,组织器官血液灌流不足,微循环缺血缺氧,但对心脑血管影响不大。b. β受体效应:微循环动-静脉短路开放,血液绕过真毛细血管网直接进入微静脉,使组织灌流量减少,组织缺血缺氧,肺微循环的动-静脉短路大量开放,则可影响静脉血的氧合,使PaO_2降低,加重组织缺氧。

②其他缩血管体液因子释放　a. 血管紧张素Ⅱ(AngⅡ):交感-肾上腺髓质系统兴奋和血容量减少,可激活肾素-血管紧张素系统,产生大量血管紧张素,其中 AngⅡ的缩血管作用最强,比去甲肾上腺素约强 10 倍。b. 血管升压素:又称抗利尿激素,在血量减少及疼痛刺激时分泌增加,对内脏小血管有收缩作用。c. 血栓素 A_2:是细胞膜磷脂的分解代谢产物,具有强烈的缩血管作用。d. 内皮素:由血管内皮细胞产生,具有强烈而持久的收缩小血管和微血管的作用;e. 白三烯类物质:为白细胞膜磷脂分解时由花生四烯酸在脂加氧酶作用下生成,具有收缩腹腔内脏小血管的作用。

【例3】休克早期引起微循环变化的体液因素主要是

A. 酸性代谢产物　　　　　　B. 组胺　　　　　　　　　　C. 激肽

D. TNF　　　　　　　　　　E. 儿茶酚胺

(3) 微循环变化的代偿意义　休克早期交感神经强烈兴奋及缩血管物质的大量释放,既可引起皮肤、腹腔内脏及肾脏等许多器官缺血缺氧,也具有重要的代偿意义。

①有助于动脉血压的维持　动脉血压的维持主要通过以下三方面机制来实现。a. 回心血量增加:静脉血管属容量血管,可容纳总血量的 60%～70%。上述缩血管反应,形成了休克时增加回心血量的两道防线:肌性微静脉、小静脉和肝脾等储血器官的收缩,可减少血管床容量,迅速而短暂地增加回心血量。这种代偿变化起到了"自身输血"的作用,有利于动脉血压的维持,是休克时增加回心血量和循环血量的"第一道防线"。由于毛细血管前阻力血管比微静脉收缩强度更大,致使毛细血管中流体静压下降,组织液进入血管。这种代偿变化起到了"自身输液"的作用,是休克时增加回心血量的"第二道防线"。有学者测定发现,中度失血的患者,进入毛细血管的组织液每小时达 50～120 mL,成人 24 小时最多可有 1 500 mL 的组织液进入血液。b. 心排出量增加:休克早期,心脏尚有足够的血液供应,在回心血量增加的基础上,交感神经兴奋和儿茶酚胺的增多可使心率加快,心收缩力加强,心输出量增加,有助于血压的维持。c. 外周阻力增高:在回心血量和心输出量增加的基础上,全身小动脉痉挛收缩,可使外周阻力增高,血压回升。

②有助于心脑血液供应　不同器官血管对交感神经兴奋和儿茶酚胺增多的反应性是不一致的。皮肤、骨骼肌以及内脏血管的 α 受体分布密度高,对儿茶酚胺的敏感性较高,收缩明显。而冠状动脉则以 β

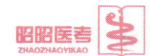

受体为主,激活时引起冠状动脉舒张;脑动脉则主要受局部扩血管物质影响,只要血压不低于 60 mmHg,脑血管可通过自身调节维持脑血流量的相对正常。因此,在微循环缺血性缺氧期,心、脑微血管灌流量能稳定在一定水平,其血流量能维持基本正常。这种不同器官微循环反应的差异性,导致了血液的重新分布,保证了心、脑重要生命器官的血液供应。

(4)临床表现 此期患者表现为脸色苍白,四肢湿冷,出冷汗,脉搏加快,脉压减小,尿量减少,烦躁不安。由于血液的重新分配,心、脑灌流量此时仍可维持正常。因此,患者在休克代偿期间神志一般是清楚的,但常显得烦躁不安。该期患者血压可骤降(如大失血),也可略降,甚至因代偿作用可正常或轻度升高,但是脉压会明显缩小,患者脏器血液灌流量明显减少。所以,不能以血压下降与否作为判断早期休克的指标。根据上述症状,结合脉压变小及强烈的致休克病因,即使血压不下降,甚至轻微升高,也可考虑为早期休克。微循环缺血期是机体的代偿期,应尽早去除休克病因,及时补充血容量,恢复有效循环血量,防止休克向失代偿的微循环淤血期发展。

2. 微循环淤血期

(1)微循环变化特点 微循环淤血期为可逆性休克失代偿期或称休克进展期。此期微循环血液流速显著减慢,红细胞和血小板聚集,白细胞滚动、贴壁、嵌塞,血黏度增大,血液"泥化"淤滞,微循环淤血,组织灌流量进一步减少,缺氧更为严重。故又称微循环淤血性缺氧期。这是因为微动脉、后微动脉和毛细血管前括约肌收缩性减弱甚至扩张,大量血液涌入真毛细血管网。微静脉虽也表现为扩张,但因血流缓慢,细胞嵌塞,使微循环流出道阻力增加,毛细血管后阻力大于前阻力而导致血液淤滞于微循环中。此期微循环灌流特点是:灌而少流,灌大于流,组织呈淤滞性缺氧状态。

(2)微循环变化机制 此期微循环改变的主要机制是组织细胞长时间缺氧,导致酸中毒、扩血管物质生成增多和白细胞黏附。

①微血管扩张机制 进入微循环淤血期后,尽管交感-肾上腺髓质系统持续兴奋,血浆儿茶酚胺浓度进一步增高,但微血管却表现为扩张。微血管扩张与下面二个因素有关:a.酸中毒使血管平滑肌对儿茶酚胺的反应性降低:微循环缺血期长时间的缺血缺氧引起二氧化碳和乳酸堆积,血液中[H^+]增高,致使微血管对儿茶酚胺反应性下降,收缩性减弱。b.扩血管物质生成增多:长期缺血缺氧,酸中毒可刺激肥大细胞释放组胺增多;ATP 分解增强,其代谢产物腺苷在局部堆积;细胞分解破坏后大量释出 K^+;激肽系统激活,使缓激肽生成增多。当发生感染性休克或其他休克引起肠源性内毒素或细菌移位入血时,诱导型一氧化氮合酶表达明显增加,产生大量一氧化氮和其他细胞因子。

②血液淤滞机制 白细胞黏附于微静脉:在缺氧、酸中毒、感染等因素的刺激下,炎症细胞活化,TNF、IL-1、LTB$_4$、血小板活化因子等炎症因子和细胞表面黏附分子大量表达,白细胞滚动、黏附于内皮细胞。其中选择素介导白细胞与血管内皮细胞的起始黏附,白细胞在血管内皮细胞上黏附、脱落、再黏附交替进行,称白细胞滚动。白细胞的牢固黏附及向血管外移动是在 β$_2$ 整合素如(CD11/CD18)与其内皮细胞上的受体细胞间黏附分子-1 相互作用下完成的。白细胞黏附于微静脉,增加了微循环流出通路的血流阻力,导致毛细血管中血流淤滞。血液浓缩:组胺、激肽、降钙素基因相关肽等物质生成增多,可导致毛细血管通透性增高,血浆外渗,血液浓缩,血细胞比容增高,血液黏度增加,红细胞和血小板聚集,进一步减慢微循环血流速度,加重血液泥化淤滞。

(3)失代偿及恶性循环的产生 因微血管反应性下降,血液大量淤滞在微循环内,导致整个循环系统功能恶化,形成恶性循环。

①回心血量急剧减少 小动脉、微动脉扩张,真毛细血管网大量开放,血液被分隔并淤滞在内脏器官内,以及细胞嵌塞、静脉回流受阻等,均可使回心血量急剧减少,有效循环血量进一步下降。

②自身输液停止 由于毛细血管后阻力大于前阻力,血管内流体静压升高,使组织液进入毛细血管的缓慢"自身输液"停止,甚至有血浆渗出到组织间隙。血浆外渗导致血液浓缩,血黏度增加,红细胞聚集,微循环淤滞加重,使有效循环血量进一步减少,形成恶性循环。

③心脑血液灌流量减少 由于回心血量及有效循环血量进一步减少,动脉血压进行性下降。当平均动脉血压低于 50 mmHg 时,心、脑血管对血流量的自身调节作用丧失,导致冠状动脉和脑血管血液灌流量明显减少。

(4)临床表现 此期患者的临床表现与其微循环变化特点密切相关,主要表现为:①血压和脉压进行性下降,血压常明显下降,脉搏细速,静脉萎陷。②大脑血液灌流明显减少导致中枢神经系统功能障

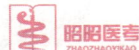

碍,患者神志淡漠,甚至昏迷。③肾血流量严重不足,出现少尿甚至无尿。④微循环淤血,使脱氧血红蛋白增多,皮肤黏膜发绀或出现花斑。

3. 微循环衰竭期 微循环衰竭期又称难治期、DIC 期。有学者认为休克进入此期便不可逆,故又称不可逆期。尽管采取输血补液及多种抗休克措施,仍难以纠正休克状态。此期微循环淤滞更加严重,但不像休克由微循环缺血期进入微循环淤血期那样,具有明显的微循环变化特征。

(1)微循环变化特点 此期微血管发生麻痹性扩张,毛细血管大量开放,微循环中可有微血栓形成,血流停止,出现不灌不流状态,组织几乎完全不能进行物质交换,得不到氧气和营养物质供应,甚至可出现毛细血管无复流现象,即指在输液补液治疗后,血压虽可一度回升,但微循环灌流量仍无明显改善,毛细血管中淤滞停止的血流也不能恢复流动的现象。

(2)微循环变化机制 长期严重的酸中毒、大量一氧化氮和局部代谢产物的释放以及血管内皮细胞和血管平滑肌的损伤等,均可使微循环衰竭,导致微血管麻痹性扩张或 DIC 的形成。

①微血管麻痹性扩张 其机制目前尚不完全清楚,可能既与酸中毒有关,也与一氧化氮和氧自由基等炎症介质生成增多有关。近年来研究发现,休克难治期血管平滑肌细胞内 ATP 减少,H^+ 及一氧化氮的生成增多,可引起 VSMC 膜上 ATP 敏感性钾通道开放,细胞内 K^+ 外流增多,膜超极化,电压依赖性钙通道受抑制,Ca^{2+} 内流减少,使血管平滑肌对儿茶酚胺失去反应而扩张,血压进行性下降。

②DIC 形成 微循环衰竭期易发生 DIC,其机制涉及以下三个方面:<u>血液流变学的改变</u>,血液浓缩、血细胞聚集使血黏度增高,使血液处于高凝状态。<u>凝血系统激活</u>,严重缺氧、酸中毒或脂多糖等损伤血管内皮细胞,使组织因子大量释放,启动外凝系统;内皮细胞损伤还可暴露胶原纤维,激活因子 M,启动内凝血系统;同时,在严重创伤、烧伤等引起的休克,组织大量破坏可导致组织因子的大量表达释放;各种休克时红细胞破坏释放的 ADP 等可启动血小板的释放反应,促进凝血过程。<u>平衡失调</u>,休克时内皮细胞的损伤,既可使 PGI_2 生成释放减少,也可因胶原纤维暴露,使血小板激活、黏附、聚集,生成和释放 TXA_2 增多。因为 PGI_2 具有抑制血小板聚集和扩张小血管的作用,而 TXA_2 则具有促进血小板聚集和收缩小血管的作用,上述 $TXA_2 - PGI_2$ 的平衡失调,可促进 DIC 的发生。

(3)微循环变化的严重后果 微循环的无复流及微血栓形成,导致全身器官的持续低灌流,内环境受到严重破坏,特别是溶酶体酶的释放以及细胞因子、活性氧等的大量产生,造成组织器官和细胞功能的损伤,严重时可导致多器官功能障碍甚至死亡。

(4)临床表现 本期休克病情危重,患者濒临死亡,其临床表现主要体现在三个方面:

循环衰竭	患者出现进行性顽固性低血压,甚至测不到,采用升压药难以恢复;心音低弱,脉搏细弱而频速,中心静脉压下降;浅表静脉塌陷,静脉输液十分困难
并发 DIC	①本期常可并发 DIC,出现出血、贫血、皮下瘀斑等典型临床表现; ②但由于休克的原始病因和机体自身反应性的差异,并非所有休克患者都会发生 DIC
重要器官功能障碍	持续严重低血压及 DIC 引起血液灌流停止,加重细胞损伤,使心、脑、肺、肝、肾等重要器官功能代谢障碍加重,可出现呼吸困难、少尿或无尿、意识模糊、甚至昏迷等多器官功能不全或多器官功能衰竭的临床表现

【例 4】休克的<u>本质</u>是

A. 血压下降　　　　　B. 中心静脉压降低　　　　　C. 组织因微循环障碍而缺氧

D. 交感神经兴奋　　　E. 心肌收缩力降低

二、细胞分子机制

1. 细胞损伤 细胞损伤是休克时各器官功能障碍的共同基础。其损伤首先发生在生物膜(包括细胞膜、线粒体膜、溶酶体膜等),继而细胞器发生功能障碍或结构破坏,直至细胞凋亡或坏死。

(1)细胞膜的变化 细胞膜是休克时细胞最早发生损伤的部位。缺氧、ATP 减少、酸中毒、高血钾、溶酶体酶、氧自由基以及其他炎症介质和细胞因子等都可损伤细胞膜,引起膜离子泵功能障碍或通透性增高,使 K^+ 外流而 Na^+、Ca^{2+} 内流,膜电位下降,细胞水肿。如内皮细胞肿胀可使微血管管腔狭窄,组织细胞肿胀可压迫微血管,加重微循环障碍。

(2)线粒体的变化 休克时最先发生变化的细胞器是线粒体,表现为肿胀、致密结构和嵴消失,钙盐沉着,甚至膜破裂。由于线粒体是细胞氧化磷酸化的部位,其损伤可使 ATP 合成减少,细胞能量生成严重不足,进一步影响细胞功能。

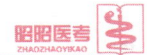

（3）溶酶体的变化　休克时缺血缺氧和酸中毒等，可致溶酶体肿胀、空泡形成并释放溶酶体酶。溶酶体酶包括酸性蛋白酶（组织蛋白酶）和中性蛋白酶（胶原酶和弹性蛋白酶）以及β葡萄糖醛酸酶等，其主要危害是水解蛋白质引起细胞自溶。溶酶体酶进入血液循环后，可损伤血管内皮细胞、消化基底膜，扩大内皮窗，增加微血管通透性；可激活激肽系统、纤溶系统，并促进组胺等炎症介质的释放。因此，溶酶体酶的大量释放加重了休克时微循环障碍，导致组织细胞损伤和多器官功能障碍，在休克发生发展和病情恶化中起着重要作用。

（4）细胞死亡　休克时的细胞死亡是细胞损伤的最终结果，包括凋亡和坏死两种形式。休克原发致病因素的直接损伤，或休克发展过程中所出现的缺血缺氧、酸中毒、代谢障碍、能量生成减少、溶酶体酶释放、炎症介质产生等，均可导致细胞凋亡或坏死。细胞凋亡和坏死是休克时器官功能障碍或衰竭的病理基础。

2. 炎症细胞活化及炎症介质表达增多　休克的原发致病因素或休克发展过程中所出现的内环境和血流动力学的改变等，都可刺激炎症细胞活化，使其产生大量炎症因子，引起全身炎症反应综合征而加速休克的发生发展。各种休克都可引起全身炎症反应，但以感染、创伤性休克更为明显。

第3节　机体代谢与功能变化

休克时，微循环灌流障碍、能量生成减少、神经内分泌功能紊乱和炎症介质的泛滥等，可使机体发生多方面的代谢与功能紊乱。

一、物质代谢紊乱

休克时物质代谢变化一般表现为氧耗减少，糖酵解加强，糖原、脂肪和蛋白分解代谢增强，合成代谢减弱。休克早期由于休克病因引起的应激反应，可出现一过性高血糖和糖尿。这与血浆中胰高血糖素，皮质醇及儿茶酚胺浓度升高有关。上述激素促进脂肪分解及蛋白质分解，导致血中游离脂肪酸、甘油三酯、极低密度脂蛋白和酮体增多，血中氨基酸特别是丙氨酸水平升高，尿氮排出增多，出现负氮平衡。特别在脓毒性休克、烧伤性休克时，骨骼肌蛋白分解增强，氨基酸从骨骼肌中溢出向肝脏转移，促进急性期蛋白合成。

休克过程中机体因高代谢状态，能量消耗增高，所需氧耗量增大而导致组织氧债增大。氧债指机体所需的氧耗量与实测氧耗量之差。氧债增大说明组织缺氧，主要原因有：①组织利用氧障碍：微循环内微血栓形成使血流中断，组织水肿导致氧弥散到细胞的距离增大，使细胞摄取氧受限。②能量生成减少：休克时由于线粒体的结构和功能受损，使氧化磷酸化发生障碍，ATP生成减少。

二、器官功能障碍

休克过程中由于微循环功能障碍及全身炎症反应综合征，常引起肺、肾、肝、胃肠、心、脑等器官受损，甚至导致多器官功能障碍综合征或多器官衰竭。

1. 肺功能障碍　肺是休克引起MODS时最常累及的器官，其发生率可高达83%～100%。在休克早期，创伤、出血和感染等刺激呼吸中枢，使呼吸加快，通气过度，可表现为呼吸性碱中毒。随着休克的进展，可出现以动脉血氧分压进行性下降为特征的急性呼吸衰竭。一般在脉搏、血压和尿量都趋于平稳之后突然发生，尸检时可发现肺重量增加，呈褐红色，镜下可见严重的间质性肺水肿、肺泡水肿、充血、出血、局部性肺不张、微血栓形成和肺泡透明膜形成，称为急性呼吸窘迫综合征或休克肺。休克肺的发生机制主要与致休克因子和泛滥的炎症介质直接或间接损伤肺泡毛细血管膜有关。

2. 肾功能障碍　肾脏是休克时易受损害的重要器官。各类休克常伴发急性肾功能不全，严重时发生肾功能衰竭，称为休克肾。临床表现为少尿或无尿、氮质血症、高钾血症和代谢性酸中毒。在休克早期，肾小管上皮细胞没有缺血性坏死，表现为急性功能性肾衰。发生机制是：①有效循环血量减少引起交感神经兴奋，儿茶酚胺增多，使肾小动脉收缩，导致肾缺血；②肾缺血激活肾素-血管紧张素-醛固酮系统，血管紧张素Ⅱ使肾小动脉收缩，肾血流量更加减少，导致尿量减少；③醛固酮和抗利尿激素分泌增多，使肾小管对钠水的重吸收增多，尿量进一步减少。如果能够及时恢复肾血液灌流量，就可能使肾功能恢复，尿量增加。如果休克时间延长，将会导致肾小管发生缺血性坏死，引起器质性肾功能衰竭，即使再恢复肾血液供给，肾功能在短时间内也难以恢复正常。

3. 胃肠道功能障碍　胃肠道也是休克时易受损害的器官之一。休克早期有效循环血量减少，机体

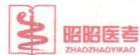

因代偿而进行血液重新分布,使胃肠道最早发生缺血和酸中毒,继而引起肠壁淤血水肿、消化液分泌减少、胃肠运动减弱、黏膜糜烂甚至形成溃疡。此时,肠黏膜上皮受损,肠道屏障功能削弱,肠道细菌大量繁殖,大量内毒素甚至细菌移位进入血液循环和淋巴系统,启动全身性炎症反应,引起肠源性内毒素血症或肠源性菌血症和脓毒性休克。细菌透过肠黏膜侵入肠外组织的过程称为细菌移位。有些患者血中细菌培养阴性,有感染症状,但找不到感染灶,可能是肠源性内毒素血症所引起,称为"非菌血症性临床脓毒症"。

4. 肝功能障碍 休克引起肝功能障碍常继发于肺、肾功能障碍之后,但有时也可最先发生。休克时有效循环血量减少和微循环功能障碍,都可引起肝血流量减少,影响肝实质细胞和库普弗细胞的能量代谢;细菌内毒素移位入血首先经门脉循环到达肝脏,可直接损害肝实质细胞,也可活化肝库普弗细胞,后者表达释放 TNF-α、IL-1 等多种炎症介质而损伤肝细胞,使肝对毒素的清除功能削弱,蛋白合成能力下降。这些变化反过来又加重内毒素血症对机体的损伤,形成恶性循环。此外,肝功能障碍还可使乳酸代谢受阻,加重休克微循环障碍引起的酸中毒。在感染引起的多器官功能障碍综合征中,如若发生了严重的肝损伤,患者死亡率几乎可达 100%。

5. 心功能障碍 在心源性休克,心功能障碍是原发性改变。在其他类型休克早期,由于机体的代偿,能够维持冠状动脉血流量,心泵功能一般不会受明显影响。但如果血压进行性下降,也会并发心泵功能障碍,使心排出量降低,甚至出现急性心力衰竭,其机制与下列因素有关:①休克时交感神经兴奋,心肌收缩力增强,心肌耗氧量增加,氧债增大而加重心肌缺氧,最终导致心肌收缩力下降;交感兴奋也会使心率加快,心室舒张期缩短而减少冠状动脉灌流时间,使冠脉血流量减少而导致心肌供血不足。②休克时常出现代谢性酸中毒和高钾血症,增多的 H^+ 通过影响心肌兴奋—收缩耦联而使心肌收缩力减弱;高钾血症时易出现严重的心律失常,使心排出量下降。③休克时炎症介质增多,TNF 等可损伤心肌细胞。④细菌感染或出现肠源性内毒素血症时,内毒素也可直接或间接损伤心肌细胞,抑制心功能。⑤休克并发 DIC 时,心脏微循环中有微血栓形成,可能导致局灶性坏死和出血,加重心功能障碍。

6. 免疫系统功能障碍 休克时免疫器官(脾、胸腺、淋巴结)会出现巨噬细胞增生、中性粒细胞浸润、淋巴细胞变性、凋亡和坏死等改变。一般来说,在休克早期,免疫系统被激活。患者血浆补体 C3a 和 C5a 升高。C3a 和 C5a 均可增加微血管通透性,激活白细胞和组织细胞。在革兰阴性菌所致别的感染性休克,细菌内毒素可与血浆中抗体形成免疫复合物,后者激活补体,产生过敏毒素等一系列血管活性物质。免疫复合物可沉积于多个器官微血管内皮上,吸引、活化多形核白细胞,使各系统器官产生非特异性炎症反应,导致器官功能障碍。而在休克晚期,机体免疫系统处于全面抑制状态,体内中性粒细胞的吞噬和杀菌功能下降,单核吞噬细胞功能受抑制,辅助性 T 细胞/抑制性 T 细胞比例降低,B 淋巴细胞分泌抗体能力减弱,炎症反应无法局限化,使感染容易扩散或易引发新的感染。上述免疫系统功能障碍与 IL-4、IL-10、IL-13 等抗炎介质大量表达有关。

7. 脑功能障碍 脑组织只能通过糖的有氧氧化获取能量且耗氧量高,但脑的糖原含量很少,主要靠血液供应葡萄糖。因此,脑组织对缺血缺氧非常敏感。在休克早期,由于血液重新分布和脑循环的自身调节,脑的血液供应能基本保证,除了应激引起的烦躁不安之外,没有明显的脑功能障碍。但随着休克的发展,当平均动脉压低于 50 mmHg 或脑循环出现 DIC 时,脑组织会因缺血、缺氧、能量供应不足和酸性代谢产物的积聚而严重受损,患者可出现神志淡漠,甚至昏迷。脑细胞水肿可引起颅内压升高,严重者形成脑疝。脑疝时延髓生命中枢受压,可导致患者死亡。

8. 多器官功能障碍综合征 休克严重时,可同时或先后引起机体多个器官功能受损,导致多器官功能障碍综合征。

第 4 节　几种常见休克的特点

一、失血性休克

失血后是否引起休克,取决于失血量和失血速度:一般 15～20 分钟内失血少于全身总血量的 10%～15% 时,机体可通过代偿使血压和组织灌流量基本保持在正常范围内;若在 15 分钟内快速大量失血超过总血量的 20%(约 1 000 mL),则超出了机体的代偿能力,即可引起心排血量和平均动脉压下降而发生失血性休克。如果失血量超过总血量的 45%～50%,会很快导致死亡。

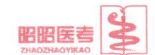

失血性休克分期较明显,临床症状典型,是休克研究的基础模型。其发展过程基本上遵循缺血性缺氧期、淤血性缺氧期、微循环衰竭期逐渐发展的特点,具有"休克综合征"的典型临床表现。失血性休克易并发急性肾衰和肠源性内毒素血症。大量失血后,血容量迅速减少。为保证心脑血液供应,血液发生重新分配,故休克早期就出现肾血流灌注不足,导致急性肾衰,即休克肾;同时,肠血流灌注减少而使肠屏障功能降低,引起肠源性内毒素移位及细菌移位,导致肠源性内毒素血症或感染性休克。这是失血性休克向休克难治期发展的重要原因之一。

二、感染性休克

感染性休克是指病原微生物(如细菌、病毒、真菌、立克次体等)感染所引起的休克,即脓毒性休克,是临床上常见的休克类型之一,可见于流行性脑脊髓膜炎、细菌性痢疾、大叶性肺炎和腹膜炎等严重感染性疾病。G⁻菌感染引起的脓毒性休克在临床最为常见,细菌所释放的内毒素即脂多糖是其重要的致病因子。如给动物直接注射 LPS,可引起脓毒性休克类似的表现,称为内毒素性休克。

1. 高动力型休克 高动力型休克指病原体或其毒素侵入机体后,引起高代谢和高动力循环状态,即出现发热、心排出量增加、外周阻力降低、脉压增大等临床特点,又称为高排低阻型休克或暖休克。患者临床表现为皮肤呈粉红色,温热而干燥,少尿,血压下降及乳酸酸中毒等。其机制如下:①β受体激活。感染性休克时交感-肾上腺髓质系统兴奋,儿茶酚胺分泌增多,后者作用于β受体使心收缩力增强,动-静脉短路开放,回心血量增多,心排出量增加。②外周血管扩张。感染性休克时机体产生大量 TNFα、IL-1、一氧化氮或其他扩血管性物质(如 PGE_2、PGI_2、IL-2、缓激肽等),使外周血管扩张,外周阻力下降。此外,细胞膜上的 K_{ATP} 通道被激活,Ca^{2+} 内流减少也是导致外周血管扩张的重要原因。高动力型休克时,虽然心排出量增加,但由于动-静脉短路开放,真毛细血管网血液灌流量仍然减少,组织仍然缺血缺氧。感染性休克一般首先表现为高动力型休克,可继续发展为低动力型休克。

2. 低动力型休克 低动力型休克具有心排出量减少、外周阻力增高、脉压明显缩小等特点,又称低排高阻型休克或称冷休克。临床上表现为皮肤苍白、四肢湿冷、尿量减少、血压下降及乳酸酸中毒,类似于一般低血容量性休克。其发生与下列因素有关:①病原体毒素、酸中毒及某些炎症介质可直接抑制或损伤心肌,使心肌收缩力减弱,微循环血液淤滞导致回心血量减少,心排出量下降。②严重感染使交感-肾上腺髓质系统强烈兴奋,缩血管物质生成增多,致使外周阻力增加。

三、过敏性休克

过敏性休克又称变应性休克,属Ⅰ型变态反应,即速发型变态反应,常伴有荨麻疹以及呼吸道和消化道的过敏症状,发病急骤,如不紧急使用缩血管药,可导致死亡。它的发生主要与休克的两个始动环节有关:①过敏反应使血管广泛扩张,血管床容量增大;②毛细血管通透性增高使血浆外渗,血容量减少。当过敏原(如青霉素或异种蛋白等)进入机体后,可刺激机体产生抗体 IgE。IgE 的 Fc 段能持久地吸附在微血管周围的肥大细胞以及血液中嗜碱性粒细胞和血小板等靶细胞表面,使机体处于致敏状态;当同一过敏原再次进入机体时,可与上述吸附在细胞表面的 IgE 结合形成抗原抗体复合物,引起靶细胞脱颗粒反应,释放大量组胺、5-HT、激肽、补体 C3a/C5a、慢反应物质、PAF、前列腺素类等血管活性物质。这些活性物质可导致后微动脉、毛细血管前括约肌舒张和血管通透性增加,外周阻力明显降低,真毛细血管大量开放,血容量和回心血量急剧减少,动脉血压迅速而显著地下降。

四、心源性休克

心源性休克的始动环节是心泵功能障碍导致的心输出量迅速减少。此型休克特点表现为血压在休克早期就显著下降,其微循环变化发展过程,基本与低血容量性休克相同,死亡率高达 80%。根据血流动力学的变化,心源性休克亦可分为两型:

低排高阻型	大多数患者表现为外周阻力增高。这与血压下降、减压反射受抑而引起交感-肾上腺髓质系统兴奋和外周小动脉收缩有关
低排低阻型	少数患者表现为外周阻力降低,这可能是由于心肌梗死或心室舒张末期容积增大和压力增高,刺激了心室壁的牵张感受器,反射性抑制了交感中枢,导致外周阻力降低所致

➤ **参考答案**如下,详细答案参见 2021 版《国家临床执业及助理医师资格考试精选真题考点精析》。

1. B	2. C	3. E	4. C	—	昭昭老师提示:关注官方微信,获得第一手考试资料。

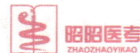

第 9 章　弥散性血管内凝血

➢ 2021 考试大纲

①病因和发病机制;②影响因素;③功能与代谢改变。

➢ 考纲解析

近 20 年的医师考试中,本章的考点是弥散性血管内凝血的功能与代谢改变,执业医师每年考查分数为 0～1 分,助理医师每年考查分数为 0～1 分。

弥散性血管内凝血是指在某些致病因子的作用下,大量促凝物质入血,凝血因子和血小板被激活,使凝血酶增多,微循环中形成广泛的微血栓,继而因凝血因子和血小板大量消耗,引起继发性纤维蛋白溶解功能增强,机体出现以此、凝血功能障碍为特征的病理生理过程。主要临床表现为出血、休克、器官功能障碍和微血管病性溶血性贫血等,是一种危重的综合征。

第 1 节　DIC 的病因和发病机制

一、DIC 的常见病因

类 型	所占比例/%	主要疾病
感染性疾病	31～43	革兰阴性或阳性菌感染、败血症等;病毒性肝炎、流行性出血热、病毒性心肌炎等
肿瘤性疾病	24～34	胰腺癌、结肠癌、食管癌、胆管癌、肝癌、胃癌、白血病、前列腺癌、肾癌、膀胱癌、绒毛膜上皮癌、卵巢癌、子宫颈癌、恶性葡萄胎等
妇产科疾病	4～12	流产、妊娠中毒症、子痫及先兆子痫、胎盘早期剥离、羊水栓塞、子宫破裂、宫内死胎、腹腔妊娠、剖宫产手术等
创伤及手术	1～5	严重软组织创伤、挤压伤综合征、大面积烧伤、前列腺、肝、脑、肺、胰腺等脏器大手术、器官移植术等

二、DIC 的发生机制

1. 组织因子释放,外源性凝血系统激活,启动凝血过程　严重的创伤、烧伤、大手术、产科意外等导致的组织损伤,肿瘤组织坏死,白血病放、化疗后所致的白血病细胞大量破坏等情况下,可释放大量组织因子(Ⅲ)入血,激活外源性凝血系统,启动凝血过程。同时,FⅦa 激活 FⅨ 和 FⅩ 产生的凝血酶又可反馈激活 FⅨ、FⅩ、FⅨ、FⅫ等,扩大凝血反应,促进 DIC 的发生。

【例 1】以下情况中最易发生 DIC 的是

A. 产科意外　　　　　　　　B. 感染性疾患　　　　　　　　C. 外伤

D. 恶性肿瘤　　　　　　　　E. 休克

【例 2】组织严重受损启动 DIC 的是

A. 因子 Ⅻ 被激活　　　　　　B. 释放膜磷脂　　　　　　　　C. 因子 Ⅲ 入血

D. 释放 ADP　　　　　　　　E. 激活血小板

2. 血管内皮细胞损伤,凝血、抗凝调控失调　缺氧、酸中毒、抗原－抗体复合物、严重感染、内毒素等原因,均可损伤血管内皮细胞,产生如下作用:①损伤的血管内皮细胞释放组织因子,启动外源性凝血系统。②血管内皮细胞的抗凝作用降低。主要表现在:血栓调节蛋白-蛋白 C 和肝素－AT-Ⅲ系统功能降低及产生的 TFPI 减少。③血管内皮细胞产生组织型纤溶酶原激活物减少,PAI-1 增多,使纤溶活性降低。④血管内皮细胞损伤使一氧化氮、前列腺素、ADP 酶等产生减少,其抑制血小板黏附、聚集的功能降低,而且由于血管内皮细胞损伤,基底膜胶原暴露,血小板的黏附、活化和聚集功能增强。⑤胶原暴露后,可激活 FⅫ,启动内源性凝血系统,并可激活激肽和补体系统,促进 DIC 的发生。

3. 血细胞大量破坏,血小板被激活　①红细胞大量破坏;②白细胞的破坏或激活;③血小板的激活。

4. 促凝物质进入血液　急性坏死性胰腺炎时,大量胰蛋白酶入血,可激活凝血酶原,促进凝血酶生成。蛇毒,如斑蝰蛇毒含有的两种促凝成分或在 Ca^{2+} 参与下激活 FⅩ,或可加强 FⅤ的活性,促进 DIC 的

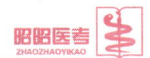

发生;锯鳞蝰蛇毒可直接将凝血酶原变为凝血酶。某些肿瘤细胞也可分泌促凝物质,激活 F Ⅹ 等,羊水中含有组织因子样物质。此外,内毒素可损伤血管内皮细胞,并刺激血管内皮细胞表达组织因子,促进 DIC 的发生。

第 2 节　影响 DIC 发生发展的因素

一、单核吞噬细胞系统功能受损

单核吞噬细胞系统具有吞噬功能,可吞噬、清除血液中的凝血酶、纤维蛋白原及其他促凝物质;也可清除纤溶酶、纤维蛋白降解产物及内毒素等。当其吞噬功能严重障碍或由于吞噬了大量坏死组织、细菌等,使其功能"封闭"时,可促进 DIC 发生。

二、肝功能严重障碍

主要的抗凝物质,如蛋白 C、AT-Ⅲ 以及纤溶酶原等均在肝脏合成。FⅨa、FⅩa、FⅪa 等凝血因子也在肝脏灭活。当肝功能严重障碍时,可使凝血、抗凝、纤溶过程失调。病毒、某些药物等,既可损害肝细胞,引起肝功能障碍,也可激活凝血因子。此外,肝细胞大量坏死时可释放组织因子等,启动凝血系统,促进 DIC 的发生。

三、血液高凝状态

妊娠第三周开始,孕妇血液中血小板及凝血因子(Ⅰ、Ⅱ、Ⅴ、Ⅶ、Ⅸ、Ⅹ、Ⅻ 等)逐渐增多;而 AT-Ⅲ、组织型纤溶酶原激活物、尿激酶型纤溶酶原激活物降低;胎盘产生的 PAI 增多。随着妊娠时间的增加,血液渐趋高凝状态,妊娠末期最明显。故当产科意外(胎盘早期剥离、宫内死胎、羊水栓塞等)时,易发生 DIC。

酸中毒所致的血液高凝状态,是促进 DIC 发生发展的重要原因之一。一方面,酸中毒可损伤血管内皮细胞,启动凝血系统,引起 DIC 的发生。另一方面,由于血液 pH 值降低,使凝血因子的酶活性增高,肝素的抗凝活性减弱,并促进血小板的聚集,这些均使血液处于高凝状态,促进 DIC 的发生发展。

四、微循环障碍

休克等原因导致微循环严重障碍时,血液淤滞,甚至"泥化"。此时,红细胞聚集,血小板黏附、聚集。微循环障碍所致的缺血、缺氧可引起酸中毒及血管内皮细胞损伤等,这也可促进 DIC 的发生发展。巨大血管瘤时,由于微血管中血流缓慢,甚至出现涡流,以及伴有的血管内皮细胞损伤等可促进 DIC 的发生、发展。低血容量时,由于肝、肾血液灌流减少,使其清除凝血及纤溶产物功能降低,也可促进 DIC 的发生发展。

第 3 节　DIC 的功能代谢变化

一、出　血

出血常为 DIC 患者最初的症状,可有多部位出血,如皮肤瘀斑、紫癜、呕血、黑便、咯血、血尿、牙龈出血、鼻出血及阴道出血等。严重者可同时多部位大量出血,轻者只有伤口或注射部位渗血不止等。DIC 导致出血的机制可能与下列因素有关:

1. 凝血物质被消耗而减少　在 DIC 发生、发展过程中,大量血小板和凝血因子被消耗,虽然肝脏和骨髓可代偿性产生增多,但若其消耗过多,代偿不足,则使血液中纤维蛋白原、凝血酶原、FⅤ、FⅧ、FⅩ 及血小板明显减少,使凝血过程发生障碍,导致出血。

2. 纤溶系统激活　①血液中 FⅫ 激活的同时,激肽系统也被激活,产生激肽释放酶,使纤溶酶原变成纤溶酶,激活纤溶系统。有些器官富含纤溶酶原激活物,如子宫、前列腺、肺等,当大量微血栓形成,导致这些器官缺血、缺氧、变性坏死时,可释放大量纤溶酶原激活物。应激时,交感-肾上腺髓质系统兴奋,肾上腺素等增多可促进血管内皮细胞合成、释放纤溶酶原激活物。缺氧等原因使血管内皮细胞损伤时,也可使纤溶酶原激活物释放增多,从而激活纤溶系统,导致大量纤溶酶生成。②纤溶酶是活性较强的蛋白酶,除可使纤维蛋白降解外,还可水解凝血因子,如:FⅤ、FⅧ、凝血酶、FⅫ 等,使凝血功能发生障碍,引起出血。

【例3】DIC 患者发生明显出血,提示

A. 凝血系统激活　　　　　　B. 纤溶系统激活　　　　　　C. 凝血与纤溶系统同时激活

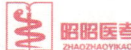

D. 血管容易破裂   E. 纤溶活性超过凝血活性

3. 纤维蛋白(原)降解产物形成 如前所述,在凝血过程中,凝血酶使纤维蛋白原转变为纤维蛋白单体,最终形成交联的纤维蛋白多聚体。纤溶系统激活后,纤溶酶分解纤维蛋白原,裂解出纤维肽 A(FPA) 和纤维肽 B(FPB),余下的 X 片段,继续被分解为 D 片段和 Y 片段,Y 片段可继续分解为 D 和 E 片段。如果纤维蛋白原先经凝血酶作用为纤维蛋白,纤溶酶再分解纤维蛋白,则可使其分解为 X'、Y'、D'、E' 及各种二聚体、多聚体等片段。纤溶酶水解纤维蛋白(原)产生的各种片段,统称为纤维蛋白降解产物(FDP)。这些片段有明显的抗凝作用,如:X、Y、D 片段可妨碍纤维蛋白单体聚合,Y、E 片段有抗凝血酶作用。此外,多数碎片可与血小板膜结合,降低血小板的黏附、聚集、释放等功能。因此,FDP 形成是导致 DIC 出血的一种非常重要的机制。各种 FDP 片段检查在 DIC 的诊断中具有重要意义。其中主要有"3P"试验和 D-二聚体的检查。

(1)"3P"试验 即血浆鱼精蛋白副凝试验。其原理是:鱼精蛋白可与 FDP 结合,将其加人患者血浆后,血浆中原与 FDP 结合的纤维蛋白单体与 FDP 分离后彼此聚合,形成不溶的纤维蛋白多聚体。DIC 患者呈阳性反应。

(2)D-二聚体检查 D-二聚体是纤溶酶分解纤维蛋白多聚体的产物。原发性纤溶亢进时,因血中没有纤维蛋白多聚体形成,故 D-二聚体并不增高。换言之,只有在继发性纤溶亢进时,血液中才会出现 D-二聚体。因此,D-二聚体是反映继发性纤溶亢进的重要指标。

【例4】3P 实验是检测

A. 纤溶酶原含量   B. 凝血酶原含量   C. 纤维蛋白原含量

D. 纤维蛋白降解产物   E. 纤溶酶原激活物含量

4. 微血管损伤 在 DIC 的发生、发展过程中,各种原发病因和继发性的缺氧、酸中毒、细胞因子和自由基产生增多等可引起微血管损伤,导致微血管壁通透性增强,这也是 DIC 出血的机制之一。

二、器官功能障碍

DIC 时,大量微血栓引起微循环障碍,可导致缺血性器官功能障碍。尸检常可见微血栓,典型的微血栓为纤维蛋白血栓,亦可为血小板血栓。这些微血栓既可在局部形成,亦可来自别处。但有时因血栓尚未形成或继发性纤溶使栓子溶解等原因,患者虽有典型的临床表现,病理检查却未见微血栓。微血栓主要阻塞局部的微循环,造成器官缺血、局灶性坏死。严重或持续时间较长可致器官功能衰竭。不同脏器受累可有不同的临床表现。由于 DIC 的累及范围、病程及严重程度不同,轻者可影响个别器官的部分功能,重者可累及多个器官,同时或相继出现两种或两种以上脏器功能障碍,即发生多器官功能衰竭,这也是 DIC 引起患者死亡的重要原因之一。

【例5】下列哪项不是 DIC 的主要临床表现?

A. 水肿   B. 贫血   C. 出血

D. 呼吸困难   E. 肾功能衰竭少尿等

【例6】DIC 患者出现脏器功能障碍,下列哪项不易发生?

A. 急性肾功能衰竭   B. 肝功能衰竭   C. 骨髓造血功能障碍

D. 华-佛氏综合症   E. 席汉综合症

三、休 克

1. 概述 急性 DIC 时常伴有休克。DIC 和休克可互为因果,形成恶性循环。

2. 病因 DIC 导致休克的原因如下:①大量微血栓形成,阻塞微血管,使回心血量明显减少。②广泛出血可使血容量减少。③心肌损伤使心输出量减少。④FⅫ 的激活可激活激肽系统、补体系统和纤溶系统,产生一些血管活性物质,如激肽、补体成分(C3a、C5a)。C3a、C5a 可使嗜碱性粒细胞和肥大细胞释放组胺等,激肽、组胺均可使微血管平滑肌舒张,管壁通透性增强,外周阻力降低,回心血量减少。⑤FDP 的某些成分可增强组胺、激肽的作用,促进微血管的扩张。这些因素均可导致全身微循环障碍,促进休克的发生、发展。

四、贫 血

DIC 患者可出现微血管病性溶血性贫血。患者外周血涂片中可见一些特殊的形态各异的红细胞,其外形呈盔形、星形、新月形等,统称为裂体细胞或红细胞碎片。由于该碎片脆性高,易发生溶血。

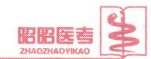

DIC 是产生这些碎片的主要原因。这是因为在凝血反应的早期,纤维蛋白丝在微血管腔内形成细网,当血流中的红细胞通过网孔时,被黏着、滞留或挂在纤维蛋白丝上,然后这些红细胞在血流不断的冲击下发生破裂。当微循环受阻时,红细胞还可通过血管内皮细胞间的裂隙,被挤压到血管外,出现扭曲、变形、破碎。除机械作用外,某些 DIC 的病因(如内毒素等)也可使红细胞变形能力降低,容易破碎。但是,某些 DIC 患者的血涂片也可见不到裂体细胞。

➤ 参考答案如下,详细答案参见 2021 版《国家临床执业及助理医师资格考试精选真题考点精析》。

1. B	2. C	3. E	4. D	昭昭老师提示:
5. A	6. C	—	—	关注官方微信,获得第一手考试资料。

第 10 章　心功能不全

➤ 2021 考试大纲

①概述:病因与诱因;②代偿反应:神经-体液调节机制,心脏本身的代偿,心脏以外的代偿;③发病机制:心肌细胞数量减少与心肌结构改变,心肌能量代谢障碍,心肌兴奋-收缩耦联障碍,心肌顺应性降低,心室壁舒缩活动不协调;④功能与代谢改变:心排血量减少,静脉淤血。

➤ 考纲解析

近 20 年的医师考试中,本章的考点是心功能不全的神经-体液调节机制,执业医师每年考查分数为 0～1 分,助理医师每年考查分数为 0～1 分。

心脏最主要的功能是泵功能,为推动血液循环提供动力,以满足全身组织细胞的代谢需要。此外,心脏的细胞还能分泌多种生物活性物质,调节自身和远隔器官的功能。完整的心脏泵血过程包括收缩期射血和舒张期充盈两部分,心排血量是每搏输出量与心率的乘积,而心室前负荷、后负荷和心肌收缩性是影响每搏输出量的基本因素。

第 1 节　心功能不全的病因与诱因

一、心功能不全的病因

1. 心肌收缩性降低　心肌收缩性是指不依赖于心脏前负荷与后负荷变化的心肌本身的收缩特性,主要受神经-体液因素的调节,如交感神经、儿茶酚胺、电解质(特别是 Ca^{2+}、K^+)及某些药物均可通过改变心肌收缩性来调节心肌收缩的强度和速度。心肌的结构或代谢性损伤可引起心肌的收缩性降低,这是引起心力衰竭特别是收缩性心力衰竭最主要的原因。例如,心肌梗死、心肌炎和心肌病时,心肌细胞发生变性、坏死及组织纤维化,导致收缩性降低。而心肌缺血和缺氧首先引起心肌能量代谢障碍,久之亦合并有结构异常,导致心脏泵血能力降低。阿霉素等药物和酒精亦可以损害心肌的代谢和结构,抑制心肌的收缩性。

【例 1】心肌缺血引起心肌收缩性减弱与下列哪个因素无关?

A. ATP 生成减少　　　　　　　B. 心肌肥大　　　　　　　C. 酸中毒

D. 心肌细胞凋亡　　　　　　　E. 肌浆网钙摄取能力降低

2. 心室负荷过重　心室的负荷过重可引起心肌发生适应性改变,以承受增高的工作负荷,维持相对正常的心排血量。但长期负荷过重,超过心肌的代偿能力时,会导致心肌的舒缩功能降低。

(1) 前负荷过重　心室的前负荷是指心脏收缩前所承受的负荷,相当于心室舒张末期容量或压力,又称容量负荷。左心室前负荷过重主要见于二尖瓣或主动脉瓣关闭不全引起的心室充盈量增加;右心室前负荷过重主要见于房室间隔缺损出现左向右分流时,以及三尖瓣或肺动脉瓣关闭不全。严重贫血、甲状腺功能亢进、动-静脉瘘及维生素 B_1 缺乏引起的脚气性心脏病时,由于外周血管阻力降低,回心血量增加,左、右心室容量负荷都增加。

【例 2】反映左心室前负荷的指标是

A. 主动脉压　　　　　　　　　B. 肺动脉压　　　　　　　C. 中心静脉压

D. 左心室收缩期压力　　　　　E. 左心室舒张末期压力

【例3】反映右心室前负荷的指标是
A. 主动脉压   B. 中心静脉压   C. 肺动脉压
D. 右心室舒张末期压力   E. 右心室收缩期压力

【例4】左心室容量负荷增加见于
A. 主动脉瓣关闭不全   B. 心肌梗死   C. 肺动脉高压
D. 心肌炎   E. 肥厚性心肌病

(2) 后负荷过重　后负荷是指心室射血时所要克服的阻力,又称压力负荷。测量左心收缩期室壁张力可以准确反映左心后负荷的大小,但通常用动脉血压来代替。左心室后负荷过重主要见于高血压、主动脉缩窄和主动脉瓣狭窄等;而肺动脉高压和肺动脉瓣狭窄则加重右心室后负荷。慢性阻塞性肺疾病时肺循环阻力增加,久之因右心后负荷过重引起肺源性心脏病。

3. 心室舒张及充盈受限　指在静脉回心血量无明显减少的情况下,因心脏本身的病变引起的心脏舒张和充盈障碍。例如,急性心肌缺血可引起能量依赖性舒张功能异常。左心室肥厚、纤维化和限制性心肌病使心肌的顺应性减退,心室舒张期充盈障碍。二尖瓣狭窄导致左心室充盈减少,肺循环淤血和压力升高;三尖瓣狭窄导致右心室充盈减少,体循环淤血。心包炎时,虽然心肌本身的损伤不明显,但急性心包炎时可因心包腔内大量炎性渗出限制心室充盈;慢性缩窄性心包炎时由于大量的瘢痕粘连和钙化使心包伸缩性降低,心室充盈减少,均造成心排血量降低。

二、心功能不全的诱因

1. 概述　凡是能增加心脏负荷,使心肌耗氧量增加和(或)供血供氧减少的因素皆可能成为心力衰竭的诱因。

2. 常见诱因　引起心力衰竭较常见的诱因是感染,特别是呼吸道感染。除致病微生物及其产物可以直接损伤心肌外,感染引起的发热可导致交感神经兴奋,增加心率和心肌耗氧量。如果合并呼吸道病变,如支气管痉挛、黏膜充血和水肿等,还使肺循环阻力增加,加重右心室负荷。心律失常尤其是快速型心律失常,如室上性心动过速、伴有快速心室律的心房颤动和心房扑动等可诱发心力衰竭。心率增快可使心肌耗氧量增加,亦可使舒张期缩短,既减少冠脉供血,又引起心室充盈不足。此外,快速型心律失常引起的房、室收缩不协调,也可导致心排血量下降。缓慢型心律失常,如高度房室传导阻滞等,当每搏心排血量的增加不能弥补心率减少造成的心排血量降低时可诱发心力衰竭。妊娠期血容量增加,至临产期可比妊娠前增加 20% 以上,且血浆容量增加超过红细胞数量的增加,因此易出现稀释性贫血及心脏负荷加重。妊娠特别是分娩时疼痛、精神紧张,使交感-肾上腺髓质系统兴奋,除增加心率外,还引起外周小血管收缩,加重心脏后负荷。

3. 其他　由于心力衰竭多呈慢性过程,需要长期治疗。因患者或医生的原因引起的治疗不当也是诱发心力衰竭的重要原因。例如,使用某些可抑制心肌收缩力的药物,如钙通道拮抗剂和抗心律失常药等;洋地黄中毒、使用可促进钠水潴留的非甾体类抗炎药等。过量或过快输液可加重心脏前负荷而诱发心力衰竭,对于老年患者及原有心功能损伤者应特别注意。电解质代谢紊乱,特别是钾离子可通过干扰心肌兴奋性、传导性和自律性引起心律失常,酸中毒主要通过干扰心肌钙离子转运而抑制心肌的收缩性。此外,劳累、气温变化、情绪波动、外伤与手术等均可加重心脏负荷,诱发心力衰竭。认识和防止这些诱因可以减缓或阻止心功能的恶化。

第2节　心功能不全时机体的代偿

一、神经-体液调节机制激活

1. 交感神经系统激活　心功能不全时,心排血量减少可以激活颈动脉窦和主动脉弓的压力感受器,进而激活交感-肾上腺髓质系统,表现为交感神经活性升高,血浆儿茶酚胺浓度升高。在短期内,交感神经兴奋不但可使心肌收缩性增强、心率增快,心排血量增加,提高心脏本身的泵血功能,而且通过对外周血管的调节在血流动力学稳态中起着极为重要的支持作用。

【例5】心脏哪一种变化不具有代偿意义?
A. 心率加快小于 130 次/分   B. 正性肌力作用   C. 心肌肥大
D. 心肌紧张源性扩张   E. 心交感神经活动抑制

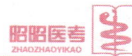

2. 肾素-血管紧张素-醛固酮系统激活 肾脏低灌流、交感神经系统兴奋和低钠血症等都可以激活肾素-血管紧张素-醛固酮系统。Ang Ⅱ增加可以通过直接的缩血管作用及与去甲肾上腺素的协同作用对血流动力学稳态产生明显影响。Ang Ⅱ可以升高肾灌注压,通过肾内血流重分布维持肾小球血流量,从而维持肾小球滤过率。醛固酮增加可引起钠潴留,通过维持循环血量保持心排血量正常。但是,肾素-血管紧张素-醛固酮系统的过度激活也有明显的副作用。例如,过度的血管收缩加重左心室后负荷;钠潴留引起的血容量增加可使已经升高的心室充盈压进一步升高。Ang Ⅱ还可直接促进心肌和非心肌细胞肥大或增殖。醛固酮增加除可促进远曲小管和集合管上皮细胞对钠水的重吸收,引起水钠潴留外,还可以作用于心脏成纤维细胞,促进胶原合成和心室纤维化。总体来说,肾素-血管紧张素-醛固酮系统激活在心功能不全的代偿及失代偿调节中的作用是弊大于利。

心房肌主要合成和分泌心房钠尿肽,心室肌主要合成和分泌 B 型钠尿肽,它们都是钠尿肽家族的成员。BNP 基因转录生成由 134 个氨基酸残基构成的 B 型钠尿肽原,随后被蛋白酶在 N 端切掉 26 个氨基酸残基的片段,在分泌或进入血液循环的过程中,被蛋白水解酶裂解成由 32 个氨基酸残基组成的具有生物学活性的 BNP 和由 76 个氨基酸残基组成无生物学活性的 N 末端 B 型钠尿肽。NT - proBNP 比 BNP 具有更长的半衰期及更高的稳定性,其浓度可反映短暂时间内新合成的而不是贮存的 BNP 释放,因此能更好地反映 BNP 通路的激活。钠尿肽类激素具有利钠排尿,扩张血管和抑制肾素及醛固酮的作用。生理状态下,循环血中可检测到少量 BNP/NT - proBNP。心功能不全时,心脏负荷增加或心室扩大,心肌细胞受牵拉而合成并释放 BNP/NT - proBNP 入血,血浆 BNP/NT - proBNP 含量升高,并与心功能分级呈显著正相关。目前,动态监测血中 BNP/NT - proBNP 浓度已成为心力衰竭诊断和鉴别诊断、风险分层以及评估预后的重要生化指标。

心功能不全还会激活肿瘤坏死因子等炎性介质的释放;引起内皮素和一氧化氮等血管活性物质的改变,这些因素都在不同程度上参与了心功能不全的代偿以及失代偿过程。

在神经-体液机制的调控下,机体对心功能降低的代偿反应可以分为心脏本身的代偿和心外代偿两部分。

二、心脏本身的代偿反应

1. 心率加快 心排血量是每搏输出量与心率的乘积,在一定的范围内,心率加快可提高心排血量,并可提高舒张压,有利于冠脉的血液灌流,对维持动脉血压,保证重要器官的血流供应有积极意义。当组织细胞对血供的需求增加时,正常的心脏可通过增加每搏输出量和心率增加心排血量。而心功能不全时,由于损伤的心脏每搏输出量相对固定,难以增加,心率加快成为决定心排血量的主要因素。心率加快的机制主要是:①由于心排血量减少,对主动脉弓和颈动脉窦压力感受器的刺激减弱,经窦神经传到中枢的抑制性冲动减少,引起心率加快;②心脏泵血减少使心腔内剩余血量增加,心室舒张末期容积和压力升高,可刺激右心房和大静脉的容量感受器,经迷走神经传入纤维至中枢,使迷走神经抑制,交感神经兴奋;③如果合并缺氧,可以刺激主动脉体和颈动脉体化学感受器,反射性引起心率加快。

但是,心率加快的代偿作用也有一定的局限性,其原因是:①心率加快增加心肌耗氧量;②心率过快(成人>180 次/分)明显缩短心脏舒张期,不但减少冠脉灌流量,使心肌缺血、缺氧加重,而且缩短心室充盈时间,减少充盈量,心排血量反而降低。

2. 心脏紧张源性扩张 静脉回心血量可以在一定程度上调控心肌的收缩能力。根据 Frank - Starling 定律,肌节长度在 $1.7 \sim 2.2 \mu m$ 的范围内,心肌收缩能力随心脏前负荷(心肌纤维初长度)的增加而增加。左室舒张末期压在 $0 \sim 6$ mmHg 的范围内,肌节长度为 $1.7 \sim 1.9 \mu m$。随着左室舒张末期充盈量增加口,肌节长度增长,心肌收缩力逐渐增大。当肌节长度达到 $2.2 \mu m$ 时,粗、细肌丝处于最佳重叠状态,形成有效横桥的数目最多,产生的收缩力最大,这个肌节长度称为最适长度。当心脏收缩功能受损时,心脏本身会发生快速的、应急性的调节反应。由于每搏出量降低,使心室舒张末期容积增加,前负荷增加导致心肌纤维初长度增大(肌节长度不超过 $2.2 \mu m$),此时心肌收缩力增强,代偿性增加每搏输出量,这种伴有心肌收缩力增强的心腔扩大称为心脏紧张源性扩张,有利于将心室内过多的血液及时泵出。

【例6】心肌肌节长度超过下列哪一数值,心肌收缩力反而降低?

A. $1.6 \mu m$ B. $1.8 \mu m$ C. $2.0 \mu m$ D. $2.2 \mu m$ E. $2.4 \mu m$

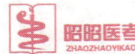

3. 心肌收缩性增强　心功能受损时,由于交感-肾上腺髓质系统兴奋,儿茶酚胺增加,通过激活 β 肾上腺素受体,增加胞质 cAMP 浓度,激活蛋白激酶 A,使肌膜钙通道蛋白磷酸化,导致心肌兴奋后胞质 Ca^{2+} 浓度升高而发挥正性变力作用。在心功能损害的急性期,心肌收缩性增强对于维持心排血量和血流动力学稳态是十分必要的代偿和适应机制。当慢性心力衰竭时,心肌 β 肾上腺素受体减敏,血浆中虽存在大量儿茶酚胺,但正性变力作用的效果显著减弱。

4. 心室重塑

(1) 心肌细胞重塑　心肌细胞重塑包括心肌细胞肥大和心肌细胞表型的改变。

①心肌肥大特点　心肌肥大是指心肌细胞体积增大,在细胞水平上表现为细胞直径增宽,长度增加;在器官水平表现为心室质(重)量增加,心室壁增厚。临床上可用超声心动图等无创性方法检测心室壁厚度,因此心肌肥大又称为心室肥厚。当部分心肌细胞丧失时,残余心肌可以发生反应性心肌肥大;长期负荷过重可引起超负荷性心肌肥大,按照超负荷原因和心肌反应形式的不同又可将超负荷性心肌肥大分为:向心性肥大和离心性肥大。

【例7】心肌向心性肥大形成的主要原因是

A. 心肌收缩力增强　　　　　B. 冠脉血流量增加　　　　　C. 心率加快

D. 心输出量增加　　　　　　E. 长期压力负荷增大

【例8】心肌离心性肥大形成的主要原因是

A. 心肌能量代谢障碍　　　　B. 心肌前负荷长期加重　　　C. 心肌结构破坏

D. 心输出量增加　　　　　　E. 长期压力负荷增大

②心肌细胞表型改变　指由于心肌所合成的蛋白质的种类变化所引起的心肌细胞"质"的改变。在引起心肌肥大的机械信号和化学信号刺激下,可使在成年心肌细胞中处于静止状态的胎儿期基因被激活,如心房钠尿肽基因、脑钠肽基因和 β 肌球蛋白重链基因等,合成胎儿型蛋白质增加;或是某些功能基因的表达受到抑制,发生同工型蛋白之间的转换,引起细胞表型改变。表型转变的心肌细胞在细胞膜、线粒体、肌浆网、肌原纤维及细胞骨架等方面均与正常心肌有差异,从而导致其代谢与功能发生变化。转型的心肌细胞分泌活动增强,还可以通过分泌细胞因子和局部激素,进一步促进细胞生长、增殖及凋亡,从而改变心肌的舒缩能力。

(2) 非心肌细胞及细胞外基质的变化　成纤维细胞占人心脏细胞总数的 60%～70%,是细胞外基质的关键来源。细胞外基质是存在于细胞间隙、肌束之间及血管周围的结构糖蛋白、蛋白多糖及糖胺聚糖的总称,其中最主要的是Ⅰ型和Ⅲ型胶原纤维。Ⅰ型胶原是与心肌束平行排列的粗大胶原纤维的主要成分,瓜型胶原则形成了较细的纤维网状结构。胶原网络与细胞膜上的结合蛋白质连接,维系心肌细胞的有序排列,为心肌提供了高强度的抗牵拉能力,同时又将心肌收缩和舒张时伴随的张力变化传递至心肌的各个部分。胶原纤维的量和成分是决定心肌伸展及回弹性能(僵硬度)的重要因素。

三、心脏以外的代偿

1. 增加血容量　慢性心功能不全时的主要代偿方式之一是增加血容量,进而使静脉回流及心排血量增加。血容量增加的机制有:①交感神经兴奋。心功能不全时,心排血量和有效循环血量减少,引起交感神经兴奋,肾血管收缩,肾血流量下降,近曲小管重吸收钠水增多,血容量增加。②肾素-血管紧张素-醛固酮系统激活,促进远曲小管和集合管对水钠的重吸收。③抗利尿激素释放增多。随着钠的重吸收增加,以及 AngⅡ 的刺激,ADH 的合成与释放增加;加上淤血的肝脏对 ADH 的灭活减少,使血浆 ADH 水平增高,促进远曲小管和集合管对水的重吸收。④抑制钠水重吸收的激素减少:PGE_2 和心房钠尿肽可促进钠水排出。心力衰竭时 PGE_2 和心房钠尿肽的合成和分泌减少,促进钠水潴留。一定范围内的血容量增加可提高心排血量和组织灌流量,但长期过度的血容量增加可加重心脏负荷、使心排血量下降而加重心力衰竭。

2. 血流重新分布　心功能不全时,交感-肾上腺髓质系统兴奋,使外周血管选择性收缩,引起全身血流重新分布,主要表现为皮肤、骨骼肌与内脏器官的血流量减少,其中以肾血流量减少最明显,而心、脑血流量不变或略增加。这样既能防止血压下降,又能保证重要器官的血流量。但是,若外周器官长期供血不足,亦可导致该脏器功能减退。另外,外周血管长期收缩,也会导致心脏后负荷增大而使心排血量减少。

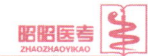

3. 红细胞增多 心功能不全时,体循环淤血和血流速度减慢可引起循环性缺氧,肺淤血和肺水肿又可引起乏氧性缺氧。缺氧刺激肾间质细胞分泌促红细胞生成素增加,后者促进骨髓造血功能,使红细胞和血红蛋白生成增多,以提高血液携氧的能力,改善机体缺氧。但红细胞过多又可使血液黏度增大,加重心脏后负荷。

4. 组织利用氧的能力增加 心功能不全时,低灌注导致组织细胞的供氧量减少,引起一系列代谢、功能与结构的改变。例如,慢性缺氧时细胞线粒体数量增多,表面积增大,细胞色素氧化酶活性增强等,这些变化可改善细胞的内呼吸功能;细胞内磷酸果糖激酶活性增强可以使细胞从糖酵解中获得一定的能量补充;肌肉中肌红蛋白的含量增多,可改善肌肉组织对氧的储存和利用。通过组织细胞自身代谢、功能与结构的调整,使细胞利用氧的能力增强,以克服供氧不足带来的不利影响。

第3节　心力衰竭的发生机制

一、心肌收缩功能降低

心肌收缩能力降低是造成心脏泵血功能减退的主要原因,可以由心肌收缩相关的蛋白改变、心肌能量代谢障碍和心肌兴奋-收缩耦联障碍分别或共同引起。

1. 心肌收缩相关的蛋白改变

(1)心肌细胞数量减少　多种心肌损害(如心肌梗死、心肌炎及心肌病等)可导致心肌细胞变性、萎缩,严重者因心肌细胞死亡而使有效收缩的心肌细胞数量减少,造成原发性心肌收缩力降低。心肌细胞死亡可分为坏死与凋亡两种形式。

(2)心肌结构改变　①在分子水平上,肥大心肌的表型改变,胎儿期基因过表达;而一些参与细胞代谢和离子转运的蛋白质,如肌浆网钙泵蛋白和细胞膜 L 型钙通道蛋白等合成减少。②在细胞水平上,心肌肥大的初期,心肌的组织结构基本正常。可见一定程度的线粒体数目增多、体积增大,肌原纤维增多和细胞核增大。但心肌过度肥大时,尤其是增粗时,肌丝相比于与线粒体呈不成比例的增加,肌节不规则叠加,加上显著增大的细胞核对邻近肌节的挤压,导致肌原纤维排列紊乱,心肌收缩力降低。值得注意的是,损伤心脏各部分的变化并不是均一的。重构心脏不同部位的心肌肥大、坏死和凋亡共存,心肌细胞和非心肌细胞的肥大与萎缩、增殖与死亡共存。③在器官水平上,与代偿期的心腔扩大和心室肥厚不同,衰竭时的心室表现为心腔扩大而室壁变薄,扩张的心室几何结构发生改变,横径增加使心脏由正常的椭圆形变成球状。心室扩张使乳头肌不能锚定房室瓣,主动脉和肺动脉瓣环扩大,可造成功能性瓣膜反流,导致心室泵血功能进一步降低,而血流动力学紊乱进一步加重并参加心室重塑的进展。

2. 心肌能量代谢障碍 ATP 是心肌唯一能够直接利用的能量形式,心肌细胞必须不断合成 ATP以维持正常的泵血功能和细胞活力。心肌的能量代谢包括能量产生、储存和利用三个环节。其中任何一个环节发生障碍,都可导致心肌收缩性减弱。

(1)能量生成障碍　生理状态下,维持心脏收缩功能和基础代谢所必需的 ATP 主要来自线粒体的氧化代谢,极少量来源于糖酵解。供给心肌能量的底物包括脂肪酸、葡萄糖、乳酸、酮体和氨基酸等。在有氧条件下,正常心肌优先利用脂肪酸,心肌 60%～90% 的 ATP 来源于游离脂肪酸的 β-氧化,仅10%～40% 由乳酸氧化及葡萄糖等分解产生。在心力衰竭早期,心肌能量底物代谢基本保持正常。而在衰竭晚期或终末阶段,心肌脂肪酸氧化明显下调,底物代谢从优先利用脂肪酸向利用葡萄糖转变,心肌有氧氧化能力受损,糖酵解加速,造成心肌能量生成减少。

(2)能量储备减少　心肌以 ATP 和磷酸肌酸的形式储存能量,肌酸分子量小且在心肌内的浓度比ADP 大 100 倍,故磷酸肌酸是心肌细胞内储存能量的主要形式。在磷酸肌酸激酶的催化下,肌酸与 ATP之间发生高能磷酸键转移而生成磷酸肌酸,迅速将线粒体中产生的高能磷酸键以贮存形式转移至胞质。心肌肥大初期,细胞内磷酸肌酸与 ATP 含量可在正常范围。随着心肌肥大的发展,产能减少而耗能增加,尤其是磷酸肌酸激酶同工型发生转换,导致磷酸肌酸激酶活性降低,使储能形式的磷酸肌酸含量减少,作为能量储备指数的 CP/ATP 比值明显降低。

(3)能量利用障碍　心肌对能量的利用是指把 ATP 储存的化学能转化成为心肌收缩的机械做功的过程。在收缩期,Ca^{2+} 与肌钙蛋白 C 结合,横桥形成与滑动需要位于肌球蛋白头部的 $Ca^{2+}-Mg^{2+}-ATP$酶水解 ATP。因此,$Ca^{2+}-Mg^{2+}-ATP$ 酶活性是决定心肌收缩速率的内在因素,即 $Ca^{2+}-Mg^{2+}-ATP$ 酶

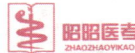

活性是决定心肌细胞对 ATP 进行有效利用的物质基础。在人类衰竭的心肌中 $Ca^{2+}-Mg^{2+}-ATP$ 酶活性降低,其机制主要与心肌调节蛋白改变有关。如肌球蛋白轻链-1 的胎儿型同工型增多;肌钙蛋白 T 亚单位的胎儿型同工型(TnT4)增多等,使肥大心肌肌球蛋白头部的 ATP 酶活性降低,利用 ATP 产生机械功障碍,心肌收缩性降低。

3. 心肌兴奋-收缩耦联障碍　心肌的兴奋是电活动,而收缩是机械活动,Ca²⁺在把心肌兴奋的电信号转化为收缩的机械活动中发挥了极为重要的中介作用。Ca^{2+} 可通过多个机制影响心肌的兴奋-收缩耦联,进而调控心肌的收缩与舒张。心肌细胞兴奋时,膜去极化激活细胞膜 L 型钙通道开放,少量细胞外 Ca^{2+} 迅速进入胞质,触发肌浆网内储存的 Ca^{2+} 释放入胞质,胞质 Ca^{2+} 浓度快速上升,Ca^{2+} 与肌钙蛋白 C 结合,引起心肌收缩。当心肌开始舒张时,肌浆网 $Ca^{2+}-ATP$ 酶(又称钙泵)消耗 ATP 将 Ca^{2+} 转运至肌浆网内储存。此外,还有少量胞质内 Ca^{2+} 经细胞膜上的 Na^+-Ca^{2+} 交换蛋白与钙泵转运到细胞外。在这一过程中,Ca^{2+} 与肌钙蛋白 C 的结合是横桥形成的启动环节。而肌浆网 $Ca^{2+}-ATP$ 酶是调控心肌舒张的重要靶点。任何影响心肌对 Ca^{2+} 转运和分布的因素都会影响钙稳态,导致心肌兴奋-收缩耦联障碍。

二、心肌舒张功能障碍

1. 主动性舒张功能减弱　发生于舒张早期。心肌收缩后,产生正常舒张的首要因素是胞质中 Ca^{2+} 浓度要迅速从 $10^{-5}mol/L$ 降至 $10^{-7}mol/L$,Ca^{2+} 与肌钙蛋白解离,肌钙蛋白恢复原来的构型。胞质内 Ca^{2+} 大部分被 $Ca^{2+}-ATP$ 酶摄取入肌浆网,少量运出细胞外,故心脏舒张也是能量依赖性的。肥大和衰竭心肌细胞由于缺血缺氧,ATP 供应不足,肌浆网或心肌细胞膜上 $Ca^{2+}-ATP$ 酶活性降低,不能迅速将胞质内 Ca^{2+} 摄取入肌浆网或向细胞外排出,使心肌收缩后胞质内 Ca^{2+} 浓度不能迅速降低并与肌钙蛋白解离,导致心室舒张迟缓和不完全,从而使心肌舒张功能降低。缺血心肌的舒张功能障碍可以出现在收缩功能障碍之前。另外,肌球-肌动蛋白复合体的解离也是一个需要消耗 ATP 的主动过程。损伤的心肌由于 ATP 缺乏及 Ca^{2+} 与肌钙蛋白亲和力增加,使肌球-肌动蛋白复合体解离困难,肌动蛋白难以恢复原有的构型,影响心室的舒张和充盈。

2. 被动性舒张功能减弱　见于舒张晚期,指心室顺应性降低及充盈障碍。心室顺应性是指心室在单位压力变化下所引起的容积改变(dV/dp),其倒数 dp/dV 即为心室僵硬度。高血压及肥厚性心肌病时心室壁增厚,心肌炎症、纤维化及间质增生等均可引起心室壁成分改变,导致心室顺应性下降,心室在舒张末期容量减少,每搏输出量减少,而心室收缩末期容量无明显变化。此时,需提高心室的充盈压以维持心室的充盈量。当左室舒张末期压力过高时,肺静脉压随之上升,从而出现肺淤血、肺水肿等左心衰竭的临床表现。此时,心肌的收缩功能尚无明显损伤,心排血量无明显降低。心室舒张末期压力-容积($P-V$)曲线可反映心室的顺应性和僵硬度。当顺应性下降(僵硬度增大)时,压力-容积曲线左移。由于冠心病和高血压已经成为心力衰竭的主要病因,因舒张功能障碍引起的心功能不全也日益受到重视。

【例 9】下列哪项与心室舒张功能障碍无关?

A. 肌浆网钙释放减少　　　　B. 心室舒张势能减弱　　　　C. 心室僵硬度增大

D. 心肌顺应性降低　　　　E. 甲状腺机能亢进

三、心脏各部分舒缩活动不协调

为保持心功能的稳定,心脏各部,左-右心之间,房-室之间,心室本身各区域的舒缩活动处于高度协调的工作状态。也就是说,心排血量的维持除受心肌舒缩功能的影响外,还需要心房和心室、左心和右心舒缩活动的协调一致。一旦心脏舒缩活动的协调性被破坏,将会引起心脏泵血功能紊乱而导致心排血量下降。在心肌炎、甲状腺功能亢进、严重贫血、高血压性心脏病、肺心病时,由于病变呈区域性分布,病变轻的区域心肌舒缩活动减弱,病变重的心肌完全丧失收缩功能,非病变心肌功能相对正常,甚至代偿性增强,不同功能状态的心肌共处一室,特别是病变面积较大时必然使整个心脏的舒缩活动不协调,导致心排血量下降。特别是心肌梗死患者,心肌各部分的供血是不均一的,梗死区、边缘缺血区和非病变区的心肌在兴奋性、自律性、传导性、收缩性方面都存在差异,在此基础上易发生心律失常,使心脏各部分舒缩活动的协调性遭到破坏。度过心肌梗死的急性期后,坏死心肌被纤维组织取代,该处室壁变薄,收缩时可向外膨出,形成室壁瘤,影响心脏泵血。无论是房室活动不协调还是两侧心室不同步舒张,心排血量均有明显地降低。

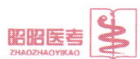

第4节　功能与代谢改变

一、心排血量减少

心排血量随组织细胞代谢需要而增加的能力称为心力储备,这反映心脏的代偿能力。由心肌收缩性降低和心室负荷过重引起的收缩性心功能不全,在临床上表现为心排血量减少的综合征,又称为前向衰竭。

1. 心脏泵血功能降低

(1) 心排血量减少及心脏指数降低　心排血量是评价心脏泵血功能的重要指标之一,但在不同个体之间横向可比性较差。心脏指数是心排血量经单位体表面积标准化后的心脏泵血功能指标,横向可比性较好。心脏泵血功能受损的早期阶段,心力储备减少。随着心力衰竭的发展,心排血量显著降低,心室功能曲线趋于低平,心排血量常常依赖升高的充盈压或(和)增快的心率才能达到满足组织代谢需求的水平。严重心力衰竭时,卧床静息时的心排血量也显著降低,多数患者心排血量<3.5 L/min,心脏指数<2.2 L/(min·m^2)。

(2) 左室射血分数降低　左室射血分数(LVEF)是每搏输出量占左心室舒张末容积(VEDV)的百分比,在静息状态下正常值为55%~65%,是评价左心室射血效率的常用指标,能较好地反映心肌收缩功能的变化。心力衰竭时,每搏输出量降低而左心室舒张末容积增大,射血分数降低。一般认为,当左室射血分数大于50%~55%时,左心室的收缩功能尚可;射血分数40%~55%表示收缩功能轻度损伤;30%~40%时表示中度损伤,小于30%为收缩功能严重抑制,患者预后差。

(3) 心室充盈受损　通常以肺毛细血管楔压反映左心房压和左心室舒张末压;以中心静脉压反映右心房压和右心室舒张末压。由于射血分数降低、心室射血后剩余血量增多,使心室收缩末容积增多,心室容量负荷增大,心室充盈受限。在心力衰竭早期阶段即可出现心室舒张末压升高。

(4) 心率增快　由于交感神经系统兴奋,患者在心力衰竭早期即有明显的心率增快。随心搏出量的进行性降低,心排血量的维持对心率增快的依赖程度增大。因此心悸常是心力衰竭患者最早的和最明显的症状。而过快的心率不但可使心排血量转而降低,且可造成心肌缺血、缺氧而加重心肌损害。

2. 器官血流重新分配

(1) 动脉血压的变化　心力衰竭对血压的影响依心力衰竭发生的速度和严重程度而定。急性心力衰竭时(如急性心肌梗死),由于心排血量锐减,导致动脉血压下降,甚至发生心源性休克。慢性心力衰竭时,由于交感-肾上腺系统神经兴奋,外周阻力增大、心率加快以及血容量增多等,动脉血压可维持在正常范围。而在因慢性心力衰竭出现心功能急剧恶化而入院的患者中,由于交感神经-体液调节系统的过度激活,约50%的患者出现动脉血压升高。

(2) 器官血流重新分配　器官血流量取决于灌注压及灌注阻力。心力衰竭时,各组织器官的灌注压降低和阻力血管收缩的程度不一,导致器官血流量重新分配。一般而言,心力衰竭较轻时,心、脑血流量可维持在正常水平,而皮肤、骨骼肌、肾脏及内脏的血管床因含 α 肾上腺素受体较多,在交感神经兴奋时收缩较为明显,故血流量显著减少。当心力衰竭发展到严重阶段,心、脑血流量亦可减少。

①肾血流量减少　心力衰竭时,心排血量减少通过对压力感受器和肾球旁装置的刺激使肾血流量明显减少,肾小球滤过率减少和肾小管重吸收增加,患者尿量减少,出现钠水潴留,亦可伴有氮质血症。患者的尿量在一定程度上可以反映心功能的状况,随心功能的改善,尿量增加。在慢性心力衰竭时,压力感受器和肾球旁装置对心排血量减少的敏感性降低,尚可维持一定的肾血流量。

②骨骼肌血流量减少　在轻度心力衰竭时,患者在静息状态下无明显不适,而在体力活动时器官血液灌注与组织代谢需求的失衡较为显著。由于骨骼肌血流量减少,心力衰竭患者的早期症状之一是易疲乏,对体力活动的耐受力降低,这是通过减少骨骼肌耗氧量以适应组织的低灌流状态,在早期具有一定的保护意义。然而由于心力衰竭患者的血管内皮功能受损,缺血或运动时引起的扩血管反应减弱,难以抗衡神经-体液调节机制激活所致的外周血管收缩,骨骼肌的血液灌注不足。长期低灌注可导致骨骼肌萎缩、氧化酶活性降低及线粒体数减少等,这是心力衰竭患者承受体力活动能力降低的主要机制。

③脑血流量减少　随着心排血量的进一步减少,脑血流量也可以减少。脑供血不足可引起头晕、头痛、失眠、记忆力减退和烦躁不安等表现。部分患者在变换体位时出现头晕、晕厥等直立性低血压的表

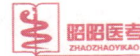

现。当心排血量急性减少时,可导致脑缺血发生短暂性意识丧失,称为心源性晕厥。严重者晕厥发作可持续数秒并伴有四肢抽搐、呼吸暂停、发绀等临床表现,称为阿斯综合征。

④皮肤血流量减少 心力衰竭时,皮肤血流量减少,表现为皮肤苍白、皮肤温度降低。如果合并缺氧,可出现发绀。

二、静脉淤血

1. 体循环淤血 体循环淤血见于右心衰竭及全心衰竭,主要表现为体循环静脉系统的过度充盈、静脉压升高、内脏充血和水肿等。

(1)静脉淤血和静脉压升高 右心衰竭时因钠、水潴留及右室舒张末期压力升高,使上下腔静脉回流受阻,静脉异常充盈,表现为下肢和内脏的淤血。右心淤血明显时出现颈静脉充盈或怒张。按压肝脏后颈静脉异常充盈,称为肝颈静脉反流征阳性。静脉淤血和交感神经兴奋引起的容量血管收缩,可使静脉压升高。

(2)肝肿大及肝功能损害 由于下腔静脉回流受阻,肝静脉压升高,肝小叶中央区淤血,肝窦扩张、出血及周围水肿,导致肝脏肿大,局部有压痛。长期右心衰竭,还可造成心源性肝硬化。因肝细胞变性、坏死,患者可出现转氨酶水平增高及黄疸。

(3)肠功能改变 慢性心力衰竭时,由于胃肠道淤血及动脉血液灌流不足,可出现消化系统功能障碍,表现为消化不良、食欲不振、恶心、呕吐、腹泻等。

(4)水肿 水肿是右心衰竭以及全心衰竭的主要临床表现之一,称为心源性水肿。受重力的影响,心性水肿在体位低的下肢表现最为明显,严重者还可伴发腹水及胸水等。毛细血管压增高是心性水肿的始发因素,而肾血流量减少可引起肾小球滤过率降低和醛固酮增加,造成钠、水潴留,促进水肿的发展。此外,由于胃肠道淤血引起的食物消化吸收障碍、肝淤血造成的肝功能损伤可导致低蛋白血症,又进一步加重心性水肿。

2. 肺循环淤血 肺循环淤血主要见于左心衰竭患者。当肺毛细血管楔压升高,首先出现肺循环淤血,严重时可出现肺水肿。肺淤血、肺水肿的共同表现是呼吸困难,为患者气短及呼吸费力的主观感觉,具有一定的限制体力活动的保护意义,也是判断肺淤血程度的指标。

(1)呼吸困难发生的基本机制 ①肺淤血、肺水肿导致肺顺应性降低,要吸入同样量的空气,需要增加呼吸肌做功,消耗更多的能量,故患者感到呼吸费力;②支气管黏膜充血、肿胀及气道内分泌物导致气道阻力增大;③肺毛细血管压增高和间质水肿使肺间质压力增高,刺激肺毛细血管旁 J 受体,引起反射性浅快呼吸。

(2)呼吸困难的表现形式 根据肺淤血和肺水肿的严重程度,呼吸困难可有不同的表现形式。

①劳力性呼吸困难 轻度左心衰竭患者仅在体力活动时出现呼吸困难,休息后消失,称为劳力性呼吸困难,为左心衰竭最早的表现。其机制是:体力活动时四肢血流量增加,回心血量增多,肺淤血加重;体力活动时心率加快,舒张期缩短,左心室充盈减少,肺循环淤血加重;体力活动时机体需氧量增加,但衰竭的左心室不能相应地提高心排血量,因此机体缺氧进一步加重,刺激呼吸中枢,使呼吸加快加深,出现呼吸困难。

②夜间阵发性呼吸困难 夜间阵发性呼吸困难亦是左心衰竭早期的典型表现。患者夜间入睡后(多在入睡 1~2 小时后)因突感气闷、气急而惊醒,被迫坐起,可伴有咳嗽或泡沫样痰,发作较轻者在坐起后有所缓解,经一段时间后自行消失。严重者可持续发作,咳粉红色泡沫样痰,甚至发展为急性肺水肿。夜间阵发性呼吸困难的发生机制是:a. 患者入睡后由端坐位改为平卧位,下半身静脉回流增多,水肿液吸收入血液循环也增多,加重肺淤血;b. 入睡后迷走神经紧张性增高,使小支气管收缩,气道阻力增大;c. 熟睡后中枢对传入刺激的敏感性降低,只有当肺淤血程度较为严重,动脉血氧分压降低到一定程度时,方能刺激呼吸中枢,使患者感到呼吸困难而惊醒。若患者在气促咳嗽的同时伴有哮鸣音,则称为心性哮喘。

③端坐呼吸 患者在静息时已出现呼吸困难,平卧时加重,故需被迫采取端坐位或半卧位以减轻呼吸困难的程度,称为端坐呼吸。其机制是:a. 端坐位时下肢血液回流减少,肺淤血减轻;b. 膈肌下移,胸腔容积增大,肺活量增加,通气改善;c. 端坐位可减少下肢水肿液的吸收,使血容量降低,减轻肺淤血。端坐呼吸是左心衰竭造成严重肺淤血的表现。

④急性肺水肿 为急性左心衰竭的主要临床表现。由于突发左心室排血减少,引起肺静脉和肺毛细

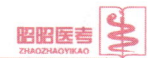

血管压力急剧升高,毛细血管壁通透性增大,血浆渗出到肺间质与肺泡而引起急性肺水肿。此时,患者可出现发绀、气促、端坐呼吸、咳嗽、咳粉红色(或无色)泡沫样痰等症状和体征。

➢ 参考答案如下,详细答案参见 2021 版《国家临床执业及助理医师资格考试精选真题考点精析》。

1. B	2. E	3. D	4. A	5. E	昭昭老师提示:
6. D	7. E	8. B	9. A	—	关注官方微信,获得第一手考试资料。

第 11 章 呼吸功能不全

➢ **2021 考试大纲**

①发病机制:肺通气功能障碍、弥散功能障碍、肺泡通气-血流比例失调、解剖分流增加;②功能与代谢改变:酸碱平衡及电解质紊乱、肺源性心脏病、肺性脑病。

➢ **考纲解析**

近 20 年的医师考试中,本章的考点是呼吸功能不全的发病机制,执业医师每年考查分数为 0～1 分,助理医师每年考查分数为 0～1 分。

第 1 节 病因和发病机制

外呼吸包括肺通气和肺换气,前者指肺泡气与外界气体交换的过程,后者是肺泡气与血液之间的气体交换过程。呼吸衰竭则是肺通气或(和)肺换气功能严重障碍的结果。

【例1】呼吸功能不全通常是

A. 外呼吸功能严重障碍的后果　　　　　B. 内. 外呼吸功能严重障碍的后果

C. 内呼吸功能严重障碍的后果　　　　　D. 血液不能携带氧的后果

E. 组织细胞不能利用氧的后果

一、肺通气功能障碍

1. 限制性通气不足　指吸气时肺泡的扩张受限引起的肺泡通气不足。通常吸气运动是呼吸肌收缩引起的主动过程,呼气则是肺泡弹性回缩和肋骨与胸骨借重力作用复位的被动过程。主动过程更易发生障碍。其原因有:

(1) 呼吸肌活动障碍　中枢或周围神经的器质性病变如脑外伤、脑血管意外、脑炎、脊髓灰质炎、多发性神经炎等;由过量镇静药、安眠药、麻醉药所引起的呼吸中枢抑制;呼吸肌本身的收缩功能障碍如由长时间呼吸困难和呼吸运动增强所引起的呼吸肌疲劳、由营养不良所致的呼吸肌萎缩;由低钾血症、缺氧、酸中毒等所致的呼吸肌无力等,均可累及呼吸肌收缩功能而引起限制性通气不足。

(2) 胸廓的顺应性降低　严重的胸廓畸形、胸膜纤维化等可限制胸部的扩张。

(3) 肺的顺应性降低　如严重的肺纤维化或肺泡表面活性物质减少可降低肺的顺应性,使肺泡扩张的弹性阻力增大而导致限制性通气不足。

(4) 胸腔积液和气胸　胸腔大量积液或张力性气胸压迫肺,使肺扩张受限。

【例2】出现严重胸膜病变时,病人可发生

A. 弥散障碍　　　　　　　B. 限制性通气不足　　　　　　　C. 阻塞性通气不足

D. 死腔样通气　　　　　　E. 肺表面活性物质受破坏

2. 阻塞性通气不足　指气道狭窄或阻塞所致的通气障碍。呼气时略高于吸气时。影响气道阻力的因素有:气道内径、长度和形态、气流速度和形式等,其中最主要的是气道内径。气管痉挛、管壁肿胀或纤维化,管腔被黏液、渗出物、异物等阻塞,肺组织弹性降低以致对气道管壁的牵引力减弱等,均可使气道内径变窄或不规则而增加气流阻力,从而引起阻塞性通气不足。

3. 肺泡通气不足时的血气变化　总肺泡通气量不足会使肺泡气氧分压(P_AO_2)下降和肺泡气二氧化碳分压(P_ACO_2)升高,因而流经肺泡毛细血管的血液不能被充分动脉化,导致 PaO_2 降低和 $PaCO_2$ 升高,最终出现Ⅱ型呼吸衰竭。此时,$PaCO_2$ 增值与 PaO_2 降值成一定比例关系,其比值相当于呼吸商(R)。

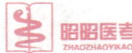

二、肺换气功能障碍

肺换气功能障碍包括弥散障碍、肺泡通气与血流比例失调以及解剖分流增加。

1. 弥散障碍 ①弥散障碍的常见原因 肺泡膜面积减少：正常成人肺泡总面积约为 80 m^2。静息时参与换气的面积为 35～40 m^2，运动时增大。由于储备量大，只有当肺泡膜面积减少一半以上时，才会发生换气功能障碍。肺泡膜面积减少见于肺实变、肺不张、肺叶切除等。肺泡膜厚度增加市泡膜的薄区，为气体交换的部位，它是由肺泡上皮、毛细血管内皮及两者共有的基底膜所构成，其厚度不到 1 μm，是气体交换的部位。虽然气体从肺泡腔到达红细胞内还需经过肺泡表面的液体层、血管内血浆和红细胞膜，但总厚度不到 5 μm，故正常气体交换很快。当肺水肿、肺泡透明膜形成、肺纤维化及肺泡毛细血管扩张等导致血浆层变厚时，可因弥散距离增宽使弥散速度减慢。②弥散障碍时的血气变化 肺泡膜病变患者在静息时一般不出现血气异常。因为正常静息时，血液流经肺泡毛细血管的时间约为 0.75 s，而血液氧分压只需 0.25 s 就可升至肺泡气氧分压水平。肺泡膜病变时虽然弥散速度减慢，但在静息时气体交换在 0.75 s 内仍可达到血气与肺泡气的平衡，因而不发生血气的异常。在体力负荷增加等使心输出量增加和肺血流加快时，血液和肺泡接触时间过于缩短，导致低氧血症。肺泡膜病变加上肺血流增快只会引起 PaO_2 降低，不会使 $PaCO_2$ 增高。因为 CO_2 在水中的溶解度比 O_2 大，故弥散速度比 O_2 快，能较快地弥散入肺泡使 $PaCO_2$ 与 P_ACO_2 取得平衡。只要患者肺泡通气量正常，就可保持 $PaCO_2$ 与 P_ACO_2 正常。如果存在代偿性通气过度，则可使 P_ACO_2 与 $PaCO_2$ 低于正常。

【例3】 一般情况下，弥散障碍主要导致动脉血中

A. 氧分压升高，二氧化碳分压升高　　　　　B. 氧分压降低，二氧化碳分压降低

C. 氧分压不变，二氧化碳分压不变　　　　　D. 氧分压不变，二氧化碳分压升高

E. 氧分压降低，二氧化碳分压不变

【例4】 单纯弥散障碍时血气变化的特点是

A 氧分压升高　　　　B. 氧分压降低　　　　C. 二氧化碳分压降低

D. 二氧化碳分压升高　　　　E. 氧分压降低伴二氧化碳升高

2. 肺泡通气与血流比例失调 血液流经肺泡时能否获得足够的氧和充分地排出 CO_2，使血液动脉化，还取决于肺泡通气量与血流量的比例。如肺的总通气量和总血流量正常，但肺通气或(和)血流不均匀，造成部分肺泡通气与血流比例失调，也可引起气体交换障碍，导致呼吸衰竭。这是肺部疾患引起呼吸衰竭最常见和最重要的机制。正常成人在静息状态下，肺泡每分通气量(V_A)约为 4 L，每分钟肺血流量(Q)约为 5 L，两者的比率(V_A/Q)约为 0.8。当肺发生病变时，由于肺病变轻重程度与分布的不均匀，使各部分肺的通气与血流比例不平衡，可能造成严重的肺泡通气与血流比例失调，导致换气功能障碍。

(1) 部分肺泡通气不足　支气管哮喘、慢性支气管炎、阻塞性肺气肿等引起的气道阻塞，以及肺纤维化、肺水肿等引起的限制性通气障碍的分布往往是不均匀的，可导致肺泡通气的严重不均。病变重的部分肺泡通气明显减少，而血流未相应减少，甚至还可因炎性充血等使血流增多(如大叶性肺炎早期)，使 V_A/Q 显著降低，以致流经这部分肺泡的静脉血未经充分动脉化便掺入动脉血内。这种情况类似动-静脉短路，故称功能性分流，又称静脉血掺杂。正常成人由于肺内通气分布不均匀形成的功能性分流约占肺血流量的 3%，慢性阻塞性肺疾患严重时，功能性分流可增加到肺血流量的 30%～50%，从而严重地影响换气功能。

(2) 部分肺泡血流不足　肺动脉栓塞、弥散性血管内凝血、肺动脉炎、肺血管收缩等，都可使部分肺泡血流减少，V_A/Q 可显著大于正常，患部肺泡血流少而通气多，肺泡通气不能充分被利用，称为死腔样通气。正常人的生理死腔约占潮气量的 30%，疾病时功能性死腔可显著增多，使 V_D/V_T 高达 60%～70%，从而导致呼吸衰竭。

【例5】 死腔样通气可见于

A. 支气管哮喘　　　　B. 肺不张　　　　C. 声带麻痹

D. 胸腔积水　　　　E. 肺动脉栓塞

3. 解剖分流增加　生理情况下，肺内也存在解剖分流，即一部分静脉血经支气管静脉和极少的肺内动静脉交通支直接流入肺静脉。这些解剖分流的血流量正常时占心输出量的 2%～3%。支气管扩张症可伴有支气管血管扩张和肺内动-静脉短路开放，使解剖分流量增加，静脉血掺杂异常多，而导致呼吸

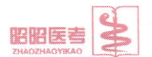

衰竭。解剖分流的血液完全未经气体交换过程,故称为真性分流。在肺实变和肺不张时,病变肺泡完全失去通气功能,但仍有血流,流经的血液完全未进行气体交换而掺入动脉血,类似解剖分流。吸入纯氧可有效地提高功能性分流的 PaO_2,而对真性分流的 PaO_2 则无明显作用,用这种方法可对二者进行鉴别。

第 2 节　功能与代谢变化

一、酸碱平衡及电解质紊乱

Ⅰ型和Ⅱ型呼吸衰竭时均有低氧血症,因此均可引起代谢性酸中毒;Ⅱ型呼吸衰竭时低氧血症和高碳酸血症并存,因此可有代谢性酸中毒和呼吸性酸中毒;ARDS 患者由于代偿性呼吸加深加快,可出现代谢性酸中毒和呼吸性碱中毒;若给呼衰患者应用人工呼吸机、过量利尿剂或 $NaHCO_3$ 等则可引起医源性呼吸性或代谢性碱中毒。一般而言,呼吸衰竭时常发生混合性酸碱平衡紊乱。

1. 代谢性酸中毒　严重缺氧时无氧代谢增强,乳酸等酸性产物增多,可引起代谢性酸中毒。此外,呼吸衰竭时可能出现功能性肾功能不全,肾小管排酸保碱功能降低,以及引起呼吸衰竭的原发疾病或病理过程,如感染、休克等均可导致代谢性酸中毒。此时血液电解质主要有以下变化:①血清钾浓度增高:由于酸中毒可使细胞内 K^+ 外移及肾小管排 K^+ 减少,导致高血钾;②血清氯浓度增高:代谢性酸中毒时由于 HCO_3^- 降低,可使肾排 Cl^- 减少,故血 Cl^- 常增高。

2. 呼吸性酸中毒　Ⅱ型呼吸衰竭时,大量二氧化碳潴留可引起呼吸性酸中毒,此时可有高血钾和低血氯。造成低血氯的主要原因是:高碳酸血症使红细胞中 HCO_3^- 生成增多,后者与细胞外 Cl^- 交换使 Cl^- 转移人细胞;酸中毒时肾小管上皮细胞产生 NH_3 增多,$NaHCO_3$ 重吸收增多,使尿中 NH_4Cl 和 $NaCl$ 的排出增加,均使血清 Cl^- 降低。当呼吸性酸中毒合并代谢性酸中毒时,血 Cl^- 可正常。

3. 呼吸性碱中毒　Ⅰ型呼吸衰竭时,因缺氧引起肺过度通气,可发生呼吸性碱中毒。此时病人可出现血钾降低,血氯增高。

【例6】呼吸衰竭时影响全身各系统代谢和功能变化的根本原因是

A. 交感神经兴奋　　　　　　　B. 血压升高　　　　　　　C. 弥散性血管内凝血
D. 酸中毒　　　　　　　　　　E. 低氧血症和高碳酸血症

【例7】呼吸衰竭引起的酸碱平衡紊乱的类型多为

A. 呼吸性酸中毒　　　　　　　B. 代谢性酸中毒　　　　　　C. 混合型酸碱平衡紊乱
D. 代谢性碱中毒　　　　　　　E. 呼吸性碱中毒

二、肺源性心脏病和肺心脑病的发病机制

1. 肺源性心脏病的发病机制　①肺血管阻力增加的功能性因素:缺氧是肺动脉高压形成的最关键因素,缺氧可以使血管平滑肌细胞膜对 Ca^{2+} 离子通透性增加,功能性因素可通过治疗使病情恢复;②机械解剖因素如肺血管重塑;③血容量增多和血液黏稠度增加:慢性缺氧产生继发性红细胞增多,血液黏稠度增加。

2. 肺心脑病的发病机制　其发病机制较为复杂,主要是肺部损害致二氧化碳潴留及缺氧,引起高碳酸血症及低氧血症,加之因肺部循环障碍及肺动脉高压更进一步诱发或加重脑组织的损害,而引起肺性脑病。

➢ 参考答案如下,详细答案参见 2021 版《国家临床执业及助理医师资格考试精选真题考点精析》。

1. A	2. B	3. E	4. B	昭昭老师提示:
5. E	6. E	7. C	—	关注官方微信,获得第一手考试资料。

第 12 章　肝性脑病

➢ **2021 考试大纲**

①概念;②发病机制;③诱因。

➢ **考纲解析**

近 20 年的医师考试中,本章的考点是肝性脑病的发病机制,执业医师每年考查分数为 0~1 分,助理

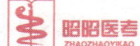

医师每年考查分数为0~1分。

一、概　念

肝性脑病是指在排除其他已知脑疾病前提下,继发于肝功能障碍的一系列严重的神经精神综合征,可表现为人格改变、智力减弱、意识障碍等特征,并且这些特征为可逆的。肝性脑病晚期发生不可逆性肝昏迷,甚至死亡。

二、肝性脑病的发病机制

1. 氨中毒学说

(1) 血氨增高的原因　①尿素合成减少,氨清除不足;②氨的产生增多。

(2) 氨对脑的毒性作用　NH_3属弱碱性,血中仅占1%,且主要以铵离子(NH_4^+)形式存在,NH_4^+不易通过血脑屏障,而NH_3可自由通过血脑屏障进入脑内。血氨增高,氨入脑增多。血脑屏障通透性增高时,即使血氨不升高,进入脑内的氨也可增多。

【例1】氨对脑的毒性作用不包括

A. 干扰脑的能量代谢　　　　B. 使脑内兴奋性递质产生减少

C. 使脑内抑制性递质产生增多　　D. 使脑的敏感性增高

E. 抑制脑细胞膜的功能

2. 假性神经递质学说

①食物中蛋白质在消化道中经水解产生氨基酸。其中芳香族氨基酸-苯丙氨酸和酪氨酸,经肠道细菌释放的脱羧酶的作用,分别被分解为苯乙胺和酪胺。正常情况下,苯乙胺和酪胺进入肝脏,在单胺氧化酶作用下,被氧化分解而解毒。当肝功能严重障碍时,由于肝脏的解毒功能低下,或苯乙胺和酪胺经侧支循环绕过肝脏直接进入体循环,使其血中浓度增高。尤其是当门脉高压时,由于肠道淤血,消化功能降低,使肠内蛋白分解过程增强时,将有大量苯乙胺和酪胺入血。②脑干网状结构的主要功能是保持清醒状态或维持唤醒功能,因而又称为脑干网状结构上行激动系统。去甲肾上腺素和多巴胺等为脑干网状结构中的主要神经递质。肝功能严重障碍时,苯乙胺和酪胺入脑增加。在脑干网状结构的神经细胞内,苯乙胺和酪胺分别在羟化酶作用下,生成苯乙醇胺和羟苯乙醇胺。苯乙醇胺和羟苯乙醇胺在化学结构上与正常(真性)神经递质-去甲肾上腺素和多巴胺相似,但生理效应极弱,被称为假性神经递质。当假性神经递质增多时,可取代去甲肾上腺素和多巴胺被神经元摄取,并贮存在突触小体的囊泡中。但其被释放后的生理效应则远较去甲肾上腺素和多巴胺弱,脑干网状结构上行激动系统的唤醒功能不能维持,从而发生昏迷。

【例2】假性神经递质引起肝性脑病的机制是

A. 干扰脑的能量代谢　　　　B. 使脑细胞产生抑制性突触后电位

C. 干扰脑细胞膜的功能　　　D. 与正常递质竞争受体,但其效应远较正常递质为弱

E. 引起血浆氨基酸失衡

3. 最基酸失衡学说

(1) 血浆氨基酸失衡的原因　肝脏功能严重障碍时,肝细胞灭活胰岛素和胰高血糖素能力降低,使二者浓度增高,但胰高血糖素升高更显著,导致血中胰岛素/胰高血糖素比值降低,分解代谢增强。其中胰高血糖素使组织蛋白分解代谢增强,大量芳香族氨基酸由肝和肌肉释放入血,而肝功能严重障碍时,芳香族氨基酸的降解能力降低;同时因肝脏的糖异生途径障碍,使芳香族氨基酸转变为糖的能力降低。这些均可使血中芳香族氨基酸含量增高。

支链氨基酸主要在骨骼肌中进行代谢,胰岛素可促进肌肉组织摄取和利用支链氨基酸。肝功能严重障碍,血中胰岛素水平增高,支链氨基酸进入肌肉组织增多,因而使其血中含量减少。此外,在骨骼肌及脑组织,血氨增高可增强支链氨基酸代谢。当血氨水平升高时,支链氨基酸的氨基通过转氨基作用与α-酮戊二酸结合生成谷氨酸,进而与自由氨结合生成谷氨酰胺而发挥解毒作用。这一解毒过程中,由于大量支链氨基酸提供氨基而转化为相应的酮酸,造成支链氨基酸水平降低。

(2) 芳香族氨基酸与肝性昏迷　①生理情况下,芳香族氨基酸与支链氨基酸同属电中性氨基酸,借同一载体转运系统通过血脑屏障并被脑细胞摄取。血中芳香族氨基酸的增多和支链氨基酸的减少,则必然使芳香族氨基酸主要是苯丙氨酸、酪氨酸进入脑内增多。②当进入脑内的苯丙氨酸和酪氨酸增多时,高水平苯丙氨酸可抑制酪氨酸羟化酶的活性,从而使正常神经递质生成减少。苯丙氨酸可在芳香族氨基

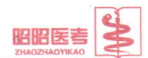

酸脱羧酶作用下,生成苯乙胺,进一步在β-羟化酶作用下生成苯乙醇胺。而高水平酪氨酸也可在芳香族氨基酸脱羧酶作用下生成酪胺,进一步在羟化酶作用下生成羟苯乙醇胺。因而,苯丙氨酸和酪氨酸进入脑内增多使脑内产生大量假性神经递质,抑制正常神经递质的合成及作用。

4. GABA 学说 GABA 属于抑制性神经递质,GABA 能神经元活动变化与肝性脑病的发生发展密切相关。GABA-A 受体(又称 GABA/BZ 受体,GABA/苯二氮䓬类受体)为亲离子型受体,由两个α亚单位和两个β亚单位组成,其中β亚单位含 GABA 受体,而α单位含苯二氮䓬类(BZ)受体,GABA 和苯二氮䓬类物质作为 GABA-A 受体复合物激动剂,可活化 GABA-A 受体。当突触前神经元兴奋时,GABA 从囊泡中释放,通过突触间隙与突触后神经元胞膜上的 GABA 受体结合,使细胞膜对 Cl^- 通透性增高,由于细胞外的 Cl^- 浓度比细胞内高,因而,Cl^- 由细胞外进入细胞内,产生超极化,从而发挥突触后抑制作用。GABA 也具有突触前抑制作用,当 GABA 作用于突触前的轴突末梢时,也可使轴突膜对 Cl^- 通透性增高,但由于轴浆内的 Cl^- 浓度比轴突外高,因而,Cl^- 反由轴突内流向轴突外,进而产生去极化,使末梢在冲动到来时,释放神经递质的量减少,从而产生突触前抑制作用。

5. 其他神经毒质在肝性脑病发病中的作用 研究发现许多神经毒质可能参与肝性脑病的发生发展过程。其中主要有:锰、硫醇、脂肪酸、酚等物质。锰由肝胆管排除,肝功能不全时血锰升高,锰中毒可导致星形胶质细胞病变,影响谷氨酸摄取及能量代谢。含硫的蛋氨酸经肠道细菌作用后,可产生毒性较强的一些含硫化合物,正常时可被肝脏解毒,肝功能严重障碍,可产生毒性作用。硫醇可抑制尿素合成而干扰氨的解毒;抑制线粒体的呼吸过程等。肝脏功能严重障碍所致脂肪代谢障碍,肝脏清除脂肪酸不足,可使血中短链脂肪酸增多,短链脂肪酸可抑制脑能量代谢及氨的分解代谢。酪氨酸经肠道细菌作用可产生酚,正常时经肝解毒,肝脏解毒功能降低,则血中酚增多。此外,色氨酸经肠道细菌作用可产生吲哚、甲基吲哚等,由于肝解毒功能障碍而产生毒性作用,此与肝性脑病的发生也可能有一定关系。

三、肝性脑病的诱因

1. 氮的负荷增加 氮的负荷过度是诱发肝性脑病最常见的原因。肝硬化病人常见的上消化道出血、过量蛋白饮食、输血等外源性氮负荷过度,可通过促进血氨增高而诱发肝性脑病。由于肝肾综合征等所致的氮质血症、低钾性碱中毒或呼吸性碱中毒、便秘、感染等内源性氮负荷过重等,也常诱发肝性脑病。

2. 血脑屏障通透性增强 ①一些神经毒质正常时不能通过血脑屏障,血脑屏障通透性的增高,可使神经毒质入脑增多,参与肝性脑病发病过程。②细胞因子水平增高、能量代谢障碍等可使血脑屏障通透性增高。严重肝病患者合并的高碳酸血症、脂肪酸以及饮酒等也可使血脑屏障通透性增高。

3. 脑敏感性增高 严重肝病患者,体内各种神经毒质增多,在毒性物质的作用下,脑对药物或氨等毒性物质的敏感性增高,因而,当使用止痛、镇静、麻醉以及氯化铵等药物时,则易诱发肝性脑病。感染、缺氧、电解质紊乱等也可增强脑对毒性物质的敏感性而诱发肝性脑病。

➢ 参考答案如下,详细答案参见 2021 版《国家临床执业及助理医师资格考试精选真题考点精析》。

1. C	2. D	—	昭昭老师提示:关注官方微信,获得第一手考试资料。

第 13 章　肾功能不全

➢ **2021 考试大纲**

①急性肾功能不全:病因、发病机制、功能与代谢改变;②慢性肾功能不全:发病机制、功能与代谢改变。

➢ **考纲解析**

近 20 年的医师考试中,本章的考点是急性和慢性肾功能不全的发病机制,执业医师每年考查分数为 0～1 分,助理医师每年考查分数为 0～1 分。

第 1 节　急性肾功能不全

一、分类和病因

1. 肾前性急性肾功能衰竭 ①肾前性肾功能衰竭是指肾脏血液灌流量急剧减少所致的急性肾功能

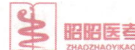

衰竭。肾脏无器质性病变,一旦肾灌流量恢复,则肾功能也迅速恢复。所以这种肾功能衰竭又称功能性肾功能衰竭或肾前性氮质血症。②常见于各型休克早期。由于血容量减少、心泵功能障碍或血管床容积增大,引起有效循环血量减少和肾血管强烈收缩,导致肾血液灌流量和 GFR 显著降低,出现尿量减少和氮质血症等内环境紊乱。

【例1】下列属于肾前性因素的有

A. 汞中毒　　　　　　　　B. 急性肾小球肾炎　　　　　　　C. 肾盂肾炎

D. 休克　　　　　　　　　E. 尿路阻塞

2. 肾性急性肾功能衰竭　肾性肾功能衰竭是由于各种原因引起肾实质病变而产生的急性肾功能衰竭,又称器质性肾功能衰竭。肾性肾功能衰竭是临床常见的危重病症,根据损伤的组织学部位可分为:肾小球、肾间质、肾血管和肾小管损伤,其主要病因概括如下。

(1) 肾小球、肾间质和肾血管疾病　见于急性肾小球肾炎、狼疮性肾炎、多发性结节性动脉炎和过敏性紫癜性肾炎等引起的肾小球损伤;急性间质性肾炎、药物过敏及巨细胞病毒感染等导致的肾间质损伤;肾小球毛细血管血栓形成和微血管闭塞等微血管疾病,以及肾动脉粥样栓塞和肾动脉狭窄等大血管病变。

(2) 急性肾小管坏死　急性肾小管坏死(ATN)是引起肾性 ARF 的最常见、最重要原因。导致 ATN 的因素主要包括:

① 肾缺血和再灌注损伤　肾前性肾功能衰竭的各种病因(如休克),在早期未能得到及时的抢救,因持续的肾缺血而引起 ATN,即由功能性肾功能衰竭转为器质性肾功能衰竭。此外,休克复苏后的再灌注损伤也是导致 ATN 的主要因素之一。

② 肾中毒　引起肾中毒的毒物很多,可概括为外源性肾毒物和内源性肾毒物两类。常见的外源性肾毒物包括:a. 药物:如氨基苷类抗生素、四环素族和两性霉素 B 等,静脉注射或口服 X 线造影剂也可直接损伤肾小管;b. 有机溶剂:如四氯化碳、乙二醇和甲醇等;c. 重金属:如汞、铋、铅、锑、砷等化合物;d. 生物毒素:如生鱼胆、蛇毒、蜂毒等。内源性肾毒物主要包括:血红蛋白、肌红蛋白和尿酸等。如输血时血型不合或疟疾等引起的溶血,挤压综合征等严重创伤引起的横纹肌溶解症,过度运动、中暑等引起的非创伤性横纹肌溶解症,从红细胞和肌肉分别释出的血红蛋白和肌红蛋白,经肾小球滤过而形成肾小管色素管型,堵塞并损害肾小管,引起 ATN。在许多病理条件下,肾缺血与肾毒物常同时或相继发生作用。例如肾毒物可引起局部血管痉挛而致肾缺血;反之,肾缺血时也常伴有毒性代谢产物在体内蓄积。

3. 肾后性急性肾功能衰竭　由肾以下尿路(从肾盏到尿道口)梗阻引起的肾功能急剧下降称肾后性急性肾功能衰竭,又称肾后性氮质血症。常见于双侧输尿管结石、盆腔肿瘤和前列腺肥大等引起的尿路梗阻。尿路梗阻使梗阻上方的压力升高,引起肾盂积水,肾间质压力升高,肾小球囊内压升高,导致肾小球有效滤过压下降而引起 GFR 降低,出现少尿、氮质血症和酸中毒等。肾后性 ARF 早期并无肾实质损害,如及时解除梗阻,肾泌尿功能可迅速恢复。

二、发病机制

1. 肾血管及血流动力学异常　虽然 ATN 时细胞损伤以肾小管上皮细胞为主,但引起肾功能障碍和内环境持续紊乱的中心环节仍是 GFR 降低。临床和动物实验研究表明,在急性肾功能衰竭的初期,有肾血流量减少和肾内血液分布异常,而且肾缺血的程度与形态学损害及功能障碍之间存在着平行关系。肾血管及血流动力学的异常是 ARF 初期 GFR 降低和少尿的主要机制。

【例2】失血性休克引起急性肾功能不全的最主要发病机制是

A. 肾血流量减少和肾内血流分布异常　　　B. 儿茶酚胺增多　　　　　C. 白细胞流变特性改变

D. 肾小管阻塞　　　　　　　　　　　　　E. 原尿回漏

(1) 肾灌注压降低　当动脉血压低于 80 mmHg,有效循环血量减少程度超过肾脏自身调节的范围时,肾脏血液灌流量即明显减少,GFR 降低。

(2) 肾血管收缩　肾皮质血管收缩的机制主要与以下因素有关①交感-肾上腺髓质系统兴奋:在 ATN 时,因有效循环血量减少或毒物的作用,致使交感-肾上腺髓质系统兴奋,血中儿茶酚胺水平升高,通过刺激 α-肾上腺素受体使肾血管收缩,肾血流量减少,GFR 降低。皮质肾单位分布在肾皮质外 1/3,其入球小动脉对儿茶酚胺敏感,因而皮质呈缺血改变。②肾素-血管紧张素系统激活:有效循环血量减少

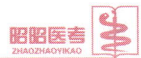

使肾血管灌注压降低,入球小动脉壁受牵拉程度减小,可刺激肾小球球旁细胞分泌肾素;交感神经兴奋时释放肾上腺素和去甲肾上腺素,亦可刺激球旁细胞释放肾素。肾素产生增多,促使肾内血管紧张素Ⅱ(Ang Ⅱ)生成增加,引起入球小动脉及出球小动脉收缩。因肾皮质中的肾素含量丰富,故 RAS 系统激活,致使肾皮质缺血更甚。③肾内收缩及舒张因子释放失衡:肾缺血或肾中毒使肾血管内皮细胞受损,可引起血管内皮源性收缩因子(ET)分泌增多以及血管内皮源性舒张因子(如一氧化氮 NO)释放减少。此外,急性肾衰时,肾内前列腺素产生减少。肾内产生的具有抑制血管平滑肌收缩,扩张血管的作用。收缩与舒张因子释放的失衡可加强肾血管的持续收缩,使 GFR 降低。

【例3】急性肾功能衰竭时肾素-血管紧张素系统活性增强的机制是
A. 近曲小管对钠重吸收减少　　　B. 远曲小管钠浓度改变　　　C. 远曲小管钾浓度降低
D. 近曲小管钙浓度改变　　　　　E. 远曲小管氯浓度改变

(3)肾毛细血管内皮细胞肿胀　肾缺血、缺氧及肾中毒时,肾脏细胞代谢受影响,使 ATP 生成不足,Na^+-K^+-ATP 酶活性减弱,细胞内钠、水潴留,细胞发生水肿。随着细胞水肿的发生,细胞膜通透性改变,大量的 Ca^{2+} 涌入细胞内,形成细胞内 Ca^{2+} 超载。同时,$Ca^{2+}-ATP$ 酶活性减弱也使肌浆网摄取 Ca^{2+} 受限以及细胞内钙泵出减少,引起细胞质内游离钙增加。细胞内游离钙增加又可妨碍线粒体的氧化磷酸化功能,使 ATP 生成更加减少,从而形成恶性循环。此外,由于缺氧时大量增加的 ADP 可由线粒体进入胞质并直接抑制 Na^+-K^+-ATP 酶的活性,而且肾毒物(如氨基苷类抗生素)也可直接使 Na^+-K^+-ATP 酶活性减弱,这更加重了细胞内 Na^+、水潴留及细胞水肿,妨碍细胞的代谢与功能。当肾细胞水肿,特别是肾毛细血管内皮细胞肿胀,可使血管管腔变窄,血流阻力增加,肾血流量减少。

【例4】下列哪项不是急性肾功能衰竭的临床表现?
A. 高钙血症　　　　　　　　　B. 高钾血症　　　　　　　C. 代谢性酸中毒
D. 氮质血症　　　　　　　　　E. 少尿

(4)肾血管内凝血　急性肾功能衰竭患者血液黏度升高,血和尿中纤维蛋白降解产物(FDP)增多,部分病人的肾小球毛细血管内有纤维蛋白和血小板沉积。应用抗凝剂对某些急性肾功能衰竭患者有一定疗效。这些,都提示肾内 DIC 可能在急性肾功能衰竭的发病机制中起一定作用。

2. 肾小管损伤

(1)肾小管阻塞　肾缺血、肾毒物引起肾小管坏死时的细胞脱落碎片,异型输血时的血红蛋白、挤压综合征时的肌红蛋白,均可在肾小管内形成各种管型,阻塞肾小管管腔,使原尿不易通过,引起少尿。同时,由于管腔内压升高,使肾小球囊内压增加,有效滤过压降低,导致 GFR 减少。目前一般认为,肾小管阻塞可能在某些急性肾功能衰竭持续少尿中是导致 GFR 降低的重要因素。

(2)原尿回漏　在持续肾缺血和肾毒物作用下,肾小管上皮细胞变性、坏死、脱落,原尿通过受损肾小管壁处回漏入周围肾间质,除直接造成尿量减少外,还引起肾间质水肿,压迫肾小管,造成囊内压升高,使 GFR 减少,出现少尿。受损肾小管上皮细胞的通透性增高,在 ^{14}C-菊粉、辣根过氧化酶显微穿刺直接注入的动物实验中得到证实。

(3)管-球反馈机制失调　管-球反馈(TGF)是在肾单位水平上的自身调节,即当肾小管液中的溶质浓度和流量改变时,其信号通过致密斑和肾小球旁器感受、放大和传递,从而改变肾小球的灌流和 GFR,达到平衡。一般认为,致密斑感受的信息可能与致密斑处 $Na^+-K^+-2Cl^-$ 共同转运的变化导致 Na^+ 和 Cl^- 等离子转运率的改变有关,但其详细的机制尚不明确。采用微穿刺灌注方法的研究证实,增加致密斑的 NaCl 浓度可使单个肾单位 GFR 下降50%。在 ATN 时,近曲小管对 Na^+ 和 Cl^- 的重吸收减少,使远曲小管内液中的 NaCl 浓度持续升高,可导致管-球反馈异常激活,使入球小动脉收缩,GFR 持续降低。

3. 肾小球滤过系数降低　GFR 的大小不仅取决于肾小球有效滤过压,其与肾小球滤过系数也密切相关。肾小球滤过率=滤过系数×有效滤过压。Kf 代表肾小球的通透能力,与滤过膜的面积及其通透性的状态有关。肾缺血和肾中 Kf 降低,也是导致 GFR 降低的机制之一。Kf 的降低与肾小球毛细血管内皮细胞肿胀、足细胞足突结构变化、滤过膜上的窗孔大小及密度减少有关。

【例5】急性肾功能衰竭的发病机制中原尿回漏是由于
A. 肾小管阻塞　　　　　　　B. 原尿流速过慢　　　　　C. 肾小管上皮细胞坏死脱落
D. 肾间质水肿　　　　　　　E. 肾小球滤过率降低分

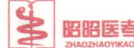

三、发病过程及功能代谢变化

1. 少尿型急性肾功能衰竭 少尿型 ARF 的发病过程包括少尿期、移行期、多尿期和恢复期四个阶段。

少尿期	病情最危重阶段,可持续数天至数周,持续愈久,预后愈差。此期不仅尿量显著减少,而且还伴有严重的内环境紊乱,常有以下主要的功能代谢变化: 患者出现少尿或无尿、低比重尿、尿钠高、血尿、蛋白尿、管型尿;水中毒;高钾血症;代谢性酸中毒;氮质血症
移行期	①当尿量增加到每日大于 400 mL 时标志着病人已度过危险的少尿期进入移行期,提示肾小管上皮细胞已开始修复再生,是肾功能开始好转的信号; ②在移行期,由于肾功能尚处于刚开始修复阶段,肾脏排泄能力仍低于正常,因此,氮质血症、高钾血症和酸中毒等内环境紊乱还不能立即改善
多尿期	每日尿量可达 3 000 mL 或更多。一般而言,少尿期体内蓄积的水分和尿素氮等代谢产物越多,多尿期尿量也越多
恢复期	多尿期过后,肾功能已显著改善,尿量逐渐恢复正常,血尿素氮和血肌酐基本恢复到正常水平,水、电解质和酸碱平衡紊乱得到纠正

2. 非少尿型急性肾功能衰竭 非少尿型 ARF,系指患者在进行性氮质血症期内每日尿量持续在 400 mL 以上,甚至可达 1 000～2 000 mL。近年来,非少尿型 ARF 有增多趋势,其原因在于:①血、尿生化参数异常的检出率提高;②药物中毒性 ARF 的发病率升高,如氨基苷类抗生素肾中毒常引起非少尿型 ARF;③大剂量强效利尿药及肾血管扩张剂的预防性使用,使此类患者尿量不减;④危重患者的有效抢救与适当的支持疗法;⑤与过去的诊断标准不同,过去常把内环境严重紊乱并需透析治疗作为诊断标准,目前采用血肌酐进行性增高来判断 ARF。由于上述综合因素使非少尿型 ARF 的发病率或检出率明显增加。

【例6】急性肾功能衰竭少尿期,输入大量水分可导致

　A. 低渗性脱水 　　　　　　　　B. 高渗性脱水 　　　　　　　　C. 等渗性脱水

　D. 水中毒 　　　　　　　　　　E. 水肿

【例7】急性肾功能少尿期中,对患者危害最大的变化是

　A. 水中毒 　　　　　　　　　　B. 少尿 　　　　　　　　　　　C. 高钾血症

　D. 代谢性酸中毒 　　　　　　　E. 氮质血症

【例8】急性肾功能不全少尿期,患者最常见的酸碱平衡紊乱类型是

　A. 代谢性酸中毒 　　　　　　　B. 代谢性碱中毒 　　　　　　　C. 呼吸性酸中毒

　D. 呼吸性碱中毒 　　　　　　　E. 呼吸性碱中毒合并代谢性碱中毒

第2节　慢性肾功能衰竭

一、发病机制

1. 原发病的作用 各种慢性肾脏疾病和继发于全身性疾病的肾损害导致肾单位破坏、使其功能丧失的机制不尽相同,有些疾病以损伤肾小球为主,有些疾病则以损害肾小管及破坏肾间质为主。主要包括以下几个方面:①炎症反应:如慢性肾小球肾炎、慢性肾盂肾炎、肾结核等;②缺血:如肾小动脉硬化症、结节性动脉周围炎等;③免疫反应:如膜性肾小球肾炎、肾毒性血清性肾炎、系统性红斑狼疮等;④尿路梗阻:如尿路结石、前列腺肥大等;⑤大分子沉积:如淀粉样变性等。

2. 继发性进行性肾小球硬化 ①健存肾单位血流动力学的改变。1960 年,Bricker 提出健存肾单位假说,认为各种损害肾脏的因素持续不断地作用于肾脏,造成病变严重部分的肾单位功能丧失,而另一部分损伤较轻或未受损伤的"残存"或"健存"肾单位加倍工作以进行代偿,从而适应机体需要。当代偿不足以完成肾脏的排泄和调节等功能时,机体则表现出代谢废物和毒物潴留,水、电解质及酸碱平衡紊乱等 CRF 的症状。②系膜细胞增殖和细胞外基质产生增多。肾小球系膜细胞是产生与分泌细胞外基质的主要细胞之一,系膜细胞增殖及细胞外基质增多和聚集是肾小球硬化机制的关键。体内外多种物质包括内毒素、免疫复合物、糖基化终末产物、各种炎性介质和细胞因子均可导致肾小球系膜细胞增殖和释放多种细胞因子,使细胞外基质产生增加并沉积,从而导致肾小球纤维化和硬化。

3. 肾小管-间质损伤 肾小管间质损伤的主要病理变化为肾小管肥大或萎缩,肾小管腔内细胞显著

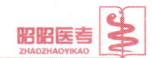

增生、堆积、堵塞管腔,间质炎症与纤维化。肾小管间质损伤是多种病理因素综合作用的结果,其机制主要包括:①慢性炎症;②慢性缺氧;③肾小管高代谢。另外,还有许多因素可加重 CRF 的进展,主要包括:①蛋白尿;②高血压;③高脂血症。其他:如尿毒症毒素、营养不良和高血糖等也与 CRF 的进展相关。

二、功能代谢变化

1. 尿的变化

(1)尿量的改变　慢性肾功能衰竭的早期和中期主要表现为夜尿和多尿,晚期发展成为少尿。患者出现夜尿、多尿、少尿。

(2)尿渗透压的变化　低渗尿、等渗尿。

(3)尿成分的变化　蛋白尿、血尿、管型尿。

2. 氮质血症　CRF 时,由于肾小球滤过下降导致含氮的代谢终产物在体内蓄积,进而引起血中非蛋白氮含量增高,称为氮质血症。其中最常见的 NPN 包括血浆尿素氮、血浆肌酐以及血浆尿酸氮。

3. 水、电解质和酸碱平衡紊乱

(1)水钠代谢障碍　CRF 时,由于功能肾单位的减少以及肾浓缩与稀释功能障碍,肾脏对水代谢的调节适应能力减退。如果此时水负荷突然发生变化,易引起水代谢紊乱,表现为两个方面:①在摄水不足或由于某些原因丢失水过多时,由于肾对尿浓缩功能障碍,易引起血容量降低和脱水等;②当摄水过多时,由于肾稀释能力障碍,又可导致水潴留、水肿和水中毒等。

(2)**钾代谢障碍**　CRF 时,虽然 GFR 降低,但由于早期和中期患者尿量没有减少,而且醛固酮代偿性分泌增多、肾小管上皮和集合管泌钾增多以及肠道代偿性排钾增多,可使血钾长期维持在相对正常的水平。但是 CRF 时,机体对钾代谢平衡的调节适应能力减弱,在内源性或外源性钾负荷剧烈变化的情况下可出现钾代谢失衡。

(3)镁代谢障碍　CRF 晚期由于尿量减少,镁排出障碍,引起**高镁血症**。若同时用硫酸镁降低血压或导泻,更易造成严重的血镁升高。高镁血症常表现为恶心、呕吐、血管扩张、全身乏力、中枢神经系统抑制等。此时若不进行治疗,当血清镁浓度 >3 mmol/L 时可导致反射消失、呼吸麻痹、神志昏迷和心跳停止等严重症状。

(4)钙磷代谢障碍　**高磷血症、低钙血症**。

(5)代谢性酸中毒　CRF 患者发生代谢性酸中毒的机制主要包括:①肾小管排 NH_4^+ 减少:CRF 早期,肾小管上皮细胞产 NH_3 减少,泌 NH_4^+ 减少使 H^+ 排出障碍;②GFR 降低:当 GFR 降至 10 mL/min 以下时,硫酸、磷酸等酸性产物滤过减少而在体内蓄积,血中固定酸增多;③肾小管重吸收 HCO_3^- 减少:继发性 PTH 分泌增多可抑制近曲小管上皮细胞碳酸酐酶活性,使近曲小管泌 H^+ 和重吸收 HCO_3^- 减少。

4. 肾性骨营养不良　**肾性骨营养不良又称肾性骨病**,是指 CRF 时,由于钙磷及维生素 D 代谢障碍、继发性甲状旁腺功能亢进、酸中毒和铝积聚等所引起的骨病,包括儿童的肾性佝偻病和成人的**骨质软化、纤维性骨炎、骨质疏松和骨囊性纤维化**等。

5. 肾性高血压　因肾实质病变引起的高血压称为肾性高血压,为继发性高血压中最常见的一种类型。慢性肾衰患者伴发高血压的机制主要与下列因素有关。

6. 出血倾向　CRF 患者常伴有出血倾向,表现为皮下瘀斑和黏膜出血,如鼻衄、胃肠道出血等。这主要是由于体内蓄积的毒性物质(如尿素、胍类、酚类化合物等)抑制血小板的功能所致。血小板功能障碍表现为:①血小板第Ⅲ因子(磷脂,是Ⅸ、Ⅹ、凝血酶原活化场所)的释放受到抑制,因而凝血酶原激活物生成减少;②血小板的黏着和聚集功能减弱,因而出血时间延长。

7. 肾性贫血　CRF 患者大多伴有贫血,且贫血程度与肾功能损害程度往往一致。肾性贫血的发生机制:①**促红细胞生成素生成减少**,导致骨髓红细胞生成减少;②体内蓄积的毒性物质(如甲基胍)对骨髓造血功能的抑制;③毒性物质抑制血小板功能所致的出血;④毒性物质使红细胞破坏增加,引起溶血;⑤肾毒物可引起肠道对铁和叶酸等造血原料的吸收减少或利用障碍。

➤ **参考答案**如下,详细答案参见 2021 版《国家临床执业及助理医师资格考试精选真题考点精析》。

1. D	2. A	3. B	4. A	5. C	昭昭老师提示:
6. D	7. C	8. A	—	—	关注官方微信,获得第一手考试资料。

第六篇　药理学

学习导图

章 序	章 名	内 容	所占分数 执业医师	所占分数 助理医师
1	药物效应动力学	不良反应	1分	1分
		药物剂量与效应关系		
		药物与受体		
2	药物代谢动力学	吸收	1分	1分
		分布		
		代谢		
		药物消除动力学		
		药物代谢动力学的重要参数		
3	胆碱受体激动药	乙酰胆碱	0分	0分
		毛果芸香碱		
4	抗胆碱酯酶药和胆碱酯酶复活药	易逆性抗胆碱酯酶药	1分	0分
		难逆性抗胆碱酯酶药		
		胆碱酯酶复活药		
5	M胆碱受体阻滞剂	阿托品	0分	0分
6	肾上腺素受体激动药	去甲肾上腺素	1分	0分
		肾上腺素		
		多巴胺		
		异丙肾上腺素		
7	肾上腺素受体阻滞剂	α肾上腺素受体阻滞剂	0分	0分
		β肾上腺素受体阻滞剂		
8	局部麻醉药	局麻作用及作用机制	0分	0分
		常用局麻药		
9	镇静催眠药	苯二氮䓬类药	0分	0分
10	抗癫痫药和抗惊厥药	苯妥英钠	0分	0分
		卡马西平		
		苯巴比妥、扑米酮		
		乙琥胺		
		丙戊酸钠		
		硫酸镁		
11	抗帕金森药	左旋多巴	0分	0分
		卡比多巴		
		苯海索		
12	抗精神失常药	氯丙嗪	1分	0分
		丙咪嗪		
		碳酸锂		
		氯氮平		
		氟西汀		

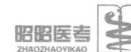

续表

章 序	章 名	内 容	所占分数	
			执业医师	助理医师
13	镇痛药	吗啡	0分	0分
		哌替啶		
		纳洛酮		
14	解热镇痛抗炎药	阿司匹林	0分	0分
		对乙酰氨基酚		
		布洛芬		
		塞来昔布		
15	钙拮抗剂	钙拮抗剂的分数和药名	1分	0分
		药物作用与不良反应		
16	抗心律失常药	抗心律失常药物分类	2分	1分
		利多卡因		
		普纳洛尔		
		胺碘酮		
		维拉帕米		
17	治疗充血性心力衰竭的药物	β肾上腺素受体阻滞剂	1分	1分
		血管紧张素转化酶抑制剂		
		利尿剂		
		强心苷		
18	抗心绞痛药	硝酸甘油	1分	1分
		β肾上腺素受体阻滞剂		
		钙拮抗剂		
19	抗动脉粥样硬化药	HMG－CoA 还原酶抑制剂	0分	0分
		贝特类药物		
20	抗高血压药	利尿剂	2分	1分
		钙拮抗剂		
		β肾上腺素受体阻滞剂		
		血管紧张素转化酶抑制剂		
		血管紧张素Ⅱ受体阻滞剂		
21	利尿剂和脱水剂	祥利尿剂	0分	0分
		噻嗪类		
		保钾利尿剂		
		碳酸酐酶抑制剂		
		渗透性利尿药		
22	作用于血液及造血器官的药物	肝素	0分	0分
		香豆素类抗凝血药		
		抗血小板药		
		纤维蛋白溶解药		
		促凝血药		
		抗贫血药		
		血容量扩张剂		
23	组胺受体阻滞剂	H_1 受体阻滞剂	0分	0分
		H_2 受体阻滞剂		

章 序	章 名	内 容	所占分数	
			执业医师	助理医师
24	作用于呼吸系统的药物	抗炎平喘药	1分	0分
		支气管扩张药		
		抗过敏平喘药		
25	作用于消化系统的药物	抗消化性溃疡药物	1分	0分
26	肾上腺皮质激素类药物	糖皮质激素类药物	0分	0分
27	抗甲状腺药物	抗甲状腺药物	1分	0分
28	胰岛素和口服降糖药物	胰岛素和口服降糖药物	0分	0分
29	子宫平滑肌兴奋药	子宫平滑肌兴奋药	0分	0分
30	β-内酰胺类抗生素	青霉素类	1分	0分
		头孢菌素类		
31	大环内酯类抗生素	红霉素	0分	0分
		阿奇霉素		
		林克霉素		
32	氨基糖苷类抗生素	氨基糖苷类抗生素	0分	0分
		常用氨基糖苷类药物		
33	四环素类	四环素类	0分	0分
34	人工合成抗菌药	喹诺酮类	0分	0分
		磺胺类		
		其他类		
35	抗真菌药和抗病毒药物	抗真菌药和抗病毒药物	0分	0分
36	抗结核药物	异烟肼	1分	1分
		利福平		
		乙胺丁醇		
		吡嗪酰胺		
37	抗疟疾药	用于控制症状的抗疟药	1分	1分
		用于控制远期复发和传播的抗疟药	0分	0分
		用于病因性预防的抗疟药	0分	0分
38	抗恶性肿瘤药	抗肿瘤药物的分类	0分	0分
		常用药物		

复习策略

药理学这门课程和内科学连接十分紧密,大部分用药内容在内科学中都学到过。所以基本上本系统的知识属于回顾性内容,比较陌生的内容是药理学的总论,请重点掌握。本系统在执业医师考试中所占分数为10～15分;助理医师考试中所占分数为5～10分。

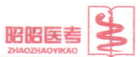

第1~2章　药物效应动力学及药物代谢动力学

> **2021 考试大纲**

①不良反应；②药物剂量与效应关系；③药物与受体；④吸收；⑤分布；⑥代谢；⑦药物消除动力学；⑧药物代谢动力学重要参数。

> **考纲解析**

近20年的医师考试中，第1~2章的考点是不良反应及药物消除动力学，执业医师每年考查分数为0~1分，助理医师每年考查分数为0~1分。

一、吸　收

1. 概念　药物自用药部位进入血液循环的过程，称为吸收。血管外给药途径均存在吸收过程。

2. 首关消除　口服是最常见的给药途径。从胃肠道吸收入门静脉系统的药物在到达全身血循环之前必须通过肝，如果肝对其代谢能力很强，或由于胆汁的排泄量大，则使进入全身血液循环内的有效药物量明显减少，这种作用称为首关消除，也称首关代谢或首关效应。

【例1】引起药物首过消除最主要的器官是

A. 肝　　　　　　　　　　　B. 肾　　　　　　　　　　　C. 肺

D. 肠黏膜　　　　　　　　　E. 门静脉

二、分　布

1. 概念　药物被吸收进入血液循环以后，便可分布到机体的各个部位和组织。药物吸收后从血液循环到机体各个部位和组织的过程，称为分布。

2. 血-脑屏障与胎盘屏障

	部位	结构特点	屏障作用	转运方式	生理意义
血-脑屏障	血浆-脑脊液之间	脑组织内的 Cap 内皮细胞紧密相连，内皮细胞间无间隙，且 Capi 外几乎均被星形胶质细胞包绕	只允许脂溶性高的药物通过，阻滞许多大分子、水溶性或解离型药物通过	简单扩散	脑膜炎患者，血-脑屏障对青霉素通透性增大，使青霉素在血液中可达到有效治疗浓度，但健康人则不能
胎盘屏障	胎盘绒毛-子宫血窦	胎盘对药物的通透性与一般的药物无明显差别。药物进入胎盘后即可在胎儿体内循环	胎盘对药物的转运无屏障作用，几乎所有的药物都能穿透胎盘进入胎儿体内	无屏障作用	胎儿血液的药物浓度通常与母亲的血液浓度相似，因此孕妇应禁用有致畸作用或有毒性的药物

三、体内药量变化的时间过程

1. 概念　经任何给药途径给予一定剂量的药物后到达全身血液循环内药物的百分率称为生物利用度。生物利用度是评价药物制剂质量的一个重要指标。

2. 生物利用度　生物利用度 $= A/D \times 100\%$。（注：A 为体内药物总量，D 为用药总量）

四、药物消除动力学

1. 一级消除动力学与零级消除动力学的比较

	一级消除动力学	零级消除动力学
别称	线性动力学过程	非线性动力学过程
概念	体内药物在单位时间内消除的药物百分率不变，即单位时间内消除的药物剂量与血浆浓度成正比，血浆浓度越高，单位时间内消除的药物越多	药物在体内以恒定的速率消除，即不论血浆药物浓度高低，单位时间内消除的药物量不变
药-时曲线	在常规坐标图上呈曲线，在半对数坐标图上为直线，呈指数衰减	在常规坐标图上呈直线，在半对数坐标图上下降部分呈曲线

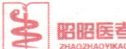

2. 一级消除动力学的特点

(1)概念　体内药物按瞬时血药浓度(或体内药量)以恒定的百分比消除,但单位时间内实际消除的药量随时间递减。

(2)半衰期　药物消除半衰期恒定,与剂量或药物浓度无关。绝大多数药物都按一级动力学消除,这些药物在体内经5个$t_{1/2}$后,体内药物可基本消除干净。

(3)稳态　每隔一个$t_{1/2}$给药一次,则体内药量(或血药浓度)可逐渐累积,经过5个$t_{1/2}$后,消除速度和给药浓度相等,达到稳态。

【例2】一级消除动力学的特点是

A. 药物的半衰期不是恒定值 　　B. 为少数药物的消除方式
C. 单位时间内实际消除的药量随时间递减 　　D. 为一种恒速消除动力学
E. 其消除速度与初始血药浓度高低有关

【例3】按一级动力学消除的药物特点是

A. 药物的半衰期随剂量而改变 　　B. 并非为大多数药物的消除方式
C. 单位时间内实际消除的药量递减 　　D. 酶学中的米-曼公式与动力学公式相似
E. 以固定的间隔给药,体内血药浓度难以达到稳态

五、不良反应

凡是与用药目的无关,并给患者带来不适或造成痛苦的反应,统称为药物的不良反应。多数不良反应是药物固有的效应,在一般情况下是可以预知的,但不一定能避免。少数较严重的不良反应较难恢复,称为药源性疾病,如庆大霉素引起的神经性耳聋,胼屈嗪引起的红斑狼疮等。

副反应 (副作用)	①由于药物选择性低,药理效应涉及多个器官,当某一效应用作治疗目的时,其他效应就称为副反应。如阿托品用于解除胃肠痉挛时,可引起口干、心悸、便秘等副反应。 ②副反应是在治疗剂量下发生的,是药物本身固有的作用,多数较轻微并可以预知
毒性反应	①剂量过大或药物在体内蓄积过多时发生的危害性反应,一般较严重。 ②毒性反应一般是可预知的,应该避免发生
后遗效应	药物停用后,血药浓度已降至阈浓度以下时,药物仍残存的药理效应,如服用巴比妥类催眠药后,次晨出现的乏力、困倦等现象
停药反应 (回跃反应)	①长期用药的患者,突然停药后原有疾病加剧。 ②如长期服用可乐定降压,停药后次日血压明显回升
变态反应	①是一类免疫反应,也称过敏反应,常见于过敏体质的患者,反应性质与药物原有效应无关,用药理性拮抗剂解救无效。 ②反应的严重程度差异很大,与剂量无关,停药后反应逐渐消失,再用时可能再发。 ③临床用药前虽常做皮肤过敏试验,但仍有少数假阳性或假阴性反应
特异质反应	①少数特异质患者对某些药物反应特别敏感,反应性质也可能与常人不同,但与药物固有的药理作用基本一致,反应严重程度与剂量成比例,药理性拮抗剂救治可能有效。 ②这种反应不是免疫反应,而是一类先天性遗传异常所致的反应。 ③例如,对骨骼肌松弛药琥珀酰胆碱发生的特异质反应是由于先天性血浆胆碱酯酶缺乏所致

【例4】药物的副反应是

A. 难以避免的 　　B. 较严重的药物不良反应 　　C. 剂量过大时产生的不良反应
D. 药物作用选择性 　　E. 与药物治疗目的有关的效应

六、药物剂量与效应关系

1. 半数有效量

(1)概念　量-效关系药理效应与剂量在一定范围内成比例,这就是剂量-效应关系,简称量-效关系。

(2)分类　药理效应按性质可分为量反应和质反应。

量反应	药理效应的强弱呈连续增减的变化,可用具体数量或最大反应的百分率表示者称为量反应
质反应	药理效应不随剂量或浓度的增减而呈连续性量的变化,而表现为反应性质的变化

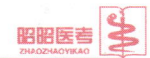

（3）半数有效量（ED$_{50}$）　质反应中,能引起50%的实验动物出现阳性反应时的药物剂量,称为半数有效量（median effective dose,ED$_{50}$）。

（4）半数致死量（LD$_{50}$）　质反应中,能引起50%的实验动物死亡的药物剂量,称为半数致死量（median lethal dose,LD$_{50}$）。

2. 治疗指数（TI）　通常将药物的 LD$_{50}$/ED$_{50}$ 的比值称为治疗指数（TI）,用以表示药物的安全性。治疗指数大的药物相对较安全。但以治疗指数来评价药物的安全性,并不完全可靠。为此,有人用1%致死量（LD$_1$）与99%有效量（ED$_{99}$）的比值或5%致死量（LD$_5$）与95%有效量（ED$_{95}$）之间的距离来衡量药物的安全性。

【例5】治疗指数是

A. 比值越大就越安全　　　　B. ED$_{50}$/LD$_{50}$　　　　　　　　C. ED$_{50}$/TD$_5$

D. 比值越大,药物毒性越大　　E. LD$_{50}$/ED$_{50}$

七、药物与受体

	激动药	拮抗剂（阻滞剂）
概念	与受体既有亲和力,又有内在活性的药物	与受体有亲和力,而无内在活性的药物
作用	①完全激动药:较强亲和力、较强内在活性; ②部分激动药:较强亲和力、内在活性不强,与激动药合用时还可拮抗激动药的部分效应	拮抗剂本身不产生作用,但因占据受体而拮抗激动药的效应。少数拮抗剂以拮抗效应为主,同时尚有较弱的内在活性,故有较弱的激动受体作用
举例	吗啡为完全激动药,喷他佐辛为部分激动药	纳洛酮、普萘洛尔均属拮抗剂,β拮抗剂氧烯洛尔具有较弱的激动效应

【例6】受体拮抗剂的特点是

A. 与受体有亲和力,有内在活性　　　　B. 与受体有亲和力,无内在活性

C. 与受体无亲和力,有内在活性　　　　D. 与受体有亲和力,有弱的内在活性

E. 与受体有弱亲和力,有强的内在活性

➤ 参考答案如下,详细答案参见2021版《国家临床执业及助理医师资格考试精选真题考点精析》。

1. A	2. C	3. C	4. A	昭昭老师提示: 关注官方微信,获得第一手考试资料。
5. E	6. B	—	—	

第3～5章　胆碱受体激动药、抗胆碱酯酶药和胆碱酯酶复活药及M胆碱受体阻滞剂

➤ **2021考试大纲**

①乙酰胆碱;②毛果芸香碱;③易逆性抗胆碱酯酶药;④难逆性抗胆碱酯酶药;⑤胆碱酯酶复活药;⑥阿托品。

➤ **考纲解析**

近20年的医师考试中,第3～5章考点是毛果芸香碱和易逆性抗胆碱酯酶药,执业医师每年考查分数为0～1分,助理医师每年考查分数为0～1分。

一、乙酰胆碱

1. 作用机制　乙酰胆碱（ACh）为胆碱能神经递质,其性质不稳定,极易被体内乙酰胆碱酯酶（AChE）水解,且作用广泛,选择性差,故无临床实用价值。

2. 药理作用

心血管系统	①舒张血管;　②负性肌力作用（减弱心肌收缩力）; ③负性频率作用（减慢心率）;　④减慢房室结和浦肯野纤维传导; ⑤缩短心房不应期

续表

胃肠道	ACh 可兴奋胃肠道平滑肌,使其收缩幅度、张力和蠕动增加,能促进胃、肠分泌,引起恶心、嗳气、呕吐、腹痛及排便等症状
泌尿道	ACh 使泌尿道平滑肌蠕动增加,膀胱逼尿肌收缩,降低膀胱容积,导致膀胱排空
其他	①腺体:ACh 可使泪腺、气管和支气管腺体、唾液腺、消化道腺体和汗腺分泌增加; ②眼:瞳孔括约肌收缩(瞳孔缩小)、睫状体收缩(调节近视); ③神经节和骨骼肌:交感、副交感神经节兴奋及骨骼肌收缩; ④支气管:支气管收缩; ⑤兴奋颈动脉体和主动脉体化学感受器; ⑥中枢:ACh 不易通过血-脑屏障,故外周给药很少产生中枢作用

二、毛果芸香碱(匹鲁卡品)

1. 作用机制　毛果芸香碱能直接作用于副交感神经节后纤维支配的效应器官的 M 胆碱受体,对眼和腺体的作用较明显。

2. 药理作用和临床应用

药理作用	①眼:缩瞳,降低眼内压,调节痉挛; ②腺体:增加汗腺和唾液腺的分泌,也可使泪腺、胃腺、胰腺、小肠腺体和呼吸道黏膜分泌增加
临床应用	①青光眼;　②虹膜睫状体炎; ③其他:口服治疗口腔干燥,但在增加唾液分泌的同时,汗腺分泌液明显增加,还可用作阿托品中毒的解救

【例1】毛果芸香碱的作用是

A. 缩瞳、降压、调节痉挛　　　B. 扩瞳、降压、调节痉挛　　　C. 缩瞳、升压、调节痉挛

D. 扩瞳、升压、调节痉挛　　　E. 缩瞳、降压、加重痉挛

【例2】毛果芸香碱临床上主要用于治疗

A. 重症肌无力　　　　　　B. 青光眼　　　　　　　C. 术后腹胀气

D. 房室传导阻滞　　　　　E. 有机磷农药中毒

三、易逆性抗胆碱酯酶药

1. 作用机制　易逆性抗 AChE 药与 AChE 结合,酶的活性暂时消失。

2. 药理作用

骨骼肌神经肌肉接头(N 受体)	①抑制神经肌肉接头 AChE; ②直接兴奋作用; ③增强内源性释放的 ACh 作用,导致骨骼肌收缩力增强
胃肠道(M 受体)	①促进胃的收缩及增加胃酸分泌; ②兴奋食管下段,促进食管蠕动; ③促进小肠、大肠的活动,促进肠内容物排出
平滑肌纤维(M 受体)	细支气管和输尿管平滑肌纤维收缩
心脏(M 受体)	心率减慢、心输出量下降,大剂量尚见血压下降
眼	瞳孔缩小,调节痉挛,调节近视状态;眼内压下降

3. 新斯的明的临床应用　重症肌无力(N 受体);对抗竞争性神经肌肉阻滞药过量时的毒性反应(N 受体);手术或其他原因引起的腹气胀及尿潴留(M 受体);阵发性室上性心动过速(M 受体)。

【例3】治疗重症肌无力首选

A. 毛果芸香碱　　B. 乙酰胆碱　　C. 毒扁豆碱　　D. 新斯的明　　E. 肾上腺素

四、难逆性抗胆碱酯酶药

1. 毒理作用机制

M 受体	心脏抑制、血管扩张、腺体分泌、平滑肌收缩、瞳孔缩小
N 受体	N_1 受体;N_2 受体出现骨骼肌收缩

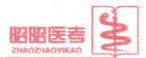

2. 急性中毒

（1）M 样症状　①吸入或经眼接触毒物蒸气或雾剂后,首先是眼和呼吸道出现症状:瞳孔明显缩小、眼球疼痛、结膜充血、睫状肌痉挛、视力模糊、眼眉疼痛;泪腺、汗腺、鼻腔腺体、唾液腺、支气管和胃肠道腺体分泌增加;其次是呼吸系统症状:胸腔紧缩感、呼吸困难(由于支气管平滑肌收缩、呼吸道腺体分泌增加所致)。②由胃肠道摄入,胃肠道首先出现症状:厌食、恶心、呕吐、腹痛、腹泻。③经皮肤吸收:首先是与吸收部位最邻近区域出现出汗及肌束颤动。严重中毒出现自主神经节先兴奋、后抑制,表现为:心率减慢、血压下降、大汗淋漓、口吐白沫、流泪、呼吸困难、大小便失禁、阴茎勃起。

（2）N 样症状　不自主肌束抽搐、震颤,并可导致明显的肌无力和麻痹,严重时可引起呼吸肌麻痹、呼吸衰竭、继发性心血管功能障碍。

（3）中枢神经系统　先兴奋后抑制。先兴奋、不安,继而出现惊厥,后可转为抑制,出现意识模糊、共济失调、谵语、反射消失、昏迷、中枢性呼吸麻痹及中枢抑制性血压下降。

【例4】有机磷酸酯类急性中毒表现为

A. 腺体分泌减少、胃肠平滑肌兴奋　　　　B. 膀胱逼尿肌松弛、呼吸肌麻痹

C. 支气管平滑肌松弛、唾液腺分泌增加　　D. 神经节兴奋、血压升高

E. 脑内乙酰胆碱水平下降、瞳孔扩大

【例5】有机磷酸酯类中毒症状中,不属于M 样症状的是

A. 瞳孔缩小　　B. 流涎流泪　　C. 腹痛腹泻　　D. 小便失禁　　E. 肌肉震颤

五、胆碱酯酶复活药

1. 毒理作用机制

（1）恢复 AChE 的活性　使胆碱酯酶游离而复活。

（2）直接解毒作用　直接与体内游离的有机磷酸酯类结合,形成无毒的磷酰化碘解磷定,最终从尿中排出。

2. 临床应用　明显减轻 N 样症状,对骨骼肌痉挛的抑制作用最为明显,能迅速抑制肌束颤动;对中枢神经系统的中毒症状也有一定改善作用;对 M 样症状影响较小,应与阿托品合用。

六、阿托品

1. 药理作用

抑制腺体分泌	①唾液腺与汗腺的作用最敏感; ②剂量增大,泪腺及呼吸道腺体分泌也明显减少; ③较大剂量也减少胃液分泌,但对胃酸影响较小
眼	①扩瞳,松弛瞳孔括约肌,使去甲肾上腺素能神经支配的瞳孔扩大肌功能占优势,瞳孔扩大; ②眼内压升高; ③调节麻痹,睫状肌松弛而退向外缘,使悬韧带拉紧,晶状体变为扁平,其折光度减低,只适合看远物
心脏	①加快心率; ②拮抗房室传导阻滞和心律失常,增加房颤或房扑患者的心室率
松弛内脏平滑肌	①尤其对过度活动或痉挛的平滑肌作用更为显著,缓解胃肠绞痛; ②可降低尿道和膀胱逼尿肌的张力和收缩幅度; ③对胆管、支气管平滑肌的解痉作用较弱
血管与血压	①治疗量,无显著影响; ②大剂量导致皮肤血管扩张、皮肤潮红、温热,尤其当微循环的血管痉挛时,有明显的解痉作用,可改善微循环; ③机制可能是机体对阿托品引起的体温升高后的代偿性散热反应,也可能是直接扩血管作用
中枢神经系统	①治疗量,兴奋; ②中毒剂量(10 mg 以上),明显中枢中毒症状; ③持续大剂量,由兴奋转为抑制,发生昏迷与呼吸麻痹,最后死于循环与呼吸衰竭

【例6】阿托品不能引起

A. 心率加快　　B. 眼内压下降　　C. 口干　　D. 视力模糊　　E. 扩瞳

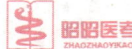

2. 临床应用

解除平滑肌痉挛	①适用于各种内脏绞痛,对胃肠绞痛,膀胱刺激症状如尿频、尿急等疗效较好; ②对胆绞痛或肾绞痛疗效较差,需与阿片类镇痛药合用
抑制腺体分泌	①用于全身麻醉前给药,减少呼吸道腺体及唾液腺分泌,防止分泌物阻塞呼吸道及吸入性肺炎的发生; ②严重的盗汗及流涎症
眼科	①虹膜睫状体炎,与缩瞳药交替应用,预防粘连; ②验光、检查眼底,儿童验光
缓慢型心律失常	心率过慢的心律失常
有机磷酸酯类中毒	解救有机磷酸酯类中毒
抗休克	①大剂量阿托品能解除血管痉挛,舒张外周血管,改善微循环; ②用于暴发型流行性脑脊髓膜炎、中毒性菌痢、中毒性肺炎等所致的感染性休克

3. 不良反应及中毒 口干、视力模糊、心率加快、瞳孔扩大及皮肤潮红等;随剂量增大,逐渐加重,甚至出现明显中枢中毒症状;严重中毒时:中枢由兴奋转化为抑制,引起昏迷和呼吸麻痹等。

【例7】阿托品禁用于

A 胃痉挛   B. 虹膜睫状体炎   C. 青光眼

D. 胆绞痛   E. 缓慢型心律失常

➤ 参考答案如下,详细答案参见 2021 版《国家临床执业及助理医师资格考试精选真题考点精析》。

1. A	2. B	3. D	4. D	昭昭老师提示:
5. E	6. B	7. C	—	关注官方微信,获得第一手考试资料。

第6～7章   肾上腺素受体激动药及肾上腺素受体阻滞剂

➤ **2021 考试大纲**

①去甲肾上腺素;②肾上腺素;③多巴胺;④异丙肾上腺素;⑤α 肾上腺素受体阻滞剂;⑥β 肾上腺素受体阻滞剂。

➤ **考纲解析**

近 20 年的医师考试中,第6～7章的考点是肾上腺素和 β 肾上腺素受体阻滞剂,执业医师每年考查分数为 0～1 分,助理医师每年考查分数为 0～1 分。

一、去甲肾上腺素

1. 药理作用

血管	①α 受体(作用较强):皮肤黏膜血管收缩最明显,其次是肾血管。脑、肝、肠系膜、骨骼肌的血管也收缩。 ②β₁ 受体(作用较弱):心脏兴奋,心肌的代谢产物增加,同时因血压升高,提高了冠状血管的灌注压,增加冠脉流量增加
心脏	β₁ 受体(作用较弱):心肌收缩性加强,心率加快,传导加速,心排出量增加;在整体情况下,心率由于血压升高而反射性减慢;另外,由于药物的强烈血管收缩作用,总外周阻力升高,心排出量不变或下降
血压	①小剂量激动 β₁ 受体(作用较弱),可心脏兴奋,收缩压升高,而舒张压升高不明显,致脉压加大。 ②较大剂量,可兴奋 α 受体作用较强,血管强烈收缩使外周阻力明显增高,收缩压升高的同时舒张压也明显升高,脉压变小
其他	大剂量导致血糖升高;对于孕妇,可增加子宫收缩的频率

2. 临床应用 早期神经源性休克;铬细胞瘤切除后或药物中毒时的低血压;稀释后口服,食管和胃内血管收缩,局部止血。

3. 不良反应及禁忌证

(1) 局部组织缺血坏死   静脉滴注时间过长、浓度过高或药液漏出血管,注射部位皮肤苍白。处理:

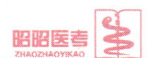

停止注射或更换注射部位;热敷;用普鲁卡因或 α 受体阻滞剂酚妥拉明,做局部浸润注射,扩张血管。

（2）急性肾衰竭　肾血管剧烈收缩,导致少尿、无尿和肾实质损伤。用药期间尿量应保持在 25 mL/h 以上。

（3）禁忌证　高血压、动脉硬化症、器质性心脏病及少尿、无尿、严重微循环障碍患者及孕妇。

二、肾上腺素

1. 药理作用

（1）兴奋心脏　β_1 及 β_2 受体:加强心肌收缩性,加速传导,加快心率,提高心肌的兴奋性,心排出量增加。同时提高心肌代谢,使心肌耗氧量增加,加之心肌兴奋性提高,心律失常,出现期前收缩,甚至室颤。

（2）舒缩血管

α 受体	皮肤、黏膜血管收缩最强烈;肾血管也显著收缩;小动脉及毛细血管前括约肌血管收缩较明显
β_2 受体	骨骼肌血管、冠状血管舒张

（3）血压　双相反应,给药后迅速出现明显的升压作用,而后出现微弱的降压反应。

皮下小剂量注射	①激动 β_1 受体心脏兴奋,心排出量增加,收缩压升高。 ②激活 β_2 受体,骨骼肌血管舒张,抵消或超过皮肤黏膜血管收缩作用(α_1)的影响,对外周阻力的影响不大,舒张压不变甚至略下降
较大剂量静脉注射	激动 α 占优势,血管收缩,外周阻力增加,收缩压和舒张压均升高
肾上腺素升压效应的翻转	①如先给 α 受体阻滞剂,再给肾上腺素,血压不升反降。 ②酚妥拉明(α 受体阻滞剂)选择性地阻断了与血管收缩有关 α 受体,而肾上腺素可同时激动 α 受体和 β 受体,因此 β 受体未被阻断,β 受体与血管舒张有关,导致血压下降

（4）平滑肌

β_2 受体	舒张支气管;抑制肥大细胞释放组胺。
α 受体	激动支气管黏膜血管的 α 受体,使其收缩,降低毛细血管的通透性,有利于消除支气管黏膜水肿(与异丙肾上腺素的区别)
β 受体	导致胃肠平滑肌张力降低、自发性收缩频率和幅度减少,导致尿潴留;抑制妊娠末期的子宫张力和收缩

（5）提高机体代谢　可使耗氧量升高 20％～30％;显著升高血糖和游离脂肪酸。

（6）中枢神经系统

治疗量	无明显兴奋(不易透过血-脑屏障)
大剂量	中枢兴奋:激动、呕吐、肌强直,甚至惊厥

2. 临床应用

（1）心脏骤停　用于溺水、麻醉和手术过程中的意外、药物中毒、传染病和心脏传导阻滞等所致的心脏骤停;对电击所致的心脏骤停:肾上腺素+心脏除颤器或利多卡因等除颤。

（2）过敏性疾病

过敏性休克	①过敏性休克的首选药。 ②作用:可收缩小动脉和毛细血管前括约肌,降低毛细血管的通透性;改善心功能;缓解支气管痉挛;减少过敏介质释放,扩张冠状动脉
支气管哮喘	数分钟内奏效。仅用于急性发作者,不良反应多(心脏兴奋等)

（3）与局麻药配伍及局部止血　加入局麻药注射液中,可延缓局麻药的吸收,延长局麻药的麻醉时间;将浸有本药的棉球或纱布置于局部:鼻黏膜或牙龈出血。

（4）血管神经性水肿及血清病　可迅速缓解血管神经性水肿、血清病、荨麻疹、枯草热等变态反应性疾病的症状。

（5）治疗青光眼　促进房水流出以及使 β 受体介导的眼内反应脱敏感化:降低眼内压。

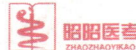

三、多巴胺

1. 药理作用

（1）心血管

① 心脏：激动 β_1 及间接促进去甲肾上腺素释放，导致心肌收缩力增强，心排出量增加。

② 血管：与用药浓度有关。

浓 度	激活受体	作 用
低浓度	激动肾、肠系膜和冠脉的多巴胺受体（D_1）	血管舒张
高浓度	兴奋心脏 β_1 受体	增加收缩压和脉压，但对舒张压无明显影响或轻微增加
继续增加浓度	激动血管 α 受体	血管收缩，血压升高

（2）肾 增加肾血流量。

低浓度	改善肾功能，激动肾的 D_1 受体，导致肾血管舒张，肾血流量和肾小球的滤过率增加；直接对肾小球 D_1 受体的作用，促进排钠利尿
大剂量	肾血管明显收缩

【例1】多巴胺药理作用**不包括**

A. 减少肾血流量，使尿量减少　　　　B. 对血管平滑肌 β_2 受体作用很弱

C. 直接激动心脏 β_1 受体　　　　　D. 激动血管平滑肌多巴胺受体

E. 间接促进去甲肾上腺素释放

【例2】明显舒张肾血管，增加肾血流的药是

A. 肾上腺素　　　　　　　　B. 异丙肾上腺素　　　　　　　C. 麻黄碱

D. 多巴胺　　　　　　　　　E. 去甲肾上腺素

2. 临床应用

各种休克	感染中毒性休克、心源性休克及出血性休克等。必须补足血容量，纠正酸中毒
急性肾衰竭	与利尿药联合应用；对急性心功能不全，具有改善血流动力学的作用

四、异丙肾上腺素

1. 药理作用

兴奋心脏	① β_1 受体：正性肌力和正性频率。 ②对窦房结有显著兴奋作用，加快心率；加速传导；心肌耗氧量明显增加，也能引起心律失常
血管和血压	① β_2 受体，骨骼肌血管、冠状血管舒张。 ②静脉滴注，心脏兴奋和外周血管舒张，收缩压升高而舒张压略下降，冠脉流量增加。 ③静脉注射，舒张压明显下降，降低了冠状血管的灌注压，冠脉有效血流量不增加
舒张支气管平滑肌（β_2）	①并抑制组胺等过敏性物质释放，治疗哮喘。 ②但对支气管黏膜的血管无收缩作用，故消除黏膜水肿的作用不如肾上腺素

2. 临床应用

支气管哮喘	控制支气管哮喘急性发作
房室传导阻滞	各型房室传导阻滞
心脏骤停	与去甲肾上腺素或间羟胺合用作心室内注射
感染性休克	适用于中心静脉压高、心排出量低的感染性休克，但要注意补液及心脏毒性

【例3】肾上腺与异丙肾上腺素共同的适应证是

A. 过敏性休克　　　　　　　B. 房室传导阻滞　　　　　　　C. 局部止血

D. 支气管哮喘　　　　　　　E. 与局麻药配伍，延长局麻药的作用时间

【例4】治疗严重房室传导阻滞宜选用

A. 肾上腺素　　B. 去甲肾上腺素　　C. 异丙肾上腺素　　D. 阿托品　　E. 氨茶碱

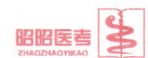

五、α肾上腺素受体阻滞剂

1. 酚妥拉明　竞争性阻断 α 受体。

（1）舒张血管　血压下降，静脉和小静脉扩张明显，舒张小动脉使肺动脉压下降，外周血管阻力降低。

（2）兴奋心脏　由于直接扩张血管及阻断 α_1 受体，血压下降反射性引起心脏兴奋，使心肌收缩力加强、心率加快、心排出量增加；也可通过阻断去甲肾上腺素能神经末梢突触膜 α_2 受体，促使神经末梢释放去甲肾上腺素引起兴奋。

（3）其他　与不良反应有关，拟胆碱作用，导致胃肠平滑肌兴奋；组胺样作用，导致胃酸分泌增加。

2. 临床应用

外周血管痉挛性疾病	如肢端动脉痉挛的雷诺综合征、血栓闭塞性脉管炎等
皮下浸润注射治疗	静脉滴注去甲肾上腺素外漏导致的皮肤缺血、苍白和剧烈疼痛，甚至坏死
肾上腺嗜铬细胞瘤	可降低嗜铬细胞瘤所致的高血压；用于肾上腺嗜铬细胞瘤的鉴别诊断、骤发高血压危象以及术前准备
抗休克	①可舒张血管，降低外周阻力，使心排出量增加，并能降低肺循环阻力，防止肺水肿的发生，从而改善休克状态； ②适用于感染性、心源性和神经源性休克，但给药前必须补足血容量
急性心肌梗死和顽固性充血性心力衰竭	扩张血管、降低外周阻力
肾上腺素等拟交感药物过量所致的高血压	亦可用于突然停用可乐定后出现的高血压危象

六、β肾上腺素受体阻滞剂

1. 药理作用

（1）β受体阻断

心血管系统	①阻断 β_1 受体，抑制心脏，导致心率减慢，心肌收缩力减弱，心排出量减少，心肌耗氧量下降，血压略降，延缓心房和房室结的传导，延长心电图的 P－R 间期； ②阻断 β_2 受体，导致肝、肾和骨骼肌血流减少
支气管平滑肌	收缩支气管平滑肌，阻断 β_2 受体，导致支气管平滑肌收缩，诱发或加重哮喘
抑制肾素释放	阻断肾小球旁器细胞的 β_1 受体，抑制肾素的释放
代谢	①阻断 β_1 受体，抑制脂肪代谢：增加血浆中 VLDL、TG，降低 HDL，增加冠心病危险； ②阻断 β_2 受体，抑制糖代谢：拮抗肾上腺素的升高血糖作用；延缓用胰岛素后血糖水平的恢复，降血糖； ③甲状腺功能亢进时，抑制 T_4 转变为 T_3，有效控制症状

（2）内在拟交感活性（ISA）　部分激动 β 受体，这种作用通常被 β 受体阻断作用所掩盖，其意义在于：ISA 较强的药物在临床应用时，其抑制心脏和收缩支气管作用较弱。

（3）膜稳定作用　降低细胞膜对离子的通透性。

（4）其他　抗血小板聚集；尚能降低眼内压。

【例5】β受体阻滞剂

A. 可使心率加快、心排量增加　　　B. 有时可诱发或加重哮喘发作　　　C. 促进脂肪分解

D. 促进肾素分泌　　　E. 升高眼压作用

【例6】哮喘患者最不宜选用的降压药为

A. 利尿剂　　　B. α 受体阻滞剂　　　C. β 受体阻滞剂

D. 血管紧张素转换酶抑制剂　　　E. 二氢吡啶类钙离子通道阻滞剂

2. 临床应用

心律失常	快速型心律失常，尤其对运动或情绪紧张、激动所致心律失常或因心肌缺血、强心苷中毒引起的心律失常疗效好

续表

心脏疾病	心绞痛、心肌梗死、高血压、充血性心力衰竭(扩张型心肌病所致)
其他	焦虑状态;甲状腺功能亢进及甲状腺中毒危象;嗜铬细胞瘤和肥厚性心肌病;噻吗洛尔、美托洛尔、左布诺洛尔,导致降低眼内压,治疗青光眼

3. 不良反应及禁忌证

不良反应	①一般:恶心、呕吐、轻度腹泻。 ②严重:心血管反应:心脏抑制;外周血管收缩甚至痉挛;四肢发冷、皮肤苍白或发绀,出现雷诺症状或间歇跛行,甚至脚趾溃烂和坏死;诱发或加重支气管哮喘;反跳现象
禁忌证	①禁用:严重左室心功能不全、窦缓、重度房室传导阻滞和支气管哮喘; ②慎用:心梗及肝功能不良者

4. 代表药物 普萘洛尔、美托洛尔、吲哚洛尔、阿替洛尔等。

➤ 参考答案如下,详细答案参见2021版《国家临床执业及助理医师资格考试精选真题考点精析》。

1. A	2. D	3. D	4. C	昭昭老师提示:
5. B	6. C	—	—	关注官方微信,获得第一手考试资料。

第8～10章　局部麻醉药、镇静催眠药、抗癫痫药和抗惊厥药

➤ **2021考试大纲**

①局麻作用及作用机制;②常用局麻药;③苯二氮䓬类药;④苯妥英钠;⑤卡马西平;⑥苯巴比妥、扑米酮;⑦乙琥胺;⑧丙戊酸钠;⑨硫酸镁。

➤ **考纲解析**

近20年的医师考试中,第8～10章的考点是常用局麻药和抗癫痫药,执业医师每年考查分数为2～3分,助理医师每年考查分数为1～2分。

一、局麻作用及作用机制

1. 局麻作用

(1)机制　提高产生神经冲动所需的阈电位,抑制动作电位去极化上升的速度,延长动作电位的不应期,甚至使神经细胞丧失兴奋性及传导性。

(2)对混合神经　首先消失的是持续性钝痛,其次是短暂性锐痛,继之为冷觉、温觉、触觉、压觉消失,最后发生运动麻痹。

2. 作用机制　阻断神经细胞膜上的电压门控性 Na^+ 通道,引起 Na^+ 通道蛋白构象变化,Na^+ 通道闸门关闭,阻滞 Na^+ 内流,阻止神经动作电位产生和神经冲动的传导:局麻作用。

二、常用局麻药

普鲁卡因	①主要用于:浸润麻醉、传导麻醉、蛛网膜下腔麻醉和硬膜外麻醉;也可用于局部封闭。 ②不适用于:表面麻醉,因为黏膜穿透力弱
利多卡因	①应用最多,起效快、作用强而持久、穿透力强,安全。 ②"全能麻醉药",可传导麻醉、硬膜外麻醉;抗室性心律失常
丁卡因	①常用于:表面麻醉,主要因为其渗透力强。 ②不用于:浸润麻醉,主要因为其毒性大

【例1】主要用于表面麻醉的是

A. 丁卡因　　　B. 普鲁卡因　　　C. 苯妥英钠　　　D. 利多卡因　　　E. 奎尼丁

【例2】丁卡因的作用是

A. 可用于浸润麻醉　　　B. 脂溶性低　　　C. 穿透力低

D. 作用较普鲁卡因弱　　　E. 可用于表面麻醉

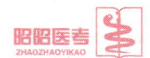

【例3】 局麻作用起效快、作用强维持时间长且安全范围大的药物是

A. 普鲁卡因　　　B. 利多卡因　　　C. 丁卡因　　　D. 布比卡因　　　E. 依替卡因

三、苯二氮䓬类

1. 药理作用及临床应用

抗焦虑	①苯二氮䓬类抗焦虑作用的选择性较高,小剂量即可明显改善上述症状,对各种原因引起的焦虑都有显著疗效; ②抗焦虑作用可能是通过边缘系统中的 BZ 受体的作用而实现的
镇静催眠	明显缩短入睡时间,显著延长睡眠持续时间,减少觉醒次数;主要延长非快动眼睡眠(NREMS)的第 2 期,缩短 3 期和 4 期的 NREMS 睡眠,减少夜惊或梦游症,对快动眼睡眠(REMS)的影响较小
抗惊厥、抗癫痫	辅助治疗破伤风、子痫、小儿高热惊厥等;治疗癫痫持续状态的首选药
中枢性肌肉松弛	缓解动物的去大脑僵直,及人类大脑损伤所致的肌肉僵直
其他	较大剂量可致暂时性记忆缺失、轻度抑制肺泡换气功能、降低血压、减慢心率等,用于心脏电击复律及内窥镜检查前用药

【例4】 苯二氮苯抗焦虑药物的主要作用为

A. 精神松弛　　　　　　　　B. 肌肉松弛　　　　　　　　C. 精神和肌肉都松弛

D. 阻断多巴胺受体　　　　　E. 阻断 5-羟色胺受体

2. 作用机制
加强中枢抑制性神经递质:γ-氨基丁酸(GABA)功能,与 GABAA 受体复合物上的 BZ(苯二氮䓬)受体结合,增强 GABA 能神经传递和突触抑制,诱导受体发生构象变化,增加 Cl⁻ 通道开放的频率而增加 Cl⁻ 内流,产生中枢抑制效应。

【例5】 苯二氮䓬类药物的催眠机制是

A. 增强 GABA 功能　　　　　B. 减弱 GABA 功能　　　　　C. 促进 GABA 的释放

D. 减慢 GABA 的降解　　　　E. 增加神经细胞膜的 Cl⁻ 外流

四、苯妥英钠

1. 药理作用
膜稳定作用:降低细胞膜对 Na^+ 和 Ca^{2+} 的通透性,抑制 Na^+ 和 Ca^{2+} 的内流,导致动作电位不易产生,抗癫痫、治疗三叉神经痛和抗心律失常;不能抑制癫痫病灶异常放电,但可阻止它向正常脑组织扩散。

2. 临床应用

抗癫痫	大发作和局限性发作,对小发作(失神发作)无效,甚至恶化
中枢疼痛综合征	三叉神经痛和舌咽神经痛
抗心律失常	对抗洋地黄导致的室性期前收缩

五、卡马西平

1. 药理作用
类似苯妥英钠,阻滞 Na^+ 通道,抑制癫痫灶及其周围神经元放电。

2. 临床应用

抗癫痫作用	广谱,是单纯性局限性发作和大发作的首选药物之一,还能抗复合性局限性发作和小发作;对癫痫并发的精神症状有效
治疗神经痛	优于苯妥英钠
其他	尿崩症,抗抑郁

六、苯巴比妥、扑米酮

1. 苯巴比妥
均不作为首选。

2. 扑米酮
因费用昂贵,只用于其他药物不能控制者。

七、乙琥胺

1. 药理作用
癫痫失神发作(小发作)首选药物;失神发作常伴有大发作,因此应与治疗大发作药物合用。

2. 不良反应 胃肠道反应;中枢神经系统症状,易引起精神行为异常。

【例6】 治疗癫痫小发作的首选药物是

A. 乙琥胺　　　　B. 硫酸镁　　　　C. 苯巴比妥　　　　D. 扑米酮　　　　E. 苯妥英钠

八、丙戊酸钠

1. 药理作用 广谱抗癫痫药物,大发作合并小发作的首选。

2. 不良反应 一过性消化系统症状;中枢神经系统症状;肝损害出现转氨酶升高。

【例7】 对各型癫痫都有一定疗效的药物是

A. 乙琥胺　　　　B. 苯妥英钠　　　　C. 卡马西平　　　　D. 丙戊酸钠　　　　E. 苯巴比妥

九、硫酸镁

1. 药理作用 Mg^{2+}影响神经冲动传递和维持肌肉的应激性;注射硫酸镁,抑制中枢及外周神经系统,使骨骼肌、心肌、血管平滑肌松弛,肌松和降压作用。

2. 临床应用 缓解子痫、破伤风等惊厥;高血压危象。

➤ 参考答案如下,详细答案参见2021版《国家临床执业及助理医师资格考试精选真题考点精析》。

1. A	2. E	3. B	4. A	5. A	昭昭老师提示:
6. A	7. D	—	—	—	关注官方微信,获得第一手考试资料。

第11～12章　抗帕金森药和抗精神失常药

➤ **2021考试大纲**

①左旋多巴;②卡比多巴;③苯海索;④氯丙嗪;⑤丙米嗪;⑥碳酸锂;⑦氯氮平。

➤ **考纲解析**

近20年的医师考试中,第11～12章的考点是抗帕金森药和抗精神失常药,执业医师每年考查分数为2～3分,助理医师每年考查分数为1～2分。

一、左旋多巴

1. 体内代谢过程 口服后极大部分在外周组织成为多巴胺,仅1%左右能进入中枢发挥疗效。

2. 药理作用及临床应用 轻症或较年轻者疗效好,重症或年老体弱者较差;对肌肉僵直和运动困难疗效好,对肌肉震颤差;起效慢,用药1～6个月后疗效最强。

【例1】 左旋多巴体内过程的特点是

A. 口服后主要在胃内吸收　　　　　　B. 口服后大部分在肾内被吸收

C. 其在外周不能代谢为多巴胺　　　　D. 其进入中枢后经多巴脱羧酶代谢失活

E. 口服后进入中枢的药物量很少

【例2】 用左旋多巴或M受体阻滞剂治疗震颤麻痹(帕金森病),不能缓解的症状是

A. 肌肉强直　　　　　　　　　　B. 随意运动减少　　　　　　　　　　C. 动作缓慢

D. 面部表情呆板　　　　　　　　E. 静止性震颤

3. 不良反应

(1)早期反应

胃肠道反应	厌食、恶心、呕吐,腹胀、腹痛和腹泻。原因在于L-DOPA在外周和中枢脱羧成DA,刺激胃肠道和兴奋延脑催吐化学感受区D_2受体
心血管反应	①直立性低血压。 ②原因在于,外周形成的DA一方面作用于交感神经末梢,反馈性抑制交感神经末梢释放NA;另一方面作用于血管壁的DA受体,舒张血管

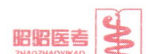

（2）长期反应

运动过多症	也称运动障碍,是由于大量服用多巴胺,受体过度兴奋,导致手足、躯体和舌的不自主运动
症状波动	①服药3~5年后,出现症状快速波动,重则出现"开-关反应"; ②"开"时活动正常或几近正常,而"关"时突然出现严重的PD症状
精神症状	有逼真的梦幻、幻想、幻视等,也有抑郁症等

二、卡比多巴

卡比多巴不能通过血-脑屏障,与左旋多巴合用时,仅能抑制外周AADC。可减少外周DA生成,使左旋多巴更多地进入脑内,增加血和脑内左旋多巴达3~4倍,使用量可减少75%,而不良反应明显减少,症状波动减轻。

【例3】卡比多巴治疗帕金森病的机制是

A. 抑制中枢氨基酸脱羧酶的活性　　　B. 抑制外周氨基酸脱羧酶的活性

C. 抑制多巴胺的再摄取　　　D. 激动中枢多巴胺受体

E. 激动外周多巴胺受体

三、苯海索

1. 药理作用　通过拮抗胆碱受体,而减弱黑质—纹状体通路中ACh的作用。

2. 临床应用　抗震颤效果好,也能改善运动障碍和肌肉强直;适用于少数不能接受左旋多巴或多巴胺受体激动药者。

【例4】对苯海索的叙述,哪项是错误的?

A. 阻断中枢胆碱受体　　　B. 对帕金森病疗效不如左旋多巴

C. 对氯丙嗪引起的震颤麻痹无效　　　D. 对僵直和运动困难疗效差

E. 外周抗胆碱作用比阿托品弱

四、氯丙嗪

1. 药理作用

（1）对中枢神经系统的作用

抗精神病作用	通过阻断中脑-边缘系统和中脑-皮层系统的D_2样受体,抑制中枢神经系统,神经安定作用
镇吐作用	①小剂量:阻断延脑第四脑室底部的催吐化学感受区的D_2受体。 ②大剂量:直接抑制呕吐中枢
体温调节作用	①抑制下丘脑体温调节中枢,不但降低发热机体的体温,也能降低正常体温。 ②降温作用随外界环境温度而变化,与物理降温同时应用,有协同降温作用;在炎热天气,可使体温升高

【例5】抗精神病药物的治疗作用与下列通路有关的是

A. 结节漏斗系统通路　　　B. 黑质纹状体通路　　　C. 中脑-边缘系统

D. 小脑大脑皮质通路　　　E. 小脑-颞叶系统通路

（2）对内分泌系统的影响　阻断结节-漏斗系统中的D_2亚型受体,后者的功能,可促进下丘脑释放催乳素释放抑制因子、促卵泡激素释放因子、黄体生成素释放因子和肾上腺皮质激素（ACTH）;抑制垂体分泌,生长激素。

2. 临床应用

精神分裂症	显著缓解阳性症,状如进攻、亢进、妄想、幻觉等;但对阴性症状,如冷漠等,效果不显著
呕吐和顽固性呃逆	晕动病除外
低温麻醉与人工冬眠	物理降温配合氯丙嗪可降低体温;与其他中枢抑制剂合用于"人工冬眠";有利于机体度过危险的缺氧缺能阶段,如严重创伤、感染性休克、高热惊厥、中枢性高热及甲状腺危象等

3. 不良反应

（1）一般不良反应　中枢抑制症状(嗜睡、淡漠、无力等);α受体阻断症状(鼻塞、血压下降、体位性低血压及反射性心悸等);M受体阻断症状(视力模糊、口干、无汗、便秘、眼压升高等)。

（2）锥体外系反应　阻断黑质-纹状体通路的 D₂样受体，使纹状体中的 DA 功能减弱、ACh 的功能增强而引起。

帕金森综合征	肌张力增高、面容呆板、动作迟缓、肌肉震颤、流涎等
静坐不能	坐立不安、反复徘徊
急性肌张力障碍	强迫性张口、伸舌、斜颈、呼吸运动障碍及吞咽困难
迟发性运动障碍	口-面部不自主的刻板运动，广泛性舞蹈样手足徐动症，停药后仍长期不消失

（3）心血管和内分泌系统反应　体位性低血压，持续性低血压休克；心电图异常，心律失常；高催乳素血症，溢乳、闭经及妊娠试验假阳性。

（4）精神异常　如意识障碍、淡漠、兴奋、躁动、消极、抑郁、幻觉、妄想等。

（5）急性中毒　一次吞服大剂量，急性中毒，导致昏睡、血压下降至休克水平，心肌损害，如心动过速、心电图异常。

（6）其他　惊厥与癫痫、过敏反应。

【例6】不属于氯丙嗪不良反应的是

A. 帕金森综合征　　　　B. 抑制体内催乳素分泌　　　　C. 急性肌张力障碍
D. 患者出现坐立不安　　E. 迟发性运动障碍

五、丙米嗪

1. 药理作用

对中枢神经系统的作用	①正常人可产生安静、思睡、血压稍降，抗胆碱反应，抑郁症可产生精神振奋；②机制：阻断 NA、5-HT 在神经末梢的再摄取，从而使突触间隙的递质浓度增高，促进突触传递功能
对自主神经系统的作用	显著阻断 M 受体，导致视力模糊、口干、便秘和尿潴留等
对心血管系统的作用	降低血压，心律失常；对心肌有奎尼丁样直接抑制效应

2. 临床应用　抑郁症、强迫症；遗尿症；焦虑和恐惧症。

六、碳酸锂

1. 药理作用　抑制去极化和 Ca^{2+} 依赖的 NA 和 DA 从神经末梢释放，而不影响 5-HT 释放；摄取突触间隙中儿茶酚胺，并增加其灭活；抑制腺苷酸环化酶和磷脂酶 C 所介导的反应；影响 Na^+、Ca^{2+}、Mg^{2+} 的分布，影响葡萄糖的代谢。

2. 临床应用　主要用于躁狂症。

七、氯氮平

1. 药理作用　本品系苯二氮草类抗精神病药。对脑内 5-羟色胺（$5-HT_{2A}$）受体和多巴胺（DA_1）受体的阻滞作用较强，对多巴胺（DA_4）受体的也有阻滞作用，对多巴胺（DA_2）受体的阻滞作用较弱，此外还有抗胆碱（M_1），抗组胺（H_1）及抗 α-肾上腺素受体作用，锥体外系反应及迟发性运动障碍较轻，一般不引起血中泌乳素增高。能直接抑制脑干网状结构上行激活系统，具有强大镇静催眠作用，用于治疗多种类型的神经分裂症。

2. 临床应用　氯氮平在临床上广泛用于失眠、抑郁症、癫痫等神经系统疾病的控制。

➤ 参考答案如下，详细答案参见 2021 版《国家临床执业及助理医师资格考试精选真题考点精析》。

1. E	2. E	3. B	4. C	昭昭老师提示：
5. C	6. B	—	—	关注官方微信，获得第一手考试资料。

第 13～14 章　镇痛药及解热镇痛抗炎药

➤ **2021 考试大纲**

①吗啡；②哌替啶；③纳洛酮；④阿司匹林；⑤对乙酰氨基酚；⑥布洛芬。

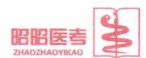

➤ **考纲解析**

近 20 年的医师考试中,第 13～14 章的考点是吗啡和阿司匹林,执业医师每年考查分数为 2～3 分,助理医师每年考查分数为 1～2 分。

一、吗 啡

1. 药理作用

（1）中枢神经系统

镇痛	可能与其激动中枢的阿片受体有关。对持续性慢性钝痛＞间断性锐痛;对神经性疼痛的效果较差
镇静、致欣快作用	镇痛效果良好,也造成强迫用药
抑制呼吸	①降低脑干呼吸中枢对血液 CO_2 张力的敏感性,以及抑制桥脑呼吸调节中枢。呼吸频率减慢尤为突出。 ②呼吸抑制是吗啡急性中毒致死的主要原因
镇咳	直接抑制延髓咳嗽中枢
缩瞳	瞳孔缩小,降低眼内压。针尖样瞳孔为其中毒特征
其他中枢作用	①下丘脑体温调节中枢,即体温略有降低;兴奋延髓催吐化学感受器,出现恶心、呕吐。 ②抑制促性腺激素释放激素(GnRH)和促肾上腺皮质激素释放激素(CRH),可降低 ACTH、LH、FSH 浓度

【例 1】 吗啡镇痛作用机制是

A. 阻断脑室,导水管周围灰质的阿片受体   B. 激动脑室,导水管周围灰质的阿片受体

C. 抑制前列腺素合成,降低对致痛物质的敏感性   D. 阻断大脑边缘系统的阿片受体

E. 激动中脑盖前核的阿片受体

（2）平滑肌

胃肠道	①提高胃窦部及十二指肠上部的张力,减慢胃蠕动,使胃排空延迟,易致食物反流; ②提高小肠及大肠平滑肌张力,延缓肠内容物通过,促使水分吸收增加,并抑制消化腺的分泌; ③提高回盲瓣及肛门括约肌张力,便秘
膀胱	提高膀胱外括约肌张力和膀胱容积,导致尿潴留
胆道	胆道平滑肌胆道奥狄括约肌痉挛,出现上腹不适甚至胆绞痛
子宫	子宫平滑肌降低张力、收缩频率和收缩幅度,产程延长
支气管平滑肌	大剂量导致支气管平滑肌收缩,诱发或加重哮喘

（3）心血管系统

扩张血管	降低外周阻力,导致直立性低血压
心脏	减小心肌梗死病灶,减少心肌细胞死亡
脑血管	抑制呼吸,导致体内 CO_2 蓄积,脑血管扩张和阻力降低,脑血流增加和颅内压增高

（4）免疫系统   抑制免疫,所以吗啡吸食者易感 HIV。

2. 作用机制   激动中枢阿片受体,模拟内源性阿片肽对痛觉的调制功能而产生镇痛作用。

3. 临床应用

（1）镇痛   易成瘾,除癌症剧痛外,仅短期用于其他镇痛药无效时。严重创伤、烧伤、手术等引起的剧痛和晚期癌症疼痛;内脏平滑肌痉挛引起的绞痛:与 M 受体阻滞剂如阿托品合用;心肌梗死引起的剧痛:缓解疼痛和减轻焦虑,其扩血管作用可减轻心脏负担;神经压迫性疼痛:疗效较差。

（2）心源性哮喘   静脉注射,迅速缓解。

扩张外周血管	减轻心脏前、后负荷,有利于消除肺水肿
镇静	消除焦虑、恐惧情绪
呼吸抑制	使急促浅表的呼吸得以缓解

（3）止泻。

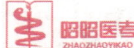

【例2】吗啡**不用于**慢性钝痛是因为

A. 治疗量就能抑制呼吸　　　B. 对钝痛的效果欠佳　　　C. 连续多次应用易成瘾

D. 引起体位性低血压　　　E. 引起便秘和尿潴留

4. 不良反应

（1）一般反应　眩晕、恶心、呕吐、便秘、呼吸抑制、尿少、排尿困难、胆绞痛、直立性低血压和免疫抑制等。

（2）耐受性及依赖性

耐受性	长期用药后敏感性降低,需要增加剂量才能达到原来的药效
依赖性	停药后出现戒断症状,甚至意识丧失,出现病态人格,有明显强迫性觅药行为,即成瘾性
急性中毒	①昏迷、深度呼吸抑制以及瞳孔极度缩小(针尖样),常伴有血压下降、严重缺氧以及尿潴留; ②致死的主要原因:呼吸麻痹

二、哌替啶

1. 药理作用　激动 μ 型阿片受体,与吗啡基本相同;不同于吗啡的3个方面:较少引起便秘和尿潴留;无中枢性镇咳作用;有轻微的子宫兴奋作用,但不延缓产程。

2. 临床应用

镇痛	①成瘾性较吗啡轻,已取代吗啡; ②新生儿对哌替啶的呼吸抑制作用极为敏感,产妇临产前2～4小时内不宜使用
心源性哮喘	对心源性哮喘有一定帮助
麻醉前给药及人工冬眠	与氯丙嗪、异丙嗪组成冬眠合剂,可降低基础代谢

3. 不良反应　剂量过大可明显抑制呼吸;久用产生耐受性和依赖性。

【例3】心源性哮喘宜选用

A. 肾上腺素　　　B. 去甲肾上腺素　　　C. 异丙肾上腺素

D. 哌替啶　　　E. 多巴胺

三、纳洛酮

1. 药理作用　竞争性拮抗阿片受体,强度依次为 $\mu > \kappa > \delta$ 受体。

2. 临床应用　阿片类药物急性中毒;解除阿片类药物麻醉的术后呼吸抑制及其他中枢抑制症状;阿片类药物成瘾者的鉴别诊断;肌注可诱发严重戒断症状;适用于急性酒精中毒、休克、脊髓损伤、卒中及脑外伤的救治;研究疼痛与镇痛的工具药。

四、阿司匹林

1. 药理作用　对COX－1和COX－2的抑制作用基本相当。

抗炎	抑制环氧酶COX合成,从而抑制PGs合成
镇痛	①抑制PGs的合成,从而使局部痛觉感受器对缓激肽等致痛物质的敏感性降低; ②部分能产生中枢神经系统镇痛作用
解热	抑制下丘脑PG的生成,促使升高的体温恢复到正常水平,而对正常的体温没有明显影响
其他	抑制血小板聚集,通过抑制环氧化酶,而对血小板聚集有强大的、不可逆的抑制作用

【例4】非甾体抗炎药引起急性胃炎的主要机制是

A. 激活磷脂酶A　　　B. 抑制弹性蛋白酶　　　C. 抑制前列腺素合成

D. 促进胃液素合成　　　E. 抑制脂肪酶

2. 临床应用

解热镇痛及抗风湿	用于头痛、牙痛、肌肉痛、痛经和感冒发热等,迅速缓解风湿性关节炎的症状
影响血小板的功能	低浓度能减少血小板中血栓素 A_2（TXA_2）的生成,影响血小板的聚集及抗血栓形成,抗凝治疗各种原因导致的血栓形成
儿科	皮肤黏膜淋巴结综合征(川崎病)

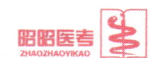

3. 不良反应

胃肠道反应	①口服:直接刺激胃黏膜,引起上腹不适、恶心、呕吐; ②血药浓度高,刺激延髓催吐化学感应区(CTZ),导致恶心呕吐; ③较大剂量口服(抗风湿治疗)可引起胃溃疡及无痛性胃出血,原有溃疡病者,症状加重
加重出血倾向	①抑制环氧酶,对血小板合成血栓素 A_2(TXA_2)有强大而持久抑制作用,抑制血小板凝集; ②大剂量可抑制凝血酶原形成,导致凝血障碍,加重出血倾向
水杨酸反应	①剂量过大(5 g/d)时,出现头痛、眩晕、恶心、呕吐、耳鸣、视、听力减退,即水杨酸反应; ②严重者出现过度呼吸、高热、脱水、酸碱平衡失调,甚至精神错乱
过敏反应	部分患者出现荨麻疹、血管神经性水肿和过敏性休克;某些哮喘患者服用后可诱发哮喘,称为"阿司匹林哮喘"
瑞氏综合征	儿童感染病毒性疾病,使用阿司匹林退热时,偶可引起急性肝脂肪变性、脑病综合征(瑞氏综合征),以肝衰竭合并脑病为突出表现,预后恶劣
肾损害	见于少数人,特别是老年人,伴有心、肝、肾功能损害者

【例5】下列哪一项不是阿司匹林的不良反应?

A. 胃黏膜糜烂及出血　　　　　B. 出血时间延长　　　　　C. 溶血性贫血

D. 诱发哮喘　　　　　E. 血管神经性水肿

五、对乙酰氨基酚

1. 药理作用　与阿司匹林类似。

2. 临床应用　解热镇痛作用与阿司匹林相当,但抗炎作用极弱(外周组织对环氧酶没有明显的作用)。无明显胃肠刺激作用,故适用于不宜使用阿司匹林的头痛发热患者。

3. 不良反应　过量中毒导致肝损害;长期大量用药导致"镇痛药性肾病"。

【例6】解热镇痛作用强而抗炎作用很弱的药物是

A. 吲哚美辛　　　　　B. 吡罗昔康　　　　　C. 布洛芬

D. 双氯芬酸　　　　　E. 对乙酰氨基酚

六、布洛芬

1. 药理作用　非选择性 COX 抑制剂,抗炎、解热、镇痛。

2. 临床应用　风湿性关节炎、骨关节炎、强直性关节炎、急性肌腱炎、滑液囊炎等;痛经。

➤ 参考答案如下,详细答案参见 2021 版《国家临床执业及助理医师资格考试精选真题考点精析》。

1. B	2. C	3. D	4. C	昭昭老师提示: 关注官方微信,获得第一手考试资料。
5. C	6. E	—	—	

第15～16章　钙拮抗剂及抗心律失常药

➤ **2021 考试大纲**

①钙拮抗药的分类及药名,如硝苯地平,维拉帕米,尼莫地平;②抗心律失常药的分类,如利多卡因,普萘洛尔,胺碘酮,维拉帕米。

➤ **考纲解析**

近20年的医师考试中,第15～16章的考点是硝苯地平和利多卡因,执业医师每年考查分数为2～3分,助理医师每年考查分数为1～2分。

一、钙拮抗剂的分类及药名

1. 选择性钙拮抗剂

二氢吡啶类	硝苯地平等
苯并噻氮䓬类	地尔硫䓬、克仑硫䓬、二氯呋利
苯烷胺类	维拉帕米

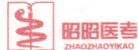

2. 非选择性钙拮抗剂 普尼拉明、苄普地尔、卡罗维林和氟桂利嗪。

【例1】非选择性的钙拮抗剂是

A. 氟桂利嗪　　　　　　　B. 维拉帕米　　　　　　　C. 硝苯地平

D. 尼莫地平　　　　　　　E. 地尔硫䓬

二、硝苯地平

1. 药理作用

(1) 心肌

负性肌力	明显降低心肌收缩性,降低心肌耗氧量
负性频率和负性传导	窦房结和房室结等慢反应细胞的传导速度和自律性由 Ca^{2+} 内流所决定,因而钙通道阻滞药能减慢房室结的传导速度,降低窦房结自律性,而减慢心率

(2) 平滑肌

血管平滑肌	明显舒张血管,主要舒张动脉,以冠状血管较为敏感。舒张脑血管作用较强的药物是尼莫地平,能增加脑血流量,舒张外周血管,解除其痉挛
其他平滑肌	松弛支气管平滑肌;松弛胃肠道、输尿管及子宫平滑肌

(3) 抗动脉粥样硬化:可干扰其病理过程。

(4)对红细胞和血小板结构与功能的影响。

(5) 对肾功能的影响。

2. 临床应用

(1) 高血压　二氢吡啶类适用于严重高血压;维拉帕米和地尔硫䓬适用于轻度及中度高血压。

(2) 心绞痛　变异型心绞痛:硝苯地平最佳;稳定型(劳累型)心绞痛;不稳定型心绞痛:维拉帕米和地尔硫䓬。

(3) 心律失常　如室上性心动过速。

(4) 脑血管疾病　首选尼莫地平、氟桂利嗪。

(5) 其他　外周血管痉挛性疾病。支气管哮喘、偏头痛。预防动脉粥样硬化。

三、维拉帕米

1. 药理作用　维拉帕米属Ⅳ类抗心律失常药,为一种钙离子内流的抑制剂(慢通道阻滞剂),在心脏,钙离子内流受抑制使窦房结和房室结的自律性降低,传导减慢,但很少影响心房、心室减低,影响收缩蛋白的活动,心肌收缩减弱,心脏做功减少,心肌氧耗减少。对血管、钙离子内流动脉压下降,心室后负荷降低。

2. 临床应用　阵发性室上性心动过速的首选药;室上性和房室结折返引起的心律失常;急性心肌梗死、心肌缺血及洋地黄中毒引起的室性早搏。

四、尼莫地平

1. 药理作用　尼莫地平是 1,4-二氢吡啶类钙离子拮抗剂,对脑组织受体有高度选择,容易透过血-脑屏障。通过有效地阻止钙离子进入细胞内、抑制平滑肌收缩,达到解除血管痉挛之目的,从而保护了脑神经元,稳定其功能及增进脑血灌流,改善脑供血,提高对缺氧的耐受力。

2. 临床应用　舒张脑血管作用较强;主要用于高血压和冠心病伴有脑血管病者,并可预防由蛛网膜下腔出血引起的脑血管痉挛及脑栓塞;严重的高血压。

【例2】选择性扩张脑血管的药物是

A. 尼莫地平　　　　　　　B. 硝苯地平　　　　　　　C. 地尔硫䓬

D. 维拉帕米　　　　　　　E. 氨氯地平

五、抗心律失常药的分类

Ⅰ类(钠通道阻断)	Ⅰα类	奎尼丁、普鲁卡因胺
	Ⅰb类	利多卡因、苯妥英钠
	Ⅰc类	普罗帕酮、氟卡尼

续表

Ⅱ类(β肾上腺素受体阻滞剂)	普萘洛尔
Ⅲ类(选择性延长复极的药物)	胺碘酮
Ⅳ类(钙拮抗剂)	维拉帕米、地尔硫䓬

六、利多卡因

1. 药理作用　缩短普肯耶纤维和心室肌的 APD。

2. 临床应用　室性心律失常,如室性心动过速或室颤。

七、普萘洛尔

1. 药理作用　能降低窦房结、心房和普肯耶纤维自律性,在运动及情绪激动时作用明显。

2. 临床应用　主要用于室上性心律失常,尤其是交感神经兴奋性过高、甲状腺功能亢进及嗜铬细胞瘤、窦性心动过速等;还可用于运动或情绪变动所引发的室性心律失常。

【例3】具有抗心律失常、抗高血压及抗心绞痛作用的药物是

A. 可乐定　　B. 普萘洛尔　　C. 利多卡因　　D. 硝酸甘油　　E. 氢氯噻嗪

【例4】关于普萘洛尔,抗心律失常的机制,错误的是

A. 阻断心肌β受体　　　　　　　　B. 降低窦房结的自律性

C. 降低浦氏纤维的自律性　　　　　D. 治疗量就延长浦氏纤维的有效不应期

E. 延长房室结的有效不应期

八、胺碘酮

1. 药理作用　对心脏多种离子通道均有抑制作用,降低窦房结、普肯耶纤维的自律性和传导性,明显延长 APD 和 ERP,延长 QT 间期和 QRS 波。

2. 临床应用　广谱抗心律失常药物,可用于心房扑动、心房颤动、室上性心动过速和室性心动过速。

➤ **参考答案**如下,详细答案参见 2021 版《国家临床执业及助理医师资格考试精选真题考点精析》。

1. A	2. A	3. B	4. D	昭昭老师提示:关注官方微信,获得第一手考试资料。

第 17～19 章　治疗充血性心力衰竭的药物、抗心绞痛药及抗动脉粥样硬化药

➤ **2021 考试大纲**

①治疗充血性心力衰竭药物:β肾上腺素受体阻断药,血管紧张素转化酶抑制药,利尿药,强心苷;②抗心绞痛药:硝酸甘油,β肾上腺素受体阻断药,钙拮抗药;③抗动脉粥样硬化药:HMG-CoA 还原酶抑制药,贝特类药物,胆汁酸结合树脂。

➤ **考纲解析**

近 20 年的医师考试中,第 17～19 章的考点是血管紧张素转化酶抑制药和贝特类药物,执业医师每年考查分数为 2～3 分,助理医师每年考查分数为 1～2 分。

一、β受体阻滞剂

1. 拮抗交感活性　阻断心脏β受体,避免心肌细胞坏死;改善心肌重构;减少肾素释放,抑制 RAAS;上调心肌β受体的数量;改善β受体敏感性。卡维地洛兼有阻断α₁受体、抗氧化作用。

2. 抗心律失常与抗心肌缺血作用。

二、血管紧张素转化酶抑制剂

(1)降低外周血管阻力　降低心脏后负荷。其机制是首先抑制 Ang Ⅰ 向 Ang Ⅱ 的转化,减弱 Ang Ⅱ 的收缩血管作用;抑制缓激肽的降解,使血中缓激肽增加,扩血管。

（2）减少醛固酮生成　减轻钠水潴留,降低心脏前负荷。

（3）抑制心肌及血管重构。

（4）对血流动力学的影响　降低全身血管阻力,降低室壁张力、改善心脏的舒张功能;增加肾血流量。

（5）降低交感神经活性。

三、利尿药

1. 药理作用　拮抗 RAAS 激活所致的醛固酮水平的升高,增强利尿效果及防止失钾,还可抑制心肌细胞胶原增生和防止纤维化(螺内酯的作用)。

2. 临床应用

（1）大剂量　加重心力衰竭。

（2）利尿药　电解质平衡紊乱,尤其是排钾利尿药引起的低钾血症,诱发心律失常,特别是与强心苷类合用时。

四、强心苷

1. 药理作用和作用机制

（1）正性肌力

正性肌力作用	①加快心肌纤维缩短速度,使心肌收缩敏捷,舒张期相对延长;加强衰竭心肌收缩力,增加心搏出量,但不增加心肌耗氧量。②强心苷正性肌力作用的机制:抑制心肌细胞膜上的强心苷受体 Na^+-K^+-ATP 酶活性,导致钠泵失灵;Na^+-Ca^{2+} 双向交换机制,最终导致心肌细胞内 Ca^{2+} 增加,心肌的收缩加强
减慢心率	对心率加快及伴有房颤者可显著减慢心率
对传导组织和心肌电生理特性的影响	①降低窦房结自律性、减慢房室传导。②使心房肌细胞静息电位加大、加快心房的传导速度

（2）对神经和内分泌系统的作用　中毒剂量可兴奋延脑极后区催吐化学感受区,导致呕吐;降低肾素活性,减少血管紧张素 II 及醛固酮。

（3）利尿作用　心功能改善后增加了肾血流量和肾小球的滤过功能。

（4）对血管的作用　直接收缩血管平滑肌,使外周阻力上升。

【例1】强心苷心脏毒性的发生机制是

A. 激活心脏细胞膜 Na^+-K^+-ATP 酶　　B. 抑制心肌细胞膜 Na^+-K^+-ATP 酶

C. 增加心肌细胞中的 K^+　　D. 增加心肌细胞中的 Ca^{2+}

E. 增加心肌细胞中的 Na^+

2. 临床应用

（1）心力衰竭　①最佳适应证是房颤伴心室率快的心力衰竭;②疗效较差,且容易发生中毒,肺心病、活动性心肌炎(如风湿活动期)或严重心肌损伤;③扩张性心肌病、心肌肥厚、舒张性心力衰竭者不宜选用。

（2）心律失常　①心房纤颤:强心苷减慢房室传导、减慢心室率、增加心排血量,从而改善循环障碍,但对多数患者并不能终止心房纤颤;②心房扑动;③阵发性室上性心动过速。

（3）不良反应　①心脏反应:最严重、最危险;快速型心律失常:最多见和最早见,室性早搏,也可发生二联律、三联律及心动过速,甚至室颤;房室传导阻滞、窦性心动过缓:停药指征之一。②胃肠道反应:厌食、恶心、呕吐及腹泻等,是最常见的早期中毒症状;③中枢神经系统反应:眩晕、头痛、失眠、疲倦和谵妄等症状及视觉障碍;视觉异常是强心苷中毒的先兆,是停药指征。

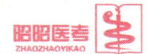

五、硝酸甘油

1. 药理作用

（1）降低心肌耗氧量

最小剂量	明显扩张静脉血管,特别是较大的静脉血管,可降低心脏前负荷
稍大剂量	舒张动脉,可降低心脏后负荷

（2）扩张冠状动脉,增加缺血区血液灌注　选择性扩张较大的心外膜血管、输送血管及侧支血管,尤其在冠状动脉痉挛时更为明显;血液顺压力差从输送血管经侧支血管流向缺血区,增加缺血区的血液供应。

（3）降低左室充盈压,增加心内膜供血,改善左室顺应性　扩张静脉,减少回心血量,降低心室内压;扩张动脉,降低心室壁张力,从而增加心外膜向心内膜的有效灌注压,有利于血液从心外膜流向心内膜缺血区。

（4）保护缺血的心肌细胞,减轻缺血损伤　释放 NO,促进内源性的 PGI_2、降钙素基因相关肽生成与释放,直接保护心肌细胞。

2. 作用机制　在平滑肌细胞内释放出 NO,与受体结合后激活鸟苷酸环化酶,增加 cGMP 的含量,减少细胞内 Ca^{2+} 释放和外 Ca^{2+} 内流,松弛血管平滑肌。

【例2】硝酸甘油舒张血管平滑肌的机制是

A. 激活腺苷酸环化酶,增加 cAMP　　B. 直接作用于血管平滑肌　　C. 激动 $β_2$ 受体

D. 被硝酸酯受体还原成 NO 起作用　　E. 阻断 Ca^{2+} 通道

六、β 肾上腺素受体阻滞剂

1. 药理作用

（1）降低心肌耗氧量　拮抗 β 受体;心肌收缩力减弱、心率减慢及血压降低,明显减少心肌耗氧量。

（2）改善心肌缺血区供血　促使血液流向已代偿性扩张的缺血区;心率减慢,心舒张期相对延长,有利于血液从心外膜血管流向易缺血的心内膜区;增加缺血区侧支循环。

2. 临床应用　心绞痛,对伴有心律失常及高血压者尤为适用。

七、钙拮抗剂

1. 药理作用　通过阻滞 Ca^{2+} 通道,抑制 Ca^{2+} 内流。

降低心肌耗氧量	使心肌收缩力减弱,心率减慢,血压下降,心脏负荷减轻,心肌耗氧减少
舒张冠状血管	扩张冠脉中较大的输送血管及小阻力血管,特别是痉挛状态的血管;还可增加侧支循环,改善缺血区的供血和供氧
保护缺血心肌细胞	抑制外钙内流,减轻缺血心肌细胞的 Ca^{2+} 超负荷而保护心肌细胞
抑制血小板聚集	阻滞 Ca^{2+} 内流,降低血小板内 Ca^{2+} 浓度,抑制血小板聚集

2. 临床应用　变异型心绞痛,最佳适应证;对稳定型心绞痛及急性心肌梗死也有效;伴支气管哮喘者;伴外周血管痉挛性疾病者。

八、HMG－CoA 还原酶抑制剂

1. 药理作用

（1）调血脂机制　降低 LDL－C 的作用最强,TC 次之。竞争性抑制羟甲基戊二酸单酰辅酶A（HMG－CoA）还原酶,使胆固醇合成受阻。

（2）非调血脂作用　改善血管内皮功能;抑制血管平滑肌细胞的增殖和迁移;减少动脉壁巨噬细胞及泡沫细胞的形成,使动脉粥样硬化斑块稳定和缩小;降低血浆 CRP,减轻 AS 过程的炎性反应;抑制单核-巨噬细胞的黏附和分泌;抑制血小板聚集和提高纤溶活性。

2. 临床应用　高脂血症;2 型糖尿病和肾病综合征引起的高胆固醇血症;肾病综合征、血管成形术后再狭窄、心脑血管急性事件的预防及器官移植后的排异反应和骨质疏松症。

3. 不良反应　胃肠反应、肌痛、皮肤潮红、头痛;偶有横纹肌溶解症。

4. 代表药物　他汀类药物如洛伐他汀等。

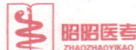

九、贝特类药物

降低 TC 和 LDL－C,但 HDL 几乎无改变,对 TG 和 VLDL 的影响较小。

十、胆汁酸结合树脂

考来烯胺的药理作用:口服后在肠道与胆酸结合后随粪便排出,可使胆酸排出量比正常高 3～4 倍,对高胆固醇血症可作为首选药物。用药后 1 周内 LDL－胆固醇水平开始下降,2 周内达最大效应,可使血浆总胆固醇水平下降 20％以上,LDL－胆固醇水平下降 25％～35％,TG 水平可有所升高,但在连续用药中可逐渐恢复至正常水平。

➤ 参考答案如下,详细答案参见 2021 版《国家临床执业及助理医师资格考试精选真题考点精析》。

1. B	2. D	昭昭老师提示:关注官方微信,获得第一手考试资料。

第 20～21 章　抗高血压药及利尿剂和脱水剂

➤ **2021 考试大纲**

①抗高血压药:利尿剂,钙拮抗剂,β 肾上腺素受体阻滞剂,血管紧张素转化酶抑制剂,血管紧张素Ⅱ受体阻滞剂;②利尿剂:祥利尿剂,噻嗪类,保钾利尿剂,碳酸酐酶抑制剂,渗透性利尿剂。

➤ **考纲解析**

近 20 年的医师考试中,第 20～21 章的考点是 β 肾上腺素受体阻断药和血管紧张素转化酶抑制药,执业医师每年考查分数为 2～3 分,助理医师每年考查分数为 1～2 分。

一、利尿药

1. 用药初期　减少细胞外液容量及心输出量。

2. 长期使用　平滑肌细胞内 Na^+ 浓度降低,细胞内 Ca^{2+} 浓度降低,血管平滑肌对缩血管物质的反应性减弱,降低血管阻力。

二、钙拮抗剂

1. 药理作用　抑制钙离子的跨膜转运,细胞内游离钙浓度下降,松弛血管平滑肌,降低血压。

2. 不良反应　钙通道阻滞、血管扩张以及心肌抑制,导致颜面潮红、头痛、眩晕、恶心、便秘。

三、β 肾上腺素受体阻滞剂

抗高血压的作用机制:阻断心脏 $β_1$ 受体,抑制心肌收缩力及减慢心率,减少心排血量;阻断肾小球球旁细胞 $β_1$ 受体,抑制肾素分泌;阻断中枢 β 受体,降低外周交感神经活性;阻断交感神经突触前膜 $β_2$ 受体,抑制正反馈的调节,减少去甲肾上腺素的释放。

四、血管紧张素转化酶抑制剂

1. 药理作用及作用机制　抑制 ACE 活性,使血管紧张素Ⅱ(AngⅡ)的生成减少;缓激肽的降解减少,扩张血管,降低血压。

2. 临床应用　伴有糖尿病、左心室肥厚、左心功能障碍及急性心肌梗死的高血压是首选适应证。

3. 不良反应　轻度潴留 K^+、顽固性咳嗽、血管神经性水肿。

4. 代表药物　最常用的药物是卡托普利。

【例 1】血管紧张素转换酶抑制剂最适用的临床情况是

A. 高血压伴主动脉瓣狭窄　　　　B. 妊娠期高血压　　　　　　　C. 高血压伴左心室肥厚

D. 高血压伴高钾血症　　　　　　E. 高血压伴双侧肾动脉狭窄

【例 2】糖尿病、高血压伴有肾功不全者最好选用

A. 氢氯噻嗪　　　B. 利血平　　　C. 卡托普利　　　D. 胍乙啶　　　E. 哌唑嗪

五、血管紧张素Ⅱ受体阻滞剂

氯沙坦作用机制:阻断 AT_1 受体,对抗 AngⅡ。

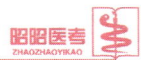

六、袢利尿剂

1. 药理作用 抑制髓袢升支管腔膜侧的 $Na^+ - K^+ - 2Cl^-$ 共转运子,抑制 NaCl 的重吸收,降低肾的稀释与浓缩功能,排出大量接近于等渗的尿液;对心力衰竭患者:迅速减少全身静脉血容量,降低左室充盈压,减轻肺淤血;增加肾血流量。

2. 临床应用 急性肺水肿和脑水肿、其他严重水肿、急慢性肾衰竭、高钙血症、经肾排泄药物中毒的抢救。

3. 不良反应 水与电解质紊乱:过度利尿到低血钠、低血容量、低血钾、低氯性碱血症,长期应用,出现低血镁;耳毒性;高尿酸血症。

4. 其他 高血糖可升高 LDH 胆固醇和甘油三酯、降低 HDL 胆固醇;过敏反应。

【例3】利尿剂初期的**降压机制**为

A. 降低血管壁细胞内 Ca^{2+} 的含量　　　　　B. 降低血管壁细胞内 Na^+ 的含量

C. 降低血管壁对缩血管物质的反应性　　　　D. 排 Na^+ 利尿,降低细胞外液和血容量

E. 诱导动脉壁产生扩张血管的物质

【例4】最适于治疗**肺水肿**的药物是

A. 呋塞米　　　　　　　　　B. 氢氯噻嗪　　　　　　　　　C. 氨苯蝶啶

D. 螺内酯　　　　　　　　　E. 乙酰唑胺

【例5】最易引起**电解质紊乱**的药物是

A. 氢氯噻嗪　　　　　　　　B. 螺内酯　　　　　　　　　C. 呋塞米

D. 氨苯蝶啶　　　　　　　　E. 乙酰唑胺

七、噻嗪类

1. 药理作用

(1) 利尿作用　抑制远曲小管近端 $Na^+ - Cl^-$ 共转运子,抑制 NaCl 的重吸收;与袢利尿剂相反,本类药物还促进远曲小管 Ca^{2+} 重吸收,减少尿 Ca^{2+}。

(2) 抗利尿作用　排 Na^+ 使血浆渗透压降低而减轻口渴感,减少尿崩症患者的尿量及口渴症状。

(3) 降压　早期会出现利尿、血容量减少;长期用药会出现扩张外周血管。

2. 临床应用　水肿、高血压、尿崩症、高尿钙伴有肾结石者。

3. 不良反应　电解质紊乱(低钾血症)、高尿酸血症、高血糖、高脂血症、过敏反应。

【例6】某心源性水肿患者,用地高辛和氢氯噻嗪治症,**2周后**患者出现多源性室性期前收缩,其主要原因是

A. 低血钾　　　　　　　　　B. 低血钙　　　　　　　　　C. 低血钠

D. 高血镁　　　　　　　　　E. 低氯碱血症

八、保钾利尿剂

1. 药理作用　醛固酮受体拮抗剂,作用是保钾排钠。

2. 临床应用　肝硬化和肾病综合征水肿、充血性心力衰竭。

3. 不良反应　高血钾;性激素样副作用;头痛、困倦与精神紊乱等。

【例7】可引起男子**乳房女性化和妇女多毛症**的药物是

A. 甘露醇　　　　　　　　　B. 螺内酯　　　　　　　　　C. 呋塞米

D. 糖皮质激素　　　　　　　E. 氢氯噻嗪

九、碳酸酐酶抑制剂

1. 药理作用　抑制碳酸酐酶的活性而抑制 HCO_3^- 的重吸收,尿中 HCO_3^-、K^+ 和水增多;参与集合管酸的分泌。

2. 临床应用　**青光眼**:应用最广的适应证;**急性高山病**:减少脑脊液的生成和降低脑脊液及脑组织的 pH,改善机体功能;碱化尿液;纠正代碱。

3. 不良反应　过敏反应、高氯性酸中毒、尿结石、失钾。

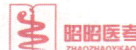

十、渗透性利尿剂

1. 药理作用

（1）脱水作用　静脉注射,提高血浆渗透压,使组织间液向血浆转移;口服,渗透性腹泻,用于从胃肠道消除毒物。

（2）利尿作用　静脉注射,通过稀释血液而增加循环血容量及肾小球滤过率;在肾小球滤过后不易被重吸收,使水在髓袢升支和近曲小管的重吸收减少,起到利尿作用,用于预防急性肾衰竭。

2. 临床应用　治疗脑水肿、降低颅内压:首选药物;青光眼急性发作和患者术前应用以降低眼内压。

【例8】治疗脑水肿的首选药是

A. 甘露醇　　　　　　　　B. 螺内酯　　　　　　　　C. 呋塞米

D. 氯噻嗪　　　　　　　　E. 氢氯噻嗪

➤ 参考答案如下,详细答案参见 2021 版《国家临床执业及助理医师资格考试精选真题考点精析》。

1. C	2. C	3. D	4. A	5. C	昭昭老师提示:
6. A	7. B	8. A	—	—	加入官方微信,获得第一手考试资料。

第 22～23 章　作用于血液及造血器官的药物、组胺受体阻滞剂

➤ **2021 考试大纲**

①作用于血液及造血器官的药物:肝素,香豆素类抗凝血药,抗血小板药,纤维蛋白溶解药,促凝血药,抗贫血药,血容量扩充剂;②组胺受体阻断剂:H₁ 受体阻断剂,H₂ 受体阻断剂。

➤ **考纲解析**

近 20 年的医师考试中,第 22～23 章的考点是抗血小板药,执业医师每年考查分数为 2～3 分,助理医师每年考查分数为 1～2 分。

一、肝　素

1. 药理作用

（1）体内、体外均有强大抗凝作用,可使多种凝血因子灭活。

（2）机制:依赖于抗凝血酶Ⅲ(AT-Ⅲ),肝素可加速 AT-Ⅲ-凝血酶复合物的形成,使酶失活。

【例1】肝素抗凝血作用的主要机制是

A. 阻碍凝血因子Ⅱ、Ⅶ、Ⅸ、Ⅹ 的合成　　B. 抑制血小板聚集

C. 增强 AT Ⅲ 对凝血因子的灭活作用　　D. 降低血中钙离子浓度

E. 促进纤维蛋白溶解

【例2】具有体内、外抗凝血作用的药物是

A. 肝素　　　　　　　　B. 阿司匹林　　　　　　　　C. 香豆素类

D. 链激酶　　　　　　　　E. 右旋糖酐

2. 临床应用　血栓栓塞性疾病;弥散性血管内凝血(DIC);防治心肌梗死、脑梗死、心血管手术及外周静脉术后血栓形成;体外抗凝:如心导管检查、体外循环及血液透析。

二、香豆素类抗凝血药

1. 药理作用　阻止维生素 K 的反复利用,影响凝血过程。在体内需在原有的凝血因子Ⅱ、Ⅶ、Ⅸ、Ⅹ耗竭后才发挥抗凝作用。

2. 药物相互作用

增强本药抗凝作用	阿司匹林、保泰松;广谱抗生素抑制肠道产生维生素 K 的菌群,减少维生素 K 生成;肝病时,凝血因子合成减少
降低本药抗凝作用	肝药酶诱导剂如苯巴比妥、苯妥英钠、利福平

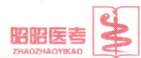

三、抗血小板药

1. 阿司匹林的作用、作用机制及临床应用

主要机制	抑制血小板聚集。抑制 COXZQ1 的活性,从而抑制血小板和血管内膜 TXA_2 的合成
临床应用	防治冠状动脉性疾病、心肌梗死、脑梗死、深静脉血栓形成和肺梗死等

2. 双嘧达莫的作用机制和临床应用　抑制血小板聚集,在体内外均有抗血栓作用。

主要机制	抑制磷酸二酯酶活性,增加细胞内 cAMP 含量;增强 PGI_2 活性;使 cAMP 增多;使 TXA_2 合成减少;促进血管内皮细胞 PGI_2 的生成
临床应用	血栓栓塞性疾病、人工心脏瓣膜置换术后

四、纤维蛋白溶解药

1. 作用机制　与内源性纤维蛋白溶解酶原结合成复合物,促使纤维蛋白溶解酶原转变为纤溶酶,水解血栓中纤维蛋白,血栓溶解。

2. 临床应用　血栓栓塞性疾病。

【例3】链激酶属于

A. 促凝血药　　　　　　　　　B. 纤维蛋白溶解药　　　　　　C. 抗贫血药
D. 抗血小板药　　　　　　　　E. 补血药

五、促凝血药

1. 临床应用　凝血酶原过低而引起的出血;预防长期应用广谱抗菌药继发的维生素 K 缺乏症。

2. 不良反应　静脉注射维生素 K_1,血压下降,甚至虚脱。一般以肌内注射为宜。维生素 K_3、维生素 K_4,胃肠道反应,较大剂量可致新生儿、早产儿溶血性贫血,高胆红素血症及黄疸;也可诱发急性溶血性贫血。

六、抗贫血药

1. 铁剂的临床应用　慢性失血(如月经过多、痔疮出血和子宫肌瘤等)、营养不良、妊娠儿童生长发育所引起的贫血。

2. 叶酸的药理作用和临床应用　叶酸在人体内,参与体内多种生化代谢。当叶酸缺乏时:代谢障碍导致巨幼红细胞性贫血;消化道上皮增殖受抑制,导致舌炎、腹泻。

3. 维生素 B_{12} 的药理作用和临床应用　当维生素 B_{12} 缺乏时,叶酸代谢循环受阻,进而导致叶酸缺乏症;当维生素 B_{12} 缺乏时,甲基丙二酰辅酶 A 蓄积合成了异常脂肪酸,并进入中枢神经系统,出现神经损害症状。

七、血容量扩充剂

1. 右旋糖酐的药理作用

分子量较大	提高血浆胶体渗透压,从而扩充血容量,维持血压
分子量较小	降低血液黏滞性,并抑制凝血因子 II,改善微循环;渗透性利尿

2. 右旋糖酐的临床应用

大分子	低血容量性休克,包括急性失血、创伤和烧伤性休克
低分子和小分子	改善微循环,用于中毒性、外伤性及失血性休克,防止休克后期 DIC。也用于防治心肌梗死、心绞痛、脑血栓形成、血管闭塞性脉管炎和视网膜动静脉血栓等

八、H_1 受体阻滞剂

1. 氯苯那敏的药理作用

(1) 药理作用　抗 H_1 受体作用:完全对抗组胺引起的支气管、胃肠道平滑肌收缩作用;对抗组胺引起的局部毛细血管扩张和通透性增加(水肿);部分对抗组胺的全身作用如血管扩张和血压降低;中枢抑制作用:镇静、嗜睡等;其他。

(2) 临床应用　皮肤黏膜变态反应性疾病,荨麻疹、过敏性鼻炎是首选药物;昆虫咬伤所致的皮肤瘙痒和水肿;血清病、药疹和接触性皮炎;防晕止吐:晕动病、放射病等引起的呕吐,常用苯海拉明和异丙嗪;其他:与氨茶碱配伍,以对抗氨茶碱中枢兴奋、失眠的副作用。

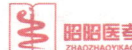

2. 氯雷他定的药理作用、临床应用及不良反应

药理作用	选择性阻断外周 H₁ 受体，还减少 IgE 中介的组胺释放。没有中枢镇静作用和抗胆碱作用
临床应用	过敏性鼻炎、慢性荨麻疹及其他过敏性皮肤病
不良反应	乏力、嗜睡、头痛、口干，哺乳期慎用

九、H₂ 受体阻滞剂

阻断壁细胞 H₂ 受体，对以基础胃酸分泌为主的夜间胃酸分泌有良好的抑制作用，可用于十二指肠溃疡，亦可用于胃食管反流、应激性溃疡。

例 4～5 共用选项

A. 中和胃酸　　　　　　　B. 促进胃排空　　　　　　　C. 抑制胃酸分泌
D. 黏膜保护作用　　　　　E. 阻断促胃液素受体

【例4】雷贝拉唑 的主要作用是

【例5】雷尼替丁 的主要作用是

➤ 参考答案如下，详细答案参见 2021 版《国家临床执业及助理医师资格考试精选真题考点精析》。

1. C	2. A	3. B	4. C	5. C	昭昭老师提示：关注官方微信，获得第一手考试资料。

第 24～26 章　作用于呼吸系统的药物、作用于消化系统的药物及肾上腺皮质激素类药物

➤ **2021 考试大纲**

①作用于呼吸系统的药物：抗炎平喘药，支气管扩张药，抗过敏平喘药；②作用于消化系统的药物：抗消化性溃疡药物；③糖皮质激素类药物。

➤ **考纲解析**

近 20 年的医师考试中，第 24～26 章的考点是抗炎平喘药、奥美拉唑和糖皮质激素，执业医师每年考查分数为 2～3 分，助理医师每年考查分数为 1～2 分。

一、抗炎平喘药

1. 糖皮质激素的药理作用和机制　抑制参与哮喘发病的炎性细胞因子和黏附分子的生成；诱导炎症抑制蛋白和某些酶；抑制免疫系统功能和抗过敏作用；抑制气道高反应性；增强支气管以及血管平滑肌对儿茶酚胺的敏感性。

2. 糖皮质激素的临床应用　慢性哮喘患者：气雾吸入；不宜应用于哮喘持续状态。

二、支气管扩张药

1. 沙丁胺醇、特布他林的药理作用和临床应用　选择性激动 β₂ 受体，可松弛支气管平滑肌；主要用于支气管哮喘、喘息型支气管炎、伴有支气管痉挛的呼吸道病。

2. 氨茶碱的药理作用、作用机制及临床应用　抑制磷酸二酯酶(PDE)，使细胞内 cAMP、cGMP 水平升高，可舒张支气管平滑肌；阻断腺苷受体，预防腺苷所致的哮喘患者的气道收缩作用；干扰气道平滑肌的钙离子转运，松弛气道平滑肌；可用于心源性哮喘和支气管哮喘。

【例1】氨茶碱 的主要平喘机制为

A. 直接舒张支气管　　　　B. 抑制磷酸二酯酶　　　　C. 激活鸟苷酸环化酶
D. 抑制腺苷酸环化酶　　　E. 促进肾上腺素的释放

三、抗过敏平喘药

色甘酸钠的药理作用及临床应用：能抑制肥大细胞过敏介质的释放，从而阻断速发型过敏反应，主要用于预防哮喘的发作。

四、抗消化性溃疡药

1. 奥美拉唑的药理作用及机制、临床应用、不良反应

(1) 药理作用及机制　通过抑制胃壁细胞上的质子泵(H^+-K^+-ATP 酶)活性，起到强大持久的抑

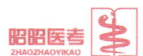

制胃酸分泌作用;抗幽门螺杆菌。

（2）临床应用　主要用于消化性溃疡疾病。

（3）不良反应　头痛、头晕、失眠、外周神经炎等;口干、恶心、呕吐、腹胀;其他如男性乳腺发育、皮疹、溶血性贫血等。

【例2】通过抑制 H^+-K^+-ATP 酶而用于治疗消化性溃疡的药物是

A. 异丙嗪　　　　　　　　B. 肾上腺皮质激素　　　　　C. 雷尼替丁

D. 奥美拉唑　　　　　　　E. 苯海拉明

【例3】治疗反流性食管炎效果最好的药物是

A. 苯海拉明　　　　　　　B. 肾上腺皮质激素　　　　　C. 奥美拉唑

D. 雷尼替丁　　　　　　　E. 异丙嗪

2. 雷尼替丁的药理作用及临床应用

（1）药理作用　雷尼替丁为一过性的 H_2 受体拮抗剂,能有效地抑制组胺、五肽胃泌素及食物刺激后引起的胃酸分泌,降低胃酸和胃酶的活性,但对胃泌素及性激素的分泌无影响。

（2）临床应用　可用于消化性溃疡、胃食管反流病等。

五、糖皮质激素类药

1. 药理作用

（1）对物质代谢的影响

糖	促进糖原异生,减慢葡萄糖分解
脂肪	增高血浆胆固醇,促使皮下脂肪分解,重新分布在面部、上胸部、颈背部、腹部和臀部,即向心性肥胖
蛋白质	加速分解;大剂量还能抑制合成
水和电解质代谢	较弱的盐皮质激素样保钠排钾作用;骨质脱钙

（2）允许作用　对有些组织细胞虽无直接活性,但可给其他激素发挥作用创造有利条件。

（3）抗炎作用　炎症早期,可减轻渗出、水肿,从而改善红、肿、热、痛等症状;炎症后期,可防止粘连及瘢痕形成,减轻后遗症。

（4）免疫抑制与抗过敏。

（5）抗休克　严重休克,特别是感染中毒性休克。

（6）其他　退热;血液与造血系统会出现"三多一少":红细胞和血红蛋白增加;血小板增多;中性粒细胞数增多,但却降低其游走、吞噬、消化及糖酵解等功能,因而减弱对炎症区的浸润与吞噬活动。淋巴细胞减少。中枢神经系统:兴奋,偶可诱发精神失常;癫痫发作。骨骼:骨质疏松——腰背痛,甚至发生压缩性骨折、鱼骨样及楔形畸形;心血管系统里面,会增强血管对其他活性物质的反应性,此即允许作用。

2. 临床应用

（1）严重感染或炎症　严重急性感染;抗感染及防止炎症后遗症:减少炎性渗出,减轻愈合过程中纤维组织过度增生及粘连。眼科疾病防止角膜混浊和瘢痕粘连。

（2）自身免疫性疾病、器官移植排斥反应和过敏性疾病　自身免疫性疾病:多发性皮肌炎等疾病首选药物;过敏性疾病:吸入型糖皮质激素,防治哮喘;器官移植排斥反应。

（3）抗休克作用。

（4）血液病　儿童急性淋巴细胞性白血病;再障,粒细胞减少症,血小板减少症、过敏性紫癜。

（5）局部应用　湿疹、肛门瘙痒、接触性皮炎、牛皮癣。注入韧带压痛点或关节腔内以消炎止痛。

（6）替代疗法　用于急、慢性肾上腺皮质功能不全者,脑腺垂体功能减退及肾上腺次全切除术后。

【例4】糖皮质激素药物可用于治疗

A. 原发性血小板增多症　　B. 急性淋巴细胞白血病　　　C. 慢性粒细胞白血病

D. 真性红细胞增多症　　　E. 骨质疏松

【例5】糖皮质激素不用于

A. 急性粟粒性肺结核　　　B. 血小板减少症　　　　　　C. 中毒性休克

D. 骨质疏松　　　　　　　E. 脑(腺)腺垂体功能减退

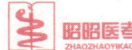

3. 不良反应及停药反应

(1) 不良反应 诱发或加剧溃疡;诱发或加重感染;引起高血压和动脉粥样硬化(水、钠潴留、血脂升高);糖耐量受损或糖尿病;骨质疏松、肌肉萎缩、伤口愈合迟缓;高脂血症导致脂肪栓子,易发生股骨头无菌性缺血坏死;癫痫或精神病史者禁用;医源性肾上腺皮质功能亢进。

(2) 停药反应

医源性肾上腺皮质功能不全	长期大剂量使用糖皮质激素,反馈性抑制垂体-肾上腺皮质轴致肾上腺皮质萎缩
反跳现象	患者对激素产生了依赖性或病情尚未完全控制,突然停药或减量过快而致原病复发或恶化

4. 代表药物 可的松、泼尼松、氢化可的松和泼尼松龙。

【例6】 长期应用糖皮质激素后,突然停药所产生的反跳现象是由于患者

A. 对糖皮质激素产生耐药   B. 对糖皮质激素产生了依赖或病情未能完全控制

C. 肾上腺皮质功能亢进   D. 肾上腺皮质功能减退

E. ACTH分泌减少

➤ 参考答案如下,详细答案参见2021版《国家临床执业及助理医师资格考试精选真题考点精析》。

1. B	2. D	3. C	4. B	昭昭老师提示:
5. D	6. B	—	—	加入官方微信,获得第一手考试资料。

第27~29章 抗甲状腺药物、胰岛素和 口服降糖药物、子宫平滑肌兴奋药

➤ **2021考试大纲**

①抗甲状腺药;②胰岛素及口服降血糖药;③子宫兴奋药。

➤ **考纲解析**

近20年的医师考试中,第27~29章的考点是抗甲状腺药、胰岛素及口服降血糖药,执业医师每年考查分数为2~3分,助理医师每年考查分数为1~2分。

一、抗甲状腺药

1. 硫脲类的药理作用、临床应用及不良反应

(1) 药理作用 抑制甲状腺激素的合成,对已合成的甲状腺激素无效;抑制外周组织的T_4转化为T_3,可治疗重症甲状腺功能亢进、甲状腺危象患者的首选药物;免疫抑制:降低血循环中TSI,用于甲状腺功能亢进病因治疗。

(2) 临床应用 甲状腺功能亢进;甲状腺手术前准备;甲状腺危象:大剂量碘剂(抑制甲状腺激素释放),并立即应用硫脲类(阻止甲状腺素合成)。

(3) 不良反应

过敏反应	最常见,皮肤瘙痒、药疹,一般不需停药
粒细胞缺乏症	最严重,应定期检查血象
消化道反应	厌食、呕吐、腹痛、腹泻等
甲状腺肿及甲状腺功能减退	反馈性增加TSH分泌而引起腺体增大、充血;还可诱导甲状腺功能减退

【例1】 硫脲类用于治疗甲状腺功能亢进的药理机制主要是抑制

A. 甲状腺过氧化物酶   B. 甲状腺激素的释放   C. T_4转化为T_3

D. TSI   E. 原料碘的活化

【例2】 硫脲类药物最常见的不良反应是

A. 消化道反应   B. 过敏反应   C. 粒细胞缺乏症

D. 甲状腺肿   E. 甲状腺功能减退

2. 碘及碘化物药理作用、临床应用及不良反应

(1) 药理作用

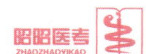

小剂量碘	合成甲状腺激素的原料,预防单纯性甲状腺肿,对早期患者疗效显著
大剂量碘	抑制甲状腺激素的释放,拮抗 TSH 促进激素释放作用,抗甲状腺作用

（2）临床应用　甲状腺功能亢进的手术前准备:大剂量碘使腺体缩小变韧、血管减少,利于手术进行及减少出血;甲状腺危象。

（3）不良反应

过敏反应	用药后立即或几小时内发生,表现为发热、皮疹、皮炎、血管神经性水肿,严重者有喉头水肿,可致窒息
诱发甲状腺功能紊乱	长期或过量服用可能诱发甲状腺功能亢进、甲减和甲状腺肿。碘能进入乳汁和通过胎盘,孕妇和哺乳期妇女应慎用
一般反应	咽喉不适、口内金属味等

二、胰岛素

1. 药理作用

糖	促进糖原的合成和贮存,加速葡萄糖的氧化和酵解,并抑制糖原分解和异生,降低血糖
脂肪	促进合成,减少游离脂肪酸和酮体的生成,增加脂肪酸和葡萄糖的转运,使其利用增加
蛋白质	增加氨基酸转运和核酸、蛋白质合成,抑制分解
加快心率	加强心肌收缩力和减少肾血流

2. 作用机制　作用于膜受体,通过第二信使而产生生物效应;胰岛素与胰岛素受体的 α 亚基结合后迅速引起 β 亚基的自身磷酸化,进而激活 β 亚基上的酪氨酸蛋白激酶,对其他细胞内活性蛋白的连续磷酸化反应,可降血糖。

3. 临床应用

胰岛素注射剂	①1 型糖尿病; ②2 型糖尿病,经饮食控制或用口服降糖药未能控制者; ③发生各种急性或严重并发症的糖尿病; ④合并重度感染、消耗性疾病、高热、妊娠、创伤以及手术的各型糖尿病; ⑤细胞内缺钾者,胰岛素与葡萄糖同用可促使钾内流
胰岛素吸入剂	缓解长期反复注射胰岛素的痛苦和不便,提高用药的依从性和生活质量

三、口服降血糖药

1. 胰岛素增敏剂罗格列酮的药理作用及临床应用

药理作用	改善胰岛素抵抗;改善脂代谢紊乱;血管并发症的防治,抑制血小板聚集、炎症反应和内皮细胞的增生,抗动脉粥样硬化;改善胰岛 B 细胞功能
作用机制	改善胰岛素抵抗
临床应用	主要用于治疗胰岛素抵抗和 2 型糖尿病

2. 磺酰脲类的药理作用及临床应用

（1）药理作用

降糖机制	刺激胰岛 B 细胞释放胰岛素;降低血清糖原水平;增加胰岛素与靶组织的结合能力
对水排泄的影响	格列本脲、氯磺丙脲,促进 ADH 分泌和增强其作用,抗利尿作用可用于尿崩症
第三代磺酰脲类	减弱血小板黏附力,刺激纤溶酶原的合成

【例3】磺酰脲类药物药理作用为

A. 可使电压依赖性钾通道开放　　　　B. 可促进胰岛素释放而降血糖

C. 不改变体内胰高血糖素水平　　　　D. 可使电压依赖性钠通道开放

E. 能抑制抗利尿激素的分泌

【例4】磺酰脲类药物可用于治疗

A. 糖尿病合并高热　　　　　　　　　B. 胰岛功能尚存的非胰岛素依赖型糖尿病

C. 糖尿病并发酮症酸中毒　　　　　　D. 胰岛素依赖型糖尿病

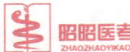

E. 重症糖尿病

（2）临床应用　2型糖尿病、尿崩症。

3. 双胍类的药理作用及临床应用

药理作用及作用机制	促进脂肪组织摄取葡萄糖,降低葡萄糖在肠的吸收及糖原异生,抑制胰高血糖素释放
临床应用	轻症糖尿病,尤适用于肥胖及单用饮食控制无效者

4. α葡萄糖苷酶抑制剂阿卡波糖的药理作用及临床应用

药理作用	在小肠上皮刷状缘与碳水化合物竞争水解碳水化合物的糖苷水解酶,减慢碳水化合物水解及产生葡萄糖的速度并延缓葡萄糖的吸收
临床应用	降低餐后血糖

四、缩宫素

1. 临床应用　①可用于催产、引产、产后及流产后因子宫收缩无力或子宫收缩复位不良引起的子宫出血;②其药液滴鼻可用于促进排乳。

2. 不良反应　缩宫素过量可引起子宫高频率甚至持续性强直收缩,从而可能导致胎儿宫内窒息或子宫破裂等严重后果。

五、垂体后叶素

1. 临床应用　临床上可以用于治疗尿崩症及肺出血。

2. 不良反应　不良反应主要有面色苍白、心悸、胸闷、恶心、腹痛及过敏反应等。

六、麦角生物碱

1. 临床应用

（1）子宫出血　麦角新碱和甲基麦角新碱主要用于预防和治疗产后或流产后由于子宫收缩无力等造成的子宫出血。

（2）子宫复原　也可以应用于子宫复原缓慢时,加速子宫复原。

（3）偏头痛　麦角胺能使脑血管收缩,可用于偏头痛的诊断及其发作时的治疗。

（4）人工冬眠　氢化麦角碱对中枢神经系统有抑制作用,可以与异丙嗪、哌替啶组成冬眠合剂,用于人工冬眠。

2. 不良反应　注射麦角新碱可引起恶心、呕吐及血压升高等症状,伴有妊娠毒血症的产妇应谨慎使用此药。用药过程中偶见过敏反应,严重者可出现呼吸困难、血压下降。

七、前列腺素

1. 临床应用　可以用于终止早期或中期妊娠,还可以用于足月或过期妊娠引产,发生良性葡萄胎时可用于排除宫腔内的异物。

2. 不良反应　不良反应主要为恶心、呕吐、腹痛等消化道平滑肌兴奋的现象。不宜用于支气管哮喘患者和青光眼患者。

➤ 参考答案如下,详细答案参见2021版《国家临床执业及助理医师资格考试精选真题考点精析》。

1. A	2. B	3. B	4. B	昭昭老师提示:关注官方微信,获得第一手考试资料。

第30～33章　β-内酰胺类抗生素、大环内酯类抗生素、氨基糖苷类抗生素及四环素类

➤ **2021 考试大纲**

①β-内酰胺类抗生素:青霉素类,头孢菌素类;②大环内酯类及林可霉素类抗生素:红霉素,林可霉素类;③氨基糖苷类抗生素:氨基苷类抗生素的共性,常用氨基苷类;④四环素类及氯霉素。

➤ **考纲解析**

近20年的医师考试中,第30～33章的考点是头孢菌素类,执业医师每年考查分数为1～2分,助理

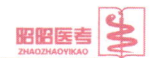

医师每年考查分数为 1～2 分。

一、青霉素类

1. 青霉素 G 的抗菌作用、临床应用及不良反应

（1）抗菌作用　大多数革兰阳性球菌、革兰阳性杆菌、革兰阴性球菌，少数革兰阴性杆菌、螺旋体、放线杆菌。

（2）临床应用　治疗敏感革兰阳性球菌和杆菌、革兰阴性球菌及螺旋体的首选药。

溶血性链球菌	蜂窝织炎、丹毒、猩红热、咽炎、扁桃体炎、心内膜炎
肺炎球菌	大叶性肺炎、脓胸、支气管肺炎
草绿色链球菌	亚急性感染性心内膜炎
淋病奈瑟菌	淋病
金黄色葡萄球菌	疖、痈、败血症
脑膜炎奈瑟菌	流脑

【例1】对青霉素 G 最敏感的病原体是

A. 立克次体　　　B. 钩端螺旋体　　　C. 衣原体　　　D. 支原体　　　E. 真菌

（3）不良反应

变态反应	最常见，以皮肤过敏（荨麻疹、药疹等）和血清病样反应较多见；最严重的是过敏性休克
赫氏反应	治疗梅毒、钩端螺旋体、雅司、鼠咬热或炭疽时，可有症状加剧现象
其他	大剂量青霉素钾盐或钠盐，水、电解质紊乱

2. 氨苄西林、阿莫西林的抗菌作用及临床应用

氨苄西林	革兰阴性杆菌所致疾病如伤寒沙门菌、副伤寒沙门菌、百日咳鲍特菌、大肠埃希菌、痢疾志贺菌
阿莫西林	用于肺炎球菌、肠球菌、沙门菌属、幽门螺杆菌。用于敏感菌感染、伤寒、慢性活动性胃炎和消化性溃疡

二、头孢菌素类

1. 各代产品的特点及常用药物

一代头孢	主要针对革兰阳性菌强，对革兰阴性作用弱，对铜绿假单胞菌无效，对 β-内酰胺酶的稳定性不稳定
二代头孢	主要针对革兰阳性菌较强，对革兰阴性作用强，对铜绿假单胞菌无效，对 β-内酰胺酶的稳定性稳定
三代头孢	主要针对革兰阳性菌较弱，对革兰阴性作用强，对 β-内酰胺酶的稳定性较高稳定
四代头孢	主要针对革兰阳性菌、革兰阴性菌作用强，对 β-内酰胺酶的稳定性高度稳定

2. 临床应用

三代头孢用于危及生命的败血症、脑膜炎、肺炎、骨髓炎及尿路严重感染的治疗，能有效控制严重的铜绿假单胞菌感染；四代头孢用于对三代耐药者。

三、红霉素

1. 抗菌作用

（1）革兰阳性菌　金黄色葡萄球菌（包括耐药菌）、表皮葡萄球菌、链球菌。

（2）革兰阴性菌　脑膜炎、淋病、流感杆菌、百日咳、布鲁斯菌、军团菌、螺旋体、肺炎支原体、立克次体和螺杆菌。

2. 临床应用

（1）耐青霉素的金黄色葡萄球菌和对青霉素过敏者。

（2）厌氧菌引起的口腔感染和肺炎支原体、肺炎衣原体、溶脲脲原体等感染。

四、林可霉素类

（1）最针对厌氧菌。对需氧革兰阳性菌有显著活性。

（2）金黄色葡萄球菌引起的骨髓炎的首选药。

五、氨基苷类抗生素的共性

1. 抗菌作用　革兰阴性杆菌包括大肠埃希菌、铜绿假单胞菌、变形杆菌属、克雷伯菌属等。

2. 作用机制　主要是抑制细菌蛋白质合成;破坏细菌胞浆膜的完整性,导致细菌死亡。与细菌体内核糖体 70S 亚基形成始动复合物;与细菌体内核糖体 30S 亚基结合,使 mRNA 在翻译时出现错误;阻滞肽链释放因子入位;抑制核糖体 70S 亚基的解离。

【例2】氨基糖苷类抗生素的抗菌机制是

A. 抑制细菌蛋白质合成　　　B. 抑制细菌细胞壁合成　　　C. 影响细菌细胞膜通透性

D. 抑制细菌 RNA 合成　　　　E. 抑制细菌 DNA 合成

3. 不良反应

(1) 耳毒性　能影响子宫内胎儿。

前庭神经功能损伤	①头晕、视力减退、眼球震颤、眩晕、恶心、呕吐和共济失调; ②发生率:新霉素＞卡那霉素＞链霉素＞西索米星＞阿米卡星＞庆大霉素＞妥布霉素＞奈替米星
耳蜗听神经功能损伤	①耳鸣、听力减退和永久性耳聋; ②发生率:新霉素＞卡那霉素＞阿米卡星＞西索米星＞庆大霉素＞妥布霉素＞奈替米星＞链霉素

(2) 肾毒性　①引起肾小管肿胀,甚至急性坏死,表现为蛋白尿、管型尿、血尿等,严重时无尿、氮质血症和肾衰竭;②发生率:新霉素＞卡那霉素＞庆大霉素＞妥布霉素＞阿米卡星＞奈替米星＞链霉素。

(3) 神经肌肉麻痹　最常见于大剂量腹膜内或胸膜内给药或静脉滴注速度过快,心肌抑制、血压下降、肢体瘫痪和呼吸衰竭。

(4) 过敏反应　皮疹、发热、血管神经性水肿、口周发麻。新霉素最常见的不良反应是接触性皮炎。链霉素最常见的不良反应是过敏性休克,发生率仅次于青霉素。

六、常用氨基苷类

1. 庆大霉素的临床应用　与青霉素协同用于严重感染;术前预防和术后感染。

2. 妥布霉素的临床应用　主要用于铜绿假单胞菌的感染。

3. 阿米卡星的临床应用　突出优点:对肠道革兰阴性杆菌和铜绿假单胞菌所产生的多种氨基苷类灭活酶稳定,故对氨基糖苷类耐药菌是首选药;与 β 内酰胺类联合应用可获协同作用,粒细胞缺乏或其他免疫缺陷患者合并严重革兰阴性杆菌感染。

七、四环素类

1. 四环素、多西环素、米诺环素的抗菌作用及临床应用

(1) 四环素　因为其毒副作用现已少用。

(2) 多西环素　适合于肾外感染伴肾衰竭者以及胆道系统感染;也用于酒糟鼻、痤疮、前列腺炎和呼吸道感染。

(3) 米诺环素　酒糟鼻、痤疮,沙眼衣原体所致的性传播疾病。

2. 不良反应

(1) 二重感染　敏感菌被抑制,不敏感菌乘机大量繁殖,由原来的劣势菌群变为优势菌群,造成新的感染。较常见的有真菌和难辨梭菌所致的假膜性肠炎。

(2) 骨骼和牙齿生长　恒齿永久性棕色色素沉着(牙齿黄染),还可抑制胎儿、婴幼儿骨骼发育。

(3) 局部刺激　口服可引起恶心、呕吐、腹泻等症状。静脉滴注易引起静脉炎。

(4) 其他　严重肝损伤或加重肾损伤。

八、氯霉素

1. 抗菌作用及临床应用　眼科局部用药。

2. 不良反应

(1) 血液系统毒性　可逆性血细胞减少如贫血、白细胞或血小板减少症;大剂量对骨髓造血细胞亦有抑制作用。部分可能发展成致死性再障或白血病、再生障碍性贫血。

(2) 灰婴综合征　早产儿和新生儿,肝对氯霉素解毒能力差,循环衰竭、呼吸困难、进行性血压下降、皮肤苍白和发绀。

【例3】可引起灰婴综合征的抗生素是

A. 卡那霉素　　　B. 庆大霉素　　　C. 链霉素　　　D. 氯霉素　　　E. 四环素

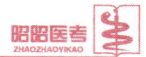

➤ 参考答案如下,详细答案参见 2021 版《国家临床执业及助理医师资格考试精选真题考点精析》。

1. B	2. A	3. D	—	—	昭昭老师提示:关注官方微信,获得第一手考试资料。

第 34～38 章　人工合成抗菌药、抗真菌药和抗病毒药物、抗结核药物、抗疟疾药及抗恶性肿瘤药

➤ **2021 考试大纲**

①人工合成抗菌药:喹诺酮类,磺胺类,其他类;②抗真菌药和抗病毒药物:抗真菌药,抗病毒药;③抗结核药物:异烟肼,利福平,乙胺丁醇,吡嗪酰胺;④抗疟疾药:主要用于控制症状的抗疟疾药,主要用于控制远期复发和传播的抗疟疾药,主要用于病因性预防的抗疟疾药;⑤抗恶性肿瘤药:抗肿瘤药的分类,常用药物。

➤ **考纲解析**

近 20 年的医师考试中,第 34～38 章的考点是 抗疟药,执业医师每年考查分数为 1～2 分,助理医师每年考查分数为 1～2 分。

一、第三代喹诺酮类药物

1. 抗菌作用

(1)氟喹诺酮类　革兰阴性菌、革兰阳性菌、结核分枝杆菌、军团菌、支原体及衣原体;厌氧菌。

(2)环丙沙星　铜绿假单胞菌。

2. 作用机制

(1)DNA 回旋酶　抗革兰阴性菌的重要靶点。

(2)拓扑异构酶Ⅳ　抗革兰阳性菌的重要靶点。

3. 临床应用

(1)泌尿生殖道感染　环丙沙星、氧氟沙星与 β 内酰胺类同为首选。环丙沙星是铜绿假单胞菌性尿道炎的首选药物。氟喹诺酮类药物是前列腺炎的首选药物。

(2)呼吸系统感染　左氧氟沙星、莫西沙星与万古霉素合用:对青霉素高度耐药的肺炎链球菌感染是首选药物。氟喹诺酮类:支原体肺炎、衣原体肺炎、军团菌。

(3)肠道感染与伤寒　首选用于治疗志贺菌导致的细菌性痢疾,以及鼠伤寒沙门菌、猪霍乱沙门菌、肠炎沙门菌引起的胃肠炎。伤寒或副伤寒:首选氟喹诺酮类或头孢曲松药物。

(4)氟喹诺酮类　鼻咽部脑膜炎奈瑟菌带菌者的根除治疗。囊性纤维化患儿感染铜绿假单胞菌是环丙沙星。

4. 不良反应　胃肠道反应、中枢神经系统毒性、光敏反应(光毒性)、紫外线导致药物氧化出现皮肤炎症、心脏毒性、软骨损害。

二、磺胺类

1. 抗菌作用　磺胺米隆和磺胺嘧啶银,主要用于铜绿假单胞菌的感染。

2. 作用机制　抑制二氢蝶酸合酶,阻止细菌二氢叶酸合成。

三、抗真菌药

氟康唑对隐球菌属、念珠菌属和球孢子菌属有良好的疗效。对艾滋病引起的隐球菌性脑膜炎是首选药。

四、抗病毒药

呼吸道合胞病毒肺炎和支气管炎是利巴韦林的主要药物;利巴韦林也可以用于甲肝、丙肝病毒、腺病毒、疱疹病毒和呼吸道合胞病毒的感染。

五、异烟肼

1. 临床应用　主要用于结核病的治疗。

2. 不良反应

(1)神经系统　周围神经炎最常见,补充维生素 B_6;大剂量可用于头痛、头晕、兴奋和视神经炎,严重

时可导致中毒性脑病和精神病。

（2）肝毒性。

【例1】可引起周围神经炎的药物是

A. 利福平　　　B. 异烟肼　　　C. 阿昔洛韦　　　D. 吡嗪酰胺　　　E. 卡那霉素

六、利福平

1. 临床应用　结核病、麻风病、耐药金黄色葡萄球菌所致感染和重症胆道感染；局部用于沙眼、急性结膜炎及病毒性角膜炎。

2. 不良反应　胃肠道反应、肝毒性、流感综合征。

3. 药物相互作用　可加速自身及许多药物的代谢，如洋地黄毒苷、奎尼丁、抗凝药及磺酰脲类降糖药、口服避孕药、糖皮质激素和茶碱等。

七、乙胺丁醇

1. 药理作用　与二价金属离子络合，干扰结核杆菌 RNA 的合成。

2. 临床应用

（1）初治患者　乙胺丁醇＋异烟肼＋利福平。

（2）复治患者　乙胺丁醇＋利福平＋卷曲霉素。

八、吡嗪酰胺

1. 药理作用　在酸性环境下抑制和杀灭结核杆菌。

2. 临床应用　与异烟肼和利福平合用。

九、氯　喹

1. 抗疟疾　杀灭红细胞内期裂殖体，迅速控制疟疾发作。

2. 抗阿米巴　抗肠道外阿米巴病（阿米巴肝脓肿）。

3. 免疫抑制　类风湿关节炎、系统性红斑狼疮。

十、青蒿素

杀灭红细胞内期裂殖体，治疗恶性疟，可透过血-脑屏障对脑性疟进行抢救。

十一、伯氨喹

1. 作用　杀灭肝中的休眠子，防治疟疾远期复发；杀灭配子体，阻止疟疾传播。

2. 不良反应　剂量依赖性的胃肠道反应；高铁血红蛋白血症伴有发绀；红细胞内缺乏葡萄糖6-磷酸脱氢酶的个体可发生急性溶血。

十二、乙胺嘧啶

1. 机制　乙胺嘧啶的作用是疟原虫二氢叶酸还原酶抑制剂，可阻止二氢叶酸转变为四氢叶酸，从而阻碍核酸的合成。

2. 作用　主要用于预防。

例2～3 共用选项

A. 乙胺嘧啶　　　B. 氯喹　　　C. 奎宁　　　D. 哌喹　　　E. 伯氨喹

【例2】控制普通型疟疾发作多选用的药物是

【例3】防止疟疾复发选用的药物是

十三、抗肿瘤药的分类

1. 干扰核酸合成

二氢叶酸还原酶抑制剂	甲氨蝶呤
胸苷酸合成酶抑制剂	氟尿嘧啶
嘌呤核苷酸互变抑制剂	巯嘌呤
核苷酸还原酶抑制剂	羟基脲
DNA 多聚酶抑制剂	阿糖胞苷

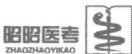

2. 破坏 DNA 结构与功能

DNA 交联剂	氮芥、环磷酰胺和噻替派
破坏 DNA 的铂类配合物	顺铂
破坏 DNA 的抗生素	丝裂霉素和博莱霉素
拓扑异构酶抑制剂	喜树碱类衍生物

3. 嵌入 DNA 及干扰转录 RNA　多柔比星和放线菌素 D。

4. 干扰蛋白质合成

微管蛋白活性抑制剂	长春碱类和紫杉醇类
干扰核蛋白体功能	三尖杉生物碱类
影响氨基酸供应	L-门冬酰胺酶

十四、常用药物

甲氨蝶呤	儿童急性白血病和绒癌;鞘内注射治疗中枢神经系统白血病(急性淋巴细胞白血病)
巯嘌呤	急淋,大剂量可治疗绒癌
羟基脲	慢性淋巴细胞白血病
环磷酰胺	淋巴瘤多发性骨髓瘤、急淋、肺癌、乳腺癌、卵巢癌、神经母细胞瘤和睾丸肿瘤
氟尿嘧啶	消化系统癌(食管癌、胃癌、肠癌、胰腺癌、肝癌)和乳腺癌
多柔比星	急性白血病、淋巴瘤、乳腺癌、卵巢癌、小细胞肺癌、胃癌、肝癌及膀胱癌

➤ 参考答案如下,详细答案参见 2021 版《国家临床执业及助理医师资格考试精选真题考点精析》。

1. B	2. B	3. E	昭昭老师提示:关注官方微信,获得第一手考试资料。

第七篇　医学免疫学(助理医师不要求)

学习导图

章　序	章　名	所占分数	
		执业医师	助理医师
1	绪论	0分	0分
2	抗原	1分	0分
3	免疫器官	0分	0分
4	免疫细胞	0分	0分
5	免疫球蛋白	1分	0分
6	补体系统	0分	0分
7	细胞因子及受体	1分	0分
8	白细胞分化抗原和黏附因子	0分	0分
9	主要组织相容性复合体及其编码分子	0分	0分
10	免疫应答	0分	0分
11	黏膜免疫	0分	0分
12	免疫耐受	0分	0分
13	抗感染免疫	0分	0分
14	超敏反应	2分	0分
15	自身免疫和自身免疫性疾病	1分	0分
16	免疫缺陷病	1分	0分
17	肿瘤免疫	0分	0分
18	移植免疫	0分	0分
19	免疫学检测技术	0分	0分
20	免疫学防治	0分	0分

复习策略

　　免疫学属于执业医师考试的范畴,助理医师考试不涉及。本科目包括一些微观的医学知识,如细胞表位、补体的途径等,较为抽象,考生需要通过图形,做到理解并详细记忆。本篇内容占执业医师考试分数的5～10分。

第1～2章　绪论及抗原

➤ **2021 考试大纲**

　　①绪论;②抗原:基本概念,抗原的分类,超抗原,佐剂。

➤ **考纲解析**

　　近20年的医师考试中,第1～2章的考点是绪论及抗原的基本概念,执业医师每年考查分数为0～

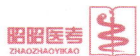

1分,助理医师每年考查分数为0分。

一、基本概念

免疫是机体识别"自身"与"非己"抗原,并由此产生的一系列生理或病理性反应。在正常情况下,对自身抗原形成天然免疫耐受,对"非己"抗原产生排异作用,对机体有益,可产生抗感染、抗肿瘤等维持机体生理平衡和稳定的免疫保护作用。

二、免疫系统的组成

免疫系统是执行固有性免疫和适应性免疫功能的机构,由免疫器官、免疫细胞和免疫分子组成。

免疫器官	中枢免疫器官	胸腺、骨髓、法氏囊(禽类)
	外周免疫器官	脾脏、淋巴结、黏膜相关淋巴组织、皮肤相关淋巴组织
免疫细胞	固有免疫的组成细胞	吞噬细胞、树突状细胞、NK细胞、NKT细胞、嗜酸性或嗜碱性粒细胞
	适应性免疫的组成细胞	T细胞、B细胞
免疫分子	膜型分子	TCR、BCR、CD分子、黏附分子、MHC分子、细胞因子受体
	分泌型分子	免疫球蛋白、补体、细胞因子

三、免疫系统的主要功能

功能名称	生理功能	病理表现
免疫防御	清除病原微生物及其他抗原性异物	超敏反应(强),免疫缺陷病(弱)
免疫自稳	清除损伤或衰老的细胞	自身免疫性疾病
免疫监视	清除突变或畸变的细胞,防止肿瘤发生,杀伤病毒感染细胞	肿瘤或持续性感染

【例1】免疫系统的三大功能为

A. 免疫防御、免疫应答、免疫记忆
B. 免疫应答、免疫记忆、免疫监视
C. 免疫防相、免疫记忆、免疫监视
D. 免疫防御、免疫自稳、免疫监视
E. 免疫应答、免疫自稳、免疫监视

四、固有免疫和适应性免疫

	固有免疫	适应性免疫
获得形式	固有性(或先天性),无需抗原激发	获得性免疫,需抗原激发
发挥作用时间	早期,快速(数分钟至4天)	4~5天后发挥效应
免疫原识别受体	模式识别受体(PRR)	特异性抗原识别受体,由于细胞发育中基因重排产生多样性
免疫记忆	无	有,产生记忆细胞
举例	抑菌、杀菌物质,补体,炎症因子,吞噬细胞,NK细胞,NKT细胞	T细胞(细胞免疫-效应T细胞等) B细胞(体液免疫-抗体)

五、抗原基本概念

1. 抗原及其特性

(1)抗原 是指能够刺激机体免疫系统发生免疫应答,产生抗体和(或)致敏淋巴细胞,并能与相应抗体和(或)致敏淋巴细胞在体内或体外特异性结合、发生免疫反应的物质。

(2)抗原通常具有两种性能 ①免疫原性:系指抗原能够刺激机体免疫系统发生免疫应答,产生抗体和(或)致敏淋巴细胞的性能;②免疫反应性或反应原性:指抗原能与相应抗体和(或)致敏淋巴细胞特异性结合、发生免疫反应的性能。

2. 抗原表位

(1)概念 抗原表位是存在于抗原分子表面的能够决定抗原特异性的特殊化学基团。

(2)特性 抗原特异性取决于抗原表位,即由抗原表位的种类、性质、数目和空间构型所决定。

3. T 细胞抗原表位和 B 细胞抗原表位

	T 细胞抗原表位	B 细胞抗原表位
识别表位受体	TCR	BCR
MHC 分子参与	必需	无需
表位性质	蛋白多肽	蛋白多肽、多糖、脂多糖、核酸等
表位大小	8～10 个氨基酸(CD8$^+$T 细胞表位) 13～17 个氨基酸(CD4$^+$T 细胞表位)	5～15 个氨基酸
表位类型	线性表位	构象表位或线性表位
表位位置	抗原分子任意部位	通常位于抗原分子表面

4. 共同抗原与交叉反应　某些抗原分子含多个抗原表位,而不同抗原间可能含相同或相似的抗原表位,称为共同抗原表位。因此,某些抗原诱生的特异性抗体或致敏淋巴细胞,不仅可与自身抗原表位特异性结合,还可与其他抗原中相同或相似的表位反应,称为交叉反应。

5. 耐受原与变应原　①能诱导免疫耐受的抗原称为耐受原。由自身抗原诱导的免疫耐受称为天然耐受或自身耐受。②变应原即能诱导变态反应的抗原。

六、抗原的分类

1. 完全抗原和半抗原

(1) 抗原的两大基本特性

免疫原性	抗原刺激产生免疫应答,诱导产生抗体或致敏淋巴细胞的能力
抗原性(免疫反应性)	抗原与其所诱导产生的抗体或致敏淋巴细胞特异性结合的能力

(2) 根据抗原的两大基本特性可将其分为:

完全抗原	既有免疫原性,又有抗原性(免疫反应性)
不完全抗原(半抗原)	只有抗原性(免疫反应性),无免疫原性

2. 胸腺依赖性抗原(TD - Ag)和胸腺非依赖性抗原(TI - Ag)　均是完全抗原。

	TD - Ag	TI - Ag
结构特点	复杂,含多种表位	含单一表位
表位组成	B 细胞和 T 细胞表位	重复 B 细胞表位
T 细胞辅助	必需	无需
MHC 限制性	有	无
激活的 B 细胞	B$_2$	B$_1$
免疫应答类型	体液免疫和细胞免疫	体液免疫
抗体类型	IgM、IgG、IgA 等	IgM
免疫记忆	有	无
举例	病原微生物、血细胞、血清蛋白	细菌脂多糖(LPS)、肺炎球菌荚膜多糖

3. 异嗜性抗原、异种抗原、同种异型抗原、自身抗原和独特型抗原　根据抗原与机体的亲缘关系分类,可分为:

异嗜性抗原	①指存在于人、动物及微生物等不同种属之间的共同抗原。最初由 Forssman 发现,又名 Forssman 抗原。 ②例如溶血性链球菌的表面成分与肾小球基底膜及心肌组织存在共同抗原,故链球菌感染可导致肾小球肾炎或心肌炎
异种抗原	指来源于另一物种的抗原,如病原微生物及其产物、植物蛋白、治疗用动物血清(抗体),对人而言都是异种抗原

续表

同种异型抗原	①指同一种属不同个体间所存在的不同抗原,亦称同种抗原或同种异体抗原。 ②常见的人类同种异型抗原有血型抗原和人主要组织相容性抗原,即人白细胞抗原(HLA);HLA是人体最复杂的同种异型抗原
自身抗原	正常情况下,机体对自身组织细胞表达的抗原不会产生免疫应答,即自身耐受
独特型抗原	抗体中独特的氨基酸序列所组成的抗原表位称为独特型抗原

【例2】完全抗原

A. 只有免疫原性,无免疫反应性
B. 只有免疫反应性,无免疫原性
C. 既无免疫原性,又无免疫反应性
D. 既有免疫原性,又有免疫反应性
E. 不能激发细胞免疫应答

例3~6共用选项

A. 完全抗原
B. 共同抗原
C. 抗原决定簇
D. 胸腺依赖性抗原
E. 胸腺非依赖性抗原

【例3】既有免疫原性又有抗原性的物质是

【例4】可引起交叉反应的抗原是

【例5】决定抗原特异性的是

【例6】直接刺激B细胞产生抗体的是

七、超抗原

1. 概念 某些抗原物质只需极低浓度(1~10 ng/mL)即可非特异性激活2%~20%的某些亚型的T细胞克隆,产生极强的免疫应答,这类抗原称为超抗原(SAg)。

2. 种类 外源性超抗原——金黄色葡萄球菌肠毒素A~E;内源性超抗原——小鼠乳腺肿瘤病毒蛋白。

3. 与普通抗原的区别

	超抗原	普通抗原
化学性质	细菌外毒素、反转录病毒蛋白等	普通蛋白质、多糖等
MHC结合部位	α螺旋外侧	抗原肽结合槽内部(其氨基酸序列具高度多态性)
TCR结合部位	Vβ链	Vα、Jα及Vβ、Dβ、Jβ
MHC限制性	无	有
应答特点	直接激活大量T细胞	APC处理后激活特异性T细胞
反应细胞	CD4$^+$T细胞	T、B细胞
T细胞库反应频率	1/20~1/5	$1/10^6$~$1/10^4$

4. 与临床疾病的关系 SAg所诱导的细胞应答,其效应并非针对超抗原本身,而通过非特异性激活免疫细胞,分泌大量炎症性细胞因子,导致中毒性休克、多器官衰竭等严重病例过程的发生。

八、佐 剂

1. 概念 与抗原一起或预先注入机体可增强机体对抗原免疫应答或改变免疫应答类型的非特异性免疫增强剂称为佐剂。

2. 种类 生物型制剂,如卡介苗(BCG)、短小棒状杆菌(CP)、脂多糖(LPS)等;无机化合物,氢氧化铝;人工合成物;有机物,矿物油,脂质体,如免疫刺激复合物(ISCOM)等。

3. 作用机制 佐剂是一种非特异性免疫增强剂,其作用机制如下:改变抗原物理性状,延缓抗原降解,增加抗原在体内停留时间;刺激抗原提呈细胞,增强其对抗原的加工和提呈;刺激淋巴细胞的增殖分化,增强和扩大免疫应答。

【例7】关于佐剂作用机制的描述,不正确的是

A. 延缓抗原降解
B. 改变抗原物理性状
C. 特异性增强免疫功能

D. 改变免疫应答的类型　　　　E. 刺激淋巴细胞的增殖分化

➤ **参考答案**如下,详细答案参见 2021 版《国家临床执业及助理医师资格考试精选真题考点精析》。

1. D	2. D	3. A	4. B	昭昭老师提示:
5. C	6. E	7. C	—	关注官方微信,获得第一手考试资料。

第3～4章　免疫器官及免疫细胞

➤ **2021 考试大纲**

①免疫器官:中枢免疫器官,外周免疫器官;②免疫细胞:T淋巴细胞,B淋巴细胞,自然杀伤(NK)细胞,抗原提呈细胞,其他免疫细胞。

➤ **考纲解析**

近 20 年的医师考试中,第3～4章的考点是**免疫器官**及 **T 淋巴细胞**,执业医师每年考查分数为 0～1 分,助理医师每年考查分数为 0 分。

一、中枢免疫器官

中枢免疫器官	概念	也称初级淋巴器官,是免疫细胞发生、发育、分化和成熟的场所
	组成	骨髓和胸腺(人和其他哺乳动物);法氏囊(禽类特有)
	主要功能	骨髓:①各类血细胞和免疫细胞发生的场所; ②B 细胞和 NK 细胞分化成熟的场所; ③体液免疫应答发生的场所,骨髓是发生再次体液免疫应答和长生抗体的主要部位
		胸腺:①T 细胞分化、成熟的场所;②免疫调节作用;③自身耐受的建立与维持

二、外周免疫器官

外周免疫器官	概念	也称次级淋巴器官,是成熟淋巴细胞(T、B 细胞)定居的场所,也是淋巴细胞对外来抗原产生免疫应答的主要部位
	组成	淋巴结、脾和黏膜相关淋巴组织(MLAT)
	主要功能	淋巴结,结构最完善的外周免疫器官:①T 细胞和 B 细胞定居的场所;②免疫应答发生的场所;③参与淋巴细胞再循环;④过滤作用
		脾,胚胎时期的造血器官,自骨髓开始造血后,脾演变成人体最大的外周免疫器官:①T 细胞和 B 细胞定居的场所;②免疫应答发生的场所;③合成生物活性的物质,如补体成分和细胞因子等;④过滤作用
		黏膜相关淋巴组织(MALT)亦称黏膜免疫系统(MIS): ①行使黏膜局部免疫应答;②产生分泌型 IgA

【例1】免疫应答发生的**主要场所**是

A. 淋巴管　　　　　　　　B. 肝　　　　　　　　　　C. 胸腺

D. 外周血　　　　　　　　E. 淋巴结

【例2】机体受外源性抗原刺激后,发生**免疫应答的部位**是

A. 骨髓　　　　　　　　　B. 淋巴结　　　　　　　　C. 胸腺

D. 腔上囊　　　　　　　　E. 外周血

三、T 淋巴细胞

1. T 淋巴细胞的表面标志

(1) 概念　T 淋巴细胞来源于胸腺,故称 T 细胞。

(2) T 淋巴细胞表面标志　T 细胞分化抗原(CD3、CD4、CD8、CD28)、T 细胞抗原受体(TCR)。

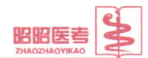

分　子	特　点	作　用
CD3	只有 T 细胞才具有的表面标志	转导 T 细胞活化信号
CD4	与 MHC Ⅱ 类分子相结合；HIV gp120 的受体	辅助 TCR 识别抗原
CD8	与 MHC Ⅰ 类分子相结合	细胞毒性 T 细胞
CD28	配体：B7(CD80/CD86)	诱导产生共刺激信号
CD152	活化 T 细胞	抑制 T 细胞活化信号的转导
CD154	参与 TD-Ag 诱发的 B 细胞应答	促进 APC/T 细胞活化

2. T 淋巴细胞亚群及其功能

（1）T 细胞亚群及功能

按增殖分化阶段	初始、活化、效应、记忆的 T 细胞
按 TCR 类型	$\alpha\beta$T 细胞、$\gamma\delta$T 细胞

（2）T 细胞亚群分类　按表面标志物和功能——$CD4^+$T 细胞、$CD8^+$T 细胞。

类　别	包含细胞	作　用
$CD4^+$T 细胞($CD3^+$，$CD4^+$，$CD8^-$)	分化 $CD4^+$ 幼稚 T 细胞、Th1 细胞、Th2 细胞	识别抗原受 MHC Ⅱ 类分子限制
$CD8^+$T 细胞($CD3^+$，$CD8^+$，$CD4^-$)	介导细胞免疫的效应 T 细胞	识别抗原受 MHC Ⅰ 类分子限制

3. 调节性 T 细胞

特　点	自然调节性 T 细胞	诱导型调节 T 细胞
诱导部位	胸腺	外周
CD25 表达	+++	-/+
转录因子 Foxp3	+++	+
抗原特异性	自身抗原(胸腺中)	组织特异性抗原和外来抗原
发挥效应的机制	细胞接触，分泌细胞因子	分泌细胞因子，细胞接触
功能	抑制自身反应性 T 细胞介导的病理性应答	抑制自身损伤性炎症反应和移植排斥反应,利于肿瘤生长
举例	$CD4^+$、$CD25^+$T 细胞	$CD4^+$ 的 Tr1 和 Th3

【例3】只有 T 细胞才具有的表面标记为

A. 识别抗原受体　　　　　　B. C3 受体　　　　　　C. 细胞因子受体

D. CD3 分子　　　　　　　　E. 有丝分裂原受体

四、B 淋巴细胞

1. B 细胞表面标志　BCR 复合物、B 细胞共受体、协同刺激分子、其他表面分子。

BCR 复合物	mIg(膜型免疫球蛋白)，B 细胞表面最重要的标志；Igα/Igβ,传递抗原刺激信号
B 细胞共受体	CD19/CD21/CD81 复合物，提高 B 细胞对抗原刺激的敏感性
协同刺激分子	CD40；CD80/86 黏附分子，提供细胞活化第二信号
其他表面分子	CD20；B 细胞特异性标志；CD22；B 细胞抑制性受体；CD32；负反馈调节 B 细胞活化及抗体分泌

2. B 细胞亚群及其功能

	B1 细胞	B2 细胞
主要分布	胸膜腔、腹膜腔、肠壁固有层	外周免疫器官
识别抗原	多糖抗原为主	蛋白质抗原为主
抗体类型	以 IgM 为主	以 IgG 为主
特异性	低(多反应性)	高(单特异性)

【例4】B 细胞表面标志是

A. CD3 　　　　　　B. CD4 　　　　　　C. CD8

D. CD20 　　　　　　E. CD28

【例5】B 细胞表面最重要的标志为

A. mIg 　　　　　　B. FcγR 　　　　　　C. CD40

D. CD5 　　　　　　E. CD80

五、自然杀伤(NK)细胞

1. NK 细胞的表面标志　　自然杀伤(NK)细胞来源于骨髓淋巴样干细胞,其分化、发育依赖于骨髓微环境,主要分布于骨髓、外周血、肝、脾脏、肺和淋巴结。

2. NK 细胞的受体　　与功能 NK 细胞不表达特异性抗原识别受体,而是通过表面活化性受体和抑制性受体对"自身"与"非己"进行识别,并直接杀伤某些肿瘤细胞和病毒感染的靶细胞。NK 细胞表面有IgG Fc 受体,也可通过 ADCC 作用杀伤肿瘤和病毒感染等靶细胞。

【例6】可通过 ADCC 作用介导细胞毒作用的细胞是

A. 浆细胞 　　　　　　B. CTL 　　　　　　C. B 细胞

D. NK 细胞 　　　　　　E. 肥大细胞

六、抗原提呈细胞

1. 抗原提呈细胞的概念　　抗原呈递细胞(APC)是指能够摄取、加工处理抗原,并将处理过的抗原呈递给 T 巴细胞的一类免疫细胞,在机体的免疫识别、免疫应答与免疫调节调节中起重要作用。

2. 抗原提呈细胞的种类

(1) 专职性 APC　　树突状细胞、单核/巨噬细胞和 B 淋巴细胞,具有摄取、加工和提呈抗原的功能;

(2) 非专职性 APC　　内皮细胞、上皮细胞、成纤维细胞,加工和提呈抗原能力较弱。

3. 外源性和内源性抗原递呈过程　　根据抗原的性质和来源不同,APC 通过四种途径进行抗原的加工和提呈,MHC Ⅰ类分子途径(内源性抗原提呈途径或胞质溶胶抗原提呈途径)、MHC Ⅱ类分子途径(外源性抗原提呈途径或溶酶体抗原提呈个途径)、非经典的抗原提呈途径(MHC 分子对抗原的交叉提呈)、脂类抗原的 CD1 分子提呈途径。

	MHC Ⅰ类分子途径	MHC Ⅱ类分子途径
抗原来源	内源性抗原	外源性抗原
降解抗原的胞内位置	胞质蛋白酶体	MⅡC、溶酶体
抗原与 MHC 结合部位	内质网	MⅡC
提呈抗原肽的 MHC	MHC Ⅰ类分子	MHC Ⅱ类分子
伴侣分子和抗原肽转运分子	钙联蛋白、TAP	Ii 链、钙联蛋白
加工和提呈抗原的细胞	所有有核细胞	专职性抗原提呈细胞
识别和应答细胞	CD8$^+$T 细胞(CTL)	CD4$^+$T 细胞(Th)

4. 抗原的交叉提呈

(1) 非经典的抗原提呈途径(MHC 分子对抗原的交叉提呈)　　抗原的交叉提呈也称为交叉致敏,是指 APC 能将摄取、加工的外源性抗原通过 MHC Ⅰ类分子途径提呈给 CD8$^+$T 细胞;或将内源性抗原通过 MHC Ⅱ类分子途径提呈给 CD4$^+$T 细胞。

(2) 抗原的交叉提呈　　参与机体对病毒、细菌感染和大多数肿瘤的免疫应答,但不是抗原提呈的主要方式,也不涉及 MHC 分子的合成。

例 7~9 共用选项

A. B 细胞 　　　　　　B. NK 细胞 　　　　　　C. 肥大细胞

D. 细胞毒性 T 细胞 　　　　　　E. 浆细胞

【例7】特异性细胞毒是

【例8】分泌抗体是

【例9】提呈抗原是

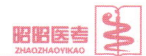

> 参考答案如下，详细答案参见 2021 版《国家临床执业及助理医师资格考试精选真题考点精析》。

1. E	2. B	3. D	4. D	5. A	昭昭老师提示：
6. D	7. D	8. E	9. A	—	关注官方微信，获得第一手考试资料。

第 5～7 章　免疫球蛋白、补体系统、细胞因子及受体

> ## 2021 考试大纲

①免疫球蛋白：基本概念，免疫球蛋白的结构，免疫球蛋白的类型，免疫球蛋白的功能，各类免疫球蛋白的特性和功能，抗体的制备；②补体系统：基本概念，补体系统的激活，补体激活的调节，补体的生物学功能，补体与临床疾病；③细胞因子：基本概念，细胞因子的种类，细胞因子受体，细胞因子的功能，细胞因子与疾病。

> ## 考纲解析

近 20 年的医师考试中，第 5～7 章的考点是免疫球蛋白的类型，执业医师每年考查分数为 1～2 分，助理医师每年考查分数为 0 分。

一、免疫球蛋白的基本概念

1. 免疫球蛋白　免疫球蛋白是指具有抗体活性或化学结构与抗体相似的球蛋白，主要存在于血液和体液中，也可作为抗原受体表达于 B 细胞表面，称为膜表面免疫球蛋白（SmIg）。

2. 抗体　抗体是免疫系统在抗原刺激下，由 B 淋巴细胞或记忆 B 细胞增殖分化成的浆细胞所产生的，可与相应抗原发申通特异性结合的免疫球蛋白（immunoglobulin，Ig）。抗体是重要的免疫分子，存在于血液和体液中，因此将抗体介导的免疫称为体液免疫。

（两者的区别联系：抗体都是免疫球蛋白，但免疫球蛋白不都是抗体，免疫球蛋白涵盖的范围大）

二、免疫球蛋白的结构

1. 基本结构

（1）组成　两条相同的重链（H）和两条相同的轻链（L）通过二硫键连接而呈"Y"形单体。

（2）分类　根据免疫球蛋白重链恒定区抗原特异性的不同，可将 Ig 分为 IgG（γ）、IgA（α）、IgM（μ）、IgD（δ）、IgE（ε）。

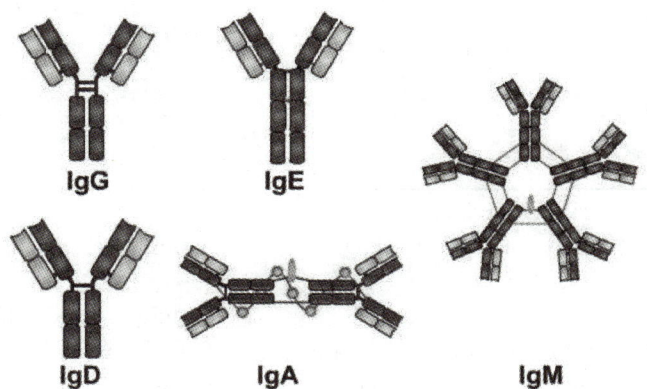

2. 功能区

重链可变区（VH）、轻链可变区（VL）	与抗原特异性结合部位
重链恒定区（CH）、轻链恒定区（CL）	遗传标志所在
IgG 的 CH2 和 IgM 的 CH3	激活补体
IgG 的 CH2/CH3 和 IgE 的 CH4	结合细胞

1289

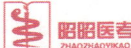

三、免疫球蛋白的类型

1. 类与亚类

(1) 分类　根据 H 链抗原性的差异可将抗体分为 5 类：γ 链、α 链、μ 链、δ 链、ε 链。

(2) 亚类　即使是同一类抗体，铰链区氨基酸组成和重链二硫键的数目、位置也不同，据此将其分为不同的亚类。如人 IgG 可分为 IgG1～IgG4；IgA 可分为 IgA1 和 IgA2。IgM、IgD 和 IgE 尚未发现有亚类。

2. 型和亚型

(1) 根据轻链可将抗体分为两型 κ 型和 λ 型。

(2) 根据 λ 链恒定区个别氨基酸的差异　又可分为 λ1、λ2、λ3 和 λ4 四个亚型。

四、免疫球蛋白的功能

V 区功能	特异性识别、结合抗原表位。有免疫防御功能
C 区功能	H 和 L 近 C 端的氨基酸序列相对稳定
HVR(CDR)功能	①H 和 VL 各有 3 个区域的氨基酸组成和排列顺序高度可变 ②独特型抗原决定簇的氨基酸差异主要在此区

【例1】决定免疫球蛋白类别的结合区是

A. 轻链可变区　　　　　　B. 轻链恒定区　　　　　　C. 重链恒定区

D. 铰链区　　　　　　　　E. 重链可变区

五、各类免疫球蛋白的特性和功能

类 型	特 性	功 能
IgG	①血清中含量最高、半衰期最长； ②唯一能够通过胎盘的抗体	结合抗原、激活补体、调理吞噬、介导 ADCC 效应。是再次免疫应答的效应分子，最重要的抗感染性抗体
IgM	①分子量最大的抗体分子，天然的免疫球蛋白； ②最早产生的抗体，胚胎晚期即可生成(脐带血或新生儿血清中 IgM 水平升高，提示胎儿曾有宫内感染)； ③单体 IgM 以膜结合型(mIgM)表达于 B 细胞表面，构成 BCR	初次免疫应答的主要效应分子； 结合抗原、激活补体、调理吞噬
IgA	①外分泌液中主要的抗体，分两型：血清型和分泌型； ②婴儿出生后 4～6 个月开始合成； ③不能通过胎盘，婴儿可从母乳中获得 sIgA	分泌型 IgA 由黏膜相关淋巴组织产生，是黏膜局部免疫的主要抗体
IgE	血清中含量最低的抗体，为亲细胞抗体	介导 I 型超敏反应，与抗寄生虫感染有关
IgD	易被蛋白酶水解，半衰期最短	膜结合型 IgD (mIgD)是 BCR 的重要组成部分，为 B 细胞分化成熟的标志

【例2】参与黏膜免疫的免疫球蛋白是

A. IgA　　　　B. IgM　　　　C. IgD　　　　D. IgE　　　　E. IgG

【例3】血清中含量最高的 Ig 是

A. IgA　　　　B. IgD　　　　C. IgG　　　　D. IgM　　　　E. IgE

【例4】患者感染病原微生物后，血清中最早出现的特异性免疫球蛋白是

A. IgM　　　　B. IgD　　　　C. IgG　　　　D. IgA　　　　E. IgE

六、抗体的制备

1. 多克隆抗体

(1) 获得途径　动物免疫血清、恢复期患者血清或免疫接种人群。

(2) 优点　作用全面，具有中和抗原、免疫调理、介导补体依赖的细胞毒作用，来源广泛、制备容易。

(3) 缺点　特异性不高、易发生交叉反应、不易大量制备，从而应用受限。

2. 单克隆抗体

(1) 获得途径　杂交瘤细胞。

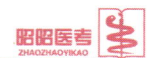

(2) 优点　结构均一、纯度高、特异性强、少或无血清交叉反应、制备成本低。

3. 人源化抗体　利用 DNA 重组技术和基因工程手段生产的抗体称为基因工程抗体。基因工程抗体包括人-鼠嵌合抗体、改型抗体、双特异性抗体、小分子抗体等。既能保持单克隆抗体均一性、特异性强的优点，又能克服其为鼠源性的弊端。

七、补体系统的基本概念

1. 补体的概念　是一组存在于血清、体液及细胞表面，有精密调控机制的蛋白质反应系统，包括 30 余种组分。

2. 补体系统的组成　补体固有组分、补体调节蛋白和补体受体。

八、补体系统的激活

途　径	经典途径	替代(旁路)途径	MBL 途径
激活物质	IgM、IgG3、IgG1、IgG2	IgA、IgG4	相关的丝氨酸蛋白酶 MASP
C3 转化酶	C4b2a	C3bBb	C4b2a、C3bBb
C5 转化酶	C4b2a3b	C3bBb3b	C4b2a3b、C3bBb3b
参与的补体成分	C1～C9	C3、B 因子、D 因子、P 因子、C5～C9	MBL、MASP - 1、MASP - 2、C2～C9
所需离子	Ca^{2+}、Mg^{2+}	Mg^{2+}	Ca^{2+}
生物学作用	协助抗体产生免疫效应，在感染的后期发挥作用，并参与抵御相同病原体再次感染机体	参与非特异免疫，在感染早期或初次感染发挥作用	参与非特异免疫，在感染初期发挥作用

【例 5】参与**经典途径激活补体**的是

A. IgE　　　　　　B. LPS　　　　　　C. IgD　　　　　　D. IgA　　　　　　E. IgM

九、补体激活的调节

(1) 补体的自身调控。

(2) 补体调节因子的调控：可溶性调节蛋白；膜结合调节蛋白。

十、补体的生物学功能

1. 膜攻击复合物介导的生物学作用　补体激活后，最终**在靶细胞表面形成膜攻击复合物(MAC)** 从而使细胞内外渗透压失衡，导致细胞溶破。该效应的意义为参与宿主抗菌(主要是革兰阴性细菌)、抗病毒及抗寄生虫等防御机制；参与机体抗肿瘤免疫效应机制；某些病理情况下引起机体自身细胞破坏，导致组织损伤与疾病(如血型不合后的溶血反应以及自身免疫病)。

【例 6】**补体系统在激活后**可以

A. 诱导免疫耐受　　　　　　B. 抑制超敏反应　　　　　　C. 裂解细菌

D. 启动抗体的类别转换　　　E. 结合细胞毒性 T 细胞

2. 补体活性片段介导的生物学作用

(1) 细胞毒作用　补体活化的共同终末效应是在细胞膜上组装 MAC，介导细胞溶解效应。同时，补体活化过程中生成多种裂解片段，通过与细胞膜相应受体结合而介导多种生物功能。

(2) 调理作用　血清调理素与细菌及其他颗粒物质结合，可促进吞噬细胞的吞噬作用。补体激活过程中产生的 C3b、C4b 和 iC3b 均是重要的调理素，可与中性粒细胞或巨噬细胞表面相应受体结合，促进吞噬细胞黏附、吞噬及杀伤微生物。

(3) 炎症介质作用　补体活化过程可产生多种具有炎症介质作用的活性片段，如 C3a、C4a 和 C5a 等，又被称为过敏毒素，它们作为配体与细胞表面相应受体结合，激发细胞脱颗粒，释放组胺之类的血管活性介质，从而增强血管通透性并刺激内脏平滑肌收缩。过敏毒素也可与平滑肌结合并刺激其收缩。三种过敏毒素中，以 C5a 的作用最强。C5a 还是一种有效的趋化因子。

(4) 清除免疫复合物　体内中等分子量的循环免疫复合物(IC)可沉积于血管壁，通过激活补体而造成周围组织损伤。补体成分通过与 IgFc 段结合，一方面可改变 Ig 的空间构象，抑制新的 IC 形成，并插入免疫复合物的网格结构，溶解已沉积的 IC；另一方面 C3b 与 IC 中的抗体结合，再与表达 CR1 和 CR3 的血细胞(主要为红细胞)结合，并通过血流运送至肝而被清除。

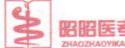

十一、细胞因子的基本概念

细胞因子是由免疫细胞和组织细胞分泌在细胞间发挥相互调控作用的一类小分子可溶性多肽蛋白，通过结合相应受体调节细胞生长分化和效应，调控免疫应答。

十二、细胞因子的种类

根据结构和功能分为白细胞介素(IL)、干扰素(IFN)、肿瘤坏死因子(TNF)、集落刺激因子(CSF)、趋化性细胞因子和生长因子六类。

1. 白细胞介素(IL) 介导白细胞间或白细胞与其他细胞间相互作用的细胞因子。已发现 IL-1～IL-37。其中 IL-1、IL-6 可引起发热。

名　称	主要产生细胞	主要生物学作用
IL-1	单核巨噬细胞 血管内皮细胞	①促进 T、B 淋巴细胞活化、增殖； ②增强 NK 细胞、单核-巨噬细胞活化； ③刺激下丘脑体温调节中枢，引起发热； ④参与炎症反应，刺激肝细胞合成急性期蛋白
IL-2	Th1 细胞 NK 细胞	①促进 T 细胞增殖分化和产生细胞因子； ②促进 B 细胞增殖分化和产生抗体； ③增强 NK 细胞、巨噬细胞杀伤活化功能
IL-4	Th2 细胞 肥大细胞	①促进活化 B 细胞增殖分化，诱导产生 IgE 类抗体； ②促进嗜酸性粒细胞增殖分化
IL-5	Th2 细胞 肥大细胞	①促进 B 细胞增殖分化，诱导产生 IgA； ②促进嗜酸性粒细胞增殖分化
IL-6	单核巨噬细胞 Th2 细胞	①促进 B 细胞增殖分化，合成分泌型 Ig； ②参与炎症反应，刺激肝细胞合成急性期蛋白； ③刺激下丘脑体温调节中枢，引起发热
IL-8	单核吞噬细胞 血管内皮细胞 活化 T 细胞	①吸引中性粒细胞、嗜酸性粒细胞、T 细胞作定向趋化运动； ②激活中性粒细胞、嗜碱性粒细胞，使之脱颗粒释放生物活性介质，增强炎症和过敏反应
IL-10	Th2 细胞 单核 ZQ 巨噬细胞	①抑制巨噬细胞功能，降低抗原递呈作用，减少单核因子生成； ②抑制 Th1 细胞分泌 IL-2、IFN-γ、TNF-β 等细胞因子，下调细胞免疫应答； ③促进 B 细胞增殖和抗体生成，上调体液免疫应答
IL-12	单核巨噬细胞	①促进 Th0 细胞分化为 Th1 细胞，增强细胞免疫功能； ②促进 Tc、NK 细胞增殖分化，增强其杀伤活性

【例7】 单核-巨噬细胞产生的主要细胞因子是

A. IL-1　　　　B. IL-2　　　　C. IL-4　　　　D. IL-5　　　　E. IL-10

【例8】 细胞因子不包括

A. IL-2　　B. 干扰素　　C. 肿瘤坏死因子　　D. 血管内皮生长因子　　E. 过敏毒素

2. 干扰素(IFN) 具有干扰病毒感染和复制的功能。其中 IFN-α 已被成功用于慢性乙肝的治疗。重组 α 干扰素治疗人毛细胞白血病。

Ⅰ型干扰素(IFN-α、β)	Ⅱ型干扰素(IFN-γ)
主要由白细胞、成纤维细胞和病毒感染细胞产生	主要由活化的 Th1 细胞产生
抗病毒、抗肿瘤作用为主	免疫调节作用为主

3. 肿瘤坏死因子(TNF) 能使肿瘤发生出血坏死的物质。包括 TNF-α 和 TNF-β。目前肿瘤坏死因子超家族(TNFSF)成员有至少有 19 个，在调节适应性免疫、杀伤靶细胞和诱导细胞凋亡等过程中发挥重要作用。

4. 集落刺激因子(CSF) 能够刺激多能造血干细胞和不同发育分化阶段的造血祖细胞增殖分化，在

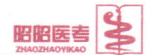

半固体培养基中形成相应细胞集落的细胞因子。

5. 趋化因子　由多种细胞分泌的对不同细胞具有趋化作用的细胞因子,统称为趋化因子。

十三、细胞因子受体

细胞因子受体均为跨膜分子,由胞膜外区、跨膜区和胞质区组成,具有一般膜受体的特性。细胞因子通过与靶细胞表面的相应细胞因子受体结合后启动细胞内信号转导途径从而调节细胞的功能。

十四、细胞因子与疾病

1. 疾病的发生　细胞因子与其他免疫分子一样,也是"双刃剑",既可参与免疫应答,发挥抗感染、抗肿瘤、诱导凋亡等功能,在一定条件下也可参与多种疾病的发生。

(1)细胞因子风暴　也称高细胞因子血症。

(2)致热与炎症病理损害　IL-1、TNF-α和IL-6均为内源性致热源,引起发热;TNF-α、IL-1导致组织损伤和弥散性血管内凝血。

(3)肿瘤的发生与逃逸　TGF-β、IL-10可抑制机体免疫功能,有助于肿瘤逃逸。

(4)免疫系统相关疾病　超敏反应,IL-4促进IgE合成;IL-5和IL-6可协同IL-4促进IgE产生;IFN-γ可抑制IL-4诱生IgE的作用。可导致自身免疫病、免疫缺陷病、器官移植排斥反应。

2. 疾病的治疗　IFN治疗肿瘤及病毒感染;GM-CSF刺激造血;IFN-α治疗人毛细胞白血病(第一个临床应用商品化细胞因子类药物);IFN-α治疗艾滋病患者发生的Kaposi肉瘤、尖锐湿疣、丙型肝炎等疾病;抗TNF抗体治疗类风湿性关节炎;抗IL-2R抗体防治抑制排斥反应。

　　例9~11共用选项

A. 抗CD3单克隆抗体　　　　B. 抗肿瘤坏死因子抗体　　　　C. β干扰素

D. α干扰素　　　　E. EPO

【例9】治疗多发性硬化症的是

【例10】治疗贫血的是

【例11】治疗类风湿关节炎的是

➤ **参考答案**如下,详细答案参见2021版《国家临床执业及助理医师资格考试精选真题考点精析》。

1. C	2. A	3. C	4. A	昭昭老师提示:
5. E	6. C	7. A	8. E	关注官方微信,获得第一手考试资料。
9. C	10. E	11. B	—	

第8~9章　白细胞分化抗原和黏附因子、主要组织相容性复合体及其编码分子

➤ **2021考试大纲**

①白细胞分化抗原和黏附因子:白细胞分化抗原,黏附因子;②主要组织相容性复合体及其编码分子:基本概念,HLA复合体及其产物,HLA-Ⅰ类抗原,HLA-Ⅱ类抗原,HLA在医学上的意义。

➤ **考纲解析**

近20年的医师考试中,第8~9章的考点是 HLA-Ⅰ类抗原和 HLA-Ⅱ类抗原,执业医师每年考查分数为0~1分,助理医师每年考查分数为0分。

一、白细胞分化抗原

1. CD分子的概念　目前以分化群代替白细胞分化抗原的命名。以单克隆抗体鉴定为主的方法,将来自不同实验室的单克隆抗体所识别的同一种分化抗原归为同一个分化群,简称CD。

2. CD分子的应用　介导病原体感染;作为疾病诊断的标志;抗CD单克隆抗体用于临床治疗。

二、黏附因子

1. 概念　细胞黏附因子(CAM)是众多介导细胞间或细胞与细胞外基质相互接触和结合分子的统称。黏附因子以受体-配体结合的形式发挥作用。

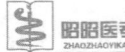

2. 功能　参与免疫细胞之间的相互作用和活化;介导白细胞与血管内皮细胞的黏附;介导淋巴细胞归巢。

三、主要组织相容性复合体的基本概念

1. 主要组织相容性抗原　在组织细胞表面存在的一组能引起强烈而迅速移植排斥反应的抗原系统。

2. 主要组织相容性复合体(MHC)

(1) 位于同一染色体上的编码主要组织相容性抗原的一群紧密连锁的基因群。具有控制同种移植排斥反应、免疫应答和免疫调节等复杂功能。

(2) 人类主要组织相容性抗原又称人类白细胞抗原(HLA);人类 MHC 又称为 HLA 复合体。小鼠MHC 称为 H-2 复合体。

四、HLA 复合体及其产物

1. HLA 复合体的结构　HLA 复合体分为三个基因区:Ⅰ类基因区、Ⅱ类基因区和Ⅲ类基因区。

2. HLA 复合体的分类

(1) 经典 HLA 基因　包括经典Ⅰ类基因和经典Ⅱ类基因。

(2) 免疫功能相关基因　包括传统的Ⅲ类基因和新近确认的多种基因。它们主要参与调控固有免疫应答,不显示或仅显示有限的多态性。

3. HLA 复合体的遗传特征　(多基因性、多态性、单元型遗传、共显性遗传、连锁不平衡)

多基因性	指同一个个体中,MHC 复合体由多个紧密相邻的基因座位所组成
多态性	指群体中不同个体在 MHC 的每个基因座位上存在多个等位基因
单元型遗传	HLA 复合体同一染色体上紧密连锁的等位基因很少发生同源染色体间的交换,以一个完整的遗传单元型由亲代传给子代
共显性遗传	同源染色体上的一个 MHC 基因座位上的两个等位基因均表达相应的 MHC 分子,因此一个免疫细胞的表面常可检测到分别来自父母双方 6 对共 12 种 HLAⅠ类和Ⅱ类抗原
连锁不平衡	指分属两个或两个以上的基因座位的等位基因,同时出现在一条染色体上的几率高于随机出现的频率

4. HLA 编码的产物　经典 HLA 基因经典 HLAⅠ类基因编码Ⅰ类分子的 α 链。经典 HLAⅡ类基因编码Ⅱ类分子的 α 链和 β 链。其多态性极为丰富,具有抗原提呈功能,直接参与 T 细胞的激活。免疫功能相关基因包括Ⅲ类基因和新近确认的多种基因,主要参与调控固有免疫应答,多态性有限。

五、HLA-Ⅰ、HLA-Ⅱ类抗原的结构、分布及主要功能

	Ⅰ类(A、C、B)	Ⅱ类(DP、DQ、DR)
分子结构	α、β2-m	α、β 链
肽结合结构域	α1+α2	α1+β1
表达特点	共显性	共显性
组织分布	有核细胞	专职 APC、活化 T 细胞
功能	识别提呈内源性抗原肽,与 CD8 结合,对 CD8$^+$ T 细胞的识别起限制作用	识别提呈外源性抗原肽,与 CD4 结合,对 Th 识别起限制作用

【例1】关于 HLA-Ⅱ类抗原分子,正确的是

A. 由 α 链和 β2-m 链组成　　　B. 提呈外源性抗原　　　C. 分布在所有有核细胞的表面

D. 由 HLA A、B、C 等基因编码　　E. 可与 CD8 分子结合

六、HLA 在医学上的意义

1. HLA 与同种器官移植的关系　器官移植的成败主要取决于供、受者之间的组织相容性,其中HLA 等位基因的匹配程度尤为重要。

2. HLA 与输血反应的关系　多次输血可致非溶血性输血反应,表现为发热和白细胞减少。发病机制与血清中存在抗白细胞和抗血小板 HLA 抗原的抗体有关。

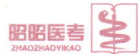

3. HLA 与疾病的相关性 强直性脊柱炎,HLA B27;多发性硬化症,HLA DR2;乳糜泻,HLA DR3;类风湿关节炎,HLA DR4。

4. HLA 的生理学意义 作为抗原提呈分子参与适应性免疫应答;作为调节分子参与固有免疫应答;HLA 是对人体疾病易感的主要免疫遗传学成分。

【例2】与强直性脊柱炎密切相关的 HLA 分子是

A. HLA－A5　　　　　　　　　B. HLA－B5　　　　　　　　　C. HLA－B7

D. HLA－B27　　　　　　　　 E. HLA－DR3

➤ 参考答案如下,详细答案参见 2021 版《国家临床执业及助理医师资格考试精选真题考点精析》。

1. B	2. D	昭昭老师提示:关注官方微信,获得第一手考试资料。

第 10～12 章　免疫应答、黏膜免疫及免疫耐受

➤ **2021 考试大纲**

①免疫应答:基本概念,固有免疫应答,适应性免疫应答,B 细胞介导的体液免疫应答,T 细胞介导的细胞免疫应答;②黏膜免疫:基本概念,黏膜免疫系统的组成,黏膜免疫系统的功能;③免疫耐受:基本概念,免疫耐受的形成与维持,免疫耐受与临床。

➤ **考纲解析**

近 20 年的医师考试中,第 10～12 章的考点是 T 细胞介导的细胞免疫应答和黏膜免疫系统的组成,执业医师每年考查分数为 0～1 分,助理医师每年考查分数为 0 分。

一、免疫应答的基本概念

1. 免疫应答 指机体的免疫系统识别并清除有害生物及其成分的过程。

2. 免疫应答的类型 固有免疫应答(非特异性免疫);适应性免疫应答(特异性免疫)。

3. 免疫应答的过程 包括识别、活化增殖和分化、效应三个阶段。

二、固有免疫应答

1. 概念 生物在长期种系进化过程中形成的、对入侵病原体迅速发挥非特异抗感染效应,并通过递呈抗原参与适应性免疫应答,亦可清除体内损伤、衰老或畸变细胞的一系列防御机制。

2. 固有免疫识别 固有免疫通过巨噬细胞等的表面固有免疫受体识别来自病原体的配体,进行固有免疫识别。

3. 组成与功能

组织屏障	皮肤黏膜及其附属成分;体内屏障
固有免疫细胞	吞噬细胞(单核吞噬细胞和中性粒细胞)、树突状细胞、NK 细胞、肥大细胞、嗜碱性粒细胞和嗜酸性粒细胞等
固有免疫分子	补体系统、细胞因子、抗菌肽及酶类等

三、适应性免疫应答

1. 概念 T、B 淋巴细胞经 TCR、BCR 特异性识别结合抗原表位后,诱导的特异性免疫应答。

2. 分类 T 细胞介导的细胞免疫应答;B 细胞介导的体液免疫应答。

3. 特点 个体差异大,有特异性;发生较晚;对抗体有记忆性;有放大效应;体内维持时间较长。

四、固有免疫应答和适应性免疫应答的鉴别点

	固有免疫应答	适应性免疫应答
参与细胞	皮肤黏膜上皮细胞、吞噬细胞、树突状细胞、NK 细胞、NKT 细胞、γδT 细胞、B1 细胞	αβT 细胞、B2 细胞
效应分子	补体、细胞因子、抗菌蛋白、酶类物质等,穿孔素、颗粒酶,FasL	特异性抗体、细胞因子等,穿孔素、颗粒酶,FasL

续表

	固有免疫应答	适应性免疫应答
作用时相	即刻至96小时	96小时后
识别受体	模式识别受体、有限多样性抗原识别受体,胚系基因直接编码产生,较少多样性	特异性抗原识别受体,胚系基因重排后产生,具有高度多样性
识别特点	直接识别病原体及其感染的组织细胞或衰老损伤、畸变细胞所共有的某些高度保守的分子	识别APC表面APC分子提呈的抗原肽或FDC表面捕获的抗原分子,具有高度特异性
作用特点	募集活化后迅速产生免疫效应,没有免疫记忆功能,不发生再次应答	经克隆增殖和分化,称为效应细胞后发挥作用,具有免疫记忆功能,可发生再次应答
维持时间	较短	较长

五、B 细胞介导的体液免疫应答

1. TD 抗原诱导的体液免疫应答

(1) B 细胞受体(BCR)对抗原的识别。

(2) B 细胞活化　BCR 与特异性抗原表位直接结合,由穿膜的 Igα、Igβ 把 B 细胞激活的第一信号传入细胞内。CD40 分子与活化 Th 细胞表面的 CD40L 结合产生第二信号。Th2 细胞分泌 IL-4、IL-5 向 B 细胞传递第三信号。

(3) B 细胞分化增殖　在 TD-Ag 刺激下和 Th 细胞辅助下,B 细胞被激活,进一步增殖、分化,分化成产生大量特异性抗体的浆细胞和记忆性 B 细胞。

2. TI 抗原诱导的体液免疫应答
TI-Ag(如细菌多糖、脂多糖、多聚蛋白质等)可激活初始 B 细胞而无需 Th 细胞辅助。根据激活 B 细胞方式的不同,TI-Ag 又分为 TI-1 抗原和 TI-2 抗原。

3. 体液免疫应答的一般规律

(1) 分类　抗原进入机体后诱导 B 细胞活化并产生特异性抗体,发挥重要的体液免疫作用。抗原初次刺激机体所引发的应答称为初次应答;初次应答中所形成的记忆细胞再次接触相同抗原刺激后产生迅速、高效、持久的应答,即再次应答,或称回忆应答。

(2) 初次应答的特点　初次应答中,B 细胞产生的抗体数量少、亲和力低。

(3) 再次应答的特点　再次应答抗体产生过程的特征:①潜伏期短,大约为初次应答潜伏期的一半;②血清抗体浓度增加快,快速达到平台期;③抗体维持时间长;④诱发再次应答所需抗原剂量小;⑤再次应答主要产生高亲和力的抗体 IgG,初次应答主要产生低亲和力的 IgM。

六、T 细胞介导的细胞免疫应答

1. T 细胞活化的双识别、双信号

(1) 双识别　T 细胞必须同时识别抗原表位和 MHC 分子的沟槽两端,才能被活化,称为 T 细胞活化的双识别。

(2) 双信号　第一信号来自抗原表位;第二信号来自共刺激分子;第三信号来自细胞因子。

2. Th1、Th2 细胞的效应,CTL 的细胞毒效应

	Th1 细胞	Th2 细胞	CTL
表达	CD4+	CD4+	CD8+
TCR 识别的配体	抗原肽-MHC Ⅱ复合物	抗原肽-MHC Ⅱ复合物	抗原肽-MHC Ⅰ复合物
诱导分化	IL-12、IFN-γ	IL-4	IL-2
分泌	IFN-γ、LTα、TNF-α、IL-2、IL-3、GM-CSF、FasL	IL-4、IL-5、IL-10、IL-13、GM-CSF	IFN-γ、LTα、TNF-α、穿孔素、颗粒酶、FasL
主要参与	特异性细胞免疫应答	体液免疫应答	细胞免疫应答
免疫保护	胞内感染病原体	清除蠕虫感染	肿瘤细胞、病毒感染细胞
主要机制	通过活化巨噬细胞而增强抗胞内病原体感染	促进 B 细胞增殖分化成浆细胞,产生抗体	CTL 可高效、特异杀伤靶细胞,而不损害正常细胞

续表

	Th1 细胞	Th2 细胞	CTL
参与病理应答	迟发型超敏反应,类风湿性关节炎,炎症性肠病	哮喘等变态反应性疾病	Ⅳ型变态反应;抑制排斥反应

3. Th17 细胞的效应　Th17 分泌 IL-17、IL-22、IL-21 等,刺激上皮细胞、内皮细胞、成纤维细胞和巨噬细胞等分泌多种细胞因子:①IL-8、MCP-1 等趋化因子,募集和活化中性粒细胞和单核细胞;②G-CSF 和 GM-CSF 等集落刺激因子,活化中性粒细胞和单核细胞;③IL-1β、IL-6、TNF-α 和 PGE2 等诱导局部炎症反应。因此,Th17 在固有免疫中发挥重要作用。另外,Th17 还参与了炎症反应、感染性疾病以及自身免疫病的发生。

【例1】Th2 细胞主要分泌

A. IFN-α　　　　B. IL-4　　　　C. IFN-γ　　　　D. IFN-β　　　　E. IL-2

【例2】Th1 细胞主要分泌

A. IFN-γ　　　　B. IL-4　　　　C. IL-5　　　　D. IL-6　　　　E. IL-10

【例3】免疫系统消除病毒感染细胞的主要机制是

A. 诱导免疫抑制　　　　　　　　B. 诱导特异性 CTL 产生　　　　　　C. 上调 IL-10

D. 诱导免疫耐受　　　　　　　　E. 下调 HLA 分子的表达

七、黏膜免疫的基本概念

1. 黏膜免疫　黏膜是病原体侵入人体的最初部位,黏膜是病原体进入人体的主要门户。黏膜免疫主要参与早期和局部抗感染免疫,特别是对于结核杆菌、流感病毒、HIV 等的清除至关重要。

2. 黏膜相关淋巴组织　亦称黏膜免疫系统,主要指呼吸道、消化道、泌尿生殖道黏膜固有层和上皮下散在的无被膜淋巴组织,以及某些带有生发中心的器官化的淋巴组织,如扁桃体、小肠的派尔集合淋巴结及阑尾等,是发生黏膜免疫应答的部位。

八、黏膜免疫系统的组成

1. 细胞

(1) M 细胞　又名微皱褶细胞,是一种特化的抗原转运细胞,无微绒毛,不能分泌消化酶和黏液。便于肠腔中的抗原由此进入派尔集合淋巴结。

(2) 上皮内淋巴细胞(IEL)　IEL 位于肠黏膜上皮细胞之间,主要为 T 细胞。IEL 在免疫监视和细胞介导的黏膜免疫中具有重要作用。

2. 分子　黏膜局部 B 细胞受抗原刺激后,可产生大量分泌型 IgA(SIgA)。

九、黏膜免疫的功能

诱导免疫耐受;抗感染;与肠道菌群的关系,黏膜栖息微生物可诱导 SIgA 的合成,对机体具有保护作用;参与免疫调节。

【例4】属于黏膜免疫系统的免疫器官是

A. 胸腺　　　　B. 脾脏　　　　C. 扁桃体　　　　D. 骨髓　　　　E. 肝

十、免疫耐受的基本概念

1. 免疫耐受　生理条件下,机体免疫系统对外来抗原刺激产生一系列应答以清除抗原物质,但对体内组织细胞表达的自身抗原却表现为"免疫无应答",从而避免自身免疫病。机体免疫系统对特定抗原的这种"免疫无应答"状态称为免疫耐受。

2. 中枢免疫耐受　是指在胚胎发育阶段及出生后免疫细胞在中枢免疫器官发育的过程中,尚未成熟的 T 细胞及 B 细胞接受自身抗原的刺激,形成了对自身抗原的免疫耐受。

3. 外周免疫耐受　指成熟的 T 和 B 淋巴细胞在外周遇到自身抗原或外来抗原,无免疫应答。

十一、免疫耐受的形成与维持

1. 影响因素

抗原因素	抗原的持续存在是维持免疫耐受的重要条件
机体因素	胚胎期最易诱导,新生期次之,成年期较难

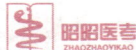

2. 形成机制

中枢	克隆清除;克隆无能
外周	克隆清除及免疫忽视、克隆无能及不活化、免疫抑制细胞的作用、抑制性细胞因子的作用、信号转导障碍、免疫隔离部位的抗原在生理条件下不致免疫应答等。

3. 维持与终止

免疫耐受的维持	耐受原持续存在是维持免疫耐受的首要因素
免疫耐受的终止	使用各种模拟抗原物质,可特异地破坏已建立的耐受性

【例5】诱导免疫耐受形成的最佳时期是

A. 成年期　　　　B. 幼年期　　　　C. 老年期　　　　D. 胚胎期　　　　E. 青年期

十二、免疫耐受与临床

1. 建立免疫耐受　防治超敏反应、自身免疫病、移植排斥反应。

2. 打破免疫耐受　治疗肿瘤和慢性病毒感染。

➤ 参考答案如下,详细答案参见 2021 版《国家临床执业及助理医师资格考试精选真题考点精析》。

1. B	2. A	3. B	4. C	5. D	昭昭老师提示:关注官方微信,获得第一手考试资料。

第 13～14 章　抗感染免疫及超敏反应

➤ **2021 考试大纲**

①抗感染免疫:概念,机制,病原体的免疫逃逸机制;②超敏反应:基本概念,Ⅰ型超敏反应,Ⅱ型超敏反应,Ⅲ型超敏反应,Ⅳ型超敏反应。

➤ **考纲解析**

近 20 年的医师考试中,第 13～14 章的考点是超敏反应,执业医师每年考查分数为 1～2 分,助理医师每年考查分数为 0 分。

一、抗感染免疫的概述

免疫系统针对感染性病原体(细菌、病毒等)诱导的旨在清除病原体的免疫应答。根据寄生的部位可将感染性病原体分为:胞内感染病原体和胞外感染病原体。

二、抗感染免疫的机制

1. 抗感染固有免疫　主要依靠单核巨噬细胞、肥大细胞、补体、中性粒细胞等。

2. 抗感染适应性免疫　树突状细胞吞噬细菌后,淋巴结的树突状细胞捕获抗原,并在 Th 辅助下激活 B 细胞分泌特异性抗体,中和游离的细菌及毒素。分泌型 SigA 可阻断细菌的黏膜黏附。

三、病原体的免疫逃逸机制

1. 抗原性的变化　高频突变导致病原体抗原不断变异,如流感病毒的抗原变异。

2. 持续性感染　HBV 通过典型的持续性感染逃避免疫攻击。

3. 免疫抑制。

四、超敏反应的基本概念

1. 超敏反应　机体受到某些抗原刺激时,出现生理功能紊乱或组织损伤等异常的适应性免疫应答。

2. 超敏反应的分型　超敏反应可分为Ⅰ型、Ⅱ型、Ⅲ型、Ⅳ型等 4 型。

五、Ⅰ型超敏反应

1. Ⅰ型超敏反应概述　由 IgE 介导,肥大细胞和嗜碱性粒细胞释放生物活性介质引起的局部或全身反应;发生快,消退也快;常引起生理功能紊乱,几乎不发生组织细胞严重损伤;具有明显个体差异和异常倾向。

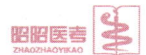

2. 临床常见的Ⅰ型超敏反应性疾病

全身过敏反应	药物过敏性休克,青霉素最常见
	血清过敏性休克,见于用动物免疫血清如破伤风抗毒素治疗时
局部过敏反应	呼吸道过敏反应,因吸入花粉、尘螨、真菌和毛屑等引起,常见的是过敏性鼻炎和过敏性哮喘
	消化道过敏反应,因进食鱼虾、蟹、蛋等引起
	皮肤过敏反,荨麻疹、特应性皮炎和血管神经性水肿

【例1】属于Ⅰ型超敏反应的是

A. 血清病　　　　　　　　　B. 过敏性休克　　　　　　　　C. 免疫复合物性肾小球肾炎

D. 类风湿关节炎　　　　　　E. 感染性迟发性超敏反应

六、Ⅱ型超敏反应

1. Ⅱ型超敏反应概述　Ⅱ型超敏反应是由IgG或IgM抗体与靶细胞表面相应抗原结合后,在补体、吞噬细胞和NK细胞参与作用下,引起的以细胞溶解和组织损伤为主的病理性免疫反应。

2. 临床常见的Ⅱ型超敏反应性疾病

（1）输血反应　多发生于ABO血型不符的输血。

（2）新生儿溶血症　母子间Rh血型不符引起。血型为RhZQ的母亲因输血、流产或分娩过Rh$^+$的胎儿时,Rh$^+$RBC进入体内产生了抗Rh抗体（IgG类）。当再次妊娠时且胎儿血型为Rh$^+$时,母体内Rh抗体通过胎盘进入胎儿,引起流产或发生新生儿溶血症。

（3）自身免疫性溶血性贫血　抗红细胞抗体产生

（4）药物过敏性血细胞减少症　药物性溶血性贫血、粒细胞减少症、血小板减少性紫癜。

（5）肺出血-肾炎综合征　由抗基底膜Ⅳ型胶原自身抗体引起。

（6）甲状腺功能亢进（Graves病）　抗体刺激型。患者血清中含有TSH受体的自身抗体,作用类似于TSH,引起甲状腺功能亢进。

【例2】Ⅱ型超敏反应性疾病是

A. 过敏性休克　　　B. 溶血　　　C. 变态反应性鼻炎　　　　　D. 血清病　　　　　　E. 荨麻疹

【例3】参与Ⅱ型超敏反应的免疫球蛋白（Ig）是

A. IgM/IgD　　　　　B. IgM/IgG　　　C. IgA/IgE　　　　　　　D. IgM/IgA　　　　　　E. IgE/IgD

七、Ⅲ型超敏反应

1. Ⅲ型超敏反应概述　是由免疫复合物沉积于局部或全身多处毛细血管基底膜后,通过激活补体,并在中性粒细胞、血小板、嗜碱性粒细胞等效应细胞参与下,引起的以充血水肿、局部坏死和中性粒细胞浸润为主要特征的炎症反应和组织损伤。

2. 临床常见的Ⅲ型超敏反应性疾病

（1）局部免疫复合物反应　局部反复注射胰岛素、抗毒素等可在局部出现红肿、出血和坏死等炎症反应。

（2）链球菌感染后肾小球肾炎　发生于A族溶血性链球菌感染后2～3周。

例4～5共用选项

A. 支气管哮喘　　　　　　　　B. 血清病　　　　　　　　　　C. 药物过敏性休克

D. 接触性皮炎　　　　　　　　E. 自身免疫性溶血性贫血

【例4】属于Ⅱ型超敏反应的疾病是

【例5】属于Ⅲ型超敏反应的疾病是

八、Ⅳ型超敏反应

1. Ⅳ型超敏反应概述　是由抗原诱导的T细胞免疫应答。效应T细胞与特异性抗原结合后引起的以单个核细胞浸润和组织损伤为主要特征的炎症反应。常在接触相同抗原后24～72 h出现炎症反应,又称迟发型超敏反应。

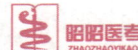

2. **临床常见的Ⅳ型超敏反应性疾病** 结核菌素反应;接触性皮炎。

【例6】佩戴金属首饰后局部<u>皮肤出现炎症反应</u>,其免疫病理基础可能是

A. Ⅰ型超敏反应　　　　　　B. Ⅱ型超敏反应　　　　　　C. Ⅲ型超敏反应
D. Ⅳ型超敏反应　　　　　　E. arthus 反应

➤ **参考答案**如下,详细答案参见 2021 版《国家临床执业及助理医师资格考试精选真题考点精析》。

1. B	2. B	3. B	4. E	昭昭老师提示:
5. B	6. D	—	—	关注官方微信,获得第一手考试资料。

第 15～17 章　自身免疫和自身免疫性疾病、免疫缺陷病及肿瘤免疫

➤ **2021 考试大纲**

①自身免疫和自身免疫性疾病:基本概念,自身免疫的组织损伤机制,自身免疫性疾病的诱因,自身免疫性疾病治疗;②免疫缺陷病:基本概念,原发性免疫缺陷病,获得性免疫缺陷病;③肿瘤免疫:肿瘤抗原,机体抗肿瘤免疫的效应机制,肿瘤的免疫逃逸机制,肿瘤的免疫治疗。

➤ **考纲解析**

近 20 年的医师考试中,第 15～17 章的考点是免疫缺陷病,执业医师每年考查分数为 1 分,助理医师每年考查分数为 0 分。

一、自身免疫和自身免疫性疾病的基本概念

1. **自身免疫的概念**　是机体对自身细胞或自身成分发生的免疫应答,存在于所有个体。
2. **自身免疫性疾病的概念**　是自身免疫应答导致的疾病状态。

二、自身免疫的组织损伤机制

自身抗体介导	Ⅱ型、Ⅲ型超敏反应
自身反应性 T 细胞介导	自身反应性 $CD8^+$ CTL 和 $CD4^+$ Th 细胞造成自身细胞免疫损伤

三、自身免疫病的分类

1. **器官特异性自身免疫病**　自身抗原存在于某一特定的靶器官(如胰腺,脑,甲状腺,消化道等),代表疾病有:慢性淋巴性甲状腺炎、甲状腺功能亢进、胰岛素依赖型糖尿病、重症肌无力。
2. **非器官特异性自身免疫病**　自身抗原(如线粒体,细胞核等)存在的组织分布全身,例如系统性红斑狼疮、类风湿性关节炎、干燥综合征、混合性结缔组织病。

【例1】下列<u>不属于</u>器官特异性自身免疫病的是

A. 慢性甲状腺炎　　　　　　B. 恶性贫血　　　　　　　　C. 重症肌无力
D. 特发性血小板减少性紫癜　E. 类风湿关节炎

四、自身免疫性疾病的诱因

1. **隐蔽抗原的释放**　隐蔽抗原主要指脑、睾丸、眼球、心肌和子宫抗原。
2. **自身抗原的改变**　生物、物理、化学以及药物等因素可以使自身抗原发生改变,从而产生针对改变自身抗原的自身抗体和 T 细胞,引起自身免疫病。如青霉素、头孢菌素等,可吸附到红细胞表面,刺激机体产生抗体,引起药物相关性溶血性贫血。
3. **分子模拟**　有些微生物与人体细胞或细胞外成分有相同或相似的抗原表位,在感染人体后激发针对微生物抗原的免疫应答,也能攻击含有相同或相似表位的人体细胞或细胞外成分,这种现象被称为是分子模拟。如 EB 病毒——引发多发性硬化症;A 型溶血性链球菌——引发急性肾小球肾炎和风湿性心脏病;科萨奇病毒——引发糖尿病;肺炎衣原体——引发冠状血管疾病。
4. **表位扩展**　指免疫系统先针对抗原的优势表位发生免疫应答,如果未能及时清除抗原,可相继对隐蔽表位发生免疫应答。表位扩展是自身免疫病发生发展的机制之一。系统性红斑狼疮(SLE)、类风湿关节炎、多发性硬化症和胰岛素依赖型糖尿病均可观察到表位扩展现象。

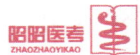

5. 淋巴细胞的多克隆激活　EB 病毒可刺激机体产生抗 T 细胞抗体、抗 B 细胞抗体、抗核抗体和类风湿因子抗体等多种自身抗体。

6. 免疫调节异常　Th1 功能亢进——胰岛素依赖型糖尿病；Th2 功能亢进——SLE。

7. 遗传相关因素

HLA - DR2	肺出血-肾炎综合征(Good pasture syndrome)、多发性硬化症
HLA - DR3	重症肌无力、SLE、胰岛素依赖型糖尿病、突眼性甲状腺肿
HLA - DR4	类风湿关节炎、寻常性天疱疮、胰岛素依赖型糖尿病
HLA - DR5	桥本甲状腺炎
HLA - B27	强直性脊柱炎

【例 2】 下列哪种抗原为隐蔽的自身抗原？

A. HLA 抗原　　　　　　　　B. 肿瘤抗原　　　　　　　　C. ABO 血型抗原

D. Rh 血型抗原　　　　　　　E. 眼葡萄膜色素抗原

五、自身免疫性疾病治疗

1. 去除引起免疫耐受异常的因素　预防和控制微生物感染；谨慎使用药物。

2. 抑制对自身抗原的免疫应答　应用免疫抑制剂；应用抗细胞因子及其受体的抗体或阻滞剂，如 TNF－α 单抗治疗类风湿关节炎；应用抗免疫细胞表面分子抗体；应用单价抗原或表位肽。

3. 重建对自身抗原的特异性免疫耐受　通过口服自身抗原诱导免疫耐受；通过模拟胸腺阴性选择诱导免疫耐受。

六、免疫缺陷病的基本概念

1. 免疫缺陷病的概念　免疫缺陷病是免疫系统先天发育不全或后天损害而使免疫细胞的发育、分化、增殖和代谢异常，并导致免疫功能障碍所出现的临床综合征。

2. 免疫缺陷病的分类

| 病因不同 | ①原发性免疫缺陷病；　②获得性免疫缺陷病 |
| 免疫系统成分不同 | ①体液免疫缺陷；　②细胞免疫缺陷；　③联合免疫缺陷；
④吞噬细胞缺陷；　⑤补体缺陷 |

七、原发性免疫缺陷病

	B 细胞缺陷	T 细胞缺陷	联合免疫缺陷	吞噬细胞缺陷	补体系统缺陷
发病原因	B 细胞发育和(或)功能异常,以 Ig 减少或缺乏为特征	T 细胞发生、分化和功能障碍	T、B 细胞均出现发育障碍	吞噬细胞数量减少和功能异常	补体成分缺陷
常见疾病	X-性连锁低丙球血症、选择性 IgA/G 缺陷	DiGeorge 综合征、T 细胞活化和功能缺陷	X-性连锁重症联合免疫缺陷病、腺苷脱氨酶缺陷、MHC I 类或 II 类分子缺陷	粒细胞减少症、慢性肉芽肿病、白细胞黏附缺陷	遗传性血管神经性水肿、阵发性夜间血红蛋白尿
临床表现	外周血 B 细胞减少或缺乏,T 细胞数目正常,反复化脓菌感染	不仅影响效应 T 细胞,还可间接影响单核-巨噬细胞和 B 细胞,常有体液免疫缺陷	多见于新生儿和婴幼儿,T、B 细胞均受损,易反复出现感染	反复化脓菌、真菌感染	抗感染功能低下

【例 3】 下列关于德乔治综合征(DiGeorge 综合征)的叙述,哪项是不正确的？

A. 患者抗病毒免疫力降低　　　B. 患者先天性胸腺发育不全　　　C. 患者结核菌素试验阴性

D. 患者细胞免疫功能缺陷　　　E. 患者体液免疫功能不受影响

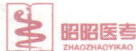

八、获得性免疫缺陷病

1. 概念 获得性免疫缺陷病是后天因素造成的、继发于某些疾病或使用药物后产生的免疫缺陷病。

2. 种类 药物(主要是免疫抑制剂)、肿瘤、感染、营养不良及遗传因素等引起的免疫缺陷病。

九、肿瘤抗原

1. 肿瘤抗原的概念 细胞癌变过程中出现的新抗原或肿瘤细胞异常或过度表达的抗原物质。

2. 肿瘤抗原的分类

(1) 根据肿瘤抗原特异性分类

肿瘤特异性抗原(TSA)	仅表达于肿瘤细胞表面,不存在于正常组织细胞的新抗原
肿瘤相关抗原(TAA)	胚胎抗原、组织特异性分化抗原和过量表达的抗原均属此类,如肝癌——甲胎蛋白(AFP);胃肠癌——癌胚抗原(CEA)

(2) 根据肿瘤细胞产生的机制分类 突变基因或癌基因的表达产物;异常表达的细胞蛋白;致癌病毒表达的肿瘤抗原;胚胎抗原;组织特异性分化抗原;糖基化等原因导致异常的细胞蛋白及其产物。

十、机体抗肿瘤免疫的效应机制

1. 体液免疫机制 激活补体系统溶解肿瘤细胞;IgG 可介导巨噬细胞、NK 细胞发挥 ADCC 效应;抗体的调理作用;抗体封闭肿瘤细胞上的某些受体,如封闭肿瘤细胞表面转铁蛋白受体,抑制肿瘤细胞生长。

2. 细胞免疫机制 $CD8^+$ CTL 细胞介导的细胞免疫应答最重要;$CD4^+$ Th1 细胞分泌细胞因子如 IL-2、IFN-γ 等协调和促进细胞免疫。

【例4】 介导 ADCC 的是

A. CD3   B. IgG   C. IFN-γ   D. IL-4   E. CD4

十一、肿瘤的免疫逃逸机制

1. 与肿瘤细胞有关的因素 肿瘤细胞的抗原缺失和抗原调变;肿瘤细胞 MHC I 类分子表达低下;肿瘤细胞共刺激信号异常;肿瘤细胞表达或分泌免疫抑制分子;肿瘤细胞的抗凋亡作用;某些肿瘤细胞表面可表达 FasL 和抑制性分子;肿瘤细胞还可通过主动诱导荷瘤机体产生 Treg 和髓源性抑制细胞抑制机体的免疫应答。

2. 与宿主免疫系统有关的因素 宿主免疫功能低下;宿主抗原提呈细胞功能低下或缺陷;宿主体内存在一定量的"增强抗体"或"封闭因子"。

十二、肿瘤的免疫治疗

1. 非特异性免疫治疗 免疫调节剂(如卡介苗、短小棒状杆菌、酵母多糖、香菇多糖、OK432)非特异性地增强宿主的免疫功能,激活宿主的抗肿瘤免疫应答。

2. 主动免疫治疗 利用肿瘤抗原的免疫原性,采用各种有效手段使宿主免疫系统产生针对肿瘤抗原的抗肿瘤免疫应答。如灭活的瘤苗、异构的瘤苗、抗独特型抗体瘤苗等。

3. 被动免疫治疗 是给机体输注外源性的免疫效应物质,包括抗体、细胞因子、免疫效应细胞等。

➤ 参考答案如下,详细答案参见 2021 版《国家临床执业及助理医师资格考试精选真题考点精析》。

1. D	2. E	3. E	4. B		昭昭老师提示:关注官方微信,获得第一手考试资料。

第18～20章 移植免疫、免疫学检测技术及免疫学防治

➤ **2021 考试大纲**

①移植免疫:基本概念,同种移植排斥反应的类型及机制,延长移植物存活的措施;②免疫学检测技术:抗体的检测及应用抗体进行的检测,免疫细胞的分离,免疫细胞的特异性、数量和功能检测;③免疫学防治:免疫治疗,免疫预防。

➤ **考纲解析**

近20年的医师考试中,第18～20章的考点是<u>同种移植排斥反应的类型及机制</u>,执业医师每年考查

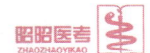

分数为1分,助理医师每年考查分数为0分。

一、移植免疫的基本概念

自体移植	指将受者自身的组织移植到受者
同种异基因移植	同一动物种属内遗传背景不同个体间移植。临床移植多属此类
异种移植	指不同动物种属个体间的移植
宿主抗移植物反应	受者对供者移植物发生的免疫应答称为排斥,也称为宿主抗移植物反应(HVGR)
移植物抗宿主反应	同种异基因移植物中的免疫细胞对宿主细胞产生排斥反应(GVHR)

二、同种移植排斥反应的类型及机制

	超急性排斥反应	急性排斥反应	慢性排斥反应
时间	移植术后24 h内	移植后数天、数周左右	移植后数周、数月至数年
机制	当移植物与受者血管接通后,受者体内预存的针对供者同种异型抗原的抗体(ABO血型抗体或HLA抗体)与移植物血管内皮细胞表面抗原结合,引发反应	①最常见的排斥反应;②以细胞免疫应答为主,移植物中出现大量巨噬细胞和淋巴细胞浸润;CD4$^+$Th1细胞介导的迟发型超敏反应	由于对血管内皮细胞的慢性排斥损伤,导致移植物发生纤维化,进行性功能减退
病理	移植物血管内凝血和血栓形成,移植器官缺血、变性和坏死	急性血管炎,急性间质性炎	血管内皮损伤

【例1】与急性同种异基因移植排斥关系最密切的细胞是

A. NK细胞 　　　B. B细胞 　　　C. CD8$^+$T细胞

D. 肥大细胞 　　　E. 嗜酸性粒细胞

例2~3 共用选项

A. 供体内预存有抗受体的ABO血型抗体

B. 供体内预存有抗受体的HLA-Ⅰ类抗原的抗体

C. 受体内预存有抗供体的ABO血型抗体

D. 受体内有针对供体组织器官的Tc细胞

E. 移植物中言有足够数量的免疫细胞

【例2】移植器官超急排斥反应是由于

【例3】引起移植物抗宿主反应是由于

三、延长移植物存活的措施

组织配型	①ABO血型和HLA配型交叉配型:将供者和受者细胞互为反应细胞,进行单向混合淋巴细胞培养,检测同种抗原的差异;②HLA型别匹配程度是决定供、受者组织相容性的关键因素;③HLA-DR对移植排斥的影响最重要
免疫抑制剂	防治移植排斥反应最有效的措施是给予免疫抑制剂。①化学类:糖皮质激素 + 环孢素A(CsA,应用最广泛)+ 环磷酰胺;②生物制剂:抗CD3、CD4、CD8单抗,抗IL-2Rα链单抗
诱导耐受	诱导受者产生针对移植物的免疫耐受是彻底克服移植排斥反应的理想策略

四、抗体的检测及应用抗体进行的检测

1. 概念　利用抗原和抗体特异性结合的特性,对抗原或抗体进行定性、定量检测。

2. 血凝抑制　可定量检测流感病毒中和抗体。流感病毒包膜上血凝集素可凝集红细胞,血凝集素中和抗体可抑制这种凝集。

3. 凝集反应和血型的鉴定　颗粒性抗原＋相应抗体→凝集。

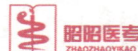

（1）直接凝集反应

玻片法	菌种鉴定或 ABO 血型的鉴定
试管法	肥达试验诊断伤寒或副伤寒；瑞特实验诊断布氏菌病

（2）间接凝集反应　将溶血毒素"O"抗原吸附于凝胶颗粒上的抗"O"实验；类风湿因子检测实验。

4. 免疫荧光　用荧光素标记的抗体/抗原分子检测相对应的抗原/抗体分子的技术。用于鉴定 CD 分子及自身免疫病的抗核抗体等。

5. 放射免疫　最敏感。用于激素、药物等微量物质的检测，敏感性可达 pg/mL 水平。

6. 酶免疫(ELISA 和免疫组化)　应用最广泛的技术。酶免疫检测技术可用于激素、药物等半抗原的检测，也可用于大分子蛋白质、病毒和细胞性抗原成分的检测。

7. 免疫电镜　可在亚细胞水平上对蛋白进行定位。

8. 免疫沉淀　可用于激酶活性的测定。

9. 免疫印迹　又称 Western blotting，鉴定蛋白质的敏感性为 1~5 ng，不但能用已知抗体检测膜上的蛋白质，也能用膜上的蛋白质检测样品中是否有相应的抗体。在分子生物学领域应用最为广泛的蛋白定性定量技术。

五、免疫细胞的分离

外周血单个核细胞(PBMC)的分离	①PBMC 是免疫学实验最常用的细胞，也是分离纯化 T、B 细胞的第一步； ②常用葡聚糖-泛影葡胺密度梯度离心法
淋巴细胞及其亚群的分离和分析	①免疫吸附分离法； ②免疫磁珠法(IMB)，一种特异性分离所需淋巴细胞的方法； ③流式细胞术(FCM)，可进行细胞分选、细胞周期、细胞凋亡等分析； ④抗原肽- MHC 四聚体技术分析 CTL

六、免疫细胞的特异性、数量和功能检测

流式细胞术	FACS 又称流式细胞术(FCM)，可对细胞进行多参数定量测定和综合分析的方法。可进行细胞分选、细胞周期、细胞凋亡等分析
增殖试验	T 细胞受特异性抗原或有丝分裂原刺激后发生增殖，可通过以下三种方法检测：形态计数法；^{3}H - TdR 或 ^{125}I - UdR 掺入法；MTT 比色法
细胞毒试验	①细胞毒实验是检测 CTL、NK 细胞等细胞杀伤靶细胞活性的一种细胞学技术； ②主要用于肿瘤免疫、移植排斥反应和病毒感染等方面的研究
细胞凋亡检测	凋亡是一种重要的生理和病理过程，已有多种方法检测细胞凋亡：形态学检测法；梯状凝胶电泳法；流式细胞术(FACS，也即 FCM)；TUNEL 法
芯片技术	将各种蛋白有序地固定在介质载体上作为待检芯片，用标记特定荧光物质的抗体样本与芯片作用，与芯片上匹配的蛋白质抗体将与之结合。芯片技术可实现快速、准确、高通量地检测抗体
细胞因子的生物活性检测	细胞增殖或增殖抑制法；细胞病变抑制法

【例4】ABO 血型鉴定试验属于

　A. 间接凝集反应　　　　　　　　B. 直接凝集反应　　　　　　　　C. 间接凝集抑制反应

　D. 沉淀反应　　　　　　　　　　E. ELISA

【例5】免疫学实验中，若要从单个核细胞中分选 T 淋巴细胞，最佳的试验方法是

　A. 流式细胞术　　　　　　　　　B. ELISA　　　　　　　　　　　C. 免疫电泳

　D. 双相琼脂扩散　　　　　　　　E. 葡聚糖-泛影葡胺密度梯度离心法

七、免疫治疗

1. 概念　免疫治疗是利用免疫学原理，针对疾病的发生机制，人为地干预或调整机体的免疫功能，达到治疗疾病目的所采取的措施。

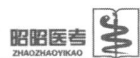

2. 分类

免疫增强疗法	感染、肿瘤、免疫缺陷病的治疗
免疫抑制疗法	移植排斥、自身免疫病、超敏、炎症治疗
主动免疫治疗	免疫原性的制剂，机体主动产生特异免疫力
被动免疫治疗	提供现成免疫效应物质，直接发挥免疫效应
特异性免疫治疗	调整免疫功能，制剂的作用具有抗原特异性
非特异性免疫治疗	调整免疫功能，制剂的作用无抗原特异性

3. 应用

分子治疗	分子疫苗；抗体；细胞因子
细胞治疗	细胞疫苗；过继免疫细胞治疗；干细胞移植
生物应答调节剂	微生物制剂；胸腺肽
免疫抑制剂	化学合成药物（糖皮质激素、环磷酰胺、硫唑嘌呤）；微生物制剂（环孢素 A、西罗莫司等）

八、免疫预防

1. 人工免疫的概念 人为地使机体获得适应性免疫。

2. 人工免疫的分类

人工主动免疫	用疫苗接种机体，使之主动产生适应性免疫应答，从而预防或治疗疾病的措施
人工被动免疫	给人体注射含特异性抗体如抗毒素等制剂，使之被动获得适应性免疫应答，以治疗或紧急预防疾病的措施

3. 疫苗的种类及应用

灭活疫苗	伤寒、百日咳、乙脑等灭活疫苗
减毒活疫苗	卡介苗、麻疹病毒、脊髓灰质炎病毒减毒活疫苗
类毒素疫苗	破伤风类毒素、白喉类毒素
亚单位疫苗	采用病原体能引起保护性免疫应答成分制成的疫苗。如乙肝亚单位疫苗、口蹄疫疫苗和莱姆病疫苗
结合疫苗	将细菌荚膜多糖（TI－Ag）化学连接于白喉类毒素（蛋白质载体），能引起 T、B 细胞的联合识别，产生 IgG，提高免疫效果。如 b 型流感杆菌疫苗、脑膜炎球菌疫苗和肺炎球菌疫苗等
DNA 疫苗	采用重组 DNA 技术和细菌发酵或细胞培养技术生产的蛋白多肽类疫苗
重组载体疫苗	目前使用最广的载体是痘苗病毒，因其表达的外源基因很多，已用于甲型和异型肝炎、麻疹、单纯疱疹和肿瘤等疫苗的研究

➤ 参考答案如下，详细答案参见 2021 版《国家临床执业及助理医师资格考试精选真题考点精析》。

1. C	2. C	3. E	4. B	5. A	昭昭老师提示：关注官方微信，获得第一手考试资料。

第八篇　医学微生物学(助理医师不要求)

学习导图

章　序	章　名	所占分数	
		执业医师	助理医师
1	微生物的基本概念	1分	0分
2	细菌的形态与结构	1分	0分
3	细菌的生理	0分	0分
4	消毒与灭菌	0分	0分
5	噬菌体	0分	0分
6	细菌的遗传与变异	0分	0分
7	细菌的感染和免疫	0分	0分
8	细菌感染的检查方法与防治原则	0分	0分
9	病原性球菌	2分	0分
10	肠道杆菌	1分	0分
11	弧菌属	0分	0分
12	厌氧性杆菌	0分	0分
13	分枝杆菌	0分	0分
14	动物源性细菌	0分	0分
15	其他细菌	0分	0分
16	放线菌	0分	0分
17	支原体	0分	0分
18	立克次体	0分	0分
19	衣原体	0分	0分
20	螺旋体	0分	0分
21	真菌	0分	0分
22	病毒的基本性状	0分	0分
23	病毒的感染和免疫	0分	0分
24	病毒感染的检查方法和防治原则	0分	0分
25	呼吸道病毒	0分	0分
26	肠道病毒	0分	0分
27	肝炎病毒	1分	0分
28	黄病毒	0分	0分
29	出血热病毒	0分	0分
30	疱疹病毒	0分	0分
31	反转录病毒	0分	0分
32	其他病毒	0分	0分
33	朊粒	0分	0分

复习策略

免疫学属于执业医师的考试范畴,助理医师考试不涉及。本科目涉及一些病原微生物的基本概念、

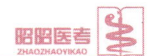

特点及所致疾病。考生需重点掌握导致内科、外科常见疾病的细菌的特点,如肺炎链球菌、金黄色葡萄球菌及大肠埃希菌等。考试所占分数为5～10分。

第1章　微生物的基本概念

➤ **2021 考试大纲**

微生物的基本概念、定义与分类。

➤ **考纲解析**

近 20 年的医师考试中,本章的考点是微生物的分类,执业医师每年考查分数为 0～1 分,助理医师每年考查分数为 0 分。

定义与分类

1. 微生物和医学微生物的定义　是存在于自然界的一大群体形微小、结构简单、肉眼直接看不见,必须借助光学显微镜或电子显微镜放大数百倍、数千倍,甚至数万倍才能观察到的微小生物。

2. 三大类微生物及其特点

	非细胞型微生物	原核细胞型微生物	真核细胞型微生物
细胞结构	是最小的一类微生物,大小以 nm 为测量单位	大小以 µm 为测量单位	大小不等
细胞器	无典型细胞结构,无细胞器	很不完善,只有核糖体	有各种细胞器
细胞核	无细胞核,核酸仅为传染性蛋白粒子	无核膜,无核仁	胞核高度分化,有细胞核
核酸类型	为 DNA 或 RNA,两者不能同时存在	DNA 和 RNA 同时存在	DNA 和 RNA 同时存在
生存繁殖	无产生能量的酶系统,只能在活细胞内生长繁殖	具有独特的代谢方式可在极端环境下生存	易在体外生长繁殖
举例	病毒、朊粒	细菌、支原体、衣原体、立克次体、螺旋体、放线菌	真菌

【**例 1**】有完整细胞核的微生物是

A. 立克次体　　　　B. 放线菌　　　　C. 细菌　　　　D. 真菌　　　　E. 衣原体

【**例 2**】不属于原核细胞型微生物的是

A. 细菌　　　　　B. 病毒　　　　C. 支原体　　　　D. 立克次体　　　　E. 衣原体

➤ **参考答案**如下,详细答案参见 2021 版《国家临床执业及助理医师资格考试精选真题考点精析》。

1. D	2. B	昭昭老师提示:关注官方微信,获得第一手考试资料。

第2～3章　细菌的形态与结构及细菌的生理

➤ **2021 考试大纲**

①细菌的形态与结构:细菌的形态,细菌的基本结构,细菌的特殊结构,细菌的形态与结构的检查法;②细菌的生理:细菌生长繁殖的条件,细菌的分解和合成代谢,细菌的人工培养。

➤ **考纲解析**

近 20 年的医师考试中,第 2～3 章的考点是细菌的基本结构,执业医师每年考查分数为 0～1 分,助理医师每年考查分数为 0 分。

一、细菌的形态

细菌是属原核生物界的一种单细胞微生物。一般以 µm 为测量单位,主要有球菌、杆菌和螺形菌等三种形态。

二、细菌的基本结构

1. 细菌的基本结构的构成　细菌的基本结构包括细胞壁、细胞膜、细胞浆和核质。特殊结构为:荚

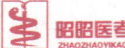

膜、鞭毛、菌毛和芽孢。

	结构特点	功能
细胞壁	包绕细胞膜周围的膜状结构,主要成分是肽聚糖	保持菌体固有形态,维持菌体内外渗透压
细胞膜	为包绕细胞质的结构,由磷脂和多种蛋白质组成,不含胆固醇	物质转运,呼吸和分泌,生物合成,参与细菌分裂
细胞质	为细胞膜包裹的溶胶状物质,含核糖体、质粒、胞质颗粒等结构	核糖体为蛋白质合成场所,质粒为染色体外的遗传物质,胞质颗粒多为贮藏的营养物质
核质	细菌的遗传物质称核质(拟核),无核膜、核仁和有丝分裂器	功能与真核细胞的染色体相似,故也称细菌的染色体

2. 肽聚糖的结构

(1)不同细菌细胞壁组成及结构不同,主要成分为肽聚糖,为细菌细胞壁特有。

(2)肽聚糖也称黏肽或胞壁质,是细菌细胞壁的主要成分。聚糖骨架由 N-乙酰葡萄糖胺与 N-乙酰胞壁酸借 β-1,4 糖苷键连接为聚糖骨架,再与四肽侧链及五肽交联桥共同构成。各种细菌细胞壁的聚糖骨架结构均相同。

【例1】细菌细胞壁的特有成分是

A. 肽聚糖　　　　B. 外膜　　　　C. 脂蛋白　　　　D. 脂多糖　　　　E. 类脂 A

3. 革兰阳性菌和阴性菌细胞壁的结构和医学意义　　革兰阳性和革兰阴性菌细胞壁结构显著不同,导致这两类细菌在染色性、抗原性、致病性及对药物的敏感性方面有很大差异。

细胞壁	革兰阳性菌	革兰阴性菌
强度	较坚韧	较疏松
厚度	厚,20~80 nm	薄,10~15 nm
肽聚糖层数	多,可达 50 层	少,1~2 层
肽聚糖含量	多,占细胞壁干重 50%~80%	少,占细胞壁干重 5%~20%
糖类含量	多,约 45%	少,15%~20%
脂类含量	少,1%~4%	多,11%~22%
磷壁酸	+	—
外膜	—	+

4. 细菌胞质内与医学有关的重要结构与意义

(1)核质或称拟核核质,由裸露的双链 DNA 盘绕成松散的网状结构与 RNA 构成,无组蛋白包绕。它相当于细胞核的功能,决定细菌的生物学性状和遗传特征。

(2)核蛋白体或称核糖体核蛋白体或称核糖体,每个细菌可含有万余个。它由占 70% 的 RNA 及占 30% 的蛋白质构成,是菌体蛋白质合成的场所。

(3)质粒质粒种类繁多,由闭合环状双链 DNA 构成,可自我复制,是核质以外的遗传物质能携带多种遗传性状并通过结合、转化等方式在菌间传递质粒而获得新的生物学性状。主要的质粒有耐药性 R 质粒,产生性菌毛的 F 质粒等。由于质粒的结构简单,被广泛地用作分子生物学研究的载体。

(4)胞质颗粒为细菌贮存的营养物质多糖、脂类及多磷酸盐等。异染颗粒为白喉棒状杆菌、鼠疫杆菌和结核分枝杆菌等所特有的胞质颗粒,它由 RNA 和偏磷酸盐构成,美兰染色呈紫色。此着色特点用于鉴别诊断。

三、细菌的特殊结构

1. 荚膜及其与细菌致病性的关系　　有荚膜菌在其细胞壁外有一层较厚、较黏稠的结构,其化学成分在多数菌为多糖,少数菌为多肽,称荚膜。荚膜具有抗原性及抗吞噬作用,使细菌具有侵袭力的结构成分,是病原菌的重要毒力因子,可作为细菌的鉴别指征之一。

2. 鞭毛的定义、分类及其与医学的关系　　许多细菌在菌体上附有细长并呈波状弯曲的丝状物,称为鞭毛,是细菌的运动器官。分类:①单毛菌——霍乱弧菌;②双毛菌——空肠弯曲菌;③丛毛菌——铜绿

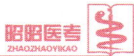

假单胞菌；④周毛菌——伤寒沙门菌。

3. 菌毛的定义、分类及其与医学的关系 许多革兰阴性菌和少数革兰阳性菌体表面存在着一种直的、比鞭毛更细、更短的丝状物，称为菌毛。菌毛蛋白具有抗原性。菌毛在普通光学显微镜下看不到，必须用电子显微镜观察。根据功能不同，菌毛可分为普通菌毛(细菌的黏附结构，菌毛与细菌的致病性密切相关)和性菌毛(仅见于少数革兰阴性菌)两类。

4. 芽孢及其与医学的关系

(1)某些细菌在一定的环境条件下，胞质脱水浓缩，在菌体内部形成一个圆形或卵圆形小体，是细菌的休眠形式，称为芽孢。产生芽孢的细菌都是革兰阳性菌，芽孢杆菌属(炭疽芽孢杆菌)和梭菌属(破伤风梭菌等)是主要形成芽孢的细菌。

(2)细菌的芽孢对热力、干燥、辐射、化学消毒剂等理化因素均有强大的抵抗力。

(3)细菌芽孢并不直接引起疾病，仅当发芽称为繁殖体后，才能迅速大量繁殖而致病。

(4)芽孢最显著的特点是耐热性，杀灭芽孢最可靠的方法是高压蒸汽灭菌。

(5)进行消毒灭菌时，以芽孢是否被杀死作为判断灭菌效果的指标。

四、细菌形态与结构的检查法

革兰染色的步骤为细菌涂片经结晶紫初染→碘液媒染→95％乙醇脱色→复红或沙黄复染。凡未被95％乙醇脱色，菌体着紫色者为革兰阳性菌。否则被染成红色的细菌为革兰阴性菌。

五、细菌生长繁殖的条件

1. 细菌生长繁殖的基本条件与方式 细菌以简单的二分裂方式进行无性繁殖。细菌分裂数量倍增所需要的时间，称为代时。多数细菌的代时为20～30分钟，而结核分枝杆菌则达18～20小时。对数期细菌繁殖最快、代谢活跃，细菌形态、染色、生物活性都很典型，对外界环境因素的作用十分敏感，因此研究细菌的生物学性状以此期细菌最好。

2. 根据对氧需求进行细菌分类

专性需氧菌	有氧氧化
微需氧菌	介于有氧氧化与无氧酵解之间
兼性厌氧菌	介于有氧氧化与无氧酵解之间
专性厌氧菌	无氧酵解

六、细菌的分解和合成代谢

由细菌产生并与医学有关的主要合成及分解代谢产物：细菌利用分解代谢中的产物和能量不断合成菌体自身成分，如细胞壁、多糖、蛋白质、脂肪酸、核酸等，同时还合成一些有重要意义的代谢产物。

热原质	①或称致热原，是细菌合成的一种注入人体或动物体内能引发热反应的物质；②产生细菌大多是革兰阴性菌，热原质即其细胞壁的脂多糖；③蒸馏法除去热原质效果最好
毒素	①外毒素：多数革兰阳性菌和少数革兰阴性菌释放到体外的蛋白质；②内毒素：革兰阴性菌细胞壁的脂多糖，当菌体死亡崩解后游离出来，外毒素毒性强于内毒素
侵袭酶	能损伤机体组织，促使细菌的侵袭与扩散，是细菌重要的致病物质
色素	有助于鉴别细菌，可分为水溶性和脂溶性两类
抗生素	某些微生物代谢过程中产生的一类能抑制或杀死其他微生物或肿瘤细胞的物质，称为抗生素。抗生素大多由放线菌和真菌产生，细菌产生的少，只有多粘菌素、杆菌肽等
细菌素	可用于细菌分型和流行病学调查
维生素	大肠埃希菌合成的维生素B和维生素K也可被人体吸收利用

【例2】在流行病学调查时，可作为细菌分型依据的代谢产物是

A. 抗生素　　　B. 细菌素　　　C. 热原质　　　D. 毒素　　　E. 色素

七、细菌的人工培养

1. 培养基的概念 培养基是由人工方法配制而成的，专供微生物生长繁殖使用的混合营养制品。

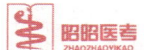

培养基 pH 值一般为 7.2～7.6。

2. 细菌在液体和固体培养基中的生长现象

（1）在液体培养基中的生长现象：液体培养基主要用于细菌的增菌。细菌在液体培养基中生长可呈现为均匀混浊状态；少数链状的细菌则呈沉淀生长；枯草芽孢杆菌、结核分枝杆菌等专性需氧菌呈表面生长，常形成菌膜。

（2）在固体培养基中的生长现象：固体培养基用于细菌的分离，试管固体培养基用于菌种的保存。菌落是单个细菌在固体培养基上生长繁殖后形成一堆肉眼可见的细菌集团，是纯种细菌。细菌的菌落分为三型：光滑型菌落（S 型菌落）、粗糙型菌落（R 型菌落）和黏液型菌落（M 型菌落）。

3. 细菌人工培养在医学中的应用 细菌培养对疾病的诊断、预防、治疗和科学研究都具有重要意义。对细菌进行鉴定和研究，根据药敏试验的结果，选择合适的药物进行治疗。生物制品的制备，如菌体疫苗、类毒素、抗血清等都需要培养细菌。

▷ 参考答案 如下，详细答案参见 2021 版《国家临床执业及助理医师资格考试精选真题考点精析》。

1. A	2. B	昭昭老师提示：关注官方微信，获得第一手考试资料。

第 4 章　消毒与灭菌

▷ **2021 考试大纲**

①基本概念；②物理灭菌法；③化学消毒灭菌法。

▷ **考纲解析**

近 20 年的医师考试中，本章的考点是化学消毒灭菌法，执业医师每年考查分数为 0～1 分，助理医师每年考查分数为 0 分。

一、基本概念

消毒	杀死物体上或环境中的病原微生物，不一定能杀死细菌芽孢或非病原微生物的方法
灭菌	杀灭物体上所有微生物的方法，包括杀灭细菌芽孢、病毒和真菌在内的全部病原微生物和非病原微生物
无菌	无菌是不存在活菌的意思，多是灭菌的结果
防腐	防止或抑制皮肤表面细菌生长繁殖的方法。细菌一般不死亡。常用的防腐剂有醇类、碘伏、氯己定等

【例 1】杀灭所有微生物的方法是

A. 抑菌　　　　B. 消毒　　　　C. 灭菌　　　　D. 防腐　　　　E. 无菌

二、物理灭菌法

1. 热力灭菌法的种类及其应用 高温对细菌有明显的致死作用，因此最常用于消毒和灭菌。热力灭菌法包括干热灭菌与湿热灭菌法。干热灭菌可使菌体蛋白质变性及电解质浓缩。湿热灭菌可使菌体蛋白质变性，核酸降解及损伤细菌的细胞膜。湿热灭菌的优越性有穿透力强，菌体吸收水分易变性凝固及蒸汽有潜在热能。

（1）干热灭菌法　主要有焚烧法、烧灼法和干烤法 3 种。

焚烧法	是一种较彻底的灭菌方法，在焚烧炉内焚烧尸体及废弃物，可杀灭细菌芽孢
烧灼法	为直接用火焰灭菌，例如在微生物学实验室内，利用火焰对接种环、试管口等灭菌
干烤法	为利用烤箱加热至 160～170 ℃，2 小时，适用于耐高温的玻璃、陶瓷或金属器皿的灭菌

（2）湿热灭菌法　包括巴氏消毒法、煮沸法和加压蒸汽灭菌法等。

巴氏消毒法	加热 61.1～62.8 ℃，30 分钟或 71.7 ℃，15～30 秒，不使蛋白质变性，但可杀灭常见致病菌，常用于牛奶和酒类的消毒
煮沸法	在 1 个大气压下，将水煮沸（100 ℃）5 分钟，可杀灭细菌繁殖体，如加入 2% 碳酸氢钠，可提高沸点至 105 ℃并可防锈，常用于餐具及一些医疗器皿的消毒

续表

加压蒸汽灭菌法	应用高压蒸汽灭菌器,加压至 1.05 kg/cm² 即温度达 121.3 ℃,15～20 分钟,可杀灭包括细菌芽孢在内的所有微生物,常用于培养基、生理盐水、敷料及耐湿物品的灭菌

【例2】普通培养基最适宜的灭菌方法是

A. 巴氏消毒法　　　　B. 煮沸法　　　　C. 高压蒸气灭菌法

D. 流通蒸气灭菌法　　E. 间歇灭菌法

2. 射线灭菌法的原理和应用

(1)原理　紫外线杀菌的原理为使细菌 DNA 链上相邻的嘧啶碱基形成嘧啶二聚体,从而干扰 DNA 正常碱基配对,导致细菌死亡或突变。

(2)应用　紫外线杀菌的最佳波长为 265～266 nm,其特点是穿透力差,故一般用于手术室、传染病房、无菌实验室的空气消毒,或用于不耐热物品的表面消毒。

三、化学消毒灭菌法

高效消毒剂	可杀灭包括细菌芽孢在内的所有微生物。适用于不能耐受热力灭菌,但要进入人体内部的物品,如内镜、外科器材的消毒	含氯消毒剂	①次氯酸钠、二氯异氰酸尿酸钠和漂白粉;②对金属制品有腐蚀作用
		过氧化物消毒剂	①过氧化氢和过氧乙酸;②可用于物品表面和皮肤消毒,二氧化氯是当前新型的安全无毒、光谱高效的空气消毒净化剂
		醛类消毒剂	①戊二醛和甲醛,具有光谱、高效、快速的杀菌作用;②甲醛对人体有潜在毒性,主要用于 HEPA 滤器的消毒
		环氧乙烷	有穿透力,杀菌光谱高效,杀灭芽孢能力强,对多数物品无损害作用
中效消毒剂	不能杀灭细菌芽孢,但能杀灭细菌繁殖体(包括结核分枝杆菌)、真菌和大多数病毒	含碘消毒剂	①碘酊和碘伏;②多用于皮肤黏膜、体温计以及物品表面的消毒
		醇类消毒剂	①乙醇或异丙醇最为常用;②多用于医疗护理器材、皮肤的消毒和浸泡体温计
低效消毒剂	可杀灭多数细菌繁殖体,但不能杀灭细菌芽孢、结核分枝杆菌及某些抵抗力较强的真菌和病毒	季铵盐类消毒剂	使用最普遍的是苯扎溴铵(商品名新洁尔灭),可用于皮肤、黏膜、物品表面、地面消毒
		氯己定	①商品名洗必泰;②可用于皮肤、黏膜、物品表面、地面消毒
		高锰酸钾	具有氧化杀毒作用,多用于皮肤、黏膜冲洗、浸泡消毒及食(饮)具、蔬菜、水果的消毒

➤ 参考答案如下,详细答案参见 2021 版《国家临床执业及助理医师资格考试精选真题考点精析》。

1. C	2. C	昭昭老师提示:关注官方微信,获得第一手考试资料。

第5～6章　噬菌体及细菌的遗传与变异

➤ **2021 考试大纲**

①噬菌体的生物学性状;②毒性噬菌体和温和噬菌体;③细菌遗传与变异的物质基础;④细菌遗传与变异的机制。

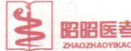

➤ 考纲解析

近 20 年的医师考试中,第 5~6 章的考点是<u>噬菌体的生物学性状</u>,执业医师每年考查分数为 0~1 分,助理医师每年考查分数为 0 分。

一、噬菌体的生物学性状

1. 噬菌体 是感染细菌、真菌、放线菌或螺旋体等微生物的病毒。噬菌体具有病毒的基本特性,即个体微小,可通过细菌滤器;无细胞结构,主要由蛋白质构成的衣壳和包含于其中的核酸组成;只能在活的细胞内以复制方式进行繁殖,是一种专性胞内寄生的微生物。

2. 宿主 噬菌体有严格的宿主特异性,只寄居于易感宿主菌体内,故可用于细菌的鉴定和分型,以追查感染源。

3. 特点 结构简单,基因数目少,其宿主细胞(细菌)易于培养,是基因工程和分子生物学研究的重要工具。

二、毒性噬菌体和温和噬菌体

1. 毒性噬菌体的概念 根据噬菌体与宿主菌的相互关系,可将噬菌体分为毒性噬菌体和温和噬菌体两种类型。毒性噬菌体在宿主菌细胞内复制增殖,产生许多子代噬菌体,并最终裂解细菌。毒性噬菌体在宿主菌内移复制方式进行增殖,增殖过程包括<u>吸附、穿入、生物合成、成熟与释放</u>等四个阶段。

2. 温和噬菌体的概念及其与细菌遗传物质转移的关系 噬菌体基因组整合于宿主菌染色体中,不产生子代噬菌体,也不引起细菌裂解,但噬菌体 DNA 随细菌基因组的复制而复制,并随细菌的分裂而分配至子代细菌的基因组中,称为温和噬菌体或溶原性噬菌体。发生整合的噬菌体基因可随细菌基因的复制而将噬菌体基因传给子代细菌,该过程称之为<u>噬菌体的溶原性周期</u>。在一定条件下,细菌的溶原状态可自发停止,噬菌体进入溶菌周期,产生许多子代噬菌体,导致细菌裂解。因此,温和噬菌体可有溶原性周期和溶菌性周期。

三、细菌遗传与变异的物质基础

1. 遗传和变异 是细菌的基本属性之一。细菌遗传物质包括细菌核质 DNA 和质粒。

2. 质粒 是细菌<u>染色体外遗传物质</u>,存在于细胞质中的环状闭合或线性 dsDNA,具有自我复制的能力,一个质粒即为一个复制子。

四、细菌遗传与变异的机制

1. 转化、接合、转导、溶原性转换的概念

转化	①指受体菌直接摄取供体菌游离 DNA 片段,而获得新的遗传性状; ②如活的无毒力的肺炎球菌可摄取死的有毒力的肺炎球菌 DNA 片段,从而转化为有毒株
接合	①指细菌通过性菌毛相互连接沟通,将遗传物质从供体菌转给受体菌的方式; ②质粒是最常被传递的遗传物质。能通过接合方式转移的质粒称为接合性质粒,主要包括 F 质粒、R 质粒等
转导	①是由噬菌体介导,将供体菌的 DNA 片段转入受体菌,使受体菌获得供体菌的部分遗传性状; ②转导可分为普遍性转导和局限性转导
溶原性转换	①某些前噬菌体可导致细菌基因型和形状发生改变,称为溶原性转换; ②例如白喉棒状杆菌产生白喉毒素的机制

2. 耐药质粒及其与耐药性的关系 通过接合方式进行基因传递的称接合性耐药质粒又称 R <u>质粒</u>,R 质粒即是<u>细菌产生耐药性</u>的主要原因。

【例 1】 与细菌<u>耐药性有关</u>的结构是

A. 性菌毛　　　　B. 细菌染色体　　　　C. 质粒　　　　D. 鞭毛　　　　E. 异染颗粒

➤ <u>参考答案</u>如下,详细答案参见 2021 版《国家临床执业及助理医师资格考试精选真题考点精析》。

1. C	—	昭昭老师提示:关注官方微信,获得第一手考试资料。

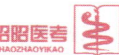

第7～8章　细菌的感染和免疫、细菌感染的检查方法与防治原则

> **2021 考试大纲**

①正常菌群与机会致病菌;②医院感染;③细菌的致病性;④宿主的固有免疫;⑤感染的发生与发展;⑥细菌感染的检查方法与防治原则:细菌学诊断,血清学诊断,细菌感染的防治原则。

> **考纲解析**

近 20 年的医师考试中,第 7～8 章的考点是正常菌群与机会致病菌,执业医师每年考查分数为 0～1 分,助理医师每年考查分数为 0 分。

一、正常菌群与机会致病菌

1. 正常菌群、机会性致病菌、菌群失调、菌群失调症的概念

正常菌群	指正常寄居于宿主体内,对宿主无害而有利的微生物群的总称
机会性致病菌	当正常菌群与宿主间的平衡失调时,一些正常菌群会成为机会致病菌而引起宿主发病,故机会致病菌也称条件致病菌
菌群失调	①在应用抗生素治疗感染性疾病的过程中,导致宿主某部位寄居细菌的种群发生改变或各种群的数量比例发生大幅度变化从而导致的疾病称为菌群失调; ②菌群失调可表现为二重感染或重叠感染
菌群失调症	①由于菌群失调引起的疾病,称为菌群失调症; ②主要诱因为抗生素的滥用,原因为正常菌群的组成和数量明显改变

2. 机会性致病菌的致病条件

(1) 正常菌群的寄居部位改变　如大肠埃希菌在肠道通常是不致病的,但如果进入泌尿道即可能引发尿道炎、肾盂肾炎。

(2) 宿主免疫功能低下　大剂量皮质激素、抗肿瘤药物及 AIDS 患者晚期,可造成患者免疫功能降低。

(3) 菌群失调　菌群失调可表现为二重感染或重叠感染。

【例1】引起菌群失调症的原因是

A. 正常菌群的遗传特性明显改变　　B. 正常菌群的耐药性明显改变

C. 正常菌群的增殖方式明显改变　　D. 正常菌群的组成和数量明显改变

E. 大量使用生态制剂

【例2】引起肠道菌群失调的最主要病因是

A. 正常菌群异位　　　　B. 宿主免疫力低下　　　　C. 黏膜表面损伤

D. 滥用抗生素　　　　　E. 长期大剂量应用糖皮质激素

二、医院感染

1. 医院感染的来源　医院感染是指医务人员在医院环境内发生的感染。可分为内源性和外源性医院感染两大类。

(1) 内源性医院感染　亦称自身感染,是指患者在医院内由于某种原因,自身体内寄居的微生物大量繁殖而导致的感染。

(2) 外源性医院感染　外源性医院感染是指患者遭受医院内非自身存在的微生物侵袭而发生的感染。根据感染的来源和方式又可分为交叉感染和环境感染。

交叉感染	由患者之间及患者与医护人员之间通过咳嗽、交谈,特别是经手等方式密切接触而发生的直接感染,或通过生活用品等物质而发生的间接感染
环境感染	因使用消毒不严或污染的医护用品、诊疗设备,以及通过外环境如微生物气溶胶而获得的感染

2. 医院感染的控制　消毒灭菌、隔离预防、合理使用抗菌药物。

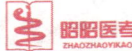

三、细菌的致病性

1. 细菌的毒力　细菌对宿主感染致病的能力称为致病性。毒力用于表示细菌致病性强弱的程度。一般常用半数致死量(LD 50)或半数感染量(ID 50)表示。细菌侵入机体能否致病取决于三个因素:细菌的毒力、细菌侵入的数量及侵入的部位。

2. 细菌内、外毒素的主要区别

区别要点	外毒素	内毒素
来源	革兰阳性菌与部分革兰阴性菌	革兰阴性菌
编码基因	质粒或前噬菌体或染色体基因	染色体基因
存在部位	从活菌分泌出,少数菌崩解后释出	细胞壁组分,菌裂解后释出
化学成分	蛋白质	脂多糖
稳定性	60～80 ℃,30 min 被破坏	160 ℃,2～4 h 才被破坏
毒性作用	强,对组织器官有选择性毒害效应,引起特殊临床表现	较弱,各菌的毒性效应大致相同,引起发热、白细胞增多、微循环障碍、休克、DIC 等全身反应
抗原性	①强,刺激机体产生抗毒素 ②甲醛液处理脱毒形成类毒素	①弱,刺激机体产生的中和抗体作用弱 ②甲醛液处理不形成类毒素

【例3】 下列关于内毒素性质的叙述,<u>不正确</u>的是

A. 来源于革兰阴性菌　　　　B. 用甲醛脱毒可制成类毒素　　　C. 其化学成分是脂多糖

D. 性质稳定,耐热　　　　　E. 菌体死亡裂解后释放

【例4】 内毒素的主要成分是

A. 肽聚糖　　　B. 蛋白质　　　C. 脂蛋白　　　D. 脂多糖　　　E. 核酸

四、宿主的固有免疫

1. 固有免疫的组成

固有免疫(天然免疫)	屏障结构	皮肤与黏膜	①阻挡和排除作用; ②分泌多种杀菌物质; ③正常菌群的拮抗作用
		血-脑屏障	①阻挡病原体及其毒性产物进入脑组织或脑脊液; ②婴幼儿易发生中枢神经系统感染
		胎盘屏障	防止母体内的病原微生物进入胎儿体内,保护胎儿免受感染
	吞噬细胞:中性粒细胞,单核吞噬细胞系统	吞噬细胞对病原菌的识别	通过模式识别来实现对病原菌的识别
		吞噬和杀菌过程	①趋化;　②识别与黏附; ③吞入;　④杀灭与消化
		吞噬作用的后果	①完全吞噬;　②不完全吞噬; ③组织损伤;　④抗原提呈
	体液因素	补体	补体活化产物 C3a、C5a 具有趋化作用;C3b、C4b 具有调理作用
		溶菌酶	①作用于革兰阳性菌的胞壁肽聚糖,使之裂解而溶菌; ②革兰阴性对溶菌酶不敏感
		抗微生物肽	杀菌机制是破坏细菌细胞膜的完整性,使菌细胞溶解死亡,构成了天然免疫的重要方面

2. 吞噬细胞吞噬作用的后果　完全吞噬;不完全吞噬;组织损伤;抗原提呈。

3. 胞外菌感染、胞内菌感染及外毒素致病的免疫特点　绝大部分细菌寄居在细胞外,属于胞外菌感染。胞内菌主要被单核巨噬细胞吞噬,抗胞内菌感染的细胞免疫主要是通过 Th1 细胞和 CTL 细胞来完成。

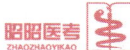

五、感染的发生与发展

1. 细菌感染的来源

细菌感染的来源	外源性感染	患者是传染源的主要来源、带菌者、病畜及带菌动物
	内源性感染	老年人、癌症晚期患者、艾滋病患者、器官移植使用免疫抑制剂者

2. 菌血症、败血症、脓毒血症的概念

菌血症	①致病菌由局部侵入血流,但未在血流中生长繁殖,只是短暂的一过性通过血液循环到达体内适宜部位后再进行繁殖而致病; ②如伤寒早期有菌血症期
败血症	①致病菌侵入血流后,在其中大量繁殖并产生毒性产物,引起全身性中毒症状,例如高热、皮肤黏膜瘀斑、肝脾大等; ②例如:鼠疫耶尔森菌、炭疽芽孢杆菌等可引起败血症
脓毒血症	①指化脓性病菌侵入血流后,在其中大量繁殖,并通过血流扩散至其他器官或组织,产生新的化脓性病灶; ②例如金黄色葡萄球菌的脓毒血症,常导致多发性肝脓肿

六、细菌学诊断

1. 标本的采集原则 早期采集。无菌采集。采集适当标本。采集双份血清。尽快送检。标本做好标记,详细填写标本种类、检验目的和临床诊断。

2. 检验程序 依次是标本的采集、直接镜检、分离培养(同时可以做药敏试验或动物试验)、生化反应和血清学鉴定。

七、血清学诊断

直接凝集实验	诊断伤寒、副伤寒的肥达试验,检测立克次体的外斐试验,诊断钩端螺旋体病的显微镜凝集实验
补体结合实验	检测 Q 热柯克斯体等抗体
中和试验	诊断链球菌性风湿热的抗 O 实验等
酶联免疫吸附实验(ELISA)	ELISA 具有技术简便、特异性强、敏感性高、重复性好、易于自动化等特点,已广泛应用于细菌、病毒等多种病原体的微生物学诊断和流行病学调查

八、细菌感染的防治原则

1. 细菌类疫苗

减毒活菌(疫)苗	如卡介苗、布氏杆菌减毒活菌苗等
死菌(疫)苗	如伤寒、百日咳及霍乱死疫苗等

2. 人工被动免疫制剂

抗毒素	如破伤风、白喉、肉毒、炭疽等抗毒素
胎盘球蛋白和丙种球蛋白	用于某些病毒性疾病(如麻疹、甲型肝炎)的紧急预防接种
细胞免疫制剂	如细胞因子等

➤ 参考答案如下,详细答案参见 2021 版《国家临床执业及助理医师资格考试精选真题考点精析》。

1. C	2. A	3. B	4. D	昭昭老师提示:关注官方微信,获得第一手考试资料。

第 9～10 章　病原性球菌、肠道杆菌

➤ **2021 考试大纲**

①病原性球菌:葡萄球菌属,链球菌属,肺炎链球菌,脑膜炎奈瑟氏菌,淋病奈瑟氏菌;②肠道杆菌:肠

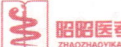

道杆菌的共同特征,埃希氏菌属,志贺氏菌属,沙门氏菌属。

> **考纲解析**

近 20 年的医师考试中,第 9～10 章的考点是葡萄球菌属和大肠杆菌,执业医师每年考查分数为 0～1 分,助理医师每年考查分数为 0 分。

一、葡萄球菌属

1. 生物学性状和分类

(1) 性状　为革兰染色阳性球菌,成葡萄状排列,无鞭毛,无芽孢,不形成荚膜。

(2) 分类　根据色素及生化反应等不同,葡萄球菌可分为金黄色葡萄球菌(金黄色葡萄球菌)、表皮葡萄球菌和腐生葡萄球菌 3 种。金黄色葡萄球菌为血浆凝固酶阳性菌,表皮、腐生葡萄球菌为血浆凝固酶阴性菌,其中金黄色葡萄球菌多为致病菌。

2. 致病物质的种类和所致疾病

(1) 致病物质的种类

血浆凝固酶	血浆凝固酶以能否产生此酶作为鉴定菌株致病性的指标
葡萄球菌溶血素	葡萄球菌溶血素能破坏多种细胞,故又称为溶细胞毒素
杀白细胞素	杀白细胞素可损伤中性粒细胞和巨噬细胞
肠毒素	直接或间接刺激呕吐中枢,引起以呕吐为主的食物中毒
表皮溶解毒素	裂解表皮组织的棘状颗粒层,使表皮与真皮脱离
毒性休克综合征毒素	可抑制内毒素脱毒,使毛细血管通透性增加,引起低血压性休克
萄球菌表面蛋白 A(SPA)	可与 IgG 抗体的 Fc 段非特异性结合,竞争性抑制吞噬细胞对细菌的吞噬作用

(2) 所致疾病

侵袭性疾病 (化脓性感染)	化脓性炎症,伤口化脓性感染、中耳炎、肺炎、脓胸、脑膜炎、心内膜炎、疖、痈等
毒素性疾病	食物中毒(1～6 小时潜伏期,可出现恶心、呕吐、腹泻等急性胃肠炎症状)、烫伤样皮肤综合征(多见于婴幼儿和免疫力低下的成人)、中毒性休克综合征

3. 致病性葡萄球菌的鉴别要点　镜检符合葡萄球菌的形态学特征,菌落色素为金黄色,并有透明溶血环,能分解甘露醇产酸,血浆凝固酶阳性,耐热核酸酶检测阳性。

二、链球菌属

1. 生物学性状和分类　革兰染色阳性,呈链状排列,无芽孢,无鞭毛,培养早期可有透明质酸形成的荚膜。根据溶血现象不同,将此属细菌分为甲型溶血性链球菌、乙型溶血性链球菌、丙型溶血性链球菌。

细　菌	特　性
甲型溶血性链球菌	菌落周围有 1～2 mm 宽的草绿色溶血环,称甲型溶血或 α 溶血
乙型溶血性链球菌	菌落周围有 2～4 mm 宽、无色透明溶血环,称乙型溶血 β 溶血
丙型溶血性链球菌	不产生溶血素,菌落周围无溶血环

2. 致病物质的种类和所致疾病

(1) 致病物质的种类

脂磷壁酸	使细菌易于吸附易感细胞
M 蛋白	具有抗吞噬作用
侵袭性酶	包括透明质酸酶、链激酶(SK)、DNA 酶等,可促进细菌在组织间扩散
链球菌溶血素	包括对氧敏感的链球菌溶血素 O 和对氧稳定的链球菌溶血素 S
致热外毒素	又称红疹毒素,是人类猩红热的主要毒性物质

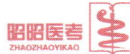

（2）所致疾病

化脓性感染	淋巴管炎、扁桃体化脓、中耳炎、痈、脓疱疮等
中毒性疾病	猩红热、链球菌毒素休克综合征
超敏反应性疾病	风湿热和急性肾小球肾炎等

3. 链球菌溶血素和临床检测的关系　链球菌溶血素O（SLO）抗原性强,可刺激机体产生抗体。风湿热尤其是活动期病例血清 SLO 抗体升高更显著,≥1∶400。临床上常应用测定 SLO 抗体含量作为风湿热活动性的辅助诊断。

三、肺炎链球菌

1. 形态和染色　革兰染色阳性,矛头状成双排列,无鞭毛,无芽孢,有些毒株形成荚膜,在血琼脂平皿上形成 α-溶血环。

2. 主要致病物质与所致疾病

主要致病物质	荚膜(具有抗吞噬作用,主要毒力因子);肺炎球菌溶血素O;脂磷壁酸;神经氨酸酶
所致疾病	主要为大叶性肺炎,其次为支气管炎

四、脑膜炎奈瑟球菌

1. 生物学性状　革兰染色阴性,肾形或豆形成双排列,无鞭毛,无芽孢,大多有荚膜和菌毛。营养要求较高,常用巧克力培养基培养。

2. 主要致病物质和所致疾病

致病物质	荚膜(具有抗吞噬作用)、菌毛(吸附易感细胞)、LOS(脑膜炎奈瑟菌的主要致病物质)、IgA1 蛋白酶(帮助细菌黏附于细胞黏膜)
所致疾病	流行性脑脊髓膜炎,简称流脑,人类是其唯一易感宿主

3. 标本采集和分离鉴定　采集患者的脑脊液、血液或刺破出血斑取出的渗出物,直接涂片染色后镜检,如发现中性粒细胞内、外有革兰阴性双球菌,可做出初步诊断。脑膜炎奈瑟菌对低温和干燥极为敏感,标本采取后应注意保暖、保湿并立即送检。

五、淋病奈瑟球菌

1. 形态、染色、致病物质及所致疾病

（1）特点　革兰染色呈阴性,咖啡豆状成双排列,无鞭毛,无芽孢,大多有荚膜和菌毛。

（2）致病物质　①菌毛;②外膜蛋白;③脂寡糖;④ IgA1 蛋白酶。人类是淋病奈瑟菌唯一宿主。淋球菌可经性接触传播,引起泌尿生殖系统感染。

2. 防治原则　取缔娼妓,加强性病知识宣传教育,提高人民道德素质是防治包括淋病在内的性传播疾病的根本措施。对患者治疗首选青霉素,对新生儿用氯霉素链霉素合剂滴入双眼,预防新生儿淋球菌性结膜炎。

【例1】下列属于淋病奈瑟菌特征的是

A. 离开人体可存活 4 小时　　　　　B. 为革兰染色阴性双球菌

C. 对移行上皮无亲和力　　　　　　D. 一般消毒剂不易将其杀灭

E. 对复层鳞状上皮有亲和力

【例2】对淋病奈瑟菌(淋球菌)的叙述,唯一正确的是

A. 主要经呼吸道传播　　　　　B. 为革兰阳性球菌　　　　　C. 人是淋菌的唯一宿主

D. 淋菌可产生自溶酶　　　　　E. 大多无荚膜和菌毛

六、肠道杆菌的共同特征

1. 形态、染色和结构　呈中等大小的杆状,革兰染色阴性,多数有菌毛、鞭毛,少数有荚膜,不形成芽孢。有三种抗原:菌体O抗原:存在于细胞壁的脂多糖的最外层,具有属特异性;鞭毛H抗原:为细菌的鞭毛蛋白,失去鞭毛的细菌,O抗原暴露(此为 H－O 变异);荚膜抗原,具有型特异性。

2. 生化反应的特点　在肠杆菌科中,乳糖发酵试验可初步鉴别志贺菌、沙门菌等致病菌和其他大部分非致病肠道杆菌,前两者不发酵乳糖。

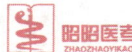

七、埃希菌属

1. 致病性大肠埃希菌的种类

菌　株	作用部位	疾病与症状	致病机制	备　注
ETEC,肠产毒性大肠埃希菌	小肠	旅行者腹泻;婴幼儿腹泻;水样便,恶心,呕吐,腹痛,低热	质粒介导 LT 和 ST 肠毒素,大量分泌液体和电解质;黏附素	污染的水和食品是 ETEC 最重要的传播媒介
EIEC,肠侵袭性大肠埃希菌	大肠	水样便,继以少量血便,腹痛,发热	质粒介导侵袭和破坏结肠黏膜上皮细胞	—
EPEC,肠致病性大肠埃希菌	小肠	婴儿腹泻;水样便,恶心,呕吐,发热	质粒介导 A/E 组织病理变化,伴上皮细胞绒毛结构破坏,导致吸收受损和腹泻	是最早发现的引起腹泻的大肠埃希菌,是婴幼儿腹泻的主要病原菌,严重者可致死
EHEC,肠出血性大肠埃希菌	大肠	水样便,继以大量出血,剧烈腹痛,低热或无,可并发 HUS(溶血性尿毒综合征)、血小板减少性紫癜	溶原性噬菌体编码 Stx-Ⅰ或Ⅱ,中断蛋白质合成;A/E 损伤,伴小肠绒毛结构破坏,吸收受损	为出血性结肠炎和溶血性尿毒综合征的病原体,1982 年首先在美国发现,血清型主要为 O157:H7。EHEC 常由污染的肉类和未消毒的牛奶引起
EAEC,肠聚集性大肠埃希菌	小肠	婴儿腹泻;持续性水样便,呕吐,脱水,低热	质粒介导积聚性黏附上皮细胞,伴绒毛变短,单核细胞浸润和出血,液体吸收下降	—

2. 大肠埃希菌在卫生细菌学检查中的应用

大肠菌群是指温度 37 ℃下,24 小时内发酵乳糖产酸产气的肠道杆菌,包括埃希菌属、枸橼酸杆菌属、克雷伯菌属及肠杆菌属等。大肠菌群数及细菌总数,已列为水、食物和药品的卫生检测指标。我国《生活饮用水卫生标准》(GB 5749—2006)规定,每 100 mL 饮用水中,不得检出大肠菌群。

【例 3】引起急性出血性结肠炎的病原体是

A. 志贺菌　　　　　　　　　B. 伤寒沙门菌　　　　　　　C. 新型肠道病毒 70 型

D. 大肠埃希菌 $O_{157}:H_7$ 型　　　E. 轮状病毒 A 组

【例 4】大肠埃希菌 O157:H7 引起的腹泻特点是

A. 脓性便　　　B. 血样便　　　C. 米泔水样便　　　D. 蛋花样便　　　E. 黏液便

八、志贺菌属

1. 种类、致病物质及所致疾病

菌　种	群	甘露醇	鸟氨酸脱羧酶	所致疾病
痢疾志贺菌	A	—	—	病情较重,易引起小儿急性中毒性菌痢和溶血性尿毒综合征以及痢疾的流行
福氏志贺菌	B	+	—	感染易转变为慢性,病程迁延
鲍氏志贺菌	C	+	—	—
宋内志贺菌	D	+	+	多引起轻型感染

2. 分型

我国常见的流行型别主要为福氏志贺菌和宋内志贺菌。志贺菌感染几乎只局限于肠道,一般不入侵血液。

3. 标本采集、分离培养与鉴定

标本可采集患者粪便和(或)肛拭子。采样后立即接种于 GN 增菌液中,增菌后转种于 SS 选择性培养基,37 ℃,培养 18~24 小时后,挑取无色半透明菌落,接种于鉴别培养基,符合典型反应者,再行生化试验和血清学鉴定,以确定菌群和菌型。

九、沙门菌属

1. 主要致病菌种类、致病物质、所致疾病

伤寒沙门菌、甲型副伤寒沙门菌、肖氏沙门菌和希氏沙门菌是人的病原菌,对人类有直接的致病作用,引起肠热症。

(1)肠热症包括伤寒沙门菌引起的伤寒,以及甲型副伤寒沙门菌、肖氏沙门菌(原称乙型副伤寒沙门

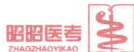

菌)、希氏沙门菌引起的副伤寒。沙门菌是胞内寄生菌。

（2）胃肠炎（食物中毒）是最常见的沙门菌感染，约占70%。常见的食物主要为畜、禽肉类食品，其次为蛋类、奶和奶制品。细菌对肠黏膜的侵袭以及细菌释放的内毒素可能是主要的致病机制。该病潜伏期6～24小时，主要临床症状为发热、恶寒、呕吐、腹痛、水样腹泻、偶有黏液或脓性腹泻。

（3）无症状带菌者也可能是感染后唯一的临床表现。

2. 肠热症的标本采集及分离鉴定 根据病程选择采集标本，初感染时的病毒血症期，粪检阳性率低，因此发病1周内应取外周血，第2周期取粪便，第3周起还可取尿液，第1～3周均可取骨髓液。标本应先增菌，然后接种于SS等选择培养基，37℃，24小时后，挑取无色半透明的菌落，接种至双糖或三糖铁培养基鉴别，再作生化反应和血清学凝集试验进一步确定。

3. 肥达试验和结果判断 肥达试验的实质为直接凝集试验。用伤寒菌体O抗原、鞭毛H抗原和甲、乙副伤寒H抗原，与患者系列稀释血清进行定量凝集试验。正常人因隐性感染和接种伤寒三联疫苗，血清中可存在一定的抗体，O凝集价≤1∶80，H凝集价≤1∶160。若O和H效价均增高且超过上述水平，或患者恢复期抗体效价增高4倍以上，则具有诊断意义。若O和H效价的增高不平行，O效价增高而H效价不高，可能为早期感染或者其他沙门菌的交叉感染，H效价增高而O效价不高，可能是预防接种或者非特异性回忆反应。

➤ 参考答案如下，详细答案参见2021版《国家临床执业及助理医师资格考试精选真题考点精析》。

1. B	2. C	3. D	4. B	昭昭老师提示：关注官方微信，获得第一手考试资料。

第11～13章 弧菌属、厌氧性杆菌、分枝杆菌

➤ **2021 考试大纲**

①弧菌属：霍乱弧菌，副溶血性弧菌；②厌氧性细菌：厌氧芽孢梭菌，无芽孢厌氧菌；③棒状杆菌属：白喉棒状杆菌；④分枝杆菌属：结核分枝杆菌，麻风分枝杆菌。

➤ **考纲解析**

近20年的医师考试中，第11～13章的考点是厌氧芽孢梭菌和结核分枝杆菌，执业医师每年考查分数为0～1分，助理医师每年考查分数为0分。

一、霍乱弧菌

1. 生物学性状 该菌的典型形态为弧形或逗点状，革兰染色阴性，有菌毛和单鞭毛，运动非常活泼，但无荚膜，亦不形成芽孢。取患者米泔水样粪便或培养物做悬滴观察，细菌呈穿梭样或流星状运动。粪便直接涂片染色镜检，可见其相互排列如"鱼群"状。

2. 致病物质及所致疾病 霍乱弧菌的致病物质有菌毛、鞭毛和霍乱肠毒素。菌毛和鞭毛与其穿过肠黏液层、黏附并定居于肠上皮细胞有关。霍乱肠毒素作用于腺苷酸环化酶，使细胞内cAMP浓度增高，肠黏膜细胞分泌增多，致水样便。其所致疾病霍乱以剧烈腹泻呕吐、严重脱水、电解质紊乱为临床特征，严重者可因肾衰竭、休克而死亡。霍乱属于甲类烈性传染病。

【例1】关于霍乱弧菌的生物学性状，错误的描述是

A. 革兰染色为阴性   B. 有菌毛和单鞭毛

C. 悬滴观察呈"穿梭"样运动   D. El-Tor生物型可形成芽孢

E. 增菌培养基通常为碱性蛋白胨水

二、副溶血性弧菌

该菌主要存在于近海的海水、海底沉积物和鱼类、贝壳等海产品中，在含35 g/L NaCl的培养基中生长良好，故又称为嗜盐性细菌，主要引起食物中毒，常因食用带菌的鱼、蟹等海产品所致。

【例2】导致食物中毒的非溶血性弧菌最容易污染的食品是

A. 剩米饭   B. 罐头   C. 海产品和盐渍食品

D. 家庭自制豆制品   E. 禽肉类及其制品

【例3】耐盐细菌是

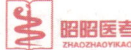

A. 痢疾志贺菌　　　　　　　B. 破伤风梭菌　　　　　　　C. 副溶血弧菌

D. 白喉棒状杆菌　　　　　　E. 结核分枝杆菌

三、厌氧芽孢梭菌

1. 特性

(1) 生物学性状　革兰阳性细长杆菌,专性厌氧,有鞭毛,无荚膜。破伤风梭菌芽孢与菌体形成鼓槌状。血琼脂平板上形成羽毛样菌落,菌落周边有轻度β-溶血。细菌繁殖体抵抗力与一般细菌相似,芽孢的抵抗力强。在干燥的土壤和尘埃中可存活数年。

(2) 致病物质　产生两种外毒素,即破伤风溶血素(对氧敏感)和破伤风痉挛毒素(引起破伤风的主要致病物质)。

(3) 所致疾病　典型的症状是咀嚼肌痉挛所造成的苦笑貌、牙关紧闭及持续性背部痉挛(角弓反张)。

(4) 防治原则　非特异性预防措施正确处理伤口清创并对伤口用过氧化氢(H_2O_2)冲洗创面以消除厌氧环境。局部或全身应用抗生素如大剂量使用青霉素,防止伤口局部细菌的生长繁殖。特异性预防措施百白破三联疫苗;伤口严重未经过基础免疫者,可立即注射伤风抗毒素(TAT)。

2. 产气荚膜梭菌的生物学性状、致病物质、所致疾病、微生物学检查和防治原则

(1) 生物学性状　革兰阳性粗大杆菌,专性厌氧,有荚膜无鞭毛。芽孢在菌体次极端,椭圆形,但很少形成。产气荚膜梭菌在血平皿上形成双溶血环,在牛乳培养基中形成"汹涌发酵"。若在培养基中加入α-毒素的抗血清,则不出现浑浊,此现象称为 Nagler 反应,为本菌的特点。

(2) 致病物质及所致疾病　能产生多种外毒素,如肠毒素等。致病条件与破伤风相似,引起气性坏疽(触摸有捻发感)、食物中毒、厌氧性蜂窝织炎。

(3) 微生物学检查和防治原则　主要针对气性坏疽。因气性坏疽一旦发生,病情凶险,需尽快做出诊断。直接图片镜检,是极具价值的快速诊断法。及时处理伤口,清创、扩创、局部使用 H_2O_2 冲洗,对所有的器械和敷料严格消毒灭菌。必要时截肢以防止病变扩散。可使用高压氧舱治疗。

3. 肉毒梭菌形态、致病物质和所致疾病

(1) 形态　革兰阳性短粗杆菌,有鞭毛,无荚膜。肉毒梭菌芽孢位于菌体次极端,与菌体形成汤匙状或网球拍状。

(2) 致病物质　肉毒梭菌产生剧烈的神经外毒素—肉毒毒素。肉毒毒素是已知最剧烈的毒物,毒性比氰化钾强 1 万倍。

(3) 所致疾病　食物中毒(单纯性毒素中毒,而非细菌感染);婴儿肉毒病;创伤感染中毒。

(4) 艰难梭菌的致病性　艰难梭菌是人类肠道中正常菌群之一,当患者长期使用或不规范使用某些抗生素以后,可引起肠道内的菌群失调,耐药的艰难梭菌能导致抗生素相关性腹泻和假膜性结肠炎等疾病。

四、无芽孢厌氧菌

无芽孢厌氧菌	致病条件	①寄居部位改变; ②宿主免疫力下降; ③菌群失调; ④局部厌氧微环境的形成
	感染特征	①内源性感染,为其主要感染形式; ②无特定病型,大多为化脓性感染; ③分泌物或脓液黏稠,有恶臭; ④使用氨基糖苷类抗生素长期无效; ⑤分泌物直接涂片可见细菌,但普通培养法无细菌生长
	所致疾病种类	①败血症; ②中枢神经系统感染,最常见的为脑脓肿; ③口腔感染,大多起源于牙齿感染; ④呼吸道感染,可感染上下呼吸道的任何部位; ⑤腹部和会阴部感染; ⑥女性生殖道及盆腔感染; ⑦其他,无芽孢厌氧菌尚可引起皮肤和软组织感染和心内膜炎等

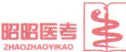

【例 4】 在下述情况中,排除<u>无芽孢厌氧菌</u>的依据是

A. 机体多个部位的脓肿　　　　　B. 血性分泌物,恶臭或有气体

C. 分泌物直接涂片可见细菌　　　　D. 在普通肉汤培养基中呈表面生长

E. 在无氧环境下的血平板中长出微小菌落

五、白喉棒状杆菌

1. 形态、染色、致病物质及所致疾病　白喉棒状杆菌菌体细长略弯,末端膨大呈棒状,排列不规则,成"V"或"L"字形,无菌毛、鞭毛和荚膜,<u>不产生芽孢</u>。革兰染色为阳性,用 Albert 或 Neisser 染色,在胞体内可见深染的异染颗粒,对鉴定细菌有重要意义。在含有凝固血清的吕氏培养基(Loeffler medium)上生长迅速。致病物质主要为白喉外毒素。人类是白喉杆菌的唯一宿主,普遍易感,而且最易感的是儿童。细菌主要通过飞沫传播,最常侵犯的部位是咽、喉、气管和鼻腔黏膜。白喉是一种常见的急性呼吸道传染病,患者喉部灰白色的假膜为其病理学特征。该菌能产生强烈的外毒素,进入血液可引起全身中毒症状。

【例 5】 白喉棒状杆菌最主要的<u>致病物质</u>是

A. 外毒素　　　　B. 内毒素　　　　C. 芽孢　　　　D. 荚膜　　　　E. 索状因子

2. 微生物检查和防治原则　白喉的微生物学检查,包括细菌学检查和细菌毒力鉴定。标本采集用无菌拭子从鼻腔、咽部采集标本。直接涂片镜检将鼻咽拭子标本直接涂片,用革兰、亚甲蓝或 Albert 染色后镜检。分离培养将标本接种于吕氏血清上,培养 6～12 小时后镜检。毒力实验是鉴别白喉棒状杆菌与其他棒状杆菌的重要方法,如体内法通过豚鼠体内中和试验测定毒力,体外法常用 <u>Elek 平板毒力试验</u>。防治原则:白喉已被列为我国计划免疫预防疾病。注射白喉类毒素是预防白喉的重要措施。应用白喉类毒素、百日咳菌苗、破伤风类毒素的混合制剂进行主动免疫预防,效果良好。

【例 6】 白喉杆菌的<u>毒力</u>鉴定根据

A. 菌体的异染颗粒特征　　　　B. 吕氏血清培养基上快速生长特点

C. 亚碲酸钾平板上菌落特征　　　D. Elek 平板试验　　　　E. 锡克试验

六、结核分枝杆菌

1. 形态、染色、培养特性和抵抗力　结核分枝杆菌简称结核杆菌,菌体细长略弯曲,聚集呈分枝状排列增殖,齐-尼氏(Ziehl–Neelsen)抗酸染色呈红色,无菌毛、鞭毛,不形成芽孢。该菌为专性需氧菌,营养要求较高,培养常用罗氏培养基,内含蛋黄、甘油、马铃薯和孔雀绿等,生长缓慢,2 周之后可形成颗粒状或菜花形、不透明、乳白色的粗糙型菌落。该菌对酸、碱、自然环境和干燥有抵抗力,但对湿热、酒精和紫外线敏感,对抗结核药物易产生耐药性。

2. 结核分枝杆菌感染的免疫特点　带菌免疫、细胞免疫、抗结核免疫与机体迟发型变态反应同时并存,因此测定机体对结核杆菌有无变态反应即可判定其有无免疫力。

3. 结核菌素实验的原理、结果判断和应用

(1) 结核菌素(OT)试验原理　是测定机体对结核杆菌的迟发型超敏反应,以此判断机体有无抗结核免疫力。取 OT(结核菌培养液的浓缩物)或 PPD(结核杆菌纯蛋白衍生物)5 单位,注射于前臂皮内,48～72 小时观察结果,局部出现红肿和硬结,且大于 5 mm 者,为阳性,表示机体细胞免疫功能正常,曾感染过结核杆菌。红肿硬结超过 15 mm 为强阳性;小于 5 mm 者为阴性反应。

(2) 结合菌素试验可用于　诊断婴幼儿的结核病;测定接种卡介苗后的免疫效果;在未接种卡介苗的人群中进行结核分枝杆菌感染的流行病学调查;用于测定肿瘤患者的细胞免疫功能。

4. 微生物学检查和防治原则　根据感染部位,采取可疑的标本,直接涂片或集菌后涂片,抗酸染色后镜检。同时接种于罗氏培养基中进行分离培养,亦可直接感染动物后观察发病情况。卡介苗(减毒活菌苗)的接种已列为我国国家计划免疫,对结核菌感染者,使用抗生素治疗剂量要足够大,疗程足够长,以防复发再燃。目前国内外结核病疫情回升,我国正在加强防治工作。

【例 7】 结核分枝杆菌形态学诊断最常用的<u>染色方法</u>是

A. 革兰染色　　　　　　B. 抗酸染色　　　　　　C. 美兰染色

D. 镀银染色　　　　　　E. 荚膜染色

【例 8】 结核分枝杆菌化学组成<u>最显著</u>的特点是含有大量的

A. 蛋白质　　　B. 脂类　　　C. 多糖　　　D. RNA　　　E. 磷壁酸

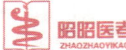

七、麻风分枝杆菌

麻风杆菌的形态酷似结核杆菌,菌体细长略弯,常呈束状排列,革兰染色和抗酸染色均为阳性。该菌是典型的胞内寄生菌。麻风杆菌是至今唯一不能人工培养的细菌。该菌可通过接触传播和呼吸道传播感染易感者。在临床上,其所致疾病麻风主要有瘤型麻风和结核型麻风。

➤ **参考答案**如下,详细答案参见 2021 版《国家临床执业及助理医师资格考试精选真题考点精析》。

1. D	2. C	3. C	4. D	5. A	昭昭老师提示:
6. D	7. B	8. B	—	—	关注官方微信,获得第一手考试资料。

第 14～19 章　动物源性细菌、其他细菌、放线菌、支原体、立克次体及衣原体

➤ **2021 考试大纲**

①动物源性细菌:细菌学诊断,血清学诊断,细菌感染的防治原则;②其他细菌:流感嗜血杆菌,百日咳鲍特氏菌,幽门螺杆菌,嗜肺军团菌,铜绿假单胞菌,弯曲菌属;③放线菌属;④支原体:生物学性状,主要病原性支原体;⑤立克次氏体:生物学性状,主要病原性立克次氏体;⑥衣原体:生物学性状,主要病原性衣原体。

➤ **考纲解析**

近 20 年的医师考试中,第 14～19 章的考点是<u>幽门螺杆菌</u>,执业医师每年考查分数为 0～1 分,助理医师每年考查分数为 0 分。

一、布鲁氏菌属

1. 特点　布鲁菌为革兰阴性短小杆菌。无芽孢、无鞭毛。

2. 分类　<u>布鲁菌属细菌</u>是一类引起<u>人兽共患传染病</u>的病原菌。其中羊布鲁菌、牛布鲁菌、猪布鲁菌与犬布鲁菌可引起人类疾病。在我国流行的主要是<u>羊布鲁菌</u>,其次为牛布鲁菌。

3. 治病过程　人类感染布鲁菌主要通过接触病畜及其分泌物或接触被污染的畜产品,病菌经皮肤、眼结膜、消化道、呼吸道等不同途径进入体内。入侵的布鲁菌被中性粒细胞和巨噬细胞吞噬,但不被杀灭,成为胞内寄生菌,沿淋巴管到达局部淋巴结后生长繁殖,侵入血液,出现菌血症,由于内毒素作用,导致患者发热,随后细菌进入肝、脾、骨髓、淋巴结等形成新的感染灶,再进入血液,又出现菌血症而致体温升高。如此反复形成菌血症,使患者的热型呈波浪式,临床上称为波浪热。感染易转变为慢性及反复发作。孕期动物对布鲁菌最易感,感染后常引起流产。

【例 1】 能引起人畜共患病的<u>病原体</u>是
A. 梅毒螺旋体　　B. 霍乱弧菌　　C. 布氏杆菌　　D. 淋球菌　　E. 白喉杆菌

二、耶尔森菌属

鼠疫耶尔森氏菌简称鼠疫杆菌,呈两端钝圆,两极浓染的卵圆形的短小杆菌,革兰染色阴性。鼠疫是一种自然疫源性烈性传染病,人类鼠疫由带菌鼠蚤叮咬而受染。人患鼠疫后,又可通过人蚤或呼吸道等途径在人群中流行。临床常见有腺鼠疫、肺鼠疫和败血症鼠疫。

【例 2】 <u>耶尔森菌</u>可引起的疾病是
A. 波浪热　　B. 皮肤炭疽　　C. 鼠疫　　D. 白喉　　E. 肠热症

三、炭疽芽孢杆菌

1. 特点　炭疽芽孢杆菌俗称炭疽杆菌,是人类历史上第一个发现的病原菌。牛羊等食草动物的发病率最高,人可通过摄食或接触患炭疽病的动物及畜产品而感染。炭疽杆菌是致病菌中最大的革兰阳性粗大杆菌,两端截平,无鞭毛。可形成竹节样排列的长链。在有氧条件下形成椭圆形芽孢。细菌芽孢在干燥土壤或皮毛中能存活数年至 20 余年,牧场一旦被污染,传染性可持续数十年。对青霉素、红霉素、氯霉素均敏感。

2. 所致疾病　皮肤炭疽,肠炭疽,肺炭疽。

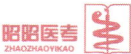

3. 防治原则 重点应放在控制家畜感染和牧场的污染。病畜应严格隔离或处死深埋,死畜严禁剥皮或煮食,必需焚毁或深埋。特异性预防用炭疽减毒活疫苗,皮上划痕接种,免疫力可持续 1 年。

四、流感嗜血杆菌

形态、染色	革兰阴性小杆菌或球杆菌。有毒菌株在含脑心浸液的血琼脂培养基上 6～18 小时形成明显的荚膜
培养特性	需氧或兼性厌氧,培养较困难,最适生长温度为 35～37 ℃。在巧克力色血平板上生长良好,需要"X""V"两种辅助因子。"卫星现象"有助于流感嗜血杆菌的鉴定
所致疾病	原发性感染(外源性):急性化脓性感染,化脓性脑膜炎、鼻咽炎等,小儿常见; 继发性感染(内源性):慢性支气管炎、鼻窦炎、中耳等,成人多见
预防	b 型流感嗜血杆菌荚膜多糖疫苗;b 型荚膜多糖疫苗与白喉类毒素或脑膜炎奈瑟菌外膜蛋白制成联合菌苗

五、百日咳鲍特菌

百日咳鲍特菌俗称百日咳杆菌,是人类百日咳的病原体。人类是百日咳鲍特菌唯一宿主。

形态、染色	革兰阴性短杆状或椭圆形菌。用苯酚甲苯胺蓝染色,两端浓染。无鞭毛,不形成芽孢
所致疾病	主要侵犯婴幼儿呼吸道,该病的主要威胁是肺部继发感染、癫痫发作、脑病和死亡。病程分为三期:①卡他期:类似普通感冒;②痉咳期:阵发性痉挛性咳嗽,常伴吸气哮声(鸡鸣样吼声);③恢复期:阵咳逐渐减轻,完全恢复需数周至数月不等。因病程较长,故称百日咳
防治原则	主要依靠疫苗接种,目前应用的有全菌体百日咳菌苗和仅含抗原的无菌体菌苗两种。我国采用Ⅰ相百日咳死菌苗与白喉、破伤风类毒素制成三联疫苗进行预防。治疗首选红霉素、氨苄西林

六、幽门螺杆菌

形态、染色	是一种单极、多鞭毛、末端钝圆、螺旋形弯曲的细菌,有 1～2 个微小弯曲。革兰阴性菌
培养特点	需 5%～10% 的 CO_2 和 5% 的 O_2,营养要求较高,最适温度 37 ℃,另外还需相对湿度 98%,培养 3～6 天可见针尖状无色透明菌落
所致疾病	传染源主要是人,传播途径是粪—口途径。导致胃部的炎症,胃酸产生的改变和组织的破坏

【例3】幽门螺杆菌是

A. 无鞭毛　　　　　　　　B. 革兰染色阳性　　　　　　　　C. 营养要求低
D. 微需氧　　　　　　　　E. 呈球形

七、军团菌

嗜肺军团菌生活在水中,通过微风和阵风传播,然后被吸入呼吸道,主要引起军团病,也可引起医院感染。

八、铜绿假单胞菌

铜绿假单胞菌俗称绿脓杆菌,广泛分布于自然界及人和动物体表及肠道中,是一种常见的机会致病菌。

形态、染色	革兰阴性杆菌,无芽孢,有荚膜,单端有 1～3 根鞭毛,运动活泼。临床分离的菌株常有菌毛。
色素	4 ℃不生长而在 42 ℃可生长是其一个特点。产生带荧光素的水溶性色素青脓素与绿脓素,使培养基变为亮绿色。
所致疾病	局部化脓性炎症,也可引起中耳炎、角膜炎、尿道炎、胃肠炎、心内膜炎和脓胸等。

九、弯曲菌属

生物学性状	形态细长,呈弧形、螺旋形、S 形或海鸥状,革兰阴性菌。运动活泼,一端或两端有单鞭毛。无芽孢、无荚膜。最适生长温度为 42 ℃
致病性	空肠弯曲菌是散发性细菌性胃肠炎最常见的菌种之一。该菌常通过污染饮食、牛奶、水源等被食入。发展中国家,50% 以上感染由污染的肌肉引起。临床表现为痉挛性腹痛、腹泻、血便或果酱样便
防治原则	粪便标本涂片镜检,查找革兰阴性弧形或海鸥状弯曲菌,或用悬滴法观察鱼群样运动或螺旋式运动。预防主要饮水和食品卫生,加强人、畜、禽类粪便的管理。治疗可用红霉素、氨基糖苷类抗生素、氯霉素等

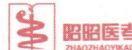

十、放线菌属

1. 主要致病性放线菌及其致病性 放线菌属与奴卡菌属同属放线菌目,此二属细菌为原核细胞型微生物,多为正常菌群或条件致病菌,对人体致病的主要有:衣氏放线菌,引起龋齿和牙周炎;星形奴卡菌,可引起肺部化脓性炎症及坏死,症状与结核相似。

2. 硫黄样颗粒及其临床意义 在患者病灶组织和瘘管流出的脓汁中,可找到肉眼可见的黄色小颗粒,称硫黄样颗粒,这种颗粒是放线菌在组织中形成的菌落。将颗粒制成压片,革兰染色,在显微镜下观察特征性的放射状排列的菊花状菌丝,即可确定放线菌感染的诊断。

【例4】 放线菌感染的<u>主要特征</u>是

A. 常是局部感染,不扩散　　　　　B. 脓液黏稠有异味　　　　　C. 常呈急性过程

D. 是内源性感染　　　　　E. 病灶常伴有多发性瘘管形成并排出硫黄样颗粒

十一、诺卡菌属

1. 分类 诺卡菌属不属于正常菌群。对人致病的主要有星形诺卡菌、巴西诺卡菌和鼻疽诺卡菌,其中星形诺卡菌致病力最强,在我国最常见。

2. 星形诺卡菌 主要由呼吸道或创口侵入机体,引起化脓性感染,肺炎、肺脓肿、脑膜炎、脑脓肿。

3. 巴西诺卡菌 慢性化脓性肉芽肿,表现为肿胀、脓肿及多发性瘘管。感染好发于腿部和足,称足分枝菌病。

十二、支原体生物学性状

支原体的概念	支原体是一类缺乏细胞壁、呈高度多形性、能通过滤菌器、在无生命培养基中能生长繁殖的最小原核细胞型微生物
培养特性	①支原体对营养物质的需求高于一般细菌,需加入 10%～20%人或动物血清以提供胆固醇与其他长链脂肪酸; ②多数支原体还需添加酵母浸液、组织浸液、核酸提取物、辅酶等才能生长; ③"油煎蛋"样菌落
与细菌 L 型的区别	有许多特性与 L 型细菌相似,如无细胞壁呈多形性、能通过滤菌器、对低渗敏感、"油煎蛋"样菌落,但 L 型细菌在无抗生素等诱导因素作用下易返祖为原菌,支原体则在遗传上与细菌无关

十三、主要病原性支原体

1. 肺炎支原体所致疾病 多次传代后,生长加快,菌落呈<u>"油煎蛋"</u>状。肺炎支原体主要经飞沫传播,大多发生于夏末秋初。引起的病理改变以间质性肺炎为主,又称原发性非典型性肺炎,临床症状较轻,以咳嗽、发热、头痛、咽喉痛和肌肉痛为主。

2. 解脲脲原体所致疾病 在固体培养基上,48 小时后长出"油煎蛋"样菌落。解脲脲原体为条件致病菌,主要通过<u>性接触传播</u>,引起非淋菌性尿道炎、尿路结石等。

十四、立克次体的生物学性状

概念	立克次体是一类以节肢动物为传播媒介、严格细胞内寄生的革兰阴性细菌。共同特点:①为革兰阴性小细菌;②有细胞壁,但形态多样;③专性细胞内寄生,以二分裂方式繁殖;④以节肢动物作为传播媒介或储存宿主;⑤多数人兽共患病的病原体,在人类引起发热出疹性疾病;⑥对多种抗生素敏感
形态、染色	形态多样,以球杆状或杆状为主。有细胞壁,革兰染色阴性,但不易着色,常用 Giemsa 染色法,立克次体被染成紫色或蓝色,常有两极浓染
培养特性	由于酶系统不完善,缺乏细胞器,故为专性细胞内寄生;以二分裂方式繁殖,9～12 小时分裂一代,最适生长温度为 34 ℃。可用细胞培养法和鸡胚卵黄囊接种进行培养。也可接种动物

十五、主要病原性立克次体

	传染源	传播媒介	所致疾病
普氏立克次体	患者	人蚤(体虱)	流行性斑疹伤寒或虱传斑疹伤寒

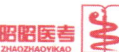

续表

	传染源	传播媒介	所致疾病
斑疹伤寒立克次体	啮齿类动物（主要为鼠）	鼠蚤和鼠虱	地方性斑疹伤寒或鼠型斑疹伤寒
恙虫病立克次体	鼠类	恙螨	恙虫病或丛林斑疹伤寒
伯氏考克斯体（Q热柯克斯体）	牛、绵羊等	蜱	Q热

【例5】立克次体的共同特点<u>不包括</u>

A. 专性细胞内寄生　　　　　B. DNA 和 RNA 两种核酸　　　C. 对抗生素不敏感

D. 大多是人畜共患病的病原体　　E. 以二分裂法繁殖

十六、衣原体的生物学性状

概念	是一类严格真核细胞内寄生，具有独特发育周期，并能通过细菌滤器的原核细胞型微生物，归属于细菌范畴。共同特性：①有细胞壁，革兰阴性，呈圆形或椭圆形；②具有独特的发育周期，以二分裂方式繁殖；③有 DNA 和 RNA 两种核酸；④含有核糖体；⑤具有独立的酶系统，但不能产生代谢所需的能量，具有严格的胞内寄生性；⑥对多种抗生素敏感
形态、染色	在宿主细胞内生长繁殖，具有独特的发育周期，两种形态：一种是小而致密的颗粒结构，称为原体，呈球形、椭圆形或梨形，原体具有强感染性；另一种是大而疏松的结构，称为网状体，亦称始体，体积较大，圆形或椭圆形，以二分裂方式繁殖。Giemsa 染色呈紫色，Macchiavello 染色呈红色
培养特性	衣原体为专性细胞内寄生，大多数衣原体能在 6～8 日龄鸡卵黄囊中繁殖，于感染后 3～6 天致鸡胚死亡，并可在鸡胚卵黄囊膜中找到包涵体、原体和网状体颗粒

【例6】以下哪种微生物具有<u>独特发育周期</u>？

A. 支原体　　　　B. 衣原体　　　　C. 病毒　　　　D. 立克次体　　　　E. 螺旋体

十七、主要病原性衣原体

1. 沙眼衣原体的亚种和所致疾病　根据侵袭力和引起人类疾病的部位不同，将沙眼衣原体分为三个生物型：沙眼生物型、生殖生物型和性病淋巴肉芽肿生物型。

沙眼	由沙眼生物型引起，在流行区，主要通过眼-眼或眼-手-眼传播
包涵体结膜炎	由沙眼生物型和生殖生物型引起。包括婴儿结膜炎及成人结膜炎两种。前者系婴儿经产道感染，引起急性化脓性结膜炎（包涵体脓漏眼），不侵犯角膜，能自愈；后者可经两性接触或经污染的游泳池水感染，引起滤泡性结膜炎，又称游泳池结膜炎
泌尿生殖道感染	经性接触传播，由生殖生物型引起。男性多表现为非淋菌性尿道炎，不经治疗可缓解
婴幼儿肺炎	生殖生物型 D～K 血清型均可引起婴幼儿肺炎
性病淋巴肉芽肿	由沙眼衣原体 LGV 生物型引起。主要通过性接触传播。衣原体侵犯男性腹股沟淋巴结，引起化脓性淋巴结炎和慢性淋巴肉芽肿

2. 肺炎嗜衣原体所致疾病　肺炎嗜衣原体跻身于人类，在人与人之间经飞沫或呼吸道分泌物传播。扩散较为缓慢，具有散发和流行交替出现的特点。肺炎嗜衣原体是呼吸道疾病的重要病原体，易引起肺炎、支气管炎、咽炎和鼻窦炎等。

3. 鹦鹉热嗜衣原体所致疾病　鹦鹉热是由鹦鹉热嗜衣原体引起的一种自然疫源性疾病。人类主要经呼吸道吸入病鸟粪便、分泌物或羽毛的气雾或尘埃而感染，也可经破损皮肤、黏膜或眼结膜感染。临床表现多为非典型性肺炎，以发热、头痛、干咳、间质性肺炎为主要症状，可并发心肌炎。

➤ **参考答案**如下，详细答案参见 2021 版《国家临床执业及助理医师资格考试精选真题考点精析》。

1. C	2. C	3. D	4. E	5. C	6. B	昭昭老师提示：关注官方微信，获得第一手考试资料。

第 20～21 章　螺旋体及真菌

➤ **2021 考试大纲**

①螺旋体：钩端螺旋体，密螺旋体，疏螺旋体；②真菌：概述，主要病原性真菌。

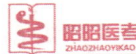

➤ **考纲解析**

近 20 年的医师考试中,第 20～21 章的考点是**钩端螺旋体**,执业医师每年考查分数为 0～1 分,助理医师每年考查分数为 0 分。

一、钩端螺旋体

形态、染色	菌体纤细,呈 C、S 或 8 字形。可见特征性的沿菌体长轴的旋转运动。革兰染色阴性,但不易着色。Fontana 镀银染色效果较好,菌体被染成金黄色或棕褐色。常用暗视野显微镜观察
培养特性	需氧或微需氧。营养要求较高,常用培养基为含 10% 兔血清的 Korthof 培养基,也可用无血清的 EMJH 培养基培养。最适温度 28～30 ℃,最适 pH 7.2～7.4。生长缓慢
所致疾病	钩端螺旋体病,患者主要是农民、渔民、屠宰工人以及一些临时进入疫区工作或旅行的人群。出现中毒性败血症状和体征,如发热、乏力、头痛、肌痛、眼结膜充血等
防治原则	防鼠、灭鼠,加强对带菌家畜的管理,保护水源。疫区人群接种钩端螺旋体多价疫苗是防控的主要措施。治疗首选青霉素

二、密螺旋体

苍白密螺旋体苍白亚种称梅毒螺旋体,是人类梅毒病原体。梅毒是对人类危害较严重的性传播疾病。

形态、染色	有 8～14 个致密而规则的螺旋,两端尖直,运动活泼。革兰染色阴性,但不易着色。Fontana 镀银染色呈棕褐色。常用暗视野显微镜观察悬滴标本中的梅毒螺旋体
所致疾病	梅毒螺旋体只感染人类引起梅毒,梅毒患者是唯一的传染源
防治原则	加强性卫生教育和性卫生是减少梅毒发病率的有效措施。梅毒确诊后,应尽早予以彻底治疗,多采用青霉素类药物治疗 3 个月至 1 年

三、疏螺旋体

形态、染色	伯道疏螺旋体运动活泼,有扭转、翻滚、抖动等多种运动方式。革兰染色阴性,但不易着色。镀银染色、Giemsa 或 Wright 染色效果较好
所致疾病	莱姆病,一种慢性全身感染性疾病

四、真菌概述

真菌是一大类真核细胞型微生物。细胞核高度分化,有核膜和核仁,胞浆内有完整的细胞器。分为单细胞真菌和多细胞真菌两大类。

真菌的分类	单细胞真菌	酵母型真菌	不产生菌丝,以芽生方式繁殖
		类酵母型真菌	以芽生方式繁殖,可见假菌丝
	多细胞真菌	菌丝	菌丝形态多样,如螺旋状、球拍状、结节状、鹿角状及破梳状,可作为鉴别和分类的依据
		孢子	是真菌的生殖结构,也是真菌鉴定和分类的主要依据

五、主要病原性真菌

1. 皮肤癣真菌常见的种类和致病性 皮肤癣菌是寄生于皮肤角蛋白组织的浅部真菌。引起的皮肤癣,是世界上感染最普遍的真菌病,以手足癣最常见。皮肤癣有三个属,即表皮癣菌属、毛癣菌属和小孢子菌属。

表皮癣菌属	可侵犯人类的皮肤和甲板,但不侵犯毛发。临床上可致体癣、足癣、手癣、股癣及甲癣等
毛癣菌属	可侵犯皮肤、毛发及甲板
小孢子菌属	主要侵犯皮肤和毛发。直接镜检可见孢子及菌丝

2. 白假丝酵母菌(白色念珠菌)的生物学性状、致病性和微生物学检查

生物学性状	①菌体呈圆形或卵圆形,革兰染色阳性,以芽生方式繁殖。组织内易形成芽生孢子及假菌丝。厚膜孢子是本菌特征之一。可见类酵母型菌落。 ②在玉米粉琼脂培养基上可形成假菌丝

续表

致病性	①皮肤黏膜感染,"鹅口疮"最常见。②内脏感染。③中枢神经系统感染
微生物学检查	①直接镜检,观察到出芽的酵母型细胞与假菌丝,方可确定为白假丝酵母菌感染。 ②分离培养。③鉴定,芽管形成实验,厚膜孢子形成实验,动物实验

【例1】病原为真核细胞型微生物的疾病是

A. 传染性单核细胞增多症　　　　B. 水痘　　　　　　　　　C. 结核

D. 霍乱　　　　　　　　　　　　E. 鹅口疮

3. 新生(型)隐球菌的生物学性状、致病性和微生物学检查

生物学性状	①圆形的酵母样细胞,菌体外周有一层肥厚的胶质样荚膜。 ②用墨汁负染后镜检,可见透亮菌体。以芽生方式繁殖,常呈单芽
致病性	隐球菌病,多数引起外源性感染,也可引起内源性感染,也可引起慢性脑膜炎
微生物学检查	①直接镜检:见到圆形或卵圆形的有折光性的菌体,外圈有一层透明的肥厚荚膜即可确诊。 ②分离培养。③其他检查法,检查尿素酶可鉴定该菌

【例2】根据微生物的分类,新生隐球菌属于

A. 细菌　　　B. 立克次体　　　C. 真菌　　　D. 放线菌　　　E. 支原体

4. 卡氏肺孢子菌致病性　肺孢子菌经呼吸道吸入肺内,多为隐性感染。对于免疫缺陷或免疫功能低下者,可引起机会感染,即肺孢子菌肺炎。近年来已经成为艾滋病患者常见的并发症。发病初期为间质性肺炎。

➤ 参考答案如下,详细答案参见 2021 版《国家临床执业及助理医师资格考试精选真题考点精析》。

1. E	2. C	昭昭老师提示:关注官方微信,获得第一手考试资料。

第 22~24 章　病毒的基本性状、病毒的感染和免疫及病毒感染的检查方法和防治原则

➤ **2021 考试大纲**

①病毒的基本性状:病毒的形态,病毒的结构和化学组成,病毒的增殖,理化因素对病毒的影响;②病毒的感染和免疫:病毒的传播方式,病毒的感染类型,致病机制,病毒的感染与免疫;③病毒感染的检查方法和防治原则,病毒感染的检查方法。

➤ **考纲解析**

近 20 年的医师考试中,第 22~24 章的考点是病毒的结构和化学组成,执业医师每年考查分数为 0~1 分,助理医师每年考查分数为 0 分。

一、病毒的形态

病毒是形态最微小、结构最简单的微生物。只含有一种类型的核酸 DNA 或 RNA,必须寄生在活的和敏感的细胞内,以复制方式进行增殖的非细胞型微生物。测量单位为纳米或毫微米。

二、病毒的结构和化学组成

1. 病毒的结构和对称性

病毒的结构	核衣壳	①核心,位于病毒的中心,主要成分为核酸,构成病毒的基因组,为病毒的复制、遗传和变异提供遗传信息; ②衣壳,包绕在核酸外面的蛋白质外壳。衣壳具有抗原性,是病毒体的主要抗原成分。可保护病毒核酸免受破坏,并能介导病毒进入宿主细胞
	包膜	是某些病毒在成熟过程中穿过宿主细胞,以出芽方式向宿主细胞外释放是获得的,含有宿主细胞膜或核膜成分,包括脂质、多糖和少许蛋白质
	其他辅助结构	腺病毒有触须样纤维,亦称纤维刺突或纤突

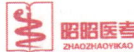

2. 病毒的化学组成与功能

化学组成与功能	病毒核酸	①单一核酸组分,DNA 或 RNA; ②病毒核酸是主导病毒感染、增殖、遗传和变异的物质基础
	病毒蛋白质	①蛋白质是病毒的重要组成部分。可分为结构蛋白和非结构蛋白; ②能与宿主表面受体结合的蛋白称为病毒吸附蛋白(VAP)
	脂类和糖	①病毒的脂质主要存在于包膜中,有些病毒含少量糖类,以糖蛋白形式存在,也是包膜的表面成分之一; ②包膜的主要功能是维护病毒体结构的完整性

【例 1】对病毒生物学性状的描述,不正确的是
A. 测量大小的单位为纳米(nm)　　B. 含有 DNA 和 RNA 两种核酸
C. 以复制方式增殖　　D. 必须寄生于活细胞内
E. 属于非细胞型微生物

三、病毒的增殖

1. 以病毒核酸分子为模板进行复制的方式称为自我复制。
2. 病毒的增殖过程　吸附、穿入、脱壳、生物合成及装配与释放等 5 个阶段。
【例 2】以核酸为模板进行增殖的微生物是
A. 细菌　　B. 病毒　　C. 衣原体　　D. 立克次体　　E. 真菌
【例 3】不属于病毒复制周期的是
A. 吸附　　B. 脱壳　　C. 组装　　D. 扩散　　E. 成熟

四、病毒的传播方式

	水平传播	垂直传播
概念	是指病毒在人群不同个体之间的传播,也包括从动物到动物再到人的传播	病毒由宿主的亲代传给子代的传播方式
比例	大多数病毒的传播方式	少数
表现形式	经呼吸道、消化道、直接接触、性接触、虫媒传播、输血传播	胎盘传播(母婴传播) 产道传播、父子传播
举例	流感病毒、腺病毒、鼻病毒、轮状病毒	巨细胞病毒、风疹病毒、HIV、HBV

五、病毒的感染类型

隐性和显性感染	①隐性感染病毒进入机体不引起临床症状的感染称隐性感染或亚临床感染; ②隐性感染者也称为病毒携带者,如脊髓灰质炎病毒、流行性乙型脑炎病毒
	①显性感染病毒感染后出现临床症状和体征,称为显性感染或临床感染; ②如天花病毒、麻疹病毒
急性感染	也称为病原消灭型感染,病毒侵入机体后,在细胞内增殖,经数日至数周的潜伏期后发病
持续性感染	①潜伏感染某些病毒在显性或隐性感染后,病毒基因存在细胞内,有的病毒潜伏于某些组织器官内而不复制; ②疱疹病毒属的全部病毒均可引起潜伏感染
	慢性感染 HBV、HCV 感染
	①慢发病毒感染指显性或隐性感染后,病毒有很长的潜伏期,可达数月,数年甚至数十年,在症状出现后呈进行性加重,最终死亡; ②如 HIV 引起的艾滋病、麻疹病毒引起的亚急性硬化型全脑炎、狂犬病及朊粒感染引起的疾病等

六、致病机制

1. 病毒对宿主细胞的直接作用　杀细胞效应;稳定状态感染;包涵体形成;细胞凋亡;基因整合与细胞转化。
2. 病毒感染的免疫病理作用　抗体介导的免疫病理作用;细胞介导免疫病理作用;致炎性细胞因子

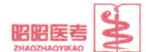

的病理作用;免疫抑制作用。

七、病毒的感染与免疫

1. 抗病毒感染的免疫

(1)固有免疫 是针对病毒感染的第一道防线。干扰素、巨噬细胞和NK细胞起主要作用。

(2)适应性免疫 免疫应答是宿主清除病毒感染或防止再次感染的最好方式。体液免疫抗体可清除细胞外的病毒,并可有效抑制病毒通过病毒血症向靶组织扩散。细胞免疫细胞免疫在抗病毒感染中起重要作用。

2. 干扰素的概念、抗病毒机制及应用

(1)概念 干扰素是病毒或其他干扰素诱生剂刺激人或动物细胞所产生的一种糖蛋白,具有抗病毒、抗肿瘤和免疫调节等多种生物学活性。

(2)机制和应用 干扰素具有光谱抗病毒作用,但只能抑制病毒而无杀灭病毒的作用。干扰素不能直接灭活病毒,而是通过诱导细胞合成抗病毒蛋白发挥效应。干扰素发挥作用迅速,在感染的几个小时内就能起作用,抗病毒状态可持续2～3天。IFN合成后很快释放到细胞外,扩散至邻近细胞发挥抗病毒作用。因此,干扰素既能中断受感染细胞的病毒感染,又能限制病毒扩散。

【例4】关于干扰素抗病毒机制的叙述,<u>正确</u>的是

A. 滤过灭活血液中的病毒颗粒　　B. 激活巨噬细胞　　　　　C. 激活NK细胞

D. 直接灭活病毒　　　　　　　　E. 诱导宿主细胞合成AVP

3. 中和抗体的概念及作用机制 中和抗体是指针对某些病毒表面抗原的抗体。此类抗体能与细胞外游离的病毒结合从而消除病毒的感染能力。其作用机制主要是直接封闭与细胞受体结合的病毒抗原表位,或改变病毒表面构型,阻止病毒吸附、侵入易感细胞。中和抗体不能直接灭活病毒。

八、病毒感染的检查方法

1. 标本的采集和送检 采集急性期样本;使用抗生素;冷藏保存、快速送检;采集双份血清。

2. 病毒分离培养方法

(1)动物接种 是最早的病毒分离方法,目前用得不多。

(2)鸡胚培养 鸡胚对流感病毒最敏感。

(3)细胞培养 病毒分离鉴定中最常用的方法。

【例5】病毒分离培养<u>最常用</u>的方法是

A. 肉汤培养基培养　　　　　　　B. 鸡胚培养　　　　　　　C. 动物接种

D. 细胞培养　　　　　　　　　　E. 人体接种

3. 病毒感染的血清学诊断方法

中和试验	病毒在细胞培养中被特异性抗体中和而失去感染性的一种实验。常用于检测患者血清中抗体的消长情况,也可用来鉴定病毒或对病毒进行半定量
血凝抑制试验	①具有血凝素的病毒能凝集鸡、豚鼠和人等的红细胞,称血凝现象,这种现象能被相应抗体抑制,称血凝抑制; ②常用于黏病毒、乙型脑炎病毒感染的辅助诊断
特异性IgM抗体检测	检测病毒IgM抗体可辅助诊断急性病毒感染

4. 病毒感染的防治原则

(1)人工主动免疫常用生物制品 ①灭活疫苗;②减毒活疫苗;③亚单位疫苗;④基因工程疫苗;⑤重组载体疫苗;⑥核酸疫苗。

(2)人工被动免疫常用生物制品 ①免疫球蛋白,主要是血清丙种球蛋白;②细胞免疫制剂。

➤ **参考答案**如下,详细答案参见2021版《国家临床执业及助理医师资格考试精选真题考点精析》。

1. B	2. B	3. D	4. E	5. D	昭昭老师提示:关注官方微信,获得第一手考试资料。

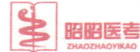

第25～28章　呼吸道病毒、肠道病毒、肝炎病毒及黄病毒

➤ **2021考试大纲**

①呼吸道病毒:正黏病毒,副黏病毒,冠状病毒,其他病毒;②肠道病毒:概述,脊髓灰质炎病毒,柯萨奇病毒、埃可病毒和新型肠道病毒,急性胃肠炎病毒;③肝炎病毒:甲型肝炎病毒,乙型肝炎病毒,丙型肝炎病毒,丁型肝炎病毒,戊型肝炎病毒;④黄病毒属:流行性乙型脑炎病毒,登革病毒。

➤ **考纲解析**

近20年的医师考试中,第25～28章的考点是柯萨奇病毒和肝炎病毒,执业医师每年考查分数为0～1分,助理医师每年考查分数为0分。

一、主要呼吸道病毒及其所致呼吸道感染性疾病

病毒科	病毒种类	所致呼吸道感染性疾病
正黏病毒	甲、乙、丙型流感病毒	流行性感冒
副黏病毒	副流感病毒1～5型	普通感冒、支气管炎等
	呼吸道合胞病毒	婴儿支气管炎、支气管肺炎
	麻疹病毒	麻疹
	腮腺炎病毒	流行性腮腺炎
	亨德拉病毒	脑炎、呼吸道感染
	尼帕病毒	脑炎、呼吸道感染
	人偏肺病毒	毛细支气管炎、肺炎、上呼吸道感染
披膜病毒	风疹病毒	小儿风疹、胎儿畸形或先天性风疹综合征
小RNA病毒	鼻病毒	普通感冒、急性上呼吸道感染
冠状病毒	SARS冠状病毒	SARS(严重急性呼吸综合征)
	人其他型别冠状病毒	普通感冒、急性上呼吸道感染
腺病毒	腺病毒	小儿肺炎

二、甲型流感病毒

容易变异,变异的成分为HA(血凝素)和NA(神经氨酸酶)。

【例1】甲型流感病毒最容易发生变异的结构是

A. 包膜脂类　　　　　　B. 血凝素(HA)和神经氨酸酶(NA)　　　　C. 衣壳蛋白

D. 基质蛋白　　　　　　E. 核蛋白

三、副黏病毒

不容易变异,包括副流感病毒、麻疹病毒、呼吸道合胞病毒、腮腺炎病毒、尼帕病毒、人偏肺病毒等。

【例2】不属于副黏病毒科的是

A. 呼吸道合胞病毒　　　　B. 麻疹病毒　　　　　　C. 腮腺炎病毒

D. 禽流感病毒　　　　　　E. 副流感病毒

四、风疹病毒

孕妇在孕期4个月内感染风疹病毒,易引起垂直感染;预防接种风疹疫苗的人群为育龄期的女青年,禁忌人群为孕妇。

【例3】为预防风疹和先天性风疹综合征,禁忌接种风疹减毒活疫苗的人群是

A. 育龄期女青年　　　　　B. 结婚登记时的女青年　　　　C. 1岁以上的少年儿童

D. 妊娠妇女(孕妇)　　　　E. 注射过抗风疹人血清免疫球蛋白孕妇

五、腺病毒

主要通过呼吸道传播,引起呼吸道感染和腺病毒性肺炎;通过手的触摸、共用毛巾及不洁水域游泳,

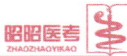

引起流行性角膜结膜炎(俗称红眼病)及咽结合膜热;少数经胃肠道传播,可引起婴幼儿胃肠炎等。

六、肠道病毒概述

1. 种类 脊髓灰质炎病毒;科萨奇病毒;人肠道致细胞病变孤儿病毒(ECHO),简称埃可病毒;新型肠道病毒。

2. 共同特点 为无包膜的小 RNA 病毒。能在相应病毒识别受体的易感细胞中增殖,迅速产生细胞病变。对理化因素的抵抗力较强,在污水、粪便中能存活数月,对酸有一定抵抗力。主要经粪－口途径传播,以隐性感染多见。

七、脊髓灰质炎病毒

病毒基因组为单正链 RNA。脊髓灰质炎病毒是脊髓灰质炎的病原体,主要侵犯脊髓前角运动细胞,导致急性迟缓性肢体麻痹,患者以儿童多见,故亦称小儿麻痹症。传染源是脊髓灰质炎患者或无症状带菌者。主要通过粪－口途径传播。

八、柯萨奇病毒、埃可病毒及新型肠道病毒

A 组病毒,肌肉松弛型麻痹,多数不能在培养细胞中生长;B 组病毒,肌肉痉挛型麻痹,能在多种培养细胞中生长。

疾　病	病原体
疱疹性咽峡炎	科萨奇 A 组病毒引起
手足口病	科萨奇病毒 A16 和新肠道病毒 71(EV71)引起
流行性胸痛	科萨奇 B 组病毒引起
心肌炎和心包炎	科萨奇 B 组病毒引起
急性结膜炎	科萨奇病毒 A24 引起
急性出血性结膜炎(俗称红眼病)	新肠道病毒 70 型引起

例 4～6 共用选项

A. 炭疽芽孢杆菌　　　　　B. 解脲脲原体　　　　　C. 柯萨奇 B 组病毒
D. 伯氏疏螺旋体　　　　　E. 汉坦病毒

【例 4】人类病毒性心肌炎的重要病原体是

【例 5】人类非淋病性尿道炎的重要病原体是

【例 6】肾综合征出血热的病原体是

九、急性胃肠炎病毒

1. 特点 轮状病毒是因为电镜下的病毒颗粒形态酷似"车轮状"而被命名的。

2. A 组轮状病毒 感染最常见,世界范围内婴幼儿腹泻最常见的病原体,也是婴幼儿(6 个月～2 岁)死亡的主要原因之一。

3. B 组轮状病毒 引起成人腹泻,病死率低。轮状病毒腹泻多发于深秋和秋冬季节,在我国常被称为"秋季腹泻"。

例 7～8 共用选项

A. 腺病毒　　　　　　B. 新型肠道病毒 71 型　　　　　C. 埃可病毒
D. 轮状病毒　　　　　E. 脊髓灰质炎病毒

【例 7】目前最常见的导致手足口病的病原体是

【例 8】可导致流行性角结膜炎的病原体是

十、人类肝炎病毒的主要特征

名　称	分　类	传播途径	主要疾病	生物学性状	致癌性
HAV	小 RNA 病毒科,嗜肝病毒属	粪－口	急性甲型肝炎	病毒呈球形,无包膜,单正链 RNA	否
HBV	嗜肝 DNA 病毒科,正嗜肝 DNA 病毒属	血源性垂直传播	急慢性乙型肝炎,重型肝炎,肝硬化	大球形颗粒(Dane 颗粒)	是

续表

名　称	分　类	传播途径	主要疾病	生物学性状	致癌性
HCV	黄病毒科,丙型肝炎病毒属	血源性垂直传播	急慢性丙型肝炎,重型肝炎,肝硬化	有包膜,单正链 RNA	是
HDV	未确定,丁型肝炎病毒属	血源性	急慢性丁型肝炎,重型肝炎,肝硬化	缺陷(defective)病毒,必须在其他嗜肝 DNA 病毒存在下才能复制。球形,有包膜,基因组在已知动物病毒中最小	是
HEV	肝炎病毒科,戊型肝炎	粪—口	急性戊型肝炎	单正链 RNA 病毒,无包膜	否

十一、甲型肝炎病毒

甲型肝炎一般为自限性疾病,预后良好,不会发展成为慢性肝炎和慢性病毒携带者。

抗- HAVIgM	出现早,消失快,是甲型肝炎早期诊断最可靠的血清学指标
抗- HAVIgG	检测主要用于了解既往感染史或流行病学调查

十二、乙型肝炎病毒

1. 乙肝各种标记物

HBsAg	HBV 感染的主要标志,具有抗原性,是制备疫苗最主要的成分
HBcAg	存在于 Dane 颗粒的核心和乙肝患者肝细胞核内,血清中常规检查检测不到
HBeAg	是可溶性抗原,可作为体内 HBV 复制及具有强传染性的指标之一
HBcAbIgM	感染早期的标志,表示体内有病毒复制,有传染性
HBcAbIgG	既往感染的标志
HBeAg	体内有病毒复制和血液传染性强的标志,消失标志机体已产生免疫力
HBeAb	见于急性乙肝的恢复期,病毒复制和传染性降低标志

2. HBV 抗原、抗体检测结果的临床分析

HBsAg	HBeAg	抗- HBs	抗- HBe	抗- HBc IgM	抗- HBc IgG	结果分析
+	−	−	−	−	−	HBV 感染者或无症状携带者
+	+	−	−	+	−	急性或慢性乙型肝炎(传染性强,俗称"大三阳")
+	−	−	+	−	+	急性感染趋向恢复(俗称"小三阳")
+	+	−	−	+	+	急性或慢性乙型肝炎或无症状携带者
−	−	+	+	−	+	既往感染
−	−	−	−	−	+	既往感染
−	−	+	−	−	−	既往感染或接种过疫苗

【例9】"诊断逃逸"现象见于

A. HAV 感染　　　B. HBV 感染　　　C. HCV 感染　　　D. HDV 感染　　　E. HEV 感染

【例10】Dane 颗粒是

A. 甲型肝炎病毒　　　　　B. 乙型肝炎病毒　　　　　C. 丙型肝炎病毒

D. 丁型肝炎病毒　　　　　E. 戊型肝炎病毒

十三、丙型肝炎病毒

人类是 HCV 的天然宿主。传染源主要为急慢性丙型肝炎患者和慢性 HCV 携带者。传播途径主要为输血或血制品传播。HCV 感染极易慢性化。

【例11】输血作为主要传播途径的病毒性疾病是

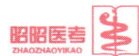

A．甲型肝炎 　　 B．乙型肝炎 　　 C．丙型肝炎 　　 D．丁型肝炎 　　 E．戊型肝炎

十四、丁型肝炎病毒

HDV 是一种不能独立复制的**缺陷病毒**，必须在 HBV 或其他嗜肝 DNA 病毒的辅助下才能复制。HDV 感染有联合感染和重叠感染两种类型。联合感染是指从未感染过 HBV 的正常人同时发生 HBV 和 HDV 感染；重叠感染是指已受 HBV 感染的乙型肝炎患者或无症状的 HbsAg 携带者又继发 HDV 感染。

十五、戊型肝炎病毒

1. 治病特点　　HEV 的传染源为戊型肝炎患者和亚临床感染者。主要经**粪—口途径传播**。潜伏期末和急性期初的患者粪便排毒量最大，传染性最强，是本病的主要传染源。

2. 结局　　戊型肝炎为自限性疾病，多数患者于发病后 **6 周左右**即好转并痊愈，不会发展成为慢性肝炎或病毒携带者。

十六、流行性乙型脑炎病毒

传播途径	①传播媒介**三带喙库蚊**，**蚊子**即是传播媒介又是储存宿主； ②传染源是带毒的猪、牛、马、羊等家畜和鸟类； ③幼猪是**最重要**的传染源； ④病毒通过蚊-猪-蚊不断循环
致病性	①引起流行性乙型脑炎，简称乙脑； ②乙脑是一种严重的急性传染病，病毒主要侵犯中枢神经系统
免疫性	乙脑病毒抗原稳定，病后免疫力稳定而持久，隐性感染也可获得牢固的免疫力
防治原则	疫苗接种，防蚊灭蚊，动物宿主管理

【例 12】乙型脑炎（简称乙脑）的主要**传染源**是

A．猪 　　 B．乙脑病毒携带者 　　 C．乙脑患者 　　 D．蚊虫 　　 E．野鼠

十七、登革病毒

1. 特点　　登革病毒是登革热、登革出血热/登革休克综合征的病原体。埃及伊蚊和白纹伊蚊是登革病毒的主要传播媒介，人类和灵长类动物是登革病毒的自然宿主。目前，登革热已成为世界上分布最广、发病最多的虫媒病毒病。小白鼠乳鼠是登革病毒最敏感、最常用的实验动物。

2. 表现　　登革热表现为双峰热或马鞍热。少数患者疼痛剧烈，因此，登革热也被称为"断骨热"。

➤ **参考答案**如下，详细答案参见 2021 版《国家临床执业及助理医师资格考试精选真题考点精析》。

1. B	2. D	3. D	4. C	5. B	昭昭老师提示： 关注官方微信，获得第一手考试资料。
6. E	7. B	8. A	9. B	10. B	
11. C	12. A	—	—	—	

第 29～33 章　　出血热病毒、疱疹病毒、
反转录病毒、其他病毒及朊粒

➤ **2021 考试大纲**

①出血热病毒：汉坦病毒；②疱疹病毒：单纯疱疹病毒，水痘-带状疱疹病毒，巨细胞病毒，EB 病毒；③反转录病毒：人类免疫缺陷病毒；④其他病毒：狂犬病病毒，人乳头瘤病毒；⑤朊粒：朊病毒。

➤ **考纲解析**

近 20 年的医师考试中，第 29～33 章的考点是**人乳头瘤病毒**，执业医师每年考查分数为 0～1 分，助理医师每年考查分数为 0 分。

一、汉坦病毒

形态、 结构	汉坦病毒属于布尼亚病毒科汉坦病毒属。核酸类型为单股负链 RNA，分为 L、M、S 三个片段。病毒颗粒具有多形性，多数呈圆形或卵圆形

续表

培养特性	常用非洲绿猴肾细胞来分离培养该病毒。生长缓慢,7～14 天才达到高峰
主要型别	汉坦病毒、汉城病毒、多布拉伐病毒等
流行环节	宿主动物和传染源均为啮齿类动物,动物源性传播是主要的传播途径
致病性	①肾综合征出血热(HFRS):发热、出血、急性肾功能损害和免疫功能紊乱; ②汉坦病毒肺综合征(HPS):肺浸润及肺间质水肿,迅速发展为呼吸窘迫、衰竭
免疫性	①HFRS 患者发热 1～2 天即可检出 IgM 抗体,第 7～10 天达高峰;第 2～3 天可检出 IgG 抗体,第 14～20 天达高峰; ②中和抗体和细胞免疫均起重要保护作用

【例 1】引起肾综合征出血热的病原体是

A. 黄热病毒   B. 登革热病毒   C. 新疆出血热病毒

D. 汉坦病毒   E. HIV 病毒

二、单纯疱疹病毒

单纯疱疹病毒(HSV)有两种血清型,即 HSV-1(HHV-1)和 HSV-2(HHV-2)。

HSV	传播途径	所致疾病
HSV-1	密切接触感染	①龈口炎; ②唇疱疹; ③疱疹性角膜结膜炎; ④脑炎
HSV-2	性接触传播或新生儿经母体生殖道感染	①生殖系统疱疹; ②新生儿疱疹

三、水痘-带状疱疹病毒

HSV-1 水痘-带状疱疹病毒(VZV,HHV-3)是引起水痘和带状疱疹的病原体。在儿童原发感染时,引发水痘,病愈后潜伏在体内,潜伏病毒激活后引起带状疱疹。人类是 VZV 的唯一宿主,皮肤是其主要靶组织。

四、巨细胞病毒

1. 特点 人巨细胞病毒(HCMV,HHV-5)感染的宿主范围较窄,人类是其唯一宿主,可导致人类疾病,是引起先天性畸形的最常见病原。

2. 常见疾病 ①先天性感染;②围生期感染;③儿童和成人原发感染;④免疫功能低下者感染,HCMV 是导致艾滋病患者最常见机会感染的病原体之一,常导致视网膜炎。

五、EB 病毒

传染性单核细胞增多症,是一种急性全身淋巴细胞增生性疾病,见于青春期初次感染大量 EBV。非洲儿童恶性淋巴瘤。EB 病毒与鼻咽癌,多发生在 40 岁以上人群中。淋巴组织增生性疾病。

例 2～3 共用选项

A. EBV   B. HTLV   C. HBV   D. VZV   E. HPV

【例 2】与白血病有关的病毒是

【例 3】可引起潜伏感染的病毒是

六、人类免疫缺陷病毒

1. 生物学特点 HIV 呈球形,直径为 100～120 nm。病毒体外层为包膜镶嵌有 gp120 和 gp41 构成的刺突。gp120 易发生变异,有利于病毒逃避免疫清除。gp41 为跨膜糖蛋白,介导病毒包膜与宿主细胞膜的融合。

2. 感染过程和致病机制

(1)感染过程 AIDS 的传染源是 HIV 感染者和 AIDS 患者。主要的传播途径有:①性传播;②血液传播;③垂直传播。

(2)致病机制 HIV 感染的主要特点是 CD4$^+$T 淋巴细胞的损耗:①CD4$^+$T 破坏增加;②CD4$^+$T 产生减少;③CD4$^+$T 功能受损。

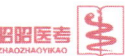

3. 微生物学检查

检测病毒抗体筛查(ELISA法)	确认实验——蛋白质印迹法(western blot)
检测病毒抗原	HIV p24抗原可用于早期诊断
检测病毒核酸定量	RT-PCR法
病毒分离共培养法	耗时长

4. 防治原则 药物治疗,鸡尾酒疗法。HIV疫苗目前尚无有效的HIV疫苗上市,多种疫苗正处于研发之中。

【例4】可作为人免疫缺陷病毒(HIV)受体的表面分子是

A. CD3　　　　B. CD4　　　　C. CD8　　　　D. CD20　　　　E. CD21

【例5】HIV与感染细胞膜上CD4分子结合的病毒刺突是

A. gp120　　　　B. gp41　　　　C. P24　　　　D. P17　　　　E. gp160

七、人乳头瘤病毒

人乳头瘤病毒(HPV)主要引起皮肤黏膜的增生性病变,其中:子宫颈癌等恶性肿瘤为高危型HPV(16型、18型);生殖器尖锐湿疣为低危型HPV(6型、11型)。

【例6】与宫颈癌有关的病毒是

A. HEV　　　　B. HIV　　　　C. HAV　　　　D. HBV　　　　E. HPV

八、朊粒(朊病毒)

1. 生物学性状 朊粒的本质是一种异常折叠的朊蛋白(PrP),其相对分子质量为27～30 kDa。这种异常蛋白称为羊瘙痒病相关纤维。发病原因:α螺旋→β折叠。朊粒对理化因素有很强的抵抗力,能抵抗蛋白酶K的消化作用;对热有很强的抗性,标准的压力蒸汽灭菌(121.3 ℃,20分钟)不能破坏朊粒,需压力蒸汽灭菌134 ℃至少2小时,才能使其失去传染性。目前灭活朊粒的方法是室温20 ℃、用1 mol/L NaOH溶液处理1小时后,再压力蒸汽灭菌134 ℃至少2小时。

2. 致病性 朊粒病是一种人和动物的慢性退行性、致死性中枢神经系统疾病,即传染性海绵状脑病(TSE)。其所致疾病:羊瘙痒病;牛海绵状脑病(疯牛病);库鲁病;克-雅病(CJD),人类最常见的传染性海绵状脑病;变异型克雅病。

【例7】引起疯牛病和人类克雅病、库鲁病等的病原因子是

A. 病毒　　　　B. 类病毒　　　　C. 拟病毒　　　　D. 朊病毒(朊粒)　　　　E. 衣原体

➤ **参考答案**如下,详细答案参见2021版《国家临床执业及助理医师资格考试精选真题考点精析》。

1. D	2. B	3. D	4. B	昭昭老师提示:
5. A	6. E	7. D	—	加入官方微信,获得第一手考试资料。

第三部分

人文医学

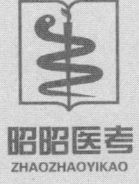

昭昭医考
ZHAOZHAOYIKAO

第一篇　医学心理学

学习导图

章 序	章 名	内 容	所占分数	
			执业医师	助理医师
1	绪论	医学心理学的概述 医学心理学的任务与观点 医学心理学的研究方法	2分	1分
2	医学心理学基础	心理学的概述 认识过程 情绪过程 意志过程 需要与动机 人格	3分	1分
3	心理健康	心理健康概述 不同年龄阶段的心理卫生	3分	1分
4	心理应激及心身疾病	心理应激 心身疾病	2分	1分
5	心理评估	心理评估概述 心理测验的分类和应用 应用心理测验的一般原则 信度、效度和常模 常用的心理测验 临床评定量表	2分	1分
6	心理治疗与心理咨询	心理治疗概述 心理治疗的理论基础 心理治疗的主要方法及其应用 心理治疗的原则 临床心理咨询	3分	2分
7	医患关系与医患沟通	医患关系的心理方面 医患交往的两种形式和两个水平 医患沟通的理论、技术及其应用 医患关系模式的临床应用	2分	1分
8	患者心理问题	患者角色和求医行为 患者的一般心理问题 不同年龄阶段患者的心理活动特征 特殊患者的心理问题	3分	2分

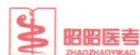

复习策略

医学心理学属于医学中的人文科学,考生对此类内容只需"死记硬背"即可。考试题目一般是针对其中的观点、原则进行考试,相对简单。

第1章 绪 论

➢ **2021考试大纲**
①医学心理学的概述;②医学心理学的任务与观点;③医学心理学的研究方法。

➢ **考纲解析**
近20年的医师考试中,本章的考试重点是**医学心理学的任务与观点**,执业医师每年考查分数为1～2分,助理医师每年考查分数为0～1分。

第1节 医学心理学概述

一、医学心理学的概念与性质

1. 概念 医学心理学是心理学与医学相结合的学科,是将心理学的理论和技术应用于医学领域,研究心理社会因素对人类健康与疾病的影响及其相互转化过程中的作用及规律的一门科学。

2. 性质 医学心理学与医学的四大分支学科(基础医学、临床医学、医学心理学和康复医学)联系紧密。医学工作者更好地掌握医学心理学的理论和技术,才能在医疗实践中体现新的整体医学模式的作用。我们国家在学科门类上将其列入应用心理学。

【例1】医学心理学的**研究对象**为
A. 心理活动的规律的学科
B. 人类行为的科学发展
C. 疾病的发生发展的规律
D. 影响健康的有关心理问题和行为
E. 疾病的预防和治疗的原则

二、医学心理学在现代医学中的意义

1. 适应医学模式的转变 医学心理学的出现是医学和心理学学科交叉发展到一定阶段的必然结果,是伴随新的医学模式——生物-心理-社会医学模式而诞生的。由于医学心理学的发展,使医学界更重视心理社会因素的致病作用及其在疾病预防和康复中的影响,并使现代医学更加人性化,从而提高了临床工作效能。

2. 适应疾病谱的转变 ①随着人类的进步和科学技术的发展,人们的环境和生活方式发生了巨大的变化。由之而来的生活节奏加快、竞争加剧、环境污染、生态失衡等一系列因素越来越严重地威胁着人类的健康。②疾病谱中对人类威胁最大的已由昔日的传染病和营养不良转变为心脑血管病、精神疾病、恶性肿瘤和意外伤害。故医学心理学提出心身疾病的概念,并重视预防和提倡健康的生活方式。③改善临床诊疗工作:医务人员需要对患者做整体评估并改善医患关系,需要掌握心理学的知识和技能,对患者的心理问题要有敏锐的觉察并能做相应的干预。

第2节 医学心理学的任务与观点

一、医学心理学的任务

将心理学的理论和技术应用于医学领域,以达到防病、治病和增进健康的目的。具体可概括成以下几项:研究心理因素在健康和疾病相互转化中的作用;研究疾病过程带来的心理行为变化及干预措施;研究心理与生理、精神与躯体相互作用的机制;研究不同的人格素质在健康和疾病及其转化中的作用;研究如何将心理学的理论和技术应用于医学领域;研究社会文化因素对人心理与生理的影响。

二、医学心理学的基本观点

我国医学心理学工作者根据多年的工作实践和科学研究,并引进最新自然科学的思想和概念,已经

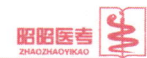

对医学研究领域中人在健康和疾病的若干关系问题上建立了自己的理论体系。概括起来,大致有 6 个基本观点,也成为研究的基本出发点。

(1) **心身统一**的观点　完整的个体应包括心、身两者。对外界环境的刺激,心身是作为一个整体来反应的。

(2) **社会影响**的观点　人是社会的人,生活在特定环境、在不同层次的人际关系网中。各层次之间不可避免有纵横交错的相互作用和影响。

(3) **认知评价**的观点　心理社会因素能否影响健康或导致疾病,不完全取决于该因素的性质和意义,还取决于个体对外界刺激怎样认知和评价,有时后者占主导地位。

(4) **主动调节**的观点　人在成长中逐渐对外界事物形成特定的反应模式个性特点。这些模式使人在与周围人和事的交往中,保持着动态平衡。心理的主动适应和调节是人与外界保持相对和谐一致的主要因素,是个体保持健康和抵御疾病的重要力量。

(5) **情绪作用**的观点　情绪与健康特别是人的心身疾病有着十分密切的关系。良好的情绪是健康的基础,不良的情绪是疾病的原因。

(6) **个性特征**的观点　面对同样的社会应激,有的人得病,难以适应,有的人则"游刃有余",很快度过"难关",这之中与个性特征有着十分密切的关系。

【例2】面对同样的社会应激,有人难以适应而得病;有人很快渡过难关。医学心理学解释此现象的**基本观点**为

A. 社会影响的观点　　　　　B. 情绪作用的观点　　　　　C. 人格特征的观点
D. 心身统一的观点　　　　　E. 主动调节的观点

【例3】心理学的基本观点**不包括**

A. 个性特征作用的观点　　　B. 认知评价的观点　　　　　C. 主动适应与调节的观点
D. 情绪因素作用的观点　　　E. 遗传决定论的观点

第3节　医学心理学的研究对象与方法

一、研究对象

研究人的疾病和健康及其相互转化过程中所涉及的各种心理行为问题以及解决这些问题的方法和措施。

二、研究方法

1. 根据研究涉及的时间分类

横断研究	通常选取几组在某些方面匹配的受试者在同一时间内进行观察和评定,或者进行不同的处理及治疗,以比较其后果、效果和副作用
纵向研究	①指对同一个或同一组对象在指定的时间内进行追踪研究; ②可用于一个人的个案研究,亦可用来观察、测量和评定被选取的一组人在一段时间内所发生的变化
回顾研究	①是由现在看过去,将现在同过去联系起来; ②这种研究可用于深入细致的个案研究,也可用来回顾性地评定某种变量或因素在一组人或一种疾病中的作用
前瞻研究	①是由现在开始追访未来,其目的是预见。 ②该种研究操作性较强,花费较大。由于科学真理的核心是可重复的预见,因此前瞻研究是很有价值和很有意义的研究

2. 根据研究的手段分类

(1) **观察法**　一般是指在自然条件下,对人可观察到的行为进行观测记录。例如,可以通过单向玻璃来观察。该法的优点是简便易行,可得到基本的、真实的资料;不足的是不适于准确评定人内心的认知情感,常带有主观性和偶然性。

(2) **调查法**　借助于会见和调查表了解一组人的意见和行为的方法。调查可以面对面,除了可收集到患者的自我报告资料外,还可以直接观察。该法的局限是需投入较多的人力和时间。现在借助网络可

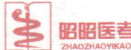

节约人力和时间,但带来其他问题。

（3）**测验法**　是用标准化的心理测验工具来评定人的能力、态度、性格和情绪等的诊断方法。它要求某种统一的情景、问题,对被试的自我报告做统一的标准计分,从而比较个体间的差别。临床中常用来对比不同人群或治疗前后的差异。

（4）**个案法**　是对某现象的一个特例进行详细深入的调查研究的一种方法。主要用于了解和帮助有心理问题或障碍的患者。个案研究者往往希望通过研究一个个案,从中推出有关现象的一般原则。

（5）**相关法**　是考察两个变量间是否有联系的一种研究方法与统计技术。两个变量间有相关关系,意味着当其中一个变量的值改变时,另一个变量的值也发生某种变化。但并不意味着因果关系。相关关系只表明一起变化,至于造成变化的原因,相关研究一般不能回答。

（6）**实验法**　是在控制的条件下测量和记录个体行为的一种研究方法,也是科学研究中应用最广的方法。它常被用于实验室中,也可用于临床中。主要特点是在控制的条件下,实验者系统地操纵或改变一个或几个变量,观察、测量和记录对其他变量的影响。

三、主要心理学流派及观点

现代医学心理学包括构造主义、功能主义、行为主义、完形心理学、精神分析、皮亚杰学派、人本主义心理学、认知心理学。

1. 构造主义　德国心理学家冯特认为,心理现象可以分为不同性质的元素,即感觉和情感;心理过程与大脑的生理过程是两个独立系统,这种心身平衡论属于唯心主义的二元论。

2. 功能主义　美国心理学家詹姆士,主张心理学的研究对象是具有适应性的心理活动,他反对构造主义的观点,主张意识(感觉和情感)是一个连续的整体。

3. 行为主义　美国心理学家华生,认为心理学研究的对象是人和动物的行为或对现实的顺应。他把 S(刺激)－R(反应)作为解释行为的公式。否认遗传和本能,导致了他的环境决定论。只研究行为,只研究他是怎么做的,不研究他是怎么想的。行为是由环境刺激引起的。

4. 完形心理学　德国心理学家韦特墨,反对构造主义和行为主义,强调经验和行为的整体性。他认为整体不等于部分之和,内部意识和外在行为是结合在一起的。

5. 精神分析　弗洛伊德,主张把无意识(潜意识)作为精神分析心理学的主要对象,并提出人格结构的理论、人的"性欲"理论。意识:目前意识到的东西;前意识:目前没有的,通过提示、回想到的东西;无意识(潜意识):根本没有。

6. 皮亚杰学派　儿童思维发展。

7. 人本主义心理学　美国心理学家罗杰斯、马斯洛,以人为中心,研究人的本质、价值、创造了和自我实现。

8. 认知心理学　美国心理学家奈瑟尔,主张用信息加工、综合整体的观点研究人的复杂认知过程。

学　派	代表人物	观　点
构造主义	德国,冯特	感觉、情感,二元论
功能主义	美国,詹姆士	意识是一个连续的整体
行为主义	美国,华生	行为由环境决定
完形心理学	德国,韦特墨	强调经验和行为的整体性
精神分析	奥地利,弗洛伊德	潜意识-无意识幼年受到压抑
皮亚杰学派	瑞士,皮亚杰	儿童思维发展
人本主义心理学	美国,罗杰斯、马斯特	以人为中心,人的价值、尊严,第三方势力
认知心理学	美国,奈瑟尔	信息加工、综合整体,所有人

➤ **参考答案**如下,详细答案参见 2021 版《国家临床执业及助理医师资格考试精选真题考点精析》。

1. D	2. E	3. E	昭昭老师提示:关注官方微信,获得第一手考试资料。

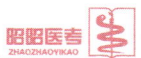

第2章 医学心理学基础

➢ **2021 考试大纲**

①心理学的概述;②认识过程;③情绪过程;④意志过程;⑤需要与动机;⑥人格。

➢ **考纲解析**

近 20 年的医师考试中,本章的考试重点是**需要与动机**,执业医师每年考查分数为 2～3 分,助理医师每年考查分数为 1～2 分。

第1节 心理学的概述

一、心理学的概念

心理学是研究心理现象发生、发展规律的科学。心理学是一门既古老又年轻的学科。直到 19 世纪后半叶,在自然科学和实验技术迅速发展的影响下,心理学才从哲学中独立出来成为一门科学。

二、心理现象的分类

1. 心理现象 心理现象是心理活动的表现形式。心理现象分为心理活动过程和人格两个方面。心理活动过程又包括认知过程(感觉、知觉、注意、记忆、思维和想象等心理活动);情绪、情感过程(情绪、情感体验和表情);意志过程(自觉确定目的、克服困难、调控行为的心理活动)三部分。人格(又称个性)包括人格倾向性(需要、动机、兴趣、信念和世界观等);人格特征(能力、气质和性格)、自我意识系统(自我认识、自我体验和自我调控)三部分内容。

2. 心理过程 人的心理过程和人格既有区别又密切联系在一起不可分割。心理过程从心理现象的组成来看,它有发生、变化的过程并具有共性规律。人格则从心理现象在个体的表现来分析,它较稳定地、经常地表现出有别于他人的特征,并具有差异性规律。对它们的分析研究是为了深入了解人的各种心理现象,将它们结合起来考察则为了掌握人的心理全貌。

人的心理现象	心理过程	认知过程
		情感过程
		抑制过程
	个性	个性心理特征
		个性倾向性
		自我意识系统

三、心理实质的内容

1. 心理是脑的功能 神经系统和脑是心理发生的器官,心理是在神经反射活动中实现的,脑在反射活动中起着复杂的整合作用。

2. 心理是人脑对客观现实主观能动的反映 客观现实是心理活动的源泉。心理的主动性的最基本表现是反映的选择性。动物的选择性是由它的生物性决定其需要;人的选择性不只取决于生物性,还取决于人的社会需要。尽管社会需要使人的心理有了高度复杂的主观能动性.也不是可以主观任意的。归根到底,人的需要本身还是由社会存在决定的。人的心理同时具有社会制约性。

第2节 认知过程

一、感觉与知觉的概念

1. 感觉的概念 感觉是人脑对直接作用于感觉器官的客观事物**个别属性**的反映。感觉现象有感受性、适宜刺激、感觉适应、感觉对比、相互作用、联觉等。

2. 知觉的概念 知觉是人脑对直接作用于感觉器官的客观事物**整体属性**的反映。

3. 知觉的特征

(1)选择性 人在纷繁众多的环境刺激作用下,只能对部分事物清晰感知,其他事物作为知觉的背景。人的知觉对象受注意指向和知觉定势的影响。

(2) **整体性** 在知觉过程中,人们不是孤立地反映客观事物的个别特征,而是反映事物的整体和关系。

(3) **理解性** 人们以既往的知识经验为依据,力求对知觉对象做出某种解释,赋予一定的意义。

(4) **恒常性** 人们对于变化着的事物的知觉具有一定的稳定性。知觉条件发生一定范围变化时,知觉对象会保持相对不变。

感　觉	知　觉	思　维
直接性	选择性(相对)	间接性
个别性	整体性	概括性
感受性	理解性	—
瞬间性	恒常性	—
个别属性	整体属性	本质属性

【例1】反映直接作用于感觉器官的客观事物的个别属性的心理过程是

A. 感觉 　　　　　B. 知觉 　　　　　C. 记忆 　　　　　D. 思维 　　　　　E. 想象

二、记忆的概念

1. 学习 是个体经验的获得而引起行为发生相对持久变化的过程。学习(建立条件反射)的规律有强化、泛化、消退、恢复等特点。

2. 记忆 ①记忆是已有经验在头脑中的反映,是个体对其经验的识记、保持及以后再现(回忆或再认)的心理过程。②记忆作为一种重要的心理过程,贯穿在人的各种心理活动之中,它对保证人的正常生活起着重要的作用。记忆不仅可使人积累经验,使人的心理活动的过去和现在连成一个整体。③记忆的基本过程:包括识记、保持和再现。

3. 识记 识记是反复感知事物。在大脑中留下印象的过程,是记忆过程的开始和前提。人们识记事物具有选择性,根据人在识记时有无明确目的性,识记可分为无意识记和有意识记。

4. 保持 保持是过去经历过的事物在脑中存储和得到巩固的过程。随着时间的推移以及后来经验的影响,保持的内容会在数量和质量上发生明显的变化。艾宾浩斯的研究发现了遗忘的发展变化的规律。即在时间进程上,遗忘是一个先快后慢的过程。这种变化趋势可得出如下结论:①遗忘的数量随时间的推移而增加;②变化的速度是先快后慢,识记后1小时遗忘的数量最多(所以至少1天内要及时复习);随后逐渐减慢,遗忘数量也随之减少;③以后虽然时间间隔很长,但所剩的记忆内容基本上不再有明显减少而趋于平稳。

5. 再现 再现包括再认和回忆,它们都是对长时记忆所储存的信息提取的过程。通常是能够回忆的内容都可以再认,而可以再认的内容不一定能够回忆。再认和回忆的正确程度一般取决于两方面因素,一方面是对原识记材料的巩固程度,另一方面是积极的思维活动,在回忆或再认时的思维活动越积极,回忆或再认的效果越好。

三、思维的概念与特征

1. 概念 思维是人脑借助语言实现的,以已有知识为中介,对客观现实间接的和概括的反映。

2. 思维的特征 间接性和概括性。

3. 思维的基本过程 思维是人类所具有的一种高级心理现象,思维的过程是人们运用概念、判断、推理的形式对外界信息不断进行分析、综合、比较、抽象和概括的过程。

4. 想象与创造想象的概念

(1) **想象** 人脑对已有表象进行加工改造形成新形象的心理过程。

(2) **创造想象** 创造想象是不依据现成的描述而独立地创造新形象的过程。它是通过思维揭示或建立许多形象之间的合乎逻辑的联系而产生新的表象组合。

第3节　情绪过程

一、情绪与情感的概念

1. 概念 人对客观事物是否符合自身的需要而产生的态度的体验。

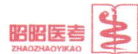

2. 情绪与情感的区别

（1）对需要的满足　情绪与生理性需要相联系;情感是与人的社会性需要相联系的体验。

（2）从进化上看　情绪代表感情的种系发展的原始方面,人与动物共有;情感是人才有的高级心理现象,是人类社会历史发展的产物。

3. 从发生上看　情绪受情境影响大,不稳定;情感受情境影响小,较稳定。

4. 从反应上看　情绪反应强烈,外部表现明显;情感反应较深沉,外部表现不明显。

	情　绪	情　感
对需要的满足	与生理性相联系	与人类的社会性需要相联系的体验
从进化上看	人与动物共有	人才有的高级心理现象
从发生上看	情绪受情境影响大,不稳定	较稳定、持久
从反应上看	情绪反应强烈,外部表现明显	反应较深刻,多不伴生理和行为变化
状态	心境、激情、应激	道德感、理智感、美感

二、情绪与情感的分类

1. 情绪状态　情绪状态可分为心境、激情和应激三种状态。心境是指微弱、持久、带有渲染性的情绪状态。激情是一种迅猛暴发、激动短暂的情绪状态。应激是指人对某种意外的环境刺激所做出的适应性反应。

2. 高级情感　高级情感分为道德感、理智感和美感。道德感是在评价人的思想、意图和行为是否符合道德标准时产生的情感。理智感是在认识和评价事物过程中所产生的情感。它是人们学习科学知识、认识和掌握事物发展规律的动力。美感是根据一定的审美标准评价事物时所产生的情感。

三、情绪的作用

情绪是适应生存的心理工具;激发心理活动和行为的动机;是心理活动的组织者;是人际交往的重要手段;情绪与健康有密切的关系。

第4节　意志过程

一、意志的概念与特征

1. 意志的概念　意志是指一个人能自觉地确定目的、克服困难、调节行动以实现目的的心理过程。

2. 意志的特征　①意志的第一个特征是具有明确的目的性,这是意志活动的前提。②人的这种自觉的目的性表现在能发动符合于目的的行动和制止不合目的的行动。③第二个特征是意志与克服困难相联系,这是意识活动的核心。有的行动虽然也有明确的目的,但如果不与克服困难相联系,就不属于意志行动。④意志的第三个特征是以随意活动为基础。随意运动是指可以由人的主观意识控制的运动,主要是由支配躯体骨骼肌的体神经控制躯干四肢的运动。意志行动是有目的的行动,这就决定了人可以通过意志行动调控控制行为、改变环境。

【例2】自觉地确定目的,并根据目的支配自己的行为,克服困难以实现目的的心理过程是

A. 认识　　　　B. 意志　　　　C. 情感　　　　D. 感知　　　　E. 思维

二、意志品质

1. 自觉性　是指个体具有明确的行动目的,能主动地支配自己的行动,使其能达到既定目标的心理过程。与意志的自觉性相反的是盲从和独断。

2. 果断性　是指人善于明辨是非,迅速而合理地采取决断,并实现目的的品质。和意志的果断性品质相反的是武断和优柔寡断。

3. 坚韧性　是指一个人能长期保持充沛的精力,战胜各种困难,不屈不挠地向既定目的前进的品质,与意志的坚韧性品质相反的是动摇和执拗。

4. 自制力　是指一种能够自觉地、灵活地控制自己的情绪和动机,约束自己的行动和语言的品质。和意志的自制力品质相反的是任性。

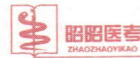

第5节　需要与动机

一、概　述

需要是人的生理和社会的客观需求在头脑中的反映,表现为对某种目标的渴求和欲望。其可分为生物性需要、社会性需要、物质需要、精神需要等。

二、需要层次论

马斯洛提出人的主要需要依其发展顺序与层次高低分为五个层次。当低层次的需要满足以后才会进一步满足高层次的需要。

生理的需要	空气、食物、水、性等
安全的需要	回避危险和恐惧感
归属和爱的需要	社交、归属、爱等
尊重的需要	成就、权利、名誉、地位等
自我实现的需要	理想、抱负的实现

【例3】按马斯洛的需要层次理论,人的最高需要是

A. 爱与被爱　　　　B. 生理　　　　C. 安全　　　　D. 自我实现　　　　E. 尊重

三、动机的定义与分类

1. 动机的定义　动机是为满足需要而产生并维持行动,以达到目的的内部驱动力。动机有三个主要功能:始动功能、指引功能和激励功能。产生动机的条件需要与诱因。

2. 动机的分类　与需要相对应,可以把动机分为生理性动机和社会性动机。

四、动机冲突的类型

驱动人的行动都是由动机结构中最强的主导动机所决定的。但是,主导动机的确立常常不那么顺利。因为在其动机结构中同时有一些性质和强度非常相似或相互矛盾的动机,使人难以取舍。这就形成了动机冲突。其基本类型有:

分　类	概　念	举　例
趋-趋冲突	又称"双趋冲突",是指在一个人的面前同时有两个具有同样吸引力的目标,而引起同样程度的动机,但必须从中抉择其一时发生的心理冲突	鱼与熊掌不可兼得
避-避冲突	又称"双避冲突",指一个人同时面临着两件不欢迎或令人讨厌的事物,产生同等的逃避动机,要回避其一就必然遭遇另一件时产生的心理冲突	"前遇断崖,后有追兵"
趋-避冲突	指一个人对同一目标采取矛盾的态度,既向往(喜欢),又拒绝(厌恶)时发生的心理冲突。趋-避冲突是最常见的心理冲突	对婚姻的向往和婚后社会责任义务的惧怕
双重或多重趋-避冲突	指必须在两个或两个以上的各有优缺点的事物或目标间抉择时产生的心理冲突	多个女朋友既有好处又有坏处,无法选择

【例4】"想吃糖,又怕胖",或对婚姻的向往和婚后社会责任义务的惧怕。这种动机冲突是

A. 双趋冲突　　　　　　B. 双避冲突　　　　　　C. 趋避冲突

D. 双重趋避冲突　　　　E. 双重双避冲突

【例5】年轻人既不想受父母控制,又不想做房奴。这种动机冲突是

A. 双趋冲突　　　　　　B. 双避冲突　　　　　　C. 趋避冲突

D. 双重趋避冲突　　　　E. 双重双避冲突

例6~8 共用题干

女,18岁。近几个月来常因琐事与父母发生激烈争吵,闷闷不乐,被诊断为抑郁症而入院治疗。两周后,其父母去探视,患者起初表现出既想见又不想见的矛盾心理,但最终还是决定拒绝见其父母。医生根据病情同意了患者的决定。

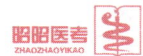

【例6】 该患者起初的心理状态属于

A. 双重趋避冲突 　　　　　B. 趋避冲突 　　　　　C. 回避冲突

D. 双避冲突 　　　　　E. 双趋冲突

【例7】 是否允许患者父母探视应首先遵循的伦理原则是

A. 协同一致原则 　　　　　B. 患者家属自主原则 　　　　　C. 患者利益至上原则

D. 公正原则 　　　　　E. 公益原则

【例8】 根据《精神卫生法》，医生可以限制患者父母会见患者的理由是

A. 医疗机构尚未做出再次诊断结论 　　　　　B. 未取得医疗机构负责人同意

C. 为了避免妨碍治疗 　　　　　D. 患者父母要求见面的理由不充分

E. 未取得当地卫生计生行政部门批准

第6节　人　格

一、人格的定义

1. 概念　人格是决定一个人适应环境的独特的行为模式和思维方式，是个人具有一定倾向性比较稳定的心理特征的总和。

2. 人格结构　主要由个性倾向性、个性心理特征和自我意识三部分构成。

3. 组成部分　在个性心理特征中，能力、气质与性格是其主要组成部分。能力是直接影响活动效率，使活动顺利完成的个性心理特征。可分为一般能力（观察、记忆、思维、想象、言语）和特殊能力（画家色彩识别、音乐家乐感、打字员手指敲击速度）等。

二、气质的概念、类型与意义

1. 概念　气质是与人的生物学素质有关的，不以活动目的和内容为转移的典型的、稳定的心理活动的动力特性。

2. 分型　巴甫洛夫关于条件反射的实验研究发现，神经系统最基本的过程是兴奋和抑制过程。这一神经活动过程具有三种特性：强度、均衡性和灵活性。强度是神经细胞和整个神经系统承受强烈刺激或持久工作的能力，均衡性指神经系统兴奋与抑制两种神经过程的相对关系；灵活性指兴奋与抑制两种神经过程相互转化的速度。这三种神经活动特性在人与人之间存在着个体差异，其不同的组合就形成了高级神经活动的不同类型。巴甫洛夫从中找出四种最主要的类型，即活泼型、安静型、兴奋型和抑制型。古希腊希波克拉底的命名至今沿用，分为多血质、黏液质、胆汁质和抑郁质。

	多血质	黏液质	胆汁质	抑郁质
高级神经活动类型	活泼	安静	兴奋	抑制
强度	强	强	强	弱
均衡性	均衡	均衡	不均衡	不均衡
灵活性	灵活	不灵活	灵活	不灵活
感受性	低	低	低	高
耐受性	高	高	高	低
敏捷性	快	迟缓	快	慢
可塑性	可塑	稳定	不稳定	刻板
兴奋性	高而不强	低而强烈	高而强烈	高而体验深
倾向性	外倾	内倾	外倾明显	严重内倾

【例9】 胆汁质气质的人，其高级神经活动类型属于

A. 强、均衡而灵活的活泼型 　　　　　B. 强、均衡而不灵活的安静型

C. 强、不均衡而灵活的兴奋型 　　　　　D. 弱、不均衡、不灵活的抑制型

E. 弱、均衡、灵活的灵活型

3. 意义　气质主要表现为心理活动的动力和方式，而不涉及其方向和内容。因此就一个人活动的社会价值和成就来说，气质无好坏之分。任何气质都有其积极方面和消极方面，任何气质类型的人都可以在事业上获得成功。在特定的条件下，选择气质特征合适的人员从事某项工作，可提高工作效率，减少

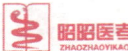

失误。这对于职业选择和工作调配等具有一定的意义。不同的气质类型对人的心身健康有不同的影响。情绪不稳定、易伤感、过分性急、冲动等特征不利于心理健康,有些可成为心身疾病的易感素质。

三、性格的概念与性格特征

1. 概念　性格是指人对客观现实所持的稳固的态度及与之相适应的习惯化的行为方式。性格是人格的核心部分。

2. 性格特征　对现实的态度特征、情绪特征、意志特征、理智特征。

态度特征	对各种社会关系的处理上,包括对社会、集体、他人的态度(如爱集体;善交际、有礼貌,还是孤僻、粗暴等)及对自己的态度(如自信或自卑、羞怯或大方等)
情绪特征	包括情绪活动的强度、情绪的稳定性、情绪的持久性及主导心境
意志特征	个体对自己行为自觉调整和控制的水平特点
理智特征	指人们在感知觉、记忆、思维和想象等认知过程中所表现出来的个体差异

【例10】人对客观现实稳定的态度和与之相适应的习惯化的行为方式是指
A. 态度　　　　　B. 行为　　　　　C. 性格　　　　　D. 气质　　　　　E. 能力

【例11】男,22岁,大学生。平常乐于助人、尊师爱校。不仅在学习上经常帮助同学,而且在生活上也常常照顾他人,并能积极组织班级的集体活动。这种行为方式在性格的特征中属于
A. 行为特征　　　　　　　B. 意志特征　　　　　　　C. 态度特征
D. 情绪特征　　　　　　　E. 理智特征

四、人格形成的标志

人格形成的标志是自我意识的确立和社会化的完善。前者标志着形成了个体有别于他人的心理内涵;后者标志着完成了社会角色的认同。

1. 自我意识的确立　自我意识也叫自我概念,是个人对自己的认识、评价、归属感(角色认同)、形象感等。自我意识的确立是在与自然和社会的交往中逐渐形成的。自我常常借助于他人的眼睛为"镜子",以别人的评价为间接依据来形成对自己的认识。自我意识的真正确立是在青春期以后。

2. 社会化　社会化指个体的观念及行为纳入到社会规范的过程。社会化的形式常常以各种禁忌和赞许的方式出现。社会要求其成员接受相应的文化、风俗和习惯;遵从一定的价值观、道德观;遵守各种规章、制度、纪律和法律。当一个人从小到大接受了父母的养育、家庭的熏陶、学校的教育、经历了各种直接和间接的奖惩,社会文化就已潜移默化地渗透到他的观念和行为之中,其人格也就必然与社会需求紧密联系起来了。

【例12】自我意识和自然人成为社会人标志着
A. 情绪成熟　　　　　　　B. 人格形成　　　　　　　C. 自我实现
D. 性格成熟　　　　　　　E. 理想的形成

➤ **参考答案**如下,详细答案参见 2021 版《国家临床执业及助理医师资格考试精选真题考点精析》。

1. A	2. B	3. D	4. C	5. B	
6. B	7. C	8. C	9. C	10. C	昭昭老师提示: 关注官方微信,获得第一手考试资料。
11. C	12. B	—	—	—	

第3章　心理健康

➤ **2021 考试大纲**

①心理健康的概念、心理健康的简史、心理健康的研究角度及其应用、心理健康的标准及其应用;②不同年龄阶段的心理卫生。

➤ **考纲解析**

近 20 年的医师考试中,本章的考试重点是心理健康的标准,执业医师每年考查分数为 2～3 分,助理

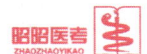

医师每年考查分数为0~1分。

第1节 心理卫生概述

一、心理卫生的概念

　　1. 心理卫生 心理卫生也称心理健康,是指以积极的、有效的心理活动、平稳正常的心理状态,对当前和发展着的社会和自然环境以及自我内环境的变化保持良好的适应和调节能力。

　　2. 心理卫生的意义

　　(1)有助于心理疾病的防治 心理卫生运动的开展,将使人们更好地适应社会,从而减少心理疾病的发生,有助于心理疾病的防治。

　　(2)有助于人们的心理健康的发展 心理健康的人学习、工作效率高于心理不健康者;心理健康的人更能耐受挫折和逆境,更易平稳渡过变故和灾难。

　　(3)有助于推动精神文明的建设 心理卫生事业的发展和每个人的心理健康有助于推进整个社会的精神文明。

二、心理健康的简史

　　1. 初始阶段 关于维护人类健康要注重预防、注意心理健康的思想源远流长。早在2000多年前的《黄帝内经》中就已强调"圣人不治已病治未病"。1792年皮纳尔医生提出要使精神病患者得到康复,除了不受束缚外,他们应该从事有益的劳动。人们要以关心的态度来倾听他们的诉说,并且在他所管辖的精神病院中迈出了解放患者的第一步。这是从如何认识精神病和给患者以人道主义待遇开始的当代心理卫生运动的起点。后来1908年比尔斯以自己患精神病后又恢复健康的亲自体验所著的《一颗失而复得的心》,又一次使心理卫生运动得到迅速发展。他使人们了解到当时精神病患者被当作疯子,在近乎监狱的精神病院中所遭受的非人的待遇。从而最终结束了这样的"看护"和"管理"。这次心理卫生运动迅速得到医生、心理学家、精神病学家及社会各界的广泛支持。并于1908年5月成立了世界第一个心理卫生协会"康涅狄格州心理卫生协会"。协会宗旨有5项。保持心理健康;防治心理疾病;提高精神病患者的待遇;普及关于心理疾病的正确认识与心理卫生有关的机构合作。

　　2. 发展阶段 心理卫生运动迅速发展,于1930年5月5日在华盛顿成立了国际心理卫生委员会。其宗旨是"完全从事于慈善的、科学的、文艺的、教育的活动。尤其美心世界各国人民的心理健康的保持和增进,对心理疾病、心理缺陷的研究、治疗和预防以及全世界人类幸福的增进。"中国也有代表参加,并于1936年4月在南京成立了"中国心理卫生协会"。后因日军侵华使活动停顿。在1985年我国学者在山东泰安召开了中国心理卫生协会成立大会。从此,心理卫生工作和各类学术活动在我国如雨后春笋般普及推广开来,对维护人民健康起到了不可低估的作用。

　　【例1】世界第一届心理卫生协会成立于

　　A. 1905年　　　　B. 1908年　　　　C. 1910年　　　　D. 1915年　　　　E. 1935年

第2节 心理健康的研究与标准

一、概　述

　　心理健康是指人们以积极有效的心理活动、平稳正常的心理状态,对当前和发展着的自然与社会环境保持良好的适应。

二、心理健康的研究角度

　　任何事物都有对立面,因而对其判断也都是相对的。健康心理的对立面是变态心理,或者说心理异常,都是指心理和行为偏离正常而言,但"变态"与"常态","异常"与"正常"都是相对的,人世间也无所谓"标准人格"或"绝对正常"。心理学家研究心理健康与否常从以下几个方面观察:

　　1. 病理学角度 例如出现幻觉、妄想等症状,也可认定有心理异常存在。

　　2. 统计学角度 许多在变态心理学看来是属于异常的现象,在正常人身上也会或多或少地有所表现,与心理异常患者之间的差别只是程度上差异而已。

　　3. "文化学"角度 人总是在一定的社会文化环境中生活。因此,可以从人的心理和行为是否符合其生活环境所提出的要求,是否符合社会行为规范、道德准则等方面来判断。

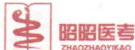

三、心理健康的标准

我国的心理学家从适应能力、耐受力、控制力、意识水平、社会交往能力、康复力、愉快胜于痛苦的道德感等方面阐述了心理健康的标准：智力正常、情绪良好、人际和谐、社会适应、人格完整。心理健康的评价是一个动态而又复杂的问题。想获得一个绝对客观的划分标准是不现实的。

【例 2】心理健康的标准不包括

A. 智力正常　　　　　　　B. 行为健康　　　　　　　C. 情绪乐观

D. 意识清晰　　　　　　　E. 人格健全

【例 3】心理健康标准不包括

A. 人格健全　　　　　　　B. 思想内容健康和意识清晰　　　C. 情绪乐观稳定

D. 行为和生活方式健康　　E. 智力正常

第3节　不同年龄阶段的心理卫生

一、儿童阶段的心理健康常见问题与维护

优生优育，进行科学胎教；抓住"关键期"，促进心理发展；为儿童提供充满关爱的生活环境；端正家长的养育态度，创建健康的社会环境。

二、青少年阶段心理健康的常见问题与维护

重视青春期发育和性教育；帮助青少年度过"危机期"，促进健康人格的形成；树立正确人生观、价值观；尊重他人，学会建立良好的人际关系。

三、中年人心理健康的常见问题与维护

担负好自身角色，保持家庭稳定和幸福；量力而行，避免过多压力和超负荷工作；矫正不良行为，培养健康行为。

四、老年人心理健康的常见问题与维护

老有所养，老有所为；保持乐观精神，适当参加各种活动；保持健康的生活习惯。

➤ 参考答案如下，详细答案参见 2021 版《国家临床执业及助理医师资格考试精选真题考点精析》。

1. B	2. D	3. B	昭昭老师提示：关注官方微信，获得第一手考试资料。

第4章　心理应激及心身疾病

➤ **2021 考试大纲**

①心理应激：心理应激的概念、应激源的概念与种类、心理应激的中介机制、心理应激反应、心理应激对健康的影响、心理应激的应对方法；②心身病：心身疾病的定义、特征与范围，心身疾病的发病原因与机制，几种常见的心身疾病，心身疾病的诊断与治疗。

➤ **考纲解析**

近 20 年的医师考试中，本章的考试重点是医疗事故的行政处理与监督，执业医师每年考查分数为 1~2 分，助理医师每年考查分数为 0~1 分。

第1节　心理应激与应对

一、心理应激的概念

心理应激是人在察觉(认知评价)到环境刺激构成威胁时，产生的生理、心理及行为的适应性反应。

二、心理应激源的概念和种类

应激源是引起应激的刺激，也就是应激的原因。通常是指向机体提出适应和应对要求并进而导致充满紧张性的生理和心理反应的刺激物。分类如下：

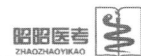

1. 按应激源性质分类

躯体性应激源	指对人的躯体直接发生刺激作用的刺激物,包括各种物理的、化学的和生物学的刺激物
心理性应激源	指来自人们头脑中的紧张性信息,主要指冲突、挫折和各种原因导致的自尊感降低
社会性应激源	指能导致个人生活风格变化,并要求人们对其做出调整或适应的事件
文化性应激源	指因语言、风俗和习惯的改变而引起应激,最为常见的是"文化性迁移",如由一种语言环境进入另一种语言环境,或由一个民族聚居区、一个国家迁入另一个民族聚居区、一个国家

2. 按生活事件的现象学分类

工作事件	指工作环境或工作性质具备紧张性和刺激性,易使人产生不同程度的应激
家庭事件	日常生活中最多见的应激源
人际关系事件	包括与领导、同事、邻里、朋友之间的意见分歧和矛盾冲突等
经济事件	包括经济上的困难或变故,如负债、失窃、亏损和失业等
社会和环境事件	人都生活在特定的自然环境和社会环境当中,无数自然和社会的变化,包括各种自然灾害、战争和动乱等都会成为某些人的应激源
个人健康事件	指疾病或健康变故给个人造成的心理威胁,如癌症诊断、健康恶化、心身不适等
自我实现和自尊方面事件	指个人在事业和学业上的失败或挫折,以及涉及案件、被审查、被判罚等
喜庆事件	指结婚、再婚、晋升、晋级等,需要个体做出相应心理调整

3. 按事件对个体的影响分类

正性生活事件	指个人认为对自己具有积极作用的事件
负性生活事件	指个人认为对自己产生消极作用的不愉快事件

4. 按生活事件的主观和客观属性分类

客观事件	某些生活事件的发生是不以人们的主观意志为转移的,是无法掌握无法控制的
主观事件	生活事件人为可以控制的

三、心理应激的中介机制

1. 应激的心理中介

(1) 认知评价　评价是指个体对遇到的生活事件的性质、程度和可能的危害情况做出估计。认知评价在生活事件到应激反应的过程中起重要的中介作用。

(2) 应对方式　由于应对可以被直接理解成是个体解决生活事件和减轻事件对自身影响的各种策略,故又称为应对策略。目前一般定义为,应对是个体对生活事件以及因生活事件而出现的自身不稳定状态所采取的认知和行为措施。

(3) 社会支持系统　指个体与社会各方面包括亲属、朋友、同事、伙伴等以及家庭、单位、党团、工会等社团组织所产生的精神上和物质上的联系程度。

(4) 个性特征　个性与生活事件、认知评价、应对方式、社会支持和应激反应等因素之间均存在相关性。因此,应激系统模型将个性看成是应激系统中的核心因素。

2. 应激的生理中介　应激的生理中介是指参与介导或调节应激源和应激生理反应的生理解剖结构和功能系统。早期的研究关注功能系统,最近的研究则指向更微观的水平。

(1) 概念　应激系统是应激综合征的效应器。"应激系统"包括促皮质素释放激素、蓝斑-去甲肾上腺素/自主神经系统,以及它们的外周效应器(垂体-肾上腺皮质轴和自主神经系统支配的组织)。应激系统的概念强调应激相关的生理基础是一个复杂的、互动的整体,应激反应通常是通过神经系统、内分泌系统和免疫系统的中介途径而发生的。

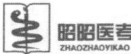

（2）应激生理中介相关成分

交感-肾上腺髓质系统	机体面对急性应激时,尤其是个体认为具有威胁性的情形时发生反应的功能系统
自主神经系统	自主神经系统经由下丘脑的调节,通过交感神经和副交感神经的平衡调节机体的放松和应激水平
下丘脑-垂体-肾上腺皮质轴	受中枢神经系统调控
内源性阿片系统	在应激时起到积极应对的作用,通过减少恐惧、镇痛,以及抑制和疼痛有关的退缩行为,对搏击和其他应对反应有一定意义
性腺轴	对性腺轴的功能产生影响,可导致促性腺激素释放的减少,繁殖能力受损
肾素-血管紧张素-醛固酮系统	应激时肾脏可分泌肾素,肾素-血管紧张素-醛固酮系统激活,使血压升高,通过肾脏排泄水、钠减少
免疫系统	免疫系统对不同应激的反应有所差别。如当暴露于不可控制的应激刺激(如丧偶、睡眠剥夺)时,一开始使人体免疫功能抑制,对疾病的易感性提高,而随后可能反应为免疫功能增强或紊乱
关于"情绪脑区"	下丘脑内存在防御反应带,位于下丘脑中线两旁的腹内侧区,该区与情绪反应有关的生理活动的控制有关

四、心理应激反应

1. 情绪性应激反应

焦虑	最常出现的情绪性应激反应,当个体预感危机来临或预期事物的不良后果时出现紧张不安、急躁、担忧的情绪状态
抑郁	消极、悲观的情绪状态,表现为兴趣活动减退,言语活动减少,无助感、无望感强烈,自我评价低,严重者出现自杀行为
恐惧	企图摆脱有特定危险的情境或对象时的情绪状态
愤怒	与健康和疾病关系最直接的是应激的情绪反应

2. 认知性应激反应

偏执	个体在应激后出现认知狭窄、偏激、钻牛角尖,平日非常理智的人变得固执、蛮不讲理
灾难化	个体经历应激事件后,过分强调事件的潜在即消极后果,引发了整日惴惴不安的消极情绪和行为障碍
反复沉思	不由自主对应激事件反复思考,阻碍了适应性应对策略如升华、宽恕等机制的出现,使适应受阻
闪回与闯入性思维	经历严重的灾难性事件后,生活中常不由自主地闪回灾难的影子,活生生的,就好像重新经历一样;或者是脑海中突然闯入一些灾难性痛苦情境或思维内容,表现为挥之不去

3. 行为性应激反应 当个体经历应激源刺激后,常自觉或不自觉在行为上发生改变,以摆脱烦恼,减轻内在不安,恢复与环境的稳定性。积极的行为性应激可为病人减少压力,甚至可以激发主体的能动性,激励主体克服困难,战胜挫折。而消极的行为性应激则会使个体出现回避、退缩等行为。

（1）积极的行为应激反应 包括问题解决策略及情绪缓解策略。前者发挥主观能动性改变不利环境,后者改变自己对事件的情绪反应强度。

（2）适应不良的行为性应激反应 早期常可减轻人们的应激反应,但长远观察,常常引发不良的后果。包括:①逃避与回避;②退化与依赖;③敌对与攻击;④无助与自怜;⑤物质滥用。

五、心理应激对健康的影响

心理应激对健康的影响既有积极意义,也会产生消极作用。

1. 积极意义 适度的心理应激是人成长和发展的必要条件。早年的心理应激经历,可以丰富个体应对资源,提高在后来生活中的应对和适应能力,更好地耐受各种紧张性刺激物和致病因素的影响。人离不开刺激,适当的刺激和心理应激有助于维持人的生理、心理和社会功能。

2. 消极作用 长期的或强烈的应激反应会引起心身疾病和心理障碍。心理应激下的心理和生理反应,特别是较强烈的消极反应,可加重一个人已有的疾病,或造成复发。应激的生理与心理反应是作为一

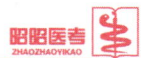

个整体,同时发生的,用一般适应综合征描述生理反应过程,主要涉及神经-内分泌-免疫系统。生活事件对人有不同的意义和刺激强度,其刺激强度以生活事件单位为标志。当一个人所遇到的生活事件刺激过强、持续时间过久时,可引起疾病。

六、应对心理应激的方法

调整对刺激事件的认识态度;提高自身应对能力;学会放松和自我调节;取得社会支持,利用各种有效的应对资源。

第2节 心身疾病的概述

一、心身疾病的定义

心身疾病是心理社会因素在发病、发展过程中起重要作用的躯体器质性疾病。如原发性高血压、冠状动脉硬化性心脏病、胃溃疡、十二指肠溃疡、神经性厌食症、支气管哮喘、偏头痛、甲状腺功能亢进、糖尿病、痛经、月经不调、更年期综合征、癌症、肥胖症等。

二、心身疾病的分类

系 统	常见心身疾病
心血管系统的心身疾病	冠状动脉粥样硬化性心脏病、阵发性心动过速、心律不齐、原发性高血压、原发性低血压、雷诺病等
呼吸系统的心身疾病	支气管哮喘、过度换气综合征、神经性咳嗽等
消化系统的心身疾病	胃、十二指肠溃疡、溃疡性结肠炎、肠易激惹综合征、神经性厌食、神经性呕吐等
内分泌系统的心身疾病	甲状腺功能亢进、糖尿病、艾迪生病等
泌尿生殖系统的心身疾病	夜尿症、神经性尿频、勃起功能障碍、性欲减退、早泄、痛经、月经紊乱、经前期紧张症、功能失常性子宫出血、功能性不孕症等
肌肉骨骼系统的心身疾病	类风湿关节炎、慢性疼痛、痉挛性斜颈等
神经系统的心身疾病	紧张性头痛、血管性头痛等
皮肤系统的心身疾病	神经性皮炎、慢性荨麻疹、多汗症、瘙痒症、湿疹等
外科的心身疾病	器官移植综合征、整形术后综合征等
儿科的心身疾病	遗尿、口吃等
眼科的心身疾病	原发性青光眼、眼睑痉挛等
耳鼻喉科的心身疾病	梅尼埃病、咽异感综合征等
口腔科的心身疾病	特发性舌痛症、颞下颌关节紊乱综合征等
恶性肿瘤	—

【例1】下列疾病中,不属于心身疾病的是

A. 十二指肠溃疡　　　　　　B. 抑郁症　　　　　　C. 癌症

D. 糖尿病　　　　　　E. 支气管哮喘

【例2】内科的心身疾病一般不包括

A. 冠心病　　　　　　B. 高血压　　　　　　C. 支气管哮喘

D. 肺结核　　　　　　E. 消化性溃疡

三、心身疾病的诊断标准

有明确的临床症状、体征和病理学改变;有明确的心理社会因素,并且与上述改变构成因果关系;排除神经症、精神病和理化、生物学因素引起的疾病;用单纯生物医学治疗措施收效甚微。

四、心身疾病的发病原因和机制

1. 心理学机制

(1)心理动力学理论　心理动力学理论重视潜意识心理冲突在心身疾病发生中的作用,认为个体特异的潜意识特征决定了心理冲突引起的特定的心身疾病。

(2)心理行为学理论　巴甫洛夫经典条件反射的著名的狗的唾液分泌反射实验说明条件反射是一

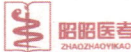

种独立的生理反应。行为学习理论认为某些社会环境刺激引发个体习得性心理和生理反应,表现为情绪紧张、呼吸加快、血压增高等,由于个体素质的问题,或特殊环境因素的强化,或通过泛化作用,导致这些习得性心理和生理反应可被固定下来,最终演变成症状和疾病。

（3）心理认知理论　认知是心理过程的重要方面,认知是指个体通过感觉器官对外部信息的接受、传导、编码储存、提取,以及不断加工、反复利用,形成经验的过程。认知理论认为,事物本身的意义在于个体对它的认知和评价。认知不仅与行为关系密切,同时也是情绪产生的必要条件。

2. 生物学机制

（1）神经生理学机制

大脑皮层	心理活动依赖于大脑,是脑的功能以及外部世界的反映
大脑皮质联合区的信息加工	传出信息触发应激系统引起生理反应,渐而致心身疾病的发生
神经递质	应激状态可以明显地影响脑内神经递质的生化合成与代谢过程并发挥反馈调节作用,如在应激状态下,脑内儿茶酚胺浓度增加
自主神经系统	包括交感和副交感神经系统,它们与内脏功能的调节密切相关。正常情况下,交感和副交感神经处于相互平衡和制约中,共同协调和控制身体的生理活动,如心率、呼吸、血压、消化以及新陈代谢等

（2）神经内分泌机制　内分泌系统在维护机体内部环境稳定以及机体适应环境中起着重要的作用,激素分泌过多或过少都会引起机体生理代谢的改变。

（3）神经免疫学机制　目前有充分证据表明心理应激可改变免疫调节影响人体健康,临床免疫失调可导致疾病风险增加。当下丘脑-垂体-外周靶腺处于持久激活状态时,可导致激素分泌紊乱、失调,引起机体一系列免疫功能障碍。

（4）生活方式、遗传和环境的作用机制　心身疾病的发生,与生活方式的改变以及遗传和环境因素息息相关,如高血压、糖尿病、肥胖症等均与不良的生活方式直接相关。

五、常见的心身疾病

1. 原发性高血压　流行病学调查表明,原发性高血压发病率总的趋势为发达国家高于发展中国家,城市居民高于农村,知识阶层高于非知识阶层,老年高于非老年,这里重点强调与心理社会因素相关的因素。

2. 粥样硬化性心脏病　A 型性格的容易导致冠心病。

3. 雷诺现象　精神创伤、心理冲突、情绪应激、一般的突发生活事件可以直接诱发本病,原有偏头痛、变异性心绞痛和周围血管狭窄性疾病病人更容易出现交感神经功能增强而发作此病。有些病人性格特征属于神经质类型,情绪易于激动,对疾病常有忧虑或恐惧心理;而精神紧张又是诱发此病发作的内在因素。

4. 糖尿病和哮喘　应急事件、负性情绪和精神障碍等可导致糖尿病及哮喘的发生。

5. 消化性溃疡和功能性胃肠病　①焦虑、抑郁等情绪障碍是否是消化性溃疡的病因仍然缺乏直接证据,情绪障碍可能通过危害健康的不良行为如吸烟、酗酒、缺乏饮食规律等影响消化性溃疡的形成和病程。尽管如此,抗菌治疗和生活行为改变已经治愈了大部分消化性溃疡。②目前与消化系统相关的心身疾病研究聚焦于神经内分泌、神经递质是如何在脑与胃肠道间交互作用的,更加关注功能性胃肠病。功能性胃肠病是一组胃肠道功能紊乱综合征,具有腹痛、腹胀、腹泻等消化系统症状,常常伴有头痛、头昏、失眠、焦虑、抑郁等神经精神症状,常常反复发作并慢性化,临床上无法找到可解释症状的阳性发现,涉及的部位包括咽、食管、胃、胆道、Oddi 括约肌、小肠、大肠和肛门等。

6. 经前期情绪障碍　经前期情绪障碍较常见,发病率为 5%～10%,其特征是在妇女月经周期的黄体期后期,至少有一种心境障碍症状的严重发作,且在卵泡期早期开始缓解,月经后一周消失。其主要症状有显著的抑郁、无望和自责,显著的焦虑、紧张,显著的情绪不稳定,显著的烦恼、易激惹和人际冲突增加等,次要症状为兴趣下降、注意力集中困难、精力缺乏、食欲和睡眠改变、躯体不适等,这些症状明显影响到病人的生活、工作和人际关系。

7. 神经性皮炎　性情急躁、思虑过多、精神紧张、情绪忧郁、疲劳过度、睡眠不佳、生活环境突然变化等,饮食、胃肠道功能障碍、内分泌失调以及其他感染性病灶的致敏,局部刺激也可成为致病诱因,而搔抓

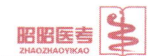

是诱发本病导致苔藓样变的重要条件,造成越抓越痒,越痒越抓,越抓越厚的恶性循环。

8. 肿瘤及其心理问题　迄今为止,绝大部分肿瘤的发病原因及机制尚不清楚。综合因素包括个体的生物、心理、社会等因素共同作用的因素。

六、心身疾病的诊断与防治原则

1. 诊断原则　①疾病的发生包括心理社会因素,其与躯体症状有明确的时间关系;②躯体症状有明确的器质性病理改变,或存在已知的病理生理学变化;③排除精神、心理障碍。

2. 心身疾病的诊断程序　心身疾病的诊断程序包括:躯体诊断和心理诊断,躯体诊断的方法、原则与诊断学相同,心理诊断主要包括:病史采集→体格检查→心理行为检查→综合分析。

3. 心身疾病的治疗原则　对心身疾病实施心理干预应围绕消除心理社会刺激因素、消除心理学病因和消除生物学症状为主要目标。主要原则是心、身同治,但对于具体病例应有所侧重,主要包括:①对于急性发病而又躯体症状严重的病人,应以躯体对症治疗为主,辅以心理治疗。例如对于急性心肌梗死的病人,综合的生物性救助措施是解决问题的关键,而那些存在严重焦虑和恐惧反应的病人应实施及时的心理干预。②对于以心理症状为主,辅以躯体症状的疾病,或虽然以躯体症状为主但已呈慢性化的心身疾病,则可在实施常规躯体治疗的同时,重点安排好心理治疗。

4. 心身疾病的预防　心身疾病是心理因素和生物因素综合作用的结果,因而心身疾病的预防也应兼顾心、身两个方面。心理社会因素大多需要较长的时间作用才会引起心身疾病,因此心身疾病应尽早进行心理学预防。具体的预防措施应包括个人和社会两个方面:①个人预防:心身疾病的预防应从个体预防做起。个体预防表现为应该积极学习现代科学知识,加强个人修养,提高辨识能力,学会从不同角度观察和分析问题,培养健全的人格;有目的的完善个人生活经历,学会缓解心理压力的方法,提高个体的社会适应能力;积极建立和谐的人际关系,和谐的人际关系对于社会支持的获得,改善个体认知能力以及宣泄负性情绪方面具有重要意义;提高个体应对挫折的能力,能够在较强的应激下,学会运用成熟的心理防御机制,及时的消除应激的情绪反应,尽早恢复内心的平静等。②社会预防:社会预防是以预防心身疾病为目的,并通过改善个体社会生活环境而实现。

➤ 参考答案如下,详细答案参见 2021 版《国家临床执业及助理医师资格考试精选真题考点精析》。

1. B	2. D	—	—	—	昭昭老师提示:关注官方微信,获得第一手考试资料。

第5章　心理评估

➤ **2021 考试大纲**

①心理评估概述;②心理测验的分类及应用;③应用心理测验的一般原则;④信度、效度和常模;⑤常用的心理测验;⑥临床评定量表。

➤ **考纲解析**

近 20 年的医师考试中,本章的考试重点是心理测验的一般原则及常用的心理测验,执业医师每年考查分数为 1~2 分,助理医师每年考查分数为 0~1 分。

第1节　心理评估概述

一、心理评估的概念及作用

1. 心理评估的概念　心理评估是依据心理学的理论和方法对人的心理品质及水平所做出的鉴定,如情绪状态、记忆、智力、气质、性格等。在医学心理中有时用"心理诊断"的概念。主要是对有心理问题或心理障碍的人做出心理方面的判断和鉴别。心理评估的范畴比心理诊断更广。

2. 心理评估的作用　心理评估在医学心理中的作用是非常重要的,医学心理的一个大的领域是临床心理学,而临床心理学的两个基本任务:一个是临床心理评估,另一个是心理干预。心理评估是心理干预的重要前提和依据,同时心理评估还可对心理干预的效果做出判定。

二、心理评估的基本程序

心理评估的目的不同,其一般程序也有所区别。但无非是根据评估的目的收集资料、对资料和信息

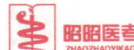

进行加工处理,最后做出判断这样一个过程。以临床心理评估为例,它与医学诊断的过程十分相似,包括:

1. 确定评估目的　首先要确定来访者或提出评估要求的人首要的问题是什么,进而确定评估目的。如要了解学习困难的原因就需要鉴别学生的智力水平或人格特征;在临床进行心理咨询时首先也要对来访者做出有无心理障碍的判定。

2. 明确评估问题与方法　详细了解被评估者的当前心理问题;问题的起因及发展;可能的影响因素;被评估者早年的生活经历、家庭背景、以及当前的适应、人际关系等。这与医学病历的书写包括主诉、现病史、既往史、家族史等内容很相似。当然关注的中心是心理问题,所涉及的内容也更广泛。在这一过程中,主要应用心理评估的调查法、观察法和会谈法。

3. 了解特殊问题　对一些特殊问题、重点问题的深入了解和评估这类似于医学诊断过程中的生理生化检查。除进一步应用上述方法外,还主要借助于心理测验的方法,有时还用"作品"分析法。

4. 结果描述与报告　将前面所收集资料进行分析、处理。要写出评估报告、作出结论,并对当事人及有关人员进行解释,以确定下一步对问题处理的目标。

三、心理评估的方法

1. 观察法　通过对被评估者行为表现直接或间接(通过摄录像设备等)观察进行心理评估的方法。

2. 会谈法　会谈也称"交谈法""晤谈法"。是主试者与被评估者面对面的语言交流,也是心理评估中最常用的一种基本方法。会谈的形式包括自由式会谈和结构式会谈两种。

3. 调查法　调查的含义是当有些资料不可能从当事人那里获得时,就要从相关的人或材料那里得到。因此,调查是一种间接的、迂回的方式。

4. 作品分析法　指对被评估者的日记、书信、图画、工艺等文化性创作和生活中做的事进行分析,也可以有效地评估其心理水平和状态,并且可以作为一个客观依据留存。

5. 心理测验法及临床评定量表　在心理评估中,心理测验占有十分重要的地位。因为测验可对心理现象的某些特定方面进行系统评定,并且测验一般采用标准化、数量化的原则,所得到的结果可以参照常模进行比较,避免了一些主观因素的影响,使结果评定更为客观。

【例1】 对于初诊患者,评估者采用与被评估者面对面的谈话方式,此种评估方法是

A. 调查法　　　　　　　　B. 作品分析法　　　　　　　　C. 心理测验法

D. 会谈法　　　　　　　　E. 观察法

【例2】 心理评估常用的方法不包括

A. 会谈法　　　　　　　　B. 调查法　　　　　　　　C. 实验法

D. 作品分析法　　　　　　E. 心理测验法

第2节　心理测验的分类

一、根据功用分类

1. 智力测验　临床上主要应用于儿童智力发育的鉴定以及作为脑器质性损害及退行性病变的参考指标,此外也有作为特殊教育或职业选择时的咨询参考。常用的工具有比奈-西蒙智力量表、韦克斯勒成人和儿童智力量表、丹佛发育筛选验(DDST)等。

2. 人格测验　常用的量表有明尼苏达多项人格调查表(MMPI)、洛夏墨迹测验、主题统觉测验(TAT)以及艾森克人格问卷(EPQ)等。这些测验目前在临床上多用于某些心理障碍患者的诊断和病情预后的参考,也有用于科研或心理咨询时对人格的评价等。

3. 神经心理学测验　主要包括一些个别能力测验,如感知运动测验、记忆测验、联想思维测验等。还有一些成套测验,以 H-R 神经心理学测验为代表。这些测验可用于脑器质性损害的辅助诊断和对脑与行为的关系研究。

此外,目前在临床和心理卫生工作中,还应用一些精神症状及其他方面的评定量表,如抑郁量表(SDS量表)、焦虑量表(SAS量表)、适应行为量表、生活事件量表、认知功能量表、生活质量综合评定量表、心身健康调查表等,这些量表对临床工作以及科研等具有特殊的意义和价值。

二、根据测验方法分类

1. 问卷法　测验多采用结构式的问题的方式,让被试者以"是"或"否",或对有限几种选择做回答。

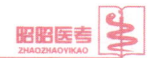

这种方法评分容易,易统一处理。一些人格测验如 MMPI、EPQ 及评定量表等都是采用问卷法的形式。

2. 作业法 测验形式是非文字的,让受试者进行实际操作。多用于测量感知和运动等操作能力。对于婴幼儿及文化限制的受试者(如文盲或有语言残障的人等),也主要采用这种形式。

3. 投射法 测验材料无严谨结构,如一些意义不明的图像、墨迹或不完整的句子。要求受试者根据自己的理解随意做出回答,借以诱导出受试者的经验、情绪或内心冲突。投射法多用于测量人格,如洛夏墨迹测验、TAT 等,也有用于异常思维的发现,如自由联想测验、填词测验等。

三、其他分类

根据一次测验的人数,可分为个别测验和团体测验。根据沟通方式,可以分为言语测验和非言语(或称操作)测验等。

第3节　应用心理测验的一般原则

1. 标准化原则 因为心理学测验是一种数量化手段,因此这一原则必须贯彻于始终。测量应采用公认的标准化的工具;施测方法要严格根据测验指导手册的规定执行;要有固定的施测措施;标准化的指导语;要有良好的信、效度。

2. 保密原则 这也是心理测验的一条道德标准。关于测验的内容、答案及计分方法只有作此项工作的有关人员才能掌握,决不允许随意扩散,更不允许在出版物上公开发表。保密原则的另一个方面是对受试者测验结果的保护,这涉及个人的隐私权。有关工作人员应尊重受试者的利益。

3. 客观性原则 心理测验的结果要"实事求是",对结果的解释要符合受试者的实际情况。如两个智力测验的结果,智商同样是 85,一个受试者是山民,可考虑他的智力水平基本上是正常的;而另一个是大学教授,考虑到该人的大脑有退行性改变的可能。此外,还要注意不要以一两次心理测验的结果来下结论,尤其是对于年龄小的儿童作智能发育障碍的诊断时更要注意这一点。总之,在下结论时不要草率从事,在做结果评价时应结合受试者的生活经历、家庭、社会环境以及通过会谈、观察法所获得的各种资料全面考虑。

【例3】某单位女职工,在一家医院接受过心理评估与心理治疗。其所在单位领导获悉后想了解该患者的心理问题现状,遂向医院索要心理评估的结果,但被患者的心理医生拒绝。该心理医生所遵循的原则是

A. 耐心原则　　　　　　　　B. 真诚原则　　　　　　　　C. 客观原则
D. 回避原则　　　　　　　　E. 保密原则

第4节　心理测验的标准化

强调心理测验的标准化是因为在测验中由于测量误差的影响会极大地干扰测量结果的正确性和可靠性。所谓测量误差是指与测验目的无关的因素所引起的测验结果不稳定或不准确的效应。由于心理测验所要测量的是人的复杂的心理现象,因此能够带来测量误差的因素较物理、化学测量和生理学测量更多、更复杂,应该引起我们的注意。由此可见,心理测验的标准化是减少测量误差,使测量结果可靠和有效的必要保证。测验的标准化涉及几个方面:①在测验的编制过程中需要按照一套标准的程序建立测验内容、制定评分标准、固定实施方法(包括指导语);②所编制的测验需要具备心理测量学的技术指标,并且达到一定标准;③在测验实施过程中施测人员要严格按照测验的操作规程执行。标准化心理测验的技术指标主要包括:

(1) **信度** 指一个测验工具在对同一对象的几次测量中所得结果的一致程度。它反映工具的可靠性和稳定性。在相同情况下,同一受试者在几次测量中所得结果变化不大,便说明该测量工具性能稳定,信度高。

(2) **效度** 指一个测量工具能够测量出其所要测东西的真实程度。它反映工具的有效性、正确性。如测量一个人的智力,如果选用的工具不是一种公认的智力测量量表,而是某门功课的考题,这样几次测量,虽然得分可能一致(信度高),但得到的却是一个人掌握某门功课的知识而不是智力(尽管二者有些关系)。

(3) **常模** 是测验取样的平均值,即正常的或平均的成绩。有了常模,一个人的测验成绩才能通过

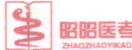

比较而得出优劣,是正常还是异常。如正常人的体温一般不超过 37 ℃、血压范围在 120/80 mmHg 左右,这些参数可以称作为生理常模。由于人的心理现象较生理活动更为复杂,甚至同一量表在不同国家、地区应用或随着时代的变迁,都要重新修订,建立新的常模。

【例4】反映标准化心理测验可靠的技术指标是

A. 样本量   B. 常模   C. 标准差   D. 信度   E. 效度

第5节　常用的心理测验与临床评定量表

一、智力测验

1. 智力的一般概念与智力单位

(1) 智力一词应用广泛,尚无公认的标准定义。目前许多心理学家倾向于认为智力是人的一般心理因素的总合。智力与人的生物学遗传因素有关,也受后天环境及学习因素的影响。

(2) 智力单位是在智力测验中衡量智力水平高低的尺度。目前常用的有三种表示法,分别为智商(IQ)表示法、百分位法和智力等级水平划分。最常用的是智商。智商有两种计算方式:一种是"年龄智商",也称为"比率智商",它是以一个人的年龄为参照标准来对智力进行衡量。年龄智商最早是由美国心理学家特曼在对比奈量表进行修订时提出来的,其计算方法为:$IQ = MA/CA \times 100$。其中,MA 为智力年龄,指一个人的智力发展所达到的水准,在智力测验中以取得的成绩为标志;CA 为受试者测验时的实际年龄。由于一个人的智力在成年时不会随着实际年龄持续增长,因此年龄智商在实际应用中会受到很大限制,它不适合用于成年人。后来韦克斯勒(Wechsler)在编制智力测验时发展了"离差智商"来取代"年龄智商",这是第二种计算方式。离差智商的计算公式为:$IQ = 100 + 15(x - X)/SD$。100 指每个年龄组的 IQ 均值为 100,标准差为 15;x 为受试者的成绩,X 为常模样本成绩的平均数,SD 为常模样本成绩的标准差,$(x - X)/SD$ 实际上是标准分(Z 分数)的计算公式,离差智商公式是标准分的变换形式。

2. 常用的智力测验

韦克斯勒智力量表　韦克斯勒于 1939 年编制 Wechsler-Bellevue 量表(简称 W–BI),1995 年 W–BI 经修订后成为目前使用的韦克斯勒成人智力量表(WAIS)。按照 WAIS 的格局,韦克斯勒于 1949 年和 1967 年先后编制了韦克斯勒儿童智力量表(WISC)和韦克斯勒学龄前儿童智力量表(WPPSI)。这样,三个量表相互衔接,可以对一个人从幼年到老年的智力进行测量,便于前后比较。1981 年以后,我国的心理学家龚耀先、林传鼎、张厚粲等先后对上述三个量表进行了修订,产生了适合于我国文化背景使用的韦克斯勒量表。韦克斯勒智力量表包括言语和操作两个分量表,而每个分量表又含 5～6 个分测验,每一分测验集中测量一种智力功能。这与比奈量表将测查不同智力功能的混合排列是不同的。言语分量表包括常识、领悟(对一些问题的理解)、算术、相似性(测抽象概括能力)、词汇和数字广度等一些分测验,这些方面构成了一个人的言语能力,根据测验结果可以得出言语智商。操作分量表包括数字符号(译码)、图画补缺、木块图形,图片排列、物体拼凑、迷津等分测验,测验结果可以得出操作智商,而两个分量表合并还可以得出总智商。韦克斯勒智力量表与比奈量表一样也是一种个别测验,测验程序比较复杂,但因量表的分类较细,较好地反映了一个人智力全貌和各个侧面,临床上对于鉴别脑器质性障碍与功能性障碍的患者也有一定作用。此外,一些分测验(如数字广度、数字符号、木块图等)成绩随衰老而降低,可作为脑功能退化的参数。

【例5】男孩,8 岁,上课反应迟钝,一般的学习任务难以完成,家长带其来心理门诊就诊。心理治疗师应该首先考虑使用的心理评估工具是

A. WISC B. SDS C. 16PF D. EPQ E. SAS

二、人格测验

人格指人的个别性,包括能力、兴趣、气质和性格方面的差异,而由以后两方面起主导作用。人格测验的形式比较庞杂。大体分客观性测验和投射性测验两大类。

客观性测验　这类测验主要采用问卷法,测验由一些问题或命题组成,要求受试者根据自己的实际情况在标准答题纸上做出选择。结果按标准记分键计分(可通过机读方式或套板)。通常这类测验也可采用团体测验方式进行。常用的客观性测验如下:

(1) 明尼苏达多项人格调查表(MMPI)　MMPI 是由美国明尼苏达大学 Hathaway 和 MeNinley 两

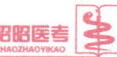

人根据精神病临床需要于 1943 年编制而成的。广泛应用于人类学、心理学及医学(主要是精神病临床)等方面。MMPI 临床中常用其中 399 个题目。测验分为 14 个分量表,其中 4 个是效度量表,10 个为临床量表,主要从精神病学角度测量人格结构。

【例6】对于一位就诊的精神疾病患者,我们可以使用评估其人格特点的测验为

A. WAIS　　　　　　　　　　B. SCI - 90　　　　　　　　　　C. MMPI

D. SAS　　　　　　　　　　E. Halstead Reitan 成套测验

【例7】明尼苏达多项人格调查表最初是根据什么需要编制的

A. 心理学应用　　　　　　　　B. 职业选择　　　　　　　　　C. 临床医学

D. 人类学研究　　　　　　　　E. 精神病临床

(2)卡特尔16项人格因素问卷(16PF)　16PF 为卡特尔(Cattell)于 1949 年编制,通过因素分析法得出 16 个人格因素,含 180 多个题目。量表包含乐群、聪慧、稳定、恃强、兴奋、有恒、敢为、敏感、怀疑、幻想、世故、忧虑、实验、独立、自律和紧张 16 个因素的内容,可对人的多个侧面的特征进行评估。此外,16PF 还有 8 个二级因素,可对其他方面的内容进行测量。16PF 已在我国试用,对于选拔人才和职业咨询等有一定的参考价值。

(3)艾森克人格问卷(EPQ)　EPQ 最早由英国心理学家艾森克(Eysenck)于 1952 年在伦敦编制,目前在国际上的应用也十分广泛。EPQ 分为成人和儿童两个版本,可分别对成人(16 岁以上)和儿童(7～15 岁)的人格特征进行测评。测验包含三个维度四个分量表,共 90 多个题目。20 世纪 80 年代我国心理学家龚耀先、陈仲庚等教授分别对 EPQ 进行了修订,形成了 +88 个项目(龚耀先,湖南)和 85 个项目(陈仲庚,北京)的两种 EPQ 版本(成人)。龚耀先教授还修订了儿童版的 EPQ. EPQ 的四个分量表分别为:①E 量表(内-外向量表),主要测量人格的外显或内隐倾向。②N 量表(神经质量表),测情绪稳定性。高分者对外界的刺激敏感,容易产生焦虑、紧张等情绪反应。③P 量表(精神质量表),测潜在的精神特质,或称倔强。艾森克认为精神质在每个人身上都存在,只不过程度不同而已。分数高者表现为比较孤独、不合群,具有一定的攻击倾向,社会适应水平较低。④L 量表(掩饰量表),也称"测谎",为效度量表。测受试者的掩饰或防御倾向,分数过高则表示测量的可靠性较差,影响结果评定。

三、临床评定量表

关于"评定量表"概念的界定尚无统一认识。有人认为"评定量表"仅限于那些不能合作进行测验的受试者(如严重的智残者、精神患者、重病患者和婴幼儿等)而必须采用由主试者进行评定的量表。从这个意义上说,评定量表不是严格的"心理测验"。由于评定量表强调实用和简便易操作,如对患者的检查常用筛查工具(而不作诊断用),评价也多采用原始分直接评定。非专业工作者稍加训练就可掌握。有他评的,也有自评的(如 SCL - 90)。在医学心理中常用的评定量表有许多种类,包括适应行为量表、精神症状评定量表、与心理应激有关的生活事件量表、应对方式量表和社会支持量表等。下面分别加以介绍。

1. 适应行为量表　适应行为是指个体维持生存的能力以及对周围环境和社会所提出要求的满足程度。适应行为与智力具有较大的相关,前者可以说是后者在实际活动中的具体体现。对于一些婴幼儿、老年人、智残者和重症患者,进行适应行为的评定有时具有特别重要的意义。

2. 精神症状评定量表　多应用于精神科。这是因为采用量表化的评定具有客观性、数量化和全面等优点。目前这类量表也越来越多地应用于门诊心理咨询和治疗,心身疾病的调查以及科研等领域。前面已述,这类量表分为自评的和他评的两类。

(1)90 项症状自评量表(SCL - 90)　由 Parloff 等编制。标准版本因有 90 题而命名。测查 10 个范畴的内容:躯体化、强迫症状、人际关系敏感、抑郁、焦虑、敌意、恐怖、偏执和精神质,此外,还有一个附加因子,用于反映有无各种心理症状及其严重程度。每个项目后按"没有、很轻、中等、偏重、严重"等级,以 1～5(0～4) 5 级选择评分,由被试者根据自己最近的情况和体会对各项目选择恰当的评分。最后评定以总平均水平了解患者问题的范围程度等。SCL - 90 可前后几次测查以观察病情发展或评估治疗效果。

(2)抑郁自评量表(SDS)　由 Zung 于 1965 年编制。量表各包含 20 个项目,分四级评分,特点是使用简便,能直观反映患者抑郁或焦虑的主观感受及严重程度。使用者也不需经特殊训练。目前多用于门诊患者的粗筛、情绪状态评定以及调查、科研等。

(3)焦虑自评量表(SAS)　由 Zung 于 1971 年编制,由 20 个与焦虑症状有关的条目组成,用于反映

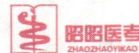

有无焦虑症状及其严重程度,适用于焦虑症状的成人,也可用于流行病学调查。

3. 应激和应对有关评定量表 生活事件量表国内外有多种生活事件量表。这里介绍由杨德森、张亚林编制的生活事件量表(LES)。由 48 条我国较常见的生活事件组成,包括三个方面的问题。家庭生活方面(28 条),工作学习方面(13 条),社交及其他方面(7 条),另外有 2 条空白项目,供被试者填写已经经历而表中并未列出的某些事件。特质应对方式问卷应对是心理应激过程的重要中介因素,与应激事件性质以及应激结果均有关系。近十年来应对方式受到广泛的重视,出现许多应对方式量表,特质应对式问卷(TCSQ)是其中之一。

➤ 参考答案如下,详细答案参见 2021 版《国家临床执业及助理医师资格考试精选真题考点精析》。

1. D	2. C	3. E	4. D	5. A	昭昭老师提示:
6. C	7. E	—	—	—	关注官方微信,获得第一手考试资料。

第6章 心理治疗与心理咨询

➤ **2021 考试大纲**
①心理治疗概述;②心理治疗的理论基础;③心理治疗的主要方法;④心理治疗的原则;⑤临床心理咨询。

➤ **考纲解析**
近 20 年的医师考试中,本章的考试重点是心理治疗的**原则**,执业医师每年考查分数为 1~2 分,助理医师每年考查分数为 0~1 分。

第1节 心理治疗概述

一、心理治疗的概念与发展状况

心理治疗是以临床心理学的理论体系为指导,以良好的医患关系为桥梁,应用心理学方法影响或改变患者的认识、情绪及行为,调整个体与环境之间的平衡,从而达到治疗目的的一种方法。心理咨询与心理治疗将会成为中国 21 世纪的一个热门行业,其原因:

1. 健康与医学模式的转变 健康与医学模式的三维观念的转变,必然促进心理治疗的迅速发展。否则,人们的心理社会的完满状态是难以达到的。

2. 社区医疗的发展 随着 WHO 提出的 2000 年"人人享有健康"目标的实现,社区医疗有了长足的发展,全科医生、家庭医生将成为重要的培养方向。心理咨询与心理治疗知识与技术成为全科医生或家庭医生知识结构重要的组成部分。

3. 脑科学的研究 心理学是研究人脑运动规律的科学。人类要实现脑科学研究的突破离不开心理治疗的参与。此外,心理治疗本身具有交叉科学的性质,也促进了其迅速发展。

二、心理治疗的性质及原理、区分与适应证

1. 性质及原理 心理治疗要完成对人的思维、行为以及人格的改造与纠正,其治疗过程不同于传统的医学治疗。主要的治疗过程具有以下的特点:

(1) 自主性 心理治疗的关键是帮助患者自己改变自己。在心理治疗过程中的医患关系是同盟的关系。患者始终要发挥主动的作用。通过治疗,会变得更有自主性和自我导向能力,对自己的情感和行为更负责任。

(2) 学习性 心理治疗的过程就是一个学习的过程。心理治疗的基本假设就是个体的情感、认识以及行为都是过去生活经历的产物,是"学习"而来的。因此心理治疗需要具备三个条件:一是患者自愿、主动参加治疗,应有强烈的动机;二是提供转变的外环境;三是能克服学习的内部阻碍,放弃其"面具"与治疗师密切配合。

(3) 实效性 心理治疗是一项有实效的工作。治疗实践表明,心理治疗后人体有确切的生理、生化改变;心理治疗同时是有益且人道的。

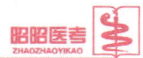

2. 区分

(1)心理治疗与思想政治工作的异同　相同点,都是做人的工作。不同点在于学科性质、理论基础、人员要求、内容方法、目标要求等方面均有差别。特别在心理治疗师的被动与思想政治工作者的主动是一个特别的差异。

(2)心理治疗与心理咨询的异同　相同点在于二者的理论与方法相同;差异是非本质的。

3. 适应证　心理治疗可广泛用于临床的许多疾病与问题。最常用在神经症、行为障碍,包括性心理障碍、应激后的情绪反应、重型精神病恢复期、心身疾病的辅助治疗、学习问题、个性问题以及某些慢性病患者的康复治疗等。

三、心理治疗的分类

1. 按理解分　心理治疗可以分为广义的心理治疗和狭义的心理治疗。

(1)广义的心理治疗　指医疗全过程,通过各种方式和途径积极地影响患者的心理状态而达到治疗目的。其中包括医护人员对患者的接触、谈话、检查的过程以及医院优美舒适的环境,方便合理的医疗制度,工作效率等,无一不在对患者进行心理治疗。

(2)狭义的心理治疗　指医生运用心理学的理论和方法,对患者进行有针对性的治疗,如精神分析法、行为疗法、以人为中心疗法等。

2. 按形式分　心理治疗可分为个别心理治疗和集体心理治疗。

(1)个别心理治疗　通过治疗者与患者的个别谈话或其他方法的治疗。

(2)集体心理治疗　把几个或十几个病情相似或不同的患者编成小组,由治疗者分次向集体实施的治疗。在集体心理治疗中,阻抗的解除与凝聚力的适中是关键的两个因素。

3. 按患者意识范围的大小分　心理治疗可以分为觉醒治疗和催眠治疗。

(1)觉醒治疗　是指患者的神志处于清醒状态,根据医生表达的信息,患者能自觉地进行积极的思考,有意识地调整自己的情绪,这是心理治疗最常采用的。

(2)催眠治疗　是指患者处于意识极度狭窄的状态下,患者可接受医生的言语指导,可将在意识中已经忘却的心理创伤回忆起来。

4. 按学派的理论分　心理治疗可以分为心理动力学派、行为主义学派和人本主义学派等治疗方法。

第 2 节　心理治疗的理论基础

一、精神分析学派

1. 概述　奥地利精神病学家弗洛伊德于 19 世纪末创立了精神分析学派,它在心理治疗的历史上具有非常重要的地位。

2. 心理结构　弗洛伊德将心理活动分为三个层次:

(1)潜意识　又名无意识,是人的心理活动的深层结构,是不能被人意识到的。它包括人类的本能及原始冲动。潜意识是人类心理原动力所在,其活动是遵循"享乐原则"。

(2)前意识　即当前未曾注意到,但一经他人提醒或自己集中注意力、努力回忆即可进入意识的心理活动,介于意识与潜意识之间。潜意识内的观念首先进入前意识才能到达意识层。

(3)意识　意识是心理结构的表层,是当前注意到的感知外界各种刺激的心理活动。意识活动是遵循"现实原则"来行事的,即合乎社会规范和道德标准的各种观念才能进入意识层。

3. 人格结构　弗洛伊德将人从精神功能上把人格的结构分为三个部分,即本我(原我)、自我及超我。

(1)"本我"　追求生物本能欲望的满足,是人格结构的基础,是无意识的最深层,是生来即有的。"本我"的内容除带有原始的、人类共有的特性外,还具有个体的特征。"本我"不顾及"现实标准",它只能通过自我间接地表现出来。"本我"的活动遵循"快乐原则"。

(2)"自我"　是意识状态下的自己。"自我"的功能主要有检查现实、适应环境、区分主观与客观的界线、控制情感及本能活动以及对体验进行综合判断。"自我"可以按"现实原则"确定是否应该满足"本我"的各种要求。

(3)"超我"　是在后天教育中形成的,具有自我控制与道德监察的功能。"超我"代表良心或道德力

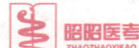

量的人格结构部分,"超我"的活动遵循"道德原则"。

4. 心理发展　弗洛伊德强调幼年阶段不利的心理发展或挫折对人格特征及成年后心理疾病形成有重要影响。从婴儿到成年性本能可以分为以下不同阶段:

(1) 婴儿期(口欲望)　婴儿通过口部的吸吮获取营养,满足本能欲望。

(2) 幼儿期(肛欲期)　此时的儿童在学习控制自己的排便,并由此接触到一些新的体验,例如自主与克制、占有与给出,也包括干净及条理性等体验。

(3) 学前期(崇拜性器期)　此期的儿童发现了自己和别人的性标志,并感受到父亲和母亲有一个共同的成年人的生活区域。

(4) 青少年期(潜伏期)　儿童的注意力从自己的身体转移到外界—学习和游戏。儿童的性本能大大降低,进入一个"性的沉寂"时期。这时尽管性本能受到了压抑,在过去阶段中的性方面的记忆仍对他们的人格发展产生影响。

(5) 成年期(生殖期)　开始对异性、社交活动、婚姻和成家以及职业感兴趣。这一阶段中是通过亲吻、爱抚以及性交等活动来满足潜伏期阶段中的性冲动。这一阶段会一直延续到更年期,直到生命的终结。

【例1】心理障碍大多为幼年压抑的潜意识冲突而引起,持这种观点的学派是
A. 心理生理学派　　　　　　B. 人本主义学派　　　　　　C. 认知行为学派
D. 行为主义学派　　　　　　E. 精神分析学派

二、行为主义学派

1. 概述　美国心理学家华生受巴甫洛夫经典的条件反射学说的启发,在 1913 年发表《行为主义者眼光中的心理学》,创立了行为主义的理论。

2. 行为主义　行为主义的心理治疗把着眼点放在可观察到的外在行为或可描述的心理状态,充分利用"学习"的原则来改善非功能性或非适应性的心理与行为。俄国的谢切诺夫强调反射学说,他提出:"所有动物和人类的行为实质上都是反射的"。巴甫洛夫所做的狗的实验,其发现铃声这个无关刺激可以由于食物的强化而逐渐成为食物的信号,以后单独的铃声也能引起唾液的分泌,这就是著名的经典的条件反射的实验。从一个无关的刺激转换为具有某种信号属性的过程,也是一个潜在的新行为模式的形成过程。心理学家华生受俄国生理学家的影响,进一步说明人的行为,不管是正常或病态的行为,适应性或非适应性的行为,都是经过"学习"而获得的。华生于 1920 年曾发表他们的临床实验结果。他们让一个9 个月大的男孩跟一只白老鼠接近,每当男孩看到白老鼠接近时实验者就制造不悦的噪声(如猛击铁棒),经过这样的几次结合后,每当白老鼠出现时,男孩就会哭闹,出现紊乱的表现。此后观察,这男孩不但怕老鼠,而且还泛化到其他白色有毛的动物身上。这是经过实验制造的人为的"恐怖症",也证实了"惧怕"的行为(或非适应性的精神症状)可经过"学习"而产生。美国心理学家斯金纳进行了著名的操作性条件反射实验。在一个后来以他的名字命名的斯金纳箱中,安放有一个杠杆装置和一个食物盘。如果按压杠杆,就会有食物落入盘中。把一只饥饿的小白鼠放入箱中,它在寻找食物时可能偶尔碰了杠杆而获得了食物。如果这种偶然重复几次,小白鼠就会主动按压杠杆。也就是说,它学会了按压杠杆而获得食物的行为,食物是对按压杠杆的奖励。因此也称为"奖励性学习"。

【例2】刚入学的小学生看到别的孩子打扫卫生得到老师的表扬,也主动打扫卫生,在受到老师的表扬后,他经常自动打扫卫生。对其行为过程结果最全面合理的理论解释是
A. 经典条件反射和操作性条件反射　　　B. 经典条件反射和强化
C. 操作性条件反射和强化　　　　　　　D. 非条件反射和条件反射
E. 社会学习和操作性条件反射

三、人本主义学派

1. 概述　美国心理学家罗杰斯创建了人本主义疗法,被称为现代心理治疗中的"第三种势力"。罗杰斯的理论基础主要有:

(1) 实现的趋势　它假定人类和所有的生物与生俱来就有一种不断发展、增长和延续其机体的趋势。只要有生长发育的条件,有机体的这种自我实现趋势会克服多种障碍和痛苦。

(2) 自我概念　即一个人对自身存在的体验。"自我形象"是通过自身与环境,特别是与其他人对他

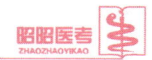

的评价相互作用后逐步建立起来的。

（3）**充分体验** 它是对宏观事物和可以意识的机体内部过程的态度。"集中注意法"就是用来帮助患者，使其集中注意力，一步一步向内向下，直至产生可以觉察到的生理和内脏的感觉变化。

2. 人本主义理论的核心 人人都有其独立的价值与尊严，人人都必须自己选择自己的生活方向。

四、认知学派

1. 概述 认知学派认为外部世界的刺激并不直接引起个体的反应，它作为一种感觉信息，经过人格结构和过去经验的折射及思维过程对信息的评价后产生各种情绪。认知心理学家们认为任何情绪与行为都有认知因素参与，并由认知发动和维持。当病人出现认知的局限和歪曲时，就可引起情绪的紊乱和行为的适应不良。若要治疗这种变态的行为和情绪，就必须纠正错误的认知过程和错误的观念。

2. 主要观点 认知疗法的基本原理包括：①认知影响行为。认知是情感的中介，引起个体情绪和行为问题的原因不是事件本身，而是人们对事件的解释。认知和情感、行为互相联系，互相影响。负性认知和情感、行为障碍互相加强，形成恶性循环，是情感、行为障碍迁延不愈的重要原因。打破恶性循环是治疗的关键。②治疗的关键在于重建认知。③主要着眼点放在病人非功能性的认知问题上，通过改变病人对己、对人或对事的看法与态度来改变并改善其心理问题。情绪障碍的病人间间存在重大的认知曲解，这些不良认知是病人痛苦的真正原因，一旦认知的曲解得到识别和矫正，病人的情绪障碍就会获得快速的改善。④治疗技术在于改变病人的现实评价。

第3节　心理治疗的主要方法

一、精神分析疗法

精神分析疗法是由弗洛伊德创立。他以精神动力学理论为基础，主张通过内省的方式，以自由联想、精神疏泄和分析解释的方法，把压抑在"无意识"中的某些幼年时期的精神创伤或痛苦的体验挖掘或暴露出来，从中发现焦虑根源，启发并帮助患者彻底领悟而重新认识它，从而改变原有的病理模式，重建自己的人格，达到治疗目的。

1. 自由联想 在进行自由联想之前，要让患者打消一切顾虑，想到什么就讲什么，医生对谈话内容保密，鼓励患者按原始的想法讲出来，不要怕难为情或怕人们感到荒谬、奇怪而有意加以修改。因为越是荒唐或不好意思讲出来的东西，却有可能最有意义并对治疗方面的价值最大。在进行自由联想时，要以患者为主，医生不要随意打断。当然在必要时，医生可以进行适当的引导。自由联想的疗程颇长，一般要进行几十次，不能只进行几次就完全解决问题。

2. 梦的分析 弗洛伊德认为"梦乃是做梦者潜意识冲突欲望的象征"，精神分析学派还认为"梦并非无目的、无意义行为，而实际上是代表个人愿望的满足"。弗洛伊德认为与梦境内容有关的因素主要有以下三类：睡眠时躯体受到的刺激如房间太冷，会梦到身陷冰天雪地的山谷中；日间活动残迹的作用，即所谓"日有所思，夜有所梦"。人们可以在梦中继续完成白天的智力活动；潜意识内容的反映；这是最重要的。他把梦分为"显梦"内容与"潜意"内容两部分。前者指梦境中所显示的具体内容，后者是这些梦境内容所代表的潜意识。人们通过"梦的工作"中的那些规律或心理机制而表现为各种离奇的梦境，一般可以归纳为以下 6 类：

①**象征** 即用一种中性事物来替代一种忌讳的事物，可减少避免引起梦中自我的痛苦或创伤。例如用细长、尖锐、蛇虫等象征阴茎。

②**移置** 指在梦中将对某个对象的情感（爱或恨）转移和投向另一个对象方面去。如一位神经症男青年梦到一位穿黑色的陌生中年妇女，开始冲过去拥抱她，继而对她进行了残酷的攻击。经过分析，梦中这位中年妇女实际是他的母亲，因为在其童年父亲病死后，她抛弃了他而嫁人离去。

③**凝缩** 指在梦中将内心所爱或恨的几个对象，凝缩成一个形象表现出来。最生动的例子是《红楼梦》中贾宝玉游幻境时梦到警幻仙子领他与其仙妹成亲。这位美女的形象是他所爱的三个女性的意象经过凝缩而构成的。

④**投射** 指在梦中将自己某些不好的愿望与意念，投射于他人，而减轻对自我的谴责。如一男青年梦到其未婚妻移情别恋并与人幽会。经过分析却发现他对未婚妻有所不满而萌发了追求其他女郎的意念。

⑤变形　指在梦中将潜意识的欲望或意念用其他甚至相反的形式表现出来。例如一富家子弟,在其父病重后患了焦虑性神经症。他梦见父亲病愈又能掌握家务了。经过分析,他的潜意识中盼父早死的不孝意念受到超我的严厉压抑,通过"反相形成"而产生了"父亲病愈"的"反"梦。

⑥"二次加工"　指做梦者在梦醒过程中,往往会无意识地对自己的梦进行修改加工,使它比较有次序或合乎逻辑一些;或者将梦中最有意义的东西反而置于次要或不显著地位。这时,精神分析医生在进行释梦时,就要去伪存真,抓住要点。

此外,移情技术的使用在精神分析治疗中也是十分重要的。

二、行为主义的治疗

行为疗法又称为行为矫正或学习疗法。它是根据行为学习及条件反射理论,消除和纠正异常并建立一种新的条件反射和行为的治疗方法。行为疗法认为一切心理失常现象都是习得的行为,所以这种治疗方法的理论基础是学习理论,治疗对象是外显行为。行为治疗的具体方法:

1. 系统脱敏法　又名对抗条件疗法、交互抑制法等。这一疗法是南非心理学家沃帕于1958年从治疗动物实验性神经症获得成功而创立的。实验是在猫吃食物时给予电击,多次进行后,猫不仅见食物就恐惧,且泛化为对猫笼与实验室环境的恐惧,形成了实验性神经症。随后将猫放入自然环境,给猫食物时不予电击,待它能正常进食后,再逐步将猫放入笼中与实验室中,只要不再重复电击,最后猫能恢复到在实验室笼中也能正常进食的状态。沃帕认为人的神经症与动物相似,也是通过条件反射形成的,也同样能够通过去条件作用而治疗。这一疗法在临床应用获得了成功,实施的程序是:

(1)制定焦虑等级值　根据引起症状的体验与生理多导记录仪或生物反馈治疗仪的监测数据综合判断,将引起症状的相应情绪由弱到强排序。如恐蛇症者的恐惧情绪是0～4级,相应的情绪是安静、看到蛇字、听到谈论蛇、见到真蛇、触及真蛇。

(2)放松训练　学会使自身保持轻松。

(3)脱敏治疗　根据两种相反的情绪或行为不能同时并存,且可相互抵消的交互抑制论点,学习用放松的心身状态去克服恐惧、焦虑。关键是由轻到重、有顺序(系统)的进行。在门诊做完脱敏后,还要带到实地去进行脱敏。

【例3】某患者单独进入到百货商场购物时,就会感到胸闷、出冷汗,所以一直回避这些场所。心理治疗师详尽了解了患者家里的场合和回避的程度,训练患者学习放松技术,制定了一张等级表进行分级暴露,这种治疗方法为

A. 快速暴露法　　　　　　　B. 厌恶疗法　　　　　　　　C. 示范法
D. 系统脱敏疗法　　　　　　E. 消退法

2. 冲击疗法　又名满灌法。它与脱敏法虽都是将患者置于(暴露于)他所惧怕的情境中,但前者是采取缓和的、逐步消除恐惧的方法,而本法是治疗开始即将患者处于他最怕的情境中,如果并没有真正可怕的事情发生,那么紧张、焦虑不安便会明显减轻。如将怕水的孩子推入水中,由于他已在水中就使原来怕水的心理逐渐消退。一般说患者只要在其所怕的情境中待上2小时,症状就会明显减轻,因此要劝说甚至命令患者坚持。为防止过度强烈的心身反应对原本有心血管疾病患者的危害,应用此方法前应严格的做必要的检查,且征得患者同意。治疗时医生应在现场严密观察与适时终止。本法也可多次应用,逐渐延长暴露时间。

3. 厌恶疗法　将令患者厌恶的刺激与对患者有吸引力的不良刺激相结合形成条件反射,以消退不良刺激对患者的吸引力,使症状消退。例如在酒中加入戒酒药,使酗酒者饮用后痛苦地恶心呕吐,抵消了饮酒的欣快感,促进戒酒。常用的厌恶刺激有电击法、橡皮筋法、氨水法、阿扑吗啡法、厌恶想象法等。由于此法:是给患者带来不愉快的体验,甚至是痛苦,因而应将此疗法作为其他疗法无效后的选择。应用前要征得患者同意及配合。本章开头的案例,即是采用了此方法而取得了很好的疗效。

【例4】为了戒除烟瘾,在每次吸烟后。应用某种引起恶心、呕吐的药物,反复几次,就再不想吸烟了。这种戒烟方法是

A. 系统脱敏法　　　　　　　B. 条件操作法　　　　　　　C. 自我调整疗法
D. 厌恶疗法　　　　　　　　E. 暴露疗法

4. 放松训练　又称松弛训练。它是按一定的练习程序,学习有意识地控制或调节自身的心理生理

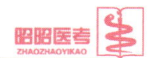

活动,以达到降低机体唤醒水平,调整因紧张刺激而紊乱了的功能。古今中外属于此类的方法很多,其共同特点是松、静、自然。主要的方法如下:采取舒适的坐位或卧位,按着躯体从上到下的顺序,渐次对各部位的肌肉先收缩 5~10 秒,同时深吸气和体验紧张的感觉;再迅速地完全松弛 30~40 秒,同时深呼气和体验松弛的感觉。如此反复进行,也可只进行某一部位或是全身肌肉一致的紧松练习。练习时间从几分钟到 20 分钟可根据训练肌群范围灵活运用。本疗法无禁忌证,老少皆宜,已广为应用。

【例 5】 按一定的练习程序,学习有意识地控制或调节自身的心理生理活动,以 降低机体唤醒水平,调整因紧张刺激而紊乱的功能,这种疗法称为

A. 系统脱敏法　　　　　　　B. 厌恶疗法　　　　　　　C. 条件操作法
D. 模仿疗法　　　　　　　　E. 放松训练法

三、以人为中心的疗法

以人为中心疗法是美国的心理治疗家罗杰斯所创建的一种心理疗法,是人本主义疗法的代表。人本主义疗法是现代心理治疗中的"第三种势力"。

1. 以人为中心疗法的特点　以来访者为中心;把心理治疗看成一个转变过程;非指令性治疗的技巧。

2. 以人为中心疗法的主要技术　以人为中心的治疗中,最重要的技术是:真诚一致、无条件积极关注、同感的了解。真诚是指真诚与真实,或治疗者自身的和谐一致。治疗师在与当事人沟通时,要任随自身内部的感受和态度开诚布公地表达和流露。使当事人感受到治疗师对自己的真诚态度,不怀疑治疗师有任何保留,就能使当事人发生内在的改变,并向建设性方向转化。无条件积极关注是指不带价值判断地表达对人的基本尊重,接纳人有权产生自己的感受,对当事人的接纳与关怀是无条件的。由此创造一种有利于当事人转变自我概念的气氛,无论当事人当时的感受如何,治疗师都应予以理解,甚至是珍视。同感的了解是一种能深入主观世界了解其感受的能力。同感的了解开始于全神贯注地倾听。治疗师的倾听和日常生活中的听是不同的,有经验的治疗师能完全进入当事人的内心世界,不仅能理解当事人自己意识到的部分,甚至对当事人自己尚未察觉的潜意识层的意思也能觉察出来,并把这种理解传达给当事人本人。

第 4 节　心理治疗的原则与要求

一、治疗关系的建立

① 单向性心理治疗关系一旦建立,它就是单向性的,一切为了患者的利益。它不同于友谊的双向互利关系。

② 系统性心理治疗有着明确的目的和对象。治疗者要采取一系列有计划、明确、针对性强的措施帮助患者解决问题,增进自我理解、改善行为以及更有效地适应与应对环境。

③ 正式性治疗者的目的和职责就是给患者提供帮助。这种关系既非儿戏,也不是为了寻开心。它是正式建立的关系,一切活动均不能超出这种关系约定的目标与范围。

④ 时限性治疗关系要以目标达到为终结,以后如再有问题,还可重新建立治疗关系。

二、心理治疗的原则

1. 真诚原则　这是心理治疗的一个重要条件。医生对患者要真诚。在此基础上,患者才能不断接受医生提供的各种信息,逐步建立治疗动机,并能无保留地吐露个人心理问题的细节,为医生的准确诊断及设计、修正治疗方案提供可靠的依据,同时医生向患者提出的各种治疗要求也能得到遵守和认真执行。

2. 保密原则　心理治疗往往涉及患者的各种隐私。为保证材料的真实,保证患者得到正确及时的指导,同时也为了维护心理治疗本身的声誉及权威性,必须在心理治疗工作中坚持保密原则。医生不得将患者的具体材料公布于众,即使在学术交流中不得不详细介绍患者的材料时,也应隐去其真实姓名。

【例 6】 为保证材料真实,也为了维护心理治疗本身的声誉及权威性,因此心理治疗要坚持

A. 真诚原则　　　　　　　　B. 耐心原则　　　　　　　C. 保密原则
D. 中立原则　　　　　　　　E. 回避原则

3. "中立"原则　心理治疗的目的是要帮助患者自我成长,心理治疗师不是"救世主",因此在心理治疗过程中,不能替患者作任何选择,而应保持某种程度的"中立"。例如当遇到来访者来询问:"我该与谁

结婚?""我应该离婚吗?"等问题时,要让来访者自己做决定。

【例7】心理治疗的目标是促进求助者的成长和自立,不能代替患者做出任何选择与决定,这是心理治疗的

A. 真诚原则   B. 耐心原则   C. 保密原则

D. 中立原则   E. 回避原则

4. 回避原则   心理治疗中往往要涉及个人的隐私,交谈是十分深入的。因此,不宜在熟人之间做此项工作。亲人与熟人均应在治疗中回避。

【例8】某心理咨询师的母亲出现了心理问题,其妹妹想让其进行心理治疗,但他却把母亲转给其他心理咨询师治疗,该心理咨询师遵循的原则是

A. 保密原则   B. 真诚原则   C. 中立原则

D. 回避原则   E. 系统原则

三、心理治疗对治疗师的要求

① 要有一颗帮助别人的心,要真诚地理解患者,做到通情或共情,平等而不是鄙视,也不是板起面孔。仅仅想自己做个好人,而不愿意伸出援助之手的人,最好不做此项工作。

② 要有敏锐的观察力,心理治疗师要善于"察言观色""听话听音""善解人意",这些能力的培养十分重要。

③ 要有丰富的生活经验和知识,一个资深的心理治疗师,应了解社会各层各界人士的生活与工作。

④ 要有较宽的知识面,不仅应该懂得医学、心理学,还应懂得社会学、人类学等,才有可能与来访者找到较多的"共同语言"。

⑤ 要具备乐观的生活态度,来访者大多数由于生活中的问题,情绪比较低落。如果治疗师也是一个悲观观念很重的人,则难以使患者积极乐观起来,反而会起到"推波助澜"的作用。

⑥ 要遵守职业道德,要有高尚的医德,尊重患者的隐私,尊重异性患者,严格遵守一切心理治疗中的道德规范。

第5节 临床心理咨询

一、临床心理咨询概述

1. 概述   咨询即商量、征求意见的磋商行为。心理咨询是给来询者以心理上的指导和帮助的过程。

2. 临床心理咨询的意义   解决紧张应激压力的主要手段;防治心身疾病,促进健康长寿的有效方法;心理卫生知识传播的重要途径。

3. 心理咨询的方式

(1)门诊心理咨询   在综合医院、精神卫生中心和卫生保健部门均可设置心理咨询门诊,接待来访者。这种形式与来访者直接见面,能进行面对面的对话,故咨询较深入,效果较好。

(2)信函心理咨询   多为外地要求心理咨询者,或本地要求咨询者出于暂时保密或试探心理以信函开路。通过这种形式,只能初步了解情况,对咨询者进行安抚和稳定情绪,却无法面对面深入磋商,故最终还是会来门诊咨询。

(3)电话心理咨询   多为处于急性情绪危象,濒于精神崩溃或企图自杀的人,拨专用电话向心理咨询门诊告急、诉苦和求援。

(4)专题心理咨询   针对公众关心的心理问题,在报刊、电台、电视台进行专题讨论和答疑。国内有些报刊已经开辟了心理咨询专栏,系列讨论和回答群众质疑。这种形式具有心理卫生宣传性质。

(5)互联网心理咨询   通过互联网心理咨询可以突破地域的限制,还可以凭借行之有效的软件程序进行心理问题的评估与测量,同时将心理咨询过程全程记录,以便深入分析求助者的问题以及进行案例讨论等。

二、心理咨询的手段与内容

1. 心理咨询的手段

(1)宣泄   指来询者将其郁积已久的情绪烦恼与变态行为倾诉给咨询人员的过程。

(2)领悟   指来询者在咨询人员的帮助下,全面深刻地认识其心理不适与情绪障碍的过程。

(3)强化自我控制   在心理咨询中,任何形式的"痛",都是自我控制不力的表现。强化自我控制可使来询者解除某种不良情绪状态与行为方式对自我的禁锢,协调个人与环境的关系,从而获得内心的和谐。

(4)增强自信心   是心理"通"的最高表现。它能使来询者在战胜恶劣心境、摆脱情绪不良的基础

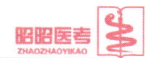

上,积极面对生活矛盾,调节自我与环境的不协调,以乐观的态度对待人生。

2. 不同对象的临床心理咨询

（1）儿童少年　在综合医院心理咨询门诊中,儿童、少年咨询所占的比例并不太高,广州铁路中心医院 1994 年所报告 1 800 个病例中,小于 16 岁的儿童为 90 例,占来询者总数的 5%。在 11 大类咨询原因中,最多的是行为改变,其次依次为成绩下降、身体不适、幻觉与妄想、性格改变、交际困难等。其原因分析主要为学习压力过大、教育不当、环境改变、家庭矛盾等。

（2）青年　在综合医院心理咨询门诊中,青年来询者的比例是最高的。在广州中山医科大学 1 000 例分析中,16~35 岁的青年来询者共 769 例,占 76.9%。在就诊的原因中,神经症占的比例最高,约占 73.5%,其次为精神病、心身疾病、性问题、躯体疾病等。在就诊的青年中,以 19~21 岁为高峰期,这与此阶段的高中生、高考、初入大学等社会事件有关。心理社会刺激多,因而心理疾病增多。

（3）中年人　在中山医科大学附属三院从 1980 年 1 月到 1988 年 12 月期间的 2 412 名来询者中,其中 36~59 岁的中年来询者共 451 名占 18.7%,且女性多于男性。中年来询者中以神经症为多,其中焦虑症多居首位,占总数的近一半。重性精神病、心身疾病、各种躯体疾病所致心理问题,性变态与性功能障碍,气功偏差等依次为相关的来访问题。

（4）老年人　在综合医院的心理咨询门诊中,老年人咨询所占的比例是最小的。中山医科大学从 1986—1988 年的统计表明,老年来询者仅占 1.65%。老年来询者的咨询原因可以是心理方面的,也常见有躯体方面的。心理方面的诉说主要见于情绪变化、睡眠障碍、幻觉、妄想、行为变异、智能缺损、性格改变等。

➤ **参考答案**如下,详细答案参见 2021 版《国家临床执业及助理医师资格考试精选真题考点精析》。

1. E	2. E	3. D	4. D	5. E	昭昭老师提示:
6. C	7. D	8. D	—	—	关注官方微信,获得第一手考试资料。

第 7 章　医患关系与医患沟通

➤ **2021 考试大纲**

①医患关系的心理方面;②医患交往的两种形式和两个水平;③医患沟通的理论、技术及其应用;④医患关系模式的临床应用。

➤ **考纲解析**

近 20 年的医师考试中,本章的考试重点是医患交往的**两种形式**,执业医师每年考查分数为 2~3 分,助理医师每年考查分数为 1~2 分。

第 1 节　医患关系概述

一、医患关系的概念

医护人员与患者之间相互联系、相互影响的沟通过程,是人际关系在医疗情境中的具体化形式。医患关系的实质是医护人员以自己的专业知识和技能帮助患者摆脱病痛,预防疾病,保持健康的过程。与其他人际关系相比,医患关系有以下特征。

1. 特点　医患关系以医疗活动为中心,以维护患者健康为目的,是一种工作关系,以治疗疾病、维护健康为目的的医疗活动,是医患沟通的核心内容。

2. 医患关系是一种帮助性的人际关系　医护人员具备专业知识和技能,处于帮助者的地位,患者处于被帮助者的地位。

3. 医患关系是以患者为中心的人际关系　一切医疗过程和医患沟通过程都要作用于患者,并以解决患者健康问题为目的,因此对医患关系的评价应主要以其对患者的作用和影响为标准。

二、医患间的技术关系与非技术关系

1. 医患间的技术关系　指在诊疗技术实施过程中医务人员与患者的相互关系。如医务人员利用自己的医学专业知识和技能在病史采集、体格检查、实验室检查、临床诊断和制订治疗方案等过程中与患者建立的相互关系。一般而言,医患在技术方面的沟通,医务人员处于较主动的地位。因为相对于就医者,医务人员

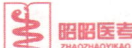

掌握了更多的医学知识和技能。但若医者独断专行,不经患者知情同意,就很容易导致医疗纠纷。

2. 医患间的非技术关系

① 医患间的沟通如同任何社会关系中两人彼此沟通一样,其中双方相互信任、相互悦纳的情感关系甚为重要。在医患的非技术关系方面,医患双方是平等的。患者对医院及医务人员是否满意,主要是从服务态度、医疗作风等方面进行评价的,所以要格外重视。

② 在实际的医疗活动中,技术与非技术两方面的医患沟通相互依赖、相互影响。例如,非技术方面沟通的成功会促进患者对检查和治疗的依从性,从而有利于技术方面的沟通;反之,则会阻碍技术沟通。同样,技术方面沟通的成功有利于非技术方面的沟通,而技术沟通的失败,例如医生的误诊和无效处置等,会损害非技术沟通。可见,对于建立良好的医患关系来说,技术与非技术两方面的沟通和相互作用都很重要。值得注意的是,由于长期受生物医学模式影响,非技术沟通一直没有引起医务人员的足够重视,从而妨碍了良好医患关系的建立。

三、建立良好的医患关系

医患关系的重要性早在现代医学出现之前就已为人们所认识。然而,随着医学技术革命的发生,大量技术装备投放到临床,导致很多医务人员忽视患者的陈述而依赖各种检查数据来诊断疾病,使医患关系出现裂痕,这应当引起各级医疗管理部门和医务人员的高度重视。

1. 医患关系的重要性 医患关系的重要性至少包括以下两方面:

(1) 保障医疗工作的顺利开展 医患关系的稳定和谐使医者与患者之间能保持及时的信息交流,有利于医疗工作的顺利进行。诊断方面:有充分的信息交流,医生更容易收集准确的病史资料。治疗方面:患者遵从医嘱是治疗成功的关键之一,而且疾病的防治往往涉及改变患者的生活习惯,没有患者的合作难以获得预期的效果。

(2) 营造良好的心理气氛 良好的医患关系可以增进医患的了解,使双方心情舒畅。对患者来说,可以减轻患者因为疾病所造成的心理应激,而且具有心理治疗的作用,可以消除或减轻患者的疾病。对于医生来说,良好的医患关系使医疗活动充满生气,医务人员能从中得到更多的心理满足,从而有益于保持与增进医护人员的心理健康。

2. 如何建立良好的医患关系 良好的医患关系是医患双方共同努力的结果,两者缺一不可。然而,医疗部门与医务人员在提供医疗保健服务的过程中仍起主导作用。所以应当主要着眼于对医务人员的要求。

(1) 树立新的医学模式下的医学观 现代生物-心理-社会医学模式认为,患病不仅仅是一个生物学过程,也是一种心理和社会文化体验。因此,医生在诊治患者时不能只见疾病不见患者,只注意局部忽略全身,而应该从单纯的生物学诊治转向生物、心理、社会的立体诊治。

(2) 具备广博的专业知识和精湛的技术 医学是一门极为深奥、广博的科学,要求医者博学多才,"上知天文,下知地理,中知人事"。清代著名医学家赵晴初在《存存斋医话稿序》指出:"医非博不能通,非通不能精,非精不能专,必精而专,始能博而约。"在诊治患者的过程中,医生高超的医术、娴熟的技能容易使医患之间在技术水平上的沟通获得成功,进而有利于非技术水平上的沟通和良好医患关系的建立。

(3) 培养良好的道德品质和心理素质 医务工作者要自觉进行道德品质的塑造,把符合社会要求的医德规范内化为自身的医德要求,如爱惜生命、尊重患者、恪尽职守、不谋私利等。医德信念的树立是一个长期积累、强化的过程。同时,医务人员应具备良好的心理素质,困难面前百折不挠,应对从容,培养对挫折的承受力,激励患者树立战胜疾病的信心。

第2节 医患关系模式

一、概 述

医患关系模式是医学模式在人际关系中的具体体现。常见的医患关系模式有维奇模式、布朗斯坦模式和萨斯-荷伦德模式,其中,萨斯-荷伦德模式已为医学界广泛接受。

二、维奇模式

美国学者罗伯特·维奇提出三种医患关系模式。

1. 纯技术模式 又称工程模式。在这种模式中,医生充当的是纯科学家的角色,只负责技术工作。医生将那些与疾病和健康有关的事实提供给患者,让患者接受这些事实,然后医生根据这些事实,解决相

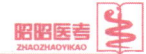

应的问题。这种医患关系是一种将患者当作生物体变量的生物医学阶段的医患关系。

2. 权威模式 又称教士模式。在这种模式中,医生充当家长式的角色,具有很大的权威性,医生不仅具有医疗过程的决策权,而且还有道德决定的权利,患者却完全丧失自主权。

3. 契约模式 在这种模式中,医患双方是一种非法律性的关于责任与利益的约定关系。在双方遵守共同利益的前提下,医疗中的重大决策与措施要经患者同意,患者则不期望同医生讨论所有的医疗技术细节。

三、布朗斯坦模式

布朗斯坦在其编著的《行为科学在医学中的应用》一书中,把医患关系概括为"传统模式"和"人本模式"两种类型。

	传统模式	人本模式
医生角色与作用	科学家-研究者;重点处理病理过程,情感上中立,在整个医疗活动中是主动的,负责对患者的诊治	教育者-顾问,治疗者,诊断者,社会支持的源泉;帮助患者了解疾病的性质及治疗方式,明确责任与分工,使患者重新获得对生命的控制
患者角色与作用	医嘱的被动接受者;完全合作,毫无保留地依赖医生,不问检查或治疗的理由或目的,不好奇,对疼痛有很高耐受力,对症状是一个准确、透彻的观察者,对病史是一个准确的历史学家,患有能被诊断与治愈的躯体疾病	自己医疗活动的合作者,治疗的参加者,是关于自己的情感和躯体反应的专家;与医生分担权利与责任,在整个医疗活动中是积极主动的,富有责任感
相互作用模式	依赖-响应依赖	协同"作战"
原型	长官-部属	协作者-协作者

1. 传统模式 这种模式是从传统的生物医学模式中派生出来的。在医疗活动中医生所关心的只是疾病的处理、常规技能的应用,很少考虑患者的期望和感受。医生对患者保持情感上的"中立",而患者则被动地服从医生的判断与决策。

2. 人本模式 是基于西方人本主义哲学和人本主义心理学而产生的医患关系模式。在这种模式中,共同为患者的健康负责。医生不仅关心疾病还注意患者的心理,不仅负责诊断与治疗还承担教育和情绪支持。这种模式无论在技术方面还是非技术方面,都为医患之间的相互沟通与相互作用、建立融洽的关系创造了良好的条件,与生物心理社会医学模式的基本观点具有一致性。

四、萨斯-荷伦德模式

美国学者萨斯和荷伦德根据医生与患者在医疗决策和执行中的地位、主动性将医患关系归纳为三种类型。

模 式	医护人员的作用	患者的作用	临床应用	模式的原型
主动-被动	对患者做某事	接受(不能反应或无作用)	麻醉、严重外伤、昏迷、谵妄等	父母-婴儿
指导-合作	告诉患者做什么	合作者(服从)	急性感染过程等	父母-儿童
共同参与	帮助患者自助	合作关系的参加者	大多数慢性疾患	成人-成人

1. 主动-被动型 这是一种最常见的单向性的,以生物医学模式为指导思想的医患关系,在现代医学实践中仍普遍存在,其特征为"医生为患者做什么"。在这种医患关系中,医生是主动的,患者则听从医生的支配。这种模式主要适用于昏迷、休克、全麻、有严重创伤及精神患者的医疗过程,这种患者没有自由意志,就对医务人员的职业道德和临床经验要求很高,必须仔细观察、认真操作、才不致对患者造成伤害。

2. 指导-合作型 这是一种微弱单向、以生物心理社会医学模式为指导的医患关系,其特征是"医生教会患者做什么"。在这种医患关系中医生是主角,患者是配角。主要适用于急性病患者的治疗过程,因为此类患者神志清楚,但病情重、病程短,患者只听从医生的意见,配合医生的安排。

3. 共同参与型 这是一种双向性的,以生物-心理-社会医学模式为指导思想的医患关系,其特征是"医生协助患者自我恢复"。这种模式主要适用于慢性疾病的治疗。患者自身的经验常常为治疗提供了重要的线索,医生只起一种指导性的辅助作用,帮助患者自我治疗。医患双方在知识水平、受教育的程度和生活阅历上越接近,这种医患关系模式就越适合。

【例1】对于切除阑尾的术后患者,宜采取的医患模式是

A. 主动-被动型   B. 被动-主动型   C. 指导-合作型

D. 共同参与型   E. 合作-指导型

【例2】对于休克昏迷的患者,宜采取的医患模式是

A. 主动-被动型   B. 被动-主动型   C. 指导-合作型

D. 共同参与型   E. 合作-指导型

第3节 医患沟通的技巧

一、概 述

沟通是人们以交换意见、表达情感、满足需要为目的,彼此间相互了解、认识和建立联系的过程。沟通过程是一个人与人之间信息交流的过程,也是沟通双方获得心理满足的过程。一般认为,沟通过程主要是以言语沟通和非言语沟通两种方式进行的。

二、言语沟通

言语沟通是信息交流的一个重要方式。只要沟通双方对语言及语境理解一致,沟通中损失的信息最少。交谈是医患之间最主要的沟通方式,医务人员询问病情、了解病史、进行治疗及健康指导一般都是通过交谈来完成的。

1. 交谈的原则

(1)尊重患者 交谈要在平等和谐的医患关系中进行。在医患关系中,患者一方常处于弱势地位,这时患者信息往往不能很好地表达,产生沟通障碍。

(2)有针对性 医患沟通毕竟是医疗活动的一部分,交谈应该有目的、有计划地进行。在交谈之前,医护人员应做充分的准备,明确交谈的目的、步骤、方式。

(3)及时反馈 在交谈过程中可采用点头肯定、表情等手段对患者的谈话进行应答。及时的反馈有利于交谈过程顺利进行,也有利于医患间的双向信息交流。另外,对交谈中获得的信息也应及时整理分析,并将有关内容反馈给患者,如对疾病的诊断、病情的进展、治疗方案的实施、疾病的预后等。

2. 交谈技巧

(1)注意倾听 有人认为交谈应该以"说"为主,而忽视了"听"的过程。实际上,在医患交流中,"听"往往比说更重要。听的过程,既是获得患者有关信息的过程,同时又是对这些信息进行归纳、总结的过程。倾听时,也有一定的技巧和需求,比如应与患者有一定的目光接触,而不能一边做其他事一边听,而且倾听的过程,还是让患者表达自己思想感情的过程。患者向医务人员"倾诉"还可以起到消除心理紧张的作用。

(2)体会患者的感受 患者谈到的许多感受都是医务人员没有亲身经历过的,如不能很好体会,容易导致理解的偏差。因此,在交谈中医务人员应学会"心理换位",能够同感、共情,设身处地从患者的角度去理解、体会他所谈的问题。这样会促进医患双方的认识、情感交流,加强交谈的效果。

(3)善用问句、引导话题 交谈过程必须围绕交谈目的,既要充分交流,又要简单明了。运用提问引导话题有利于抓住核心问题。但在提问时切忌生硬地打断患者,而应在恰当的时机比如患者谈话的间隙,礼貌地提出问题,转移话题。

(4)及时和恰当的反应 根据谈话的内容和情景,医务人员可用点头、微笑、沉默、重复患者谈话、使用"是""好""是吗"等语言来应答患者的谈话。比如患者谈到生病后出现家庭矛盾,此时医生可以注视患者,说"家庭矛盾?"暗示患者谈出家庭矛盾的内容。交谈中的反应可以起到鼓励患者交谈的作用,是交谈顺利进行的保障。

(5)抓住主要问题 交谈中应思考患者讲了什么内容,这些内容说明什么问题,并理解患者谈话中的感情色彩、心理倾向等弦外之音。结合交谈目的和提纲,抓住主要问题作进一步深入的了解,以节省时间,提高交谈效率。

【例3】在医患交往过程中,医护人员不恰当的交往方式是

A. 重视患者的自我感受   B. 采取封闭和开放式的提问   C. 用专业术语进行交流

D. 关注疾病本身和相关话题   E. 了解患者的安全需要

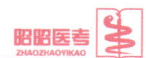

三、非言语沟通

非言语沟通在人际沟通中亦占有重要地位,因为人们相互沟通在许多情况下不可能全部以言语的方式来表达,但可以通过表情动作、目光接触、周围环境信息等手段表达自己的情感,从而达到沟通的目的。非言语沟通可分为动态与静态两种。动态主要包括面部表情、身段表情和人际距离等。静态包括衣着打扮、环境信息等。

1. 面部表情　包括眼、嘴、颜面肌肉的变化。据研究,喜悦与颧肌、痛苦与皱眉肌、忧伤与口三角肌都有一定的关系。面部表情的变化是医生观察患者获得患者变化的一个重要信息来源,同时也是患者了解医生心灵的窗口。医生既要有善于表达情感的面部表情,也要细心体察患者的面部表情。

2. 身段表情　是身体各部分的姿势动作,例如沉痛时肃立低头,惧怕时手足无措。此外,挥手、耸肩、点头等方式都表达一定的意思。临床活动中,医生诚恳友善地点头,患者的温暖和安全感就油然而生。

3. 目光接触　俗话说"眼睛是心灵的窗口",它既可以表达和传递情感,也可以揭示某些个性心理特征,是非言语沟通中的主要信息渠道。临床上,医务人员与患者交谈,双方往往通过目光接触判断对方的心理状态和信息接受的程度。

4. 人际距离　两人沟通的距离取决于彼此间会见亲密的程度,它在沟通初期就显得十分重要,直接影响到双方继续沟通的程度,有人将人际距离分为4种:亲密的,约0.5米以内;朋友的,为0.5～1.2米;社交的,为1.2～3.5米;公众的,为3.5～7米。医生对孤独自怜的患者、儿童和老年患者,可以适当地缩短人际距离,促进情感间的沟通。医患之间的距离一般在0.5～1.2米。

5. 语调表情　除面部表情、身段表情和眼神以外,言语中语音的高低、强弱、抑扬顿挫也是表达情绪,传递信息的重要手段。临床工作中,医生可通过患者的语调表情来判断对方的心理状态,同时,医生也可借助语调表情传递关注、同情患者等信息。

第4节　医患沟通中存在的问题

一、概　述

导致医患沟通不良的因素可来自于医患双方。对患者来说,主要是认为自己的获得的信息不足,听不懂医生的术语,医生同情心差,记不住医嘱等等;医生方面则认为患者的依从性差,提供信息有误等。

二、信息缺乏或不足

患者就医的动机主要是希望从医生那里了解自己患了什么病,病情严重程度如何,需要采用怎样的治疗手段,效果如何,预后怎样。这些信息本可以在医患沟通中获得。然而医生若只重视仪器的检测与观察,而忽视体验层面的叙述;漠视症状后丰富、立体的心理、社会内涵,没有故事,没有鲜活的诊断素材;最后,医患之间信息严重隔离,交流不畅,这些都是导致医患沟通障碍的原因。

三、沟通障碍

医患之间有时虽有信息往来,但是这些信息并未被对方理解,甚至造成双方误解。例如患者对医务人员经常使用的"行话"难以理解。如像"流脑"(流行性脑脊髓膜炎),"传单"(传染性单核细胞增多症),"腔梗"(腔隙性脑梗死)等缩略语令患者不知所云。对同一医学名词由于双方认识上的差异,可能产生不同的理解;医生书写病历字迹潦草,可能产生误解,甚至导致意外事故的发生。

四、回忆不良

1. 特点　研究发现,患者离开诊所后5分钟就有约一半的信息丢失,这是因为人类的短时记忆容量有限,若要长期保存信息,则需要对所接受的信息进行编码。因此,医生在给患者医嘱时应考虑恰当的方法,以便能帮助患者记忆。

2. 医生采用以下措施有助于患者的记忆

(1) 将医嘱内容进行归纳　所患疾病的名称;病情可能出现的变化;需要进一步作的检查;要进行的处理;生活方式应做哪些改变等。

(2) 指导力求具体　对需要患者进行配合的要求应明确、具体,不要一般而言或模糊笼统,如要求糖尿病患者"每天食量应控制在6两",而不是笼统地说"您必须进行饮食控制"。

(3) 重要的医嘱首先提出　心理学中的首因效应提示最先认识的项目回忆最好。

(4) 语句表达通俗易懂,简洁明了。

(5) 复述可以增强记忆 在患者离开前让其将医嘱复述一遍,有利于增强记忆。

五、同情心不够

我国自古就把医学定义为"仁术",其内涵主要包括爱人、尊生、重义、轻利等几个方面。爱人就是同情、关怀患者,所以同情心是医务人员应具备的道德素质之一。同时富有同情心也是患者对医生角色期待的重要内容。

六、依从性差

1. 概述 依从性差又称为遵医行为,指患者对医嘱的执行率。有人用如下公式来强调依从性的重要性:治疗效果＝医生的临床知识与技能×患者的依从性。

2. 依从性低的常见原因

(1) 一个是患者的原因 ①患者对病情的认知与医务人员不同,由于症状不明显或自以为病情已好转时,患者常不愿意执行医嘱;②医嘱的经济费用过高或对患者的工作造成不良影响时,患者往往不遵医嘱;③医嘱过于复杂,患者难以理解,导致文化水平较低的患者不遵从;④患者不遵医嘱最常见的原因是医疗措施和药物治疗给患者带来较大的痛苦和不良反应,导致患者拒绝治疗。

(2) 另一个常见原因来自于医务人员的行为 ①医务人员冷漠、粗暴等态度引起患者不信任,这是患者不遵医的主要原因;②医嘱要求不易执行,如服药的种类较多,时间不一,患者难以把握。

3. 后果 患者依从性差是医患沟通中最大障碍,医务人员应及时查找原因,提高患者的依从性。

➤ 参考答案如下,详细答案参见 2021 版《国家临床执业及助理医师资格考试精选真题考点精析》。

| 1. C | 2. A | 3. C | — | 昭昭老师提示:关注官方微信,获得第一手考试资料。 |

第8章 患者心理问题

➤ **2021 考试大纲**

①患者角色和求医行为;②患者的一般心理问题;③不同年龄阶段患者的心理活动特征;④特殊患者的心理问题。

➤ **考纲解析**

近 20 年的医师考试中,本章的考试重点是患者角色和求医行为,执业医师每年考查分数为 1～2 分,助理医师每年考查分数为 0～1 分。

第1节 患者角色和求医行为

一、患者角色

患者过去通常是指患有病痛的人。而在生活中几乎每一个人都会有在医学上称为疾病的现象,如足癣、近视、疣、痔等,但不能把所有的人都称为患者。到医院来体检的人和到产科来分娩的正常产妇,也常常被统称为患者,但他(她)们并非真正有病。也有一些身患疾病,但由于各种原因而不来医院就医,他们虽没有被列为患者统计,但却是真正的患者。

二、患者角色的概念

患者角色又称患者身份,是一个人被疾病的痛苦所折磨,并有治疗和康复的需要和行为,通过患病和康复的过程,与家庭、社会、医务人员之间产生互动。美国社会学家帕森斯在《社会制度》一书中提到"患者角色"具有一定的权利和义务,可概括为以下 4 点:①患者可从常规的社会角色中解脱出来,并根据疾病的性质和严重程度,相应减轻他平时承担的社会责任(工作)。②患者对其陷入疾病状态没有责任。因人对病本身无法控制,应尽可能使他早日康复。③患者有义务力求痊愈。生病不符合社会的愿望和利益,社会希望每个成员都健康,以承担应有的责任和角色。生病是暂时的非正常状态,患者应主动力图恢复常态。④患者应该寻求可靠的治疗技术帮助,必须与医生、护士等合作,共同战胜疾病。由此可见,患者角色既有从常态社会职责中解脱出来的权利,又有积极求医以早日康复的义务。

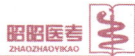

三、患者角色的转化

患者角色的适应不良大致有 5 种类型如下：

1. 角色行为缺如　即患者未能进入角色。虽然医生诊断为有病，但本人否认自己有病，根本没有或不愿意识到自己是患者。

2. 角色行为冲突　同一个体常常承担着多种社会角色，当患病并需要从其他角色转化为患者角色时，患者一时难以实现角色适应。

3. 角色行为减退　已进入角色的患者，由于更强烈的情感需要，不顾病情而从事力所不及的活动，表现出对病、伤的考虑不充分或不够重视，而影响到疾病的治疗。

4. 角色行为强化　由于依赖性加强和自信心减弱，患者对自己的能力表示怀疑，对承担原来的社会角色恐慌不安，安心于已适应的患者角色现状，或者自觉病情严重程度超过实际情况，小病大养。还要注意患者家人和其他照顾者。

5. 角色行为异常　患者受病痛折磨感到悲观、失望等不良心境的影响导致行为异常，如对医务人员的攻击性言行，病态固执、抑郁、厌世以致自杀等。

分　型	特　点	举　例
角色行为缺如	未能进入角色	医生诊断为有病，但本人否认自己有病，根本没有或不愿意识到自己是患者
角色行为冲突	难以进入角色	同一个体常常承担着多种社会角色，当患病并需要从其他角色转化为患者角色时，患者一时难以实现角色适应
角色行为减退	进入角色	由于更强烈的情感需要，不顾病情而从事力所不及的活动，表现出对病、伤的考虑不充分或不够重视
角色行为强化	小病大养	对承担原来的社会角色恐慌不安，安心于已适应的患者角色现状，或者自觉病情严重程度超过实际情况，小病大养
角色行为异常	出现新症状	患者出现行为异常，如对医务人员的攻击性言行，病态固执、抑郁、厌世、以致自杀等

【例1】一位头部大面积烧伤患者在获知自己的面容没法完全恢复从前的模样后，对在场的医生和护士进行殴打，这属于

A. 角色行为缺如　　　　　　　　B. 角色行为减退　　　　　　　　C. 角色行为异常
D. 角色行为强化　　　　　　　　E. 角色行为冲突

【例2】患者安于已适应的角色，小病大养，该出院而不愿意出院，此时患者的状态被称为角色行为

A. 减退　　　　　B. 缺如　　　　　C. 冲突　　　　　D. 强化　　　　　E. 异常

【例3】女，48 岁，某乡镇企业负责人。5 个月前被确诊为乳腺癌并接受了手术治疗。术后患者仅休息了 2 个月，便全身心投入了工作，同患病前一样从事日常工作，参加各种会议和活动。对于自己身体的康复情况并不重视，不按要求到医院复查，也不愿再接受任何其他的治疗。该女性角色行为改变类型属于

A. 角色行为冲突　　　　　　　　B. 角色行为缺如　　　　　　　　C. 角色行为异常
D. 角色行为减退　　　　　　　　E. 角色行为强化

【例4】医生告知某患者患有糖尿病并且让其接受药物治疗，但该患者并不相信自己患病，未听从医生的医嘱服药而是继续上班，该患者的角色行为类型属于

A. 角色行为转化　　　　　　　　B. 角色行为缺如　　　　　　　　C. 角色行为强化
D. 角色行为异常　　　　　　　　E. 角色行为冲突

四、求医行为

求医行为，即求助于医务人员的帮助。患者有病或有某种症状的感受后，会不会采取求医行为，受很多因素的影响。①对疾病或症状的主观感受，专业人员从专业立场去理解疾病，总希望患者的观点与自己一致。而实际情况是看法常常不一致，由于人们对疾病的认识不同，导致人们决定是否进一步采取求医行为具有很大差异。②症状的质和量，对患者的影响取决于该症状在特定人群中出现的频率，常见或

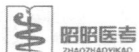

罕见;该症状对一般人来说是否熟悉;该症状或该疾病的预后是否易于判断等。③心理社会因素,求医行为与心理体验、社会文化背景、经济条件等情况有关。

第2节 患者的一般心理问题

一、对疾病的态度

人知道自己有病后,会很快把注意力由外部世界转向自身的体验和感受,由于感知觉的指向性、选择性、理解性和范围都受到情绪和性格特征的影响,所以患者往往只关心自身的功能状态,对各种症状的敏感度都会增强。

二、情绪和情感活动

1. 焦虑 ①疾病会影响人的正常生活、工作或学习,而且疾病往往存在不可预见性和危险性,所以,一个人患病后最明显的情绪反应是焦虑。焦虑程度随个体对疾病的了解以及对疾病后果的担心而有不同。焦虑时患者的主要表现是交感神经系统功能亢进,如心跳加快,手掌及脚趾部出汗增多,肌肉紧张,有些人会发抖,腹肌紧张,胃痉挛,腹泻。患者常有失眠、头痛,语速快、不间断,声音提高,或讲话变得犹豫,口吃,精神难集中,注意力短暂。②适度的焦虑反应可以提高人的警觉性,使人的心智活动增强,调动机体的生理和心理防卫机制,以应付情况的变化;同时可促进患者转入患者角色、寻求医疗帮助和遵从医嘱。但过度、持续的焦虑则是有害的,可使患者过分关注自身状况、难与医护人员配合,妨碍治疗的进程。医护人员向患者提供必要信息、医学知识,给予心理支持,有利减轻患者焦虑。

2. 行为退化 患者重新使用幼稚的行为来处理当前所碰到的困难,是一种退行性行为的表现。患病后常有退化行为,其表现有下列特征:

(1)自我中心 把一切事物及与自己有关的人,都看作是为他的利益而存在的。在治疗进程中,如果患者逐渐能关心病友,或让陪他的亲朋早点回家休息,这表示患者的自我中心减轻,标志着病情有所恢复。

(2)兴趣狭窄 仅对当时为他发生的事有兴趣,而对其他事情不太关心,即便是病前感兴趣的事物,现在也不感兴趣。

(3)依赖性强 患者在情绪上往往依赖于照顾他的人。此时患者情绪可能是矛盾的,它可以向医护人员要求过分的关照,也会向医护人员发泄愤怒。

(4)全神贯注于机体功能 患者对自己身体功能有关的事情非常关心,如吃了什么,睡眠时间,什么活动对机体有利等。

(5)认识患者行为退化时的特征与表现,有助于医护人员了解患者及其行为。有学者认为行为退化可使患者重新分配能量以促进痊愈过程,这种退化整合是一种保护性的反应对患者是有帮助的;但当病情好转时,应及时减少依赖而提高主动性,逐步恢复正常的社会功能。

3. 愤怒 ①患病本身是生活中的不幸,患病后还会遇上就诊不便、医院环境差、治疗效果不满意、医患间冲突等,都可以引起患者的愤怒,患者也许因不能自理而愤怒。有时患者发的是"无名火",这些怒气常常向周围的人如亲友或医生、护士。应理解为这是患者发泄的需要。②从心理学角度看,愤怒时的攻击反应可以缓解患者内心的紧张与痛苦,但攻击同时过度的愤怒也常常伴有"应激反应"式的生理变化,这对患者身体的恢复不利。对患者的愤怒医护人员应该谅解,并向家属说明是他需要关心。对于不合理要求医护人员需冷静处理。

4. 抑郁 一定程度的抑郁在任何严重的疾病中都有。抑郁可以使患者保存能量,有自身保护意义。但持续的抑郁对病情是不利的,它会降低机体免疫功能,影响诊断和治疗。抑郁反应的强度可以从轻微失落感到极度的悲伤、失望。支持、鼓励和适当的治疗对抑郁情绪常可奏效。

5. 猜疑心加重 ①有些患者患病后特别敏感、多疑,尤其有神经质倾向者。对周围人的言语妄加推断,对医务人员的低声交流尤加猜疑;对亲朋好友的安慰半信半疑,怀疑自己的病情已很严重。他们怀疑别人欺哄自己,因而惶惶不可终日。②猜疑心重多发生于久病或病情较重者。注意掌握患者在疾病过程中的心理变化,能够更好地对他们进行心理干预与治疗。

第3节　不同年龄阶段患者的心理活动特征

一、儿童患者的心理

①儿童患者对疾病缺乏深刻认识,心理活动多随治疗情境而迅速变化。他们情感表露又比较直率、单纯,不善于掩饰病情,只要按其心理活动特点护理,易于引导他们适应新环境。

②儿童在不同阶段的心理发育不同,患病时的反应也不一样。在新生儿期易发生惊骇、哭叫和痉挛;幼儿期患者入院后易产生恐惧与对立情绪。学龄前期儿童患者有依恋家庭情绪,情感较为复杂。学龄期儿童初入院时有惧怕心理,表现胆怯、悲伤、焦虑等。总之,儿童在患病期间,对父母更加依赖,更渴望父母的呵护,对门诊或住院治疗造成与父母的分离,会引起儿童的极大情绪反应,造成"分离性焦虑"情绪。

③由于儿童年幼,常表达不清自己的思想感情与心理反应,因此家属往往成为孩子不恰当的代言人。在我国现实生活中,儿童大都是独生子女,一旦生病父母格外紧张、焦虑。他们大都过分照顾,夸大病情,对医护人员提出过高要求。

④少数年龄比较大的儿童,比如12~14岁的儿童,有些个性早熟,当他们患病以后,会有类似成人的心理反应,会从大人的表现中估计到自己的病情是否会给学习、生活带来影响,给家庭带来很大的经济负担,甚至想到疾病会导致死亡,进而感到恐惧。

二、年轻患者的心理

①年轻人正是人生朝气蓬勃的时期,对于自己患病这一事实会感到很大的震惊。他们往往不相信医生的诊断,否认自己得病,直到真正感到不舒服和体力减弱时才逐渐默认。

②年轻人一旦承认有病,主观感觉异常敏锐,他们担心疾病会耽误自己的学习和工作,对自己恋爱、婚姻、生活和前途有不利的影响。

③年轻人的情绪是强烈而不稳定的,容易走极端。他们对待疾病也是这样。倘若病情稍有好转,他们就盲目乐观,往往不再认真执行医疗护理计划,不按时吃药。病程较长或有后遗症的年轻人,又易于自暴自弃、悲观失望,情感变得异常抑郁而捉摸不定。由于疾病的巨大挫折,他们会出现严重的精神紧张和焦虑,甚至导致理智失控,发生难以想象的后果。

三、老年患者的心理

老年人都希望自己尽量健康长寿。但老年人多有慢性疾病,当病重就医时,多对病情估计悲观,表现为无价值感和孤独感。有的情感变得幼稚会为不顺心的小事而哭泣,为某处照顾不周而生气。他们突出的要求是被重视、受尊敬。

第4节　特殊患者的心理问题

一、不同病期病人心理特征及干预

1. 急性期病人心理特征及干预

(1)急性期病人心理特征　急性期病人大多发病急、病情重,心理反应较为强烈,主要表现情绪反应及相应的行为反应。

(2)急性期病人心理干预　医务人员高超的专业技术水平和恰当的心理干预措施能迅速缓解急性期病人的心理反应。医护人员积极快速、有序高效、沉着镇定的抢救和治疗,可以减轻或消除病人的恐惧情绪,增强病人的安全感,因此,医务人员应理解病人的情绪和行为反应,向病人提供有关的信息,帮助病人正确对待疾病,积极配合各种检查和治疗,并及时安排家属探视,给予病人鼓励、安慰等心理支持。

2. 慢性期病人心理特征及干预

(1)慢性期病人心理特征　慢性病病因复杂,病程较长,疗效不佳,病人的心理变化极为复杂。

(2)慢性期病人心理干预　慢性病病人的综合治疗是一个长期的过程,应设计一个科学合理的心理干预计划。①支持性心理治疗;②情绪管理;③认知行为治疗。

3. 康复期病人心理特征及干预

(1)康复期病人心理特征　不良情绪、错误认知。

(2)康复期病人心理干预　纠正错误认知、培养积极情绪。

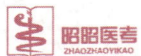

二、手术病人心理特征及干预

1. 手术病人心理特征

（1）**手术前**病人心理特征　病人最常见的术前心理反应是情绪焦虑，主要表现为对手术的担心和恐惧，并伴有相应的躯体症状，表现为心慌、手抖、出汗、坐立不安、食欲减退、睡眠障碍等。病人术前焦虑的产生主要源于对手术这种有创性的医疗手段缺乏了解，害怕术中疼痛，担心发生意外，甚至死亡，因而焦虑恐惧。

（2）**手术后**病人心理特征　术后由于手术创伤引起疼痛和不适，加之担心切口裂开或出血，躯体不能自主活动，病人会感到痛苦难熬、躁动，产生沮丧、失望、失助等悲观情绪；有些因疾病术后部分生理功能丧失或体貌严重改变的病人，如接受乳腺癌切除术、截肢术、眼球摘除术的病人，或手术效果未能达到预先期盼的病人，术后往往会产生一系列严重的心理反应，接纳和自我认同障碍，表现悲观失望，丧失生活兴趣，甚至发生自伤自杀行为。

2. 手术病人心理干预

（1）**手术前**病人心理干预　首先，耐心听取病人的意见和要求，并向其阐明手术的必要性和安全性；其次，及时向病人和家属提供有关手术的信息，如手术的简略过程，手术应注意的事项，术中、术后可能使用的医疗设施及可能出现的不适感；再次，安排家属、朋友及时探视，增强病人治疗疾病的信心，减轻术前恐惧；最后，鼓励病人学习减轻术前焦虑的常用行为控制技术，如放松训练、分散注意技术及示范技术等，最大限度地减轻病人的术前焦虑。

（2）**手术后**病人心理干预　麻醉清醒后，应立即向病人反馈手术的有利信息，给予鼓励和支持；了解病人疼痛情况，及时给予镇痛药减轻疼痛；通过心理疏导，帮助病人克服消极情绪。有的病人消极情绪的产生是因为评价手术疗效的方法有误，因此，医护人员应将正确评价疗效的方法传授给病人，使病人能正确认知术后康复过程。

三、危重病患者的心理问题

危重患者入院后自然受到特殊的对待，这些特殊对待对于他们的救治是必要的，但也可能向患者提示其疾病的严重程度而引起一些心理问题。国外对冠心病监护病房（CCU）及加强监护病房（ICU）的患者心理研究说明，这种病房中的患者心理问题除疾病本身的影响外，环境因素也影响治疗效果。CCU 患者在发病初期全部表现出不同程度的焦虑状态，多数因持续疼痛而产生濒死心理恐惧。焦虑的原因据分析主要是环境所致，如 24 小时昼夜不分的医护工作；监护用电视录像的连续强光照明；连接身体的各种导管造成的压迫感，活动受限制，被迫长期处于一定体位；同室患者的抢救、死亡等。

四、不治之症患者的心理问题

每个人都有求生的本能欲望，因此，当患了绝症面临死亡时总会有心理变化。当前死亡的主要原因是心血管病、肿瘤、脑血管疾病及呼吸系统疾病等，其中引起濒死感最强的疾病是癌。得知自己身患"绝症"后，患者往往引起巨大的痛苦，这些痛苦本身即可导致死亡。患者痛苦的原因有：①意识到死亡的逼近；②丧失的预感；③疾病过程的躯体后果，如呕吐、疼痛、呼吸困难、严重的不适应以及当病情进展时的绝望和失助感。

➤ **参考答案**如下，详细答案参见 2021 版《国家临床执业及助理医师资格考试精选真题考点精析》。

1. C	2. D	3. D	4. B	—	昭昭老师提示：关注官方微信，获得第一手考试资料。

第二篇　医学伦理学

学习导图

章 序	章 名	内 容	所占分数	
			执业医师	助理医师
1	伦理学与医学伦理学	伦理学	2分	1分
		医学伦理学		
2	医学伦理学的基本原则与规范	医学伦理的指导原则	1分	0分
		医学伦理学的基本原则		
		医学伦理学的基本规范		
3	医疗人际关系伦理	医患关系伦理	1分	1分
		医务人员之间关系伦理		
4	临床诊疗伦理	临床诊疗的伦理原则	2分	1分
		临床诊断的伦理要求		
		临床治疗的伦理要求		
		临床急救的伦理要求		
		临床治疗的伦理决策		
5	临终关怀与死亡的伦理	临终关怀伦理	1分	1分
		安乐死伦理		
		死亡伦理		
6	公共卫生伦理与健康伦理	公共卫生伦理的含义和理论基础	1分	1分
		公共卫生伦理原则		
		公共卫生工作伦理要求		
		健康伦理		
7	医学科研伦理	医学科研伦理的含义和要求	1分	1分
		涉及人的生物医学研究伦理		
		动物实验伦理		
		医学伦理委员会及医学伦理审查		
8	医学新技术研究与应用的伦理	人类辅助生殖技术的伦理	1分	0分
		人体器官移植的伦理		
		人的胚胎干细胞与生殖性克隆的伦理		
		基因诊疗的伦理		
9	医务人员医学伦理素质的养成与行为规范	医学道德教育	1分	0分
		医学道德修养		
		医学道德评价		

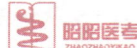

复习策略

医学伦理学属于医学中的人文科学,考生对此类内容进行"死记硬背"即可。考试题目一般是针对其中的观点、原则进行考试,相对简单。

第1章 伦理学与医学伦理学

> **2021 考试大纲**
①伦理学的含义和类型、研究对象、基本概念;②医学伦理学的含义、历史发展、研究对象和内容、基本观点、学习医学伦理学的意义和方法。

> **考纲解析**
近 20 年的医师考试中,本章的考试重点是伦理学的研究对象、基本概念,执业医师每年考查分数为 0~1 分,助理医师每年考查分数为 0~1 分。

第1节 伦理学

一、概 念

伦理学亦称道德哲学,是哲学的一个分支,是以哲学反思的方式对人类社会生活中的道德现象进行思考。伦理学可以被大致定义为有关善恶、义务的科学,道德原则、道德评价和道德行为的科学。

1. 道德的概念

(1)概念 道德是人们在社会生活实践中形成并由经济基础决定的,用善恶作为评价标准,依靠社会舆论、内心信念和传统习俗为指导的,调节人与人、人与自然关系的行为原则和规范的总和。

(2)对道德这个概念需要把握 ①道德是来调节人的行为规范体系;②社会生活实践的产物,由经济基础决定;③依靠舆论、习俗、信念指导。

2. 伦理的概念 伦理与道德都以善为追求目标,伦理是善在现实社会生活中的展现,具体化为普遍的道德规范或道德规范系统,以不同的方式规定在某些社会场景中应该如何行动或应该做什么等。

二、规范伦理学的类型

规范伦理学	①围绕道德规范进行研究,主要目的是为人们提供价值标准和行为准则,即通过制定一系列的道德行为规范,来引导和规定人们的行为规范; ②分为:一般规范伦理学和应用规范
元伦理学	又称分析伦理学,研究伦理学学科本身,即对伦理学的性质、道德概念、道德逻辑分析和道德判断的研究等,而不制定道德规范和价值标准,并且对任何道德规范、价值都采取中立的立场
描述伦理学	用描述和归纳的方法对对道德现象进行经验性描述和再现,故又称记述伦理学

三、伦理学的研究对象

伦理学就是要对道德现象进行研究与分析道德现象的本质。

四、伦理学的基本理论

1. 伦理学的基本理论 效果论、义务论和美德论。

2. 目的论和义务论的主要区别 判断道德行为的标准。

3. 义务论 不考虑行为的效果,只看行为是否符合道德"应当"的行为规范的形式。

4. 效果论 只看行为是否导致"好"的结果。

5. 美德论 又称德性论或品德论,其主要研究作为人所应该具备的品德、品格等。

第2节 医学伦理学

一、概 念

医学伦理学是规范伦理学在医疗实践中的具体应用,即运用一般规范伦理学的理论来分析和解决医

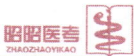

学实践、医学科学发展中的各种关系之间的道德问题而形成的一门学科;医学伦理学属于应用规范伦理学;作为应用规范伦理学,医学伦理学的主要目的是为人们在医疗实践及其相关领域中的活动提供价值标准和行为规范。

【例1】医学伦理学属于

A. 环境伦理学　　　　　　　B. 社会伦理学　　　　　　　C. 元伦理学

D. 描述伦理学　　　　　　　E. 规范伦理学

【例2】医学伦理学的研究对象是

A. 医学道德难题　　　　　　B. 医德基本理论　　　　　　C. 医学道德关系

D. 医德基本实践　　　　　　E. 医德基本规范

二、历史发展

医学伦理学基本上历经了三个历史发展阶段:医德学→医学伦理学→生命伦理学。

医德学	医生应有的美德,对待患者的正当态度
医学伦理学	医患关系、医生对患者的责任
生命伦理学	生物医学对传统医学道德价值观念挑战的结果

1. 西方医学伦理学的历史发展

①希波克拉底《希波克拉底誓言》提出的不伤害原则、为患者利益原则和保密原则已成为西方医德传统的核心。

②盖伦提出:"作为医生,不可能一方面赚钱,一方面从事伟大的艺术-医学。"

③中世纪的西方,医德带有浓厚的宗教色彩,彰显着医学的利他主义要义。

④文艺复兴运动后,德国医生胡弗兰德的著作《医德十二箴》,提出了医学应秉持救死扶伤、治病救人的观点。

⑤1803年,英国爱丁堡医生托马斯·帕茨瓦尔所著《医学伦理学》出版。

⑥1847年,美国医学会为加入本会的医生制定从业伦理准则。

⑦1864年8月,法国等12个国家在瑞士日内瓦签署了《日内瓦公约》,它是现代医学人道主义的首次规范性表述,规定了医师在行医中的中立地位,伤病军人不论国籍均应受到接待和照顾的权利。

⑧1969年,美国著名学术机构海斯廷斯中心成立,1971年6月该中心出版了《海斯廷斯报告》,成为西方医学伦理学学术界的重要期刊。

⑨1971年,美国学者范·R·波特出版《生命伦理学:通往未来的桥梁》一书,首创"生命伦理学"一词。

⑩1978年,美国肯尼迪伦理学研究所出版的《生命伦理学百科全书》提出"生命伦理学"的定义。

⑪1992年,荷兰健康理事会在鹿特丹成立了世界生命伦理学协会,并于其后每两年召开一届世界生命伦理学大会。

⑫2002年,美国内科学基金、美国医师学院基金和欧洲内科医学联盟共同发起,发表了《新世纪的医师职业精神——医师宣言》,提出了现代医师的三项基本原则及一系列明确的职业责任。

⑬1978年,美国肯尼迪伦理学研究所出版的《生命伦理学百科全书》将"生命伦理学"定义为"根据道德价值和原则对生命科学和卫生保健领域内人类行为进行系统研究"的一门科学。

⑭医学伦理学的研究范围:从医学职业角度,涉及整个卫生保健领域;从维护个体生命健康角度,维护所有生命存在。

2. 我国医学伦理学的历史发展

①东汉张仲景《伤寒杂病论》中提出"精研方术""知人爱人"。

②晋代杨泉在《物理论》提出:"夫医者,非仁爱之士不可托也;非聪明理达不可任也;非廉洁淳良不可信也。"

③唐代孙思邈在《备急千金要方》提出:"人命至重,有贵千金,一方济之,德逾于此。"特别是其中的"大医精诚论"是我国古代医学伦理思想形成的重要标志。

④宋代张杲著有《医说》,其中有"医以救人为心"篇;林逋在《省心录·论医》中提出"无恒德者,不可以为医"。

⑤明代龚信《古今医鉴》、龚廷贤《万病回春·医家十要》、陈实功《外科正宗·医家五戒十要》及李梴《医学入门·习医规格》均有医学伦理学方面的表述。

⑥清代喻昌著《医门法律》、张石顽《张氏医道·医门十戒》也是医学伦理学相关古籍。

⑦1926年,中华医学会在《中国医学》刊出了学会制定的《医学伦理学法典》,吸收借鉴西方医学伦理准则。20世纪30年代末,翻译《美国医学道德主义条例》《希波克拉底誓言》。

⑧1932年宋国宾主编的《医业伦理学》,我国第一部较系统的医学伦理学专著,表明中国进入到近代医学伦理学阶段。

⑨1939年毛泽东的著作《纪念白求恩》、1941年为延安中国医科大学题写的"救死扶伤,实行革命人道主义",奠定了新中国成立后医德建设的方向。

⑩1988年,卫生部颁布《医务人员医德规范及实施办法》。

⑪1991年,中华人民共和国教育委员会、卫生部等四部委局制定了《医学生誓言》。

⑫1999年,《中华人民共和国执业医师法》颁布实施。

⑬2005年,中国医师协会发表了推行《新世纪医师职业精神——医师宣言》的倡议书,加入推行该宣言的活动。

【例3】提出"以最大多数人的最大幸福"作为道德判断标准的学者是

A. 边沁　　　B. 密尔　　　C. 苏格拉底　　　D. 亚里士多德　　　E. 康德

【例4】"大医精诚论"的作者是

A. 张仲景　　　B. 华佗　　　C. 扁鹊　　　D. 孙思邈　　　E. 希波克拉底

【例5】"夫医者,非仁爱之士不可托;非聪明理达不可任也;非廉洁淳良不可信也。"此语出自

A. 晋代杨泉　　　　　B. 唐代孙思邈　　　　　C. 宋代林逋

D. 明代陈实功　　　　　E. 清代王清任

【例6】最先提出"不伤害原则"的西方医学家是

A. 希波克拉底　　　　　B. 盖仑　　　　　C. 维萨里

D. 白求恩　　　　　E. 桑德斯

三、医学伦理学的研究对象和内容

1. 医学伦理学的研究对象　以医学领域中的道德现象和道德关系为自己的研究对象。医学道德现象包括:医德意识现象、医德规范现象和医德活动现象。医学道德关系包括:①医务人员与患者(包括患者的家属)的关系;②医务人员相互之间的关系医学伦理学的重要研究对象;③医务人员与社会之间的关系;④医务人员与医学科学发展之间的关系。

2. 医学伦理学的研究内容　医学道德的基本理论;医学道德的规范体系医德的原则、规范和范畴等;医学道德的基本实践医学道德教育和修养、医德评价的标准和方法;医学伦理学的难题。

【例7】目前我国医学伦理学主要的研究方向是

A. 公民道德问题　　　　　B. 临床医学问题　　　　　C. 公共道德的学说和体系

D. 生命科学的发展　　　　　E. 医学实践中的道德问题

四、医学伦理学的基本观点

1. 美德论　又被称为德性论、德行论。从伦理学意义上看,德性是指个体所具有的理解、内化与践履伦理原则和道德规范的秉性、气质和能力,德性就是化"德"为"性"达到"从心所欲不逾矩"的境界,而麦金太尔则认为"德性是一种获得性人类品质"。这些都表明,德性概念所标识的是道德主体自身完善的一种人格境界。这种理论相信:一个人只要拥有适宜的美德,自然就会做出好的道德判断,即做出合乎伦理的行为决策、评价和辩护。美德是指在一定社会的历史条件下经过长期的道德实践而逐渐形成的、受到普遍尊崇、具有普遍和永恒价值的优秀道德品质。关于美德论,中西方都有丰厚的传统伦理理论资源。

2. 后果论　又被称为效果论、效用主义或功利主义、目的论或价值论等。根据这种理论,社会确立道德的目的不是为了道德本身,而是为了社会的存在发展以及为了增进每个人的利益;道德规范的确立和完善以及伦理行为的决策、评价和辩护强调后果、效用和价值。也就是说,在"如何制定和完善道德规范"和"如何做出道德判断"这两个方面,都强调"后果"。功利主义的"最大多数人的最大幸福"是代表和反映这种伦理思想本质的核心原则。古典功利主义和现代功利主义体现了后果论理论思想的发展。

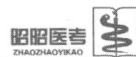

3. 道义论 又被称为义务论,或非目的论等。这种理论认为:其一,社会确立道德的目的在于道德自身,在于完善每个人的品德,是为了实现人之所以异于禽兽、人之所以为人。孟子曰:"人之有道也。饱食、暖衣、逸居而无教,则近于禽兽。"其二,行为是否道德,其终极的标准只能看它对行为者的品德、道义的效用如何,而不能看它对全社会和每个人利益的效用如何;凡是能够使行为者品德达到完善、实现人之所以为人者的行为,不论它如何减少行为者和整个社会的利益总量,因符合上述道德目的,就是应该的、道德的;相反,则是不应该的、不道德的。西汉大儒家董仲舒将这一思想概括为:"正其义不谋其利,明其道不计其功。"

五、学习伦理学的意义

1. 提高伦理意识,培养伦理分析能力,积极应对医学伦理问题 伴随着医学模式转变、人民群众健康意识和维权意识提高,广大患者和社会公众对医务人员的职业道德提出了更高要求,医学新技术研发和应用冲击着传统医德观念,引发棘手的伦理难题,诱发医务人员的道德沮丧感。面对复杂多样的医学伦理问题或难题,医学生并非束手无策,只要具备伦理学知识和技能,培养伦理分析论证能力,识别伦理问题和困境,就能从容应对未来执业中面临的伦理问题和难题。

2. 增进职业伦理素养,实现医学道德理想,从我做起改善医患关系 医学是崇高的职业,任务艰巨,要求从事医疗卫生保健事业的人员不仅必须具备高尚的道德情操、精湛技术,还需要有一颗献身医学事业、防病治病、救死扶伤的美好心灵。道德的主要价值目标是实现人格完善,自觉认识对社会的基本人际关系及其处理原则,自觉践行价值理想,实现人生意义和人格升华;树立道德典范,塑造理想人格。如果没有充足、正当的道德理由,违背了那些被社会成员普遍接受的道德规范(如不伤害),会导致道德沮丧、良心不安。医学生应该秉承"大医精诚"的职业使命,提高自身的道德修养,完善自身的知识结构,争取早日成为合格人才,从我做起,构建和谐医患关系。

3. 坚定信念,忠诚于医疗卫生事业,积极投身于健康中国建设 医务人员可以借助医学道德判断、道德标准和道德理想等形式,正确认识和处理医疗卫生领域中的各种人际关系,正确认识自己对患者、医疗机构、社会和自然环境的道德责任和义务,自觉遵循基本的伦理规范,保持良好的医疗秩序,营造良好的社会风尚。通过身体力行和健康科普教育,肩负道德责任,推进先进的医疗观念和广泛传播伦理知识,使其深入人心。医学生要不忘初心,经过不懈的努力,培养坚实的专业知识和技能,实现医术和医德的良性互动,忠诚于医疗卫生事业,积极投身于健康中国建设,争做人民群众健康的倡导者和守护者。

六、学习伦理学的方法

1. 掌握基本的医学伦理知识和技能,培养伦理决策意识和能力 通过医学伦理学教育培训,掌握医学伦理理论、原则和规则,熟悉国内外公认的医学伦理原则;了解国际、国内的生命/医学伦理规范文件提出的基本道德要求;运用医学伦理理论与原则分析和解决医学伦理问题和难题,确定医学伦理行为方案,采取伦理行为并对自己的行为进行辩护、评价和反思。医学生要培养下列伦理技能:伦理思维能力、伦理决策能力、分析论证能力、道德评价能力等。

2. 把握医学专业知识与技能,践行"以患者为中心"的医疗实践 医疗工作具有高风险性,医学上也还有许多未知数,加上病情复杂性及个体差异,医生诊治过程可谓是"如履薄冰,如临深渊",增加了医务人员工作压力和心理压力,职业信念易受影响。医务人员要掌握扎实的专业知识技能,用高超的医学专业技能,及时、准确和有效地进行诊断和治疗,开展医学研究或提供公共卫生服务。

3. 掌握医学伦理原则和准则,自律和他律相结合 医学生要了解医疗卫生法律法规和卫生政策的内容,在此基础上正确进行医学决策。医学生要学习和践行《希波克拉底誓言》《日内瓦宣言》《医师宣言》等行为规范。2017年新修订的《日内瓦宣言》:"把我的一生奉献给人类;我将首先考虑患者的健康和幸福;我将尊重患者的自主权和尊严;我要保持对人类生命的最大尊重……"医学生要不断培养自身的职业道德素养,从容应对临床实践、医学科研、高技术应用中的棘手问题,做一名医德高尚、自觉遵循伦理原则的人。

➤ 参考答案如下,详细答案参见 2021 版《国家临床执业及助理医师资格考试精选真题考点精析》。

1. E	2. C	3. A	4. D	5. A	
6. A	7. E	—			昭昭老师提示:关注官方微信,获得第一手考试资料。

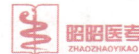

第2章　医学伦理学的基本原则与规范

➤ **2021考试大纲**

　　①医学伦理学的指导原则;②医学伦理学的基本原则;③医学伦理学的基本规范。

➤ **考纲解析**

　　近20年的医师考试中,本章的考试重点是医学伦理学的基本原则,执业医师每年考查分数为0~1分,助理医师每年考查分数为0~1分。

第1节　医学伦理学的指导原则

一、"防病治病,救死扶伤"

　　"防病治病,救死扶伤"是医德基本手段,"防病治病"体现了防治结合的医疗理念,从宏观层面指明了医学服务必须承担完整的医德责任,既要重视对患者的救治,也要重视疾病的预防工作。要求医务人员树立全面的健康观,正确认识和处理与患者个体、社会公众、生态环境的关系,承担多重责任,既要对个体生命负责,也要对社会公众负责,尤其要充分认识自身的社会责任。"救死扶伤"是临床医疗服务的首要道德职责,即所有临床医务人员都应把患者的生命和健康放在第一位,为患者谋利益。

二、"医学人道主义"

　　"医学人道主义"是医学道德的基本要求,要求医务人员应该给予患者基本的尊重、同情、关心和救助。

三、"全心全意"

　　"全心全意"是医学道德的最高要求,要求医务人员投入全部精力,毫无保留地救助患者。敬畏生命、珍爱身体、追求健康,维护生命的尊严、理解患者的痛苦、尊重患者的权利,对患者的身心健康要给予极大的同情和关爱。

四、"为人民健康服务"

　　"为人民健康服务"是医学道德的价值目标。医德基本原则的不同层次相互支撑、相互作用,是对中国古代"医乃仁术"的传统医学道德思想和现代的"白求恩精神"的一种时代性诠释。

第2节　医学伦理学的基本原则

一、尊重原则

　　1. 含义　对患者人格尊严和自主性的尊重。

　　2. 内容　尊重患者的人格;尊重患者的隐私权;尊重患者的自主决定权——知情同意、知情选择权。

　　(1)患者实现自主性的前提条件　①它是建立在医护人员为患者提供适量、正确且患者能够理解的信息之上;②患者必须具有一定的自主能力,对于丧失或缺乏自主能力的患者,其自主性由家属或监护人代替;③患者做出决定时的情绪必须处于稳定状态;④患者的自主性决定必须是深思熟虑并和家属商讨过;⑤患者的自主性决定不会与他人、社会的利益发生严重冲突。

　　(2)尊重原则要求医务人员　①平等尊重患者及其家属的人格与尊严。②尊重患者知情同意和选择的权利,而对于缺乏或丧失知情同意和选择能力的患者,应该尊重家属或监护人的知情同意和选择的权利。医务人员行使"家长权"的情况:在生命的危急时刻,家属或监护人不在场而又来不及赶到医院时,出于患者的利益和自身的职业责任。③要履行帮助、劝导,甚至限制患者选择的责任。

二、不伤害原则

　　在医学实践中,不伤害是指在诊治、护理过程中不使患者的心身等受到损害。不伤害包括不造成躯体伤害、精神伤害和经济损失三个方面。

　　1. 符合不伤害原则　凡是医疗、护理上必需的或者属于适应证范围,所实施的诊治、护理手段,

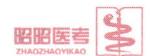

2. 违背不伤害原则 如果诊治、护理手段对患者是无益、不必要或是禁忌的,而有意或无意地去勉强实施,从而使患者受到伤害。

不伤害原则不是绝对的即使符合适应证的诊治、护理手段也可能会给患者躯体或心理上带来一些伤害。因此,实施任何诊疗手段之前先要进行风险和收益之比的评估。依据与医务人员的主观意志的关系,伤害可划分为:有意伤害与无意伤害;可知伤害与意外伤害;可控伤害与不可控伤害;责任伤害与非责任伤害;不伤害原则对医务人员的要求。

三、有利(有益)原则

1. 狭义的有利原则 指医务人员的诊治、护理行为对患者确有助益,既能减轻痛苦或同时又能促进康复。

2. 广义的有利原则 不仅对患者有利,而且有利于医学事业和医学科学的发展,有利于促进人群、人类的健康和福利。有利原则对医务人员的要求:医务人员的行为要与解除患者的痛苦有关;医务人员的行为可能减轻或解除患者的痛苦;医务人员的行为对患者利害共存时,要使行为给患者带来最大的利益和最小的危害;医务人员的行为使患者受益而不会给他人带来太大的伤害等。

【例1】在医务人员的行为中,不符合有利原则的是

  A. 与解除病人的疾苦有关   B. 使病人受益,但却给别人造成了较大的伤害

  C. 使病人受益且产生副作用很小   D. 可能解除病人的疾苦

  E. 在人体实验中,可能使受试者暂不得益,但却使社会、后代受益很大

四、公正原则

1. 公正的形式原则 指类似的个案分配收益与负担时以同样的准则处理,不同的个案以不同的准则处理,在我国仅限于基本的医疗和护理。

2. 公正的实质原则 是根据患者的需要、个人的能力、对社会的贡献、在家庭中的角色地位等分配收益和负担,在现阶段我国稀有贵重卫生资源的分配只有根据实质上的公正。

3. 公正原则要求医务人员 公正地分配卫生资源;态度上能够公正地对待患者,特别是老年患者、精神病患者、残疾患者、年幼患者等;在医患纠纷、医护差错事故的处理中,要坚持实事求是,站在公正的立场上。

【例2】在医疗实践活动中分配医疗收益与平衡时,类似的个案适用相同的准则,不同的个案适合不同的准则,这所体现的医学伦理基本原则是

  A. 尊重原则   B. 不伤害原则   C. 公正原则

  D. 有利原则   E. 公益原则

例3~5 共用选项

  A. 医师检查病人时,由于消毒观念不强,造成交叉感染

  B. 医师满足病人的一切保密要求

  C. 妊娠危及母亲生命时,医师给予引产

  D. 医生对病人的呼叫或提问置之不理

  E. 医师的行为使某个病人受益,但却损害了别的病人的利益

【例3】属于医师违背不伤害原则的是

【例4】属于医师违背有利原则的是

【例5】属于医师违背尊重原则的是

第3节 医学伦理学的基本规范

一、医学伦理学基本规范的含义

1. 概念 医学伦理学的规范,是指在医学伦理学基本原则指导下,协调医务人员人际关系及医务人员、医疗卫生保健机构与社会关系的行为准则或具体要求,它强调的医务人员应履行的义务"以应该做什

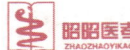

么、不应该做什么以及如何做"的形式出现。

2. 医学道德规范的本质　医学道德规范的形成在本质上是客观因素与主观因素的统一,由此又决定了它在阶级社会中必然显现出全人类性与阶级性的统一、稳定性与变动性的统一等。

二、医学伦理学基本规范的形式和内容

1. 医学伦理学基本规范的形式　医学伦理学规范(含基本规范)一般采用条文式的语言出现。政府、医学会和世界医学会等制定的一系列守则、法规、法典、宣言等,都包含一定的医学伦理规范内容。另外,还采用"誓言"或"誓词"的特殊形式。

2. 医学道德规范的内容　①根据 1988 年卫生部颁布的《医务人员医德规范及其实施办法》,医学道德规范的主要内容可以概括为:救死扶伤,忠于医业;钻研医术,精益求精;一视同仁,平等待患;慎言守密,礼貌待人;廉洁奉公,遵纪守法;互学互尊,团结协作;严谨求实,奋发进取,钻研医术,精益求精。②2012 年,由我国卫生部、国家食品药品监督管理局和国家中医药管理局联合发布的《医疗机构从业人员行为规范》中"医疗机构从业人员基本行为规范"的具体内容是:以人为本,践行宗旨;遵纪守法,依法执业;尊重患者,关爱生命;优质服务,医患和谐;廉洁自律,恪守医德;严谨求实,精益求精;爱岗敬业,团结协作;乐于奉献,热心公益。

➤ 参考答案如下,详细答案参见 2021 版《国家临床执业及助理医师资格考试精选真题考点精析》。

| 1.B | 2.C | 3.A | 4.E | 5.B | 昭昭老师提示:关注官方微信,获得第一手考试资料。 |

第3章　医疗人际关系伦理

➤ **2021 考试大纲**

①医患关系伦理:医患关系的伦理含义和特点、医患关系的伦理属性、医患关系的伦理模式、医患双方的道德权利与义务、构建和谐医患关系的伦理要求;②医务人员之间关系伦理;医务人员之间关系的含义和特点,处理好医务人员之间关系的意义,协调医务人员之间关系的伦理要求。

➤ **考纲解析**

近 20 年的医师考试中,本章的考试重点是医患关系,执业医师每年考查分数为 1~2 分,助理医师每年考查分数为 0~1 分。

第1节　医患关系

一、概念和特点

1. 含义　狭义的医患关系是特指医生与患者之间相互关系;广义的医患关系指以医生为中心的群体(医方)与以患者为中心的群体(患方)在诊疗或缓解患者疾病过程中所建立的相互关系。

2. 医患关系的特点　明确的目的性和目的的高度一致性(目的明确一致);利益满足和社会价值实现的统一性(个人利益社会价值实现统一);尊严权利上的平等性和医学知识上的不对称性(平等和不对等);医患冲突或纠纷的不可避免性(冲突纠纷难免)。

二、医患关系的性质

1. 从法律上说　医患关系是一种具有医疗契约性的关系。医患关系具有契约性,但并不是一种严格的契约关系。

2. 从伦理上说　医患关系是一种信托关系。医患关系是以诚信为基础的具有契约性质的信托关系。

【例1】医患之间的道德关系是

A. 主从关系　　　　　　　　B. 商品关系　　　　　　　　C. 信托关系

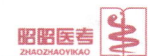

D. 陌生关系   E. 私人关系

三、医患关系的模式

1. 基本样式 医患关系模式是医患之间相互影响、相互作用的基本样式。

2. 医患关系的内容 技术方面的关系和非技术方面的关系。

3. 医患间技术方面的关系 医患间因诊疗方案、措施的制定和实施而产生的关系。

4. 医患间非技术方面的关系 医患交往过程中在社会、法律、道德、心理、经济等方面建立起来的人际关系。如医患间的道德关系、经济关系、价值关系、法律关系等。

医患关系的模式的基本类型(美国学者萨斯和荷伦德):主动-被动模式;指导-合作模式;共同参与模式。

四、医患双方的道德权利与义务

1. 道德权利与道德义务的概念

(1) **道德权利** 就是道德主体依据道德所应享有的正当权利和利益。

(2) **道德义务** 就是道德主体依据道德对他人、群体和社会应当负有的使命和责任。

道德权利和义务与法律权利和义务在内容、实现的形式上不同。

2. 医务人员的道德权利与道德义务

医务人员的道德权利	医务人员的道德义务
①执业权(履行职责和获取相应条件);	①遵守法律、法规,技术操作规范;
②报酬权;	②敬业,遵守职业道德,履行医师职责;
③学习、科研权;	③关爱、尊重患者,保护患者的隐私;
④尊严和人身安全权;	④钻研业务,提高专业技术水平;
⑤参与权、建议权;	⑤从事科学研究,发展医学科学;
⑥特殊干涉权(精神患者、自杀未遂患者、传染患者)	⑥宣传卫生保健知识,对患者进行健康教育

3. 患者的道德权利和道德义务

患者的道德权利	患者的道德义务
①平等的医疗权;	①配合诊疗恢复;
②知情同意权;	②遵守医院规章制度;
③隐私保护权;	③给付医疗费用;
④损害索赔权;	④保持和恢复健康;
⑤医疗监督权	⑤支持医学科学发展

五、构建和谐医患关系的伦理要求

医患双方应密切地沟通与交流;医患双方应自觉维护对方的权利;医患双方应自觉履行各自的义务;医患双方应正确认识和处理权利与义务的关系;医患双方应加强道德自律并遵守共同的医学道德规范。

第2节 医务人员之间关系伦理

一、医际关系道德

医际关系是指医务人员之间及其与其他医疗活动主体之间在医疗活动中形成的业缘关系。从广义上说,它是医务人员之间以及医务人员与医院党政管理人员、后勤服务人员、工程技术人员之间的人际关系;狭义上是指医生、护士及其他卫生技术人员自身之间及相互之间的关系。

二、医际关系的特点

协作性、平等性、同一性、竞争性。

三、处理好医务人员之间关系的意义

①是当代医学发展的客观需要;②有利于发挥医疗卫生保健机构的整体效应;③有利于医务人员的

成才;④有利于建立和谐的医患关系。

四、正确处理医务人员之间关系的道德原则

①共同维护患者与社会的利益;②彼此平等互相尊重;③彼此独立、互相支持和帮助;④彼此信任、互相协作与监督;⑤互相学习、共同提高。

【例2】有关医际关系与医患关系的表述,下列哪项是错误的?

A. 医际关系的恶化在一定程度上将医患关系产生不良影响

B. 医患关系的恶化在一定程度上将对医际关系产生不良影响

C. 处理医际关系和与医患关系依据的伦理原则是相同的

D. 医际关系与医患关系既互相独立又相互关联

E. 良好的医际关系有助于形成良好的医患关系

➤ **参考答案**如下,详细答案参见 2021 版《国家临床执业及助理医师资格考试精选真题考点精析》。

1. C	2. C	—	—	—	昭昭老师提示:关注官方微信,获得第一手考试资料。

第4章 临床诊疗伦理

➤ **2021 考试大纲**

①临床诊疗的伦理原则;②临床诊断的伦理要求;③临床治疗的伦理要求;④临床急救的伦理要求;⑤临床治疗的伦理决策。

➤ **考纲解析**

近 20 年的医师考试中,本章的考试重点是临床诊断的伦理要求,执业医师每年考查分数为 1~2 分,助理医师每年考查分数为 0~1 分。

一、临床诊疗的医学道德原则

患者至上原则;最优化原则;知情同意原则;保密守信原则。

【例1】女,50 岁,因子宫肌瘤行全子宫切除术。术中医生发现患者左侧卵巢有病变应切除,在未征得患者及其家属同意的情况下,将左侧卵巢与子宫一并切除。术后患者恢复良好。该案例中,医生违背的临床诊疗伦理原则是

A. 知情同意原则 B. 患者至上原则 C. 守信原则

D. 最优化原则 E. 保密原则

二、临床诊断的伦理要求

1. 询问病史的伦理要求 举止端庄,态度热情;全神贯注,语言得当;耐心倾听,正确引导。

2. 体格检查的道德要求 全面系统,认真细致;关心体贴,减少痛苦;尊重患者,心正无私。

3. 辅助检查的道德要求 目的明确,诊治需要;知情同意,尽职尽责;综合分析,切忌片面。

4. 医技人员应遵循的伦理要求 严谨求实,防止差错;工作敏捷,尊重患者;精心管理,保证安全;积极进取,加强协作。

5. 药物治疗中的道德要求 对症下药,剂量安全;合理配伍,细致观察;节约费用,公正分配。

6. 药学技术人员应遵循的伦理要求 审方认真,调配迅速,坚持查对;操作正规,称量准确,质量达标;忠于职守,严格管理,廉洁奉公。

7. 手术治疗中的道德要求 手术前严格掌握手术指征,动机正确,必须做到知情同意,必须认真做好术前准备;手术中要关心患者,体贴入微;态度严肃,作风严谨;精诚团结,密切协作;手术后要严密观察,勤于护理,减轻患者痛苦,加速患者康复。

8. 心理治疗中的道德要求 要掌握和运用心理治疗的知识、技巧去开导患者;要有同情、帮助患者的诚意;要以健康、稳定的心理状态去影响和帮助患者;要保守患者的秘密、隐私。

9. 康复治疗中的道德要求 理解与同情患者;关怀与帮助;联系与协作。

三、临床急救的伦理要求

1. 工作特点 随机性强;时间性强;协作性强。平时有应急准备,人员坚守岗位;工作量大、难度高

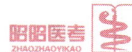

和责任重;既尊重患方的自主性,又以新的生命观为指导。

2. 要求 争分夺秒;勇担风险;满腔热情,重视心理治疗;全面考虑,维护社会公益。

【例2】下列选项中符合手术治疗伦理要求的是

A. 手术方案应当经患方知情同意

B. 患者坚决要求而无指征的手术也可实施

C. 手术对患者确实有益时,可无需患者知情同意

D. 手术方案必须经患者单位同意

E. 患者充分信任时,医生可自行决定手术方案

四、临床治疗的伦理决策

1. 临床治疗的伦理难题 医师根据不同的医学伦理价值观,可以合乎逻辑地提出两种甚至两种以上不同程度矛盾和冲突的伦理行为方案,医师对这种两难伦理行为问题的决策,称为医学伦理难题决策。医学伦理难题决策,又被称为医学道德难题决策或道德难题决策。

(1)医学伦理难题决策不仅仅是"两难"选择,有时可能是"多难"选择 一般认为,医学伦理难题决策是两难选择。但在诊疗实践中,它可能不仅仅是两难选择,有时可能是多难选择。因为医学伦理难题决策之困难并不是指在"善"与"恶"的诊疗行为方案中进行选择,而是指在人们认为的"善"与"善"的诊疗行为方案中选择。当然,这些善的行为方案当然不一定仅仅只有两种。

(2)医学伦理难题决策不同于一般难题决策,也不同于一般伦理难题决策 一方面,伦理难题决策不同于一般难题决策。这是因为伦理行为是具有利害效用的行为,人们对于伦理行为的选择,就比一般无关利害效用的行为选择就显得更加困难。另一方面,医学伦理难题决策不同于一般伦理难题决策,这是因为,医学伦理难题决策涉及的是对患者的救治行为,医师是为受到伤病折磨的人的生命和健康提供服务,与一般的伦理难题决策相比,医学伦理难题决策就需更加重视和谨慎。

2. 临床治疗的理论决策

(1)普通医学伦理问题决策的概念 普通医学伦理问题决策是指医师面对善与恶的行为选择而进行的医学伦理决策。不言而喻,此时医师应该遵循社会医德要求,择善祛恶,养成美德,完善德行。然而,个别医师经不住某些不当利益的诱惑,可能为了一己私利,而置病人利益和社会公益于不顾,选择不符合甚至违背医学道德的行为。这种不道德行为,又称"败德行为"。

(2)影响普通医学伦理决策的因素

①个体因素 个体因素是指医师个人的道德人格,即医师的医德品质。医师的医德品质如何,往往决定着医师做出的临床诊疗决策是否符合伦理,其诊疗行为是道德还是不道德的。持这种观点的理论被称为"烂苹果"理论。

②组织和环境因素 医师个人的价值观是在一定的社会组织环境中形成的,并且受到环境因素的影响,处于不断的变化过程之中。持这种观点的理论被称为"烂筐"或"染缸"理论。持这种观点的人认为,医师不道德的诊疗行为决策主要是由社会组织环境因素决定的,不能单纯从医师个体身上找原因。

③个体和组织的互动 单纯从医师个体本身,或者单纯从个体所处的社会组织环境,来阐释医师的医学伦理决策是不完整的,应该将两个方面结合起来。医师不道德的临床诊疗决策,会受到个体和情境两个方面因素的相互作用。持这种观点的理论被称为"互动"理论。

④对医学伦理问题的认知 医学伦理决策源于医师对医学伦理问题的认知,医师根据问题的特征来判断伦理问题存在与否,而且伦理问题的特征会影响其进行医学伦理判断,形成决策意图和实施决策行为。

(3)普通医学伦理决策的顺利进行

①医师优良个体道德人格的培养 既然医师的医德品质是影响其普通医学伦理决策的重要因素,就应该尽可能消除不道德决策的个体因素源头。

②良好医学道德生态的营造 是指每个医师所处于的社会和医疗机构道德大环境。医师的道德标准都是从医疗卫生组织和社会中习得的,其行为受到医院及其成员的影响和制约,并受到社会的评判。

③个体与组织互动平台和机制的构建 既然医师个体医德与医院和及社会环境两者之间的互动也是影响医师进行普通医学伦理决策的重要因素,就应该努力构建医师优良医德与良好的组织、社会道德环境之间的平台和机制,并通过这些平台和机制促使医师正确进行普通医学伦理决策。这些平台和机制包括行业组织的道德自律机制、医疗机构的行风评比机制、医学伦理委员会的伦理审查机制等。

④医师医学伦理决策能力的训练 既然医师对医学伦理问题的认知是影响其进行普通医学伦理决策的重要因素,伦理决策不能离开医学伦理问题本身,这就决定着伦理决策应该关注具体的医学伦理问题,关注在医学伦理问题的具体情境中,医师的道德直觉和经验。

➤ 参考答案如下,详细答案参见 2021 版《国家临床执业及助理医师资格考试精选真题考点精析》。

1. A	2. A	—	—	—	昭昭老师提示:关注官方微信,获得第一手考试资料。

第 5 章 临终关怀与死亡的伦理

➤ **2021 考试大纲**

①临终关怀伦理;②安乐死伦理;③死亡伦理。

➤ **考纲解析**

近 20 年的医师考试中,本章的考试重点是安乐死伦理,执业医师每年考查分数为 1~2 分,助理医师每年考查分数为 0~1 分。

第 1 节 临终关怀伦理

一、概 述

临终关怀是一种"特殊的服务",向临终患者及其家属提供的包括医疗、护理、心理、伦理和社会等全方位的照护。主要目的:不是要延长患者的生存时间,而是希望提高患者的生存质量。

二、临终关怀的特点

①对象为不可逆转的临终患者;②主要目的不是治疗或治愈疾病,而是减轻患者的身心痛苦、控制症状;③特别注重患者的生命尊严与生命质量和生命价值,强调个体化治疗、心理治疗和综合性、人性化的护理;④不仅关心患者,而且也关心其家属的身心健康;⑤临终关怀的服务团队以医务人员为主,同时有家属、社会团体和各界人士等大量社会志愿者的积极参与,已成为一项社会公益事业。

三、临终关怀的道德意义

显示了人道主义精神;临终关怀体现了人的生命神圣、质量和价值的统一;临终关怀展示了人类文明的进步。

四、临终关怀的伦理要求

认识和理解临终患者;保护临终患者的权益;尊重满足临终患者的生活需求;同情和关心临终患者的家属。

第 2 节 安乐死伦理

一、安乐死的分类

1. 按照执行方式 主动安乐死和被动安乐死。

2. 按患者同意的方式 自愿安乐死和非自愿安乐死

3. 可以得出四种类型 自愿主动安乐死;自愿被动安乐死;非自愿主动安乐死;非自愿被动安乐死。

二、安乐死的伦理争议

1. 赞成 体现了对人的尊重;有利于节约医药资源,有利于家属和社会;有利于促进社会文明的进步。

2. 反对 违背医学的宗旨、医生的责任;不利于医学的发展;对社会道德产生不良影响;无法确认人的真正意愿;有限度地赞成安乐死的观点;严格的条件限制下接受安乐死,而主要是消极安乐死;条件包括:①患者必须是患有不治之症且进入濒死状态;②必须由患者亲自提出;③实施者只能是医生等第三方;④只能采取消极的方式实施安乐死,不积极治疗、不积极干预,不能通过打针等主动行为让患者加速死亡,而只能借助拔掉呼吸管等摘除维持患者生命条件的方式实施消极安乐死等。

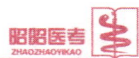

三、安乐死的立法

1. 国家 荷兰是最早实施安乐死的国家。比利时是第二个同意实施安乐死的国家。

2. 要求 ①患者在意识清醒的状态下自愿接受"安乐死"并多次提出相关要求;②患者所患疾病无法治愈、所遭受的痛苦和折磨无法忍受的,医生和患者必须就每一种可能的治疗手段进行讨论;③主治医生必须与另一名医生进行磋商以获取独立的意见,另一名医生写出书面意见;④医生必须按照规定和法律程序,以医学上合适的方式对患者实施"安乐死",在"安乐死"实施后必须向当地政府报告。我国对安乐死尚未立法,也未颁布过相关的政策、条例。我国医务人员对于临终患者只能提供临终关怀,而不能是安乐死。

【例1】世界上第一个安乐死合法化的国家是

A. 德国　　　　B. 荷兰　　　　C. 立陶宛　　　　D. 英国　　　　E. 希腊

【例2】下列国家中安乐死合法化的是

A. 法国和意大利　　　　B. 荷兰和比利时　　　　C. 美国和德国

D. 英国和印度　　　　E. 巴西和希腊

第3节　死亡伦理

死亡是人的必然归宿,其最明显的特质就是死亡的必然性和不可避免性。人们对死亡的认识,经历了一个由不认识到认识,由感性认识到理性认识的发展过程。人类最早从生理学意义上认识死亡,认为一个人毫无知觉、没有动作那就是死亡。其后,则意识到一个人没有呼吸就是死亡,以心脏跳动与否来判定死亡。再后来,以全脑功能不可逆的永久性停止来界定死亡。

一、死亡的标准和历史演变

1. 传统标准 心肺死亡标准。

2. 脑死亡标准 脑死亡是指原发于脑组织严重外伤或脑的原发性疾病,导致包括脑干在内的全脑功能不可逆转和永久的丧失,是整个中枢神经系统的全部死亡。

二、实行脑死亡标准的道德意义

①更科学地判定人的死亡;②维护了死者的尊严;③有利于节约卫生资源和减轻家属的负担;④有利于器官移植。上述①和②是执行脑死亡标准的动机和直接目的,而③和④是实施脑死亡的间接效果。

➤ **参考答案**如下,详细答案参见 2021 版《国家临床执业及助理医师资格考试精选真题考点精析》。

1. B	2. B	—	—	—	昭昭老师提示:关注官方微信,获得第一手考试资料。

第6章　公共卫生伦理与健康伦理

➤ **2021 考试大纲**

①公共卫生伦理的含义和理论基础;②公共卫生伦理原则;③公共卫生工作伦理要求;④健康伦理。

➤ **考纲解析**

近 20 年的医师考试中,本章的考试重点是公共卫生伦理原则,执业医师每年考查分数为 1~2 分,助理医师每年考查分数为 0~1 分。

一、概　述

公共卫生措施、活动性质不是临床的医疗活动。目的是防止、控制疾病在人群中的蔓延、传播;开展的区域在社区、社会;针对的对象是社区、地区乃至整个社会的人群;措施手段不是医疗性的而是社会性、政策制度性的;实施主体不仅仅是医务人员,还包括社会工作人员、政府机构人员等各领域的人员。

二、公共卫生伦理原则框架

1. 全社会参与原则 对于公共卫生事件,全社会不同行业,不同岗位都要共同参与进来。

2. 社会公益原则 指民事主体在进行民事活动时不得违反社会公共秩序和善良风俗,不得违反社会一般道德准则和国家以及社会的一般利益。

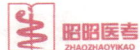

3. 社会公正原则　为了约束效用原则的负面效应,还应坚持公正原则,以纠正追求效用最大化行动所导致的不公正现象。公正原则要求:在同一个社会,所有成员都有均等的机会获得相同的公共卫生资源,或者是按照某种相对公平次序分配资源。该原则主要是针对由于经济、阶层、种族、文化、宗教信仰等社会因素,所造成的资源、风险、负担、受益等分配不公正的社会现实。

4. 互助协同原则　互助原则是与尊重原则相对应、对公共卫生行动涉及的社会成员的原则要求。在实施公共卫生行动时,公共卫生机构和工作人员一定会多多少少地影响或侵犯个体权益。但作为社会成员的个体,则应理解公共卫生行动对个体、群体及全社会健康的重要性,以积极合作的态度参与公共卫生行动的实施。

5. 信息公开原则　对于公共卫生事件,应该及时公开。

【例1】对甲类传染病患者实施强制隔离措施时,应当遵循的公共卫生伦理原则是
A. 社会公正原则　　　　　B. 全社会参与原则　　　　　C. 互助协同原则
D. 以患者为中心原则　　　　E. 信息公开原则

三、公共卫生工作伦理要求

1. 疾病防控的伦理要求　①严格执行隔离消毒措施和各项操作规程;②坚持预防为主的积极防疫思想;③尊重传染病患者的人格和权利;④遵守国家法律规定,及时收集与上报疫情。

2. 职业性损害防控的伦理要求　①始终坚持"预防为主,防治结合"的工作理念;②始终坚持"深入一线,监督指导"的工作方式。

3. 健康教育和健康促进的伦理要求　①树立新的健康观,要把人的健康与生物、心理和社会的因素联系起来,即用生物-心理-社会医学模式解决群众的健康问题;②要扩大知识面,加强人文科学如伦理学、心理学、社会学、教育学和人类行为科学等知识的学习,努力提高自身的素质和能力;③要以科学发展观为指导,运用新理论和新知识解释生命现象,坚决同迷信、巫医、一切不科学现象做斗争。

4. 应对突发公共卫生事件的伦理要求　①预防第一、防治结合;②患者利益第一、医患利益兼顾;③集体利益第一、个人和集体兼顾;④政府责任第一、政府责任和个人责任相结合。

四、疾病防控的伦理要求

1. 传染病防控的伦理要求　积极开展传染病的防控;认真做好传染病的监测和报告;尊重科学,具有奉献精神;尊重传染病患者的人格和权利。

2. 慢性非传染性疾病防控的伦理要求　积极开展健康教育,促进人们健康行为、生活方式的转变;加强慢病的监测、筛查和普查工作,履行早发现、早诊断和早治疗的道德责任。

3. 职业性损害防控的伦理要求　依法开展卫生监督和管理,从源头控制职业性损害,对劳动者的安全和健康负责;积极开展职业健康教育、卫生监测和健康监护;职业病诊断应客观公正,既要保障劳动者的健康权益,也需维护企业和国家的利益。

4. 健康教育和健康促进的伦理要求　履行法律义务,充分利用一切机会和场合积极主动地开展健康教育;积极参与有利于健康促进的公共政策的制定、支持性环境的创建和卫生保健体系的建立;深入农村、社区,将健康教育与健康促进工作渗透在初级卫生保健工作中;不断自我完善,以科学的态度和群众喜闻乐见的形式开展健康教育和健康促进活动。

5. 应对突发公共卫生事件的伦理要求　恪守职责和加强协作,发扬敬畏生命的人道主义精神;树立崇高的职业责任感和科学态度;勇于克服困难,具有献身精神。

【例2】下列不属于传染病防控工作伦理要求的是
A. 采取走访患者家庭以预防医患冲突　　　B. 做好传染病的监测和报告
C. 尊重传染病患者的人格和权利　　　　　D. 尊重科学事实
E. 开展传染病的预防宣传教育

五、健康伦理

1. 健康与健康观　人们对健康的理解与认识在不同时期有不同的含义,也就形成了不同的健康观念。

(1)古代朴素的健康观　古代多把健康理解为一种平衡、协调状态,要么理解为机体内环境的完整统一,要么理解为机体与外界环境的和谐、平衡。这种健康观是一种朴素的唯物主义观点。

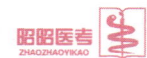

（2）近代生物医学健康观　文艺复兴之后，随着现代科学的发展，西方对健康的概念化开始受到人体机械论模型的影响，聚焦于躯体的完整性。医学科学的发展为很多疾病找到了有效的治疗方式。因此，没有疾病，即没有躯体和精神疾病的症状，成为健康的常识性定义。

（3）现代整体健康观　健康不仅仅是没有疾病，而且是对生活具有正面、快乐的态度，并且欣然接受生活所赋予每个人的责任。只有身体和精神处于平衡，对躯体和社会环境具有更好的适应性，才可称之为健康人。

2. 健康伦理的基本内容

（1）健康权利　健康权是公民的一项重要的基本权利，也是公民享受其他权利的前提。

第一，作为人权的健康权。1946 年通过的《世界卫生组织宪章》承认健康为基本人权。此后，《世界人权宣言》等越来越多的国际宣言和国际条约明确规定健康权，而且肯定了健康权作为人权的性质。健康权作为人权，意味着毫无例外地向所有人提供健康方面的保障，不论其购买能力、职业地位、宗教信仰、社会等级、性别、是否残疾以及任何其他可能引起歧视的因素。

第二，作为基本权利的健康权。将健康权纳入宪法之中作为基本权利，有助于避免健康权受到国家公权力的侵害，有益于确保国家承担保障公民健康权的义务。1925 年的智利宪法明确提及健康权。我国宪法第 21 条规定，国家通过发展医疗卫生事业、现代医药和传统医药以及发展体育事业，保护人民的健康；第 26 条第 1 款规定国家应维护健康的环境等。

第三，作为民事权利的健康权。很多国家都将健康权写进本国民法典，这一立法现象本身就向世人昭示了健康权应当属于民法保护下的民事权利。例如《德国民法典》第 823 条第 1 项规定："因故意或过失，不法侵害他人的生命、身体、健康、所有权或其他权利的，对所生的损害应负赔偿责任。"我国《民法通则》第 98 条中明确规定："公民享有生命健康权。"

（2）健康责任　健康既是一项权利又是一项责任，包括：

①健康的个人责任　个人的健康责任意味着选择一个健康的生活方式，意味着在个人能够合理控制的范围内减少健康风险因素。当个体患病时，应充分认识到患病是不符合社会需求的一种状态，并尽可能地寻求和利用医疗服务，把康复作为己任。正如萨斯（T. Szasz）所言："在医学领域，作为公民的每一位患者在生活方式、生活质量和生活目的方面负有更大责任。"

②健康的社会责任　社会责任是公民超越于利己行为之外的职责行为或者利他行为。就健康而言，公民的社会责任主要体现在以下几个方面。首先，积极参加与人群健康有关的社会公共活动。比如，植树造林的环保活动、戒烟的宣传教育、AIDS 防治等。其次，不做危害他人健康行为的举动，不侵犯他人的健康权益。比如，不在公共场所抽烟，不乱丢垃圾，不随地吐痰等。

③健康的政府责任　19 世纪后半叶，伴随着欧洲工业化进程，卫生服务的提供开始成为国家政府的基本职责。第一，政府应该把增进人民健康作为卫生工作的首要目标。第二，政府要协调各个部门，把卫生工作的目标、内容和任务变成各自目标、内容和任务的一部分，各尽其责。第三，政府应当制定公正合理的卫生法律法规及各项规章制度，保证各项卫生事业有法可依。第四，政府应组织实施健康教育，促进公民建立良好的生活习惯。

➤ 参考答案如下，详细答案参见 2021 版《国家临床执业及助理医师资格考试精选真题考点精析》。

1.C	2.A	—	—	—	昭昭老师提示：关注官方微信，获取第一手考试资料。

第 7 章　医学科研伦理（助理医师不要求）

➤ **2021 考试大纲**

①医学科研伦理的含义和要求；②涉及人的生物医学研究伦理；③动物实验伦理；④医学伦理委员会及医学伦理审查。

➤ **考纲解析**

近 20 年的医师考试中，本章的考试重点是涉及人的生物医学研究伦理，执业医师每年考查分数为 1～2 分，助理医师每年考查分数为 0～1 分。

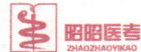

一、医学科研伦理的含义和要求

1. 医学科研伦理的含义　医学科研就是利用人类已掌握的知识和工具,用试验研究、临床观察、社会调查分析等方法探求人类生命活动的本质和规律以及与外界环境的相互关系,揭示疾病发生发展的客观过程,探寻防病治病、增进健康的途径和方法的探索活动。医学科研的两种主要方法是动物实验和人体试验,这两种方式中均存在不同的伦理争议和伦理问题,需要明确和遵循相应的伦理原则。作为科研人员,必须遵循医学科研道德的要求,自觉加强科研诚信建设,只有这样才能在探求生命运动和疾病发生、发展规律中,寻找出保障人类健康、战胜疾病的有效方法和途径。

2. 医学科研伦理的要求　①热爱科学;②实事求是;③献身事业;④团结协作;⑤用于创新。

二、涉及人的生物医学研究伦理

1. 涉及人的生物医学研究的含义及类型

(1) 人的生物医学研究　所谓涉及人的生物医学研究,是指采用现代物理学、化学和生物学方法或利用生物医学研究形成的医疗卫生技术或产品以人体作为受试对象,进行研究或试验性应用的活动。

(2) 人体试验　涉及人的生物医学研究通常又称人体试验,根据人体试验发生原因的不同,可将其分为:天然试验与人为试验两大类型。

(3) 分类　根据人体试验中受试对象及其参与意愿的不同,人体试验又分为自体试验、自愿试验、欺骗试验和强迫试验。

2. 人体试验的道德原则　医学目的的原则、知情同意的原则、维护受试者利益的原则、随机对照的原则。

三、动物实验伦理

1. 动物实验的概念和特点　①具有简化、纯化的作用,并且可以对实验动物进行强化处理;②动物实验周期较短,经济、可靠、易重复且便于验证和推广。

2. 动物实验的伦理要求　①尽可能用没有知觉的实验材料代替活体动物,或使用低等动物替代高等动物实验动物。②尽可能使用最少量的动物获取同样多的试验数据或使用一定数量的动物获得更多的实验数据。③尽量减少非人道程序对动物的影响范围和程度。

四、医学伦理委员会及医学伦理学审查

1. 医学伦理委员会。

2. 医学伦理委员会的职能

(1) 咨询指导　医学研究和临床实践活动面临着多元道德选择和较高的道德风险,医学伦理委员会以专业的伦理思维与判断,就生物医学和生命科学领域有争议的伦理问题,为患者及其家属、临床医生和研究者提供咨询服务,为医生的具体临床决策提出专业建议,指导研究者负责任地开展医学研究。

(2) 审查批准　经有关部门或机构授权,依照国际和国内相关法规和伦理准则,对授权范围内的生物医学研究及其过程、医疗新技术的临床应用进行独立的伦理审查、批准、管理和监督。确保生物医学研究、医疗新技术的应用有利于医学发展和社会整体利益,确保实验动物、受试者和患者的福利和权益得到有效保障。

(3) 教育培训　对伦理委员会委员、研究者、临床医生、患者以及社会公众进行伦理教育和培训,丰富其伦理理论素养,提高其伦理实践能力。使其及时了解医学研究和诊疗实践中的相关伦理法规政策,掌握必要的伦理知识和思维方法,自觉遵循和践行医学伦理原则。

(4) 政策研究　在国家和地区层面上,为医学研究、预防保健和医疗领域中的相关伦理法规和政策的制定提供专业意见和指导;对医疗机构发展中的发展战略、科研方向、利益分配原则、高新技术配比等重大问题提供专业的伦理咨询意见。

3. 涉及人的生物医学研究的伦理审查

(1) 伦理审查的组织　各级伦理审查委员会(简称伦理委员会)。

(2) 伦理审查的目的　保护所有实际的或可能的受试者的尊严、权利、安全和福利,保障研究结果的可信性,促进社会公正。

(3) 伦理审查的依据　《纽伦堡法典》《赫尔辛基宣言》《涉及动物的生物医学研究的国际伦理准则》《药物临床试验质量管理规范》《涉及人的生物医学研究伦理审查办法(试行)》等。

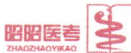

（4）伦理审查的申请　伦理审查的申请是伦理审查的首要程序。提出申请要交的申请材料包括申请书、实（试）验方案和对方案的有关说明；对研究中涉及的伦理问题的说明；病历报告表、受试者日记卡和调查问卷；为招募受试者使用的文字、影视材料等；知情同意书（包括受试者或者无行为能力的监护人或代理人）；新的医疗器械等质量和安全评审证明书；有关主管部门同意进行研究的批准文件等。

（5）伦理审查的原则　①尊重和保障受试者自主决定同意或者不同意受试的权利；②受试者的安全、健康和权益；③受试者的经济负担；④尊重和保护受试者的隐私；⑤确保受试者得到及时免费治疗并得到相应的赔偿；⑥对脆弱人群予以特别保护。

（6）伦理审查的决定　伦理委员会的审查可以做出批准、不批准或者作必要修改后再审查的决定但做出的决定必须得到2/3伦理委员同意。伦理审查的决定由伦理委员会办公室或秘书向申请审查项目的负责人传达，并说明做出决定的理由。另外，也要说明伦理审查做出决定不意味着伦理审查的结束，而随着研究项目的进展，还要跟踪检查和监督。

（7）几种特殊伦理审查的要求　加快伦理审查；与境外的合作研究的伦理审查；多中心研究的伦理审查；弱势群体作为受试者的伦理审查；心理研究的伦理审查。

（8）伦理审查的监督管理　卫生部实施宏观管理，建立健全伦理审查规章　制度、制定有关政策；省级的卫生行政部门负有监督管理的责任；各级卫生行政部门将伦理审查工作纳入科研管理工作范畴。监督管理的具体内容包括：①开展涉及人的生物医学研究的机构是否按要求设立伦理委员会；②单位的伦理委员会是否按照伦理审查原则实施伦理审查；③伦理审查内容和程序是否符合要求；④伦理审查结果执行情况，有无争议。

第8章　医学新技术研究与应用的伦理（助理医师不要求）

> **2021 考试大纲**

①人类辅助生殖技术的伦理；②人体器官移植的伦理；③人的胚胎干细胞与生殖性克隆的伦理；④基因诊疗的伦理。

> **考纲解析**

近20年的医师考试中，本章的考试重点是人类辅助生殖技术的伦理，执业医师每年考查分数为1～2分，助理医师每年考查分数为0～1分。

一、人类辅助生殖技术的伦理

1. 人类辅助生殖技术的分类

（1）人工授精　人工授精根据精子的来源分为两类：夫精人工授精（AIH）和供精人工授精（AID）。

（2）体外受精（试管婴儿）技术　所谓的代孕技术，其实是试管婴儿技术的延伸。

（3）无性生殖（克隆技术）。

2. 人类辅助生殖技术的伦理争论

（1）辅助生殖技术的伦理价值　治疗不孕不育；用于优生；提供"生殖保险"。

（2）生殖技术引发的主要伦理问题　如何确定配子、合子和胚胎的道德地位；如何确定人伦关系；是否违背自然法则；错用或滥用的可能。

3. 人类辅助生殖技术和精子库的伦理原则　有利于患者的原则、知情同意的原则、保护后代的原则、社会公益原则、保密原则、严防商业化的原则、伦理监督的原则。

二、人体器官移植的伦理

1. 概念　人体器官移植是指用健康的器官或组织置换功能衰竭，甚至丧失的器官或组织，以挽救患者生命的一项高新医学技术。

2. 人体器官移植的分类　自体移植；同卵双生子之间的同质移植；同种（异体）移植；动物器官移植给人的异种移植。

3. 人体器官移植的伦理争论

（1）人体器官移植的道德完满性质疑　①器官移植接受者人格是否具有完整性；②器官移植技术费用过于昂贵；③器官移植到底给患者带来多大好处，值得评估；④移植器官的供不应求。

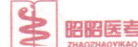

（2）器官来源的国际经验及伦理分析　自愿捐献;推定同意;器官买卖;胎儿器官和"救星同胞";异种器官。

（3）谁优先获取可供移植的器官　①前提考虑因素:医学标准。②至上考虑因素:"捐献者意愿"。③优先考虑因素:"曾经的捐献者及其家属"。④通常考虑因素:登记的先后顺序。⑤辅助参考因素:人体器官移植的伦理准则;患者健康利益至上原则;唯一选择原则;自愿、无偿与禁止商业化原则;知情同意原则;尊重和保护供者原则;保密原则;公正原则;伦理审查原则。

【例1】一位医师在为其患者进行角膜移植手术的前一夜,发现备用的眼球已经失效,于是到太平间看是否有尸体能供角膜移植之用,恰巧有一尸体合适。考虑到征求死者家属意见很可能会遭到拒绝,而且时间也紧迫,于是便取出了死者的一侧眼球,然后用义眼代替。尸体火化前,死者家属发现此事,便把医师告上法庭。经调查,医师完全是为了患者的利益,并没有任何与治疗无关的动机,对此案例的分析正确的是

　　A. 此案例说明我国器官移植来源的缺乏
　　B. 此案例说明我国器官捐赠上观念陈旧
　　C. 此案例说明医师为了患者的利益而摘眼球在伦理学上是可以得到辩护的
　　D. 此案例说明首先征得家属的知情同意是一个最基本的伦理原则
　　E. 此案例说明医院对尸体的管理有问题

三、人的胚胎干细胞与生殖性克隆的伦理

1. 人的胚胎干细胞研究与应用的伦理争论　①其研究与应用的伦理问题主要集中在来源和用途方面,即来自人的胚胎及其应用:为了干细胞的来源,胚胎或胎儿能否有意制造? 能否有意地让他们存活至干细胞被获取时? 从脐带血、胎儿组织及胚胎组织中获取干细胞,作为这些组织最直接来源的妇女会处于特殊的压力和危险之中。为保证孕妇的自主性。②孕妇决定捐献流产胎儿组织与结束妊娠应该分开进行,流产的决定应当先于捐献。另外还有如下伦理问题:赠者和受者之间的自由和知情同意,风险与收益评估责任,捐赠者的匿名问题,细胞库的保密和安全问题,以及获取组织的信息机密性和隐私权,当然还有商业问题和参加者报酬问题。

2. 胚胎干细胞研究中的伦理要求　①囊胚不得超过14天;②不得将已用于研究的人囊胚植入人或任何其他动物的生殖系统;③不得将人的生殖细胞与其他物种的生殖细胞结合;④禁止生殖性克隆人研究,禁止买卖人类配子、受精卵、胚胎或胎儿组织;⑤认真贯彻知情同意与知情选择原则;⑥从事人胚胎干细胞的研究单位应成立伦理委员会。

3. 人的生殖性克隆技术的伦理争论

（1）支持　克隆人技术可以用于弥补不育缺陷;可以用于预防性优生;有利于疾病治疗或器官移植等。

（2）反对　克隆人技术是对人权和人的尊严的挑战;违反生物进化的岛然发展规律;克隆人的身份难以认定,有悖于人类现行的伦理法则;将使社会结构会受到巨大的冲击;克隆人技术不完善性和低成功率,将直接威胁克隆人的生命质量和安全;克隆人本身将承受巨大的痛苦等。目前主流价值否定人的生殖性克隆技术。我国禁止进行生殖性克隆人的任何研究。

四、基因诊疗的伦理

1. 基因诊断引发以下伦理争议　基因取舍问题;基因歧视问题;基因隐私问题。

2. 基因治疗引发以下伦理争议　疗效的不确定性问题;卫生资源分配公平性问题;基因设计问题。

3. 基因诊断与基因治疗中提出以下伦理原则供参考　坚持人类尊严与平等原则;坚持知情同意原则;坚持科学性原则　必须具备下列条件才能进行基因治疗:①具有合适的靶基因,即作为替代,恢复或调控的目标基因;②具有合适的靶细胞,即接受靶基因的细胞;③具有高效专一的基因转移方法,以使外源靶基因导入靶细胞内;④基因转移后对组织细胞无害;⑤在动物模型实验中具有安全、有效的治疗效果;⑥过渡到临床试验或应用前需向国家有关审批部门报批。

4. 坚持优后原则　所谓"优后原则",是指得不到其他方法治疗疾病的最后阶段而采用基因疗法。

5. 坚持治病救人原则。

➤ 参考答案如下,详细答案参见2021版《国家临床执业及助理医师资格考试精选真题考点精析》。

1. D	—	—	—	—	昭昭老师提示:关注官方微信,获得第一手考试资料。

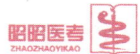

第9章　医务人员医学伦理素质的养成与行为规范

➤ **2021考试大纲**

①医学道德教育的特点、过程和方法;②医学道德修养的含义和意义、目标和境界、途径和方法;③医学道德评价的含义和意义、标准、依据及方式。

➤ **考纲解析**

近20年的医师考试中,本章的考试重点是医学道德修养,执业医师每年考查分数为1~2分,助理医师每年考查分数为0~1分。

第1节　医学道德教育

医学道德教育,是指在医学教育和医疗卫生实践中,遵循道德教育的基本规律,对医学生和医务人员系统地开展医学伦理精神传承、医学伦理文化培育、医学道德规范灌输以及如何转化为职业行为的教导和训练过程。目的是围绕业已成熟并不断创新的医学道德的文化、知识和实践体系,确立职业道德境界、有效激发职业情感、严格规范职业行为、培养良好职业习惯。

一、医学道德教育的特点

1. 医学道德社会化　道德社会化是指个体接受道德教育和社会影响,将社会道德规范逐步内化为个人道德品质的过程。一般的道德社会化发生在一个人成长过程中,在家庭、学校、社会环境等社会化载体的运行中来实现。道德社会化的实质就是新成员接受所处社会各类道德规则并按规则行事的过程,结果表现为成为道德品质合格的社会成员。

2. 医学道德教育的规律　目前关于道德教育的一般规律是内外化机制。内外化机制是道德行为发生的最重要的心理机制,反映了道德心理形成和道德行为发生的基本规律。内外化机制具体分为内化机制与外化机制两个方面,即"内化于心,外化于行"。内化是指个体吸收外界的各类道德规则,与个体既有的内在因素相融合,进而形成主体内在的道德观念、情感、判断能力等核心道德态度的过程与规律。外化则是已形成的道德观念、情感、判断能力等核心道德态度,在具体的情境中,通过整合并表现出相应道德行为的过程与规律。内外化虽然可以分为两个阶段,但由于心理过程的流动性特征,因而两者不是截然分开的,而是相互衔接与渗透,快速地相互转换与影响。

二、医学道德教育的过程

提高医德认识;培养医德情感;锻炼医德意志;坚定医德信念;养成医德行为和习惯。

三、医学道德教育的方法

1. 课堂教学　医学道德教育的首选方式是课堂教学形式。通过经设计的教材和课堂教学,让受教育者获得系统理论与行为指导,并以考核的方式验证教学效果。

2. 模仿学习　模仿学习又称为社会学习,是指人类学习某种新行为模式,只需要通过观察另一个人的行为及其结果,而且并不需要外界的强化,就能够表现出完全相同的行为。前提是模仿者内心认同该行为及其结果是正确的、合理的和有价值的,对该类行为的情绪体验是正面的,就会通过自我肯定的促进机制再现他人的行为。

3. 角色扮演　角色扮演是医学道德教育的虚拟实践学习方式,是一种情景模拟活动。在医学道德教育过程中,要求研习者在模拟的医疗活动情景中,扮演指定的医务人员或患者角色,进行模拟的诊疗活动。在演绎指定角色的过程中,扮演过程能够唤起相对真实的内心活动,体验人与人交往的实际过程,从而唤醒医学生的同情心与同理心,间接检验课堂学习的有效性,强化其良好的职业道德行为模式。同时,实施角色扮演指导的老师,其指导与点评,将引导医学生表现出正确的行为。

4. 志愿服务　医学生的志愿服务是医学道德教育的实践途径。其具体方式是要求医学生到医院为患者提供特定时长的志愿服务。其前置的方式,即要求报考医学专业的高中生,提供其为患者进行特定时长的志愿服务,作为报考医学专业的条件。志愿服务的过程,是通过医学生体验实际的医疗卫生活动,

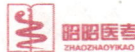

尤其是在与患者的接触与沟通中,感受自己向医的初心,是否与医学现实相吻合、是不是那么坚定不移。

第2节　医学道德修养

一、医学道德修养的含义和意义

1. 医学道德修养的含义　医学道德修养,就是医务人员自觉遵守医学道德规范,将医学道德规范要求转化为自己内在医德品质的活动,即医务人员在医学道德方面所进行的自我教育、自我锻炼和自我陶冶,它是一种重要的医学道德实践。

2. 医学道德修养的意义　它有助于医学道德教育的深化;它是形成医学道德品质的内在根据;它有助于形成良好的医德医风。

二、医学道德修养的目标和境界

1. 医学道德修养的目标　医务人员进行医学道德修养的目标是养成良好的医德品质,提升自己的医学职业精神。

(1)医德品质　是指医务人员在长期的医学伦理行为中形成和表现出来的稳定的心理状态医德品质由医德认识、医德情感和医德意志构成。

(2)医德品质内容　医务人员至少应该养成仁慈、诚挚、严谨、公正和节操等医德品质。

(3)医学职业精神　所谓医学职业精神是医学职业在形成和发展过程中,逐渐积累的一种对医学职业的社会责任、行为规范的总认识;是一种适应医学职业行为需要的一种意识、价值理念和行为规范。其内容包括:医学职业的社会责任、价值目标、行为规范和科学作风四个方面。

2. 医学道德修养的境界　医学道德修养的境界是指一个医务人员经过医学道德修养所达到的不同层次的医德品质水平,也称医学道德境界。各个医务人员的医学道德境界是不同的,大致可以分为四个层次:

最高境界	无私奉献自我牺牲
基本境界	不全部利他,而为己利他、不损人利己
最低境界	不全部为损人利己、害人害己
不道德境界	全部为损人利己、害人害己

三、医学道德修养的途径和方法

1. 坚持实践是医学道德修养的根本途径　要在医学发展和临床实践中进行医学道德修养;坚持实践是医学道德修养的根本途径:①医学发展和临床实践是产生高尚医学道德的源泉;②医学发展和临床实践是医学道德修养的目的;③医学发展和临床实践是推动医学道德修养的动力;④医学发展和临床实践是检验医学道德修养效果的标准。

2. 医学道德修养的方法　贵在自觉;持之以恒;追求慎独。

学习	学习是医德修养的前提和指导
立志	立志是开端和动力
躬行	躬行是过程和途径
反省	反省是依据和终点

第3节　医学道德评价

一、医学道德评价的含义和意义

1. 概念　医学道德评价的含义医学道德评价,就是人们对医务人员的医学伦理品行的道德价值的判断。这种判断包括对医学伦理品行的"认知评价""情感评价""意志评价"。

(1)医学道德评价的主体　即医学道德评价者。医学道德评价包括自我评价、同行评价、社会评价和他人评价;个体评价、群体评价和组织评价等。

(2)医学道德评价的客体　即是医学道德评价的对象,包括医学伦理行为和医德品质。

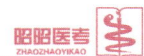

（3）医学道德评价的结果　包括"质"和"量"两种，前者是对医学伦理品行的"善恶"性质判断，后者是对其"善恶规模和程度"的判断。

2. 医学道德评价的意义　培养医务人员医学道德品质和调整其医学伦理行为的重要手段；医学道德他律转化为医学道德自律的形式；可以创造良好的医学道德氛围，调节医学职业的道德生活；可以促进精神文明和医学科学的健康发展。

二、医学道德评价的标准

是否有利于患者疾病的缓解和康复；是否有利于人类生存和环境的保护和改善；是否有利于优生和人群的健康、长寿；是否有利于医学科学的发展和社会的进步；"是否有利于患者疾病的缓解和康复"是医学道德评价的首要、至上标准。

三、医学道德评价的依据和方式

1. 医学伦理行为的三种结构

（1）三种结构　"动机与效果"、"目的与手段"以及"行为结果与行为过程"。

（2）医学伦理行为　主观因素（动机）和客观因素（效果），包括目的和手段。

2. 动机与效果

（1）历史上两种典型理论　动机论、效果论。

（2）医学伦理行为动机与效果之间的关系　既是统一的又是对立的。

3. 依据医学伦理行为的动机和效果正确进行医学道德评价　总体上，注重两者的统一性；对具体医学伦理行为进行道德评价时侧重效果；对医务人员的医德品质进行评价侧重动机；坚持长期的观点，对医务人员的医德品质进行公正评价。

4. 目的与手段

（1）历史上两种典型理论　目的决定论、手段决定论。

（2）医学伦理行为目的和手段之间的辩证关系　两者既是统一的又是对立的。

（3）依据医学伦理行为目的和手段正确进行医学道德评价　总体上注意统一性；医学伦理行为目的的合乎道德是其合乎道德的必要条件；正确认识医学行为手段的道德性。

（4）医学道德评价的 3 个方式　社会舆论、传统习俗、内心信念。

第三篇　卫生法规学

学习导图

章序	章名	内容	所占分数 执业医师	所占分数 助理医师
1	卫生法	卫生法的概念、分类和作用	1分	0分
		卫生法的形式、效力和解释		
		卫生法的守法、执法和司法		
2	执业医师法	概述	2分	1分
		考试和注册		
		执业规则		
		考核和培训		
		法律责任		
3	医疗机构管理条例及其实施细则	概述	2分	1分
		医疗机构执业		
		登记和校验		
		法律责任		
4	医疗事故处理条例	概述	2分	1分
		医疗事故的预防与处置		
		医疗事故的技术鉴定		
		医疗事故的行政处理与监督		
		医疗事故的赔偿		
		法律责任		
5	母婴保健法及其实施办法	概述	0分	0分
		婚前保健		
		孕产期保健		
		技术鉴定		
		行政管理		
		法律责任		
6	传染病防治法	概述	1分	1分
		传染病预防		
		疫情报告、通报和公布		
		疫情控制		
		医疗救治		
		法律责任		
7	艾滋病防治条例	概述	1分	0分
		预防与控制		
8	突发公共卫生事件应急条例	概述	0分	0分
		报告与信息发布		
		法律责任		

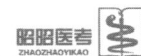

续表

章　序	章　名	内　容	所占分数	
			执业医师	助理医师
9	药品管理法	概述	1分	0分
		药品管理		
		药品监督		
		法律责任		
10	麻醉药品和精神药品管理条例	概述	0分	0分
		麻醉药品和精神药品的使用		
		法律责任		
11	处方管理方法	概述	1分	0分
		处方管理的一般规定		
		处方权的获得		
		处方的开具		
		监督管理		
		法律责任		
12	献血法	概述	0分	0分
		医疗机构的职责		
		血站的职责		
		法律责任		
13	侵权责任法	侵权责任法	1分	0分
		医疗机构承担赔偿责任的情形		
		紧急情况医疗措施的实施		
		病历资料		
		对医疗行为的限制		
		医疗机构及其医务人员权益保护		
14	放射诊疗管理规定	概述	0分	0分
		执业条件		
		安全防护与质量保证		
		法律责任		
15	抗菌药物临床应用管理办法	概述	0分	0分
		抗菌药物临床应用管理		
		抗菌药物的临床应用		
		监督管理		
		法律责任		
16	医疗机构临床用血管理办法	概述	1分	1分
		临床用血管理		
		法律责任		
17	精神卫生法	概述	0分	0分
		心理健康促进和精神障碍预防		
		精神障碍的诊断和治疗		
		精神障碍的康复		
		法律责任		

续表

章 序	章 名	内 容	所占分数 执业医师	助理医师
18	人体器官移植条例	概述	0分	0分
		人体器官的捐献		
		人体器官的移植		
		法律责任		
19	疫苗流通和预防接种管理条例	概述	0分	0分
		疫苗接种		
		预防接种异常反应的处理		
		法律责任		
20	职业病防治法	概述	0分	0分
		职业病诊断与职业病病人保障		
		法律责任		
21	药品不良反应报告和监测管理办法	概述	0分	0分
		报告与处置		
		法律责任		
22	基本医疗卫生与健康促进法	基本医疗卫生与健康促进法	0~1分	0~1分

复习策略

卫生法规这门课程主要是我们医疗中的法律问题,主要内容均是记忆内容。这门课程没有所谓的难点,基本都是纯记忆的内容,考生只需要去记常考的知识点即可。

第1章 卫生法

➤ **2021 考试大纲**

①卫生法的概念、分类和作用;②卫生法的形式、效力和解释;③卫生法的守法、执法和司法。

➤ **考纲解析**

近20年的医师考试中,本章的考点为新增考点,执业医师每年考查分数为0~1分,助理医师每年考查分数为0~1分。

一、卫生法的概念、分类和作用

1. 卫生法的概念

(1)狭义 是指国家立法机关按照法定程序所制定的以卫生法典命名的卫生法。

(2)广义 由国家制定或认可的,并以国家强制力保证实施的,旨在保护人体健康的法律规范的总和。

2. 卫生法的分类

(1)卫生民事责任 卫生法中的民事责任主要是指医疗机构和卫生工作人员或从事与卫生事业有关的机构违反法律规定侵害公民的健康权利时,应向受害人承担损害赔偿责任。

(2)卫生行政责任 是指卫生行政法律关系主体违反卫生行政法律规范,尚未构成犯罪所应承担的法律后果。

(3)卫生刑事责任 是指违反卫生法的行为侵害了《刑法》所保护的社会关系,构成犯罪所应承担的法律后果。

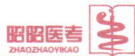

3. 卫生法的作用

（1）通过卫生立法确保国家卫生政策的有效实施和卫生事业的发展　目前,我国已经制定了一系列的有关医疗卫生、医药、卫生检疫等方面的法律法规,保证了我国卫生事业运行、发展的需要。可以说,我国卫生的建立、健全和发展,也是首先依靠国家制定政策,在政策运行一段时间后、在实际需要和条件成熟时,才在政策的基础上制定的。实际上,是国家通过卫生立法确保了国家卫生政策的有效实施和卫生事业的健康、有序、稳定发展的。

（2）通过卫生立法实现卫生行政管理的有序化、科学化　卫生行政立法在卫生行政管理方面的作用,主要表现在它规定了卫生行政机关管理卫生、医疗、医药、卫生检疫等方面的义务或职责,以及与其职责相适应的职权。以保证卫生行政管理坚持依法履行(义务)职责、行使职权,真正做到有序化、科学化。任何国家要想对卫生事业进行有效的服务与管理,就必须把国家的卫生行政管理置于牢固的法制化的基础上,使卫生行政机关转变职能、发挥作用。具体表现在:明确卫生行政的管理者。

二、卫生法的形式、效力和解释

1. 卫生法的形式　宪法;卫生法律、规章;技术性法规;卫生行政法规。

2. 卫生法的效力

时间效力	指卫生法生效的时间范围,包括开始生效和终止生效的时间,以及法的溯及力,我国卫生法规定的生效时间有以下三种情况:①在法律、法规和规章的条文中明确规定其颁布后的某一具体时间生效;②在法律、法规和规章的条文中明确规定自公布之日起生效;③在法律、法规和规章的条文中没有规定生效时间,则均以颁布之日为生效之时
空间效力	卫生法的空间效力是指卫生法生效的地域范围,即卫生法在哪些地方具有拘束力:①在主权管辖的全部范围内生效;②在特定的区域范围内生效
对人的效力	指卫生法律、法规、规章适用于哪些人,或者说对哪些人有效

3. 卫生法的解释

（1）正式解释　也称法定解释、有权解释。它是指特定的国家机关依据宪法和法律所赋予的职权,对卫生法有关的法律条文所进行的解释,包括立法、司法和行政解释。

（2）学理性解释　指在教学、科研以及法制宣传活动中对法律规范所作的解释。这种解释在法律上没有任何约束力,不能作为适用法律上的根据。但是它对于正确理解和适用法律、规范,推动卫生法学发展,有着十分重要的意义。

三、卫生法的守法、执法和司法

1. 卫生法的守法　卫生行政许可是卫生行政执法主体,根据管理相对人的申请,依法准许相对人从事某种生产经营活动的行为。通过许可赋予申请人可从事某种活动的权利。

2. 卫生法的执法　卫生犯罪是指行为主体实施了犯罪行为,严重地侵犯了卫生管理秩序及公民的人身健康权而依刑法应当承担的法律后果。

3. 卫生法的司法　卫生法律责任是指卫生法所确认的违反卫生法律规范的行为主体,对其违反卫生法律规范的行为,所应承担的带有强制性、制裁性和否定性的法律后果。

第 2 章　执业医师法

> **2021 考试大纲**

　　①概述;②考试和注册;③执业规则;④考核和培训;⑤法律责任。

> **考纲解析**

　　近 20 年的医师考试中,本章的考点为考试和注册,执业医师每年考查分数为 1～2 分,助理医师每年考查分数为 0～1 分。

一、医师的概念

　　医师,包括执业医师和助理医师,指依法取得执业医师资格或者助理医师资格,经注册取得执业证书,在医疗、预防、保健机构中从事相应的医疗、预防、保健业务的专业医务人员。

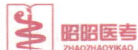

二、考试和注册

1. 参加医师资格考试的条件

(1) 执业医师资格考试条件 《中华人民共和国执业医师法》(以下简称《执业医师法》)规定,具有下列条件之一的,可以参加执业医师资格考试:①具有高等学校医学专业本科以上学历,在执业医师指导下,在医疗、预防、保健机构中试用期满1年。②取得助理医师执业证书后,具有高等学校医学专科学历,在医疗、预防、保健机构中工作满2年;具有中等专业学校医学专业学历,在医疗、预防、保健机构中工作满5年的。

(2) 助理医师资格考试条件 ①具有高等学校医学专业专科学历或者中等专业学校医学专业学历,在执业医师指导下,在医疗、预防、保健机构中试用期满1年的,可以参加助理医师资格考试。②以师承方式学习传统医学满3年或者经多年实践医术确有专长的,经县级以上人民政府卫生行政部门确定的传统医学专业或者医疗、预防、保健机构考核合格并推荐,可以参加执业医师资格或者助理医师资格考试。

例1～2共用选项

A. 3年　　　　B. 5年　　　　C. 1年　　　　D. 4年　　　　E. 2年

【例1】取得助理医师执业证书后,具有高等学校医学专科学历的,可以在医疗、预防、保健机构中工作满一定年限后,可报名参加执业医师资格考试,该年限是

【例2】具有高等学校医学专业本科学历,报名参加执业医师资格考试的,需要在医疗、预防、保健 机构中工作满一定年限,该年限是

【例3】已经取得助理医师执业证书的中专毕业生,欲参加执业医师资格考试,应取得助理医师执业证书后,在医疗机构中工作满

A. 6年　　　　B. 5年　　　　C. 4年　　　　D. 3年　　　　E. 2年

2. 医师资格考试类别 我国医师资格考试类别分为临床、中医(包括中医、民族医和中西医结合)、口腔、公共卫生四类。

3. 医师执业注册

(1) 取得医师资格的,可以向所在地县级以上人民政府卫生行政部门申请注册。

(2) 拟在医疗、保健机构中执业的人员,应当向批准该机构执业的卫生行政部门申请注册;拟在预防机构中执业的人员,应当向该机构的同级卫生行政部门申请注册;拟在机关、企业和事业单位的医疗机构中执业的人员,应当向核发该机构《医疗机构执业许可证》的卫生行政部门申请。

4. 准予注册、不予注册、注销注册、变更注册、重新注册的适用条件及法定要求

(1) 准予注册

①申请医师执业注册,应当提交下列材料:医师执业注册申请审核表;两寸免冠正面半身照片两张;《医师资格证书》;注册主管部门指定的医疗机构出具的申请人6个月内的健康体检表;申请人身份证明;医疗、预防、保健机构的拟聘用证明;省级以上卫生行政部门规定的其他材料。

②获得执业医师资格或助理医师资格后2年内未注册者,申请注册时,还应提交在省级以上卫生行政部门指定的机构接受3～6个月的培训,并经考核合格的证明。

③《执业医师法》规定,受理申请的卫生行政部门应当自收到申请之日起30日内,对申请人提交的申请材料进行审核,除有《执业医师法》规定的不予注册情形外,准予注册,并发给由国务院卫生行政部门统一印制的医师执业证书。

④医师经注册后,可以在医疗、预防、保健机构中按照注册的执业地点、执业类别、执业范围执业,从事相应的医疗、预防、保健业务。未经医师注册取得执业证书,不得从事医师执业活动。

(2) 不予注册

①《执业医师法》规定,有下列情形之一的,不予注册:不具有完全民事行为能力的;因受刑事处罚,自刑罚执行完毕之日起至申请注册之日止不满2年的;受吊销医师执业证书行政处罚,自处罚决定之日起至申请注册之日止不满2年的;有国务院卫生行政部门规定不宜从事医疗、预防、保健业务的其他情形的。

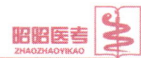

②受理申请的卫生行政部门对不符合条件不予注册的,应当自收到申请之日起 30 日内书面通知申请人,并说明理由。

【例4】黄某 2001 年 10 月因医疗事故受到吊销医师执业证书的行政处罚,2002 年 9 月向当地卫生行政部门申请重新注册。卫生行政部门经过审查决定对黄某不予注册,理由是黄某的行政处罚自决定之日起至申请注册之日止不满

A. 1 年   B. 2 年   C. 3 年   D. 4 年   E. 5 年

【例5】主治医师张某被注销执业注册满 1 年,欲重新执业,遂向卫生行政部门递交了相关申请,但未批准。其原因是

A. 未经过医师规范化培训

B. 刑事处罚完毕后不满 2 年

C. 变更执业地点不满 2 年

D. 未到基层医疗机构锻炼

E. 在医疗机构的试用期不满 1 年

(3) 注销注册

①注销注册,收回医师执业证书 医师注册后有下列情形之一的,其所在的医疗、预防、保健机构应当在 30 日内报告准予注册的卫生行政部门,卫生行政部门应当注销注册,收回医师执业证书:死亡或者被宣告失踪的;受刑事处罚的;受吊销医师执业证书行政处罚的;因考核不合格,暂停执业活动期满,经培训后再次考核仍不合格的;中止医师执业活动满 2 年的;有国务院卫生行政部门规定不宜从事医疗、预防、保健业务的其他情形的。

②申请个体行医 申请个体行医的执业医师,须经注册后在医疗、预防、保健机构中执业满 5 年,并按照国家有关规定办理审批手续;未经批准,不得行医。县级以上地方人民政府卫生行政部门对个体行医的医师,应当按照国务院卫生行政部门的规定,经常监督检查,凡发现有《执业医师法》规定的注销注册情形的,应当及时注销注册,收回医师执业证书。

(4) 变更注册 《执业医师法》规定,医师变更执业地点、执业类别、执业范围等注册事项的,应当到准予注册的卫生行政部门依照规定办理变更注册手续。

①根据《医师执业注册暂行办法》规定:变更注册,应当提交医师变更执业注册申请审核表、《医师资格证书》《医师执业证书》以及省级以上卫生行政部门规定提交的其他材料。但经医疗、预防、保健机构批准的卫生支农、会诊、进修、学术交流、承担政府交办的任务和卫生行政部门批准的义诊等除外。

②变更注册的管辖、办理部门:医师申请变更执业注册事项属于原注册主管部门管辖的,申请人应到原注册主管部门申请变更手续;医师申请变更执业注册事项不属于原注册主管部门管辖的,申请人应当先到原注册主管部门申请办理变更注册事项和医师执业证书编码,然后到拟执业地点注册主管部门申请办理变更执业注册手续。

③跨省、自治区、直辖市变更执业注册事项的,除依照上述规定办理有关手续外,新的执业地点注册主管部门在办理执业注册手续时,应收回原《医师执业证书》,并发给新的《医师执业证书》。

④注册主管部门应当自收到变更注册申请之日起 30 日内办理变更注册手续。对因不符合变更注册条件不予变更的,应当自收到变更注册申请之日起 30 日内书面通知申请人,并说明理由。申请人如有异议的,可以依法申请行政复议或者向人民法院提起诉讼。

⑤医师在办理变更注册手续过程中,在《医师执业证书》原注册事项已被变更,未完成新的变更事项许可前,不得从事执业活动。

(5) 重新注册 中止医师执业活动 2 年以上以及不予注册的情形消失的,申请重新执业,应当依法重新注册。《医师执业注册暂行办法》规定,重新申请注册的人员,应当首先到县级以上卫生行政部门指定的医疗、预防、保健机构或组织,接受 3~6 个月的培训,并经考核合格,方可依照有关规定重新申请执业注册。

5. 对不予注册、注销注册持有异议的法律救济 《执业医师法》规定,申请人对受理申请的卫生行政部门以不符合条件不予注册的决定有异议的,可以依法申请复议或者向人民法院提起诉讼。当事人对卫生行政部门注销其注册的决定持有异议的,可以依法申请复议或者向人民法院提起诉讼。

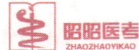

三、执业规则

1. 医师在执业活动中的权利和义务

医师在执业活动中的权利	医师在执业活动中履行的义务
①执业权(履行职责和获取相应条件); ②报酬权; ③学习、科研权; ④尊严和人身安全权; ⑤参与权、建议权	①遵守法律、法规,技术操作规范; ②敬业尽责,遵守职业道德; ③关爱、尊重患者,保护患者的隐私; ④钻研业务,提高专业技术水平; ⑤宣传卫生保健知识,对患者进行健康教育

例6~7 共用选项

A. 对急危患者不得拒绝急救处置　　　B. 遵守法律、法规、技术操作规范

C. 参加专业培训　　　　　　　　　　D. 接受继续医学教育

E. 参加专业学术团体

【例6】医师应当履行的义务是

【例7】医师应当遵守的执业要求是

【例8】医师在执业活动中享有

A. 保护患者隐私　　　B. 履行医师职责　　　C. 从事医学研究

D. 遵守技术规范　　　E. 遵守职业道德

2. 医师执业要求

(1) 实施医疗、预防、保健措施,签署有关医学证明文件,必须亲自诊查、调查,及时填写医学文书,不得隐匿、伪造或者销毁医学文书及有关资料,不得出具与自己执业范围无关或者执业类别不相符的医学证明文件。

(2) 对急危患者,医师应当采取紧急措施进行诊治;不得拒绝急救处置。

(3) 医师应当使用经国家有关部门批准使用的药品、消毒药剂和医疗器械。除正当诊断治疗外,不得使用麻醉药品、医疗用毒性药品、精神药品和放射性药品。

(4) 医师应当如实向患者或家属介绍病情,但应注意避免对患者产生不利后果。医师进行实验性临床医疗,应当经医院批准并征得患者本人或者家属同意。

(5) 医师不得利用职务之便,索取、非法收受患者财物或者牟取其他不正当利益。

(6) 遇有自然灾害、传染病流行、突发重大伤亡事故及其他严重威胁人民生命健康的紧急情况时,医师应当服从县级以上人民政府卫生行政部门的调遣。

(7) 医师发生医疗事故或者发现传染病疫情时,应当按照有关规定及时向所在机构或者卫生行政部门报告。医师发现患者涉嫌伤害事件或者非正常死亡时,应当按照有关规定向有关部门报告。

(8) 助理医师应当在执业医师的指导下,在医疗、预防、保健机构中按照其注册的执业类别、执业范围执业。在乡、民族乡、镇的医疗、预防、保健机构中工作的执业助理医师,可以根据医疗诊治的情况和需要,按照其注册的执业类别、执业范围独立从事一般的执业活动。

四、考核和培训

1. 医师考核内容

承担考核的机构	县级以上人民政府卫生行政部门委托的机构或者组织
考核内容	业务水平、工作成绩和职业道德状况
考核结果	考核机构应当报告准予注册的卫生行政部门备案

2. 医师考核不合格的处理

(1) 考核不合格者　县级以上卫生行政部门责令暂停执业活动3~6个月,并接受培训和继续医学教育,然后再次考核,考核合格继续执业。

(2) 再次考核不合格　注销注册,收回医师执业证书。

(3) 表彰与奖励　医师有下列情形之一的,县级以上人民政府卫生行政部门应当给予表彰或者奖励:①在执业活动中,医德高尚,事迹突出的;②对医学专业技术有重大突破,做出显著贡献的;③遇有自

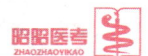

然灾害、传染病流行、突发重大伤亡事故及其他严重威胁人民生命健康的紧急情况时,救死扶伤、抢救诊疗表现突出的;④长期在(老少边穷)边远贫困地区、少数民族地区条件艰苦的基层单位努力工作的;⑤国务院卫生行政部门规定应当予以表彰或者奖励的其他情形的。

五、法律责任

1. 以不正当手段取得医师执业证书者,处理办法:由发给证书的卫生行政部门予以吊销;对负有直接责任的主管人员和其他直接责任人员,依法给予行政处分。

2. 医师在执业活动中,有下列行为(12种情况)之一的,由县级以上地方人民政府卫生行政部门给予警告或者责令暂停6个月以上1年以下执业活动;情节严重的,吊销其执业证书;构成犯罪的,依法追究刑事责任:

①违反卫生行政规章制度或技术操作规范,造成严重后果的。

②由于不负责任延误急危患者的抢救和诊治,造成严重后果的。

③造成医疗责任事故的。

④未经亲自诊查、调查,签署诊断、治疗、流行病学等证明文件或有关出生、死亡等证明文件的。

⑤隐匿、伪造或者擅自销毁医学文书及有关资料的。

⑥使用未经批准使用的药品、消毒药剂和医疗器械的。

⑦不按照规定使用麻醉药品、医疗用毒性药品、精神药品和放射性药品的。

⑧未经患者或其家属同意,对患者进行实验性临床医疗的。

⑨泄露患者隐私,造成严重后果的。

⑩利用职务之便,索取非法收受患者财物或牟取其他不正当利益的。

⑪发生自然灾害、传染病流行、突发重大伤亡事故以及其他严重威胁人民生命健康的紧急情况时,不服从卫生行政部门调遣的。

⑫发生医疗事故或者发现传染疫情,患者涉嫌伤害事件或者非正常死亡,不按照规定报告的。

⑬医师在医疗、预防、保健工作中造成事故的,依照法律或者国家有关规定处理。

⑭未经批准擅自开办医疗机构行医或者非医师行医的,由县级以上人民政府卫生行政部门予以取缔,没收其违法所得及其药品、器械,并处10万元以下的罚款;对医师吊销其执业证书;给患者造成损害的,依法承担赔偿责任;构成犯罪的,依法追究刑事责任。

例9～10 共用选项

A. 暂停执业活动3～6个月　　B. 暂停执业活动6个月～1年　　C. 给予行政处分
D. 吊销医师执业证书　　　　　E. 追究刑事责任

【例9】利用职务之便,索取、非法收受患者财物或者牟取其他不正当利益的,由卫生行政部门给予的处理是

【例10】发生自然灾害、传染病流行、突发重大伤亡事故以及其他严重威胁人民生命健康的紧急情况时,不服从卫生行政部门调遣,情节严重的,由卫生行政部门给予的处理是

【例11】医师在执业活动中,违反《执业医师法》规定,有下列行为之一的,由县级以上人民政府卫生行政部门给予警告或者责令暂停六个月以上一年以下执业活动;情节严重的,吊销其医师执业证书

A. 未经批准开办医疗机构行医的

B. 未经患者或者家属同意,对患者进行实验性临床医疗的

C. 在医疗、预防、保健工作中造成事故的

D. 不参加培训和继续教育的

E. 干扰医疗机构正常工作的

➤ 参考答案如下,详细答案参见2021版《国家临床执业及助理医师资格考试精选真题考点精析》。

1. E	2. C	3. B	4. B	5. B	
6. B	7. A	8. C	9. B	10. D	昭昭老师提示:
11. B	—	—	—	—	关注官方微信,获得第一手考试资料。

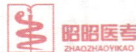

第3章 医疗机构管理条例及其实施细则

➤ **2021考试大纲**
　　①概述;②医疗机构执业;③登记和校验;④法律责任。
➤ **考纲解析**
　　近20年的医师考试中,本章的考点为医疗机构执业,执业医师每年考查分数为1~2分,助理医师每年考查分数为0~1分。

一、概念和分类

　　1. 概念　医疗机构,是指依法定程序设立、取得《医疗机构执业许可证》从事疾病诊断、治疗活动的卫生机构的总称。

　　2. 分类　医疗机构按功能、任务、规模等分为:①综合医院、中医医院、中西医结合医院、民族医医院、专科医院、康复医院;②妇幼保健院;③社区卫生服务中心、社区卫生服务站;④中心卫生院、乡(镇)卫生院、街道卫生院;⑤疗养院;⑥综合门诊部、专科门诊部、中医门诊部、中西医结合门诊室、卫生保健所、卫生站;⑦村卫生室(所);⑧急救中心、急救站;⑨临床检验中心;⑩专科疾病防治院、专科疾病防治所、专科疾病防治站;⑪护理院、护理站;⑫其他诊疗机构。

二、医疗机构设置审批和登记

　　1. 医疗机构设置审批　设置医疗机构应当符合医疗机构设置规划和医疗机构基本标准。单位或者个人设置医疗机构,必须经县级以上地方人民政府卫生行政部门审查批准,并取得设置医疗机构批准书,方可向有关部门办理其他手续。

　　2. 医疗机构执业登记　①医疗机构执业,必须进行登记,领取《医疗机构执业许可证》。②床位不满100张的医疗机构,其《医疗机构执业许可证》每年校验1次;床位在100张以上的医疗机构,其《医疗机构执业许可证》每3年校验1次。

三、医疗机构执业

　　1. 医疗机构执业要求　任何单位或者个人,未取得《医疗机构执业许可证》,不得开展诊疗活动。医疗机构执业,必须遵守有关法律、法规和医疗技术规范。

　　2. 医疗机构执业规则
　　(1)必须将《医疗机构执业许可证》、诊疗科目、诊疗时间和收费标准悬挂于明显处所。
　　(2)必须按照核准登记的诊疗科目开展诊疗活动。
　　(3)不得使用非卫生技术人员从事医疗卫生技术工作。
　　(4)应当加强对医务人员的医德教育。
　　(5)工作人员上岗工作,必须佩带载有本人姓名、职务或者职称的标牌。
　　(6)对危重患者应当立即抢救,对限于设备或者技术条件不能诊治的患者,应当及时转诊。
　　(7)未经医师(士)亲自诊查患者,医疗机构不得出具疾病诊断书、健康证明书或者死亡证明书等证明文件;未经医师(士)、助产人员亲自接产,医疗机构不得出具出生证明书或者死产报告书。
　　(8)施行手术、特殊检查或者特殊治疗时,必须征得患者同意,并应当取得其家属或者关系人同意并签字;无法取得患者意见时,应当取得家属或者关系人同意并签字,无法取得患者意见又无家属或者关系人在场,或者遇到其他特殊情况时,经治医师应当提出医疗处置方案,在取得医疗机构负责人或者被授权负责人员的批准后实施。
　　(9)发生医疗事故,按照国家有关规定处理。
　　(10)对传染病、精神病、职业病等患者的特殊诊治和处理,应当按照国家有关法律、法规的规定办理。
　　(11)必须按照有关药品管理的法律、法规,加强药品管理。
　　(12)必须按照人民政府或者物价部门的有关规定收取医疗费用,详列细项,并出具收据。
　　(13)必须承担相应的预防保健工作,承担县级以上人民政府卫生行政部门委托的支援农村、指导基层医疗卫生工作等任务。

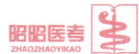

(14) 发生重大灾害、事故、疾病流行或者其他意外情况时,医疗机构及其卫生技术人员必须服从县级以上人民政府卫生行政部门的调遣。

【例1】《医疗机构管理条例》规定的医疗机构执业规则是

A. 符合医疗机构的基本标准　　　　　　B. 按照核准登记的诊疗科目开展诊疗活动

C. 符合区域医疗机构设置规划　　　　　D. 能够独立承担民事责任

E. 可进行执业登记

➤ 参考答案如下,详细答案参见 2021 版《国家临床执业及助理医师资格考试精选真题考点精析》。

1. B	—	—	—	—	昭昭老师提示:关注官方微信,获得第一手考试资料。

第4章　医疗事故处理条例

➤ **2021 考试大纲**

①概述;②医疗事故的预防与处置;③医疗事故的技术鉴定;④医疗事故的行政处理与监督;⑤法律责任。

➤ **考纲解析**

近 20 年的医师考试中,本章的考点为医疗事故处理条例,执业医师每年考查分数为 1~2 分,助理医师每年考查分数为 0~1 分。

一、医疗事故的概念

1. 概念　医疗事故,是指医疗机构及其医务人员在医疗活动中,违反医疗卫生管理法律、行政法规、部门规章和诊疗护理规范、常规,过失造成患者人身损害的事故。

2. 医疗事故的构成条件　①医疗事故的责任人是医疗机构及其医务人员;②医疗事故责任人实施了违反医疗卫生管理法律、行政法规、部门规章和诊疗护理规范、常规的行为,即有"违法行为";③给患者造成生命健康权损害结果;④错误的医疗行为和损害后果之间存在因果关系;⑤责任人的主观过错形态是过失。

3. 处理医疗事故的原则和基本要求　处理医疗事故,应当遵循公开、公平、公正及时、便民的原则,坚持实事求是的科学态度,做到事实清楚、定性准确、责任明确、处理得当。

4. 医疗事故的分级和分级依据　根据给患者人身造成的损害程度,医疗事故分为四级。

一级医疗事故	是指造成患者死亡、重度残疾的医疗事故
二级医疗事故	是指造成患者中度残疾、器官组织损伤导致严重功能障碍的医疗事故
三级医疗事故	是指造成患者轻度残疾、器官组织损伤导致一般功能障碍的医疗事故
四级医疗事故	是指造成患者明显人身损害的其他后果的医疗事故

【例1】青年李某,右下腹疼痛难忍,到医院就诊。经医师检查、检验,当即诊断为急性阑尾炎,对其施行阑尾切除术。手术情况正常,但拆线时发现伤口愈合欠佳,有淡黄色液体渗出。手术医师告知,此系缝合切口的羊肠线不为李某人体组织吸收所致,在临床中少见,经过近 1 个月的继续治疗,李某获得痊愈。根据《医疗事故处理条例》规定,李某被拖延近 1 个月后才得以痊愈这一客观后果,应当属于

A. 二级医疗事故　　　　　　　　B. 三级医疗事故　　　　　　　　C. 四级医疗事故

D. 因患者体质特殊而发生的医疗意外　　　　E. 因不可抗力而造成的不良后果

二、医疗事故的预防与处置

1. 病历书写、复印或者复制

(1) 病历书写　医疗机构应当按照国务院卫生行政部门规定的要求,书写并妥善保管病历资料。因抢救急危患者,未能及时书写病历的,有关医务人员应当在抢救结束后 6 个小时 内据实补记,并加以注明。严禁涂改、伪造、隐匿、销毁或者抢夺病历资料。

【例2】因抢救急危患者,未能及时书写病历的,有关医务人员应当在抢救结束后据实补记,并加以注明,其期限是

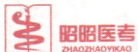
 A. 2 小时以内   B. 4 小时以内   C. 6 小时以内
 D. 8 小时以内   E. 12 小时以内

 (2) 病历资料的复印或者复制 患者有权复印或者复制自己的门诊病历、住院志、体温单、医嘱单、化验单(检验报告)、医学影像检查资料、特殊检查同意书、手术同意书、手术及麻醉记录单、病理资料、护理记录以及国务院卫生行政部门规定的其他病历资料。患者依照规定要求复印或者复制上述病历资料的,医疗机构应当提供复印或者复制服务并在复印或者复制的病历资料上加盖证明印记。复印或者复制病历资料时,应当有患者在场。医疗机构应患者的要求,为其复印或者复制病历资料,可以按照规定收取工本费。

 【例3】男,70 岁。因腹主动脉瘤在某市级医院接受手术治疗,术中发生大出血,经抢救无效死亡。其子女要求复印患者在该院的全部病例资料,而院方只同意复印其中一部分。根据《医疗事故处理条例》规定,其子女有权利复印的该病历资料是

 A. 疑难病例讨论记录   B. 上级医师查房记录   C. 死亡病例讨论记录
 D. 会诊意见   E. 手术及麻醉记录单

2. 告知和报告

 (1) 告知内容与告知要求 在医疗活动中,医疗机构及其医务人员应当将患者的病情、医疗措施、医疗风险等如实告知患者,及时解答其咨询,但是,应当避免对患者产生不利后果。

 (2) 报告与报告时限 ①医务人员在医疗活动中发生或者发现医疗事故、可能引起医疗事故的医疗过失行为或者发生医疗事故争议的,应当立即向所在科室负责人报告,科室负责人应当及时向本医疗机构负责医疗服务质量监控的部门或者专(兼)职人员报告;负责医疗服务质量监控的部门或者专(兼)职人员接到报告后,应当立即进行调查、核实,将有关情况如实向本医疗机构的负责人报告,并向患者通报、解释。②报告流程:医务人员向所在科室负责人报告,再向本医疗机构负责医疗服务质量监控的部门或者专(兼)职人员报告,最后向本医疗机构的负责人报告。③发生医疗事故的医疗机构,应当按照规定向所在地卫生行政部门报告。发生下列重大医疗过失行为的,医疗机构应当在 12 小时内向所在地卫生行政部门报告:①导致患者死亡或者可能为二级以上的医疗事故;②导致 3 人以上人身损害后果;③国务院卫生行政部门和省、自治区、直辖市人民政府卫生行政部门规定的其他情形。

 (3) 应当采取的措施 发生或者发现医疗过失行为,医疗机构及其医务人员应当立即采取有效措施,避免或者减轻对患者身体健康的损害,防止损害扩大。

 【例4】医务人员在医疗活动中发生医疗事故争议,应当立即向

 A. 所在科室报告   B. 所在医院医务部门报告
 C. 所在医疗机构医疗质量监控部门报告 D. 所在医疗机构的主管负责人报告
 E. 当地卫生行政机关报告

例5~6共用选项

 A. 6 小时内 B. 8 小时内 C. 12 小时内 D. 24 小时内 E. 48 小时内

 【例5】发生患者死亡或者可能为二级以上医疗事故的,医疗机构应当向所在地卫生行政部门报告的时限是

 【例6】因抢救急危患者,未能及时书写病历的,有关医务人员应当在抢救结束后据实补记并加以注明的时限是

 3. 病历资料的封存与启封 ①发生医疗事故争议时,死亡病例讨论记录、疑难病例讨论记录、上级医师查房记录、会诊意见、病程记录应当在医患双方在场的情况下封存和启封。封存的病历资料可以是复印件,由医疗机构保管。②疑似输液、输血、注射、药物等引起不良后果的,医患双方应当共同对现场实物进行封存和启封,封存的现场实物由医疗机构保管;需要检验的,应当由双方共同指定的、依法具有检验资格的检验机构进行检验;双方无法共同指定时,由卫生行政部门指定。疑似输血引起不良后果,需要对血液进行封存保留的,医疗机构应当通知提供该血液的采供血机构派员到场。

 4. 尸检 患者死亡,医患双方当事人不能确定死因或者对死因有异议的,应当进行尸检。

 ①尸检必须在患者死亡后 48 小时内进行,但具备尸体冻存条件的可以延长至 7 日。

 ②尸检应当经死者近亲属同意并签字,由按照国家有关规定取得相应资格的机构和病理解剖专业技术人员进行。

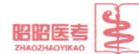

③医疗事故争议双方当事人可以请法医病理学人员参加尸检,也可以委派代表观察尸检过程。拒绝或者拖延尸检,超过规定时间,影响对死因判定的,由拒绝或者拖延的一方承担责任。

三、医疗事故的技术鉴定

1. 鉴定的提起

(1) 提起医疗事故技术鉴定有两种方式:一是卫生行政部门接到医疗机构关于重大医疗过失行为的报告或者医疗事故争议当事人要求处理医疗事故争议的申请后,对需要进行医疗事故技术鉴定的,应当交由负责医疗事故技术鉴定工作的医学会组织鉴定;二是医患双方协商解决医疗事故争议,需要进行医疗事故技术鉴定的,由双方当事人共同委托负责医疗事故技术鉴定工作的医学会组织鉴定。

(2) 当事人对首次医疗事故技术鉴定结论不服,可以自收到首次鉴定结论之日起 15 日内向医疗机构所在地卫生行政部门提出再次鉴定的申请。

2. 鉴定组织及其分工

(1) 医学会负责组织医疗事故技术鉴定。

(2) 具体的鉴定工作由医患双方随机抽取的专家鉴定组做出。

(3) 首次医疗事故技术鉴定工作,由设区的市级地方医学会和省、自治区、直辖市直接管辖的县(市)地方医学会负责组织。

(4) 再次医疗事故技术鉴定工作,由省级地方医学会负责组织。

(5) 中华医学会在必要时可以组织疑难、复杂并在全国有重大影响的医疗事故争议的技术鉴定工作。

3. 鉴定专家组的产生和组成

(1) 负责组织医疗事故技术鉴定工作的医学会应当建立专家库。专家库由具备下列条件的医疗卫生专业技术人员组成:①有良好的业务素质和执业品德;②受聘于医疗卫生机构或者医学教学、科研机构并担任相应专业高级技术职务 3 年以上。有良好的业务素质和执业品德,并具备高级技术任职资格的法医可以受聘进入专家库。

(2) 医学会依照规定聘请医疗卫生专业技术人员和法医进入专家库,可以不受行政区域的限制。

(3) 符合规定条件的医疗卫生专业技术人员和法医有义务进入专家库,并承担医疗事故技术鉴定工作。

(4) 特殊情况下,医学会根据医疗事故技术鉴定工作的需要,可以组织医患双方在其他医学会建立的专家库中随机抽取相关专业的专家参加鉴定或者函件咨询。

4. 鉴定原则和依据

(1) 合议制原则 专家鉴定组进行医疗事故技术鉴定,实行合议制。专家鉴定组人数应当为单数,涉及的主要学科的专家一般不得少于鉴定组成员的二分之一;涉及死因、伤残等级鉴定的,并应当从专家库中随机抽取法医参加专家鉴定组。

(2) 回避原则 专家鉴定组成员有下列情形之一的,应当回避,当事人也可以以口头或者书面的方式申请其回避:①是医疗事故争议当事人或者当事人的近亲属;②与医疗事故争议有利害关系;③与医疗事故争议当事人有其他关系,可能影响公正鉴定的。

(3) 独立鉴定原则 任何单位或者个人不得干扰医疗事故技术鉴定工作,不得威胁、利诱、辱骂、殴打专家鉴定组成员。专家鉴定组成员不得接受双方当事人的财物或者其他利益。

5. 鉴定程序和要求

(1) 通知双方当事人提交进行医疗事故技术鉴定所需材料

①负责组织医疗事故技术鉴定工作的医学会应当自受理医疗事故技术鉴定之日起 5 日内通知医疗事故争议双方当事人提交进行医疗事故技术鉴定所需的材料。当事人应当自收到医学会的通知之日起10 日内提交有关医疗事故技术鉴定的材料、书面陈述及答辩。

②医疗机构应当提交下列有关医疗事故技术鉴定的材料:住院患者的病程记录、死亡病例讨论记录、疑难病例讨论记录、会诊意见、上级医师查房记录等病历资料原件;住院患者的住院日志、体温单、医嘱单、化验单(检验报告)、医学影像检查资料、特殊检查同意书、手术同意书、手术及麻醉记录单、病理资料、护理记录等病历资料原件;抢救急危患者,在规定时间内补记的病历资料原件;封存保留的输液、注射用

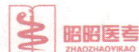

物品和血液、药物等实物,或者依法具有检验资格的检验机构对这些实物做出的检验报告;与医疗事故技术鉴定有关的其他材料。

③在医疗机构建有病历档案的门诊、急诊患者,其病历资料由医疗机构提供;没有在医疗机构建立病历档案的,由患者提供。医患双方应当依照规定提交相关材料。

④医疗机构无正当理由未依照规定如实提供相关材料,导致医疗事故技术鉴定不能进行的,应当承担责任。

(2) 调查取证、听取陈述及答辩并进行核实 ①负责组织医疗事故技术鉴定工作的医学会应当自接到当事人提交的有关医疗事故技术鉴定的材料、书面陈述及答辩之日起 45 日内组织鉴定并出具医疗事故技术鉴定书。负责组织医疗事故技术鉴定工作的医学会可以向双方当事人调查取证。②双方当事人应当按照规定如实提交进行医疗事故技术鉴定所需要的材料,并积极配合调查。当事人任何一方不予配合,影响医疗事故技术鉴定的,由不予配合的一方承担责任。

(3) 做出鉴定结论 ①医疗事故技术鉴定结论是卫生行政部门处理医疗事故争议的依据,也是人民法院审理医疗事故争议案件的重要依据。②专家鉴定组应当实事求是地做出鉴定结论,并制作医疗事故技术鉴定书。鉴定结论以专家鉴定组成员的过半数通过。鉴定过程应当如实记载。③医疗事故技术鉴定书应当包括下列主要内容:双方当事人的基本情况及要求;当事人提交的材料和负责组织医疗事故技术鉴定工作的医学会的调查材料;对鉴定过程的说明;医疗行为是否违反医疗卫生管理法律、行政法规、部门规章和诊疗护理规范、常规;医疗过失行为与人身损害后果之间是否存在因果关系;医疗过失行为在医疗事故损害后果中的责任程度;医疗事故等级;对医疗事故患者的医疗护理医学建议。

6. 不属于医疗事故的情形 ①在紧急情况下为抢救垂危患者生命而采取紧急医学措施造成不良后果的。②在医疗活动中由于患者病情异常或者患者体质特殊而发生医疗意外的。③在现有医学科学技术条件下,发生无法预料或者不能防范的不良后果的。④无过错输血感染造成不良后果的。⑤因患方原因延误诊疗导致不良后果的。⑥因不可抗力造成不良后果的。

四、医疗事故的行政处理与监督

1. 卫生行政部门对重大医疗过失行为报告的处理 卫生行政部门接到医疗机构关于重大医疗过失行为的报告后:①责令医疗机构及时采取必要的医疗救治措施,防止损害后果扩大;②应当组织调查,判定是否属于医疗事故;③对不能判定是否属于医疗事故的,交由负责医疗事故技术鉴定工作的医学会组织鉴定。

2. 医疗事故争议的行政解决及要求

(1) 发生医疗事故争议,当事人申请卫生行政部门处理的,应当提出书面申请。申请书应当载明申请人的基本情况、有关事实、具体请求及理由等。当事人向卫生行政部门提出医疗事故争议处理申请的,应当自知道或者应当知道其身体健康受到损害之日起 1 年内。

(2) 当事人申请卫生行政部门处理的,由医疗机构所在地的县级人民政府卫生行政部门受理。医疗机构所在地是直辖市的,由医疗机构所在地的区、县人民政府卫生行政部门受理。

(3) 有下列情形之一的,县级人民政府卫生行政部门应当自接到医疗机构的报告或者当事人提出医疗事故争议处理申请之日起 7 日内移送上一级人民政府卫生行政部门处理:①患者死亡;②可能为二级以上的医疗事故;③国务院卫生行政部门和省、自治区、直辖市人民政府卫生行政部门规定的其他情形。

(4) 当事人既向卫生行政部门提出医疗事故争议处理申请,又向人民法院提起诉讼的,卫生行政部门不予受理;卫生行政部门已经受理的,应当终止处理。

3. 卫生行政部门的责任

(1) 卫生行政部门应当自收到医疗事故争议处理申请之日起 10 日内进行审查,做出是否受理的决定。对符合医疗事故处理条例规定的,予以受理,需要进行医疗事故技术鉴定的,应当自做出受理决定之日起 5 日内将有关材料交由负责医疗事故技术鉴定工作的医学会组织鉴定并书面通知申请人;对不符合规定,不予受理的,应当书面通知申请人并说明理由。

(2) 当事人对首次医疗事故技术鉴定结论有异议,申请再次鉴定的,卫生行政部门应当自收到申请之日起 7 日内交由省、自治区、直辖市地方医学会组织再次鉴定。

(3) 卫生行政部门收到负责组织医疗事故技术鉴定工作的医学会出具的医疗事故技术鉴定书后,应

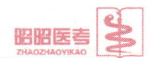

当对参加鉴定的人员资格和专业类别、鉴定程序进行审核;必要时,可以组织调查,听取医疗事故争议双方当事人的意见。卫生行政部门经审核,对符合规定做出的医疗事故技术鉴定结论,应当作为对发生医疗事故的医疗机构和医务人员做出行政处理以及进行医疗事故赔偿调解的依据;经审核,发现医疗事故技术鉴定不符合规定的,应当要求重新鉴定。

（4）卫生行政部门应当依照有关规定,对发生医疗事故的医疗机构和医务人员做出行政处理。

（5）县级以上地方人民政府卫生行政部门应当按照规定逐级将当地发生的医疗事故以及依法对发生医疗事故的医疗机构和医务人员做出行政处理的情况,上报国务院卫生行政部门。

五、医疗事故的赔偿

1. 医疗事故赔偿争议的解决途径及要求

（1）协商解决　发生医疗事故的赔偿等民事责任争议,医患双方可以协商解决。双方当事人协商解决医疗事故的赔偿等民事责任争议的,应当制作协议书。协议书应当载明双方当事人的基本情况和医疗事故的原因、双方当事人共同认定的医疗事故等级以及协商确定的赔偿数额等,并由双方当事人在协议书上签名。

（2）调解解决　已确定为医疗事故的,卫生行政部门应医疗事故争议双方当事人请求,可以进行医疗事故赔偿调解。调解时,应当遵循当事人双方自愿原则,并应当依据本条例的规定计算赔偿数额。经调解,双方当事人就赔偿数额达成协议的,制作调解书,双方当事人应当履行;调解不成或者经调解达成协议后一方反悔的,卫生行政部门不再调解。

（3）诉讼解决　发生医疗事故的赔偿等民事责任争议,医患双方不愿意协商或者协商不成的,当事人可以直接向人民法院提起民事诉讼。

2. 医疗事故赔偿应当考虑的因素　医疗事故等级;医疗过失行为在医疗事故损害后果中的责任程度;医疗事故损害后果与患者原有疾病状况之间的关系。不属于医疗事故的,医疗机构不承担赔偿责任。

3. 医疗事故赔偿的项目

（1）医疗事故赔偿,按照下列项目计算:①医疗费;②误工费;③住院伙食补助费;④陪护费;⑤残疾生活补助费;⑥残疾用具费;⑦丧葬费;⑧被扶养人生活费;⑨交通费;⑩住宿费;⑪精神损害抚慰金。

（2）参加医疗事故处理的患者近亲属所需交通费、误工费、住宿费,计算费用的人数不超过2人。医疗事故造成患者死亡的,参加丧葬活动的患者的配偶和直系亲属所需交通费、误工费、住宿费,计算费用的人数不超过2人。

4. 医疗事故赔偿费用的结算和支付人　医疗事故赔偿费用实行一次性结算,由承担医疗事故责任的医疗机构支付。

六、法律责任

1. 卫生行政部门的法律责任　卫生行政部门有下列情形之一的,给予警告并责令限期改正、依法给予行政处分:①接到医疗机构关于重大医疗过失行为的报告后,未及时组织调查的;②接到医疗事故争议处理申请后,未在规定时间内审查或者移送上一级人民政府卫生行政部门处理的;③未将应当进行医疗事故技术鉴定的重大医疗过失行为或者医疗事故争议移交医学会组织鉴定的;④未按照规定逐级将当地发生的医疗事故以及依法对发生医疗事故的医疗机构和医务人员的处理情况上报的;⑤未按照本条例规定审核医疗事故技术鉴定书的。

2. 医疗机构的法律责任

（1）医疗机构发生医疗事故的,由卫生行政部门根据医疗事故等级和情节,给予警告;情节严重的,对负有责任的主管人员和其他直接责任人员依法给予行政处分或者纪律处分:

①未如实告知患者病情、医疗措施和医疗风险的。

②没有正当理由,拒绝为患者提供复印或者复制病历资料服务的。

③未按照国务院卫生行政部门规定的要求书写和妥善保管病历资料服务的。

④未在规定时间内补记抢救工作病历内容的。

⑤未按照规定封存、保管和启封病历资料和实物的。

⑥未设置医疗服务质量监控部门或者配备专(兼)职人员的。

⑦未制定有关医疗事故防范和处理预案的。

⑧未在规定时间内向卫生行政部门报告重大医疗过失行为。

⑨未按照本条例的规定向卫生行政部门报告医疗事故的。

⑩未按照规定进行尸检和保存、处理尸体的。

(2) 医疗机构违反《医疗事故处理条例》的规定,有下列情形之一的,由卫生行政部门责令改正,给予警告;对负有责任的主管人员和其他直接责任人员依法给予行政处分或者纪律处分;情节严重的,由原发证部门吊销其执业证书或者资格证书:①承担尸检任务的机构没有正当理由,拒绝进行尸检的;②涂改、伪造、隐匿、销毁病历资料的。

例 7～8 共用选项

A. 警告　　B. 给予纪律处分　　C. 责令限期整顿

D. 吊销执业证书　　E. 责令改正

【例 7】医务人员发生医疗事故,情节严重,尚不够刑事处罚的,卫生行政部门可以给予的行政处罚是

【例 8】医疗机构没有正当理由,拒绝为患者提供复印或者复制病历资料服务的,卫生行政部门可以采取的措施是

【例 9】某患者凌晨因心脏病发作被送入医院抢救,但不幸于当天上午 8 点死亡。下午 3 时,患者家属要求查阅病历,院方以抢救时间紧急,尚未补记病历为由未予提供,引起家属不满,投诉至卫生局,根据《卫生事故处理条例》规定,卫生局应给予医院的处理是

A. 限期整顿　　B. 责令整改　　C. 罚款

D. 吊销执业许可证　　E. 警告

3. 医务人员的法律责任　医疗机构发生医疗事故的,对负有责任的医务人员依照刑法关于医疗事故罪的规定,依法追究刑事责任;尚不够刑事处罚的,依法给予行政处分或者纪律处分。对发生医疗事故的有关医务人员,除依照上述处罚外,卫生行政部门并可以责令暂停 6 个月以上 1 年以下执业活动;情节严重的,吊销其执业许可证。

4. 非法行医造成患者人身损害的法律责任　因非法行医造成患者人身损害的,不适用《医疗事故处理条例》。触犯刑律的,依法追究刑事责任;有关民事赔偿,由受害人直接向人民法院提起诉讼。

➤ 参考答案如下,详细答案参见 2021 版《国家临床执业及助理医师资格考试精选真题考点精析》。

1. D	2. C	3. E	4. A	5. C	昭昭老师提示:
6. A	7. B	8. E	9. B	—	关注官方微信,获得第一手考试资料。

第 5 章　母婴保健法及其实施办法

➤ 2021 考试大纲

①概述;②婚前保健;③孕产期保健;④技术鉴定;⑤行政管理;⑥法律责任。

➤ 考纲解析

近 20 年的医师考试中,本章的考点为母婴保健法中的法律责任,执业医师每年考查分数为 1～2 分,助理医师每年考查分数为 0～1 分。

一、概述及母婴保健技术服务内容

1. 概念　为了保障母亲和婴儿健康,提高出生人口素质,根据《宪法》,制定本法。国务院卫生行政部门主管全国母婴保健工作,分级分类指导,实施监督管理。

2. 母婴保健技术服务内容　宣传咨询;婚前检查;产前和遗传病诊断;助产技术;节育手术;新生儿疾病筛查;其他生殖保健。

二、婚前保健

1. 婚前保健服务包括下列内容

(1) 婚前卫生指导　关于性卫生知识、生育知识和遗传病知识的教育。

(2) 婚前卫生咨询　对有关婚配、生育保健等问题提供医学意见。

(3) 婚前医学检查　对准备结婚的男女双方可能患影响结婚和生育进行医学检查。

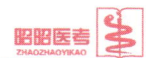

2. 婚前医学检查包括对下列疾病的检查 严重遗传性疾病；指定传染病；有关精神病。

3. 暂缓结婚 经婚前医学检查，对患指定传染病在传染期内或者有关精神病期内的，医师应当提出医学意见；准备结婚的男女双方应当暂缓结婚。

4. 接受婚前医学检查的人员对检查结果持有异议的，可以申请医学技术鉴定，取得医学鉴定证明。 重点内容：①严重遗传性疾病：痴呆、肝豆、苯丙酮尿症 PKU 等；指定传染病；②艾滋病、淋病、梅毒、麻风病等；③有关精神病：精神分裂、躁狂抑郁性精神病等。

【例1】婚前医学检查服务的内容是指

A. 进行性卫生知识、生育知识的教育　　　　B. 进行遗传病知识的教育

C. 对有关婚配问题提供医学意见　　　　D. 对有关生育健康问题提供医学意见

E. 对严重遗传疾病、指定传染病和有关精神病的检查

【例2】对感染艾滋病病毒的孕产妇无偿提供预防艾滋病母婴传播的服务是

A. 无偿用血　　　　　　B. 家庭接生　　　　　　C. 终止妊娠

D. 产前指导　　　　　　E. 基因诊断

三、孕产期保健

1. 孕产期保健服务包括下列内容

（1）母婴保健指导　对孕育健康后代有影响的严重遗传性疾病和碘缺乏病等地方病的发病原因、治疗和预防方法提供医学意见。

（2）孕妇、产妇保健　为孕妇、产妇提供卫生、营养、心理等方面咨询和指导以及产前定期检查等理疗保健服务。

（3）胎儿保健　为新生儿生长发育进行监护，提供咨询和医学指导。

（4）新生儿保健　为新生儿生长发育进行监护，哺乳和护理提供医疗保健服务。

2. 产前诊断 医师发现或者怀疑有严重遗传性疾病的育龄夫妻，应当提出医学意见。育龄夫妻应当根据医师的医学意见采取相应的措施。经产前检查，医师发现或者怀疑胎儿异常的，应对孕妇进行产前诊断。

3. 终止妊娠 经产前诊断，有下列情形之一的，医师应当向夫妻双方说明情况，并提出终止妊娠的医学意见：胎儿患有严重遗传性疾病；胎儿有严重缺陷的；因患严重疾病，继续妊娠可能危及孕妇生命安全或者严重危害孕妇健康的。

四、技术鉴定、许可

①县级以上人民政府可以设立医学技术鉴定组织，负责对婚前医学检查、遗传病诊断和产前诊断结果有异议的进行医学技术鉴定；②医疗保健机构实行许可制度，县级以上地方人民政府卫生行政部门许可；③从事本法规定的遗传病诊断、产前诊断的人员、必须经过省、自治区、直辖市人民政府卫生行政部门的考核，并取得相应的合格证书；④从事本法规定的婚前医学检查、实行结扎手术和终止妊娠手术的人员以及从事家庭接生的人员，必须经过县级以上地方人民政府卫生行政部门的考核并取得相应的合格证书。

【例3】某县医院妇产科医师欲开展结扎手术业务，按照规定参加了相关培训。培训结束后，有关单位负责对其进行了考核并颁发相应的合格证书。该有关单位是指

A. 地方医师协会　　　　　　B. 地方卫生行政部门　　　　　　C. 卫生部

D. 地方医学会　　　　　　E. 所在医疗保健机构

五、行政管理和法律责任

医疗保健机构和从事家庭接生的人员按照国务院卫生行政部门的规定，出具统一制发的新生儿出生医学证明；有产妇和婴儿死亡以及新生儿出生缺陷情况的，应当向卫生行政部门报告。

1. 规定　①制止出具虚假医学证明。禁止伪造、倒卖、转让、出借、私自涂改、非法印制出生医学证明。②严禁非法胎儿性别鉴定，但医学上确有需要的除外，以盈利为目的的处罚较重，可吊销执业证书。③禁止出具虚假医学证明文件，造成严重后果的可吊销医师执业证书。

2. 人员的许可　省级考核范围，县级考核范围有区别。

3. 处罚主体　县级以上卫生行政部门（法定处罚权限）：警告、责令停止、没收、罚款、吊销证书。

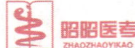
【例4】某孕妇在家里分娩一死胎,为向生育管理部门申请生育指标,其家属要求卫生院出具死亡证明,乡卫生院拒绝出具,理由是

  A. 产妇本人没有提出申请 B. 产妇户口不在卫生院所在地 C. 需向卫生部门报告

  D. 未经医护人员接产 E. 未接公安部门通知

【例5】某女怀孕后,非常想知道胎儿的性别,遂请其好友某妇产科医师为其做胎儿性别测定。该医师实施了胎儿性别鉴定。根据《母婴保护法》的规定,当地卫生计生行政部门应对该医师做出的处理是

  A. 处以罚款 B. 给予行政处分 C. 扣发年度奖金

  D. 调离工作岗位 E. 离岗接受培训

➤ 参考答案如下,详细答案参见 2021 版《国家临床执业及助理医师资格考试精选真题考点精析》。

1.E	2.D	3.B	4.D	5.B	昭昭老师提示:关注官方微信。

第6章　传染病防治法

➤ **2021 考试大纲**

  ①概述;②传染病预防;③疫情报告、通报和公布;④疫情控制;⑤医疗救治;⑥法律责任。

➤ **考纲解析**

  近 20 年的医师考试中,本章的考点为传染病的疫情报告、通报和公布,执业医师每年考查分数为 0～1 分,助理医师每年考查分数为 0～1 分。

一、概　述

  1. 传染病防治方针和原则　国家对传染病防治实行预防为主的方针,防治结合、分类管理、依靠科学、依靠群众的原则。

  2. 传染病的分类　①我国将 37 种急性和慢性传染病列为法定管理的传染病,并分为甲、乙、丙 3 类。甲类传染病,鼠疫、霍乱 2 种;乙类,25 种;丙类,10 种。②规定以外的其他传染病,需要列入乙类、丙类传染病的,由国务院卫生行政部门决定并予以公布。2008 年卫生部决定将手足口病列为丙类传染病进行管理。

  3. 甲类传染病预防控制措施的适用范围

  (1)《传染病防治法》规定,对乙类传染病中传染性非典型肺炎、炭疽中的肺炭疽和人感染高致病性禽流感,采取传染病防治法所称甲类传染病的预防、控制措施(乙类甲管)。

  (2) 2009 年 5 月,卫生部经国务院批准,将甲型 H1N1 流感纳入乙类传染病,并采取甲类传染病的预防、控制措施。

  4. 疾病预防控制机构、医疗机构在传染病防治工作中的职责

  (1) 疾病预防控制机构在传染病防治工作中的职责　各级疾病预防控制机构承担传染病监测、预测、流行病学调查、疫情报告以及其他预防、控制工作。

  (2) 医疗机构在传染病防治工作中的职责　医疗机构承担与医疗救治有关的传染病防治工作和责任区域内的传染病预防工作。城市社区和农村基层医疗机构在疾病预防控制机构的指导下,承担城市社区、农村基层相应的传染病防治工作。

二、传染病预防

  1. 预防接种　为有效预防和控制传染病的传播,国家实行有计划的预防接种制度,并根据经济发展情况逐步扩大计划免疫的范围。国家对儿童实行预防接种证制度。

  (1) 疫苗　分为两类。①第一类疫苗,是指政府免费向公民提供,公民应当依照政府的规定受种的疫苗,包括国家免疫规划确定的疫苗,省、自治区、直辖市人民政府在执行国家免疫规划时增加的疫苗,以及县级以上人民政府或者其卫生主管部门组织的应急接种或者群体性预防接种所使用的疫苗;②第二类疫苗,是指由公民自费并且自愿受种的其他疫苗。

  (2) 预防接种规划　国务院卫生行政部门和省、自治区、直辖市人民政府卫生行政部门,根据传染病预防、控制的需要,制定传染病预防接种规划并组织实施。

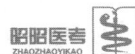

（3）预防接种的管理　各级疾病预防控制机构依照各自职责，根据国家免疫规划或者接种方案，开展与预防接种相关的宣传、培训、技术指导、监测、评价、流行病学调查、应急处置等工作，并依照国务院卫生主管部门的规定做好记录。

①群体性预防接种的管理　县级以上卫生主管部门，为了预防、控制传染病的暴发、流行，需要在本行政区域内部分地区进行群体性预防接种的，应当报经本级人民政府决定，并向省卫生主管部门备案；需要在省、自治区、直辖市行政区域全部范围内进行群体性预防接种的，由省人民政府卫生主管部门报经本级人民政府决定，并向国务院卫生主管部门备案。需要在全国范围或者跨省进行群体性预防接种的，应当由国务院卫生主管部门决定。任何单位或者个人不得擅自进行群体性预防接种。

②儿童预防接种的管理　国家对儿童实行预防接种证制度。儿童出生后1个月内，其监护人应当到儿童居住地承担预防接种工作的接种单位为其办理预防接种证。接种单位实施接种时，应当查验预防接种证，并做好记录。儿童入托、入学时，托幼机构、学校应当查验预防接种证，发现未依照国家免疫规划受种的儿童，应当向所在地的县级疾病预防控制机构或者儿童居住地承担预防接种工作的接种单位报告，并配合疾病预防控制机构或者接种单位督促其监护人在儿童入托、入学后及时到接种单位补种。

2. 预防接种单位的条件　①具有医疗机构执业许可证件；②具有经过县级人民政府卫生主管部门组织的预防接种专业培训并考核合格的执业医师、执业助理医师、护士或者乡村医生；③具有符合疫苗储存、运输管理规范的冷藏设施、设备和冷藏保管制度。承担预防接种工作的城镇医疗卫生机构，应当设立预防接种门诊。

3. 遵守预防接种工作规范　①医疗卫生人员在实施接种前，应当告知所接种疫苗的品种、作用、禁忌、不良反应以及注意事项，询问受种者的健康状况以及是否有接种禁忌等情况，并如实记录告知和询问情况。受种者或者其监护人应当了解预防接种的相关知识，并如实提供受种者的健康状况和接种禁忌等情况。②医疗卫生人员应当对符合接种条件的受种者实施接种，并填写并保存接种记录；对于因有接种禁忌而不能接种的受种者，医疗卫生人员应当对受种者或者其监护人提出医学建议。

4. 预防接种异常反应　预防接种异常反应，是指合格的疫苗在实施规范接种过程中或者实施规范接种后造成受种者机体组织器官、功能损害，相关各方均无过错的药品不良反应。

（1）不属于预防接种异常反应的情形　①因疫苗本身特性引起的接种后一般反应；②因疫苗质量不合格给受种者造成的损害；③因接种单位违反预防接种工作规范、免疫程序、疫苗使用指导原则、接种方案给受种者造成的损害；④受种者在接种时正处于某种疾病的潜伏期或者前驱期，接种后偶合发病；⑤受种者有疫苗说明书规定的接种禁忌，在接种前受种者或者其监护人未如实提供受种者的健康状况和接种禁忌等情况，接种后受种者原有疾病急性复发或者病情加重；⑥因心理因素发生的个体或者群体的心因性反应。

（2）预防接种异常反应的报告　疾病预防控制机构和接种单位及其医疗卫生人员发现预防接种异常反应、疑似预防接种异常反应或者接到相关报告的，应当依照预防接种工作规范及时处理，并立即报告所在地的县级人民政府卫生主管部门、药品监督管理部门。接到报告的卫生主管部门、药品监督管理部门应当立即组织调查处理。

（3）预防接种异常反应争议的处理　预防接种异常反应争议发生后，接种单位或者受种方可以请求接种单位所在地的县级人民政府卫生主管部门处理。

因预防接种导致受种者死亡、严重残疾或者群体性疑似预防接种异常反应，接种单位或者受种方请求县级人民政府卫生主管部门处理的，接到处理请求的卫生主管部门应当采取必要的应急处置措施，及时向本级人民政府报告，并移送上一级人民政府卫生主管部门处理。

（4）预防接种异常反应的鉴定与赔偿　预防接种异常反应的鉴定参照医疗事故处理条例执行。因预防接种异常反应造成受种者死亡、严重残疾或者器官组织损伤的，应当给予一次性补偿。接种第一类疫苗引起预防接种异常反应，补偿费用由省级人民政府财政部门在预防接种工作经费中安排；接种第二类疫苗需要对受种者予以补偿的，补偿费用由相关的疫苗生产企业承担；因疫苗质量不合格给受种者造成损害的，依照药品管理法的有关规定处理；因接种单位违反预防接种工作规范、免疫程序、疫苗使用指导原则、接种方案的，依照医疗事故处理条例的有关规定处理。

5. 传染病监测　传染病监测，是指持续、系统地收集、分析、解释同传染病预防控制有关的资料，并将解释结果分送给负责疾病预防控制工作的部门、机构或人员。国家建立传染病监测制度。①国务院卫

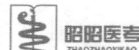

生行政部门制定国家传染病监测规划和方案。省级人民政府卫生行政部门制定本行政区域的传染病监测计划和工作方案。②各级疾病预防控制机构实施具体监测。③监测内容:传染病的发生、流行以及影响其发生、流行的因素,国外发生、国内尚未发生的传染病或者国内新发生的传染病。

6. 传染病预警 ①国家建立传染病预警制度。②国务院卫生行政部门和省、自治区、直辖市人民政府根据传染病发生、流行趋势的预测,及时发出传染病预警,根据情况予以公布。③传染病预警信息应当及时、科学、准确。

7. 传染病菌种、毒种管理 国家建立传染病菌种、毒种库。①对传染病菌种、毒种和传染病检测样本的采集、保藏、携带、运输和使用实行分类管理,建立健全严格的管理制度;②对可能导致甲类传染病传播的以及国务院卫生行政部门规定的菌种、毒种和传染病检测样本,确需采集、保藏、携带、运输和使用的,须经省级以上人民政府卫生行政部门批准。

8. 疾病预防控制机构的职责

(1) 各级疾病预防控制机构在传染病预防控制中的职责 ①实施传染病预防控制规划、计划和方案;②收集、分析和报告传染病监测信息,预测传染病的发生、流行趋势;③开展对传染病疫情和突发公共卫生事件的流行病学调查、现场处理及其效果评价;④开展传染病实验室检测、诊断、病原学鉴定;⑤实施免疫规划,负责预防性生物制品的使用管理;⑥开展健康教育、咨询,普及传染病防治知识;⑦指导、培训下级疾病预防控制机构及其工作人员开展传染病监测工作;⑧开展传染病防治应用性研究和卫生评价,提供技术咨询。

(2) 传染病发生、流行监测和预测 ①国家、省级疾病预防控制机构负责对传染病发生、流行以及分布进行监测,对重大传染病流行趋势进行预测,提出预防控制对策,参与并指导对暴发的疫情进行调查处理,开展传染病病原学鉴定,建立检测质量控制体系,开展应用性研究和卫生评价。②设区的市和县级疾病预防控制机构负责传染病预防控制规划、方案的落实,组织实施免疫、消毒、控制病媒生物的危害,普及传染病防治知识,负责本地区疫情和突发公共卫生事件监测、报告,开展流行病学调查和常见病原微生物检测。

(3) 传染病疫情信息的调查和核实 疾病预防控制机构应当主动收集、分析、调查、核实传染病疫情信息;应当设立或者指定专门的部门、人员负责传染病疫情信息管理工作,及时对疫情报告进行核实、分析。接到甲类、乙类传染病疫情报告或者发现传染病暴发、流行时,应当立即报告当地卫生行政部门,由当地卫生行政部门立即报告当地人民政府,同时报告上级卫生行政部门和国务院卫生行政部门。

(4) 自然疫源地施工环境的卫生调查 省级以上疾病预防控制机构对在国家确认的自然疫源地,计划兴建水利、交通、旅游、能源等大型建设项目的施工环境,应当事先进行卫生调查。建设单位应当根据疾病预防控制机构的意见,采取必要的传染病预防、控制措施。施工期间,建设单位应当设专人负责工地上的卫生防疫工作。工程竣工后,疾病预防控制机构应当对可能发生的传染病进行监测。

9. 医疗机构的职责

(1) 防止传染病的医源性感染和医院感染 医源性感染,是指在医学服务中,造成病原体传播引起的感染。医院感染,是指住院患者在医院内获得的感染,包括在住院期间发生的感染和在医院内获得出院后发生的感染,但不包括入院前已开始或者入院时已处于潜伏期的感染。医院工作人员在医院内获得的感染也属医院感染。

(2) 承担责任区域内传染病预防工作 ①医疗机构应当确定专门的部门或者人负责病疫情报告、本单位的传染病预防、控制以及责任区域内的传染病预防工作;承担医疗活动中与医院感染有关的危险因素监测、安全防护、消毒、隔离和医疗废物处置工作。②疾病预防控制机构应当指定专门人员负责对医疗机构内传染病预防工作进行指导、考核,开展流行病学调查。③城市社区和农村基层医疗机构在疾病预防控制机构的指导下,承担城市社区、农村基层相应的传染病防治工作。

10. 保护传染病患者、病原携带者和疑似传染病患者合法权益 国家和社会关心、帮助传染病患者、病原携带者和疑似传染病患者,使其得到及时救治。任何单位和个人不得歧视传染病患者、病原携带者和疑似传染病患者。疾病预防控制机构、医疗机构不得泄露涉及个人隐私的有关信息、资料。

三、疫情报告、通报和公布

1. 传染病疫情的报告 疫情报告人:传染病疫情报告人分为责任疫情报告人和义务疫情报告人,其

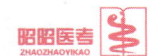

中,责任疫情报告人包括疾病预防控制机构、医疗机构和采供血机构及其执行职务的人员。除上述机构和人员以外的任何单位和个人。

2. 疫情报告的管理 疫情报告遵循属地管理原则。

(1)责任报告人发现传染病疫情,按照国务院规定的或者国务院卫生行政部门规定的内容、程序、方式和时限报告。军队医疗机构发现传染病疫情时,应当按照国务院卫生行政部门的规定报告。港口、机场、铁路疾病预防控制机构以及国境卫生检疫机关发现甲类传染病患者、病原携带者、疑似传染病患者时,立即向国境口岸所在地的疾病预防控制机构或者所在地县级以上地方人民政府卫生行政部门报告并互相通报。

(2)任何单位和个人发现传染病患者或者疑似传染病患者时,应当及时向附近的疾病预防控制机构或者医疗机构报告。

3. 疫情报告的内容 法定的传染病疫情,其他传染病暴发、流行情况,突发原因不明的传染病以及传染病菌种、毒种丢失情况。

4. 疫情报告的要求 依法负有传染病疫情报告职责的人民政府有关部门、疾病预防控制机构、医疗机构、采供血机构及其工作人员,不得隐瞒、谎报、缓报传染病疫情。

5. 疫情报告的程序、方式及时限

(1)报告程序与方式 传染病报告卡由首诊医生或其他执行职务的人员负责填写。现场调查时发现的传染病病例,由属地疾病预防控制机构的现场调查人员填写报告卡;采供血机构发现艾滋病病毒(HIV)两次初筛阳性检测结果也应填写报告卡。

(2)报告时限 责任报告单位和责任疫情报告人发现甲类传染病和乙类传染病中的肺炭疽、传染性非典型肺炎、脊髓灰质炎、人感染高致病性禽流感的患者或疑似患者时,或发现其他传染病和不明原因疾病暴发时,应于 2 小时内将传染病报告卡通过网络报告;未实行网络直报的责任报告单位应于 2 小时内以最快的通讯方式(电话、传真)向当地县级疾病预防控制机构报告,并于 2 小时内寄送出传染病报告卡。对其他乙、丙类传染病患者、疑似患者和规定报告的传染病病原携带者在诊断后,实行网络直报的责任报告单位应于 24 小时内进行网络报告;未实行网络直报的责任报告单位应于 24 小时内寄送出传染病报告卡。县级疾病预防控制机构收到无网络直报条件责任报告单位报送的传染病报告卡后,应于 2 小时内通过网络直报。

【例 1】 某县医院收治了数名高热伴头痛、鼻塞、流涕、全身酸痛等症状的患者,后被确诊为 H7N9 流感。为了防止疾病传播,该医院严格按照有关规定立即对患者予以隔离和治疗,同时在规定的时限内向当地卫生计生行政部门进行了报告。该规定时限是

A. 3 小时　　　　B. 5 小时　　　　C. 4 小时　　　　D. 1 小时　　　　E. 2 小时

(3)传染病疫情的通报 ①国务院卫生行政部门→国务院其他有关部门和各省、自治区、直辖市人民政府卫生行政部门;②毗邻的以及相关的地方人民政府卫生行政部门之间;③县级以上人民政府有关部门→同级人民政府卫生行政部门;④县级以上地方人民政府卫生行政部门→本行政区域内的疾病预防控制机构、医疗机构;接到通报的疾病预防控制机构和医疗机构应当及时告知本单位的有关人员。

(4)传染病疫情信息的公布 国家建立传染病疫情信息公布制度。公布传染病疫情信息应当及时、准确。

四、疫情控制

1. 传染病控制

(1)医疗机构采取的控制措施 ①医疗机构发现甲类传染病时,应采取下列措施:对患者、病原携带者,予以隔离治疗,隔离期限根据医学检查结果确定;对疑似患者,确诊前在指定场所单独隔离治疗;对医疗机构内的患者、病原携带者、疑似患者的密切接触者,在指定场所进行医学观察和采取其他必要的预防措施;对于拒绝隔离治疗或者隔离期未满擅自脱离隔离治疗的,可以由公安机关协助医疗机构采取强制隔离治疗措施。②医疗机构发现乙类或者丙类传染病患者,应当根据病情采取必要的治疗和控制传播措施。医疗机构对本单位内被传染病病原体污染的场所、物品以及医疗废物,必须依照法律、法规的规定实施消毒和无害化处置。

(2)疾病预防控制机构采取的控制措施 疾病预防控制机构发现传染病疫情或者接到传染病疫情

报告时：①对传染病疫情进行流行病学调查，提出划定疫点、疫区的建议，对被污染的场所进行卫生处理，对密切接触者，在指定场所进行医学观察和采取其他必要的预防措施，并向卫生行政部门提出疫情控制方案；②对疫点、疫区进行卫生处理，提出疫情控制方案，按照卫生行政部门的要求采取措施；③指导下级疾病预防控制机构实施传染病预防、控制措施，组织、指导有关单位对传染病疫情的处理。

2. 紧急措施

（1）对发生甲类传染病病例场所及特定区域人员的紧急措施　①实施与报告机构：所在地县级以上地方人民政府。②批准机构：上一级人民政府。③上级人民政府接到报告应当即时做出决定。上级人民政府做出不予批准决定的，实施隔离措施的人民政府应当立即解除隔离措施。对被隔离人员提供生活保障；单位不得停止支付其隔离期间的工作报酬。④当疫情得到控制要解除紧急措施由原决定机关决定并宣布。

（2）传染病暴发、流行时的紧急措施　传染病暴发是指在局部地区短期内突然发生多例同一种传染病患者；传染病流行是指一个地区某种传染病发病率显著超过该病历年的一般发病率水平。①限制或者停止集市、影剧院演出或者其他人群聚集的活动；②停工、停业、停课；③封闭或者封存被传染病病原体污染的公共饮用水源、食品以及相关物品；④控制或者扑杀染疫野生动物、家畜家禽；⑤封闭可能造成传染病扩散的场所。

3. 疫区封锁　①甲类、乙类传染病暴发、流行时，县级以上地方人民政府报经上一级人民政府决定，可以宣布本行政区域部分或者全部为疫区；国务院可以决定并宣布跨省、自治区、直辖市的疫区。县级以上地方人民政府可以在疫区内采取相应的紧急措施，并可以对出入疫区的人员、物资和交通工具实施卫生检疫。②省、自治区、直辖市人民政府可以决定对本行政区域内的甲类传染病疫区实施封锁。③封锁大、中城市的疫区或者封锁跨省、自治区、直辖市的疫区，以及封锁疫区导致中断干线交通或者封锁国境的，由国务院决定。疫区封锁的解除，由原决定机关决定并宣布。

4. 国内交通卫生检疫　交通卫生检疫，是指列车、船舶、航空器和其他车辆等交通工具出入检疫传染病疫区和在非检疫传染病疫区的交通工具上发现检疫传染病疫情时，依法对交通工具及其乘运的人员、物资实施的卫生检疫活动。

（1）检疫传染病疫区交通卫生检疫措施　对出入检疫传染病疫区的交通工具及其乘运的人员、物资，县级以上地方人民政府卫生行政部门或者铁路、交通、民用航空行政主管部门的卫生主管机关有权采取下列相应的交通卫生检疫措施：①对出入检疫传染病疫区的人员、交通工具及其承运的物资进行查验；②对检疫传染病患者、病原携带者、疑似检疫传染病患者和与其密切接触者，实施临时隔离、医学检查及其他应急医学措施；③对被检疫传染病病原体污染或者可能被污染的物品，实施控制和卫生处理；④对通过该疫区的交通工具及其停靠场所，实施紧急卫生处理；⑤需要采取的其他卫生检疫措施。采取上述所列交通卫生检疫措施的期间自决定实施时起至决定解除时止。

（2）非检疫传染病疫区的交通卫生检疫措施　非检疫传染病疫区的交通工具上发现下列情形之一时，县级以上地方人民政府卫生行政部门或者铁路、交通、民用航空行政主管部门的卫生主管机构根据各自的职责，有权对交通工具及其乘运的人员、物资实施交通卫生检疫：①发现有感染鼠疫的啮齿类动物或者啮齿类动物反常死亡，并且死因不明；②发现鼠疫、霍乱患者、病原携带者和疑似鼠疫、霍乱患者；③发现国务院确定并公布的需要实施国内交通卫生检疫的其他传染病。

（3）临时措施　在非检疫传染病疫区的交通工具上，发现检疫传染病患者、病原携带者、疑似检疫传染病患者时，交通工具负责人应当组织有关人员采取下列临时措施：①以最快的方式通知前方停靠点，并向交通工具营运单位的主管部门报告；②对检疫传染病患者、病原携带者、疑似检疫传染病患者和与其密切接触者实施隔离；③封锁已经污染或者可能污染的区域，采取禁止向外排放污物等卫生处理措施；④在指定的停靠点将检疫传染病患者、病原携带者、疑似检疫传染病患者和与其密切接触者以及其他需要跟踪观察的旅客名单，移交当地县级以上地方人民政府卫生行政部门；⑤对承运过检疫传染病患者、病原携带者、疑似检疫传染病患者的交通工具和可能被污染的环境实施卫生处理。

5. 尸体卫生处理　①患甲类传染病、炭疽死亡的，应当将尸体立即进行卫生处理，就近火化。患其他传染病死亡的必要时，应当将尸体进行卫生处理后火化或者按照规定深埋。为了查找传染病病因，医疗机构在必要时可以按照国务院卫生行政部门的规定，对传染病病患者尸体或者疑似传染病患者尸体进行解剖查验，并应当告知死者家属。②采集高致病性病原微生物样本的工作人员在采集过程中应当防止病

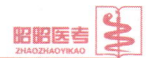

原微生物扩散和感染,并对样本的来源、采集过程和方法等作详细记录。

五、医疗救治

1. 医疗救治服务网络建设 ①县级以上人民政府应当加强和完善传染病医疗救治服务网络的建设,指定具备传染病救治条件和能力的医疗机构承担传染病救治任务,或者根据传染病救治需要设置传染病医院。②医疗救治服务网络由医疗救治机构、医疗救治信息网络和医疗救治专业技术人员组成。

2. 提高传染病医疗救治能力 医疗机构应当按照国务院卫生行政部门规定的传染病诊断标准和治疗要求,采取相应措施,提高传染病医疗救治能力。

3. 医疗机构开展医疗救治的管理性规定

(1)医疗救治的方式 医疗机构应当对传染病患者或者疑似传染病患者提供医疗救护、现场救援和接诊治疗,书写病历记录以及其他有关资料,并妥善保管。

(2)实行传染病预检、分诊制度 医疗机构应当实行传染病预检、分诊制度。传染病预检、分诊是指医疗机构安排有一定临床经验的、经过传染病尤其是甲类传染病和经国务院批准采取甲类传染病控制措施的其他传染病知识培训的高年资内科(尽可能是传染科)医师,在相对隔离的诊室对传染病患者或者疑似传染病患者进行初诊,根据检查结果,引导其至相应的诊室做进一步诊断的就医程序。

(3)转院 医疗机构不具备相应救治能力的,应当将患者及其病历记录复印件一并转至具备相应救治能力的医疗机构。

六、监督管理

1. 县级以上人民政府卫生行政部门对哪些情况进行监督检查 ①对下级人民政府卫生行政部门履行本法规定的传染病防治职责;②对疾病预防控制机构、医疗机构的传染病防治工作;③对采供血机构的采供血活动进行监督检查;④对用于传染病防治的消毒产品及其生产单位,并对饮用水供水单位从事生产或者供应活动以及涉及饮用水卫生安全的产品;⑤对传染病菌种、毒种和传染病检测样本的采集、保藏、携带、运输、使用;⑥对公共场所和有关单位的卫生条件和传染病预防、控制措施。

2. 省级以上人民政府卫生行政部门负责组织 对传染病防治重大事项的处理。

七、法律责任

1. 疾病预防控制机构的法律责任 疾病预防控制机构违反规定,有下列情形之一的,由县级以上人民政府卫生行政部门责令限期改正,通报批评,给予警告;对负有责任的主管人员和其他直接责任人员,依法给予降级、撤职、开除的处分,并可以依法吊销有关责任人员的执业证书;构成犯罪的,依法追究刑事责任:①未依法履行传染病监测职责的;②未依法履行传染病疫情报告、通报职责,或者隐瞒、谎报、缓报传染病疫情的;③未主动收集传染病疫情信息,或者对传染病疫情信息和疫情报告未及时进行分析、调查、核实的;④发现传染病疫情时,未依据职责及时采取《传染病防治法》规定的措施的;⑤故意泄露传染病患者、病原携带者、疑似传染病患者、密切接触者涉及个人隐私的有关信息、资料的。

2. 医疗机构违反规定

(1)惩罚部门 县级以上人民政府卫生行政部门。

(2)处罚措施 ①对医疗机构:责令改正,通报批评,给予警告;②对责任人:造成传染病传播、流行或者其他严重后果的,对负有责任的主管人员和其他直接责任人员,依法给予降级、撤职、开除的处分,并可以依法吊销有关责任人员的执业证书;③刑事责任:构成犯罪的,依法追究刑事责任。

3. 出现以下情况需要承担法律责任 ①未按规定承担本单位的传染病防治工作、医院感染控制任务和责任区域内的传染病预防工作;②未按照规定报告传染病疫情,或者隐瞒、谎报、缓报传染病疫情的;③发现传染病疫情时,未按照规定对传染病患者、疑似传染病患者提供医疗救护、现场救援、接诊、转诊的,或者拒绝接受转诊的;④未按照规定对本单位内被传染病病原体污染的场所、物品以及医疗废物实施消毒或者无害化处置的;⑤未按照规定对医疗器械进行消毒,或者对按照规定一次使用的医疗器具未予销毁,再次使用的;⑥在医疗救治过程中未按照规定保管医学记录资料的;⑦故意泄露传染病患者、病原携带者、疑似传染病患者、密切接触者涉及个人隐私的有关信息、资料的。

➤ **参考答案**如下,详细答案参见 2021 版《国家临床执业及助理医师资格考试精选真题考点精析》。

1. E	—	—	—	—	昭昭老师提示:关注官方微信,获得第一手考试资料。

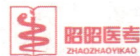

第7章　艾滋病防治条例

➤ **2021 考试大纲**

①概述;②预防与控制;③治疗与救助;④法律责任。

➤ **考纲解析**

近 20 年的医师考试中,本章的考点为艾滋病的预防与控制,执业医师每年考查分数为 0~1 分,助理医师每年考查分数为 0~1 分。

一、概　述

1. 艾滋病防治原则、机制、措施　坚持预防为主、防治结合的方针,建立政府组织领导、部门各负其责、全社会共同参与的机制,加强宣传教育,采取行为干预和关怀救助等措施,实行综合防治。

2. 不歧视和合法权益保护的规定　任何单位和个人不得歧视艾滋病病毒感染者、艾滋病患者及其家属。艾滋病病毒感染者、艾滋病患者及其家属享有的婚姻、就业、就医、入学等合法权益受法律保护。

二、预防与控制

1. 艾滋病监测　国家建立健全艾滋病监测网络。艾滋病监测,是指连续、系统地收集各类人群中艾滋病(或者艾滋病病毒感染)及其相关因素的分布资料,对这些资料综合分析,为有关部门制定预防控制策略和措施提供及时可靠的信息和依据,并对预防控制措施进行效果评价。

2. 艾滋病自愿咨询和自愿检测制度　国家实行艾滋病自愿咨询和自愿检测制度。县级以上地方人民政府卫生主管部门指定的医疗卫生机构,应当按照国务院卫生主管部门会同国务院其他有关部门制定的艾滋病自愿咨询和检测办法,为自愿接受艾滋病咨询、检测的人员免费提供咨询和初筛检测。

【例1】国家规定与艾滋病检测相关的制度是

A. 义务检测　　　　　　　　　B. 强制检测　　　　　　　　　C. 有关检测

D. 自愿检测　　　　　　　　　E. 定期检测

3. 采集或使用人体血液、血浆、组织的管理

(1) 采集或使用人体血液、血浆管理血站、单采血浆站应当对采集的人体血液、血浆进行艾滋病检测　不得向医疗机构和血液制品生产单位供应未经艾滋病检测或者艾滋病检测阳性的人体血液、血浆。血液制品生产单位应当在原料血浆投料生产前对每一份血浆进行艾滋病检测;未经艾滋病检测或者艾滋病检测阳性的血浆,不得作为原料血浆投料生产。

(2) 临时采集血液管理　医疗机构应当对因应急用血而临时采集的血液进行艾滋病检测,对临床用血艾滋病检测结果进行核查;对未经艾滋病检测、核查或者艾滋病检测阳性的血液,不得采集或者使用。

(3) 采集或者使用人体组织等管理　采集或者使用人体组织、器官、细胞、骨髓等的,应当进行艾滋病检测;未经艾滋病检测或者艾滋病检测阳性的,不得采集或者使用。但是,用于艾滋病防治科研、教学的除外。

4. 艾滋病患者隐私权的保护　①未经本人或者其监护人同意,任何单位或者个人不得公开艾滋病病毒感染者、艾滋病患者及其家属的姓名、住址、工作单位、肖像、病史资料以及其他可能推断出其具体身份的信息。②艾滋病病毒感染者和艾滋病患者的义务:接受疾病预防控制机构或者出入境检验检疫机构的流行病学调查和指导;将感染或者发病的事实及时告知与其有性关系者;就医时,将感染或者发病的事实如实告知接诊医生;采取必要的防护措施,防止感染他人。③艾滋病病毒感染者和艾滋病患者不得以任何方式故意传播艾滋病。

三、治疗与救助

医疗卫生机构在艾滋病治疗与救助中的责任:①应当为艾滋病病毒感染者和艾滋病患者提供艾滋病防治咨询、诊断和治疗服务。对就诊者进行艾滋病防治的宣传教育。医疗机构不得因就诊的患者是艾滋病病毒感染者或者艾滋病患者,推诿或者拒绝对其进行其他疾病治疗。②对确诊的艾滋病病毒感染者和艾滋病患者,医疗卫生机构的工作人员应当将其感染或者发病的事实告知本人,本人为无行为能力人或者限制行为能力人的,应当告知其监护人。③应当按照国务院卫生主管部门制定的预防艾滋病母婴传播技术指导方案的规定,对孕产妇提供艾滋病防治咨询和检测,对感染艾滋病病毒的孕产妇及其婴儿,提供

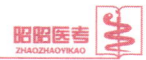

预防艾滋病母婴传播的咨询、产前指导、阻断、治疗、产后访视、婴儿随访和检测等服务。医疗卫生机构工作人员在治疗与救助中,应当遵守标准防护原则;严格执行操作规程和消毒管理制度,防止发生艾滋病医院感染和医源性感染。

四、法律责任

1. 概念 医疗卫生机构未依照规定履行职责,有下列情形之一的,由县级以上人民政府卫生主管部门责令限期改正,通报批评,给予警告;造成艾滋病传播、流行或者其他严重后果的,对负有责任的主管人员和其他直接责任人员依法给予降级、撤职、开除的处分,并可以依法吊销有关机构或者责任人员的执业许可证件;构成犯罪的,依法追究刑事责任。

2. 处罚情形 ①未履行艾滋病监测职责的;②未按照规定免费提供咨询和初筛检测的;③对临时应急采集的血液未进行艾滋病检测,对临床用血艾滋病检测结果未进行核查,或者将艾滋病检测阳性的血液用于临床的;④未遵守标准防护原则,或者未执行操作规程和消毒管理制度,发生艾滋病医院感染或者医源性感染的;⑤未采取有效的卫生防护措施和医疗保健措施的;⑥推诿、拒绝治疗艾滋病病毒感染者或者艾滋病患者的其他疾病,或者对艾滋病病毒感染者、艾滋病患者未提供咨询、诊断和治疗服务的;⑦未对艾滋病病毒感染者或者艾滋病患者进行医学随访的;⑧未按照规定对感染艾滋病病毒的孕产妇及其婴儿提供预防艾滋病母婴传播技术指导。

3. 处罚方式 医疗卫生机构违反规定,公开艾滋病病毒感染者、艾滋病患者或者其家属的信息的,依照传染病防治法的规定予以处罚。

➢ **参考答案**如下,详细答案参见 2021 版《国家临床执业及助理医师资格考试精选真题考点精析》。

1.D	—	—	—	—	昭昭老师提示:关注官方微信,获得第一手考试资料。

第8章 突发公共卫生事件应急条例

➢ **2021 考试大纲**

①概述;②报告与信息发布;③法律责任。

➢ **考纲解析**

近 20 年的医师考试中,本章的考点为<mark>突发公共卫生事件的报告与信息发布</mark>,执业医师每年考查分数为1~2分,助理医师每年考查分数为 0~1 分。

一、概 念

突发公共卫生事件,是指突然发生,造成或者可能造成社会公众健康严重损害的重大传染病疫情、群体性不明原因疾病、重大食物和职业中毒以及其他严重影响公众健康的事件。

1. 重大传染病疫情 是指某种传染病在短时间内发生、波及范围广泛,出现大量的患者或死亡病例,其发病率远远超过常年的发病率水平的情况。

2. 群体性不明原因疾病 是指在短时间内,某个相对集中的区域内同时或者相继出现具有共同临床表现患者,且病例不断增加,范围不断扩大,又暂时不能明确诊断的疾病。这种疾病可能是传染病,可能是群体性癔症,也可能是某种中毒。

3. 重大食物和职业中毒事件 是指由于食品污染和职业危害的原因而造成的人数众多或者伤亡较重的中毒事件。

4.其他严重影响公众健康事件 指针对不特定的社会群体,造成或可能造成社会公众健康严重损害,影响正常社会秩序的重大事件。

二、预防与应急准备

1. 应急预案的主要内容 全国突发事件应急预案应当包括以下内容:①突发事件应急处理指挥部的组成和相关部门的职责;②突发事件的监测与预警;③突发事件信息的收集、分析、报告、通报制度;④突发事件应急处理技术和监测机构及其任务;⑤突发事件的分级和应急处理工作方案;⑥突发事件预防、现场控制,应急设施、设备、救治药品和医疗器械以及其他物资和技术的储备与调度;⑦突发事件应急处理专业队伍的建设和培训。

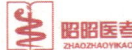
2. 急救医疗服务网络建设 ①县级以上各级人民政府应当加强急救医疗服务网络的建设,配备相应的医疗救治药物、技术、设备和人员,提高医疗卫生机构应对各类突发事件的救治能力。②设区的市级以上地方人民政府应当设置与传染病防治工作需要相适应的传染病专科医院,或者指定具备传染病防治条件和能力的医疗机构承担传染病防治任务。③县级以上地方人民政府卫生行政主管部门,应当定期对医疗卫生机构和人员开展突发事件应急处理相关知识、技能的培训,定期组织医疗卫生机构进行突发事件应急演练,推广最新知识和先进技术。

三、报告与信息发布

《突发公共卫生事件应急条例》规定,国家建立突发公共卫生事件应急报告制度。国务院卫生行政主管部门制定突发事件应急报告规范,建立重大、紧急疫情信息报告系统。

1. 突发公共卫生事件的报告 ①有下列情形之一的,省、自治区、直辖市人民政府应当在接到报告 1 小时内,向国务院卫生行政主管部门报告:发生或者可能发生传染病暴发、流行;发生或者发现不明原因的群体性疾病;发生传染病菌种、毒种丢失;发生或者可能发生重大食物和职业中毒事件。②国务院卫生行政主管部门对可能造成重大社会影响的突发事件,立即向国务院报告。③突发事件监测机构、医疗卫生机构和有关单位发现上述规定报告情形之一的,应当在 2 小时内向所在地县级人民政府卫生行政主管部门报告;接到报告的卫生行政主管部门应当在 2 小时内向本级人民政府报告,并同时向上级人民政府卫生行政主管部门和国务院卫生行政主管部门报告。④县级人民政府应当在接到报告后 2 小时内向设区的市级人民政府或者上一级人民政府报告;设区的市级人民政府应当在接到报告后 2 小时内向省、自治区、直辖市人民政府报告。任何单位和个人对突发事件,不得隐瞒、缓报、谎报或者授意他人隐瞒、缓报、谎报。

2. 突发公共卫生事件的信息发布 ①国家建立突发事件的信息发布制度。②国务院卫生行政主管部门负责向社会发布突发事件的信息。必要时,可以授权省、自治区、直辖市人民政府卫生行政主管部门向社会发布本行政区域内突发事件的信息。信息发布应当及时、准确、全面。

四、法律责任

医疗卫生机构有下列行为之一的,由卫生行政主管部门责令改正、通报批评、给予警告;情节严重的,吊销《医疗机构执业许可证》;对主要负责人、负有责任的主管人员和其他直接责任人员依法给予降级或者撤职的纪律处分;造成传染病传播、流行或者对社会公众健康造成其他严重危害后果,构成犯罪的,依法追究刑事责任:①未依照本条例的规定履行报告职责,隐瞒、缓报或者谎报的;②未依照本条例的规定及时采取控制措施的;③未依照本条例的规定履行突发事件监测职责的;④拒绝接诊患者的;⑤拒不服从突发事件应急处理指挥部调度的。

第 9 章　药品管理法

> **2021 考试大纲**

①概述;②药品管理和监督;③法律责任。

> **考纲解析**

近 20 年的医师考试中,本章的考点为药品管理法的法律责任,执业医师每年考查分数为 0~1 分,助理医师每年考查分数为 0~1 分。

一、概　述

药品指用于预防、治疗、诊断人的疾病,有目的地调节人的生理功能并规定有适应证、用法和用量的物质。它包括中药材、中药饮片、中成药、化学原料及其制剂、抗生素、生化药品、放射性药品、血清疫苗、血液制品和诊断药品等。

二、药品管理和监督

1. 药品标准 ①药品标准,是指国家对药品质量规格及检验方法所做的技术性规范,由一系列反映药品特征的参数和技术指标组成,是药品生产、经营、供应、使用、检验和管理部门必须共同遵循的法定依据。②药品必须符合国家药品标准。只有符合国家药品标准的药品才是合格药品,方可销售、使用。

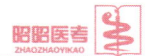

③《中华人民共和国药典》和药品标准为国家药品标准。国务院药品监督管理部门的药品检验机构负责标定国家药品标准品、对照品。④列入国家药品标准的药品名称为药品通用名称。已经作为药品通用名称的,该名称不得作为药品商标使用。

2. 药品注册 指国务院药品监督管理部门根据药品注册申请人的申请,依照法定程序,对拟上市销售的药品的安全性、有效性、质量可控性等进行系统评价,并决定是否同意其申请的审批过程。

3. 新药 ①新药指未曾在我国境内上市销售的药品,已上市销售的药品改变剂型、改变给药途径、增加新的适应证或制成新的复方制剂亦按新药管理。②研制新药,必须按规定报送有关资料和样品,经国务院药品监督管理部门批准后,方可进行临床试验。完成临床试验并通过审批的新药,由国务院药品监督管理部门批准,发给新药证书。③新药注册申报与审批分为临床试验申报审批和生产上市申报审批两个阶段。两次申报与审批均由省级药品监督管理部门受理,最终由国务院药品监督管理部门审批。

4. 药品审评 包括通过临床用药评定新药,对老药再评价,淘汰危害严重、疗效不确切或不合理的组方是药品管理的重要内容。①国务院药品监督管理部门组织,对新药进行审评,对已经批准生产的药品进行再评价。②通过新药评定和药品再评价,对于疗效肯定、临床应用广泛的药品或者疗效较好或有一定疗效而临床需要的药品应当积极组织生产和科研改进;对于疗效不确切、不良反应大或者其他原因危害人民健康的药品,应当撤销其批准文号,已被撤销批准文号的药品,不得继续生产和销售;已经生产的,由当地药品监督管理部门监督销毁或者处理。

5. 处方药与非处方药 国家对药品实行处方药与非处方药分类管理制度。

(1)处方药 是指必须凭具有处方资格的医师开具的处方方可调配、购买和使用,必须在医务人员指导和监控下使用的药物。处方药可以在国务院卫生行政部门和国务院药品监督管理部门共同指定的医学、药学专业刊物上介绍,但不得在大众传播媒介发布广告或者以其他方式进行以公众为对象的广告宣传。

(2)非处方药 是指不需要凭执业医师或执业助理医师处方,消费者可以自行判断、购买和使用的药品。非处方药经审批可以在大众传播媒介进行广告宣传。非处方药分为甲、乙两类:经营处方药、非处方药的批发企业和经营处方药、甲类非处方药的零售企业必须具有《药品经营企业许可证》。经省级药品监督管理部门或其授权的药品监督管理部门批准的其他商业企业可以零售乙类非处方药。

6. 医疗机构制剂 指医疗机构根据本单位临床需要经批准而配制、自用的固定处方制剂。医疗机构配制的制剂,应当是市场上没有供应的品种。

(1)医疗机构配制制剂的条件 ①必须配备依法经过资格认定的药学技术人员;②必须具有能够保证制剂质量的设施、管理制度、检验仪器和卫生条件。医疗机构配制制剂应当遵守《医疗机构制剂配制质量管理规范》;不得与其他单位共用配制场所、配制设备及检验设施等。

(2)医疗机构配制制剂的审批 医疗机构配制制剂,须经所在地省级卫生行政部门审核同意,由省、自治区、直辖市人民政府药品监督管理部门批准,发给《医疗机构制剂许可证》。无《医疗机构制剂许可证》的,不得配制制剂。《医疗机构制剂许可证》应当标明有效期,到期重新审查发证。

(3)医疗机构配制制剂的使用 医疗机构配制的制剂,必须按照规定进行质量检验;合格的,凭医师处方在本医疗机构使用。特殊情况下,经国务院或者省、自治区、直辖市人民政府的药品监督管理部门批准,医疗机构配制的制剂可以在指定的医疗机构之间调剂使用。医疗机构配制的制剂,不得在市场销售。

7. 禁止生产、销售假药与劣药

(1)禁止生产、销售假药 假药是指药品所含成分与国家药品标准规定的成分不符,以及以非药品冒充药品或者以他种药品冒充此种药品的。有下列情形之一的药品,按假药论处:①国务院药品监督管理部门规定禁止使用的;②依照本法必须批准而未经批准生产、进口,或者依照本法必须检验而未经检验即销售的;③变质的;④被污染的;⑤使用依照本法必须取得批准文号而未取得批准文号的原料药生产的;⑥所标明的适应证或者功能主治超出规定范围的。

(2)禁止生产、销售劣药 劣药是指药品成分含量不符合国家药品标准规定的药品。有下列情形之一的药品,按劣药论处:①未标明有效期或者更改有效期的;②不注明或者更改生产批号的;③超过有效期的;④直接接触药品的包装材料和容器未经批准的;⑤擅自添加着色剂、防腐剂、香料、矫味剂及辅料的;⑥其他不符合药品标准规定的。

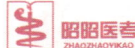

8. 药品广告管理

（1）药品广告的概念　药品广告须经省级药品监督管理部门批准，并发给药品广告批准文号，未取得药品广告批准文号的，不得发布。

（2）药品广告的内容　药品广告的内容必须真实、合法，以国务院药品监督管理部门批准的说明书为准，不得含有虚假的内容。药品广告不得含有不科学的表示功效的断言或者保证；不得利用国家机关、医药科研单位、学术机构或者专家、学者、医师、患者的名义和形象作证明。非药品广告不得有涉及药品的宣传。

三、法律责任

1. 药品购销中违法暗中给予、收受回扣的法律责任　药品的生产企业、经营企业或者其代理人，由工商行政管理部门处 1 万元以上 20 万元以下的罚款，有违法所得的，予以没收；情节严重的，由工商行政管理部门吊销药品生产企业、药品经营企业的营业执照，并通知药品监督管理部门，由药品监督管理部门吊销其《药品生产许可证》《药品经营许可证》；构成犯罪的，依法追究刑事责任。

2. 药品购销中违法收受财物或者其他利益的法律责任　医疗机构的负责人、药品采购人员、医师等有关人员收受财物或者其他利益的，由卫生行政部门或者本单位给予处分，没收违法所得，对违法行为情节严重的执业医师，由卫生行政部门吊销其执业证书；构成犯罪的，依法追究刑事责任。

3. 医疗机构非法生产、经营药品的法律责任　医疗机构未取得《医疗机构制剂许可证》生产、经营药品的，依法予以取缔，没收违法生产、销售的药品和违法所得，并处违法生产、销售的药品货值金额 2 倍以上 5 倍以下的罚款，构成犯罪的，依法追究刑事责任。

第 10 章　麻醉药品和精神药品管理条例

➤ **2021 考试大纲**
①概述；②麻醉药品和精神药品的使用；③法律责任。

➤ **考纲解析**
近 20 年的医师考试中，本章的考点为麻醉药品和精神药品的使用，执业医师每年考查分数为 0～1 分，助理医师每年考查分数为 0～1 分。

一、概　述

特殊管理药品是指麻醉药品、精神药品、医疗用毒性药品和放射性药品。国家对麻醉药品、精神药品、医疗用毒性药品、放射性药品，实行特殊管理，保证合法、安全、合理使用，防止流入非法渠道，构成对人体健康、公共卫生和社会的危害。

二、麻醉药品和精神药品管理

1. 麻醉药品和精神药品的概念　麻醉药品和精神药品，是指列入麻醉药品目录、精神药品目录的药品和其他物质。精神药品分为第一类精神药品和第二类精神药品。

2. 麻醉药品和精神药品的临床使用原则

（1）取得麻醉药品、第一类精神药品购用印鉴卡。

1）医疗机构需要使用麻醉药品和第一类精神药品的，应当经所在地设区的市级人民政府卫生主管部门批准，取得麻醉药品、第一类精神药品购用印鉴卡。医疗机构应当凭印鉴卡向本省、自治区、直辖市行政区域内的定点批发企业购买麻醉药品和第一类精神药品。

2）设区的市级人民政府卫生主管部门发给医疗机构印鉴卡时，应当将取得印鉴卡的医疗机构情况抄送所在地设区的市级药品监督管理部门，并报省、自治区、直辖市人民政府卫生主管部门备案。省、自治区、直辖市人民政府卫生主管部门应将取得印鉴卡的医疗机构名单向本行政区域内的定点批发企业通报。

3）医疗机构取得印鉴卡应当具备下列条件：①有专职的麻醉药品和第一类精神药品管理人员；②有获得麻醉药品和第一类精神药品处方资格的执业医师；③有保证麻醉药品和第一类精神药品安全储存的设施和管理制度。

（2）麻醉药品和精神药品使用知识的培训和考核　医疗机构应当按照国务院卫生主管部门的规定，

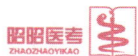

对本单位执业医师进行有关麻醉药品和精神药品使用知识的培训、考核,经考核合格的,授予麻醉药品和第一类精神药品处方资格。

(3)急需麻醉药品和第一类精神药品的借用 医疗机构抢救患者急需麻醉药品和第一类精神药品而本医疗机构无法提供时,可以从其他医疗机构或者定点批发企业紧急借用;抢救工作结束后,应当及时将借用情况报所在地设区的市级药品监督管理部门和卫生主管部门备案。

(4)麻醉药品和精神药品制剂的配制 对临床需要而市场无供应的麻醉药品和精神药品,持有医疗机构制剂许可证和印鉴卡的医疗机构需要配制制剂的,应当经所在地省级药品监督管理部门批准。医疗机构配制的麻醉药品和精神药品制剂只能在本医疗机构使用,不得对外销售。

(5)麻醉药品和精神药品处方的保存 医疗机构应当对麻醉药品和精神药品处方进行专册登记,加强管理。麻醉药品处方至少保存3年,精神药品处方至少保存2年。

(6)用于戒毒治疗的麻醉药品和精神药品的使用 医疗机构、戒毒机构以开展戒毒治疗为目的,可以使用美沙酮或者国家规定的其他用于戒毒治疗的麻醉药品和精神药品。

【例1】麻醉药品处方的保存时间至少是

A. 5 年　　　　B. 1 年　　　　C. 3 年　　　　D. 4 年　　　　E. 2 年

3. 麻醉药品和精神药品处方权

(1)取得麻醉药品和第一类精神药品的处方资格 执业医师取得麻醉药品和第一类精神药品的处方资格后,方可在本医疗机构开具麻醉药品和第一类精神药品处方,但不得为自己开具该种处方。

(2)遵守麻醉药品和精神药品临床应用指导原则 ①具有麻醉药品和第一类精神药品处方资格的执业医师,根据临床应用指导原则,对确需使用麻醉药品或者第一类精神药品的患者,应当满足其合理用药需求。②在医疗机构就诊的癌症疼痛患者和其他危重患者得不到麻醉药品或者第一类精神药品时,患者或者其亲属可以向执业医师提出申请。具有处方资格的执业医师认为要求合理的,应当及时为患者提供所需麻醉药品或者第一类精神药品。

(3)麻醉药品和精神药品的处方 ①应当使用专用处方开具麻醉药品和精神药品。②单张处方的最大用量应当符合国务院卫生主管部门的规定。③对麻醉药品和第一类精神药品处方,处方的调配人、核对人应当仔细核对,签署姓名,并予以登记;对不符合本条例规定的,处方的调配人、核对人应当拒绝发药。

(4)携带麻醉药品和精神药品出入境的放行 ①因治疗疾病需要,个人凭医疗机构出具的医疗诊断书、本人身份证明,可以携带单张处方最大用量以内的麻醉药品和第一类精神药品;携带麻醉药品和第一类精神药品出入境的,由海关根据自用、合理的原则放行。②医务人员为了医疗需要携带少量麻醉药品和精神药品出入境的,应当持有省级以上人民政府药品监督管理部门发放的携带麻醉药品和精神药品证明。海关凭携带麻醉药品和精神药品证明放行。

三、医疗用毒性药品管理

1. 概念 医疗用毒性药品,是指毒性剧烈、治疗剂量与中毒剂量相近,使用不当会致人中毒或死亡的药品。

2. 要求 医疗单位供应和调配毒性药品,凭医生签名的正式处方。国营药店供应和调配毒性药品,凭盖有医生所在的医疗单位公章的正式处方。每次处方剂量不得超过2日剂量。

四、放射性药品管理

1. 概念 放射性药品,是指凡用于诊断、治疗、缓解疾病或身体失常的恢复,改正和变更人体有机功能并能提示出入体解剖形态的含有放射性核素或标记化合物的物质,亦指在分子内或制剂内含有放射性核素的药品。

2. 要求 医疗机构将放射性药品用于患者前,应对其品种和用量进行严格的核对,特别是在同一时间给几个患者服药时,应仔细核对患者姓名及给药剂量。

➤ 参考答案如下,详细答案参见 2021 版《国家临床执业及助理医师资格考试精选真题考点精析》。

| 1. C | — | — | — | — | 昭昭老师提示:关注官方微信,获得第一手考试资料。 |

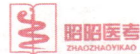

第 11 章　处方管理方法

> **2021 考试大纲**

①概述；②处方管理的一般规定；③处方权的获得；④处方的开具；⑤监督管理；⑥法律责任。

> **考纲解析**

近 20 年的医师考试中，本章的考点为麻醉药品和精神药品的使用，执业医师每年考查分数为 0~1 分，助理医师每年考查分数为 0~1 分。

一、概　述

医师开具处方和药师调剂处方应当遵循安全、有效、经济的原则。

二、处方权的获得

（1）经注册的执业医师在执业地点取得相应的处方权。经注册的执业助理医师在医疗机构开具的处方，应当经所在执业地点执业医师签名或加盖专用签章后方有效。

（2）经注册的执业助理医师在乡、民族乡、镇、村的医疗机构独立从事一般的执业活动，可以在注册的执业地点取得相应的处方权。

（3）医师应当在注册的医疗机构签名留样或者专用签章备案后，方可开具处方。

（4）医疗机构应当按照有关规定，对本机构执业医师和药师进行麻醉药品和精神药品使用知识和规范化管理的培训。执业医师经考核合格后取得麻醉药品和第一类精神药品的处方权，药师经考核合格后取得麻醉药品和第一类精神药品调剂资格。医师取得麻醉药品和第一类精神药品处方权后，方可在本机构开具麻醉药品和第一类精神药品处方，但不得为自己开具该类药品处方。药师取得麻醉药品和第一类精神药品调剂资格后，方可在本机构调剂麻醉药品和第一类精神药品。

（5）试用期人员开具处方，应当经所在医疗机构有处方权的执业医师审核、并签名或加盖专用签章后方有效。

（6）进修医师由接收进修的医疗机构对其胜任本专业工作的实际情况进行认定后授予相应的处方权。

【例 1】执业医师处方权的取得方式是

A. 被医疗机构聘用后取得　　　　　B. 在注册的执业地点取得　　　　　C. 在上级医院进修后取得

D. 医师资格考试合格后取得　　　　E. 参加卫生行政部门培训后取得

三、处方的开具

（1）每次开处方，每张处方所包含的药品种类上限为 5 种。处方开具当日有效，特殊情况下需延长有效期的，由开具处方的医师注明有效期限，但有效期限最长不得超过 3 天。

【例 2】每次开处方，每张处方所包含的药品种类上限为

A. 5 种　　　　　B. 3 种　　　　　C. 6 种　　　　　D. 4 种　　　　　E. 7 种

【例 3】医师张某给一患者开具了处方，患者取药时，药剂不符合相关规定不予调配。其理由是

A. 该处方使用了药品通用名称　　　B. 该处方同时开具了中成药和西药

C. 该处方开具了 5 种药物　　　　　D. 该处方注明了 5 天有效

E. 该处方开具了 7 天药物用量

（2）处方一般不得超过 7 日用量；急诊处方一般不得超过 3 日用量；对于某些慢性病、老年病或特殊情况，处方用量可适当延长，但医师应当注明理由。

（3）门（急）诊癌症疼痛患者和中、重度慢性疼痛患者需长期使用麻醉药品和第一类精神药品的，首诊医师应当亲自诊查患者，建立相应的病历，要求其签署《知情同意书》。病例中应当留存下列材料复印件：二级以上医院开具的诊断证明；患者户籍簿、身份证或者其他相关有效身份证明文件；为患者代办人员身份证明文件。

（4）为门（急）诊患者开具的麻醉药品注射剂，每张处方为一次常用量；控缓释制剂，每张处方不得超过 7 日常用量。

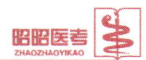

① 第一类精神药品注射剂,每张处方为一次常用量;控缓释制剂,每张处方不得超过 7 日常用量;其他剂型,每张处方不得超过 3 日常用量。哌醋甲酯(利他林)用于治疗儿童多动症时,每张处方不得超过 15 日常用量。

② 第二类精神药品一般处方不得超过 7 日常用量。

(5)为门(急)诊癌症疼痛患者和中、重度慢性疼痛患者开具的麻醉药品、第一类精神药品注射剂,每张处方不得超过 3 日常用量;控缓释制剂,每张处方不得超过 15 日常用量;其他剂型,每张处方不得超过 7 日常用量。

(6)为住院患者开具的麻醉药品和第一类精神药品处方应当逐日开具,每张处方为 1 日常用量。

(7)盐酸二氢埃托啡处方为一次常用量。仅限于二级以上医院内使用;盐酸哌替啶处方为一次常用量,仅限于医疗机构内部使用。

四、监督管理及法律责任

医疗机构应当对出现超常处方 3 次以上且无正当理由的医师提出警告,限制其处方权;限制处方权后,仍连续 2 次以上出现超常处方且无正当理由,取消其处方权。

【例4】医疗机构应对无正当理由开具抗菌药物超常处方达到一定次数的医师提出警告。应当予以警告的最低次数是

A. 2 次　　　　B. 6 次　　　　C. 3 次　　　　D. 4 次　　　　E. 5 次

➤ 参考答案如下,详细答案参见 2021 版《国家临床执业及助理医师资格考试精选真题考点精析》。

| 1.B | 2.A | 3.D | 4.C | — | 昭昭老师提示:关注官方微信,获得第一手考试资料。 |

第 12 章　献血法

➤ **2021 考试大纲**

①概述;②医疗机构的职责;③血站的职责;④法律责任。

➤ **考纲解析**

近 20 年的医师考试中,本章的考点为医疗机构的职责,执业医师每年考查分数为 0~1 分,助理医师每年考查分数为 0~1 分。

一、概　述

国家实行无偿献血制度,国家提倡 18 周岁至 55 周岁的健康公民自愿献血。无偿献血的血液必须用于临床,不得买卖。血站、医疗机构不得将无偿献血的血液出售给单采血浆站或者血液制品生产单位。

二、血站的职责

(1)血站的概念:血站是采集、提供临床用血的机构,是不以营利为目的的公益性组织。设立血站向公民采集血液,必须经国务院卫生行政部门或者省、自治区、直辖市人民政府卫生行政部门批准。

(2)采集血液:①血站对献血者必须免费进行必要的健康检查;身体状况不符合献血条件的,不得采集血液。②献血者每次采集血液量一般为 200 mL,最多不得超过 400 mL,两次采集间隔期不少于 6 个月。严格禁止血站超量、频繁采集血液。

(3)血站采集血液必须严格遵守有关操作规程和制度,采血必须由具有采血资格的医务人员进行,一次性采血器材用后必须销毁。

三、医疗机构的职责

1. 临床用血的概念　①医疗机构临床用血,是指用于临床的全血、成分血,不得使用原料血浆,除批准的科研项目外,不得直接使用脐带血。②医疗机构临床用血应当遵循合理、科学的原则制定用血计划,不得浪费和滥用血液。③医疗机构应当根据自己的规模,床位以及平均每天的用血量严格掌握输血指征,定期向当地血站提出用血计划,同时做好输血记录。④医疗机构应当设立由医院领导、业务主管部门及相关科室负责人组成的临床输血管理委员会,负责临床用血的规范管理和技术指导,开展临床合理用血、科学用血的教育和培训。二级以上医疗机构设立输血科(血库),在本院临床输血管理委员会领导下,

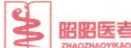

负责本单位临床用血的计划申报,储存血液,对本单位临床用血制度执行情况进行检查,并参与临床有关疾病的诊断、治疗与科研,负责临床用血的技术指导和技术实施,确保贮血、配血和其他科学、合理用血措施的执行。

2. 临床用血要求

(1)血液核查　临床用血的包装、储存、运输,必须符合国家规定的卫生标准和要求;医疗机构对临床用血必须进行核查,不得将不符合国家规定标准的血液用于临床。核查内容包括血液的包装是否完整,血液的物理外观是否正常,血液是否在有效期内等。

(2)应急用血　为保证应急用血,医疗机构可以临时采集血液,但应当依照《献血法》规定,确保采血用血安全。

3. 患者自身储血　为保障公民临床急救用血的需要,国家提倡并指导择期手术的患者自身储血,动员家庭、亲友、所在单位以及社会互助献血。

4. 临床用血的费用　公民临床用血时只交付用于血液的采集、储存、分离、检验等费用。无偿献血者临床需要用血时,免交费用;无偿献血者的配偶和直系亲属临床需要用血时,可以按照省、自治区、直辖市人民政府的规定免交或者减交相关费用。

四、法律责任

1. 血站的法律责任

(1)一般处置　违规采集血液的法律责任血站违反有关操作规程和制度采集血液,由县级以上地方人民政府卫生行政部门责令改正,给献血者健康造成损害的,应当依法赔偿,对直接负责的主管人员和其他直接责任人员,依法给予行政处分;构成犯罪的,依法追究刑事责任。

(2)临床用血的包装等不符合国家规定的法律责任　临床用血的包装、储存、运输,不符合国家规定的卫生标准和要求的,由县级以上地方人民政府卫生行政部门责令改正,给予警告,可以并处 1 万元以下的罚款。

(3)提供不符合国家规定标准血液的法律责任　血站违反规定向医疗机构提供不符合国家规定标准的血液的,由县级以上人民政府卫生行政部门责令改正;情节严重,造成经血液途径传播的疾病传播或者有传播严重危险的,限期整顿,对直接负责的主管人员和其他直接责任人员,依法给予行政处分;构成犯罪的,依法追究刑事责任。

(4)出售无偿献血血液的法律责任　血站出售无偿献血的血液的,由县级以上地方人民政府予以取缔,没收违法所得,可以并处 10 万元以下的罚款;构成犯罪的,依法追究刑事责任。

2. 医疗机构的法律责任

(1)将不符合标准的血液用于患者的法律责任　由县级以上地方人民政府卫生行政部门责令改正;给患者健康造成损害的,应当依法赔偿,对直接负责的主管人员和其他直接责任人员,依法给予行政处分;构成犯罪的,依法追究刑事责任。

(2)出售无偿献血血液的法律责任　由县级以上地方人民政府予以取缔,没收违法所得,可以并处 10 万元以下的罚款;构成犯罪的,依法追究刑事责任。

【例1】某村发生一起民居垮塌事故,重伤者9人,急送乡卫生院。市中心血站根据该院用血要求,急送一批无偿献血的血液到该院。抢救结束后,尚余 900 mL 血液,该院却将它出售给另一医疗机构。根据《献血法》规定,对于乡卫生院的这一违法行为,县卫生局除了应当没收其违法所得外,还可以对其处以罚款

A. 10 万元以下　　　　　　B. 5 万元以下　　　　　　C. 3 万元以下

D. 1 万元以下　　　　　　E. 5 000 元以下

➤ **参考答案**如下,详细答案参见 2021 版《国家临床执业及助理医师资格考试精选真题考点精析》。

| 1. A | — | — | — | — | 昭昭老师提示:关注官方微信,获得第一手考试资料。 |

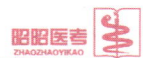

第 13 章　侵权责任法

> **2021 考试大纲**
>
> ①概述;②医疗机构承担赔偿责任的情形;③紧急情况医疗措施的实施;④病历资料;⑤对医疗行为的限制,⑥医疗机构及其医务人员权益保护。

> **考纲解析**
>
> 近 20 年的医师考试中,本章的考点为医疗机构承担赔偿责任的情形,执业医师每年考查分数为 0~1 分,助理医师每年考查分数为 0~1 分。

一、概　述

1. 医疗损害责任的赔偿主体　患者在诊疗活动中受到损害,医疗机构及其医务人员有过错的,由医疗机构承担赔偿责任。因药品、消毒药剂、医疗器械的缺陷,或者输入不合格的血液造成患者损害的,患者可以向生产者或者血液提供机构请求赔偿,也可以向医疗机构请求赔偿。患者向医疗机构请求赔偿的,医疗机构赔偿后,有权向负有责任的生产者或者血液提供机构追偿。

2. 推定医疗机构有过错的情形　患者有损害,因下列情形之一的,推定医疗机构有过错:①违反法律、行政法规、规章以及其他有关诊疗规范的规定;②隐匿或者拒绝提供与纠纷有关的病历资料;③伪造、篡改或者销毁病历资料。

3. 医疗机构不承担赔偿责任的情形　下列情形之一的,医疗机构不承担赔偿责任:①患者或者其近亲属不配合医疗机构进行符合诊疗规范的诊疗;②医务人员在抢救生命垂危的患者等紧急情况下已经尽到合理诊疗义务;③限于当时的医疗水平难以诊疗。但是在患者或者其近亲属不配合医疗机构进行符合诊疗规范的诊疗情形中,医疗机构及其医务人员也有过错的,应当承担相应的赔偿责任。

二、医疗机构承担赔偿责任的情形

1. 未尽到说明义务　医务人员在诊疗活动中应当向患者说明病情和医疗措施。需要实施手术、特殊检查、特殊治疗的,医务人员应当及时向患者说明医疗风险、替代医疗方案等情况,并取得其书面同意;不宜向患者说明的,应当向患者的近亲属说明,并取得其书面同意。医务人员未尽到前述义务,造成患者损害的,医疗机构应当承担赔偿责任。

2. 未尽到与当时医疗水平相应的诊疗义务　医务人员在诊疗活动中未尽到与当时的医疗水平相应的诊疗义务,造成患者损害的,医疗机构应当承担赔偿责任。

3. 泄露患者隐私　医疗机构及其医务人员应当对患者的隐私保密。泄露患者隐私或者未经患者同意公开其病历资料,造成患者损害的,应当承担侵权责任。

三、紧急情况医疗措施的实施

因抢救生命垂危的患者等紧急情况,不能取得患者或者其近亲属意见的,经医疗机构负责人或者授权的负责人批准,可以立即实施相应的医疗措施。

四、病历资料

1. 病历资料的填写与保管　医疗机构及其医务人员应当按照规定填写并妥善保管住院志、医嘱单、检验报告、手术及麻醉记录、病理资料、护理记录、医疗费用等病历资料。

2. 病历资料的查阅与复制　患者要求查阅、复制住院志、医嘱单、检验报告、手术及麻醉记录、病理资料、护理记录、医疗费用等病历资料的,医疗机构应当提供。

五、对医疗行为的限制

医疗机构及其医务人员不得违反诊疗规范实施不必要的检查。

六、医疗机构及其医务人员权益保护

医疗机构及其医务人员的合法权益受法律保护。干扰医疗秩序,妨害医务人员工作、生活的,应当依法承担法律责任。

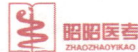

第14章　放射诊疗管理规定

➤ **2021 考试大纲**
①概述;②执业条件;③安全防护与质量保证;④法律责任。

➤ **考纲解析**
近 20 年的医师考试中,本章的考点为放射诊疗管理规定的法律责任,执业医师每年考查分数为 1～2 分,助理医师每年考查分数为 0～1 分。

一、概　述

放射诊疗工作按照风险和技术难易程度分为四类管理:放射治疗;核医学;介入放射学;X 线影像诊断。

二、执业条件

1. 开展放射诊疗的基本条件　医疗机构开展放射诊疗工作,应当具备与其开展的放射诊疗工作相适应的条件,经所在地县级以上地方卫生行政部门的放射诊疗技术和医用辐射机构许可。医疗机构开展放射诊疗工作,应当具备以下基本条件:①具有经核准登记的医学影像科诊疗科目;②具有符合国家相关标准和规定的放射诊疗场所和配套设施;③具有质量控制与安全防护专(兼)职管理人员和管理制度,并配备必要的防护用品和监测仪器;④产生放射性废气、废液、固体废物的,具有确保放射性废气、废液、固体废物达标排放的处理能力或者可行的处理方案;⑤具有放射事件应急处理预案。

2. 医疗机构要按照要求配备并使用安全防护装置、辐射检测仪器和个人防护用品。

3. 设备和场所警示标志的设置　装有放射性同位素和放射性废物的设备、容器,放射性同位素和放射性废物储存场所,放射诊疗工作场所的入口处设有电离辐射标志;放射诊疗工作场所按照要求分为控制区、监督区,在控制区进出口及其他适当位置,设有电离辐射警告标志和工作指示灯。

【例1】医疗机构应当设置电离辐射醒目警示标志的场所是
A. 放射性工作人员办公室　　　　　B. 放射性检查报告单发放处
C. 接受放射诊疗患者的病房　　　　D. 医学影像科候诊区
E. 放射性废物储存场所

三、安全防护与质量保证

1. 放射诊疗设备和检测仪表的要求　①新安装、维修或更换重要部件后的设备,应当经省级以上卫生行政部门资质认证的检测机构对其进行检测,合格后方可启用。②定期进行稳定性检测、校正和维护保养,由省级以上卫生行政部门资质认证的检测机构每年至少进行一次状态检测;不合格或国家有关部门规定淘汰的放射诊疗设备不得购置、使用、转让和出租。

2. 放射诊疗场所防护要求　①医疗机构应当定期对放射诊疗工作场所、放射性同位素储存场所和防护设施进行放射防护检测,保证辐射水平符合有关规定或者标准。②放射性同位素不得与易燃、易爆、腐蚀性物品同库储存;储存场所有防泄漏等措施,安装有报警装置。③放射性同位素储存场所应当有专人负责,有完善的存入、领取、归还登记和检查制度。

3. 放射诊疗工作人员防护要求　①工作人员按规定配戴个人剂量计。②医疗机构对放射诊疗工作人员进行上岗前、在岗期间和离岗时的健康检查。③定期进行专业及防护知识培训。④分别建立个人剂量、职业健康管理和教育培训档案。

4. 对患者和受检者的防护要求　①遵守医疗照射正当化和放射防护最优化的原则。②有明确的医疗目的,严格控制受照剂量。③对邻近照射野的敏感器官和组织进行屏蔽防护。④事先告知患者和受检者辐射对健康的影响。

5. 放射诊断检查的原则和实施　实施放射诊断检查前应当对不同检查方法进行利弊分析,优先采用对人体健康影响较小的诊断技术。实施检查应当遵守下列规定:①严格执行检查资料的登记、保存、提取和借阅制度,不得因资料管理、受检者转诊等原因使受检者接受不必要的重复照射;②不得将核素显像检查和 X 线胸部检查列入对婴幼儿及少年儿童体检的常规检查项目;③对育龄妇女腹部或骨盆进行核素显像检查或 X 线检查前,应问明是否怀孕;非特殊需要,对受孕后 8 至 15 周的育龄妇女,不得进行下腹

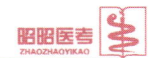

部放射影像检查;④应当尽量以胸部 X 线摄影代替胸部荧光透视检查;⑤实施放射性药物给药和 X 线照射操作时,应当禁止非受检者进入操作现场;因患者病情需要其他人员陪检时,应当对陪检者采取防护措施;⑥根据放射治疗的原则,在实施放射治疗前,应当进行影像学、病理学及其他相关检查,严格掌握放射治疗的适应证。对确需进行放射治疗的,应当制定科学的治疗计划,并按照下列要求实施:对体外远距离放射治疗,放射诊疗工作人员在进入治疗室前,应首先检查操作控制台的源位显示,确认放射线束或放射源处于关闭位时,方可进入;对近距离放射治疗,放射诊疗工作人员应当使用专用工具拿取放射源,不得徒手操作;对接受敷贴治疗的患者采取安全护理,防止放射源被患者带走或丢失;在实施永久性籽粒插植治疗时,放射诊疗工作人员应随时清点所使用的放射性籽粒,防止在操作过程中遗失;放射性籽粒植入后,必须进行医学影像学检查,确认植入部位和放射性籽粒的数量;治疗现场至少应有 2 名放射诊疗工作人员,并密切注视治疗装置的显示及患者情况,及时解决治疗中出现的问题;严禁其他无关人员进入治疗场所;严格按照放射治疗操作规范、规程实施照射;不得擅自修改治疗计划;放射诊疗工作人员应当验证治疗计划的执行情况,发现偏离计划现象时,应当及时采取补救措施并向本科室负责人或者本机构负责医疗质量控制的部门报告。

6. 放射事件的处理 医疗机构发生下列放射事件情形之一的,应当及时进行调查处理,如实记录,并按照有关规定及时报告卫生行政部门和有关部门:①诊断放射性药物实际用量偏离处方剂量 50% 以上的;②放射治疗实际照射剂量偏离处方剂量 25% 以上的;③人员误照或误用放射性药物的;④放射性同位素丢失、被盗和污染的;⑤设备故障或人为失误引起的其他放射事件。

四、法律责任

1. 医疗机构有下列情形之一的,由县级以上卫生行政部门给予警告、责令限期改正,并可以根据情节处以 3 000 元以下的罚款;情节严重的,吊销其《医疗机构执业许可证》:①未取得放射诊疗许可从事放射诊疗工作的;②未办理诊疗科目登记或者未按照规定进行校验的;③未经批准擅自变更放射诊疗项目或者超出批准范围从事放射诊疗工作的。

2. 医疗机构使用不具备相应资质的人员从事放射诊疗工作的,由县级以上卫生行政部门责令限期改正,并可以处以 5 000 元以下的罚款;情节严重的,吊销其《医疗机构执业许可证》。

3. 医疗机构违反放射诊疗管理规定,有下列行为之一的,由县级以上卫生行政部门给予警告,责令限期改正,并可处一万元以下的罚款:①购置、使用不合格或国家有关部门规定淘汰的放射诊疗设备的;②未按照规定使用安全防护装置和个人防护用品的;③未按照规定对放射诊疗设备、工作场所及防护设施进行检测和检查的;④未按照规定对放射诊疗工作人员进行个人剂量监测、健康检查、建立个人剂量和健康档案的;⑤发生放射事件并造成人员健康严重损害的;⑥发生放射事件未立即采取应急救援和控制措施或者未按照规定及时报告的;⑦违反放射诊疗管理规定的其他情形。

➤ 参考答案如下,详细答案参见 2021 版《国家临床执业及助理医师资格考试精选真题考点精析》。

1. E	—	—	—	—	昭昭老师提示:关注官方微信,获得第一手考试资料。

第 15 章　抗菌药物临床应用管理办法

➤ **2021 考试大纲**

①概述;②抗菌药物临床应用管理;③抗菌药物的临床应用;④监督管理;⑤法律责任。

➤ **考纲解析**

近 20 年的医师考试中,本章的考点为抗菌药物的监督管理,执业医师每年考查分数为 0~1 分,助理医师每年考查分数为 0~1 分。

一、概　述

1. 抗菌药物临床应用原则 应当遵循安全、有效、经济的原则。

2. 抗菌药物临床应用实习分级管理 根据安全性、疗效、细菌耐药性、价格因素等,将抗菌药物分为三级:非限制使用级(安全有效、耐药性影响小、价格低廉);限制使用级(安全有效、耐药性影响大、价格较高);特殊使用级(不良反应明显、严格控制、价格昂贵)。

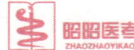

二、抗菌药物临床应用管理

1. 抗菌药物分级管理目录　由各省级卫生行政部门制定,报卫生部备案。

2. 医疗机构主要负责人　是本机构抗菌药物临床应用管理的第一责任人。

3. 抗菌药物供应目录品种结构　医疗机构应当定期调整抗菌药物供应目录品种结构,并于每次调整后 15 个工作日内 向核发其《医疗机构执业许可证》的卫生行政部门备案。调整周期原则上为 2 年,最短 不得少于 1 年。

三、监督管理和法律责任

(1) 医疗机构和医务人员应当严格掌握使用抗菌药物预防感染的指证。预防感染、治疗轻度或者局部感染应当首选非限制使用级抗菌药物。

(2) 严格控制特殊使用级抗菌药物使用。特殊使用级抗菌药物不得在门诊使用。

(3) 因抢救生命垂危的患者等紧急情况,医师可以越级使用抗菌药物。越级使用抗菌药物应当详细记录用药指证,并应当于 24 小时内 补办越级使用抗菌药物的必要手续。

(4) 医疗机构应当制定并严格控制门诊患者静脉输注使用抗菌药物比例。村卫生室、诊所和社区卫生服务站使用抗菌药物开展静脉输注活动,应当经县级卫生行政部门核准。

(5) 医疗机构应当开展细菌耐药检测工作,建立细菌耐药预警机制,并采取下列相应措施:主要目标细菌耐药率超过 30% 的抗菌药物,应当及时将预警信息通报本机构医务人员;主要目标细菌耐药率超过 40% 的抗菌药物,应当慎重经验用药;主要目标细菌耐药率超过 50% 的抗菌药物,应当参照药物敏感试验结果选用;主要目标细菌耐药率超过 75% 的抗菌药物,应当暂停针对此目标细菌的临床应用,根据追踪细菌耐药监测结果,再决定是否恢复临床应用。

第 16 章　医疗机构临床用血管理办法

➢ **2021 考试大纲**

①概述;②临床用血管理;③法律责任。

➢ **考纲解析**

近 20 年的医师考试中,本章的考点为 临床用血管理,执业医师每年考查分数为 0～1 分,助理医师每年考查分数为 0～1 分。

一、概　述

1. 加强医疗机构临床用血管理的目的　①临床用血,是指用于临床的全血、成分血。②医疗机构不得使用原料血浆,除批准的科研项目外,不得直接使用脐带血。

2. 医疗机构临床用血管理职责　①医疗机构临床用血应当遵照合理、科学的原则,制定用血计划。②定期向当地血站提出自己的用血计划,同时做好输血记录。避免不必要的输血,严禁无输血适应证的输血。

二、临床用血管理

1. 临床用血计划　①医疗机构应当设立由医院领导、业务主管部门及相关科室负责人组成的临床输血管理委员会,负责规范管理和技术指导,开展临床合理用血、科学用血的教育和培训。②二级以上医疗机构设立输血科(血库),在本院临床输血管理委员会领导下,负责本单位临床用血的计划申报,储存血液,对本单位临床用血制度执行情况进行检查,并参与临床有关疾病的诊断、治疗与科研,负责临床用血的技术指导和技术实施,确保贮血、配血和其他科学、合理用血措施的执行。③医疗机构应指定医务人员负责血液的收领、发放工作,认真核查血袋包装。

2. 医务人员职责　①确定输血后,医护人员持输血申请单和贴好标签的试管,当面核对患者姓名、性别、年龄、病案号、病室/门诊、床号、血型和诊断,采集血样;并由医护人员或专门人员将受血者血样与输血申请单送交输血科(血库),双方进行逐项核对。②输血前应由两名医护人员核对交叉配血报告单及血袋标签各项内容,检查血袋有无破损渗漏,血液颜色是否正常,准确无误方可输血。③输血时,由两名医护人员带病历共同到患者床旁核对患者姓名等,确认与配血报告相符,再次核对血液后,用符合标准的

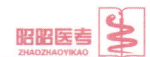

输血器进行输血。

3. 临床用血申请人 临床输血申请<u>应由经治医师提出</u>,并由<u>主治医师</u>核准签字。

4. 签署临床输血治疗知情同意书 决定输血治疗前,主治医师应向患者或其家属说明输同种异体血的不良反应和经血传播疾病的可能性,征得患者或家属的同意,并在《输血治疗同意书》上签字。

5. 临时采集血液必须同时符合的条件 ①医疗机构因应急用血需要临时采集血液的,必须符合以下情况:边远地区的医疗机构和所在地无血站(或中心血库);危及患者生命,急需输血,而其他医疗措施所不能替代;具备交叉配血及快速诊断方法检验乙型肝炎病毒表面抗原、丙型肝炎病毒抗体、艾滋病病毒抗体的条件。②医疗机构应当在临时采集血液后 10 日内将情况报告当地县级以上人民政府卫生行政主管部门。以上条件必须同时具备,否则属于违法采血,将承担相应的法律责任。

6. 临床用血医学文书管理 ①《临床用血申请单》《配血单卡》《合血单》《输血不良反应报告单》等由输血科血库<u>保存 10 年</u>。②《输血治疗知情同意书》《输血交叉配血报告单》《输血记录单》以及输血前检查报告单随住院病历保存。门急诊输血患者需建立门急诊病历由医院保管,不能使用通用门诊病历。③输血科血库要认真做好血液出入库、核对、颁发的登记有关资料需保存 10 年。

三、法律责任

1. 非法采集、出售、出卖血液的法律责任 ①《中华人民共和国献血法》(以下简称《献血法》)规定,有下列行为之一的,由县级以上地方人民政府予以取缔,没收违法所得,可以并处 10 万元以下的罚款;构成犯罪的,依法追究刑事责任:非法采集血液的;血站、医疗机构出售无偿献血的血液的;非法组织他人出卖血液的。②《中华人民共和国刑法》(以下简称《刑法》)规定,非法采集、供应血液或者制作、供应血液制品,不符合国家规定的标准,足以危害人体健康的,处 5 年以下有期徒刑或者拘役,并处罚金;对人体健康造成严重危害的,处 5 年以上 10 年以下有期徒刑,并处罚金;造成特别严重后果的,处 10 年以上有期徒刑或者无期徒刑,并处罚金或者没收财产。③《刑法》规定,非法组织他人出卖血液的,处 5 年以下有期徒刑,并处罚金;以暴力、威胁方法强迫他人出卖血液的,处 5 年以上 1 年以下有期徒刑,并处罚金。有上述行为对他人造成伤害的,依照《刑法》第 234 条定罪处罚。④《刑法》第 234 条规定,故意伤害他人身体的,处 3 年以下有期徒刑、拘役或者管制;致人重伤的,处 3 年以上 10 年以下有期徒刑;致人死亡或者以特别残忍手段致人重伤造成严重残疾的,处 10 年以上有期徒刑、无期徒刑或者死刑。刑法另有规定的,依照规定。

2. 违规采集血液的法律责任 ①《中华人民共和国传染病防治法》规定,采供血机构未执行国家有关规定,导致因输入血液引起经血液传播疾病发生的,由县级以上人民政府卫生行政部门责令改正,通报批评,给予警告;造成传染病传播、流行或者其他严重后果的,对负有责任的主管人员和其他直接责任人员,依法给予降级、撤职、开除的处分,并可以依法吊销采供血机构的执业许可证。②《献血法》规定,血站违反有关操作规程和制度采集血液,由县级以上地方人民政府卫生行政部门责令改正,给献血者健康造成损害的,应当依法赔偿,对直接负责的主管人员和其他直接责任人员,依法给予行政处分;构成犯罪的,依法追究刑事责任。③《刑法》规定,经国家主管部门批准采集、供应血液或者制作、供应血液制品的部门,不依照规定进行检测或者违背其他操作规定,造成危害他人身体健康后果的,对单位判处罚金,并对其直接负责的主管人员和其他直接责任人员,处 5 年以下有期徒刑或者拘役。

3. 临床用血的包装、储存、运输不符合规定的法律责任 临床用血的包装、储存、运输,不符合国家规定的卫生标准和要求的,责令改正,给予警告,可以并处 1 万元以下的罚款。

4. 提供不符合国家规定标准血液的法律责任 血站违反规定向医疗机构提供不符合国家规定标准的血液的,由县级以上人民政府卫生行政部门责令改正;情节严重,造成经血液途径传播的疾病传播或者有传播严重危险的,限期整顿,对直接负责的主管人员和其他直接责任人员,依法给予行政处分;构成犯罪的,依法追究刑事责任。

5. 将不符合标准的血液用于患者的法律责任 ①医疗机构的医务人员违反规定,将不符合国家规定标准的血液用于患者的,由县级以上地方人民政府卫生行政部门责令改正;给患者健康造成损害的,应当依法赔偿,对直接负责的主管人员和其他直接责任人员,依法给予行政处分;构成犯罪的,依法追究刑事责任。②《刑法》规定,医务人员由于严重不负责任,造成就诊人死亡或者严重损害就诊人身体健康的,处 3 年以下有期徒刑或者拘役。

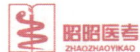

第17章 精神卫生法

➤ **2021考试大纲**

①概述;②心理健康促进和精神障碍预防;③精神障碍的诊断和治疗;④精神障碍的康复;⑤法律责任。

➤ **考纲解析**

近20年的医师考试中,本章的考点为精神障碍的诊断和治疗,执业医师每年考查分数为0～1分,助理医师每年考查分数为0～1分。

一、概　述

(1) 精神卫生工作实行预防为主的方针,坚持预防、治疗和康复相结合的原则。

(2) 精神障碍患者的人格尊严、人身和财产安全不受侵犯。精神障碍患者的教育、劳动、医疗以及从国家和社会获得物质帮助等方面的合法权益受法律保护。有关单位和个人应当对精神障碍患者的姓名、肖像、住址、工作单位、病历资料以及其他可能推断出其身份的信息予以保密;但是,依法履行职责需要公开的除外。

(3) 全社会应当尊重、理解、关爱精神障碍患者。任何组织或者个人不得歧视、侮辱、虐待精神障碍患者,不得非法限制精神障碍患者的人身自由。新闻报道和文学艺术作品等不得含有歧视、侮辱精神障碍患者的内容。

(4) 精神卫生工作实行政府组织领导、部门各负其责、家庭和单位尽力尽责、全社会共同参与的综合管理机制。

(5) 县级以上人民政府领导精神卫生工作,将其纳入国民经济和社会发展规划,建设和完善精神障碍的预防、治疗和康复服务体系,建立健全精神卫生工作协调机制和工作责任制,对有关部门承担的精神卫生工作进行考核、监督。乡镇人民政府和街道办事处根据本地区的实际情况,组织开展预防精神障碍发生、促进精神障碍患者康复等工作。

(6) 国务院卫生行政部门主管全国的精神卫生工作。县级以上地方人民政府卫生行政部门主管本行政区域的精神卫生工作。县级以上人民政府司法行政、民政、公安、教育、人力资源社会保障等部门在各自职责范围内负责有关的精神卫生工作。

(7) 精神障碍患者的监护人应当履行监护职责,维护精神障碍患者的合法权益。禁止对精神障碍患者实施家庭暴力,禁止遗弃精神障碍患者。

(8) 中国残疾人联合会及其地方组织依照法律、法规或者接受政府委托,动员社会力量,开展精神卫生工作。村民委员会、居民委员会依照本法的规定开展精神卫生工作,并对所在地人民政府开展的精神卫生工作予以协助。国家鼓励和支持工会、共产主义青年团、妇女联合会、红十字会、科学技术协会等团体依法开展精神卫生工作。

(9) 国家鼓励和支持开展精神卫生专门人才的培养,维护精神卫生工作人员的合法权益,加强精神卫生专业队伍建设。国家鼓励和支持开展精神卫生科学技术研究,发展现代医学、我国传统医学、心理学,提高精神障碍预防、诊断、治疗、康复的科学技术水平。国家鼓励和支持开展精神卫生领域的国际交流与合作。

(10) 各级人民政府和县级以上人民政府有关部门应当采取措施,鼓励和支持组织、个人提供精神卫生志愿服务,捐助精神卫生事业,兴建精神卫生公益设施。对在精神卫生工作中做出突出贡献的组织、个人,按照国家有关规定给予表彰、奖励。

二、心理健康促进和精神障碍预防

(1) 医务人员开展疾病诊疗服务,应当按照诊断标准和治疗规范的要求,对就诊者进行心理健康指导;发现就诊者可能患有精神障碍的,应当建议其到符合本法规定的医疗机构就诊。

(2) 监狱、看守所、拘留所、强制隔离戒毒所等场所,应当对服刑人员,被依法拘留、逮捕、强制隔离戒毒的人员等,开展精神卫生知识宣传,关注其心理健康状况,必要时提供心理咨询和心理辅导。

(3) 县级以上地方人民政府人力资源社会保障、教育、卫生、司法行政、公安等部门应当在各自职责

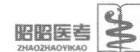

范围内分别对本法第十五条至第十八条规定的单位履行精神障碍预防义务的情况进行督促和指导。

（4）遵守执业规范，为社会公众提供专业化的心理咨询服务。心理咨询人员不得从事心理治疗或者精神障碍的诊断、治疗。心理咨询人员发现接受咨询的人员可能患有精神障碍的，应当建议其到符合本法规定的医疗机构就诊。心理咨询人员应当尊重接受咨询人员的隐私，并为其保守秘密。

（5）国务院卫生行政部门建立精神卫生监测网络，实行严重精神障碍发病报告制度，组织开展精神障碍发生状况、发展趋势等的监测和专题调查工作。精神卫生监测和严重精神障碍发病报告管理办法，由国务院卫生行政部门制定。

三、精神障碍的诊断和治疗

（1）开展精神障碍诊断、治疗活动，应当具备下列条件，并依照医疗机构的管理规定办理有关手续：①有与从事的精神障碍诊断、治疗相适应的精神科执业医师、护士。②有满足开展精神障碍诊断、治疗需要的设施和设备。③有完善的精神障碍诊断、治疗管理制度和质量监控制度。④从事精神障碍诊断、治疗的专科医疗机构还应当配备从事心理治疗的人员。

（2）精神障碍的诊断、治疗，应当遵循维护患者合法权益、尊重患者人格尊严的原则，保障患者在现有条件下获得良好的精神卫生服务。精神障碍分类、诊断标准和治疗规范，由国务院卫生行政部门组织制定。

（3）精神障碍的诊断应当以精神健康状况为依据。除法律另有规定外，不得违背本人意志进行确定其是否患有精神障碍的医学检查。

（4）除个人自行到医疗机构进行精神障碍诊断外，疑似精神障碍患者的近亲属可以将其送往医疗机构进行精神障碍诊断。对查找不到近亲属的流浪乞讨疑似精神障碍患者，由当地民政等有关部门按照职责分工，帮助送往医疗机构进行精神障碍诊断。疑似精神障碍患者发生伤害自身、危害他人安全的行为，或者有伤害自身、危害他人安全的危险的，其近亲属、所在单位、当地公安机关应当立即采取措施予以制止，并将其送往医疗机构进行精神障碍诊断。医疗机构接到送诊的疑似精神障碍患者，不得拒绝为其做出诊断。

（5）精神障碍的诊断应当由精神科执业医师做出。医疗机构接到依照本法第二十八条第二款规定送诊的疑似精神障碍患者，应当将其留院，立即指派精神科执业医师进行诊断，并及时出具诊断结论。

（6）精神障碍的住院治疗实行自愿原则。诊断结论、病情评估表明，就诊者为严重精神障碍患者并有下列情形之一的，应当对其实施住院治疗：

①已经发生伤害自身的行为，或者有伤害自身的危险的；

②已经发生危害他人安全的行为，或者有危害他人安全的危险的。

（7）精神障碍患者有本法第三十条第二款第一项情形的，经其监护人同意，医疗机构应当对患者实施住院治疗；监护人不同意的，医疗机构不得对患者实施住院治疗。监护人应当对在家居住的患者做好看护管理。

（8）精神障碍患者有本法第三十条第二款第二项情形，患者或者其监护人对需要住院治疗的诊断结论有异议，不同意对患者实施住院治疗的，可以要求再次诊断和鉴定。

①依照前款规定要求再次诊断的，应当自收到诊断结论之日起三日内向原医疗机构或者其他具有合法资质的医疗机构提出。承担再次诊断的医疗机构应当在接到再次诊断要求后指派二名初次诊断医师以外的精神科执业医师进行再次诊断，并及时出具再次诊断结论。承担再次诊断的执业医师应当到收治患者的医疗机构面见、询问患者，该医疗机构应当予以配合。

②对再次诊断结论有异议的，可以自主委托依法取得执业资质的鉴定机构进行精神障碍医学鉴定；医疗机构应当公示经公告的鉴定机构名单和联系方式。接受委托的鉴定机构应当指定本机构具有该鉴定事项执业资格的两名以上鉴定人共同进行鉴定，并及时出具鉴定报告。

（9）鉴定人应当到收治精神障碍患者的医疗机构面见、询问患者，该医疗机构应当予以配合。鉴定人本人或者其近亲属与鉴定事项有利害关系，可能影响其独立、客观、公正进行鉴定的，应当回避。

（10）鉴定机构、鉴定人应当遵守有关法律、法规、规章的规定，尊重科学，恪守职业道德，按照精神障碍鉴定的实施程序、技术方法和操作规范，依法独立进行鉴定，出具客观、公正的鉴定报告。鉴定人应当对鉴定过程进行实时记录并签名。记录的内容应当真实、客观、准确、完整，记录的文本或者声像载体应

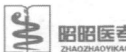
当妥善保存。

(11)再次诊断结论或者鉴定报告表明,不能确定就诊者为严重精神障碍患者,或者患者不需要住院治疗的,医疗机构不得对其实施住院治疗。

①再次诊断结论或者鉴定报告表明,精神障碍患者有本法第三十条第二款第二项情形的,其监护人应当同意对患者实施住院治疗。监护人阻碍实施住院治疗或者患者擅自脱离住院治疗的,可以由公安机关协助医疗机构采取措施对患者实施住院治疗。

②在相关机构出具再次诊断结论、鉴定报告前,收治精神障碍患者的医疗机构应当按照诊疗规范的要求对患者实施住院治疗。

(12)诊断结论表明需要住院治疗的精神障碍患者,本人没有能力办理住院手续的,由其监护人办理住院手续;患者属于查找不到监护人的流浪乞讨人员的,由送诊的有关部门办理住院手续。精神障碍患者有本法第三十条第二款第二项情形,其监护人不办理住院手续的,由患者所在单位、村民委员会或者居民委员会办理住院手续,并由医疗机构在患者病历中予以记录。

(13)医疗机构及其医务人员应当将精神障碍患者在诊断、治疗过程中享有的权利,告知患者或者其监护人。

(14)医疗机构应当配备适宜的设施、设备,保护就诊和住院治疗的精神障碍患者的人身安全,防止其受到伤害,并为住院患者创造尽可能接近正常生活的环境和条件。

(15)医疗机构及其医务人员应当遵循精神障碍诊断标准和治疗规范,制定治疗方案,并向精神障碍患者或者其监护人告知治疗方案和治疗方法、目的以及可能产生的后果。

(16)精神障碍患者在医疗机构内发生或者将要发生伤害自身、危害他人安全、扰乱医疗秩序的行为,医疗机构及其医务人员在没有其他可替代措施的情况下,可以实施约束、隔离等保护性医疗措施。实施保护性医疗措施应当遵循诊断标准和治疗规范,并在实施后告知患者的监护人。禁止利用约束、隔离等保护性医疗措施惩罚精神障碍患者。

(17)对精神障碍患者使用药物,应当以诊断和治疗为目的,使用安全、有效的药物,不得为诊断或者治疗以外的目的使用药物。医疗机构不得强迫精神障碍患者从事生产劳动。

(18)禁止对依照本法第三十条第二款规定实施住院治疗的精神障碍患者实施以治疗精神障碍为目的的外科手术。

(19)医疗机构对精神障碍患者实施下列治疗措施,应当向患者或者其监护人告知医疗风险、替代医疗方案等情况,并取得患者的书面同意;无法取得患者意见的,应当取得其监护人的书面同意,并经本医疗机构伦理委员会批准:①导致人体器官丧失功能的外科手术。②与精神障碍治疗有关的实验性临床医疗。③实施前款第一项治疗措施,因情况紧急查找不到监护人的,应当取得本医疗机构负责人和伦理委员会批准。④禁止对精神障碍患者实施与治疗其精神障碍无关的实验性临床医疗。

(20)自愿住院治疗的精神障碍患者可以随时要求出院,医疗机构应当同意。

①对有本法第三十条第二款第一项情形的精神障碍患者实施住院治疗的,监护人可以随时要求患者出院,医疗机构应当同意。

②医疗机构认为前两款规定的精神障碍患者不宜出院的,应当告知不宜出院的理由;患者或者其监护人仍要求出院的,执业医师应当在病历资料中详细记录告知的过程,同时提出出院后的医学建议,患者或者其监护人应当签字确认。

③对有本法第三十条第二款第二项情形的精神障碍患者实施住院治疗,医疗机构认为患者可以出院的,应当立即告知患者及其监护人。

④医疗机构应当根据精神障碍患者病情,及时组织精神科执业医师对依照本法第三十条第二款规定实施住院治疗的患者进行检查评估。评估结果表明患者不需要继续住院治疗的,医疗机构应当立即通知患者及其监护人。

(21)精神障碍患者出院,本人没有能力办理出院手续的,监护人应当为其办理出院手续。

(22)医疗机构及其医务人员应当尊重住院精神障碍患者的通讯和会见探访者等权利。除在急性发病期或者为了避免妨碍治疗可以暂时性限制外,不得限制患者的通讯和会见探访者等权利。

(23)医疗机构及其医务人员应当在病历资料中如实记录精神障碍患者的病情、治疗措施、用药情况、实施约束、隔离措施等内容,并如实告知患者或者其监护人。患者及其监护人可以查阅、复制病历资

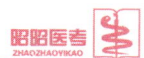

料;但是,患者查阅、复制病历资料可能对其治疗产生不利影响的除外。病历资料保存期限 不得少于三十年。

(24)医疗机构不得因就诊者是精神障碍患者,推诿或者拒绝为其治疗属于本医疗机构诊疗范围的其他疾病。

(25)精神障碍患者的监护人应当妥善看护未住院治疗的患者,按照医嘱督促其按时服药、接受随访或者治疗。村民委员会、居民委员会、患者所在单位等应当依患者或者其监护人的请求,对监护人看护患者提供必要的帮助。

(26)县级以上地方人民政府卫生行政部门应当定期就下列事项对本行政区域内从事精神障碍诊断、治疗的医疗机构进行检查:①相关人员、设施、设备是否符合本法要求。②诊疗行为是否符合本法以及诊断标准、治疗规范的规定。③对精神障碍患者实施住院治疗的程序是否符合本法规定。④是否依法维护精神障碍患者的合法权益。

(27)心理治疗活动应当在医疗机构内开展。专门从事心理治疗的人员不得从事精神障碍的诊断,不得为精神障碍患者开具处方或者提供外科治疗。心理治疗的技术规范由国务院卫生行政部门制定。

(28)监狱、强制隔离戒毒所等场所应当采取措施,保证患有精神障碍的服刑人员、强制隔离戒毒人员等获得治疗。

(29)精神障碍患者违反治安管理处罚法或者触犯刑法的,依照有关法律的规定处理。

四、精神障碍的康复

(1)社区康复机构应当为需要康复的精神障碍患者提供场所和条件,对患者进行生活自理能力和社会适应能力等方面的康复训练。

(2)医疗机构应当为在家居住的严重精神障碍患者提供精神科基本药物维持治疗,并为社区康复机构提供有关精神障碍康复的技术指导和支持。社区卫生服务机构、乡镇卫生院、村卫生室应当建立严重精神障碍患者的健康档案,对在家居住的严重精神障碍患者进行定期随访,指导患者服药和开展康复训练,并对患者的监护人进行精神卫生知识和看护知识的培训。县级人民政府卫生行政部门应当为社区卫生服务机构、乡镇卫生院、村卫生室开展上述工作给予指导和培训。

(3)村民委员会、居民委员会应当为生活困难的精神障碍患者家庭提供帮助,并向所在地乡镇人民政府或者街道办事处以及县级人民政府有关部门反映患者及其家庭的情况和要求,帮助其解决实际困难,为患者融入社会创造条件。

(4)残疾人组织或者残疾人康复机构应当根据精神障碍患者康复的需要,组织患者参加康复活动。

(5)用人单位应当根据精神障碍患者的实际情况,安排患者从事力所能及的工作,保障患者享有同等待遇,安排患者参加必要的职业技能培训,提高患者的就业能力,为患者创造适宜的工作环境,对患者在工作中取得的成绩予以鼓励。

(6)精神障碍患者的监护人应当协助患者进行生活自理能力和社会适应能力等方面的康复训练。精神障碍患者的监护人在看护患者过程中需要技术指导的,社区卫生服务机构或者乡镇卫生院、村卫生室、社区康复机构应当提供。

五、法律责任

(1)县级以上人民政府卫生行政部门和其他有关部门未依照本法规定履行精神卫生工作职责,或者滥用职权、玩忽职守、徇私舞弊的,由本级人民政府或者上一级人民政府有关部门责令改正,通报批评,对直接负责的主管人员和其他直接责任人员依法给予警告、记过或者记大过的处分;造成严重后果的,给予降级、撤职或者开除的处分。

(2)不符合本法规定条件的医疗机构擅自从事精神障碍诊断、治疗的,由县级以上人民政府卫生行政部门责令停止相关诊疗活动,给予警告,并处五千元以上一万元以下罚款,有违法所得的,没收违法所得;对直接负责的主管人员和其他直接责任人员依法给予或者责令给予降低岗位等级或者撤职、开除的处分;对有关医务人员,吊销其执业证书。

(3)医疗机构及其工作人员有下列行为之一的,由县级以上人民政府卫生行政部门责令改正,给予警告;情节严重的,对直接负责的主管人员和其他直接责任人员依法给予或者责令给予降低岗位等级或者撤职、开除的处分,并可以责令有关医务人员暂停一个月以上六个月以下执业活动:①拒绝对送诊的疑

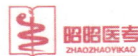

似精神障碍患者做出诊断的。②对依照本法第三十条第二款规定实施住院治疗的患者未及时进行检查评估或者未根据评估结果做出处理的。

（4）医疗机构及其工作人员有下列行为之一的,由县级以上人民政府卫生行政部门责令改正,对直接负责的主管人员和其他直接责任人员依法给予或者责令给予降低岗位等级或者撤职的处分;对有关医务人员,暂停六个月以上一年以下执业活动;情节严重的,给予或者责令给予开除的处分,并吊销有关医务人员的执业证书:①违反本法规定实施约束、隔离等保护性医疗措施的。②违反本法规定,强迫精神障碍患者劳动的。③违反本法规定对精神障碍患者实施外科手术或者实验性临床医疗的。④违反本法规定,侵害精神障碍患者的通讯和会见探访者等权利的。⑤违反精神障碍诊断标准,将非精神障碍患者诊断为精神障碍患者的。

（5）有下列情形之一的,由县级以上人民政府卫生行政部门、工商行政管理部门依据各自职责责令改正,给予警告,并处 5 000 元以上 1 万元以下罚款,有违法所得的,没收违法所得;造成严重后果的,责令暂停六个月以上一年以下执业活动,直至吊销执业证书或者营业执照:①心理咨询人员从事心理治疗或者精神障碍的诊断、治疗的。②从事心理治疗的人员在医疗机构以外开展心理治疗活动的。③专门从事心理治疗的人员从事精神障碍的诊断的。④专门从事心理治疗的人员为精神障碍患者开具处方或者提供外科治疗的。心理咨询人员、专门从事心理治疗的人员在心理咨询、心理治疗活动中造成他人人身、财产或者其他损害的,依法承担民事责任。

（6）有关单位和个人违反本法第四条第三款规定,给精神障碍患者造成损害的,依法承担赔偿责任;对单位直接负责的主管人员和其他直接责任人员,还应当依法给予处分。

（7）违反本法规定,有下列情形之一,给精神障碍患者或者其他公民造成人身、财产或者其他损害的,依法承担赔偿责任:①将非精神障碍患者故意作为精神障碍患者送入医疗机构治疗的。②精神障碍患者的监护人遗弃患者,或者有不履行监护职责的其他情形。③歧视、侮辱、虐待精神障碍患者,侵害患者的人格尊严、人身安全的。④非法限制精神障碍患者人身自由的。⑤其他侵害精神障碍患者合法权益的情形。

（8）医疗机构出具的诊断结论表明精神障碍患者应当住院治疗而其监护人拒绝,致使患者造成他人人身、财产损害的,或者患者有其他造成他人人身、财产损害情形的,其监护人依法承担民事责任。

（9）在精神障碍的诊断、治疗、鉴定过程中,寻衅滋事,阻挠有关工作人员依照本法的规定履行职责,扰乱医疗机构、鉴定机构工作秩序的,依法给予治安管理处罚。

（10）精神障碍患者或者其监护人、近亲属认为行政机关、医疗机构或者其他有关单位和个人违反本法规定侵害患者合法权益的,可以依法提起诉讼。

第 18 章　人体器官移植条例

> **2021 考试大纲**

　　①概述;②人体器官的捐献;③人体器官的移植;④法律责任。

> **考纲解析**

　　近 20 年的医师考试中,本章的考点为人体器官移植的<u>法律责任</u>,执业医师每年考查分数为 0～1 分,助理医师每年考查分数为 0～1 分。

一、概　述

　　（1）人体器官移植,是指摘取人体器官捐献人具有特定功能的心脏、肺、肝、肾或者胰腺等器官的全部或者部分,将其植入接受人身体以代替其病损器官的过程。

　　（2）国务院卫生主管部门负责全国人体器官移植的监督管理工作。县级以上地方人民政府卫生主管部门负责本行政区域人体器官移植的监督管理工作。各级红十字会依法参与人体器官捐献的宣传等工作。

　　（3）申请人体器官移植手术患者的排序,应当符合医疗需要,遵循公平、公正和公开的原则。

　　（4）任何组织或者个人不得以任何形式买卖人体器官,不得从事与买卖人体器官有关的活动。

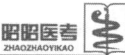

二、人体器官的捐献

1. 人体器官捐献的原则 ①人体器官捐献应当遵循自愿、无偿的原则。②公民享有捐献或者不捐献其人体器官的权利；任何组织或者个人不得强迫、欺骗或者利诱他人捐献人体器官。

2. 捐献人体器官公民的条件 捐献人体器官的公民应当具有完全民事行为能力。公民生前表示不同意捐献其人体器官的，任何组织或者个人不得捐献、摘取该公民的人体器官；公民生前未表示不同意捐献其人体器官的，该公民死亡后，其配偶、成年子女、父母可以以书面形式共同表示同意捐献该公民人体器官的意愿。

3. 一般要求 ①公民捐献其人体器官应当有书面形式的捐献意愿，对已经表示捐献其人体器官的意愿，有权予以撤销。②任何组织或个人不得摘取未满18周岁公民的活体器官用于移植。

4. 活体器官接受人的条件 活体器官的接受人限于活体器官捐献人的配偶、直系血亲或者三代以内旁系血亲，或者有证据证明与活体器官捐献人存在因帮扶等形成亲情关系的人员。

三、人体器官的移植

1. 人体器官移植诊疗科目登记和条件

（1）登记 医疗机构从事人体器官移植，应当依照《医疗机构管理条例》的规定，向所在地省、自治区、直辖市人民政府卫生主管部门申请办理人体器官移植诊疗科目登记。

（2）医疗机构从事人体器官移植，应当具备下列条件 ①有与从事人体器官移植相适应的执业医师和其他医务人员；②有满足人体器官移植所需要的设备、设施；③有由医学、法学、伦理学等方面专家组成的人体器官移植技术临床应用与伦理委员会，该委员会中从事人体器官移植的医学专家不超过委员人数的1/4；④有完善的人体器官移植质量监控等管理制度。

2. 人体器官移植诊疗科目的注销 已经办理人体器官移植诊疗科目登记的医疗机构不再具备人体器官移植条例规定条件的，应当停止从事人体器官移植，并向原登记部门报告。原登记部门应当自收到报告之日起2日内注销该医疗机构的人体器官移植诊疗科目登记，并予以公布。

3. 人体器官移植临床应用能力评估 省级以上人民政府卫生主管部门应当定期组织专家根据人体器官移植手术成功率、植入的人体器官和术后患者的长期存活率，对医疗机构的人体器官移植临床应用能力进行评估，并及时公布评估结果；对评估不合格的，由原登记部门撤销人体器官移植诊疗科目登记。

4. 对人体器官捐献人的医学检查和接受人的风险评估 实施人体器官移植手术的医疗机构及其医务人员应当对人体器官捐献人进行医学检查，对接受人因人体器官移植感染疾病的风险进行评估，并采取措施，降低风险。

5. 人体器官移植的伦理审查 ①摘取活体器官前或者尸体器官捐献人死亡前，负责器官移植的执业医师应当向伦理委员会提出摘取人体器官审查申请。伦理委员会不同意摘取人体器官的，医疗机构不得做出摘取人体器官的决定，医务人员不得摘取人体器官。②人体器官移植技术临床应用与伦理委员会收到摘取人体器官审查申请后，应当对下列事项进行审查，并出具同意或者不同意的书面意见：人体器官捐献人的捐献意愿是否真实；有无买卖或者变相买卖人体器官的情形；人体器官的配型和接受人的适应证是否符合伦理原则和人体器官移植技术管理规范。经2/3以上委员同意，伦理委员会方可出具同意的书面意见。

6. 摘取活体器官应当履行的义务 从事人体器官移植的医疗机构及其医务人员摘取活体器官前，应当履行下列义务：①向活体器官捐献人说明器官摘取手术的风险、术后注意事项、可能发生的并发症及其预防措施等，并与活体器官捐献人签署知情同意书；②查验活体器官捐献人同意捐献其器官的书面意愿、活体器官捐献人与接受人存在人体器官移植条例规定关系的证明材料；③确认除摘取器官产生的直接后果外不会损害活体器官捐献人其他正常的生理功能。从事人体器官移植的医疗机构应当保存活体器官捐献人的医学资料，并进行随访。

7. 摘取尸体器官的要求 ①摘取尸体器官，应当在依法判定尸体器官捐献人死亡后进行；②从事人体器官移植的医务人员不得参与捐献人的死亡判定。

8. 人体器官移植的费用 医疗机构实施人体器官移植手术，不得收取或者变相收取所移植人体器官的费用：①摘取和植入人体器官的手术费；②保存和运送人体器官的费用；③摘取、植入人体器官所发生的药费、检验费、医用耗材费。

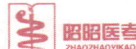

9. 医务人员应当对个人资料保密。

四、法律责任

1. 买卖人体器官及相关活动的法律责任 ①买卖人体器官或者从事与买卖人体器官有关活动的,由设区的市级以上卫生主管部门,没收违法所得,处交易额8倍以上10倍以下罚款;医疗机构,撤销该医疗机构人体器官移植诊疗科目登记,3年内不得再申请人体器官移植诊疗科目登记;医务人员,吊销其执业证书。②国家工作人员参与买卖人体器官或者从事与买卖人体器官有关活动的,由有关国家机关依据职权依法给予撤职、开除的处分。

2. 医疗机构未办理人体器官移植诊疗科目登记 擅自从事人体器官移植的,依照《医疗机构管理条例》的规定予以处罚。

3. 未对人体器官捐献人进行医学检查的法律责任 医疗机构及其医务人员,未对人体器官捐献人进行医学检查或者未采取措施,导致接受人因人体器官移植手术感染疾病的,依照《医疗事故处理条例》的规定予以处罚。给他人造成损害的,应当依法承担民事责任。

4. 泄露个人资料的法律责任 医务人员泄露人体器官捐献人、接受人或者申请人体器官移植手术患者个人资料的,依照《执业医师法》或者国家有关护士管理的规定予以处罚。给他人造成损害的,应当依法承担民事责任。

5. 从事人体器官移植的医务人员参与死亡判定的法律责任 从事人体器官移植的医务人员参与尸体器官捐献人的死亡判定的,由县级以上卫生主管部门依照职责分工暂停其6个月以上1年以下执业活动;情节严重的,吊销其执业证书。

6. 医疗机构的法律责任 ①下列情形,对负有责任的主管人员和其他直接责任人员依法给予处分;情节严重的,由原登记部门撤销该医疗机构人体器官移植诊疗科目登记,该医疗机构3年内不得再申请人体器官移植诊疗科目登记:不再具备人体器官移植条例规定条件,仍从事人体器官移植的;未经人体器官移植技术临床应用与伦理委员会审查同意,做出摘取人体器官的决定,或者胁迫医务人员违反人体器官移植条例规定摘取人体器官的;摘取活体器官前未履行说明、查验、确认义务的;对摘取器官完毕的尸体未进行符合伦理原则的医学处理,恢复尸体原貌的。②医疗机构未定期将实施人体器官移植的情况向所在地省、自治区、直辖市人民政府卫生主管部门报告的,由所在地省、自治区、直辖市人民政府卫生主管部门责令限期改正;逾期不改正的,对负有责任的主管人员和其他直接责任人员依法给予处分。

7. 医务人员的法律责任 有下列情形的(同医疗机构的后3条),依法给予处分;暂停其6个月以上1年以下执业活动,吊销其执业证书:①未经人体器官移植技术临床应用与伦理委员会审查同意摘取人体器官的;②摘取活体器官前未依照人体器官移植条例规定履行说明、查验、确认义务的;③对摘取器官完毕的尸体未进行符合伦理原则的医学处理,恢复尸体原貌的。国家机关工作人员在人体器官移植监督管理工作中滥用职权、玩忽职守、徇私舞弊,构成犯罪的,依法追究刑事责任;尚不构成犯罪的,依法给予处分。

第19章　疫苗流通和预防接种管理条例

➤ **2021考试大纲**

①概述;②疫苗的接种;③预防接种异常反应的处理;④法律责任。

➤ **考纲解析**

近20年的医师考试中,本章的考点为预防接种异常反应的处理,执业医师每年考查分数为0~1分,助理医师每年考查分数为0~1分。

一、概　述

疫苗分为两类:第一类疫苗,是指政府免费向公民提供,公民应当依照政府的规定受种的疫苗,包括国家免疫规划确定的疫苗,省、自治区、直辖市人民政府在执行国家免疫规划时增加的疫苗,以及县级以上人民政府或者其卫生主管部门组织的应急接种或者群体性预防接种所使用的疫苗;第二类疫苗,是指由公民自费并且自愿受种的其他疫苗。

二、疫苗接种

1. 疾病预防控制机构的职责　各级疾病预防控制机构根据国家免疫规划或者接种方案,开展与预防接种相关的宣传、培训、技术指导、监测、评价、流行病学调查、应急处置等工作,并依照国务院卫生主管部门的规定做好记录。

2. 群体性预防接种的管理　①县级以上卫生主管部门根据传染病监测和预警信息,需要在本行政区域内部分地区进行群体性预防接种的,应当报经本级人民政府决定,并向省级卫生主管部门备案;省区域全部范围,应由省级卫生主管部门报经本级人民政府决定,并向国务院卫生主管部门备案;②全国范围或者跨省范围,应当由国务院卫生主管部门决定;③任何单位或者个人不得擅自进行群体性预防接种。

3. 儿童预防接种的管理　①国家对儿童实行预防接种证制度;②医疗机构、疾病预防控制机构与儿童的监护人应当相互配合,保证儿童及时接受预防接种;③儿童出生后 4 个月内,其监护人应当与儿童居住地承担预防接种工作的接种单位为其办理预防接种证。接种单位对儿童实施接种时,应当查验预防接种证,并做好记录。儿童入托、入学时,托幼机构、学校应当查验预防接种证,发现未依照国家免疫规划受种的儿童,应当向所在地的县级疾病预防控制机构或者儿童居住地承担预防接种工作的接种单位报告,并配合疾病预防控制机构或者接种单位督促其监护人在儿童入托、入学后及时到接种单位补种。

4. 疫苗接种单位的管理　①预防接种单位的条件:具有医疗机构执业许可证件;具有经过县级卫生主管部门组织的预防接种专业培训并考核合格的执业医师、执业助理医师、护士或者乡村医生;具有符合疫苗储存、运输管理规范的冷藏设施、设备和冷藏保管制度。承担预防接种工作的城镇医疗卫生机构,应当设立预防接种门诊。②遵守预防接种工作规范:遵守预防接种工作规范、免疫程序、疫苗使用指导原则和接种方案,并在其接种场所的显著位置公示第一类疫苗的品种和接种方法。

5. 医疗卫生人员的责任　①实施接种前,应当告知受种者或者其监护人所接种疫苗的品种、作用、禁忌、不良反应及注意事项,询问受种者的健康状况以及是否有接种禁忌等情况,并如实记录告知和询问情况。②医疗卫生人员依照规定填写并保存接种记录;对于因有接种禁忌而不能接种的受种者,医疗卫生人员应当对受种者或者其监护人提出医学建议。

三、预防接种异常反应的处理

1. 不属于预防接种异常反应的情形　①因疫苗本身特性引起的接种后一般反应;②因疫苗质量不合格给受种者造成的损害;③因接种单位违反预防接种工作规范、免疫程序、疫苗使用指导原则、接种方案给受种者造成的损害;④受种者在接种时正处于某种疾病的潜伏期或者前驱期,接种后偶合发病;⑤受种者有疫苗说明书规定的接种禁忌,在接种前受种者或者其监护人未如实提供受种者的健康状况和接种禁忌等情况,接种后受种者原有疾病急性复发或者病情加重;⑥因心理因素发生的个体或者群体的心因性反应。

2. 预防接种异常反应的处理

(1) 预防接种异常反应的报告　①疾病预防控制机构和接种单位及其医疗卫生人员发现预防接种异常反应、疑似预防接种异常反应或者接到相关报告的,应当依照预防接种工作规范及时处理,并立即报告所在地的县级人民政府卫生主管部门、药品监督管理部门。②接到报告的卫生主管部门、药品监督管理部门应当立即组织调查处理。

(2) 预防接种异常反应争议的处理　①争议发生后,接种单位或者受种方可以请求接种单位所在地的县级人民政府卫生主管部门处理。②因预防接种导致受种者死亡、严重残疾或者群体性疑似预防接种异常反应,接种单位或者受种方请求县级人民政府卫生主管部门处理的,接到处理请求的卫生主管部门应当采取必要的应急处置措施,及时向本级人民政府报告,并移送上一级卫生主管部门处理。

3. 预防接种异常反应的鉴定与赔偿　①预防接种异常反应的鉴定参照医疗事故处理条例执行。因预防接种异常反应造成受种者死亡、严重残疾或者器官组织损伤的,应当给予一次性补偿。②接种第一类疫苗引起预防接种异常反应需要对受种者予以补偿的,补偿费用由省级人民政府财政部门在预防接种工作经费中安排。③接种第二类疫苗引起预防接种异常反应需要对受种者予以补偿的,补偿费用由相关的疫苗生产企业承担。④因疫苗质量不合格给受种者造成损害的,依照药品管理法的有关规定处理;因接种单位违反预防接种工作规范、免疫程序、疫苗使用指导原则、接种方案给受种者造成损害的,依照《医

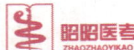

疗事故处理条例》的有关规定处理。

四、法律责任

1. 疾病预防控制机构的法律责任

(1) 疾病预防控制机构有下列情形之一的,由县级以上人民政府卫生主管部门责令改正,通报批评,给予警告;有违法所得的,没收违法所得;拒不改正的,对主要负责人、直接负责的主管人员和其他直接责任人员依法给予警告、降级的处分:①未按照使用计划将第一类疫苗分发到下级疾病预防控制机构、接种单位、乡级医疗卫生机构的;②设区的市级以上疾病预防控制机构违反本条例规定,直接向接种单位供应第二类疫苗的;③未依照规定建立并保存疫苗购进、分发、供应记录的。

(2) 疾病预防控制机构有下列情形之一的,由县级以上地方人民政府卫生主管部门责令改正,给予警告;有违法所得的,没收违法所得;拒不改正的,对主要负责人、直接负责的主管人员和其他直接责任人员依法给予警告、降级的处分;造成受种者人身损害或者其他严重后果的,对主要负责人、直接负责的主管人员依法给予撤职、开除的处分,并由原发证部门吊销负有责任的医疗卫生人员的执业证书:①从不具有疫苗经营资格的单位或者个人购进第二类疫苗的;②接种疫苗未遵守预防接种工作规范、免疫程序、疫苗使用指导原则、接种方案的;③发现预防接种异常反应或者疑似预防接种异常反应,未依照规定及时处理或者报告的;④擅自进行群体性预防接种的。

2. 接种单位的法律责任

(1) 接种单位有下列情形之一的,由所在地的县级人民政府卫生主管部门责令改正,给予警告;拒不改正的,对主要负责人、直接负责的主管人员依法给予警告、降级的处分,对负有责任的医疗卫生人员责令暂停 3 个月以上 6 个月以下的执业活动:①未依照规定建立并保存真实、完整的疫苗接收或者购进记录的;②未在其接种场所的显著位置公示第一类疫苗的品种和接种方法的;③医疗卫生人员在接种前,未依照本条例规定告知、询问受种者或者其监护人有关情况的;④实施预防接种的医疗卫生人员未依照规定填写并保存接种记录的;⑤未依照规定对接种疫苗的情况进行登记并报告的。

(2) 接种单位有下列情形之一的,由县级以上地方人民政府卫生主管部门责令改正,给予警告;有违法所得的,没收违法所得;拒不改正的,对主要负责人、直接负责的主管人员和其他直接责任人员依法给予警告、降级的处分;造成受种者人身损害或者其他严重后果的,对主要负责人、直接负责的主管人员依法给予撤职、开除的处分,并由原发证部门吊销负有责任的医疗卫生人员的执业证书:①从不具有疫苗经营资格的单位或者个人购进第二类疫苗的;②接种疫苗未遵守预防接种工作规范、免疫程序、疫苗使用指导原则、接种方案的;③发现预防接种异常反应或者疑似预防接种异常反应,未依照规定及时处理或者报告的;④擅自进行群体性预防接种的。

第 20 章 职业病防治法

➤ **2021 考试大纲**

①概述;②职业病诊断与职业病病人保障;③法律责任。

➤ **考纲解析**

近 20 年的医师考试中,本章的考点为 2019 新增考点,执业医师每年考查分数为 1～2 分,助理医师每年考查分数为 0～1 分。

一、概 述

1. 职业病的概念 职业病是指企业、事业单位和个体经济组织(简称用人单位)的劳动者在职业活动中,因接触粉尘、放射性物质和其他有毒、有害物质等因素而引起的疾病。

2. 职业病分类和目录制定 职业病是指国家法定职业病,即国家公布的职业病分类和目录所列职业病。目前国家法定职业病有 10 类 115 种:①粉尘类;②放射性物质类(电离辐射);③化学物质类;④物理因素;⑤生物因素;⑥导致职业性皮肤病的危害因素;⑦导致职业性眼病的危害因素;⑧导致职业性耳鼻喉口腔疾病的危害因素;⑨职业性肿瘤的职业病危害因素;⑩其他职业病危害因素。除此之外的任何

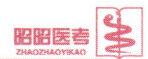

疾病即使与职业有关也不能诊断为职业病。

3. 国家职业卫生标准的制定　有关防治职业病的国家职业卫生标准,由国务院卫生行政部门组织制定并公布。国务院卫生行政部门应当组织开展重点职业病监测和专项调查,对职业健康风险进行评估,为制定职业卫生标准和职业病防治政策提供科学依据。县级以上地方人民政府卫生行政部门应当定期对本行政区域的职业病防治情况进行统计和调查分析。

二、职业病诊断与职业病病人保障

1. 职业病诊断机构的设立及其条件
（1）诊断机构　①有执业许可的医疗卫生机构,事业法人资格;②经省级以上卫生行政部门批准具有职业病诊断资格。
（2）诊断人员　①执业医师,取得职业病诊断资格者;②三人以上集体诊断方式。

2. 职业病诊断应当综合分析的因素　①职业病危害接触史;②病人的职业史;③临床表现以及辅助检查结果。

3. 职业病诊断、鉴定的现场调查　①用人单位应当如实提供职业病诊断、鉴定所需的劳动者职业史和职业病危害接触史、工作场所职业病危害因素检测结果等资料;安全生产监督管理部门应当监督检查和督促用人单位提供上述资料;劳动者和有关机构也应当提供与职业病诊断、鉴定有关的资料。②职业病诊断、鉴定机构需要了解工作场所职业病危害因素情况时,可以对工作场所进行现场调查,也可以向安全生产监督管理部门提出,安全生产监督管理部门应当在十日内组织现场调查。用人单位不得拒绝、阻挠。

4. 发现职业病病人或者疑似职业病病人的报告　①医疗卫生机构发现疑似职业病病人时,应当告知劳动者本人并及时通知用人单位。②用人单位应当及时安排对疑似职业病病人进行诊断;在疑似职业病病人诊断或者医学观察期间,不得解除或者终止与其订立的劳动合同。③疑似职业病病人在诊断、医学观察期间的费用,由用人单位承担。

5. 职业病诊断异议的处理　①由当事人(劳动者或用人单位)提出;②诊断所在地卫生行政部门受理;③选取省级卫生行政部门设立的职业病诊断专家库专家组成职业病诊断争议鉴定委员会;④其人员应遵守职业道德,客观公正地进行诊断鉴定并承担相应的责任,不得私下接触当事人,不得收受当事人的财务或者其他好处;⑤与当事人有利害关系者应当回避;⑥两级(省、市)鉴定,省级鉴定终结。

6. 职业病诊断鉴定委员会的组成　①职业病诊断鉴定委员会由相关专业的专家组成。②省、自治区、直辖市人民政府卫生行政部门应当<u>设立相关的专家库</u>,需要对职业病争议作出诊断鉴定时,由当事人或者当事人委托有关卫生行政部门从专家库中以随机抽取的方式确定参加诊断鉴定委员会的专家。

7. 职业病诊断鉴定委员会组成人员的责任　职业病诊断鉴定委员会应当按照国务院卫生行政部门颁布的职业病诊断标准和职业病诊断、鉴定办法进行职业病诊断鉴定,向当事人出具职业病诊断鉴定书。职业病诊断、鉴定费用由用人单位承担。

8. 劳动者职业病诊断地点的选择　劳动者可以在用人单位所在地、本人户籍所在地或者经常居住地依法承担职业病诊断的医疗卫生机构,进行职业病诊断。规定劳动者可以选择用人单位所在地的职业病诊断机构进行职业病诊断。

9. 职业病病人保障　①对疑似职业病病人,应告知劳动者本人,并通知用人单位;②用人单位应及时安排疑似职业病病人进行诊断,此间不得解除或终止与其订立的劳动合同;③用人单位应对职业病病人给予治疗、康复和定期复查,以及调岗等妥善安置;④用人单位对从事职业病危害作业的劳动者给予适当岗位津贴;⑤职业病病人依法享有工伤社会保险待遇,以及获得民事赔偿的权利;⑥职业病病人变动工作岗位时,其依法享有的待遇不变。

三、法律责任

1. 未按规定报告职业病的医疗卫生机构的法律责任　卫生行政部门、安全生产监督管理部门不按照规定报告职业病和职业病危害事故的,由上一级行政部门责令改正,通报批评,给予警告;虚报、瞒报的,对单位负责人、直接负责的主管人员和其他直接责任人员依法给予降级、撤职或者开除的处分。

2. 擅自从事职业病诊断的医疗卫生机构的法律责任　未取得职业卫生技术服务资质认可擅自从事

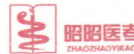

职业卫生技术服务的,或者医疗卫生机构未经批准擅自从事职业病诊断的,由安全生产监督管理部门和卫生行政部门依据职责分工责令立即停止违法行为,没收违法所得;违法所得 5 000 元以上的,并处违法所得二倍以上十倍以下的罚款;没有违法所得或者违法所得不足 5 000 元的,并处 5 000 元以上 5 万元以下的罚款;情节严重的,对直接负责的主管人员和其他直接责任人员,依法给予降级、撤职或者开除的处分。

3. 承担职业病诊断的医疗卫生机构的法律责任 从事职业卫生技术服务的机构和承担职业病诊断的医疗卫生机构违反本法规定,有下列行为之一的,由安全生产监督管理部门和卫生行政部门依据职责分工责令立即停止违法行为,给予警告,没收违法所得;违法所得 5 000 元以上的,并处违法所得二倍以上五倍以下的罚款;没有违法所得或者违法所得不足 5 000 元的,并处 5 000 元以上 2 万元以下的罚款;情节严重的,由原认可或者批准机关取消其相应的资格;对直接负责的主管人员和其他直接责任人员,依法给予降级、撤职或者开除的处分;构成犯罪的,依法追究刑事责任:①超出资质认可或者批准范围从事职业卫生技术服务或者职业病诊断的;②不按照本法规定履行法定职责的;③出具虚假证明文件的。

4. 职业病诊断鉴定委员会组成人员的法律责任 职业病诊断鉴定委员会组成人员收受职业病诊断争议当事人的财物或者其他好处的,给予警告,没收收受的财物,可以并处 3 000 元以上 5 万元以下的罚款,取消其担任职业病诊断鉴定委员会组成人员的资格,并从省、自治区、直辖市人民政府卫生行政部门设立的专家库中予以除名。

第 21 章 药品不良反应报告和监测管理办法

➢ 2021 考试大纲
①概述;②报告与处置;③法律责任。

➢ 考纲解析
近 20 年的医师考试中,本章的考点为 2019 新增考点,执业医师每年考查分数为 0～1 分,助理医师每年考查分数为 0～1 分。

一、概 念
药品的不良反应(ADR),主要是指合格药品在正常用法用量情况下,出现与用药目的无关的或意外的有害反应。药品不良反应报告制度,是指药品生产企业(包括进口药品的境外制药厂商)、药品经营企业、医疗机构应当按照规定及时向国家食品药品监督管理局及各级卫生行政部门报告所发现的药品不良反应的制度。

二、报告与处置
1. 报告程序 药品不良反应实行逐级、定期报告制度,必要时可越级报告。

2. 具体要求 ①药品生产、经营企业和医疗机构获知或者发现可能与用药有关的不良反应,应当通过国家药品不良反应监测信息网络报告;或通过纸质报表由所在地监测机构代为在线报告。报告内容应当真实、完整、准确;②各级药品不良反应监测机构应当对本行政区域内的药品不良反应报告和监测资料进行评价和管理;③药品生产、经营企业和医疗机构应当配合调查,并提供调查所需的资料;④药品生产、经营企业和医疗机构应当建立并保存药品不良反应报告和监测档案。

3. 评价与控制 药品的生产、经营企业和医疗机构对收集到的药品不良反应报告和监测资料进行分析、评价,并主动开展药品安全性研究。国家食品药品监督管理局根据药品分析评价结果,可以要求企业开展药品安全性、有效性相关研究;对已确认发生严重不良反应的药品,应当通过各种有效途径将药品不良反应、合理用药信息及时告知医务人员、病人和公众;采取责令修改药品说明书,暂停生产、销售、使用和召回药品等措施,对不良反应大的药品,应当撤销药品批准证明文件,并将有关措施及时通报国务院卫生行政部门。

三、法律责任
**1. 药品生产企业有下列情形之一的,由所在地药品监督管理部门给予警告,责令限期改正,可以并

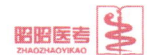

处5 000 元以上 3 万元以下的罚款 ①未按照规定建立药品不良反应报告和监测管理制度,或者无专门机构、专职人员负责本单位药品不良反应报告和监测工作的;②未建立和保存药品不良反应监测档案的;③未按照要求开展药品不良反应或者群体不良事件报告、调查、评价和处理的;④未按照要求提交定期安全性更新报告的;⑤未按照要求开展重点监测的;⑥不配合严重药品不良反应或者群体不良事件相关调查工作的;⑦其他违反本办法规定的。药品生产企业有前款规定第④项、第⑤项情形之一的,按照《药品注册管理办法》的规定对相应药品不予再注册。

2. 药品经营企业有下列情形之一的,由所在地药品监督管理部门给予警告,责令限期改正;逾期不改的,处 3 万元以下的罚款 ①无专职或者兼职人员负责本单位药品不良反应监测工作的;②未按照要求开展药品不良反应或者群体不良事件报告、调查、评价和处理的;③不配合严重药品不良反应或者群体不良事件相关调查工作的。

3. 医疗机构有下列情形之一的,由所在地卫生行政部门给予警告,责令限期改正;逾期不改的,处3 万元以下的罚款。情节严重并造成严重后果的,由所在地卫生行政部门对相关责任人给予行政处分 ①无专职或者兼职人员负责本单位药品不良反应监测工作的;②未按照要求开展药品不良反应或者群体不良事件报告、调查、评价和处理的;③不配合严重药品不良反应和群体不良事件相关调查工作的。药品监督管理部门发现医疗机构有前款规定行为之一的,应当移交同级卫生行政部门处理。卫生行政部门对医疗机构作出行政处罚决定的,应当及时通报同级药品监督管理部门。

4. 其他 ①各级药品监督管理部门、卫生行政部门和药品不良反应监测机构及其有关工作人员在药品不良反应报告和监测管理工作中违反本办法,造成严重后果的,依照有关规定给予行政处分。②药品生产、经营企业和医疗机构违反相关规定,给药品使用者造成损害的,依法承担赔偿责任。

第 22 章　基本医疗卫生与健康促进法

> **2021 考试大纲**
①概述;②基本医疗卫生服务;③医疗卫生机构;④医疗卫生人员;⑤健康促进。

> **考纲解析**
近 20 年的医师考试中,本章的考点是新增考点,执业医师每年考查分数为 0～1 分,助理医师每年考查分数为 0～1 分。

一、概　念

原则	①医疗卫生与健康事业应当坚持以人民为中心,为人民健康服务; ②医疗卫生事业应当坚持公益性原则
国家和社会尊重、保护公民的健康权	①国家实施健康中国战略,普及健康生活,优化健康服务,完善健康保障,建设健康环境,发展健康产业,提升公民全生命周期健康水平; ②国家建立健康教育制度,保障公民获得健康教育的权利,提高公民的健康素养

二、基本医疗卫生服务

1. 概念　指维护人体健康所必需、与经济社会发展水平相适应、公民可公平获得的,采用适宜药物、适宜技术、适宜设备提供的疾病预防、诊断、治疗、护理和康复等服务。

2. 内容　①基本医疗卫生服务包括基本公共卫生服务和基本医疗服务。②基本公共卫生服务由国家免费提供。

3. 分级诊疗　国家推进基本医疗服务实行分级诊疗制度,引导非急诊患者首先到基层医疗卫生机构就诊,实行首诊负责制和转诊审核责任制,逐步建立基层首诊、双向转诊、急慢分治、上下联动的机制,并与基本医疗保险制度相衔接。

三、医疗卫生机构

1. 组成　国家建立健全由基层医疗卫生机构、医院、专业公共卫生机构等组成的城乡全覆盖、功能

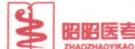

互补、连续协同的医疗卫生服务体系。

2. 分类管理

基层医疗卫生机构	主要提供预防、保健、健康教育、疾病管理,为居民建立健康档案,常见病、多发病的诊疗以及部分疾病的康复、护理,接收医院转诊患者,向医院转诊超出自身服务能力的患者等基本医疗卫生服务
医院	主要提供疾病诊治,特别是急危重症和疑难病症的诊疗,突发事件医疗处置和救援以及健康教育等医疗卫生服务,并开展医学教育、医疗卫生人员培训、医学科学研究和对基层医疗卫生机构的业务指导等工作
专业公共卫生机构	主要提供传染病、慢性非传染性疾病、职业病、地方病等疾病预防控制和健康教育、妇幼保健、精神卫生、院前急救、采供血、食品安全风险监测评估、出生缺陷防治等公共卫生服务

四、医疗卫生人员

1. 概念　医疗卫生人员指从事医疗、疾病预防控制、妇幼保健、计划生育等专业工作的中医(含民族医)、西医、中西结合医等技术人员。

2. 提高专业水平和服务质量　①医疗卫生人员应当弘扬敬佑生命、救死扶伤、甘于奉献、大爱无疆的崇高职业精神,遵守行业规范,恪守医德,努力提高专业水平和服务质量。②医疗卫生行业组织、医疗卫生机构、医学院校应当加强对医疗卫生人员的医德医风教育。③国家制定医疗卫生人员培养规划,建立适应行业特点和社会需求的医疗卫生人员培养机制和供需平衡机制,完善医学院校教育、毕业后教育和继续教育体系,建立健全住院医师、专科医师规范化培训制度,建立规模适宜、结构合理、分布均衡的医疗卫生队伍。

3. 保障医疗卫生人员的执业环境　①医疗卫生人员的人身安全、人格尊严不受侵犯,其合法权益受法律保护。禁止任何组织或者个人威胁、危害医疗卫生人员人身安全,侵犯医疗卫生人员人格尊严。②国家采取措施,保障医疗卫生人员执业环境。

五、健康促进

1. 概念　各级人民政府应当加强健康教育工作及其专业人才培养,建立健康知识和技能核心信息发布制度,普及健康科学知识,向公众提供科学、准确的健康信息。

2. 健康知识的宣传和普及　医疗卫生、教育、体育、宣传等机构、基层群众性自治组织和社会组织应当开展健康知识的宣传和普及。医疗卫生人员在提供医疗卫生服务时,应当对患者开展健康教育。新闻媒体应当开展健康知识的公益宣传。健康知识的宣传应当科学、准确。

第四部分

预防医学

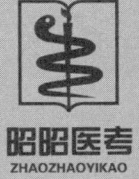

昭昭医考
ZHAOZHAOYIKAO

学习导图

章 序	章 名	内 容	所占分数 执业医师	所占分数 助理医师
1	绪论	绪论	1分	1分
2	医学统计学方法	基本概念和基本步骤 定量资料的统计描述 定量资料的统计推断 分类资料的统计描述 分类资料的统计推断 秩和检验 直线回归和相关 Logistic 回归分析 生存分析 统计表和统计图	5分	3分
3	流行病学原理和方法	流行病学概论 流行病学资料的来源与疾病分布 常用流行病学研究方法 偏倚控制及病因推断 诊断试验和筛检试验 公共卫生监测与疾病暴发的调查 循证医学	6分	2分
4	临床预防服务	临床预防服务概述 健康相关行为干预 烟草使用的控制 合理营养指导 身体活动促进 疾病的早期发现和处理	5分	2分
5	社区公共卫生	传染病的预防与控制 慢性非传染性疾病的预防与管理 环境卫生 职业卫生服务与职业病管理 食品安全与食品中毒 医疗场所健康安全管理 突发公共卫生事件及其应急策略	6分	3分
6	卫生服务体系与卫生管理	卫生系统及其功能 医疗保险 全球卫生保健策略与我国卫生改革	5分	2分

复习策略

预防医学是考试的中等科目,每年执业医师的考试分数为 30 分左右,助理医师为 15 分左右。总体

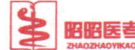

来说,考试的第 1、4、5、6 章属于较为简单的预防医学内容,考生需要识记;第 2、3 章内容属于统计学知识,广大考生认为较难,同时也是我们日常工作中不太接触的内容,广大考生只需要理解记忆基础的考点即可。

第 1 章 绪 论

> **2021 考试大纲**

①预防医学的概述:定义、内容、特点、意义。②健康及其影响因素:当代健康观、影响健康的主要因素、健康决定因素生态学模型。③三级预防策略:疾病自然史与预防机会;三级预防策略:第一级预防、第二级预防、第三级预防。

> **考纲解析**

近 20 年的医师考试中,本章的考试重点是疾病的**三级预防**,执业医师每年考查分数为 1~2 分,助理医师每年考查分数为 0~1 分。

一、预防医学概念

1. 预防医学的定义 预防医学是医学的一门应用学科,它以**个体和确定的群体**为对象,目的是保护、促进和维护健康,预防疾病、失能和早逝。其工作模式是“**环境-人群-健康**”。这是一个“健康生态模型”,它强调环境与人群的相互依赖、相互作用和协调发展,并以人群健康为目的。

2. 预防医学的内容 医学统计学、流行病学、环境医学、社会医学、行为科学与健康促进、卫生管理学(包括卫生系统功能、卫生决策和资源配置、筹集资金和健康措施评价等),以及在临床医学中运用三级预防措施。要求所有医生应树立预防为主的思想,学会如何了解健康和疾病问题在人群的分布情况,分析物质与社会环境和人的行为及生物遗传因素对人群健康和疾病作用的规律,找出对人群健康的影响的主要致病因素,以制定防制对策;并通过临床预防服务和社区预防服务,达到促进个体和群体健康、预防疾病、防制伤残和早逝的目的。

3. 特点 ①预防医学与临床医学的区别在于预防医学的工作对象包括个体及确定的群体,主要着眼于**健康和无症状患者**;②研究方法上注重**微观和宏观相结合**,但更侧重于影响;③**健康的因素与人群健康的关系**;④采取的对策更具积极的**预防作用**,具有较临床医学更大的人群健康效益。

【例 1】预防医学是研究

A. 人体健康与环境的关系　　　B. 个体与群体的健康　　　C. 人群的健康

D. 社会环境与健康的关系　　　E. 健康和无症状患者

【例 2】预防医学的特点不包括

A. 着重于疾病预防　　　B. 研究对象包括个体和群体　　　C. 着重于个体治疗

D. 以环境、人群为研究重点　　　E. 研究方法上注重微观和宏观结合

二、健康及其影响因素

1. 传统的健康观 在 1948 年世界卫生组织提出健康的定义:“健康是身体、心理和社会幸福的完好状态,而不仅是没有疾病和虚弱。”1986 年,世界卫生组织在《渥太华宪章》中对健康的定义进一步延伸,指出:“**健康是日常生活的资源,而不是生活的目标。健康是一个积极的概念,它不仅是个人身体素质的体现,也是社会和个人的资源。**”

2. 影响健康的主要因素 社会经济环境、物质环境、个人因素、卫生服务。

3. 健康决定因素的生态学模型 健康生态学模型。

三、三级预防策略

根据疾病发生发展过程以及健康决定因素的特点,把预防策略按等级分类,称为三级预防策略。

1. 第一级预防 是针对**病因**所采取的预防措施。它既包括针对健康个体的措施也包括针对整个公众的社会措施。在第一级预防中,如果在疾病的因子还没有进入环境之前就采取预防性措施,则称为根本性预防。

2. 第二级预防 在疾病的临床前期做好**早期发现、早期诊断、早期治疗**的“**三早外**”预防工作,以控制疾病的发展和恶化。对于传染病,除了“三早”外,尚需做到疫情早报告及患者早隔离,即“五早”。

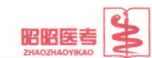

3. 第三级预防　对已患某些病者,采取及时的、有效的治疗和康复措施,使患者尽量恢复生活和劳动能力,能参加社会活动并延长寿命。

三级预防措施的落实,可根据干预对象是群体或个体,分为社区预防服务和临床预防服务。社区预防服务是以社区为范围,以群体为对象开展的预防工作。临床预防服务是在临床场所,以个体为对象实施个体的预防干预措施。

【例3】下列疾病的预防以第一级预防为主要控制策略的是

A. 结肠直肠癌　　　　　　　　B. 类风湿关节炎　　　　　　　　C. 乳腺癌

D. 胰腺癌　　　　　　　　　　E. 碘缺乏病

【例4】下列职业病防护措施中,属于第一级预防的措施是

A. 以低毒原料代替高毒原料以减少职业病发生　　B. 建立家庭病床,促进职业病患者康复

C. 将轻症患者调离原岗位进行治疗　　　　　　　D. 在高危人群中定期开展健康检查

E. 对于发生心理问题的职工进行心理咨询和指导

例5~6共用选项

A. 孕期妇女补充叶酸　　　　　B. 高血压患者的早期诊断　　　　C. 糖尿病患者的筛检

D. 乳腺癌的筛检　　　　　　　E. COPD患者的康复护理指导

【例5】属于第一级预防的是

【例6】属于第三级预防的是

➤ 参考答案如下,详细答案参见2021版《国家临床执业及助理医师资格考试精选真题考点精析》。

1. A	2. C	3. E	4. A	5. A	昭昭老师提示:关注官方微信,获得第一手考试资料。
6. E	—	—	—	—	

第2章　医学统计学方法

➤ **2021考试大纲**

①基本概念和基本步骤;②定量资料的统计描述;③定量资料的统计推断;④分类资料的统计描述;⑤分类资料的统计推断;⑥秩和检验;⑦直线回归和相关;⑧Logistic回归分析;⑨生存分析;⑩统计表和统计图。

➤ **考纲解析**

近20年的医师考试中,本章的考试重点是疾病的定量资料的统计描述及统计表和统计图,执业医师每年考查分数为4~5分,助理医师每年考查分数为2~3分。

第1节　基本概念和基本步骤

一、基本概念

1. 总体与样本

总体	根据研究目的确定的同质观察单位的全体,更确切地说,它是根据研究目的确定的同质观察单位某种变量值的集合
样本	由总体中随机抽取部分观察单位的变量值组成,样本是总体中有代表性的一部分

2. 同质与变异　统计研究中,有观察单位规定一些相同的因素情况,成为同质,比如研究儿童的生长发育规定的同性别、同年龄、同民族、同地区、健康的儿童为同质儿童;但即使是同质儿童,其研究因素也存在着差异,称之为变异。

3. 三变量的类型

(1) 观测的个体只能归属于几种互不相容类别中的一种时,一般是用非数字来表达其类别,这样的观测数据称为定性变量。

(2) 定量变量是通常所说的连续量,如长度、重量、产量、人口、速度和温度等,它们是由测量或计数、

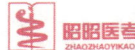

统计所得到的量,这些变量具有数值特征,称为**定量变量**。

4. 参数与统计量 统计学中把总体的指标统称为参数。而由样本算得的相应的总体指标称为统计量。如研究某地成年男子的平均脉搏数(次/分),并从该地抽取 1 000 名成年男子进行测量,所得的样本平均数即称为**统计量**。

5. 误差

系统误差	①系统误差又叫作**规律误差**; ②它是在一定的测量条件下,对同一个被测尺寸进行多次重复测量时,误差值的大小和符号(正值或负值)保持不变;或者在条件变化时,按一定规律变化的误差,前者称为定值系统误差,后者称为变值系统误差
过失误差	是由过程中的非随机事件如工艺泄漏、测量仪表失灵、设备故障等引发的测量数据严重失真现象,致使测量数据的真实值与测量值之间出现显著差异的误差
抽样误差	样本指标与总体指标间的差别;只要是抽样研究,抽样误差就**不可避免**

【例1】从一个计量资料的总体中抽样,**产生抽样误差**的原因是

A. 样本均数不等于零   B. 总体中的个体存在差别

C. 样本均数大于总体均数   D. 总体均数不等于零

E. 样本是从总体中有意识抽取的一部分

【例2】根据一项包括 50 例病例和 50 例对照组的调查结果,两组关于可能病因因素分布的差异**没有统计学意义**,可以据此得出结论

A. 这个差异可能是抽样误差所致   B. 病例和对照组的可比性已被证实

C. 观察者或调查者的偏性已被消除   D. 该因素与疾病可能有联系

E. 这个差异临床上可能是显著的

6. 概率及 P 值

(1)**概率** 是对随机事件发生的可能性的度量,一般以一个在 0 到 1 之间的实数表示一个事件发生的可能性大小。越接近 1,该事件更可能发生;越接近 0,则该事件更不可能发生。

(2)**P 值** 从研究总体中抽取一个随机样本计算检验统计量的值计算概率 P 值或者说观测的显著水平,即在假设为真时的前提下,检验统计量大于或等于实际观测值的概率。

$P < 0.01$	说明是较强的判定结果,拒绝假定的参数取值
$0.01 < P < 0.05$	说明较弱的判定结果,拒绝假定的参数取值
$P > 0.05$	说明结果更倾向于接受假定的参数取值

二、基本步骤

1. 设计 统计设计就是根据研究目的确定研究因素、研究对象和观察指标,并在现有的客观条件下决定用什么方式和方法获取原始资料,并对原始资料如何进行整理,以及整理后的资料应该计算什么统计指标和统计分析的预期结果如何等进行计划安排,力争以较少的人力、物力和时间取得较好的效果。

2. 搜集资料 收集资料是根据设计的要求,获取准确可靠的原始资料,是统计分析结果可靠的重要保证。

3. 整理资料 整理资料就是将收集到的原始资料进行反复核对和认真检查,纠正错误,分类汇总,使其系统化、条理化,便于进一步的计算和分析。资料整理的过程包括审核、分组、汇总。

4. 分析资料 分析资料是根据设计的要求,对整理后的数据进行统计学分析,结合专业知识,做出科学合理的解释。统计分析包括统计描述和统计推断。

第 2 节　定量资料的统计描述

一、集中趋势指标

1. 算术均数 主要用于未分组的原始数据。设一组数据为 $X_1,X_2,\cdots,X_n$,简单的算术平均数的计算公式为:

（1）直接法

$$X = \frac{X_1 + X_2 + \cdots + X_n}{n} = \frac{\sum_{i=1}^{n} X_i}{n}$$

（2）频数表法

$$X = \frac{f_1 X_1 + f_2 X_2 + \cdots + f_n X_n}{f_1 + f_2 + \cdots + f_n} = \frac{\sum_{i=1}^{n} f_i X_i}{\sum_{i=1}^{n} f_i}$$

2. 几何均数　指 n 个观察值连乘积的 n 次方根。根据资料的条件不同,几何平均数有加权和不加权之分。

（1）直接法

$$G = \sqrt[n]{X_1 X_2 \cdots X_n} = \lg^{-1}\left(\frac{\sum_{i=1}^{n} \lg X_i}{n}\right)$$

（2）加权法

$$G = \lg^{-1}\left(\frac{\sum_{i=1}^{n} f_i \lg X_i}{\sum_{i=1}^{n} f_i}\right)$$

【例3】某幼儿园大班 11 名 6 岁儿童接受百白破疫苗注射后,其抗体滴度分别是 1:20,1:20,1:20,1:40,1:40,1:80,1:80,1:160,1:160,1:320,1:640,描述其抗体滴度的集中趋势的指标应选用

A. 标准差　　　　　　　B. 极差　　　　　　　　C. 算术平均数

D. 几何平均数　　　　　E. 四分位间距

3. 中位数　可以通过把所有观察值高低排序后找出正中间的一个作为中位数。如果观察值有偶数个,通常取最中间的两个数值的平均数作为中位数。

（1）n 为奇数时

$$M = X_{\frac{n+1}{2}}$$

（2）n 为偶数时

$$M = \frac{1}{2}\left(X_{\frac{n}{2}} + X_{\frac{n}{2}+1}\right)$$

频数表法

$$M = L + \frac{i}{f_m}\left(\frac{n}{2} - \sum f_L\right)$$

4. 百分位数　如果将一组数据从小到大排序,并计算相应的累计百分位,则某一百分位所对应数据的值就称为这一百分位的百分位数。可表示为:一组 n 个观测值按数值大小排列。如,处于 $p\%$ 位置的值称第 p 百分位数。

$$p_X = L + \frac{i}{f_X}(n \times X\% - \sum f_L)$$

二、离散趋势指标

1. 极差　是指一组测量值内最大值与最小值之差,又称范围误差或全距,以 R 表示。它是标志值变动的最大范围,它是测定标志变动的最简单的指标。

2. 四分位间距　由 P25、P50、P75 将一组变量值等分为四部分,P25 称下四分位数,P75 称上四分位数,将 P75 与 P25 之差定义为四分位间距,即上四分位数与下四分位数之差,用四分位间距可反映变异程度的大小。

3. 方差和标准差　方差是各个数据分别与其平均数之差的平方的和的平均数,反映了随机变量的取值对于其数学期望的离散程度。标准差是方差的算术平方根,能反映一个数据集的离散程度。平均数

1453

相同的,标准差未必相同。

4. 变异系数(CV)　计算公式为:变异系数 CV＝[标准偏差(SD)/平均值(Mean)]×100%。当需要比较两组数据离散程度大小时,如果两组数据的测量尺度相差太大,或者数据量纲不同,直接使用标准差来进行比较不合适,此时就应当消除测量尺度和量纲影响,而变异系数可以做到这一点,它是标准差与其平均数的比。

【例4】均数为0,标准差为1的分布是

A. 正态分布　　　　　　　B. 标准正态分布　　　　　　C. 正偏态分布

D. 负偏态分布　　　　　　E. 非正态分布

【例5】可以全面描述正态分布资料特征的两个指标是

A. 均数和中位数　　　　　B. 均数和标准差　　　　　　C. 均数和极差

D. 中位数和方差　　　　　E. 几何均数和标准差

【例6】为了解某地区铅污染的情况,抽样收集了130人的尿铅值进行描述,应选择集中趋势和离散程度的指标为

A. 中位数和标准差　　　　B. 中位数和极差　　　　　　C. 中位数和四分位间距

D. 算术均数和标准差　　　E. 算术均数和四分位间距

【例7】比较身高和体重两组数据变异度的大小宜用

A. 变异系数　　　　　　　B. 方差　　　　　　　　　　C. 极差

D. 标准差　　　　　　　　E. 四分位间距

【例8】变异系数主要用于

A. 比较不同计量指标的变异程度　　B. 衡量正态分布的变异程度　　C. 衡量测量的准确度

D. 衡量偏态分布的变异程度　　　　E. 衡量样本抽样误差的大小

第3节　定量资料的统计推断

一、均数的抽样误差和标准误

标准误差＝标准差/$\sqrt{n}$。

$$\sigma_{\bar{X}} = \frac{\sigma}{\sqrt{n}}, \qquad S_{\bar{X}} = \frac{S}{\sqrt{n}}$$

二、总体均数可信区间及其估计方法

1. t 分布

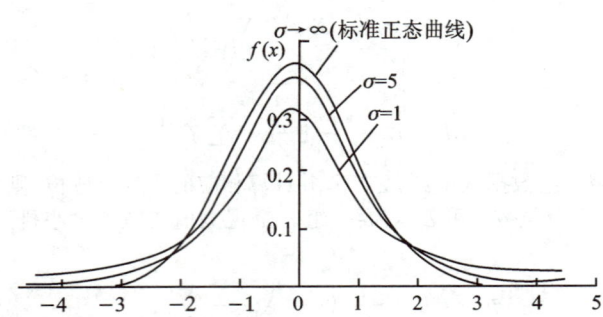

2. 总体均数可信区间及其估计方法

(1) σ 已知时,按 Z 分布的原理估计总体均数 μ 的可信区间。

95%的总体均数可信区间:$(\bar{X} - 1.96\sigma_{\bar{X}}, \bar{X} + 1.96\sigma_{\bar{X}})$。

99%的总体均数可信区间:$(\bar{X} - 2.58\sigma_{\bar{X}}, \bar{X} + 2.58\sigma_{\bar{X}})$。

(2) σ 未知,但 n 足够大时,t 分布逼近 Z 分布,用 Z 分布原理估计可信区间。

95%的总体均数可信区间:$(\bar{X} - 1.96S_{\bar{X}}, \bar{X} + 1.96S_{\bar{X}})$。

99%的总体均数可信区间:$(\bar{X} - 2.58S_{\bar{X}}, \bar{X} + 2.58S_{\bar{X}})$。

（3）σ 未知，且 n 小时（$n \leqslant 50$）按 t 分布的原理估计总体均数 μ 的可信区间。

95% 的总体均数可信区间：$(\bar{X} - t_{0.05/2,v}S_{\bar{X}}, \bar{X} + t_{0.05/2,v}S_{\bar{X}})$。

99% 的总体均数可信区间：$(\bar{X} - t_{0.01/2,v}S_{\bar{X}}, \bar{X} + t_{0.01/2,v}S_{\bar{X}})$。

3. 假设检验的基本步骤

（1）建立检验假设，确定检验水准

$\mu = \mu_0$	即检验假设，常称无效假设或零/原假设，用 H_0 表示
$\mu > \mu_0$ 或 $\mu < \mu_0$ 或 $\mu \neq \mu_0$	即备择假设，常称对立假设，用 H_1 表示

（2）计算检验统计量

$$t = \frac{\bar{X} - \mu}{S_{\bar{X}}} = \frac{\bar{X} - \mu}{S/\sqrt{n}}$$

（3）确定 P 值，做出推断结论。

4. Z 检验与 t 检验

（1）样本均数与总体均数比较（Z 检验、t 检验）。

（2）配对设计的两样本均数比较。

（3）成组设计的两样本均数的比较（Z 检验、t 检验）。

5. 假设检验的两类错误及注意事项

（1）两类错误 α、β。

（2）假设检验中的注意事项　检验方法与适用条件；样本含量一定时 α 与 β 的关系；结论不能绝对化。

6. 方差分析

（1）单因素方差分析　$SS_{总} = SS_{组间} + SS_{组内}$；$MS_{组间} = SS_{组间}/v_{组间}$；$MS_{组内} = SS_{组内}/v_{组内}$；$F = MS_{组间}/MS_{组内}$。

（2）多个样本均数间两两比较的 q 检验

$$q = \frac{|\bar{x}_A - \bar{x}_B|}{S_{\bar{x}_A - \bar{x}_B}}$$

$$S_{\bar{x}_A - \bar{x}_B} = \sqrt{\frac{MS_{误差}}{2}\left(\frac{1}{n_A} + \frac{1}{n_B}\right)}$$

【例9】 两样本均数比较的 t 检验，其目的是检验

A. 两样本均数是否相等　　　　　　　B. 两样本所属的总体均数是否相等

C. 两样本所属总体的均数相差有多大　D. 两样本所属总体的均数为多大

E. 两样本均数相差有多大

【例10】 两样本均数比较的 t 检验，差别有统计学意义时，P 越小，说明

A. 两总体均数的差别不大　　　　　　B. 两总体均数的差别越大

C. 越有理由认为两总体均数不同　　　D. 越有理由认为两样本均数不同

E. 越有理由认为两总体均数的差别很大

【例11】 随机抽样调查甲、乙两地正常成年男子身高，得甲地身高的均值为 175 cm，乙地为 179 cm，经 t 检验得 $P < \alpha$，差别有统计学意义。其结论为

A. 可认为两地正常成年男子平均身高相差不大　B. 甲、乙两地正常成年男子身高均值相差较大

C. 两地接受调查的正常成年男子平均身高不同　D. 可认为两地正常成年男子平均身高不同

E. 两地接受调查的正常成年男子平均身高差别较大

第4节　分类资料的统计描述

一、相对数常用指标及其意义

1. 率　率表示在一定范围内某现象的发生数与可能发生的总数之比，说明某现象出现的强度或频度。

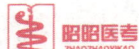

$$率 = \frac{发生某现象的观察单位数}{可能发生某现象的观察单位总线} \times K$$

2. 构成比

$$构成比 = \frac{某一组成部分的观察单位数}{同一事物各组成部分的观察单位总线} \times 100\%$$

3. 相对比

$$相对比 = \frac{甲指标}{乙指标} \times 100\%$$

【例12】 描述<u>某种事物或疾病发生严重程度</u>的指标是

A. 率   B. 构成比   C. 相对比   D. 均数   E. 标准差

二、相对数应用注意事项

计算相对数应有足够数量;分析时不能以构成比代替率;正确计算合计率;注意资料的可比性;对样本率(或构成比)的比较要作假设检验。

【例13】 已知甲地老年人比例大于乙地,经普查甲地冠心病死亡率为 5%,乙地冠心病死亡率为 4‰,若希望<u>比较甲、乙两地冠心病死亡率的高低</u>,则

A. 计算标化率后再比较   B. 应做秩和检验

C. 应做两个率比较的 χ^2 检验   D. 应做率的 Z 检验

E. 可用两地的死亡率直接进行比较

第5节 分类资料的统计推断

一、率的抽样误差、总体率的可信区间及其估计方法

1. 率的抽样误差与标准误差

$$\sigma_p = \sqrt{\frac{\pi(1-\pi)}{n}}, \quad S_p = \sqrt{\frac{p(1-p)}{n}}$$

2. 总体率的可信区间及其估计方法

(1) 正态近似法   当 n 较大,p 和 $1-p$ 均不太小时,如 np 与 $n(1-p)$ 均大于 5 时 $p \pm Z_{a/2}S_p$。

(2) 查表法   在样本例数较小($n \leqslant 50$),特别是样本率接近 1 或 0 时,即阳性事件发生率很高或很低时。

二、Z 检验和 χ^2 检验

1. 率的 Z 检验

(1) 样本率与总体率的比较

$$Z = \frac{|p-\pi|}{\sigma_p} = \frac{|p-\pi|}{\sqrt{\dfrac{\pi(1-\pi)}{n}}}$$

(2) 两样本率的比较   两组流感发病率比较。

$$Z = \frac{|p_1-p_2|}{S_{p_1-p_2}} = \frac{|p_1-p_2|}{\sqrt{p_c(1-p_c)\left(\dfrac{1}{n_1}+\dfrac{1}{n_2}\right)}}$$

2. χ^2 检验

(1) χ^2 检验的基本思想。

(2) 四格表资料的 χ^2 检验。

$$\chi^2 = \frac{(ad-bc)^2 n}{(a+b)(c+d)(a+c)(b+d)}$$

3. 配对四格表资料 χ^2 检验

$$\chi^2 = \sum \frac{(|A-T|-0.5)^2}{T}$$

$$\chi^2 = \frac{\left(\mid ad-bc\mid-\dfrac{n}{2}\right)^2 n}{(a+b)(c+d)(a+c)(b+d)}$$

4. 行×列表资料 χ^2 检验

（1）计算公式

$$\chi^2 = n\left(\frac{\sum A^2}{n_R n_C}-1\right)$$

（2）行×列表资料 χ^2 检验的注意事项　一般认为,行×列表资料中各格的理论频数不应小于1,并且 $1\leqslant T<5$ 的格子数不宜超过格子总数的 1/5;多个样本率比较,若所得统计推断为拒绝 H0,接受 H1 时,只能认为各总体率之间总的来说有差别,但不能说明任意两个总体率之间均有差别。

第6节　秩和检验

一、配对资料的符号秩和检验

1. 特点　首先按差值的绝对值从小到大编秩次,再让秩次保持原差值正负号(即符号秩)。

2. 注意事项　编秩时,舍去差值为0的对子数,同时样本例数相应减少;遇绝对值相等差值符号不同则取平均秩次,符号相同可顺序编秩,也可计算平均秩次。

二、两样本比较秩和检验与多样本比较秩和检验

（1）两组连续性变量资料的秩和检验→两组有序分类变量资料的秩和检验。

（2）多组连续变量资料的秩和检验→多组有序变量资料的秩和检验。

【例14】欲比较两种药物的治疗效果是否有差别,若疗效评定为"很有效、较有效、效果一般、基本无效",宜采用的统计分析方法是

A. χ^2 检验　　　B. t 检验　　　C. 方差分析　　　D. 回归分析　　　E. 秩和检验

第7节　直线回归和相关

一、直线回归分析的作用,回归系数及其意义

（1）直线回归分析的作用。

（2）直线回归方程、回归系数及其计算。

$$\hat{Y} = a+bX$$

$$b = \frac{\sum(X-\bar{X})(Y-\bar{Y})}{\sum(X-\bar{X})^2} = \frac{l_{XY}}{l_{XX}}$$

$$a = \bar{Y}-b\bar{X}$$

$$l_{XX} = \sum(X-\bar{X})^2 = \sum X^2 - \left(\frac{\sum X}{n}\right)^2$$

$$l_{YY} = \sum(Y-\bar{Y})^2 = \sum Y^2 - \frac{(\sum Y)^2}{n}$$

$$l_{XY} = \sum(X-\bar{X})(Y-\bar{Y}) \sum XY - \frac{(\sum X)(\sum Y)}{n}$$

二、直线回归分析的步骤

根据原始数据绘制散点图→计算基本数据→求回归系数 b 和截距 a→列出回归方程→绘出回归直线→样本回归系数的假设检验。

三、回归方程的应用

描述两个变量之间的数量依存关系→利用回归方程进行预测→利用回归方程进行控制。

四、直线相关分析的用途,线性相关系数及其意义

直线相关分析的用途→线性相关系数及其意义。

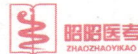
五、直线回归与相关应用的注意事项

进行直线相关与回归分析之前绘制散点图;相关分析的应用条件:随机、二元正态分布;出现异常值时慎用相关;相关关系不一定是因果关系。

【例15】在直线回归分析中,如果算得回归系数 $b>0$,则

A. 不需要进行假设检验确定 β 是否等于零　　B. 还需进行假设检验确定 β 是否等于零

C. β 大于 0　　　　　　D. β 等于 0　　　　　　E. β 小于 0

第8节　Logistic 回归分析

一、基本概念

二分类因变量或多分类因变量与一组自变量的关系,多重线性回归分析方法。

二、适用条件

1. Logistic 回归用途　校正混杂因素;筛选危险因素;预测与判别。

2. Logistic 回归应用中应注意的问题　个体间的独立性;应有足够的样本量;变量的赋值;模型的评价;标准化的回归系数。

第9节　生存分析

一、基本概念

将终点事件的出现与否和到达终点所经历的时间结合起来分析的一种统计分析方法。

二、生存分析的适用条件

生存曲线估计用寿命表法、Kaplan - Meier 法;生存曲线比较用 Log - rank 检验;影响因素分析和生存预测用 Cox 模型。

第10节　统计表和统计图

一、统计表的基本结构和要求

表号及标题、标目、线条、数字、备注。

二、统计图形的类型、选择及制图通则

1. 常用的统计图　直方图、累计频率分布图、厢式图、直条图、百分条图、圆图、线图、半对数线图、散点图和统计地图等。

2. 图形选择

图　形	对应情况
线图	表示连续性资料的发展变化或一事物随另一事物变迁的情况
半对数图	比较事物动态变化的速度
直方图	表示连续性资料的频数分布
直条图	表示相互独立的各指标的大小
百分直条图或圆形图	表示全体中各部分的比重
散点图	表示两事物的相关关系
统计地图	表示某现象的数量在地域上的分布

【例16】为对比不同职业人群的冠心病患病率的高低,应绘制

A. 普通线图　　B. 直方图　　C. 直条图　　D. 圆图　　E. 散点图

例17~19 共用选项

A. 散点图　　B. 圆图　　C. 直条图　　D. 直方图　　E. 线图

【例17】用于描述连续型变量资料频率分布的统计图是

【例18】可用于描述两连续型变量之间相关关系的统计图是

【例19】描述事物内部各组成部分所占比重宜使用

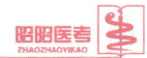

3. 制图通则

（1）标题和图号　简练、确切地说明图的内容,必要时注明时间、地点,一般置于图的下方,左侧加图形的编号。

（2）标目　有纵轴和横轴为坐标的图形,纵轴的左侧和横轴的下方分别置放纵标目和横标目,并指明指标和单位。

（3）尺度　纵横两轴应有刻度,常用算术尺度和对数尺度,刻度值一般标于纵轴的外侧和横轴的上侧。纵轴尺度自下而上,横轴尺度自左而右,数量由小到大,等距标明。直方图、累计频率分布图和直条图纵坐标要从 0 开始,而横轴刻度只需表示出观测值的实际范围。纵横坐标长度的比例一般为 7∶10。

（4）图例　对较复杂的统计图,在同一图内比较几个不同的事物时,常用图例来说明图中不同线条和颜色所表达的内容。图例一般放在横标目的下方,也可放在图域中、图内或图形的下方,位置要与图体协调。

➤ 参考答案如下,详细答案参见 2021 版《国家临床执业及助理医师资格考试精选真题考点精析》。

1. B	2. A	3. D	4. B	5. B	
6. C	7. A	8. A	9. B	10. C	昭昭老师提示:
11. D	12. A	13. A	14. E	15. B	关注官方微信,获得第一手考试资料。
16. C	17. D	18. A	19. B	—	

第 3 章　流行病学原理和方法

➤ 2021 考试大纲

①流行病学概论;②流行病学资料的来源与疾病分布;③常用流行病学研究方法;④偏倚控制及病因推断;⑤诊断试验和筛检试验;⑥公共卫生监测与疾病暴发的调查;⑦循证医学。

➤ 考纲解析

近 20 年的医师考试中,本章的考试重点是疾病的流行病学资料的来源与疾病分布及常用流行病学研究方法,执业医师每年考查分数为 5～6 分,助理医师每年考查分数为 2～3 分。

第 1 节　流行病学概论

一、流行病学定义

流行病学是研究人群中疾病与健康状况的分布及其影响因素,并研究防治疾病及促进健康的策略和措施的科学。概括起来有以下四层意思:研究对象是人群;关注的事件包括疾病与健康状况;主要研究内容包括揭示现象、找出原因、提供措施、评价效果;目的是防治疾病、促进健康。

二、流行病学的原理、基本原则和研究方法

1. 流行病学基本原理

（1）分布论　分析疾病或健康状况在人群中的分布。

（2）病因论　探讨人群中疾病的发生发展的各种原因。

（3）健康-疾病连续带理论　机体由健康到疾病是一个连续的过程,在这个过程中受多种因素的影响。

（4）预防控制理论　根据疾病发生、发展和健康状况的变化规律,疾病预防控制可以采取三级预防措施。

（5）数理模型。

2. 流行病学的基本原则　群体原则、现场原则、对比原则、代表性原则。

3. 流行病学研究方法

描述流行病学	主要是揭示人群中疾病或健康状况的分布现象
分析流行病学	主要是找出影响分布的决定因素

续表

实验流行病学	主要是研究并评价疾病防治和健康促进中的预防干预措施及其效果
理论流行病学	是通过对疾病或健康状况的分布与影响因素之间内在关系的深入研究,建立数学模型以描述疾病流行规律、预测疾病流行趋势、检验疾病防治效果

三、流行病学的用途

描述疾病及健康状况的分布;探讨疾病的病因;研究疾病自然史;疾病的预防控制及其效果评价。

第2节　流行病学资料来源与疾病的分布

一、健康相关资料的来源

常规的工作记录;各种统计报表;专题科学研究工作所获得的现场调查资料或实验研究资料。

二、疾病分布常用的测量指标

1. 发病率　指在一定期间内(一般为1年)、特定人群中某病新病例出现的频率。分子是一定期间内的某病新发生的病例数。分母是暴露人口,指有可能发生该病的人群,对那些不可能患该病的人,如传染病的非易感者(曾患某病的人)、有效接种疫苗者,不能算作暴露人口。

2. 罹患率　与发病率一样,也是测量人群新病例发生频率的指标;与发病率相比,罹患率适用于小范围、短时间内疾病频率的测量。

3. 患病率　指某特定时间内,总人口中现患某病者(包括新、旧病例)所占的比例。患病率的分子包括调查期间被观察人群中所有的病例,分母为被观察人群的总人数或该人群的平均人口数。

4. 续发率　又称二代发病率,指某传染病易感接触者中,在最短潜伏期与最长潜伏期之间发病的人数占所有易感接触者总数的百分率。

5. 感染率　指在某个时间内被检查的人群中,某病现有感染者人数所占的比例。

6. 病残率　指在一定的期间内,某人群中实际存在病残人数的比例。

7. 死亡率　指在一定期间(通常为1年)内,某人群中死于某病(或死于所有原因)的频率。其分子为死亡人数,分母为可能发生死亡事件的总人口数(通常为年中人口数)。

8. 病死率　表示一定时期内,患某病的全部患者中因该病死亡者所占的比例。

9. 存活率　又称生存率,指随访期终止时仍存活的病例数与随访期满的全部病例数之比。

【例1】某地区在1个月内对居民进行了是否有糖尿病的普查,可计算当地居民糖尿病的

A. 发病率　　　B. 罹患率　　　C. 死亡率　　　D. 患病率　　　E. 二代发病率

三、疾病流行强度

疾病的流行强度是指某疾病在某地区、某人群中,一定时期内发病数量的变化及各病例间联系的程度。

1. 散发　某病发病率维持历年的一般水平,各病例间无明显的时、空联系和相互传播关系,表现为散在发生,数量不多,这样的流行强度称为散发。

2. 流行　指某病在某地区的发病率显著超过历年(散发)的发病率水平。疾病流行时,各病例间有明显的时空联系,发病率高于当地散发发病水平的3～10倍。

3. 大流行　当疾病迅速蔓延,涉及地域广,短时间内可跨越省界、国界或洲界,发病率超过该地一定历史条件下的流行水平,称为大流行。

4. 暴发　指在一个局部地区或集体单位中,短时间内,突然出现大量相同患者的现象。

【例2】我国发生的严重急性呼吸综合征(SARS),很快波及许多省市,这种发病情况称为

A. 暴发　　　　　　　B. 大流行　　　　　　　C. 季节性升高

D. 周期性爆发　　　　E. 长期变异

四、疾病三间分布的特征

1. 地区分布　疾病地方性的种类有自然疫源性、自然地方性、统计地方性。判断疾病地方性的依据是:该病在当地居住的各人群组中发病率均高,并随年龄增长而上升;在其他地区居住的相似的人群组中,该病的发病率均低,甚至不发病;外来的健康人,到达当地一定时间后发病,其发病率逐渐与当地居民

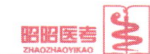

接近;迁出该地区的居民,该病的发病率下降,患者症状减轻或呈自愈趋向;当地对该病易感的动物也可能发生类似的疾病。

2. 时间分布　疾病分布随着时间的变化不断变化,这种变化是一个动态过程,不同时间疾病分布的不同,不仅反映了致病因素的动态变化,也反映了人群特征的变化。疾病的时间分布特征有:短期波动、季节性、周期性、长期变异。

3. 人群分布　人群分布的特征有年龄、性别、职业、家庭、民族、行为、收入等。

五、疾病三间分布的综合描述

移民流行病学是利用移民人群综合描述疾病的三间分布,从而找出病因的一种研究方法。通过观察某种疾病在移民人群、移居地当地人群及原居住地人群中疾病的发病率或死亡率差别,区分遗传因素与环境因素在疾病发生中的作用,从而发现病因线索。

第3节　常用流行病学的研究方法

一、流行病学方法分类

1. 流行病学研究方法总体分类

观察法	包括描述流行病学和分析流行病学
实验法	也称实验流行病学
数理法	也称理论流行病学

2. 流行病学研究设计的基本内容　①查阅有关文献提出研究目的;②根据研究目的确定研究内容;③结合具体条件选择研究方法;④按照研究方法确定研究对象(要区别目标人群、源人群、研究对象之间的关系);⑤根据研究内容设计调查表格;⑥控制研究过程,保证研究质量;⑦理顺分析思路得出正确结论。

二、描述流行病学

1. 描述流行病学概念　描述流行病学又称描述性研究,它是将专门调查或常规记录所获得的资料,按照不同地区、不同时间和不同人群特征分组,以展示该人群中疾病或健康状况分布特点的一种观察性研究。专门调查有:现况研究、生态学研究、个案调查以及暴发调查;常规记录有:死亡报告、出生登记、出生缺陷监测、药物不良反应监测和疾病监测等。描述流行病学可以:①为病因研究提供线索;②掌握疾病和病因的分布状况,为疾病防治工作提供依据;③用来评价防制策略和措施的效果。

2. 现况研究　现况研究又称横断面研究或患病率研究,是描述性研究中应用最为广泛的一种方法。它是在某一人群中,应用普查或抽样调查的方法收集特定时间内、特定人群中疾病、健康状况及有关因素的资料,并对资料的分布状况、疾病与因素的关系加以描述。根据研究目的,现况研究可以采用普查也可以采用抽样调查。

(1)普查　在特定时间对特定范围内人群中的每一成员进行的调查。普查分为以了解人群中某病的患病率、健康状况等为目的的普查和以早期发现患者为目的的筛检。

(2)抽样调查抽样方法和样本含量的估计

①抽样调查　按一定的比例从总体中随机抽取有代表性的一部分人(样本)进行调查.以样本统计量估计总体参数,称为抽样调查。样本代表性是抽样调查能否成功的关键所在,而随机抽样和样本含量适当是保证样本代表性的两个基本原则。

②抽样方法　有单纯随机抽样、系统抽样、分层抽样、整群抽样、多级抽样等。

抽　样	特　点	昭昭老师速记
简单随机抽样	从总体 N 中,利用抽签、随机数字等方法抽取 n 个对象组成一个样本	随机抽取又叫随机取样
系统抽样	先按照一定的顺序把总体分成均衡的几部分,然后按照预先定的规则,从每一个部分中抽取一些个体	先编号(如按名字首字母排序),再按照一定次序抽取一定的个体

续表

抽 样	特 点	昭昭老师速记
分层抽样	将调查的总体按照某种特征分布若干层,然后在每层中进行随机抽样	先分类、分组、分群,再从每个层里面抽取
整群抽样	将总体按分成不同的若干群,以群组为抽样单位进行随机抽样	先分组,在抽取几个整组进行检查

③样本含量的估计　抽样研究中,样本所包含的研究对象的数量称为样本含量。样本含量适当是抽样调查的基本原则。样本含量适当是指将样本的随机误差控制在允许范围之内时所需的最小样本含量。样本含量计算方法包括分类变量资料样本含量的估计方法和数值变量资料样本含量的估计方法。

例 3~4 共用选项

A. 分层抽样　　　　　　B. 系统抽样　　　　　　C. 整群抽样

D. 单纯随机抽样　　　　E. 普查

【例3】在调查研究中,从总体中按照相同的间隔抽取调查单位进行调查的方法为

【例4】在调查研究中,先将总体按照某种特征分成若干组群,然后在每组群中进行随机抽样的方法为

【例5】某研究者在社区进行糖尿病患病率调查时,首先将全区的人群按经济条件分为好、较好、差三类,然后每一类各随机抽取 1/100 的人做调查。该研究者使用的抽样方法分别是

A. 整群抽样,机械抽样　　B. 系统抽样,单纯随机抽样　　C. 机械抽样,分层抽样

D. 分层抽样,单纯随机抽样　　E. 单纯随机抽样、系统抽样

三、分析流行病学

1. 分析流行病学概念与分类　分析流行病学也称分析性研究,它是进一步在有选择的人群中观察可疑病因与疾病和健康状况之间关联的一种研究方法。分析流行病学主要有病例对照研究和队列研究两种方法,目的都是检验病因假设,估计危险因素的作用程度。

2. 病例对照研究

(1) 病例对照研究概念　病例对照研究是选择患有和未患有某特定疾病的人群分别作为病例组和对照组,调查各组人群过去暴露于某种或某些可疑危险因素的比例或水平,通过比较各组之间暴露比例或水平的差异,判断暴露因素是否与研究的疾病有关联及其关联程度大小的一种观察性研究方法。

①病例对照研究的特点　该研究只是客观地收集研究对象的暴露情况,而不给予任何干预措施,属于观察性研究;病例对照研究可追溯研究对象既往可疑危险因素暴露史,其研究方向是回顾性的,是由"果"至"因"的;病例对照研究按有无疾病分组,研究因素可根据需要任意设定,因而可以观察一种疾病与多种因素之间的关联。

②病例对照研究可用作初步检验病因假设;提出病因线索;评价防制策略和措施的效果。

(2) 研究对象的选择　由于该类研究一般皆为抽样调查,所以要求无论病例还是对照均应为其总体的随机样本。

病例的选择需要考虑	①疾病的诊断标准;　②病例的确诊时间; ③病例的代表性;　④对病例某些特征的限制
对照的选择	①对照是病例所来源的人群中未患所研究疾病的人。 ②选择对照时应考虑:确认对照的标准;对照的代表性;对照与病例的可比性;对照不应患有与所研究因素有关的其他疾病;有时可同时选择两种以上对照
对照的来源	同一或多个医疗机构中诊断的其他疾病病例;社区人口中未患该病的人;病例的邻居中未患该病的人;病例的配偶、同胞、亲戚;病例的同事

(3) 病例对照研究样本含量的估计　分别有非匹配病例对照研究分类变量资料样本含量的估计和匹配病例对照研究分类变量资料样本含量的估计。

(4) 病例对照研究资料的统计分析　病例对照研究采用比值比(Odds Ratio, OR,也称比数比、优势比或交叉乘积比)来估计暴露与疾病之间的关联强度。比值(odds)是指某事物发生的可能性与不发生的可能性之比。比值比是病例组的暴露比值与对照组的暴露比值之比。

（5）病例对照研究的优点和局限性

优　点	局限性
①该方法收集病例更方便,更适用于罕见病的研究; ②该方法所需研究对象的数量较少,节省人力、物力,容易组织; ③一次调查可同时研究一种疾病与多个因素的关系,既可检验危险因素的假设,又可经广泛探索提出病因假设; ④收集资料后可在短时间内得到结果	①不适于研究暴露比例很低的因素,因为需要很大的样本含量; ②暴露与疾病的时间先后常难以判断; ③选择研究对象时易发生选择偏倚; ④获取既往信息时易发生回忆偏倚; ⑤易发生混杂偏倚; ⑥不能计算发病率、死亡率等,因而不能直接分析相对危险度

3. 队列研究

（1）队列研究概念　　队列研究是将一个范围明确的人群按<u>是否暴露于某可疑因素或暴露程度分为不同的亚组</u>,追踪各组的结局并比较其差异,从而判定暴露因素与结局之间有无关联及关联程度大小的一种观察性研究方法。

（2）队列研究的用途　　检验病因假设和描述疾病的自然史。

（3）研究对象的选择

暴露组的选择	要求暴露组的研究对象应暴露于研究因素并可提供可靠的暴露和结局的信息。如可根据情况选择特殊暴露人群、一般人群或有组织的团体。若研究需要,暴露组还可分成不同暴露水平的亚组
对照组的选择	①队列研究的对照组应是暴露组来源的人群中非暴露者的全部或其随机样本。 ②除研究因素之外,其他与结局有关的因素在暴露组与非暴露组间皆应均衡可比。可有内对照、外对照、总人口对照和多重对照等形式

（4）样本含量的估计　　队列研究与病例对照研究使用的样本含量估计公式一样,但队列研究比较的是结局的发生率,因而 P_0 和 P_1 分别为非暴露组和暴露组结局的发生率。

（5）队列研究资料的统计分析　　队列研究中,最受关注的是暴露因素导致疾病的强度—发病率,包括累积发病率和发病密度。估计暴露与发病的关联强度一般用相对危险度、归因危险度、归因危险度百分比、人群归因危险度以及人群归因危险度百分比等。另外,当用全人口发病（死亡）率作比较时,可计算标准化发病（死亡）比。

（6）队列研究时的优点和局限性

优　点	局限性
①研究结局是亲自观察获得,一般较可靠; ②论证因果关系的能力较强; ③可计算暴露组和非暴露组的发病率,能直接估计暴露因素与发病的关联强度; ④一次调查可观察多种结局	①不宜用于研究发病率很低的疾病; ②观察时间长,易发生失访偏倚; ③耗费的人力、物力和时间较多; ④设计的要求高,实施复杂; ⑤在随访过程中,未知变量引入人群,或人群中已知变量的变化等,都可使结局受到影响,使分析复杂化

【例6】选定<u>暴露和未暴露</u>于某种因素的两种人群,追踪其各自的发病结局,比较二者发病结局的差异,从而判断暴露因素与发病有无因果关系及关联程度,该研究为

A. 队列研究　　　　　　　　B. 病例对照研究　　　　　　　　C. 现况调查研究

D. 临床试验研究　　　　　　E. 现场干预试验

【例7】选定有特定疾病的人群组与未患这种疾病的对照组,比较两组人群<u>过去暴露于某种可能危险因素的比例</u>,分析暴露于该因素是否与疾病有关,该研究为

A. 现况调查研究　　　　　　B. 病例对照研究　　　　　　　　C. 队列研究

D. 实验性研究　　　　　　　E. 理论性研究

例8～10 共用题干

某研究者为探讨脂肪摄入量与男性前列腺癌的关系,在社区内选择高脂肪和低脂肪摄入者各200名,从50岁开始对他们进行随访10年。在<u>随访期间</u>,高脂肪摄入组中有20人,低脂肪摄入者中有

10人被诊断为前列腺癌。

【例8】这种研究方法为

A. 现况调查   B. 实验研究   C. 生态学研究

D. 队列研究   E. 病例对照研究

【例9】与低脂肪摄入组相比,高脂肪摄入组的前列腺癌的相对危险度(RR)是

A. 1.5   B. 0.75   C. 1.0   D. 2.0   E. 0.05

【例10】高脂肪摄入者所致前列腺癌的特异危险度为

A. 30/100   B. 10/100   C. 15/100   D. 无法计算   E. 5/100

【例11】在流行病学研究中,由因到果的研究为

A. 生态学研究   B. 筛检   C. 队列研究

D. 现状研究   E. 病例对照研究

四、实验流行病学

1. 实验流行病学概念   是将来自同一总体的研究对象随机分为实验组和对照组,实验组给予实验因素,对照组不给予该因素,然后前瞻性地随访各组的结局并比较其差别的程度,从而判断实验因素的效果。

2. 实验流行病学的基本特征   ①要施加干预措施;②是前瞻性观察;③必须有平行对照;④随机分组。

3. 实验流行病学分类   分为现场试验和临床试验两类。现场试验还分为社区试验和个体试验。当一项实验研究缺少前瞻性观察、平行对照、随机分组三个特征中的一个或更多时就称为类实验或准实验。

4. 临床试验的概念及设计

(1) 临床试验定义   是将临床患者随机分为试验组与对照组,试验组给予某临床干预措施,对照组不给该措施,通过比较各组效应的差别判断临床干预措施效果的一种前瞻性研究。

(2) 临床试验类型   可分为随机对照临床试验、同期非随机对照临床试验、历史对照临床试验、自身对照临床试验、交叉设计对照。

(3) 研究对象的确定需考虑   研究对象的诊断标准;研究对象的代表性;研究对象的入选和排除条件;医学伦理学问题;样本含量的估计。

(4) 研究对象的随机分组   随机分组的目的是将研究对象随机分配到试验组和对照组,以使比较组间具有相似的临床特征和预后因素,即两组具备充分的可比性。常用的随机化分组的方法有:简单随机分组、区组随机化、分层随机分组。

(5) 对照组   有空白对照、安慰剂对照、标准疗法对照,以及不同给药剂量、不同疗程、不同给药途径相互对照。

(6) 资料收集过程的要求   盲法观察[单盲(研究对象)、双盲(研究对象和研究者)、三盲(研究对象、资料收集整理人员、研究者)],规范观察方法,提高研究对象的依从性。

(7) 常用的分析指标   有效率、治愈率、生存率。

【例12】某研究者采用随机单盲临床试验比较两种降压药(波依定与洛汀新)对轻、中度原发性高血压患者的降压疗效。其单盲设计中不了解试验分组情况的人是

A. 测量血压的护士   B. 实施治疗的医生   C. 负责设计的研究者

D. 统计分析人员   E. 接受治疗的患者

第4节   偏倚控制及病因推断

一、流行病学研究的偏倚

1. 偏倚的概念

(1) 概念   偏倚是指在研究或推论过程中所获得的结果系统地偏离真实值。偏倚属于系统误差,可以由研究设计的失误、资料获取的失真或分析推断不当所引起,从而错误地估计暴露与疾病之间的联系。

(2) 偏倚的控制   是流行病学研究质量控制的一个重要环节。大多数的偏倚可以在研究设计和实施这两个阶段得以控制,有些偏倚,像混杂偏倚也可以在资料分析阶段进行控制。在流行病学研究中易

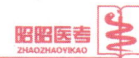

出现且对观察结果有较大影响的偏倚可以分为选择性偏倚、信息偏倚和混杂偏倚三类。

2. 选择性偏倚 是指由于研究对象的确定、诊断、选择等方法不正确,使被选入的研究对象与目标人群的重要特征具有系统的差异,使得从样本得到的结果推及总体时出现了系统的偏离。常见的选择性偏倚有:①入院率偏倚;②检出症候偏倚;③现患病例-新发病例偏倚,又称奈曼偏倚;④无应答偏倚;⑤易感性偏倚;⑥时间效应偏倚;⑦领先时间偏倚。

例 13~14 共用选项

A. 入院率偏倚　　　　　　B. 不依从偏倚　　　　　　C. 回忆偏倚
D. 失访偏倚　　　　　　　E. 现患病例-新发病例偏倚

【例 13】 开展膳食与糖尿病关系的病例对照研究,若选用确诊一年以上的糖尿病患者作为病例组,则最常见的偏倚是

【例 14】 开展以医院为基础的病例对照研究,最常见的偏倚是

3. 信息偏倚 又称观察偏倚、测量偏倚,是指研究过程中进行信息收集时产生的系统误差。测量方法的缺陷、诊断标准不明确或资料的缺失遗漏等都是信息偏倚的来源。常见的信息偏倚有:①诊断怀疑偏倚;②暴露怀疑偏倚;③回忆偏倚;④报告偏倚;⑤测量偏倚;⑥错误分类偏倚。

4. 混杂偏倚 是指在流行病学研究中,由于一个或多个既与疾病有关联,又与研究因素有联系的其他因素的存在,掩盖或夸大了研究因素与疾病的联系,从而部分或全部地歪曲了两者间真实联系的现象。引起混杂的因素称为混杂因子。混杂因子必须满足下列三个条件:①它必须与所研究的疾病的发生有关,是该疾病的危险因素之一;②必须与所研究的因素有关;③必须不是研究因素与疾病病因链上的中间环节或中间步骤。对混杂偏倚的识别可以根据混杂偏倚产生的机制、结合专业知识,并运用定量分析的方法进行判断。

5. 偏倚的控制方法

(1) 研究设计阶段的偏倚控制措施　①通过周密、严谨的科研设计,保证研究对象的代表性,同时要严格掌握好研究对象的纳入标准和排除标准。对于实验研究,要严格采用随机分组的方法,把可能发生的各种偏倚降低到最低限度。选择偏倚只有在设计阶段才能控制,而且一旦发生就无法消除,因此设计阶段应当充分收集资料了解研究中可能存在的选择偏倚的来源,并加以避免。②设计阶段信息偏倚主要来自于制定调查表时,因此在研究设计阶段应对各种暴露因素做出严格、客观、可操作的定义,并力求指标的定量化。对于疾病要有统一明确的诊断标准。对各种检测仪器和试剂要有统一的标准。在研究设计时,为了控制潜在的混杂偏倚,可以通过限制、配比、随机化、分层抽样等方法来选择研究对象。

(2) 研究实施阶段的偏倚控制方法　研究实施阶段发生的偏倚主要是信息偏倚。由于信息偏倚的来源渠道很多,因此应该有针对性地进行控制。如向研究对象解释研究的目的、意义和要求;对收集资料的人员统一培训和考核;定期检查资料的质量,并设立资料质量控制程序等。

(3) 资料分析阶段的偏倚控制措施　在资料分析阶段主要是控制混杂,可采用分层分析、标化、多因素分析方法等。

二、病因及其推断

1. 病因的概念 一个疾病的病因是指在疾病的发生中起重要作用的一个事件、条件、特征或者是这些要素的综合。疾病是由来自环境和宿主本身多方面的因素综合作用所致。

(1) 来自环境的因素主要包括三个方面　生态环境,包括各种病原微生物、寄生虫、动物传染源、传播媒介以及生物群落;理化环境,指气象因素、地理环境、自然条件以及热、空气、水等各种物理和化学因素;社会环境,主要包括社会经济水平、政治、文化教育、人口、居住条件、工作环境、生活习惯、社会交往、精神压力等方面。

(2) 宿主因素　肉体和精神两个方面。

2. 病因的类型

(1) 必需的而且是充分的(充分=只要……就会;必需=只有……才);

(2) 必需,但不充分;

(3) 充分,但不是必需;

(4) 既不充分,也不是必需。

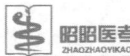

3. 病因研究的基本方法 有实验医学、临床医学和流行病学。应用流行病学方法研究病因,可分为四个阶段:总结现象、建立假设、检验假设和病因推导。因素与疾病关联的形式有:虚假的关联、间接的关联、因果联系。因果关系的判断标准:关联的强度;关联的重复性;关联的特异性;关联的时间性;剂量反应关系;关联的合理性;实验证据;相似性。

第5节 筛检试验和诊断试验

一、筛检试验和诊断试验概念、目的与应用原则

1. 筛检与筛检试验概念、目的与应用原则

(1)概念 筛检是运用快速、简便的检验、检查或其他措施,在健康的人群中,发现那些表面健康,但可疑有病或有缺陷的人。筛检所用的各种手段和方法称为筛检试验。

(2)目的 早期发现可疑患者,做到早诊断、早治疗。提高治愈率,实现疾病的二级预防;发现高危人群,以便实施相应的干预,降低人群的发病率,实现疾病的第一级预防;了解疾病自然史;进行疾病监测。

(3)应用原则 ①被筛检的疾病或缺陷是当地重大的卫生问题;②对被筛检的疾病或缺陷有进一步确诊的方法与条件;③对发现并确诊的患者及高危人群有条件进行有效的治疗和干预,且标准应该统一规定;④被筛检的疾病或缺陷或某种危险因素有可供识别的早期症状和体征或测量的标志;⑤了解被筛检疾病的自然史,包括从潜伏期发展到临床期的全部过程;⑥筛检试验必须要快速、简便、经济、可靠、安全、有效及易为群众接受;⑦有保证筛检计划顺利完成的人力、物力、财力和良好的社会环境条件;⑧有连续而完整的筛检计划,能按计划定期进行;⑨要考虑整个筛检、诊断和治疗的成本和收益问题;⑩筛检计划应能为目标人群所接受,有益无害,尊重个人的隐私权,制定保密措施,公正、公平、合理地对待每一个社会成员。

2. 诊断与诊断试验的概念、目的与应用原则

(1)概念 诊断是指在临床上医务人员通过详尽的检查及调查等方法收集信息、资料,经过整理加工后对患者病情的基本认识和判断。用于诊断的各种检查及调查的方法称诊断试验。

(2)目的 ①对患者病情做出及时、正确的判断,以便采取相应有效的治疗措施。②可应用诊断试验进行病例随访,确定疾病的转归、判断疗效和估计预后以及监测治疗的副作用等。

(3)应用原则 ①灵敏度、特异度要高;②快速、简单、价廉、容易进行;③安全、可靠、尽量减少损伤和痛苦。

3. 筛检试验和诊断试验的区别

(1)目的不同 筛检试验足用以区别可疑患者与可能无病者,诊断试验是用来区别患者与可疑有病但实际无病的人。

(2)观察对象不同 筛检是以健康或表面健康的人为观察对象,诊断试验是以患者或可疑患者为观察对象。

(3)试验的要求不同 筛检试验要求快速、简便、灵敏度高,最好能检出所有患者;诊断试验要求科学、准确,特异度高,最好能排除所有非患者。

(4)所需费用不同 诊断试验常常使用医疗器械或实验室方法,一般花费较高;筛检试验则应使用简单、价廉的方法。

(5)结果的处理不同 筛检试验阳性者须作进一步的诊断或干预,而诊断试验阳性者要给予治疗。

二、筛检试验和诊断试验的评价方法和评价指标

1. 评价的方法 筛检试验和诊断试验的评价方法基本相同,除考虑安全可靠、简便快速及经济可行外,还要考虑其科学性,即该方法对疾病进行诊断的真实性和价值,具体与标准诊断方法即"金标准"进行比较。

2. 评价的步骤 ①确定金标准(目前被公认的最可靠、最权威的、可以反映有病或无病实际情况的诊断方法称为金标准);②选择研究对象;③确定样本含量;④盲法同步测试;⑤整理分析资料;⑥质量控制。

3. 评价的指标 评价主要从真实性、可靠性和收益三方面进行。

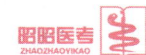

（1）真实性　也称效度或准确性，是指测量值与实际值（金标准的测量值）符合的程度．即正确地判定受试者有病与无病的能力。评价试验真实性的指标有灵敏度、特异度、假阳性率、假阴性率、约登指数和粗一致性。

灵敏度	指金标准确诊的病例中被评试验也判断为阳性者所占的百分比
特异度	指金标准确诊的非病例中被评试验也判断为阴性者所占的百分比
假阳性率	指金标准确诊的非病例中被评试验错判为阳性者所占的百分比
假阴性率	指金标准确诊的病例中被评试验错判为阴性者所占的百分比
约登指数	是灵敏度和特异度之和减1
粗一致性	是试验所检出的真阳性和真阴性例数之和占受试人数的百分比

【例15】某病早期治疗效果好，若漏诊后病情加重，对此病的诊断试验应特别注重
A. 提高阴性预测值　　　　　B. 提高阳性预测值　　　　　　　C. 降低假阳性率
D. 提高特异度　　　　　　　E. 提高灵敏度

例16～18共用题干
对已确诊患有乳腺癌的1 000名妇女和未患乳腺癌的1 000名妇女，用乳腺癌筛选的试验检查，结果发现前者有900名为阳性结果，后者有100名为阳性结果。

【例16】该试验的灵敏度是
A. 90%　　　　　B. 30%　　　　　C. 25%　　　　　D. 12%　　　　　E. 10%

【例17】该试验的假阳性率是
A. 90%　　　　　B. 30%　　　　　C. 25%　　　　　D. 20%　　　　　E. 10%

【例18】该试验的特异度是
A. 90%　　　　　B. 30%　　　　　C. 25%　　　　　D. 12%　　　　　E. 10%

（2）可靠性　亦称信度或重复性、精确性，是指一项试验在相同条件下重复检测获得相同结果的稳定程度。影响试验可靠性的因素有：受试对象自身生物学差异；观察者差异；试验方法的差异。评价试验可靠性的指标有：

变异系数	该指标适用于作定量测定试验的可靠性分析
符合率	适用于作定性测定试验的可靠性的分析。它是两次检测结果相同的人数占受试者总数的百分比
Kappa值	适用于定性资料的可靠性分析，该值表示不同观察者对同一批结果的判定和同一观察者在不同情况下对同一批结果的判定的一致程度

（3）评价试验的收益　可从个体效益和社会效益的生物学、社会经济学效益等方面进行评价。间接反映试验收益的主要指标有：

预测值	表示试验结果判断正确的概率。它表明试验结果的实际临床意义。包括：①阳性预测值指试验结果阳性人数中真阳性人数所占的比例；②阴性预测值指试验结果阴性人数中真阴性人数所占的比例
似然比	①指患者中某种试验结果出现的概率与非患者中该试验结果出现的概率之比。②似然比包括：阳性似然比是试验结果真阳性率与假阳性率之比，说明患者中出现某种试验结果阳性的概率是非患者的多少倍；阴性似然比是试验结果假阴性率与真阴性率之比，说明患者中出现某种试验结果阴性的概率是非患者的多少倍

4. 确定试验判断标准　判断标准即截断值，是判定试验阳性与阴性的界值．即确定某项指标的正常值，以区分正常与异常。确定截断值的方法在常规情况下，即灵敏度、特异度均很重要的情况下，最常用的是受试者工作特征曲线法。受试者工作特征曲线是以真阳性率（灵敏度）为纵坐标，假阳性率（1－特异度）为横坐标所做的曲线，以表示灵敏度与特异度之间相互关系的一种方法。

三、提高试验效率的方法

在实际工作中，一般可通过优化试验方法、联合试验的应用和选择患病率高的人群作为受试对象来提高试验的效率。

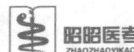

<h1 style="text-align:center">第6节　公共卫生监测</h1>

一、公共卫生监测概述

1. 概念　连续、系统地收集疾病或其他卫生事件的资料,经过分析、解释后及时将信息反馈给所有应该知道的人(如决策者、卫生部门工作者和公众等),并且利用监测信息的过程。公共卫生监测是制定、实施、评价疾病和公共卫生事件预防控制策略与措施的重要信息来源。

2. 目的　①确定主要的公共卫生问题,掌握其分布和趋势;②查明原因,采取干预措施;③评价干预措施效果;④预测疾病流行;⑤制定公共卫生策略和措施。

3. 公共卫生监测的分类

(1) 疾病监测　①传染病监测:我国规定报告的传染病有 37 种,其中甲类 2 种、乙类 25 种、丙类 10 种;②非传染病监测:我国部分地区开展了对恶性肿瘤、心血管疾病、出生缺陷、伤害等非传染病的监测。

(2) 与健康相关问题的监测　包括行为危险因素监测、出生缺陷监测、环境监测、药物不良反应监测、营养和食品安全监测、突发公共卫生事件监测和计划生育监测等。

4. 公共卫生监测的程序

(1) 建立监测组织和监测系统　国家及全国各级疾病预防控制中心是负责管理全国公共卫生监测系统的机构。负责全球公共卫生监测机构的世界卫生组织。

(2) 公共卫生监测的基本过程　包括资料收集、资料分析和解释、信息反馈和信息利用四个基本过程。

5. 公共卫生监测系统的评价

(1) 敏感性　是指监测系统识别公共卫生问题的能力。它主要包括两个方面:①监测系统报告的病例占实际病例的比例;②监测系统判断疾病或其他卫生事件暴发或流行的能力。

(2) 及时性　是指监测系统发现公共卫生问题到将信息反馈给有关部门的时间。它反映了监测系统的信息反馈速度。

(3) 代表性　是指监测系统发现的公共卫生问题在多大程度上能够代表目标人群的实际情况。缺乏代表性的监测资料可能导致决策失误和卫生资源的浪费。

(4) 阳性预测值　是指监测系统报告的病例中真正的病例所占的比例。

(5) 简便性　是指监测系统的收集资料、监测方法和运作简便易行。

(6) 灵活性　是指监测系统能针对新的公共卫生问题进行及时的改变或调整。

(7) 可接受性　是指监测系统各个环节的工作人员对监测工作的参与意愿,反映在工作人员能否提供有效的信息。

二、疾病监测

1. 疾病监测的概念　疾病监测是指连续地、系统地收集疾病的资料,经过分析、解释后及时将信息反馈给所有应该知道的人,并且利用监测信息的过程。

2. 我国主要的疾病监测方法

被动监测	下级监测单位按照常规上报监测资料,而上级监测单位被动接受,称为被动监测。我国法定传染病报告属于此类监测
主动监测	上级监测单位专门组织调查或者要求下级监测单位严格按照规定收集资料,称为主动监测。传染病漏报调查以及对性病门诊就诊者、暗娼、吸毒者等艾滋病高危行为人群的监测属于主动监测
常规报告	国家法定传染病报告系统,由法定报告人上报传染病病例,属于常规报告
哨点监测	对能够反映总人群中某种疾病流行状况的有代表性特定人群(哨点人群)进行监测,了解疾病的流行趋势,属于哨点监测

3. 我国疾病监测体系

(1) 疾病监测信息报告管理系统　主要对法定报告的 37 种传染病进行监测。

(2) 重点传染病监测系统　全国建立了国家级监测点 782 个,省级监测点 1 693 个,对 20 种传染病进行重点监测。监测内容包括:①常规病例报告及暴发调查;②相关因素监测。

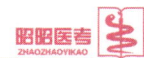

（3）症状监测系统　是长期系统地连续收集并分析包括临床症状群在内的各种健康相关数据,常以非特异性的症状或现象为基础,提高对疾病或卫生事件反应的及时性。

（4）死因监测系统　在31个省市160个监测点,对7 300万监测人口(总人口6‰)开展居民死亡原因监测、健康相关因素监测/调查、其他基本公共卫生数据监测。

（5）病媒生物监测系统　在全国17个省份40个监测点,对老鼠、蚊子、苍蝇、蟑螂和钉螺的密度进行动态监测,并观察这些病媒生物的带毒、带菌情况。

（6）健康相关危险因素监测系统　包括了营养与食品安全监测和环境与健康监测。前者通过监测,评估营养与食品安全的危险性;后者是对水质、环境污染及其健康危害和健康相关产品进行监测、评价和预警。

三、药物不良反应监测

1. 药物不良反应的概念

（1）概念　药品不良反应是指合格药品在正常用法用量下出现的与用药目的无关的或意外的有害反应。一般可以分为A型反应和B型反应。A型反应与剂量有关,可以预测,包括过度作用、副作用、毒性反应、首剂反应、继发反应和停药综合征;B型反应与常规的药理作用和剂量无关,可能涉及遗传易感性和变态反应等机制,因此难以预测。当不良反应致使机体某个器官或局部组织产生功能性或器质性损害而出现一系列临床症状和体征时,就成为药源性疾病(DID)。

（2）药品严重不良反应　是指因服用药品引起以下损害情形之一的反应:引起死亡;致癌、致畸、致出生缺陷;对生命有危险并能够导致人体永久的或显著的伤残;对器官功能产生永久损伤;导致住院或住院时间延长。

2. 药物不良反应监测的概念和方法

（1）药品不良反应监测　是指药品不良反应的发现、报告、评价和控制的过程。

（2）常用的药物不良反应监测方法　包括自愿报告系统;义务性监测;重点医院监测;重点药物监测;速报制度。

3. 药物不良反应因果关系评价

（1）药物不良反应评价的目的　①该药品是否会发生这种不良反应;②该药品是否已经在特定患者身上发生了不良反应。

（2）评价方法　分为个例评价与集中评价两个步骤进行。目前,我国采用WHO国际药品不良反应监测合作中心建议使用的方法,将药物不良反应因果判断关联程度分为肯定、很可能、可能、可能无关、待评价和无法评价六个等级。

（3）评价内容　①开始用药的时间与不良反应出现的时间有无合理的先后关系;②所怀疑的不良反应是否符合该药品已知不良反应的类型;③停药或减量后,反应是否减轻或消失;④再次接触可疑药品是否再次出现同样的反应;⑤所怀疑的不良反应是否可用并用药的作用、患者的临床状态或其他疗法的影响来解释。

四、疾病暴发的调查与分析

1. 疾病暴发　是指在<u>局部地区或集体单位中</u>,<u>短时间内</u>突然出现异常多的,性质相同的病例,在采取有效控制措施后,病例会迅速地减少。如果发生的是传染病暴发,这些病例多有相同的传染源或传播途径,大多数患者出现在该病的最长潜伏期内;还有一些未知原因造成的大量患者和众多死亡,这其中一部分是由细菌、病毒的变异引起的,或以往寄生于动物身上的病原传播到人类而造成的疾病暴发;还有一些暴发的疾病属于非传染性疾病。

2. 疾病暴发的暴发调查　是整个工作的关键,是突发公共卫生事件调查的基本形式之一,其基本工作程序如下:①暴发的核实:核实诊断,确认暴发;②准备和组织:包括人员的安排和组织的安排;③现场调查:是暴发调查的核心,包括安全预防(到现场应有充分的防护措施)、病例发现、采集标本、个案调查、疾病三间分布的调查、环境和物种的变化调查等;④资料的整理:及时的整理分析临床、现场和实验室资料,进行资料分析;⑤确认暴发终止;⑥文字的总结。

3. 暴发调查时应该注意的问题　应与暴发的控制同步进行,因为暴发的有效控制是研究的目的;暴发调查既应得到法律的保障,也要自觉在法律的规范下开展;争取多部门的合作,并获得群众的支持;及

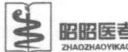

时把信息上报给上级卫生行政和业务部门。

第7节　循证医学

一、概　述

循证医学是指任何临床的诊治决策,必须建立在当前最好的研究证据与临床专业知识和患者的价值相结合的基础上。它是把最佳研究证据与临床专业技能和患者的价值整合在一起的医学。其核心思想是:任何医疗决策的确定都应基于客观的临床科学研究依据。

二、循证医学的实施步骤

从患者存在的问题提出临床面临的要解决的问题;收集有关问题的资料;评价这些资料的真实性和有用性;在临床上实施这些有用的结果;进行后效评价。

三、证据的主要类型

自己和同事的经验;教科书和杂志;学术会议的信息;文献综述;系统评价;定期更新的电子系统评价。其中系统评价是循证医学的重要组成部分,也是寻求证据的最常用最有效的一种方法。当系统评价采用了定量合成的方法对资料进行统计学处理时称为 Meta 分析,故 Meta 分析只是系统评价中的一种重要的统计方法。

四、系统评价

1. 系统评价的概念　系统评价是以某一具体临床问题为基础,系统、全面地收集全世界所有已发表或未发表的临床研究结果,采用临床流行病学严格评价文献的原则和方法,筛选出符合质量标准的文献,进行定性或定量合成,得出综合可靠的结论.并随着新的临床研究的出现及时更新。

2. 系统评价的过程与步骤　确立题目;收集文献;选择文献;评价文献;收集数据;分析数据;解释结果;更新系统评价。

3. Meta 分析

(1) Meta 分析概念　当系统评价采用了定量合成的方法对资料进行统计学处理时称为 Meta 分析。所以,Meta 分析是运用定量统计学方法汇总多个研究结果的系统评价。

(2) Meta 分析方法　多个成组设计的两组分类变量(OR、RR、RD)、均数(SMD、WMD)的比较的定量综合;Meta 回归分析,诊断性试验的 Meta 分析(ROC 曲线)。

(3) Meta 分析中异质性识别与处理　由于纳入同一个 Meta 分析的所有研究都存在差异,在 Meta 分析中不同研究间的各种变异称为异质性。可通过异质性检验来识别异质性。当异质性检验发现存在异质性时,处理的方法:①采用随机效应模型可对异质性进行部分纠正;②亚组分析;③多元回归模型;④Meta 回归;⑤混合效应模型来解释异质性的来源;⑥若异质性过大,特别在效应方向上极其不一致,不宜做 Meta 分析。

(4) Meta 分析中敏感性分析　用于评价结果的稳定性,如果敏感性分析结果与原结果没有冲突,那么该结果加强了原结果的可信度。如果敏感性分析结果得出不同结论,这提示存在与干预措施有关的潜在重要因素,应进行进一步研究以明确干预效果存在争议的来源。

(5) 发表性偏倚的识别与控制　漏斗图是最常用的用于判断是否有发表性偏倚的方法。其他方法还有线性回归法、秩相关检验、剪补法、失安全数等。Meta 分析时尽可能将所有的研究搜集齐全,包括未发表的阴性研究报告、会议论文摘要、各种研究简报、学位论文等,以控制发表性偏倚。

➤ 参考答案如下,详细答案参见 2021 版《国家临床执业及助理医师资格考试精选真题考点精析》。

1. D	2. B	3. B	4. A	5. D	
6. A	7. B	8. D	9. D	10. B	昭昭老师提示:
11. C	12. E	13. E	14. A	15. E	关注官方微信,获得第一手考试资料。
16. A	17. E	18. A	—		

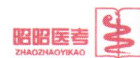

第4章　临床预防服务

➤ **2021 考试大纲**

①临床预防服务概述；②健康相关行为干预；③烟草使用的控制；④合理营养指导；⑤身体活动促进；⑥疾病的早期发现和处理。

➤ **考纲解析**

近 20 年的医师考试中,本章的考试重点是疾病的烟草使用的控制及合理营养指导,执业医师每年考查分数为 3～5 分,助理医师每年考查分数为 2～3 分。

一、临床预防服务的概述

1. 临床预防服务概念

(1) 临床预防服务定义　指由医务人员在临床场所(包括社区卫生服务工作者在家庭和社区场所)对健康者和无症状"患者"的健康危险因素进行评价,实施个性化的预防干预措施来预防疾病和促进健康。临床预防服务主要针对个体的健康者和无症状"患者";服务提供者是临床医生。

(2) 健康管理定义　指对服务对象的健康危险因素进行全面、系统和针对性地评估并对整个生命全程进行干预,减少健康危险因素的威胁、早期发现并及时治疗疾病、对所患的疾病进行有效的治疗和预防并发症的发生,从而经济有效地避免早亡和提高生活质量的过程。健康管理既针对个体,也针对群体;服务提供者主要是健康管理师。

2. 临床预防服务的内容　求医者的健康咨询、健康筛检、免疫接种、化学预防、预防性治疗。

【例1】下列不属于临床预防服务内容的是

A. 慢性病的自我管理　　　　B. 健康筛检　　　　　　　C. 化学预防

D. 健康教育　　　　　　　　E. 免疫接种

【例2】临床预防服务的内容不包括

A. 健康咨询　　　　　　　　B. 健康筛查　　　　　　　C. 免疫接种

D. 疾病监测　　　　　　　　E. 化学预防

3. 临床预防服务的意义　①医务人员以其特殊的方式与"患者"直接接触,通过实现个体健康危险性的量化评估;②获得控制疾病危险因素的健康干预策略;③能有效地调动个人改善不良行为与生活方式的积极性和主动性,患者对医务人员的建议也有较大的依从性;④医务人员可通过随访了解患者的健康状况和行为改变的情况,及时有针对性地提出预防保健的建议,有利于管理个人的健康状况,纠正不良的健康行为、早期发现疾病并及时治疗,有利于改善患者生活质量并延长寿命。

4. 实施临床预防服务的原则　重视危险因素的收集,医患双方共同决策,以健康咨询与教育为先导,合理选择健康筛检的内容,根据不同年龄阶段的特点开展针对性的临床预防服务。

5. 健康危险因素评估

(1) 健康危险因素评估的概念　健康危险因素评估是指从个体或群体健康信息咨询或调查、体检和实验室检查等过程中收集各种与健康相关的危险因素信息,为进一步开展有针对性的干预措施提供依据。

(2) 健康危险因素收集　应根据下面的原则来确定收集危险因素的优先次序;危险因素导致的特定疾病的严重性;危险因素是否有普遍性;危险因素的危险程度;某危险因素能否被准确地检测;有无证据表明采取干预措施后可促进健康;上述诸方面与其他优先的健康问题相比如何。

(3) 危险度评估　是根据所收集到健康危险因素时个人健康状况及未来患病和(或)死亡危险性可能性的量化估计。危险因素评估是阐明一系列健康问题必不可少的起点。在临床预防服务中,大多数被服务对象还没有发生特定的疾病,要求医务人员具备将患者的危险因素与未来可能发生的主要健康问题联系起来的思维模式。

6. 健康维护计划的制订与实施

(1) 健康维护计划概念　健康维护计划是指在特定的时期内,依据患者的年龄、性别以及具体的危险因素等而计划进行的一系列干预措施。具体包括:做什么、间隔多久、何时做等。

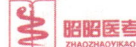

（2）健康维护计划制订的原则　健康为导向的原则；个性化的原则；综合性利用的原则；动态性原则；个人积极参与的原则。

（3）健康维护计划的实施　首先是建立健康维护流程表，在此基础上，为了有效地纠正某些高危人群的行为危险因素，还需与"患者"共同制订另外一份某项健康危险因素干预行动计划。在实施的过程中还有为患者提供健康教育资料。在实施过程中，需要加强健康维护的随访，跟踪"患者"执行计划的情况以及感受和要求，以便及时发现曾被忽视的问题。

二、健康相关行为干预

1. 健康行为、健康教育、健康促进的概念

（1）健康行为　是指与促进、维护或恢复健康相关的个体心理、情感状态和外显的行为模式。

（2）健康教育　是旨在促使人们自愿采纳有益于健康的行为和生活方式，从而预防疾病、促进健康、提高生活质量的社会活动。

（3）健康促进　是指促使人们维护和提高他们自身健康的过程。

（4）健康促进的五大活动领域　建立促进健康的公共政策；创造健康支持环境；加强社区行动；发展个人技能；调整卫生服务方向。

（5）健康促进的三项基本策略　①倡导：是捍卫或形成一个理由的过程；②促成：是指健康促进工作者以增权的方式与服务对象个体或群组一起共同采取行动的过程；③协调：是指让利益冲突各方围绕促进和保护健康而妥协的过程。

2. 影响健康行为的因素及健康行为改变的理论

（1）影响健康行为的因素

倾向因素	指为行为改变提供理由或动机的先行因素
促成因素	指允许行为动机或愿望得以实现的先行因素，即实现或达到某行为所必需的技术和资源，包括干预项目、服务、行为和环境改变的必需资源、行为改变所需的新技能等
强化因素	指对象实施某行为后所得到的加强或减弱该行为的因素

【例3】高血压患者遵从医嘱服药的强化因素是

A. 对治疗高血压采取积极态度　　　　　B. 在按医嘱服药后血压得到有效控制
C. 能方便地就医、取药　　　　　　　　D. 经济条件足以支付较高的医药费
E. 知晓服药能有效控制血压

（2）健康信念模式　认为人们要接受医生的建议而采取某种有益健康的行为或放弃某种危害健康的行为，需要具有以下几方面的认识：①知觉到某种疾病或危险因素的威胁，并进一步认识到问题的严重性，包括对疾病严重性的认识和对疾病易感性的认识。②对采取某种行为或放弃某种行为的结果的估计，包括：对行为有效性的认识和对实施或放弃行为的障碍的认识。③效能期待指对自己实施和放弃某行为的能力的自信，也称为自我效能。自我效能指一个人对自己的行为能力有正确的评价和判断，相信自己一定能通过努力成功地采取一个导致期望结果（如戒烟）的行动。

（3）行为改变阶段模式　包括行为变化阶段和变化过程两部分内容。

①行为变化阶段　有5个阶段：无转变打算阶段；打算转变阶段；转变准备阶段；行动阶段；行为维持阶段。

②变化过程　该模式认为行为改变中的心理活动包括了认知层面及行为层面。认知层面：提高认识；情感唤起；自我再评价；环境再评价；"自我解放"；"社会解放"；行为层面：反思习惯；强化管理；控制刺激；求助关系。

（4）社会认知理论　其主要观点认为：个体在特定的社会情境中，并不是简单地接受刺激，而是把外界刺激组织成简要的、有意义的形式，并把已有经验运用于要加以解释的对象，在此基础上决定行为方式。社会认知理论的主要内容如下：

交互作用	包括环境和个人特性的双向作用与环境和人的行为之间的双向交互作用
观察学习	个体通过观察来学习、了解社会环境，进而形成行为
自我效能	自我效能是一种信念，即相信自己能在特定环境中恰当而有效地实施行为

情感	情感的控制也是行为形成和转变的重要因素。在行为形成和改变的过程中会出现一些情感性问题。这种情感干扰因不同的人,在不同的文化环境中有很大不同

（5）环境　要通过人的主观意识（情境）起作用。当人们意识到环境提供了采取某类行为的机会时,人们可能克服障碍而形成该行为。

（6）强化　认为行为发生（或再发生）与否及其频度同"行为前件"和"行为后件"有关。行为前件指能引发某行为的提示性事件。行为后件指紧接着某行为的结果而发生的能对该行为再发生与否和发生频度、强度产生影响的事件。强化可分外部强化和内部强化。

3. 健康促进

（1）健康促进的定义　是促使人们或社区提高他们控制健康危险因素,从而维护和提高他们自身健康的过程。

（2）健康促进的十个活动领域　建立促进健康的公共政策;创造健康支持环境;加强社区行动;发展个人技能;调整卫生服务方向;促进对健康的社会责任;增加健康投资来解决健康和社会的不公平;巩固和拓展健康的伙伴关系;增强社区能力;建立健康促进的有力保障。

（3）健康促进的三项基本策略

倡导	是形成或捍卫一个理由的过程。健康促进中主要是要倡导政策支持、社会各界对健康措施的认同和卫生部门调整服务方向,激发社会关注和群众参与,从而创造有利健康的社会经济、文化与环境条件
增权	是帮助群众具备正确的观念、科学的知识、可行的技能,激发其朝向完全健康的潜力,使群众获得控制那些影响自身健康的决策和行动的能力的过程
协调	是指让利益冲突各方围绕促进和保护健康而妥协的过程

（4）健康教育

①健康教育的概念　健康教育是有计划有组织地帮助个体、群组或社区自觉采纳有利于健康行为的社会活动和学习过程的结合。它的直接目的（工作目标）是促使个体和群体采纳有利于健康行为;长期的目的是通过改善健康相关行为,预防疾病,促进健康和提高生活质量。

②临床健康咨询的基本模式及原则　健康咨询;健康咨询的基本模式（"5A 模式"）是由医务人员在临床场所为患者提供健康咨询的五个基本的步骤:评估（Ask/Assess,以病情、知识、技能、自信心为主）→劝告（Advise,指提供有关健康危害的相关信息,行为改变的益处等）→达成共识（Agree,指根据患者的兴趣、能力共同设定一个改善健康行为的目标）→协助（Assist,为患者找出行动可能遇到的障碍,帮助确定正确的策略、解决问题的技巧及获得社会支持）→安排随访（Arrange,指明确随访的时间、方式与行动计划）,最终通过患者自己的行动计划,达到既定的目标。健康咨询的原则:建立友好关系;鉴定需求;移情;调动参与;保守秘密;尽量提供信息和资源。

三、烟草使用的控制

1. 烟草使用与二手烟流行状况及其定义

①流行病学　烟草危害是当今世界上最严重的公共卫生问题之一。在我国,有 7.4 亿不吸烟人群暴露于环境烟草烟雾中。2003 年,据估计全世界 12.5 亿人都是现在吸烟者,其中 10 亿人为男性,2.5 亿人为女性。在很多工业化国家烟草使用呈现下降趋势时,发展中国家人群的吸烟率呈上升趋势,越来越多的吸烟者生活在中低收入国家。我国吸烟者超过 3 亿人,15 岁以上人群的吸烟率达到 28.1%。其中成年男性的吸烟率更是高达52.9%。不仅如此,环境烟雾暴露在很多国家都是一个十分常见的问题。

②烟草的定义　烟草使用主要包括两大类型,有烟烟草和无烟烟草。有烟烟草使用是指通过点燃产生烟气的烟草植物干叶或烟熏叶子。其中,机制卷烟是在全球烟草制品中占据最大份额。无烟烟草则是不用点燃而直接用口或鼻子吸用的烟草产品。无烟烟草产品多种多样,其中最常见的为鼻烟和咀嚼烟草。不存在无害的烟草制品,所有形式的烟草制品都会危害健康。"二手烟"又称"被动吸烟"和"环境烟草烟雾暴露",是指不吸烟者吸入吸烟者呼出的烟雾及卷烟燃烧产生的烟雾。二手烟暴露的定义为非吸烟状态,每周至少 1 天以上,每天至少 15 分钟暴露于烟草烟雾,不到一天者不计入二手烟暴露。

2. 烟草使用与二手烟流行对健康的主要危害及机制

（1）烟草烟雾成分　烟草烟雾含有 7 000 余种化学成分,如一氧化碳、一氧化氮、氨、硫化氢、氰化氢

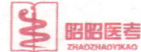

等,已明确至少有 69 种化学物是致癌物。尼古丁是烟草成瘾的主要物质。促进交感神经和肾上腺释放儿茶酚胺,导致心率增快,血压升高。这也是烟草使用导致心脑血管疾病的重要原因之一。

(2)烟草使用危害 已经有充分的证据表明,吸烟可以导致肺癌、口腔癌、鼻咽部恶性肿瘤、喉癌、食管癌、胃癌、肝癌、胰腺癌、肾癌、膀胱癌和宫颈癌。还有证据提示吸烟可以导致结肠直肠癌、乳腺癌和急性白血病。吸烟对于呼吸道免疫功能、肺功能均会产生不良影响,引起多种呼吸系统疾病。有充分证据证明吸烟可以导致慢性阻塞性肺病和青少年哮喘,增加肺结核和其他呼吸道感染的发病风险。而戒烟后可以明显降低上述疾病的风险,并改善预后。

(3)二手烟危害 二手烟暴露能使非吸烟者的冠心病风险增加 25%~30%,肺癌风险提高 20%~30%。由于二手烟包含多种能够迅速刺激和伤害呼吸道内膜的化合物,因此即使短暂的暴露,也会导致上呼吸道损伤,激发哮喘频繁发作,增加血液黏稠度,伤害血管内膜,引起冠状动脉供血不足,增加心脏病发作的危险等。二手烟可导致新生儿猝死综合征、中耳炎、低出生体重等。

3. 烟草成瘾干预

(1)烟草依赖疾病的概念 使用烟草一定时间后,就可以成瘾,即所谓的烟草依赖疾病。它是一种慢性高复发性疾病,其本质是尼古丁依赖。

(2)临床戒烟指导

①临床干预可以使用 5A 方案进行简短干预 5A 戒烟法是由 5 种活动所组成,每一个都由字母"A"开始,即:Ask 询问所有患者关于吸烟的问题;Advise 建议吸烟者戒烟;Assess 评估吸烟者的戒烟意愿;Assist 提供戒烟药物或者行为咨询治疗等;Arrange 安排随访。

②提高戒烟动机的干预措施 "5R"法,即相关性(Relevance)使患者认识到戒烟与他们密切相关,越个体化越好;危险性(Risk)使患者认识到吸烟的潜在危险,强调那些与他们最密切相关的健康危害;益处(Reward)使患者认识到戒烟的益处,突出说明那些和吸烟者最可能相关的益处;障碍(Roadblock)医师应使患者认识到在戒烟过程中可能遇到的障碍以及可以为他们提供的治疗手段。典型的障碍有:戒断症状、对戒烟失败的恐惧、体重增加、周围吸烟者的影响等;反复(Repetition)反复加强戒烟动机的干预,不断鼓励吸烟者积极戒烟。

(3)常用戒烟药物 在戒烟治疗的过程中,尼古丁替代疗法类药物、盐酸安非他酮和伐尼克兰是常用的戒烟药物。联合使用一线药物已被证实是一种有效的戒烟治疗方法,可提高戒断率。有效的联合药物治疗包括:长程尼古丁贴片(>14 周)+其他 NRT 类药物(如咀嚼胶和鼻喷剂);尼古丁贴片+尼古丁吸入剂;尼古丁贴片+盐酸安非他酮。

(4)人群烟草控制策略 ①《烟草控制框架公约》:世界卫生组织主持制定的《烟草控制框架公约》(FCTC)是世界上第一个限制烟草的全球性公约,也是联合国第一部具有法律约束力的医药卫生多边条约。它标志着烟草控制已经由国内立法控制扩大到国际法上的共识。2006 年 1 月 9 日,FCTC 在我国正式生效。②MPOWER 战略:世界卫生组织结合 FCTC 条款的要求,从减少烟草需求的角度提出了 6 项十分重要且有效的烟草控制政策,即 MPOWER 战略,其中字母 M 代表监测烟草使用与预防政策;P 代表保护人们不接触烟草烟雾;O 代表提供戒烟帮助;W 代表警示烟草危害;E 代表执行禁止烟草广告、促销和赞助的规定;R 代表提高烟草税。

例 4~6 共用题干

男,45 岁。因反复咳嗽 1 个月到社区卫生服务中心就诊。医生与其交谈中得知该患者已经吸烟 20 多年,3 年前曾经尝试戒烟一个月并得到家人的支持和鼓励。但后来患者由于听说戒烟会生病等传闻而不再考虑戒烟。

【例 4】 家人对其的戒烟督促属于影响行为的

A. 倾向因素   B. 促成因素   C. 强化因素

D. 内在因素   E. 诱导因素

【例 5】 根据行为改变的阶段模式,目前该患者处于

A. 维持阶段   B. 行动阶段   C. 无打算阶段

D. 打算阶段   E. 准备阶段

【例 6】 针对该患者的情况,根据提高患者戒烟动机的干预措施的"5R"法,此时医生应侧重于采用下列哪项措施进行干预?

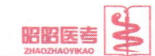

A. 建议改吸低焦油卷烟　　　　　　B. 使患者认识到戒烟可能的障碍
C. 强调吸烟与其家人健康的相关性　　D. 指出二手烟暴露的健康危害
E. 说明戒烟的益处

四、合理营养

1. 营养的基本概念　指人体摄取、消化、吸收、利用食物中的营养物质以满足机体生理需要的生物学过程。

2. 营养素　食物中所含的营养成分。食物的营养物质其化学性质或生理功能可分为 6 大类:蛋白质、脂肪、碳水化合物、维生素、矿物质和水。营养素的生理功能主要表现以下三个方面:提供能量;构成细胞组织,供给生长、发育和自我更新所需的材料;调节机体生理活动。

3. 膳食营养素参考摄入量　是在每日膳食中营养素供给量基础上发展起来的一组每日平均膳食营养素摄入量的参考值,包括:

平均需要量	指某一特定性别、年龄及生理状况群体中个体对某营养素需要量的平均值
推荐摄入量(RNI)	指可满足某一特定性别、年龄及生理状况群中 97%～98%个体需要量的摄入水平,相当于传统的每日膳食中营养素供给量 RDA
适宜摄入量	指通过观察或实验获得的健康人群某种营养素的摄入量
可耐受最高摄入量	指平均每日摄入营养素的最高限量

例 7～8 共用选项

A. 适宜摄入量(AI)　　　B. 平均需要量(EAR)　　　C. 推荐摄入量(RNI)
D. 参考摄入量(DRIs)　　E. 可耐受最高摄入量(UL)

【例 7】纯母乳喂养的足月产 1 月龄健康婴儿,母乳中的营养素含量就是婴儿各种营养素的

【例 8】可以满足某一特定性别、年龄及生理状况群体中绝大多数个体(97%～98%)需要量的某种营养素摄入水平是

4. 人体必需的营养素及能量

(1) 蛋白质　衡量蛋白质利用率常用的评价指标,包括:

生物价(BV)	即蛋白质利用率,指食物蛋白质被消化吸收后在体内利用的程度
氨基酸评分(AAS)	指被测食物蛋白质的必需氨基酸评分模式与推荐的理想模式或参考蛋白模式比较来反映蛋白质构成和利用率的关系
蛋白质净利用率(NPU)	反映食物中蛋白质被利用程度的指标,即机体利用的蛋白质占食物中蛋白质的百分比,包含了食物蛋白质的消化和利用两个方面

我国规定轻体力活动成年男子蛋白质推荐摄入量为 75 g/d,女子为 65 g/d;正常成人蛋白质的 RNI 为1.16 g/(kg·d);按能量计算,成人蛋白质摄入占膳食总能量的 10%～12%,儿童技青少年为 12%～14%。

(2) 脂类　包括脂肪和类脂。脂类参考摄入量规定成年人脂肪 AI 占每日总能量的 20%～30%。胆固醇摄入量不宜超过 300 mg/d。

(3) 碳水化合物　正常成人膳食碳水化合物的 AI 占膳食总能量的 55%～65%。膳食碳水化合物的膳食纤维是指不能被人体利用的多糖。膳食纤维具有增强胃肠功能、控制体重和减肥、可降低血糖和血胆固醇、预防结肠癌等生理功能。建议健康成年人每天摄入膳食纤维 20～25 g 比较适宜。

(4) 能量　人体对能量的需要与消耗是一致的。成人的能量消耗主要包括基础代谢、体力活动和食物的热效应(TEF)3 方面。居民膳食营养素参考摄入量(DRIs)成年人膳食能量的 RNI 为轻体力劳动男性10.04 MJ(2 400 kcal)/d,女性 8.80 MJ(2 100 kcal)/d。

(5) 矿物质　包括无机盐(常量元素、宏量元素)与微量元素。必需微量元素是指元素在组织中浓度不超过 250 μg/g,若该元素的摄入量减少到低于某一限位,总会导致一种重要生理功能的损伤。其中,正常成人膳食钙的 AI 为 800 mg/d;膳食铁的 AI 男性为 15 mg/d,女性为 20 mg/d;成年男子锌 RNI 为 15 mg/d,成年女子为 11.5 mg/d。

(6) 维生素　指维持机体正常代谢和生理功能所必需的一类低分子有机化合物。成年人膳食维生

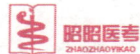

素 A 的 RNI 男性为 800 μgRE/d,女性为 700 μgRE/d,UL 为 3 000 μgRE/d。维生素 D 的 RNI 为 5 μg/d。维生素 D 1 μg=40IU。维生素 C 的 RNI 为 100 mg/d。维生素 B1 的 RNI 男性为 1.4 mg/d,女性为 1.3 mg/d。维生素 B2 的 RNI 男性为 1.4 mg/d,女性为 1.2 mg/d。叶酸的推荐摄入量(RNI):RNI 以膳食叶酸当量(DFE)表示,成年人为 400 μgDFE/d,孕妇为 600 μgDFE/d,乳母为 500 μgDFE/d。

五、临床营养

1. 基本膳食 一般健康人日常所用的膳食基本相同,膳食结构、能量与各种营养素和残次均应遵守平衡膳食的原则,使能量及营养素数量和质量达到合理营养的要求。基础膳食是包括普通膳食、软食、半流质膳食和流质膳食。

2. 治疗膳食 指根据不同的病理与生理情况,调整患者膳食的营养成分和性状,治疗或辅助治疗疾病、促进患者康复的膳食。治疗膳食的基本原则是在平衡膳食的前提下,考虑到患者的消化、吸收和耐受力以及饮食习惯,进行治疗膳食的制备。包括低蛋白、低盐、低嘌呤膳食等。

(1) 体质指数(Body Mass Index,BMI)是评价 18 岁以上成人群体营养状况的常用指标。计算公式为:BMI=体重(kg)/[身高(m)]^2。中国成人判断超重和肥胖程度的界限值,BMI 小于 18.5 是体重过低。18.5~23.9 为体重正常,24.0~27.9 为超重,≥28 为肥胖。

(2) 皮褶厚度与上臂围

皮褶厚度	是通过皮下脂肪组织反映身体脂肪含量
上臂围	是上臂中点周长,反映肌肉及脂肪的情况
腰围	①临床上估计患者腹部脂肪过多的最简单的、实用的指标 ②男性腰围≥85 cm,女性腰围≥80 cm 患与肥胖相关疾病的危险性增加

【例 9】 判断成人肥胖最常用、简便、敏感的指标是

A. 理想体重　　　　　　B. BMI　　　　　　C. 皮褶厚度

D. 体脂含量　　　　　　E. 体重

3. 合理膳食指导

(1) 合理营养 指平衡而全面的营养。合理营养包括两方面内容:一方面为满足机体对各种营养素及能量的需要;另一方面为各营养素之间比例要适宜。

(2) 合理膳食 也称为平衡膳食,指膳食所提供的能量及营养素在数量不能满足不同生理条件、不同劳动条件下用膳者的要求。并且膳食中各种营养素之间比例适宜的膳食。合理营养是通过合理膳食来实现的。

(3) 平衡膳食的基本要求 选择食物要多样,合理配餐;满足能量和营养素供给量及合理比例;合理的烹调加工方法,减少营养素的损失;合理的膳食制度和良好的进食环境;食物应感官性状良好,多样化,并能满足饱腹感。

(4) 膳食指南 是根据营养学原则,结合国情制定的,是教育人民群众采用平衡膳食,以摄取合理营养促进健康的指导性意见。《中国居民膳食指南》基本原则共有十条:①食物多样,谷类为主,粗细搭配;②多吃蔬菜、水果和薯类;③每天吃奶类、大豆或其制品;④吃适量鱼、禽、蛋、瘦肉;⑤减少烹调油;⑥食不过量,天天运动,保持健康体重;⑦三餐分配要合理,零食要适当;⑧每天足量饮水,合理选择饮料;⑨如饮酒应限量;⑩吃新鲜卫生的食物。

(5) 中国居民平衡膳食宝塔

粮谷类、豆类	成人每天摄入粮谷类 300~500 g,豆类食品 50 g;多种谷类混合食用营养价值更高
蔬菜、水果类	每天分别摄入 400~500 g 和 100~200 g。红、绿、黄 3 色较深的蔬菜和深黄色水果富含营养素
奶及其制品	每天应喝鲜奶 200 g 或奶粉 28 g
肉、鱼、蛋	每天应摄入 125~200 g,其中畜禽肉 50~100 g,鱼虾类 50 g,蛋类 25~50 g
油脂类	每人摄入不应超过 25 g

【例 10】 "平衡膳食宝塔"提示,每日每人大豆类摄入量相当于干豆 50 g,其目的主要是

A. 保证水和糖的摄入　　　B. 提高膳食蛋白质质量　　　C. 保证膳食纤维素摄入

D. 补充人体必要氮损失　　　E. 提高必需脂肪酸摄入水平

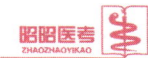

【例11】某山区一妇女育有3个子女,生活贫困,长期从事重体力劳动。近期感觉头昏、乏力、腿部水肿。去医院检查:血清白蛋白28 g/L。在下列食品中,建议该妇女应多吃的是

A. 白面　　　　　　　　　　B. 红薯　　　　　　　　　　C. 绿叶菜

D. 大米　　　　　　　　　　E. 大豆及其制品

【例12】对于铁的摄入,最好的食物来源是

A. 豆类　　　　　　　　　　B. 粮谷类　　　　　　　　　C. 蔬菜、水果

D. 动物肝脏　　　　　　　　E. 牛奶及奶制品

（6）特殊人群营养指导

①孕妇的膳食原则

孕早期膳食要点	①妊娠早期的膳食应以清淡、易消化、口感好为主要原则;②建议每日服用适量叶酸,以预防神经管畸形的发生;③为防止酮体对胎儿早期脑发育的不良影响;④孕妇完全不能进食时,也应静脉补充葡萄糖
孕中期膳食要点	①补充充足的能量;②注意铁的补充;③保证充足的鱼、禽、蛋、瘦肉和奶的供给
孕末期膳食要点	①注意增加钙的补充,保证适宜的体重增长;②保证充足的鱼、禽、蛋、瘦肉和奶的供给;③孕后期还要注意增加液体及富含膳食纤维的水果、蔬菜;④谷类食物的摄入以防便秘及痔疮的发生;⑤妊娠后半期若出现水肿,应限制含盐分多的食物

②哺乳期的膳食原则

产褥期膳食	①正常分娩后产妇可进食适量、易消化的半流质食物;②分娩时若会阴撕伤Ⅲ度缝合,应给无渣膳食1周左右;③做剖宫手术的产妇术后24小时给予流食1天,但忌用牛奶、豆浆、大量蔗糖等胀气食品,以后再转为普通膳食;④母体在分娩过程中失血很多,需要补充造血的重要物质,如蛋白质和铁等
哺乳期的膳食	①食物种类齐全多样化;②供给充足的优质蛋白质;③多食含钙丰富的食品;④多食含铁丰富的食品;⑤摄入足够的新鲜蔬菜、水果和海产品,乳母还要多选用绿叶蔬菜;⑥注意烹调方法

③婴幼儿的喂养原则　　婴儿喂养方法分为母乳喂养、人工喂养和混合喂养,其中以母乳喂养为最佳。

④老年人膳食原则　　饮食多样化,食物搭配合理,宜吃软食;少食多餐,忌暴饮暴食;主食中包括一定量的粗粮、杂粮;每天饮用牛奶或食用奶制品;吃大豆或其制品;适量食用动物性食品;多吃蔬菜、水果;饮食清淡、少盐。

⑤人群营养干预策略

心血管疾病的营养预防原则	①控制总能量摄入,保持理想体重;②限制脂肪和胆固醇摄入;③适量摄入蛋白质,少吃甜食;④保证充足的膳食纤维摄入;⑤供给充足的维生素和无机盐;⑥故应多食用新鲜蔬菜和水果,多选用富含钙、镁的食品,适当增加钾的摄入量;⑦饮食清淡,少盐和限酒;⑧适当多吃保护性食品
糖尿病的营养防治原则	①控制总能量是糖尿病饮食治疗的首要原则;②供给适宜的碳水化合物;③供给充足的膳食纤维;④供给充足的蛋白质;⑤控制脂肪摄入量;⑥多食蔬菜;⑦糖尿病患者不宜饮酒;⑧糖尿病患者应合理安排每日三餐,每餐都应含有碳水化合物、脂肪和蛋白质
肥胖的营养防治原则	①控制总能量;②限制脂肪摄入量;③碳水化合物的供给要适量;④限制辛辣及刺激性食物及调味品;⑤膳食中必须有足够量的新鲜蔬菜;⑥避免油煎、油炸和爆炒等方法;⑦早餐一定要吃好,晚餐一定要少
骨质疏松症的营养防治原则	①儿童期开始注意补充足够的钙量,青春期应摄入1 000 mg/d以上的钙;②适度身体活动,户外活动接受日光照射;③避免吸烟、过量饮酒、咖啡;④绝经后妇女加强钙的补充,可选用加钙食品的钙补充剂;⑤补充维生素D;⑥吃大豆或其他制品
癌症的营养防止原则	①食用营养丰富的、植物性食物为主的多样化膳食;②维持适宜体重;③坚持身体活动;④鼓励全年多吃蔬菜和水果;⑤选用富含淀粉和蛋白质的植物性主食,尽量食用粗加工的食物;⑥不要饮酒,尤其反对过度饮酒;⑦每天红肉摄入量在80 g以下,尽可能选择禽、鱼肉;⑧总脂肪和油提供的能量在总摄入能量的15%～30%;⑨限制食盐,成人每日从各种来源摄入的食盐不要超过6 g;⑩尽力减少真菌对食品的污染,应避免食用受真菌毒素污染或在室温下长期储藏的食物;⑪食品保藏方法应适当;⑫不要食用烧焦的肉和鱼

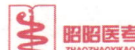

六、身体活动促进

1. 身体活动的概念

（1）身体活动（PA）　又称作体力活动，是指骨骼肌收缩导致机体能量消耗明显增加的各种活动。

（2）适能　指人们拥有或获得的、与完成身体活动的能力相关的一组要素或特征。

（3）有氧运动　指躯干、四肢等大肌肉群参与为主的、有节律、时间较长、能够维持在一个稳定状态的身体活动。

（4）身体活动分类

①根据人们的日常生活安排以及身体活动特点和内容，身体活动可以分为四类：

职业性身体活动	指工作中的各种身体活动
交通往来身体活动	指从家中前往工作、购物、游玩地点等往来途中的身体活动
家务性身体活动	指在院子里或者室内进行的各种家务劳动
闲暇时间身体活动	指职业、家务活动之余有计划、有目的进行的运动锻炼

②按生理功能分类：

有氧运动	有氧运动是促进心血管健康不可或缺的运动形式，是身体活动中最主要的类型之一
阻力活动	也称强壮肌肉活动，指肌肉对抗阻力的重复运动，具有保持或增强肌肉力量、体积和耐力的作用
关节柔韧性活动	指通过躯体或四肢的伸展、屈曲和旋转，锻炼关节的柔韧性和灵活性的活动，也称作拉伸
身体平衡和协调性练习	指改善人体平衡和协调性的组合活动，可以改善人体运动能力

【例13】以躯干、四肢等大腿肌肉群参与为主的有节律、时间较长，能够维持在一个稳定状态的身体活动称为

A. 阻力活动　　　　　　B. 体适能　　　　　　C. 协调性活动

D. 无氧运动　　　　　　E. 有氧运动

（5）身体活动的强度及其衡量

①身体活动的强度　是指单位时间内身体活动的能耗水平或对人体生理刺激的程度。

②身体活动强度衡量方法　身体活动强度可以根据身体活动者的生理反应或活动的绝对物理负荷量来衡量，常用的衡量指标包括最大心率百分比、最大耗氧量百分比、自我感知运动强度和代谢当量。

最大心率百分比	以最大心率百分比来衡量身体活动强度在身体活动促进项目中得到了广泛应用，身体活动中应达到的适宜心率即靶心率（THR）与最大心率的百分比值即为最大心率百分比
最大耗氧量百分比	是机体在进行有大肌肉群参与的肌肉动力性收缩活动（如跑步或骑自行车运动）中，达到本人极限水平时的耗氧量。身体活动的实际耗氧量与最大耗氧量之比即为最大耗氧量百分比
自我感知运动强度（RPE）	是以受试者自我感觉来评价运动负荷的心理学指标，它以个体主观用力和疲劳感的程度来判断身体活动的强度
代谢当量（MET）	是指身体活动时的能量消耗与安静坐姿时的能量消耗之比，即相当于安静休息时身体活动的能量代谢水平

（6）身体活动总量　是个体活动强度、频度和每次活动持续时间的综合度量，其数值上等于身体活动强度、频度和每次活动持续时间这三个变量的乘积。国际上常采用梅脱·分钟（MET-min）或梅脱·小时（MET-h）来度量一定时间内身体活动总量。

2. 身体活动与健康

（1）身体活动的健康益处　现有证据显示，①平常缺乏身体活动的人，如果能够经常（如每周3次以上）参加中等强度的身体活动，其健康状况和生活质量都可以得到改善；②强度较小的身体活动也有促进健康的作用，但产生的效益相对有限；③适度增加身体活动量可以获得更大的健康效益；④不同的身体活动类型、时间、强度、频度和总量促进健康的作用不同。

（2）身体活动伤害　指身体活动中或活动后发生的疾病，最常见的是外伤和急性心血管事件。由于从事某种动力模式的职业活动发生的特定部位的损伤，则可以归因于过度使用该器官所造成的。

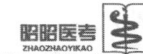

（3）有益健康的身体活动推荐量　①5~17 岁年龄组：对于该年龄组的儿童和青少年，体力活动包括在家庭、学校和社区中的玩耍、游戏、体育运动、交通往来、家务劳动、娱乐、体育课或有计划的锻炼等。②18~64 岁年龄组：18~64 岁成年人的体力活动包括在日常生活、家庭和社区中的休闲时间活动、交通往来（如步行或骑自行车）、职业活动（如工作）、家务劳动、玩耍、游戏、体育运动或有计划的锻炼等。③65 岁及以上年龄组：对于 65 岁及以上的老年人，体力活动包括在日常生活、家庭和社区中的休闲时间活动、交通往来（如步行或骑车）、职业活动（如果仍然从事工作的话）、家务劳动、玩耍、游戏、体育运动或有计划的锻炼。

（4）临床场所身体活动指导

运动处方	指对从事运动锻炼者或患者，根据医学检查资料，按其健康、体适能及心血管功能状况，结合生活环境条件和运动爱好等个体特点，用处方的方式规定适当的运动类型、强度、时间及频度，并指出运动中的注意事项，以便有计划的经常性锻炼，达到健身或治疗的目的
制定个体化运动处方的原则	①制定运动处方要个体化，具有针对性；制定运动处方要循序渐进； ②制定运动处方要具有有效性和安全性； ③制定运动处方要具有全面性和长期性； ④在制定运动处方时要考虑机体的全面锻炼，应兼顾局部和全身的关系
制定个体化运动处方的步骤	①运动前风险评估；　　②确定身体活动目标量； ③确定活动进度；　　　④预防意外情况和不适的处理

（5）单纯性肥胖运动处方　①以增加能量消耗、减控体重，保持和增加瘦体重，改变身体成分分布、减少腹部脂肪，改善循环、呼吸、代谢调节功能为目标。为增加能量消耗，提倡进行多种形式和强度的身体活动，运动形式以大肌肉群参与的有氧运动为主，辅助平衡训练和抗阻训练。并充分利用日常生活、工作、出行和家务劳动等机会增加运动。在减低体重过程中，应强调肌肉力量锻炼，以避免或减少肌肉和骨骼等瘦体重成分丢失。②单纯肥胖患者的活动量至少要达到一般成年人的推荐量。运动频率至少每周5 次，若要使能量消耗最大化，最好每天运动，建议中等至高强度运动；起始运动训练强度应保持在中等强度，强调延长运动时间及增加运动频度的作用，最后增加到高强度运动，这样效果更佳。此外，为了减少减控体重期间瘦体重丢失，每周应进行 2~3 次肌肉力量训练，每次 1~3 组，每组 10~15 次重复。

（6）2 型糖尿病患者运动处方　①糖尿病患者的身体活动，可选择大肌肉群参与的有氧耐力运动和肌肉力量练习。在没有运动禁忌，即运动能力没有受到特殊限制的情况下，糖尿病患者身体活动的推荐量与普通人相同。日常活动较少或风险较高的患者宜选择适宜强度来制定身体活动目标。总活动量的设定应以个人病情和体质为基础。②病患者的身体活动一般应达到中等强度，50%~70%最大心率。最好能做到每天运动，至少也要达到每周四次，每次 20~60 分钟中等强度的有氧运动。为了保持和增强肌肉代谢血糖的功能，鼓励糖尿病患者从事各种肌肉力量训练。由于心血管病等并发症造成运动能力受损时，应根据具体情况制定相应的运动处方。针对患者血糖调节、脏器损害、体液平衡、用药等情况的变化，处方中需要采取相应的措施保证身体活动的安全。③需要首先关注的问题是防止心血管意外的发生，相关注意事项包括：增加运动量和强度时应合理安排进度，适时监测，运动时的足部保护。

（7）原发性高血压患者运动处方　①运动形式以大肌肉群参与的有氧耐力运动为主。提倡高血压患者进行有氧、中低强度，持续 10 分钟以上的活动。肌肉力量练习仅限于病情较轻和运动伤害风险较低者。太极拳、瑜伽等运动，强调运动、意念和心态调整相结合，也是适合原发性高血压患者的运动形式。②高血压患者如没有运动禁忌，运动能力也没有特殊限制，其目标活动量可参考一般健康人的推荐量。发生运动伤害风险较高的患者，则应根据个人健康和体质来确定。高血压患者的身体活动一般应达到中等强度，最大心率的 60%~70%。③高血压患者由于心血管病等并发症造成运动能力受损时，应根据具体情况制定相应的运动处方。高血压患者的病情不同，发生运动意外伤害的风险也不同，需要采取不同的医学监督和预防措施，其中首要关注的问题是心脑血管意外。

（8）运动安全指导　避免进行禁忌的运动项目；每次锻炼前后都要进行充分的准备活动和整理活动；每次运动后应注意自我监测，根据情况对运动方案进行相应调整。为了减少伤害的风险，在进行各类可能有伤害风险的身体活动时，都鼓励使用防护器具，如头盔、护膝等。

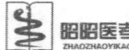

3. 人群身体活动促进

（1）人群身体活动评价量表及分级 国际身体活动量表(IPAQ)和全球身体活动量表(GPAQ)是常用的人群身体活动评价量表。其中 IPAQ 的信度和效度评价研究已经在 12 个国家完成,提示该量表具有较理想的信度和效度;GPAQ 的信度效度评价目前正在各国进行当中。IPAQ 是适用于 18～65 岁成年人的身体活动量表。根据 IPAQ 专家组的建议,对是否达到身体活动推荐量进行评价,将身体活动量分成三个等级:

①身体活动不足 未达到后两者标准的身体活动水平。

②身体活动中度活跃 每周 5 次,每天 30 分钟中等强度有氧运动与每周 3 次,每天 20 分钟的高强度有氧运动,以及中等强度和高强度相结合身体活动是达到该身体活动水平的最小推荐标准。

③身体活动高度活跃 每周 5 次,每天 60 分钟中等强度有氧运动与每周 3 次,每天 50 分钟的高强度有氧运动,以及中等强度和高强度相结合身体活动是达到该身体活动水平的最小推荐标准。

此外,越来越多研究证明静态行为方式与身体活动是独立存在的,并非此消彼长的关系。因此,即使身体活动达到活跃水平,也应该尽量减少静态行为,以产生更多的健康效益。

（2）人群身体活动影响因素 身体活动的参与情况受多种因素的影响,主要有 5 个方面:

环境因素	包括天气情况、气候因素、空气质量和锻炼器材等
社会因素	包括家庭及朋友的支持,大众传媒的影响等
认知因素	包括信念、自觉效能和动机等
生理特征	包括年龄、性别、体型、运动损伤和健康状况等
其他个人因素	如体育锻炼经验、饮食习惯、教育程度、收入和吸烟等其他行为因素等

（3）人群体力活动促进策略 ①进行人群的身体活动促进,必须将干预措施从个体水平拓展到多层次、多水平的结合,将在医院中医生对就诊患者的干预扩大到对公共卫生领域所有身体活动不足的人群进行干预;从而干预目标也从个体的行为改变转为使整个社会网络、组织规范和环境朝着能加强目标人群的长期依从性的方向改变。②参与干预计划的不仅有卫生保健人员,还包括其他相关人员和组织机构,以使干预对象可以得到更便利的锻炼设施,得到技术指导,得到家人和朋友的支持;干预的场所也从固定的地点扩展到广泛的环境中,不仅可以进行特定的训练项目,并可通过增加常规活动量如改乘电梯为爬楼梯、改乘公共汽车为骑自行车等。只有将身体活动促进整合到干预对象的整个外部环境中,才能取得良好的干预效果。

七、疾病的早期发现和处理

1. 疾病早期发现的方法

（1）疾病普查方法 是对人群中所有健康个体如学生、工人等进行某一疾病的检查称为普查,以早期发现患者。

（2）机会性筛查 利用人们就医的机会进行某些针对性的检查,以早期发现可疑疾病。

2. 临床场所疾病筛检的方法与原则 临床场所疾病筛检的方法 在具体开展筛检项目时,医生应该制定具体的实施方案,以规范筛检的各个步骤,保证筛检质量。

（1）遵循筛检原则 根据实际情况,严格挑选合理的疾病筛检项目和筛检频率。

（2）检查前准备 知道医生要严格核对所要开展检查的各个环节是否符合要求,同时要告知受检者配合检查的注意事项。

（3）检查方法 遵循规范,掌握该项检查技术的实施方法和要点。

（4）提供健康咨询 为受检者提供第一级和第二级预防健康咨询。

（5）筛检异常处理 发现异常受检者,医师应提出随访和治疗意见。

（6）筛检的不良作用 了解并向受检者介绍可能带来的不良后果。

（7）筛检方法的正确性和可靠性 严格掌握筛检方法的判断依据,并向受检者解释和介绍。

（8）注意事项 向受检者简介筛检过程中应注意的问题,以消除受检者产生的顾虑。

3. 疾病筛检结果的判读及处理原则

（1）筛检结果判读 不能遗漏重要的异常筛检结果;受检者对结果的判读产生误解和延误时,应在受检之前告知其检查项目结果的重要性,详细介绍项目的流程及注意事项,避免由患者因素导致的结果

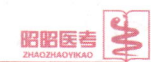

误读。

（2）处理原则　对疑似案例需进一步检查；在患者的参与下制定初步治疗方案；疑难病例需转诊、专家会诊；随访；健康教育。

【例 14】利用健康高危人群的就医机会进行的针对性检查称为

A. 特殊性体检　　　　　　　　　B. 健康体检　　　　　　　　　　C. 社会性体检

D. 医疗性体检　　　　　　　　　E. 机会性筛检

【例 15】某公司员工 42 岁，因感冒去医院看病，医生帮他测量血压。这是

A. 医疗性体检　　　　　　　　　B. 社会性体检　　　　　　　　　C. 机会性筛检

D. 定期健康体检　　　　　　　　E. 随机性筛检

➤ 参考答案如下，详细答案参见 2021 版《国家临床执业及助理医师资格考试精选真题考点精析》。

1. A	2. D	3. B	4. B	5. C
6. C	7. A	8. C	9. B	10. B
11. E	12. D	13. E	14. E	15. A

昭昭老师提示：
关注官方微信，获得第一手考试资料。

第 5 章　社区公共卫生

➤ **2021 考试大纲**

①传染病的预防与控制；②慢性非传染性疾病的预防与管理；③环境卫生；④职业卫生服务与职业病管理；⑤食品安全与食物中毒；⑥医疗场所健康安全管理；⑦突发公共卫生事件及其应急策略。

➤ **考纲解析**

近 20 年的医师考试中，本章的考试重点是疾病的环境卫生及合理营养指导，执业医师每年考查分数为 3～6 分，助理医师每年考查分数为 2～3 分。

第 1 节　传染病的预防与控制

一、传染病预防控制的策略与措施

1. 传染病预防控制策略　传染病的预防就是在疫情尚未出现，针对可能暴露于病原体并发生传染病的易感人群或传播途径采取措施。包括：加强人群免疫；改善卫生条件；加强健康教育；加强传染病监测；建立传染病预警制度；加强传染病预防控制管理；传染病的全球化控制。

2. 传染病预防控制措施　传染病的预防措施包括传染病报告和针对传染源、传播途径和易感人群的多种预防措施。

（1）传染病报告　任何人发现传染病患者或者疑似传染病患者时，都应当及时向附近的医疗保健机构或者卫生防疫机构报告。各级各类医疗机构、疾病预防控制机构、采供血机构均为责任报告单位；其执行职务的人员和乡村医生、个体开业医生均为责任疫情报告人。凡执行职务的医疗保健人员、卫生防疫人员包括个体开业医生皆为疫情责任报告人。责任报告单位和责任疫情报告人发现甲类传染病和乙类传染病中的肺炭疽、传染性非典型肺炎、脊髓灰质炎、人感染高致病性禽流感的患者或疑似患者时，或发现其他传染病和不明原因疾病暴发时，应于 2 小时内向当地县级疾病预防控制机构报告。对其他乙、丙类传染病患者、疑似患者和规定报告的传染病病原携带者在诊断后，应于 24 小时内报告。

（2）针对传染源的措施　①患者，针对患者的措施应做到早发现、早诊断、早报告、早隔离、早治疗。②病原携带者，对病原携带者应做好登记、管理和随访至其病原体检查 2～3 次阴性后。③接触者，凡与传染源有过接触并有可能受感染者都应接受检疫。具体措施包括：留验、医学观察、应急接种和药物预防。④动物传染源，对危害大且经济价值不大的动物传染源应予彻底消灭。对危害大的病畜或野生动物应予捕杀、焚烧或深埋。对危害不大且有经济价值的病畜可予以隔离治疗。此外还要做好家畜和宠物的预防接种和检疫。

（3）针对传播途径的措施　对传染源污染的环境，必须采取有效的措施，去除和杀灭病原体。消毒是用化学、物理、生物的方法杀灭或消除环境中致病性微生物的一种措施，包括预防性消毒和疫源地消毒

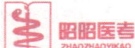

两大类。疫源地消毒分为随时消毒和终末消毒。

（4）对易感者的措施　免疫预防；药物预防；个人防护。

二、计划免疫

1. 计划免疫概念　是指根据疫情监测和人群免疫状况分析，按照规定的免疫程序，有计划地进行预防接种，以提高人群免疫水平，达到控制乃至最终消灭相应传染病的目的。预防接种是指将抗原或抗体注入机体，使人体获得对某些疾病的特异性抵抗力，从而保护易感人群，预防传染病发生。用于预防接种的生物制品通称为免疫制剂。

2. 预防接种的种类

（1）人工自动免疫　通过人工免疫方法，使宿主对相应传染病产生特异免疫抵抗力的方法，称为人工自动免疫或人工主动免疫。

（2）人工被动免疫　将含有抗体的血清或其制剂直接注入机体，使机体立即获得抵抗某种传染病的能力的方法，称为人工被动免疫。

（3）被动自动免疫　在实施被动免疫的同时，进行疫苗接种，使机体迅速获得自身特异性抗体，产生持久的免疫力。

3. 计划免疫方案

（1）扩大免疫规划　要求坚持免疫方法与流行病学监督相结合，防治白喉、百日咳、破伤风、麻疹、脊髓灰质炎、结核病等传染病，重点放在提高免疫覆盖率，使每一个儿童在出生后都能按计划获得免疫接种。

（2）我国的计划免疫工作的主要内容　儿童基础免疫，即对 7 周岁及 7 周岁以下儿童进行卡介苗、脊髓灰质炎三价疫苗、百白破混合制剂和麻疹疫苗免疫接种，以及以后的适时加强免疫，使儿童获得对结核、脊髓灰质炎、百日咳、白喉、破伤风和麻疹的免疫力，概括为"接种四苗，预防六病"。最新的计划免疫还要求添加乙型肝炎疫苗免疫，并在部分地区增加对乙型脑炎、流行性脑脊髓膜炎等的免疫接种工作。

4. 疫苗的效果评价　是通过测定接种后人群抗体阳转率、抗体平均滴度和抗体持续时间来评价疫苗的效果。还可用随机对照双盲的现场试验结果来计算疫苗保护率和效果指数。计划免疫工作考核指标为：建卡率、接种率、四苗覆盖率、冷链设备完好率。

第 2 节　慢性非传染性疾病的预防与管理

一、主要非传染性疾病流行现状与防治策略

1. 慢性非传染病的概念　时间长、缺乏明确病因证据、一旦发病即病情迁延不愈的非传染性疾病的总称。

2. 在我国特点　①高发病率、死亡率；②危险因素的暴露水平不断提高；③疾病谱发生变化；④负担不堪重负。

3. 慢性病防治的原则　①强调在社区及家庭水平上降低最常见慢性非传染性疾病的 4 种共同的危险因素（吸烟、饮酒、不健康饮食、静坐生活方式），进行生命全程预防；②三级预防并重，采取以健康教育、健康促进为主要手段的综合措施，把慢性病作为一类疾病来进行共同的防治；③全人群策略和高危人群策略并重；④传统卫生保健服务内容、方式向包括鼓励患者共同参与，促进和支持患者自我管理，加强患者定期随访，加强与社区、家庭合作等内容的创新性慢性病保健模式发展；⑤加强社区慢性病防治的行动；⑥改变行为危险因素预防慢性病时，应以生态健康促进模式及科学的行为改变理论为指导，建立以政策及环境改变为主要策略的综合性社区行为危险因素干预项目。

【例 1】慢性病防治的基本原则不包括

A. 高危人群为主　　　　　　　　B. 三级预防并重

C. 生命全程预防　　　　　　　　D. 以社区和家庭为基础

E. 以健康教育和健康促进为主要手段

二、慢性病的管理

1. 疾病管理　是一种通过整合性医疗资源的介入与沟通来调高患者自我管理效果的管理系统。它

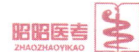

针对疾病发生发展的各个阶段采取不同的措施,提供不同的服务,也就是对疾病采取"全程的管理",从根本上控制医疗保健成本,节约有限的卫生资源。

2. 慢性非传染性疾病管理原则

(1)慢性病管理　以生物-心理-社会医学模式为指导,组织慢性病专业医生及护理人员,通过为健康人、慢性病风险人群、慢性病患者提供全面、连续、主动管理,以促进健康、延缓慢性病进程、减少并发症等为目的的一种科学健康管理模式。

(2)慢性病管理的支持体系　①卫生部门的投入;②建立双向转诊制度;③建立卫生信息系统平台。

(3)慢性病管理的要素　①团队协作;②完善团队;③各部门协作;④建立信息系统平台;⑤医生培训;⑥患者健康教育和自我管理

3. 慢性病自我管理

(1)慢性病自我管理的定义　是指在卫生保健专业人员的协助下,个人承担一些预防性或治疗性的卫生保健活动。

(2)慢性病自我管理的任务　所患疾病的医疗和行为管理(如按时服药、加强锻炼、就诊、改变不良饮食习惯);角色管理(维持日常角色,做家务、工作、社会交往);情绪的管理(愤怒、对未来担心、挫折感和偶尔的情绪低落)。

(3)慢性病自我管理的基本技能　解决问题的技能;决策技能;寻找和利用社区资源的能力;建立良好医患关系的技能;目标设定与采取行动的技能。

【例2】慢性病自我管理的**三大特征**是

A. 医疗和行为管理、情绪管理、时间管理　　　B. 情绪管理、角色管理、时间管理

C. 医疗和行为管理、情绪管理、角色管理　　　D. 费用管理、情绪管理、时间管理

E. 医疗和行为管理、情绪管理、费用管理

第3节　环境卫生

一、环境与环境卫生的概念

1. 环境　是指在特定时刻由物理、化学、生物及社会各种因素构成的整体状态,由各种物质因素和非物质因素所组成。

(1)自然环境　指人类出现之前就已客观存在的各种自然因素的总和,它由各种物质因素所组成。自然环境又分为原生环境和次生环境。原生环境:是指天然形成的,未被人为活动影响的自然环境条件。原生环境中某种元素含量异常,也会对当地居民身体健康产生不良的影响,如某地区氟的含量过高就会导致氟中毒,即生物地球化学性疾病,这类疾病的发病特点具有明显的地区性,故又称地方病。次生环境:是指由于人类生产、生活以及社会交往等活动使天然形成的环境条件发生了改变的自然环境,如生活环境与生产环境。

(2)社会环境　指人类在生产、生活和社会交往等活动过程中建立起来的上层建筑体系,它由各种非物质因素组成,包括生产关系、阶级关系与社会人际关系等。

2. 环境卫生　是以人类及其周围的环境为对象,阐明环境因素对人群健康影响的发生与发展规律,并通过识别、评价、利用或控制与人群健康有关的各种环境因素,达到保护和促进人群健康的目的。

二、环境污染及其来源

1. 环境污染　由于人为的或自然的原因,各种污染物进入环境,使环境的组成与性质发生改变,扰乱了生态平衡,对人类健康造成了直接的或间接的或潜在的有害影响,称为环境污染。严重的环境污染危害称为公害。由环境严重污染引起的地区性疾病称公害病。

(1)污染源　指向环境排放有害物质或对环境产生有害影响的场所或设备与装置,即污染因素的发生源。污染源有生产性污染源;生活性污染源;交通运输性污染源;其他污染源等。

(2)污染物　指进入环境并引起环境污染的有害物质。污染物有化学性污染物;物理性污染物;生物性污染物。

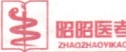

一次污染物	是指从污染源直接进入环境,其理化性质未发生改变的污染物
二次污染物	是指排入到环境中的一次污染物在环境物理、化学、生物因素作用下本身发生变化,或在环境中与其他化学物质发生化学反应,形成理化性质与一次污染物不同的新污染物

【例3】在环境污染物质,一次污染物指
A. 从污染物排入环境后,理化性质发生了改变的污染物
B. 从污染物直接排入环境后,理化性质未发生改变的污染物
C. 从污染物排入环境后,其毒性增大的污染物
D. 多个污染源同时排出的同一类污染物
E. 多种环境介质中都存在同一类污染物

2. 环境有害物质的来源

（1）空气污染　指由于人为或自然原因,使一种或多种污染物混入大气中,并达到一定浓度,超过大气的自净能力,对动植物产生不良影响的空气状况。其来源有:生活环境产生的有害物质;职业环境产生的有害物质;交通运输产生的有害物质。光化学烟雾是大气中存在的碳氢化物和氮氧化物等在强烈日光紫外线作用下,经过一系列光化学反应而生成的浅蓝色烟雾。

（2）水污染　指由于人为或自然原因,使一种或多种污染物进入水体,并达到一定浓度,对动植物产生不良影响的水体状况。水中有害物质的来源主要是工业废水、农业污水和生活污水;此外自然因素也可引起水质某些成分的改变,如水中含氟量过高而引起的氟中毒。

（3）土壤污染　指在人类生产和生活活动中排出的有害物质进入土壤中,直接或间接危害人畜健康的现象。土壤污染的来源有:工业污染;生活污染;农业污染。各种污染物污染土壤的方式有:气型污染;水型污染;固体废弃物型污染。

【例4】属于环境中的二次污染物是
A. 二手烟　　　　　　　B. 光化学烟雾　　　　　　　C. 镉
D. 二氧化碳　　　　　　E. 汞

【例5】光化学烟雾是下列哪些环境污染物在强烈的太阳紫外线作用下,发生光化学反应而形成的一种浅蓝色烟雾
A. H_2S、CO　　　　　　B. CO_2、NO_x　　　　　　C. NO_x、烃类
D. 烃类、醛类　　　　　　E. 醛类、酮类

三、环境有害因素对健康的危害

1. 环境有害物质对健康影响的因素　污染物对人体健康损害的性质与程度主要受三个因素的影响:污染物因素、机体因素和环境有害因素的联合效应。

（1）污染物因素　污染物的理化性质;污染物的作用剂量(暴露浓度或强度);污染物的作用时间。

剂量-效应关系	是对个体而言,指化学物质的摄入量与摄入该化学物质的生物机体呈现某种生物学效应程度之间的关系
剂量-反应关系	是对群体而言,指一定剂量的化学物质与在接触其有害作用的群体中呈现某一生物学效应并达到一定程度的个体在群体中所占比例的关系

当不能获得剂量时,常用暴露水平-反应关系来代表剂量-反应关系。

（2）机体因素　影响污染物健康危害的机体因素(又称机体易感性)主要有:健康状况、生理状况、遗传因素、营养条件。

（3）多种环境有害因素的联合效应　多种环境有害物质(主要是化学物)的联合作用一般有:相加作用、协同作用、拮抗作用、单独作用。

2. 环境有害因素对健康的危害

（1）大气污染对人体健康的危害

大气污染对人体健康的直接危害	大气污染对人体健康的间接危害
①急性中毒;②慢性炎症;③变态反应;④非特异性疾病多发;⑤致癌作用	①温室效应;②形成酸雨;③破坏平流层的臭氧层

（2）常见室内空气污染物对健康的影响

一氧化碳（CO）	一种最常见的窒息性气体，可与 Hb 结合成碳氧血红蛋白（HbCO），减少了血细胞的携带氧的能力，抑制、减缓 HbO_2 的解析与氧的释放，导致机体组织缺氧。室内长期低浓度 CO 还可损害心肌与中枢神经系统
甲醛（HCHO）	具有刺激作用与致敏作用
香烟烟雾	含有多种有害物质，进入机体后对许多组织器官的生理、生化和代谢产生影响，降低机体抵抗力，诱发肿瘤，使人的期望寿命缩短

（3）水体污染对人体健康的危害　　水体污染是指人类活动排放的污染物进入水体后，其数量超过了水体的自净能力，使水质和水体底质的理化特性和水环境中的生物特性、组成等发生改变，从而影响水的使用价值，造成水质恶化，引起介水传染病的暴发和流行，或化学急慢性中毒。受磷、氮污染的富营养化水体中的藻类及其毒素，不仅破坏水的生态环境，也可通过食物链引起中毒或死亡。若水体受到化学物质污染可导致接触者发生慢性中毒，甚至引发公害病，有的可诱发癌症。

（4）土壤污染对人体健康的危害　　常见生物性污染的危害有引起肠道传染病和寄生虫病、引起钩端螺旋体和炭疽病、引起破伤风和肉毒中毒；常见化学性污染的危害有重金属污染、农药污染等。

四、环境有害因素的控制

1. 环境污染物的危险度评价　　是对暴露于某一特定环境条件下，该环境有毒、有害物质或因素可能引起的健康效应及其危害程度进行定性和定量评价，并预测环境有害物质对暴露人群可能产生的有害效应的概率。

2. 环境有害因素的预防与控制　　制定并完善环境保护法律和法规；强化环境管理，依法进行监督；加强环境科学技术研究，采用先进的污染防治技术；开展环境教育，提高全民环境意识。

第4节　食品安全与食物中毒

一、食品安全

1. 食品安全概念　　是指在规定的使用方式和用量的条件下长期食用，对食用者不产生不良反应的实际担保。这里的不良反应包括由于偶然摄入所导致的急性毒性和长期少量摄入所导致的慢性毒性。

2. 食源性疾病　　因食用不安全食品，从而使食品中的各种致病因子通过摄食方式进入人体内引起具有感染或中毒性质的一类疾病。

3. 食源性疾病的特征　　在食源性疾病暴发流行过程中，食物本身只是起了携带和传播病原物质的媒介作用；导致人体罹患食源性疾病的病原物质是食物中所含有的各种致病因子；人体摄入食物中所含有的致病因子可以引起以急性中毒或急性感染两种病理变化为主要发病特点的各类临床综合征。

二、食品污染

1. 食品污染概念　　是指非食品本身的有害物质在食品种植、养殖到生产、加工、贮存、运输、销售、烹调直至餐桌的整个过程的各个环节进入食品的状态。

2. 食品污染种类和来源

食品的生物性污染	主要来自于患者（畜）粪便通过人体或环境间接污染食品或直接污染食品
食品的化学性污染	主要来自于生产、生活和环境中的污染物，如农药、兽药、有毒金属、多环芳烃化合物等，食品容器、包装材料、运输工具等接触食品时溶入食品中的有害物质或滥用食品添加剂
食品的物理性污染	主要来自于食品产、储、运、销时落入的杂物，以及具有放射性的废物不合理排放或意外泄漏导致食品污染

3. 食品中常见污染物及其危害

（1）黄曲霉毒素　　引起人的中毒主要是损害肝，引发肝炎、肝硬化、肝坏死等。黄曲霉毒素是目前发现的最强的致癌物质，动物实验主要诱发肝癌，也能诱发胃癌、肾癌、直肠癌及乳腺、卵巢、小肠等部位的癌症。

（2）农药　　污染农药的食品，可通过消化道进入人体。其中有机磷农药、有机氯农药污染是造成人体急性或慢性中毒的主要污染物。有机磷农药是一种神经毒剂；有机氯农药慢性中毒表现为肝病变、血

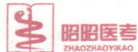
液和神经系统损害,还可以对人体和动物造成内分泌系统、免疫功能、生殖功能等广泛影响。此外,经动物试验证明它们还具有致突变、致畸和致癌作用。

(3)有毒重金属 主要包括汞、镉、铅、砷、铬等,主要来自未经处理或处理不彻底的工业废水和生活污水对农田、菜地的灌溉。食用了含重金属的蔬菜后,重金属会在人体内蓄积,引发多种疾病。如日本因食用含镉稻米所致的痛痛病(骨痛病)和食用含甲基汞的鱼所致的水俣病。

(4)N-亚硝基化合物 作为N-亚硝基化合物前体物的硝酸盐、亚硝酸盐和胺类物质,广泛存在于环境和食品中,在适宜的条件下,这些前体物质可通过化学或生物学途径合成各种各样的N-亚硝基化合物。人类许多的肿瘤都与N-亚硝基化合物有关,如胃癌、食管癌、结直肠癌、膀胱癌、肝癌。

(5)多环芳烃化合物 人类在工农业生产,交通运输和日常生活中大量使用的煤炭、石油、汽油、木柴等燃料,可产生多环芳烃的污染,并可通过大气、土壤和水中进入食品。多环芳烃[苯并(a)芘]是一种较强的致癌物,主要导致上皮组织产生肿瘤,如皮肤癌、肺癌、胃癌和消化道癌。

三、食物中毒

1. 食物中毒的定义、分类及特点

(1)定义 指摄入含有生物性、化学性有毒有害物质的食品或把有毒有害物质当作食品摄入后所出现的非传染性的急性、亚急性疾病。

(2)分类 一般按病原分为:细菌性食物中毒,真菌及其毒素食物中毒,动物性食物中毒,有毒植物中毒。

(3)特点 ①季节性;②暴发性;③相似性;④非传染性。

2. 细菌性食物中毒

(1)流行病学特点 发病季节性明显,以5~10月较多;常见的细菌性食物中毒病程短、恢复快、病死率低。但李斯特菌、小肠结肠炎耶尔森菌、肉毒梭菌、椰毒假单胞菌引起的食物中毒病程长、病情重、恢复慢;引起细菌性食物中毒的主要食品为肉及肉制品,禽、鱼、乳、蛋也占一定比例。

(2)临床表现 细菌性食物中毒发病机制可分为感染型、毒素型和混合型三种。临床表现一般有不同程度的胃肠道症状,感染型食物中毒通常伴有发热,而毒素型食物中毒很少有发热,中毒潜伏期的长短与毒素类型有关。

(3)预防与急救措施 加强对食品的卫生监督、食品加工过程的规范化管理、食品行业相关人员的定期体检、个人的良好卫生习惯;及时抢救患者,包括催吐、洗胃及时排出毒物。暴发流行时应将患者分类,轻者在原单位集中观察治疗,重者就近送往医院。同时应收集资料,进行流行病学调查及细菌学的检验。

(4)常见细菌性食物中毒

沙门菌食物中毒	①食用沙门菌污染食品所致; ②季节:全年皆可发生,多见于夏秋季,5~10月发病数可达全年发病总数的80%; ③食品种类:引起沙门菌食物中毒的食品主要为动物性食品,特别是畜肉类及其制品,其次为禽肉、蛋类、乳类,由植物性食物引起者很少; ④临床表现特点:腹泻一日可数次至十余次,主要为水样便,少数带有黏液或血
副溶血性弧菌食物中毒	①食用副溶血性弧菌污染的食品所致; ②地区分布:沿海地区为副溶血性弧菌食物中毒的高发地区,随着海产品的市场流通,内地也有副溶血性弧菌食物中毒的发生; ③季节及易感性:7~9月为副溶血性弧菌食物中毒的高发季节。男女老幼皆可发病,以青壮年为主; ④食品种类:主要是海产品,其中以墨鱼、带鱼、虾、蟹最为多见; ⑤临床表现特点:粪便为水样、血水样、黏液或脓血便,里急后重不明显
葡萄球菌肠毒素食物中毒	①食用有金黄色葡萄球菌肠毒素的食品所致; ②季节:全年皆可发生,多见于夏秋季; ③食品种类:主要是乳及乳制品、肉类、剩饭等; ④金黄色葡萄球菌广泛分布于自然界、人和动物的鼻腔、咽、消化道,只有摄入达到中毒剂量的金黄色葡萄球菌肠毒素才会中毒; ⑤临床表现特点:起病急骤,呕吐物可呈胆汁性或含血黏液

变形杆菌 食物中毒	①食用有变形杆菌污染食品所致; ②季节:大多发生在 5～10 月; ③食品种类:引起中毒的食品主要是动物性食品,特别是熟肉以及内脏的熟制品; ④临床表现特点:脐周阵发性剧烈绞痛,腹泻为水样便,伴有黏液,恶臭,一日数次

例 6～8 共用题干

某年夏季,某县中心小学 47 名学生相继出现剧烈呕吐、上腹部剧烈疼痛、腹泻等症状,少数患者有低热。调查得知发病学生在当天上午均吃过学校供应的课间餐(外购的奶油蛋糕),未吃者不发病。患者发病的潜伏期最短为 1 小时,最长为 6 小时。

【例 6】引起此次食物中毒最可能的细菌(或毒素)是

A. 副溶血性弧菌   B. 沙门菌属   C. 肉毒梭菌毒素

D. 蜡样芽孢杆菌   E. 金黄色葡萄球菌肠毒素

【例 7】引起此类中毒的食物除了奶制品、含奶糕点外,主要还有

A. 海产品   B. 蔬菜   C. 水果

D. 罐头制品   E. 肉类、剩饭

【例 8】针对这起食物中毒事件,主要的治疗措施为

A. 应用多价抗毒素血清   B. 服用改变肠道菌群的制剂   C. 应用止痛剂

D. 彻底洗胃、灌肠   E. 静脉补充水、电解质,静脉输注抗生素

例 9～10 共用选项

A. 剩米饭   B. 动物性食品   C. 海产品

D. 鱼虾   E. 豆制品

【例 9】易引起葡萄球菌食物中毒的食品是

【例 10】易引起沙门菌食物中毒的食品是

3. 真菌毒素和霉变食品中毒　真菌在谷物或其他食品中生长繁殖,产生有毒的代谢产物,人或动物食用了此类食物引起中毒。常见的有赤霉病麦中毒、霉玉米中毒、霉甘蔗中毒等。

4. 有毒动植物食物中毒　是指一些动植物本身含有某种天然有毒成分,或由于贮存条件不当形成某种有毒物质被人食用后引起的中毒。常见的有河豚中毒、含高组胺鱼类中毒、毒蕈中毒、含氰苷植物中毒、发芽马铃薯中毒、四季豆中毒、生豆浆中毒等。

(1) 河豚中毒　河豚主要含河豚毒素,是一种神经毒素,进入人体后作用于周围神经及脑干中枢致神经呈麻痹状态。早期症状是口唇、舌、指尖发麻,眼睑下垂,不久即出现消化道症状,进而出现口唇、舌尖及肢端麻木、四肢无力或肌肉麻痹、共济失调等神经系统症状。重症者出现瘫痪、言语不清、发绀、呼吸困难、神志不清、休克,最后因呼吸、循环衰竭而死亡。

(2) 常见的毒蕈中毒　胃肠炎型、神经精神型、溶血型、中毒性肝炎型毒蕈中毒。

5. 化学性食物中毒　是指食用了被有毒有害化学物质污染的食品,或被误认为是食品及食品添加剂或营养强化剂的有毒有害化学物质。常见的有亚硝酸盐中毒、砷中毒、有机磷中毒等。

第 5 节　职业卫生服务与职业病管理

一、概　念

职业卫生是以职业人群和作业环境为对象,通过识别、评价、预测和控制不良职业环境中有害因素对职业人群健康的影响,早期检测、诊断、治疗和康复处理职业性有害因素所致健康损害或潜在健康危险,创造安全、卫生和高效的作业环境,从而达到保护和促进职业人群的健康,提高职业生命质量的目的。

二、职业性有害因素

职业性有害因素指生产劳动过程及其环境中产生和(或)存在的,对职业人群的健康、安全和作业能力可能造成不良影响的一切要素或条件的总称。可分为四类:物理性有害因素、化学性有害因素、生物性有害因素,及不良生理、心理性因素。

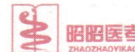

1. 物理性有害因素及其对健康的危害

（1）高温作业　指工作场所存在生产性热源，其散热量大于 23 W/（m^3·h）或 84 kJ/（m^3·h）的车间；或当室外实际出现本地区夏季通风室外计算温度时，工作场所的气温高于室外 2 ℃ 或 2 ℃ 以上的作业。按其气象条件的特点可分为高温强热辐射作业、高温高湿作业和夏季露天作业三类型。中暑是高温环境下由于热平衡和（或）水盐代谢紊乱等而引起的一种以中枢神经系统和（或）心血管系统障碍为主要表现的急性热致疾病。中暑按发病机制可分为三种类型：即热射病（含日射病）、热痉挛和热衰竭。

（2）噪声　指使人感到厌烦或不需要声音的统称。噪声所致健康损害有听觉外系统损害和听觉系统损害，后者还包括暂时性听阈位移和永久性听阈位移。

（3）非电离辐射　指量子能量<12 eV 的电磁辐射不足以引起生物体电离的电磁辐射。非电离辐射的职业接触有射频辐射；红外辐射；紫外辐射；激光。高频和微波对人体健康的作用是类神经症和自主神经功能紊乱。微波还可引起眼睛和血液系统等改变。红外、紫外辐射和激光均主要是对皮肤和眼睛有损伤作用。

2. 化学性有害因素及其对健康的危害

（1）毒物　在一定条件下，以较小剂量引起机体功能性或器质性损害，甚至危及生命的化学物质称为毒物。生产过程中产生的，存在于工作环境中的毒物称为生产性毒物。职业人群在生产劳动过程中过量接触生产性毒物可引起职业中毒。一般将生产性毒物按其综合性分为：

金属及类金属毒物	铅、汞、铬、砷等
刺激性气体	硫酸、乙酸等无机酸和有机酸；一氧化氮、二氧化氮等氮的氧化物；氯及其他化合物等
窒息性气体	一氧化碳、氢氰酸、硫化氢和甲烷等
有机溶剂	苯、正己烷、二氯乙烯等
苯的氨基和硝基化合物	苯胺、联苯胺、三硝基甲苯等
高分子化合物生产中的毒物	氯乙烯、丙烯腈等单体；磷酸三甲苯醋、偶氮二异丁腈等助剂
农药	有机磷、氨基甲酸醋和拟除虫菊酯等

生产性毒物所致健康损害可因毒物本身毒性及其毒作用特点、接触剂量等各异，所引起的职业中毒可累及全身各个系统，出现多脏器损害；同一毒物可累及不同的靶器官；不同毒物也可损害同一靶器官造成损害。

（2）粉尘　生产性粉尘是指在生产中过程形成的，并能长时间飘浮在空气中的固体微粒。空气动力学直径小于 15 μm 的尘粒可进入呼吸道，称为可吸入性粉尘；5 μm 以下的粒子可到达呼吸道深部和肺泡区，称之为呼吸性粉尘。生产性粉尘主要来源为：矿石开采和冶炼；隧道开凿、筑路；耐火材料、玻璃、水泥、陶瓷等工业原料的加工；铸造工艺；粮谷脱粒等过程。生产性粉尘根据其理化特性和作用特点不同，对机体的损害也不同，引起不同疾病。其中尘肺最为常见。

3. 生物性有害因素及其对健康的危害　存在于生产工作环境中危害职业人群健康的致病微生物、寄生虫及动植物、昆虫等及其所产生的生物活性物质统称为生物性有害因素。

炭疽病、布氏杆菌病	从事畜牧业、兽医、屠宰、牲畜检疫、毛纺及皮革等职业人群感染炭疽所致炭疽病，或布氏杆菌所致布氏杆菌病
森林脑炎病毒	森林脑炎病毒在疫区从事林业、勘探、采药的职业人群，以及进驻森林区的部队人员有机会接触或感染森林脑炎病毒所致森林脑炎
细菌、病毒性感染	医护人员接触患者引起细菌、病毒性感染等
钩虫病	农民、井下矿工、下水道清理工以及海边娱乐场的工作人员等有较多机会感染钩虫病等

4. 不良生理、心理性有害因素及其对健康的危害

（1）不良职业性生理因素　指在劳动过程中由于人体工程问题而出现的个别器官或系统紧张、长时间处于不良体位、姿势或使用不合理的工具等。所致的健康损害有强制体位所致疾患，个别器官紧张所致疾患和压迫及摩擦所致疾患等。

（2）不良心理性心理因素　当职业或工作的需要与作业者的完成能力、适应能力和认识之间出现可察觉的不平衡时，作业者可因此产生不适应的心理和生理反应，此时的社会心理因素成为一种工作中的

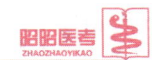

社会心理不良刺激,称之为不良职业性心理因素。由于工作或工作有关的社会心理因素刺激所引发的紧张称为职业紧张,它是在工作要求与工人的能力、资源不平衡或个体需求不满足时出现,并产生的有害的生理与心理反应。

三、职业卫生服务

1. 职业卫生服务的概念 职业卫生服务是以保护和促进职工的安全与健康为目的的全部活动。它要求有关的部门、雇主、职工及其代表,创造和维持一个安全与健康的工作环境,使工作适合于职工的生理特点,从而促进职工的躯体与心理健康。

2. 实施职业卫生服务的原则 保护职工健康,预防工作中的危害(保护和预防原则);使工作和环境适应于人的能力(适应原则);增进职工的躯体和心理健康以及社会适应能力(健康促进原则);使职业危害、事故损伤、职业病和工作有关疾病的影响减少到最小程度(治疗与康复原则);为职工和家属提供全面的卫生保健服务(全面的初级卫生保健原则)。

3. 职业卫生服务的核心内容 工作场所的健康需求评估;职业人群健康监护;健康危险度评估;危害告知、健康教育和健康促进;职业病和工伤的诊断、治疗和康复服务;实施与作业者健康有关的其他初级卫生保健服务;职业场所突发公共卫生事件的应急救援。

四、职业人群健康监护

1. 职业人群健康监护的概念 职业人群健康监护是以预防为目的,通过对职业人群健康状况的各种检查以及系统、定期地收集、整理、分析和评价有关健康资料,掌握职业人群健康状况,及时发现健康损害征象,并连续性地监控职业病、工作有关疾病等的分布和发展趋势,以便适时地采取相应的预防措施,防止有害因素所致疾患的发生和发展。内容包括接触控制(职业性有害因素的环境监测、接触评定)、医学监护和信息管理。

【例11】下列<u>不属于</u>职业卫生服务原则的是

A. 保护和预防原则   B. 全面的初级卫生保健原则   C. 适应原则

D. 健康促进原则   E. 治疗优先原则

2. 医学监护 对职业人群进行医学检查和医学实验以确定其处在职业危害中是否出现职业性疾患,称为医学监护。包括:就业前健康检查;定期健康检查;离岗或转岗时体格检查;职业病的健康筛检。

3. 职业环境监测 是对作业者作业环境进行有计划、系统的检测,分析作业环境中有毒有害因素的性质、强度及其在时间、空间的分布及消长规律。

五、职业病管理

1. 职业病的概念

(1)职业病 职业病是指与工作有关并直接与职业性有害因素有因果关系的疾病。即当职业性有害因素作用于人体的强度与时间超过机体所能代偿的限度时,其所造成的功能性或器质性病理改变,并出现相应的临床征象,影响劳动能力,这类疾病通称职业病。"法定职业病"是用法令的形式所确定的职业病名单。我国目前的职业病分为10大类115个病种。

(2)工作有关疾病 如果职业因素不是疾病发生和发展的唯一直接因素,而是诸多因素之一;并且职业因素影响了健康,促使潜在的疾病显露或加重已有疾病的病情;然而,通过控制有关职业因素,改善生产劳动环境,可使所患疾病得到控制或缓解,这类疾病称为工作有关疾病。

(3)职业病特点 病因明确;病因与疾病之间一般存在接触水平(剂量)-效应(反应)关系,所接触的病因大多是可检测和识别的;群体发病,在接触同种职业性有害因素的人群中常有一定的发病率,很少只出现个别患者;早期诊断及时合理处理,预后康复效果较好。大多数职业病目前尚无特殊治疗方法,发现愈晚,疗效也愈差;重在预防,除职业性传染病外,治疗个体无助于控制人群发病。

2. 职业病管理 包括职业病诊断管理、职业病报告管理及职业病患者的治疗与康复、处理办法等。

(1)职业病诊断管理 职业病诊断须由各级政府卫生行政主管部门认定的专门医疗卫生机构进行。采取(诊断小组)集体讨论、诊断的方式。进行诊断时,劳动者本人或用人单位必须提供详细的职业接触史和现场劳动卫生学资料,诊断小组应遵循职业病诊断原则进行诊断。职业病诊断程序有:劳动者或用人单位提出诊断申请、受理、现场调查取证、诊断。

(2)职业病报告管理 按照"职业病法"的要求,用人单位和医疗卫生机构发现职业病患者或者疑似

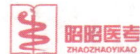

职业病患者时,应当及时向所在地卫生行政部门报告。要求:急性职业病报告:任何医疗卫生机构接诊的急性职业病均应在12~24小时之内向患者所在地卫生行政部门报告。非急性职业病报告:任何医疗卫生机构和用人单位在发现或怀疑为非急性职业病或急性职业病紧急救治后的患者时,及时转诊到取得职业病诊断资质的医疗卫生机构明确诊断,并按规定向卫生行政主管部门报告。对确诊的非急性职业病患者如尘肺病、慢性职业中毒和其他慢性职业病,应在十五日内报告,分别填报《尘肺病报告卡》和《职业病报告卡》,按卫生行政主管部门规定的程序逐级上报。

(3)职业病患者治疗、处理管理 职业病患者享受国家规定的职业病待遇。职业病患者的诊疗、康复费用,伤残以及丧失劳动能力的职业病患者的社会保障,依法享有工伤社会保险和获得民事赔偿的权利。

(4)职业病预防管理 职业病是一类人为的疾病,应遵循三级预防原则。职业病防治管理包括:有害作业单位职业病防治管理;卫生行政部门职业病防治监督管理;医疗卫生机构职业病防治。

【例12】职业病的特点不包括

A. 控制病因可控制发病　　　B. 都有特效治疗方法　　　C. 一般有剂量-反应关系

D. 病因多可识别　　　　　　E. 病因明确,可以预防

第6节　医疗场所健康安全管理

一、医院安全管理的概念

医院安全管理:是指通过对医院有效和科学的管理,保证医务人员在提供医疗服务和患者及其家属在接受卫生服务的过程中,不受医院内在不良因素的影响和伤害。

二、医院常见的有害因素及其来源

1. 医院专业因素 也称为医源性因素,主要是指医务人员在专业操作过程中的不当或过失行为,给患者造成的不安全感或者不安全结果。有技术性有害因素和药物性有害因素。

2. 医院环境因素 是医院建筑卫生、卫生工程、消毒隔离、环境卫生、营养卫生、作业劳动卫生等诸多环境卫生学因素对患者和医务人员健康和安全的潜在威胁。

3. 医院管理因素 是指由于医院的各项组织管理措施不到位或不落实、运行机制不顺畅等原因造成患者或医务人员安全受到威胁的因素。

4. 医院社会因素 是指可能引发患者和医务人员健康危害的医院相关的外界社会因素。

三、患者安全及其防范措施

1. 患者安全 是在医疗过程中对于可能引起患者不良结果或损害所采取的避免、预防与改善措施。医疗不良事件是指伤害并非来源于原有的疾病本身,而是由于医疗行为本身造成患者治疗时间延长或在离院时仍带有某种程度的残障或死亡。患者安全管理是指在医疗过程中为避免或预防患者不良的结果或伤害所采取的一系列必要措施,包括预防偏差、预防错误和意外的发生。

2. 患者安全的防范措施 ①建立医疗质量保障体系;②制定并严格执行各种安全相关制度,其中包括提高医务人员对患者识别的准确性、建立临床实验室"危急值"报告制度。"危急值"是指当临床上出现这种检测结果时,说明患者可能正处于有生命危险的边缘状态,此时如能给予及时、有效的处理,患者生命可以得到挽救;否则也可能会出现不良后果,所以这是一个表示危及生命的检测结果;以及严格遵循手部卫生与手术后废弃物管理规范。

3. 采取措施预防错误的发生。

4. 建立报告制度。

5. 提高患者接受医疗服务过程的安全性。

四、医务人员安全及其防范措施

1. 医务人员安全S问题往往与在诊疗过程中受到的医源性安全事件和医院工作场所暴力有关

(1)医源性安全事件 物理伤害;化学伤害;生物伤害。

(2)医院工作场所暴力 指卫生从业人员在其工作场所受到辱骂、威胁或袭击,从而造成对其安全、幸福和健康明确或含蓄的挑战。医院工作场所暴力分为心理暴力和身体暴力,心理暴力包括口头辱骂、威胁和言语性骚扰;身体暴力包括打、踢、拍、扎、推、咬、枪击等暴力行为。

2. 医务人员安全防范措施

（1）医源性安全事件的防范措施　要加强医务人员职业安全教育；要强化个人标准预防；要做好医务人员职业安全管理。

（2）医院工作场所暴力事件的防范措施　要改善医患关系；要改善卫生场所的环境设计；开展"医院场所暴力的预防训练项目"，使所有的医疗场所工作人员都有机会接受培训，以便医务人员正确地识别和解决此类问题；强化政府的职能和媒体的公正宣传是解决医院工作场所暴力事件的重要外部措施。

第7节　突发公共卫生事件及其应急策略

一、突发公共卫生事件概念、分类和分级

1. 突发公共卫生事件

突发公共卫生事件　指突然发生，造成或者可能造成社会公众健康严重损害的重大传染病疫情、群体性不明原因疾病、重大食物和职业中毒以及其他严重影响公众健康的事件。其特点有：①突发性；②普遍性；③非常规性。突发公共卫生事件的危害包括：人群健康和生命严重受损；造成心理伤害；造成严重经济损失；国家或地区形象受损及政治影响

2. 分类　重大传染病疫情；群体性不明原因疾病；重大食物中毒和职业中毒；其他严重影响公众健康的事件。

3. 分级　根据突发公共事件导致人员伤亡和健康危害情况将医疗卫生救援事件分为特别重大（Ⅰ级）、重大（Ⅱ级）、较大（Ⅲ级）和一般（Ⅳ级）四级。

二、群体性不明原因疾病应急处理

1. 群体性不明原因疾病具有临床表现相似性、发生患者群聚集性、流行病学关联性、健康损害严重性的特点，可分为Ⅰ级、Ⅱ级和Ⅲ级。

2. 应急处理工作原则　统一领导、分级响应的原则；及时报告的原则；调查与控制并举的原则；分工合作、联防联控原则；信息互通及时发布原则。在应急处置的组织及职责中，医疗机构主要负责病例（疫情）的诊断和报告，并开展临床救治。临床救治中，如果是疑似传染病，在感染性疾病尚未明确是否具有传染性之前，应按传染病进行救治。疑似非传染性疾病可根据疑似食物中毒或疑似职业中毒进行相应的处置。

三、急性化学中毒的应急处理

1. 急性化学中毒事故　是指一种或多种化学物释放的意外事件，短时间内损害人体健康或污染环境，使机体引起中毒病变，化学损伤、残疾或死亡。

2. 急性化学中毒特点　发生突然，防救困难；病变特异，演变迅速，可大规模杀伤人、畜；扩散迅速，受害广泛；污染环境，不易洗消；影响巨大，危害久远。

3. 急性化学中毒的现场处理要点　尽快脱离事故现场，疏散受害人员；立即采取控制，阻断毒源；初步判断病因，为正确施治提供依据；分类管理，通知医疗机构做好接诊准备；通报上级有关部门，成立抢救指挥部。

四、电离辐射损伤的应急处理

1. 电离辐射事故　是电离辐射源失控引起的异常事件，直接或间接产生对生命、健康或财产的危害。人体一次或一定时间（数日）内遭受体外大剂量强透力射线或比较均匀地全身照射仪器的损伤称为急性电离辐射损伤。引起急性电离辐射损伤的下限辐射剂量一般为 1 Gy(Gray，戈瑞)。

2. 对电离辐射事故受照人员的医学处理的一般原则

（1）首先应尽快消除有害因素的来源，同时将事故受照人员撤离现场。检查受照人员受危害的程度。并积极采取救护措施，同时向上级部门报告。

（2）根据电离辐射事故的性质、受照的不同剂量水平、不同病程，迅速采取相应对策和治疗措施。在抢救中应首先处理危及生命的外伤、出血和休克等，对估计受照剂量较大者应选用抗放射药物。

（3）对疑有体表污染的人员，首先应进行体表污染的监测，并迅速进行去污染处理，防止污染的扩散。

（4）对电离辐射事故受照人员逐个登记并建立档案，除进行及时诊断和治疗外，尚应根据其受照情

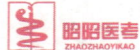

况和损伤程度进行相应的随访观察,以便及时发现可能出现的远期效应,达到早期诊断和治疗的目的。

另外,还要根据外照射事故、内照射事故或放射性核素进入人体内等对受照人员采取相应的医学处理。

3. 电离辐射事故应急对策 个人防护方法、隐蔽、撤离、搬迁、控制食物和水,使用储存的粮食和饲料。

➤ **参考答案**如下,详细答案参见 2021 版《国家临床执业及助理医师资格考试精选真题考点精析》。

1. A	2. C	3. B	4. B	5. E	
6. E	7. E	8E	9A	10. B	昭昭老师提示: 关注官方微信,获得第一手考试资料。
11. E	12. B	—	—	—	

第6章　卫生服务体系与卫生管理(助理医师不要求)

➤ **2021 考试大纲**
　　①卫生系统及其功能;②医疗保险;③全球卫生保健策略与我国卫生改革。

➤ **考纲解析**
　　近 20 年的医师考试中,本章的考试重点是医疗保险及我国卫生改革,执业医师每年考查分数为 3~5 分,助理医师每年考查分数为 2~3 分。

第1节　卫生系统及其功能

一、卫生系统概述

1. 卫生系统 是在一定的法律和规章 制度所规定的范围内,提供以促进、恢复和维护健康为基本目标的活动的总体。狭义的卫生系统也可看作是在一定法律和政策的框架内的组织网络,旨在组织、分配和利用现有的社会资源为全社会提供卫生保健服务,通过保证公平、效益和效果平衡,卫生机构与服务人群的互动,实现维护人民的健康和提高生活质量的目的。

2. 卫生体系 是国家为维护公民健康,保障国民基本健康权益而建立的国家基本制度。我国的卫生事业的性质是政府实行一定福利政策的社会公益事业。我国基本医疗卫生制度包括公共卫生服务体系、医疗服务体系、医疗保障体系和药品供应保障体系。

3. 卫生系统的功能和目标

(1)卫生系统的功能

1)卫生服务提供 在服务的提供中,需要了解卫生服务的需要、卫生服务的需求以及卫生服务的利用,以确定如何有效地提供卫生服务。①卫生服务需要:是依据人们的实际健康状况与"理想健康状态"之间存在差距而提出的对预防、保健、医疗、康复等服务的客观要求。②卫生服务需求:是从经济和价值观念出发,在一定时期内、一定价格水平上人们愿意而且有能力消费的卫生服务量。③卫生服务利用:是需求者实际利用卫生服务的数量(即有效需求量)。

2)公平对待所有人 卫生领域中的公平性是指生存机会的分配应以需要为导向,而不是取决于社会特权或者收入差异。卫生保健公平性和健康公平性要求努力降低社会各类人群之间在健康和卫生服务利用上的不公正和不应有的社会差距,力求使每个社会成员能够达到基本生存标准。要达到卫生服务公平性,就是要在卫生服务资源的分布、卫生服务的利用以及卫生费用的筹资方面实现公平,最终追求健康水平的公平分布。

3)满足人群非卫生服务的期望 即卫生系统的反应性。它是指卫生系统在多大的程度上满足了人们对卫生系统中改善非健康方面的普遍的、合理的期望。反应性测量分为"对人的尊重"和"以卫生服务对象为中心"两个部分,共 7 个领域。对"人的尊重"包括尊严、自主性、保密性、交流;"以服务对象为中心"包括及时、基础设施质量、选择卫生机构和人员、社会支持网络。

(2)卫生系统目标 ①提高所服务人群的健康水平;②对人们的某些期望予以满足,即反应性;③能够保障就医者的经济开支不至于过高,即筹资的公平性。

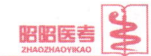

【例1】卫生系统的功能是

A. 卫生服务提供　　　　　　　B. 医疗保障　　　　　　　　C. 卫生执法监督

D. 卫生服务提高和医疗保障　　E. 卫生服务提高、公平待人、满足人群非卫生服务的期望

【例2】公共卫生的功能不包括

A. 提供公平有效的公共服务　　B. 预防疾病的发生和传播　　C. 预防意外伤害

D. 研究具体的临床治疗措施　　E. 促进和鼓励健康行为

【例3】下列关于卫生服务需求的说法，不正确的是

A. 需求与需要的实质是一致的　　B. 需求可以由需要转化而来

C. 需求与消费者的支付能力相关　　D. 需求与消费者的购买意愿

E. 有些需求不是必要的

二、公共卫生体系

1. 公共卫生　指通过组织社会力量，高效率地预防疾病、延长寿命、促进心理和身体的健康的科学和艺术。

2. 公共卫生的使命　通过全社会的努力，为公众提供适合本国本地实际情况的良好条件，来保护和促进全人群（公众）的健康。

3. 公共卫生体系　为实现公共卫生使命所组成的政府机构和社会组织。主要包括：各级政府的公共卫生机构、医疗保健服务提供系统、社区、企事业单位、大众媒体和学术研究机构。

4. 公共卫生功能　预防疾病的发生和传播；保护环境免受破坏；预防意外伤害；促进和鼓励健康行为；对灾难做出应急反应，并帮助社会从灾难中恢复；保证卫生服务的有效性和可及性。

5. 政府公共卫生机构的三大公共卫生职能

（1）评价　公共卫生部门要定期系统地收集、整理、分析社区的健康信息，包括反映健康状况的统计学资料，社区健康需求以及有关健康问题的流行病学和其他研究的资料。

（2）制定政策　公共卫生部门要发挥其为公众利益服务的职责，根据公共卫生的科学知识，研制综合的公共卫生政策，以保障公众的健康。

（3）保障　公共卫生部门通过鼓励和协调本机构以外的其他部门，或本部门提供有效的服务，落实和实施促进人群健康和预防疾病的措施，以保障公众健康。

（4）公共卫生组织机构　我国从国家到地方分别建立于卫生行政部门级别相对应的疾病预防控制中心、卫生监督所、食品与药品监督局、质量监督检验检疫局、安全生产监督管理局，以及爱国卫生运动委员会。

第2节　医疗保健体系

一、概　述

1. 医疗保健体系　是由向居民提供医疗保健和康复服务的医疗机构和有关保健的机构组成的系统。医疗机构是从事疾病诊断、治疗的卫生专业组织。保健机构常指各级的妇幼保健机构，负责优生优育、儿童保健、妇女保健、计划生育指导等医疗和预防保健的工作。

2. 医疗保健的功能及基本要求

（1）医疗保健的功能　通过为居民提供医疗、保健和康复服务，达到如下的目的：延长寿命；增进个体的功能；缓解患者及其家庭因健康问题带来的心理压力；解释患者及其家庭有关的健康和医学问题；为患者提供有关预后的咨询；为患者及其家庭提供相关的支持和照料。

（2）良好医疗保健的基本要求　可供性、适量性、可及性、可接受性、适宜性、可评估性、责任性、综合性、完整性和连续性。又简称为"7A3C"，它也是评价医疗保健服务质量的重要指标。

3. 医疗保健的组织机构　我国医疗机构实行登记管理，共分三级。一级医院是直接为社区提供医疗、预防、康复、保健综合服务的基层医院，包括社区卫生服务中心和乡镇卫生院等初级卫生保健机构。二级医院是为多个社区提供医疗卫生服务的地区性医院，是地区性医疗预防的技术中心。三级医院是跨地区、省、市以及向全国范围提供医疗卫生服务的医院，是具有全面医疗、教学、科研能力的医疗预防技术中心。

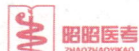

4. 双向转诊 是根据病情需要而进行的上下级医院间、专科医院间或综合医院与专科医院间的转院诊治的过程。它有纵向转诊、横向转诊两种形式。

5. 家庭医生制度 是以全科医生为主体、以社区为范围、以家庭为单位、以全面健康管理为目标,通过契约服务的形式,为家庭及其每个成员提供连续、安全、有效、适宜的综合医疗卫生服务和健康管理的服务模式。家庭医生的服务对象为签约对象个体,还包括其家庭成员。

二、医疗保险

1. 医疗保险概述

(1) 概念 医疗保险是将多种渠道筹集的经费(保险费)集中起来形成基金(医疗保险基金),用于补偿个人(被保险人)因病或其他损伤所造成的经济损失的一种制度。

(2) 医疗保险的特点 ①保障对象的广泛性;②补偿形式的特殊性;③运行机制的复杂性;④保险风险的难控制性。

(3) 主要医疗保险模式

国家医疗保险	①指医疗保险基金由国家财政预算支出,通过各级政府将医疗保险基金有计划地拨给有关部门或直接拨给医疗服务提供方,医疗卫生机构以公有制为主,医务人员为国家公职人员; ②提供的医疗服务基本上是免费的,其保险对象为全体公民
社会医疗保险	①指国家通过立法强制建立实施的一种社会保险制度; ②医疗保险基金的来源主要是由雇主和雇员按一定比例缴纳,政府适当补贴; ③当参保者因疾病需要医疗服务,由社会医疗保险机构支付一定医疗费用
商业型医疗保险	①指由商业保险公司承办、以盈利为目的的一种医疗保险形式,主要通过市场机制来筹集费用和提供服务; ②医疗保险的资金主要来源于参保者个人或雇主通过自愿购买医疗保险项目或险种来筹集,不带有强制性
储蓄医疗保险	是一种通过立法,强制劳方或劳资双方缴费,以雇员或家庭的名义建立保健储蓄账户,并逐步积累,用以支付个人及家庭成员日后患病所需的医疗费用的一种医疗保险制度,是强制储蓄保险的一种形式

【例4】医疗保险基金主要由雇主和雇员按一定比例缴纳,政府适当补贴,这种模式属于
A. 国家医疗保险   B. 储蓄医疗保险   C. 商业医疗保险
D. 补充医疗保险   E. 社会医疗保险

2. 我国医疗保障体系 主要包括基本医疗保险、补充医疗保险、商业医疗保险、社会医疗救助以及特殊人群医疗保障的多层次医疗保障体系,以满足不同人群对医疗消费的需求。我国城乡居民的基本医疗保障体系包括:

(1) 城镇职工基本医疗保险 参保范围涵盖城镇所有用人单位和职工。基本医疗保险费由用人单位和职工个人双方共同缴纳。基本医疗保险的资金使用管理实行社会统筹和个人账户相结合的管理模式。保障范围是基本医疗,根据"以收定支,收支平衡"的原则,确定基本医疗保险可以支付的医疗服务范围和支付标准。

(2) 城镇居民基本医疗保险 参保范围涵盖不属于城镇职工基本医疗保险制度覆盖范围的中小学阶段的学生(包括职业高中、中专、技校学生)、少年儿童和其他非从业城镇居民。资金筹集原则是自愿参加,保险费以家庭交费为主,政府给予适当补助;政府也鼓励有条件的用人单位对职工家属参保交费给予补助。保障范围是重点用于参保居民住院和门诊大病医疗支出。

【例5】以强制参保为原则,参保范围涵盖城镇所有用人单位和职工的保险为
A. 城镇职工基本医疗保险   B. 补充医疗保险   C. 城镇居民基本医疗保险
D. 社会医疗救助   E. 商业医疗保险

【例6】以强制参保为原则,参保范围涵盖城镇所有用人单位和职工的保险为
A. 城镇职工基本医疗保险   B. 补充医疗保险   C. 城镇居民基本医疗保险
D. 社会医疗救助   E. 商业医疗保险

(3) 新型农村合作医疗 由政府组织、引导、支持,农民自愿参加,个人、集体和政府多方筹资,以大病统筹为主的农民医疗互助共济制度。新型农村合作医疗的覆盖对象为所有农村居民,乡镇企业职工(不含以农民家庭为单位参加新型农村合作医疗的人员)是否参加新型农村合作医疗由县级人民政府确定。新型农村合作医疗制度实行个人缴费、集体扶持和政府资助相结合的筹资机制。

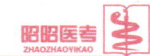

（4）补充医疗保险　由单位、企业或特定人群，根据自己的经济承担能力，在基本医疗保险之多基础上自愿参加的各种辅助性医疗保险，其主要解决参保人员基本医疗保险支付范围以外的医疗费用，是对基本医疗保险制度的补充。

（5）商业医疗保险　由保险公司开班，以盈利为目的，参保人员自愿参加的一种保险制度。

（6）社会医疗救助　在政府支持下，依靠社会力量建立的针对困难群体的医疗费用实施补助的制度。

3. 医疗费用控制措施　医疗保险的费用控制措施包括控制医疗服务供方的措施、医疗服务需方的措施和第三方（医疗保险管理方）的管理措施。

（1）控制医疗服务供方的措施　主要在改变费用支付方式，包括：

按病种给付方式	按病种给付方式，又称疾病诊断相关组定额预付制，是根据疾病的分类方法，将住院疾病按诊断分为若干组，每组又根据疾病的轻重程度及有无并发症、并发症分为几级，对每一组不同级别的病种分别制定不同的定额支付标准，并向医院一次性支付
总额预付制	又称总额预算，是由政府或医疗保险机构与医疗机构协商，根据医院的实际确定医疗保险支付每个医疗机构医疗费用年度总预算额
按人头预付方式	是指医疗保险机构按月、季、年或其他规定的时间，根据医生服务的参保人数和每个人的支付定额标准，预先支付费用的付费方式

（2）控制医疗服务需方的措施　主要是通过费用分担的方式，促使需方增加费用意识，主动控制医疗费用的不合理利用。主要的共付措施包括起付线、共付比例以及封顶线。

起付线	又称扣除保险。是指医疗保险开始支付医疗费用的最低标准，低于起付线的医疗费用由被保险人自付，超过起付线以上的医疗费用由医疗保险按规定支付
共付比例	又称按比例分担，是指医疗保险机构按照合同或政府的规定对被保险人的医疗费用按一定的比例进行补偿，剩余比例的费用由个人自己负担
封顶线	也叫最高支付限额，低于封顶线的医疗费用由医疗保险支付，超出封顶线的医疗费用由被保险人自己负担

（3）第三方（医疗保险管理方）的管理措施　主要通过开展医疗保险监督来规范单位和个人的参就医行为，医疗机构和药店的服务行为。以及医疗保险管理和经办机构的保险服务行为。

医疗保险需方监督	①医疗保险费征缴；②医疗保险费使用
医疗服务机构监督常用的方法	①审批支付监督；②抽查住院费用；③设置医疗费用预警监控系统；④重点调查；⑤定点医疗机构考核
定点零售药店监督的内容	①提供购药服务监督和药品费用监督；②常用监督方法包括审核支付、抽查、暗访、重点调查、定点药店考核等

【例7】某企业职工因为冠心病在某三甲医院住院6天，发生医药费用9 000元。出院结算时，医院先扣除自费项目1 200元，在剩下的7 800元中，扣除起付标准800元后，对剩余部分医疗费用的7 000元，由统筹基金按90%的比例给予报销，其余的10%由该职工本人支付。这7 000元的支付方式属于

　　A. 封顶线　　　　B. 共同付费　　　　C. 起付比　　　　D. 自费线　　　　E. 起付线

【例8】医疗保险设置开始支付医疗费用的最低标准，低于该标准的医疗费用由患者自付，该标准被称为

　　A. 自付线　　　　B. 共付线　　　　　C. 封顶线　　　　D. 起付线　　　　　E. 封底线

第3节　全球卫生保健策略

一、人人享有卫生保健的策略与初级卫生保健

1. 人人享有卫生保健　是指世界全体人民都达到在社会和经济两方面生活得富有成效的那种健康水平。其含义是全球所有人民都能享有基本的卫生保健服务。并且通过消除和控制影响健康的各种有害因素，使人们都能享有在社会和经济生活方面都富有成效的那种健康水平，达到身体、精神和社会幸福的完好状态。

（1）人人享有卫生保健的社会准则　承认享有最高可能的健康水平是一项基本人权，公平，伦理观，性别观。

（2）21世纪人人享有卫生保健的全球总目标　使全体人民增加期望寿命和提高生活质量；在国家之间和国家内部促进卫生公平；使全体人民得到可持续发展的卫生系统提供的服务。其基本实施策略是：将与贫困作斗争作为工作重点；全方位促进健康；动员各部门合作。

2. 初级卫生保健　又称**基层卫生保健**，它是最基本的、人人都能得到的、体现社会平等权利的、人民群众和政府都能负担得起的基本卫生保健服务。核心是人人公平享有。手段是适宜技术和基本药物。筹资是以公共财政为主，受益对象是**社会全体成员**。

（1）实施初级卫生保健的基本原则　合理分配资源；社区参与；预防为主；适宜技术；综合利用；合理转诊。

（2）初级卫生保健的基本内容　**健康促进；疾病预防；合理诊疗；康复防残**。

【例9】实现"人人享有卫生保健"目标的**关键**是

A. 推行合作医疗保险　　　　B. 加强医德医风建设　　　　C. 开展初级卫生保健

D. 深化医药卫生体制改革　　E. 促进妇幼卫生保健

【例10】**不符合**"人人享有卫生保健"内涵的是

A. 卫生资源公平分配　　　　B. 不发达地区的人们也能享受到基本的卫生保健服务

C. 为人们治愈所有疾病　　　D. 尽可能控制影响健康的危险因素

E. 力争使人们的生理、心理和社会适应都达到完好的状态

【例11】初级卫生保健的**基本原则**不包括

A. 社区参与　　　　　　　　B. 预防为主　　　　　　　　C. 推广医学尖端技术

D. 合理分配资源　　　　　　E. 合理转诊

【例12】**不属于**初级卫生保健服务的是

A. 社区康复　　　　　　　　B. 疾病预防和保健服务　　　C. 基本医疗

D. 专科治疗　　　　　　　　E. 健康教育

二、全球卫生面对的挑战与应对策略

1. 全球卫生面临的挑战　儿童健康问题；传染病的流行；慢性非传染病负担加重；伤害增加；卫生人力危机。

2. 千年发展目标　包括消灭极端贫穷和饥饿；普及小学教育；促进两性平等；降低儿童死亡率；改善孕妇保健；对抗AIDS及其他疾病；确保环境的可持续发展；全球合作促进发展。

三、我国卫生面对的挑战和卫生改革

1. 我国卫生面对的挑战　慢性非传染性疾病负担加重；人口老龄化；医疗卫生服务体系存在弊端，包括卫生资源配置不合理；公立医疗机构运行机制不健全；药品生产和流通秩序混乱；卫生保障体系上待健全。

2. 我国医疗改革新目标　2020年建立健全覆盖城乡居民的基本医疗卫生制度，为居民提供安全、有效、方便、价廉的医疗卫生服务。

➤ 参考答案如下，详细答案参见2021版《国家临床执业及助理医师资格考试精选真题考点精析》。

1. E	2. D	3. A	4. E	5. A	
6. A	7. B	8. D	9. C	10. C	昭昭老师提示： 关注官方微信，获得第一手考试资料。
11. C	12. D	—	—	—	

2021

国家临床执业及助理医师资格考试
笔试重难点精析

（上册）

刘 钊◎编著

2020考点全覆盖
考题命中90%
2021按新大纲编写
执业及助理医师通用

信昭昭 过医考

独家秘笈

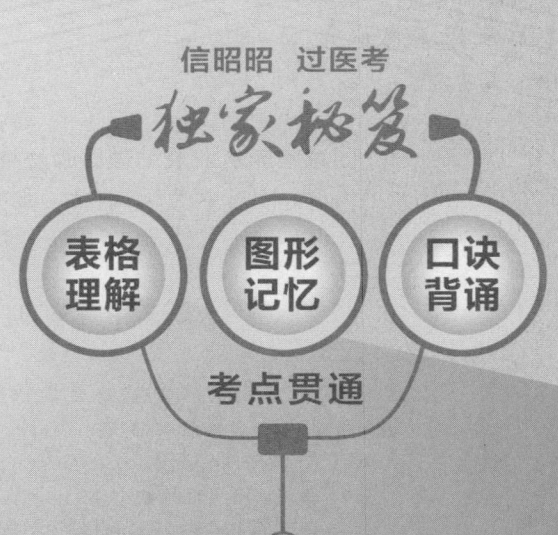

表格
理解

图形
记忆

口诀
背诵

考点贯通

北京航空航天大学出版社
BEIHANG UNIVERSITY PRESS

内 容 简 介

昭昭老师是全国医学培训行业的名师,近10年来累计帮助数万名考生顺利取得执业及助理医师资格证书。本书按照最新大纲要求,将近10年来国家医师资格考试重点、难点、常考点及必考点进行了归纳总结。

本书共分为四部分。第一部分,临床医学综合。这一部分是考试的重中之重,占据了医师资格考试的绝大部分分数,常言道"得专业综合者得天下",考生如果想顺利过关,这一部分内容是至关重要的。第二部分,基础医学综合。这部分内容考试的难度相对较小,占据分数少,对于这些内容只需把握其重要考点即可。第三部分,人文医学。要重点把握各种概念、观点及相关数值,重复考点较多。第四部分,预防医学。这是医师资格考试的一个大科目,需要大家重视。书中昭昭老师总结了考试的常考点和必考点,并对考生复习中遇到的难记点和重点归纳了口诀加图表的记忆方法,针对易混淆点采用表格对比加强考生记忆,相信会对考生大有裨益。

图书在版编目(CIP)数据

国家临床执业及助理医师资格考试笔试重难点精析 / 刘钊编著. -- 北京 : 北京航空航天大学出版社,
2020.11
ISBN 978 - 7 - 5124 - 3399 - 1

Ⅰ. ①国… Ⅱ. ①刘… Ⅲ. ①临床医学—资格考试—自学参考资料 Ⅳ. ①R4

中国版本图书馆 CIP 数据核字(2020)第 226105 号

国家临床执业及助理医师资格考试笔试重难点精析
(上 册)

刘 钊 编著
策划编辑 黄继松
责任编辑 寿亚荷

*

北京航空航天大学出版社出版发行

北京市海淀区学院路 37 号(邮编 100191) http://www.buaapress.com.cn
发行部电话:(010)82317024 传真:(010)82328026
读者信箱:bhjiaopei@163.com 邮购电话:(010)82316936
保定市中画美凯印刷有限公司印装 各地书店经销

*

开本:787×1 092 1/16 印张:95 字数:3 700 千字
2020 年 11 月第 1 版 2020 年 11 月第 1 次印刷
ISBN 978 - 7 - 5124 - 3399 - 1 定价:228.00 元(上、下册)

前　言

经过对近几年执业及助理医师资格考试的观察及总结,考生会发现考试难度在逐年上升,而通过率在逐年下降,这体现了国家对医疗队伍建设的要求在逐步提高,同时也意味着考生不可再抱有侥幸心理,只想依靠技巧通关而不练就真功夫,临考突击。昭昭老师提醒考生,执业及助理医师资格考试的新时代已经来临,必须一步一个脚印地把基础打好,才能顺利取得证书。昭昭老师在知识点的传授过程中除了对考试通关技巧进行总结外,更注重基本功的学习及做题思路的培养,既要知其然,又要知其所以然,在理解的基础上记忆,打下牢固的基础,做到对知识的真正掌握。心中有物,在面对越来越灵活的考题时,方能从容应对。

昭昭老师从考生的角度出发,根据 10 余年行业辅导经验,独创了"画图理解＋考点巧记＋教你做题"三位一体的讲课方法,并以医师资格考试辅导书的形式呈现出来,帮助考生既打好基础,又掌握方法。

第一,画图理解。医学知识点用语言描述很难说清楚,即使费了九牛二虎之力说清楚了,考生因为对抽象的知识点不熟悉仍旧不能理解。昭昭老师通过边画图边讲解的形式,使考生完全理解所讲的知识点。这种方法也是目前世界上比较流行且比较有效的授课方式。

第二,考点巧记。医学知识浩瀚如海,知识点多如牛毛,理解后是否可以长时间记忆是关键。很多考生会说:"这个我见过,这个我背过,可是我忘了!"针对一系列易混的考点,昭昭老师通过口诀背诵帮你加深记忆,达到准确记忆的目的。考生可参考昭昭老师所编写的 2021 版《国家临床执业及助理医师资格考试笔试核心考点背诵版》,该书将不容易记忆的考点编成了顺口溜和口诀帮大家加强记忆。

第三,教你做题。把知识点放到考题中,一部分考生读完题目却不能总结出题干提供的重要信息,不知道考什么内容,所以就需要考生一道一道做题,训练做题思路。这样训练下来,考生掌握的不仅仅是一个知识点,而是一串知识点。通过一道习题把与其相同、相似题目的知识点全部掌握。最后考生就会发现通过做题,对知识点的掌握有了巨大的进步,带来了质的飞跃,使分数得到了真实的提高。考生可参考昭昭老师所编写的 2021 版《国家临床执业及助理医师资格考试精选真题考点解析》,熟悉历年考题的出题方向和应对策略,高效提分。再通过 2021 版《国家临床执业及助理医师资格考试医师进阶重难题 3000 例》,使考生在做题中对知识点进行不断地重复,掌握得更扎实。

推荐考生参考复习计划如下:

基础阶段	笔试重难点精析＋精选真题考点精析＋背诵版	笔试重难点打基础;背诵版精简考点,加深记忆;精选真题考点分析研究真题,把握做题思路
提高阶段	进阶重难题 3000 例＋背诵版	首轮复习后,通过重难题检验复习效果,结合背诵版巩固知识点
冲刺阶段	题眼狂背＋背诵版＋最后冲刺 5 套卷	题眼狂背结合背诵版快速抓住题干中的题眼,选择正确答案,高效得分;最后冲刺 5 套卷,把握出题方向,全真模拟,为考试热身

最后祝愿考生顺利通过今年的医师资格考试!

昭昭老师

征稿说明

对于从医人员来说,执业及助理医师考试是学习生涯及从业中一段十分重要的旅程。亲爱的考生朋友,在执业及助理医师考试的路上,你或许有一些难忘的经历,或许有一些重要的经验、实用的备考方法希望与其他考生分享,你或许还希望将这段奋斗历程铭刻下来。如果你有这样的想法,那么,机会来了:北京航空航天大学出版社特此向各位"过来人"征集稿件,与考生朋友们分享你的"备考故事",我们将选用优秀文章集结成书予以出版。感兴趣的考生朋友可将文章发送至邮箱:bhjiaopei@163.com。别忘记留下你的姓名和联系方式哦!我们在此期待考生朋友们的精彩故事!

特别提示:各位考生在读书学习过程中有任何与考试相关及图书售后的问题,可加下列相应 QQ 号获取解答:

执业医师,请加 QQ1123688861 或 2736802701;

助理医师,请加 QQ2926263942 或 3223172419。

目 录

上 册

第一部分　临床医学综合

下 册

第二部分 基础医学综合

第三部分　人文医学

第四部分　预防医学

第一部分

临床医学综合

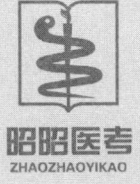

昭昭医考
ZHAOZHAOYIKAO

第一篇　呼吸系统

学习导图

章 序	章 名	内 容	所占分数 执业医师	所占分数 助理医师
1	慢性阻塞性肺疾病	慢性阻塞性肺疾病	4分	3分
2	肺动脉高压和肺源性心脏病	肺动脉高压	3分	1分
		肺源性心脏病		
3	支气管哮喘	支气管哮喘	3分	2分
4	支气管扩张	支气管扩张	2分	2分
5	肺 炎	总论	5分	5分
		肺炎链球菌肺炎		
		葡萄球菌肺炎		
		肺炎克雷伯杆菌肺炎		
		支原体肺炎		
		病毒性肺炎		
6	肺脓肿	肺脓肿	2分	0分
7	肺结核	肺结核	4分	3分
8	肺 癌	肺癌	4分	2分
9	肺血栓栓塞	肺血栓栓塞	2分	0分
10	呼吸衰竭	急性呼吸衰竭	3分	2分
		慢性呼吸衰竭		
11	急性呼吸窘迫综合征与多器官功能障碍综合征	急性肺损伤（ALI）与急性呼吸窘迫综合征（ARDS）	1分	0分
		系统性炎症反应综合征与多器官功能障碍综合征		
12	胸腔积液	结核性和恶性胸腔积液	5分	2分
		血胸		
		脓胸		
13	胸部损伤	气胸	2分	2分
		肋骨骨折		
14	纵隔肿瘤	纵隔肿瘤	1分	0分

复习策略

　　呼吸系统属于三大内科内容之一，相对来说比较简单，其难度小于循环系统，大于消化系统，每年的考试分数可以占到35～40分。本章考点相对集中，每年必考题为各疾病的诊断及首选检查、相应治疗等。考生在本章节的考试中一定要多拿分，这是提高第二卷考试分数的重要系统。

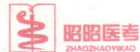

第1章　慢性阻塞性肺疾病

➤ 2021考试大纲
①概述；②病因和发病机制；③病理生理；④临床表现、病程分期；⑤辅助检查；⑥诊断与严重程度分级、鉴别诊断；⑦并发症；⑧治疗与预防。

➤ 考纲解析
近20年的医师考试中，本章的考试重点是 COPD 的机制、诊断、检查、治疗和并发症，执业医师每年考查分数为2～3分，助理医师每年考查分数为1～2分。

慢性阻塞性肺疾病(COPD)是以持续的气流受限(不可逆)为特征的可以预防和治疗的疾病，其气流受限多呈进行性发展，与气道和肺组织对香烟烟雾等有害气体或有害颗粒的异常慢性炎症反应有关。

一、病因和发病机制

1. 病因

吸　烟	吸烟是最重要的环境发病因素 ➤(昭昭老师总结：吸烟是导致COPD、冠心病、闭塞性脉管炎的主要病因)
感　染	①病毒感染以流感病毒、鼻病毒、腺病毒和呼吸道合胞病毒为常见； ②细菌感染常继发于病毒感染，常见病原体有肺炎链球菌、流感嗜血杆菌、卡他莫拉菌和葡萄球菌等
其他因素	职业粉尘和化学物质、空气污染，其他因素如免疫功能紊乱、气道高反应性、年龄增大等机体因素和气候等环境因素均与COPD发生发展有关

【例1】引起阻塞性肺气肿的病因中，最主要的因素是
A. 吸烟　　　　B. 感染　　　　C. 大气污染　　　　D. 过敏反应　　　　E. 副交感神经功能亢进

2. 发病机制

炎症机制	①气道、肺实质及肺血管的慢性炎症是慢阻肺的特征性改变，中性粒细胞、巨噬细胞、T淋巴细胞等炎症细胞均参与了COPD发病过程； ②中性粒细胞的活化和聚集是慢阻肺炎症过程的一个重要环节；通过释放中性粒细胞弹性蛋白酶等多种生物活性物质引起慢性黏液高分泌状态病破坏肺实质
蛋白酶-抗蛋白酶失衡机制	①蛋白水解酶对组织有损伤和破坏作用；抗蛋白酶对弹性蛋白酶等多种蛋白酶具有抑制功能，其中 α_1-抗胰蛋白酶(α_1-AT)的活性最强； ②蛋白酶增多或抗蛋白酶不足均可导致组织破坏，产生肺气肿；先天性 α_1-抗胰蛋白酶缺乏多见于北欧血统的个体
氧化应激机制	①氧化物主要有超氧阴离子、羟根、次氯酸、过氧化氢(H_2O_2)和一氧化氮等； ②氧化物可以直接作用并破坏许多生化大分子，导致细胞功能障碍或凋亡，还可以破坏细胞外基质等
其他机制	自主神经功能失调、营养不良、气温变化等都可能参与COPD的发生和发展

【例2】阻塞性肺气肿最基本的发病机制是
A. 肺泡间血流减少　　　　B. α_1-AT缺乏　　　　C. 肺小血管痉挛
D. 分泌物所致单向活瓣作用　　　　E. 支气管炎症致细支气管不完全阻塞
【例3】慢性阻塞性肺疾病急性发作最常见的原因是
A. 空气污染　　　B. 过敏　　　C. 感染　　　D. 治疗不规律　　　E. 气候变化
【例4】COPD气道炎症最主要的效应细胞是
A. 肥大细胞　　　B. 嗜酸性粒细胞　　C. 中性粒细胞　　　D. 巨噬细胞　　　E. 淋巴细胞

二、病理生理

1. 初期病理改变　COPD的特征性病理生理变化是持续气流受限导致肺通气功能障碍。

(昭昭老师提示：注意区分胸腔积液导致的呼吸困难主要是限制性呼吸困难；同时区分支气管哮喘为可逆性的气流受限，COPD是不可逆性的气流受限)

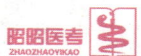

2. 后期病理改变 换气功能障碍随着病情的发展,肺组织弹性减退,残气量占肺总量的百分比增加。肺气肿导致肺毛细血管因膨胀肺泡的挤压而减少,肺泡间的血流量减少,此时肺泡虽有通气,但肺泡壁无血流灌注,导致无效腔样气量增大;也有部分肺区虽有血流灌注,但肺泡通气不良,不能参与气体交换,导致功能性分流增加,从而产生通气/血流比例失调。同时,肺泡及毛细血管大量丧失,弥散面积减少。通气/血流比例失调与弥散障碍共同作用,导致肺换气功能障碍。呼吸衰竭通气和换气功能障碍可导致缺氧和 CO_2 潴留,发生不同程度的低氧血症和高碳酸血症,最终导致呼吸功能衰竭。

三、临床表现

慢性咳嗽	随病程发展可终身不愈,常晨间咳嗽明显,夜间有阵咳或排痰
咳 痰	一般为白色黏液或浆液性泡沫状痰,偶可带血丝,清晨排痰较多
气短或呼吸困难	早期在剧烈活动时出现,后逐渐加重,以致在日常活动甚至休息时感到气短,是 COPD 的标志性症状
喘息或胸闷	部分患者特别是重度患者或急性加重时出现喘息
其 他	晚期患者有体重下降、食欲减退等症状

➤ **昭昭老师总结:各种疾病不同的痰液**

疾 病	痰 液	昭昭老师速记
慢性阻塞性肺疾病	白色黏痰或泡沫状痰	"漫"山遍野都是"白"色
大叶性肺炎	铁锈色痰	"打(大)""铁"
小叶性肺炎	浓黄痰	"小""黄"人
肺炎克雷伯菌肺炎	砖红色胶冻状痰	"克雷伯""搬""砖"
肺脓肿	大量脓臭痰	"脓"="脓臭"
急性左心衰	粉红色泡沫状痰	"左"="粉红"

四、体 征

视 诊	胸廓前后径增大,肋间隙增宽,剑突下胸骨下角增宽,即桶状胸
触 诊	双侧语音颤减弱(昭昭老师提示:我们所学的大部分呼吸系统疾病都是使得语颤减弱的,但大叶性肺炎则是增强的!)
叩 诊	肺部过清音,心浊音界减小,肺下界和肝浊音界下降
听 诊	双肺呼吸音减弱,呼气延长;部分患者可闻及湿性啰音和干性啰音

【例5】 不属于阻塞性肺气肿的体征是

    A. 桶状胸   B. 触觉语颤增强   C. 肺下界和肝浊音界下降

    D. 叩诊呈过清音、心浊音界缩小或不易叩出   E. 肺泡呼吸音降低,呼气明显延长

【例6】 男,68岁。反复咳嗽、咳痰15年,加重伴发热3天。吸烟史40年,1包/天。查体:T 38.8 ℃,口唇发绀,桶状胸,双肺可闻及哮鸣音和湿啰音。血 WBC $10.3 \times 10^9/L$,N 0.85。该患者最可能的诊断是

    A. 支气管肺癌   B. 肺血栓栓塞   C. 慢性阻塞性肺疾病   D. 支气管扩张   E. 支气管哮喘

【例7】 男,70岁。因咳嗽、咳痰30年,气短5年,近期加重前来体检。胸部X线片示双肺透光度增加。其胸部查体最可能出现的体征是

    A. 叩诊过清音   B. 呼吸音增强   C. 叩诊实音   D. 语颤增强   E. 三凹征

五、检 查

1. 肺功能检查 肺功能检查是首选检查,为判断持续气流受限的主要客观指标。

FEV_1/FVC	使用支气管扩张剂后,$FEV_1/FVC < 70\%$ 可确定为持续气流受限
其余指标	①升高的指标:肺总量(TLC)↑,功能残气量(FRC)↑,残气量(RV)↑,闭合容量(CV)↑,静态肺顺应性↑; ②降低的指标:肺活量(VC)↓,动态肺顺应性↓,DLco(一氧化碳弥散量)↓,最大呼气中期流速(MMFR)↓; ③RV/TLC>40%提示肺气肿 (昭昭老师提示:看似纷繁复杂的指标,其实本质很简单。记住,反映通气量的、通气速度的一定是降低的,因为气道堵了;反映残气量的一定是增加的)。昭昭速记:细心的你可以发现,带"C"的全升高,除了"VC"外)

2. 肺的顺应性 肺顺应性是指单位压力改变时所引起的肺容积的改变,它代表了胸腔压力改变对肺容积的影响。它包括静态顺应性和动态顺应性两种。

(昭昭老师提示:"净(静)增""动减"→考研期间体重"净(静)增",需要运动才减肥"动减")

分 类	概 念	临床疾病
静态顺应性	反映了肺组织的弹性	COPD,由于肺泡壁破坏,弹力组织减少,故肺静态顺应性增加
动态顺应性	反映了肺组织弹性和气道阻力	COPD,由于气道堵塞,气道阻力增加,故肺动态顺应性降低

3. FEV_1%预计值 1秒用力呼气容积占预计值百分比(FEV_1%预计值),是评估COPD严重程度的常用指标。(昭昭老师速记:3个人去"58"同城应聘)

肺功能分级	患者肺功能FEV_1占预计值的百分比(FEV_1% pred)
GOLD 1级:轻度	FEV_1% pred≥80%
GOLD 2级:中度	50%≤FEV_1% pred<80%
GOLD 3级:重度	30%≤FEV_1% pred<50%
GOLD 4级:极重度	FEV_1% pred<30%

4. 血气分析 轻中度低氧血症,高碳酸血症。

5. 胸部的X线检查 COPD早期胸片可无变化,以后可出现肺纹理增粗、紊乱等非特异性改变,也可出现肺气肿改变。X线对诊断COPD的特异性不高,但有助于对肺部的其他疾病进行鉴别诊断。

6. 胸部 CTCT检查可发现慢阻肺小气道病变的表现、肺气肿的表现及并发症的表现。

7. 其他 慢阻肺合并细菌感染时,外周血白细胞增高,核左移。

【例8】测定肺通气效率较高的指标是
A. 潮气量　　　B. 肺活量　　　C. 时间肺活量　　D. 通气/血流比值　　E. 肺扩散容量

【例9】诊断慢性阻塞性肺疾病(COPD)的必要条件是
A. 胸部X线片示肺纹理增粗、紊乱　　B. 肺功能检查示阻塞性通气功能障碍
C. 高分辨CT示肺气肿改变　　D. 长期大量吸烟史
E. 慢性咳嗽、咳痰病史

【例10】肺功能检查时,阻塞性通气功能障碍最主要的表现是
A. 肺活量降低　　　　　　　B. 残气量增加　　　　　　　　C. 气流指数>1.0
D. 第1秒用力呼气容积降低　　E. 肺总量降低

【例11】男,55岁,间断咳嗽、咳痰,反复发作30年,近2年来渐觉气短,发现高血压3年,吸烟36年,40支/日。查体:BP 140/90 mmHg,心肺无明显阳性体征,心脏彩超未发现异常,为明确诊断首选的检查是
A. 胸部CT　　　B. 肺功能　　　C. 运动心肺功能　　　D. 冠状动脉造影　　E. 核素心肌显影

六、诊断和分期

1. 诊断 慢性阻塞性肺疾病(COPD)=反复咳嗽、咳痰数年或数十年+过清音、桶状胸+X线片示肺纹理增粗、紊乱+肺功能检查见持续气流受限(吸入支气管扩张剂后$FEV_1/FVC<0.70$)。

2. 分期

(1) mMRC问卷。症状评估可采用改良版英国医学研究委员会呼吸困难问卷(mMRC问卷)进行评估。

分 级	症 状
0级	剧烈活动时出现呼吸困难
1级	平地快步行走或爬缓坡时出现呼吸困难
2级	由于呼吸困难,平地行走时比同龄人慢或需要停下来休息
3级	平地行走100 m左右或数分钟后即需要停下来喘气
4级	因严重呼吸困难而不能离开家,或在穿衣服时即出现呼吸困难

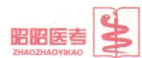

（2）急性加重风险评估。上一年发生 2 次或 2 次以上急性加重或 $FEV_1\%$ pred＜50％,均提示今后急性加重的风险增加。根据上述症状、肺功能改变和急性加重风险等,即可对稳定期慢阻肺患者的病情严重程度做出综合性评估,并依据该评估结果选择稳定期的主要治疗药物。

患者综合评估分组	特 征	肺功能分级	上一年急性加重次数	mMRC 分级	首选药物
A组	低风险,症状少	GOLD 1～2 级	≤1 次	0～1 级	SAMA 或 SABA,必要时
B组	低风险,症状多	GOLD 1～2 级	≤1 次	≥2 级	LAMA 或 LABA
C组	高风险,症状少	GOLD 3～4 级	≥2 次	0～1 级	ICS＋LABA,或 LAMA
D组	高风险,症状多	GOLD 3～4 级	≥2 次	≥2 级	ICS＋LABA,或 LAMA

注:SABA 是短效 β_2 受体激动剂;SAMA 是短效抗胆碱能药物;LABA 是长效 β_2 受体激动剂;LAMA 是长效抗胆碱能药物;ICS 是吸入型糖皮质激素。

七、治 疗

1. 稳定期的治疗

教育患者	戒烟;因职业粉尘、刺激性气体所致者,应脱离污染环境
支气管扩张剂	β受体激动剂如沙丁胺醇、特布他林气雾剂;抗胆碱能药物如异丙托溴铵气雾剂;茶碱类如氨茶碱等
糖皮质激素	目前常用的药物有沙美特罗＋氟替卡松、福莫特罗＋布地奈德
祛痰药	常用氨溴索
长期家庭氧疗（LTOT）	①使用指征:PaO_2 在 55～60 mmHg 或 SaO_2＜89％; ②一般用鼻导管吸氧,氧流量 1.0～2.0 L/min,吸氧时间 10～15 h/d; ③ 目的:PaO_2≥60 mmHg 和(或)使 SaO_2 升至 90％以上

2. 急性加重期的治疗

明确病因	确定急性加重期的原因及病情的严重程度,根据病情严重程度决定门诊或住院治疗
支气管扩张剂	药物同稳定期
低流量吸氧	①发生低氧血症者可以经过鼻导管吸氧,或通过文丘里面罩吸氧; ②鼻导管给氧时,吸入的氧浓度与氧给量有关:吸入氧浓度(％)＝21＋4×氧流量;一般吸入氧气的浓度是 28％～30％; ③不能吸入高浓度氧,吸入氧浓度过高会引起 CO_2 潴留
抗生素	根据药敏试验选用敏感抗生素
糖皮质激素	对需要住院治疗的急性加重患者可考虑口服泼尼松治疗
祛痰剂	溴已新、氨溴索等酌情选用

【例 12】男,75 岁,间断咳嗽、咳痰 12 年,加重伴气短 2 天就诊。吸烟 40 余年,每天约 1 包。胸部 X 线片示双肺纹理增粗、紊乱。动脉血气示 pH 7.34,$PaCO_2$ 48 mmHg,PaO_2 55 mmHg。该患者氧疗的最佳方式是

A. 持续低流量吸氧　　　　B. 无重复呼吸面罩吸氧　　　　C. 气管插管、机械通气

D. 无创通气　　　　E. 普通面罩吸氧

八、并发症

并发症	表现和体征	首选检查
自发性气胸	突然加重呼吸困难＋肺部叩诊为鼓音＋听诊呼吸音减弱或消失 (昭昭老师提示:只要看见呼吸困难＋鼓音＝气胸;鼓音是气胸,实音、浊音是胸腔积液,过清音是COPD)	胸部 X 线片
慢性肺源性心脏病	COPD 导致肺血管床减少、缺氧导致肺动脉收缩、血管重塑,导致肺动脉高压、右心扩大,最终发生右心功能不全 (昭昭老师提示:慢性肺源性心脏病最常见的病因便是 COPD)	超声心动图
慢性呼吸衰竭	发生低氧血症和(或)高碳酸血症,出现缺氧和 CO_2 潴留的表现,多为 2 型呼吸衰竭	血气分析

【例13】慢性阻塞性肺疾病最常见的并发症**不包括**

A. 慢性肺源性心脏病 B. 自发性气胸 C. 右心功能不全 D. 支气管扩张 E. 慢性呼吸衰竭

例14~15 共用题干

男,62岁。间隔咳嗽、咳痰10余年,喘息5年,加重3天入院。吸烟41年,30支/日,已戒5年。查体:烦躁,球结膜充血,水肿,口唇发绀,桶状胸,双肺呼吸音低,右下肺可闻及少许湿性啰音,肝肋下5 cm,肝颈静脉回流征(+),双下肢水肿。血 K^+ 4.5 mmol/L。Na^+ 129 mmol/L,Cl^- 90 mmol/L。

【例14】若该患者出现意识障碍,**最可能**的原因是

A. 感染中毒性脑病 B. 脑血管意外 C. 肝性脑病 D. 肺性脑病 E. 低钠血症

【例15】该患者目前**最重要**的治疗措施为

A. 抗感染 B. 静脉滴注支链氨基酸 C. 无创通气 D. 利尿 E. 纠正电解质紊乱

例16~17 共用题干

男,66岁。活动后突发左侧胸痛伴呼吸困难1天。既往慢性阻塞性疾病史10余年。查体:R 26次/分,BP 95/60 mmHg。口唇发绀,左肺呼吸音明显减弱,心率102次/分,心律整齐。

【例16】该患者最可能的**诊断**是

A. 急性心肌梗死 B. 自发性气胸 C. 阻塞性肺不张 D. 胸腔积液 E. 肺栓塞

【例17】为明确诊断,应先采取的检查**措施**是

A. CT肺动脉造影 B. 胸腔穿刺 C. 支气管镜 D. 胸部X线片 E. 心电图

➤ 昭昭老师总结:呼吸音代表的疾病

疾 病	听诊或叩诊	昭昭老师巧记
慢性阻塞性肺疾病	听诊→过清音	"过""慢"生活
支气管哮喘	听诊→广泛哮鸣音	"哮"="哮"
支气管扩张	听诊→局限性湿啰音	"局限"性"扩张"
胸腔积液	听诊→呼吸音减低+叩诊→实音或浊音	"实""业(液)"
气胸	叩诊→鼓音	"鼓"足勇"气"

九、预 防

(1)戒烟是预防慢阻肺最重要的措施,在疾病的任何阶段戒烟都有助于防止病情进展。

(2)控制职业环境污染,减少有害气体或有害颗粒的吸入。

(3)免疫接种流感疫苗、肺炎链球菌疫苗、细菌溶解物、卡介苗多糖核酸对防止慢阻肺患者反复感染可能有益。积极防治婴幼儿和儿童期呼吸系统感染。

(4)加强体育锻炼、增强体质,提高机体免疫力,可帮助改善机体一般状况。

➤ 参考答案如下,详细答案参见2021版《国家临床执业及助理医师资格考试精选真题考点精析》。

1. A	2. E	3. C	4. C	5. B	
6. C	7. A	8. C	9. B	10. D	
11. B	12. A	13. D	14. D	15. C	昭昭老师提示: 关注官方微信,获得第一手考试资料。
16. B	17. D	—	—	—	

第2章 肺动脉高压和肺源性心脏病

➤ **2021考试大纲**

①肺动脉高压的概述、病因、分类和发病机制、临床表现、诊断与鉴别诊断、治疗。②肺心病的流行病学、病因和发病机制、临床表现、诊断与鉴别诊断、治疗。

➤ **考纲解析**

近20年的医师考试中,本章的考试重点是COPD的机制、诊断、检查、治疗和并发症,执业医师每年考查分数为2~3分,助理医师每年考查分数为1~2分。

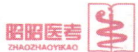

第1节 肺动脉高压(助理医师不要求)

肺动脉高压是由多种已知或未知原因引起的肺动脉压异常升高的一种病理生理状态,血流动力学诊断标准为在海平面、静息状态下,右心导管测量平均肺动脉压(mPAP)≥25 mmHg。

一、分类和概念

1. 分类 2008年,世界卫生组织的第四届肺动脉高压会议重新修订了肺动脉高压分类,共五类:①动脉性肺动脉高压;②左心疾病所致肺动脉高压;③肺部疾病和(或)低氧所致肺动脉高压;④慢性血栓栓塞性肺动脉高压;⑤未明多因素机制所致肺动脉高压。

2. 概念 动脉性肺动脉高压、肺部疾病或低氧所致肺动脉高压、慢性血栓栓塞性肺动脉高压及未明多因素机制所致肺动脉高压都属于毛细血管前性肺动脉高压,血流动力学特征为mPAP≥25 mmHg,肺毛细血管楔压(PCWP)或左心室舒张末压<15 mmHg。左心疾病所致肺动脉高压属于毛细血管后性肺动脉高压,血流动力学特征为mPAP≥25 mmHg,肺毛细血管楔压(PCWP)或左心室舒张末压>15 mmHg。肺动脉高压的严重程度可根据静息状态下mPAP水平分为轻(26~35 mmHg)、中(36~45 mmHg)、重(>45 mmHg)三种。

二、病因和发病机制

1. 遗传因素 11%~40%的散发患者存在骨形成蛋白受体2(BMPR 2)基因变异。有些病例存在激活素受体样激酶1(ALK 1)基因变异。

2. 免疫因素与炎症反应 29%的患者抗核抗体水平明显升高,但缺乏结缔组织病的特异性抗体。

3. 肺血管内皮功能障碍 肺血管收缩和舒张由肺血管内皮分泌的收缩和舒张因子共同调控。肺血管收缩因子主要为血栓素A2(TXA 2)、内皮素-1(ET-1);舒张因子主要为前列环素、一氧化氮(NO)。若上述因子表达不平衡,可导致肺血管平滑肌收缩,从而引起肺动脉高压。

4. 血管壁平滑肌细胞K^+通道缺陷 可见血管平滑肌增生肥大,电压依赖性K^+通道功能缺陷,K^+外流减少,细胞膜处于除极状态,使Ca^{2+}进入细胞内,从而导致血管收缩。

三、临床表现和体征

呼吸困难	最常见的症状,多为首发症状,主要表现为活动后呼吸困难,进行性加重
胸 痛	①因右心负荷增加、耗氧增多、冠脉供血减少引起;②常于活动或情绪激动时发生
头晕或晕厥	①因心排量减少,脑组织供血突然减少所致;②常在活动时出现
咯 血	咯血量通常较少,有时也可出现大咯血而致死亡
其他症状	疲乏、无力,雷诺现象等

四、检 查

血液检查	血红蛋白可增高,与长期缺氧代偿有关;脑钠肽可有不同程度增高,与疾病严重程度及患者预后有一定的相关性
心电图	心电图不能直接反映肺动脉压增高,但能提示右心室增大或肥厚
胸 片	可有肺动脉高压的X线征象
超声心动图和多普勒超声	①超声心动图和多普勒超声是筛查肺动脉高压最重要的无创检查方法;②多普勒超声心动图估测三尖瓣峰值流速>3.4 m/s或肺动脉压>50 mmHg,将被诊断为肺动脉高压
肺功能测定	肺功能测定可表现为轻到中度限制性通气功能障碍、弥散功能减低
血气分析	多数患者有轻、中度低氧血症,系由通气/血流比例失衡所致
放射性核素肺通气/灌注显像	呈弥漫性稀疏或基本正常,是排除慢性栓塞性肺动脉高压的重要手段
右心导管检查	直接测量肺动脉压力,测定心排出量,计算肺血管阻力,确定有无左向右分流等,有助于制定治疗策略
急性肺血管反应试验	①可评价肺血管对短效血管扩张剂的反应性,目的是筛选出对口服钙通道阻滞剂可能有效的患者;②用于该试验的药物有静脉用前列环素、静脉用腺苷、吸入NO

【例1】女,32岁。反复胸痛半年,进行性活动后呼吸困难2个月,否认慢性咳嗽、咳痰及心脏病史。查体:BP 120/80 mmHg,双肺呼吸音低,未闻及干湿啰音,$P_2 > A_2$,三尖瓣区可闻及3/6级收缩期杂音,剑突下可见心尖搏动,右下肢水肿。为确定诊断最有意义的检查是

  A. CT肺动脉造影 B. 胸部X线片 C. 肺通气功能 D. 血气分析 E. 超声心动图

五、诊　断

临床诊断	①临床表现、心电图、胸片、CT征象对于提示或诊断肺动脉高压有重要价值; ②多普勒超声心动图估测肺动脉收缩压>50 mmHg结合临床可诊断
确诊标准	右心导管检查测定平均肺动脉压>25 mmHg

六、治　疗

氧疗	低氧刺激可引起肺血管收缩而加速本病进展,伴有低氧血症时应给予氧疗
血管舒张药	选用钙通道阻滞剂、前列环素、NO、内皮素受体拮抗剂等
抗凝治疗	①华法林为首选抗凝药; ②并不能改善患者症状,但可延缓疾病进展,改善预后
对症治疗	当出现右心衰竭、肝淤血、腹水时,可用利尿剂治疗
心肺移植	晚期病例可行肺或心肺移植治疗

第2节　肺源性心脏病

  肺源性心脏病简称为肺心病,是由支气管-肺组织、胸廓或肺血管病变致肺血管阻力增加,产生肺动脉高压,继而右心室结构或(和)功能改变的疾病。根据起病缓急分为急性肺源性心脏病和慢性肺源性心脏病;急性肺源性心脏病多见于急性大面积的肺栓塞,本节称其为慢性肺心病。

一、病　因

  昭昭老师提示:各种和肺相关的结构和组织(支气管、肺血管、胸廓等)的病变,基本上均可导致肺心病。

支气管、肺疾病	慢性阻塞性肺疾病(COPD)最为多见,其次为支气管哮喘、支气管扩张、肺结核、间质性肺疾病、尘肺等
胸廓运动障碍性疾病	严重胸廓或脊椎畸形以及神经肌肉疾患均可引起胸廓活动受限、肺受压、支气管扭曲或变形,导致肺功能受损
肺血管疾病	特发性肺动脉高压、慢性栓塞性肺动脉高压和肺小动脉炎可引起肺血管阻力增加、肺动脉压升高和右心室负荷加重,发展成慢性肺心病
其 他	原发性肺泡通气不足及先天性口咽畸形、睡眠呼吸暂停低通气综合征等均可产生低氧血症,引起肺血管收缩,导致肺动脉高压,发展成慢性肺心病

  【例2】导致慢性肺心病最常见的疾病是

  A. 支气管扩张   B. 慢性阻塞性肺疾病   C. 严重胸廓畸形

  D. 支气管哮喘   E. 肺血栓栓塞症

  【例3】我国继发性肺动脉高压最常见的原因是

  A. 慢性肺血栓栓塞症   B. 胸廓畸形   C. 弥漫性肺纤维化

  D. 慢性阻塞性肺疾病   E. 肺结核

二、发病机制

功能性原因	①缺氧、高碳酸血症和呼吸性酸中毒→肺动脉痉挛、收缩→肺动脉高压; ②缺氧是肺动脉高压最重要的因素; ③高碳酸血症时H^+产生过多使血管的收缩敏感性增强,致肺动脉压增高
解剖学因素	①COPD→肺小动脉炎→血管炎→血管直径变小、弹性降低→肺动脉高压; ②肺气肿→肺泡变大→气泡迫肺动脉→肺动脉压高压; ③肺泡壁破裂→肺毛细血管受损→肺毛细血管损害大于70%→肺动脉高压; ④血栓形成:多发性肺微小动脉原位血栓形成,引起肺血管阻力增加,加重肺动脉高压

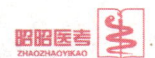

续表

血容量和**黏稠度增加**	①缺氧→血容量增多,红细胞增多→**血液黏稠**→肺动脉高压; ②缺氧使醛固酮增加→**水钠潴留**,血容量增多→肺动脉压升高

【例4】男,69 岁。反复**咳嗽、咳痰、喘息 20 年**,加重 2 周,嗜睡 1 周。无发热、咯血。既往吸烟 30 年,每日约 1 包。查体:T 36.8 ℃,BP 160/95 mmHg,昏睡状,口唇发绀,颈静脉充盈,肝颈静脉回流征阳性。双肺可闻及哮鸣音和细湿啰音。心率 130 次/分,$P_2 > A_2$,双下肢水肿,病理征(一)。该患者肺动脉高压的**最主要机制是**

- A. 缺氧、CO_2 潴留致血管收缩
- B. 原位血栓形成
- C. 肺毛细血管静水压升高
- D. 肺小动脉结构重塑
- E. 血红蛋白浓度升高

例5～6共用选项

- A. 慢性缺氧所致肺血管重建
- B. 缺氧性肺血管收缩
- C. 支气管肺感染和阻塞
- D. 血液黏稠度增加
- E. 气道炎症

【例5】肺心病肺动脉高压形成的**解剖因素**是

【例6】肺心病肺动脉高压形成的**功能因素**是

三、临床表现和体征

1. 肺、心功能**代偿期**

症 状	咳嗽、咳痰、**呼吸困难**、活动后心悸等
体 征	①$P_2 > A_2$; ②剑突下心脏搏动增强及三尖瓣区收缩期杂音(提示右心增大); ③肺气肿使胸内压升高,阻碍静脉回流,可有颈静脉充盈甚至怒张

2. 肺、心功能**失代偿期**

(1) 呼吸衰竭

症 状	呼吸困难加重,夜间为甚,常有头痛、失眠、食欲下降,甚至出现肺性脑病
体 征	①发绀、颅内压升高(球结膜充血、水肿、视网膜血管扩张、视盘水肿等)、腱反射减弱或消失、出现病理反射; ②高碳酸血症导致周围血管扩张,出现皮肤潮红或多汗

(2) 右心衰竭

症 状	明显气促、心悸、食欲缺乏、腹胀、恶心等
体 征	**肝颈静脉回流征阳性**;剑突下可闻及收缩期杂音,甚至舒张期杂音

【例7】慢性肺源性心脏病肺心功能代偿期**不具有**的体征是

- A. 肺气肿征
- B. 肺动脉瓣区第二心音亢进
- C. 颈静脉充盈
- D. 剑突下心脏收缩期搏动
- E. 右心室奔马律

【例8】男,72 岁,**慢性咳嗽 15 年**。间断**下肢水肿** 2 年。查体:BP 120/80 mmHg,颈静脉怒张,左下肺可闻及干湿啰音,心界向左扩大,$P_2 > A_2$。三尖瓣区可闻及 3/6 级收缩期吹风样杂音,余瓣膜区未闻及杂音,肝肋下 3 cm。该患者最可能的诊断是

- A. 肥厚型心肌病
- B. 风湿性心脏瓣膜病
- C. 冠心病
- D. 慢性肺源性心脏病
- E. 急性心包炎

四、检 查

1. 肺部 X 线
除有肺、胸基础疾病及急性肺部感染的特征外,还有肺动脉高压的表现:右下肺动脉主干增宽、肺动脉段凸出、**心尖上凸**。

2. 超声心动图和心电图检查

超声心动图	心电图检查
①右心室流出道内径≥30 mm; ②右心室内径≥20 mm; ③右心室前壁厚度≥5 mm 或前壁搏动幅度增强; ④左、右心室内径比值<2;	①电轴**右偏**; ②重度顺钟向转位($V_5 R/S \leq 1$); ③$V_1 R/S \geq 1$; ④**肺型 P 波**;

续表

⑤右肺动脉内径≥18 mm 或肺动脉干≥20 mm; ⑥右心室流出道/左房内径>1.4; ⑦肺动脉瓣曲线出现肺动脉高压征象者(α 波低平或<2 mm, 或有收缩中期关闭征等)	⑤$R_{V1}+S_{V5}$≥1.05 mV; ⑥V_1~V_3 可出现 QS,Qr 或 qr; 昭昭老师速记:右心室就是"V_1",左心室就是 V_5

昭昭老师提示:只要**右心室**肥厚,就是电轴**右偏**,**V_1** 的 R 波代表了右心室、慢性肺心病、右心室肥厚,R 波变高,>1.05 mV,V_1 的 R 波和 V_5 的 S 波>1.05 mV。

3. 血气分析 慢性肺心病失代偿期可出现低氧血症甚至呼吸衰竭或合并高碳酸血症。

4. 血液化验 红细胞及血红蛋白升高。全血黏度及血浆黏度可增加,红细胞电泳时间延长;合并感染时白细胞总数升高,中性粒细胞增加。部分患者出现肝肾功能异常,以及电解质如血清钾、钠、氯、钙、镁、磷异常。

【例9】肺源性心脏病时**最常见**的心脏改变是

A. 右心房肥大　　　　　　B. 左心房肥大　　　　　　C. 右心室肥大

D. 左心室肥大　　　　　　E. 左心房+左心室肥大

【例10】**不符合**慢性肺心病心电图表现的是

A. 电轴右偏　　　　　　B. SV_1+RV_5≥1.05 mV　　　　　　C. 右束支传导阻滞

D. V_1 和 V_2 导联出现 QS 波　　　　　　E. 肺型 P 波

五、治 疗

1. 肺、心功能代偿期

延缓支气管、肺疾病的进展,增强患者的免疫功能,预防感染等。

2. 肺、心功能失代偿期

(1) 控制感染　呼吸系统感染是引起慢性肺心病的常见病因,**需积极控制感染。**

(2) 控制呼吸衰竭　合理氧疗,必要时无创正压通气或气管插管。

(3) 控制心力衰竭

利尿剂	①原则上选作用温和的药物,联合应用保钾利尿剂,方式为**小剂量及短疗程**;②并发症:易出现**低血钾**、**低氯性碱中毒**,使缺氧加重,痰液黏稠不易咳出和血液浓缩
强心剂	①原则上选用**作用快、排泄快的药物**,方式为**小剂量**(常规量的 1/2~2/3); (昭昭老师提示:本来心功能就不好,所以选择一些快速的药物) ②使用指征:感染已控制,呼吸功能已改善,利尿药效果不佳者;以右心衰竭为主要表现而无明显感染者;合并室上性快速心律失常,如室上速、房颤(心率>100 次/分)者;合并急性左心衰竭者; (昭昭老师提示:本来心功能就不好,所以选择一些快速的药物。注意,虽然洋地黄的最佳适应证是心衰+房颤,但是,如果有房颤的时候,心率<100 次/分,这个时候,是不能用洋地黄的,因为洋地黄会减慢房室结传导,导致心率进一步减慢,加重心衰) ③注意事项:用药前应纠正缺氧,防治低钾血症,以免发生药物毒性反应;心率不宜作为衡量洋地黄类药物的应用和疗效考核的指征
扩张血管药物	钙通道阻滞剂及 NO 等

六、防治并发症

肺性脑病	缺氧及 CO_2 潴留所致
酸碱平衡失调及电解质紊乱	呼吸性酸中毒合并代谢性酸中毒通常需要补充碱治疗,尤其当 pH<7.2 时,先补充 5%碳酸氢钠溶液 100 mL
心律失常	最常见的是房性期前收缩及阵发性室上性心动过速,其中以**紊乱性房性心动过速**最具有特征性
其 他	休克、消化道出血、弥散性血管内凝血、深静脉血栓形成等

【例11】女,63 岁。**反复咳嗽、咳痰 18 年**,气短 4 年,近 2 周发热、气促、双下肢水肿入院。查体:BP 140/90 mmHg,颈静脉怒张,桶状胸,双肺叩诊呈过清音,可闻及干、湿啰音,P_2 亢进,心率 110 次/分,可闻及期前收缩,剑突下见心脏搏动,肝大,**肝颈静脉回流征阳性**,下肢凹陷性水肿。该患者首选的治疗是

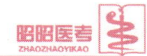

　A. 有效控制感染　　　　　　　　B. 快速推注强心剂　　　　　　C. 快速推注强利尿剂
　D. 快速纠正心律失常　　　　　　E. 快速静滴扩血管药物

例12～15 共用题干

男性,78 岁,反复咳嗽、气促20 余年,胸闷、心悸 3 年,加重伴发热 1 周,昏睡 2 小时入院。入院后查体 BP 150/90 mmHg,嗜睡状,呼之能应,瞳孔等大等圆,对光反射存在,口唇发绀,双肺可闻及干、湿啰音,心率 120 次/分,期前收缩 3 次/分,下肢凹陷性水肿。

【例12】 该患者最可能的诊断是
　A. 冠状动脉硬化性心脏病　　　　B. 慢性肺源性心脏病　　　　　C. 风湿性心脏病
　D. 原发性心肌病　　　　　　　　E. 高血压心脏病

【例13】 假设上述诊断成立,补充体检时还可出现的最主要体征是
　A. 心音强弱快慢不等　　　　　　B. 心界向左下扩大　　　　　　C. 心界向左右两侧扩大
　D. 肺动脉瓣区第二心音亢进　　　E. 心尖区可闻及 3/6 级粗糙吹风样全收缩期杂音

【例14】 假设上述诊断成立,其出现昏睡最可能的原因是
　A. 代谢性碱中毒　　B. 中毒性脑病　　C. 肺性脑病　　　D. 脑梗死　　　E. 脑出血

【例15】 治疗肺心病心力衰竭的首要措施是
　A. 卧床休息、低盐饮食　　　　　　　　　　B. 使用小剂量强心剂
　C. 使用小剂量作用缓和的利尿剂　　　　　　D. 应用血管扩张剂减轻心脏负荷
　E. 积极控制感染和改善呼吸功能

➤ 参考答案如下,详细答案参见 2021 版《国家临床执业及助理医师资格考试精选真题考点精析》。

1. E	2. B	3. D	4. A	5. A	
6. B	7. E	8. D	9. C	10. B	昭昭老师提示:
11. A	12. B	13. D	14. C	15. E	关注官方微信,获得第一手考试资料。

第3章　支气管哮喘

➤ **2021 考试大纲**
　①概念;②病因和发病机制;③临床表现;④辅助检查;⑤诊断与鉴别诊断;⑥治疗与管理。

➤ **考纲解析**

近 20 年的医师考试中,本章的考试重点是支气管哮喘的机制、诊断、检查和治疗,执业医师每年考查分数为 2～3 分,助理医师每年考查分数为 1～2 分。

支气管哮喘是由多种细胞(如嗜酸性粒细胞、肥大细胞、T 淋巴细胞、中性粒细胞、平滑肌细胞及气道上皮细胞等)和细胞组分参与的气道慢性炎症性疾病。主要特征包括气道慢性炎症,气道对多种刺激因素呈现的高反应性,广泛多变的可逆性气流受限以及随病程延长而导致的一系列气道结构的改变,即气道重构。临床表现为反复发作的喘息、气急、胸闷或咳嗽等症状,常在夜间或凌晨发作加重,多数患者可自行缓解或经治疗后缓解。

一、病 因

患者过敏体质及外界环境的影响是发病的危险因素。哮喘与多基因遗传有关,同时受遗传因素和环境因素的双重影响。

遗传因素	①本病具有家族集聚现象,亲缘关系越近,患病率越高; ②目前已经鉴定了多个哮喘易感基因位点,如 5q12,22,23,17q12～17,9q24 等
环境因素	①变应原因素,如室内变应原(尘螨、家养宠物、蟑螂)、室外变应原(花粉、草粉)、职业性变应原(油漆、饲料、活性染料)、食物(鱼虾、蛋类、牛奶)、药物(阿司匹林、抗生素); ②非变应原因素,如大气污染、吸烟、运动、肥胖等

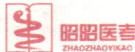

二、发病机制

免疫-炎症机制	①气道慢性炎症反应是多种炎症细胞、炎症介质和细胞因子共同参与; ②主要的炎症细胞是嗜酸性粒细胞,参与的抗体是IgE (昭昭老师提示:对比记忆COPD的主要炎症细胞:中性粒细胞)
气道高反应性(AHR)	①气道慢性炎症是导致AHR的重要机制之一; ②AHR是哮喘的基本特征,可通过支气管激发试验来量化和评估
气道重构	哮喘的重要病理特征,表现为气道上皮细胞黏液化生、平滑肌肥大/增生、上皮下胶原沉积和纤维化、血管增生等

【例1】支气管哮喘患者出现气流受限的原因不包括

A. 腺体分泌亢进及黏液清除障碍　　　　　　B. 气道壁炎性细胞浸润

C. 肺泡弹性回缩力下降及肺泡壁破坏　　　　D. 气道平滑肌痉挛

E. 气道黏膜水肿

【例2】支气管哮喘的本质是

A. 一种自身免疫性疾病　　　　B. 气道慢性炎症　　　　C. 支气管平滑肌可逆性痉挛

D. 支气管平滑肌内受体功能低下　　　　E. 肥大细胞膜上M胆碱能受体功能亢进

【例3】外源性支气管哮喘,浆细胞产生使人体致敏的抗体是

A. IgA　　　B. IgG　　　C. IgE　　　D. IgM　　　E. IgD

三、临床表现

主要表现	发作时伴有哮鸣音的呼气性呼吸困难;可经平喘药物治疗后缓解或自行缓解;夜间及凌晨发作是哮喘的重要临床特征 (昭昭老师提示:吸入性的呼吸困难多是气管异物)
特殊表现	有些患者尤其是青少年,其哮喘症状在运动时出现,称为运动性哮喘
严重哮喘	①临床上还存在没有喘息症状的不典型哮喘,患者可以表现为发作性咳嗽、胸闷或其他症状; ②对以胸闷为唯一症状的不典型哮喘,称为胸闷变异性哮喘

【例4】支气管哮喘发病的最主要临床特点是

A. 反复发作性咳嗽、喘息,经支气管扩张剂治疗后难以缓解

B. 反复发作性咳嗽、咳痰、喘息,经支气管扩张剂治疗后可缓解

C. 反复发作性咳嗽、喘息,经支气管扩张剂治疗后可缓解或自行缓解

D. 反复发作咳嗽、咳痰、喘息,经支气管扩张剂和抗生素治疗后方可缓解

E. 反复发作性咳嗽、咳痰、喘息,经支气管扩张剂和抗生素治疗后仍难缓解

【例5】下列疾病中,最常表现为呼气性呼吸困难的疾病是

A. 气管异物　　　B. 急性喉炎　　　C. 气胸　　　D. 支气管哮喘　　　E. 心力衰竭

【例6】男性,18岁。反复喘息发作2年,常在春季发病,表现为突然发作呼吸困难,每次发作1~2小时,经咳出白色黏痰后症状缓解。血象检查:嗜酸性粒细胞增多,IgE增高,X线胸片正常。应诊断为

A. 支气管哮喘　　　B. 急性左心衰竭　　　C. 急性间质性肺炎　　　D. 复发性多软骨炎　　　E. 慢性支气管炎

四、体　征

1. 发作时典型的体征　双肺可闻及广泛的哮鸣音,呼气相延长。但非常严重哮喘发作,哮鸣音反而减弱,甚至完全消失,表现为"沉默胸",是病情危重的表现。

2. 非发作期的体征　可无异常发现,故未闻及哮鸣音不能排除哮喘。

【例7】女性,18岁。2小时前赏花时突然出现咳嗽、胸闷、呼吸困难,追问病史近1年来每年春季常有类似发作。体检:两肺满布哮鸣音,心脏无异常。X线胸片显示心肺无异常。该例诊断应为

A. 慢性喘息型支气管炎　　　B. COPD　　　C. 支气管扩张　　　D. 支气管哮喘　　　E. 心源性哮喘

五、实验室检查

1. 痰涂片　咳嗽变异型哮喘痰涂片可见较多嗜酸性粒细胞时可确诊。

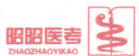

2. 肺功能检查

通气功能检测	哮喘发作时呈阻塞性通气功能障碍 （昭昭老师提示：与 COPD 非常相似，但 COPD 是不可逆的，而哮喘是可逆的）
支气管激发试验（BPT）	常用吸入激发剂为乙酰胆碱和组胺等，如果 FEV_1 下降≥20％，判断结果为阳性，提示存在气道高反应性
支气管舒张试验（BDT）	①用以测定气道的可逆性改变； ②常用的吸入支气管扩张剂有沙丁胺醇和特布他林，吸入支气管扩张剂 20 分钟后重复测定肺功能，FEV_1 较用药前增加≥12％，且其绝对值增加≥200 mL，判断结果为阳性，提示存在可逆性的气道阻塞
PEF 及其变异率测定	哮喘发作时 PEF 下降，由于哮喘有通气功能时间节律变化的特点，监测 PEF 日间、周间变异率有助于哮喘的诊断和病情评估。若昼夜 PEF 变异率≥20％，提示存在可逆性气道变化

3. 动脉血气分析

早 期	由于过度通气可使 $PaCO_2$ 下降，pH 上升，表现为：呼吸性碱中毒
后 期	缺氧加重而出现呼吸性酸中毒（CO_2 潴留）＋代谢性酸中毒（缺氧乳酸增多），提示患者病情加重

4. 胸部 X 线及 CT 检查　哮喘发作时胸部 X 线可见两肺透亮度增加，呈过度通气状态，缓解期多无明显异常。胸部 CT 在部分患者可见支气管壁增厚、黏液阻塞。

5. 特异性变应原　血清总 IgE 测定对哮喘诊断价值不大，但其增高的程度可作为重度哮喘使用抗 IgE 抗体治疗及调整剂量的依据。

【例8】女，28 岁。发作性干咳、胸闷 3 年，夜间明显，无咯血、发热。每年发作 2~3 次，1~2 周可自行缓解。近 2 天来再次出现上述症状而就诊。查体：双肺呼吸有清晰，未闻及干湿性啰音，心率 86 次/分，心脏各瓣膜听诊区未闻及杂音。胸部 X 线片未见异常，肺通气功能正常。为明确诊断，应采取的进一步检查是

　　A. 支气管镜　　　B. 胸部高分辨 CT　　C. 胸部 MRI　　D. 胸部增强 CT　　E. 支气管激发试验

【例9】女性，18 岁。反复发作喘息、呼吸困难、咳嗽 3 年。体检：双肺散在哮鸣音，心脏无异常。下列检查结果中有助于明确诊断的是

　　A. 最大呼气流量显著降低　　　　　　　　B. 一秒钟用力呼气容积降低
　　C. 最大呼气中段流量降低　　　　　　　　D. 支气管舒张试验阳性
　　E. X 线胸片显示肺纹理稍多

【例10】表明气道阻塞具有可逆性的检查结果是

　　A. 一秒钟用力呼气容积（FEV_1）>60％预计值　　B. 最大呼气流量（PEF>60％预计值）
　　C. 吸入沙丁胺醇后 FEV 增加率>15％　　　　D. 吸入倍氯米松后 FEV 增加率>15％
　　E. 支气管激发试验阳性

【例11】急性哮喘发作早期动脉血气分析最常见的表现是

　　A. PaO_2 降低、$PaCO_2$ 上升、pH 上升　　　　B. PaO_2 降低、$PaCO_2$ 上升、pH 下降
　　C. PaO_2 正常、$PaCO_2$ 降低、pH 下降　　　　D. PaO_2 降低、$PaCO_2$ 正常、pH 下降
　　E. PaO_2 降低、$PaCO_2$ 降低、pH 上升

六、病情评估

1. 急性发作期哮喘严重性评估　哮喘急性发作时严重程度可分为轻度、中度、重度、危重 4 级。

	轻度	中度	重度	危重
症状	步行或上楼时气短，可有焦虑	稍事活动感气短，讲话常有中断，时有焦虑	休息时感气短，端坐呼吸，只能发单字表达，常有焦虑和烦躁，大汗淋漓	病人不能讲话，嗜睡或意识模糊
体征	呼吸频率轻度增加，闻及散在哮鸣音	呼吸频率增加，可有三凹征，闻及响亮、弥漫的哮鸣音，心率增快，可出现奇脉	呼吸频率>30 次/分，常有三凹征，闻及响亮、弥漫的哮鸣音，心率增快常常>120 次/分，奇脉	胸腹矛盾运动，哮鸣音减弱甚至消失，脉率变慢或不规则

续表

	轻　度	中　度	重　　度	危重
检查	肺通气功能和血气检查正常	使用支气管舒张剂后 PEF 占预计值的 60%～80%，SaO_2 91%～95%	使用支气管舒张剂后 PEF 占预计值＜60%或绝对值＜100 L/min 或作用时间＜2 h，PaO_2＜60 mmHg，$PaCO_2$＞45mmHg，SaO_2≤90%，pH 可降低	严重低氧血症和高二氧化碳血症，pH 降低

2. 慢性持续期

目前临床控制评估	①评估标准：日间哮喘症状＞2 次/周；夜间因哮喘憋醒；使用缓解药次数＞2 次/周；哮喘引起的活动受限。②如果无上述症状就是良好控制；如果存在 1～2 项就是部分控制；如果存在 3～4 项就是未控制
未来风险评估	与未来不良事件风险增加的相关因素包括：临床控制不佳；过去一年频繁急性发作；曾因严重哮喘而住院治疗；FEV_1 低；烟草暴露；高剂量药物治疗

3. 临床缓解期　指病人无喘息、气急、胸闷、咳嗽等症状，并维持 1 年以上。

七、治　疗

1. 确定并减少危险因素的接触　部分患者能找到引起哮喘发作的变应原或其他非特异性刺激因素，使患者脱离并长期避免接触这些危险因素是防治哮喘的有效方法。

2. 药物治疗——药物分类

缓解性药物	控制性药物
主要作用是减轻症状	主要作用是减缓发作
①短效 β_2 受体激动剂(SABA)；②短效吸入型抗胆碱能药物(SAMA)；③短效茶碱；④全身用糖皮质激素	①吸入型糖皮质激素；　②白三烯调节剂；③长效 β_2 受体激动剂；　④缓释茶碱；⑤色甘酸钠；　⑥抗 IgE 抗体；⑦联合药物(如 ICS/LABA)

3. 药物治疗——药物的具体应用及特点

(1) 糖皮质激素　简称激素，是目前控制哮喘最有效的药物。激素通过作用于炎症形成过程中的诸多环节，如抑制嗜酸性粒细胞等炎症细胞在气道的聚集、抑制炎症介质的生成和释放、增强平滑肌细胞 β_2 受体的反应性等，有效抑制气道炎症。

吸入型	目前哮喘长期治疗的首选药物，通常需要规律吸入 1～2 周以上方能起效
口服型	用于吸入激素无效或需要短期加强治疗的患者
静脉型	重度或严重哮喘发作时应及早静脉给予激素治疗

(2) β_2 受体激动剂　主要通过激动气道的 β_2 肾上腺受体，激活腺苷酸活化酶，减少肥大细胞和嗜碱性粒细胞脱颗粒和介质的释放，从而起到舒张气管、缓解哮喘症状的作用。分为短效 β_2 受体激动剂 (SABA)和长效 β_2 受体激动剂(LABA)。

SABA	治疗哮喘急性发作的首选药物，常用药物有沙丁胺醇和特布他林，首选吸入给药(昭昭老师速记："沙""特""短"命)
LABA	与吸入型糖皮质激素联合是目前最常用的哮喘控制性药物，如沙美特罗、福莫特罗等，注意 LABA 不单独用于哮喘的治疗(昭昭老师速记：长"美""福")

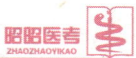

（3）**白三烯调节剂** 通过调节白三烯的生物活性而发挥抗炎作用,同时可以舒张支气管平滑肌,是目前除吸入型糖皮质激素外唯一可以单独应用的哮喘控制性药物,可作为轻度哮喘ICS的替代治疗药物和中、重度哮喘的治疗用药,尤其适用于阿司匹林哮喘、运动性哮喘及伴有过敏性鼻炎哮喘的患者,常用药物如孟鲁斯特、扎鲁司特等。不良反应主要是胃肠道症状,少数有皮疹等。

（4）**茶碱类** 通过抑制二磷酸酯酶,提高平滑肌细胞内的环腺苷酸浓度,拮抗腺苷受体,增强呼吸肌的力量以及增强气道纤毛清除功能,从而起到舒张支气管和气道抗炎的作用,是目前治疗哮喘的有效药物之一。口服用于轻中度的哮喘,静脉给药主要用于重症和危重症哮喘。不良反应主要是恶心、呕吐、心律失常等。

（5）**抗胆碱药** 通过阻断迷走神经通路,降低迷走神经张力而起到舒张支气管、减少黏液的作用,但其舒张支气管的作用比 β_2 受体激动剂弱。

（6）**抗IgE抗体** 主要用于经吸入型糖皮质激素及长效 β_2 受体激动剂后症状仍未控制且血清IgE水平增高的重症哮喘患者。

（7）**抗IL-5治疗** ①IL-5是促进嗜酸性粒细胞增多、在肺内聚集和活化的重要细胞因子。②抗IL-5单抗治疗哮喘,可以减少病人体内嗜酸性粒细胞浸润,减少哮喘急性加重和改善病人生命质量,对于高嗜酸性粒细胞血症的哮喘病人治疗效果好。

（8）**色甘酸钠** 可用于预防哮喘发作。

4. 不同时期的首选药物

（1）急性发作期

程 度	首选药物
轻度	间断短效 β_2 受体激动剂
中度	吸入短效 β_2 受体激动剂,吸入激素,效果不佳口服激素
重度	①持续吸入短效 β_2 受体激动剂,并静脉应用激素; ②如果 $PaCO_2 \geqslant 45$ mmHg,意识改变,需要进行有创机械通气

（2）慢性持续期 ①按照疾病的严重程度升级或降级药物的使用。②对大多数未经治疗的持续性哮喘病人,初始治疗应从第2级方案开始,如果初始评估提示哮喘处于严重未控制,治疗应从第3级方案开始。

治疗方案	第1级	第2级	第3级	第4级	第5级
推荐选择控制药物	不需使用药物	低剂量ICS	低剂量ICS加LABA	中/高剂量ICS加LABA	加其他治疗如口服糖皮质激素
其他选择控制药物	低剂量ICS	①白三烯受体拮抗剂; ②低剂量茶碱	①中/高剂量ICS; ②低剂量ICS加白三烯受体拮抗剂; ③低剂量ICS加茶碱	①中/高剂量ICS加LABA加LAMA; ②高剂量ICS加白三烯受体拮抗剂; ③高剂量ICS加茶碱	①加LAMA; ②加IgE单克隆抗体; ③加IL-5单克隆抗体
缓解药物	按需使用SABA	按需使用SABA	按需使用SABA或低剂量布地奈德/福莫特罗或倍氯米松/福莫特罗		

注:推荐选用的治疗方案,但也要考虑病人的实际状况,如经济收入和当地的医疗资源等。低剂量ICS指每日吸入布地奈德(或等效其他ICS)200~400 μg,中等剂量为>400~800 μg,高剂量为>800~1 600 μg。

5. 免疫治疗 主要是脱敏治疗。一般需治疗1~2年,若治疗反应良好,可坚持3~5年。

昭昭老师提示:支气管哮喘的治疗,是一个难点!其实考生只要把握住题眼,这个问题就变得不难了,找到题眼很重要。比如看见大汗淋漓、端坐呼吸,就选静脉用激素;一旦昏迷,就机械通气。禁用:吗啡(注意消化系统、呼吸系统一般都是禁用吗啡,只有循环系统才可以用)。

➤ **昭昭老师总结:常考的哮喘的药物**

病　情	首选药物
慢性期控制	吸入型糖皮质激素＋吸入型 β_2 受体激动剂(长效 LABA,沙美特罗)
急性发作期	吸入型 β_2 受体激动剂(短效 SABA,沙丁胺醇、特布他林)
控制哮喘**最有效**	吸入型糖皮质激素
大汗淋漓、端坐呼吸	静脉注射糖皮质激素＋大量补液 (这里为什么静脉给激素呢? 因为起效快,而且激素的最主要作用是巨大的抗炎作用,可迅速缓解症状;而吸入型糖皮质激素起效慢,这也是为什么急性的患者不给予吸入型糖皮质激素的原因)
意识障碍、昏迷	机械通气
白三烯调节剂	除了吸入型糖皮质激素(ICS)以外,唯一可单独应用控制哮喘的药物
预防哮喘的发作	色甘酸钠
支气管哮喘或心源性哮喘不能鉴别时	茶碱类(氨茶碱)药物

【例12】 目前用于控制支气管哮喘患者气道高反应**最主要**的措施是

A. 使用 H_1 受体拮抗剂　　B. 吸入支气管舒张剂　　C. 特异性免疫治疗

D. 吸入糖皮质激素　　E. 使用白三烯调节剂

例13～16 共用题干

女性,**18 岁**。反复发作呼吸困难、胸闷、咳嗽 2 年,每年秋季发作,**可自行缓解**,此次已发作半天症状仍继续加重而来就诊。体检:双肺满布哮鸣音,心率 85/分,心律整齐,无杂音。

【例13】 该患者的诊断应首先**考**虑为

A. 慢性支气管炎　B. 阻塞性肺气肿　C. 慢性支气管炎并肺气肿　D. 支气管哮喘　E. 心源性哮喘

【例14】 对该患者的治疗**应选用的药物**为

A. β 受体激动剂　B. β 受体阻滞剂　C. α 受体激动剂　D. α 受体阻滞剂　E. 抗生素类药物

【例15】 给予足量特布他林(博利康尼)和氨茶碱治疗 1 天多病情仍无好转,**呼吸困难严重,口唇发绀**。此时应采取

A. 原有药物加大剂量再用 24 小时　　　　　　B. 应用琥珀酸氢化可的松静脉滴注

C. 大剂量二丙酸倍氯米松气雾吸入　　　　　　D. 静脉滴注第三代头孢菌素

E. 静脉滴注 5‰碳酸氢钠

【例16】 应用足量解痉平喘药和糖皮质激素等治疗均无效,患者呼吸浅快,**神志不清**,PaO_2 50 mmHg,$PaCO_2$ 70 mmHg。此时应采取的救治措施为

A. 高浓度吸氧　　　　　　B. 甲基泼尼松龙静脉滴注　　C. 纠正水电解质和酸碱平衡紊乱

D. 联合应用广谱抗生素静滴　　E. 气管插管正压机械通气

【例17】 女,29 岁。反复发作喘息 2 年。此次发作持续发作约 19 小时,**大汗淋漓**,发绀,端坐呼吸,双肺肺气肿征,有散在哮鸣音。首选的治疗是

A. 山莨菪碱(654－2)静脉注射　　　　　　B. 补液＋氨茶碱＋β 受体激动剂

C. 沙丁胺醇气雾剂吸入＋溴化异丙托品吸入　　D. 色甘酸钠吸入＋糖皮质激素

E. 补液＋糖皮质激素＋氨茶碱

八、并发症

严重发作时,可并发气胸、纵隔气肿、肺不张;长期反复发作可导致 COPD、支气管扩张及肺心病。

➤ **参考答案**如下,详细答案参见 2021 版《国家临床执业及助理医师资格考试精选真题考点精析》。

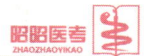

1. C	2. B	3. C	4. C	5. D
6. A	7. D	8. E	9. D	10. C
11. E	12. D	13. D	14. A	15. B
16. E	17. E	—	—	—

昭昭老师提示：关注官方微信，获得第一手考试资料。

第4章 支气管扩张

➢ 2021考试大纲

①病因和发病机制；②临床表现；③诊断与鉴别诊断；④并发症；⑤治疗。

➢ 考纲解析

近20年的医师考试中，本章的考试重点是支气管扩张的机制、诊断、检查和治疗，执业医师每年考查分数为2～3分，助理医师每年考查分数为1～2分。

支气管扩张多见于儿童和青年。大多数继发于急、慢性呼吸道感染和支气管阻塞后，反复发生支气管炎症，致使支气管管壁结构破坏，引起支气管异常和持久性扩张。临床上主要表现为慢性咳嗽、咳大量脓痰和(或)咯血。

一、病　因

感　染	最常见的细菌感染是铜绿假单胞菌； 其次是流感嗜血杆菌、卡他莫拉菌、肺炎克雷伯杆菌、金黄色葡萄球菌 (昭昭老师速记："克雷伯"为了"金""铜""莫""流血"，这里可以有多选题)
免疫缺陷	低免疫球蛋白血症、长期服用免疫抑制剂等
先天疾病	α_1-抗胰蛋白酶缺乏、纤毛缺陷、囊性纤维化
先天结构缺损	淋巴管性、气管支气管性、血管性
其　他	气道堵塞、毒性物质的吸入、炎症性肠病、移植

【例1】引起支气管扩张最基本、最常见的原因是

A. 继发于肺结核　　　　　B. α-抗胰蛋白酶缺乏　　　C. 机体免疫功能失调

D. 继发于慢性支气管炎　　E. 支气管-肺组织感染及阻塞

二、机　制

多种病因损伤了宿主气道清除机制和防御功能，易发生感染和炎症。细菌反复感染可使充满炎性介质和病原菌黏稠液体的气道逐渐扩大、形成瘢痕和扭曲。支气管壁由于水肿、炎症和新血管形成而增厚。周围间质组织和肺泡的破坏导致纤维化、肺气肿。

三、临床表现

主要 表现	①持续或反复的咳嗽、咳痰或咳脓痰为患者最主要表现，痰液分四层； (昭昭老师速记："四""肢(支)"发达) ②部分患者表现为反复咯血，无咳嗽、咳痰，其发生部位引流良好，即干性支气管扩张；(昭昭老师提示：这点非常像COPD，但记住COPD不咯血) ③好发部位：左下叶和舌叶支气管
咯　血	50%～70%的病例可发生咯血，大出血常为小动脉被侵蚀或增生的血管被破坏所致(昭昭老师提示：能够出血的疾病在呼吸系统有：肺结核、肺癌及支扩；支扩是所有呼吸系统中出血量最大的，肺结核只是少量咯血)

【例2】支气管扩张的典型临床表现为

A. 慢性咳嗽、痰中带血，伴胸痛、杵状指，病变部位可有湿啰音

B. 慢性咳嗽、咳白色泡沫痰，很少咯血，双肺可有干、湿啰音

C. 慢性咳嗽、咳大量脓血痰，反复高热，病变部位可有湿啰音

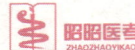

D. 慢性咳嗽、咳大量脓痰,或反复咯血,病变部位湿啰音
E. 慢性咳嗽,常伴低热、盗汗、咯血,上肺可有湿啰音

【例3】女,18岁。3年来反复痰中带血,间有**大口咯血**。体格检查无异常体征,X线胸片示左下肺纹理增粗、紊乱,最可能的诊断是

A. 风心病二尖瓣狭窄　　B. 慢性支气管炎　C. 支气管扩张症　D. 支气管肺癌　　E. 肺结核

【例4】干性支气管扩张是指

A. 反复咯血,无咳嗽、咳痰,其发生部位引流不畅
B. 反复咯血,无咳嗽、咳痰,其发生部位引流良好
C. 反复痰中带血,但痰极少,其发生部位引流良好
D. 反复咳嗽、大量脓血痰,其发生部位多位于下叶
E. 反复咯血,干咳,其发生部位多位于右下基底段

四、体 征

啰音	气道内有较多分泌物时,体检可闻及湿啰音及干啰音
杵状指	病变严重时,尤其是伴有慢性缺氧、肺源性心脏病和右心衰竭的患者会出现**杵状指**

【例5】支气管扩张病情严重时,最常见的**典型体征**是

A. 奇脉　　　　　　　　B. 口唇发绀　　　　　　　C. 双肺布满哮鸣音
D. 双肺布满湿啰音　　　E. 固定而持久的湿啰音

五、实验室检查

1. 主要检查

胸部X线	①早期X线**无明显异常表现**; ②晚期可出现支气管囊状扩张,纵切面可显示为"**双轨征**",横切面现实"**环形阴影**" (昭昭老师提示:我们所学习的医学知识中,能够出现双轨征的只有两个病,支扩是一个,另一个是泌尿系统的系膜毛细血管性肾小球肾炎,即膜增生性肾炎)
支气管碘脂质造影	确诊支气管扩张的手段,因为其为创伤性检查,现在已被高分辨CT取代
高分辨CT(HRCT)	高分辨CT是目前**首选的方法**,是**金标准**

2. 其他检查

纤维支气管镜检查	支气管扩张呈局灶性且位于段支气管以上时,可发现弹坑样改变
痰液检查	常显示丰富的中性粒细胞以及定植或感染多种微生物
痰涂片及痰培养	指导抗生素治疗
肺功能测定	证实由弥漫性支气管扩张或相关阻塞性肺病导致的气流受限

【例6】诊断支气管扩张**首选的检查**是

A. 胸部超声　B. 胸部高分辨率CT　　C. 支气管造影　D. 胸部X线片　E. 胸部磁共振

【例7】男,34岁。**咯鲜血**半小时。就诊时仍有鲜血咯出。咳嗽不显著,无咳痰及呼吸困难。既往有类似情况出现,可自行停止。否认慢性心肺疾病史。查体:双肺呼吸音清晰。胸部X线片**未见异常**。为明确诊断,首先应进行的检查是

A. 上呼吸道检查　B. 支气管镜　　C. 支气管动脉造影　D. 胸部CT　E. 肺动脉造影

六、治 疗

治疗基础疾病	对活动性肺结核伴有支气管扩张的应积极行抗结核治疗,低免疫球蛋白血症可用免疫球蛋白替代治疗
控制感染	①依据痰革兰染色和痰培养指导抗生素应用,开始时常采用经验治疗,常见致病菌:**铜绿假单胞菌**、金黄色葡萄球菌、流感嗜血杆菌、肺炎克雷白杆菌(第七版教材:肺炎链球菌)、卡他莫拉菌; ②存在**铜绿假单胞菌**感染时,可选择**口服喹诺酮类药物**,静脉给予氨基糖苷类药物或第三代头孢菌素; ③合并变应性支气管肺曲霉菌病变(ABPA)时,除一般需要皮质激素外,还需要抗真菌药物联合治疗,疗程较长

续表

改善气流受限	支气管舒张剂可改善气流受限并帮助清除分泌物
清除气道分泌物	①化痰药物以及振动、拍背和体位引流等胸部物理治疗均有助于清除气道分泌物； ②采用体位引流时，痰量较多也要逐渐排出，过快可能导致窒息
咯　血	①咯血量少，可以对症治疗或口服卡巴克络(安络血)、云南白药； ②出血量中等，可静脉给予垂体后叶素或酚妥拉明； ③出血量大，经内科治疗无效，可考虑介入栓塞治疗或手术治疗
外科治疗	①如支气管扩张为局限性，经充分内科治疗仍顽固反复发作者，可考虑外科手术切除病变肺组织； ②如大出血来自增生的支气管动脉，经休息和抗生素治疗不能缓解仍反复大咯血时，病变局限者可考虑外科手术治疗

【例8】女,35岁。间断咳嗽、咳脓痰伴咯血10余年,再发2天入院。咯血总量约600 ml,经抗感染、静脉点滴垂体后叶素治疗后,咯血停止,行胸部CT检查示右下叶多发囊状,部分囊腔内可见液平,余未见异常。该患者宜进一步采取的最佳措施为

A. 支气管动脉栓塞　　　　B. 规律使用流感疫苗　　　　C. 感染时联合使用抗生素

D. 手术切除病变肺叶　　　E. 抗生素预防感染

【例9】双侧支气管扩张患者反复大咯血时,最佳的治疗手段是

A. 长期口服抗生素预防感染　　B. 支气管动脉栓塞术　　C. 手术切除病变肺组织

D. 长期口服钙通道阻滞剂　　　E. 支气管镜下介入治疗

➤ 参考答案如下,详细答案参见2021版《国家临床执业及助理医师资格考试精选真题考点精析》。

1. E	2. D	3. C	4. B	5. E	昭昭老师提示：
6. B	7. D	8. D	9. B	—	关注官方微信,获得第一手考试资料。

第5章　肺　炎

➤ **2021考试大纲**

①肺炎链球菌肺炎；②金黄色葡萄球菌肺炎；③肺炎克雷伯杆菌肺炎；④肺炎支原体肺炎；⑤病毒性肺炎。

➤ **考纲解析**

近20年的医师考试中,本章的考试重点是肺炎的诊断、检查、治疗和并发症,执业医师每年考查分数为2~3分,助理医师每年考查分数为1~2分。

第1节　总　论

一、病因及机制

1. 正常的呼吸道免疫防御机制　正常的呼吸道免疫防御机制(支气管内黏液－纤毛运载系统、肺泡巨噬细胞等细胞防御的完整性等)使气管隆凸以下的呼吸道保持无菌。是否发生肺炎取决于两个因素：病原体和宿主因素。如果病原体数量多、毒力强和(或)宿主呼吸道局部及全身免疫防御系统损害,即可发生肺炎。

2. 病原体可通过下列途径引起社区获得性肺炎　空气吸入；血行播散；邻近感染部位蔓延；上呼吸道定植菌的误吸。社区获得性肺炎还可通过误吸胃肠道的定植菌(胃食管反流)和通过人工气道吸入环境中的致病菌引起。病原体直接抵达下呼吸道后,繁殖引起肺泡毛细血管充血、水肿,肺泡内纤维蛋白渗出及细胞浸润。除了金黄色葡萄球菌、铜绿假单胞菌和肺炎克雷伯杆菌等可引起肺组织的坏死性病变易

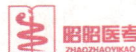

形成空洞外,肺炎治愈后多不遗留瘢痕,肺的结构与功能均可恢复。

二、分 型

1. 解剖学分类

分　类	致病菌
大叶性肺炎	肺炎链球菌
小叶性肺炎	肺炎链球菌、葡萄球菌、病毒、肺炎支原体以及军团菌
间质性肺炎	细菌、支原体、衣原体、病毒或肺孢子虫菌等

(昭昭老师提示:首先纠正同学们的一些错误认识,要了解大叶性肺炎最常见的致病菌是肺炎链球菌,但是别的致病菌也可以导致大叶性肺炎。)

2. 病因分类

细菌性肺炎	最常见的致病菌有肺炎链球菌、金葡菌、肺炎克雷伯杆菌等
非典型肺炎	常见的有支原体、衣原体、军团菌等
病毒性肺炎	常见的有冠状病毒、腺病毒、呼吸道合胞病毒、流感病毒等
真菌性肺炎	常见的有念珠菌、曲霉、隐球菌、肺孢子菌、毛霉等
其他病原体所致肺炎	常见的有立克次体(如 Q 热立克次体)、弓形体(如鼠弓形体)、寄生(如肺包虫、肺吸虫、肺血吸虫)等
理化因素所致性肺炎	常见的有放射性损伤引起的放射性肺炎,胃酸吸入引起的化学性肺炎,对吸入或内源性脂类物质产生炎症反应的类脂性肺炎等

3. 患病环境分类

(1) 社区获得性肺炎(CAP)　指在医院外罹患的感染性肺实质炎症,包括具有明确潜伏期的病原体感染而在入院后平均潜伏期内发病的肺炎。

致病菌	常见病原体为肺炎链球菌、支原体、衣原体、流感嗜血杆菌和呼吸道病毒(甲、乙型流感病毒,腺病毒,呼吸道合胞病毒和副流感病毒)等 (昭昭老师速记:"社区""支""原""球"队"衣"服防"感"冒和"病毒")
依　据	①新近出现的咳嗽、咳痰或原有呼吸道疾病症状加重并出现脓性痰,伴或不伴胸痛;②发热;③肺实变体征和(或)闻及湿性啰音;④WBC>10×10^9/L 或<4×10^9/L,伴或不伴中性粒细胞核左移;胸部 X 线检查显示片状、斑片状浸润性阴影或间质性改变,伴或不伴胸腔积液

(2) 医院获得性肺炎(HAP)　指患者入院时不存在,也不处于潜伏期,入院 48 小时后在医院内发生的肺炎。

致病菌	①无感染高危因素患者的常见病原体依次为肺炎链球菌、流感嗜血杆菌、金黄色葡萄球菌、铜绿假单胞菌、大肠杆菌、肺炎克雷伯杆菌等; (昭昭老师速记:"无""球",无"杆""金""铜") ②有感染高危因素患者的常见病原体依次为金黄色葡萄球菌、铜绿假单胞菌、肠杆菌属、肺炎克雷伯杆菌等 (昭昭老师速记:"克雷伯""有""金""铜","杆"想敢干)
诊断依据	X 线检查出现新的或进展的肺部浸润影加上下列 3 个临床症候中的 2 个或以上可以诊断为肺炎:①发热超过 38 ℃;②血白细胞增多或减少;③脓性气道分泌物

【例1】社区获得性肺炎最常见的致病菌是

A. 流感嗜血杆菌　B. 肺炎支原体　　C. 嗜肺军团菌　　D. 肺炎链球菌　　E. 葡萄球菌

【例2】社区获得性肺炎中最常见的革兰阴性菌是

A. 大肠杆菌　　　B. 不动杆菌　　　C. 铜绿假单胞菌　D. 流感嗜血杆菌　E. 肺炎克雷伯菌

【例3】医院获得性肺炎常见的致病菌中占比例最高的是

A. 金黄色葡萄球菌　B. 革兰阴性杆菌　C. 肺炎球菌　　D. 真菌　　　　　E. 病毒

【例4】治疗社区获得性肺炎时,可覆盖非典型病原体的抗生素是

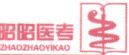

A. 头孢菌素类　　B. 糖肽类　　　C. 青霉素类　　　D. 大环内酯类　　E. 氨基糖苷类

三、表现和体征

表　现	①咳嗽、咳痰，或原有呼吸道症状加重，并出现脓性痰或血痰，伴或不伴胸痛； ②病变范围大者可有呼吸困难、呼吸窘迫；大多数患者有发热
体　征	①早期肺部体征无明显异常；重症者可有呼吸频率增快，鼻翼扇动，发绀； ②肺实变时有典型的体征，如叩诊浊音、语颤增强和支气管呼吸音等，也可闻及湿性啰音；并发胸腔积液者，患侧胸部叩诊浊音，语颤减弱，呼吸音减弱

四、实验室检查

痰	①定量培养分离的致病菌或条件致病菌浓度≥10^7cfu/mL，可以认为是肺部感染的致病菌； ②≤10^4cfu/mL 则为污染菌； ③介于两者之间则建议重复痰培养；如连续分离到相同细菌，10^5～10^6cfu/mL 连续两次以上，也可认为是致病菌
经纤维支气管镜或人工气道吸引	受口咽部细菌污染的机会较咳痰为少，如吸引物细菌培养其浓度≥10^5cfu/mL，可认为是致病菌，低于此浓度则多为污染菌
防污染样本毛刷	如细菌≥10^3cA/mL，可认为是致病菌
支气管肺泡灌洗	如细菌≥10^4cfu/mL，防污染 BAL 标本细菌≥10^3cfu/mL，可认为是致病菌
皮细针吸检和开胸肺活检	敏感性和特异性均很好，但由于是创伤性检查，容易引起并发症，如气胸等
尿抗原试验	包括军团菌和肺炎链球菌尿抗原
血清学检查	特异性 IgM 抗体滴度，如急性期和恢复期之间抗体滴度有 4 倍增高可诊断，例如支原体、衣原体、嗜肺军团菌和病毒感染等，多为回顾性诊断

【例5】男，65岁。间断咳嗽、咳痰 5 年，1 周来因发热、咳黄痰就诊。曾口服"感冒药"和"祛痰药"无明显效果。查体：T 38.5 ℃，口唇略发绀，双下肺可闻及少量湿啰音。为明确诊断，首选的检查是

A. 血气解析　　B. 肺功能　　C. 痰培养＋药敏　D. 胸部X线片　　E. 支气管镜

五、治　疗

1. 抗感染治疗　抗感染治疗是肺炎治疗的关键环节，包括经验性治疗和抗病原体治疗。

人　群	首选抗生素
青壮年和无基础疾病的 CAP 患者	青霉素类、第一代头孢菌素
耐药肺炎链球菌	呼吸氟喹诺酮类药物
老年人、有基础或住院的 CAP	呼吸氟喹诺酮类药物，第二、三代头孢菌素，β-内酰胺类/β-内酰胺酶抑制剂或厄他培南，可联合大环内酯类药物
HAP	第二、三代头孢菌素，β-内酰胺类/β-内酰胺酶、氟喹诺酮类或碳青霉烯类药物

2. 重症肺炎的抗感染治疗　重症肺炎首先应选择广谱的强力抗生素，并应足量、联合用药。因为初始经验性治疗不足或不合理，或而后根据病原学培养结果调整抗生素，其病死率均明显高于初始治疗正确者。

重症 CAP	内酰胺类联合大环内酯类或氟喹诺酮类药物
青霉素过敏者	呼吸氟喹诺酮类和氨曲南
HAP	抗假单胞菌的 β-内酰胺类、广谱青霉素/β-内酰胺酶抑制剂、碳青霉烯类的任何一种联合呼吸氟喹诺酮类或氨基糖苷类药物
MDR 球菌感染	联合万古美素、替考拉宁或利奈唑胺

3. 抗生素应用原则　抗生素治疗应尽早进行，一旦怀疑为肺炎应马上给予首剂抗生素，越早治疗预后越好。情况稳定后可从静脉途径转为口服治疗。抗生素应用疗程为 7～10 天或更长时间，如体温正常48～72 小时，肺炎临床稳定可停用抗生素，标准为：①体温≤37.8 ℃；②心率≤100 次/分；③呼吸频率≤24 次/分；④血压：收缩压≥90 mmHg；⑤呼吸室内空气条件下 SaO_2≥90％或 PaO_2≥60 mmHg；⑥能够

23

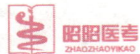

口服进食;⑦精神状态正常。任何一项未达到标准的都需继续使用。

4. 抗生素治疗后的病情评估 抗生素治疗后48～72小时应对病情进行评价,有效时表现为体温下降、症状改善、临床状态稳定,白细胞、C-反应蛋白和降钙素原逐渐降低或恢复正常,而X线影像病灶吸收较迟。如72小时后症状无改善,其原因可能有:①药物未能覆盖致病菌,或细菌耐药;②特殊病原体感染,如结核分枝杆菌、真菌、病毒等;③出现并发症或存在影响疗效的宿主因素(如免疫抑制);④非感染性疾病误诊为肺炎;⑤药物热。需仔细分析,做必要的检查,进行相应处理。

第2节　肺炎链球菌肺炎

一、概　述

肺炎链球菌肺炎是由肺炎链球菌或称肺炎球菌所引起的肺炎,占CAP的半数。通常急骤起病,以高热、寒战、咳嗽、血痰及胸痛为特征。X线影像呈肺段或肺叶急性炎性实变。因抗生素的广泛使用,使本病的起病方式、症状及X线影像改变均不典型。

二、发病机制

1. 肺炎链球菌 肺炎链球菌(SP)为革兰染色阳性球菌,有荚膜,其毒力大小与荚膜中的多糖结构及含量有关。SP不产生毒素,不引起组织坏死或形成空洞。其致病力是由于高分子多糖体的荚膜对组织的侵袭作用,首先引起肺泡壁水肿,出现白细胞和红细胞渗出,之后含菌的渗出液经Cohn孔向肺的中央部分扩展,甚至累及几个肺段和整个肺叶。因病变开始于肺的外周,故肺叶间分解清楚,易累及胸膜,引起渗出性胸膜炎。

2. 致病机制 机体免疫功能正常时,SP是寄居在口腔及鼻咽部的一种正常菌群,带菌率随年龄、季节及免疫状态的变化而有差异。机体免疫功能受损时,有毒力的SP入侵人体而致病。SP除引起肺炎外,少数可发生菌血症或感染性休克,老年人及婴幼儿的病情尤为严重。

【例6】不易引起空洞的肺炎是
A. 肺炎链球菌肺炎　　　　B. 金黄菌肺炎　　　　　　C. 肺炎克雷伯杆菌肺炎
D. 大肠杆菌肺炎　　　　　E. 梭形菌肺炎

【例7】肺炎链球菌的主要致病因素是
A. C反应蛋白　　B. 自溶酶　　C. 荚膜　　D. 外毒素　　E. 内毒素

【例8】休克型肺炎最常见的病原菌是
A. 军团菌　　B. 肺炎球菌　　C. 肺炎支原体　　D. 革兰阴性杆菌　　E. 金黄色葡萄球菌

三、临床表现和体征

昭昭老师提示:大叶性肺炎＝青壮年＋受凉史＋咳铁锈色痰＋触觉语颤增强＋X肺大叶实变。

临床表现	①诱因:有受凉、淋雨、疲劳、醉酒、病毒感染史; ②主要表现:高热、寒战,全身肌肉酸痛,体温在数小时内升至39～40℃,高峰在下午或傍晚,或呈稽留热;典型患者可咳铁锈色痰; ③侧胸部疼痛,放射到肩部或腹部,咳嗽或深呼吸时加剧; ④自然病程大致1～2周;发病5～10天,体温可自行骤降或逐渐消退,使用有效抗生素后,可使体温在1～3天内恢复正常 (昭昭老师提示:各种痰液代表什么疾病,一定要记忆准确,这是必考点;铁锈色痰:大叶性肺炎(铁大);粉红色泡沫状痰:急性左心衰(红色急停车);砖红色胶冻状痰:肺炎克雷伯杆菌(克雷伯搬砖);白色黏痰:COPD;大量脓臭痰:肺脓肿)
体征	①早期肺部体征无明显异常,仅有胸廓呼吸运动幅度减小,叩诊稍浊,听诊可有呼吸音减低及胸膜摩擦音; ②肺实变时叩诊浊音,触觉语颤增强并可闻及支气管呼吸音 (昭昭老师提示:考试中,提到触觉语颤增强的时候,基本上考试内容都是大叶性肺炎。对比记忆:COPD及胸腔积液语颤减弱)

【例9】女,38岁,寒战高烧,右侧胸痛3天。查体:T 39.4℃,意识模糊,右下肺呼吸音减弱,血常规WBC 14.3×10⁹,N 0.88。胸片示右下肺大片浸润阴影,该患者最可能的诊断是
A. 肺炎克雷柏杆菌肺炎　　　B. 肺炎链球菌肺炎　　　　C. 肺炎支原体肺炎
D. 干酪性肺炎　　　　　　　E. 病毒性肺炎

【例10】关于链球菌肺炎叙述错误的是

24

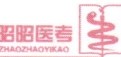

A. 起病急　　　B. 咳砖红色痰　　　C. 不易形成空洞　　D. 首选青霉素　E. 病前数日可有上感史

例 11～12 共用题干

男,28 岁。平素健康。受凉后,突发寒战、高热、头痛。第 3 天出现右侧胸痛、咳嗽、咳痰,胸片示右上肺大片实变影。

【例 11】体检不会出现的体征是

A. 右上肺语颤增强　　　　　　B. 右上肺叩诊浊音　　　　　　C. 气管向左侧偏移

D. 急性病容　　　　　　　　　E. 脉率增快

【例 12】最可能的诊断为

A. 大叶性肺炎　　B. 胸膜增厚　　　C. 肺脓肿　　　　D. 肺结核　　　　E. 肺梗死

四、实验室检查

1. 血常规及痰图片、胸部 X 线检查

血常规	白细胞、中性粒细胞升高,并有核左移
痰直接涂片	痰直接涂片作革兰染色剂荚膜染色镜检,如发现典型革兰染色阳性、带荚膜的双球菌或链球菌,即可初步作出病原学诊断
胸部 X 线检查	①X 线影像早期仅见肺纹理增粗,或受累的肺段、肺叶稍模糊; ②随着病情进展,表现为大片炎症浸润阴影或实变影,在实变阴影中可见支气管充气征,肋膈角可有少量胸腔积液; ③老年肺炎病灶消散较慢,容易吸收不完全而成为机化性肺炎

2. 其他检查

(1) 聚合酶链反应(PCR)及荧光标记抗体检测可提高病原学诊断率。

(2) 尿 SP 抗原可阳性。

(3) 10%～20%患者合并菌血症,故重症肺炎应做血培养。

(4) 合并胸腔积液,应积极抽取积液进行细菌培养。

五、治　疗

抗生素	①首选青霉素 G,轻症患者,可用 240 万 U/d,分 3 次肌内注射,或用普鲁卡因胺青霉素 60 万 U/d。 ②重症患者,青霉素 G 240～480 万 U/d,分次静脉滴注,每 6～8 小时一次;重症患者合并脑膜炎,可增至 1 000 万～3 000 万 U/d。 ③对青霉素过敏患者,或感染耐青霉素菌株者,用呼吸氟喹诺酮类、头孢噻肟或头孢曲松钠等药物;感染 MDR 菌株者可用万古霉素、替考拉宁或利奈唑胺
支持治疗	患者卧床休息,补充足够的蛋白质、热量及维生素。密切监测病情变化,防止休克。剧烈胸痛者,可酌用少量镇痛药
并发症处理	①经抗生素治疗后,高热常在 24 小时内消退,或数日内逐渐下降; ②若体温降而复升或 3 天后仍不降者,应考虑 SP 的肺外感染,如脓胸、心包炎或关节炎等;若持续发热应寻找其他原因

【例 13】某中年男性,临床诊断为大叶性肺炎,应首选的治疗药物是

A. 庆大霉素　　B. 氨苄西林　　　C. 多西环素　　　D. 红霉素　　　　E. 头孢噻嗪

【例 14】肺炎球菌肺炎的抗生素治疗停药指标是

A. 热退停药　　B. 热退 3 天　　　C. 热退 5～7 天　　D. 症状体征消退　E. 胸片病变消退

第 3 节　葡萄球菌肺炎

一、概　述

葡萄球菌肺炎是由葡萄球菌引起的急性肺化脓性炎症,常发生于有基础疾病如糖尿病、血液病、艾滋病、肝病、营养不良、酒精中毒、静脉吸毒或原有支气管肺疾病者,流感后、病毒性肺炎后或儿童患麻疹时也易罹患。多急骤起病,高热、寒战、胸痛,脓性痰,早期可出现循环衰竭。

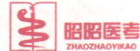

二、机　制

葡萄球菌为革兰染色阳性球菌,分为凝固酶阳性的葡萄球菌(主要为金黄色葡萄球菌)及凝固酶阴性的葡萄球菌(如表皮葡萄球菌和腐生葡萄球菌等)。其致病物质主要是毒素和酶如溶血毒素、杀白细胞素、肠毒素等,具有溶血、坏死、杀白细胞及血管痉挛等作用。葡萄球菌致病力可用血浆凝固酶来测定,阳性者致病力较强。

三、临床表现和体征

临床表现	①起病多急骤,寒战、高热,体温多高达 39～40 ℃; ②胸痛,痰脓性、量多,且带血丝或呈脓血状; ③毒血症状明显,全身肌肉、关节酸痛、体质衰弱及精神萎靡,病情严重者早期可出现周围循环衰竭
体　征	①早期可无体征,常与严重的中毒症状和呼吸道症状不平行,之后可出现两肺散在性湿啰音; ②病变较大或融合时可有肺实变体征,气胸或脓气胸则有相应体征

四、实验室检查

血常规	外周血白细胞计数明显升高,中性粒细胞比例增加,核左移
胸部 X 线	肺段或肺叶实变,可早期形成空洞,或呈小叶状浸润,其中有多个或多发的液气囊腔

【例 15】女,62 岁。寒战、高热 1 周,少量脓血痰。查体:T 39.5 ℃,右下肺散在湿啰音,胸部 X 线片示右下肺叶实变阴影伴小空洞形成,血 WBC 14.8×10⁹/L,N 0.96。该患者感染的病原菌最可能是

A. 结核分枝杆菌　　B. 肺炎链球菌　C. 铜绿假单胞菌　D. 金黄色葡萄球菌　　E. 流感嗜血杆菌

【例 16】男,73 岁,因脑梗死住院半月,近一周出现高热咳嗽,咳血痰。查体:T 38.5 ℃,意识模糊,呼吸急促,口唇发绀,双肺散在湿啰音,血常规 WBC 22.2×10⁹,N 0.95。胸片:右肺大片状阴影,其中可见多个气囊腔。该患者最可能得的是

A. 金黄色葡萄球菌肺炎　　　　　B. 肺炎链球菌肺炎　　　　　　C. 肺炎支原体肺炎

D. 干酪性肺炎　　　　　　　　　E. 真菌性肺炎

五、治　疗

近年来,金黄色葡萄球菌对青霉素 G 的耐药率已高达 90% 左右,因此可选用耐青霉素酶半合成的青霉素或头孢菌素,如苯唑西林钠、氯唑西林、头孢呋辛钠等,联合氨基糖苷类如阿米卡星等,亦有较好的疗效。阿莫西林、氨苄西林与酶抑制剂组成的复方制剂对产酶金黄色葡萄球菌有效。对 MRSA(耐甲氧西林的金黄色葡萄球菌),则应首选万古霉素、替考拉宁和利奈唑胺等。

【例 17】对 MRSA 引起的肺炎,首选的抗生素是

A. 青霉素 G　　B. 头孢唑啉　　C. 苯唑西林　　D. 万古霉素　　E. 头孢呋辛

第 4 节　肺炎克雷伯杆菌肺炎

一、概　述

肺炎克雷伯杆菌肺炎是由肺炎克雷伯杆菌引起的急性肺部炎症,多见于老年、营养不良、慢阻肺及全身衰竭的患者,预后差,死亡率较高。该菌是院内获得性肺炎的主要致病菌。

二、原因及机制

肺炎克雷伯杆菌寄生在人体正常的呼吸道和肠道。其具有荚膜,在肺泡内繁殖可导致组织坏死、液化等。当机体抵抗力降低时,该细菌通过呼吸道吸入肺内引起大叶或小叶融合性病变,由于病灶中的渗出液黏稠而重,常导致叶间隙下坠。

【例 18】男,73 岁。因脑梗死住院治疗 1 个月,病情基本稳定。3 天前受凉后出现发热、咳嗽、咳红色胶冻状黏痰。查体:T 38.7 ℃,呼吸急促,口唇发绀,右上肺叩诊浊音,可闻及支气管呼吸音和少量湿啰音。胸部 X 线片示右上肺大片状阴影,其中可见多个空洞。该患者最可能的诊断是

A. 真菌性肺炎　　　　　　　　　B. 肺炎链球菌肺炎　　　　　　C. 肺炎克雷伯杆菌肺炎

D. 干酪性肺炎　　　　　　　　　E. 厌氧菌肺炎

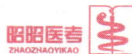

三、临床表现和体征

表　现	急性起病,高热、咳嗽、咳痰。痰稠脓性,量多带血,呈砖红色、胶冻状
体　征	肺部呼吸音减弱,可有湿啰音或肺不张

四、实验室检查

痰涂片	可见粗短杆菌
胸部 X 线表现	肺叶实变,可有多发性蜂窝状脓肿,因炎性渗出物黏稠而重,致使叶间隙呈弧形下垂

【例19】男性,68 岁。COPD 病史。因畏寒、发热,伴咳嗽、气急 3 天就诊。住院后高热不退,气急、发绀明显,咳黏稠脓性血痰。X 线胸片示右上叶大片密度增高的阴影,内有多个小透亮区,水平叶裂呈弧形下坠。最可能的诊断是

A. 肺炎链球菌肺炎　　　　　B. 肺脓肿　　　　　C. 肺炎克雷伯杆菌肺炎

D. 干酪性肺炎　　　　　　　E. 金黄色葡萄球菌肺炎

五、治　疗

首选药物为三代头孢联合氨基糖苷类抗生素。

➤ **昭昭老师总结:各种肺炎**

	大叶性肺炎	小叶性肺炎	肺炎克雷伯杆菌肺炎
细　菌	肺炎链球菌	金黄色葡萄球菌	肺炎克雷伯杆菌
发病机制	①荚膜(致病力); ②不产生毒素,不会引起肺组织坏死和空洞	①致病力为毒素和酶; ②表皮金黄色葡萄球菌(凝固酶阴性)空洞、坏死	—
临床表现	①青壮年; ②咳铁锈色痰	①老人和小孩; ②胸痛、咳脓性血痰	①中老年人; ②砖红色胶冻样痰
体　征	肺实变,叩浊音;语颤增强;气管不移位	并发气胸和脓气胸	—
X 线表现	大片状阴影	①空洞;②液平	弧形下坠+肺气囊肿
治　疗	青霉素 G	①青霉素,MRSA 用万古霉素; ②抗菌疗程 2~4 周,并发严重并发症需 4~8 周	三代头孢菌素+氨基糖苷类(庆大霉素、阿卡米星等)

第 5 节　肺炎支原体肺炎

一、概　述

　　肺炎支原体肺炎是由肺炎支原体引起的呼吸道和肺部的急性炎症改变,常同时有咽炎、支气管炎和肺炎。支原体肺炎占非细菌性肺炎的 1/3 及以上,或各种原因引起的肺炎的 10%。秋、冬季节发病较多,但季节性差异并不显著。

二、病因及机制

　　1. 传播途径　主要通过呼吸道传播。健康人吸入了患者咳嗽、打喷嚏时喷出的口、鼻分泌物而感染,引起散发感染或小流行。

　　2. 发病人群　支原体肺炎以儿童及年轻人居多,婴儿间质性肺炎亦应考虑本病的可能。

三、病　理

　　肺部病变为支气管肺炎、间质性肺炎和细支气管炎。肺泡内可含少量渗出液,并可发生灶性肺不张。肺泡壁与间隔有中性粒细胞、单核细胞及浆细胞浸润。支气管黏膜充血,上皮细胞肿胀,胞质空泡形成,有坏死和脱落。

　　例 20~21 共用选项

A. 肺炎链球菌　　B. 葡萄球菌　　　C. 铜绿假单胞菌　D. 肺炎克雷伯杆菌　　　E. 肺炎支原体

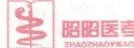

【例20】<u>不引起</u>肺组织坏死和空洞形成的肺炎致病菌是

【例21】最易引起<u>间质性</u>肺炎改变的致病菌是

四、临床表现和体征

临床表现	①主要为乏力、<u>咽痛</u>、头痛、咳嗽、发热、食欲缺乏、腹泻、<u>肌痛</u>、耳痛等; ②咳嗽多为<u>阵发性刺激性呛咳</u>,咳少量黏液; ③发热可持续2～3周,体温恢复正常后可仍有咳嗽,偶有胸骨后疼痛; ④肺外表现更为常见,如皮炎(斑丘疹和多形红斑)等
体 征	①咽部充血,儿童偶可并发鼓膜炎或中耳炎,颈淋巴结肿大; ②胸部体检与肺部病变程度常不相称,可无明显体征

【例22】男,35岁,发热,气短15天,伴明显<u>刺激性咳嗽</u>、咽痛、头痛。白细胞增高。胸片呈双下肺点片状浸润影。最有可能的诊断为

 A. 干酪性肺炎 B. 葡萄球菌肺炎 C. 肺炎链球菌肺炎 D. 肺炎支原体肺炎 E. 肺孢子菌肺炎

例23～24 共用选项

 A. 支气管哮喘   B. 喘息性慢性支气管炎   C. 支气管肺癌

 D. 肺炎支原体肺炎   E. 肺炎克雷伯杆菌肺炎

【例23】<u>刺激性咳嗽</u>,伴气急、<u>痰中带血</u>,支气管解痉药效果欠佳。最有可能的诊断为

【例24】儿童和青年人多见,起病缓慢,阵发性干咳、发热、肌痛,胸片示下叶<u>间质性</u>肺炎改变。最有可能的诊断为

五、检 查

血常规	血白细胞总数正常或略增高,以中性粒细胞为主
<u>冷凝集试验</u>	起病2周后,约2/3的患者做冷凝集试验性,滴度≥1:32,如果滴度逐步升高,更有诊断价值
<u>IgM抗体</u>	血清支原体IgM抗体≥1:64,或恢复期抗体滴度有<u>4倍增高</u>
支原体抗原	直接检测呼吸道标本中肺炎支原体抗原,可用于临床与早期快速诊断
X线片	①肺部多种形态的浸润影,呈节段性分布,以肺下野为多见,有的从肺门附近向外伸展;②病变常经3～4周后自行消散。部分患者出现少量胸腔积液

六、治 疗

1. 一般处理　本病有<u>自限性</u>,多数病例不经治疗可自愈。

2. 首选药物　早期使用适当抗生素可减轻症状及缩短病程。<u>大环内酯类抗生素为首选</u>,如<u>红霉素、罗红霉素和阿奇霉素</u>。对大环内酯不敏感者则可选用呼吸氟喹诺酮类,如左氧氟沙星、莫昔沙星等,四环素类也用于肺炎支原体肺炎的治疗。疗程一般为<u>2～3周</u>。因肺炎支原体无细胞壁,<u>青霉素或头孢菌素类等抗生素无效</u>。

例25～27 共用题干

 男性,18岁,<u>低热</u>、咳嗽、咽部不适2周,胸部X线片示两肺下部<u>网状及小叶分布的斑片状浸润阴影</u>,血WBC 10×10^9/L。

【例25】该患者最可能的<u>诊断</u>是

 A. 肺炎支原体肺炎 B. 病毒性肺炎 C. 军团菌肺炎 D. 肺炎链球菌肺炎 E. 浸润型肺结核

【例26】首选哪项检查以<u>确定诊断</u>

 A. 痰细菌培养 B. 痰真菌培养 C. 冷凝集试验 D. 血清抗体测定 E. 痰抗酸杆菌涂片

【例27】治疗药物<u>应首选</u>

 A. 青霉素 B. 红霉素 C. 氟康唑 D. 异烟肼＋利福平 E. 利巴韦林

第6节　军团菌肺炎

一、概 述

 军团菌肺炎是嗜肺军团菌引起的以肺炎表现为主,可能合并肺外其他系统损害的感染性疾病,是军

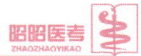

团菌病的一种临床类型。军团菌肺炎是非典型肺炎中病情最重的一种。

二、临床表现

好发于中老年人,肌痛、头痛,24～48小时后体温升高至39～40 ℃(高热),呈稽留热,反复寒战。

三、实验室检查

血常规	外周血象白细胞计数升高,多在(10～20)×10^9/L之间,中性粒细胞增多,可见核左移
胸部X线片	斑片状阴影

四、治 疗

首选大环内酯类抗生素。

第7节　病毒性肺炎

一、概 述

病毒性肺炎是由上呼吸道病毒感染向下蔓延所致的肺部炎症。免疫正常或抑制的个体均可罹患。大多发生于冬、春季节,暴发或散发流行。近年来,新的变异病毒不断出现,产生暴发流行,如SARS冠状病毒、H5N1、H1N1病毒等。

二、病 因

1. 传播途径　呼吸道病毒可通过飞沫与直接接触传播,且传播迅速、传播面广。病毒性肺炎为吸入性感染。

2. 致病菌　常见病毒为甲、乙型流感病毒、腺病毒、副流感病毒、呼吸道合胞病毒和冠状病毒等。

三、临床表现和体征

1. 临床表现　起病较急,发热、头痛、全身酸痛、倦怠等全身症状较突出,常在急性流感症状尚未消退时即出现咳嗽、少痰或白色黏液痰、咽痛等呼吸道症状。小儿或老年人易发生重症肺炎,表现为呼吸困难、发绀、嗜睡、精神萎靡,甚至发生休克、心力衰竭和呼吸衰竭或ARDS等并发症。

2. 体征　本病常无显著的胸部体征,病情严重者有呼吸浅速、心率增快、发绀,以及肺部干、湿性啰音。

四、实验室检查

1. 血常规　白细胞计数正常、稍高或偏低,血沉通常在正常范围,痰涂片所见的白细胞以单核细胞多,痰培养常无致病菌生长。

2. 胸部X线检查　可见肺纹理增多,磨玻璃状阴影,小片状浸润或广泛浸润、实变;病情严重者,显示双肺弥漫性结节性浸润,但大叶实变及胸腔积液者均不多见。

五、治 疗

1. 对症治疗　以对症为主,卧床休息,居室保持空气流通,注意隔离消毒,预防交叉感染。给予足量维生素及蛋白质,多饮水及少量多次进软食,酌情静脉输液及吸氧。保持呼吸道通畅,及时消除上呼吸道分泌物等。

2. 目前已经证实较为有效的病毒抑制药物　利巴韦林、阿昔洛韦、阿糖腺苷、金刚烷胺。

3. 糖皮质激素　对病毒性肺炎疗效仍有争论,例如对传染性非典型肺炎国内报道有效,而最近欧洲和亚洲对H1N1肺炎的观察证明无效,还导致病死率升高,以及机械通气和住院时间延长。

➤ **昭昭老师总结:各种肺炎**

	支原体肺炎	衣原体肺炎	军团菌
表　现	①阵发性刺激性呛咳; ②不引起感染性休克	发热、寒战、肌痛、干咳等	头痛、肌痛、发热、干咳
X线检查	①斑片状阴影; ②冷凝集试验阳性	咽拭子分离出肺炎衣原体是诊断金标准	肺下叶斑片状浸润
治　疗	大环内酯类(红霉素、罗红霉素、阿奇霉素)	红霉素	红霉素

➤ 参考答案如下,详细答案参见2021版《国家临床执业及助理医师资格考试精选真题考点精析》。

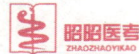
1. D	2. D	3. B	4. D	5. C
6. A	7. C	8. B	9. B	10. B
11. C	12. A	13. B	14. B	15. D
16. A	17. D	18. C	19. C	20. A
21. E	22. D	23. C	24. D	25. A
26. C	27. B	—	—	—

第6章　肺脓肿(助理医师不要求)

> **2021 考试大纲**

①病因和发病机制;②临床表现;③辅助检查;④诊断与鉴别诊断;⑤治疗。

> **考纲解析**

近 20 年的医师考试中,本章的考试重点是肺脓肿的诊断、检查和治疗,执业医师每年考查分数为 2~3 分,助理医师每年考查分数为 1~2 分。

肺脓肿是肺组织坏死形成的脓腔。临床特征为高热、咳嗽和咳大量脓臭痰。胸部 X 线影像显示有一个或多发的含气液平的空洞,如有多个直径小于 2 cm 的空洞则称为坏死性肺炎。病原体可为化脓性细菌、真菌和寄生虫等。病理改变早期为肺组织的化脓性炎症,继而发生坏死、液化,最后形成脓腔。本病男多于女。自抗生素广泛使用以来,发病率已明显降低。

一、病因和机制

1. 吸入性肺脓肿

(1) 病原菌　多为厌氧菌。(昭昭速记:"吸""烟(厌)")

(2) 病因　当有意识障碍如在麻醉、醉酒、药物过量、癫痫、脑血管意外时,由于受寒、极度疲劳等诱因,全身免疫力与气道防御清除功能降低,吸入的病原菌可致病。

(3) 部位　脓肿常为单发,其部位与支气管解剖体位有关,仰卧位时最常见于也最好于上叶后段和下叶背段,坐位时好发于下叶后基底段,右侧卧位时则好发于右上叶前段或后段。

> **昭昭老师总结:很多疾病的首发部位需要记住,考得最多的就是肺结核和肺脓肿**

疾病	好发部分
继发性肺结核	上叶尖后段和下叶背段
吸入性肺脓肿	①仰卧位,最常好发于上叶后段和下叶背段; ②坐位时,好发于下叶后基底段; ③右侧卧位,好发于右上叶前段或后段
干性支气管扩张	引流部位较好的:上叶支气管

【例1】卧位时,吸入性肺脓肿好发于

A. 上叶后段或下叶背段　　　　B. 下叶后基底段　　　　C. 右上叶前段或后段

D. 右下叶后基底段　　　　E. 肺尖部

【例2】吸入性肺脓肿最常见的病原体是

A. 铜绿假单胞菌　　　　B. 厌氧菌　　　　C. 表皮金黄色葡萄球菌

D. 金黄色葡萄球菌　　　　E. 肺炎链球菌

2. 血源性肺脓肿

(1) 致病菌　以金黄色葡萄球菌、表皮葡球菌及肺炎链球菌为常见。(昭昭速记:为了"金"见"血")

(2) 感染病灶　皮肤外伤感染、疖、痈、中耳炎或骨髓炎等所致的脓毒症,菌栓经血行播散到肺,引起血管栓塞、炎症和坏死而形成肺脓肿。静脉吸毒者如有右心细菌性心内膜炎,则三尖瓣赘生物脱落阻塞肺小血管形成肺脓肿,常为两肺外野的多发性脓肿。

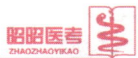

3. 继发性肺脓肿 某些细菌性肺炎,如金黄色葡萄球菌、铜绿假单胞菌和肺炎克雷伯杆菌肺炎等,以及支气管扩张、支气管囊肿、支气管肺癌、肺结核空洞等继发感染可导致继发性肺脓肿。支气管异物阻塞,也是导致肺脓肿特别是小儿肺脓肿的重要因素。肺部邻近器官化脓性病变,如膈下脓肿、肾周围脓肿、脊柱脓肿或食管穿孔等波及肺也可引起肺脓肿。阿米巴肺脓肿好发于右肝顶部,穿破膈肌至右肺下叶,形成阿米巴肺脓肿。

【例3】 引起血源性肺脓肿最常见的病原菌是

A. 肺炎链球菌　　B. 葡萄球菌　　C. 大脑埃希菌　　D. 肺炎克雷伯杆菌　　E. 厌氧菌

【例4】 女,55 岁。咳嗽、咳脓血痰伴高热 2 天。糖尿病病史 8 年。胸部 X 线片示双肺多发团片状阴影,有空洞形成。查体:背部可见多个疖肿,双肺少量湿性啰音,心腹未见异常。最可能的诊断为

A. 大肠埃希菌肺炎　　B. 军团菌肺炎　　C. 血源性肺脓肿　　D. 肺炎克雷伯杆菌肺炎　　E. 肺结核

二、临床表现

吸入性肺脓肿	①手术、醉酒、劳累、受凉和脑血管病等病史+高热,体温达 39～40 ℃+咳嗽、咳黏液痰或黏液脓性痰=吸入性肺脓肿; ②咳大量脓臭痰及坏死组织,每日可达 300～500 mL,静置后可分 3 层; ③约有 1/3 患者有不同程度的咯血; ④一般在咳出大量脓痰后,体温明显下降,全身毒性症状随之减轻,一般数周内情况逐渐恢复正常
血源性肺脓肿	原发病灶(疖、痈等皮肤感染或其他感染灶)+寒战高热+咳脓臭痰=血源性肺脓肿 (昭昭老师提示:先出现了其他部位的感染,再看见脓臭痰,就选血源性肺脓肿)
慢性肺脓肿	患者常有咳嗽、咳脓痰、反复发热和咯血,持续数月到数月

【例5】 女,34 岁。寒战、高热、咯脓血痰 1 周。2 周前干农活时右小腿外伤。查体:T 39.7 ℃。神志清楚,精神差。双肺未闻及干湿性啰音,右外踝上方可见小脓痂。血常规 WBC 17×10^9/L,N 0.95,胸部 X 线片发现右下肺、左上肺尖圆形阴影,其内可见空洞及液平。该患者最可能的诊断是

A. 肺结核　　B. 血源性肺脓肿　　C. 真菌性肺炎　　D. 革兰阴性杆菌肺炎　　E. 吸入性肺脓肿

三、体 征

1. 一般体征 起时肺部可无阳性体征,或患侧可闻及湿啰音,继续发展,可出现肺实变体征,可闻及支气管呼吸音;肺脓腔增大时,可出现空瓮音;病变累及胸膜时可闻及胸膜摩擦音或呈现胸腔积液体征。

2. 血源性肺脓肿 大多无阳性体征。

3. 慢性肺脓肿 常有杵状指(趾)。

【例6】 慢性肺脓肿较急性肺脓肿更为常见的体征是

A. 肺部闻及支气管呼吸音　　　　B. 肺部叩诊呈鼓音　　　　C. 肺部呼吸音减弱

D. 肺部闻及湿啰音　　　　　　　E. 杵状指

四、检 查

1. 细菌学检查 痰涂片革兰染色,痰、胸腔积液和血培养包括需氧和厌氧培养,以及抗生素敏感试验,有助于确定病原体和选择有效的抗生素。尤其是胸腔积液和血培养阳性时对病原体的诊断价值更大。

2. X 线检查

(1) 吸入性肺脓肿 早期的炎症 X 线检查表现为大片浓密模糊的浸润阴影,边缘不清,或为团片状浓密阴影,分布在一个或数个肺段。肺组织坏死、肺脓肿形成后,脓液经支气管排出,脓腔出现圆形透亮区及气液平面,其四周被浓密的炎症浸润所环绕。脓腔内壁光整或略有不规则。经脓液引流和抗生素治疗后,肺脓肿周围炎症先吸收,逐渐缩小至脓腔消失,最后仅残留纤维条索阴影。慢性肺脓肿腔壁增厚,内壁不规则,有时呈多房性,周围有纤维组织增生及邻近胸膜增厚,肺叶收缩纵隔向患侧移位。

(2) 血源性肺脓肿 病灶分布在一侧或两侧,呈散在局限炎症,或边缘整齐的球形病灶,中央有小脓腔和气液平面。炎症吸收后,亦可能有局灶性纤维化或小气囊后遗阴影。

3. CT 检查 能更准确地定位及区别肺脓肿和有气液平的局限性脓胸,发现体积较小的脓肿和葡萄球菌肺炎引起的肺气囊,并有助于体位引流和外科手术治疗。

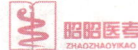

4. 纤维支气管镜检查　有助于明确病因和病原学诊断,并可用于治疗。如有气道内异物,可取出异物使气道引流通畅。疑为肿瘤阻塞的,则可取病理标本。还可取痰液标本行需氧和厌氧菌培养。可经纤维支气管插入导管,尽量接近或进入脓腔,吸引脓液、冲洗支气管及注入抗生素,以提高疗效与缩短病程。

【**例7**】男,37 岁。1 周来寒战、咳嗽、高热,最高体温 40 ℃,血常规 WBC 15.2×10⁹/L,N 0.91,经阿莫西林抗感染治疗后体温下降不明显,逐渐出现呼吸急促。半月前颈部皮肤疖肿,自行结痂。胸部 X 线片示双肺可见多发直径 2～3 cm 的边缘模糊的类圆形阴影,其内可见空洞。下列检查对诊断意义最大的是

    A. 痰涂片革兰染色　　　B. 支气管镜　　　C. 动脉血气分析　　　D. 胸部 CT　　　E. 血培养

五、治　疗

1. 抗生素治疗

吸入性肺脓肿	①多合并厌氧菌感染,首选青霉素; ②脆弱拟杆菌对青霉素不敏感,首选林可霉素、克林霉素和甲硝唑
血源性肺脓肿	①可选用耐 β-内酰胺酶的青霉素或头孢菌素; ②MRSA 感染应选用万古霉素或替考拉宁或利奈唑胺
阿米巴原虫感染	甲硝唑治疗
革兰阴性杆菌	第二代或第三代头孢菌素、氟喹诺酮类药物,可联用氨基糖苷类抗生素
提示:抗生素疗程是 6～8 周,或直至 X 线胸片示脓腔和炎症消失,仅有少量的残留纤维化,才可停药,停药过早可导致复发 (昭昭老师提示:很多时间需要我们记住,比如清创缝合的时间是 6～8 小时;感染性心内膜炎的治疗时间是 4～6 周;肾病综合征糖皮质激素的应用时间是 8～12 周)	

2. 脓液引流　提高疗效的有效措施。痰黏稠不易咳出者可用祛痰药或雾化吸入生理盐水、祛痰药或支气管舒张剂,以利痰液引流。身体状况较好者可采取体位引流排痰,引流的体位应使脓肿处于最高位,每日 2～3 次,每次 10～15 分钟。经纤维支气管镜冲洗及吸引也非常有效。

3. 手术治疗　适应证为:①病程超过 3 个月,经内科治疗脓腔不缩小;②脓腔＞5 cm;③大咯血经内科治疗无效或危及生命;④伴有支气管胸膜瘘和脓胸经抽吸、引流不畅者;⑤支气管阻塞气道,如肺癌。

例8～9 共用题干

男,45 岁。发热、咳浓痰 1 周,胸部 X 线片示右下叶背段浸润阴影。用头孢呋辛治疗,体温稍下降,但痰量增多,为脓血痰,有臭味。1 周后复查胸部 X 线片示大片浸润阴影中出现空洞。

【**例8**】治疗中需加用的药物是

    A. 阿米卡星　　　B. 左氧氟沙星　　　C. 甲硝唑　　　D. 红霉素　　　E. 万古霉素

【**例9**】治疗 2 周后,患者临床症状明显改善,胸部 X 线示空洞缩小。抗感染的总疗程应为

    A. 8～12 周　　　B. 6～8 周　　　C. 3～6 周　　　D. 2～4 周　　　E. 7～10 周

➢ 参考答案如下,详细答案参见 2021 版《国家临床执业及助理医师资格考试精选真题考点精析》。

1. A	2. B	3. B	4. C	5. B	昭昭老师提示: 关注官方微信,获得第一手考试资料。
6. E	7. E	8. C	9. B	—	

第7章　肺结核

➢ **2021 考试大纲**

①病因和发病机制;②临床表现;③辅助检查;④诊断与鉴别诊断;⑤并发症;⑥治疗与预防。

➢ **考纲解析**

近 20 年的医师考试中,本章的考试重点是肺结核的诊断、检查、治疗和药物副作用,执业医师每年考查分数为 2～3 分,助理医师每年考查分数为 1～2 分。

一、病　因

结核病在人群中的传染源主要是结核病患者,即痰直接涂片呈阳性者,主要通过咳嗽、大声谈话等方

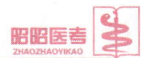

式把含有结核分枝杆菌的微滴排到空气中而传播。飞沫传播是肺结核重要的传播途径,经消化道和皮肤等其他途径传播现已罕见。

二、发病机制

1. 分类

（1）分类　结核杆菌分为结核分枝杆菌、牛分枝杆菌、非洲分枝杆菌、田鼠分枝杆菌。

（2）最常见致病菌　人肺结核的致病菌90%以上为结核分枝杆菌。

（3）结核杆菌的分群

分　群	特　点	昭昭老师速记
A 菌群	快速繁殖,细菌数量大,易产生耐药变异菌	"快""A"
B 菌群	半静止状态,是实现灭菌目标的关键	"关键"是"B"
C 菌群	半静止状态,可有突然间歇性短暂的生长繁殖	睡觉的时候,圈成一团,呈"C"形,可"突然"清醒
D 菌群	休眠状态,不繁殖,数量很少	千年"休""D"

2. 结核分枝杆菌　培养时间一般为2～8周,结核分枝杆菌的成分复杂,主要成分:类脂质、蛋白质和多糖类。

（1）类脂质

分　类	特　点	昭昭老师速记
分枝杆菌酸	与抗酸染色性及细胞壁完整性有关	酸＝酸
磷脂	有抗原性,促使单核细胞、类上皮细胞化、朗格汉斯巨细胞形成	"原""磷"
蜡质	免疫佐剂活性,引发集体迟发型变态反应	"蜡"烛"变态"
索状因子	对宿主有毒性,并有免疫左剂活性	"索"要"毒"物
硫脂	与结核分枝杆菌毒力有关,破坏宿主巨噬细胞功能	"毒""瘤(硫)"

（2）蛋白质　菌体蛋白质以结合形式存在,是结核菌素的主要成分,诱发皮肤变态反应。

（3）多糖类　菌体多糖与血清反应等免疫应答有关。

3. 结核病的发生与发展　结核病免疫和迟发性变态反应结核分枝杆菌并不分泌毒素,而是通过细胞免疫对人体组织造成破坏,体液免疫对控制结核分枝杆菌感染的作用并不重要。人体感染结核分枝杆菌后,首先是肺泡内巨噬细胞作出反应,大量分泌IL-1、IL-6和TNF-α等细胞因子导致吸引淋巴细胞和单核细胞积聚在结核分枝杆菌周围—肉芽肿形成—限制结核分枝杆菌扩散并杀灭之。CD4[+]T细胞参与其中。

三、临床表现和体征

1. 临床表现

全身表现	长期午后潮热,即下午或傍晚体温开始升高,部分患者有倦怠乏力,盗汗症状
局部表现	①咳嗽、咳痰或痰中带血是肺结核的常见可疑症状; ②约1/3的患者有咯血,多数患者为痰中带血(病灶毛细血管扩张)、中等量咯血(小血管损伤或空洞血管瘤破裂); ③结核灶累及胸膜时可表现为胸痛,为胸膜性胸痛

(昭昭老师提示:肺结核的诊断并不难,就是低热＋盗汗,而且更为重要的是抗生素治疗无效。)

2. 体征

（1）病变范围较小时　可以没有任何体征;渗出性病变范围较大或干酪样坏死时,则可以有肺实变体征,如触觉语颤增强、叩诊浊音、听诊闻及支气管呼吸音和细湿啰音。较大的空洞性病变听诊也可以闻及支气管呼吸音。

（2）有较大范围的纤维条索形成时　气管向患侧移位,患侧胸廓塌陷、叩诊浊音、听诊呼吸音减弱并可闻及湿啰音。结核性胸膜炎时有胸腔积液体征:气管向健侧移位,患侧胸廓望诊饱满、触觉语颤减弱、叩诊实音、听诊呼吸音消失。

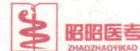

【例1】 女性,32岁。干咳、低热、盗汗半月,今日突然咯血而就诊。左上肺可闻及湿啰音。首先考虑的诊断是

    A. 肺炎链球菌肺炎   B. 支气管扩张   C. 肺脓肿   D. 肺结核   E. 肺癌

四、分 型

1. 肺结核分型

Ⅰ型	原发性肺结核	①多见于儿童;②上叶的下部和下叶的上部;哑铃状;③肺门淋巴结肿大
Ⅱ型	血型播散型肺结核	①常见于婴幼儿和青少年;②粟粒状结节状;③易发脑膜炎
Ⅲ型	继发性肺结核	继发性肺结核最常见的是浸润性肺结核
Ⅳ型	结核性胸膜炎	到达胸膜
Ⅴ型	其他肺外结核	按部位来分,如骨关节结核、肾结核、肠结核等
Ⅵ型	菌阴性肺结核	三次涂片及一次培养阴性

2. 继发性肺结核的分型

浸润性肺结核	①多发生在肺尖和锁骨下;②X线:小片状或斑点状阴影
空洞性肺结核	①净化空洞;②开放菌阴性综合征
结核球	多由干酪样病变吸收纤维膜包裹等
干酪性肺炎	多见于机体免疫力较差和体质较弱者
纤维空洞型肺结核	①最常见且传染性最强的是传播源;②X线:肺门垂柳样改变,纵隔向患侧移位

【例2】 下列肺结核类型中,传染性最强的是

    A. 慢性纤维空洞型肺结核   B. 干酪性肺炎   C. 原发性肺结核

    D. 急性血行播散型肺结核   E. 慢性血行播散型肺结核

五、实验室检查

胸部X线检查	①肺结核的首选检查;②多发生在上叶尖后段和下叶背段 (昭昭老师速记:"勾""肩""搭""背")
痰涂片检查	简单、快速、易行及可靠,但敏感性低,阳性说明痰中有结核杆菌
纤维支气管镜	常用于诊断支气管内膜结核和淋巴支气管瘘的诊断
结核菌素试验	①试PPD试验阳性,不能区分是结核感染还是卡介苗接种的免疫反应; ②PPD试验阳性,对于成人来说只能高度提示可能是肺结核,但不能确诊;未接种卡介苗的婴幼儿如果PPD试验阳性,则提示有肺结核; ③严重的细菌感染包括重症结核病,如粟粒性结核病和结核性脑膜炎、营养不良、HIV感染、麻疹、水痘、癌症等,PPD结果多为假阴性

【例3】 肺结核所致支气管扩张最好发的部位是

    A. 上叶尖后段   B. 上叶前段   C. 右中叶   D. 左舌叶   E. 下叶基底段

【例4】 判断肺结核传染性最主要的依据是

    A. 血沉增快   B. 胸部X线片显示空洞性病变   C. 结核菌素试验阳性

    D. 痰涂片找到抗酸杆菌   E. 反复痰中带血

【例5】 男,35岁。低热伴咳嗽3周,咳少量白痰。使用多种抗生素治疗无效。胸部X线片示右下叶背段斑片状影,有多个不规则空洞,无液平面。为明确诊断,应首先进行的检查是

    A. 痰涂片革兰染色   B. 痰涂片抗酸染色   C. 支气管镜   D. 痰真菌培养   E. 胸部CT

六、治 疗

1. 治疗原则
全程、联合、早期、规律、适量使用。

(昭昭老师速记:"全""联""早"晨"规律""适量"锻炼)

2. 常用药物
异烟肼(INH,H)、利福平(RFP,R)、吡嗪酰胺(PZA,Z)、乙胺丁醇(EMB,E)、链霉素(SM,S)。

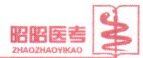

3. 各种药物作用及副作用

药　　物	简写	种　类	杀菌机制	副作用
异烟肼	INH,H	全杀菌剂	抑制结核菌 DNA 与细胞壁的合成	周围神经炎
利福平	RFP,R	全杀菌剂	抑制结核菌体的核糖核酸多聚酶	肝毒性
吡嗪酰胺	PZA,Z	半杀菌剂	细胞内酸性环境(昭昭老师速记:比内功)	高尿酸血症
乙胺丁醇	EMB,E	抑菌剂	—	视神经炎
链霉素	SM,S	半杀菌剂	细胞外碱性环境(昭昭老师速记:外面练)	耳、肾毒性

➤ **昭昭老师总结:这个很难记忆所以老师给大家总结了好记的方法!**

药　物	简写	昭昭老师速记
异烟肼	INH,H	HE(H 异)
利福平	RFP,R	三十而立(R 利)
吡嗪酰胺	PZA,Z	擒贼(嗪 Z)
乙胺丁醇	EMB,E	E=乙
链霉素	SM,S	"链"子像"S"型

➤ **昭昭老师总结:各种结核药物的如作用!**

药　物	副作用	昭昭老师速记
异烟肼	周围神经炎	一周(异)周)
利福平	肝毒性	立竿见影(利肝)
吡嗪酰胺	高尿酸血症	"比"赛谁"尿的高"
乙胺丁醇	视神经炎	喝点"醇""视力"受损
链霉素	耳毒性、肾毒性	学英语,先"练耳"朵

【例6】仅对细胞外碱性环境中的结核菌有杀菌作用的是
A. 乙胺丁醇　　　B. 利福平　　　C. 异烟肼　　　D. 吡嗪酰胺　　　E. 链霉素

【例7】属抑菌作用的抗结核药物是
A. 异烟肼(INH)　　　　B. 利福平(RFP)　　　　C. 链霉素(SM)
D. 乙胺丁醇(EMB)　　　E. 吡嗪酰胺(PZA)

【例8】女,28 岁,发热,咳嗽两个月,胸部 X 线片示左上肺不规则片状阴影,予抗结核治疗 1 月余。查体:T 36.5 ℃。巩膜稍黄染。双肺未闻及干湿啰音。血 WBC $4.3×10^9$/L,N 0.55。肝功能检查:ALT、AST 正常,总胆红素 40.6 μmol/L,直接胆红素 17.8 μmol/L。该患者现停用的药物是
A. 利福平　　　B. 异烟肼　　　C. 吡嗪酰胺　　　D. 乙胺丁醇　　　E. 链霉素

【例9】男,53 岁。低热、干咳 1 周,经胸部 X 线片诊断为浸润性肺结核。既往有高血压病史 3 年,痛风病史 3 年,口服药物治疗。在患者进行抗结核治疗时,应避免使用的药物是
A. 异烟肼　　　B. 利福平　　　C. 乙胺丁醇　　　D. 吡嗪酰胺　　　E. 链霉素

4. 不同类型的结核杆菌对抗结核的药物的敏感性

	A 群	B 群	C 群	D 群
繁殖状态	快速繁殖	半静止状态	半静止状态	休眠状态
存在部位	巨噬细胞外,干酪液化处	巨噬细胞内,空洞壁	干酪灶中	病灶中
特性	①细菌数量大;②易产生变异菌	繁殖速度缓慢	可间歇性短暂繁殖	①无致病力;②无传染性

	A 群	B 群	C 群	D 群
敏感药物	异烟肼＞链霉素＞利福平	吡嗪酰胺＞利福平＞异烟肼	利福平＞异烟肼	药物无效
速记	"异""A"	"B""B(吡)"	V"C"有"利"健康	无敌(D)

5. 治疗方案

	方 案	具体方案
初治活动性肺结核治疗方案	每日用药方案:2HRZE/4HR	①强化期 2 个月,每日顿服:HRZE; ②巩固期 4 个月,每日顿服:HR
	间歇用药方案:2H$_3$R$_3$Z$_3$E$_3$/4H$_3$R$_3$	①强化期 2 个月,每周 3 次口服:HRZE; ②巩固期 4 个月,每周 3 次口服:HR
复治活动性肺结核治疗方案	每日用药方案:2HRZSE/(6~10)HRE	①强化期 2 个月,每日顿服:HRZSE; ②巩固期 6~10 个月,每日顿服:HRE
	间歇用药方案:2H$_3$R$_3$Z$_3$S$_3$E$_3$/(6~10)H$_3$R$_3$E$_3$	①强化期 2 个月,每周 3 次口服:HRZSE; ②巩固期 6~10 个月,每周 3 次口服:HRE

【例 10】有关活动性原发型肺结核的治疗原则,错误的是
A. RFP 疗程 6~12 个月
B. 巩固维持治疗采用 INH＋PZA
C. 强化治疗采用 INH＋RFP＋PZA
D. INH 疗程 12~18 个月
E. 宜采用分阶段治疗方案

【例 11】对初治结核病病例的短程化疗方案主要联用的药物是
A. INH＋PZA＋RFP
B. SM＋INH＋PAS
C. SM＋PZA＋EMB
D. INH＋SM＋EMB
E. PAS＋EMB＋SM

6. 耐多药肺结核(MDR－TB)的治疗 ①详细了解患者用药史,该地区常用抗结核药物和耐药流行情况;②尽量做药敏试验;③严格避免只选用一种新药加到原失败方案;④WHO 推荐尽可能采用新一代的氟喹诺酮类药物;⑤不使用交叉耐药的药物;⑥治疗方案至少含 4 种二线的敏感药物,至少包括吡嗪酰胺、氟喹诺酮类、注射用卡那霉素或阿米卡星、乙硫或丙硫异烟肼和对氨基水杨酸或环丝胺酸;⑦药物剂量依体重决定;⑧加强期应为 9~12 个月,总治疗期为 20 个月或更长,以治疗效果决定。药物选择如下:

分组	特 点	药 物
第1组	一线口服抗结核药物	异烟肼、利福平、乙胺丁醇、吡嗪酰胺、利福布丁
第2组	注射用抗结核药物	卡那霉素、阿米卡星、卷曲霉素、链霉素
第3组	氟喹诺酮类药物	莫西沙星、左氧氟沙星、氧氟沙星
第4组	口服抑菌二线抗结核药物	乙硫异烟胺、丙硫异烟胺、环丝氨酸、特立齐酮、对氨基水杨酸
第5组	疗效不确切的抗结核药物(未被 WHO 推荐为 MDR－TB 治疗常规药物)	氯法齐明、利奈唑胺、贝达喹啉、迪拉马尼、阿莫西林/克拉维酸、氨硫脲、克拉霉素、高剂量异烟肼

7. 其他治疗

(1) 咯血 ①少量咯血给予氨基乙酸、氨甲苯酸等药物止血。②大咯血首选垂体后叶素 5~10 IU 加入 25% 葡萄糖溶液 40 mL 中缓慢静脉注射,一般为 15~20 min,然后将垂体后叶素加入 5% 葡萄糖液按 0.1 U/(kg·h)速度静脉滴注。③对支气管动脉破裂造成的大咯血可采用支气管动脉栓塞法。

(2) 糖皮质激素 主要是抗炎、抗毒作用,仅用于结核毒性症状严重的患者。

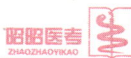

（3）肺结核外科手术治疗　经合理化学治疗后无效、多重耐药的厚壁空洞、大块干酪灶、结核性脓胸、支气管胸膜瘘和大咯血保守治疗无效者。异烟肼在肺外结核如胸水、干酪性病灶中的浓度较高，可优选治疗肺外界结核。（昭昭老师速记：吸"烟"到"外"面去。）

七、肺结核与相关疾病

HIV/AIDS	①结核病是 HIV/AIDS 最常见的机会感染性疾病。 ②临床表现症状和体征多，如体重减轻、长期发热、持续性咳嗽；全身淋巴结肿大（可有触痛）；肺部 X 线影像经常出现肿大的肺门纵隔淋巴结团块，下叶病变多见，胸膜和心包有渗出等。 ③结核菌素试验常为阴性（假阴性）。 ④治疗过程中常出现药物不良反应；HIV/AIDS 易产生耐多药肺结核。 ⑤患者由于 HIV/AIDS 严重的细胞免疫缺陷，很少形成典型的肉芽肿性病变，肺组织亦很少出现空洞，而病灶中的结核杆菌却甚多
肝炎	①异烟肼、利福平、吡嗪酰胺都有肝毒性。 ②20％患者可出现无症状的轻度转氨酶升高，无需停药。 ③有食欲不良，黄疸或肝大者，应立即停药。 ④如肝炎严重，肺结核又必须治疗，可考虑使用 2SHE/10HE 方案
糖尿病	糖尿病与肺结核的化疗原则一样，只是治疗期可适当延长
矽肺	矽肺是并发肺结核的高发人群；与单纯肺结核的治疗方案相似

➤ 参考答案如下，详细答案参见 2021 版《国家临床执业及助理医师资格考试精选真题考点精析》。

1. D	2. A	3. A	4. D	5. B	6. B	昭昭老师提示： 关注官方微信，获得第一手考试资料。
7. A	8. E	9. D	10. A	11. D	—	

第8章　肺　癌

➤ **2021 考试大纲**

①概述；②病理；③临床表现；④诊断与鉴别诊断；⑤治疗与预防。

➤ **考纲解析**

近 20 年的医师考试中，本章的考试重点是肺癌的表现、诊断、检查、治疗和药物副作用，执业医师每年考查分数为 2～3 分，助理医师每年考查分数为 1～2 分。

一、病因和机制

1. 吸烟　吸烟是肺癌死亡率进行性增加的首要原因。烟雾中的苯并芘、尼古丁、亚硝胺和少量放射性钋等均有致癌作用，尤其易致鳞癌和未分化小细胞癌。

2. 职业致癌因子　已被确认的致癌因素包括石棉、砷、铬、镍、铍、煤焦油、芥子气、三氯甲醚、氯甲甲醚、烟草的加热产物、电离辐射、微波辐射等。

3. 空气污染　①室内空气污染包括被动吸烟、燃烧燃料和烹调过程中产生的致癌物。②室外空气污染包括 3,4－苯并芘、氧化亚砷、放射性物质、镍、铬化合物等致癌物质。

4. 电离辐射　大剂量电离辐射可引起肺癌。一般人群中电离辐射约 50％来自自然界，45％为医疗照射。

5. 饮食与营养　较少食用含 β 胡萝卜素的蔬菜和水果，肺癌发生的危险性升高。

6. 其他诱发因素　如肺结核、病毒感染、真菌毒素（黄曲霉）等。

7. 遗传和基因改变　与肺癌密切相关的癌基因有 ras 和 myc 基因家族、c-erbB2、bcl-2、c-fos、c-jun 等，相关的抑癌基因有 p53、R6、CDKN2、FHIT 等。

二、病　理

1. 大体类型　根据肿瘤在肺内分布部位，可将肺癌分为中央型、周围型和弥漫型。

分　型	发病率/%	发病部位	组织类型
中央型	60~70	①肺段支气管以上；②肺门部形成肿块	鳞癌多见
周围型	30~40	①肺段支气管以下；②在靠近肺膜的肺周边部形成孤立的结节状或球形癌结节	腺癌多见
弥漫型	2~5	①起源于末梢肺组织；②沿肺泡管及肺泡弥漫型浸润生长，形成多数粟粒大小结节布满大叶的一部分或全肺叶，也可形成多发性结节散布于多个肺叶内，易与肺转移癌混淆	细支气管肺泡细胞癌多见

2. 组织学类型

	鳞状细胞癌	腺癌	小细胞癌	大细胞癌
临床类型	中心型多见	周围型多见	中心型多见	周围型多见
发病率	最常见	次常见	—	—
病因	多有长期大量吸烟史	与吸烟关系不密切	与吸烟关系密切	与吸烟有关
发病人群	中老年男性	女性	中老年男性	老年男性
生长速度	较缓慢	较缓慢	迅速	迅速
来源	较大支气管	较小支气管上皮	较大支气管	支气管
转移特性	淋巴转移早，血行转移晚	血行转移早，淋巴转移晚	早期淋巴和血行转移	转移早而广泛
特点	癌巢中有角化珠形成	常累及胸膜	①恶性程度最高；②有神经内分泌功能；③对放化疗敏感	①恶性程度高；②部分呈神经内分泌分化

【例1】预后最差的肺癌是
A. 鳞状细胞癌　B. 小细胞癌　C. 腺癌　D. 大细胞癌　E. 细支气管肺泡癌

三、临床表现

1. 原发肿瘤引起的症状和体征

咳嗽	早期症状，常为无痰或少痰的刺激性干咳，当肿瘤引起支气管狭窄后可加重咳嗽
痰血或咯血	多见于中央型肺癌。肿瘤向管腔内生长者可有间歇或持续性痰中带血，如果表面糜烂严重侵蚀大血管，则可引起大咯血
气短或喘鸣	肿瘤向支气管内生长，或转移到肺门淋巴结致使肿大的淋巴结压迫主支气管；气管隆突或引起部分气道阻塞时，可有呼吸困难、喘息，偶表现为喘鸣
发热	肿瘤组织坏死可引起发热。多数发热的原因是由于肿瘤引起的阻塞性肺炎所致，抗生素治疗效果不佳
体重下降	消瘦为恶性肿瘤常见症状之一

【例2】男，65岁，干咳2周入院，无发热、咯血及呼吸困难。查体：心肺未见异常，双手可见杵状指。胸部X线片示右下肺直径约3cm的类圆形阴影，其内可见小空洞。对该患者应首先考虑的诊断是
A. 肺结核　B. 慢性肺脓肿　C. 肺囊肿继发感染　D. 支气管肺癌　E. Wegener肉芽肿

2. 肺外胸内扩展引起的症状和体征

胸痛	近半数患者可有模糊或难以描述的胸痛或钝痛，可由肿瘤细胞侵犯所致，也可由阻塞性炎症波及部分胸膜或胸壁引起
声音嘶哑	癌肿直接压迫或转移致纵隔淋巴结压迫喉返神经（多见左侧）

续表

咽下困难	癌肿侵犯或压迫食管,可引起咽下困难
胸腔积液	约 10% 的患者有不同程度的胸腔积液,提示肿瘤转移累及胸膜或肺淋巴回流受阻
上腔静脉阻塞综合征	是由于上腔静脉被转移性淋巴结压迫或右上肺原发性肺癌侵犯,或腔静脉内癌栓阻塞静脉回流引起,表现为头面部和上半身淤血水肿,颈部肿胀,颈静脉扩张
Horner 综合征	肺尖部肺癌又称肺上沟瘤(癌),易压迫颈部交感神经,引起病眼睑下垂、瞳孔缩小、眼球内陷,同侧额部与胸壁少汗或无汗

【例3】支气管肺癌患者,近年来出现头面部、颈部和上肢水肿,查体可见颈静脉怒张,其发生是由于

A. 上腔静脉阻塞　　　　　　　B. 下腔静脉阻塞　　　　　　　C. 癌转移致心包积液

D. 癌转移致胸腔大量积液　　　E. 以上均有可能

【例4】关于晚期肺癌压迫侵犯邻近器官、组织,或远处转移时,下列征象不正确的是

A. 侵犯膈神经,引起同侧膈肌麻痹　　　B. 侵犯喉返神经,引起声带麻痹,声音嘶哑

C. 骨关节病综合征　　　　　　　　　　D. 侵犯胸膜,引起胸膜腔积液

E. 侵入纵隔,压迫食管,引起吞咽困难

【例5】男性,49 岁,刺激性咳嗽 5 个月,视物不清 10 天,胸片示左肺上叶尖段边缘直径 8 cm 不规则块状阴影,此病变造成的颈交感神经综合征不包括

A. 面部无汗　　B. 瞳孔缩小　　C. 眼球内陷　　D. 声音嘶哑　　E. 上眼睑下垂

3. 胸外转移引起的症状和体征

转移至中枢神经系统	可引起颅内压增高,如头疼、恶心、呕吐、精神状态异常
转移至骨骼	可引起骨痛和病理性骨折
转移至腹部	部分小细胞肺癌可转移到胰腺,表现为胰腺炎症状或阻塞性黄疸
转移至淋巴结	锁骨上淋巴结是肺癌转移的常见部位,可毫无症状

4. 胸外表现

肥大性肺性骨关节病	常见于肺癌,也见于局限性胸膜间皮瘤和肺转移癌;多侵犯上、下肢长骨远端,发生杵状指(趾)和肥大性骨关节病
异位促性腺激素	合并异位促性腺激素的肺癌不多,大部分是大细胞肺癌,主要为男性轻度乳房发育和增生性骨关节病
分泌促肾上腺皮质激素样物	小细胞肺癌或支气管类癌是引起库欣综合征的最常见细胞类型
分泌抗利尿激素	不适当的抗利尿激素分泌可引起厌食、恶心、呕吐等水中毒症状,伴有逐渐加重的神经并发症,其特征是低钠(血清钠< 135 mmol/L)、低渗(血渗透压 280 mOsm/kg)
神经肌肉综合征	包括小脑皮质变性、脊髓小脑变性、周围神经病变、重症肌无力等
高钙血症	可由骨转移或肿瘤分泌过多甲状旁腺素相关蛋白引起,常见于鳞癌
类癌综合征	典型特征是皮肤、心血管、胃肠道和呼吸功能异常,表现为面部、上肢躯干潮红或水肿,胃肠蠕动增强,腹泻,心动过速,喘息,瘙痒和感觉异常,阵发性症状和体征与肿瘤释放不同血管活性物质有关,除了 5-羟色胺外,还包括缓激肽、血管舒缓素和儿茶酚胺

四、检　查

1. 胸部 X 线片

中央型肺癌	向腔内生长可引起支气管阻塞征象,肺不张伴肺门淋巴结肿大时,下缘可表现为倒 S 状影像,为右上叶中央型肺癌的典型征象
周围型肺癌	①早期多呈局限性小斑片状阴影; ②晚期为圆形或类圆形阴影,边缘分叶状,常伴脐凹或细毛刺
肺泡细胞癌	分为结节型和弥漫型两种表现

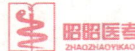

2. 其他检查

磁共振(MRI)	与 CT 相比,在明确肿瘤与血管之间的关系上有优越性,而在发现小病灶(<5 mm)方面则不如 CT 敏感
SPECT	单光子发射计算机断层显像(SPECT)可进行肿瘤定位、定性和骨转移判断
痰脱落细胞学检查	痰脱落细胞学检查重复 3 次以上,对中央型肺癌诊断率可达 80%,周围型可达 50%
纤维支气管镜	主要适于中央型肺癌,活检率可达 93%
针吸细胞学检查	主要适于周围型肺癌
纵隔镜检查	有利于肿瘤的诊断及 TNM 分期
胸腔镜检查	主要用于确定胸腔积液和胸膜肿块的性质

【例 6】 下列 X 线征象是周围型肺癌的特征的是
A. 肺段或肺叶的局限性肺气肿　　　B. 圆形或类圆形肿块呈分叶状,有脐样切迹,会有毛刺
C. 阻塞性肺炎　　　D. 出现囊状空洞或斑片状浸润
E. 可有 S 形的肺不张和密度较高的片状阴影

【例 7】 肺癌空洞的典型 X 线表现是
A. 薄壁空洞,形状不规则　　　B. 厚壁空洞,内壁光滑　　　C. 薄壁空洞,内壁光滑
D. 厚壁空洞,内壁凹凸不平　　　E. 厚壁空洞,内有液平

【例 8】 鉴别中心型肺癌和周围型肺癌最有价值的检查是
A. 血肿瘤标志物　　B. 胸部正侧位 X 线片　　C. 胸部 CT　　D. 胸部核磁共振　　E. 痰细胞学

【例 9】 女,60 岁。咳嗽伴痰中带血 3 个月,胸部 X 线片示左肺门阴影,大小 3 cm×2 cm,行痰细胞学检查 3 次均为阴性。对明确诊断最有价值的检查是
A. 支气管镜检查　　B. 经胸壁穿刺活检　　C. 胸部 MRI　　D. 胸部 CT　　E. 再次痰液检查癌细胞

【例 10】 健康体检时,胸部 X 线片发现肺内靠近胸膜处的孤立性小结节,此时首先选的检查是
A. 定期复查胸部 X 线片　　B. 支气管镜　　C. 痰细胞学　　D. 胸部 CT　　E. 经皮穿刺活检

五、治 疗

非小细胞肺癌	①对于局限性病变可采用手术、根治性放疗、根治性综合治疗等; ②对于播散性病变可采用化疗、放疗、靶向治疗等
小细胞肺癌	多采用以化疗为主的综合治疗

【例 11】 男,56 岁。咳嗽伴痰中带血 2 周,胸部 X 线片及 CT 检查发现右肺上叶周围型结节,痰细胞学检查示鳞癌可能性大。该患者首选的治疗是
A. 免疫治疗　　B. 手术治疗　　C. 化学药物治疗　　D. 介入治疗　　E. 放射治疗

➤ 参考答案如下,详细答案参见 2021 版《国家临床执业及助理医师资格考试精选真题考点精析》。

1. B	2. D	3. A	4. C	5. D	6. B	昭昭老师提示:
7. D	8. C	9. A	10. D	11. B	—	关注官方微信,获得第一手考试资料。

第 9 章　肺血栓栓塞(助理医师不要求)

➤ **2021 考试大纲**
①概述;②危险因素;③临床表现;④诊断与鉴别诊断;⑤治疗与预防。

➤ **考纲解析**
近 20 年的医师考试中,本章的考试重点是肺血栓栓塞的表现、诊断、检查、治疗和药物副作用,执业医师每年考查分数为 2～3 分,助理医师每年考查分数为 0 分。

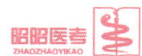

　　肺栓塞是以各种栓子阻塞肺动脉或其分支为发病原因的一组疾病或临床综合征的总称,包括肺血栓栓塞症(PTE)、脂肪栓塞综合征、羊水栓塞、空气栓塞等。

　　肺血栓栓塞症为肺栓塞最常见的类型,是来自静脉系统或右心的血栓阻塞肺动脉或其分支所导致的以肺循环和呼吸功能障碍为主要临床和病理生理特征的疾病。引起肺血栓栓塞的血栓主要来源于深静脉血栓形成(DVT)。DVT 与 PTE 实质上为一种疾病过程在不同部位、不同阶段的表现,两者合称为静脉血栓栓塞症(VTE)。

一、病因及危险因素

　　1. Virchow 三要素　　DVT 和 PTE 具有共同的危险因素,即 VTE 的危险因素,包括任何可以导致静脉血液淤滞静脉系统内皮损伤和血液高凝状态的因素,又称 Virchow 三要素。

　　2. 原发性和继发性因素　　原发性因素包括抗凝血酶缺乏、先天性异常纤维蛋白原血症等;继发性因素包括创伤/骨折(最常见的是髋部骨折、下肢骨折、脊髓损伤)、外科手术(疝修补术、腹部大手术、冠脉搭桥术)、脑卒中等。(昭昭老师提示,看见题目中说"下肢水肿、下肢肿胀",然后又突发呼吸困难的,就是肺栓塞。)

　　3. 年龄　　年龄是独立的危险因素,随着年龄的增加,DVT 和 PTE 的发病率逐渐升高。

　　【例1】 我国肺动脉栓塞最常见的病因是

　　A. 血栓　　　　　B. 心脏病　　　　　C. 肿瘤　　　　　D. 妊娠分娩　　　　　E. 遗传因素

　　【例2】 急性肺栓塞常见的病症是

　　A. 肺血栓栓塞症　　　　　　　B. 肺脂肪栓塞综合征　　　　　　　C. 肺羊水栓塞综合征

　　D. 肺空气栓塞综合征　　　　　E. 肺瘤栓栓塞综合征

二、临床表现和体征

　　1. 表现

不明原因的呼吸困难及气促	尤以活动后明显,为 PTE 最多见的症状
胸痛	包括胸膜炎性胸痛或心绞痛样疼痛
晕厥	可为唯一或首发症状
神经症状	烦躁不安、惊恐甚至濒死感
咯血	常为小量咯血,大咯血少见
肺栓塞"三联征"	同时出现呼吸困难、胸痛及咯血,但仅见于约20%

　　2. 体征

呼吸系统	呼吸急促最常见;另有发绀、肺部哮鸣音和(或)细湿啰音,或胸腔积液的相应体征
循环系统	包括心动过速、血压变化,严重时可出现血压下降甚至休克,颈静脉充盈或搏动,肺动脉瓣区第二音亢进($P_2>A_2$)或分裂,三尖瓣区收缩期杂音 (昭昭老师提示,正常的时候,永远是 $A_2>P_2$,当看见 $P_2>A_2$ 的时候,考虑两个疾病,就是肺动脉压力增高的疾病,一个是肺血栓栓塞,一个是慢性肺源性心脏病)
其他	可伴发热,多为低热,少数患者可有中度(38 ℃)以上的发热

　　3. DVT 的症状和体征　　应测量双侧下肢的周径来评价其差别。大、小腿周径的测量点分别为髌骨上缘以上 15 cm 处,髌骨下缘以下 10 cm 处,双侧相差>1 cm 即考虑有临床意义。

　　(昭昭老师提示:碰到一个患者:长期卧床(由于骨折、脑卒中等)+突发的呼吸困难+$P_2>A_2$=肺血栓栓塞。)

三、实验室检查

　　1. 根据临床情况疑诊 PTE(疑诊)

血浆 D-二聚体	①急性 PTE 时升高,特异性差,对 PTE 无诊断价值; ②当<500 µg/L,对 PTE 有重要的排除价值
动脉血气分析	低氧血症、低碳酸血症、肺泡—动脉血氧分压差增大

续表

心电图	非特异性改变,最常见的改变为窦性心动过速
X线胸片	可显示肺动脉栓塞症、肺动脉高压征、右心扩大征等征象
超声心动图	右心室功能障碍
下肢深静脉检查	最常用的是超声检查,此外患有CTV、MRV等

2. 对疑诊病例的进一步明确诊断

CT肺动脉造影(CTPA)	CTPA是PTE的一线确诊手段,准确发现段以上肺动脉内的血栓,是诊断CTPA的金标准
磁共振成像和磁共振肺动脉造影(MRI/MRPA)	①磁共振肺动脉造影(MRPA)可以直接显示肺动脉内的栓子及PTE所致的低灌注区,可确诊PTE,但对段肺以下的PTE诊断价值有限; ②禁用于肾功能严重受损者、对碘造影剂过敏或妊娠患者 (昭昭老师提示:CTPA的造影剂可能会损伤肾,导致胎儿畸形等)
放射性核素肺通气/血流灌注(V/Q)显像	是PTE的重要诊断方法;典型征象是呈段分布的肺血流灌注缺损,并与通气显像不匹配
肺动脉造影	①为PTE诊断的经典与参比方法,其敏感性约为98%,直接征象有肺动脉内造影剂充盈缺损; ②肺动脉造影是一种有创性检查,可发生致命性或严重并发症,应严格掌握适应证 (昭昭老师速记:这个是曾经的金标准,目前已经被CTPA取代)

【例3】 诊断肺栓塞的金标准是

A. 胸片　　　　　　　　　B. CT　　　　　　　　　C. 超声心动图

D. 肺通气/灌注(V/Q)显像　　　E. 肺血管造影

【例4】 男,56岁。5小时前突发右侧胸痛,伴咳嗽、憋气。否认其他病史。查体:R 24次/分,BP130/80 mmHg,双肺呼吸音清晰,未闻及干湿性啰音和胸膜摩擦音。心率102次/分,$P_2 > A_2$,心脏各瓣膜听诊区未闻及杂音。胸部X线片未见异常。动脉血气分析示pH 7.45,$PaCO_2$ 32 mmHg,PaO_2 55 mmHg。下列检查对明确诊断意义最大的是

A. CT肺动脉造影　　B. 心肌坏死标志物　　C. 血D-二聚体　　D. UCG　　E. ECG

【例5】 男,47岁。患扩张型心肌病10年,活动后喘憋进行性加重,因病卧床半年。下床排便后喘憋突然加重1小时。查体:R 30次/分,BP 90/60 mmHg,口唇发绀,右下肺可闻及少许湿性啰音,心界向左扩大,心率90次/分,心律整齐,心音低钝,P_2亢进,双下肢无水肿。心电图示右束支传导阻滞。血气分析示PaO_2 48 mmHg,$PaCO_2$ 35 mmHg。该患者喘憋突然加重的最可能的原因是

A. 急性心包炎　　B. 肺血栓栓塞　　C. 急性心肌梗死　　D. 心绞痛　　E. 肺炎

四、分型

1. 急性肺血栓栓塞症

	高危PTE	中危PTE	低危PTE
临床特点	①以休克和低血压为主要表现; ②即体循环动脉收缩压<90 mmHg,或较基础值下降幅度≤40 mmHg,持续15 min以上	血流动力学稳定但存在右心功能不全和(或)心肌损伤	血流动力学稳定,无右心功能不全和心肌损伤
病死率	>15%	3%~15%	<1%
预后	病情变化快,预后差,需要积极予以治疗	可能出现病情恶化,故需密切监测病情变化	预后较好

2. 慢性血栓栓塞性肺动脉高压　慢性血栓栓塞性肺动脉高压常表现为呼吸困难、乏力、运动耐量下降。

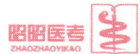

临床表现	慢性、进行性发展的肺动脉高压的相关临床表现,后期出现右心衰竭
影像学	肺动脉阻塞,经常呈多部位、较广泛的阻塞
右心导管	静息肺动脉平均压>25 mmHg
超声心动图	右心室壁增厚

五、治 疗

1. 一般处理与呼吸循环支持治疗 卧床休息,保持大便通畅,避免用力,以免促进深静脉血栓脱落;可适当使用镇静、止痛、镇咳等相应的对症治疗;采用经鼻导管或面罩吸氧,以纠正低氧血症。

2. 抗凝治疗 主要有普通肝素、低分子肝素、磺达肝癸钠和华法林等。抗血小板药物的抗凝作用不能满足 PTE 或 DVT 的抗凝要求。一般口服华法林的时间疗程至少3个月,对于栓子来源不明的首发病例,需至少给予6个月的抗凝;对于复发性 VTE 或者危险因素,长期存在的,给予12个月以上甚至终生抗凝。

3. 治疗原则

危险度分级	伴随症状	处理原则
低危	血压正常,右心功能正常的肺动脉栓塞患者	无需溶栓,直接行抗凝治疗
中危	血压正常,但右心功能不全的次大块肺动脉栓塞患者	是否行溶栓治疗目前尚无定论,但无论是否溶栓治疗,均应行抗凝治疗
高危	低血压、右心室功能不全的大块肺动脉栓塞患者	应先行溶栓治疗,再行抗凝治疗

4. 溶栓治疗

适应证	①适用于高危(大面积)PTE 病例(有明显呼吸困难、胸痛、低氧血症等);②对于血压和右心室功能均正常的低危病例,不宜溶栓
首选药	首选尿激酶,其次是链激酶、rt-PA 昭昭老师提示:阿司匹林属于抗血小板药物而非溶栓药物;肝素属于抗凝药物而非溶栓药物。考生要把这三类药物分清楚:溶栓药(尿激酶)、抗栓药(阿司匹林)、抗凝药(肝素、华法林),千万不要混为一谈!
时间窗	溶栓的时间窗一般定为14天以内,但若近期新发 PTE 征象可适当延长
禁忌证	①绝对禁忌症:活动性内出血及近期自发性颅内出血;②相对禁忌症:2周内有大手术、分娩、有创检查,如器官活检及不能压迫止血部位的血管穿刺;10天内的胃肠道出血;15天以内的严重创伤等
并发症	最常见的是:出血;最严重的是:颅内出血

【例6】 发生肺血栓栓塞时,应首先考虑溶栓的情况是

A. 合并深静脉血栓的形成 B. 剧烈胸痛 C. 严重低氧血症 D. 持续低血压 E. 明显咯血

5. 手术治疗

肺动脉导管碎解和抽吸血栓	对于肺动脉主干或主要分支的肺栓塞,并有溶栓的禁忌症
肺动脉血栓摘除术	风险大、病死率高,适用于经积极内科治疗或导管介入治疗无效的紧急情况
防止腔静脉滤器	主要是预防再次发生肺栓塞
慢性血栓栓塞性肺动脉高压(CTEPH)的治疗	口服华法林抗凝治疗,INR 维持在 2.0～3.0

➤ **参考答案**如下,详细答案参见 2021 版《国家临床执业及助理医师资格考试精选真题考点精析》。

1. A	2. A	3. E	4. A	5. B	6. D	昭昭老师提示:关注官方微信,获得第一手考试资料。

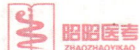

第10章　呼吸衰竭

> **2021 考试大纲**

①急性呼吸衰竭的病因、临床表现、诊断、治疗。②慢性呼吸衰竭的病因、临床表现、诊断、治疗。

> **考纲解析**

近 20 年的医师考试中,本章的考试重点是呼吸衰竭的分型、机制、诊断、检查和治疗,执业医师每年考查分数为 2～3 分,助理医师每年考查分数为 0 分。

第1节　概　述

呼吸衰竭是指各种原因引起的肺通气和(或)换气功能严重障碍,使静息状态下亦不能维持足够的气体交换,导致低氧血症伴(或不伴)高碳酸血症,进而引起一系列病理生理改变和相应的临床表现综合征。临床表现缺乏特异性,明确诊断依靠动脉血气分析:在海平面、静息状态、呼吸空气条件下,动脉血氧分压(PaO_2)<60 mmHg,伴或不伴二氧化碳分压($PaCO_2$)>50 mmHg。

一、分　类

1. 按照动脉血气分类

	Ⅰ型呼吸衰竭	Ⅱ型呼吸衰竭
定 义	PaO_2<60 mmHg,$PaCO_2$ 降低或正常	PaO_2<60 mmHg,$PaCO_2$>50 mmHg
机 制	换气功能障碍	通气功能障碍
病 因	严重肺部感染性病变、ARDS、间质性肺疾病、急性肺栓塞等	慢支、COPD(最常见)、上呼吸道阻塞、呼吸肌功能障碍、脊柱畸形等

2. 按照发病急缓分类

急性呼吸衰竭	突发致病因素导致,如严重肺疾患、创伤、休克等
慢性呼吸衰竭	疾病逐渐加重,经过较长时间发展为呼吸衰竭,如 COPD、肺结核、间质性肺炎、神经肌肉病等,其中以 COPD 最常见

3. 按照发病机制分类

	泵衰竭	肺衰竭
定 义	通气功能障碍	换气功能障碍
结 果	Ⅱ型呼吸衰竭	Ⅰ型呼吸衰竭

二、发病机制

肺通气不足	引起缺氧和 CO_2 潴留,Ⅱ型呼吸衰竭的主要机制
弥散障碍	以低氧血症为主,Ⅰ型呼吸衰竭的主要机制
通气/血流比例失调	①仅有低氧血症,而无 CO_2 潴留,Ⅰ型呼吸衰竭的机制之一,但并非主要机制; ②通气/血流比值变小→肺不张、肺水肿、肺泡萎缩等; ③通气血流比值变大→肺栓塞等
肺内动-静脉解剖分流增加	①提高吸氧浓度不能提高分流静脉血的氧分压,吸氧不能缓解症状,Ⅰ型呼吸衰竭的机制之一; ②常见疾病为:ARDS 等
氧耗量增加	发热、寒战、严重哮喘、呼吸困难、抽搐均可增加氧耗,若同时伴有通气功能障碍导致低氧血症

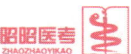

➤ 昭昭老师总结:常考的几个疾病的发病机制总结!

疾　病	机　制	疾　病	机　制
COPD 导致 Ⅰ 型呼吸衰竭	肺泡通气量不足	COPD 导致 Ⅱ 型呼吸衰竭	肺泡通气量不足
哮喘导致 Ⅰ 型呼吸衰竭	通气/血流失调	哮喘导致 Ⅱ 型呼吸衰竭	肺泡通气量不足
肺间质性疾病导致 Ⅰ 型呼吸衰竭	弥散障碍	—	—
肺栓塞导致 Ⅰ 型呼吸衰竭	通气/血流失调	—	—
ARDS 导致 Ⅰ 型呼吸衰竭	肺内动静脉分流	—	—

第 2 节　急性呼吸衰竭

一、病　因

各种因素,如严重肺部感染、哮喘、呼吸道阻塞等突发的致病因素,以及颅脑病变如脑血管病,可直接或间接抑制呼吸中枢等疾病,进而导致肺通气和肺换气功能障碍,引发急性呼吸衰竭。

二、临床表现

呼吸困难	是呼吸衰竭最早出现的症状
发绀	当动脉血氧饱和度低于 90% 时,可在口唇、指甲等处出现发绀
精神神经症状	出现精神错乱、躁狂、昏迷、抽搐等症状,即肺性脑病
循环系统表现	多有心动过速,严重者导致周围循环衰竭
消化系统表现	谷丙转氨酶升高;胃肠道黏膜屏障功能受损
泌尿系统表现	出现蛋白、红细胞和管型

三、实验室检查

依靠动脉血气分析,对判断呼吸衰竭和酸碱平衡失衡的严重程度及指导治疗均有重要意义。

四、治　疗

(1) 最基本及最重要的治疗　保持呼吸道通畅。

(2) 氧疗　Ⅰ 型呼吸衰竭的主要问题为氧合功能障碍而通气功能基本正常。较高浓度(氧浓度>35%)的吸氧可以缓解低氧血症而不引起 CO_2 潴留。氧气吸入浓度(%)=21+4×氧流量。在 PaO_2 迅速提高到 60 mmHg 以上或脉搏容积血氧饱和度(SpO_2)达 90% 以上的前提下,尽量降低吸氧浓度。

(3) 重建呼吸道最可靠的方法　气管内插管,适用于严重的通气功能障碍和换气功能障碍导致的低氧血症和酸中毒患者。

(4) 药物

常用药物	①尼可刹米和洛贝林,但是有不良反应,基本上现在已经被多沙普仑所替代; ②适用于:中枢抑制为主,通气不足引起的呼吸衰竭; ③不适用:以肺换气功能障碍为主所致的呼吸衰竭(如呼吸机疲劳、神经肌肉病变、肺实质病变、肺间质病变)
禁用药物	禁止使用抑制呼吸的药物,如止痛药可待因、吗啡等

第 3 节　慢性呼吸衰竭

一、病　因

慢性呼吸衰竭多由支气管—肺疾病引起,如慢阻肺、严重肺结核、肺间质纤维化、肺尘埃沉着症等。胸廓和神经肌肉病变,如胸部手术、外伤、广泛胸膜增厚、胸廓畸形、脊髓侧索硬化症,可导致慢性呼吸衰竭。

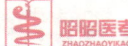

二、临床表现

呼吸困难	病情较轻时表现为呼吸费力伴呼气延长,严重时发展为浅快呼吸
神经症状	CO_2 潴留时,随 $PaCO_2$ 升高可表现为先兴奋后抑制现象,严重者出现肺性脑病
循环系统表现	CO_2 潴留使外周体表静脉充盈、皮肤充血、温暖多汗等

【例3】男,74岁。反复咳嗽、咳痰30年,近5年来长期夜间家庭氧疗。1周前因受凉后出现喘息,夜间入睡困难。昨夜自服舒乐安定(艾司唑仑)2片,并将吸氧流量提高至4 L/min,自觉喘息症状有所改善。今晨家属发现其呼之不应。入院查体:轻度昏迷,球结膜水肿,口唇无发绀。双肺呼吸音低。双侧巴宾斯基征(±)。该患者最可能出现的问题是

    A. 电解质紊乱   B. 氧中毒   C. 肺性脑病   D. 镇静剂中毒   E. 脑梗死

三、实验室检查

首选检查:动脉血气分析。

例4~5共用题干

男,70岁。间断咳嗽30余年,加重伴意识障碍2天入院。查体:T 38.0 ℃,P 102次/分,R 21次/分,BP 120/80 mmHg。烦躁不安,球结膜水肿充血,口唇发绀。桶状胸,双肺可闻及哮鸣音,双下肺少量湿性啰音。

【例4】对诊断最有意义的检查是

    A. 心电图   B. 脑电图   C. 痰细菌培养   D. 动脉血气分析   E. 胸部CT

【例5】该患者禁忌使用的药物是

    A. 甲泼尼龙   B. 地西泮   C. 氨茶碱   D. 地塞米松   E. 头孢曲松

四、治 疗

氧 疗	①慢性高碳酸血症患者呼吸中枢的化学感受器对 CO_2 反应性差,呼吸主要依靠低氧血症刺激颈动脉体和主动脉化学感受器的刺激来维持,若吸入高浓度氧,使血氧迅速升高,解除低氧对外周化学感受器的刺激,便会抑制患者呼吸,造成通气进一步恶化,严重可导致麻醉状态。所以对患者采取的最主要的方法是:持续低流量给氧(<35%); ②氧气吸入浓度(%)=21+4×氧流量
抗感染	慢性呼吸衰竭急性加重的常见诱因是感染,一些非感染因素诱发的呼吸衰竭也容易继发感染
机械通气	①根据病情选用无创机械通气或有创机械通气; ②慢阻肺急性加重早期及时应用无创性机械通气,可以防止呼吸功能不全加重,缓解呼吸肌疲劳,减少后期气管插管率,改善预后 (昭昭老师提示:呼吸机适应证:①意识障碍,呼吸不规则;②气道分泌物多且有排痰障碍;③有较大的呕吐反吸可能性;④全身状态差,疲乏明显者;⑤$PaO_2 \leqslant 45$ mmHg,$PaCO_2 \geqslant 70$ mmHg;⑥MODS)
呼吸兴奋剂	慢性呼吸衰竭患者在病情需要时可服用呼吸兴奋剂阿米三嗪,可通过刺激颈动脉体和主动脉体的化学感受器兴奋呼吸中枢,增加通气量 (昭昭老师提示:对于低通气量是因呼吸中枢抑制为主者,呼吸兴奋剂(如尼可刹米、洛贝林)疗效较好。对于COPD引起的呼衰,应用呼吸兴奋剂不仅不能提高通气量,反而会加重氧耗,加重组织缺氧,故不宜使用)
纠正酸碱失调	①呼衰时呼吸性酸中毒(COPD患者常合并呼酸)CO_2 潴留发生的根本原因是肺泡通气不足,治疗时应通过改善肺泡通气量排除过多的 CO_2; ②治疗时一般不宜补碱($NaHCO_3$),否则易导致碱中毒,使 pH 值升高,氧解离曲线左移,血红蛋白与 O_2 亲和力增加,不利于氧释放,会加重组织缺氧 (昭昭老师提示:补碱指征:PH<7.20)

【例6】女,65岁,间断咳嗽、咳痰10年,加重伴呼吸困难2天。血气分析:pH 7.35,PaO_2 56 mmHg,$PaCO_2$ 46 mmHg。给予该患者鼻导管吸氧治疗。如需使用的吸氧浓度为27%,则其氧流量应调整为

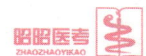

A. 1.0 L/min   B. 1.5 L/min   C. 2.0 L/min   D. 2.5 L/min   E. 3.0 L/min

第4节　酸碱平衡失调和电解质紊乱

一、酸碱调节系统

人体主要通过体液缓冲系统、肺、肾和离子交换调节四种方式来维持及调节酸碱平衡。其中体液缓冲系统调节最敏感,包括碳酸氢盐系统、磷酸盐系统、血红蛋白及血浆蛋白系统。其中尤以碳酸氢盐系统最重要,正常时,碳酸氢盐/碳酸=20:1。肺调节一般在 10～30 分钟发挥作用,主要以 CO_2 的形式排出挥发性酸。离子交换调节一般在 2～4 小时之后发挥作用。肾调节最慢,在数小时之后发生,但其作用强而持续,且是非挥发酸和碱性物质(HCO_3^-)排出的唯一途径。

二、酸碱失衡的判断

第1步	①先看血 pH 值,血 pH 值=7.35～7.45; ②如果 pH 值在 7.35～7.45,代偿期; ③如果 pH 值<7.35,失代偿,酸中毒;如果 pH 值>7.45,失代偿,碱中毒
第2步	要想知道是呼吸性碱中毒,还是呼吸性酸中毒,就一个指标,主要是看二氧化碳分压($PaCO_2$:35～45 mmHg)。 (昭昭老师速记:7.35,7.45,以及二氧化碳的 35,45;都有 35,45) ①$PaCO_2$<35 mmHg:呼吸性碱中毒; ②$PaCO_2$>45 mmHg:呼吸性酸中毒
第3步	①要想知道是代谢性碱中毒,还是代谢性酸中毒,有好几个指标:BE 值、HCO_3^-; (昭昭老师速记:BE 值的优先性大于 HCO_3^-;BE 值:−3～+3;HCO_3^-:22～27 mmol/L) ②BE<−3:酸中毒;BE>+3:碱中毒 ③HCO_3^-<22 mmol/L:酸中毒;HCO_3^->27 mmol/L:碱中毒

➤ 参考答案如下,详细答案参见 2021 版《国家临床执业及助理医师资格考试精选真题考点精析》。

1. E	2. C	3. C	4. D	5. B	6. B	昭昭老师提示:关注官方微信,获得第一手考试资料。

第 11 章　急性呼吸窘迫综合征与多器官功能障碍综合征(助理医师不要求)

➤ **2021 考试大纲**

①急性肺损伤与急性呼吸窘迫综合征;②呼吸支持技术;③系统性炎症反应综合征与多器官功能障碍综合征。

➤ **考纲解析**

近 20 年的医师考试中,本章的考试重点是 ARDS 的机制、诊断、检查和治疗,执业医师每年考查分数为2～3 分,助理医师每年考查分数为 0 分。

第1节　急性呼吸窘迫综合征

急性呼吸窘迫综合征是指由各种肺内和肺外致病因素所导致的急性弥漫性肺损伤和进而发展的急性呼吸衰竭。主要病理特征是炎症导致的微血管通透性增高,肺泡腔渗出富含蛋白质的液体,进而导致肺水肿及透明膜形成,常伴肺泡出血。主要病理生理改变是肺容积减少、肺顺应性降低和严重通气/血流比例失调。临床表现为呼吸窘迫、顽固性低氧血症和呼吸衰竭,肺部影像学表现为双肺渗出性病变。

【例1】急性呼吸窘迫综合征最重要的临床特征是

A. 双肺渗出性病变　　　　B. 呼吸困难和体位无关　　　　C. 呼吸频率显著增加

D. 顽固性低氧血症　　　　E. 混合型呼吸困难

【例2】急性呼吸窘迫综合征所致顽固性低氧血症的最主要机制是

A. 限制性通气功能障碍　　B. 弥散功能障碍　　　　　　　C. 通气血流比例失衡

D. 分流率增加　　　　　　E. 呼吸功增加

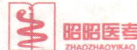

一、病因和发病机制

1. 病因

肺内因素(直接因素)	重症肺炎、肺挫伤、胃内容物吸入、吸入性肺损伤、肺血管炎
肺外因素(间接因素)	胰腺炎、重度烧伤、输血相关急性肺损伤

【例3】男,50 岁,急性胰腺炎胆囊造瘘,胰腺引流术后,禁食、胃肠减压、输液及积极抗感染治疗,吸入高浓度纯氧;动脉血气分析:pH 7.48,PaO_2 53 mmHg,$PaCO_2$ 34 mmHg。胸片显示双肺广泛大片状阴影,心电图示窦性心动过速。该患者最有可能的诊断是

A. 肺梗死   B. 急性心力衰竭   C. 急性呼吸窘迫综合征   D. 术后肺不张   E. 败血症

【例4】男,47 岁。因腹痛 4 小时急诊断为"重症急性胰腺炎"。入院后给予禁食、补液及抗感染治疗。两天后患者逐渐感觉气短。查体:T 38.3 ℃,R 31 次/分,BP 110/75 mmHg。双肺呼吸音清晰,心率 96 次/分,$P_2 < A_2$,未闻及杂音及附加音。腹部压痛(+)。经皮氧饱和度监测示 SpO_2 由 95% 逐渐下降至 88%。该患者首先考虑的诊断是

A. 医院获得性肺炎   B. 心力衰竭   C. 急性呼吸窘迫综合征   D. 阻塞性肺不张   E. 肺栓塞

【例5】男,38 岁。因车祸致骨盆、股骨骨折急诊手术。术后一天逐渐出现憋气、烦躁不安。经皮血氧饱和度监测示由 98% 逐渐下降至 87%,经面罩给氧(5 L/min)后,SpO_2 增加至 89%,但症状缓解不明显。查体:T 37.2 ℃,P 103 次/分,R 32 次/分,BP 90/60 mmHg,意识清楚,口唇发绀。双肺呼吸音对称,双肺闻及少量湿啰音。该患者最可能的诊断是

A. 气胸   B. 肺血栓栓塞   C. 腹腔内出血

D. 急性左心衰竭   E. 急性呼吸窘迫综合征

2. 发病机制

(1) 炎症细胞和炎症介质是启动早期炎症反应与维持炎症反应的两个主要因素,在 ARDS 的发展中起关键作用。炎症细胞产生多种炎症介质和细胞因子,最重要的是肿瘤坏死因子和白细胞介素-1。TNF 和 IL-1→大量中性粒细胞在肺内聚集、激活→"呼吸暴发"释放氧自由基、蛋白酶和炎症介质→肺毛细血管内皮细胞和肺泡上皮细胞损伤,肺微血管通透性增高和微血栓形成→大量富含蛋白质和纤维蛋白的液体流至肺间质和肺泡→非心源性肺水肿→透明膜形成→肺不张、肺泡萎陷(导致顽固性低氧血症)→肺间质纤维化。

(2) ARDS 发生低氧血症的机制是严重的通气/血流比值失调、肺内分流和弥散障碍,造成顽固性低氧血症和呼吸窘迫。其中,最主要的机制是肺内动静脉分流机制。

(昭昭老师速记:大家"急"着"分"钱);(昭昭老师提示:对比记忆 1 型呼吸衰竭和 2 型呼吸衰竭的机制,1 型呼吸衰竭——弥散障碍;2 型呼吸衰竭——肺泡通气量不足,昭昭老师速记:2 炮是一个谜。)

二、病　理

1. 肺水肿 ARDS 的病理改变为弥漫性肺泡损伤,主要表现为肺广泛充血水肿和肺泡腔内透明膜形成。由于肺毛细血管内皮细胞和肺泡上皮细胞损伤,肺泡膜通透性增加,引起肺间质和肺泡水肿。

2. 肺不张 由于肺泡Ⅱ型细胞损伤,肺表面活性物质减少,导致小气道陷闭和肺泡萎缩不张。

3. 顽固性低氧血症 ARDS 肺形态改变有两个特点 肺水肿和肺不张在肺内呈不均一分布,即重力依赖区(仰卧位时靠近背部的肺区)以肺水肿和肺不张为主,通气功能极差;而非重力依赖区(仰卧位时靠近胸壁的肺区)的肺泡功能基本正常。由于肺水肿和肺泡萎陷,使功能残气量和有效参与气体交换的肺泡数量减少。上述病理和形态学改变可导致严重通气/血流比例失调、肺内分流、弥散障碍,造成顽固性低氧血症和呼吸窘迫,表现为弥散功能障碍及限制性通气功能障碍。在治疗时应行正压给氧。

4. 呼吸窘迫的发生机制 低氧血症刺激颈动脉体和主动脉体化学感受器,反射性刺激呼吸中枢,产生过度通气;肺充血、水肿刺激毛细血管旁 J 感受器,反射性使呼吸加深加快,导致呼吸窘迫。由于呼吸的代偿,$PaCO_2$ 最初可以降低或正常。极端严重者,由于肺通气量减少、呼吸窘迫加重呼吸肌疲劳,可发生高碳酸血症。

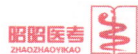

三、临床表现和体征

发病时间	ARDS 大多数于原发病起病后 72 小时内发生,几乎不超过 7 天
主要表现	①最早出现的症状是呼吸增快,并呈进行性加重的呼吸困难、发绀; ②呼吸困难的特点是呼吸深快、费力,患者感到胸廓紧束、严重憋气; ③顽固性的低氧血症,即呼吸窘迫,不能用通常的吸氧疗法改善 (昭昭老师提示:做题的时候很简单,只要看到题目说"氧饱和度为 75%,吸氧后,氧饱和度为 80%",这就是顽固性的低氧血症(正常人,氧饱和度 100%,一般低氧血症的人,吸氧后,氧饱和度也会迅速提升为 100%);或者说,吸氧后,氧分压 65 mmHg(正常人氧分压是 80~100 mmHg,吸氧后应该到达 80 mmHg),这都是 ARDS)
早期体征	①早期体征可无异常,或仅在双肺闻及少量细湿啰音;②后期多可闻及水泡音,可有管状呼吸音

【例 6】 急性呼吸窘迫综合征的早期临床表现是

A. 发绀　　　　B. 呼吸道分泌物多　　C. 意识障碍　D. 呼吸窘迫　　　E. 体温高

四、实验室检查

X 线胸片	早期可无异常,或呈轻度间质改变,表现为边缘模糊的肺纹理增多,继之出现斑片状以融合成大片状的磨玻璃或实变浸润影
动脉血气分析	①PaO_2 降低,$PaCO_2$ 降低,pH 升高; ②目前在临床上氧合指数为 PaO_2/FiO_2 用来诊断 ARDS。PaO_2/FiO_2 正常值是 400~500 mmHg,≤300 mmHg 是诊断 ARDS 的必要条件; (昭昭老师速记:看见小 3 就呼吸窘迫) ③早期由于过度通气而出现呼碱,pH 可高于正常,$PaCO_2$ 低于正常;后期若出现呼吸肌疲劳或合并代谢性酸中毒,甚至会出现 $PaCO_2$ 高于正常 (昭昭老师速记:早期呼吸性碱中毒,这点和哮喘是一模一样的)
床边呼吸功能检测	ARDS 患者出现血管外肺水增加,肺顺应性降低、出现明显的肺内右向左分流,但无呼吸气流受限
超声心动图和 Swan-Ganz 导管检查	①PAWP 一般>12 mmHg,若>18 mmHg 则支持左心衰竭的诊断; ②考虑到心源性肺水肿和 ARDS 有合并存在的可能性,目前认为 PAWP>18 mmHg 并非 ARDS 的排除标准,如果呼吸衰竭的临床表现不能完全用左心衰竭解释时考虑 ARDS 诊断

【例 7】 成人呼吸窘迫综合征(ARDS)最重要的诊断依据是

A. 呼吸频率增加,每分钟大于 28 次　　B. 肺泡气-动脉血氧分压差降低　　　C. 肺内分流量减少

D. 氧合指数(PaO_2/FiO_2)<300　　　E. 血气分析显示为低氧伴轻度 CO_2 潴留

五、治　疗

原发病的治疗	治疗 ARDS 的首要原则和基础
纠正缺氧	①一般需高浓度给氧,使 PaO_2≥60 mmHg 或 SaO_2≥90%; ②轻症者可使用面罩给氧,但多数患者需使用机械通气
机械通气	①轻度 ARDS 患者可试用无创正压通气(NIPPV); ②目前 ARDS 的机械性通气推荐采用肺保护性通气策略,主要措施包括合适水平的 PEEP(呼吸末正压给氧)和小潮气量; ③PEEP 从低水平开始,先用 5 cmH_2O,逐渐增加至合适的水平,争取维持 PaO_2>60 mmHg 而 FiO_2<0.6,一般 PEEP 水平为 8~18 cmH_2O ④小潮气量:ARDS 机械通气采用小潮气量,即 6~8 mL/kg,旨在将吸气平台压控制在 30~35 cmH_2O 以下,防止肺泡过度扩张
液体管理	减轻肺水肿,应合理限制液体入量,以可允许的较低循环容量来维持有效循环,保持肺处于相对"干"的状态
营养支持与监护	ARDS 时机体处于高代谢状态,应补充足够的营养
其　他	糖皮质激素、表面活性物质、鱼油和吸入 NO 等在 ARDS 中的治疗价值尚不确定

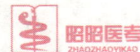

【例8】男,16岁。溺水,经急救后送来急诊。查体:P 120 次/分,R 32 次/分,BP 95/65 mmHg,神志清楚,口唇发绀,双肺可闻及湿啰音。面罩吸氧后氧饱和度监测显示为85%。该患者应立即采取的治疗措施是

A. 静脉注射地塞米松   B. 静脉注射毛花苷 C   C. 无创通气

D. 皮下注射吗啡   E. 静脉注射呋塞米

【例9】治疗成人呼吸窘迫综合征最有效的措施为

A. 低浓度持续吸氧   B. 高浓度吸氧   C. 正压机械通气

D. 呼气末正压通气   E. 应用糖皮质激素

第2节　系统性炎症反应综合征和多器官功能障碍综合征

一、系统性炎症反应综合征(SIRS)

机体对不同原因的严重损伤所产生的系统性炎症反应,至少具有以下临床表现中的2项:①体温>38 ℃或<36 ℃;②心率>90 次/分;③呼吸急促、频率>20 次/分,$PaCO_2$<32 mmHg;④血 WBC>12×10^9/L 或<4×10^9/L。

二、多器官功能障碍综合征(MODS)

MODS 是 SIRS 进一步发展的严重阶段,指机体在遭受急性严重感染、严重创伤、大面积烧伤等突然打击后,同时或先后出现不包括原发病的2个或2个以上的器官功能障碍,以致在无干预治疗的情况下不能维持内环境稳定的综合征。

【例10】女,68岁。因急腹症入院,急救过程中先后出现少尿、肺水肿、呼吸困难、嗜睡、意识障碍、消化道出血等症状,应诊断为

A. DIC   B. ARF   C. MODS   D. ARDS   E. Curling 溃疡

➤ 参考答案如下,详细答案参见 2021 版《国家临床执业及助理医师资格考试精选真题考点精析》。

| 1. D | 2. D | 3. C | 4. C | 5. E | 昭昭老师提示: |
| 6. D | 7. D | 8. C | 9. D | 10. C | 关注官方微信,获得第一手考试资料。 |

第12章　胸腔积液

➤ **2021考试大纲**

①结核性胸膜炎;②恶性胸腔积液;③血胸;④脓胸。

➤ **考纲解析**

近20年的医师考试中,本章的考试重点是胸腔积液的机制、诊断、检查和治疗,执业医师每年考查分数为2~3分,助理医师每年考查分数为0分。

第1节　结核性胸膜炎和恶性胸腔积液

胸膜腔是位于肺和胸壁之间的一个潜在的腔隙。在正常情况下脏层胸膜和壁层胸膜表面上有一层很薄的液体,在呼吸运动时起润滑作用。胸膜腔和其中的液体并非处于静止状态,在每一次呼吸周期中胸膜腔形状和压力均有很大变化,使胸腔内液体持续滤出和吸收并处于动态平衡。任何因素使胸膜腔内液体形成过快或吸收过缓,即产生胸腔积液,简称胸腔积液。

一、病因和性质

1. 病因

胸膜毛细血管内静水压增高	充血性心力衰竭、缩窄性心包炎、血容量增加等
胸膜通透性增加	胸膜炎症、风湿性疾病、胸部肿瘤、肺梗死、膈下炎症等
胸膜毛细血管内胶体渗透压降低	低蛋白血症、肝硬化、肾病综合征、急性肾小球肾炎、黏液性水肿等,产生漏出液

续表

壁层胸膜淋巴引流障碍	癌症淋巴管阻塞、发育性淋巴管引流异常等,产生渗出液
损伤	动脉瘤破裂、食管破裂、胸导管破裂等,产生血胸、脓胸和乳糜胸
医源性	药物(如甲氨蝶呤、胺碘酮、苯妥英、呋喃妥因、β受体阻滞剂)、放射治疗、消化内镜检查等,都可引起渗出性或漏出性积液

2. 性　质
（1）漏出液和渗出液

性　质	疾　病	昭昭老师速记
漏出液	胸膜毛细血管内静水压增高——充血性心力衰竭、缩窄性心包炎、血容量增加	药物过敏只是导致血管的通透性升高,注意漏出液也可以有通透性升高,这个不是渗出液的专利。但是,药物过敏绝对没有炎症介质,所以不是炎症,不是渗出
	胸膜毛细血管内胶体渗透压降低——低蛋白血症、肝硬化、肾病综合征、急性肾小球肾炎、黏液性水肿等	
	药物过敏	
渗出液	胸膜通透性增加——胸膜炎症、膈下炎症、风湿性疾病、胸部肿瘤、肺梗死、肺栓塞等	炎症的本质是渗出、增生和变质,渗出液都是和"炎症"相关的,胸膜炎症、膈下炎症都是炎症;风湿性疾病,属于一种自身免疫性疾病,本质是炎症,如SLE是血管炎;肿瘤呢?坏死产生无菌性炎症,肯定是炎症;肺梗死后产生一些炎症介质,导致炎症渗出
	壁层胸膜淋巴引流障碍——癌症淋巴管阻塞、发育性淋巴管引流异常等	—
	损伤——动脉瘤破裂、食管破裂、胸导管破裂等,产生血胸、脓胸和乳糜胸	动脉瘤破裂流出的血液产生无菌性炎症;食管破裂后食物残渣进入胸腔导致炎症;胸导管破裂,淋巴液进入胸腔,导致炎症,都是渗出液
	气胸	气胸后,空气中的细菌等进入胸部引发炎症,炎症导致渗出液

（2）医源性　药物(如甲氨蝶呤、胺碘酮、苯妥英、呋喃妥因、β受体阻滞剂)、放射治疗、消化内镜检查等,都可以引起渗出性或漏出性积液。

二、表　现

主要症状	呼吸困难是最常见的症状,多伴有胸痛和咳嗽,此时因为胸腔大量积液导致肺膨胀受限,发生限制性的呼吸困难 (昭昭老师提示:这个发病机制是和特发性肺纤维化一样的)
结核性胸膜炎	多见于青年,常有发热、干咳、胸痛等表现,随着胸腔积液量的增加,胸痛可缓解,但可出现胸闷憋气
恶性胸积液	见于中年以上患者,一般无发热,胸部隐痛,伴有消瘦和呼吸道或原发部位肿瘤的症状

三、体　征

视　诊	胸廓饱满	触　诊	语颤减弱,气管及纵隔向健侧移位
叩　诊	呈浊音或实音	听　诊	呼吸音减弱或消失

【例1】结核性干性胸膜炎最重要的体征是
A. 呼吸浅速　　　　　　　　B. 患侧呼吸运动减弱　　　　　　　C. 患侧呼吸音减弱
D. 患侧语音震颤减弱　　　　E. 患侧可听到胸膜摩擦音

【例2】女,18岁,午后发热伴胸闷、气短2周入院,胸部X线片示左侧胸腔积液。其气短的最主要原因是

A. 阻塞性通气功能障碍　　　　B. 肺组织弥散功能障碍　　　　C. 限制性通气功能障碍

D. 通气/血流比例失调　　　　E. 动静脉分流

【例3】女,59岁。发热、咳嗽3天。查体:T38℃,右侧胸廓略饱满,右下肺第4前肋间以下叩诊呈实音,呼吸音明显减弱。该患者最可能出现的其他体征是

A. 右下肺可闻及湿性啰音　　　　B. 右下肺可闻及胸膜摩擦音　　　　C. 气管向右侧移位

D. 右下肺语音共振减弱　　　　E. 右下肺可闻及支气管呼吸音

四、检查

1. 一般检查

(1) 超声检查　首选检查,胸腔积液的灵敏度高,定位准确。

(2) 经皮穿刺胸膜活检　经皮穿刺胸膜活检对胸腔积液病因诊断有重要意义,可发现肿瘤、结核和其他胸膜肉芽肿性病变。

(3) 胸部X线检查　少量积液一般积液量达300 mL以上时,可表现外侧肋膈角变钝;包裹性积液的X线片表现为自胸壁向肺野突出的半圆形或梭形致密影,边缘光滑、密度均匀,其上下缘与胸壁的夹角呈钝角。

(4) 胸腔镜或开胸活检　上述检查不能确诊者,必要时可经胸腔镜或剖胸直视下活检。

2. 胸腔积液性质检查

(1) 外观和气味

漏出液	漏出液透明清亮,静置不凝固,比重<1.016~1.018
渗出液	渗出液多呈草黄色浊,易有凝块,比重>1.018
血性胸腔积液	呈洗肉水样或静脉血样,多见于肿瘤、结核和肺栓塞
乳状胸腔积液	多为乳糜胸
巧克力色胸腔积液	多为阿米巴肝脓肿破溃入胸腔
黑色胸腔积液	可能为曲霉感染
黄绿色胸腔积液	见于类风湿性关节炎(RA)
厌氧菌感染胸腔积液	常有臭味

(2) 细胞

漏出液	细胞数<$100×10^6$/L,以淋巴细胞与间皮细胞为主
渗出液	白细胞常超过$500×10^6$/L,脓胸时,白细胞多达$10×10^9$/L以上
不同疾病	①中性粒细胞增多时提示为急性炎症; ②淋巴细胞为主则多为结核性或肿瘤性; ③寄生虫感染或结缔组织病时嗜酸性粒细胞常增多

(3) 酶

乳酸脱氢酶(LDH)	①LDH是反映胸膜炎症程度的指标,其值越高,表明炎症越明显; ②渗出液中含量增高,大于200 U/L,且胸腔积液/血清LDH-LC值大于0.6; ③LDH>500 U/L常提示为恶性肿瘤或并发细菌感染
腺苷脱氨酶(ADA)	①ADA在淋巴细胞内含量较高; ②结核性胸膜炎时,因细胞免疫受刺激,淋巴细胞明显增多,故胸腔积液中ADA>45 U/L(昭昭老师提示:这是结核性胸水和恶性胸水主要的鉴别点,恶性胸水中,此数值往往明显下降!)

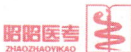

（4）pH 和葡萄糖

pH 值	①正常胸腔积液 pH 接近 7.6； ②pH 降低见于脓胸、食管破裂、RA 积液等； ③pH＜7.00 仅见于脓胸以及食管破裂所致胸腔积液，结核性和恶性积液也可降低
葡萄糖	①漏出液与大多数渗出液葡萄糖含量正常； ②脓胸、RA 明显降低，SLE、结核和恶性胸腔积液中含量可＜3.3 mmol/L； ③胸膜病变范围广泛使葡萄糖及酸性代谢物难以透过胸膜，葡萄糖和 pH 均较低

乳糜胸	①胸腔积液呈乳状浑浊，离心后不沉淀，苏丹染成红色，甘油三酯含量＞1.24 mmol/L，胆固醇不高，脂蛋白电泳可显示乳糜微粒； ②多见于胸导管破裂
假性乳糜胸	①胸腔积液呈淡黄或暗褐色，含有胆固醇结晶及大量退变细胞（淋巴细胞、红细胞），胆固醇多＞5.18 mmol/L，甘油三酯含量正常； ②多见于陈旧性结核性胸膜炎，也见于恶性、肝硬化和 RA 胸腔积液等

（5）类脂

（6）免疫学检查　①结核性胸膜炎胸腔积液中 γ-干扰素增高，其敏感性和特异性高。②SLE 及 RA 引起的胸腔积液中补体 C3、C4 成分降低，且免疫复合物的含量增高。

（7）癌胚抗原（CEA）　多种肿瘤均可释放 CEA，故恶性肿瘤中胸水的 CEA 是明显升高的，如果胸腔积液＞5～15 μg/L，提示是恶性胸腔积液。胸水积液/血清 CEA 比例＞1，提示恶性胸腔积液。

（8）支气管镜　对咯血或疑有气道阻塞者可行此项检查。

	渗出性胸水	漏出性胸水
病因	炎症、肿瘤	非炎症（压力升高）
外观	混浊，呈多种颜色，草黄或棕黄色或血性，可自行凝固	清澈透明，无色或淡黄色，不凝固
密度	＞1.018	＜1.018
Rivalta 试验	阳性	阴性
蛋白质定量	＞30 g/L	＜30 g/L
细胞计数	＞500×10⁶/L	＜100×10⁶/L
炎症细胞	中性粒细胞为主	淋巴细胞和间皮细胞为主
葡萄糖定量	低于血糖水平	与血糖相近
细菌学检测	可找到病原菌	阴性
ADA	＞45 U/L	＜45 U/L
胸水积液/血清蛋白比例	＞0.5	＜0.5
胸腔积液/血清 LDH 比例	＞0.6	＜0.6
LDH 活性	＞200 U/L	＜200 U/L

（昭昭老师提示：渗出液里面东西多，所以，里面都是大于号。密度大，蛋白含量高，细胞计数高，胸水积液/血清蛋白比例、胸腔积液/血清 LDH 比例、LDH 都是大于号，只有葡萄糖是减少的。）

例 4～8 共用选项

A. 乳样，乙醚试验苏丹Ⅲ染成红色

B. 草黄，微浊，细胞数＞500×10⁶/L、蛋白 30 g/L、LDH 300 IU/L

C. LDH＞500 IU/L，LZM（溶菌酶）与 ADA（腺苷脱氨酶）正常

D. 胸液蛋白/血清蛋白＜0.5、LDH＜200 IU/L、胸液 LDH/血 LDH＜0.6

E. RBC>5×10⁹/L、细胞数<400×10⁶/L

【例4】漏出性胸液的特点是

【例5】乳糜性胸液的特点是

【例6】血性胸液的特点是

【例7】渗出性胸液的特点是

【例8】恶性胸液的特点是

【例9】男,22岁,发热、咳嗽、胸痛3天入院,抗感染治疗一周后未见明显效果,仍咳嗽,胸痛加重,深呼吸时明显。查体:T 37.5 ℃,右下肺呼吸音减弱,语颤减弱,胸片提示右下肺大片状阴影,上缘呈弧形。为明确诊断,首选检查是

A. 支气管镜　　B. 胸部CT　　C. 痰找抗酸杆菌　　D. 结核菌素实验　　E. 胸腔穿刺

【例10】男,38岁。发热2周,胸闷5天。无咳嗽、咳痰、咯血,曾使用"三代头孢菌素"抗感染治疗无效。查体:T 37.8 ℃,BP 140/90 mmHg,右下肺呼吸音消失,语音共振减弱。胸部X线片示右下肺大片状密度增高影,上缘呈外高内低弧形。为明确诊断应首选的检查是

A. 超声心动图　　B. 支气管镜　　C. 胸部CT　　D. 胸腔穿刺抽液　　E. 血肿瘤标志物

例11~12 共用选项

A. X线示肋膈角变钝　　　　　　　　　　B. X线示大片状、边缘模糊阴影

C. X线示斑片状、边缘模糊阴影　　　　　D. X线示凸面指向肺内呈"D"字征阴影

E. X线示上缘呈向外侧升高的反抛物线阴影

【例11】胸腔积液量约400 mL

【例12】包裹性积液的特点是

五、治　疗

1. 结核性胸膜炎

(1) 一般治疗　包括休息、营养支持和对症治疗。

(2) 抽液治疗　由于结核性胸膜炎胸腔积液蛋白含量高,容易引起胸膜粘连,原则上应尽快抽胸腔内积液或肋间插细管引流,首次抽液不要超过700 mL,以后每次抽液量不应超过1 000 mL。一般情况下,抽胸腔积液后,没必要向胸腔内注入抗结核药物,但可注入链激酶等防止胸膜粘连。胸腔穿刺的不良反应总结如下:

胸膜反应	①表现为抽液时发生头晕、冷汗、心悸、面色苍白、脉细等表现; ②治疗应停止抽液,使患者平卧,必要时皮下注射0.1%肾上腺素0.5 mL,密切观察病情,注意血压变化,防止休克
复张后肺水肿或循环衰竭	①表现为剧咳、气促、咳大量泡沫状痰,双肺满布湿啰音,PaO₂下降,X线显示肺水肿征; ②应立即吸氧,酌情应用糖皮质激素及利尿剂,控制液体入量,严密监测病情与酸碱平衡,有时需气管插管机械通气

(3) 抗结核药物　早期应用抗结核药物。

(4) 糖皮质激素　疗效不肯定。如全身毒性症状严重、大量胸腔积液者,在抗结核治疗的同时,试加用泼尼松30 mg/d,分3次口服。体温正常、全身毒性症状减轻、胸腔积液量明显减少时,逐渐减量至停用。停药速度不宜过快,否则易出现反跳现象,一般疗程4~6周。注意不良反应或结核播散,应慎重掌握适应证。

2. 类肺炎性胸腔积液和脓胸
①类肺炎性胸腔积液一般积液量少,经有效的抗生素治疗后可吸收,积液多者应胸腔穿刺抽液,胸腔积液pH<7.2应肋间插管引流。②抗菌药物要足量,体温恢复正常后再持续用药2周以上,防止脓胸复发,急性期可联合抗厌氧菌的药物,全身及胸腔内给药。③引流是脓胸最基本的治疗方法,反复抽脓或肋间插管闭式引流。可用2%碳酸氢钠或生理盐水反复冲洗胸腔,然后注入适量链激酶或尿激酶,或组织纤溶酶原激活物(tPA)+脱氧核糖核酸酶(Dnase),可使脓液变稀便于引流。④对有支气管胸膜瘘者不宜冲洗胸腔,以免引起细菌播散。⑤慢性脓胸应改进原有的脓腔引流,也可考虑外科胸膜剥脱术等治疗。

3. 恶性胸腔积液

（1）胸腔穿刺抽液及手术治疗　胸腔积液多为晚期恶性肿瘤常见并发症,其胸腔积液增长迅速,常因大量积液的压迫引起严重呼吸困难,甚至导致死亡。常需反复胸腔穿刺抽液,复抽液可使蛋白丢失太多,效果不理想。可选用化学性胸膜固定术,在抽吸胸腔积液或胸腔插管引流后,胸腔内注入博来霉素、顺铂、丝裂霉素等抗肿瘤药物或抗胸膜粘连剂,如滑石粉等,可减少胸腔积液的产生。

（2）胸腔内插管持续引流及胸-腹分流术或胸膜切除术　目前多选用细管引流,具有创伤小、易固定、效果好、可随时胸腔内注入药物等优点。插管引流后胸腔积液持续或肺不能复张者,可行胸-腹分流术或胸膜切除术。

【例13】 发生结核性胸腔积液的患者,首要处理原则是

A. 糖皮质激素治疗　B. 积极控制感染　C. 注入滑石粉　D. 外科手术　E. 尽快抽尽胸腔积液

【例14】 不是结核性胸膜炎常规治疗的是

A. 抗结核化学药物　　B. 少量积液不需穿刺抽液　　C. 胸液量多,每周可抽液2～3次

D. 抗结核化疗的同时可加用糖皮质激素　　E. 结核性脓胸应反复冲洗胸腔并胸腔内注入异烟肼

【例15】 有关糖皮质激素在结核性胸膜炎治疗中的描述,错误的是

A. 可减轻机体的变态反应　　　　B. 可改善结核中毒症状　　　　C. 可作为常规治疗

D. 可导致结核播散　　　　E. 需逐渐减量

【例16】 防止结核性胸膜炎患者出现胸膜肥厚最有效的方法是

A. 胸腔内注射糜蛋白酶　　　　B. 胸腔内注射链激酶　　　　C. 口服小剂量糖皮质激素

D. 胸腔内注射抗结核药物　　　　E. 积极胸腔穿刺抽液

例17～19共用题干

男性,50岁,左胸闷气2个月,胸痛20天,夜间加重。查体:颜面及颈部、胸壁略肿胀,胸壁静脉曲张,腋下有一拇指大小的淋巴结,无压痛,活动尚好,心率108次/分,心律整齐,左肺呼吸音消失。

【例17】 诊断为

A. 冠心病心力衰竭　　　　B. 冠心病心绞痛　　　　C. 左自发性气胸

D. 左结核性胸膜炎　　　　E. 左癌性胸膜炎

【例18】 为明确诊断需要做的检查是

A. 胸CT　　　　B. 胸腔积液落细胞检查　　　　C. 心电图心功能检查

D. 腋下淋巴结病理检查　　　　E. 胸腔积液抗酸杆菌涂片

【例19】 下列能缓解患者呼吸困难的措施是

A. 静脉注射快速利尿剂　　　　B. 缓慢静脉注射毛花苷C　　　　C. 静脉注射激素类药物

D. 胸腔排液减压　　　　E. 合理吸氧

第2节　血　胸

一、病　理

1. 对心肺的影响　血胸发生后不但因血容量丢失影响循环功能,还可压迫肺,减少呼吸面积。血胸推移纵隔,使健侧肺也受压,并影响腔静脉回流。

2. 凝固性血胸　当胸腔内迅速积聚大量血液,超过肺、心包和膈肌运动所起到的去纤维作用时(昭昭老师提示:这个和腹腔是一样的,一开始是不凝血,因为胸膜和腹膜等这些结构有去纤维化作用),胸腔内积血则发生凝固,形成凝固性血胸。

3. 感染性血胸和进行性血胸　凝血块机化后形成纤维板,限制肺与胸廓活动,损害呼吸功能。血液是良好的培养基,经伤口或肺破裂口侵入的细菌,会在积血中迅速滋生繁殖,引起感染性血胸,最终导致脓血胸。持续大量出血所致胸膜腔积血称为进行性血胸。

4. 迟发性血胸　少数伤员肋骨断端活动刺破肋间血管或血管破裂处凝血块脱落,发生延迟出现的胸腔内积血,称为迟发性血胸。

【例20】 血胸活动性出血的征象不包括

A. 脉快、血压下降,补液后血压不升或回升后又下降　　B. 血红蛋白、血球压积持续降低

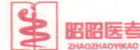
C. 胸片阴影逐渐增大

D. 穿刺液涂片红细胞与白细胞之比为100:1

E. 闭式引流量连续3小时,每小时超过200 mL

【例21】进行性血胸的诊断依据不包括

A. 脉快、血压持续下降

B. 胸腔引流连续3个小时,总量300 mL

C. Hb、RBC反复测定呈持续下降

D. 胸膜腔穿刺抽不出血,但X线示胸内阴影增大

E. 经输血补液后血压不回升逐渐下降

二、临床表现

1. 表现和体征

表 现	①伤员会出现不同程度的面色苍白、脉搏细速、血压下降和末梢血管充盈不良等低血容量休克表现; ②成人血胸量≤0.5 L为少量血胸,0.5~1.0 L为中量血胸,≥1.0 L为大量血胸
体 征	肋间隙饱满、气管向健侧移位、伤侧叩诊浊音和呼吸音减低

2. 进行性血胸和感染性血胸的表现

进行性血胸	①持续脉搏加快、血压降低,或虽经补充血容量血压仍不稳定; ②胸腔闭式引流量每小时超过200 mL,持续3小时; ③血红蛋白量、红细胞计数和血细胞比容进行性降低,引流液的血红蛋白量和红细胞计数与周围血相接近,且迅速凝固(昭昭老师提示:大家想一想,一旦出现了进行性血胸,应该怎么办?答案是抗休克的同时展开手术治疗)
感染性血胸	①有畏寒、高热等感染的全身表现; ②抽出胸腔积血1 mL,加0.5 mL蒸馏水,若无感染呈淡红透明状,出现混浊或絮状物则提示感染; ③胸腔积血无感染时红细胞、白细胞计数比例应与周围血相似,即500:1,感染时白细胞计数明显增加,比例达100:1可确定为感染性血胸; ④积血涂片和细菌培养可发现致病菌,可据此选择有效的抗生素

三、治 疗

非进行性血胸	可根据积血量的多少,采用胸腔穿刺或闭式胸腔引流术治疗,及时排出积血,促使肺膨胀,改善呼吸功能,并使用抗生素预防感染
进行性血胸	应及时做开胸探查手术

例22~23共用题干

男,20岁。右胸刀刺伤2小时就诊。既往体健。查体:T 36.5 ℃,P 120次/分,R 24次/分,BP 80/50 mmHg。面色苍白,皮肤潮湿,右胸腋前线第5肋间2 cm伤口,有血液流出,右胸叩诊实音,呼吸音减弱。急行胸腔闭式引流,引流出血性液体约600 mL,1小时内又引流出血性液体300 mL。

【例22】此时首先考虑的诊断是

A. 凝固性血胸　　B. 创伤性湿肺　　C. 迟发型血胸　　D. 心脏压塞　　E. 进行性血胸

【例23】最有效的处置措施是

A. 气管插管呼吸机辅助呼吸　　B. 开胸探查　　C. 输液、输血　　D. 镇静、吸氧　　E. 调整引流管位置

第3节　脓　胸

一、概　述

脓胸是指脓性渗出液积聚于胸膜腔内的化脓性感染。脓胸按病理发展过程可分为急性脓胸和慢性脓胸;按致病菌则可分为化脓性、结核性和特异病原性脓胸;按波及的范围又可分为全脓胸和局限性脓胸。

二、病　因

1. 病灶来源　脓胸的致病菌多来自肺内感染灶,也有少数来自胸内和纵隔内其他内脏或身体其他部位病灶,直接或经淋巴侵入胸膜引起感染化脓。继发于脓毒血症或败血症的脓胸,则多通过血行播散,病菌以肺炎球菌、链球菌多见。

2. 致病菌进入胸膜腔的途径　①直接由化脓病灶侵入或破入胸膜腔,或因外伤、手术污染膜腔;

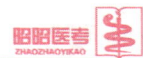

②经淋巴途径如膈下脓肿、肝脓肿、纵隔脓肿、化脓性心包炎等,通过淋巴管侵犯胸膜腔;③血源性播散是在全身出现败血症或脓毒血症时,致病菌可经血液循环进入胸膜腔。

三、表现和体征

1. 急性脓胸

(1)表现　有高热、脉快、呼吸急促、食欲差、胸痛、全身乏力、白细胞增高等征象。积脓较多者尚有胸闷、咳嗽、咳痰症状。

(2)体征　患侧语颤减弱,叩诊呈浊音,听诊呼吸音减弱或消失。严重者可伴有发绀和休克。若有大量积液,患侧呈现大片浓密阴影,纵隔向健侧移位。

例 24～25 共用题干

男性,8 岁,发热、胸痛、气短一周余。查体:右胸部饱满,叩诊呈浊音,右胸呼吸音减弱。实验室检查:白细胞 $20×10^9/L$,中性粒细胞分数 90%,胸透示右胸腔积液。

【例 24】应首先考虑的是

A. 胸导管损伤　　B. 急性脓胸　　C. 癌性胸膜炎　　D. 急性左心力衰竭　　E. 结核性胸膜炎

【例 25】首选的诊断方法是

A. 胸穿　　B. 胸部 CT　　C. 纤维支气管镜　　D. MRI　　E. 胸部 X 片

2. 慢性脓胸

(1)表现　有长期低热、食欲减退、消瘦、贫血、低蛋白血症等慢性全身中毒症状。有时尚有气促、咳嗽、咯脓痰等症状。

(2)体征　慢性脓胸的特征是脏、壁胸膜纤维性增厚。脓腔壁收缩使纵隔向患侧移位,部分患者有杵状指(趾)。

【例 26】可致纵隔向患侧移位的疾病是

A. 闭合性气胸　　B. 开放性气胸　　C. 张力性气胸　　D. 慢性脓胸　　E. 急性脓胸

四、治　疗

1. 急性脓胸

(1)治疗原则　①根据致病菌对药物的敏感性,选用有效抗生素;②彻底排净脓液,使肺早日复张;③控制原发感染,全身支持治疗。

(2)排净脓液的方法　及早反复胸腔穿刺抽脓,并向胸膜腔内注入抗生素。若脓液稠厚不易抽出,或经过治疗脓量不见减少,患者症状无明显改善,或发现有大量气体,疑伴有气管、食管瘘或腐败性脓胸等,均宜及早施行胸膜腔闭式引流术。

2. 慢性脓胸

(1)治疗原则　①改善全身情况,消除中毒症状和营养不良;②消灭致病原因和脓腔;③尽力使受压的肺复张,恢复肺的功能。

(2)常用的手术方法及适应证

改进引流术	针对引流不畅的原因,给予改进
胸膜纤维板切除术	适应用于病期不长、纤维板粘连不甚紧密的患者,成功的可能性较大
胸廓成形术	目的是去除胸廓局部的坚硬组织,使胸壁内陷,以消灭两层胸膜之间的无效腔
肺胸膜切除术	当慢性脓腔合并肺内严重病变,如支气管扩张或结核性空洞或纤维化实变毁损或伴有不易修补成功的支气管胸膜瘘时,可采用纤维板剥术加病肺切除术,并一次完成

➤ 参考答案如下,详细答案参见 2021 版《国家临床执业及助理医师资格考试精选真题考点精析》。

1. E	2. C	3. D	4. D	5. A	6. E	昭昭老师提示:
7. B	8. C	9. E	10. D	11. A	12. D	关注官方微信,获得第一手考试资料。
13. E	14. E	15. C	16. E	17. E	18. D	
19. D	20. D	21. B	22. E	23. B	24. B	
25. A	26. D	—	—	—	—	

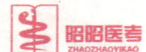
第13章　胸部损伤

➤ 2021考试大纲
①气胸的概述、病因、分类和发病机制、临床表现、诊断与鉴别诊断、治疗;②肋骨骨折的概述、病理生理、临床表现、治疗。

➤ 考纲解析
近20年的医师考试中,本章的考试重点是气胸和肋骨骨折的机制、诊断、检查和治疗,执业医师每年考查分数为2~3分,助理医师每年考查分数为0~1分。

第1节　肋骨骨折

一、病因和机制
暴力直接作用于肋骨,可使肋骨向内弯曲折断,前后挤压暴力使肋骨腋段向外弯曲折断。

第1~3肋	粗短,且有锁骨、肩胛骨保护,不易发生骨折
第4~7肋	长而薄,最易折断(最容易发生骨折的部位)
第8~10肋	前端肋软骨形成肋弓与胸骨相连,不易骨折
第11~12肋	没有与肋弓相连,称为浮肋;前端游离,弹性都较大,不易骨折
连枷胸	多根多处肋骨骨折使局部胸壁失去完整肋骨支撑而软化,出现反常呼吸运动,即吸气时软化区胸壁内陷,呼气时外突 (昭昭老师提示:看见反常呼吸,就是多根多处的肋骨骨折)
开放性/闭合性肋骨骨折	①肋骨骨折处胸壁皮肤软组织完整,不与外界相通的闭合性肋骨骨折; ②与外界相通称为开放性肋骨骨折

【例1】肋骨骨折多发生于
A. 第1~3肋　　B. 第4~7肋　　C. 第8~10肋　　D. 第11肋　　E. 第12肋

【例2】单侧多根多处肋骨骨折最严重的生理改变是
A. 疼痛,呼吸运动减弱　　　　B. 胸壁软化,反常呼吸　　　　C. 咳嗽,血痰
D. 严重皮下气肿　　　　　　　E. 出血,休克

二、病　理
1. 早期　肋骨骨折→胸痛→患者呼吸运动减少、降低→肺不张和肺部感染。骨折端可以刺破胸膜、肋间血管和肺组织,产生气胸、血胸、皮下气肿或咯血。

2. 后期　骨折端移位发生损伤→血胸和血气胸。

3. 连枷胸　连枷胸的反常呼吸运动可使伤侧肺受到塌陷胸壁的压迫,呼吸时两侧胸腔压力的不均衡造成纵隔扑动,影响肺通气,导致缺氧和二氧化碳潴留,严重的可发现呼吸和循环衰竭。

三、临床表现
1. 局部表现　肋骨骨折断端可刺激肋间神经产生局部疼痛,在深呼吸、咳嗽或转动体位时如剧。胸痛使呼吸变浅、咳嗽无力,呼吸道分泌物增多,易致肺不张和肺部感染。

2. 累及周围组织　骨折断端向内可刺破胸膜、肋间血管和肺组织,产生气胸、血胸、皮下气肿或咯血。

四、治　疗

闭合性单根单处骨折	①目的:减少断端反常活动,减轻疼痛; ②多头胸带或弹性胸带固定胸廓:适用于胸背部、胸侧壁多根多处肋骨骨折,胸壁软化范围小而反常呼吸运动不严重的病人

闭合性多根多处骨折	①**有效镇痛和呼吸管理**是主要治疗原则; ②咳嗽无力、呼吸道分泌物潴留者应施行纤支镜吸痰和肺部物理治疗,呼吸功能障碍者需气管插管,**正压通气**对浮动胸壁有"内固定"作用; ③长期胸壁浮动、不能脱离呼吸机者,可以手术固定; ④因其他手术指征需要开胸手术时,可以同时实施肋骨内固定手术
开放性骨折	尽早采用彻底清创术,使用内固定方法固定肋骨

【例3】闭合性肋骨骨折的**治疗要点**是

A. 止痛、防治并发症　　B. 胸腔穿刺　C. 胸腔闭式引流　D. 开胸探查　　E. 气管插管或气管切开

【例4】男,50岁。高处坠落史。查体:神志清楚,呼吸 34 次/分,心率 100 次/分,血压 120/75 mmHg,右胸壁畸形,无伤口,出现**反常呼吸**,双肺呼吸音粗,无干湿性啰音。身体其余部分无损伤。现场急救的**最重要**处理是

A. 静脉输液治疗　　　　　　B. 给氧、镇静、止痛治疗　　　C. 加压包扎,迅速消除反常呼吸

D. 行气管插管、人工控制呼吸　　E. 行气管切开术

例5～6共用题干

男,28岁。左胸外伤后 1 小时,胸痛、呼吸困难。查体:BP 120/80 mmHg,心率 100 次/分。左前外侧胸壁皮下瘀血,局部约 6 cm×6 cm 的区域**反常呼吸运动**。

【例5】目前明确的**诊断**是

A. 气胸　　　　　　B. 血胸　　　　　　C. 肋骨骨折　　　　D. 支气管断裂　　　E. 胸腹联合伤

【例6】胸部 X 线片发现左侧胸腔 2 cm **气液平面**,最可能合并的是

A. 气胸　　　　　　B. 血气胸　　　　　C. 脓胸　　　　　　D. 肺水肿　　　　　E. 支气管断裂

第2节　气　胸

胸膜腔是不含气体的密闭的潜在性腔隙。当气体进入胸膜腔造成积气状态时,称为气胸。发生气胸后,胸膜腔内负压可变成正压,致使静脉回心血流受阻,产生不同程度的心肺功能障碍。

一、病　因

1. 胸壁创伤　胸膜腔与外界相通,外界空气进入胸膜腔。

2. 胸腔内感染　由产气的微生物产生的气体所致。临床上以前两种情况多见。

3. 诱因　**胸内压增高的因素**,如**抬举重物用力过猛**、剧咳、**屏气**、甚至大笑等。

二、分　类

1. 按发病原因　可分为自发性、外伤性和医源性气胸。

(1)自发性气胸　又分为原发性和继发性。

原发性自发性气胸	常发生于**无基础肺疾病**的健康人,多见于瘦高体型的男性青壮年。常规 X 线检查肺部无显著病变,但可有胸膜下肺大疱,多位于肺尖部,可能与吸烟、身高、小气道炎症有关,也可能与非特异性炎症瘢痕、弹性纤维先天性发育不良有关
继发性自发性气胸	常发生于**有基础肺部病变**者,由于病变引起细支气管不完全阻塞,形成肺大疱破裂而发生气胸,如肺结核、COPD、肺癌、肺脓肿、肺尘埃沉着症、淋巴管平滑肌瘤等

(2)外伤性气胸　是指胸部外伤导致胸膜腔与外界相通,外界气体进入胸膜腔内所致。

(3)医源性气胸　由诊断和治疗操作所致,如针灸、纤支镜活检、经皮肺穿刺活检等。

2. 按胸腔内压力　可分为闭合性、开放性和张力性气胸。

三、发病机制

发生气胸时,胸膜腔内负压消失,失去了对肺的牵引作用,使肺失去膨胀能力,表现为肺容积缩小、肺活量减低、最大通气量减小的限制性通气功能障碍。由于肺容积缩小,初期血流量并不减少,产生通气/血流比值下降,导致动静脉分流,出现低氧血症。大量气胸时,胸膜腔内甚至变成正压,对肺产生压迫,同时失去负压吸引静脉血回心的作用,使心脏充盈减少,心搏量降低,引起心率增快、血压降低,甚至休克。

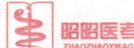

张力性气胸还可引起纵隔移位,致循环障碍。

四、临床类型

	闭合性气胸	开放性气胸	张力性气胸
别 称	单纯性气胸	交通性气胸	高压性气胸
胸膜裂口	小	大,持续开启	呈单向活瓣作用
体 征	纵隔向健侧移位	纵隔扑动	皮下气肿
空气进出	空气不能自由进出胸膜腔	空气能自由进出胸膜腔	空气只能进不能出
表 现	①轻症者可无症状; ②重者可有呼吸困难	①极度呼吸困难; ②意识模糊,脉搏细速、血压降低	最严重的气胸: ①明显呼吸困难; ②严重者伴有休克
治 疗	肺压缩量<20%,观察; 肺压缩量>20%,穿刺抽气; 自觉症状重,闭式引流	将开放性变为闭合性;症状重: 闭式引流	立即穿刺抽气; 症状重:闭式引流

【例7】男性,25岁。活动时突感右胸部撕裂样痛。查体:大汗淋漓惊恐状,气促,气管左偏,叩诊右胸空瓮音,右侧呼吸音消失。该患者最可能的诊断为

A. 胸腔积液　　B. 大叶性肺炎　　C. 干性胸膜炎　　D. 右侧张力性气胸　　E. 肺气肿

【例8】可致纵隔扑动的疾病是

A. 闭合性气胸　　B. 张力性气胸　　C. 开放性气胸　　D. 血气胸　　E. 脓胸

【例9】开放性气胸的急救首先是

A. 充分给氧　　　　　　　B. 肋间插管引流　　　　　　C. 开胸探查

D. 迅速封闭胸壁伤口　　　E. 气管插管辅助呼吸

【例10】男性,32岁。活动时突感右胸部撕裂样痛。查体:大汗淋漓惊恐状,气促,气管左偏,叩诊右胸空瓮音,右侧呼吸音消失。该患者最可能的诊断为

A. 胸腔积液　　B. 大叶性肺炎　　C. 干性胸膜炎　　D. 右侧张力性气胸　　E. 肺气肿

【例11】诊断张力气胸最充分的依据是

A. 呼吸困难并伴有皮下气肿　　　　B. 伤侧胸部叩诊呈高调鼓音　　　　C. 伤侧呼吸音消失

D. X线见纵隔向健侧移位　　　　　E. 胸膜腔穿刺有高压气体

五、临床表现

1. 诱因　起病前部分患者有持重物、屏气、剧烈体力活动等诱因,大部分患者无明显诱因。

2. 胸痛　大多数起病急骤,患者突感一侧胸痛,针刺样或刀割样,持续时间短暂。

3. 呼吸困难　一过性胸痛后出现胸闷和呼吸困难,可伴刺激性咳嗽。若为双侧气胸,则呼吸困难严重。

4. 严重呼吸循环障碍　若为张力性气胸时胸膜腔内压会骤然升高,肺被压缩,纵隔移位,可迅速出现严重呼吸循环障碍。患者表情紧张,出现胸闷、烦躁不安、发绀、冷汗、心律失常、呼吸衰竭等症状。

5. 体征　大量气胸时,气管向健侧移位,患侧胸部隆起,呼吸运动与触觉语颤减弱,叩诊过清音或鼓音,听诊呼吸音减弱或消失。左侧少量气胸或纵隔气肿时,有时可在左心缘处听到与心跳一致的气泡破裂音,称为Hamman征。

六、实验室检查

X线胸片	①诊断气胸的重要方法。气胸的典型表现为外凸形的细线条形阴影,称为气胸线,线外透亮度增高,无肺纹理,线内为压缩的肺组织; ②大量气胸时,肺脏压向肺门,纵隔及心脏移向健侧
CT检查	胸膜腔内出现极低密度的气体影,伴有肺组织不同程度的萎缩改变

七、治 疗

治疗的目的是促进患侧肺复张,消除病因,减少复发。

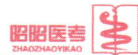

1. 保守治疗 大多数可保守治愈,仅 10％～20％的患者需手术治疗。保守治疗适用于稳定型小量气胸、首次发生的症状较轻的闭合性气胸。

2. 胸腔穿刺抽气 适用于小量气胸(20％以下)、呼吸困难较轻、心肺功能尚好的闭合性气胸。抽气可加速肺复张,迅速缓解症状。

3. 胸腔闭式引流 适用于不稳定型气胸、呼吸困难明显、肺压缩程度较重、交通性气胸、张力性气胸、反复发生气胸者、胸穿抽气效果不佳者。无论其气胸容量多少,均应尽早行胸腔闭式引流。

4. 化学性胸膜固定术 为避免复发,可在胸腔内注入硬化剂,产生无菌性胸膜炎症,使脏层胸膜与壁层胸膜粘连而消灭胸膜腔间隙。适用于不宜手术或拒绝手术的下列患者:①持续性或复发性气胸;②双侧气胸;③合并肺大疱;④肺功能不全,不能耐受手术者。常用硬化剂有多西环素、滑石粉等。

5. 手术治疗 经内科治疗无效的气胸为手术适应证:主要适用于长期气胸、血气胸、双侧气胸、复发性气胸、张力性气胸引流治疗失败者、胸膜增厚致肺膨胀不全、多发性肺大疱者。

【例12】男,56 岁。咳嗽、胸闷、憋气,持续不缓解。查体:左侧呼吸运动减弱,叩诊呈鼓音,呼吸音明显减低,胸部 X 线显示左肺被压缩,该患者最有效的治疗措施是
A. 呼吸机辅助呼吸 B. 低流量吸氧 C. 胸腔闭式引流 D. 胸腔穿刺排气 E. 解痉平喘

【例13】男,20 岁。闭合性胸外伤 5 小时。查体:口唇发绀,端坐呼吸,左侧胸壁触及皮下气肿,气管右偏,左侧呼吸音减弱。正确的急救措施是
A. 急诊开胸探查   B. 心包穿刺   C. 左胸腔穿刺排气   D. 加压吸氧   E. 气管插管

➤ 参考答案如下,详细答案参见 2021 版《国家临床执业及助理医师资格考试精选真题考点精析》。

1. B	2. B	3. A	4. C	5. C	
6. B	7. D	8. C	9. D	10. D	昭昭老师提示:
11. E	12. C	13. C	—	—	关注官方微信,获得第一手考试资料。

第 14 章　纵隔肿瘤(助理医师不要求)

➤ **2021 考试大纲**
①纵隔分区;②临床表现;③治疗原则。

➤ **考纲解析**
近 20 年的医师考试中,本章的考试重点是纵隔不同部位的常见肿瘤,执业医师每年考查分数为 2～3 分,助理医师每年考查分数为 1～2 分。

一、概述和分区

1. 概述 纵隔位于两侧胸膜腔之间,胸骨之后,胸椎之前,胸廓出口以下及膈肌以上。纵隔内含有心包、心脏、大血管、气管、主支气管、食管、胸导管、胸腺、神经(迷走神经、膈神经和交感神经链)、淋巴结、淋巴管、脂肪和结缔组织等。

2. 分区 通常将胸骨柄下缘与第4胸椎体下缘联线以上,称为上纵隔,其下为下纵隔。上纵隔又以气管为界划为前、后纵隔。下纵隔较上纵隔宽阔,心包、心脏和气管分叉所处部位称为中纵隔,其前为前纵隔,后方为后纵隔。

二、纵隔常见的疾病和治疗原则

神经源性肿瘤	多位于后纵隔脊柱旁肋脊区内,以单侧多见
畸胎瘤与皮样囊肿	①多位于前纵隔,接近心底部的心脏大血管前方; ②根据胚层来源可分成表皮样囊肿、皮样囊肿和畸胎瘤
胸腺瘤	①位于前上纵隔,多为良性,包膜完整; ②临床上常视为有潜在恶性,易浸润附近组织器官,约 15％合并重症肌无力

纵隔囊肿	较常见的有支气管囊肿、食管囊肿
胸内异位组织肿瘤	①胸骨后甲状腺肿、甲状旁腺瘤等;淋巴源性肿瘤多系恶性,如淋巴肉瘤、霍奇金病等,肿块常呈双侧性且不规则; ②淋巴源性肿瘤不宜手术,多采用放射治疗或化学药物治疗

【例1】女性,56 岁。健康查体发现右前上纵隔椭圆形阴影,边界清晰,密度均匀,与周围组织界线明显。首先考虑的诊断可能是

　　A. 胸腺瘤　　　　　B. 淋巴瘤　　　　C. 神经源性肿瘤　　D. 心包囊肿　　　E. 支气管囊肿

【例2】最常见的后纵隔肿瘤是

　　A. 脂肪瘤　　　　　B. 神经源性肿瘤　C. 淋巴瘤　　　　　D. 胸腺瘤　　　　E. 畸胎瘤

【例3】女,22 岁。双眼睑下垂 1 年余,诊断为重症肌无力。胸部 CT 发现前上纵隔占位,大小约 2 cm×2 cm×1 cm。最可能的诊断是

　　A. 神经纤维瘤　　　B. 胸内甲状腺　　C. 胸腺瘤　　　　　D. 畸胎瘤　　　　E. 淋巴瘤

例4～5 共用题干

女,48 岁。胸闷不适半年,近来出现进行性四肢无力。胸部 X 线片发现右前上纵隔阴影。

【例4】该患者首先考虑的诊断是

　　A. 食管囊肿　　　　B. 胸腺瘤　　　　C. 神经源性肿瘤　　D. 胸内甲状腺　　E. 支气管囊肿

【例5】该患者首选的治疗措施是

　　A. 介入治疗　　　　B. 射频治疗　　　C. 化疗　　　　　　D. 放疗　　　　　E. 手术治疗

➤ 参考答案如下,详细答案参见 2021 版《国家临床执业及助理医师资格考试精选真题考点精析》。

1. A	2. B	3. C	4. B	5. E	昭昭老师提示:关注官方微信,获得第一手考试资料。

第二篇　循环系统

学习导图

章序	章名	内容	所占分数	
			执业医师	助理医师
1	心力衰竭	总论	5分	2分
		慢性心力衰竭		
		急性心力衰竭		
2	心律失常	窦性心律失常	4分	4分
		房性心律失常		
		阵发性室上性心动过速		
		室性心律失常		
		房室传导阻滞		
3	心搏骤停	心搏骤停	3分	1分
4	高血压	原发性高血压	3分	2分
		继发性高血压		
5	冠状动脉性心脏病	心绞痛	8分	5分
		心肌梗死		
6	心脏瓣膜疾病	二尖瓣狭窄	5分	3分
		二尖瓣关闭不全		
		主动脉瓣狭窄		
		主动脉关闭不全		
7	感染性心内膜炎	感染性心内膜炎	2分	2分
8	心肌疾病	扩张型心肌病	1分	1分
		肥厚型心肌病		
		心肌炎		
		病毒性心肌炎		
9	心包疾病	急性心包炎	2分	1分
		心包积液与心脏压塞		
10	休克	总论	5分	2分
		失血性休克		
		感染性休克		
		过敏性休克		
		心源性休克		
11	周围血管病	动脉粥样硬化性外周血管病	3分	0分
		血栓性闭塞性脉管炎		
		单纯下肢静脉曲张		
		下肢深静脉血栓		

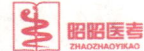

复习策略

循环系统内容属于内科学,相对来说比较复杂,考点相对来说重复较多。本系统的重点是要掌握心脏的基本生理和解剖,如果将总论内容学会了、学懂了,非常利于后面对各论的学习。本课程重点复习心力衰竭、冠状动脉粥样硬化性心脏病、休克等。

第1章　心力衰竭

> **2021考试大纲**
　　①心力衰竭基本病因及诱因、病理生理、类型、心功能分级;②慢性心力衰竭的临床表现、诊断与鉴别诊断、治疗和顽固性心力衰竭的治疗;③急性左心衰竭的病因、临床表现、治疗。

> **考纲解析**
　　近20年的医师考试中,本章的考试重点是心力衰竭的诊断、表现、检查和治疗,执业医师每年考查分数为2～3分,助理医师每年考查分数为0分。

第1节　心力衰竭的基本知识

心力衰竭是各种心脏结构或功能性疾病导致心室充盈和(或)射血功能受损,心排血量不能满足机体组织代谢需要,以肺循环和(或)体循环淤血,器官、组织血液灌注不足为临床表现的一组综合征,主要表现为呼吸困难、体力活动受限和体液潴留。

一、病　因

1.基本病因

（1）原发性心肌损害

缺血性心肌损害	冠心病心肌缺血、心肌梗死是引起心衰最常见的原因之一
心肌炎和心肌病	最常见为病毒性心肌炎及原发性扩张型心肌病
心肌代谢障碍性疾病	糖尿病心肌病最常见,其他如甲亢心、甲减心、心肌淀粉样变性

（2）心脏负荷过重

前负荷增加 （容量负荷）	①瓣膜关闭不全的疾病; ②先心病(左、右心及动静脉分流); ③全身血量增多或有效血容量增多(慢性贫血和甲亢); （昭昭老师速记:"甲亢""贫血"患者"不""走""心"）
后负荷增加 （压力负荷）	①左心室后负荷增加:高血压和主动脉瓣狭窄(左心室,体循环); ②右心室后负荷增加:肺动脉高压及肺动脉瓣狭窄(右心室,肺循环) （昭昭老师提示:"后"负荷——"压力"负荷——"狭窄和高压",昭昭老师速记:"后"代生活"压力"大,社会"高压"及生活空间"狭窄"）

2.诱因

感染	呼吸道感染是最常见、最重要的诱因,感染性心内膜炎不少见,发病隐匿易漏诊
心律失常	心房颤动是器质性心脏病最常见的心律失常之一,也是诱发心衰主要因素
血容量增加	钠盐摄入过多,静脉液体输入过多、过快
劳累或情绪激动	妊娠后期及分娩过程、暴怒等
治疗不当	不恰当停用利尿药物或降血压药等
原有心脏病变加重或合并其他疾病	冠心病发生心梗、风心病出现风湿活动、合并甲亢或贫血

【例1】不是由于容量负荷过重所致心力衰竭的疾病是

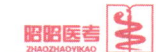

A. 主动脉瓣关闭不全   B. 甲状腺功能亢进症   C. 二尖瓣关闭不全
D. 动静脉瘘   E. 高血压

【例2】 引起左心室后负荷增高的主要因素是

A. 肺循环高压   B. 体循环高压   C. 回心血量增加
D. 主动脉瓣关闭不全   E. 血细胞比容增大

【例3】 最可能引起左心室前负荷增加的是

A. 二尖瓣狭窄   B. 肺动脉瓣狭窄   C. 主动脉瓣关闭不全
D. 主动脉瓣狭窄   E. 体循环动脉高压

【例4】 老年心力衰竭患者症状加重的最常见诱因是

A. 过度劳累   B. 摄入液体过多   C. 心肌缺血
D. 室性期前收缩   E. 呼吸道感染

二、类 型

1. 左心衰竭、右心衰竭和全心衰竭

左心衰竭	主要症状表现为:肺淤血
右心衰竭	主要症状表现为:体循环淤血
全心衰竭	左心衰竭→肺水肿→肺动脉高压→右心衰竭→全心衰竭

2. 急性和慢性心力衰竭

急性心衰	急性的严重心肌损伤、心律失常或突然加重的心脏负荷,使心功能正常或处于代偿期的心脏在短时间内发生衰竭或慢性心衰急剧恶化
慢性心衰	一个缓慢的发展过程,一般均有代偿性心脏扩大或肥厚及其他代偿机制的参与

3. 射血分数降低性心衰和射血分数保留性心衰

分 类	射血分数	特 点
射血分数降低性心衰（收缩性心衰）	LVEF＜40％	收缩功能不全同时存在舒张功能不全
射血分数保留性心衰（舒张性心衰）	LVEF≥50％	舒张功能不全也可能同时存在非常轻微的收缩功能异常
中间范围射血分数心衰	LVEF＝40％～49％	轻度收缩功能障碍为主伴有舒张功能不全

4. 低排量心衰和高排量心衰

低排量心衰	临床上大多数心力衰竭为低排出量心衰
高排量型心衰	主要由于各种原因引起血容量增多,静脉回流增加,心脏过度充盈,外周血管阻力下降,心排出量相应增加,心脏负荷显著增大所致,多见于甲亢、严重贫血、动静脉瘘、脚气病和妊娠(围生期心肌病)等 (昭昭老师速记:"妊娠"妇女不爱"动脚",容易得"甲亢"和"贫血")

5. 按阶段分为无症状心衰和充血性心衰

无症状心衰	指左室已有功能不全,射血分数(LVEF)降至正常50％以下而无心衰症状的阶段
充血性心衰	指出现肺循环或(和)体循环淤血症状的心力衰竭

三、心力衰竭的分期和分级

1. 心力衰竭分期

分 级	具体描述	昭昭老师速记
前心力衰竭阶段（A期）	包括心力衰竭的高发危险人群,如高血压病、冠心病、糖尿病等患者,但目前尚无心脏的结构或功能异常,也无心力衰竭的症状和(或)体征	"无,无"
前临床心力衰竭阶段（B期）	患者无心力衰竭的症状和(或)体征,但已发展成有结构性心脏病	"无,有"

分级	具体描述	昭昭老师速记
临床心力衰竭阶段（C期）	患者已有基础的结构性心脏病,以往或目前有心力衰竭的症状和(或)体征,或目前虽无心力衰竭的症状和(或)体征	"有,有"
难治性终末期心力衰竭阶段(D期)	患者有进行性结构性心脏病,虽经积极的内科治疗,休息时仍有症状,且需要特殊干预(如等待心脏移植)的患者,这一阶段患者的预后极差	"难治"

2. 心力衰竭分级(NYHA 分级和 Killip 分级)

分级	NYHA 分级	Killip 分级
	非急性心肌梗死患者	急性心肌梗死患者
分期	①Ⅰ级:体力活动不受限; ②Ⅱ级:体力活动轻度受限; ③Ⅲ级:体力活动明显受限; ④Ⅳ级:休息时就有症状,任何活动可引起症状	①Ⅰ级:有心脏病,体力活动不受限; ②Ⅱ级:肺部有湿啰音范围<1/2肺野; ③Ⅲ级:肺部有湿啰音范围>1/2肺野; ④Ⅳ级:休克
昭昭老师速记	1不,2轻,3明,4休	1不,2是<1/3,3是>1/2,4休

3. 6 分钟步行实验

行走距离	分类	昭昭老师速记
6 分钟步行距离<150 m	重度心衰	"150"斤的大胖子很"重"
6 分钟步行距离 150~450 m	中度心衰	—
6 分钟步行距离>450 m	轻度心衰	"45 kg"的体重是很"轻"的

【例5】男,66 岁,急性前壁心肌梗死 2 天,轻微活动即喘憋。查体:BP 100/60 mmHg,双肺底可闻及少量细小湿啰音。心率 102 次/分。该患者心功能分级为

　　A. Killip 分级Ⅱ级　　　　　B. Killip 分级Ⅲ级　　　　C. NYHA 分级Ⅲ级
　　D. NYHA 分级Ⅱ级　　　　　E. Killip 分级Ⅰ级

【例6】男性,68 岁,陈旧性前壁心肌梗死 5 年,劳累后心悸、气短 3 年,双下肢水肿半年,近 1 周气短加重,体力活动明显受限,从事一般家务活动即感喘憋,入院时心电图与 2 个月前相比无变化,该患者的心功能分级为

　　A. NYHA 分级Ⅱ级　　　　　B. NYHA 分级Ⅲ级　　　　C. Killip 分级Ⅱ级
　　D. Killip 分级Ⅲ级　　　　　E. Killip 分级Ⅳ级

【例7】患者无心力衰竭的症状和(或)体征,但已出现心脏结构的改变,其心功能分级是

　　A. C 期　　　　B. 不能分期　　　　C. A 期　　　　D. B 期　　　　E. D 期

第 2 节　慢性心力衰竭

一、病　因

　　慢性心力衰竭是心血管疾病的终末期表现和最主要的病因。冠心病和高血压已成为慢性心力衰竭的最主要病因。

二、临床表现

1. 左心衰竭

临床表现	①劳力性呼吸困难是左心衰竭最早出现的症状→肺淤血达到一定程度,出现端坐呼吸→夜间阵发性呼吸困难,患者入睡后突然因憋气而惊醒,被迫取坐位,重者可有"哮鸣音",称为"心源性哮喘"→急性肺水肿,是左心衰最严重的形式; ②咳嗽、咳痰,多为白色浆液性泡沫状痰; ③乏力、疲倦、运动耐量减低,头晕、心慌等; ④少尿及肾功能损害症状

续表

体 征	①由于肺毛细血管压增高,液体渗出到肺泡而出现湿性啰音; ②心脏扩大、相对性二尖瓣关闭不全的反流性杂音、肺动脉瓣区第二心音亢进、舒张期奔马律; ③患者出现:交替脉(昭昭老师提示:做题的时候,看见"奔马律"就选择"心衰")

【例8】左心衰竭最早出现的症状是

A. 劳力性呼吸困难　　　　　B. 夜间阵发性呼吸困难　　　　　C. 端坐呼吸

D. 咯血　　　　　　　　　　E. 少尿

【例9】强烈提示患者左心功能衰竭的体征是

A. 心尖部第一心音增强　　　B. A₂亢进　　　　　　　　　C. 舒张早期奔马律

D. 开瓣音　　　　　　　　　E. 心包叩击音

【例10】单纯左心衰竭的典型体征是

A. 下垂型对称性水肿　　　　B. 肝颈静脉回流征阳性　　　C. 双肺底闻及湿啰音

D. 胸腔积液　　　　　　　　E. 颈静脉怒张

2. 右心衰竭

临床表现	①消化道症状:胃肠道及肝淤血引起腹胀、食欲不振、恶心、呕吐等是右心衰最常见的症状; ②劳力性呼吸困难:单纯性右心衰为分流性先天性心脏病或肺部疾患所致,也均有明显的呼吸困难
体 征	①水肿:多表现为双下肢水肿; ②颈静脉征:颈静脉搏动增强、充盈、怒张是右心衰的主要体征,肝颈静脉回流征阳性最有特征(昭昭老师提示:看见肝颈静脉回流征阳性就选右心衰); ③肝肿大:淤血,晚期可导致淤血性肝硬化; ④心脏体征:因右心室显著扩大而出现三尖瓣关闭不全的反流性杂音

【例11】右心衰竭的主要体征是

A. 动脉压下降　　B. 颈静脉怒张　　C. 心音低钝　　D. 急性肺水肿　　E. 端坐呼吸

【例12】右心衰竭时水肿形成的主要机制是

A. 血浆胶体渗透压降低　　　B. 小动脉壁通透性增高　　　C. 毛细血管内静水压增高

D. 黏多糖在组织间隙内沉积　　E. 淋巴液回流受阻

3. 全心衰竭

临床表现和体征	①右心衰竭继发于左心衰竭而形成全心衰竭,右心衰竭时右心排血量减少,因此阵发性呼吸困难等肺淤血症状会减轻,但是病情在加重; ②扩张型心肌病等表现为左心衰、右心衰,肺淤血症状往往不严重; ③左心衰竭的表现主要表现为心排血量减少的相关症状和体征

【例13】男,72岁。10年前因心肌梗死住院,5年前出现活动后气短,夜间憋醒。近1年双下肢水肿,少尿。查体:BP 140/90 mmHg,颈静脉怒张,双下肺可闻及湿啰音。心界向两侧扩大,心率110次/分,肝肋下3 cm,质中,压痛阳性,双下肢水肿。该患者最可能的诊断是

A. 右心衰竭　　　　　　　　B. 全心力衰竭　　　　　　C. 心功能Ⅲ级(NYHA分级)

D. 左心衰竭　　　　　　　　E. 心功能Ⅲ级(Killip分级)

【例14】左心衰竭患者合并右心衰竭后,可能减轻左心衰竭时的临床表现是

A. 恶心　　　B. 憋喘　　　C. 肝大　　　D. 颈静脉充盈　　　E. 下肢水肿

【例15】男,46岁。活动耐力进行性下降5年,近半年来平地步行50米左右即感呼吸急促,并出现双下肢水肿。1周前上呼吸道感染后症状加重,伴夜间阵发性呼吸困难。查体:平卧位,颈静脉怒张,肝颈静脉回流征阳性,双肺可闻及细湿啰音,双下肢凹陷性水肿。目前该患者的心衰类型为

A. 急性左心衰竭　　B. 全心衰竭　　　C. 急性右心衰竭　　D. 慢性右心衰竭　　E. 慢性左心衰竭

三、实验室检查

1. 常规检查

利钠肽	心衰诊断、患者管理、临床事件评估风险评估中的重要指标,临床上常用 BNP 及 NT-proBNP;其他疾病,此指标也可升高,故特异性不强

续表

肌钙蛋白	可轻度升高,需排除急性冠脉综合征
常规检查	包括血常规、尿常规、肝肾功能等

2. 心电图　无特异性表现。

3. 影像学检查

X 线检查	①确诊左心衰竭肺水肿的主要依据。 ②Kerley B 线是肺野外侧清晰可见的水平线状影,是肺小叶间隔内积液的表现,是慢性肺淤血的特征性表现;急性肺水肿可见肺门呈蝴蝶状。
超声心动图	①超声心动图是诊断心力衰竭最主要的仪器检查,首选检查。 ②超声多普勒是临床上最实用的判断舒张功能的方法。 ③收缩功能:正常左心室射血分数(LVEF)>50%,如果 LVEF≤40% 为收缩期心力衰竭的诊断标准。 ④舒张功能:主要评价指标是 E/A,正常时 E/A>1.2。舒张功能不全时,E 峰下降,A 峰增高,E/A 比值降低,E/A<1.2
放射性核素检查	①评价心脏大小和 LVEF; ②反映心脏舒张功能(通过计算左心室最大充盈速率); ③同时行心肌灌注显像,评价存活/缺血心肌
心脏磁共振	评价心室容积、肿瘤、室壁运动的金标准
冠状动脉造影	冠状动脉造影可明确病因诊断

【例 16】诊断心力衰竭首选的检查

　A. 胸片 X 线片　　B. 超声心动图　　C. 左心室造影　　D. 运动符合试验　E. 心电图

【例 17】男,50 岁。活动后心悸、气短 5 年,加重伴少尿 1 周。查体:双肺底可闻及湿啰音,心尖搏动位于第 5 肋间锁骨中线外 2 cm,范围较弥散,心率 106 次/分,心律不齐,双下肢凹陷性水肿。最有助于确诊的检查是

　A. 胸部 X 线片　　B. 超声心动图　　C. 尿常规　　　　D. 血常规　　　　　E. 心电图

4. 有创性血流动力学检查　右心漂浮导管(Swan - Ganz 导管)检查。

方　法	经静脉将漂浮导管插入至肺小动脉,测定各部位的压力及血液含氧量,直接反映左心功能
正常值	正常时:CI>2.5 L/(min·m²),PCWP<12 mmHg
意　义	诊断左心衰竭的最有价值的方法

　　昭昭老师提示:心排出量(CO)正常值>5 L/min;心脏指数(CI)正常值>2.5 L/(min·m²);中心静脉压(CVP)正常值 6~12 cmH₂O。

➢ 昭昭老师总结:循环系统所有的常见检查

心力衰竭	超声心动图(UCG),主要看射血分数
心律失常	心电图(ECG)
心脏骤停	大动脉即股动脉、颈动脉搏动(金标准);心音消失(银标准)
高血压	非同日连续 2 次以上测血压,≥140/90 mmHg
心绞痛	①急性发作期:首选 ECG(ST 段压低≥0.1 mV); ②稳定期(也就是没有发作):首选运动负荷试验
心肌梗死	①首选检查:ECG(ST 段抬高≥0.1 mV); ②最有意义检查:心肌酶; ③心肌酶最先升高:肌红蛋白,2 h 开始升高;(昭昭速记:红二代) ④心肌酶最有意义:肌钙蛋白(4 h 开始升高,14 h 达高峰,持续 14 天); (昭昭老师速记:肌钙蛋白是四个字,所以时间都和 4 有关) ⑤CK - MB:是诊断 1 周以后再次心梗最有意义的酶(昭昭老师提示:因为此时的肌钙蛋白仍然是升高,所以再次心梗的时候意义不大)

续表

瓣膜疾病	超声心动图(UCG)
感染性心内膜炎	①最有价值的检查是:血培养; ②没有血培养,选超声心动图可见赘生物
心肌病	扩张、肥厚型心肌病首选超声心动图(UCG)
病毒性心肌炎	确诊检查:心肌活检
心包积液	①首选检查:B超; ②确诊检查:心包穿刺活检
休 克	确诊:休克指数=脉率/收缩压=0.5,≥1诊断:休克 (昭昭老师速记:一休麦收)
周围血管病	最有价值检查:血管造影

5. 心-肺运动试验 仅适用于慢性稳定性心衰患者,在评估心功能并判断心脏移植的可行性方面确实有效。

最大耗氧量	①运动量虽继续增加,耗氧量不再增加时的峰值,表明心排量已经不能按需继续增加; ②正常时,此值>20,轻至中度心功能受损时为16～20,中至重度受损时为10～15,极重度受损时<10
无氧阈值	呼气中CO_2的增长超过了氧耗量的增长,标志着无氧代谢的出现,此值越低,心功能越差

四、治 疗

1. 对因治疗 控制感染(肺部感染)。

【例18】治疗顽固性心力衰竭首先进行的处理是

A. 做血液超滤　　　　　B. 使用非洋地黄类强心药　　　　C. 联合应用利尿剂

D. 静脉应用血管扩张剂　　E. 寻找病因

2. 药物治疗

(1)利尿剂 通过排钠排水减轻心脏的容量(前)负荷,改善心功能;适应证:慢性心衰急性发作和明显体液潴留时应用。

	非保钾利尿剂		保钾利尿剂
分 类	袢利尿剂	噻嗪类	—
代表药物	呋塞米(速尿)	氢氯噻嗪(双克)	螺内酯(安体舒通)
机 制	促进髓袢升支粗段排钠排钾	抑制远曲小管近端和髓袢升支远端钠的重吸收	作用于远曲小管,拮抗醛固酮或抑制Na^+-K^+交换,保钾排钠
副作用	低血钾	高尿酸、低血钾	高血钾(通常与速尿合用)

【例19】心力衰竭合并肾衰竭患者的利尿药物首选

A. 阿米洛利　　B. 氨苯蝶啶　　C. 呋塞米　　D. 螺内酯　　E. 氢氯噻嗪

【例20】慢性心力衰竭患者长期使用呋塞米需测

A. 血电解质　　B. 糖化血红蛋白　C. 血脂　　D. 肝功能　　E. 尿渗透压

【例21】男,33岁。入院诊断为扩张型心肌炎,心功能Ⅳ级。心电图示心率92次/分,心房颤动。血清钾6.7 mmol/L,血清钠133 mmol/L。该患者不宜应用

A. 硝普钠　　B. 呋塞米　　C. 螺内酯　　D. 地高辛　　E. 阿司匹林

(2)RAAS抑制剂

①血管紧张素转换酶抑制剂(ACEI)

代表药物	卡托普利、贝那普利
机 制	①抑制血管紧张素转换酶(ACE)减少血管紧张素Ⅱ生成而抑制RAAS系统; ②抑制缓激肽降解而增强缓激肽活性及缓激肽介导的前列腺素合成,发挥扩血管作用; ③通过降低心衰患者神经-体液代偿机制的不利影响,改善心室重塑

续表

疗　效	可缓解患者症状、延缓心衰进展,降低不同病因、不同程度心衰患者及伴或不伴冠心病患者的死亡率
副作用	低血压、肾功能一过性恶化、高血钾、刺激性干咳和血管性水肿
禁忌证	①禁用:血管性水肿、无尿性肾衰竭、妊娠期妇女、ACEI过敏者; ②慎用:低血压、双侧肾动脉狭窄、血肌酐明显升高(>265 pmol/L)、高血钾(>5.5 mol/L); ③避免:非甾体抗炎药(NSAIDs)会阻断ACEI的疗效并加重其副作用

②血管紧张素受体拮抗剂(ARB)

药　物	氯沙坦、缬沙坦
机　制	①可阻断经ACE和非ACE途径产生的AT Ⅱ与AT Ⅰ受体结合,阻断RAS的效应; ②无抑制缓激肽降解作用,因此干咳和血管性水肿的副作用较少见
适应证	心衰患者治疗首选ACEI,当ACEI引起干咳、血管性水肿时,不能耐受者可改用ARB
注意事项	①已使用ARB且症状控制良好者不需换为ACEI; ②不主张心衰患者ACEI与ARB联用:因联用不能使心衰患者获益更多,反而增加不良反应

③醛固酮受体拮抗剂

螺内酯	①保钾利尿剂,能阻断醛固酮效应,抑制心血管重塑,改善心衰远期预后; ②注意事项:血钾的检测,近期有肾功能不全,血肌酐升高或高血钾症者不宜使用
依普利酮	①一种新型选择性醛固酮受体拮抗剂; ②可显著降低轻度心衰患者心血管事件的发生风险,降低住院率,降低心血管病死亡率,且尤适用于老龄、糖尿病和肾功能不全患者

④肾素抑制剂:血浆肾素的活性是动脉粥样硬化、糖尿病和心力衰竭等患者发生心血管事件和预测死亡率的独立危险因素。抑制肾素,可减缓动脉粥样硬化症的发展。代表药物:雷米吉伦、依那吉仑等。

【例22】男,56岁。间断活动时憋喘1年余,近期加重,重体力活动即感喘憋,有夜间憋醒。既往高血压病8年余,糖尿病4年余。查体:BP 150/100 mmHg,双肺呼吸音清。心率76次/分,心律整齐。患者经药物治疗症状好转,为改善预后需要长期使用的药物

A. 洋地黄类药物　　　　　　B. 肾上腺素能受体激动剂　　　　C. 磷酸二酯酶抑制剂
D. 利尿剂　　　　　　　　　E. 血管紧张素转换酶抑制剂

【例23】女,65岁。急性心力衰竭1小时。查体:BP 180/70 mmHg,心率105次/分。立即静脉滴注硝普钠。硝普钠的主要作用机制是

A. 降低心脏后负荷　　　　　B. 增加心房内剩余血量　　　　　C. 增加心室内剩余血量
D. 减慢房室结传导　　　　　E. 降低窦房结自律性

(3)β受体阻滞剂

代表药物	①选择性β₁受体拮抗剂:美托洛尔、比索洛尔;②非选择性α₁、β₁、β₂受体拮抗剂:卡维地洛
作用机制	抑制交感神经激活对心衰代偿的不利作用
预　后	长期应用β受体拮抗剂能减轻症状,改善预后,降低死亡率和住院率
禁忌证	支气管哮喘、严重心动过缓、二度及二度以上房室传导阻滞、严重周围血管疾病(如雷诺病)、重度急性心衰
注意事项	①突然停用β受体拮抗剂可导致临床症状恶化,应避免。 ②在慢性心力衰竭急性失代偿期或急性心力衰竭时,持续服用原剂量不仅不增加风险,而且较减量或中断治疗者临床转归更好;对于慢性心力衰竭急性失代偿的患者,应根据患者的实际情况在血压允许的范围内尽可能地继续β受体拮抗剂治疗,以获得更佳的治疗效果 (昭昭老师速记:"背"着他,不能"停")

【例24】慢性心力衰竭时推荐使用的受体阻滞剂是

A. 所有已上市的β受体阻滞剂　B. 美托洛尔　C. 阿替洛尔　D. 普萘洛尔　E. 吲哚洛尔

(4)强心药物

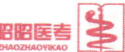

①洋地黄类:可显著减轻轻中度心衰患者的临床症状,改善生活质量,提高运动耐量,降低住院率,但对生存率无明显改变。

制 剂	地高辛(口服)、毛花苷 C、毒毛花苷 K(静脉)
机 制	抑制 Na^+-K^+-ATP 酶(钠钾泵),抑制钠泵,激活钙泵,减慢心室率。 ①正性肌力作用:促进心肌细胞 $Ca^{2+}-Na^+$ 交换,升高细胞内 Ca^{2+} 浓度增强心肌收缩力; ②电生理作用:可抑制心脏传导系统,对房室交界区的抑制最为明显; ③迷走神经兴奋作用:作用于其传入纤维增加心脏压力感受器的敏感性,反馈抑制中枢神经系统的兴奋冲动,可对抗心衰时交感神经(SNS)兴奋的不利影响; ④作用于肾小管细胞减少钠的重吸收并抑制肾素分泌(肾素-血管紧张素系统即 RAS 系统)
适应证	心力衰竭+心房颤动(最佳适应证,机制是延缓房室结传导;其余适应证:扩张型心肌病、二尖瓣或主动脉瓣病变、陈旧性心肌梗死及高血压心脏病所致的慢性心衰)
禁忌证	①预激伴房颤;(昭昭老师提示:加重预激综合征) ②房室传导阻滞;(昭昭老师提示:本身就是延缓房室结传导) ③肥厚型心肌病;(昭昭老师提示:本身是舒张功能障碍和收缩没有关系) ④24 小时以内心肌梗死(昭昭老师提示:强心剂增加收缩、冠脉灌注时间缩短、加重心肌缺血)
中 毒	①最主要反应为各类心律失常,其他还会出现胃肠道反应和中枢神经系统症状; ②特征性表现:快速性心律失常伴房室传导阻滞; ③最常见的是室性期前收缩
中毒治疗	①首先应停用洋地黄; ②低钾时应补钾,钾离子正常首选药物为苯妥英钠,无效时采用胺碘酮; ③禁用电复律(导致室颤)

【例25】最宜使用洋地黄类药物治疗的是
A. 预激综合征合并心房颤动　　　　B. 二度或高度房室传导阻滞　　　　C. 病态窦房结综合征
D. 单纯舒张性心力衰竭伴流出道梗阻　　E. 伴快速心房颤动的重度收缩性心力衰竭

【例26】女,30 岁。活动后心悸气短 2 年,1 周前受凉后出现咳嗽、咳白痰。有风湿性心脏病二尖瓣狭窄史。查体:高枕卧位,BP 90/60 mmHg,双肺底可闻及较密的细湿啰音,心率 140 次/分,心律绝对不齐,S_1 强弱不一,治疗首选
A. 西地兰　　　　B. 青霉素　　　　C. 硝普钠　　　　D. 美托洛尔　　　　E. 多巴酚丁胺

【例27】洋地黄中毒最常见的心电图表现是
A. 心房颤动　　B. 室性期前收缩　　C. 房性期前收缩　　D. ST-T 缺血性改变　　E. 房室传导阻滞

【例28】女性,68 岁。风湿性心脏瓣膜病12 年,近 1 年服用地高辛治疗。近日出现恶心、呕吐、心悸、黄视,心电图示频发室性期前收缩。目前主要诊断是
A. 左心衰竭　　B. 右心衰竭　　C. 洋地黄中毒　　D. 急性心肌梗死　　E. 心律失常

②非洋地黄类

β受体兴奋剂	①多巴胺: a. 小剂量:激活多巴胺受体,降低外周阻力,扩张肾血管、冠脉和脑血管; b. 中等剂量:激活 $β_1$ 和 $β_2$ 受体,心肌收缩力增强+扩张肾动脉; c. 大剂量:激活 α 受体,收缩血管增加左心室后负荷。 ②多巴酚丁胺:扩血管作用不如多巴胺明显,加快心率的效果也比多巴胺小。 ③注意事项:如果连续用药超过了 72 小时,可能出现耐药,长期使用将增加死亡率
磷酸二酯酶抑制剂	①代表药物:米力农、氨力农; ②途径:磷酸二酯酶活性促进 Ca^{2+} 通道膜蛋白磷酸化、Ca^{2+} 内流增加,从而增强心肌收缩力; ③短期应用可改善心肌收缩力,长期应用可增加死亡率

(5) 扩血管药物　慢性心力衰竭的治疗并不推荐血管扩张药物的应用,仅在伴有心绞痛或高血压患

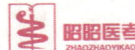

者可考虑联合治疗,对存在心脏流出道或瓣膜狭窄的患者应禁用。

(6)抗心力衰竭药物治疗进展

药　物	机　制	适用于
人重组脑钠肽	具有排钠利尿,抑制交感神经系统、扩张血管等	急性失代偿性心力衰竭
左西孟旦	通过与心肌细胞上的肌钙蛋白 C 结合,增加肌丝对钙的敏感性从而增强心肌收缩	利尿剂、血管紧张素转换酶抑制剂和洋地黄类疗效不佳,并且需要增加心肌收缩力的急性失代偿心力衰竭(ADHF)的短期治疗
伊伐布雷定	选择特异性窦房结 If 电流抑制剂	慢性心力衰竭
AVP 受体拮抗剂	通过结合 V_2 受体减少水的重吸收	伴有低钠血症的心力衰竭

3. 非药物治疗

(1)心脏再同步化治疗(CRT)　部分心力衰竭患者存在房室、室间和(或)室内收缩不同步,进一步导致心肌收缩力减弱,CRT 通过改善房室、室间和室内收缩同步性增加心排量,改善心功能。

(2)左室辅助装置　适用于严重心脏事件后或准备行心脏移植术患者的短期过渡治疗和急性心衰的辅助性治疗。

(3)心脏移植　是治疗顽固性心力衰竭的最终治疗方法。

(4)细胞替代治疗　主要是干细胞移植,目前处于试验阶段。

4. 舒张性心力衰竭的治疗　舒张性心力衰竭常同时合并收缩功能不全,若客观检查左心室舒张末压增高,而左心室不大,LVEF 正常则表明以舒张功能为主。最常见的疾病是:肥厚型心肌病。

治疗病因	治疗冠心病或主动脉瓣狭窄,有效控制血压
降低肺静脉压	①限制钠盐摄入,应用利尿剂; ②若肺淤血症状明显,可小剂量应用静脉扩张剂(硝酸盐制剂)减少静脉回流,应避免过量致左心室充盈量和心排出量明显下降
β 受体拮抗剂	①减慢心律使得舒张期相对延长而改善舒张功能; ②降低高血压,减轻心肌肥厚,改善心肌顺应性; ③其应用不同于收缩性心力衰竭,一般治疗目标为基础心率 50～60 次/分
钙通道阻滞剂	①降低心肌细胞内钙浓度,改善心肌主动舒张功能; ②降低血压,改善左心室早期充盈,减轻心肌肥厚,主要用于肥厚型心肌病; ③维拉帕米和地尔硫䓬有一定负性作用,但能通过减慢心律而改善舒张功能
ACEI/ARB	有效控制高血压,改善心肌及小血管重构,改善舒张功能,最适用于高血压心脏病、冠心病
注意事项	①尽量维持窦性心律,保持房室顺序传导,保证心室舒张期充分的容量; ②在无收缩功能障碍的情况下,禁用正性肌力药物

第3节　急性心力衰竭

急性心力衰竭是指心力衰竭急性发作和(或)加重的一种临床综合征,可表现为急性新发或慢性心衰急性失代偿。

一、病　因

1. 弥漫性心肌损害　如急性冠状动脉综合征(约占 15%)、急性心肌损害(急性重症心肌炎、围生期心肌病),急性左心室心肌损害引发泵衰竭,心肌收缩力降低,心排量减少,引起急性肺水肿。

2. 急性心脏后负荷过重　如突然动脉压显著升高或高血压危象、原有瓣膜狭窄(主动脉瓣、二尖瓣)或左心室流出道梗阻者突然过度体力劳动、急性心律失常并发急性心衰(快速型心房颤动或心房扑动、室性心动过速)。由于后负荷过重导致心室舒张末期压力突然升高,引起急性肺水肿。

3. 急性容量负荷过重　如新发心脏瓣膜反流(急性缺血性乳头肌功能不全、感染性心内膜炎伴瓣膜腱索断裂)、慢性心衰急性失代偿(约占 70%)。

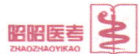

4. 心源性休克 严重的急性心衰可导致组织低灌注,通常表现为血压下降。

5. 非心源性急性心衰 如甲亢危象、贫血、感染败血症、快速大量输液导致容量陡增、急性肺静脉压显著增高等,均可引起急性肺水肿。

二、类 型

急性左心衰竭	急性发作或加重的心肌收缩力明显降低、心脏负荷加重,造成急性心排血量骤降、肺循环压力突然升高、周围循环阻力增加,出现急性肺淤血、肺水肿并可伴有组织器官灌注不足和心源性休克
急性右心衰竭	右心室收缩力急剧下降或右心室前负荷突然加重,引起右心排血量急剧骤减,常由右心室梗死、急性大面积肺栓塞、右心瓣膜病所致
非心源性急性心衰	常由高排血量综合征、严重肾脏疾病(心肾综合征)、严重肺动脉高压所致

三、急性左心衰临床表现和体征

临床表现	咳咳粉红色泡沫状痰;其余表现是气急、焦虑、皮肤冰冷等
体 征	双肺可闻及干啰音、哮鸣音及细湿啰音;P_2 亢进,可闻及 S_3 奔马律

【例29】急性肺水肿最特异的临床表现为

A. 肺动脉瓣区第二心音亢进　　　B. 心尖区收缩期杂音　　　C. 咳大量粉红色泡沫痰

D. 左肺底湿啰音　　　E. 气促、发绀

四、急性左心衰的治疗

1. 基本处理

(1) 高流量吸氧　增加肺泡内压;既可增加气体交换,又可对抗组织液向肺泡内渗透。

(2) 利尿剂　呋塞米,除了利尿作用外,还有静脉扩张作用,有利于肺水肿缓解。

(3) 氨茶碱　解除支气管痉挛,并有一定的增强心肌收缩、扩张外周血管作用。

(4) 洋地黄类药物　毛花苷 C 静脉给药最适合用于有快速心室率的心房颤动合并心室扩大伴左心室收缩功能不全者,首剂 0.4～0.8 mg,2 小时后酌情再给 0.2～0.4 mg。

2. 血管活性物

(1) 血管扩张剂量

药 物	机 制	注意事项
硝普钠	扩张动、静脉,同时降低心脏前后负荷	起始剂量为 0.3 μg/(kg·min),用药时间不宜连续超过 24 小时
硝酸酯类	扩张小静脉,降低回心血量	①异山梨酯 1～3 mg/h 扩张小静脉,减轻心脏前负荷降低心脏后负荷;②异山梨酯 3～7 mg/h 扩张动脉,改善冠脉血流;③异山梨酯 7～12 mg/h 扩张阻力血管,降低心脏后负荷
α 受体拮抗剂	扩张血管,降低外周阻力	乌拉地尔扩张静脉的作用大于动脉,并能降低肾血管阻力,还可激活中枢 5-羟色胺 1A 受体,降低延髓心血管调节中枢交感神经冲动的方法

(2) 正性肌力药物

β 受体兴奋剂	见慢性心衰(昭昭老师提示:不用 β 受体抑制剂)
磷酸二酯酶抑制剂	见慢性心衰

3. 机械辅助治疗　主动脉内球囊反搏(IABP)可用于冠心病急性左心衰患者。对极危重患者,有条件的医院可采用 LVAD 和临时心肺辅助系统。

4. 病因治疗　应根据条件适时对诱因及基本病因进行治疗。

【例30】男,50 岁。突起呼吸困难,咳粉红色泡沫痰,血压 190/100 mmHg,诊断为急性左心衰,该患者的最佳治疗是

A. 西地兰　　B. 氨茶碱　　C. 硝普钠　　D. 多巴酚丁胺　　E. 硝酸甘油

【例31】下列药物中,治疗急性心源性肺水肿的首选药物是

A. 氨苯蝶啶　　B. 氢氯噻嗪　　C. 螺内酯　　D. 呋塞米　　E. 乙酰唑胺

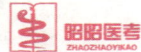

【例32】男,68岁。活动后心悸,气短4年。突发喘憋1小时来诊。高血压病史10年余,平时血压波动130～150/70～90 mmHg。查体:BP 230/100 mmHg,端坐位,双肺底可闻及少许湿性啰音,心率114次/分。该患者最适宜的治疗是

    A. 口服哌唑嗪   B. 口服阿替洛尔   C. 口服硝苯地平   D. 静脉滴注硝普钠   E. 肌内注射利血平

【例33】男,60岁。突发心悸,气促2小时,咳粉红色泡沫样痰,不能平卧。高血压病史20余年,未规律服用降压药。查体:BP 180/130 mmHg。双肺满布干、湿啰音,心界扩大,心率110次/分,心律绝对不齐。对该患者最恰当的治疗组合是

    A. 硝酸甘油、毛花苷C、美托洛尔   B. 硝普钠、地尔硫草、呋塞米

    C. 硫酸甘油、地尔硫草、呋塞米   D. 尼尔地平、毛花苷C、美托洛尔

    E. 硝普钠、毛花苷C、呋塞米

➤ 参考答案如下,详细答案参见2021版《国家临床执业及助理医师资格考试精选真题考点精析》。

1. E	2. B	3. C	4. E	5. A
6. B	7. D	8. A	9. C	10. C
11. B	12. C	13. B	14. B	15. B
16. B	17. B	18. C	19. C	20. A
21. C	22. E	23. A	24. B	25. E
26. A	27. B	28. C	29. C	30. C
31. D	32. C	33. E		

昭昭老师提示:
关注官方微信,获得第一手考试资料。

第2章　心律失常

➤ **2021考试大纲**

    ①窦性心律失常;②房性及交界性心律失常;③室性心律失常;④心脏传导阻滞。

➤ **考纲解析**

    近20年的医师考试中,本章的考试重点是心律失常的诊断、表现、检查和治疗,执业医师每年考查分数为2～3分,助理医师每年考查分数为0分。

昭昭老师提示:先掌握住一个治疗原则,这就是:无症状就观察;有症状就用药,一旦休克就电打(室颤是非同步电除颤,其余都是同步电除颤)。药物的选择:室性的首选利多卡因;心率慢的首选阿托品或异丙肾;万能药物为胺碘酮。三度阻滞:起搏器。

第1节　概　述

一、心律失常分类

心律失常	冲动形成异常	窦性心律失常		窦性心动过速、窦性心动过缓、窦性心律不齐、窦性停搏
		异位心律	被动性异位心律	逸搏与逸搏心律(房性、交界区、室性)
			主动性异位心律	期前收缩(房性、房室交界区性、室性)
				阵发性心动过速(房性、房室交界区性、房室折返性、室性)
				心房扑动、心房颤动、心室扑动、心室颤动
	冲动传导异常	生理性		干扰与房室分离
		病理性	心脏传导阻滞	窦房传导阻滞、房内传导阻滞、房室传导阻滞、室内传导阻滞
				左右束支传导阻滞、左束支分支传导阻滞
			折返性心律	阵发性心动过速(房室结折返、房室折返、心室内折返)
		房室间传导途径异常		预激综合征

二、心律失常发生机制

    1. 冲动形成异常　自律性异常和触发活动,都可导致冲动异常发放。

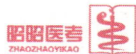

2. 冲动传导异常　折返是快速心律失常的最常见发生机制。产生折返的基本条件是传导异常。冲动传导至某处心肌,如适逢生理性不应期,可形成生理性阻滞或干扰现象。传导障碍并非由于生理性不应期所致者,称病理性传导阻滞。

第 2 节　窦性心律失常

一、概　述

正常窦性心律的冲动起源于窦房结,频率为 60～100 次/分。窦性心律失常是由于窦房结冲动发放频率的异常或窦性冲动向心房的传导受阻所导致的心律失常。

二、窦性心动过速、窦性心动过缓

	窦性心动过速	窦性心动过缓
心　率	＞100 次/分	＜60 次/分
表　现	①可无症状; ②可有原发疾病症状	①可无症状; ②可有心排量不足的症状
治　疗	①无症状不治疗; ②有症状:首选 β 受体阻滞剂治疗,如果有应用 β 受体阻滞剂的禁忌证(支气管哮喘和心力衰竭),则改用维拉帕米和地尔硫草	①无症状不治疗; ②有症状:应安装起搏器

【例1】男,40 岁。查体发现"心动过缓"20 余年。平时心率 45～55 次/分,无心悸,无头晕和乏力,无黑蒙和晕厥。运动后心率可达 90 次/分。该患者最适宜的处置是
　A. 口服胺碘酮　　　　　　　　B. 暂不治疗,定期随访　　　　　C. 口服阿托品
　D. 静脉注射异丙肾上腺素　　　E. 植入永久起搏器

三、病态窦房结综合征(SSS)

1. 病因　众多病变过程,如纤维化、脂肪化、退行性变性,淀粉样变性及窦房结周围神经和心房肌的病变,窦房结动脉供血减少等都是 SSS 的病因。

2. 临床表现　与心动过缓有关的心、脑等脏器供血不足的症状,如发作性头晕、黑蒙、乏力等,严重者可发生晕厥。

3. 心电图　持续而显著的窦缓＜50 次/分;窦性停搏与窦房阻滞;窦房阻滞与房室阻滞并存;心动过缓－心动过速综合征。

4. 治疗　若患者无心动过缓有关的症状,不必治疗,仅定期随诊观察。对于有症状的病窦综合征患者,应接受起搏器治疗。

第 3 节　房性心律失常

【房性期前收缩】

一、病　因

多重病因,如风湿性心脏病,冠状动脉硬化等。

二、心电图

1. ECG　房性期前收缩的 P 波提前发生,与窦性 P 波形态不同。

2. 室内差异性传导　房性期前收缩下传的 QRS 波群形态通常正常;亦可出现宽大畸形的 QRS 波群,称为室内差异性传导。

三、治　疗

观察治疗,不做特殊处理。

【例2】女,33 岁。健康查体时 ECC 发现偶发房性期前收缩。既往体健。查体:心界不大,心率 80 次/分,心脏各瓣膜区未闻及杂音。该患者最恰当的处理措施是
　A. 寻找病因,定期随诊　B. 口服普罗帕酮　C. 口服美西律　D. 口服胺碘酮　E. 静脉注射利多卡因

【例3】男,38 岁。因间断心悸 1 天就诊。查体:心率 72 次/分,偶可闻及期前收缩。心电图示提前出

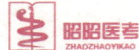

现的 P 波,形态与窦性 P 波略有不同,P－R 间期 0.13 秒,QRS 波群形态正常,代偿间期不完全。最恰当的处理是

A. 静脉注射阿托品　B. 口服美托洛尔　C. 口服普罗帕酮　D. 寻找和去除病因　E. 口服胺碘酮

【心房扑动】

心房扑动是介于房速和心房颤动之间的快速性心律失常。

一、病　因

房扑可见于风心病、冠心病、高心、心肌病、肺栓塞、慢性心衰、二狭、三狭等;其他如甲亢、酒精中毒、心包炎等。

二、心电图

1. F 波　心房活动呈规律的锯齿状扑动波,称为 F 波,扑动波之间等电线消失,在 Ⅱ、Ⅲ、aＶF、Ｖ₁导联最明显。典型房扑的心房率为 250～300 次/分。

2. 心室变化　心室率规则或不规则,心房率 300 次/分时,心室率 150 次/分。QRS 波群形态大多正常。当出现室内差异性传导时,可有 QRS 波增宽、形态异常。

三、临床表现和体征

1. 表现　具有不稳定型倾向,可恢复为窦性心律或进展为心房颤动,但也可持续数月或数年。心室率不快者可无症状。心室率快者可诱发心绞痛、充血性心衰。

2. 体征　体检可见快速的颈静脉扑动,有时可听到心房音。

四、治　疗

1. 药物治疗　减慢心室率的药物包括 β 受体阻滞剂、钙通道阻滞剂、洋地黄等;转复房扑的药物包括ⅠA 类(如奎尼丁)、ⅠC 类药(如普罗帕酮);如房扑合并冠心病、充血性心衰时,应选用胺碘酮。

2. 非药物治疗　终止房扑最好的方法是直流电复律。食道调搏也是转复房扑的有效方法。射频消融可根治房扑,主要适用于血流动力学不稳定的房扑。

3. 抗凝治疗　持续性房扑的患者发生血栓栓塞的风险明显增高,应给予抗凝治疗。

【心房颤动】

心房颤动是规则有序的心房电活动丧失,代之以快速无序的颤动波,是严重的心房电活动紊乱。心房无序的颤动即失去了有效的收缩与舒张,心房泵血功能恶化或丧失,加之房室对快速心房激动的递减传导,引起心室极不规则的反应。心室率紊乱、心功能受损和心房附壁血栓形成是房颤患者的主要病理生理特点。

一、病　因

心**内**疾病	房颤最常见的原因是风湿性心脏病二尖瓣狭窄
心**外**疾病	房颤最常见的心外疾病是甲状腺功能亢进
其　他	①正常人房颤:可见于正常人,情绪激动、手术后、运动或大量饮酒时发生; ②肺部疾病:慢性肺心病、急性缺氧、高碳酸血症等; ③孤立性房颤:房颤发生在无心脏病变的中青年,称为孤立性房颤; ④老年房颤:老年患者中部分是心动过缓-心动过速综合征的心动过速期表现

二、分　型

(昭昭老师速记:这"周内"有"阵"雨;大雨"持续"了"1 周多";"一长期")

分　类	概　念
首诊房颤	首次确诊(首次发作或首次发现)
阵发性房颤	持续时间≤7 天(常≤48 小时),能自行终止
持续性房颤	持续时间≥7 天,非自限性
长期持续性房颤	持续时间≥1 年,患者有望转复
永久性房颤	持续时间>1 年,不能终止或终止后又复发,无转复愿望

【例 4】持续性心房颤动是指心房颤动持续时间

A. 大于 24 小时　B. 小于 48 小时　C. 大于 3 个月　D. 大于 1 个月　E. 大于 7 天

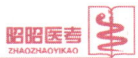

三、临床表现和体征

1. 临床表现 房颤症状的轻重受到心室率快慢的影响。心室率超过 150 次/分,患者可发生心绞痛与充血性心力衰竭,心排出量可减少 25% 以上。最主要的问题是体循环栓塞(脑栓塞;左房的腹壁血栓)。

2. 体征 第一心音强弱不等(S_1);心律绝对不规则;脉搏短绌。(昭昭速记:不不短,只要有这几个字就是房颤)

【例5】 最易引起急性心力衰竭的心律失常是

A. 窦性心动过缓   B. 一度房室传导阻滞   C. 偶发室性期前收缩

D. 快速心房颤动   E. 偶发房性期前收缩

【例6】 男,36 岁。心悸 3 年,既往体健。查体:BP 130/80 mmHg。双肺未闻及湿啰音,心脏各瓣膜区未闻及杂音。心律不齐,心电图示心室率 140 次/分,P 波消失,代之大小不等的 F 波,该患者最可能出现的体征是

A. 发绀   B. 二尖瓣面容   C. 脉短拙   D. A_2 亢进   E. 双下肢水肿

四、心电图

1. 心房 P 波消失,代之 F 波。F 波频率:350~600 次/分(心室率:100~160 次/分)。

2. 心室 心室率绝对不规则。

【例7】 心房颤动时 F 波的频率为

A. 350~600 次/分   B. <150 次/分   C. 150~200 次/分

D. >600 次/分   E. 250~300 次/分

【例8】 心房颤动时,心室的频率为

A. 350~600 次/分   B. <150 次/分   C. 150~200 次/分   D. >600 次/分   E. 100~160 次/分

五、治 疗

抗凝治疗	①房颤患者容易发生附壁血栓脱落导致栓塞,故需要抗凝治疗。 ②CHADS2 评分≥2 分,需要接受抗凝治疗;CHADS2 评分=0 分或房颤时间<24 h,不需要接受抗凝治疗。 ③长期抗凝首选口服:华法林,使得凝血酶原时间国际标准化比值(INR)维持在 2.0~3.0。房颤超过 24 h 者,复律前口服华法林 3 周,待心率转复后,再继续口服 4 周。(昭昭速记:朝三幕四) ④紧急复律治疗后可选用静脉肝素或皮下注射低分子肝素
转复并维持窦律	①首选:胺碘酮,特别适用合并器质性心脏病的患者。 ②ⅠA 类抗心律失常药物(奎尼丁、普鲁卡因胺),因可致命性的室性心律失常,故目前基本不用。 ③ⅠC 类抗心律失常药物(普罗帕酮),禁用于有严重的器质性心脏病患者。 ④电转复:适用于房颤发作时伴有血流动力学障碍、药物转复无效者。 ⑤导管消融术:二线治疗,不作为首选方法;主要适用于症状反复发作,并且抗心律失常药物治疗无效的阵发性和持续性房颤
控制心室率	①控制心室率首选药物为 β受体阻滞剂。 ②心室率的控制目标是<110 次/分

【例9】 男,50 岁。因持续心悸 5 天入院。既往体健。查体:BP 142/80 mmHg,心界不大,心率 132 次/分,心律不齐,心电图示 P 波消失,代之以 F 波,心室律绝对不规则。控制心室率宜首选

A. 华法林   B. 腺苷   C. 胺碘酮   D. 比索洛尔   E. 普罗帕酮

例 10~11 共用选项

A. 24 小时   B. 48 小时   C. 72 小时   D. 2 周   E. 4 周

【例10】 转复前需抗凝治疗的心房颤动是指其发作持续时间超过

【例11】 心房颤动转复成功后需继续抗凝的时间为

【例12】 男性,51 岁。急性前壁心肌梗死,起病第 2 天发生心房颤动,心室率 184 次/分,血压 84/60 mmHg,气急发绀,首选治疗措施是

A. 静脉注射毛花苷 C   B. 同步电击除颤   C. 静脉注射美托洛尔

D. 静脉注射多巴酚丁胺   E. 静注胺碘酮

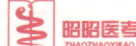

【例13】男,55岁。心房颤动5年,1年前曾发作语言不利伴肢体活动障碍。该患者长期抗栓治疗的药物首选

A. 阿司匹林　　B. 尿激酶　　C. 低分子肝素　　D. 潘生丁　　E. 华法林

【例14】女,76岁。持续性心房颤动两年。有高血压和糖尿病史。查体:BP 120/65 mmHg,心率87次/分,心脏各瓣膜区未闻及杂音。该患者最适宜的抗栓治疗措施是

A. 皮下注射低分子肝素　　B. 静脉滴注肝素　　C. 口服阿司匹林　　D. 口服氯吡格雷　　E. 口服华法林

第4节　阵发性室上性心动过速

一、病因、表现及心电图

病因及机制	最主要的发生机制是折返机制
表现和体征	①可见于正常人,突发突止;表现为正常心悸、胸闷等。 ②第一心音强度恒定;心律绝对规则
心电图	逆行P波;QRS波群形态正常(伴有室内差异性传导的时候或束支传导阻滞可宽大畸形),心率150～250次/分

【例15】不属于阵发性室上性心动过速临床特点的是

A. 突发突止　　　　　　　　B. 心率＞150次/分　　　　　　　C. 心律绝对规则

D. 第一心音强弱不等　　　　E. 大部分由折返机制引起

【例16】女,42岁。阵发性心悸3年,无心跳间歇感。发作时按摩颈动脉窦心悸可突然终止。发作时心电图示:心室率190次/分,逆行P波。QRS波群形态与时限正常。该患者最可能的诊断是

A. 窦性心动过速　　　　　　B. 心房扑动　　　　　　C. 阵发性室性心动过速

D. 阵发性室上性心动过速　　E. 心房颤动

二、治　疗

1. 刺激迷走神经　按摩颈动脉窦及Valsalva吞咽动作。

2. 首选药物　是腺苷,起效迅速,副作用为胸部压迫感、呼吸困难、面部潮红、窦性心动过缓、房室传导阻滞等。如应用腺苷无效可改为维拉帕米或地尔硫䓬。如患者合并心力衰竭、低血压或为宽QRS波心动过速,尚未明确室上性心动过速的诊断时,不应选用钙通道拮抗剂,宜选用腺苷静脉滴注。

3. 洋地黄和β受体拮抗剂　静脉注射洋地黄可终止发作;目前洋地黄已经少用,但是对伴有心功能不全的患者仍作首选。

4. 普罗帕酮　1～2 mg/kg,静脉注射。

5. 直流电复律　出现严重的心绞痛、低血压、充血性心力衰竭时应用(和房颤一样)。但应注意,如果已经应用了洋地黄者不应该再接受电复律。

6. 射频消融术　旁路导致的折返性室上性心动过速的根治方法是射频消融术。

【例17】男,25岁。无诱因突发心悸1小时来诊。查体:BP 130/80 mmHg,心率240次/分,心律整齐。压迫颈动脉窦后心率突然降至70次/分,心律整齐。该患者最可能的诊断是

A. 阵发性室上性心动过速　　B. 心动过缓-心动过速综合征　　C. 室性心动过速

D. 窦性心动过速　　　　　　E. 心房扑动

【例18】男,14岁。因阵发性心悸3年,再发2小时入院,查体无异常发现,心电图示心率180次/分,节律规则,QRS波群时限0.11秒,可见逆行P波,该患者最可能的诊断为

A. 阵发性室上性心动过速　　B. 阵发性室性心动过速　　C. 窦性心动过速

D. 心房扑动　　　　　　　　E. 非阵发性房室交界区心动过速

【例19】合并急性左心衰竭的阵发性室上性心动过速,最佳治疗是

A. 静脉注射维拉帕米　　B. Valsalva动作　　C. 直流电复律　　D. 置入起搏器　　E. 射频消融

第5节　室性心动过速

【室性期前收缩】

室性期前收缩是一种最常见的心律失常,指希氏束分叉以下部位过早发生的、提前使心肌除极的

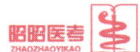

心搏。

一、心电图

提前出现的 QRS 波群,其前无 P 波;QRS 波群宽大畸形,时间＞0.12 秒。

二、治 疗

1. 无器质性心脏病 药物宜选用 β 受体拮抗剂、美西律、普罗帕酮等。

2. 有器质性心脏病 急性心肌缺血首选早期应用 β 受体阻滞剂;慢性心脏病变应避免使用Ⅰ类药物治疗心肌梗死后室性期前收缩。

【例20】以下情况最常于听诊时发现心律不齐的是

A. 室性心动过速　　　　　　B. 室上性心动过速　　　　　　C. 室性期前收缩

D. 三度房室传导阻滞　　　　E. 窦性心动过速

【例21】严重心力衰竭时,治疗频发室性期前收缩首选的药物是

A. 胺碘酮　　　B. 索他洛尔　　　C. 多巴酚丁胺　　　D. 氟卡胺　　　E. 普罗帕酮

【室性心动过速】

一、概念、心电图及治疗

概 述	室性心动过速是起源于希氏束分支以下的特殊的传导系统或者心室肌连续 3 个或 3 个以上的异位心搏
心电图	①3 个或 3 个以上,QRS 波宽大畸形,心室率 100～250 次/分; ②最重要的依据是:心室夺获及室性融合波
治 疗	①非器质性的心脏病:无症状不用治疗; ②器质性心脏病:血流动力学稳定,首选利多卡因、胺碘酮、普罗帕酮,血流动力学不稳定,有休克患者,及时行直流电复律

【例22】提示室性心动过速的特征性心电图改变是

A. QRS 群电交替　　　　　　B. 室性融合波　　　　　　C. P 波与 QRS 波群传导比例为 1:2

D. QRS 波群至逆传 P 波的时间≤0.10 秒　　　E. 心动过速由房性期前收缩诱发

【例23】诊断室性心动过速最重要的依据是

A. R-R 间期规整　　　　　　B. QRS 波群宽大畸形　　　　　　C. 频率 100～250 次/分

D. 心室夺获与室性融合波　　　E. T 波与 QRS 波主波方向相反

【例24】男,52 岁。心悸头晕,四肢冰凉,见宽 QRS 波,心动过速,心律不规则,采取最合理的治疗是

A. 直流电复律　　　　　　B. 静脉注射普罗帕酮　　　　　　C. 静脉注射利多卡因

D. 静脉注射普鲁卡因酰胺　　　E. 静脉注射胺碘酮

【例25】对于无器质性心脏病无症状的室性期前收缩的患者,应采取的治疗是

A. 除病因和诱因　　　B. 胺碘酮　　　C. 维拉帕米　　　D. 普罗帕酮　　　E. 美西律

二、特殊的室性心动过速

	尖端扭转型室速	加速性心室自主节律
病 因	先天性和获得性	心脏病患者
类 型	多形性室速的一个特殊类型	缓慢型室速
心电图	①发作时 QRS 波的振幅与波峰呈周期性改变; ②频率 200～250 次/分; ③QT 间期通常超过 0.5 秒; ④U 波显著	①连续发生 3～10 个起源于心室的 QRS 波; ②心率常为 60～110 次/分; ③心动过速的开始与终止呈渐近性; ④心室夺获和室性融合波常见
治 疗	首选给予静注镁盐	通常无需抗心律失常治疗
昭昭老师速记	下巴很"尖"的人很"美"	—

三、心室扑动和心室颤动

	心室扑动	心室颤动
病 因	冠心病等	冠心病等

	心室扑动	心室颤动
特　点	致命性心律失常	致命性心律失常
临床表现	意识丧失、抽搐、呼吸停止	意识丧失、抽搐、呼吸停止
心电图	心室扑动呈正弦图形,波幅大而规则,频率150～300次/分	波形、振幅与频率极不规则的颤动波
治　疗	①应立即抢救;最有效的终止室颤的方法是电除颤。②电除颤:血流动力学不稳时用;只有室颤用非同步:室颤360 J非同步	

【例26】男,60岁。突发意识丧失,心电监护示心电波形、振幅与频率均极不规则,无法辨认 QRS 波群、ST 段与 T 波。该患者应首选

A. 美托洛尔 5 mg 静脉注射

B. 胺碘酮 150 mg 静脉注射

C. 利多卡因 1～1.5 mg/kg 静脉注射

D. 阿托品 0.1 mg 静脉注射

E. 360 J 直流电除颤

第6节　房室传导阻滞

冲动在心房传导系统的任何部位的传导均可发生减慢或阻滞。如发生在窦房结与心房之间,称窦房传导阻滞。在心房和心室之间,称为房室传导阻滞。位于心房内,称为房内阻滞;位于心室内,称为室内阻滞。

一、心电图改变

一度房室传导阻滞	P波后有相应的 QRS 波,但是 PR 间期长于 0.21 秒
二度Ⅰ型房室传导阻滞(文氏现象)	PR 间期进行性延长,直至一个 P 波受阻不能下传到心室
二度Ⅱ型房室传导阻滞(莫氏现象)	心房冲动传导突然阻滞,但 PR 间期恒定不变
三度房室传导阻滞	心脏和心室分离,独立活动各不相关;心房快于心室,可闻及大炮音

二、治　疗

1. 一般治疗　一度房室传导阻滞与二度Ⅰ型房室传导阻滞心室率不太慢者,无需特殊治疗。二度Ⅱ型房室传导阻滞和三度房室传导阻滞如心室率显著缓慢,伴有明显症状或血流动力学障碍者,甚至 Adams-Strokes 综合征发作者,应给予起搏治疗。

2. 阿托品　可提高房室阻滞的心率,适合阻滞位于房室结的患者;异丙肾上腺素适用于任何部位的房室传导阻滞,但是急性心肌梗死时应用要注意避免发生严重心室心律失常。

3. 手术治疗　症状明显、心室率缓慢者,应及早给予临时性或永久性心脏起搏治疗。最有效的根治方法是安装起搏器。

【例27】男,55岁。突发持续胸痛4小时。查体:BP 100/50 mmHg,心率30次/分,心律整齐,心电图示急性下壁、右室心肌梗死,三度房室传导阻滞。为提高心室率应立即采取的治疗措施是

A. 静脉滴注异丙肾上腺素　　B. 静脉滴注多巴酚丁胺　　　C. 静脉注射肾上腺素

D. 同步直流电复律　　E. 植入临时性心脏起搏器

【例28】男,55岁。持续胸痛5小时。既往糖尿病10年,吸烟30年。查体:心率35次/分,心律整齐。心电图示Ⅱ、Ⅲ、aＶF 导联 ST 段弓背向上抬高,转运中突然意识障碍,导致该患者意识障碍最可能的心律失常是

A. 心房颤动　　B. 左束支传导阻滞　　C. 窦性停搏

D. 三度房室传导阻滞　　E. 右束支传导阻滞

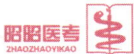

第7节 抗心律失常药物

一、药物分类及作用机制

分　类	再分类	机　制
Ⅰ类	ⅠA类	减慢动作电位0相上升速度(Vmax),延长动作电位时程
	ⅠB类	不减慢Vmax,缩短动作电位时程
	ⅠC类	减慢Vmax,减慢传导、轻微延长动作电位时程
Ⅱ类	—	阻断β肾上腺素能受体
Ⅲ类	—	阻断钾通道、延长复极
Ⅳ类	—	阻断慢钙通道

二、分类及药物适应证和禁忌证

类　别	代表药物	适应证和禁忌证	昭昭老师速记
ⅠA类	奎尼丁、普鲁卡因胺	可致致命性的室性心律失常,故目前基本不用	阿丁、阿卡
ⅠB类	利多卡因、苯妥英钠	适应证主要是室性心律失常	利弊(B)
ⅠC类	普罗帕酮	禁用于有器质性心脏病的患者	C罗
Ⅱ类	美托洛尔、阿替洛尔	适应证主要是降低心率	2="尔"
Ⅲ类	胺碘酮	几乎是万能药	三点(碘)式
Ⅳ类	维拉帕米、地尔硫䓬	适应证是变异型心绞痛	私(4)密(米)

三、常用药物不良反应

药　物	不良反应	昭昭老师速记
胺碘酮	肺纤维化、光过敏、角膜色素沉着、胃肠道反应、心动过缓、偶发尖端扭转室速	"华""安"
利多卡因	眩晕、感觉异常、意识模糊、谵妄、昏迷等,少数可引起窦房结抑制、房室传导阻滞	—
腺苷	潮红、呼吸困难、胸部压迫感、可有短暂的窦性停搏、室性期前收缩等	—
β受体阻滞剂	低血糖、低血压、加重哮喘等	β低
奎尼丁	消化系统表现:恶心、呕吐等;血小板减少、窦性停搏、房室传导阻滞、QT间期延长与扭转型室速	—

> 参考答案如下,详细答案参见2021版《国家临床执业及助理医师资格考试精选真题考点精析》。

1. B	2. A	3. D	4. E	5. D
6. C	7. A	8. E	9. D	10. A
11. E	12. B	13. E	14. E	15. D
16. D	17. A	18. A	19. C	20. C
21. A	22. B	23. D	24. A	25. E
26. E	27. E	28. D	—	—

昭昭老师提示:
关注官方微信,获得第一手考试资料。

第3章　心搏骤停

> **2021考试大纲**

①病因;②临床表现;③处置和疗效判断。

> **考纲解析**

近20年的医师考试中,本章的考试重点是心脏骤停和心源性猝死的表现、诊断和治疗,执业医师每年考查分数为2~3分,助理医师每年考查分数为0分。

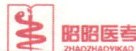

心搏骤停是指心脏的射血功能突然终止。由于脑血流的突然中断,10秒左右患者即可出现意识丧失,经及时救治可获存活,否则将发生生物学死亡,罕见自发逆转者。心搏骤停是心源性猝死的最直接原因。心脏性猝死是急性症状发作后1小时内发生的以意识丧失为特征,由心脏原因引发的自然死亡。

一、病因和机制

病　因	心脏性猝死最常见的原因:冠心病及并发症
机　制	心搏骤停的病理生理机制是致命性的快速心律失常:室颤和室速

【例1】心搏骤停的病理生理机制最常见的是

A. 心室颤动　　B. 室性心动过速　C. 电机械分离　　D. 三度房室传导阻滞　　E. 心室停顿

【例2】心脏性猝死最主要的病因是

A. 二尖瓣脱垂　B. 心肌病　　C. 主动脉瓣狭窄　D. 冠心病及其并发症　E. 急性心肌炎

二、病理生理

致命性快速心律失常	心脏性猝死的主要致命原因,它的发生是冠状动脉血管事件、心肌损伤、心肌代谢异常和(或)自主神经张力改变等因素相互作用引起的一系列病理生理异常的结果
严重缓慢性心律失常和心室停顿	心脏性猝死的另一重要原因,常见于病变弥漫累及心内膜下普肯耶纤维的严重心脏疾病
非心律失常性心脏性猝死	常见于心脏破裂、心脏流入和流出道的急性阻塞、急性心脏压塞等
无脉性电活动	为少见病因,可见于急性心梗心室破裂、大面积肺梗死时

三、临床表现

前驱期	猝死前数天或数月有一些不典型表现:胸痛、气促等
终末事件期	心血管状态出现急剧变化到心搏骤停发生前的一段时间
心搏骤停	心脏停搏
生物学死亡	心搏骤停后,患者在4~6分钟中内开始发生不可逆的脑损伤,再过数分钟进展到生物学死亡

【例3】心室颤动导致不可逆性脑损害,其发作至少持续

A. 4~6分钟　　　B. 7~9分钟　　　C. 30秒　　　　D. 1~3分钟　　　E. 10分钟

四、心搏骤停的处置及疗效判断

1. 识别心搏骤停并呼救

判断心搏骤停的金标准	大动脉(颈、股动脉)搏动消失(不是桡动脉)
判断心搏骤停的银标准	心音消失
当患者突发意识丧失时:立即触摸大动脉及听诊心音	

2. 初级心肺复苏　CAB原则,即胸外按压(Circulation,C)→开放气道(Airway,A)→人工呼吸(Breathing,B)。

(1)胸外按压和体外除颤

体　位	患者处于水平位,硬板床
按压部位	胸骨下半部,双乳头之间
按压程度及频率	①胸骨压低至少5 cm,儿童和婴儿的按压幅度是胸部前后径的1/3。 ②按压频率100次/分,按压与放时间之比为50%:50%
常见并发症	肋骨骨折
体外电除颤	心肺复苏的关键起始措施是胸外按压和早期除颤

(2)开放气道　保持呼吸道通畅是成功复苏的重要一步。

(3)人工呼吸　如无呼吸,立即气管内插管建立人工通气是最好的方法。如果情况不允许,可行口对口呼吸,每次吹气时间持续2秒以上,确认胸廓有起伏。单人及两人进行心肺复苏则可每30次胸外按

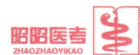

压连续给予两次通气。

【例4】男,68岁。排便时诉胸闷,随即跌倒,呼之不应,皮肤发绀,最有助于确诊心搏骤停临床表现是

A. 意识丧失　　　B. 呼吸停止　　　C. 皮肤发绀　　　D. 心音消失　　　E. 桡动脉搏动消失

【例5】心搏骤停早期诊断最佳指标是

A. 瞳孔突然散大　B. 测不到血压　　C. 颈动脉和股动脉搏动消失　　D. 呼吸停止　　E. 面色苍白

【例6】女,58岁。患风湿性心脏病6年,近来心悸、胸闷痛、气短、下肢水肿、尿少。数分钟前突然晕倒,意识丧失,皮肤苍白,口唇发绀,无法扪及大动脉搏动,呼吸停止,其原因是

A. 脑栓塞　　　　B. 急性左心衰竭　C. 癫痫大发作　　D. 心脏性猝死　　E. 急性右心衰竭

【例7】成人心肺复苏抢救时胸外按压与人工呼吸通气的比例

A. 15:2　　　　　B. 30:2　　　　　C. 10:2　　　　　D. 5:2　　　　　E. 40:2

【例8】心搏骤停时首先要

A. 吸氧　　　　　B. 胸外心脏按压　C. 心电监测　　　D. 使用呼吸兴奋剂　E. 安置人工心脏起搏器

【例9】胸外心脏按压的操作方法,下列哪项错误

A. 背部垫硬板　　　　　　　　　　　　　　　　　　　B. 部位在锁骨中线第5肋间

C. 按压次数至少100次/分　　　　　　　　　　　　　D. 使胸骨下陷至少5 cm

E. 每按压30次后进行人工呼吸2次

【例10】胸外心脏按压正确的部位是

A. 心前区　　　　B. 胸骨下半部　　C. 胸骨中上1/3交界处　　D. 胸骨中部　　E. 胸骨角

【例11】成人心肺复苏的合理顺序是

A. 胸外按压→人工呼吸→开放气道　　　　　　　　　　B. 开放气道→胸外按压→人工呼吸

C. 开放气道→人工呼吸→胸外按压　　　　　　　　　　D. 人工呼吸→胸外按压→开放气道

E. 胸外按压→开放气道→人工呼吸

3. 高级心肺复苏

(1)复苏后　保证一切复苏措施最有效的是确保循环功能稳定。

(2)纠正低氧血症　尼可刹米是维持肺功能稳定最有效的药物。

(3)电除颤和复律　终止室颤最有效的方法是电除颤,360 J直流电复律。如果电除颤一次不成功,注意不要立即再次电击,应该行5组心肺复苏操作后,视情况确定是否再次进行。

方　式	特　点
电复律	指与心电图上QRS波群同步发放直流电,使房性或室性心律失常转变为窦性心律的方法
电除颤	也称非同步电复律,是指室扑、室颤时,因不能分辨QRS波群和T波,而与心电图上QRS波群非同步发放直流电,使室扑或室颤转变为窦性心律的方法
同步直流电复律和非同步直流电除颤	①主要是依据心律失常时R波是否存在来确定。 ②R波存在选用同步电复律(如新近发生的房扑或房颤、室上速、室速等);R波消失选用非同步电除颤(如室扑、室颤等)
直流电除颤和交流电除颤	①目前以直流电除颤最为常用; ②原始的除颤仪是利用交流电直接进行

(4)起搏治疗　对心脏骤停患者不推荐使用起搏治疗,而对有症状的心动过缓患者可考虑起搏治疗。

(5)药物治疗　心肺复苏首选的药物是肾上腺素;室速或室颤患者首选利多卡因;存在代谢性酸中毒、高钾血症患者可适当补充碳酸氢钠;急性高血钾导致的难治性室颤可使用10%葡萄糖酸钙溶液。给药途径:心脏骤停患者在进行心肺复苏时,应尽早开通静脉通道。周围静脉通常选用肘前静脉或颈外静脉,手部或下肢静脉效果较差。中心静脉可以选用颈内静脉、锁骨下静脉或股静脉。若静脉穿刺无法完成,某些复苏药物可经气管给予。

4. 复苏后处理

心肺复苏后的处理原则和措施包括维持有效的循环和呼吸功能,预防再次心搏骤停,维持水、电解质和酸碱平衡,防治脑水肿、急性肾衰竭和激发感染等,重点是脑复苏。

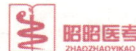

（1）维持有效循环　心搏骤停后常出现血流动力学不稳定,导致低血压、低心排量,其原因可能是容量不足、血管调节功能异常和心功能不全。对危重患者常需要放置肺动脉漂浮导管进行有创血流动力学监测。

（2）维持呼吸　自主循环恢复后,一部分患者可能仍然需要机械通气和吸氧治疗。呼气末正压给氧,对呼吸功能不全合并左心衰竭的患者可能很有帮助,但需要注意此时血流动力学是否稳定。

（3）防治脑缺氧和脑水肿　脑复苏是心肺复苏最后成功的关键。

①心搏骤停引起的最基本的病理变化是脑缺氧、脑缺血和脑水肿,复苏的重点是防止和减轻脑水肿。

②降温:体温降至33～34 ℃,维持12～24 小时;降温时候要逐步撤销冰袋,待体温回复 1～2 日后,在停用降温辅助药物。

③脱水药使用甘露醇,防治抽搐使用双氢麦角碱、异丙嗪等冬眠合剂。

5. 心搏骤停的疗效判断　大动脉(颈、股动脉)搏动是否恢复(金标准),听诊心音是否存在(银标准)。

大动脉搏动	心脏按压有效时可以触及颈动脉或股动脉搏动
呼气末 CO_2 分压	①用于判断心肺复苏效果的可靠监测指标; ②呼气末 CO_2 分压升高表明心排血量增加,肺和组织的灌注改善
瞳孔变化	①心脏按压过程中,若瞳孔缩小并有对光反射,预后较好; ②瞳孔的变化只能作为复苏效果的参考,不能根据瞳孔的变化来决定是否继续复苏

【例 12】治疗心室停顿的首选药物是

A. 肾上腺素　　B. 胺碘酮　　C. 多巴酚丁胺　　D. 腺苷　　E. 利多卡因

【例 13】心室颤动时初次直流电除颤的能量是

A. 300 J　　B. 360 J　　C. 100 J　　D. 200 J　　E. 250 J

【例 14】抢救由心室颤动引起的心搏骤停时,最有效的方法是

A. 静脉注射利多卡因　　　　B. 皮下注射肾上腺素　　　　C. 植入心脏起搏器

D. 非同步电击复律　　　　　E. 口对口人工呼吸

【例 15】脑复苏的治疗重点是

A. 降低大脑耗氧量　　　　　B. 防治脑水肿　　　　　　C. 促进脑细胞功能恢复

D. 降低脑细胞能量消耗　　　E. 维持血压,保证脑部血液供应

【例 16】男性,52 岁。因创伤致心跳呼吸停止,经复苏后恢复,继而出现体温升高、抽搐、惊厥,患者可能并发

A. 肺水肿　　B. 心力衰竭　　C. 肾衰竭　　D. 脑死亡　　E. 脑水肿

【例 17】女,56 岁。清晨锻炼时突发心肌梗死,心搏骤停1分钟后实施心肺复苏后心跳、呼吸恢复,数分钟后到医院。查体:P 110 次/分,BP 110/70 mmHg,浅昏迷,两侧瞳孔不等大。不必要的治疗措施是

A. 足量抗生素静滴　　B. 呋塞米 20 mg 静脉滴注　　C. 物理降温使体温降至33～35 ℃

D. 高压氧疗　　　　　E. 20%甘露醇 250 mL 静脉快速滴注

➤ 参考答案如下,详细答案参见 2021 版《国家临床执业及助理医师资格考试精选真题考点精析》。

1. A	2. D	3. A	4. D	5. C
6. D	7. B	8. B	9. B	10. B
11. E	12. A	13. B	14. D	15. B
16. E	17. A	—	—	—

昭昭老师提示:关注官方微信,获得第一手考试资料。

第 4 章　高血压

➤ **2021 考试大纲**

①原发性高血压;②继发性高血压。

> 考纲解析

近 20 年的医师考试中,本章的考试重点是高血压的**药物治疗,不同临床情景首选的降压药**,执业医师每年考查分数为 2～3 分,助理医师每年考查分数为 0 分。

第 1 节　原发性高血压

一、概　述

高血压可分为原发性高血压和继发性高血压。这里重点讲述的是原发性高血压。继发性高血压指有明确的原发病,如肾实质病变导致水钠潴留、原发性醛固酮增多症等。

二、血压水平的定义和分类

1. 高血压的诊断标准　收缩压和(或)舒张压≥140/90 mmHg,未服用降压药情况下 3 次非同日多次血压的测定所得的平均值。

2. 高血压分级　(昭昭老师提示:如果高血压值分级出现不一致的情况,要按照较高的级别分级,比如 170/110 mmHg,要诊断为 3 级高血压)

类　别	收缩压/ mmHg	舒张压/mmHg
正常血压	<120	<80
正常高值	120～139	80～89
1 级高血压(轻度)	140～159	90～99
2 级高血压(中度)	160～179	100～109
3 级高血压(重度)	≥180	≥110
单纯收缩期高血压	≥140	<90

【例 1】诊断**高血压**依据的血压值的测量方法是

A. 未用降压药的情况下,2 次以上非同日血压值的均值

B. 未用降压药的情况下,2 次以上同日血压值的均值

C. 用降压药的情况下,2 次以上非同日血压值的均值

D. 用降压药的情况下,2 次以上同日血压值的均值

E. 休息 5 分钟后测定的血压值

三、高血压患者心血管危险分层标准

1. 分层标准

其他危险因素	血　压		
	1 级高血压	2 级高血压	3 级高血压
无其他危险因素	低危	中危	高危
1～2 个危险因素	中危	中危	很高危
3 个以上的危险因素或靶器官损伤	高危	高危	很高危
临床并发症或合并糖尿病	很高危	很高危	很高危

2. 危险因素、靶器官损伤及临床并发症内容

危险因素	靶器官损伤	临床并发症
①高龄,女性>65 岁,男性>55 岁; ②吸烟; ③糖耐量受损或空腹血糖受损; ④血脂异常; ⑤早发心血管家族病史; ⑥腹型肥胖; ⑦血同型半胱氨酸升高	①左心室肥厚; ②颈动脉超声 IMT≥0.9 mm 或动脉粥样硬化斑块; ③颈股动脉 PWV≥12 m/s; ④ABI<0.9; ⑤eGFR<60 mL/(min·1.73 m^2)或血肌酐轻度升高; ⑥尿微量蛋白 30～300 mg/24 h	①脑血管病; ②心脏疾病; ③肾疾病; ④周围血管病; ⑤视网膜病变; ⑥糖尿病

【例 2】女,66 岁。体检发现血压高,无不适,其父亲于 49 岁死于急性心肌梗死。查体:BP 155/

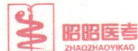

100 mmHg,实验室检查:血清总胆固醇 5.90 mmol/L,尿蛋白 240 mg/24 h。对该患者高血压的诊断应为

    A. 1级,高危   B. 2级,高危   C. 2级,很高危   D. 2级,中危   E. 1级,很高危

【例3】男,45岁。1年前发现血压 170/110 mmHg,长期口服氨氯地平等药物治疗,2个月前诊断为糖尿病,口服降糖药治疗,目前血压、血糖均在正常范围。该患者高血压诊断正确的是

    A. 高血压3级,高危   B. 高血压1级   C. 高血压2级,高危

    D. 高血压3级,很高危   E. 高血压2级,很高危

四、病　因

1. 遗传因素　60%患者有家族史,高血压的遗传可能存在主要基因显性遗传和多基因关联遗传两种方式。

2. 环境因素

钠盐摄入量	不同地区人群血压水平和高血压患病率与钠盐平均摄入量显著正相关,但同一地区人群中个体间血压水平与摄盐量并不相关,摄盐过多导致血压升高主要见于对盐敏感的人群
钾摄入量	与血压呈负相关
高蛋白摄入	属于升高血压的因素
脂肪酸	饮食中饱和脂肪酸或饱和脂肪酸/多不饱和脂肪酸比值较高属于升高血压的因素
饮酒量	饮酒量与血压水平线性相关,尤其与收缩压相关性更强
叶酸	我国人群普遍缺乏叶酸,导致血浆同型半胱氨酸水平增高,与高血压正相关
精神应激	城市脑力劳动者、精神高度紧张的从业者、长期生活在噪声环境中的人群患高血压概率大
吸烟	可使交感神经末梢释放去甲肾上腺素而使血压升高

3. 其他因素　体重增加、肥胖是高血压的重要危险因素。长期服用避孕药的妇女容易出现血压升高。

五、发病机制

神经机制	去甲肾上腺素、肾上腺素、多巴胺、神经肽 Y、5-羟色胺、血管加压素、脑啡肽、脑钠肽和中枢肾素-血管紧张素系统,最终使交感神经系统活性亢进,血浆儿茶酚胺浓度升高,阻力小动脉收缩增强,导致血压增高
肾脏机制	各种原因引起肾性水、钠潴留,通过肾脏机制导致高血压
激素机制	通过激活肾素-血管紧张素-醛固酮系统,使血压增高
血管机制	大动脉、小动脉结构和功能的变化在高血压发病中发挥着重要作用
胰岛素抵抗	①50%的原发性高血压患者存在不同程度的胰岛素抵抗; ②胰岛素抵抗可造成继发性高胰岛素血症,使肾脏水钠重吸收增强,交感神经系统活性亢进,动脉弹性减退,从而使血压升高

六、病　理

心脏和血管是高血压病理生理作用的主要靶器官,早期可无明显病理改变。长期高血压引起的心脏改变主要是左心室肥厚和扩大。而全身小动脉病变则主要是壁/腔比值增加和管腔内径缩小,导致重要靶器官如心、脑、肾组织缺血。目前认为,血管内皮功能障碍是高血压最早、最重要的血管损害。

1. 心脏

高血压性心脏病	长期压力负荷增高,儿茶酚胺、血管紧张素Ⅱ→心肌细胞肥大、间质纤维化→左心室肥厚、扩张
心内膜下心肌缺血	左心室肥厚可使冠脉血流储备下降→心内膜下心肌缺血

2. 脑

脑出血	长期高血压→脑血管缺血与变性→微动脉瘤→破裂导致脑出血
脑梗死	高血压→脑动脉粥样硬化,粥样斑块破裂可并发脑血栓形成→脑小动脉闭塞性病变→腔隙性脑梗死

3. 肾脏　长期持续高血压可使肾小球内囊压力升高,肾小球纤维化、萎缩,肾动脉硬化,导致肾实质

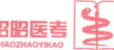

缺血、肾单位不断减少。恶性高血压可导致人球小动脉、小叶间动脉发生增殖性内膜炎及纤维素样坏死，可在短期内出现肾衰竭。

4. 视网膜 视网膜小动脉早期发生痉挛，随着病程进展出现硬化。血压急骤升高可引起视网膜渗出和出血。

七、临床表现

1. 一般表现 常见症状有头晕、头痛、疲劳、心悸等；还包括受累器官出现的表现。典型高血压头痛是在血压下降到正常后，头痛消失。

2. 急进性高血压、恶性高血压、高血压脑病、高血压危象的表现

急进型高血压即恶性高血压	①恶性高血压：发病急，多见中、青年，舒张压≥130 mmHg，眼底Ⅳ级改变(出血、渗出、视盘水肿)，病程进展迅速，肾功能损伤明显，多数短期内肾功能不全(蛋白尿、血尿)，可有心、脑功能障碍；(昭昭老师速记：小"3"凶"恶"，搞的"肾"功能不好) ②首选药物：硝普钠
高血压脑病	①血压超过了脑血管的调节能力，导致脑灌注过多形成脑水肿，表现为严重头痛、呕吐、视物不清、抽搐、昏迷 ②首选药物：硝普钠 (昭昭老师速记：如果表现仅仅是脑部的表现，则是高血压脑病)
高血压危象	常发生于突然停药后，由于小动脉强烈痉挛，血压急剧上升，影响重要脏器血液供应而产生危及症状；常以收缩压升高为主，时间较短暂，控制血压后易好转，但易复发

3. 体征

（1）常见血管杂音部位 颈部、背部两侧肋脊角、上腹部脐两侧、腰部肋脊角处。

（2）心脏听诊 可有主动脉瓣区第二心音亢进、收缩期杂音或收缩早期喀喇音。

（3）体征提示继发性高血压 如腰部肿块提示多囊肾或嗜铬细胞瘤；股动脉搏动延迟出现或缺如，如下肢血压明显低于上肢，提示主动脉缩窄；向心性肥胖、紫纹和多毛，提示皮质醇增多症。

【例4】男，43岁。发现血压增高2年，近1年血压持续为(180～200)/(130～140) mmHg，近3天来头痛、视物模糊。眼底检查发现视盘水肿，最可能的诊断为

　A. 急性视盘病变　B. 脑出血　　　C. 恶性高血压　　　D. 脑梗死　　　E. 高血压脑病

【例5】男，36岁。近日由于工作压力较大，出现焦虑，头痛等症状来诊。查体：BP 260/120 mmHg，出现癫痫样抽搐、呕吐、意识模糊等中枢神经系统功能障碍的表现，脑CT未见异常，最可能的诊断是

　A. 脑出血　　　　B. 高血压脑病　　C. 蛛网膜下腔出血　D. 脑梗死　　　E. 高血压危象

【例6】有关高血压并发症，下列哪项不正确？

　A. 心、脑、肾等器官是主要受累脏器　　　B. 眼底病变与高血压的严重程度直接有关

　C. 恶性高血压以脑并发症最为突出　　　　D. 脑卒中的发病率比心肌梗死高5倍左右

　E. 高血压脑症症状出现可能与脑水肿有关

八、检 查

1. 基本项目 血液生化(钾、空腹血糖、总胆固醇、甘油三酯、HDL、LDL、尿酸、肌酐)、血常规、尿液分析(蛋白、糖、尿沉渣镜检)、心电图。

2. 推荐项目 24小时血压监测、超声心动图、颈动脉超声、餐后2小时血糖、血同型半胱氨酸、尿蛋白定量、眼底检查、胸片、脉搏波传导速度、踝臂血压指数等。

3. 选择项目 对疑有继发性高血压者，可以分别选择下列检查血浆肾素活性、血和尿醛固酮、血和尿皮质醇、血游离甲氧基肾上腺素及甲氧基去甲肾上腺素、血和尿儿茶酚胺等。

九、诊 断

高血压诊断主要依据诊室测量的血压值。测量安静休息坐位时的上臂肱动脉血压，一般需非同日测量3次血压值收缩压≥140 mmHg和(或)舒张压≥90 mmHg可诊断为高血压。但应注意：①若患者既往有高血压史，正在使用降压药物，即使血压正常，也应诊断为高血压。②如疑似直立性低血压的患者，还应测量平卧位和站立位血压。③是否为高血压，不能仅凭1次或2次诊室血压测量值进行判断，需要

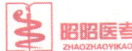

进一步观察血压变化和总体水平。

十、治 疗

1. 目的　最终目的是减少高血压患者心、脑血管病的发生率和死亡率。

2. 生活方式干预　适用于所有高血压患者,包括使用降压药物治疗的患者。

减轻体重	尽可能将体重指数(BMI)控制在$<24\ kg/m^2$
减少钠盐摄入	每人每天食盐量不宜超过 6 g
补充钾盐	每人每日吃新鲜蔬菜 400～500 g,喝牛奶 500 mL,可补钾 1 000 mg
减少脂肪摄入	膳食中脂肪量应控制在总热量的 25% 以下
戒烟限酒	饮酒量每日不可超过相当于 50 g 乙醇
增加运动	运动有利于减轻体重和改善胰岛素抵抗,提高心血管调节适应能力

3. 需要降压药物治疗的人群

一般治疗	收缩压下降 10～20 mmHg 或舒张压下降 5～6 mmHg,3～5 年内脑卒中、冠心病与脑血管病死亡率事件分别减少 38%、16% 与 20%
需要降压药物治疗的人群	①高血压>160/100 mmHg(2 级及 2 级以上的高血压); ②高血压合并糖尿病,或已有其他靶器官损害和并发症; ③血压持续升高,改善生活方式后仍未获得有效的控制者

4. 血压控制目标值

一般人群	主张血压控制在<140/90 mmHg
糖尿病、慢性肾病、心力衰竭或病情稳定的冠心病合并高血压患者	血压控制目标<130/80 mmHg
老年人收缩期高血压	①收缩压控制在 150 mmHg 以下; ②如果能够耐受可降至 140 mmHg

【例7】 女,68 岁,高血压病史 5 年,药物治疗后血压波动于(140～170)/(50～80) mmHg。既往糖尿病病史。该患者的收缩压控制目标应低于

　　A. 110 mmHg　　B. 125 mmHg　　C. 140 mmHg　　D. 120 mmHg　　E. 130 mmHg

【例8】 男,76 岁,高血压病史 1 年,血压波动于(170～190)/(60～65) mmHg,查体未见明显异常。实验室检查:血常规、尿常规、肾功能、空腹血糖、血脂等均正常。心电图正常。该患者的收缩压控制目标值至少低于

　　A. 140 mmHg　　B. 170 mmHg　　C. 130 mmHg　　D. 150 mmHg　　E. 160 mmHg

5. 主要降压药物

(1) 药物的主要分类

	血管紧张素转换酶抑制剂	血管紧张素Ⅱ受体阻滞剂	β 受体阻滞剂	钙通道阻滞剂	利尿剂
缩　写	ACEI	ARB	β - R	CCB	diuretics
药　物	卡托普利	氯沙坦	美托洛尔	硝苯地平	氢氯噻嗪

(2) 用药原则(昭昭老师提示:这里可以出多选题)

①小剂量:开始初始治疗时通常应采用较小的有效治疗剂量,根据需要逐步增加剂量。

②优先选择:长效制剂尽可能使用每天给药 1 次但能持续 24 小时降压的长效药物,从而有效控制夜间血压与晨峰血压,更有效地预防心脑血管并发症。

③联合用药:可增加降压效果又不增加不良反应,在低剂量单药治疗效果不满意时,可以采用两种或两种以上降压药物联合治疗。

④个体化:根据患者具体情况、药物有效性和耐受性、经济条件及个人意愿,选择适合患者的降压药物。

(3) 各种降压药物的适应证及禁忌证

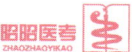

①血管紧张素转换酶抑制剂（ACEI）。

适应证	①高血压＋糖尿病；（ACEI 不影响血糖,高血压合并糖尿病的首选药物是：ACEI） ②高血压＋心肌重构；（ACEI 可改善心肌重构,保护心肌） ③高血压＋尿蛋白（＋）；（ACEI 可减少尿蛋白,保护肾脏）
禁忌证	①"两肾"：肾功能不全（肌酐值≥265 μmol/L）,肾动脉狭窄； ②妊娠（可导致胎儿畸形）,高血钾（有轻度保钾作用）； ③刺激性干咳（因为此副作用,所以开发了 ARB 类药物）

②血管紧张素Ⅱ受体阻滞剂（ARB）。

适应证	同 ACEI 类药物,只是没有 ARB 类药物
禁忌证	同 ACEI 类药物

③β受体阻滞剂（β-R）。

适应证	①高血压＋心率快（β受体阻滞剂可减慢心率） ②高血压＋心绞痛（β受体阻滞剂减慢心率,降低心肌耗氧量,改善心绞痛）
禁忌证	①支气管哮喘；（哮喘的药物治疗是：β受体激动剂,沙丁胺醇等） ②心动过缓、房室传导阻滞、病态窦房结综合征（本来心率就慢用了更慢）

④钙通道阻滞剂（CCB）。

适应证	老年人单纯性收缩期高血压合并冠心病、糖尿病、外周血管病者
禁忌证	①二氢吡啶类（硝苯地平）:可引起反射性交感活性增强,致心率增快； ②非二氢吡啶类（维拉帕米）:抑制心肌收缩和传导功能心力衰竭、窦房结功能低下（如病窦）、心脏传导阻滞（房室传导阻滞）者禁用

⑤利尿剂。

适应证	轻中度高血压；单纯性收缩期高血压；老年人高血压
禁忌证	①呋塞米（速尿）:电解质紊乱,即低钾血症； ②噻嗪类:糖尿病、胆固醇高血脂者不宜用（升血脂、升血糖）； ③高尿酸血症:痛风者禁用（噻嗪类）

例 9～10 共用选项

A. β受体阻滞剂　　　　　　B. 利尿剂　　　　　　C. α受体阻滞剂
D. 血管紧张素Ⅱ受体阻滞剂　　E. 钙通道阻滞剂

【例 9】冠心病稳定型心绞痛合并高血压首选

【例 10】糖尿病肾病合并高血压首选

十一、并发症

脑血管病	包括脑出血、脑血栓形成、腔隙性脑梗死、短暂性脑缺血发作等
心力衰竭和冠心病	长期高血压可导致心力衰竭及冠心病
慢性肾衰竭	长期高血压导致肾功能损伤,导致肾功能衰竭
主动脉夹层	长期高血压导致主动脉损伤,出现主动脉夹层等

十二、特殊类型高血压处理

1. 老年高血压

①老年高血压的特点是收缩压增高,舒张压下降,脉压增大；血压波动大,容易出现体位性低血压及餐后低血压；血压昼夜节律异常,白大衣高血压和假性高血压相对常见。

②老年高血压应降至 150/90 mmHg 以下,如能耐受可降至 140/90 mmHg 以下；对于 80 岁以上的老年高血压降压目标值为＜150/90 mmHg。

③老年高血压降压治疗强调收缩压达标,同时应避免过度降低血压。

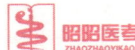

④在能耐受 降压治疗的前提下,逐步降压达标,应避免过快降压。

⑤CCB、ACEI、ARB、利尿剂等均可选用。

2. 儿童青少年高血压

①儿童青少年高血压以原发性高血压为主,<u>左心室肥厚</u>是<u>最常见</u>的靶器官受累。儿童青少年血压明显升高者,多为继发性高血压,以肾性高血压最多见。

②绝大多数儿童青少年高血压患者通过非药物治疗即可达到血压控制目标,若生活方式治疗无效,出现高血压症状、靶器官损害、合并糖尿病、继发性高血压等,应考虑药物治疗。

③ACEI、ARB、CCB 为首选的儿科抗高血压药物。

3. 顽固性高血压

顽固性高血压或难治性高血压是指尽管使用了三种以上合适剂量的降压药联合治疗,血压仍未能达到目标水平。其主要原因为假性难治性高血压、生活方式未获得有效改善、降压治疗方案不合理、其他药物干扰降压作用、容量超负荷、胰岛素抵抗、继发性高血压等。

4. 高血压急症

(1)高血压急症 指原发性或继发性高血压患者,在某些诱因作用下,血压突然明显升高(一般超过 <u>180/120 mmHg</u>),伴有进行性心、脑、肾等重要靶器官功能不全的表现。高血压急症包括高血压脑病、颅内出血、脑梗死、急性心力衰竭、急性冠脉综合征、主动脉夹层、子痫、急性肾小球肾炎等。

(2)治疗原则

①及时降压:应选择适宜有效的降压药物,静脉滴注给药。若情况允许,应及早开始口服降压药物治疗。

②逐步控制性降压:初始阶段(数分钟至 1 小时内)血压控制的目标为平均动脉压的降幅不超过治疗前水平的 25% ;在随后的 2～6 小时内将血压降至安全水平(160/100 mmHg 左右);如果可以耐受,临床情况稳定,在随后 24～48 小时逐步降至正常水平。

③合理选择降压药:用于高血压急症的药物,要求起效迅速,短时间内达到最大作用;作用持续时间短,停药后作用消失较快;不良反应较小。

④避免使用的药物:高血压急症<u>禁止使用利血平</u>,因肌内注射后降压作用缓慢,如果短期内反复注射可导致难以预测的蓄积效应,发生严重低血压;治疗开始时不宜使用强力的利尿药,除非有心力衰竭或明显的体液容量负荷过重。

	硝普钠	硝酸甘油	尼卡地平	拉贝洛尔
机　制	扩张动静脉,降低前后负荷	扩张静脉,选择性扩张冠状动脉和大动脉	二氢吡啶类钙通道阻滞剂	α+β 受体阻滞剂
适应证	高血压急症	急性心力衰竭 急性冠脉综合征时高血压急症	高血压危象 急性脑血管病时高血压急症	妊娠、肾衰时高血压急症

➤ **昭昭老师总结:高血压首选药物及禁忌证**

适应证	首选和禁忌药物	昭昭老师速记
糖尿病＋高血压	ACEI	ACEI 对血糖不影响
尿蛋白＋高血压	ACEI	ACEI 会减少尿蛋白
心室重构＋高血压	ACEI	ACEI 会改善心室重构
肌酐≥265 μmol/L＋高血压	ACEI	ACEI 类药物会加重肾功能损伤
高血钾＋高血压	呋塞米	最常见不良反应是低血钾
低血钾＋高血压	螺内酯	高血钾禁用
心率快＋高血压	①首选:β受体阻滞剂; ②其次:维拉帕米	β受体阻滞剂减慢心率

续表

适应证	首选和禁忌药物	昭昭老师速记
心率慢＋高血压	①禁用：β受体阻滞剂；②其次：维拉帕米	β受体阻滞剂减慢心率
支气管哮喘＋高血压	禁用：β受体阻滞剂	美托洛尔
痛风＋高血压	禁用：氢氯噻嗪	"塞"外"风"大

【例11】非二氢吡啶类钙通道阻滞剂的是

A. 氨氯地平　　B. 硝苯地平　　C. 维拉帕米　　D. 非洛地平　　E. 吲达帕胺

例12～13共用选项

A. 螺内酯　　B. 氨氯地平　　C. 氢氯噻嗪　　D. 维拉帕米　　E. 美托洛尔

【例12】高血压伴支气管哮喘者禁用

【例13】高血压伴高钾血症者禁用

【例14】男,35岁。发现蛋白尿、镜下血尿3年,血压升高1个月,BP 160/100 mmHg,尿 RBC 30～35/HP,尿蛋白1.8 g/d,血 Cr 130 μmol/L,该患者首选的降压药是

A. β受体阻滞剂　　B. 利尿剂　　C. 钙通道阻滞剂　　D. 利血平　　E. 血管紧张素转换酶抑制剂

【例15】男,35岁。发现高血压7个月,未服药改善生活行为后,血压为(140～150)/(90～95) mmHg,心率56次/分。该患者治疗首选的药物是

A. 维拉帕米　　B. 哌唑嗪　　C. 利血平　　D. 培哚普利　　E. 比索洛尔

【例16】女,50岁。糖尿病肾病伴高血压,BP 170/100 mmHg,心率54次/分,血肌酐158 μmol/L。最适宜的治疗药物组合是

A. 氢氯噻嗪、吲达帕胺　　B. 氨氯地平、缬沙坦　　C. 美托洛尔、维拉帕米
D. 普萘洛尔、卡托普利　　E. 螺内酯、福辛普利

例17～18共用选项

A. 依那普利　　B. 美托洛尔　　C. 氢氯噻嗪　　D. 特拉唑嗪　　E. 氨氯地平

【例17】糖尿病合并高血压的患者首选的降压药物为

【例18】高血压合并窦性心动过速的患者首选的降压药物为

第2节　继发性高血压(助理医师不要求)

一、肾实质性高血压

病　因	①最常见的继发性高血压是肾实质性高血压;②常见疾病:慢性肾小球肾炎、糖尿病肾病、慢性肾盂肾炎等肾脏病变引起的高血压
临床表现	原发疾病表现＋高血压
检　查	检查肾功能,肌酐等
治　疗	ACEI 或 ARB 有利于减少蛋白尿,延缓肾功能恶化

二、肾血管性高血压

病　因	由于肾血管狭窄,导致肾脏缺血,激活 RAAS
临床表现	进展迅速或突然加重的高血压,上腹部或背部肋脊角处可闻及血管杂音
检　查	肾动脉造影可确诊
治　疗	经皮肾动脉成形术及手术和药物治疗

【例19】女性,25岁。2年来发现血压升高,体检可闻腹部杂音,最可能的诊断是

A. 高血压危象　　B. 嗜铬细胞瘤　　C. 肾动脉狭窄
D. 皮质醇增多症　　E. 恶性高血压

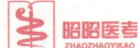

三、主动脉缩窄

病　因	多数为先天性,少数是多发性大动脉炎所致
临床表现	上臂血压增高,而下肢血压不高或降低
体　征	肩胛间区、胸骨旁、腋部有侧支循环的动脉搏动和杂音,腹部血管杂音
检　查	主动脉造影可确诊此病
治　疗	主要采用介入扩张支架植入或血管手术方法

【例20】 男,32岁。上肢血压(190~200)/(100~110) mmHg,下肢血压150/80 mmHg。体检:肩胛间区可闻及血管杂音,伴震颤,尿17-酮、17-羟类固醇正常,尿苦杏仁酸正常。其高血压原因应考虑为继发于

　　A. 皮质醇增多症　　　　　　　　B. 主动脉缩窄　　　　　　　　C. 嗜铬细胞瘤
　　D. 原发性醛固酮增多症　　　　　E. 单侧肾动脉狭窄

【例21】 男,26岁。发现高血压1年。查体:双上肢血压180/100 mmHg,双下肢血压140/80 mmHg,BMI 20,腰围80 cm。正常体型。心尖区可闻及2/6级收缩期杂音,肩胛间区可闻及血管杂音,余瓣膜区未闻及杂音。该患者最可能的诊断是

　　A. 嗜铬细胞瘤　　B. 皮质醇增多症　　C. 原发性醛固酮增多症　　D. 主动脉缩窄　　E. 肾动脉狭窄

四、原发性醛固酮增多症

病　因	肾上腺皮质增生或肿瘤分泌过多醛固酮所致(昭昭提示:保钠排钾)
临床表现	高血压+低血钾
检　查	低血钾(代谢性碱中毒)、高血钠、血浆肾素活性降低、血尿醛固酮增多、醛固酮/肾素活性增大
治　疗	①首选药物治疗:螺内酯(利尿剂的作用保钾排钠) ②肾上腺皮质腺瘤或癌肿:最好的治疗方法是手术切除

五、皮质醇增多症(库欣综合征)

机　制	ACTH分泌过多导致肾上腺皮质增生或肾上腺皮质腺瘤,引起糖皮质激素过多,水钠潴留升高血压
临床表现	高血压、向心性肥胖、满月脸、多血质、皮肤紫纹、血糖增高等
检　查	①24小时尿中17-羟和17-酮类固醇增多;②小地塞米松抑制试验可确诊
治　疗	手术、放射和药物方法

六、嗜铬细胞瘤

机　制	肿瘤间歇或持续释放过多肾上腺素、去甲肾上腺素与多巴胺(收缩血管)
临床表现	阵发性血压升高伴心动过速、头痛、出汗、面色苍白
检　查	血或尿儿茶酚胺或其代谢产物3-甲氧基-4-羟基苦杏仁酸(VMA)显著升高
治　疗	手术前选择α和β受体拮抗剂联合降压治疗;手术切除效果好

【例22】 女,36岁。发作性血压升高8个月,发作时血压为210/110 mmHg,伴面色苍白,大汗,心悸。发作间歇期血压正常。最有助于诊断的是

　　A. 螺内酯试验阳性　　　　　　　　B. 地塞米松抑制试验阳性
　　C. 颅内蝶鞍X线检查阳性　　　　　D. 血压增高时血和尿儿茶酚胺及香草扁桃酸水平明显增高
　　E. 血压增高时血和尿17-羟类固醇及17-酮类固醇水平明显增高

➤ **参考答案如下**,详细答案参见2021版《国家临床执业及助理医师资格考试精选真题考点精析》。

1. A	2. B	3. D	4. C	5. B	昭昭老师提示:关注官方微信,获得第一手考试资料。
6. C	7. E	8. D	9. A	10. D	
11. C	12. E	13. A	14. E	15. D	 
16. B	17. A	18. B	19. C	20. B	
21. D	22. D	—	—	—	

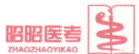

第5章 冠状动脉性心脏病

➤ **2021 考试大纲**
①概述;②稳定型心绞痛;③急性冠脉综合征;④不稳定型心绞痛;⑤ST 段抬高型心肌梗死。

➤ **考纲解析**
近 20 年的医师考试中,本章的考试重点是冠心病的诊断、检查和治疗、并发症,执业医师每年考查分数为 2～3 分,助理医师每年考查分数为 0 分。

第 1 节　动脉粥样硬化

动脉粥样硬化是一组称为动脉硬化的血管病中最常见、最重要的一种。各种动脉硬化的特点是管壁增厚变硬、失去弹性和管腔缩小。其病变起自内膜,先后有多种病变合并存在,包括局部有脂质和复合糖类积聚、纤维组织增生和钙质沉着形成斑块,并有动脉中层的逐渐退变,继发性病变尚有斑块内出血、斑块破裂及局部血栓形成(称为粥样硬化血栓形成)。

一、病　因

年龄、性别	>40 岁,中老年人
血脂异常	脂质代谢异常是最重要危险因素,LDL、VLDL 升高及 HDL 降低
高血压	60%～70%患者患有高血压
吸　烟	吸烟是冠心病的高危因素;饮酒不是高危因素
糖尿病和糖耐量异常	糖尿病患者会加速动脉的病变
肥　胖	BMI>24 为肥胖症,肥胖是动脉粥样硬化的危险因素
家族史	有冠心病、糖尿病、高血压、血脂异常家族史者,冠心病发生率高;染色体显性遗传所致的家族性血脂异常是发病因素

【例 1】不属于冠心病主要危险因素的是
A. 吸烟　　　　B. 高血压　　　　C. 酗酒　　　　D. 年龄　　　　E. 高胆固醇血症

【例 2】不属于冠心病主要危险因素的是
A. 吸烟　　　　B. 高血压　　　　C. HDL 升高　　　D. LDL 升高　　　E. 高胆固醇血症

二、发病机制

1. 不同学说　包括脂质浸润学说,血栓形成、平滑肌细胞克隆学说等。目前主要支持"内皮损伤反应学说",认为本病各种主要危险因素最终都损伤动脉内膜,而粥样硬化病变的形成是动脉对内皮、内膜损伤做出的炎症-纤维增生性反应的结果。

2. 发病部位　左前降支是冠状动脉粥样硬化的好发部位。

【例 3】冠状动脉粥样硬化的好发部位是
A. 左旋支　　　B. 左前降支　　　C. 右冠状动脉后降支　　D. 右冠状动脉　　E. 左冠状动脉主干

第 2 节　心绞痛

稳定型心绞痛也称劳力型心绞痛,是在冠状动脉固定性严重狭窄基础上,由于心肌负荷的增加引起心肌急剧的、暂时的缺血缺氧的临床综合征。其特点是阵发性的前胸压榨性疼痛或憋闷感觉,主要位于胸骨后方,可放射到心前区和左上肢尺侧,常发生于劳力负荷增加时,持续数分钟,休息或用硝酸酯类药物后迅速缓解或消失,疼痛的发作程度、频度、性质及诱发因素在数周至数月内无明显变化。

一、发病机制

发病机制是冠状动脉在存在固定狭窄或部分闭塞的基础上发生需氧量的增加。当冠状动脉狭窄或部分闭塞时,其扩张性减弱,血流量减少,对心肌的供血量相对比较固定,如心肌的血液供应减少到尚能

应付心脏平时的需要,则休息时可无症状。在劳力、情绪激动、饱食、受寒等情况下,一旦心脏负荷突然增加,使心率增快、心肌张力和心肌收缩力增加而导致心肌氧耗量增加,而冠脉的供血却不能相应地增加以满足心肌对血液的需求时,即可引起心绞痛。稳定型心绞痛患者冠脉造影多有冠脉狭窄,但约15%的患者无明显狭窄,其发病可能是冠脉痉挛、冠脉循环的小动脉病变、血红蛋白和氧的解离异常、交感神经过度活动、儿茶酚胺分泌过多、心肌代谢异常所致。

二、分型

1. 慢性冠心病

稳定型心绞痛	又称劳力型心绞痛,劳动诱发胸痛
缺血性心肌病	冠状动脉粥样硬化使心肌的供氧和需氧不平衡而导致心肌细胞减少、坏死、心肌纤维化、心肌瘢痕形成的疾病,又称心肌硬化、心肌纤维化
隐匿性心脏病	无临床症状,但有心肌缺血的客观证据(如冠脉造影显示缺血)

2. 急性冠脉综合征

不稳定型心绞痛	静息型心绞痛	发作于休息时,持续时间常>20分钟
	初发型心绞痛	通常在首发症状1~2个月内,很轻的体力劳动可诱发
	恶化型心绞痛	相对稳定的劳力型心绞痛基础上心绞痛逐渐增强,疼痛更剧烈、时间更长或更频繁
变异型心绞痛	胸痛+ST段一过性抬高,首选CCB	
非ST段抬高心肌梗死	胸痛+口服硝酸甘油无效+心肌酶升高+ST段不抬高	
急性ST段抬高心肌梗死	胸痛+口服硝酸甘油无效+心肌酶升高+ST段弓背向上抬高	

例4~5共用选项

A. 劳力型心绞痛病程在1个月以内

B. 劳力型心绞痛临床特点1个月以上无变化

C. 同等程度劳累所诱发的胸痛发作次数增加、严重程度加重及持续时间延长

D. 劳力型心绞痛病程在3个月以内

E. 劳力型心绞痛临床特点3个月以上无变化

【例4】稳定型劳力型心绞痛是

【例5】恶化型劳力型心绞痛是

【例6】女性,58岁。近半年来自觉心前区阵发性疼痛,常在休息或清晨时发作,持续时间一般为20分钟或半小时,含服硝酸甘油后缓解,疼痛发作时,心电图胸前导联ST段抬高,运动负荷试验阴性,其诊断为

A. 初发型心绞痛　B. 卧位型心绞痛　C. 稳定型心绞痛　D. 变异型心绞痛　E. 恶化型心绞痛

【例7】男性,63岁。2年前日常活动后出现胸骨后疼痛,每日2~3次,近2个月发作次数增多,每日5~6次,轻微活动也能诱发,发作的心电图ST段呈一过性水平压低,应诊断为

A. 稳定型心绞痛　B. 不稳定型心绞痛　C. 心内膜下心肌梗死　D. 中间综合征　E. 变异型心绞痛

三、病因和机制

病　因	主要是冠状动脉在固定狭窄或部分闭塞的基础上发生需氧量的增加
机　制	患者激动、劳力时,心脏负荷增加,导致心肌缺氧

四、临床表现

部　位	胸骨后部,可波及心前区,常放射至左肩、左上肢尺侧
性　质	压迫、发闷或紧缩感,也可有烧灼感
诱发因素	体力劳动或情绪激动所诱发,饱餐、寒冷、吸烟、心动过速等
持续时间	心绞痛一般持续数分钟至10分钟,多为3~5分钟,很少超过半小时 (昭昭老师:做题主要看胸痛时间,超过半小时的就是心肌梗死)
缓解方式	休息或用硝酸酯制剂后疼痛消失

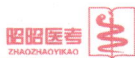

【例8】**不符合**冠心病心绞痛的特点是

A. 在体力活动或情绪激动当时发生　　B. 部位在胸骨体中上段的后面　　C. 呈压榨样疼痛

D. 有压迫感或紧缩感　　E. 常放射至右肩,右臂内侧

【例9】冠心病心绞痛发作的**典型部**位是

A. 胸骨体下段之后　　B. 心前区　　C. 心尖部　　D. 剑突下　　E. 胸骨体中、上段之后

【例10】关于典型心绞痛发作的临床特点,描述**正确**的是

A. 多于夜间睡眠时发作　　B. 发作时间多超过30分钟　　C. 疼痛性质为针刺样疼痛

D. 发作时心电图ST段抬高　　E. 含服硝酸甘油后疼痛迅速缓解

五、体　征

一般体征	①常无异常体征; ②发作时心率增快、血压升高;第四或第三心音奔马律
特殊特征	心尖部出现收缩期杂音(乳头肌缺血所致功能失调引起的二尖瓣关闭不全)

六、实验室检查

血检查	①血糖、血脂可了解冠心病危险因素; ②胸痛明显者需查血清心肌损伤标志物包括心肌酶等
心电图检查	①心绞痛首选方法:心电图检查(简单、方便、快捷),急性发作期的ST段压低≥0.1 mV,发作缓解后恢复,有时出现T波倒置。 ②稳定期:首选检查是运动负荷实验,增加心脏负荷激发缺血。 a.运动平板就地踏步,如果运动中出现典型心绞痛,心电图改变表现为以ST段水平型或下斜型压低≥0.1 mV持续2分钟为运动试验阳性。 b.禁忌证:心肌梗死急性期、不稳定型心绞痛、明显心力衰竭、严重心律失常或急性疾病
放射性核素检查	用于了解心绞痛心肌的血流灌注情况或心肌的代谢情况
多层螺旋CT冠状动脉成像(CTA)	有较高阴性预测价值,若未见狭窄病变,一般可不进行有创检查,但对狭窄程度的判断有一定限度
超声心动图	可测定左心室功能,也可用于与肥厚型心肌病、主动脉瓣狭窄
冠脉造影	①为有创检查手段,目前仍是诊断冠心病准确的方法; ②冠脉狭窄的直径变窄百分率分为四级:1级——25%～49%,2级——50%～74%,3级——75%～99%,4级——100%(完全闭塞); ③管腔直径减小70%～75%会严重影响供血

　　【例11】男,62岁。阵发性胸痛8天,每次发作持续6分钟左右,运动可诱发,近2周胸痛发作**频率增加**,休息时亦可有发作,有陈旧心肌梗死病史,该患者暂时**不宜**做的检查是

A. 心电图　　B. 超声心动图　　C. 动态心电图　　D. 冠状动脉造影　　E. 心电图负荷试验

　　【例12】男,56岁。两年来间断出现活动时胸闷,**休息后可缓解**。近4个月无胸闷发作。查体:BP 130/80 mmHg,心率72次/分,心脏各瓣膜区未闻及杂音。最有助于明确诊断的检查是

A. 放射性核素心脏静态显像　　B. 动态心电图　　C. 超声心动图

D. 心电图运动负荷试验　　E. 胸部X线片

　　【例13】**运动负荷试验**阳性的心电图标准是

A. ST段水平型压低>0.05 mV(从J点后0.08秒)持续2分钟

B. ST段上斜型压低>0.05 mV(从J点后0.08秒)持续1分钟

C. ST段弓背向上抬高>0.1 mV(从J点后0.08秒)持续2分钟

D. ST段水平型压低≥0.1 mV(从J点后0.08秒)持续1分钟

E. ST段水平型压低≥0.1 mV(从J点后0.08秒)持续2分钟

　　【例14】诊断冠心病**最常用**的非创伤性检查方法是

A. 休息时心电图　　B. 24小时动态心电图　　C. 心电图运动负荷试验

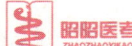

D. 超声心动图 　　　　　　E. 心脏CT检查

【例15】男,62岁。反复心前区疼痛3周。劳累可诱发。每次持续30～40分钟。最有助于明确诊断的检查是

A. 超声心动图　　B. 动态心电图　　C. 冠状动脉造影　　D. 运动负荷试验　　E. 心肌核素显像

【例16】严重冠状动脉狭窄是指冠脉狭窄程度达

A. 50%以上　　　B. 70%以上　　　C. 80%以上　　　D. 90%以上　　　E. 95%以上

七、治　疗

1. 发作时的治疗

(1)休息　发作时立即休息。

(2)药物治疗　①较重的发作,可使用最快的硝酸酯类制剂;代表药物是硝酸甘油、硝酸异山梨酯。
②机制:扩张冠脉,增加冠脉供血;扩张周围血管,降低前后负荷,减少心肌缺氧。

2. 缓解期的治疗

(1)调整生活方式。

(2)药物治疗

①改善缺血、减轻症状的药物。

β受体拮抗剂	①机制:减慢心率;减弱心肌收缩力、降低血压。 ②要药后,静息心率降至55～60次/分;严重心绞痛患者如无心动过缓症状,可降至50次/分。 ③推荐使用无内在拟交感活性的选择性 $β_1$ 受体拮抗剂,原则是:个体化、小剂量,逐渐增加剂量。 ④禁忌证:支气管哮喘、房室传导阻滞、窦房结功能紊乱
硝酸酯类药	①内皮依赖性血管扩张剂,能减少心肌需氧和改善心肌灌注; ②每天用药注意给予足够的无药间期,减少耐药性的发生
Ca^{2+} 通道拮抗剂	①分类:二氢吡啶类:硝苯地平、氨氯地平;非二氢吡啶类:维拉帕米和地尔硫草。 ②机制:a. 抑制心肌收缩,减少心肌耗氧;b. 扩张冠脉,解除冠脉痉挛;c. 扩张周围血管,降低动脉压,减少心肌负荷;d. 降低血黏度,抗血小板聚集,改善心肌的微循环。 ③副作用:外周血肿、便秘、心悸、面部潮红等。 ④地尔硫草和维拉帕米能减慢房室传导,常用于伴有房颤或房扑的心绞痛患者,禁用于严重心动过缓、房室传导阻滞及病态窦房结综合征 (昭昭老师提示:基本上和β受体拮抗剂禁忌证类似)
其他药物	①曲美他嗪:通过抑制脂肪酸氧化和增加葡萄糖代谢,提高氧的利用效率而治疗心肌缺血; ②尼可地尔:一种钾通道开放剂,与硝酸酯类有相似药理特性

②预防心肌梗死、改善预后的药物。

阿司匹林	①机制:抑制环氧化酶和血栓素 A2 的合成达到抗血小板聚集的作用; ②不良反应:胃肠道出血及对阿司匹林过敏患者
氯吡格雷	①选择性不可逆的抑制血小板二磷酸腺苷(ADP)受体而阻断 ADP 依赖激活的血小板糖蛋白Ⅱb/Ⅲa 复合物,减少 ADP 介导的血小板激活和聚集; ②主要用于支架植入后及阿司匹林有禁忌证的患者
β受体拮抗剂	①降低心肌耗氧,改善心肌缺血,减少心绞痛发作; ②长期用可显著降低死亡等心血管事件
他汀类药物	①能有效降低 TC 和 LDL－C,延缓斑块进展、稳定斑块和抗炎调脂; ②所有冠心病患者均应给予他汀类药物,注意监测肝功能和肌病
ACEI 或 ARB 类	①可显著降低冠心病患者心血管死亡、非致死性心肌梗死的相对危险性; ②合并高血压、糖尿病、心力衰竭或左心室收缩功能不全的高危患者建议使用 不能耐受者可使用 ARB 类药物

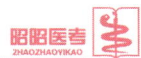

（3）血管重建治疗

经皮冠状动脉介入治疗（PCI）	包括：经皮球囊冠状动脉成形术（PTCA）、冠状动脉支架植入术和粥样斑块消蚀技术等
冠状动脉旁路移植术（CABG）	将大隐静脉作为旁路移植；术后绞痛症状改善者可达85%～90%，且65%～85%的患者生活质量有所提高

【例17】能改善稳定型心绞痛患者临床预后的是
A. 速效救心丸　　B. 阿司匹林　　C. 硝酸甘油　　D. 利多卡因　　E. 尿激酶

【例18】变异型心绞痛患者首选药物是
A. 胺碘酮　　B. ACEI　　C. 利多卡因　　D. 硝苯地平　　E. 普萘洛尔

第3节　急性冠状动脉综合征

急性冠状动脉综合征是一组由急性心肌缺血引起的临床综合征，主要包括：不稳定型心绞痛（UA）、非ST段抬高的心肌梗死（NSTEMI）、ST段抬高的心肌梗死（STEMI）。动脉粥样硬化不稳定斑块破裂或糜烂导致冠状动脉内血栓形成，血小板激活在发病过程中起着重要的作用。

【不稳定型心绞痛和非ST段抬高型心肌梗死】

不稳定型心绞痛和非ST段抬高型心肌梗死是由动脉粥样斑块破裂或糜烂，伴有不同程度的表面血栓形成、血管痉挛及远端血管栓塞所导致的一组临床症状，两者合称为非ST段抬高型急性冠脉综合征。

一、分　型

1. 不稳定心绞痛分型

静息型心绞痛	发作于休息时，持续时间常>20分钟
初发型心绞痛	通常在首发症状1～2个月内、很轻的体力劳动可诱发
恶化型心绞痛	在相对稳定的劳力性心绞痛基础上心绞痛逐渐增强（疼痛更剧烈、时间更长或更频繁，按CCS分级至少增加1级水平，程度至少CCSⅢ级）

2. 继发性不稳定型心绞痛　少数不稳定型心绞痛患者发作有明显的诱发因素：①增加心肌氧耗，如感染、甲亢、心律失常；②减少冠脉血流：低血压；③血液携氧能力下降：贫血、低氧血症。

3. 变异型心绞痛　变异型心绞痛其特征为静息心绞痛，表现为心绞痛在安静时发作，与劳累和精神紧张无关，并伴有短暂ST段抬高，是UA的一种特殊类型，其发病机制为冠状动脉痉挛。

	变异型心绞痛	急性心肌梗死
病理改变	为冠状动脉痉挛所致受累血管既可能是病变冠脉，也可能是正常冠脉	常为冠状动脉粥样硬化所致受累血管常为病变冠脉
临床表现	常在安静时发作，与劳累和精神紧张无关即发生与心肌氧耗量增加无关	常在安静时发作，诱因多不明显
硝酸甘油	多次使用后可能缓解胸痛	不能缓解胸痛
心电图	部分导联短暂ST段抬高	相应导联常有ST段抬高
心肌酶学	肌钙蛋白T或I正常	肌钙蛋白T或I增高

二、病因和发病机制

不稳定心绞痛（UA）和非ST段抬高的心肌梗死（NSTEMI）是由于不稳定粥样硬化斑块破裂或糜烂基础上血小板聚集、并发血栓形成、冠状动脉痉挛收缩、微血管栓塞导致急性和亚急性心肌供氧的减少和缺血加重。劳力负荷停止后，胸痛并不能缓解。非ST段抬高的心肌梗死常因心肌严重的持续性缺血导致心肌坏死，病理上出现灶性或心内膜下心肌坏死。

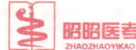

三、临床表现和体征

临床表现	①疼痛程度很严重,持续时间更长,可达数十分钟,胸痛在休息时发生; ②发作时间、严重程度和持续时间延长,出现静息痛或夜间痛; ③休息时或舌下含服硝酸甘油只能暂时甚至不能完全缓解症状
体 征	一过性第三心音或第四心音,以及由二尖瓣反流引起的一过性收缩期杂音

四、实验室检查

心电图	变异型心绞痛患者ST段一过性的抬高≥0.1 mV
冠脉造影	最准确的检查方法
心脏标志物检查	心脏肌钙蛋白较传统的CK和CK-MB更为敏感可靠
其他检查	胸部X线检查、心脏超声和放射性核素检查

➤ 昭昭老师总结:非ST段抬高心梗和ST段抬高心梗的区别

	非ST段抬高心梗	ST段抬高心梗
症 状	胸痛时间>30 min,口服硝酸甘油不缓解	胸痛时间>30 min,口服硝酸甘油不缓解
心电图	ST段不抬高	ST段抬高
首选药物	阿司匹林	尿激酶
禁 忌	溶栓治疗	24小时内禁用洋地黄

五、治 疗

1. **治疗原则** 两个目的是即刻缓解缺血和预防严重不良反应后果(即死亡或心肌梗死或再梗死)。
2. **一般治疗** 立即卧床休息、消除紧张情绪和顾虑等。
3. **药物治疗**

(1)抗心肌缺血药物

硝酸酯类药物	①机制:扩张静脉,降低心脏前负荷,并降低左心室舒张末压、降低心肌耗氧量,改善左心室局部和整体功能;扩张正常和粥样硬化的冠状动脉,缓解心肌缺血。 ②常用药物:硝酸异山梨酯和5-单硝酸异山梨酯
β受体拮抗剂	①主要作用在心肌的β_1受体而降低心肌耗氧量,减少心肌缺血反复发作,减少心肌梗死的发生,对改善近、远期预后均有重要作用。 ②首选药物:美托洛尔和比索洛尔
钙通道拮抗剂	①可缓解心绞痛症状,作为治疗持续心肌缺血的次选药物。 ②钙通道拮抗剂是治疗血管痉挛性心绞痛的首选药物(变异型心绞痛)。 ③足量β受体拮抗剂与硝酸异山梨酯不能控制缺血症状时,可口服长期的钙通道拮抗剂。 ④注意:心功能不全者,钙离子拮抗剂慎用;β受体拮抗剂和维拉帕米都有负性作用,不宜联合使用

(2)抗血小板治疗

阿司匹林	UA和NSTEMI患者尽早使用阿司匹林
ADP受体拮抗剂	①UA和NSTEMI建议联合使用阿司匹林和ADP受体拮抗维持12个月。 ②第一代药物:氯吡格雷和噻氯吡啶;第二代药物:普拉格雷和替格瑞洛
血小板糖蛋白Ⅱb/Ⅲa受体拮抗剂	①机制:激活的血小板通过GPⅡb/Ⅲa受体与纤维蛋白结核,导致血小板血栓形成,这是血小板聚集的最后、唯一途径。 ②阿昔单抗为直接抑制GPⅡb/Ⅲa受体的单克隆抗体

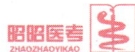

（3）抗凝治疗

普通肝素	肝素对富含血小板的白色血栓作用较小
低分子肝素	强烈的抑制Ⅹa因子及Ⅱa因子活性的作用
黄达肝葵钠	选择性的Ⅹa因子间接抑制剂,采用保守策略患者尤其在出血风险增加时可作为抗凝药物的首选
比伐卢定	直接抗凝血酶制剂,抑制Ⅱa因子活性,能使火花凝血时间延长

（4）调脂治疗　他汀类药物在急性期应用可促使内皮细胞释放一氧化氮,有类硝酸酯的作用,远期有抗炎症和稳定斑块的作用,能降低冠状动脉疾病的死亡和心肌梗死发生率。

使用时间	UA 和 NSTEMI 患者尽早使用他汀类药物
目标	LDL-C 的目标值<70 mg/dL
副作用	肝酶和肌酶升高

（5）ACEI 和 ARB　长期应用 ACEI 能降低心血管事件发生率,如果不存在低血压或其他禁忌证,应在24小时内口服 ACEI,如果不能耐受 ACEI,换用 ARB 类药物。

4. 冠状动脉血运重建

经皮冠状动脉介入治疗	①急诊(<2小时):顽固性心绞痛、伴有心衰、威胁生命的室性心律失常及血流动力学不稳定的患者; ②早期(24小时):对于 GRACE 风险评分>140 分或肌钙蛋白增高或 ST-T 动态改变的患者; ③72 小时内:对于症状反复发作
冠状动脉旁路搭桥术	最适合:病变严重、有多支血管病变的症状严重和左心室功能不全的患者

【ST 段抬高型心肌梗死】

STEMI 是指急性心肌缺血坏死,大多数是在冠脉病变的基础上,发生冠脉血供急剧减少或中断,使相应的心肌严重而持久地急性缺血所致。通常原因在冠脉不稳定斑块破裂、糜烂基础上继发血栓形成导致冠状动脉血管持续、完全闭塞。

一、发病机制

STEMI 的基本病因是冠脉粥样硬化(偶尔为冠脉栓塞、炎症、先天性畸形、痉挛和冠状动脉口阻塞所致),造成一支或多支管腔狭窄和心肌血供不足,而侧枝循环未充分建立。在此基础上,一旦血供急剧减少或中断,使心肌严重而持久地急性缺血达 20～30 min 以上,则可发生急性心肌梗死。(昭昭老师提示:心梗患者疼痛时间往往在 30 min 以上)

【例19】大部分急性心肌梗死的病因是
　　A. 冠状动脉内动脉粥样斑块破裂,血栓形成　　B. 冠状动脉痉挛,血栓形成
　　C. 动脉粥样斑块逐渐进展直至完全阻塞冠状动脉管腔　　D. 冠状动脉炎,血栓形成
　　E. 冠状动脉栓塞,继发血栓形成

【例20】男性,63 岁。晚饭间突感左胸前区疼痛,伴有恶心、呕吐,并出现严重的呼吸困难,送医院途中死亡。尸检发现左心室前壁大面积坏死。最可能发生阻塞的血管是
　　A. 右冠状动脉　　B. 左冠状动脉旋支　　C. 窦房结动脉　　D. 左冠状动脉前降支　　E. 后室间支

二、病　理

1. 冠状动脉病变　绝大多数的 AMI 患者冠脉内可见粥样斑块的基础上有血栓形成,使管腔闭塞。(昭昭老师提示:左心室心梗常见;右心室、右心房、左心房广泛梗死)

左前降支闭塞	左心室前壁、心尖部、下侧壁、前间隔和二尖瓣前乳头肌梗死
右冠状动脉闭塞	左心室膈面(右冠状动脉占优势时)、后间隔和右心室梗死,并可累及窦房结和房室结
左回旋支闭塞	左心室高侧壁、膈面和左心房梗死,可能累及房室结
左主干闭塞	左心室广泛梗死

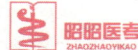

昭昭老师提示:心肌梗死患者大部分都是左前降支闭塞,导致左心室梗死,所以其心律失常大家想想应该是:房早还是室早,房颤还是室颤,所以当然是室早和室颤。心梗患者最常见的心律失常是室早,最严重的是室颤。这就是根据机制推导出来的,所以,机制不要死记硬背,是和后面的各个表现相联系的。打好基础很重要。

2. 心肌病变

冠脉闭塞 20~30 分钟后出现心肌坏死→1~2 小时之间绝大部分心肌出现凝固性坏死→坏死心肌纤维溶解,形成肌溶灶,随后出现肉芽组织。病理上,大块梗死累及心室壁的圈层或大部分者常见,称为透壁性心肌梗死,是最常见的典型的急性心肌梗死。

三、临床表现

1. 心肌梗死的表现

先 兆	患者发病数日前有乏力、胸部不适,活动时心悸、气急、烦躁等
疼 痛	①最早出现症状,与心绞痛类似但更加剧烈,持续时间≥30 min。 ②全身症状:发热、白细胞升高、心动过速及 ESR 升高;体温一般在 38 ℃左右,很少达到 39 ℃,持续 1 周左右
胃肠道症状	疼痛剧烈伴有频繁的恶心、呕吐和上腹胀痛
心律失常	①多发生在起病的 12 天内,以 24 小时内最多见; ②心律失常中最常见的是:室性心律失常最多见,尤其是室性期前收缩; ③室颤是患者入院前最主要死亡原因(24 小时内最常见死亡病因); ④房室传导阻滞和束支传导阻滞也较多见(多见于下壁心梗),室上性心律失常则较少,前壁心梗患者如果发生房室传导阻滞表明梗死范围广泛,情况严重
低血压和休克	①疼痛时血压下降未必是休克; ②疼痛缓解后,血压<80 mmHg,有时烦躁不安、面色苍白、皮肤湿冷、脉细而快、大汗淋漓、尿量减少、神志迟钝甚至昏迷=休克; ③病因:心肌广泛坏死达到 40% 以上,心排量急剧下降所致,神经反射引起周围血管扩张占次要因素,有些患者为血容量不足
心力衰竭	首先多表现为左心衰,继而发生肺水肿,进而导致右心衰

【例 21】心肌梗死最先出现和最突出的症状是
A. 恶心、呕吐、腹痛　　B. 剧烈胸痛　C. 心力衰竭　　D. 心律失常　　E. 发热

【例 22】不符合急性心肌梗死胸痛的特点是
A. 在体力活动或情绪激动当时发作,休息数分钟可缓解　　B. 胸痛比心绞痛更严重
C. 持续时间长,含硝酸甘油不缓解　　D. 可伴休克
E. 可伴心力衰竭或心律失常

【例 23】导致急性心肌梗死患者 24 小时内死亡的主要原因为
A. 心力衰竭　　B. 心源性休克　　C. 心律失常　　D. 心脏破裂　　E. 肺栓塞

【例 24】急性前壁心肌梗死时最常见的心律失常是
A. 心房颤动　　　　　　B. 预激综合征　　　　　　　C. 房室传导阻滞
D. 室性期前收缩及室性心动过速　　E. 非阵发性交界性心动过速

【例 25】男,65 岁。持续胸痛 4 小时,心电图提示 Ⅱ、Ⅲ、aVF 导联 ST 段抬高 0.2 mV,最可能出现的心律失常是
A. 阵发性室上性心动过速　　　　B. 房室传导阻滞　　　　　C. 室性期前收缩
D. 房性期前收缩　　　　　　　　E. 心房颤动

2. 心绞痛与心肌梗死的对比

	心绞痛	心肌梗死
诱 因	体力劳力、情绪激动、受寒、饱食等	没有诱因
部 位	胸骨体中、上段后,可放射至左肩、左臂内侧或后背,一般不放射至右肩、右臂内侧	相同,可在较低位置或上腹部

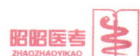

续表

	心绞痛	心肌梗死
性　质	压榨(迫)性或紧缩性,也可由烧灼感但不尖锐不像针刺刀割,偶伴濒死的恐惧感	相似,但程度**更剧烈**;最早出现的症状是疼痛
持续时间	短(3～5 分钟渐消失,15 分钟内)	长(数小时或 1～2 天)
发作频率	频繁	不频繁
缓解方式	硝酸甘油显著缓解;停止劳动后可缓解	硝酸甘油不能缓解
心电图	①ST 段压低≥0.1 mV;②特殊的心绞痛:变异型心绞痛,ST 段抬高,与心肌梗死相鉴别	①病理性 Q 波;②ST 段弓背向上抬高;③T 波倒置
症　状	无发热,恶心,呕吐	发热,恶心,呕吐等表现
并发症	心肌梗死	75%患者有心律失常(最常见:室性期前收缩)

四、体　征

心脏体征	①心脏浊音界可增大,心尖区第一心音减弱,伴有奔马律;②20%患者在起病的第 2～3 天出现心包摩擦音,为反应性心包炎;③心尖区出现收缩期杂音,为二尖瓣乳头肌功能失调或断裂;④胸骨左缘 3～4 肋间出现粗糙的收缩期杂音伴震颤,为室间隔穿孔
血　压	除极早期血压可升高外,几乎所有患者的血压降低
其他体征	可有与心律失常、休克或心力衰竭相关的其他体征

五、检　查

1. 心电图

(1) 特征性改变　STEMI 心电图表现特点如下表所列:

病理性 Q 波	宽而深的 Q 波,在面向透壁心肌坏死区的导联上出现
ST 段	①面向坏死区周围心肌损伤区的导联上出现→ST 段抬高呈弓背向上型;②背向 MI 区导联则出现相反的改变→R 波增高、ST 段压低和 T 波直立并增高
T 波	T 波倒置,在面向损伤区周围心肌缺血区的导联上出现

(2) 动态改变　ST 段抬高性 MI。

时　间	改　变
数小时内	可尚无异常或出现异常高大两肢不对称的 T 波→超急性期改变
数小时后	①ST 段明显抬高,弓背向上,与直立的 T 波连接,形成单相曲线;②数小时～2 日内出现病理性 Q 波,同时 R 波减低→急性期改变;③Q 波在 3～4 天内稳定不变,以后 70%～80%永久存在;④早期如不进行治疗干预,ST 段抬高持续数日至两周左右,逐渐回到基线水平,T 波则变为平坦或倒置→亚急性期改变
数周至数月后	①T 波呈 V 形倒置,两肢对称,波谷尖锐→慢性期改变;②T 波倒置可永久存在,也可在数个月至数年内逐渐恢复

（3）定位诊断

导　联	位　置	昭昭老师速记
$V_1 \sim V_3$	前间壁	"1"间房还是"3"间房
$V_1 \sim V_4$	前壁	只有有V4就是前壁
$V_3 \sim V_5$	前壁	三""五"块"钱"
$V_1 \sim V_5$	广泛前壁	"五"个数字所以"广泛"
$V_7 \sim V_9$	后壁	"70,80,90"后
Ⅰ、AVL、V_8	高侧壁	"高""Ⅰ"
Ⅱ、Ⅲ、AVF	下壁	"二""三"个夫人一定是地"下"情

【例26】心电图上Ⅰ和AVL导联出现急性心肌梗死的特异性改变,其梗死部位是心脏的
A. 下壁　　B. 前壁　　C. 后壁　　D. 高侧壁　　E. 前间壁

例27～28共用选项
A. 心肌核素显像　B. 冠状动脉CT造影　C. 心电图　D. 超声心动图　E. 胸部X线片
【例27】女,65岁。心尖部可闻及3/6级收缩期杂音。最有助于明确诊断的检查是
【例28】男,55岁。突发胸痛伴大汗3小时,有吸烟史。首选的检查是

2. 心肌酶

标记物	出现时间	高峰时间	持续时间	昭昭老师速记
肌红蛋白	2 h(最早)	12 h	1～2天	"红""2"代
肌钙蛋白I(cTnI)	3～4 h	11～24 h	7～10天	肌钙蛋白4个字,基本都是4
肌钙蛋白T(cTnT)	3～4 h	24～48 h	10～14天	
肌酸激酶同工酶(CK-MB)	4 h	16～24 h	3～4天	只持续4天,故第5天再心梗意义大

3. 放射性核素检查 主要用于了解急性心肌梗死患者心肌缺血坏死的范围或观察心肌的代谢变化,判断心肌的存活性。

【例29】50岁,女性,患心绞痛2年余,因情绪激动突然发作比以前严重的胸痛,疑为急性心肌梗死。以下哪项最有诊断价值
A. ST段明显下移　　B. T波明显倒置　　C. Q波大于同导联R波1/5
D. 血中肌钙蛋白增高　　E. GPT升高

【例30】有关急性心肌梗死心肌损伤标记物的描述不正确的是
A. 肌红蛋白起病后2小时内升高,12小时内达到高峰,24～48小时恢复
B. 肌钙蛋白起病后6小时内升高,5～6天恢复
C. CK-MB起病后4小时内升高,16～24小时达到高峰,3～4天恢复
D. AST在起病6～10小时开始升高,3～6天恢复正常
E. LDH在起病6～10小时后升高,1～2周内恢复正常

【例31】急性心肌梗死发病后12天血清检查仍可能高于正常的指标是
A. 酸磷酸激酶的同工酶CK-MB　　B. 天门冬氨酸基转移酶　　C. 肌钙蛋白
D. 肌酸磷酸激酶　　E. 肌钙蛋白T

【例32】对心肌梗死有特异性的是
A. LDH1　　B. LDH2　　C. LDH3　　D. LDH4　　E. LDH5

【例33】急性心肌梗死最晚恢复正常的心肌坏死标志物是
A. 肌红蛋白　　B. 肌酸肌酐　　C. 肌酸肌酶同工酶MB
D. 天门冬氨酸氨基转移酶　　E. 肌钙蛋白

【例34】男,54岁。发作性胸痛3天,于劳累时发作,休息5分钟可缓解,每天发作3～4次,最近2小时内上述症状发作2次,每次持续20分钟。该患者最恰当的处理措施是
A. 门诊预约超声心动图检查　　B. 立即收住院行心电图运动负荷试验
C. 立即收住院监测心电图和血肌钙蛋白　　D. 门诊预约动态心电图检查

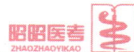

E. 立即收住院做胸部 X 线片

六、治 疗

1. 监护和一般治疗 休息,监测心电图、血压、呼吸等,吸氧,护理,建立静脉通道。

2. 解除疼痛

吗啡或哌替啶	可迅速止痛,并减轻交感神经过度兴奋及濒死感;注意低血压和呼吸功能抑制的副作用
硝酸酯类药物	通过扩张冠脉,增加冠脉血流以及增加静脉容量,而降低心室前负荷
β受体阻滞剂	能减少心肌耗氧量和改善缺血区的氧供失衡,缩小急性心肌梗死的面积,减少复发性心肌缺血、再梗死、室颤及其他恶性心律失常

【例35】男,68 岁。急性前壁心肌梗死,为预防再梗和猝死,如**无禁忌证**,宜尽早使用的药物是

A. 硝苯地平 　　　B. 阿托品 　　　C. 美托洛尔 　　　D. 地高辛 　　　E. 美西律

3. 抗血小板治疗 应用阿司匹林及 ADP 受体拮抗剂在内的口服抗血小板药物。

4. 抗凝治疗 凝血酶使纤维蛋白原转变为纤维蛋白是最终形成血栓的关键环节,因此抑制凝血酶非常重要。

5. 再灌注心肌治疗 起病 3～6 小时最多在 12 小时内,使闭塞的冠状动脉再通,心肌得到再灌注,濒临坏死的心肌可能得以存活或使坏死范围缩小,减轻梗死后心肌重塑,预后改善。(昭昭老师提示:对比记忆肺栓塞的溶血栓的时间窗是 14 天)

(1) 经皮冠状动脉介入治疗 经皮冠状动脉介入治疗(PCI)是指采用经皮穿刺技术送入球囊导管或其他相关器械,解除冠状动脉狭窄或梗阻,重建冠状动脉血流的技术。若病人在救护车上或无 PCI 能力的医院,但预计 120 分钟内可转运至有 PCI 条件的医院并完成 PCI,则首选直接 PCI 策略,力争在 90 分钟内完成再灌注;或病人在可行 PCI 的医院,则应力争在 60 分钟内完成再灌注。

方 式	适应症
直接 PCI	①症状发作 12 小时以内并且有持续新发的 ST 段抬高或新发左束支传导阻滞; ②12～48 小时内若病人仍有心肌缺血证据(仍然有胸痛和 ECG 变化)
补救性 PCI	溶栓治疗后仍有明显胸痛,抬高的 ST 段无明显降低者,应尽快进行冠状动脉造影,如显示 TIMI 0～Ⅱ级血流,说明相关动脉未再通,宜立即施行补救性 PCI
溶栓治疗再通者的 PCI	①溶栓成功后有指征实施急诊血管造影,必要时进行梗死相关动脉血运重建治疗,可缓解重度残余狭窄导致的心肌缺血,降低再梗死的发生; ②溶栓成功后稳定的病人,实施血管造影的最佳时机是 2～24 小时

(2) 溶栓治疗

①仅适用于:**ST 段抬高的心肌梗死**。(昭昭老师提示:非 ST 段抬高的心肌梗死禁用这点经常考试)

②首选药物**尿激酶**、链激酶、rt - PA(重组织性纤维蛋白溶酶原激活剂)。

③适应证和禁忌证如下表所列:

适应证	禁忌证
①两个或两个以上相邻导联 ST 段抬高(胸导联≥0.2 mV,肢导联≥0.1 mV),或病史提示 AMI 伴左束支传导阻滞,起病时间<12 小时,病人年龄<75 岁; ②ST 段显著抬高的 MI 病人年龄>75 岁,经慎重权衡利弊仍可考虑; ③STEMI,发病时间已达 12～24 小时,但如仍有进行性缺血性胸痛、广泛 ST 段抬高者也可考虑	①既往发生过出血性脑卒中,6 个月内发生过缺血性脑卒中或脑血管事件; ②中枢神经系统受损,颅内肿瘤或畸形; ③近期(2～4 周)有活动性内脏出血; ④未排除主动脉夹层; ⑤入院时严重且未控制的高血压(>180/110 mmHg)或慢性严重高血压病史; ⑥目前正在使用治疗剂量的抗凝药或已知有出血倾向; ⑦近期(2～4 周)创伤史,包括头部外伤、创伤性心肺复苏或较长时间(>10 分钟)的心肺复苏; ⑧近期(<3 周)外科大手术; ⑨近期(<2 周)曾有在不能压迫部位的大血管行穿刺术

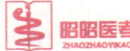

④疗效判断:冠脉造影或以下 4 项中符合 2 项以上胸痛和心律失常提示溶栓成功。

胸 痛	2 小时内胸痛程度减轻一半以上
ST 段	2 小时内 ST 段抬高的幅度降低一半以上
心肌酶	心肌损伤标志物高峰提前出现(CK - MB 峰值出现在发病后 16 小时内、cTnI 峰值出现在发病后 14 小时内)
心律失常	出现再灌注心律失常

(3)紧急行冠状动脉旁路搭桥手术(CABG) 介入治疗失败后或溶栓治疗无效的患者,争取在 6～8 小时以内实施紧急 CABG 手术,但手术死亡率明显高于择期的 CABG 手术。

【例 36】女,69 岁,突发胸骨后压榨样疼痛 6 小时,持续不缓解。查体:BP 160/70 mmHg,心率 97 次/分。心电图示 V₁～V₆ 导联 ST 段水平型压低 0.3～0.5 mV,实验室检查:血清肌钙蛋白 I 增高。该患者不宜采取的治疗是

　　A. 静脉滴注硝酸甘油　　　　　B. 皮下注射低分子肝素　　　　　C. 嚼服阿司匹林
　　D. 吸氧　　　　　　　　　　　E. 静脉滴注尿激酶

【例 37】男,50 岁。持续胸痛 5 小时。查体:皮肤湿冷,BP 80/50 mmHg,心率 90 次/分,双肺满布细湿啰音。心电图:V₁～V₆ ST 段抬高。血清肌钙蛋白升高。最主要的处理措施是

　　A. 静脉推注西地兰　　　　　　B. 口服地高辛　　　　　　　　　C. 静脉滴注复方丹参
　　D. 静脉滴注尿激酶　　　　　　E. 口服呋塞米

【例 38】不能用于判断急性心肌梗死后溶栓成功的临床指标为

　　A. 胸痛缓解　　　　　　　　　B. 心电图示 ST 段下降　　　　　C. 频发的室性期前收缩
　　D. CK - MB 峰值前移　　　　　E. 窦性心动过速

6. 非 ST 段抬高性心肌梗死的处理 不宜溶栓(尿激酶对白色血栓效果不佳)。按照不同危险组别来处理。

危险级别	具体含义	处理方式
低危险组	无并发症、血流动力学稳定、不伴反复胸痛	阿司匹林和低分子肝素
中危险组	伴持续或反复胸痛,心电图无变化或 ST 段压低 1 mm 上下者	首选介入治疗
高危险组	并发心源性休克、肺水肿或持续低血压	

7. 抗心律失常及传导障碍治疗

心律失常类型	首选治疗
心室颤动或持续多形性室性心动过速	非同步直流电除颤或同步直流电复律
室性期前收缩(前壁心梗)	利多卡因
缓慢性心律失常	阿托品
二度或三度房室传导阻滞(下壁心梗)	人工心脏起搏器
室上性快速心律失常	维拉帕米、地尔硫䓬、洋地黄制剂或胺碘酮等治疗不能控制时,首选同步直流电复律

8. 抗休克治疗 补充血容量、应用升压药物、应用扩血管药物等,降低心源性休克的病死率,可行主动脉内球囊反搏术进行辅助循环。

9. 抗心力衰竭药物 以吗啡和利尿剂为主,亦可选用扩血管药物减轻左心室的负荷,或用多巴酚丁胺或短效 ACEI 从小剂量开始。心肌梗死 24 小时以内禁用洋地黄制剂。(昭昭老师提示:心肌梗死的主要病因是:心肌缺氧,强心剂会增加心肌耗氧量,加重缺氧)

【例 39】急性前壁心肌梗死后 24 小时内出现急性肺水肿时应慎用

　　A. 西地兰　　　　B. 呋塞米　　　　C. 硝酸甘油　　　　D. 硝普钠　　　　E. 氨茶碱

10. 右心室心肌梗死的处理 右心室梗死引起右心衰竭伴低血压,而无左心衰竭的表现时,宜扩张血管。在血流动力学监测静脉输液,知道低血压得到纠正或 PCWP 达 15～18 mmHg。如输液 1～2 L 后低血压仍未能纠正,可用正性肌力药,以多巴酚丁胺为优。不宜用利尿剂。伴有房室传导阻滞者可临时予以起搏治疗。

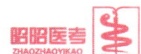

11. 其他治疗

（1）钙离子拮抗剂　起病早期,无禁忌证患者,可尽快使用美托洛尔、阿替洛尔或卡维地洛等β受体阻滞剂,尤其是前壁心肌梗死伴有交感神经功能亢进者,可能防止梗死范围扩大,但注意其对心脏收缩功能的抑制。不推荐急性心肌梗死患者常规使用钙离子拮抗剂。

（2）极化液治疗　氯化钾 1.5 g、胰岛素 10 U 加入 10% 葡萄糖溶液 500 mL,静脉滴注,1～2 次/日,7～14 天为一疗程。可促进心肌摄取和代谢葡萄糖,使钾离子进入细胞内,恢复细胞膜的极化状态,以利心脏的正常收缩,减少心律失常。

➤ 昭昭老师总结：治疗冠心病药物（1）

分　型	具体分类	首选和禁忌药物	昭昭老师速记
心绞痛	稳定型心绞痛 （胸痛 3～5 min＋可自行缓解＋ST 段压低≥0.1 mV）	①首选:硝酸甘油	稳定首选硝甘,但是硝甘"不能"改善预后
		②改善预后:阿司匹林	阿司匹林防止血栓形成,防止发生心梗,改善预后
	变异型心绞痛 （ST 段一过性抬高）	①首选:硝苯地平	"地""变""平"了
		②禁用:β受体阻滞剂	β受体阻滞剂会加重冠脉痉挛,导致病情加重
心肌梗死	ST 段抬高的心肌梗死 （胸痛≥30 min＋不缓解＋ST 段弓背向上抬高）	①首选:溶栓治疗	ST 段抬高心梗,是血栓堵了首选溶栓
		②右心室心梗 禁用:硝酸甘油	右心室心梗本来回心血量就少,你在用硝甘扩静脉,导致回心血量进一步减少,加重右心室心梗
	非 ST 段抬高的心肌梗死（胸痛≥30 min＋不缓解＋ST 段不抬高）	①首选:阿司匹林	非 ST 段抬高的心梗血多为血小板聚集形成,所以首选抗血小板
		②禁忌:溶栓治疗	溶栓治疗就是溶解纤维蛋白而不是溶血小板

➤ 昭昭老师总结：治疗冠心病药物（2）

疾　病	药　物	昭昭老师速记
稳定型心绞痛	首选:硝酸甘油	硝酸甘油扩冠脉
变异型心绞痛	首选:硝苯地平	"地"变"平"了
改善冠心病预后的药物	首选:阿司匹林、β受体阻滞剂	"他"能改善预后
不能改善冠心病预后	首选:硝酸甘油	"不""甘"心
非 ST 段抬高心肌梗死	首选:阿司匹林	禁用:尿激酶
ST 段抬高心肌梗死	首选:尿激酶	先溶栓
右心室梗死	禁用:硝酸甘油	硝甘扩静脉,回心血量减少
变异型心绞痛	禁用:β受体阻滞剂	β受体阻滞剂加重冠脉痉挛
急性心肌梗死	禁用:钙离子拮抗剂	负性作用加重机体缺血
急性心肌梗死	禁用:洋地黄	减少心肌耗氧量

（昭昭老师提示:冠心病的治疗中,不能突然停药的是:β受体阻滞剂,应缓慢停药）

七、并发症

乳头肌功能失调或断裂	①心尖区出现收缩中晚期喀喇音和吹风样杂音; ②功能失调为一过性收缩期杂音,断裂为持续性收缩期杂音
室间隔穿孔	胸骨左缘 3～4 肋间持续收缩期杂音
心脏破裂	常在起病 1 周出现,最常见的部位:左心室游离壁破裂

心室膨胀瘤(室壁瘤)	好发部位在左心室,心界扩大,ST 段持续抬高
心肌梗死后综合征	表现为心包炎、胸膜炎或肺炎,有发热、胸痛等症状
栓塞	最常引起脑栓塞
心律失常	①前壁心肌梗死:最常见是室性期前收缩;24 小时内患者死亡主要原因是心室颤动。 ②下壁心肌梗死:房室传导阻滞

例 40～42 共用题干

男,68 岁,阵发性胸闷 3 年,持续加重 6 小时后突发意识丧失。查体:BP 40/20 mmHg,双肺呼吸音清。心率 32/分,心律整齐,各瓣膜区未闻及杂音。血清肌钙蛋白水平增高。

【例 40】该患者意识丧失的最可能原因是

A. 心肌病　　B. 主动脉夹层　　C. 急性肺栓塞　　D. 主动脉瓣狭窄　　E. 急性心肌梗死

【例 41】最可能的心律失常是

A. 心房颤动　　　　　　　　B. 心室颤动　　　　　　　　C. 室性心动过速

D. 二度房室传导阻滞　　　　E. 三度房室传导阻滞

【例 42】入院后经抢救患者病情平稳,但第 3 天突发喘憋,不能平卧。查体:心尖部可闻及 3/6 级收缩期杂音,双肺满布湿啰音。该患者最可能合并

A. 心脏乳头肌断裂　　B. 急性心包炎　　C. 二尖瓣狭窄　　D. 主动脉瓣狭窄　　E. 肺部感染

【例 43】心肌梗死患者心脏破裂最常见部位是

A. 左房游离壁　　B. 右房游离壁　　C. 室间隔　　D. 左室游离壁　　E. 右室游离壁

例 44～45 共用选项

A. 左心室血栓脱落　　B. 心室膨胀缩　　C. 室间隔穿孔　　D. 心肌梗死后综合征　　E. 乳头肌功能失调

【例 44】急性心肌梗死后 1 天,心尖区出现收缩中晚期喀喇音和吹风样收缩期杂音,最可能出现的并发症是

【例 45】心肌梗死后 4 周,发热、胸痛,超声心动图示心包腔内液性暗区,最可能出现的并发症是

【例 46】男,55 岁。突发持续胸痛 4 小时。查体:BP 100/50 mmHg,心率 30 次/分,心律整齐,心电图示急性下壁、右室心肌梗死,三度房室传导阻滞。为提高心室率应立即采取的治疗措施是

A. 静脉滴注异丙肾上腺素　　　　B. 静脉滴注多巴酚丁胺　　　　C. 静脉注射肾上腺素

D. 同步直流电复律　　　　　　　E. 植入临时性心脏起搏器

例 47～49 共用题干

男,52 岁。2 年来每于剧烈活动时发作剑突下疼痛,向咽部放射,持续数分钟可自行缓解。2 周来发作频繁且夜间睡眠中发作。2 小时出现剑突下剧烈疼痛,向胸部放射,伴憋闷、大汗,症状持续不缓解,急诊平车入院。既往高血压病史 10 年,糖尿病病史 5 年,有吸烟史。查体:T 36.2 ℃,BP 160/80 mmHg。急性病容,口唇无紫绀,双肺呼吸音清,心率 103 次/分,心律不齐,早搏 15 次/分,$A_2 > P_2$,腹软,无压痛。

【例 47】接诊时首先需考虑的诊断是

A. 消化性溃疡　　B. 急性胰腺炎　　C. 急性心肌梗死　　D. 急性肺栓塞　　E. 急性胆囊炎

【例 48】最可能引起该患者死亡的原因是

A. 感染中毒性休克　　　　　　B. 弥漫性血管内凝血　　　　　　C. 恶性心律失常

D. 上消化道出血　　　　　　　E. 急性腹膜炎

【例 49】接诊患者需首先完善的检查是

A. 急诊腹部 B 超　　B. 急诊胃镜　　C. 心电图　　D. 血气分析　　E. 血和尿淀粉酶测定

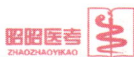

第4节 血脂紊乱的分类、诊断及治疗

一、病 因

1. 原发性血脂异常 原发性血脂异常原因不明,是遗传与环境因素相互作用的结果。

2. 继发性血脂异常 ①甲减、库欣综合征、肝肾疾病、SLE、骨髓瘤、多囊卵巢综合征、过量饮酒等可引起继发性血脂异常。②某些药物长期应用如噻嗪类利尿剂、非选择性β受体阻断剂、糖皮质激素。

二、血脂异常诊断诊断(mmol/L)

分 层	TC	LDL-C	HDL-C	非-HDL-C	TG
理想水平	—	<2.6	—	<3.4	—
合适水平	<5.2	<3.4	—	<4.1	<1.7
边缘升高	5.2~6.19	3.4~4.09	—	4.1~4.89	1.7~2.29
升高	≥6.2	≥4.1	—	≥4.9	≥2.3
降低	—	—	<1.0	—	—

三、调整血脂的药物

1. 降低胆固醇药物 他汀类、树脂类。

2. 降低甘油三酯药物 贝特类、烟酸类。

	他汀类	贝特类	烟酸类	树脂类
代表药物	洛伐他汀 辛伐他汀 普伐他汀	非诺贝特 苯扎贝特 吉非贝齐	烟酸 阿昔莫司	考来烯胺 考来替哌
作用机制	HMC-CoA 还原酶抑制剂	促进 VLDL 和 TG 分解及胆固醇的逆向转运	抑制脂肪组织脂解,减肝 VLDL 少合成与分泌	与肠道内胆酸不可逆结合,阻断胆固醇重吸收
胆固醇	强	较强	强	强
甘油三酯	较强	强	强	—
适应证	①高胆固醇血症 ②以胆固醇升高为主的混合性高膜血症	①高甘油三酯血症 ②以甘油三酯升高为主的混合性高脂血症	①高甘酯三酯血症 ②以甘油三酯升高为主的混合性高脂血症	①高胆固醇血症 ②以胆固醇升高为主的混合性高脂血症
昭昭老师速记	"他"乡遇"故"知	"三""贝"勒爷	"三"五牌香"烟"	"胆"大上"树"

3. LDL-C/非-HDL-C 治疗达标值

危险等级	LDL-C(mmol/L)	非-HDL-C(mmol/L)
低危、中危	<3.4	<4.1
高危	<2.6	<3.4
极高危	<1.8	<2.6

注:进行危险评估时,已诊断动脉粥样硬化性心血管疾病者为极高危人群;符合以下条件之一者为高危人群:①LDL-C≥4.9 mmol/L,②1.8 mmol/L≤LDL-C<4.9 mmol/L 且年龄≥40 岁的糖尿病病人。不具有上述情况的个体,在决定是否需要调脂治疗前,应根据 LDL-C 或 TC 水平、有无高血压及其他 ASCVD 危险因素进行未来 10 年间 ASCVD 总体发病危险评估,并按照 ASCVD10 年发病平均危险进行危险分层,将<5%、5%~9% 及≥10% 分别定义为低危、中危及高危。

➤ 参考答案如下,详细答案参见 2021 版《国家临床执业及助理医师资格考试精选真题考点精析》。

1. C	2. C	3. B	4. B	5. C
6. D	7. B	8. E	9. E	10. E
11. E	12. D	13. E	14. C	15. C
16. B	17. B	18. D	19. A	20. D
21. B	22. A	23. C	24. D	25. D
26. D	27. D	28. E	29. D	30. D
31. E	32. E	33. C	34. E	35. C
36. E	37. E	38. E	39. E	40. E
41. E	42. A	43. D	44. E	45. D
46. E	47. C	48. C	49. C	—

第6章　心脏瓣膜疾病

➤ **2021 考试大纲**
①二尖瓣狭窄;②二尖瓣关闭不全;③主动脉瓣狭窄;④主动脉瓣关闭不全。

➤ **考纲解析**
近 20 年的医师考试中,本章的考试重点是瓣膜疾病的诊断、体征、检查和治疗,执业医师每年考查分数为 2~3 分,助理医师每年考查分数为 0 分。

第1节　二尖瓣狭窄

一、病　因

1. 常见病因　风湿热最常见,反复链球菌性扁桃体炎或咽峡炎,无风湿热病史。其他病因少见,如先天畸形、老年钙化、类风湿关节炎、系统性红斑狼疮(SLE)等。风湿病并最常侵犯的瓣膜是二尖瓣,常导致二尖瓣狭窄。(昭昭老师提示:风湿,舔过关节,咬住心脏)

2. 二尖瓣口的正常面积　4~6 cm^2。瓣口面积>1.5 cm^2,轻度狭窄;瓣口面积为 1.0~1.5 cm^2,中度狭窄;<1.0 cm^2 为重度狭窄。

【例1】成人心脏正常二尖瓣瓣口面积是
A. 0.5~1.0 cm^2　B. 2.0~3.0 cm^2　C. 4.0~6.0 cm^2　D. 6.5~7.5 cm^2　E. 8.0~9.0 cm^2

二、病理生理

1. 发病机制　二尖瓣狭窄的时候,左心房收缩要将血液打进左心室,由于二尖瓣狭窄,这样导致左心房里面的血液在一定时间内不能将所有血液射入到左心室,从而导致左心房内在一个收缩周期后会残留一些血液,经过很多个收缩周期后,左心房内的血液会越来越多,最终导致左心房越来越大,左心房内的压力越来越高,而左心房内血液来自于肺静脉,这样肺静脉及肺毛细血管压力升高,进而肺水肿、肺淤血,从而使肺动脉进入到肺内的血液压力增高,因为是右心室射血到肺里面,所以右心室的压力也会增高,淤血,最终导致右心衰。

2. 简单总结　二尖瓣狭窄→左心房淤血→左心房增大(梨型心)→肺静脉高压→肺毛细血管高压→肺动脉高压→右心室高压→右心衰(左心室不大)。

【例2】单纯性二尖瓣狭窄,首先发生代偿性肥大和扩张的是
A. 左心室　　　　　　　　　B. 右心室　　　　　　　　　C. 左心房
D. 左房,左室同时发生　　　E. 左房,右室同时发生

【例3】二尖瓣狭窄最不可能引起下列哪项变化?
A. 左心房扩大　B. 左心室扩大　C. 右心房扩大　D. 左心房肥大　E. 右心室肥大

三、临床表现

1. 呼吸困难　是最常见的症状,最初仅发生于夜间睡眠中或较大体力活动时,随着二尖瓣狭窄加

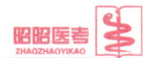

重,劳动耐量逐渐下降,最终静息时也出现呼吸困难。

2. 咳嗽 常见,多在夜间睡眠或劳动后出现,为干咳无痰或泡沫状痰,并发感染时咳黏液痰或脓痰。

3. 咯血

大咯血	①严重二尖瓣狭窄,左心房压力增高,肺静脉压增高,支气管静脉破裂出血所致,多见于二尖瓣狭窄早期;②后期因静脉壁增厚,发生出血的概率下降
痰中带血或血痰	常伴有夜间阵发性呼吸困难,与支气管炎、肺部感染、肺充血或毛细血管破裂有关
胶冻状暗红色痰	肺梗死时咳胶冻状暗红色痰为二尖瓣狭窄合并心力衰竭的晚期并发症
粉红色泡沫状痰	急性肺水肿的表现,由毛细血管破裂所致

4. 血栓栓塞 为二尖瓣狭窄严重的并发症,约20%的患者可并发血栓栓塞。发生栓塞者约80%有心房颤动,故合并房颤的患者需要予以预防性抗凝治疗。

5. 其他症状 左心房显著扩大、左肺动脉扩张压迫左喉返神经引起声音嘶哑;压迫食管可引起吞咽困难;右心室衰竭时出现胃肠道淤血的表现如腹胀、恶心等;部分患者有胸痛的表现。

【例4】二尖瓣狭窄患者出现有心力衰竭时最可能缓解的临床表现是

A. 肝大　　　B. 颈静脉怒张　　　C. 肝脏压痛　　　D. 双下肢水肿　　　E. 呼吸困难

【例5】以下心血管疾病中最易引起咯血的是

A. 二尖瓣狭窄　　　B. 肺动脉瓣狭窄　　　C. 急性心包炎　　　D. 三尖瓣狭窄　　　E. 主动脉瓣狭窄

四、体 征

1. 一般体征 二尖瓣面容,双颧绀红。右心室扩大时剑突下可触及收缩期抬举样搏动。右心衰竭时可出现颈静脉怒张、肝颈静脉回流征、肝大、双下肢水肿等。

2. 心音 二尖瓣狭窄时候,如果瓣叶柔顺有弹性,在心尖多可闻及亢进的第一心音,呈拍击样,并可闻及开瓣音,如瓣叶钙化僵硬,该体征消失。当出现肺动脉高压时,出现P2亢进和分裂。

3. 心脏杂音

(1) 二尖瓣狭窄的特征性杂音　心尖部(二尖瓣听诊区)舒张期隆隆样杂音,呈递增,局限,左侧卧位明显,运动或用力呼气可使其增强,常伴有舒张期震颤。当胸壁增厚、肺气肿、低排血量状态、右心室明显扩大、二尖瓣重度狭窄时此杂音可被掩盖,称为"安静型二尖瓣狭窄"。(昭昭老师速记:二瞎叔,又聋又瞎,爱吃梨——二尖瓣狭窄,舒张期隆隆样杂音,梨形心)

(2) 继发性改变出现杂音。(昭昭老师速记:二尖瓣狭窄→肺动脉相对关闭不全→三尖瓣关闭不全)

Graham-Steell 杂音	严重肺动脉高压,导致肺动脉及其瓣环扩张,导致相对性肺动脉瓣关闭不全,因而在胸骨左缘第二肋间可闻及递减型高叹气样舒张早期杂音,此为 Graham-Steell 杂音
三尖瓣关闭不全杂音	右心室扩张时,因相对性三尖瓣关闭不全,可在胸骨左缘第4~5肋间闻及全收缩期吹风样杂音

【例6】下列不符合二尖瓣狭窄患者的描述的选项是

A. 两颧绀红色　　　　　　B. 肺动脉段膨出　　　　　　C. 左心房增大

D. 严重时发生急性肺水肿　　E. 心音弱而远

【例7】女,18岁。心尖部隆隆样杂音,并于收缩晚期听见喀喇音,提示病变瓣膜弹性良好是

A. 心尖部杂音　　B. 杂音的响度　　C. 杂音的性质　　D. 开瓣音　　E. 杂音持续的时间

【例8】心尖部触及舒张期震颤最常见于

A. 二尖瓣狭窄　　B. 二尖瓣关闭不全　　C. 动脉导管未闭　　D. 主动脉瓣狭窄　　E. 室间隔缺损

【例9】心尖区触及舒张期震颤提示存在

A. 二尖瓣关闭不全　　　　　　B. 二尖瓣狭窄　　　　　　C. 主动脉瓣关闭不全

D. 动脉导管未闭　　　　　　　E. 主动脉瓣狭窄

【例10】男,40岁。发现风湿性心脏病10余年。查体:双侧颧部皮肤呈紫红色,心界向左扩大,心腰膨隆,心率96次/分,心尖部可闻及开瓣音及舒张期隆隆样杂音。该患者查体还可能发现的其他阳性体征是

A. 肺动脉瓣区舒张早期杂音　　B. 胸骨左缘第3肋间收缩期杂音　　C. 第二心音减弱

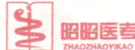

D. 第一心音减弱 E. 第二心音逆分裂

五、实验室检查

超声心动图	①最有诊断价值(最重要)的无创方法:超声心动图。 ②M型可见二尖瓣回声增粗,双峰消失呈城墙样,前后叶同向运动,左房、右室大
心电图	①左心房扩大,出现双峰P波即二尖瓣型P波;右心室肥厚及电轴右偏。 ②晚期常合并房颤
胸部X线检查	①KerleyB线:肺间质水肿引起小叶间隔增宽,在两肺下野外侧可形成水平线状影,是慢性肺淤血的特征性表现。 ②主动脉弓缩小、肺动脉干突出、右心室增大、心脏为梨形心。 ③前后位,右心缘,双房影;左前斜位,左主支气管上抬;右前斜位,食管下段后移

【例11】提示二尖瓣狭窄合并左心房增大的主要心电图改变是

A. 高尖P波   B. 双峰P波   C. 逆行P波   D. QRS波群宽   E. T波明显倒置

【例12】梨形心最常见于

A. 主动脉瓣关闭不全   B. 肺动脉瓣关闭不全   C. 二尖瓣狭窄

D. 二尖瓣关闭不全   E. 三尖瓣狭窄

六、治　疗

1. 对因治疗　预防风湿热,风湿热是其主要病因,因而建议预防性抗风湿热治疗,长期甚至终身使用苄星青霉素120万U,每月肌内注射一次。

2. 并发症的治疗

(1)劳力性呼吸困难　避免剧烈活动。

(2)肺水肿　利尿剂及扩张静脉的扩血管药,避免使用以扩张小动脉为主的药物,减轻心脏后负荷的血管扩张药物。应选择以扩张静脉为主的药物,如硝酸异山梨酯类。正性肌力药物,如洋地黄对二尖瓣狭窄导致的心力衰竭无效。

(3)大咯血　坐位,镇静剂+利尿剂。

(4)并发症治疗　房颤的治疗,原则是控制心室率,争取恢复成窦性,预防左心房的附壁血栓脱落,导致的脑栓塞(缺血性脑卒中)。

3. 手术治疗

(1)经皮球囊二尖瓣成形术　瓣膜无明显钙化,弹性可且左心房无血栓。

(2)二尖瓣分离术　目前临床已经很少使用。

(3)人工瓣膜置换术　指征:①严重瓣叶和瓣下结构钙化、畸形,不宜做经皮球囊二尖瓣成形术或二尖瓣分离术;②二尖瓣狭窄合并二尖瓣关闭不全。手术应在有症状而无严重肺动脉高压时考虑。

【例13】以扩张小动脉为主的扩血管药物应慎用于

A. 重度二尖瓣关闭不全   B. 重度二尖瓣狭窄   C. 重度主动脉瓣关闭不全

D. 室间隔缺损   E. 扩张型心肌病

例14~16共用题干

女,50岁。活动后胸闷1年,夜间阵发性呼吸困难4天。查体:BP 130/80 mmHg,P₂亢进,心尖部可闻及舒张期隆隆样杂音,余瓣膜区未闻及杂音。

【例14】该患者最可能的诊断是

A. 二尖瓣关闭不全   B. 主动脉瓣关闭不全   C. 主动脉瓣狭窄

D. 室间隔缺损   E. 二尖瓣狭窄

【例15】该患者最易出现的心律失常是

A. 三度房室传导阻滞   B. 室上性心动过速   C. 心房扑动

D. 室性心动过速   E. 心房颤动

【例16】该患者突发心悸,伴胸闷、喘憋。查体:BP 70/40 mmHg,心率160次/分,心律绝对不齐。首选的治疗措施是

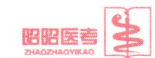

A. 置入临时起搏器　　　　　B. 静脉注射毛花苷 C　　　　　C. 静脉应用胺碘酮

D. 非同步直流电复律　　　　E. 同步直流电复律

【例17】二尖瓣狭窄患者出现急性左心衰竭时，一般**不宜采用**的治疗措施是

A. 面罩吸氧　　　　　　　　B. 静脉注射呋塞米　　　　　C. 静脉注射毛花苷 C

D. 静脉滴注硝酸甘油　　　　E. 无创通气

七、并发症

心房颤动	最常见的早期并发症是心房颤动 (昭昭老师提示：洋地黄中毒最常见的并发症是室性早搏；心肌梗死最常见的并发症是室性早搏，最常见的死亡原因是心室颤动；肺心病最常见的心律失常是房性早搏)
血栓栓塞	最常见的是脑动脉栓塞；晚期，右心房亦可形成附壁血栓导致肺栓塞 (昭昭老师提示：与运动系统中骨折主要并发症的考点类比——脂肪栓塞综合征，最常见部位是肺和脑)
急性肺水肿	①二尖瓣狭窄的严重并发症； ②诱因：剧烈体力活动或情绪激动、感染、心律失常； ③表现为突发的重度呼吸困难和发绀，不能平卧，咳粉红色泡沫状痰，双肺布满、干湿啰音
右心衰	晚期常见的并发症及主要致死原因之一是右心衰
其他并发症	感染性心内膜、肺部感染等

【例18】二尖瓣狭窄时，体循环栓塞最常发生于

A. 脾动脉　　　B. 脑动脉　　　C. 肾动脉　　　D. 下肢动脉　　　E. 肠系膜动脉

第2节　二尖瓣关闭不全

一、病因

1. 瓣叶损伤　风湿性损害最常见；二尖瓣脱垂、感染性心内膜炎破坏瓣叶、肥厚型心肌病、先天性心脏病，心内膜垫缺损等均可导致二尖瓣关闭不全。

2. 瓣环扩大　左室扩大、左心衰造成二尖瓣瓣环扩大可导致二尖瓣相对关闭不全；二尖瓣瓣环退行性变和瓣环钙化也可导致二尖瓣相对关闭不全；严重二尖瓣瓣环钙化者，50%合并主动脉瓣钙化。

3. 腱索断裂　先天性、自发性断裂，或继发于感染性心内膜炎、风湿热的腱索断裂均可导致二尖瓣关闭不全。

4. 乳头肌功能失调或坏死　乳头肌缺血导致短暂性二尖瓣关闭不全，急性心肌梗死后乳头肌坏死可导致永久性二尖瓣关闭不全。先天性乳头肌畸形、乳头肌脓肿、肉芽肿、淀粉样变、结节病等。

慢性二尖瓣关闭不全	急性或亚急性二尖瓣关闭不全
①风湿性(我国过去最常见的原因)； ②黏液样变性和瓣环钙化； ③结缔组织病、先天性(如二尖瓣裂)； ④瓣膜脱垂(腱索或乳头肌过长)； ⑤乳头肌功能不全； ⑥扩张型心肌病和梗阻性肥厚型心肌病； ⑦冠心病节段运动异常或室壁瘤	①非风湿性(以腱索断裂最常见)； ②感染性心内膜炎； ③心肌梗死并乳头肌功能不全； ④创伤所致腱索或乳头肌断裂； ⑤心脏瓣膜手术； ⑥人工瓣周漏、原发性和继发性腱索断裂

【例19】在发展中国家，二尖瓣关闭不全最常见的病因是

A. 二尖瓣脱垂　　B. 风湿性心脏病　　C. 感染性心内膜炎　　D. 二尖瓣瓣环钙化　　E. 冠心病

二、病理生理

1. 急性二尖瓣关闭不全　收缩期左心室射出的部分血液经关闭不全的二尖瓣口反流左心房，使左心房容量负荷增加，致使左心房压和肺毛细血管楔压急剧升高，导致肺淤血、急性肺水肿。反流入左心房的血液与肺静脉至左心房的血液汇总，在舒张期充盈左心室，致左心房和左心室容量负荷骤增，左室舒张末压急剧上升。

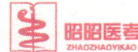

2. 慢性二尖瓣关闭不全 左心室舒张期容量负荷增加,可通过 Frank - Starling 机制使左心室每搏量增加,射血分数维持在正常范围,因此代偿早期可无临床症状。随着病情进展,左心房接收左心室反流血液,持续严重的过度容量负荷终致左心房压和左心室舒张末压明显升高,内径扩大。当失代偿时,肺静脉压和肺毛细血管楔压增高,继而发生肺淤血、左心衰竭。晚期出现肺动脉高压,导致右心室肥厚、右心衰竭,终致全心衰竭。

【例20】下列关于二尖瓣关闭不全听诊特点叙述正确的是

A. 吸气时增强 　　　　B. 心尖区第一心音减弱,或被杂音掩盖 　　C. 杂音呈递减型
D. 响度在 3/6 级以下 　　E. 不出现第三心音

【例21】女性,23 岁。心尖区可闻及收缩中晚期吹风样杂音及喀喇音,超声心动图可见二尖瓣前叶 CD 段呈吊床样波形,最可能的诊断是

A. 二尖瓣狭窄 　　　　　B. 二尖瓣关闭不全 　　　　　C. 主动脉瓣关闭不全
D. 主动脉瓣关闭不全 　　E. 二尖瓣脱垂

【例22】二尖瓣关闭不全的典型体征是

A. 心尖部粗糙的收缩期杂音 　　　　　　B. 心尖部 Austin - Flint 杂音
C. 心尖部 S_1 亢进 　　　　　D. A_2 增强 　　　　　E. 心界呈梨形

【例23】乳头肌断裂致急性二尖瓣关闭不全时,下列描述正确的是

A. 左心室大小无明显变化 　　　B. 可无症状 　　　C. 左心房明显扩大
D. 胸部 X 线片示肺纹理稀疏 　　E. 心电图示 SV1＋RV5＞4.0 mV

三、临床表现

慢性二尖瓣关闭不全	劳累后呼吸困难;急性肺水肿发生率低
急性二尖瓣关闭不全	①急性肺水肿,右心衰竭,左心衰竭; ②急性二尖瓣关闭不全,特别是重度腱索或乳头肌断裂时,由于左心房顺应性差,左心房压和肺血管阻力急剧增加,常表现为急性肺水肿; ③肺动脉压力明显增加时,可出现右心衰竭,表现为肝大、腹胀、水肿等

四、体征

急性二尖瓣关闭不全	①心尖搏动呈高动力性,为抬举样搏动; ②肺动脉瓣区第二心音分裂,左心房强有力收缩导致心尖区出现第四心音; ③典型体征:心尖部粗糙的全收缩期吹风样杂音,强度大于 3/6 级,可向腋下或左肩胛下传导
慢性二尖瓣关闭不全	①心界向左下扩大,心尖搏动向下向左移位。 ②二尖瓣关闭不全时,导致心室舒张期过度充盈,使二尖瓣漂浮,第一心音减弱;由于左心室射血缩短,主动脉瓣关闭提前,导致第二心音分裂;严重反流出现低调第三心音。 ③心脏杂音

➤ 昭昭老师总结:急性二尖瓣关闭不全和慢性二尖瓣关闭不全

	急性二尖瓣关闭不全	慢性二尖瓣关闭不全
心排量	明显减少	减少
肺淤血	①轻症者仅有劳力性呼吸困难; ②重症者急性肺水肿、左心衰竭、心源性休克	不同程度呼吸困难
右心衰竭	病程短,极少出现右心衰竭症状	晚期出现,如腹胀、纳差、肝大、胸腹水、水肿等
胸部视诊	①病程短,一般无心界扩大; ②心尖抬举样搏动(高动力型)	①心界向左下扩大,心尖搏动左下移位; ②心尖抬举样搏动
心音	①肺动脉瓣第二心音亢进、分裂; ②心尖区可闻及第四心音	①第一心音减弱,第二心音分裂; ②严重反流时可闻及第三心音

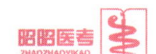

续表

	急性二尖瓣关闭不全	慢性二尖瓣关闭不全
杂 音	①心尖区 3/6 级以上收缩期粗糙吹风样杂音； ②累及腱索、乳头肌时出现乐音性杂音	①典型杂音：心尖区全收缩期吹风样杂音； ②二尖瓣脱垂时收缩期杂音出现在喀嚓音之后； ③腱索断裂时可出现海鸥鸣或乐音性杂音

五、实验室检查

超声心动图	最有价值的方法
心电图	左心房增大及房颤；严重者左心室肥厚

六、治 疗

	急性二尖瓣关闭不全	慢性二尖瓣关闭不全
内科治疗	①目的是减少反流量，降低肺静脉压，增加心排出量。 ②动脉扩张剂可减少体循环血流阻力，提高主动脉输出流量，同时减少二尖瓣反流量和左心房压力。 ③若已发生低血压，则不宜使用，而应行主动脉内球囊反搏	①抗风湿治疗，预防感染性心内膜炎，处理并发症；无症状、心功能正常者无需治疗。 ②已有症状的二尖瓣反流，可给予血管紧张素转换酶抑制剂（ACEI）减少左心室容积，缓解症状
手术治疗	紧急或择期行人工瓣膜置换术或修复术	①适应证：重度二闭伴心功能 NYHA Ⅲ 或 Ⅳ 级；心功能 NYHA Ⅱ 级伴心脏扩大；严重二闭，LVEF 减低。 ②手术方法：二尖瓣修补术和二尖瓣置换术

七、并发症

心房颤动	多见于慢性重度二闭患者
心力衰竭	急性者早期出现，迅速发生急性左心衰甚至肺水肿，预后较差
感染性心内膜炎	感染性心内膜多发生于瓣膜关闭不全
血栓栓塞	较少见
二尖瓣脱垂	二尖瓣脱垂的并发症包括感染性心内膜炎、脑血管栓塞、心律失常、猝死、腱索断裂、心衰

➤ 昭昭老师总结：二尖瓣狭窄和二尖瓣关闭不全对比

	二尖瓣狭窄	二尖瓣关闭不全
病 因	最常见病因是风湿热	最常见病因是腱索断裂
病 理	左房扩大为主	左室、左房增大
临床表现	二尖瓣瓣口面积<1.5 cm² 才出现明显症状如呼吸困难、咯血、咳嗽、声嘶等	①急性：劳力性呼吸困难等； ②慢性：轻症者可终身无症状
听 诊	①心尖部隆隆样舒张中晚期杂音，伴震颤。 ②心尖区第一心音亢进和开瓣音。 ③肺动脉高压时可有 P₂ 亢进、分裂；肺动脉扩张致肺闭，可出现该区舒张早期叹气样杂音（Graham-Steell 杂音）	①心尖部全收缩期吹风样高调一贯型杂音； ②第一心音减低； ③肺动脉高压时可有 P₂ 亢进、分裂
并发症	最常见的是房颤	最常见的是房颤

第 3 节 主动脉瓣膜狭窄

一、病 因

主动脉瓣狭窄的病因分别是先天性主动脉瓣畸形、老年性主动脉瓣钙化和风湿性心脏病。

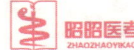

先天性畸形	单叶瓣畸形,可引起严重的先天性主动脉瓣狭窄,是导致婴儿死亡的重要原因之一,多在儿童时期出现症状,青春期前即需矫治
老年性主动脉瓣钙化	与年龄相关的退行性主动脉瓣狭窄已成为中老年人最常见的主动脉瓣狭窄的原因
风湿性心脏病	炎症性病变导致主动脉瓣狭窄的病因主要为风湿热,其他少见病因为结缔组织疾病

二、病理生理

①主动脉狭窄→左心室射入主动脉血液时阻力增加,射血减少→体循环血量减少→心肌缺血(心绞痛)脑缺血(晕厥)。

②主动脉狭窄→左心室射入主动脉血液时阻力增加→左心室肥厚扩张→左心衰→肺水肿(呼吸困难)→右心衰。

三、临床表现

1. 早期表现 主动脉瓣狭窄一般没有症状,直至瓣口面积≤$1.0\ cm^2$ 时才出现临床表现。

2. 主动脉狭窄三联征 心绞痛、晕厥、呼吸困难。

(1)心绞痛

特 点	对于重度主动脉瓣狭窄患者,心绞痛是最早出现也是最常见的症状
机 制	①左室壁增厚、心室收缩压升高和射血时间延长→心肌耗氧量增加; ②左室肥厚→心肌毛细血管密度相对减少; ③舒张期心腔内压力增高→压迫心内膜下冠脉→心肌灌注不足; ④左室舒张末压升高→舒张期主动脉→左室压差降低→冠脉灌注压降低

(2)晕厥

特 点	多发生于运动和用力后,部分表现为黑蒙,可为首发症状
机 制	①劳力时→外周血管扩张、心肌缺血加重→心肌收缩力减弱→心排出量减少; ②劳力停止后回心血量减少→左室充盈量及心排出量减少; ③休息时晕厥多是由心律失常导致的心排出量骤减所致

(3)呼吸困难

特 点	①发生与心排出量减少有关;见于15%～30%有症状的患者,部分仅表现为黑蒙,可为首发症状; ②晕厥多与劳累有关,发生于劳累当时,少数在休息时发生
机 制	左室与主动脉间收缩期压力阶差明显→左室壁向心性肥厚→左室舒张末压进行性升高→左房后负荷增加→肺静脉压、肺毛细血管楔压升高→肺淤血→呼吸困难

【例24】 最可能发生晕厥的心脏瓣膜病是

A. 二尖瓣狭窄　　　　　　B. 主动脉瓣狭窄　　　　　　C. 肺动脉瓣狭窄

D. 二尖瓣关闭不全　　　　　E. 主动脉瓣关闭不全

【例25】 临床上可表现为心绞痛的心脏病是

A. 非特异性心肌炎　B. 扩张型心肌病　C. 主动脉瓣狭窄　D. 二尖瓣关闭不全　E. 二尖瓣狭窄

四、体 征

心脏变化	①正常或轻度向左扩大,心尖区可触及收缩期抬举样波动; ②收缩压降低、脉压减少、脉搏细弱
心 音	第一心音正常;如主动脉瓣狭窄严重或钙化,左心室射血时间明显延长,则主动脉第二心音成分减弱或消失
心脏杂音	①最主要的体征是主动脉瓣区收缩期响亮的、3/6级以上的,呈递增-递减型,向颈部传导的喷射样杂音; ②在胸骨右缘1～2肋间听诊最清楚

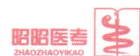

【例26】胸骨右缘第二肋间触及收缩期震颤，最常见于

　　A. 三尖瓣狭窄　　B. 肺动脉瓣狭窄　　C. 二尖瓣狭窄　　D. 室间隔缺损　　E. 主动脉瓣狭窄

【例27】主动脉瓣狭窄患者最重要的体征是主动脉瓣区

　　A. 收缩期喷射性杂音　　　　　　B. 收缩期吹气样杂音　　　　　　C. 舒张期喷射性杂音

　　D. 舒张期隆隆样杂音　　　　　　E. 舒张期吹气样杂音

【例28】女，56 岁。发作性左胸痛 3 年，疼痛放射至左肩，发作持续 3～4 分钟，休息后可缓解。今日下午劳动时突发晕厥急诊。查体：BP 90/50 mmHg，神清，心率 140 次/分，主动脉瓣区可闻及收缩期喷射样杂音伴震颤，杂音向颈部传导，双肺呼吸音清。最可能的诊断是

　　A. 高血压病　　　　　　　　　　B. 主动脉扩张　　　　　　　　　C. 主动脉瓣狭窄

　　D. 主动脉粥样硬化　　　　　　　E. 主动脉瓣关闭不全

五、实验室检查

超声心动图	①最有价值的检查。 ②面积：>1.5 cm² 为轻度狭窄；1.0～1.5 cm² 为中度狭窄；<1.0 cm² 为重度狭窄。 ③压力差：<25 mmHg 为轻度狭窄；>40 mmHg 为重度狭窄；两者之间是中度
心电图	左心室肥厚，左束支传导阻滞

例 29～30 共用题干

男，76 岁。一年来日常活动时即感胸闷，3 天前突发夜间阵发性呼吸困难，伴咳粉红泡沫痰。查体：BP 100/70 mmHg，心尖搏动呈抬举样，胸骨右缘第二肋间可闻及 4/6 级收缩期喷射样杂音，向颈部传导，双肺可闻及散在细湿啰音。

【例29】对明确诊断最有帮助的检查是

　　A. 心电图　　　　　　　　　　　B. 胸部 CT　　　　　　　　　　C. 胸部 X 线片

　　D. 超声心动图　　　　　　　　　E. 心电图运动负荷试验

【例30】最恰当的治疗措施是

　　A. 静脉滴注大剂量抗生素　　　　B. 皮下注射低分子抗生素　　　　C. 暂不处理，密切随访

　　D. 口服血管紧素转换酶抑制剂　　E. 尽早外科手术

【例31】主动脉瓣中度狭窄时瓣口面积为

　　A. <0.75 cm²　　B. 0.75～1.0 cm²　　C. 1.0～1.5 cm²　　D. 1.76～2.0 cm²　　E. 2.1～4.0 cm²

六、治 疗

	急性二尖瓣关闭不全	慢性二尖瓣关闭不全
内科治疗	①目的是减少反流量，降低肺静脉压，增加心排出量； ②动脉扩张剂可减少体循环血流阻力，提高主动脉输出流量，同时减少二尖瓣反流量和左心房压力； ③若已发生低血压，则不宜使用，而应行主动脉内球囊反搏	①抗风湿治疗，预防感染性心内膜炎，处理并发症；无症状、心功能正常者无需治疗。 ②已有症状的二尖瓣反流，可给予血管紧素转换酶抑制剂（ACEI）减少左心室容积，缓解症状
手术治疗	紧急或择期行人工瓣膜置换术或修复术	①适应症：重度二闭伴心功能 NYHA Ⅲ 或 Ⅳ 级；心功能 NYHA Ⅱ 级伴心脏扩大；严重二闭，LVEF 减低。 ②手术方法：二尖瓣修补术和二尖瓣置换术

【例32】主动脉瓣狭窄的手术适应证是

　　A. 主动脉瓣静息跨瓣压>40 mmHg　　B. 主动脉瓣口面积 1.6 cm²　　C. 合并房性期前收缩

　　D. 主动脉瓣钙化　　　　　　　　　E. 病程>5 年

【例33】女，34 岁。风湿性心脏瓣膜病主动脉瓣狭窄 9 年，进行性活动耐力减低，近 1 年来，每于剧烈运动中发生晕厥。无高血压、糖尿病、高脂血症病史。查体：BP 100/70 mmHg。心率 78 次/分，律齐，主动脉瓣区可闻及收缩期喷射样杂音。超声心动提示左心室增大，LVEF 40%，主动脉瓣口面积 1.1 cm²，平均压力阶差 55 mmHg，跨瓣峰速度 5.4 m/s。对该患者最恰当的处置是

　　A. 每日口服单硝酸异山梨酯　　　　　　B. 晕厥时硝酸甘油急救

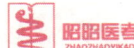

C. 避免竞技性运动,其他体力活动不受限　　D. 口服阿托伐他汀

E. 主动脉瓣置换术

七、并发症

心律失常	10%可发生房颤,可致左房压升高和心排出量明显减少而出现严重低血压、晕厥或肺水肿
心脏性猝死	无症状者发生猝死少见,多发生于先前有症状者
充血性心衰	发生左心衰竭后自然病程缩短,若不行手术治疗,50%的患者于2年内死亡
感染性心内膜炎	感染性心内膜多发生于瓣膜关闭不全,如主动脉瓣和二尖瓣关闭不全
体循环栓塞	少见,多见于钙化性主动脉狭窄者
胃肠道出血	多见于老年的瓣膜钙化患者,出血多为隐匿和慢性。人工瓣膜置换术后出血可停止

第4节　主动脉瓣关闭不全

一、病　因

急性主动脉瓣关闭不全	①感染性心内膜炎;②胸部创伤;③主动脉夹层;④人工瓣膜撕裂
慢性主动脉瓣关闭不全	①风湿性心脏病(最常见);②先天性畸形;③感染性心内膜炎;④退行性主动脉瓣病变;⑤主动脉瓣黏液样变性主动脉根部扩张: a. Marfan(马方)综合征,b. 梅毒性主动脉炎,c. 银屑病性关节炎,d. 特发性升主动脉扩张,e. 主动脉夹层形成,f. 强直性脊柱炎,g. 高血压性主主动脉瓣异常动脉环扩张

二、病理生理

1. 周围血管征　主动脉瓣关闭不全→左心室舒张期血液反流至左心室→左心室容积增大→左心室淤血反流导致射向外周血减少产生舒张压降低;而收缩期左心室血多射到外周也多所以收缩压升高→脉压增大→周围血管征。

2. Austin－Flint 杂音　主动脉瓣关闭不全→左心室舒张期血液反流至左心室→左心室容积增大→左心室淤血,血液越来越多,血液反流而飘起二尖瓣→二尖瓣相对狭窄→左心室舒张期,左心房射血到左心室受阻→Austin－Flint 杂音。

【例34】主动脉瓣反流时心尖部可存在

A. Graham－Stell 杂音　　　　B. Austin－Flint 杂音　　　　C. Duroziez 征

D. TrauBe 征　　　　　　　　E. Musset 征

【例35】心脏 Austin－Flint 杂音见于

A. 二尖瓣狭窄　　　　　　　B. 二尖瓣关闭不全　　　　　C. 主动脉瓣狭窄

D. 主动脉瓣关闭不全　　　　E. 肺动脉瓣关闭不全

三、临床表现

1. 一般表现　轻中度的无任何症状;严重的也可以无症状,晚期可出现。

2. 急性主动脉瓣关闭不全　急性肺淤血的表现。

3. 慢性主动脉瓣关闭不全　心悸、心绞痛、心力衰竭。

	急性主动脉瓣关闭不全	慢性主动脉瓣关闭不全
呼吸困难	①轻症者无症状; ②重症者可突发呼吸困难,咳粉红色泡沫痰	现左心衰竭时可有典型呼吸困难
心绞痛	少见	较主动脉瓣狭窄少见
晕　厥	少见	罕见

四、体　征

1. 最典型的杂音　主动脉瓣听诊区舒张期吹风样或泼水样递减性杂音。

2. Austin-Flint 杂音　左心室血液很多上抬二尖瓣导致二尖瓣相对狭窄,心尖部(二尖瓣听诊区)舒张中期杂音。

3. 周围血管征　动脉收缩压升高,舒张压降低,脉压增宽,出现周围血管征。

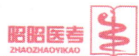

（昭昭老师提示：TMD，楼上的"管"道又破了，流了一地"水"）

TrauBe 征	即股动脉枪击音：股动脉处听到的一种短促的如同开枪时的声音
DeMusset 征	DeMusset 征即点头征：患者取坐位，由于脉压增大，头部血管搏动增强，患者出现随每次心搏头部上下摆动的体征称点头运动
Duroziez 征	即股动脉双期杂音，股动脉可闻及收缩期和舒张期双期吹风样杂音
水冲脉	脉搏骤起骤落，犹如潮水
毛细血管搏动征	手指轻压患者指甲末端或以玻片轻压患者口唇黏膜，可使局部发白，当心脏收缩时则局部又发红，随心动周期局部发生有规律的红白交替即为毛细血管搏动征，是由脉压增大导致

【例36】女，43 岁。诊断风湿性心脏瓣膜病20 余年。查体：心前区未触及震颤，胸骨上缘第3 肋间可闻及舒张期叹气样杂音，心尖部可闻及舒张早中期杂音，S_1 减弱。最可能的诊断是
A. 主动脉瓣器质性狭窄伴二尖瓣器质性狭窄　　B. 主动脉瓣相对性狭窄伴二尖瓣相对性狭窄
C. 主动脉瓣关闭不全伴二尖瓣相对性狭窄　　D. 主动脉瓣相对性狭窄伴二尖瓣器质性狭窄
E. 主动脉瓣关闭不全伴二尖瓣器质性狭窄

【例37】胸骨左缘第3 肋间舒张期叹气样杂音见于
A. 二尖瓣关闭不全　　B. 主动脉瓣关闭不全　　C. 主动脉瓣狭窄
D. 肺动脉瓣狭窄　　E. 二尖瓣狭窄

【例38】男性，74 岁。头晕、心悸2 年，心尖搏动向左下移位，呈抬举性搏动，于胸骨左缘第3 肋间闻及叹气样舒张期杂音，为递减型，向心尖传导，在心尖区闻及隆隆样舒张早期杂音，股动脉可闻及射枪音，首先应想到的诊断为
A. 二尖瓣狭窄　　B. 主动脉瓣关闭不全　　C. 二尖瓣关闭不全
D. 主动脉瓣狭窄　　E. 室间隔缺损

【例39】下列哪种脉搏提示主动脉瓣关闭不全
A. 交替脉　　B. 奇脉　　C. 水冲脉　　D. 短绌脉　　E. 脱落脉

➤ **昭昭老师总结：各种脉象**

脉 相	特点及常见疾病	昭昭老师速记
交替脉	①节律规则而强弱交替的脉搏，左心衰体征； ②见于高血压性心脏病，急性心肌梗死等	"高血压""心肌梗死""交替"着一会这个来一会那个来
奇脉	①由于心包腔内压力升高，使心室舒张充盈受限，吸气时体静脉回流受限，右心室排入肺循环血量减少，左心输出量减少，以致脉搏减弱甚至消失； ②常见于右心衰竭、心包积液和缩窄性心包炎，以及严重哮喘等	"心"急吃不了热"包"子——很"奇"怪，都是热豆腐，改成包子了所以感到奇怪
水冲脉	脉搏骤起骤落，犹如潮水，见于主动脉瓣关闭不全	"主"啊，给点"泉"水"吧
迟脉	血压上升缓慢，见于主动脉瓣狭窄	"主"路"狭窄"导致"迟"到
重搏脉	正常脉波在其下降期中有一重复上升的脉波，但较第一个波为低，不能触及。在某些病理情况下，此波增高而可以触及称为重搏脉，即一个收缩期可触及两个脉搏搏动，见于肥厚型梗阻性心肌病	一个人"肥"了——就"重"了
无脉	脉搏消失，见于休克	"无""休止"的工作

4. 急性主动脉瓣关闭不全和慢性主动脉瓣关闭不全体征对比

	急性主动脉瓣关闭不全	慢性主动脉瓣关闭不全
常规体征	①重者面色灰暗，唇甲发绀脉搏细数； ②周围血管征不明显	①面色苍白，头随心搏摆动，心尖搏动向左下移位，心界向左下扩大； ②周围血管征明显

续表

	急性主动脉瓣关闭不全	慢性主动脉瓣关闭不全
心音	①第一心音减弱; ②肺动脉高压时可有 P₂ 亢进; ③可闻及第三心音和第四心音	①第一心音减弱; ②主动脉瓣区第二心音减弱; ③心尖区可闻及第三心音
杂音	主动脉瓣区舒张期柔和、短促、低调杂音	主动脉瓣区舒张早期高调递减叹气样杂音,向心尖传导

五、实验室检查

X 线检查	①慢性主动脉瓣关闭不全左心室明显增大,升主动脉结扩张,呈主动脉型心即靴型心; ②急性主动脉瓣关闭不全心脏大小多正常或左心房稍大,常有肺淤血和肺水肿表现
超声心动图	目前诊断和评价主动脉瓣关闭不全最重要的无创检查方法

六、治　疗

1. 慢性主动脉关闭不全

(1) 内科治疗　无症状者无需治疗,应定期随访。轻中度主动脉瓣关闭不全每 1～2 年随访 1 次,重度主动脉瓣关闭不全每半年随访 1 次。随访内容包括临床症状、超声检查左心室大小、左室射血分数;预防感染性心内膜炎,预防风湿活动,左室功能减退者应限制重体力活动,左室功能正常者,可应用血管扩张剂,可延迟或减少主动脉瓣手术。

(2) 外科治疗　严重主动脉瓣关闭不全可行人工瓣膜置换术:有症状＋左室功能不全者;无症状＋左室功能不全;症状明显即使左室功能正常者。

2. 急性主动脉瓣关闭不全　外科治疗为根本措施,其手术方式为人工瓣膜置换术或主动脉瓣修复术。

七、并发症

感染性心内膜炎	较常见,常加速心力衰竭的发生
充血性心力衰竭	慢性主动脉瓣关闭不全常见于晚期,急性主动脉瓣关闭不全常出现较早
室性心律失常	常见,但心脏性猝死少见

➤ **昭昭老师总结:二尖瓣狭窄和二尖瓣关闭不全对比**

	主动脉瓣狭窄	主动脉瓣关闭不全
表现	呼吸困难、心绞痛、晕厥	心绞痛;头晕,晕厥罕见
体征	①心尖搏动局限,抬举性。 ②主动脉瓣区递增-递减型喷射性收缩期杂音;杂音沿颈动脉传导伴收缩期震颤。 ③主动脉瓣区第二心音减弱,甚至消失	①心尖搏动向左下移位,可呈抬举性; ②主动脉瓣二区递减型叹息样舒张期杂音; ③重度反流者:心尖区 Austin-Flint 杂音; ④反流严重者主动脉瓣第二心音减弱或消失
并发症	①房颤;②感染性心内膜炎; ③心脏性猝死;④心力衰竭; ⑤体循环少见;⑥胃肠道出血	①室性心律失常;②感染性心内膜炎; ③心脏性猝死;④心力衰竭

➤ 参考答案如下,详细答案参见 2021 版《国家临床执业及助理医师资格考试精选真题考点精析》。

1. C	2. C	3. B	4. E	5. A
6. E	7. D	8. A	9. B	10. A
11. B	12. C	13. B	14. E	15. E
16. E	17. C	18. E	19. B	20. B
21. E	22. A	23. A	24. C	25. C
26. E	27. A	28. C	29. D	30. E
31. C	32. A	33. E	34. B	35. D
36. C	37. B	38. B	39. C	—

昭昭老师提示:
关注官方微信,获得第一手考试资料。

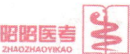

第7章　感染性心内膜炎

➤ **2021 考试大纲**

①常见致病微生物;②临床表现;③辅助检查;④诊断;⑤并发症;⑥防治原则。

➤ **考纲解析**

近20年的医师考试中,本章的考试重点是感染性心内膜炎的<u>致病菌</u>、<u>诊断</u>、<u>检查</u>和<u>治疗</u>,执业医师每年考查分数为2～3分,助理医师每年考查分数为0分。

感染性心内膜炎为心脏表面的微生物感染,伴赘生物形成。赘生物为大小不等、形状不一的血小板和纤维素团块,内含大量微生物和少量炎症细胞。<u>瓣膜为最常受累的部位</u>,也可发生在间隔缺损部位、腱索或心壁内膜。

一、分　类

1. 按照发病时间长短

急性感染性心内膜炎	①中毒症状明显;②病程进展迅速,数天或数周引起瓣膜破坏;③感染迁移多见;④病原体主要为<u>金黄色葡萄球菌</u>
亚急性感染性心内膜炎	①中毒症状较轻;②病程数天或数月;③感染迁移少见;④病原体主要为<u>草绿色链球菌</u>,其次是肠球菌 (昭昭老师速记:"急"着要"金"子,"亚"运会的"草绿")

2. 按获得途径　分为卫生保健相关性、社区获得性和静脉毒品滥用。

3. 按瓣膜材质　分为自体瓣膜心内膜炎和人工瓣膜心内膜炎。

【例1】<u>亚急性</u>自体瓣膜感染性心内膜炎的主要致病菌是

A. 淋球菌　　　B. 草绿色链球菌　C. 肺炎链球菌　　D. 葡萄球菌　　E. 流感嗜血杆菌

【例2】<u>急性</u>感染性心内膜炎最常见的致病菌是

A. 草绿色链球菌　　B. 金黄色葡萄球菌　C. 淋球菌　　D. 肺炎球菌　　E. 肠球菌

二、发病机制

1. 亚急性感染性心内膜炎

血流动力学因素	①多发生于有器质性心脏病患者,首先表现为心脏瓣膜病,尤其是<u>二尖瓣和主动脉瓣,是二尖瓣关闭不全和主动脉瓣关闭不全;</u> ②其次是先天性心血管病,如<u>室间隔缺损、动脉导管未闭、法洛四联症和主动脉缩窄</u>
非细菌性血栓性心内膜炎	当内皮受损的时候,血小板可以聚集形成血小板微血栓和纤维蛋白沉着,成为结节状无菌性赘生物
短暂性菌血症	循环中的细菌如果定居在无菌性的赘生物上,感染心内膜炎即可发生
细菌感染无菌性赘生物	取决于发生菌血症的频度、循环中细菌的数量和细菌黏附于无菌性赘生物的能力

2. 急性感染性心内膜炎　发病机制不清,主要累及正常心脏瓣膜。病原菌来自皮肤、肌肉、骨骼或肺等部位的活动性感染灶,循环中细菌量大,细菌毒力强,具有高度侵袭性和黏附于内膜的能力。<u>主动脉瓣膜最常受累</u>。(昭昭老师速记:"急"死"主"子了)

三、临床表现

1. <u>发热是最常见的症状</u>　亚急性感染性心内膜炎起病隐匿,可有全身不适、乏力、食欲不振等,可有弛张型低热,一般<39 ℃,午后和晚上高。急性呈暴发性败血症过程,有高热、寒战。突发心力衰竭者较为常见。

2. 心脏杂音　瓣膜损害所致的新的或增强的杂音主要为关闭不全的杂音,尤以<u>主动脉瓣关闭不全多见</u>。

(昭昭老师提示:主动脉瓣关闭不全最常见的病因就是感染性心内膜炎;感染性心内膜炎的诊断公式:发热+心脏杂音=感染性心内膜炎)

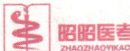

3. 周围体征

菌血症的相关表现	①瘀点:任何部位,以锁骨上皮肤、口腔黏膜和睑结膜多见; ②出血:指和趾甲下线状出血; ③动脉栓塞:最多见于脑栓塞; ④感染的非特异性症状:脾大、贫血、杵状指
Janeway 损害	手掌和足底处直径 1～4 cm 无痛性出血红斑,主要见于急性患者 (昭昭老师速记:"急"性感染性心内膜炎＝"J")
Osler 结节	中指、示指和趾垫出现的豌豆大的红或紫色痛性结节,多见于亚急性者 (昭昭老师速记:"亚(运)"急性感染性心内膜炎＝"O 奥(运)")
Roth 斑	视网膜的卵圆形出血斑,其中呈白色,多见于亚急性感染 (昭昭老师速记:揉(Roth)"亚"揉)

【例3】女,28岁。持续发热1周,有先天性心脏病病史。入院查体:贫血貌,胸骨左缘3肋间3/6级粗糙收缩期杂音伴震颤,脾肋下1 cm,血培养两次阳性。入院后5天突感呼吸困难、胸痛,咯血多次,可能性最大的诊断是

    A. 室间隔缺损合并急性心力衰竭

    B. 感染性心内膜炎合并急性肺栓塞

    C. 感染性心内膜炎合并肺部感染

    D. 室间隔缺损合并肺部感染

    E. 室间隔缺损合并支气管扩张症

例4～5题共用选项

    A. Janeway 损害   B. 瘀点   C. 脾大   D. Roth 斑   E. Osler 结节

【例4】主要见于急性感染性心内膜炎的体征是

【例5】亚急性感染性心内膜炎时发生于视网膜的病变是

➤ **昭昭老师总结:急性感染性心内膜炎和亚急性感染新心内膜炎的鉴别**

	亚急性感染性心内膜炎	急性感染性心内膜炎
致病菌	草绿色链球菌最多见	葡萄球菌最多见
病 理	①基本病理心内膜赘生物形成; ②多发生在器质病变的瓣膜; ③主要累及二尖瓣和主动脉瓣	①基本病理是心内膜赘生物形成; ②主要发生在正常瓣膜; ③主要累及主动脉瓣
Osler 结	几乎仅发生在亚急性者	无
Roth 点	多见	少见
Janeways 结	罕见	多见
瘀 点	多见	少见
发 热	几乎所有	几乎所有
杵状指	多见	少见
脾 大	多见	少见
贫 血	多见	少见
心脏杂音	每例均有	每侧均有,杂音易变化、新杂音

四、实验室检查

血培养	①首选检查,是确诊方法,也是"金标准",阳性率达95%;其中90%以上患者的阳性结果来自入院后的第1日采取的标本。 ②已用过抗生素的,停药2～7天后采血。 ③应用抗生素前,在第一日间隔1小时采血1次,共3次。 ④每次抽血10～20 mL,培养3周

续表

超声心动图	①可诊断出 50% 的赘生物;未探及赘生物不能排除感染性心内膜炎。 ②经胸超声心动图(TTE)检出 50%～75% 的赘生物。 ③经食管超声心动图(TEE)检出≤5 mm 的赘生物,敏感性高达 95% 以上
胸部 X 线	脓毒性肺栓塞所致肺炎,肺部多处小片状浸入阴影
血常规检查	①亚急性患者,正细胞正色素贫血,ESR 升高; ②急性患者,白细胞计数明显升高,核左移,ESR 升高
尿常规	①常有镜下血尿及轻度蛋白尿,肉眼血尿提示肾梗死; ②红细胞管型和大量蛋白尿提示弥漫性肾小球肾炎
免疫学检查	①25% 患者有高丙种球蛋白血症; ②80% 的患者出现循环中免疫复合物; ③病程 6 周以上的急性患者中 50% 类风湿因子阳性; ④血清补体降低见于弥漫性肾小球肾炎

【例6】风湿性心瓣膜病并发感染性心内膜炎时,最支持感染性心内膜炎诊断的是

A. 体温 38.5 ℃　　　　　　B. 胸痛并胸膜摩擦音　　　　C. 超声心动图显示有赘生物

D. 白细胞增高　　　　　　E. 心电图 ST－T 改变

【例7】女性,28 岁。发热半月,弛张热,伴恶寒、关节痛,体检:皮肤瘀点、Osler 结节,心脏有杂音,考虑为感染性心内膜炎,确诊的直接证据来自

A. 血液学检查　　　　　　B. X 线和心电图检查　　　　C. 超声心动图检查

D. 免疫学检查　　　　　　E. 组织学和细菌学检查

【例8】最有助于感染性心内膜炎诊断的实验室检查是

A. 血培养　　　B. 尿常规　　　C. 血常规　　　D. 补体　　　E. 血沉

【例9】女,55 岁。拔牙后间断发热 2 个月。既往有室间隔缺损病史。实验室检查:血培养为草绿色链球菌。最有助于明确发热病因的检查是

A. 血类风湿因子　　　B. 经食管超声心动图　　　C. 血清补体　　　D. 血涂片　　　E. 眼底检查

五、治　疗

1. 抗微生物药物治疗

(1)抗菌药物的用药原则　早期应用;足量用药;静脉用药为主;病原微生物不明时,急性者选用针对金黄色葡萄球菌、链球菌和革兰阴性杆菌均有效的广谱抗生素,亚急性者选用针对大多数链球菌的抗生素;已分离出病原微生物时,应根据致病微生物对药物的敏感程度选择抗微生物药物。

(2)经验治疗　病原菌尚未培养出时,急性者采用萘夫西林＋氨苄西林(或庆大霉素);亚急性患者以青霉素为主或加庆大霉素,对不能耐受 β 内酰胺酶者,可选用万古霉素。疗程均为 4～6 周。

(3)已知致病微生物的治疗。

对青霉素敏感的细菌	①首选青霉素,或青霉素联合庆大霉素。 ②对青霉素过敏时,选用头孢曲松或万古霉素,疗程 4 周
对青霉素耐药的链球菌	首选:青霉素＋庆大霉素;万古霉素,疗程 4 周。
肠球菌心内膜炎	①首选:青霉素＋庆大霉素,4～6 周;氨苄西林用药 4～6 周。 ②上述药物治疗效果不佳的时候,改用万古霉素,疗程 4～6 周
金黄色葡萄球菌和表皮葡萄球菌 (甲氧西林敏感)	①首选:萘夫西林或苯唑西林,用药 4～6 周;青霉素过敏或者无效者用头孢唑林,用药 4～6 周。 ②如青霉素和头孢菌素都无效时,改用万古霉素用药 4～6 周
金黄色葡萄球菌和表皮葡萄球菌 (甲氧西林耐药)	万古霉素治疗 4～6 周
其他细菌	用青霉素、头孢菌素或万古霉素,加或不加氨基糖苷类,疗程 4～6 周
真菌感染	静脉滴注用两性霉素 B,足疗程后改为口服氟胞嘧啶,用药数月

2. 手术治疗　有严重的心脏并发症或抗生素治疗无效的患者应及时考虑手术治疗。

主要适应证	次要适应证
①由瓣膜功能引起的心力衰竭; ②尽管积极抗生素治疗情况下,仍有持续败血症; ③再发栓塞	①脓肿、假性动脉瘤以及1个瓣叶破裂或瘘引起异常交通的征象表明局部感染扩散; ②不容易治愈或对心脏结构破坏力大的病原微生物感染时; ③抗生素治疗后仍病原不明; ④伴有心力衰竭的左侧急性金黄色葡萄球菌的感染性心内膜炎; ⑤血培养阴性,足够抗生素治疗,持续发热10天以上再发

例10～12共用题干

男,49岁。发热1周余,体温为37.8～38.5 ℃。未用抗生素治疗。风湿性二尖瓣狭窄合并关闭不全病史。超声心动图提示二尖瓣上有赘生物。

【例10】入院第一天应为该患者做血培养

A. 1次　　　　B. 2次　　　　C. 3次　　　　D. 4次　　　　E. 5次

【例11】该患者最可能的血培养结果是

A. 金黄色葡萄球菌　　B. 草绿色链球菌　　C. 肺炎链球菌　　D. 肠球菌　　E. 淋球菌

【例12】该患者首选的抗生素是

A. 青霉素　　　　B. 萘夫西林　　　　C. 苯唑西林　　　　D. 庆大霉素　　　　E. 万古霉素

六、并发症

心　　脏	①心力衰竭为最常见,主要由瓣膜关闭不全所致,主动脉瓣(75%)、二尖瓣; ②心肌脓肿、急性心肌梗死(冠状动脉栓塞)、化脓性心包炎、心肌炎等
动脉栓塞	体循环栓塞的部位是脑,顺序依次为心肌、脾、肾和四肢 (昭昭老师提示:右心内膜炎或发生左至右分流的先心病,肺栓塞多见)
细菌性动脉瘤	多见于亚急性者。受累动脉依次为近端主动脉、脑、内脏和四肢。多见于病程晚期,无症状,为可扪及的搏动性肿块
迁移性脓肿	多见于急性患者,亚急性者少见,多发生于肝、脾、骨髓和神经系统
神经系统	脑栓塞、脑细菌性动脉瘤、脑出血、中毒性脑病、脑脓肿、化脓性脑膜炎。后三种主要见于急性患者,尤其是金黄色葡萄球菌性心内膜炎

【例13】右心感染性心内膜炎最常见的栓塞部位是

A. 冠状动脉　　B. 肺动脉　　C. 肾动脉　　D. 大脑中动脉　　E. 下肢动脉

➤ 参考答案如下,详细答案参见2021版《国家临床执业及助理医师资格考试精选真题考点精析》。

1. B	2. B	3. B	4. A	5. D	昭昭老师提示: 关注官方微信,获得第一手考试资料。
6. C	7. E	8. A	9. B	10. C	
11. B	12. A	13. B	—	—	

第8章　心肌疾病

➤ **2021考试大纲**

①心肌病;②扩张型心肌病;③肥厚型心肌病;④心肌炎;⑤病毒性心肌炎。

➤ **考纲解析**

近20年的医师考试中,本章的考试重点是心肌病的诊断、检查和治疗,执业医师每年考查分数为2～3分,助理医师每年考查分数为0分。

一、概　述

心肌病是一组异质性心肌疾病,由不同病因(遗传性病因较多见)引起的心肌病变导致心肌机械性和

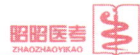

(或)心电功能障碍,常表现为心室肥厚或扩张。该病既可局限于心脏本身,亦可为系统性疾病的部分表现,最终可导致心脏性死亡或进行性心力衰竭。由其他心血管疾病继发的心肌病理性改变不属于心肌病范畴,如心瓣膜病、高血压性心脏病、先天性心脏病、冠心病等所致的心肌病变。

二、分 类

遗传性原发心肌病	肥厚型心肌病、右心室发育不良心肌病、左心室致密化不全、糖原贮积症、先天性传导阻滞、线粒体肌病、离子通道病(包括长 QT 综合征、Brungada 综合征、短 QT 综合征、儿茶酚胺敏感室速等)
混合性原发心肌病	扩张型心肌病、限制型心肌病(混合性包括遗传性及非遗传性)
获得性原发心肌病	感染性心肌病、心动过速心肌病、心脏气球样变、围生期心肌病

第1节 扩张型心肌病

扩张性心肌病(DCM)是一类以左心室或双心室扩大伴收缩功能障碍为特征的心肌病。

一、病 因

感 染	以病毒最常见,常见为 RNA 家族中的小核糖核酸病毒,包括柯萨奇病毒 B、ECHO 病毒、小儿麻痹症病毒、流感病毒、腺病毒、巨细胞病毒、HIV
炎 症	肉芽肿性心肌炎,见于结节病和巨细胞性心肌病,也可见于过敏性心肌炎
中毒、内分泌和代谢异常	嗜酒是我国的常见病因,化疗药物和某些心肌毒性药物和化学品,如阿霉素等蒽环类抗癌药物、锂制剂;某些维生素和微量元素如硒缺乏;嗜铬细胞瘤、甲状腺疾病也能导致 DCM
遗 传	常染色体显性遗传
其 他	围生期心肌病是常见的临床心肌病,神经肌肉病等也可导致

二、病 理

肉眼观	以心腔扩大为主,可见心室扩张,室壁多变薄,纤维瘢痕形成,常伴有附壁血栓,左心房增大(四个心腔均可增大扩张),瓣膜、冠状动脉多无改变
组织学	非特异性心肌细胞肥大、变性,特别是程度不同的纤维化等病变混合存在

三、临床表现和体征

表 现	①主要表现:活动时呼吸困难和活动耐量下降; ②病情加重时,出现阵发性呼吸困难和端坐呼吸——左心功能不全; ③后期,逐渐出现食欲下降、腹胀、下肢水肿——右心功能不全; ④该病终末期表现是:持续顽固性低血压
体 征	①心界扩大,听诊心音减弱,常可及第三或第四心音,心率快时呈奔马律,可于心尖部闻及收缩期杂音。 ②左心功能不全体征——肺部听诊可闻及湿啰音,可局限于两肺底,随着心力衰竭加重和出现急性左心衰时,湿啰音可以遍布两肺或伴哮鸣音。 ③右心功能不全体征——颈静脉怒张、肝大及外周水肿。长期肝淤血可导致肝硬化、胆汁淤积和黄疸

四、实验室检查

胸部 X 线	心影增大,心胸比>50%
心电图	缺乏特异性;常见 ST 段压低和 T 波倒置,可见多种心律失常同时存在;可见病理性 Q 波
超声心动图	①首选检查、最有意义和最有价值的检查方法。 ②主要表现:a.心腔扩大,早期可仅表现为左心室轻度扩大,后期各心腔均扩大,以左心室扩大最为显著;b.室壁运动普遍减弱,心肌收缩功能下降,左心室射血分数显著降低;c.瓣膜关闭不全,由于心腔明显扩大致本身无病变的瓣膜相对性关闭不全 (昭昭速记:先"大",再"若",最后"不全")
心脏磁共振	心脏磁共振对于心肌病诊断、鉴别诊断及预后评估均有很高价值

续表

心导管检查	早期大致正常,出现心衰时可见左、右心室舒张期压、左心房压和肺毛细血管楔压增高,心搏量、心脏指数减低
心内膜心肌活检	有助于决定患者应该尽早心脏移植还是先用心室辅助泵

【例1】**扩张型心肌病**典型的超声心动图改变是

A. 收缩期心尖部向外膨出
B. 瓣膜增厚、钙化、僵硬,瓣口开放受限
C. 心腔扩大,室壁运动弥漫减弱,瓣口开放小
D. 收缩期二尖瓣前叶向前运动
E. 舒张期室间隔厚度与左室厚度之比≥1.3

【例2】男,38岁。1年来活动后气促,伴腹胀及双下肢水肿。自述既往无不适,生活工作正常。查体:BP 100/60 mmHg,颈静脉怒张,双肺底可闻及湿性啰音,心界向两侧扩大,S_1 减弱,心尖部可闻及3/6级收缩期杂音,肝肋下 3 cm,双下肢凹陷性水肿。该患者最可能的诊断是

A. 扩张型心肌病　B. 风湿性心脏病　C. 缩窄性心包炎　D. 冠心病　E. 肥厚型心肌病

五、治 疗

1. 对因治疗　病因治疗应积极寻找病因。

2. 药物治疗　针对心力衰竭的药物治疗疾病早期虽尚无心力衰竭的临床表现,但应积极地进行早期药物干预治疗(包括β受体拮抗剂、ACEI 或 ARB),可减缓心室重构(塑)及心肌进一步损伤,延缓病变发展。

	药　物	适应证
ACEI 或 ARB	卡托普利	①所有 LVEF<40％心力衰竭患者若无禁忌证均应使用 ACEI; ②有刺激性咳嗽的患者,选择 ARB 类
β受体拮抗剂	美托洛尔	①所有 LVEF<40％的患者若无禁忌证都应使用; ②从小剂量开始,逐渐增加
盐质激素受体拮抗剂	依普利酮,螺内酯	在 ACEI 和 β受体拮抗剂基础上仍有症状且 无肾功能严重受损的患者
肼苯哒嗪和二硝酸异山梨酯	—	此两种药物可以作为 ACEI 和 β受体拮抗剂和 MRA 后仍有心力衰竭的患者
伊伐布雷定	—	I_f 通道阻滞剂,减慢心率,但并不减慢房颤时的心室率
利尿剂	呋塞米	从小剂量开始,改善胸闷、气短和水肿等
洋地黄	—	用于 AECI、β受体拮抗剂、MRA 治疗后仍有症状者

第 2 节　肥厚型心肌病

肥厚型心肌病(HCM)是一种遗传性心肌病,以心室非对称性肥厚为解剖特点,是青少年运动猝死的最主要原因之一。根据左心室流出道有无梗阻又可分为梗阻性和非梗阻性 HCM。

一、病因和病理

病　因	遗传因素,属于常染色体显性遗传疾病
病　理	①肉眼观:主要为心室肥厚,尤其是室间隔肥厚; ②组织学:心肌细胞排列紊乱、小血管病变、瘢痕形成

二、临床表现和体征

表　现	①最常见的症状是劳力性呼吸困难(90％)和乏力,夜间阵发性呼吸困难较少见; ②1/3 的患者可有劳力性胸痛; ③最常见的持续性心律失常是房颤; ④部分患者有晕厥,常于运动时出现,与室性快速心律失常有关

续表

体　征	①心脏轻度增大,可闻及第四心音; ②流出道梗阻的患者可于胸骨左缘第 3～4 肋间闻及较粗糙的喷射性收缩期杂音; (昭昭老师提示:心脏杂音增强见于:含服硝酸甘油、应用正性肌力药、Valsava 动作、取站立位(增加心肌收缩力或减轻心脏后负荷的因素);心脏杂音减弱见于:使用 β 受体拮抗剂、取蹲位(减弱心肌收缩力或增加心脏后负荷的因素)) ③心尖部常可闻及收缩期杂音(二尖瓣前叶移向室间隔导致二尖瓣关闭不全)

例 3～4 共用题干

男,33 岁。活动时气短、心前区疼痛 1 年。查体:BP 146/80 mmHg,双肺呼吸音清,心率 78 次/分,心律整齐,胸骨左缘第 3、4 肋间可闻及 3/6 级收缩期喷射性杂音。超声心动图示舒张期间室间隔与左室后壁厚度之比>1.5。

【例 3】该患者最可能的诊断是

A. 高血压性心脏损害　　　　B. 风湿性心脏病　　　　C. 病毒性心肌炎

D. 肥厚型心肌病　　　　　　E. 扩张型心肌病

【例 4】该患者最适宜的治疗药物是

A. 硝酸甘油　　B. 地高辛　　C. 美托洛尔　　D. 氢氯噻嗪　　E. 氨茶碱

三、实验室检查

胸部 X 线	心影可以正常大小或左心室增大
心电图	①QRS 波左心室高电压(左室肥厚所致,多在左胸导联); ②倒置 T 波和异常 Q 波; ③少数患者有深而不宽的病理性 Q 波
超声心动图	①诊断肥厚型心肌病的首选检查、最重要的检查。 ②超声可见: a. 心室肥厚,心室不对称肥厚而无心室腔增大为其特征,舒张期室间隔厚度达 15 mm 或与后壁厚度之比>1.3; b. 二尖瓣前叶在收缩期前移(SAM 征):伴有流出道梗阻的病例可见室间隔流出道部分向左心室内突出、SAM; c. 左心室顺应性降低致舒张功能障碍等
心脏磁共振	显示心室壁和(或)室间隔局限性或普遍性增厚
心导管检查	可示左心室舒张末期压力增高;左心室流出道狭窄者在心室腔与流出道间有收缩期压力阶差
心内膜心肌活检(EMB)	可见心肌细胞肥大、排列紊乱、局限性或弥散性间质纤维化

四、治　疗

1. 药物治疗

减轻左心室流出道梗阻	①β 受体拮抗剂是梗阻性 HCM 的一线药物;(昭昭速记:"贝贝"很"肥") ②非二氢吡啶类钙通道拮抗剂维拉帕米也具有负性变时和减弱心肌收缩力作用,改善心室舒张功能,可用于不耐受 β 受体阻滞剂的患者; ③β 受体拮抗剂和维拉帕米联合治疗会出现心率过缓和低血压,一般不建议使用
针对心力衰竭的治疗	ACEI 类、ARB、β 受体拮抗剂、利尿街、螺内酯甚至地高辛
针对房颤	HCM 最常见的心律失常是房颤,胺碘酮能减少房颤发作,对于持续性房颤可给予 β 受体拮抗剂控制心室率

2. 非药物治疗

(1) 手术治疗　对于药物治疗无效、心功能不全(NYHA Ⅲ级-Ⅳ级)患者,若存在严重流出道梗阻(静息或运动时流出道压力阶差>50 mmHg),需要考虑行室间隔切除术。

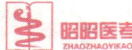

(2) 酒精室间隔消融术　经冠状动脉间隔支注入无水酒精造成该供血区域心室间隔坏死,此法可望减轻部分患者左心室流出道梗阻及二尖瓣反流,改善心力衰竭症状。其适应证同室间隔切除术。

第3节　心肌炎

一、病　因

感染性因素	①心肌炎最常见的病因是病毒感染。 ②柯萨奇 B 组病毒、孤儿病毒(Echo)、脊髓灰质炎病毒为常见病毒;最常见的是柯萨奇 B 组病毒。(昭昭老师速记:科比得了心肌炎) ③其余病原体:细菌、真菌、螺旋体、立克次体、原虫、蠕虫等
非感染性因素	药物、毒物、放射、结缔组织病、血管炎、巨细胞心肌炎、结节病等

【例5】引起病毒性心肌炎最常见的病毒是
A. 风疹　　　　B. 呼吸道合胞病毒　C. 流感　　　　D. 单纯性疱疹　　　E. 柯萨奇 B 组病毒

二、病毒性心肌炎发病机制

直接作用	病毒直接造成心肌直接损害
免疫反应	病毒介导的免疫损伤,主要是 T 淋巴细胞介导,此外还有多种的细胞因子和 NO 等介导的心肌危害和微血管损伤

三、临床表现和体征

表　现	①发病前 1~3 周有病毒感染前驱症状,随后可有心悸、胸痛、呼吸困难、水肿。 ②首发症状:心律失常;少数可因此发生晕厥或阿斯综合征 (昭昭老师提示:年轻人+上感史+心律失常+肌钙蛋白升高=病毒性心肌炎)
体　征	①心律失常以房性与室性期前收缩及房室传导阻滞最为多见; ②心率可增快且与体温不相称(体温每升高 1 ℃脉搏增加 10 次/分为平行); ③第三、第四心音或奔马律,部分患者可于心尖部闻及收缩期吹风样杂音; ④心衰患者可有颈静脉怒张、肺部湿啰音、肝大等体征; ⑤重症出现血压降低、四肢湿冷等心源性休克体征

【例6】男,19 岁。约 2 周前曾咳嗽、流涕,近 3 天感心悸。查体:心界不大,P₂>A₂,心率 96 次/分,可闻及频发期前收缩。心脏各瓣膜区未闻及杂音及附加音。心电图示室性期前收缩,血清肌钙蛋白升高。该患者最可能的诊断是
A. 感染性心内膜炎　　　　B. 扩张型心肌病　　　　C. 急性心肌梗死
D. 急性心包炎　　　　　　E. 病毒性心肌炎

【例7】病毒性心肌炎的确诊有赖于
A. 血肠道病毒核酸阳性　　　　　　B. 血清柯萨奇 B 组病毒 IgG 1:600
C. 心肌组织内病毒的检出　　　　　D. 血 C 反应蛋白水平增高
E. 血清柯萨奇 B 组病毒 IgM 1:320 以上

例 8~9 共用题干
男,22 岁。3 周前发热、流涕、咽痛,体温 37~38 ℃,近一周自觉喘憋、心悸和乏力,呈进行性加重,既往体健。查体:T 37 ℃,R22 次/分,BP 100/65 mmHg。颈静脉无怒张,双下肺可闻及湿性啰音,心界不大,心率 120 次/分,心律不齐,可闻及期前收缩,心脏各瓣膜区未闻及杂音及心包摩擦音。实验室检查:血肌钙蛋白升高。

【例8】该患者最可能的诊断是
A. 扩张型心肌病　B. 肥厚型心肌病　C. 急性心肌梗死　D. 肺血栓栓塞　　E. 病毒性心肌炎

【例9】最有助于确定喘憋原因的辅助检查是
A. 血气分析　　　B. 超声心动图　　C. 冠状动脉造影　D. 心电图　　　　E. 血常规

四、实验室检查

胸部 X 线	心影扩大,有心包积液时可见呈烧瓶样改变
心电图	①常见 S-T 改变,包括 ST 段轻度移位和 T 波倒置; ②合并急性心包炎的患者可有 aVR 导联以外 ST 段广泛抬高,少数可出现病理性 Q 波; ③可出现各型心律失常,特别是室性心律失常和房室传导阻滞等
超声心动图	可正常,也可显示左心室增大,室壁运动减低,左心室收缩功能减低,附壁血栓等
心脏磁共振	对诊断有较大价值。典型表现为钆延迟增强扫描可见心肌片状强化
心肌酶	可有心肌肌酸激酶(CK-MB)、肌钙蛋白(cTnl 或 cTnT)增高 (昭昭老师提示:肌钙蛋白升高的老年人是心梗,年轻人是病毒性心肌炎)
心内膜心肌活检	①确诊手段,除诊断外还有助于病情及预后的判断; ②因其有创,主要用于病情危重、治疗反应差、原因不明的患者,轻症患者一般不进行常规检查

五、治　疗

1. 支持治疗　无特异性,应针对左心功能不全的支持治疗为主。

2. 糖皮质激素　糖皮质激素的疗效不肯定,不主张常规使用。但对其他效果不佳者,仍可考虑在发病10天至1个月内使用。

➤ **参考答案**如下,详细答案参见 2021 版《国家临床执业及助理医师资格考试精选真题考点精析》。

1. C	2. A	3. D	4. C	5. E	昭昭老师提示:
6. E	7. C	8. E	9. B	—	关注官方微信,获得第一手考试资料。

第 9 章　心包疾病

➤ **2021 考试大纲**

①病因;②临床表现;③辅助检查;④诊断与鉴别诊断;⑤治疗;⑥心脏压塞的临床表现和治疗。

➤ **考纲解析**

近 20 年的医师考试中,本章的考试重点是心包炎的诊断、体征、检查和治疗,执业医师每年考查分数为 2~3 分,助理医师每年考查分数为 0 分。

一、解剖和生理

心包为双层囊袋结构。脏层心包为浆膜,与纤维壁层之间形成的心包腔内有 15~50 mL 浆膜液起润滑作用。心包对心脏的解剖位置具有固定作用、能防止由于心脏收缩对周围血管的冲击。心包也能防止由于运动和血容量增加导致的心迅速扩张。心包对肺部和胸腔感染的扩散起到阻止作用,但心包先天缺如和手术切除不会产生临床的严重后果。

二、心包炎分类

1. 按照病程分类

分　类	时　间	性　质
急性	病程<6 周	纤维素性,渗出性(浆液性或血性)
亚急性	6 周~3 个月	渗出性,缩窄性
慢性	>3 个月	缩窄性,渗出性,粘连性

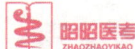

2. 按照致病因素

感染性	病毒、化脓性、结核性、真菌性、其他
非感染性	急性心肌梗死、尿毒症、肿瘤、黏液腺瘤、胆固醇、乳糜性等
过敏性或免疫性	风湿性、血管炎性、药物、心肌心包损伤后(包括手术)

第1节 急性心包炎

一、病 因

1. 主要病因 最常见病因为病毒感染;其他包括细菌、自身免疫病、肿瘤侵犯心包、尿毒症、急性心肌梗死后心包炎、主动脉夹层、胸壁外伤及心脏手术后。

2. 其他 有些患者经检查仍无法明确病因(病因不明),称为特发性急性心包炎或急性非特异性心包炎。

【例1】我国心包炎中最常见的病因是

A. 病毒性　　　B. 化脓性　　　C. 结核性　　　D. 真菌性　　　E. 肿瘤

二、临床表现和体征

表 现	心前区疼痛,常见于炎症的蛋白渗出期,疼痛可放射至颈部、左肩、左臂等
体 征	①心包摩擦音是纤维心包炎的典型体征,呈抓刮样粗糙的高频音;因炎症而变得粗糙的壁层于脏层在心脏活动时相互摩擦而产生。 ②胸骨左缘第3~4肋间最为明显,身体前倾、深吸气时更容易听到

【例2】诊断急性纤维蛋白性心包炎最具有特征性的是

A. 心前区疼痛　　　　　　B. 心包摩擦音　　　　　　C. 心浊音界向两侧扩大

D. 心尖搏动减弱或消失　　E. 心音遥远

【例3】急性心包炎时心包摩擦音的特点是

A. 在胸廓下部闻及　　　　B. 与心搏一致　　　　　　C. 吸气末明显

D. 仰卧位时最明显　　　　E. 舒张期最明显

【例4】女,40岁。因持续胸痛1天就诊。10天前曾发热伴咳嗽。查体:BP 120/70 mmHg,心界不大,心率84次/分,心律整齐,胸骨左缘第3、4肋间可闻及性质粗糙、高音调、与心搏一致的双期搔抓样音,与呼吸无关。该患者最可能的诊断是

A. 限制型心肌病　B. 肥厚型心肌病　C. 急性心包炎　　D. 病毒性心肌炎　E. 急性胸膜炎

【例5】女,40岁。咳嗽2周,心前区锐痛2天,深呼吸时加重,放射到颈部。查体:胸部无压痛。心界不大,胸骨左缘第3、4肋间可闻及抓刮样粗糙音,屏气后仍存在。该患者最可能的诊断是

A. 急性胸膜炎　　B. 急性心包炎　　C. 急性肋软骨炎　D. 急性心肌梗死　E. 急性心肌炎

三、检 查

血清检查	取决于原发疾病,如感染性心包炎可并发白细胞计数及中性粒细胞升高、ESR 升高等
X线检查	成人积液量<250 mL,儿童<150 mL,X线常阴性
心电图	①除 aVR、V_1 导联 ST 段压低外,其他常规导联 ST 段均弓背向下型抬高。 ②一至数日后,ST 段回到基线,出现 T 波低平及倒置,持续数周至数月后 T 波逐渐恢复正常。 ③QRS 波低电压;无病理性 Q 波,无 QT 间期延长;常有窦性心动过速
超声心动图	确诊检查项目,方法简单易行,迅速可靠
心脏磁共振显像	能清晰地显示心包积液的容量及分布,分辨积液性质,测量心包厚度
心包穿刺	心包穿刺的主要指征是心脏压塞,对积液性质和病因诊断也有帮助,可以对心包积液进行常规、生化、病原学(细菌、真菌等)、细胞学相关检查

【例6】不符合急性心包炎的心电图变化

A. 弓背向下型 ST 段抬高　　　　B. T 波平担或倒置　　　　C. QRS 波呈低电压

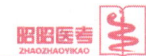

D. 电交替 　　　　　　　　　　　E. 弓背形向上的 ST 抬高

【例7】男性,52 岁。持续胸痛伴发热 3 天。心电图上除 aVR 导联外,其余导联 ST 段均呈弓背向下型抬高。该患者最可能的诊断为

　　A. 主动脉夹层　　B. 自发性气胸　　C. 急性心包炎　　D. 急性心肌梗死　E. 变异型心绞痛

➤ **昭昭老师总结:经常要考 ST 段变化的疾病**

心电图变化	典型疾病	昭昭老师速记
ST 段水平压低	心绞痛	"水平低"感到"心痛"
ST 段一过性抬高	变异型心绞痛	这种"变"化是"一过性"的
ST 段弓背向上抬高	急性心肌梗死	"抬高""心肌梗死"的死亡患者
ST 段弓背向下抬高	心包积液	"液体"往"下"流
ST 段持续抬高	室壁瘤(心肌梗死后并发症)	"瘤"子是"持续"的

四、治　疗

　　1. 对症治疗　患者卧床休息,直至胸痛消失和发热消退。疼痛时给予非甾体抗炎药如阿司匹林,效果不佳者给布洛芬或吲哚美辛。必要时应用吗啡。

　　2. 药物治疗效果不佳　对其他药物治疗积液吸收效果不佳的患者,可给予糖皮质激素治疗。

　　3. 手术治疗　顽固性复发性心包炎的病程超过 2 年、激素无法控制的患者,或伴有严重胸痛的患者可考虑外科心包切除治疗。

第 2 节　心包积液及心脏压塞

　　心包疾患或其他病因因累及心包可造成心包渗出和心包积液,当积液迅速或积液量达到一定程度时,可造成心脏输出量和回心血量明显下降而产生临床症状,即心脏压塞。

一、病　因

　　1. 长期病因　各种原因的心包炎均可伴有心包积液,最常见的 3 个原因:肿瘤、特发性心包炎和肾衰竭。

　　2. 其他　严重体循环淤血也可产生漏出性心包积液;穿刺伤、心室破裂等可造成血性心包积液,迅速或大量心包积液可引起心脏压塞。

二、病　理

　　1. 急性心包炎　体液迅速达到 200 mL→心包无法迅速舒张而使心包内压力急剧上升→心脏受压,心室充盈受损,静脉压升高→心排血量显著降低→血压下降。

　　2. 慢性心包炎　由于心包逐渐伸展适应,积液量可达 2 000 mL。

三、临床表现和体征

　　1. 临床表现　呼吸困难是最突出症状。

　　2. 体征

最特异的体征	心浊音界向两侧扩大呈绝对浊音(昭昭老师提示:心界向两侧扩大的一共是 3 个疾病:心包积液、扩张性心肌病、全心衰)
包积液征(Ewart 征)	背部左肩胛角下呈浊音、语颤增强和支气管呼吸音
Beck 三联征	颈静脉怒张、低血压、心音低弱(心包压塞)
心包穿刺	主要目的是迅速缓解心脏压塞,同时对积液性质进行检查
奇脉(吸停脉)	吸气时动脉收缩压较吸气前下降 10 mmHg,甚至更多 (昭昭老师速记:"心包"有"水"很"奇"怪,奇脉所见的另一个病史是:支气管哮喘)

【例8】Ewart 征见于

　　A. 病毒性心肌炎　B. 渗出性心包炎　C. 肥厚型心肌病　D. 急性心肌梗死　E. 纤维素性心包炎

【例9】提示心包积液的体征是

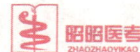
A. Musset 征　　B. 脉短绌　　C. Ewart 征　　D. Roth 斑　　E. Duroziez 征

【例 10】**心脏压塞**的典型体征是

A. 动脉压下降、颈静脉怒张和心音低钝　　B. 动脉压下降、奇脉和心音低钝

C. 动脉压上升、颈静脉怒张和心音低钝　　D. 动脉压上升、奇脉和心音低钝

E. 奇脉、颈静脉怒张和双下肢水肿

➤ **昭昭老师总结:循环系统所有的英文字母**

英文	意义	昭昭老师速记
Graham - stell 杂音	二尖瓣狭窄致肺动脉瓣舒张早期杂音	"二""哥 G""S"了
Austin-Flint 杂音	主动脉瓣关闭不全导致相对性二尖瓣狭窄	"主"A"给点""泉"水吧
Traube 征	主动脉瓣关闭不全	主任"TMD",不给假期
Musset 征	主动脉瓣关闭不全	
Duroieze 双重音	主动脉瓣关闭不全	
Beck 三联征	颈静脉怒张、动脉压下降、心音遥远	距离"Beck"很"遥远"
Ewart 征	心包积液,背部左肩胛角下呈浊音、语颤增强和支气管呼吸音	"积液""溢 E"出来
Janeway 损伤	急性感染性心内膜炎的手或足的无痛性结节	"J"="急"
Osler 结节	亚急性感染性心内膜炎的手或足的痛性结节	"亚"运"奥 0"运
Roth 斑点	亚急性感染性心内膜炎的视网膜斑点	"揉(Ro)""亚"揉

四、实验室检查

X线检查	心影向两侧增大呈烧瓶状,心脏搏动检索或消失
心电图检查	肢体导联的 QRS 低电压(绝对值小于 0.5 mV),弓背向下抬高,大量积液时可见电交替
超声心动图	对诊断心包积液简单易行,迅速可靠;同时可用于穿刺引流

【例 11】女,34 岁。胸闷、气促 1 月余,伴干咳。查体:R 22 次/分,BP 90/80 mmHg。端坐位,颈静脉怒张,双肺未闻及干湿啰音,心率 90 次/分,心律整齐,心音低而遥远,P_2 无亢进,肝肋下 3 cm,肝颈静脉回流征阳性,双下肢水肿。其心浊音界最可能为

A. 靴型　　B. 梨形　　C. 烧瓶样　　D. 向左扩大　　E. 普大形心

五、治　疗

1. 治疗原则　病因治疗、解除心脏压塞及对症支持治疗。

2. 对症治疗　卧床休息,直至胸痛消失和发热消退。给予非留体抗炎药如阿司匹林,效果不佳可给布洛芬或消炎痛。

3. 糖皮质激素　对其他药物治疗积液吸收效果不佳的患者,可给予糖皮质激素治疗。

4. 心包穿刺术

急性心包填塞的治疗	首选:心包穿刺+置管引流术
心包穿刺术	①当患者发生严重的呼吸困难等,首选的处理措施。②指征:判定积液性质和病原;有心脏压塞时,抽液减轻症状;化脓性心包炎时,穿刺给药。③抽液量第一次不宜超过 200 mL,以后再逐渐增到 300~500 mL

5. 手术治疗　心包切除术;顽固性复发性心包炎病程超过 2 年、激素无法控制的患者或伴严重胸痛建议行手术治疗。

例 12~15 共用题干

男性,25 岁。主诉心前区疼痛 2 小时,向左肩放射,吸气时疼痛加重,坐位时减轻,伴有畏寒、发热就诊,体检:血压 105/75 mmHg,体温 38 ℃,心率 110 次/分,规则,心脏无杂音,两肺未见异常,有血吸虫病史。心电图示除 aVR 与 V 外各导联 ST 段抬高。

【例 12】其最可能的诊断是

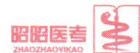

A. 肺梗死　　　　　　　　　　B. 心肌梗死　　　　　　　　　　C. 急性心包炎

D. 心肌梗死伴继发性心包炎　　E. 心肌炎

【例13】入院第 3 天,血压 90/75 mmHg,颈静脉怒张,气息不能平卧,病情变化应考虑为

A. 再次肺梗死　　B. 心肌梗死扩大范围　　C. 心脏压塞　　D. 败血症　　　　E. 心脏腱索断裂

【例14】此时作 X 线检查可能显示

A. 左肺野楔状实质性阴影,伴左胸腔积液　B. 正常　　　C. 肺部无明显充血而心影显著增大

D. 左肺野多发炎症阴影　　　　　　　　E. 两侧肺门影不大

【例15】本例正确治疗是

A. 手术取出栓子　　　　　　　B. 冠脉造影伴紧急 PTCA　　　　C. 心包穿刺

D. 大剂量抗生素静脉滴注　　　E. 应用升压药以及强心利尿剂

【例16】女,62 岁。干咳、困难 2 周,逐渐加重,现不能平卧,无发热。查体:R 24 次/分,BP 85/70 mmHg,端坐位,颈静脉怒张,双肺呼吸音满,心浊音界向两侧扩大,心率 108 次/分,心律整齐,心音低而遥远,心脏各瓣膜区未闻及杂音,奇脉。心电图:窦性心动过速,各导联 QRS 波低电压。该患者最关键治疗措施是

A. 静脉滴注抗生素　　　　　　B. 静脉滴注硝酸甘油　　　　　C. 口服美托洛尔

D. 心包穿刺　　　　　　　　　E. 静脉注射呋塞米

➤ 参考答案如下,详细答案参见 2021 版《国家临床执业及助理医师资格考试精选真题考点精析》。

1. A	2. B	3. B	4. C	昭昭老师提示:
5. B	6. E	7. C	8. B	关注官方微信,获得第一手考试资料。
9. C	10. A	11. C	12. C	
13. C	14. C	15. C	16. D	

第 10 章　休　克

➤ **2021 考试大纲**

①概论;②低血容量休克;③感染性休克;④心源性休克;⑤过敏性休克。

➤ **考纲解析**

近 20 年的医师考试中,本章的考试重点是休克的诊断、检查和治疗,执业医师每年考查分数为 2～3 分,助理医师每年考查分数为 0 分。

第 1 节　休克概述

休克是机体有效循环血量减少、组织灌注不足,细胞代谢紊乱和功能受损的病理过程,它是一个由多种病因引起的综合征。所谓有效循环血量,是指单位时间内通过心血管进行循环的血量,不包括储存于肝、脾和淋巴血窦,或停滞于毛细血管中的血量。

一、休克基本概念

1. 休克的本质　氧供给不足和需求增加是休克的本质,产生炎症介质是休克的特征,因此恢复对组织细胞的供氧、促进其有效的利用,重新建立氧的供需平衡和保持正常的细胞功能是治疗休克的关键。

2. 休克的分类　可分为低血容量性、感染性、心源性、神经性和过敏性休克五类。创伤和失血引起的休克划入低血容量性休克,低血容量性休克和感染性休克是外科最常见的休克。

二、病理生理

1. 微循环变化　微循环的变化休克的共同病理生理是有效循环血量锐减和组织灌注不足,占总循环血量 20% 的微循环也相应地发生不同阶段的变化。

分　期	病理生理	微循环状态
微循环收缩期	有效血量下降→交感 N 兴奋→儿茶酚胺增多→心率加快、排出量增多,外周及内脏小动脉收缩,重要器官血管舒张,毛细血管前括约肌收缩	只出不进

续表

分 期	病理生理	微循环状态
微循环**扩张**期	动-静脉短路、直捷通道大量开放,微循环只进不出;大量血液滞留在微循环,进入休克抑制期	只进不出
微循环**衰竭**期	淤滞在微循环内的黏稠血液在酸性环境中处于**高凝**状态;红细胞和血小板容易聚集在血管内形成凝血栓	DIC

【例1】休克在微循环**衰竭期**最突出的情况是

A. 血管内高凝状态　　　　B. 后括约肌收缩状态　　　　C. 代谢性碱中毒

D. 前括约肌收缩状态　　　　E. 毛细血管内"可进可出"

例2~3共用选项

A. 交感-肾上腺髓质系统兴奋,释放大量儿茶酚胺　　　B. 组织缺氧,乳酸增多,代谢性酸中毒

C. 无氧代谢下能量产生不足,细胞功能衰退　　　　D. 出现DIC,血压下降

E. 出现多器官功能障碍

【例2】休克**代偿期**的生理调节改变主要是

【例3】休克**失代偿期**的生理调节改变主要是

2. 代谢改变

(1) 无氧代谢引起代谢性酸中毒　当氧释放不能满足细胞对氧的需要时,将发生无氧糖酵解,丙酮酸在胞质内转变为乳酸,导致血乳酸浓度和乳酸/丙酮酸(L/P)比率增高。因此血清乳酸盐的含量和L/P比值,可以反映病人细胞缺氧的情况。

(2)能量代谢障碍　创伤和感染使机体处于应激状态,交感神经兴奋,使机体儿茶酚胺和肾上腺皮质激素明显升高,从而抑制蛋白质合成、促进蛋白质分解、促进糖异生、抑制糖降解,导致蛋白质作为底物被消耗掉、血糖水平升高。

3. 炎症介质释放和缺血再灌注损伤　严重创伤、感染、休克可刺激机体释放过量炎症介质,形成"瀑布样"连锁放大反应。炎症介质包括白介素、肿瘤坏死因子、集落刺激因子、干扰素、一氧化氮等。这些炎症介质在机体缺血状况得到纠正后,会大量进入血液循环,导致"再损伤"。

4. 内脏器官的相继损伤　重要脏器,肺、肾、脑、心胃肠道及肝出现功能紊乱甚至衰竭。

三、临床表现

	休克代偿期	休克抑制期	
程 度	轻度	中度	重度
神 志	神志清楚,伴有痛苦表情,精神紧张	神志尚清楚,表情淡漠	意识模糊,甚至昏迷
口 渴	口渴	很口渴	非常口渴,可能无主诉
皮肤色泽	开始苍白	苍白	显著苍白,肢端青紫
皮肤温度	正常,发凉	发冷	厥冷(肢端更明显)
脉 搏	<100次/分,尚有力	100~120次/分	速而细弱或摸不到
血 压	收缩压正常或稍升高,舒张压增高,脉压减小	收缩压70~90 mmHg,脉压小	收缩压<70 mmHg或测不到
体表血管	正常	表浅静脉塌陷,毛细血管充盈迟缓	毛细血管充盈非常迟缓,表浅静脉塌陷
尿 量	正常	尿少	尿少
估计失血量	20%以下 (800 mL以下)	20%~40% (800~1 600 mL)	40%以上 (1 600 mL以上)

【例4】男性,25岁。遭车祸时左季肋部撞伤脾破裂。血压90/60 mmHg。神志尚清楚,脉搏110次/分,表情淡漠,口渴,面色苍白。估计出血量达

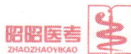

A. 400～500 mL　　B. 600～700 mL　　C. 800～1 600 mL　　D. 1 700～2 400 mL　　E. 大于 2 400 mL

【例5】男性,28 岁。腹部外伤,失血约 700 mL,伤后 3 小时入院,神志清楚,口渴,脉搏 100 次/分,血压 120/96 mmHg,此种状态应判定为

A. 重度休克　　B. 中度休克　　C. 轻度休克　　D. 非休克状态　　E. 休克抑制期

【例6】可引起成人血压下降的最低失血量是

A. 400 mL　　B. 600 mL　　C. 800 mL　　D. 1 000 mL　　E. 1 200 mL

【例7】引起失血性休克的急性失血量,最低为全身血量的

A. 20%　　B. 25%　　C. 30%　　D. 35%　　E. 40%

四、检查

1. 一般监测

血 压	①通常认为收缩压<90 mmHg,脉压<20 mmHg 是休克存在的表现; ②血压不是反映休克程度最敏感的指标
休克指数	①休克指数＝脉率/收缩压（昭昭老师速记:"麦""收"后要"休"息） ②指数:0.5 提示无休克;0.5～1.0 为休克前期;>1.0～1.5 提示有休克;>2.0 为严重休克
尿 量	①休克期反映肾血液灌注及其他器官血流灌注最简单可靠的指标。 ②当尿量维持在 30 mL/h 以上时,则休克得以纠正

【例8】血压下降在休克中的意义为

A. 是诊断休克的唯一依据　　B. 是休克最常见的临床表现　　C. 是估计休克程度的主要指标
D. 是组织细胞缺氧的主要指标　　E. 是休克最早的指标

【例9】休克指数的计算方法是

A. 心率与舒张压之比　　B. 脉率与脉压之比　　C. 脉率与舒张压之比
D. 收缩压与舒张压之比　　E. 脉率与收缩压之比

【例10】休克期反映器官血流灌注最简单可靠的指标是

A. 收缩压　　B. 舒张压　　C. 脉压　　D. 脉率　　E. 尿量

【例11】男性,39 岁。因交通事故致肝破裂,入院时收缩压 80 mmHg,脉搏触不清,无尿。输液后尿量增加,作为休克被纠正的标志,尿量至少维持在每小时

A. 60 mL　　B. 50 mL　　C. 40 mL　　D. 30 mL　　E. 20 mL

2. 特殊监测

中心静脉压(CVP)	①右心房或胸腔段腔静脉内压力,5～10 cmH₂O(低了就要补液)。 ②<5 cmH₂O 时,表示血容量不足;>15 cmH₂O 时,则提示心功能不全、静脉血管床过度收缩或肺循环阻力增高;>20 cmH₂O 时,则表示存在充血性心力衰竭
肺毛细血管楔压(PCWP)	①反映肺静脉,左心房和左心室的功能,主要用于:急性左心衰和 ARDS 的鉴别。 ②PCWP 的正常值是 6～15 mmHg(0.8～2.0 kPa)
心排出量(CO)	CO 是心率和每搏排出量的乘积,成人 CO 正常值为 4～6 L/min
心脏指数(CI)	①单位体表面积上的心排出量便称作心脏指数(CI),正常值为 2.5～3.5 L/(min·m²)。 ②适合在不同个体间比较的心功能指标
动脉血乳酸测定	①正常为 1～1.5 mmol/L,危重患者允许到 2 mmol/L。 ②乳酸盐浓度持续升高,表示病情严重。它是反映休克的预后及休克的严重程度
DIC	①血小板<80×10⁹/L;　②血浆纤维蛋白原<1.5 g/L; ③血涂片中破碎红细胞>2%;　④3P 试验阳性; ⑤凝血酶原时间较对照组延长 3 秒以上(5 项中 3 项阳性者可确诊)
肠道内 pH 值	反映胃肠组织局部灌注和供氧情况,可发现早期的隐匿性休克

【例12】肺毛细血管楔压(PCWP)的正常值是

A. 0.5～0.7 kPa　B. 0.8～2.0 kPa　C. 2.1～2.5 kPa　D. 2.6～2.9 kPa　E. 3.0～3.3 kPa

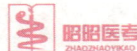

【例 13】 最能反映休克预后的检测指标是

A. 静脉血氧测定　　B. 动脉血气分析　　C. 动脉血乳酸盐值　　D. 二氧化碳结合力　　E. 血细胞比容

五、治疗原则

1. 一般紧急治疗　积极处理引起休克的原发伤病。如创伤制动、大出血止血、保证呼吸道通畅等。采取头和躯干抬高 20°~30°,下肢抬高 15°~20°的特殊体位,以增加回心血量。

2. 补充血容量　补充血容量是纠正休克引起的组织低灌注和缺氧的关键。因为休克的本质是有效循环血量减少造成的组织细胞氧供给不足,因此,无论何种类型的休克,其治疗首先是补充血容量,补液首选平衡盐溶液。

3. 积极处理原发病　外科疾病引起的休克,多存在需手术处理的原发病变。在尽快恢复有效循环血量后,及时施行手术,处理原发病变,才能有效地治疗休克。有时需在抗休克的同时进行手术。

4. 纠正酸碱平衡失调　原则是"宁酸毋碱",不主张早期使用碱性药物,用碱性药物必须保证呼吸功能完整,否则会导致 CO_2 潴留和继发性呼吸性酸中毒。

5. 血管活性药物的应用 (昭昭老师提示:休克的首选治疗是补液而不是应用血管升压药)

(1) 血管收缩剂　应在补足血容量的基础上应用血管收缩剂,早期血容量未补足前,禁用血管收缩剂,否则使用血管收缩剂后,可导致微循环血管的收缩,加重休克。血管活性药物辅助扩容治疗,可迅速改善循环和升高血压,尤其是感染性休克病人,提高血压是应用血管活性药物的首要目标。

多巴胺	①最常用的血管收缩剂,具有兴奋 α_1、β_1 和多巴胺受体的作用。 ②小剂量的多巴胺[<10 μg/ (min·kg)],主要兴奋 β_1 和多巴胺受体,增加心肌收缩力,增加心排出量,并扩张肾脏及胃肠道血管。故对休克病人,尤其合并肾功能不全者,首选多巴胺(昭昭老师速记:多了一个肾功能)
去甲肾上腺素	兴奋心肌、收缩血管,升高血压及增加冠脉血流量,作用时间短
异丙肾上腺素	增加心肌收缩力和提高心率的 β 受体兴奋剂,对心肌有强大收缩作用和容易发生心律失常,不用于心源性休克

(2) 血管扩张剂　分 α 受体阻滞剂和抗胆碱能药,其中以山莨菪碱应用较多。

(3) 强心药　兴奋 α 和 β 受体兼强心功能的药物,如多巴胺、多巴酚丁胺、西地兰等。

6. 治疗 DIC　改善微循环对诊断明确的 DIC,可用肝素抗凝。

7. 糖皮质激素　可用于感染性休克和其他较严重的休克,一般主张大剂量短期应用。剂量可达正常量的 10~20 倍,维持不宜超过 48 小时。(昭昭老师提示:时间长有很多的副作用)

【例 14】 关于休克的治疗原则,不正确的是

A. 失血性休克的治疗首先以输注平衡盐溶液为主

B. 感染性休克的治疗以处理原发感染灶、抗感染治疗为主

C. 休克合并酸中毒时,不主张早期给予碱性药物纠酸

D. 在充分容量复苏的前提下可给予血管活性药物

E. 无论失血性休克或感染性休克,应首先纠正休克,再处理原发病

【例 15】 男,40 岁。吞咽困难 30 天,不能进水 2 天。口渴、尿少、体重下降。查体:R 26 次/分,BP 80/50 mmHg,神志清楚,烦躁。血 Na^+ 152 mmol/L、血 K^+ 3.2 mmol/L、HCO_3^- 18 mmol/L,$PaCO_2$ 38 mmHg。首要处理措施应是

A. 补充血容量　　B. 氧疗　　C. 纠正酸碱失衡　　D. 有控制的补充血钾　　E. 应用升压药

第 2 节　失血性休克

低血容量性休克常因大量出血或体液丢失,或液体积存于第三间隙(胃肠道、胸、腹腔等),导致有效循环量降低引起的。它主要包括失血性休克和损伤性休克。

一、临床表现

1. 一般表现　中心静脉压降低、回心血量减少、心排量下降造成低血压。经神经内分泌机制引起外周血管收缩,血管阻力增加和心率增快。微循环障碍导致各组织器官功能不全和病变。

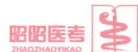

2. 失血性休克　在外科很常见,通常在迅速失血超过<u>全身总血量的20%</u>时,即出现<u>休克</u>。严重的体液丢失,可造成大量细胞外液和血浆的丧失,以致有效循环血量减少,也可出现休克。

二、治　疗

1. 补充血容量　一般应维持血红蛋白在<u>100 g/L</u>、血细胞容积在<u>30%左右</u>。若血红蛋白低于70 g/L,可输浓缩红细胞。若急性失血量超过总量的30%,可输全血。临床上可结合血压、中心静脉压等来指导补液。(昭昭老师提示:这个表格看起来很难,其实听一下讲课及画图理解很简单,切勿死记硬背,必须要理解掌握)

血 压	CVP	原　因	处理原则
低	低	血容量严重不足	充分补液
正常	低	血容量不足	适当补液
昭昭老师提示:看见CVP低就补液体,如果血压也低,那就大量补液体;如果血压正常,就适当补液体			
低	正常	心功能不全(衰)或血容量不足	补液试验
昭昭老师提示:CVP如果正常,就不补充液体了,因为CVP是补液指标;但如果血压还低一点,就做个试验,即补液试验			
正常	高	容量血管过度收缩	舒张血管
昭昭老师提示:血压正常,说明患者心功能正常,但是CVP高,说明回心血量过多,这是外周血管的过度收缩所致,所以需要舒张血管			
低	高	血容量相对过多或心功能不全	强心药物,舒张血管
昭昭老师提示:血压低说明患者心功能不好,CVP高,说明患者心衰了,血射不出去,导致患者血量多,出现CVP增高			

2. 止血　在补充血容量同时,如仍有出血,难以保证血容量稳定,休克也不易纠正。对于肝脾破裂、急性活动性出血病例,应在保持血容量的同时积极进行手术准备,及早施行手术止血。

【例16】对中心静脉压<u>正常</u>、血压<u>下降</u>的患者的正确处理是
　　A. 充分补液　　　B. 适当补液　　　C. 强心　　　D. 扩张血管　　E. 进行补液试验后处理

例17～18 共用选项
　　A. 血容量不足　　　　　B. 心功能不全,血容量正常　　　C. 心功能不全或血容量相对较多
　　D. 容量血管过度收缩　　E. 心功能不全或血容量不足

【例17】中心静脉压<u>低</u>,血压<u>低</u>

【例18】中心静脉压<u>高</u>,血压<u>低</u>

【例19】中心静脉压<u>高</u>而动脉压在<u>正常范围</u>,反映
　　A. 右心功能不全或血容量相对过多　　B. 胸腔内压增加　　　C. 右心功能不全或容量相对不足
　　D. 静脉回心血量增加　　　　　　　　E. 容量血管过度收缩

例20～21 共用选项
　　A. 尿量少,CVP很高　　　　　B. 尿量少,CVP较低　　　　　C. 尿量多,CVP很低
　　D. 尿量多,CVP正常　　　　　E. 尿量多,CVP偏高

【例20】说明<u>抗休克治疗时液体已补足</u>的是

【例21】说明<u>抗休克治疗时血容量仍不足</u>的是

【例22】休克患者中心静脉压为<u>5 cmH$_2$O</u>,血压80/65 mmHg,处理原则为
　　A. 适当补液　　　B. 使用强心药物　C. 用扩血管药　　D. 补液试验　　E. 充分补液

【例23】男,30岁。外伤性脾破裂脾切除术后3天,查体:BP 106/68 mmHg,中心静脉压18 cmH$_2$O。此时应采取的治疗措施是
　　A. 利尿　　　B. 舒张血管　　　C. 收缩血管　　　D. 适当补液　　E. 充分补液

第3节　感染中毒性休克

感染性休克可继发于以释放内毒素的革兰阴性杆菌为主的感染,不一定有感染灶。如大面积烧伤、败血症、急性腹膜炎、胆道感染、绞窄性肠梗阻及泌尿系感染等,亦称内毒素性休克。

一、病因及机制

1. 常见致病菌　以<u>革兰阴性杆菌</u>最常见。(昭昭老师提示:急性化脓性梗阻性胆管炎就是大肠

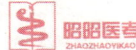

杆菌即革兰阴性杆菌感染,导致休克、中枢神经系统病变、寒战高热、黄疸、腹痛五联征)

2. 发病机制　感染性休克多继发于革兰阴性杆菌为主的感染,如急性腹膜炎、胆道感染、绞窄性肠梗阻、泌尿系感染等。革兰阴性杆菌释放的内毒素与体内的补体、抗体或其他成分结合后,可刺激交感神经引起血管痉挛并损伤血管内皮细胞。同时,内毒素可促进组胺、激肽、前列腺素及溶酶体酶等炎症介质的释放,引起全身性炎症反应综合征(SIRS),结果导致微循环障碍、代谢紊乱及器官功能不全。

二、临床表现

根据血流动力学分为高动力型(暖休克)和低动力型(冷休克)两种。

	暖休克	冷休克
发病率	少见	多见
类　型	高排低阻力型休克	低排高阻力型休克
致病菌	革兰阳性菌	革兰阴性菌
神　志	清醒	躁动、淡漠或嗜睡
血管反应	以扩张为主	以收缩为主
失　液	少见	多见
脉　压	>30 mmHg	<30 mmHg
脉　搏	慢,搏动清楚	细速
尿　量	>30 mL/h	<25 mL/h
皮肤温度	比较温暖、干燥	冷湿、冷汗
皮肤色泽	淡红、潮红	苍白、发绀、花斑样发绀
毛细血管充盈时间	1~2秒	延长

【例24】男性,32岁。腹痛、发热36小时,血压90/60 mmHg,神志清楚面色苍白,四肢湿冷,全腹肌紧胀,肠鸣音消失,诊断为

　　A. 低血容量性休克　　B. 感染性休克　　C. 神经源性休克　　D. 心源性休克　　E. 过敏性休克

三、治　疗

首先是病因治疗。治疗原则是在休克未纠正以前,应着重治疗休克,同时治疗感染;在休克纠正后,应重点治疗感染。

1. 补充血容量　首先以输注平衡盐溶液为主,再配合适当的胶体液、血浆或全血,恢复足够循环血量。

2. 病因治疗　首先是病因治疗。

3. 控制感染　主要措施是应用抗菌药物和处理原发感染灶。

4. 纠正酸碱失衡　感染性休克的病人,常有严重的酸中毒,且发生较早,应予以纠正。

5. 心血管活性药物的应用　经补充血容量、纠酸后,休克仍未好转者应采用扩血管药物治疗。

6. 糖皮质激素　能抑制多种炎症介质的释放,稳定溶酶体膜,缓解全身性炎症反应。应早期、大剂量使用,可达正常用量的10~20倍,维持不宜超过48小时。

【例25】下列关于治疗休克的叙述中,错误的是

　　A. 失血性休克的治疗是扩容　　　　　　　　B. 感染性休克时可应用大剂量氢化考的松

　　C. 失血性休克时,止血是不可忽视的主要手段　　D. 感染性休克时,应首先使用升压药

　　E. 感染性休克应恢复有效循环血量

【例26】男,40岁。右大腿挤压伤后发生化脓性感染10天。观察中血压下降至80/60 mmHg,脉细速。其扩容治疗应首选

　　A. 葡萄糖溶液　　B. 平衡盐溶液　　C. 全血　　　　D. 血浆　　　　E. 碳酸氢钠溶液

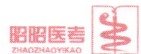

【例27】应用皮质激素治疗感染性休克时,其使用量为常规用量的

A. 1/4　　　B. 1/2　　　C. 2倍　　　D. 5倍　　　E. 10倍以上

第4节　过敏性休克

一、概　述

过敏性休克是外界某些抗原性物质进入已致敏的机体后,通过免疫机制在短时间内触发的一种严重的全身性过敏反应,多突然发生且严重程度剧烈,若不及时处理,常可危及生命。昆虫刺伤及服用某些药品(特别是含青霉素的药品)是最常引发过敏性休克的原因,某些食物(如花生、贝类、蛋和牛奶)也会引起严重过敏性反应。

二、临床表现

1. 一般表现　休克之前患者出现一些与过敏相关的表现,如皮肤黏膜出现潮红、荨麻疹等;呼吸道出现阻塞症状,是本病最多见的表现,也是最主要的病因;循环衰竭的表现等。

2. 休克表现　血压急剧下降,患者出现意识障碍等。

三、治　疗

1. 首要处理　立即解除与过敏原的接触,给予抗过敏药物如氯苯那敏等。

2. 首选药物　肾上腺素,通过β受体效应使支气管痉挛快速舒张,通过α受体效应使外周小血管收缩。抢救时,若血压仍未升,可给予多巴胺等。

【例28】女,20岁。春天在花园中游玩时突然晕倒,入院时查体:脉搏细速,BP 40/20 mmHg,面色苍白,神志不清。其首要的救治措施是

A. 多巴胺 20 mg 静滴　　　　　B. 地塞米松 15 mg 静滴　　　　　C. 给氧、严密监护

D. 肾上腺素 1 mg 皮下注射　　　E. 安定 10 mg 静滴

第5节　心源性休克

一、概　述

心源性休克是指由于心功能极度减退,导致心排出量显著减少并引起严重的急性周围循环衰竭的一组综合征。心源性休克是心泵衰竭的极期表现,由于心脏排血功能衰竭,不能维持其最低限度的心输出量而导致血压下降,重要脏器和组织供血严重不足,引起全身微循环功能障碍,从而出现一系列以缺血、缺氧、代谢障碍及重要脏器损害为特征的病理生理过程。

二、病　因

大面积心肌梗死、急性心包填塞、急性肺源性心脏病;各种心肌炎和心脏病变;严重的室性心律失常等。

三、临床表现

低血压,严重者出现神志模糊及死亡。

四、治　疗

1. 病因治疗　病因治疗是心源性休克是否能逆转的关键措施。

2. 血管活性药物　扩充血容量及应用血管活性药物等。

➤ 参考答案如下,详细答案参见 2021 版《国家临床执业及助理医师资格考试精选真题考点精析》。

1. A	2. A	3. B	4. C	5. C
6. C	7. A	8. C	9. E	10. E
11. D	12. B	13. C	14. B	15. A
16. E	17. A	18. C	19. E	20. D
21. B	22. D	23. B	24. B	25. D
26. B	27. E	28. D	—	—

昭昭老师提示:
关注官方微信,获得第一手考试资料。

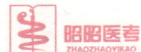

第11章 周围血管病

> **2021考试大纲**

①动脉粥样硬化性外周血管疾病;②血栓闭塞性脉管炎;③单纯性下肢静脉曲张;④下肢深静脉血栓形成。

> **考纲解析**

近20年的医师考试中,本章的考试重点是动脉疾病的诊断、检查和鉴别,静脉疾病的诊断、检查和治疗;执业医师每年考查分数为2～3分,助理医师每年考查分数为0分。

第1节 动脉性疾病(助理医师不要求)

【动脉粥样硬化性外周血管疾病】

一、病 因

多见于男性,年龄多在45岁以上,三高(高血压、高血脂、高血糖)、肥胖及高密度脂蛋白降低等。

【例1】下列关于动脉粥样硬化叙述正确的是

A. 主要累及小动脉　　　　B. 基本病变是动脉中膜的脂质沉积　　　　C. HDL 促进其形成

D. 女性比男性多发　　　　E. 多合并有高血压、高脂血症,糖尿病

二、临床表现

(昭昭老师速记:早期→间歇性跛行,晚期→静息痛!)

1. 早期的症状　主要为间歇性跛行,远侧动脉搏动减弱或消失。两侧肢体温度超过2℃,要考虑周围血管病。病变位于主—髂动脉者,疼痛在下腰、臀、髂、大腿后侧或小腿腓肠肌部位,有时伴阳痿;病变位于股动脉者,疼痛发生于小腿肌群。

2. 后期的症状　主要为静息痛,皮肤温度明显减低、发绀、肢体远端坏疽和溃疡。

三、检 查

1. X线检查　可以看到病变动脉段有不规则钙化。

2. 动脉造影　血管疾病确诊检查金标准。能准确显示病变的部位、范围,程度、侧枝和闭塞远侧动脉主干的情况,对确定诊断和选择术式有重要意义。

3. 超声多普勒检查　可显示管壁厚度、狭窄程度、有无附壁血栓及测定流速。

4. 肢体抬高试验(Buerger 试验)　试验阳性者,提示患肢有严重供血不足。

四、治 疗

1. 非手术治疗　主要为对因治疗,如戒烟,降血糖等。

2. 手术治疗　为经皮腔内血管成形术、内膜剥脱术、旁路转流术。

【血栓闭塞性脉管炎】

一、概 述

血管闭塞性脉管炎(Buerger 病)是血管的炎性、节段性和反复发作的慢性闭塞性疾病。多侵袭四肢中、小动静脉,以下肢多见,好发于男性青壮年。

二、病 因

外来因素	主要是吸烟,寒冷与潮湿的生活环境,慢性损伤和感染
内在因素	自身免疫紊乱,性激素和前列腺素失调以及遗传因素

三、病 理

早 期	①始于中小动脉,然后累及静脉,由远端向近端进展。 ②下肢多见病变呈节段性分布,两段之间血管相对正常
活动期	活动期为血管全层非化脓性炎症

后　期	①炎症消退,血栓机化,新生毛细血管形成。动脉周围广泛纤维组织形成,常包埋静脉和神经。 ②虽有侧支循环逐渐建立,但不足以代偿,因而神经、肌和骨骼等均可出现缺血性改变。受累静脉的病理变化与动脉大体相同

四、临床表现和体征

1. 主要表现　患肢怕冷,皮肤温度降低;皮肤色泽苍白或发绀;感觉异常;患肢疼痛,早期血管壁炎症刺激末梢神经,后因缺血性疼痛,即**间歇性跛行或静息痛**。长期慢性缺血导致组织营养障碍。严重者患肢末端出现缺血性溃疡或坏疽。

2. 体征　患肢的远侧**动脉搏动减弱或消失**,患肢出现复发性**游走性浅静脉炎**。(昭昭老师速记:因为属于自身免疫问题导致的疾病,故即可侵犯动脉,也可侵犯静脉。但是,动脉粥样硬化闭塞症只侵犯动脉,不侵犯静脉)

3. 经典的 5P 表现　疼痛;麻痹;苍白;动脉搏动减弱或消失;感觉异常。

【例2】血栓闭塞性脉管炎诊断要点中**不包括**

A. 多为有吸烟嗜好的青壮年男性　　　B. 有游走性浅静脉病史
C. 患肢有不同程度的缺血性症状　　　D. 多合并有高血压高脂血症糖尿病
E. 患肢足背动脉搏动减弱或消失

【例3】男,42 岁,**左下肢疼痛**,行走后加重 3 年。早期常感患肢麻木,行走后疼痛,短暂休息可缓解,近年来疼痛日益加重。**吸烟 20 余年**。查体:T 36.3 ℃,BP 100/70 mmHg。最可能的诊断是

A. 动脉硬化性闭塞症　　　B. 下肢静脉曲张　　　C. 多发性动脉炎
D. 雷诺综合征　　　E. 血栓闭塞性脉管炎

【例4】下列有关动脉硬化性闭塞症临床特点的描述,**错误**的是

A. 病变常位于小动脉　　　B. 多合并高血压、高脂血症、糖尿病　　　C. 多见于男性
D. 一般无血栓性浅静脉炎病史　　　E. 发病年龄多在 45 岁以上

五、分　期

		临床表现	病因及病理
Ⅰ　期		①无明显临床症状;　②患肢麻木、发凉、皮温降低苍白; ③足背动脉搏动减弱;　④踝/肱指数<0.9	局限性动脉狭窄
Ⅱ　期		①活动后间歇性跛行为主要症状; ②皮温降低、苍白更明显; ③足背动脉搏动消失	①动脉严重狭窄; ②肢体依靠侧支代偿而存活
Ⅲ　期		①静息痛为主要症状; ②趾/指暗红,可有远端肢体浮肿	动脉广泛严重狭窄;组织濒临坏死
Ⅳ　期		①症状进一步加重;　②踝/肱指数<0.4; ③静息痛、趾(指)发黑坏死、溃疡	组织坏死

六、实验室检查

1. 肢体抬高试验(Buerger 试验)　试验阳性者,提示患肢有严重供血不足。

2. 踝/肱指数(踝压/同侧肱动脉压)　>1 为正常;0.5~1 为缺血;<0.5 严重缺血。

3. 动脉造影　金标准。患肢中小动脉狭窄或闭塞是血栓闭塞性脉管炎的典型 X 线征象。

➤ 昭昭老师总结:相关"指数"指标

指　数	概　念	意　义
踝/肱指数	踝压/同侧肱动脉压的比值	下肢动脉性疾病如:血栓闭塞性脉管炎
休克指数	脉率/收缩压(速记:"麦收")	休克
氧合指数	氧分压/氧浓度	急性呼吸窘迫综合征(ARDS)

【例5】男,35 岁。**右下肢疼痛** 1 年。让其抬高右下肢 80°,1 分钟后下肢皮肤苍白,再让其下肢垂于

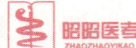

床沿,大约1分钟后下肢皮肤颜色恢复正常。该检查结果提示

A. Buerger 试验阳性   B. TrendenBurg 试验阳性   C. Lasegue 试验阳性

D. Perthes 试验阳性   E. Pratt 试验阳性

【例6】 周围血管疾病用测定双侧肢体皮肤温差的方法判断动脉血流减少情况,温度相差至少应大于

A. 0.5 ℃   B. 1.2 ℃   C. 2.5 ℃   D. 2.0 ℃   E. 1.0 ℃

【例7】 判断血栓闭塞性脉管炎的闭塞部位的准确方法是

A. 肢体位置试验   B. 静脉注射 20% 硫酸镁 10 mL   C. 仔细检查肢体各动脉搏动情况

D. 行交感神经阻滞   E. 行动脉造影

七、治 疗

1. 常规治疗 严格戒烟、防止受冷、受潮和外伤,但不应热疗,以免组织需氧量增加而加重症状。(昭昭老师提示:禁用热疗)

2. 应用扩管药及抑制血小板聚集的药物 如前列腺素 E、妥拉苏林、硫酸镁、低分子右旋糖酐等,可改善微循环,防止血栓繁衍。

3. 高压氧舱治疗 通过提高血氧含量,增加肢体的血氧弥散,改善组织的缺氧状况。

4. 防治血栓形成 急性期血液呈高凝状态,因而用降低血液黏度和高凝状态等方法以求促进循环和防治血栓形成,常用药物包括链激酶、尿激酶等溶栓制剂,以及肝素、华法林等抗凝药物。

5. 手术治疗 目的是重建动脉血流通道,增加肢体血供,改善缺血引起的后果:经皮腔内血管成形术、内膜剥脱术、旁路转流术、腰交感神经节切除术。组织已发生不可逆坏死时,应考虑不同平面的截肢术。

【例8】 男,40岁。吸烟10年,近2月双下肢出现间歇性跛行,伴患肢怕冷、麻木、刺痛,确诊为血栓闭塞性脉管炎,关于该疾病叙述不正确的是

A. 患者几乎都为男性,年龄在25～45岁间,病程缓慢   B. 发病后戒烟对治疗帮助不大

C. 多伴有游走性浅静脉炎病史   D. 出现肢体动脉搏动减弱或消失

E. 患肢发凉、怕冷,对外界寒冷敏感是血栓闭塞性脉管炎常见的早期症状

➤ **昭昭老师总结:动脉疾病对比**

	动脉粥样硬化性闭塞症	血栓闭塞性脉管炎
发病年龄	多见于＞45岁,中老年	青壮年多见
血栓性浅静脉炎	无	常见
高血压、冠心病、高脂血症、糖尿病	常见	常无
受累血管	大、中动脉	中、小动静脉
其他部位动脉病变	常见	无
受累动脉钙化	可见	无
动脉造影	广泛性不规则狭窄和节段性闭塞,硬化动脉扩张、扭曲	节段性闭塞,病变近、远侧血管壁光滑

第2节 下肢静脉疾病

【下肢静脉的解剖特点】

一、下肢静脉的解剖

下肢静脉由浅静脉、深静脉、交通静脉和肌肉静脉组成。

1. 浅静脉 浅静脉有小隐静脉和大隐静脉两条主干。

(1) 小隐静脉 起自足背静脉网的外侧,自外踝后方上行,逐渐转至小腿屈侧中线并穿入深筋膜,注入腘静脉,可有一上行支注入大隐静脉。

(2) 大隐静脉 人体最长的静脉,起自足背静脉网的内侧,经内踝前方沿小腿和大腿内侧上行,在腹股沟韧带下穿过卵圆窝注入股总静脉。大隐静脉在膝平面下,分别由前外侧和后内侧分支与小隐静脉交

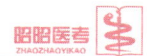

通。于注入股总静脉前,大隐静脉主要有 5 个分支,即阴部外静脉、腹壁浅静脉、旋髂浅静脉、股外侧静脉和股内侧静脉。

2. 深静脉 小腿深静脉由胫前、胫后和腓静脉组成。胫后静脉与腓静脉汇合成一短段的胫腓干,后者与胫前静脉组成腘静脉,经腘窝进入内收肌管裂孔上行为股浅静脉,至小粗隆平面,与股深静脉汇合为股总静脉,于腹股沟韧带下缘移行为髂外静脉。

3. 交通静脉 交通静脉穿过深筋膜连接深、浅静脉。

4. 肌肉静脉 小腿肌静脉分为腓肠肌静脉和比目鱼肌静脉,直接汇入深静脉。

二、下肢静脉的结构特点和功能

1. 静脉壁结构 静脉壁由内膜、中膜和外膜组成。与动脉相比,静脉壁薄,肌细胞及弹性纤维少,但富含胶原纤维,对静脉壁的强度起重要作用。

2. 静脉瓣膜 周围静脉瓣膜数量多,排列密集。静脉瓣膜有向心单向开放的功能,关闭时可忍受 200 mmHg 以上的逆向压力,足以阻止逆向血流。瓣膜结构异常分为先天性、继发性和原发性。

3. 血流动力学 静脉系统占全身血量的 64%,因此又称容量血管,起着血流向心回流的通路、贮存血量、调节心脏的流出道及皮肤温度等重要生理功能。

【下肢静脉曲张】

一、病因及机制

1. 结构因素 静脉壁薄弱,静脉瓣膜缺陷以及浅静脉压力高,妊娠、循环血容量经常超负荷,习惯性便秘(腹腔压力增高等)是引起浅静脉曲张的主要原因。

2. 长期病因 长期站立、重体力劳动、妊娠、慢性咳嗽、习惯性便秘等因素,使瓣膜承受过度的压力,逐渐松弛,不能紧密关闭。循环血量经常超负荷,造成压力升高,静脉扩张,而形成相对性瓣膜关闭不全。当隐-股静脉或隐-腘静脉连接处的瓣膜遭到破坏而关闭不全后,就可影响远侧和交通静脉的瓣膜。由于离心越远的静脉承受的静脉压越高,因此曲张静脉在小腿部远比大腿部明显。

二、临床表现

1. 浅静脉曲张 下肢皮下迂曲扩张的血管,随病变程度而范围不同,主要为大隐静脉及其属支曲张,表现为肿胀、疼痛、酸胀、沉重感。

2. 皮肤改变 小腿下 1/3 内侧及内踝周围色素沉着,皮炎、湿疹、皮下硬化甚至溃疡。

三、实验室检查

1. 三大检查

试 验	具体方法	昭昭老师速记
大隐静脉瓣膜功能试验	Trendelenburg 试验:患者平卧,抬高患肢使静脉排空,在大腿根部扎止血带,阻断大隐静脉,然后让患者站立,迅速释放止血带,如果出现自上而下的静脉逆向充盈,提示瓣膜功能不全	T 大
深静脉通畅试验	Perthes 试验:先让患者站立,在患者的大腿上 1/3 处扎止血带,此时下肢静脉曲张可能会比以前更明显。再让患者用力伸屈患侧下肢的膝关节 10～20 次(也可用力下蹲 10～20 次)	深 S
交通静脉瓣膜功能试验	Pratt 试验:在大腿用一止血带阻断大隐静脉干,嘱患者连续用力踢腿或下蹲,由于下肢运动,肌肉收缩,浅静脉血液经深静脉回流而使曲张静脉萎陷空虚。如深静脉不通或有倒流使静脉压力增高则曲张静脉压力不减轻,甚至反而曲张更显著	交 t

2. 其他检查 如容积描记、彩色多普勒超声、静脉造影等,可更准确地判断病变性质及部位。

例 9～10 共用选项

A. 深静脉是否通畅　　　　B. 检测交通静脉功能　　　　C. 检测血供是否充足
D. 检测桡骨茎突是否病变　E. 检测大隐静脉与深静脉交通瓣功能

【例 9】 Perthes 实验的目的是

【例 10】 Pratt 实验的目的是

【例 11】 女,45 岁。右下肢静脉迂曲扩张 15 年。长期站立有酸胀感。近 1 年右足靴区颜色加深、肿胀,大隐静脉瓣膜功能试验(+),深静脉通畅试验(-),最可能的诊断是

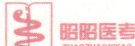

A. 下肢深静脉血栓形成　　B. 血栓形成浅静脉炎　　C. 动脉瘘
D. 单纯性下肢静脉曲张　　E. 原发性下肢深静脉瓣膜功能不全

四、治　疗

1. 非手术治疗。

2. 硬化剂注射和压迫疗法　适用于少量、局限的病变,或作为手术的辅助疗法,处理残留的曲张静脉。硬化剂渗漏可造成组织炎症、坏死或进入深静脉引起血栓形成。

3. 手术治疗　用于下肢浅静脉瓣膜和交通支瓣膜关闭不全而深静脉通畅者 Perthes 试验阴性;深静脉阻塞而浅静脉代偿性曲张者为手术绝对禁忌证;手术方式一般采用大隐静脉高位结扎加分段剥脱术。

【下肢深静脉血栓】

一、病因和机制

1. 病因　妊娠、产后、创伤及长期服用避孕药物、肿瘤组织裂解产物等。

2. 机制　静脉损伤、血流缓慢和血液高凝状态是造成深静脉血栓形成的三大因素。

二、临床表现

中央型	①中央型即髂－股静脉血栓形成; ②主要表现为起病急骤,全下肢明显肿胀,患侧髂窝、股三角区有疼痛和压痛,浅静脉扩张,患肢皮温及体温均升高
周围型	①包括股静脉血栓形成及小腿深静脉血栓形成; ②下肢肿胀一般并不严重,局限在小腿部的深静脉血栓形成,表现为突发小腿剧痛,患足不能着地踏平,行走时症状加重,小腿肿胀且有深压痛,做踝关节过度背屈试验可导致小腿剧痛(Homans 征阳性)
混合型	即全下肢深静脉血栓形成

【例 12】 患者女,28 岁,足月顺产后 2 周开始下床活动,觉左下肢痛,肿胀,左下肢皮肤略发绀,皮温高,表浅静脉曲张,沿左股静脉走行区有明显压痛,应考虑为

A. 血栓性股静脉炎　　　　　　B. 血栓性大隐静脉炎
C. 局限性股深静脉血栓形成　　D. 左髂－股静脉血栓形成
E. 以上都不对

【例 13】 男,60 岁。直肠癌切除术后 4 天,晨起时突发左下肢肿胀,左腿皮温增高,股三角区有深压痛。最可能的诊断是左下肢

A. 血栓性浅静脉炎　B. 动脉栓塞　　C. 深静脉血栓形成　D. 大隐静脉曲张　E. 淋巴水肿

➤ 昭昭老师总结:中央型和周围型对比

	中央型	周围型	
血栓部位	髂－股静脉血栓形成	小腿深静脉血栓形成	股静脉血栓形成
肿胀部位	全下肢明显肿胀	小腿肿胀	大腿＋小腿肿胀
临床表现	髂窝、股三角区疼痛	小腿疼痛	大腿＋小腿疼痛
体　征	髂窝、股三角区压痛	Homans 征阳性	大腿肿痛,下肢肿胀不明显

三、体　征

1. Homans 征　小腿深静脉血栓,检查者使被检查者的踝关节过度背屈试验可导致小腿剧痛,即 Homans 征阳性。(昭昭老师速记:下"海(H)""死(S)")

2. 下肢水肿　一侧下肢肿胀往往提示血栓形成(昭昭老师速记:双侧下肢肿胀提示心力衰竭),两下肢周径之差大于 1 cm 有意义,提示一侧肢体可能存在下肢血栓形成。

3. 下肢静脉顺行造影　确诊下肢静脉血栓形成的金标准。

➤ 昭昭老师总结:血管外科中的英文字母

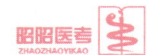

英　文	意　义	昭昭老师速记
Buerger 试验	闭塞性脉管炎	B＝闭
Trendelenburg 试验	大隐静脉瓣膜功能试验	T 大，阳性就是曲张
Perthes 试验	深静脉通畅试验	深 S
Pratt 试验	交通静脉瓣膜功能试验	交 t
Homans 征	下肢深静脉血栓形成	下"海（H）""死 S"

四、治　疗

1. 非手术疗法　包括一般处理、溶栓、抗凝和祛聚疗法。

溶栓疗法	①病程不超过 72 小时的患者，可给予溶栓治疗；②常用药物为尿激酶
抗凝疗法	抗凝剂有肝素和香豆素衍化物（华法林）
祛聚疗法	右旋糖酐、阿司匹林、双嘧达莫（潘生丁）和丹参等，能扩充血容量、稀释血液、降低黏稠度，又能防止血小板凝聚，因而常作为辅助疗法

2. 手术疗法　手术治疗取栓术最常用于下肢深静脉血栓形成，尤其是髂—股静脉血栓形成的早期病例。取栓术的时机应在发病后 3～5 天内。

【例 14】男，55 岁。胰头癌行胰十二指肠切除术 6 天，发现整个右下肢肿胀，查体：右下肢皮温增高，股三角区深压痛，足背动脉搏动存在，错误的治疗措施是

A. 静脉输注低分子右旋糖酐　　　B. 应用止血药物　　　C. 卧床休息，提高患肢
D. 皮下注射低分子肝素　　　E. 口服阿司匹林

五、并发症

肺栓塞是最严重的并发症。

➤ 参考答案如下，详细答案参见 2021 版《国家临床执业及助理医师资格考试精选真题考点精析》。

1. E	2. D	3. E	4. A	5. A	
6. D	7. E	8. B	9. A	10. E	昭昭老师提示： 关注官方微信，获得第一手考试资料。
11. D	12. D	13. C	14. B	—	

第三篇　消化系统

学习导图

章序	章名	内容	所占分数	
			执业医师	助理医师
1	食管疾病	胃食管反流病	2分	1分
		食管癌		
2	胃、十二指肠疾病	胃、十二指肠的解剖	20分	10分
		急性胃炎		
		慢性胃炎		
		功能性消化不良		
		消化性溃疡病		
		胃癌		
3	肝脏疾病	肝硬化	10分	5分
		门静脉高压症		
		肝性脑病		
		脂肪性肝病		
		肝脓肿		
		原发性肝癌		
4	胆道疾病	解剖	3分	3分
		胆囊结石		
		急性胆囊炎		
		肝外胆管结石		
		急性梗阻性化脓性胆管炎		
		胆管癌		
5	胰腺疾病	急性胰腺炎	6分	3分
		胰腺癌与壶腹周围癌		
6	肠道疾病	克罗恩病	15分	8分
		溃疡性结肠炎		
		肠易激综合征		
		肠梗阻		
		结肠癌		
		肠结核		
		直、结肠息肉		
7	阑尾炎	急性阑尾炎	2分	1分
8	直肠肛管疾病	解剖	5分	3分
		肛裂		
		直肠肛管周围脓肿		
		肛瘘		
		痔		
		直肠癌		

续表

章　序	章　名	内　容	所占分数	
			执业医师	助理医师
9	消化道大出血	上消化道出血	1分	1分
		下消化道出血		
10	腹膜炎	急性化脓性腹膜炎	4分	2分
		腹腔脓肿		
		结核性腹膜炎		
11	腹外疝	腹股沟区解剖	5分	3分
		腹股沟疝		
		股疝		
12	腹部损伤	概论	5分	2分
		常见腹部脏器损伤		

复习策略

　　消化系统是在整个执业和助理医师考试中占分最多的重点内容,每年在执业医师考试中占70～80分,助理医师考试中占30～40分。所谓"得消化者得天下",足以说明消化系统在医师考试中所占的分量。该篇内容较多,涉及消化系统各个器官的疾病,但整体而言,考题难度并不高。在三大主要系统(消化、呼吸、循环)中,消化系统难度是最低的,所以应牢牢把握此篇的分数。本篇的学习重点是食管、胃十二指肠疾病、肝脏疾病及肠道疾病,考生必须熟练掌握其诊断、实验室检查及治疗方法。

第1章　食管疾病

> **2021考试大纲**

　　①胃食管反流病的发病机制、临床表现、辅助检查、诊断、治疗与预防;②食管癌病理、临床表现、诊断与鉴别诊断、治疗。

> **考纲解析**

　　近20年的医师考试中,本章的考试重点是胃食管反流病和食管癌的诊断、表现、检查和治疗,执业医师每年考查分数为2～3分,助理医师每年考查分数为0分。

第1节　胃食管反流病

　　胃食管反流病(GERD)是指胃、十二指肠内容物反流入食管引起的不适症状和(或)并发症的一组疾病。根据有无食管黏膜损伤,GERD分为反流性食管炎(RE)和非糜烂性胃食管反流病(NERD)。GERD的临床表现不仅限于食管,也与某些咽喉、呼吸道等食管邻近器官的疾病存在相关性。

一、病因和发病机制

　　1. 食管下括约肌(LES)功能障碍　发病的最主要病因是食管下括约肌(LES)功能障碍为主的胃食管动力障碍性疾病。直接损伤因素是胃酸、胃蛋白酶及胆汁(非结合胆盐和胰酶)等反流物。抗反流屏障结构与功能异常导致LES压降低。

抗反流屏障异常	①贲门失弛缓症手术后;②食管裂孔疝; ③腹内压增高(如妊娠、肥胖、腹水、呕吐、负重劳动等); ④长期胃内压增高(如胃扩张、胃排空延迟等)
功能异常	①某些激素(如胰高血糖素、血管活性肠肽、缩胆囊素等); ②食物(如高脂肪、巧克力等);药物(如钙通道阻滞剂、地西泮); (昭昭老师速记:"姨""太"太,"胆"子大,爱吃"脂肪""巧克力""钙片",睡不着吃"安定(地西泮)",得胃食管反流病)

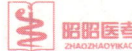

2. 食管清除作用降低 常见于导致食管蠕动和唾液分泌异常的疾病或病理生理过程,如干燥综合征等。食管裂孔疝时,部分胃经膈食管裂孔进入胸腔,除改变 LES 结构,也可降低食管对反流物的清除,导致 GERD。

3. 食管黏膜屏障功能降低 长期吸烟、饮酒等刺激性食物或药物将使食管黏膜不能抵御反流物的损害。

【例1】胃食管反流病的主要发病机制不包括

A. 夜间胃酸分泌过多　　　B. 下食管括约肌压力降低　C. 异常的下食管括约肌一过性松弛

D. 胃排空异常　　　　　　E. 食管清酸能力下降

【例2】与幽门螺杆菌感染相关性不确定的疾病是

A. 消化性溃疡　　B. 慢性胃炎　　　C. 反流性食管炎　D. 胃黏膜相关淋巴组织淋巴瘤　E. 胃癌

二、临床表现

食管症状	①典型症状:烧心和反流(反酸)是最常见和典型的症状;常在餐后 1 小时出现;卧位、弯腰或腹压增高时症状加重。
	(昭昭老师提示:胃溃疡也是餐后痛,多发生在餐后 30 min,时间是考试的一个重点,考生应该熟记;记忆方法:"1"股"反流")
	②非典型症状:胸痛,由反流物刺激食管引起,发生在胸骨后,严重时可为剧烈刺痛,可放射到后背、胸部、肩部、颈部、耳后,有时酷似心绞痛;吞咽困难或胸骨后异物感,见于部分患者
	(昭昭老师提示:食管属于纵隔器官,故此疼痛归为纵隔性疼痛)
食管外症状	①由反流物刺激或损伤食管以外的组织或器官引起,如咽喉炎、慢性咳嗽和哮喘;
	②严重者可发生吸入性肺炎,甚至出现肺间质纤维化;
	③一些患者诉咽部不适,有异物感或堵塞感,但无吞咽困难,称为癔球症
	(昭昭老师速记:整日在"外"奔波,难免"咽喉痛""咳嗽""哮喘""肺炎",甚至"肺纤维化",多运动,多玩"球"就没事啦)

【例3】胃食管反流病患者的典型症状是

A. 餐后上腹胀　　B. 上腹部钝痛　　C. 吞咽困难　　　D. 嗳气　　　　　E. 反酸、胃灼热

【例4】男性,35 岁。反酸和胸骨后烧灼感 3 年,1 周前出现声嘶。最有可能的诊断是

A. 冠心病　　　　B. 贲门失弛缓症　C. 反流性食管炎　D. 食管癌　　　　　E. 胃溃疡

三、实验室检查

1. 胃镜 诊断胃食管反流病,明确诊断、最有价值、最有意义、最可靠、最准确的检查:胃镜检查。根据胃镜下表现洛杉矶分级法如下。

(昭昭老师提示:所有上消化疾病,如食管炎、食管癌、胃炎、胃十二指肠溃疡、胃癌等确诊检查都是胃镜+活检;所有下消化道疾病(直肠癌、结肠癌、溃疡性结肠炎、克罗恩病、肠结核)最有价值的检查是:纤维结肠镜+活检)

正 常	食管黏膜没有破损
A 级	一个或一个以上食管黏膜破损,长径<5 mm
B 级	一个或一个以上食管黏膜破损,长径>5 mm,但是没有融合性病变
C 级	黏膜破损有融合,但小于 75% 的食管周径
D 级	黏膜破损有融合,至少达到 75% 的食管周径

2. 24 小时食管 pH 检测 确诊有无酸反流,24 小时食管 pH 检测。

3. 食管钡餐 诊断敏感性不高,多用于排除食管癌等疾病。主要用于不愿接受胃镜检查者。

4. 食管测压 可测定 LES 的压力、显示频繁的一过性 LES 松弛、评价食管体部的功能。

【例5】诊断反流性食管炎最准确的方法是

A. 食管测压　　　　　　　B. 24 小时食管 pH 检测　　　C. 食管滴酸试验

D. 食管内镜检查　　　　　E. 食管吞钡检查

例6～7 共用选项

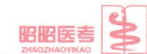

A. 24 小时食管 pH 监测　　　　B. 胃镜及活检　　　　　C. 食管压力测定

D. 胸部 X 线片　　　　E. 食管滴酸试验

【例6】诊断胃食管酸反流最适用的辅助检查是

【例7】诊断反流性食管炎最可靠的辅助检查是

【例8】女,42岁。胃灼热、反酸半年,无吞咽困难。胃镜检查提示无病变。为进一步明确诊断,应进行的检查是

A. 24 小时食管 pH 监测　　　　B. 食管脱落细胞学检查　　　　C. 胸部 CT

D. 食管 X 线钡剂造影　　　　E. 动态心电图

四、治　疗

1. 药物治疗

（1）抑酸药治疗本病的主要药物,首选药物是奥美拉唑,其抑制酸效果最好。

类　型	药　物	适应证	疗　程
质子泵抑制剂(PPI)	奥美拉唑	症状重、有严重的食管炎患者	4～8 周
H$_2$ 受体阻滞剂	雷尼替丁	于轻、中度患者	8～12 周

（2）促胃肠道动力药　多潘立酮(吗丁啉)、莫沙必利、依托必利;促进胃排空,减少胃内容物接触胃的时间。

（3）抗酸药　仅作为症状轻、间歇发作的患者临时缓解症状用。

2. 维持治疗

治疗目的	减少症状复发,防止食管炎复发引起的并发症
适应证	①停药后很快复发且症状持续时间较长; ②有食管炎并发症如食管溃疡、食管狭窄、Barrett 食管者
药物选择	质子泵抑制剂和 H$_2$ 受体阻滞剂均可用于维持治疗,质子泵抑制剂效果更佳

3. 抗反流手术治疗　抗反流手术是不同术式的胃折叠术,目的是阻止胃内容物反流入食管。

4. 并发症的治疗

食管狭窄	大部分行胃镜下食管扩张术,极少数患者需要手术切除
Barrett 食管	应使用质子泵抑制剂长期治疗,定期随访,防止发生癌变

【例9】男,56岁。反酸、胃灼热 5 年。胃镜检查:食管下段黏膜多发条形破损,相互融合。该患者首选的治疗药物是

A. 奥美拉唑　　B. 法莫替丁　　C. 硫糖铝　　　　D. 枸橼酸铋钾　　E. 铝碳酸镁

【例10】对反流性食管炎治疗作用最强的药物是

A. 法莫替丁　　B. 奥美拉唑　　C. 硫糖铝　　　　D. 米索前列醇　　E. 枸橼酸铋钾

【例11】胃食管反流病治疗措施不包括

A. 应用促胃肠道动力药　B. 抗酸治疗　C. 高脂肪饮食　D. 减肥　　　E. 避免饮用咖啡和浓茶

五、并发症

上消化道出血	最常见的并发症
食管狭窄	食管炎反复发生致使纤维组织增生,最终导致瘢痕狭窄
Barrett 食管	①食管的柱状上皮取代了鳞状上皮,发生了化生; ②此类属于癌前病变,发生食管腺癌的概率是正常人 10～20 倍; (昭昭老师提示:食管癌最常见的类型是鳞癌;只不过 Barrett 导致的腺癌多) ③有效的治疗方法:定期随访

【例12】对于胃食管反流病患者,需要定期接受内镜检查的是

A. 非糜烂性胃食管反流病　　B. 合并食管裂孔疝　　C. Barrett 食管

D. 反酸、胃灼热反复出现者　　E. 伴有咽部异物感

【例13】下列不是胃食管反流病并发症的是

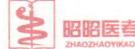

A. 胃癌　　　　B. 食管狭窄　　　　C. 食管腺癌　　　　D. 消化道出血　　　E. Barrett食管

第2节　食管癌

食管癌是原发于食管上皮的恶性肿瘤,临床上以进行性吞咽困难为其典型症状。

一、病　因

亚硝胺和真菌毒素	高发区的粮食和饮水中亚硝胺含量显著升高,各种霉变食物能产生致癌物质
慢性理化刺激及炎症	粗糙、过烫及咀嚼槟榔或烟丝的习惯造成对食管黏膜的慢性理化刺激,可导致局限性或弥漫性上皮增生,此为食管癌的癌前病变
营养因素	食物中缺乏动物蛋白、新鲜蔬菜和水果,摄入维生素 A、B_2、C 缺乏,是食管癌的危险因素
遗传因素、癌基因	①食管癌发病有家族性低聚集现象; ②Rb、p53 等抑癌基因失活或原癌基因 H—ras、c—myc 和 hsl—1 等激活与食管癌发生有关

二、病　理

1. 最常见的部位　胸中段(气管分叉平面至肺下静脉之间),下段次之,上段较少。

2. 病理类型　最常见的病理组织类型是鳞癌。最主要的转移途径:淋巴转移,晚期转移至左锁骨上淋巴结。

【例14】 男,56岁,吞咽困难 5 个月。胃镜检查见食管中段隆起伴溃疡,管腔狭窄,管壁僵硬。黏膜活检最可能的病理改变是

A. 腺癌　　　B. 淋巴瘤　　　C. 非干酪样肉芽肿　　　D. 鳞癌　　　E. 干酪样肉芽肿

【例15】 食管癌最常见的发生部位是

A. 胸上段　　　B. 胸中段　　　C. 胸下段　　　D. 腹段　　　E. 颈段

三、临床表现

早期症　状	胸骨后不适、烧灼感、针刺样和牵拉样痛,进食通过缓慢并有滞留感或轻度哽咽感
中晚期症　状	①进行性吞咽困难是最主要的症状; ②还可出现食物反流、咽下疼痛,以及其他症状,如消瘦、恶病质、压迫喉返神经所致声嘶、骨转移引起疼痛、肝转移引起黄疸等

【例16】 食管癌的早期临床表现不包括

A. 食管内异物感　　　　　B. 胸骨后针刺样疼痛　　　　　C. 咽下食物时哽噎感

D. 进行性吞咽困难　　　　E. 上腹部烧灼感

【例17】 早期食管癌的症状是

A. 持续胸背痛　　B. 声音嘶哑　　C. 进食呛咳　　D. 吞咽困难　　E. 进食哽噎

【例18】 女,59岁,进食哽噎,烧灼感 1 个月。食管钡餐造影检查:食管下段黏膜紊乱、断裂。考虑是

A. 食管炎　　　B. 食管癌　　　C. 贲门失弛缓症　　　D. 食管静脉曲张　　　E. 食管平滑肌瘤

四、实验室检查

食管拉网检查	①食管癌高发区进行普查的主要手段; ②吞入带有乳胶气囊与套网的乙烯塑料管,充气后缓慢将充盈的气囊从食管内拉出,用套网擦取物涂片做细胞学检查
食管镜(胃镜)+活检	确诊食管癌最有价值、最有意义的方法
食管钡餐造影	①早期征象:a. 黏膜皱襞增粗、迂曲、中断;b. 食管边缘毛刺征;c. 小充盈缺损与小龛影;d. 局限性管壁僵硬或有钡剂滞留。 ②中晚期征象:可见病变处管腔不规则狭窄、充盈缺损、管壁蠕动消失、黏膜紊乱、软组织影及腔内型的巨大充盈缺损 (昭昭老师提示:早期病变提示"小""局限"两个特点)
胸部 CT	有助于制定外科手术方式、放疗的靶区及放疗计划;但 CT 扫描难以发现早期食管癌
超声内镜检查(EUS)	①有助于判断食管癌的壁内浸润深度、异常肿大的淋巴结及肿瘤对周围器官的浸润情况; ②对肿瘤分期、治疗方案以及预后判断有重要意义

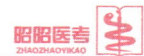

【例19】男,58岁。进行性吞咽困难6个月,既往体健。食管吞钡X线检查:食管中段黏膜紊乱、中断、管壁僵硬。CT:食管中段管腔狭窄。最可能的诊断是

A. 食管平滑肌瘤　B. 食管癌　　　　C. 食管憩室　　　　D. 贲门失弛缓症　E. 反流性食管炎

【例20】早期食管癌的造影表现是

A. 贲门部呈光滑鸟嘴样狭窄　　　　　B. 长的不规则线状狭窄　　　　　C. 外压狭窄,黏膜光滑完整

D. 食管黏膜呈串珠状改变　　　　　E. 黏膜呈局限性管壁僵硬

五、鉴别诊断

食管静脉曲张	①肝硬化门脉高压导致胃底食管静脉曲,出现吞咽困难; ②X线钡餐可见虫蚀样或蚯蚓状或串珠样或菊花样充盈缺损
贲门失弛缓症	①表现为间歇性咽下困难,多无进行性消瘦; ②X线钡餐造影呈鸟嘴状(昭昭速记:"笨""鸟"先飞)
食管良性狭窄	由腐蚀性或反流性食管炎所致,也可因长期放置胃管、食管手术等引起

【例21】女性,18岁。间歇性吞咽困难2年,无消瘦、贫血等其他临床表现。X线钡餐检查显示食管下端呈鸟嘴样狭窄。考虑

A. 食管下段癌　B. 贲门失弛缓症　C. 食管炎　　　　D. 食管瘢痕性狭窄　E. 食管平滑肌瘤

例22～24共用题干

男性,63岁,进行性吞咽困难2个月余,患者近期出现明显消瘦、贫血、乏力等。

【例22】对该患者最可能的诊断是

A. 食管灼伤狭窄　B. 食管癌　　　　C. 食管平滑肌瘤　D. 贲门失弛缓症　E. 食管憩室

【例23】首选检查方法是

A. 胸部CT　B. 食管超声波检查　C. 食管拉网　　　　D. 食管镜检查活检　　E. 胸部MRI

【例24】食管吞钡X线片描述下列哪项是错误的

A. 食管呈鸟嘴样改变　B. 食管充盈缺损　C. 食管管壁僵硬　D. 龛影　　　　E. 食管黏膜断裂

六、治 疗

手术治疗	①手术是治疗食管癌的首选方法。 ②切除范围:肿瘤完全切除、淋巴结清扫;食管下段癌吻合口在主动脉弓上,食管中段或上段癌则应吻合在颈部。 ③晚期食管癌无法切除,为改善生活质量,可行胃造瘘术
放射治疗	①单纯放射治疗:多用于颈段、胸上段的食管癌;②术前或术后放疗
化 疗	化疗与手术和放疗相结合
内镜治疗	①早期食管癌:内镜下黏膜切除术和内镜下消融术; ②进展期食管癌:单纯扩张、食管内支架放置术、内镜下癌肿消融术

➤ 参考答案如下,详细答案参见2021版《国家临床执业及助理医师资格考试精选真题考点精析》。

1. A	2. C	3. E	4. C	5. D
6. A	7. B	8. A	9. A	10. B
11. C	12. C	13. A	14. D	15. B
16. D	17. E	18. B	19. B	20. E
21. B	22. B	23. D	24. A	—

昭昭老师提示:关注官方微信,获得第一手考试资料。

第2章　胃、十二指肠疾病

➤ 2021考试大纲

①胃、十二指肠解剖、生理;②急性胃炎;③慢性胃炎;④功能性消化不良;⑤消化性溃疡;⑥胃癌。

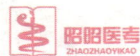

➤ **考纲解析**

近20年的医师考试中,本章的考试重点是胃、十二指肠疾病的诊断、表现、检查和治疗,执业医师每年考查分数为2~3分,助理医师每年考查分数为0分。

第1节 急性胃炎

一、概 述

急性胃炎也称糜烂性胃炎、出血性胃炎、急性胃黏膜病变,在胃镜下见黏膜糜烂和出血。组织学上通常可见胃黏膜急性炎症。有些急性胃炎仅伴有很轻、甚至不伴有炎症细胞浸润,而以上皮和微血管的异常改变为主。

二、病 因

1. 应激 如严重创伤、手术、多器官功能衰竭、败血症、精神紧张等,可导致胃黏膜微循环障碍、缺氧,黏膜分泌减少,局部前列腺素合成不足,屏障功能损害;也可增加胃酸分泌,导致大量氢离子反渗,损伤血管和黏膜,引起糜烂和出血。烧伤所致者称为 Curling 溃疡;中枢神经系统病变可引起 Cushing 溃疡。

2. 药物 非甾体类抗炎药物(NSAIDs),如阿司匹林、对乙酰氨基酚等,以及非特异性环氧合酶(COX)抑制剂。COX 是花生四烯酸代谢的限速酶,有两种异构体,分别为结构型 COX-1 和诱生型 COX-2。非特异性 COX 抑制剂旨在抑制 COX-2,从而减少炎症反应,但因特异性差,同时也抑制了 COX-1,导致维持黏膜正常的前列腺素 E 不足,黏膜修复障碍,出现糜烂和出血,多见于胃窦和球部,也可见于全胃。

3. 乙醇 具有的亲脂性和溶脂性能,可导致胃黏膜糜烂及黏膜出血。

4. 创伤和物理因素 放置鼻胃管、剧烈恶心或干呕、胃内异物、食管裂孔疝等微创手术以及大剂量放射线照射均可导致胃黏膜糜烂甚至溃疡。

5. 十二指肠-胃反流 胆汁、肠液、胰液反流入胃,其中的胆汁酸和溶血卵磷脂可以损伤胃黏膜上皮细胞,导致糜烂和出血。

6. 胃黏膜血液循环障碍 门脉高压导致胃底静脉曲张,不能及时清除代谢产物,胃黏膜常有渗血及糜烂,称为门脉高压性胃病。胃动脉治疗性栓塞后的局部区域、一些罕见疾病伴随的胃黏膜血管炎均可使胃黏膜缺血,从而导致糜烂或出血。

【例1】非甾体抗炎药引起急性胃炎的主要机制是

A. 激活磷脂酶 A   B. 抑制前弹性蛋白酶   C. 抑制前列腺素合成

D. 促进胃泌素合成   E. 抑制脂肪酶

【例2】急性糜烂出血性胃炎的常见病因不包括

A. 非甾体抗炎药   B. 脑外伤   C. 乙醇   D. 幽门螺杆菌感染   E. 严重烧伤

三、临床表现

1. 一般表现 常有上腹痛、腹胀、恶心、呕吐和食欲缺乏等,重者可出现呕血、黑便、脱水、酸中毒或休克;轻症者可无症状,仅在胃镜检查时发现。

2. 特殊表现 门静脉高压性胃病应有门静脉高压或慢性肝病的症状和体征。

【例3】急性胃炎的临床表现不包括

A. 黄疸   B. 消化道出血   C. 呕吐   D. 上腹痛   E. 恶心

四、诊 断

1. 首选检查 确诊有赖于急诊胃镜检查,一般应在出血后24~48小时内进行。

2. 注意事项 腐蚀性胃炎急性期,禁忌行胃镜检查。

【例4】男,25岁。大量饮酒后腹痛2天,伴反酸嗳气。最具诊断意义的检查项目是

A. 腹部B超   B. 消化道钡餐   C. 胃镜检查   D. 大便隐血试验   E. 胃液分析

【例5】下列物品中毒抢救时,禁忌洗胃的是

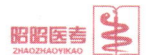

A. 杀鼠剂   B. 浓硫酸   C. 有机磷农药   D. 安眠药   E. 阿托品

五、治 疗

1. 病因治疗 停用不必要的 NSAIDs。严重创伤、烧伤、大手术和重要器官衰竭需要长期服用阿司匹林或氯吡格雷等药。最有效的药物是 质子泵抑制剂即奥美拉唑。

2. 骨关节疾病患者 可用选择性 COX‑2 抑制剂，如塞来昔布、美洛昔康等进行抗感染治疗，减少对 COX‑1 的抑制。

3. 高血压胃病患者 可给予质子泵抑制剂(PPI)，严重者可考虑血管介入治疗。

第 2 节 慢性胃炎

慢性胃炎是由各种病因引起的胃黏膜慢性炎症。胃黏膜呈非糜烂性的炎性改变，如黏膜色泽不均、颗粒状增殖及黏膜皱襞异常等；组织学的特点有显著炎症细胞浸润、上皮增殖异常、胃腺萎缩及瘢痕形成等。

一、病因和机制

1. 病因

（昭昭老师速记：感染、反流、免疫、年龄—"反""感"别人谈我的"年龄"和"免疫"学）

幽门螺旋杆菌(Hp)	Hp 感染是导致慢性胃炎最主要的因素
十二指肠-胃反流	长期反流可导致胃黏膜慢性炎症
自身免疫	①体腺壁细胞除分泌盐酸外，还分泌一种黏蛋白，称为内因子，能与食物中的维生素 B_{12}（外因子）结合形成复合物，使后者不被酶消化，在到达回肠后得以吸收。 ②当体内出现针对壁细胞或内因子的自身抗体时，自身免疫性炎症反应导致壁细胞总数减少、泌酸腺体减少；内因子减少可导致维生素 B_{12} 吸收不良，出现巨幼细胞贫血，称为恶性贫血
年龄因素和胃黏膜营养因子缺乏	①老年人胃局部血管因素可使黏膜营养不良、分泌功能下降和屏障功能降低，可视为胃黏膜退行性改变； ②长期消化吸收不良、食物单一、营养缺乏均可使胃黏膜修复再生功能降低，炎症慢性化，上皮增殖异常及胃腺萎缩

2. Hp 的致病机制

鞭毛	①Hp 依靠其鞭毛穿过黏液层，定居于黏液层与胃窦黏膜上皮细胞表面，一般不侵入胃腺和固有层内； （昭昭老师提示：鞭毛好比是 Hp 的两只手，牢牢抓住胃壁不放松） ②一方面避免了胃酸的杀菌作用，另一方面难以被机体的免疫机能清除
产生尿素酶和氨(NH_3)	Hp 产生的尿素酶可分解尿素，产生的氨可中和反渗入黏液内的胃酸，形成有利于 Hp 定居和繁殖的局部微环境，使感染慢性化
细胞损伤	凭借其产生的氨及空泡毒素 A(VacA)导致细胞损伤
炎症反应	分泌的细胞毒素相关基因(cagA)蛋白能引起强烈的炎症反应
免疫反应	菌体细胞壁 LewisX、LewisY 抗原引起自身免疫反应

【例 6】 与慢性胃炎和消化性溃疡有密切关系的病原菌为

A. 空肠弯曲菌   B. 幽门螺杆菌   C. 胎儿弯曲菌   D. 鼠伤寒沙门菌   E. 副溶血性弧菌

【例 7】 在我国，大多数慢性胃炎的主要病因为

A. 药物   B. 食物   C. 胆汁反流   D. 幽门螺杆菌   E. 物理因素

二、临床表现及体征

1. 临床表现 慢性胃炎一般症状较轻，表现为上腹胀痛不适、早饱、嗳气、恶心等消化不良反应。

2. 体征 多不明显，有时上腹轻压痛。恶性贫血常有全身衰弱、疲软，可出现明显的厌食、体重减少、贫血，一般消化道症状较少。

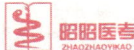

三、分型及特点

1. 分型

慢性浅表性胃炎	胃炎的黏膜呈红黄相间,或黏膜皱襞肿胀增粗
慢性萎缩性胃炎	黏膜颜色变淡,皱襞变细而平坦,黏液减少,黏膜变薄
慢性特殊性胃炎	腐蚀性胃炎、感染性胃炎、克罗恩病、嗜酸性粒细胞性胃炎

2. 慢性萎缩性胃炎的进一步分型

(昭昭老师提示:两种胃炎,医师考试侧重于考 A 型胃炎,病变在胃体,导致壁细胞减少,进而盐酸和内因子减少,导致胃酸缺乏及巨幼红细胞贫血。做题技巧:看见 MCV>100 fL 就是巨幼红细胞贫血,就是 A 型胃炎。)

	A 型胃炎	B 型胃炎
别 称	自身免疫性胃炎,慢性胃体炎	慢性多灶萎缩性胃炎,慢性胃窦炎
部 位	胃体	胃窦
病 因	多由自身免疫性反应引起	幽门螺杆菌感染(90%)
贫 血	常伴有,甚至出现恶性贫血	无
胃 酸	↓↓(明显减少)	正常或偏低
胃泌素	↑↑(明显增多)	正常或偏低

【例8】B 型胃炎主要由下列哪个原因引起?

A. 幽门螺杆菌感染　B. 胆汁反流　　　C. 消炎药物　　　　D. 吸烟　　　　　E. 酒癖

【例9】血清壁细胞抗体阳性多见于哪种疾病?

A. 慢性萎缩性胃体胃炎　B. 慢性萎缩性胃窦胃炎　C. 胃溃疡　　D. 胃癌　　E. 急性糜烂性胃炎

【例10】关于慢性胃窦胃炎,错误的是

A. 引起恶性贫血　　　　　　B. 消化道症状多见　　　　　　C. 可同时存在溃疡

D. 血清壁细胞抗体多为阴性　　E. 常有幽门螺杆菌感染

例 11~13 共用题干

女,58 岁。上腹不适,食欲缺乏 3 年。上腹部轻压痛。Hb 88 g/L,MCV 115 fL。胃镜检查示胃体皱襞稀疏,黏膜血管透见。

【例11】应首先考虑的诊断是

A. Menetrier 病　B. 慢性萎缩性胃炎　C. 胃癌　　D. 慢性淋巴性胃炎　　E. 慢性浅表性胃炎

【例12】对诊断最有意义的辅助检查是

A. 血癌胚抗原　　　　　　B. 血胃蛋白酶原　　　　　　C. 血抗线粒体抗体 M2 亚型

D. 血壁细胞抗体　　　　　E. 血胃泌素

【例13】该患者发生贫血最可能的机制是

A. 铁利用障碍　　B. 慢性消化道失血　　C. 蛋白质吸收障碍　　D. 维生素 C 缺乏　　E. 内因子缺乏

四、实验室检查

1. 胃镜及活组织检查　最可靠的诊断方法。

(1)胃镜下肉眼改变

慢性非萎缩性胃炎	黏膜呈红黄相间,或黏膜皱襞肿胀增粗
慢性萎缩性胃炎	黏膜色泽变淡,皱襞变细而平坦,可呈苍白或灰白色,红白相间,以白为主,黏液减少,黏膜变薄,黏膜下血管透见

(2)胃镜下病例组织改变

炎 症	①慢性期:以淋巴细胞、浆细胞为主,初期位于黏膜浅层; ②急性发作期:以中性粒细胞为主

续表

化　生	①肠上皮化生:以杯状细胞为特征的肠腺替代了胃固有腺体; ②假幽门腺化生:泌酸腺的颈黏液细胞增生,形成幽门腺样腺体
萎　缩	腺体破坏、数量减少、固有层纤维化,黏膜变薄
异型增生	又称不典型增生,是细胞在再生过程中过度增生和分化缺失,增生的上皮细胞拥挤、有分层现象,核增大失去极性,有丝分裂象增多,腺体结构紊乱

2. 幽门螺杆菌检测

(1)侵入性方法

活组织 Hp 培养	诊断 Hp 感染的"金标准",但是仅用于科研
黏膜组织染色	阳性初步判定胃黏膜中有 Hp,但需其他方法证实
尿素酶快速试验	为侵入性的首选检查方法,此法检测 Hp 阳性率高,阳性者表示胃黏膜中有 Hp

(2)非侵入性方法　$^{13,14}C$ 尿素呼气试验:阳性表示目前有 Hp 感染,结果准确,是临床确诊及术后复查首选的检查方法。

(3)血清 Hp 抗体测定　阳性表明受试者感染过 Hp,但不表示目前仍有 Hp 存在,最适合于流行病学调查。

(4)粪便 Hp 抗原检测　仅提示胃肠道内有无 Hp 存在,临床价值不大。

3. 血清抗壁细胞抗体、内因子抗体及维生素 B_{12} 水平测定有助于诊断自身免疫性胃炎。

【例14】慢性胃炎活动期判定依据是

A. 胃黏膜糜烂　　　　　B. 胃黏膜出血　　　　　C. 胃黏膜中性粒细胞增多

D. 胃黏膜主要有淋巴细胞、浆细胞浸润　E. 胃黏膜有过形成

例15~16 共用题干

男性,62岁。反复不规律上腹部胀痛2年,无明显消瘦。胃镜诊断为萎缩性胃炎。

【例15】判断该患者炎症活动的客观依据是

A. 胃黏膜肠上皮化生　　　　B. 胃黏膜出血　　　　　C. 胃黏膜内中性粒细胞增多

D. 胃黏膜中增多的主要是淋巴细胞　E. 胃黏膜纤维组织增生

【例16】该患者如考虑为 A 型胃炎,正确的是

A. 壁细胞抗体阴性　　　　B. 胃酸升高　　　　　C. 不出现厌食,体重下降

D. 不出现恶性贫血　　　　E. 主要位于胃体部

【例17】男,62岁。反复上腹痛7年余,加重1个月,伴乏力。查体:结膜苍白,上腹部轻压痛。下列检查中,对明确诊断及指导治疗最有价值的是

A. X线上消化道造影　B. 胃镜及活检　C. 腹部B型超声　D. 腹部CT　E. 血清肿瘤标志物

【例18】女性,37岁。上腹痛1年,疼痛发作与情绪、饮食有关。查体:上腹部轻压痛。胃镜:胃窦皱襞平坦,透见黏膜下血管分布。此病例可诊断为

A. 消化性溃疡　B. 胃黏膜脱垂症　C. 慢性非萎缩性胃炎　D. 胃癌　E. 慢性萎缩性胃炎

五、治　疗

1. 病因治疗

根除幽门螺杆菌	①常用的方法是联合用药,PPI 或胶体铋＋两种抗生素(三联疗法)或 PPI＋胶体铋＋两种抗生素(四联疗法)。 ②PPI＋克拉霉素＋阿莫西林(甲硝唑)效果最好。 ③一般疗程是7~14天;国内多采用7天疗程 (昭昭老师提示:不管使用几联疗法,必须包含两种抗生素(克拉霉素、阿莫西林、甲硝唑,任选其二)。昭昭老师速记方法:奥克斯空调和格力空调竞争"甲"名,失败了,惨叫一声"啊",即"奥克甲→奥克阿"。不管"3""7"二十一,只能这样)

十二指肠-胃反流	使用助消化、改善胃肠动力等药物
自身免疫	可考虑使用糖皮质激素
胃黏膜营养因子缺乏	补充复合维生素等,改善胃肠营养

2. 癌前状态处理

胃黏膜重度炎症、肠化生、萎缩及异型增生	选择性 COX-2 抑制剂塞来昔布;有一定逆转作用
药物不能逆转的局灶性中、重度不典型增生(高级上皮内瘤变)	胃镜下行黏膜剥离术,并应视病情定期随访
药物不能逆转的灶性重度不典型增生伴有局部淋巴结肿大	考虑手术治疗
胃黏膜之肠化和不典型增生	β胡萝卜素、维生素 C、维生素 E、叶酸等抗氧化维生素,以及锌、硒等微量元素可助其逆转

【例 19】慢性胃炎 Hp 阳性应选择的治疗方法是

A. 铋剂＋两种抗生素　　　　B. 铋剂＋细沙必利　　　　C. 铋剂＋硫酸铝

D. 铋剂＋稀盐酸　　　　E. 铋剂＋蛋白酶＋西沙必利

【例 20】男,45 岁。间断上腹部不适 1 年。经检查诊断为"慢性胃炎并幽门螺杆菌感染"。医生建议其服用奥美拉唑 20 mg、阿莫西林 1.0 g、克拉霉素 0.5 g,均每日两次。上述药物的服用疗程应为

A. 1～2 天　　B. 3～5 天　　C. 7～14 天　　D. 15～20 天　　E. ＞30 天

【例 21】男性,37 岁。上腹隐痛 1 年余。近半年来厌食,消瘦、乏力。先后 3 次胃镜检查均显示胃体部大弯侧黏膜苍白,活检黏膜为中度不典型增生。对该患者的最佳治疗方法是

A. 补充微量元素锌、硒　　　　B. 口服胃蛋白酶合剂　　　　C. 口服米索前列醇

D. 补液、加强支持疗法　　　　E. 胃镜随访,视病情是否进展

第 3 节　功能性消化不良

一、概　述

功能性消化不良是指起源于胃、十二指肠区域的一种或多种消化不良症状,而缺乏可以解释这些症状的结构性疾病或生化异常。主要的病理生理机制是胃的运动和感觉异常,精神心理因素在该病的病理生理机制中起重要作用。

二、临床表现

功能性消化不良的主要症状是上腹部疼痛、上腹部烧灼感、餐后饱胀或早饱。

三、诊　断

1. 表现　上腹部疼痛、烧灼感、餐后饱胀或早饱,病程 6 个月以上,累计发作时间 12 周以上。上述症状排便后不能缓解(排除症状由肠易激引起)。

2. 检查　常规检查未发现能够解释症状的器质性疾病。

四、鉴别诊断

1. 胃食管反流病　胃镜及 24 小时食管 pH 监测可明确。

2. 肠易激综合征　腹痛可发生于腹部任何部位,多于排便后缓解。

五、治　疗

对症治疗,按照综合治疗和个体化治疗的原则。

第 4 节　消化性溃疡

消化性溃疡病主要指发生在胃和十二指肠的慢性溃疡,亦可发生于食管下段、胃空肠吻合口周围及含有异位胃黏膜的美克尔(Meckel)憩室。这些溃疡的形成与胃酸和胃蛋白酶的消化作用有关,故称消化性溃疡。近年研究发现溃疡的形成与幽门螺杆菌(Hp)的存在有关。本病绝大多数(95%以上)位于胃和

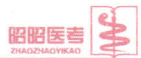

十二指肠,故又称胃十二指肠溃疡。十二指肠溃疡较胃溃疡多见,以青壮年多发,男多于女,儿童亦可发病,老年患者所占比例亦逐年增加。

一、病因和机制

（昭昭老师提示:胃溃疡的发病机制主要以黏膜屏障功能降低为主,十二指肠球部溃疡发病则以高胃酸分泌起主导作用。）

幽门螺杆菌感染	①最主要的发病机制; ②十二指肠溃疡患者 Hp 感染率高达 90%～100%,胃溃疡则为 80%～90%
胃酸和胃蛋白酶	①在导致各类胃炎的病因持续作用下,黏膜糜烂可进展为溃疡; ②消化性溃疡发病的主要机制是胃酸、胃蛋白酶的侵袭作用与黏膜的防御能力间失去平衡,胃酸对黏膜产生自我消化
药　物	①长期服用 NSAIDs(非甾体抗炎药)、糖皮质激素、氯吡格雷、化疗药物、双磷酸盐、西罗莫司等,此类药物引起的多为胃溃疡; (昭昭老师速记:"西罗"用"糖""磷""抗炎药"来"化疗",在整理重点掌握 NSAIDs,如:扶他林、布洛芬、消炎痛、保泰松、氨基水杨酸等都属于 NSAIDs) ②所有药物中,NSAIDs 是导致胃黏膜损伤的最常见药物,米索前列醇是一种人工合成的前列腺素衍生物,进入血液后与胃壁细胞的前列腺素受体结合可抑制胃酸分泌,增加胃十二指肠黏膜黏液和碳酸氢盐的分泌,增加黏膜血流量,是对抗 NSAIDs 的副作用的首选药物
遗传易感性	部分消化性溃疡患者有该病的家族史,提示可能存在遗传易感性
胃排空障碍	十二指肠-胃反流可导致胃黏膜损伤、胃排空延迟,食糜停留过久可持续刺激胃窦 G 细胞,使之不断分泌促胃液素
其他病因	应激、吸烟、长期精神紧张、进食无规律等是消化性溃疡的常见诱因

【例22】胃酸分泌增多较明显的疾病是
A. 慢性浅表性胃炎　B. 十二指肠溃疡　C. 慢性萎缩性胃炎　D. 反流性食管炎　E. 胃溃疡

【例23】消化性溃疡发生的决定因素是
A. 胃蛋白酶　　　　B. 胆盐　　　　C. 乙醇　　　　D. 胃酸　　　　E. 非甾体类药物

二、临床表现

1. 特点　慢性、周期性上腹痛,且有一定的节律性。（昭昭老师提示:胃癌是没有节律的）

2. 疼痛节律性

胃溃疡(GU)	餐后痛(多在餐后 30 min);进食→疼痛→缓解 (昭昭老师速记:胃食管反流病发生在餐后 1 小时左右)
十二指肠溃疡(DU)	饥饿痛(多在夜间和晚上);疼痛→进食→缓解

3. 胃、十二指肠溃疡的区别

	胃溃疡	十二指肠溃疡
发生率	少见	多见(精神紧张会加重)
年　龄	中老年	青壮年
好发部位	胃窦小弯侧和胃角	球部
表　现	餐后痛	饥饿痛
癌　变	会癌变	不癌变

【例24】男,53 岁。上腹胀痛 10 余年,多于饭后约 30 分钟加重。半年来上腹痛加重,伴反酸,间断呕吐胃内容物。吸烟 15 年。饮白酒 10 年,每日约半斤。患者的病变最可能位于
A. 十二指肠球部　B. 胃窦　　　C. 胃体　　　　D. 贲门　　　　E. 胃底

【例25】关于胃溃疡,不正确的是
A. 多发生于慢性萎缩性胃炎基础上　B. 好发于胃体大弯侧　C. 与口服非甾体抗炎药有密切关系

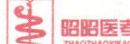

D. 根除幽门螺杆菌可降低复发率　　　E. 可发生癌变

【例 26】 女性,35 岁。2 个月来每于饭前上腹痛,进食缓解,反酸。钡餐:十二指肠球部变形,局部压痛。最可能的诊断是

A. 胃溃疡　　　B. 十二指肠溃疡　C. 慢性胃炎　　　D. 复合型溃疡　　　E. 巨大溃疡

例 27~29 共用题干

男,38 岁,腹痛、反酸 9 年。1 周来症状加重,并出现夜间痛,进食能部分缓解。

【例 27】 诊断首先考虑

A. 胃癌　　B. 肠易激综合征　　C. 慢性胃炎　　D. 十二指肠球部溃疡　　E. 胃溃疡并幽门梗阻

【例 28】 最有助于明确诊断的检查是

A. 胃液分析　　　B. 胃肠钡餐　　　C. 胃镜　　　　　D. 结肠镜　　　　E. 腹部 B 超

【例 29】 最佳的治疗方案是

A. 手术治疗　　　　　　B. 胃黏膜保护剂＋抗生素　　　　C. 胃黏膜保护剂＋铋剂

D. 质子泵抑制剂＋抗生素＋铋剂　　　E. 质子泵抑制剂

4. 特殊溃疡

复合溃疡	指胃和十二指肠均有活动性溃疡,多见于男性,幽门梗阻发生率较高
幽门管溃疡	餐后很快发生疼痛,早期出现呕吐,易出现幽门梗阻、出血和穿孔等并发症
球后溃疡	①指发生在十二指肠降段、水平段的溃疡,多位于十二指肠降段的初始部及乳头附近,溃疡多在后内侧壁,可穿透入胰腺; ②疼痛可向右上腹及背部放射,易出血,严重的炎症反应可导致胆总管引流障碍,出现梗阻性黄疸
巨大溃疡	①指直径＞2 cm 的溃疡,常有 NSAIDs 服用史,多见于老年患者; ②巨大十二指肠球部溃疡常位于后壁,易发展为穿透性,周围有大的炎性团块,疼痛剧烈而顽固,多放射至背部
老年人溃疡	临床表现多不典型,常无症状或症状不明显,疼痛多无规律,较易出现体重减轻和贫血
儿童期溃疡	①主要发生于学龄儿童,发生率低于成人; ②患儿腹痛多在脐周,时常出现呕吐,可能与幽门、十二指肠水肿和痉挛有关;随着年龄增长,溃疡的表现与成年人相近
无症状溃疡	一些患者无腹痛或消化不良症状,常以上消化道出血、穿孔等并发症为首发症状,可见于任何年龄,以长期服用 NSAIDs 患者及老年人多见
难治性溃疡	经正规抗溃疡治疗仍未愈合的溃疡

三、并发症

1. 出血

(1) 出血部位及特点　出血是消化性溃疡最常见的并发症,出血的部位是胃窦小弯侧及十二指肠球部,特别是球部后壁。(昭昭老师速记:十二指肠后壁爱出血,前壁爱穿孔,速记为:有"钱"爱"穿";走"后"门,需要大"出血")

(2) 出血量和表现

出血量/mL	临床表现	昭昭老师速记
5~10	便潜血(＋)	"无"人"潜"伏
50~100	黑粪	视"50 元""100 元"金钱如"粪"土
250~300	呕血	这个"250"气的我直"呕血"
600	神志不清	"六""神"无主
800~1 000	休克	"一""休"哥

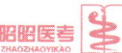

（3）治疗

药物治疗	首选药物：奥美拉唑；如果药物治疗无效选胃镜下止血
手术治疗的适应证	①经积极非手术治疗无效者； ②短期内出现休克症状者，高龄患者伴有动脉硬化； ③地处偏远，无血库或血源者； ④经过非手术治疗出血停止，但短期内可能再次出血者； ⑤胃癌有可能癌变

【例30】男，38岁。突然呕血1天。呕吐物为血，混有食物，共呕吐4次，每次约100 mL，伴头晕。既往消化性溃疡病史6年。查体：P 110次/分，BP 100/70 mmHg，贫血貌，巩膜无黄染，腹平软，无压痛，未触及包块。腹水征（－）。临床确定出血部位应特别注意检查

A. 贲门部和十二指肠前壁　　　　B. 胃底部和十二指肠球后壁　　　C. 胃小弯和十二指肠后壁
D. 幽门部和十二指肠前壁　　　　E. 胃大弯和十二指肠侧壁

2. 穿孔　急性穿孔是消化性溃疡的常见并发症，十二指肠溃疡穿孔90％发生在球部前壁，胃溃疡穿孔60％发生于胃小弯。溃疡穿孔后酸性胃内容物流入腹腔，引起化学性腹膜炎。腹膜受到刺激后产生剧烈腹痛和渗出。6～8小时后，细菌开始繁殖，逐渐形成化脓性腹膜炎。

部　位	穿孔的部位是胃窦小弯侧及十二指肠球部的前壁
表　现	突发的上腹部剧烈疼痛，呈刀割样，迅速波及全腹
体　征	压痛、反跳痛、肌紧张、肝浊音界消失（银标准）、肠鸣音减弱 （昭昭老师提示：注意老师经常在这里做文章，将消失说成扩大，将减弱说成活跃）
诊　断	消化性溃疡穿孔＝溃疡病史＋突发剧烈腹痛＋肝浊音界消失
检　查	①最有价值检查：立位X线检查腹平片（金标准）； ②诊断性腹腔穿刺（钻石级标准）
治　疗	①急性溃疡穿孔以穿孔修补术为主要手术方式； ②根治性手术可选择胃大部切除术

【例31】消化性溃疡穿孔最常发生的部位是

A. 胃底部　　　B. 胃大弯　　　C. 胃小弯　　　D. 十二指肠前壁　E. 十二指肠后壁

【例32】十二指肠球部前壁溃疡最常发生的并发症是

A. 穿孔　　　　B. 幽门梗阻　　　C. 胆囊炎　　　D. 胰腺炎　　　E. 出血

【例33】男性，28岁。上夜班时突发上腹部剧烈疼痛，30分钟后疼痛波及右下腹。查体：肝浊音界消失，上腹部腹肌紧张，右下腹有明显压痛及反跳痛。该患者最可能的诊断是

A. 胃溃疡急性穿孔　B. 急性阑尾炎　C. 急性胆囊炎　　D. 急性胰腺炎　　E. 急性小肠梗阻

【例34】男，32岁。腹部疼痛2小时。晨起突然腹痛难忍，呈刀割样，从上腹部开始，很快扩散至全腹。既往有十二指肠溃疡病史4年。查体：P 89次/分，BP 120/85 mmHg。面色苍白，表情痛苦，不敢深呼吸，板状腹，全腹压痛。最可能的诊断是

A. 急性胰腺炎　　　　　　　B. 急性胆囊炎　　　　　　C. 急性化脓性梗阻性胆管炎
D. 急性阑尾炎　　　　　　　E. 上消化道穿孔

【例35】男性，40岁。6小时前发生十二指肠壶腹部（球部）溃疡前壁穿孔。以下症状及体征中，不应出现的是

A. 全腹压痛及肌紧张　　　　B. 肠鸣音亢进　　　　　C. 肝浊音界消失
D. 呼吸浅快，腹肌呈板样　　E. 发热及白细胞计数上升

【例36】溃疡病穿孔后，最早出现的体征是

A. 脉搏增快　　B. 高热　　　C. 血压升高　　D. 腹强直　　E. 膈下游离气体

【例37】男，35岁，晚餐进食较多，餐后突然出现上腹刀割样疼痛迅速波及全腹，不敢直立行走，2小时后急诊求治。查体：痛苦面容，腹式呼吸消失，腹膜刺激征（＋），肝浊音界消失，肠鸣音消失。该患者最有可能的诊断是

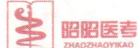

A. 阑尾炎穿孔　　　　　　B. 急性肠梗阻穿孔　　　　　C. 胃十二指肠溃疡穿孔

D. 胆囊穿孔　　　　　　　E. 急性胰腺炎

【例38】男性,30岁。突发上腹剧痛2小时,怀疑消化道穿孔,无休克表现。为进一步明确诊断,首选检查方法是

A. 腹腔诊断性穿刺　B. 立位腹部X线平片　C. CT检查　D. B超检查　E. X线胃肠钡餐检查

3. 梗阻　胃十二指肠溃疡瘢痕性幽门梗阻见于胃幽门、幽门管或十二指肠球部溃疡反复发作,形成瘢痕狭窄,通常伴幽门痉挛和水肿。瘢痕性幽门梗阻需手术治疗,为手术治疗的绝对适应证。

	特　点	昭昭老师速记
诊断	瘢痕性幽门梗阻＝溃疡病史＋反复呕吐大量宿食不含胆汁＋振水音	注意不是移动性浊音,出题老师经常将这里改为移动性浊音,移动性浊音见于大量腹水
检查	①最有价值检查:胃镜; ②电解质紊乱:低钾低氯碱中毒; ③X线钡餐:24 h仍有钡剂残留	①上消化道疾病所有首选检查是胃镜; ②K^+、Cl^-丢失,导致低钾低氯,酸H^+丢失,导致碱中毒
治疗	①手术绝对适应证; ②术前用高渗盐水洗胃,减轻胃壁水肿	高渗盐水吸取胃壁水肿的水分,减轻胃壁水肿

【例39】幽门梗阻的典型特征是

A. 剧烈上腹痛　　　　　　B. 呕吐宿食　　　　　　　C. 停止排便排气

D. 空腹时呕吐更为严重　　E. 喷射性呕吐

【例40】女性,45岁。反复上腹痛20年。近1周出现频繁呕吐,呕吐量大,呕吐物为宿食,不含胆汁。查体可见胃型,振水音阳性。最可能的诊断是

A. 十二指肠憩室　B. 幽门梗阻　C. 十二指肠梗阻　D. 小肠梗阻　E. 食管裂孔疝

【例41】男性,56岁。幽门梗阻持续胃肠减压半月余。每日补10%葡萄糖2 800 mL,5%葡萄糖盐水1 500 mL,10%氯化钾30 mL,每日尿量1 500 mL。2天前出现全腹胀,无压痛及反跳痛,肠鸣音消失。最可能的原因是

A. 低钠血症　　　B. 低钾血症　　　C. 低钙血症　　　D. 低磷血症　　　E. 低氯血症

【例42】男,58岁。反复上腹痛20年。近2个月出现进食后腹胀,恶心,呕吐隔夜宿食,体重减轻15 kg。为明确诊断,应首选的检查方法是

A. 腹部CT　　　B. 腹部B型超声　　　C. 立位腹部透视　D. 胃镜　　　E. 腹部ECT

4. 癌变　少数GU可发生癌变,DU不会发生癌变。

【例43】胃溃疡最少见的并发症是

A. 癌变　　　　　B. 呕血　　　　　C. 幽门梗阻　　　D. 穿孔　　　　　E. 黑便

四、检　查

1. 胃镜检查　确诊消化性溃疡的首选检查方法,其目的在于:①确定有无病变、部位及分期;②鉴别良恶性;③评价治疗效果;④对合并出血者给予止血治疗。胃溃疡部分可发生恶变,良性与恶性胃溃疡的区别如下。

	良性胃溃疡	恶性胃溃疡
年　龄	中青年居多	中年以上居多
溃疡大小	<2 cm	>2 cm
X　线	①龛影壁光滑,位于胃腔轮廓之外; ②周围胃壁柔软,可呈星状集合征	①龛影边缘不清,位于胃腔轮廓之内; ②龛影周围胃壁僵硬,呈结节状,向溃疡集聚的皱襞有融合中断现象
内　镜	①圆形或椭圆形,底部平滑; ②溃疡周围黏膜柔软,皱襞向溃疡集中	①形状不规则,底部凹凸不平,边缘结节隆起,污秽苔; ②溃疡周围因癌变浸润而增厚,可有糜烂出血

2. X线钡餐检查　为确诊消化性溃疡的次选检查方法。X线钡餐适宜于①胃镜禁忌者;②不愿接受胃镜检查者;③了解胃的运动情况。龛影是确诊消化性溃疡的直接征象,而局部压痛、十二指肠球部激惹和球部变形、胃大弯侧痉挛性切迹均为间接征象,仅提示有溃疡的可能。

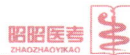

3. Hp 检查 （见胃液章节）。

4. 胃液分析和血清胃泌素测定 怀疑胃泌素瘤时鉴别使用。

5. 粪便隐血 了解溃疡有无合并出血。

【例 44】确诊消化性溃疡的首选检查方法是

  A. 胃镜检查   B. 上消化道钡餐透视   C. CT 仿真内窥镜   D. MRI   E. 超声

【例 45】作为幽门螺杆菌根除治疗后复查的首选方法是

  A. 胃组织学检查   B. 快速尿素酶试验   C. 幽门螺杆菌培养

  D. ^{14}C 尿素呼气试验   E. 血清学检查

【例 46】以下不能诊断幽门螺杆菌(Hp)感染的是

  A. 胃黏膜快速尿素酶试验阳性   B. 胃黏膜 Hp 培养阳性   C. ^{13}C 尿素呼气试验阳性

  D. 血清 Hp 抗体阳性   E. 粪便 Hp 抗原阳性

五、鉴别诊断

1. 其他引起慢性上腹痛的疾病 虽然通过胃镜可以检出消化性溃疡,但部分患者在溃疡愈合后症状仍不缓解,应注意是否有慢性肝、胆、胰等疾病,以及是否曾经并存慢性胃炎、功能性消化不良等。

2. 胃癌 胃镜发现胃溃疡时,应注意与癌性溃疡鉴别,典型胃癌溃疡形态多不规则,底部凹凸不平、覆污秽状苔。

3. 胃泌素瘤 亦称 Zollinger-Ellison(卓艾)综合征,是胰腺非 β 细胞瘤分泌大量胃泌素所致。溃疡部位不典型,常见于十二指肠降段、横段,甚或空肠近端。

【例 47】下列哪个部位的溃疡应特别注意 Zollinger-Ellison 综合征的可能

  A. 胃窦部   B. 幽门管   C. 十二指肠球部   D. 十二指肠降部   E. 回肠近端

六、治 疗

1. 治疗目标 去除病因、控制症状、促进溃疡愈合、预防复发和避免并发症。

2. 药物治疗

（1）抑制胃酸分泌

H₂ 受体拮抗剂 (H₂RA)	①药物:法莫替丁,疗效较强; ②作用特点:疗效好,用药方便,价格适中,长期使用不良反应少
质子泵抑制剂 (PPI)	①首选药物:奥美拉唑; ②溃疡愈合率略高于 H₂RA,对一些难治性溃疡的疗效优于 H₂RA; ③PPI 可增强抗生素的杀菌作用(昭昭老师提示:H₂ 受体拮抗剂没有此作用)

（2）**根除 Hp** 参照慢性萎缩性胃炎章节。一般应在治疗后至少 4 周复检 Hp。

（3）保护胃粘膜

	铋 剂	弱碱性抗酸剂(可视为黏膜保护剂)
代表药	枸橼酸铋钾	铝碳酸镁、磷酸铝、硫糖铝、氢氧化铝凝胶
机 制	①覆于溃疡表面,阻断胃酸、胃蛋白酶对黏膜的自身消化; ②包裹 Hp 菌体,干扰 Hp 代谢,发挥杀菌作用	①中和胃酸,短暂缓解疼痛; ②促进前列腺素合成; ③增加黏膜血流量; ④刺激胃黏膜分泌 HCO_3^- 和黏液
注 意	铋主要从肾脏排泄,肾功能不良者忌用	—

【例 48】男,30 岁。饥饿性上腹痛 2 年,进食后可缓解。胃镜检查:十二指肠溃疡愈合期,快速尿素酶试验阳性。最有效的治疗方案是

  A. 奥美拉唑＋枸橼酸铋钾＋克拉霉素   B. 法莫替丁＋阿莫西林＋克拉霉素

  C. 西咪替丁＋克拉霉素＋左氧氟沙星   D. 奥美拉唑＋硫糖铝

  E. 奥美拉唑＋阿莫西林＋替硝唑

【例 49】女,38 岁。反复上腹痛伴反酸 6 年。胃镜示十二指肠球部溃疡,快速尿素酶试验阳性。治疗首选

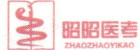

A. 消化酶制剂　　　　　　　B. 抗酸剂　　　　　　　　C. 促胃肠动力剂

D. 抑酸治疗和三联抗幽门螺杆菌治疗　　E. 胃黏膜保护剂

【例50】男,25岁。夜间上腹痛2周,黑便2天,呕血伴头晕乏力4小时。最适宜应用的药物是

A. 雷尼替丁　　B. 西咪替丁　　C. 奥美拉唑　　D. 多潘立酮　　E. 枸橼酸铋钾

3. 治疗消化性溃疡的方案及疗程　为使溃疡愈合率>90%,抑酸药物的疗程通常为4～6周,部分患者需要8周。根除Hp所需的1～2周疗程既可重叠在4～8周的抑酸药物疗程内,也可在抑酸疗程结束后进行。

4. 患者教育　适当休息,减轻精神压力,停服不必要的非甾体抗炎药(NSAIDs),如确需服用,可同时加服抑酸和保护胃黏膜的药物;改善进食规律、戒烟、戒酒、少饮浓咖啡等。

5. 维持治疗　消化性溃疡愈合后,大多数患者可以停药。但对反复溃疡复发、Hp阴性者,可给予维持治疗,即较长时间服用维持剂量的H_2受体拮抗剂或PPI,疗程短者3～6个月,长者1～2年。

6. 外科手术

(1) 手术指征　大多数消化性溃疡已不需要外科手术治疗,只有在下列情况下,才考虑手术治疗:①大量出血经药物、胃镜、血管介入治疗无效时;②急性穿孔、慢性穿透溃疡;③瘢痕性幽门梗阻;④胃溃疡疑有恶变。

(2) 手术方式　外科手术不只是单纯切除溃疡病灶,而是通过手术永久地减少胃酸、胃蛋白酶分泌的能力。胃大部切除术和迷走神经切断术是治疗消化性溃疡最常用的两种手术方式。胃大部切除后消化道重建主要有三种术式:①Billroth-Ⅰ式吻合,即残胃直接与十二指肠吻合;②Billroth-Ⅱ式吻合,即残胃和近端空肠吻合,十二指肠残端自行缝合;③胃空肠 Roux-en-Y 吻合术。

a. 胃大部切除术　我国首选。

疾　病	手术方式	昭昭老师速记
胃溃疡(GU)	胃十二指肠吻合术(毕Ⅰ式)	"1""G"
十二指肠溃疡(DU)	胃空肠吻合术(毕Ⅱ式)	"2""D"

b. 迷走神经切断术　欧美首选。

手术方式	具体措施	手术特点	昭昭老师速记
迷走神经干切断术	在食管裂孔水平切断左、右腹腔迷走神经干,又称全腹腔迷走神经切断术	引发严重的腹腔内脏器功能紊乱,故已经被弃用	迷走神经整根切掉
选择性的迷走神经切断术＋幽门成形术	保留迷走神经的腹腔支和肝胆支,切断了支配幽门的"鸦爪支"	丧失了幽门括约肌功能切除了"鸦爪支",导致胃潴留,须加幽门成形术	可导致胃潴留,需加做幽门成形术
高选择性的迷走神经切断术	切断术保留迷走神经的肝胆支、腹腔支,特别是"鸦爪支"	复发率高,所以我国基本上不用迷走神经切断类手术	不需加做幽门成形术

【例51】对十二指肠溃疡采用选择性迷走神经切断术时,附加幽门成形术的作用是

A. 减少溃疡复发率　　　　B. 利于消化与吸收　　　　C. 防止发生腹泻

D. 避免发生胃潴留　　　　E. 进一步降低胃酸

【例52】男,49岁。胃溃疡病史3年,近3个月来症状加重。2小时前餐后突发上腹部剧痛,并扩散至全腹,诊断为胃溃疡穿孔。最佳治疗方法是

A. 非手术治疗　　　　　　B. 穿孔修补术　　　　　　C. 全胃切除术

D. 胃大部切除术　　　　　E. 穿孔修补加选择性迷走神经切断术

【例53】男,62岁。顽固性十二指肠溃疡5年,拟行手术治疗。该患者可选择的手术方式不包括

A. 毕Ⅰ式胃大部切除术　　　B. 毕Ⅱ式胃大部切除术　　　C. 迷走神经干切断术

D. 选择性迷走神经切断术　　E. 高选择性迷走神经切断术

【例54】男,47岁。上腹部疼痛反复发作7年,近4天出现腹胀、呕吐。经X线钡餐检查诊断十二指肠溃疡伴幽门梗阻。最适宜的手术方式是

A. 毕Ⅰ式胃大部切除术　　　B. 毕Ⅱ式胃大部切除术　　　C. 胃空肠吻合术

D. 迷走神经干切断术　　　　E. 选择性迷走神经切断术

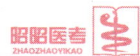

七、毕Ⅱ式手术几种常见的并发症

1. 术后早期并发症

术后出血	①术后2~4小时以内出血,多为结扎线脱落; ②术后4~6日出血,多为吻合口黏膜坏死脱落; ③术后10~20日出血,缝合线处有感染
术后胃瘫	多发生在术后2天左右,表现为恶心、呕吐,呕吐物为绿色
吻合口破裂或瘘	应立即禁食水,胃肠减压,并严密观察,出现腹膜炎要手术探查
十二指肠残端破裂	患者上腹部疼痛、发热
术后梗阻	①急性输入段梗阻:少量食物,不含胆汁;(昭昭速记:"急"找少) ②慢性输入段梗阻:大量胆汁,不含食物;(昭昭速记:"慢"找"大") ③输出段梗阻:含有胆汁的食物(昭昭速记:输出既有胆汁又有食物)

例55~56 共用选项

A. 呕吐物为食物,无胆汁　　B. 呕吐物为胆汁,无食物　　C. 呕吐物既有胆汁,又有食物

D. 呕吐物呈酸臭味,有宿食　　E. 无呕吐

【例55】胃术后近端空肠综合征

【例56】胃术后低血糖综合征

例57~58 共用选项

A. 急性输入段梗阻　B. 慢性输入段梗阻　C. 输出段梗阻　D. 吻合口狭窄　E. 急性胃扩张

【例57】胃大部切除术毕Ⅱ式吻合后,呕吐物为大量胆汁,不含食物,属于

【例58】胃大部切除术毕Ⅱ式吻合后,呕吐物量少且不含胆汁,属于

【例59】男性,45岁。胃大部切除、毕Ⅱ式吻合术后8天,进食后20分钟上腹突然胀痛,喷射性呕吐大量不含食物的胆汁,吐后腹痛消失。最可能的原因是

A. 吻合口梗阻　　　　　　B. 急性完全性输入段梗阻　　　C. 慢性不完全性输入段梗阻

D. 输出段梗阻　　　　　　E. 倾倒综合征

2. 术后晚期并发症

（1）倾倒综合征

早期倾倒综合征	①多发生在餐后30 min左右; ②大肠液渗出导致机体低血容量表现,表现为头晕、面色苍白等; ③注意事项:少量多餐,避免过甜高渗食物
晚期倾倒综合征	①多发生在餐后2~4 h; ②胰岛素分泌增多引起的反应性低血糖; (昭昭老师速记:早期反应是低血容量;晚期反应是低血糖) ③注意事项:添加果胶延缓碳水化合物吸收

【例60】胃大部切除术后患者,进食后20分钟,出现心悸、乏力、出汗、头晕。可能是发生了

A. 倾倒综合征　　　　　　B. 输出袢梗阻　　　　　　C. 低血糖综合征

D. 碱性反流性胃炎　　　　E. 慢性不完全性输入袢梗阻

【例61】胃大部切除术后患者,发生早期倾倒综合征的最晚时间是餐后

A. 40分钟　　　B. 50分钟　　　C. 10分钟　　　D. 20分钟　　　E. 30分钟

（2）营养性并发症

贫 血	HCl减少—缺铁性贫血,内因子减少—巨幼细胞贫血,以缺铁性贫血为主
骨 病	包括隐性骨质软化、骨质疏松和混合型三种
腹泻脂肪泻	脂肪消化吸收障碍所致

（3）**碱性反流病**　　发生在毕Ⅱ式吻合术后,患者出现胆汁性呕吐、胸骨后疼痛(昭昭老师提示:这种胸骨后的疼痛感抗酸治疗无效)及体重减轻。治疗方式:Roux-en-Y吻合术。

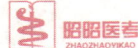
（4）残胃癌　最短发生在术后第 5 年,最常见的是术后第 10 年。（昭昭老师速记:陈奕迅十年）

（5）溃疡复发　胃大部切除术未能切除足够胃组织或迷走神经切断不完全,均可造成溃疡复发。应先进行溃疡的正规非手术治疗。如出现并发症,则选用适当的处理方法。

【例62】男,32 岁。因十二指肠溃疡行毕Ⅱ式胃大部切除术 6 个月。术后出现反酸、胃灼热症状。应用抑酸剂治疗无效。上述症状逐渐加重,并呕吐胆汁样物,上腹部及胸骨后烧灼样疼痛,体重减轻。查体:贫血貌,消瘦,营养不良,巩膜无黄染。胃液中无游离酸。胃镜检查见黏膜充血、水肿、糜烂。最适当的治疗措施是

A. 长期应用考来烯胺治疗　　　B. 注意餐后勿平卧　　　C. 行 Roux-en-Y 胃空肠吻合术
D. 采取少食多餐方式　　　E. 应用 H_2 受体拮抗剂

【例63】胃大部切除术后,胃酸分泌减少会引起

A. 巨幼细胞贫血　B. 脂肪泻　　C. 倾倒综合征　　D. 吻合口出血　　E. 缺铁性贫血

【例64】男,73 岁。因胃溃疡行胃大部切除术后 15 年。近半年来进食后上腹胀,有时恶心,无呕吐。近 5 个月大便发黑、消瘦、乏力。查体:剑突下触及 6 cm×4 cm 包块,稍硬,活动,轻压痛。首先应考虑

A. 溃疡复发　　B. 术后输入段梗阻　C. 术后输出段梗阻　D. 术后倾倒综合征　　　E. 残胃癌

【例65】如果患者发生残胃癌,时间至少超过术后

A. 1 年　　　　　B. 2 年　　　　　C. 3 年　　　　　D. 4 年　　　　　E. 5 年

第5节　胃　癌

一、病　因

幽门螺杆菌	①Hp 感染是引发胃癌的主要因素之一; ②Hp 感染率高的国家和地区,胃癌发病率也增高
饮　食	食品中(熏烤、盐腌食品)亚硝酸盐等致癌物有关
遗传和基因	胃癌病人有血缘关系的亲属其胃癌发病率较对照组高 4 倍
地域环境	①我国西北与东部沿海地区发病率明显高于南方地区; ②在世界范围内,日本发病率最高,而美国则很低

二、胃癌的癌前病变

胃癌的癌前病变包括:胃腺瘤性息肉;慢性萎缩性胃炎;残胃;胃黏膜上皮异型增生。

三、病　理

1. 常见部位　胃窦小弯侧。

2. 大体类型　可分为早期胃癌和进展期胃癌。

早期胃癌	①指病变仅限于黏膜或黏膜下层,不论病灶大小或有无淋巴结转移。 ②小胃癌:胃癌直径<10 mm;微小胃癌:胃癌直径<5 mm
进展期胃癌	①癌组织浸润深度超过黏膜下层的胃癌; ②全胃受累胃腔缩窄、胃壁僵硬如革囊状,称皮革胃,恶性度极高,转移早,预后最差

【例66】胃癌最好发的部位是

A. 幽门管　　　B. 胃窦大弯侧　　C. 胃体大弯侧　　D. 胃窦小弯侧　　E. 幽门小弯侧

【例67】早期胃癌指

A. 局限于胃窦部　　　　　B. 局限于黏膜或黏膜下层　　　　　C. 直径在 2 cm 以内
D. 尚无淋巴结转移　　　　E. 尚未侵及浆膜层

（1）早期胃癌根据形态可分为Ⅰ型和Ⅱ型。

分　型	别　称	病理特点
Ⅰ型	隆起型	癌灶突向胃腔
Ⅱ型	表浅型	①癌灶比较平坦,没有明显的隆起与凹陷; ②Ⅱ型还可分为三个亚型,即Ⅱ_a浅表隆起型,Ⅱ_b浅表平坦型,Ⅱ_c为浅表凹陷型

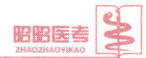

（2）进展期胃癌是指癌组织浸润深度超过黏膜下层。按 Borrmann 分型法分为四型。

分　型	别　称	病理特点
Ⅰ型	息肉型,肿块型	为边界清楚突入胃腔的块状癌灶
Ⅱ型	溃疡局限型	为边界清楚并略隆起的溃疡状癌灶
Ⅲ型	溃疡浸润型	为边界模糊不清的溃疡,癌灶向周围浸润
Ⅳ型	弥漫浸润型	①癌肿沿胃壁各层全周性浸润生长,边界不清; ②若全胃受累,胃腔缩窄,胃壁僵硬如革囊状,称为皮革胃,恶性程度极高,发生转移早

例 68～70 共用题干

男性,62 岁。近 3 个月来逐渐出现上腹不适,进食后饱胀、嗳气。纤维胃镜发现大弯侧胃壁上 1 cm 大小块状肿物,与周围组织界限不清,病理示恶性。

【例 68】该肿瘤 Borrmann 分型属于

A. Ⅰ型　　B. Ⅱ型　　C. Ⅲ型　　D. Ⅳ型　　E. Ⅴ型

【例 69】如行根治手术,可以保留的淋巴结为

A. 沿胃小弯淋巴结　　　B. 肝总动脉周围淋巴结　　　C. 幽门下区淋巴结

D. 腹主动脉旁淋巴结　　E. 贲门左区淋巴结

【例 70】该疾病治疗最关键是

A. 彻底清除淋巴结　　　　B. 切除范围距肿瘤边缘 6～9 cm　　C. 术后坚持化疗

D. 早诊早治　　　　　　　E. 设法保留部分胃底

3. 组织类型　WHO 2000 年将胃癌分为腺癌(肠型和弥漫型)、乳头状腺癌、管状腺癌、黏液腺癌、印戒细胞癌、腺鳞癌、鳞状细胞癌、小细胞癌、未分化癌、其他。其中,以腺癌最多见。

4. 胃癌的扩散与转移

（1）淋巴转移　最常见的转移途径,进展期胃癌的淋巴转移率高达 70% 左右,侵及黏膜下层的早期胃癌淋巴转移率近 20%。引流胃的淋巴有 16 组,分为 3 站。胃癌一般由 N_1 转移至 N_2,再转移至 N_3,但也可发生跳跃式转移。终末期胃癌可经胸导管转移至左锁骨上淋巴结,即魏氏(Virchow)淋巴结。引流胃的区域淋巴结有 16 组,依据它们距胃的距离,可分为 3 站。第一站为胃旁淋巴结,按照贲门右、贲门左、胃小弯、胃大弯、幽门上、幽门下淋巴结的顺序编为 1～6 组。7～16 组淋巴结原则上按照动脉分支排序分别为胃左动脉旁、肝总动脉旁、腹腔动脉旁、脾门、脾动脉旁、肝十二指肠韧带内、胰后、肠系膜上动脉旁、结肠中动脉旁、腹主动脉旁淋巴结。

	全　胃	胃窦部	胃体部	贲门部
第一站(N_1)	1,2,3,4,5,6	3,4,5,6	1,3,4,5,6	1,2,3,4
第二站(N_2)	7,8,9,10,11	1,7,8,9	2,7,8,9,10,11	5,6,7,8,9,10,11
第三站(N_3)	12,13,14	2,10,11,12,13,14	12,13,14	12,13,14

（2）直接浸润　胃癌常浸润扩展至癌灶外 6 cm,胃窦癌向十二指肠浸润常在幽门下 3 cm 以内。

（3）血行转移　可转移至肝、肺、胰、骨骼,其中以肝转移最常见。

（4）腹膜种植　当胃癌浸润至浆膜外后,肿瘤细胞脱落并种植在腹膜和脏器浆膜上,可形成结节。

【例 71】胃癌淋巴结转移的常见部位是

A. 右锁骨上　　B. 左锁骨上　　C. 右颈部　　D. 左颈部　　E. 左颌下

【例 72】男,58 岁。上腹胀、隐痛 2 个月,伴食欲减退、乏力、消瘦、大便发黑。查体:消瘦,浅表淋巴结无肿大。上消化道钡剂造影见胃窦部小弯侧黏膜紊乱,可见直径 3.5 cm 不规则充盈缺损,胃壁僵直。其最常见的转移途径是

A. 胃肠道内转移　B. 淋巴转移　　C. 直接浸润　　D. 血行转移　　E. 腹腔内种植

【例 73】Krukenberg 瘤是指胃癌转移至

A. 肝　　　　B. 脐周　　　　C. 卵巢　　　　D. 直肠前凹　　　　E. 锁骨上淋巴结

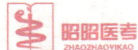

四、临床表现

早期胃癌	无明显症状;有时出现上腹部不适,进食后饱胀、恶心等非特异性症状
进展期胃癌	疼痛与体重减轻为最常见症状。病人常有明确的上消化道症状

五、分 期

胃癌的 TNM 分期:国际抗癌联盟(UICC)和美国癌症联合会(AJCC)2010 年共同公布的胃癌 TNM 分期法,分期的病理依据主要是肿瘤浸润深度、淋巴结及远处转移情况。

T	T_1:肿瘤侵及固有层、黏膜肌层、黏膜下层; T_2:肿瘤浸润至固有肌层; T_3:肿瘤穿透浆膜下结缔组织而未侵犯脏腹膜或邻近结构; T_{4a}:肿瘤侵犯浆膜;T_{4b}:肿瘤侵犯邻近组织或脏器
N	N_0:无淋巴结转移(受检淋巴个数≥15); N_1:1～2 个区域淋巴结转移; N_2:3～6 个区域淋巴结转移; N_3:7 个以上区域淋巴结转移
M	M_0:无远处转移;M_1:有远处转移

六、检 查

胃 镜	最有效的方法是:胃镜＋活组织检查
X 线钡餐检查	诊断胃癌的常用方法;钡餐检查对胃上部癌是否侵犯食管有诊断价值
螺旋 CT 检查	评价胃癌病变范围、局部淋巴结转移和远处转移(如肝、卵巢)方面具有较高的价值,是判断胃癌术前临床分期的首选方法
正电子发射成像技术	对胃癌的诊断,判断淋巴结和远处转移病灶情况,准确性较高
肿瘤标志物	CEA、CA19－9 和 CA125 在部分胃癌病人中可见升高,但仅作为判断肿瘤预后和治疗效果的指标,无助于胃癌的诊断

【例 74】男性,62 岁。患胃溃疡多年,近月来上腹痛发作频繁,无规律性,体重减轻,营养不良。胃 X 线钡餐透视见有龛影。该患者下一步首要的检查为

A. 便潜血试验 B. 胃酸测定 C. 腹部 D. 胃镜和细胞学检查 E. ERCP

【例 75】男,48 岁。上腹部不适,食欲缺乏 2 年。胃镜检查提示慢性萎缩性胃炎,黏膜病理检查提示重度肠上皮化生。为防止癌变,最合适的随访检查方法是

A. 腹部 CT   B. 上消化道造影   C. 腹部 B 超检查

D. 胃镜   E. 血清肿瘤标志物

例 76～77 共用题干

男,63 岁。上腹部不适,消瘦半年。体重下降 8 kg,便隐血试验阳性。查体:剑突下深压痛,无反跳痛。

【例 76】应首先考虑的诊断是

A. 慢性胃炎   B. 胃溃疡   C. 十二指肠溃疡   D. 胃癌   E. 慢性胆囊炎

【例 77】对明确诊断最有意义的检查是

A. 胃镜   B. 上消化道 X 线钡餐造影   C. 腹部超声

D. 腹部 CT   E. ^{13}C 尿素呼气试验

七、治 疗

1. 手术治疗　外科手术是胃癌的主要治疗手段,也是目前能治愈胃癌的唯一方法。其分为根治性手术和姑息性手术两类。

根治性手术	①胃切除范围要求胃切断线距肿瘤肉眼边缘 5 cm 以上; ②远侧部癌应切除十二指肠第一部 3～4 cm,近侧部癌应切除食管下端 3～4 cm
姑息性手术	是指原发灶无法切除,针对由于胃癌导致的梗阻、穿孔、出血等并发症状而作的手术,如胃空肠吻合术、空肠造口、穿孔修补术等

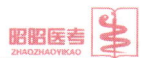

2. 化学治疗 早期胃癌根治术后原则上不必辅助化疗,有下列情况者应行辅助化疗:①癌灶面积>5 cm²;②病理组织分化差;③淋巴结有转移;④多发癌灶;⑤年龄<40岁者。进展期胃癌根治术后无论有无淋巴结转移均需化疗。

3. 其他治疗 包括放疗、免疫治疗、靶向治疗、中医中药治疗。

【例78】胃癌诊断明确后,已不适宜行胃癌根治术且预后差的是
A. 合并完全性幽门梗阻　　　B. 胃大弯癌肿已与横结肠粘连
C. 持续性粪隐血阳性　　　　D. 合并中等量癌性腹水
E. 进展期胃癌

【例79】下列情况中,不能行胃癌根治手术的是
A. 子宫直肠窝转移　　　　　B. 肝十二指肠韧带内淋巴结转移
C. 脾门部淋巴结转移　　　　D. 癌组织浸润胰尾部时
E. 癌组织浸润横结肠时

➤ 参考答案如下,详细答案参见2021版《国家临床执业及助理医师资格考试精选真题考点精析》。

1. C	2. D	3. A	4. C	5. B	6. D	7. D	8. A	9. D	10. A
11. B	12. D	13. E	14. C	15. C	16. E	17. D	18. E	19. A	20. C
21. E	22. B	23. D	24. B	25. B	26. C	27. D	28. C	29. D	30. C
31. D	32. A	33. A	34. E	35. B	36. C	37. C	38. D	39. B	40. B
41. A	42. D	43. A	44. A	45. D	46. D	47. C	48. B	49. D	50. B
51. D	52. B	53. C	54. B	55. A	56. D	57. B	58. A	59. D	60. A
61. E	62. C	63. D	64. E	65. E	66. D	67. D	68. A	69. D	70. D
71. B	72. B	73. D	74. D	75. D	76. D	77. A	78. D	79. A	—

昭昭老师提示:
关注官方微信,
获得第一手考试资料。

第3章　肝脏疾病

➤ **2021考试大纲**
①肝脏解剖;②肝硬化;③门静脉高压症;④肝性脑病;⑤脂肪性肝病;⑥肝脓肿;⑦肝癌。

➤ **考纲解析**
近20年的医师考试中,本章的考试重点是肝疾病的诊断、表现、检查和治疗,执业医师每年考查分数为2～3分,助理医师每年考查分数为0分。

第1节　肝硬化

肝硬化是由一种或多种原因引起的、以肝组织弥漫性纤维化、假小叶和再生结节为组织学特征的慢性进行性肝病。早期无明显症状,后期因肝变形硬化、肝小叶结构和血液循环途径显著改变,临床表现以门静脉高压和肝功能减退为特征,常并发上消化道出血、肝性脑病、继发感染等,严重者可致死。

一、病因

病毒性肝炎	病毒性肝炎是我国肝硬化形成最常见的病因
酒精	西方国家肝硬化多为酒精中毒所致
胆汁淤积	任何原因引起肝内、外胆道梗阻,持续性胆汁淤积,皆可发展为胆汁性肝硬化
循环障碍	肝静脉和(或)下腔静脉阻塞、慢性心功能不全及缩窄性心包炎可导致肝长期淤血、肝细胞变性及纤维化,最终发展为淤血性肝硬化
药物或化学毒物	长期服用损伤肝的药物及接触四氯化碳等毒物引起中毒性肝炎,最终演变为肝硬化
免疫疾病	自身免疫性肝炎及累及肝的多种风湿免疫疾病可进展为肝硬化

续表

寄生虫感染	血吸虫感染在我国南方依然存在,成熟虫卵被肝内巨噬细胞吞噬后演变为成纤维细胞,形成纤维性结节
遗传和代谢性疾病	遗传或先天性酶缺陷,某些代谢产物如铜代谢紊乱、血色病、α1-抗胰蛋白酶缺乏症

【例1】 在我国,引起肝硬化的主要病因是

A. 肝静脉阻塞综合征　B. 酒精性肝病　C. 药物性肝炎　D. 病毒性肝炎　E. 自身免疫性肝病

【例2】 我国肝硬化最常见的病因是

A. 慢性酒精中毒　B. 乙型病毒性肝炎　C. 自身免疫性肝炎　D. 丙型病毒性肝炎　E. 药物中毒

二、病　理

大体变化	①早期肿大,晚期根据病因不同,可以缩小(常见于病毒性肝炎肝硬化),也可以增大(常见于淤血性肝硬化、酒精性肝硬化等)。 ②外观呈现为灰褐色或棕黄色,表面有大小不一的结节和塌陷区,质地硬,包膜增厚
组织学改变	①肝细胞坏死致病因素作用使肝细胞广泛变性、坏死,肝小叶纤维支架塌陷。 ②再生结节形成残存的肝细胞不沿原支架排列再生,形成不规则结节。 ③纤维间隔形成各种细胞因子促进纤维化的产生,自汇管区—汇管区或汇管区—肝小叶中央静脉延伸扩展形成纤维间隔。肝纤维化是胶原纤维合成增多而降解减少的结果。其中,肝星状细胞是形成纤维化的主要细胞,在肝受损伤时被激活,在各种细胞因子参与下,细胞外基质合成增加,胶原合成过多。 ④正常肝小叶结构破坏或消失,被假小叶取代

【例3】 男,40 岁。10 年前发现乙型肝炎表面抗原阳性,未规律诊治。近日食欲下降,穿刺可见假小叶。正确的诊断是

A. 肝癌　　B. 慢性乙型肝炎　　C. 肝结核　　D. 肝淋巴瘤　　E. 乙肝肝硬化

【例4】 对诊断肝硬化最有意义的病理改变是

A. 肝细胞脂肪样变性　　　　B. 汇管区纤维结缔组织增生　　　　C. 假小叶形成

D. 肝细胞坏死　　　　　　　E. 汇管区炎症细胞浸润

三、临床表现

肝硬化通常起病隐匿,病程发展缓慢,临床上将肝硬化大致分为肝功能代偿期和失代偿期。

1. 代偿期　症状较轻,缺乏特异性。以乏力、食欲减退出现较早,可伴有腹胀不适、恶心、上腹隐痛、轻微腹泻等。肝功能检查结果正常或轻度异常。

2. 失代偿期　症状较明显,主要有肝功能减退和门静脉高压两类临床表现。

(1) 肝功能减退

消化吸收不良	食欲减退、恶心、厌食、腹胀,餐后加重
营养不良	一般情况较差,消瘦、乏力,精神不振
黄　疸	皮肤、巩膜黄染、尿色深
出血和贫血	与肝合成凝血因子减少、脾功能亢进和毛细血管脆性增加
内分泌失调	①性激素代谢:常见雌激素增多,雄激素减少,出现肝掌、蜘蛛痣; ②肾上腺皮质功能:皮质功能减退,为肝病面容; ③抗利尿激素:促进腹水形成; ④甲状腺激素:血清总 T_3、游离 T_3 降低,游离 T_4 正常或偏高,严重者 T_4 也降低
不规则低热	肝脏对致热因子等灭活作用降低,还可由继发性感染所致
低白蛋白血症	常有下肢水肿及腹水

【例5】 蜘蛛痣的常见部位是

A. 上胸部　　　B. 上腹部　　　C. 足部　　　D. 臀部　　　E. 大腿

【例6】 肝硬化肝功能减退不包括的临床表现是

A. 腹水　　　B. 消化道症状　　C. 内分泌紊乱　　D. 出血倾向和贫血　　E. 肝病面容

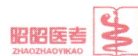

【例7】男性肝硬化患者出现性欲减退、睾丸萎缩、肝掌的原因是

A. 雄激素过多　　　　　　　　　　B. 肾上腺皮质激素过多　　　　　　C. 雌激素过多

D. 甲状腺激素过多　　　　　　　　E. 醛固酮过多

【例8】肝硬化失代偿期，肝功能减退的表现是

A. 脾大　　　　B. 肝掌、蜘蛛痣　　C. 腹壁静脉曲张　　D. 腹水　　　　E. 食管胃底静脉曲张

【例9】肝硬化时，肝的激素灭活功能下降表现为

A. 男性乳腺发育　B. 食管静脉曲张　C. 氨中毒　　　　　D. 凝血因子减少　E. 黄疸

（2）门静脉高压

①脾功能亢进及脾大：脾因长期淤血，出现肿大；晚期脾大常伴有白细胞、血小板、红细胞减少，称为脾功能亢进。

②门-腔静脉侧支循环开放

食管胃底静脉曲张	①肝硬化门静脉高压最特异和最具诊断价值的临床表现； ②食管胃底静脉破裂出血是肝硬化门静脉高压最常见的并发症
腹壁静脉曲张	以脐为中心，外观呈海蛇头样；脐上的血流向上、脐下的血流向下
痔静脉扩张	痔静脉曲张，部分患者因痔疮出血而发现肝硬化
腹膜后吻合支曲张	腹膜后门静脉与下腔静脉之间的许多细小分支增多和曲张
脾肾分流	门静脉的属支脾静脉、胃静脉等可与左肾静脉沟通，形成脾肾分流

③腹水

毛细血管静水压升高	门静脉高压导致腹腔内脏血管床静水压升高，组织液回吸收减少漏入腹腔
肾小球滤过率降低	有效循环血容量减少导致肾血流减少，肾素可导致血管紧张素系统激活，进而GFR下降，排钠和排尿量减少
血浆胶体渗透压降	低白蛋白血症导致血浆胶体渗透压降低，毛细血管内液体漏入腹腔或组织间隙
水钠潴留	肝脏对醛固酮和抗利尿激素灭活作用减弱，继发性增高，水钠潴留
肝淋巴液生成增多	肝淋巴量超过了淋巴循环引流的能力导致肝窦内压肝淋巴液生成升高，自肝包膜表面漏入腹腔

【例10】不属于肝硬化腹水形成原因的是

A. 门静脉压力增高　　　　　　　　B. 低蛋白血症　　　　　　　　　　C. 醛固酮灭活减少

D. 抗利尿激素灭活减少　　　　　　E. 雌激素灭活减少

【例11】肝硬化大量腹水不会出现的腹部体征是

A. 腹部膨隆　　B. 液波震颤阳性　C. 振水音阳性　　D. 移动性浊音阳性　　E. 蛙状腹

【例12】门脉性肝硬化晚期肝功能不全的表现是

A. 脾大　　B. 胃肠道淤血，水肿　　C. 蜘蛛状血管痣　　D. 食管下段静脉曲张　　E. 痔静脉怒张

【例13】肝硬化时，门静脉高压可引起

A. 男性乳腺发育　　　B. 食管静脉曲张　　　　C. 氨中毒　　D. 凝血因子减少　　E. 黄疸

【例14】肝硬化门脉高压患者，出现全血细胞减少最主要的原因是

A. 营养不良　B. 脾功能亢进　C. 溶血　　　D. 消化道出血　E. 病毒感染

【例15】男，48岁。既往有肝硬化病史10年。近期出现腹壁静脉曲张，脐以上血流方向由下至上，脐以下血流由上至下。该患者应考虑为

A. 上腔静脉阻塞　　　　　　　　B. 下腔静脉阻塞　　　　　　　　C. 门静脉高压或门静脉阻塞

D. 髂内静脉阻塞　　　　　　　　E. 髂外静脉阻塞

【例16】男，45岁。呕血、便血2天。突然恶心，并呕出大量鲜血，头晕、四肢无力。乙肝病史24年。查体：腹部膨隆，肝肋下2cm，脾肋下4cm，移动性浊音(＋)。最可能的出血原因是

A. 胆石病　　B. 门静脉高压症　　C. 胃癌　　D. 十二指肠溃疡　　E. 胃溃疡

例17～18 共用题干

男，45岁。1天前进较硬食物后突发呕血1次，约400 mL，排黑色糊状便2次，每次量约200 g，无腹

痛。既往乙型肝炎病史14年,1年前曾发生类似呕血1次。查体:BP 105/65 mmHg。皮肤巩膜无黄染,腹软,无压痛。肝肋下未触及,脾肋下2 cm,移动性浊音阴性,肠鸣音4～5次/分。实验室检查:Hb 95 g/L,WBC $2.5\times10^9/L$,Plt $47\times10^9/L$。

【例17】首先考虑的出血原因是

A. 急性糜烂性胃炎　　B. 胃癌　　C. 胃溃疡　　D. 贲门黏膜撕裂　　E. 食管静脉曲张破裂

【例18】目前最有意义的检查方法是

A. 胃镜　　B. 腹部CT　　C. 腹部B超　　D. 腹部MRI　　E. 上消化道X线钡餐造影

四、实验室检查

肝功能减退	①转氨酶:ALT、AST、GGT及ALP升高;肝细胞严重坏死时,谷草转氨酶(AST)活力常高于ALT。 ②肝功能合成减退:血清白蛋白下降、球蛋白升高、A/G倒置。 ③胆红素代谢:间接及直接胆红素均升高;总胆红素升高
肝纤维组织增生	血清Ⅲ型前胶原肽、Ⅳ型胶原、透明质酸、层粘连蛋白浓度明显增高 (昭昭老师提示:3,4名都是"粘"人的"蛋")
最有价值检查	肝穿刺活组织检查,有假小叶形成

【例19】可反映肝硬化患者肝功能的血清检查是

A. 谷丙转氨酶　　B. γ-谷氨酰转氨酶　　C. 白蛋白　　D. 碱性磷酸酶　　E. 胆红素

【例20】可反映肝硬化患者肝纤维化程度的血清检查是

A. 谷丙转氨酶　　B. 血清Ⅲ型前胶原肽　　C. 白蛋白　　D. 碱性磷酸酶　　E. 胆红素

【例21】反映肝纤维化的血清学指标是

A. 胆固醇　　　　　　　　B. 乳酸脱氢酶(LDH)　　　　　C. γ-谷氨酰转肽酶(y-GT,GGT)

D. 透明质酸(HA)　　　　E. 胆汁酸

例22～24 共用题干

男,60岁,有饮酒史20年,每天饮半斤白酒。2年来间断上腹隐痛,腹胀乏力,大便不成形,双下肢水肿。B超示肝回声不均匀增强,脾大,少量腹水。

【例22】该患者最可能的诊断是

A. 慢性胰腺炎　　B. 胰腺癌　　C. 酒精性肝硬化　　D. 慢性胆囊炎　　E. 胃癌

【例23】为明确诊断,最有价值的检查方法是

A. 腹部CT　　B. ERCP造影　　C. 肝脏穿刺　　D. 腹部MRI　　E. 静脉胆囊造影

【例24】患者呕血500 mL后出现昏迷,最可能的并发症是

A. 低钠血症　　B. 脑出血　　C. 脑血栓　　D. 肝性脑病　　E. 颅内感染

例25～26 共用选项

A. 腹水密度<1.016,蛋白20 g/L　　　　B. 腹水密度>1.018,李凡他(Rivalta)试验阳性

C. 乳糜样腹水　　　　　　　　　　　　D. 腹水细胞总数>$1\times10^9/L$,分类以中性粒细胞为主

E. 腹水细胞总数为$100\times10^6/L$,分类以间皮细胞为主

【例25】最可能为漏出性腹水的是

【例26】最可能为渗出性腹水的是

例27～28 共用选项

A. 渗出性　　B. 血性　　C. 乳糜性　　D. 介于渗出液与漏出液之间　　E. 漏出液

【例27】肝硬化并发自发性腹膜炎

【例28】结核性结膜炎

五、并发症

上消化道出血	①最常见的并发症。 ②出现:食管胃底静脉曲张出血;消化性溃疡和急性出血性糜烂性胃炎;门静脉高压性胃病
肝性脑病	最严重的并发症,患者死亡的常见原因

续表

感 染	①自发性细菌性腹膜炎、胆道感染、肺部及肠道及尿路感染； ②自发性腹膜炎＝肝硬化病史＋腹痛＋发热＋腹膜刺激征(压痛、反跳痛、肌紧张)(昭昭老师提示：如果有低热＋腹壁柔韧感就是结核性腹膜炎；如果有肝硬化＋发热＋腹膜刺激征就是自发腹膜炎)
原发性肝癌	肝脏进行性肿大,AFP 升高
胆石症	肝硬化患者发生胆石症的概率是 30％
门静脉血栓形成 或海绵样改变	淤血导致门静脉血栓形成
电解质和酸碱 紊乱	低钾低氯性碱中毒
肝肺综合征	肝硬化病史＋呼吸系统症状(低氧血症,呼吸困难)
肝肾综合征	①病因：肾脏无实质性病变,严重门静脉高压,内脏高动力循环使体循环血流量明显减少；多种扩血管物质如前列腺素、NO、胰高血糖素、心房钠尿肽、内毒素和降钙基因相关肽等不能被肝脏灭活,引起体循环血管扩张,肾脏血流尤其是肾皮质灌注不足,出现肾衰竭。 ②表现：少尿或无尿,肌酐及尿素氮升高；稀释性低血钠及低尿钠(低血钠＜125 mmol/L,低尿钠＜10 mmol/L)。 ③诊断标准： a. 肝硬化合并腹水； b. 急进型血清肌酐浓度在 2 周内升至 2 倍基线值,或＞226 μmol/L,缓进型血清肌酐＞133 μmol/L； c. 停利尿剂至少 2 天以上并经白蛋白扩容后,血清肌酐值没有改善(＞133 mol/L)； d. 排除休克； e. 目前或近期没有应用肾毒性药物或扩血管药物治疗； f. 排除肾实质疾病,如尿蛋白＞500 mg/d,显微镜下观察血尿＞50 个红细胞或超声探及肾实质病变

【例 29】肝硬化最常见的并发症是
A. 上消化道出血　　B. 肝性脑症　　C. 感染　　　　D. 肝肾综合征　　E. 肝肺综合征

【例 30】肝硬化最严重的并发症是
A. 肝性脑病　　　B. 自发性腹膜炎　C. 肝肾综合征　　D. 电解质紊乱　　E. 上消化道出血

【例 31】肝硬化最常见的死亡原因是
A. 肝性脑病　　　　B. 上消化道出血　C. 原发性肝癌　　D. 原发性腹膜炎　E. 肝肾综合征

例 32～33 共用题干

男,40 岁。腹胀、腹部持续性隐痛、发热 1 周。"肝炎"史 12 年,近 4 年来乏力、食欲缺乏,面色晦暗,间断性齿龈出血。查体：腹部膨隆,无肌紧张,有全腹压痛及反跳痛,肝未触及,脾肋下 3 cm,移动性浊音阳性。

【例 32】最可能的诊断是
A. 腹腔转移癌　　　　　　　B. 肝硬化合并自发性腹膜炎　　C. 肝硬化合并肝肾综合征
D. 布-加综合征　　　　　　E. 继发性腹膜炎

【例 33】为明确诊断,最有价值的检查是
A. 腹水常规、生化及细菌培养　　B. X 线结肠钡剂造影　　　　C. 腹部 CT
D. 腹部 X 平片　　　　　　　　E. 肝功能

【例 34】男,38 岁。患肝硬化 3 年。1 周来畏寒、发热,体温 38 ℃,全腹痛,腹部明显膨隆,尿量 500 mL/d。以下体征中对目前病情判断最有意义的是
A. 全腹压痛及反跳痛　　　　　B. 蜘蛛痣及肝掌　　　　　C. 腹部移动性浊音阳性
D. 脾大　　　　　　　　　　　E. 腹壁静脉曲张呈海蛇头样

【例 35】男,45 岁。因肝硬化(失代偿期)入院。1 天前出现明显呼吸困难。查体：体温正常,双肺呼吸音清,血气分析示低氧血症。抗感染治疗无效。最可能发生的并发症是

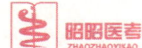

A. 肺炎   B. 肝肾综合征   C. 肝肺综合征   D. 支气管哮喘   E. 急性左心衰

【例 36】乙型肝炎后肝硬化的主要并发症不包括

A. 肝癌   B. 门静脉高压症   C. 急性肠系膜上静脉血栓形成

D. 肝功能衰竭   E. 急性肝静脉血栓形成

六、治 疗

对于代偿期患者,治疗目的是:延缓肝功能失代偿、预防肝细胞肝癌;对于失代偿期患者,则以改善肝脏功能、治疗并发症、延缓或减少对肝移植需求为目标。

1. 保护或改善肝功能

抗 HBV 治疗	①复制活跃的 HBV 是肝硬化进展最重要的危险因素之一,HBV 肝硬化失代偿不论 ALT 水平如何,HBVDNA 阳性时均应给予抗 HBV 治疗; ②失代偿期乙肝肝硬化不宜使用干扰素
抗 HCV 治疗	适用于肝功能代偿期的肝硬化。失代偿期丙肝肝硬化不宜使用干扰素
慎用肝损药物	避免不必要、疗效不明确的药物,减轻肝脏代谢负担
维持肠内营养	①肠内营养是机体获得能量的最好方式,应鼓励肠内营养,减少肠外营养,对于肝功的维护、防止肠源性感染十分重要; ②饮食应以高热量、高蛋白和维生素丰富而易消化的食物为原则; ③肝功能衰竭或有肝性脑病先兆时,应限制蛋白质的摄入
保护肝细胞	保护肝细胞药物有一定药理学基础,但普遍缺乏循证医学证据,过多使用可加重肝脏负担

2. 腹水的治疗

限制钠、水摄入	①摄入钠盐 500～800 mg/d;入水量<1 000 mL/d 左右。 ②如有低钠血症,则应限制在 500 mL 以内
利 尿	首选螺内酯;利尿效果不满意时,应酌情配合静脉输注白蛋白
经颈静脉肝内门腔分流术(TIPS)	①当利尿剂辅以静脉输注白蛋白效果不佳时,肝功为 B 级,TIPS 可有效缓解门静脉高压,增加肾脏血液灌注,显著减少甚至消除腹水; ②易诱发肝性脑病,故不宜作为治疗的首选
排放腹水加输注白蛋白	①用于不具备 TIPS 技术,对 TIPS 禁忌及失去 TIPS 机会时顽固性腹水的姑息性治疗; ②每放腹水 1 000 mL,输注白蛋白 8 g; ③易诱发肝肾综合征、肝性脑病等并发症
自发性腹膜炎	①选用肝毒性小、主要针对革兰阴性杆菌＋革兰阳性球菌的抗生素,如头孢哌酮或喹诺酮类药物等; ②自发性腹膜炎容易复发,用药时间不得少于 2 周

【例 37】女,54 岁。肝硬化 20 年,腹部 B 超检查:腹水最大液深 18 cm。实验室检查:血清钠 142 mmol/L,钾 6.3 mmol/L,BUN 23 mmol/L,血肌酐 224 μmol/L。治疗措施错误的是

A. 10%葡萄糖酸钙 20 mL 缓慢静脉注射   B. 口服螺内酯   C. 输白蛋白

D. 控制体液入量   E. 葡萄糖加胰岛素静点

【例 38】男性,56 岁。因患肝硬化腹水用速尿后尿量每日超过 3 000 mL。近日出现四肢肌肉软弱无力,伴恶心呕吐,心电图出现传导和节律异常。其原因最可能是

A. 低钾血症   B. 高钾血症   C. 低钠血症   D. 高钠血症   E. 低镁血症

【例 39】男,58 岁。患肝炎已 10 余年,因无力、食欲缺乏、腹胀 20 天诊断为乙肝后肝硬化(失代偿期)入院。肝功能试验显著异常,其中白蛋白降低,球蛋白增高,白蛋白/球蛋白比率倒置。为治疗低蛋白血症,首选的血液制品是

A. 全血   B. 新鲜冰冻血浆   C. 普通冰冻血浆   D. 冷沉淀   E. 白蛋白

3. 食管胃底静脉曲张破裂出血的治疗和预防

一级预防	①病因治疗 ②口服质子泵抑制剂或 H_2 受体抑制剂; ③内镜结扎治疗; ④非选择性 β 受体拮抗剂如普纳洛尔或卡地洛尔
二级预防	指对已发生过食管胃底静脉曲张出血史者,预防其再出血,开始的时间应该早至出血后的第 6 天

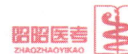

4. 其他治疗

胆石症	应以内科保守治疗为主
感 染	首选第三代头孢菌素,如头孢哌酮＋舒巴坦
门静脉血栓形成	抗凝治疗、溶栓治疗、TIPS
肝硬化低钠血症	轻症者,通过限水可以改善;中、重度者,可选用血管加压素 V_2 受体拮抗剂(托伐普坦),增加肾脏处理水的能力
肝肾综合征	肝移植是治疗这个并发症的有效的疗法
肝肺综合征	吸氧机高压氧舱;肝移植等

例 40～42 共用题干

男性,50 岁。既往乙型肝炎病史 20 余年,今晨突发呕血,色鲜红,量约为 1 500 mL,急送医院就诊。查体:BP 80/50 mmHg,P 106 次/分,面色苍白,四肢末梢凉,脾于肋下缘 5 cm,移动性浊音(＋),腹壁可见静脉曲张。入院后患者又呕血一次,量约为 300 mL。

【例 40】患者出血原因最可能是

A. 食管胃底静脉曲张破裂　　B. 脾亢进　　C. 脾破裂　　D. 胃溃疡出血　　E. 肝内胆道出血

【例 41】不恰当的方法是

A. 三腔两囊管压迫　　　　　B. 血管加压素静点　　　　　C. 急诊剖腹探查,止血

D. 输血　　　　　　　　　　E. 纤维胃镜介入治疗

【例 42】下列哪项与患者主要疾病关系不大?

A. 食管胃底静脉曲张　　　　B. 腹壁静脉曲张　　　　　　　C. 痔

D. 腹膜后静脉曲张　　　　　E. 大隐静脉曲张

【例 43】肝硬化患者近日发热,全腹压痛,抽搐,腹腔积液浑浊。为有效合理治疗,应尽快采取的措施是

A. 腹腔积液细菌培养　　　　B. 血细菌培养　　　　　　　C. 腹腔积液涂片染色查细菌

D. 腹部平片　　　　　　　　E. 抗生素早期联合应用

例 44～45 共用题干

女,38 岁。肝硬化腹水患者。1 周来畏寒、发热,体温 38 ℃左右,全腹痛,腹部明显膨隆,尿量 500 mL/d。

【例 44】下列体征应特别注意

A. 蜘蛛痣及肝掌　　B. 腹壁静脉曲张　　C. 脾大　　D. 全腹压痛及反跳痛　　E. 腹部移动性浊音

【例 45】下列治疗措施最重要的是

A. 严格控制水、钠摄入　　　　　　B. 应用有效抗生素

C. 联合应用利尿剂或加大利尿剂的用量　　D. 大量放腹水　　　　E. 输血浆或白蛋白

第 2 节　门静脉高压症

一、解剖特点

1. 门静脉压力　正常门静脉压力为 13～24 cmH_2O。门静脉高压症时,压力大都增至 30～50 cmH_2O。

2. 门静脉的组成　肝脏的血液供应中,门静脉占 75%,肝动脉占 25%。门静脉由肠系膜上、下静脉和脾静脉汇合而成,其中约 20% 的血液来自于脾。门静脉位于两个毛细血管网之间:一端是胃、肠、脾、胰的毛细血管网,另一端是肝窦。门静脉无瓣膜,当门静脉压力升高时,首先是脾脏充血肿大。门静脉与肝动脉关系密切,如门静脉血流减少时,肝动脉血流即增加。

3. Glisson 纤维鞘　Glisson 纤维鞘里包裹的管道有门静脉、肝动脉和肝胆管。

4. 门静脉和腔静脉之间的主要交通支　胃底、食管下段交通支(最重要)的交通支);直肠下端、肛管交通;前腹壁交通支;腹膜后交通支。

【例46】 肝的血液供应来自门静脉的占

A. 30%～35%　　B. 40%～45%　　C. 50%～55%　　D. 60%～65%　　E. 70%～75%

【例47】 下列静脉血管中属于门静脉系统的是

A. 髂内静脉　　B. 肾静脉　　C. 脾静脉　　D. 肝静脉　　E. 直肠下静脉

【例48】 肝 Glisson 纤维鞘内包裹的管道有

A. 门静脉、肝静脉、肝胆管　　　B. 门静脉、肝动脉、胆总管　　　C. 门静脉、肝动脉、肝静脉

D. 门静脉、肝动脉、肝胆管　　　E. 肝静脉、肝胆管、肝动脉

【例49】 在门静脉与腔静脉的交通支中,最主要的是

A. 胃底、食管下段交通支　　　B. 直肠下段、肛管交通支　　　C. 前腹壁交通支

D. 腹膜后交通支　　　E. 肝被膜交通支

二、病因和病理生理

按阻力增加的部位,将门静脉高压症分肝前型、肝内型、肝后型 3 型。

肝前型	常见病因为门静脉血栓形成、先天性门静脉畸形、单纯性脾静脉栓塞等
肝内型	①又分为窦前、窦后和窦型; ②窦前阻塞以血吸虫肝硬化最常见; ③肝窦和窦后阻塞以肝炎后肝硬化最常见
肝后型	常见病因为 Budd-Chiari 综合征、缩窄性心包炎、严重右心衰

【例50】 门静脉高压症的主要原因是

A. 门静脉主干先天性畸形　　　B. 肝静脉血栓形成、狭窄　　　C. 肝段下腔静脉阻塞

D. 肝硬化　　　E. 各种原因致脾静脉血流量过大

三、临床表现

1. 脾肿大、脾亢　门静脉高压症时,首先出现充血性脾肿大;外周血细胞减少,白细胞、血小板和红细胞均减少,但以前两者减少最常见。

2. 侧支循环建立　最重要的为食管胃底静脉曲张。

3. 腹水　其发生机制为门静脉系统毛细血管滤过压增高;低蛋白血症,血浆胶体渗透压降低;淋巴液自肝表面漏入腹腔;继发性醛固酮分泌增多,导致水钠潴留。

4. 肝功能降低　黄疸、出血、白蛋白降低。

【例51】 男,55 岁。疲乏、贫血 4 个月入院。既往有乙型肝炎病史 10 年。查体:眼结膜略苍白,腹软,可见腹壁静脉曲张,肝肋下未触及,脾大,移动性浊音阳性,血 Plt 50×10^9/L,血小板减少的最可能原因

A. 营养不良　　B. 溶血　　C. 骨髓抑制　　D. 脾功能亢进　　E. 出血

【例52】 肝硬化食管静脉曲张破裂大出血后,可能出现的表现不包括

A. 血尿素氮增高　　B. 脾缩小　　C. 腹水减少　　D. 意识障碍　　E. 少尿

【例53】 肝硬化门脉高压症最具有诊断价值的表现是

A. 腹水　　B. 脾大　　C. 门静脉增宽　　D. 食管下段、胃底静脉曲张　　E. 黄疸

例 54～56 共用题干

男,48 岁。呕血 5 小时入院。查体:P 120 次/分,BP 80/55 mmHg。神志不清,营养状况差。巩膜明显黄染,腹壁可见静脉曲张,肝肋下可触及,质地较硬,边缘较钝,脾肋下 6 cm,移动性浊音阳性,肠鸣音弱。

【例54】 该患者呕血最可能的原因是

A. 胆石症所致胆道出血　　　B. 消化性溃疡出血　　　C. 食管胃底曲张静脉破裂

D. 晚期胃癌出血　　　E. 胆管肿瘤所致胆道出血

【例55】 首选的检查是

A. 腹部 X 线片　　B. 腹部 B 型超声　　C. 上消化道钡餐造影　　D. 腹腔动脉造影　　E. 腹部 CT

【例56】 此时不宜采取的处理措施是

A. 快速输血、输液　　　B. 急症手术　　　C. 静脉注射垂体后叶素

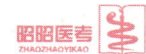

D. 内镜下止血治疗　　　　　　　E. 试用三腔管压迫止血

【例57】肝硬化门脉高压诊断最具有特征意义的表现是

A. 腹水　　　B. 脾大　　　C. 内分泌紊乱　　　D. 出血倾向和贫血　　　E. 侧支循环开放

【例58】对肝硬化门脉高压诊断最有价值的是

A. 超声显示肝回声不均匀　　　　　B. 蜘蛛痣　　　　　　C. 肝功能异常

D. 钡餐示食管下段有蚯蚓样充盈缺损　　E. 脾大

四、实验室检查

1. 食管吞钡检查　钡剂充盈时,为虫蚀样改变;钡剂排空时为蚯蚓样或串珠状影。

2. 血常规　三系细胞都减少。

3. 肝功能　白蛋白降低,球蛋白增高,凝血因子减少。

五、治　疗

1. 目的　外科治疗门静脉高压症主要是预防和控制食管胃底曲张静脉破裂出血。

2. 分级与评分　手术治疗的方案主要是根据肝功能的判断来制定的。肝功能的判断(Child-Pugh肝功能分级)如下:总分为5～6分者肝功能良好(A级),7～9分者肝功能中等(B级),10分以上肝功能差(C级)。

项　目	异常程度得分		
	1分	2分	3分
血清胆红素(mmol/L)	<34.2	34.2～51.3	>51.3
血浆清蛋白(g/L)	>35	28～35	<28
凝血酶原延长时间(s) (凝血酶原比率(%))	1～3 (>50)	4～6 (30～50)	>6 (<30)
腹水	无	少量,易控制	中等量,难控制
肝性脑病	无	轻度	中度以上

3. 食管胃底曲张静脉破裂出血的治疗

(1) 肝功能 Child C级对有黄疸、大量腹水、肝功能严重受损(Child C级)的病人发生大出血,应采用保守治疗,重点是输血、注射垂体后叶素、应用三腔管压迫止血等。严禁手术治疗,因手术死亡率高。主要的目的是止血,治疗方法:

药物止血	首选药物:血管加压素(冠心病、高血压患者禁用)、生长抑素等
内镜治疗	①目前控制急性出血的首选方法; ②可在内镜下注射硬化剂、行食管曲张静脉套扎术等
三腔管压迫	暂时控制出血的有效方法,一般不超过24小时
TIPS	经颈静脉肝内门体分流术(TIPS)适用于药物和内镜治疗无效、肝功能差的出血病人

(2) 肝功能 Child A/B级

①手术治疗:对于没有黄疸、没有明显腹水的病人发生大出血,应及时手术治疗。

②急诊手术适应证:病人以往有大出血病史,或本次出血来势凶猛,出血量大,或经短期积极止血治疗,仍有反复出血者;经严格内科治疗48小时仍不能控制出血,或短暂止血后又复发出血者。

③手术方式包括分流术和断流术两大类。

a.门体分流术　主要是降低门静脉压力,可分为非选择性和选择性门体分流术两类。

术　式	代表手术	特　点
非选择性门体分流术	门静脉与下腔静脉端侧分流术	将入肝的门静脉血完全转流入体循环;肝性脑病发生率高
选择性门体分流术	远端脾-肾静脉分流术	保存门静脉的入肝血流,同时降低食管胃底曲张静脉的压力

b. 门奇断流术　主要是脾切除后,阻断门奇静脉间的反常血流,目的是治标,是通过离断胃底食管曲张静脉达到止血的目的。手术方式较多,但以脾切除＋贲门周围血管离断术最为有效,最为常用。贲门周血管分4组:冠状静脉、胃短静脉、胃后静脉和左膈下静脉。贲门周血管离断术时应彻底切断上述静脉,包括高位食管支或同时存在的异位高位食管支。高位食管支的离断是手术成败的关键。

173

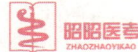

【例59】外科治疗门静脉高压症的主要目的是

A. 解除脾亢　　　　　　B. 消除腹水　　　　　　C. 防治上消化道出血

D. 改善肝功能　　　　　　E. 防治肝性脑病

【例60】女,67岁。乙型肝炎病史18余年。1小时前进食烧饼后突然出现呕血,量约500 mL。查体:全身皮肤黏膜无黄染,无腹水。如急诊手术,最佳手术方式是

A. 经颈静脉肝内门体分流术　　　　　　B. 非选择性门体分流术

C. 选择性门体分流术　　　　　　D. 贲门周围血管离断术

E. 脾切除术

【例61】贲门周围血管离断术需离断的血管中不包括

A. 胃冠状静脉　　B. 胃短静脉　　C. 胃网膜右静脉　　D. 胃后静脉　　E. 左膈下静脉

4. 是否有必要行预防性手术

①有食管胃底静脉曲张的病人并不一定发生大出血;鉴于肝炎后肝硬化病人的肝功能损害多较严重,任何一种手术对病人来说都是负担,甚至引起肝功能衰竭。因此,对于有食管胃底静脉曲张而没有出血的病人,原则上不作预防性手术,对于这类病人应以内科护肝治疗为主。

②若有重度食管胃底静脉曲张,特别是镜下见曲张静脉表面有"红色征",为预防首次急性大出血,可酌情考虑行预防性手术,主要是断流术。

5. 严重脾肿大,合并明显的脾功能亢进　最多见于晚期血吸虫病,也见于脾静脉栓塞引起的左侧门静脉高压症。对于这类病人单纯行脾切除术效果良好。

6. 肝硬化引起的顽固性腹水　最有效治疗是肝移植。其他疗法包括 TIPS 和腹腔-上腔静脉转流术。

➤ 昭昭老师总结:食管胃底曲张静脉破裂出血的治疗

临床情况	治疗方案	昭昭老师速记
有黄疸、大量腹水、肝功能严重受损者	严禁手术	全身情况不好,不手术
无黄疸、无明显腹水者	紧急手术	全身情况良好,赶紧手术
严重脾大+明显的脾功能亢进	单纯行脾切除术	只是脾的问题,只做脾脏
肝硬化引起的顽固性腹水	①最有效的方法:肝移植; ②其他疗法:TIPS	最有效当然是换肝脏

第3节　肝性脑病

肝性脑病是由严重肝病引起、以代谢紊乱为基础的中枢神经系统功能失调综合征,临床表现轻者可仅有轻微的智力减退,严重者出现意识障碍、行为失常和昏迷。

一、病因和诱因

病　因	重症肝炎、爆发性肝衰竭、原发性肝癌、严重胆道感染及妊娠期急性脂肪肝等
诱　因	低钾性碱中毒,摄入过多含氮物质或上消化道出血,低血容量与缺氧,便秘和感染,低血糖,镇静、安眠药(昭昭老师提示:可出多选题,把握原因很重要)

【例62】肝性脑病的诱因不包括

A. 消化道出血　　B. 高钾性酸中毒　C. 便秘　　　　D. 低血糖　　　　E. 缺氧

【例63】可诱发肝性脑病的常见电解质紊乱是

A. 低血磷　　　　B. 低血钙　　　　C. 低血钠　　　　D. 低血钾　　　　E. 低血镁

二、发病机制

1. 氨中毒

氨的来源	消化道是产氨的主要部位,肌肉也可产生氨
肠道 pH 值对 NH_3 影响	当结肠内 pH>6 时,NH_3 产生增多,可弥散入血

续表

NH₃对脑的影响	①干扰脑细胞三羧酸循环：大脑细胞的能量供应不足，干扰能量代谢，引起脑功能紊乱； ②增加脑对中性氨基酸(酪氨酸、苯丙氨酸、色氨酸)的摄取，这些物质对脑功能具有抑制作用； ③脑星形胶质细胞谷氨酰胺合成增加，后者是很强的细胞内渗透剂，其增加导致星形胶质细胞、神经元细胞肿胀，是肝性脑病时脑水肿发生的重要原因； ④氨还可直接干扰神经的电活动(昭昭提示：此处可出多选题)

2. 神经递质的变化

γ-氨基丁酸/苯二氮草(GABA/BZ)神经递质	①大脑神经元表面GABA受体与BZ受体及巴比妥受体紧密相连，组成GABA/BZ复合体，共同调节氯离子通道； ②复合体中任何一个受体被激活均可促使CL⁻内流而使神经传导被抑制； ③弥散入大脑的氨可上调脑星形胶质细胞BZ受体表达，引发肝性脑病
假性神经递质	酪胺、苯乙醇胺与去甲肾上腺素结构相似，但传递神经递质的功能差
色氨酸	①正常情况下色氨酸与白蛋白结合不易通过血脑屏障； ②肝病时白蛋白合成降低，加之血浆中其他物质对白蛋白的竞争性结合造成游离的色氨酸增多，游离的色氨酸可通过血脑屏障，在大脑中代谢生成5-羟色胺(5-HT)及5-羟吲哚乙酸，两者都是抑制性神经递质，参与肝性脑病的发生，与早期睡眠方式及日夜节律改变有关

3. 锰离子 锰具有神经毒性，正常时由肝脏分泌入胆道，然后至肠道排出，肝病时锰不能正常排出并进入体循环，锰在脑部沉积除直接对脑组织损伤外，还影响5-HT、去甲肾上腺素和GABA等神经递质的功能，也造成星形细胞功能障碍，与氨有协同作用。

三、临床表现

(昭昭老师提示：1期，只是出现扑翼样震颤("一"下子"扑"过来)；2期，开始出现脑电图异常(很"2"的人脑子有问题)；3、4期的主要区别看能否唤醒，能唤醒的是3期，唤不醒的是4期。)

0期(潜伏期)	轻微肝性脑病，基本全正常，仅在智力、心理测试时有轻微异常
1期(前驱期)	①轻度性格改变和行为异常，如焦虑、欣快、激动、淡漠、睡眠倒错、健忘等，可有扑翼样震颤； ②脑电图多数正常
2期(昏迷前期)	①意识错乱、睡眠障碍、行为异常(如衣冠不整或随地大小便)、言语不清、书写障碍及定向力障碍； ②腱反射亢进、肌张力增高、踝阵挛及Babinski征阳性，扑翼样震颤存在； ③脑电图特征性改变
3期(昏睡期)	①昏睡，但可唤醒，醒时尚能应答，常神志不清或出现幻觉，各种神经体征持续加重； ②有扑翼样震颤、肌张力增高、踝阵挛及Babinski征阳性； ③脑电图有异常波形
4期(昏迷期)	①神志完全丧失，不能唤醒； ②浅昏迷时，腱反射和肌张力仍亢进；深昏迷时，各种反射消失，肌张力降低，扑翼样震颤无法引出； ③脑电图明显异常

【例64】男，49岁。反复肝功能异常多年，尿少，双下肢水肿1年，加重1周。口服呋塞米20 mg/d，1天来昏睡，呼之有反应，患者意识障碍最可能的原因是

　　A. 脑血管意外　　B. 肝肺综合征　　C. 肝性脑病　　D. 肝肾综合征　　E. 低血容量性休克

【例65】肝性脑病的分期不包括

　　A. 前驱期　　　　B. 兴奋期　　　C. 昏迷期　　　D. 昏睡期　　　E. 昏迷前期

【例66】肝性脑病前驱期的主要表现是

　　A. 性格改变　　B. 计算能力减退　C. 定向力减退　　D. Babinski征阳性　　E. 生理反射亢进

【例67】男，48岁。肝硬化病史6年。大量放腹水后出现睡眠障碍，扑翼样震颤，脑电异常。最可能的诊断是

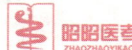

A. 肝性脑病Ⅰ级　B. 肝性脑病Ⅱ级　C. 肝性脑病Ⅲ级　D. 肝性脑病Ⅳ级　E. 亚临床肝性脑病

四、实验室检查

1. 生化检查

血　氨	肝硬化及门-体分流后的肝性脑病患者多有血氨升高;急性肝性脑病患者血氨可正常
血浆氨基酸	正常人血中支链氨基酸与芳香族氨基酸的比值＞3,门-体分流性脑病患者的比值＜1

2. 电生理检查

脑电图	①0期和1期肝性脑病的诊断价值较小; ②2~4期患者脑电图有异常
诱发电位	可用于轻微肝性脑病的诊断和研究
临界视觉闪烁频率	用于检测轻微肝性脑病

3. 心理智能测验　筛选轻微肝性脑病。

4. 头颅 CT 或 MRI　急性肝性脑病患者检查时可发现脑水肿;慢性肝性脑病患者则可发现不同程度的脑萎缩;重要意义在于排除脑血管意外及颅内肿瘤等疾病。

【例68】有助于诊断肝性脑病的血液化验指标是

A. 球蛋白　　　B. 丙氨酸氨基转移酶　　C. 白蛋白　　D. 血小板计数　　E. 血氨

五、治　疗

积极治疗原发肝病,去除引发肝性脑病的诱因,维护肝脏功能、促进氨代谢清除及调节神经递质是治疗肝性脑病的主要措施。

1. 及时识别及去除肝性脑病发作诱因

纠正电解质和酸碱平衡紊乱	主要是纠正低钾性碱中毒
止血和清除肠道积血	上消化道出血和肠道积血增加氨的产生,是肝性脑病的重要诱因
预防和控制感染	感染是肝性脑病的主要诱因
慎用镇静药及损伤肝功能药物	镇静催眠及麻醉和肝功能进一步受损可诱发本病
其　他	保持大便通畅;避免大量高蛋白质饮食;警惕低血糖

2. 营养支持治疗

营养支持的目的	促进机体的合成代谢,抑制分解代谢,保持正氮平衡
营养支持原则	①急性起病数日禁食蛋白质,神志清楚后逐渐增量; ②慢性肝性脑病患者无禁食必要

3. 减少肠内氮源性毒物的生成和吸收

清洁肠道	可减少肠道氨的产生,减少肠道对氨的吸收
乳果糖	①降低肠道的 pH 值,酸化后对产尿素酶的细菌生长不利,产氨减少; ②酸性的肠道环境减少氨的吸收,促进血液中的氨渗入肠道排出
口服抗生素	①抑制肠道产尿素酶的细菌,减少氨的生成; ②常用的抗生素有利福昔明、甲硝唑、新霉素等
益生菌制剂	可通过调节肠道菌群结构,抑制产氨、产尿素酶细菌的生成,减少氨的生成有一定作用

【例69】肝性脑病首选的灌肠药物是

A. 弱碱性溶液　B. 肥皂水　　C. 中草药汤剂　　D. 中性液　　　E. 乳果糖

【例70】肝性脑病患者灌肠或导泻时应禁用

A. 25％硫酸镁　B. 肥皂水　　C. 生理盐水　　D. 生理盐水加食醋　　E. 乳果糖加水

【例71】乳果糖治疗肝性脑病的作用机制是

A. 促进肝细胞再生　　　　B. 抑制肠道细菌增殖　　　　C. 吸附肠内毒素

D. 减少肠内氨的形成和吸收　　E. 供给糖以提供热量

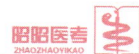

4. 促进体内氨的代谢

L-鸟氨酸-L-天冬氨酸	①鸟氨酸能增加氨基甲酰磷酸合成酶和鸟氨酸氨基甲酰转移酶活性,促进鸟氨酸 循环尿素循环合成尿素而降低血氨; ②天冬氨酸可促进谷氨酰胺合成酶活性,促进脑、肾利用和消耗氨以合成谷氨酸和谷氨酰胺而降低血氨,减轻脑水肿
鸟氨酸-α-酮戊二酸	降氨机制同上,疗效稍差
其　他	谷氨酸钠(钾)、精氨酸理论上具有降血氨作用,但至今尚无证据肯定其疗效

5. 调节神经递质

GABA/BZ复合受体拮抗药	氟马西尼可以拮抗内源性苯二氮䓬类所致的神经抑制
减少或拮抗假性神经递质	支链氨基酸制剂(以亮氨酸、异亮氨酸、缬氨酸等为主的复合氨基酸)的作用机制为竞争性抑制芳香族氨基酸进入大脑,减少假性神经递质的形成

【例72】肝性脑病注射支链氨基酸的主要作用是

A. 减少肠道内氨的形成和吸收　　　B. 纠正氨基酸不平衡　　　C. 降低门静脉压力

D. 纠正电解质紊乱　　　E. 纠正酸碱平衡紊乱

6. 基础疾病的治疗

改善肝功能	去除或减轻病因、慎用损伤肝脏的药物、维护肠内营养、保护肝细胞
阻断肝外门-体分流	肝硬化门静脉高压所致严重的侧支循环开放,可通过 TIPS 术联合曲张静脉的介入断流术,阻断异常的肝外门-体分流
人工肝	用分子吸附剂在循环系统可清除肝性脑病患者血液中部分有毒物质,对肝性脑病有暂时的、一定程度的疗效,尤其适用于急性肝衰竭(急性肝性脑病),也可以用于慢性肝性脑病的治疗,可能赢取时间为肝移植作准备
肝移植	肝衰竭所致的严重和顽固性的肝性脑病

第4节　脂肪性肝病

【非酒精性脂肪性肝病】

一、病　因

1. 原发性　与胰岛素抵抗(IR)和遗传易感性有关,包括营养过剩导致体重增长过快和体重过重、肥胖、糖尿病、高脂血症,以及隐源性脂肪肝。

2. 继发性　营养不良、全胃肠外营养、减肥手术后体重急剧下降、药物、环境和工业毒物中毒等。

二、诊　断

临床诊断标准:具备下列第1~5项和第6或第7项中任意一项者即可诊断。

①有易患因素,如肥胖、2型糖尿病、高脂血症和女性等。

②无饮酒史或饮酒折合酒精量每周男性<140 g,女性<70 g。

③除原发病临床表现外,出现乏力、肝区隐痛,可伴肝脾大。

④血清转氨酶升高,以 ALT 为主,可伴 GGT、铁蛋白和尿酸等增高。

⑤除外病毒性肝炎、药物性肝病、Wilson病、全胃肠外营养和自身免疫性肝病等。

⑥肝组织学有典型表现(肝细胞脂肪变性)。

⑦有影像学诊断依据(B超、CT)。

三、治　疗

①健康宣传教育,改变生活方式。肥胖成人每日热量摄入需减少 2 092~4 184 kJ。

②控制体质量,减小腰围。

③改善 IR(胰岛素抵抗),纠正代谢紊乱。

④减少附加打击以免加重肝损害。

⑤防治肝炎和纤维化,处理肝硬化的并发症。

四、预 防

①健康宣教。

②每半年测量体重、腰围、血压、肝功能、血脂和血糖。

③每年做上腹部超声检查,筛查恶性肿瘤、代谢综合征等相关终末期器官病变以及肝硬化等并发症。

【酒精性肝病】

一、病 因

长期大量饮酒。

二、治 疗

1. 戒酒 营养支持,提供高蛋白、低脂饮食;补充维生素 B、C、K 及叶酸。

2. 药物 如美他多辛、S-腺苷蛋氨酸、多烯磷脂酰胆碱、甘草酸制剂,抗氧化、抗炎、保护肝细胞膜及细胞器,改善肝生化指标。必要时应用糖皮质激素改善重症酒精性肝炎。

3. 抗肝纤维化、处理并发症

4. 肝移植 严重患者,要求患者肝移植前戒酒 3~6 个月。

三、预 防

①戒酒,加强营养支持和健康宣教。

②每半年测量体重、腰围、血压、肝功能、血脂和血糖。

③每年做上腹部超声检查,筛查恶性肿瘤、代谢综合征等相关终末期器官病变以及肝硬化等并发症。

第5节 肝脓肿

一、致病菌和感染途径

1. 致病菌 细菌性肝脓肿的致病菌多为大肠埃希菌、金黄色葡萄球菌、厌氧链球菌、类干菌属等。

2. 感染途径

途 径	特 点	昭昭老师速记
胆道疾病	最常见的途径,常见致病为大肠杆菌	胆道是肝和肠道的通路
肝动脉	原发病灶经过血液循环,经过肝动脉侵入肝	只要是跟肝脏相连的,细菌都可以通过这些途径进入肝脏导致肝脓肿
门静脉	如坏疽性阑尾炎等细菌可经门静脉入肝内	
淋巴道	肝毗邻感染病灶的细菌可循淋巴系统入侵	
开放伤口	细菌可直接经伤口入肝	外伤是最直接的因素

【例73】细菌性肝脓肿致病菌最常见的侵入途径是

　　A. 门静脉　　　B. 肝总动脉　　　C. 肝静脉　　　D. 肝血管　　　E. 胆道系统

二、表现和体征

	具体描述	昭昭老师速记
表 现	①寒战高热、肝区疼痛和肝肿大,可伴右肩牵涉痛。 ②肝右叶脓肿可穿破而形成膈下脓肿;左叶脓肿可穿入心包;脓肿向腹腔穿破,则发生急性腹膜炎;胆管性肝脓肿穿破血管壁,引起出血可从胆道排出,表现为上消化道出血	炎症都是红肿热痛功能障碍
体 征	①肝区叩击痛; ②严重时或并发胆道梗阻者,可出现黄疸	—

【例74】肝脓肿的特点正确的是

　　A. 细菌性肝脓肿常为单发,较大　　　　　B. 阿米巴性肝脓肿起病急,伴寒战,高热

　　C. 阿米巴性肝脓肿较少,多为多发性　　　D. 阿米巴性肝脓肿液为褐色,无臭味

　　E. 阿米巴性肝脓肿患者粪便中可以找到阿米巴原虫

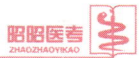

【例75】男,65岁。寒战、高热3周,伴右上腹胀痛,无胆绞痛史。查体:T 39.5 ℃,P 100 次/分,BP 129/80 mmHg。巩膜无黄染,右季肋部隆起,肝肿大、质中、触痛,上腹部肌紧张。血白细胞$20×10^9$/L,核左移,AFP阴性。首先应考虑的诊断是

A. 急性化脓性胆囊炎　　　　B. 阿米巴性肝脓肿　　　　C. 原发性肝癌
D. 急性细菌性肝脓肿　　　　E. 膈下脓肿

三、检 查

检 查	特 点	昭昭老师速记
B 超	肝脓肿首选检查:B超	"肝胆胰脾肾"疾病都首选 B 超
X 线	右叶脓肿可使右膈肌升高;肝阴影增大或有局限性隆起,可出现右侧反应性胸膜炎或胸腔积液	—

例76～77 共用题干

女,59岁。右上腹剧痛15天,伴发热10天。乙肝病史10年,慢性支气管炎病史8年。查体:T 38.3 ℃,慢性病容,颈静脉无怒张,双肺呼吸音减弱,未闻及湿啰音,腹膨隆,肝右肋下4 cm,双下肢凹陷性水肿。肝功能检查正常。

【例76】该患者肝大最可能的原因是

A. 右心功能不全　B. 淋巴瘤　　C. 胆道感染　　D. 肝脓肿　　E. 肝癌

【例77】下列检查对明确诊断意义不大的是

A. 血清 AFP　　B. 腹部 CT　　C. 腹部 B 型超声　D. 血乙肝病毒 DNA　　E. 肝穿刺活检

【例78】细菌性肝脓肿的首选检查方法是

A. X 线　　　B. CT　　　C. MRI　　　D. 放射性核素检查　　　E. B 超

【例79】为确定肝脓肿穿刺点或手术引流进路,首选的辅助检查方法是

A. 腹部 X 线平片　B. B 超　　C. CT　　D. MRI　　E. 肝动脉造影

四、诊断和鉴别诊断

(1)细菌性肝脓肿＝胆道疾病病史+寒战高热+肝区叩击痛+B超发现肝脏液性暗区。
(2)细菌性肝脓肿和阿米巴肝脓肿的鉴别。

	细菌性肝脓肿	阿米巴肝脓肿
致病菌	大肠杆菌	阿米巴
脓腔	多发、灰白色脓液	单发、咖啡样脓液
治疗	喹诺酮类	甲硝唑
昭昭老师速记	"多""细"的"白""铜"	"单"身"爸爸""唑"着喝"咖啡"
粪便检查	无特殊发现	阿米巴滋养体阳性
血液检查	白细胞和中性粒细胞增高;细菌培养可阳性	白细胞增高;血清阿米巴抗体阳性

五、治 疗

支持疗法	给予充分营养,纠正水和电解质平衡失调,纠正低蛋白血症,增强机体抵抗能力等
抗生素治疗	应用较大剂量,首选有效的抗生素,如青霉素、头孢菌素类、甲硝唑等
引流术	①单个较大脓肿:经皮穿刺引流术。 ②切开引流适应证为:较大脓肿,估计有穿破可能,或已穿破胸腔或腹腔;胆源性肝脓肿;位于肝左外叶脓肿,穿刺易污染腹腔;慢性肝脓肿

【例80】细菌性肝脓肿的主要治疗是

A. 抗生素治疗　　　　B. 穿刺抽脓,脓腔注入抗生素　　　　C. 切开引流
D. 理疗　　　　E. 内引流术

【例81】男,59岁。寒战伴高热、肝区疼痛1月余,腹部CT提示肝内有2个脓肿,最大者直径达6 cm,体温每日高达39.8 ℃。治疗应首选

A. 经皮穿刺置管引流　　　　B. 右半肝切除　　　　C. 脓腔内注入抗生素
D. 全身大剂量应用抗生素　　　　E. 继续支持治疗

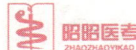

第6节　原发性肝癌

原发性肝癌,简称肝癌,是我国常见的恶性肿瘤,年死亡率占肿瘤死亡率的第二位。

一、病　因

病毒性肝炎	①我国最主要的病因:乙型肝炎(肝癌三部曲:肝炎→肝硬化→肝癌); ②西方国家最主要的病因:HCV 感染 昭昭老师提示:输血最容易传播的是:丙型肝炎(HCV)
食物及饮水	①长期大量饮酒→肝癌; ②长期进食霉变食物(黄曲霉素污染)或亚硝胺食物、食物缺乏微量元素及饮用藻类毒素污染的水等都与肝癌发生相关
毒物与寄生虫	①亚硝胺类、偶氮芥类、有机氯农药等化学物质是可疑的致肝癌物质; ②血吸虫及华支睾吸虫感染均易导致肝癌
遗传因素	肝癌的家族聚集现象与遗传易感性有关,也与家族饮食习惯及生活环境有关

二、病　理

1. 原发性肝癌按病理形态分型

块状型	多见,呈单个、多个或融合成块,直径 5～10 cm,>10 cm 者称巨块型
结节型	①呈大小和数目不等的癌结节,<5 cm,与周围肝组织的分界不如块状型清楚,常伴有肝硬化; ②单个癌结节<3 cm 或相邻两个癌结节直径之和<3 cm 者称为小肝癌
弥漫型	少见,癌结节弥漫分布于整个肝脏。不易与肝硬化区分,常因肝衰竭而死亡

2. 按起源分类

肝细胞癌	我国最常见的肝癌;AFP 升高
胆管细胞癌	胆管细胞癌,AFP 正常
混合型癌	肝细胞癌和混合细胞癌同时存在

3. 转移

肝内转移	①肝癌最容易转移的部位:肝内转移;(昭昭老师提示:肝癌自己转移) ②途径:经过门静脉的分支进行转移(昭昭老师提示:肝内血运丰富,门静脉血流占到整个肝脏血流的3/4)
肝外转移	①血行转移:最常见转移至肺; ②淋巴转移:常见转移至肝门淋巴结; ③种植转移:少见,从肝表面脱落种植在腹膜、盆腔等处;可有卵巢转移 (昭昭老师提示:发生卵巢转移比较特别,经典的是胃癌的种植性转移,转移至卵巢上,称为 Krukernburg 癌)

【例82】小肝癌是指肿块长径小于或等于
A. 1 cm　　　B. 2 cm　　　C. 3 cm　　　D. 4 cm　　　E. 5 cm

【例83】原发性肝癌的肝外血行转移最多见于
A. 肺　　　B. 骨　　　C. 脑　　　D. 脾　　　E. 胰

【例84】原发性肝癌最多见的淋巴转移部位是
A. 肝门　　　B. 胰周　　　C. 腹膜后　　　D. 主动脉旁　　　E. 锁骨上

【例85】原发性肝癌最易转移的脏器是
A. 肝内　　　B. 肺　　　C. 骨　　　D. 脑　　　E. 胰腺周围和腹膜后

【例86】原发性肝癌肝内播散最主要的途径是
A. 经淋巴管　　　B. 经肝静脉　　　C. 直接侵犯　　　D. 经肝动脉　　　E. 经门静脉

三、临床表现

病隐匿,早期缺乏典型症状。临床症状明显者,病情大多已进入中晚期。中晚期临床表现如下。
(昭昭老师提示:几乎所有的癌症早期症状都不特异,所以很难做到早发现、早诊断、早治疗)

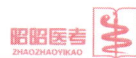

肝区疼痛	最常见的症状；多呈持续性胀痛或钝痛，是癌肿生长过肝包膜被牵拉所致
肝脏肿大	进行性增大、质地坚硬、表面凹凸不平，常有大小不等的结节 （昭昭老师提示："进行性"表现的疾病基本上都是恶性的）
黄疸	出现在肝癌晚期，多为阻塞性黄疸，少数为肝细胞性黄疸
肝硬化征象	①原有腹水者可表现为腹水迅速增加且具难治性，腹水一般为漏出液； ②血性腹水多因肝癌侵犯肝包膜或向腹腔内破溃引起，少数因腹膜转移癌所致
全身性表现	①呈进行性消瘦、发热、食欲不振、乏力、营养不良和恶病质等； ②如果转移，可发生转移性表现
伴癌综合征	①癌肿本身代谢异常或癌组织对机体影响而引起内分泌或代谢异常的一组症候群。 ②主要表现：红细胞增多症、自发性低血糖症；罕见表现：高钙血症、高脂血症、类癌综合征（昭昭老师速记："红""糖""高钙""高脂"容易导致"类癌"）

【例87】男，57岁。右季肋部胀痛、食欲减退、尿黄1个月。乙肝肝硬化病史9年。查体：肝肋下5 cm，表面不平，质硬，压痛。最可能的诊断是

　　A. 肝脓肿　　　　B. 原发性肝癌　　　C. 继发性肝癌　　　D. 乙肝活动期　　　E. 肝结核

【例88】男，47岁。既往有慢性乙型病毒性肝炎病史10余年，1月前出现右上腹隐痛不适。查体：右腹部膨隆，可触及质地坚硬、表面凹凸不平的肿块，移动性浊音阳性。腹腔积液为血性。最可能的诊断是

　　A. 肝包虫病　　　B. 原发性肝癌　　　C. 肝囊肿　　　　D. 肝脓肿　　　　E. 肝血管瘤

四、实验室检查

1. 甲胎蛋白(AFP)　诊断肝细胞癌特异性的标志物，阳性率约为70%。现已广泛用于肝癌的普查、诊断、判断治疗效果及预测复发。（昭昭老师提示：AFP只是肝癌的提示指标而已，不能说AFP一升高就是肝癌，其他的一些疾病，比如卵巢的肿瘤的也可以导致AFP升高。除了AFP之外，还有几个经常考的：CEA（癌胚抗原）——结肠癌直肠癌；CA199——胰腺癌）

2. 影像学检查

B 超	目前肝癌筛查的首选方法，具有方便易行、价格低廉及无创等优点
增强 CT/MRI	①更客观及更敏感地显示肝癌，1 cm左右肝癌的检出率可>80%，是诊断及确定治疗策略的重要手段； ②MRI为非放射性检查，可以在短期重复进行
选择性肝动脉造影	当增强CT/MRI对疑为肝癌的小病灶难以确诊时，选择性肝动脉造影是肝癌诊断的重要补充手段。对直径1~2 cm的小肝癌，肝动脉造影可以更精确地做出诊断，正确率>90%

3. 肝穿刺活体组织检查　金标准检查，是确诊肝癌的最可靠方法，但属创伤性检查，且偶有出血或针道转移的风险，上述非侵入性检查未能确诊者可视情况考虑应用。

【例89】诊断早期原发性肝癌最有意义的检查是

　　A. CEA　　　　B. CA19-9　　　　C. CA125　　　　D. AFP　　　　E. PSA

【例90】肝癌的实验室检查项目中，诊断意义较大的是

　　A. 癌胚抗原　　　B. 碱性磷酸酶　　　C. 乳酸脱氢酶　　　D. 谷氨酰转肽酶　　E. AFP

【例91】原发性肝癌定位诊断下述哪个方面最敏感

　　A. X线肝血管造影　　　　　　　B. CT肝动脉碘油造影　　　　　　C. CT肝动脉造影

　　D. 放射性核素肝显像　　　　　　E. X线门静脉造影

【例92】男，58岁。3年前曾行直肠癌根治术，近3个月右上腹及背部胀痛，无发热，大便正常。查体：锁骨上未触及肿大淋巴结，腹平软，未触及肿物，肝肋下未触及。实验室检查：WBC 10×10^9/L，AFP无升高。腹部B超示肝右叶多个实性占位，最大直径约3 cm。首先应考虑的诊断是

　　A. 阿米巴肝脓肿　　B. 肝血管瘤　　　C. 多发肝囊肿　　　D. 原发性肝癌　　　E. 肝转移癌

【例93】男，63岁。乏力、腹胀3个月，加重伴尿少1个月。慢性肝炎病史20余年。查体：巩膜轻度黄染，肝肋下4 cm，质硬，脾肋下3 cm，移动性浊音阳性，双下肢水肿。对诊断最有意义的实验室检查是

　　A. 腹水铁蛋白　　B. 血癌胚抗原　　　C. 血甲胎蛋白　　　D. 血CA125　　　E. 腹水腺苷脱氨酶

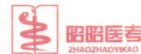

五、诊 断

诊断标准满足下列三项中的任意一项,即可诊断为肝癌:具有两种典型影像学(B超、增强 CT、MRI 或选择性肝动脉造影)表现,病灶>2 cm;一种典型的影像学表现,病灶>2 cm,AFP>400 ng/ mL;肝脏活检阳性。

六、治 疗

手术治疗	手术治疗是肝癌首选的治疗方法
局部治疗	①经皮穿刺瘤内注射无水乙醇(PEI):适用于肿瘤<3 cm,可达到治疗性切除的目的; ②射频消融术(RF):也可达到治疗性切除的目的; ③肝动脉栓塞(TAE):非手术治疗中晚期肝癌的常用方法
肝移植	①对于肝癌合并肝硬化患者,肝移植可将整个病肝切除,是治疗肝癌和肝硬化的有效手段; ②若肝癌已有血管侵犯及远处转移(常见肺、骨),则不宜行肝移植术

【例94】男,40 岁。3 天前体检B超发现右肝内一肿物,直径3 cm。血 AFP 500 μg/L。最有效的处理方法

    A. 经股动脉插管化疗   B. 经皮肿瘤穿刺注无水乙醇   C. 行肝段切除术

    D. 放射治疗   E. 全身化疗

【例95】根治原发性肝癌最好的方法是

    A. 化学抗癌药物治疗   B. 手术切除治疗   C. 放射治疗

    D. 中医治疗   E. 生物和免疫治疗

例96~98 共用题干

男,56 岁。乏力、食欲缺乏、恶心、消瘦 1 个月。乙型肝炎病史 10 年。查体:皮肤巩膜无黄染,腹软,剑突下压痛,肝肋下 3 cm,可触及质硬的结节,Murphy 征阴性,移动性浊音阳性。

【例96】为了明确肝结节性质,最有诊断价值的肿瘤标志物是

    A. CEA   B. CA125   C. CK19   D. AFP   E. CA19-9

【例97】为进一步检查明确肝结节的大小与位置,首选的检查是

    A. PET-CT 检查   B. MRI 检查   C. 放射性核素扫描   D. B超检查   E. 肝动脉造影

【例98】该患者若手术治疗,其禁忌证是

    A. 合并肝硬化   B. 有消化道出血史   C. 有明显腹水

    D. 肿瘤位于肝右叶   E. 肿瘤直径约 10 cm

七、并发症

肝性脑病	肝癌终末期的最严重并发症;约 1/3 的患者因此死亡
上消化道出血	约占肝癌死亡原因的 15%
肝癌结节破裂出血	约占 10% 的肝癌患者发生肝癌结节破裂出血
继发感染	因长期消耗或手术等,抵抗力减弱,容易并发肺炎、自发性腹膜炎、肠道感染和霉菌感染

➤ 参考答案如下,详细答案参见 2021 版《国家临床执业及助理医师资格考试精选真题考点精析》。

1. D	2. B	3. E	4. C	5. A	6. A	7. C	8. B	9. A	10. E
11. C	12. C	13. B	14. B	15. C	16. B	17. E	18. A	19. A	20. B
21. D	22. C	23. C	24. D	25. A	26. C	27. D	28. C	29. A	30. A
31. A	32. B	33. A	34. A	35. B	36. C	37. B	38. A	39. E	40. A
41. C	42. E	43. E	44. D	45. B	46. E	47. C	48. B	49. A	50. D
51. B	52. C	53. D	54. C	55. B	56. B	57. D	58. A	59. C	60. D
61. C	62. B	63. D	64. C	65. B	66. A	67. B	68. B	69. E	70. B
71. D	72. B	73. E	74. D	75. D	76. D	77. D	78. E	79. B	80. A
81. B	82. E	83. A	84. B	85. B	86. B	87. B	88. D	89. D	90. E
91. B	92. E	93. C	94. B	95. B	96. D	97. D	98. C	—	—

昭昭老师提示:
关注官方微信,
获得第一手考试资料。

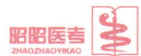

第4章 胆道疾病

➤ **2021 考试大纲**

①解剖;②胆囊结石;③急性胆囊炎;④肝外胆管结石;⑤急性梗阻性化脓性胆管炎;⑥胆管癌。

➤ **考纲解析**

近 20 年的医师考试中,本章的考试重点是胆囊疾病的诊断、表现、检查和治疗,执业医师每年考查分数为 2~3 分,助理医师每年考查分数为 0 分。

第1节 解 剖

一、胆道解剖学

1. 胆囊

(1)胆囊 胆囊分为三部分即胆囊体、胆囊颈、胆囊底。胆囊颈上部呈囊状扩大,称 Hartmann 袋,胆囊结石常滞留于此处。

(2)胆囊管 由胆囊颈延伸而成,长 2~3 cm,直径 0.2~0.4 cm,最终和肝总管汇合。

(3)胆囊三角(Calot 三角) 将由胆囊管、肝总管及肝脏下缘所构成的三角区称为 Calot 三角。胆囊动脉、肝右动脉、副右肝管从此区穿过,是胆道手术极易发生误伤的区域。胆囊淋巴结位于胆囊管与肝总管相汇处夹角的上方,可作为术中寻找胆囊动脉和胆管的重要标志。

(昭昭老师提示:这些三角都是我们考试的重点,既可以考单选也可考多选。类似的考点:直疝三角,看看昭昭老师画的图形,这些都变得简单了)

2 . 肝外胆道

(1)胆总管 左右肝管合成肝总管,胆囊管和肝总管汇合而成形成胆总管,两者成角 30°。胆总管长度 7~9 cm,直径 0.4~0.8 cm,一共分为四段:十二指肠上段、十二指肠后段、胰腺段和壁内段。

(2)Vater 壶腹 胆总管和主胰管在肠壁内汇合,膨大形成胆胰壶腹,称为 Vater 壶腹。壶腹周围有括约肌(Oddi 括约肌),末端通常开口于十二指肠乳头。Oddi 括约肌具有控制和调节胆总管和胰管的排放,以及防止十二指肠内容物反流的重要作用。注意:部分患者的胆总管和主胰管是分别开口在十二指肠降部的。

【例1】Calot 三角的组成包括肝下缘和

A. 副肝管　　　B. 胆总管　　　C. 肝总管　　　D. 右肝管　　　E. 左肝管

【例2】在绝大多数人中的生理结构中

A. 胆囊管汇合于右肝管　　　B. 胆囊管汇合于肝总管　　　C. 胆囊管汇合于左肝管

D. 胆囊管汇合于乏特氏壶腹部　　　E. 胆囊管汇合于十二指肠球后部胆总管

【例3】下列有关胆管的描述正确的是

A. 左、右肝管汇合形成胆总管　　　B. 胆囊管与胆总管汇合形成肝总管

C. 乏特壶腹通常开口于十二指肠球部　　　D. 胆总管分为十二指肠上段、后段和胰腺段

E. 胆总管长 7~9 cm,直径 0.6~0.8 cm

二、辅助检查

超声检查	①能检出 2 mm 以上的结石,诊断胆道疾病的首选方法; ②判断胆管有无扩张、扩张的部位和程度,用于黄疸的定性和定位诊断 (肝外胆管上段直径＞5 mm,中下段胆管＞10 mm,表示有梗阻性黄疸); ③其他胆道疾病:胆囊炎、肿瘤、蛔虫及先天性疾病等 (昭昭老师提示:肝胆胰脾肾的首选检查基本上都是 B 超)
腹部平片	对鉴别胆道和其他腹内疾病有一定意义,但功能有限
静脉胆道造影	①用途:可观察胆管有无狭窄、扩张、充盈缺损等; ②缺点:显示常不清楚,且受多种因素影响,基本上已被其他检查取代

续表

经皮肝穿刺胆管造影(PTC)	①用途:可显示肝内外胆管病变部位、范围、程度和性质等,有助于胆道疾病,特别是黄疸的诊断和鉴别诊断,对胆管扩张者更易成功; ②并发症:胆汁性腹膜炎、出血、胆道感染
内镜逆行胰胆管造影(ERCP)	①用途:直接观察十二指肠及乳头部的情况和病变,取材活检;造影可显示胆道系统和胰腺导管的病变;可行 Oddi 括约肌切开胆总管下端结石取石及胆道蛔虫病取虫。 ②并发症:可诱发急性胰腺炎和胆管炎(已部分为无创的 MRCP 所替代)
磁共振胰胆管造影(MRCP)	成像无重叠,对比分辨力高点,能清楚显示肝内外胆管扩张的范围和程度,结石的分布,肿瘤的部位、大小,胆管梗阻的水平及胆囊病变等
核素扫描检查	①用途:有助于黄疸的鉴别诊断; ②优点:对肝功能损伤、血清胆红素中度升高亦可应用
术中及术后胆道造影	①胆道手术时可经胆囊管插管,胆总管穿刺和置入胆管行胆道造影; ②用途:胆道有无狭窄,有无结石残留及胆总管下端是否通畅,确定术式; ③凡行胆总管 T 管引流的,拔管前常规行胆管造影
胆道镜检查	①术中胆道镜检查:怀疑胆道残留结石、肿瘤、狭窄等可用此检查; ②术后主要用于取石、取虫、冲洗、灌洗等

第 2 节　胆囊结石

　　胆囊结石主要为胆固醇结石或以胆固醇为主的混合性结石和黑色素结石。主要见于成年人,40 岁以后发病率随年龄增长,女性多于男性。

一、临床表现

　　1. 无症状胆囊结石　大多数患者可无症状,称为无症状胆囊结石。

　　2. 胆绞痛　胆囊结石的典型表现为胆绞痛,只有少数病人出现,其他常表现为急性或慢性胆囊炎。胆囊结石的典型表现为胆绞痛。

　　(1)胆绞痛

典型表现	右上腹或上腹部疼痛,呈阵发性或持续疼痛阵发性加剧,可向右肩胛部或背部放射 (昭昭提示:向左肩部放射的是冠心病,向右肩放射是胆囊疾病)
机　制	饱餐、进食油腻食物后或睡眠中改变体位时,由于胆囊收缩或结石移位以及迷走神经兴奋,结石嵌顿在胆囊壶腹部或颈部,胆囊排空受阻,囊内压力升高,引起胆囊强力收缩而发生绞痛

　　(2)上腹隐痛　上腹部或右上腹出现隐痛。

　　(3)胆囊积液　长期嵌顿或阻塞胆管但未合并感染时,胆囊黏膜吸收胆汁中的胆色素,并分泌黏液,称为白胆汁。

　　(4)其他表现

黄　疸	极少引起黄疸 (昭昭老师提示:这是胆囊结石与胆管结石的最重要区别,这因为胆囊结石没有堵塞胆道,而胆管结石堵塞胆道引起梗阻性黄疸)
胆总管结石	小结石可进入胆管→胆总管结石
胆源性胰腺炎	胆总管结石通过 Oddi 括约肌可引起损伤或嵌顿于壶腹部导致胰腺炎 (昭昭老师提示:这种机制是导致胰腺炎发生的最主要病因)
肠道问题	①结石压迫引起慢性炎症慢性穿孔→胆囊十二指肠瘘或胆囊结肠瘘; ②大的结石通过瘘管进入肠道可导致肠梗阻→结石性肠梗阻
癌　变	结石及炎症的长期刺激可→胆囊癌

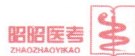

（5）**Mirizzi 综合征** 持续嵌顿和压迫胆囊壶腹部和颈部的较大结石,可引起肝总管狭窄或胆囊胆管瘘,以及反复发作的胆囊炎、胆管炎及梗阻性黄疸,称 Mirizzi 综合征。

【例4】关于胆囊结石描述,错误的是

A. 胆囊结石均有症状 　　　　　　　　B. 进食油腻食物后症状加重

C. 大的单发结石不易发生嵌顿 　　　　D. 结石嵌顿于胆囊壶腹后,导致急性胆囊炎

E. 胆绞痛向右肩部放射

例 5~7 共用题干

女性,49 岁,近半年数次发作性右上腹疼痛,伴恶心、呕吐,多为夜间睡眠后发作,并向右肩部放射。检查:肥胖体质,BP 110/90 mmHg,P 90 次/分,右上腹轻度压痛,无腹肌紧张。

【例5】此患者最可能的诊断是

A. 高位急性阑尾炎　　B. 急性胆囊炎　　C. 十二指肠溃疡穿孔　　D. 急性胰腺炎　　E. 肝炎

【例6】虽经治疗未缓解,反而持续性疼痛加重,右上腹压痛、反跳痛、肌紧张,T 38 ℃,可能的诊断

A. 急性坏死性胰腺炎 　　　　　　　　B. 十二指肠溃疡穿孔并弥漫性腹膜炎

C. 胆总管结石 　　　　　　　　　　　D. 结石性急性坏疽性胆囊炎

E. 急性化脓性胆管炎

【例7】病情进一步加重,出现黄疸,应首先考虑

A. 急性坏死性胰腺炎 　　　　B. 胆囊穿孔性腹膜炎 　　　　C. 亚急性重型肝炎

D. 胆囊癌侵犯肝总管 　　　　E. 胆囊结石进入肝总管并堵塞远端

二、实验室检查

首选 B 超检查。

三、治　疗

1. 无症状的结石 一般不需要预防性手术治疗,可观察和随诊。

2. 有症状结石 手术方式及适应证。

手术方式	有症状的胆囊结石患者首选的检查是:腹腔镜胆囊切除术
适应证	①伴有胆囊息肉>1 cm;结石数量多及结石直径≥2~3 cm,胆囊壁增厚≥3 mm 即伴有慢性胆囊炎(昭昭速记:指征是123,数量多,就要切) ②胆囊壁钙化或瓷性胆囊;(昭昭速记:胆囊壁都了硬了,失去功能,切了吧) ③儿童胆囊结石:无症状者,原则上不手术

3. 胆总管探查

手术指征	①胆总管扩张直径>1 cm;(昭昭速记:老"总"好好"管""一"管) ②胆管壁明显增厚,发现胰腺炎或胰头肿物,胆管穿刺抽出脓性、血性胆汁或泥沙样胆色素颗粒; ③有梗阻性黄疸,胆总管结石,反复发作胆绞痛、胆管炎、胰腺炎; ④术中证实胆总管有病变:有结石、蛔虫、肿块; ⑤胆囊结石小,有可能通过胆囊管进入胆总管
术后处理	①胆总管探查术后常规放置 T 管引流。 ②胆总管探查后放置 T 管的原因:减低胆管内的压力有利于胆管切口愈合;等待探查后乳头部的炎症消退;便于经窦道取出残余结石。 ③拔出引流管指征:术后 2 周;体温正常;无腹痛;无黄疸;T 管造影显示肝内外胆管无堵塞。(昭昭速记:买个小汽车小排量的:2.0T,"三无") ④拔管后的并发症:胆汁性腹膜炎

【例8】男性,70 岁。健康体检时 B 超发现胆囊内有一约 0.8 cm 直径的结石,随体位活动,口服法胆囊造影,充盈缺损不明显。既往无胃病史,无胆囊炎发作史,无心脏病、糖尿病史。目前的治疗建议是

A. 观察、随诊 　　　　　　　　B. 溶石疗法 　　　　　　　　C. 中药排石

D. 择期行胆囊切除术 　　　　　E. 择期行腹腔镜胆囊切除术

【例9】治疗胆囊结石,方法正确又效果确切的是

A. 药物溶石疗法　　　　　B. 体外震波碎石法　　　　　C. 经皮胆囊取石术
D. 胆囊切除术　　　　　　E. 胆囊切除,胆总管探查引流术

第3节　急性胆囊炎

急性胆囊炎是胆囊管梗阻和细菌感染引起的炎症。约95％以上的病人有胆囊结石,称为结石性胆囊炎;约5％的病人胆囊无结石,称非结石性胆囊炎。

	急性结石性胆囊炎	急性非结石性胆囊炎
病　因	①胆囊管梗阻;②细菌感染	①胆汁瘀滞;②细菌感染、胆囊缺血
发生率	占急性胆囊炎的95％	占急性胆囊炎的5％
腹　痛	饱餐后右上腹疼痛伴阵发性加剧,常夜间发作,可向右肩、背部	腹痛症状易被原发病掩盖
体　征	右上腹压痛＋Murphy征阳性	右上腹压痛＋Murphy征阳性
检　查	B超检查	B超检查
治　疗	应争取择期手术	一经诊断,及早手术
并发症	胆囊坏疽穿孔可导致急性弥漫性腹膜炎	易发生胆囊缺血、坏疽、穿孔

【例10】引起急性胆囊炎的常见病因是
A. 胆道蛔虫进入胆囊　　　B. 胆囊息肉继发感染　　　　C. 胆囊结石堵塞胆囊管
D. 胰腺炎致胰液反流　　　E. 胆总管下端梗阻

【例11】急性胆囊炎的典型体征是
A. Murphy 征　　B. Grey-turner 征　　C. Waller 征　　D. 反跳痛　　E. 腹部揉面感

【例12】男,41 岁。3 年来经常夜间上腹不适,2 日前进油腻食物,突感右上腹部阵发性绞痛伴恶心,入院时体温 38 ℃,巩膜轻度黄染,有上腹肌紧张,压痛明显,肠鸣音弱,WBC $16×10^9/L$,血清淀粉酶 128 温氏单位。应首先考虑诊断为何种疾病
A. 急性阑尾炎　　B. 急性胰腺炎　　C. 溃疡穿孔　　　D. 急性化脓性胆囊炎　　E. 胆道蛔虫症

【例13】胆囊结石反复诱发急性胆囊炎最可靠的治疗是
A. 抗生素治疗　　B. 口服溶石剂　　C. 口服中药排石汤　　D. 手术切除胆囊　　E. 碎石治疗

第4节　肝外胆管结石

肝外胆管结石分为原发性结石和继发性结石。原发性结石多为棕色胆色素类结石(棕色石)。继发性结石主要是胆囊结石排进胆管并停留在胆管内,故多为胆固醇类结石或黑色素结石。少数可能来源于肝内胆管结石。结石停留于胆管内主要导致急性和慢性胆管炎、全身感染、肝损害、胆源性胰腺炎等。

一、临床表现和体征

1. 临床表现　平时一般无症状或仅有上腹不适,当结石造成胆管梗阻时可出现腹痛或黄疸,如继发胆管炎时,可有较典型的Charcot(夏科)三联征:腹痛、寒战高热、黄疸(昭昭老师速记:黄痛热)。

腹　痛	为剑突下或右上腹阵发性,或持续性 疼痛阵发性加剧,常伴恶心、呕吐
寒战高热	约2/3的病人出现寒战高热,多表现为 张弛热,体温可高达 39～40 ℃
黄　疸	①出现梗阻性黄疸; ②黄疸呈现间歇性和波动性,常伴尿色变深、粪色变浅(陶土样大便)、皮肤瘙痒 (昭昭老师提示:注意这里的两个关键字是"波动",后面学到的胆管癌和胰头癌都是进行性黄疸)

(昭昭老师提示:这里为梗阻性黄疸,其表现为尿胆红素因素(＋),但是尿胆原(－)。同时我们把溶血性黄疸和肝细胞性黄疸这两个指标也给大家总结一下。篇幅有限,请大家参照我的视频,观看其发生机制。)

	尿胆红素	尿胆原
梗阻性黄疸	(＋)	(－)
溶血性黄疸	(－)	(＋)
肝细胞性黄疸	(＋)	(＋)

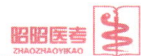

2. 体征 平日无发作时可无阳性体征,或仅有剑突下和右上腹深压痛。合并胆管炎时,可有不同程度的腹膜炎征象,主要在右上腹,严重时可出现弥漫性腹膜刺激征,并有肝区叩击痛。胆囊或可触及,有触痛。

【例14】以 Charcot 三联征 为典型表现的疾病是

A. 急性憩室炎　　B. 急性出血性胰腺炎　C. 急性胆管炎　D. 十二指肠憩室　E. 胃溃疡

二、实验室检查

B 超	首选的检查方法;可能明确结石大小和部位
PTC 和 ERCP	①能清楚地显示结石及部位; ②并发症:可诱发胆管炎、急性胰腺炎、导致出血和胆漏等
MRCP	为无创检查,可发现胆管梗阻的部位

例25～28共用题干

女性,48岁。发作性剑突下及右上腹绞痛3天,伴有寒战,半年前有过类似发作史。查体:体温39 ℃,脉搏110 次/分,血压 140/85 mmHg。血常规检查:WBC 12×109/L, N 80%,神志清楚,皮肤、巩膜轻度黄染,右肋缘下扪及肿大的胆囊、触痛。

【例15】该患者最可能的诊断是

A. 细菌性肝脓肿　　　　　　　　B. 肝外胆管结石并胆管炎　　　　C. 急性化脓性胆囊炎

D. 肝内胆管结石并胆管炎　　　　E. 急性梗阻性化脓性胆管炎

【例16】首选的检查方法是

A. 腹部B超　　B. MRCP　　C. ERCP　　D. PTC　　E. 腹部CT

【例17】该患者皮肤、巩膜黄染加重,体温升高至 40 ℃,脉搏 130 次/分,血压 90/60 mmHg,神志不清,此时最可能的诊断为

A. 细菌性肝脓肿破裂　　　　　　B. 肝外胆管结石并胆管炎　　　　C. 急性化脓性胆囊炎穿孔

D. 肝内胆管结石并胆管炎　　　　E. 急性梗阻性化脓性胆管炎

【例18】该患者此时最有效的治疗是

A. 胆总管切开减压、T 管引流　　B. 联合应用大剂量抗生素　　　　C. 补液、恢复血容量

D. 给予糖皮质激素　　　　　　　E. 物理降温,支持治疗

三、治　疗

1. 非手术治疗 也可作为术前准备:抗生素抗感染、解痉、利胆、纠正水电解质紊乱、加强营养支持及护肝及纠正凝血功能异常。

2. 手术治疗

(1) 胆总管切开取石、T 管引流。

适应证	单纯胆总管结石,胆管上、下端通畅,无狭窄或其他病变者
引流液体	①T 管引流胆汁,应该为 200～300 mL/d,多量提示胆总管下端有梗阻; ②术后 10～14 天行 T 管造影,造影后应继续引流 24 小时以上,如果发现有结石遗留,在手术 6 周后待纤维窦道形成后行纤维胆道镜检查和手术
拔管时间	术后第 14 天(昭昭速记:T 是 2 笔,简单记为 2 周拔管,引流 200 mL)

(2) 胆肠吻合术 常用的吻合方式为胆管空肠 Roux－en－Y 吻。

适应证	①胆总管远端炎症狭窄造成的梗阻无法解除,胆总管扩张; ②胆胰汇合部异常,胰液直接流入胆管; ③胆管因病变而部分切除无法在吻合
注意点	①胆肠吻合术后胆囊的功能已经消失,所以要做胆囊切除术; ②当嵌顿在胆总管开口的结石不能取出时,可以行内镜下或手术行 Oddi 括约肌切开(ERCP＋EST 手术),禁忌证:出血倾向、乳头开口于十二指肠憩室、合并肝内胆管结石患者

第 5 节　急性化脓性梗阻性胆管炎

急性梗阻性化脓性胆管炎(AOSC)是急性胆管炎的严重阶段,也称急性重症胆管炎(ACST)。本病

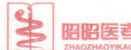

的发病基础是胆道梗阻及细菌感染。

一、病因

1. 病因 在我国,最常见的病因是肝内外胆管结石,其次为胆道寄生虫和胆管狭窄。

2. 致病菌 致病菌主要是革兰阴性细菌,以大肠埃希菌、克雷伯菌最常见。在革兰阳性菌感染中,常见的有肠球菌。有25%~30%合并厌氧菌感染。

二、病理和生理

1. 基本病理改变 胆管完全梗阻和胆管内化脓性感染。

2. 细菌经胆汁逆流入血 胆道梗阻时,细菌经胆汁进入肝后大部分被肝的单核-吞噬细胞系统所吞噬,约10%的细菌可逆流入血,成为菌血症。

3. 胆血反流 从门静脉血及淋巴管内发现胆砂,说明带有细菌的胆汁可直接反流进入血液。

4. 胆管 梗阻部位以上的胆管扩张、管壁增厚、黏膜充血水肿,炎性细胞浸润。

5. 肝 充血肿大,肝细胞肿胀、变性,汇管区炎性细胞浸润,胆小管内胆汁淤积。

三、临床表现

1. Charcot三联征 在Charcot三联征的基础之上,并发了休克、中枢神经系统抑制表现,呈现为五联征表现,即Reynolds(瑞里连德)五联征=腹痛+寒战高热+黄疸+休克+中枢神经系统抑制。高热,脉搏快而弱,血压降低,唇发绀,全身皮肤可有出血点和皮下瘀斑。

(昭昭老师速记:"瑞里连德"生病了又"痛"又"热"又"黄",目前处在"休"息"中")

2. 全身表现 本病起病急骤,病情发展迅速。可分为肝外梗阻和肝内梗阻两种。肝外梗阻腹痛、寒战高热、黄疸均较明显。肝内梗阻主要表现为寒战高热,而腹痛、黄疸较轻。

【例19】急性梗阻性化脓性胆管炎特征性的表现是

A. Trendelenburg征　　　　B. Whipple三联征　　　C. Reynolds五联征
D. Babinski征　　　　　　　E. Murphy征

四、体征

1. 典型体征 剑突下或右上腹压痛,可有腹膜刺激征。肝脏常肿大并有压痛、叩击痛。

2. 其他 胆总管梗阻者可有胆囊肿大。

五、实验室检查

1. 首选检查 腹部B超。可及时了解胆道梗阻的部位、肝内外胆管扩张情况及病变性质。

2. 血常规检查 白细胞计数$>20×10^9$/L。(昭昭老师速记:都已经化脓了,所以白细胞超高)

3. CT或MRCP检查 病情稳定者可以选择。

4. PTC或ERCP检查 适用于经皮经肝胆管引流(PTCD)或经内镜鼻胆管引流术(ENBD)减压者。

六、治疗

1. 治疗原则 是紧急手术解除胆道梗阻并引流,常用方法包括胆总管切开减压+T管引流、经内镜鼻胆管引流术(ENBD)、经皮经肝胆管引流(PTCD)。

2. 非手术治疗 维持有效的输液通道,尽快恢复血容量;联合应用足量针对革兰阴性杆菌及厌氧菌的抗生素;纠正水、电解质和酸碱失衡;对症支持治疗:降温、使用维生素等;血管活性药物、肾上腺皮质激素、抑制炎症反应药物;吸氧纠正低氧状态。

【例20】治疗急性梗阻性化脓性胆管炎的关键是

A. 取净胆道内结石　　　B. 抗菌药物治疗无效后再手术治疗　　　C. 纠正水、电解质紊乱
D. 引流胆管　　　　　　E. 使用多巴胺等药物扩张血管

【例21】治疗急性梗阻性化脓性胆管炎最常用的有效手术方式是

A. 急诊胆总管切开引流　　　　B. 胆囊切除术　　　　C. 胆囊造口术
D. 胆管空肠吻合术　　　　　　E. 胆囊空肠吻合术

第6节　胆管癌

胆管癌是指发生在肝外胆管,即左、右肝管至胆总管下端的恶性肿瘤。

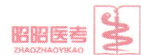

一、病因及发病部位

1. 病因 肝胆管结石、原发性硬化性胆管炎、先天性胆管囊性扩张症、胆管囊肿空肠吻合术后、肝吸虫感染、慢性伤寒带菌者、溃疡性结肠炎等。

2. 发病部位

部 位	发病率	发病部位	胆囊肿大	黄 疸
上段胆管癌	50%～75%	左右肝管至胆囊管开口以上部位	不肿大甚至缩小	出现最早，进行性加深
中段胆管癌	10%～25%	胆囊管开口至十二指肠上缘	可肿大	出现早
下段胆管癌	10%～20%	十二指肠上缘至十二指肠乳头	可肿大	出现晚，典型无痛性黄疸

二、病 理

病理类型	①大体类型包括乳头状癌、结节状癌、弥漫性癌； ②组织学类型包括腺癌（最常见类型）、鳞状上皮癌、腺鳞癌、类癌等
转移途径	①癌肿生长缓慢，发生远处转移者少见； ②扩散方式有局部浸润、淋巴转移及腹腔种植等

三、临床表现和诊断

黄 疸	①90%～98%出现，逐渐加深，大便陶土色，可伴乏力、贫血； ②半数病人伴皮肤瘙痒和体重减轻
胆囊肿大	①上段胆管癌胆囊不肿大甚至缩小； ②中、下段胆管癌可触及肿大胆囊
肝 大	①肋缘下可触及，黄疸时间较长者可出现腹水或双下肢浮肿； ②晚期可并发肝肾综合征（少尿无尿）
胆道感染	①典型的胆管炎表现 Charcot 三联征； ②感染细菌最常见为大肠埃希菌、粪链球菌及厌氧菌

【例22】不伴有胆囊肿大的是

A. 胆总管结石　　B. 壶腹癌　　　C. 胰头癌　　　D. 胆囊炎　　　E. 肝门部肿瘤

【例23】黄疸患者合并肿大而无触痛的胆囊时，最可能是

A. 急性胆囊炎　　　　　　B. 慢性胆囊炎、胆囊积水　　　　C. 胆囊颈部结石嵌顿

D. 中下段胆管癌　　　　　E. 胆总管下段结石

【例24】女，68 岁，上腹部不适 1 个月，伴皮肤黄染、食欲不振、厌油腻饮食，体重减轻 5 kg。查体：巩膜明显黄染，肝肋下未触及，右肋缘下可触及肿大的胆囊底部，无触痛。实验室检查：血胆红素 340 μmol/L。首先考虑的诊断是

A. 肝癌　　　B. 胆总管结石　　C. 胆囊结石　　D. 胃癌　　　E. 胆管癌

四、检 查

血清指标	血清总胆红素、直接胆红素均显著升高，而转氨酶只轻度异常，肿瘤标志物升高或正常
影像学检查	首选检查：腹部 B 超

【例25】女，59 岁，无痛性进行性皮肤巩膜黄染 3 个月。查体：T 36.4 ℃，P 60 次/分，BP 120/90 mmHg。皮肤、巩膜黄染，右上腹可触及肿大的肝及胆囊。Murphy 征（－）。首先进行的腹部影像学检查是

A. MRI　　　B. B 超　　　C. X 线　　　D. 核素扫描　　E. CT

五、治 疗

1. 治疗方法 主要采取手术治疗，化学治疗和放射治疗效果不肯定。

2. 手术方法 包括胆管癌根治性切除术、扩大式根治术、减黄手术（如 PTCD 或 ENBD 等）。

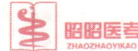

➤ **参考答案**如下,详细答案参见 2021 版《国家临床执业及助理医师资格考试精选真题考点精析》。

1. C	2. B	3. E	4. A	5. B
6. D	7. E	8. A	9. D	10. C
11. A	12. D	13. D	14. C	15. B
16. A	17. E	18. A	19. C	20. D
21. A	22. E	23. D	24. E	25. B

昭昭老师提示:
关注官方微信,获得第一手考试资料。

第5章　胰腺疾病

➤ **2021 考试大纲**

①急性胰腺炎;②胰腺癌与壶腹周围癌。

➤ **考纲解析**

近 20 年的医师考试中,本章的考试重点是胰腺疾病的诊断、表现、检查和治疗,执业医师每年考查分数为 2～3 分,助理医师每年考查分数为 0 分。

第1节　急性胰腺炎

一、病　因

1. 主要病因　我国引起急性胰腺炎的病因主要是胆道疾病;西方国家的主要病因是酒精。

胆道疾病	①胆源性胰腺炎,占 50% 以上,我国最常见的病因是胆道结石,其次为胆道蛔虫、炎症或手术器械检查(如 ERCP)引起的十二指肠乳头水肿或狭窄、Oddi 括约肌痉挛。 ②以上各种因素可阻塞胆总管末端导致共同通道受阻,胆汁反流入胰管,引起胰腺腺泡细胞坏死或胰管内高压诱发急性胰腺炎
酒　精	乙醇可通过直接损伤胰腺、刺激胰液分泌等途径导致急性胰腺炎

2. 十二指肠液反流　当十二指肠内压力增高,十二指肠液可向胰管内反流。

3. 代谢性因素　高脂血症性胰腺炎和高钙血症可导致急性胰腺炎。

4. 药物　噻嗪类利尿剂、硫唑嘌呤、糖皮质激素、磺胺类药物等可导致急性胰腺炎。

5. 创伤　腹部外伤(如腹部的方向盘伤)、贯通伤、手术操作创伤等。

例 1～2 共用选项

A. 胆道疾病　　B. 过量饮酒　　C. 暴饮暴食　　D. 高脂血症　　E. 十二指肠液反流

【例1】我国胰腺炎最常见的病因是

【例2】国外胰腺炎最常见的病因是

例 3～4 共用题干

男,42 岁。进油腻饮食后腹胀、腹痛 4 小时。持续性上腹痛,伴有恶心、呕吐、发热、腰背部不适。查体:T 38.4 ℃,P 124 次/分,BP 90/60 mmHg,急性痛苦貌,巩膜无黄染,腹饱满,全腹肌紧张,有压痛和反跳痛,上腹为主,肠鸣音消失。右下腹穿刺抽出淡红色血性液体。血 WBC $16.2×10^9$/L,N 0.9。血清淀粉酶 6 000 U/L(Somogyi 法)。

【例3】出现这种病变的主要发病机制是

A. 细菌侵入胰周围和胰腺内　　　　　　　B. 胰腺供血动脉栓塞引起供血障碍

C. 穿透性十二指肠溃疡导致胰腺炎性反应　D. 胆囊炎、胆囊结石堵塞胆囊管引起梗阻

E. 胰腺中的消化酶被激活后导致胰腺损害

【例4】引起这种疾病的常见因素不包括

A. 腹部外伤　　B. 暴饮暴食　　C. 酗酒　　　D. 胆道感染　　E. 胃食管反流

【例5】能使胰蛋白酶原转变为胰蛋白酶最重要的物质是

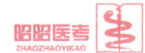

A. 胃酸　　　　B. 胰蛋白酶　　　C. 糜蛋白酶　　　D. 肠致活酶　　　E. 组织液

【例6】正常情况下胰液进入十二指肠首先被激活的是

A. 胰蛋白酶原　　B. 糜蛋白酶原　　C. 激肽释放酶原　　D. 前磷脂酶　　E. 肠激酶原

二、机　制

胰管阻塞(胆道疾病)、大量饮酒或暴食促进胰酶大量分泌,致使胰腺管内压力骤然上升,引起胰腺泡破裂,胰酶进入腺泡之间的间质而促发急性胰腺炎。酒精与高蛋白高脂肪食物同时摄入,不仅促使胰酶分泌增加,同时又可引起高脂蛋白血症。这时胰脂肪酶分解甘油三酯释放出游离脂肪酸而损害胰腺。

胰蛋白酶	①先被激活的酶,激活后可再激活各种胰酶; ②在急性胰腺炎发病过程中起关键作用
磷脂酶 A	可产生有细胞毒性的溶血性卵磷脂,后者可溶解破坏细胞膜的脂蛋白结构致细胞 (昭昭老师速记:"细胞""领盲(磷脂)"了)
弹力蛋白酶	破坏血管壁和胰腺导管使胰腺出血和坏死(昭昭速记:"血管"有"弹性")
胰舒血管素	扩张血管,增加血管的通透性
脂肪酶	将脂肪分解成脂肪酸后,与钙离子结合形成脂肪酸钙(皂化斑),可使血钙降低 (昭昭老师提示:血钙降低是判断胰腺炎严重程度的重要指标)
激肽释放酶	将激肽酶原转变为缓激肽和胰激肽(舒张血管)

三、病理改变

1. 急性水肿型胰腺炎　胰腺肿大、间质水肿、充血和炎性细胞浸润。

2. 急性出血坏死型胰腺炎　胰腺肿大变硬、腺泡及脂肪组织坏死、血管出血坏死。

四、临床表现和体征

1. 腹痛　常于饱餐和饮酒后突然发作,腹痛剧烈,多位于左上腹,向左肩及左腰背部放射。病变累及全胰腺时,疼痛范围较大并呈束带状向腰背部放射。

	急性胰腺炎	急性胆囊炎	冠心病
临床表现	向左肩及左腰背部放射痛	向右肩部放射痛	向左肩部及左前臂放射痛

2. 腹胀　腹腔神经丛受刺激引起肠麻痹的结果,早期为反射性,继发感染后则由腹膜后的炎症刺激所致。

3. 恶心、呕吐　早期可出现,呕吐往往剧烈而频繁。

4. 腹膜刺激征　急性出血性坏死性胰腺炎压痛明显,并有肌紧张和反跳痛,范围较广或延及全腹。移动性浊音多为阳性,肠鸣音减弱或消失。

5. 其他　胁腹部皮肤呈暗灰蓝色(Grey-Turner 征),脐周皮肤青紫(Cullen 征)。

体　征	常见疾病
Murphy 征	急性胆囊炎(用手按住体表胆囊压痛点,嘱患者吸气,患者可能因为疼痛,而导致呼吸停止)
Charcot 三联征	肝外胆管结石(腹痛、黄疸、寒战高热)
Reynolds 五联征	急性化脓性梗阻性胆管炎(腹痛、黄疸、寒战高热＋休克、中枢神经系统症状)
Grey-Turner 征	急性胰腺炎
Cullen 征	急性胰腺炎(脐周皮肤青紫)

【例7】急性重症胰腺炎的临床表现一般不包括

A. 休克　　　　B. 呼吸衰竭　　　C. 发热　　　　D. 腹泻　　　　E. 消化道出血

【例8】男,30 岁。1 天前饮大量酒后出现上腹痛,呕吐,吐后疼痛不减轻,加重伴腹胀 3 小时。血淀粉酶 650 U/L(Somogyi),血压 80/60 mmHg,脉搏 120 次/分,脐周围及两胁腹部皮肤青紫,最可能的诊断是

A. 急性重症胰腺炎　　B. 急性胆囊炎　　C. 急性胃炎　　D. 急性肝炎　　E. 肠梗阻

【例9】急性胰腺炎的典型症状是

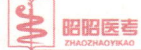
A. 上腹部烧灼样疼痛,进食后可缓解　　　　B. 上腹部持续性剧烈疼痛,向后腰背部放射

C. 阵发上腹部钻顶样疼痛,辗转体位　　　　D. 脐周阵发性疼痛,停止排便和排气

E. 上腹部剧烈疼痛,向左上臂内侧放射

【例10】鉴别水肿型和出血坏死型胰腺炎最有价值的是

A. 上腹剧痛向左腰背部放射　　　　B. 黄疸　　　　C. 发热　　　　D. Cullen 征　　　　E. 呕吐

【例11】急性胰腺炎所致腹痛的常见放射部位是

A. 左上臂内侧　　B. 左腰背部　　　　C. 下腰骶部　　　　D. 左下颌部　　　　E. 左肩部

五、检 查

1. 血清淀粉酶(300 U,Somogyi 法)　发病后数小时开始升高,24 小时达高峰,4~5 天后逐渐降至正常。淀粉酶高低与病情的严重程度不成正比。

2. 血清脂肪酶测定　24~72 小时开始升高,持续 7~10 天。

3. 尿淀粉酶　升高较晚,发病后 24 小时开始升高,48 小时达高峰,持续 1~2 周。

(昭昭老师速记:血淀粉酶"数""1""4""5",一起去玩吧,尿"1""2""1""2")

	开始升高	达高峰时间	恢复正常时间
血清淀粉酶	数小时	24	4~5
尿淀粉酶	24	48	7~14
血清脂肪酶	24~72	—	7~10

4. 血钙　血钙减低对于出血坏死型胰腺炎有很重要的诊断意义。

5. 腹部诊断性穿刺　最有价值的检查。

【例12】急性胰腺炎患者血清淀粉酶值的高峰出现在发病后

A. 12 小时　　　B. 8 小时　　　C. 48 小时　　　D. 24 小时　　　E. 4 小时

例 13~14 共用选项

A. 血清淀粉酶检测　　　　B. 血清甲胎蛋白检测　　　　C. 腹部 CT 检查

D. 血 CEA　　　　E. 血 CRP

【例13】诊断急性出血坏死型胰腺炎最有意义的检查是

【例14】诊断早期原发性肝癌最有意义的检查是

【例15】以下哪项提法是正确的?

A. 只有血、尿淀粉酶增高才能诊断急性胰腺炎　　　　B. 血清淀粉酶在 8 小时达峰值

C. 血清淀粉酶超过正常 2 倍可确诊急性胰腺炎　　　　D. 淀粉酶的高低并不一定反映病情的严重程度

E. 尿淀粉酶增高可持续 2~4 周

【例16】女,48 岁。进食大量肉食后腹痛伴呕吐 6 小时。腹痛为持续性,阵发加重,向左腰背部放射,呕吐物为胃内容物。对明确诊断最有意义的实验室检查是

A. 尿淀粉酶　　B. 血淀粉酶　　C. 血白细胞计数　　D. 血胆红素　　　　E. 尿常规

六、影像学检查

1. B 超　首选检查,经济简便易行。

2. 增强 CT　最有价值的检查,可详细显示胰腺的病变情况、判断预后及制定治疗方案。

【例17】对重症急性胰腺炎的诊断最有意义的检查是

A. 尿淀粉酶　　B. 腹部 B 超　　　　C. 腹部增强 CT　　D. 血淀粉酶　　　　E. 血清脂肪酶

【例18】急性出血坏死型胰腺炎最有意义的检查是

A. 腹部平片　　B. 腹部 B 超　　　　C. 腹部 CT　　　　D. 血常规　　　　E. 生化检查

七、诊断及鉴别诊断

1. 诊断

类　型	诊断标准
轻症胰腺炎	持续而剧烈的上腹疼痛,恶心、呕吐、轻度发热,上腹压痛,但无腹肌紧张,同时有血清和(或)尿淀粉酶明显升高,排除其他急腹症

续表

类　型	诊断标准
重症胰腺炎	①尚具有局部并发症(假性囊肿、胰腺坏死、脓肿)和(或)器官衰竭。 ②有以下表现应按重症胰腺炎处理:出现四肢厥冷、烦躁不安等休克症状;出现腹膜刺激征、Grey-Turner 征或 Cullen 征;实验室检查示血钙<2 mmol/L,血糖>11.2 mmol/L(既往无糖尿病史),血尿淀粉酶突然下降;腹腔诊断性穿刺发现高淀粉酶活性的腹水

2. 鉴别诊断

疾　病	病史及查体	关键鉴别点
消化性溃疡急性穿孔	溃疡病史,腹痛突然加重,腹肌紧张,肝浊音界消失	X线透视见膈下有游离气体
急性胆囊炎和胆石症	胆绞痛病史,右上腹疼痛,放射至右肩部,Murphy征(+)	血、尿淀粉酶轻度升高,B超及X线胆道造影可确诊
心肌梗死	冠心病史,突起发病,疼痛有时限于上腹部	心电图典型改变,心肌酶升高,血、尿淀粉酶正常
急性肠梗阻	腹痛为阵发性,伴有呕吐、腹胀,肠鸣音亢进,无排气,可见肠型	腹部X线示液气平面

八、治　疗

1. 内科治疗

(1) 最基本的治疗　禁食水,维持水、电解质平衡。

(2) 解痉镇痛　可用山莨菪碱和哌替啶。禁用吗啡,因其可引起 Oddi 括约肌痉挛收缩。

(3) 糖皮质激素　仅适用于出血坏死型胰腺炎伴有休克或急性呼吸窘迫综合征的患者。

(4) 药物治疗

生长抑素	抑制胰酶的分泌
抑肽酶	可抑制胰蛋白酶、激肽释放酶等的活性

(5) 抗生素的应用　有感染证据时可经验性使用抗生素,常见致病菌有大肠埃希菌、铜绿假单胞菌、克雷伯杆菌和变形杆菌等。

2. 外科治疗

(1) 手术适应证　虽经合理支持治疗,临床症状继续恶化;暴发性胰腺炎经过短期(24 小时)非手术治疗多器官功能障碍不能得到纠正;胆源性胰腺炎;不能排除其他急腹症;胰腺和胰周坏死组织继发感染。

(2) 手术方式　最常用的方法是坏死组织清除＋引流术。如果是假性胰腺囊肿需要经皮穿刺置管引流,或手术行内、外引流术。

【例 19】治疗重症胰腺炎合并肠麻痹的患者时,不宜应用的药物是

A. 抗生素　　　　B. 抗酸药　　　　C. 抑酸药　　　　D. 抗胆碱药　　　　E. 抑制胰酶活性药

【例 20】不属于急性胰腺炎手术适应证的是

A. 多次反复发作胰腺炎　　　　B. 继发性胰腺感染、脓肿　　　　C. 胰腺假性囊肿

D. 急性水肿性胰腺炎　　　　E. 胆源性胰腺炎

例 21~23 共用题干

男,44 岁。大量饮酒后出现上腹部剧烈疼痛,伴呕吐,吐后腹痛不缓解。保守治疗 2 天,病情持续恶化,并出现休克。查体:T 38.9 ℃,脐周及背部可见大片青紫瘀斑,上腹肌紧张,压痛、反跳痛明显,肠鸣音减弱。

【例 21】首先考虑的诊断是

A. 十二指肠乳头肿瘤　　　　B. 消化性溃疡并穿孔　　　　C. 急性肝脓肿

D. 重症急性胰腺炎　　　　E. 急性梗阻性化脓性胆囊炎

【例 22】为明确诊断,首选的辅助检查是

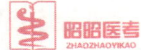

A. 腹部 X 线片　　B. 腹部 B 超　　　C. 血常规　　　　D. 血 CA19‐9　　　E. 肝功能

【例23】 最重要的治疗措施是

A. 抗休克治疗　　B. 急诊治疗　　C. 择期手术　　D. 纠正休克后急诊手术　　E. 应用广谱抗生素

九、并发症

1. 全身并发症

①成人呼吸窘迫综合征(题干描述:呼吸困难,氧分压异常)。

②急性肾衰竭(题干描述:肌酐和尿素氮异常)。

③心律失常或心力衰竭(题干描述:心率、血压异常)。

④消化道出血、胰性脑病、败血症、糖尿病。

2. 局部并发症

(1)胰腺脓肿　胰腺及胰腺周围的包裹性积脓,由胰腺组织和(或)胰周组织坏死液化继发感染所致,脓液细菌培养或真菌培养。

(2)胰腺假性囊肿　胰液经由坏死破损的胰管溢出,胰腺周围液体积聚,被纤维组织包裹形成假性囊肿。体征:左上腹包块,处理:保守治疗,必要时可以手术治疗。

(3)胰腺及胰周组织坏死　胰腺实质的弥漫性或局灶性坏死,伴胰周脂肪坏死。

(4)胃肠道瘘　胰液的消化和感染的腐蚀均可使胃肠道壁坏死、穿孔而发生瘘。

(5)出血　由于胰液的消化作用及感染腐蚀,特别是合并真菌感染,可造成腹腔或腹膜后的大出血。

(6)腹腔间隔室综合征　急性胰腺炎导致腹部严重膨隆,腹壁高度紧张,伴有心、肺、肾功能不全。

【例24】 女,52 岁。确诊为急性胰腺炎,内科正规治疗 1 周后体温仍在 38~39 ℃,左上腹部压痛明显。尿淀粉酶 256 U(Winslow法),血白细胞 $16×10^9$/L,可能性最大的是

A. 病情迁延未愈　B. 并发胰腺脓肿　C. 并发胰腺假性囊肿　　D. 败血症　E. 合并急性胆囊炎

【例25】 急性出血坏死型胰腺炎的局部并发症是

A. 上消化道大出血　B. 急性肾衰竭　C. 胰性脑病　　D. 胰腺假性囊肿　E. 血栓性静脉炎

第2节　胰腺癌

一、病　理

胰腺癌包括胰头癌和胰体尾癌。90%的胰腺癌为导管细胞癌,少见黏液性囊腺癌和腺泡细胞癌。胰头癌约占胰腺癌的 70%~80%,常见淋巴结转移和癌浸润。

【例26】 胰腺癌的最好发部位是

A. 胰腺头部　　B. 胰腺尾部　　　C. 全胰腺　　　D. 异位胰腺　　E. 胰腺体部

二、临床表现和体征

1. 上腹痛和不适　常见的首发症状。中晚期肿瘤侵及腹腔神经丛,出现持续剧烈腹痛,向腰背部放射,致患者不能平卧,常呈屈曲坐位,严重影响睡眠和饮食。

2. 黄疸　胰头癌最主要的临床表现,呈进行性加重。多数是由于胰头癌压迫或浸润胆总管所致。体格检查可见巩膜及皮肤黄染,肝大,多数患者可触及肿大的胆囊。

3. 体征　消化道症状如食欲缺乏、腹胀、消化不良等,消瘦、乏力,其他如轻度糖尿病表现,出现抑郁等。胰头癌可扪及囊性、无压痛、光滑并可推动的肿大胆囊,称为 Courvoisier 征(库瓦济埃征)。胰头癌和肝门部胆管癌的鉴别就在于 Courvoisier 征,胰头癌患者 Courvoisier 征(+);肝门部胆管癌患者 Courvoisier 征(−)。

【例27】 胰头癌最主要的临床表现是

A. 上腹痛　　B. 黄疸　　　C. 腹胀　　　D. 便秘　　　　E. 消化不良

【例28】 目前胰腺癌患者预后较差的主要原因是

A. 患者消化不良,营养状况差　B. 胰十二指肠切除术对患者创伤大　C. 黄疸对肝功能影响较大

D. 肿瘤细胞浸润胰管　　E. 早期症状不明显,发现和确诊晚

【例29】 男性,55 岁。巩膜皮肤黄染进行性加重 2 月余。胆囊肿大呈圆形,可推动,无触压痛。首先考虑的疾病是

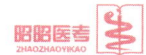

A. 胆囊癌   B. 急性胆囊炎   C. 胆囊结石   D. 急性病毒性肝炎   E. 胰头癌

【例30】男性,65岁。皮肤巩膜黄染进行性加重1个月来诊。自述尿色深黄,大便灰白色。查体:触诊胆囊无肿大,Murphy征阴性,腹部未触及肿块。诊断首先考虑

A. 胰头癌   B. 胆总管下端癌   C. 乏特壶腹癌   D. 肝门部胆管癌   E. 十二指肠腺癌

例31～32共用题干

女,55岁。皮肤黄染进行性加重1个月,10天前发现小便呈浓茶样,近几日大便呈灰白色。查体:T 36.8 ℃,皮肤、巩膜黄染,腹软,右上腹可触及肿大的胆囊,无压痛,无反跳痛。

【例31】最可能的诊断是

A. 胆总管结石   B. 肝细胞性肝癌   C. 肝门部胆管癌   D. 胆囊结石   E. 胰头癌

【例32】该患者手术治疗后第4天发生上腹部剧烈疼痛,腹腔引流明显增加,引流液淀粉酶15 000 U/L,患者最有可能发生的并发症是

A. 胰漏   B. 急性胰腺炎   C. 肠系膜血栓形成   D. 肠漏   E. 胆漏

三、实验室检查

1. 影像学检查

B型超声	首选检查
增强CT	①最有价值的影像学检查,胰腺区动态薄层增强扫描效果较好; ②对胰腺肿瘤的定性、定位诊断提供非常重要的影像学依据,可为手术提供影像学资料,可作为胰腺肿瘤病人的首选影像学检查手段
X线钡餐	反"3"征象
ERCP	十二指肠壁和壶腹有无癌肿浸润
超声内镜	可发现<1 cm的肿瘤,对评估大血管受侵犯程度敏感性高,是目前对胰头癌分期最敏感的检查手段,可作为评估肿瘤可切除性的可靠依据

2. 血及生化检查

血清生化检查	胰头癌导致胰管阻塞的早期可有血、尿淀粉酶的一过性升高,空腹或餐后血糖升高,糖耐量试验有异常曲线
胆道梗阻	血清总胆红素和结合胆红素升高,碱性磷酸酶、转氨酶可轻度升高,尿胆红素阳性
肿瘤标志物	CA199最常用于胰腺癌的辅助诊断和术后随访(昭昭老师速记:九九归一)

【例33】术前判断胰头癌是否侵犯大血管的检查方法是

A. 内镜超声   B. 腹腔血管造影   C. 增强CT   D. B型超声   E. MRCP

【例34】胰腺癌首选的检查方法是

A. MRI   B. B超   C. CT

D. X线气钡双重造影   E. 血尿淀粉酶测定

四、诊　断

40岁以上患者有以下症状时应重视:①持续性上腹不适,进餐后加重,伴食欲缺乏;②不能解释的进行性消瘦;③不能解释的糖尿病或糖尿病突然加重;④多发性深静脉炎或游走性静脉炎;⑤有胰腺癌家族史、慢性胰腺炎、大量吸烟者。

五、治　疗

1. 手术切除　胰头癌的有效治疗方法,常用术式包括胰头十二指肠切除术(Whipple手术)、保留幽门的胰头十二指肠切除术(PPPD)、姑息性手术。

2. 辅助治疗　吉西他滨为一线化疗药物。术后可行放射治疗。

第3节　壶腹周围癌(助理医师不要求)

壶腹周围癌主要包括壶腹癌、胆总管下端癌和十二指肠腺癌。壶腹周围癌的恶性程度明显低于胰头

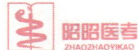

癌,五年生存率和手术切除率都明显高于胰头癌。

一、病　理

壶腹周围癌的组织类型主要是腺癌,其次为乳头状癌、黏液癌等。淋巴结转移比胰头癌出现晚。远处转移多转移至肝。

二、临床表现

壶腹癌	①黄疸出现早,呈波动性,与肿瘤组织坏死脱落有关,常合并胆管感染; ②ERCP可见十二指肠隆起菜花样肿物
胆总管下端癌	恶性程度较高,黄疸出现早,进行性加重,出现陶土色大便
十二指肠腺癌	①位于十二指肠附近,来源于十二指肠黏膜上皮,胆道梗阻不完全; ②黄疸出现较晚,黄疸不深,进展较慢

三、治　疗

行胰头十二指肠切除术(Whipple手术)或保留幽门的胰头十二指肠切除术(PPPD),远期效果较好。

【例35】临床上壶腹癌最重要的症状是

A. 黄疸　　　B. 上腹痛及腰背痛　　C. 寒战、发热　　D. 消化道症状　　E. 贫血、消瘦

【例36】女性,63岁,无痛性皮肤、巩膜黄染4个月,曾经稍有减退,近2个月来呈进行性加重。查体:腹软,右上腹轻压痛,可触及肿大的胆囊,全腹未触及肿块。首先应考虑的疾病是

A. 肝门部胆管癌　B. 壶腹癌　　　　C. 肝癌　　　　D. 胆囊癌　　　　E. 胰体尾癌

➤ 参考答案如下,详细答案参见2021版《国家临床执业及助理医师资格考试精选真题考点精析》。

1. A	2. B	3. E	4. E	5. D	6. A
7. D	8. A	9. B	10. D	11. B	12. D
13. C	14. B	15. D	16. B	17. C	18. C
19. D	20. D	21. D	22. B	23. D	24. B
25. D	26. B	27. B	28. E	29. E	30. D
31. E	32. A	33. C	34. B	35. A	36. B

昭昭老师提示:
关注官方微信,获得第一手考试资料。

第6章　肠道疾病

➤ 2021考试大纲

①克罗恩病;②溃疡性结肠炎;③肠易激综合征;④肠梗阻;⑤结肠癌;⑥肠结核;⑦结、直肠息肉。

➤ 考纲解析

近20年的医师考试中,本章的考试重点是肠道疾病的诊断、表现、检查和治疗,执业医师每年考查分数为2~3分,助理医师每年考查分数为0分。

第1节　克罗恩病(助理医师不要求)

克罗恩病是一种原因不明的胃肠道慢性肉芽肿性炎症性疾病,病变多见于末段回肠和邻近结肠,但从口腔至肛门各段消化管均可受累,呈节段性或跳跃式分布。本病临床表现以腹痛、腹泻、体重下降、腹部包块、瘘管形成等为特点,可有发热等全身表现,以及关节、皮肤、眼、口腔黏膜等肠外损害。重症患者迁延不愈,预后不良。

一、病　理

1. 发病部位　从口腔至肛门各段消化管均可受累,最常见于回肠末段。

2. 大体特点　常呈节段性或跳跃式分布,病变累及全层肠壁,肠壁增厚、肠腔狭窄;早期溃疡呈鹅口疮样,随后溃疡增大、融合,形成纵行溃疡和裂隙溃疡,将黏膜分割成鹅卵石样或铺路石样外观。

3. 组织学特点　非干酪坏死性肉芽肿,裂隙溃疡,肠壁各层炎症。

例1~2共用题干

男,30岁。反复右下腹痛1年,伴便秘、口腔溃疡,无发热及乏力。否认结核病史及结核密切接触

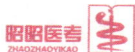

史。查体:右下腹可触及边界不清的包块,可移动,压痛阳性。

【例1】首先考虑的诊断是

A. 肠结核　　　B. 克罗恩病　　　C. 结肠癌　　　D. 阑尾炎癌　　　E. 结核性腹膜炎

【例2】为明确诊断,最重要的检查是

A. 便潜血　　B. 粪查找抗酸杆菌　C. 腹部CT　　D. 结肠镜检查及活检　　E. 腹部B超

【例3】克罗恩病变最好发的部位是

A. 直肠、乙状结肠　　B. 回肠末段　　C. 食管　　D. 横结肠　　E. 空肠

【例4】女,21岁。腹泻2年。体检发现一肛瘘。结肠镜示回盲部铺路石样改变。最可能的诊断是

A. 结肠癌　　　B. 溃疡性结肠炎　　C. 细菌性痢疾　　D. 克罗恩病　　E. 肠结核

二、临床表现

消化系统表现	①腹痛:最常见症状,多位于右下腹或脐周,常于进餐后加重,排便或肛门排气后缓解; ②腹泻:粪便多呈糊状,一般无脓血和黏液; ③腹部包块及瘘管形成:瘘管形成是克罗恩病的临床特征之一 (昭昭老师提示:这是与溃疡性结肠炎的区别)
全身表现	发热,与肠道的炎症活动或继发性感染有关,间歇性低热或中度热,少数呈弛张高热;营养障碍,多由慢性腹泻、食欲减退及慢性消耗等引起
肠外表现	发生率较高,以口腔黏膜溃疡、皮肤结节性红斑、关节炎和眼病为常见

【例5】男性,21岁。2年来反复出现腹泻,粪便糊状。结肠镜检查发现病变主要位于回肠末端,表现为多发的纵行溃疡,溃疡间黏膜正常。最有可能的诊断是

A. 结肠癌　　　B. 溃疡性结肠炎　　C. 细菌性痢疾　　D. 克罗恩病　　E. 肠结核

三、辅助检查

1. X线钡餐检查　主要可见内外窦道形成,肠腔狭窄,肠壁增厚,形成"木梳征"。

2. 结肠镜检查　非干酪坏死性肉芽肿,可确诊。

例6~7共用选项

A. 腹部B超　　B. 腹部CT　　C. 便潜血　　D. 胃镜　　E. 纤维结肠镜

【例6】胃溃疡诊断最有意义的检查方法是

【例7】克罗恩病诊断最有意义的检查方法是

四、治　疗

1. 控制炎症反应

（1）活动期

药　物	适应证
5-氨基水杨酸 (5-ASA)	①柳氮磺吡啶(SASP)仅适用于病变局限在结肠的轻度患者; ②美沙拉嗪能在回肠末端、结肠定位释放,适于轻度回结肠型患者
糖皮质激素	对控制病情活动有较好疗效,适用于各种中、重型患者以及对5-ASA无效的中毒患者
免疫抑制剂	硫唑嘌呤适用于对激素治疗无效或对激素依赖的患者,加用这类药物后可逐渐减少激素用量乃至停用;该类药物显效时间需3~6个月 (昭昭老师提示:克罗恩病首选免疫抑制剂是硫唑嘌呤,SLE和肾病综合征首选的免疫抑制剂是环磷酰胺)

（2）缓解期

5-氨基水杨酸或糖皮质激素	用5-ASA或糖皮质激素治疗缓解者,可用5-ASA维持缓解,剂量与诱导缓解量相同
硫唑嘌呤	因糖皮质激素无效或依赖而加用硫唑嘌呤的患者,继续以相同剂量硫唑嘌呤维持缓解
英夫利昔单抗	使用英夫利昔单抗取得缓解者,推荐继续定期使用以维持缓解

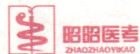

2. 手术治疗

适应证	包括:完全性肠梗阻、瘘管与腹腔脓肿、急性穿孔及不能控制的大出血
手术方式	切除病变的肠段
术后处理	术后预防复发,选用美沙拉嗪的患者,应在半年内进行内镜检查;一旦内镜下复发,建议用硫唑嘌呤。对易于复发的高危患者可考虑使用英夫利昔单抗,推荐于术后2周开始,时间不少于3年

【例8】克罗恩病患者长期用药<u>不考虑用</u>

A. 氨基水杨酸制剂　B. 糖皮质激素　C. 免疫抑制剂　D. 抗菌药物　E. 生物制剂

【例9】克罗恩病的手术指征<u>不包括</u>

A. 肠内瘘　　　　　　　　　B. 慢性肠穿孔　　　　　C. 发热、腹痛、体重下降

D. 肠管狭窄　　　　　　　　E. 持续出血

【例10】克罗恩病的主要<u>手术指征</u>是

A. 营养不良、体重减轻　　　B. 严重腹泻　　　　　　C. 持续性便潜血阳性

D. 疑有恶变　　　　　　　　E. 合并结肠息肉

五、并发症

<u>肠梗阻最常见</u>,其次是腹腔内脓肿,偶可并发急性穿孔或大量便血。直肠或结肠黏膜受累者可发生癌变。

【例11】克罗恩病的<u>最常见</u>并发症是

A. 中毒性休克　B. 结肠大出血　C. 肠梗阻　　D. 急性肠穿孔　E. 癌变

第2节　溃疡性结肠炎

溃疡性结肠炎是一种病因不明的以结肠溃疡性炎症为特征的慢性疾病,起病多缓慢,病情轻重不一,腹泻是主要症状,有脓血便、黏液血便或血便,常伴里急后重。

一、病　理

1. 发病部位　主要累及大肠<u>黏膜与黏膜下层</u>,呈连续性<u>弥漫</u>性分布,好发部位是<u>直肠和乙状结肠</u>。病变多自直肠开始,逆行向近段发展,可累及全结肠、终末结肠甚至末端回肠。

2. 病变深度　由于病变一般<u>限于黏膜和黏膜下层</u>,故穿孔、肠瘘及周围脓肿少见。

【例12】<u>溃疡性结肠炎</u>病变多发生在

A. 末端回肠　B. 升结肠　　C. 降结肠　　D. 全结肠　　E. 直肠及乙状结肠

【例13】溃疡性结肠炎的<u>好发部位</u>是

A. 回盲部和升结肠　　　　　B. 横结肠　　　　　　　　　C. 空肠

D. 回肠　　　　　　　　　　E. 远侧结肠,如直肠和乙状结肠

【例14】下述哪项<u>不是</u>溃疡性结肠炎的常见并发症

A. 中毒性巨结肠　B. 直肠结肠出血　C. 癌变　　D. 多发性瘘管　E. 急性肠穿孔

二、临床表现

1. 消化系统表现

腹泻和黏液脓血便	①腹泻主要与炎症致大肠黏膜对水、钠吸收障碍以及结肠运动功能失常有关; ②<u>黏液脓血便</u>是本病活动期的主要表现; (昭昭老师提示:克罗恩病糊状便,肠结核是糊状便+腹泻与便秘相交替;溃疡性结肠炎是黏液脓血便,抗生素治疗无效;细菌性痢疾是黏液脓血便,抗生素治疗有效) ③特点:<u>腹痛→便意→便后缓解</u>
腹　痛	位于<u>左下腹</u>,常伴<u>里急后重</u>,便后缓解
其他症状	可有腹胀、食欲缺乏、恶心、呕吐等

2. 全身反应　低至中度发热,高热提示严重感染;营养不良、衰弱、消瘦、贫血等。

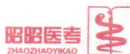

3. 肠外表现

病情控制后可缓解的肠外表现	①包括外周关节炎、结节性红斑、坏疽性脓皮病、巩膜外层炎、前葡萄膜炎、口腔复发性溃疡等; ②这些肠外表现在结肠炎控制或结肠切除后可以缓解或恢复
与溃疡性结肠炎共存的肠外表现	①包括骶髂关节炎、强直性脊柱炎、原发性硬化性胆管炎、淀粉样变性、急性发热性嗜中性皮肤病等; ②这些肠外表现与溃疡性结肠炎共存,但与其本身的病情变化无关

4. 临床分型

（1）临床类型

初发型	无既往史的首次发作
慢性复发型	临床上最多见,发作期和缓解期相交替
慢性持续性	症状持续,间以症状加重的急性发作
急性型	急性起病,病情严重,全身毒血症明显,可伴有中毒性巨结肠等

（2）临床严重程度

轻 型	腹泻<4次/日,便血轻或无,无发热、脉速,贫血无或轻,血沉正常
中间型	介于轻型与重型之间
重 型	腹泻>6次/日,有明显黏液脓血便,有发热(体温>37.8 ℃)、脉速等全身症状,血沉加快、血红蛋白下降

【例15】典型溃疡性结肠炎患者的粪便特点是

A. 稀水样便   B. 黏液便   C. 蛋花样便   D. 糊状便   E. 黏液脓血便

【例16】男,27岁,反复排黏液血便2年,加重1个月。抗生素治疗无效。肠镜示直肠至结肠脾曲黏膜弥漫性充血、水肿,较多糜烂及表浅小溃疡。最可能的诊断是

A. 溃疡性结肠炎   B. 克罗恩病   C. 细菌性痢疾   D. 阿米巴痢疾   E. 肠结核

三、辅助检查

结肠镜检查	本病诊断与鉴别诊断的最重要手段之一
X线钡剂灌肠检查	黏膜粗糙紊乱,多发性浅溃疡,肠管缩短,结肠袋消失,肠壁变硬,可呈铅管征

例17~18共用题干

男,27岁。间断脓血便1年,大便成形或糊状,每日2~4次,有时里急后重,抗生素治疗无效。

【例17】最可能的诊断是

A. 溃疡性结肠炎   B. 克罗恩病   C. 慢性细菌性痢疾   D. 肠结核   E. 阿米巴肠炎

【例18】明确诊断最有意义的检查是

A. 大便培养   B. 便常规检查   C. 大便潜血检查   D. 钡灌肠造影检查   E. 结肠镜检查

四、治 疗

1. 控制炎症反应

氨基水杨酸制剂	①柳氮磺吡啶(SASP)是治疗本病的常用药物,适用于轻型、中型或重型经糖皮质激素治疗已有缓解的患者; ②美沙拉嗪适用于对SASP不能耐受的患者,但价格昂贵; ③免疫抑制剂如硫唑嘌呤等可用于对激素治疗效果不佳或对激素依赖的慢性持续型患者
糖皮质激素	已公认对急性发作期有较好的效果
免疫抑制剂	硫唑嘌呤或硫嘌呤

【例19】男,21岁。间断腹痛、腹泻、脓血便4年,再发1个月。既往诊断为溃疡性结肠炎,未维持治疗。现脓血便3~4次/日,无发热。结肠镜示降结肠以下黏膜弥漫充血水肿,颗粒样改变,多发浅溃疡。此患者目前首选的治疗是

A. 口服菌群调节剂   B. 口服止泻剂   C. 禁食,静脉营养

D. 静脉应用糖皮质激素   E. 口服氨基水杨酸制剂

【例20】水杨酸类制剂在溃疡性结肠炎治疗中主要适用于

A. 轻中度病例 　　B. 重度病例 　　C. 中毒性巨结肠 　D. 激素治疗无效者 　　E. 顽固病例

【例21】重型溃疡性结肠炎治疗首选药物

A. 肾上腺糖皮质激素 　　　　　　B. 柳氮磺吡啶 　　　　　C. 免疫抑制剂

D. 抗生素 　　　　　　　　　　E. 乳酸杆菌制剂

【例22】有关糖皮质激素治疗溃疡性结肠炎的说法中,正确的是

A. 柳氮磺吡啶治疗无效时应用激素治疗效果亦差 　　B. 特别适合于重型活动性溃疡性结肠炎

C. 不可用于灌肠治疗 　　　　　　　　　　D. 不可与柳氮磺吡啶联合治疗

E. 可以作为试验性治疗用于溃疡性结肠炎的鉴别诊断

五、并发症

中毒性巨结肠	①病因:低钾、钡剂灌肠、抗胆碱药物(阿托品)或阿片类制剂而诱发; ②表现:病情急剧恶化,毒血症明显,有脱水及电解质紊乱,出现肠型、腹部压痛,肠鸣音消失,血细胞显著升高; ③首选检查:立位 X 线腹部平片
直肠结肠癌变	多见于广泛性结肠炎、幼年起病而病程漫长者
其 他	肠道大出血、肠穿孔等

【例23】溃疡性结肠炎并发中毒性巨结肠的常见诱因是

A. 低血镁 　　　B. 低血钠 　　　C. 低血钾 　　　　D. 低蛋白血症 　　　E. 低血钙

【例24】溃疡性结肠炎重度活动期最严重的并发症是

A. 腹腔内脓肿 　　B. 中毒性巨结肠 　　C. 肠出血 　　　　D. 癌变 　　　E. 肠梗阻

【例25】女,26 岁。有溃疡性结肠炎病史,2 天前出现脓血便,未行系统治疗。1 天前又出现高热、明显腹胀。体格检查:腹膨隆,明显压痛和反跳痛,肠鸣音减弱。X 线腹部平片可见结肠扩张,结肠袋消失。此患者最可能出现的并发症是

A. 结核性腹膜炎 　　B. 自发性腹膜炎 　C. 中毒性巨结肠 　D. 肠穿孔 　　　E. 肠梗阻

第3节　肠易激综合征

肠易激综合征(IBS)是一种以腹痛或腹部不适伴排便习惯改变为特征的功能性肠病,缺乏可解释症状的形态和生化异常。临床上,根据排便特点和粪便性状分为腹泻型、便秘型和混合型三种。西方国家以便秘型多见,我国以腹泻型多见。

一、病　因

发病机制不明确,目前认为是多种因素和多种发病机制共同作用的结果。

精神心理障碍	最主要因素(昭昭老师提示:放松精神可以缓解)
胃肠道激素	某些胃肠道肽类激素如缩胆囊素等可能与 IBS 症状有关
肠道感染治愈后	发病与感染的严重性及应用抗生素时间均有一定相关性
内脏感觉异常	对胃肠道充盈扩张、肠平滑肌收缩等生理现象敏感性增强,易产生腹胀腹痛
胃肠动力学异常	①以便秘、腹痛为主者 3 次/分钟的慢波频率明显增加; ②腹泻型高幅收缩波明显增加

二、临床表现

1. 诱因　起病隐匿,病程较长,但全身健康状况不受影响。精神、饮食等可诱使症状加重。

2. 最主要的临床表现　腹痛或腹部不适、排便习惯改变和粪便性状改变。

3. 疼痛部位不定　以下腹部和左下腹多见,排便或排气后缓解,绝对不影响睡眠。

4. 临床分型

腹泻型	排便较急,粪便呈糊状或稀水样,但无脓血
便秘型	常有排便困难,粪便干结

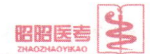

【例26】肠易激综合征患者几乎都有的临床症状是

A. 腹泻　　　B. 肠瘘　　　C. 腹痛　　　D. 便秘　　　E. 腹胀

【例27】肠易激综合征患者典型的腹痛特点是

A. 具有季节性发作的特点　　　B. 没有规律　　　C. 便前疼痛,便后缓解

D. 饭前疼痛,饭后缓解　　　E. 夜间疼痛

三、实验室检查

血常规、便常规、结肠镜检查等各种检查均正常,此为该病的重要特点之一。

【例28】男,25岁。腹痛2个月,以左下腹疼痛明显,排便后缓解,大便呈稀糊状。体检:左下腹压痛明显,X线及结肠镜检查未见异常。最可能的诊断是

A. 自发性腹膜炎　B. 肠易激综合征　C. 左半结肠癌　D. 功能性消化不良　E. 溃疡性结肠炎

【例29】男,35岁。间断腹痛、腹泻2年,受凉后加重,大便2~4次/日,多为不成形便,有时带黏液,排便后腹痛可缓解。体重无明显变化。平素少量饮酒。结肠镜检查无异常。最可能的诊断是

A. 慢性胰腺炎　　B. 功能性消化不良　　C. 酒精性肝硬化　　D. 肠易激综合征　　E. 肠道病毒感染

四、诊　断

病程,症状与排便关系	病程6个月(半年)以上且近3个月(12周)来持续存在腹部不适或腹痛,并伴有下列特点中至少2项: ①症状在排便后改善; ②症状发生伴随排便次数改变; ③症状发生伴随粪便性状改变
必备症状	以下症状不是诊断所必备,但属常见症状,这些症状越多越支持IBS的诊断: ①排便频率异常(每天排便>3次或每周<3次); ②粪便性状异常(块状/硬便或稀水样便); ③粪便排出过程异常(费力、急迫感、排便不尽感); ④黏液便; ⑤胃肠胀气或腹部膨胀感
其　他	缺乏可解释症状的形态学改变和生化异常

五、治　疗

1. 一般治疗　解除病因。

2. 药物治疗

解痉药物	首选匹维溴铵,为选择性作用于胃肠道平滑肌的钙离子通道阻滞药
止泻药物	首选洛哌丁胺或地芬诺酯,适用于病情较重者;蒙脱石等适用于病情较轻者
泻　药	对于便秘型患者,常用渗透性轻泻剂如聚乙二醇、乳果糖或山梨醇等
抗抑郁药	对伴有精神症状者可应用

3. 心理疗法　放松精神。

例30~31 共用题干

女,28岁,间断性下腹痛4年余。大便2~3次/日,稀便,无脓血,便后下腹痛。粪常规检查未见细胞,便潜血试验阴性。查体无异常发现。

【例30】该患者可能的诊断是

A. 溃疡性结肠炎　　B. 克罗恩病　　C. 肠结核　　D. 肠易激综合征　　E. 慢性细菌性痢疾

【例31】最适合的药物治疗为

A. 糖皮质激素　　B. 匹维溴铵　　C. 柳氮磺砒啶　　D. 硫唑嘌呤　　E. 喹诺酮药物

第4节　肠梗阻

一、病因及分类

1. 按梗阻病因分类

(1)机械性肠梗阻　机械性因素引起肠腔狭小或不通导致肠内容物不能通过,临床上最常见。

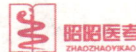

肠外因素	最常见的因素是:肠粘连,其次是束带压迫、疝嵌顿、肿瘤压迫等
肠壁因素	如肠套叠、肠扭转、肿瘤、先天性畸形等
肠腔内因素	如蛔虫梗阻、异物、粪块或粪石堵塞等

(2) 动力性肠梗阻　由于神经抑制或毒素刺激导致肠壁肌运动紊乱。

麻痹性肠梗阻	腹腔手术后、腹部创伤或弥漫性腹膜炎、低钾血症
痉挛性肠梗阻	急性肠炎、肠道功能紊乱或慢性铅中毒

(3) 血运性肠梗阻　由于肠系膜血管栓塞或血栓形成,使肠管血运障碍,肠失去蠕动能力,肠腔虽无阻塞,但肠内容物停止运行,如绞窄性肠梗阻。

(4) 假性肠梗阻　无明显的病因,属慢性疾病,可能是一种遗传性疾病,表现有反复发作的肠梗阻症状,但十二指肠与结肠蠕动可能正常。

2. 按肠壁有无血运障碍分类

单纯性肠梗阻	仅有肠内容物通过受阻,而无肠管血运障碍
绞窄性肠梗阻	肠系膜血管或肠壁小血管受压等使相应肠段急性缺血引起肠坏死、穿孔

3. 按梗阻部位分类

低位肠梗阻	回肠、结肠梗阻,呕吐物有粪臭味＋X线:阶梯状、液平面
高位肠梗阻	部分肠腔阻塞,肠道有部分排便、排气
结肠梗阻	因有回盲瓣的作用,肠内容物只能从小肠进入结肠,而不能反流,故又称"闭袢性梗阻",只要肠袢两端完全阻塞,如肠扭转,均属于闭袢性梗阻

4. 按梗阻程度分类

不完全性肠梗阻	部分肠腔阻塞,肠道有部分排便、排气
完全性肠梗阻	肠腔完全阻塞,肠道完全停止排便、排气

5. 按病程发展快慢

急性肠梗阻	部分肠腔阻塞,肠道有部分排便、排气
慢性肠梗阻	肠腔完全阻塞,肠道完全停止排便、排气

【例32】临床最常见的肠梗阻病因是
A. 粘连及索带压迫　　B. 神经抑制　　　C. 毒素刺激　　D. 血运障碍　　　E. 遗传性疾病
【例33】有肠绞窄的机械性肠梗阻临床表现为
A. 剧烈的阵发性腹痛,肠鸣音亢进　　B. 腹部明显隆起、对称　　C. 呕吐物、胃肠减压液内有胆汁
D. 明显腹膜刺激征　　E. 腹部X线检查见孤立、突出的胀大肠袢,随时间可移位
【例34】急性持续性疼痛阵发性加剧并休克,最可能的疾病是
A. 急性阑尾炎　　　　　　　B. 绞窄性肠梗阻　　　　　　　C. 泌尿结石,肾绞痛
D. 外伤性肝破裂　　　　　　E. 急性单纯性肠梗阻
例35～36共用选项
A. 机械性肠梗阻　B. 单纯性肠梗阻　C. 麻痹性肠梗阻　D. 痉挛性肠梗阻　E. 绞窄性肠梗阻
【例35】急性小肠扭转易发生
【例36】外伤性腹膜后巨大血肿易发生
【例37】女,43岁。腹痛16小时,呈持续性,阵发性加重,伴呕吐,无肛门排气。查体:全腹肌紧张,有压痛及反跳痛。行腹腔穿刺抽出的液体呈血性,伴臭味。最可能的诊断是
A. 绞窄性肠梗阻　　　　　　B. 胃、十二指肠穿孔　　C. 急性阑尾炎穿孔
D. 结核性腹膜炎　　　　　　E. 急性重症胰腺炎

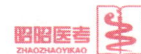

二、病　理

1. 局部变化

梗阻近段	梗阻近段肠管蠕动增强、扩张、积气积液
梗阻远段	梗阻远段肠管瘪陷、空虚或仅存少量粪便
梗阻部位	扩张肠管和塌陷肠管交界处即为梗阻所在,对手术中寻找梗阻部位至为重要
肠腔压力	不断升高,可使肠壁静脉回流受阻,肠壁充血水肿,液体外渗
通透性	肠壁及毛细血管通透性增加,肠壁上有出血点,血性渗出液渗入肠腔和腹腔

2. 全身变化

体液丧失	胃肠道分泌物不能被吸收,导致体液在第三间隙大量丢失
水电失衡	高位肠梗阻丢失大量胃酸和 Cl^-,导致代谢性碱中毒; 低位肠梗阻丢失大量碱性消化液,导致代谢性酸中毒
休　克	感染性休克、失液性休克
呼吸障碍	肠膨胀时腹压增高,横膈上升,影响肺内气体交换; 腹痛和腹胀可使腹式呼吸减弱
循环障碍	腹压增高和血容量不足,可使下腔静脉回流量减少,心排出量减少

【例38】患者发生绞窄性肠梗阻时,其病理生理改变中<u>错误</u>的是

A. 脱水　　　　　　　B. 有效循环血量减少　　　　C. 严重的代谢性碱中毒

D. 大量毒素吸收　　　E. 最终发生肠坏死和穿孔

【例39】急性机械性肠梗阻引起的首要病理生理改变是

A. 呼吸衰竭　　B. 感染　　　C. 体液丧失　　D. 毒素中毒　　E. 休克

三、表现和诊断

1. 典型表现　痛(腹痛)、吐(呕吐)、胀(腹胀)、闭(停止排便排气)。

机械性肠梗阻	阵发性绞痛＋肠鸣音亢进(气过水声或高调金属音)＋肠型＋蠕动波
麻痹性肠梗阻	持续性胀痛＋肠鸣音减弱或消失(昭昭老师提示:无阵发性腹痛)
绞窄性肠梗阻	持续性腹痛,阵发性加剧(移动性浊音可呈阳性、固定肠襻、呕吐物或粪便带血性,均提示是绞窄性肠梗阻)
高位肠梗阻	呕吐出现较早及频繁＋呕吐物主要为胃及十二指肠内容物
低位小肠梗阻	呕吐出现较晚＋粪样肠内容物
麻痹性肠梗阻	呕吐多呈溢出性
高位肠梗阻	腹胀不明显,有时可见胃型
闭襻性肠梗阻	腹部隆起不均匀对称

2. 腹胀　如果腹胀加重则提示患者病情在恶化。

【例40】男性,56岁。阵发性腹痛6天,伴恶心、腹胀2天入院。无发热。体格检查:腹膨隆,见肠型,肠鸣音亢进,有气过水声。腹部平片见腹中部扩张小肠呈阶梯状液平面,结肠内少量积气。可能的诊断是

A. 麻痹性肠梗阻　B. 低位小肠梗阻　C. 高位小肠梗阻　D. 坏死性小肠炎　E. 乙状结肠扭转

【例41】男,63岁。无排便5天,腹痛、呕吐1天,平素便秘。查体:肠鸣音亢进,最可能的诊断是

A. 急性腹膜炎　B. 机械性肠梗阻　C. 急性胃炎　　D. 急性胰腺炎　　E. 急性阑尾炎

【例42】男,55岁。因粘连性肠梗阻行粘连松解手术后3天,一直无肛门排气,患者腹胀,全身感乏力。查体:体温正常,腹部无明显压痛,听诊无肠鸣音。白细胞 $8 \times 10^9/L$。腹部透视可见小的气液平面。最可能的诊断是

A. 粘连性肠梗阻　B. 腹腔出血并感染　C. 肠穿孔并腹膜炎　D. 呼吸性碱中毒　E. 术后低钾血症

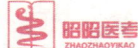

四、体 征

视 诊	①机械性肠梗阻常见肠型和蠕动波; ②肠扭转时腹胀多不对称;麻痹性肠梗阻时腹胀均匀
触 诊	①单纯性肠梗阻可有轻压痛,无腹膜刺激征; ②绞窄性肠梗阻时,可有固定性压痛和腹膜刺激征
叩 诊	绞窄性肠梗阻时,腹腔有渗液,移动性浊音可呈阳性 (昭昭老师提示:肠梗阻患者看见移动性浊音可呈阳性=绞窄性肠梗阻)
听 诊	①机械性肠梗阻时肠鸣音亢进,有气过水声或金属音; ②麻痹性肠梗阻时,肠鸣音减弱或消失

五、检 查

1. 腹部 X 线检查　立位 X 线片可见多数液平面及气胀肠袢。空肠梗阻示"鱼肋征"。回肠梗阻示"阶梯状液平面"。结肠梗阻示结肠袋形,结肠胀气位于腹部周边。

2. 钡剂灌肠　主要用于诊断肠套叠、乙状结肠扭转。

【例 43】 在鉴别单纯性肠梗阻与绞窄性肠梗阻时,最有意义的检查项目是

A. 血气分析　　　B. 血红蛋白测定　C. 血白细胞计数　D. 尿常规检查　　E. 呕吐物隐血试验

【例 44】 腹腔穿刺抽出血性液体,最可能的诊断是

A. 急性水肿型胰腺炎　　　　　B. 急性化脓性胆囊炎　　　　　C. 腹膜后血肿

D. 完全性绞窄性肠梗阻　　　　E. 宫外孕破裂

六、梗阻的病因判断

1. 判定是否梗阻　大多数病人具有典型临床表现,诊断并不困难。

2. 判断肠梗阻的性质　区分是机械性、动力性,还是血运性肠梗阻。

3. 判断是单纯性,还是绞窄性梗阻　这点极为重要,以下应考虑绞窄的可能:

(1) 腹痛发作急骤,初始即为持续性剧烈腹痛,或在阵发加重之间仍有持续性疼痛;

(2) 早期出现休克,抗休克治疗不见好转;

(3) 有腹膜炎的表现,体温上升、脉率增快、白细胞计数增高;

(4) 腹胀不对称,腹部有局部隆起及有压痛的肿块(孤立胀大的肠袢);

(5) 呕吐出现早而频繁,呕吐物、胃肠减压液、肛门排出物为血性,或腹穿有血性液体;

(6) 腹部 X 线显示孤立扩大的肠袢,不随时间而改变位置;

(7) 经积极的非手术治疗症状体征无明显改善。

4. 梗阻部位的判断　①高位肠梗阻呕吐发生早而频繁,腹胀不明显。X 线检查提示肠腔胀气不明显,无明显扩张胀气的肠袢。②低位肠梗阻腹胀明显,但呕吐出现晚而次数较少,并可有粪样物。腹部平片可见明显胀大的肠袢,腹中部呈现多数阶梯状液平面。

5. 梗阻程度的判断　区分是完全性肠梗阻,还是不完全性肠梗阻。

6. 梗阻病因的判断　粘连性肠梗阻最多见,占肠梗阻的 40%~60%。新生儿肠梗阻以肠道先天性畸形多见,2 岁以内小儿肠梗阻以肠套叠多见,儿童肠梗阻以蛔虫多见,老年人肠梗阻以肿瘤和粪块堵塞多见。

七、特殊类型肠梗阻

肠套叠	①肠套叠=儿童+腹痛、血便、腹部包块(肠套叠的三联征); (昭昭老师速记:"痛""便""块") ②首选检查:钡餐检查,杯口征或弹簧征; (昭昭老师速记:"儿童"喜欢"杯子""弹簧") ③治疗:低压空气或钡剂灌肠
小肠扭转	①小肠扭转=青年人+剧烈运动+痛吐胀闭; ②治疗:立即手术治疗(昭昭老师速记:"小"喜欢青年"爱""运动")
乙状结肠扭转	①乙状结肠扭转=老年人+痛、吐、胀、闭+巨大肠袢+X线钡餐:鸟嘴症; ②治疗:立即手术治疗(昭昭老师速记:廉颇"老""乙",爱玩"鸟")
肠系膜上动脉栓塞	严重的症状与轻微的体征不相称,易发生绞窄性肠梗阻

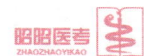

【例45】乙状结肠扭转最具特征性的表现是

A. 多发于2岁以下的儿童　　　　B. 经常有腹泻及便秘交替

C. 腹部X线平片见马蹄状巨大的双腔充气肠袢　　D. 低压灌肠,往往灌注1 000 mL,而无法排出

E. 钡剂灌肠见扭转部位钡剂受阻,呈"杯口"状

【例46】男性,2岁。因突发阵发性腹痛,哭闹,伴呕吐和果酱样血便6小时来诊。查体:腹肌软,脐右下方触及肿块,有压痛,右下腹触诊有空虚感。首选检查方法是

A. 腹部B超　　　B. 空气或钡剂灌肠　　C. 腹部CT　　D. 腹部磁共振　　E. 腹腔穿刺

例47～48共用题干

男,26岁。饱餐后剧烈运动,腹痛2小时,持续性痛,阵发性加剧,脐周伴腰背痛,呕吐频繁,吐后症状无缓解,腹肌紧张,脐周有压痛及反跳痛,肠鸣音亢进,有气过水声。

【例47】最可能的诊断是

A. 胃扭转　　　　　　B. 急性出血坏死性肠炎　　　　　C. 小肠扭转

D. 肠系膜血管栓塞　　E. 肠套叠

【例48】该患者需要首先静脉输入

A. 血浆　　　B. 代血浆　　C. 全血　　　D. 等渗糖盐水　　E. 复方氨基酸

【例49】男,73岁。急性肠梗阻术后5天,未进食但仍感腹胀,恶心未呕吐,有少量肛门排气。查体:腹部均匀隆起,腹软,叩诊呈鼓音,无压痛和反跳痛,肠鸣音减弱。首先采取的重要处理措施是

A. 查血生化并纠正水、电解质紊乱　　B. 进流食　　　　　C. 服用增强肠动力药物

D. 禁食水　　　　　　　　　　　　E. 高渗盐水灌肠

八、治　疗

1. 保守治疗　禁食水,胃肠减压,纠正水电解质紊乱。

2. 绞窄性肠梗阻　一经确诊,立刻手术治疗。

【例50】肠梗阻患者保守治疗期间,病情进展需手术的最主要指征是

A. 肠鸣音减弱或消失　　　B. 腹痛加重　　　　　　　C. 呕吐频繁和量大

D. 腹膜刺激征加重　　　　E. 腹胀程度加重

【例51】男性,39岁。有胃溃疡穿孔手术史,5天前出现腹胀、腹痛伴呕吐,肛门停止排便排气。经检查诊断为肠梗阻。目前最为重要的是了解梗阻的

A. 原因　　　B. 部位　　　C. 程度　　　D. 发生速度　　　E. 是否绞窄

第5节　结肠癌

一、病　因

1. 高危因素　动物脂肪及动物蛋白饮食过多,缺乏新鲜蔬菜及纤维素食品;缺乏适度的体力活动。

2. 遗传易感性　遗传性非息肉性结肠癌的错配修复基因突变携带者的家族成员被视为结肠癌的高危人群。

3. 癌前病变　如家族性肠息肉病、结直肠腺瘤、绒毛状腺瘤、管状腺瘤、溃疡性结肠炎、结直肠血吸虫病肉芽肿、直肠慢性炎症。

二、病　理

1. 大体分型

分　型	特　点	部　位	昭昭老师速记
隆起型	肿瘤向肠腔内生长	好发于右侧结肠,特别是盲肠	"又(右)""聋(隆)"又哑
浸润型	沿肠壁浸润,容易引起肠腔狭窄和肠梗阻	多发生于左侧结肠	—
溃疡型	①结肠癌最常见类型; ②向肠壁深层生长并向周围浸润	多发于左侧结肠,乙状结肠最多见	"左"倾注意"溃"败

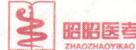

2. 组织学分型　结肠癌镜下可分为腺癌(管状腺癌、乳头状腺癌、黏液腺癌、印戒细胞癌),腺鳞癌,未分化癌。

3. TNM 分期　T 代表原发肿瘤,N 为区域淋巴结,M 为远处转移。

T	①T_0:无原发肿瘤证据;②T_{is}:原位癌;③T_1:肿瘤侵及黏膜下层;
	④T_2:肿瘤侵及黏膜肌层;
	⑤T_3:穿透肌层至浆膜下,或侵犯无腹膜覆盖的结直肠旁组织;
	⑥T_4:穿透脏腹膜,或侵及其他脏器或组织
N	①N_x:区域淋巴结无法评价;　　②N_0:无区域淋巴结转移;
	③N_1:1～3 个区域淋巴结转移;　④N_2:≥4 个区域淋巴结转移
M	①M_x:无法估计远处转移;　②M_0:无远处转移;　③M_1:有远处转移

4. 临床分期

临床分期	与 TNM 分期的关系	5 年生存率/%
0 期	$T_{is}N_0M_0$	—
Ⅰ期	$T_{1-2}N_0M_0$	93
Ⅱ期	ⅡA 期:$T_3N_0M_0$;ⅡB 期:$T_4N_0M_0$	80
Ⅲ期	ⅢA 期:$T_{1-2}N_1M_0$;ⅢB 期:$T_{3-4}N_1M_0$;ⅢC:任何 T、N_2M_0	60
Ⅳ期	任何 T、任何 N、M_1	8

【例 52】右侧结肠癌最多见的大体形态是

A. 浸润型　　　B. 溃疡型　　　C. 肿块型　　　D. 浸润溃疡型　　　E. 弥漫型

【例 53】有关结肠癌的描述,正确的是

A. 溃疡型癌多见于右半结肠,一般预后良好　B. 肿块型癌多发生于乙状结肠,易引发肠梗阻

C. 肿块型癌多发生于升结肠,易引发肠梗阻　D. 浸润型癌多发生于左半结肠,易引起肠腔狭窄

E. 患者血清 CEA 均增高

三、转　移

1. 淋巴转移　主要转移途径。首先转移到结肠壁和结肠旁淋巴结→肠系膜血管周围淋巴结→肠系膜血管根部淋巴结。

2. 血行转移　依次为肝、肺、骨等。

3. 直接浸润　结肠癌可直接浸润到邻近器官。

4. 腹膜种植脱落的癌细胞　可在腹膜种植转移。

四、临床表现

1. 一般表现

排便习惯与粪便性状的改变	①最早出现的症状; ②表现为排便次数增加、腹泻、便秘、便中带血、脓液或黏液
腹痛	早期症状,常为定位不确切的持续性隐痛,或仅为腹部不适或腹胀感
腹部肿块	多为瘤体本身,有时可能为梗阻近侧肠腔内的积粪
肠梗阻症状	属中晚期症状,多表现为慢性低位不完全肠梗阻
全身症状	①可出现贫血、消瘦、乏力、低热等; ②晚期可出现肝大、黄疸、腹水、恶病质等

2. 特点

部　位	类　型	表　现	昭昭老师速记
右侧结肠	肿块型	贫血	"有(右)""种(肿)"的打一架流"血"
左侧结肠	浸润型	肠梗阻	"左"前锋"浸"入地方要地被"阻"挡

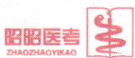

【例 54】 降结肠癌最早出现的表现中,较常见的是

A. 排便习惯与粪便性状改变 　　　　B. 腹部肿块 　　　　　　　　C. 腹痛

D. 腹胀 　　　　　　　　　　　　　E. 面色苍白、乏力

【例 55】 男,65 岁。间断性下腹痛、腹泻 4 个月,乏力,面色苍白 2 个月。查体:右下腹压痛,可触及 4 cm×2 cm 边界欠清的包块,质地硬、轻压痛,Hb 86 g/L。最可能的诊断是

A. 慢性细菌性痢疾 　　B. 肠结核 　　　　C. 克罗恩病 　　　　D. 慢性阑尾炎 　　　　E. 结肠癌

五、检　查

1. 最有价值的检查 　直肠镜＋活检。

2. 肿瘤标记物 　癌胚抗原(CEA)升高,用于术后判断预后和复发,更有价值。

3. B 超和 CT 检查 　有助于了解腹部肿块和肿大淋巴结,发现肝内有无转移。

【例 56】 结肠癌患者中血清 CEA 水平高于正常的约占

A. 30% 　　　　　B. 40% 　　　　　C. 50% 　　　　　D. 60% 　　　　　E. 70%

【例 57】 目前公认对大肠癌有诊断意义的指标是

A. CA19-9 　　　　B. AFP 　　　　C. CA125 　　　　D. CEA 　　　　E. PSA

【例 58】 男,68 岁。低热伴右侧腹部隐痛不适半年。查体:贫血貌,右侧中腹部触及 5 cm×3 cm 质硬肿块,可推动,压痛不明显。首选的检查方法是

A. 胃镜 　　　　　　　　B. 全消化道钡餐造影 　　　　　　　　C. 结肠镜

D. 静脉肾盂造影 　　　　E. 腹部 CT

【例 59】 发现早期直肠癌最有意义的方法是

A. 结肠镜检查 　　B. 钡灌肠 　　　　C. B 超 　　　　D. 便潜血检查 　　E. CT

六、治　疗

1. 结肠癌根治性手术 　切除范围须包括癌肿所在肠袢及其系膜和淋巴结。

	左半结肠切除	右半结肠切除一期回肠结肠吻合术
右侧结肠癌	如病人情况不允许	盲肠造口解除梗阻,二期手术行根治性切除
	如癌肿不能切除	回肠横结肠侧侧吻合
左侧结肠癌并发急性肠梗阻	左半结肠切除	左半结肠切除一期吻合
	肠管扩张、水肿明显	左半结肠切除＋近端造口、远端封闭
	如肿物不能切除	梗阻部位近侧作横结肠造口＋二期手术行根治性切除
	肿瘤不能切除	姑息性结肠造口

2. 其他治疗

(1) 化学药物治疗　奥沙利铂＋亚叶酸钙、奥沙利铂＋Xeloda、氟尿嘧啶＋ CF。辅助化疗能提高Ⅱ期、Ⅲ期结肠癌的 5 年生存率。

(2) 化学预防　可选用非甾体抗炎药(阿司匹林)、舒林酸、维生素 E、C、A 等。

第 6 节　肠结核

肠结核是结核分枝杆菌侵犯肠管所引起的慢性特异性感染。外科所见的肠结核多为因病变引起肠狭窄、炎性肿块或肠穿孔而需要手术治疗的患者。

一、病因和病理

1. 发病来源 　临床上以继发性肠结核多见,肺结核是最常见的原发病变,开放性肺结核患者常咽下含有结核分枝杆菌的痰液而引起包括肠结核在内的全身性结核感染。

2. 发病部位 　肠结核病变多位于回盲结合部,也可累及结肠和直肠。(昭昭老师提示:注意发病部位在回肠没有里急后重,如果发病在直肠和乙状结肠,则会有里急后重表现)

207

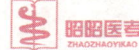

3. 溃疡型结核和增生性结核

溃疡型结核	①肠壁的集合淋巴结组织和孤立淋巴滤泡首先受累,出现<u>干酪样坏死</u>; ②溃疡呈带状,沿肠管的横轴发展,其<u>长径与肠管长轴垂直</u>; ③病变与周围组织发生粘连,一般<u>不发生穿孔</u>;纤维组织增生和瘢痕形成可导致<u>肠管狭窄</u>;溃疡基底部有闭塞性动脉内膜炎,<u>较少出血</u>
增生性结核	①病变局限在<u>回盲部</u>; ②黏膜下层大量结核性肉芽肿和纤维组织增生,黏膜隆起呈假性息肉样变,可有浅小溃疡

【例60】<u>增殖性</u>肠结核患者不经常出现的临床表现是

A. 腹泻　　　B. 便秘　　　C. 腹痛　　　D. 腹部包块　　　E. 发热

【例61】肠结核<u>最常见</u>的发病部位是

A. 直肠　　　B. 乙状结肠　　　C. 回盲部　　　D. 回肠末段　　　E. 升结肠

二、临床表现

腹痛	<u>右下腹痛</u>;规律性:<u>腹痛→餐后加重→排便或肛门排气后缓解</u>
大便习惯改变	①<u>溃疡型</u>肠结核常伴腹泻,粪便呈糊状,<u>多无脓血</u>,<u>不伴里急后重</u>;<u>有时腹泻与便秘交替</u>; ②<u>增生型</u>肠结核以<u>便秘</u>为主
腹部肿块	多位于右下腹,质中、较固定、轻至中度压痛
全身症状和肠外表现	①<u>溃疡性</u>:多有<u>明显结核中毒症状</u>,常有低热、盗汗等; ②<u>增生型</u>:全年情况好,无明显结核中毒症状; (昭昭老师速记:溃疡病变会出血,细菌毒素入血导致,增生的则不会) ③晚期患者,以肠梗阻及合并结核性腹膜炎多见,瘘管、腹腔脓肿、肠出血少见

三、辅助检查

1. X线钡餐检查 出现"跳跃征"。

2. 结肠镜检查 取活检发现<u>干酪样坏死物</u>质,可以确诊此疾病。

【例62】对肠结核<u>最有价值</u>的诊断是

A. X线钡餐检查发现肠腔狭窄　　　　　　　B. 结肠镜检查示回盲部炎症

C. 结肠镜下活检干酪样上皮样肉芽肿　　　　D. 结核菌素试验强阳性

E. 粪便中检查到结核杆菌

【例63】女,26岁。右下腹痛、腹泻3个月,伴低热。结肠镜检查在<u>回盲部</u>见环行溃疡。X线钡剂结肠造影可见回盲部"<u>跳跃征</u>"。最可能的诊断是

A. 溃疡性结肠炎　　B. 肠淋巴瘤　　C. 肠结核　　D. 克罗恩病　　E. 阿米巴肠病

【例64】女,31岁。<u>腹泻、便秘交替</u>出现4个月,大便多为糊状,无黏液和脓血,无里急后重,伴低热、乏力、<u>盗汗</u>。查体:轻度贫血貌,右下腹有轻压痛。粪常规(一)。最可能的诊断是

A. 肠易激综合征　　B. 结肠癌　　C. 溃疡性结肠炎　　D. 肠阿米巴病　　E. 肠结核

四、治　疗

治疗目的是消除症状、改善全身情况、促使病灶愈合及防治并发症。

抗结核化学药物治疗	本病治疗的关键
对症治疗	①腹痛可用抗胆碱能药物; ②摄入不足或腹泻严重者应注意纠正水、电解质与酸碱平衡紊乱; ③对不完全性肠梗阻患者,需进行胃肠减压
<u>手术治疗适应证</u>	①完全性肠梗阻或部分性肠梗阻内科治疗无效者; ②急性肠穿孔或慢性肠穿孔瘘管形成经内科治疗而未能闭合者; ③胃肠大量出血经积极抢救不能有效止血者; ④诊断困难需开腹探查者

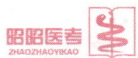

第7节 直、结肠息肉（助理医师不要求）

一、概 述

结直肠息肉是指结直肠黏膜上所有的隆起性病变,包括肿瘤性和非肿瘤性病变。

1. 肠息肉的病理类型包括 ①新生物性息肉,即腺瘤性息肉,是公认的癌前病变;②非肿瘤性息肉,又分为幼年性息肉和炎性息肉。

2. 息肉病 在肠道广泛出现数目多于 100 颗的息肉称为息肉病。肠息肉病包括:①家族性腺瘤性息肉病,发生癌变的倾向性很大;②色素沉着息肉综合征(Peutz‐Jeghers 综合征);③肠息肉病合并多发性骨瘤(Gardner 综合征)。

例 65～67 共用选项

A. 交界性肿瘤　　B. 早期癌　　C. 良性肿瘤　　D. 恶性肿瘤　　E. 癌前病变

【例 65】结、直肠家族型多发性腺瘤性息肉属于

【例 66】仅浸润黏膜层及黏膜下层的胃肠癌称

【例 67】未成熟型畸胎瘤属于

【例 68】直肠息肉中癌变倾向最大的是

A. 管状腺瘤　　B. 绒毛状腺瘤　　C. 增生性息肉　　D. 炎性息肉　　E. 幼年性息肉

【例 69】下列哪种疾病与结肠癌关系最密切

A. 回盲部结核　　B. 家族性结肠息肉病　　C. 溃疡性结肠炎　　D. 血吸虫肉芽肿　　E. 克罗恩病

二、临床表现

1. 肠道刺激征 腹泻或排便次数增多,黏液脓血便。

2. 肠梗阻及肠套叠 以盲肠息肉多见。

三、辅助检查及诊断

1. 首选 直肠指诊。

2. 确诊 结肠镜。

四、治 疗

息肉类型	治疗方式
炎性息肉	以治疗原发病为主,症状不明显的增生性息肉无须特殊治疗
带蒂的息肉	内镜下摘除或圈套电灼切除
直肠上段腺瘤及早期直肠癌	肛门镜下显微手术,局部切除
直肠下段息肉	扩肛后拖出,经肛门切除
内镜下难以彻底切除、直径大于 2 cm 的广基息肉或位置较高的癌变息肉,家族性腺瘤性息肉病	开腹行根治性手术

【例 70】家族性息肉病首选的治疗是

A. 内镜下摘除　　　　B. 内镜下圈套电灼切除　　　　C. 开腹手术
D. 肛门镜下显微手术　　E. 扩肛后拖出手术

【例 71】对于直肠内高位带蒂息肉,最适合的去除方式是

A. 经肛门用丝线从根部结扎切除　　B. 腹腔镜直肠部分切除　　C. 剖腹行局部切除术
D. 经肛门用血管钳钳夹切除　　E. 内镜下高频电切除

【例 72】男,16 岁。腹痛、腹泻、消瘦 3 年。腹部阵发性疼痛,大便 3～4 次/日,伴黏液和血。有家族性结肠息肉病史。查体:营养不良,贫血貌,腹平软,下腹部有轻压痛。结肠镜检查见结肠内全部布满息肉,直肠病变轻。最佳手术方式是

A. 单腔回肠造瘘术　　　　B. 结肠次全切除术　　　　C. 全结肠切除、末端回肠直肠吻合术
D. 电灼摘除息肉　　　　E. 经腹会阴联合全结直肠切除术

➢ **参考答案**如下,详细答案参见 2021 版《国家临床执业及助理医师资格考试精选真题考点精析》。

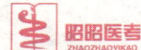
1. B	2. D	3. B	4. D	5. D	6. D	7. E	8. D	9. C
10. D	11. C	12. E	13. E	14. D	15. E	16. A	17. A	18. E
19. E	20. A	21. A	22. B	23. C	24. B	25. C	26. C	27. C
28. B	29. D	30. D	31. B	32. A	33. D	34. B	35. E	36. C
37. A	38. C	39. C	40. B	41. B	42. E	43. E	44. D	45. C
46. E	47. C	48. D	49. A	50. E	51. E	52. C	53. D	54. A
55. E	56. D	57. C	58. C	59. D	60. A	61. C	62. C	63. C
64. E	65. E	66. B	67. D	68. B	69. B	70. C	71. E	72. C

昭昭老师提示:
关注官方微信,
获得第一手考试资料。

第7章 阑尾炎

> **2021 考试大纲**

①阑尾的解剖与生理;②病因;③病理类型;④临床表现;⑤诊断与鉴别诊断;⑥并发症;⑦治疗与手术并发症;⑧特殊类型阑尾炎的诊断和治疗。

> **考纲解析**

近20年的医师考试中,本章的考试重点是急性阑尾炎的诊断、表现、检查和治疗,执业医师每年考查分数为2～3分,助理医师每年考查分数为0分。

第1节 解剖和生理

一、坏疽穿孔性阑尾炎发生机制

1. 麦氏点 阑尾的体表投影在脐与右髂前上棘连线中外 1/3 交界处,称为麦氏(McBurney)点。

2. 阑尾坏疽的机制 阑尾动脉系回结肠动脉分支,是无侧支的终末动脉,出现血运障碍时易导致阑尾坏疽。

(昭昭老师速记:肿胀的阑尾压迫阑尾动脉,导致阑尾缺血坏疽发生穿孔,这个特别像糖尿病病足)

【例1】阑尾解剖位置的体表投影在

A. 脐横线与右锁骨中线的交点　　　　B. 右髂前上棘至脐连线中内 1/3 处

C. 右腹股沟中点与脐连线的中外 1/3 处　D. 右髂前上棘至脐连线的中外 1/3 处

E. 位置不定,经常变异

二、阑尾静脉

阑尾静脉与阑尾动脉伴行,经阑尾静脉→回结肠静脉→门静脉→肝脏,故阑尾炎症菌栓脱落可引起化脓性门静脉炎和细菌性肝脓肿。

三、牵涉痛的发生机制

支配阑尾的神经脊髓节段在第 10、11 胸节,由内脏小神经、腹腔丛传入,阑尾炎发病初期表现为脐周牵涉痛。

【例2】支配阑尾的神经是交感神经腹腔丛和

A. 内脏小神经　B. 第 10 胸神经　C. 第 12 胸神经　D. 内脏大神经　E. 第 1 腰神经

四、阑尾类癌

阑尾黏膜深部有嗜银细胞,嗜银细胞是发生阑尾类癌的基础。

五、阑尾的位置

位　置	特　点	位　置	特　点
回肠前位	最常见的阑尾位置	盲肠后位	临床症状最轻,易误诊,手术难度高
盆位	尖端指向盆腔	盲肠下位	尖端朝下
盲肠外侧位	盲肠外侧	回肠后位	回肠后方

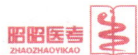

六、阑尾的免疫功能

阑尾是一个淋巴器官,参与B淋巴细胞的产生和成熟,具有一定的免疫功能。成人的阑尾的免疫功能已经消失,切除后对成人的免疫功能无影响。

第2节 急性阑尾炎

一、病　因

1. 主要病因　阑尾管腔阻塞最常见的原因是淋巴滤泡增生,其次是粪石堵塞。

2. 致病菌　多为肠道内的各种革兰阴性杆菌和厌氧菌。

3. 其他　阑尾先天畸形,如阑尾过长、过度扭曲、管腔细小、血运不佳等。

【例3】导致阑尾穿孔最主要的因素是

A. 阑尾管腔阻塞　　　　　B. 阑尾壁受粪石压迫缺血　　　　C. 细菌毒力

D. 淋巴管阻塞　　　　　E. 免疫力低

【例4】女,30岁,转移性右下腹痛5天,加重伴胃寒、发热2天。查体:全腹肌紧张,有明显压痛和反跳痛,麦氏点压痛明显,肠鸣音消失。腹腔穿刺抽出脓性液体,细菌培养结果最有可能的是

A. 粪链球菌　　B. 铜绿假单胞菌　　C. 变形杆菌　　D. 金黄色葡萄球菌　　E. 大肠埃希菌

二、病　理

病　理	特　点	昭昭老师速记
单纯性阑尾炎	①病变局限于黏膜和黏膜下层; ②临床症状和体征较轻	最轻的一种
急性化脓性阑尾炎	①阑尾肿胀,表面以纤维素(脓性)渗出物; ②阑尾周围有稀薄脓液,形成局限性腹膜炎	最常见的一种
坏疽性及穿孔性阑尾炎	①阑尾腔内积脓,压力升高,阑尾壁血运障碍; ②穿孔多为阑尾的根部和尖端	最严重的一种
阑尾周围脓肿	①大网膜包裹炎症组织; ②阑尾包裹形成粘连,形成炎性肿块和阑尾周围脓肿	属于并发症

【例5】男,32岁。腹痛伴恶心6天。3小时前脐周疼痛伴呕吐,继而右下腹疼痛逐渐加剧。查体:右下腹部可触及一直径约5 cm肿块,边界不清,有明显触痛。最可能的诊断是

A. 结肠癌　　B. 克罗恩病　　C. 阑尾周围脓肿　　D. 溃疡性结肠炎　　E. 直肠癌

【例6】男,28岁。腹痛伴呕吐8小时,起初疼痛在脐周,继而右下腹疼痛逐渐加重。既往无腹痛与便血史。查体:全腹紧张,有明显压痛和反跳痛,麦氏点压痛明显,肠鸣音减弱,腹穿抽出脓性液体。最可能的诊断是

A. 克罗恩病穿孔　　B. 阑尾炎穿孔　　C. 肠套叠坏死　　D. 肠伤寒穿孔　　E. 胃穿孔

【例7】对于急性阑尾炎临床表现描述正确的是

A. 都有转移性腹痛　　　　　B. 肝下区阑尾炎可刺激泌尿系统引起血尿

C. 坏疽性阑尾炎呈持续性腹痛　　　　D. 阑尾穿孔后腹痛可暂时减轻,体温下降

E. 出现轻度黄疸表明同时合并胆管结石

三、表　现

转移性右下腹痛	①典型表现是中上腹部疼痛,数小数后转移并局限在右下腹。 ②化脓性阑尾炎呈阵发性胀痛和剧痛;坏疽性阑尾炎呈持续性剧烈腹痛,穿孔性阑尾炎腹痛可暂时减轻,后又持续加剧且范围扩大
胃肠道症状	①早期可有厌食、恶心、呕吐、腹泻; ②盆腔阑尾炎炎症刺激直肠和膀胱引起排便、里急后重
全身症状	①早期乏力,炎症重时心率快,发热(约38 ℃); ②门静脉炎时可有寒战、高热和轻度黄疸

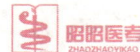

【例8】急性阑尾炎患者,当腹痛尚未转移至右下腹时,在诊断上具有重要意义的是

A. 已出现发热　　　　　　　B. 有白细胞显著升高　　　　　C. 已有脐周压痛反跳痛

D. 脐区及右下腹出现压痛反跳痛　　E. 压痛已固定在右下腹

【例9】下列关于阑尾炎的叙述不正确的是

A. 阑尾动脉是终末动脉　　　　　　　　B. 阑尾组织中有丰富的淋巴滤泡

C. 阑尾炎发作时脐周痛属于内脏性疼痛　　D. 成人切除阑尾将损害机体的免疫功能

E. 阑尾深部黏膜有嗜银细胞与类癌发生有关

【例10】转移性腹痛最常见的疾病是

A. 急性肠穿孔　　B. 急性阑尾炎　　C. 急性胃炎　　D. 急性胰腺炎　　E. 急性胆囊炎

四、体 征

1. 腹膜刺激征象　反跳痛,腹肌紧张,肠鸣音减弱或消失等,提示阑尾炎症加重,出现化脓、坏疽或穿孔等病理改变,但小儿、老人、妊娠、肥胖、虚弱者或盲肠后位阑尾炎时可不明显。

2. 右下腹肿块　右下腹饱满,扪及一压痛性肿块,边界不清,固定,应考虑阑尾周围脓肿。

3. 特殊特征

检 查	意 义	昭昭老师速记
结肠充气试验(Rovsing 征)	用于诊断阑尾炎	"柔丝"得了"阑尾炎"
腰大肌试验(Psoas 征)	盲肠后位,腰大肌前方	扭"腰"摆"POSE"
闭孔内肌试验(Obturator 征)	阑尾在盆腔,位置很低	闭孔="O"

例 11~13 共用题干

男性,29 岁。转移性右下腹痛伴发热 36 小时入院,诊断为急性阑尾炎。

【例11】医生查体时,让患者仰卧,使右髋和右大腿屈曲,然后医生向内旋其下肢,引起患者右下腹疼痛,提示其阑尾位置

A. 位于右上腹部　　　　　　B. 在右下腹麦氏点深面　　　　　C. 靠近闭孔内肌

D. 位于腰大肌前方　　　　　E. 靠近脐部

【例12】入院后腹痛加重,伴有寒战,体温 40 ℃,巩膜轻度黄染,剑突下压痛,右下腹肌紧张,右下腹明显压痛、反跳痛。最可能的诊断是

A. 急性阑尾穿孔　　　　　　B. 阑尾炎合并胃穿孔　　　　　C. 腹膜炎引起溶血性黄疸

D. 门静脉炎　　　　　　　　E. 阑尾与结肠形成内瘘

【例13】急诊行阑尾切除术,并大剂量抗生素治疗。术后 5 天,体温 38.5 ℃,患者出现下腹坠痛,里急后重。首选的检查方法是

A. 腹部 B 超　　B. 盆腔 CT　　C. 直肠镜　　D. 钡剂灌肠　　E. 直肠指检

【例14】急性阑尾炎闭孔内肌试验阳性提示阑尾的位置在

A. 盲肠后位　　B. 盆位　　C. 盲肠外位　　D. 回肠前位　　E. 回肠后位

五、检查和诊断

1. 检查　急性阑尾炎的首选检查是:B超。(昭昭老师提示:可以看到水肿增大的阑尾)

2. 诊断　急性阑尾炎=典型的转移性右下腹痛+麦氏点压痛、反跳痛、肌紧张。

六、治 疗

1. 非手术治疗　仅适用于单纯性阑尾炎及急性阑尾炎的早期阶段,适当药物治疗可能恢复正常者;病人不接受手术治疗,全身情况差或客观条件不允许,或伴有其他严重器质性疾病有手术禁忌证者。主要措施包括选择有效的抗生素治疗。

2. 手术治疗　绝大多数急性阑尾炎一旦确诊,应早期施行阑尾切除术。

类 型	处理原则
急性单纯性阑尾炎	保护切口+妥善处理残端+一期缝合
急性化脓性阑尾炎	保护切口+妥善处理残端+一期缝合+清除脓液、避免腹腔局部冲洗

续表

类　型	处理原则
穿孔性阑尾炎	保护切口＋妥善处理残端＋一期缝合＋清除脓液或腹腔局部冲洗,应根据情况决定是否放置腹腔引流(如术中腹腔渗液较多应放引流)
阑尾周围脓肿	阑尾周围脓肿一经诊断应穿刺抽脓,治疗 3 个月后择期手术

例 15～16 共用题干

男,33 岁。因急性坏疽性阑尾炎行阑尾切除。术后第 10 天出现发热,体温39.2 ℃,腹胀、恶心,肛门有下坠感,里急后重,曾排便 4 次,为黏液样便。

【例15】此时首先应选用的检查是

A. 大便培养　　B. 腹部 X 线平片　C. 血常规　　　D. 腹部 B 超　　　E. 直肠指诊

【例16】诊断明确后,除抗感染和支持疗法外,以下处理措施应首选的是

A. 经下腹正中切口进入腹腔引流　　B. 经直肠穿刺抽液定位后切开引流

C. 经原麦氏切口进入腹腔引流　　D. 腹部透热理疗

E. 温盐水加甲硝唑保留灌肠

例 17～19 共用题干

女性,68 岁。下午起脐周隐痛,至夜间,渐渐转移并固定于右下腹部,腹痛持续性加重。体检:体温37.8 ℃,血压 150/100 mmHg ,体胖,腹膨隆,右下腹麦氏点压痛明显,肌紧张且有反跳痛。

【例17】应考虑为

A. 克罗恩病　　B. 肠结核　　　C. 阑尾炎　　　D. 结肠癌　　　E. 盆腔炎

【例18】该病手术最常见的术后并发症是

A. 切口感染　　B. 腹膜炎　　　C. 粪瘘　　　　D. 阑尾残株炎　E. 粘连性肠梗阻

【例19】阑尾周围脓肿非手术治疗治愈,择期行阑尾切除的时间是治愈后

A. 1 周　　　　B. 2 周　　　　C. 1 个月　　　D. 2 个月　　　E. 3 个月

七、急性阑尾炎的并发症

并发症	诊断公式	昭昭老师速记
腹腔脓肿	腹腔脓肿＝急性阑尾炎手术史＋寒战高热＋B超发现腹部液性暗区	肚子疼＋寒战高热的就是腹腔脓肿
门静脉炎	门静脉炎＝急性阑尾炎手术史＋黄疸	阑尾病史出现黄疸就是门静脉炎
内、外瘘形成	内、外瘘形成＝急性阑尾炎手术史＋急性腹膜炎	阑尾病史出现腹膜炎就是内外瘘形成

八、阑尾切除术后并发症

并发症	诊断公式	昭昭老师速记
切口感染	最常见的术后并发症	本身就是炎症所以常见
腹腔内出血	腹部可出现移动性浊音＋休克	出血多了就是休克
粘连性肠梗阻	痛、吐、胀、闭	肠梗阻的典型表现痛吐胀闭
阑尾残株炎	局部仍存在疼痛等	仍然疼,阑尾切的不够
粪瘘	腹膜刺激征	粪性内容物导致腹膜刺激征

九、特殊人群的阑尾炎

婴幼儿急性阑尾炎	①病情发展较快且较重,不典型,穿孔率、死亡率及并发症发生率均较高,易形成弥漫性腹膜炎; ②早期手术配合输液,纠正脱水
老年人急性阑尾炎	①症状隐匿,体征不典型,易延误治疗,穿孔和并发症发生率高; ②首要治疗:及时手术
妊娠期急性阑尾炎	①盲肠、阑尾被子宫推挤至右上腹,压痛部位偏上; ②以阑尾切除为主,应早期手术;手术切口须偏高,动作要轻

➤ **参考答案**如下,详细答案参见 2021 版《国家临床执业及助理医师资格考试精选真题考点精析》。

1. D	2. A	3. A	4. E	5. C	
6. B	7. C	8. E	9. D	10. B	昭昭老师提示:
11. C	12. D	13. E	14. B	15. E	关注官方微信,获得第一手考试资料。
16. B	17. C	18. A	19. E	—	

第8章　直肠肛管疾病

➤ **2021 考试大纲**

①解剖;②肛裂;③直肠肛管周围脓肿;④肛瘘;⑤痔;⑥直肠癌。

➤ **考纲解析**

近 20 年的医师考试中,本章的考试重点是结直肠及肛管疾病的<u>诊断、表现、检查和治疗</u>,执业医师每年考查分数为 2～3 分,助理医师每年考查分数为 0 分。

第1节　概　述

一、直肠与肛管的解剖

1. 直肠　直肠长为 12～15 cm,分上段直肠和下段直肠,以腹膜返折为界。上段直肠的前面和两侧有腹膜覆盖,前面的腹膜返折成直肠膀胱陷凹或直肠子宫陷凹。下段直肠全部位于腹膜外。直肠后方是骶骨、尾骨和梨状肌。临床工作中,也有将直肠分为上、中、下段直肠:齿状线上 5 cm、10 cm、15 cm,分别称为下段直肠、中段直肠、上段直肠。上段直肠癌与中、下段直肠癌的治疗方案有所不同。

①直肠肛管肌　肛管内括约肌为肠壁环肌增厚而成,属不随意肌,受自主神经支配,可协助排便,无括约肛门的功能。肛管外括约肌是围绕肛管的环形横纹肌,属随意肌,可括约肛门。肛管直肠环是由肛管内括约肌、直肠壁纵肌的下部、肛管外括约肌的深部和邻近的部分肛提肌纤维共同组成的肌环。此环是括约肛管的重要结构,如手术时不慎完全切断,可引起大便失禁。

②肛垫　位于直肠、肛管结合处,也称直肠肛管移行区(痔区),该区呈环状,宽约 1.5 cm,富含血管、结缔组织及 Treitz 肌。Treitz 肌呈网络状结构缠绕直肠静脉丛,构成一个支持性框架,将肛垫固定于内括约肌上。肛垫似一胶垫协助括约肌封闭肛门。

2. 肛管　长 1.5～2 cm。<u>齿状线</u>是直肠与肛管交界线。齿状线上下血管、神经支配及淋巴回流均不相同。(昭昭老师提示:记住只有动脉和淋巴管不是按照齿状线来进行分类)

	齿状线以上	齿状线以下
上　皮	黏膜	皮肤
神　经	内脏神经	躯体神经
痔　疮	内痔	外痔
静　脉	直肠上静脉	直肠下静脉
动　脉	<u>直肠上、下动脉;骶正中动脉</u>	<u>肛管动脉</u>
淋巴管	<u>腹主动脉旁淋巴结→髂内淋巴结</u>	<u>腹股沟淋巴结→髂外淋巴结</u>

【例1】<u>直肠</u>长度为

A. 5～10 cm　　　B. 12～15 cm　　　C. 16～20 cm　　　D. 21～25 cm　　　E. 26～30 cm

【例2】齿状线是直肠肛管的重要分界线,<u>不以齿状线为分界</u>的是

A. 直肠上动脉与直肠下动脉　　　B. 直肠上静脉与直肠下静脉　　　C. 直肠与肛管的淋巴引流

D. 局部的交感、副交感神经与阴部神经　　　E. 直肠上静脉与直肠下静脉、肛管静脉

【例3】有关齿状线解剖意义的描述中,<u>错误</u>的是

A. 齿状线以上是黏膜,以下是皮肤

B. 齿状线以上发生的痔是内痔,以下是外痔

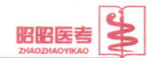

C. 齿状线以上由直肠上、下动脉供血,以下由肛管动脉供血

D. 齿状线以上淋巴引流入髂外淋巴结,以下入腹股沟淋巴结

E. 齿状线以上受自主神经支配,以下属阴部内神经支配

二、结、直肠与肛管的生理功能

结肠的生理功能	吸收水分;储存和转运粪便;吸收葡萄糖、电解质和部分胆汁酸;分泌碱性黏液以润滑黏膜;分泌数种胃肠激素
直肠的生理功能	排便;吸收少量的水、盐、葡萄糖和一部分药物;分泌黏液以利排便
肛管的生理功能	排泄粪便;排便过程是非常复杂的神经反射。直肠下端是排便反射的主要部位,是排便功能中的重要环节

三、检查体位

体　位	临床应用
左侧卧位	直肠指检和结肠镜检查常用的体位
胸膝位	直肠肛管检查最常用的体位
截石位	手术时最常采用的体位
蹲位	适于检查内痔、脱肛及直肠息肉等
弯腰前屈位	肛门视诊最常用的体位

例4～5 共用选项

A. 左侧卧位　　B. 胸膝位　　C. 截石位　　D. 蹲位　　E. 弯腰前俯位

【例4】直肠指检和结肠镜检查常用的体位是

【例5】可看到内痔和脱肛状况的最佳体位是

四、直肠指检

直肠指检:简单而重要的检查方法,对及早发现肛管、直肠各种疾患。直肠指检可使约75%的直肠癌在早期被发现。直肠癌延误诊断的病例85%是由于未做直肠指检。

【例6】分析直肠癌延误诊断的原因,最常见的是

A. 未做大便隐血试验　　　　B. 未做直肠指检　　　　C. 未仔细询问病史

D. 未做直肠镜检查　　　　E. 未测肿瘤标记物

【例7】怀疑肛管直肠肿瘤,最简单而重要的检查是

A. 直肠指检　　B. 乙状结肠镜检查　　C. 直肠镜检查　　D. X线气钡灌肠　　E. B型超声检查

第2节　肛　裂

肛裂是齿状线下肛管皮肤层裂伤后形成的小溃疡。方向与肛管纵轴平行,长约0.7 cm,呈梭形或椭圆形,常引起肛周疼痛。多见于青中年人,绝大多数肛裂位于肛管的后正中线上,也可位于前正中线上,侧方出现肛裂极少。

一、病　因

长期便秘、粪便干结引起的排便时机械性创伤是大多数肛裂形成的直接原因。

二、病　理

1. 肛裂好发部位　胸膝位6点(即胸膝位12点)。

2. 肛裂三联征　肛裂、前哨痔、肛乳头肥大。

【例8】肛裂三联征是指

A. 内痔,外痔,肛裂　　　　B. 肛裂,内痔,前哨痔　　　　C. 内痔,外痔,前哨痔

D. 肛裂,前哨痔,齿状线上乳头肥大　　E. 肛裂,前哨痔,外痔

【例9】以下肛门截石位的不同位置中,肛裂好发于

A. 10点　　　B. 4点　　　C. 6点　　　D. 2点　　　E. 8点

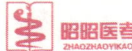

【例 10】关于肛裂的描述，**正确**的是

A. 老年人发病率高　　　　　　B. 常伴大出血　　　　　　C. 最常见于膝胸位肛门 12 点处

D. 应以手术治疗为主　　　　　E. 多由慢性腹泻引起

三、临床表现

1. 二次疼痛 排便时由于肛裂内神经末梢受刺激，立刻感到肛管烧灼样或刀割样疼痛，称为**排便时疼痛**，便后**数分钟缓解**，随后因为肛门括约肌再次收缩痉挛导致剧痛，可持续半小时至数小时，临床上称为**括约痉挛痛**（排便时疼痛 → 间歇期 → 括约肌挛缩痛 → 括约肌疲劳松弛后疼痛缓解）。

(昭昭老师提示:肛裂有典型的 2 次疼痛,有中间清醒期)

2. 三大典型临床表现 疼痛、便秘、出血。

【例 11】**肛裂患者肛门疼痛的特点**正确的是

A. 疼痛多为隐痛　　　　　　　B. 排便前出现括约肌挛缩痛

C. 排便后出现肛门隐痛可延续数小时　　D. 排便时与排便后疼痛之间有间歇期

E. 疼痛无规律

【例 12】男性,28 岁。便秘 1 年,近半月来大便时**肛门疼痛**,粪便表面及便纸上**附有鲜血**,其诊断最可能是

A. 内痔　　　　B. 外痔　　　　C. 直肠癌　　　　D. 肛瘘　　　　E. 肛裂

四、治 疗

非手术治疗	①保持局部清洁、通便、扩肛，1:5 000 高锰酸钾温水坐浴； ②口服缓泻剂或液状石蜡，以利排便，多吃蔬菜、水果，以纠正便秘； ③局部普鲁卡因麻醉，侧卧位，用手指扩张肛管
手术治疗	肛裂切除术、肛管内括约肌切断术

【例 13】**不宜**行直肠指诊的疾病是

A. 肛裂　　　　B. 肛窦炎　　　　C. 内痔　　　　D. 肛瘘　　　　E. 肛周脓肿

第 3 节　直肠肛管周围脓肿

绝大多数直肠肛管周围脓肿由肛腺感染引起,肛腺开口于肛窦,因肛窦开口向上,呈口袋状,存留粪便易引发肛窦炎,感染延及肛腺后导致括约肌间感染。肛周脓肿溃破或切开引流后常形成肛瘘。

一、病 因

多由**肛腺感染**引起。肛腺开口于肛窦,位于内外括约肌之间。

二、病 理

以肛提肌为界将直肠肛管周围脓肿分为肛提肌下部脓肿和肛提肌上部脓肿。

类　型	构　成
肛提肌下部脓肿	肛周脓肿、坐骨直肠间隙脓肿、肛管后间隙脓肿
肛提肌上部脓肿	骨盆直肠间隙脓肿、直肠后间隙脓肿、高位肌间脓肿

三、表现和诊断

类　型	表　现	昭昭老师速记
直肠肛管周围脓肿	直肠肛管周围脓肿＝肛门周围红肿热痛＋**波动感**	肛周波动感
坐骨肛管间隙脓肿	坐骨肛管间隙脓肿＝全身感染症状明显＋持续性胀痛＋肛门指诊患侧有深压痛或波动感	局部症状不明显＋全身症状明显
骨盆直肠间隙脓肿	骨盆直肠间隙脓肿＝全身中毒症状＋**直肠坠胀感**、**里急后重**,排便不适	刺激直肠有里急后重和坠胀感

【例 14】男性,29 岁。因肛周剧痛伴发热 5 天来诊。查体:肛门旁右侧红肿,触痛明显,有**波动感**。正确的处理是

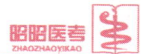

A. 痔切除　　　　B. 肛裂切除　　　　C. 切开引流　　　　D. 结肠造口　　　　E. 局部温水坐浴

【例15】女,28岁。肛门周围胀痛,伴畏寒、发热3天。检查:肛门周围皮肤发红,压痛明显。最可能的诊断是

A. 肛门旁皮下脓肿　　B. 肛瘘炎　　C. 混合痔　　D. 内痔　　E. 肛瘘

【例16】直肠肛管周围脓肿最常见的发病部位是

A. 骨盆直肠间隙　　B. 肛门周围皮下　　C. 肛管括约肌间隙　　D. 坐骨肛管间隙　　E. 直肠壁内

四、三种不同的肛周脓肿的鉴别

	直肠肛周脓肿	坐骨肛管间隙脓肿	骨盆直肠间隙脓肿
发病率	最常见	其次	最少见
机　制	多由肛腺感染经外括约肌皮下部向外扩散而成	多由肛腺感染经外括约肌向外扩散到坐骨直肠间隙而成	多由肛腺或坐骨直肠间隙脓肿向上穿破肛提肌进入骨盆直肠间隙引起
脓　肿	位置表浅,一般不大	位置深,较大	位置深,较大
局部症状	较明显,肛周持续性跳痛	较明显,持续性胀跳痛,排尿困难,里急后重	不明显,直肠坠胀感,便意不尽,排便不适
全身症状	不明显	明显	明显
治疗措施	脓肿切开引流	脓肿切开引流	脓肿切开引流

第4节　肛　瘘

肛瘘是指肛门周围的肉芽肿性管道,由直肠肛管周围脓肿破溃或切开引流后形成,是直肠肛管周围炎症的慢性期表现,一般由内口、瘘管、外口组成。

一、病　因

大部分肛瘘由直肠肛管周围脓肿引起,脓肿自行破溃或切开引流处形成外口,位于肛周皮肤。

二、分　类

1. 按瘘管位置高低分

低位肛瘘	瘘管位于外括约肌深部以下
高位肛瘘	瘘管位于外括约肌深部以上

2. 按瘘管与括约肌关系分

肛管括约肌间型	最常见,约占70%	肛管括约肌上型	较少见,4%
经肛管括约肌型	约占25%	肛管括约肌外型	最少见,0.5%

三、临床表现

反复发作的肛周红、肿、疼痛,瘘道外口流出脓性、血性、黏液性分泌物。

四、治　疗

1. 手术治疗　肛瘘极少自愈,不治疗会反复发作直肠肛管周围脓肿,常采用手术治疗。

2. 手术原则　将瘘管切开或切除,形成敞开的创面,促使愈合。手术的关键是尽量减少肛门括约肌的损伤,防止肛门失禁,同时避免肛瘘复发。

手术方法	适应证	昭昭老师提示
瘘管切开术	低位复杂性肛瘘	因瘘管在外括约肌深部以下,切开后只损伤外括约肌皮下部和浅部,不会出现术后肛门失禁
挂线疗法	距肛门3～5 cm内,有内、外口的单纯低位或高位肛瘘	最大优点是不会造成肛门失禁
肛瘘切除术	低位单纯性肛瘘	低位单纯性首选切除术
切开＋挂线疗法	复杂性肛瘘	——

217

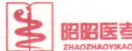

第5节 痔

一、表现和诊断

1. 内痔 内痔＝无痛性便后出血＋蹲位时有肿物脱出。间歇性便后出鲜血就是内痔的常见症状。

2. 外痔 外痔＝疼痛＋肛门不适、潮湿不洁,有时有瘙痒。

3. 血栓性外痔 血栓性外痔＝肛周暗紫色长条圆形肿物＋表面皮肤水肿＋质硬＋压痛明显。

	内 痔	外 痔
位 置	齿状线上方直肠上静脉丛曲张团块	齿状线下方直肠下静脉丛曲张团块
表 现	①间歇性便后鲜血、肿物脱出; ②好发部位:截石位3、7、11点	①肛门不适、潮湿不洁,可伴瘙痒; ②血栓形成及皮下血肿时有剧痛
直肠指诊	较柔软不易扪及	血栓性外痔:质硬、明显压痛
治 疗	注射疗法、胶圈套扎疗法、手术疗法	血栓外痔剥离术用于血栓性外痔

【例17】内痔的早期症状是

A. 排便时疼痛　　B. 内痔脱出　　C. 里急后重　　D. 肛门瘙痒　　E. 排便时出血

【例18】内痔的常见早期症状是

A. 肛门疼痛　　B. 大便时滴血　　C. 痔核脱出　　D. 黏液血便　　E. 肛门周围红肿

【例19】女,36岁。肛门疼痛5天,无便血。查体:体温36.9℃,肛门口有直径2 cm暗紫色肿物,表面光滑,边界清楚,质硬,触痛明显。最可能的诊断是

A. 血栓性外痔　　B. 肛门黑色素　　C. 内痔脱出坏死　　D. 直肠息肉脱出　　E. 肛裂所致前哨痔

二、实验室检查

1. 主要检查 主要靠肛门直肠检查,首先做肛门视诊。

2. 直肠指检 对痔的诊断意义不大,但可了解直肠内有无其他病变,如直肠息肉等。

【例20】女性,35岁。便血并排便不尽感半月就诊。既往有内痔病史。首选的检查方法是

A. 大便潜血试验　　B. 直肠指检　　C. 直肠镜检　　D. 结肠镜检　　E. 钡剂灌肠检查

三、治疗

1. 治疗原则 无症状的痔无须治疗,有症状的痔重在减轻、消除症状而非根治。以保守治疗为主。

2. 一般疗法 调整饮食、坐浴等;硬化剂注射、冷冻。

3. 手术疗法 结扎法、胶圈套扎疗法、痔切除术、吻合器痔上黏膜环切除术和血栓外痔剥离术等。

【例21】男,32岁。反复发作肛门胀痛伴畏寒、发热2个月。症状逐渐加重,排尿不适,肛门旁出现局部红肿疼痛,继之破溃流出脓液。确保疗效的关键步骤是

A. 瘘管切开,形成敞开的创面　　　　B. 抗感染治疗后手术　　　　C. 首先充分扩肛

D. 明确破溃外口和内口的位置　　　　E. 1:5 000 高锰酸钾溶液坐浴

第6节 直肠癌

一、病 理

1. 大体分型 分为溃疡型(最常见)、隆起型、浸润型。

分 型	肉眼特点	病理特点
溃疡型	①肿瘤呈圆形或卵圆形,中心凹陷,边缘凸起,向肠壁深层生长,并向周围浸润; ②早期可有溃疡,易出血	最多见,分化程度较低,转移较早
隆起型	肿瘤向肠腔突出,肿块增大时表面可产生溃疡,向四周浸润少	预后较好
浸润型	肿瘤沿肠壁浸润,使肠腔狭窄	分化程度低,转移早,预后差

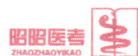

2. 病理分型

腺　癌	最常见(管状腺癌和乳头状腺癌>黏液腺癌>印戒细胞癌)
腺鳞癌	较少见,主要见于直肠下段和肛管
未分化癌	预后差

3. 转移途径　淋巴转移(最主要的传播途径)、直接浸润、血行转移、种植转移。

4. 直肠癌特点　①直肠癌比结肠癌发生率高,约占 60%;②低位直肠癌所占比例高,占直肠癌的 60%~75%,绝大多数癌肿可在直肠指检时触及;③青年人(<30 岁)直肠癌比例高,占 10%~15%。

二、临床表现

1. 早期表现　直肠癌早期无明显症状,癌肿破溃形成溃疡或感染时才出现症状。症状出现的频率依次为便血>便频>便细>黏液便>肛门痛>里急后重>便秘。

2. 晚期表现　直肠刺激症状便意频繁,排便习惯改变,便前肛门有下坠感,里急后重,排便不尽感,下腹痛。肠腔狭窄症状癌肿侵犯致肠腔狭窄,可有不全肠梗阻的表现。癌肿破溃感染症状大便表面带血及黏液,甚至有脓血便。侵犯症状直肠癌侵犯前列腺、膀胱,可出现尿频、尿急、血尿。侵犯骶前神经可出现骶尾部剧烈持续性疼痛。晚期出现肝转移,可有腹水、肝大、黄疸、贫血、消瘦、水肿等。

【例 22】直肠癌最常见的排便症状是

A. 便血　　　B. 便频　　　C. 便细　　　D. 里急后重　　　E. 黏液便

三、检　查

大便潜血检查	①为大规模普查或对高危人群作为筛查。 ②阳性者再作进一步检查;无症状阳性者的癌肿发现率在 1%以上
直肠指诊	首选的检查方法
结肠镜检查	纤维结肠镜检查取活检是最有价值和意义的方法
钡剂灌肠检查	是结肠癌的重要检查方法,对直肠癌的诊断意义不大
肿瘤标记物	癌胚抗原(CEA)和 CA199:用于结直肠癌诊断和术后检测
MRI 检查	①对中低位直肠癌行 MRI 检查; ②评估肿瘤在肠壁内的浸润深度,对术前分期有重要价值
CT 检查	可了解直肠癌盆腔扩散情况,有无侵犯膀胱、子宫和盆壁

例 23~24 共用题干

女,62 岁。近 3 个月来常有黏液脓血便,大便次数增多,有肛门坠胀及里急后重感,大便变细,上述症状进行性加重。查体:生命体征平稳,腹部无明显阳性体征。血、尿常规均正常。

【例 23】首选的检查应是

A. 乙状结肠镜　　B. 腹部 B 超　　C. 腹部 CT　　　D. 钡灌肠　　　E. 直肠指检

【例 24】患者未经积极治疗,3 个月后出现膀胱刺激症状,最可能的原因是

A. 膀胱原发肿瘤　B. 淋巴转移　　C. 血行转移　　D. 种植转移　　　E. 直接浸润

【例 25】发现早期直肠癌最有意义的方法是

A. 直肠镜　　　B. 钡灌肠　　　C. B 超　　　D. 大便潜血检查　E. CT

四、治　疗

1. 手术治疗

(1) 临床上将直肠癌分为　①低位直肠癌(距齿状线 5 cm 以内);②中位直肠癌(距齿状线 5~10 cm);③高位直肠癌(距齿状线 10 cm 以上)。

(2) 手术方式选择　根据癌肿所在部位、大小、活动度、细胞分化程度以及术前的排便控制能力等因素综合判断,其中最主要的方式:癌肿所在的位置。

(3) 手术方式

术　式	适应证
腹会阴联合直肠癌根治术(Miles 手术)	距齿状线<5 cm 的直肠癌
经腹直肠癌切除术(Dixon 手术)	距齿状线>5 cm 的直肠癌
经腹直肠癌切除、近端造口、远端封闭手术(Hartmann 手术)	因全身一般情况很差,不能耐受 Miles 手术或急性梗阻不宜行 Dixon 手术的直肠癌病人

(4) 肠壁浸润　直肠癌向远端肠壁浸润>2 cm,因此手术时要求远端切缘距癌肿下缘 2 cm 以上。

(5) 浸润肝脏　结直肠癌如果伴发可切除的肝转移,在行根治术同时应切除肝转移灶。

2. 其他治疗

(1) 放射治疗　术前放疗可提高手术切除率,降低病人术后局部复发率。术后放疗仅适用于局部晚期病人、T$_3$ 期直肠癌且术前未经放疗和术后局部复发的病人。

(2) 化学治疗　辅助化疗能提高Ⅱ～Ⅰ期结、直肠癌的 5 年生存率,常用化疗方案为:奥沙利铂+亚叶酸钙+氟尿嘧啶、奥沙利铂+ Xeloda、氟尿嘧啶+亚叶酸钙。

(3) 新辅助放化疗　T$_3$、T$_4$ 期直肠癌应行新辅助放化疗。

【例 26】 女性,48 岁。大便带血 3 个月,排便有下坠感,里急后重,直肠镜检查距肛门 12 cm 处有 3 cm×3 cm 肿块,菜花状,质脆,易出血,病理诊断直肠腺癌。若选择手术,最佳术式为

A. 经腹会阴直肠癌根治术　　　　　　　　B. 经腹直肠癌切除术

C. 经腹直肠癌切除、人工肛门、远端封闭手术　　D. 拉下式直肠癌切除术

E. 局部切除加放疗术

➤ 参考答案如下,详细答案参见 2021 版《国家临床执业及助理医师资格考试精选真题考点精析》。

1. B	2. A	3. D	4. A	5. D
6. B	7. A	8. D	9. C	10. C
11. D	12. E	13. A	14. C	15. A
16. B	17. E	18. B	19. B	20. B
21. D	22. A	23. E	24. E	25. A
26. B	—	—	—	—

昭昭老师提示:
关注官方微信,获得第一手考试资料。

第 9 章　消化道大出血

➤ **2021 考试大纲**

①病因;②临床表现;③诊断与鉴别诊断;④治疗。

➤ **考纲解析**

近 20 年的医师考试中,本章的考试重点是消化道出血的诊断、检查和治疗,执业医师每年考查分数为 2～3 分,助理医师每年考查分数为 0 分。

第 1 节　上消化道出血

上消化道是指屈氏韧带(Treitz 韧带或十二指肠悬韧带)以上的消化道。上消化道出血包括食管、胃、十二指肠、空肠上段以及胰腺、胆道的出血,临床表现以呕血和黑粪为主,常伴有血容量不足的临床表现,是常见的急症。如果一次失血超过全身总血量的 20%(800～1 200 mL),并引起休克症状和体征,即称为上消化道大出血。

【例 1】 关于上消化道出血的定义,正确的是

A. 贲门以上部位出血　　　　B. 幽门以上部位出血　　　　C. 空肠以上部位出血

D. Treitz 韧带以上部位出血　　　　E. 十二指肠乳头水平以上部位出血

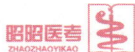

一、病 因

病　因	发生率/%	特　点
胃十二指肠溃疡	40～50	①溃疡病是上消化道出血最常见的原因； ②消化性溃疡中更为常见的十二指肠溃疡(占 3/4)； ③大出血的溃疡位于十二指肠球部后壁或胃小弯侧,为动脉出血； ④两种特殊情况:NSAIDs、吻合口溃疡(多在术后 2 年内)
门静脉高压症	20～25	①肝硬化引起门静脉高压症易导致食管胃底曲张静脉破裂出血； ②原发性肝癌伴门静脉主干癌栓时,引起急性门静脉高压导致食管胃底曲张静脉破裂大出血,表现为大量呕鲜血
急性胃炎	20	①多见于休克、复合伤、严重感染、严重烧伤(Curling 溃疡)、严重脑外伤(Cushing 溃疡)； ②病因:交感神经兴奋,血管收缩,胃粘膜缺血缺氧,发生糜烂 (昭昭老师速记:"烧"了"树"林","脑"子"哭"了)
食管贲门黏膜撕裂症	—	①即 Mallory-Weiss 综合征是因剧烈呕吐造成食管下段或贲门的黏膜或黏膜下层纵形裂伤引起的上消化道大出血； ②多见于妊娠期妇女及大量饮酒的男人 (昭昭老师速记:"梅赛德斯"奔驰车中的"孕妇"及"醉酒"的男人,剧烈呕吐)
胃癌	—	多发生在进展期胃癌或晚期胃癌,癌组织表面发生溃疡侵蚀血管致大出血
肝内局限性慢性感染、肝肿瘤或外伤	—	①肝内局限性慢性感染可引起肝内毛细胆管或胆小管扩张合并并多发性脓肿,脓肿直接破入门静脉或肝动脉分支致大量血液涌入胆道,再进入十二指肠而出现呕血和便血,称为胆道出血； ②肝癌或肝血管瘤及外伤引起的肝实质性中央破裂也可致大出血

【例2】上消化道大出血最常见于

A. 胃十二指肠溃疡　　　　B. 胃癌　　　　C. 胆道出血

D. 出血性胃炎　　　　　　E. 食管胃底静脉曲张

【例3】男,28 岁。酗酒后剧烈呕吐胃内容物 5 次。随即呕吐鲜血 30 mL,伴头晕、心悸等症状,剧烈腹痛,BP 130/80 mmHg,心率90 次/分。最可能的诊断是

A. 消化性溃疡出血　　　B. 食管胃底静脉曲张破裂出血　　　C. 急性糜烂性胃炎出血

D. 食管贲门黏膜撕裂综合征　　E. 反流性食管炎伴出血

例 4～5 共用选项

A. 食管静脉曲张破裂出血　　B. 急性胃炎出血　　　C. 反流性食管炎出血

D. 食管贲门黏膜撕裂综合征　　E. 消化性溃疡出血

【例4】男性,32 岁。5 年来右上腹部节律性疼痛,进食可缓解,伴有反酸,2 周前突然疼痛加重,伴有黑便,每日 3～6 次。最可能的诊断是

【例5】女性,56 岁。进硬食后,突然呕血约 600 mL,色红,呕血呈喷射状,心率 100 次/分,BP 90/60 mmHg,既往有慢性肝病史,平时常有肝区疼痛并伴有腹胀。最可能的诊断是

二、临床表现

1. 一般表现　上消化道出血的特征性表现是呕血与黑粪。消化道出血的临床表现取决于出血量、出血速度、出血部位及性质。

2. 出血量表现　幽门以下的出血易导致便血,但幽门以下出血如出血量大、速度快,可因血反流入胃腔引起恶心、呕吐而表现为呕血。

表　现	出血量/mL	表　现	出血量/mL
粪便潜血试验阳性	5～10	不引起全身症状	<400
黑粪(便)	50～100	引起全身症状	>400
呕血	>250	休克	>1 000
昭昭老师提示:潜伏了 5 年;50～100 块是"黑钱";你这个 250,气的我直"呕血";死不了(小于 400 无事);一休(1 000 就休克)			

3. 失血性周围循环衰竭　失血量超过总量的 20% 可有休克表现。

4. 贫血和血象变化　急性大量出血后,3～4 小时出现稀释性贫血,24～72 小时血液稀释到最大限度。急性出血患者呈正细胞正色素性贫血,慢性失血则呈小细胞低色素性贫血。出血 24 小时内网织红细胞即见增高,出血停止后逐渐降至正常。

5. 发热　多数患者出血 24 小时内出现低热,持续 3～5 天后降至正常。

【例 6】怀疑上消化道出血首选的检查为

　A. X 线胃肠钡餐透视　　　　　B. X 线钡灌肠透视检查　　　　C. 便潜血检查

　D. B 型超声检查　　　　　　　E. 胃镜检查

【例 7】对鉴别上下消化道出血有帮助的是

　A. 大便潜血阳性　B. 血尿素氮升高　C. 血肌酐升高　　D. 血红蛋白下降　E. 血氨升高

三、实验室检查

1. 最有意义的检查、最有价值的检查　胃镜＋活检。

2. 氮质血症　上消化道大量出血后,大量血液蛋白质的消化产物在肠道内被吸收,血中尿素氮浓度常增高,称为肠源性氮质血症。下消化道出血后,因为蛋白质消化产物来不及被肠道吸收就排出了,故无氮质血症。

3. 选择性腹腔动脉造影或肠系膜上动脉造影　可确定出血部位。但出血速度＞0.5 mL/min 者,才能显示出血部位。在明确出血部位后,还可进行栓塞治疗。

4. 核素检查　^{99m}Tc 标记的红细胞腹部 γ-闪烁扫描可发现出血(5 mL 出血量)部位的放射性浓集区,可在扫描后 1 小时内获得阳性结果,特别对间歇性出血的定位,阳性率可达 90% 以上。

5. X 线钡餐检查　上消化道急性出血期进行钡餐检查可促使休克发生,或使原已停止的出血再次出血,因而不宜施行。休克改善后,为明确诊断,可作钡餐检查,故检查一般在出血停止数天后进行。

6. B 超、CT 检查　有助于发现肝胆、胰腺结石、脓肿、肿瘤等病变或鉴别诊断。

四、治　疗

1. 一般治疗　大出血休克的患者,首要的处理是,补充血容量,纠正休克。

2. 止血措施

(1) 食管胃底静脉曲张破裂大出血的止血措施。

血管加压素	即垂体后叶素,为首选药物;但高血压、冠心病患者禁用血管加压素
生长抑素	近年来应用的药物,适用于高血压和冠心病患者 (昭昭老师提示:这儿药这么好,为什么不首选呢,因为太贵了)
三腔二囊管	最有效的措施,因其并发症较多,目前已逐渐弃用
内镜治疗	目前治疗食管胃底静脉曲张破裂出血的重要手段

(2) 消化性溃疡所致上消化道大出血的止血措施。

抑制胃酸分泌	首选质子泵抑制剂(PPI)
内镜治疗	消化性溃疡出血持续或再血者,若有活动性出血应内镜止血

3. 胃癌　引起的大出血,应尽早手术。

4. 胆道出血　一般出血量不大,多可经非手术治疗止血。

【例 8】男,62 岁。1 小时前呕血 1 000 mL。既往史:HBsAg(＋)20 年,冠心病史 10 年。近期有心绞痛发作。不宜应用的药物是

　A. 血管加压素　B. 生长抑素　　C. 支链氨基酸　　D. 奥美拉唑　　　E. 法莫替丁

第 2 节　下消化道出血

一、概　述

下消化道是指屈氏韧带(Treitz 韧带或十二指肠悬韧带)以下的消化道。

二、病　因

1. 大肠癌和大肠息肉　最常见。

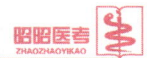

2. 肠道炎症性病变 肠伤寒、肠结核、溃疡性结肠炎、克罗恩病和坏死性小肠炎。

三、临床表现

除一般无呕血外,其他表现与上消化道出血类似。

四、诊 断

1. 除外上消化道出血 胃镜。

2. 定位及病因诊断 注意腹部压痛及腹部包块,肛门直肠注意肛裂、痔、瘘管,直肠指检有无肿物。绝大多数依靠内镜及影像学确诊,首选结肠镜检查。X 线钡剂造影在大出血停止至少 3 天之后进行。

五、治 疗

1. 一般治疗 急救措施及补充血容量。

2. 止血治疗 ①凝血酶保留灌肠有时对左半结肠出血有效;②内镜止血;③血管加压素、生长抑素静脉滴注可有止血作用;④动脉栓塞治疗;⑤紧急手术治疗。

3. 病因治疗 因不同病因而异。

➤ 参考答案如下,详细答案参见 2021 版《国家临床执业及助理医师资格考试精选真题考点精析》。

1. D	2. A	3. D	4. E	5. A	昭昭老师提示:
6. E	7. B	8. A	—	—	关注官方微信,获得第一手考试资料。

第 10 章　腹膜炎

➤ **2021 考试大纲**

①急性化脓性腹膜炎;②腹腔脓肿;③结核性腹膜炎。

➤ **考纲解析**

近 20 年的医师考试中,本章的考试重点是腹膜炎及腹腔脓肿的诊断、检查和治疗,执业医师每年考查分数为 2~3 分,助理医师每年考查分数为 0 分。

第 1 节　腹膜生理和功能

一、解剖特点

1. 分层 腹膜分为脏层腹膜和壁层腹膜,总面积为 1.7~2 m²。

2. 腹膜腔 人体最大的体腔,由壁层腹膜与脏层腹膜间的潜在腔隙构成,正常情况下有 75~100 mL 黄色澄清液体起润滑作用。

二、功能特点

1. 一般功能 腹膜是双向性的半透膜,水、电解质、尿素等可以透过;腹膜有强大的吸收能力,可吸收积液、血液、空气和毒素。

2. 壁层和脏层的神经支配 壁层腹膜受体神经支配,痛觉敏感,定位准确;脏层腹膜受自主神经支配,常为钝痛,定位较差。

【例1】对腹膜刺激最小的是

A. 血液　　　B. 肠液　　　C. 胰液　　　D. 胆汁　　　E. 胃液

【例2】关于腹膜的解剖生理,错误的是

A. 成人腹膜总面积可达 2 m²　　　B. 正常腹腔可有 100 mL 液体　　　C. 腹腔有强大吸收力

D. 腹膜可分泌大量渗出液　　　E. 脏腹膜比壁腹膜痛觉敏感

【例3】正常情况下,腹腔内的黄色液体量为

A. 0~30 mL　　　B. 50~100 mL　　　C. 150~200 mL　　　D. 250~300 mL　　　E. 400~500 mL

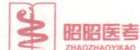

第2节 急性化脓性腹膜炎

一、分类和病因

急性化脓性腹膜炎累及整个腹腔称为急性弥漫性腹膜炎,临床上主要分为原发性腹膜炎和继发性腹膜炎。

	原发性腹膜炎	继发性腹膜炎
别 名	自发性腹膜炎	最常见的腹膜炎
致病菌	多为溶血性链球菌、肺炎链球菌或大肠埃希菌	以大肠埃希菌最常见,其次为厌氧拟杆菌、链球菌、变形杆菌等,多为混合性感染,毒性较强
病 因	细菌通过血行播散、上行感染、直接扩散、透壁性感染等途径进入腹腔	腹腔空腔脏器穿孔(如胃十二指肠溃疡急性穿孔)、外伤引起的腹壁或内脏破裂、腹腔内脏器炎症扩散
脓 液	脓液稀薄,无臭味	①大肠埃希菌为主的脓液呈黄绿色;②混合感染而变得稠厚,并有粪便的特殊臭味

例4~5 共用选项

A. 变形杆菌　　　B. 大肠埃希菌　　　C. 肺炎链球菌　　　D. 铜绿假单胞菌　　　E. 弧杆菌

【例4】引起继发性腹膜炎的细菌主要是

【例5】通过血行播散引起的原发性腹膜炎其致病菌主要是

二、病理生理

1. 一般变化　腹膜受胃肠内容物和细菌毒素刺激,充血水肿,并产生大量浆液性渗出液,以稀释腹腔内的毒素。大量巨噬细胞、中性粒细胞渗出,加上坏死组织、细菌和凝固的纤维蛋白,使渗出液变混浊而成为脓液。以大肠埃希菌为主的脓液呈黄绿色,常与其他致病菌混合感染而变得稠厚,并有粪便的特殊臭味。

2. 局限性脓肿　病情较轻时,渗出液逐渐被吸收,炎症消散,自行修复和痊愈。病变局限于腹腔内的一个部位成为局限性腹膜炎,脓液积聚于膈下、肠袢间、盆腔,形成局限性脓肿。

3. 粘连性肠梗阻　腹膜炎治愈后,腹腔内多有不同程度的粘连,部分可导致粘连性肠梗阻。

4. 感染性休克　急性弥漫性腹膜炎导致休克,发病机制如下:①腹内脏器浸泡在脓性液体中,腹膜严重充血、水肿并渗出大量液体,引起脱水和电解质紊乱,血浆蛋白减低和贫血,加之发热、呕吐,肠管麻痹,肠腔内大量积液使血容量明显减少,导致低血容量性休克。②细菌毒素入血而引发感染性休克。

三、临床表现

腹 痛	①最主要的临床表现;②疼痛一般都很剧烈,难以忍受,呈持续性;③深呼吸、咳嗽、转动身体时疼痛加剧,所以病人多不愿改变体位,疼痛先从原发病变部位开始,随炎症扩散而延及全腹
恶心呕吐	腹膜受到刺激,可引起反射性恶心、呕吐,呕吐物多是胃内容物
体温、脉搏	脉搏多加快,如脉搏快体温反而下降,这是病情恶化的征象之一
感染中毒症状	①高热、脉速、呼吸浅快、大汗、口干等;②病情进一步发展可出现重度缺水、代谢性酸中毒及休克
腹部体征	①体征:腹部压痛、腹肌紧张和反跳痛;②腹胀加重是病情恶化的重要标志;③听诊时肠鸣音减弱或消失 (昭昭老师提示:腹胀是判断病情变化的重要标志,腹式呼吸减弱或消失)
直肠指检	直肠前窝饱满及触痛提示盆腔已有感染或形成盆腔脓肿

【例6】急性腹膜炎最主要的临床症状是

A. 腹痛　　　B. 恶心、呕吐　　　C. 发热　　　D. 腹泻　　　E. 腹胀

【例7】在急性腹膜炎的情况下,下列哪一种原因最常引起早期发热?

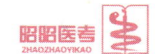

A. 胃十二指肠溃疡穿孔　　B. 急性阑尾炎、胆囊炎穿孔　　C. 实质性脏器破裂
D. 结肠破裂早期　　E. 代谢性酸中毒

四、检 查

X线检查腹部立位平片	①小肠普遍胀气伴多个小液平面提示肠麻痹；②膈下游离气体提示胃肠穿孔
超声检查	显示腹腔内有不等量的液体,但不能鉴别液体的性质。可在超声引导下行腹腔穿刺抽液或腹腔灌洗,有助于诊断
腹腔诊断性穿刺	腹腔穿刺急性腹膜炎诊断中,最重要的就是病因判断
CT检查	腹膜炎时腹腔胀气明显,有时超声检查难以确定诊断,选择CT检查尤为重要

五、治 疗

1. 非手术治疗　对病情较轻或病程较长＞24小时,且腹部体征已减轻或有减轻趋势者,或伴有严重心肺等脏器疾患不能耐受手术者,可行非手术治疗。

体 位	一般取半卧位,以促使腹腔内渗出液流向盆腔,减少吸收和减轻中毒症状,有利于局限和引流;可促使腹内脏器下移,腹肌松弛,减轻因腹胀挤压膈肌而影响呼吸和循环
禁食、胃肠减压	以减少消化道内容物继续流入腹腔,减轻胃肠内积气,改善胃壁的血运,有利于炎症的局限和吸收,促进胃肠道恢复蠕动
纠正水电解质紊乱	根据出入量及应补充的水量计算需补充的液体总量
抗生素	在选择抗生素时,应考虑致病菌的种类
补充热量和营养	支持长期不能进食的病人应尽早给予肠外营养
镇静止痛、吸氧	可减轻病人的痛苦与恐惧心理

2. 手术治疗　绝大多数的继发性腹膜炎需要及时手术治疗。

（1）手术适应证　①经上述非手术治疗6～8小时后,腹膜炎症状及体征不缓解反而加重者;②腹腔内原发病严重,如胃肠道穿孔或胆囊坏疽、绞窄性肠梗阻、腹腔内脏器损伤破裂、胃肠道手术后短期内吻合口漏所致的腹膜炎;③腹腔内炎症较重,有大量积液,出现严重的肠麻痹或中毒症状,尤其是有休克表现者;④腹膜炎病因不明确,且无局限趋势者。

（2）原发病的处理　手术切口应根据原发病变的脏器所在的部位而定。如不能确定原发病源于哪个脏器,则以右旁正中切口为好,开腹后可向上下延长。探查时要细致轻柔,在明确腹膜炎病因后,决定处理方法。

（3）彻底清洁腹腔　开腹后立即用吸引器吸净腹腔内的脓液及渗出液,清除食物残渣、粪便和异物等。可用甲硝唑、生理盐水冲洗腹腔至清洁。关腹前一般不在腹腔内应用抗生素,以免造成严重粘连。

（4）充分引流　留置引流管的指征:①坏死病灶未能彻底清除或有大量坏死组织无法清除;②为预防胃肠道穿孔修补等术后发生渗漏;③手术部位有较多的渗液或渗血;④已形成局限性脓肿。

（5）术后处理　继续禁食、胃肠减压、补液、应用抗生素、营养支持治疗,保证引流管通畅。

第3节　腹腔脓肿

	膈下脓肿	盆腔脓肿
特 点	平卧时,膈下部位最低,急性腹膜炎时腹腔内的脓液易积聚此处	坐位时,盆腔处于腹腔的最低位,腹腔内的脓液易聚集于此形成脓肿
诊 断	膈下脓肿=腹部手术史+高热+呼吸受限	盆腔脓肿=腹部手术史+高热+里急后重
检 查	首选检查:X线	首选检查:直肠指检
治 疗	最主要采取经皮穿刺置管引流术	已婚妇女可经后穹窿穿刺后切开引流

【例8】男性,46岁,阑尾切除术后3天起上腹隐痛,伴发热、寒战,体温高达38℃,无腹泻。右下胸部叩痛,呼吸音减弱,腹稍胀,右上腹压痛,腹肌软,未及肿块,肠鸣音不亢进。最可能的诊断是
A. 右侧肺炎　　B. 右侧肺不张　　C. 膈下脓肿　　D. 盆腔脓肿　　E. 小肠梗阻

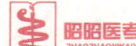
【例9】男性,25岁。因急性阑尾炎穿孔,行阑尾切除手术后3天,仍有腹胀、腹痛。体温39.5℃,大便4～7次/天,有下坠感。首选的检查是

    A. 查看切口   B. 腹部B超   C. 粪便常规检查 D. 直肠指检   E. 血常规检查

【例10】男,39岁。因十二指肠溃疡穿孔6小时急诊行胃大部切除。术后2天起出现体温升高,呈弛张热,已持续1天,伴有下腹坠痛、里急后重,排黏液样稀便。最可能的诊断是

    A. 肠间隙脓肿   B. 膈下脓肿   C. 盆腔脓肿   D. 急性肠炎   E. 肛周脓肿

【例11】有关盆腔脓肿的治疗错误的是

    A. 盆腔脓肿未形成时,应以药物为主,辅以物理疗法   B. 小脓肿可采用非手术治疗

    C. 脓肿较大时,须手术治疗   D. 可采用经腹腔排脓

    E. 已婚妇女可采用后穹窿途径排脓

第4节　结核性腹膜炎

　　结核性腹膜炎是由结核杆菌引起的腹膜慢性、弥漫性炎症,其感染途径可由腹腔内结核直接蔓延或血行播散而来。

一、病因和机制

　　感染途径为腹腔内的结核病灶直接蔓延。肠结核的感染途径是经口感染。

二、分　型

渗出型	腹膜表面覆有纤维蛋白渗出物,有许多黄白色或灰白色细小结节,可融合成较大的结节或斑块。腹腔内有浆液纤维蛋白渗出物积聚,腹水呈草黄色,有时可为淡血性,偶见乳糜性
粘连型	大量纤维组织增生,腹膜、肠系膜明显增厚。肠襻相互粘连,并与其他脏器紧密缠结在一起,肠管常因受到压迫与束缚而发生肠梗阻
干酪型	以干酪样坏死病变为主,肠管、肠系膜、大网膜或腹腔内其他脏器之间相互粘连,分隔成许多小房,小房腔内有混浊积液,干酪样坏死的肠系膜淋巴结参与其中,形成结核性脓肿

三、临床表现

全身症状	①低热与中等热最多见,呈弛张热(占1/3)或稽留热,可有盗汗; ②高热伴有明显毒血症主要见于:渗出型、干酪型、伴有粟粒型肺结核、干酪样肺炎
腹痛	位于脐周、下腹或全腹;持续或阵发性隐痛
腹部触诊	腹部揉面感(柔韧感)昭昭老师提示:看见揉面感就选结核性腹膜炎
其余表现	①腹胀腹水;②腹部肿块;③腹泻等

四、实验室检查

血象、血沉、PPD实验	①血象:可有轻度至中度贫血; ②血沉:病变活动时增快; ③PPD实验:强阳性有助于本病诊断
腹水检查	①为草黄色渗出液,少数为浑浊或淡血性,偶见乳糜性; ②密度>1.018,蛋白>30 g/L,WBC>500×10^6/L,以淋巴细胞或单核细胞为主; ③腺苷脱氨酶(ADA)活性常增高; ④腹水细菌培养:腹水普通细菌培养结果应为阴性,结核分枝杆菌培养的阳性率很低 (昭昭老师提示:因为是结核,所以一定是渗出性的,渗出性的细胞增多、蛋白质增多,以单核细胞为主(普通细菌感染是以中性粒细胞为主))
腹腔镜检查	①适用于腹水较多,诊断有困难者; ②腹膜活组织病理检查有确诊价值; ③腹腔镜检查禁用于有广泛腹膜粘连者

　　【例12】女性,55岁。3个月来腹胀,食欲缺乏,低热。查体:腹饱满,移动性浊音(＋),抗结核治疗

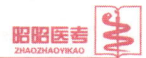

2 周未见好转。为进一步明确诊断,应做哪项检查

  A. 腹水常规   B. 血沉   C. 腹腔镜＋活检   D. 全胃肠钡餐透视   E. 剖腹探查

【例13】女,30 岁,低热、腹胀、腹痛 1 个月。查体:腹部弥漫压痛,揉面感。移动性浊音阳性。对诊断最有意义的检查是

  A. 结核菌素试验   B. 血清结核抗体   C. 血沉   D. 腹腔穿刺抽液检查   E. 血常规

五、治 疗

  治疗的关键是及早给予合理、足够疗程的抗结核化学药物治疗,以达到早日康复、避免复发和防止并发症的目的。

抗结核化学药物	粘连或干酪型病例,由于大量纤维增生,药物不易进入病灶,应联合用药,适当延长疗程
腹水治疗	如有大量腹水,可适当放腹水以减轻症状
手术治疗	①并发完全性或不全性肠梗阻,内科治疗无好转者; ②急性肠穿孔,或腹腔脓肿经抗生素治疗未见好转者; ③肠瘘经抗结核化疗与加强营养而未能闭合者; ④本病诊断有困难,与急腹症不能鉴别时,可开腹探查

例 14～16 共用题干

女,25 岁,低热、腹痛 1 个月,尿少,腹围增加 1 周。查体:腹部弥漫压痛(＋),揉面感,移动性浊音阳性。

【例14】对该患者诊断最有意义的检查是

  A. 血常规及血沉   B. 肾功能   C. 腹腔穿刺   D. 尿常规   E. 妇科盆腔检查

【例15】如考虑腹腔结核感染,对于确诊最有意义的是

  A. 腹部 X 线平片   B. 腹水结核杆菌培养   C. 腹部 B 型超声检查

  D. 胸腹部 CT   E. PPD 试验

【例16】应采用的主要治疗措施是

  A. 抗结核治疗   B. 口服利尿剂   C. 免疫治疗   D. 静脉点滴抗生素   E. 静脉输注尿蛋白

➢ 参考答案如下,详细答案参见 2021 版《国家临床执业及助理医师资格考试精选真题考点精析》。

1. A	2. E	3. B	4. B	5. C	
6. A	7. B	8. C	9. D	10. C	昭昭老师提示:
11. D	12. C	13. D	14. C	15. B	关注官方微信,获得第一手考试资料。
16. A	—	—	—	—	

第 11 章   腹外疝

➢ 2021 考试大纲

  ①腹股沟区解剖;②腹股沟疝;③股疝。

➢ 考纲解析

  近 20 年的医师考试中,本章的考试重点是腹外疝的诊断、检查和治疗,执业医师每年考查分数为 2～3 分,助理医师每年考查分数为 0 分。

  体内脏器或组织离开正常解剖部位,通过先天或后天的薄弱点、缺损或孔隙进入另一部位,称为疝。疝多发生于腹部,以腹外疝多见。腹外疝是由腹腔内的脏器或组织连同腹膜壁层,经腹壁薄弱点或孔隙,向体表突出所致。腹内疝是由脏器或组织进入腹腔内的间隙囊内而形成。

第 1 节   腹股沟疝

  腹股沟疝是指发生在腹股沟区域的腹外疝,分为斜疝和直疝两种,最多见的腹外疝是斜疝。

一、腹股沟解剖

  1. 腹股沟管的解剖   腹股沟区是前外下腹壁一个三角形区域,其下界为腹股沟韧带,内界为腹直肌外侧缘,上界为髂前上棘至腹直肌外侧缘的一条水平线。

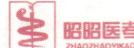

　　腹股沟管位于腹前壁、腹股沟韧带内上方,大体相当于腹内斜肌、腹横肌弓状下缘与腹股沟韧带之间的空隙。成人腹股沟管长 4～5 cm。以深环为起点,腹股沟管的走向由外向内、由上向下、由深向浅斜行。女性腹股沟管内有子宫圆韧带通过,男性有精索通过。腹股沟管的结构可概括为"两环两口四壁"。

　　(1) 两口　　指腹股沟管的深环即内口(内环),浅环即外口(外环)。深环位于腹股沟中点上方 2 cm;浅环位于耻骨结节外上方。

　　(2) 四壁　　腹股沟管的前、后、上、下 4 壁。

前　壁	皮肤、皮下组织和腹外斜肌腱膜,外 1/3 尚有腹内斜肌
后　壁	腹膜和腹横筋膜,内 1/3 尚有腹股沟镰
上　壁	腹内斜肌、腹横肌的弓状下缘
下　壁	腹股沟韧带和腔隙韧带

　　2. Hesselbach 三角　也称直疝三角或海氏三角,其外侧边是腹壁下动脉,内侧边是腹直肌外侧缘,底边是腹股沟韧带。腹股沟直疝即由此突出。

　　3. 股管结构　股管是一个狭长的漏斗形间隙,长 1～1.5 cm,其结构见上表。股管下口为卵圆窝,下肢大隐静脉在此处穿过筛状板进入股静脉。经股管突出的疝称为股疝。由于股管几乎是垂直的,疝块在卵圆窝处向前转折时形成一锐角,且股环本身较小,周围又多坚韧的韧带,因此股疝容易嵌顿。在腹外疝中,股疝嵌顿者最多,高达 60%。股疝一旦嵌顿,可迅速发展为绞窄性疝。

　　(1) 两口　　上口即股环,下口即卵圆窝。

　　(2) 四壁　　股管的前、后、上、下 4 壁。

| 前　缘 | 腹股沟韧带 | 内　缘 | 腔隙韧带 |
| 后　缘 | 耻骨梳韧带 | 外　缘 | 股静脉 |

二、发病机制

　　1. 先天性解剖异常　右侧睾丸下降比左侧略晚,故右侧腹股沟疝较多。

　　2. 后天性腹壁薄弱或缺损　①任何腹外疝,都存在腹横筋膜不同程度的薄弱或缺损。②腹横肌和腹内斜肌发育不全对发病也起着重要作用。③腹内斜肌弓状下缘发育不全或位置偏高者,易发生腹股沟疝。

三、诊　断

疾　病	诊断公式	昭昭老师速记
斜　疝	斜疝＝青少年或儿童＋按住深环后肿物不再突出	"小"孩带"邪"气
直　疝	直疝＝老年人＋半球形肿物＋按住深环后肿物再突出	"老"年人性子"直"
股　疝	股疝＝中年女性＋腹股沟韧带下方半球形肿物	"中"年女性爱炒"股"
绞窄性疝	绞窄性疝＝腹外疝＋血性腹腔积液或血性呕吐物	"血"性就是"绞窄疝"

四、直疝和斜疝的区别

	斜　疝	直　疝
发病年龄	多见于儿童及青壮年	多见于老年
突出途径	经腹股沟管突出,可进阴囊	由直疝三角突出,不进阴囊
疝块外形	椭圆或梨形,上部呈蒂柄状	半球形,基底较宽
回纳疝块后压住深环	疝块不再突出	疝块仍可突出
精索和疝囊的关系	精索在疝囊后方 (昭昭老师速记:精索鞋后)	精索在疝囊前外方 (昭昭老师速记:精索直前)
与腹壁下动脉的关系	位于腹壁下动脉的外侧	位于腹壁下动脉的内侧
嵌顿机会	较多	无或极少

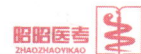

【例1】关于腹股沟疝的描述 正确 的是
A. 斜疝疝块外形多呈半球形　　　　B. 斜疝疝囊颈在腹壁下动脉外侧
C. 直疝精索在疝囊后方　　　　　　D. 直疝疝囊颈在腹壁下动脉外侧
E. 直疝由直疝三角突出,可进入阴囊

【例2】查体时鉴别腹股沟斜疝与直疝 最有意义 的是
A. 疝的外形　　　　　　　　　　　B. 透光试验
C. 疝内容物是否进入阴囊　　　　　D. 疝囊是否位于腹壁下动脉外侧
E. 回纳后压迫腹股沟深环,疝块是否能够复出

【例3】对于斜疝特点描述 正确 的是
A. 精索在疝囊前外方　　　　　B. 精索在疝囊后方　　　　C. 很少发生嵌顿
D. 多见于老年人　　　　　　　E. 疝囊颈在腹壁下动脉的内侧

【例4】患者,男,70岁。有多年排尿困难,呈淋漓状。近2年来双侧腹股沟区出现 半圆形肿块,站立时明显,平卧后消失,体检时 压迫内环肿块仍出现。诊断为
A. 腹股沟斜疝　　B. 腹股沟直疝　　C. 股疝　　D. 切口疝　　E. 巨大疝

五、病 理

(昭昭老师速记:这个跟主任出去飞刀做手术有一比。①如果主任周六出去飞刀,周日安全返回,这叫"易复性疝"。②如果主任周六出去飞刀,返回时候,赶上大雨,被滞留在机场了,这叫"难复性疝"。③如果主任周六出去飞刀,永远也不回来了,变成了人家当地医院的一名员工,成了当地医院的人了,此为"滑动疝"。④如果主任周六出去飞刀,得心梗死了,此为"绞窄疝"。)

疝	概　念	昭昭老师速记
易复性疝	疝内容物易回纳入腹腔,最常见的内容物是 小肠	"小""易"
难复性疝	疝内容物不能回纳或不能完全回纳入腹腔,但不引起严重症状者,内容物多为 大网膜	"大""难"不死
滑动性疝	①指腹腔的后位脏器连同被覆盖的部分腹膜自管脱出, 构成部分疝囊壁 的疝,多见于 右侧;②左侧为膀胱、乙状结肠,右侧多为膀胱、盲肠和阑尾等	脱出物变成疝内容物就是滑动疝
嵌顿性疝	疝环狭小而腹压突然增高时,疝内容物可强行扩张疝囊颈而进入疝囊,随后因疝囊颈弹性收缩,将内容物卡住,使其 不能回纳	下一步就会绞窄
绞窄性疝	疝内容物被嵌顿过久,发生 动脉性血液循环障碍,失去活力,甚至坏死	有血运障碍就是绞窄疝
肠管壁疝	即 Richter疝;嵌顿的内容物为 部分肠壁	—
李特疝	即 Littre疝;小肠憩室(Meckel憩室)被嵌顿	小=little

【例5】难复性疝 不易回纳的内容物最多见的是
A. 乙状结肠　B. 大网膜　　C. 小肠　　D. 膀胱　　E. 横结肠

【例6】腹外疝 最多见 的疝内容物是
A. 小肠　　B. 大网膜　　C. 乙状结肠　　D. 膀胱　　E. 横结肠

【例7】嵌顿疝与绞窄疝的 鉴别要点 是
A. 深(内)环口的大小　　　B. 有无休克　　　C. 不能还纳的时间
D. 有无肠梗阻　　　　　　E. 有无血循环障碍

【例8】嵌顿疝内容物是 小肠憩室,称为
A. 闭孔疝　　B. Richter疝　　C. Littre疝　　D. 腹股沟滑动性疝　　E. 股疝

【例9】疝囊壁 的一部分为腹内容物时称
A. 嵌顿性疝　　B. Litter疝　　C. Richter疝　　D. 滑动性疝　　E. 绞窄性疝

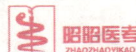

【例10】**易复性疝**是指

A. 疝内容物易回纳入腹腔　　　　　　B. 疝内容物不能完全回纳入腹腔

C. 疝内容物有动脉性血循环障碍　　　D. 疝内容物被疝环卡住不能还纳,但无动脉性循环障碍

E. 疝内容物为部分肠壁不能还纳时

【例11】男性,59岁。因右腹股沟斜疝行手术治疗。术中发现疝囊壁的一部分由**盲肠组成**,此时的诊断为

A. Richter疝　　B. Littre疝　　C. 滑动性疝　　D. 难复性疝　　E. 易复性疝

六、治　疗

治疗方法	适应证
非手术治疗	1岁以下的婴幼儿;年老体弱;伴有其他严重疾病而禁忌手术者
手术治疗	①首先是对因治疗:手术前应先予处理慢性咳嗽、排尿困难、严重便秘、腹水等腹内压增高情况及糖尿病,以避免和减少术后复发; ②手术方法:传统的疝修补术、无张力疝修补术、经腹腔镜疝修补术

1. 传统疝修补术

① 高位疝囊结扎手术。

适应证	1～3岁患儿及绞窄性疝 (昭昭老师提示:绞窄性疝做修补术容易因感染导致修补失败)
手术方法	①所谓高位,解剖学上应达内环口; ②术中显露疝囊颈,予以高位结扎、贯穿缝扎或荷包缝合,然后切去疝囊; ③婴幼儿的腹肌在发育中可逐渐强壮而使腹壁加强,单纯疝囊高位结扎常能获得满意的疗效,不需施行修补术

② 加强或修补腹股沟管管壁　成人腹股沟疝病人都存在不同程度的腹股沟疝前壁或后壁薄弱或缺损,单纯疝囊高位结扎不足以预防腹股沟疝的复发,只有在疝囊高位结扎后,加强或修补薄弱的腹股沟管前壁或后壁,才有可能得到彻底的治疗。

方　法	名　称	具体方法	适应证
加强**前**壁	Ferguson	在精索**前方**,将腹内斜肌下缘和联合腱缝在腹股沟韧带上(昭昭速记:F前)	腹横筋膜无显著缺损后壁尚健全
加强**后**壁	Bassini	提起精索,在其**后方**把腹内斜肌下缘和联合腱缝在**腹股沟韧带**上(昭昭速记:B后)	应用广泛,尤其青壮年斜疝、老年人直疝
	Halsted	与Bassini法相似,但是把**腹外斜肌腱膜**也在精索后方缝合,从而把精索移至腹壁皮下层和腹外斜肌腱膜之间	同上
	McVay	在精索后方将腹外斜肌下缘和联合腱缝至**耻骨梳韧带**上(昭昭速记:给"MM""梳"一"股")	**股**疝
	Shouldice	将**腹横筋膜**自耻骨结节处向上切开,直至内环,然后将切开的两叶予以重叠缝合,先将外下叶缝于内上叶和腹内斜肌的深面,再将内上叶边缘缝合于腹股沟韧带上	较大的成人斜疝和直疝

2. 无张力疝修补术　传统的疝修补术存在缝合张力大、术后手术部位有牵扯感、疼痛等缺点。无张力疝修补术是在无张力情况下,利用**人工高分子材料网片进行修补**,具有术后疼痛轻、恢复快、复发率低等优点。但人工高分子修补材料毕竟属异物,有潜在的排异和感染的危险。

3. 经腹腔镜疝修补术　具有创伤小、术后疼痛轻、恢复快、复发率低、无局部牵扯感等优点,但因需全身麻醉、手术费用高等原因,目前临床应用较少。

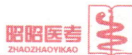

4. 嵌顿性疝的处理原则

嵌顿疝类型	Richter 疝、Littre 疝、逆行性嵌顿疝
手法复位的适应证	①嵌顿时间在 3~4 小时以内,局部压痛不明显,也无腹部压痛或腹肌紧张等腹膜刺激征; ②年老体弱或有较严重疾病而估计肠袢尚未绞窄坏死者 (昭昭老师提示:如果一旦出现了腹膜炎或肠梗阻应尽立即手术探查)
嵌顿性疝处理原则	·①原则上需要**紧急手术治疗**,以防止疝内容物坏死并解除伴发的肠梗阻; ②手术的关键在于正确判断疝内容物的活力,然后根据病情确定处理方法

5. 绞窄性疝的处理原则　少数嵌顿性或绞窄性疝,临手术时因麻醉的作用疝内容物自行回纳腹内,以致在术中切开疝囊时无肠袢可见,遇此情况,必须仔细探查常规,以免遗漏坏死肠袢于腹腔内,必要时另作腹部切口探查之。凡因绞窄性疝施行肠切除吻合术的病人,在高位结扎疝囊后,一般不宜做疝修补术,以免因感染而导致修补失败。(昭昭老师提示:绞窄性疝不做疝修补术)

【例12】男性,50 岁。右侧腹股沟斜疝嵌顿 8 小时入院。急诊手术中发现嵌顿入疝囊的回肠有约 5 cm 坏死,行坏死回肠切除、肠吻合术。对伤口进行彻底清洗后,无明显炎症表现。疝处理应首选

A. 单纯疝囊高位结扎术　　　B. Ferguson 法疝修补术　　　C. Bassini 法疝修补术

D. Halsted 法疝修补术　　　E. 无张力疝修补术

【例13】腹股沟疝处理原则正确的是

A. 2 岁以下,疝环直径小于 1.5 cm 的婴幼儿可暂不手术

B. 如果伴有引起腹内压增高的疾病,必须处理后再择期手术

C. 无张力疝修补术强调必须高位结扎疝囊

D. 加强腹股沟管前壁是最常用的方法

E. 嵌顿时间在 6 小时内的疝应首先试行手法复位

【例14】男,65 岁。15 小时前因咳嗽而突然右下腹剧烈疼痛,右侧阴囊亦肿胀疼痛。右侧腹股沟区呈梨形隆起,不能回纳。行急诊手术治疗,术中发现嵌顿的肠管已坏死,应采取的手术方法是坏死肠段切除和

A. 无张力疝修补术　B. 疝囊高位结扎术　C. Bassini 修补术　D. 疝成形术　E. Ferguson 修补术

第 2 节　股　疝

疝囊通过股环、经股管突出的疝称为股疝。由于股管几乎是垂直的,疝块在卵圆窝处向前转折时形成一锐角,且股环本身较小,周围又多坚韧的韧带,因此股疝容易嵌顿。在腹外疝中,股疝嵌顿者最多,高达 60%。股疝一旦嵌顿,可迅速发展为绞窄性疝。

一、病因及好发人群

1. 病因　女性骨盆宽大、联合肌腱和腔隙韧带薄弱,股管上口宽大松弛;妊娠是腹内压增高的主要病因。

2. 好发人群　40 岁以上妇女(特别是生过孩子的妇女)。

二、机　制

1. 突出部位　疝囊通过股环、经股管向卵圆窝突出。

2. 特点　股疝是腹外疝中最容易嵌顿的疝。原因有:股管几乎是垂直的,疝块在卵圆窝处向前转折时形成以锐角;股环本身较小;股环周围坚韧的韧带较多。

三、表　现

1. 典型表现　腹股沟韧带下方卵圆窝处见半球形的肿物。回纳后疝块有时不能完全消失。

2. 继发表现　由于疝囊颈较小,咳嗽冲击感不明显。股疝发生嵌顿,常伴有明显的急性机械性肠梗阻。

四、治　疗

1. 治疗方式　股疝容易嵌顿和绞窄,诊断明确后,应及时手术治疗。

2. 最常用修补术　最常用的手术是 McVay 修补法。

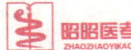

【例 15】股疝<u>最常用</u>的手术方法是
A. Ferguson 法　　B. Halsted 法　　C. Bassini 法　　D. Shouldice 法　　E. McVay 法

【例 16】男性,80 岁。右腹股沟斜疝嵌顿 6 小时来诊。既往有可复性腹股沟斜疝史 30 年。检查:右侧腹股沟区 10 cm×6 cm 嵌顿疝,张力较高,<u>皮肤无红肿</u>。首选的治疗方法是
A. 试行手法复位
B. 手术复位并行疝囊高位结扎
C. 手术复位并行加强腹股沟管前壁疝修补术
D. 手术复位并行无张力疝修补术
E. 手术复位并行加强腹股沟管后壁斜疝修补术

【例 17】临床上<u>最易</u>发生嵌顿的疝是
A. 腹股沟直疝　　B. 小儿脐疝　　C. 腹股沟斜疝　　D. 白线疝　　E. 股疝

➤ <u>参考答案</u>如下,详细答案参见 2021 版《国家临床执业及助理医师资格考试精选真题考点精析》。

1. B	2. E	3. B	4. B	5. B	昭昭老师提示:
6. A	7. E	8. C	9. D	10. A	关注官方微信,获得第一手考试资料。
11. C	12. A	13. B	14. B	15. E	
16. B	17. E	—	—	—	

第 12 章　腹部损伤

➤ **2021 考试大纲**
①腹部闭合性损伤;②常见腹部脏器损伤。

➤ **考纲解析**
近 20 年的医师考试中,本章的考试重点是腹部损伤中的<u>诊断、检查和治疗</u>,执业医师每年考查分数为 2~3 分,助理医师每年考查分数为 0 分。

第 1 节　概　述

一、分类和病因
腹部损伤按是否穿透腹壁、腹腔是否与外界相通可分为开放性损伤和闭合性损伤两大类。

	开放性损伤	闭合性损伤
病　因	锐器伤为主,如枪弹、弹片等	钝器伤为主,如碰撞、挤压、棍棒等
部　位	肝→小肠→胃→结肠→大血管	脾→肾→小肠→肝→肠系膜 (腹部闭合性损伤最常见的是脾脏)
特　点	①穿透伤:有腹膜破损者多伴内脏损伤; ②非穿透伤:无腹膜破损者偶伴内脏损伤	仅局限于腹壁,也可同时有内脏损伤

二、临床表现

	实质性脏器损伤	空腔脏器损伤
表　现	休克为主 (面色苍白、脉率加快,血压不稳)	腹膜炎为主 (腹部压痛、反跳痛和腹肌紧张)
诊　断	实质脏器破裂(肝、脾、胰、肾)=内出血+休克	空腔脏器破裂(胃肠道、胆道、膀胱)=腹痛+强烈的腹膜刺激征
特　点	如果是肝脏破裂出血,同时可以出现休克和腹膜炎表现	对腹膜刺激的强度:胃液、胆汁、胰液刺激性最强;肠液次之,血液最轻

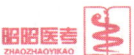

三、实验室检查

1. 影像学检查

X 线	①最常用的是胸片及平卧位腹部平片,必要时可拍骨盆片; ②腹腔游离气体为胃肠道破裂的证据,立位腹部平片表现为膈下新月形阴影; ③腹膜后积气提示腹膜后十二指肠(十二指肠水平部)或结直肠穿孔; ④腹膜后血肿时,腰大肌影消失
B 超	①主要用于诊断肝、脾、胰、肾等实质脏器的损伤; ②对空腔脏器损伤的判断因肠腔内气体干扰受限
CT 检查	①需搬动病人,因此仅适用于病情稳定而又需要明确诊断者; ②对实质脏器损伤及其范围有重要的诊断价值

2. 诊断性腹腔穿刺术和腹腔灌洗术

(1) 诊断性腹腔穿刺的阳性率可达 90% 以上,对于判断腹腔内脏有无损伤和哪类脏器损伤有很大帮助。

(2) 如果抽到不凝血,提示系实质性器官破裂所致内出血,因腹膜的去纤维作用而使血液不凝。

(3) 抽不到液体并不完全排除内脏损伤的可能性,应继续严密观察,必要时可重复穿刺,或改行腹腔灌洗术。

阳性标准	①灌洗液含有肉眼可见的血液、胆汁、胃肠内容物或证明是尿液; ②显微镜下红细胞计数超过 100×10^9/L 或白细胞计数超过 0.5×10^9/L; ③淀粉酶超过 100 Somogyi 单位; ④灌洗液中发现细菌
禁忌证	有严重腹内胀气,中、晚期妊娠,既往有腹部手术或炎症及躁动不能合作者

【例1】腹部损伤有腹内脏器损伤时,诊断性腹腔穿刺阳性率至少可达

A. 50%　　　B. 80%　　　C. 90%　　　D. 95%　　　E. 70%

【例2】男,33 岁。右上腹外伤 2 小时。查体:P120 次/分,R 28 次/分,BP 90/60 mmHg。全腹有压痛、反跳痛,以右上腹为著,移动性浊音(+)。最有意义的辅助检查是

A. 腹部 B 超　　　　　　　　B. 立位腹部 X 线平片　　　　　　　C. 腹部 CT

D. 诊断性腹腔穿刺　　　　　　E. 腹部 MRI

四、诊断及鉴别诊断

1. 有无内脏损伤? 有下列情况之一者,应考虑腹内脏器损伤:①早期出现休克者(尤其是出血性休克);②持续性甚至进行性腹痛伴恶心、呕吐;③有明显腹膜刺激征;④有气腹表现;⑤腹部出现移动性浊音;⑥有便血、呕血或尿血;⑦直肠指检发现前壁有压痛或波动感,或指套染血。

2. 什么脏器受到损伤? 下列各项表现对于确定哪类脏器破裂有一定价值:①有恶心、呕吐、便血、气腹者多为胃肠道损伤;②有排尿困难、血尿、外阴或会阴牵涉痛者,提示泌尿系脏器损伤;③有膈面腹膜刺激表现、同侧肩部牵涉痛者,提示上腹脏器损伤,其中以肝脾破裂多见;④有下位肋骨骨折者,提示有肝或脾破裂的可能;⑤有骨盆骨折者,提示有直肠、膀胱、尿道损伤的可能。

3. 是否有多发性损伤? 各种多发损伤可能有以下几种情况:①腹内某一脏器有多处损伤;②腹内有一个以上脏器受到损伤;③除腹部损伤外,尚有腹部以外的合并损伤;④腹部以外损伤累及腹内脏器。无论哪种情况,在诊断和治疗中,都应提高警惕注意避免漏诊,否则必将导致严重后果。

4. 严密观察 对于暂时不能明确有无腹腔内脏损伤而生命体征稳定的病人,应严密观察。

(1) 观察的内容 ①每 15~30 分钟测定一次血压、脉率和呼吸;②每 30 分钟检查一次腹部体征;③每 30~60 分钟测定一次红细胞数、血红蛋白和血细胞比容;④必要时可重复诊断性腹穿或灌洗术。

(2) 观察期间的要求 ①不能随便搬动伤者,以免加重伤情;②禁用或慎用止痛剂,以免掩盖伤情;③暂禁食水,以免万一有胃肠道穿孔而加重腹腔污染。

(3) 观察期间要进行下列处理 ①积极补充血容量,并防治休克;②注射广谱抗生素,以预防和治疗可能存在的腹内感染;③疑有空腔脏器破裂或有明显腹胀时,应行胃肠减压。

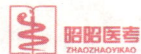

5. 剖腹探查 手术探查指征包括：①全身情况有恶化趋势，出现口渴、烦躁、脉率增快或体温及白细胞计数上升或红细胞计数进行性下降者；②腹痛和腹膜刺激征有进行性加重或范围扩大者；③肠鸣音逐渐减弱、消失或腹部逐渐膨隆；④膈下有游离气体，肝浊音界缩小或消失，或者出现移动性浊音；⑤积极救治休克而情况不见好转或继续恶化者；⑥消化道出血者；⑦腹腔穿刺抽出气体、不凝血、胆汁、胃肠内容物等；⑧直肠指诊有明显触痛。

五、治　疗

1. 抢救措施　首先，处理对生命威胁最大的损伤，对最危急的病例，心肺复苏是压倒一切的任务，其中解除气道梗阻是首要一环。其次，迅速控制明显的外出血、开放性气胸或张力性气胸。

2. 防治休克　对于腹内脏器损伤本身，实质性脏器损伤常可发生威胁生命的大出血，故比空腔脏器损伤更为紧急。已发生休克的内出血伤者要积极抢救。若在积极的抗休克治疗下，仍未能纠正，提示腹内有进行性大出血，则应当机立断，在抗休克的同时，迅速剖腹止血。空腔脏器穿破者，休克发生较晚，多数属失液引起的低血容量性休克，一般应纠正休克的前提下进行手术。

3. 腹腔脏器的剖腹探查顺序　如果没有腹腔内大出血，则应对腹腔脏器进行系统、有序的探查。

（1）剖腹探查顺序　肝脾→膈肌、胆囊→胃→十二指肠第一段→空回肠→大肠及其系膜→盆腔脏器→胃后壁和胰腺→必要时探查十二指肠二、三、四段。

（2）处理顺序　出血性损伤→穿孔性损伤；结肠→回肠→空肠→胃。

4. 麻醉方式及切口选择

（1）麻醉方式的选择　应选用气管内插管麻醉，禁用椎管内麻醉，以免血压下降。

（2）手术切口选择　常选用正中切口，进腹迅速，创伤和出血较少，能满足彻底探查腹腔所有部位的需要，还可根据需要向上下延长或向侧方添加切口，甚至联合开胸。腹部开放伤时，不要通过扩大伤口去探查腹腔。（昭昭老师提示：腹膜炎腹部探查的切口是：右旁正中切口，考生可考虑一下为什么）

例 3～5 共用题干

女，16 岁。被倒塌的房屋压伤后腹痛伴呕吐 1 小时。查体：P 140 次/分，R 26 次/分，BP 80/54 mmHg。神志清楚，痛苦面容，腹肌紧张，有压痛和反跳痛，移动性浊音阳性，肠鸣音消失。

【例3】 伤后 1 小时，对判断有无腹膜脏器损伤价值最小的实验室检查结果是

A. 粪便常规有大量红细胞　　　　B. 血细胞比容下降　　　　　C. 尿中可见大量红细胞

D. 红细胞及血红蛋白下降　　　　E. 白细胞及中性粒细胞升高

【例4】 若行急症手术，原则上应首先探查

A. 空肠和回肠　　B. 肝和脾　　　C. 结肠和直肠　　　D. 胃和大网膜　　　E. 十二指肠和胰腺

【例5】 非手术治疗最主要的措施是

A. 应用止血药物　　　　　　　B. 应用止痛药物　　　　　　C. 给予一次大剂量糖皮质激素

D. 使用大剂量抗菌药物　　　　E. 快速补充血容量

第 2 节　常见内脏损伤的特征和处理

【脾脏损伤】

一、概　述

脾是腹腔脏器最容易受损的器官之一，脾脏损伤的发生率在腹部创伤中可高达 40%～50%。脾脏破裂占腹部闭合性损伤的 20%～40%，是最常见的损伤器官，占腹部开放性损伤的 10%。

二、病理分类

分　类	特　点
真性破裂	占 85%，破裂累及被膜，是最常见的类型
被膜下破裂	破裂在脾实质周边部分
中央型破裂	破裂在脾实质深部

三、临床表现

典型实质性脏器损伤的表现：腹腔内出血，而腹膜刺激征不明显。

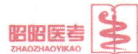

四、检 查

诊断性腹腔穿刺	诊断性腹腔穿刺可以穿刺抽出不凝血的,此为诊断的金标准
腹腔 B 超	经济、简单、方便的检查手段,此为诊断的银标准

五、诊 断

脾破裂＝左季肋部损伤＋休克。

六、治 疗

1. 非手术治疗 主要措施为绝对卧床休息至少 1 周。

2. 手术治疗 包括脾破裂修补、脾切除等。

七、术后并发症

脾切除术后的病人,主要是婴幼儿,对感染的抵抗力减弱,甚至可发生以肺炎链球菌为主要病原菌的脾切除后凶险性感染而致死。

【例6】闭合性腹部损伤中最容易受损的脏器是

A. 肝脏　　　　B. 胆囊　　　　C. 胰腺　　　　D. 脾　　　　E. 小肠

【例7】女,23 岁。交通事故伤及左肋部,自述左季肋部疼痛,后疼痛缓解。3 日后突发腹痛加剧,出现失血性休克。查体:全腹压痛、反跳痛及肌紧张。最可能的诊断是

A. 宫外孕破裂　　B. 肝破裂　　C. 肠穿孔　　D. 延迟性脾破裂　E. 肠梗阻

【例8】女性,30 岁。被汽车撞伤左季肋部 1 小时来诊,查体:体温 37.5 ℃,脉搏 110 次/分,血压 90/60 mmHg。腹平坦,左上腹肌略紧张,局部压痛,全腹有反跳痛,移动性浊音(＋),听诊未闻及肠鸣音。首选的检查是

A. 平卧位 X 线腹部平片　　　　B. 胸部 X 线检查　　　　C. 腹部 CT

D. 上消化道钡餐透视　　　　E. 诊断性腹腔穿刺

【例9】男,30 岁。2 小时前伤及腹部,急诊入院。查体:痛苦面容,意识模糊,皮肤黏膜苍白,腹部压痛、反跳痛、肌紧张,血压 85/60 mmHg,心率 120 次/分。正确的处理措施是

A. 抗休克治疗,观察疗效　　　B. 抗休克治疗的同时剖腹探查　　　C. 强心

D. 立即剖腹探查　　　　E. 立即注射升压药

【肝破裂】

一、概 述

肝脏损伤在腹部损伤中占 20％～30％,占腹部开放性损伤的首位。右肝破裂较左肝为多。

二、临床表现

腹腔内出血	表现为面色苍白、血压降低、脉率加快、失血性休克等
腹膜刺激征	胆汁导致腹膜刺激征
黑便或呕血	肝破裂后血液可通过胆管进入十二指肠而出现黑便或呕血

三、检 查

诊断性腹腔穿刺	诊断性腹腔穿刺可以穿刺抽出不凝血＋胆汁,此为诊断的金标准
腹腔 B 超	经济、简单、方便的检查手段,此为诊断的银标准

四、诊 断

肝破裂＝右季肋部＋腹腔内出血＋腹膜刺激征＋右膈肌抬高。

五、处 理

手术治疗的基本要求是确切止血、彻底清创、清除胆汁溢漏、处理其他脏器损伤和建立通畅的引流。

【例10】男,41 岁。刀刺伤右上腹 1 小时来诊。腹腔穿刺抽出不凝血,急诊手术探查。正确的腹腔探查顺序是首先探查

A. 胃十二指肠　　B. 膈肌　　C. 胃后壁及胰腺　　D. 右肾　　E. 肝

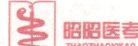

【胰腺损伤】(助理医师不要求)

一、概述

胰腺损伤约占腹部损伤的 1%~2%,胰腺损伤常系上腹部强力挤压暴力直接作用于脊柱所致,损伤常在胰的颈、体部。由于胰腺位置深而隐蔽,早期不易发现。(昭昭老师提示:最容易漏诊的脏器损伤是胰腺损伤)

二、临床表现

1. 局部表现 胰腺破损或断裂后,胰液可积聚于网膜囊内而表现为上腹明显压痛和肌紧张。

2. 炎症扩散 外渗的胰液经网膜孔或破裂的小网膜进入腹腔后,可很快出现弥漫性腹膜炎伴剧烈腹痛。(昭昭老师提示:但单纯胰腺钝性伤,临床表现不明显,往往容易延误诊断)

三、检查

1. B超 肝胆胰脾肾首选检查是腹部 B 超。

2. 增强CT 最有价值、最有意义的检查是增强 CT。

四、治疗

1. 适应证 高度怀疑或诊断为胰腺损伤,凡有明显腹膜刺激征者应立即手术治疗。

2. 手术治疗 充分而有效的腹腔及胰周引流是保证手术效果和预防术后并发症。

五、并发症

1. 常见并发症 胰腺损伤的主要并发症是假性囊肿、胰腺脓肿和胰瘘。

2. 胰腺假性囊肿 胰腺假性囊肿常在胰腺外伤、急性胰腺炎后 3~4 周形成,多位于胰体、尾部,大小几毫米至几十厘米,可压迫邻近组织引起相应症状,囊肿穿破可致胰源性腹水。

【十二指肠损伤】(助理医师不要求)

损伤较多见于十二指肠二、三部(50%以上)。十二指肠损伤的诊断和处理存在不少困难,死亡率和并发症发生率都相当高。

一、临床特征

伤后早期死亡的原因主要是严重合并伤,尤其是腹部大血管伤;后期死亡多因诊断不及时和处理不当引起十二指肠瘘导致感染、出血和衰竭。

二、检查

1. 血淀粉酶 血清淀粉酶升高,淀粉酶是胰腺炎的首要检查。

2. 影像学检查 X 线腹部平片可见腰大肌轮廓模糊,可见腹膜后呈花斑状改变。CT 显示腹膜后及右肾前间隙有气泡。

3. 直肠指检 可在骶前扪及捻发音,提示气体已达到盆腔腹膜后间隙。

【例 11】女,45 岁。被汽车撞伤 4 小时,出现右上腹及背部疼痛。向右肩部放射,呕吐物为血性。查体:T 36.5 ℃,P 100 次/分,R 18 次/分,BP 110/70 mmHg。神志清楚。双肺呼吸音清,未闻及干湿性啰音,心律齐,上腹部轻压痛,无明显肌紧张,直肠指检可在骶前触及捻发感,腹部平片见腹膜后积气。应首先考虑损伤的脏器为

    A. 右肺部损伤　　　B. 肝脏损伤　　　C. 右肾损伤　　　D. 十二指肠损伤　　　E. 脾脏损伤

三、治疗

全身抗休克和及时手术处理是治疗的关键。

【小肠损伤和结肠损伤】(助理医师不要求)

	小肠损伤	结肠损伤
表现	腹膜炎出现最早,细菌含量少,腹膜炎比较轻	腹膜炎出现最晚,细菌含量多,腹膜炎出现较晚但较严重
处理	①小肠损伤一旦诊断,除非外界条件不允许,均需手术治疗;②手术方式以修补为主,必要时应采用部分小肠切除吻合术	①除少数裂口小、腹腔污染轻、全身情况良好的病人可有考虑一期修补或一期切除吻合;②大部分病人先采用肠造口术或肠外置处理,待 3~4 周后病人情况好转时,再行关闭瘘口

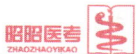

【直肠损伤】(助理医师不要求)

一、临床特点

1. 损伤部位 直肠上段在盆底腹膜反折之上,下段在腹膜反折之下,它们损伤后的表是不同的。如损伤在腹膜反折之上,其临床表现与结肠破裂基本相同。

腹膜反折之上	弥漫性腹膜炎
腹膜反折之下	如发生在腹膜反折之下,则引起严重的直肠周围感染,但并不表现为腹膜炎,诊断容易延误

2. 腹膜外直肠损伤的临床表现 血液从肛门排出;会阴部、骶尾部、臀部、大腿部的开放伤口有类便溢出;尿液中有粪 便残渣;尿液从肛门排出;直肠损伤后,直肠指检可发现直肠内有出血,有时可摸到直肠破裂口。

二、治 疗

一期行乙状结肠双腔造瘘术,2~3 月后闭合造口。

【例 12】处理外伤性直肠损伤选择

A. 一期修补　　　　　B. 直肠切除后吻合　　　　　C. 乙状结肠造瘘,2~3 个月后处理
D. 观察两日　　　　　E. 生理盐水冲洗,待其自行吻合

▷ 参考答案如下,详细答案参见 2021 版《国家临床执业及助理医师资格考试精选真题考点精析》。

1. C	2. D	3. E	4. B	5. E	昭昭老师提示:
6. D	7. D	8. E	9. B	10. E	关于官方微信,获得第一手考试资料。
11. D	12. C	—	—	—	

第四篇　泌尿系统

学习导图

章 序	章 名	内 容	所占分数	
			执业医师	助理医师
1	尿液检查	血尿	2分	1分
		蛋白尿		
		管型尿		
		白细胞尿		
2	肾小球疾病	概述	10分	5分
		急性肾小球肾炎		
		急进性肾小球肾炎		
		慢性肾小球肾炎		
		肾病综合征		
		IgA肾病		
3	尿路感染	尿路感染	2分	2分
4	男性泌尿生殖系统感染	男性泌尿生殖系统感染	0分	0分
5	肾结核	肾结核	1分	1分
6	尿路结石	概述	5分	2分
		上尿路结石		
		膀胱结石		
7	泌尿、男性生殖系统肿瘤	概述	5分	2分
		肾肿瘤		
		膀胱肿瘤		
		前列腺癌		
		睾丸肿瘤		
		阴茎癌		
8	泌尿系统梗阻	概述	3分	2分
		肾积水		
		良性前列腺增生		
		急性尿潴留		
9	泌尿系统损伤	肾损伤	3分	1分
		前尿道损伤		
		后尿道损伤		
10	泌尿、男性生殖系统先天性畸形及其他疾病	隐睾	1分	0分
		鞘膜积液		
		精索静脉曲张		
11	肾功能不全	急性肾衰竭	3分	3分
		慢性肾衰竭		

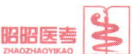

复习策略

泌尿系统在整个医师资格考试中属于非常重要的内容,每年在执业医师考试中占 30～35 分,助理医师考试占 15～20 分。纵观所有章节,肾小球疾病属于重点、难点内容,考生必须牢固掌握毛细血管内增生性肾小球肾炎、新月体型肾炎、微小病变型肾病等病理分型及其表现。其余章节内容难度相对较小,如泌尿系统感染、肿瘤、先天性畸形及肾衰竭等。泌尿系统结石和尿路梗阻属于泌尿外科的考点,内容比较简单、通俗、易懂,容易得分,考生切忌掉以轻心,应争取全部答对。

第 1 章 尿液检查

➤ **2021 考试大纲**
①血尿;②蛋白尿;③管型尿。

➤ **考纲解析**

近 20 年的医师考试中,本章的考试重点是血尿、蛋白尿及管型尿的分类和检查,执业医师每年考查分数为 2～3 分,助理医师每年考查分数为 1～2 分。

第 1 节 血 尿

一、概 念

镜下血尿	肉眼看不到,新鲜尿液离心沉淀镜检,红细胞>3/HP
肉眼血尿	肉眼能看到,外观为洗肉水样、血样、酱油样,出血量超过 1 mL/L

【例1】关于血尿描述正确的是
A. 尿沉渣高倍镜下视野红细胞>5 个
B. 尿沉渣低倍镜下视野红细胞>5 个
C. 尿沉渣高倍镜下视野红细胞>3 个
D. 尿沉渣低倍镜下视野红细胞>3 个
E. 1 000 mL 尿液含有 10 mL 血方可表现为肉眼血尿

二、是否为肾小球源性血尿

对于血尿的患者,首先应该搞清楚的就是血尿的来源是不是来自肾小球。二者的鉴别方法:相差显微镜(尿沉渣镜检)观察有无变形红细胞。

	肾小球源性血尿	非肾小球源性血尿
常见疾病	各种肾小球疾病:急性肾小球肾炎等	尿路结石、膀胱癌等
来 源	红细胞通过滤过屏障时,挤压变形,出现变形红细胞>50%	红细胞大都基本正常,变形红细胞数<50%
尿红细胞容积分布曲线	①非对称曲线; ②峰值红细胞容积小于静脉峰值红细胞容积	①对称曲线; ②峰值红细胞容积大于静脉峰值红细胞容积
伴随表现	多伴有大量蛋白尿、红细胞管型	无蛋白尿及血尿

昭昭老师提示:①只要有变形的红细胞就是来自肾脏,确定病变部位在肾小球。观察红细胞有无变形,选择:新鲜尿沉渣相差显微镜。举例:肾小球肾炎、肾病综合征等可以发现变形的红细胞,但是膀胱炎、尿路结石绝对没有变形的红细胞。②尿红细胞容积分布曲线,这个概念我们可能会比较陌生;主要指尿液中红细胞容积大小的分布曲线图,用于判断血尿的来源。肾小球源性血尿的分布曲线呈不对称分布,其峰值红细胞容积小于静脉红细胞分布曲线的红细胞容积峰值。(因为红细胞都变形了,都不一样,所以当然是不对称的)

【例2】对鉴别肾小球源性血尿最有意义的是
A. 全程血尿   B. 合并尿路刺激征   C. 尿潜血阳性   D. 肉眼血尿   E. 变形红细胞血尿

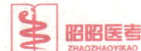

【例3】区分血尿与血红蛋白的主要方法是

　A. 观察血尿颜色　B. 尿胆原测验　　C. 尿潜血试验　　D. 尿三杯试验　　E. 尿沉渣镜检

【例4】肾小球源性血尿的特点是

　A. 变形红细胞尿　B. 终末血尿　　C. 尿痛伴血尿　　D. 初始血尿　　E. 有凝血块的尿

三、不同类型血尿的原因

特　点	常见疾病	特　点	常见疾病
无痛＋全程血尿	肾肿瘤	初始血尿	前尿道病变
终末血尿＋膀胱刺激征	肾结核	终末血尿	膀胱三角区
疼痛＋血尿	泌尿系结石	全程血尿	膀胱、输尿管及肾脏疾病

【例5】男，45 岁。排尿结束前少量血尿，伴尿痛。最可能的病变部位是

　A. 前尿道病变　　　　　　　　B. 膀胱三角区，后尿道病变　　　　　C. 输尿管病变

　D. 肾盂病变　　　　　　　　　E. 肾小球病变

例6～8 共用选项

　A. 无痛性全程肉眼血尿　　　　B. 终末血尿伴膀胱刺激征　　　　　　C. 初始血尿

　D. 疼痛伴血尿　　　　　　　　E. 血红蛋白尿

【例6】泌尿系结核血尿特点是

【例7】泌尿系肿瘤血尿特点是

【例8】泌尿系结石血尿特点是

第 2 节　蛋白尿

一、概　念

	定　义	昭昭老师速记
蛋白尿	成人尿中白蛋白含量＞150 mg/d	蛋白需要"150"块
大量蛋白尿	24 小时尿中白蛋白＞3.5 g/d	大"三"大"五"
微量白蛋白尿	24 小时尿中白蛋白排泄量为 30～300 mg	小"3"很"轻"微"白"

二、蛋白尿分类

蛋白尿	概　念	昭昭老师速记
生理性蛋白尿	功能性蛋白尿和体位性蛋白尿	生理功能、生理体位
肾小球性蛋白尿	选择性蛋白尿：电荷屏障受损，以白蛋白为主	"选择""电"大肤色"白"美女
	非选择性蛋白尿：分子屏障受损，以大分子蛋白为主	"非"要"大"的
肾小管性蛋白尿	小分子质量蛋白质：β_2微球蛋白为主、溶菌酶等，重吸收障碍	店小"2""管"店
溢出性蛋白尿	多发性骨髓瘤轻链蛋白(本-周蛋白)，及血红蛋白、肌红蛋白等异常增多，超出了肾小管的重吸收能力	"本周"要"出"去等山"峰"
分泌性蛋白尿	髓袢升支后段及药物刺激时，分泌黏蛋白(T-H蛋白)增多	"分泌""黏蛋白"
组织性蛋白尿	组织遭受破坏后可以释放胞质中各种酶及蛋白质，若分子质量较小，肾小球滤液中浓度超过肾小管重吸收阈值，则可自尿中排出	"组织""酶"和"蛋白质"开会
假性蛋白尿	尿中混有大量血、脓、黏液等成分而导致尿蛋白定性试验呈假阳性，一般不伴肾损害	——

【例9】尿蛋白主要为白蛋白的为

　A. 肾小管性蛋白尿　B. 溢出性蛋白尿　C. 肾小球性蛋白尿　D. 分泌性蛋白尿　E. 组织性蛋白尿

【例10】下列属于生理性蛋白尿的是

　A. 肾淤血产生的蛋白尿　　　　B. 肾动脉硬化引起的蛋白尿　　　　　C. 体位性蛋白尿

　D. 凝溶性蛋白尿　　　　　　　E. 血管内溶血引起的血红蛋白尿

【例11】选择性蛋白尿的特点是以

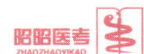

A. 溶菌酶为主　　B. 白蛋白为主　　C. 本-周蛋白为主　　D. IgA 为主　　E. β_2 微球蛋白为主

【例12】肾病综合征出现大量蛋白尿的主要机制是

A. 肾小球滤过膜内皮窗孔径异常过大　　　　B. 肾小球滤过膜电荷屏障受损

C. 肾小球上皮细胞足突裂隙增大　　　　　　D. 肾血流量增加

E. 肾静脉回流障碍

【例13】女,68 岁。高血压病史 20 年,发现尿蛋白 3 年。尿密度 1.010,红细胞 0~1/HP,尿蛋白 0.45 g/d,尿蛋白分析 β_2 - MG,α_1 - MG 升高。该患者尿蛋白属于

A. 组织性　　B. 溢出性　　C. 肾小管性　　D. 功能性　　E. 肾小球性

【例14】女,70 岁。蛋白尿 1 个月,尿蛋白 6 g/d。蛋白电泳显示以小分子蛋白为主,呈单株峰。其蛋白尿的性质应该为

A. 肾小球性蛋白尿　　B. 分泌性蛋白尿　　C. 溢出性蛋白尿　　D. 肾小管性蛋白尿　　E. 组织性蛋白尿

【例15】蛋白尿的定义是 24 小时尿蛋白超过

A. 150 mg　　B. 100 mg　　C. 200 mg　　D. 250 mg　　E. 300 mg

第 3 节　管型尿(助理医师不要求)

尿中管型的出现表示蛋白质或细胞成分在肾小管内凝固、聚集,其形成与尿蛋白的性质和浓度、尿液酸碱度及尿量有密切关系,宜采集清晨尿标本做检查。

分　类	常见疾病	昭昭老师速记
透明管型	正常人偶见	玻璃"正常"是"透明"的
红细胞管型	急性及急进性肾炎	肾炎的突出表现就是血尿
白细胞管型	急性肾盂肾炎	肾盂肾炎突出表现为尿路感染
颗粒管型	肾小球疾病及肾小管毒性损伤	"颗粒"样的"管"和"球"
上皮细胞管型	肾小管急性炎症和坏死	"皮""管"
蜡样管型	慢性肾衰竭	"蜡"烛"慢慢"燃烧
脂肪管型	肾病综合征(微小病变肾病)	"小孩"吃点"脂肪"就会得"肾病"

例 16~18 共用选项

A. 白细胞管型　　B. 红细胞管型　　C. 透明管型　　D. 蜡样管型　　E. 细胞皮细胞管型

【例16】正常人尿中偶可见到

【例17】对肾盂肾炎的诊断有意义的

【例18】慢性肾小球肾炎晚期可见

【例19】不出现管型尿的疾病是

A. 肾病综合征　　　　　　B. 急性肾小球肾炎　　　　　C. 急进性肾小球肾炎

D. 急性肾盂肾炎　　　　　E. 急性膀胱炎

第 4 节　白细胞尿和脓尿、细菌尿及其他检查

一、白细胞尿和脓尿、细菌尿

概　念	定　义	昭昭老师速记
白细胞尿	白细胞尿新鲜尿离心沉渣检查每个高倍视野白细胞>5 个	著名歌手"伍(5)佰(白)"
脓尿	脓尿因蜕变的白细胞称为脓细胞,故白细胞尿也称为脓尿	—
细菌尿	细菌尿清洁外阴后无菌技术下采集的中段尿标本,如涂片每个高倍镜视野均可见细菌,或培养菌落计数>10^5 个/mL,称为细菌尿,是诊断尿路感染的重要证据	"十万"个为什么

二、其他检查

1. 肾小球滤过率测定　单位时间内两肾生成原尿的量,称为肾小球滤过率(GFR)。GFR 不能直接

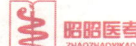

测定,临床上多采用内生肌酐清除率来反映肾小球滤过率,但不够准确。正常值平均为(100±10) mL/ (min·1.73 m²),女性较男性略低。

2. 影像学检查　包括超声显像、静脉尿路造影、CT、MRI、肾血管造影、放射性核素检查等。

3. 肾活检　对无肾穿刺禁忌证的患者进行肾活组织检查,有助于明确诊断、指导治疗、判断预后。

➤ 参考答案如下,详细答案参见 2021 版《国家临床执业及助理医师资格考试精选真题考点精析》。

1. C	2. E	3. E	4. A	5. B	
6. B	7. A	8. D	9. C	10. C	昭昭老师提示:
11. B	12. B	13. C	14. C	15. A	关注官方微信,获得第一手考试资料。
16. C	17. A	18. D	19. E	—	

第 2 章　肾小球疾病

➤ **2021 考试大纲**

①概述;②急性肾小球肾炎;③急进性肾小球肾炎;④慢性肾小球肾炎;⑤肾病综合征;⑥IgA 肾病。

➤ **考纲解析**

近 20 年的医师考试中,本章的考试重点是各种肾炎和肾病的诊断、检查和治疗,执业医师每年考查分数为 2~3 分,助理医师每年考查分数为 1~2 分。

第 1 节　概　述

一、原发性肾小球疾病的临床与病理分型

（昭昭老师提示:这两种分型方法看上去纷繁复杂,但是本质是很简单的。临床分型主要是根据临床表现的快慢及以血尿和蛋白尿哪个为主,进行分类;而病理分型就是根据在光镜下和电镜下的病理改变,进行分型。我们临床后面各章节就是按照临床分型进行讲解的。）

临床分型	①急性肾小球肾炎;②急进性肾小球肾炎;③慢性肾小球肾炎; ④肾病综合征;⑤无症状性蛋白尿和(或)血尿		
病理分型	①轻微病变性肾小球病;②局灶性节段性肾小球病;③未分类的肾小球肾炎		
	④弥漫性肾小球肾炎	膜性肾病	
		增生性肾炎	系膜增生性肾小球肾炎
			毛细血管内增生性肾小球肾炎
			系膜毛细血管性肾小球肾炎
			新月体性肾小球肾炎
		硬化性肾小球肾炎	

二、发病机制

免疫机制是肾小球疾病的始发机制,在此基础上炎症介质(如补体、细胞因子、活性氧等)参与,最后导致肾小球损伤并出现临床症状。

第 2 节　急性肾小球肾炎

一、病因和机制

1. 致病菌　β溶血性链球菌(常见为 A 组 12 型和 49 型)　感染所致,常见于上呼吸道感染(常为扁桃体炎)、猩红热、皮肤感染(多见脓疱疮)等链球菌感染后。

2. 发病机制　感染所致的免疫反应,主要是链球菌的致病抗原系胞质成分(内链素)或分泌蛋白(外毒素 B 及其酶原前体),诱发免疫反应后,可通过循环免疫复合物沉积于肾小球而致病,或种植于肾小球的抗原与循环中的特异性抗体相结合形成原位免疫复合物而致病。急性肾炎的发生和病变轻重并不完全

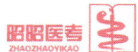

一致。

【例1】 引起急性肾小球肾炎<u>最常见</u>的病原体为

A. 结核分枝杆菌　　B. 金黄色葡萄球菌　C. 柯萨奇病毒　D. 寄生虫　　E. 溶血性链球菌

【例2】 最早导致肾小球损伤并产生相应临床症状的主要<u>病理变化</u>是

A. 循环免疫复合物沉积及原位免疫复合物形成　　　　B. 细胞免疫

C. 凝血剂纤溶系统因子,细胞黏附分子　　　D. 免疫反应激活炎性细胞使之释放炎性介质致肾损害

E. 肾小球固有细胞在特定条件下有致损伤作用

二、病　理

(昭昭老师速记:"内人""大红"骑骆"驼",被跳"蚤"咬了)

肉眼观	肾脏体积可较正常增大,病变主要累及肾小球;<u>大红</u>肾、<u>蚤</u>咬肾
光镜检查	①病理类型为毛细血管<u>内</u>增生性肾小球肾炎(弥漫性增生性肾小球肾炎)。 ②肾小球通常为弥漫性肾小球病变,以<u>内皮细胞＋系膜细胞</u>增生为主要表现,急性期可伴有中性粒细胞、单核细胞浸润。病变严重时,增生和浸润的细胞可压迫毛细血管襻使管腔狭窄或闭塞。 ③肾小管病变多不明显,但肾间质可有水肿、灶状炎性细胞浸润
免疫病理	IgG、C3 呈<u>粗颗粒状</u>沿肾小球毛细血管壁和(或)系膜区沉积
电镜检查	肾小球上皮细胞下有<u>驼</u>峰状大块电子致密物沉积

三、临床表现

1. 基本表现　<u>血尿</u>＋水肿＋高血压＋肾功能异常。几乎全部患者均有<u>镜下血尿</u>,30％患者有肉眼血尿。可伴轻中度蛋白尿、白细胞增多。(昭昭老师提示:肾炎以血尿为主;肾病以蛋白尿为主)

2. 水肿　80％以上患者出现水肿,典型表现为晨起<u>眼睑水肿</u>或伴下肢轻度可凹性水肿。水肿机制是<u>球-管失衡</u>,即<u>肾小球滤过率下降导致水钠潴留</u>,毛细血管的压力升高,压力大血往外走,先到身体疏松的部位,如眼睑;而<u>肾病水肿</u>机制:主要是<u>低蛋白血症</u>,<u>导致胶体渗透压降低</u>故导致全身浮肿。

3. 高血压　<u>一过性</u>的。

4. 肾功能异常　可有<u>一过性</u>肾功能不全,表现为血肌酐轻度升高,多于1～2周后逐渐恢复。

5. 可有轻度贫血。(昭昭老师速记:主要是肾功能下降导致的 EPO 合成检查所致)

6. 充血性心力衰竭　常发生在急性肾炎综合征期,严重水钠潴留、高血压为常见诱发因素。

【例3】 <u>急性肾小球肾炎</u>的主要临床表现是

A. 少尿,水肿,蛋白尿,低蛋白血症　　B. 血尿,蛋白尿,水肿,低蛋白血症

C. 水肿,少尿,血尿,高血压　　　　　D. 血尿,少尿,水肿,蛋白尿

E. 水肿,少尿,蛋白尿,高血压

【例4】 男,32 岁。反复发作<u>无痛性肉眼血尿</u> 4 年,多于上呼吸道感染后出现。尿 RBC 3～5/HP,无水肿及高血压,无肾脏疾病家族史。其血尿最可能的原因是

A. 肾小球肾炎　B. 尿路结石　　C. 前列腺炎　　D. 泌尿系结核　　E. 尿路感染

【例5】 急性肾小球肾炎水肿的<u>主要机制</u>为

A. 肾小球滤过率下降,水钠潴留　　B. 低蛋白血症　　　　C. 毛细血管通透性增加

D. 继发性醛固酮增多症　　E. 抗利尿激素增加

四、检　查

1. 尿常规　几乎 100％有镜下血尿,30％有肉眼血尿。血尿和红细胞管型具有诊断意义;可伴轻、中度蛋白尿,少数患者可有大量蛋白尿;可见白细胞、上皮细胞、颗粒管型、红细胞管型。

2. C3 补体　C3 补体下降,<u>8 周</u>恢复正常。

(昭昭老师速记:38 妇女节,这是因为自身免疫反应消耗了大量的补体)

3. 确诊金标准　<u>肾脏活检</u>。最常见的病理类型是<u>毛细血管内增生性肾小球肾炎</u>(急性弥漫性增生性肾小球肾炎),增生的细胞是:<u>系膜细胞和内皮细胞</u>。

【例6】 男,35 岁。镜下血尿伴蛋白尿 3 年。辅助检查:尿 RBC 20～25/HP,为<u>异形红细胞</u>,蛋白定量1.5 g/d,血肌酐 90 μmol/L。B 超示双肾大小正常。为明确诊断需进一步采取的检查是

A. 腹部 X 线平片　　　B. ANCA　　　C. 肾盂造影　　　D. 尿培养　　　E. 肾活检

【例7】链球菌感染后急性肾小球肾炎与膜增生性肾小球肾炎相鉴别的要点是

A. ASO 是否升高　　　　　　　B. 有无前驱感染

C. 是否伴肾病综合征表现　　　D. 早期有无少尿、无尿及肾功能恶化

E. 低补体血症是否于 8 周内恢复

五、诊　断

（昭昭老师提示：注意此血尿一般在感染后的 1～3 周后发生；感染后 1 周内出现的血尿是 IgA 的典型表现，也是急性肾炎和 IgA 肾病的最主要的鉴别要点）

急性肾小球肾炎	急性肾小球肾炎＝上呼吸道感染史(1～3 周后)＋血尿＋C3 补体下降
IgA 肾病	IgA 肾病＝上呼吸道感染史(＜1 周)＋血尿

六、治　疗

1. 主要治疗　本病以休息和对症治疗为主，所以不使用糖皮质激素和细胞毒类药物。

2. 抗感染治疗　青霉素抗感染治疗。

3. 透析治疗　少数发生急性肾功衰有指征者需要透析治疗。

【例8】男，15 岁。上感后 2 周出现肉眼血尿，BP 150/95 mmHg，临床诊断为急性肾小球肾炎。控制血压应首选

A. 血管紧张素转换酶抑制剂　　　B. 血管紧张素Ⅱ受体拮抗剂　　　C. 钙拮抗剂

D. α 受体阻断剂　　　　　　　　E. 利尿剂

第 3 节　急进性肾小球肾炎(助理医师不要求)

一、病　因

感染史	多有上呼吸道感染的前驱病史，多数为病毒感染，其中少数为链球菌感染 （昭昭老师提示：区别是急性肾炎是 β 溶血性链球菌）
毒　物	接触某些有机溶剂、碳氢化合物如汽油与 Ⅰ 型急进性肾炎的发病密切相关
药　物	丙硫氧嘧啶、肼苯达嗪等可引起 RPGN Ⅲ 型
遗传因素	遗传易感性在 RPGN 发病中也发挥重要作用

二、分型及病理

1. 免疫抗体

分　型	病理改变	昭昭老师速记
Ⅰ 型急进性肾炎	抗肾小球基底膜(GBM)	"膜""Ⅰ"下
Ⅱ 型急进性肾炎	免疫复合物型	2 个人"复合"
Ⅲ 型急进性肾炎	抗中性粒细胞胞浆抗体(ANCA)	"Ⅲ中"全会

2. 免疫病理

分　型	病理改变	昭昭老师速记
Ⅰ 型急进性肾炎	IgG，C3 沉积于肾小球毛细血管壁，呈光滑线条状沉积	千里姻缘"Ⅰ""线"牵
Ⅱ 型急进性肾炎	IgG，C3 沉积于系膜区及毛细血管壁，呈颗粒状沉积	是你的益达，要"2""粒"才好
Ⅲ 型急进性肾炎	肾小球内无沉积或微量免疫复合物沉积	"3""无"产品

【例9】以下有关急进性肾小球肾炎的描述，正确的是

A. Ⅱ型多伴循环免疫复合物增加　　　B. Ⅲ型多伴血清抗肾小球基底膜抗体阳性

C. 病理改变特征为系膜细胞重度增生　　　D. 光镜下改变是分型的主要依据

E. Ⅰ型多伴血清抗中性粒细胞胞浆抗体阳性

【例10】男，68 岁。间断发热 1 个月，咯血伴进行性少尿 10 天。查体：BP 165/100 mmHg，双中下肺可闻及湿性啰音，双下肢水肿。尿常规：RBC 40～50/HP，蛋白（＋＋）。血 Cr 455 μmol/L，BUN

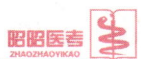

18.5 mmol/L。B超显示双肾增大。ANA(—),抗中性粒细胞浆抗体阳性。最可能的诊断是

    A. 急进性肾小球肾炎Ⅱ型　　　　B. 急进性肾小球肾炎Ⅲ型　　　　C. 急进性肾小球肾炎

    D. IgA 肾病　　　　E. 急进性肾小球肾炎Ⅰ型

三、表现、诊断和检查

表 现	①可有上感史,表现为尿量进行性减少,肾功能能急剧恶化; ②常伴有中度贫血;(昭昭老师提示:这点和急性肾炎区别很大) ③Ⅰ型好发于中青年,Ⅱ型、Ⅲ型好发于老年人
诊 断	急进性肾小球肾炎=血尿+进行性少尿+肌酐明显升高 (昭昭老师提示:诊断急进性肾小球肾炎看C3补体,而且肌酐值升高的很少(肌酐正常值是:53~106 μmol/L),一般肌酐数值就是100多,200多;诊断急进性肾炎主要看肌酐及进行性少尿和无尿,肌酐值可升高到400多,500多;诊断慢性肾炎就看时间有没有>3个月)
检 查	①肾活检是金标准,>50%的肾小球有新月体形成,病变早期为细胞新月体,后期为纤维新月体; (昭昭老师速记:冒着"月"亮赶"进"度) ②肾小囊广泛新月体形成,肾小囊壁层上皮细胞增生 (昭昭老师速记:爬到墙"壁"上看"月"亮)

【例 11】弥漫性新月体性肾小球肾炎因肾小球囊内新月体形成,阻塞囊腔,患者可迅速出现的异常情况是

    A. 蛋白尿　　　B. 血尿　　　C. 少尿　　　D. 管型尿　　　E. 乳糜尿

【例 12】下列哪项不支持急进性肾小球肾炎的诊断

    A. 呈急性肾炎综合征　　　B. 肾功能急剧恶化　　　C. 早期出现少尿性急性肾衰竭

    D. 数周至半年进展至尿毒症　　　E. 无贫血表现

【例 13】男,32岁。咽痛、咳嗽7天,水肿、尿少5天。化验:Hb 90 g/L,尿蛋白(+++),尿 RBC 10~15/HP,血肌酐 500 μmol/L,血尿素氮 23 mmol/L。B超:双肾增大。其最可能的临床诊断是

    A. 肾病综合征　　　B. 慢性肾小球肾炎　　　C. 急性肾小球肾炎

    D. 急性肾盂肾炎　　　E. 急进性肾小球肾炎

例 14~15 共用选项

    A. 微小病变肾病　　　B. 新月体性肾小球肾炎　　　C. 硬化性肾小球肾炎

    D. 系膜增生性肾小球肾炎　　　E. 毛细血管内增生性肾小球肾炎

【例 14】急进性肾小球肾炎病理类型为

【例 15】急性肾小球肾炎病理类型为

四、治 疗

    治疗包括针对急性免疫介导性炎症病变的强化治疗和针对肾脏病变后果的对症治疗。

    1. 强化血浆置换疗法　应用血浆置换机分离患者的血浆和血细胞,弃去血浆内含致病性抗体,以等量正常人的血浆和患者血细胞重新输入体内。该疗法适用于各型急进性肾炎,但主要适用于Ⅰ型急进性肾炎、就诊时已发生急性肾衰竭需透析治疗的Ⅲ型急进性肾炎。

    2. 甲泼尼龙冲击联合环磷酰胺治疗　主要适用于Ⅱ、Ⅲ型急进性肾炎,对Ⅰ型疗效差。

    3. 替代治疗　凡急性肾衰竭已达透析指征者,均应及时透析。肾移植应在病情静止半年,特别是Ⅰ型患者血中抗基底膜抗体需转阴后半年进行。

分 型	治疗方式	昭昭老师速记
Ⅰ型急进性肾炎	血浆置换(Goodpasture综合征)	"一"腔热"血"去"置换"
Ⅱ型急进性肾炎	糖皮质激素+环磷酰胺	2个人"复合"后吃"糖"
Ⅲ型急进性肾炎	糖皮质激素+环磷酰胺	"Ⅲ中"全会时候吃"糖"

【例 16】需血浆置换的疾病是

    A. 急性肾炎　　　B. ANCA 相关性血管炎伴肺出血　　　C. 急性肾小管坏死

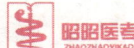
D. 急性间质性肾炎　　　　　　　E. Ⅲ型狼疮性肾炎

五、二个综合征

Goodpasture 综合征	病因不明的过敏性疾病,血内有循环抗肾小球基底膜抗体及免疫球蛋白和补体呈线样沉积于肾小球基膜,造成**肺出血**伴严重进展性发展的肾炎
Alport 综合征	常起病于青少年,患者有**眼**(球型晶状体等)、**耳**(神经性耳聋)、**肾**(血尿,蛋白尿及进行性肾功能损害)异常,并有阳性家族史(多为 X 连锁显性遗传)

➤ **昭昭老师总结:急性肾小球肾炎和急进性肾小球肾炎的区别**

	急性肾小球肾炎	急进性肾小球肾炎
诱　因	发病 1～3 周前有感染史	半数以上患者有上呼吸道感染史
致病菌	β-溶血性链球菌感染	病毒感染
表　现	①血尿、蛋白尿、水肿、高血压; ②一过性肾功能减退	①血尿、蛋白尿、水肿、高血压; ②短期内肾功能衰竭
肉眼观	肾脏增大;弥漫性病变	肾脏增大;肾小囊广泛新月体形成
病理类型	毛细血管内增生性肾小球肾炎	新月体性肾小球肾炎
病理改变	以内皮细胞和系膜细胞增生为主	以肾小球囊壁层上皮细胞增生为主
电　镜	肾小球上皮细胞下有驼峰状电子致密物沉积	Ⅰ型、Ⅲ型无免疫复合物沉积; Ⅱ型:系膜区、内皮下免疫复合物沉积
免疫病理	IgG、C3 颗粒状沉积	Ⅰ型:IgG、C3 线性沉积; Ⅱ型:颗粒状沉积; Ⅲ型:无沉积

第 4 节　慢性肾小球肾炎

慢性肾小球肾炎简称慢性肾炎,指以蛋白尿、血尿、高血压、水肿为基本临床表现,起病方式不同,病情迁延,病变进展缓慢,可有不同程度的肾功能减退,具有肾功能恶化倾向,最终发展为慢性肾衰竭的一组肾小球疾病。由于疾病的病理类型及病变进展不同,主要临床表现各不相同,表现呈多样化。

一、病　因

　　1. 少数由急性肾炎发展而来　直接迁延或临床痊愈若干年后再现。(昭昭老师提示:是少数而非多数)

　　2. 免疫因素介导　慢性肾炎的病因、发病机制和病理类型不尽相同,但起始因素多为免疫介导炎症。

　　3. 非免疫因素介导　导致病程慢性化的机制除免疫因素外,非免疫非炎症因素起重要作用。

二、病　理

　　1. 病理类型慢性肾炎　可见于多种肾脏病理类型,主要为**系膜增生性肾炎、系膜毛细血管性肾炎、膜性肾病、局灶节段性肾小球硬化**等。其中,少数非 IgA 系膜增生性肾炎可由急性肾炎转化而来。

　　2. 后期病变　所有上述不同类型病理变化均可进展为程度不等的肾小球硬化,相应肾单位的肾小管萎缩、肾间质纤维化。

　　3. 晚期病变　肾脏体积缩小,肾皮质变薄,病理类型均发展为硬化性肾小球肾炎。

三、表　现

　　1. 发病年龄　任何年龄,以中青年为主,男性多见。

　　2. 主要表现　**血尿、蛋白尿、水肿、高血压**,不同程度的肾功能减退,可有**贫血**。病情迁延,渐进性发展为慢性肾衰竭。肾脏病理类型是决定肾功能进展快慢的重要因素,如系膜毛细血管性肾炎进展较快,膜性肾病进展较慢。

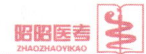

【例17】男,28岁。夜尿增多1年余。偶有水肿。查体:BP 150/110 mmHg,尿蛋白(+),Hb 90 g/L,红细胞3～5/HP,血肌酐120 μmol/L。最可能的诊断为

A. 急性肾小球肾炎　　　　　B. 慢性肾小球肾炎　　　　　C. 肾病综合征

D. 急进性肾小球肾炎　　　　E. 高血压病肾动脉硬化

例18～19 共用题干

女,45岁,间断水肿3年,乏力3个月。查体:BP 155/100 mmHg,双下肢轻度凹陷性水肿,尿RBC 20～30/HP,尿蛋白2.1 g/d,血Hb 78 g/L,血Cr 342 μmol/L,BUN 16.1 mmol/L。B超:双肾萎缩。

【例18】最可能的临床诊断是

A. 慢性肾小球肾炎　B. 急性肾小球肾炎　C. 慢性间质性肾炎　D. 高血压肾损害　E. 肾病综合征

【例19】为改善乏力症状,最有效的治疗措施是

A. 激素及免疫抑制治疗　　　　　B. 利尿治疗　　　　　C. 降压治疗

D. 注射促红细胞生成素及补充造血材料　　E. 血液净化治疗

四、检 查

1. 早期　多为轻度尿异常,尿蛋白常在1～3 g/d,尿沉渣红细胞增多,可见管型。肾功能正常或轻度受损(肌酐清除率下降、轻度氮质血症)。

2. 经过很长时间稳定期后,可出现肾功能减退。

五、诊 断

凡尿化验异常(蛋白尿、血尿)、伴或不伴水肿及高血压病史达3个月以上,无论有无肾功能损害均应考虑此病,在排除继发性肾小球肾炎及遗传性肾小球肾炎后,可诊断为慢性肾炎。(昭昭老师速记:这个诊断主要看时间,大于3个月的血尿、蛋白尿就是慢性肾小球肾炎)

六、治 疗

1. 目的　以防止或延缓肾功能进行性恶化、改善或缓解临床症状及防治心脑血管并发症为主要目的,而不是消除尿红细胞或轻度尿蛋白。

2. 高血压　血压控制目标<130/80 mmHg,降压药物首选:ACEI 或 ARB(高血压的治疗中关于此类药物的适应证讲得很清楚);尿蛋白争取减少至<1 g/d(第7版人卫教材:尿蛋白≥1 g/d,血压控制<125/75 mmHg;尿蛋白<1 g/d,血压控制<130/80 mmHg)。(昭昭老师速记:慢性疾病的治疗目的不是治愈,而是和平共处,延缓疾病进展。ACEI类药物不仅可以降压,而且还可以减少尿蛋白保护肾脏(别忘了:糖尿病合并高血压;心室重构合并高血压都是首选 ACEI),须注意,当肌酐≥265 μmol/L 时,要在严密观察下谨慎使用)

3. 饮食及抗感染　优质蛋白饮食;避免使用氨基糖苷类抗生素。

4. 一般不主张使用糖皮质激素及细胞毒性药物。

例20～23 共用题干

男,40岁。发现血尿、蛋白尿5年。查体:BP 150/90 mmHg,双下肢轻度凹陷性水肿。实验室检查:尿蛋白1.0～1.7 g/L,尿RBC 5～15/HP,Scr 100 μmol/L,B超显示双肾大小正常。

【例20】该患者首先考虑的临床诊断是

A. 无症状性蛋白尿和(或)血尿　　　B. 急性肾小球肾炎　　　　C. 慢性肾小球肾炎

D. 肾病综合征　　　　　　　　　　E. 高血压肾损害

【例21】该患者应首选的进一步检查项目是

A. 肾活检病理检查　　　　　B. 尿找肿瘤细胞　　　　　C. 肾动脉造影

D. 24小时尿钠测定　　　　　E. 双肾CT检查

【例22】该患者应首选的降压药物是

A. 袢利尿剂　　　　　　　　B. 血管紧张素转换酶抑制剂　　　C. 钙通道阻滞剂

D. β受体拮抗剂　　　　　　E. α受体拮抗剂

【例23】治疗的最终目标是

A. 消除蛋白尿　　　　　　　B. 消除水肿　　　　　　　C. 延缓肾脏病变进展

D. 控制血压　　　　　　　　E. 消除血尿

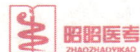

第5节　无症状血尿或(和)蛋白尿(助理医师不要求)

无症状血尿或(和)蛋白尿既往国内称为隐匿型肾小球肾炎,指无水肿、高血压及肾功能损害,而仅表现为肾小球源性血尿或(和)蛋白尿的一组肾小球疾病。

一、病　理

本组疾病可由多种病理类型的原发性肾小球疾病所致,但病理改变多较轻,如轻微病变性肾小球肾炎、轻度系膜增生性肾小球肾炎、局灶节段性肾小球肾炎等病理类型。根据免疫病理表现,又可将系膜增生性肾小球肾炎分为 IgA 肾病和非 IgA 系膜增生性肾炎。

二、临床表现

可表现为单纯性血尿、单纯性蛋白尿、血尿和蛋白尿,而无水肿、高血压、肾功能减退。(昭昭老师提示:看见血尿、蛋白尿但是无任何症状就是无症状血尿或(和)蛋白尿)

三、治　疗

1. 一般治疗　无症状血尿或(和)蛋白尿无需特殊疗法。

2. 无症状性血尿或蛋白尿　可长期迁延,也可呈间歇性或时而轻微时而稍重,大多数患者的肾功能可长期维持正常。

第6节　肾病综合征

一、概　念

肾病综合征(NS)的四个诊断标准:①尿蛋白定量超过 3.5 g/d;②血浆白蛋白低于 30 g/L;③水肿;④血脂升高。其中①和②是诊断的必备条件。

二、分　类

分　类	儿　童	青少年	中老年
原发性	微小病变型肾病(脂性肾病)	系膜增生性肾小球肾炎; 系膜毛细血管性肾小球肾炎; 局灶性节段性肾小球硬化	膜性肾病
继发性	过敏性紫癜肾炎乙肝相关肾炎; 狼疮肾炎	狼疮肾炎; 过敏性紫癜肾炎; 乙肝相关肾炎	糖尿病肾病; 肾淀粉样变性; 骨髓瘤性肾病; 淋巴瘤或实体瘤性肾病

三、临床表现

大量蛋白尿	①当肾小球滤过膜的分子屏障和电荷屏障受损致使原尿中蛋白含量增多,明显超过近曲小管回吸收量时,形成大量蛋白尿; ②在此基础上,凡是增加肾小球内压力及导致高灌注、高滤过的因素(如高血压、高蛋白饮食或大量输注血浆蛋白)均可加重尿蛋白
低蛋白血症	①肝脏白蛋白合成增加不足以克服丢失和分解; ②肾病综合征患者因肠道黏膜水肿导致食欲减退,蛋白质摄入不足、吸收不良或丢失; ③其他减少的血浆蛋白有免疫球蛋白(如 IgG)、补体成分、抗凝及纤溶因子、金属结合蛋白(如转铁蛋白)及内分泌激素结合蛋白
水　肿	①基本原因是低白蛋白血症,血浆胶体渗透压下降,使水分从血管腔内进入组织间隙; ②由于肾灌注不足,激活肾素-血管紧张素-醛固酮系统(RAAS),促进水钠潴留
高脂血症	①血胆固醇、甘油三酯、LDL、VLDL、脂蛋白(α)均增加; ②其发生机制与肝脏合成脂蛋白增加和脂蛋白分解减少相关,目前认为后者可能是高脂血症更为重要的原因

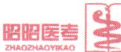

【例24】肾病综合征引起水肿最主要的机制是

A. 血浆晶体渗透压降低　　　B. 毛细血管滤过压升高　　　C. 毛细血管通透性增高

D. 血浆胶体渗透压降低　　　E. 肾小球滤过率下降

【例25】下列哪项不是肾病综合征的临床表现

A. 高脂血症　　　B. 蛋白尿　　　C. 血尿　　　D. 水肿　　　E. 低蛋白血症

【例26】女性,15岁,无原因出现眼睑及下肢水肿,血压100/70 mmHg,心肺正常,尿蛋白(＋＋＋),红细胞0～1/HP,血浆蛋白30 g/L。最可能的诊断是

A. 急性肾炎　　　　　　　　B. 肾病综合征　　　　　　　C. 慢性肾炎

D. 肾淀粉样变　　　　　　　E. 泌尿系感染

四、原发性肾病综合征的病理类型

微小病变性肾病 (脂性肾病)	①儿童最常见的病理类型。 ②光镜下:肾小球基本正常,近曲小管脂肪变性;电镜:足突细胞减少。 ③表现为:大量蛋白尿(白蛋白为主),肌酐轻度升高。 ④首选糖皮质激素 (昭昭老师速记:"微小""儿童"看见"足"球就"消失",玩完了就给"糖"吃)
膜性肾病	①中老年人最常见的病理类型。 ②光镜:GBM有钉状突起;电镜:基底膜有电子致密物,常有足突融合。 ③表现为:蛋白尿、低蛋白血症;肾区痛(肾静脉血栓形成)。 ④首选糖皮质激素＋细胞毒性药物,单用糖皮质激素无效。 ⑤最容易合并肾静脉血栓 (昭昭老师速记:"老年"人碰"钉"子,爱"磨"蹭,爱长"血栓")
系膜毛细血管性肾小球肾炎	①病情进展很快,迅速出现少尿、无尿; ②光镜下:系膜细胞增生,插入到内皮细胞和系膜细胞之间出现"双轨道"征; ③首选:糖皮质激素及细胞毒药物,药物治疗效果差 (昭昭老师速记:"轨道""系"着鸡"毛"信,火车开的"很快")
系膜增生性肾小球肾炎	①免疫病理:IgA肾病和非IgA系膜增生性肾小球肾炎; ②主要应用糖皮质激素和细胞毒性药物治疗,反应程度因病情而定
局灶节段性肾小球硬化	①光镜下:受累节段血管硬化,并有肾小管萎缩; ②电镜下:肾小球脏层上皮细胞足突融合,基底膜塌陷; ③顶端型,糖皮质激素效果良好;塌陷型,治疗反应差,最终进入肾衰

例 27～28 共用题干

男,15岁。全身水肿1周。查体:BP 120/70 mmHg,腹部移动性浊音阳性。尿蛋白定量6.5 g/d,沉渣 RBC 0～2/HP。血白蛋白22 g/L,胆固醇8 mmol/L,BUN 6.5 mmol/L,Scr 98 μmol/L。ASO升高,血补体C3 0.88 g/L(正常值0.8～1.5 g/L)。

【例27】最可能的临床诊断是

A. 慢性肾小球肾炎　　　　　B. 原发性肾病综合征　　　　C. 狼疮性肾炎

D. 急进性肾小球肾炎　　　　E. 急性肾小球肾炎

【例28】最可能的病理类型是

A. 系膜毛细血管性肾炎　　　B. 新月体型肾炎　　　　　　C. 膜性肾炎

D. 微小病变性肾病　　　　　E. 重度系膜增生性肾炎

五、继发性肾病综合征的病理类型

昭昭老师速记:这里的继发性肾病综合征,其实非常简单,诊断主要靠其原发疾病的典型表现,比如如果患者出现了对成性皮肤的瘀点、瘀斑,此为过敏性紫癜的典型表现,如果合并了蛋白尿,诊断为:过敏性紫癜性肾炎。

过敏性紫癜性肾炎	好发于青少年,肾病表现的同时出现皮肤瘀点、瘀斑
系统性红斑狼疮肾炎	好发于青壮年女性,多种自身抗体(+)
乙肝病毒相关肾炎	可发生在任何年龄,乙肝指标检查阳性
糖尿病肾病	继发性肾病综合征最常见的类型,见于糖尿病病程10年以上
肾淀粉样变	肾活检有肾内淀粉样物质沉积
骨髓瘤性肾病	血清单株球蛋白增高,蛋白电泳有M带,尿本周蛋白可阳性

例29～30 共用题干

男,68岁。2型糖尿病病史14年,血压升高7年,视物模糊3年,渐进性水肿1年。BP 170/95 mmHg,尿RBC(一),尿蛋白3.8 g/d,血肌酐182 μmol/L。B超显示双肾大小正常。

【例29】最可能的临床诊断是
A. 急性肾小球肾炎　　　B. 慢性肾小球肾炎　　　C. 原发性肾病综合征
D. 高血压肾损害　　　E. 糖尿病肾病

【例30】最支持以上诊断的检查是
A. 尿渗透压下降　　　　　　B. 血ASO升高
C. 眼底检查糖尿病眼底病变Ⅳ期　　D. 血IgA正常
E. 血白蛋白＜30 g/L

六、治疗

1. 常选药物

糖皮质激素	①治疗首选药物,一般为8周,必要时延长到12周,总疗程不少于1年 (特点:起始足量泼尼松1 mg/(kg·d),缓慢减量治疗后,每2～3周减原用量的10%)。(昭昭老师提示:这里的考试的重点是8周,题目中经常治疗不够8周,尿蛋白等应依然阳性,然后问你该怎么办,答案就是接着原剂量用到8周) ②糖皮质激素治疗后患者可出现三种不同结果:激素敏感,用药后病情缓解;激素依赖,用药后有效但于减药过程中经常出现病情反复;激素无效,用药后尿蛋白持续阳性
免疫抑制剂	①用于激素依赖用药和激素无效,一般不作为首选或单独治疗用药; ②最常用环磷酰胺,盐酸氮芥为最早用于治疗肾病综合征的药物; (昭昭老师提示:这个与SLE的首选免疫抑制剂是一样的)
减少蛋白尿	①血管紧张素转换酶抑制剂(ACEI)和血管紧张素Ⅱ受体拮抗剂(ARB)可通过降低肾小球内压和直接影响肾小球基底膜对大分子的通透性,而减少尿蛋白; ②减少尿蛋白可以有效延缓肾功能的恶化
降脂治疗	存在高脂血症的患者,发生心血管疾病的风险增高,可以考虑降脂药物治疗
环孢素	选择性抑制Th细胞和T细胞毒效应细胞,用于激素及细胞毒药物无效的难治性病例
麦考酚吗乙酯	选择性抑制T、B淋巴细胞增殖及抗体形成,对部分难治性肾病综合征有效

【例31】男性,20岁。原发性肾病综合征患者,首次治疗,每日用泼尼松龙60 mg,3周后尿蛋白仍为(+),此时应
A. 改为地塞米松　　　B. 将泼尼松龙加量至80 mg/d　　　C. 改用环磷酰胺
D. 用原量继续观察　　　E. 将泼尼松龙减量至40 mg/d,加用免疫抑制剂

例32～34 共用题干

男性,35岁,双下肢水肿2周。查体:血压130/80 mmHg,双下肢凹陷。尿常规:蛋白(+++),红细胞(++),Cr 122 μmol/L,血浆蛋白28 g/L。

【例32】为明确诊断,不需要的检查项目是
A. 肾活检　　　　　B. 双肾超声　　　　　C. 肾CT
D. 尿蛋白定量　　　E. 血脂

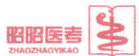

【例33】若肾活检示肾小球系膜轻度增生,系膜区可见免疫复合物沉积。最可能的诊断是

A. 系膜增生性肾小球肾炎　　　　B. 系膜毛细血管性肾小球肾炎　　　C. 微小病变性肾病

D. 局灶节段性肾小球硬化　　　　E. 膜性肾病

【例34】若为上述病理类型,首选治疗药物为

A. 环磷酰胺　　　　　　　　　　B. 环孢素 A　　　　　　　　　　　C. 霉酚酸酯

D. 糖皮质激素　　　　　　　　　E. 硫唑嘌呤

【例35】女,15 岁。双下肢及颜面水肿 2 周。尿蛋白 5.2 g/d,尿 RBC 0～2/HP,血白蛋白 28 g/L,Scr 90 μmol/L,抗核抗体阴性。治疗方法正确的是

A. 低分子肝素抗凝　　　　　　　B. 静脉点滴白蛋白　　　　　　　　C. 口服 ACEI 类药物

D. 泼尼松联合环磷酰胺　　　　　E. 泼尼松足量足疗程

七、并发症

感 染	肾病综合征最常见的并发症(蛋白质的含量低,身体免疫力差)
肾静脉血栓	①突发的腰痛、血尿、蛋白尿加重,考虑肾静脉血栓形成。 (昭昭老师提示:不管是成人的还是儿童的,只要蛋白尿、血尿加重,诊断就是:深静脉血栓形成,这里每年都要考试,请记忆准确) ②首选:B 超,可发现肾静脉血栓。 ③血栓形成病因:血液浓缩和高脂血症造成血液黏稠度增加;某些蛋白质从尿中丢失,肝代偿合成蛋白增加,引起机体凝血、抗凝和纤溶系统失衡;血小板过度激活、应用利尿剂和糖皮质激素,进一步加重高凝状态
急性肾损伤	①有效血容量不足致肾血流量下降,诱发肾前性氮质血症;肾间质高度水肿压迫肾小管;大量管型堵塞肾小管 ②以微小病变型肾病者多见,多无明显诱因,表现为少尿或无尿,扩容利尿有效,肾活检病理显示肾小球病变轻微
蛋白质及脂肪代谢紊乱	长期低蛋白血症可导致营养不良、小儿生长发育迟缓;免疫球蛋白减少,易致感染;金属结合蛋白丢失使微量元素缺乏;内分泌激素结合蛋白不足诱发内分泌紊乱;药物结合蛋白减少,影响某些药物的药代动力学,影响疗效;高脂血症增加血液黏稠度

【例36】女,58 岁。双下肢及颜面水肿 2 个月。尿蛋白 5.2 g/24 h,血白蛋白 19 g/L。1 天来出现肉眼血尿,首选应考虑的诊断是

A. 肾小球病　　　　　　　　　　B. 尿路感染　　　　　　　　　　　C. 尿路结石

D. 急性肾炎　　　　　　　　　　E. 肾静脉血栓

例37～38 共用题干

男,40 岁。双下肢水肿 1 个月。查体:BP 150/100 mmHg,尿红细胞 3～5/HP,尿蛋白 5 g/d,血白蛋白 20 g/L,血肌酐 70 μmol/L。近 3 天腰痛,尿量减少。复查尿常规:尿红细胞 30～50/HP。B 超显示右肾增大。

【例37】血尿加重最可能的原因是

A. 急性过敏性间质肾炎　　　　　B. 肾静脉血栓形成　　　　　　　　C. 合并泌尿系统肿瘤

D. 进展为新月体型肾炎　　　　　E. 尿路感染

【例38】为明确诊断,最重要的检查是

A. 肾血管彩超检查　　　　　　　　　　　B. 肾活检

C. 测尿钠排泄分数及尿渗透压　　　　　 D. 尿培养

E. ANCA 及抗 GBM 抗体检查

八、并发症的治疗

1. 感染　通常在激素治疗时无需应用抗生素预防感染,否则不但达不到预防的目的,反而可能诱发真菌二重感染。一旦发现感染,应及时选用敏感、强效、且无肾毒性的抗生素积极治疗,有明确感染灶者应尽快去除。严重感染难以控制时,考虑减少或停用激素。

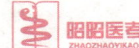

2. 血栓及栓塞并发症 当血浆白蛋白<20 g/L 时,提示存在高凝状态,应开始预防性抗凝治疗。抗凝药一般维持半年以上。药物选择:肝素、华法林、抗血小板药等。

3. 急性肾损伤 可给予祥利尿剂、血液透析、治疗原发病、碱化尿液等处理。

4. 蛋白质及脂肪代谢紊乱 血管紧张素转换酶抑制剂(ACEI)和血管紧张素Ⅱ受体拮抗剂(ARB)均可减少尿蛋白。降脂药可选择性降低胆固醇或甘油三酯。

第7节 IgA 肾病(助理医师不要求)

一、概 述

1. IgA 肾病 指肾小球系膜区以 IgA 或 IgA 沉积为主的原发性肾小球疾病,是肾小球源性血尿最常见的病因。

2. IgA 肾病 为目前世界范围内最常见的原发性肾小球疾病,也是我国最常见的肾小球疾病。IgA 肾病是与肾脏免疫病理一致,但临床表现、病理改变和预后变异甚大的原发性肾小球疾病。

二、临床表现

血 尿	①血尿多在感染后 1 周内出现;
	(昭昭老师提示)区别急性肾炎,急性肾炎的血尿是发生在感染 1 周后)
	②血尿可持续数小时至数日伴或不伴轻度蛋白尿,无水肿、高血压和肾功能减退,无症状性血尿和(或)蛋白尿
其他异常	①肾功能正常或轻度异常; ②无明显低蛋白血症; ③尿蛋白<1.5 g/24 h,最多不超过 2.0 g/24 h; ④血中 IgA 的可升高

三、病理和诊断

1. 病理 本病病理变化多种多样,病变程度轻重不一,可涉及肾小球肾炎几乎所有的病理类型:轻微病变性肾小球肾炎、局灶增生性肾小球肾炎、毛细血管内增生性肾小球肾炎(急性肾炎的病理类型)、系膜毛细血管性肾小球肾炎、新月体肾小球肾炎、局灶性节段性肾小球硬化和增生硬化性肾小球肾炎等。

2. 诊断 依靠肾活检免疫病理学检查,最常见的类型是:系膜增生性肾小球肾炎,即肾小球系膜区或伴毛细血管壁 IgA 为主的免疫球蛋白呈颗粒样或团块样沉积。

例 39～40 共用题干

男,22 岁,受凉后出现咽痛,咳嗽,发热,1 天后出现全程肉眼血尿 2 次,无尿频,尿急,尿痛。尿常规:蛋白(＋＋),尿沉渣镜检:RBC 满视野。血 Cr 74 μmol/L。

【例 39】最可能的疾病是

A. 急性间质性肾炎　　　　B. 急性肾盂肾炎　　　　C. 急进性肾小球肾炎

D. 急性肾小球肾炎　　　　E. IgA 肾病

【例 40】下列最有助于诊断的检查是

A. 肾穿刺活检　　　　B. 尿培养　　　　C. 膀胱镜

D. 泌尿系 B 超　　　　E. 腹部 CT

四、治 疗

表 现	对应治疗方案
单纯镜下血尿	对症支持为主
蛋白尿	首选 ACEI 或 ARB 治疗,治疗的目的是尿蛋白<1 g/d;经治疗后不缓解,患者疗效不理想,加用糖皮质激素治疗(必要时添加免疫抑制剂)
急性肾衰竭	可予以糖皮质激素及免疫抑制剂治疗;支持治疗;达到透析指征的应给予透析治疗
慢性肾炎	延缓肾功能恶化为主要治疗目的,合并高血压者,应积极控制血压达标(<130/80 mmHg)

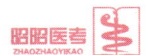

➤ 参考答案如下,详细答案参见 2021 版《国家临床执业及助理医师资格考试精选真题考点精析》。

1. E	2. D	3. C	4. A	5. A	6. E
7. E	8. E	9. A	10. B	11. C	12. E
13. E	14. B	15. E	16. B	17. B	18. A
19. D	20. C	21. A	22. B	23. C	24. D
25. C	26. B	27. B	28. D	29. C	30. E
31. D	32. C	33. A	34. D	35. E	36. E
37. B	38. A	39. E	40. A	—	—

昭昭老师提示:
关注官方微信,获得第一手考试资料。

第3章　尿路感染

➤ **2021 考试大纲**

①概述;②急性肾盂肾炎;③慢性肾盂肾炎;④急性膀胱炎;⑤无症状细菌尿。

➤ **考纲解析**

近 20 年的医师考试中,本章的考试重点是各种泌尿系统感染的诊断、检查和治疗,执业医师每年考查分数为 2～3 分,助理医师每年考查分数为 1～2 分。

第1节　尿路感染

一、分　类

根据感染发生部位	①上尿路感染:主要指肾盂肾炎; ②下尿路感染:主要指膀胱炎
根据病程	分为急性尿感和慢性尿感
根据有无尿路结构或功能的异常	①分为复杂性尿感和非复杂性尿感。 ②复杂性尿感指伴有尿路引流不畅、结石、畸形、膀胱-输尿管反流等结构或功能的异常,或在慢性肾实质性疾病基础上发生的尿路感染;不伴上述情况者,称为非复杂性尿感

二、病因及发病机制

1. 感染途径

上行感染	病原菌经过尿道上行至肾盂引起的感染,约占尿路感染的 95%
血行感染	病原菌通过血行引起感染,最常见的致病菌是金黄色葡萄球菌
其他方式	直接感染,淋巴道感染等

2. 常见致病菌

大肠埃希菌	无症状性细菌尿、非复杂性尿路感染或首次发生的尿路感染,占 85%
其他致病菌	①变形杆菌——伴尿路结石者; ②铜绿假单胞菌——尿器械检查后; ③金黄色葡萄球菌——血源性尿路感染

3. 易感因素　包括尿路梗阻、膀胱输尿管反流、机体免疫力低下、神经源性膀胱、妊娠、性别和性活动、医源性因素、泌尿系统结构异常、遗传因素等。即使严格消毒,单次导尿后,尿感发生率为 1%～2%,留置导尿管 1 天感染约 50%,超过 3 天者,感染发生率可达 90%。

【例1】上行性尿路感染是最常见的尿路感染途径,占总尿路感染的

A. 50%　　　　　B. 65%　　　　　C. 85%　　　　　D. 70%　　　　　E. 95%

【例2】慢性肾盂肾炎是指

A. 累及肾实质和肾盂黏膜的慢性炎症　　　B. 累及肾间质和肾盂黏膜的慢性炎症

C. 累及肾皮质和肾盂黏膜的慢性炎症　　　D. 累及肾髓质和肾盂黏膜的慢性炎症

E. 累及肾实质、间质和肾盂黏膜的慢性炎症

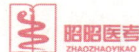

三、临床表现

1. 急性肾盂肾炎和急性膀胱炎

	急性肾盂肾炎	急性膀胱炎
全身症状	寒战、高热、肾区疼痛	无寒战、高热、肾区疼痛
局部症状	尿频、尿急、尿痛	尿频、尿急、尿痛
实验室检查	有白细胞管型	无白细胞管型

　　昭昭老师提示:①急性肾盂肾炎是以全身症状为主,而膀胱炎是以局部症状为主,抗生素治疗有效。②肾结核的表现也是以局部表现,膀胱刺激征为主,如尿频、尿急、尿痛,但是抗生素治疗无效。③上下尿路感染最有意义,最有价值的检查是:是否有白细胞管型。出现白细胞管型就是急性肾盂肾炎,而急性膀胱炎一定没有白细胞管型。

2. 尿道综合征和无症状细菌尿

	尿道综合征	无症状细菌尿
全身症状	无寒战、高热、肾区疼痛	无寒战、高热、肾区疼痛
局部症状	尿频、尿急、尿痛	无
实验室检查	阴性	尿培养阳性

　　【例3】女,45岁。尿频、尿急、尿痛2天,伴高热、寒战、腰痛半天。查体:T 39 ℃,BP 110/70 mmHg。左肾区有叩击痛。尿常规:蛋白(＋),RBC 2~5/HP,WBC 40~50/HP。最可能的诊断是
　　A. 急性膀胱炎　　　　　　　B. 肾肿瘤　　　　　　　C. 肾结核
　　D. 急性肾盂肾炎　　　　　　E. 慢性肾盂肾炎

四、检　查

1. 尿细菌培养

　　(1) 诊断尿路感染最有价值的检查　清洁中段尿细菌培养或真性细菌尿。(昭昭老师提示:哪里的感染就做那里的细菌培养,如肺炎是痰培养;败血症是血培养等)

　　(2) 清洁中段尿细菌定量培养≥10^5/mL　如临床上无尿感症状,则要求做2次中段尿培养,细菌数均≥10^5/mL,且为同一菌种,称为真性菌尿。

　　(3) 如果是球菌感染　细菌数均≥10^3/mL,就要考虑感染。

　　(4) 无症状性细菌尿　诊断主要依靠尿细菌学检查,要求两次细菌培养均为同一菌种的真性菌尿。

2. 其他检查

尿常规	①尿沉渣镜检 WBC>5 个/HP,对尿感诊断意义较大; ②肾盂肾炎者可有白细胞管型; ③可有血尿和蛋白尿
血常规	急性肾盂肾炎时白细胞常升高,中性粒细胞增多,核左移
白细胞排泄率	①取3 h尿液行尿 WBC 计数。 ②<2×10^5/h为正常;(2~3)×10^5/h为可疑;>3×10^5/h为阳性
涂片细菌检查	取清洁中段尿沉渣涂片镜检,若>1 个细菌/HP,提示尿路感染
硝酸盐还原实验	①原理为大肠埃希菌等 G⁻菌可使尿内硝酸盐还原为亚硝酸盐; ②此法为尿感的过筛试验,其敏感性>70%,特异性>90%
肾功能检查	慢性肾盂肾炎肾功能受损时,可出现肾小球滤过率下降,血肌酐升高
影像学检查	B超、腹部平片、IVP 可了解有无尿路复杂情况

　　【例4】尿路感染诊断的最重要依据是
　　A. 有尿频、尿急、尿痛症状　　　B. 腰痛和肾区叩痛　　　　C. 有真性细菌尿
　　D. 有白细胞尿　　　　　　　　　E. 有蛋白管型

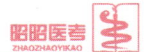

五、治　疗

1. 原发性尿路感染的治疗

昭昭老师提示：①无病原学结果前，根据经验用药，首选对革兰阴性杆菌有效的抗生素；选用肾毒性、副作用小的抗生素；单一药物治疗失败、严重感染、混合感染、耐药菌株出现时应联合用药。②氨基糖苷类抗生素，如庆大霉素、链霉素、阿米卡星等，有肾毒性，不宜使用；大环内脂类抗生素如红霉素等，对此类疾病效果差，一般无需使用。

	急性肾盂肾炎	急性膀胱炎
首选药物	喹诺酮类（首选）、类磺胺类、半合成青霉、头孢菌素	喹诺酮类（首选）、半合成青霉素、头孢菌素
疗程、疗效	14 日疗法，治疗率 90%	3 日疗法，治疗率 90%
复查时间	—	停用抗生素后 7 天
复查后治疗	复查阳性者，继续药物治疗 4～6 周	复查阳性者，继续药物治疗 2 周

2. 再发性尿路感染的治疗

重新感染	①定义：治疗后症状消失，尿菌阴性，但在停药 6 周后再次出现真性细菌尿，菌株与上次不同。 ②治疗：多数病例有尿路感染症状，治疗方法与首次发作相同。对于半年内发作 2 次以上者，可用复方磺胺甲恶唑或呋喃妥因长程低剂量抑菌治疗，连用半年
复　发	①定义：治疗后症状消失，尿菌阴转后在 6 周内再出现菌尿，菌种与上次相同（菌种相同且为同一血清型）。 ②复发且为肾盂肾炎者，特别是复杂性肾盂肾炎，在去除诱发因素的基础上，应按药敏选择强有力的杀菌性抗生素，疗程不少于 6 周

3. 妊娠期尿感

宜选用毒性较小的抗生素，如阿莫西林、呋喃妥因、头孢菌素等。

4. 无症状性菌尿

一般认为有下述情况者应予治疗：①妊娠期无症状性菌尿；②学龄前儿童；③曾出现有症状感染者；④肾移植、尿路梗阻及其他尿路有复杂情况者。妇女和老年人的无症状性菌尿无需治疗。

【例5】女，28 岁。尿频、尿急、尿痛 2 天，无发热及腰痛，既往无类似发作。查体：双肾区无叩击痛，血 WBC 5.4×10⁹/L，尿 WBC 30～40/HP，RBC 10～15/HP，亚硝酸盐（＋）。该患者抗感染治疗疗程应为

A. 4 周　　　　　B. 3 天　　　　　C. 7 天　　　　　D. 10 天　　　　　E. 2 周

【例6】女，35 岁。尿频、尿痛伴肉眼血尿 1 天。既往体健。查体无异常。尿亚硝酸盐阳性，尿沉渣镜检红、白细胞满视野。抗生素疗程一般为

A. 14 天　　　　B. 5 天　　　　C. 7 天　　　　D. 10 天　　　　E. 3 天

例7~9 共用题干

女性，36 岁。突然寒战、高热、腰痛并尿急、尿痛 1 周，既往无类似病史。检查：体温 39.4 ℃，右侧肾区叩击痛阳性，尿蛋白（＋），白细胞 20～30/HP，白细胞管型 0～2/LP，密度 1.022。

【例7】此患者最可能是

A. 感染　　　　　　　　　B. 肾结石合并泌尿系感染　　　　C. 膀胱炎
D. 急性肾盂肾炎　　　　　E. 肾炎合并泌尿系感染

【例8】诊断的主要依据是

A. 突然寒战、高热　　　　　B. 腰痛　　　　　　　　　　　C. 尿频、尿痛
D. 右侧肾区叩击痛（＋）　　E. 尿蛋白（＋），白细胞 20～30/HP，白细胞管型 0～2/LP

【例9】为了确定诊断还需要做的最主要的检查是

A. 血 β₂ 微球蛋白　　　　　B. 尿 β₂ 微球蛋白　　　　　　C. 血 BUN
D. 尿细菌培养　　　　　　　E. 血肌酐

【例10】需治疗的无症状性细菌尿见于

A. 老年女性　　　　　　　　B. 长期留置导尿管　　　　　　C. 糖尿病
D. 绝经前非妊娠妇女　　　　E. 妊娠妇女

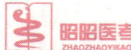

六、并发症

肾乳头坏死	①指肾乳头及其邻近肾髓质缺血性坏死,常发生于伴有糖尿病、尿路梗阻的肾盂肾炎,为严重并发症。②表现为寒战、高热、剧烈腰痛、腹痛和血尿等。可同时伴革兰阴性杆菌败血症和急性肾衰竭
肾周围脓肿	①严重肾盂肾炎直接扩展所致,多有糖尿病、尿路结石等易感因素。②致病菌常为革兰阴性杆菌,尤其是大肠埃希菌,常出现明显的单侧腰痛,且向健侧弯腰时疼痛加剧

第2节　慢性肾盂肾炎

一、概　述

慢性肾盂肾炎是指发生于肾脏和肾盂的炎症,大都由细菌感染引起,多数(>50%)是由于急性肾盂肾炎演变而来,也可以没有急性肾盂肾炎病史。一般认为,慢性肾盂肾炎是指病程超过半年或1年的肾盂肾炎。

二、表现、检查、诊断及治疗

表　现	①不同程度的低热、间歇性尿频、排尿不适、腰部酸痛及肾小管功能受损表现;②长时间病变导致肾小管受损,肾脏浓缩功能减退,出现夜尿增多、低比重尿
检　查	①慢性肾盂肾炎的最有价值的检查方法:静脉肾盂造影(IVU);②B超:双侧肾脏病变常不一致,肾脏体积缩小,表面不光滑,有肾盂、肾盏粘连,变形,肾乳头瘢痕形成,外观为"瘢痕肾"
诊　断	超过半年或1年的尿频、尿急、尿痛+静脉肾盂造影(IVU)显示肾盂变形=慢性肾盂肾炎
治　疗	①关键是积极寻找并去除易感因素;②急性发作时治疗同急性肾盂肾炎

➤ 参考答案如下,详细答案参见 2021 版《国家临床执业及助理医师资格考试精选真题考点精析》。

1. E	2. B	3. D	4. C	5. B	昭昭老师提示:关注官方微信,获得第一手考试资料。
6. E	7. D	8. E	9. D	10. E	

第4章　男性泌尿生殖系统感染

➤ **2021 考试大纲**

①前列腺炎;②附睾炎。

➤ **考纲解析**

近 20 年的医师考试中,本章的考试重点是各种男性生殖系统感染的诊断和治疗,执业医师每年考查分数为 0~1 分,助理医师每年考查分数为 0 分。

第1节　前列腺炎

【急性细菌性前列腺炎】

一、病因和机制

致病菌多为革兰阴性杆菌或假单胞菌,多由尿道上行感染如经尿道器械操作所致,也可来自血行感染或直接蔓延等。

二、临床表现

1. 全身表现　发病突然,全身症状如寒战、高热,尿频、尿急,排尿痛,会阴部坠胀痛。

2. 梗阻症状　梗阻症状表现为排尿犹豫、尿线间断等。

三、诊　断

有典型的临床表现和急性感染史。直肠指检前列腺肿胀、压痛、局部皮温升高,表面光滑,形成脓肿

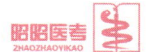

有波动感。尿沉渣检查有白细胞升高。

四、治疗

    1. 抗菌药物选择 复方磺胺甲噁唑、喹诺酮类药物及头孢类、红霉素等。衣原体感染选用红霉素、阿奇霉素等。淋病奈瑟菌感染可用头孢曲松。厌氧菌感染可用甲硝唑。

    2. 疗程 7 天，可延长至 14 天。

【慢性细菌性前列腺炎】

一、病 因

    大多数慢性前列腺炎患者无急性炎症过程。致病菌主要为大肠埃希菌等，主要经尿道逆行感染所致。

二、临床表现

    1. 排尿改变及尿道分泌物 尿频、尿急、尿痛，排尿时尿道不适或灼热，排尿后或大便后有白色分泌物自尿道口流出，俗称尿道口"滴白"。

    2. 疼痛 如会阴部及下腹部疼痛，性功能减退，精神症状如头晕、乏力等。

    3. 并发症 可表现为变态反应等，如虹膜炎、关节炎、神经炎等。

三、诊 断

    反复尿路感染发作，前列腺按摩液中持续有致病菌存在。但临床上常难以明确。

直肠指检	前列腺饱满、增大、质软、轻度压痛
尿道前列腺液	前列腺液白细胞＞10 个/高倍镜
B 超	前列腺结构不清、混乱

四、治 疗

    治疗效果常不理想，首选红霉素、多西环素等具有强穿透性的药物。

➢ 昭昭老师总结：急性细菌性前列腺炎与慢性细菌性前列腺炎的异同

	急性细菌性前列腺炎	慢性细菌性前列腺炎
致病菌	革兰阴性杆菌或假单胞菌	大肠埃希菌
传播途径	尿道逆行感染	尿道逆行感染
主要表现	寒战、高热＋尿频、尿急，尿痛＋阴部坠胀痛	尿频、尿急、尿痛＋滴白＋会阴部坠胀痛
治疗	复方磺胺甲噁唑、喹诺酮类药物及头孢类、红霉素	红霉素、多西环素

【慢性非细菌性前列腺炎】

一、概 述

    大多数前列腺炎属于此类。除细菌外，其他的病原体包括沙眼衣原体、支原体、滴虫、真菌、病毒等，以及日常生活中长期久坐、坐车、性交中断导致前列腺长期充血所致。

二、临床表现和体征

    1. 一般表现 类似于慢性细菌性前列腺炎。前列腺痛，盆腔、会阴部疼痛明显或不适或表现为尿频、尿不尽，可伴有不同程度的性功能障碍、生育能力下降、精神、心理症状等一些列的综合征，所不同的是没有反复尿路感染。

    2. 前列腺痛 临床上具有慢性前列腺炎的症状，尤其是盆腔、会阴部疼痛明显，而前列腺液检查正常，培养无细菌生长，称为前列腺痛。

    3. 体征 直肠指检前列腺稍压痛等。

三、治 疗

    1. 抗生素 致病菌为衣原体、支原体者可选用米诺环素、多西环素。其他致病菌可用红霉素或甲硝唑。α-受体阻滞剂可解痉、改善症状。

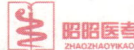

2. **其他** 每日热水坐浴等也可。

➤ 昭昭老师总结:慢性细菌性前列腺与慢性非细菌性前列腺炎的异同

	慢性细菌性前列腺炎	慢性非细菌性前列腺炎
发病率	少见	常见
病因	细菌感染	反复尿路感染发作
致病菌	大肠埃希菌、变形杆菌、克雷伯杆菌、葡萄球菌	衣原体、支原体、滴虫、真菌、病毒
治疗	①治疗效果不理想; ②综合治疗(抗生素、坐浴、前列腺按摩、活血化淤等)	①抗病原菌治疗; ②综合治疗(坐浴、前列腺按摩、α受体阻滞剂等)

第2节 附睾炎(助理医师不要求)

【急性附睾炎】

一、病因及机制

1. **感染途径** 急性附睾炎多由于后尿道炎、前列腺炎及精囊炎沿输精管逆行感染所致,血行感染少见。

2. **致病菌** 以大肠埃希菌和葡萄球菌为多见。常见于中青年。尿道狭窄、尿道内器械使用不当、膀胱及前列腺术后留置导管等常会引起附睾炎的发生。

二、临床表现

1. **全身症状** 发病突然,畏寒、高热。

2. **局部症状** 患侧阴囊明显肿胀,阴囊皮肤发红、发热、疼痛,并沿精索、下腹部以及会阴部放射。(昭昭老师提示:睾在阴囊里面故主要表现为阴囊的红肿热痛)

三、诊断及鉴别诊断

1. **诊断** 根据典型临床表现可以确诊。

2. **鉴别诊断**

附睾结核	寒性脓肿,合并细菌感染时出现急性炎症表现
睾丸扭转	多发生于青少年,常在安静状态下发病,起病突然,阴囊部疼痛明显

四、治疗

1. **对症治疗** 卧床休息,将阴囊托起,止痛、热敷。可用0.5%利多卡因做精索封闭,减少疼痛。

2. **抗生素及手术治疗** 选用广谱抗生素抗感染治疗,脓肿形成则切开引流。

【慢性附睾炎】

一、概述

多因急性附睾炎治疗不彻底而形成。部分无急性炎症过程,可伴有慢性前列腺炎。

二、临床表现和体征

表现	阴囊轻度不适或坠胀痛,休息后好转
体征	附睾局限性增厚或肿大,与睾丸界限清楚,精索、输精管可增粗

三、治疗

1. **综合治疗** 托起阴囊,局部热敷,热水坐浴,理疗。同时应该重视前列腺炎的综合治疗。

2. **手术治疗** 如局部疼痛剧烈,反复发作,影响生活和工作,可考虑附睾切除。

➤ 昭昭老师总结:急性附睾炎与慢性附睾炎的异同

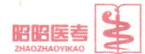

	急性附睾炎	慢性附睾炎
病 因	①尿道炎、前列腺炎及精囊炎沿输精管逆行感染; ②血行感染少见	①多数:急性附睾炎治疗不彻底而形成; ②少数:无急性炎症过程
致病菌	大肠埃希菌和葡萄球菌	大肠埃希菌和葡萄球菌
表 现	发病突然,畏寒、高热	阴囊轻度不适或坠胀痛,休息后好转
体 征	患侧阴囊明显肿胀,阴囊皮肤发红、发热、疼痛	附睾局限性增厚或肿大,与睾丸界限清楚,精索、输精管可增粗
治 疗	①广谱抗生素抗感染治疗; ②脓肿形成则切开引流	①局部热敷,热水坐浴,理疗; ②疼痛剧烈,反复发作:附睾切除术

第5章　肾结核

> **2021 考试大纲**

①病理;②临床表现;③诊断与鉴别诊断;④治疗。

> **考纲解析**

近 20 年的医师考试中,本章的考试重点是各种肾结核的诊断、检查和治疗,执业医师每年考查分数为 0～1 分,助理医师每年考查分数为 0 分。

一、概　述

泌尿、男性生殖系统结核是全身结核病的一部分,其中最主要的是肾结核。肾结核绝大多数源自肺结核,少数继发于骨关节结核或消化道结核。肾结核是结核分枝杆菌引起的慢性、进行性、破坏性病变。结核分枝杆菌自原发病灶经血行播散引起肾结核,如未及时治疗,结核分枝杆菌随尿液下行可播散至输尿管、膀胱、尿道致病,还可以通过前列腺导管、射精管等进入男性生殖系统,引起前列腺、精囊、射精管、附睾和睾丸结核,男性生殖系统结核也可以经血行直接播散引起。泌尿、男性生殖系统结核往往在肺结核发生或愈后 3～10 年或更长时间才出现症状。

二、病　理

1. 病理性肾结核　结核分枝杆菌主要经血液循环感染进入肾,在双侧肾皮质的肾小球周围毛细血管丛内,形成多发性微小结核病灶。由于该处血液循环丰富,修复力较强,如患者免疫力较强,感染细菌的数量较少或毒力较小,早期微小结核病变可以全部自行愈合,临床上常不出现症状,称为病理性肾结核。

2. 肾髓质结核和临床肾结核　如果患者抵抗力低下,细菌数量大或毒力较强,肾皮质病灶不能愈合,逐渐扩大,结核分枝杆菌经肾小管至髓质的肾小管袢处,由于该处血流缓慢、血液循环差,易发展为肾髓质结核。病变在髓质继续发展,穿破肾乳头到达肾盂、肾盏,发生结核性肾盂肾炎,出现临床症状及影像学改变,称为临床肾结核,绝大多数为单侧病变。

3. 肾自截　肾结核早期主要是皮质内的多发性结核结节,随着病情逐渐加重,结节彼此融合,形成干酪样脓肿,从肾乳头处破入肾盂肾盏形成空洞性溃疡,逐渐扩大蔓延至全身。结核钙化也是肾结核的常见病理改变。后期,输尿管本身钙化、纤维化,输尿管常完全闭塞,含有结核杆菌的尿液不能流入膀胱,膀胱继发性结核病变逐渐好转和愈合,膀胱刺激症状也逐渐缓解甚至消失,尿液检查趋于正常,这种情况称为肾自截。但是患者本身的病情加重。

4. 膀胱挛缩　膀胱结核性溃疡较少见,但可以累及全膀胱,病变愈合致使膀胱壁广泛纤维化和瘢痕收缩,使膀胱壁失去伸张能力,膀胱容量显著减少,不足 50 mL,即为膀胱挛缩。

三、临床表现

1. 慢性膀胱刺激征　肾结核最重要、最主要也是最早出现的症状。当结核杆菌引起膀胱黏膜出现结核性炎症时,患者开始出现尿频,同时可出现尿急、尿痛、排尿不能等待,必须立即排出,难以忍耐。晚期出现膀胱挛缩,可有尿失禁。

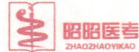

【例 1】 肾结核<u>最具有特征性</u>的临床表现是

A. 腰痛   B. 发热伴盗汗   C. 肉眼血尿

D. 慢性膀胱刺激症状   E. 消瘦

【例 2】 男,35 岁。慢性膀胱刺激症状经抗感染治疗<u>无效</u>,应考虑是

A. 前列腺炎   B. 前列腺增生   C. 慢性膀胱炎

D. 尿道炎   E. 泌尿系结核

2. 血尿 多数为<u>终末血尿</u>,由膀胱的结核性炎症和溃疡在排尿时收缩膀胱引起。少数结核可侵犯血管导致全程血尿。

3. 脓尿 由于肾和膀胱的结核性炎症,造成组织破坏,尿液中可出现大量脓细胞,同时在尿液内亦可混有干酪样物质,使尿液混浊不清,严重者呈米汤样脓尿。

4. 腰痛和包块 肾结核病变在肾,但是患者一般无明显腰痛。仅有少数肾结核病变破坏严重或出现梗阻,发生结核性脓肾或继发肾周感染,输尿管被血块、干酪样物质堵塞时,引起腰部钝痛或绞痛。

5. 男性生殖系统结核 50%～70%患者合并生殖系统结核,虽然病变主要从前列腺、精囊开始,但临床上表现<u>最明显</u>的是<u>附睾结核</u>,附睾可触及不规则硬块。

6. 全身症状 一般全身症状不明显,晚期肾结核合并其他部位活动性结核时,可以有发热、盗汗、消瘦、贫血、虚弱等典型结核症状。

【例 3】 <u>附睾结核</u>多继发于

A. 肾结核   B. 骨结核   C. 淋巴结核

D. 肠结核   E. 肺结核

四、诊 断

1. 尿液检查 尿沉淀涂片<u>抗酸染色</u>找到<u>抗酸杆菌</u>(确诊检查)。

2. 影像学诊断

(1) X 线检查 可见到病肾局灶性斑点状钙化影或全肾广泛钙化。静脉尿路造影(IVU)是影像学最有意义的检查,可见肾盏边缘不光滑如虫蛀状(特异性)。

(2) CT 和 MRI CT 对中晚期肾结核能清楚显示扩大的肾盏肾盂、皮质空洞及钙化灶。MRI 水成像对诊断肾结核合并对侧肾积水有独到之处。

3. 膀胱镜检查 ①膀胱三角区和患侧输尿管口周围较为明显;②患侧输尿管口可呈"洞穴"状,有时可见混浊尿液喷出;③膀胱挛缩容量小于 50 mL 或有急性膀胱炎时,不宜行膀胱镜检查。

【例 4】 对诊断肾结核<u>最有意义</u>的是

A. 尿路平片   B. 肾图   C. B 超

D. 静脉尿路造影   E. 膀胱镜检

【例 5】 男性,37 岁。尿频、尿急、尿痛 2 年,一般抗感染治疗<u>不好转</u>,时有<u>低热</u>、无力。尿检:白细胞 20～30/HP,红细胞 5～8/HP。肾图:右肾功能严重受损,左肾积水。初诊为肾结核,为确诊应做哪项检查意义更大?

A. IVU   B. B 超   C. CT   D. 肾动脉造影   E. 血常规

五、治 疗

1. 药物治疗 早期用抗结核药物治疗,首选药物是异烟肼、利福平、吡嗪酰胺和链霉素。治疗中应每月查一次尿常规并在尿中找抗结核杆菌,必要时行静脉尿路造影,以观察疗效。连续半年尿中未找到结核分枝杆菌即为稳定转阴,5 年不复发即可认为治愈。

2. 手术治疗 凡药物治疗 6～9 个月无效,肾结核破坏严重者,应在药物治疗配合下行手术治疗。肾切除手术前抗结核药物使用<u>不应少于 2 周</u>。

3. 肾结核的手术方法

病灶清除术	适用于与肾盂不通的肾结核闭合性脓肿
肾部分切除术	适用于局限在病肾一极的结核病灶
肾切除术	适用于<u>对侧肾正常</u>,患侧严重破坏

续表

肾造瘘术	适用于晚期肾结核,膀胱挛缩合并对侧肾重度积水且有尿毒症
膀胱扩大切除术	①结核性膀胱挛缩,切除患肾后,经过 3～6 个月的抗结核治疗,待膀胱结核完全自愈后,对侧肾功能正常,无尿道狭窄,行膀胱扩大术; ②挛缩膀胱的男性患者常有前列腺、精囊结核引起后尿道狭窄,为改善和保护积水肾仅有的功能,行输尿管皮肤造口或回肠膀胱或肾造口
解除输尿管狭窄的手术	狭窄位于中上段者,切除狭窄段,输尿管对端吻合术;狭窄靠近膀胱者,切除狭窄段,输尿管膀胱吻合术,放置双 J 形输尿管支架引流管

【例6】男,39 岁。诊断左肾结核,膀胱容量 30 mL,右肾严重积水伴尿毒症。宜首先行

A. 膀胱扩大术
B. 右肾造瘘术
C. 左肾切除术
D. 左肾结核病灶清除术
E. 膀胱造瘘术

【例7】女,25 岁。右肾结核行右肾切除,抗结核治疗半年多,尿痛缓解,但尿频加重,每晚 7～8 次。静脉尿路造影见左肾显影尚好,仅伴轻度肾积水及膀胱挛缩,尿常规白细胞 0～2/HP。现治疗应选择

A. 左肾造瘘术
B. 继续抗结核治疗
C. 左输尿管皮肤造瘘术
D. 膀胱扩大术
E. 膀胱造瘘术

➤ 参考答案如下,详细答案参见 2021 版《国家临床执业及助理医师资格考试精选真题考点精析》。

1. D	2. E	3. A	4. D	5. A	昭昭老师提示:
6. B	7. D	—	—	—	关注官方微信,获得第一手考试资料。

第6章　尿路结石

➤ **2021 考试大纲**

①概述;②上尿路结石;③膀胱结石。

➤ **考纲解析**

近 20 年的医师考试中,本章的考试重点是各种尿路结石的治疗,执业医师每年考查分数为 2～3 分,助理医师每年考查分数为 1～2 分。

第1节　概　述

一、病　因

1. 流行病学因素

(1)性别和年龄　好发年龄为 25～40 岁,男女比例为 3:1。我国上尿路结石男女比例接近,下尿路结石男性明显多于女性。儿童多发于 2～6 岁。女性有两个发病高峰,25～40 岁和 50～65 岁。老年男性发病与前列腺增生引起尿路梗阻有关,可继发膀胱结石。

(2)水分摄入　大量饮水能减少尿中晶体形成,出汗过多有利于尿结石形成。

(3)饮食和营养　营养状况好,容易形成肾结石,如草酸钙、磷酸钙结石;营养状况差,容易形成膀胱结石,如尿酸结石。

(4)疾病　有些尿结石的形成与遗传性疾病有关,如胱氨酸尿症、家族性黄嘌呤尿等。甲状旁腺功能亢进、高尿酸尿症、高草酸尿症以及尿路梗阻和感染亦为尿结石形成的因素。

2. 尿液改变

(1)形成尿结石的物质排出增加　尿液中钙、草酸或尿酸排出量增加。长期卧床、甲状旁腺功能亢进者尿钙增加;痛风患者尿酸排出增多;内源性合成草酸增加或肠道吸收草酸增加引起高草酸尿症。

(2)尿 pH 值改变　碱性尿易形成磷酸镁铵及磷酸盐沉淀,酸性尿易形成尿酸或胱氨酸结晶。

(3)尿量减少　尿液中盐类和有机物质的浓度增高。

(4)尿中抑制晶体形成和聚集的物质减少　如枸橼酸、焦磷酸盐、酸性黏多糖、镁等。

（5）尿路感染时尿基质增加,使晶体黏附。

3. 泌尿系解剖结构的异常　尿路狭窄、梗阻、憩室导致尿液滞留及感染,尿液中晶体或基质在该部位形成沉淀有利于结石形成。

二、尿路结石的成分及特性

（昭昭老师速记:"最常见"的是小"草",草地里有"桑葚";小"鹿""淋"雨了容易"感染";"蜡"烛带来"光"明。）

	草酸钙结石	磷酸盐结石	尿酸结石	胱氨酸结石
发病率	最高	—	—	—
病　因	—	尿路感染和梗阻	尿酸代谢异常	—
颜　色	棕褐色	灰白色、黄色或棕色	黄色或红棕色	淡黄色至黄棕色
质　地	质硬	易碎	质硬	质韧
表　面	粗糙	粗糙	光滑	光滑
形　状	桑葚样	鹿角形	颗粒状	蜡样
X　线	显影	显影	不显影	不显影

【例1】X线平片绝大多数能显影的结石是

A. 胆囊结石　　　　　　　　B. 肝内胆管结石　　　　　　C. 肝外胆管结石

D. 尿路结石　　　　　　　　E. 胃石

例2～3 共用选项

A. 碳酸盐结石　　　　　　　B. 尿酸结石　　　　　　　　C. 混合型结石

D. 磷酸盐结石　　　　　　　E. 草酸钙结石

【例2】腹部平片不显影的结石是

【例3】感染性结石的性质是

三、病理改变

1. 尿路结石的好发部位　输尿管结石常位于三个生理狭窄处:肾盂输尿管连接处、输尿管跨过髂血管处、输尿管膀胱壁段。其中,以输尿管下 1/3 最多见。

2. 尿路结石并发症　可引起泌尿道直接损伤、梗阻、感染或恶性变。

直接损伤	结石本身的直接刺激,可致尿路黏膜充血、水肿,甚至糜烂或脱落
尿路梗阻	①肾盂结石进入输尿管可自然排出; ②肾盂结石也可停留在尿路的任何部位,引起急性完全性尿路梗阻或慢性不全性尿路梗阻,最终导致肾积水和肾功能损害
尿路感染	尿路结石合并梗阻时,由于尿液淤滞,易并发尿路感染,而感染又会引发结晶的析出和沉淀,使原有结石体积迅速增大,结果进一步加重尿路梗阻
恶性变	①结石在肾盏内缓慢长大,充满肾盂、肾盏,形成鹿角形结石; ②结石可合并感染,少数病例尿路移行上皮发生鳞化可继发鳞癌

【例4】鹿角形结石引起泌尿道的病理生理改变最严重的后果是

A. 尿路梗阻　　　　　　　　B. 尿路感染　　　　　　　　C. 尿路上皮恶性变

D. 肾积水　　　　　　　　　E. 尿毒症

第 2 节　上尿路结石

肾和输尿管结石为上尿路结石,主要症状是疼痛和血尿。其程度与结石的部位、大小、活动及有无合并损伤、感染、梗阻等有关系。

一、临床表现

主要表现是:疼痛＋血尿(多为镜下血尿)。

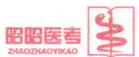

1. 疼痛

肾结石	可引起肾区疼痛,伴肋脊角叩击痛
肾盂及肾大盏结石	可无明显临床症状,活动后出现上腹或腰部钝痛
输尿管结石	表现为阵发性腰部或上腹部疼痛,剧烈难忍,并沿输尿管放射到同侧腹股沟,还可涉及睾丸和阴唇
输尿管膀胱壁内段或输尿管口结石	膀胱刺激征及尿道和阴茎头部放射痛

2. 血尿 通常为镜下血尿,少数患者为肉眼血尿。

3. 恶心、呕吐 输尿管和肠管有共同的神经支配,可出现恶心、呕吐。

4. 膀胱刺激征 结石伴有感染或输尿管壁内段结石,可有尿频、尿急、尿痛。

【例5】关于输尿管结石的描述正确的是

A. 肾区疼痛,有的无症状　　　B. 肾绞痛,腰部阵发性疼痛　　　C. 排尿时突然疼痛

D. 尿痛,会阴部疼痛　　　E. 肋脊角叩痛

二、实验室检查

B 超	①首选的影像学检查;　②适合于几乎所有人群
尿路平片(KUB)	能发现95%以上的结石(昭昭老师提示:不适于孕妇)
静脉尿路造影(IVU)	可以评价结石所致的结构和功能改变,同时可以评价肾功能
放射性核素肾显像	主要用于确定分侧肾功能,评价治疗前肾功能情况和治疗后肾功能恢复状况
逆行肾盂造影	最有价值的检查,可评价结石对肾结构和功能的影响程度
CT	①平扫 CT 有助于鉴别不透光的结石、肿瘤、凝血块等; ②增强 CT 可显示肾积水的程度和肾实质的厚度,从而有助于了解肾功能的改变情况
内镜检查	尿路平片未显示结石,静脉尿路造影有充盈缺损而不能确诊时行内镜可以明确诊断

昭昭老师提示:能够显示肾功能的结构有 IVU 和放射性核素显像。

【例6】女,16 岁。反复左腰部胀痛不适 2 年。B超发现左肾积水 6 cm×4 cm,上尿路未见结石。为明确病因最有价值的检查是

A. 静脉尿路造影　　　B. 腹部 X 线平片　　　C. 腹部 CT

D. 左侧逆行肾盂造影　　　E. 放射性核素肾图

【例7】鉴别上尿路结石与腹腔钙化灶常用的检查方法是

A. 静脉尿路造影　　　B. CT　　　C. 腹部侧位 X 线平片

D. B 超　　　E. MRI

例8~9 共用题干

男,32 岁。反复腰部胀痛 1 年余。B超见右肾盂结石,大小 1.5 cm×1.0 cm,左肾积水,左输尿管上段结石,大小 1.0 cm×0.8 cm。尿常规:RBC 5~10/HP,WBC 16~20/HP。总肾功能正常。

【例8】要了解该患者分肾功能首选的检查方法是

A. CT 平扫　　　B. 复查 B 超　　　C. KUB　　　D. MRI　　　E. IVU

【例9】首选的治疗方法是

A. 左输尿管结石体外冲击波碎石　　　B. 右肾盂结石体外冲击波碎石　　　C. 左输尿管切开取石

D. 药物排石　　　E. 右肾盂切开取石

例10~11 共用题干

男,18 岁。反复左侧腰部胀痛 3 年余。B超见左肾重度积水,左输尿管显示不清。总肾功能正常。尿常规:RBC(—),WBC 5~10/HP。IVU 检查显示左肾显影不清晰,右肾正常。

【例10】为明确病变部位,最常用的检查方法是

A. KUB　　　B. 放射性核素肾显像　　　C. B 超

D. 逆行肾盂造影　　　E. CT 平扫

【例11】有效的治疗方法是

A. 抗感染治疗　　　　B. 肾盂输尿管成形　　　　C. 继续观察

D. 放置输尿管支架引流　　　E. 左肾造瘘

三、治　疗

1. 病因治疗　找到病因,治疗原发疾病。

2. 药物治疗　直径<0.6 cm、光滑、结石以下无尿路梗阻时,可行药物排石治疗。

结石类型	治疗方法
纯尿酸结石	碱化尿液,口服别嘌醇,饮食调节
胱胺酸结石	碱化尿液,摄入大量液体,卡托普利可预防胱氨酸结石的形成
感染性结石	①控制感染,口服氯化铵酸化尿液,脲酶抑制剂; ②限制食物中磷酸的摄入,应用氢氧化铝凝胶减少肠道对磷酸的吸收,大量饮水增加尿量
解痉结石	肾绞痛的治疗以解痉镇痛为主,如非甾体镇痛抗炎药、阿片类、解痉药

3. 常规治疗

(1) 治疗方法

结石直径/cm	肾结石	输尿管上段结石	输尿管中下段结石
<0.6	药物治疗	药物治疗	药物治疗
0.6~2.0	ESWL(体外冲击波碎石)	ESWL	URL(输尿管镜取石)
>2.0	PCNL(经皮肾镜取石术)	LUL(腹腔输尿管镜取石)	LUL

(2) ESWL 的禁忌证和并发症

禁忌证	结石远端狭窄、妊娠、出血性疾病、严重心脑血管疾病、起搏器者、血 CR≥265 μmol/L、急性尿路感染、育龄妇女输尿管下段结石
并发症	"石街"、血尿、肾周围血肿、尿路感染、肾绞痛

4. 其余处理方式

双侧肾及输尿管结石	①双侧肾结石时,先处理容易取出且安全的一侧; ②双侧输尿管结石时,一般先处理梗阻严重侧; ③一侧肾结石,另一侧输尿管结石时,先处理输尿管结石
肾部分切除术	适用于结石位于肾的一极,或扩张、引流不畅的肾盏内,或有多发性砂石状结石,不切除肾组织不易除净时
肾造瘘术	功能极差,梗阻严重,全身情况不良,宜先行经皮肾造瘘,待患者情况改善后再处理结石

【例12】右肾盂内1.3 cm 单发结石,静脉尿路造影显示右肾轻度积水,肾功能正常。首选治疗方法是

A. 体外冲击波碎石　　　B. 经皮肾镜碎石　　　　C. 经输尿管镜碎石

D. 药物治疗　　　　　　E. 肾盂切开取石

【例13】男,40 岁。左肾盂结石1.5 cm,静脉尿路造影显示左肾功能正常,逆行肾盂造影证实左侧肾盂输尿管交界处狭窄。首选的治疗方法是

A. 服用药物排石　　　　B. 开放手术取石+肾盂输尿管成形　　C. 体外冲击波碎石

D. 经皮肾镜碎石　　　　E. 大量饮水

【例14】以下不适用输尿管镜碎石的是

A. 输尿管狭窄　　　　　B. 阴性结石　　　　　　C. 结石停留时间较长

D. 患侧肾积水　　　　　E. 肥胖患者

例15~17 共用题干

男性,35 岁。右肾疼痛,尿常规红细胞满视野,白细胞2~3/HP。尿路平片可见右下段输尿管走行区高密度阴影0.6 cm,IVU 可见右输尿管下段结石,其上输尿管轻度扩张,右肾轻度积水。

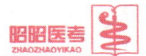

【例15】输尿管结石绞痛发作时应给予的治疗

A. 大量饮水,促使结石排出　　　B. 体外震波碎石　　　C. 立即手术取石

D. 输尿管导管套石　　　E. 用药物解除绞痛症状

【例16】患者采取中西药物治疗和大量饮水活动后绞痛解除,突然出现尿流中断及排尿终末痛,原因是

A. 急性前列腺炎　　　B. 结石在输尿管间壁段　　　C. 结石到膀胱

D. 结石到尿道　　　E. 尿道炎

【例17】对该患者应采取哪种治疗方法?

A. 膀胱切开取石术　　　B. 套石术　　　C. 药物排石

D. 大量饮水等待自然排出　　　E. 体外震波碎石

四、并发症

感 染	急性肾盂肾炎或肾积脓继发症状:畏寒、发热、寒战
肾积水	尿路梗阻导致尿液排出受阻出现肾积水
尿毒症	尿路完全性梗阻导致肾功能降低,进而发生尿毒症
尿路感染	上尿路结石容易并发大肠埃希菌感染,导致尿路感染

五、预 防

(1)口服维生素 B₆可减少草酸盐排出,口服氧化镁可增加尿中草酸盐溶解度,进而减少草酸盐结石的产生。

(2)口服别嘌醇和碳酸氢钠可抑制尿酸结石形成,减少尿路结石发生。

第3节　膀胱结石

一、概 述

膀胱结石是指在膀胱内形成的结石,分为原发性膀胱结石和继发性膀胱结石。前者是指在膀胱内形成的结石,多由营养不良引起,多发于儿童。后者则是指来源于上尿路或继发于下尿路梗阻、感染、膀胱异物或神经源性膀胱等因素而形成的膀胱结石。膀胱结石主要发生于老年男性,多由前列腺增生所致。

二、临床表现

膀胱结石的典型症状为排尿突然中断,疼痛放射至远端尿道及阴茎头部,伴排尿困难和膀胱刺激症状。小儿常用手搓拉阴茎,跑跳或者改变排尿姿势后,可使疼痛缓解,继续排尿。

【例18】表现为排尿突然中断的疾病是

A. 尿道结石　　　B. 肾结石　　　C. 膀胱结石

D. 前列腺增生　　　E. 肾癌

【例19】男性,68岁。排尿困难2年。腹平片提示膀胱区有2.0 cm椭圆形浓密影。典型的临床表现是

A. 膀胱刺激征　　　B. 进行性排尿困难　　　C. 血尿

D. 腰痛、血尿、脓尿　　　E. 尿流中断,改变体位后好转

三、检 查

1. B超　首选检查为B超,能够发现膀胱及尿道强光团及声影,还可同时发现膀胱憩室、良性前列腺增生等。

2. X线检查　可显示大多数的结石。怀疑尿路结石时,还需做 KUB 及 IVU。

3. 膀胱镜检查　能直接观察结石,并可发现膀胱和尿道病变。

四、治 疗

结石直径/cm	治疗方法
膀胱结石<2~3	经尿道膀胱镜取石或碎石术
膀胱结石>2~3	①耻骨上膀胱切开取石,为传统开放性手术; ②小儿膀胱感染严重者,应先做耻骨上膀胱造瘘引流尿液,待感染控制后再行取石术

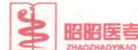
➤ **参考答案**如下,详细答案参见 2021 版《国家临床执业及助理医师资格考试精选真题考点精析》。

1. D	2. B	3. D	4. C	5. B	
6. D	7. C	8. E	9. A	10. D	昭昭老师提示:
11. E	12. A	13. B	14. A	15. E	关注官方微信,获得第一手考试资料。
16. C	17. D	18. C	19. E	—	

第7章 泌尿、男性生殖系统肿瘤

➤ **2021 考试大纲**

①肾肿瘤(肾癌、肾盂癌、肾母细胞瘤);②膀胱肿瘤;③前列腺癌;④睾丸肿瘤;⑤阴茎癌。

➤ **考纲解析**

近 20 年的医师考试中,本章的考试重点是各种泌尿肿瘤的诊断、检查和治疗,执业医师每年考查分数为 2～3 分,助理医师每年考查分数为 1～2 分。

泌尿、男性生殖系统各个部位都可发生肿瘤,我国最常见的是膀胱癌,其次为肾癌。欧美发达国家最常见前列腺癌,我国近年亦呈明显上升趋势。泌尿系统肿瘤的临床表现为无痛性全程肉眼血尿。

【例1】泌尿系肿瘤中最常见的是

A. 膀胱癌   B. 肾细胞癌   C. 肾盂癌   D. 前列腺癌   E. 睾丸癌

【例2】老年人无痛性血尿,首先应考虑

A. 泌尿系肿瘤   B. 泌尿系畸形   C. 泌尿系感染   D. 泌尿系结石   E. 泌尿系结核

第1节 肾细胞癌

肾细胞癌又称为肾腺癌,占肾恶性肿瘤的 85% 左右。引起肾癌的病因至今尚未明确,其发病机制可能与吸烟、肥胖、饮食、职业接触、遗传因素等有关。各国或各地区的发病率不同,发达国家高于发展中国家,城市地区高于农村地区。

一、病 理

(1) 肾癌常累及一侧肾,多单发,双侧先后同时发病者占 2% 左右。肾癌的组织病理多种多样。

透明细胞癌	透明细胞癌是最常见的病理类型(昭昭老师速记:渗透="肾""透"),占肾癌的 70%～80%,主要来自肾小管上皮细胞
梭形细胞癌	呈浸润性生长,具有很强的侵袭性及远处转移能力,预后差
嫌色细胞癌	源于集合管皮质部分,其预后较透明细胞癌好

(2) 肾癌局限在包膜内时恶性度较小,当肿瘤逐渐增大穿透假包膜后,除侵及肾周筋膜和邻近器官组织,向内侵及肾盂、肾盏引起血尿外,还可直接扩展至肾静脉、下腔静脉形成癌栓,经血液和淋巴转移至肺、肝、骨、脑等。淋巴转移最先至肾蒂淋巴结。

二、临床表现

肾癌高发年龄为 50～70 岁,男女比例为 2:1。30%～50% 的肾癌缺乏早期临床表现(昭昭老师提示:所有的癌症几乎早期都是无法发现的),大多在健康体检或其他疾病检查时被发现。

血尿、疼痛和肿块	肉眼血尿、腰痛和腹部肿块 称为 肾癌三联征 (昭昭老师提示:如果把血尿改成血便是什么? 就是经典的肠套叠的三联征:血便、腹痛、包块) ①间歇性无痛性肉眼血尿为常见症状,表明肿瘤已侵犯肾盏、肾盂; ②疼痛为腰部钝痛或隐痛,多由肿瘤生长牵张肾包膜或侵犯周围组织所致,血块通过输尿管时发生肾绞痛; ③肾肿瘤较大时在腹部或腰部容易被触及

续表

副瘤综合征	①常见发热、高血压、血沉增快等; ②高钙血症、高血糖、红细胞增多症、肝功能异常、消瘦、贫血、体重减轻及恶病质等; ③同侧阴囊内可发现精索静脉曲张,平卧位不消失,提示肾静脉或下腔静脉内癌栓形成
转移症状	约30%患者因转移症状,如病理性骨折、咳嗽、咯血及转移部位出现疼痛等首次就诊,40%~50%的患者在首次就诊时出现远处转移

【例3】肾癌典型的临床表现是

A. 消瘦、肿块和疼痛　　　B. 高血压、肿块和疼痛　　　C. 血尿、肿块和疼痛

D. 发热、肿块和疼痛　　　E. 水肿、肿块和疼痛

【例4】成人肾肿瘤最常见的症状是

A. 腰部包块　　　B. 腹部包块　　　C. 高血压

D. 精索静脉曲张　　　E. 间歇无痛性血尿

【例5】肾癌患者出现血尿时肿瘤已

A. 累及肾包膜　　　B. 转移至膀胱　　　C. 累及肾周脂肪囊

D. 血行转移　　　E. 侵及肾盂肾盏

三、实验室检查

B 超	首选的检查方法(昭昭老师提示:肝胆胰脾肾首选是 B 超)
腹部 X 线	①尿路平片(KUB)可见肾外形增大,偶见肿瘤散在钙化; ②静脉尿路造影(IVU)示肾盏、肾盂不规则变形、狭窄、拉长、移位
腹部 CT	目前诊断肾癌最可靠的影像学方法,可清楚显示肿瘤部位、大小等
肾动脉造影	对于肿瘤较小,B 超、CT 不能确诊的肾癌作肾动脉造影,可显示肿瘤内病理性新生血管、动-静脉瘘、造影剂池样聚集与包膜血管增多
MRI	对肾癌诊断的准确性与 CT 相仿,T1 加权像肾癌常表现为不均质低信号或高信号,T2 加权像肾癌表现为高信号改变
肾组织活检	明确诊断的最可靠方法

【例6】男,60岁。发现肉眼全程血尿伴条状血凝块1周。无尿痛、尿频、尿急。B超显示左肾实质占位,肿块直径55 mm。为明确肿块性质,进一步检查首选

A. 尿细胞学检查　　　B. 肾动脉造影　　　C. 静脉尿路造影

D. 腹部 CT 平扫+增强　　　E. 尿路平片

【例7】难以鉴别的肾癌和肾囊肿,最可靠的鉴别方法是

A. 排泄性尿路造影　　　B. 逆行肾盂造影　　　C. B 超

D. 肾动脉造影　　　E. CT

四、治 疗

1. 根治性肾切除术　治疗肾癌最主要的方法。

切除范围	①患肾、肾周脂肪及筋膜、区域肿大淋巴结和髂血管分叉以上的输尿管; ②肿瘤已经侵犯肾上腺时,需要同时切除肾上腺; ③肾静脉或下腔静脉内癌栓应同时取出
肾动脉栓塞	瘤体较大,术前做肾动脉栓塞治疗,可减少术中出血
肾部分切除术	肿瘤位于肾上、下极或肾周边、单发,肿瘤最大径<4 cm 的肾癌

2. 生物制剂　应用干扰素-α、白介素-2 等进行免疫治疗。

3. 放化疗　肾癌具有耐多药物基因,对放射治疗及化学治疗不敏感。

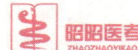

【例8】男性,48岁。体检发现右肾下极有2 cm×2 cm占位病变,IVU未见右肾盂、肾盏形态改变。CT可诊断右肾下极恶性肿瘤,左肾形态和功能正常。下面治疗方案哪项是正确的

A. 根治性右肾切除   B. 右肾切除   C. 右肾动脉切除

D. 右肾动脉栓塞   E. 右肾部分切除加放化疗

例9~10共用选项

A. 免疫治疗   B. 随访观察   C. 根治性肾切除

D. 肾部分切除   E. 放射治疗

【例9】5.0 cm×4.0 cm肾癌,靠近肾门,对侧肾功能正常,应选择的治疗方法是

【例10】右肾下极2.5 cm×2.0 cm肾癌,左肾无功能,应选择的治疗方法是

第2节 肾盂癌

上尿路肿瘤为累及肾盏、肾盂至输尿管远端之间尿路的肿瘤新生物。肾盂、输尿管肿瘤较膀胱肿瘤相对少见,其中90%以上为移行上皮肿瘤。(昭昭老师速记:"愚"公"移"山,我们就是要靠这些好的方法把知识点记忆准确,否则只能背了忘,忘了记,然后又忘)

一、病 理

1. 类型 肾盂肿瘤多为移行上皮细胞乳头状肿瘤,可单发或多发。肿瘤细胞分化和基底的浸润程度有很大差别。最常见低分级的乳头状尿路上皮癌。

2. 转移 肿瘤沿肾盂黏膜上皮蔓延扩散,可逆行侵犯肾集合管,甚至浸润肾实质,亦可顺行侵及远端输尿管。肾盂、输尿管的肌层较薄,早期可浸润肌层,而输尿管外膜组织内含丰富的血管和淋巴管,故常有早期淋巴转移。鳞状细胞癌和腺癌较少见,其中鳞状细胞癌多与长期尿路结石梗阻、感染等刺激有关。上尿路的尿路上皮癌扩散可直接浸润肾实质或周围组织,经淋巴转移至肾蒂、主动脉、下腔静脉、同侧髂总血管和盆腔淋巴结,血行转移至全身多个部位,最常见于肝、肺和骨等。

【例11】肾盂肿瘤最常见的组织类型是

A. 鳞状细胞癌   B. 移行细胞癌   C. 颗粒细胞癌

D. 透明细胞癌   E. 腺癌

二、临床表现

一般表现	发病年龄大多50~70岁,男女发病比例约为2:1
主要表现	①早期出现间歇性无痛性肉眼血尿,偶可有条形血块,少数为显微镜下血尿; ②30%患者有腰部钝痛,由肿瘤逐渐发生的梗阻和肾积水所致; ③当血块堵塞输尿管时,导致肾绞痛
其他表现	①15%患者就诊时无症状,影像学检查偶然发现病灶才被确诊; ②晚期可出现腰部或腹部肿物、消瘦、体重下降、贫血、下肢水肿和骨痛等转移症状

【例12】肾盂癌最常见的症状是

A. 高血压   B. 腰部包块   C. 肾绞痛并有血尿

D. 间歇无痛性血尿   E. 精索静脉曲张

三、实验室检查

尿细胞学检查	取新鲜尿标本或逆行插管收集患侧肾盂尿行细胞学检查可发现癌细胞
静脉尿路造影	诊断上尿路病变的传统方法,可发现上尿路某一部位的充盈缺损、梗阻或充盈不全,以及集合系统未显影
超声、CT、MRI	对上尿路肿瘤的诊断及其他疾病鉴别诊断有很好的应用价值
膀胱镜检查	膀胱镜检查见输尿管口喷血(这个是肾盂癌的典型表现之一)
逆行肾盂造影	可进一步发现肾盂、输尿管充盈缺损改变
输尿管镜检查	可直接观察肿瘤并取活检

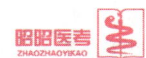

【例13】男,39岁。间歇性肉眼血尿2月余。IVP见左肾盂内有不规则充盈缺损。膀胱镜检见左侧输尿管口喷血,应首先考虑

   A. 肾结核   B. 肾癌   C. X线不显影肾结石   D. 肾盂癌   E. 肾炎

四、治 疗

1. 开放手术 标准的手术方法是切除患肾及全长输尿管,包括输尿管开口部位的膀胱壁。

2. 创伤手术 孤立肾或对侧肾功能已受损,肿瘤细胞分化良好、无浸润的带蒂乳头状肿瘤,可做局部切除术。个体小、分化好的上尿路肿瘤也可通过内镜手术切除或激光切除。

【例14】肾盂癌手术切除范围是

   A. 患肾＋同侧中上段输尿管   B. 患肾＋同侧肾上腺   C. 患肾

   D. 患肾＋同侧上段输尿管   E. 患肾＋同侧全长输尿管

第3节 肾母细胞瘤

肾母细胞瘤又称肾胚胎瘤或 Wilms 瘤,是小儿最常见的恶性肿瘤,占15岁以下小儿恶性泌尿生殖系肿瘤的8%。

一、病 理

1. 发生 肾母细胞瘤可发生于肾实质的任何部位,增长迅速,有纤维假膜。肾母细胞瘤是从胚胎性肾组织发生,典型的组织学特征为由间质、上皮和胚芽三种成分组成的恶性多形性腺瘤。

2. 转移 肿瘤突破肾包膜后,可广泛侵犯周围组织和器官。转移途径同肾癌,经淋巴转移至肾蒂及主动脉旁淋巴结,血行转移可扩散至全身多个部位,以肺转移最常见,其次为肝,也可以转移至脑等。

二、临床表现

发病年龄	80%以上在5岁以前发病,发病年龄平均为3.5岁
主要特点	腹部肿块是最常见的也是最重要的症状,绝大多数是在给小儿洗澡或更衣时发现
次要表现	①约1/3患者有血尿,其中10%～15%有肉眼血尿; ②其他常见症状有腹痛、血尿和发热,亦可有高血压及红细胞增多症,偶有肿瘤破溃出血及急腹症就诊者; ③晚期出现消瘦、食欲差、恶心、呕吐、贫血等症状; ④少数有虹膜缺失、泌尿生殖系统异常和偏侧肥大等

【例15】肾母细胞瘤的临床表现特点

   A. 血尿   B. 腹痛   C. 腹部包块   D. 发热   E. 贫血

【例16】女,6个月。偶然发现右腹部包块,中等硬度,光滑,无压痛。应首先考虑的疾病是

   A. 右肾结石   B. 右肾囊肿   C. 右肾母细胞瘤   D. 右肾错构瘤   E. 右肾积水

三、诊 断

1. 临床表现 年龄＜5岁体质虚弱的儿童＋腹部包块→肾母细胞瘤。

2. 辅助检查 超声、X线、CT 及 MRI 对诊断有决定意义。

四、治 疗

1. 开放手术 肾母细胞瘤是综合治疗效果最好的小儿恶性实体肿瘤,采取经腹行患肾切除术,配合化疗和放疗,可显著提高5年生存率。

2. 术前化疗 首选药物是放线菌素 D(ACTD)、长春新碱(VCR),两药联合应用疗效更好。术后放疗配合支持疗法,包括均衡的营养供应和补液。术前放疗适用于曾用化疗而肿瘤缩小不明显的巨大肾母细胞瘤。

【例17】男,4岁。近3个月发现右侧腹部有一肿物,增长迅速,行经腹肾切除术,病理为肾母细胞瘤。术后首选的辅助治疗方法是

   A. 化学治疗   B. 放射治疗   C. 生物治疗   D. 基因治疗   E. 中医药治疗

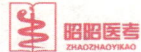

第4节　膀胱肿瘤

膀胱肿瘤是泌尿系统最常见的恶性肿瘤,绝大多数来自上皮组织,其中90%以上为移行上皮肿瘤。(昭昭老师速记:往"旁"边"移"一下)

一、病　因

1. 致癌物质　长期接触某些致癌物质的职业人员,如染料、纺织、皮革等,现在已经肯定的致癌物是联苯胺、β-萘胺、4-氨基双联苯等。

2. 吸烟　吸烟是最重要的致癌因素,约1/3膀胱癌与吸烟有关。吸烟者患膀胱癌的危险性是不吸烟者的4倍。吸烟致癌可能与香烟含有多种芳香胺的衍生物有关。

3. 感染　膀胱慢性感染与异物长期刺激会增加膀胱癌的危险,以鳞癌多见。

4. 其他　长期大量服用镇痛药物含非那西丁,食物中或者由肠道菌群作用产生的亚硝酸盐以及盆腔放射治疗等,均可能成为膀胱癌的病因或诱因。

二、病　理

1. 组织类型　95%以上为上皮性肿瘤,其中尿路上皮移行细胞乳头状肿瘤超过90%,鳞癌和腺癌各占2%~3%。

2. 分化程度　WHO分级根据膀胱肿瘤细胞的分化程度,将其分为:尿路上皮癌Ⅰ级,分化良好;尿路上皮癌Ⅱ级,中度分化;尿路上皮癌Ⅲ级,分化不良。

3. 生长方式　分为原位癌、乳头状癌和浸润性癌。

4. 浸润深度　肿瘤临床分期(T)的依据,多采用TNM分期标准。(昭昭老师提示:这个分期很简单,看看那个膀胱的三层结构就可以了,膀胱三层从内向外:黏膜固有层、肌层、浆膜层。从内向外,侵犯一层就是一期,黏膜固有层——T_1期;肌层——T_2期;浆膜层——T_3期)。

T_{is} 期	原位癌
T_a 期	无浸润的乳头状癌
T_1 期	黏膜固有层
T_2 期	①T_{2a}期,浅肌层(肌层内1/2);　　②T_{2b}期,深肌层(肌层外1/2)
T_3 期	①T_{3a}期,显微镜下见浸润周围组织;　　②T_{3b}期,肉眼可见浸润周围组织
T_4 期	侵犯前列腺、子宫、阴道及盆壁等邻近器官

【例18】膀胱癌最常见的组织类型是

A. 鳞癌　　　　B. 腺癌　　　　C. 移行细胞癌　　　D. 透明细胞癌　　　E. 乳头状癌

【例19】膀胱癌在病理上最重要的是

A. 组织类型　　B. 分化程度　　C. 病变部位　　　D. 浸润程度　　　E. 生长方式

【例20】膀胱肿瘤T_1期表明肿瘤侵及

A. 黏膜表面　　B. 黏膜固有层　　C. 浅肌层　　　D. 深肌层　　　E. 外膜层

【例21】采用TNM分期标准,膀胱肿瘤浸润浅肌层的分期是

A. T_1期　　　B. T_{2b}期　　　C. T_{3a}期　　　D. T_a期　　　E. T_{2a}期

三、临床表现

一般表现	发病年龄大多在50~70岁;男女发病比例约为4:1
主要表现	①血尿是膀胱癌最常见和最早出现的症状,约85%的患者表现为间歇性肉眼血尿,可自行减轻或停止; ②出血量与肿瘤大小、数目及恶性程度并不一致
次要表现	①尿频、尿急、尿痛亦是常见症状,多为膀胱肿瘤的晚期表现,常因肿瘤坏死、溃疡或并发感染所致; ②三角区及膀胱颈部肿瘤可梗阻膀胱出口,造成排尿困难,甚至尿潴留
晚期表现	①在下腹部耻骨上区可触及肿块,坚硬,排尿后不消退; ②广泛浸润盆腔或转移时,出现腰骶部疼痛,阻塞输尿管可导致肾积水、肾功能不全,下肢水肿、贫血、体重下降、衰弱等症状

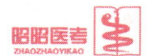

【例22】膀胱肿瘤最常见的临床表现是

A. 尿频、尿急、尿痛　　　B. 疼痛＋血尿　　　C. 镜下血尿

D. 排尿困难　　　　　　　E. 全程肉眼血尿

四、实验室检查

尿液检查	尿细胞学检查可作为血尿的初筛
B 超	简单、易行，能发现直径 0.5 cm 以上的肿瘤，作为患者的初筛检查
静脉肾盂造影	对较大的肿瘤可显示充盈缺损，并可了解肾盂、输尿管有无肿瘤
CT、MRI	多用于浸润性癌，可以发现肿瘤浸润膀胱壁的深度、局部转移肿大的淋巴结以及内脏转移情况
放射性核素	了解有无骨转移
膀胱镜检查	①最有价值、最有意义及确诊检查：膀胱镜＋活检； ②肿瘤多位于侧壁及后壁，其次为三角区和顶部，可单发亦可多发

例23～24 共用题干

男性，59 岁。间歇、无痛性肉眼血尿 5 个月来诊。查体：一般状态好，轻度贫血貌，双肾未触及，膀胱区叩诊清音。

【例23】该病例临床诊断首先考虑

A. 尿路感染　　　　　　　B. 前列腺增生症　　　C. 泌尿系结核

D. 膀胱结石　　　　　　　E. 泌尿系肿瘤，以膀胱肿瘤可能性大

【例24】该病例首选的简便检查方法是

A. B 型超声　　　B. CT　　　C. MRI　　　D. 腹部平片　　　E. 肾图

【例25】诊断膀胱肿瘤最可靠的方法是

A. 尿常规检查　　　　　　B. 尿细胞学检查　　　C. 膀胱造影

D. 膀胱 B 超　　　　　　　E. 膀胱镜检查＋活检

五、治　疗

以手术治疗为主。根据肿瘤的临床分期、病理并结合患者的全身情况，选择合适的手术方式。原则上 T_a、T_1 及局限的、分化较好的 T_2 期肿瘤，可采用保留膀胱的手术；较大、多发、反复发作及分化不良的 T_2 期和 T_3 期肿瘤以及浸润性鳞癌和腺癌，应行膀胱全切手术。

1. 非肌层浸润性膀胱癌(T_{is}、T_a、T_1)

原位癌(T_{is} 期)	化疗药物或卡介苗膀胱灌洗治疗
T_a、T_1 期	①首选治疗方法：经尿道膀胱肿瘤电切术(TURBt)； ②为了预防复发，术后 24 小时内应行膀胱灌注化疗和维持膀胱灌注化疗，常用药物有丝裂霉素、多柔比星、羟基树碱等； ③膀胱灌注化疗的主要不良反应是化学性膀胱炎

2. 肌层浸润性膀胱癌(T_2、T_3、T_4)

T_2 期级别低、局限的肿瘤	可经尿道切除或行膀胱部分切除术
T_3 期级别低、单个局限或患者不能耐受膀胱全切	可采用膀胱部分切除术
肌层浸润性膀胱癌	根治性膀胱全切除术是标准治疗方法(除切除全膀胱、盆腔淋巴结外，男性还应包括前列腺和精囊，女性还应包括尿道、子宫、宫颈、阴道穹及卵巢等，同时行尿道改流)

例26～27 共用题干

男性，50 岁。间歇性无痛性血尿 2 个月。B 超：膀胱内有 1.5 cm×1.0 cm 新生物，有蒂。

【例26】对诊断最重要的检查是

A. 尿常规　　　B. 尿脱落细胞　　　C. 膀胱镜＋活检　　　D. IVP　　　E. CT

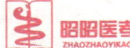

【例 27】目前<u>最常用</u>的治疗方法是

    A. 膀胱灌注化疗   B. 经尿道电切   C. 开放手术   D. 放疗   E. 全身化疗

【例 28】T_3 期多发性膀胱肿瘤治疗方法是

    A. 膀胱部分切除术   B. 经尿道膀胱肿瘤切除术   C. 膀胱内灌注化疗

    D. 放疗   E. 根治性膀胱全切术

【例 29】膀胱 T_a 期乳头状癌的治疗方法首选

    A. 膀胱全切除术   B. 膀胱部分切除术   C. 局部放疗

    D. 膀胱灌注化疗   E. 经尿道膀胱肿瘤切除术

➤ 昭昭老师总结:泌尿系统肿瘤

	肾 癌	肾盂癌	肾母细胞癌	膀胱癌
好发年龄	50~70 岁	0~70 岁	4<7 岁儿童	50~70 岁
性 别	男:女=2:1	男:女=2:1	—	男:女=4:1
主要表现	间歇性无痛性肉眼血尿	间歇性无痛性肉眼血尿	1/3 为镜下血尿	间歇性肉眼血尿
疼 痛	腰部钝痛、隐痛	可有腹痛	常无痛,血块堵塞输尿管可有肾绞痛	晚期表现
全身症状	发热、高血压、血沉增快	发热、高血压、RBC 增多	晚期恶病质	晚期恶病质
检 查	B 超、腹部 CT	IVU	B 超	膀胱镜检查
主要治疗	根治性肾切除	肾+全长输尿管切除	手术、放化疗	手术

第 5 节 前列腺癌(助理医师不要求)

    前列腺癌是老年男性的常见疾病,不同国家和种族的发病率差别很大,在欧美发病率最高。目前在<u>美国前列腺癌</u>的发病率已经超过肺癌,成为危害男性健康的<u>第一位肿瘤</u>。在亚洲,前列腺癌的发病率最低。

一、病 理

1. 类型和部位

类 型	98% 为腺癌,起源于腺细胞,其他少见的有移行细胞癌、鳞癌,以及黏液腺癌、小细胞癌、导管腺癌等
部 位	①前列腺<u>外周带</u>是肿瘤<u>最常发生的部位</u>,大多数为多病灶,易侵犯前列腺尖部; (昭昭老师速记:"周"末"癌""外"出) ②发生在外周带的高级别<u>前列腺上皮内瘤</u>可能是前列腺癌的<u>癌前病变</u>

2. 前列腺癌临床采用 TNM 分期

    (昭昭老师速记:1 期是偶发;2 期是腺叶;3 期是腺外;4 期是远处)

T_1 期	①T_{1a}:偶发肿瘤体积<所切除组织体积的 5%,直肠指检正常; ②T_{1b}:偶发肿瘤体积>所切除组织体积的 5%,直肠指检正常; ③T_{1c}:单纯 PSA 升高,穿刺活检发现肿瘤,直肠指检及经直肠超声正常
T_2 期	①T_{2a}:肿瘤局限在前列腺包膜内并<单叶 1/2; ②T_{2b}:肿瘤局限在前列腺包膜内并>单叶 1/2; ③T_{2c}:肿瘤侵犯两叶,但仍局限在前列腺内
T_3 期	①T_{3a}:肿瘤侵犯并突破前列腺一叶或两叶包膜; ②T_{3b}:肿瘤侵犯精囊
T_4 期	肿瘤侵犯膀胱颈、尿道外括约肌、直肠、肛提肌和骨盆

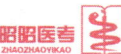

二、临床表现

早 期	①前列腺癌多无明显临床症状; ②常在体检时行直肠指检或检测血清 PSA 升高被发现
中 期	表现为下尿路梗阻症状,如尿频、尿急、尿流缓慢、尿流中断、排尿不尽,甚至尿潴留或尿失禁
晚 期	晚期骨转移出现骨痛、脊髓神经压迫症状等,其他晚期症状有贫血、衰弱、下肢水肿、排尿困难、少尿及无尿等

三、实验室检查

检查项目	意义
PSA	血清前列腺特异性抗原测定(PSA)主要用于前列腺癌的筛查
直肠指检	直肠指检是前列腺癌首选检查
经直肠 B 超引导下前列腺穿刺+活检	前列腺癌的最有价值的检查、最有意义的检查
静脉肾盂造影(IVU)	IVU 可发现晚期前列腺癌浸润膀胱,压迫输尿管引起肾积水
全身核素骨扫描和 MRI	全身核素骨扫描和 MRI 可以发现早期前列腺癌

【例30】男,59 岁。排尿困难 2 个月。B 超检查见前列腺增大,血清总 PSA 24 ng/mL。为明确诊断,最可靠的检查方法是

A. 经直肠腔内超声　　　　　B. 前列腺 MRI　　　　　C. 前列腺 CT

D. 前列腺穿刺活检　　　　　E. 直肠指检

【例31】前列腺癌筛查最常用的方法是

A. 前列腺穿刺　　　　　B. 直肠指检　　　　　C. 盆腔 MRI

D. 前列腺特异性抗原检测　　　　　E. 盆腔 CT

例32～33 共用选项

A. 前列腺穿刺活检　　　　　B. 直肠指检　　　　　C. 前列腺 MRI

D. 前列腺 B 超　　　　　E. 血清 PSA 检查

【例32】确诊前列腺癌的检查是

【例33】前列腺癌临床分期常用的检查是

四、治 疗

T_{1a} 期	一般病灶较小,细胞分化较好,可以不处理,严密观察随诊
T_{1b}～T_2 期	①局限在前列腺包膜以内,可行根治性前列腺切除术,但仅适用于年龄小,能耐受手术的患者; ②不主张对年龄>75 岁,预测寿命<10 年患者实行根治术
T_3～T_4 期	内分泌治疗为主,可行睾丸切除术+非类固醇类抗雄激素制剂,如比卡鲁胺

例34～35 共用题干

男,75 岁。腰骶部疼痛 1 个月。直肠指检前列腺增大,有结节,质地坚硬且侵犯直肠,血清 PSA 80.6 ng/mL。前列腺穿刺活检诊断前列腺癌。放射性核素骨显像见腰椎转移病灶。

【例34】该患者临床分期为

A. T_4 期　　B. T_1 期　　C. T_{2a} 期　　D. T_{2b} 期　　E. T_3 期

【例35】应选择的最佳治疗方法是

A. 根治性前列腺切除+内分泌治疗　　B. 根治性前列腺切除术　　　　C. 观察,对症处理

D. 双侧睾丸切除术　　　　　E. 药物去势+抗雄激素制剂

【例36】前列腺癌(T_{1b}、T_2 期)的最佳治疗方法是

A. 应用促黄体释放激素分泌物缓释剂　　　　B. 睾丸切除

C. 根治性前列腺切除　　　　　D. 抗雄激素治疗　　　　　E. 化疗

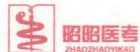

第6节　睾丸肿瘤(助理医师不要求)

一、概　述

　　睾丸肿瘤较少见,仅占全身恶性肿瘤的 1%,但却是 20～40 岁青壮年男性最常见的实体肿瘤,几乎均为恶性。

二、病　理

　　1. 原发性睾丸肿瘤分类

生殖细胞肿瘤	精原细胞瘤、胚胎癌、畸胎瘤、绒毛膜癌、卵黄囊瘤
非生殖细胞肿瘤	间质细胞瘤、支持细胞瘤

　　2. 转移　多数患者可发生淋巴转移,最先转移到邻近肾蒂的腹主动脉及下腔静脉旁淋巴结。经血行转移可扩散至肺、骨或肝。继发性睾丸肿瘤主要来自淋巴瘤及白血病等转移性肿瘤。

三、临床表现

　　1. 一般表现　睾丸肿瘤多发生于 20～40 岁,其中精原细胞瘤在 10 岁以内和 60 岁以上人群中少见,35～39 岁发病率最高。胚胎癌、畸胎瘤常见于 25～35 岁。绒毛膜上皮癌多见于 20～30 岁,而卵黄囊瘤则是婴幼儿易发生的睾丸肿瘤。恶性睾丸淋巴瘤常见于 50 岁以上,右侧较左侧多见。

　　2. 典型表现　睾丸变硬或肿胀。肿瘤逐渐增大,表面光滑、质地硬而沉重,有轻微坠胀或钝痛。极少数患者起病较急,突然出现疼痛性肿块,局部红肿伴发热,多因肿瘤出血、梗死、坏死所致,易误诊为急性睾丸炎。极少数患者因睾丸肿瘤转移病灶引起症状。

　　【例 37】男,25 岁。右侧阴囊坠胀 3 个月。查体:右侧睾丸增大、质硬,有沉重感,边界不清。首先考虑的疾病是

　　A. 鞘膜积液　　　B. 睾丸炎　　　C. 睾丸扭转　　　D. 睾丸肿瘤　　　E. 睾丸结核

四、辅助检查

　　1. 透光试验　最简单的方法。临床上多用于鞘膜积液和斜疝的鉴别诊断。其方法是在暗室中,于阴囊下方用电筒照射,如阴囊内所含是液体则透光,否则不透光。睾丸肿瘤透光试验阴性。

　　2. 肿瘤标志物　甲胎蛋白、人绒毛膜促性腺激素-β 亚基等肿瘤标志物,有助于了解肿瘤组织学性质、分期、术后有无复发和判断预后。

　　3. 影像学检查　超声和 CT 对睾丸肿瘤的诊断与阴囊内其他肿物鉴别,确定有无转移等。

五、治　疗

　　1. 手术　通过腹股沟入路实施根治性睾丸切除术,根据睾丸肿瘤组织类型和临床分期再选择不同的治疗方法。

　　2. 放化疗　精原细胞瘤对放疗比较敏感,术后可配合放射治疗,亦可配合以顺铂为基础的化疗。

第7节　阴茎癌(助理医师不要求)

一、病　因

　　1. 主要病因　阴茎癌绝大多数发生于有包茎或包皮过长者,被认为是包皮垢及炎症长期刺激所致。

　　2. 恶性倾向的病变　如阴茎皮角、阴茎黏膜白斑、巨大尖锐湿疣等,也可恶变发展为阴茎癌。

　　3. 人乳头瘤病毒(HPV)　HPV 感染和吸烟可能是阴茎癌发生的重要因素,其他危险因素有阴茎损伤、紫外线照射、干燥性龟头炎等。

二、病　理

　　1. 病理类型　阴茎癌绝大多数是鳞状细胞癌,基底细胞癌和腺癌少见。

　　2. 转移　阴茎癌主要经淋巴转移,可转移至腹股沟、股部及髂淋巴结等处,血行扩散至肺、肝、骨、脑等较罕见。

三、临床表现

　　1. 一般表现　多见于 40～60 岁有包茎或包皮过长者。肿瘤始于阴茎头、冠状沟或包皮内板,逐步

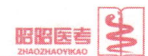

侵犯至阴茎头部、体部和海绵体,早期不易发现。病变发展,疼痛加剧,肿瘤突出包皮口或穿破包皮。晚期呈**菜花样**,表面坏死形成溃疡,有恶臭渗出物。肿瘤继续发展可侵犯全部阴茎和尿道海绵体,可导致尿潴留或尿瘘。

2. 体检 常可触及双侧腹股沟淋巴结肿大、质地较硬,晚期除腹股沟和盆腔淋巴结外,还可远处转移至肺、肝和骨。

四、治 疗

1. 手术治疗 肿瘤局限在包皮者,可仅行包皮环切术。瘤体较大者,一般行阴茎部分切除术,至少在癌肿缘近侧 2 cm 以上切断阴茎。有淋巴结转移者,应在发病灶切除后 2～6 周、感染控制后行双侧腹股沟淋巴结清除术。激光治疗适合于表浅的小肿瘤及原位癌。年轻患者的小而表浅的病变,有主张先行放射治疗,失败后再行手术。

2. 放化疗 大的浸润型恶性肿瘤的放射治疗效果不理想。单纯的化学治疗(博来霉素、顺铂、甲氨蝶呤、氟尿嘧啶等)效果不理想,常配合手术和放射治疗。

➢ 参考答案如下,详细答案参见 2021 版《国家临床执业及助理医师资格考试精选真题考点精析》。

1. A	2. A	3. C	4. E	5. E
6. D	7. E	8. A	9. C	10. D
11. B	12. D	13. D	14. E	15. C
16. C	17. B	18. C	19. D	20. B
21. E	22. E	23. E	24. A	25. E
26. C	27. B	28. E	29. E	30. D
31. D	32. A	33. C	34. A	35. E
36. C	37. D	—	—	—

昭昭老师提示:
关注官方微信,获得第一手考试资料。

第8章 泌尿系统梗阻

➢ **2021 考试大纲**

①概论;②肾积水;③前列腺增生;④急性尿潴留。

➢ **考纲解析**

近 20 年的医师考试中,本章的考试重点是前列腺增生的诊断、检查和治疗,执业医师每年考查分数为 1～2 分,助理医师每年考查分数为 0～1 分。

第1节 概 论

泌尿系统本身及其周围的许多疾病都可以引起尿路梗阻,造成尿液排出障碍,引起梗阻近侧端尿路扩张积水。梗阻如不能及时解除,导致肾积水,肾功能受损,甚至可导致肾衰竭。尿路梗阻分为上尿路梗阻和下尿路梗阻,梗阻发生在输尿管膀胱开口以上称为上尿路梗阻,梗阻后上尿路积水发展较快,对肾功能影响较大,临床上以单侧多见;梗阻发生在膀胱及其以下者称为下尿路梗阻,由于膀胱的缓冲作用,梗阻后对肾功能的影响较缓慢,但最终可导致双侧肾积水。

一、病 因

机械性因素	结石、肿瘤、狭窄等
动力性因素	神经源性膀胱功能障碍、截瘫、脊髓功能障碍等 (昭昭老师提示:只要和脊髓和神经相关的疾病,就是动力性的)
先天性疾病	肾盂输尿管连接处狭窄、输尿管膀胱开口处狭窄等
医源性原因	—
年龄和性别	①小儿多以先天性疾病,如肾盂输尿管连接处狭窄多见; ②青壮年多以结石、损伤、炎性狭窄多见; ③老年男性以前列腺增生最常见,肿瘤次之;妇女多见于盆腔疾病

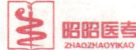
【例1】急性尿潴留病因中,属于机械性梗阻的是

A. 腰麻和肛管直肠术后　　B. 外伤性高位截瘫　　C. 使用药物阿托品、普鲁苯辛后

D. 腹泻或长期使用利尿剂　　E. 尿道结石

【例2】急性尿潴留病因中,属于非机械性梗阻的是

A. 尿道结石　　B. 外伤性高位截瘫　　C. 尿道断裂

D. 尿道肿瘤　　E. 前列腺增生

二、病理生理

上尿路梗阻	①肾实质逐渐萎缩变薄,肾容积增大,最后全肾成为一个无功能的巨大水囊; ②慢性部分梗阻,巨大肾积水,>1 000 mL; ③急性完全性梗阻,肾盂扩张常不明显,但肾实质很快萎缩,肾功能丧失
下尿路梗阻	①膀胱颈部梗阻为克服阻力→膀胱逼尿肌代偿增生→肌束纵横交叉形成小梁; ②长期膀胱内压增高,造成肌束间薄弱部分向壁外膨出,形成假性憩室; ③后期膀胱失去代偿能力时,肌肉萎缩变薄,容积增大,输尿管口的括约肌功能破坏,尿液逆流到输尿管及肾盂,引起肾积水和肾功能损害

第2节　肾积水

泌尿系统梗阻导致肾盂及肾盏扩张,其中潴留尿液,统称为肾积水。因为肾内尿液积聚,压力升高,使肾盂和肾盏扩大、肾实质萎缩。

一、临床表现

(1) 腰腹部包块,表面光滑且有波动感。

(2) 腰部疼痛或触压痛。

二、实验室检查

1. 影像学检查　首选 B 超。还有泌尿系平片、静脉尿路造影、逆行肾盂造影、经皮肾穿刺造影、MRI、CT 等,其中 MRI 水成像对肾积水诊断有独到之处。

2. 肾功能检查　尿素氮及肌酐升高提示肾功能减退。

3. 尿常规　出现血尿或脓尿提示合并尿路感染。

三、治　疗

1. 病因治疗　解除引起梗阻的病因并保存肾脏是最理想的治疗。

肾盂输尿管连接部狭窄	肾盂成形术
肾、输尿管结石	碎石术或肾盂、输尿管切开取石术
良性前列腺增生	经尿道前列腺电切术或开放手术
尿道狭窄	尿道狭窄内切开或切除尿道狭窄瘢痕行尿道对端吻合术

2. 引流术　如病情危重、肾功能严重受损、并发感染致肾积水的病因暂时无法解除者,先行肾造瘘引流术。如系下尿路梗阻所致,可先行耻骨上膀胱造瘘术,待病情好转再施行解除梗阻的手术。

3. 肾切除术　适用于重度肾积水,肾实质显著破坏、萎缩或合并严重感染,肾功能严重丧失,而对侧肾功能正常者。

第3节　良性前列腺增生

良性前列腺增生简称前列腺增生,是引起老年男性排尿障碍最常见的一种良性疾病。

一、病　因

(1) 目前认为老龄和有功能的睾丸是前列腺增生发病的两个重要因素,两者缺一不可。

(2) 前列腺增生的发病率随年龄的增长而增加,男性在 45 岁以后前列腺有不同程度的增大,多在 50 岁以后出现临床症状。前列腺的正常发育有赖于雄激素,受性激素的调控,前列腺间质细胞和腺上皮细胞相互影响,各种生长因子的作用,以及随着年龄增长体内性激素平衡失调和雌、雄激素的协调效应等,

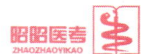

可能是前列腺增生的重要病因。

二、病　理

疾　病	好发部位	昭昭老师速记
前列腺增生	移行带	"生""疑"
前列腺癌	外周带	癌""周"末

三、临床表现

早期症状	尿频是最常见的早期症状
晚期症状	进行性排尿困难是前列腺增生最重要的症状,表现为尿频、尿急、尿流缓慢、尿流中断、排尿不尽、甚至尿潴留或尿失禁(充盈性尿失禁);血尿少见
其他表现	①合并感染或结石:尿频、尿急、尿痛; ②增大的腺体表面黏膜较大的血管破裂,有不同程度的无痛性血尿; ③严重梗阻,导致肾积水、肾功能不全; ④长期排尿困难导致腹压升高,引发腹股沟疝、内痔、脱肛

【例3】前列腺增生最重要的症状是

A. 尿频　　　　　　　　　　B. 尿急　　　　　　　　　　C. 尿痛

D. 尿潴留　　　　　　　　　E. 进行性排尿困难

【例4】前列腺增生症,残尿量过多,使膀胱失去收缩能力,膀胱过度膨胀,尿不自主地从尿道口冲出,称为

A. 压力性尿失禁　　　　　　B. 充盈性尿失禁　　　　　　C. 急迫性尿失禁

D. 真性尿失禁　　　　　　　E. 尿滴沥

【例5】男性充盈性尿失禁的常见病因是

A. 使用利尿剂　　　　　　　B. 输尿管结石　　　　　　　C. 前列腺增生

D. 下尿路感染　　　　　　　E. 直肠脱垂

四、实验室检查

直肠指检	直肠指检是首选的影像学检查方法
经直肠B超	经直肠B超是最准确的影像学检查方法
B超引导下穿刺+活检	B超引导下穿刺+活检是对确诊最有价值的实验室检查
尿流率检查	①可以确定患者排尿的梗阻程度。 ②最大尿流率<15 mL/s表明排尿不畅;如<10 mL/s表明梗阻严重,是手术指征之一
放射性核素肾图	有助于了解尿路有无梗阻及肾功能损害

【例6】可同时了解肾积水患者肾功能及其梗阻程度的检查方法是

A. 逆行肾盂造影　　　　　　B. MRI　　　　　　　　　　C. CT

D. B超检查　　　　　　　　E. 放射性核素肾图

五、治　疗

药物治疗	①α受体阻滞剂:特拉唑嗪(机制:松弛前列腺内平滑肌); ②5α还原酶抑制剂:保列治和艾普列特(机制:抑制睾酮变为双氢睾酮)
手术治疗	①手术方式是经尿道前列腺电切术(TURP); ②适应证:最大尿流率<10 mL/s,有明显梗阻及残尿量>50 mL的患者

例7～8共用题干

男,70岁,进行性排尿困难10年,夜尿3～4次。从未药物治疗。直肠指检:前列腺体积增大,中央沟消失,表面尚光滑,质地中等。B超:双肾无积水,输尿管未见扩张。最大尿流率10 mL/s。

【例7】首先考虑的疾病是

A. 膀胱结石　　　　　　　　B. 膀胱颈部挛缩　　　　　　C. 前列腺癌

D. 前列腺增生　　　　　　　　E. 神经源性膀胱

【例8】首选的治疗方法是

A. 膀胱造瘘　　　　　B. 根治性前列腺切除术　　　C. 口服多沙唑嗪＋非那雄胺

D. 经尿道前列腺切除术　　　E. 膀胱切开取石

【例9】男,68 岁,进行性排尿困难 5 年。夜尿 4～5 次,近期曾发生急性尿潴留 2 次,既往体健。心肺功能正常。前列腺Ⅱ度肿大,血清 PSA 3.1 μg/L,膀胱残余尿量 80 mL。首选的手术方法是

A. 双侧睾丸切除　　　　　　B. 经会阴前列腺切除　　　　C. 经尿道前列腺切除

D. 耻骨上前列腺切除　　　　E. 耻骨后前列腺切除

第4节　急性尿潴留

一、病　因

机械性梗阻	①最常见的是前列腺增生,其次有结石、肿瘤和梗阻等; ②少见原因有盆腔内肿瘤、妊娠子宫压迫等
动力性梗阻	①麻醉及术后;②中枢神经或周围神经损伤;③平滑肌松弛剂,阿托品等; ④高血钾,如醛固酮增多症、腹泻及长期应用利尿剂;⑤高热和昏迷患者

【例10】引起急性尿潴留的病因中,属于动力性梗阻的是

A. 膀胱结石　　　　　　B. 膀胱肿瘤　　　　　　C. 尿道狭窄

D. 外伤性脊柱损伤　　　E. 良性前列腺增生

二、临床表现和体征

临床表现	发病突然、胀痛难忍、辗转不安,有时从尿道溢出部分尿液(溢出性尿失禁),但不能减轻下腹疼痛
体　征	耻骨上区可见到半球形膨隆,手按压有明显尿意,叩诊为浊音

三、实验室检查

B超检查可确诊。

四、治　疗

1. 导尿术　导尿术是解除急性尿潴留最简便常用的方法。尿潴留短时间内不能解除者,最好放慢导尿管持续引流,1 周左右拔除。

2. 造瘘术　导尿术失败,行膀胱穿刺造瘘。

【例11】男,63 岁,排尿困难 2 年,尿线细,射程短,排尿时间延长。1 天前因感冒后突发不能自行排尿,下腹区胀痛难忍。应先行

A. 输液抗感染　　B. 导尿术　　C. 前列腺切除术　　D. 针刺　　E. 理疗

【例12】男,72 岁,进行性排尿困难 6 年。近 1 周出现排尿疼痛伴发热,T 39 ℃。B 超提示前列腺增大,残余尿 400 mL,双肾积水。尿常规:WBC 30～50 /HP。血 BUN 及 Ccr 升高。入院后首选的治疗是

A. 耻骨上膀胱造瘘＋抗感染治疗　　B. α受体阻滞剂　　　C. 5α还原酶抑制剂

D. 前列腺切除　　　　　　　E. 抗感染治疗

【例13】腰麻术后出现急性尿潴留,最常用的处理方法是

A. 热敷　　　　B. 耻骨上膀胱穿刺抽吸　　　C. 耻骨上膀胱造瘘

D. 导尿　　　　E. 针灸

➤ 参考答案如下,详细答案参见 2021 版《国家临床执业及助理医师资格考试精选真题考点精析》。

1. E	2. B	3. E	4. B	5. C	昭昭老师提示: 关注官方微信,获得第一手考试资料。
6. E	7. D	8. D	9. C	10. D	
11. B	12. A	13. D	—	—	

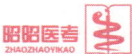

第9章　泌尿系统损伤

➤ **2021 考试大纲**

①肾损伤；②前尿道损伤；③后尿道损伤。

➤ **考纲解析**

近 20 年的医师考试中,本章的考试重点是各种前后尿道外伤后的部位、特点及治疗,执业医师每年考查分数为 2～3 分,助理医师每年考查分数为 1～2 分。

第 1 节　肾损伤

一、病　因

开放性损伤	弹片、枪弹、刀刃等锐器损伤
闭合性损伤	直接暴力(如撞击、跌打等)或间接暴力(如对冲伤、突然暴力扭转等)
医源性损伤	经皮肾穿刺活检、肾造瘘、经皮肾镜碎石术、体外冲击波碎石等
其　他	如肾积水、肾肿瘤、肾结核或肾囊性疾病等更易损伤

二、病　理

1. 常见闭合性损伤　由于损伤的原因和程度不同,多种类型的肾损伤可同时存在。

2. 根据损伤的程度分为以下病理类型

肾挫伤	损伤局限于部分肾实质,形成肾瘀斑和包膜下血肿,肾包膜及肾盂、肾盏黏膜完整,损伤涉及肾集合系统可有少量血尿
肾部分裂伤	①肾近包膜部位裂伤伴有肾包膜破裂,可导致肾周血肿; ②若肾集合系统部位裂伤伴有肾盂、肾盏黏膜破裂,则可有明显血尿
肾全层裂伤	肾实质深度裂伤,外及肾包膜,内达肾盂、肾盏黏膜,此时常引起广泛的肾周血肿、血尿和尿外渗,肾横断或破裂时,可导致部分肾组织缺血
肾蒂损伤	①少见,是最严重的损伤类型,短时间内引起大出血、休克,甚至死亡; ②治疗:需要迅速进行剖腹探查手术

3. 晚期病理改变

肾积水	血肿、尿外渗引起组织纤维化,压迫肾盂输尿管交界处→肾积水
血管性比病变	开放性肾损伤→动静脉瘘或假性肾动脉瘤
肾血管性高血压	部分肾实质缺血或肾蒂周围纤维化压迫肾动脉→肾血管性高血压

【**例1**】患者,男,35 岁。左腰部受伤后出现腰痛。体检:BP 125/90 mmHg,P 80 次/分,左肾区叩痛,腹膜刺激征(一)。尿常规检查:RBC 5～10/HP。患者最可能的诊断是

A. 肾部分裂伤　　　　　　B. 肾全层裂伤　　　　　　C. 肾蒂损伤

D. 肾挫伤　　　　　　　　E. 自发性肾破裂

【**例2**】男性,21 岁。骑自行车摔倒伤及右腰部,伤后腰部痛,无肉眼血尿。尿常规:红细胞满视野,血压、脉搏正常,右腰部包块,但无叩击痛。诊断哪种损伤最确切

A. 重度肾损伤　　　　　　B. 肾挫伤　　　　　　　　C. 中度肾损伤

D. 肾血管损伤　　　　　　E. 输尿管损伤

三、临床表现

肾损伤的临床表现与损伤类型和程度有关,常不相同,有时同一肾脏可同时存在多种病理类型。在合并其他器官损伤时,损伤症状有时不易被察觉。

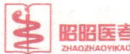

休　克	严重肾裂伤、肾蒂血管损伤或其他脏器损伤,常发生休克
血　尿	①大多数有血尿,肾挫伤伤及肾集合系统时出现镜下血尿或轻度肉眼血尿; ②血尿并不一定与病情的严重程度呈正比
疼　痛	肾包膜下血肿、肾周围软组织损伤、出血或尿外渗可引起患者腰腹部疼痛
腰腹部肿块	血液、尿液进入肾周围组织可使局部肿胀形成肿块
发　热	肾损伤所致肾周血肿、尿外渗易继发感染,甚至造成肾周脓肿或化脓性腹膜炎,伴全身中毒症状

【例3】协助诊断肾挫伤,首要的检查是

A. 血肌酐　　　　　　　　　B. 尿常规　　　　　　　　　C. 静脉尿路造影

D. 腹部 CT 平扫　　　　　　E. 血细胞比容

例4～5 共用题干

男,30 岁。1 小时前从 3 米高处坠落,右腰部受伤,局部疼痛,有肉眼血尿。查体:生命体征平稳,腹软。住院 5 日后下床活动,右腰部疼痛加剧并出现腰部包块。P 120 次/分,BP 80/40 mmHg。

【例4】为了解右腰部包块来源,应采用的检查是

A. 同位素肾图　　B. B 超　　　C. KUB　　　D. 血常规　　　E. 尿常规

【例5】下一步最恰当的治疗措施是

A. 抗休克同时准备手术　　B. 输血　　C. 抗感染　　D. 输液　　E. 继续观察

四、实验室检查

B 超检查	肾损伤的首选检查
CT 检查	肾损伤最有价值的检查
其他检查	传统的 IVU 及动脉造影等检查,可了解有无肾损伤,但是一般不作为首选

五、治　疗

1. 紧急治疗　大出血、休克的患者需迅速输液、输血纠正休克。

2. 非手术治疗

(1)一般治疗　绝对卧床休息 2～4 周,待病情稳定、血尿消失后才可允许患者离床活动。

(2)其他　密切观察,及时补充热量及血容量,早期应用抗生素预防感染,适量使用止血药物。

3. 手术治疗

肾修补术	适用于肾裂伤范围比较局限者
肾部分切除术	肾极严重损伤和缺血者
肾血管修补术	肾血管损伤或损伤性肾血管阻塞者
肾切除术	肾广泛裂伤无法修补或肾蒂血管损伤不能缝合,而对侧肾正常者
清创引流术	适用于开放性肾损伤,伤口漏尿并严重污染,以及伤后时间久,有严重尿外渗或并发感染

【例6】男,32 岁。右腰部外伤伴血尿 3 小时。经保守治疗后血尿消失,血压持续下降至 80/45 mmHg,血红蛋白及血细胞比容继续降低,右腰部出现肿块。下一步最重要的治疗措施是

A. 应用止血剂　　　　　　　B. 继续观察　　　　　　　　C. 加强抗感染治疗

D. 抗休克＋手术治疗　　　　E. 输血

第 2 节　尿道损伤

【前尿道损伤】

一、病因及病理

1. 病因　前尿道损伤最常见的病因是骑跨伤损伤。

2. 病理　最常见部位是尿道球部。(昭昭老师速记:骑马需要"前",打球需要"前")

【例7】骑跨伤致尿道损伤的部位是

A. 前列腺部　　B. 膜部　　C. 球部　　D. 阴茎部　　E. 尿道全部

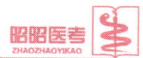

二、临床表现

1. 表现 尿道流血是前尿道损伤后最常见的症状,严重者可致休克。疼痛可放射至尿道外口。因疼痛导致尿道括约肌痉挛,可引起排尿困难及尿潴留。

2. 尿液外渗 尿液外渗至会阴浅袋,使会阴、阴囊、阴茎肿胀,有时可扩张至腹壁。

例8～9 共用题干

男,35岁,会阴部骑跨伤,受伤后尿道外口滴血,会阴部和阴囊处肿胀、瘀斑及蝶形血肿。

【例8】该患者泌尿系损伤的部位是

A. 尿道阴茎部　　B. 尿道球部　　C. 膀胱　　D. 尿道前列腺部　　E. 尿道膜部

【例9】该患者最可能的诊断是

A. 后尿道挫裂伤　　B. 膀胱破裂　　C. 膀胱挫伤　　D. 前尿道裂伤　　E. 前尿道挫伤

三、治 疗

1. 原发疾病的治疗

损伤类型	处理方式
挫伤或裂伤	①无需特殊处理,可自愈。抗生素预防感染、多饮水稀释尿液。 ②必要时插入导尿管引流1周
尿道裂伤	①如插入尿管顺利,可留置导尿管引流2周左右。 ②如导尿失败,应即行经会阴尿道修补,并留置导尿管2周
尿道断裂	①球部远端和阴茎部的尿道完全断裂,会阴、阴茎、阴囊内巨大血肿,应及时经会阴切口予以清除,行尿道断端吻合术,留置导尿管3周。 ②条件不允许者,可做耻骨上膀胱造瘘术 (昭昭老师速记:骑马需要"钱",打球需要"钱",连"吻"也要"钱")

【例10】男,32岁,会阴部骑跨伤5小时。伤后会阴部疼痛,尿道口滴血,不能自行排尿。生命征稳定,阴囊肿大、青紫。正确的处理方法是

A. 抗感染治疗　　B. 经会阴尿道断端吻合＋引流尿外渗　　C. 膀胱造瘘

D. 导尿　　E. 应用止血药

2. 并发症的治疗

尿外渗	应尽早在尿外渗部位做多处皮肤切开,切口深达浅筋膜以下,留置多孔引流管引流,必要时做耻骨上膀胱造瘘,3个月后再修补尿道
尿道狭窄	①轻度狭窄者,定期扩张尿道即可; ②严重狭窄引起排尿困难、尿流变细,可行内镜下尿道内冷刀切开术; ③狭窄严重者引起尿道闭锁,经会阴切除狭窄段、行尿道断端吻合术
尿瘘	①尿液外渗未及时引流,感染后可形成周围脓肿,脓肿破溃可形成尿瘘; ②尿瘘多发生于会阴部或阴囊部,应在解除狭窄的同时切除或清理瘘管

【后尿道损伤】

一、病因和病理

1. 病因 骨盆骨折是造成后尿道损伤的最主要原因。

2. 病理 后尿道损伤最常见的部位是尿道膜部。(昭昭老师速记:两人在"后"面偷偷摸"骨盆")

二、临床表现

(1) 骨盆骨折合并尿道损伤,常并发骨盆大出血,导致休克(出血量500～5 000 mL)。

(2) 下腹痛、排尿困难和尿血。

(3) 前列腺周围形成血肿或尿外渗。尿生殖膈撕裂时可外渗至会阴和阴囊。

【例11】男,26岁,骨盆骨折后,下腹胀痛,排尿困难。检查:下腹膨隆、压痛明显,叩诊浊音。此时应考虑的损伤是

A. 肠破裂　　B. 后尿道损伤　　C. 膀胱破裂　　D. 前尿道损伤　　E. 输尿管损伤

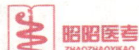

三、治　疗

1. 紧急处理　骨盆骨折患者须平卧,勿随意搬动。注意**不宜插入导尿管**,避免加重局部损伤及感染。尿潴留者可行耻骨上膀胱穿刺,吸出尿液。

2. 手术治疗

耻骨上高位膀胱造瘘	排尿困难有尿潴留者,尤其是休克严重者,仅做耻骨上膀胱造瘘术,3～6个月后再行尿道重建术
尿道会师牵引术	切开膀胱后,以金属尿道探为引导,经尿道置尿管入膀胱,并做适当牵引,缩短尿道断端的距离 (昭昭速记:两人在"后"面偷偷摸摸"骨盆",摸完以后再"会师")

3. 并发症的处理

尿道狭窄	轻者定期做尿道扩张;严重者在伤后3～6个月经尿道内切开或会阴切开行瘢痕切除及尿道端端吻合术
内脏损伤	①直肠损伤者早期立即修补,并做暂时性结肠造瘘术; ②尿道直肠瘘者等待3～6个月后再施行修补术

➤ **昭昭老师总结:前、后尿道损伤对比**

	前尿道损伤	后尿道损伤
病　因	骑跨伤	骨盆骨折
发病部位	尿道球部	尿道膜部
表　现	尿道出血、排尿困难	尿道出血、排尿困难、休克
尿外渗和血肿	①尿生殖膈以下的部位; ②会阴部、阴茎、阴囊、下腹壁	①尿生殖膈以上的部位; ②耻骨后间隙、膀胱周围
检　查	导尿、膀胱造影	膀胱造影、直肠指诊
治　疗	首选经会阴尿道修补术或断端吻合术	①首选:耻骨上膀胱造瘘术; ②3～6个月后再行尿道会师术

【例12】男,25岁。**骨盆骨折**伴后尿道损伤,**急性尿潴留**,试插尿管失败。急诊处理办法是
A. 针灸　　　　　　　B. 热敷　　　　　　　C. 耻骨上膀胱造瘘
D. 急症行尿道会师术　　　E. 急症行尿道断端吻合术

➤ 参考答案如下,详细答案参见 2021 版《国家临床执业及助理医师资格考试精选真题考点精析》。

1. D	2. B	3. D	4. B	5. A	昭昭老师提示: 关注官方微信,获得第一手考试资料。
6. D	7. C	8. B	9. D	10. B	
11. B	12. C				

第 10 章　泌尿、男性生殖系统先天性畸形及其他疾病

➤ **2021 考试大纲**
①隐睾;②鞘膜积液;③精索静脉曲张。

➤ **考纲解析**
近 20 年的医师考试中,本章的考试重点是隐睾及鞘膜积液的特点及治疗,执业医师每年考查分数为2～3分,助理医师每年考查分数为1～2分。

第 1 节　隐睾(助理医师不要求)

一、概述和病因

1. 概述　隐睾是指睾丸未下降至阴囊,包括睾丸下降不全和睾丸异位。临床上绝大多数隐睾为睾丸下降不全。异位睾丸最常位于腹股沟浅表小窝内。

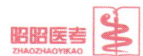

2. 病因　睾丸引带异常或缺如。先天性睾丸发育不全,对促性腺激素不敏感,失去了激素对睾丸下降的作用。胎儿发育过程中母体促性腺激素不足,影响睾丸下降的动力作用。

二、表现和诊断

1. 表现　典型表现为阴囊内空虚。

2. 诊断　阴囊内不能触及睾丸,有时在腹股沟内触及睾丸。

三、治疗

年　龄	处理方法
<1岁	观察即可(睾丸可自行下降)
1~2岁	可短期应用绒毛膜促性腺激素(HCG)治疗,无效用睾丸下降固定术
大于2岁	睾丸切除术(2岁以后未下降的睾丸已经没有生精功能)

【例1】男孩,1岁。B型超声检查发现左侧睾丸位于腹股沟管内,经内分泌治疗10周后睾丸仍未下降到阴囊内。下一步治疗的最佳方法是

A. 观察　　　　　　　　　　B. 左睾丸切除术　　　　　　　C. 继续内分泌治疗

D. 近期行左睾丸下降固定术　　E. 多岁后行左睾丸下降固定术

【例2】男孩,2岁。右腹股沟包块,卧位可消失,右侧阴囊内未触及睾丸。B超示右侧睾丸位于右腹股沟。正确的治疗方法是

A. 腹股沟疝高位结扎术　　　　B. 睾丸下降固定术　　　　　　C. 右侧睾丸切除

D. 疝囊高位结扎+睾丸下降固定术　　E. 绒毛膜促性腺激素治疗

第2节　鞘膜积液

一、概　述

　　鞘膜积液是指鞘膜腔内积聚的液体超过正常量而形成的囊肿。本病可发生于任何年龄。当鞘膜本身或睾丸、附睾等发生病变时,液体的分泌与吸收失去平衡,形成鞘膜积液。根据鞘状突闭合的位置不同,可分为睾丸鞘膜积液、精索鞘膜积液、混合型鞘膜积液、睾丸精索鞘膜积液(婴儿型)、交通性鞘膜积液等五种类型。其中睾丸鞘膜积液最常见。

二、病因及病理

1. 病因　小儿病因多为先天性鞘突闭合不全。成人多为继发性原因,多由炎症、外伤、肿瘤等引起。

2. 病理　鞘膜内如长期积液、内压增高,可影响睾丸的血运和温度调节,引起患侧睾丸萎缩。

三、诊　断

睾丸鞘膜积液	最常见。透光试验阳性,触不到睾丸
交通性鞘膜积液	站立位时阴囊肿大,卧位时积液流入腹腔,积液消失
精索鞘膜积液	透光试验阳性,睾丸可触及

【例3】鞘膜积液分型中哪种最常见

A. 精索鞘膜积液　　　　　　B. 继发性鞘膜积液　　　　　　C. 睾丸、精索鞘膜积液

D. 交通性鞘膜积液　　　　　E. 睾丸鞘膜积液

【例4】男,15岁。阴囊内肿块,每日起床或站立后肿块缓慢增大,平卧位缩小。透光试验阳性。最可能的诊断为

A. 交通性鞘膜积液　　　　　B. 睾丸鞘膜积液　　　　　　　C. 隐睾

D. 精索鞘膜积液　　　　　　E. 急性肠梗阻

【例5】男,65岁。右侧阴囊逐渐增大5年,无疼痛。查体见右侧阴囊肿大,大小约15 cm×10 cm,呈囊性,未触及睾丸,透光试验阳性。首先应考虑的诊断是

A. 睾丸炎　　　　　　　　　B. 精索静脉曲张　　　　　　　C. 睾丸肿瘤

　　D. 睾丸鞘膜积液　　　　　　　　E. 腹股沟斜疝

【例6】 男孩,3岁。右侧阴囊内肿块,光滑、有波动感,右侧睾丸未触及。卧位时肿块不消失。首先考虑的诊断是

　　A. 腹股沟疝　　　　　　　　B. 精索鞘膜积液　　　　　　　　C. 隐睾

　　D. 睾丸鞘膜积液　　　　　　　　E. 交通性鞘膜积液

四、治　疗

1. 积液较少　婴儿鞘膜积液若积液较少、症状较轻不需要手术。成人无症状的积液也无需手术。

2. 积液量大　症状明显者需行鞘膜翻转术。

3. 交通性鞘膜积液　切断通道,在内环处高位结扎鞘突。

【例7】 成人巨大睾丸鞘膜积液,最佳治疗措施是

　　A. 睾丸鞘膜翻转　　　　　　　　B. 鞘膜囊全部切除　　　　　　　　C. 等待自行吸收消退

　　D. 内环处高位结扎鞘状突　　　　　　　　E. 鞘膜积液穿刺抽液

第3节　精索静脉曲张(助理医师不要求)

一、概　述

　　精索静脉曲张是指精索内蔓状静脉丛的异常增长、迂曲和管腔扩张,进而引起的血管性精子发生障碍,多见于青壮年,以左侧发病居多,亦可双侧发病或单发于右侧。

二、病　因

　　由于左侧精索静脉呈直角进入左肾静脉,血液回流阻力较大。正常左侧精索静脉进入左肾静脉入口处有静脉瓣防止逆流,如静脉瓣发育不全、静脉丛壁的平滑肌和弹力纤维薄弱均可导致精索静脉曲张。

【例8】 左侧精索静脉曲张多于右侧的主要原因不包括

　　A. 左侧呈直角注入左肾静脉　　　　B. 乙状结肠压迫　　　　　　　　C. 肾静脉处瓣膜发育不全

　　D. 静脉壁的平滑肌薄弱　　　　　　E. 左肾下垂

三、临床表现

1. 一般表现　患侧阴囊有坠胀感或隐痛,站立或行走时症状加重,平卧或休息时症状缓解或消失。

2. 继发表现　继发性精索静脉曲张症状较重,且卧位时曲张仍不消失,症状减轻不明显。

四、诊　断

立位检查	患侧阴囊明显松弛下垂,严重者可见曲张的静脉迂曲似蚯蚓状团块
Valsalva试验	嘱患者站立,用力屏气增加腹压,血液回流受阻,可见静脉曲张加重且有血流反流
影像学检查	①B超可发现精索静脉迂曲、管腔扩张,疑有继发性精索静脉曲张时,还可发现腹膜后及肾脏有无肿瘤; ②还可选用静脉尿路造影、CT或MRI,以排除腹膜后肿瘤压迫

五、治　疗

1. 无症状或症状轻微者　用阴囊托带或穿紧身内裤可减轻症状。

2. 症状严重或伴有精子异常者　应行手术治疗,即精索静脉高位结扎术。

➢ 参考答案如下,详细答案参见2021版《国家临床执业及助理医师资格考试精选真题考点精析》。

1. D	2. D	3. E	4. A	5. D	昭昭老师提示:
6. D	7. A	8. E	—	—	关注官方微信,获得第一手考试资料。

第11章　肾功能不全

➢ **2021考试大纲**

　　①急性肾衰竭(急性肾损伤);②急性肾小管坏死;③慢性肾脏病(慢性肾衰竭)。

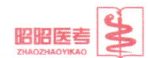

> ➤ **考纲解析**

近 20 年的医师考试中,本章的考试重点是**急慢性肾衰的分型、表现及治疗**,执业医师每年考查分数为 2～3 分,助理医师每年考查分数为 1～2 分。

第 1 节 急性肾衰竭

急性肾衰竭(ARF)现称急性肾损伤(AKI),指多种原因引起肾功能短期内迅速减退,肾小球滤过功能下降或在原有慢性肾脏病(包括肾功能不全)基础上肾小球滤过率进一步下降的一组临床综合征。

一、分 类

分 类	病 因	常见疾病
肾前性肾衰	血容量不足,肾灌注不足	失血性休克
肾性肾衰	肾实质(肾小球、间质、血管及肾小管等)损伤	肾缺血和肾毒性物质,如氨基糖苷类抗生素、汞、中药、造影剂等
肾后性肾衰	泌尿系梗阻	结石、肿瘤等导致肾积水等

【例 1】卵巢癌引起肾衰竭的原因是

A. 肾后性肾衰竭   B. 肾前性肾衰竭   C. 肾性肾衰竭

D. 卵巢性肾衰竭   E. 多器官功能障碍

二、机 制

1. 肾前性因素 最常见的发病机制,由肾脏血流灌注不足所致。早期,肾脏通过自我调节机制调节肾小球出球和入球小动脉的收缩,以维持肾小球滤过率和肾血流量,可使肾功能维持正常。当血压过低,超过自我调节能力时,即可导致肾小球滤过率降低,但短期内并无肾实质损伤。若持续低灌注,则可发生肾小管上皮细胞明显损伤,继而发展为急性肾下管坏死。

2. 肾性因素 按照损伤部位,肾性 AKI 可分为小管性、间质性、血管性和小球性,其中以急性肾小管坏死最为常见。ATN 发病机制仍未完全阐明,目前认为主要涉及小管、血管和炎症因子等方面。

(1) 小管因素 缺血/再灌注、肾毒性物质可引起近端肾小管损伤,并可导致小管对钠重吸收减少,管-球反馈增强,管型形成导致小管梗阻,管内压增加,GFR 下降。小管严重受损可导致肾小球滤过液的反渗,通过受损的上皮或小管基底膜漏出,致肾间质水肿和肾实质进一步损伤。

(2) 血管因素 肾缺血可导致血管内皮损伤和炎症反应,引起血管收缩因子(如内皮素、肾内肾素－血管紧张素系统、血栓素 A2 等)产生过多,而血管舒张因子(NO、PGI_2、PGE_2)合成减少。这些变化可进一步引起血流动力学异常,引起 GFR 下降。

(3) 炎症因子的参与 肾缺血可通过炎症反应直接使血管内皮细胞受损,也可通过小管细胞产生炎症介质(如 IL－6、IL－18、TNF－α、TGF 等)使内皮细胞受损,受损的内皮细胞表达上调细胞间黏附分子－1(ICAM－1)和 P 选择素,使白细胞黏附及移行增加,炎症反应导致肾组织的进一步损伤,GFR 下降。

3. 肾后性因素 尿路梗阻时,尿路内反向压力首先传导到肾小球囊腔,由于肾小球小动脉扩张,早期 GFR 尚能维持正常。若梗阻持续无法解除,肾皮质大量区域出现无灌注或低灌注状态,GFR 将逐渐降低。

【例 2】女,59 岁。因高热、腹泻静点庆大霉素治疗,5 天后出现恶心、呕吐、少尿。查血白细胞总数及分类正常,比重 1.010,蛋白(＋),红细胞 0～2/HP,白细胞 3～5/HP。血肌酐 320 $\mu mol/L$,尿素氮 17 $mmol/L$,尿钠 100 $mmol/L$。该患者出现肾衰竭最可能的原因是

A. 急性肾小管坏死   B. 急性间质性肾炎   C. 急进性肾小球肾炎

D. 肾前性氮质血症   E. 急性肾小球肾炎

三、临床表现

起始期	患者常遭受低血压、缺血、脓毒血症和肾毒素等因素影响,但尚未发生明显的肾实质损伤,在此阶段 AKI 是可预防的

少尿期 (维持期)	①持续 7~14 天，每日尿量<400 mL 为少尿，<100 mL 为无尿。 ②消化系统：食欲减退、恶心、腹胀等。 ③循环系统：高血压、心力衰竭、毒素累积及各种心律失常及心肌病变。 ④神经系统：意识障碍、躁动等尿毒症脑病。 ⑤血液系统：可出现出血及轻度贫血等表现。 ⑥生化及电解质异常：高钾、高镁、高磷；低钠、低钙、低氯；代谢性酸中毒(肾脏排泄酸的能力下降)。 (昭昭老师提示：肾脏是排放废物的，所以肾功能下降时，好的因子(钠、氯、钙)都会减少，坏的因子(钾、镁、磷)都会升高)
恢复期	此阶段小管细胞再生、修复，肾小管完整性恢复，GFR 逐渐恢复正常或接近正常范围

【例3】急性肾衰竭少尿期最常见的酸碱失衡是

　A. 代谢性酸中毒　　　　　B. 呼吸性酸中毒　　　　　C. 代谢性碱中毒

　D. 呼吸性碱中毒　　　　　E. 呼吸性酸中毒合并代谢性碱中毒

【例4】急性肾衰竭少尿期最主要的电解质紊乱是

　A. 水中毒　　　　　　　　B. 高钾血症　　　　　　　C. 高镁血症

　D. 低磷血症　　　　　　　E. 低钾血症

四、检　查

1. 血常规及生化检查　轻度贫血，血肌酐和尿素氮进行性升高。

2. 尿液检查　尿密度<1.015 且较固定，尿渗透压<350 mOsm/(kg·H_2O)。

3. 影像检查　B 超、CT、MRI、放射性核素检查。

4. 肾活检　可确诊原发疾病。

五、诊　断

1. 急性肾衰竭诊断标准　肾功能在 48 h 内突然减退，血清肌酐绝对值升高≥26.5 μmol/L，或 7 天内血清肌酐增至≥1.5 倍基础值；或尿量<0.5 mL/(kg·h)，持续时间>6 h。根据血清肌酐和尿量进一步分期。

分　期	血清肌酐	尿　量
1 期	绝对值升高≥26.5 μmol/L 或较基础值相对升高≥50%，但<1 倍	<0.5 mL/(kg·h)，持续 6~12 h
2 期	相对升高≥1 倍，但<2 倍	<0.5 mL/(kg·h)，持续 12~24 h
3 期	升高至≥353.6 μmol/L，或相对升高≥2 倍，或开始肾脏替代治疗，或 18 岁以下患者 eGFR<35 mL/(min·1.73 m^2)	<0.3 mL/(kg·h)，持续≥24 h 或无尿≥12 h

2. 肾前性肾衰和急性肾小管坏死的鉴别

	肾前性急性肾损伤(AKI)	急性肾小管坏死(ATN)
尿沉渣	透明管型	棕色颗粒管型
尿比重	>1.020	<1.010
尿渗透压(mOsm/(kg·H_2O))	>500	<350
血尿素氮/血肌酐	>20	<10~15
尿肌酐/血肌酐	>40	<20
尿钠浓度(mmol/L)	<20	>40
肾衰指数	<1	>1
钠排泄分数(%)	<1	>1

　　昭昭老师提示：肾前性急性肾损伤，本质为有效循环血量不足，导致肾脏灌注不足所致。机体代偿机制，血少了，就要重吸收增多，来代偿丢失的血量，所以尿量减少，尿液变"浓"，导致比重增高，渗透压升高，尿肌酐/血肌酐升高；重吸收水钠增多，故尿钠减少，钠排泄分数下降，故肾衰指数(和钠正相关)也降低。记住了肾前性急性肾损伤，反过来就是急性肾小管坏死。

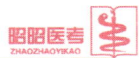

3. 急性肾小管坏死和肾后性尿路梗阻的鉴别 结石、肿瘤、前列腺肥大等可有突发完全无尿或间歇无尿、肾绞痛、肾区叩痛等,膀胱出口梗阻可有膀胱积尿膨胀,超声检查和 X 线检查可确诊。

4. 急性肾小管坏死和其他紧性肾衰竭的鉴别 肾性急性肾衰竭可见于急进性肾炎、急性间质性肾炎、狼疮性肾炎、过敏性紫癜性肾炎、肾病综合征、系统性血管炎、血栓性微血管病、恶性高血压等。通常根据各种疾病所具有的特殊病史、临床表现、实验室检查及对药物治疗的反应,可作出鉴别诊断。

六、治 疗

尽早纠正可逆病因	治疗首先要纠正可逆的病因(对因治疗,如抗休克、停用毒性药物)
维持体液平衡	①每日补液量应为显性失液量加上非显性失液量减去内生水量; ②每日大致的进液量＝前一日尿量＋500 mL; ③发热患者只要体重不增加即可增加进液量
饮食和营养	AKI 患者应该补充每日的需要量是 1.3 倍基础能耗量
高血钾治疗	①口服交换树脂(聚磺苯乙烯)15～30 g; ②25 g 葡萄糖及 6 单位胰岛素缓慢静脉滴注,将细胞外钾离子转移到细胞内; ③11.2%乳酸钠或 5%碳酸氢钠 100 mL 静脉滴注,纠正酸中毒; ④10%葡萄糖酸钙 20 mL 静脉缓慢注射,对抗高血钾的心肌毒性作用
代谢性酸中毒	①应及时治疗,如血清 HCO_3^- 浓度<15 mmol/L,可选用 5%碳酸氢钠 100～250 mL 静滴; ②对于严重酸中毒患者,应立即予以透析治疗
肾脏替代疗法	透析指征:严重高血钾症(>6.5 mmol/L)、代谢性酸中毒(pH<7.15)、容量负荷过重、心包炎、容量负荷过重利尿剂无效
多尿期治疗	多尿期开始时,肾小球滤过功能、肾小管浓缩功能仍未恢复,治疗时仍应维持水电解质和酸碱平衡,控制氮质血症和防止各种并发症
恢复期治疗	一般无需特殊处理,应定期随访肾功能,避免使用肾毒性药物

【例5】急性肾衰竭选择血液净化疗法时,血钾(mmol/L)至少应达到

A. 5.0   B. 5.5   C. 6.0   D. 6.5   E. 7.0

第2节 慢性肾衰竭

一、病因和诱因

病　因	①我国最主要病因是原发性慢性肾小球肾炎; ②国外最主要病因是糖尿病肾病
诱　因	导致慢性肾衰竭发作的最常见诱因是感染

【例6】在我国,目前慢性肾衰竭最常见的病因是

A. 高血压肾病   B. 糖尿病肾病   C. 遗传性肾病

D. 原发性肾小球肾炎   E. 慢性肾盂肾炎

二、慢性肾衰进展的危险因素

1. 慢性肾衰竭渐进性发展的危险因素 高血糖、高血压、高脂血症、高同型半胱氨酸血症、蛋白尿、低蛋白血症、吸烟、贫血、老年、营养不良、尿毒症毒素蓄积等。

2. 慢性肾衰竭急性加重的危险因素 ①累及肾脏的疾病复发或加重:原发性或继发性肾小球肾炎、高血压、糖尿病、缺血性肾病等;②有效血容量不足:低血压、脱水、大出血、休克等;③肾脏局部血供急剧减少:如肾动脉狭窄患者使用 ACEI、ARB 等药物;④严重高血压未控制;⑤肾毒性药物;⑥泌尿道梗阻;⑦其他:严重感染、高钙血症、肝衰竭、心力衰竭等。

三、发病机制

1. 慢性肾衰竭 进展的机制包括肾单位高滤过、肾单位高代谢、肾组织上皮细胞表型转化的作用、某些细胞因子和生长因子的作用等。

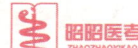

2. 尿毒症症状的发生机制 虽然血清肌酐和尿素氮水平被用于评价肾小球滤过功能,但这两种分子本身与尿毒症的症状和体征无关。尿毒症症状及体内各器官系统损害的原因主要有:

(1)肾脏排泄和代谢功能下降导致水、电解质、酸碱平衡失调,如水钠潴留、高血压、代谢性酸中毒等。

(2)尿毒症毒素的毒性作用,尿毒症毒素分为小分子、中分子和大分子三类。

分　类	代　　表	作　用
小分子毒素	尿素氮、胍类(甲基胍、琥珀胍酸)、胺类、酚类	在体内积蓄,引起临床症状
中分子毒素	甲状旁腺激素(PTH)	肾性骨营养不良、软组织钙化
大分子毒素	核糖核酸酶、β_2-微球蛋白、维生素 A、生长激素、胰升糖素、溶菌酶	具有某些毒性

(3)肾脏的内分泌功能障碍,促红细胞生成素(EPO)分泌减少导致肾性贫血,$1,25-(OH)_2-VitD_3$ 产生不足可致肾性骨病。

(4)营养素的缺乏,持续炎症状态、营养素(如必需氨基酸、水溶性维生素、微量元素等)的缺乏,可引起或加重尿毒症的症状。

四、分　期

1. 慢性肾脏病(CKD) 各种原因引起的肾脏结构和功能障碍≥3 个月,包括肾小球滤过率(GFR)正常和不正常的病理损伤、血液或尿液成分异常及影像学检查异常;或不明原因的 GFR 下降(<60 mL/min)≥3 个月。

分　期	特　征	GFR	防治目标和措施
1	GFR 正常或升高	≥90	CKD 诊治;缓解症状;保护肾功能
2	GFR 轻度降低	60～89	评估、延缓 CKD 进展;降低 CVD(心血管病)风险
3a	GFR 轻到中度降低	45～59	—
3b	GFR 中到重度降低	30～44	延缓 CKD 进展;评估、治疗并发症
4	GFR 重度降低	15～29	综合治疗;透析前准备
5	ESRD(终末期肾病)	<15 或透析	如出现尿毒症,需及时替代治疗

2. 慢性肾衰竭 指慢性肾脏病引起的 GFR 下降及与此相关的代谢紊乱和临床症状组成的综合征。慢性肾衰竭代表慢性肾脏病中 GFR 下降至失代偿的那一部分群体,主要为 CKD4～5 期。

分　期	肌酐清除率/(mL·min^{-1})	血肌酐值/(μmol·L^{-1})	临床表现
肾功能不全代偿期	50～80	<178	除夜尿增多外,无任何症状
肾功能不全失代偿期	25～50	186～442	无力、食欲缺乏、轻度贫血等
肾衰竭期	10～25	451～707	贫血,水电解质酸碱失衡
尿毒症期	<10	>707	有明显的酸中毒、贫血症

(昭昭老师提示:我国的肾病分期,与国外的不同,国外是依照肾小球滤过率制定的,而我国则是根据肌酐值确定的,肾功能不全代偿期至尿毒症期,对应的国外分期是 CKD2 期到 CKD5 期。)

【例7】慢性肾衰竭失代偿期是指 GFR(肾小球滤过率)的范围是
A. <25 mL/min   B. 25～50 mL/min   C. 50～60 mL/min
D. 60～70 mL/min   E. 70～80 mL/min

【例8】慢性肾脏病(CKD)4 期是指
A. GFR 15～29 mL/(min·1.73 m^2)   B. GFR≥60 mL/(min·1.73 m^2)
C. GFR<15 mL/(min·1.73 m^2)   D. GFR<10 mL/(min·1.73 m^2)
E. GFR 50～59 mL/(min·1.73 m^2)

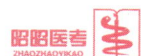

五、临床表现

水、电解质失衡	最常见代谢性酸中毒,还有高钾、高磷、高镁、低钙、低钠
消化系统	最早出现的症状,如食欲不振、恶心、呕吐等
心血管系统	①慢性肾衰竭最常见的死亡原因是心血管疾病,最常见的心力衰竭; (昭昭老师提示:急性肾衰竭最常见的死亡原因高血钾) ②尿毒症性心肌:可能与代谢废物的潴留及贫血等因素有关; ③心包病变:原因多与尿毒症毒素蓄积、低蛋白血症、心力衰竭等有关
血液系统	①肾性贫血:EPO减少,导致正细胞正色素贫血,治疗应补充EPO; ②出血倾向:与血小板功能降低有关,部分患者也可有凝血因子Ⅷ缺乏
神经、肌肉系统	两个典型的感觉障碍:不安腿综合征和手套袜套样感觉障碍
肾性骨营养不良	肾性骨营养不良:慢性肾衰竭出现的骨矿化和代谢异常称为肾性骨营养不良,也称肾性骨病,包括高转化性骨病(纤维囊性骨炎)、低转化性骨病(包括骨软化症和骨再生不良)和混合性骨病,以高转化骨病最多见 ①肾性骨软化症(肾性佝偻病):维生素 D_3 不足所致;(昭昭老师速记:见了小"3"就"软"了) ②纤维性骨炎:甲状旁腺功能亢进致骨质钙破坏;(昭昭老师速记:"纤维""旁"边) ③骨再生不良:主要与血PTH浓度相对偏低,某些成骨因子不足而不能维持骨的再生有关; ④透析相关淀粉样变骨病:只发生于透析多年以后,可能是 β_2 微球蛋白淀粉样变沉积于骨所致
内分泌功能紊乱	①$1,25-(OH)_2-D_3$、EPO 生成减少; ②肾素-血管紧张素Ⅱ过多、泌乳素、促黑色素激素、促黄体生成素、促卵泡刺激素、促肾上腺皮质激素等增高,继发性甲旁亢(血PTH升高)

【例9】慢性肾衰竭进展过程中最早出现的临床表现常为

A. 消化道症状　　　B. 贫血　　　C. 出血　　　D. 反复感染　　　E. 骨痛

【例10】慢性肾病继发甲状腺功能亢进的始动因素是

A. 高磷血症　　　　　　　B. 低钙血症　　　　　　　C. 高钾血症

D. 高尿酸血症　　　　　　E. 低代谢性酸中毒

【例11】男,4岁。慢性肾衰竭患者,饮食控制欠佳。突发抽搐,意识丧失,心跳骤停。死亡原因最可能是

A. 代谢性酸中毒　　　　　B. 高血压　　　　　　　C. 心功能不全

D. 高钾血症　　　　　　　E. 尿毒症脑病

【例12】尿毒症患者血液系统的临床表现为

A. 低色素、小细胞性贫血　　　B. 白细胞出现中毒颗粒,核左移　　　C. 血小板异常增多

D. 贫血常为中、重度　　　　　E. 促红细胞生成素增加

六、治　疗

1. 早期防治对策和措施　对诊断为慢性肾脏病的患者,要采取各种措施延缓、停止或逆转慢性肾衰竭发生,防止进展至终末期肾病。

2. 营养治疗　限制蛋白饮食是治疗的重要环节,能减少含氮代谢产物生成,减轻症状及相关并发症,甚至可能延缓病情进展。

3. 慢性肾衰竭的药物治疗

纠正酸中毒和水、电解质紊乱	①纠正酸中毒:可口服碳酸氢钠; ②水钠紊乱防治:限制氯化钠摄入量<6~8 g/L
高血压治疗	首选 ACEI、ARB 类,可改善预后
贫血治疗	血红蛋白<100 g/L,给予重组促红细胞生成素(rHuEPO)治疗

续表

低钙血症、高磷血症和肾性骨营养不良治疗	①对高磷患者,用碳酸钙、醋酸钙等磷中和剂; ②明显低钙者,给予 $1,25-(OH)_2-D_3$
其他治疗	防止感染、高脂血症的治疗、口服吸附疗法及导泻疗法

【例13】男,60岁。因慢性肾功能不全入院。血生化检查:K^+ 6.5 mmol/L,Na^+ 136 mmol/L,Ca^{2+} 2.1 mmol/L,CO_2CP 25 mmol/L。心电图示 T 波高尖。下列处理不正确的是

A. 静脉滴注碳酸氢钠溶液　　　　B. 应用氨苯喋啶快速利尿　　　　C. 静脉注射葡萄糖酸钙

D. 停用含钾药物　　　　E. 静脉滴注葡萄糖和胰岛素

例14～15 共用题干

男,35岁。发热、咳黄痰 10 天,水肿伴恶心、呕吐、呼吸困难 1 周,1 天前突发抽搐、昏迷。既往 IgA 肾病 5 年。查体:BP 180/110 mmHg,贫血貌,深大呼吸,双中下肺野闻及湿啰音,心率 120 次/分,双下肢水肿,Hb 68 g/L,Scr 1 325 μmol/L。

【例14】患者意识障碍最有可能的原因是

A. 高血压脑病　　　　B. 低钙血症　　　　C. 尿毒症脑病　　　　D. 贫血　　　　E. 脑血管病

【例15】当前最有效的治疗措施是

A. 血液透析　　　　B. 大剂量利尿剂　　　　C. 输血　　　　D. 降压　　　　E. 抗感染

例16～17 共用题干

女,36岁。慢性肾衰竭 4 年。1 周前水肿加重,伴恶心、呕吐、胸痛、呼吸困难。查体:T 38.1 ℃,BP 180/100 mmHg,心前区可闻及心包摩擦音。血红蛋白 63 g/L,血尿素氮 28.6 mmol/L,肌酐 870.9 μmol/L。

【例16】此患者病情危重的主要表现是

A. 内分泌失调　　　　B. 高血压　　　　C. 呼吸困难　　　　D. 贫血　　　　E. 水肿

【例17】目前治疗错误的是

A. 血液透析　　　　B. 利尿　　　　C. 抗感染

D. 快速补充血容量　　　　E. 控制血压

➤ 参考答案如下,详细答案参见 2021 版《国家临床执业及助理医师资格考试精选真题考点精析》。

1. A	2. A	3. A	4. B	5. D	
6. D	7. B	8. A	9. A	10. B	昭昭老师提示: 关注官方微信,获得第一手考试资料。
11. D	12. D	13. B	14. C	15. A	
16. C	17. D	—	—		

第五篇　血液系统

学习导图

章序	章名	内容	所占分数	
			执业医师	助理医师
1	贫血	贫血概述	5分	4分
		缺铁性贫血		
		巨幼细胞贫血		
		再生障碍性贫血		
		溶血性贫血		
2	白血病	急性白血病	5分	3分
		慢性粒细胞白血病		
3	骨髓增生异常综合征	骨髓增生异常综合征	1分	0分
4	淋巴瘤	霍奇金淋巴瘤	3分	0分
		非霍奇金淋巴瘤		
5	多发性骨髓瘤	多发性骨髓瘤	0分	0分
6	出血性疾病	概述	2分	1分
		过敏性紫癜		
		特发性血小板减少性紫癜		
		弥散性血管内凝血		
7	白细胞减少及粒细胞缺乏症	白细胞减少及粒细胞缺乏症	1分	1分
8	输血	合理输血	4分	2分
		安全输血		

复习策略

　　血液系统在整个执业和助理医师考试中属于中等的小科目,在执业医师考试中占 20～25 分,助理医师考试中占 10～15 分。在所有章节中,贫血、白血病及输血是最为重要的考点,占据几乎大部分分数,所以一定要把这三章内容熟练掌握。其中,白血病是很多考生公认的难点,输血是近年来考试的必考考点,主要考查其实验室检查。出血性疾病的考点较为复杂和琐碎,特别是关于 APTT、PT 及 D-二聚体的相关意义,考生应在理解的基础上进行记忆。

第1章　贫　血

➤ **2021 考试大纲**
　　①贫血概述;②缺铁性贫血;③巨幼细胞贫血;④再生障碍性贫血;⑤溶血性贫血。

➤ **考纲解析**

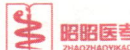

近20年的医师考试中,本章的考试重点是贫血分类、缺铁性贫血、巨幼细胞贫血、再生障碍性贫血和溶血性贫血的诊断、检查和治疗,执业医师每年考查分数为3～5分,助理医师每年考查分数为2～3分。

第1节 总 论

一、贫血定义

	分 型	昭昭老师速记
不同人群的贫血指标	①男性 Hb<120 g/L; ②女性 Hb<110 g/L; ③孕妇 Hb<100 g/L	为什么男人多一些呢,关键因素是男人有雄激素,雄激素是刺激造血的。再生障碍性贫血的治疗中刺激造血的就是雄激素
贫血严重度分类	①轻度:120～90 g/L; ②中度:60～90 g/L; ③重度:30～60 g/L; ④极重度:<30 g/L	英国有贵族,贵族为什么比一般人高贵呢,是因为人家"血统"好。根据血好不好,把人分为"3""6""9"等;拓展思维,同时按照分类就是慢性肾病的分期(CKD分期)

【例1】重度贫血的血红蛋白浓度是
A. <30 g/L 　B. 30～59 g/L 　C. 60～89 g/L 　D. 90～100 g/L 　E. >100 g/L

例2～3共用选项
A. 140 g/L 　B. 130 g/L 　C. 120 g/L 　D. 110 g/L 　E. 100 g/L

【例2】诊断成年女性贫血的标准为血红蛋白浓度低于

【例3】诊断成年男性贫血的标准为血红蛋白浓度低于

二、病因分类

1. 红细胞生成减少

病 因	贫 血	昭昭老师速记
干细胞增生和分化异常	再生障碍性贫血	骨髓好比是一块地,如果土地贫瘠,里面没有庄稼(三系细胞)长不好(三系细胞减少,即红细胞、白细胞、血小板较少)
红细胞合成原料不足	血红蛋白合成障碍——缺铁性贫血	铁和蛋白质是血红蛋白的原料
	VB$_{12}$、叶酸缺乏——巨幼红细胞贫血	而 VB$_{12}$、叶酸是红细胞分化成熟的必需物质,缺之导致合成减少

2. 红细胞破坏过多

昭昭老师提示:这些红细胞先天或后天有某些异常,比如各种缺陷,就好比家里的孩子一样,有各种先天的疾病,所以容易夭折,红细胞"夭折"导致红细胞的数量明显减少,进而出现贫血,记住:有缺陷的就会夭折!

(1)红细胞自身的缺陷

病 变	代表疾病	昭昭老师速记
红细胞膜异常	遗传球、遗传椭圆球	"传"播大学的"模"特
红细胞膜蛋白异常	阵发性睡眠性血红蛋白尿(PNH)	"睡"前敷"蛋白"面"膜"
红细胞酶异常	蚕豆病(葡萄糖-6-磷酸酸脱氢酶)	"蚕豆""没"了
珠蛋白合成异常	地中海贫血、镰状细胞贫血	"地中海"中的"珍珠"

(2)红细胞外部异常

分 类	疾病	昭昭老师速记
免疫性	自身免疫性溶血性贫血:温抗体或冷抗体等	自己体内有抗体
	同种免疫性溶血性贫血:血型不符合输血反应等	别人的抗体输给你

续表

分 类	疾 病		昭昭老师速记
血管性	微血管病性溶血性贫血;败血症、DIC 等		微循环局部障碍
	瓣膜病		机械性划破红细胞
	血管壁受到反复挤压		反复挤压压伤红细胞
生物因素	蛇毒、疟疾、黑热病		蛇及寄生虫属于生物
理化因素	大面积烧伤、血浆渗透压改变或化学因素如苯肼、亚硝酸盐类中毒		此为物理和化学因素

3. 造成调节异常所致贫血

分 类	疾 病	昭昭老师速记
骨髓基质细胞受损所致贫血	骨髓坏死、骨髓纤维化、骨髓硬化等	骨髓病变导致贫血
淋巴细胞功能亢进所致贫血	①T 细胞直接杀伤造血细胞; ②B 细胞亢进可产生抗体,破坏造血细胞	T、B 细胞都能杀死造血细胞,导致红细胞减少
造血调节因子水平异常导致贫血	①正性作用:促红细胞生成素(EPO);EPO 减少导致贫血。 ②负性作用:肿瘤坏死因子(TNF);肿瘤及炎症等分泌较多的 TNF 导致贫血	正性的减少就贫血,负性的增加就贫血

【例4】血红素合成障碍所致的贫血是

A. 再生障碍性贫血　　　　　　　B. 缺铁性贫血　　　　　　　C. 巨幼细胞贫血

D. 海洋性贫血　　　　　　　　　E. 自身免疫性溶血性贫血

【例5】不属于红细胞生成不足的贫血是

A. 营养性缺铁性贫血　　　　　　B. 原发性再生障碍性贫血　　　C. 继发性再生障碍性贫血

D. 自身免疫性溶血性贫血　　　　E. 营养性巨幼细胞贫血

【例6】红细胞分化、成熟障碍所造成的贫血不包括

A. 巨幼细胞贫血　　　　　　　　B. 缺铁性贫血　　　　　　　C. 地中海贫血

D. 遗传性球形细胞增多症　　　　E. 再生障碍性贫血

【例7】下列哪一种贫血是由于红细胞破坏过多引起的

A. ITP　　　　　　　　　　　　B. 缺铁性贫血　　　　　　　C. 巨幼细胞贫血

D. 再生障碍性贫血　　　　　　　E. 遗传性球形细胞增多症

例8～9共用选项

A. 再生障碍性贫血　　　　　　　B. 巨幼细胞贫血　　　　　　　C. 缺铁性贫血

D. 慢性失血性贫血　　　　　　　E. 海洋性贫血

【例8】叶酸缺乏引起的贫血是

【例9】珠蛋白生成障碍引起的贫血是

三、根据细胞形态学分类

类 型	MCV/fL	MCH/pg	MCHC/%
大细胞性贫血(巨幼细胞贫血) (昭昭老师速记:看见>100 的就是巨幼细胞)	>100	26～32	32～35
正细胞性贫血(再生障碍性贫血、急性失血性贫血)	80～100	26～32	32～35
小细胞性贫血(慢性病性贫血)	<80	<26	32～35
小细胞低色素性贫血(缺铁性贫血、铁粒幼细胞性贫血、海洋性贫血) (昭昭老师速记:看见<80 的就是小细胞贫血,速记:"小""铁"船在"海洋"里"慢"慢划)	<80	<26	<32

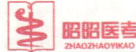

【例10】下列属于正细胞性贫血的是
A. 急性失血性贫血　　　　　　　B. 骨髓增生异常综合征　　　　　　C. 缺铁性贫血
D. 慢性失血性贫血　　　　　　　E. 铁粒幼细胞性贫血

【例11】不属于小细胞性贫血的是
A. 缺铁性贫血　　　　　　　　　B. 海洋性贫血　　　　　　　　　　C. 慢性感染性贫血
D. 铁粒幼细胞性贫血　　　　　　E. 再生障碍性贫血

【例12】下列属于正细胞性贫血的是
A. 缺铁性贫血　　　　　　　　　B. 巨幼细胞贫血　　　　　　　　　C. 再生障碍性贫血
D. 铁粒幼细胞性贫血　　　　　　E. 珠蛋白生成障碍性贫血

四、临床表现

贫血的临床表现与五个因素有关：贫血的病因(包括引起贫血的相关疾病)、贫血导致的血液携氧能力下降的程度、贫血时血容量下降的程度、发生贫血的速度，以及血液、循环、呼吸等系统的代偿和耐受能力。贫血的临床表现如下：

系　统	表　现
神经系统	①头痛、眩晕、萎靡、失眠、多梦、耳鸣、眼花、注意力不集中等是常见的表现； ②肢端麻木为贫血导致的末梢神经炎所致，特别多见于维生素 B_{12} 缺乏性巨幼细胞贫血； ③小儿患缺铁性贫血时可表现为哭闹不安、躁动，甚至影响智力发育
皮肤黏膜	①苍白是贫血患者皮肤、黏膜的主要表现；贫血时机体通过神经-体液调节进行有效血容量的重新分配，皮肤、黏膜供血减少，由于单位容积血液内红细胞和血红蛋白含量减少，引起皮肤、黏膜颜色变浅。 ②粗糙、缺乏光泽，甚至形成溃疡，是贫血时皮肤、黏膜的另一类表现，可能与贫血的原发病有关。 ③溶血性贫血，特别是血管外溶血性贫血，可引起皮肤、黏膜黄染。 ④造血系统肿瘤疾病可引起贫血并发皮肤损害
呼吸系统	①轻度贫血呼吸次数不增加，活动后机体处于低氧和高二氧化碳状态，刺激呼吸中枢，可引起呼吸加深加快； ②重度贫血，即使平静状态下也会出现气短甚至端坐呼吸； ③贫血的并发症和引起贫血的原发病也可影响呼吸系统，如再生障碍性贫血合并呼吸道感染、白血病性贫血引起呼吸系统浸润等
循环系统	①急性失血时，贫血表现为相对低血容量的反应，如外周血管收缩、心率加快、心悸等； ②非失血性贫血由于血容量不低，表现为心脏对组织缺氧的反应，如心率加快、心悸等
消化系统	①贫血时消化腺分泌减少，甚至出现腺体萎缩，进而导致消化功能减低、消化不良，出现腹部胀满、食欲减低、大便形状和排便规律改变等，长期慢性溶血可合并胆道结石和脾大； ②缺铁性贫血可有吞咽异物感或异嗜症； ③巨幼细胞贫血或恶性贫血可引起舌炎、舌萎缩、牛肉舌、镜面舌等
泌尿系统	①血管外溶血出现无胆红素的高尿胆原尿，血管内溶血出现血红蛋白尿和含铁血黄素尿； ②重者可出现游离血红蛋白堵塞肾小管，进而引起少尿、无尿、急性肾衰竭等
内分泌系统	①孕妇分娩时，因大出血所致贫血可导致垂体缺血坏死而发生席汉综合征； ②长期贫血可导致甲状腺、性腺、肾上腺、胰腺的功能改变，影响红细胞生成素和胃肠激素的分泌
生殖系统	①贫血可导致睾丸生精细胞缺血、坏死，进而影响睾酮的分泌； ②贫血除可影响女性激素内分泌外，还可因合并凝血因子及血小板量和质的异常而导致月经过多
免疫系统	①贫血本身可以引起免疫系统的改变，如红细胞减少会降低红细胞在抵御病原微生物感染过程中的调理素作用，红细胞膜上 C3 的减少会影响机体非特异性免疫功能； ②贫血患者反复输血会影响 T 细胞亚群

续表

系　统	表　现
血液系统	①血细胞数量的改变,包括红细胞减少,相应的血红蛋白、血细胞比容降低,以及网织红细胞量的改变等。 ②红细胞生化成分的异常,包括两方面:一是红细胞内合成较多的2,3-二磷酸甘油酸,降低血红蛋白对氧的亲和力,氧离曲线右移,使组织获得更多的氧气;二是因贫血种类不同而异的改变,如红细胞改变多见于浆细胞病性贫血(M蛋白增多及钙、磷水平变化等)

五、检查和诊断

1. 实验室检查

血常规检查	①确定有无贫血,以及贫血是否伴有白细胞或血小板数量的改变; ②血红蛋白测定,判断贫血程度; ③网织红细胞测定,间接反映骨髓红系增生情况
骨髓检查	包括骨髓细胞涂片分类和骨髓活检:涂片分类反映骨髓细胞的增生程度以及细胞成分、比例和形态改变;活检反映骨髓造血组织的结构、增生程度、细胞分化和形态改变
贫血发病机制检查	①缺铁性贫血的铁代谢异常及引起缺铁的原发病检查; ②巨幼细胞贫血的血清叶酸和维生素 B_{12} 水平测定及导致此类造血原料缺乏的原发病检查

2. 诊断　确立贫血的诊断→明确贫血的类型以及病因、发病机制分类→病因学诊断最为关键。

六、治疗原则

1. 对症治疗　目的是减轻重度血细胞减少对患者的致命影响,为对因治疗赢得时间。

2. 对因治疗　针对发病机制的治疗;缺铁性贫血应补充铁剂,同时治疗导致缺铁的原发病;巨幼细胞贫血应补充叶酸或 $VitB_{12}$;溶血性贫血采用糖皮质激素、脾切除术;遗传性球形细胞增多症行脾切除有肯定疗效;造血干细胞质异常性贫血可采用干细胞移植。(详见各论)

第2节　缺铁性贫血

一、铁的正常代谢途径

铁的来源	食物中摄入及衰老红细胞释放的铁(红细胞很伟大,死了把自己捐献)
铁的吸收	①吸收部位:十二指肠和空肠的上段; (昭昭老师提示:维生素 B_{12} 的吸收部位在回肠末端,二价铁离子在十二指肠吸收,都有"二") ②吸收的形式: Fe^{2+}; (昭昭老师提示:这里出题老师经常会出说哪个是二价铁,哪个是三价铁,同学们经常搞混,今天背了,明天忘了! 其实记忆方法很简单,考生只要知道,只有在吸收的时候和被组织利用的时候才是二价铁,其余都是三价铁) ③铁在酸性的环境中或维生素 C(促进 $Fe^{3+} \to Fe^{2+}$)存在能促进吸收
铁的转运	吸收铁(Fe^{2+})→经铜蓝蛋白氧化为 Fe^{3+}→与血浆中的转铁蛋白结合
铁的利用	到达组织的 Fe^{3+}→与转铁蛋白分离并还原为 Fe^{2+}→合成 Hb
铁在体内分布	①铁的贮存有两种方式:铁蛋白和含铁血黄素; (昭昭老师提示:铁蛋白是铁的贮存形式,是缺铁最敏感的指标。打个比方,好比说:你一共有10万元,银行里存着99 800,身上就带着200,那么99 800 就是贮存铁,而200 就是血清铁,当缺钱时,身上200 不能动,因为这200 帮你每天吃饭、坐车,这时候动用银行里的存款,所以缺铁时,先缺的是铁蛋白,因为血清铁都干着活呢。故铁蛋白是缺铁最敏感指标) ②功能状态的铁:血红蛋白铁、肌红蛋白的铁、转铁蛋白的铁等

【例13】人体铁吸收率最高的部位是

A. 回肠远段及回盲部　　　　B. 升结肠及降结肠　　　　C. 食管及胃

　　D. 十二指肠及空肠上段　　　　　E. 空肠下段及回肠近段

　　【例14】下列属于贮存铁的是

　　A. 血红蛋白铁　　　　　　B. 肌红蛋白铁　　　　　　C. 转铁蛋白结合的铁

　　D. 乳铁蛋白结合的铁　　　E. 含铁血黄素

　　【例15】有关铁的描述,正确的是

　　A. 食物中的铁以二价铁为主　　　B. 肠黏膜吸收的铁为二价铁

　　C. 转铁蛋白结合的铁为二价铁　　D. 体内铁蛋白中结合的铁为二价铁

　　E. 血红蛋白中的铁为三价铁

二、病　因

　　1. 需铁量增加而铁摄入不足　　多见于婴幼儿、青少年、妊娠和哺乳期妇女。

　　2. 铁吸收障碍　　常见于胃大部切除术后,胃酸分泌不足且食物快速进入空肠,绕过铁的主要吸收部位,使铁吸收减少。多种原因造成的胃肠道功能紊乱均可因铁吸收障碍而发生缺铁性贫血。

　　3. 铁丢失过多　　长期慢性铁丢失而得不到纠正则造成缺铁性贫血,如慢性胃肠道失血、月经过多、咯血和肺泡出血、血红蛋白尿及其他。

　　【例16】缺铁性贫血最常见的病因是

　　A. 慢性胃炎　　B. 慢性肝炎　　C. 慢性溶血　　D. 慢性感染　　E. 慢性失血

三、发病机制

　　1. 缺铁对铁代谢的影响　　缺铁时体内贮铁指标降低、血清铁和转铁蛋白饱和度降低、总铁结合力和未结合铁的转铁蛋白升高、组织缺铁、红细胞内缺铁。转铁蛋白受体表达于红系造血细胞膜表面,其表达量与红细胞内血红蛋白合成所需的铁代谢密切相关。当红细胞内铁缺乏时,转铁蛋白受体脱落进入血液成为血清可溶性转铁蛋白受体。

　　2. 缺铁对造血系统的影响　　红细胞内缺铁,血红素合成障碍,大量原卟啉不能与铁结合成为血红素,以游离原卟啉(FEP)的形式积累在红细胞内,或与锌原子结合成为锌原卟啉(ZPP),血红蛋白生成减少,红细胞胞质少、体积小,故发生小细胞低色素性贫血。严重时,粒细胞、血小板的生成也受影响。

　　3. 缺铁对组织细胞代谢的影响　　组织缺铁,细胞中含铁酶和铁依赖酶的活性降低,进而影响患者的精神、行为、体力、免疫功能及患儿的生长发育和智力。缺铁可引起黏膜组织病变和外胚叶组织营养障碍。

四、表现和诊断

一般表现	皮肤黏膜苍白和乏力(看见苍白和乏力就是贫血)
组织缺铁表现	①最特异的表现:异食癖;匙状甲(反甲)。 ②吞咽困难(Plummer - Vinson综合征),异物感,口舌炎。 ③贫血性心脏病(心脏杂音);精神行为异常;儿童生长发育迟缓、智力低下;毛发干枯、脱落等

　　【例17】男,45岁。便血、面色苍白3个月。血常规:Hb 60 g/L,MCV 72 fL,MCHC 27%,WBC 8.0×10^9/L,Plt 138×10^9/L,网织红细胞0.025。最可能出现的特有临床表现是

　　A. 皮肤瘀斑　　B. 匙状甲　　C. 酱油色尿　　D. 巩膜黄染　　E. 肝、脾大

　　【例18】女,42岁。1年前因胃出血行胃大部切除术,近1年半来头晕、乏力,面色逐渐苍白,平时月经量稍多。检查:Hb 76 g/L,RBC 3.1×10^{12}/L,WBC 5.3×10^9/L,网织红细胞0.015。进行体格检查时,不可能出现的体征是

　　A. 皮肤干燥,毛发干燥易脱落　　B. 行走不稳,深感觉减退　　　　C. 口腔炎,舌乳头萎缩

　　D. 指甲变脆、变平或匙状甲　　　E. 心尖部收缩期吹风样杂音

　　【例19】在下列缺铁性贫血的临床表现中,属于组织缺铁表现的是

　　A. 头晕　　　　B. 眼花　　　　C. 心悸　　　　D. 异食癖　　　　E. 气短

　　【例20】缺铁性贫血患者因组织缺铁而发生的临床表现不包括

　　A. 口腔炎、舌炎　　　　　　B. 匙状甲　　　　　　C. 吞咽困难

　　D. 头晕、乏力　　　　　　　E. 皮肤干燥、皲缩

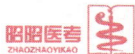

五、检 查

1. 铁代谢检查

铁代谢检查的主要指标包括降低的指标:血清铁;血清铁蛋白(最敏感的指标);转铁蛋白饱和度;血红蛋白、红细胞。升高的指标:总铁结合力;红细胞游离原卟啉。

(昭昭老师提示:除了"血清铁""血清铁蛋白""转铁蛋白饱和度"这三个反映铁的指标降低了,其余的指标都升高了。关于英文字母,请记住,带大写"S"的都降低,SI、SF、TS都降低!)

指　标	指标变化	指　标	指标变化
血清铁	SI↓	血清可溶性转铁蛋白受体	sTfR↑
血清铁蛋白	SF↓	未饱和的转铁蛋白	UIBC↑
转铁蛋白饱和度	TS↓	转铁蛋白受体	TFR↑
总铁结合力	TIBG↑	红细胞内游离原卟啉	FEP↑
转铁蛋白	TRF 或 TF↑	红细胞内锌原卟啉	ZPP↑

2. 血象及骨髓象

血　象	①呈小细胞低色素性贫血; ②血涂片可见红细胞中心淡染区扩大 (昭昭老师速记:因为铁是合成血红蛋白的原料,血红蛋白就是细胞浆,所以缺铁导致红细胞内的血红蛋白减少,出现小细胞低色素贫血,将来出现红细胞内的血红蛋白减少,出现淡染区扩大)
骨髓象	①骨髓小粒可染铁消失是诊断缺铁性贫血最可靠的依据; (昭昭老师提示:骨髓检查永远是血液病的金标准) ②骨髓铁染色细胞外铁和细胞内铁均明显减少; ③骨髓增生活跃,以红系增生为主,呈"核老浆幼" (昭昭老师提示:铁主要参与红细胞胞浆的组成,所以铁少了,胞浆就幼稚了!注意区别巨幼贫的"核幼浆老")

【例21】缺铁性贫血不可见到的是

A. 总铁结合力增加　　　　B. 血清铁降低　　　　C. 血清铁蛋白降低

D. 转铁蛋白饱和度降低　　E. 游离原卟啉减少

【例22】小细胞低色素性贫血可见于

A. 缺铁性贫血　　　　　　B. 巨幼细胞贫血　　　　C. 骨髓增生异常综合征

D. 再障　　　　　　　　　E. 溶血性贫血

【例23】下列疾病中,骨髓有核红细胞出现"核老浆幼"现象的是

A. 巨幼细胞贫血　　　　　B. 急性红血病　　　　　C. 缺铁性贫血

D. 骨髓增生异常综合征　　E. 再障

【例24】女,30 岁。乏力、头晕伴月经过多半年。检查:Hb 60 g/L,RBC 3.1×10^{12}/L,WBC 7.3×10^9/L,Plt 315×10^9/L,红细胞中心淡染区扩大。该患者最可能的检查结果是

A. 血清铁降低,总铁结合力降低,红细胞游离原卟啉降低

B. 血清铁降低,总铁结合力降低,红细胞游离原卟啉增高

C. 血清铁降低,总铁结合力增高,红细胞游离原卟啉增高

D. 血清铁增高,总铁结合力增高,红细胞游离原卟啉降低

E. 血清铁降低,总铁结合力增高,红细胞游离原卟啉降低

【例25】缺铁性贫血实验室检查不符合的是

A. 红细胞内游离原卟啉降低　　B. 细胞中央淡染区扩大　　C. 总铁结合力升高

D. 血清蛋白低于正常　　　　　E. 红细胞内游离原卟啉升高

【例26】女性,18 岁。1 年来逐渐面色苍白。检查:血红蛋 50 g/L,白细胞 5.0×10^9/L,血清铁 4 μmol/L。最可能的诊断是

A. 缺铁性贫血　　　　　B. 巨幼细胞贫血　　　　　C. 巨幼缺铁性贫血
D. 再生障碍性贫血　　　E. 溶血性贫血

六、鉴别诊断

1. 缺铁性贫血和巨幼红细胞贫血

	缺铁性贫血	巨幼红细胞贫血
病　因	月经过多、消化道慢性失血导致缺铁	缺乏维生素 B_{12}、叶酸
一般表现	苍白、乏力	苍白、乏力
特殊表现	组织缺铁表现:异食癖、反甲、吞咽困难等	神经系统症状、牛肉样舌
血　象	小细胞低色素贫血(MCV<75 fL)	巨细胞贫血(MCV>100 fL)
骨髓象	核老浆幼	核幼浆老
治　疗	补充铁剂	补充维生素 B_{12}、叶酸

2. 缺铁性贫血、铁粒幼细胞性贫血和慢性病性贫血

(昭昭老师提示:速记有方法,记住是关键。大家看,铁粒幼细胞性贫血基本上都是升高的,唯独"总铁结合力(TIBC)",可简单记忆为"幼"年"力"小)

	缺铁性贫血	铁粒幼细胞性贫血	慢性病性贫血
病因和发病机制	各种原因导致体内贮存的铁耗尽,最终引起的贫血	遗传或不明原因导致的红细胞铁利用障碍	慢性炎症、感染或肿瘤等引起的铁代谢异常性贫血
贫血分类	小细胞低色素性	小细胞低色素性	小细胞低色素性
血清铁(SI)	↓	↑	↓
血清铁蛋白(SF)	↓	↑	↑
转铁蛋白饱和度	↓	↑	↓
总铁结合力(TIBC)	↑	↓	↓
骨髓铁粒幼细胞	↓	↑	↓

七、治　疗

1. 对因治疗　去除病因,如女性月经过多的,治疗妇科疾病等。

2. 对症治疗

口服铁剂	先补充二价铁,首选硫酸亚铁,不良反应大(进食谷类、乳类和茶等会抑制铁剂的吸收,鱼、肉类、维生素 C 可加强铁剂的吸收)
有机铁	包括右旋糖酐铁、葡萄糖酸亚铁、山梨醇铁、富马酸亚铁、琥珀酸亚铁和多糖铁复合物等,不良反应较硫酸亚铁小
网织红细胞	治疗后5~10天,最先升高是网织红细胞(Ret)
血红蛋白	①2 周后血红蛋白浓度上升,一般 2 个月左右恢复正常; ②铁剂治疗应在血红蛋白恢复正常后至少持续4~6 个月,以把贮存铁补足

(昭昭老师提示:速记有方法,记住是关键。大家看过电影2046吧,这里比2046晚200年是2246,即2周,2个月,4~6月。为啥血红蛋白补充完成后,还需要再补铁呢?举例说明,血红蛋白正常了,好比是钱包里有钱了,够花够用;但是,最好银行里有一定的存款就更加有保证了,所以,血红蛋白好比是钱包里的前(用来花钱的),而再吃4~6个月的铁剂好比是再往银行存钱,把钱存足了,就踏实了。)

【例27】口服铁剂治疗有效的缺铁性贫血患者,下列检查指标最先上升的是
A. 网织红细胞　　　B. 血红蛋白　　　C. MCV　　　D. MCH　　　E. MCHC
【例28】铁剂治疗营养性缺铁性贫血,血红蛋白达正常后继续用药的时间是
A. 1 周　　　　B. 2 周　　　　C. 4 周　　　　D. 6 周　　　　E. 8 周

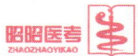

【例29】缺铁性贫血的治疗中错误的是

A. 口服铁剂宜从小剂量开始,饭后服　　B. 铁剂宜加服维生素C　　C. 铁剂不宜与浓茶同服

D. 口服铁剂后2周血红蛋白上升　　E. 血红蛋白上升至正常后,停服铁剂

【例30】女,25岁。头晕、乏力2个月。既往体健,近1年来月经量明显增多。实验室检查:Hb 95 g/L、RBC 3.5×10^{12}/L,红细胞大小不等、中心淡染区扩大,WBC 4.5×10^9/L,Plt 310×10^9/L,便隐血(一)。最根本的治疗措施是

A. 给予糖皮质激素　　　　　　B. 给予铁剂　　　　　　　　C. 治疗妇科疾病

D. 给予维生素B_{12}及叶酸　　E. 给予雄激素

第3节　营养性巨幼细胞贫血(助理医师不要求)

一、概　述

巨幼红细胞是维生素B_{12}或(和)叶酸缺乏所致的一种大细胞性贫血。临床以贫血、神经精神症状、红细胞胞体变大、骨髓中出现巨幼红细胞、用维生素B_{12}或(和)叶酸治疗有效为特征。

二、病　因

摄入量不足	单纯母乳喂养,且未按时添加辅食,长期羊乳喂养的婴儿
需要量增加	新生儿、未成熟儿和婴儿因生长发育较快,对叶酸需要量增加
吸收不良	慢性腹泻、小肠病变等可影响叶酸吸收而致缺乏
药物作用	①长期服广谱抗生素者,结肠内部分细菌被清除,因而影响叶酸的供应 ②长期使用抗叶酸制剂(如甲氨蝶呤)及某些抗癫痫药,如苯妥英钠等,可导致叶酸缺乏
代谢障碍	偶见先天性叶酸代谢障碍

三、临床表现

贫血表现	轻度至中度贫血,面色蜡黄,睑结膜、口唇、指甲等处苍白,常伴肝、脾大
精神、神经症状	①维生素B_{12}缺乏者神经系统症状显著,可出现表情呆滞、嗜睡,对外界反应迟钝,少哭,不笑,智力发育、动作发育落后,甚至退步; ②重症者出现肢体、躯干、头部和全身震颤,甚至出现抽搐、感觉障碍、共济失调、踝阵挛及巴宾斯基征阳性等 (昭昭老师速记:看见神经系统症状的贫血就是巨幼贫)
消化系统	食欲缺乏、腹泻、呕吐、舌炎等症状出现较早

【例31】维生素B_{12}缺乏与叶酸缺乏所导致的营养性巨幼细胞贫血其临床表现的主要区别是

A. 骨髓象改变　　B. 神经系统症状　　C. 肝脾大　　D. 贫血症状　　E. 血象改变

四、实验室检查

血　象	①红细胞下降较血红蛋白下降更显著,呈大细胞性贫血,多为全血细胞减少; ②血涂片红细胞大小不等,较正常为大,中央淡染区不明显
骨髓象	①增生活跃,红系明显增生,各系细胞均呈巨幼变特征; ②胞体变大、核染色质粗而松,细胞核的发育落后于胞质,即浆老核幼 (昭昭老师速记:"核""巨"幼稚)
生化检查	血清维生素B_{12}减少($\leqslant$100 ng/L)或叶酸水平降低($\leqslant$3 μg/L)

【例32】女,25岁。妊娠35周,头晕、乏力、心悸2个月。既往体健。血常规:Hb 80 g/L,MCV 108 fL,MCH 35 pg,MCHC 33%,WBC 3.6×10^9/L,Plt 95×10^9/L。为明确诊断,首先应进行的检查是

A. 尿Rous试验　　　　　　B. 粪隐血试验　　　　　　C. 血清铁、铁蛋白测定

D. Coombs试验　　　　　　E. 血液叶酸、维生素B_{12}测定

五、治　疗

补充维生素B_{12}	肌内注射维生素B_{12} 100 μg/d,至血红蛋白正常。单纯维生素B_{12}缺乏者不宜单用叶酸,以免加重神经系统症状
预　防	婴儿及时添加辅食,年长儿饮食均衡

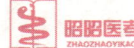

【例33】母乳喂养小儿出现<u>巨幼细胞贫血</u>,需补充

A. 叶酸＋维生素 B_{12} B. 铁   C. 维生素 D   D. 维生素 E   E. 维生素 C

第4节　再生障碍性贫血

一、病　因

1. 病毒感染　特别是肝炎病毒、微小病毒 B19 等。

2. 化学因素　特别是<u>氯霉素</u>类抗生素、<u>磺胺类</u>药物、抗肿瘤化疗药物以及苯等,抗肿瘤药物与苯对骨髓的抑制与剂量相关,但抗生素、磺胺类药物及杀虫剂引起的再障与剂量关系不大,与个人敏感性有关。

3. 射线　长期接触 X 射线、镭及放射性核素等可影响 DNA 复制,抑制细胞的有丝分裂,干扰骨髓细胞生成,导致造血干细胞减少。

【例34】引起继发性再生障碍性贫血<u>最常见</u>的病因是

A. 药物及化学物质   B. 物理因素   C. 病毒感染   D. 细菌感染   E. 营养因素

【例35】最易引起再生障碍性贫血的<u>药物</u>是

A. 氯霉素   B. 磺胺嘧啶   C. 环磷酰胺   D. 保泰松   E. 他巴唑(甲巯咪唑)

二、机　制

(昭昭老师速记:CD34 巧记为有再一再二没有"再三再四"。这里是 CD8 不是 CD4,在类风湿及艾滋病中是 CD4,请对比记忆。)

造血干细胞缺陷	包括造血干细胞的量和质的异常,AA 患者骨髓中 CD34+ 细胞减少
造血微环境异常	骨髓"脂肪化"、静脉窦壁水肿、出血、毛细血管坏死等
免疫异常	外周血及骨髓淋巴细胞比例升高,T 细胞亚群失衡,T 辅助细胞Ⅰ型(Th1)、CD8+T 抑制细胞和 TCR+T 细胞比例增高,T 细胞分泌的造血负调控因子(IL - 2,INF - R,TNF)增高(昭昭老师速记:"2""T""i")

> **昭昭老师总结:血液病中常考的 CD 分子**

疾　病	CD 分子	昭昭老师速记
<u>再</u>生障碍性贫血	CD34	"再"3"再"4
阵发性<u>睡眠</u>性血红蛋白尿	CD55、CD59	"9"点"睡"觉"5"点起
多发性骨髓瘤	CD38、CD56	"56"岁的这个人"多""38"
<u>类</u>风湿性关节炎	CD4	"类(累)""死(4)"了
<u>艾</u>滋病(AIDS)	CD4	"爱(艾)""死(4)"你了
NK 细胞型淋巴瘤	CD16、CD56	16 岁"PK"56 岁
弥漫性<u>大</u> B 细胞淋巴瘤	CD19、CD20	大姑娘啦,"19,20 岁"
<u>套</u>细胞淋巴瘤	CD5、CD20	过"520"节日,需要"套"

【例36】下列有关再生障碍性贫血发病机制的检查结果,<u>错误</u>的是

A. 血清 IL - 2 水平增高   B. 血清 TNF 水平增高   C. CD4+T 细胞增高

D. CD8+T 细胞增高   E. CD25+T 细胞增高

三、临床表现

1. 三系细胞减少　贫血、出血、感染。

2. 重型再障(SAA)和非重型再障(NSAA)

	重型再障(SAA)	非重型再障(NSAA)
贫　血	<u>进行性加重</u>,表现为苍白、乏力等	慢性过程,表现为苍白、乏力、头晕等
出　血	有不同程度的皮肤、黏膜、内脏出血	以皮肤、黏膜出血为主,内脏出血少见

续表

	重型再障(SAA)	非重型再障(NSAA)
感染	①多数患者出现发热,体温>39 ℃; ②以呼吸道感染最常见; ③感染菌种以革兰阴性杆菌、金黄色葡萄球菌和真菌为主	①高热较少,很少持续1周以上; ②上呼吸道感染常见,其次是牙龈炎、支气管炎等; ③以革兰阴性杆菌感染常见

【例37】慢性再生障碍性贫血患者最常见的感染是

A. 败血症　　　B. 肠道感染　　　C. 尿路感染　　　D. 上呼吸道感染　　　E. 皮肤感染

四、检查

血象	全血细胞减少,贫血呈正细胞型,网织红细胞绝对值减少
骨髓象	增生呈重度降低,粒、红系细胞极度减少,淋巴细胞及非造血细胞比例明显增高,骨髓小粒皆空虚,全血未见巨核细胞
NAP	中性粒细胞碱性磷酸酶积分(NAP)增高 (昭昭老师速记:股票"再"次升"高";慢粒是下降的;类白血病反应是升高的)
机制检查	①CD4$^+$细胞:CD8$^+$细胞比值降低,Th1:Th2型细胞比例升高,CD8$^+$T抑制细胞和TCR$^+$T细胞比例升高,血清IL-2、IFN-γ、TNF水平升高; ②骨髓细胞染色体核型正常; ③骨髓铁染色示贮存铁增多

【例38】再障的诊断,下列哪一项不正确

A. 发热、出血、贫血　　　　　　　　　　B. 一般无肝、脾和淋巴结肿大

C. 中性粒细胞碱性磷酸阳性率和积分减低　　D. 骨髓呈灶性增生,但巨核细胞减少

E. 末梢血淋巴细胞比例增高

【例39】鉴别再障和白细胞不增多性白血病最重要的检查是

A. 血小板计数　　　　　　B. 周围血找幼稚白细胞　　　　　　C. 周围血找红细胞

D. 骨髓细胞学检查　　　　E. 网织红细胞计数

【例40】下列实验室检查结果中,支持再生障碍性贫血的是

A. 外周血出现有核红细胞　　　　　　　　B. 外周血淋巴细胞比例降低

C. 中性粒细胞碱性磷酸酶积分降低　　　　D. 骨髓中巨核细胞减少

E. 骨髓中非造血细胞减少

【例41】女性,20岁。因皮肤紫癜1个月,高热,口腔黏膜血疱,牙龈出血不止2天入院。肝、脾、淋巴结不大,胸骨无压痛。化验:Hb 40 g/L,WBC $2.0×10^9$/L,Plt $15×10^9$/L,骨髓增生极度降低,全片未见巨核细胞。诊断首先考虑

A. 急性再生障碍性贫血　　　　B. 慢性再生障碍性贫血　　　　C. 急性白血病

D. 血小板减少性紫癜　　　　　E. 过敏性紫癜

五、诊断

诊断标准	①全血细胞减少,网织红细胞比值<0.01,淋巴细胞比例增大; ②一般无肝、脾肿大; ③骨髓多部位增生减低或重度减低,造血小粒空虚; ④除外引起全血细胞减少的其他疾病
分型标准	①重型再障:发病急,贫血进行性加重,常伴有严重感染和出血,血象网织红细胞<$15×10^9$/L,中性粒细胞<$0.5×10^9$/L,血小板<$20×10^9$/L,骨髓增生广泛、重度减低; (昭昭老师速记:15+5=20,"15"岁的"网红""无(5)"动于衷被打"20"大板) ②非重型再障:未达上述标准的再障

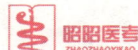

【例42】支持重型再生障碍性贫血诊断的是

A. 网织红细胞绝对值 18×10^9/L　　B. 血小板计数 10×10^9/L

C. 中性粒细胞计数 1.0×10^9/L　　D. 中性粒细胞碱性磷酸酶积分减低

E. 骨髓全片见巨核细胞 8 个

【例43】下列不符合急性再生障碍性贫血诊断标准的是

A. 贫血进行性加重　　B. 脾大　　C. 网织红细胞绝对值 $<15 \times 10^9$/L

D. 中性粒细胞 $<0.5 \times 10^9$/L　　E. 血小板 $<20 \times 10^9$/L

六、治　疗

1. 对症治疗

(1) 纠正贫血　血红蛋白 <60 g/L,可输血。

(2) 控制出血　血小板 $<20 \times 10^9$/L,行输注血小板治疗,避免发生颅内出血;促凝血药——酚磺乙胺;合并血浆纤溶酶活性增高者可用抗纤溶药——氨基己酸(泌尿生殖系统出血禁用)。

(3) 控制感染　抗生素,长期使用抗生素可导致真菌感染和肠道菌群失调,真菌感染可用两性霉素。

2. 针对发病机制的治疗

(1) 免疫抑制治疗　抗淋巴/胸腺细胞球蛋白(ALG/ATG)主要用于重型再障,环孢素适用于全部再障。

(2) 促造血治疗　雄激素(司坦唑醇)用于全部再障,造血因子适用于全部再障。

(3) 造血干细胞移植　对于 40 岁以下、无感染及其他并发症、有合适供体的 SAA 患者,可考虑干细胞移植。

【例44】在再生障碍性贫血的治疗中,下列属于促进造血的药物是

A. 抗淋巴细胞球蛋白　　B. 环孢素 A　　C. 环磷酰胺

D. 甲泼尼龙　　E. 司坦唑醇(康力龙)

【例45】下列治疗再生障碍性贫血的药物中,属于免疫抑制剂的是

A. 司坦唑醇　　B. 达那唑　　C. 丙酸睾酮　　D. 环孢素 A　　E. 安雄

【例46】男性,24 岁。近 3 个月来感觉乏力,面色苍白,近 1 周来反复鼻出血。查体:贫血面容,肝、脾未及。血红蛋白 70 g/L,白细胞 3.5×10^9/L,血小板 2.5×10^9/L,骨髓细胞增生低下,巨核细胞明显减少。首选的治疗是

A. 肾上腺糖皮质激素　　B. DA 方案　　C. 长春新碱

D. 叶秋碱　　E. 雄激素

【例47】抗胸腺细胞球蛋白(ATG)治疗重型再生障碍性贫血的机制是

A. 抑制 T 细胞,使造血功能恢复　　B. 提高体内 EPO 水平

C. 刺激造血干细胞增殖　　D. 稳定血管内皮细胞,减少出血

E. 改善骨髓微环境

第 5 节　溶血性贫血(助理医师不要求)

一、临床分类

1. 按发病和病情　可分为急性溶血和慢性溶血。

2. 按病因　可分为红细胞自身异常和红细胞外部异常所致的溶血性贫血。

(1) 红细胞自身的缺陷

病　变	代表疾病	昭昭老师速记
红细胞膜异常	遗传球、遗传椭圆球	"传"播大学的"模"特
红细胞膜蛋白异常	阵发性睡眠性血红蛋白尿(PNH)	"睡"前数"蛋白"面"膜"
红细胞酶异常	蚕豆病(葡萄糖-6-磷酸酸脱氢酶)	"蚕豆""没"了
珠蛋白合成异常	地中海贫血、镰状细胞贫血	"地中海"中的"珍珠"

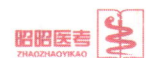

（2）红细胞外部异常

分　类	疾　病	昭昭老师速记
免疫性	自身免疫性溶血性贫血：温抗体或冷抗体等	自己体内有抗体
	同种免疫性溶血性贫血：血型不符合输血反应等	别人的抗体输给你
血管性	微血管病性溶血性贫血：败血症、DIC 等	微循环局部障碍
	瓣膜病	机械性划破红细胞
	血管壁受到反复挤压	反复挤压压伤红细胞
生物因素	蛇毒、疟疾、黑热病	蛇及寄生虫属于生物
理化因素	大面积烧伤、血浆渗透压改变或化学因素如苯肼、亚硝酸盐类中毒	此为物理和化学因素

【例48】 属于红细胞周围环境异常所致的溶血性贫血是

A. 遗传性球形细胞增多症　　　　B. PNH　　　　　　　　　　C. 自身免疫性溶血性贫血

D. 海洋性贫血　　　　　　　　　E. 血红蛋白病

3. 按溶血的部位　可分为血管内溶血和血管外溶血。

（昭昭老师提示：记住原位溶血有两个病：一个是巨幼红细胞贫血；另一个是骨髓增生异常综合征（MDS），指骨髓内的幼红细胞在释放入血液循环之前已在骨髓内破坏，本质是一种血管外溶血。）

	血管内溶血	血管外溶血
常见病	输血、阵发性睡眠性血红蛋白尿（PNH）、冷抗体型自身免疫性溶血、蚕豆病、镰状细胞贫血等	遗传性球形细胞增多症、遗传性椭圆形细胞增多症、温抗体型自身免疫性溶血等
病　因	红细胞在血管内遭到破坏，释放出游离的血红蛋白	红细胞被外周的单核-巨噬细胞吞噬，释放的血红蛋白分解为珠蛋白和血红素
部　位	血管	脾脏
表　现	腰背及四肢酸痛，伴头痛、呕吐，随后可有黄疸等	贫血、黄疸、脾大
检　查	血红蛋白尿、含铁血黄素尿（＋），游离胆红素不高	血红蛋白尿、含铁血黄素尿（－），游离胆红素升高

二、发病机制

1. 血管外溶血　指红细胞被脾脏等单核-巨噬细胞系统吞噬消化，释出血红蛋白分解为珠蛋白和血红素。珠蛋白被分解利用，血红素被分解为铁和卟啉。铁被再利用。卟啉进一步分解为游离胆红素，被肝细胞摄取，与葡萄糖醛酸结合形成结合胆红素随胆汁排入肠道。当溶血程度超过肝脏处理胆红素的能力时，会发生溶血性黄疸。

2. 血管内溶血　指红细胞在血液循环中被破坏，释放游离 Hb。①由于 Hb 在血管中不能进一步进行代谢，故常导致 Hb 血症。②游离 Hb 能与血浆中的结合珠蛋白结合，不能通过肾小球滤过排出，需经肝细胞摄取并在肝内进行胆红素代谢。③未被结合的游离 Hb 从肾小球滤过，形成 Hb 尿排出体外；其余部分 Hb 被近端小管重吸收，并分解为卟啉、珠蛋白及铁。④若反复发生血管内溶血，铁以铁蛋白或含铁血黄素的形式沉积于上皮细胞内，并可随尿排出，形成含铁血黄素尿。

3. 原位溶血　也称无效性红细胞生成，是指骨髓内的幼红细胞在释放入血循环之前，就已经在骨髓内被破坏，可伴有黄疸，其本质是一种血管外溶血。常见于骨髓增生异常综合征（MDS）和巨幼细胞贫血。

4. 红系代偿性增生溶血后可引起骨髓红系代偿性增生　①外周血网织红细胞比例增加，可达 0.05～0.20；②血涂片可见有核红细胞，严重溶血时可见到幼稚粒细胞；③骨髓涂片检查显示骨髓增生活跃，红系比例增高，以中幼红、晚幼红为主，粒红比例可倒置，部分红细胞内含有核碎片，如 Howell-Jolly 小体和 Cabot 环。

【例49】 下列可出现原位溶血的疾病是

A. 遗传性球形细胞增多症　　　　B. G6PD 缺乏症　　　　　　　　C. 骨髓增生异常综合征

D. 异常血红蛋白病　　　　　　E. 阵发性睡眠性血红蛋白尿

例50～52共用题干

女性，9岁。发现贫血、黄疸3年。脾肋下3 cm，质中。血红蛋白65 g/L，网织红细胞0.04，白细胞和血小板数均正常。红细胞渗透脆性试验：0.6％盐水溶液开始溶血。其母也有轻度黄疸。

【例50】下列哪种贫血最有可能

A. 缺铁性贫血　　　　　　B. 海洋性贫血　　　　　　C. 遗传性球形细胞增多症

D. 遗传性铁粒幼细胞性贫血　　　　E. 巨幼细胞贫血

【例51】要明确诊断，最有价值的实验室检查是

A. 周围血涂片　　　　　　B. 骨髓象　　　　　　C. 血清铁总铁结合力

D. 血红蛋白电泳　　　　　　E. 肝功能试验

【例52】考虑治疗措施时应首选

A. 输血　　　　B. 肾上腺皮质激素　　　C. 脾切除　　　D. 叶酸　　　E. 维生素B$_{12}$

【例53】女，25岁。3个月来全身乏力伴四肢关节痛、脱发1 cm。化验：Hb 70 g/L，N 0.72，L 0.25，M 0.03，Plt 135×10^9/L。网织红细胞0.10，尿蛋白(＋＋)，血肌酐93 μmol/L，酸溶血试验(一)，骨髓检查示增生明显活跃，粒红比例倒置。最可能的诊断是

A. 自身免疫性溶血性贫血　　　B. 骨髓增生异常综合征　　　C. 脾功能亢进

D. 肾性贫血　　　　　　E. 阵发性睡眠性血红蛋白尿

【例54】血管外溶血时，红细胞破坏的最主要场所是

A. 心脏　　　　B. 脾　　　　C. 肝　　　　D. 肾　　　　E. 骨髓

【例55】贫血伴黄疸最可能的诊断是

A. 溶血性贫血　　　　　　B. 急性失血性贫血　　　　　　C. 缺铁性贫血

D. 再生障碍性贫血　　　　　　E. 营养不良性贫血

三、检查

1. 红细胞破坏增加和红系代偿性增生的检查

(昭昭老师提示：只有血清结合珠蛋白、尿胆红素是降低的，其余的都是升高的)

红细胞破坏增加的检查		红系代偿性增生的检查	
血清结合珠蛋白	降低	网织红细胞计数	升高
血浆游离血红蛋白	升高	外周血涂片	可见有核红细胞
尿血红蛋白	阳性		
尿含铁血黄素	阳性		
胆红素代谢	游离胆红素升高 胆原升高 尿胆红素阴性	骨髓检查	红系增生旺盛 粒红比例降低或倒置
外周血涂片	破碎和畸形红细胞升高		
红细胞寿命测定	缩短(临床较少应用)		

2. 针对各种具体疾病的特殊试验

实验	疾病	昭昭老师速记
抗人球蛋白试验阳性(Coombs试验)	自身免疫溶血性贫血	"自"己认为自己很"COO"
蔗糖水试验、酸溶血试验(Ham)试验	阵发性睡眠性血红蛋白尿(PNH)	"睡觉"前喝"糖"水
红细胞渗透性脆性实验	遗传性球形细胞增多症	"球"很"脆"
高铁血红蛋白还原试验	葡萄糖-6-磷酸脱氢酶缺乏症(蚕豆病)	"高铁"上吃"蚕豆"

【例56】男，22岁。发现贫血、黄疸、脾大半个月。血红蛋白70 g/L，白细胞5.5×10^9/L，抗人球蛋白试验(＋)。最可能的诊断是

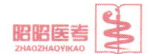

A. 巨幼细胞贫血　　　　　　　　B. 自身免疫性溶血性贫血　　　　　C. 球蛋白生成障碍性贫血

D. 阵发性睡眠性血红蛋白尿　　　E. 缺铁性贫血

【例57】可引起红细胞渗透脆性增高的溶血性贫血是

A. 海洋性贫血　　　　　　　　　B. 巨幼细胞贫血　　　　　　　　　C. 镰型细胞贫血

D. 阵发性睡眠性血红蛋白尿　　　E. 遗传性球形细胞增多症

【例58】下列可直接提示红细胞破坏增多的检查结果是外周血

A. 网织红细胞增多　　　　　　　B. 见到晚幼红细胞　　　　　　　　C. 见到晚幼粒细胞

D. 见到破碎红细胞　　　　　　　E. 靶形红细胞增多

【例59】女性,29岁。面色苍白、乏力4个月。既往体健,月经正常。化验示 Hb 80 g/L,网织红细胞 0.1,WBC $5.8 \times 10^9/L$,Plt $170 \times 10^9/L$,临床拟诊为自身免疫性溶血性贫血。下列检查中支持诊断的是

A. Coombs 试验阳性　　　　　　B. Ham 试验阳性　　　　　　　　　C. 蔗糖溶血试验阳性

D. 高铁血红蛋白还原试验阳性　　E. 尿含铁血黄素试验阳性

【例60】某男性患者,13岁。食蚕豆后突感畏寒,发热,皮肤发黄。血红蛋白 70 g/L,网织红细胞 0.15,尿胆原阳性,胆红素阴性。对明确诊断最重要的检查是

A. 血总胆红素测定　　　　　　　B. 酸化血清溶血试验　　　　　　　C. 抗人球蛋白试验

D. 骨髓检查　　　　　　　　　　E. 高铁血红蛋白还原试验

【例61】溶血性贫血时,能提示骨髓代偿性增生的实验室检查是

A. 周围血出现晚幼红细胞　　　　B. 周围血出现破碎红细胞　　　　　C. 血清胆红素增高

D. 血清结合珠蛋白降低　　　　　E. 尿含铁血黄素试验阳性

四、治　疗

对因治疗	①针对溶血性贫血的发病机制进行治疗; ②自身免疫性溶血性贫血采用糖皮质激素、脾切除治疗等
对症治疗	①针对贫血或溶血性贫血的并发症进行治疗; ②输注红细胞,纠正急性肾衰竭、休克、电解质紊乱、抗血栓形成、补充造血原料等

例62～65 共用题干

患者,女,35岁。黄疸、贫血伴关节酸痛3个月,体检:巩膜黄染,脾肋下2 cm,血红蛋白 58 g/L,白细胞 $5 \times 10^9/L$,网织红细胞 0.25,外周血涂片成熟红细胞形态正常,尿隐血试验阴性。

【例62】最可能的诊断是

A. 急性白血病　　　　　　　　　B. 急性黄疸型肝炎　　　　　　　　C. 肝癌骨髓转移

D. 溶血性贫血　　　　　　　　　E. 风湿性关节炎

【例63】为明确诊断应做哪项检查

A. 肝功能测定　　　　　　　　　B. Coombs 试验　　　　　　　　　C. CT

D. 免疫球蛋白测定　　　　　　　E. 骨髓检查

【例64】首选何种治疗

A. 脾切除　　　　　　　　　　　B. 长春新碱　　　　　　　　　　　C. 糖皮质激素

D. 环磷酰胺　　　　　　　　　　E. 大剂量丙种球蛋白

【例65】经治疗缓解后,又出现上述症状,应同时采取哪种措施?

A. 大剂量丙种球蛋白　　　B. 脾切除　　　C. α-干扰素　　　D. 6-TG　　　E. ATG

【例66】进行脾切除最有价值的是

A. 海洋性贫血　　　　　　　　　B. 缺铁性贫血　　　　　　　　　　C. 遗传性球形细胞增多症

D. 再生障碍性贫血　　　　　　　E. 白血病

第6节　阵发性睡眠性血红蛋白尿(助理医师不要求)

PNH 是一种后天获得性造血干细胞基因突变所致的红细胞膜缺陷性溶血病,是良性克隆性疾病。临床表现为与睡眠有关、间歇发作的慢性血管内溶血和血红蛋白尿,可伴有全血细胞减少、反复静脉血栓

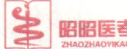
形成。

一、发病机制

由于造血干细胞基因突变,使血细胞膜上糖化磷脂酰肌醇(GPI)锚合成障碍,从而造成 GPI 锚连蛋白缺失,导致红细胞易被补体破坏,发生血管内溶血。CD55 和 CD59 是最重要的 GPI 锚连膜蛋白,CD55 对补体激活的 C3、C5 转化酶水平起抑制作用,CD59 可阻止液相的补体 C9 转变成膜攻击复合物。由于基因突变发生于造血干细胞水平,故 PNH 患者的红细胞、粒细胞、单核细胞、淋巴细胞上 GPI 锚连膜蛋白均可部分或全部丢失。患者体内对补体敏感的 PNH 细胞与正常血细胞并存,前者的数量与血红蛋白尿发作的频度、血细胞减少的程度有关。

二、检查

1. 血象　贫血常呈正细胞或大细胞性,也可出现小细胞低色素性贫血;网织红细胞增多;粒细胞、血小板通常减少;约半数患者全血细胞减少。血涂片可见有核红细胞和红细胞碎片。

2. 骨髓象　增生活跃,尤以红系明显。长期尿铁丢失过多,铁染色示骨髓内、外铁减少。

3. 诊断性试验

特异性血清学试验	①酸溶血试验(Ham 试验)为本病经典的确诊试验,特异性较高; ②此外,还有蛇毒因子溶血试验、热溶血试验、蔗糖溶血试验等
流式细胞术检测 CD55 和 CD59	粒细胞、单核细胞、红细胞、淋巴细胞膜上的 CD55、CD59 表达下降
流式细胞术检测 FLAER	FLAER 更敏感、更特异,且不受输血、溶血的影响

【例 67】女,47 岁。间断尿色异常 3 年。查体:贫血貌,肝、脾不大,红细胞 $2.5 \times 10^{12}/L$,血红蛋白 65 g/L,白细胞 $4 \times 10^9/L$,血小板 $100 \times 10^9/L$,网织红细胞计数 0.12,Ham 试验、Rous 试验阳性。最可能的诊断是

A. 自身免疫性溶血性贫血　　　B. 遗传性球形细胞增多症　　　C. 地中海贫血

D. G - 6 - PD 缺乏症　　　E. PNH

【例 68】诊断阵发性睡眠性血红蛋白尿最有意义的血细胞膜免疫标志是

A. CD19、CD20　　B. CD3、CD4　　C. CD33、CD34　　D. CD3、CD8　　E. CD55、CD59

【例 69】阵发性睡眠性血红蛋白尿的特异性诊断依据为

A. 红细胞寿命缩短　　　B. Coombs 试验(＋)　　　C. 尿含铁血黄素试验(＋)

D. Ham 试验(＋)　　　E. 网织红细胞增高

三、诊断

有 PNH 的临床表现,如与睡眠有关、间歇发作的慢性血管内溶血和血红蛋白尿,有肯定的血管内溶血实验室检查证据,酸溶血试验(Ham 试验)、蛇毒因子溶血或尿含铁血黄素试验中有任何 2 项阳性,或流式细胞术发现粒细胞或红细胞的 CD55 或 CD59 表达下降大于 10％即可诊断。

四、治疗

治疗包括支持对症治疗、控制溶血发作、防治血栓形成。

支持对症治疗	必要时输注去白细胞的红细胞,使用雄激素刺激红细胞生成,给予小剂量铁剂
糖皮质激素	①控制溶血发作糖皮质激素对部分患者有效; ②可使用碳酸氢钠、抗氧化药物、抗补体单克隆抗体
防治血栓形成	防治血栓形成对已发生血栓者给予抗凝治疗,对是否采取预防性抗凝治疗尚无定论
异基因造血干细胞移植	异基因造血干细胞移植是目前唯一可能治愈本病的方法

第 7 节　自身免疫性溶血(助理医师不要求)

自身免疫性溶血性贫血(AIHA)系因免疫调节功能发生异常,产生抗自身红细胞抗体致使红细胞破坏的一种溶血性贫血。根据致病抗体最佳活性温度,可将自身免疫性溶血性贫血分为温抗体型和冷抗体型两种临床类型。冷抗体型自身免疫性溶血性贫血又细分为冷凝集素综合征(CAS)和阵发性冷性血红蛋白尿(PCH)两个亚型。

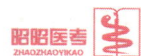

	温抗体型自免溶	冷抗体型自免溶
病　因	占80%～90%,多为IgG	占10%～20%,多为IgM,也有IgG
最佳温度	37 ℃	20 ℃;0～5 ℃
表　现	①贫血、黄疸和脾大; ②胆石症和肝功能损害	①末梢发绀,受暖后消失; ②阵发性冷性血红蛋白尿
检　查	Coombs试验(＋)	冷凝激素试验(＋)
治　疗	①首选药物:糖皮质激素; ②二线治疗:脾切除	①保暖是最重要的治疗措施; ②激素治疗无效,切脾无效
昭昭老师速记	温G华吃"糖"	"MM"很高"冷"

➤ 参考答案如下,详细答案参见2021版《国家临床执业及助理医师资格考试精选真题考点精析》。

1. B	2. D	3. C	4. B	5. D	6. D	7. E	8. B	9. E	10. A
11. E	12. C	13. D	14. E	15. B	16. E	17. B	18. B	19. D	20. D
21. E	22. A	23. C	24. C	25. A	26. A	27. A	28. C	29. D	30. C
31. B	32. E	33. A	34. A	35. A	36. C	37. D	38. C	39. D	40. D
41. A	42. B	43. B	44. C	45. D	46. E	47. A	48. C	49. C	50. C
51. B	52. C	53. A	54. C	55. A	56. B	57. D	58. D	59. A	60. C
61. A	62. D	63. B	64. C	65. B	66. C	67. E	68. B	69. D	—

昭昭老师提示:
关注官方微信,
获得第一手考试资料。

第2章　白血病

➤ **2021考试大纲**

①急性白血病;②慢性粒细胞白血病。

➤ **考纲解析**

近20年的医师考试中,本章的考试重点是急性白血病和慢性粒细胞白血病的诊断、检查和治疗,执业医师每年考查分数为3～5分,助理医师每年考查分数为2～3分。

白血病是一类造血干细胞的恶性克隆性疾病,因白血病细胞自我更新增强、增殖失控、分化障碍、凋亡受阻,而停滞在细胞发育的不同阶段。在骨髓和其他造血组织中,白血病细胞大量增殖聚集,并可浸润其他器官和组织,使正常造血受到抑制。

一、根据白血病细胞的分化程度和自然病程

根据白血病细胞的分化程度和自然病程,将白血病分为急性白血病和慢性白血病。

	急性白血病(AL)	慢性白血病(CL)
细胞分化	细胞分化停滞在较早阶段	细胞分化停滞在较晚阶段
主要细胞	原始细胞＋早期幼稚细胞	成熟幼稚细胞＋成熟细胞
临床特点	病情发展迅速,自然病程仅仅几个月	病情发展缓慢,自然病程为数年

二、根据主要受累的细胞类型

	急性白血病	慢性白血病
分　类	急性淋巴细胞白血病; 急性髓细胞白血病	慢性髓细胞白血病; 慢性淋巴细胞白血病; 少见类型白血病(毛细胞白血病、幼淋巴细胞白血病等)

第1节　急性白血病

急性白血病是一组造血干细胞的恶性疾病,发病时骨髓中异常的原始细胞和幼稚细胞(白血病细胞)

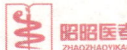

大量增殖,抑制正常造血,并可广泛浸润肝、脾、淋巴结等多种组织。表现为贫血、出血、感染及浸润等征象。

一、分 类

1. 分型 目前临床上使用的是法美英(FAB)分型和世界卫生组织(WHO)分型。

2. 急性白血病 分为急性髓细胞白血病(AML)和急性淋巴细胞白血病(ALL)(急淋)。

3. 急性髓细胞白血病 FAB 分型

分 型	具体概念
M_0	急性髓细胞白血病微分化型
M_1	急性粒细胞白血病(急粒)未分化型
M_2	急性粒细胞白血病部分分化型
M_3	急性早幼粒细胞白血病（昭昭老师速记:"3"就是 3 个字）
M_4	急性粒一单核细胞白血病
M_5	急性单核细胞白血病(急单)（昭昭老师速记:"无"女朋友是"单"身）
M_6	急性红白血病
M_7	急性巨核细胞白血病

4. 急性淋巴细胞白血病 FAB 分型

分 型	具体概念
L_1	原始和幼稚淋巴细胞以小细胞(直径$\leqslant 12\ \mu m$)为主
L_2	原始和幼稚淋巴细胞以大细胞(直径$> 12\ \mu m$)为主
L_3(Burkitt 型)	原始和幼稚淋巴细胞以大细胞为主,大小均一,胞浆内有许多空泡

二、临床表现

1. 正常骨髓造血功能受抑制表现

表 现	疾病
贫 血	部分患者病情短,可无贫血,半数患者就诊时已出现重度贫血
发 热	①半数患者以发热为早期表现; ②口腔炎、牙龈炎、咽峡炎最常见,革兰阴性杆菌感染多见,如肺炎克雷伯杆菌、铜绿假单胞菌等
出 血	①大量白血病细胞在血管内淤滞、血小板减少、凝血异常及感染是导致出血的主要原因; ②皮肤瘀点、瘀斑等最常见; ③颅内出血是导致死亡的主要原因

2. 白血病细胞增殖浸润的表现

部 位	表 现	疾 病	昭昭老师速记
肝、脾和淋巴结	肿大	急淋	淋巴结是淋巴细胞
骨骼和关节	胸骨下端压痛	急性白血病	—
眼 部	粒细胞肉瘤(绿色瘤)	急粒	"眼"睛有麦"粒"肿
口腔和皮肤	牙龈增生、肿胀,皮肤出现蓝灰色斑丘疹	急单	"单"身的人最注意自己的"皮肤和牙齿"
中枢神经系统	最常见白血病髓外浸润部位,出现头痛、头晕等	急淋	"脑袋"怕"淋"雨
睾 丸	多为一侧睾丸无痛性肿大	急淋	"小鸡鸡"怕"淋"雨
毛细血管	弥漫性血管内凝血(DIC)	早幼粒(M_3)	3 个英文字母:DIC

3. 中枢神经系统白血病和睾丸白血病

	中枢神经系统白血病（CNSL）	睾丸白血病
源 自	急性淋巴细胞白血病	急性淋巴细胞白血病
发生率	最常见；常发生于治疗后缓解期	少见，常发生于化疗缓解后
人 群	儿童	幼儿、青年
表 现	轻症者表现为头痛、头昏；重者表现为呕吐、颈项强直，甚至抽搐、昏迷	睾丸无痛性肿大，多为一侧性；另一侧虽无肿大，但是往往有浸润
治疗原则	颅脊椎照射、鞘内注射、全身化疗	双侧照射、全身化疗
治疗方案	①颅脊椎照射疗效确切，不良反应严重，仅作为CNSL发生时的挽救治疗；②现在多采用早期强化全身治疗和鞘注化疗预防CNSL的发生	单侧睾丸白血病或双侧睾丸白血病→双侧照射＋全身化疗
化疗药物	鞘内注射甲氨蝶呤	化疗常用DVP方案

【例1】下列各种类型急性白血病中，哪一类最常发生于中枢神经系统?

A. 急性粒细胞白血病　　　　　B. 急性单核细胞白血病　　　　　C. 急性淋巴细胞白血病

D. 急性粒-单核细胞白血病　　E. 红白血病

【例2】常可导致牙龈肿胀、口腔溃疡的是

A. 急性粒细胞白血病　　　　　B. 急性早幼粒细胞白血病　　　　C. 急性单核细胞白血病

D. 红白血病　　　　　　　　　E. 急性淋巴细胞白血病

【例3】男,36 岁。高热伴皮肤瘀斑4周,查体:T 39.5 ℃,胸部和下肢可见瘀斑,浅表淋巴结不大,巩膜黄染,胸骨压痛,右下肺可及少许啰音,心率 100 次/分,律齐,腹软,肝、脾未及。检查:Hb 79 g/L,WBC 2.9×10⁹/L,Plt 30×10⁹/L,骨穿示增生极度活跃,易见 Auer 小体,有的呈柴捆状,POX 染色阳性或强阳性。最可能的诊断是

A. 急性淋巴细胞白血病　　　　B. 急性单核细胞白血病　　　　　C. 急性粒-单核细胞白血病

D. 急性早幼粒细胞白血病　　　E. 急性巨核细胞白血病

【例4】急性白血病引起贫血最重要的原因是

A. 出血　　　　　　　　　　　B. 红系增殖受白血病细胞干扰　　C. 无效红细胞形成

D. 造血原料缺乏　　　　　　　E. 红细胞寿命缩短

【例5】下列哪项符合急性淋巴细胞白血病的特征?

A. 为儿童最多见的急性白血病　B. 中枢神经系统白血病少见　　　C. 化疗效果差

D. 易发生 DIC,出血严重　　　 E. 与 EB 病毒感染有关

例6～8 共用选项

A. 急性粒细胞白血病　　　　　B. 急性早幼粒细胞白血病　　　　C. 急性单核细胞白血病

D. 红白血病　　　　　　　　　E. 急性淋巴细胞白血病

【例6】易导致肝、脾和淋巴结明显肿大的是

【例7】可导致弥散性血管内凝血（DIC）的是

【例8】常可导致牙龈肿胀、口腔溃疡的是

例9～11 共用题干

男,36 岁。5天前发热、咽喉疼痛,应用抗生素治疗无效,颈部浅表淋巴结肿大,咽部充血。扁桃体Ⅱ度肿大,下肢少许瘀斑。白细胞16.6×10⁹/L,原始细胞0.60,血红蛋白80 g/L,血小板34×10⁹/L。

【例9】最可能的诊断是

A. 特发性血小板减少性紫癜　　B. 缺铁性贫血　　　　　　　　　C. 再生障碍性贫血

D. 溶血性贫血　　　　　　　　E. 急性白血病

【例10】体检中应特别注意的体征是

A. 睑结膜苍白　　　　　　　　B. 胸骨压痛　　　　　　　　　　C. 浅表淋巴结肿大

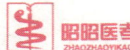
D. 皮肤出血点　　　　E. 心脏杂音

【例 11】 为明确诊断应做的检查是

A. 血小板抗体　　　　B. 血清铁蛋白　　　　C. 骨髓扫描

D. 淋巴结活检　　　　E. 骨髓涂片细胞学检查

三、实验室检查

1. 血象及骨髓象

血　象	①大多数患者白细胞增多,白细胞>10×10⁹/L 称为白细胞增多性白血病;也有白细胞计数正常或减少者,白细胞<1.0×10⁹/L 称为白细胞不增多性白血病。 ②血涂片检查:可见数量不等的原始细胞和幼稚细胞,但白细胞不增多性病例中很难找到原始细胞。 ③患者有不同程度正常细胞性贫血,少数患者血片上红细胞大小不等,可找到幼红细胞,约 50% 的患者血小板<60×10⁹/L
骨髓象	①诊断急性白血病的主要依据和必做检查。 ②FAB 分型将骨髓中的原始细胞≥骨髓有核细胞(ANC)30% 作为诊断急性白血病的标准,WHO 分型则将这一比例下降至≥20%;如果原始细胞比例<20%,但伴有 t(15;17)、t(8;21) 或 inv(16)/t(16;16) 亦可诊断。 ③多数急性白血病骨髓象有核细胞显著增生,以原始细胞为主;少数急性白血病骨髓象增生低下,称为低增生性急性白血病

2. 细胞化学检查

实　验	疾　病	昭昭老师速记
过氧化物酶试验(POX 试验)	急粒	"过"的什么"po(破)"日子,一"粒"粮食也没有
糖原染色(PAS 试验)	急淋	"糖""怕死(PAS)""淋"雨了
非特异性酯酶试验,被 NaF 抑制(NSE 试验)	急单	"非"常牛(N)的人还是"单"身
棒状小体(Auer 小体)	早幼粒(M₃)	小"3""早"晨起来吃"棒状""奥"利奥

3. 免疫学检查

细胞类型	细胞表面免疫学标志	昭昭老师速记
淋巴系	①B 系:CD19、CD20、CD10、CD24 等; ②T 系:CD2、CD3、CD5、CD8、CD10、CD7 等	①19,20 岁的都很牛"B"; ②买个硬盘 2,3,5,8"T"
粒系(髓系)	CD13、CD14、CD15、CD33、CD64、CD65、CD117 等	剩下的就是粒系的
单核系	CD13、CD14、CD15、CD64	13\14\15 岁是单身
NK 细胞	CD16、CD56	16 岁"PK"56 岁
早期髓系	HLA-DR	"Dr.""早"上好
造血干细胞	CD84	大"干三"天三夜

4. 染色体和分子生物学检查

染色体核型	基　因	染色体核型	基　因
t(9;22)(q34;q11)	BCR-ABL1	t(8;14)、t(2;8)、t(8;22)	c-myc
t(12;21)(p13;q22)	TEL-AML1	t(1;14)(p32;q11)	TAL1
t(v;11q23)	MLL	t(10;14)(p24;q11)	HOX11
t(1;19)	E2A-PBX1	t(5;14)(q35;q32)	HOX11L2
t(5;14)(q31;q32)	IL3-IGH	t(15;17)(q22;q21)	PML-RARα
注:①t(15;17)(q22;q21)多见于急性早幼粒细胞白血病,即 M3 型,对应基因是 PML-RARα; 　　②t(9;22)(q34;q11)多见于慢性粒细胞白血病,对应基因是 BCR-ABL1			

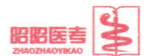

5. 染色体与预后

（昭昭老师提示：分类复杂无比，记准是关键。可以看到，15,17 预后良好→15 岁,17 岁是"最好"的年纪；只要带"9"的都是预后不良。）

预后良好	①t(15;17) (q22;q2l);　　　②t(8;21) (q22;q22); ③inv (16) (p13;q22) /t(16;16) (p13;q22)
预后中等	①正常核型;　　　　　　　②孤立的+8; ③孤立的 t (9;11) (p22;q23);　④其他异常
预后不良	①复杂核型(≥3 种异常);　　②t(6;9) (p23;q34); ③11q23 异常,除外 t (9;11);　④del (5q),−5、del (7q)、−7;　⑤t(9;22)

6. Auer 小体 在瑞氏或吉姆萨染色的血或骨髓涂片中，白细胞质中出现红色细杆状物质,1 条或数条不等。见于：急粒、急性早幼粒、急粒单、红白血病、急单、MDS 中 RAEB－t 型、多发性骨髓瘤、浆细胞白血病等。（昭昭老师提示：Auer 小体绝对不见于急淋）

【例12】急性白血病诊断的主要依据是

A. 发热、贫血、出血　　　　　　B. 白细胞计数＞50×10⁹/L　　　C. 骨髓增生极度活跃

D. 胸骨压痛（＋）　　　　　　E. 骨髓中原始细胞明显增高

【例13】男性,25 岁。半个月来出现原因不明的牙龈出血,下肢皮肤发现出血点和瘀斑,既往体健。化验 Hb 122 g/L,WBC 5.4×10⁹/L,N 64%,L 32%,M 4%,血小板 23×10⁹/L。为明确诊断,首选的检查是

A. 凝血功能　　B. 骨髓检查　　C. 骨髓活检　　D. 血小板功能　　E. 束臂试验

四、诊　断

急性粒细胞白血病	急粒＝胸骨压痛＋过氧化物酶试验(POX 试验)
急性淋巴细胞白血病	急淋＝胸骨压痛＋淋巴结肿大＋糖原染色(PAS 试验)
急性早幼粒细胞白血病	早幼粒(M₃)＝胸骨压痛＋Auer 小体
急性单核细胞白血病	急单(M₅)＝胸骨压痛＋侵犯皮肤、牙齿＋非特异性酯酶试验,被 NaF 抑制(NSE 试验)
慢性粒细胞白血病	慢粒＝胸骨压痛＋脾大＋BCR/ABL 融合基因(Ph 染色体)

【例14】下列哪项组合不正确?

A. 急粒白血病-可见 Auer 小体　　　B. M₃ 白血病- t(15:17)

C. 急淋白血病-过氧化物酶阳性　　　D. 慢粒白血病- NAP 下降

E. 慢淋白血病-以成熟小淋巴细胞为主

【例15】男,26 岁。发热、乏力伴皮肤出血点 2 周。查体:贫血貌,牙龈肿胀,肝、脾轻度肿大。化验:Hb 75 g/L,WBC 2.8×10⁹/L,Plt 57×10⁹/L,骨髓增生极度活跃,原始细胞 84%,过氧化物酶染色弱阳性,非特异性酯酶染色阳性,阳性反应可被氟化钠抑制。该患者最可能的诊断是

A. 急性淋巴细胞白血病　　　　　B. 急性巨核细胞白血病　　　　C. 急性单核细胞白血病

D. 急性粒细胞白血病　　　　　E. 红白血病

【例16】女性,25 岁。发热伴牙龈出血 3 周。查体:贫血貌,脾肋下 3 cm,胸骨压痛（＋）,血红蛋白 70 g/L,白细胞 14.0×10⁹/L,血小板 35×10⁹/L,骨髓增生明显活跃,原始细胞 62%。为进一步诊断,首选哪项检查

A. 染色体核型分析　　　　　　B. 细胞化学染色　　　　　C. 血清铁测定

D. 血细菌培养　　　　　　　E. 抗血小板抗体检测

例 17～19 共用选项

A. 过氧化物酶强阳性　　　　　B. 中性粒细胞碱性磷酸酶偏低

C. 细胞内铁染色强阳性　　　　D. 非特异酯酶染色阳性,可被氟化钠抑制

E. 糖原染色阳性,呈块状或颗粒状

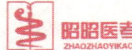

【例17】急性早幼粒细胞白血病

【例18】急性单核细胞白血病

【例19】急性淋巴细胞白血病

【例20】男性,45岁。因头晕、乏力,伴皮肤出血点1周入院,既往体健。查体见牙龈增生、肿胀,血常规 Hb 86 g/L,WBC $3.0×10^9$/L,血小板 $24×10^9$/L。骨髓中原始细胞占45%,POX 染色弱阳性,非特异性酯酶(NSE)染色阳性,NaF 可抑制。诊断为急性白血病,最可能的类型是

    A. 淋巴细胞性   B. 粒细胞性   C. 单核细胞性

    D. 粒-单核细胞性   E. 巨核细胞性

【例21】染色体检查结果为 t(15;17) 的白血病类型是

    A. AML-M_3 B. AML-M_2 C. CML   D. AML-M_5 E. ALL

五、治 疗

1. 对症治疗

处理高白细胞血症	①WBC>$100×10^9$/L 时,应行血细胞分离、单采过高的 WBC+水化+化疗; ②化疗前预处理:ALL 用地塞米松,AML 用羟基脲,然后联合化疗; ③预防白血病细胞溶解诱发的高尿酸血症、酸中毒、电解质紊乱、凝血异常等
红细胞减少	输浓缩红细胞纠正贫血,但白细胞淤滞时不宜马上输注红细胞,以免增加血液黏度
粒细胞减少	①特别在化放疗后粒细胞缺乏时宜住层流病房,用粒细胞集落刺激因子; ②发热时,应做细菌培养+药敏试验,并迅速进行经验性抗生素治疗
血小板减少	输注单采血小板悬液控制出血
预防高尿酸血症	多饮水、碱化尿液、别嘌醇 0.1 g tid 以抑制尿酸合成,无尿时按肾功能衰竭处理
维持营养	补充营养,给予高蛋白、高热量、易消化食物,必要时经静脉补充营养

2. 化疗方法

(1)急性粒细胞白血病(ANLL,急非淋、急髓)

① 诱导缓解

方 案	药 物	昭昭老师速记
DA 方案	DNR(柔红霉素)+Ara-C(阿糖胞苷)	"大(DA)"果"粒"
IA 方案	IDA(去甲柔红霉素)+Ara-C(阿糖胞苷)	—
HA 方案	HHT(高三尖杉酯碱)+Ara-C(阿糖胞苷)	—

② 缓解后治疗

预后不良组	首选异基因造血干细胞移植(allo-HSCT)
预后良好组	首选大剂量阿糖胞苷(HD Ara-C)为基础的化疗,复发后再行 allo-HSCT
预后中等组	配型相合的 allo-HSCT 和 HD Ara-C 为主的化疗均可采用

(2)急性淋巴细胞性白血病(AL,急淋)

① 诱导缓解

方 案	药 物	昭昭老师速记
VP 方案	VCR(长春新碱)+P(泼尼松)	别"淋"了"VIP"
DVP 方案	DNR(柔红霉素)+VCR(长春新碱)+P(泼尼松)	别"淋"了"VIP"
VDLP 方案	DNR(柔红霉素)+VCR(长春新碱)+L-ASP(左旋门冬酰胺酶)+P(泼尼松)	别"淋"了"VIP"

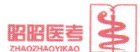

② 缓解后治疗

方案	药物
HD Ara-C	高剂量阿糖胞苷
HD MTX	高剂量甲氨蝶呤
6-MP 和 MYX	口服 6-MP 和 MTX,同时间断给予 VP 方案是普遍采用的维持治疗方案
HSCT	异基因造血干细胞移植(HSCT)对治愈成人 ALL 至关重要
化疗联合 TKls	Ph$^+$ ALL 在化疗时可联合酪氨酸激酶抑制剂(伊马替尼或达沙替尼)

(3) 急性早幼粒细胞白血病(M$_3$) 首选药物是全反式维甲酸(ATRA)。(昭昭老师速记:小 3 造反)

(4) 中枢神经系统白血病 鞘内注射甲氨碟呤(MTX)。(昭昭老师速记:"中"国足球"甲"级联赛)

【例22】男性,25 岁。急非淋 M$_2$ 型经 DA 方案治疗后部分缓解。近日自觉左下肢疼痛,腰 4~5 椎旁压痛(+),直腿抬高试验(+)。应如何治疗?

A. 腰穿脑脊液检查,鞘内注射 MTX   B. 骨科治疗   C. 大剂量治疗

D. 放疗   E. 细胞因子,如 IL-2 或 IFN-α

例23~24 共用选项

A. DA 方案   B. ABVD 方案   C. MOPP 方案   D. MP 方案   E. VDLP 方案

【例23】急性淋巴细胞白血病首选的治疗方案是

【例24】急性粒细胞白血病(M$_2$ 型),首选的治疗方案是

例25~27 共用题干

男性,36 岁。7 天来鼻及牙龈出血,皮肤瘀斑,血红蛋白 65 g/L,白细胞 9.0×10^9/L,血小板 25×10^9/L。骨髓增生活跃,幼稚细胞占 80%,胞浆内有大小不等颗粒及成堆棒状小体,过氧化物酶染色强阳性。

【例25】诊断考虑

A. M$_1$ B. M$_2$ C. M$_3$

D. 慢性粒细胞白血病急变   E. 急性单核细胞白血病

【例26】患者临床容易出现

A. 巨脾   B. DIC   C. 严重感染

D. 中枢神经系统受侵犯   E. 齿龈肿胀

【例27】治疗首选

A. DA 方案   B. 全反式维 A 酸   C. 羟基脲   D. VP 方案   E. 骨髓移植

【例28】男性,25 岁。头晕、乏力 1 周,发热伴牙龈出血 2 天。既往体健。查体:T 38.2℃,四肢及躯干皮肤可见出血点,胸骨压痛(+),心肺未见异常,腹平软,肝、脾肋下未及。实验室检查:Hb 78 g/L,WBC 2.0×10^9/L,PLT 20×10^9/L,骨髓细胞学检查原始细胞占 0.85,髓过氧化物酶染色(−),非特异性酶染色(−)。该患者应选择的化疗方案是

A. VAD 方案   B. VDLP 方案   C. ABVD 方案   D. DA 方案   E. CHOP 方案

六、药物的不良反应

药物	不良反应	昭昭老师速记
左旋门冬酰胺酶	肝毒性、胰腺炎及凝血因子和白蛋白降低	"先""干"为敬
长春新碱	周围末稍神经炎	"长""神经"
环磷酰胺	出血性膀胱炎	"环""光"着屁股
甲氨蝶呤	黏膜炎	"黏膜"是"假"的
阿糖胞苷(Ara-C)	小脑共济失调	阿甘失调:阿-A
柔红霉素	心脏毒脏、骨髓抑制、胃肠道反应	"红""心"
全反式维甲酸	分化综合征、颅内压增高、肝肾损害、皮肤干燥、脱屑、口角破裂	"全""分"了
三氧化二砷	肝功能损害、心电图 QT 间期延长	小"3"是心"肝"
高三尖杉酯碱	骨髓抑制、心脏毒性、消化道反应	硬"骨"头很"高"

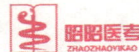

例 29～31 共用题干

女,32 岁。发热伴下肢和腹部皮肤瘀斑 5 天。查体:T 39.5 ℃,双下肢和腹部有多处瘀斑,双侧颈部、腋窝和腹股沟可触及淋巴结肿大,活动无压痛,最大者为 3 cm×3.5 cm,胸骨压痛(+),腹软,肝肋下 3 cm,脾肋下 4 cm。化验:Hb 68 g/L,WBC 21×10⁹/L,分类可见原始和幼稚细胞,Plt 31×10⁹/L,网织红细胞 0.003。

【例 29】该患者最可能的诊断是

A. 急性淋巴细胞白血病   B. 非霍奇金淋巴瘤   C. 急性粒细胞白血病

D. 霍奇金淋巴瘤   E. 系统性红斑狼疮

【例 30】为明确诊断,首选的检查是

A. 骨髓细胞学检查   B. 淋巴结活检   C. 骨髓活检

D. 腹部 B 超   E. ANA 谱

【例 31】明确诊断后,首选的治疗措施是

A. ABVD 方案化疗   B. VDLP 方案化疗   C. 给予大剂量糖皮质激素

D. DA 方案化疗   E. CHOP 方案化疗

【例 32】环磷酰胺的副作用不包括

A. 骨髓抑制   B. 肾功能损伤   C. 出血性膀胱炎   D. 移行上皮癌   E. 性腺抑制

第 2 节 慢性粒细胞白血病

慢性髓系白血病(CML)简称慢粒,是一种发生在多功能造血干细胞的恶性骨髓增生性肿瘤(获得性造血干细胞恶性克隆性疾病),主要涉及髓系。外周血粒细胞显著增多,并有不成熟性,在受累的细胞系中,可找到 Ph 染色体和(或)BCR/ABL 融合基因。病情发展缓慢,脾大。

一、临床表现和分期

慢性期	持续 1～4 年,患者可出现乏力、低热、多汗或盗汗,以及体重减轻等代谢亢进的症状,患者常以脾大为最显著的体征
加速期(AP)	脾呈持续或进行性肿大,原治疗有效的药物无效。 ①外周血或骨髓原始细胞>10%; ②外周血嗜碱性粒细胞>20%,不明原因的血小板显著升高或显著减低
急变期(BC)	急性变预后极差,往往在数月内死亡。 ①骨髓中原始细胞或原淋巴细胞+幼淋巴细胞>20%,一般为 30%～80%; ②外周血中原粒细胞+早幼粒细胞>30%; ③骨髓中原粒+早幼粒细胞>50%,出现髓外原始细胞浸润 (昭昭老师速记:"20+30=50")

【例 33】脾大最显著的疾病是

A. 急性粒细胞白血病   B. 急性淋巴细胞白血病   C. 急性单核细胞白血病

D. 慢性粒细胞白血病   E. 慢性淋巴细胞白血病

【例 34】男性,35 岁。因左上腹肿块进行性肿大就诊。体检:肝肋下 3 cm,脾肋下 2 cm,血红蛋白 130 g/L,白细胞 120×10⁹/L,血小板 200×10⁹/L。本例最可能的诊断为

A. 肝硬化脾功能亢进   B. 急性粒细胞白血病   C. 慢性粒细胞白血病

D. 类白血病反应   E. 骨髓纤维化

【例 35】下列临床表现中,最不常见于慢性粒细胞白血病的是

A. 乏力、低热   B. 体重减轻   C. 胸骨中下段压痛

D. 淋巴结肿大   E. 巨脾

【例 36】中性粒细胞碱性磷酸酶活性明显增高见于

A. 慢性粒细胞白血病   B. 类白血病反应   C. 急性粒细胞白血病

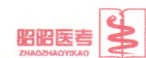

D. 急性淋巴细胞白血病　　　　　　E. 淋巴瘤

【例37】不支持慢性粒细胞白血病加速期的是

A. 外周血中原始粒细胞≥5%　　　　B. 骨髓中原始粒细胞≥10%

C. 外周血嗜碱性粒细胞>20%　　　　D. 不明原因的血小板进行性减少

E. 不明原因的血小板进行性增加

【例38】下列检查结果支持CML急变期的是

A. 血中原粒细胞>5%　　　　　　　B. 血中原粒细胞＋早幼粒细胞>20%

C. 骨髓中原粒细胞>20%　　　　　　D. 骨髓中原粒细胞＋早幼粒细胞>40%

E. 骨髓活检显示胶原纤维显著增生

【例39】下列不支持CML的外周血检查结果是

A. 中性粒细胞碱性磷酸酶染色强阳性　　B. 嗜酸性粒细胞绝对数增高

C. 中性粒细胞绝对数明显增高　　　　　D. 嗜碱性粒细胞绝对数增高

E. 单核细胞的百分数降低

二、实验室检查

血象	①白细胞数明显增多,常超过 $20\times10^9/L$,可达 $100\times10^9/L$; ②各个阶段粒细胞中,以中性中幼、晚幼和杆状核粒细胞居多;原始(Ⅰ＋Ⅱ)细胞<10%,嗜酸、嗜碱性粒细胞增多,后者有助于诊断
中性粒细胞碱性磷酸酶(NAP)	NAP活性减低或呈阴性反应
骨髓象	骨髓增生明显至极度活跃,以粒细胞为主,粒红比例显著增高,以中性中幼、晚幼及杆状核粒细胞居多
细胞遗传学及分子生物学改变	①95%以上的慢性粒细胞中出现Ph染色体(小的22号染色体),显带分析为 $t(9;22)(q34;q11)$; ②9号染色体臂上 C-ABL 原癌基因易位至22号染色体长臂的断裂点簇集区(BCR)形成 BCR/ABL 融合基因
血液生化	血清及尿中尿酸浓度增高,血清乳酸脱氢酶增高

（昭昭老师提示:中性粒细胞碱性磷酸酶(NAP)主要存在于成熟阶段的中性粒细胞,其他血细胞均呈阴性反应。NAP降低:慢粒、急粒、阵发性睡眠性血红蛋白尿、单纯性病毒性感染等;NAP增高:再障、类白血病反应、急淋、急单、急性化脓性感染、骨髓纤维化。)

三、治　疗

细胞淤滞症的紧急处理	①需并用羟基脲和别嘌呤。 ②对于白细胞计数极高或有淤滞综合征表现的 CP 患者,可行治疗性白细胞单采。明确诊断后,首选伊马替尼
分子靶向治疗	第一代酪氨酸激酶抑制剂甲磺酸伊马替尼(IM)为 2-苯胺嘧啶衍生物,能特异性阻断 ATP 在 abl 激酶上的结合位置,使酪氨酸残基不能被磷酸化,从而抑制 BCR/ABL 阳性细胞的增殖
干扰素	分子靶向药物出现之前的首选药物
其他药物治疗	羟基脲(HU)为细胞周期性特异性化疗药,起效快,用药后两三天白细胞即下降,停药后又很快回升
异基因造血干细胞移植	唯一可治愈慢性粒细胞白血病的方法

例40~42共用题干

男,25岁。乏力、消瘦、腹胀2个月。查体:心肺未见异常,肝肋下 1 cm,脾肋下 8 cm。化验:Hb 138 g/L WBC 96×10^9,Plt 385×10^9/L。分子生物学检查可见 bcr/abl 融合基因。

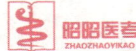
【例40】该患者的诊断是

 A. 急性粒细胞白血病   B. 慢性淋巴细胞白血病   C. 慢性粒细胞白血病

 D. 肝硬化,门静脉高压症 E. 急性淋巴细胞白血病

【例41】该患者应出现的染色体异常是

 A. t(9;22)   B. t(8;21)   C. t(9;11)

 D. inv(16)   E. t(15;17)

【例42】该患者最有效的治疗是

 A. 口服伊马替尼   B. DA 方案化疗   C. 口服苯丁酸氮芥

 D. 脾切除   E. VLDP 方案化疗

➤ 参考答案如下,详细答案参见 2021 版《国家临床执业及助理医师资格考试精选真题考点精析》。

1. C	2. C	3. D	4. B	5. A
6. E	7. B	8. C	9. E	10. B
11. E	12. E	13. B	14. C	15. A
16. B	17. A	18. D	19. E	20. C
21. A	22. A	23. E	34. A	25. C
26. B	27. B	28. C	29. A	30. A
31. B	32. B	33. D	34. C	35. D
36. B	37. B	38. C	39. A	40. C
41. A	42. A	—	—	—

昭昭老师提示:
关注官方微信,获得第一手考试资料。

第3章　骨髓增生异常综合征(助理医师不要求)

➤ **2021 考试大纲**

 ①概念;②FAB 分型和 WHO 分型及临床表现;③实验室检查;④诊断与鉴别诊断;⑤治疗。

➤ **考纲解析**

 近 20 年的医师考试中,本章的考试重点是 MDS 分类、诊断和检查,执业医师每年考查分数为 0～1 分,助理医师每年考查分数为 0 分。

 骨髓增生异常综合征(MDS)是一种起源于造血干细胞的克隆性疾病,骨髓出现病态造血,外周血血细胞减少。患者主要表现为贫血,常伴有感染或(和)出血,部分患者最后发展为急性白血病。任何年龄的男、女均可发病,约 80% 患者大于 60 岁。

一、分型及临床表现

1. FAB 分型

分　型	血象/%	骨髓象/%
难治性贫(RA)血	原始细胞<1	原始细胞<5
环形铁粒幼细胞性难治性贫血(RAS)	原始细胞<1	原始细胞<5,环形铁粒幼细胞>15
难治性贫血伴原始细胞增多(RAEB)	原始细胞<5	原始细胞<5～20
难治性贫血伴原始细胞增多转变型(RAEB-T)	原始细胞≥5	原始细胞>20 而<30 或有 Auer 小体
慢性粒-单细胞白血病(CMML)	原始细胞<5	原始细胞 5～20,以幼单细胞为主

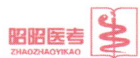

2. WHO 分型

分 型	病态造血	细胞减少系列①	环形铁粒幼细胞	骨髓和外周血原始细胞	常规核型分析
MDS 伴单系病态造	1	1 或 2	<15%或<5%②	骨髓<5%,外周血<1%,无 Auer 小	任何核型,但不符合伴孤立 del(5q)MDS 标准
MDS 伴多系病态造血	2 或 3	1～3	<15%或<5%②	骨髓<5%,外周血<1%,无 Auer 小体	任何核型,但不符合伴孤立 del(5q)MDS 标准
MDS 伴环形铁粒幼细胞(MDS−RS)					
MDS−RS−SLD	1～3	1 或 2	≥15%或≥5%②	骨髓<5%②,外周血<1%,无 Auer 小体	任何核型,但不符合伴孤立 del(5q)MDS 标准
MDS−RS−MLD	2 或 3	1～3	≥15%或≥5%②	骨髓<5%,外周血<1%,无 Auer 小体	任何核型,但不符合伴孤立 del(5q)MDS 标准
MDS 伴孤立 del(5q)	1～3	1 或 2	任何比例	骨髓<5%,外周血<1%,无 Auer 小体	仅有 del(5q),可以伴有 1 个其他异常(−7 或 del(7q)除外)
MDS 伴原始细胞增多(MDS−EB)					
MDS−EB−1	0～3	1～3	任何比例	骨髓5%～9%或外周血2%～4%,无 Auer 小体	任何核型
MDS−EB−2	0～3	1～3	任何比例	骨髓10%～19%或外周血5%～19%或有 Auer 小体	任何核型
MDS−未分类(MDS−U)					
血中有 1%的原始细胞	1～3	1～3	任何比例	骨髓<5%,外周血=1%③,无 Auer 小体	任何核型
单系病态造血并全血细胞减少	1	3	任何比例	骨髓<5%,外周血<1%,无 Auer 小体	任何核型
根据定义 MDS 的细胞遗传学异常	0	1～3	<15%④	骨髓<5%,外周血<1%,无 Auer 小体	有定义 MDS 的核型异常
儿童难治性血细胞减少症	1～3	1～3	无	骨髓<5%,外周血<2%	—

注:①血细胞减少的定义:血红蛋白<100g/L,血小板计数<100×10⁹/L,中性粒细胞绝对计数<1.8×10⁹/L,极少数情况下,MDS 可见这些水平以上的轻度贫血或血小板减少;外周血单核细胞必须<1×10⁹/L。
②如果存在 SF3B1 突变。
③外周血 1%的原始细胞必须有两次不同场合检查的记录。
④若环形铁粒幼细胞≥15%的病例有红系明显病态造血,则归类为 MDS−RS−SLD。

【例1】 骨髓增生异常综合征患者的骨髓原始细胞中有 Auer 小体,见于
　　A. RA 型　　　　B. RAS 型　　　　C. CMML 型　　　　D. RAEB 型　　　　E. RAEB−T 型

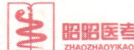

【例2】女,72岁。7个月来乏力、面色苍白,既往体健。化验 Hb 69 g/L,WBC 4.5×10⁹/L,分类 N 75%,L 22%,M 3%,Plt 63×10⁹/L,骨髓增生明显活跃,原始细胞15%,可见 Auer 小体,全片见巨核细胞42个,易见小巨核细胞,骨髓细胞外铁(＋＋),环形铁粒幼细胞10%。临床考虑 MDS,根据 FAB 分型最可能的类型是

  A. RA 型 B. RAS 型 C. RAEB 型 D. RAEB－T 型 E. CMML 型

【例3】男性,56岁。3年来面色苍白、乏力,3个月来出现牙龈出血。化验 Hb 74 g/L,WBC 3.1×10⁹/L,Plt 32×10⁹/L,骨髓检查增生明显活跃,原始细胞4%,可见到 Auer 小体,铁染色示细胞外铁(＋＋＋),环形铁粒幼细胞占17%,诊断骨髓增生异常综合征(MDS),根据 FAB 分型最可能的类型是

  A. RA 型 B. RAS 型 C. RAEB 型 D. RAEB－T 型 E. CMML 型

二、临床表现

FAB 分型	主要临床表现
RA,RAS	以贫血为主;临床进展慢;中位生存期 3～6 年;白血病转化率 5%～15%
RAEB,RAEB－T	以全血细胞减少为主贫血、出血及感染易见,可有脾大
CMML	以贫血为主,可有感染、出血,脾大常见

三、实验室检查

1. 血象和骨髓象、遗传学改变

血象和骨髓象	①持续性(≥6月)一系或多系血细胞减少:血红蛋白<110 g/L,中性粒细胞<1.5×10⁹/L,血小板<100×10⁹/L; ②骨髓增生度多在活跃以上,少部分呈增生减低
细胞遗传学改变	40%～70%的 MDS 有克隆性染色体核型异常,多为缺失性改变,以＋8、－5/5q⁻、－7/7q⁻、20q⁻ 最为常见

2. 病理学检查

骨髓病理活检可提供病人骨髓内细胞增生程度、巨核细胞数量、原始细胞群体、骨髓纤维化及肿瘤骨髓转移等重要信息,有助于排除其他可能导致血细胞减少的因素或疾病。

3. 免疫学检查

流式细胞术可检测到 MDS 病人骨髓细胞表型存在异常。

	红系	粒系	巨核系
细胞核	①核出芽;②核间桥; ③核碎裂;④多核; ⑤核多分叶;⑥巨幼样变	①核分叶减少(假 Pelger-Huët;pelgeriod); ②不规则核分叶增多	①小巨核细胞; ②核少分叶; ③多核(正常巨核细胞为单核分叶)
细胞质	①环状铁粒幼细胞; ②空泡; ③PAS 染色阳性	①胞体小或异常增大; ②颗粒减少或无颗粒; ③假 Chediak-Higashi 颗粒; ④Auer 小体	—

【例4】男,56岁,面色逐渐苍白,乏力伴牙龈出血半年,检查 Hb 68 g/L,WBC 3.8×10⁹/L,Plt 35×10⁹/L,经骨髓穿刺细胞学检查诊断为骨髓增生异常综合征。为进行 FAB 分型,最重要的检查是

  A. 网织红细胞 B. 骨髓铁染色 C. 染色体检查

  D. 骨髓活检 E. 血清铁检查

四、治 疗

支持治疗	输注血小板和红细胞
促造血治疗	可用雄激素(司坦唑醇);造血生长因子(粒细胞集落刺激因子(G－CSF)或促红细胞生成素(EPO))
诱导分化治疗	全反式维 A 酸或 1,25－(OH)₂－D₃
生物反应调节剂	沙利度胺及来那度胺对 5q⁻综合征有较好的疗效

续表

去甲基化药物	5-氮杂-2-脱氧胞苷能逆转 MDS 抑癌基因启动子 DNA 甲基化
联合治疗	蒽环类抗生素联合阿糖胞苷、预激化疗
异基因造血干细胞移植	可治愈的方法

➤ **参考答案**如下，详细答案参见 2021 版《国家临床执业及助理医师资格考试精选真题考点精析》。

| 1. E | 2. D | 3. D | 4. D | — | 昭昭老师提示：加入官方微信。 |

第4章　淋巴瘤（助理医师不要求）

➤ 2021 考试大纲

①病理分型；②临床表现和分期；③辅助检查；④诊断与鉴别诊断；⑤治疗。

➤ 考纲解析

近 20 年的医师考试中，本章的考试重点是淋巴瘤 分型、分期和诊断，执业医师每年考查分数为 2～3 分，助理医师每年考查分数为 0 分。

淋巴瘤是淋巴结和（或）结外部位淋巴组织的免疫细胞肿瘤，组织学可见淋巴细胞或组织细胞的肿瘤性增生。根据组织病理学，可将淋巴瘤分为两大类，即霍奇金淋巴瘤（Hodgkin Lymphoma，HL）和非霍奇金淋巴瘤（Non - Hodgkin lymphoma，NHL）。虽然均发生于淋巴组织，但二者在病理、临床表现及流行病学上并不相同。病因迄今尚不清楚，病毒感染较受重视，宿主免疫功能异常与淋巴瘤的发病有关。按组织分型如下：

| 霍奇金淋巴瘤（HL） | ①结节性淋巴细胞为主型霍奇金淋巴瘤；
②经典霍奇金淋巴瘤：结节硬化型、富于淋巴细胞型、混合细胞型、淋巴细胞消减型 |
| 非霍奇金淋巴瘤（NHL） | ①成熟 B 细胞来源淋巴瘤：弥漫性大 B 细胞淋巴瘤；套细胞淋巴瘤；Burkitt 淋巴瘤；边缘区 淋巴瘤；滤泡性淋巴瘤等。
（昭昭老师速记：大 B＝B；B＝Burkitt；BB＝套套；B＝边(bian)缘）
②成熟 T/NK 细胞淋巴瘤：血管免疫母细胞性 T 细胞淋巴瘤、外周 T 细胞淋巴瘤、蕈样肉芽肿、间变性大细胞淋巴瘤等（昭昭老师速记：T＝变） |

【例1】病理类型可属于 T 细胞淋巴瘤的是

A. 间变性大细胞淋巴瘤　　　　　B. 滤泡性淋巴瘤　　　　　C. 黏膜相关性淋巴样组织淋巴瘤

D. 套细胞淋巴瘤　　　　　E. 边缘区淋巴瘤

第1节　霍奇金淋巴瘤

霍奇金淋巴瘤主要发生在淋巴结，特点是淋巴结进行性肿大，典型的病例特征是 R - S 细胞存在于不同类型反应性炎细胞的特征背景中，并伴有不同程度 纤维化。

一、按恶性程度分型

分　型	代　表	昭昭老师速记
高度恶性	免疫母细胞型、淋巴母细胞型、小无裂细胞型	从"小无""母"，个头很"高"
中度恶性	滤泡型大裂细胞型、弥漫型小裂细胞型、弥漫型大细胞型	"大泡"正在"弥漫""中"
低度恶性	小淋巴细胞型、滤泡型小裂细胞型	"小琳"很"低""小炮"也很"低"

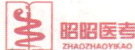

二、临床表现

淋巴结肿大	首发症状常是无痛性颈部或锁骨上淋巴结进行性肿大,其次为腋下淋巴结肿大
淋巴结外器官受累	表现为极少数 HL 患者可因浸润器官、组织或深部淋巴结肿大压迫,而引起各种相应症状
全身症状	①发热、盗汗、瘙痒及消瘦等全身症状较多见; ②周期性发热(Pel- Ebstein 热)约见于 1/6 的患者 (昭昭老师速记:"霍奇金"有"周期性")
其 他	部分患者可出现带状疱疹,饮酒后引起淋巴结肿痛是 HL 患者所特有

【例2】霍奇金淋巴瘤最典型的临床表现是

A. 发热   B. 面色苍白   C. 无痛性淋巴结肿大

D. 肝、脾肿大   E. 体重减轻

【例3】霍奇金病特征性的热型是

A. 间歇热   B. 稽留热   C. 弛张热   D. 周期性发热   E. 不规则热

三、临床分期

(昭昭老师速记:看图形,十分简单好记,1 期是 1 个,2 期是同侧,3 期是两侧,4 期是肝骨)

Ⅰ期	1 个淋巴结或 1 个结外器官(E)
Ⅱ期	①横隔同侧两个或更多的淋巴结; ②病变局限侵犯淋巴结以外器官及横隔同侧 1 个以上的淋巴结区
Ⅲ期	横隔两侧均有侵犯或脾脏受累
Ⅳ期	①1 个或多个结外器官受累或播散性侵犯; ②肝或骨髓受累 (昭昭老师速记:人"死"了,"肝""骨"都漏出来了)
①A 无症状。 ②B 有症状:T>38 ℃;盗汗;6 个月体重减轻 10%以上 (昭昭老师速记:"38"岁的他天天因为体温高、"盗汗",而导致"体重减轻")	

【例4】男,40 岁。无痛性双侧颈部淋巴结进行性肿大伴发热半个月,发病以来体温最高 37.5 ℃,无盗汗,体重无明显变化。查体:双侧颈部各触及一个 2 cm×2 cm 大小淋巴结,左腋窝一个 2 cm×2 cm 大小淋巴结,活动,无压痛。腹软,肝、脾肋下未触及。血常规:Hb 126 g/L,WBC 5.3×10^9/L,Plt 155×10^9/L。胸部 CT 未见淋巴及肿大。右颈部淋巴结活检为弥漫性大 B 细胞淋巴瘤。本例最可能的分期是

A. ⅢA   B. ⅠB   C. ⅡA   D. ⅠB   E. ⅡB

【例5】男,59 岁。反复发热半个月。查体:T38.5 ℃,双侧颈部和腹股沟淋巴结肿大。最大者 2 cm×2 cm,无压痛,肝、脾不大。CT 显示:右侧胸腔中等量积液,穿刺胸水见大量淋巴瘤细胞。根据目前信息,该患者分型为

A. ⅢB   B. ⅣB   C. ⅣA   D. ⅡB   E. ⅢA

【例6】男,36 岁。双侧颈部淋巴结肿大伴发热 1 周。查体:T 38.4 ℃,颈部和右侧腹股沟区可触及数枚肿大淋巴结,最大 3 cm×2 cm,均活动、无压痛,心肺未见异常,腹平软,肝肋下未触及,脾肋下 2 cm。实验室检查:Hb 128 g/L,WBC 6.0×10^9/L,Plt 120×10^9/L,左侧颈部淋巴结活检诊断为霍奇金淋巴瘤。根据 AnnArbor 临床分期标准,该患者的临床分期是

A. ⅡEB   B. ⅢSB   C. ⅢA   D. ⅡB   E. ⅢEB

四、实验室检查

血象骨髓象	贫血,部分患者嗜碱性粒细胞升高;骨髓涂片找到 R-S 细胞,可提高霍奇金淋巴瘤的检出率
淋巴结活检	找到 R-S 细胞,此为金标准
B 超检查	可发现体检遗漏的淋巴结
CT 检查	腹部检查的首选方法,能显示腹主动脉旁淋巴结、脾门、肝门受累情况
PET/CT	正电子发射计算机体层显像 CT 可显示淋巴瘤病灶及部位,是评价疗效的重要指标
免疫表型检查	可以区分 B、T、NK 细胞来源

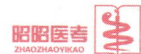

五、治　疗

1. 治疗方式　HL 是一种相对少见但治愈率较高的恶性肿瘤,临床主要采用化疗加放疗的综合治疗。

2. 化学治疗

（昭昭老师提示:各种化疗方案很烦,记准是关键。ABVD 方案—霍奇金淋巴瘤,记忆为"A""货",MOPP 方案—霍奇金淋巴瘤,记忆为"摸(MO)""霍"元甲的"PP"。）

（1）首选 ABVD 方案（阿霉素、博来霉素、长春花碱、甲氮咪胺）。

（2）次选 MOPP 方案（氮芥、长春新碱、甲基苄肼、泼尼松）。

（3）不同类型霍奇金淋巴瘤的治疗方案。

分型和时期	治疗方案
结节性淋巴细胞为主型	① I A 期:单纯淋巴结切除,等待观察或累及野照射; ② II 期以上:同早期霍奇金淋巴瘤
早期（I、II）霍奇金淋巴瘤	ABVD 方案＋放疗（化疗周期 2～4 或 4～6 个疗程）
晚期（III、IV）霍奇金淋巴瘤	ABVD 方案＋放疗（化疗周期 6～8 疗程）
复发难治性霍奇金淋巴瘤	首程放疗后复发可采取常规化疗

【例7】目前 HL 的首选化疗方法是

A. CHOP 方案　　　B. COP 方案　　　C. HA 方案　　　D. ABVD 方案　　　E. DVLP 方案

例 8～11 共用题干

男性,35 岁,高热,皮肤瘙痒半月,右颈及锁骨淋巴结肿大,无压痛,互相粘连,血红蛋白 90 g/L,白细胞 $10×10^9$/L,中性粒细胞 66％,淋巴细胞 24％,骨髓涂片找到 R－S 细胞。

【例8】最可能的诊断是

A. 结核性淋巴结炎　　　B. 慢性淋巴细胞白血病　　　C. 癌转移

D. 淋巴瘤　　　E. 风湿性疾病

【例9】如需明确诊断首先应做的检查是

A. 肝、脾 B 超　　　B. 腹部或全身 CT　　　C. 淋巴结活检

D. MRI　　　E. 中性粒细胞碱性磷酸酶测定

【例10】首选治疗方案是

A. 干扰素　　　B. 手术方案　　　C. 放射治疗

D. 肿瘤坏死因子　　　E. 放疗＋化疗

【例11】常用的化疗方案是

A. MOPP　　　B. VDP　　　C. 羟基脲　　　D. 苯丁酸氮芥　　　E. HA/DA

第 2 节　非霍奇金淋巴瘤

非霍奇金淋巴瘤（NHL）是一组具有不同起病部位和组织学特点的淋巴瘤,早期易发生远处扩散。WHO 新分类将每一种淋巴瘤类型确定为独立疾病。

一、病理分型

来源	类型	性质	特点
B 细胞	弥漫性大 B 细胞淋巴瘤（DLBCL）	侵袭性	最常见的 NHL;以蒽环类药物化疗以超过 70％的获得缓解
B 细胞	边缘区淋巴瘤（MZL）	惰性	可累及:胃、脾脏等
B 细胞	滤泡性淋巴瘤	惰性	常侵犯脾脏和骨髓
B 细胞	套细胞性淋巴瘤	侵袭性	发展迅速

续表

来　源	类　型	性　质	特　点
B 细胞	Burkitt（伯基特）淋巴瘤	侵袭性	①流行区儿童多见—累及颌骨；②非流行区—累及回肠末端、腹部脏器
T 细胞	间变性大细胞淋巴瘤	侵袭性	临床发展迅速
T 细胞	外周 T 细胞淋巴瘤	侵袭性	预后不良
T 细胞	蕈样肉芽肿/Sezary 综合征	惰性	常为蕈样肉芽肿,侵犯末梢血液者称为 Sezary 综合

（昭昭老师提示：①"Sezary"的"边""泡"是"惰性"的；剩下的全都是侵袭性的。②如何记忆到底哪个是哪里来源的,记准：家乡变化特(T)别大；外周 T 细胞淋巴瘤当然是来自 T 细胞；心电图有个"ST"段,所以 Sezary 综合征是 T 细胞来源；蕈样肉芽肿就是和蘑菇一样的肉芽肿,蘑菇就是"T"形的。）

二、临床表现

主要表现	无痛性进行性淋巴结肿大或局部肿块是淋巴瘤
特殊部位	①全身性、多样性,随年龄增长发病增多；②对各器官的压迫症状较 HL 多见,胃肠道累及部位以回肠为多,其次是胃；③骨骼损害以胸椎、腰椎最常见,表现为骨痛和骨质破坏（昭昭老师提示:不知道回肠惹了谁啦,好像所有的胃肠的疾病,都好发于回肠,如:肠结核好发于回盲结合部；克罗恩病好发于回肠末端）

三、实验室检查

1. 淋巴瘤的确诊检查是　淋巴结活检。
2. 腹部检查　腹腔、盆腔淋巴结检查首选的检查是 CT 检查。
3. 免疫表型和染色体易位

类　型	细胞免疫表型	染色体易位	昭昭老师速记
弥漫性大 B 细胞淋巴瘤	CD19$^+$、CD20$^+$	t（14;18）	大姑娘,19,20 岁
结外边缘区 MALT	CD20$^+$、CD5$^-$、CD10$^-$、CD23$^-$、CyclinD1$^-$	t（11;18）	—
滤泡性淋巴瘤	CD10$^+$、CD19$^+$、CD20$^+$	t（14;18）	泡大四、泡大八
套细胞性淋巴瘤	CD5$^+$、CD20$^+$、CyclinD1$^+$、CD10$^-$、CD23$^+$	t（11;14）	避孕"套"—520（我爱你）—1114（一生一世）
Burkitt（伯基特）淋巴瘤	CD10$^+$、CD19$^+$、CD20$^+$	t（8;14）	—
间变性大细胞淋巴瘤	CD30$^+$、CD20$^-$、CD15$^-$	t（2;5）	"变"成"250"了
蕈样肉芽肿/Segary 综合征	CD3$^+$、CD4$^+$、CD8$^-$	—	—

四、治　疗

1. 首选方案　化疗首选 CHOP（环磷酰胺、阿霉素、长春新碱、泼尼松）方案。
2. R－CHOP 方案　在应用 CHOP 方案前给予利妥昔单抗（美罗华）。
3. 不同类型非霍奇金淋巴瘤的治疗方案

惰性淋巴瘤	惰性淋巴瘤:B 细胞惰性淋巴瘤包括小淋巴细胞淋巴瘤、淋巴浆细胞淋巴瘤、边缘区淋巴瘤等,T 细胞惰性淋巴瘤包括蕈样肉芽肿。①Ⅰ、Ⅱ期:放疗或化疗后行观察和等待等姑息治疗；②Ⅲ、Ⅳ期:化疗选择 COP 方案或 CHOP 方案,进展不能控制者选用 FC(氟达拉滨、环磷酰胺)方案

续表

侵袭性淋巴瘤	①侵袭性淋巴瘤:B细胞侵袭性淋巴瘤包括Burkitt淋巴瘤、弥漫性大B细胞淋巴瘤等,T细胞侵袭性淋巴瘤包括间变性大细胞淋巴瘤等; ②CHOP方案是治疗侵袭性淋巴瘤的标准方案

➤ 昭昭老师总结:霍奇金和非霍奇金淋巴瘤的治疗

肿 瘤	化疗方案	昭昭老师速记
霍奇金淋巴瘤(HL)	首选ABVD方案 (阿霉素、博来霉素、长春新碱、甲氮咪胺)	"A"货"B"货
	次选MOPP方案 (氮芥、长春新碱、甲基苄肼、泼尼松)	"摸(MO)""霍奇金""PP"
非霍奇金淋巴瘤(NHL)	首选CHOP方案 (环磷酰胺、阿霉素、长春新碱、泼尼松)	"非"常"C"
	R-CHOP方案即在用CHOP方案前给予利妥昔单抗	"非"常"C"

➤ 昭昭老师总结:霍奇金和非霍奇金淋巴瘤的区别

	霍奇金淋巴瘤	非霍奇金淋巴瘤
发病特点	少见;青年多见;男多于女	最常见;各年龄组;男多于女
首发表现	①大多数表现为:无痛性颈或锁骨上淋巴结肿大; ②较少表现:压迫症状	①少数表现为:无痛性颈或锁骨上淋巴结肿大; ②更常见表现:压迫症状
发 热	周期性发热(Pel-Ebstein热)见于1/6的患者	一般无
全身症状	盗汗、疲乏、瘙痒、消瘦较多见	发热、盗汗、疲乏、皮肤瘙痒少见
原发病变	多在淋巴结,也可在结外组织	结外淋巴组织(速记:外面是非多)
转移方式	向邻近淋巴结依次转移	跳跃转移,更易结外浸润
化疗方案	ABVD、MOPP	COP、CHOP

例12～13 共用选项

A. M₂方案   B. ESHAP方案   C. ABVD方案   D. CHOP方案   E. VLDP方案

【例12】治疗结节硬化型霍奇金淋巴瘤首选的方案是

【例13】治疗弥漫性大B细胞淋巴瘤首选的方案是

例14～15 共用选项

A. ABVD方案   B. CHOP方案   C. MOPP方案   D. VDP方案   E. DA方案

【例14】霍奇金淋巴瘤化疗首选的方案是

【例15】非霍奇金淋巴瘤化疗首选的方案是

例16～18 共用题干

女,63岁。乏力、低热2个月。查体:双侧颈部、腋窝和腹股沟均可触及肿大淋巴结,最大者直径2 cm,质韧,无触痛,胸骨无压痛,肝肋下未触及,脾肋下4 cm。实验室检查:Hb 79 g/L,WBC 4.2×10⁹/L,Plt 156×10⁹/L,网织红细胞0.14,Coombs试验(＋),尿胆红素(－),尿胆原(＋＋＋)。

【例16】最可能的诊断是

A. 淋巴结炎   B. 骨髓增生异常综合征   C. 急性粒细胞白血病
D. 急性淋巴细胞白血病   E. 淋巴瘤

【例17】为确诊首选的辅助检查是

A. 骨髓细胞学检查   B. 淋巴结活检   C. 腹部B超
D. 胸部X线片   E. 骨髓活检

【例18】针对该患者的贫血症状,首选的治疗药物是

A. 泼尼松   B. 丙种球蛋白   C. 促红细胞生成素
D. 环磷酰胺   E. 环孢素A

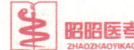

➤ **参考答案**如下,详细答案参见 2021 版《国家临床执业及助理医师资格考试精选真题考点精析》。

1. A	2. C	3. D	4. C	5. B
6. B	7. D	8. D	9. C	10. E
11. A	12. C	13. D	14. A	15. B
16. E	17. B	18. A	—	—

昭昭老师提示:
关注官方微信,获得第一手考试资料。

第5章　多发性骨髓瘤(助理医师不要求)

➤ **2021 考试大纲**

　　①分类;②临床表现;③辅助检查;④诊断与鉴别诊断;⑤治疗。

➤ **考纲解析**

　　近 20 年的医师考试中,本章的考试重点是多发性骨髓瘤**诊断、检查和分期**,执业医师每年考查分数为 0～1 分,助理医师每年考查分数为 0 分。

　　多发性骨髓瘤(MM)是浆细胞(骨髓瘤细胞)克隆性异常增生的恶性肿瘤,是恶性浆细胞病中最常见的一种,多见于 50～60 岁的中老年人。由于骨髓瘤细胞的大量增生和由骨髓瘤细胞分泌的大量异常单株免疫球蛋白(称 M 蛋白)而产生本病。

一、分　类

　　根据分泌异常单株免疫球蛋白(Ig)类型的不同,分为如下类型:临床上由多到少依次为 **IgG 型**、IgA 型、轻链型、IgD 型,少见或罕见类型包括 IgM 型、IgE 型、不分泌或不合成型及双克隆或多克隆型。

二、临床表现

骨骼损害	**骨痛**为常见症状,以**腰骶部最多见**,其次是胸背部、肋骨和下肢骨骼
感　染	正常免疫球蛋白及中性粒细胞减少,多为带状疱疹感染
贫　血	部分患者的首发症状
高钙血症	破骨细胞引起骨再吸收及肾小球滤过率下降所致
肾功能损伤	急慢性肾衰竭
高黏滞综合征	血清中 M 蛋白增多,尤以 **IgA 型多见**,使得血液黏滞性过高,引起血流缓慢、组织淤血及缺氧
出血倾向	鼻、牙龈、皮肤紫癜多见
淀粉样变性和雷诺现象	淀粉样变性:舌、腮腺肿大,心脏扩大,腹泻或便秘,皮肤苔藓样变。如 M 蛋白为冷球蛋白,可引起雷诺现象
髓外浸润	器官肿大,神经损伤,髓外浆细胞瘤,浆细胞白血病(外周血中浆细胞 $>2.0\times10^9/L$)

　　【例1】男,50 岁。头晕、乏力伴**腰痛**3 个月。血常规:Hb 72 g/L,WBC $6.4\times10^9/L$,Plt $125\times10^9/L$,ESR 106 mm/h,血清蛋白电泳见 M 蛋白带。尿蛋白(＋)。骨髓细胞学检查:**幼稚浆细胞**占 0.42。腰椎 X 线检查见第 2、3 椎体压缩性骨折。最可能的诊断是

　　A. 反应性浆细胞增多症　　　　B. 多发性骨髓瘤　　　　C. 骨转移癌

　　D. 慢性肾小球肾炎　　　　E. 霍奇金淋巴瘤

三、实验室检查

血　象	有正常细胞和正常色素性贫血
血生化检查	①免疫固定电泳:**IgG 型**骨髓瘤**最多见**; ②免疫球蛋白:M 蛋白增多,正常免疫球蛋白减少; ③血钙增高,血磷正常; ④血清 β_2 微球蛋白和白蛋白:评估预后,β_2 微球蛋白与疾病正相关,而白蛋白与骨髓瘤生长因子活性负相关; ⑤乳酸脱氢酶(LDH)和 CRP:LDH 与肿瘤细胞活动有关,CRP 和骨髓瘤生长因子正相关

续表

细胞遗传学检查	染色体异常包括 del(13)、del(17)、t(4;14)、t(11;14)及 1q21
尿常规检查	尿中本-周蛋白阳性
骨髓象	浆细胞异常增生,骨髓瘤细胞免疫表型 $CD38^+$、$CD56^+$（昭昭老师速记:"多"么"38"的一个人）
X线检查	溶骨性改变,骨质疏松,病理性骨折,骨硬化

【例2】男,68 岁。发现大量蛋白尿 2 周。入院后查尿本-周蛋白阳性。为明确诊断意义最大的检查是

A. 肾活检 　　B. 骨髓穿刺 　　C. 核素骨扫描
D. 全身X线骨摄片 　　E. 血清蛋白电泳

四、分 期

1. Durie – Salmon 标准分期系统　此分期系统的分期,依据贫血、高钙血症、血或尿 M 蛋白水平、骨骼损害程度。

	Ⅰ期	Ⅱ期	Ⅲ期
血红蛋白值/(g·L⁻¹)	$\geqslant 100$	$85\sim100$	<85
血钙	正常	两者之间	>3.0 mmol/L
骨 X 线摄片	无异常	两者之间	溶骨病灶$\geqslant3$个
IgG 值/(g·L⁻¹)	<50	$50\sim70$	>70
IgA 值/(g·L⁻¹)	<30	$30\sim50$	>50
尿本周蛋白值/(g·d⁻¹)	<4	$4\sim12$	>12

2. 国际分期系统

	Ⅰ期	Ⅱ期	Ⅲ期
血清 β₂ 微球蛋白	<3.5 m g/L	两者之间	$\geqslant5.5$ m g/L
白蛋白	$\geqslant35$ g/L	两者之间	—

注:肾功能分组,A 组肾功能正常,血肌酐$<176.8\mu$mol/L;B 组肾功能损害,血肌酐>176.8 μmol/L。

例 3~5 共用题干

男,70 岁。乏力,腰痛半个月。既往体健。查体:轻度贫血貌,第 2~4 腰部压痛,实验室检查,Hb 80 g/L,WBC 5.6×10^9/L,Plt 156×10^9/L,血清总蛋白 108 g/L,白蛋白 30 g/L,血清肌酐 177 μmol/L,骨髓细胞学检查示骨髓中异常细胞占 0.45,腰椎 X 线片示第二腰椎压缩性骨折。

【例3】为进一步明确诊断,下一步最需做的检查是

A. 血清 β₂ 微球蛋白测定 　　B. 尿本-周蛋白测定 　　C. 尿常规
D. 血清钙测定 　　E. 血、尿免疫球蛋白测定

【例4】根据目前的临床资料及 Durieh 和 Salmon 临床分期标准,该患者最可能的临床分期是

A. Ⅲ期B组 　B. Ⅱ期A组 　C. Ⅰ期B组 　D. Ⅱ期B组 　E. Ⅲ期A组

【例5】该患者疾病最可能的类型是

A. 不分泌型 　B. IgG 型 　C. 轻链型 　D. IgE 型 　E. IgD 型

五、鉴别诊断

1. MM 以外的其他浆细胞病　如原发性巨球蛋白血症,是由骨髓中浆细胞样淋巴细胞克隆性增生所致,M 蛋白为 IgM,无骨质破坏;意义未明的单株免疫球蛋白血症,偶见于慢性肝炎、自身免疫病、B 细胞淋巴瘤和白血病等。

2. 反应性浆细胞增多症　可由慢性炎症、伤寒、系统性红斑狼疮、肝硬化、转移癌等引起。反应性浆细胞一般不超过 15%,且无形态异常,免疫表型为 $CD38^+$、$CD56^-$,无 M 蛋白,IgH 基因重排阴性。

3. 引起骨痛和骨质破坏的疾病　如骨转移癌、老年性骨质疏松、肾小管酸中毒及甲状旁腺功能亢进症等,因成骨过程活跃,常伴有血清碱性磷酸酶升高。

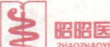

六、治 疗

1. 一般治疗 对无症状或无进展的骨髓瘤暂不治疗,予以观察。

2. 化学治疗 首选 MP 方案(美法仑和泼尼松),若无效或复发可用 M2 方案(卡莫司汀、环磷酰胺、美法仑、泼尼松、长春新碱)或 VAD 方案(长春新碱、阿霉素、地塞米松)。(昭昭老师速记:"多""美"的"PP"呵)

3. 免疫调节剂沙利度胺 (反应停),常与 MP 方案合用,称 MPT 方案。

4. 干细胞移植 自体干细胞移植可提高缓解率,改善患者总生存期和无事件生存率,是适合移植患者的标准治疗。

5. 骨病治疗 二磷酸盐有抑制破骨细胞的作用。放射性核素内照射有控制骨损害、减轻疼痛的疗效。

6. 高钙血症 可行水化、利尿、二膦酸盐、糖皮质激素、降钙素等治疗。

➤ 参考答案如下,详细答案参见 2021 版《国家临床执业及助理医师资格考试精选真题考点精析》。

1.B	2.B	3.E	4.D	5.B	昭昭老师提示:关注官方微信。

第 6 章 出血性疾病

➤ **2021 考试大纲**

①概述;②过敏性紫癜;③特发性血小板减少性紫癜;④弥散性血管内凝血。

➤ **考纲解析**

近 20 年的医师考试中,本章的考试重点是白细胞减少和粒细胞缺乏症诊断,执业医师每年考查分数为 0～1 分,助理医师每年考查分数为 0 分。

第 1 节 总 论

一、正常止血机制

	血管因素	血小板因素	凝血因素
机 制	血管受损时,最早通过血管收缩促进止血	血管受损时,血小板黏附,形成血小板血栓,从而暂时止血	形成纤维蛋白血栓,达到永久止血
代表疾病	家族性单纯性紫癜,过敏性紫癜	特发性血小板减少性紫癜,再生障碍性贫血,DIC 等	血友病 等
出血部位	皮肤、黏膜出血	皮肤、黏膜出血	关节、肌肉血肿

二、凝血机制

1. 凝血因子

凝血因子	功 能	凝血因子	功 能
Ⅰ	纤维蛋白原	Ⅷ	抗血友病球蛋白
Ⅱ	凝血酶原	Ⅸ	血浆凝血活酶成分
Ⅲ	组织因子(组织凝血激酶)	Ⅹ	Stuart - Prowe 因子
Ⅳ	钙离子	Ⅺ	血浆凝血活酶前质
Ⅴ	易变因子	Ⅻ	接触因子
Ⅵ	无	ⅩⅢ	纤维蛋白稳定因子
Ⅶ	稳定因子	PK	激肽释放酶原

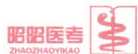

2. 凝血过程

凝血活酶生成阶段	分为外源性和内源性两种途径,结果形成凝血活酶,即钙离子(Ca^{2+})、激活的 X 因子(F Ⅹa)、FV 和血小板第 3 因子(PF3)形成的复合物
凝血酶生成阶段	血浆中无活性的凝血酶原在凝血活酶的作用下,转变为蛋白分解活性极强的凝血酶,凝血酶的形成是凝血连锁反应中的关键
纤维蛋白生成阶段	在凝血酶的作用下,纤维蛋白原依次裂解,释放出肽 A、肽 B,形成纤维蛋白单体,单体自动聚合,形成不稳定性纤维蛋白,再经活化的因子的作用,形成稳定性交联纤维蛋白

3. 凝血过程的三个阶段简图

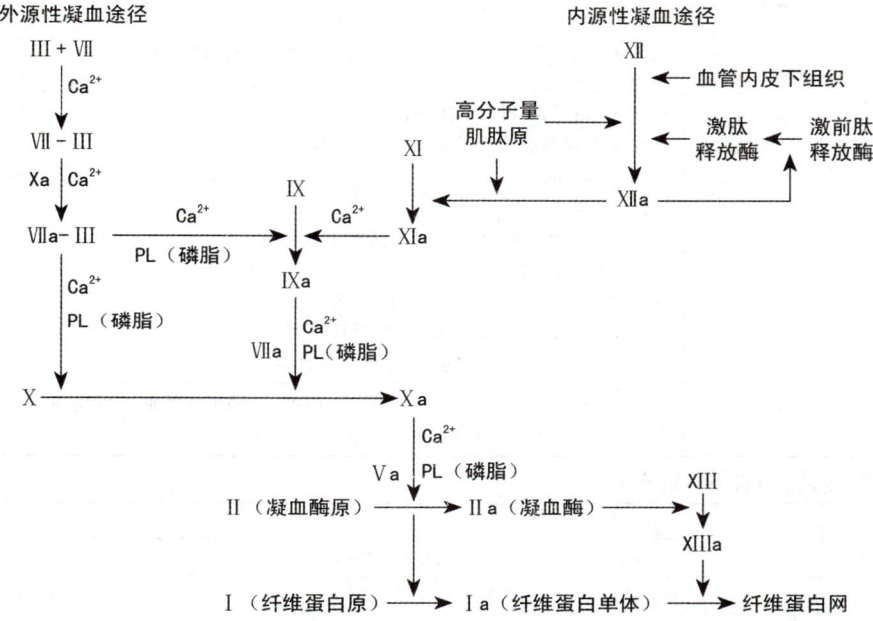

三、抗凝和纤维蛋白溶解机制

1. 抗凝系统的组成及作用

抗凝血酶(AT)	人体最重要的抗凝物质,约占生理性抗凝的 75％,灭活 F Ⅹa 和凝血酶,其抗凝活性与肝素密切相关,对其他丝氨酸蛋白酶,如 F Ⅸa、F Ⅺa、F Ⅻa 等也有一定灭活作用
肝素	主要由肺或肠黏膜肥大细胞合成,抗凝作用主要表现为抗 F Ⅹa 和凝血酶,其作用与 AT 密切相关
蛋白 C(PC)系统	由蛋白 C(PC)、蛋白 S(PS)、血栓调节蛋白(TM)等组成。PC,PS 为维生素 K 依赖性因子,在肝内合成。TM 主要位于血管内皮细胞表面,是内皮细胞表面的凝血酶受体。凝血酶与 TM 以 1∶1 形成复合物,裂解 PC,形成活化的 PC(APC),APC 以 PS 为辅助因子,通过灭活 FV 及 FⅧ 而发挥抗凝作用
组织因子途径抑制物(TFPI)	一种对热稳定的糖蛋白,内皮细胞可能是其主要生成部位。有直接对抗 F Ⅹa 的作用,在 Ca^{2+} 存在的条件下,有抗 TF/FⅦa 复合物的作用

2. 纤维蛋白溶解系统的组成及作用

组成	包括纤溶酶原、组织型纤溶酶原活化剂(t-PA)、尿激酶型纤溶酶原激活剂(u-PA)、纤溶酶相关抑制物,如 α_2-纤溶酶抑制剂(α_2-PI)、α_2 抗纤溶酶(α_2-AP)及 α_1 抗胰蛋白酶(α_1-AP)等
纤溶系统激活	通过内源性和外源性途径激活

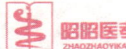

四、检　查

1. 筛选试验　简单易行,可大体估计止血障碍的部位和机制。

(1) 血管或血小板异常　出血时间(BT)、血小板计数等。

(2) 凝血异常　活化部分凝血活酶时间(APTT)、凝血酶原时间(PT)、凝血酶时间(TT)等。

检查项目	意　义
出血时间(BT)	结果受到检查技术的影响,目前临床上已不再应用
活化部分凝血活酶时间(APTT)	APTT 延长见于: ①因子Ⅰ、Ⅱ、Ⅴ、Ⅷ、Ⅸ、Ⅹ、Ⅺ、Ⅻ缺乏; ②慢性肝病、维生素 K 缺乏、DIC、纤溶亢进等所致的多种凝血因子缺乏; ③抗凝物质增多,因此 APTT 是肝素抗凝治疗中一项重要的监测指标
凝血酶原时间(PT)	PT 延长见于: ①先天性凝血因子Ⅱ、Ⅴ、Ⅶ、Ⅹ 缺乏和纤维蛋白原缺乏症; ②慢性肝病、阻塞性黄疸、维生素 K 缺乏、纤溶亢进、DIC 后期、抗凝药(如双香豆素)的应用等引起的凝血因子缺乏; ③可用作双香豆素抗凝治疗的监测指标,INR 达到 2.0～3.0 为宜; ④血友病是凝血因子Ⅷ、Ⅸ、Ⅺ异常,故血友病的 APTT 延长,而 PT 正常
凝血酶时间(TT)	TT 延长见于: ①循环中抗凝血酶Ⅲ(AT-Ⅲ)活性明显增高; ②肝素样物质增多; ③纤维蛋白(原)降解产物(FDP)增多; ④异常纤维蛋白原血症或严重的低纤维蛋白原血症
血浆鱼精蛋白副凝试验(3P试验)	阳性见于 DIC,是诊断 DIC 的筛选指标之一
D-二聚体	增高见于深静脉血栓形成、肺梗死、心肌梗死、脑梗死等血栓性疾病以及 DIC,是鉴别原发性纤溶亢进和 DIC 的重要指标

➤ **昭昭老师总结:凝血项目的检查**

检查项目	正常值	意　义	昭昭老师速记
出血时间(BT)	5～9 min	血管性和血小板性因素	"管""板"很牛"B"
凝血时间(CT)	4～12 min	内源性凝血系统功能	"CT"看"内"脏
部分凝血活酶时间(APTT)	33.5～43.5 s	内源性凝血系统功能(延长多见于Ⅻ、Ⅺ、Ⅸ、Ⅷ缺乏)	医考巴巴"内部"资料
凝血酶原时间(PT)	11～15 s	外源性凝血系统功能(延长多见于Ⅱ、Ⅴ、Ⅶ、Ⅹ缺乏)	放"P"去"外"面
凝血酶时间(TT)	16～18 s	凝血酶时间(TT)(延长见于血浆纤维蛋白原减低或结构异常)	"T"台模特"纤"细

2. 确诊试验　当筛查试验异常且临床上怀疑有出血性疾病时,应进一步选择特殊的或更精确的检查以确定诊断。

血管异常	血、内皮素-1(ET-1)及 TM 测定等
血小板异常	血小板形态、数量,以及黏附、聚集功能,血小板表面 P-选择素(CD62)、直接血小板抗原(GPⅡb/Ⅲa 和Ⅰb/Ⅸ)单克隆抗体固相检测等
凝血异常	①凝血第一阶段:测定 FⅫ、Ⅺ、Ⅹ、Ⅸ、Ⅷ、Ⅶ、Ⅴ、TF 等抗原及活性; ②凝血第二阶段:凝血酶原抗原及活性等; ③凝血第三阶段:纤维蛋白原、异常纤维蛋白原、纤维蛋白单体等活性测定; ④抗凝异常:AT 抗原及活性或凝血酶-抗凝血酶复合物(TAT)测定,PC、PS 及 TM 测定,FⅧ:C 抗体测定,狼疮抗凝物或心磷脂类抗体测定等 ⑤纤溶异常:鱼精蛋白副凝(3P)试验、FDP、D-二聚体测定,纤维酶原测定,t-PA、纤溶酶原激活物抑制物(PAI)及纤溶酶-抗纤溶酶复合物(PIC)测定等

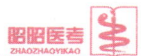

例 1～2 共用选项

  A. 血 vWF 测定   B. PF3 有效性测定   C. 血栓素 B_2 测定

  D. 血 PC 测定   E. 血 D-二聚体测定

【例 1】 属于抗凝异常的实验室检查是

【例 2】 属于纤溶异常的实验室检查是

例 3～4 共用选项

  A. 肾上腺素试验   B. 凝血活酶生成及纠正试验   C. D-二聚体测定

  D. 毛细血管脆性试验   E. 血小板聚集试验

【例 3】 确诊血友病的检查是

【例 4】 确定是否存在纤溶亢进的检查是

【例 5】 凝血酶原时间(PT)正常见于

  A. 维生素 K 缺乏   B. 慢性肝病肝功能失代偿   C. 血友病

  D. 口服双香豆素   E. 先天性 V 因子缺乏

【例 6】 下列凝血因子中,不属于维生素 K 依赖性的是

  A. Ⅶ   B. Ⅹ   C. Ⅷ   D. Ⅸ   E. Ⅱ

五、治疗原则

1. 病因治疗 防治基础疾病和避免接触、使用可加重出血的物质和药物。

2. 止血治疗 补充血小板和(或)相关凝血因子,采用止血药物如维生素 K、凝血酶等。

代表药物	机　制
卡巴克络、曲克芦丁、垂体后叶素、维生素 C 及糖皮质激素	收缩血管、增加毛细血管致密度、改善其通透性
维生素 K	合成凝血相关成分
氨基己酸(EACA)、氨甲苯酸(PAMBA)	抗纤溶
去氨加压素	促进止血因子释放的药物
凝血酶、巴曲酶及吸收性明胶海绵	局部止血药

3. 其他 基因治疗、血浆置换、手术治疗等。

第 2 节　过敏性紫癜

一、概　述

过敏性紫癜是一种常见的血管变态反应性出血性疾病。机体接触某些过敏物质发生变态反应,引起毛细血管的通透性及脆性增加,血液外渗,出现紫癜、黏膜及某些器官出血,可伴有血管神经性水肿、荨麻疹等其他过敏表现。

二、病　因

感　染	细菌、病毒及寄生虫感染等
食　物	人体对异性蛋白过敏所致
药　物	抗生素类、解热镇痛药,以及磺胺类、阿托品、异烟肼等
其　他	花粉、尘埃、菌苗或疫苗接种、虫咬、受凉和寒冷刺激等

三、发病机制

免疫因素介导的全身性血管炎症,由蛋白质及其他大分子致敏原作为抗原或小分子致敏原作为半抗原。

四、临床表现

单纯型(紫癜型)	最常见的类型,表现为双下肢及臀部对称性紫癜
腹型(Henoch 型)	除皮肤紫癜外,尚有一系列消化道症状和体征,如恶心、呕吐、呕血、腹泻、便血、腹痛等
关节型(Schonlein 型)	除皮肤紫癜外,尚有关节肿胀、疼痛、压痛及功能障碍,多发生在膝、踝、肘、腕等大关节,呈游走性、反复性发作,经数日而愈,不遗留关节畸形

续表

肾 型	在皮肤紫癜基础上,出现血尿、蛋白尿及管型尿,多发生于紫癜出现后1周,过敏性紫癜肾炎的病情最为危重
混合型	皮肤紫癜合并两种或以上其他临床表现
其 他	少数患者可因病变累及眼部、脑及脑膜血管而出现视神经萎缩、虹膜炎和水肿,以及中枢神经系统的症状和体征

【例7】Henoch 型过敏性紫癜的临床表现中,除皮肤紫癜外,还有

A. 关节肿痛　　　B. 便血　　　C. 尿血　　　D. 视网膜出血　　　E. 虹膜炎

【例8】下列不符合腹型过敏性紫癜临床表现的是

A. 皮肤紫癜　　　B. 恶心、呕吐　　　C. 便秘　　　D. 腹泻　　　E. 便血

【例9】男性,19岁。2日来出现皮肤紫癜,以下肢为主,两侧对称,颜色鲜红,高出皮肤表面,伴有关节及腹痛。应诊断为

A. 血小板减少性紫癜　　　　B. 过敏性紫癜　　　　C. 急性白血病

D. 急性关节炎　　　　E. 急腹症

五、辅助检查

1. BT 除出血时间(BT)可能延长,其他均正常。

2. 毛细血管脆性试验(束臂试验) 在前臂屈侧面肘弯下 4 cm 处,画一直径 5 cm 的圆圈,用血压计袖带束于该侧上臂,先测定血压,然后使血压保持在收缩压和舒张压之间,持续 8 分钟,然后解除压力,待皮肤颜色恢复正常后,计数圆圈内皮肤新出血点的数目。正常新出血点在 10 个以下,血小板减少症、过敏性紫癜、维生素 P 或 C 缺乏症时毛细血管脆性增加,新出血点超过 10 个以上,称束臂试验阳性。

六、诊　断

1. 表现 发病前 1～3 周有低热、咽痛、全身乏力或上呼吸道感染史。典型表现为四肢皮肤紫癜,可伴腹痛、关节肿痛和(或)血尿。

2. 检查 血小板计数、功能及凝血检查正常。

七、治　疗

1. 对因治疗 消除致病因素

2. 一般治疗 抗组胺药物及改善血管通透性药物。

3. 糖皮质激素 一般选择泼尼松。

4. 对症治疗 腹痛严重者给予阿托品,关节痛给予止痛药等。

5. 其他治疗 如近期治疗效果不佳或反复发作者,酌情使用免疫抑制剂及抗凝疗法。

第 3 节　特发性血小板减少性紫癜

特发性血小板减少性紫癜(ITP)属于自身免疫性血小板减少性紫癜。由于患者对自身血小板抗原的免疫失耐受,产生体液免疫或细胞免疫介导的血小板过度破坏和血小板生成受抑制,导致血小板减少,伴或不伴皮肤黏膜出血的临床表现。

一、发病机制

体液免疫和细胞免疫介导的血小板过度破坏。体液免疫和细胞免疫介导的巨核细胞数量和质量异常,血小板生成不足。

二、临床表现

起　病	较为隐匿
出血倾向	表现为皮肤、黏膜出血,如瘀点、瘀斑、紫癜等,严重者有内脏出血,一般无脾脏肿大
乏　力	ITP 常见的临床症状之一,部分患者症状更为明显

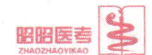

三、实验室检查

血小板	①计数减少；②平均体积偏大；③出血时间延长；④功能正常
骨髓象	①骨髓巨核细胞数量正常或增加；②红系及粒、单核系正常； ③巨核细胞发育成熟障碍，表现为体积变小，胞质内颗粒减少，幼稚、颗粒型巨核细胞增加，有血小板形成的成熟巨核细胞显著减少 （昭昭老师提示：ITP 是骨髓中的幼稚、颗粒型的巨核细胞增多，成熟、产板型的巨核细胞减少，因为成熟障碍，导致血小板减少）
血小板的抗体	①血小板相关性抗体（PAIg）阳性、血小板相关性补体 3（PAC3）阳性； ②主要抗体成分为 IgG
血小板动力学	超过 2/3 的患者动力学无明显加速
血浆血小板生成素水平	与正常人无统计学差异

四、诊断及分型

（1）诊断要点：①至少 2 次化验血小板计数减少，血细胞形态无异常；②脾一般不大；③骨髓象检查巨核细胞数量正常或增多，有成熟障碍；④排除其他继发血小板减少症。

（2）分型

新诊断的 ITP	确诊 3 个月以内的 ITP 患者
持续性 ITP	确诊后 3～12 个月血小板持续减少的 ITP 患者
慢性 ITP	血小板减少持续超过 12 个月的 ITP 患者
重症 ITP	血小板<10×10⁹/L，且就诊时存在需要治疗的出血症状或常规治疗中发生了新的出血症状，需要用其他升高血小板的药物治疗或增加现有药物的剂量
难治性 ITP	满足以下所有条件的患者：脾切除后无效或复发，仍需治疗降低出血风险，除外其他引起血小板减少的原因，确诊为 ITP

【例 10】女，40 岁。皮肤出血点及瘀斑，牙龈出血 1 周。查体：肝、脾不大。血常规：Hb 110 g/L，WBC 4×10⁹/L，Plt 10×10⁹/L。骨髓细胞学检查：巨核细胞 95 个/2 cm×2 cm，产板型巨细胞 1 个，最可能的诊断是

    A. 巨幼细胞贫血　　　　　　B. 急性白血病　　　　　　C. 特发性血小板减少性紫癜

    D. 再生障碍性贫血　　　　　E. 骨髓增生异常综合征

【例 11】女，28 岁。反复牙龈出血和月经增多半年。查体：轻度贫血貌，巩膜无黄染，肝、脾肋下未触及。实验室检查：Hb 82 g/L，RBC 4.0×10¹²/L，WBC 5.6×10⁹/L，Plt 13×10⁹/L，骨髓增生明显活跃，红系占 36%，巨核细胞明显增多，产板型巨细胞少，骨髓内、外铁均减少。该患者最可能的诊断是

    A. 溶血性贫血　　　　　　　B. 慢性 ITP 合并缺铁性贫血　　　　　C. 慢性再生障碍性贫血

    D. 急性白血病　　　　　　　E. 骨髓增生异常综合征

【例 12】女，25 岁。间断牙龈出血、皮肤瘀斑 2 个月，反复发生口腔溃疡。查体：双下肢和腹部散在瘀斑，浅表淋巴结无肿大，巩膜无黄染，腹软，肝肋下未触及，脾肋下刚可触及。化验：Hb 121 g/L，WBC 4.5×10⁹/L，Plt 25×10⁹/L。为除外继发免疫性血小板减少性紫癜，最重要的检查是

    A. 血小板功能　　　　　　　B. 血小板抗体　　　　　　　C. 抗核抗体谱

    D. 腹部 B 超　　　　　　　E. 胸部 X 线片

【例 13】下列支持 ITP 诊断的是

    A. 肝、脾肿大　　　　　　　B. 骨髓中产板型巨核细胞增多　　　　C. PAIg 阴性

    D. PAC3 阴性　　　　　　　E. 脾切除治疗有效

【例 14】女性，26 岁。10 天来全身皮肤出血点伴牙龈出血就诊。化验 Plt 35×10⁹/L，临床诊断为慢性特发性血小板减少性紫癜。下列体征支持 ITP 诊断的是

    A. 皮肤有略高出皮面的紫癜　　　　B. 面部蝶形红斑　　　　　　C. 口腔溃疡

    D. 下肢肌肉血肿　　　　　　　　　E. 脾不大

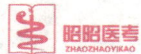
五、治 疗

一般治疗	出血严重者如血小板<$20×10^9$/L,应严格卧床,避免外伤
观 察	ITP患者如无明显出血倾向,血小板计数>$30×10^9$/L,观察即可
一线治疗	①首选药物为糖皮质激素(泼尼松),时间6个月,近期有效率高达80%; (昭昭老师提示:既然是自身免疫性疾病,首选的当然是糖皮质激素,如果无效,脾切除,不让脾脏在破坏血小板) ②静脉输注丙种球蛋白用于ITP的急症处理、不能耐受糖皮质激素者或脾切除术前准备、合并妊娠或分娩前
二线治疗	①脾切除术,糖皮质激素(泼尼松)治疗6个月无效者; ②药物治疗如抗CD20单克隆抗体、长春新碱、环孢素-A 即促进血小板生成的药物如重组人血小板生成素(rhTPO)等(昭昭老师速记:"特""长")
急症处理	适用于血小板<$20×10^9$/L、出血严重、广泛者;疑或已发生颅内出血者;近期实施手术或分娩者,可实施血小板输注、静脉输注丙种球蛋白或大剂量甲泼尼龙

【例15】在ITP的免疫抑制治疗中,最常用的免疫抑制剂是

A. 阿糖胞苷　　　　　　B. 长春新碱　　　　　　C. 柔红霉素

D. 左旋门冬酰胺酶　　　E. 足叶乙甙

【例16】关于糖皮质激素治疗慢性特发性血小板减少性紫癜,下列错误的是

A. 一般为首选治疗　　　　　　B. 一般选用泼尼松

C. 近期有效率约为80%左右　　D. 复发时再应用常无效

E. 治疗缓解后一般小剂量维持3~6个月

第4节 弥散性血管内凝血(助理医师不要求)

一、概 述

弥散性血管内凝血(DIC)是许多疾病发展过程中的一种复杂的病理过程,是一组严重的出血性综合征。其特点是在某些致病因素作用下首先出现短暂的高凝状态,血小板聚集,纤维蛋白沉积,形成广泛的微血栓,继之出现消耗性低凝状态,并出现继发性纤溶亢进。临床表现为出血、微血栓形成、微循环障碍及溶血等。

二、病 因

1. 严重感染 以细菌感染最常见,尤其是革兰阴性细菌,如脑膜炎双球菌、大肠杆菌、铜绿假单胞菌等。其次见于病毒感染、立克次体感染及其他感染。

2. 其他 恶性肿瘤,如急性早幼粒细胞白血病、淋巴瘤、前列腺癌等;病理产科,如羊水栓塞、感染性流产、死胎滞留、重度妊娠高血压综合征等。手术及创伤、严重中毒和免疫反应等。

【例17】易发生DIC的急性白血病类型是

A. 急性淋巴细胞白血病

B. 急性淋巴细胞白血病部分分化型

C. 急性早幼粒细胞白血病

D. 急性单核细胞白血病

E. 红白血病

【例18】能同时启动内源性和外源性凝血途径导致DIC的是

A. 羊水栓塞　　　　　　B. 急性早幼粒细胞白血病　　　　　　C. 广泛创伤

D. 大型手术　　　　　　E. 严重感染

三、发病机制

1. 组织损伤 感染、肿瘤溶解、严重或广泛创伤、大型手术等导致 TF 或组织因子类似物释放入血,激活外源性凝血系统。

2. 血管内皮损伤 感染、炎症及变态反应、缺氧等引起血管内皮损伤,导致 TF 释放进而启动凝血

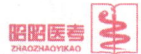

系统。

3. 血小板活化　各种炎症反应、药物、缺氧等可诱发血小板聚集、释放反应。

4. 纤溶系统激活　上述致病因素可同时通过直接或间接方式激活纤溶系统,进一步导致凝血-纤溶平衡失调。

四、临床表现

1. 出血　特点是自发性、多发性出血,可遍及全身,多见于皮肤、黏膜、伤口及穿刺部位,其次为某些内脏出血,严重者可发生颅内出血。

2. 休克或微循环衰竭　表现为一过性或持续性血压下降,早期即出现肾、肺、脑等器官功能不全,表现为肢体湿冷、少尿、呼吸困难、发绀等。休克程度与出血量不成正比。

3. 微血管栓塞　发生在浅层的皮肤、消化道黏膜微血管,但较少出现局部坏死和溃疡。

4. 微血管性溶血　表现为进行性贫血,贫血程度与出血量不成比例,偶见皮肤巩膜黄染。

5. 原发性临床表现

五、辅助检查

血小板	计数$<100\times10^9$/L 或呈进行性下降
血浆纤维蛋白原	含量<1.5 g/L 或呈进行性下降
PT	缩短或延长 3 秒以上,或 APTT 缩短或延长 10 秒以上
3P 试验	阳性(DIC 晚期可阴性)
FDP	增高,>20 mg/L
D-二聚体	升高或阳性

例 19～21 共用题干

女,50 岁。高热、寒战 5 天,意识模糊 1 天。既往体健。查体:T 39 ℃,P 120 次/分,R 22 次/分,BP 80/50 mmHg,皮肤散在出血点和瘀斑,双肺未见异常,心率 120 次/分,律齐,腹软,肝肋下 0.5 cm,脾肋下及边。检查:Hb 100 g/L,WBC 25.3$\times10^9$/L,血培养见大肠埃希菌生长,PT 18 秒(正常对照 13 秒),INR 2.1,血纤维蛋白原定量 108 g/L,诊断为大肠埃希菌败血症,可能合并 DIC。

【例 19】下述检查对确诊 DIC 意义不大的是

A. 复查血纤维蛋白原定量　　　B. 复查血小板数　　　C. 血小板功能
D. APTT　　　E. FDP 测定

【例 20】下列能反映 DIC 纤溶情况的检查是

A. 血纤维蛋白原测定　　　B. 凝血因子Ⅷ:C 活性测定　　　C. PC、PS 测定
D. AT-Ⅲ测定　　　E. D-二聚体测定

【例 21】确诊 DIC 后,需立即进行下列治疗,除了

A. 抗感染　　　B. 抗休克　　　C. 肝素抗凝
D. 抗纤溶　　　E. 输新鲜冰冻血浆

六、治　疗

1. 一般治疗　治疗基础疾病及消除诱因。

2. 抗凝治疗

(1) 使用方法　普通肝素、低分子量肝素。

(2) 适应证　①DIC 早期(高凝期);②血小板及凝血因子呈进行性下降,微血管栓塞表现明显的患者;③消耗性低凝期,病因不能及时去除者,在补充凝血因子的情况下使用。

(3) 禁忌证　①手术后或损伤创面未经良好止血者;②近期有大咯血或有大量出血活动性溃疡;③蛇毒所致 DIC;④DIC 晚期,患者有多种凝血因子缺乏及明显纤溶亢进。

(4) 监测　应用普通肝素时血液学监测最常用 APTT,肝素治疗使其延长为正常值的 1.5～2.0 倍时即为合适剂量。

3. 替代治疗　新鲜冰冻血浆等血液制品、血小板悬液、纤维蛋白原、FⅧ及凝血酶原复合物。

4. 纤溶抑制药物　临床一般不用,仅适用于 DIC 的基础病因及诱发因素已经去除或控制,并有明显

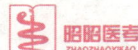

纤溶亢进的临床及实验证据,继发性纤溶亢进已经成为迟发性出血主要或唯一原因的患者。

5. 溶栓治疗 由于 DIC 主要形成微血管血栓,并多伴有纤溶亢进,原则上不用溶栓剂。

6. 其他治疗 糖皮质激素不作常规应用,但下列情况时可用:①基础疾病需要糖皮质激素治疗者;②感染-中毒性休克且 DIC 已经有效抗感染治疗者;③并发肾上腺皮质功能不全。

例 22～23 共用选项

A. 肝素   B. 输新鲜血浆   C. 输新鲜全血

D. 氨基己酸   E. 输浓缩血小板

【例 22】DIC 纤溶亢进期治疗时**禁用**

【例 23】DIC 消耗性**低凝**期首选

➤ 参考答案如下,详细答案参见 2021 版《国家临床执业及助理医师资格考试精选真题考点精析》。

1. D	2. E	3. B	4. C	5. C	
6. C	7. B	8. C	9. B	10. C	
11. B	12. B	13. E	14. E	15. B	昭昭老师提示:
16. D	17. C	18. E	19. C	20. E	关注官方微信,获得第一手考试资料。
21. D	22. A	23. B	—	—	

第 7 章　白细胞减少及粒细胞缺乏症

➤ **2021 考试大纲**

①分类;②临床表现;③诊断;④治疗。

➤ **考纲解析**

近 20 年的医师考试中,本章的考试重点是白细胞减少和粒细胞缺乏症**诊断**,执业医师每年考查分数为 0～1 分,助理医师每年考查分数为 0 分。

一、病　因

1. 生成减少 理化因素,如放疗、苯、抗肿瘤药、解热镇痛药、抗生素、抗甲状腺药等;血液病,如巨幼细胞贫血、MDS、白血病、再生障碍性贫血等;病毒感染,如病毒性肝炎等。

2. 破坏过多 自身免疫性疾病,如系统性红斑狼疮、类风湿关节炎、Felty 综合征;其他如脾功能亢进、严重败血症等。

3. 其他 分布异常,如转移性或假性粒细胞减少等;释放障碍,如惰性白细胞综合征等。

【例 1】下列由于**免疫因素**引起中性粒细胞减少的是

A. Felty 综合征   B. 周期性中性粒细胞减少症

C. 假性粒细胞减少   D. 脾功能亢进所致中性粒细胞减少

E. 病毒感染或败血症时的粒细胞减少

【例 2】Felty 综合征引起中性粒细胞减少的最可能机制是

A. 生成减少   B. 成熟障碍   C. 免疫性破坏过多

D. 非免疫性破坏过多   E. 分布异常

二、临床表现

1. 白细胞减少 起病缓,常有头晕、乏力、食欲减退、低热,甚至反复感染。

2. 粒细胞缺乏症 起病急,突然畏寒、高热,常见急性咽喉炎,具有特征性的黏膜坏死和肺炎等。

三、诊　断

概　念	定　义	昭昭老师速记
白细胞减少症	$<4 \times 10^9/L$	白细胞正常值最小就是 $4 \times 10^9/L$,少了就是减少症

概　念	定　义	昭昭老师速记
中性粒细胞减少症	$<2.0\times10^9$/L	①去了"2""中";
粒细胞缺乏症	$<0.5\times10^9$/L	②导致颗"粒""无(0.5)"收

【例3】中性粒细胞减少症是指白细胞少于

A. 4.0×10^9/L　　　　　　B. 3.0×10^9/L　　　　　　C. 2.0×10^9/L

D. 1.0×10^9/L　　　　　　E. 0.5×10^9/L

例4～5共用选项

A. 4.0×10^9/L　　　　　　B. 3.0×10^9/L　　　　　　C. 2.0×10^9/L

D. 1.0×10^9/L　　　　　　E. 0.5×10^9/L

【例4】粒细胞缺乏症是指外周血中性粒细胞的绝对值低于

【例5】白细胞减少症是指外周血白细胞的绝对值持续低于

四、治　疗

白细胞减少症	①去除病因; ②促白细胞生成药物:利血生、鲨肝醇,有感染时可用粒细胞集落刺激因子(GCSF); ③预防及控制感染:抗生素
粒细胞缺乏症	①去除病因; ②消毒隔离、积极控制感染; ③促白细胞生成药物:GCSF 或 GM-CSF; ④支持疗法:丙种球蛋白、新鲜全血

➤ 参考答案如下,详细答案参见 2021 版《国家临床执业及助理医师资格考试精选真题考点精析》。

1. A	2. C	3. C	4. E	5. A	昭昭老师提示:关注官方微信,获得第一手考试资料。

第8章　输　血

➤ 2021 考试大纲

①合理输血;②安全输血。

➤ 考纲解析

近 20 年的医师考试中,本章的考试重点是输血类型、并发症,执业医师每年考查分数为 3～4 分,助理医师每年考查分数为 1～2 分。

一、输血的适应证

1. 大量失血

失血量/总血容量	失血量/mL	处理原则
$<10\%$	<500	可通过机体自身组织间液向血液循环的转移而得到代偿
$10\%\sim20\%$	$500\sim1\,000$	根据有无血容量不足的临床症状及其严重程度,同时参照血红蛋白和血细胞比容变化,选择治疗方案
$>20\%$	$>1\,000$	应输入晶体液或胶体液＋适当输入浓缩红细胞
$<30\%$	$<1\,500$	原则上不输全血
$>30\%$	$>1\,500$	可输全血＋浓缩红细胞各半配合晶体和胶体液及血浆

2. 贫血或低蛋白血症　常因慢性失血、烧伤、红细胞破坏增加或白蛋白合成不足所致。手术前应结

合检验结果输注 CRBC 纠正贫血;补充血浆或白蛋白治疗低蛋白血症。

3. 重症感染　全身性严重感染或脓毒症、恶性肿瘤化疗后致严重骨髓抑制继发难治性感染者,当其中性粒细胞低下和抗生素治疗效果不佳时,可考虑输入浓缩粒细胞以助控制感染。

4. 凝血异常　输入新鲜冰冻血浆(含相关的凝血因子)以预防和治疗因凝血异常所致的出血。根据 2000 年卫生部输血指南建议:Hb>100 g/L 不需要输血;Hb<70 g/L 可输入浓缩红细胞;Hb 为 70~100 g/L 时,立即根据病人的具体情况来决定是否输血。对于可输可不输的病人应尽量不输。

【例1】不属于有形成分输血的优点是

A. 一血多用　　　　　　　B. 提高疗效　　　　　　　C. 减少输血反应

D. 降低心脏负荷　　　　　E. 有效改善血容量

【例2】关于成分输血的描述,错误的是

A. 减少输血传播疾病的发生　　B. 治疗效果不如全血好　　C. 输血不良反应少

D. 节约血液资源　　　　　　　E. 便于保存和使用

【例3】输血是救治患者生命的重要医疗手段,为做好医疗服务,保证临床治疗效果,应当

A. 使用全血　　　　　　　　　B. 满足患者及家属的要求　　C. 给所有手术患者输血

D. 使用成分血　　　　　　　　E. 使用 1 天内采集的新鲜血

【例4】男,29 岁。体重 70 kg,外伤引起急性失血 800 mL,经手术后已止血。脉搏 90 次/分,血压 105/70 mmHg,Hb 100 g/L,患者家属强烈要求输血。此时医生应

A. 给患者输全血 200 mL　　　B. 给患者输红细胞悬液 1 单位　　C. 给患者输血浆 200 mL

D. 给患者输洗涤红细胞 1 单位　　E. 不给患者输血

【例5】产妇分娩时产道出血 400 mL,血压 100/65 mmHg,Hb 110 g/L,因平时身体虚弱,其家属要求输血以补充营养和加快恢复体力。此时正确的处理是

A. 输注全血 2 单位

B. 输注红细胞悬液 2 单位

C. 输注新鲜冰冻血浆 400 mL

D. 加强饮食营养,但不输注任何血液制品

E. 输注人血白蛋白

【例6】男,47 岁。既往身体健康。因外伤性骨盆骨折入院。查体:神志恍惚,面色苍白,脉搏 115 次/分,血压 95/75 mmHg,Hb 75 g/L。首选的治疗方案是输注

A. 全血　　　　　　　　　　　B. 胶体液和全血　　　　　　C. 晶体液和全血

D. 新鲜冰冻血浆和红细胞悬液　　E. 晶体液和红细胞悬液

【例7】紧急出血后出现休克症状。表明至少已丢失全身总血量的

A. 10%　　　B. 15%　　　C. 20%　　　D. 25%　　　E. 30%

二、输血的注意事项

(1) 输血前必须仔细核对病人和供血者姓名、血型和交叉配血单,并检查血袋是否渗漏,血液颜色有无异常及保存时间。

(2) 除生理盐水外,不向血液内加入任何其他药物和溶液,以免产生溶血或凝血。

(3) 输血时应严密观察病人,询问有无不适症状,检查体温、脉搏、血压及尿液颜色等,发现问题及时处理。

(4) 输血完毕后仍需要观察病情,及早发现延迟型输血反应。

(5) 输血后血袋应保留 1 天,以便必要时化验检查。

三、自体输血

自体输血或称自身输血,是收集病人自身血液后在需要时进行回输。主要优点是既可节约库存血,又可减少输血反应和疾病传播,且不需检测血型和交叉配型试验。目前,外科自体输血常用的有三种方法。

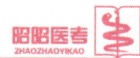

1. 适应证

方　法	操作方法	主要适应证
回收式自体输血	多采用血液回收机收集失血,经自动处理后去除血浆和有害物质,可得到浓缩红细胞,然后再回输	外伤性脾破裂、异位妊娠破裂等造成的腹腔内出血
预存式自体输血	术前1个月开始采血,每3～4天一次,每次300～400 mL,直到术前3天为止,存储采得的血液以备手术之需	择期手术病人且估计术中出血量较大需要输血者
稀释式自体输血	①麻醉前从病人一侧静脉采血,同时从另一侧静脉输入为采血量3～4倍的电解质溶液血浆代用品;②术中失血量超过300 mL时开始回输,应先输最后采的血,最先采的血则待手术的最后阶段输回	特别适用于体外循环手术（由于转流会对血小板功能有影响,而预先采集的血液仍保留着有效成分）

2. 禁忌证　①血液已受到胃肠道内容物、消化液或尿液等污染;②血液可能受肿瘤细胞污染;③肝、肾功能不全的病人;④已有严重贫血的病人,不宜在术前采血或血液稀释法作自体输血;⑤有脓毒症或菌血症者;⑥胸、腹腔开放性损伤超过4小时或血液在体腔中存留过久者。

四、血液成分制品及适应证

1. 红细胞

悬浮红细胞	①慢性贫血需要输血者;②老年人、小孩、妊娠期并发贫血需输血者;③外科手术内出血等急性失血需要输血者 （昭昭老师速记:记住一般失血的就选它,休克、手术大出血的就选它。目前,悬浮红细胞已经取代了浓缩红细胞）
洗涤红细胞	①输血后发生过敏反应（荨麻疹、过敏性休克等）;②高钾血症,急性肝肾衰竭;③自身免疫性溶血及PNH （昭昭老师速记:洗掉一些抗体,不过敏,不溶血。速记为:在"家"（K^+）"里""洗""肾"防"过敏"）
去除白细胞的血液成分	①多次妊娠或反复输血者,产生白细胞抗体导致发热反应;②需长期反复输血的患者:如再障、重度海洋性贫血;③准备器官移植患者（昭昭老师速记:"再""去""一次""地中海",太美了,那就"多次"去"反复"去）
辐照红细胞	①血液经过γ射线照射灭活其中的淋巴细胞,预防:移植物抗宿主病;②新鲜冰冻血浆、冷沉淀等因为淋巴细胞已经丧失活性无需照射

【例8】男性,50岁。因胃癌伴重度贫血入院。既往体健,无输血史。术前化验Hb 56 g/L,为纠正贫血。下列最合适的输血治疗是

A. 输全血　　　　　　　　　B. 输浓缩红细胞　　　　　　　C. 输洗涤红细胞

D. 输去白细胞的红细胞　　　E. 输冷冻红细胞

【例9】去除白细胞、血小板、肝炎病毒和抗A、B抗体的红细胞属于

A. 浓缩红细胞　　B. 洗涤红细胞　　C. 冰冻红细胞　　D. LPRBC　　E. 冷沉淀

【例10】成年患者输注1单位红细胞估计可提升的血红蛋白含量是

A. 3 g/L　　　B. 1 g/L　　　C. 10 g/L　　　D. 7 g/L　　　E. 5 g/L

【例11】患者女,体重60 kg,因外伤引起急性出血约2 000 mL。经手术止血并在应用晶体液和人造胶体液补足血容量的基础上,宜输注下列哪种血制品?

A. 红细胞悬液　　　　　　　B. 保存全血　　　　　　　　　C. 洗涤红细胞

D. 新鲜冰冻血浆　　　　　　E. 新鲜全血

【例12】男,53岁。因胃癌行胃大部切除术,术前查Hb 110 g/L,术中失血约1 100 mL,已输入平衡盐溶液2 000 mL。术后第1天感胸闷、气促。查体:T 37.0 ℃,BP 100/60 mmHg。实验室检查:Hb 80 g/L。最好应给患者输注

A. 悬浮红细胞　　　　　　　B. 浓缩血小板　　　　　　　　C. 全血

D. 普通冰冻血浆　　　　　　　　E. 新鲜冰冻血浆

【例13】 对于曾有输血相关非溶血性发热反应病史的慢性贫血患者,输血时应首选的血液制品为

A. 浓缩红细胞　　　　　　B. 悬浮红细胞　　　　　　C. 辐照红细胞

D. 少白细胞的红细胞　　　E. 新鲜全血

【例14】 男,63岁。因患慢性肾炎、慢性肾衰竭入院,准备做血液透析治疗。血红蛋白40 g/L,血肌酐707 μmol/L,血钾7.6 mmol/L。患者诉头晕、无力、心悸。为改善贫血症状需要输血,首选的血液制品是

A. 全血　　　　　　　　　B. 浓缩红细胞　　　　　　C. 红细胞悬液

D. 洗涤红细胞　　　　　　E. 去除白细胞的红细胞

【例15】 临床上输注红细胞制品的主要目的是

A. 扩充血容量　　　　　　B. 提高携氧能力　　　　　C. 维持酸碱平衡

D. 维持胶体渗透压　　　　E. 增强免疫力

【例16】 准备进行骨髓移植的患者需要输血改善贫血症状,首选的血液制品为

A. 全血　　　　　　　　　B. 红细胞悬液　　　　　　C. 去除白细胞的红细胞

D. 洗涤红细胞　　　　　　E. 浓缩红细胞

2. 其余血液成分

浓缩血小板	适应证是血小板<20×10^9/L(血小板过低会导致严重的颅内出血) （昭昭老师速记:拉出去打"20"大"板"导致严重"颅内出血",要输"血小板"）
新鲜冰冻血浆(FFP)	用于凝血因子障碍所至凝血功能障碍 （昭昭老师提示:考试题目通常提示患者术后伤口渗血不止）
冷沉淀	含有丰富的纤维蛋白原、因子Ⅷ,及血管性血友病因子 （昭昭老师速记:"冷""巴(Ⅷ)"巴的）
辐照血液成分	主要用于防止近亲输入所致的移植物抗宿主病(TA-GVHD) （昭昭老师速记:"辐照"可以"抗宿主"）
人血白蛋白	没有传播病毒性疾病的危险
白细胞	传播病毒的风险最大（昭昭老师速记:"白粉"危害"最大"）

【例17】 下列属于输注血小板禁忌证的是

A. 骨髓造血功能衰竭　　　B. 血小板功能障碍　　　C. 血小板减少患者手术前输注血小板

D. 血栓性血小板减少性紫癜　　E. 大量输血所致的稀释性血小板减少

【例18】 输注新鲜冰冻血浆的主要目的是

A. 提高免疫力　　　　　　B. 补充血容量　　　　　　C. 纠正止血功能异常

D. 补充营养　　　　　　　E. 补充血浆蛋白

【例19】 不需要使用γ射线照射来预防输血相关移植物抗宿主病的血液成分是

A. 新鲜冰冻血浆　　　　　B. 浓缩血小板　　　　　　C. 单采血小板

D. 洗涤红细胞　　　　　　E. 悬浮红细胞

【例20】 对于存在凝血功能障碍的肝病患者,应给予输注

A. 全血　　　　　　　　　B. 新鲜冰冻血浆　　　　　C. 白蛋白

D. 血小板　　　　　　　　E. 红细胞悬液

【例21】 应用下列哪一种血液制品无传播病毒性疾病的危险?

A. 冷沉淀　　　　　　　　B. 浓缩血小板　　　　　　C. 白蛋白

D. 去除白细胞的红细胞　　E. 洗涤红细胞

【例22】 健康人血白蛋白主要用于

A. 补充营养　　　　　　　B. 增强机体抵抗力　　　　C. 低血容量性休克的扩容治疗

D. 自身免疫性疾病的治疗　　E. 低丙种球蛋白血症的替代疗法

【例23】 男,58岁。患肝炎已10余年,因无力、食欲缺乏、腹胀20天诊断为肝炎后肝硬化(失代偿期)入院。肝功能试验显著异常,其中白蛋白降低,球蛋白增高,白/球比率倒置。为治疗低蛋白血症,首选的

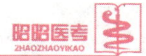

血液制品是

A. 全血 　　 B. 新鲜冰冻血浆 　　 C. 普通冰冻血浆 　　 D. 冷沉淀 　　 E. 白蛋白

五、输注血液成分的优点

1. 高效 血液成分在制备过程中经过提纯和浓缩,血液成分纯度和浓度均大幅提高,容量减小,可根据患者的输血需求加以选择,针对性强,疗效显著。

2. 安全 全血成分复杂,输注后发生各种不良反应的机会较多,而输注血液成分可避免不需要的成分所引起的不良反应。另外,不同血液成分携带病毒的概率也不相同,以白细胞最大,血浆次之,红细胞最小。

3. 有效保存 不同血液成分的保存条件各异,全血采用的保存条件与红细胞相同,因此在保存过程中其他血液成分(如血小板、粒细胞、不稳定凝血因子等)活性将很快丧失,发生"保存损害",同时增加了钾离子。

4. 保护血液资源 将每份全血制备成多种成分,不仅可供不同病情的患者使用,也可使宝贵的血液资源得以充分利用。

【例24】传播病毒危险性最大的血液成分是

A. 红细胞 　　 B. 白细胞 　　 C. 血小板 　　 D. 血浆 　　 E. 冷沉淀

【例25】全血在保存过程中,发生了"保存损害",丧失了一些有用成分,包括

A. 血小板、粒细胞、不稳定的凝血因子 　　　　 B. 红细胞、白细胞、血小板

C. 白细胞、血小板、稳定的凝血因子 　　　　 D. 白细胞、血小板、纤维蛋白原

E. 血小板、淋巴细胞、凝血因子Ⅷ

【例26】保存期内的全血最主要的有效成分是

A. 红细胞 　　 B. 白细胞 　　 C. 血小板 　　 D. 凝血因子 　　 E. 免疫球蛋白

六、输血相关的并发症和防治

1. 溶血性不良反应

急性输血相关性溶血	①急性溶血＝输血数分钟或数小时内发生溶血＋腰背痛、血红蛋白尿;
	②输血最严重的并发症;③主要原因:ABO血型不合;
	④处理:立即停止输血,并对症治疗,最有效处理:血液透析
	(昭昭老师速记:一开始就出现了黄疸、四肢腰背痛的就是溶血了)
慢性输血相关性溶血	①迟发性溶血＝输血数日后(7～14日)＋黄疸、网织红细胞增多等;
	②主要原因:多见于稀有血型不合;
	③最有效处理:血液透析 (昭昭老师速记:输血后看见黄疸就是溶血,如果发生时间很晚了,就是迟发性溶血)

【例27】女性,59岁。因患乳腺瘤在硬膜外麻醉下行根治术,出血较多,即输"AB"型红细胞悬液2个单位,当输入20 mL左右时出现寒战、胸闷、胸背疼痛,呼吸急促,脉搏加速,血压下降,立即停止输血,经处理1小时体温升至39℃,排尿1次,呈浓茶样,量少。最可能的输血不良反应是

A. 非溶血性发热性输血反应 　　 B. 输血相关的急性肺损伤 　　 C. 即发性溶血性输血反应

D. 细菌污染反应 　　 E. 过敏反应

【例28】输血后7～14天发生的输血并发症是

A. 非溶血性发热性输血反应 　　 B. 过敏反应 　　 C. 迟发性溶血反应

D. 细菌污染反应 　　 E. 输血相关的急性肺损伤

2. 非溶血性不良反应

发热反应	①最常见的早期输血并发症;
	②主要表现为:畏寒、寒战和高热
过敏反应	①表现为:皮肤局限性或全身性瘙痒或荨麻疹;
	②处理:不必停止输血,给予抗组胺药物,继续观察
	(昭昭老师速记:最常见的是发热;过敏就起荨麻疹)

循环超负荷	①输血速度过快、过量而引起急性心衰和肺水肿; ②处理:立即停止输血
输血相关的急性肺损伤	①机制:供血者血浆中存在白细胞凝集素或 HLA 特异性抗体所致; ②输血相关的急性肺损伤=输血+急性呼吸困难、严重双侧肺水肿; ③预防:禁止多次妊娠的供血者的血浆作为血液制品,可以减少 (昭昭老师速记:看见呼吸困难,胸片提示有病变就是急性肺损伤)
输血相关性移植物抗宿主病	①机制:有免疫活性的淋巴细胞输入的有严重免疫缺陷的受血者体内以后,输入的淋巴细胞成为移植物并增殖,与受血者的组织起反应; (昭昭老师速记:相当于"引狼入室") ②移植物抗宿主病=输血+皮疹、肝炎、腹泻、骨髓抑制和感染等; ③预防:对用于骨髓移植、加强化疗或放射化疗法的病人所输注含淋巴细胞的血液成分,应经 γ 射线辐射等去除免疫活性淋巴细胞 (昭昭老师速记:"γ 射线辐射"可以杀死"狼")

【例29】女,56 岁,因宫颈癌接受化疗。近 3 天来常发生牙龈出血,血小板计数 $20×10^9$/L。遂给予血小板输注,输注后 20 分钟,患者突然寒战、发热、恶心,体温 39.5 ℃,尿色正常。该患者很可能发生的输血不良反应是

    A. 非溶血性发热性输血反应　　　B. 溶血性输血反应　　　C. 过敏反应

    D. 细菌污染反应　　　E. 循环超负荷

【例30】男性,68 岁。患慢性支气管炎伴肺气肿 20 年。此次因主动脉瘤入院手术,术中出血约 1 500 mL,手术中输液 1 400 mL,输红细胞悬液 7 个单位。处理措施以输液和红细胞为主,未输全血,其主要理由是

    A. 全血宝贵,应节约用血　　　B. 红细胞悬液黏性小,输注速度快

    C. 输全血容易引起发热性输血反应

    D. 输全血传播病毒性疾病的危险相对较大

    E. 输液和红细胞足以处理此手术出血,输大量全血易导致循环超负荷

【例31】男性,67 岁。体重 52 kg,因胃癌进行手术治疗。为补充术中失血,给予输注全血。当全血输注至 1 000 mL 时,患者突然出现呼吸困难,咳嗽,肺部湿性啰音,脉搏 130 次/分,血压 160/90 mmHg。患者很可能发生了

    A. 溶血性输血反应　　　B. 输血相关过敏反应　　　C. 输血相关循环超负荷

    D. 输血相关败血症　　　E. 输血相关急性肺损伤

【例32】输注经 γ 射线辐照的红细胞制品可预防的输血不良反应是

    A. 细菌污染反应　　　B. 发热反应　　　C. 输血相关移植物抗宿主病

    D. 溶血反应　　　E. 过敏反应

【例33】引起变态反应的主要血液成分是

    A. 红细胞　　　B. 血浆　　　C. 淋巴细胞

    D. 血小板　　　E. 中性粒细胞

【例34】不能通过输血传播的病原是

    A. 单纯疱疹病毒　　　B. EB 病毒　　　C. 巨细胞病毒

    D. 肝炎病毒　　　E. HIV

【例35】男,40 岁。因急性粒细胞白血病入院。检查:四肢皮肤多处出血点和瘀斑,Plt $8×10^9$/L。给予单采血小板输注。输注 4 小时后,患者出现胸闷、呼吸困难。急查胸部 X 线片可见弥漫性阴影。患者最可能发生的输血不良反应是

    A. 急性过敏反应　　　B. 急性溶血反应　　　C. 细菌性感染

    D. 循环超负荷　　　E. 输血相关急性肺损伤

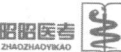

➤ 参考答案如下,详细答案参见 2021 版《国家临床执业及助理医师资格考试精选真题考点精析》。

1. E	2. B	3. D	4. E	5. D
6. E	7. C	8. B	9. B	10. E
11. A	12. A	13. D	14. D	15. B
16. C	17. D	18. C	19. A	20. B
21. C	22. C	23. E	24. B	25. A
26. A	27. C	28. C	29. A	30. E
31. C	32. C	33. B	34. A	35. E

昭昭老师提示:
关注官方微信,获得第一手考试资料。

第六篇　内分泌系统

学习导图

章序	章名	内容	所占分数	
			执业医师	助理医师
1	内分泌系统概述	概　述	0分	0分
2	下丘脑-垂体疾病	垂体腺瘤	4分	1分
		泌乳素瘤		
		生长激素瘤		
		腺垂体功能减退症		
		中枢性尿崩症		
3	甲状腺疾病	甲状腺的解剖和生理	10分	6分
		甲状腺功能亢进症		
		甲状腺功能减退症		
		亚急性甲状腺炎		
		单纯性甲状腺肿		
		甲状腺瘤		
4	甲状旁腺功能亢进	甲状旁腺功能亢进	0分	0分
5	肾上腺疾病	库欣综合征	3分	0分
		原发性醛固酮增多症		
		肾上腺皮质功能减退症		
		嗜铬细胞瘤		
6	糖尿病及低血糖	糖尿病及低血糖	4分	2分
7	水、电解质和酸碱平衡失调	水和钠代谢紊乱	4分	3分
		血钾异常		
		血钙异常		
		酸碱平衡紊乱		

复习策略

　　本系统复习首先强调总论的学习,总论是各论的基础。重要的各论章节为甲状腺疾病和糖尿病,考点涉及临床表现、诊断、检查和治疗,特别是甲状腺疾病药物治疗和手术治疗的选择,以及糖尿病治疗药物的选择。

第1章　内分泌系统概述

> **2021 考试大纲**

　　①内分泌系统概述;②内分泌及代谢性疾病。

342

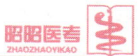

➢ 考纲解析

近20年的医师考试中,本章的考试重点是下丘脑分泌的<u>抗利尿激素</u>,执业医师每年考查分数为0～1分,助理医师每年考查分数为0～1分。

一、内分泌组织的解剖和生理

1. 下丘脑-垂体-靶腺

下丘脑 (校长)		<u>血管加压素(ADH)</u>和催产素;促……释放激素 (昭昭老师提示:本章节最爱出考题的一个地方就是血管加压素,请记住它是下丘脑释放的,而非垂体释放,血管加压素是贮存在神经垂体。昭昭老师速记:ADH 释放在下丘脑,贮存在神经垂体)
垂体 (主任)	神经垂体 (储存)	<u>血管加压素(ADH)</u>和催产素(昭昭老师速记:只是储存,从来不分泌)
	腺垂体 (分泌)	①促……激素(促甲状腺激素(TSH)、促肾上腺皮质激素(ACTH)、促卵泡激素(FSH)、黄体生成素(LH)); (昭昭老师速记:"T"="甲","肾"="A","F 卵","黄 L") ②泌乳素(PRL)、生长激素(GH) (昭昭老师速记:"泌"乳给光"P"股小孩,长个了)
靶腺 (学生)	甲状腺	①滤<u>泡</u>细胞分泌<u>甲</u>状腺激素;②滤泡<u>旁</u>细胞分泌<u>降</u>钙素 (昭昭老师速记:"泡"指"甲","旁"边的店在"降"价)
	肾上腺	①<u>皮</u>质:<u>球</u>状带——<u>醛</u>固酮,<u>束</u>状带——<u>糖</u>皮质激素,<u>网</u>状带——<u>性</u>激素; ②<u>髓</u>质:<u>儿</u>茶酚胺(肾上腺素和去甲肾上腺素) (昭昭老师提示:如此繁多的知识点,考生可能背了忘、忘了背,所以我们必须想个好办法记住,记忆方法:"求全(球醛)""树皮(束皮)""网性(网状丝网性感)""随儿"子)
	性腺	睾酮(男性),雌激素和孕激素(女性)

2. 胰腺和甲状旁腺

(昭昭老师提示:胰腺和甲状旁腺不属于靶腺,因为它们不受垂体和下丘脑的控制,除此之外,还有前列腺也不属于靶腺!)

腺 体	分泌激素	调控因素
胰腺	胰岛 α 细胞分泌<u>胰高血糖素</u>,胰岛 β 细胞分泌<u>胰岛素</u>	<u>血糖</u>浓度
甲状旁腺	<u>升钙素</u>(昭昭老师对比记忆:甲状腺分泌甲状腺激素和降钙素)	<u>血钙</u>浓度

例1～2 共用选项

A. TSH   B. ACTH   C. LH   D. GH   E. FSH

【例1】促进<u>甲状腺激素</u>分泌的激素是

【例2】促进<u>皮质醇</u>分泌的激素是

例3～4 共用选项

A. 促甲状腺激素释放激素   B. 血管加压素   C. 肾上腺素

D. 泌乳素   E. 皮质醇

【例3】<u>腺垂体</u>分泌的激素是

【例4】<u>神经垂体</u>储存的激素是

【例5】由<u>下丘脑</u>产生的激素是

A. 泌乳素   B. 促肾上腺皮质激素   C. 血管紧张素

D. 生长激素   E. 血管加压素

【例6】分泌<u>胰岛素</u>的细胞是

A. S 细胞   B. P 细胞   C. α 细胞   D. β 细胞   E. 导管细胞

二、内分泌疾病的分类

根据病变发生部位不同(下丘脑、垂体或周围靶腺),内分泌疾病分为原发性和继发性。内分泌腺或

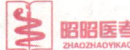
靶组织对激素的敏感性或应答反应降低可导致疾病。非内分泌组织的恶性肿瘤可异常地产生过多激素而致病。此外,接受过多药物或激素治疗,可导致医源性内分泌疾病。

三、内分泌疾病的诊断方法

1. 临床表现　典型症状和体征对诊断内分泌疾病有重要的参考价值。

2. 功能诊断和定位诊断

分　类	特　点	昭昭老师速记
定性诊断	①激素分泌情况,空腹或基础水平激素的测定; ②激素的动态功能试验,兴奋试验及抑制试验	能诊断这个病,但是不能明确发病部位
定位诊断	①影像学检查包括 CT、MRI、B 超、蝶鞍 X 线平片等; ②放射性核素扫描进行肿瘤定位如甲状腺扫描用^{131}I 等; ③细针穿刺细胞病理活检; ④静脉导管分段测定激素	就是明确发病部位,到底是在下丘脑、垂体还是靶腺,还是其他什么地方

3. 病因诊断

(1) 自身抗体检测,如甲状腺球蛋白抗体(TGAb)、甲状腺过氧化物酶抗体(TPOAb)、促甲状腺激素受体抗体(TRAb)、胰岛素抗体(IAA)、胰岛细胞抗体(ICA)等。抗体测定有助于明确内分泌疾病的性质及自身免疫病的发病机制,甚至作为早期诊断和长期随访的依据。

(2) 染色体检查,有无畸形、缺失、增多等。

(3) HLA 鉴定。

【例7】 内分泌疾病定位诊断检查**不包括**

　　A. 磁共振成像　　　　　　　B. 放射性核素显影　　　　　C. B 型超声

　　D. 静脉导管分段取血　　　　E. 血清激素水平测定

【例8】 内分泌疾病检查方法中属于**功能**诊断检查的是

　　A. MRI 或 CT 扫描　　　　　B. 甲状腺^{131}I摄取率　　　C. B 型超声仪探查

　　D. 动脉插管造影术　　　　　E. 静脉导管分段取血

【例9】 疑为垂体腺瘤时,**定位**诊断首选

　　A. 脑电图　　　　　　　　　B. CT　　　　　　　　　　　C. MRI

　　D. 放射性核素扫描　　　　　E. 脑血管造影

四、内分泌疾病的防治原则

内分泌疾病很简单,主要是功能减退和功能亢进,如果是功能减退,那就缺什么补什么;如果是功能亢进,那一般就是长肿瘤了,就切除。

1. 内分泌功能亢进的治疗

手术治疗	手术切除导致功能亢进的肿瘤或增生的组织
放射治疗	放疗毁坏肿瘤或增生组织,以减少激素分泌
药物治疗	抑制激素的合成和释放
化学治疗	如米托坦治疗肾上腺皮质癌
放射性核素治疗	^{131}I治疗甲亢患者,利用 β 射线杀伤甲状腺细胞

2. 内分泌功能减退的治疗

外源性激素替代治疗或补充治疗	最常见的治疗方法,原则是"缺什么补什么"
直接补充激素产生的效应物质	甲状旁腺功能减退者补充钙和维生素 D
内分泌组织移植	如胰岛移植、胰腺移植、甲状旁腺移植等

【例10】 内分泌功能**减退**性疾病目前较普遍使用的替代治疗方法是给予

　　A. 生理剂量的靶腺激素　　　B. 药理剂量的靶腺激素　　　C. 药理剂量的促垂体激素

　　D. 药理剂量的垂体激素　　　E. 调节神经递质或受体的药物

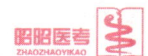

➤ **昭昭老师总结:内分泌系统各激素的英文简写的记忆方法**

英 文	含 义	昭昭老师速记
ADH	抗利尿激素(下丘脑分泌)	有"利""D"
PRL	泌乳素(腺垂体分泌)	"泌乳"汁给光"P"股小孩
TSH	促甲状腺素(腺垂体分泌)	"T"="甲"
ACTH	促肾上腺素(腺垂体分泌)	我的"肾""啊 A"
LH	黄体生成素(腺垂体分泌)	"黄""L"
FSH	卵泡刺激素(腺垂体分泌)	"F""卵"

➤ **昭昭老师总结:内分泌系统各疾病英文字母含义**

英 文	含 义	昭昭老师速记
Sheehan 综合征	产后大出血导致垂体坏死	"垂""S"挣扎
Graves 病	最常见的甲亢	—
Cushing 综合征	满月脸,水牛背	"库欣"刚"满月"
Cushing 病	定位在垂体的 Cushing 综合征	"垂体"生"病"
Somogyi 效应	胰岛素导致夜间低血糖	"夜间低血糖"会"S"人
Whipple 三联征	胰岛素瘤(空腹血糖<2.8 mmol/L,低血糖,补糖有效)	"28"岁的小"姨"在"岛"上晒"PP"

➤ **参考答案**如下,详细答案参见 2021 版《国家临床执业及助理医师资格考试精选真题考点精析》。

1. A	2. B	3. D	4. B	5. E	昭昭老师提示:
6. D	7. E	8. B	9. C	10. A	关注官方微信,获得第一手考试资料。

第 2 章　下丘脑-垂体疾病

➤ **2021 考试大纲**

①垂体腺瘤;②泌乳素瘤;③生长激素分泌瘤;④腺垂体功能减退症;⑤中枢性尿崩症。

➤ **考纲解析**

近 20 年的医师考试中,本章的考试重点是下丘脑-垂体疾病的诊断和治疗,执业医师每年考查分数为 3～5 分,助理医师每年考查分数为 1～2 分。

第 1 节　垂体腺瘤(助理医师不要求)

一、垂体腺瘤的分类

（1）按肿瘤的大小:直径≤10 mm,微腺瘤;直径>10 mm,大腺瘤;直径>30 mm,巨腺瘤。

（2）按激素分泌细胞的起源:泌乳素瘤,生长激素瘤,促肾上腺皮质激素瘤等。

（3）按部位:鞍内肿瘤、鞍内肿瘤鞍外发展。

（4）按生长方式:浸润性,非浸润性。

（5）按腺瘤激素分泌功能:

功能性垂体腺瘤	分泌过多激素,导致血中激素水平升高,有激素分泌过多的表现
无功能性垂体腺瘤	指无激素分泌或激素分泌量不足以导致血中水平升高或分泌的激素无生物活性(如垂体糖蛋白激素 α-亚单位分泌瘤)

【例1】无功能性垂体腺瘤可能分泌的是

A. α亚单位

B. 黄体生成素

C. 促甲状腺激素

D. 催乳素

E. 生长激素

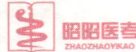

第 2 节　泌乳素瘤(助理医师不要求)

一、概　述

泌乳素(PRL)瘤是最常见的功能性垂体腺瘤,占垂体腺瘤的 25%～40%,占功能性垂体瘤的 15%～25%,以良性多见。血清中的 PRL 水平通常可以反映瘤体的大小,大腺瘤患者的 PRL 通常高于 250 μg/L。女性的发病率明显高于男性。

【例2】有功能性垂体腺瘤最常见的是

A. ACTH 瘤 　　　　　　　 B. TSH 瘤 　　　　　　　 C. GH 瘤

D. PRL 瘤 　　　　　　　 E. FSH/LH 瘤

二、临床表现

原发表现	①女性患者最典型的表现是闭经、泌乳,未予治疗的 PRL 瘤女性停经后可以出现雌激素减少,使骨量下降,有发生骨折的风险; ②大腺瘤可以压迫促性腺激素细胞,从而导致性腺功能低下; ③男性患者起病隐匿,就诊较晚,往往表现为大腺瘤,性腺功能低下,出现性欲减退、勃起功能障碍、不育和男性乳房发育等
大腺瘤占位效应	①增大的垂体瘤尤其是巨大的肿瘤可压迫、浸润邻近组织结构,出现头痛、偏盲型视野缺损、视力下降、海绵窦综合征; ②双颞侧视野缺损、偏盲是腺瘤鞍上发展导致视神经交叉受压特征性的表现

【例3】女性垂体泌乳素腺瘤的典型临床表现是

A. 持续泌乳及头痛 　　　　 B. 视野缺损和视力下降 　　　　 C. 月经稀发

D. 闭经、泌乳 　　　　 E. 体重增加并糖耐量减低

【例4】女,40 岁。闭经、泌乳半年。磁共振发现垂体 1.5 cm×1.0 cm 占位病变,需做激素检查。下列无助于诊断的检查是

A. 泌乳素 　　　　　　　 B. 生长激素 　　　　　　　 C. 促肾上腺皮质激素

D. 血管加压素 　　　　　　 E. 促甲状腺激素

【例5】偏盲型视野缺损最常见于

A. 糖尿病性视神经盘水肿 　　　　　　 B. Graves 病浸润性突眼

C. 嗜铬细胞瘤阵发高血压眼底出血 　　 D. 垂体腺瘤鞍上发展

E. 希恩(Sheehan)综合征垂体梗死

三、诊　断

定性诊断	正常人血中泌乳素浓度<20 μg/L,而泌乳素瘤患者血清 PRL>200 μg/L
定位诊断	下丘脑-垂体区的 MRI 检查

四、治　疗

药物治疗	①首选多巴胺激动剂,如溴隐亭、卡麦角林、培高利特; ②作用机制是通过增强多巴胺的抑制作用而减少催乳素分泌,恢复下丘脑-垂体促性腺激素周期性分泌及卵巢对促性腺激素的反应性,缩小肿瘤体积; ③不良反应包括恶心、头痛、直立性低血压、鼻塞、便秘等
手术治疗	适用于药物治疗时瘤体依然增大、有垂体卒中、不能耐受多巴胺激动剂以及对多巴胺激动剂抵抗等患者

第 3 节　生长激素分泌腺瘤(助理医师不要求)

一、概　述

生长激素(GH)和(或)胰岛素样生长因子-1(IGF-1)分泌过多的原因主要有垂体性因素及垂体外性因素。

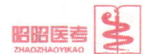

垂体性	占98%,以腺瘤为主(占垂体瘤的25%～30%)
垂体外性	异位GH分泌瘤(如胰岛细胞癌)、GHRH分泌瘤(下丘脑错构瘤)等
其他疾病	体质性巨人症,性腺功能减退症,肾上腺皮质增生症等

二、临床表现

1. 巨人症 常始于幼年,身材较同龄儿童明显高大,持续长高直至性腺发育完全,骨骺闭合,身高达2米以上。若缺乏促性腺激素,性腺不发育,骨骺不闭合,持续加速长高,可出现面部粗糙、手脚增厚增大。过多的GH可以拮抗胰岛素作用,导致糖耐量减低或糖尿病,多数可因心血管疾病而死亡。

2. 肢端肥大症

生长激素过度分泌表现	①骨骼和皮肤:唇厚、舌大、皮肤粗糙等(面容变丑); ②糖代谢:胰岛素抵抗、高胰岛素血症; ③骨代谢:肠钙吸收增加导致高血钙和尿结石增加,骨转换增加促进骨质疏松发生; ④心血管系统:心肌肥大、冠心病等; ⑤生殖系统:如果同时伴有PRL增高可出现闭经、泌乳等; ⑥呼吸系统:呼吸道感染、呼吸困难等; ⑦神经肌肉系统:易怒、多汗等; ⑧垂体卒中:垂体GH瘤多为大腺瘤,生长迅速,较多发生出血、梗死等
肿瘤压迫表现	大的GH腺瘤压迫正常垂体组织,患者可发生垂体功能减退症,垂体瘤还可引起头痛、视物模糊、视野缺损、眼外肌麻痹、复视等

三、实验室检查

1. 生长激素水平(GH水平) 24小时GH水平总值较正常值高出10～15倍,GH分泌脉冲数增加2～3倍,基础GH水平增加达16～20倍(正常值<5 μg/mL)。

2. 胰岛素样生长因子-1 IGF-1(正常值<2.5 ng/mL)升高可反映24小时GH分泌总体水平,可作为筛选和疾病活动性指标,也可作为治疗是否有效的指标(IGF即胰岛素样生长因子,因其结构与胰岛素类似而得名,也被称为生长激素介质(sm),是生长激素发挥生理作用必备的一种活性蛋白质)。

3. 影像学检查 下丘脑垂体区CT、MRI对诊断有较大的帮助。

四、治 疗

1. 治疗目标 消除或减少肿瘤的压迫效应,将GH和IGF-1水平转为正常。

2. 手术治疗 首选手术方式选择经鼻-蝶窦途径。

3. 放射治疗 垂体放射治疗是主要的治疗措施之一,可应用于手术之前或之后,缺点是不能使肿瘤迅速缩小、改善视力和减少GH分泌,疗效一般需要2～10年才能显现。

4. 药物治疗

药 物	代表药	作 用	副作用
多巴胺受体激动剂	溴隐亭	抑制生长激素的分泌,减少血中生长激素的水平	头晕、乏力、恶心等
生长抑素类似物	奥曲肽	数周后可改善多汗、头痛、乏力、感觉异常等	恶心、腹部不适、腹泻等
生长激素受体拮抗剂	培维索孟	可减少IGF-1生成而改善症状,尤其是糖耐量较少及糖尿病患者	头痛、感冒综合征等,注意检测肝酶活性

第4节 腺垂体功能减退症

一、病因及病理

1. 病因 由于垂体本身病变引起者称为原发性腺垂体功能减退症,下丘脑以上神经病变或垂体门脉系统障碍引起者则称为继发性腺垂体功能减退症。

原发性	先天性、垂体瘤、垂体缺血性病变、蝶鞍区手术、放疗和化疗等
继发性	垂体柄破坏、下丘脑病变及中枢神经系统病变

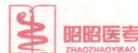

2. 西蒙氏症和希恩综合征 成年人腺垂体功能减退症又称为<u>西蒙氏症</u>(Simmond 病)。生育后妇女因产后<u>腺垂体缺血性坏死</u>所致者称为<u>希恩综合征</u>(Sheeha 综合征)。儿童期发生腺垂体功能减退可因生长发育障碍而导致垂体性矮小症。

3. 病理 产后大出血、休克引起者,腺垂体呈大片缺血性坏死,垂体动脉有血栓形成。久病者垂体缩小,大部分为纤维组织,仅留少许较大嗜酸性粒细胞和少量嗜碱性粒细胞,靶腺也有不同程度的萎缩。

【例6】 <u>导致希恩</u>(Sheehan)综合征的主要原因是

A. 垂体脓肿　　　　　　　B. 下丘脑肿瘤　　　　　　　C. 垂体柄受压
D. 垂体腺瘤　　　　　　　E. 产后大出血

例7~9共用题干

女,42岁。10年前<u>分娩后闭经</u>。1周前因不洁饮食出现腹泻,食欲减退,精神萎靡,卧床不起,今日上午被家人发现神志不清送来急诊。查体:<u>BP 80/50 mmHg</u>,皮肤苍白,毛发稀疏,消瘦,心率90次/分,血糖2.4 mmol/L。胸部X线检查示"左上肺陈旧性结核"。

【例7】 应了解的<u>最重要</u>的既往史是

A. 胃肠道疾病史　　　　　　B. 糖尿病史　　　　　　　C. 分娩出血史
D. 结核病史　　　　　　　　E. 进食异常

【例8】 <u>低血糖</u>最可能的原因是

A. 长期营养不良　　　　　　B. 肾上腺结核　　　　　　C. 慢性胃炎
D. 早期糖尿病　　　　　　　E. 腺垂体功能减退

【例9】 <u>最有助于</u>诊断的检查是

A. 肝功能检查　　　　　　　B. 胰腺 MRI　　　　　　　C. 糖化血红蛋白
D. 垂体激素检查　　　　　　E. 胸部 CT

【例10】 腺垂体功能减退症<u>最常见</u>的原因是

A. 希恩(Sheehan)综合征　　B. 各种垂体肿瘤　　　　　C. 原发性空蝶鞍症
D. 糖尿病血管病变　　　　　E. 颅内感染后遗症

【例11】 可引起<u>继发性腺垂体功能减退症</u>的是

A. 垂体大腺瘤　　　　　　　B. 希恩(Sheehan)综合征　　C. 真菌性垂体脓肿
D. 外伤性垂体柄断裂　　　　E. 垂体卒中

二、临床表现

1. 一般表现 临床表现各异,无特异性,往往取决于原发疾病、腺垂体破坏程度、各种垂体激素减退速度以及靶腺萎缩程度。50%以上的腺垂体组织破坏后才有临床症状,约75%以上破坏时症状明显,破坏达95%以上时,临床症状比较严重。

2. 激素降低 促性腺激素、<u>GH 和 PRL 缺乏</u>为<u>最早表现</u>,TSH 缺乏次之,还可伴有 ACTH 缺乏。

3. 希恩综合征 <u>希恩综合征</u>患者往往因围生期<u>大出血休克</u>而出现垂体功能减退症,即全部垂体激素均缺乏。垂体及鞍旁肿瘤引起者除有垂体功能减退外,还伴占位性病变的体征。腺垂体功能减退主要表现为各靶腺(性腺、甲状腺、肾上腺)功能减退。

卵巢、睾丸功能减退	①女性:月经不来潮,性欲减退,不育,外阴、子宫和阴道萎缩等; ②男性:性欲减退等
甲状腺功能减退	与原发性甲状腺功能减退相似,一般无甲状腺肿
肾上腺功能减退	①与原发性慢性肾上腺皮质功能减退症相似,不同的是本病由于缺乏黑素细胞刺激素,故有皮肤色素减退、面色苍白等症状;而原发性肾上腺皮质功能减退症则表现为皮肤色素加深; ②<u>垂体功能减退性危象</u>(垂体危象):各种应激均可导致,分为高热型(>40 ℃)、低温型(<30 ℃)、低血糖型、低血压周围循环衰竭型、水中毒型、混合型,突出表现为<u>消化系统、循环系统和神经、精神方面</u>的症状

【例12】 男,45岁。畏寒、乏力、<u>性欲减退</u>1年。2年前曾因<u>脑部肿瘤行放射治疗</u>。多次因低血压、低血钠入院,静脉输注生理盐水治疗可好转。查体:T 36 ℃,卧位 BP 120/70 mmHg,心率 90次/分;坐位 BP 100/60 mmHg,心率 110次/分。皮肤黏膜干燥,阴毛、腋毛稀疏,睾丸小。实验室检查:Hb 103 g/L,

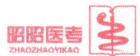

血细胞比容 30%,血清尿素氮 $4\ mmol/L$,血肌酐 $88.4\ \mu mol/L$,血钠 $123\ mmol/L$,血钾 $3.9\ mmol/L$,血浆渗透压 $264\ mmol/L$,尿渗透压 $354\ mmol/L$。该患者最可能的诊断是

A. 原发性甲状腺功能减退症　　　B. 血管加压素分泌失调综合征　　　C. 腺垂体功能减退症

D. 直立性低血压　　　E. 原发性肾上腺皮质功能减退症

【例13】严重的腺垂体功能减退症易发生低血糖主要是缺乏

A. PRL 及 LH　　　B. PRL 及 TSH　　　C. PRL 及 ACTH

D. GH 及 TSH　　　E. GH 及 ACTH

【例14】女,38 岁。10 年前分娩后出现无乳、闭经、食欲减退、怕冷、面色苍白、毛发脱落症状。最可能的诊断是

A. 腺垂体功能减退症　　　B. 原发性甲状腺功能减退症　　　C. 神经性厌食症

D. 肾上腺皮质功能减退症　　　E. 卵巢功能早衰症

三、实验室检查

1. 性腺功能　女性有血雌二醇水平降低,无排卵及基础体温改变,阴道涂片无周期性激素作用改变等;男性患者可有睾酮分泌降低或低于正常,精液检查有精子数量减少等。

2. 肾上腺皮质功能　24 小时尿 17-羟皮质类固醇及游离皮质醇浓度降低,但节律正常。

3. 甲状腺功能　血清总 T_4、游离 T_4 均降低,而总 T_3、游离 T_3 可正常或降低。

4. 腺垂体分泌激素　ACTH、TSH、LH、FSH、PRL、GH 不同程度降低或在正常范围。因激素呈脉冲式分泌,故相隔 $15\sim20$ 分钟连续抽取等量的抗凝血液 3 次,等量相混后送检。

四、治　疗

1. 病因治疗　肿瘤患者可选择手术、放疗和化疗。对鞍区占位性病变,必须首先解除压迫及破坏作用。对于出血、休克而引起的缺血性垂体坏死,关键在于预防。

2. 激素替代治疗　腺垂体功能减退症采用相应靶腺激素替代治疗可取得满意效果,应急情况下需适当增加糖皮质激素剂量。

3. 垂体危象处理　首先静脉推注 50%葡萄糖液 $40\sim60\ mL$ 抢救低血糖,继而补充 5%葡萄糖盐水,每 $500\sim1\ 000\ mL$ 中加入氢化可的松 $50\sim100\ mg$ 静脉滴注,以解除急性肾上腺功能减退危象。禁用或慎用麻醉剂、镇静剂、催眠药或降糖药等。

【例15】男,40 岁。性欲减退及勃起功能障碍 1 年,伴头痛,无视野缺损和视觉障碍,无乳腺增生,无药物服用史。查体:睾丸质软。实验室检查:血清泌乳素水平 $700\ \mu g/L$(正常<15 $\mu g/L$)。头颅 MRI 发现蝶鞍部有一个 $2.5\ cm\times2.0\ cm\times1.5\ cm$ 大小的肿瘤,位于视神经交叉下方 $5\ mm$,并延伸进入双侧海绵窦。此时该患者最佳的处理措施为

A. 开颅手术切除肿瘤　　　B. 口服溴隐亭　　　C. 经蝶窦手术切除肿瘤

D. 放射治疗　　　E. 定期复查垂体 MRI

第5节　中枢性尿崩症(助理医师不要求)

一、概述及病因

1. 概述　中枢性尿崩症是指精氨酸加压素(AVP)又称血管加压素(ADH)严重或部分缺乏,或肾对 AVP 不敏感(肾性尿崩症),致肾小管重吸收水的功能障碍,从而引起多尿、烦渴、多饮与低密度尿和低渗性尿为特征的一组综合征。可见于任何年龄,但以青少年为多见。男性多于女性,男女比例为 $2:1$。

2. 病因　多种原因影响了 AVP 的合成、转运、储存及释放所致,可分为继发性和特发性尿崩症。

继发性尿崩症	①约 50%的患者为下丘脑神经垂体及附近部位的肿瘤引起,少数可由脑部感染性疾病等引起;②垂体柄断裂可引起三相性尿崩症。少数与常染色体显性遗传有关
特发性尿崩症	无明确原因,可能为免疫性因素等所致

二、临床表现

1. 根据 AVP 缺乏的程度可分为完全性尿崩症和部分性尿崩症

完全性尿崩症	①多尿、烦渴和多饮,起病常较急,一般起病日期确定,24 小时尿量可多达 $5\sim10\ L$,一般不超过 18 L;②尿比重常在 1.005 以下,尿渗透压常为 $50\sim200\ mOsm/kg\ H_2O$,尿色淡如清水

续表

部分性尿崩症	部分患者表现较轻,24 小时尿量仅为 2.5~5 L,如果限制饮水,尿密度可超过 1.010,尿渗透压可超过血浆渗透压,常为 290~600 mOsm/kg H$_2$O

2. 主要表现 由于低渗性多尿,血浆渗透压常轻度升高,从而兴奋下丘脑口渴中枢,患者因<u>烦渴而大量饮水</u>,喜冷饮。但当病变累及口渴中枢时,口渴感可消失。

【例 16】 下列属于由内分泌疾病而引起<u>尿量增多</u>的原因是

A. 摄水过多　　　　　　B. 急性肾衰多尿期　　　　　C. 应用利尿剂

D. 中枢性尿崩症　　　　E. 慢性肾盂肾炎

【例 17】 尿渗透压<u>降低</u>常见于

A. 中枢性尿崩症　　　　B. 甲状旁腺功能亢进症　　　C. 甲状腺功能亢进症

D. 糖尿病　　　　　　　E. 原发性醛固酮增多症

三、辅助检查及诊断

1. 禁水-加压素试验 为确诊<u>尿崩症</u>的试验。禁水一定时间,当尿浓缩至最大渗透压而不再上升时,注射加压素。正常人注射外源性 AVP 后,尿渗透压不再升高,而尿崩症患者体内 AVP 缺乏,注射外源性 AVP 后,尿渗透压可进一步升高。

检查方法	①禁水时间视患者多尿程度而定,一般从夜间开始,禁水 6~16 小时不等,禁水期间,每 2 小时排尿一次,测尿量、尿比重或渗透压; ②当尿渗透压达到高峰平顶,即连续两次尿渗透压差＜30 mOsm/kgH$_2$O 时,抽血测血浆渗透压,然后立即皮下注射加压素 5 单位,注射后 1 小时和 2 小时测尿渗透压
结果判断	①正常人禁水后尿量明显减少,尿密度超过 1.020,尿渗透压超过 800 mOsm H$_2$O,不出现明显失水。尿崩症患者禁水后尿量仍多,尿密度一般不超过 1.010,尿渗透压常不超过血浆渗透压 ②正常人注射加压素后,尿渗透压不升高。尿崩症患者注射加压素后,尿渗透压可进一步升高

2. 血浆精氨酸加压素测定 正常人血浆 AVP(随意饮水)为 2.3~7.4 pmol/L,禁水后可明显升高。但本病患者则不能达到正常水平,禁水后也不增加或增加不多。

3. 中枢性尿崩症的病因诊断 尿崩症诊断确定后,必须尽可能明确病因。应进行视野检查、蝶鞍 CT 或 MRI 等检查,以明确有无垂体或垂体附近的病变。

四、治　疗

1. 激素替代治疗

(1) <u>去氨加压素</u>(1-脱氨-8-右旋精氨酸加压素,DDAVP,<u>弥凝</u>):代表药物,为目前治疗尿崩症的<u>首选药物</u>。

(2) 其他药物:鞣酸加压素注射剂或垂体后叶素水剂。

2. 其他抗利尿药物

药　物	机　制
氢氯噻嗪	可能是由于尿中排钠增加,体内缺钠,肾近曲小管重吸收增加,到达远曲小管的原尿减少,因而尿量减少,此药物对肾性尿崩症也有效
氯磺丙脲	刺激 AVP 释放并增强 AVP 对肾小管的作用,可引起严重低血糖等
卡马西平	能刺激 AVP 分泌,使尿量减少

【例 18】 控制中枢性尿崩症患者尿量<u>最佳</u>的药物是

A. 氢氯噻嗪　　　　　　B. 呋塞米　　　　　　　　　C. 垂体后叶素

D. 去氨加压素　　　　　E. 油剂鞣酸加压素

➢ **参考答案**如下,详细答案参见 2021 版《国家临床执业及助理医师资格考试精选真题考点精析》。

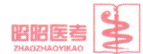

1. A	2. D	3. D	4. D	5. D
6. E	7. C	8. E	9. D	10. B
11. D	12. C	13. E	14. A	15. C
16. D	17. A	18. D	—	—

昭昭老师提示：
关注官方微信，获得第一手考试资料。

第3章 甲状腺疾病

➤ **2021 考试大纲**

①甲状腺的解剖和生理；②甲状腺功能亢进症；③甲状腺功能减退症；④亚急性甲状腺炎；⑤单纯性甲状腺肿；⑥甲状腺癌。

➤ **考纲解析**

近 20 年的医师考试中，本章的考试重点是甲亢的分类、检查、治疗及亚甲炎的诊断、甲状腺癌的分型，执业医师每年考查分数为 8～10 分，助理医师每年考查分数为 5～6 分。

第 1 节 甲状腺解剖和生理

一、甲状腺解剖

1. 位置 甲状腺是人体最大的内分泌腺，分左、右两个侧叶和峡部，呈"H"形，重量 20～30 克。峡部时有锥状叶与舌骨相连，侧叶位于喉与气管的两侧，吞咽时可随喉部上下移动。下极多位于第 5～6 气管软骨环之间，峡部多位于第 2～4 气管软骨环之间。甲状腺侧叶的背面有甲状旁腺，内侧毗邻咽、气管、食管。

2. 组成结构 甲状腺的基本构成单位是腺泡，对碘有很强的聚集作用。虽然通常腺体中的碘含量比血液中高 25～50 倍，但每日饮食摄入的碘仍有 1/3 进入甲状腺，全身含碘量的 90% 都集中在甲状腺。

3. 甲状腺的血液供应

甲状腺的动脉		甲状腺的静脉	
动脉名称	动脉来源	静脉名称	回流静脉
甲状腺上动脉	颈外动脉	甲状腺上静脉	颈内静脉
甲状腺下动脉	锁骨下动脉	甲状腺中静脉	颈内静脉
甲状腺最下动脉	无名动脉或主动脉弓	甲状腺下静脉	无名静脉
特点：甲状腺上、下动脉分支与咽喉部、气管、食管的动脉有广泛的交通支，故手术结扎甲状腺全部动、静脉后，甲状腺残留部分仍有血液供应		特点：在腺体形成静脉网，然后汇合成甲状腺上、中、下静脉	

4. 甲状腺的淋巴回流 甲状腺内的淋巴管极为丰富，逐渐向甲状腺包膜下集中，形成集合管，然后伴行或不伴行周边静脉引出甲状腺，汇入颈部淋巴结。颈部淋巴结可以分为七组，具体如下：

分 组	名 称	界 限
第 1 组	颏下区和颌下区的淋巴结	下以二腹肌前腹为界限，上以下颌骨为界限
第 2 组	颈内静脉淋巴结上组	上以二腹肌后腹为界限，下以舌骨为界，前界为胸骨舌骨肌侧缘，后界为胸锁乳突肌后缘
第 3 组	颈内静脉淋巴结中组	从舌骨水平至肩胛舌骨肌下腹与颈内静脉交叉处
第 4 组	颈内静脉淋巴结下组	从肩胛舌骨肌下腹到锁骨上
第 5 组	颈后三角区	后界为斜方肌，前界为胸锁乳突肌后缘，下界为锁骨
第 6 组	中央组	上自舌骨，下至胸骨上间隙，颈动脉鞘内缘至气管旁和气管前，包括环甲膜淋巴结、气管等
第 7 组	—	胸骨上凹下至前上纵隔淋巴结

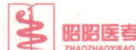

5. 甲状腺的神经支配

	来源	走行及分布	损伤后表现
喉返神经	迷走神经	走行于气管、食管之间的沟内,多在甲状腺下动脉的分支间穿过	一侧损伤致声音嘶哑,双侧损伤致呼吸困难
喉上神经	迷走神经	内支(感觉支)分布在喉黏膜上,外支(运动支)支配环甲肌,使声带紧张	内支损伤致呛咳,外支损伤使音调降低

二、甲状腺生理

1. 内分泌功能

细 胞	激 素	激素生理作用
甲状腺滤泡细胞	甲状腺激素	①分泌部位:甲状腺滤泡; ②合成原料:甲状腺球蛋白(TG)和碘元素(催化酶) 甲状腺过氧化物酶(TPO),催化甲状腺激素合成的关键酶; ③包括:甲状腺素(或称四碘甲腺原氨酸,T_4)和三碘甲腺原氨酸(T_3),分别占总量的 93%和 7%;T_3 生物活性高于 T_4,约为后者的 5 倍;(昭昭老师提示:小 3 活性巨大,T_3 量虽少,作用大) ④功能:机体的生长发育(骨骼、脑组织发育),产热和物质代谢;(昭昭老师提示:让人去战斗的激素,缺了就是呆小症) ⑤特殊功能:对碘有很强的聚集作用;虽然通常腺体中的碘含量比血液中高 25~50 倍,但每日饮食摄入的碘仍有 1/3 进入甲状腺,全身含碘量的 90%都集中在甲状腺(昭昭老师提示:这是甲状腺的绝活,别人没有这个功能)
甲状腺滤泡旁细胞	降钙素	降低血钙、血磷的水平

【例1】人体降钙素主要来源于

A. 甲状腺滤泡旁细胞 B. 甲状腺滤泡上皮细胞 C. 甲状旁腺主细胞

D. 成骨细胞 E. 破骨细胞

2. 甲状腺激素(TH)　包括由滤泡分泌到血液循环中具有生物活性的甲状腺素(或称四碘甲腺原氨酸,T_4)和三碘甲腺原氨酸(T_3),分别占总量的 93%和 7%。T_3 生物活性高于 T_4,约为后者的 5 倍,且引起生物效应所需的潜伏期短。甲状腺激素合成和分泌的基本功能单位是甲状腺滤泡。甲状腺球蛋白(TG)和碘元素是合成甲状腺激素的必需原料。甲状腺过氧化物酶(TPO)是由甲状腺滤泡细胞合成,是催化甲状腺激素合成的关键酶。

3. 调控机制　甲状腺功能的调控机制主要包括下丘脑-垂体-甲状腺轴控制系统和甲状腺腺体内的自身调节系统。

第 2 节　甲状腺功能亢进症

一、病因、机制和病理

1. 病因　甲状腺功能亢进症是指甲状腺腺体本身产生甲状腺激素过多而引起的甲状腺毒症,引起以神经、循环、消化等系统兴奋性增高和代谢亢进为主要表现的一组临床综合征。其病因包括弥漫性毒性甲状腺肿(Graves 病)、结节性毒性甲状腺肿和甲状腺自主高功能腺瘤等。甲亢的患病率约为 1%,其中 80%以上是由 Graves 病引起(最常见的病因)。

甲状腺功能亢进症	非甲状腺功能亢进症
弥漫性毒性甲状腺肿(Graves 病),最常见	亚急性甲状腺炎
多结节性毒性甲状腺肿	无症状性甲状腺炎
甲状腺自主高功能腺瘤(Plummer disease)	桥本甲状腺炎
碘致甲状腺功能亢进症(碘甲亢,IIH)	产后甲状腺炎
桥本甲亢	外源性甲状腺炎
新生儿甲状腺功能亢进症	异位甲状腺激素产生(卵巢甲状腺肿)
垂体 TSH 腺瘤	—

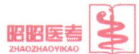

2. 机制和病理

（昭昭老师提示：因为甲亢大部分都是Graves病，所以这里主要讲的是Graves病的发病机制），即三个抗体＋滤泡上皮及淋巴细胞。）

主要抗体	TSH受体抗体（TRAb）	①TSH受体刺激性抗体（TSAb）：致病性抗体； ②TSH受体刺激阻断性抗体（TSBAb）：不导致甲亢，导致甲减
次要抗体	①甲状腺过氧化物酶抗体（TPOAb）；②甲状腺球蛋白抗体（TgAb）	
病理	①滤泡上皮增生；②泡腔内胶质减少或消失；③淋巴细胞增生（T细胞为主）	
Graves眼病	即浸润性突眼，眶后组织淋巴细胞浸润，大量黏多糖堆积和糖胺聚糖沉积，透明质酸增多，导致突眼、眼外肌损伤和纤维化；眼外肌可见淋巴细胞，主要为T细胞	

【例2】甲状腺功能亢进的最常见病因是
A. 弥漫性毒性甲状腺肿　　　B. 多结节性甲状腺肿　　　C. 甲状腺自主高功能腺瘤
D. 亚急性甲状腺炎　　　E. 桥本氏病

【例3】女，36岁。颈前包块10年，心慌、气短、怕热、多汗半年。查体：P 110次/分，BP 160/70 mmHg无突眼，甲状腺触及多个结节，中等硬度，表面光滑，随吞咽可上下移动。实验室检查：T_3、T_4增高，TSH降低，TPOAb及TGAb均阴性。最可能的诊断是
A. 单纯性甲状腺肿　　　B. 结节性毒性甲状腺肿　　　C. 慢性淋巴细胞性甲状腺炎
D. 甲状腺自主高功能腺瘤　　　E. 弥漫性毒性甲状腺肿

【例4】引起Graves病基本的原因是
A. 长期碘摄入不足　　　B. 长期碘摄入过多　　　C. 各种因素致下丘脑分泌TRH过多
D. 各种原因致垂体分泌TSH过多　　　E. 遗传易感性和自身免疫功能异常

二、临床表现

1. 甲状腺毒症 甲状腺毒症的临床表现为身体各系统代谢亢进，如甲状腺激素分泌增多，交感神经兴奋性增高，新陈代谢加速，症状累及神经、循环、消化等全身各系统。

系 统	表 现
高代谢表现	怕热多汗、皮肤潮湿、易饿多食、体重下降、疲乏无力等
精神、神经系统	紧张兴奋、多语好动、烦躁易怒，双手、舌和上眼睑有细颤
心血管系统	①脉压增大、心率增快、心音增强，可有甲亢性心脏病，尤其老年人常有心房纤颤、心脏增大、心力衰竭； ②甲亢容易并发的心律失常是房颤
消化系统	肠蠕动快、大便次数增多或腹泻，重者出现肝大、黄疸
肌肉骨骼系统	①常发生低血钾性周期性软瘫，好发于20～40岁亚洲男性，发病诱因包括剧烈运动、高碳水化合物饮食、注射胰岛素等，病变主要累及下肢，有低钾血症（昭昭老师提示：甲状腺激素会导致钾离子向细胞内转移） ②近端肌肉进行性萎缩、无力，以肩胛带肌和骨盆带肌受累为主，称为甲亢性肌病
生殖系统	女性月经量减少、不易受孕；男性可有阳痿，偶有乳腺增生
四 肢	胫前黏液水肿见于少数GD患者，白种人多见，多发生在胫骨的中下1/3处，呈对称性分布 （昭昭老师提示：甲亢和甲减都可以出现胫前黏液水肿）
物质代谢	①糖、脂肪、蛋白质：血糖升高；脂肪分解增加；蛋白质分解加速，合成减少； ②胆固醇：血清胆醇降低； ③电解质：血钾、血镁降低；血钙正常；尿钾、尿钙、尿酸增加

例5～7共用题干

男，28岁。心悸、无力、手颤抖3个月。大便每日2～3次，不成形，体重下降5 kg。1周前诊断为甲状腺功能亢进症，尚未治疗。昨晚饮白酒半斤，呕吐一次，晨起醒来发现双下肢不能活动。

【例5】为明确该患者下肢不能活动的原因首先应测定
A. 血钠　　　B. 血镁　　　C. 血糖　　　D. 血钾　　　E. 血钙

【例6】该患者下肢不能活动的紧急处理是
A. 口服大剂量β受体阻滞剂　　　B. 静脉补钾　　　C. 口服丙硫氧嘧啶

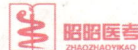

D. 注射B族维生素　　　　　　　E. 静脉滴注氢化可的松

【例7】为避免再次出现下肢不能活动,甲亢治疗应采用

A. 抗甲状腺药物　　　　　　B. 放射性碘　　　　　　C. 肾上腺皮质激素

D. 立即行甲状腺手术　　　　　E. 复方碘溶液

【例8】甲状腺功能亢进时,腹泻的主要发生机制是

A. 肠蠕动增强　　　　　　B. 肠内容物渗透压增高　　　　　C. 肠腔内渗出物增加

D. 肠液分泌增多　　　　　　E. VIP的作用

2. 甲状腺肿大　大多数Graves病患者有程度不等的甲状腺肿大,表现为甲状腺肿为弥漫性,质地中等,无压痛;甲状腺上、下极可触及震颤,闻及血管杂音。也有少数病例甲状腺不肿大。

3. 眼征

	单纯性突眼	浸润性突眼
发病率	最常见,占95%	少见,占5%
病　因	与甲状腺毒症所致的交感神经兴奋性增高有关	与眶后组织的炎症反应有关
定　义	眼睑和眼外部表现,球后组织改变不大	眼球明显突出,超过眼球突度参考值上限的3 mm以上,少数患者仅有单侧突眼
表　现	①上睑挛缩、眼裂增宽; ②Joffroy征:眼球向上看时,前额皮肤不能皱起; ③von Graefe征:双眼向下看时,由于上眼睑不能随眼球下落,显现白色巩膜; ④Mobius征:双眼看近时,眼球辐辏不良; ⑤Stellwag征:瞬目减少,炯炯发亮; ⑥轻度突眼:突眼度超过正常值3 mm以下,即前19~20 mm	①表现眼内异物感、胀痛、畏光、流泪、复视、斜视、视力下降; ②体征:眼睑肿胀及闭合不全、结膜充血水肿、角膜外露而形成角膜溃疡、眼球活动受限,严重者眼球固定、全眼炎、失明 (昭昭老师速记:眼睑肿胀,结膜充血,角膜外露,眼球固定)
预　后	甲亢治愈后能自行恢复或好转,预后良好	一般不能自行恢复,预后差

4. 胫前黏液水肿　见于少数Graves病患者,白种人多见。多发生在胫骨前下1/3部位,皮损大多为对称性。早期皮肤增厚变粗,晚期皮肤粗糙,如橘皮或树皮样。

【例9】Graves病甲状腺的特点是

A. 症状越严重甲状腺越大　　　　B. 甲状腺质地较硬且有触痛　　　C. 用碘剂可使甲状腺变软

D. 甲状腺呈弥漫性对称性肿大　　　E. 大多为结节性甲状腺肿

【例10】诊断甲亢(Graves病)最有价值的体征是

A. 皮肤湿润多汗、手颤　　　　　B. 阵发性心房纤颤　　　C. 甲状腺肿大伴震颤和血管杂音

D. 收缩压升高,舒张压降低,脉压增大　　　E. 窦性心动过速

三、特殊的甲亢类型

类　型	表　现
T_3型甲亢	①老年人多见,出现T_3、T_4比例失调,T_3产生量明显大于T_4; ②检查有TT_3、FT_3增高,TT_4、FT_4正常,TSH降低,^{131}I摄取率增加
甲状腺危象	①多发生于较重甲亢未予治疗或治疗不充分者,常见诱因有感染、劳累、治疗不充分; ②表现为高热、大汗、心动过速、烦躁、谵妄等,严重者出现休克及昏迷; ③临床上怀疑本病或有前兆者,应按照甲亢危象来处理
淡漠型甲亢	①见于老年人,起病隐袭,高代谢综合征、眼征及甲状腺肿均不明显,因为不明显,所以容易发生甲状腺危象; ②主要表现为明显消瘦、心悸、乏力、头晕、腹泻等 (昭昭老师提示:老年人不明原因的突然消瘦、新发房颤时要考虑本病)
甲状腺毒症心脏病	甲状腺激素通过一系列的生理反应,可导致心动过速、心排出量增加、心房颤动和心力衰竭

续表

类 型	表 现
妊娠期甲亢	①妊娠期雌激素刺激甲状腺激素结合球蛋白(TBG)增加,引起血清 TT_4 和 TT_3 增高,所以妊娠期甲亢依赖于 TSH 及 FT_4、FT_3; ②甲亢对妊娠流产、早产、先兆子痫、胎盘早剥等有影响
Graves 眼病	①25%~50%的 GD 患者伴有不同程度的 GO。 ②与 GD 不同,GO 多见于男性,单眼受累病例占 GO 的 10%~20%。 ③甲亢和 GO 的发生顺序:43%患者两者同时发生,44%患者甲亢先于突眼,5%的 GO 患者以眼病为主,称为甲状腺功能正常型 GO。 ④临床活动性评分:以下 10 项各为 1 分,CAS≥3 分提示 GO 处于活动期。 Ⅰ.球后疼痛>4 周;Ⅱ.4 周内眼球运动时疼痛;Ⅲ.眼睑发红;Ⅳ.结膜发红;Ⅴ.眼睑肿胀;Ⅵ.复视(球结膜水肿);Ⅶ.泪阜肿胀;Ⅷ.突眼度较上次增加 2 mm;Ⅸ.任一方向眼球运动较上次减少 5°以上;Ⅹ.视力较上次下降≥1 行

四、检 查

指 标	意 义
促甲状腺激素(TSH)	①TSH 浓度变化是反映甲状腺功能最敏感的指标。 ②目前测量敏感 TSH(sTSH)是筛查甲亢的第一线指标,甲亢时 TSH 通常<0.1 mU/L。 sTSH 使得诊断亚临床甲亢成为可能,已经取代传统的[131]I 摄取率和 TRH 刺激试验用于诊断不典型甲亢
血清总甲状腺素 (TT_4)	①T_4 全部由甲状腺产生,血清中 99.96%的 T_4 以与蛋白结合的形式存在,其中 80%~90%与甲状腺球蛋白(TBG)结合; ②TT_4 测定的是结合于蛋白的激素,但是血清 TBG 含量和蛋白与激素结合力的变化都会影响测定的结果; ③妊娠、雌激素升高、肝炎等可致 TBG 升高、TT_4 升高,雄激素、糖皮质激素、低蛋白血症等可引起 TT_4 降低
血清游离甲状腺素(FT_4)、游离三碘甲腺原氨酸(FT_3)	①游离甲状腺激素是实现激素生物效应的主要部分,是诊断甲亢的重要指标,其含量不受甲状腺球蛋白(TBG)的影响; ②FT_4 和 FT_3 的含量甚微(FT_4 仅占 TT_4 的 0.025%,FT_3 仅占 TT_3 的 0.35%),测定的稳定性不如 TT_4、TT_3
血清总三碘甲腺原氨酸(TT_3)	①20%的血清 T_3 由甲状腺产生,80%的 T_3 在外周组织由 T_4 转换而来; ②大多数甲亢的 TT_3、TT_4 同时升高,T_3 型甲亢仅有 T_3 升高; ③甲亢时血清 T_3 可高于正常的 4 倍左右,而 T_4 仅为正常的 2 倍,因此 T_3 测定对甲亢的诊断具有较高的敏感性(TSH>T_3>T_4)
甲状腺自身抗体	①TSH 受体抗体(TRAb)是鉴别甲亢病因、诊断 GD 的重要指标,也是判断预后的主要指标; ②TSH 受体刺激抗体(TSAb)阳性见于 85%以上新诊断的 GD 患者
甲状腺放射性核素扫描	①对诊断甲状腺高功能腺瘤有意义; ②肿瘤区浓聚大量核素,肿瘤区外的甲状腺组织和对侧甲状腺无核素吸收
[131]I 摄取率	①正常甲状腺 24 小时内摄取的[131]I 为人体总量的 30%~40%; ②2 小时内超过人体总量的 25%,或 24 小时超过 50%,且吸收[131]I 高峰提前,都可以诊断为甲亢(昭昭老师速记:甲亢患者"250")
基础代谢率测定	①基础代谢率=(脉率+脉压)−111,正常值为±10%; ②甲亢患者基础代谢率升高,20%~30%为轻度甲亢,30%~60%为中度甲亢,大于 60%为重度甲亢(昭昭老师速记:和贫血分度类似)

【例 11】反映甲状腺功能最敏感的实验室检查指标是

A. FT_3 B. FT_4 C. TSH D. TRAb E. TRH

例 12~14 共用题干

女,17岁。疲乏无力、心烦易怒、怕热多汗多年。易饿,体重下降 11 kg。月经量减少,经期仅 1~2 天。查体:P108 次/分,BP 140/70 mmHg,皮肤微潮,手有细颤,轻微突眼,甲状腺Ⅰ度弥漫性肿大,质软,无触痛。

【例12】该患者最可能的诊断是

A. 亚急性甲状腺炎　　　　　　B. Graves 病　　　　　　C. 单纯性甲状腺肿

D. 自主神经功能紊乱　　　　　E. 糖尿病

【例13】明确诊断的主要检查是

A. 甲状腺放射性核素扫描　　　B. 垂体功能测定　　　　　C. 血甲状腺激素水平

D. OGTT　　　　　　　　　　E. 甲状腺摄^{131}I 率

【例14】最可能的检查结果是

A. FT_3 及 FT_4 升高　　　　　B. TSH 升高　　　　　　C. 甲状腺摄^{131}I 率降低

D. 继发性垂体功能降低　　　　E. 血糖升高

【例15】患者发生甲状腺功能亢进时,^{131}I 摄取率 2 小时至少超过

A. 15%　　　　　　　　　　　B. 20%　　　　　　　　　C. 25%

D. 30%　　　　　　　　　　　E. 35%

【例16】确诊高功能性甲状腺结节最有意义的检查是

A. TRH 兴奋试验　　　　　　　B. T_3 抑制试验　　　　　C. ^{131}I 摄取率

D. 放射性核素扫描　　　　　　E. 甲状腺 MRI

五、保守治疗

目前尚不能对 GD 进行病因治疗。普遍采用三种治疗方法,即抗甲状腺药物(ATD)、^{131}I 和手术治疗。ATD 的主要作用是抑制甲状腺合成甲状腺激素,^{131}I 和手术则是通过破坏甲状腺组织,减少甲状腺激素的产生从而达到治疗目的。在美国,GD 患者首选^{131}I 治疗,在中国、日本和西欧国家,GD 患者首选抗甲状腺药物治疗。

1. 抗甲状腺的药物(ATD)治疗

(1) 适应证

机　制	ATD 是甲亢的基础治疗,但是单纯的 ATD 治疗其治愈率仅有 40% 左右,ATD 也可用于手术和^{131}I 治疗的术前准备
适应证	青少年甲亢,甲状腺轻、中度肿大、孕妇、高龄或由于其他原因不适宜手术者,术前准备和^{131}I 治疗前准备,手术后复发或不宜使用^{131}I 治疗者

(2) 具体药物

昭昭老师速记:甲亢药物有优先选择他巴唑的,但是他巴唑起效慢,而丙硫氧嘧啶起效快,所以甲状腺危象及术前准备中都是选择丙硫氧嘧啶。另外,因为他巴唑会导致胎儿畸形,故妊娠期优先选择丙硫氧嘧啶。

分　类	代表药物	特　点
硫脲类	丙硫氧嘧啶(PTU)	PTU 具有在外周抑制 T_4 转换为 T_3 的独特作用,所以发挥作用较 MMI 快,控制甲亢症状快
咪唑类	甲巯咪唑(MMI,他巴唑)、卡比马唑	①因为 PTU 的肝毒性大于 MMI,与 PTU 相比,倾向于优先选择 MMI;(昭昭老师速记:买手机,首选小"米") ②首选 PTU 的情况有两种,即妊娠 T_1 期(1~3 月)甲亢和甲状腺危象(MMI 可致胎儿皮肤发育不良等)

(3) 药物的副作用

粒细胞缺乏症	①中性粒细胞低于 1.5×10^9/L 时应停药,也不能换用另外一种 ATD,因为两者存在交叉反应 ②出现白细胞减少($<4.0 \times 10^9$/L),但中性粒细胞$>1.5 \times 10^9$/L,通常不需要停药,应减少 ATD 剂量,加用促白细胞增生的药物
皮疹	轻度皮疹给予抗组胺药,或者换用另外一种 ATD,严重的皮疹要停药
中毒性肝病	PTU 发病率较高,且较严重,故优先选择 MMI 治疗
血管炎	PTU 诱发抗中性粒细胞胞质抗体阳性的小血管炎

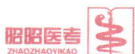

(4) 剂量和疗程

治疗期	①口服 MMI 10~20 mg,每天 1 次;或口服 PTU 每次 50~150 mg,每天 2~3 次; ②每 4 周查 1 次甲状腺激素水平
维持期	①当血清甲状腺激素达正常后可减量,维持剂量 MMI 5~10 mg,每天 1 次口服,或者 PTU 每次 50 mg,每天 2~3 次口服,维持时间为 12~18 个月; ②每 2 个月复查 1 次甲状腺激素水平
甲亢缓解:停药 1 年,血清 TSH 和甲状腺激素正常	

(5) 甲亢 ATD 治疗后甲状腺肿加重的处理:ATD 治疗后甲亢症状缓解或消失,但甲状腺肿加重,这时可以加用甲状腺素片。机制是利用甲状腺激素来抑制下丘脑的负反馈作用,负反馈抑制 TSH 的释放,从而减轻甲状腺肿胀。

【例 17】女,15 岁。烦躁、怕热、多汗,体重减轻 2 个月。查体:BP 120/60 mmHg,体型偏瘦,皮肤潮湿,手有震颤,轻微突眼,甲状腺弥漫Ⅰ度大,质地软,无触痛,可闻及轻度血管杂音,心率 108 次/分,经甲状腺功能检查确诊 Graves 病。首选的治疗是

A. 普萘洛尔　　　　　　　　B. 碘剂　　　　　　　　C. 丙硫氧嘧啶
D. 核素[131]I　　　　　　　　E. 甲状腺大部切除

例 18~20 共用题干

男,36 岁。心悸、怕热、手颤、乏力 1 年。大便不成形,每日 4 次,体重下降 11 kg。查体:脉搏 90 次/分,血压 128/90 mmHg,皮肤潮湿,双手细颤,双眼突出,甲状腺弥漫Ⅱ度肿大,可闻及血管杂音,心率 104 次/分,律不齐,心音强弱不等,腹平软,肝、脾肋下未及,双下肢无水肿。

【例 18】为明确诊断,首选检查是

A. 甲状腺摄[131]I 率　　　　　B. 血 TSH、T_3、T_4　　　　C. T_3 抑制试验
D. TRH 兴奋试验　　　　　　E. 抗甲状腺抗体

【例 19】该患者心律不齐最可能的是

A. 窦性心律不齐　　　　　　B. 阵发性期前收缩　　　　C. 心房颤动
D. 心房扑动　　　　　　　　E. 二度房室传导阻滞

【例 20】该患者治疗首选

A. 丙硫氧嘧啶　　　　　　　B. 立即行甲状腺大部切除　　C. 核素[131]I
D. 心得安　　　　　　　　　E. 复方碘溶液

【例 21】硫脲类抗甲状腺药物治疗甲状腺功能亢进的主要作用是

A. 降低靶细胞对 T_3、T_4 的敏感性　B. 抑制碘的吸收　　　　　C. 抑制甲状腺激素的释放
D. 抑制促甲状腺激素的合成　E. 抑制甲状腺激素的合成

【例 22】甲亢治疗时粒细胞减少多见于

A. 放射性核素[131]I 治疗　　　B. 复方碘溶液治疗　　　　　C. 抗甲状腺药物治疗
D. 甲状腺次全切除术　　　　E. 甲状腺素治疗

【例 23】丙硫氧嘧啶治疗甲亢过程中,需停药处理的为

A. 规则用药已 6 个月,甲亢仍未控制　B. T_3、T_4 恢复正常　　C. 甲状腺较治疗前明显增大
D. 突眼情况加重　　　　　　　　　E. 血中性粒细胞<$1.5×10^9$/L

2. 放射性碘治疗([131]I 治疗)

(1) 机制及目的:由于甲状腺具有浓聚碘的特点,[131]I 被甲状腺摄取后,释放出 β 射线,破坏甲状腺组织细胞。β 射线在组织内的射程仅有 2 mm,不会累及毗邻组织。因此可达到破坏甲状腺组织、减少甲状腺激素产生的作用。

(2) 适应证及禁忌证

适应证	禁忌证
①ATD 应用失败,过敏、复发、严重副作用; ②甲亢合并心脏病或肝、肾功能损害; ③拒绝手术治疗或有手术禁忌证; ④浸润性突眼	①儿童、青少年的甲亢; ②妊娠期妇女的甲亢; ③哺乳期妇女

【例24】 可选择<u>放射性核素</u>治疗的是

A. 肾上腺皮质功能减退症　　　　B. 特发性中枢性尿崩症　　　　C. 原发性甲状腺功能亢进症

D. 原发性甲状腺功能减退症　　　E. 原发性甲状旁腺功能亢进症

3. 甲状腺毒症心脏病的治疗

（1）对于甲状腺毒症心脏病患者,应立即给予足量抗甲药,控制甲状腺功能至正常。

（2）经抗甲药控制症状后,尽早给予大剂量的^{131}I破坏甲状腺组织。为防止放射性损伤后引起的一过性高甲状腺激素血症加重心脏病变,在给予^{131}I治疗的同时,应给予β受体阻滞剂保护心脏。^{131}I治疗后两周继续给予抗甲药物治疗,等待^{131}I发挥其完全破坏作用;^{131}I治疗后12个月,调整抗甲药物剂量,严格控制甲状腺功能在正常范围内。

（3）房颤的处理:房颤可被普萘洛尔、洋地黄控制。控制甲亢后可以施行电转律。

4. 甲亢合并周期性瘫痪的治疗

本病多为低钾性瘫痪,呈自限性,休息或补钾后缓解,甲亢控制后症状多明显减轻。

补 钾	①轻症者可<u>口服补钾</u>; ②严重者需静脉滴注氯化钾尽快缓解症状,病情好转后改为口服钾盐
辅助呼吸	患者出现呼吸肌瘫痪时,应采用<u>辅助呼吸</u>
根除性治疗	甲亢控制后周期性瘫痪消失,可用药物、手术或^{131}I对甲亢作根除性治疗

六、外科治疗

1. 一般准备

一般准备	精神紧张者→安定;<u>心率过快者→普萘洛尔</u>;心衰者→洋地黄等
颈部摄片	了解气管有无受压或移位(气管软化试验)
心电图	常规做心电图检查,以了解是否合并甲亢心
喉镜检查	确定声带功能
测定BMR	测定基础代谢率(BMR)有助于了解甲亢程度,选择手术时机

2. 术前药物准备

药　物	作　用	目标效果及注意事项
<u>抗甲状腺药＋碘剂</u>	<u>最常用</u>,先用硫脲类药物,待甲亢症状得到基本控制后,改服2周碘剂,再进行手术	硫脲类容易导致甲状腺肿大及动脉性充血,应用碘剂可使甲状腺变小,血管较少
单用碘剂法	适合于症状不重及继发性甲亢和高功能腺瘤患者;开始即用碘剂,2~3周症状控制后手术	碘剂可抑制蛋白水解酶,减少甲状腺球蛋白的分解,使甲状腺变小、变硬
硫脲类→碘剂	先服用碘剂2周,如症状减轻不明显,可用硫脲类→待症状基本控制后,停用硫脲类,继续服用碘剂1~2周	
普纳洛尔法	应用碘剂或合并应用硫氧嘧啶药物无效者,主张单独用普萘洛尔或与碘剂合用做术前准备	术前不用阿托品,避免引起心动过速

①抗甲状腺药的机制是:抑制<u>过氧化物酶</u>,减少T_3,T_4的<u>合成</u>;

②碘剂:抑制<u>蛋白水解酶</u>,减少甲状腺球蛋白的分解,进而减少了T_3,T_4的<u>释放</u>;

(昭昭老师速记:药物是合成,碘剂是释放)

③目标:争取让心率降低到<u><90/分</u>,这样手术起来比较安全

【例25】 关于甲亢患者术前准备服用碘剂的作用,<u>错误</u>的是

A. 抑制甲状腺素的合成　　　　　　B. 使甲状腺缩小变硬

C. 抑制甲状腺素释放　　　　　　　D. 可以减少甲状腺的血流量

E. 抑制蛋白水解酶,减少甲状腺球蛋白的分解

【例26】 为抑制甲状腺功能亢进患者甲状腺素的释放,外科手术前<u>最常</u>选择的药物是

A. 卡比马唑　　　B. 普萘洛尔　　　C. 丙硫氧嘧啶　　　D. 碘剂　　　E. 甲巯咪唑

【例27】 甲亢患者术前准备应降低手术的基础代谢率,<u>至少</u>降至

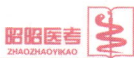

A. ＋10％以下   B. ＋20％以下   C. ＋25％以下   D. ＋30％以下   E. ＋35％以下

【例28】甲亢术前准备,脉率应降至每分钟

A. 80 次以下   B. 90 次以下   C. 100 次以下   D. 110 次以下   E. 120 次以下

【例29】女,28 岁。甲状腺肿大 3 年。性情急躁,怕热、多汗、心悸,食欲强但消瘦,有哮喘病史。拟行手术治疗,其术前药物准备措施应首选的是

A. 单用复方碘剂   B. 单用硫脲类药物

C. 先用硫脲类药物,后加用复方碘剂   D. 单用普萘洛尔

E. 应用普萘洛尔＋硫脲类药物

3. 手术治疗

甲状腺大部分切除术(切掉甲状腺 80％～90％)。

适应证	①多发结节性甲状腺肿伴甲亢,高功能腺瘤; ②中度以上的 Graves 病; ③压迫症状,胸骨后甲状腺肿; ④有恶变的患者 (昭昭老师速记:"中度""结节""压迫""后""恶变"需要手术治疗)
禁忌证	①青少年患者;(昭昭老师速记:促进生长发育,切了怎么长个) ②甲亢症状较轻者; ③老年患者或有严重器质性疾病不能耐受手术者

4. 妊娠期人群处理

分 期	时 间	处 理
妊娠早期	妊娠 1～3 个月	首选丙硫氧嘧啶(MMI 有致畸作用)
妊娠中期	妊娠 4～6 个月	首选手术治疗
妊娠晚期	妊娠 7～9 个月	首选甲巯咪唑(PTU 长时间使用对肝功能会有损害)

例 30～32 共用题干

女,25 岁。发现心悸、盗汗、易怒 1 年,伴有饮食量增加、消瘦。查体:BP 110/80 mmHg,重度突眼,甲状腺弥漫性肿大,深入胸骨后上纵隔内,心率 116 次/分。测血 T_3、T_4 值高于参考值上限 1 倍。

【例30】对该患者最可能的诊断是

A. Graves 病   B. 高功能腺瘤   C. 结节性甲状腺肿

D. 亚急性甲状腺炎   E. 慢性淋巴细胞性甲状腺炎

【例31】该患者术前最适合的药物准备是

A. 丙硫氧嘧啶   B. 碘剂   C. 抗甲状腺药＋碘剂

D. 抗甲状腺药＋普萘洛尔   E. 普萘洛尔

【例32】该患者行双侧甲状腺次全切除术,术后第 2 天发生四肢抽搐。有效的处理方法应是

A. 口服钙剂   B. 10％葡萄糖酸钙静脉点滴   C. 口服镇静剂

D. 口服碘剂   E. 气管切开防窒息

【例33】女,28 岁。结节性甲状腺肿 10 年,近半年出现怕热、多汗症状。T_3、T_4 值高于正常值近 1 倍。妊娠 4 个月,有哮喘史。最适合的治疗方法是

A. 抗甲状腺药物治疗   B. 普萘洛尔治疗   C. 碘剂治疗

D. 放射性碘治疗   E. 甲状腺大部切除

【例34】不能列为甲状腺大部切除术适应证的是

A. 继发性甲亢或高功能腺瘤   B. 中度以上的原发性甲亢

C. 青少年甲亢患者   D. 有压迫症状或胸骨后甲状腺肿并发甲亢

E. 抗甲状腺药物或碘治疗复发者

5. 手术方法

切除范围	切除 80％～90％ 腺体和峡部,每侧保留腺体大概拇指末节大小
结扎动脉	①结扎甲状腺上动脉要紧贴上极,避免损伤喉上神经; ②结扎甲状腺下动脉要远离下极,避免损伤喉返神经

保持甲状腺背面完整	保证甲状旁腺不被损伤
止血措施及术后措施	严格止血,术后必须放置引流,避免发生伤口内血肿导致窒息

【例35】 关于甲亢手术治疗,下列哪项正确?

A. 通常需切除双侧甲状腺腺体的 60%～70%

B. 处理甲状腺上极血管时应远离甲状腺上极

C. 结扎甲状腺下动脉要尽量离开腺体背面靠近颈总动脉

D. 甲状腺峡部要保留

E. 止血充分时,术野可不放置引流

6. 术后处理及并发症

并发症	特　点	治　疗
伤口内血肿形成	①术后最严重的并发症,多发生在术后48小时内; ②原因为出血及血肿压迫气管,喉头水肿,气管塌陷	①重新切开清除血肿; ②采用气管插管或气管切开
喉返神经	①一侧受损,声音嘶哑;(昭昭老师速记:反思) ②双侧受损,呼吸困难	①理疗后自行恢复; ②严重时,气管切开
喉上神经	①外支受损,音调减低;(昭昭老师速记:在"外"面要"低"调) ②内支受损,呛咳(昭昭老师速记:"内"部互相"呛"呛)	理疗后自行恢复
甲状旁腺功能减退	多在术后1～3天出现,起初并有面部、唇部或手足的针刺样麻木感,严重者出现抽搐 (昭昭老师速记:"甲旁腺"分泌"升钙素",升钙素少了就会产生低血钙的症状)	抽搐发作时,静脉推注10%葡萄糖酸钙
甲状腺危象	因过量的甲状腺激素释放所致。表现为高热(>39℃)、脉快(>120次/分)及多系统并发症,甚至出现休克、死亡(昭昭老师速记:全身症状)	应用镇静剂、降温、碘剂、肾上腺素能阻滞剂、氢化可的松等

例36～37 共用题干

男性,20岁。因甲状腺功能亢进症行甲状腺大部切除术。术后第二天出现手足抽搐。

【例36】 出现此种情况最可能的原因是

A. 喉上或喉返神经损伤　　　　B. 甲状腺功能低下　　　　C. 甲状腺危象

D. 喉头水肿导致喉梗阻　　　　E. 甲状旁腺功能低下

【例37】 应采用的治疗方法是

A. 颈部理疗　　　　　　　　B. 口服甲状腺素片　　　　C. 口服复方碘化钾溶液

D. 气管切开　　　　　　　　E. 静脉注射10%葡萄糖酸钙

【例38】 女,55岁。因甲状腺功能亢进症行甲状腺次全切除术后1小时,突然呼吸困难。查体:面色青紫、颈部肿胀。引起该患者呼吸困难最可能的原因是

A. 气管塌陷　　　　　　　　B. 甲状腺危象　　　　　　C. 喉上神经内外支损伤

D. 双侧喉返神经损伤　　　　E. 切口内出血

【例39】 女,23岁。因原发性甲状腺功能亢进症在气管内插管全麻下行甲状腺双侧次全切除术。术后清醒拔出气管插管后患者出现呼吸困难,伴有失音,无手足麻木。查体:37.3℃,P 92次/分,R 28次/分,BP 130/70 mmHg,面红无发绀,颈部不肿,引流管通畅,有少许血液流出。引起该患者呼吸困难最可能的原因是

A. 喉上神经损伤　　　　　　B. 伤口出血　　　　　　　C. 甲亢危象

D. 双侧喉返神经损伤　　　　E. 甲状旁腺损伤

【例40】 甲状腺大部切除后48小时内,需注意最危急的并发症为

A. 喉上神经内侧支损伤　　　　B. 喉返神经单侧损伤　　　C. 手足抽搐

D. 呼吸困难和窒息　　　　　　E. 甲状腺危象

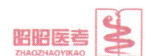

> 昭昭老师总结:内分泌系统:甲状腺亢进的治疗方案

	药 物	^{131}I 治疗	手术治疗
代 表	硫脲类:丙硫氧嘧啶 咪唑类:甲巯咪唑	—	甲状腺大部分切除术(切掉甲状腺 80%~90%)
首 选	我国首选	美国首选	都无效后选择
适应证	①青少年甲亢; ②哺乳期妇女; ③轻、中度甲亢	①ATD 应用失败、过敏、复发、严重副作用; ②甲亢合并心脏病或肝、肾功能损害; ③浸润性突眼	①多发结节性甲状腺肿伴甲亢,高功能腺瘤; ②中度以上的 Graves 病; ③压迫症状,胸骨后甲状腺肿
禁忌证	粒细胞减少或缺乏者	①儿童、青少年的甲亢(致癌作用); ②妊娠期妇女的甲亢(致畸作用); ③哺乳期妇女	①青少年患者;(促进生长发育,切了怎么长个) ②甲亢症状较轻者; ③老年患者或有严重器质性疾病不能耐受手术者
小 结	小孩＋孕产妇(青少年、儿童、哺乳期妇女、妊娠妇女)首选药物治疗		
特 点	①PTU 发挥作用较 MMI 快,控制甲亢症状快。 ②PTU 的肝毒性大于 MMI,与 PTU 相比,倾向于优先选择 MMI。首选 PTU 的情况有两种:即妊娠 T_1 期(1~3 月)甲亢和甲状腺危象。 ③中性粒细胞低于 $1.5×10^9/L$ 时应停药;出现白细胞减少 $<4.0×10^9/L$,但中性粒细胞 $>1.5×10^9/L$,通常不需要停药,应减少 ATD 剂量,加用促白细胞增生的药物。 ④特殊人群特殊处理,如妊娠患者:妊娠早期、后期(妊娠 1~3 个月首选丙硫氧嘧啶(MMI 有致畸作用),加 6~9 个月首选甲巯咪唑(丙硫氧嘧啶长期应用有巨大肝毒性)),妊娠中期(4~6 个月)首选手术治疗		

第 3 节 甲状腺功能减退症

甲状腺功能减退症简称为甲减,是由各种原因导致的低甲状腺激素血症或甲状腺激素抵抗而引起的全身性低代谢综合征,其病理特征是黏多糖在组织和皮肤堆积,出现黏液性水肿。

一、分 类

1. 根据病变部位分类

原发性甲减(甲状腺)	后天原因导致甲状腺组织被破坏、甲状腺素合成障碍,以及先天性甲状腺合成障碍所致
继发性甲减(垂体)	主要由垂体肿瘤、垂体手术、垂体内或外照射、垂体卒中所致
甲状腺激素抵抗综合征	外周组织对甲状腺激素不敏感,使得后者不能发挥效应

2. 根据病因分类 药物性甲减、手术后甲减、特发性甲减等。

3. 根据甲状腺功能减低的程度分类 临床甲减和亚临床甲减。

二、病 因

自身免疫损伤	最常见病因是自身免疫性甲状腺炎,包括桥本甲状腺炎、萎缩性甲状腺炎和产后甲状腺炎等
甲状腺破坏	包括甲状腺手术、^{131}I 治疗等
碘过量	碘过量可引起具有潜在性甲状腺疾病者发生甲减,可诱发或加重自身免疫性甲状腺炎
抗甲状腺药物	如锂盐、硫脲类、咪唑类等

三、临床表现及体格检查

1. 表现

患者主要以代谢率降低和交感神经兴奋性下降为主,病情轻的早期患者可以没有特异症状。典型患者出现畏寒、乏力、表情淡漠、反应迟钝、嗜睡、体重增加、便秘等,女性患者出现月经紊乱或者月经过多、不孕。

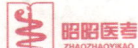

2. 体格检查

(1) 皮肤粗糙、毛发稀疏干燥、面色苍白、反应迟钝、表情呆滞、听力障碍等。

(2) 少数患者出现胫前黏液性水肿。

(3) 重症者出现黏液性水肿昏迷,常为寒冷、感染、镇静麻醉剂等诱发。见于老年人。昏迷患者都有脑水肿。死亡率极高。

四、检　查

血清 TSH、TT_4、FT_4	①原发性甲减血清 TSH 增高,TT_4 和 FT_4 均降低,水平与病情程度相关。 ②亚临床甲减仅有 TSH 升高,TT_4 和 FT_4 正常;T_3 主要由外周组织 T_4 转换而来,不能作为原发性甲减的诊断指标
甲状腺过氧化物酶抗体(TPOAb)和甲状腺球蛋白抗体(TgAb)	TPOAb 和 TgAb 是确定原发性甲减病因的重要指标和诊断自身免疫甲状腺炎的主要指标
TRH 刺激实验	可用于鉴别原发性甲减和中枢性甲减
其他检查	轻、中度贫血,血清总胆固醇升高等

【例41】原发性甲状腺功能减退症最早出现异常的是

A. 血 TSH　　　　　　B. 血总 T_3　　　　　　C. 血游离 T_3

D. 血总 T_4　　　　　　E. 血游离 T_4

【例42】先天性甲状腺减低确诊需要做的检查是

A. T_4、TSH　　　　　　B. GH 测定　　　　　　C. X 线腕骨片

D. 染色体检查　　　　　　E. T_3、TSH

五、鉴别诊断

蝶鞍增大	应与垂体瘤鉴别
水　肿	应与特发性水肿鉴别
低 T_3 综合征	①也称甲状腺功能正常的病态综合征,是指非甲状腺疾病原因引起的伴有低 T_3 的综合征; ②表现为血清 TT_3、FT_3 水平减低,血清 rT_3 增高,血清 T_4、TSH 水平正常

六、治　疗

1. 左甲状腺($L-T_4$)替代治疗

治疗目标	将血清 TSH 和甲状腺激素水平恢复到正常范围内,通常要终生服药
剂　量	成人患者 $L-T_4$ 替代剂量 50~200 μg/d,平均 125 μg/d,一般从 25~50μg/d 开始,每 1~2 周增加 25 μg,直到达到治疗目标
建立控制轴时间	补充甲状腺激素,重新建立下丘脑-垂体-甲状腺轴平衡需要 4~6 周

2. 亚临床甲减的处理

目前认为需要给予 $L-T_4$ 治疗的情况包括高胆固醇血症、血清 TSH>10 mU/L。

3. 黏液水肿性昏迷的治疗

补充甲状腺激素,首选 T_3 静脉注射。保暖、供氧、保持呼吸道通畅。氢化可的松持续静滴,患者清醒后减量。控制感染,治疗原发疾病。

【例43】女,42岁。乏力、怕冷、便秘伴声音嘶哑1年,体重增加8 kg。经检查诊断为甲状腺功能减退症。拟采用左甲状腺素替代治疗,最适宜的起始剂量为

A. 125 μg　　　B. 100 μg　　　C. 75 μg　　　D. 50 μg　　　E. 25 μg

第4节　亚急性甲状腺炎(助理医师不要求)

一、概述和病因

1. 概述　亚急性甲状腺炎又称为肉芽肿性甲状腺炎、巨细胞性甲状腺炎和 de Quervain 甲状腺炎,

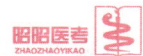

是一种与病毒感染相关的自限性甲状腺炎,一般不遗留甲状腺功能减退症。

2. 病因　本病与病毒感染有关,如流感病毒、柯萨奇病毒等,可在患者的甲状腺组织内发现病毒,或在血清中发现病毒的抗体。

二、表现和诊断

1. 表现　多见于40~50岁女性,病前1~3周有上呼吸道感染史。甲状腺发生明显疼痛,可放射至耳部,吞咽时疼痛加重。

2. 诊断　亚甲炎＝上感史＋甲状腺疼痛＋先甲亢后甲减。(昭昭老师提示:在你所学过的所有疾病中,能够导致甲状腺疼痛的只有此病,所以看见甲状腺疼痛的就选择亚甲炎。)

【例44】女,25岁。心慌、多汗、低热1周。查体:甲状腺左叶肿大、触痛、质硬。血FT_3及FT_4升高,血沉80 mm/h。应首先考虑

A. 甲状腺左叶出血　　　　　B. 自主性功能亢进性甲状腺腺瘤　　　C. Graves病

D. 亚急性甲状腺炎　　　　　E. 桥本甲状腺炎

【例45】女,38岁。2周前突发颈前部疼痛,右侧尤甚,吞咽时疼痛加重,伴有午后低热。4周前曾有咳嗽、咽痛。查体:无突眼,甲状腺Ⅱ度肿大,右侧可触及直径1 cm质硬结节,有触痛。实验室检查:FT_3、FT_4升高,TSH降低,TPOAb和TGAb均阴性,^{131}I摄取率降低。最可能的诊断是

A. 慢性淋巴细胞性甲状腺炎　　　B. 甲状腺功能亢进症　　　　C. 亚急性甲状腺炎

D. 甲状腺肿瘤　　　　　　　　　E. 单纯性甲状腺肿

三、分期和检查

1. 甲状腺毒症期　经典的分离现象,即T_3、T_4升高,^{131}I摄取率降低。

(甲状腺滤泡被炎症破坏,其内储存的甲状腺激素释放进入血液循环,形成"破坏性甲状腺毒症",而炎症导致甲状腺细胞摄取碘的能力降低,速记为:"亚"运会后要"分离",心理很"痛"很受伤。)

2. 甲减期　T_3、T_4逐渐下降,^{131}I摄取率逐渐恢复。

3. 恢复期　血清T_3、T_4、TSH、^{131}I摄取率恢复至正常。

四、治　疗

本病为自限性病程,预后良好。

第5节　单纯性甲状腺肿(助理医师不要求)

一、概　述

甲状腺肿是指良性甲状腺上皮细胞增生形成的甲状腺肿大。单纯性甲状腺肿也称为非毒性甲状腺肿,是指非炎症、非肿瘤原因,不伴有临床甲状腺功能异常的甲状腺肿。单纯性甲状腺肿患者约占人群的5%,女性发病率是男性的3~5倍。如果一个地区儿童中单纯性甲状腺肿的患病率超过10%,则称为地方性甲状腺肿。

二、病因和机制

地方性甲状腺肿	①地方性甲状腺肿最常见的原因是碘缺乏; ②碘是甲状腺激素合成的重要原料,碘缺乏时合成甲状腺激素不足,反馈引起垂体分泌过量的TSH,刺激甲状腺增生肥大,也可出现自主性功能增高和毒性结节性甲状腺肿
散发性甲状腺肿	①内源性因素包括儿童先天性甲状腺激素合成障碍等; ②外源性因素包括食物中的碘化物、致甲状腺肿物质和药物等

【例46】引起单纯性甲状腺肿的主要因素是

A. 青春期发育　　　　　　　B. 甲状腺素合成障碍　　　　　C. 甲状腺素分泌障碍

D. 机体对甲状腺素需要量增加　　　E. 饮食中碘的缺乏

【例47】地方性单纯性甲状腺肿最主要的发病原因是

A. 妊娠、哺乳等因素对甲状腺激素需要量增加

B. 食物和饮水中含碘量多而长期摄碘量过多

C. 土壤、食物和饮水中含碘量低而长期摄碘量不足

D. 长期服用有抗甲状腺作用的硫脲类药物

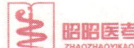

E. 先天性酶缺乏使甲状腺激素合成障碍

三、病　理

甲状腺呈弥漫性或结节性肿大,切面可见结节、纤维化、出血和钙化。病变初期,整个腺体滤泡增生,血管丰富。随着病变进展,滤泡面积发生变化,部分滤泡退化,另一部分滤泡增大且富含胶质,滤泡之间被纤维间隔。

四、临床表现和体征

1. 临床表现　临床一般无明显症状。重度肿大的甲状腺可引起压迫症状,出现咳嗽、气促、吞咽困难或声音嘶哑等。胸骨后甲状腺肿可使头部、颈部和上肢静脉回流受阻。

2. 体征　甲状腺常呈轻、中度肿大,表面光滑,质地较软。

3. 甲状腺肿大分为三度

Ⅰ 度	外观无肿大,但是可触及
Ⅱ 度	既能看到,又能触及,但肿大没有超过胸锁乳突肌外缘
Ⅲ 度	肿大超过胸锁乳突肌外缘

【例48】下列不符合单纯性甲状腺肿的是

A. 抗甲状腺抗体正常　　　　　　　　　B. 甲状腺轻度或中度弥漫性肿大

C. 甲状腺肿大伴震颤或血管杂音　　　　D. 随病情发展呈多结节性甲状腺肿

E. 甲状腺肿大引起气管压迫症状

五、实验室检查

1. 甲状腺激素　血清 TT_4、TT_3 正常,TT_4/TT_3 的比值常增高,血清 TSH 一般正常。

2. 血清甲状腺球蛋白　血清甲状腺球蛋白水平增高,增高的程度与甲状腺肿的体积呈正相关。

【例49】单纯性甲状腺肿是指

A. 甲状腺弥漫性肿大　　　　　　　　　B. 甲状腺结节性肿大

C. 吸 ^{131}I 率正常的甲状腺肿大　　　　D. 甲状腺功能正常的甲状腺肿大

E. 慢性甲状腺炎引起的甲状腺肿大

六、治疗与预防

1. 一般治疗　除有压迫症状需手术治疗外,甲状腺肿本身一般不需要治疗,主要是改善碘营养状态。

2. 补碘治疗　防治碘缺乏病时要注意碘过量的倾向。碘超量(MUI 200～300 μg/L)或碘过量(MUI>300 μg/L)可对健康产生不良影响,包括碘致甲状腺功能亢进症、自身免疫性甲状腺病等。MUI 100～200 μg/L 是碘摄入量的适宜和安全范围。

3. 预防　防治碘缺乏的重点是妊娠和哺乳期妇女,母体碘缺乏可致后代神经智力发育障碍。WHO提出了妊娠和哺乳期妇女碘摄入量的新推荐标准,即 MUI 150～250 μg/L 。

【例50】女,17岁。颈部肿大1年,无怕热、多食、易激动。查体:脉率、血压正常,甲状腺弥漫性肿大,质地柔软,未触及结节,表面光滑。宜采用的最佳治疗措施是

A. 多吃含碘丰富的食物　　　B. 小剂量甲状腺素治疗　　　C. 口服甲硫氧嘧啶治疗

D. 注射 ^{131}I 治疗　　　　　　E. 甲状腺大部切除术

【例51】青春期甲状腺肿,肿大明显时首选的治疗方法是

A. 口服硫氧嘧啶类药物　　　B. 行甲状腺大部切除术　　　C. 口服甲状腺素片

D. 行放射性核素碘治疗　　　E. 多食营养丰富食物

第6节　甲状腺癌

一、病　理

昭昭老师速记:"乳头""最好最常见";外伤以后起"血""泡";"未"来不会"最差";"随"便"降"低标准。

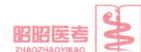

	乳头状癌	滤泡状癌	未分化癌	髓样癌
发生率	约占成人60%及儿童甲状腺癌的全部	20%	15%	7%
特　点	乳头状癌是最常见的甲状腺癌，与滤泡状癌统称为分化型甲状腺癌		发展迅速，高度恶性，生存率低	内分泌功能分泌降钙素
转移方式	淋巴转移早	血行转移（昭昭速记："血""泡"）	早期淋巴结转移，常发生血行转移	可有淋巴结和血行转移
恶性程度	低	中	高	中
预　后	最好	较好	最差	较差

【例52】甲状腺髓样癌是一种

A. 交界性肿瘤　　　　　　　B. 鳞癌　　　　　　　　　C. 未分化癌

D. 迷离瘤　　　　　　　　　E. 神经内分泌肿瘤

【例53】关于甲状腺滤泡状癌正确的是

A. 多见于儿童　　　　　　　B. 生长慢，属于低度恶性　C. 来源于滤泡旁降钙素分泌细胞

D. 有侵入血管的倾向　　　　E. 预后优于甲状腺乳头状腺癌

【例54】甲状腺恶性肿瘤最常见的病理类型是

A. 乳头状瘤癌　　　　　　　B. 未分化癌　　　　　　　C. 滤泡状癌

D. 髓样癌　　　　　　　　　E. 内分泌细胞瘤

【例55】甲状腺癌预后最好的病理类型是

A. 未分化癌　　　　　　　　B. 乳头状癌　　　　　　　C. 髓样癌

D. 鳞状细胞癌　　　　　　　E. 滤泡状癌

二、临床表现

1. 甲状腺肿块　甲状腺内发现肿块是最常见的表现。肿块增大可压迫气管导致气管移位。

2. 侵犯症状　肿瘤侵犯气管，可产生呼吸困难或咯血；侵犯食管，可引起吞咽困难；侵犯喉返神经可出现声音嘶哑；交感神经受压可引起Horner综合征；侵犯颈丛可出现耳、枕、肩等处疼痛。

3. 转移　①淋巴结转移：可出现颈部淋巴结转移，部分病人以此为首发症状；②远处转移：晚期可转移至肺、骨等器官，出现相应临床表现。

4. 其他　髓样癌可分泌降钙素、前列腺素、5-羟色胺、肠血管活性肽等，导致腹泻、面部潮红、多汗等。

【例56】女，20岁，甲状腺肿大5年，右侧叶明显，无不适，近来出现Horner综合征。其诊断最可能是

A. 甲状腺腺瘤　　　　　　　B. 桥本甲状腺炎　　　　　C. 单纯性甲状腺肿

D. Graves病　　　　　　　　E. 甲状腺癌

三、检　查

1. 首选检查　甲状腺B超。

2. 确诊检查　甲状腺细针穿刺细胞学检查。

【例57】男，30岁，颈部肿块7天，可随吞咽上下活动。欲确诊病变的性质，应采取的诊断方法是

A. 甲状腺B超　　　　　　　B. 甲状腺CT　　　　　　　C. 甲状腺功能测定

D. 甲状腺同位素测定　　　　E. 细针穿刺细胞学检查

【例58】对甲状腺结节的诊断，首先进行的辅助检查是

A. 放射性核素扫描　　　　　B. 甲状腺B超　　　　　　C. 穿刺细胞学

D. 颈部MRI　　　　　　　　E. 颈部CT

四、治　疗

1. 手术治疗　手术治疗是除未分化癌以外各型甲状腺癌的基本治疗，包括甲状腺本身的切除，以及颈淋巴结清扫。

（1）手术适应证

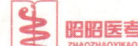
甲状腺全切或近全切除术	①肿块直径>4 cm；　　②已有远处转移；　　③甲状腺外侵犯； ④双侧癌结节；　　⑤颈部有放射史；　　⑥双侧颈部多发淋巴结转移； ⑦不良病理类型：高细胞型、柱状细胞型、弥漫硬化型、岛状细胞或分化程度低的变型
甲状腺腺叶切除	①肿块直径<1 cm；　　②无甲状腺外侵犯；　　③无远处转移； ④无颈部放射史；　　⑤无其他不良病理类型

（2）颈淋巴结清扫范围目前仍有分歧,但最小范围清扫,即对中央区颈淋巴结(VI)清扫已基本达成共识。VI清扫既清扫了甲状腺癌最易转移的区域,又有助于临床分期、指导治疗、预测颈侧区淋巴结转移的可能性,减少再次手术的并发症。目前不主张对临床淋巴结阴性(CN₀)病人作预防性颈淋巴结清扫。临床淋巴结阳性(CN₊)病人可选择根治性颈淋巴结清扫术、扩大根治性颈淋巴结清扫术、改良根治性颈淋巴结清扫术。

2. 内分泌治疗　甲状腺癌做全切或近全切者应终身服用甲状腺素片或左甲状腺素,以预防甲状腺功能减退及抑制 TSH。分化型甲状腺癌癌细胞均有 TSH 受体,TSH 通过其受体能影响甲状腺癌的生长。

3. 放射性治疗　主要用于未分化型甲状腺癌。(昭昭速记:虽然已分手,但"未""放"手。)

4. 放射性核素治疗　对分化型甲状腺癌(包括乳头状癌、滤泡状腺癌)病人,术后残留甲状腺组织存在,其吸^{131}I >1%,甲状腺组织显像甲状腺床有残留甲状腺组织显影者,均应进行^{131}I 治疗。^{131}I 治疗包括清除甲状腺癌术后残留甲状腺组织和治疗甲状腺癌转移病灶。清除残留甲状腺组织可降低复发及转移的可能性;残留甲状腺组织完全清除后,由于 TSH 升高可促使转移灶摄碘能力增强,有利于^{131}I 显像发现及治疗转移灶。

五、甲状腺结节的诊断和处理原则

	恶性结节	**良性**结节
单发或多发	单发结节	多发结节
质　地	质硬	质软
平滑度	不平滑	平滑
活动度	活动度小	活动度大
好发人群	①儿童甲状腺结节50%为恶性； ②年轻男性结节	女性甲状腺结节
颈淋巴结	有颈淋巴结肿大	无颈淋巴结肿大
核素提示	①冷结节(10%为癌)； ②结节边缘模糊	①热结节(良性)、温结节； ②结节边缘清晰

➤ 参考答案如下,详细答案参见 2021 版《国家临床执业及助理医师资格考试精选真题考点精析》。

1. A	2. A	3. B	4. E	5. D
6. B	7. A	8. A	9. D	10. C
11. C	12. B	13. C	14. A	15. C
16. D	17. C	18. B	19. C	20. D
21. E	22. E	23. E	24. C	25. A
26. D	27. E	28. E	29. D	30. A
31. C	32. B	33. E	34. C	35. C
36. E	37. E	38. E	39. D	40. D
41. A	42. A	43. E	44. D	45. C
46. E	47. C	48. E	49. D	50. A
51. C	52. E	53. D	54. A	55. B
56. E	57. E	58. B	—	—

昭昭老师提示:
关注官方微信,获得第一手考试资料。

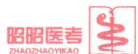

第4章 甲状旁腺功能亢进(助理医师不要求)

➤ **2021考试大纲**

①病因;②临床表现;③诊断;④治疗。

➤ **考纲解析**

近20年的医师考试中,本章的考试重点是甲状旁腺功能亢进的诊断、检查,执业医师每年考查分数为0～1分,助理医师每年考查分数为0～1分。

一、解剖学和生理功能

1. 解剖 甲状旁腺紧贴于甲状腺左右两叶背面,数目不定,一般为4枚,呈卵圆形或扁平形。

2. 生理功能 甲状旁腺分泌甲状旁腺素(PTH),主要靶器官为骨、肾。PTH的生理功能是促进破骨细胞的作用,使骨钙溶解释放入血,导致血钙和血磷升高。当血中浓度超过肾阈时,便经尿排出,导致高血钙和高尿磷,PTH同时抑制肾小管对磷的回吸收,导致尿磷增加,血磷降低。因此甲状旁腺功能亢进时,可出现高钙血症、高尿钙、低磷血症。PTH不受垂体控制,与血钙离子浓度有反馈关系,血钙过低可刺激PTH释放;反之,则抑制PTH释放。

【例1】甲状旁腺素对血钙的调节主要是通过

A. 肠和胃   B. 肝和胆   C. 胰和胆

D. 骨和肾   E. 脑垂体

【例2】符合甲状旁腺功能亢进症的实验室检查结果的是

A. 高血钙、高血磷和低尿钙   B. 高血钙、低血磷和低尿钙

C. 低血钙、低血磷和高尿钙   D. 高血钙、低血磷和高尿钙

E. 低血钙、高血磷和高尿钙

二、病 因

原发性甲状旁腺功能亢进包括腺瘤、增生及腺癌。甲状旁腺腺瘤约占原发性甲状旁腺功能亢进的80%,多为单发腺瘤。

三、临床表现

(1)原发性甲状旁腺功能亢进包括无症状型和症状型两类。无症状型病例仅有骨质疏松等非特异性症状,常在普查时因血钙增高而被确诊。

(2)我国以症状型原发性甲状旁腺功能亢进多见,可分为三型。

Ⅰ型(骨型)	最多见,以骨病为主,患者主诉骨痛,易发生骨折,骨膜下骨质吸收为其特点,好发于中指桡侧或锁骨外1/3处
Ⅱ型(肾型)	以肾结石为主,长期高血钙后逐渐发展为氮质血症
Ⅲ型	兼有骨骼改变和尿路结石的特点

四、实验室检查

1. 定性诊断

血钙测定	发现甲状旁腺功能亢进的首要指标,正常人的血钙一般为2.25～2.75 mmol/L,甲状旁腺功能亢进时血钙>3.0 mmol/L
血磷测定	诊断价值较血钙低,血磷<0.65～0.97 mmol/L
PTH测定	PTH测定值升高是诊断甲状旁腺功能亢进最可靠的直接证据,可达正常值数倍
尿中环腺苷酸	尿中环腺苷酸(cAMP)排出量升高可反映甲状旁腺活性

2. 定位检查

B超检查	首选的检查方法
核素显像	效果满意,定位准确率达90%以上

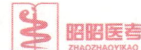

五、治　疗

1. 手术治疗　原则上应<u>切除腺瘤</u>,对早期病例效果良好。甲状旁腺增生可行甲状旁腺次全切除术,即切除 3.5 枚腺体,保留 0.5 枚腺体;另外一种方式是切除所有 4 枚甲状旁腺,同时做甲状旁腺自体移植。甲状腺癌应做整块切除,且应包括一定范围的周围正常组织。

2. 术后处理　术后 24～48 小时内血清钙离子明显下降,患者感到面部、口周或肢端发麻,严重者可发生手足抽搐,静脉注射 <u>10%葡萄糖酸钙溶液</u>。

➢ 参考答案如下,详细答案参见 2021 版《国家临床执业及助理医师资格考试精选真题考点精析》。

1. D	2. D	—	—	—	昭昭老师提示:关注官方微信。

第 5 章　肾上腺疾病(助理医师不要求)

➢ **2021 考试大纲**

①库欣综合征;②原发性醛固酮增多症;③原发性慢性肾上腺皮质功能减退;④嗜铬细胞瘤。

➢ **考纲解析**

近 20 年的医师考试中,本章的考试重点是肾上腺疾病<u>的诊断、检查和治疗</u>,执业医师每年考查分数为 3～4 分,助理医师每年考查分数为 0 分。

第 1 节　库欣综合征

库欣综合征(Cushing 综合征)为各种病因导致肾上腺分泌过多糖皮质激素(主要是皮质醇)所致病症的总称,其中最常见者为垂体促肾上腺皮质激素(ACTH)分泌亢进所引起的临床类型,称为库欣病(库欣病)。

一、病　因

依赖 ACTH 的库欣综合征	①库欣病:垂体 ACTH 分泌过多;(昭昭老师速记:"病"定位在"垂体") ②异位 ACTH 综合征:垂体以外的肿瘤分泌大量 ACTH(最常见小细胞肺癌),伴肾上腺皮质增生
不依赖 ACTH 的库欣综合征	肾上腺皮质腺瘤,肾上腺皮质癌,不依赖 ACTH 的双侧肾上腺小结节性增生,不依赖 ACTH 的双侧肾上腺大结节性增生

> 昭昭老师提示:两个概念把握清楚。①库欣综合征(Cushing 综合征)就是各种病因导致肾上腺分泌过多糖皮质激素所致病症的总称。②库欣病(Cushing 病)最常见者为垂体瘤(促肾上腺皮质激素(ACTH))分泌亢进所引起的临床类型(如上所述,Cushinig 综合征有很多病因,其中最常见是 Cushinig 病,好比甲亢的病因有很多,但是最常见的是 Graves 病。)

【例 1】皮质醇增多症(库欣综合征)<u>最常见</u>的病因是

　A. 肾上腺皮质腺瘤　　　　　　B. 肾上腺皮质腺癌　　　　　　C. 垂体 ACTH 分泌过多

　D. 异位 ACTH 综合征　　　　　E. 医源性皮质醇增多症

【例 2】<u>库欣综合征</u>分泌过多的激素是

　A. 醛固酮　　　　　　　　　　B. 肾上腺素　　　　　　　　　C. 皮质醇

　D. 去甲肾上腺素　　　　　　　E. 肾素

二、临床表现

向心性肥胖、满月脸,多血质外貌	脸圆而呈暗红色,胸、腹、颈、背部脂肪甚厚;疾病后期,因肌肉消耗,四肢显得相对瘦小(昭昭老师提示:脸大、肚子大、腿细)
肌肉及神经系统	肌无力,下蹲后起立困难,常有不同程度的精神、情绪变化等
皮肤表现	常见于下腹两侧、大腿外侧等处出现紫纹(昭昭老师提示:紫红色条纹,由于肥胖、皮肤薄、蛋白分解亢进、皮肤弹性纤维断裂所致)

续表

心血管表现	早期的 Cushing 综合征表现为高血压常见,与肾素-血管紧张素系统激活,对血管活性物质加压反应增强,血管舒张系统受抑制等
对感染抵抗力弱	长期皮质醇分泌增多使免疫功能减弱,肺部感染多见,化脓性感染不易局限化,可发展为蜂窝织炎、菌血症、感染中毒症
性功能障碍	女性患者由于肾上腺雄激素产生过多及皮质醇对垂体促性腺激素的抑制作用,出现月经减少、不规则;男性出现性欲减退等
代谢障碍	①大量皮质醇促进肝糖原异生,并有拮抗胰岛素的作用,减少外周组织对葡萄糖的利用,肝葡萄糖输出增加,引起糖耐量减低,出现糖尿病(昭昭老师提示:糖皮质激素当然是升血糖) ②明显低血钾性碱中毒主要见于肾上腺皮质癌和异位 ACTH 综合征;病程较久者,可出现骨质疏松

三、检　查

(1) 血、尿皮质醇,尿 17-羟皮质类固醇及尿 17-酮皮质类固醇等升高。

(2) 小剂量地塞米松抑制试验和大剂量地塞米松抑制试验:

① 小剂量地塞米松抑制试验:库欣综合征患者皮质醇分泌增多,失去昼夜分泌节律,且不能被小剂量地塞米松抑制。具体方法:每 6 小时口服地塞米松 0.5 mg,第二天尿 17-羟皮质类固醇不能被抑制到对照值的 50% 以下。

② 大剂量地塞米松抑制试验:具体方法为每 6 小时口服地塞米松 2 mg,连续 2 天,第二天尿 17-羟皮质类固醇或尿皮质醇能被抑制到对照值的 50% 以下,表示被抑制。此试验为库欣综合征的定位诊断,提示病变部位在垂体,即可诊断为库欣病。

检　查	意　义	昭昭老师速记
小剂量地塞米松抑制试验	①确诊 Cushing 综合征的检查; ②此试验为库欣综合征的定性诊断	"小征","小定性"
大剂量地塞米松抑制试验	①确诊 Cushing 病的检查; ②此试验为库欣综合征的定位诊断	"大病","大定位"

(3) 肥胖症(单纯性肥胖)与皮质醇增多症的鉴别

	单纯性肥胖	皮质醇增多症
表　现	高血压、糖耐量减低、痤疮、多毛等	高血压、糖耐量减低、痤疮、多毛等
血皮质醇昼夜节律	有	无
小剂量地塞米松抑制剂试验	+(可被抑制)	—(不能被抑制)

(4) CRH 和 ACHT 兴奋实验

CRH 兴奋实验	①垂体 ACTH 分泌细胞破坏所继发性肾上腺皮质机能减退患者对 CRH 兴奋试验无反应; ②异位 ACTH 分泌综合征时肿瘤自主性分泌 ACTH,可对本试验无反应
ACHT 兴奋实验	本试验是引入外源性 ACTH,然后测定血或尿中 17-OHS、17-KS,通过试验前后的对照来判断肾上腺皮质功能状态,以鉴别肾上腺皮质功能异常是原发性还是继发性

(5) 影像学检查:肾上腺 B 超、CT、MRI 确诊肾上腺病变;蝶鞍区 CT、MRI 确诊垂体病变。

【例3】女性,26 岁。多血质外观,向心性肥胖,痤疮,下腹及大腿外侧可见紫纹,血皮质醇明显增高。为进一步诊断病变部位,下列最有意义的检查是

A. 尿 17-羟测定　　　　　B. 血 ACTH 测定　　　　　C. 尿游离皮质醇测定

D. 小剂量地塞米松抑制试验　　　E. 垂体 CT

【例4】女,40 岁。向心性肥胖伴乏力 3 年。查体:BP 180/110 mmHg,满月脸、多血质,皮肤可见宽大紫纹,血糖12.8 mmol/L,血钾 3.8 mmol/L,尿皮质醇增高,小剂量地塞米松试验不能抑制,但大剂量地塞米松试验能抑制。为明确病因,除肾上腺 CT 检查外,最需要进行的检查是

A. 鞍区 MRI B. 肾区 B 超 C. 胸部 CT

D. 肾动脉造影 E. 头颅 X 线平片

例 5～7 共用题干

女,45 岁,圆脸、脸红 1 年,体重增加、月经稀发 6 个月。查体:BP 160/100 mmHg,向心性肥胖,皮肤薄,面部痤疮较多,下颌小胡须,全身体毛增多。腹部、大腿根部可见宽大紫纹。血钾 3.3 mmol/L,空腹血糖15.4 mmol/L。

【例 5】 该患者最可能的诊断是

A. 原发性醛固酮增多症 B. 原发性高血压 C. 女性男性化

D. 库欣综合征 E. 糖尿病

【例 6】 定性诊断最主要的检查是

A. 大剂量地塞米松抑制试验 B. 血 ACTH 测定 C. 小剂量地塞米松抑制试验

D. 血皮质醇测定 E. 血醛固酮测定

【例 7】 有助于了解其病因或病变部位的检查是

A. 大剂量地塞米松抑制试验 B. OGTT C. 小剂量地塞米松抑制试验

D. 血皮质醇测定 E. 血醛固酮测定

四、治 疗

1. 库欣病 经蝶窦切除垂体微腺瘤为治疗本病的首选方法。对于病情较重者,如果不适宜经蝶窦手术,宜做一侧肾上腺全切,另一侧肾上腺大部或全部切除术,术后行激素替代治疗。较大的垂体腺瘤需要开颅手术等。

2. 肾上腺腺瘤、肾上腺腺癌、不依赖 ACTH 的小结节性或大结节性肾上腺增生 手术治疗+术后需长期使用氢化可的松或可的松(肾上腺功能恢复后逐渐减量)。

3. 异位 ACTH 综合征 应治疗原发恶性肿瘤,视具体病情选择手术、放疗、化疗。

4. 阻滞肾上腺皮质激素合成的药物

米托坦	使肾上腺皮质束状带及网状带萎缩、出血、细胞坏死,主要用于肾上腺癌
米替拉酮	抑制肾上腺皮质 11-β 羟化酶,从而抑制皮质醇的合成
氨鲁米特	抑制胆固醇转为孕烯醇酮,故皮质激素合成受阻
酮康唑	可使类固醇产生减少

5. 术前、后处理

一旦切除垂体或肾上腺病变,皮质醇分泌量锐减,有发生急性肾上腺皮质功能不全的危险,故手术前、后要妥善处理,围术期用药选择氢化可的松。

例 8～9 共用题干

女,35 岁,脸圆、脸红、向心性肥胖 1 年余。患者出现明显的乏力与口干。腹部皮肤可见紫纹,皮肤薄。血压 160/80 mmHg。闭经 1 年。

【例 8】 对定性诊断最有帮助的检查是

A. 24 小时游离皮质醇测定 B. 大剂量地塞米松抑制试验 C. 小剂量地塞米松抑制试验

D. 早 8 点血皮质醇检测 E. 下午 4 点血皮质醇水平检测

【例 9】 如果该患者胸部 CT 检查发现左肺有占位性病变,考虑的可能诊断是

A. 库欣病 B. 异位 ACTH 综合征 C. 肺部肿瘤

D. 肺部感染 E. 肺结核

➢ **昭昭老师总结:Cushing 综合征和 Cushing 病**

| 诊 断 | Cushing 综合征=满月脸(圆脸)、水牛背、宽大紫纹+糖皮质激素增多;
Cushing 病=满月脸(圆脸)、水牛背、宽大紫纹+垂体占位 |
| 检 查 | ①Cushing 综合征:小剂量地塞米松抑制试验,定性诊断(不能定位);
②Cushing 病:大剂量地塞米松抑制试验,定位诊断(定位在垂体);
昭昭老师速记:"小""征""大""病";"小""定性""大""定位" |

续表

治 疗	①**库欣病**:**经蝶窦切除垂体微腺瘤**为治疗本病的**首选**方法; ②肾上腺腺瘤、肾上腺腺癌、小结节性或大结节性双侧肾上腺增生:**手术治疗**

第2节　原发性醛固酮增多症

　　原发性醛固酮增多症(简称原醛症)是由肾上腺皮质病变使醛固酮分泌增多所致,出现水钠潴留,血容量增多,肾素-血管紧张素系统的活性受抑制,临床表现以**高血压、低血钾**为主要特征的综合征。

一、病　因

醛固酮瘤	又称Conn综合征,多见,大多为一侧腺瘤
其他病因	特发性醛固酮增多症;糖皮质激素可抑制性醛固酮增多症;醛固酮癌;异位醛固酮分泌性腺瘤或腺癌

二、临床表现

　　1. 早期表现　早期仅有**高血压期**,无低血钾症状,醛固酮分泌增多及肾素系统活性受抑制,导致血浆**醛固酮/肾素比值上升**,利用此指标在高血压人群中进行筛查,可发现早期原醛症病例。

　　2. 高血压、轻度钾缺乏期　血钾轻度下降或呈间歇性低血钾,或在某种诱因下(如用利尿剂、腹泻等)出现低血钾。

　　3. 高血压、严重钾缺乏期

高血压	最常见的症状
神经肌肉	肌无力及周期性瘫痪,血钾愈低,肌肉受累越严重;指端麻木、手足抽搐
其他表现	①肾脏:慢性失钾,浓缩功能减退,导致多尿等。 ②心脏:钾型图形,QT间期延长,U波,阵发性室上速。 ③儿童有生长发育障碍;低钾时胰岛素释放减少,作用减弱,糖耐量减低

　　【例10】对伴有**低血钾**的**高血压**,病因首先考虑

　　A. 皮质醇增多症　　　　　　B. 原发性醛固酮增多症　　　C. 嗜铬细胞瘤

　　D. 慢性肾炎　　　　　　　　E. 肾动脉狭窄

　　【例11】男性,40岁。发现**血压**高半年,最高达150/100 mmHg,伴乏力,肌痛,口渴。查体:血压170/100 mmHg,肥胖,心脏不大,心律整齐,心率76次/分,双下肢不肿。尿常规:尿蛋白(+),密度1.018,**血钾3.1 mmoL**。最可能的诊断是

　　A. 原发性醛固酮增多症　　　B. 原发性高血压　　　　　　C. 肾性高血压

　　D. 肾血管性高血压　　　　　E. 嗜铬细胞瘤

三、实验室检查

血生化	**高尿钾、低血钾(碱中毒)**;**高血钠**(昭昭老师提示:醛固酮的作用是保钠排钾)
尿检查	尿pH值为中性或偏碱性;**尿密度为固定而减低(1.010～1.018)**;部分有蛋白尿
激　素	①血浆醛固酮明显**升高**;②血浆肾素、血管紧张素Ⅱ**降低** (昭昭老师提示:肾素-血管紧张素-醛固酮系统,是另外一个内分泌轴)

　　【例12】血浆肾素活性**降低**见于

　　A. 嗜铬细胞瘤　　　　　　　B. 醛固酮瘤　　　　　　　　C. 肾动脉瘤

　　D. 生长激素瘤　　　　　　　E. 甲状腺功能亢进症

　　【例13】男,42岁。**高血压**未服药。查体:心律齐,腹软,全腹叩诊呈鼓音,肠鸣音1次/分。实验室检查:**血钾2.9 mmol/L**。腹部B超示左侧肾上腺结节1.5 cm×1.5 cm。该患者最有助于明确诊断的筛查指标是

　　A. 血气分析　　　　　　　　B. 血促肾上腺皮质激素水平

　　C. 血浆游离间苄肾上腺素水平　　D. 血浆醛固酮/血浆肾素活性比值

　　E. 血浆肾素水平

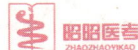

四、治 疗

手术治疗	手术切除醛固酮腺瘤
药物治疗	对于不能手术的肿瘤患者以及特发性增生型患者,用安体舒通(螺内酯)治疗;醛固酮癌预后不良,发现时往往已失去手术机会,需要化疗(昭昭老师提示:药物首选保钾利尿剂,一般不用排钾利尿剂,如速尿,否则会加重低血钾)

例14~15 共用题干

女,28岁。发现血压升高3年,下肢无力1年。无高血压家族史。查体:BP 160/110 mmHg,无向心性肥胖,无满月脸和水牛背,未见紫纹,双下肢无水肿。实验室检查:尿密度1.005,尿pH 7.0,余正常。血钠149 mmol/L,血钾3.1 mmol/L,肝、肾功能正常。

【例14】 该患者最可能的诊断是

A. 库欣综合征　　　　　　B. 嗜铬细胞瘤　　　　　　C. 1型糖尿病

D. 原发性醛固酮增多症　　E. 慢性肾小球肾炎

【例15】 对该患者高血压宜采用的特效治疗药物是

A. ARB　　　　　　　　　B. α受体拮抗剂　　　　　　C. β受体拮抗剂

D. ACEI　　　　　　　　　E. 螺内酯

第3节　肾上腺皮质功能减退症

一、概 述

原发性慢性肾上腺皮质功能减退症又称Addison病,是肾上腺无法分泌足够的皮质醇所引发的疾病。它由双侧肾上腺绝大部分被破坏所致,继发者由下丘脑-垂体病变引起。由于血中低浓度的皮质醇引发负回馈,使得促皮质醇激素(ACTH)分泌增加而呈现典型升高趋势。

二、病 因

感 染	肾上腺结核为常见的原因,肾上腺真菌感染等
自身免疫性肾上腺炎	大多数患者可检出抗肾上腺的自身抗体,双侧肾上腺皮质破坏
其他较少见原因	恶性肿瘤转移,淋巴瘤,白血病浸润,淀粉样变性等

三、临床表现

1. 最具特征性的表现　全身皮肤色素加深,暴露处、摩擦处、乳晕、瘢痕等处尤为明显,黏膜色素沉着于齿龈、舌部、颊黏膜等处,系垂体ACTH、黑色素细胞刺激素分泌增多所致。

2. 其他症状　轻度倦怠感、无精神、皮肤颜色变黑、易怒、体重减轻、四肢肌力下降、喜食含盐量高的食物、恶心、呕吐、直立性低血压。

3. 肾上腺危象　病情急骤加重的表现,常发生于感染、创伤、手术后等,表现为恶心、呕吐、腹痛或腹泻、严重脱水等,如果抢救不及时,可发展为休克、昏迷,甚至死亡。

【例16】 男,20岁。乏力、皮肤色素沉着1年余,经常感冒,食欲差,偶尔恶心、呕吐。查体:P 84次/分,BP 90/60 mmHg,体形偏瘦,皮肤较黑,掌纹、乳晕、齿龈、颊黏膜等处色素沉着明显。余未见异常。该患者最可能的诊断是

A. 结核　　　　　　　　　B. 淋巴瘤　　　　　　　　C. 原发性肾上腺皮质功能减退症

D. 先心病　　　　　　　　E. 性染色体异常

【例17】 女,28岁。恶心、呕吐、乏力、头晕1周。近2个月体重减轻,皮肤变黑。查体:BP 90/60 mmHg,心率84次/分,立位BP 75/50 mmHg,心率99次/分,身高169 cm,体重50 kg,皮肤黑,甲状腺Ⅰ度肿大。心、肺、腹未见异常。实验室检查:血钠124 mmol/L,血钾5.8 mmol/L,血糖3.5 mmol/L。该患者最可能的诊断是

A. 甲状腺功能减退　　　　B. 垂体卒中　　　　　　　C. 原发性慢性肾上腺皮质功能减退症

D. 慢性肾衰竭　　　　　　E. 真菌感染

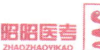

四、实验室检查

血尿皮质醇、尿 17-羟类固醇测定	常减低,也可正常
ACTH 兴奋试验	①最有诊断价值的试验; ②静脉注射 ACTH 25 单位,维持 8 小时,观察尿-17 羟皮质类固醇和(或)血皮质醇变化,正常人在第一天较对照日增加 1~2 倍,第二天增加 1.5~2.5 倍
血浆基础 ACTH 测定	明显升高
X 线片、CT 或 MRI	结核病患者出现肾上腺增大及钙化阴影

【例 18】原发性慢性肾上腺皮质功能减退症的症状是由于缺乏

A. 促肾上腺皮质激素　　　　B. 醛固酮　　　　C. 皮质醇

D. 醛固酮及皮质醇　　　　E. 肾上腺素及去甲肾上腺素

【例 19】对原发性慢性肾上腺皮质功能减退症的诊断最有意义的血检结果是

A. 醛固酮下降　　　　B. 血糖下降　　　　C. 血钠下降

D. 皮质醇下降　　　　E. ACTH 下降

五、治 疗

1. 基础治疗

糖皮质激素替代治疗	每日开始剂量:氢化可的松 20~30 mg 或可的松 25~37.5 mg;以后可以逐渐减量,氢化可的松 15~20 mg 或相应量的可的松
食盐及盐皮质激素	食盐的摄入量应充分,部分患者仍有头晕、乏力,需要加盐皮质激素

2. 病因治疗 有活动性肺结核者,给予抗结核治疗等。

3. 肾上腺危象治疗 补充液体,应用糖皮质激素,积极治疗感染及其他诱因。

4. 外科手术或其他应激时治疗 在发生严重应激时,应每天给予氢化可的松总量约 300 mg 或更多;较轻的短暂应激,每天给予氢化可的松总量 100 mg 即可。

【例 20】女,25 岁。乏力,皮肤色素沉着 3 年余。经常感冒,食欲差,偶尔恶心、呕吐。查体:P 90 次/分,BP 90/60 mmHg,全身皮肤较黑,掌纹、乳晕色深,齿龈、颊黏膜处可见色素沉着,余未见异常。对该患者的替代治疗应用

A. 氢化可的松　　　　B. 地塞米松　　　　C. 泼尼松

D. 甲泼尼龙　　　　E. 泼尼松龙

第 4 节 嗜铬细胞瘤

嗜铬细胞瘤为起源于肾上腺髓质、交感神经节或其他部位的嗜铬组织,主要分泌儿茶酚胺,引起持续性或阵发性高血压和多种器官功能及代谢紊乱。

一、病因及病理

嗜铬细胞瘤位于肾上腺者占 80%~90%,大多为一侧性。肾上腺外嗜铬细胞瘤称为副神经瘤,主要位于腹部,多在腹主动脉旁,其他少见部位为肾门、肾上极、肝门区、肝及下腔静脉之间、近胰头部位、髂窝或近髂窝血管处如卵巢内、膀胱内、直肠后等。腹外者甚少见,可位于胸内(主要在后纵隔或脊柱旁,也可在心脏)、颈部、颅内。

肾上腺髓质的嗜铬细胞瘤可产生去甲肾上腺素和肾上腺素,以前者为主。此外,嗜铬细胞瘤还可释放一些其他物质引起不典型症状,见下表所列:

激素	症状	昭昭老师速记
舒血管肠肽、P 物质	面部潮红	"张太太"的"红""屁"股
鸦片肽、生长抑素	便秘	"压抑"让人"便秘"
血管活性肠肽、血清素、胃动素	腹泻	吃"素"的、胃蠕动会ら腹泻
神经肽 Y	面色苍白、血管收缩	"神经病"患者"高血压""脸苍白"
舒血管肠肽、肾上腺髓质素	低血压或休克	"舒张血管"当然会"低血压"

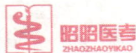
二、临床表现

心血管系统	①高血压:阵发性高血压为特征性表现,部分患者为持续性高血压; ②低血压、休克:病因很多,如肿瘤坏死,停止释放儿茶酚胺; ③心脏表现:期前收缩、阵发性心动过速、心室颤动等
代谢紊乱	①基础代谢增高,糖代谢紊乱;　②出现血糖升高,糖耐量减低; ③脂肪代谢紊乱,脂肪分解加速;④电解质代谢紊乱:低血钾及高钙血症
其　他	①消化系统如肠蠕动及张力减弱,可引起便秘、肠扩张;肠系膜血管受损出现肠坏死、出血、穿孔;胆石症发生率高,此与儿茶酚胺使胆囊收缩减弱、oddi 氏括约肌张力增强,引起胆汁潴留有关等; ②泌尿系统如肾功能减退等

【例 21】女,50 岁。3 个月来发作性头晕、头痛伴面色苍白,心悸,冷汗,共发作 3 次,每次持续 20 分钟到 2 小时。发作时测血压(180～210)/(110～130) mmHg,平时血压正常。查体:BP 120/90 mmHg,体型偏瘦,皮肤微潮,心率 90 次/分,律齐,四肢末梢凉。该患者首先考虑的诊断是

    A. 原发性高血压　　　　　　　B. 原发性醛固酮增多症　　　　C. 嗜铬细胞瘤

    D. 围绝经期综合征　　　　　　E. 肾性高血压

三、检　查

1. 血、尿儿茶酚胺及其代谢产物测定

	特　点	昭昭老师速记
指　标	①24 小时尿儿茶酚胺、儿茶酚胺代谢产物甲氧基肾上腺素(MN)和甲氧基去甲肾上腺素(NMN)升高; ②最终代谢产物香草扁桃酸(即香草杏仁酸,VMA)升高	最喜欢的就是"茶"和"香草"
影响因素	①增高儿茶酚胺:摄入咖啡、可乐类饮料、左旋多巴、拉贝洛尔、普萘洛尔、四环素; ②降低儿茶酚胺:休克、低血糖、高颅内压	快死的病(休克、低血糖、高颅压)可升高儿茶酚胺,反过来剩下的都是降低儿茶酚胺的

2. 胰高血糖素激发试验

持续性高血压患者,不必做药理试验;阵发性高血压发作间歇期可进行此试验:胰高糖素 1 mg IV 1～3 min 后,血浆儿茶酚胺增加 3 倍以上或>2 000 Pg/mL,血压升高。

3. 影像学检查

B 超、CT、MRI 肾上腺肿瘤定位。

【例 22】女性,35 岁。持续性血压升高 2 个月,疑诊嗜铬细胞瘤。下列检查中哪项检查的敏感性和特异性最高?

    A. 香草杏仁酸　　　　　　　　B. 尿甲氧基肾上腺素和甲氧基去甲肾上腺素　C. 尿皮质醇

    D. 尿 17-酮　　　　　　　　　E. 尿 17-羟

【例 23】男,40 岁。发作性心悸、头痛、大汗,发作时血压 230/130 mmHg,平素血压不高。对诊断最有帮助的是发作时测定尿

    A. 儿茶酚胺　　　　　　　　　B. 蛋白　　　　　　　　　　　C. 钾、钠、氯

    D. 钙、磷　　　　　　　　　　E. 游离皮质醇

四、治　疗

1. 药物治疗

嗜铬细胞瘤手术切除前采用α受体拮抗剂使血压下降,减轻心脏负担,并使原来缩减的血管容量扩大。常用的α受体拮抗剂为作用时间较长的酚苄明。选择性α受体拮抗剂哌唑嗪等也可获得良好疗效。当患者骤发高血压危象时,应积极抢救,立即静脉缓推酚妥拉明。

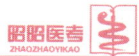

2. 手术治疗

术　前	①手术前 α 受体拮抗剂的应用一般不得少于2周； ②术前 β 受体阻滞剂不必常规应用，如患者有心动过速或心律失常则需采用。在用 β 受体拮抗剂之前，必须先用 α 受体拮抗剂使血压下降，注意不可单独使用 β 受体拮抗剂，以免由于阻断 β 受体介导的舒血管效应而使血压升高，甚而发生肺水肿，尤其是分泌肾上腺素为主的患者
术　后	手术后第1周血压仍可偏高或有高血压，其原因可能为： ①手术后的应激状态；　　　②患者原来体内贮存的儿茶酚胺较多； ③可能合并原发性高血压；　④儿茶酚胺长期增多损伤血管

例24～25 共用选项

A. 螺内酯　　　　　　　　B. 酚苄明　　　　　　　　C. 酮康唑

D. 米托坦　　　　　　　　E. 美替拉酮

【例24】原发性醛固酮增多症治疗用

【例25】嗜铬细胞瘤术前药物准备用

➤ 参考答案如下，详细答案参见2021版《国家临床执业及助理医师资格考试精选真题考点精析》。

1. C	2. C	3. E	4. A	5. D
6. C	7. A	8. C	9. B	10. B
11. A	12. B	13. D	14. D	15. E
16. C	17. C	18. D	19. D	20. A
21. C	22. B	23. A	24. A	25. B

昭昭老师提示：关注官方微信，获得第一手考试资料。

第6章　糖尿病及低血糖

➤ **2021考试大纲**

①糖尿病定义；②糖尿病临床表现；③糖尿病诊断和分型；④糖尿病急性并发症；⑤糖尿病慢性并发症；⑥糖尿病综合防治原则；⑦降血糖药物治疗；⑧胰岛素治疗和胰岛素类似物；⑨糖尿病筛查及预防；⑩低血糖。

➤ **考纲解析**

近20年的医师考试中，本章的考试重点是糖尿病的分型、诊断、检查和治疗，执业医师每年考查分数为3～5分，助理医师每年考查分数为2～3分。

第1节　糖尿病

糖尿病是一组多病因引起的以慢性高血糖为特征的代谢性疾病，是由胰岛素分泌和(或)作用缺陷所引起。长期碳水化合物以及脂肪、蛋白质代谢紊乱可引起多系统损害，导致眼、肾、神经、心脏、血管等组织器官慢性进行性病变、功能减退及衰竭。病情严重或应激时可发生急性严重代谢紊乱，如糖尿病酮症酸中毒、高渗高血糖综合征。

一、病　因

糖尿病的病因和发病机制极其复杂，至今未完全阐明。总体来说是由遗传和环境因素共同作用，导致发病。胰岛素由胰腺 β 细胞合成和分泌，通过血液循环到达体内各组织器官的靶细胞，与特异性受体结合并引发细胞内物质代谢反应。该过程中，任何一个环节发生异常均可导致糖尿病。

【例1】由胰岛 β 细胞分泌的激素是

A. 胰岛素　　　　　　　　B. 胰高血糖素

C. 生长抑素　　　　　　　D. 血管活性肠肽

E. 胰多肽

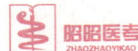

二、临床表现

1. 基本临床表现　代谢紊乱症候群。血糖升高后引起渗透性利尿,导致多尿,继而出现口渴多饮。外周组织对葡萄糖利用障碍,脂肪分解增多,蛋白质代谢负平衡,患者逐渐出现乏力、消瘦,儿童生长发育受阻,患者常易饥、多食。患者出现典型的"三多一少"症状,即多尿、多饮、多食和体重减轻。

2. 常见各型糖尿病的临床特点

(1) 具体分型

分　型	表　现
1 型糖尿病	①免疫介导性 T1DM:青少年患者起病较急,症状较为明显,未及时治疗可以出现糖尿病酮症酸中毒,胰岛 β 细胞自身抗体检查阳性; ②特发性 T1DM:通常急性起病,β 细胞功能明显减退甚至衰竭,临床上表现为糖尿病酮症甚至酸中毒,胰岛 β 细胞自身抗体检查阴性
2 型糖尿病	可发生在任何年龄,常在 40 岁以后发病,症状相对较轻,比较隐匿,很少自发糖尿病酮症酸中毒,少数 2 型糖尿病可并发酮症酸中毒,与肥胖症、血脂异常等疾病常同时或先后发生
其他特殊类型糖尿病	①青年人中的成年发病型糖尿病(MODY):三代或以上家族发病史;符合常染色体显性遗传规律;发病年龄小于 25 岁;酮症倾向等; ②线粒体基因突变糖尿病:母系遗传,发病早,身材多消瘦,常伴有神经性耳聋或其他神经肌肉病; ③糖皮质激素所致糖尿病:激素可诱发或加重糖尿病,常与使用的剂量和时间有关,多数停药后可恢复正常
妊娠糖尿病	通常在妊娠中、末期出现,一般只有轻度无症状性血糖增高,分娩后血糖一般可以恢复正常,但是未来发生 2 型糖尿病的风险显著增加

(2) 1 型糖尿病和 2 型糖尿病的对比

	1 型糖尿病(胰岛素依赖型糖尿病)	2 型糖尿病(非胰岛素依赖型糖尿病)
病　因	遗传因素	多种因素
机　制	胰岛 β 细胞破坏、数量严重不足;常导致胰岛素绝对缺乏	胰岛素抵抗合并有相对性胰岛素分泌不足
进一步分型	①免疫介导性 T1DM:β 细胞自身抗体检查阳性; ②特发性 T1DM:β 细胞自身抗体检查阴性	—
表　现	①青少年多见; ②血浆胰岛素及 C 肽水平低下或缺乏,葡萄糖刺激后分泌曲线低平; ③"三多一少"症状十分典型; ④容易并发酮症酸中毒; ⑤主要死因:糖尿病肾病	①中老年(常>40 岁)、肥胖; ②血浆胰岛素及 C 肽水平相对性不足,葡萄糖刺激后释放延迟、减弱或消失、代偿性升高、基本正常; ③"三多一少"症状不典型; ④不容易并发酮症酸中毒; ⑤主要死因:心脑血管并发症
治　疗	胰岛素	口服降糖药物及胰岛素

【例2】1 型糖尿病的主要特点是

A. 多见于 40 岁以上的成年人　　　　　B. 易发生糖尿病酮症酸中毒

C. 与免疫介导的胰岛 β 细胞增生有关　　D. 早期常不需要胰岛素治疗

E. 多数患者表现为胰岛素抵抗

【例3】2 型糖尿病的特点是

A. 都有"三多一少"表现　　　　　　　B. 患者体形均较肥胖

C. 患者空腹血糖较高　　　　　　　　　D. 空腹尿糖呈阳性

E. 少数以酮症酸中毒为首发表现

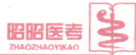

三、实验室检查

尿 糖	尿糖阳性只是提示血糖超过了肾糖阈,因而尿糖阴性<u>不能排除</u>糖尿病
血 糖	①反应<u>瞬间</u>血糖,空腹血糖(FPG)≥7.0 mmol/L,OGTT(2 小时)≥11.1 mmol/L(成人口服 75 g 无水葡萄糖,儿童 1.75 g/kg,2 小时后查血糖)。 ②手指血→全血血糖→快速血糖测定;静脉血→血浆血糖→生化检查;<u>血浆血糖</u>比全血血糖高 15%。(昭昭老师提示:血浆血糖更准确) ③噻嗪类利尿剂、糖皮质激素等可影响血糖,测血糖前要停用 3~7 天
糖化血红蛋白	葡萄糖与血红蛋白结合产生,与血糖浓度呈正相关,可反映患者<u>近 8~12 周的血糖水平</u>,正常值为 <u>3%~6%</u>
糖化血浆白蛋白	葡萄糖与白蛋白结合产生<u>果糖胺</u>,与血糖浓度呈正相关,可反映患者<u>近 2~3 周</u>的血糖水平,正常值为 1.7~2.8 mmol/L
胰岛 β 细胞	①<u>胰岛素释放试验</u>:空腹血浆胰岛素 35~145 pmol/L,30~60 分钟内达高峰;测定<u>受胰岛素抗体和外源</u>性胰岛素的干扰。 ②<u>C 肽释放试验</u>:空腹≥400 pmol/L,峰值为基础值的 5~6 倍;测定<u>不受</u>胰岛素抗体所干扰 (昭昭老师速记:胰岛素释放试验受影响;C 肽释放试实验不受影响)

【例 4】反映糖尿病患者取血前 <u>8~12 周血糖</u>情况的指标是

A. 糖基化血红蛋白   B. 24 小时动态血糖   C. 空腹血糖平均值

D. 餐后血糖平均值   E. 糖化血清蛋白

【例 5】对糖尿病<u>分型</u>首选

A. 24 小时尿糖定量测定   B. 餐后 2 小时血糖测定   C. 糖基化血红蛋白测定

D. 口服葡萄糖耐量试验   E. 胰岛素释放试验

四、诊断标准

1. 血糖水平及意义

	空腹血糖(FPG)	任意血糖	OGTT 2 小时
正常	<6.1 mmol/L	—	<7.8 mmol/L
<u>空腹血糖受损(IFG)</u>	6.1~7.0 mmol/L	—	<7.8 mmol/L
<u>糖耐量减低(IGT)</u>	<7.0 mmol/L	—	7.8~11.1 mmol/L
糖尿病(DM)	≥7.0 mmol/L	≥11.1 mmol/L	≥11.1 mmol/L

昭昭老师提示:如果说糖尿病是"癌症",那么空腹血糖受损和糖耐量减低的意义就是"癌前病变"。

2. 糖尿病的诊断标准

(1)<u>糖尿病症状</u>+随机血糖≥11.1 mmol/L,或 FPG≥7.0 mmol/L,或 OGTT 中 2 小时 PG≥11.1 mmol/L。

(2)症状不典型者,需另一天再次证实。

(3)<u>糖化血红蛋白(HBA1c)≥6.5%</u>作为诊断标准(国际标准,我国不推荐)。

【例 6】有关糖尿病的诊断,<u>正确</u>的是

A. 空腹血糖升高是重要指标   B. 空腹血糖正常可排除糖尿病

C. 两次 OGTT 还不能诊断时应做第三次   D. 糖耐量减低是糖尿病的一个亚型

E. 尿糖阴性可排除糖尿病

【例 7】以下对糖尿病检验结果的解释<u>正确</u>的是

A. 尿糖阴性可以排除糖尿病   B. 尿糖阳性可以诊断糖尿病

C. 尿酮阳性仅见于糖尿病   D. 空腹血糖正常可以排除糖尿病

E. 餐后 2 小时血糖正常也可以是糖尿病

五、治 疗

1. 治疗目标

(1)五架马车:通过"五架马车"——糖尿病教育、医学营养治疗、运动治疗、血糖监测和药物治疗,达到目标。

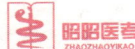

近期目标	通过控制高血糖和相关代谢紊乱,以消除糖尿病症状和防止出现急性严重代谢紊乱
远期目标	通过良好的代谢控制达到预防及(或)延缓糖尿病慢性并发症的发生和发展,维持良好的健康和学习、劳动的能力,保障儿童生长发育,提高患者的生活质量,降低死亡率和延长寿命

(2) 糖尿病的健康教育是重要的基础管理措施,决定糖尿病管理成败的关键。

(3) 医学营养治疗是糖尿病的基础管理措施,是综合管理的重要组成部分。①计算总热卡成年人休息状态下为 25～30 kcal/(kg·d);轻体力劳动 30～35 kcal/(kg·d);中度体力劳动 35～40 kcal/(kg·d);重体力劳动＞40 kcal/(kg·d)。儿童、孕妇、乳母、营养不良者,应酌情增加。②营养物质含量:膳食中糖所提供的能量占 50%～60%,蛋白质 10%～15%,脂肪不超过 30%。③合理分配每日三餐,按 1/5、2/5、2/5 或 1/3、1/3、1/3 分配。

(4) 运动治疗:在糖尿病管理中占重要地位,尤其对肥胖的 2 型糖尿病患者,运动可增加胰岛素敏感性,有助于控制血糖和体重。1 型糖尿病患者为避免血糖波动过大,体育锻炼宜在餐后进行。

2. 控制目标

指　标	控制目标	昭昭老师速记
空腹血糖	3.9～7.2 mmol/L	—
非空腹血糖	≤10.0 mmol/L	—
HbA1c	<7.0%	"17"岁那年的雨季
血　压	<130/80 mmHg	降压目标在各种合并病中都是 130/80 mmHg
TG	<1.7 mmol/L	—
LDL-C	<2.6 mmol/L	—
LDL-C 合并冠心病	<2.07 mmol/L	—
HDL-C	>1.0/1.3 mmol/L	—
尿白蛋白/肌酐比值	<2.5/3.5 mg/mmol(男/女)	—
尿白蛋白排泄率	<20 μg/min(30 mg/d)	—
体重指数	<24 kg/m²	—
主动有氧活动	≥150 分钟/周	—

3. 药物治疗

昭昭老师速记:治疗糖尿病的五虎上将,一个在作用在外周组织(双胍类),一个作用在肠道(α葡萄糖苷酶抑制剂),两个作用在胰腺(磺脲类和格列奈类),还有一个增敏剂(噻唑烷二酮类)

➤ 昭昭老师总结:各种治疗糖尿病药物的记忆方法

药　物	机　制	昭昭老师速记
双胍类	促进外周组织利用	"外周"都是西"瓜"地
α葡萄糖苷酶抑制剂	抑制肠道吸收	"肠道"都发"霉"了
磺脲类	促进胰腺的 B 细胞分泌胰岛素,速度慢	"慢"慢"尿"了
格列奈类	促进胰腺的 B 细胞分泌胰岛素,速度快	"快"乐很无"奈"
噻唑烷二酮类	增加敏感性	对"铜""敏感"

(1) 双胍类:代表药物为二甲双胍。

	特点	昭昭老师速记
作用机制	通过抑制肝葡萄糖输出,改善外周组织对胰岛素的敏感性,增加对葡萄糖的摄取和利用从而降低血糖	"外周"都是西"瓜"地
适应证	作为 2 型糖尿病的一线用药及联合用药	2 个胖子爱吃瓜

	特　点	昭昭老师速记
不良反应	①最常见的副作用是消化道反应； ②最严重的副作用是乳酸性酸中毒	①吃瓜胃肠道不好； ②吃瓜最严重的会酸中毒
禁忌证	①肾功能不全的 1 型糖尿病患者不宜单独使用本药； ②2 型糖尿病合并急性并发症等	"瓜"对"肾"不好
临床应用	年老患者慎用，药量酌减，并监测肾功能	—

【例 8】 双胍类降血糖药物的降糖作用机制是

A. 抑制肝糖原的分解　　　　　　　　B. 增加基础胰岛素的分泌量

C. 改变餐时胰岛素的分泌模式　　　　D. 延缓肠道碳水化合物的吸收

E. 激活过氧化物酶增殖体活化因子受体

例 9～11 共用题干

男，45 岁。体检发现空腹血糖 8 mmol/L，餐后 2 小时血糖 13 mmol/L，血清甘油三酯 3.5 mmol/L，低密度脂蛋白 3.6 mmol/L。无明显不适，半年体重下降 10 kg。查体：BP 160/100 mmHg，BMI 28，心肺腹查体无阳性发现。

【例 9】 首选的降血糖药物是

A. 阿卡波糖　　　　　　B. 瑞格列奈　　　　　　C. 罗格列酮

D. 二甲双胍　　　　　　E. 格列苯脲

【例 10】 降血压首选的治疗药物是

A. α 受体阻滞剂　　　　B. 血管紧张素转换酶抑制剂　　　　C. 钙通道阻滞剂

D. 利尿剂　　　　　　　E. β 受体阻滞剂

【例 11】 该患者首选的调脂药物是

A. 他汀类　　　　　　　B. 多烯酸乙酯　　　　　　C. 贝特类

D. 维生素 E　　　　　　E. 烟酸类

例 12～14 共用题干

女性，45 岁。肥胖多年，口渴 5 个月。尿糖（＋），空腹血糖 7.9 mmol/L，餐后 2 小时血糖 12.1 mmol/L。

【例 12】 本例可诊断为

A. 1 型糖尿病　　　　　　B. 肾性糖尿　　　　　　C. 食后糖尿

D. 2 型糖尿病　　　　　　E. 类固醇性糖尿病

【例 13】 该患者应首选下列哪种药物或治疗？

A. 双胍类降糖药　　　　　B. 磺脲类降糖药　　　　　C. 胰岛素

D. 饮食治疗＋双胍类降糖药　　E. 运动疗法

【例 14】 下列哪组生化指标达到糖尿病临时满意控制，分别为空腹血糖（mmol/L）、餐后 2 小时血糖（mmol/L）、HbA1c(％)

A. <5.6, <7.2, ≤4　　　　　　B. <6.1, <7.8, ≤7.0　　　　　　C. <7.2, <8.3, ≤6

D. <7.8, <8.3, ≤8　　　　　　E. <8.3, <10.0, ≤10

例 15～17 共用题干

男，45 岁。体检发现血糖升高，空腹血糖 7.6 mmol/L，餐后 2 小时血糖 13.6 mmol/L，HbA1c 7.8％。查体：BP 150/100 mmHg，BMI 28，心肺腹查体未见明显异常。

【例 15】 该患者 HbA1c 控制目标应小于

A. 7.0％　　　B. 6.5％　　　C. 5.5％　　　D. 6.0％　　　E. 8.0％

【例 16】 在控制饮食和运动的基础上首选的降糖药物是

A. 二甲双胍　　　　　　B. 阿卡波糖　　　　　　C. 那格列奈

D. 吡格列酮　　　　　　E. 格列苯脲

【例 17】 该患者首选的降压药物是

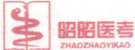

A. 氨氯地平   B. 美托洛尔   C. 哌唑嗪

D. 氢氯噻嗪   E. 氯沙坦

(2) 磺脲类:代表药物为格列苯脲、格列美脲等。

	特　点	昭昭老师速记
作用机制	促胰岛素分泌剂,主要作用为刺激 β 细胞分泌胰岛素,作用前提是机体尚保存相当数量(30%以上)有功能的 β 细胞	小"姨"很"黄"
适应证	2 型糖尿病非肥胖患者,用饮食和运动治疗血糖控制不理想时	小"瘦"子也很"黄"
不良反应	最常见且重要的是低血糖反应,其次有体重增加、皮肤过敏反应等	胰岛素多了当然会低血糖
禁忌证	①1 型糖尿病或有严重并发症或 β 细胞功能很差的 2 型糖尿病;②儿童糖尿病,孕妇、哺乳期妇女,大手术围术期,全胰腺切除后等	总之没有 B 细胞的就不能用
临床应用	①格列美脲作用最强,老年人及肝、心、肾等功能不好者慎用;②格列吡嗪、格列齐特、格列喹酮作用温和,较适用于老年人,轻度肾功能减退时均可用;中度肾功能减退时可选用格列喹酮,重度肾功能减退不适用	"强"者最"美";神童 ="肾""酮"

例 18～19 共用选项

A. 罗格列酮   B. 比格列酮   C. 阿卡波糖

D. 格列齐特   E. 二甲双胍

【例 18】促进胰岛素分泌的药物是

【例 19】延缓肠道碳水化合物吸收的药物是

(3) 格列奈类:瑞格列奈、那格列奈等。

	特　点	昭昭老师速记
作用机制	作用于胰岛 β 细胞上的 K_{ATP},但结合位点与磺酰脲类不同,是一类快速作用的胰岛素促分泌剂,主要通过刺激胰岛素的早时相分泌而降低餐后血糖,主要控制餐后高血糖	主要优势在于促进快速分泌,降低餐后高血糖
适应证	同磺酰脲类,较适用于 2 型糖尿病早期餐后高血糖阶段或以餐后高血糖为主的老年患者	老公很"快",很无"奈"
不良反应	最常见且重要的是低血糖反应	胰岛素多了当然会低血糖
禁忌证	同磺脲类降糖药	—

例 20～21 共用选项

A. 双胍类   B. 噻唑烷二酮类   C. 磺脲类

D. 格列奈类   E. α 葡萄糖苷酶抑制剂

【例 20】刺激餐后胰岛素早期分泌的降血糖药是

【例 21】严重心功能不全患者不宜使用的降血糖药是

(4) α 葡萄糖苷酶抑制剂:阿卡波糖等。

	特　点	昭昭老师速记
作用机制	①延缓碳水化合物的吸收,用于降低餐后高血糖;②必须与进食同时服	因为主要降低餐后血糖,所以需要同时服用
适应证	适用于以碳水化合物为主要食物成分,或空腹血糖正常而餐后血糖明显升高,可单独使用该药或与其他降糖药合用	餐后高血糖
不良反应	常见胃肠道反应	通过肠道作用,不良反应在肠道
禁忌证	不宜用于有胃肠道功能紊乱者、孕妇等,1 型糖尿病不宜单独使用	—

例 22～23 共用题干

男性,48 岁。确诊 2 型糖尿病 1 年,予合理饮食和运动治疗并口服二甲双胍 500 mg,每日 3 次。查体:身高 173 cm,体重 78 kg,血压 130/90 mmHg,心、肺和腹部检查未见异常。复查空腹血糖 5.2 mmol/L,三餐

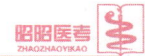

后2小时血糖分别为 11.4 mmol/L、13.1 mmol/L 和 12.6 mmol/L。

【例22】 该患者下一步最合理的治疗是

A. 二甲双胍加大剂量　　　　　　B. 改用胰岛素　　　　　　　C. 改用磺脲类降血糖药

D. 加用磺脲类降血糖药　　　　　E. 加用α葡萄糖苷酶抑制剂

【例23】 α-葡萄糖苷酶抑制剂常见的不良反应是

A. 低血糖症　　　　　　　　　　B. 腹胀和腹泻　　　　　　　C. 下肢水肿

D. 乳酸性酸中毒　　　　　　　　E. 充血性心力衰竭

（5）噻唑烷二酮类（格列酮类）：罗格列酮、比格列酮等。

	特　点	昭昭老师速记
作用机制	胰岛素增敏剂,增加靶组织对胰岛素作用的敏感性而降低血糖,还有改善血脂、改善血管内皮细胞功能等,起到心血管保护作用	对"铜""敏"感
适应证	单独或与其他降糖药物合用治疗 2 型糖尿病,尤其是肥胖、胰岛素抵抗者	"抵抗""儿童（二酮）"
不良反应	①体重增加和水肿是此类药物的常见副作用; ②心功能不好者禁用	"童""心"未眠
禁忌证	不宜用于 1 型糖尿病、孕妇、哺乳期妇女和儿童,以及有心力衰竭、活动性肝病及严重骨质疏松或骨折病史的患者	—

（6）胰岛素治疗：（手术的、妊娠的、并发症的统统胰岛素）

①适应证：所有 1 型糖尿病；各种严重的糖尿病急性或慢性并发症；手术、妊娠和分娩。

②胰岛素分类（重点记住每一种药物的代表药）

类　型	药　物	昭昭老师速记	作　用
速效胰岛素	①门冬胰岛素; ②赖脯胰岛素; ③半慢胰岛素	①速冻; ②普速; ③半速	作用快,时间短,可经静脉注射抢救糖尿病酮症酸中毒,主要控制餐后高血糖
中效胰岛素	①低精蛋白胰岛素; ②中性精蛋白胰岛素; ③慢胰岛素	①中低档; ②中档; ③中等偏慢	主要用于提供基础胰岛素,可控制两餐饭后高血糖
长效胰岛素	①甘精蛋白胰岛素; ②地特胰岛素; ③特慢胰岛素	①肝肠寸断; ②特长	鱼精蛋白锌胰岛素注射液,无明显作用高峰,主要提供基础胰岛素

③胰岛素所致的两种特殊现象

Somogyi 效应	在黎明前曾有低血糖,但症状轻微或短暂而未被发现,继而发生低血糖后的反应性高血糖
黎明现象	即夜间血糖控制良好,也无低血糖发生,仅于黎明时一段短时间出现高血糖,其机制可能为皮质醇等胰岛素对抗激素分泌增多所致
鉴别:夜间多次（0、2、4、6、8 时）测定血糖,有助于鉴别早晨高血糖的原因		

【例24】 男,50岁。肥胖,2 型糖尿病 5 年,口服二甲双胍 250 mg,每日 3 次。5 个月前因外伤发生左足溃疡至今未愈。空腹血糖 7.2 mmol/L,三餐后血糖分别为 9.2 mmol/L,8.7 mmol/L,8.6 mmol/L。该患者控制糖尿病的最佳治疗方案应选择

A. 增加二甲双胍剂量　　　　　　B. 加用胰岛素制剂　　　　　C. 加用磺脲类口服降糖药

D. 加用a葡萄糖苷酶抑制剂　　　E. 加用噻唑烷二酮类药

【例25】 女,52岁。糖尿病史 2 年,经饮食治疗并口服二甲双胍,病情控制良好。近日受凉后发热、咳嗽、咳黄痰,X 线检查为右下肺炎。血糖 17.9 mmol/L,尿糖（＋＋＋）。对该患者除治疗肺炎外,对糖尿病的处理应

A. 用胰岛素治疗　　　　　　　　B. 增加二甲双胍剂量　　　　C. 改用格列吡嗪

D. 加用格列吡嗪　　　　　　　　E. 加用葡萄糖苷酶抑制剂

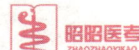

例 26～27 共用选项

A. 晚餐碳水化合物摄入过多　　B. 夜间曾发生过低血糖　　C. 夜间肝葡萄糖产生过多

D. 清晨胰岛素作用不足　　E. 清晨胰岛素拮抗激素增多

【例 26】 Somogyi 效应的原因是

【例 27】 黎明现象的原因是

【例 28】 女性,42 岁。糖尿病 5 年,每日皮下注射混合胰岛素治疗,早餐前 30 U,晚餐前 24 U,每日进餐规律,主食量 300 g。近来查空腹血糖 12.5 mmol/L,餐后血糖 7.6～9.0 mmol/L。为确定该患者空腹高血糖的原因最有意义的检查是 。

A. 多次测定空腹血糖　　B. 多次测定餐后血糖　　C. 测糖基化血红蛋白

D. 夜间血糖监测　　E. 口服葡萄糖耐量试验

(7) GLP - 1 受体激动剂和 DPP - Ⅳ 抑制剂

	GLP - 1 受体激动剂	DPP - Ⅳ 抑制剂
药　物	艾塞那肽、利拉鲁肽	西格列汀、沙格列汀
机　制	通过激动 GLP - 1 受体发挥作用	抑制 DPP - Ⅳ 活性而减少 GLP - 1 的失活
适应证	2 型糖尿病;尤其是肥胖、胰岛素抵抗者明显	2 型糖尿病
禁忌证	1 型糖尿病、胰腺炎病史	孕妇、儿童、肝肾功能不全、1 型糖尿病
不良反应	胃肠道反应	头痛、超敏反应、肝酶升高等
昭昭老师速记	"1"个老"太"	"4"去"西"天

(8) 妊娠期糖尿病的治疗:严禁口服降糖药,应选用短、中效胰岛素。

(9) 糖尿病慢性并发症的防治原则

血　压	①首选 ACEI 或 ARB,一般控制在<130/80 mmHg; ②若尿蛋白>1 g/d,则应< 125/75 mmHg
血　脂	首要目标是控制 LDL - C<2.6 mmol/L,极高危患者应<2.07 mmol/L,首选他汀类;若 TG>4.5 mmol/L,应首选贝特类,以减少发生急性胰腺炎的风险
控制血糖	①严格的血糖控制可预防或延缓蛋白尿的发生和进展; ②已有微量白蛋白尿而血压正常者,应用 ACEI 或 ARB,也可延缓肾病进展; ③一旦进展至临床糖尿病肾病期,治疗的重点是矫正高血压和减慢肾小球滤过率的下降速度
视网膜病变	①视网膜病变重度 NPDR 应尽早接受视网膜光凝治疗; ②PDR 患者存在威胁视力情况时,应尽早行玻璃体切割手术,争取保存视力

六、并发症

1. 急性并发症

(1) 糖尿病酮症酸中毒

组　成	乙酰乙酸、β-羟丁酸和丙酮(昭昭老师速记:"乙丙丁")
临床表现	深大呼吸、呼气烂苹果味(对比及记忆:大蒜臭味是有机磷中毒)
实验室检查	①血糖多数为 16.7～33.3 mmol/ L,尿糖、尿酮体均强阳性(＋＋＋～＋＋＋＋)。 ②血实际碳酸氢盐含量、标准碳酸氢盐含量、CO_2 结合力降低,剩余碱负值增大,阴离子间隙增大,与碳酸氢盐降低大致相等;血尿素氮和肌酐常偏高;血浆渗透压轻度上升
治　疗	①补液＋小剂量胰岛素治疗:开始用等渗液或者 0.9％氯化钠,如果经过扩容后,效果不理想,再输入低渗液体如 0.45％氯化钠;小剂量胰岛素为 0.1 U/kg・h,首次负荷剂量 10～20 U。 ②重症者如血 pH<7.10,血碳酸根<5 mmol/L,可少量补充等渗碳酸氢钠。 ③补碱过多过快会产生不良反应,包括脑脊液反常性酸中毒加重、组织缺氧加重、血钾下降和反跳性碱中毒。 ④补钾治疗: a. 治疗前血钾低:补液＋胰岛素输注前——同时开始立即补钾; b. 血钾正常,尿量>40 mL/h——应立即开始补钾(见尿补钾); c. 血钾正常,尿量<30 mL/h——暂缓补钾; d. 血钾高于正常——暂缓补钾

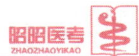

【例29】糖尿病酮症酸中毒的酮体是指

A. 乙酰乙酸、β-羟丁酸、丙酮、游离脂肪酸

B. 乙酰乙酸、β-羟丁酸、游离脂肪酸

C. 游离脂肪酸、β-羟丁酸、丙酮

D. 乙酰乙酸、游离脂肪酸、丙酮

E. 乙酰乙酸、β-羟丁酸、丙酮

例30～31共用题干

女，20岁。1型糖尿病病史10年，平时每日4次胰岛素强化治疗。近2日发热、咽痛、食欲不佳，摄食少，自行停用胰岛素。晨起家属发现患者答非所问，急诊就诊。查体：T 38.5 ℃，精神差，轻度脱水貌。实验室检查：血钾4.8 mmol/L，血钠142 mmol/L，血糖19.1 mmol/L，尿酮体（＋＋＋），血pH 7.25，尿量40～50 mL/h。

【例30】目前该患者合理的胰岛素使用方案是

A. 改用2次预混胰岛素皮下注射治疗

B. 恢复4次胰岛素皮下注射治疗

C. 静脉小剂量短效胰岛素治疗

D. 使用基础胰岛素皮下注射治疗

E. 静脉大剂量短效胰岛素治疗

【例31】关于纠正电解质及酸碱平衡紊乱，应立即采取的治疗措施是

A. 补碱、补钾、补钠治疗　　　　B. 补钾、补钠治疗　　　　C. 补碱、补钠治疗

D. 补钠治疗　　　　E. 补碱、补钾治疗

（2）高渗性非酮症性糖尿病昏迷

概　述	以严重高血糖、高血浆渗透压、脱水为主要表现，无明显酮症，可有不同程度的意识障碍或昏迷，部分患者可伴有酮症，主要见于2型糖尿病
表　现	精神症状如昏迷、嗜睡等，血浆渗透压达到或超过320 mOsm/L
检　查	血糖33.3～66.6 mmol/L，尿酮体弱阳性
治　疗	①最关键的治疗：补液：开始用等渗液（0.9%氯化钠），24小时补液量最好达到：6 000～10 000 mL。若无周围循环衰竭的表现如休克等，血浆渗透压＞350 mOsm/L，血钠≥33.3 mmol/L，再输入低渗液体如0.45%氯化钠。 ②胰岛素：当血糖下降至16.7 mmol/L时，开始输入5%葡萄糖液＋胰岛素（2～4:1）。本病对胰岛素较敏感，因而胰岛素用量较小。 ③补钾及补碱：及时补钾，一般不补充碱

昭昭老师提示：上述两者主要靠诊断，大家只要根据其血糖的高低，及有无酮体不难判断出来。

例32～34共同题干

男性，69岁。因腹泻5天、昏睡3小时来急诊。既往糖尿病史12年。查体：血压90/50 mmHg，意识模糊。检查时手足乱动，配合欠佳，皮肤弹性差，心率106次/分，呼吸22次/分，两肺未闻及干、湿啰音。腹软，肝、脾未触及，双下肢胫前轻度可凹性水肿，尿糖（＋＋＋），尿酮（＋），尿蛋白（＋）。

【例32】首先应考虑的诊断是

A. 糖尿病肾病尿毒症昏迷　　　　B. 糖尿病并发脑出血　　　　C. 高渗性非酮性糖尿病昏迷

D. 糖尿病酮症酸中毒　　　　E. 糖尿病并发感染性休克

【例33】除测定血糖外还应优先选择的急诊检查是

A. 电解质　　　　B. 颅脑CT或MRI　　　　C. 24小时尿蛋白定量

D. 血酮体定量　　　　E. 便常规和细菌培养

【例34】初始的合理治疗方案除静脉滴注小剂量胰岛素外还应包括

A. 甘露醇　　　　B. 生理盐水　　　　C. 葡萄糖盐水

D. 碳酸氢钠　　　　E. 升血压药

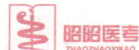

➤ 昭昭老师总结：两种并发症的对比记忆

	糖尿病酮症酸中毒	高渗性非酮症性糖尿病昏迷
疾 病	1型糖尿病	2型糖尿病
概 述	乙酰乙酸、丙酮和β-羟丁酸	高血糖
表 现	深大呼吸、呼气烂苹果味	精神症状如昏迷、嗜睡等，血浆渗透压达到或超过320 mOsm/L
血 糖	血糖16.7～33.3 mmol/L	血糖33.3～66.6 mmol/L
尿酮体	尿酮体强阳性(＋＋＋～＋＋＋＋)	尿酮体弱阳性
治 疗	①补液＋小剂量胰岛素(常规胰岛素5～7 U/L起始，一般不超过10 U/L)治疗；开始用等渗液或者0.9%氯化钠，如果经过扩容后，效果不理想，再输入低渗液体如0.45%氯化钠。 ②重症者如血pH<7.1，血碳酸根<5 mmol/L，可少量补充等渗碳酸氢钠。 ③补钾： a.治疗前血钾<3.5 mmol/L，开始胰岛素和补液治疗时立即开始补钾； b.血钾正常，尿量<30 mL/h，暂缓补钾，待尿量增加后，开始补钾； c.血钾>5.5 mmol/L，暂缓补钾； d.只要血钾<5.5 mmol/L，且尿量足够即可开始补钾	

2. 慢性并发症

（1）微血管病变

昭昭老师提示：微血管病变只有两个，一个是糖尿病肾病，一个是糖尿病视网膜病变，其余的都是大血管病变。

	糖尿病肾病	糖尿病视网膜病变
特 点	1型糖尿病主要死因	病程超过10年的糖尿病常合并不同程度的视网膜病变
分 期	Ⅰ期：肾小球超滤过； Ⅱ期：尿蛋白排泄率(UAER)基本正常； Ⅲ期：小动脉壁出现玻璃样变，尿蛋白排泄率持续在20～200 μg/min； Ⅳ期：尿蛋白排泄率>200 μg/min，尿蛋白总量>0.5 g/24 h； Ⅴ期：尿毒症	Ⅰ期：微血管瘤，可有出血； Ⅱ期：微血管瘤增多，出血＋硬性渗出； Ⅲ期：出现棉絮状软性渗出； Ⅳ期：新生血管形成，玻璃体积血； Ⅴ期：机化物增生； Ⅵ期：继发性视网膜脱离，失明

（2）大血管病变：主要侵犯主动脉、冠状动脉、脑动脉等，心脑血管疾病是2型糖尿病最主要的死亡原因。

（昭昭老师提示：要学会鉴别，如1型的糖尿病的主要死因是：糖尿病肾病。这两种疾病的鉴别点有类似的，如急性肾功能衰竭死亡的主要原因是高钾血症；慢性肾功能衰竭的主要死亡原因是心脑血管意外，这个考生在考试时候要注意总结和归纳！）

（3）神经系统并发症：①远端对称性多发性神经病变是最常见类型，以手足远端感觉运动神经受累最多见，通常呈对称性，典型者呈手套或袜套样分布。②自主神经病变：体位性低血压等。

【例35】下列提示糖尿病微血管病变的是
A. 脑卒中　　　　B. 心肌梗死　　　　C. 足部溃疡　　　　D. 高血压　　　　E. 眼底出血

【例36】男，59岁，2型糖尿病12年。空腹血糖506 mmol/L，餐后2小时血糖14.6 mmol/L，糖化血红蛋白70%。3年前眼底检查可见微血管瘤和出血，近2个月来视力明显减退。眼底检查可见新生血管和玻璃体积血。目前糖尿病视网膜病变已进展为
A. Ⅱ期　　　　B. Ⅲ期　　　　C. Ⅳ期　　　　D. Ⅴ期　　　　E. Ⅵ期

例37～39共用题干
男，59岁，2型糖尿病病史7年。口服格列本脲15 mg/d和二甲双胍2.0 g/d治疗。8个月前眼底检

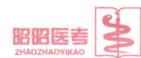

查可见微血管瘤、出血和硬性渗出。近 1 个月来视力明显减退。眼底检查可见视网膜新生血管形成和玻璃体积血。BP 160/100 mmHg,BMI 28.4。空腹血糖 7.1 mmol/L,餐后 2 小时血糖 14.6 mmol/L,糖化血红蛋白 7.6%。

【例 37】目前该患者糖尿病视网膜病变的分期为

A. Ⅰ期　　　　　B. Ⅴ期　　　　　C. Ⅱ期　　　　　D. Ⅲ期　　　　　E. Ⅳ期

【例 38】对该患者糖尿病的治疗应调整为

A. 格列本脲加量　　　　　B. 改用胰岛素　　　　　C. 二甲双胍加量

D. 加用噻唑烷二酮类药　　E. 加用 α 葡萄糖苷酶抑制剂

【例 39】对该患者糖尿病视网膜病变最合适的治疗为

A. 降血压治疗　　　　　B. 抗纤溶治疗　　　　　C. 激光治疗

D. 扩血管治疗　　　　　E. 抗凝治疗

【例 40】女,55 岁。2 型糖尿病 8 年,口服降压药治疗。近 2 个月出现头晕、视物模糊。查体:BP 170/100 mmHg,双肺呼吸音清晰,心界不大,肝、脾未触及,双下肢水肿。空腹血糖 9.6 mmol/L,餐后血糖 14.2 mmol/L,血肌酐 96 μmol/L,尿蛋白定量 0.7 g/d。目前应诊断为糖尿病肾病

A. Ⅳ期　　　　　B. Ⅴ期　　　　　C. Ⅱ期　　　　　D. Ⅲ期　　　　　E. Ⅰ期

第 2 节　低血糖症(助理医师不要求)

一、概　述

　　低血糖症是一组由多种病因引起的以静脉血浆葡萄糖(简称血糖)浓度过低,临床表现以交感神经兴奋和脑细胞缺糖为主要特点的综合征。按照传统的 Whipple 三联征,一般以静脉血浆葡萄糖浓度<2.8 mmol/L 作为低血糖的诊断标准。

二、病　因

空腹(吸收后)低血糖症	内源性胰岛素分泌过多、药物性、重症疾病、胰岛素拮抗激素缺乏、胰外肿瘤
餐后(反应性)低血糖症	糖类代谢酶的先天性缺乏、特发性反应性低血糖症、滋养性低血糖症、肠外营养治疗、功能性低血糖、2 型糖尿病早期出现的进餐后期低血糖症

三、临床表现

自主(交感)神经过度兴奋表现	低血糖发作时由于交感神经和肾上腺髓质释放肾上腺素、去甲肾上腺素和一些肽类激素,导致出汗、饥饿、感觉异常、流涎等
脑功能障碍的表现	大脑缺乏足量葡萄糖供应导致功能失调的一系列表现,初期为精神不集中、思维和语言迟钝、头晕、嗜睡等,晚期可发生死亡

【例 41】低血糖出现交感神经兴奋症状是由于释放了大量

A. 肾上腺素　　　　　B. 糖皮质激素　　　　　C. 胰高血糖素

D. 血管加压素　　　　E. 生长激素

【例 42】有关低血糖症的论述中,正确的是

A. 口服 α 糖苷酶抑制剂易发生低血糖　　　B. 低血糖可伴有精神症状

C. 部分 2 型糖尿病可表现为低血糖　　　　D. 胰岛素瘤较少出现空腹低血糖

E. 腺垂体功能减退低血糖时伴胰岛素升高

【例 43】男,21 岁。3 年来多次昏迷,多在饭前发作。发作前伴恐惧感及心悸发汗。发病以来食欲好,体重增加,但记忆力差,患者发现昏迷发作前,及时进食可预防或缩短昏迷时间。该患者应考虑的诊断是

A. 胃泌素瘤　　　　　B. 癫痫　　　　　C. 脑血管疾病

D. 心血管疾病　　　　E. 胰岛素瘤

四、实验室检查和诊断

1. 确诊　根据典型的 Whipple 三联征,即低血糖症,发作时血糖低于 2.8 mmol/L,以及供糖后低血

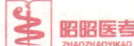

糖症状迅速缓解即可确诊。

2. 评价低血糖症的实验室检查

血浆胰岛素测定	血糖<2.8 mmol/L 时相应的胰岛素浓度≥36 pmol/L
胰岛素释放指数	血浆胰岛素与同一血标本测定的血糖比值,正常<0.3,多数胰岛素瘤患者>0.4,甚至在1.0以上
血浆胰岛素原和C肽测定	血糖<3.0 mmol/L,C肽>300 pmol/L,胰岛素原>20 pmol/L,应考虑胰岛素瘤
48～72 小时饥饿试验	少数未觉察的低血糖或处于非发作期以及高度怀疑胰岛素瘤的患者应在严密观察下进行,试验期应鼓励患者活动
延长(5小时)口服葡萄糖耐量试验	主要用于鉴别 2 型糖尿病早期出现的餐后晚发性低血糖症,可判断有无内源性胰岛素分泌过多

【**例 44**】具有典型 Whipple 三联征的疾病是

A. 胰岛素瘤   B. 胃泌素瘤   C. 肠肽瘤

D. 高血糖瘤   E. 生长抑素瘤

五、治　疗

(1)对症治疗　解除神经低糖症状。

(2)病因治疗　纠正导致低血糖症的各种潜在病因。

➤ 参考答案如下,详细答案参见 2021 版《国家临床执业及助理医师资格考试精选真题考点精析》。

1. A	2. B	3. E	4. A	5. E	6. A	7. E	8. A	9. D	10. B	
11. C	12. D	13. D	14. B	15. A	16. A	17. E	18. D	19. C	20. D	昭昭老师提示:
21. B	22. E	23. B	24. B	25. E	26. B	27. E	28. E	29. E	30. C	关注官方微信,获得第一手考试资料。
31. B	32. C	33. A	34. B	35. E	36. C	37. E	38. B	39. C	40. A	
41. A	42. B	43. E	44. A	—	—	—	—	—	—	

第 7 章　水、电解质和酸碱平衡失调

➤ **2021 考试大纲**

①水和钠的代谢紊乱;②低钾血症;③高钾血症;④代谢性酸中毒;⑤代谢性碱中毒;⑥低钙和高钙。

➤ **考纲解析**

近 20 年的医师考试中,本章的考试重点是等渗、低渗和高渗的诊断和治疗,以及高钾的治疗,执业医师每年考查分数为 3～5 分,助理医师每年考查分数为 2～3 分。

第 1 节　体液分布

1. 体液组成　体液的主要成分是水和电解质,成年男性体液量占体重的 60%,成年女性体液量约占体重的 50%。体液分为细胞内液和细胞外液,男性细胞内液约占体重的 40%,绝大部分存在于骨骼肌中;女性细胞内液约占体重的 35%。男性、女性的细胞外液均占体重的 20%。细胞外液又分为血浆和组织间液两部分,血浆约占体重的 5%,组织间液约占体重的 15%。

体液(占体重 60%)	细胞内液(40%)	—	—
	细胞外液(20%)	血浆(5%)	—
		组织间液(15%)	功能性细胞外液(13%～14%)
			无功能性细胞外液(1%～2%)

2. 正常血浆渗透压　细胞外液和细胞内液的渗透压相等,为正常血浆渗透压 290～310 mOsm/L。

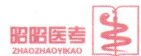

保持渗透压的稳定,是维持细胞内外液平衡的基本保证。

3. 离子分布

	阳离子成分	阴离子成分
细胞外液	Na^+	Cl^-、HCO_3^- 和蛋白质
细胞内液	K^+ 和 Mg^{2+}	HPO_4^{2-} 和蛋白质

4. 体液平衡及渗透压的调节　体液及渗透压失衡的调节包括渗透压的维持和血容量的维持。渗透压主要通过下丘脑-垂体后叶-抗利尿激素(ADH)系统进行调节,血容量主要通过肾素-血管紧张素(AT)-醛固酮系统进行调节。

【例1】细胞外液占成人体重的

A. 20%　　B. 25%　　C. 30%　　D. 35%　　E. 40%

【例2】细胞内液中主要的阳离子是

A. Na^+　　B. Ca^{2+}　　C. K^+　　D. NH_4^+　　E. Fe^{2+}

【例3】细胞外液中主要的阳离子是

A. K^+　　B. Na^+　　C. Ca^{2+}　　D. Mg^{2+}　　E. Fe^{2+}

【例4】细胞内、外液的渗透压范围为

A. 230～250 mmol/L　　　　B. 251～269 mmol/L　　　　C. 270～289 mmol/L

D. 290～310 mmol/L　　　　E. 311～330 mmol/L

第2节　水和钠代谢紊乱

一、低渗性缺水

低渗性缺水又称慢性缺水或继发性缺水。此时水和钠同时缺失,但失钠多于缺水,故血钠低于正常。

病　因	胃肠道消化液长期丢失(慢性);大创面慢性渗液;排钠利尿剂(利尿酸)
体　液	①细胞外液减少为主;②细胞内液稍增多;③组织间液丢失>血浆丢失 (昭昭老师速记:人在"外"面要"低"调,"组织"打了更"低"调)
诊　断	低渗性脱水(慢性失水)=反复呕吐、长期胃肠减压+Na^+<135 mmol/L (昭昭老师提示:这里看时间,时间长的就是慢性失水,长时间丢失大量的钠离子,导致低钠,就是低渗性失水,速记:看见时间长的就是低渗)
表　现	①轻度缺钠:<135 mmol/L,疲乏、无力、尿少等; ②中度缺钠:<130 mmol/L,恶心、呕吐、脉搏速、手足麻木等; ③重度缺钠:<120 mmol/L,神志不清、肌肉痉挛性抽痛、腱反射减弱或消失、昏迷、甚至休克
治　疗	①首选:高渗盐水; ②补钠量=(142 mmol/L-实测血清钠)×体重×0.6(男 0.6,女 0.5),这个算出来是摩尔数,需要除以 17 就是克数,当天先补 1/2,再加上每日需要的生理需要量 4.5 g,就是第一天需要补充的钠,即最后的公式: 第1天的补钠量=(142 mmol/L-实测血清钠)×体重×0.6÷17÷2+4.5 g; ③重度低渗性脱水:应先补足血容量,以改善微循环和组织器官的灌注;晶体液和胶体都可应用,但晶体液的用量一般要比胶体液用量大 2～3 倍;然后可静脉滴注高渗盐水(5% NaCl)200～300 mL,尽快纠正血钠过低,以进一步恢复细胞外液量和渗透压,使水从水肿的细胞中外移

二、等渗性缺水

等渗性缺水也称急性缺水或混合性缺水,在外科最常见,此时水和钠成比例丢失,因此血清钠仍在正常范围,细胞外液的渗透压也保持正常。但等渗性缺水可造成细胞外液量迅速减少。

病　因	消化液的急性脱水;体液丧失在感染区或软组织内
体　液	①细胞外液减少为主;②组织间液与血浆等比例丢失;③细胞内液不变或稍减少
诊　断	等渗性缺水(急性失水)=肠漏、急性肠梗阻+Na^+135～150 mmol/L 之间 (昭昭老师提示:看时间,时间短,数小时数天的就是急性失水、等渗性失水,速记:看见时间短的就是等渗)

表　现	①轻度缺钠:疲乏、无力、尿少等; ②中度缺钠:恶心、呕吐、脉搏细速、手足麻木等; ③重度缺钠:神志不清、肌肉痉挛性抽痛、腱反射减弱或消失,昏迷,甚至休克
治　疗	首选:平衡盐溶液,次选生理盐水

【例5】女,50岁,恶心、呕吐伴乏力、少尿6小时,呕吐量大,无口渴。2年前有腹部手术史。此时患者最可能出现的水电解质平衡紊乱是

A. 稀释性低钠血症　　　　　B. 高渗性缺水　　　　　C. 低渗性缺水

D. 高钾血症　　　　　　　　E. 等渗性缺水

【例6】等渗性缺水的临床表现为

A. 短期内体液的丧失达体重3%时有休克　B. 休克常伴有代谢性酸中毒

C. 明显口渴　　　　　　　　　　　　　　D. 化验检查见血清Na^+降低

E. 化验检查见尿密度在1.010以下

三、高渗性缺水

高渗性缺水也称原发性缺水,虽有水和钠的同时丢失,但缺水多于缺钠,故血清钠高于正常范围。

病　因	水分摄入不足(食管癌吞咽困难);水分丧失过多(高热大量出汗)
体　液	①细胞内、外液均减少,但以细胞内液减少为主; ②组织间液与血浆等比例少量丢失
诊　断	高渗性脱水=高热、大汗+口渴+>150 mmol/L (昭昭老师提示:看见口渴就是高渗,低渗性缺水和等渗性缺水就没有口渴)
表　现	①轻度缺水:失水量达体重的2%～3%;②中度缺水:失水量达体重的4%～6%; ③重度缺水:失水量达体重的7%～14%
治　疗	首选:低渗盐水或5%葡萄糖溶液

【例7】高渗性缺水的患者最常见的临床表现是

A. 头晕、视力减退　　　　　B. 兴奋、手足麻木　　　　　C. 口渴、谵妄

D. 淡漠、反应迟缓　　　　　E. 呆滞、嗜睡

【例8】女,60岁。高温天气户外活动4小时,出现口渴,尿少,突然晕倒。最可能的原因是

A. 稀释性低钠血症　　　　　B. 等渗性缺水　　　　　C. 急性肾衰竭

D. 高渗性缺水　　　　　　　E. 低渗性缺水

➤ 昭昭老师总结:三种缺水

	等渗性缺水	低渗性缺水	高渗性缺水
别　称	急性缺水	慢性缺水	原发性缺水
病　因	肠瘘、急性肠梗阻	反复呕吐、长期胃肠减压引流、慢性肠梗阻、利尿剂的使用	食管癌梗阻(进水不足)、高热大汗、大面积烧伤
特　点	等比例丢失Na^+及H_2O	失Na^+>失H_2O	失Na^+<失H_2O
体液变化	①细胞外液减少为主; ②组织间液与血浆等比例丢失; ③细胞内液不变或稍减少	①细胞外液减少为主; ②细胞内液稍增多; ③组织间液丢失比例大于血浆	①细胞内、外液均减少,但以细胞内液减少为主; ②组织间液与血浆等比例少量丢失
血钠Na^+	135～150 mmol/L	<135 mmol/L	>150 mmol/L
血浆渗透压	290～310 mmol/L	<290 mmol/L	>310 mmol/L
临床表现	不口渴	不口渴	口渴
补　液	纠正原发病;补液首选平衡盐溶液	高渗盐水	0.45%盐水
补液量	丢失量+日需量 (水200 mL+NaC 14.5 g)	补Na^+=[正常Na^+-测量Na^+]×kg×0.6(女为0.5)	补水量 mL=[测量Na^+-正常Na^+]×kg×4

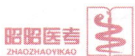

第3节 水中毒

水过多是指机体摄入或输入水过多,以致水在体内潴留,引起血液渗透压下降和循环血量增多的一种病理状态。若过多的水进入细胞内,导致细胞内水过多则称为水中毒,水过多和水中毒都是稀释性低钠血症的病理表现。

一、病 因

血管加压素代偿性分泌增多	特征是毛细血管静水压升高和(或)胶体渗透压下降,总容量过多,有效循环容量减少,体液积聚在组织间隙
血管加压素分泌失调综合征	体液总量明显增多,有效循环血量增加,血钠低
肾排泄水障碍	多见于急性肾衰竭少尿期,急性肾小球肾炎等
肾上腺皮质功能减退症	盐皮质激素和糖皮质激素分泌不足使肾小球滤过率下降,在摄入水过多时导致水潴留
渗透阈重建	肾排泄水功能正常,但能兴奋血管加压素分泌的渗透阈值降低
血管加压素用量过多	见于中枢性尿崩症治疗不当时

二、表 现

急性水过多或水中毒	起病急,精神神经系统表现突出,如头痛、精神失常、定向力障碍、共济失调、癫痫样发作等
慢性水过多或水中毒	①血浆渗透压低于 260 mOsm/L(血钠 125 mmol/L),有疲倦、表情淡漠、恶心、食欲减退和皮下组织肿胀等表现; ②血浆渗透压在 240～250 mOsm/L(血钠 115～120 mmol/L)时,有头痛、嗜睡、神志错乱、谵妄等表现; ③血浆渗透压低于 230 mOsm/L(血钠 110 mmol/L),有抽搐、昏迷等表现;

三、防 治

轻症水过多和水中毒	限制进水量,使入水量少于尿量
急重症水过多和水中毒	①高容量综合征:以脱水为主首选呋塞米或依他尼酸等利尿剂; ②低渗血症:应迅速纠正细胞内低渗状态,除限水、利尿外,还应使用 3%～5%氯化钠溶液,一般为 5～10 mL/kg

第4节 血钾异常

一、低钾血症

低钾血症是指血清钾 <3.5 mmol/L 的一种病理生理状态。临床上,体内总钾量不缺乏,也可因稀释或转移到细胞内而导致血清钾降低。反之,虽然钾缺乏,但如血液浓缩,或钾从细胞内转移至细胞外,血钾浓度又可正常甚至升高。

1. 病因及机制

缺钾性低钾血症	摄入不足;排出过多,胃肠丢失,肾丢失;其他,如烧伤等
转移性低钾血症	代谢性或呼吸性碱中毒或酸中毒恢复期,使用大量葡萄糖液体所致(特别是同时应用胰岛素),周期性瘫痪等
稀释性低钾血症	细胞外液水潴留时,血钾浓度相对降低,机体总钾量和细胞内钾正常,多见于水过多和水中毒,或过多、过快补液而未及时补钾

2. 临床表现

(1)缺钾性低钾血症

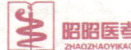

骨骼肌表现	全身肌无力
消化系统	恶心、呕吐、厌食、肠麻痹等
中枢神经系统	萎靡不振、反应迟钝、定向力障碍等
循环系统	早期心肌应激性增强,心动过速,重者呈低钾性心肌病
泌尿系统	长期或严重失钾可致肾小管上皮细胞坏死、浓缩功能下降
酸碱平衡紊乱	钾缺乏时细胞内缺钾,细胞外 Na^+ 和 H^+ 进入细胞内,肾远曲小管 K^+ 和 Na^+ 交换减少而 H^+ 和 Na^+ 交换增多,故导致代谢性碱中毒、细胞内酸中毒及反常性酸性尿

(2)转移性低钾血症:称为周期性瘫痪,常在半夜或凌晨突然起病,主要表现为发作性软瘫或肢体软弱无力,多数以双下肢为主,少数累及上肢。

(3)稀释性低钾血症:主要见于水过多或水中毒。

3. 心电图

心电图表现如低 T 波、Q-T 间期延长。

4. 诊断

反复发作性周期性瘫痪是转移性低钾血症的重要特点,特异性心电图表现(如低 T 波、Q-T 间期延长)及血清钾离子 <3.5 mmol/L 可诊断为低钾血症。

5. 治疗

补钾量	①轻度缺钾:血清钾 3.0~3.5 mmol/L,补充钾 100 mmol/L(相当于氯化钾 8.0 g);
	②中度缺钾:血清钾 2.5~3.0 mmol/L,补充钾 300 mmol/L(相当于氯化钾 24 g);
	③重度缺钾:血清钾 2.0~2.5 mmol/L,补充钾 500 mmol/L(相当于氯化钾 40 g)
种　类	①饮食补钾,肉、青菜、水果、豆类等;②药物补钾,氯化钾、枸橼酸钾等
方　法	①口服补钾以氯化钾为首选,静脉浓度$<0.3\%$,速度 20~40 mmol/L,不超过 50~60 mmol/L;
	②注意补钾后,如果仍然出现低血钾,很可能说明补充量不足或者伴随镁缺乏

二、高钾血症

高钾血症是指血清钾>5.5 mmol/L 的一种病理生理状态。此时体内钾总量可增多(钾过多)、正常或缺乏。

1. 病因及机制

钾过多性高钾血症	肾排钾减少,摄入钾过多
转移性高钾血症	组织破坏导致细胞内钾进入细胞外液,细胞膜转运功能障碍
浓缩性高钾血症	重度失水、失血、休克等致有效循环血量减少
假性高钾血症	如试管内溶血、静脉穿刺技术不良、血小板增多等导致细胞内钾离子外移

2. 临床表现和心电图

表　现	①心肌收缩功能降低,心音低钝,可使心脏骤停于舒张期,出现心率减慢、室性期前收缩等;
	②因影响神经肌肉复极过程,患者出现疲乏无力、四肢松弛性瘫痪、腱反射消失,可有动作迟钝、嗜睡等中枢神经症状
心电图	基底窄而高尖的 T 波(昭昭老师提示对比记忆:低钾血症是 U 波)

3. 诊断

有导致血钾增高或肾排钾的基础疾病,血清钾>5.5 mmol/L 即可确诊。

4. 治疗

对抗钾的心脏抑制作用	①乳酸钠或碳酸氢钠;　②高渗盐水;　③葡萄糖和胰岛素;
	④钙剂,对抗钾的心肌毒性;　⑤选择性 β_2 受体激动剂
促进排钾	①经肾排钾;　②经肠排钾;　③透析治疗,血钾>6.5 mmol/L
减少钾的来源	停止含钾饮食或药物,供给高糖高脂饮食,避免使用库存血等

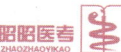

第5节　血钙异常（助理医师不要求）

机体内钙的绝大部分（99%）贮存于骨骼中,细胞外液钙仅是总钙量的0.1%。血钙浓度为2.25~2.75 mmol/L（昭昭老师速记:人从25到75岁都需要补钙）,相当恒定。其中的45%的离子化钙,它有维持神经肌肉稳定性的作用。

	低钙血症	高钙血症
定义	血钙浓度<2 mmol/L	血钙浓度>2.75 mmol/L
病因	急性重症胰腺炎、坏死性筋膜炎、肾衰竭、消化道瘘和甲状旁腺功能损伤	①甲旁亢:甲状旁腺腺瘤等; ②骨转移性癌
表现	神经肌肉兴奋性增强有关:口周和指（趾）尖麻木及针刺感、手足抽搐、腱反射亢进、	①早期症状无特异性; ②严重头痛、背和四肢疼痛
治疗	①应纠治原发病; ②补充钙剂(10%葡萄糖酸钙、5%氯化钙); ③长期治疗,口服钙剂及维生素D替代	①甲旁亢:手术切除; ②骨转移性癌:低钙饮食+补充水分

第6节　酸碱平衡紊乱

一、概　述

1. 酸碱调节系统

(1) 调节器官和组织:人体主要通过体液缓冲系统、肺、肾和离子交换调节四种方式来维持及调节酸碱平衡。

(2) 缓冲系统:体液缓冲系统调节最敏感,包括碳酸氢盐系统、磷酸盐系统、血红蛋白及血浆蛋白系统。其中尤以碳酸氢盐系最重要,正常时,碳酸氢盐/碳酸=20:1。

(3) 肺肺调节一般在10~30 min发挥作用,主要以CO_2形式排出挥发性酸。离子交换调节一般在2~4 h之后发挥作用。肾调节最慢,在数小时之后发生,但其作用强而持续,且是非挥发酸和碱性物质排出的唯一途径。

2. 酸碱平衡指标

指　标	正常值	意　义
pH	7.35~7.45	①pH>7.45 为碱中毒; ②pH<7.35 为酸中毒
H^+浓度	40±5 mmol/L	H^+浓度与pH呈对数关系
二氧化碳分压（$PaCO_2$）	35~45mmHg	①增高表示通气不足,为呼吸性酸中毒; ②降低表示换气不足,为呼吸性碱中毒
标准碳酸氢盐（SB）	22~26 mmol/L	①增加表示代谢性碱中毒; ②减少表示代谢性酸中毒
实际碳酸氢盐（AB）	22~26 mmol/L	①AB>SB 表示CO_2潴留,呼吸性酸中毒; ②AB<SB 表示CO_2过度排出,呼吸性碱中毒
缓冲碱（BB）	—	①减少表示酸中毒;　②增加表示碱中毒
碱剩余（BE）	-3~+3	①BE<-3,酸中毒;　②BE>+3,碱中毒
二氧化碳结合力（CO_2CP）	22~29 mmol/L	①CO_2CP<22,代谢性酸中毒或呼吸性碱中毒; ②CO_2CP>29,代谢性碱中毒或呼吸性酸中毒
阴离子隙（AG）	8~16 mmol/L	①AG>16 mmol/L,表示代谢性酸中毒; ②AG<8 mmol/L,可能是低蛋白血症所致

3. 酸碱平衡失常

(1) 早期表现:由于HCO_3^-/H_2CO_3等缓冲,尚能使其比值保持在20:1,pH和H^+浓度维持在正常范围,称为代偿性酸中毒或碱中毒。

(2) 病情严重:代偿失效,HCO_3^-/H_2CO_3比值不能保持在20:1,pH和H^+浓度超过正常范围时,则

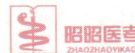

发生失代偿性酸中毒或碱中毒。

二、代谢性酸中毒

代酸是最常见的酸碱失调类型。酸性物质的积聚或产生过多或 HCO_3^- 丢失过多即可引起代酸。

1. 病因

碱性物质丢失过多	腹泻、消化道瘘等
酸性物质过多	休克、组织缺氧、乳酸大量产生
酸性物质排泄障碍	肾功能不全,酸性物质不能排出

2. 临床表现

呼吸系统	深快呼吸,呼出的气体带有酮味
精神症状	神志不清或昏迷
神经肌肉兴奋性降低	腱反射减弱

3. 治疗

(1) 药物治疗:较轻的代谢性酸中毒(血浆 HCO_3^- 16~18 mmol/L)常可自行纠正,不必应用碱性药物。

(2) 酸中毒:血浆 $HCO_3^- < 10$ mmol/L 时应立即输液和用碱剂治疗,常用的碱性药物是碳酸氢钠溶液。

三、代谢性碱中毒

体内 H^+ 丢失或 HCO_3^- 增多,可引起代谢性碱中毒(代碱)。

1. 病因

近端肾小管碳酸氢盐最大吸收阈增大	容量不足性碱中毒、缺钾性碱中毒、低氯性碱中毒、高碳酸血症性碱中毒
肾碳酸氢盐产生增加	使用排钾保钠类利尿剂、盐皮质激素增加、Liddle 综合征

2. 表现

呼吸系统	借助于浅而慢的呼吸,使肺泡内的 $PaCO_2$ 增加
精神症状	躁动、兴奋、谵语、嗜睡,严重时昏迷
神经肌肉兴奋性增加	有手足搐搦、腱反射亢进等
泌尿系统	尿少、碱性,已发生钾缺乏,可能出现酸性尿的矛盾现象

3. 治疗

(1) 一般处理:轻、中度者以治疗原发病为主,循环血容量不足时用生理盐水扩容,低钾血症者补钾,低氯血症者给予生理盐水。

(2) 药物治疗:选择氯化铵、稀盐酸、盐酸精氨酸、乙酰唑胺等。

四、呼吸性酸中毒

呼吸性酸中毒指肺泡通气及换气功能减弱,不能充分排出体内生成的 CO_2,以致血液中 $PaCO_2$ 增高,引起高碳酸血症。

1. 病因

(1) 常见病因:有全身麻醉过深、镇静剂过量、中枢神经系统损伤、气胸、急性肺水肿和呼吸机使用不当。

(2) 其他病因:肺组织广泛纤维化、重度肺气肿等慢性阻塞性肺部疾患,有换气功能障碍或肺泡通气-灌流比例失调等都可引起 CO_2 在体内潴留,导致高碳酸血症。

2. 表现

可有胸闷、呼吸困难、躁动不安等表现,因换气不足导致缺氧,可有头痛、发绀,进而出现血压下降、谵妄、昏迷等。

3. 治疗

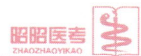

首先应尽快治疗原发病,采取积极措施改善患者的通气功能,可做气管插管或气管切开术,并使用呼吸机,能有效改善机体的通气及换气功能。

五、呼吸性碱中毒

呼吸性碱中毒是由于肺泡通气过度,体内生成的 CO_2 排出过多,以致血 $PaCO_2$ 降低,最终引起低碳酸血症,血 pH 上升。

1. 病因

(1) 呼吸因素:癔症、忧虑、疼痛、发热、创伤、中枢神经系统病变等。$PaCO_2$ 降低,机体代偿可抑制呼吸中枢,使呼吸变浅、变慢,CO_2 排出减少,血中 H_2CO_3 代偿性增高。但代偿反应很难维持,最终导致机体缺氧。

(2) 代谢因素:肾的代偿作用表现为肾小管上皮细胞分泌 H^+ 减少,以及 HCO_3^- 的重吸收减少、排出增多,使血中 HCO_3^- 降低,HCO_3^-/H_2CO_3 比值接近正常,尽量使 pH 维持在正常范围之内。

2. 表现

(1) 一般表现:多数患者有呼吸急促表现,出现呼吸性碱中毒后,患者可有眩晕,手、足和口周麻木及针刺感,肌震颤和手足抽搐。

(2) 严重表现:危重患者发生急性呼吸性碱中毒常提示预后不良,或将发生急性呼吸窘迫综合征。

3. 治疗

(1) 积极治疗原发病:用纸袋罩住口鼻,增加呼吸道无效腔,可减少 CO_2 的呼出,以提高血 $PaCO_2$。

(2) 危重患者或中枢神经系统病变患者:可用药物阻断其自主呼吸,由呼吸机进行适当的辅助呼吸。

➤ **昭昭老师总结:呼吸性酸中毒和碱中毒**

	呼吸性酸中毒	呼吸性碱中毒
病 因	①肺通气不足:全身麻醉过深、镇静剂过量、中枢神经系统损伤、气胸、呼吸机使用不当; ②肺换气障碍:肺组织纤维化、重度肺气肿	肺通气过度的原因:癔症、忧虑、疼痛、发热、创伤、中枢神经系统疾病、低氧血症、肝功能衰竭、呼吸机辅助通气过度
表 现	胸闷、呼吸困难、躁动不安、头痛、发绀、血压下降、谵妄、昏迷	呼吸急促、眩晕、手足和口周麻木感、针刺感、肌肉震颤、手足抽搐
治 疗	治疗原发病,改善机体的通气及换气功能,纠正缺氧等	治疗原发病,纸袋罩住口鼻,增加呼吸道无效腔,如为呼吸机使用不当,应调整呼吸频率及潮气量

➤ **参考答案如下**,详细答案参见 2021 版《国家临床执业及助理医师资格考试精选真题考点精析》。

1. A	2. C	3. B	4. D	昭昭老师提示:
5. E	6. B	7. C	8. D	关注官方微信,获得第一手考试资料。

第七篇　风湿性疾病

学习导图

章序	章名	内容	所占分数 执业医师	所占分数 助理医师
1	风湿性疾病总论	风湿性疾病分类、检查、治疗	1分	1分
2	系统性红斑狼疮	系统性红斑狼疮	2分	1分
3	类风湿关节炎	类风湿关节炎	2分	1分
4	脊柱关节炎	强直性脊柱炎	1分	0分
5	痛风	痛风	1分	1分

复习策略

　　本系统重点包括三个疾病,系统性红斑狼疮、类风湿关节炎和脊柱关节炎,重点考察内容是疾病的诊断、实验室检查(各种抗体)和治疗(首选药物)。考生务必准确记忆抗核抗体、抗 Sm 抗体,抗 ds‐DNA 抗体,抗 CCP 抗体和 HLA‐27 各自的代表意义,以及糖皮质激素、环磷酰胺、甲氨蝶呤和柳氮磺吡啶分别是治疗何种疾病的首选药物。

第 1 章　风湿性疾病总论

➢ **2021 考试大纲**

　　①概念;②分类;③病理;④辅助检查;⑤治疗。

➢ **考纲解析**

　　近 20 年的医师考试中,本章的考试重点是风湿病的分类和检查,执业医师每年考查分数为 0～1分,助理医师每年考查分数为 0～1分。

一、风湿性疾病的概念和特点

　　1. 概念　风湿性疾病是泛指影响骨、关节及其周围软组织(如肌肉、滑囊、肌腱、筋膜、韧带等)的一组疾病,其病因可以是感染性、免疫性、代谢性、内分泌性、退行性、地理环境性、遗传性、肿瘤性等。

　　2. 特点　(1)发病基础为自身免疫性疾病;(2)病理基础为血管和结缔组织慢性炎症;(3)病变常累及多个系统,临床个体差异大;(4)对糖皮质激素的治疗有一定反应;(5)早期诊断、合理治疗,可改善预后、延长寿命、提高生存率。

　　【例1】 风湿性疾病是指

　　A. 累及关节及周围软组织的一大类疾病　　　　B. 过敏性疾病

　　C. 嗜酸性粒细胞增多的一类疾病　　　　D. 病毒感染的一类疾病

　　E. 血尿酸增高的一类疾病

　　【例2】 风湿性疾病属于慢性疾病,主要累及

　　A. 肾　　　　B. 心脏　　　　C. 肺　　　　D. 骨骼肌肉系统　　　　E. 中枢神经系统

　　【例3】 关于风湿性疾病的临床特点,不正确的是

　　A. 病程多呈慢性经过　　　　　　　　B. 临床表现差异很大

394

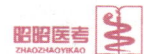

C. 反复发作与缓解交替出现　　　　　　D. 免疫学异常表现复杂
E. 对治疗反应的个体差异不大

二、分 类

分 类	疾 病	昭昭老师速记
弥漫性结缔组织病（CTD）	原发性干燥综合征（pSS），类风湿关节炎（RA），系统性硬化病（SSc），系统性红斑狼疮（SLE），多发性肌炎/皮肌炎（PM/DM）	"干""湿""硬""朗""鸡"（肌）
脊柱关节炎	强直性脊柱炎（AS）、反应性关节炎（Reiter综合征）、银屑病关节炎、炎性肠病关节炎、未分化脊柱关节炎等	"Reiter"的"脊柱"
退行性变	骨关节炎等	关节软骨退变
晶体相关性关节炎	痛风、假性痛风等	高尿酸等导致晶体沉积
感染相关性风湿病	风湿热等	β-溶血性链球菌感染后相关的免疫反应
肿瘤相关性风湿病	原发性（滑膜瘤、滑膜肉瘤等）、继发性（多发性骨髓瘤、转移瘤等）	肿瘤=肿瘤
神经血管疾病	神经性关节病、压迫性神经病变、雷诺病等	"雷""神"
骨与软骨病变	骨质疏松、骨软化、肥大性骨关节病、弥漫性原发性骨肥厚、骨炎	—
非关节性风湿病	关节周围病变、椎间盘病变、特发性腰痛、精神性风湿病等	—
其 他	周期性风湿病、间歇性关节积液、药物相关的风湿综合征、慢性活动性肝炎等	

【例4】不属于弥漫性结缔组织病的疾病是
A. 系统性红斑狼疮　　　　　B. 干燥综合征　　　　　C. 多肌炎和皮肌炎
D. 类风湿关节炎　　　　　　E. 骨性关节炎
【例5】不属于弥漫性结缔组织病的是
A. 系统性红斑狼疮　　　　　B. 类风湿关节炎　　　　　C. 硬皮病
D. Reiter 综合征　　　　　　E. 干燥综合征

三、各类疾病的表现和特点

1. 常见关节炎的特点

关 节	类风湿关节炎	骨关节炎	强直性脊柱炎	痛 风	系统性红斑狼疮
周围关节炎	有	有	有	有	有
起病	缓	缓	缓	急	缓
首发	近端指间关节、掌指关节、腕关节	膝、腰、远端指间关节	膝、髋、踝	第一跖趾关节	手关节或其他部位
痛性质	持续，休息后加重	活动后加重	休息后加重	痛剧烈，夜间痛	不定
肿性质	软组织为主	骨性肥大	软组织为主	红、肿、热	少见
畸形	常见	小部分	部分	少见	偶见
演变	对称性多关节炎	负重关节症状明显	不对称下肢大关节炎	反复发作	—
脊柱炎、骶髂关节病变	偶有	腰椎增生，唇样变	必有，功能受限	无	无

2. 常见疾病的特异性临床表现

疾 病	特异性表现	昭昭老师速记
系统性红斑狼疮(SLE)	颊部蝶形红斑、蛋白尿、溶血性贫血、血小板减少、多浆膜炎	"红"="红"
原发性干燥综合征(pSS)	口、眼干,腮腺肿大,猖獗龋齿,肾小管性酸中毒	"大""干"一场
皮肌炎(DM)	上眼睑红肿,Gottron 征,颈部呈 V 形充血,肌无力	"上""肌""无力"
系统性硬化症(SSc)	雷诺现象,指端缺血性溃疡,硬指皮肤肿硬失去弹性	这个"雷"很"硬"
肉芽肿性多血管炎(GPA)	鞍鼻,肺迁移性浸润影或空洞	"多""安(鞍)"全啊
大动脉炎(TA)	无脉,颈部、腹部血管杂音	大动脉=血管
贝赫切特病(BD)	口腔溃疡、外阴溃疡、针刺反应	—

四、实验室检查

1. 常规检查 血常规、尿常规、肝肾功能及影像学检查有无异常。

2. 常见抗体谱

(1) 抗核抗体(ANAs) (昭昭老师速记:带"S""r"的都是 ENA 抗体谱,EARS)

抗 DNA 抗体	抗双链 DNA (dsDNA)抗体
抗可提取核抗原(ENA)抗体	抗 Sm 抗体、抗 SSA(Ro)抗体、抗 SSB(La)抗体、抗 rRNP 抗体、抗 RNP 抗体
其 他	抗组蛋白抗体、抗核仁抗体、抗其他成分抗体

(2) 类风湿因子(RF) RF 在类风湿性关节炎中的阳性率约80%,特异性差,RF 也可见于 pSS、SLE、SSc 等多种结缔组织病。

(3) 抗中性粒细胞胞质抗体(ANCA) 与血管炎密切相关,对血管炎的诊断及活动性判断有帮助,如 c-ANCA(PR3,PR3 为丝氨酸蛋白酶-3),p-ANCA(MPO,MPO 为髓过氧化物)。

(昭昭老师速记:"血""中"送碳。)

(4) 抗磷脂抗体(APL) 主要见于抗磷脂抗体综合征、SLE 等 CTD 及非 CTD,主要引起凝血系统的改变,表现为:血栓形成、血小板减少、习惯性流产等;包括抗狼疮抗凝物、心磷脂抗体、抗 β$_2$-糖蛋白 1(β$_2$-GP1)抗体。

(昭昭老师速记:"狼心"狗肺有"2"心的"淋"雨人容易"流产"。)

(5) 抗角蛋白抗体谱 本抗体谱主要用于类风湿性关节(RA)的辅助诊断,包括:抗核周因子(APF)抗体、抗角蛋白(AKA)抗体、抗聚角蛋白微丝蛋白抗体(AFA)、抗环瓜氨酸多肽(CCP)抗体(此抗体在诊断 RA 病时敏感性和特异性高)。

(昭昭老师速记:这"周""风"大,"角"落里"瓜"长得快,首先字母为"A"的都是角蛋白抗体谱。)

3. 常见疾病的抗体谱

(昭昭老师提示:所谓考点千千万,而且医学知识纷繁复杂,不要抱怨,一定有巧记的方法帮你搞定。)

疾 病	抗体谱	昭昭老师速记
系统性红斑狼疮(SLE)	ANA 抗体谱(抗 dsDNA、抗组蛋白抗体、抗 SSA 抗体、抗 SSB 抗体)	都带"S"
原发性干燥综合征(pSS)	抗 SSA 抗体、抗 SSB 抗体	干"SS"了
混合性结缔组织病(MCTD)	抗 RNP 抗体	混个"P"啊
皮肌炎(DM)/多发肌炎(PM)	抗合成酶(Jo-1)抗体	"1"个"合成"的"JJ"
系统性硬化症(SSc)	抗着丝点抗体(ACA);抗 Scl-70 抗体	"70"强"硬""点"
系统性血管炎	ANCA 抗体	"血""啊"
类风湿关节炎(RA)	APF、AKA、AFA、抗 CCP 抗体	—
肉芽肿性多血管炎(GPA)	c-ANCA(PR3)	—
显微镜下多血管炎(MPA)	p-ANCA(MPO)	—
嗜酸性肉芽肿性多血管炎	p-ANCA(MPO)	—

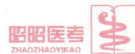

五、治 疗

缓解症状,但**不**改变病情	**非甾体抗炎药**:通过抑制环氧化酶(COX),从而抑制花生四烯酸转化为前列腺素,起到抗炎、解热、镇痛的效果。 主要有两种: ①非选择性COX抑制剂:布洛芬、**萘普生**、双氯芬酸,胃肠道不良反应大; ②**选择**性COX-2抑制剂:**塞来昔布**,胃肠道不良反应小 (*昭昭老师速记:"2""步""选择"*)
改变病情抗风湿药	①**改善病情、延缓疾病进展**; ②代表药物:柳氮磺吡啶、氯喹、**甲氨蝶呤**、**来氟米特**、硫唑嘌呤等
糖皮质激素	①具有强大的抗炎和免疫抑制作用,迅速缓解症状; ②多种结缔组织病的一线药物,但长期大量服用副作用多
生物制剂	①**抗CD20单克隆抗体**用于难治性SLE; ②IL-1、IL-6受体拮抗剂、共刺激分子受体CTLA-4Ig(阿巴西普)用于RA; ③抗B细胞刺激因子单抗(贝利单抗)主要用于治疗轻、中度SLE

➤ 参考答案如下,详细答案参见2021版《国家临床执业及助理医师资格考试精选真题考点精析》。

1. A	2. D	3. E	4. E	5. D	昭昭老师提示:关注官方微信,获得第一手考试资料。

第2章 系统性红斑狼疮

➤ **2021考试大纲**

①病因和发病机制;②临床表现;③免疫学检查;④诊断与鉴别诊断;⑤治疗。

➤ **考纲解析**

近20年的医师考试中,本章的考试重点是SLE的诊断、检查和治疗,执业医师每年考查分数为2~3分,助理医师每年考查分数为1~2分。

一、概 述

系统性红斑狼疮(SLE)是一种以多系统损害和多种自身抗体阳性为主要特点的系统性自身免疫性疾病,在慢性病程中病情缓解和急性发作常交替发生。

二、病 因

病因和发病机制与遗传、性激素、环境等多种因素有关。一般好发于青年女性,目前认为免疫复合物是引起SLE组织损伤的主要机制,其本质的病变是血管炎。

遗 传	研究表明SLE是多基因相关疾病,有HLA-Ⅲ类的C2或C4缺损,HLA-Ⅱ类的DR2、DR3频率异常
环境因素	①阳光:紫外线使皮肤上皮细胞出现凋亡,新抗原暴露而成为自身抗原; ②药物、化学试剂、微生物病原体等也可诱发疾病
雌激素	本病女性患者明显多于男性,在更年期前阶段为9∶1,儿童及老人为3∶1

三、发病机制

外来抗原引起人体B细胞活化。易感者因免疫耐受性减弱,B细胞通过交叉反应与模拟外来抗原的自身抗原相结合,并将抗原呈递给T细胞,使之活化,在T细胞活化刺激下,B细胞得以产生大量不同类型的自身抗体,造成大量组织损伤。

1. 致病性自身抗体

2. 致病性免疫复合物 SLE是一个免疫复合物病,自身抗原和自身抗体结合形成免疫复合物沉积于组织造成组织损伤。免疫复合物增高的原因有:清除免疫复合物的机制异常;免疫复合物形成过多;因免疫复合物的大小不当而不能被吞噬或排出。

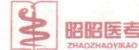

3. T 细胞和 NK 细胞功能失调　SLE 患者的 CD8$^+$ T 细胞和 NK 细胞功能失调,不能产生抑制 CD4$^+$T 细胞的作用,因此在 CD4$^+$ T 细胞的刺激下,B 细胞持续活化而产生自身抗体。T 细胞的功能异常,以致新抗原不断出现,使自身免疫持续存在。

(昭昭老师提示:类风湿关节炎是 CD4$^+$T 细胞。)

四、临床表现

昭昭老师提示:系统性红斑狼疮之所以叫"系统性"就是侵犯了很多个系统,所以全身上下只要你可以起名字的系统,其都可以侵犯,这些表现主要帮助你诊断。这里说几个特殊的表现:

皮肤与黏膜	蝶形红斑和盘状红斑,口腔或鼻咽部溃疡
浆膜炎	胸膜炎、心包炎或腹膜炎
关节与肌肉	常出现对称性多关节疼痛、肿胀、Jaccoud 关节病(可复性非侵蚀性关节半脱位,可维持正常关节功能,X 线片多无关节骨破坏)
肾	几乎所有患者的肾组织均有病理变化,重者可出现尿毒症
心血管	心包炎常见,心律失常,疣状心内膜炎(Libman - Sack 心内膜炎;瓣膜赘生物,常见于二尖瓣后叶的心室内,不引起心脏器质性杂音)
肺部表现	除胸腔积液外,可发生肺动脉高压、间质性肺炎、弥漫性肺泡出血
神经系统	又称神经精神狼疮,表现为头痛、癫痫、性格改变、记忆力减退等,重者可致脑血管意外、昏迷
消化系统	部分患者为首发症状,如食欲减退、恶心、呕吐等
血液系统	活动性 SLE 中血红蛋白下降、白细胞和血小板减少,部分患者有轻度淋巴结肿大,少数患者出现脾大
特殊综合征	①抗磷脂抗体综合征(APS):出现在 SLE 活动期,表现为动脉和(或)静脉血栓形成,习惯性自发性流产,血小板减少; ②干燥综合征:30% 的 SLE 患者有继发性干燥综合征
眼部表现	出血、视盘水肿等

【例1】系统性红斑狼疮最主要的临床表现是

A. 育龄女性多发　　　　　B. 皮肤黏膜与关节表现　　　C. 肾炎

D. 浆膜炎　　　　　　　　E. 贫血

【例2】女,18 岁。近 1 周来两面颊出现对称性红斑、手指关节红肿。化验:血红蛋白 90 g/L,白细胞 $3.0×10^9$/L,尿蛋白(+++),抗 dsDNA 抗体阳性。应首先考虑的诊断是

A. 缺铁性贫血　　　　　　B. 慢性肾炎　　　　　　　　C. 类风湿关节炎

D. 系统性红斑狼疮　　　　E. 风湿热

【例3】女,22 岁。因多关节疼痛 2 个月就诊,近 1 周出现双手指间关节及掌指关节肿胀,晨僵 30 分钟。血白细胞 $3.2×10^9$/L,血小板 $83×10^9$/L。24 小时尿蛋白定量 1.9 g,血沉 48 mm/h,血抗核抗体阳性,补体 C3 轻度下降。最可能的诊断是

A. 类风湿关节炎　　　　　B. 骨关节炎　　　　　　　　C. 系统性红斑狼疮

D. 原发性干燥综合征　　　E. 系统性血管炎

【例4】关于 SLE 关节病变,以下错误的是

A. 关节肿痛　　　　　　　B. 呈多关节对称性损害　　　C. 近端指间关节多受累

D. 关节软骨破坏,关节畸形　E. 大关节易受累

【例5】下列不符合 SLE 的血液系统改变的是

A. 白细胞减少　　　　　　B. 血小板减少　　　　　　　C. 自身免疫性溶血性贫血

D. 正常细胞性贫血　　　　E. 类白血病样改变

五、检　查

1. 自身抗体

抗　体	抗体特点	昭昭老师速记
抗核抗体(ANA)	特异性低,主要用于筛查	"筛""核"桃
抗双链 DNA 抗体	即抗 dsDNA 抗体,与病情活动有关,与狼疮肾损害密切相关	"活""D";肾"D"(活的、肾的)

抗 体	抗体特点	昭昭老师速记
抗 ENA 抗体谱	抗 Sm 抗体:特异性最高,达 99%,与疾病活动性无关	Sm 抗体与 SLE 两者都姓"S",所以特异性最高
	抗 RNP 抗体:与雷诺现象有关	承"诺"是个"P"
	抗 SSA 抗体:与光过敏、血管炎、皮损等相关	"光""皮"股见光"SA"
	抗 SSB 抗体:与继发的干燥综合征相关	"SB"感到"干燥"
	抗 rRNP 抗体:重要内脏损伤(如狼疮脑病)	"内""人(r)"
抗磷脂抗体	抗心磷脂抗体、狼疮抗凝物、抗 β_2-糖蛋白 I	"琳""琅"满目都是"糖"
抗组织细胞抗体	抗红细胞膜抗体、抗血小板相关抗体等	"组织""红细胞""血小板"
其 他	少数可出现类风湿因子(RF)和抗中性粒细胞胞质抗体(ANCA)	—

2. 补体 C3 低下提示 SLE 活动期,C4 低下提示 SLE 活动性及易感性。

3. 病情活动度指标 ESR、CRP、高 γ 球蛋白血症、类风湿因子阳性、血小板计数增高等。

4. 确定诊断 皮肤狼疮带试验。

例 6~7 共用选项

A. 抗核抗体　　　B. 抗 Sm 抗体　　　C. 抗双链 DNA 抗体　　D. 抗磷脂抗体　　　E. 类风湿因子

【例 6】特异性高,但与 SLE 活动性无关的是

【例 7】特异性高,效价随 SLE 病情缓解而下降的是

【例 8】与狼疮肾损害关系最密切的自身抗体是

A. 抗 RNP 抗体　　　B. 抗 dsDNA 抗体　　　C. 抗 SSB 抗体　　　D. 抗 SSA 抗体　　　E. 抗 Sm 抗体

【例 9】女,25 岁。双手关节肿胀、疼痛 2 个月,面部蝶形红斑、发热 1 周。血白细胞 2.1×10^9/L,血红蛋白 90 g/L,血小板 65×10^9/L,尿蛋白(++),红细胞(++)。胸部 X 线片示双侧少量胸腔积液。对明确诊断最有价值的检查是

A. 手关节 X 线片　　B. 骨髓穿刺　　C. 胸腔穿刺　　　　　D. 肾穿刺活检　　E. 抗核抗体谱

六、治 疗

首选药物	①SLE 的首选药物是:糖皮质激素; ②糖皮质激素冲击疗法的适应证:存在重要脏器急性进行性损伤时,如肺泡出血、狼疮脑病(NP-SLE)的癫痫发作或明显精神症状、严重溶血性贫血等(昭昭老师速记:"肺脑溶血"要冲击)
免疫抑制剂	①有重要脏器受累的 SLE 患者中,诱导期建议首选环磷酰胺(CTX)或酚酸酯(MMF),建议应用 6 个月以上; (昭昭老师速记:一手拿着"糖",一手拿着"环") ②维持治疗中,羟氯喹作为 SLE 的背景治疗,可在诱导缓解和维持治疗中长期应用
SLE 与妊娠	①缓解期达半年以上的患者,口服泼尼松即能安全分娩;非缓解期的 SLE 患者容易流产,故应避孕; ②妊娠前 3 个月及妊娠期应用大多数免疫抑制剂均可能影响胎儿发育,必须停用半年以上方能妊娠;羟氯喹对妊娠影响较小,可以全程使用; ③有习惯性流产病史及抗磷脂抗体阳性者,妊娠时要应用阿司匹林或低分子肝素
其他药物	静脉注射大剂量免疫球蛋白(IVIG),血浆置换等,生物制剂如抗 CD20 单克隆抗体(利妥昔单抗)

【例 10】SLE 狼疮肾炎(病理为 Ⅳ 型)首选的免疫抑制剂为

A. 环磷酰胺　　　B. 甲氨蝶呤　　　C. 长春新碱　　　D. 硫唑嘌呤　　　E. 雷公藤

【例 11】使用环磷酰胺治疗系统性红斑狼疮的指征是

A. 口腔溃疡　　　B. 关节炎　　　C. 肾炎　　　D. 浆膜炎　　　E. 蝶形红斑

例 12~13 共用题干

女,38 岁。发热、皮疹、脱发和口腔溃疡 6 个月。查体:T39.0 ℃,面部充血性红斑,双手近端指间关节压痛,轻度肿胀,双下肢凹陷性水肿。实验室检查:尿蛋白(+++),尿红细胞(+++),24 小时尿蛋

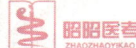

白 3.8 g,血 Plt 88×10⁹/L,ANA 1:640,抗 SSA 抗体(＋),抗双链 DNA 抗体(＋),补体 C3 低下。

【例 12】不能提示患者疾病处于活动期的指标是

A. 抗 SSA 抗体(＋)　　　　B. 抗双链 DNA 抗体(＋)　　　C. 补体 C3 低下

D. 血小板减少　　　　E. 尿蛋白(＋＋＋)

【例 13】最佳治疗方案是泼尼松 1 mg/(kg·d)联合

A. 柳氮磺吡啶　　B. 环磷酰胺　　C. 布洛芬　　D. 青霉素　　E. 血浆置换

【例 14】系统性红斑狼疮治疗的基础用药是

A. 硫唑嘌呤　　B. 甲氨蝶呤　　C. 羟氯喹　　D. 环磷酰胺　　E. 柳氮磺吡啶

➤ 参考答案如下,详细答案参见 2021 版《国家临床执业及助理医师资格考试精选真题考点精析》。

1. B	2. D	3. C	4. D	5. E	昭昭老师提示:
6. B	7. C	8. B	9. E	10. A	关注官方微信,获得第一手考试资料。
11. C	12. A	13. B	14. C	—	

第 3 章　类风湿关节炎

➤ **2021 考试大纲**

①病因和发病机制;②临床表现;③影像学检查;④诊断与鉴别诊断;⑤治疗。

➤ **考纲解析**

近 20 年的医师考试中,本章的考试重点是类风湿的诊断、表现、检查和治疗,执业医师每年考查分数为2~3分,助理医师每年考查分数为1~2分。

一、概　述

类风湿关节炎是以对称性多关节炎症和骨质破坏为主要特征的系统性自身免疫性疾病,具有慢性、进行性、侵蚀性的特点。基本病理改变为滑膜炎、血管翳形成,并逐渐出现关节软骨和骨破坏,最终可能导致关节畸形和功能丧失。

二、病因和机制

1. 环境因素　目前认为一些感染如细菌、支原体、病毒等,可能通过感染激活 T、B 淋巴细胞,分泌致炎因子,产生自身抗体,影响类风湿关节炎的发病和病情进展,感染因子的某些成分也可通过分子模拟导致自身免疫性反应。研究表明,类风湿关节炎与 EB 病毒关系密切。

2. 遗传易感性　流行病学调查显示,类风湿关节炎的发病与遗传因素有关。HLA - DR4 单倍型、性别基因、球蛋白基因、TNF - α 基因等与其发病相关。

3. 免疫紊乱　免疫紊乱是类风湿关节炎的主要发病机制,以活化的 CD4⁺ T 细胞和 MHC - Ⅱ型阳性的抗原提呈细胞(APC)浸润关节滑膜为特点。滑膜关节组织的某些特殊成分可作为自身抗原,被 APC 呈递给活化的 CD4⁺ T 细胞,启动特异性免疫应答,导致相应的关节炎症状。CD4⁺ T 细胞在发病中起重要和主要作用。

【例 1】在类风湿关节炎发病中起主要作用的细胞是

A. CD3⁺ T 细胞　　　　B. CD4⁺ T 细胞　　　　C. CD8⁺ T 细胞

D. B 淋巴细胞　　　　E. 巨噬细胞

三、临床表现

1. 关　节

晨　僵	时间超过 1 小时者意义较大,可作为观察本病活动性的指标
疼痛与压痛	①关节痛多为早期症状,最早侵犯近端指间关节; ②最常受累部位为小关节,包括腕关节、掌指关节、近端指间关节,病变是不可逆的 (昭昭老师速记:远端指间关节不受累;远端指间关节为骨关节炎的受累关节)

续表

关节肿胀	关节腔内积液或关节周围软组织炎症所致
关节畸形	①"天鹅颈""纽扣花"畸形;(昭昭老师提示:骨关节炎——方形手、结节) ②关节结构的破坏是不可逆的
关节功能障碍	Ⅰ级:能正常进行日常生活和工作; Ⅱ级:可进行一般的日常生活和某种职业工作,但其他项目活动受限; Ⅲ级:可进行一般的日常活动,但参加某种职业工作或其他项目受限; Ⅳ级:日常生活自理和参与工作的能力均受限

【例2】类风湿关节炎不常累及的关节是

A. 肘关节　　　　B. 远端指间关节　　C. 掌指关节　　　　D. 近端指间关节　　E. 腕关节

【例3】类风湿关节炎最常累及的关节是

A. 髋关节　　　　B. 肘关节　　　　　C. 膝关节　　　　　D. 肩关节　　　　　E. 四肢小关节

【例4】类风湿关节炎最早侵犯的关节是

A. 近端指间关节　B. 掌指关节　　　　C. 腕肘关节　　　　D. 踝关节　　　　　E. 髋关节

【例5】近端指间关节呈梭形肿胀常见于

A. 类风湿关节炎　　　　　　　　B. 风湿性关节炎

C. 骨性关节炎　　　　　　　　　D. 痛风性关节炎

E. 系统性红斑狼疮

【例6】可出现晨僵的疾病是

A. 骨性关节炎　　　　　　　　　B. 痛风　　　　　　　　　C. 银屑病关节炎

D. 类风湿关节炎　　　　　　　　E. 风湿性关节炎

2. 关节外表现

类风湿结节	最常见的关节外表现,即在关节隆突部及受压部位的皮下,如前臂伸面、肘关节尺骨鹰嘴等附近出现结节
类风湿血管炎	指甲下或指端出现的小血管炎
肺	①肺间质病变是肺最常见的并发症; ②Caplan综合征:尘肺合并 RA 时易出现大量肺结节
心　脏	心包炎最常见
胃肠道	多由服用非甾体消炎药引起
肾	较少累及
血液系统	①正细胞正色素贫血,RA 活动期可出现血小板增多; ②Felty 综合征:指 RA 患者伴有脾大、中性粒细胞减少,有的甚至伴有贫血和血小板减少(昭昭老师速记:RA—Felty;RF)

【例7】除有关节肿痛外,对类风湿关节炎诊断最有意义的表现是

A. 足跟、足掌部位疼痛　　　　　B. 关节隆突部与受压部皮下出现无痛性结节

C. 弥漫性肺间质病变　　　　　　D. 胸腔积液

E. 小腿痛性皮下结节

【例8】Felty 综合征引起中性粒细胞减少的最可能机制是

A. 生成减少　　　　　　　　　　B. 成熟障碍　　　　　　　C. 免疫性破坏过多

D. 非免疫性破坏过多　　　　　　E. 分布异常

【例9】女性,48 岁。发热伴对称性多关节肿痛,晨僵 3 个月。ANA 低效价阳性,RF(＋),IgG 和补体升高。最可能的诊断是

A. 多肌炎　　　　　　　　　　　B. 系统性红斑狼疮　　　　C. 类风湿关节炎

D. 干燥综合征　　　　　　　　　E. 混合性结缔组织病

例 10～11 共用题干

女,54 岁。双腕、双手近端指间关节、掌指关节肿痛 3 年,晨僵 1 小时。查体:双腕、双手 2～4 指端关节及 3～4 近端指尖关节肿胀,压痛(＋),ANA(－)。

【例 10】该患者最可能的诊断是

A. 强直性脊柱炎　　　　　　　B. 类风湿关节炎　　　　C. 反应性关节炎

D. 骨关节炎　　　　　　　　　E. 痛风性关节炎

【例 11】该患者基本病变的基本特征是

A. 血管炎　　　B. 软骨炎　　　C. 滑膜炎　　　　D. 附着点炎　　　E. 韧带炎

四、实验室检查

1. 血液检查

血液检查	特　点	昭昭老师速记
C 反应蛋白(CRP)和血沉(ESR)	判断疾病活动性,疾病处于活动期时,两者会升高	只要是炎症,CRP 和 ESR 都升高
类风湿因子(RF)	①阳性不一定都是 RA,RA 患者也不一定都是阳性;②RF 的类型:IgM	①注意类风湿和类风湿因子的关系好比是流氓和文身的关系,流氓不一定有文身,文身的不一定都是流氓 ②RF:IgM;调频 FM 99.8 MHz
抗角蛋白抗体谱	①抗角蛋白抗体谱:抗核周因子(APF)抗体、抗角蛋白抗体(AKA)、抗聚角蛋白微丝蛋白抗体(AFA)和抗 CCP 抗体;②抗 CCP 抗体即抗环瓜氨酸肽抗体,是诊断特异性最高的抗体	①这"周""风"大,"角"落里"瓜"长得快,首先字母为"A"的都是角蛋白抗体谱;②这类"P"的声音最高

2. 影像学检查

(1) 最有意义的检查:双手的 X 线检查(X 线检查＞抗 CCP 抗体＞类风湿因子)。

(2) 分期

分　期	表　现	昭昭老师速记
Ⅰ 期	关节周围软组织肿胀影、关节端骨质疏松	Ⅰ 肿
Ⅱ 期	关节间隙狭窄	Ⅱ 窄
Ⅲ 期	关节面虫蚀样改变	Ⅲ 虫
Ⅳ 期	关节半脱位及关节破坏后纤维性和骨性强直	Ⅳ 僵

【例 12】女,35 岁。双手第 2、3、5 近端指间关节肿痛 1 年,伴晨僵。X 线片:双手骨质疏松,第 2 近端指间关节可见骨质破坏。对诊断最有意义的实验室检查是

A. 血尿酸　　　　　　　　　B. 类风湿因子　　　　　　　C. 抗核抗体

D. 抗链"O"　　　　　　　　E. 抗环瓜氨酸肽抗体

【例 13】类风湿患者可以查到类风湿因子(RF),因此 RF

A. 是诊断 RA 的必备条件　　　　B. 一旦出现,将不会发生改变

C. 可随疾病的变化而变化　　　　D. 正常人不会出现

E. 在其他自身免疫病中不会出现

【例 14】在常规临床工作中测得的 RF 类型是

A. IgG　　　　B. IgA　　　　C. IgM　　　　D. IgD　　　　E. IgE

例 15～16 共用题干

女性,48 岁。反复双手近端指间关节、双膝关节肿痛伴晨僵 2 年,肘部伸侧可触及皮下结节,质硬,无触痛。

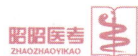

【例15】诊断首先考虑

A. 风湿性关节炎 　　　　B. 系统性红斑狼疮 　　　　C. 痛风

D. 骨性关节炎 　　　　E. 类风湿关节炎

【例16】最有助于确定诊断的辅助检查是

A. 抗核抗体 　　　　B. 血沉 　　　　C. 血C反应蛋白

D. 影像学检查 　　　　E. 血抗链球菌溶血素"O"测定

【例17】下列关于类风湿因子(RF)与类风湿关节炎(RA)的描述,不正确的是

A. 高滴度 RF 阳性对诊断 RA 有意义 　　　B. RF 高滴度是 RA 预后不良的指标之一

C. RF 阳性可见于 RA 以外的其他疾病 　　　D. 部分 RA 患者的血清 RF 阴性

E. RF 阳性是诊断 RA 的必备条件

五、诊　断

目前 RA 的诊断普遍采用美国风湿病学会 1987 年修订的分类标准,符合以下 7 项中 4 项者可诊断为类风湿性关节炎(要求第 1~4 项病程至少持续 6 周)。诊断标准:①关节内或周围晨僵持续至少 1 小时;②至少同时有 3 个关节区软组织肿或积液;③腕、掌指、近端指间关节区中,至少 1 个关节区肿;④对称性关节炎;⑤有类风湿结节;⑥血清 RF 阳性;⑦X 线片改变:至少有骨质疏松和关节间隙狭窄。

(昭昭老师速记:晨僵+肿胀+结节+RF。)

六、治　疗

改善症状但不能缓解病情	非甾体抗炎药(NSAIDs),如阿司匹林
改变病情抗风湿药(DMARDs)	首选甲氨蝶呤(MTX),其次是来氟米特;此外还有:柳氮磺吡啶、羟氯喹、氯喹、金制剂、青霉胺、硫唑嘌呤和环孢素
糖皮质激素	①具有强大的抗炎作用,能迅速缓解关节肿痛症状和全身炎症; ②治疗原则:小剂量、短疗程;使用时必须同时应用 DMARDs
其他药物治疗	①生物靶向治疗:TNF-α拮抗剂、IL-6 拮抗剂; ②植物药制剂:雷公藤总苷最为常用
手术治疗	保守治疗无效,可用:关节置换术

例 18~19 共用题干

女,45 岁。反复双手近端指间关节、双膝关节疼痛伴晨僵 2 年。肘部伸侧可触及皮下结节,质硬,无触痛。实验室检查:血 RF 1:40(+),ESR 100 mm/h。

【例18】最有可能的诊断是

A. 风湿性关节炎 　B. 类风湿关节炎 　C. 系统性红斑狼疮 　　D. 骨性关节炎 　　E. 痛风

【例19】确诊后,最佳的治疗药物是

A. 泼尼松 　　　B. 阿司匹林 　　　C. 青霉胺 　　　　D. 雷公藤总苷 　　　E. 金制剂

【例20】用于治疗类风湿关节炎的改变病情抗风湿药联合治疗方案是

A. 甲氨蝶呤+来氟米特 　　　　B. 双氯芬酸钠+来氟米特

C. 甲氨蝶呤+硫酸氨基葡萄糖 　　　D. 对乙酰氨基酚+硫酸氨基葡萄糖

E. 双氯芬酸钠+泼尼松

例 21~22 共用题干

女性,48 岁。类风湿关节炎病史 6 年,未予正规治疗。近 1 个月来感双手指关节疼痛加重,晨僵约 2 小时。查体:双手第 2~4 掌指关节(MCP 2~4)肿胀,左手第 1~4 近端指间关节(PIP 1~4)肿胀,压痛明显,右手 PIP 2 和 PIP 3 肿胀伴压痛,双侧腕关节肿胀,屈伸明显受限。双手 X 线检查提示骨质疏松,双腕关节各骨融合,双手掌指关节和近端指间关节间隙变窄。

【例21】患者双手 X 线检查提示已达类风湿关节炎的分期为

A. Ⅰ期 　　　B. Ⅱ期 　　　C. Ⅲ期 　　　D. Ⅳ期 　　　E. 无法分期

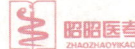

【例22】此患者的治疗方案中,除采用非甾体抗炎药对症治疗外,应该首选的慢作用抗风湿药是

　　A. 糖皮质激素　　　B. 柳氮磺吡啶　　　C. 雷公藤总苷　　　D. 金诺芬　　　E. 甲氨蝶呤

➤ 参考答案如下,详细答案参见 2021 版《国家临床执业及助理医师资格考试精选真题考点精析》。

1. B	2. B	3. E	4. A	5. A
6. D	7. B	8. C	9. C	10. B
11. C	12. E	13. C	14. E	15. E
16. D	17. B	18. B	19. B	20. A
21. D	22. E	—	—	—

昭昭老师提示:关注官方微信,获得第一手考试资料。

第4章　脊柱关节炎

➤ **2021 考试大纲**

　　①总论;②发病机制;③临床表现;④影像学检查;⑤诊断与鉴别诊断;⑥治疗。

➤ **考纲解析**

　　近 20 年的医师考试中,本章的考试重点是脊柱关节炎的诊断、表现、检查和治疗,执业医师每年考查分数为 2～3 分,助理医师每年考查分数为 0 分。

一、概　述

　　脊柱关节炎是以中轴关节慢性炎症、骨质破坏及骨质增生为主要特点的风湿性疾病,病变基础是:韧带止点炎;也可累及外周关节和内脏器官。(昭昭老师提示:关节炎—软骨蜕变;类风湿—滑膜炎;强直性脊柱炎—韧带炎。)

二、病　因

　　(1)尚不完全明确。HLA－B27 基因与本病发病高度相关,约 90% 的 AS 患者 HLA－B27 阳性,而正常人群中仅 10% 阳性。

　　(2)某些肠道病原菌如沙门氏菌、志贺氏菌以及泌尿生殖道沙眼衣原体感染也与本病有关。

三、临床表现

　　(1)一般表现　好发于 16～30 岁的青壮年,男性占 90%,有明显的家族遗传史。

　　(2)中轴型

一般表现	①早期主要表现为下腰痛或骶髂部不适、疼痛或发僵,活动后可以减轻;②症状在静止、休息时加重,活动后缓解;③晚期脊柱僵硬可致躯干和髋关节屈曲,发生严重的驼背畸形
经典病程	病变逐渐向上发展,累及胸椎和肋椎关节时,胸廓活动受限;累及颈椎时,颈部活动受限
个别病情	个别患者症状始自颈椎,逐渐向下波及胸椎和腰椎,称为 Bechterew 病

　　(昭昭老师提示:大部分人都是中轴型的,表现为下腰痛。著名的演员张嘉译就是这个病的典型表现者,他在一次访谈录里说,每天早晨起来要用热水及活动将后背冲开,才能拍戏,即说明这个病是活动后缓解的。)

　　(3)周围型　首发于下肢大关节,如髋关节、膝关节和踝关节,常为非对称性,反复发作与缓解,较少伴有骨关节破坏。

　　例 1～2 共用选项

　　A. 化脓性关节炎　B. 强直性脊柱炎　　C. 骨关节炎　　　D. 类风湿关节炎　　E. 痛风性关节炎

　　【例1】以腰骶痛为主要表现的是

　　【例2】主要侵犯小关节的疾病是

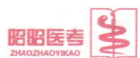

例 3～4 共用题干

男,25 岁。因右膝关节肿痛 2 周就诊,腰痛 3 年。查体:右膝关节肿胀,有压痛,浮髌试验阳性,左侧"4"字征阳性,左侧骶髂关节压痛阳性。

【例3】最有意义的检查是

A. 骶髂关节 X 线片　　B. 血沉　　　C. 类风湿因子　　　D. 抗"O"　　　E. HLA - B27

【例4】检查类风湿因子、抗"O"均阴性,血沉 28 mm/h,HLA - B 27 阳性。骶髂关节 X 线片提示左侧间隙狭窄,边缘不整,可见骨质破坏。最可能的诊断是

A. 类风湿关节炎　　B. 骨关节炎　　　C. 风湿性多肌炎　　　D. 化脓性关节炎　　E. 强直性脊柱炎

四、体　征

骶髂关节压痛,脊柱前屈、后伸等活动受限,胸廓活动度减低,枕墙距>0。

【例5】对强直性脊柱炎临床表现叙述错误的是

A. 早期可无明显体征　　　　　　　　B. 早期不会出现局部压痛

C. 随病情进展可见腰椎前凸消失　　　D. 随病情进展腰椎活动度降低

E. 病情活动期可有韧带/肌腱与骨附着点压痛

五、实验室检查

血液检查	血沉、C 反应蛋白、免疫球蛋白(IgA)升高
HLA - B 27	HLA - B 27 阳性是强直性脊柱炎的一个较为特异的指标,90%左右患者 HLA - B 27 阳性(昭昭老师提示:但是此病的特异性不大,不能说)
影像学检查	①腰椎是脊柱最早受累的部位,表现为典型的"竹节样"改变; ②MRI 检查在显示关节和骨质水肿方面效果优于 CT; ③CT 检查在骨质破坏方面效果优于 X 线 (昭昭老师提示:因为强柱主要破坏骨质,所以最好的影像学检查是CT检查)

【例6】男,22 岁。腰背痛 2 年。下腰段、骶髂关节压痛,腰椎活动明显受限。X 线片示双侧骶髂关节虫蚀样破坏,脊柱呈"竹节样"改变。最可能的诊断是

A. 强直性脊柱炎　　B. 腰椎间盘突出症　　C. 腰椎结核　　　D. 腰椎肿瘤　　　E. 化脓性脊柱炎

【例7】男,20 岁。腰痛 3 年,膝关节痛 2 个月。查体:右膝肿胀、压痛,浮髌试验阴性。实验室检查:血尿酸正常,HLA - B 27 阳性。X 线:双侧骶髂关节骨侵蚀改变,伴间隙狭窄。最可能的诊断是

A. 痛风关节炎　　B. 反应性关节炎　　　C. 强直性脊柱炎　　　D. 银屑病关节炎　　E. 感染性关节炎

六、治　疗

NSAIDs	NSAIDs是治疗强直性脊柱炎的一线用药
改变病情抗风湿药(DMARDs)	①常用药物包括甲氨蝶呤和柳氮磺吡啶;能够降低血沉、C 反应蛋白等炎性指标,改善活动性外周关节炎的肿胀和疼痛; ②对中轴型的强直性脊柱炎无效
周围型(外周关节炎患者)	周围型强直性脊柱炎首选的药物是:柳氮磺吡啶
中轴型(下腰痛患者)	中轴型强直性脊柱炎首选的药物是:吲哚美辛(双氯芬酸类、萘普生、舒林酸等)
糖皮质激素	①很少需要全身使用糖皮质激素; ②急性葡萄炎及肌肉关节炎可考虑给予糖皮质激素

例 8～9 共用题干

男,38 岁。右膝关节、右踝关节持续性肿痛 2 个月。既往腰痛 14 年,伴晨僵,活动后改善。查体:右膝及右踝关节肿胀,有压痛,右膝关节积液,双侧"4"字试验(＋)。实验室检查:WBC 13.2×10^9/L,Plt 383×10^9/L,ESR 78 mm/h,RF(—),HLA - B 27(＋)。

【例8】最可能的诊断是

A. 化脓性关节炎　　B. 强直性脊柱炎　　C. 骨关节炎　　D. 类风湿关节炎　　E. 痛风性关节炎

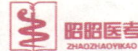

【例 9】首选的治疗药物是

A. 羟基氯喹　　　　　　B. 青霉胺　　　　　　C. 硫酸氨基葡萄糖

D. 秋水仙碱　　　　　　E. 柳氮磺吡啶

➤ **昭昭老师总结：非化脓性关节炎**

	骨关节炎	类风湿关节炎	强直性脊柱炎
病　因	年龄	免疫和 HLA－DR4 有关	HLA－B 27 阳性
基本病理	关节软骨	滑膜炎	韧带止点炎
好发人群	中老年人,女性多见	老年女性多见	青壮年男性
好发部位	大关节:膝、髋、远侧指间关节	手、腕、足等小关节;近端指间关节、掌指关节、腕关节	①周围型:大关节;②中轴型:骶髂关节
表　现	疼痛＋晨僵＜30 min	疼痛＋晨僵＞1 h	下腰痛
畸　形	①Bouchard 结节;②Herburnd 结节;③方形手	①纽扣指;②鹅颈样	①脊柱僵硬;②驼背畸形
X线检查	非对称性关节间隙变窄	对称性关节间隙变窄	骶髂关节,"竹节样"
实验室检查	—	①抗 CCP 抗体(＋);②RF(＋)	HLA－B 27 阳性
治　疗	非甾体消炎药	①改变症状:NSAIDs 药;②改变病情:甲氨蝶呤	①中轴型:NSAIDs;②周围型:柳氮磺吡啶

➤ 参考答案如下,详细答案参见 2021 版《国家临床执业及助理医师资格考试精选真题考点精析》。

1. B	2. D	3. A	4. E	5. B	昭昭老师提示:
6. A	7. C	8. B	9. E	—	关注官方微信,获得第一手考试资料。

第 5 章　痛　风

➤ **2021 考试大纲**

①临床表现;②诊断与鉴别诊断;③治疗与预防。

➤ **考纲解析**

近 20 年的医师考试中,本章的考试重点是痛风的诊断、检查和治疗,执业医师每年考查分数为 1～2 分,助理医师每年考查分数为 0～1 分。

一、概　述

痛风是单钠尿酸盐沉积于骨关节、肾和皮下等部位,引发的急、慢性炎症和组织损伤,与嘌呤代谢紊乱和(或)尿酸排泄减少所致的高尿酸血症直接相关。

二、病　因

原发性	遗传和环境因素共同作用所致,大多数为尿酸排泄障碍
继发性	主要由于肾脏疾病导致尿酸排泄减少,骨髓增生性疾病及放疗导致尿酸生成增多,某些药物导致尿酸生成增多

三、临床表现

本病多见于 40 岁以上的男性,女性多在更年期后发病。本病分为 4 期,具体见下表:

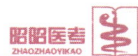

无症状性高尿酸血症期	仅有波动性或持续性高尿酸血症,至出现症状时间可长达数年
急性关节炎期	①多在午夜或清晨突然起病,关节剧痛,呈撕裂样、刀割样疼痛; ②单侧第一跖趾关节最常见,其余为趾、踝、膝、腕、指、肘关节; ③发作呈自限性,数天或 2 周内自行缓解; ④关节液或皮下痛风抽吸物发现双折光的针形尿酸盐结晶是确诊依据; ⑤秋水仙碱治疗后,关节症状可迅速缓解
慢性期	①痛风石是痛风的特征性临床表现,典型部位在耳郭、鹰嘴和跟腱等; ②关节内大量沉积的痛风石可造成关节骨质破坏、纤维化等
肾脏并发症	痛风性肾病,尿酸性肾结石

【例1】急性痛风性关节炎的主要临床特点不包括

A. 秋水仙碱治疗可迅速缓解关节炎症状　　　B. 常伴高尿酸血症

C. 单侧第一掌指关节肿痛最为常见

D. 在偏振光显微镜下关节液内发现成双折光的针形尿酸盐结晶

E. 疼痛剧烈,初次发作呈自限性

四、辅助检查

血尿酸	男性血尿酸 208～416 $\mu mol/L$,女性血尿 149～358 mol/L,痛风患者血尿酸的波动较大,应反复监测
尿尿酸	限制嘌呤饮食 5 天后,每日尿酸排出量超过 3.57 mmol/L
关节液或痛风石内容物检查	偏振光显微镜下可见双折光的针形尿酸盐结晶
CT 与 MRI 检查	CT 扫描可见不均匀的斑点状高密度痛风石,MRI 在 T1 和 T2 加权像上呈现为斑点状的低信号

五、诊断与鉴别诊断

1. 诊断　血尿酸>420 $\mu mol/L$ 可诊断为高尿酸血症。当同时存在特征性的关节炎、尿路结石表现时应考虑痛风。针形尿酸盐结晶是痛风诊断的金标准。

2. 鉴别诊断　①类风湿关节炎:晨僵,畸形,血尿酸不高,类风湿因子阳性;②化脓性关节炎:起病急,发热,关节液培养可见细菌;③创伤性关节炎:有外伤史、血尿酸正常。

【例2】下列物质含量异常可作为痛风诊断指征的是

A. 嘧啶　　　B. 嘌呤　　　C. β-氨基丁酸　　　D. 尿酸　　　E. β-丙氨酸

六、预防和治疗

1. 痛风治疗的目的　①控制高尿酸血症,预防尿酸盐沉积;②迅速控制急性关节炎发作;③防止尿酸结石形成和肾功能损害。

2. 非药物治疗　减少摄入嘌呤食物,如海鲜、啤酒、动物脂肪等。

3. 药物治疗

急性痛风关节炎的治疗	①主要目的是缓解症状,首选非甾体消炎药(NSAIDs),如吲哚美辛、双氯芬酸、依托考昔; ②秋水仙碱因为毒副作用大,现已少用; ③糖皮质激素:用于不耐受 NSAIDs 或秋水仙碱或肾功能不全者
发作间歇期和慢性期的处理	①排尿酸药物,如苯溴马隆、丙磺舒; ②抑制尿酸生成药物,如别嘌醇; ③碱化尿液碳酸氢钠
伴发疾病的治疗	治疗痛风的同时,积极治疗并发疾病
无症状高尿酸血症的处理	①排尿酸药物:苯溴马隆、丙磺舒; ②抑制尿酸生成药物:别嘌醇

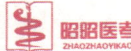

4. 手术治疗　必要时可选择剔除痛风石,对残毁关节进行矫形等手术治疗。

【例3】男,50岁。吃海鲜后夜间突发左足第一跖趾关节剧烈疼痛1天。查体:关节局部红肿,压痛明显。既往无类似发作。化验:血尿酸602 mmol/L。目前最主要的治疗药物是

A. 苯溴马隆　　　　B. 别嘌醇　　　　C. 抗生素　　　　D. 非甾体抗炎药　　　　E. 甲氨蝶呤

➤ 参考答案如下,详细答案参见2021版《国家临床执业及助理医师资格考试精选真题考点精析》。

1. C	2. D	3. D		昭昭老师提示:关注官方微信,获得第一手考试资料。

第八篇　运动系统

学习导图

章 序	章 名	内 容	所占分数	
			执业医师	助理医师
1	骨折概论	骨折病因	5分	4分
		骨折分类		
		骨折表现		
		骨折的影像学检查		
		骨折治疗		
		骨折并发症		
2	上肢骨折	锁骨骨折	2分	0分
		肱骨近端骨折		
		肱骨干骨折		
		肱骨髁上骨折		
		前臂双骨折		
		桡骨远端骨折		
3	下肢骨折	股骨颈骨折	4分	2分
		股骨转子间骨折		
		股骨干骨折		
		胫骨平台骨折		
		胫腓骨骨折		
		踝部骨折		
		踝部扭伤		
4	脊柱和骨盆骨折	脊柱骨折	2分	1分
		脊髓损伤		
		骨盆骨折		
5	关节脱位和损伤	肩关节脱位	3分	2分
		桡骨小头半脱位		
		髋关节脱位		
		膝关节韧带及半月板损伤		
6	手外伤和断指再植	手外伤	1分	1分
		断指再植		
7	周围神经损伤	上肢神经损伤	1分	1分
		下肢神经损伤		
8	运动系统的慢性损伤	概论	3分	2分
		粘连性肩关节囊炎		
		肱骨外上髁炎		
		狭窄性腱鞘炎		
		股骨头坏死		
		颈椎病		
		腰椎间盘突出症		

章 序	章 名	内 容	所占分数	
			执业医师	助理医师
9	骨关节炎	骨关节炎	1分	1分
10	骨与关节感染	急性血源性骨髓炎	3分	2分
		化脓性关节炎		
11	骨与关节结核	总论		
		脊柱结核		
		髋关节结核		
12	骨肿瘤	良、恶性骨肿瘤	3分	2分
		骨软骨瘤		
		骨囊肿		
		骨巨细胞瘤		
		骨肉瘤		
		转移性骨肿瘤		

复习策略

　　运动系统属于外科学内容,知识相对来说比较简单,重复考点较多。本系统总论部分非常重要,熟练掌握总论内容,对于后面各论的学习会非常有利。复习过程中,可以通过一些好的记忆方法来辅助掌握考点,如 Thomas 征、Spurling 征、Colles 骨折、Smith 骨折等,这样本章的重难点内容就迎刃而解了。

第1章　骨折概论

> **2021 考试大纲**

　　①成因与分类;②临床表现;③影像学检查;④并发症;⑤骨折愈合的分期及临床愈合标准;⑥影响骨折愈合的因素;⑦治疗原则;⑧急救处理;⑨开放性骨折的处理。

> **考纲解析**

　　近 20 年的医师考试中,本章的考试重点是骨折的表现、体征、治疗和并发症,执业医师每年考查分数为3~5分,助理医师每年考查分数为2~3分。

第1节　总　论

　　骨折是骨的完整性或连续性的中断。

一、病因

病 因	机 制	常见部位(昭昭老师提示,重点记例子)
直接暴力	骨折发生在暴力直接作用的部位,常伴有不同程度的软组织损伤	受力部位与骨折部位一致
间接暴力	暴力通过传导、杠杆、旋转和肌肉收缩使肢体受力部位的远处发生骨折	①肱骨髁上骨折; ②桡骨远端骨折; ③髌骨骨折(股四头肌猛烈收缩); ④髂前上棘撕脱骨折(缝匠肌猛烈收缩)

续表

病　因	机　制	常见部位（昭昭老师提示，重点记例子）
积累性劳损	长期、反复、轻微的直接或间接外力可致使肢体某一特定部位骨折	①第2,3跖骨；②腓骨中下1/3处
病理性骨折	由于骨质本身病变如骨髓炎、骨肿瘤导致骨质破坏，轻微外力即可发生骨折	胫骨骨髓炎导致骨折

【例1】某战士参加野营拉练，归来途中自觉右小腿疼痛，经休息治疗2周后无好转。拍X线片检查发现右腓骨下段横行骨折线，无移位。其骨折的主要成因是

　　A. 直接暴力　　　B. 积累性劳损　　　C. 间接暴力　　　D. 肌拉力　　　E. 骨髓炎

【例2】男，10岁。行走时不慎摔倒，左手着地，随后自觉左肘部疼痛，不敢活动。查体：局部畸形，压痛，反常活动。急诊行X线检查提示肱骨髁上骨折。该患者受伤的机制是

　　A. 直接暴力　　　B. 积累性劳损　　　C. 间接暴力　　　D. 肌拉力　　　E. 骨髓炎

二、分　类

1. 根据骨折与外界是否相通，骨折处皮肤与黏膜是否完整分类。

（昭昭老师提示：考试一定是考特殊的，基本上考试就是考开放骨折。注意这里所说的与外界相通，不是指你的眼睛有没有看到。比如骶骨骨折刺破直肠，你是看不到的，但是是与外界相通的，故属于开放骨折。同理，肋骨骨折如果刺破了食管，你说是什么骨折？）

闭合骨折	骨折处皮肤及筋膜或骨膜完整，骨折端不与外界相通	大部分骨折都属于闭合性骨折
开放骨折	骨折处皮肤及筋膜或骨膜破裂，骨折端与外界相通	①骶骨骨折刺破直肠；②耻骨骨折刺破膀胱

2. 根据骨折形态和程度分类

（1）不完全骨折　骨的完整性或连续性发生部分中断。

裂缝骨折	只有裂缝，没有完全裂开，部分相连	多见于成人，如肩胛骨、颅骨
青枝骨折	骨质和骨膜部分断裂	多见于儿童

（2）完全骨折　骨的完整性或连续性完全中断。按其骨折线方向和形态可分为横行骨折、斜行骨折、螺旋形骨折、粉碎性骨折、嵌插性骨折、压缩性骨折、凹陷性骨折和骨骺损伤。

（昭昭老师提示：记忆方法就是我们只需要记住儿童的青枝骨折和成人的裂纹骨折属于不完全骨折，其余的都是完全骨折。）

3. 根据骨折稳定性分类

稳定性骨折	复位后经适当外固定不易发生再移位者	青枝骨折、裂缝骨折、嵌插性骨折、横行骨折、椎体压缩性骨折
不稳定性骨折	复位后易于发生再移位者	斜行骨折、螺旋形骨折、粉碎性骨折

4. 撕脱骨折　指肌肉强烈收缩，导致肌腱附着点的骨质发生撕脱骨折，如尺骨鹰嘴骨折，多位于肘关节附近。

【例3】下列骨折中，最不稳定的是

　　A. 裂缝骨折　　　B. 横行骨折　　　C. 螺旋形骨折　　　D. 青枝骨折　　　E. 嵌插骨折

【例4】压缩性骨折最常发生于

　　A. 肱骨头　　　B. 股骨头　　　C. 椎体　　　D. 腕舟状骨　　　E. 足舟状骨

例5～7共用选项

　　A. 骨折有移位、畸形　　　　　　　　　B. 骨折处软组织破裂，骨折端与外界相通
　　C. 骨折部碎成3块以上　　　　　　　　D. 骨折处皮肤黏膜完整，骨折端不与外界相通
　　E. 发生于肌腱附着部位的骨折

【例5】开放性骨折的特点是

【例6】粉碎性骨折的特点是

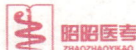
【例 7】 撕脱性骨折的特点是

三、骨折断端移位

分 类	概 念	特 点
成角移位	两骨折端的纵轴线交叉成角,以其顶角的方向为准,向前、后、内、外成角	下肢允许向前的成角移位,不允许向内外移位
侧方移位	以近侧骨折端为准,远侧骨折端向前、后、内、外的侧方移位	—
缩短移位	两骨折端相互重叠或嵌插,使其缩短	—
分离移位	两骨折端在纵轴上相互分离,形成间隙	容易发生延迟愈合或不愈合
旋转移位	远侧骨折端围绕骨之纵轴旋转	不稳定的骨折

第 2 节　骨折的临床表现及影像学检查

一、临床表现

1. 全身表现

昭昭老师提示:出血 1 000 mL 就会休克,记忆方法:聪明的"一休"。骨盆本身包含很多松质骨及周围有大量的静脉丛,容易导致大出血。股骨是人体最粗大的骨头,出血后断面出血也较多。

休 克	最常见于骨盆骨折(失血 500~5 000 mL)和股骨干骨折(失血 300~2 000 mL)
发 热	血肿吸收热,体温<38 ℃,如果体温>38 ℃时考虑感染

2. 局部表现

昭昭老师提示:有些并不是所有骨折都出现骨折特有体征,如稳定骨折(裂缝骨折、嵌插骨折、压缩性骨折、横形骨折、青枝骨折)和不完全骨折(裂缝骨折、青枝骨折)、脊柱骨折及骨盆骨折可不出现典型的体征。

一般表现	疼痛与压痛,局部肿胀与瘀斑,功能障碍
专有体征	畸形,反常活动,骨擦音或骨擦感(昭昭老师提示:专有就是只有骨折有,其他的没有,所以一旦你看到了题中说某个部位有"畸形""异常活动",那就是骨折)

【例 8】 开放性骨折体温升高时应考虑有

A. 疼痛刺激　　　B. 感染　　　C. 休克　　　D. 失血　　　E. 组织液丢失

【例 9】 属于骨折全身表现的是

A. 休克　　　B. 肿胀　　　C. 疼痛　　　D. 畸形　　　E. 瘀斑

例 10~11 共用选项

A. 异常活动　　　B. 肿胀疼痛　　　C. 功能障碍　　　D. 皮肤瘀斑　　　E. 死骨形成

【例 10】 骨折的专有体征是

【例 11】 慢性骨髓炎的表现是

【例 12】 男,32 岁。车祸致左大腿受伤。X 线示左股骨皮质连续性中断。对诊断最有价值的临床表现是

A. 疼痛　　　B. 反常活动　　　C. 肿胀　　　D. 发红　　　E. 活动障碍

二、影像学检查

X 线检查	①凡疑有骨折必须常规行 X 线检查; ②很明显的骨折要行 X 线检查,了解骨折类型及移位情况; ③每个部位要分别拍摄正位、侧位的 X 线片; ④X 线片必须要包括一个相邻的关节; ⑤对不易确定的骨折要拍摄对侧肢体的 X 线片; ⑥高度怀疑骨折但未见骨折线者,2 周后再拍 X 线片

续表

CT 检查	①对于早期、不典型病例及复杂的解剖部位,X线受限制,可行 CT 检查; ②骨和关节解剖部位复杂或常规 X 线难以检查的部位,CT 可以提供更多信息,如骨盆、髋部、骶骨、骶髂关节、胸骨、脊柱等部位的骨折; ③CT 能清晰地显示椎体爆裂骨折后方骨折块突入椎管的情况
MRI 检查	①MRI 对软组织层次和椎体周围韧带、脊髓损伤情况和椎体挫伤显示较好; ②椎体行横轴位、矢状位及冠状位或任意断层扫描,可以清晰显示椎体及脊髓损伤的情况,并可观察椎管内出血情况,还可发现隐匿骨折及确定骨挫伤范围

【例13】女,65 岁。跌倒,臀部着地,当即腰部疼痛,不能活动。首选的检查方法是

A. X 线片　　　　B. CT　　　　C. MRI　　　　D. 超声检查　　　　E. 核素扫描

【例14】骨折 X 线检查的重要意义是

A. 了解骨折的发生机制　　　　　B. 明确骨折的诊断

C. 判断骨折的预后　　　　　　　D. 了解组织的损伤情况

E. 了解骨质密度

【例15】对骨折诊断中 X 线检查的叙述,不正确的是

A. X 线摄片时,只需将骨折断端包括在内

B. 对不易明确诊断者,需加拍对侧相应部位的 X 线片

C. 高度怀疑骨折但 X 线片未见骨折征象者,应于伤后 2 周复查 X 线片

D. 怀疑骨折时,应常规进行 X 线检查

E. 确诊骨折时,需进行 X 线检查

第 3 节　骨折的急救及治疗

一、骨折的治疗原则

1. 复位　将骨折后发生移位的骨折断端重新恢复正常或接近原有解剖位置,以重新恢复骨的支架作用。复位方法有闭合复位和手术复位、外固定架复位。

(1)复位的标准:

① 解剖复位　骨折段通过复位,恢复了正常的解剖关系,即骨折对位、对线完全良好。

(昭昭老师提示:比如关节内骨折,如踝关节骨折(三踝骨折)、膝关节骨折(胫骨平台骨折)、肘关节骨折(肱骨髁间骨折)。)

② 功能复位　未能达到解剖复位,但骨折愈合后对肢体功能无明显影响,称功能复位。以下是功能复位的标准。

必须完全纠正	分离移位,旋转移位
下肢短缩长度	成人下肢短缩<1 cm,儿童下肢短缩<2 cm
骨折端对位	骨干骨折对位至少达到 1/3,干骺端骨折对位至少达到 3/4 (昭昭老师速记:1、2、3、4,老师会经常将数字变换位置考你)
对　线	前臂双骨折对位、对线均好
成　角	与关节活动方向一致的成角接受,与关节活动方向垂直的成角不接受 (昭昭老师提示:这个很多人表示难理解,其实很简单,必须膝关节活动方向是向前的,也就是说,比如下肢的胫骨骨折,如果成角了,则成角必须也是向前的,这样才可以。那大家会问,什么不能向外成角呢? 向外会导致 X 形腿。)

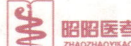

（2）复位方法

闭合复位	应用手法使骨折复位
切开复位	①骨折端之间有肌肉或肌腱等**软组织嵌入**； ②**关节内骨折**可能会影响关节功能者； ③手法复位**未能**达到功能复位的标准，将严重影响患肢功能者； ④骨折并发主要**血管、神经损伤**，修复血管、神经的同时宜行骨折切开复位； ⑤多处骨折，为便于护理和治疗，防止并发症，应行切开复位； ⑥**不稳定骨折**，如斜形、螺旋形、粉碎性骨折及脊柱骨折合并**脊髓损伤者**

（3）切开复位的优缺点

切开复位的优点	①最大优点是可使手法复位不能复位的骨折达到解剖复位； ②有效的内固定，可使病人提前下床活动，减少肌萎缩和关节僵硬； ③方便护理，减少并发症
切开复位的缺点	①切开复位时分离软组织和骨膜，减少了骨折部位的血液供应； ②增加局部软组织损伤的程度，降低局部抵抗力，易于发生感染，导致化脓性骨髓炎； ③内固定器材的拔除，大多需再次手术

【例16】骨折切开复位与闭合复位相比，其**最大的优点**是

A. 达到解剖复位　　　　　B. 降低感染风险　　　　　C. 制动时间缩短

D. 缩短骨折愈合时间　　　E. 减少骨折部位创伤

【例17】女，21岁。左胫骨下段横行骨折，经手法复位石膏固定后复查X线片。符合**功能复位**的是

A. 骨折向前方成角5°　　　B. 骨折向外侧成角5°　　　C. 断端旋转5°

D. 断端分离1 cm　　　　　E. 断端重叠2 cm

【例18】下列哪项**不属于**闭合性骨折切开复位内固定的适应证？

A. 骨折端间有软组织嵌插，手法复位失败　　　B. 关节内骨折，手法复位对位不好

C. 并发主要血管损伤　　　　　　　　　　　　D. 并发主要神经损伤

E. 未达到解剖复位

【例19】对于3岁以下儿童**股骨干骨折**的治疗，正确的叙述是

A. 可以接受骨折断端有2 cm以内的缩短　　　B. 常采用切开复位内固定治疗

C. 常采用骨牵引治疗　　　　　　　　　　　　D. 可以接受轻度的旋转移位

E. 应与成人骨折的治疗原则一致

2. 固定　骨折复位后，因其不稳定，容易发生再移位，因此要采用不同的方法将其固定在满意的位置上，使其逐渐愈合。常用的固定方法有小夹板、石膏绷带、外固定支架、牵引制动固定等**外固定**方法，以及通过手术切开上钢板、钢针、髓内针、螺丝钉等**内固定**方法。

3. 功能锻炼　通过受伤肢体肌肉收缩，增加骨折周围组织的血液循环，促进骨折愈合，防止肌肉萎缩，通过主动或被动活动未被固定的关节，防止关节粘连、关节囊挛缩等，使受伤肢体的功能尽快恢复到骨折前的正常状态。

早期阶段	①骨折后1～2周内，此期康复治疗的目的是促进患肢血液循环，消除肿胀，防止肌萎缩； ②功能锻炼应以患肢肌主动舒缩活动为主； ③原则上，骨折上、下关节暂不活动
中期阶段	骨折2周以后，可开始进行骨折上、下关节活动
晚期阶段	骨折已达临床愈合标准，外固定已拆除。此时是康复治疗的关键时期

【例20】骨折治疗原则中的**首要步骤**是

A. 功能锻炼　　B. 内固定　　C. 复位　　D. 包扎　　E. 外固定

【例21】50岁女性，汽车撞伤左小腿，局部肿痛畸形，**反常活动**，有片状皮肤擦伤出血。现场紧急处

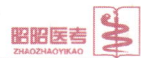

理时最重要的是

  A. 创口消毒   B. 创口包扎   C. 创口缝合

  D. 夹板固定   E. 迅速运送医院,由医院处理

【例22】骨折的治疗原则是

  A. 创口包扎 B. 迅速运输 C. 积极手术 D. 正确搬运 E. 复位固定功能锻炼

二、急救及急救固定的目的

  现场急救的16字方针:"抢救休克""包扎伤口""妥善固定""迅速转运"。

抢救休克	严重创伤现场急救的首要原则是抢救生命。如发现伤员心跳、呼吸已经停止或濒于停止,应立即进行胸外心脏按压和人工呼吸
包扎伤口	①开放性骨折伤口出血绝大多数可用加压包扎止血; ②在大血管出血时,可用止血带,记录开始用止血带的时间,每间隔1小时放松止血带1～2分钟; ③若骨折端已经戳出伤口,并已污染,又未压迫重要血管神经者,不应将其复位,以免将污物带到伤口深处
妥善固定	固定是骨折急救的重要措施。凡疑有骨折者,均应按骨折处理。固定的目的是避免骨折在搬运过程中对周围重要组织造成损伤,减少骨折端的活动,减轻患者的疼痛,便于运送
迅速转运	患者经过初步处理,妥善固定后,应尽快转运至附近医院进行治疗

  【例23】骨折急救固定的目的不包括

  A. 便于搬动运送   B. 恢复肢体的正常解剖关系

  C. 减轻患者疼痛   D. 减少骨折端活动

  E. 避免搬运中造成血管、神经损伤

  【例24】骨折急救处理中不正确的是

  A. 包扎伤口   B. 妥善的外固定   C. 首先抢救生命

  D. 外露的骨折端立即复位 E. 迅速运往医院

三、开放性骨折的处理

  1. 清创时间 最好在伤后6～8小时内清创。

  2. 清创要点

  (1)清洗 无菌敷料覆盖创口,用无菌刷、肥皂液刷洗患肢2～3次,用无菌生理盐水冲洗。然后用0.1%活力碘冲洗创口或用纱布浸湿0.1%活力碘敷于创口,再用生理盐水冲洗,常规消毒铺巾后行清创术。

  (2)切除创缘皮肤 切除创缘皮肤1～2 mm,皮肤挫伤者,应切除失去活力的皮肤。由浅至深,清除异物,切除污染和失去活力的皮下组织、筋膜、肌肉。对于肌腱、神经和血管,应在尽量切除其感染部分的情况下,保留组织的完整性,以便予以修复。

  (3)关节韧带和关节囊的处理 关节韧带和关节囊严重挫伤者,应予以切除。若仅有污染,则应在彻底切除污染物的情况下,尽量予以保留,这对关节的稳定和以后的功能恢复十分重要。

  (4)外膜的处理 骨外膜应尽量保留,以保证愈合。若已污染,可仔细将其表面切除。

  (5)骨折端的处理 既要彻底清理干净,又要尽量保持骨的完整性,以利于骨折愈合。粉碎性骨折断的骨片应仔细加以处理。游离的骨片,无论大小,都应去除,因其无血运,抗生素不能在其内达到有效浓度,易滋生细菌,造成感染。较大的骨片去除后形成的骨缺损应在伤口愈合后的6～8周进行植骨,以降低感染率。与周围组织尚有联系的骨片应予保留,并应复位,有助于骨折愈合。

  (6)再次清洗 彻底清创后,用无菌生理盐水再次冲洗创口及周围2～3次。然后用0.1%活力碘浸泡或湿敷创口3～5分钟,再次清洗后应更换手套、敷单、手术器械,继续进行组织修复手术。

  3. 骨折固定与组织修复 包括骨折固定、重要软组织修复、创口引流。

  4. 闭合创口 对于第一、二度开放性骨折,清创后大多数创口能一期闭合。第三度开发性骨折,在清创后伤口要保持开放,数天后重复清创,通过植皮或皮瓣转移,延迟闭合伤口。

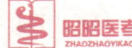

5. 固定 清创过程完成后,根据伤情选择适当的固定方法固定患肢。应使用抗生素预防感染。

四、开放性关节损伤的处理原则

开放性关节损伤是指皮肤和关节囊破裂,关节腔与外界相通。其处理原则与开放性骨折基本相同,治疗目的是防止关节感染,恢复关节功能。根据损伤程度不同,可分为三度,见下表。

分 度	概 念	处 理 原 则
第一度	锐器刺破关节囊,创口较小,关节软骨和骨骼无损伤	①此类损伤不需要打开关节,以免污染进一步扩散; ②创口行清创缝合后,可在关节内注入抗生素,适当固定3周
第二度	软组织损伤较广泛,关节软骨及骨骼部分破坏,创口内有异物	①应在局部软组织清创完成后,更换手套、敷单、器械,再扩大关节囊切口,充分暴露关节,用大量生理盐水反复冲洗,彻底清除关节内异物、血肿、小的碎骨片,大的骨片应予复位,并尽量保持关节软骨面的完整,用克氏针或可吸收螺丝钉固定; ②关节囊和韧带应尽量保留,并予以修复;关节囊的缺损可用筋膜修补
第三度	软组织毁损,韧带断裂,关节软骨和骨骼严重损伤,创口内有异物,可合并关节脱位及血管、神经损伤等	①经彻底清创后敞开创口,无菌敷料湿敷,3~5天后可行延期缝合;大面积软组织缺损,在可彻底清创后,可用显微外科技术行组织移植; ②关节功能无恢复可能者,可一期行关节融合术

【例25】开放性骨折处理正确的是

A. 用毛刷洗刷创口内污染的骨质　　　　B. 失去活力的大块肌肉组织可以部分保留

C. 已污染的骨膜应完全切除　　　　　　D. 游离污染的小骨片应该去除

E. 不能切除创口的边缘

第4节　骨折的愈合

一、骨折的愈合分期

1. 骨折愈合过程有一期愈合(直接愈合)和二期愈合(间接愈合)

一期愈合	①多见于骨折行坚强内固定后;　②通过哈弗系统直接重建;　③X线上无骨痂形成; ④愈合过程中无骨皮质吸收,坏死骨骨皮质再吸收同时被新的板层骨取代,直接愈合
二期愈合	①通过膜内成骨和软骨内化骨两种方式愈合;　②X线上有骨痂形成; ③临床上的骨折愈合多为二期愈合

2. 二期愈合过程

分 期	时 间	特 点
血肿炎症机化期	2周	①血肿:断端及周围形成血肿; ②炎症:伤后6~8小时,血肿凝成血块,血供中断,致软组织和骨组织坏死,引起无菌性炎症反应; ③机化:血肿机化形成肉芽组织,逐渐演变为纤维结缔组织,使骨折端成为纤维连接
原始骨痂形成期	12~24周	①膜内成骨:骨膜增生,成骨细胞增生,形成新骨,膜内成骨较软骨内化骨快; ②软骨内化骨:纤维组织转化为软骨组织,继而钙化成骨,形成环状骨痂和髓内骨痂,愈合后即为原始骨痂; ③X线:骨折处梭形骨痂影,但骨折线仍隐约可见
骨板形成塑形期	1~2年	①根据Wolff定律,应力轴线上的骨痂不断加强,应力轴线以外的骨痂不断被清除,恢复正常骨结构; ②在组织学和放射学上不留痕迹

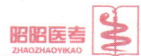

【例26】 骨折愈合过程中，属于<u>血肿机化演进期</u>的表现是

A. 多出现软骨内骨化　　　　　　B. 出现无菌性炎症反应　　　C. 可形成环状骨痂、髓内骨痂

D. 可形成内骨痂、外骨痂　　　　E. 出现膜内化骨

【例27】 关于骨折愈合的过程，<u>正确</u>的是

A. 原始骨痂形成期膜内成骨比软骨内化骨慢

B. Wolff 定律即骨折愈合过程中板层骨总是沿断端承受的生理应力方向吸收

C. 临床上骨折愈合过程多为一期愈合

D. 新骨的爬行替代过程是在破骨细胞和成骨细胞同时作用下完成的

E. 骨板形成塑形期在应力轴线上的骨痂逐步消失

二、影响骨折愈合的因素

1. 全身因素　　包括年龄和健康情况。

2. 局部因素

（1）骨折的类型和数量　　螺旋形和斜行骨折块，骨折断端接触面较大，愈合较快；横行骨折断端接触面较小，愈合较慢。多发性骨折或一骨多段骨折，愈合较慢。

（2）骨折部的血液供应

骨折部的血液供应差	<u>头下型股骨颈骨折、胫骨中下 1/3 骨折</u>
骨折部的血液供应丰富	干骺端骨折

（3）软组织损伤　　严重软组织损伤影响骨折愈合。

（4）软组织嵌入　　肌肉、肌腱嵌入断端间，使骨折难以愈合。

（5）感染　　开放性骨折感染可导致骨髓炎、软组织坏死和死骨形成，影响骨折愈合。

（6）治疗方法的影响　　如过早和不恰当的功能锻炼。

3. 治疗方法的影响　　多次手法复位失败、术中软组织和骨膜剥离过多、碎片摘除过多、骨固定不牢固、骨牵引不当、过早和不恰当的功能锻炼都可使骨折愈合延迟。

【例28】 胫骨中下段多段闭合性骨折，功能复位后发生骨不愈合，<u>最可能</u>的原因是

A. 未达到解剖复位　　　　　　　B. 未用促骨折愈合药物　　　C. 骨折端软组织嵌入

D. 骨折端血液供应差　　　　　　E. 功能锻炼不够

【例29】 影响骨折愈合的<u>最重要因素</u>是

A. 软组织损伤　　B. 神经损伤　　C. 静脉血栓　　　D. 断端血供　　　E. 健康状况

三、骨折愈合的临床标准

（1）局部<u>无压痛</u>及<u>纵向叩击痛</u>。

（2）局部<u>无异常活动</u>。

（3）X 线片显示骨折线<u>模糊</u>，有<u>连续性骨痂</u>通过骨折线。

【例30】 骨折临床愈合标准，<u>错误</u>的是

A. 患肢无纵向叩击痛　　　　　　B. 局部无异常活动　　　　　　C. X 线摄片骨折线消失

D. 解除外固定后不变形　　　　　E. 受伤上肢向前平举 1 公斤持续 1 分钟

四、骨折延迟愈合、不愈合、畸形愈合

骨折延迟愈合	①骨折经过治疗，超过一般愈合所需的时间，骨折断端仍未出现骨折连接，称<u>骨折延迟愈合</u>； ②X 线平片显示骨折端骨痂少，轻度脱钙，骨折线仍明显，但无骨硬化表现
骨折不愈合	①骨折经过治疗，超过一般愈合时间（9 个月），且经再度延长治疗时间（3 个月），仍达不到骨性愈合，称为<u>骨折不愈合</u>； ②骨折不愈合根据 X 线平片表现分为<u>肥大型和萎缩型</u>，后者骨折端无骨痂、断端分离、萎缩，说明骨折端血运差无骨再生，骨髓腔被致密硬化的骨质所封闭，临床上骨折处可有假关节活动
骨折畸形愈合	①骨折愈合的位置未达到功能复位的要求，存在成角、旋转或重叠畸形； ②可能由于骨折复位不佳、固定不牢固或过早拆除固定，受肌肉牵拉、肢体重量和不恰当负重的影响所致

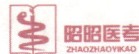

第5节　骨折的并发症

一、早期并发症

1. 休克　最常见于骨盆骨折和股骨干骨折。

2. 脂肪栓塞综合征

机　制	①张力学说:骨折处髓腔内血肿张力过大,骨髓被破坏,脂肪滴进入破裂的静脉窦内,可引起肺、脑栓塞; ②应激学说:应激作用,使乳糜微粒失去乳化稳定性,阻塞毛细血管
表　现	呼吸功能不全,发绀,动脉血压过低可导致烦躁不安、嗜睡,甚至昏迷
X　线	胸部拍片提示有广泛性肺实变

3. 重要内脏损伤　肺损伤,肝、脾破裂,膀胱、尿道(骨盆骨折)、直肠损伤等。

4. 重要周围组织损伤

重要血管损伤	①股骨髁上骨折的远折端可能伤及腘动脉; ②伸直型肱骨髁上骨折的近折端可能伤及肱动脉
重要神经损伤	①肱骨外科颈骨折损伤腋神经;肱骨中下1/3骨折损伤桡神经;肱骨髁上骨折损伤正中神经。 ②腓骨颈骨折造成腓总神经损伤

5. 骨筋膜室综合征

组　成	由骨、骨间膜、肌间隔和深筋膜形成的一个密闭的腔隙即骨筋膜室
发生部位	前臂掌侧和小腿,肱骨髁上骨折也可出现骨筋膜室综合征
发生机制	创伤、骨折的血肿和组织水肿使骨筋膜室容积减小而室内压力升高,达到一定程度可使供应肌肉的小动脉关闭,导致缺血
分　期	濒临缺血性肌挛缩→缺血性肌挛缩→坏疽
治　疗	早期切开,减压
并发症	缺血性肌挛缩

【例31】最容易发生休克的骨折是

A. 骨盆骨折　　B. 肱骨髁上骨折　C. 股骨颈骨折　　D. 锁骨骨折　　E. Colles骨折

例32～34 共用选项

A. 骨盆骨折　　B. 肱骨髁上骨折　C. 股骨颈骨折　　D. 锁骨骨折　　E. Colles骨折

【例32】易发生神经和血管损伤的骨折是

【例33】易发生休克的骨折是

【例34】易发生缺血性坏死的骨折是

【例35】属于骨折早期并发症的是

A. 关节僵硬　　B. 脂肪栓塞　　C. 损伤性骨化　　D. 创伤性关节炎　E. 急性骨萎缩

【例36】严重外伤患者发生脂肪栓塞综合征,主要累及的部位是

A. 胰　　　　B. 肾　　　　C. 肝　　　　D. 骨　　　　E. 肺

【例37】骨筋膜室综合征的晚期并发症是

A. 缺血性骨坏死　　B. 肾衰竭　　C. 缺血性肌挛缩　　D. 不明显　　E. 梗死性脊髓炎

例38～39 共用题干

男,25岁。外伤致胫腓骨骨折,小腿持续性剧烈疼痛。查体:左小腿淤血,肿胀严重,压痛明显,足背动脉搏动微弱,足背屈时疼痛剧烈。

【例38】可能出现的严重并发症是

A. 静脉血栓　　B. 脂肪栓塞　　C. 神经损伤　　D. 血管损伤　E. 骨筋膜室综合征

【例39】最有效的治疗方法是

A. 制动休息　　　　B. 消肿镇痛治疗　　　　C. 立即骨折复位

D. 早期切开,减压　　E. 继续观察患肢血液循环

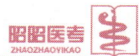

二、晚期并发症

坠积性肺炎	多发生于骨折长期卧床的患者,特别是老年、体弱和患有慢性病者
褥 疮	长期卧床,局部长期受压造成软组织血液供应障碍,易形成褥疮
下肢深静脉血栓	多见于骨盆骨折或下肢骨折患者,长期卧床血液处于高凝状态
感 染	污染较重或伴有较严重组织损伤的开放性骨折患者,易发生感染
损伤性骨化	在关节周围出现大量的骨组织,最常见于肘关节,如肱骨髁上骨折 (昭昭老师提示:这里和病理学联系起来,此处属于化生)
创伤性关节炎	关节内骨折最常见的并发症,如胫骨平台骨折、踝关节骨折、肱骨髁间骨折 (昭昭老师提示:涉及到关节的骨折,胫骨平台骨折→膝关节、踝关节骨折→踝关节、肱骨髁间骨折→肘关节骨折,复位不良→创伤性关节炎)
关节僵硬	骨折和关节损伤常见的并发症
缺血性骨坏死	①头下型股骨颈骨折; ②舟骨骨折 (昭昭老师速记:"头"的"舟"的"坏"了)
急性骨萎缩	损伤致关节附近的痛性骨质疏松,也称反射性交感神经性骨营养不良 (昭昭老师提示:这个虽然是"急性",但实质是慢性并发症)
缺血性肌挛缩	较严重的并发症之一,是骨筋膜室综合征处理不当的结果

【例40】损伤性骨化最常见于

A. 腕关节　　　B. 肘关节　　　C. 髋关节　　　D. 膝关节　　　E. 肩关节

【例41】关节扭伤、脱位及关节附近骨折晚期最易发

A. 骨肉瘤　　　B. 损伤性骨化　　　C. 骨结核　　　D. 骨髓炎　　　E. 腱鞘炎

【例42】男,31岁。右小腿被撞伤,创口出血,骨外露24小时。X线片示右胫腓骨下段粉碎性骨折,最易出现的并发症是

A. 坠积性肺炎　　　　　　B. 神经血管损伤　　　　　　C. 骨筋膜室综合征

D. 感染　　　　　　　　E. 急性骨萎缩

> **昭昭老师总结:运动系统——骨折并发症常考点**

特 点	骨 折	昭昭老师速记
最容易发生休克的骨折	骨盆骨折	这"盆"花"休"了
最容易发生骨缺血坏死的骨折	股骨颈骨折	"姑姑""颈"部"坏死"
最容易发生延迟愈合与不愈合的骨折	胫骨中下 1/3 骨折	"下"面的"不愈合"
最容易发生骨筋膜室综合征的骨折	胫骨中 1/3 骨折	"中"间的卧"室"
最容易发生创伤性关节炎的骨折	胫骨平台骨折	"平台"受到"创伤"
最容易合并神经血管损伤的骨折	肱骨髁上骨折	"髁上"的"神经血管"损伤

> **参考答案**如下,详细答案参见 2021 版《国家临床执业及助理医师资格考试精选真题考点精析》。

1. B	2. C	3. C	4. C	5. B	6. C
7. E	8. B	9. A	10. A	11. E	12. B
13. A	14. B	15. A	16. A	17. A	18. E
19. A	20. C	21. D	22. E	23. B	24. D
25. D	26. B	27. D	28. D	29. B	30. C
31. A	32. B	33. A	34. C	35. B	36. E
37. C	38. E	39. D	40. B	41. B	42. D

昭昭老师提示:
关注官方微信,获得第一手考试资料。

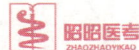

第 2 章　上肢骨折

> **2021 考试大纲**

　　①锁骨骨折；②肱骨外科颈骨折；③肱骨干骨折；④肱骨髁上骨折；⑤前臂双骨折；⑥桡骨下端骨折。

> **考纲解析**

　　近 20 年的医师考试中,本章的考试重点是桡骨远端骨折的体征、表现,执业医师每年考查分数为 2～3 分,助理医师每年考查分数为 1～2 分。

第 1 节　锁骨骨折

一、解剖学概述

　　锁骨呈 S 形,远端 1/3 为扁平状凸向背侧,利于肌肉和韧带的附着、牵拉,其最远端与肩峰形成肩锁关节,并有喙锁韧带固定锁骨。而近端 1/3 为菱形凸向腹侧,通过坚强的韧带组织与胸骨柄形成胸锁关节,并有胸锁乳突肌附着。

二、病因和机制

病　因	发生率	机　制
间接暴力	多见	①侧方摔倒,肩部着地,暴力传导至锁骨,发生斜形骨折； ②手或肘部着地,暴力经肩部传导至锁骨,发生斜形或横形骨折
直接暴力	少见	常由胸上方撞击锁骨,导致粉碎性骨折

三、分　类

分　型	骨折部位	特　点
Ⅰ 型	中 1/3	①近折端由于胸锁乳突肌的牵拉,而向上、后移位； ②远折端由于上肢的重力作用及胸大肌上部肌束的牵拉,而向前、下移位
Ⅱ 型	外 1/3	常因肩部的重力作用,使远折端向下移位,近折端向上移位
Ⅲ 型	内 1/3	治疗时需了解有无胸锁关节损伤

四、表现及诊断

　　患肩下沉,患者常用健侧手托住肘部,同时头部向患侧倾斜。查体局部有肿胀、畸形、瘀斑和疼痛。诊断依靠 X 线检查。

　　【例1】男孩,4 岁。1 小时前摔倒后右肩部疼痛。查体:头向右侧偏斜,右肩下沉,右侧上肢活动障碍,Dugas 征阴性。最可能的诊断是

　　A. 锁骨骨折　　　　　　　　　B. 正中神经损伤　　　　　　　　C. 桡骨头半脱位

　　D. 肘关节脱位　　　　　　　　E. 肩关节脱位

　　【例2】中年,男性。不慎跌倒摔伤右肩,以左手托右肘部来诊,头向右倾。查体见右肩下沉,右上肢功能障碍,胸骨柄至右肩峰连线中点隆起,并有压痛。可能的诊断是

　　A. 肩关节脱位　　　　　　　　B. 锁骨骨折　　　　　　　　　　C. 肱骨外科颈骨折

　　D. 肩胛骨骨折　　　　　　　　E. 肱骨解剖颈骨折

五、治　疗

　　1. 一般治疗　儿童青枝骨折和成人的无移位骨折可不作特殊治疗。三角巾悬吊患肢 3～6 周即可。

　　2. 移位的中段骨折　手法复位,横"8"字绷带固定。

　　3. 手术切开复位内固定的指征　病人不能忍受 8 字绷带固定的痛苦；复位后再移位,影响外观；合并神经、血管损伤；开放性骨折；陈旧性骨折不愈合；锁骨外端骨折,合并喙锁韧带撕裂。

　　【例3】幼儿锁骨青枝骨折应选用

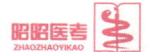

A. "8"字固定   B. 三角巾包扎固定   C. 小夹板固定
D. 皮牵引   E. 搁置

六、并发症

锁骨骨折可合并肺部损伤、血管损伤、臂丛神经损伤。

第2节 肱骨外科颈骨折

一、解剖学概述

肱骨外科颈是肱骨大结节、小结节移行为肱骨干的交界部位,是松质骨和密质骨的交界处,容易发生骨折。在解剖颈下2~3 cm,臂丛神经、腋血管较多,骨折后容易损伤腋神经。

【例4】肱骨外科颈的解剖部位是
A. 肱骨大、小结节交界处   B. 肱骨中上1/3交界处   C. 肱骨头周围环型沟
D. 肱骨上端之骨端   E. 肱骨大、小结节移行肱骨干之交界处

【例5】男,54岁。因外伤造成右肱骨外科颈骨折,臂不能外展,三角肌表面皮肤麻木。考虑损伤了
A. 桡神经   B. 尺神经   C. 腋神经   D. 正中神经   E. 肌皮神经

二、病 因

骨折多由间接暴力引起,由于暴力作用的大小、方向、肢体的位置及病人的骨质量不同,故可发生不同类型的骨折。

三、骨折分型

裂纹骨折	由直接暴力所致
外展型骨折	由于跌倒时上肢外展位所致,并使骨折远侧段外展,近侧段相应内收,形成两骨折端向外成角移位,且常有两骨折端互相嵌插
内收型骨折	跌倒时上肢内收位所致,使骨折远侧段内收,近侧段相应外展,形成两骨折端向内成角移位,常有两骨折端内侧互相嵌插
肱骨外科颈骨折合并肩关节前脱位	多为上肢外展外旋暴力导致肩关节前脱位,暴力继续作用,可引起肱骨外科颈骨折

四、分型与治疗

无移位骨折	用三角巾悬吊患肢2~3周,当疼痛减轻后尽早开始肩关节功能活动
外展型骨折	骨折有嵌插,且畸形角度不大者无需复位,以三角巾悬吊患肢2~3周,并逐步开始肩关节功能活动;无嵌插的骨折应行手法复位,随后以石膏或小夹板固定3~4周
内收型骨折	有移位者皆应复位,复位方法有手法复位及切开复位两种,并给予适当的外固定或内固定
粉碎型骨折	三角巾悬吊患肢2~3周

【例6】女,78岁。跌倒时左肩部着地受伤。既往脑梗死病史8年,遗留左侧肢体瘫痪。查体:左肩部肿痛,活动受限。X线片检查示左肱骨大结节与肱骨干交界处可见多个骨碎块,对线尚可,略有侧方移位。首选的治疗方法是
A. 尺骨鹰嘴外展位骨牵引   B. 手法复位外固定   C. 小夹板固定皮牵引
D. 切开复位内固定   E. 三角巾悬吊、对症治疗

【例7】女,80岁。摔伤致右肱骨外科颈粉碎骨折,伴有高血压、肺心病。最佳治疗方法是
A. 三角巾悬吊   B. 肩关节融合手术   C. 切开复位钢板内固定术
D. 切开复位髓内针固定术   E. 手法复位外固定术

【例8】女性,75岁。肩部摔伤,Dugas征阴性。X线片见肱骨外科颈骨折对位2/3,并有嵌入。最佳治疗方案是
A. 仅用三角巾悬吊即可   B. 切开复位钢板固定   C. 手法复位夹板固定

D. 切开复位钢针固定   E. 人工肱骨头置换术

第3节　肱骨干骨折

一、解剖学概述

肱骨外科颈下 1～2 cm 至肱骨髁上 2 cm 段内的骨折,称为肱骨干骨折。在肱骨干中下 1/3 段后外侧有桡神经沟,因此此处骨折容易损伤桡神经。(昭昭老师速记:"干"的求"桡"。)

二、病　因

直接暴力或间接暴力引起;有时也可因投掷运动或掰腕引起。

三、分类和发生机制

骨折在三角肌止点以上	①近折端受胸大肌、背阔肌、大圆肌的牵拉,而向内、向前移位; ②远折端因三角肌、喙肱肌、肱二头肌、肱三头肌的牵拉,而向外、向近端移位
骨折在三角肌止点以下	①近折端由于三角肌的牵拉,而向前、外移位; ②远折端因肱二头肌、肱三头肌的牵拉,而向近端移位

四、临床表现及诊断

(1) 上臂出现疼痛、肿胀、畸形、皮下瘀斑,上肢活动障碍。

(2) 假关节活动,骨摩擦感,骨传导音减弱或消失。

(3) X 线检查可确定骨折的类型和移位方向。

五、治　疗

(1) 手法复位＋外固定＋康复治疗。

(2) 切开复位＋内固定＋康复治疗。

切开复位内固定手术指征	①反复手法复位失败者; ②合并神经、血管损伤者; ③8～12 小时以内污染不严重的开放性骨折
康复治疗的手术指征	①复位后抬高患肢,主动练习手指屈伸活动; ②2～3 周后,主动腕肘屈伸活动和肩关节外展、内收活动; ③6～8 周后,做肩关节旋转活动

六、并发症

肱骨干骨折容易损伤桡神经,损伤后表现为垂腕。

【例9】肱骨中下 1/3 骨折,最易发生的并发症是

A. 肱动脉损伤　　B. 正中神经损伤　　C. 尺神经损伤　　D. 桡神经损伤　　E. 肱二头肌断裂

【例10】男,30 岁,被枪弹击伤上臂中段。查体:垂腕,各手指不能伸直,拇指、示指、中指背侧麻木,肘关节伸屈活动正常。X 线:肱骨中段见一弹头形状的金属异物,骨质未见断裂。最可能的神经损伤是

A. 桡神经　　B. 正中神经　　C. 尺神经　　D. 臂丛神经　　E. 以上皆不正确

【例11】男性,60 岁。左上肢摔伤,急诊来院。X 线摄片显示肱骨干横行骨折,并有移位,经手法复位不理想,后改为牵引治疗,又经 X 线检查见骨折端有分离。最可能的后果是

A. 桡神经损伤　　B. 肩关节强直　　C. 肘关节僵直　　D. 损伤性骨化　　E. 骨折不愈合

第4节　肱骨髁上骨折

一、解剖学概述

肱骨髁上骨折系指肱骨干与肱骨髁交界处发生的骨折,其中伸直型骨折占 90％左右。以小儿最多见,多发年龄为 5～12 岁。当肱骨髁上骨折处理不当时容易引起缺血性肌挛缩或肘内翻畸形。

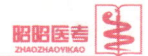

二、临床表现和体征

（1）肘关节上方疼痛、畸形、功能障碍。

（2）分型

	伸直型肱骨髁上骨折	屈曲型肱骨髁上骨折
发病率	占绝大多数	占少数
机　制	①间接暴力引起； ②跌倒时，手掌着地，暴力经前臂向上传递，由上向下产生剪式应力	①间接暴力引起； ②跌倒时，肘后方着地，暴力传导致肱骨下端导致骨折
骨折线	自前下→后上的斜形骨折	自前上→后下的斜形骨折
骨折移位	近折端向前下移位，远折端向上移位	近折端向后下移位，远折端向前移位
合并症	易合并神经血管损伤	不易合并神经血管损伤
体　征	肘前方可扪到骨折断端	肘后方可扪到骨折断端

【例 12】不属于肱骨髁上骨折临床表现的是

A. 肘部疼痛肿胀　　　　　B. 肘部皮下瘀斑　　　　　C. 肘部三角异常

D. 手部皮肤苍白　　　　　E. 皮肤较冷

【例 13】符合伸直型肱骨髁上骨折特点的描述是

A. 肘后三角异常改变　　　B. 骨折线由前上斜向后下　　C. 骨折线由前下斜向后上

D. 伴有正中神经损伤　　　E. 患肘向前突出呈后伸位

三、治　疗

（1）手法复位外固定　　适用于受伤时间短，局部肿胀轻，无血循环障碍者。

（2）切开复位内固定和康复治疗

手术指征	①手法复位失败；　②小的开放伤口，污染不重；　③有神经血管损伤
康复治疗	①严密观察肢体血循环及手的感觉、运动功能； ②抬高患肢，早期进行手指及腕关节屈伸活动，以减轻水肿； ③4～6 周后可进行肘关节屈伸活动

四、并发症

缺血性肌挛缩	①肱骨髁上骨折常见且严重的并发症，早期症状为剧烈疼痛，桡动脉搏动消失或减弱，末梢循环不良，手部皮肤苍白、发凉，被动伸直、屈曲手指时引起剧痛等； ②应立即将肘伸直，松解固定物及敷料，经短时间观察后血运无改善者，应及时探查肱动脉
骨化性肌炎	①在功能恢复期，强力被动伸屈肘关节，可导致关节周围出现大量骨化块，致使关节肿胀，主动屈伸活动逐渐减少； ②应制动数周之后再重新开始主动练习关节屈伸活动
神经损伤	①正中神经损伤较多见，桡神经及尺神经损伤少见； ②随着骨折整复，大多数于伤后数周内可自行恢复，若伤后 8 周仍无恢复，可考虑手术探查并做适当处理
血管损伤	最常见肱动脉损伤
肘内翻畸形	①常见的髁上骨折晚期畸形，发生率达 30%； ②在整复骨折复位后 1 周，拍 X 线正位片，根据骨痂在骨折端内、外分布情况预测肘内翻发生与否

【例 14】肱骨髁上骨折，向尺侧侧方移位，未能矫正时，最常见的后遗症是

A. 肘关节后脱位　　　　　B. 尺神经损伤　　　　　　C. 肘内翻畸形

D. 肘关节前脱位　　　　　E. 前壁缺血性肌挛缩

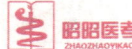

【例15】在治疗肱骨伸直型髁上骨折时,最应防止出现的畸形是

A. 向前成角畸形　B. 肘内翻畸形　　C. 肘外翻畸形　　D. 旋转畸形　　E. 向后成角畸形

【例16】男孩,11岁。摔倒后左手着地受伤,左肘部疼痛、畸形,肘后三角正常,且伴有桡动脉搏动消失、手部感觉麻木。X线示肱骨远端骨折。最可能损伤的血管是

A. 尺动脉　　　B. 桡动脉　　　C. 腋动脉　　　D. 肱动脉　　　E. 锁骨下动脉

第5节　前臂双骨折(助理医师不要求)

一、解剖学概述

前臂骨由尺骨及桡骨组成。尺骨近端的鹰嘴窝与肱骨滑车构成肱尺关节。桡骨头与桡骨小头构成肱桡关节。尺桡骨近端相互构成尺桡上关节,桡尺骨下端相互构成下尺桡关节。尺骨下端为尺骨小头,借助三角软骨与腕骨近侧列形成关节。桡骨远端与尺骨小头一起,与近侧列腕骨形成桡腕关节。尺桡骨之间由坚韧的骨间膜相连。

尺、桡骨干双骨折多见于青少年。由于解剖功能的复杂关系,两骨干完全骨折后,骨折端可发生侧方、重叠、成角及旋转移位,复位要求较高,必须纠正骨折端的各种移位,尤其是旋转移位,并保持复位后良好的固定,直至骨折愈合。

二、病　因

尺、桡骨干骨折可由直接暴力、间接暴力、扭转暴力引起。

三、临床表现

(1)局部肿胀、疼痛,可见缩短、成角或旋转畸形,有明显压痛和纵向叩击痛,前臂异常活动,骨擦音及旋转功能丧失。

(2)X线　可明确诊断,以及明确是否合并有桡骨头脱位或尺骨小头脱位。

(昭昭老师提示:记忆方法很重要,细心的你应该可以发现,孟氏骨折和盖氏骨折是相反的,记住孟氏骨折,反过来就是盖氏骨折。孟氏骨折记忆方法,如果是"孟"子的学生,考生没考好,就要"上""尺"打。孟氏骨折——尺骨上1/3骨折。)

分　类	概　念	昭昭老师速记
孟氏(Monteggia)骨折	尺骨干上1/3骨折合并桡骨小头脱位	"孟"子老师"上""尺"子惩罚学生
盖氏(Galeazzi)骨折	桡骨干下1/3骨折合并尺骨小头脱位	"绕(桡)"着树林"盖""下"别墅

四、治　疗

1. 手法复位外固定　治疗不当可发生尺、桡骨交叉愈合,影响旋转功能。

(1)在双骨折中,若其中一骨干骨折线为横形稳定骨折,另一骨干为不稳定的斜形或螺旋形骨折时,应先复位稳定的骨折,通过骨间膜的联系,再复位不稳定的骨折。

(2)若尺、桡骨骨折均为不稳定型,发生在上1/3的骨折,先复位尺骨;发生在下1/3的骨折先复位桡骨;发生在中段的骨折,一般先复位尺骨。

(3)在X线片上发现斜形骨折的斜面呈背向靠拢,应认为远折端有旋转,应先按导致旋转移位的反方向使其纠正,再进行骨折端的复位。

2. 切开复位内固定　其指征为:手法复位失败;受伤时间较短、伤口污染不重的开放性骨折;合并神经、血管、肌腱损伤;同侧肢体有多发性损伤;陈旧骨折畸形愈合或不愈合。

五、并发症

前臂骨折容易并发骨筋膜室综合征。

【例17】青年患者,前臂双骨折。经急诊手法复位失败。此时应采取的合理治疗是

A. 小夹板固定,力争对线良好便可　　B. 管型石膏固定,两周后再手术

C. 用1/7体重的重量持续骨牵引　　D. 手术切开复位及内固定

E. 待骨折愈合后再行矫形手术

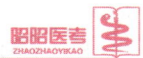

【例18】年轻女性患者,前臂尺、桡骨骨折,行手法复位,夹板固定。因固定不当,最早出现的并发症是

A. 前臂骨筋膜室综合征　　　B. 前臂感染　　　C. 尺神经损伤

D. 正中神经损伤　　　　　　E. 桡神经损伤

第6节　桡骨远端骨折

一、解剖学概述

桡骨远端骨折是指距桡骨远端关节面3 cm以内的骨折。这个部位是松质骨与密质骨的交界处,为解剖薄弱处,受外力时容易骨折。根据受伤机制不同,可发生伸直型骨折、屈曲型骨折、关节面骨折伴腕关节脱位。

二、病因和分类

(1)桡骨远端骨折为间接暴力引起。

(2)桡骨远端骨折分伸直型、屈曲型、关节面骨折伴腕关节脱位。

三、分型和表现

(1)一般表现　腕部肿胀、压痛明显,手和腕部活动受限。

(2)分型

	Colles骨折	Smith骨折(反Colles骨折)	Barton骨折
别　名	伸直型桡骨远端骨折	屈曲型桡骨远端骨折	桡骨远端关节面骨折伴腕关节脱位
畸　形	"银叉样""枪刺样"	—	—
移　位	①近端向掌侧移位;②远端向背侧、桡侧移位	①近端向背侧移位;②远端向掌侧、桡侧移位	冠状面的骨折

【例19】Smith骨折的典型移位是

A. 远侧端向掌侧移位　　　B. 远侧端向尺侧移位　　　C. 远侧段向桡侧移位

D. 近侧端向掌侧移位　　　E. 近侧端旋转移位

【例20】女,58岁。摔倒时左手掌部着地,左腕部肿胀、疼痛。X线显示桡骨远端向掌侧、桡侧移位。最可能的诊断是

A. Chance骨折　　B. Jefferson骨折　　C. Smith骨折　　D. Barton骨折　　E. Colles骨折

【例21】Colles骨折时骨折段的典型移位是

A. 远侧端向尺侧移位　　　B. 近侧端向背侧移位　　　C. 远侧端向背侧移位

D. 很少嵌插　　　　　　　E. 一般下尺桡关节不受累

【例22】女,75岁。摔倒时右手撑地,腕部疼痛、肿胀。查体:右腕部呈"枪刺刀"畸形。最可能的诊断是

A. Galeazzi骨折　　B. Colles骨折　　C. Monteggia骨折　　D. Chance骨折　　E. Smith骨折

四、检　查

桡骨远端骨折首选的检查:X线检查。

五、治　疗

Colles骨折	①以手法复位外固定为主,部分需要手术治疗;②手术指征为:严重粉碎骨折移位明显,桡骨远端关节面破坏;手法复位失败或复位成功,外固定不能维持复位
Smith骨折	①主要采用手法复位＋夹板或石膏固定;②复位后若极不稳定,外固定不能维持复位者行切开复位＋钢板或钢针内固定

续表

Barton 骨折	①无论掌侧还是背侧桡骨远端关节面骨折,均应行**手法复位＋小夹板或石膏外固定治疗**; ②复位后若很不稳定,可切开复位、钢针内固定

【例23】女性,68 岁。不慎跌倒,手掌着地受伤,腕部出现"**枪刺**"样畸形。X 线检查证实 Colles 骨折。最适合的固定方法是

    A. 持续骨牵引   B. 持续皮牵引   C. 外固定架固定

    D. 手法复位小夹板固定   E. 切开复位髓内针固定

➤ **昭昭老师总结:运动系统——骨折常见英文字母常考点**

英 文	特 点	昭昭老师速记
Colles 骨折	"银**叉**样""**枪**刺样"畸形	打仗有"雷"有"枪""叉"
Smith 骨折	骨折远端向**掌侧及掌侧桡侧**移位	"掌"捆"smith"
Monteggia 骨折	**尺**骨干**上** 1/3 骨折合并**桡**骨小头脱位	孟子老师"上""尺"子打"头",打的求"饶"
Galeazzi 骨折	**桡**骨干**下** 1/3 骨折合并尺骨小头脱位	孟氏骨折学会了,全部反过来就是盖世骨折
Jefferson 骨折	**第 1 颈椎**的骨折	"Jefferson"跳舞全国"第 1"
Chance 骨折	脊柱椎体**水平状撕裂**骨折	"chance"是"水平"的

➤ **参考答案**如下,详细答案参见 2021 版《国家临床执业及助理医师资格考试精选真题考点精析》。

1. A	2. B	3. B	4. E	5. C	昭昭老师提示:
6. E	7. A	8. A	9. D	10. A	关注官方微信,获得第一手考试资料。
11. E	12. C	13. C	14. C	15. B	
16. D	17. D	18. A	19. A	20. C	
21. C	22. B	23. D	—	—	

第 3 章　下肢骨折

➤ **2021 考试大纲**

    ①股骨颈骨折;②股骨转子间骨折;③股骨干骨折;④胫骨平台骨折;⑤胫腓骨骨折;⑥踝部骨折;⑦踝部扭伤。

➤ **考纲解析**

    近 20 年的医师考试中,本章的考试重点是**股骨颈骨折的诊断、体征和治疗**,执业医师每年考查分数为 2～4 分,助理医师每年考查分数为 1～2 分。

第 1 节　股骨颈骨折

一、解剖学概述

    1. 股骨头血运的特点

    (1) 股骨头圆韧带内的小凹动脉　只供应股骨头少量血液,局限于股骨头的凹窝部。

    (2) 股骨干滋养动脉升支　对股骨颈血液供应很少。

    (3) 旋股内、外侧动脉的分支(骺外侧动脉)　股骨颈的主要血液供应来源。

    (4) **骺外侧动脉**　**旋股内侧动脉**发自股深动脉,在股骨颈基底部关节囊滑膜反折处,分为骺外侧动脉、干骺端上侧动脉和干骺端下侧动脉进入股骨头。**骺外侧动脉**供应股骨头 2/3～4/5 区域的血液循环,是**股骨头最主要的供血来源**。**旋股内侧动脉损伤是导致股骨头缺血坏死的最主要原因**。

    2. 股骨颈的解剖学特点　骨头、颈与髋臼共同构成髋关节,是躯干与下肢的重要连接装置及承重结

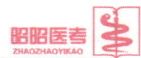

构。股骨颈的长轴线与股骨干纵轴线之间形成颈干角,为110°~140°,平均为127°。在重力传导时,力线并不沿股骨颈中心线传导,而是沿股骨小转子、股骨颈内缘传导,因此形成骨皮质增厚部分。若颈干角变大,为髋外翻;若颈干角变小,为髋内翻。颈干角改变,可使力的传导发生改变,故容易导致骨折。从矢状面观察,股骨颈的长轴线与股骨干的纵轴线也不在同一平面上,股骨颈有向前的角,称为前倾角。

分 类	概 念	昭昭老师速记
髋外翻	颈干角≥140°	"4"在"外"面
髋内翻	颈干角≤110°	"内"心的"1"个想法

二、分 类

1. 按骨折线部位分类

头下型	骨折线位于股骨头下,最容易发生股骨头缺血坏死
经股骨颈型	骨折线位于股骨颈中部,易发生股骨头缺血坏死或骨折不愈合
基底型	折线位于股骨颈与大、小转子间连线处,骨折容易愈合

【例1】股骨颈骨折时,股骨头缺血性坏死率最高的是
A. 完全性头下骨折　　　　B. 完全性经颈骨折　　　C. 完全性基底骨折
D. 不完全性经颈骨折　　　E. 完全性经颈骨折

【例2】女性,60岁。1年前因股骨颈骨折行三刃钉固定术。近2个月右髋活动时疼痛。X线片显示左股骨头密度增高,纹理不清。应考虑为
A. 化脓性关节炎　　　　　B. 创伤性关节炎　　　　C. 股骨头缺血性坏死
D. 老年性关节炎　　　　　E. 关节结核

2. 按X线表现分类　Pauwels角是指远端骨折线与两侧髂嵴连线所成的夹角。
(昭昭老师速记:男人"外"面找小"3",破坏家庭"稳定"。)

类 型	Pauwels角	是否稳定
内收型骨折	Pauwels角>50°	属于不稳定性骨折
外展型骨折	Pauwels角<30°	属于稳定性骨折

3. Garden分型　(昭昭老师提示:头下型、内收型骨折;Garden Ⅲ型、Ⅳ型骨折是不稳定骨折,基本上都需要手术治疗,即髋关节置换术。)

Garden Ⅰ型	不完全骨折,无移位
Garden Ⅱ型	完全骨折,无移位
Garden Ⅲ型	完全骨折,部分移位,最常见类型,需要做人工关节置换手术
Garden Ⅳ型	完全骨折,完全移位,需要做人工关节置换手术

【例3】股骨颈骨折Pauwels角指
A. 股骨颈长轴线与股骨干纵轴线之间形成的夹角
B. 股骨颈长轴线与股骨颈骨折线之间的夹角
C. 股骨颈骨折线与股骨干纵轴线之间的夹角
D. 股骨颈骨折线与两大转子连线之间的夹角
E. 股骨颈骨折线与两髂嵴连线之间的夹角

【例4】股骨颈内收型骨折Pauwels角
A. 大于50°　　B. 等于50°　　C. 小于50°　　　D. 大于30°　　　E. 小于30°

【例5】女,65岁。摔伤致右髋关节疼痛、功能障碍。X线片示右股骨颈头下骨皮质连续性中断,Pauwels角为60°。该股骨颈骨折属于
A. 不完全骨折　B. 稳定性骨折　C. 关节外骨折　　D. 内收骨折　　E. 外展骨折

【例6】较为**稳定**的股骨颈骨折是

A. 外展型　　　　B. 内收型　　　　C. 粗隆间型　　　　D. 头下型　　　　E. 颈基底型

【例7】女,56岁。2小时前不慎摔倒,左髋部疼痛,无法行走。X线检查示左股骨颈中断骨折并有短缩完全移位,Pauwels角为60°。该患者股骨颈骨折的类型是

A. 外展型骨折　　　　　　　　B. Garden Ⅰ型骨折　　　　　　　C. Garden Ⅲ型骨折

D. 内收型骨折　　　　　　　　E. Garden Ⅱ型骨折

三、临床表现和体征

临床表现	**屈曲、短缩、外旋**畸形,外旋角度一般在 45°～60° (昭昭老师提示:股骨**转**子间骨折——屈曲、短缩、外旋畸形,外旋角度一般在 90°(昭昭速记:"转""90°");髋关节**后**脱位——屈曲、**内收、内旋**——髋关节**前**脱位——屈曲、**外展、外旋**(昭昭速记:后内内,前外外)
体　征	①Bryant 三角由髂前上棘、坐骨结节和股骨大转子连线组成。股骨颈骨折后,由于髋关节肌肉拉力作用,导致骨折远端向近端移位,出现 Bryant 三角底边缩短; ②Nelaton 线是髂前上棘和坐骨结节的连线,股骨颈骨折后,由于髋关节肌肉拉力作用,导致骨折远端向近端移位,**大转子位于 Nelaton 线之上**(昭昭老师速记:"边短""上线")

例8~10共用题干

男性,70岁。下楼时不慎摔伤右髋部。查体:右下肢缩短,**外旋50°畸形**,右髋肿胀不明显,有叩痛。

【例8】该患者最可能的诊断是

A. 右髋后脱位　　　　　　　　B. 右髋前脱位　　　　　　C. 右股骨颈骨折

D. 右股骨粗隆间骨折　　　　　E. 右髋软组织损伤

【例9】为证实诊断首先应进行的**检查**是

A. 普通X线片　　　B. CT 检查　　　C. MRI 检查　　　D. 核素骨扫描　　　E. 关节造影

【例10】该患者最易发生的**并发症**是

A. 脂肪栓塞　　　　　　　　B. 坐骨神经　　　　　　　C. 髋内翻畸形

D. 股骨头缺血性坏死　　　　E. 髋关节周围创伤性骨化

四、影像学检查

股骨颈骨折首选的检查是:X 线。

五、治　疗

方法	具体方法	适应证
非手术治疗	**下肢皮牵引 6～8 周**	①全身情况较差,严重心、肺、肝、肾功能障碍,不能耐受手术; ②**稳定**性股骨颈骨折:嵌插型骨折、不完全骨折、Pauwels 角＜30°
手术治疗	**人工关节置换术**	①**不稳定**性股骨颈骨折(Pauwels 角＞50°)、完全性头下型骨折; ②**关节间隙狭窄、破坏、股骨头坏死**,及发生严重骨关节炎患者

【例11】男,66岁。5年前诊断左股骨颈骨折。近1年左髋疼痛,行走困难。X线片示**左髋关节间隙变窄**,股骨头变形。最佳治疗方案是

A. 左下肢皮肤牵引　　　　　　B. 切开复位钢板内固定　　　　　C. 人工关节置换术

D. 闭合复位内固定　　　　　　E. 卧床休息对症治疗

【例12】女,70岁。跌倒后感右髋部疼痛1小时来诊。X线片检查右股骨颈头下型骨折,Pauwels 角为 60°。最适宜的治疗方法是

A. 手术治疗　　　B. 右下肢皮牵引　　　C. 石膏固定　　　D. 休息制动　　　E. 手法复位

【例13】女,78岁。跌倒右髋受伤2小时,局部疼痛,活动受限,患肢缩短,轴向叩击痛(＋)。X线片显示右股骨颈基底部**骨皮质连续性中断**,断端嵌插,**Pauwels 角 25°**。一般状态差,既往高血压、肺心病、糖尿病病史 30 余年,心功能Ⅳ级。最佳治疗方案是

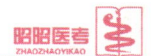

A. 闭合复位内固定　　　　　B. 切开复位内固定　　　C. 下肢中立位皮牵引 6～8 周

D. 转子间截骨矫正力线　　　E. 人工关节置换术

【例 14】年轻患者嵌插型股骨颈骨折,正确的治疗措施是

A. 持续皮牵引固定 6～8 周　　　　　B. 皮牵引 6～8 周后手术,内固定

C. 立即手术行全髋置换术　　　　　D. 小夹板固定　　　　E. 完全不必处理,听其自然

第 2 节　股骨转子间骨折

一、解剖学概述

股骨大转子和小转子之间的骨折,又称为股骨转子间骨折、股骨粗隆间骨折。此类属于囊外骨折,下肢的旋转不受关节囊的限制,所以其主要表现为外旋角度较大,可高达 90°,这是与股骨颈骨折最主要的区别。

二、病　因

股骨转子间骨折好发于中老年骨质疏松病人,多由间接暴力引起。

三、分　型

Ⅰ　型	单纯转子间骨折,骨折线由外上斜向下内,无移位
Ⅱ　型	在Ⅰ型的基础上发生移位,合并小转子撕脱骨折,但股骨矩完整
Ⅲ　型	合并小转子骨折,骨折累及股骨矩,有移位,常伴有转子间后部骨折
Ⅳ　型	伴有大、小转子粉碎性骨折,可出现股骨颈和大转子冠状面的爆裂骨折
Ⅴ　型	反转子间骨折,骨折线由内上斜向下外,可伴有小转子骨折,股骨矩破坏

四、临床表现和体征

临床表现	转子区疼痛、肿胀、瘀斑、下肢不能活动
体　征	下肢外旋、短缩畸形明显,外旋角度可达 90°,轴向叩击痛(昭昭老师速记:"转""90°")

【例 15】股骨转子间骨折与股骨颈骨折的临床主要不同点是

A. 肢体明显缩短　　　　　B. 功能有严重丧失　　　　　C. 肿胀不明显

D. 骨擦音、骨擦感不明显　　　E. 远侧骨折端处于极度外旋位

五、检　查

股骨转子间骨折首选的检查是:X 线。

六、治　疗

(1)非手术治疗　需较长时间卧床,并发症多,死亡率高,因此更主张早期手术。

(2)手术治疗　切开复位内固定。

➤ **昭昭老师总结:股骨颈骨折和股骨转子间骨折的区别**

	股骨颈骨折	股骨转子间骨折
部　位	股骨颈	股骨大、小转子之间
表　现	短缩、外旋畸形	短缩、外旋畸形
体　征	外旋角度最大达到 60°	外旋角度最大达到 90°
治　疗	65 岁以上＋头下型骨折:人工关节置换术	手术内固定治疗
昭昭老师速记	颈 6	转 90°

第 3 节　股骨干骨折(助理医师不要求)

一、解剖学概述

股骨干是人体最粗、最长、承受应力最大的管状骨,需遭受强大暴力才能发生骨折,同时也使骨折后的愈合与重塑时间延长。股骨干血运丰富,一旦骨折,不仅营养血管破裂出血,周围肌肉肌支也常被撕破

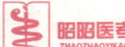

出血,常因失血量大而出现休克的临床表现。

二、病 因

直接暴力	重物直接打击、车轮辗轧、火器性损伤等直接暴力作用于股骨,容易引起股骨干横形或粉碎性骨折,同时伴有广泛软组织损伤
间接暴力	高处坠落、机器扭转伤等间接暴力常导致股骨干斜形或螺旋形骨折,周围软组织损伤较轻

三、分类和机制

股骨干上1/3骨折	①骨折近端:髂腰肌、臀中小肌和外旋肌的牵拉,使近折端向前、外及外旋方向移位;②骨折远端:远折端由于内收肌的牵拉而向内、后方向移位,由于股四头肌、阔筋膜张肌及内收肌的共同作用而向近端移位
股骨干中1/3骨折	由于内收肌群的牵拉,使骨折向外成角
股骨干下1/3骨折	①骨折远端:由于腓肠肌的牵拉及肢体重力作用而向后方移位,损伤后面的腘动脉、腘静脉及神经等;②骨折近端:由于股前、外、内侧肌牵拉的合力,使近折端向前上移位,形成短缩畸形

【例16】股骨干下1/3骨折时骨折端移位方向是

A. 近折端向前上移位、远折端向前方移位　　　B. 近折端向前上移位、远折端向后方移位

C. 近折端向后上移位、远折端向前方移位　　　D. 近折端向后下移位、远折端向内侧移位

E. 近折端向后下移位、远折端向前方移位

四、临床表现和检查

临床表现	休克,大腿肿胀、缩短、畸形
检 查	首选检查是:X线

【例17】最容易合并休克的骨折是

A. 肱骨骨折　　　　　　　B. 尺骨和桡骨骨折　　　　　　C. 股骨骨折

D. 胫骨和腓骨骨折　　　　E. 第2跖骨骨折

【例18】预防闭合性股骨骨折发生休克,下列处置最好的是

A. 镇静、止血　　　　　　B. 镇痛、外用药　　　　　　C. 镇痛、复位、固定、输血、补液

D. 镇痛、输液　　　　　　E. 输血浆及葡萄糖

五、治 疗

1. 非手术治疗

产伤引起的新生儿股骨干骨折	可将伤肢用绷带固定于胸腹部
3岁以下的儿童	采取垂直悬吊皮肤牵引
成 人	可采用 Braun 架固定持续牵引或 Thomas 架平衡持续牵引

2. 手术治疗

手术指征包括:非手术治疗失败;同一肢体或其他部位有多处骨折;合并神经血管损伤;老年人的骨折,不宜长期卧床者;陈旧骨折不愈合或有功能障碍的畸形愈合;开放性骨折。

【例19】成人股骨干骨折,并有足背及胫前动脉搏动细弱,首选的治疗方法是

A. 下肢皮牵引　　　　　　B. 下肢骨牵引　　　　　　C. 切开复位内固定

D. 手法复位夹板外固定　　E. 手法复位石膏外固定

【例20】青年男性,车祸致头部及左大腿外伤。检查:意识清楚,左大腿中段异常活动。X线片示股骨干骨折,足背及胫后动脉搏动细弱。首选的治疗方案是

A. 垂直悬吊牵引　　　　　B. 持续骨牵引复位　　　　　C. 切开复位内固定

D. 手法复位夹板固定　　　E. 手法复位石膏外固定

例21～22 共用题干

一臀位娩出婴儿,生后发现左大腿肿胀,缩短畸形,并有异常活动。

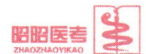

【例21】为确定诊断首选的检查是

A. 血常规　　　　B. 出凝血时间　　C. X线片　　　　D. CT　　　　　　E. MRI

【例22】如经检查诊断为左股骨干骨折,其首选的治疗方法应该是

A. 切开复位内固定手术　　　　B. 手法复位,小夹板外固定　　　C. 垂直悬吊牵引

D. 蛙位石膏外固定　　　　　　E. 将伤肢用绷带固定于胸腹部

第4节　胫骨平台骨折(助理医师不要求)

一、解剖学概述

　　胫骨上段与股骨下端形成膝关节。与股骨下端接触的面为胫骨平台,有两个微凹的凹面,并有内侧或外侧半月板增强凹面,与股骨髁的相对面吻合,作用是增加膝关节的稳定性。胫骨平台是膝的重要负荷结构,一旦发生骨折,使内、外平台受力不均,将产生骨关节炎改变。胫骨平台内外侧分别有内、外侧副韧带附着,当胫骨平台骨折时,常发生韧带及半月板的损伤。

二、病因

间接暴力	高处坠落伤时,足先着地,再向侧方倒下,力的传导由足沿胫骨向上,坠落的加速度使体重的力向下传导,共同作用于膝部,由于侧方倒地产生的扭转力,导致胫骨内侧或外侧平台塌陷骨折
直接暴力	当暴力直接打击膝内侧或外侧时,使膝关节发生外翻或内翻,可导致外侧或内侧平台骨折或韧带损伤

三、临床表现

　　(1)胫骨平台骨折时,病人出现疼痛,膝关节肿胀,下肢不能负重;膝关节主动、被动活动受限,胫骨近端和膝关节局部触痛。

　　(2)应注意检查有无腘动脉损伤、骨筋膜室综合征。

四、诊断

X线正侧位片	可明确骨折的诊断
CT检查	可了解骨折块移位、关节面塌陷的形态
MRI检查	可清楚显示损伤的半月板、韧带、关节软骨、关节周围软组织等改变,判断病情严重程度
血管造影	高能量暴力所造成的胫骨平台骨折和膝关节脱位,可导致血管损伤,应行血管造影检查

五、分型与治疗

分型	名称	治疗
Ⅰ型	单纯胫骨外髁劈裂骨折	①无明显移位,下肢石膏托固定4～6周; ②明显移位,切开复位内固定
Ⅱ型	外髁劈裂合并平台塌陷骨折	切开复位,同时植骨,内固定
Ⅲ型	单纯平台中央塌陷骨折	①塌陷<1 cm,石膏固定4～6周; ②塌陷>1 cm或膝关节不稳定,手术切开复位,植骨
Ⅳ型	内侧平台骨折	①无移位,石膏固定4～6周; ②骨折塌陷及合并交叉韧带损伤,切开复位,植骨
Ⅴ型	胫骨内外髁骨折	不稳定骨折,切开复位内固定
Ⅵ型	双侧平台骨折加胫骨干与干骺端分离	手术

六、并发症

　　最容易合并的并发症是创伤性骨关节炎。

第5节　胫腓骨骨折

一、解剖学概述

　　1. 胫骨　胫骨是支撑体重的重要骨骼,位于皮下,前方的胫骨嵴是进行骨折手法复位的重要标

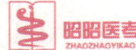

志。胫骨干横切面呈三棱形,在中、下 1/3 交界处,变成四边形。在三棱形和四边形交界处是骨折的好发部位。由于整个胫骨均位于皮下,骨折端易刺破皮肤,成为开放性骨折。胫骨上端与下端关节面是相互平行的,若骨折对位、对线不良,使关节面失去平行,改变了关节的受力面,易发生创伤性关节炎。

2. 腓 骨 腓骨的上、下端与胫骨构成上、下胫腓联合,为微动关节。腓骨不产生单独运动,但可承受 1/6 的负重。胫腓骨间有骨间膜连接,在踝关节承受的力除沿胫骨干向上传递外,也经骨间膜由腓骨传导。

二、病 因

直接暴力	由于胫腓骨表浅,又是负重的主要骨,故易遭受直接暴力损伤,常引起胫腓骨同一平面的横形、短斜形、粉碎性骨折。若合并软组织开放伤,可成为开放性骨折
间接暴力	少见,常造成胫腓骨螺旋形、斜形骨折,不在同一平面发生的骨折是胫腓骨遭受间接暴力损伤的特殊性

三、分 型

胫腓骨骨折分为三种类型:胫腓骨干双骨折;单纯胫骨干骨折;单纯腓骨干骨折。临床上以胫腓骨干双骨折最多见,表明所遭受的暴力大,骨和软组织损伤重,并发症多。

四、临床表现

局部疼痛、肿胀、活动受限。

五、治 疗

(1) 无移位 小夹板或石膏固定。有移位的横行或短斜行骨折:手法复位,小夹板或石膏固定。不稳定的胫腓骨干双骨折:跟骨结节牵引。

(2) 切开复位内固定指征 手法复位失败者;严重粉碎性骨折或双段骨折;污染不重,受伤时间较短的开放性骨折。

六、并发症

解 剖		骨折并发症
胫骨	上 1/3	小腿下段严重缺血或坏死
	中 1/3	骨筋膜室综合征
	下 1/3	延迟愈合或不愈合
腓骨	腓骨头骨折	腓总神经损伤

【例 23】胫骨骨折后因局部血液供应差,容易造成延迟愈合或骨不连接的部位是

A. 胫骨上段骨折   B. 胫骨平台骨折   C. 胫骨中段骨折

D. 胫骨中下 1/3 骨折   E. 踝上骨折

【例 24】胫骨易发生骨折的部位是

A. 上端干骺端部位   B. 横切面三棱形部位   C.横切面四边形部位

D. 横切面三棱形与四边形移行部位   E. 胫骨下端之踝上部位

【例 25】患者 30 岁,1 小时前被汽车撞伤致右膝部闭合性损伤。X 线片示腓骨颈斜骨折。伤后患者足不能主动背伸,其原因是

A. 坐骨神经损伤   B. 胫前肌损伤   C.胫后神经损伤   D. 腓总神经损伤   E. 胫后肌损伤

【例 26】男,31 岁。右小腿被撞伤,创口出血,骨外露 24 小时。X 线片示右胫腓骨下段粉碎性骨折。最易出现的并发症是

A. 坠积性肺炎   B. 神经血管损伤   C. 骨筋膜室综合征   D. 感染   E. 急性骨萎缩

【例 27】男,26 岁。右小腿受伤 12 小时。查体:右小腿中段前方皮肤有 10 cm 长伤口,软组织挫伤严重,胫骨断端外露,外侧足背动脉搏动对称,感觉正常。彻底清创后最适宜的进一步治疗方法是

A. 螺丝钉固定   B. 髓内针固定   C.石膏固定   D. 钢板固定   E. 外固定架固定

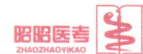

第6节 踝部骨折

一、解剖学概述

踝关节由胫骨远端、腓骨远端和距骨体构成。外踝远端较内踝远端低1 cm,偏后1 cm。由内踝、外踝和胫骨下端关节面构成踝穴,包容距骨体。距骨体前方较宽,后方略窄,使踝关节背屈时,距骨体与踝穴适应性好,踝关节较稳定;在跖屈位时,距骨体与踝穴的间隙增大,因而活动度也增大,使踝关节相对不稳定,这是踝关节在跖屈位容易发生损伤的解剖学因素。

二、病 因

踝部骨折多由间接暴力引起,大多数是在踝跖屈扭伤时,力传导引起骨折。

三、分 类

分为4型:Ⅰ型(内翻内收型)、Ⅱ型(分为外翻外展型及内翻外旋型两个亚型)、Ⅲ型(外旋型)、垂直压缩型(Pilon骨折)。其中Ⅱ型骨折均为三踝骨折。

四、临床表现、检查和治疗

临床表现	局部疼痛、肿胀、活动受限
检 查	首选X线检查
治 疗	首选手法复位,手法复位失败后则采用切开复位＋内固定治疗

第7节 踝部扭伤

一、解剖概要

踝关节关节囊纤维层增厚形成韧带,主要有三组:

1. 内侧副韧带 又称三角韧带,是踝关节最坚强的韧带。主要功能是防止踝关节外翻。

2. 外侧副韧带 起自外踝,分三束分别止于距骨前外侧、根骨外侧和根骨后方,是踝部最薄弱的韧带。

3. 下胫腓韧带 又称胫腓横韧带,有两条,分别于胫腓骨下端的前方和后方,将胫骨、腓骨紧紧地连接在一起,加深踝穴的前、后方,稳定踝关节。若内侧副韧带损伤,将出现踝关节侧方不稳定;若外侧副韧带损伤,将出现踝关节各方向不稳定。

二、临床表现与诊断

1. 表现 踝部扭伤后出现疼痛、肿胀、皮下瘀斑,活动踝关节疼痛加重。

2. 体征 检查可以发现伤处有局限性压痛点,踝关节跖屈位加压,使足内翻或外翻时疼痛加重,即应诊断为踝部韧常惯伤。

3. 影像学检查 对韧带部分损伤、松弛或完全断裂的诊断有时比较困难。在加压情况下的极度内翻位行踝关节正位X线摄片,可发现外侧关节间隙显著增宽,或在侧位片上发现距骨向前半脱位,多为外侧副韧带完全损伤。踝关节正、侧位X线片可发现撕脱骨折。

三、治 疗

1. 对症治疗 急性损伤应立即冷敷,以减少局部出血及肿胀程度。48小时后可局部理疗,促进组织愈合。

2. 石膏外固定 韧带部分损伤或松弛者,在踝关节背屈90°位,极度内翻位(内侧副韧带损伤时)或外翻位(外侧副韧带损伤时)石膏固定,或用宽胶布、绷带固定2～3周。韧带完全断裂合并踝关节不稳定者,或有小的撕脱骨折片,也可采用石膏固定4～6周。若有骨折片进入关节,可切开复位、固定骨折片或直接修复断裂的韧带。术后用石膏固定3～4周。

3. 手术治疗 对反复损伤、韧带松弛、踝关节不稳定者,宜采用自体肌腱转移或异体肌腱移植修复重建踝稳定性,以保护踝关节。后期由于慢性不稳定,可致踝关节脱位,关节软骨退变致骨关节炎。患者

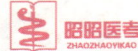

持续疼痛,可在关节内注射药物(如玻璃酸钠等)、采用关节融合术或关节置换术治疗。

➤ 参考答案如下,详细答案参见 2021 版《国家临床执业及助理医师资格考试精选真题考点精析》。

1. A	2. C	3. E	4. A	5. D
6. A	7. D	8. C	9. A	10. D
11. C	12. A	13. C	14. A	15. E
16. B	17. C	18. C	19. C	20. C
21. C	22. E	23. D	24. C	25. D
26. D	27. E	—	—	—

昭昭老师提示:
关注官方微信,获得第一手考试资料。

第 4 章　脊柱和骨盆骨折

➤ **2021 考试大纲**

①脊柱骨折;②脊髓损伤;③骨盆骨折。

➤ **考纲解析**

近 20 年的医师考试中,本章的考试重点是脊柱和骨盆骨折的诊断、检查和治疗,执业医师每年考查分数为 1～2 分,助理医师每年考查分数为 0～1 分。

第 1 节　脊柱骨折

一、解剖学概述

1. 脊　柱　脊柱骨折十分常见,以胸腰段骨折最常见。每块脊椎骨分为椎体和附件两部分。从解剖结构和功能上可将整个脊柱分为前、中、后三柱。中柱和后柱组成椎管,容纳脊髓和马尾神经,该区的损伤可累及神经系统。特别是中柱的损伤,碎骨片和髓核组织可以从前方突入椎管,损伤脊髓,因此对每个脊柱骨折病例都必须了解有无中柱损伤。胸腰段脊柱($T_{10}\sim L_2$)位于胸腰生理弧度的交汇部,是应力集中之处,因此该处骨折十分常见。

2. 脊　髓　颈、胸椎骨折可合并脊髓损伤、下腰椎骨折脊髓损伤,因为脊髓下缘平第 1 腰椎。

二、颈椎骨折分类

颈椎骨折按照病人受伤时颈椎所处的位置(前屈、直立、后伸)分为 4 种类型。

1. 屈曲型损伤　是指颈椎在屈曲位时受暴力所致,表现为前柱压缩、后柱牵张损伤。临床上常见的有:压缩型骨折、骨折-脱位(这类病例多有脊髓损伤)。

2. 垂直压缩型损伤　颈椎处于直立位时受到垂直应力打击所致,无过屈或过伸力量,如高空坠落、高台跳水。

Jefferson 骨折	①第 1 颈椎即寰椎的前、后弓双侧骨折,X 线平片上很难发现骨折线; ②CT 检查可清晰显示骨折部位、数量和移位情况 (昭昭老师速记:"Jefferson"跳舞世界"第一")
爆裂型骨折	下颈椎($C_3\sim C_7$)椎体粉碎性骨折,一般多见于 C_5、C_6 椎体,四肢瘫痪发生率高达 80%

3. 过伸损伤　包括无骨折—脱位的过伸损伤、枢椎椎弓骨折(缢死者骨折)等。

4. 齿状突骨折　骨折机制不明。

三、胸腰椎骨折分类

1. Denis 依据骨折的稳定性　稳定性骨折和不稳定性骨折。

稳定性骨折	轻度和中度压缩骨折,脊柱的后柱完整,如单纯横突、棘突、椎板的骨折
不稳定性骨折	如三柱中有两柱骨折、爆裂骨折、累及前中后三柱的骨折—脱位

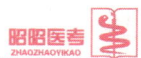

2. 依据骨折形态分类

压缩骨折	椎体前方受压缩楔形变
爆裂骨折	椎体呈粉碎骨折,骨折块向四周移位,向后移位可压迫脊髓、神经
Chance 骨折	①经椎体、椎弓、棘突的横向骨折; (昭昭老师速记:脊柱多是压缩骨折,横向骨折少见,机会(chance)较少) ②Chance 骨折也可以是前后纵韧带-椎间盘-后柱韧带部分的损伤
骨折-脱位	脊柱骨折并脱位是椎体向前或向后的移位可伴有关节突关节脱位或骨折

【例1】胸腰椎 Chance 骨折是指

A. 不稳定性爆破型骨折　　　　B. 脊柱屈曲牵拉型损伤　　　　C. 椎体水平状撕裂型损伤

D. 单纯性楔形压缩性骨折　　　　E. 脊柱骨折脱位

【例2】关于胸腰椎 Chance 骨折叙述错误的是

A. 为椎体水平状撕裂型损伤　　　　B. 损伤机制较为复杂,不只是发生在系有安全带的交通伤中

C. 是一种稳定性脊柱骨折　　　　D. 临床上比较少见

E. 短阶段根钉治疗可重建脊柱的稳定性

四、表　现

局部疼痛;站立及翻身困难;腹膜后血肿刺激腹腔神经节,使肠蠕动减慢,常出现腹痛、腹胀、肠麻痹等症状;如有瘫痪,则表现为四肢或双下肢感觉、运动障碍。

五、影像学检查

临床情形	首选检查
脊柱骨折首选检查	X 线检查
了解骨折块突入到椎骨的情况	CT
脊柱骨折导致脊髓、神经损伤	MRI

例3~5 共用题干

男,44 岁,建筑工人。6 小时前不慎从高处坠落摔伤,腰部疼痛,活动受限,不能站立行走。

【例3】为明确有无合并神经损伤,最有意义的体格检查是

A. 逐个棘突按压　　　　B. 椎旁肌按压　　　　C. 直腿抬高试验

D. 腰部过伸试验　　　　E. 双下肢感觉运动

【例4】为明确是否有腰椎骨折,首选的影像学检查是

A. B 超　　　　B. MRI　　　　C. ECT　　　　D. CT　　　　E. X 线

【例5】为明确神经损伤情况,首选的检查是

A. 肌电图　　　　B. CT　　　　C. MRI　　　　D. ECT　　　　E. B 超

六、搬运方法

合适的方法	①平托法:先使伤员双下肢伸直,担架放在伤员一侧,搬运人员用手将伤员平托至担架上; ②滚动法:伤员身体保持平直状态下滚动至木板上
错误的方法	一人抱头一人抱脚

七、治　疗

1. 上颈椎(寰椎和枢椎)损伤的治疗

寰椎前后弓骨折(Jefferson 骨折)	骨折块向椎孔四周移位,不压迫颈髓,不产生脊髓受压症状,人仅有颈项痛,治疗以 Halo 架固定 12 周,或行颅骨牵引治疗
寰枢椎脱位	①寰枢椎无骨折,但因寰枢横韧带、翼状韧带、齿突尖韧带断裂,而致枢椎齿突与寰椎前弓间发生脱位,此型损伤可压迫颈髓; ②此种脱位属于不稳定型损伤,故需在牵引下复位后行寰枢椎融合术

续表

齿状突骨折	①对Ⅰ型、Ⅲ型和没有移位的Ⅱ型齿状突骨折,一般采用非手术治疗,用 Halo 架固定; ②对于Ⅱ型骨折,如移位>4 mm,则愈合率极低,一般主张手术治疗
枢椎椎弓骨折	①无移位的枢椎椎弓根骨折行牵引或 Halo 架固定 12 周; ②若椎体有向前移位,则为枢椎创伤性滑脱,应行颅骨牵引复位、内固定、植骨融合

2. 下颈椎(C₃~C₇)损伤的治疗

压缩性骨折	①最常见于 $C_{4\sim5}$ 或 $C_{5\sim6}$ 节段; ②Ⅰ度压缩骨折可行颈部支具固定 8~12 周;Ⅱ、Ⅲ度的不稳定压缩骨折应行骨折椎体次全切除,内固定植骨融合
爆裂骨折	常累及椎管合并脊髓损伤,应行前路手术,骨折椎体次全切除,内固定植骨融合
骨折-脱位	①无椎间盘突出→可行颅骨牵引复位,及前路椎间融合,也可行后路切开复位固定术; ②合并急性椎间盘突出→在复位前需先行前路椎间盘切除,再行后路切开复位内固定和前路植骨融合
颈椎过伸性损伤	病人有椎管狭窄→后路椎管成形术扩大椎管容积

3. 胸腰椎骨折的治疗

压缩骨折	①非手术治疗适于脊柱前柱压缩<Ⅰ度,脊柱后凸成角<30°→卧床、加强腰背肌功能锻炼; ②脊柱前柱压缩近Ⅱ度或以上,后凸成角>30°→手术复位固定+脊柱融合
爆裂骨折	①脊柱后凸成角较小,椎管受累<30%,神经检查正常→卧床休息 2 个月后,可带支具下地活动; ②病人椎管受累>30%,脊柱后凸明显,或有神经症状→脊柱复位、减压、内固定和植骨融合术
Chance 骨折	可用过伸位石膏或支具外固定 3~4 个月
骨折-脱位	此类损伤常合并脊髓损伤,需手术治疗
附件骨折	脊柱横突、棘突、椎板骨折可卧床制动,当疼痛症状缓解后可下地活动

例 6~8 共用题干

建筑工人不慎坠楼,腰剧痛,双下肢感觉、运动障碍,大小便功能障碍。

【例 6】 现场搬运的正确方法是

A. 平托或滚动法　　B. 单人搂抱法　　C. 双人搂抱法　　D. 侧卧搬运法　　E. 背驮法

【例 7】 经 X 线平片检查,诊断为胸腰段屈曲型压缩骨折并脊髓损伤。为进一步明确骨折片向椎管内的移动情况,下列哪项检查是最有价值的?

A. MRI　　　　　B. CT　　　　　C. ECT　　　　　D. 脊髓造影　　　E. X 线断层摄影

【例 8】 除手术外,伤后早期最重要的治疗措施是

A. 抗生素　　　　　　　　B. 止痛剂　　　　　　　　C. 甘露醇与大剂量糖皮质激素

D. 防止褥疮　　　　　　　E. 留置尿管

第 2 节　脊髓损伤

一、概　述

脊髓损伤是脊柱骨折的严重并发症,由于椎体的移位或碎骨片突入椎管内,使脊髓或马尾神经产生不同程度的损伤。胸腰段损伤使下肢的感觉与运动产生障碍,称为截瘫;而颈段脊髓损伤后,双上、下肢都出现神经功能障碍,为四肢瘫痪,简称"四瘫"。

硬瘫和软瘫:

(昭昭老师提示:这种东西很好理解,上运动神经元好比是上级,下运动神经元是下级,上级对下级永远是控制和抑制,如果上级出问题了,下级自然就疯了,所以出现肌张力增高(肌肉不萎缩)、腱反射亢进、病理征阳性!)

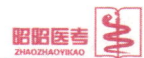

	上运动神经元(硬瘫、中枢瘫)	下运动神经元(软瘫、周围瘫)
损伤部位	皮质锥体细胞,传导束	脊髓前角运动细胞及其发出的神经纤维
表 现	偏瘫、单瘫	四肢肌群
肌张力	高(痉挛瘫)	低(弛缓瘫)
腱反射	亢进	减弱或消失
病理反射	阳性(最有意义的鉴别点)	阴性
肌萎缩	阴性	阳性
震 颤	阳性	阴性

二、病理生理

脊髓震荡	①与脑震荡相似,是最轻微的脊髓损伤。 ②脊髓遭到强烈震荡后而发生超限抑制,脊髓功能处于生理停滞状态。 ③脊髓神经细胞结构正常,无形态学改变
不完全性脊髓损伤	①伤后 3 h 脊髓灰质内出血较少,白质无改变;伤后 6~10 h,出血灶扩大,神经组织水肿,24~48 h 以后逐渐消退。 ②脊髓挫伤的程度差异很大,预后极不相同
完全性脊髓损伤	①伤后 3 h 脊髓灰质内多灶性出血;6 h 灰质内出血增多,白质水肿;12 h 后白质内出现出血灶,神经轴索开始退变,灰质内神经细胞退变坏死;24 h 灰质中心出现坏死,白质中多处轴索退变;48 h 灰质中心软化,白质退变。 ②脊髓完全性损伤后,脊髓内的病变呈进行性加重,预后恶劣

三、临床表现

脊髓震荡	①最轻微,只是暂时性功能抑制,无病理变化; ②伤后即发生弛缓性瘫痪,损伤平面以下的感觉、运动、反射及括约肌功能丧失; ③数分钟或数小时内可完全恢复
脊髓受压	①骨折移位,碎骨片或破碎的椎间盘挤入椎管内; ②皱褶的黄韧带与急速形成的血肿压迫; ③及时去除压迫物,可能部分或全部恢复脊髓功能,压迫过久则无望恢复
脊髓挫伤与出血	脊髓实质性破坏,挫伤程度不同,预后极不相同
脊髓断裂	预后恶劣,恢复无望
马尾神经损伤	第 2 腰椎以下骨折脱位,出现受伤平面以下弛缓性瘫痪

【例9】男,35 岁。高处坠落导致胸背部疼痛。下肢感觉障碍,5 小时逐渐恢复。最可能的诊断是
A. 脊髓休克　　B. 脊髓震荡　　C. 脊髓损伤　　D. 脊髓截断　　E. 脊髓水肿

四、临床表现

颈 髓	颈膨大上方	四肢痉挛性瘫痪
	颈膨大	上肢软瘫,下肢痉挛性瘫痪
	颈膨大下方	上肢正常,下肢痉挛性瘫痪
胸腰段脊髓损伤	上肢正常,下肢痉挛性瘫痪	
脊髓圆锥	会阴部皮肤鞍状感觉缺失,括约肌功能丧失,致大小便不能控制和性功能障碍,下肢运动及感觉正常	
马尾神经	损伤平面以下弛缓性瘫痪,有感觉及运动功能障碍,括约肌功能丧失,肌张力降低,腱反射消失,病理性锥体束征(一)	

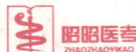

五、并发症

呼吸衰竭与呼吸道感染	(昭昭老师提示:人体有胸式呼吸与腹式呼吸两组肌肉。胸式呼吸主要由肋间神经支配的肋间肌(由颈 2～6 支配)完成,而腹式呼吸主要由膈肌(主要由颈 3～5 支配)完成。颈脊髓损伤后,肋间肌完全麻痹,因此伤者能否生存,很大程度上取决于腹式呼吸是否存在。) ①颈 1、2 损伤的伤者往往在现场即已死亡; ②颈 3、4 的损伤由于影响到膈神经的中枢,也常早期因呼吸衰竭而死亡,即使是颈 4、5 以下的损伤,也会因伤后脊髓水肿的蔓延,波及中枢而产生呼吸功能障碍,只有下颈椎损伤才能保住腹式呼吸; ③由于呼吸肌力量不足,呼吸非常费力,使呼吸道的阻力相应增加,呼吸道的分泌物不易排出,久卧者又容易产生坠积性肺炎
泌尿生殖道的感染和结石	由于括约肌功能的丧失,伤员因尿潴留而长期留置导尿管,容易发生泌尿道的感染和结石
压疮(褥疮)	截瘫病人长期卧床,皮肤知觉丧失,骨隆突部位的皮肤长时间受压于床褥与骨隆突之间而发生神经营养性改变,皮肤出现坏死
体温失调	颈脊髓损伤后,自主神经系统紊乱,受伤平面以下皮肤不能出汗,对气温的变化丧失了调节和适应能力,常易产生高热,可达 40 ℃ 以上

六、治 疗

(1) 药物治疗 甘露醇和糖皮质激素,减轻水肿及炎症反应。伤后 6 小时内是关键时期,24 小时内为急性期,应尽早治疗。

(2) 手术治疗 骨折块压迫骨髓后,手术解除脊髓压迫。手术指征:脊柱骨折-脱位有关节交锁者;脊柱骨折复位不满意,或仍有脊柱不稳定因素存在者;影像学显示有碎骨片突入椎管内压迫脊髓者;截瘫平面不断上升,提示椎管内有活动性出血者。

第 3 节 骨盆骨折

一、解剖学概述

骨盆为环形结构,是由两侧的髂骨、耻骨、坐骨经 Y 形软骨融合而成的两块髋骨和一块骶尾骨,经前方耻骨联合和后方的骶髂关节构成的坚固环。躯干的重量经骨盆传递至下肢,骨盆还起着支持脊柱的作用。在直立位时,重力线经骶髂关节、髂骨体至两侧髋关节,为骶股弓;坐位时,重力线经骶髂关节、髂骨体、坐骨支至两侧坐骨结节,为骶坐弓。骨盆骨折时,往往先折断副弓;主弓断裂时,往往副弓已先期折断。

二、分 型

1. 按骨折部位分类

骨盆边缘撕脱骨折	①肌肉猛烈收缩而造成骨盆边缘肌附着点撕脱性骨折,骨盆环不受影响; ②多见于青少年运动损伤,常见的有:髂前上棘撕脱骨折、髂前下棘撕脱骨折、坐骨结节撕脱骨折
髂骨翼骨折	为侧方挤压暴力所致,移位不明显,可为粉碎性,不影响骨盆环
骶尾骨骨折	①骶骨骨折:Ⅰ区在骶骨翼部,Ⅱ区在骶孔处,Ⅲ区为正中骶管区; ②尾骨骨折:多由跌倒坐地所致,常伴骶骨末端骨折,一般移位不明显
骨盆环骨折	①双侧耻骨上、下支骨折;②一侧耻骨上、下支骨折合并耻骨联合分离; ③耻骨上、下支骨折合并骶髂关节脱位;④耻骨上、下支骨折合并髂骨骨折; ⑤髂骨骨折合并骶髂关节脱位;⑥耻骨联合分离合并骶髂关节脱位

2. 按骨盆环的稳定性分类 Tile 分型基于骨盆稳定性,将其分为 3 型。

(1) A 型:稳定型,后弓完整。

A$_1$	撕脱损伤
A$_2$	稳定的髂骨翼或前弓骨折
A$_3$	骶尾骨横形骨折

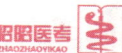

（2）B 型：部分稳定型，旋转不稳定，但垂直稳定；后弓不完全性损伤。

B_1	开书样损伤(外旋)
B_2	侧方压缩损伤(内旋)
B_{2-1}	同侧前或后方损伤
B_{2-2}	对侧(桶柄状)损伤
B_3	双侧损伤

（3）C 型：旋转、垂直均不稳定，后弓完全损伤。

C_1：单侧损伤	C_{1-1} 髂骨骨折；C_{1-2} 骶髂关节骨折—脱位
C_2：双侧损伤	一侧为 B 型，一侧为 C 型
C_3：双侧 C 型损伤	—

3. 按暴力的方向分类　分为 4 型，即侧方挤压损伤、前后挤压损伤、垂直剪力损伤、混合暴力损伤。

三、临床表现和体征

临床表现	①一般有强大外伤史，如车祸、高空坠落等。 ②因有严重多发伤，常见血压低、休克等；若出现血尿，考虑有尿道、膀胱或肾损伤
体　征	①专有的体征：骨盆分离和挤压试验阳性； ②肢体长度不对称，会阴部瘀斑是耻骨和坐骨骨折的特有体征

四、检查及诊断

（1）首选检查：X 线。CT 显示骶髂关节更清楚。

（2）诊断：根据典型表现，结合骨盆分离和挤压试验及 X 线表现可以确诊。

【例10】男，20 岁。高楼坠落，下腹部疼痛。骨盆分离和挤压试验阳性，会阴部瘀斑。诊断是
A. 髋关节脱位　　B. 尾骨骨折　　C. 耻骨骨折　　D. 骶骨骨折　　E. 腰椎骨折

【例11】女，34 岁。车祸致伤。查体：骨盆分离和挤压试验阳性，下腹部压痛、腹肌紧张。对腹腔脏器损伤诊断最有价值的检查是
A. 血常规　　B. 腹部 X 线平片　　C. 腹部 CT　　D. 腹腔穿刺　　E. 腹部 B 超

五、治　疗

（1）监测　监测血压和脉搏。快速建立输血、补液途径，纠正休克。

（2）一般治疗　嘱患者排尿，如不能排尿，应行导尿术。若出现尿道口流血，导尿管无法插入膀胱内，提示后尿道断裂。

（3）骨盆骨折本身的处理原则

骨盆边缘性骨折	无移位者不必特殊处理，可卧床休息 3~4 周
骶尾骨骨折	都采用非手术治疗，以卧床休息为主，骶部垫气圈或软垫
骨盆环单处骨折	由于无明显移位，只需卧床休息
单纯性耻骨联合分离	可采用骨盆兜悬吊固定，也可手术治疗，在耻骨弓上缘用钢板螺钉做内固定
骨盆环双处骨折伴骨盆环断裂	手术复位＋内固定，再外加固定支架

六、并发症

（1）腹膜后血肿：最容易引起休克。最严重的并发症是盆腔内出血。腹膜后血肿切忌打开。

（2）腹腔内脏器损伤：膀胱、直肠、尿道膜部损伤。

（3）神经损伤：主要是腰骶神经丛与坐骨神经损伤。

（4）栓塞：脂肪栓塞及静脉栓塞。

➤ 参考答案如下，详细答案参见 2021 版《国家临床执业及助理医师资格考试精选真题考点精析》。

1. C	2. C	3. E	4. E	昭昭老师提示： 关注官方微信，获得第一手考试资料。
5. C	6. A	7. B	8. C	
9. B	10. C	11. D	—	

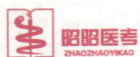
第5章　关节脱位和损伤

> **2021考试大纲**

　　①肩关节脱位；②桡骨头半脱位；③髋关节脱位；④膝关节韧带损伤。

> **考纲解析**

　　近20年的医师考试中，本章的考试重点是<u>关节脱位的诊断、体征和治疗</u>，执业医师每年考查分数为2~3分，助理医师每年考查分数为1~2分。

第1节　肩关节脱位

一、解剖学概述

　　肩关节脱位多见于青壮年，男性较多，<u>约占全身关节脱位的50%</u>，与肩关节的解剖和生理特点有关，如肱骨头大、关节盂浅而小、关节囊松弛、其前下方组织薄弱、关节活动范围大、遭受外力的机会多等。

　　【例1】脱位发生率**最高**的关节是

　　A. 肩关节　　　B. 肘关节　　　C. 髋关节　　　D. 膝关节　　　E. 骶髂关节

二、病　因

　　创伤是肩关节脱位的主要原因，多为间接暴力所致。直接暴力也可导致肩关节脱位。

三、脱位分类

　　根据肱骨头脱位的方向分为前脱位、后脱位、上脱位及下脱位四型，其中以<u>前脱位最常见</u>。

　　【例2】肩关节脱位时，<u>肱骨头最容易脱出</u>的方向是

　　A. 前方　　　B. 外侧　　　C. 内侧　　　D. 上方　　　E. 后方

四、临床表现和体征

表　现	伤肩肿胀、疼痛，主动和被动活动受限。患肢弹性固定于轻度外展位，常以健手托患臂，头和躯干向患侧倾斜
体　征	①<u>方肩</u>畸形； ②<u>Dugas征(杜加征)阳性</u>，即将患侧肘部紧贴胸壁时，手掌搭不到健侧肩部；或患侧手掌搭在健侧肩部时，肘部无法贴近胸壁 (昭昭老师速记：阿"杜"的声音不是"尖"(肩关节)的，是沙哑的)

　　【例3】中年男性，右上肢外展牵拉伤，肩疼痛，以健手托患侧前臂。检查患侧方肩，<u>Dugas征阳性</u>。其可能的诊断是

　　A. 锁骨骨折　　　　　　B. 肱骨解剖颈骨折　　　　　　C. 肱骨外科颈骨折

　　D. 肩关节脱位　　　　　E. 肩锁关节脱位

五、检查方法

　　肩关节脱位首选<u>X线检查</u>(所有的骨折和脱位都首选X线检查)。

六、治　疗

方　法	①<u>Hippocrates法(足蹬法)复位</u>：(昭昭老师速记：听阿"杜"的演唱会很"Hi")； ②复位后，不要立即开始功能锻炼，应该<u>三角巾悬吊上肢3周</u>；合并大结节骨折者三角巾悬吊上肢4~6周； ③康复治疗：固定期间须活动腕部与手指，解除固定后，鼓励病人主动锻炼肩关节向各个方向活动
效　果	局部畸形消失；<u>Dugas征由阳性转为阴性</u>

　　【例4】女，38岁。右肩部外伤后疼痛、活动受限2小时。查体：右侧肩胛盂处有空虚感，<u>Dugas征阳性</u>。X线检查未见骨折。首选的治疗方法是

　　A. 外展支具固定　　　　　B. 肩部绷带固定　　　　　C. 三角巾悬吊固定

　　D. 切开复位　　　　　　　E. 麻醉下Hippocrates法复位

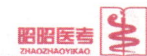

➤ 昭昭老师总结:运动系统——体征常见英文字母常考点

英 文	特 点	昭昭老师速记
Dugas 征	肩关节脱位	阿"杜"的声音不是"肩"的,是沙哑的
Froment 征	尺神经损伤	骨科干活需要"尺"子"F"子
Millis 征	网球肘(肱骨外上髁炎)	"Mi"西"肘"子(去"外"面"上""髁")
Thomas 征	髋关节、结核挛缩	"脱"了漏出"髋关节"
Allen 试验	尺桡动脉通畅	"阿伦"大便"通畅"
Spurling 征	颈椎病(神经根)	"颈椎病"导致"神经"疼"S"了
Luschka 关节	颈椎	"露(Lu)""脖子(颈椎)"

第 2 节　肘关节脱位

一、解剖学概述

外伤是导致肘关节脱位的主要原因。当肘关节脱位常会引起内外侧副韧带断裂,导致肘关节不稳定。肘关节在肩、肘、髋、膝四大关节中发生脱位的概率列第二位。(昭昭老师提示:关节脱位中最常见的是肩关节脱位。)

二、病因和分类

外伤是导致肘关节脱位的主要原因。

类 型	发生率	特 点
后脱位	最常见	当肘关节处于半伸直位时跌倒,手掌着地,暴力沿尺、桡骨向近端传导,尺骨鹰嘴处产生杠杆作用,前方关节囊撕裂,使尺、桡骨向肱骨后方脱出,发生肘关节后脱位
侧方脱位	—	当肘关节处于内翻或外翻位时遭受暴力,可发生尺侧或桡侧方脱位
前脱位	—	当肘关节处于屈曲位时,肘后方遭受暴力可使尺、桡骨向肱骨前方移位,发生肘关节前脱位

三、临床表现和诊断

临床表现	上肢外伤后,肘部疼痛、肿胀、活动障碍
体 征	①肘后突畸形,前臂处于半屈位且弹性固定,肘后出现空虚,可扪及凹陷; ②肘后三角关系异常(昭昭老师提示:这里经常考试的内容是:肱骨髁上骨折与肘关节脱位的区别,肱骨髁上骨折,不会出现肘后三角异常)

四、治疗

(1)非手术治疗

方 法	①一人人工手法复位,不用助手; ②固定:用长臂石膏托或支具固定肘关节于屈曲90°,再用三角巾悬吊胸前2～3周,逐步行肘关节功能锻炼,以防止肘关节僵硬
效果评价	复位成功标志是肘关节恢复正常活动,肘后三点关系恢复正常

(2)手术治疗　如果屈曲位超过30°有明显肘关节不稳或脱位趋势时,应手术重建肘关节韧带。

第 3 节　桡骨头半脱位

一、解剖学概述

桡骨小头半脱位是婴幼儿常见的肘部损伤之一。发病年龄1～4岁,其中2～3岁发病率最高。当肘关节伸直,前臂旋前位忽然受到纵向牵拉时,容易引起桡骨小头半脱位。常见于大人领小儿上台阶、牵拉小儿胳膊时出现。

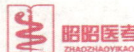

二、临床表现及体征

临床表现	有腕、手被向上**牵拉史**＋小儿肘部疼痛,活动受限
	(昭昭老师提示:看见"牵拉"病史就选择桡骨小头半脱位)
体 征	前臂处于半屈位及旋前位,肘部外侧有压痛

【例5】3岁患儿上楼梯时,其父向上**牵拉**右上肢,患儿哭叫,诉肘部疼痛,不肯用右手取物。最可能的诊断是

A. 肘关节脱位　　　　　　B. 桡骨头骨折　　　　　　C. 桡骨头半脱位

D. 肌肉牵拉伤　　　　　　E. 尺骨鹰嘴撕脱骨折

三、影像学检查

桡骨头半脱位**无需进行X线检查**,拍片为阴性。

四、治疗

(1)复位　**手法复位**,**不必任何麻醉**。术者一手握住腕部,另一手托住小儿肘部,以拇指按压在桡骨头部位,肘关节屈曲至90°,做轻柔的前臂旋后、旋前活动,反复数次,并用拇指轻轻推压即可复位。

(2)固定　**复位后不必固定**,但不可再暴力牵拉,以免复发。

【例6】关于**桡骨头半脱位**时的复位手法正确的是

A. 屈肘90°,前臂旋前、旋后

B. 将患肢抬起,使肘关节置于半屈曲位,沿前壁方向做持续牵引

C. 屈肘约50°,前臂中位站立,沿前臂纵轴牵引

D. Hippocrates法复位

E. Allis法复位

【例7】桡骨头半脱位**最常见**的处理方法是

A. 切开复位,内固定　　　　B. 手法复位,石膏外固定　　　C. 手法复位,无须制动固定

D. 切开复位,外固定　　　　E. 手法复位,三角巾悬吊

【例8】女,3岁。被**牵拉**前臂后,出现肘部疼痛,不能用手取物,桡骨近端压痛。X线片检查未见骨折征象。最适宜的治疗方法是

A. 肩肘固定带悬吊　　B. 外敷药物　　C. 石膏固定　　　　D. 手法复位　　　　E. 切开探查

第4节　髋关节脱位

一、解剖学概述

髋关节为杵臼关节,周围有坚韧的韧带和强大的肌肉瓣保护,因而十分稳定,只有在间接暴力的作用下才会通过韧带之间的薄弱区脱位。髋关节脱位多见于青壮年,在劳动中或车祸时遭受强大暴力冲击而致伤。扭转、杠杆或传导暴力均可引起。

二、分类和表现

1. 分类　髋关节脱位按照股骨头脱位后的方向分为前脱位、后脱位和中心脱位。传导暴力使股骨头撞击髋臼底部,向骨盆内脱出,属于中心脱位。髋关节脱位以**后脱位最多见**。

【例9】髋关节脱位的**最常见**类型是

A. 前脱位　　　　　　　　B. 后脱位　　　　　　　　C. 中心脱位

D. 合并髋臼骨折的脱位　　E. 合并股骨头骨折的脱位

2. 临床表现

类　型	表　现
髋关节后脱位	①患髋肿痛、活动受限,呈**屈曲、内收、内旋**、短缩畸形等; ②容易合并:**坐骨神经损伤**
髋关节前脱位	前脱位时患髋呈**屈曲、外展、外旋**畸形 (昭昭老师提示:前外外、后内内——前脱位是外展、外旋;后脱位是内收、内旋)
髋关节中心脱位	患肢短缩畸形,髋活动受限

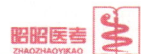

> 昭昭老师总结:运动系统——几种骨折常见表现的常考点

骨 折	表 现	昭昭老师速记
股骨颈骨折	屈曲、短缩、外旋畸形,外旋45°~60°	"古井"贡酒正好是"45°~60°"
股骨转子间骨折	屈曲、短缩、外旋畸形,外旋90°	"转""90°"
髋关节后脱位	屈曲、内收、内旋畸形	"后""内内"
髋关节前脱位	屈曲、外展、外旋畸形	"前""外外"

【例10】女,37岁。交通事故致右下肢受伤3小时。查体:右下肢缩短,右髋关节呈屈曲、内收、内旋畸形,右足背麻木,背屈无力。最可能的诊断是
　　A. 髋关节中心脱位、坐骨神经损伤　　　　B. 髋关节前脱位、坐骨神经损伤
　　C. 髋关节前脱位、闭孔神经损伤　　　　D. 髋关节后脱位、股神经损伤
　　E. 髋关节后脱位、坐骨神经损伤

【例11】男,21岁。车祸致左髋关节受伤,出现左髋部疼痛,外展、外旋、屈曲畸形,弹性固定。正确的诊断是
　　A. 股骨颈骨折　　B. 髋关节后脱位　　C. 骨盆骨折　　D. 髋关节中心脱位　　E. 髋关节前脱位

二、检　查

髋关节脱位首选X线检查。

三、髋关节后脱位的治疗

复 位	①复位时间宜早,应尽可能在24小时以内完成复位;争取在24~48小时以内可行手法复位; ②最常用的复位方法是Allis法(昭昭老师速记:"Allis"的"髋"很美)
固定和功能锻炼	①复位后用绷带将双踝关节暂时捆绑在一起,于髋关节伸直位将患者搬运至床上,患侧肢体做皮肤牵引或穿丁字鞋2~3周,不必做石膏固定; ②卧床期间做股四头肌收缩动作,2~3周后开始活动关节,4周后扶双拐下地活动,3个月后可完全承重

【例12】髋关节后脱位复位的最佳时期是
　　A. 最初24~48小时　　　　B. 最初36~48小时　　　　C. 最初48~60小时
　　D. 最初2~3天　　　　　　E. 最初3~4天

【例13】单纯性髋关节后脱位首选的治疗方法是
　　A. 皮牵引　　　　　　　　B. 骨牵引　　　　　　　　C. Allis手法复位
　　D. 手术切开复位　　　　　E. Hippocrates手法复位

四、并发症

时 间	表 现	病 因
早期	坐骨神经损伤	股骨头向后方移位压迫坐骨神经,导致坐骨神经损伤
晚期	股骨头缺血坏死	髋关节脱位导致股骨头血运受损导致股骨头缺血坏死

例14~16共用题干

男性,35岁。驾车肇事,右髋致伤剧痛。检查见右下肢短缩,内旋、内收位弹性固定。

【例14】为明确诊断首先应做的检查是
　　A. 肌电图　　B. CT　　C. MRI　　D. X线片　　E. 血型及血常规

【例15】如果经检查确定为髋关节后脱位,其治疗方法应尽早考虑
　　A. 下肢皮牵引复位　　　　B. 下肢骨牵引复位　　　　C. 手法复位
　　D. 手术切开复位　　　　　E. 镇静止痛,肢体重力复位

【例16】该损伤容易出现的晚期并发症是
　　A. 坐骨神经损伤　　　　　B. 急性骨萎缩　　　　　　C. 股骨头坏死
　　D. 下肢深静脉血栓　　　　E. 下肢淋巴水肿

第5节　膝关节韧带

膝关节是一个非常复杂的结构。由于其构造是两个类似于平面的结构,故需要周围的韧带提供非常

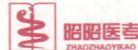

好的稳定作用。膝关节周围的主要韧带,包括:内侧副韧带、外侧副韧带、前交叉韧带和后交叉韧带。这些韧带往往会在剧烈竞技运动中导致损伤。

一、临床表现与诊断

检查试验	临 床 意 义
侧方应力试验	①急性期做侧方应力实验会引起剧烈疼痛,如有疼痛或发现内翻、外翻角度超出正常范围并有弹跳感,提示有侧副韧带扭伤或断裂。 ②内翻异常——外侧副韧带扭伤或断裂,外翻异常——内侧副韧带扭伤或断裂
抽屉试验	①前抽屉实验:前移增加表示前交叉韧带断裂; ②后抽屉实验:后移增加表示后交叉韧带断裂
Lachman 试验	即屈膝30°的前抽屉试验(检查前交叉韧带试验)。 ①Lachman 试验阳性并伴有软性终止点,说明前交叉韧带完全断裂; ②阳性并伴有硬性终止点,说明前交叉韧带部分损伤,或者单关节囊韧带松弛; ③阴性肯定伴有硬性终止点,说明前交叉韧带正常; ④比抽屉试验阳性率高
轴移试验	用来检查前交叉韧带断裂后出现的膝关节不稳定

二、影像学及关节镜检查

X 线片	①普通 X 线检查只能显示撕脱的骨折块; ②可拍摄应力位片,在膝内翻和膝外翻位时摄片显示有无内、外侧副韧带损伤
MRI	①判断韧带有无损伤的首选检查; ②可以清晰地显示出前、后交叉韧带的情况,以及隐匿的骨折线
关节镜	最准确的检查方法,除了能发现韧带断裂以外,还能发现交叉韧带损伤及半月板撕裂及软骨的面的破坏

三、治 疗

内侧副韧带	①扭伤或者部分裂伤可以保守治疗,管型石膏固定4～6周; ②完全断裂患者,及早行修补术
外侧副韧带	立即修补(昭昭老师提示:为什么外侧的一定修补,而内侧则可以保守?)
前交叉韧带	完全断裂,首选关节镜下做韧带重建手术
后交叉韧带	倾向于在关节镜下早期重建修补

第6节 膝关节半月板损伤

半月板是构成膝关节的重要结构之一,是两个半月状纤维软骨,可支持膝部的旋转动作,协助侧副韧带管制关节的侧方运动及帮助关节的旋转运动。半月板位于股骨髁与胫骨平台之间,其横断面呈三角形,外厚内薄,上面稍呈凹形,以便与股骨髁相吻合,下面为平形,与胫骨平台相接。这样的结构恰好使股骨髁在胫骨平台上形成一较深的凹陷,从而使球形的股骨髁与胫骨平台的稳定性增加。

一、临床表现

1. 急性期 外伤病史(多见于运动员、劳动者)+膝关节剧痛、不能伸直,并迅速肿胀。

2. 慢性期 关节疼痛及膝关节有弹响,有时活动中听到"咔嗒"一声,关节便不能伸直,忍痛挥动小腿,再听到"咔嗒"一声,关节又可伸直,此为交锁现象。

二、特殊检查

检 查	意 义
过伸试验	膝关节完全伸直并轻度过伸时,半月板破裂处受牵拉或挤压产生剧痛
过屈试验	将膝关节极度屈曲,破裂的后角被卡住而产生剧痛

续表

检 查	意 义
半月板旋转挤压试验（McMurray 试验）	膝关节完全屈曲,检查者手握足跟外旋**外翻膝关节**,出现疼痛提示**外侧半月板撕裂**;若内旋**内翻**膝关节,出现疼痛提示**内侧半月板撕裂**
研磨试验（Apley 试验）	病人仰卧,膝关节屈曲 90°,检查者将小腿**用力下压**,并作内旋外旋动作,若外旋产生疼痛,提示**内侧半月板损伤**。将小腿**上提**,并作内旋和外旋动作,如外旋引起疼痛,提示**内侧副韧带损伤**（昭昭老师提示:研磨试验主要检查的都是内侧结构）
蹲走试验	主要用于检查**半月板后角**有无损伤

三、影像学及关节镜检查

X线平片	**不能显示半月板形态**,主要是用于除外膝关节其他病变与损伤
造影术	关节空气造影术、碘溶液造影术或空气-碘溶液对比造影一度是有效的辅助诊断方法,但是目前已经被 MRI 取代
MRI	①是诊断膝关节半月板损伤**最有价值、最有意义的检查**;②可清晰地显示出半月板有无变性撕裂、有无关节积液和韧带的损伤,但准确性不及关节镜（昭昭老师提示:与 MRI 相比,CT 不能显示半月板,膝关节 CT 检查主要用于膝关节周围复杂性骨折的分型和治疗上）
关节镜	①可发现影像学检查难以察觉的半月板损伤,同时发现有无交叉韧带、关节软骨和滑膜病变;②关节镜不仅可用于诊断,还可以进行手术操作(诊断+治疗)

四、治 疗

1. 保守治疗 急性半月板损伤时用长腿石膏托固定 4 周,有积血时,尽快局麻下抽尽积血后加压包扎。

2. 手术治疗 膝关节半月板撕裂诊断明确者,以往都做半月板切除术,但是会引起膝关节骨关节炎,故基本上已经被淘汰了。最佳的治疗方法是:关节镜下做修补术。

➤ 参考答案如下,详细答案参见 2021 版《国家临床执业及助理医师资格考试精选真题考点精析》。

1. A	2. A	3. D	4. E
5. C	6. A	7. C	8. D
9. B	10. E	11. E	12. A
13. C	14. D	15. C	16. C

昭昭老师提示:关注官方微信,获得第一手考试资料。

第 6 章　手外伤和断指再植

➤ **2021 考试大纲**

①手外伤的现场急救和治疗原则;②断指急救处理。

➤ **考纲解析**

近 20 年的医师考试中,本章的考试重点是**手外伤和断指再植的诊断、体征和治疗**,执业医师每年考查分数为 2～3 分,助理医师每年考查分数为 1～2 分。

第 1 节　手外伤

一、手的应用解剖

1. 手的休息位 是手内在肌、外在肌、关节囊、韧带张力处于相对平衡的状态,即手自然静止的状态,表现为腕关节背伸 10°～15°,轻度尺偏;掌指关节、指间关节半屈曲位;拇指轻度外展,指腹正对示指远侧指间关节桡侧。其临床意义在于当肌腱损伤后,手的休息位发生改变。

2. 手的功能位 是手将发挥功能时的准备体位,呈握球状,表现为腕关节背伸 20°～25°,轻度尺偏;

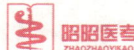

拇指外展、外旋与其余指处于对指位,其掌指及指间关节微屈;其余手指略分开,掌指、近指间关节半屈位,远侧指间关节轻微屈曲,各手指关节的屈曲程度较一致。其临床意义在于严重手外伤后,特别是估计日后关节功能难以恢复正常者,在此位置固定可使伤手保持最大的功能。

二、手外伤的病因

1. 刺伤 伤口小,可伤及深部组织,并将污染物带入造成感染。

2. 切割伤 伤口较整齐,污染轻;若伤口过深,可造成血管、神经、肌腱断裂。

3. 钝器伤 可致皮肤裂伤或撕脱,神经、肌腱、血管损伤,甚至断指、断掌。

4. 挤压伤 可导致深部组织损伤、多发性骨折。

5. 火器伤 伤口多样性,组织损伤重,坏死组织多,污染重,易感染。

三、早期伤情评估

1. 皮肤伤情的判断 皮肤破损是非常直观的,但是,不同类型的皮肤破损,其预后也不同。锐器划伤相对比较容易处理,而梳棉机伤或大面积的皮肤剥脱或缺损处理则比较复杂。

2. 神经损伤的判断 如果损伤部位以远端出现感觉减退、消失和(或)运动障碍,就要高度怀疑是否伤及神经,争取早期修复神经损伤,以取得尽可能好的疗效。

3. 血管损伤的判断 在开放性损伤中,出血是在所难免的。但是,如果出现伤口喷射性出血,则可能伤及动脉,此时要及时进行按压止血,或在其近心端上采用止血带止血。另外,如果出现伤口远端苍白、无脉、皮温明显减低,则需要吻合血管。

4. 肌肉、肌腱损伤的判断 如果出现某一个或几个手指的活动障碍,而不合并感觉减退,则有可能是肌腱或肌肉损伤所致。

5. 骨、关节损伤的判断 如果出现骨、关节部位的畸形和反常活动,或局部明显肿胀和压痛,都提示有骨、关节损伤的可能。在手部拍片时注意不仅要拍全手的正位片和斜位片,而且应针对某一个具体的手指或关节拍摄正位、侧位和斜位片。

四、现场急救

止 血	局部加压包扎是手部创伤最简便而有效的止血方法,即使有尺动脉、桡动脉损伤,加压包扎一般也能达到止血的目的
创口包扎	无菌敷料或清洁纱布包扎伤口,防止伤口进一步污染。创口内不要使用药水或抗炎药等
局部固定	减轻患者疼痛和避免进一步加重组织损伤,固定范围应达到腕关节以上
迅速转运	赢得处理的最佳时间

五、治疗原则

1. 早期彻底清创 最好在止血带控制下清创,位置在上臂上 1/3 处。清创要按照从浅层到深层的顺序进行。

2. 组织修复 清创后,应尽可能一期修复手部的肌腱、神经、血管、骨等组织。应争取在伤后 6～8 小时内进行。若超过 12 小时,创口污染严重,组织损伤广泛,可延期(3 周左右)或二期修复(12 周左右)。影响手部血液循环的血管应立即修复,骨折、关节脱位应及时复位固定。

3. 一期闭合伤口 皮肤裂伤,可直接缝合。若为碾压撕脱伤,则应根据皮肤活力表现判断切除多少。

(1)皮肤缺损 当皮肤缺损时,其基底软组织良好或周围软组织可覆盖深部重要组织,可采用自体游离皮肤移植修复。

(2)神经、肌腱、骨关节外露 若神经、肌腱、骨关节外露,应采用皮瓣转移修复。

4. 术后处理 ①将手包扎固定于功能位;②血管吻合固定 2 周,肌腱吻合固定 3～4 周,神经修复固定 4 周,关节脱位固定 3 周,骨折固定 4～6 周;③术后 10～14 天拆线,3～4 周皮瓣断蒂。需二期修复的深部组织,根据创口愈合和局部情况,在 1～3 个月内进行修复。

5. 手部骨折与脱位的治疗 治疗原则包括骨折准确复位、有效固定、早期康复锻炼。掌骨、指骨骨折及关节脱位多为开放性损伤,而腕舟状骨骨折和月骨脱位多为闭合性损伤。

(1)开放性骨折脱位 对于开放性骨折脱位,无论创口情况和损伤的严重程度如何,均应立即复位,

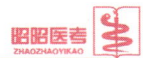

同时修复撕裂的关节囊、韧带。常用的手部骨折固定方式有克氏针、微型钢板螺钉、微型外固定支架等。

（2）闭合无明显移位的骨折或经复位较稳定的骨折　可采用非手术治疗,固定4～6周。

（3）末节指骨骨折　若多无明显移位,一般不需内固定。

6. 肌腱损伤修复　肌腱是关节活动的传动装置,其损伤将严重影响手的功能,因此无论是伸肌还是屈肌,均应一期修复。肌腱修复后,易产生粘连。伸肌腱具有腱周组织而无腱鞘,术后粘连较轻。屈肌腱,特别是从中节指骨中部至掌横纹,即指浅屈肌腱中节指骨的止点到掌指关节平面的腱鞘起点,也称"无人区",此区有屈指深、浅肌腱且被覆腱鞘,肌腱损伤修复术后容易粘连,过去多主张切除指浅屈肌腱,随着对肌腱愈合机制的研究,现主张对"无人区"深、浅肌腱均应修复,腱鞘也应一并修复。

7. 神经损伤修复　手部开放性神经断裂,应尽量在清创时一期修复。否则,清创后应及时转院,待2～3周后,伤口无感染再行修复。若创口污染严重或合并皮肤缺损,可在清创时将神经两断端的神经外膜固定于周围组织,防止神经退缩,以利于二期修复。

【例1】手部创口清创处理,一般不迟于

A. 8 小时　　　　　B. 9 小时　　　　　C. 10 小时　　　　　D. 11 小时　　　　　E. 12 小时

【例2】关于断肢再植原则,下列哪项是错误的?

A. 首先进行彻底的清创　　　　B. 可将骨骼短缩　　　　C. 肌腱常做二期缝接

D. 主要的动、静脉均应做吻合　　　　E. 神经应一期修复

【例3】手外伤后在转送途中创口出血,首先采用的止血方法是

A. 手压法　　　　B. 患肢抬高　　　　C. 缚止血带　　　　D. 局部加压包扎　　　E. 钳夹止血

【例4】男,44 岁。切伤右手中指,即刻来诊。检查:神经肌腱功能正常,最简便、有效的止血方法是

A. 以止血钳夹住血管 5 分钟　　　　B. 冷冻止血　　　　C. 外用止血药

D. 以气囊止血带止血　　　　E. 局部包扎或缝合止血

【例5】手外伤治疗的最终目的是

A. 早期彻底清创　　　　B. 一期闭合伤口　　　　C. 骨折解剖复位、固定

D. 组织修复　　　　E. 恢复手部运动功能

第 2 节　断指(肢)再植

一、概　念

完全性断指(肢)	外伤所致指(肢)断离,没有任何组织相连,或虽有受伤失活组织相连,但清创时必须切除者
不完全性断指(肢)	指伤指(肢)断面有主要血管断裂合并骨折脱位,伤肢断面相连的软组织少于断面总量的1/4,伤指断面相连皮肤不超过周径的1/8,不吻合血管,伤指(肢)远端将发生坏死者

二、肢体保存方法

　　采用干燥冷藏法将断肢用无菌敷料或清洁布类包好放入塑料袋中,再放入有盖的容器中,外周加冰块保存,同患者一起迅速送至医院,但不能让断指(肢)与冰块直接接触,以防冻伤,也不能用任何液体浸泡断指(肢)。

三、断肢再植的适应证

1. 肢体损伤程度

分　类	特　点	成功率
锐器切割伤	只发生离断平面的组织断裂,断面整齐、污染轻、重要组织挫伤轻	再植成功率高
碾压伤	受伤部位组织损伤严重,若损伤范围不大,切除碾压组织后,将指(肢)体一定范围内短缩,再植存活率仍可较高。裂(脱)伤组织损伤广泛,血管、神经、肌腱从不同平面撕脱,需行复杂的血管移植	再植成功率较低
裂(脱)伤	组织损伤广泛,血管、神经、肌腱从不同平面撕脱,需行复杂的血管移植	再植成功率较低

2. 断指(肢)离断平面与再植时限

（1）断指(肢)再植　手术越早越好,应分秒必争,一般以伤后 6～8 小时为限。早期冷藏或寒冷季节可适当延长。再植时限与离断平面有密切关系。断指因组织结构特殊,对全身情况影响不大,可延长至

12～24 小时。而高位断肢,再植时间应严格控制在 6～8 小时之内。

(2)年龄 断指(肢)再植与年龄无明显因果关系,但老年人因体质差,经常合并有慢性器质性疾病,是否再植应予慎重。

【例6】关于断指再植,下列哪项是错误的?

A. 断指平面越近躯干,再植后全身反应越大　　B. 断指平面越低,术后反应越轻

C. 断指时间越短,术后存活机会越大　　D. 断指保存良好者,术后存活的可能性大

E. 断指保存温度越高,再植成活的机会越大

四、断指再植的禁忌症

(1)合并全身性慢性疾病,或合并严重脏器损伤,不能耐受长时间手术,有出血倾向者。

(2)断指(肢)多发骨折、严重软组织挫伤、血管床严重破坏,血管、神经、肌腱高位撕脱,预计术后功能恢复差。

(3)断指(肢)经刺激性液体或其他消毒液长时间浸泡者。

(4)高温季节,离断时间过长,断指未经冷藏保存者。

(5)合并精神异常,不愿合作,无再植要求者。

五、处理原则

彻底清创	一般分为两组同时清创离断指(肢)体的远近端,仔细寻找、修整、标记血管、神经、肌腱
修整重建骨支架	①为减少血管神经缝合后张力,适当修整和缩短骨骼,骨折内固定要求简便迅速、剥离较少、固定可靠、利于愈合; ②可根据情况,选用螺丝钉、克氏针、钢丝、髓内针、钢板内固定
缝合肌腱	①骨支架重建后,在适当张力下缝合肌肉、肌腱;应先缝合肌肉,再吻合血管; ②缝合的肌肉、肌腱以满足手的功能为标准,不必将所有的肌腱缝合
重建血液循环	①将动、静脉彻底清创至正常组织,在无张力下吻合;若有血管缺损应行血管移位或移植;吻合主要血管如尺、桡动脉和手指的双侧指固有动脉。 ②吻合血管应尽可能多,动脉、静脉比例以 1∶2 为宜;一般先吻合静脉,再吻合动脉
缝合神经	神经应尽可能一期修复
闭合创口	断指(肢)再植后创口应完全闭合。皮肤缝合时,为避免形成环形瘢痕,可行 Z 字成形术
包 扎	用温生理盐水清洗血迹,多层无菌敷料松软包扎,指间分开,指端外露,以便观察指(肢)远端血运。石膏托固定手腕于功能位
Allen试验	①目的:检查手部的血液供应,桡动脉与尺动脉之间的吻合情况。 ②检查方法:术者双手同时按压桡动脉和尺动脉,嘱患者反复用力握拳和张开手指5～7次至手掌变白。松开对尺动脉的压迫,继续保持压迫桡动脉,观察手掌颜色变化。若手掌颜色 15 秒之内迅速变红或恢复正常,即 Allen 试验阴性,表明尺动脉和桡动脉间存在良好的侧支循环;相反,若 15 秒后手掌颜色仍为苍白,即 Allen 试验阳性,表明手掌侧支循环不良

【例7】男,25 岁。右手腕部被机器绞伤,皮肤脱套,异常活动,创口流血。正确的处理方法是

A. 简单包扎,消炎治疗　　B. 直接缝合,包扎伤口

C. 清创后有骨折和脱位者,必须复位固定　　D. 对重要血管损伤留待二期处理

E. 肌腱损伤修补后立即进行功能锻炼,防止粘连

【例8】Allen 试验主要用于检查

A. 手部肌腱损伤情况　　B. 手指末端血运情况　　C. 神经损伤后的恢复情况

D. 手部神经损伤程度　　E. 桡尺动脉的通畅和吻合情况

六、断指再植术后处理

1. 一般护理 室温保持在 20～25 ℃,抬高患肢处于心脏水平。

2. 密切观察全身反应 一般低位断指(肢)再植术后全身反应较轻。高位断指再植后全身反应重。

3. 定期观察再植指(肢)体血液循环,及时发现和处理血管危象 再植指(肢)体一般于术后 48 小时容易发生动脉供血不足或静脉回流障碍,因此应每 1～2 小时观察 1 次,与健侧对比,做好记录。

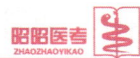

4. 防止血管痉挛、抗血液凝固治疗 除保温、止痛、禁止吸烟外,可适当应用抗凝、解痉药物。

5. 抗生素应用 肢体离断时,污染较重,加之手术时间长,应采用抗生素,以预防感染。

6. 再植指(肢)体康复治疗 骨折愈合拆除外固定后,应积极进行主动和被动功能锻炼。

➤ 参考答案如下,详细答案参见 2021 版《国家临床执业及助理医师资格考试精选真题考点精析》。

1. A	2. C	3. D	4. E	
5. E	6. E	7. C	8. E	昭昭老师提示:关注官方微信,获得第一手考试资料。

第7章 周围神经损伤

➤ **2021考试大纲**

①上肢神经损伤;②下肢神经损伤。

➤ **考纲解析**

近 20 年的医师考试中,本章的考试重点是神经损伤的诊断和体征,执业医师每年考查分数为 1～2 分,助理医师每年考查分数为 1～2 分。

第1节 概　述

一、病因及分类

神经损伤的病因	周围神经可因切割、牵拉、挤压等而受损伤
神经损伤分类	按损伤程度可分为神经传导功能障碍、神经轴索中断和神经断裂 3 类

二、病　理

1. 神经断裂 神经断裂后,神经纤维、神经元胞体、靶器官均出现病理改变。

2. 神经再生 表现为伤后 1 周,近端轴索长出许多再生的枝芽,如神经两断端连接,再生的枝芽可长入远端的施万鞘内,以每天 1～2 mm 的速度生长,直至终末器官恢复功能。同时施万细胞逐渐围绕再生的轴索形成新的髓鞘。

3. 神经活性物质 伤后神经远端可分泌释放一些神经活性物质,如神经营养因子、神经生长因子,可诱导近端再生的神经纤维按感觉、运动特性定向长入远端,并能促进其生长。

三、检查方法

叩击试验(Tinel 征)按压或叩击神经干,出现针刺性痛,有麻木感向该神经支配区放射者为阳性。其意义是帮助判断神经损伤部位,判断神经修复后神经纤维再生情况。

四、周围神经损伤的治疗原则

治疗原则是尽可能早地恢复神经的连续性。

1. 闭合性损伤 大部分闭合性神经损伤属于神经传导损伤和神经轴索断裂,多能自行恢复。观察 3 个月不能自行恢复者,行手术探查。

2. 开放性损伤 可根据损伤的性质、程度和污染情况决定手术时机。

时　期	适应证	手术时间
一期修复	污染轻的切割伤,具备技术和设备条件	伤后 6～8 小时内
延期修复	伤口无感染者	伤后 2～4 周
二期修复	伤口曾感染、火器伤、高速震荡伤,其受伤程度和范围不易确定者	伤后 2～4 月

第2节 上肢神经

一、尺神经损伤

1. 概述

尺神经是脊神经臂丛的分支,发自臂丛内侧束,沿肱动脉内侧下行,至三角肌止点以下转至臂后面,

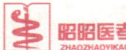

继而行至尺神经沟内,再向下穿尺侧腕屈肌至前臂掌面内侧,于尺侧腕屈肌和指深屈肌之间、尺动脉内侧继续下降到达腕部。

2. 临床表现

腕部损伤	①骨间肌、蚓状肌、拇收肌麻痹所致环指、小指爪形手畸形及手指内收、外展障碍和 Froment 征阳性,以及手部尺侧半和尺侧一个半手指感觉障碍,爪形手畸形; ②Froment 征阳性:拇指、示指远侧指间关节不能屈曲,使两者不能捏成一个圆形的"O"形,即食指用力与拇指对指时,呈现食指近侧指间关节明显屈曲、远侧指间关节伸直及拇指掌指关节过伸、指间关节屈曲 (昭昭老师速记:干骨科的活,需要"尺"子"斧(F)"子)
臂部损伤	①除腕部损伤的表现外; ②还有环、小指末节屈曲功能障碍,一般仅表现为屈曲无力 (昭昭老师提示:为什么腕部的尺神经损伤,手指的屈曲功能没有障碍呢?因为引起其发出支配这些肌肉的水平在腕关节上方)

【例1】肱骨髁上骨折后出现手指不能内收、外展,夹纸试验阳性,最可能损伤的神经是

A. 桡神经　　　B. 正中神经　　　C. 尺神经　　　D. 腋神经　　　E. 肌皮神经

【例2】以下不是尺神经损伤表现的是

A. Froment 征　　　　　　　　　B. 手指内收、外展障碍

C. 手部尺侧半和尺侧一个半手指感觉障碍

D. 小指爪形手畸形　　　　　　　E. 拇指感觉消失

【例3】女,20岁。右腕部被刀割伤3小时。查体:右手小指掌背侧及环指尺侧感觉障碍。考虑原因是

A. 肌皮神经损伤　　B. 正中神经损伤　　C. 桡神经损伤　　D. 尺神经损伤　　E. 缺血性肌挛缩

二、正中神经损伤

1. 概述

正中神经由 $C_5 \sim C_8$ 与 T_1 神经根的纤维构成。从臂丛神经外侧索分出的外侧根和从内侧索分出的内侧根,两者共同组成正中神经,支配前臂屈侧的大部分肌肉,以及手内桡侧半的大部分肌肉和手掌桡侧皮肤感觉。

2. 临床表现

腕部损伤	正中神经支配的鱼际肌和蚓状肌麻痹表现为拇指对掌功能障碍和手的桡侧三个半感觉障碍,特别是示指、中指远节感觉消失 (昭昭老师速记:"正中"对方一"掌")
肘以上损伤	①所支配的前臂肌麻痹,除上述表现外; ②另有拇指和示指、中指屈曲功能障碍

【例4】正中神经损伤,以下哪种表现说明该患者为肘上损伤?

A. 拇指对掌功能障碍　　　　　　B. 拇指和示、中指屈曲功能障碍

C. 中指近节感觉消失　　　　　　D. 示指远节感觉消失　　　　E. 手的桡侧半感觉障碍

【例5】17岁女患者,割腕自杀未遂。拇指对掌功能和手的桡侧半感觉障碍,示、中指远节感觉消失。初步判断应为

A. 腓总神经损伤　　B. 桡神经损伤　　C. 正中神经损伤　　D. 臂丛损伤　　E. 颅神经损伤

三、桡神经损伤

1. 概述

桡神经由第5~8颈神经和第1胸神经前支进入后束发出分支而形成。在腋窝内位于腋动脉的后方,并与肱深动脉一同行向外下,先经肱三头肌长头与内侧头之间,然后沿桡神经沟绕肱骨中段背侧旋向外下,在肱骨外上髁上方穿外侧肌间隔,至肱肌与肱桡肌之间,在此分为浅、深二支,浅支经肱桡肌深面,至前臂桡动脉的外侧下行;深支穿旋后肌至前臂后区,改称为骨间后神经。

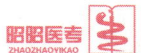

2. 临床表现

运动障碍	①典型症状为垂腕； ②高位损伤(腋下发出肱三头肌分支以上)导致完全性桡神经麻痹,上肢各伸肌完全瘫痪,肘、腕、掌指关节均不能伸直,前臂伸直时不能旋后,手旋前位,肱桡肌瘫痪使前臂在半旋前位不能屈曲肘关节； ③肱骨中1/3(肱三头肌分支以下)受损,肱三头肌功能完好； ④肘部分支以下损伤,肱桡肌、伸腕肌功能保存,前臂旋后障碍,无垂腕； ⑤前臂中1/3以下损伤,仅伸指瘫痪,无垂腕； ⑥接近腕关节损伤(各运动支均已发出),无桡神经麻痹症状
感觉障碍	仅手背拇指和第1、2掌骨间隙区感觉障碍(虎口区皮肤感觉消失)(昭昭老师速记:"绕"过"虎口")

【例6】桡神经损伤典型的畸形是

A. 垂腕　　　　B. 餐叉手　　　　C. 伸直状态　　　　D. 猿手　　　　E. 爪形手

第3节　下肢神经损伤

一、股神经和坐骨神经

股神经	髋关节前方	支配大腿前方的感觉和运动
坐骨神经	髋关节后方	①支配大腿后方的感觉和运动； ②坐骨神经在到腘窝以前,分为胫神经和腓总神经,支配小腿及足的全部肌肉以及隐神经支配区以外的小腿与足的皮肤感觉

二、表　现

股神经损伤	①膝关节伸直障碍；②大腿前和小腿内侧感觉障碍
坐骨神经损伤	①高位损伤:股后部及小腿和足部所有的肌肉全部瘫痪,导致膝关节不能屈,踝关节与足趾运动功能完全丧失,呈足下垂；小腿后外侧和足部感觉消失。 ②股后、下部损伤:腘绳肌正常,膝关节屈曲功能保存,仅表现为踝、足趾功能障碍
胫神经损伤	①踝跖屈、内收内翻,足趾跖屈、外展和内收障碍→钩状足； ②小腿后侧、足背外侧、跟外侧和足底感觉障碍
腓总神经损伤	①踝背伸、外翻功能障碍,呈足内翻下垂畸形→马蹄内翻足； ②伸趾功能丧失,小腿前外侧和足背前、内侧感觉障碍

【例7】股后中、下部坐骨神经损伤的临床表现错误的是

A. 膝关节不能屈　　　　B. 足下垂　　　　C. 小腿后外侧感觉丧失

D. 足部感觉丧失　　　　E. 膝关节伸直功能丧失

【例8】女,45岁。不慎被汽车撞伤左下肢。查体:左膝部及小腿淤血、肿胀、疼痛,膝关节屈伸受限,足背动脉触诊不清,足背屈、外翻功能障碍。以下符合腓总神经损伤的表现是

A. 小腿疼痛、活动受限　　　　B. 足背动脉触诊不清　　　　C. 足背屈、外翻功能障碍

D. 膝关节屈伸受限　　　　E. 小腿肿胀

➤ 参考答案如下,详细答案参见2021版《国家临床执业及助理医师资格考试精选真题考点精析》。

1. C	2. E	3. D	4. B	昭昭老师提示:关注官方微信,获得第一手考试资料。
5. C	6. A	7. E	8. C	

第8章　运动系统的慢性损伤

➤ **2021 考试大纲**

①粘连性肩关节囊炎；②肱骨外上髁炎；③狭窄性腱鞘炎；④股骨头坏死；⑤颈椎病；⑥腰椎间盘突出症。

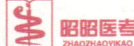

➤ **考纲解析**

近20年的医师考试中,本章的考试重点是颈椎病和腰椎间盘突出症的诊断和查体、治疗,执业医师每年考查分数为3～4分,助理医师每年考查分数为2～3分。

第1节 概　述

一、病　因

(1) 局部组织反复被使用,造成组织损伤并得不到及时修复。

(2) 全身疾病造成的局部组织异常紧张、痉挛。

(3) 由于环境温度变化引起局部血管痉挛,循环系统的养分供给下降,局部代谢产物积聚。

(4) 长期反复持续地重复同一个姿势,超越了人体局部的代偿能力。

(5) 操作中技术不熟练、注意力不集中、姿势不正确,使局部产生异常应力。

(6) 身体生理结构或姿态性异常,应力分布不均。

(7) 急性损伤后未得到正确的康复,转变为慢性损伤。

二、分　类

软组织慢性伤	包括肌、肌腱、腱膜、韧带、滑囊的慢性损伤
骨的慢性损伤	指在骨结构较纤细及易产生应力集中部位的疲劳性骨折
软骨的慢性损伤	包括关节软骨磨损、退化、骨骺软骨的慢性损伤
周围神经卡压伤	神经组织结构因频繁的重复活动造成神经损伤,或由于神经组织周围的结构增生、狭窄,造成局部的神经伤害

三、临床表现

(1) 局部长期慢性疼痛,但无明确外伤史。

(2) 特定部位有一压痛点或肿块,常伴有某种特殊体征。

(3) 局部无明显急性炎症表现。

(4) 近期有与疼痛部位相关的过度活动史。

(5) 部分病人有过可导致运动系统慢性损伤的姿势、工作习惯或职业史。

四、治疗原则

1. 分散应力　本病是由于长期不良的体位性、姿势性、职业性的局部损害所致,因此,限制致伤动作、纠正不良姿势、增强肌力、维持关节的非负重活动和适时改变姿势使应力分散,从而减少损伤性因素,增加保护性因素是治疗的关键,否则容易复发。

2. 物理治疗　理疗、按摩等物理治疗可改善局部血液循环、减少粘连,有助于改善症状。

3. 非甾体抗炎药　可减轻疼痛、消除局部炎症,可短期间断使用,长期使用会有不同程度的不良反应。

4. 糖皮质激素　合理、正确地使用糖皮质激素局部注射,有助于抑制损伤性炎症,减轻粘连。

5. 适时采用手术治疗　对某些非手术治疗无效的慢性损伤,如狭窄性腱鞘炎、神经卡压综合征及腱鞘囊肿等可行手术治疗。

第2节　粘连性肩关节囊炎

一、解剖学概述

粘连性肩关节囊炎主要痛点在肩关节周围,影响肩关节活动范围,又称肩周炎。本病因多种原因导致盂肱关节囊炎性粘连、僵硬,以肩关节周围疼痛、各方向活动受限为特点,尤其是外展外旋和内旋后伸活动。

二、临床表现

1. 发病年龄　多为中老年发病,多发生在50岁左右,女多于男,左侧多于右侧,也可两侧先后发病。

2. 肩关节活动受限　肩关节各方向主动和被动活动均不同程度受限,以外旋、外展和内旋、后伸最重。逐渐出现肩部某一处局限性疼痛,与动作、姿势有明显关系。随着病程延长,疼痛范围扩大,可伴肩

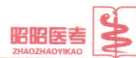

关节活动受限。若勉强增大活动范围会引起剧烈锐痛。严重者患肢不能梳头、反手触摸背部。夜间会因翻身移动肩部而痛醒。

3. 自限性 本病有自限性，一般在 6～24 个月可自愈。

【例1】肩关节周围炎的好发年龄是

A. 20 岁左右 　　　　　　　　B. 30 岁左右 　　　　　　　　C. 40 岁左右

D. 50 岁左右 　　　　　　　　E. 各年龄发生率相等

【例2】50 岁，男性，肩痛，僵硬，活动受限，颈部无症状。最可能的诊断是

A. 颈椎病 　　　B. 胸廓出口综合征 　　　C. 臂丛神经炎 　　　D. 肩关节周围炎 　　　E. 脊髓空洞症

【例3】肩周炎是自限性疾病，一般恢复时间需要

A. 1 个月左右 　　　B. 3 个月左右 　　　C. 1 年左右 　　　D. 2 年左右 　　　E. 3 年左右

三、体 征

肩周痛以肩袖间隙区、肱二头肌长腱压痛为主。

四、检 查

X 线片	肩关节结构正常，可有不同程度骨质疏松
肩关节腔造影	容量<10 mL，多数<5 mL
肩关节 MRI	见关节囊增厚，当厚度＞4 mm 对本病诊断特异性达 95%

五、治 疗

1. 治疗目的 缓解疼痛，恢复功能，避免肌肉萎缩。

2. 治疗方法

物质治疗	早期给予理疗、针灸，适当推拿按摩，可改善症状
封闭治疗	痛点局限时，可局部注射醋酸泼尼松龙，能明显缓解疼痛
非甾体抗炎药	疼痛持续、夜间难以入睡时，可给予非甾体抗炎药
主动运动	无论病程长短、症状轻重，均应每日坚持进行，以活动不引起剧痛为限
手术治疗	对症状持续且较重者，以上治疗无效时，可行关节镜松解粘连
原发疾病治疗	对肩外因素所致的粘连性肩关节囊炎，除局部治疗外，还需治疗原发病

【例4】女，52 岁，左肩部疼痛 8 个月。梳头、洗脸困难，肩袖间隙区明显压痛，部位局限，肩关节活动受限。X 线未见明显异常。不正确的处理是

A. 使用非甾体抗炎药 　　　　B. 早期给予理疗、按摩 　　　　C. 手术治疗

D. 保持肩关节主动活动 　　　E. 使用激素类药物局部注射

第3节　肱骨外上髁炎（助理医师不要求）

一、解剖学概述

肱骨外上髁炎是伸肌总腱起点处的一种慢性损伤性炎症，因早年发现网球运动员易患此病，故又称"网球肘"。在前臂过度旋前或旋后位时，被动牵拉伸肌（握拳、屈腕）和主动收缩伸肌（伸腕），将对肱骨外上髁处的伸肌总腱起点产生较大张力，如长期反复这种动作，即可引起该处的慢性损伤。

二、临床表现

病人逐渐出现肘关节外侧痛，在用力握拳、伸腕时疼痛加重以致不能持物。严重者拧毛巾等生活动作均感困难。

三、体 征

一般体征	局限压痛皮肤无炎症，肘关节活动正常。在肱骨外上髁、桡骨头及两者之间有局限性、极敏锐的压痛
Mills 征	伸肌腱牵拉试验（Mills 征）：伸肘、握拳、屈腕，然后前臂旋前，此时肘外侧出现疼痛，为阳性（昭昭老师速记："米(mi)"西"肘"子）

【例5】对肱骨外上髁炎有诊断意义的检查是

A. "4"字试验 　　　B. Mills 征 　　　C. Spurling 试验 　　　D. Dugas 征 　　　E. Thomas 征

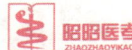

【例6】 肱骨外上髁炎的诊断依据是

A. Mills 征阳性　　　　　　　B. Dugas 征阳性　　　　　　　C. Thomas 征阳性

D. Lasegue 征阳性　　　　　　E. Finkelstein 征阳性

四、治　疗

基本原则	限制腕关节活动是治疗和预防复发的基本原则
封闭疗法	首选的治疗方法,压痛点注射醋酸泼尼松龙
捆扎护带	对不能间断训练的运动员,应适当减少运动量,同时在桡骨头下方伸肌上捆扎弹性保护带,以减少腱起点处的牵张应力
手术治疗	对于非手术治疗效果不佳的顽固疼痛者,可施行伸肌总腱起点剥离松解术或卡压神经血管束切除术,或结合关节镜手术

【例7】 肱骨外上髁炎正确的治疗方法是

A. 限制腕关节活动　　　　　　B. 增加肌腱起点处的压迫应力

C. 限制肘关节活动　　　　　　D. 立即施行伸肌总腱起点剥离松解术

E. 立即行卡压神经血管束切除结扎术

【例8】 肱骨外上髁炎的首选治疗方法是

A. 加强功能锻炼　　B. 局部封闭　　　C. 肘关节制动　　　D. 抗生素消炎　　　E. 手术治疗

第4节　狭窄性腱鞘炎

一、解剖学概述

狭窄性腱鞘炎是指腱鞘因机械性摩擦而引起的慢性无菌性炎症改变。腱鞘分为两层,外层为纤维性鞘膜,内层为滑液膜,滑液膜又分为壁层和脏层。脏壁层两端形成盲囊,其间含有少量滑液,有润滑和保持肌腱活动度的功能。在日常生活和工作中,由于频繁活动引起过度摩擦,可使腱鞘发生出血、水肿、渗出等无菌性炎症反应。反复创伤或慢性迁延后则发生慢性纤维结缔组织增生、肥厚、粘连等病理变化,腱鞘增厚可使腱鞘狭窄,临床表现为局部疼痛、压痛、关节活动受限等。

二、病　因

手指长期快速活动、用力活动等慢性劳损是主要病因。

三、临床表现

1. 弹响指和弹响拇　起病缓慢,初时为晨起患指发僵、疼痛,活动后消失。后出现弹响及明显疼痛。严重者患指屈曲,不敢活动。各手指的发病频率依次为:中指、环指最多,示指、拇指次之,小指最少。患者诉近侧指间关节痛,而不在掌指关节。体检可在远侧掌横纹处扪及黄豆大小的痛性结节,屈伸患指该结节随屈肌腱上下移动,或出现弹拨现象。

2. 桡骨茎突狭窄性腱鞘炎　腕关节桡侧疼痛,逐渐加重,无力提物。体检时皮肤无炎症,在桡骨茎突表面有局限性压痛,有时扪及痛性结节。握拳尺偏腕关节时,桡骨茎突处出现疼痛,称为 Finkelstein 试验阳性。

【例9】 某老年患者,右拇指掌指关节有疼痛及弹响2年余。检查时掌指关节掌侧可触及一结节,有压痛,伸屈拇指时可感到弹响发生于结节处。最可能的诊断是

A. 神经瘤　　　　　　　　　　B. 腱鞘囊肿　　　　　　　　　C. 滑囊炎

D. 陈旧性掌指关节脱位　　　　E. 狭窄性腱鞘炎

【例10】 女,38岁。手工业工人,右拇指疼痛,伸屈受限并弹响。最可能的诊断是

A. 风湿性关节炎　　　　　　　B. 类风湿关节炎　　　　　　　C. 狭窄性腱鞘炎

D. 骨性关节炎　　　　　　　　E. 骨软骨炎

四、治　疗

非手术治疗	局部制动和腱鞘内注射醋酸泼尼松龙有很好的疗效
狭窄腱鞘切开减压术	非手术治疗无效时采用
先天性狭窄性腱鞘炎	小儿先天性狭窄性腱鞘炎保守治疗通常无效,应行手术治疗

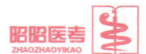

第5节　股骨头坏死

一、解剖学概述

　　股骨头坏死为股骨头血供中断或受损,引起骨细胞、骨髓成分死亡及随后的修复,继而导致股骨头结构改变、股骨头塌陷,引起病人关节疼痛、关节功能障碍的疾病。

二、病　因

　　1. 创伤性因素　为常见原因。股骨颈骨折、髋关节外伤性脱位、股骨头骨折均可引起股骨头坏死。

　　2. 非创伤性因素

糖皮质激素	激素导致的脂肪栓塞、血液处于高凝状态及引起血管炎、骨质疏松等骨小梁强度下降容易塌陷等造成股骨头坏死
乙醇中毒	与乙醇引起肝内脂肪代谢紊乱有关
减压病	氮气在富含脂肪组织的骨髓中大量堆积而引起骨坏死
镰型细胞性贫血	血液黏稠性增高,血流变慢而形成血栓,造成局部血供障碍引起骨坏死
特发性股骨头坏死	指排除了以上已知的因素后仍不能得出明确病因的股骨头坏死

三、病　理

　　1. 肉眼观

髋关节	早期表现为髋关节滑膜增厚、水肿、充血
股骨头	软骨较完整,但随着病情加重,可出现软骨表面压痕,关节软骨下沉,触之有乒乓球样浮动感,更严重者可出现股骨头变形,头颈交界处明显骨质增生
髋　臼	软骨表面早期无改变,晚期常出现软骨面不平整,髋臼边缘骨质增生等退行性骨关节炎改变

　　2. 镜下观　沿股骨头的冠状面做一整体大切片,股骨头坏死的病理改变较恒定,典型改变。

分　层	组　成	特　点
A 层	关节软骨	股骨头各部位软骨改变不一,有些正常,有些软骨表面粗糙不平,细胞呈灶状坏死
B 层	坏死的骨组织	骨质坏死,陷窝中骨细胞消失,细胞被一些坏死碎片所代替
C 层	肉芽组织	包绕在坏死骨组织周围,其边缘不规则。镜下见炎性肉芽组织
D 层	反应性新生骨	坏死骨的积极修复及重建,在坏死骨小梁的支架上有新骨沉积,大量新生骨形成,骨小梁增粗
E 层	正常组织	股骨颈上的正常骨组织,含有丰富的髓细胞

四、临床表现和体征

临床表现	①早期多为髋关节疼痛,少数病人为膝关节疼痛;疼痛间断发作并逐渐加重; ②严重者可有跛行,行走困难,甚至扶拐行走
体　征	①典型体征为腹股沟区深部压痛,可放射至臀或膝部,"4"字试验阳性; ②体检可有内收肌压痛、髋关节活动受限,其中以内旋及外展活动受限最为明显

五、影像学检查

X 线平片	主要诊断手段;股骨头血液供应中断 12 小时骨细胞即坏死,但在 X 线平片上看到股骨头密度改变至少需 8 周时间
CT	可发现早期细微骨质改变,较普通 X 线片敏感,但不如核素扫描及 MRI 敏感
MRI	①一种有效的非创伤性的早期诊断方法; ②大多表现为股骨头前上部异常信号:T_1WI 为条带状低信号;T_2WI 为低信号或内高外低两条并行信号影,即双线征
放射性核素骨显像	对早期病变的诊断,比 MRI、CT 更为敏感,对早期诊断具有很大的价值

【**例 11**】对股骨头缺血性坏死早期诊断最有价值的是

A. B超　　　　　B. 临床表现　　　　　C. X线片　　　　　D. CT　　　　　E. MRI

【例12】诊断早期股骨头坏死**最敏感**的检查是

A. B超　　　　　B. MRI　　　　　C. 血管造影　　　　　D. CT　　　　　E. X线

六、治　疗

1. 非手术治疗　适用于非负重面坏死且病灶范围小,头外形基本正常的Ⅰ期病例。

单侧髋关节病变	病变侧应严格避免持重,可扶拐、带坐骨支架、用助行器行走
双侧髋关节同时受累	应卧床或坐轮椅
髋部疼痛严重	可卧床,同时行下肢牵引常可缓解症状

2. 手术治疗　适用于Ⅱ、Ⅲ、Ⅳ期患者。

例13~15 共用题干

男,65岁。1年前无明显诱因出现**髋关节进行性疼痛**,休息后可好转,无消瘦、乏力。长期饮酒。查体:腹股沟区压痛(+),类风湿因子(-)。X线显示髋关节间隙正常,**股骨头可见弧形透明带**。

【例13】最可能的**诊断**是

A. 股骨头缺血性坏死　　　　　B. 髋关节结核　　　　　C. 类风湿关节炎

D. 强直性脊柱炎　　　　　E. 髋关节骨关节炎

【例14】最有价值的**辅助检查**是

A. MRI　　　　　B. B超　　　　　C. 关节液检查　　　　　D. 结核菌素试验　　　　　E. CT

【例15】**最适宜**的治疗措施是

A. 人工关节置换　　　　　B. 口服糖皮质激素　　　　　C. 关节镜下滑膜切除

D. 理疗、避免负重　　　　　E. 髋关节融合

第6节　颈椎病

一、解剖学概述

1. 脊柱颈段的组成　脊柱颈段由7个颈椎、6个椎间盘组成。第1颈椎又称寰椎,由前、后弓和两侧块组成。第2颈椎又称枢椎,其椎体上方隆起形成齿状突,与寰椎的前弓构成寰齿关节。第1~7颈椎的横突有孔,称为横突孔,椎动脉通过C_6~C_1横突孔进入颅底。颈椎椎体上缘的侧后方有嵴状突起,称为钩突。椎体下缘侧后方呈斜坡状。椎体的钩突与上一椎体的斜坡构成钩椎关节,即 Luschka 关节或弓体关节,这一结构在胸、腰段脊柱并不存在。钩椎关节可防止椎间盘向侧后方突出,但当其退行变而增生时,反而可刺激侧后方的椎动脉,或压迫后方的颈神经根。

2. 颈椎之间连接的特点　椎体间有5个关节相连,即椎间盘、两侧钩椎关节和两侧关节突关节;后纵韧带在颈段较宽,其中部厚而坚实,颈部后纵韧带退变、肥厚骨化,是导致椎管狭窄、脊髓受压的原因;颈椎的棘上韧带特别坚强。

3. 颈椎活动范围大　颈椎活动范围在全脊柱中最大,从而导致关节、椎间盘、韧带的退化。

4. 神经结构复杂　颈丛由C_1~C_4的前支组成,支配颈部肌肉、膈肌,以及颈、枕、面部感觉。

脊髓的三个生理性膨大中,以下颈段的颈膨大最为明显,使椎管变得相对狭窄,内部的神经结构更易受到压迫。

二、病　因

颈椎病是因颈椎间盘退行性变及其继发性椎间关节退行性变所导致的脊髓、神经、血管等结构受压而表现出的一系列临床症状和体征。**颈椎间盘退行性变**是颈椎病发生和发展中**最基本**的原因。其他病因还有损伤、颈椎先天性椎管狭窄。

三、分型和表现

1. 一般表现

神经根型	①**最常见**的分型,表现为**颈肩痛**,**向上肢放射**; ②体征:牵**拉**试验(Eaton征)及**压**头试验(Spurling征)阳性 (昭昭老师提示:看见"上肢"出现问题就选择"神经根型",记忆给"神"上"供"。另外两个英文体征可速记为:"拉"你出去"eat","压""S"了。"拉"神经"压"神经)

续表

脊髓型	①表现：**四肢**乏力、行走、持物不稳，脊髓受压表现； ②**病理征阳性**（Hoffman 征及 Babinski 征） （昭昭老师提示：看见"四肢"症状，特别是"下肢"，就是脊髓型的颈椎病。压迫脊髓，导致上肢和下肢的感觉无法上传及大脑发出的命令指令无法下传，出现四肢表现；同时大脑与下面失去联系，于是反射中枢就成了低级中枢，即脊髓，就会出现低级反射，如 Babinski 征等）
椎动脉型	**眩晕、猝倒**、头痛、视觉障碍、神经检查阴性 （昭昭老师提示：椎动脉给大脑供血，椎动脉压迫，导致大脑缺血出现头晕、猝倒）
交感神经型	①交感神经兴奋表现，如头痛、头晕、心跳加速； ②交感神经抑制表现，如眼花、流泪、鼻塞等； （昭昭老师提示：因为交感神经主要支配的是内脏，所以看见这些内脏的表现：恶心、头晕、头痛等，就选交感神经型）
食管型	椎体前方有较大而尖锐的骨赘增生，从而**压迫食管**产生吞咽不适

2. 神经定位诊断

节　段	受累神经	表　现	昭昭老师速记
$C_{2\sim3}$	C_3	颈后部疼痛及麻木	—
$C_{3\sim4}$	C_4	颈后部疼痛及麻木	—
$C_{4\sim5}$	C_5	颈部及肩部放射痛，三角肌处麻木	"3""5"牌香烟
$C_{5\sim6}$	C_6	沿上臂和前臂外侧向远端放射痛至拇指、示指；**肱二头肌反射减弱，桡骨骨膜反射减弱**	"2""6"子，"绕"了我吧
$C_{6\sim7}$	C_7	沿上臂和前臂背侧中央向远端放射痛至中指、示指、环指；**肱三头肌反射减弱**	"3""7"
$C_7\sim T_1$	C_8	环指、**小指**放射痛	"小""8（爸）"

四、影像学检查

X　线	**首选检查**，可以发现相应的椎间盘蜕变，椎间隙狭窄，同时排出肿瘤等
CT	CT 的骨窗主要是了解骨质增生的情况，为手术提供一些信息
MRI	是了解**脊髓受压**情况**最准确的检查**，可显示脊髓缺血、水肿等情况

五、治　疗

1. 脊髓型颈椎病　即脊髓受压，其**首选的**治疗方法是：**手术解除脊髓压迫**；脊髓型颈椎病**禁忌按摩**，否则会导致症状加重。

病变节段	治　疗
单一节段	**单一节段**的病变适合**前路手术**→椎间盘切除＋固定术
多节段病	**多节段病**变适合于**后路手术**→椎管扩大成形术

2. 神经根型、椎动脉型、交感神经型　**非手术治疗为主**，牵引及推拿和按摩；必要时可以考虑手术治疗。

【例16】椎动脉型颈椎病最突出的症状是

A. 恶心　　　　B. 猝倒　　　　C. 头痛，眩晕　　　D. 视物不清　　　E. 耳鸣，耳聋

【例17】男，52 岁。颈肩痛 3 个月，并向**左上肢**放射。**左上肢**肌力下降，手指动作不灵活。颈椎棘突间有压痛，左手拇指感觉减弱。上肢牵拉试验阳性，压头试验阳性。最可能的颈椎病类型是

A. 脊髓型　　　B. 神经根型　　　C. 混合型　　　　D. 椎动脉型　　　E. 交感神经型

例18～20 共用选项

A. 椎动脉型颈椎病　　　　　B. 脊髓型颈椎病　　　　C. 交感神经型颈椎病

D. 神经根型颈椎病　　　　　E. 复合型颈椎病

【例18】手指麻木伴**上肢**放射痛，压头试验阳性，最可能的颈椎病类型是

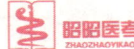

【例 19】 手足无力、括约肌功能障碍、脚踩棉花感,最可能的颈椎病类型是

【例 20】 女,65 岁。近半年来反复出现头痛,头晕,今晨在突然转头时感眩晕、耳鸣,恶心、呕吐,摔倒在地,2 分钟后缓解。既往曾有类似发作 2 次。X 线片:$C_{5\sim6}$ 椎体后缘骨质增生,椎间孔明显缩小,最可能的诊断是

A. 神经根型颈椎病　　　　　B. 脊髓型颈椎病　　　C. 交感神经型颈椎病

D. 椎动脉型颈椎病　　　　　E. 癫痫发作

第 7 节　腰椎间盘突出症

腰椎间盘突出症是较为常见的疾患之一,主要是因为腰椎间盘各部分(髓核、纤维环及软骨板),尤其是髓核,有不同程度的退行性改变后,在外力因素的作用下,椎间盘的纤维环破裂,髓核组织从破裂之处突出(或脱出)于后方或椎管内,导致相邻脊神经根遭受刺激或压迫,从而产生腰部疼痛,一侧下肢或双下肢麻木、疼痛等一系列临床症状。

一、病　因

1. 椎间盘退行性变　是腰椎间盘突出症的基本原因。腰椎间盘在脊柱运动和负荷中承受巨大的应力。随着年龄的增长,椎间盘逐渐发生退变,纤维环和髓核的含水量逐渐下降,髓核失去弹性,纤维环逐渐出现裂隙。在退变的基础上,劳损积累和外力的作用下,椎间盘发生破裂,髓核、纤维环、终板均可向后突出,严重者可压迫神经产生症状。

2. 损伤　积累损伤是椎间盘退变的主要原因。反复弯腰、扭转等动作最易引起椎间盘损伤,故本病与职业有一定关系。急性外伤可作为椎间盘突出的诱发因素。

3. 妊娠　妊娠期间整个韧带系统处于松弛状态,而腰骶部又承受比平时更大的应力,增加了椎间盘突出的风险。

4. 遗传　有色人种本病发病率较低。

5. 发育异常　腰椎骶化、骶椎腰化、关节突不对称等腰骶部先天性发育异常,均会增加椎间盘的损害。

二、机　制

1. 机械性压迫　突入椎管的髓核机械压迫神经根是引起腰腿痛的主要原因,受压的神经根易缺血、损伤,继而发生神经根炎症、水肿,导致神经功能障碍逐渐加重。

2. 炎症反应　突出的髓核作为生物化学和免疫学刺激物,引起周围组织及神经根的炎症反应,可能是引起病人临床症状的原因。

3. 分型

膨出型	纤维环部分破裂,表层完整,髓核向椎管局限性隆起,但表面光滑
突出型	纤维环完全破裂,髓核突向椎管,但后纵韧带仍然完整
脱出型	髓核穿破后纵韧带,形同菜花样,但其根部仍在椎间隙内
游离型	大块髓核组织穿破纤维环和后纵韧带,完全突入椎管,与原间盘脱离
Schmorl 结节及经骨突出型	①Schmorl 结节指髓核经上、下软骨终板的裂隙突入椎体松质骨内; ②后经骨突出型指髓核沿椎体软骨终板和椎体之间的血管通道向前纵韧带方向突出,形成椎体前缘的游离骨块

三、临床表现和体征

1. 临床表现

①好发人群　青壮年男性(20~50 岁),最常见于 $L_{4\sim5}$,其次为 $L_5\sim S_1$。

②典型表现　腰痛+坐骨神经痛。中央型腰椎间盘突出症可压迫马尾神经,出现大小便障碍,鞍区感觉异常。(昭昭老师提示:为啥 $L_4\sim L_5$ 的发病率最高,这是因为 $L_4\sim L_5$ 的活动性最大,负重较大,容易退化,导致突出。)

2. 体征

(1)腰部活动受限以前屈受限最明显,发生率约 100%。

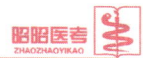

突出髓核在神经根的肩部	上身向健侧弯曲,腰椎凸向患侧
突出髓核在神经根的腋部	上身向患侧弯曲,腰椎凸向健侧

（2）直腿抬高试验:

①直腿抬高试验 患者仰卧,伸膝,被动抬高患肢,正常人神经根有 4 mm 滑动度,下肢抬高到 60°~70°始感腘窝不适;腰椎间盘突出症患者因神经根受压或粘连,使滑动度减少或消失,抬高在 60°以内即可出现坐骨神经痛,称为直腿抬高试验阳性。

②加强试验 在直腿抬高试验实验的基础上,背伸踝关节,可诱发疼痛。

昭昭老师提示:看见直腿抬高实验阳性就是腰椎间盘突出症,两者画等号。

【例21】以下关于腰椎间盘突出症描述错误的是

A. 腰椎侧突具有辅助诊断价值　　　　　　B. 几乎所有患者都有不同程度的腰部活动受限

C. 大多数患者在病变间隙的棘突间有压痛　　D. 大多数患者有肌力下降

E. 直腿抬高试验及加强试验多为阴性

【例22】腰椎间盘突出症最多见于

A. $L_{1\sim2}$　　　　B. $L_{2\sim3}$　　　　C. $L_{3\sim4}$　　　　D. $L_{4\sim5}$　　　　E. $L_{5\sim6}$

四、神经系统定位诊断

	$L_3\sim L_4$	$L_4\sim L_5$	$L_5\sim S_1$
压迫神经根	压迫 L_4 神经根	压迫 L_5 神经根	压迫 S_1 神经根
感觉异常	不考	足背麻木	足外缘麻木
肌力下降	膝无力	拇背伸无力	小腿三头肌无力(腓肠肌无力)
反射改变	膝反射减弱	无	踝反射减弱
昭昭老师速记	四喜(4膝)	5=无;"吾辈"应努力	在外面"1"头扎进"怀"里;刘亦"菲""怀(踝)"了"1"个

【例23】患者伤后出现单侧坐骨神经痛及腰痛,直腿抬高试验及加强试验阳性,脊柱侧弯,踝反射异常,足趾跖屈力减退。此时最可能的诊断是

A. $L_{1\sim2}$ 椎间盘突出　　　　B. $L_{2\sim3}$ 椎间盘突出　　　　C. $L_{3\sim4}$ 椎间盘突出

D. $L_{4\sim5}$ 椎间盘突出　　　　E. $L_5\sim S_1$ 椎间盘突出

【例24】女,42 岁。腰腿痛 2 个月。查体:下腰椎旁压痛,左下肢直腿抬高试验阳性(50°),加强试验阳性,外踝及足背外侧皮肤感觉减弱,踝反射消失,考虑为腰椎间盘突出症。最可能突出的间隙是

A. $L_{4\sim5}$　　　　B. $L_5\sim S_1$　　　　C. $L_{2\sim3}$　　　　D. $L_{1\sim2}$　　　　E. $L_{3\sim4}$

五、影像学检查

X线检查	①腰椎间盘突出症的首选检查; ②X线可见椎间隙变窄、椎体边缘增生等退行性改变,可有脊柱偏斜和侧凸; ③X线平片可以发现有无结核、肿瘤等骨病,有重要的鉴别诊断意义
CT 检查	CT 可显示椎间盘突出的部位、大小,突出间隙(CT 定位诊断首选 CT)
MRI 检查	①可清楚显示脊髓、神经损伤的情况; ②腰椎间盘突出症患者想清楚了解脊髓受损的情况首选 MRI 检查

【例25】男,35 岁。外伤后腰痛伴右下肢麻木 1 周。查体:腰部活动受限,右小腿外侧感觉减退,疑有腰椎间盘突出症。最有诊断价值的检查方法是

A. X线片　　　　B. 腹部透视　　　　C. CT　　　　D. 核素骨扫描　　　　E. 肌电图

【例26】男,36 岁。2 天前因搬家抬重物后腰部疼痛并向左下肢放射。查体:直腿抬高试验阳性,足背麻木,左拇趾伸肌肌力略差。为了解神经受压情况,首选检查是

A. X线片　　　　B. MRI　　　　C. CT　　　　D. 核素骨扫描　　　　E. B超

【例27】鉴别中央型腰椎间盘突出症与椎管内肿瘤最有意义的检查是

A. MRI　　　　　　　　　　B. 鞍区感觉检查　　　　　　　　　　C. CT

D. X线　　　　　　　　　　E. 肛门括约肌检查

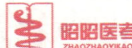

六、鉴别诊断

腰肌劳损	①无明显诱因的慢性疼痛为主要症状,腰痛为酸胀痛,休息后可缓解; ②直腿抬高试验阴性,下肢无神经受累表现
第三腰椎横突综合征	主要表现为腰痛,检查可见第三腰椎横突尖压痛,无神经受累体征
梨状肌综合征	①表现为臀部和下肢疼痛,症状的出现和加重常与活动有关,休息可明显缓解; ②查体可见臀肌萎缩,臀部深压痛及直腿抬高试验阳性,但神经定位体征多不明确
腰椎管狭窄症	①主要表现为下腰痛、马尾神经或腰神经受压症状为主要表现,以神经源性间歇性跛行为主要特点; ②主诉症状多而阳性体征少,结合 CT 和 MRI 检查可明确诊断

七、治 疗

非手术治疗	①适应证:大部分的首发病例。 ②治疗方法:卧床休息,一般严格卧床 3 周;其余方法有:药物首选非甾体抗炎药物;牵引疗法;理疗等
手术治疗	①适应证:保守治疗失败及马尾神经受压;出现大小便功能障碍。 ②手术方案:髓核摘除术

例 28~30 共用题干

男,35 岁。腰痛伴右侧下肢放射性疼痛 2 个月,无明显发热、盗汗。查体:右下肢直腿抬高试验阳性,小腿外侧和足背感觉减退,趾背伸肌力减退。

【例 28】最可能的诊断是

A. 腰椎间盘突出症　　B. 腰肌劳损　　C. 腰椎肿瘤　　D. 腰椎结核　　E. 强直性脊柱炎

【例 29】最可能的病变部位是

A. $L_{2~3}$　　B. $L_{3~4}$　　C. $L_{1~2}$　　D. $L_{4~5}$　　E. $L_5~S_1$

【例 30】最适合的治疗方法是

A. 联合应用抗生素　　B. 卧床休息,牵引理疗　　C. 抗结核药物治疗

D. 单纯椎板减压手术　　E. 髓核摘除术

例 31~33 共用题干

男性,40 岁,装卸工人。腰扭伤,经治疗后腰痛缓解,但仍有左下肢麻木、疼痛并放射。查体:腰背肌痉挛,沿坐骨神经走行有压痛,直腿抬高试验阳性。

【例 31】为明确诊断首选的检查方法是

A. X 线片　　B. CT　　C. MRI　　D. ECT　　E. 肌电图

【例 32】最可能的诊断是

A. 腰部棘上韧带炎　　　　　　B. 腰椎结核　　　　　　C. 腰椎骨髓炎

D. 单纯坐骨神经痛　　　　　　E. 腰椎间盘突出症

【例 33】如果病史较长,反复发作,其治疗方法应考虑

A. 牵引　　B. 按摩　　C. 手术　　D. 理疗　　E. 封闭

➤ **昭昭老师总结:运动系统的手术治疗**

骨折的手术治疗	所有骨折治疗基本上是保守治疗,骨折治疗需要手术的情况是:骨折＋神经血管损伤(手术好修复神经和血管)
脊柱骨折的手术治疗	骨折块压迫了脊髓,手术治疗为主
脊髓型颈椎病的手术治疗	增生骨赘及椎间盘可以压迫神经和脊髓,手术治疗为主
腰椎间盘突出症	①一般保守治疗为主:卧床休息;②手术指征(髓核摘除术):保守治疗无效、突发大小便功能障碍
骨关节炎和类风湿关节炎	严重骨关节炎和类风湿关节炎,人工关节置换术
慢性骨髓炎	包壳形成以后,手术治疗:死骨清除术＋人工植骨术
骨软骨瘤	保守治疗;如果压迫神经和血管,行骨肿瘤切除术

骨巨细胞瘤	病灶清除术＋植骨术
骨肉瘤	化疗—根据病情保守治疗或截肢手术—化疗

➤ **参考答案**如下,详细答案参见 2021 版《国家临床执业及助理医师资格考试精选真题考点精析》。

1. D	2. D	3. C	4. C	5. B
6. A	7. A	8. B	9. E	10. C
11. E	12. B	13. A	14. A	15. A
16. B	17. B	18. D	19. B	20. D
21. E	22. D	23. E	24. B	25. C
26. B	27. A	28. A	29. D	30. B
31. B	32. E	33. C	—	—

昭昭老师提示:
关注官方微信,获得第一手考试资料。

第9章　骨关节炎

➤ **2021 考试大纲**

①临床表现;②诊断与鉴别诊断;③治疗。

➤ **考纲解析**

近 20 年的医师考试中,本章的考试重点是骨关节炎的诊断和治疗,执业医师每年考查分数为 1～2 分,助理医师每年考查分数为 1～2 分。

骨关节炎为一种退行性病变,是由于增龄、肥胖、劳损、创伤、关节先天性异常、关节畸形等诸多因素引起的关节软骨退化损伤、关节边缘和软骨下骨反应性增生。临床表现为缓慢发展的关节疼痛、压痛、僵硬、关节肿胀、活动受限和关节畸形等。

【例1】骨关节炎的病理特点为

A. 滑膜炎　　　B. 附着点炎　　　C. 关节软骨变性　　　D. 小血管炎　　　E. 关节腔炎症

一、病　因

与高龄、女性、肥胖、遗传因素有关。

1. 主要高危因素　年龄为主要高危因素。

2. 其他　包括软骨营养、代谢异常;生物力学应力平衡失调;生物化学的改变;酶对软骨基质的异常降解作用;累积性微小创伤;肥胖、关节负载增加等。

3. 雌激素　本病女性发病率较高,在绝经后明显增加,可能与关节软骨中雌激素受体有关。

【例2】肥胖是下列哪种风湿病的易感因素

A. 强直性脊柱炎　　　　　　　B. 骨性关节炎　　　　　　　C. 类风湿关节炎

D. 反应性关节炎　　　　　　　E. 银屑病性关节炎

二、分　类

1. 原发性骨关节炎　发病原因不明,与遗传和体质因素有一定的关系,多见于 50 岁以上的中老年人。

2. 继发性骨关节炎　指由于先天畸形、创伤、关节面后天性不平整、关节不稳、关节畸形引起的关节面对合不良,在关节局部原有病变的基础上发生的骨关节炎。

三、病　理

最早、最主要的病理变化发生在关节软骨。首先是关节软骨局部发生软化、糜烂,导致软骨下骨外露;随后继发骨膜、关节囊及关节周围肌肉的改变,使关节面上生物应力平衡失调,形成恶性循环,不断加重病变。最后关节面完全破坏、畸形。

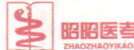

四、临床表现和体征

1. 临床表现

(1) 发生部位骨关节炎好发于负重较大的关节,如膝关节、髋关节、手远端指间关节。(昭昭老师提示:类风湿性关节炎好发于远端指间关节、掌指关节、腕关节等小关节;而骨关节炎好发的是大关节:如膝关节、髋关节等。)

(2) 主要表现主要症状是疼痛,初期为轻微钝痛,以后逐步加重,活动多时疼痛加重,休息后好转。部分患者在静止或晨起时感到疼痛,稍微活动后减轻,称为"休息痛"。但活动过量时,因关节面摩擦也可产生疼痛。

2. 体征

关节压痛	主要症状,初期为轻度或中度间断性隐痛,晚期可出现持续性疼痛
关节僵硬	晨起时,关节僵硬及发紧感,称为晨僵,持续时间一般<30 min (昭昭老师提示:晨僵可以说是类风湿性关节炎最有特征性的表现,类风湿性关节炎疼痛时间>1小时)
关节肿大	①近端指间关节——Bouchard结节;②远端指间关节——Herburnd结节; ③第1腕掌关节因骨质增生——方形手 (昭昭老师速记:英文字母B、H,B在前、H在后,B在近端、H在远端)
骨擦音	关节软骨破坏及关节面不平,关节活动可出现,多见于膝关节
关节无力、活动障碍	关节疼痛,活动度下降,肌肉萎缩等引起关节无力,晚期不能伸直,出现活动障碍

【例3】骨关节炎最常累及的外周关节是
A. 远端指间关节、腕关节、膝关节　　B. 腕关节、膝关节、髋关节
C. 远端指间关节、腕关节、肘关节　　D. 远端指间关节、膝关节、髋关节
E. 远端指间关节、腕关节、髋关节

【例4】骨关节炎的主要症状是
A. 疼痛　　　B. 晨僵　　　C. 关节肿大　　　D. 休息痛　　　E. 关节畸形

【例5】骨关节炎导致的畸形变是
A. 纽扣花样畸形　　B. 方形手　　C. 手关节尺侧偏斜　　D. 天鹅颈样畸形　　E. 杵状指

【例6】女,56岁。多关节痛1年,以双膝关节为首发症状,伴晨僵15分钟。查体:双手近端和远端指间关节压痛,骨性肿大,双膝关节骨擦音阳性。检查:血沉22 mm/h,类风湿因子15 U/L。该患者最可能的诊断是
A. 风湿关节炎　　B. 骨关节炎　　C. 未分化结缔组织病　　D. 强直性脊柱炎　　E. 痛风

五、实验室检查

血检查	血常规、蛋白电泳、免疫复合物及血清补体等指标一般在正常范围内
X线检查	①非对称性关节间隙狭窄,软骨下骨硬化和(或)囊性变,关节增生和骨赘形成,或伴有不同程度的关节积液,部分关节内可见游离体; ②严重者可出现关节畸形如膝内翻

【例7】女性,68岁。双膝关节疼痛,活动弹响10余年。无关节肿胀,膝关节有骨擦音。X线片示膝关节间隙狭窄,髁间嵴增大,骨赘形成。最可能的诊断是
A. 类风湿关节炎　　B. 骨性关节炎　　C. 骨质疏松症　　D. 强直性脊柱炎　　E. 痛风

六、治疗

1. 非药物治疗 首选治疗,目的是减轻疼痛、改善功能,使患者清楚认识疾病的性质和预后。

2. 药物治疗 非药物治疗无效时,可根据关节疼痛情况选用合适药物。

控制症状药物	首选药物,如对乙酰氨基酚
改善病情药物及软骨保护剂	①透明质酸:关节腔内注射,可较长时间改善症状和缓解功能; ②氨基葡萄糖和硫酸软骨素 A:缓解疼痛,改善关节功能
其他药物	多西环素、鳄梨大豆未皂化物、雷尼酸锶等

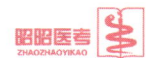

3. 手术治疗 严重关节炎患者,症状较重,可行**人工膝关节置换术**。

【例8】女,64岁,**右膝疼痛**10年,加重半年。查体:右膝肿胀,屈曲内翻畸形。X线片见**关节间隙严重狭窄**,关节边缘**大量骨赘形成**。最佳治疗方案是

A. 制动和理疗   B. 关节融合术   C. 人工关节置换术

D. 口服非甾体抗炎药   E. 滑膜切除术

【例9】骨关节炎镇痛治疗**首选**

A. 关节内注射激素   B. 阿司匹林   C. 氨基葡萄糖

D. 关节内注射透明质酸钠   E. 对乙酰氨基酚

➤ **参考答案**如下,详细答案参见2021版《国家临床执业及助理医师资格考试精选真题考点精析》。

1. C	2. B	3. D	4. A	5. B	
6. B	7. B	8. C	9. E	—	昭昭老师提示:关注官方微信,获得第一手考试资料。

第10章　骨与关节感染

➤ **2021考试大纲**

①急性血源性骨髓炎;②化脓性关节炎。

➤ **考纲解析**

近20年的医师考试中,本章的考试重点是**急性血源性骨髓炎的诊断、检查和治疗**,执业医师每年考查分数为2~3分,助理医师每年考查分数为1~2分。

化脓性骨髓炎为化脓性细菌感染引起的骨组织炎症。病原菌主要为**金黄色葡萄球菌**,其次为乙型链球菌、白色葡萄球菌等,涉及骨膜、骨密质、骨松质与骨髓组织的化脓性细菌感染。感染途径有血源性、外伤性和直接蔓延三种。

血源性	①身体其他部位的化脓性病灶中细菌通过血液循环播散至骨骼引起病变; ②原发感染病灶常为**扁桃腺炎、中耳炎、疖、痈**等
外伤性	直接感染,由火器伤或其他外伤引起的开放性骨折,伤口污染未及时彻底清创而引发感染,即为外伤性骨髓炎
直接蔓延	邻近软组织感染直接蔓延至骨骼,如脓性指头炎引起指骨骨髓炎

第1节　急性血源性骨髓炎

一、病　因

1. 最常见致病菌 **金黄色葡萄球菌**最常见,其次是溶血性链球菌。

2. 发病部位及特点 本病多发生于儿童及青少年,起始于长骨的**干骺端**,成团的细菌在此处停滞、繁殖。病灶形成脓肿后,周围骨质引流不畅,多有严重毒血症表现,以后脓肿扩大,依局部阻力大小而向不同方向蔓延。

【例1】急性血源性骨髓炎**最常见**的致病菌是

A. 溶血性链球菌   B. 金黄色葡萄球菌   C. 白色葡萄球菌

D. 铜绿假单胞菌   E. 大肠杆菌

二、病　理

本病的病理改变为**骨质破坏与死骨形成**,后期新生骨,成为**骨性包壳**。病理过程:脓肿形成→骨膜下脓肿→窦道→死骨→骨性包壳→化脓性关节炎。

1. 脓肿形成 大量菌栓停滞在长骨的干骺端,阻塞了小血管,迅速发生骨坏死,并有充血、渗出、白细胞渗出。白细胞释放的蛋白溶解酶破坏了细菌、坏死的骨组织及邻近的骨髓组织。渗出物和破坏的碎屑成为小型脓肿并逐渐增大,使容量不能扩张的坚硬骨腔内的压力增高。脓肿向骨干髓腔蔓延,由于小儿骨骺板抵抗力较强,不易通过,所以以脓液流入骨髓腔,从而使骨髓腔受累。髓腔内脓液压力增高后,可

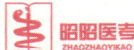

再沿哈佛管至骨膜下层,形成骨膜下脓肿。

2. 窦道 脓肿可穿破骨膜、软组织、皮肤,排出体外,成为窦道。

3. 死骨及骨性包壳 严重病例,骨质的内、外面都浸泡在脓液中而失去血供,导致大片死骨形成。在死骨形成过程中,病灶周围的骨膜因炎性充血、脓液的刺激而产生新骨,包围在骨干的外层,形成骨性包壳。包壳上有数个小孔与皮肤窦道相通。包壳内可有死骨、脓液、炎性肉芽组织。

4. 化脓性关节炎 小儿股骨头骺板位于髋关节囊内,骨髓炎可直接穿破干骺端骨密质,进入关节引起化脓性关节炎。成人骺板已经融合,脓肿可直接进入关节腔形成化脓性关节炎。

三、临床表现和体征

1. 主要表现 最典型的症状是寒战、高热、恶心、呕吐,呈脓毒症发作。

2. 发病年龄和部位 儿童多见,病变以胫骨上段和股骨下段最多见,其次为肱骨和髂骨。

3. 晚期表现 早期患区剧痛,肢体呈半屈曲状,局部压痛明显,提示已经形成骨膜下脓肿,脓肿穿破后成为软组织深部脓肿,此时疼痛反而减轻,但是局部红、肿、热、痛更明显。脓液沿着髓腔播散,整个骨干都出现骨质破坏后,可发生病理性骨折。自然病程持续3～4 周,脓肿穿破后疼痛即可缓解,体温逐渐下降,形成窦道后,病变进入慢性阶段。

【例2】急性血源性骨髓炎好发人群是

    A. 婴幼儿　　　　B. 少年　　　　C. 青年　　　　D. 中壮年　　　　E. 老年

【例3】患儿,7岁。骤然起病,恶寒、高热3周。右小腿肿痛,膝关节活动受限,右小腿弥漫性红肿,广泛压痛,膝关节积液,浮髌试验阳性。关节穿刺为浆液性渗出。X线示右胫骨上端与骨皮质散在虫蚀样骨破坏,骨膜反应明显。血象:白细胞$15.6×10^9$/L。分层穿刺见软组织内与骨膜下大量积脓,切开引流后体温下降,急性症状消退,其转归是

    A. 痊愈　　　　　　　　　B. 形成慢性骨髓炎　　　　　C. 形成硬化性骨髓炎

    D. 形成 Brodie's 骨脓肿　　E. 以上都不是

四、实验室检查

白细胞升高	白细胞 $10×10^9$/L,中性粒细胞可占 90%
ESR、CRP	升高,CRP 比 ESR 更有价值、更敏感
血培养	寒战高热期抽血或初诊时每隔 2 小时培养一次,一共三次,以提高血培养阳性率
局部脓肿分层穿刺	早期发现急性血源性骨髓炎最有价值的方法
X 线检查	起病后 14 天内的 X 线检查往往无异常发现
CT 检查	较 X 线平片可以提前发现骨膜下脓肿,但小骨脓肿仍难以发现
核素骨显像	①病灶部位的血管扩张增多,使核素浓聚于干骺端,一般于发病后 48 小时即可出现阳性结果;②阳性结果只能显示病变部位,但不能做出定性诊断,因此只具有早期间接帮助诊断的价值
MRI 检查	可早期发现局限于骨内的炎性病灶,具有早期诊断价值

【例4】男孩,8岁。高热伴右下肢剧痛、不能活动2天。查体:T 39.4 ℃,P 135 次/分,精神不振,右胫骨上端微肿,有深压痛,白细胞$26×10^9$/L,血沉 80 mm/h。X线检查未见明显异常,核素扫描显示右胫骨上端有浓聚区。最可能的诊断是

    A. 风湿性关节炎　　　　　　B. 膝关节结核　　　　　　C. 急性化脓性骨髓炎

    D. 恶性骨肿瘤　　　　　　　E. 急性化脓性关节炎

【例5】10岁,男孩。右股下端疼痛伴高热两天,疑诊为急性血源性骨髓炎。诊断最有力的证据是

    A. 右股骨下端皮温增高　　　　　　　　B. 右股骨干骺端骨膜下穿刺有脓液

    C. 右股骨下端肿胀,膝关节屈伸受限　　D. 局部血管充盈怒张　　E. 右膝关节浆液性渗出

五、治 疗

1. 抗生素治疗 发病5天内使用足量抗生素治疗,可以控制炎症;而 5 天后细菌对抗生素可能会不敏感,会影响疗效。

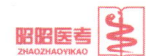

2. 手术治疗

手术目的	①引流脓液,减少脓毒症症状; ②阻止急性骨髓炎转变为慢性骨髓炎
手术时机	①最好在抗生素治疗后 48～72 小时仍不能控制局部症状时进行手术,也有主张提前为 36 小时的; ②延迟的手术只能达到引流的目的,不能阻止急性骨髓炎向慢性阶段演变
手术方式	①钻孔引流术和开窗减压:在干骺端压痛最明显处作纵向切口,切开骨膜,放出骨膜下脓肿内高压脓液。(昭昭老师提示:这里不是软组织切开,一定要钻孔骨头,将脓液引流) ②不要用探针去探髓腔和用刮匙刮入髓腔内(昭昭老师提示:导致脓液蔓延)
伤口处理	包括闭式灌洗引流和单纯闭式引流

3. 辅助治疗 肢体可作皮肤牵引或石膏托固定,可以起到下列作用:①止痛;②防止关节挛缩畸形;③防止病理性骨折(昭昭老师提示:这里可以出多选题)。如果包壳不够坚固,可上管型石膏 2～3 个月,并在窦道处石膏上开洞换药。

第 2 节 化脓性关节炎(助理医师不要求)

化脓性关节炎为关节内化脓性感染。多见于儿童,好发于髋关节和膝关节。

一、病 因

1. 常见致病菌 金黄色葡萄球菌,占 85%。

2. 途径 血源性传播,邻近关节附近感染直接蔓延,开放性关节损伤发生感染,以及医源性感染。

二、病 理

	浆液渗出期	浆液纤维素性渗出期	脓性渗出期
渗出物	多量白细胞	浑浊,白细胞多	脓性分泌物
滑 膜	滑膜炎	滑液中酶类增多 血管通透性明显增加	已被破坏
关节软骨	没有破坏	纤维蛋白沉积,出现崩溃、断裂、塌陷,软骨基质破坏	已被破坏
结 局	不遗留关节功能障碍	不同程度的关节软骨毁损	关节重度粘连甚至纤维性或骨性强直
病 理	为可逆性	为不可逆性	为不可逆性

三、临床表现

1. 一般表现 起病急骤,有寒战、高热等表现,体温可达 39 ℃以上。

2. 主要表现 好发于下肢的大关节,如髋关节和膝关节关节,局部有明显的红、肿、热、痛和功能障碍,关节常处于半屈曲位,使得关节腔内容量增大,而关节囊松弛可以减轻疼痛。深部的关节,如髋关节往往处于屈曲、外展、外旋位。膝关节可有浮髌试验阳性。

四、实验室检查

血常规	外周血白细胞增高、中性粒细胞升高
X 线平片	①表现出现较迟,不能作为早期诊断依据; ②早期可见关节周围软组织肿胀阴影、髌上囊肿胀、关节间隙增宽; ③出现骨骼改变的第一个征象为骨质疏松,接着出现关节软骨破坏、关节间隙进行性变窄、软骨下骨质骨面毛糙、虫蚀状骨质破坏
血培养	寒战期抽血培养可检出病原菌
关节穿刺检查	①早期可发现及确诊骨髓炎的最有意义、最有价值的检查; ②关节液可为浆液性(清亮的)、纤维蛋白性(混浊的)或脓性(黄白色),镜检可见多量脓细胞,或涂片可见成堆阳性球菌

五、治 疗

1. 药物治疗 早期足量全身性使用抗生素,原则同急性血源性骨髓炎。

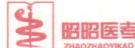

2. 手术治疗

关节腔内注射抗生素	每天做一次关节穿刺,抽出关节液后,注入抗生素
经关节镜治疗	关节镜直视下反复冲洗关节腔
关节腔持续灌洗	适用于表浅的大关节,如膝部每日灌注抗生素溶液 2 000~3 000 mL
关节切开引流	适用于较深的大关节,穿刺插管难以成功的部位,如髋关节,应该及时切开引流
为了防止关节粘连,应该持续做关节被动活动;后期病例如果有陈旧性病理性脱位者可行矫形手术,髋关节强直可行全髋关节置换术	

➤ 参考答案如下,详细答案参见 2021 版《国家临床执业及助理医师资格考试精选真题考点精析》。

1. B	2. A	3. B	4. C	5. B	昭昭老师提示:关注官方微信,获得第一手考试资料。

第 11 章　骨与关节结核

➤ **2021 考试大纲**

①概述;②脊柱结核;③髋关节结核。

➤ **考纲解析**

近 20 年的医师考试中,考试重点是脊柱结核的诊断和 X 线表现,执业医师每年考查分数为 2~3 分,助理考查分数为 0~1 分。

第 1 节　总　论

一、概　述

骨与关节结核是由结核杆菌侵入骨或关节而引起的破坏性病变。发病部位多数在负重大、活动多、容易发生劳损的骨或关节。最好发部位是脊柱,其次是髋、膝、足、肘、手等关节。

二、临床表现

1. 病史　自身肺结核或家庭结核病史。

2. 主要表现　起病缓慢,可有低热、倦怠、盗汗、食欲减退和消瘦等症状。多为单发,浅表关节可见关节肿胀、积液及压痛。早期体检可无异常发现。随病变进展,病灶部位积聚大量的脓液、结核肉芽组织、死骨及干酪样坏死组织。由于无红、热等急性炎症反应表现,故结核性脓肿称为"寒性脓肿"。寒性脓肿出现时有助于骨关节结核的诊断。随着病变发展,骨关节和脊椎骨质破坏,关节活动进一步受限而出现畸形,脊柱结核多出现后凸畸形(驼背)。

三、辅助检查

ESR、CRP	疾病处于活动期时升高
结核菌素试验(PPD)	阳性,但感染早期或机体免疫力严重低下时可阴性
抗结核抗体检测	结核的快速辅助检查手段,敏感性不高
结核分枝杆菌 DNA 检测	敏感性高,特异性强
X 线检查	起病 6~8 周后可出现改变,软组织肿胀、骨质破坏等
CT	清楚显示病灶位置,周围可见软组织肿胀
MRI	有助于早期诊断

四、治　疗

1. 支持治疗　休息、加强营养等。

2. 抗结核药物治疗　注意复查肝功,避免肝损伤。

3. 手术治疗　脓肿切开引流、病灶清除术及其他手术治疗。

第 2 节　脊柱结核

一、概　述

脊柱结核占全身骨关节结核的首位,其中以椎体结核占大多数,附件结核十分罕见。在整个脊柱中,

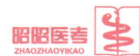

腰椎活动度最大,腰椎结核发生率也最高,胸椎次之,颈椎更次之,而骶、尾椎结核则甚为罕见。

【例1】脊柱结核发生率最高的部位是

A. 腰椎　　　　B. 颈椎　　　　C. 胸椎　　　　D. 骶椎　　　　E. 尾椎

二、临床表现

1. 结核全身中毒症状　起病缓慢,有低热、疲倦、消瘦、盗汗、食欲缺乏与贫血等症状。儿童常有夜啼、呆滞或性情急躁等症状。

2. 局部症状　主要有疼痛、肌肉痉挛、神经功能障碍等。疼痛最先出现,颈椎结核可伴有神经根的刺激症状。胸椎结核脊柱后凸十分常见。腰椎结核患者从地上拾物时,不能弯腰,需挺腰、屈膝、屈髋下蹲才能取物,称为拾物试验阳性。

【例2】拾物试验阳性见于

A. 肩关节结核　　B. 腰椎结核　　C. 髋关节结核　　D. 膝关节结核　　E. 踝关节结核

【例3】与脊柱结核有关的体格检查方法是

A. 抽屉试验　　B. 直腿抬高试验　　C. "4"字试验　　D. 拾物试验　　E. 研磨试验

三、影像学检查

X线检查	①骨质破坏和椎间隙狭窄为主要表现; ②儿童中心型骨质破坏集中在椎体中央,侧位片显示清楚,出现椎体压缩呈楔状,前窄后宽; ③成人边缘型的骨质破坏主要集中在椎体上缘或下缘,表现为椎间隙狭窄,并累及邻近两个椎体; ④无骨质增生
CT检查	①可清晰显示病灶部位,骨质破坏的程度,以及有无空洞和死骨形成; ②对腰大肌脓肿有独特诊断价值
MRI检查	①在结核炎症浸润阶段即可显示异常信号,能清楚显示脊柱结核椎体骨炎,椎间盘破坏,椎旁脓肿及脊髓神经有无受压和变性; ②对脊柱结核具有早期诊断价值

【例4】成人脊柱结核最多见的X线表现是

A. 一般只影响单个椎体,椎间隙正常　　　　B. 椎体骨质密度增高,硬化,椎间隙变窄

C. 椎体骨质疏松,脊柱呈竹节样融合　　　　D. 椎体边缘破坏,椎间隙变窄,椎旁软组织阴影增宽

E. 一般影响多个椎体,椎体变形,椎间隙正常

【例5】女性患者,28岁。妊娠后期出现进行性背痛,下肢乏力,食欲减退。查体:第7胸椎轻度后凸,有叩痛。X线片示第6、7胸椎间隙变窄,椎旁软组织阴影膨隆,血沉60 mm/h。最可能的诊断是

A. 胸椎转移癌　　　　　　B. 胸椎结核　　　　　　C. 胸椎血管瘤

D. 化脓性脊椎炎　　　　　E. 胸椎间盘脱出

【例6】脊柱结核的主要X线表现是

A. 椎弓根骨质破坏和椎间隙正常　　　　B. 椎体骨质增生和椎间隙狭窄

C. 脊柱竹节样改变　　　　　　　　　　D. 椎体骨质破坏和椎间隙狭窄

E. 椎体骨质破坏和椎间隙增宽

四、治　疗

1. 全身治疗　支持治疗,抗结核治疗。

2. 局部治疗　矫形治疗,脓肿穿刺或引流等。

3. 手术治疗　原则是术前必须使用抗结核药物至少2周,一般4～6周以上,控制混合感染;术中彻底清除病灶,解除神经及脊髓压迫,重建脊柱稳定性;术后继续完成规范化疗全疗程。

【例7】男,35岁。腰背部疼痛3个月,伴乏力、盗汗。查体:双下肢感觉、运动功能正常。X线显示$L_{2\sim3}$椎间隙狭窄,腰大肌阴影增宽。最适宜的治疗方法是

A. 抗结核药物治疗　　　　B. 局部注射抗炎药物　　　　C. 腰背部理疗按摩

D. 加强腰背肌锻炼　　　　E. 立即行病灶清除手术

第3节　髋关节结核

一、概　述

髋关节结核占全身骨与关节结核发病率的第三位,仅次于脊柱和膝关节结核,儿童多见,单侧性

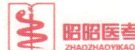

居多。

二、病 理

　　早期髋关节结核为单纯性滑膜结核或单纯性骨结核,以单纯性滑膜结核多见。单纯性骨结核的好发部位在股骨头边缘部分或髋臼的髂骨部分。

三、临床表现

　　1. 全身表现　起病缓慢,有低热、乏力、倦怠、食欲差、消瘦及贫血等全身症状。

　　2. 局部表现　多为单发,早期症状为疼痛,小儿表现为夜啼,后期腹股沟区会出现寒性脓肿。患侧肢体出现屈曲、外展、外旋畸形,随着病情的发展,髋关节即表现为屈曲、内收、内旋畸形,髋关节强直与下肢不等长最为常见。

四、体 征

"4"字试验	患者平卧于检查桌上,蜷其患肢,将外踝置于健侧髌骨上方,检查者用手下压其患侧膝部,若患髋出现疼痛而膝部不能接触桌面即为阳性
髋关节过伸试验	患儿俯卧位,检查者一手按住骨盆,另一手握住踝部,将下肢提起,直到骨盆开始离开桌面为止。同样检查对侧髋关节,两侧对比,可发现患侧髋关节在后伸时有抗拒感,因而后伸的范围不如健侧大,健侧可有10°后伸
托马斯征 (Thomas 征)	用以检查髋关节有无屈曲畸形,方法如下:患者平卧于硬床上,检查者将其健侧髋骨、膝关节完全屈曲,使膝部靠住或尽可能贴近前胸,此时腰椎前凸完全消失而腰背平贴于床面,若患髋存在屈曲畸形,根据大腿与桌面所成的角度,可判断屈曲畸形的程度

　　【例8】对髋关节结核有诊断意义的检查是

　　A. 拾物试验　　　　　B. Mills 征　　　　　C. Spurling 试验　　　　　D. Dugas 征　　　　　E. Thomas 征

五、治 疗

　　1. 对症治疗　全身支持治疗,药物治疗等。

　　2. 手术治疗　单纯滑膜结核可在关节内注射抗结核药物,疗效不佳可行滑膜切除术,术后用皮肤牵引和"丁字鞋"功能位制动3周。部分病例病变已静止,髋关节出现纤维性强直,微小活动便可诱发疼痛,适宜做髋关节融合术。

　　➤ 参考答案如下,详细答案参见2021版《国家临床执业及助理医师资格考试精选真题考点精析》。

1. A	2. B	3. D	4. D	5. B	6. D	昭昭老师提示:关注官方微信,获得第一手考试资料。
7. A	8. E	—	—	—	—	

第 12 章　骨肿瘤

➤ 2021 考试大纲

　　①良、恶性骨肿瘤;②骨软骨瘤;③骨囊肿;④骨巨细胞瘤;⑤骨肉瘤;⑥转移性骨肿瘤。

➤ 考纲解析

　　近20年的医师考试中,本章的考试重点是骨软骨瘤、骨巨细胞瘤、骨肉瘤的诊断、X线表现和治疗,执业医师每年考查分数为3~4分,助理医师每年考查分数为2~3分。

第 1 节　总 论

　　原发性骨肿瘤中,良性比恶性多见,前者以骨软骨瘤或软骨瘤多见,后者以骨肉瘤和软骨肉瘤多见。骨肿瘤发病与年龄有关,如骨肉瘤多发生于青少年,骨巨细胞瘤多发生于成人。

一、分 类

良性骨肿瘤	骨瘤、骨样骨瘤、骨软骨瘤、软骨瘤
交界性骨肿瘤	骨巨细胞瘤
恶性骨肿瘤	骨肉瘤、软骨肉瘤、骨纤维肉瘤、尤文肉瘤、恶性淋巴瘤、骨髓瘤、脊索瘤等

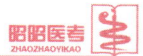

昭昭老师速记:只要记住良性和交界性的,其余的都是恶性的。良性的肿瘤大家可以发现都有"骨瘤"两字,交界性肿瘤是骨巨细胞瘤,其余的都是恶性肿瘤。

二、临床表现

1. 一般表现

疼痛与压痛	疼痛是生长迅速的肿瘤最显著的症状
局部肿块和肿胀	①良性肿瘤表现为无痛性肿块; ②局部肿胀和肿块发展迅速见于恶性肿瘤
功能障碍和压迫症状	压迫相应的结构出现相应症状
病理性骨折	轻微外伤引起病理性骨折是某些骨肿瘤的首发症状

2. 良恶性肿瘤的鉴别

良性肿瘤	①一般无明显的临床表现,恶变或合并病理骨折疼痛可突然加重; ②一般无静脉怒张
恶性肿瘤	①局部有剧烈疼痛;　②明显静脉怒张

三、实验室检查

1. 检　查

指　标	常见疾病	昭昭老师速记
血清碱性磷酸酶升高	骨肉瘤、前列腺癌骨转移	"肉毒碱"需要很多"钱"
血清酸性磷酸酶升高	前列腺癌骨转移	数"钱(前)"数到手发"酸"
血钙	血钙升高,多见于溶骨性改变	骨头中的钙离子溶解出来

2. 影像学检查

X线检查	①能反映骨与软组织的基本病变。 ②良性肿瘤:膨胀性生长及向外生长;病灶呈单房性内有点状、环状、片状骨化影;周围可有硬化反应骨,通常无骨膜反应。 ③恶性肿瘤:病灶多不规则,呈虫蚀样或筛孔样,密度不均,界限不清;可有骨膜反应
CT和MRI检查	为确定肿瘤的性质提供依据,帮助制定手术方案和评估治疗效果
ECT检查	可明确病变范围,早期发现骨转移瘤,但特异性不高,不能作为诊断依据
DSA检查	可显示肿瘤血供情况

四、外科分期

1. 分级　外科分期是将外科分级(G)、肿瘤解剖定位(T)和区域性或远处转移(M)结合起来,综合评价。

2. 肿瘤解剖定位　T是指肿瘤侵袭范围:T_0为囊内,T_1为间室内,T_2为间室外。

3. 转移　是指肿瘤区域或者远处发现转移病灶:M_0为无转移,M_1为有转移。

五、治　疗

手术治疗应按外科分期来选择手术界限和方法,尽量达到既能切除肿瘤,又可保全肢体的目的。

良性骨肿瘤的外科治疗	刮除植骨术、外生性骨肿瘤切除
恶性骨肿瘤的外科治疗	保肢手术和截肢手术

第2节　良性肿瘤、交界性肿瘤和恶性肿瘤

一、良性肿瘤、交界性肿瘤和恶性肿瘤

	良性肿瘤	交界性肿瘤	恶性肿瘤
常见肿瘤	骨软骨瘤	骨巨细胞瘤	骨肉瘤
发病部位	长骨干骺端	长骨干骺端和椎体	股骨远端、胫骨近端和肱骨近端的干骺端
好发年龄	青少年	20~40岁,女性略多	青少年

续表

	良性肿瘤	交界性肿瘤	恶性肿瘤
表 现	①无症状,生长缓慢; ②无意中发现	①疼痛、肿胀; ②乒乓球样感觉	①持续性疼痛、夜间痛; ②局部肿块,关节活动受限,皮温升高,静脉怒张
X线表现	干骺端向外的骨性突起,表面为软骨帽	①骨端偏心位、溶骨性、囊性破坏,无骨膜反应,膨胀生长、骨皮质变薄; ②肥皂泡样、乒乓球样改变	不同形态的骨质破坏,骨膜反应明显,呈侵袭性发展,Codman三角或日光射线形态
治 疗	①保守、观察; ②压迫神经血管,需要手术	以手术切除为主:刮除病灶+植骨术	术前化疗→根治性切除(选择保肢或截肢)→术后化疗

【例1】男性,22岁。右膝内侧肿块5枚,生长缓慢,无明显疼痛。X线片显示股骨下端内侧干骺端杵状肿块,边缘清楚。应首先考虑的是

A. 骨肉瘤　　　　　　　　B. 骨巨细胞瘤　　　　　　C. 软骨肉瘤
D. 骨软骨瘤　　　　　　　E. 骨样骨瘤

【例2】关于骨软骨瘤临床表现的叙述,正确的是

A. 一般无症状,生长缓慢的骨性突起　　B. 肿物与周围界限不清　　C. X线检查可见骨膜反应
D. 肿胀明显,皮肤有静脉怒张　　　　　E. 生长较快,伴明显疼痛

例3~4共用题干

女性,25岁。左膝外上方逐渐隆起包块伴酸痛半年。X线片提示左股骨下端外侧有一病灶,边缘膨胀,中央有肥皂泡样改变,无明显的骨膜反应。

【例3】其诊断考虑为

A. 骨纤维异常增殖症　　B. 骨髓瘤　　　　C. 骨肉瘤　　　　D. 骨巨细胞瘤　　　E. 骨囊肿

【例4】确立诊断,最有力的检查方法是

A. 外周血中碱性磷酸酶检测　　B. 局部穿刺活组织检查　　　　　C. CT检查
D. 核素骨扫描　　　　　　　　E. 外周血白细胞计数和分类

【例5】骨肉瘤X线片可见病变

A. 发生在骨端　　　　　　B. 短管状骨多见　　　　C. 可见"日光照射"现象
D. 可为膨胀性生长　　　　E. 与正常组织界限清楚

例6~7共用选项

A. 葱皮样骨膜反应　　　　　B. 骨质破坏,死骨形成　　　C. 日光放射状骨膜反应
D. 肥皂泡样骨质改变　　　　E. 干骺端圆形边界清楚的溶骨型病灶

【例6】骨巨细胞瘤的典型X线表现是

【例7】骨肉瘤的典型表现是

例8~9共用题干

男性,18岁。右大腿下端肿胀,疼痛伴消瘦、乏力2个月。查体:右膝上肿胀,皮肤静脉怒张。X线片见右股骨下端骨质破坏,可见Codman三角。

【例8】首先考虑的诊断是

A. 骨结核　　　　B. 骨肉瘤　　　C. 骨软骨瘤　　　　D. 骨巨细胞瘤　　　E. 慢性骨髓炎

【例9】最佳治疗方案应选择

A. 刮除植骨　　　　　　　B. 抗结核治疗　　　　　　C. 术前化疗加保肢术
D. 抗感染治疗　　　　　　E. 消肿镇痛治疗

【例10】男性,19岁。9个月前开始右上臂肿胀,疼痛,诊断为右肱骨上端骨肉瘤。首选的治疗方案是

A. 化疗　　　　　　　　B. 化疗加放疗　　　　　　　　C. 左肩关节离断术
D. 肿瘤刮除术　　　　　E. 术前化疗加根治性手术和术后放疗

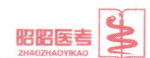

二、骨囊肿

骨囊肿是一种发生于髓内、通常是单腔的、囊肿样局限性瘤样病损,囊肿腔内含有浆液或血清样液体。

1. 临床表现 常见于儿童和青少年,好发于长管状骨干骺端,依次为肱骨近段、股骨近端、胫骨近端和桡骨远端。多数无明显症状,有时局部有隐痛或肢体局部肿胀。绝大多数病人在发生病理骨折后就诊。

2. 检查 X线表现为干骺端圆形或椭圆形界限清楚的溶骨性病灶,骨皮质不同程度膨胀变薄,无硬化性边缘,无骨膜反应,单房或多房性,经常毗邻骨骺生长板,但不越过生长板。

3. 治疗

(1)单纯性骨囊肿的标准治疗 为病灶刮除+自体或异体骨移植填充缺损。

(2)其他治疗 对于患儿年龄小(<14岁),病灶紧邻骨骺,术中可能损伤骨骺,且术后局部复发率高者,应慎选手术治疗。用甲泼尼龙注入囊腔有一定疗效。

三、尤因肉瘤(Ewing瘤,尤文肉瘤)

尤因肉瘤是一种表现为各种不同程度神经外胚层分化的圆形细胞肉瘤,以小圆细胞含糖原为特征。

1. 临床表现

(1)发病人群 好发于儿童,多见于长骨骨干、骨盆和肩胛骨。

(2)主要症状 局部疼痛、肿胀,并进行性加重。常伴低热、白细胞增高和血沉加快。

2. 检查 X线表现的常见特征是长骨骨干或扁骨发生较广泛的浸润性骨破坏,表现为虫蚀样溶骨改变,界限不清,外有骨膜反应,呈板层状或葱皮状现象。

3. 治疗 尤因肉瘤对放射治疗极为敏感,小剂量放疗能使肿瘤迅速缩小,局部疼痛明显减轻。但由于该肿瘤易早期转移,所以单纯放疗远期疗效差。化疗也很有效,但预后仍差。现多采用放疗+化疗+手术的综合治疗。

四、转移性骨肿瘤

1. 概念 转移性骨肿瘤是指原发于骨外器官或组织的恶性肿瘤,经血行或淋巴转移至骨骼并继续生长,形成子瘤。

2. 临床表现

(1)发病人群 常见于中老年人,以40~60岁的年龄段居多。好发部位为躯干骨(脊椎),常发生骨转移的肿瘤依次为乳腺癌>前列腺癌>肺癌>肾癌>膀胱癌>甲状腺癌等。

(2)主要症状 主要症状是疼痛、肿胀、病理性骨折和脊髓压迫,以疼痛最为常见。

3. 放射检查

X 线	可表现为溶骨性(如甲状腺癌和肾癌)、成骨性(如前列腺癌)和混合型的骨质破坏,以溶骨性为多见,病理性骨折常见
骨扫描	检测转移性骨肿瘤的敏感方法

4. 检查

(1)血钙 溶骨性骨转移时,血钙升高。

(2)碱性磷酸酶和酸性磷酸酶 成骨性骨转移时,血清碱性磷酸酶升高。前列腺癌骨转移时,血清酸性磷酸酶升高。

5. 治疗 转移性骨肿瘤的治疗通常是姑息性的。应采取积极态度,以延长寿命、解除症状、改善生活质量为目的。治疗时需针对原发癌和转移瘤进行治疗,采用化疗、放疗和内分泌治疗。

【例11】女性,36岁。右股骨上端疼痛20天。查体:右股骨上端肿胀,压痛,右髋关节活动受限。X片:右股骨颈及转子下溶骨性骨破坏。3年前患乳癌,施乳癌根治术,局部无复发。最可能的诊断是

A. 骨肉瘤　　　　B. 软骨肉瘤　　　　C. 纤维肉瘤　　　　D. 骨巨细胞瘤　　　　E. 乳癌骨转移

【例12】拟检查其他部位的骨骼是否有并存病灶,最重要的检查项目是

A. CT　　　　B. 全身核素骨扫描　　　　C. MRI　　　　D. X线断层摄影　　　　E. 骨髓穿刺

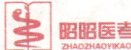

➤ 昭昭老师总结:运动系统——常考的一些骨肿瘤的 X 线表现

骨肿瘤	X 线表现	昭昭老师速记
骨囊肿	骺端椭圆形透亮区	囊肿是良性的,囊肿是"椭圆形"
动脉瘤样骨囊肿	搏动样 的干骺端椭圆形透亮区	"动脉"—"搏动"
尤文肉瘤	葱皮 样改变	考过后就吃"鱿"鱼炒大"葱"
骨纤维增生不良	毛玻璃样 改变	"不""毛"之地

➤ 参考答案如下,详细答案参见 2021 版《国家临床执业及助理医师资格考试精选真题考点精析》。

1. D	2. A	3. D	4. B	昭昭老师提示: 关注官方微信,获得第一手考试资料。
5. C	6. D	7. C	8. B	
9. C	10. E	11. E	12. B	

第九篇 其 他

学习导图

章 序	章 名	内 容	所占分数	
			执业医师	助理医师
1	围术期处理	术前准备 术后处理 术后并发症	3分	2分
2	外科患者的营养代谢	概述 肠内营养 肠外营养	3分	2分
3	外科感染	概述 软组织的急性化脓性感染 全身化脓性感染 有芽孢厌氧菌感染 抗菌药合理应用的原则	5分	3分
4	创伤和战伤	火器伤 战伤	1分	1分
5	烧 伤	烧伤	3分	1分
6	乳腺疾病	概述 急性乳腺炎 乳腺囊性增生病 乳腺癌	3分	1分
7	中 毒	概述 有机磷中毒 CO中毒 镇静催眠药中毒 亚硝酸盐中毒 急性毒品中毒	3分	2分
8	中 暑	中暑	1分	1分

复习策略

　　本系统在医师资格考试中所占比例中等,考试分数在执业医师每年有20分左右,执业助理医师10分左右。各章节间的内容关联性较小,基本属于大外科的知识点,难度相对较低。考生应重点把握糖尿病、高血压患者的术前准备,各类感染的特点,肠外营养的并发症,创伤和战伤的治疗,烧伤范围、深度、程度及补液的识别和计算,以及有机磷和CO中毒的诊断、表现和治疗等。其中肠外营养的补液治疗及烧伤补液是难点,需重点理解并掌握。

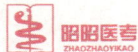

第1章　围术期处理

2021 考试大纲

①术前准备;②术后处理;③术后主要并发症。

考纲解析

近 20 年的医师考试中,本章的考试重点是术前准备、术后处理、术后主要并发症的概念及处理,执业医师每年考查分数为 2~3 分,助理医师每年考查分数为 1~2 分。

第1节　术前准备

一、术前准备的目的和分类

1. 目的　围术期处理的目的是为病人手术顺利做准备并促进术后尽快康复。

2. 分类

分　类	特　点	昭昭老师速记
急症手术	肝、脾破裂,绞窄性肠梗阻及急性阑尾炎等	等不了,赶紧做,要死人
限期手术	各种恶性肿瘤根除术	尽快做,不做就转移了
择期手术	良性肿瘤切除术、胃大部切除术和甲状腺大部切除术及腹股沟疝修补术	不着急,慢慢做,死不了

二、术前准备

1. 心理准备　病人术前难免有恐惧、紧张及焦虑等情绪,或对手术与预后有多种顾虑。医务人员应从关怀、鼓励的角度出发,就病情、施行手术的必要性、可能取得的效果、手术的风险性及可能的并发症,以恰当的言语和安慰的口气对病人作适度的解释,使病人能以积极的心态配合手术和术后治疗。

2. 生理准备　调整病人的生理状态,使病人能在较好的状态下安全度过手术和术后治疗过程。

禁食、水	术前8~12 小时禁食、4 小时禁水,以防麻醉或手术过程中引起呕吐而出现窒息或吸入性肺炎
备　皮	患者在术前一晚洗澡,手术区域在手术开始前进行备皮
胃肠道手术	术前 1~2 天进流质饮食,有幽门梗阻的患者,需要术前洗胃
一般胃肠道准备	术前 1 天酌情行肥皂水灌肠
结肠或直肠手术	酌情术前 1 天及手术当天清晨行肥皂水灌肠,并于术前 2~3 天开始进流食,口服肠道抑菌药物,减少感染机会
预防感染	预防性抗生素的给药方法: ①术前 0.5~2 h 或麻醉开始时首次给药;手术时间>3 h 或失血量>1 500 mL,术中可给予第二剂; ②总预防用药时间不超过 24 h,个别情况可延长至 48 h
吸　烟	术前 2 周应停止吸烟

【例1】手术患者术前 12 小时禁食、4 小时禁水是为了

A. 减少术后感染　　　　　B. 防止术后腹胀　　　　　C. 防止吻合口瘘

D. 防止术后伤口裂开　　　E. 防止麻醉或术中呕吐

【例2】女,25 岁。因甲状腺肿大导致呼吸困难,欲行手术治疗。术前禁食时间是

A. 4 小时　　　B. 6 小时　　　C. 8 小时　　　D. 12 小时　　　E. 24 小时

【例3】手术前不需预防性使用抗生素的是

A. 先天性心脏病手术　　　　B. 乳腺癌根治术　　　　C. 肾移植术

D. 甲状腺腺瘤切除术　　　　E. 无张力疝修补术

三、特殊准备

1. 营养不良　血浆白蛋白<30 g/L 或转铁蛋白<0.15 g/L,术前应行营养支持以纠正营养不良。

2. 脑血管病　近期有脑卒中病史的患者,择期手术应至少推迟 2 周,最好 6 周。(昭昭老师速记:

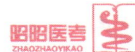

"脑""瘤(6)"。)

3. 心血管病

高血压	①血压＜160/100 mmHg 时可以手术，术前不用降压药； ②血压＞180/100 mmHg 时，必须使用降压药； （昭昭老师提示：血压不能降到正常，否则术中容易出现低血压）
心脏病	①急性心肌炎患者手术耐受力最差；　②急性心梗 6 个月内不能手术； ③心衰控制 3～4 周可以手术 （昭昭老师提示：心衰病情较轻 3 周就可以了，心梗的很危险，需要等半年）

【例4】若对急性心肌梗死患者行其他疾病的择期手术，最早应在心肌梗死后

A. 2 周　　　B. 2 个月　　　C. 6 个月　　　D. 3 个月　　　E. 1 个月

【例5】对心力衰竭患者行择期手术，至少待心衰控制以后

A. ＜1 周　　　B. 1～2 周　　　C. 3～4 周　　　D. 5～6 周　　　E. ＞6 周

【例6】成人术前需要应用降压药的血压(mmHg)指标是超过

A. 130/90　　　B. 140/90　　　C. 150/100　　　D. 160/100　　　E. 170/110

【例7】女性，58 岁。因胃溃疡，欲行胃大部切除术。术前检查发现血压 160/100 mmHg，中度贫血，消瘦。术前准备不是必要的项目是

A. 纠正贫血　　B. 改善营养状态　　C. 检测肝功能　　D. 血压降至正常　　E. 血生化检查

【例8】心脏病患者手术耐受力最差的类型是

A. 房室传导阻滞　　　　　　　B. 风湿性心脏病　　　　　　　C. 高血压心脏病

D. 急性心肌炎　　　　　　　　E. 冠状动脉粥样硬化型心脏病

4. 糖尿病

口服降糖药	①术前仅靠饮食控制，不必特殊处理。 ②口服降糖药的病人，应继续服用至手术的前一天晚上；服长效降糖药如氯磺丙脲，应在术前 2～3 日停服。 ③禁食病人需静脉输注葡萄糖加胰岛素维持血糖轻度升高状态(5.6～11.2 mmol/L)。 ④平时用胰岛素者，术前应以葡萄糖和胰岛素维持正常糖代谢。在手术日晨停用胰岛素。 ⑤伴有酮症酸中毒的病人，需要接受急症手术，应当尽可能纠正酸中毒、血容量不足、电解质失衡
目　的	围手术期将患者血糖稳定于 7.7～9.9 mmol/L

【例9】多器官疾病术前准备不正确的是

A. 心力衰竭需控制 3～4 周

B. 经常发作哮喘的患者，术前可口服地塞米松

C. 肝功能严重损害的患者，一般不宜行任何手术

D. 肾功能不全的患者，在有效透析疗法支持下，可耐受手术

E. 糖尿病患者术前应将血糖控制到正常

【例10】男，49 岁，拟行甲状腺根治术。既往有 2 型糖尿病病史 10 余年，平素糖尿病饮食，长期口服短效降糖药控制血糖。术前正确的处理措施是

A. 提前 1 天改服长效降糖药物　　　　B. 提前 3 天换用普通胰岛素

C. 提前 1 周换用普通胰岛素　　　　　D. 服用降糖药物至手术前一天晚上

E. 术中皮下注射胰岛素

【例11】重症糖尿病患者施行择期手术前，血糖和尿糖应控制在

A. 血糖 5.6～11.2 mmol/L，尿糖(＋～＋＋)　　　B. 血糖 5.6 mmol/L 以下，尿糖阴性

C. 血糖 11.2 mmol/L 以下，尿糖阴性　　　　　D. 血糖小于 5.6 mmol/L，尿糖(＋)

E. 血糖大于 11.2 mmol/L，尿糖(＋)

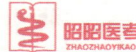

5. 凝血障碍

药物停用	术前 7 天停用阿司匹林,术前 2~3 天停用非甾体抗炎药,术前 10 天停用抗血小板药噻氯匹啶和氯吡格雷
手术情况	①血小板<50×10^9/L,建议输血小板;大手术或涉及血管部位的手术,应保持血小板达 75×10^9/L;神经系统手术,血小板临界点不小于 100×10^9/L; ②脾肿大和免疫引起的血小板破坏,输血小板难以奏效,不建议常规预防性输血小板; ③紧急情况下,药物引起的血小板功能障碍,可给 DDAVP(1-脱氨-8 右旋-精氨酸加压素),输血小板

6. 肺功能障碍 危险因素包括慢阻肺、吸烟、年老、肥胖、急性呼吸系统感染。对于高危病人,术前肺功能检查具有重要意义;第 1 秒最大呼气量(FEV₁)<2 L 时,可能发生呼吸困难;FEV₁%<50% 时,提示重度肺功能不全,可能需要术后机械通气和特殊监护。病人每天吸烟超过 10 支时,停止吸烟极为重要。急性呼吸道感染者,择期手术应推迟至治愈后 1~2 周。

7. 肾疾病 急性肾衰竭的危险因素包括:术前血尿素氮和肌酐升高、充血性心衰、老年、术中低血压、夹闭腹主动脉、脓毒症、使用肾毒性药物(如氨基糖苷类、放射性造影剂)等。术前准备应最大限度地改善肾功能。如需透析治疗,应在计划手术 24 小时以内进行。

第 2 节 术后处理

一、常规处理与监测
1. 术后医嘱需书写的医疗文书包括诊断、施行的手术、监测方法、治疗措施等。

2. 监测 应常规监测生命体征,如体温、脉率、血压、呼吸频率、尿量,记录 24 小时出入量。有心肺疾病、心肌梗死危险的病人,还应监测中心静脉压、肺动脉楔压、心电监测等。

3. 静脉输液 术后输液的量、成分和速度,取决于手术大小、病人器官功能状态和疾病严重程度。

4. 引流管 要记录引流管的种类、吸引的压力、灌洗液及次数。要经常观察引流管有无脱落、阻塞、扭曲及引流物的性质、颜色和数量。

二、饮 食
1. 非腹部手术 小手术不引起或很少引起全身反应者,手术后即可进食。大手术需待 2~4 日才可进食。局麻下施行手术者,如无任何不适或反应,手术后即可给予饮食。椎管内麻醉在 3~4 小时后,可进饮食。全身麻醉者,应在麻醉清醒,恶心、呕吐反应消失后,方能进食。

2. 腹部手术 胃肠道手术后,1~2 日禁食;3~4 日肠功能恢复、肛门排气后进流质饮食;5~6 日进半流质饮食;7~9 日恢复普通饮食。

三、术后体位

类 型	体 位	昭昭老师速记
头颅手术	15°~30°头高脚低位或斜坡卧位	增加回心血量
颈、胸部手术	高半坐位卧式	利于呼吸和引流
腹部手术	低半坐位卧式或斜坡卧位	减少腹部张力
脊柱手术	仰卧位或俯卧位	避免伤口受压
休克	下肢抬高 15°~20°,头部躯干抬高 20°~30°	利于血液回流
肥胖患者	侧卧位	利于呼吸静脉回流
①全身麻醉未清醒的患者,均应平卧,头偏向一侧; ②蛛网膜下腔麻醉的患者,应平卧或头低卧位 12 小时,以防止因脑脊液外渗导致头痛		

【例 12】蛛网膜下腔麻醉术后 12 小时内应采取的体位是
A. 俯卧位　　　　B. 头高脚低　　　C. 平卧位　　　　D. 侧卧位　　　　E. 半卧位

【例 13】全麻术后处置措施中,错误的是
A. 仰卧头低位　　B. 吸氧　　　　　C. 监测心电　　　D. 观察切口　　　E. 观察引流管

【例 14】腹部手术后多采取
A. 平卧位　　　　B. 侧卧位　　　　C. 俯卧位　　　　D. 高坡卧位　　　E. 低半坐位

【例 15】行颈、胸手术后,患者应采取的体位是

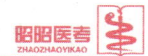

A. 平卧位　　B. 侧卧位　　C. 高坡卧位　　D. 低半坐位　　E. 15°～30°头高脚低斜坡卧位

四、各种不适的处理

1. 疼痛　①麻醉作用消失后,切口受到刺激会出现疼痛。术后疼痛可引起呼吸、循环、胃肠道、骨骼肌功能变化,甚至引起并发症。②处理:有效的止痛会改善大手术的预后,常用的麻醉类镇痛药有吗啡、哌替啶、芬太尼。③及早停用镇痛剂有利于胃肠动力的恢复;硬膜外阻滞可留置导管数日,连接镇痛泵以缓解疼痛,特别适合下腹部手术或下肢手术的病人。

2. 呃逆　其原因可能是神经中枢或膈肌直接受刺激引起。实施上腹部手术后,如果出现顽固性呃逆,要特别警惕膈下积液或感染之可能。此时,应做 B 超、X 线摄片、CT 检查,一旦明确有膈下积液或感染,需要及时处理。

五、胃肠道

1. 剖腹手术后胃肠道　胃肠道蠕动减弱,麻醉、手术对小肠蠕动影响很小,胃蠕动恢复较慢,右半结肠需 48 小时,左半结肠需 72 小时。胃和空肠手术后,上消化道推进功能的恢复需 2～3 天。

2. 术后有显著肠梗阻、急性胃扩张的病人　应插鼻胃管、连接负压吸引,并留置 2～3 天,直到正常的胃肠功能恢复(可闻及肠鸣音或已排气)。

3. 造口的患者　空肠造口的营养管可在术后第 2 天滴入营养液。造口管需在术后 3 周方可拔除。

六、活　动

1. 术后早期活动　手术后,如果镇痛效果良好,原则上应早期床上活动,争取短期内下床活动。早期活动有利于增加肺活量,减少肺部并发症,改善全身血液循环,促进切口愈合,减少因静脉血流缓慢并发深静脉血栓形成的发生率。此外,尚有利于肠道蠕动和膀胱收缩功能的恢复,从而减少腹胀和尿潴留的发生。

2. 不宜早期活动　有休克、心力衰竭、严重感染、出血、极度衰弱者,不宜早期活动。

七、外科引流

1. 概念　外科引流是指将组织裂隙、体腔等部位的液体引离原处和排出体外的方法。引流可将感染性液体(脓液)和非感染性液体(渗血、渗液、血液、组织液等)引出体腔,用于治疗吻合口瘘等,如十二指肠残端瘘的治疗。

2. 观察项目　应详细记录引流管的种类、吸引的压力、灌洗液及次数;要经常检查放置的引流物有无脱落、阻塞、扭曲及引流物的性质、颜色和数量等情况。

3. 引流管的拔管时间　乳胶片在术后 1～2 天;烟卷引流 3 天内;T 形管 14 天;胃肠减压管在肛门排气后。

【例 16】手术后乳胶片引流拔除时间一般在术后
A. 1～2 天　　B. 3 天　　C. 4 天　　D. 5 天　　E. 5 天以后

【例 17】下列各种引流管,不正确的处理是
A. 要注意观察各种引流管是否通畅　　B. 详细记录引流液的色泽和容量
C. 留置胆管内的"T"形管可在术后 1 周拔除　　D. 胃肠功能恢复后可将胃肠减压管拔除
E. 腹腔烟卷引流一般在术后 24～72 小时拔除

八、活　动

原则上应早期床上活动,争取短期内起床活动。早期起床活动,应根据患者的耐受程度,逐步增加活动量。

【例 18】腹部手术后,原则上鼓励早期活动的理由不包括
A. 促进切口愈合　　B. 改善全身血液循环　　C. 减少深静脉血栓形成
D. 减少肺部并发症　　E. 减少腹腔感染

九、拆线时间

昭昭老师速记:被别人打了,"死死""捂"住自己的"头和脸",速记为:45 脸,然后依次往下增加,67 会阴下腹部,79 上腹胸部,1012 为四肢,减张切口是 14!

手术部位	拆线时间	手术部位	拆线时间
头、面、颈部	4～5 天	四肢	10～12 天
下腹及会阴部	6～7 天	减张切口	14 天
上腹部、背部和臀	7～9 天	电刀切口	推迟 1～2 天

【例 19】上腹部手术的拆线日期是

A. 4~5 天　　　　B. 6~7 天　　　　C. 7~10 天　　　　D. 10~12 天　　　　E. 14 天

【例 20】颈部术后拆线时间一般在术后

A. 第 11 天　　　B. 第 14 天　　　C. 第 5 天　　　D. 第 7 天　　　E. 第 9 天

十、拆除缝线时切口愈合的分类

1. 切口分级

清洁切口 （Ⅰ类切口）	①无菌切口； ②甲状腺大部切除术(昭昭老师速记：完全没有污染的切口)
可能污染切口 （Ⅱ类切口）	①手术时可能带有污染的缝合切口； ②胃大部切除术，皮肤不容易彻底消毒的部位； ③6 小时内的伤口经过清创缝合； ④新缝合的伤口再度切开者(昭昭老师速记：如甲状腺手术切口再次切开)
污染切口 （Ⅲ类切口）	①邻近感染区或组织直接暴露于污染或感染的切口； ②阑尾穿孔的阑尾切除术、肠梗阻坏死肠管切除手术等

2. 愈合等级　(昭昭老师提示：如果化脓的伤口，再次愈合以后，此称为：丙级愈合)

愈合等级	表　示	切口特点	昭昭老师速记
甲级愈合	以"甲"表示	愈合优良，无不良反应	跟以前一样，啥都好
乙级愈合	以"乙"表示	愈合处有炎症反应，如红肿、硬结、血肿、积液	就是伤口不好，但是一定没有脓液
丙级愈合	以"丙"表示	切口化脓，需要做切口引流	一定有脓

【例 21】下列表现属于Ⅱ/乙切口的是

A. 清洁切口/愈合良好，无不良反应　　　　B. 清洁伤口/愈合处有炎症，但未化脓

C. 可能污染切口/愈合处有炎症，但未化脓　　D. 可能污染切口/愈合良好，无不良反应

E. 污染切口/切口已化脓，需切开引流

【例 22】女，30 岁。化脓性阑尾炎术后 1 周。切口红肿、硬结，但拆线后未见脓性分泌物。切口愈合类型应记为

A. Ⅱ/乙　　　　B. Ⅱ/丙　　　　C. Ⅲ/甲　　　　D. Ⅲ/乙　　　　E. Ⅲ/丙

第 3 节　术后并发症

一、术后出血

腹腔内出血	腹腔手术后 24 小时之内出现休克应考虑有内出血
胸腔内出血	胸腔手术后从胸腔引流管内每小时引流出的血液量持续＞100 mL

二、术后发热与低体温

发　热	术后发热是术后最常见的并发症，不一定表示伴发感染
非感染性发热	手术时间过长(＞2 小时)、广泛组织损伤、术中输血、药物过敏、麻醉剂等引起的肝中毒等。如果体温不超过 38 ℃，可不予处理

三、呼吸系统并发症

肺膨胀不全	最常发生在术后 48 小时之内，多见于上腹部手术
术后肺炎	咳嗽和咳出浓痰，白细胞增加，胸部 X 线检查有渗出病变
肺脂肪栓塞	突发呼吸困难、胸痛、咯血、晕厥、顽固性低氧血症

【例 23】预防术后肺不张最主要的措施是

A. 应用大量抗生素　　　　　　B. 蒸气吸入　　　　　　C. 多翻身，多做深呼吸，鼓励咳嗽

D. 应用祛痰药物　　　　　　E. 氧气吸入

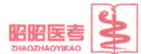

四、切口的并发症

伤口血肿、积血	最常见的并发症,几乎都归咎于<u>止血技术的缺陷</u> (昭昭老师速记:伤口早期出血归咎于术中止血不彻底)
切口裂开	病因包括营养不良、切口缝合技术缺陷、腹腔内压力突然增高,如咳嗽或严重腹胀,<u>切口裂开多发生在术后1周之内</u> (昭昭老师速记:7天以内伤口有淡红色液体流出就是伤口裂开)
切口感染	局部红、肿、热、痛,常见的病原菌为葡萄球菌和链球菌

【例24】女,56岁。行胃癌根治术后6天。咳嗽后腹部正中伤口内有多量<u>淡红色液体流出</u>。最可能出现的情况是
　　A. 切口下异物　　B. 切口皮下积液　　C. 切口裂开　　D. 切口感染　　E. 切口内血肿

五、泌尿系统并发症

尿潴留	尿潴留时间过长,导尿时尿量>500 mL者,应留置导尿管1~2天 (昭昭老师速记:尿量多,导尿后,因为膀胱逼尿肌尚未恢复,如果立即拔出尿管,又可能会导致尿潴留)
泌尿系统感染	下泌尿道感染是最常见的获得性医院内感染

【例25】男性,45岁。外伤致骨盆骨折、会阴部撕裂伤,<u>术后尿潴留</u>,烦躁不安。最佳处理方法是
　　A. 肌注安定10 mg　　B. 下腹部热敷　　　C. 口服镇痛药　　D. 静注卡巴胆碱　　E. 留置导尿管

➢ <mark>参考答案</mark>如下,详细答案参见2021版《国家临床执业及助理医师资格考试精选真题考点精析》。

1. E	2. D	3. D	4. C	5. C	6. D	7. D	8. D	9. E	昭昭老师提示: 关注官方微信,获得第一手考试资料。
10. D	11. A	12. C	13. A	14. E	15. C	16. A	17. C	18. E	
19. C	20. C	21. C	22. D	23. C	24. C	25. E			

第2章　外科患者的营养代谢

➢ **2021 考试大纲**
　　①概述;②肠内营养;③肠外营养。

➢ **考纲解析**
　　近20年的医师考试中,本章的考试重点是<u>肠内营养和肠外营养的适应证及并发症</u>,执业医师每年考查分数为2~3分,助理医师每年考查分数为1~2分。

第1节　概　述

一、机体能量代谢

　　1. 正常情况下的物质代谢　人体能量的物质来源是食物,当人类消化、利用碳水化合物、蛋白质和脂肪时,可产生能量或以能量形式储存。机体需每日不断地从所摄入的食物或储存的物质中进行能量转换,产生热量和机械做功,以维持机体正常的生命活动。

　　(1)碳水化合物的主要功能是提供能量,同时也是细胞结构的重要成分之一。正常情况下,维持机体正常功能所需的能量中,<u>55%~65%</u>由<u>碳水化合物</u>供给。人体<u>大脑、神经组织</u>等则完全依赖<u>葡萄糖</u>氧化供能。

　　(2)蛋白质是构成生物体的重要组成成分,在生命活动中起着极其重要的作用。蛋白质的主要生理功能是参与构成各种细胞组织,维持细胞组织的生长、更新和修复,参与多种重要的生理功能和氧化供能。

　　(3)脂肪的主要功能是提供能量、构成身体组织、供给必需脂肪酸并携带脂溶性维生素。

　　2. 机体能量消耗组成、测定及计算　机体每日的能量消耗包括<u>基础能量消耗(BEE)</u>(或静息能量消耗,REE)、食物的生热效应、兼性生热作用和活动的生热效应几个部分,其中基础能量消耗在每日总能量

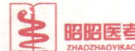

消耗所占比例最大(60%~70%),是机体维持正常生理功能和内环境稳定等活动所消耗的能量。

3. 机体能量需要量的确定　在许多情况下,机体能量消耗值并不等于实际能力需要量,而且不同病人的能量消耗与能量利用效率之间的关系也不同。

体重指数	推荐的能量摄入量	昭昭老师速记
BMI<30	20~25 kcal/(kg·d)	一般人是20,25
BMI≥30	正常需要量的70%~80%	胖了就少一点,一般数值的70%~80%

4. 创伤、感染状态下机体代谢改变

(1) 静息能量消耗(REE)的变化

临床情况	能量变化
择期性手术	静息能量消耗(REE)增加约 10%左右
创伤、感染时	静息能量消耗(REE)增加 20%~30%
大面积烧伤	静息能量消耗(REE)增加 50%~100%

【例1】正常成人热量的基本需要量是

A. 30 kcal/(kg·d)　　　　　B. 35 kcal/(kg·d)　　　　　C. 20 kcal/(kg·d)

D. 25 kcal/(kg·d)　　　　　E. 15 kcal/(kg·d)

【例2】女,60岁。身高170 cm,体重65 kg。每天所需基本热量约为

A. 2 900 kcal　　　B. 2 200 kcal　　　C. 1 200 kcal　　　D. 1 600 kcal　　　E. 1 000 kcal

【例3】女,39岁。因胆囊结石行胆囊切除术后1天,静息能量消耗(REE)比正常约增加

A. 30%　　　B. 50%　　　C. 5%　　　D. 10%　　　E. 20%

(2) 三大物质的代谢改变

①碳水化合物的代谢变化:应激状态下,内源性葡萄糖异生明显增强,机体对糖的利用率下降,组织器官葡萄糖的氧化作用下降,外周组织对胰岛素抵抗,从而造成高血糖、糖尿。

②蛋白质的代谢变化:蛋白质分解增加,尿氮排出增加,出现负氮平衡,其程度和持续时间与创伤应激程度、创伤前营养状况、病人年龄、应激后营养摄入有关。

③脂肪的代谢变化:脂肪是应激病人的重要能源,创伤应激时机体脂肪组织的分解增强,其分解产物可作为糖异生作用的前体物质,从而减少蛋白质分解,保存机体蛋白质,对创伤应激病人有利。

【例4】机体对创伤或感染代谢反应不同于禁食代谢反应的主要特点是

A. 机体能量消耗减少　　　B. 处理葡萄糖的能力降低　　　C. 体内蛋白质分解减慢

D. 尿氮减少　　　　　　　E. 脂肪动用减慢

【例5】机体处于应激情况,如创伤、手术或感染时,以下有关能量代谢的变化中,错误的是

A. 机体出现高代谢和分解代谢　　　B. 脂肪动员加速　　　C. 蛋白质分解加速

D. 处理葡萄糖能力增强　　　　　　E. 机体处于负氮平衡

二、营养状态的评定

1. 人体测量

体重指数	BMI被公认为是反映蛋白质热量营养不良及肥胖的可靠指标
皮褶厚度与臂围	反映机体脂肪及肌肉总量,间接反映热能变化
握力测定	握力与营养状况密切相关,是反映肌肉功能十分有效的指标

2. 生化及实验室检查

血浆蛋白	①血浆蛋白水平反映机体蛋白质营养状况、疾病的严重程度和预测手术风险; ②常用的血浆蛋白指标有白蛋白、前白蛋白、转铁蛋白和维生素结合蛋白 (昭昭老师速记:这里没有血红蛋白,血红蛋白是诊断贫血的)
氮平衡	氮平衡是评价机体蛋白质营养状况可靠和常用的指标
免疫功能	淋巴细胞计数是评价细胞免疫功能的简易方法 (昭昭老师速记:这里没有血小板,血小板是诊断有无出血的)

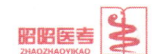

【例6】机体发生创伤后,营养状况的评估指标中<u>不包括</u>的是

A. 血小板测定　　　B. 体重　　　　　C. 白蛋白测定　　　D. 皮褶厚度　　　　E. 淋巴细胞测定

第2节　肠内营养

肠内营养是指通过胃肠道途径提供营养的方式,分完全肠内营养和部分肠内营养。肠内营养符合生理状态,能维持肠道结构和功能的完整,费用低廉,使用和监护简便,并发症较少,因而是临床营养支持的首选方法。

一、适应证

若机体胃肠道具有吸收营养素的能力,且能耐受肠内营养制剂,病人因原发疾病或因治疗需要而<u>不能或不愿经口摄食</u>,或摄食量不足以满足机体合成代谢需要时,均可采用肠内营养。

二、制　剂

	制剂组成	临床特点	适应证
非要素型	即整蛋白型制剂,以整蛋白或蛋白质游离物为氮源	渗透压接近等渗,口服或管饲均可,使用方便,耐受性强	胃肠道功能较好的病人,是应用<u>最广泛</u>的肠内营养制剂
要素型	多基酸或多肽、葡萄糖、脂肪、矿物质和维生素的混合物	成分明确,营养全面,不需要消化即可直接吸收,含残渣少,不含乳糖,但口感较差	胃肠道消化、吸收功能部分;受损的病人,如短肠综合征、胰腺炎的病人
组件型	主要有蛋白质组件、脂肪组件、糖类组件、维生素组件、矿物质组件等	以某种或某类营养素为主;是对完全型肠内营养制剂进行补充或强化	适合病人的特殊营养需要
疾病专用型	根据不同疾病特征,设计的针对特殊病人的专用制剂	糖尿病、肝病、肿瘤、婴幼儿、肺病、肾病、创伤等专用制剂	特殊的疾病用特殊营养

三、肠内营养途径选择

<u>鼻胃/十二指肠</u>、鼻空肠置管	①<u>最常用</u>的方式,通过鼻胃或鼻肠置管进行肠内营养。 ②优点是胃容量大,对营养液的渗透压不敏感,适合于各种完全性营养配方;缺点是有反流与吸入气管的风险
胃及空肠置管	胃或空肠造口常用于需要较长时间进行肠内营养者

四、并发症

机械性并发症	主要有鼻、咽及食管损伤、喂养管堵塞等,<u>最常见</u>的并发症是<u>误吸</u>
胃肠道并发症	恶心、呕吐、腹泻、腹胀、肠痉挛等症状是临床上常见的消化道并发症
代谢性并发症	水电解质紊乱、酸碱代谢异常、微量元素、维生素与脂肪酸的缺乏等
感染性并发症	肠内营养感染性并发症主要有水、电解质及酸碱代谢、糖代谢异常等

【例7】肠内营养<u>最常出现</u>的并发症是

A. 胆汁淤积　　　B. 胆石形成　　　C. 误吸　　　D. 肠源性感染　　　E. 肝酶谱升高

第3节　肠外营养

肠外营养(PN)是指通过胃肠道以外途径(即静脉途径)提供营养支持的方式,是肠功能衰竭患者必不可少的治疗措施,可挽救大量危重患者的生命,疗效肯定。

一、适应证

适应证	①<u>1周以</u>上不能进食或因胃肠道功能障碍或不能耐受肠内喂养者; ②通过肠内营养无法达到机体需要的目标量
适应疾病	<u>高位肠瘘、严重烧伤、严重感染、溃疡性结肠炎、坏死性胰腺炎</u> (昭昭老师速记:考试策略是将5个疾病中的某一个换掉,然后问你哪个不是,注意这里非常容易把高位肠瘘改为"低位"肠瘘,低位肠瘘是可以行肠内营养的)

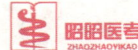

【例8】 一般**不首选**肠外营养治疗的是

A. 严重脓毒症患者
B. 不宜经口进食超过 7 天者
C. 脑外伤昏迷者
D. 小肠仅剩 50 cm 者
E. 急性重症胰腺炎患者

二、制　剂

碳水化合物制剂	①葡萄糖是肠外营养中最主要的能源物质,其来源丰富,廉价,无配伍禁忌,符合人体生理要求,省氮效果肯定。 ②肠外营养时,葡萄糖的供给量为 3~3.5 kcal/(kg·d),供能占总热卡的 50%。严重应激状态时,葡萄糖供给能量应降至 2~3 kcal/(kg·d)
氨基酸制剂	①氨基酸是肠外营养的氮源物质,是机体合成蛋白质所需的底物; ②肠外营养时,氨基酸的摄入量为 1.2~1.5 kcal/(kg·d),严重分解状态下需要量可增至 2.0~2.5 kcal/(kg·d)
脂肪乳剂制剂	①脂肪乳剂是肠外营养中较理想的能源物质,可提供能量、生物合成碳原子及必须脂肪酸; ②脂肪供给能量至 30%~40%总热卡,剂量为 0.7~1.3 gTG/(kg·d),严重应激状态时,脂肪乳剂摄入量占 50%总热卡,其摄入量可增至 1.5 gTG/(k·d)
电解质制剂	电解质制剂可维持机体水、电解质和酸碱平衡,保持人体内环境稳定
维生素及微量元素制剂	维生素和微量元素是维持人体正常代谢和生理功能所不可缺少的营养素,肠外营养时要添加水溶性和脂溶性维生素

三、肠外营养途径选择

1. 途径选择

中心静脉	①适用于需要长期肠外营养以及**高渗透压**营养液的患者; ②途径包括**颈内静脉途径**、**锁骨下静脉途径**、经头静脉或贵要静脉插入中心静脉导管(PICC)途径
周围静脉	①适用于只需要**短期(预期<2 周)**肠外营养支持的患者; ②途径包括浅表静脉,大多数是**上肢末梢静脉**

2. 肠外营养液的输入

持续输注法	①指全天营养液在 24 小时之内持续均匀输入体内; ②由于各种营养素同时按比例输入,对机体的代谢及内环境的影响较小
循环输注法	指持续稳定输注营养液的基础上缩短输注时间,使患者有一段不输液体的时间,适合于病情稳定、需长期肠外营养,且肠外营养素量无变化的患者

【例9】 长期采用全胃肠外营养,**理想静脉**为

A. 颈内或锁骨下静脉
B. 颈外静脉
C. 头静脉
D. 大隐静脉
E. 上肢静脉

【例10】 长期**全胃肠外营养**治疗一般采用的置管途径是

A. 股静脉
B. 大隐静脉
C. 上腔静脉
D. 锁骨下静脉
E. 小隐静脉

四、全营养混合液

　　为使营养物质在体内得到更好的代谢、利用,减少污染等并发症,肠外营养时应将各种营养制剂混合配制后输注,称为全合一营养液系统。

五、肠外营养的并发症及防治

静脉导管相关并发症	①**非感染性并发症**,指中心静脉导管放置过程中发生**气胸**(最常见并发症)、空气栓塞、血管、神经损伤等; ②感染性并发症指**中心静脉导管相关感染**,周围静脉可发生血栓性静脉炎
代谢并发症	肠外营养时提供的营养物质直接进入循环中,营养底物过量容易引起或加重机体代谢紊乱和脏器功能异常,产生代谢并发症,如**高血糖、高血脂**等
脏器功能损害	①长期肠外营养可引起肝损害,主要病理改变为肝脂肪浸润和胆汁淤积; ②长期禁食可导致肠上皮的改变,出现肠道细菌易位而发生肠源性感染
代谢性骨病	部分长期肠外营养**患者**出现骨钙丢失、骨质疏松、血碱性磷酸酶增高、高钙血症、尿钙排出增加、四肢关节疼痛,甚至出现骨折,称为代谢性骨病

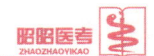

【例11】中心静脉导管感染时的<u>首要处理措施</u>是

A. 应用抗真菌药物　　　　　　B. 控制高热　　　　　　C. 预防感染性休克

D. 广谱抗菌药预防细菌性内膜炎　　E. 拔出静脉导管尖端送细菌培养

➤ 参考答案如下,详细答案参见 2021 版《国家临床执业及助理医师资格考试精选真题考点精析》。

| 1. D | 2. D | 3. D | 4. B | 5. D | 6. A | 昭昭老师提示:关注官方微信,获得第一手考试资料。 |
| 7. C | 8. C | 9. A | 10. D | 11. E | — | |

第3章　外科感染

➤ **2021 考试大纲**

①概论;②软组织急性化脓性感染;③全身化脓性感染;④有芽孢厌氧菌感染;⑤抗菌药合理应用原则。

➤ **考纲解析**

近 20 年的医师考试中,本章的考试重点是<u>各种感染的致病菌、诊断和治疗</u>,执业医师每年考查分数为 3～5 分,助理医师每年考查分数为 2～3 分。

第1节　概　述

感染是指细菌、真菌等病原体入侵机体引起的局部或全身炎症反应。外科感染一般是指发生在组织损伤、空腔器官梗阻和手术后的感染,其发生受到致病菌的毒力、局部及全身的抵抗力、及时和正确的治疗等因素的影响。

一、感染分类

1. 非特异性感染　常见致病菌有葡萄球菌、链球菌、大肠埃希菌等,如疖、痈、丹毒等。

2. 特异性感染　破伤<u>风</u>、<u>结</u>核病、<u>真</u>菌气性、<u>坏</u>疽等。(昭昭老师速记:风姐真坏。)

疾　病	致病菌	疾　病	致病菌
结核病	结核杆菌	气性坏疽	梭状芽孢杆菌
破伤风	破伤风杆菌	真菌	真菌

(昭昭老师速记:四个致病菌中加一个就问你哪个不是!)

3. 条件性感染　也称机会性感染,是指平常为非致病菌的病原菌趁机体抵抗力下降时所引起的感染。

4. 二重感染　也称菌群交替,是指发生在抗菌药物应用过程中的新感染。

5. 按照时间分类

急性感染	病程<3 周的感染
亚急性感染	病程在 3 周～2 月的感染为亚急性感染
慢性感染	病程>2 个月的感染为慢性感染

【例1】属于<u>特异性</u>感染的是

A. 疖　　　　　B. 痈　　　　　C. 丹毒　　　　　D. 急性化脓性腱鞘炎　　　　　E. 气性坏疽

【例2】非特异性感染中,<u>不应出现</u>的病理改变是

A. 炎症介质、细胞因子释放　　　B. 血管通透性增加　　　C. 血浆成分渗出

D. 干酪样坏死　　　　　　　　　E. 转为慢性炎症

【例3】<u>不能</u>引起特异性感染的是

A. 破伤风杆菌　　　　　　　　B. 结核杆菌　　　　　　C. 溶血性链球菌

D. 真菌　　　　　　　　　　　E. 梭状芽孢杆菌

二、临床表现

局部可有<u>红、肿、热、痛和功能障碍</u>的典型表现。也可出现全身症状,器官-系统功能受损。

三、治 疗

（1）外科感染治疗的关键在于恰当的外科干预和抗菌药物的合理应用。

（2）去除感染灶、通畅引流是外科感染治疗的基本原则，任何一种抗菌药物都不能取代引流等外科处理。一般来说，抗菌药物在外科感染治疗中仅起到辅助作用。

第2节　浅部组织细菌性感染

一、疖和痈

	疖	痈
致病菌	金黄色葡萄球菌	金黄色葡萄球菌
发病部位	头、颈、面、背部毛囊	颈部、背部
表 现	局部红肿热痛	局部红肿热痛
诊 断	疖＝单个毛囊的化脓性炎症＋红、肿、痛的小硬结	痈＝多个毛囊的化脓性炎症＋红、肿、痛的多个小脓点
处 理	危险三角的疖严禁挤压	"＋"或"＋＋"形切口切开引流，切口应超过病变边缘；唇部痈不能切开
并发症	化脓性海绵状静脉窦炎	化脓性海绵状静脉窦炎
昭昭老师速记	如果患者头痛了就是海绵状静脉窦炎	如果患者头痛了就是海绵状静脉窦炎

例4~5共用选项

A. 大肠埃希菌　　　B. 双歧杆菌　　　C. 金黄色葡萄球菌
D. 铜绿假单胞菌　　　E. 艰难梭状芽孢杆菌

【例4】与体表化脓感染相关的肝脓肿的常见致病菌是

【例5】与胆道感染相关的肝脓肿的常见致病菌是

【例6】痈的急性化脓性感染分布在
A. 单个毛囊及其所属皮脂腺　　　B. 邻近多个毛囊及其所属皮脂腺
C. 全身广泛的皮肤毛囊及其所属皮脂腺　　　D. 皮肤网状淋巴管
E. 肌间隙蜂窝组织

【例7】危险三角区的疖发生在
A. 背部　　　B. 胸部　　　C. 臀部　　　D. 颈部　　　E. 面部

【例8】关于痈的治疗正确的是
A. 初期只有红肿时，热敷治疗　　　B. 表面紫褐色已破溃流脓时，不必切开
C. 切开引流时作"＋"形切口　　　D. 切口应达病变边缘皮肤
E. 切口应深达筋膜深面

【例9】男，12岁。10天前出现上唇部红肿见脓头，自行挤压排脓液，后出现发热，体温最高达38.9℃，寒战，头痛剧烈，神志不清。最可能的并发症是
A. 颌下淋巴结炎　　　B. 眼眶内感染　　　C. 海绵状静脉窦炎
D. 面部蜂窝织炎　　　E. 化脓性上颌窦炎

【例10】上唇部疖或痈的危险是导致
A. 颈部蜂窝织炎　　　B. 大脑肿瘤　　　C. 眼球感染
D. 上颌骨骨髓炎　　　E. 海绵状静脉窦炎

【例11】男，28岁。上唇一个毛囊尖处出现红肿、疼痛的结节，中央部有灰黄色小脓栓形成，错误的处置是
A. 休息　　　B. 外敷鱼石脂　　　C. 挤出脓栓，以利于引流
D. 应用抗生素　　　E. 湿热敷

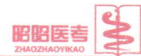

二、急性蜂窝织炎和丹毒

	急性蜂窝织炎	丹 毒
致病菌	溶血性链球菌	溶血性链球菌
发病部位	皮下、肌肉、阑尾	下肢(昭昭老师速记:"下""丹")
表 现	局部红、肿、热、痛	局部红、肿、热、痛
诊 断	急性蜂窝组织炎＝局部红、肿、热、痛＋红肿边界不清楚	丹毒＝皮肤淋巴管网的急性感染＋红肿边界境界清楚(昭昭老师速记:"林""丹")
治 疗	①局部处理,早期50%硫酸镁湿敷、鱼石脂软膏;②脓肿形成,应切开排脓	①卧床休息,抬高患肢;②全身应用抗生素,局部以50%硫酸镁湿敷

【例12】丹毒的致病菌是

A. 金黄色葡萄球菌　　　　B. 表皮葡萄球菌　　　　C. 大肠埃希菌

D. 产气荚膜梭菌　　　　　E. 乙型溶血性链球菌

【例13】丹毒是指

A. 多个毛囊同时感染　　　　B. 皮肤管状淋巴管的急性炎症

C. 扩散到皮下组织的毛囊感染　　D. 皮肤及其网状淋巴管的急性炎症

E. 有全身症状的毛囊及其所属皮脂腺的感染

例14～15共用选项

A. 颈部及背部　　B. 臀部　　C. 下腹部及会阴部　　D. 下肢　　E. 面部

【例14】痈好发于

【例15】产气性皮下蜂窝炎多见

【例16】关于蜂窝织炎的描述错误的是

A. 病变组织呈马蜂窝状　　　　B. 皮肤、肌肉和阑尾是好发部位

C. 主要由溶血性链球菌引起　　D. 病变弥漫与细菌透明质酸酶和链激酶有关

E. 淋巴细胞弥漫漫润组织

【例17】男,21岁,皮肤红疹伴发热。查体:右小腿皮肤片状红疹,颜色鲜红,中间较淡,边缘清楚,隆起,皮温增高。最可能的诊断是

A. 疖　　　B. 痈　　　C. 急性蜂窝织炎　　D. 丹毒　　　E. 急性淋巴结炎

【例18】很少化脓的软组织感染是

A. 疖　　　B. 痈　　　C. 急性蜂窝织炎　　D. 丹毒　　　E. 急性淋巴结炎

第3节　手部急性化脓性细菌感染

一、手部感染的特点

（1）手背皮肤和皮下组织松弛,富有弹性;而手掌皮肤角化明显,厚而坚韧。故掌面发生皮下化脓性感染后炎症很难向四周扩散,脓肿也不易从手掌表面溃破,其渗出液则通过淋巴或反流到手背,引起手背肿胀,极易误诊为手背感染。

（2）手的掌面皮下组织在鱼际与小鱼际处比较疏松,而手心部的皮下组织则甚为致密。故掌心发生感染时,炎症不易向四周扩散,而往往向手掌深部蔓延,导致腱鞘炎、滑囊炎和屈指肌腱鞘、掌部的滑液囊及掌深间隙感染。

（3）手部组织结构致密,一旦发生感染,则因组织内压力极高,压迫神经末梢而出现剧痛。并可迅速压迫末节手指滋养血管,导致指骨缺血、坏死、骨髓炎。

二、甲沟炎和脓性指头炎

	甲沟炎	脓性指头炎
致病菌	金黄色葡萄球菌	金黄色葡萄球菌

续表

	甲沟炎	脓性指头炎
诊 断	甲沟炎=皮肤沿指甲两侧形成的甲沟及其周围组织的化脓性感染	脓性指头炎=手指末节掌面的皮下化脓性细菌感染+局部红肿热痛
治 疗	①甲沟旁纵行切开引流;②抗生素抗感染治疗	①悬吊前臂,平置患手,避免下垂以减轻疼痛;②切开引流,选用末节指侧面纵切开,切口远侧不超过甲沟1/2,近侧不超过指节横纹,脓肿较大做对口引流;③抗生素抗感染治疗

例19～21共用题干

女,45岁。被鱼刺扎伤右手示指半天,右手示指针刺样痛半天就诊。查体:T 36.8 ℃,右手示指末节轻度肿胀、压痛,但张力不高,皮肤不红。

【例19】该病的诊断是

A. 甲沟炎 　　 B. 指头炎 　　 C. 指骨髓炎 　　 D. 腱鞘炎 　　 E. 滑囊炎

【例20】下列处理错误的是

A. 抗生素控制感染 　　　　　　 B. 保持右手下垂,以利于血液循环

C. 鱼石脂软膏外敷右手示指 　　 D. 金黄散糊剂敷贴右手示指

E. 右手示指理疗

【例21】患者右手示指肿胀加重,伴有剧烈搏动性跳痛。此时行切开引流,正确的操作是

A. 右手示指末端做鱼口形切口 　　　　　　 B. 末节指侧面纵切口,远侧应超过甲沟的1/2

C. 右手两侧面纵切口,远侧应超过指节横纹 　　 D. 脓腔较大时,宜做对口引流

E. 突出切口的脂肪不应剪去,以防损伤血管、神经

三、急性化脓性腱鞘炎和化脓性滑囊炎

	化脓性腱鞘炎	桡侧化脓性滑囊炎	尺侧化脓性滑囊炎
致病菌	金黄色葡萄球菌	金黄色葡萄球菌	金黄色葡萄球菌
病 因	局部刺伤后继发细菌感染	拇指腱鞘炎蔓延而来	小指腱鞘炎蔓延而来
体 征	①除末节外,患指中、近节均匀性肿胀,皮肤极度紧张;②指关节轻度弯曲,被动伸指时剧痛	①拇指肿胀微屈;②不能外展伸直	小指及无名指半屈位,伸直时剧痛
压 痛	感染的腱鞘	拇指和大鱼际处	小指和小鱼际处
手术切口	①切口选在中、近两指节侧面;②不能选在手指掌面正中	①大鱼际掌面小切口;②切口近端距腕横纹至少1.5 cm	①小鱼际掌面小切口;②切口近端距腕横纹至少1.5 cm

四、掌深间隙和鱼际间隙

	掌深间隙	鱼际间隙
致病菌	金黄色葡萄球菌	金黄色葡萄球菌
病 因	多由中指和无名指的腱鞘炎引起	多由示指腱鞘感染引起
诊 断	掌深间隙=掌心正常凹陷消失、隆起、疼痛	鱼际间隙=大鱼际和拇指蹼明显肿胀,但掌心凹陷仍在
治 疗	①应及早切开引流,切口不应超过手掌远侧横纹,以免损伤动脉的掌浅弓;②可在无名指相对位置的远侧横纹处做一小横切口,进入掌中间隙	①引流的切口可直接做在大鱼际肿胀和波动最明显处,亦可在拇指、示指间指蹼处做切口,或在手背第二掌骨桡侧做纵切口;②手掌部肿胀常表现为手背肿胀,切开引流应当在掌面进行,不可在手背部切开

【例22】示指急性化脓性腱鞘炎如果处理不及时可蔓延至

A. 鱼际间隙 　　 B. 掌中间隙 　　 C. 胸部和前臂 　　 D. 桡侧滑液囊 　　 E. 尺侧滑液囊

【例23】掌深部间隙感染处理原则错误的是

A. 切口常选在手背肿胀明显处 　　 B. 抬高患侧上肢 　　 C. 切口不超过手掌远侧横纹

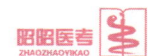

D. 纵轴切开引流　　　　　　E. 早期静脉滴注大剂量青霉素

第4节　全身化脓性感染

一、概　念

脓毒症	脓毒症＝病原菌＋体温、循环、呼吸、神志有明显的改变者(全身中毒症状)
菌血症	脓毒症的一种,即血培养检出病原菌
全身性感染	指病原菌进入人体血液循环,并在其内生长繁殖或产生毒素,引起严重的全身感染症状或中毒症状的情况,统称为全身性感染

【例24】女,45岁。前额部疖肿10天。多次挤压排脓。今突发寒战、高热,伴头晕,无抽搐。查体：T 40 ℃,P 90次/分,R 26次/分,BP 100/70 mmHg,神志清楚,前额红肿,伴脓头,胸壁及肢体皮肤皮下可见瘀斑。血 WBC $20.2×10^9$/L,核左移。血培养(一)。该患者目前的主要诊断是

A. 菌血症　　　B. 脓毒症　　　C. 感染性休克　　　D. 颅内感染　　　E. 额部蜂窝织炎

【例25】脓毒症早期典型的临床表现是

A. 休克　　　B. 呼吸困难　　　C. 寒战、高热　　　D. 少尿　　　E. 昏迷

二、病　因

1. 全身性外科感染的病因　原因是致病菌数量多、毒力强和(或)机体抗感染能力低。原有抗感染能力降低的病人,如糖尿病、尿毒症、长期或大量应用皮质激素等的病人,患化脓性感染后较易导致全身性感染。

2. 常见原发病　严重创伤后的感染和各种化脓性感染,如大面积烧伤创面感染、开放性骨折合并感染、急性弥漫性腹膜炎、急性梗阻性化脓性胆管炎等。

3. 潜在的感染途径

静脉导管感染	静脉留置导管尤其是中心静脉置管,护理不慎或留置时间过长而污染
肠源性感染	①肠道是最大的"储菌所"和"内毒素库"； ②肠内致病菌和内毒素移位可致肠源性感染

三、常见的致病菌

革兰阴性杆菌	①当代外科感染中革兰阴性杆菌感染已超越革兰阳性球菌； ②常见为大肠埃希菌、铜绿假单胞菌、变形杆菌、克雷伯菌、肠杆菌等； ③主要毒性在于内毒素； ④所致的脓毒症一般比较严重,可出现三低现象(低体温、低白细胞、低血压),发生感染性休克者多见
革兰阳性球菌	①金黄色葡萄球菌因出现多重耐药性菌株,感染常年不减,倾向于血液播散,形成转移性脓肿； ②表皮葡萄球菌易黏附在医用塑料制品如静脉导管上,可逃避机体的防御和抗生素的作用,近年的感染率明显增加； ③部分肠球菌脓毒症不易找到原发灶,耐药性较强,可能来自肠道
无芽孢厌氧菌	①常见的无芽孢厌氧菌是拟杆菌、梭状杆菌、厌氧葡萄球菌和厌氧链球菌； ②有 2/3 同时有需氧菌感染,混合感染时易形成脓肿； ③脓液可有粪臭样恶臭
真　菌	①常见的真菌是白色念珠菌、曲霉菌、毛霉菌、新型隐球菌等； ②属于条件性感染； ③可经血行播散,一般血液培养不易发现； ④可在多个内脏形成肉芽肿或坏死灶,可导致血管栓塞、组织进行性坏死

四、脓毒症的表现

(1) 骤起寒战,继而高热或低体温,起病急,病情重,发展迅速。

(2) 头痛、头晕、恶心、呕吐、腹胀、面色苍白或潮红、出冷汗,神志淡漠或烦躁、谵妄和昏迷。

(3) 心率加快、脉搏细速、呼吸急促或困难。

(4) 肝脾可增大,严重者出现黄疸或皮下出血瘀斑。

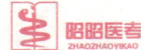

五、各种致病菌的特点

细　菌	脓　液	特　点
溶血性链球菌	淡红色,稀薄状	—
金黄色葡萄球菌	黄色,不臭	可发生转移性脓肿
类杆菌,拟杆菌	恶臭	—
绿脓杆菌	甜腥臭味	常见于烧伤

【例26】男,28岁。右大腿清创缝合术后6天,发热,局部伤口红肿,范围较大,疼痛明显。伤口局部见稀薄脓液,淡红色,量多,无异味。最可能感染的致病菌是

A. 大肠埃希菌　　B. 金黄色葡萄球菌　　C. 溶血性链球菌　　D. 无芽孢厌氧菌　　E. 铜绿假单胞菌

例27～31 共用选项

A. 金黄色葡萄球菌　　B. 溶血性链球菌　　C. 大肠埃希菌　　D. 铜绿假单胞菌　　E. 变形杆菌

【例27】脓液稠厚,有恶臭或粪臭的是

【例28】脓液稠厚、黄色、不臭的是

【例29】常伴有转移性脓肿的是

【例30】大面积烧伤创面感染最常见的细菌是

【例31】虽易引起败血症,但一般不发生转移性脓肿的是

六、检　查

血常规	白细胞升高,可到20～30×10^9/L以上,或降低、左移、幼稚型增多,出现毒性颗粒
生　化	不同程度酸中毒、氮质血症、溶血、尿中出现蛋白、血细胞、酮体等
血培养	血培养抽取时机:应用抗生素之前,发生寒战、高热时

【例32】男,21岁,重症感染患者。近3天以来每天上午11点出现寒战、高热。疑有败血症,应做血培养。最佳抽血时间应在

A. 出现寒战时　　　　B. 预计发生寒战及发热前　　　　C. 寒战后体温升至最高时

D. 体温正常后1小时　　E. 体温正常后半小时

例33～34 共用题干

男,50岁。右大腿被撞伤12天。局部肿痛,行走困难。近3天寒战、发热,体温高达40℃,伴恶心、烦躁。查体:P 110次/分,R 22次/分,BP 100/70 mmHg。重病容。扁桃体肿大,双肺呼吸音粗糙,右大腿外侧明显肿胀,压痛(＋),局部无波动感。血WBC24×10^9/L。

【例33】为明确诊断,最有意义的检查方法是

A. 咽拭子培养　　　　　B. 正侧位胸部X线片　　　C. 右大腿肿胀处B超检查

D. 血常规＋血沉　　　　E. 患者高热时行血培养检查

【例34】若采取多种治疗未好转,体温每日仍波动于38～40℃,呼吸深快,右大腿肿胀加重,有波动感。P 120次/分,BP 90/50 mmHg。应采取的主要治疗措施是

A. 联合静脉内应用抗生素　　B. 积极补液抗休克　　C. 大剂量应用肾上腺糖皮质激素

D. 右大腿脓肿穿刺并切开引流　　E. 纠正代谢性酸中毒

七、治　疗

全身性感染应用综合性治疗,关键是处理原发感染灶。

原发感染灶的处理	①首要的是明确感染原发灶,做及时、彻底的处理; ②解除相关病因,如血流障碍、梗阻等因素; ③静脉导管感染,拔除导管为首要措施
抗菌药物的应用	重症感染不能等待培养结果,可先根据原发感染灶的性质、部位与当地细菌微生态情况,选用覆盖面广的抗生素,再根据细菌培养及抗生素敏感试验结果,调整用抗菌药物
支持疗法	补充血容量、纠正低蛋白血症等
对症治疗	如控制高热、纠正电解质紊乱和维持酸碱平衡等

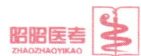

第5节　有芽孢厌氧菌感染

一、破伤风

破伤风是由破伤风梭菌引起的特异性感染。

1. 破伤风梭菌的特点

（1）破伤风是常和创伤相关联的一种特异性感染。

（2）病原菌是破伤风梭菌，为专性厌氧，革兰染色阳性。

（3）平时存在于人畜的肠道，随粪便排出体外，以芽孢状态分布于自然界，尤以土壤中为常见。在缺氧环境中，破伤风梭菌的芽孢发育为增殖体，迅速繁殖并产生大量外毒素，主要是痉挛毒素导致病人一系列临床症状和体征。

2. 病理生理

（1）破伤风梭菌菌体及其外毒素，在局部并不引起明显的病理改变，伤口甚至无明显急性炎症或可能愈合。

（2）但痉挛毒素吸收至脊髓、脑干等处，抑制突触释放抑制性递质，运动神经元因失去中枢抑制而兴奋性增强，致使随意肌紧张与痉挛。

3. 临床表现

（1）潜伏期　通常是7天左右。潜伏期越短者，预后越差。病程一般为3～4周。

（2）诱因　轻微的刺激（如光、声、接触、饮水等）而诱发。

（3）典型症状　是在肌紧张性收缩的基础上，阵发性强烈痉挛。发生顺序：最先受累的是咬肌（张口困难、牙关紧闭）→面部表情肌（皱眉、口角下缩、苦笑面容）→颈项肌（颈项强直）→背腹肌（角弓反张、侧弓反张）→四肢肌（屈膝、弯肘、半握拳）→膈肌。

（4）死因　多为窒息、心力衰竭或肺部并发症（肺不张、肺部感染）。

4. 治疗

（1）早期彻底清创　创伤后早期彻底清创，改善局部循环，是预防破伤风发生的重要措施。

（昭昭老师提示：由于破伤风梭菌是厌氧菌，其生长繁殖必须有缺氧的环境才能生长。）

（2）镇静解痉药物　10%水化氯醛保留灌肠，冬眠I号合剂静脉滴注等。

（3）营养支持　保证能量供应，纠正水电解质失衡。

（4）抗生素治疗　青霉素和甲硝唑可抑制厌氧菌生长。

（5）人工免疫　分为主动免疫和被动免疫。前者采用破伤风类毒素抗原注射使人体产生抗体。

方　式	特　点	具体实施
主动免疫	基础免疫	通常需注射3次：首次皮下注射破伤风类毒素0.5 mL，间隔4～6周后再注射0.5 mL，第二针后6～12个月再注射0.5 mL
	强化注射	基础免疫后每隔5～7年皮下注射类毒素0.5 mL
被动免疫	破伤风抗毒素（TAT）	①伤前未接受自动免疫的伤员，尽早皮下注射破伤风抗毒素1 500～3 000 U；②其作用短暂，有效期为10日左右
	人体破伤风免疫球蛋白（TIG）	①目前最佳的被动免疫；②肌肉注射250～500U，一次注射后在人体可存留4～5周，免疫效能10倍于TAT

【例35】男，32岁。2周前右足底被铁钉刺伤，未做清创处理。近日，感头痛、咬肌紧张酸胀，诊断为破伤风。其发病机制中错误的是

　　A. 破伤风梭菌产生的内毒素引起症状　　　　B. 痉挛毒素是引起症状的主要毒素

　　C. 溶血毒素引起组织局部坏死和心肌损害　　D. 破伤风是一种毒血症

　　E. 毒素也可影响交感神经

【例36】破伤风患者典型的症状是在肌紧张性收缩的基础上，发生阵发性肌肉强烈痉挛，通常最先受影响的肌群是

　　A. 面部表情肌　　B. 咀嚼肌　　C. 胸部肌群　　D. 背部肌群　　E. 四肢肌

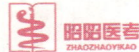

例37～38 共用题干

男,40岁。田间劳动时右足底被割破,伤口长2 cm,深达肌腱,自行包扎。10天后感乏力、畏光、咀嚼无力、下肢痛,无神经系统疾病史。查体:满面大汗,苦笑脸,张口困难,角弓反张,**阵发性四肢痉挛**,心肺查体无异常,腹肌强直,无压痛。

【例37】 该患者**早期**典型的症状是

A. 四肢抽搐　　B. 畏光　　C. 咀嚼无力　　D. 全身乏力　　E. 张口困难

【例38】 下列治疗中**最重要**的是

A. 控制肌肉痉挛　　　　B. 中和血中毒素　　　　C. 应用大剂量青霉素

D. 纠正水、电解质失衡　　E. 吸氧

二、气性坏疽

气性坏疽是梭状芽孢杆菌引起的肌坏死或肌炎。

1. 病因

(1) 气性坏疽是**梭状芽孢杆菌**所致的肌坏死或肌炎。

(2) 引起本病主要的梭状芽孢杆菌有产气荚膜梭菌、水肿杆菌、腐败杆菌、溶组织杆菌等。感染发生时,往往不是单一细菌,而是**几种细菌的混合感染**;细菌在人体内生长繁殖需具备缺氧环境。

(3) 开放性骨折伴有血管损伤,挤压伤伴有深部肌肉损伤、上止血带时间过长或石膏包扎过紧,邻近肛周、会阴部位的严重创伤,继发感染的概率较高。

2. 病理生理

(1) 细菌在局部生长繁殖并分泌多种外毒素和酶。

(2) 外毒素主要是α毒素,是一种坏死性溶血毒素,属于一种卵磷脂酶,能裂解卵磷脂与神经磷脂或脂蛋白复合物,破坏多种细胞的细胞酶,引起病理改变。

3. 临床表现

(1) 创伤后并发此症的时间最早为伤后8～10小时,最迟为5～6日,通常在伤后1～4日。

(2) 病情急剧恶化,烦躁不安,伴恐惧或欣快感;皮肤口唇变白,大量出汗,脉搏快速,体温上升。

(3) **捻发音和大理石样斑纹**伤口中有大量浆液性或浆液血性渗出物。

(4) 因组织分解、液化、腐败和大量**产气**,伤口可有**恶臭**。

4. 治疗和预防

(1) 预防的关键措施 **尽早彻底清创**,消除局部厌氧环境,使细菌不能生长繁殖。

(2) 药物治疗 对深而不规则的伤口充分敞开引流。伤口可用3%过氧化氢或1:1 000高锰酸钾冲洗、湿敷。早期应用大剂量的**青霉素和甲硝唑**。

➢ 昭昭老师总结:破伤风与气性坏疽

	破伤风	气性坏疽
致病菌	破伤风梭菌	梭状芽孢杆菌
病　理	①破伤风梭菌,属**革兰阳性产芽孢**性厌氧菌;不入血,不产生菌血症;②产生外毒素及溶血毒素,外毒素主要是**痉挛毒素**,引起肌紧张与痉挛	产生多种**外毒素**,其中α**毒素**最重要,致溶血、组织坏死
表　现	①首先累及**咀嚼肌**;②最严重者侵犯**呼吸肌**+神志清楚	伤肢肿胀进行性加重;**恶臭**;**皮下气肿**
诊　断	破伤风=**铁锈钉子扎伤+咀嚼肌等强烈痉挛**	气性坏疽=伤肢肿胀进行性加重+**恶臭+皮下气肿+皮肤出现大理石花纹**
治　疗	清创、中和游离的毒素,**人破伤风抗毒素**(3 000～6 000 U),**只用一次**	**彻底清创(最关键的治疗)**+青霉素(1 000万单位以上)+高压氧治疗

例39～40 共用题干

男,20岁。施工时左大腿开放伤,未发现骨折,行简单的创口缝合。2天后感伤部包扎过紧,疼痛剧烈,患肢肿胀明显,缝合处血性液体渗出多,**恶臭**。

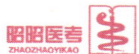

【例39】该患者此时**最可能**的诊断为

A. 丹毒　　　　　B. 急性蜂窝织炎　C. 急性淋巴管炎　D. 化脓感染　　　　E. 气性坏疽

【例40】导致这种感染的**最主要原因**是

A. 伤口包扎过紧　　　　　　　B. 未应用广谱抗生素　　　　　C. 初次缝合创面止血不充分

D. 未行静脉营养　　　　　　　E. 第一次清创不彻底

【例41】气性坏疽的治疗**不正确**的是

A. 一经诊断,应急诊清创　　　　　B. 伤口用 3% 的 H_2O_2 或 1:1000 高锰酸钾冲洗

C. 首选氨基糖苷类抗生素　　　　　D. 高压氧治疗　　　　　E. 营养支持治疗

第6节　外科应用抗菌药物的原则

一、抗菌药物的合理应用原则

（1）尽早确定病原菌　尽早分离培养致病菌和药敏试验,有针对性地使用抗菌药。

（2）根据抗菌药物的作用特点及其体内代谢过程选用药物　根据临床诊断、细菌学检查、药物效应及药代动力学特点,选择疗效高、毒性小、应用方便、价廉易得的药物。

（3）抗菌药物治疗方案　应综合病人病情、病原菌种类及抗菌药物特点制定,在制定治疗方案的时候应从以下几个方面遵循一定的原则:给药剂量、给药途径、给药次数、给药疗程。

（4）**联合用药**需有明确的指征　①病因未明的严重感染,包括免疫缺陷者的严重感染;②单一抗菌药物不能控制的混合感染或严重感染;③单一抗菌药物不能有效控制的感染性心内膜炎或败血症等重症感染;④需长程治疗,但病原菌易对某些抗菌药物产生耐药性的感染,如结核病、深部真菌病;⑤联合用药时宜选用具有协同或相加抗菌作用的药物联合,减少用药剂量,降低药物的毒性和不良反应。

二、围术期预防用药的原则

围术期预防用药的目的在于预防术后切口感染,以及清洁－污染或污染手术后手术部分感染及术后可能发生的全身性感染。

清洁手术	①手术野无污染,通常不需预防用抗菌药物。②仅在下列情况时可考虑预防用药手术范围大、时间长、污染机会增加:手术涉及重要脏器,一旦发生污染将造成严重后果者,如头颅手术、心脏手术、眼内手术等;异物植入手术;高龄或免疫缺陷者等高危人群
清洁－污染手术	①上下呼吸道、上下消化道、泌尿生殖道手术,或经以上器官的手术;②这些手术部位存在大量人体寄生菌群,手术时可能污染手术野造成感染,因此需要预防应用抗菌药物
污染手术	指由于胃肠道、尿路、胆道体液大量溢出(如胃肠道穿孔、胆道穿孔)或开放性创伤未经扩创等造成手术野严重污染的手术,需预防应用抗菌药物

三、抗菌药物在特殊人群中的应用

1. 肾功能减退病人抗菌药物的应用　尽量避免使用。

2. 肝功能减退病人抗菌药物的应用　必须严格监测肝功能。

3. 老年人病人抗菌药物的应用　可用正常治疗量的 2/3～1/2。

4. 新生儿病人抗菌药物的应用　避免使用毒性大的、引起不良反应的。

5. 小儿病人抗菌药物的应用　尽量避免应用耳、肾毒性的抗生素。四环素可导致牙齿黄染等。**喹诺酮类**不能用于 **18 岁以下**的未成年人。

6. 妊娠期和哺乳期病人抗菌药物的应用　妊娠期避免应用对胎儿有致畸或明显毒性作用的抗菌药物。

➤ 参考答案如下,详细答案参见 2021 版《国家临床执业及助理医师资格考试精选真题考点精析》。

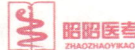
1. E	2. D	3. C	4. C	5. A	6. B
7. E	8. C	9. C	10. E	11. C	12. E
13. D	14. A	15. C	16. E	17. D	18. D
19. B	20. B	21. D	22. A	23. A	24. B
25. C	26. C	27. E	28. A	29. A	30. D
31. B	32. C	33. C	34. D	35. A	36. B
37. E	38. A	39. E	40. E	41. C	—

昭昭老师提示：
关注官方微信,获得第一手考试资料。

第4章　创伤和战伤

> **2021 考试大纲**
　　①概论;②火器伤。

> **考纲解析**
　　近20年的医师考试中,本章的考试重点是火器伤的处理原则,执业医师每年考查分数为1～2分,助理医师每年考查分数为0～1分。

一、概　述
　　创伤是指机械性致伤因素作用于人体所造成的组织结构完整性的破坏或功能障碍。

二、分　类
　　1. 按致伤因素分类　可分为烧伤、冻伤、挤压伤、刃器伤、火器伤、冲击伤、复合伤等。

　　2. 按受伤部位分类　可分为颅脑伤、颌面部伤、颈部伤、胸部伤、腹部伤、多发伤等。

　　3. 按伤后皮肤完整性分类

　　(1) 闭合伤　指皮肤保持完整无开放性伤口者,如挫伤、挤压伤、扭伤、震荡伤、关节脱位、闭合性骨折等。

　　(2) 开放伤　指皮肤破损者,如擦伤、撕裂伤、切割伤、砍伤、刺伤等。在开放伤中,根据伤口类型可分为：

贯通伤	既有入口又有出口
盲管伤	只有入口没有出口
反跳伤	入口和出口在同一点
切线伤	致伤物沿体表切线方向擦过所致的沟槽状损伤

　　4. 按伤情轻重分类

轻　伤	主要是局部软组织伤,暂时失去作业能力,但仍可坚持工作,无生命危险,或只需小手术者
中等伤	主要是广泛软组织伤、上下肢开放骨折、肢体挤压伤、机械性呼吸道阻塞、创伤性截肢及一般的腹腔脏器伤等,丧失作业能力和生活能力,需手术,但一般无生命危险
重　伤	指危及生命或治愈后有严重残疾者

三、病　理
　　1. 局部反应　主要表现为局部炎症反应,其基本病理过程与一般炎症相同。

　　2. 全身反应　是一种非特异应激反应,表现为下丘脑-垂体-肾上腺皮质轴、交感神经-肾上腺髓质轴、肾素-血管紧张素-醛固酮系统被激活。伤后机体总体上处于一种分解代谢状态。

　　3. 组织修复　组织修复的基本方式是由伤后增生的细胞和细胞间质再生增殖、充填、连接或替代缺损的组织。理想的修复是组织缺损完全由原来性质的细胞来修复,恢复原有的结构和功能,称为完全修复。但多数情况下,组织创伤不能靠原来性质的细胞修复,而是由其他性质的细胞(通常是成纤维细胞)增生替代来完成,称为不完全修复,即临床上的"疤痕愈合"。

　　(1) 组织修复分为三个阶段

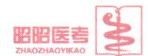

局部炎症反应阶段	主要是血管和细胞反应、免疫应答、血液凝固和纤维蛋白的溶解
细胞增殖分化和肉芽组织生成阶段	①局部炎症开始后，成纤维细胞、内皮细胞等增殖、分化、迁移，分别合成、分泌组织基质（主要是胶原）和形成新生血管，共同组成肉芽组织； ②大多数软组织损伤的修复都是通过肉芽组织生成的形式来完成的
组织塑形阶段	经过细胞增生和基质沉积，伤处组织初步得到修复

（2）创伤愈合的类型 分一期愈合和二期愈合。
（3）影响创伤愈合的因素

局部因素	①伤口感染是最常见的原因； ②损伤范围大、坏死组织多、异物存留； ③局部血液循环障碍； ④局部制动不足，包扎或缝合过紧造成继发性损伤等，均不利于伤口愈合
全身因素	主要有营养不良（蛋白质、维生素、铁、铜、锌等微量元素缺乏或代谢异常）、大量使用细胞增生抑制剂（如糖皮质激素）、免疫功能低下、全身性严重感染（如多器官功能不全等）

4. 创伤并发症 感染、休克、脂肪栓塞综合征、应激性溃疡、凝血功能障碍、器官功能障碍等。

四、创伤的诊断

根据受伤史、临床表现、仔细地体检及辅助检查等可作出正确的诊断。

1. 受伤史 详细的受伤史对了解损伤机制和估计伤情发展有重要意义。

2. 体格检查 首先应从整体上观察伤员状态，判断伤员的一般情况，区分伤情轻重。对于生命体征平稳者，可做进一步仔细检查；伤情较重者，应着手急救，在抢救中逐步检查。

3. 辅助检查 对某些部位创伤有重要的诊断价值，但应根据伤员的全身情况选择必需的项目，以免增加伤员的痛苦和浪费时间、人力和物力。

（1）实验室检查 首先是常规检查。血常规和血细胞比容可判断失血或感染情况；尿常规可提示泌尿系统损伤和糖尿病；血尿淀粉酶可判断有无胰腺损伤。电解质检查可分析水、电解质和酸碱失衡情况。

（2）穿刺和导管检查 诊断性穿刺是一种简单、安全的辅助方法，可在急诊室内进行。放置导尿管或灌洗可诊断尿道或膀胱损伤。监测中心静脉压可辅助判断血容量和心功能。心包穿刺可证实心包积液和积血。

（3）影像学检查 X线平片检查可用于骨折、胸腹部脏器损伤的诊断。CT检查可用于诊断颅脑损伤、某些腹部实质脏器及腹膜后的损伤。B超检查可发现胸腹腔的积血、肝脾破裂等。选择性血管造影可帮助确定血管损伤和某些隐蔽的器官损伤。

五、创伤的急救与治疗

1. 急救 急救的目的是挽救生命和稳定伤情。必须优先抢救的急症包括：心跳呼吸骤停、窒息、大出血、张力性气胸、休克等。常用的急救技术主要有复苏、通气、止血、包扎、固定和搬运等。

（1）复苏 心跳、呼吸骤停时，应立即进行心脏按压、口对口人工呼吸等急救。

（2）通气 对呼吸道阻塞的病人，应立即解除梗阻，以最简单、最迅速有效的方式给予通气，通常的方法有：手指掏出致阻塞异物、抬起下颌、环甲膜穿刺或切开、气管插管、气管切开等。

（3）止血

指压法	用手指压迫动脉经过骨骼的表面，达到止血目的
加压包扎法	最为常用，一般小动脉和小静脉损伤出血均可用此法
填塞法	用于肌肉、骨端渗血
止血带法	用于四肢伤大出血，应每隔1小时放松1～2分钟，使用时间不超过4小时

（4）包扎 包扎的目的是保护伤口、减少污染、压迫止血、固定骨折、关节和敷料并止痛。最常用的材料是绷带、三角巾、四头带。无上述物品时，可就地取材用干净毛巾、手绢、衣服等替代。

（5）固定 骨关节损伤时需固定制动，以减轻疼痛，避免骨折端损伤血管和神经，并有利于防治休克和搬运后送。

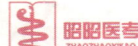

(6)搬运　平时多采用担架或徒手搬运,战时一般采用背、夹、拖、抬、架等方法。

2. 进一步救治　伤员经现场急救运送至救治机构后,应立即对伤情进行判断、分类,然后进行救治。

(1)判断伤情　根据创伤分类方法及指标进行伤情判断和分类,常常简单分为三类。

分　类	具体描述	治　疗
第一类	致命性创伤,如危及生命的大出血、窒息、开放性或张力性气胸	应做短时紧急复苏后手术治疗
第二类	生命体征尚平稳的伤员,可观察或复苏1~2小时	应做好交叉配血,必要检查及手术准备
第三类	潜在性创伤,性质尚未明确,有可能手术治疗者	应密切观察,并做进一步检查

(2)呼吸和循环支持　维持呼吸道通畅,积极抗休克治疗。

(3)防治感染　遵循无菌原则,使用抗菌药物。抗菌药物在伤后2~6小时内使用可起预防作用。

(4)密切观察　严密注视伤情变化,特别是对严重创伤怀疑有潜在性损伤的病人。

(5)对症支持　治疗主要是维持水、电解质和酸碱平衡,保护重要脏器功能,并给予营养支持。

3. 闭合性创伤的治疗

(1)浅部软组织挫伤、扭伤　常用物理疗法,伤后初期局部冷敷,12小时后热敷等。

(2)闭合性骨折和脱位　应先复位,然后根据情况选用各种外固定或内固定。

(3)头、颈、胸、腹部闭合伤　可造成深部组织器官的损伤,甚至危及生命,应高度重视。

4. 开放性创伤的处理

(1)开放性伤口常有污染,应行清创术。伤后6~8小时内进行清创,一般可达到一期愈合。清创术的目的是将污染伤口变成清洁伤口,为组织愈合创造良好条件。如果伤口污染较重或处理时间已超过伤后8~12小时,但尚未发生明显感染,皮肤的缝线暂不结扎,伤口内留置盐水纱条引流。24~48小时后伤口仍无明显感染者,可将缝线结扎使创缘对合。如果伤口已感染,则取下缝线,按感染伤口进行处理。

(2)感染伤口的处理用等渗盐水纱布条敷在伤口内,引流脓液,促使肉芽组织生长。

5. 清创术

(1)先用无菌敷料覆盖伤口,用无菌刷和肥皂液清洗周围皮肤。

(2)去除伤口敷料后取出异物、血块、脱落的组织碎片,生理盐水反复冲洗。

(3)铺无菌巾。

(4)切除创缘皮肤1~2 mm,必要时扩大创口,但肢体部位应沿纵轴切开,经关节的切口应作S形切开。

(5)切除失活组织,清除血肿、凝血块和异物,对损伤的肌腱和神经可酌情修复或仅用周围组织掩盖。

(6)彻底止血。

(7)再次生理盐水反复冲洗伤腔。

(8)彻底清创后,伤后时间短和污染轻的伤口可予缝合。

清创时间	清创应争取在伤后6~8小时内进行,头皮的开放伤可以延伸到24小时
火器伤	火器伤清创也争取在伤后6~8小时内进行,但一般不作一期缝合,只能开放伤口引流3~5天后,根据情况延期缝合 (昭昭老师速记:火器伤及爆炸伤等都不能一起缝合,必须二期缝合)

【例1】男,20岁。右前臂被炸伤4小时,最大伤口长5 cm,出血多,伤及肌肉。X线检查无骨折,未见金属异物。其伤口最佳处理是

 A. 清创后二期缝合   B. 加压包扎止血、观察   C. 清洗伤口后包扎

 D. 包扎,石膏固定患肢 E. 清创后一期缝合

例2~3共用题干

 男,32岁,右大腿外伤4小时,伤口包扎处理。查体:T 37.8 ℃,P 141次/分,R 21次/分,BP 72/49 mmHg,面色苍白,呼吸急促,双肺呼吸音清晰,心律齐,腹软,无压痛,大腿中下1/3处对穿性伤口。已经用纱布覆盖包扎,无明显渗血,足背动脉搏动弱。

【例2】该患者首要的处理措施是

 A. 建立静脉通道,补充血容量   B. 注射 TAT   C. DSA 检查血管有无损伤

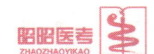

D. 急诊清创缝合　　　　　　　　E. 拆开纱布,检查伤口

【例3】若患者进行清创术,以下措施<u>不正确</u>的是

A. 伤口近端绕扎止血带　　　B. 伤口内放置引流物　　　C. 若清创彻底,一期缝合伤口

D. 若有大血管损伤,尽量修补　　　E. 沿大腿纵轴切开探查,切除创缘皮肤1～2 mm

➤ 参考答案如下,详细答案参见2021版《国家临床执业及助理医师资格考试精选真题考点精析》。

1. A	2. A	3. C	昭昭老师提示:关注官方微信,获得第一手考试资料。

第5章　烧　伤

➤ **2021考试大纲**

①热烧伤;②电烧伤。

➤ **考纲解析**

近20年的医师考试中,本章的考试重点是热烧伤的面积计算、深度识别、严重程度区别和治疗,执业医师每年考查分数为2～3分,助理医师每年考查分数为1～2分。

一、概　述

热力烧伤是指由火焰、热液、高温气体、激光、炽热金属液体或固体等所引起的组织损害,即通常所称的烧伤。临床上也有将热液、蒸气所致的烧伤称之为烫伤。由电、化学物质等所致的损伤,也属于烧伤范畴。

二、烧伤面积的计算(昭昭老师速记:333,567,571321,13131)

部　位		占成人体表面积比例/%		占儿童体表面积比例/%
头颈	发部	3	9×1	9+(12-年龄)
	面部	3		
	颈部	3		
双上肢	双上臂	7	9×2	9×2
	双前臂	6		
	双手	5		
躯干	躯干前	13 .	9×3	9×3
	躯干后	13		
	会阴	1		
双下肢	双臀	5*	9×5+1	9×5+1-(12-年龄)
	双大腿	21		
	双小腿	13		
	双足	7*		

(昭昭老师速记:妇女臀部很重要。所有的数字都是双侧,妇女臀大、脚小,各占6%)

【例1】成年男性右侧膝关节以下烧伤,其烧伤面积占人体体表面积的百分比是

A. 5%　　　B. 6%　　　C. 8%　　　D. 10%　　　E. 13%

【例2】成人胸、腹、会阴和两侧大腿前侧烧伤时,烧伤面积估计是

A. 25%　　　B. 28%　　　C. 30%　　　D. 32%　　　E. 34%

【例3】男,36岁。不慎跌入热水池中烫伤臀部及双下肢。按新九分法计算其烧伤面积是

A. 27%　　　B. 36%　　　C. 46%　　　D. 54%　　　E. 87%

【例4】男,32岁。右上肢烫伤,创面与本人手指并拢时的两只手掌等大,相当于其体表面积的

A. 1.0%　　　B. 1.5%　　　C. 2.0%　　　D. 2.5%　　　E. 3.0%

三、烧伤深度的识别

	Ⅰ度	浅Ⅱ度	深Ⅱ度	Ⅲ度
损伤深度	伤及表皮浅层	生发层、真皮乳头层	真皮层	全层
创　面	红斑状干燥	水疱	红白相间	焦痂
痛　觉	烧灼感	剧痛,感觉过敏	疼痛迟钝	痛觉消失
愈合时间	1周	1～2周	3～4周	—
愈合方式	无瘢痕	无瘢痕,有色素沉着	瘢痕愈合	需植皮愈合
昭昭老师速记	—	"乳头"很"浅"	"真""深"啊	"全""焦"了

【例5】男性,35岁。上肢被开水烫伤,皮肤见多数较大水泡,其烧伤累及皮肤的深度为

A. 表皮　　　　　　　　B. 真皮浅层　　　　　　　　　　C. 真皮深层

D. 皮肤全层　　　　　　E. 皮肤及皮下组织

【例6】深Ⅱ度烧伤损伤深度已达

A. 皮下脂肪层　　　　　B. 表皮浅层　　　C. 表皮生发层和真皮乳头层

D. 皮肤全层及肌肉　　　E. 真皮深层

【例7】浅Ⅱ度烧伤创面特征是

A. 局部红肿　　B. 局部水泡　　C. 红白相间　　D. 可见网状栓塞血管　　E. 焦黄无水泡

【例8】男,23岁。右足和右小腿被开水烫伤,有水泡伴剧痛。创面基底部肿胀发红。该患者烧伤面积和深度的诊断为

A. 5%浅Ⅱ度　　B. 5%深Ⅱ度　　C. 10%浅Ⅱ度　　D. 10%深Ⅱ度　　E. 15%浅Ⅱ度

四、烧伤严重性分度(昭昭老师速记:1355,122)

1. 烧伤的分度

分　度	Ⅱ度烧伤或烧伤总面积	Ⅲ度烧伤
轻度	Ⅱ度烧伤<10%	—
中度	Ⅱ度烧伤<30%	<10%
重度	烧伤总面积31%～50%	<20%
特重度	烧伤总面积>50%	>20%

2. 吸入性损伤　吸入性损伤的诊断依据:①于密闭室内发生的烧伤;②面、颈和前胸部烧伤,特别是口、鼻周围深度烧伤;③鼻毛烧焦,口唇肿胀,口腔、口咽部红肿和水疱或黏膜发白者;④刺激性咳嗽,痰中有炭屑;⑤声嘶、吞咽困难或疼痛;⑥呼吸困难和(或)哮鸣;⑦纤维支气管镜检查发现气道黏膜充血、水肿、黏膜苍白、坏死、剥脱等,是诊断吸入性损伤最直接和准确的方法。

【例9】重度烧伤是指Ⅲ度烧伤面积

A. 不足10%　　B. 10%～19%　　C. 20%～29%　　D. 30%～39%　　E. 40%

【例10】符合中度烧伤的Ⅱ度烧伤面积的范围是

A. 51%～60%　　B. 11%～30%　　C. 5%～10%　　D. 41%～50%　　E. 31%～40%

【例11】属于成人中度烧伤的是

A. Ⅲ度烧伤面积小于10%　　　　　B. 烧伤总面积达31%～50%

C. Ⅱ度烧伤面积小于10%　　　　　D. Ⅱ度烧伤面积小于20%伴休克

E. Ⅲ度烧伤面积11%～20%

例12～13共用题干

男,35岁。烧伤后2小时入院。疼痛剧烈,感口渴。面色苍白,心率100次/分,BP 90/60 mmHg,头颈面部、躯干部及会阴部布满大小不等水泡,可见潮红创面,两上肢呈焦黄色,无水泡。

【例12】该病员的烧伤总面积估计为

A. 63%　　B. 54%　　C. 45%　　D. 36%　　E. 27%

【例13】该病员Ⅲ度烧伤面积为

A. 9%　　B. 18%　　C. 27%　　D. 36%　　E. 45%

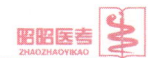

五、烧伤的病理生理和临床表现

根据烧伤的病理生理特点,可将烧伤临床发展过程分为 4 期,即体液渗出期→急性感染期→创面修复期→康复期;各期之间相互交错,烧伤越重,其关系越密切。

	体液渗出期	急性感染期	创面修复期	康复期
临床特点	①最大特点是体液渗出,渗出速度在伤后 6～12 h 最快,持续 24～36 h;②最危险的并发症是休克	烧伤水肿回吸收期一开始,感染就上升为主要矛盾	①Ⅰ°、浅Ⅱ°多能自行修复;②深Ⅱ°残存的上皮岛融合修复;③Ⅲ°皮肤移植修复	深度创面愈合后形成瘢痕,严重者影响外观和功能
治疗原则	①早期应行抗休克治疗;②输液速度先快后慢	①防治感染是此期的关键;②应早期切痂或削痂、植皮消灭创面	①加强营养,扶持机体修复功能和抵抗力;②积极消灭创面,防治感染	需要锻炼、工疗、体疗和整形以期恢复

六、现场急救和转运

1. 迅速去除致伤原因　包括尽快扑灭火焰、脱去着火或沸液浸渍的衣服。劝阻伤员衣服着火时不要站立或奔跑呼叫,以防增加头面部烧伤或吸入性损伤;迅速离开密闭和通风不良的现场;及时冷疗能防止热力继续作用于创面使其加深,并可减轻疼痛、减少渗出和水肿,越早效果越好。冷疗一般适用于中小面积烧伤,特别是四肢烧伤,方法是将烧伤创面在自来水下淋洗或浸入水中,或用冷水浸湿的毛巾敷于创面。

2. 妥善保护创面　在现场附近,创面只求不再污染、不再损伤。可用干净敷料或布类保护,或行简单包扎后送医院处理。避免用有色药物涂抹,增加对烧伤深度判定的困难。

3. 维持呼吸道通畅　火焰烧伤常伴烟雾、热力等吸入性损伤,应注意保持呼吸道通畅。

4. 其他救治措施　严重大面积烧伤早期应避免长途转运,休克期最好就近输液抗休克或加做气管切开。建立输液通道,放置导尿管。疼痛剧烈者可酌情使用地西泮、哌替啶等。

七、初期处理

1. 轻度烧伤　主要是创面处理,包括清洁创周健康皮肤。①创面可用 1:1 000 苯扎溴铵或 1:2 000 氯己定清洗、移除异物。②浅Ⅱ°水泡皮应予保留,水泡大者,可用消毒空针抽去水泡液。深度烧伤的水泡皮应予清除。③如果用包扎疗法,内层用油质纱布,可添加适量抗生素,外层吸水敷料均匀包扎,包扎范围应超过创周 5 cm。④面、颈、会阴部烧伤不适合包扎,则予暴露。⑤疼痛较明显者,可给予镇静止痛剂。⑥使用抗生素和破伤风抗毒素。

烧伤分度	处　理
Ⅰ度	烧伤创面只需保持清洁和避免再损伤
浅Ⅱ度	水泡皮要保留(昭昭老师速记;浅Ⅱ度水泡可保留,作为保护创面)
深Ⅱ度	水泡要去掉,创面再用内层油质纱布、外层吸水敷料均匀包扎
Ⅲ度	切开焦痂

2. 中、重度烧伤　①了解受伤史,记录血压、脉搏、呼吸,严重呼吸道烧伤应及早行气管切开。②建立输液通道开始输液。③留置导尿管。④清创,估算烧伤面积、深度。⑤制定第一个 24 小时输液计划。⑥大面积烧伤一般采用暴露疗法。

3. 创面污染重或有深度烧伤　注射 TAT,使用抗生素。

【例 14】男性,10 岁。右手烧伤,有水泡,剧痛。现场急救中,为减轻疼痛,最恰当的方法是

A. 安慰和鼓励受伤者　　　　　B. 肌注地西泮(安定)　　　C. 肌注哌替啶(杜冷丁)

D. 抽吸水泡　　　　　　　　　E. 将手浸入冷水中

八、烧伤患者的补液方法

1. 液体疗法　是防治烧伤休克的最重要的措施。

2. 烧伤补液的计算方法　(昭昭老师提示:晶体——糖盐;胶体——代血浆制品)

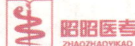

(1) 第 1 天补液量

计算公式	总液体量＝丢失量＋生理需要量
丢失量	丢失量＝体重×烧伤面积(Ⅱ度、Ⅲ度)×固定系数 固定系数为①成人:1.5 mL/(kg·m²)(胶体 0.5 mL/(kg·m²)＋晶体 1.0 mL/(kg·m²),即胶体:晶体＝1:2);②广泛深度烧伤或小儿烧伤:1.5 mL/(kg·m²)(胶体 0.75 mL/(kg·m²)＋晶体 0.75 mL/(kg·m²),胶体:晶体＝1:1);③婴儿:2.0 mL/(kg·m²)
生理需要量	5％葡萄糖溶液 2 000 mL
补液速度	先快后慢,前 8 小时输入一半,后 16 小时输入一半

(2) 第 2 天补液量

丢失量	第 1 天丢失量的 1/2
生理需要量	5％葡萄糖溶液 2 000 mL
补液速度	均匀补入

(3) 举例说明

具体病例计算(例题:Ⅱ度、Ⅲ度烧伤面积 60％,体重 50 kg,无休克表现)
①第 1 天的补液量 a. 丢失量:胶体液 60×50×0.5＝1 500 mL,晶体液 60×50×1.0＝3 000 mL; b. 生理需要量:5％葡萄糖溶液 2 000 mL; c. 总共需要的液体量:1 500 mL＋3 000 mL＋2 000 mL＝6 500 mL; d. 补液速度:前 8 小时补充一半,6 500 mL/2＝3 250 mL。 ②第 2 天的补液量 a. 丢失量:第 1 天晶体液和胶体液的一半:4 500 mL/2＝2 250 mL(60×50×1.5/2＝2 250 mL); b. 生理需要量:5％葡萄糖溶液 2 000 mL; c. 总液体量:2 250 mL＋2 000 mL＝4 250 mL

补充:如果患者已经休克了,固定系数改为 2.6,这时晶体液体是 1.3,胶体液体是 1.3。如果是儿童,算法与上面类似,只不过固定系数变为 2.0。(昭昭老师速记:孩子需要的水更多一些)

第 1 天的补液量	
计算公式	总液体量＝丢失量＋生理需要量
丢失量	丢失量＝体重×烧伤面积(Ⅱ度、Ⅲ度)×固定系数 固定系数:2.6 mL/(kg·m²)(胶体 1.3 mL/(kg·m²)＋晶体 1.3 mL/(kg·m²))
生理需要量	5％葡萄糖溶液:2 000 mL
补液速度	先快后慢,前 8 小时输入一半,后 16 小时输入一半
第 2 天的补液量	
丢失量	丢失量＝体重×烧伤面积(Ⅱ度、Ⅲ度)×固定系数 固定系数:1.0 mL/(kg·m²)(胶体 0.5 mL/(kg·m²)＋晶体 0.5 mL/(kg·m²))
生理需要量	5％葡萄糖溶液 2 000 mL
补液速度	均匀补入
具体病例如何计算(例题:Ⅱ度、Ⅲ度烧伤面积 60％,体重 50 kg,入院时已有休克)	
第 1 天的补液量	a. 丢失量:胶体液 60×50×1.3＝3 900 mL 晶体液 60×50×1.3＝3 900 mL; b. 生理需要量:5％葡萄糖溶液 2 000 mL; c. 总共需要的液体量:3 900 mL＋3 900 mL＋2 000 mL＝9 800 mL; d. 前 8 小时补充一半:9 800 mL/2＝4 900 mL
第 2 天的补液量	a. 丢失量:体液 60×50×0.5＝1 500 mL 晶体液 60×50×0.5＝1 500 mL; b. 生理需要量:5％葡萄糖溶液 2 000 mL; c. 总共需要的液体量:1 500 mL＋1 500 mL＋2 000 mL＝5 000 mL

【例 15】男性,25 岁。烧伤后 2 小时入院,Ⅱ度烧伤面积共约 40％,体重约 60 kg。第 1 个 24 小时应

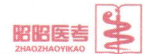

输入的液体总量约为

  A. 2 400 mL B. 3 400 mL C. 4 600 mL D. 5 600 mL E. 6 500 mL

【例16】8个月男婴烧伤时每1%Ⅱ度烧伤面积、千克体重额外丢失补液量为

  A. 1.0 mL B. 1.5 mL C. 2.0 mL D. 2.5 mL E. 3.0 mL

【例17】婴儿Ⅲ度烧伤。第2个24小时每1%烧伤面积、千克体重的额外补液量是

  A. 0.5 mL B. 1.0 mL C. 1.2 mL D. 1.5 mL E. 1.8 mL

例18～19 共用题干

  男,40岁。体重60 kg。右上肢肩关节以下,右下肢膝关节以下烧伤深度为浅Ⅱ度至深Ⅱ度,右足部烧伤深度为Ⅲ度。

【例18】该患者的烧伤总面积为

  A. 20% B. 38% C. 18% D. 37% E. 19%

【例19】该患者第1个24小时的补液量为

  A. 2 500 mL B. 1 700 mL C. 4 000 mL D. 2 000 mL E. 3 700 mL

九、烧伤全身性感染

  1. 烧伤感染的原因 ①广泛的皮肤屏障破坏,大量坏死组织和渗出成为微生物的良好培养基;②严重烧伤虽伤在体表,但肠黏膜屏障有明显的应激性损害,肠道微生物、内毒素等均可移位,肠道成为重要的内源性感染的来源;③吸入性损伤后继发肺部感染的概率高;④长时间静脉输液,静脉导管感染是最常见的医源性感染。

  2. 诊断依据 ①性格的改变,初始时仅有兴奋、多语、定向障碍,继而出现幻觉、迫害妄想、大喊大叫;②体温骤升或骤降;③心率>140次/分;④呼吸急促;⑤创面骤变;⑥白细胞计数骤升或骤降。

  3. 防治 ①积极纠正休克,保护肠黏膜的组织屏障;②及时正确处理创面,早期切痂、削痂植皮,是防治全身性感染的关键措施;③正确使用抗生素,预防二重感染;④营养支持、水电解质平衡的维护。

【例20】烧伤最常见的死亡原因是

  A. 休克 B. ARDS C. 肾功能衰竭 D. 感染 E. 心功能衰竭

【例21】大面积烧伤患者,近日来常感寒战、高热,呈间歇热,四肢厥冷,发绀,尿量明显减少,很快发生血压下降,休克。其最大可能的原因是

  A. 革兰阳性细菌败血症   B. 革兰阴性细菌败血症
  C. 真菌性败血症   D. 厌氧菌性败血症   E. 二重感染

十、电烧伤

  1. 特点

  (1)全身性损害

  ① 病情较轻 轻者有恶心、心悸、头晕或短暂意识障碍。

  ② 病情较重 重者昏迷,呼吸、心跳骤停,但如及时抢救多可恢复。交流电对心脏损害较大,电流通过脑、心等重要器官,后果严重。

  (2)入口和出口 电流通过人体时有"入口"和"出口",入口处损伤较出口处重。入口处常炭化,形成裂口或洞穴。烧伤常深达肌肉、肌腱、骨周围,损伤范围常外小内大,没有明显的坏死层面;局部渗出较一般烧伤重;由于邻近血管的损害,常出现进行性坏死,伤后坏死范围可扩大数倍。

  (3)"套袖式"坏死 见于骨骼周围。

  (4)"跳跃式"深度烧伤 电流通过肢体时,可引发强烈痉挛,关节屈曲常形成电流短路,所以在肘、腋、膝、股等处可出现"跳跃式"深度烧伤。

  2. 急救

  (1)立即切断电源 或用不导电的物体拨离电源。

  (2)心肺复苏 呼吸心跳骤停者,立即进行心肺复苏。复苏后应注意心电监护。

  (3)液体复苏 补液量不能根据表面烧伤面积计算,对深部组织损伤应充分估计。早期补液量应高于一般烧伤,补充碳酸氢钠以碱化尿液,使用甘露醇利尿。

  (4)清创 应注意切开减张,包括筋膜切开减压。

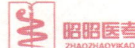

(5) 药物　使用抗生素及破伤风抗毒素。

➤ 参考答案如下,详细答案参见 2021 版《国家临床执业及助理医师资格考试精选真题考点精析》。

1. D	2. A	3. C	4. C	5. B
6. E	7. B	8. C	9. D	10. B
11. A	12. B	13. B	14. E	15. D
16. C	17. E	18. E	19. E	20. A
21. B	—	—	—	—

第6章　乳腺疾病

➤ **2021 考试大纲**

①乳房解剖、生理;②急性乳腺炎;③乳腺囊性增生病;④乳腺纤维腺瘤;⑤乳腺癌。

➤ **考纲解析**

近 20 年的医师考试中,本章的考试重点是乳癌的分型、诊断、分期和治疗,执业医师每年考查分数为 2～3 分,助理医师每年考查分数为 1～2 分。

第1节　乳房基础知识

一、乳房检查

1. 视诊　观察两侧乳房外形、两侧是否对称,有无局限性隆起或凹陷,皮肤有无红肿及橘皮样改变,浅表静脉有无扩张,两侧乳头是否在同一水平线上,乳头是否凹陷,乳头、乳晕有无糜烂。

2. 触诊　检查者应以手指掌面而不是指尖扪诊,不要用手指捏乳房组织。应按顺序检查乳房:外上、外下、内下、内上各象限及中央区做全面检查。先查健侧,后查患侧。先检查乳房,最后挤压乳头看有否溢液。

二、乳房肿块的检查及鉴别

发现乳房肿块后,应注意肿块大小、硬度、表面是否光滑、边界是否清楚,以及活动度。

(1) 轻轻捻起肿块表面皮肤,明确肿块是否与皮肤粘连。如有粘连而无炎症表现,应警惕乳腺癌可能。

(2) 良性肿瘤的边界清楚,活动度大;恶性肿瘤的边界不清,质地硬,表面不光滑,活动度小。

(3) 较大肿块者,还应检查肿块与深部组织的关系。可让病人双手叉腰,使胸肌保持紧张,如肿块活动受限,表示肿块侵及深部组织。

三、乳房的淋巴结检查

(1) 检查腋窝淋巴结最好采用直立位。检查腋窝淋巴结时,检查者应面对病人,以右手检查左腋窝,左手检查右腋窝。先让病人上肢外展,以手入其腋窝顶,手指掌面压向病人的胸壁,然后嘱病人放松上肢,搁置在检查者的前臂上,用轻柔的动作自腋窝顶部从上而下扪查腋顶部淋巴结。然后,将手指掌面转向腋窝前壁,扪查胸大肌深面淋巴结。站在病人背后,扪摸背阔肌前内侧淋巴结。最后检查锁骨下及锁骨上淋巴结。

(2) 当发现有肿大淋巴结时,应注意其大小、质地,有无压痛、有无融合,以及活动度。

四、乳头溢液

溢液性质	疾　病
浆液性无色溢液	正常月经周期、早期妊娠
①浆液性无色溢液;　②黄色或黄绿色溢液; ③棕褐色溢液;　④鲜红色血性溢液	乳腺囊性增生病

续表

溢液性质	疾　病
①乳管内乳头状瘤：鲜红色血性溢液； ②乳管阻塞的乳管内乳头状瘤：棕褐色溢液	乳管内乳头状瘤
黄色或黄绿色、血性溢液	乳腺癌

五、乳房的特殊检查

检　查	临床意义
钼靶 X 线摄影	用于乳腺癌的筛查
超声检查	可显示肿瘤周围的血运情况
磁共振成像	可详细显示肿瘤的部位、大小
活组织病理学检查	确诊的金标准
术中快切病检	对疑有乳腺癌的病人,如上述方法不能确诊,可将肿块连同周围组织一并切除,做术中冰冻活检或快速病理检查,一般不宜做切取活检
全身核素骨扫描	可显示转移的情况

【例1】判断乳腺包块周围血供情况首选的方法是

A. 钼靶 X 线射片　　B. 胸部 CT　　　　C. PET-CT　　　　D. 乳腺 MRI　　　E. 乳腺 B 超

【例2】乳房干板静电摄影技术最重要的优点是

A. 血管影特别清晰　　　　　　B. 肿块边缘更为清晰　　　　　C. 钙化影更为清晰

D. 乳房腺叶更为清晰　　　　　E. 乳管影更为清晰

例3~4共用题干

女,45岁,左乳房包块5个月,乳房无不适症状,有时感左肩部不适、隐痛。查体:一般情况好,左乳房外上象限可触及 3 cm×2 cm 包块,质硬,不光滑,活动,无压痛,左腋窝触及 3 枚肿大淋巴结。钼靶摄片:左乳房 2 cm×2 cm 高密度影,周边有毛刺,中央有细沙样钙化点。

【例3】若患者拟行手术治疗,预防术后感染最重要的措施是

A. 缝合前彻底冲洗　　　　　　B. 术前纠正贫血和低蛋白血症

C. 术前、术中、术后应用光谱抗生素　　D. 安置有效的术后引流

E. 遵守无菌操作

【例4】患者术后 3 年出现腰背部疼痛,逐渐加重。为明确诊断首选的主要检查是

A. PET-CT　　　　B. CEA　　　　　C. CA153　　　　　D. 同位素骨扫描　　E. 免疫指标检测

【例5】目前确定乳腺肿块性质最可靠的方法是

A. X 线检查　　B. B 超　　　C. 近红外线扫描　　D. 液晶热图像　　E. 活组织病理检查

第2节　急性乳腺炎

急性乳腺炎是乳腺的急性化脓性感染,常见于产后哺乳期的妇女,尤以初产妇更为多见,往往发生在产后 3~4 周。因乳房血管丰富,早期可出现寒战、高热及脉搏快速等脓毒症表现。

一、病　因

1. 致病菌　金黄色葡萄球菌。(昭昭老师速记:跟皮肤相关的基本上都是金葡菌。)

2. 主要病因

乳汁淤积	乳汁是细菌理想的培养基,乳汁淤积有利于细菌的生长繁殖
细菌入侵	①乳头破损或皲裂,使细菌沿淋巴管入侵是感染的主要途径; ②细菌也可直接侵入乳管,上行至腺小叶而致感染;多数发生于初产妇,多发于产后 1 个月

【例6】急性乳腺炎最常发生在产后

A. 1 个月　　　　B. 3 个月　　　C. 4 个月　　　　D. 5 个月　　　　E. 6 个月

【例7】急性乳腺炎最常见的致病菌是

A. 溶血性链球菌　　B. 肺炎链球菌　　　C. 白色葡萄球菌　　　D. 厌氧菌　　　E. 金黄色葡萄球菌

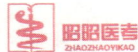

【例8】急性乳腺炎的病因**不包括**

A. 乳头内陷　　B. 乳汁过多　　C. 乳管不通　　D. 乳房淋巴管阻塞　　E. 婴儿吸乳少

二、表现

1. 全身中毒症状　可有寒战、高热、脉搏增快。

2. 乳房局部症状　红肿、发热、痛。脓肿形成或破溃。

三、实验室检查

血常规	外周血白细胞计数明显增高
乳汁细菌培养	炎症早期可行乳汁细菌培养
脓液细菌培养＋药敏试验	脓肿形成时在压痛最明显的炎症区域或在B超定位下进行穿刺,抽到脓液表示脓肿已形成,做脓液细菌培养＋药敏试验

四、诊断

1. 乳房脓肿形成　起病呈**蜂窝织炎**样表现,数天后可形成脓肿,可以是单房或多房性,脓肿可向外溃破,深部脓肿还可穿至乳房与胸肌间的疏松组织中,形成乳房后脓肿;当局部有波动感或超声证明有脓肿形成时,应在压痛最明显的炎症区或超声定位下进行穿刺,抽到脓液表示脓肿已形成,脓液做细菌培养及药物敏感试验。

2. 诊断　急性乳腺炎＝**产后哺乳期**妇女＋乳房局部**红肿热痛**。(昭昭老师速记:哺乳期妇女的乳房红肿热痛就是急性乳腺炎,这里的急性乳腺炎要和**炎性乳癌**进行鉴别。)

五、治疗

1. 一般治疗　一般**不停止哺乳**,但患侧乳房应停止哺乳。

2. 药物治疗　脓肿未形成时给予抗生素治疗:首选青霉素,或用耐青霉素酶的苯唑西林,或头孢一代抗生素如头孢拉定。对青霉素过敏者,则应用红霉素。抗生素可通过乳汁影响婴幼儿的健康,故四环素、氨基糖苷类、喹诺酮类、磺胺类、甲硝唑等不宜应用。

3. 手术治疗　脓肿形成后及时**切开引流**。

最常用切口	放射状切口
乳晕下脓肿	沿乳晕边缘做**弧形切口**
深部脓肿或乳房后脓肿	沿**乳房下缘做弧形切口**,经乳房后间隙引流
脓肿较大者	脓腔的最低部位可**对口引流**

4. 预防　关键在于**避免乳汁淤积**,防止乳头损伤,并保持清洁。

【例9】乳房脓肿临床治疗的**主要方法**是

A. 应用足量抗生素　　B. 局部理疗　　C. 乳罩托起乳房　　D. 停止哺乳　　E. 切开引流

【例10】乳房后脓肿切开引流**最好采用**

A. 乳房表面放射状切口　　　　B. 乳房表面横切口　　　　C. 乳晕下弧形切口

D. 乳房下缘弧形切口　　　　　E. 乳房外侧斜切口

【例11】乳房脓肿切开引流处理**错误**的是

A. 可以做对口引流　　　　　　　　B. 应做放射状切口　　　　C. 切开乳管充分引流

D. 乳晕下脓肿应沿乳晕边缘做弧形切口　　　E. 深部脓肿可沿乳房下缘做弧形切口

第3节　乳腺囊性增生病

乳腺囊性增生病亦称乳腺病,是妇女的多发病,常见于中年妇女。病理结构呈多样性表现,增生可发生于腺管周围并伴有大小不等的囊肿形成,囊内含有淡黄色或棕褐色液体,或腺管内表现为不同程度的乳头状增生,伴乳管囊性扩张,也有发生于小叶实质者,主要为乳管及腺泡上皮增生。

一、病因

可能是**雌、孕激素比例失调**,使得乳腺实质增生过度及复旧不全。部分乳腺实质成分中,女性激素受体的质和量有问题,使乳房各部分增生的程度参差不齐。

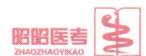

二、表 现

1. 一般表现 一侧或双侧乳房胀痛和肿块是本病的主要表现,部分病人具有周期性。

2. 疼痛特点 乳房胀痛一般于月经前明显,月经后减轻,严重者整个月经周期都有疼痛。

三、体 征

1. 体征 体检发现一侧或双侧乳房内可有大小不一、质韧的单个或多个的结节,可有触痛,与周围分界不清,亦可表现为弥漫性增厚。

2. 溢液 少数病人可有乳头溢液,多为浆液性或浆液血性液体。本病病程较长,发展缓慢。

【例12】乳腺囊性增生病的临床表现最突出的特点是

A. 疼痛与月经周期有关　　　　　B. 肿块呈颗粒状或结节状　　　　　C. 肿块大小不一

D. 肿块质韧　　　　　E. 可有乳头溢液

【例13】女性,31岁。双侧乳房周期性胀痛1年,并可触及不规则包块,伴有触痛,月经过后疼痛缓解,包块略缩小。考虑可能是

A. 乳腺癌　　B. 乳腺炎　　C. 乳腺纤维瘤　　D. 乳腺囊性增生病　　E. 乳管内乳头状瘤

四、诊 断

乳腺囊性增生＝一侧或双侧乳房胀痛和肿块＋周期性疼痛。(昭昭老师速记:月经前来很痛,月经走了就没事了。)

五、治 疗

1. 一般治疗 本病的治疗主要是对症治疗,定期复查。

2. 对症状较重的病人 可用三苯氧胺治疗。该药的治疗效果较好但因对子宫内膜及卵巢有影响而不能长期服用。

3. 对局限性乳腺囊性增生病的处理方式

临床情况	处理方式
月经干净后5天内复查,若肿块变软、缩小或消退	观察并继续中药治疗
若肿块无明显消退者,或者观察过程中,对局部病灶有恶性病变可疑时	切除并作快速病理检查
不典型上皮增生,同时有对侧乳腺癌或有乳腺癌家族史等高危因素者,以及年龄大,肿块周围乳腺组织增生也较明显者	单纯乳房切除术

第4节　乳房纤维腺瘤

乳房纤维腺瘤是乳房最常见的良性肿瘤。

一、病 因

小叶内纤维细胞对雌激素的敏感性增高,可能与纤维细胞所含雌激素受体的量和质的异常有关。雌激素是本病发生的刺激因子,故本病发生于卵巢功能期。

二、临床表现

1. 发病年龄 乳腺的常见肿瘤,高发年龄是20～25岁,其次是15～20岁和25～30岁。

2. 发病特点 好发于乳腺的外上象限,多为单发,患者常无自觉症状。肿块增大缓慢,质地较硬如橡皮球的弹性感;表面光滑,易于推动。月经周期对肿块的大小并无影响。

三、诊 断

乳房纤维腺瘤＝20～25岁＋乳房单发的肿瘤。(昭昭老师速记:大姑娘的肿瘤就是纤维腺瘤。)

【例14】女,18岁。左乳肿块1年,增长缓慢。查体:左乳外上象限触及1.5 cm分叶肿块,质硬,光滑、边界清楚,活动,无压痛,左侧腋窝未触及肿大淋巴结。最可能的诊断是

A. 乳腺癌　　　　　B. 乳房纤维腺瘤　　　　　C. 乳房内瘤

D. 乳腺囊性增生症　　　　　E. 乳管内癌乳头状瘤

四、治 疗

手术切除是治疗本病的唯一有效方法。由于妊娠可使纤维瘤增大,所以在妊娠前或妊娠后发现的纤维瘤一般都应手术切除。应将肿瘤连同包膜整块切除,并做常规病理检查。

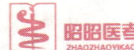

> 昭昭老师总结:乳房纤维腺瘤和乳管内乳头状瘤

	乳房纤维腺瘤	乳管内乳头状瘤
发病情况	最常见的良性肿瘤	—
好发年龄	青少年女性,20~25岁	中老年女性,40~50岁
好发部位	乳房外上象限	乳管近乳头壶腹部
肿块界限	清楚	不易扪及
恶变率	一般不恶变	有一定的恶变率
治疗手段	手术切除	手术为主

第5节　乳腺癌

一、病因

雌激素	雌酮及雌二醇与乳腺癌的发病有直接关系
年龄因素	20岁前本病少见,20岁以后发病率逐渐上升,45~50岁较高
月经史	月经初潮年龄早(<12岁)、绝经年龄晚(>55岁)与乳腺癌发病有关
生育史	孕及初次足月产的年龄(>35岁)与乳腺癌发病有关
家族史	一级亲属中有乳腺癌病史者,发病危险性是普通人群的2~3倍
良性疾病	乳腺良性疾病与乳腺癌的关系尚有争论
其他因素	营养过剩、肥胖、脂肪饮食、环境因素及生活方式均与乳腺癌的发病有关

二、病理

1.分型

分型	具体分型	预后
非浸润性癌	①导管内癌:癌细胞未突破导管壁基底膜; ②小叶原位癌:癌细胞未突破末梢乳管或腺泡基底膜; ③乳头湿疹样乳腺癌:伴发浸润性癌者,不在此列	预后较好
浸润性特殊癌	①乳头状癌;②髓样癌(伴大量淋巴细胞浸润);③小管癌(高分化腺癌);④腺样囊性癌;⑤黏液腺癌;⑥大汗腺样癌;⑦鳞状细胞癌等	预后居中
浸润性非特殊癌	①浸润性小叶癌、浸润性导管癌、硬癌、腺癌、髓样癌(无大量淋巴细胞浸润)、单纯癌等; ②乳腺癌中最常见的类型,约占80%	预后较差
其他罕见癌	—	—

2.转移

局部扩展	癌细胞沿导管或筋膜间隙蔓延,继而侵及Cooper韧带和皮肤
淋巴转移	①癌细胞经胸大肌外侧缘淋巴管侵入同侧腋窝淋巴结,然后侵入锁骨下淋巴结以至锁骨上淋巴结,进而可经胸导管(左)或右淋巴管侵入静脉血流而向远处转移; ②癌细胞向内侧淋巴管,沿着乳内淋巴管的肋间穿支引流到胸骨旁淋巴结,继而达到锁骨上淋巴结,并可通过同样途径侵入血流
血运转移	①早期乳腺癌已有血运转移,癌细胞可直接侵入血液循环而致远处转移; ②最常见的远处转移依次为骨、肺、肝

三、临床表现

外上象限	乳腺癌的最好发部位
酒窝征	累及Cooper韧带,可使其缩短而导致肿瘤表面的皮肤凹陷 (昭昭老师速记:"Cooper""酒")
橘皮征	皮下淋巴管被癌细胞阻塞,引起淋巴回流障碍,出现真皮水肿 (昭昭老师速记:"橘""淋"——一片橘子地)

续表

卫星结节	癌细胞沿淋巴网广泛扩散到乳房及其周围皮肤形成许多硬的小结节
乳头回缩、凹陷	乳头、乳晕癌肿侵入乳管,使之缩短,可把乳头牵向肿块一侧
铠甲胸	癌细胞侵入胸膜、胸肌,以至于肿块固定在胸壁上不易推动
手臂水肿	①癌细胞堵塞腋窝主要的淋巴管,引起该侧手臂淋巴回流障碍,发生的蜡白色手臂水肿; ②锁骨下或腋窝变硬的淋巴结压迫腋静脉引起的该手臂青紫色水肿

【例15】下列哪项不是乳癌的临床表现

　A. 肿块生长速度较快　　　　B. 癌块表面皮肤凹陷　　　　C. 肿块表面光滑,活动度好

　D. 橘皮样外观　　　　E. 最早表现为无痛、单发、质硬、界限不清小肿块

【例16】乳癌多发生于

　A. 乳头乳晕区　　B. 内上象限　　C. 外上象限　　D. 内下象限　　E. 外下象限

【例17】乳腺癌患者乳房皮肤出现酒窝征的原因是

　A. 肿瘤侵犯了胸大肌　　　　B. 肿瘤侵犯了 Cooper 韧带　　　　C. 癌细胞堵塞了局部皮下淋巴管

　D. 肿瘤侵犯了周围腺体　　　　E. 肿瘤侵犯了局部皮肤

四、诊　断

1. 诊断公式　乳腺癌＝中老年女性＋乳房外上象限＋单发的小肿块＋无痛。

2. 特殊类型乳腺癌

	炎性乳癌	湿疹样癌(Paget 病)
表　现	局部皮肤可呈炎症改变,开始较局限,不久即扩展到乳房大部分皮肤,皮肤发红、水肿、增厚、粗糙,表面温度升高	乳头有瘙痒、烧灼感,以后出现乳头和乳晕的皮肤变粗糙,糜烂如湿疹样,进而出现溃疡
特　点	恶性程度最高,预后最差	淋巴结转移发生较晚
治　疗	(昭昭老师速记:看上去是炎症,本质最恶) ①炎性乳癌一般不宜立即手术,可先行全身化疗或放疗,为手术创造条件; ②术后可根据患者情况行适当综合治疗	①乳房内尚未触及肿块时行患侧乳房单纯切除; ②乳房内肿块已经形成则预后较差,行乳癌根治术
昭昭老师速记	这里老师很容易出一个题,说患者目前是哺乳期,患者乳房红肿热痛,看上去很像乳腺炎,注意可能是炎性乳癌,区别在于炎性乳癌一般会涉及全乳及腋窝有淋巴结肿大,而乳腺炎多为局部病变且无淋巴结肿大	看见乳头有湿疹样皮肤改变,且物理疗法及抗生素治疗无效的,就是乳头湿疹样乳癌

【例18】乳房 Paget 病是指

　A. 乳头湿疹样乳腺癌　　　　B. 炎性乳腺癌　　　　C. 浆细胞性乳腺炎

　D. 乳腺结核病　　　　E. 男性乳房肥大症

【例19】恶性程度最高、预后最差的乳腺癌是

　A. 乳头湿疹样乳腺癌　　　　B. 乳头状癌　　　　C. 炎性乳腺癌

　D. 髓样癌伴淋巴细胞浸润　　　　E. 髓样癌不伴大量淋巴细胞浸润

【例20】女,64 岁。左乳房红肿、增大 1 个月,进展较快,无疼痛、发热。查体:左乳房红肿,局部温度略高,发硬,但未触及包块,左腋窝有肿大淋巴结,稍硬,活动度好,无压痛。血常规正常。最可能的诊断是

　A. 乳腺增生症　　B. 急性乳腺炎　　C. 乳房结核　　D. 导管内乳头状瘤　　E. 炎性乳腺癌

例 21～22 共用题干

女,28 岁。左乳皮肤水肿、发红 2 个月,口服抗生素未见好转。查体:T 37.0 ℃,左乳皮肤发红、水肿,呈"橘皮样",乳头内陷,乳房质地变硬,无触痛,未触及肿块。左腋下触及多个肿大淋巴结,质硬、融合,无触痛。血常规:WBC $8.0×10^9$/L,N 0.67。

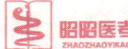

【例21】首先应考虑的诊断是

A. 乳汁淤积　　　　B. 急性乳腺炎　　　　C. 乳腺囊性增生病　　D. 乳房后脓肿　　　　E. 炎性乳腺癌

【例22】最佳治疗方案是

A. 局部按摩　　　　　　　　B. 静脉应用广谱抗生素　　　　　　C. 穿刺活检后行左乳房切除术

D. 局部热敷、理疗　　　　　E. 穿刺活检后化疗

【例23】女性,53 岁。左乳头刺痒,伴乳晕发红、糜烂 2 个月。查体:双侧腋窝无肿大淋巴结,乳头分泌物涂片细胞学检查见癌细胞。该患者癌变的类型是

A. 乳头湿疹样癌　　B. 髓样癌　　　　　　C. 鳞状细胞癌　　　　D. 黏液细胞癌　　　　E. 大汗腺样癌

五、临床分期

(昭昭老师速记:乳腺是 25;没有淋巴结是 0,1 个淋巴结是 N_1,融合的是 N_2,胸骨是 N_3。)

1. TNM 分期

T(肿瘤大小)	N(淋巴结转移)	M
$T_1 \leqslant 2$ cm	N_0 无淋巴结转移	M_0 无远处转移
2 cm$<T_2 \leqslant 5$ cm	N_1 同侧腋窝有肿大淋巴结,尚可推动	
$T_3 > 5$ cm	N_2 同侧腋窝肿大淋巴结彼此融合,或与周围组织粘连	M_1 远处转移
T_4 癌瘤大小不计,但侵及皮肤或胸壁(肋骨、肋间肌、前锯肌);炎性乳腺癌	N_3 有同侧胸骨旁淋巴结转移,有同侧锁骨上淋巴结转移	

2. 临床分期

0 期	$T_{is}N_0M_0$
Ⅰ 期	$T_1N_0M_0$
Ⅱ 期	$T_{0-1}N_1M_0$,$T_2N_{0-1}M_0$,$T_3N_0M_0$
Ⅲ 期	$T_{0-2}N_2M_0$,$T_3N_{1-2}M_0$,T_4 任何 NM_0,任何 TN_3M_0
Ⅳ 期	包括 M_1 的任何 TN

【例24】女,45 岁。右乳 1.5 cm×1.0 cm 肿块,活动度大。穿刺细胞学诊为乳腺癌。右侧腋窝触及多枚肿大、质硬、整合的淋巴结,锁骨上、颈部未触及淋巴结,检查未发现远处转移征象。该患者的临床分期是

A. $T_1N_1M_0$　　　　B. $T_2N_1M_0$　　　　C. $T_1N_2M_0$　　　　D. $T_2N_2M_0$　　　　E. $T_1N_3M_0$

【例25】女,40 岁。右乳外上象限无痛性肿块,直径 4 cm,与皮肤轻度粘连,右腋下可触及一枚可推动淋巴结,诊断为"乳腺癌"。按 TNM 分期,应为

A. $T_1N_1M_0$　　　　B. $T_1N_0M_0$　　　　C. $T_2N_1M_0$　　　　D. $T_2N_0M_0$　　　　E. $T_1N_2M_3$

【例26】对乳腺癌治疗方案设计和预后判断最有意义的是检测前哨淋巴结

A. 大小　　　　　B. 是否有癌转移　　　　C. 质地　　　　D. 数量　　　　E. 染色的状况

六、治　疗

1. 手术治疗

术　式	具体操作	昭昭老师速记
Halsted 乳腺癌根治术	整个乳房、胸大、小肌,腋窝Ⅰ、Ⅱ、Ⅲ组淋巴结的整块切除	基本上胸部切完了,只剩下皮和肋骨了
扩大根治术	在根治术的基础上同时清除胸廓内动、静脉及其周围的淋巴结(即胸骨旁淋巴结)	清除了胸骨淋巴结就是扩大手术
改良根治术	保留胸大肌,切除胸小肌,保留胸大、小肌,适合于Ⅰ、Ⅱ期乳腺癌应用根治术及改良根治术的生存率无明显差异	改良就是保留一些东西

续表

保留乳房的乳腺癌切除术	①适合于Ⅰ、Ⅱ期乳腺癌的患者，且乳房有适当体积，术后能保持外观效果；原发病灶切除范围包括肿瘤、肿瘤周围1~2 cm的组织；②术后必须辅以放、化疗	因为乳腺癌恶性程度很多高，保留了必须放化疗
全乳房切除术	手术必须切除整个乳房，包括腋尾部及胸大肌筋膜，该术式适用于原位癌、微小癌及年老体弱不宜行根治术者	癌症很微小或年老体弱者就不大做了，即不做根治术，只是做一个切除术而已
前哨淋巴结活检术+腋淋巴结清扫术	前哨淋巴结阴性的乳腺癌病人可不做腋淋巴结清扫	因为没有淋巴结转移，所以就不用清理了

【例27】乳腺癌术后必须辅以放疗、化疗的术式是

A. 乳腺癌根治术 　　　　　B. 乳腺癌扩大根治术 　　　　　C. 乳腺癌改良根治术

D. 保留乳房的乳腺癌切除术 　　　　　E. 全乳房切除术

例28~29共用题干

女，40岁。左乳外上象限4 cm×3 cm肿物，距乳头距离5 cm，可推动，但患者双手叉腰时肿块活动度明显受限，左腋窝未触及肿大淋巴结。

【例28】该患者最佳的定性诊断方法是

A. 粗针穿刺活检 　　　　　B. 钼靶X线摄片 　　　　　C. 切取活检

D. 近红外线扫描 　　　　　E. 细针穿刺细胞学

【例29】若该患者确诊为乳腺癌，手术方式应选择

A. 乳腺癌根治术 　　　　　B. 乳腺癌扩大根治术

C. 保留胸大、小肌的乳腺癌改良根治术

D. 保留胸大肌，切除胸小肌的乳腺癌改良根治术

E. 保留乳房的乳腺癌切除术

【例30】乳腺癌患者，发现同侧腋下及胸骨旁有淋巴结转移，但一般情况尚可，宜行

A. 乳腺癌扩大根治术 　　　　　B. 单纯乳房切除术 　　　　　C. 乳腺癌根治术

D. 改良根治术 　　　　　E. 放疗加化疗

2. 药物治疗

治疗方式	适应证	昭昭老师速记
化疗方案	①浸润性乳腺癌伴腋窝淋巴结转移阳性；②浸润性乳腺癌腋窝淋巴结阴性＋高危复发因素者(组织学分类差、雌激素和孕激素受体阴性、癌基因表皮生长因子受体HER-2过度表达者)	①EC(表柔比星、环磷酰胺)-T(多西他赛或紫杉醇)；②TC方案(多西他赛或紫杉醇、环磷酰胺)可用于肿瘤分化好、分期早的病例；③CMF方案(环磷酰胺、甲氨蝶呤、氟尿嘧啶)较少应用
内分泌治疗	①乳腺癌激素受体(ER、PR)阳性；②首选药物是他莫昔芬(三苯氧胺)	"内"人是"昔芬"，以前是小"三"
生物治疗	①Her-2受体阳性；②首选药物是曲妥珠单抗	二龙戏珠
放射治疗	①保留乳房乳腺癌切除术后(必须放疗)；②Ⅱ期以后的病例可能降低局部复发率	保留乳房的乳腺癌切除术应做肿块局部广泛切除＋高剂量放射治疗

【例31】乳腺癌术后辅助化疗CMF方案的三种药物为氟尿嘧啶和

A. 环磷酰胺、阿霉素 　　　　　B. 长春新碱、甲氨蝶呤 　　　　　C. 环磷酰胺、甲氨蝶呤

D. 长春新碱、环磷酰胺 　　　　　E. 长春新碱、阿霉素

【例32】女性，29岁。右乳腺癌改良根治术后，腋窝淋巴结中有3枚癌转移，浸润性导管癌，直径1.5 cm，ER和PR检测均阴性。首选的辅助治疗方法是

A. 骨髓移植 　　B. 化疗 　　C. 口服三苯氧胺 　　D. 胸壁和腋窝放疗 　　E. 双侧卵巢切除术

【例33】乳腺癌术后是否选择内分泌治疗的主要依据是

A. 是否绝经　　　B. 病理类型　　　C. 手术方式　　　D. ER、PR 表达　　　E. 患者的愿望

例34～35共用题干

女,63岁。右乳腺癌行乳癌改良根治术,肿瘤直径3.5 cm,ER、PR 均阳性,C-erbB2 阴性,腋淋巴结检查无转移。

【例34】术后首选的治疗是

A. 放疗　　　B. 化疗　　　C. 内分泌治疗　　　D. 免疫治疗　　　E. 靶向治疗

【例35】术后内分泌治疗药物首选

A. 三苯氧胺　　　B. 依西美坦　　　C. 来曲唑　　　D. 阿那曲唑　　　E. 甲孕酮

➤ 参考答案如下,详细答案参见 2021 版《国家临床执业及助理医师资格考试精选真题考点精析》。

1. E	2. B	3. E	4. D	5. E	6. A
7. E	8. D	9. E	10. D	11. C	12. A
13. D	14. B	15. C	16. C	17. B	18. A
19. C	20. E	21. E	22. E	23. A	24. C
25. C	26. B	27. D	28. E	29. A	30. A
31. C	32. B	33. D	34. C	35. A	—

昭昭老师提示:
关注官方微信,获得第一手考试资料。

第7章　中　毒

➤ **2021 考试大纲**

①总论;②急性农药中毒(有机磷杀虫药、灭鼠药);③急性一氧化碳中毒;④镇静催眠药中毒;⑤亚硝酸盐中毒;⑥急性毒品中毒。

➤ **考纲解析**

近 20 年的医师考试中,本章的考试重点是有机磷农药中毒、CO 中毒的分型、诊断和治疗,执业医师每年考查分数为 2～3 分,助理医师每年考查分数为 1～2 分。

第1节　概　述

一、病因和机制

1. 病因

分　类	中毒途径	特　点
职业性中毒	呼吸道	农药厂、煤气厂工人,电池厂工人铅中毒,温度计厂工人汞中毒
生活性中毒	消化道	毒蘑菇中毒等

2. 机制　局部刺激、腐蚀作用,造成组织细胞缺氧,麻醉作用,抑制酶的活性,干扰细胞或细胞器的生理功能,竞争受体。

【例1】男,26岁。温度计厂工人。近半年来表现为易激动、易怒。3个月前有唇、手指等细小震颤,现发展至全身震颤,并出现书写震颤,有口腔炎反复发作。该患者的可能诊断为

A. 汞中毒　　　B. 铅中毒　　　C. 苯中毒　　　D. 镉中毒　　　E. 砷中毒

【例2】在职业性中毒中,生产性毒物主要通过下述哪种途径进入体内?

A. 消化道　　　B. 皮肤　　　C. 呼吸道　　　D. 毛囊　　　E. 汗腺

【例3】男,46岁。某蓄电池厂工人,主诉头晕、头痛、乏力、记忆减退、睡眠障碍、食欲缺乏、脐周隐痛,经检验尿中 δ-ALA 为 28.6 $\mu mol/L$。最可能的诊断为

A. 慢性铅中毒　　　B. 慢性苯中毒　　　C. 慢性汞中毒

D. 慢性氰化物中毒　　　E. 慢性硫化氢中毒

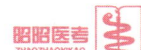

二、临床表现

1. 皮肤黏膜

灼 伤	强酸、强碱、甲醛、苯酚、甲酚皂(来苏儿)等灼伤皮肤及口腔黏膜
发 绀	亚硝酸盐、苯胺、硝基苯中毒可出现发绀
黄 疸	毒蕈、鱼胆、CCl_4 中毒损害肝脏可出现黄疸

2. 眼球检查
瞳孔扩大见于阿托品、莨菪碱中毒;瞳孔缩小见于有机磷、氨基甲酸酯中毒。

3. 神经系统

昏 迷	催眠镇静剂中毒、农药中毒、CO 中毒等
谵 妄	阿托品、乙醇、抗组胺药中毒
肌纤维颤动	有机磷、氨基甲酸酯杀虫剂中毒,异烟肼中毒,丙烯酰胺中毒,铅中毒
惊 厥	窒息性毒物、异烟肼中毒,有机氯或拟除虫菊酯类杀虫药中毒
精神失常	蛇毒、三氧化二砷、可溶性钡剂、磷酸三邻甲苯酯中毒
呼出气味	CO、酒精、阿托品、二硫化碳、有机溶剂、抗组胺药中毒

4. 呼吸系统

呼吸加快	乙醇中毒有酒味,氰化物中毒有苦杏仁味,有机磷中毒有蒜味
呼吸减慢	水杨酸类、甲醇等兴奋呼吸中枢后可引起呼吸深快
肺水肿	催眠药、吗啡中毒
心律失常	刺激性气体、有机磷杀虫药、百草枯等中毒

5. 循环系统

心脏失常	洋地黄、拟肾上腺药、三环类抗抑郁药、氨茶碱等中毒
心脏骤停	心肌毒性作用(洋地黄、奎尼丁)、缺氧(CO 中毒)、严重低钾血症(排钾型利尿剂)
休 克	三氧化二砷、强酸、强碱、严重巴比妥中毒可引起循环血容量减少,导致休克

6. 泌尿系统
肾小管堵塞(砷化氢中毒)、肾缺血、肾小管坏死(头孢菌素、氨基糖苷类)。

7. 血液系统
砷化氢、苯胺、硝基苯中毒引起溶血性贫血、黄疸;水杨酸、肝素、双香豆素过量,敌鼠、蛇毒咬伤中毒引起止凝血障碍致出血。

【例4】女性,25 岁。同学发现其昏迷倒地,其旁有呕吐物,呈大蒜味,送来急诊。查体:昏迷,瞳孔缩小,两肺中水泡音。最可能的诊断是

A. 有机磷中毒 　 B. 安定药物中毒 　 C. 一氧化碳中毒 　 D. 乙醇中毒 　 E. 华法林中毒

【例5】氰化物中毒时,患者的呼吸气味可呈

A. 烂苹果味 　 B. 蒜臭味 　 C. 腥臭味 　 D. 酒味 　 E. 苦杏仁味

【例6】男,34 岁。急性药物中毒患者,表现为昏迷、瞳孔极度缩小、呼吸深度抑制、血压降低。出现上述中毒症状的药物是

A. 苯巴比妥 　 B. 吗啡 　 C. 地西泮 　 D. 氯丙嗪 　 E. 苯妥英钠

三、治疗和预防

1. 立即终止毒物接触
(1) 呼吸道中毒者　立即撤离中毒现场,转到空气新鲜的地方。
(2) 皮肤中毒者　脱去污染的衣服,用温水或肥皂水清洗皮肤和毛发上的毒物,不必用药物中和。
(3) 眼内毒物　用清水彻底冲洗眼内的毒物,局部一般不用解毒药。
(4) 特殊清洗液

分 类	毒 物	特殊清洗液
碱性毒物	氨水、氨、NaOH、Na_2CO_3、泡花碱	弱酸(2%醋酸、3%硼酸、1%枸橼酸溶液)
酸性毒物	有机磷、甲醛、氯化锌、汽油、CCl_4、硫酸二甲酯	5%碳酸氢钠或肥皂水+大量清水冲洗
黄磷、磷化锌	—	1%碳酸氢钠
苯类	苯酚、滇苯、硝基苯、苯胺、二硫化碳	10%酒精

2. 清除体内尚未被吸收的毒物

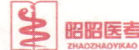

(1) 催吐　饮温水 300～500 mL,刺激咽后壁或舌根诱发呕吐;导泻:选用硫酸镁。硫酸镁导泻的机制是因为含有无机离子,不被吸收而形成肠内高渗状态。

(2) 洗胃　服毒后 6 小时内洗胃有效,超过 6 小时洗胃仍然有效。

【例7】下列物品中毒抢救时,禁忌洗胃的是
A. 有机磷农药　　B. 浓硫酸　　　C. 杀鼠剂　　　D. 安眠药　　　E. 阿托品

【例8】关于急性中毒的治疗原则,不正确的是
A. 酸性毒物污染皮肤黏膜后应用碱性液体冲洗中和
B. 立即终止接触药物
C. 迅速清除进入体内已经被吸收或尚未被吸收的毒物
D. 及早使用特效解毒剂和拮抗剂
E. 根据患者不同情况进行对症治疗

【例9】对危重急性中毒者,治疗应立即采取的措施是
A. 吸氧　　　　　　　　　　　　B. 导泻
C. 维持生命体征并终止毒物接触　　D. 洗胃　　　E. 使用特效解毒药

【例10】男,23 岁。因误服强碱性溶液后,不能用于口服治疗的是
A. 牛奶　　　　B. 蛋清　　　C. 冷生理盐水　　D. 弱酸性液体　　E. 弱碱性液体

【例11】对危重急性中毒患者,应立即采取的措施是
A. 维持生命体征并终止毒物接触　　B. 吸氧,保护脑组织　　C. 洗胃,迅速排出消化道毒物
D. 导泻,迅速排出体内毒物　　　　　E. 使用特效解毒药

【例12】女,30 岁。4 小时前口服敌百虫。查体:躁动,瞳孔缩小,肺部湿啰音。错误的处置是
A. 应用阿托品　　B. 应用解磷定　　C. 吸氧　　　D. 应用抗生素　　E. 地西泮肌肉注射

例13～15 共用选项
A. 骨骼　　　　B. 肾　　　　C. 肝　　　　D. 骨髓　　　　E. 神经组织

【例13】铅的主要蓄积部位是
【例14】苯的主要蓄积部位是
【例15】汞的主要蓄积部位是

第2节　急性有机磷杀虫药中毒

有机磷毒物进入体内后与体内的胆碱酯酶结合,生成磷酰化胆碱酯酶,使胆碱酯酶丧失水解乙酰胆碱的功能,导致胆碱能神经递质大量积聚,作用于胆碱受体,产生严重的神经功能紊乱,特别是呼吸功能障碍,从而影响生命活动。由于副交感神经兴奋造成的 M 样作用,患者呼吸道大量腺体分泌,出现严重的肺水肿,缺氧加重,患者可因呼吸衰竭和缺氧死亡。

一、发病机制

乙酰胆碱酯酶的作用是分解乙酰胆碱。有机磷杀虫药的毒性主要是抑制乙酰胆碱酯酶的活性,因而可导致乙酰胆碱在体内大量堆积。

二、临床表现

1. 急性中度

毒蕈碱样症状 (M受体)	①平滑肌痉挛,腹痛、腹泻(胃肠道平滑肌);瞳孔缩小(瞳孔括约肌)呈针尖样瞳孔;支气管平滑肌痉挛。 ②腺体分泌增多,流涎、流泪、肺湿啰音。 ③大小便失禁(括约肌松弛)。 ④心率减慢
烟碱样症状 (N受体)	①肌束震颤(横纹肌肌肉接头处 Ach 蓄积过多); ②血压升高、心跳加快、心律失常(交感神经节兴奋,节后纤维末梢释放儿茶酚胺)
中枢神经系统	头痛、头晕、乏力、烦躁不安、共济失调,重者意识模糊,甚至昏迷
局部表现	部分患者接触有机磷农药后发生过敏性皮炎、剥脱性皮炎、皮肤水泡;污染眼部时,出现结膜充血、瞳孔缩小等

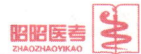

2. 晚期表现

表　现	发病时间	临床表现
迟发性多发神经病	中毒患者症状消失后 2～3 周	感觉、运动型多发性神经病变,主要累及肢体末端,出现下肢瘫痪、四肢肌肉萎缩等
中间型综合征	中毒后 24～96 小时	出现屈颈肌和四肢近端肌无力以及第Ⅲ、Ⅶ、Ⅸ、Ⅹ 对脑神经支配肌肉无力,出现眼睑下垂、眼外展障碍、面瘫和呼吸麻痹,引起通气障碍性呼吸困难或衰竭,可致死亡

【例 16】有机磷中毒中,属烟碱样症状的是

A. 恶心、呕吐、腹痛　　　　B. 多汗、流涎、流泪、流涕　　　　C. 肌纤维颤动、肌肉强直性痉挛

D. 心跳减慢和瞳孔缩小　　　　E. 咳嗽、气促、肺水肿

【例 17】女性,25 岁,误服敌敌畏半小时后昏迷来院。诊断急性有机磷中毒。下列哪一项不属于毒蕈碱样症状?

A. 多汗　　　　B. 肌纤维束颤动　　C. 瞳孔缩小　　　　D. 流涎　　　　E. 肺水肿

【例 18】男性,33 岁。因头晕、头痛、多汗、呕吐、腹痛、腹泻 1 小时来诊。半小时前午餐曾吃青菜和肉类。查体:呼吸 21 次/分,脉搏 100 次/分,血压 120/70 mmHg,多汗,瞳孔缩小,肺部偶有湿啰音,心脏无杂音,心律规则。最可能的诊断是

A. 细菌性食物中毒　　　　B. 可溶性钡盐中毒　　　　　　C. 有机磷杀虫剂中毒

D. 中暑　　　　E. 菌痢

【例 19】有机磷农药中毒最常见的死亡原因是

A. 急性心力衰竭　　B. 中间型综合征　　C. 呼吸衰竭　　　　D. 心律失常　　　　E. 休克

【例 20】中间型综合征常发生在有机磷中毒后

A. 4～12 小时　　　B. 24～96 小时　　C. 7～9 天　　　　D. 12～24 天　　　E. 3～60 天

三、中毒程度

中毒程度	胆碱酯酶活力/%	临床表现
轻度	50～70	轻度毒蕈碱样症状和中枢神经系统症状,神志清楚
中度	30～50	毒蕈碱样症状加重,出现烟碱样症状
重度	<30	出现肺水肿、昏迷、休克、抽搐、呼吸衰竭、心力衰竭等任何一种表现

【例 21】有机磷农药中毒的发病机制主要是有机磷抑制了

A. 胆碱酯酶　　　　　　B. 6-磷酸葡萄糖脱氢酶　　　　　　C. 细胞色素氧化酶

D. 糜蛋白酶　　　　　　E. 乳酸脱氢酶

【例 22】男性,41 岁。因口服敌敌畏重度中毒 2 小时入院。经阿托品、氯磷啶等各项治疗 1 天后神志清醒,中毒症状缓解,体征消失,再用阿托品口服维持 5 天后,查全血胆碱酯酶活力仍处于 75% 左右。究其原因,最可能是

A. 高毒类毒物中毒　　　　　　B. 胃、肠、胆道内仍有残毒在吸收

C. 解毒药剂量不足　　　　　　D. 肝解毒功能差　　　　　　E. 红细胞再生尚不足

四、实验室检查

全血胆碱酯酶活力测定是诊断有机磷杀虫药中毒的特异性实验室指标(全血胆碱酯酶活力下降与中毒严重程度不完全平行)。

五、治　疗

1. 关键措施　彻底清除毒物,及时合理应用解毒剂,防治并发症。

2. 首要治疗　迅速清除毒物,立刻离开现场,脱去污染的衣物。

(1) 2% 碳酸氢钠溶液反复洗胃,敌百虫中毒者忌用。

(2) 1∶5 000 高锰酸钾溶液洗胃,对硫、磷中毒者忌用。

(3) 彻底清除毒物,维生素 K1,肾上腺皮质激素,输新鲜血和对症支持治疗。

3. 解毒药的应用　昭昭老师提示:对 M 症状的是阿托品,对 N 症状的是解磷定,注意阿托品对 N 症状

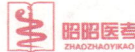
无效,解磷定对 M 症状无效。

(1) 对抗 M 症状　首选药物是阿托品,当剂量较大时,可以出现阿托品化和阿托品中毒。

	临床表现	昭昭老师速记
阿托品化	瞳孔较前扩大、口干、皮肤干燥、颜面潮红、心率增快(阿托品提高房室的传导)和肺湿啰音消失(需减少剂量或停用)	"大""红"很"干"和很"快"
阿托品中毒	瞳孔明显扩大、神志模糊、烦躁不安、抽搐、昏迷和尿潴留(立即停用)	出现精神症状及泌尿症状就是中毒

(2) 对抗 N 症状　首选药物是氯解磷定。

4. 对症治疗　重度有机磷中毒常有多种并发症,如酸中毒、低钾血症、严重心律失常、脑水肿等。

5. 中间综合征治疗　立即给予人工机械通气,同时肌注氯解磷定,连用 2~3 天。积极对症治疗。

【例23】男性,26 岁。与其父吵架后服敌敌畏 60 mL,30 分钟后被家人送到医院,神志清楚。治疗过程中最重要的措施是

A. 静脉注射安定　　　　　　B. 应用阿托品　　　　　　C. 应用解磷定
D. 应用水合氯醛　　　　　　E. 彻底洗胃

【例24】女,39 岁。误服有机磷农药 200 mL,立即被其家人送往医院。该患者抢救成功的关键是

A. 彻底洗胃　　　　　　　　B. 早期应用解磷定　　　　C. 早期应用阿托品
D. 解磷定与阿托品合用　　　E. 静脉注射毛花苷 C

【例25】男性,31 岁。服农药约 50 mL 后咳嗽,出汗多,先咳白色泡沫痰后呈粉红色,抽搐,呼之不应。体检:呼吸 30 次/分,血压 130/80 mmHg,两侧瞳孔小似针尖大,两肺满布湿啰音,心率 80 次/分,心律整齐。衣服上有呕吐物,大蒜样气味。本病例应首先给予

A. 洗胃　　　　　　　　　　B. 吸入经乙醇湿化的高浓度氧气
C. 毛花苷 C 静脉注射　　　　D. 静脉注射阿托品　　　　E. 氨茶碱静脉注射

【例26】女性,25 岁。就诊前 20 分钟口服敌百虫 300 mL。该患者洗胃不宜用

A. 清水　　　　　　　　　　B. 1:5 000 高锰酸钾　　　　C. 0.9%氯化钠溶液
D. 5%葡萄糖液　　　　　　　E. 2%碳酸氢钠溶液

第 3 节　CO 中毒

一、概　述

一氧化碳中毒是由含碳物质燃烧不完全时的产物经呼吸道吸入引起。一氧化碳与血红蛋白的亲和力比氧与血红蛋白的亲和力高 200~300 倍,所以一氧化碳极易与血红蛋白结合,形成碳氧血红蛋白(COHb),使血红蛋白丧失携氧的能力和作用,导致氧气无法运输,造成组织窒息。

【例27】一氧化碳中毒的机制是

A. 该气体与细胞色素氧化酶中三价铁和谷胱甘肽结合抑制细胞呼吸酶
B. 该气体与氧化型细胞色素氧化酶中的二价铁结合,引起细胞内窒息
C. 使血氧饱和度增加,组织不能利用氧
D. 引起氧分压增加,导致组织供氧不足,引起缺氧
E. 影响血液中氧的释放和传送,导致低氧血症和组织缺氧

二、临床表现

1. 急性中毒

程　度	COHb 浓度	表　现
轻度	10%~20%	不同程度的头痛、头晕、恶心、呕吐、心悸和四肢无力等
中度	30%~40%	皮肤、黏膜呈樱桃红色,呼吸困难、幻觉、视物不清
重度	40%~60%	急性一氧化碳中毒迟发脑病

【例28】女,60 岁。被家人发现昏迷在浴池内,浴室使用的是燃气热水器。急诊入院。查体:皮肤潮红,瞳孔大小正常,口唇樱桃红色。最可能的诊断是

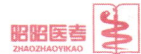

A. 乙醇中毒　　　　　　　　　B. 有机磷杀虫剂中毒　　　　　　C. 阿托品中毒

D. 安眠药中毒　　　　　　　　E. 一氧化碳中毒

【例29】对诊断一氧化碳中毒最具有意义的体征是

A. 意识障碍　　　B. 口唇呈樱桃红色　　　C. 头痛、头晕　　　D. 恶心、呕吐　　　E. 四肢无力

2. 急性一氧化碳中毒迟发性脑病(神经精神后发症)　急性一氧化碳中毒患者在意识障碍恢复后，经过2~60天的假愈期，可出现以下临床症状：①意识障碍；②锥体外系神经障碍；③锥体系神经损害；④大脑皮质局灶性功能障碍；⑤脑神经及周围神经损伤。

【例30】女，36岁。因急性一氧化碳中毒入院。治疗1周后症状消失出院。2个月后突然出现意识障碍。既往无高血压及脑血管病史。最可能的诊断是

A. 脑出血　　　　B. 脑梗死　　　　C. 肝性脑病　　　　D. 中毒迟发脑病　　E. 中间型综合征

【例31】男，58岁。因急性中度一氧化碳中毒、意识障碍入院治疗，经吸氧、支持及对症治疗后，患者意识恢复，好转出院。3周后患者突然出现失语、不能站立、偏瘫、二便失禁。查体：T 36.5 ℃，P 85 次/分，R 16 次/分，BP 125/70 mmHg，双侧病理反射阳性。首先考虑的诊断是

A. 中枢神经系统感染　　　　　　B. 急性脑梗死　　　　　　　C. 急性脑出血

D. 药物中毒　　　　　　　　　　E. 急性一氧化碳中毒迟发脑病

三、实验室检查

1. CO中毒金标准　血COHb测定。

2. 鉴别就诊断检查　脑电图检查、头部CT检查。

【例32】对一氧化碳中毒有确诊价值的是

A. 血氧饱和度下降　　　　　　　B. 皮肤黏膜樱桃红色　　　　　C. 呼吸困难

D. 血氧合血红蛋白浓度降低　　　E. 血碳氧血红蛋白浓度升高

【例33】女，63岁。冬天煤炉取暖过夜。清晨被家人发现昏迷不醒急送医院。查体：口唇樱桃红色。对诊断最有帮助的检查是

A. 血胆碱酯酶活力　B. 血气分析　　　C. 血糖测定　　　D. 血COHb测定　　E. 颅脑CT

四、治　疗

1. 首要治疗　终止CO吸入，迅速将患者转移到空气新鲜的地方，保持呼吸道通畅。

2. 后期治疗　机械通气适用于呼吸停止患者。必要时进行血浆置换术，适用于危重患者。防治脑水肿，应用甘露醇、呋塞米。后期可行高压氧舱治疗。

3. 防治并发症和后遗症　积极防治各类感染，合理应用抗生素。

【例34】一氧化碳中毒现场急救首先采取

A. 吸氧　　　　B. 建立静脉通道　　C. 就地心肺复苏　　D. 清洗皮肤　　　E. 撤离现场

【例35】重症一氧化碳中毒患者的最有效治疗措施是

A. 鼻导管间断低流量吸氧　　　　B. 高压氧舱治疗　　　　　　C. 吸入纯氧

D. 鼻导管持续低流量吸氧　　　　E. 面罩吸氧

第4节　镇静催眠药中毒(助理医师不要求)

一、概　述

镇静催眠药通常分为三类：苯二氮䓬类(地西泮、硝西泮、艾司唑仑、阿普唑仑等)、巴比妥类(巴比妥、苯巴比妥、异戊巴比妥、司可巴比妥、硫喷妥钠等)和其他类。镇静催眠药对中枢神经系统有抑制作用，具有安定、松弛横纹肌及抗惊厥效应，过量则可致中毒，抑制呼吸中枢与血管运动中枢，导致呼吸衰竭和循环衰竭。

二、中毒机制

1. 苯二氮䓬类　作用于边缘系统的γ-氨基丁酸(GABA)受体。

2. 巴比妥类　引起脑内神经元活性普遍降低，大剂量巴比妥类可直接抑制延髓呼吸及血管运动中枢。

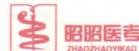

3. 吩噻嗪类　作用于网状结构,抑制多巴胺受体,抑制脑干血管运动和呕吐反射。

三、临床表现

1. 急性中毒

(1) 苯二氮䓬类　嗜睡、头晕、言语含糊不清、意识模糊和共济失调,昏迷、低血压及呼吸抑制。

(2) 巴比妥类　轻度嗜睡、情绪不稳定、注意力不集中、共济失调、发音含糊不清、步态不稳,重度嗜睡至深昏迷,呼吸浅而慢至呼吸停止,低血压或休克。

(3) 吩噻嗪类　锥体外系反应、帕金森病综合征、静坐不能、急性肌张力障碍反应。

2. 慢性中毒　长期滥用大量催眠药,意识障碍和轻躁狂状态,智能障碍及人格变化。

3. 戒断综合征　自主神经兴奋性增高及神经和精神异常,焦虑、易激动、失眠、恶心、呕吐和肌肉痉挛,幻觉、妄想、定向力丧失、高热和谵妄。

四、治疗原则

1. 急性中毒的治疗

(1) 维持重要器官功能　呼吸、循环等心电监护。

(2) 清除毒物　洗胃、碱化尿液与利尿、血液净化。

(3) 特效解毒疗法　苯二氮䓬类中毒用氟马西尼。

2. 慢性中毒的治疗　逐步减量,最终停用镇静催眠药,联合心理治疗。

3. 戒断综合征　足量控制戒断症状,稳定后逐渐减少药量以至停药。

第5节　亚硝酸盐中毒(助理医师不要求)

急性中毒多见于误服所致,常为群体性中毒。新腌制的咸菜、某些蔬菜(如韭菜、菠菜、卷心菜等)含有较多硝酸盐,食入过多经肠道细菌还原为亚硝酸盐导致中毒,称为"肠源性青紫"。

一、中毒机制

1. 剂量　人体摄入亚硝酸盐 0.2~0.5 g 即可引起急性中毒,致死剂量为 1~2 g。

2. 机制　亚硝酸盐在体能使血红蛋白的二价铁氧化为三价铁,形成高铁血红蛋白,临床表现为不同程度的发绀,严重者出现意识障碍和昏迷。

二、临床表现

1. 时间　一般在食用后 1~3 小时起病,短者仅 10~15 分钟,长者可达 20 小时,中毒的特征表现为发绀。

2. 表现　中毒者一般表现为精神萎靡、头晕、头痛、乏力、心悸、嗜睡、烦躁不安、呼吸困难,伴有恶心、呕吐、腹胀、腹痛、腹泻等症状,随后出现青紫表现,主要为组织缺氧,严重时导致心肌损伤、意识障碍、昏迷、抽搐、呼吸困难、血压下降,甚至发生循环衰竭及肺水肿,常因呼吸衰竭而死亡。

三、临床分型

轻　型	仅有恶心、呕吐,无或轻度发绀
中　型	有明显的发绀和头痛、头晕、乏力等症状
重　型	有气促、心悸、晕厥或轻微意识障碍,烦躁不安
极重型	出现神志不清、抽搐、昏迷等症状

四、实验室检查

血气分析	氧分压与发绀水平不匹配
尿常规	亚硝酸盐阳性
静脉血	可用分光镜检查或氰化物测定高铁血红蛋白

五、诊断要点

毒物接触史,多群体发病,氧分压不低的发绀,吸氧无改善,静脉血呈紫褐色,震荡后颜色不变,亚甲蓝(美兰)治疗后发绀消失,SpO_2 迅速上升。

六、治　疗

1. 一般治疗　催吐、洗胃、导泻、高流量吸氧、补液、抗休克、液体复苏、防止脏器功能衰竭、机械通

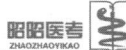

气、处理心律失常及心功能不全、预防肾功能衰竭,必要时透析。

2. 特效解毒剂 亚甲蓝本身为氧化剂,维生素 C 为还原剂,与亚甲蓝有协同作用。

七、预 防

加强监督管理;加大宣传教育力度;杜绝混淆误用;改变某些不良饮食习惯;不吃腐败变质的食物;不吃隔夜菜和变味的剩饭菜;不吃劣质熟食品,特别是外观鲜红的肉制品;少吃腌菜、酸菜等腌制食品;不吃腌制时间过短的腌菜。

第6节 急性毒品中毒(助理医师不要求)

一、毒品分类

1. 麻醉(镇痛)药

阿片类	具有强烈镇痛、止咳、止泻、麻醉、镇静和催眠等作用
可卡因类	包括可卡因、古柯叶和古柯膏等
大麻类	滥用最多的是印度大麻,大麻类包括大麻叶、大麻树脂和大麻油等

2. 精神药

中枢抑制药	镇静催眠药和抗焦虑药中毒详见相关章节
中枢兴奋药	甲基苯丙胺(俗称冰毒)、3,4-亚甲二氧基苯丙胺和 3,4-亚甲二氧甲基苯丙胺(俗称摇头丸)等
致幻药	包括麦角二乙胺、苯环己哌啶(PCP)、西洛西宾和麦司卡林等。氯胺酮俗称 K 粉,是 PCP 衍生物,属于一类精神药品

二、中毒原因

1. 主要病因 绝大多数毒品中毒为滥用引起。

2. 滥用方式 包括口服、吸入(如鼻吸、烟吸或烫吸)、注射(如皮下、肌内、静脉或动脉)或黏膜摩擦(如口腔、鼻腔或直肠)。有时误食、误用或故意大量使用也可中毒。毒品中毒也包括治疗用药过量或频繁用药超过人体耐受所致。

三、中毒机制

1. 麻醉药

(1)阿片类药 脂溶性阿片类药(如吗啡、海洛因、丙氧芬、芬太尼和丁丙诺啡)入血液后很快分布于体内组织,包括胎盘组织,贮存于脂肪组织,多次给药可延长作用时间。在体内,吗啡在肝脏与葡萄糖醛酸结合或脱甲基形成去甲基吗啡;海洛因与阿片受体亲和力低,较吗啡亲脂性大,易通过血脑屏障;去甲哌替啶为哌替啶活性代谢产物,神经毒性强,易致抽搐。

(2)可卡因 一种脂溶性物质,有很强的中枢兴奋作用。

(3)大麻 作用机制尚不清楚,急性中毒时与酒精作用相似,产生神经、精神、呼吸和循环系统损害。长期应用产生精神依赖性,而非生理依赖性。

2. 精神药

(1)苯丙胺类(AA) 吸收后易通过血脑屏障。主要作用机制是促进脑内儿茶酚胺递质(多巴胺和去甲肾上腺素)释放,减少抑制性神经递质 5-羟色胺的含量,产生神经兴奋和欣快感。

(2)氯胺酮 选择性阻断痛觉冲动向丘脑、新皮层传导,具有镇痛作用,对脑干和边缘系统有兴奋作用,能使意识与感觉分离。对交感神经有兴奋作用,快速大剂量给予时抑制呼吸。

四、诊 断

1. 用药或吸食史 麻醉类药治疗中毒者病史较清楚,滥用中毒者不易询问出病史,经查体可发现应用毒品的痕迹,如经口鼻烫吸者可见鼻中隔溃疡或穿孔,静脉注射者可见皮肤注射痕迹。

2. 急性中毒的临床表现

(1)麻醉药

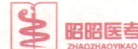

阿片类中毒	①常出现"三联征",即昏迷、呼吸抑制和瞳孔缩小; ②吗啡中毒时"三联征"典型,并伴发绀和血压降低; ③海洛因中毒尚可出现非心源性肺水肿; ④哌替啶中毒时可出现抽搐、惊厥或谵妄、心动过速及瞳孔扩大; ⑤芬太尼中毒常引起胸壁肌强直; ⑥美沙酮中毒出现失明及下肢瘫痪
可卡因中毒	奇痒难忍、肢体震颤、肌肉抽搐、癫痫大发作、体温和血压升高、瞳孔扩大、心率增快、呼吸急促和反射亢进等
大麻中毒	一次大量吸食会引起急性中毒,精神和行为表现异常,如高热性谵妄、惊恐、躁动不安、意识障碍或昏迷

(2)精神药

苯丙胺类中毒	精神兴奋、动作多、焦虑、紧张、幻觉和神志混乱等
氯胺酮中毒	现神经精神症状,如精神错乱、语言含糊不清、幻觉、高热及谵妄、肌颤和木僵等

3. 实验室检查

(1)毒物检测 口服中毒时,留取胃内容物、呕吐物或尿液、血液进行毒物定性检查,有条件时测定血药浓度协助诊断。

尿液检查	①怀疑海洛因中毒时,可在 4 小时后留尿检查毒物; ②尿液检出氯胺酮及其代谢产物也可协助诊断
血液检测	①吗啡:治疗血药浓度为 0.01～0.07 mg/L,中毒的血药浓度为 0.1～1.0 mg/L,致死的血药浓度大于 4.0 mg/L; ②美沙酮:治疗血药浓度为 0.48～0.85 mg/L,中毒血药浓度为 2.0 mg/L,致死血药浓度为74.0 mg/L; ③苯丙胺:中毒血药浓度为 0.5 mg/L,致死血药浓度大于 2.0 mg/L

(2)其他检查

动脉血气分析	严重麻醉药类中毒者表现低氧血症和呼吸性酸中毒
血液生化检查	血糖、电解质和肝肾功能检查

五、治 疗

1. 复苏支持治疗 毒品中毒合并呼吸、循环衰竭时,首先应进行复苏治疗。

呼吸支持	①保持呼吸道通畅,必要时行气管插管或气管切开; ②应用阿托品兴奋呼吸中枢或应用中枢兴奋药; ③机械通气,应用呼气末正压通气能有效纠正海洛因或美沙酮中毒产生的心源性肺水肿
循环支持	血压降低者,取头低脚高位,补液,必要时应用血管升压药
纠正代谢紊乱	伴有低血糖、酸中毒和电解质紊乱应给予相应处理

2. 清除毒物

催吐	神志清楚者禁用阿扑吗啡催吐、以防加重毒性
洗胃	摄入致命剂量毒品时,1 小时内洗胃,先用 0.02%～0.05%高锰酸钾溶液洗胃,后用 50%硫酸镁导泻
活性炭吸附	应用活性炭混悬液吸附未吸收的毒物。丙氧酚过量或中毒时,由于存在肠肝循环,所以多次给予活性炭疗效较好

3. 解毒药

纳洛酮	可静脉、肌内、皮下注射或气管内给药
纳美芬	治疗吗啡中毒优于纳洛酮
烯丙吗啡	对吗啡有直接的拮抗作用
左洛啡烷	阿片拮抗药,能逆转阿片中毒引起的呼吸抑制
纳曲酮	与纳洛酮结构相似,与阿片受体亲和力强

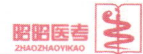

六、预　防

加强对麻醉镇痛药和精神药品的管理,专人负责保管。严格掌握适应证、用药剂量和时间,避免滥用和误用。肝、肾或肺功能障碍患者应避免使用,危重症或年老体弱者应用时减量。用作治疗药时,勿与有呼吸抑制作用的药物合用。纳洛酮治疗有效的阿片类物质中毒患者应留院观察,以防止其作用消退后再次出现阿片类毒性。

➢ **参考答案**如下,详细答案参见 2021 版《国家临床执业及助理医师资格考试精选真题考点精析》。

1. A	2. C	3. A	4. A	5. E	6. B
7. B	8. A	9. C	10. E	11. A	12. D
13. A	14. D	15. B	16. C	17. B	18. C
19. C	20. B	21. A	22. E	23. E	24. A
25. A	26. E	27. E	28. E	29. B	30. D
31. E	32. E	33. D	34. E	35. B	—

昭昭老师提示:
关注官方微信,获得第一手考试资料。

第8章　中　暑

➢ **2021 考试大纲**

①病因;②临床表现;③诊断;④处理原则。

➢ **考纲解析**

近 20 年的医师考试中,本章的考试重点是中暑的分型和诊断,执业医师每年考查分数为 1 分,助理医师每年考查分数为 0~1 分。

一、概述和病因

中暑是以体温调节中枢功能障碍、汗腺功能衰竭和水电解质丧失过多为特征的疾病。对高温环境不能充分适应是致病的主要原因,如环境温度过高、人体产热增加、散热障碍、汗腺功能障碍。

【例 1】中暑的原因**不包括**

A. 环境温度过高　　B. 从事重体力劳动　　C. 体型偏瘦　　D. 散热障碍　　E. 汗腺功能障碍

二、临床表现

1. 热痉挛　　与在高温环境下进行剧烈运动后体内钠严重缺失和过度通气有关。常以肌肉痉挛症状为著,无明显体温升高。

2. 热衰竭　表现为多汗、疲乏、无力、头晕、头痛、恶心、呕吐和肌肉痉挛,可有明显的脱水征,有心动过速、直立性低血压或晕厥。常见于老年人和儿童及慢性疾病者,体温轻度升高,无中枢神经系统表现。

3. 热射病

(1)劳力性热射病　常见于在高温环境下进行体力劳动后的正常人。可表现为横纹肌溶解、急性肾衰竭、肝衰竭、DIC 或多器官功能衰竭,病死率较高。

(2)非劳力性热射病　高发人群包括精神分裂症、帕金森病、慢性乙醇中毒及偏瘫或截瘫患者。病初表现为行为异常或癫痫发作、谵妄、昏迷和瞳孔对称性缩小,后表现为休克、心律失常和心力衰竭,肺、脑水肿。通常有 41 ℃以上的肛温,皮肤干热和发红,多数无汗。

【例 2】男,19 岁。在烈日下篮球 1 小时,大汗后出现头痛、头晕、胸闷、心悸、恶心,并有腹肌疼痛。T 38.3 ℃,P 108 次/分,BP 90/60 mmHg。神志清楚,面色潮红,双肺未闻及干湿性啰音,心律齐。最可能的诊断是

A. 热痉挛　　　　B. 热衰竭　　　　C. 低血糖　　　　D. 热射病　　　　E. 脱水

三、检查和诊断

1. 一般检查　血生化检查和动脉血气分析的改变可帮助诊断。

2. 诊断　在炎热夏季,遇有体温过高伴有昏迷患者,应首先考虑中暑的诊断。

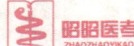

四、处理原则

1. 降温治疗　应在1小时内使直肠温度降至37.8～38.9 ℃,采用体外降温或药物降温。

2. 对症支持治疗　维持水电解质平衡。

【例3】男,28岁。在气温34 ℃时,负重跑步5公里后突发意识不清伴痉挛、抽搐2小时。查体:T 41.5 ℃,P 166次/分,R 28次/分,BP 100/42 mmHg。瞳孔等大等圆,心尖部第一心音低钝,四肢肌张力高。最关键的治疗措施是

　　A. 应用抗癫痫药物　　B. 应用镇静药　　C. 降温治疗　　D. 氧疗　　E. 应用甘露醇

五、防治并发症

昏迷、低血压、心律失常、肝衰竭合并肾衰竭。

➤ 参考答案如下,详细答案参见2021版《国家临床执业及助理医师资格考试精选真题考点精析》。

| 1. C | 2. A | 3. C | — | — | 昭昭老师提示:关注官方微信,获得第一手考试资料。 |

第十篇　传染病、性病

学习导图

章 序	章 名	所占分数	
		执业医师	助理医师
1	概　论	2分	2分
2	肝　炎	3分	2分
3	肾综合征出血热	2分	1分
4	流行性乙型脑炎	2分	0分
5	钩端螺旋体病	2分	0分
6	伤　寒	1分	0分
7	细菌性痢疾	1分	1分
8	霍　乱	1分	0分
9	流行性脑脊髓膜炎	2分	1分
10	疟　疾	2分	2分
11	日本血吸虫病	1分	1分
12	囊尾蚴病	1分	1分
13	艾滋病	1分	1分
14	性病部分(淋病、梅毒、病毒感染、尖锐湿疣)	3分	2分

复习策略

　　传染病、性病在整个临床医师资格考试中属于中等科目,考试分数在执业医师中占20～25分,在助理医师中占10～15分。在所有章节中,总论和感染是两大考点,其余每个章节所占分数很接近,所以考生应认真掌握每种疾病。本系统的知识点主要从以下三个方面来考查:诊断、检查和治疗。例如,疟疾最常考查诊断和治疗,而肝炎中的慢性重型肝炎几乎是每年必考。故请大家牢记本系统的学习方法和技巧,记准知识点,力争将本章节的分数完全拿下。

第1章　概　论

> **2021考试大纲**

　　①感染过程;②感染过程中病原体作用;③感染过程中免疫应答作用;④流行的基本条件;⑤影响流行过程的因素;⑥基本特征;⑦诊断的主要方法;⑧治疗与主要预防方法。

> **考纲解析**

　　近20年的医师考试中,本章的考试重点是传染病分类和感染过程的记忆,执业医师每年考查分数为2～3分,助理医师每年考查分数为1～2分。

一、概　述

　　传染病是由各种病原微生物感染人体,引起的有传染性的疾病。病原微生物包括朊毒体、病毒、立克

519

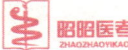

次体、细菌、真菌和螺旋体等。传染病还包括寄生虫病,系由原虫和蠕虫感染人体引起的疾病,大多有传染性。传染病均属感染性疾病,但感染性疾病不一定是传染病(例如,霍乱属于传染病,也同时属于感染性疾病;但感染性疾病如疖、痈、丹毒等就不是传染病)。

二、传染病分类

甲类传染病	鼠疫、霍乱
乙类传染病	乙肝、SARS、禽流感、艾滋病、病毒性肝炎、脊髓灰质炎、人感染高致病性禽流感、麻疹、流行性出血热、百日咳、白喉、新生儿破伤风、猩红热、疟疾、钩体病等
丙类传染病	风疹、流感、手足口病、麻风病、流行性腮腺炎、黑热病等

【例1】下列疾病不属于乙类传染病的是

A. 风疹　　　　B. 肺炭疽　　　　C. 传染性非典型肺炎　　　　D. 禽流感　　　　E. 肺结核

【例2】属于乙类传染病的是

A. 麻疹　　　　B. 麻风病　　　　C. 流行性感冒　　　　D. 急性出血性结膜炎　　　　E. 风疹

【例3】男,39岁。发热2天。伴畏寒,右上肢剧烈疼痛,有啮齿动物接触史。查体:T 39.8 ℃,P 110次/分,R 22次/分,BP 120/75 mmHg,神志清楚,强迫体位,右腋下可触及肿大淋巴结,触痛明显,心肺腹未见异常。实验室检查:血 WBC $12.4×10^9/L$,中性粒细胞0.86,淋巴细胞0.14,淋巴结穿刺液涂片染色检查可见G-菌。引起该病的病原体是

A. 伤寒杆菌　　　　B. 大肠埃希菌　　　　C. 奈瑟球菌　　　　D. 鼠疫耶尔森菌　　　　E. 流感嗜血杆菌

三、流行病的三个基本条件和疾病传播途径

1. 三个基本条件　传染源,传播途径,易感人群。

2. 不同传染病的传播途径

传播途径	传染病	传播途径	传染病
空气、飞沫、尘埃	SARS、流感等	蚊虫叮咬	乙脑、疟疾
水、食物	霍乱、痢疾、甲肝、戊肝	输血	乙肝、艾滋病
直接接触	炭疽、螺旋体	母婴垂直传播	乙肝、艾滋病

【例4】可通过母婴传播的传染病是

A. 甲型病毒性肝炎　　　　B. 艾滋病　　　　C. 流行性脑脊髓膜炎　　　　D. 霍乱　　　　E. 细菌性痢疾

【例5】可引起疾病暴发的是

A. 接触传播　　　　B. 诊疗技术传播　　　　C. 水和食物传播　　　　D. 各种制剂传播　　　　E. 虫媒传播

四、感染过程

病原体通过各种途径进入人体后,即开始了感染过程,在病原体和人体相互作用的过程中,形成不同的感染谱,包括病原体被清除、隐性感染(亚临床感染)、显性感染(临床感染)、病原携带状态和潜伏性感染。

感染状态	特　点
病原体被清除	疾病治愈
隐性感染(亚临床感染)	不出现或仅出现不明显的临床表现,免疫学检查有特异性免疫反应,临床上最常见
显性感染(临床感染)	出现临床表现,临床上最少见
病原携带状态	排出病原体,有传染性
潜伏性感染	免疫功能不足以清除病原体,而将其局限,一旦免疫功能下降,可引起显性感染;不排出病原体,与病原携带状态不同,如单纯疱疹(HSV)、带状疱疹(VZV)、疟疾、结核等

【例6】最易形成潜伏感染的病毒是

A. 麻疹病毒　　　　B. 流感病毒　　　　C. 狂犬病　　　　D. 脊髓灰质炎　　　　E. 水痘-带状疱疹病毒

【例7】在大多数传染病的感染过程中最常见的是

A. 病原体被清除　　　　B. 隐性感染　　　　C. 显性感染　　　　D. 病原携带状态　　　　E. 潜伏性感染

【例8】传染病隐性感染特点不包括

A. 感染过程结束后,少数人可转变为病原携带状态

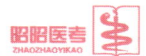

B. 病原体感染人体后诱导机体产生特异性免疫应答

C. 不引起或仅引起轻微组织损伤

D. 无明显临床表现

E. 在传染病中少见

【例9】感染病原体后，仅引起机体发生特异性免疫应答而临床上不出现特异性的症状和体征，称为

A. 显性感染　　　　B. 潜伏性感染　　　　C. 隐性感染　　　　D. 病原携带状态　　　　E. 病原体被清除

【例10】女，39岁。慢性乙肝病史8年。血 HBsAg(＋)，HBeAg(＋)，抗 HBc(＋)。其12岁女儿体检时抗 HBs(＋)，追问病史无任何临床症状，未注射乙肝疫苗。该患者女儿属于

A. 垂直感染　　　　B. 隐性感染　　　　C. 显性感染　　　　D. 潜伏性感染　　　　E. 病原携带状态

五、影响传染病流行过程的因素

1. 自然因素　自然环境中的地理、气象、生态等。许多传染病的发生和流行，均可有明显的季节性和地区性。

2. 社会因素　社会制度、经济状况、生活方式及文化水平等，对传染病发生及流行有决定性的影响。

六、传染病的基本特征

1. 有病原体　每个传染病都是由各自的病原体引起的，包括细菌、病毒、立克次体、螺旋体、原虫和蠕虫等。检查出病原体是确诊传染病的重要依据。

2. 有传染性　与其他疾病的主要鉴别。

3. 有流行病学特征　流行性、地方性、季节性、感染后免疫。

4. 有感染后免疫力　指人感染病原体后，能产生针对病原体及其产物的特异性免疫，从而阻止病原体的入侵或限制其在体内生长繁殖或中和病原体。

七、传染病的诊断

传染病的诊断依据临床资料、流行病学资料和实验室检查等。

1. 流行病学资料　注意询问患者的居住地及近期所到地区是否发生过该种传染病的发生及流行、与该病患者或病畜的接触史、患者的年龄职业、个人及周围环境的卫生情况、发病季节、既往传染病病史及预防接触史等。

2. 临床资料　全面而准确的临床资料来源于详尽的询问病史及认真、细致、全面的体格检查，包括起病方式、热型、热程及伴随症状，皮疹的形态，出疹时间、部位及顺序，是否有黄疸、肝脾淋巴结肿大等。

3. 实验室检查　实验室检查对传染病的诊断具有非常重要的意义，尤其是病原学检查，是确诊的重要依据。血清学检查也是某些传染病确诊的重要条件。其他实验室检查及影像学检查对许多传染病的诊断亦不可少，如血尿便常规、生化检查、病原学检查、影像学检查等。

(1) 一般实验室检查　血常规检查中以白细胞计数和分类的用途最广。

(2) 病原学检查

直接检查病原体	从人体分泌液，如血液、粪便、尿液中直接分离出病原体
分离培养病原体	细菌、螺旋体、真菌等通过人工培养基分离培养
检测特异性抗原	病原体特异性抗原的检测可较快地提供病原体存在的证据，其诊断意义往往较抗体检测更为可靠
检测特异性核酸	可用分子生物学检测方法，如用放射性核素或生物素标记的探针作 DNA 印迹法等检测病原体的核酸

(3) 特异性抗体检测　特异性 IgM 抗体的检出有助于对现存或近期感染的诊断。特异性 IgG 抗体的检出可评价个人及群体的免疫状态。蛋白印迹法的特异性和灵敏度都较高，常用于艾滋病的确定性检查。

(4) 其他检查　包括支气管镜检查、胃镜检查、结肠镜检查等内镜检查，以及超声检查、磁共振成像、计算机断层扫描和数字减影血管造影等影像学检查及活体组织检查等。

八、传染病的预防

1. 管理传染源　严格执行传染病报告上报的时间要求。

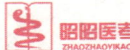

	城镇上报时间/小时	农村上报时间/小时
甲类传染病	2	6
乙类传染病	6	12
丙类传染病	24	24

2. 切断传播途径 对各种传染病,尤其是消化道传染病、虫媒传染病和寄生虫病,切断传播途径通常是占主导作用的预防措施。主要包括隔离和消毒。

(1)隔离 将患者或病原携带者妥善安排在指定的隔离单位,暂时与人群隔离。同时进行积极的治疗和护理,并对具有传染性的分泌物、排泄物、用具等进行必要的消毒处理,防止病原体向体外扩散。

疾 病	隔离措施
鼠疫、霍乱、呼吸道疾病(如 SARS、流感)	严密隔离
伤寒、痢疾、甲肝、戊肝	消化道隔离
乙肝、丙肝、AIDS、钩体病	血液隔离
破伤风、炭疽、梅毒、淋病	接触隔离
乙脑、疟疾	昆虫隔离
长期应用大量免疫抑制剂的患者、严重烧伤的患者、早产婴儿和器官移植患者	保护性隔离

例 11～13 共用选项
A. 严密隔离　　B. 肠道隔离　　C. 接触隔离　　D. 血液和体液隔离　　E. 保护性隔离
【例11】对乙肝、艾滋病等疾病应采取
【例12】对大面积烧伤、免疫缺陷、白血病等应采取
【例13】对外科伤口感染、尿路感染等疾病应采取

例 14～15 共用选项
A. 输血、注射　　B. 消化道传播　　C. 生活接触　　D. 呼吸道传播　　E. 性接触
【例14】戊型肝炎的主要传播途径是
【例15】丙型肝炎的主要传播途径是

(2)消毒 消毒有疫源地及预防性消毒两大类。消毒方法有物理消毒和化学消毒两种,可根据不同传染病选择应用。

3. 保护易感人群 可通过加强营养及体育锻炼等措施增强机体非特异性免疫力,通过预防接种疫苗提高机体特异性主动免疫力,或接种抗毒素或特异性高效价免疫球蛋白获得特异性被动免疫。

4. 药物预防 在传染病流行区域及流行季节,对当地人群或外来人口,除预防接种外,可采用药物预防。

➤ 参考答案如下,详细答案参见 2021 版《国家临床执业及助理医师资格考试精选真题考点精析》。

1. A	2. A	3. D	4. B	5. C	昭昭老师提示:
6. E	7. B	8. E	9. C	10. B	关注官方微信,获得第一手考试资料。
11. D	12. E	13. C	14. B	15. A	

第2章 肝 炎

➤ **2021 考试大纲**
①病原学;②流行病学;③临床分型及表现;④诊断;⑤慢性肝炎和重型肝炎的治疗;⑥预防。

➤ **考纲解析**
近 20 年的医师考试中,本章的考试重点是肝炎的诊断和治疗,执业医师每年考查分数为 2～3 分,助理医师每年考查分数为 1～2 分。

一、概　述
病毒性肝炎是由各种肝炎病毒引起,以肝损害为主的传染病。按病原学分类,包括甲型、乙型、丙型、

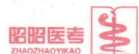

丁型和戊型病毒性肝炎。

二、病原学和流行病学

1. 五种类型 乙型肝炎病毒是 DNA 病毒，甲型、丙型、丁型、戊型肝炎病毒都是 RNA 病毒。

病毒名称	病毒类型	特 点
甲型肝炎病毒（HAV）	RNA 病毒	①只有 1 个血清型和 1 个抗原抗体系统，IgM 出现早，有现症感染意义； ②IgG 抗体可长期存在，有保护力
乙型肝炎病毒（HBV）	DNA 病毒 （即 Dane 颗粒）	有 3 个抗原抗体系统，DNA 是 HBV 感染最直接、特异和灵敏的指标
丙型肝炎病毒（HCV）	RNA 病毒	抗-HCV 无保护作用，是感染指标
丁型肝炎病毒（HDV）	RNA 病毒	一种缺陷病毒，必须借助 HBsAg 包裹才能成为感染性病毒颗粒
戊型肝炎病毒（HEV）	RNA 病毒	儿童及青年多为隐性感染，老年人多发病

【例1】属于 DNA 病毒的肝炎病毒是

A. HAV 　　B. HCV 　　C. HEV 　　D. HDV 　　E. HBV

2. 乙型肝炎三个抗体系统

（1）乙型肝炎的三对抗原抗体系统：①HBsAg、抗-HBs；②HBeAg、抗-HBe；③抗-HBc、HBcAg。

（2）HBcAg 是无法检测的（昭昭老师速记：Bc 就是"不查"）。除 HBcAg 外，其余抗原抗体系统即为赫赫有名的两对半。

（3）抗-HBsAg 是保护性抗体（阳性说明身体有免疫力）。

（4）HBeAg 是病毒复制强和传染性强的标志。

（5）HBsAg（＋）、HBeAg（＋）、抗-HBcAg（＋）为乙肝大三阳。HBsAg（＋）、抗-HBe（＋）、抗-HBcAg（＋）为乙肝小三阳。

【例2】女，40 岁。体检：HBsAg（－），抗-HBs（＋），ALT 15U/L。最可能的情况是

A. 感染过 HBV，已开始恢复 　　　　B. 感染过 HBV，已产生免疫力

C. 体内有病毒复制 　　　　D. 有传染性 　　　　E. 肝炎急性期，已开始恢复

例3～5共用选项

A. 抗-HBs 　　B. HBeAg 　　C. HBcAg 　　D. 抗-HBe 　　E. 抗-HBc

【例3】用常规检测方法在患者血清中检测不到的 HBV 标志物是

【例4】HBV 感染后产生的保护性抗体是

【例5】乙肝病毒标记物中反映 HBV 有活动性复制和传染性的是

【例6】Dane 颗粒是

A. 丁型肝炎病毒 　　　　B. 乙型肝炎病毒 　　　　C. 甲型肝炎病毒

D. 戊型肝炎病毒 　　　　E. 丙型肝炎病毒

【例7】女，30 岁。健康体检时发现血清 HBsAg、抗-HBe 和抗-HBc 均阳性。判断其是否具有传染性，还应做的检查是

A. 肝功能 　　B. HBV-DNA 　　C. HBcAg 　　D. 肝 B 型超声 　　E. 肝 MRI

3. 传播途径

（1）血液传播　乙肝、丙肝、丁肝通过血液、血制品传播。

（2）粪-口传播　甲肝和戊肝通过粪-口途径传播。

三、临床表现

不同类型病毒引起的肝炎潜伏期不同。甲型肝炎潜伏期为 2～6 周，平均 4 周；乙型肝炎 1～6 个月，平均 3 个月；丙型肝炎 2 周～6 个月，平均 40 天；丁型肝炎 4～20 周；戊型肝炎 2～9 周，平均 6 周。

1. 急性肝炎

（1）急性黄疸型肝炎

黄疸前期	①类似感冒症状:发热、全身不适、乏力等; ②消化道症状:食欲减退、恶心、厌油、腹胀、肝区痛等; ③肝功能检查 ALT 升高; ④持续 5～7 天
黄疸期	①症状好转,发热消退; ②尿黄加深,巩膜及皮肤出现黄染,逐渐加重,2 周左右达高峰; ③各项肝功能明显异常; ④肝、脾可轻度肿大及叩痛阳性; ⑤持续 2～6 周
恢复期	①黄疸逐渐消退,各项肝功能逐渐恢复正常,症状和体征也随之消失; ②持续 1～2 个月

(2) 急性无黄疸型肝炎　无黄疸,其他临床表现与黄疸型相似,但起病较缓,症状较轻,病程多在 3 个月内。

【例8】女,36 岁。既往健康。6 天前无明确诱因出现发热、恶心、食欲缺乏,伴尿黄,明显乏力。实验室检查:ALT 4 000 U/L,TBIL 64 μmol/L。该患者诊断应考虑为
　A. 淤胆型肝炎　　　　　　B. 急性黄疸型肝炎　　　C. 急性重型肝炎
　D. 亚急性重型肝炎　　　　E. 急性无黄疸型肝炎

【例9】甲型肝炎病程中,传染性最强的阶段是
　A. 潜伏期　　　B. 黄疸前期　　　C. 恢复期　　　D. 慢性期　　　E. 感染期

2. 慢性肝炎　急性肝炎病程超过半年不愈者称为慢性肝炎。病原只限乙肝、丙肝和丁肝病毒。甲肝及戊肝可治愈,不转为慢性。临床表现时好时坏、时轻时重,数年、数十年迁延不愈,亦有表现为多次急性发作者。慢性肝炎分度如下:

轻 度	乏力、食欲减退、肝区不适、肝脾可有轻度肿大,肝功能检查中出现 1 项或 2 项指标轻度异常
中 度	症状、体征、实验室检查居于轻度和重度之间
重 度	①明显或持久消化道症状,尿黄,ALT 和(或)AST 反复或持续升高,血清白蛋白可减少,脾可肿大,面色发暗,尚可出现肝掌和蜘蛛痣; ②B超示门、脾静脉宽度增加,有门脉高压倾向。如不清除病毒,可发展成肝硬化

3. 重型肝炎　甲、乙、丙、丁、戊型均可引起,我国以乙型肝炎病毒最多。各型病毒重叠感染更易诱发,病死率高。重型肝炎分以下各型:

急性重型肝炎	①又称急性肝衰竭或暴发型肝炎; ②患者既往无同型肝炎病史,起病甚急,可有发热、食欲缺乏、恶心、频繁呕吐、极度乏力等明显的消化道及全身中毒症状,黄疸迅速加深,肝进行性缩小,有出血倾向、中毒性鼓肠、肝臭、少量腹水、急性肾衰竭(肝肾综合征);起病 14 日以内出现不同程度的肝性脑病(Ⅱ～Ⅴ度)表现,凝血酶原活动度低于 40%
亚急性重型肝炎	①又称亚急性肝衰竭; ②急性黄疸型肝炎起病 15 日至 26 周以内出现精神、神经症状,肝炎症状急剧加重,黄疸迅速加深,胆红素≥171 μmol/L(10 mg/dL),出现出血、腹水等表现,凝血酶原活动度低于 40%
慢性重型肝炎	①又称慢加急性肝衰竭; ②临床表现与亚急性重型肝炎相似,是在慢性肝炎(肝硬化或携带者)基础上发生的亚急性重型肝炎
慢性肝衰竭	在肝硬化基础上,肝功能进行性减退,导致以腹水或门脉高压、凝血功能障碍和肝性脑病为主要表现的慢性肝功能失代偿

【例10】男,45 岁。急性黄疸型肝炎患者,经治疗无效,症状逐渐加重。诊断重型肝炎最主要的依据是
　A. 血清胆红素明显升高　　B. 谷氨酸氨基转移酶升高　　C. 凝血酶原活动度小于 40%
　D. 肝细胞大量减少　　　　E. 血小板降低

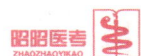

【例 11】 重型病毒性肝炎出血的最主要病因是

A. 血小板减少　　　　B. 毛细血管脆性增加　　　C. 凝血因子合成减少

D. 肝素样物质增多　　E. 骨髓造血功能受抑制

【例 12】 男,56 岁。发现 HBsAg 阳性 12 年,ALT 时有增高。近 2 周来食欲下降,尿黄,明显乏力,齿龈出血,近 2 周尿少。查体:神清,扑翼样震颤(＋)。化验:ALT 188 U/L,TBIL 410 μmol/L,PT 38 秒(对照 13 秒)。该患者应诊断为

A. 病毒性肝炎乙型慢性重型　　　B. 病毒性肝炎乙型亚急性重型

C. 病毒性肝炎乙型慢性重度　　　D. 乙肝后肝硬化

E. 病毒性肝炎乙型慢性中度

4. 淤胆型肝炎

(1) 主要表现为急性黄疸型肝炎较长期(2~4 个月或更长)出现肝内梗阻性黄疸。

(2) 黄疸具有三分离特征,即消化道症状轻,ALT 上升幅度低,凝血酶原时间延长或凝血酶原活动度下降不明显,与黄疸程度重呈分离现象。

(3) 临床有全身皮肤瘙痒及大便颜色变浅或灰白。

(4) 生化表现符合梗阻性黄疸。

四、诊　断

1. 急性肝炎的诊断 ①有与确诊病毒性肝炎患者密切接触史;②近期内出现发热、乏力、食欲减退、恶心等症状,查体可有肝、脾大;③化验血清 ALT 升高。血清胆红素＞17.1 μmol/L,诊为急性黄疸型肝炎;否则诊为急性无黄疸型肝炎。

2. 急性重型肝炎的诊断 ①既往无同型病原肝炎病史;②起病 2 周内迅速出现精神、神经症状,昏迷Ⅱ度以上而能排除其他原因;③有肝浊音界缩小和皮肤、黏膜或穿刺部位出血点或瘀斑等体征和出血倾向;④黄疸迅速加深,胆红素每日上升≥17.1 μmol/L(1 mg/dL)以上;⑤PTA 降低至 40% 以下。

3. 亚急性重型肝炎诊断 以急性黄疸型肝炎起病,15 天至 24 周出现极度乏力,消化道症状明显,黄疸迅速加深,每天上升≥17.1 μmol/L,同时凝血酶原活动度低于 40%,并排除其他原因者。

4. 慢性重型肝炎诊断 具备以下三点中的两点可以诊断:①有慢性肝炎、肝硬化病史,包括慢性乙、丙型肝炎病毒携带半年以上;②无临床肝病史(隐匿发病的慢性肝炎),但具有慢性肝病体征和(或)慢性肝炎的实验室检查、影像学检查结果;③出现亚急性重型肝炎的临床表现。

5. 甲型肝炎诊断 抗- HAVIgM(＋)可以诊断为甲型感染;抗- HAVIgG(＋)诊断为既往感染过甲肝。

【例 13】 男,33 岁。体检中发现 HBsAg 阳性,当时无自觉症状及体征,肝功能正常。次年 3 月,因突然乏力、恶心、厌食、尿黄而入院。化验:ALT 600 U/L,血清总胆红素 85 μmol/L,抗- HAVIgM(＋)。该患者的诊断可能为

A. 乙型肝炎,慢性迁延型,既往感染过甲型肝炎

B. 乙型肝炎,慢性活动型,既往感染过甲型肝炎

C. 急性甲型黄疸型肝炎,乙型肝炎病毒携带者

D. 急性乙型肝炎,合并甲型肝炎

E. 急性黄疸型肝炎,甲、乙型肝炎病毒混合感染

【例 14】 男孩,10 岁。近 8 天来食欲缺乏,恶心、呕吐、乏力、尿色黄来院就诊。检查:巩膜黄染,肝肋下 3 cm,脾未触及。化验:ALT 500 U/L,胆红素 85.5 μmol/L,抗- HAVIgM(＋),抗- HAVIgG(＋),HBsAg(＋),HBeAg(＋),抗- HBcIgM(＋)。应诊断为

A. 急性甲型肝炎,乙肝病毒携带者　　　B. 急性乙型肝炎,既往感染过甲型肝炎

C. 急性甲型肝炎,乙型肝炎　　　　　　D. 被动获得甲肝抗体,急性甲型肝炎,乙肝病毒携带者

E. 被动获得甲肝抗体,急性乙型肝炎

五、治　疗

1. 急性肝炎 一般为自限性,一般不采用抗病毒治疗。急性丙型肝炎例外,需要抗病毒治疗,降低转慢率,药物可选用干扰素＋利巴韦林治疗。

【例 15】丙型肝炎抗病毒治疗应选择

A. α-干扰素　　　B. 核苷酸类似物　　C. β-干扰素　　　D. 拉米呋定　　　E. 更昔洛韦

2. 慢性肝炎

(1) 治疗原则　改善和恢复肝功能,免疫调节,抗纤维化治疗。

(2) 抗病毒治疗　适应证为 HBV - DNA≥10^5 copies/mL(HBeAg 阴性者≥10^4 copies/mL)

药　物	适应证和禁忌证
①核苷类似物(恩替卡韦、拉米夫定、恩曲他滨等); ②核苷酸类似物(阿德福韦酯等)	适应证: ①ALT≥2×正常值上限(ULN); ②ALT<2×正常值上限,但组织病理学 Knodell HAI 指数≥4,或中度(G2～3)及以上炎症坏死和中度(S2)以上纤维化病变; ③HCV DNA 阳性
干扰素	①适应证:ALT≤10×ULN;血 TBil≤2×ULN; ②禁忌证:TBIL≥2×ULN,失代偿性乙肝肝硬化,合并自身免疫性疾病患者,合并严重疾病如糖尿病等

例 16～18 共用题干

男,45 岁。乏力、纳差、眼黄、尿黄 6 天入院。病前 2 个月外出旅游 20 多天,多在餐馆进餐及进食生冷食物。实验室检查:ALT 860 U/L,AST 620 U/L,TBIL 260 μmol/L,DBIL 160 μmol/L,PTA 85%。

【例 16】未明确诊断,应追问的病史不包括

A. 饮酒史　　　B. 服用损肝药物史　　　C. 输血史　　D. 既往肝炎病史　　E. 宠物接触史

【例 17】如查体发现患者有肝掌、脾大。化验抗 HAV - IgM、抗 HEV 均(一),HBsAg、HBeAg 及抗 HBc(+),HBV - DNA 5.1×10^6 copies/mL。应诊断为

A. HBsAg 携带者　　　　　　B. 肝衰竭乙型　　　　　　C. HBV 携带者

D. 急性乙型肝炎　　　　　　E. 慢性乙型肝炎

【例 18】最重要的治疗是

A. 中药治疗　　B. 抗 HBV 治疗　　C. 对症治疗　　D. 抗肝纤维化治疗　　E. 保肝治疗

六、预　防

1. 控制传染源,切断传播途径。

2. 保护易感人群　主动免疫可以注射疫苗。被动免疫即暴露前或潜伏期两周内,注射免疫球蛋白,可防止甲型肝炎早期发病,或减轻临床症状,但对戊型肝炎无效。对暴露于 HBV 者,包括 HBsAg 阳性母亲所分娩的新生儿,可用高效价乙型肝炎免疫球蛋白(HBIG)。

【例 19】某大夫在给一位乙型肝炎病毒(HBV)携带者手术时,不慎被患者用过的刀片刺伤手指。为预防乙型肝炎病毒感染,应首先采取的措施是

A. 注射抗生素　　　　　　B. 注射丙种球蛋白　　　　　　C. 注射乙型肝炎疫苗

D. 注射 HBlG　　　　　　E. 注射 α-干扰素

➤ 参考答案如下,详细答案参见 2021 版《国家临床执业及助理医师资格考试精选真题考点精析》。

1. E	2. B	3. C	4. A	5. B	6. B	7. B	昭昭老师提示: 关注官方微信,获得第一手考试资料。
8. B	9. B	10. C	11. C	12. A	13. C	14. B	
15. A	16. E	17. D	18. B	19. D	—	—	

第 3 章　肾综合征出血热

➤ **2021 考试大纲**

①病原学;②临床表现;③诊断;④各期治疗要点与主要预防措施。

➤ **考纲解析**

近 20 年的医师考试中,本章的考试重点是肾综合征出血热的诊断和治疗,执业医师每年考查分数为

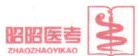

2～3分,助理医师每年考查分数为1～2分。

一、概　述

肾综合征出血热又称流行性出血热,是由汉坦病毒引起的一种自然疫源性疾病。典型的临床特征有发热、出血和肾损害三大主症,以及发热期、低血压休克期、少尿期、多尿期和恢复期五期经过。

(昭昭老师速记:"流汗",即"流"行性出血热由"汉"坦病毒感染所致。)

二、流行病学

1. 传染源和中间宿主　鼠类。

2. 传播途径

接触传播	病毒通过创口侵入体内
呼吸道传播	传染源的排泄物如尿、粪、唾液中的病毒吸附于尘埃,经呼吸道侵入人体
消化道传播	摄入被传染源排泄物所污染的食物,或病毒通过破损的口腔黏膜或胃肠黏膜侵入人体
螨媒传播	带病毒的革螨或恙螨通过吸血传播

例1～2共用选项

A. 灭蚊　　　B. 灭鼠　　　C. 灭蚤　　　D. 灭蟀　　　E. 灭虱

【例1】流行性乙型脑炎的预防措施是

【例2】肾综合征出血热的预防措施是

三、发病机制

1. 休　克　原发性低血压休克与全身小血管损害、小血管扩张充血、通透性和脆性增强,血浆外渗导致组织水肿、出血、血液浓缩、血容量减少、微循环障碍及DIC有关。继发性休克与大出血、水盐失衡及继发感染因素等有关。

2. 出　血　早期出血主要由血管壁受损和血小板减少所致。休克后出血与DIC所致的消耗性凝血障碍等因素有关。

3. 急性肾衰竭　血容量减少,导致肾小球滤过率下降,肾小球中微血栓形成,缺血、肾小管变性、坏死、间质水肿。

【例3】流行性出血热早期休克的原因是

A. 过敏性　　　B. 失血浆性　　　C. 出血性　　　D. 感染性　　　E. 心源性

四、临床表现

1. 潜伏期　4～60天,一般为7～21天,以2周多见。典型患者病程中有发热期、低血压休克期、少尿期、多尿期和恢复期五期经过。

(1) 发热期　起病急骤,发热39～40 ℃以上,主要表现为发热、全身中毒症状、血管损伤和肾损害等。发热时可伴有全身酸痛,以头痛、腰痛、眼眶痛(三痛)最为突出。发热2～3日后出现小血管损伤引起的充血,表现为颜面、颈及上胸部皮肤部明显充血潮红(三红),出血点位于软腭、腋下及胸背部。少数患者有鼻出血等。发病早期可出现蛋白尿,尿量减少。

(2) 低血压休克期　表现为面色苍白、四肢厥冷、脉搏细弱或触不到,尿量减少。

(3) 少尿期　可并发尿毒症、酸中毒和水、电解质紊乱,重者出现腹水、高血容量综合征、脑水肿。

分　期	每日尿量	BUN和Cr	相应表现
移行期	2 000 mL	上升	症状较重
多尿早期	>2 000 mL	未见改善	症状加重
多尿后期	>3 000 mL,可达4 000～8 000 mL	逐步下降	逐步恢复,注意水、电解质平衡

(4) 多尿期　由于循环血量增加,肾小球滤过功能改善,但肾小管重吸收功能未完全恢复,致尿量显著增多,24小时尿量大于3 000 mL。

(5) 恢复期　尿量恢复到2 000 mL以下。一般需1～3个月,体力完全恢复,但部分患者肾功能恢复需更长时间。

【例4】男,32岁。发热2周,体温39 ℃,病初皮肤出现少数皮疹,头痛、腰痛、眼眶痛。患者可能的诊

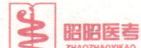

断是

  A. 肾综合征出血热   B. 流行性乙型脑炎   C. 麻疹   D. 风疹   E. 肾病综合征

【例5】女,54岁,发热4天,头痛、乏力2天,尿少1天。查体:T 39 ℃,BP 90/50 mmHg,面部潮红,结膜充血,眼睑水肿,腋下有出血点。实验室检查:血WBC 17×10⁹/L,尿蛋白(＋＋＋)。最可能的诊断是

  A. 流行性脑脊髓膜炎   B. 肾综合征出血热   C. 急性肾小球肾炎

  D. 钩端螺旋体病   E. 败血症

  2. 临床分型 根据发热程度、中毒症状轻重和出血、休克、肾功能损害程度的不同,临床可分为以下五种类型。

分　型	表　现
轻型	①体温39 ℃以下,中毒症状轻,除出血点外无其他出血征象; ②肾损害轻,无休克和少尿
中型	①体温39～40 ℃,中毒症状较重,有明显球结膜水肿,病程中收缩压低于90 mmHg或脉压小于30 mmHg; ②有明显出血及少尿期,尿蛋白(＋＋＋)
重型	①体温>40 ℃,中毒症状及渗出严重,可伴中毒性精神症状,并出现休克,有皮肤瘀斑和腔道出血; ②少尿持续5天以内或无尿2天以内
危重型	在重型基础上出现以下情况之一者:难治性休克;有重要脏器出血;少尿超过5天或无尿2天以上,BUN>42.84 mmol/L;出现心力衰竭、肺水肿;出现脑水肿、脑出血或脑疝等中枢神经合并症;严重继发感染
非典型	发热38 ℃以下,皮肤黏膜可有散在出血点,尿蛋白(±),血、尿特异性抗原或抗体阳性者

五、实验室检查

  1. 血常规 患者血中出现异型淋巴细胞,此为出血热的特异性表现。

  2. 抗体 确诊流行性出血热的检查首选血清特异性抗体(IgG、IgM)检测。

【例6】男,35岁,农民。发热,头痛,恶心呕吐5天。查体:T 37.8 ℃,BP 60/40 mmHg,脉搏细速,躯干有瘀点,双肾区叩击痛。血常规:WBC 30×10⁹/L,中性粒细胞0.80,异常淋巴细胞0.10,血小板50×10⁹/L,尿蛋白(＋＋)。诊断为

  A. 流行性脑脊髓膜炎   B. 败血症,感染性休克   C. 流行性肾综合征出血热

  D. 钩端螺旋体病   E. 传染性单核细胞增多症

【例7】男,28岁。5天来发热、恶心、呕吐、食欲减退、头痛、四肢酸痛、腰痛。体检:重病容,球结膜充血,无水肿,咽充血,腋下可见点状抓痕样出血点,肝、脾未及。血常规检查:WBC 12×10⁹/L,N 0.72,L 0.28。可见异型淋巴细胞。尿常规:尿蛋白(＋＋＋),RBC 2～5/HP。该患者首先考虑的诊断为

  A. 钩端螺旋体病   B. 败血症   C. 流行性出血热

  D. 流行性脑脊髓膜炎   E. 结核性脑膜炎

六、治　疗

  治疗原则是"三早、一就、一少",即早发现、早休息、早治疗,就近治疗和少搬动。

  1. 发热期治疗原则

  (1) 控制感染 首选药物是利巴韦林。

  (2) 减轻外渗 早期卧床休息,为降低血管通透性可给予路丁、维生素C等。发热后期给予20%甘露醇以提高血浆渗透压,减轻外渗和组织水肿。

  (3) 改善中毒症状 物理降温为主,重者可予地塞米松。

  (4) 预防DIC 给予低分子右旋糖酐或丹参注射液。

  2. 低血压休克期治疗原则

  (1) 补充血容量 宜早期、快速和适量补充。

  (2) 纠正酸中毒 主要应用5%碳酸氢钠。

  (3) 药物 血管活性药物与肾上腺皮质激素的应用,如多巴胺或山莨菪碱,同时亦可用地塞米松。

  例8～9共用题干

  男,25岁。因发热、头痛、呕吐5天入院。体检:面颈部潮红,双腋下少许出血点。尿常规:蛋白

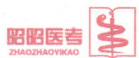

（＋＋＋），红细胞5～12/HP。血常规：WBC 23.0×10^9/L，异型淋巴细胞0.12，PLT 48×10^9/L。

【例8】 该患者的诊断可能为

A. 流行性脑脊髓膜炎　　　　　B. 斑疹伤寒　　　　　C. 流行性出血热

D. 钩端螺旋体病　　　　　E. 败血症

【例9】 住院两天后，患者热退但症状加重，出血点增加，四肢厥冷，脉搏细弱，血压80/60 mmHg。此时对该患者的治疗原则是

A. 以扩容为主　　　　　B. 以应用血管活性药物为主　　C. 以应用激素为主

D. 以纠正酸中毒为主　　　　　E. 以输入胶体液为主

例10～13共用题干

男，45岁，发热3天，少尿1天，于12月15日入院。查体：神志清，球结膜充血、水肿，双腋下有出血点。实验室检查：WBC 25×10^9/L，Plt 50×10^9/L，尿蛋白（＋＋＋）。

【例10】 最可能的诊断是

A. 立克次体病　　B. 急性肾炎　　C. 肾综合征出血热　　D. 流行性感冒　　E. 钩端螺旋体病

【例11】 为明确诊断应进行的检查是

A. 肥达一外斐反应　　　　　B. 尿培养　　　　　C. 血清汉坦病毒特异性抗体检测

D. 咽拭子培养　　　　　E. 钩端螺旋体显微凝集试验

【例12】 病原治疗首选药物是

A. 四环素　　B. 环丙沙星　　C. 利巴韦林　　D. 金刚烷胺　　E. 青霉素

【例13】 不必要的处理是

A. 应用糖皮质激素　　　　　B. 纠正酸中毒　　　　　C. 应用抗病毒药

D. 快速补充血容量　　　　　E. 静脉滴注青霉素

3. 少尿期治疗原则

稳定内环境	维持水、电解质、酸碱平衡
促进利尿	①可应用20%甘露醇，不宜长期大量应用； ②常用呋塞米，可从小量开始，逐步加大剂量
导泻和放血疗法	防止高血容量综合征和高血钾，常用甘露醇，亦可用硫酸镁或大黄煎水口服
透析疗法	有明显氮质血症、高血钾或高血容量综合征的患者，可应用血液透析或腹膜透析

4. 多尿期治疗原则

（1）维持水与电解质平衡　治疗过程中始终要维持水与电解质平衡。

（2）防止继发感染　本期易并发呼吸道和泌尿感染，应及时诊断和治疗。

➤ 参考答案如下，详细答案参见2021版《国家临床执业及助理医师资格考试精选真题考点精析》。

1. A	2. B	3. B	4. A	5. B	
6. C	7. C	8. C	9. A	10. C	昭昭老师提示： 关注官方微信，获得第一手考试资料。
11. C	12. C	13. E	—	—	

第4章　流行性乙型脑炎

➤ **2021考试大纲**

①病原学；②流行病学；③临床表现；④诊断、确诊依据与鉴别诊断；⑤治疗原则与预防。

➤ **考纲解析**

近20年的医师考试中，本章的考试重点是流行性乙型脑炎的诊断、检查和分期，执业医师每年考查分数为2～3分，助理医师每年考查分数为0分。

一、概　述

流行性乙型脑炎（简称乙脑）是由乙脑病毒引起的急性中枢神经系统传染病。它主要通过蚊虫传播，

流行于夏秋季。临床上以高热、意识障碍、抽搐、呼吸衰竭及脑膜刺激征等为特征。部分患者可留有后遗症,病死率高较。

二、流行病学

(1) 乙脑的传染源是猪,传播途径是三带喙库蚊。

(2) 人群普遍易感,患者与隐性感染者比例为1:300,感染后可获持久免疫力。主要感染儿童,尤以2~6岁儿童为多。

(3) 主要发生在亚洲,我国除东北、西北边远山区及高原地区外,均有乙脑流行。7、8、9月高发,农村高于城市,山区高于沿海地区。

【例1】 乙型脑炎(简称乙脑)的主要传染源是

A. 猪　　　　　B. 乙脑病毒携带者　　　　C. 乙脑患者　　　　D. 蚊虫　　　　E. 野鼠

三、病　理

1. 病变部分　　乙脑病变以大脑皮质、基底核和视丘最为严重,小脑皮质、丘脑和脑桥次之,脊髓病变最轻,常仅限于颈段脊髓。

2. 病理变化　(昭昭老师速记:神经细胞坏死、胶质细胞增生、软化灶、血管套)

血管病变	脑实质血管高度扩张充血,血管周围间隙增宽,并有淋巴细胞套形成
神经细胞坏死	①神经细胞肿胀,尼氏小体消失,胞质内出现空泡,核偏位; ②严重者,可发生核固缩、核溶解;可见卫星现象和噬神经细胞现象
胶质细胞增生	主要是小胶质细胞弥漫性或局灶性增生,形成胶质结节
软化灶形成	严重病变导致神经组织液化性坏死,形成筛状软化灶,对本病的诊断具有特征性意义

【例2】 下列关于流行性乙型脑炎病理改变的叙述,错误的是

A. 神经细胞变性,坏死　　　　　B. 血管套形成　　　　　C. 软化灶

D. 蛛网膜下隙有脓性渗出物　　　E. 胶质细胞增生

【例3】 流行性乙型脑炎不具有的改变是

A. 血管周围淋巴细胞浸润和血管套形成　　　B. 筛网状软化灶和脑水肿

C. 蛛网膜下隙以中性粒细胞为主的炎性渗出　　D. 胶质结节形成

E. 神经细胞变性、坏死,出现噬神经细胞和卫星现象

四、临床表现

潜伏期10~15天。大多数患者症状较轻或呈无症状的隐性感染,仅少数出现中枢神经系统症状,表现为高热、意识障碍、惊厥等。典型病例的病程可分四个阶段。

1. 初期　　起病急,体温急剧上升至39~40℃,伴头痛、恶心和呕吐,部分患者有嗜睡或精神倦怠,并有颈项轻度强直,病程1~3天。

2. 极期　　体温持续上升,可达40℃以上。初期症状逐渐加重,意识明显障碍,有嗜睡、昏睡乃至昏迷。昏迷越深,持续时间越长,病情越严重。重症患者可出现全身抽搐、强直性痉挛或强直性瘫痪,少数也可为软瘫。严重患者可因脑实质病变(尤其是脑干)、缺氧、脑水肿、脑疝、颅内高压、低血钠性脑病等病变而出现中枢性呼吸衰竭,表现为呼吸节律不规则、双吸气、叹息样呼吸、呼吸暂停、潮式呼吸和下颌呼吸等,最后呼吸停止。体检可发现脑膜刺激征、瞳孔对光反射迟钝、消失或瞳孔散大,腹壁及提睾反射消失、深反射亢进,病理性锥体束征如巴氏征等可呈阳性。

【例4】 流行性乙型脑炎极期的临床表现不包括

A. 肾衰竭　　　　B. 持续高热　　　　C. 呼吸衰竭　　　　D. 惊厥或抽搐　　　　E. 意识障碍

3. 恢复期　　极期过后体温逐渐下降,精神、神经系统症状逐日好转。重症患者仍有神志迟钝、痴呆、失语、吞咽困难、颜面瘫痪、四肢强直性痉挛或扭转痉挛等,少数患者也可有软瘫。经过积极治疗大多数症状可在半年内缓解。

4. 后遗症期　　少数重症患者半年后仍有精神神经系统后遗症,主要有意识障碍、痴呆、失语及肢体瘫痪、癫痫等,如予积极治疗可有不同程度的恢复。癫痫后遗症可持续终生。

五、实验室检查

1. 血常规　　血白细胞数增高。(昭昭老师速记:虽然是病毒感染,但是白细胞升高。)

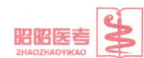

2. 脑脊液检查 脑脊液压力增高,外观清亮,细胞数轻度增加,蛋白质稍增高,糖和氯化物正常。

3. 抗体 血清特异性 IgM 抗体阳性可确诊。

【例5】确诊流行性乙型脑炎常检查的抗体是

A. 特异性 IgM 抗体 　　　　B. 血凝抑制抗体 　　　　C. 血凝素抗体

D. 中和抗体 　　　　E. 补体结合抗体

【例6】可用于流行性乙型脑炎早期诊断的实验室检查是

A. 补体结合试验 　　　　B. 血凝抑制试验 　　　　C. 中和试验

D. 特异性 IgM 抗体检测 　　　　E. 病毒分离

六、诊断与鉴别诊断

1. 诊断 流行病学资料:7、8、9 三个月发病,多见于儿童。表现为起病急,有高热、头痛、呕吐、意识障碍、抽搐、呼吸衰竭症状及脑膜刺激征等神经系统体征。血清特异性 IgM 抗体阳性。

2. 鉴别诊断 中毒型菌痢(脑型):可无消化道症状,可有中毒性休克,一般无脑膜刺激征,脑脊液多正常。肛拭或灌肠检查粪便,可见脓细胞及红细胞,粪便培养阳性。起病急,意识障碍比乙脑出现早。

例 7～8 共用题干

男,10 岁。发热、头痛、呕吐 3 天,嗜睡半天,于 7 月 10 日入院。既往体健。查体:T 38.6 ℃,P 112 次/分,R 20 次/分,BP 130/75 mmHg。神志不清,皮肤未见出血点,心肺未见异常,腹软,压痛及反跳痛,双侧 Babinski 征(+)。淋巴细胞 0.30。腰穿脑脊液检查:压力 200 mmH$_2$O,WBC 170×10^6/L,单核 0.66,多核 0.34,蛋白 11 g/L,糖 4.2 mmol/L,氯化物 115 mmol/L。

【例7】该患者最可能的诊断是

A. 流行性乙型脑炎 　　　　B. 肾综合征出血热 　　　　C. 流行性脑脊髓膜炎

D. 结核性脑膜炎 　　　　E. 隐球菌性脑膜炎

【例8】最有助于确诊的检查是

A. 血清特异性 IgM 抗体 　　　　B. 脑脊液涂片找细菌 　　　　C. 脑脊液培养

D. 血培养 　　　　E. 结核菌素试验

【例9】男,14 岁。因发热伴剧烈头痛、频繁呕吐、抽搐 2 天,于 8 月 10 日来诊,家中住平房,蚊子多,周围有类似患者。查体:T 39.8 ℃,P 120 次/分,BP 150/90 mmHg,神志不清,皮肤无皮疹,瞳孔等大等圆,对光反射存在,颈无抵抗,Kernig 征及 Babinski 征(+)。实验室检查:血 WBC 15×10^9/L,N 0.75。CSF 检查:压力 230 mmH$_2$O,外观清亮,有核细胞数 200×10^6/L,单核细胞 0.9,蛋白轻度升高,糖、氯化物正常。最可能的诊断是

A. 流行性乙型脑炎 　　　　B. 流行性脑脊髓膜炎 　　　　C. 钩端螺旋体病

D. 结核性脑膜炎 　　　　E. 肾综合征出血热

七、治疗原则

1. 一般支持治疗 注意饮食和营养,供应足够水分,高热、昏迷、惊厥患者易失水,故宜补足量液体。

2. 对症治疗 高热要积极降温。抽搐治疗应去除病因、镇静止惊。呼吸衰竭者保持呼吸道通畅及应用脱水药。明显缺氧者应用呼吸机治疗。积极防治继发感染。

3. 恢复期及后遗症治疗 智障锻炼、针灸、理疗等。

八、预　防

控制和管理传染源,灭蚊与防蚊,预防接种。

➤ **昭昭老师总结对比:**

1. 不同种类的脑炎

	流行性乙型脑炎	流行性脑脊髓膜炎	结核性脑膜炎
病　原	乙型脑炎病毒	脑膜炎双球菌	结核杆菌
传染源	猪	患者及带菌者	患者
传播途径	蚊叮咬	呼吸道	呼吸道
临床表现	意识障碍、抽搐	皮肤瘀点、瘀斑	低热、盗汗、乏力、食欲缺乏
病　理	脑细胞变质	蛛网膜下隙大量脓性分泌物	干酪样坏死

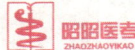

2. 不同种类脑炎的脑脊液特点

	流行性乙型脑炎	流行性脑脊髓膜炎	结核性脑膜炎
外　观	清亮	浑浊	毛玻璃样
蛋　白	轻度升高	升高	升高
糖	正常	低	低
氯化物	正常	低	低
细胞类型	单核细胞	中性粒细胞	单核细胞
确定诊断	IgM 抗体	细菌涂片、培养(＋)	细菌涂片、培养(＋)

▶ 参考答案如下,详细答案参见 2021 版《国家临床执业及助理医师资格考试精选真题考点精析》。

1. A	2. D	3. C	4. A	5. A	昭昭老师提示:关注官方微信,获得第一手考试资料。
6. D	7. A	8. A	9. A	—	

第5章　钩端螺旋体病(助理医师不要求)

▶ **2021 考试大纲**

①病原学;②流行病学;③临床表现。

▶ **考纲解析**

近 20 年的医师考试中,本章的考试重点是钩端螺旋体病的诊断、检查和分期,执业医师每年考查分数为 1～2 分,助理医师每年考查分数为 0 分。

一、概　述

钩端螺旋体病(简称钩体病)是由致病性钩端螺旋体(简称钩体)引起的急性动物源性传染病,属自然疫源性疾病,鼠类和猪是两大主要传染源。临床特点为起病急骤,早期有高热、全身酸痛、软弱无力、结膜充血、腓肠肌压痛、表浅淋巴结肿大等钩体毒血症状;中期可伴有肺弥漫性出血、心肌炎、溶血性贫血、黄疸、全身出血倾向、肾炎、脑膜炎、呼吸功能衰竭、心力衰竭等靶器官损害表现;晚期多数病例恢复,少数病例可出现后发热、眼葡萄膜炎以及脑动脉闭塞性炎症等多种与感染后变态反应有关的后发症。肺弥漫性出血、心肌炎、溶血性贫血与肝、肾衰竭为常见致死原因。

二、病原体及分型

1. 病原体　钩端螺旋体菌体细长,有 12～18 个螺旋,一端或两端弯曲成钩状,革兰染色阴性,为微需氧菌。病理变化为全身毛细血管的感染中毒性损伤。

2. 分型　常见的流行群是黄疸出血群、波摩那群、犬群、流感伤寒群、澳洲群、秋季群、七日群等。波摩那群分布最广,是洪水型和雨水型的主要菌群;黄疸出血群毒力最强,是稻田型的主要菌群。(昭昭老师速记:"水""波";"稻田""黄"了。)

【例1】钩端螺旋体病的基本病理变化是

A. 全身毛细血管的感染中毒性损伤　　B. 小血管及血管周围炎,细胞浸润

C. 肺毛细血管出血　　D. 急性肾功能不全　　E. 弥散性血管内凝血

【例2】引起我国雨水洪水型钩端螺旋体病的主要钩体群是

A. 七日群　　B. 秋季群　　C. 犬群　　D. 黄疸出血群　　E. 波摩那群

三、流行病学

夏秋季(6—10 月)为流行高峰。农民、渔民、屠宰工等易感。人群普遍对钩端螺旋体易感,但发病率高低与接触疫水的机会和机体免疫力有关。农民、支农外来人员、饲养员及农村青少年发病率较高。钩体病主要在多雨、鼠类等动物活动频繁的夏、秋季节流行,此时环境被钩体污染严重,且因农忙时节,人们与疫水接触机会多。

四、临床表现

潜伏期 2～20 天。因被感染者免疫水平的差别及受染菌株的不同,可直接影响其临床表现。

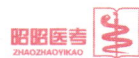

1. 早期（钩体血症期） 多在起病后 3 天内,突出表现是发热、头痛、全身乏力、眼结膜充血、腓肠肌压痛、全身表浅淋巴结肿大。可同时出现消化系统症状如恶心、呕吐、纳差、腹泻;呼吸系统症状如咽痛、咳嗽、咽部充血、扁桃体肿大。部分患者可有肝、脾大及出血倾向。极少数患者有精神中毒症状。

例 3～4 共用题干

男,46 岁,农民。发热 5 天,于 9 月 16 日入院。体温持续在 39 ℃以上,伴寒战、全身乏力、明显头痛。近 2 天出现腹泻,每日 3～5 次,水样便。既往体健。查体:T 39.5 ℃,P 102 次/分,R 22 次/分,BP 135/78 mmHg。结膜充血,巩膜轻度黄染,咽红,腹股沟淋巴结轻度肿大,有压痛,质软,心肺未见异常,腹软,压痛及反跳痛(一),肝肋下触及边缘,有触痛,脾肋下未触及,腓肠肌压痛明显,双侧 Babinski(一)。实验室检查:血 WBC $10.4×10^9$/L,中性粒细胞 0.80,淋巴细胞 0.20。ALT 210 U/L、TBIl 40 μmol/L。尿蛋白(＋)。

【例 3】该患者最可能的诊断是

A. 败血症 　　　　　　　　 B. 伤寒 　　　　　　　　 C. 钩端螺旋体病

D. 病毒性肝炎急性黄疸型 　　　　　　　　 E. 肾综合征出血热

【例 4】引起本病的病原是

A. 汉坦病毒 　　 B. 伤寒病毒 　　 C. 肝炎病毒 　　 D. 钩端螺旋体 　　 E. 痢疾杆菌

【例 5】男,53 岁。发热 4 天,伴全身痛、乏力、头痛。近 1 个月当地暴雨不断。查体:眼结膜充血,颈部、腋下淋巴结肿大,腓肠肌压痛(＋)。最可能的诊断是

A. 流行性感冒 　　 B. 败血症 　　 C. 疟疾 　　 D. 钩端螺旋体病 　　 E. 肾综合征出血热

2. 中期（器官损伤期） 起病后 3～14 天,此期患者经过早期的感染中毒性败血症之后,出现器官损伤表现,如咯血、肺弥漫性出血、黄疸、皮肤黏膜广泛出血、蛋白尿、血尿、管型尿和肾功能不全、脑膜脑炎等。分为肺出血型、肾功能衰竭型、脑膜脑炎型流感伤寒型和黄疸出血型,不同的临床表现是区分各型的主要依据。(昭昭老师速记:"肺肾脑硫磺"。)

【例 6】钩端螺旋体病的临床类型不包括

A. 黄疸出血型 　　 B. 胃肠型 　　 C. 肾衰竭型 　　 D. 流感伤寒型 　　 E. 肺出血型

【例 7】钩端螺旋体感染可引起

A. 黄疸出血症状 　　　　　　　　 B. 咽峡炎 　　　　　　　　 C. 关节炎及关节畸形

D. 脊髓瘤及动脉瘤 　　　　　　　　 E. 反复发热与缓解

3. 恢复期或后发症期 患者热退后各种症状逐渐消退,但也有少数患者热退后数日到 3 个月再次发热,出现症状,称后发症。表现为反应性脑膜炎、后发热、闭塞性脑动脉炎、眼后发症(虹膜睫状体炎)等症状。(昭昭老师速记:反应后闭眼。)

【例 8】不属于钩端螺旋体病并发症的是

A. 后发热 　　 B. 虹膜睫状体炎 　　 C. 反应性脑膜 　　 D. 肾损害 　　 E. 闭塞性脑动脉炎

五、实验室检查

1. 显微镜凝集试验 常用方法。用标准株或当地常见菌株作抗原,分别与患者不同稀释度的血清混合,在 37 ℃作用 2 小时,然后滴片行暗视野显微检查。若待检血清中有某型抗体存在,则在同型抗原孔中可见钩体凝集成团,形如小蜘蛛,一般患者凝集效价在 1:400 以上或晚期血清比早期血清效价高 4 倍以上有诊断意义。

2. 间接凝集试验 将钩体属特异性抗原吸附于载体上成为具有钩体属特异性的颗粒抗原,常用的载体有绵羊红细胞、活性炭、乳胶颗粒等,这些抗原致敏的颗粒在玻片上与患者血清中相应的抗体作用,可出现肉眼可见的凝集反应。此法敏感性差,但快速、简便,尤其是炭凝集及乳胶凝集试验,适用于基层医疗单位作钩体病的辅助诊断。

【例 9】诊断钩端螺旋体病的血清学检查方法为

A. 肥达试验 　　　　　　　　 B. 外斐反应 　　　　　　　　 C. 补体结合试验

D. 显微镜凝集溶解试验 　　　　　　　　 E. 红细胞溶解试验

六、治　疗

1. 首选 青霉素 40 万单位,肌内注射,每 6～8 小时一次,连用 5～7 天。为避免赫氏反应,青霉素可从小剂量开始,逐渐增加。庆大霉素 8 万单位肌内注射,每 8 小时 1 次,疗程 5～7 天。四环素 0.5g 每日

4 次口服,疗程 5～7 天。

2. 赫氏反应 首剂青霉素 G 治疗后 2～4 小时,突然寒战、高热,继之大汗、热退,可伴血压下降或休克,部分患者可因此病情加重,诱发肺弥漫性出血,此为螺旋体大量裂解,释放毒素所致。处理应立即输液并静脉滴注氢化可的松 100 mg,同时用异丙嗪等镇静剂,并采用物理降温。肺出血型者氢化可的松 200～300 mg 加入 10% 葡萄糖中滴注,酌用强心剂等。

【例 10】 钩端螺旋体病治疗首选

A. 头孢菌素　　B. 链霉素　　C. 四环素　　D. 青霉素　　E. 红霉素

【例 11】 用青霉素治疗下列疾病的过程中,首剂肌内注射后可出现赫氏反应的是

A. 流脑　　B. 猩红热　　C. 钩体病　　D. 白喉　　E. 败血症

➤ 参考答案如下,详细答案参见 2021 版《国家临床执业及助理医师资格考试精选真题考点精析》。

1. A	2. E	3. C	4. D	5. D	昭昭老师提示:
6. B	7. A	8. D	9. D	10. D	关注官方微信,获得第一手考试资料。
11. C	—	—	—	—	

第 6 章　伤寒(助理医师不要求)

➤ **2021 考试大纲**

①病原学;②流行病学;③临床表现;④诊断及确诊依据;⑤病原治疗。

➤ **考纲解析**

近 20 年的医师考试中,本章的考试重点是伤寒的诊断、检查和治疗,执业医师每年考查分数为 1～2 分,助理医师每年考查分数为 0 分。

一、概　述

伤寒是由伤寒杆菌引起的急性消化道传染病,临床特征为持续发热、表情淡漠、神经系统中毒症状和消化道症状、相对缓脉、玫瑰疹、肝脾大和白细胞减少等。

二、病原学和流行病学

1. 伤寒杆菌 属于 D 群沙门菌,革兰染色阴性,具有菌体(O)抗原、鞭毛(H)抗原和表面(Vi)抗原。检测血清 O 抗原和 H 抗原相应的抗体即肥达反应,有助于诊断。

2. 传染源 是患者和带菌者,慢性带菌者是引起伤寒不断流行的主要传染源。

3. 伤寒 可通过被病原菌污染的食物、水以及苍蝇和蟑螂等通过消化道传播,日常生活接触也是引起散发流行的主要传播方式,水源污染往往造成暴发流行。

4. 人群对伤寒具有普遍易感性 以儿童及青壮年发病较多,病后可获得持久免疫力,二次发病较少。

【例 1】 关于伤寒病原学的叙述,不正确的是

A. 革兰染色阴性　　　　B. "Vi"抗体有助于诊断　　　　C. 属于沙门菌属的 D 组

D. 其内毒素是致病的重要因素　　　　E. 本菌有"O""H"和"Vi"抗原

三、病　理

1. 病理特点 全身单核-巨噬细胞系统的增生性反应。

2. 病变部位 以回肠下段淋巴组织增生、坏死为主。

【例 2】 伤寒患者最具有特征性的病理改变部位是在

A. 回肠末端　　B. 升结肠　　C. 乙状结肠　　D. 肝、脾　　E. 心、脑

【例 3】 男,35 岁。持续高热 5 天入院。查体:前胸部可见散在的玫瑰疹,脾肋下 2 cm。化验:肝功能及心肌酶均轻度升高。考虑该患者出现了全身脏器损伤。最不可能损伤的器官是

A. 脾　　B. 肠系膜淋巴结　　C. 骨髓　　D. 肾　　E. 肠道

四、临床表现

潜伏期 10 天左右,其时间长短与感染菌量有关。食物型暴发流行潜伏期可短至 48 小时,而水源型

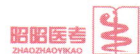

暴发流行可长达 30 天。典型的伤寒自然病程约 4 周,分为 4 期。

1. 初期 相当于病程第 1 周,起病大多缓慢(75%~90%),发热是最早出现的症状,常伴有全身不适、乏力、食欲减退、咽痛与咳嗽等。病情逐渐加重,体温呈阶梯形上升,于 5~7 天内达 39~40 ℃,发热前可有畏寒而少寒战,退热时出汗不显著。

2. 极期 相当于病程第 2~3 周,常有伤寒的典型表现,有助于诊断。

持续发热	多呈稽留热型,热程可持续 2 周或以上
神经系统	①精神恍惚、表情淡漠、呆滞、反应迟钝、耳鸣、听力减退; ②重者可出现谵妄、颈项强直,甚至昏迷
相对缓脉	成年人常见,并发心肌炎时不明显
玫瑰疹	部分患者出现淡红色小斑丘疹,多见于胸、腹、背部,多在 2~4 日内消退
消化道症状	腹胀、便秘多见,约 10% 患者可有腹泻,右下腹可有深压痛
肝、脾大	可出现黄疸或肝功能异常

3. 缓解期 相当于病程第 3~4 周,人体对伤寒杆菌的抵抗力逐渐增强,体温出现波动并开始下降,食欲逐渐好转,腹胀逐渐消失,肿大的脾开始回缩。但本期内有发生肠出血或肠穿孔的危险,需特别提高警惕。

4. 恢复期 相当于病程第 4 周末开始,体温恢复正常,食欲好转,一般在 1 个月左右完全恢复。

【例4】可经过肠道传播的传染病是

A. 丁型肝炎　　B. 钩端螺旋体病　　C. 血吸虫病　　D. 伤寒　　E. 斑疹伤寒

【例5】男性,6 岁。持续发热 9 天,体温 39~39.5 ℃,伴腹泻每日 3~5 次。体检:精神萎靡,心率 72 次/分,肝右肋下 2 cm,脾肋下 1.5 cm。血常规检查:WBC 2.0×10^9/L,中性粒细胞 0.50,淋巴细胞 0.40,ALT 200 U/L。该病例最可能的诊断是

A. 急性乙型肝炎　　B. 伤寒　　C. 钩端螺旋体病　　D. 急性血吸虫病　　E. 急性细菌性痢疾

五、再燃和复发

1. 再燃 体温尚未降至正常,又重新升高,症状加重,血培养阳性。

2. 复发 退热后临床症状再度出现,症状轻,并发症少,血培养阳性。

六、实验室检查

1. 肥达试验 高度提示诊断,但不能确诊。"O"抗体凝集价≥1:80,"H"抗体≥1:160 有诊断意义,疾病过程中抗体效价逐渐上升呈 4 倍以上更有诊断价值。"O"抗体凝集价上升,而"H"抗体不高,可能为疾病早期。"H"抗体升高而"O"抗体不高,提示曾经患过伤寒或有伤寒疫苗接种史,也可能是其他发热性疾病所致的非特异性回忆反应。约 10% 伤寒患者肥达反应假阴性。

2. 血培养 可确诊伤寒。骨髓培养较血培养更敏感。

3. 血常规 血白细胞 $(3~5) \times 10^9$/L 之间,中性粒细胞减少,嗜酸性粒细胞减少或消失。

例 6~7 共用题干

女,26 岁,持续高烧 2 周后入院。查体:T 39.8 ℃,心率 86 次/分,神志清楚,表情淡漠,面色苍白,前胸部可见散在红色斑丘疹,脾肋下可及。

【例6】首先应考虑的诊断是

A. 伤寒　　B. 疟疾　　C. 斑疹伤寒　　D. 肾综合征出血热　　E. 败血症

【例7】为确诊最有意义的检查是

A. 出血热病毒抗体　　B. 外斐反应　　C. 肥达反应　　D. 血涂片查疟原虫　　E. 血细菌培养

【例8】男性,19 岁。发热 6 天伴食欲减退,体弱。体检:体温 39.6 ℃,脉搏 74 次/分,肝肋下 2.0 cm,脾肋下 1.0 cm。外周血白细胞 26×10^9/L,中性粒细胞 0.85,淋巴细胞 0.14,嗜酸性粒细胞 0.01。临床拟诊断伤寒,为确定诊断选用下列哪一种培养最恰当?

A. 粪便培养　　B. 血培养　　C. 尿培养　　D. 胆汁培养　　E. 玫瑰疹刮取物培养

七、并发症

1. 最常见的并发症 肠出血。

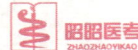

2.最严重的并发症　**肠穿孔**。穿孔前常有腹胀、腹泻或肠出血,穿孔部位多在回肠末端。右下腹突然剧烈疼痛,伴恶心呕吐、冷汗、脉快、体温与血压下降,随后出现腹膜炎征象,体温再度升高,肝浊音界缩小或消失,腹部 X 线检查可见游离气体,血白细胞增高伴核左移。

3. 中毒性肝炎　特征为肝大、压痛,少数患者可有轻度黄疸,ALT 升高。

4. 其他　中毒性心肌炎、支气管肺炎等。

【例 9】伤寒**最严重**的并发症是

　　A. 肺炎　　　　　　B. 肠穿孔　　　　　C. 血栓性静脉炎　　D. 中毒性心肌炎　　E. 肠出血

八、治　疗

1. 病原治疗　首选**喹诺酮类**抗生素,疗程 14 天。孕妇、哺乳期妇女及儿童禁用。

2. 对症治疗　物理降温。生理盐水低压灌肠,50％甘油或液状石蜡灌肠,禁用高压灌肠和泻剂治疗便秘。少进食豆奶、牛奶等产气食物,可肛管排气。禁用新斯的明等促进肠蠕动药物。低糖低脂饮食等。

3. 并发症治疗

(1) 肠出血　禁食,使用止血剂,根据出血量输入新鲜血液。大量出血内科治疗无效时,可考虑手术。

(2) 肠穿孔　禁食,胃肠减压,加强抗菌药物治疗,控制腹膜炎。及时手术治疗。

(3) 中毒性心肌炎　足量有效抗菌药物治疗的基础上,应用糖皮质激素和改善心肌营养药物。如出现心力衰竭,可在严密观察下应用小剂量洋地黄制剂。

例 10～11 共用选项

　　A. 链霉素　　　　B. 青霉素　　　　C. 氯霉素　　　　D. 环丙沙星　　　　E. 四环素

【例 10】**伤寒**治疗首选

【例 11】**钩端螺旋体病**治疗首选

➢ **参考答案**如下,详细答案参见 2021 版《国家临床执业及助理医师资格考试精选真题考点精析》。

1. B	2. A	3. D	4. D	
5. B	6. A	7. E	8. B	昭昭老师提示:关注官方微信,获得第一手考试资料。
9. B	10. D	11. B	—	

第 7 章　细菌性痢疾

➢ **2021 考试大纲**

①病原学;②流行病学;③临床表现;④诊断及确诊依据;⑤病原治疗。

➢ **考纲解析**

近 20 年的医师考试中,本章的考试重点是**细菌性痢疾的诊断、分型和治疗**,执业医师每年考查分数为 1～2 分,助理医师每年考查分数为 0～1 分。

一、概　述

细菌性痢疾简称菌痢,是志贺菌属(痢疾杆菌)引起的肠道传染病。临床表现主要有发冷、发热、腹痛、腹泻、里急后重、排黏液脓血便。中毒性菌痢起病急骤、突发高热、反复惊厥、嗜睡、昏迷,迅速出现循环衰竭和呼吸衰竭,而肠道症状轻或无,病情凶险。菌痢常年散发,夏秋多见,是我国的常见病、多发病。

二、病原学及病理改变

1. 病原学　痢疾杆菌属于肠杆菌科的**志贺菌属**,革兰染色**阴性**,有菌毛。

2. 痢疾杆菌分为四群　A 群(志贺菌群)、B 群(**福氏**菌群)、C 群(鲍氏菌群)和 D 群(宋内菌群)。发达国家以 D 群为主,我国以 **B 群**为主。(昭昭老师速记:"毕""福"剑得"痢疾"。)

3. 毒素　产生**内毒素**是痢疾杆菌致病的主要因素。A 群痢疾杆菌还可产生外毒素,临床症状较重。

4. 部位　病变部位主要位于**乙状结肠和直肠**,溃疡改变如**地图状**。

【例 1】细菌性痢疾病变多**位于**

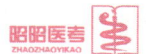

A. 直肠和乙状结肠　　　B. 空肠　　　C. 十二指肠　　　D. 回肠　　　E. 以上都不是

【例2】我国细菌性痢疾主要流行菌群是

A. 宋内志贺菌　　　　　　　B. 痢疾志贺菌　　　　　　　C. 福氏志贺菌

D. 鲍氏志贺菌　　　　　　　E. 产志贺毒素大肠杆菌

例3～4 共用选项

A. 溃疡呈环行与肠的长轴垂直　　　B. 溃疡呈长椭圆形与肠的长轴平行

C. 溃疡呈烧瓶状，口小底大　　　　D. 溃疡边缘呈堤状隆起

E. 溃疡表浅呈地图状

【例3】肠伤寒的肠溃疡特征是

【例4】细菌性痢疾的肠溃疡特征是

例5～6 共用题干

男性，21 岁。5 天来发热，最高 39 ℃，伴腹痛、腹泻，每日 8 余次，初为稀便，后为黏液脓血便，伴里急后重。粪便常规检查 WBC 18～20/HP，RBC 5～10/HP。

【例5】该患者诊断为急性细菌性痢疾，其发病机制为

A. 痢疾杆菌毒素对结肠黏膜的直接损害

B. 有侵袭力的菌株进入黏膜固有层，繁殖引起炎症溃疡

C. 痢疾杆菌在肠腔内大量繁殖引起肠溃疡病变

D. 结肠急性弥漫性、纤维蛋白渗出性炎症及溃疡

E. 特异性体质对细菌毒素产生强烈过敏反应

【例6】该病例用抗生素治疗 3 天，症状好转即停药，有可能产生的后果是

A. 病情加重，出现肠穿孔　　　B. 发生肠出血　　　　　　C. 转为慢性菌痢

D. 发生癌变　　　　　　　　　E. 合并败血症

三、流行病学

1. 传染源　传染源包括患者和带菌者。患者中以急性、非急性典型菌痢与慢性隐匿型菌痢为重要传染源。

2. 传播途径　痢疾杆菌随患者或带菌者的粪便排出，通过污染的手、食品、水源或生活接触，或通过苍蝇、蟑螂等间接方式传播，最终均经口入消化道使易感者受感染。

3. 人群易感性　人群对痢疾杆菌普遍易感，学龄前儿童患病多，与不良卫生习惯有关。成人患病与机体抵抗力降低、接触感染机会多有关，加之患同型菌痢后无巩固免疫力，不同菌群间以及不同血清型痢疾杆菌之间无交叉免疫，故可造成重复感染或再感染而反复多次发病。

四、临床表现

潜伏期一般为 1～3 天，短者数小时，最长 7 天，流行期为 6—11 月，发病高峰期在 8 月。分为急性菌痢、慢性菌痢和中毒性菌痢。

1. 急性菌痢　典型病变过程分为初期的急性卡他性炎，后期的假膜性炎和溃疡，最后愈合。它主要有全身中毒症状与消化道症状，可分为以下四型：

普通型	①起病急，有中度毒血症表现，畏寒、体温达 39 ℃、乏力、食欲减退、恶心、呕吐、腹痛、腹泻、里急后重，一般病程 10～14 天； ②稀便转成脓血便，每日数十次，量少，失水不显著
轻　型	①全身中毒症状、腹痛、里急后重均不明显，可有低热、糊状或水样便，混有少量黏液，无脓血，一般每日 10 次以下，一般病程 3～6 天； ②粪便镜检有红、白细胞，培养有痢疾杆菌生长，可以此与急性肠炎相鉴别
重　型	①有严重全身中毒症状及肠道症状； ②起病急、高热、恶心、呕吐，剧烈腹痛及腹部（尤为左下腹）压痛，里急后重明显，脓血便，便次频繁，甚至失禁。病情进展快，明显失水，四肢发冷，极度衰竭，易发生休克

中毒型	①此型多见于2~7岁体质好的儿童; ②起病急骤,全身中毒症状明显,高热达40 ℃以上,而肠道炎症反应极轻,这是由于痢疾杆菌内毒素的作用,并且可能与某些儿童的特异性体质有关

其中,**中毒型菌痢**又可根据不同的临床表现分为以下三型:

休克型(周围循环衰竭型)	面色苍白、皮肤发花、四肢冰冷、发绀、脉细数、血压下降、少尿,可伴意识障碍、DIC、多器官功能衰竭
脑型(呼吸衰竭型)	脑水肿甚至脑疝、头痛、意识障碍,可出现瞳孔大小不等
混合型	兼有上述两型表现,病情最重,病死率高

【例7】急性菌痢临床分型**不包括**

A. 中毒性　　　B. 暴发性　　　C. 轻型　　　D. 普通型　　　E. 重型

【例8】女,36岁。腹痛、腹泻、里急后重伴发热半天。查体:T 39.2 ℃,BP 126/80 mmHg,腹软,**左下腹压痛**(+)、反跳痛(−)。实验室检查:血 WBC 18×10^9/L,N 0.87,L 0.13。粪镜检 WBC 满视野,**RBC 20/HP**。最可能的诊断是

A. 霍乱　　　　　　　B. 急性阿米巴痢疾　　　C. 急性细菌性痢疾

D. 急性阑尾炎　　　　E. 急性肠炎

【例9】中毒型细菌性痢疾多见于

A. 低出生体重儿　　　　　　　B. 3~6个月体格健壮的婴幼儿

C. 2~7岁体格健壮的小儿　　　D. 8~10岁营养状况较差的儿童　　　E. 12~14岁儿童

【例10】6岁男孩,发热3天,腹泻4~6次,为**黏液脓血便**,腹痛伴里急后重。病前吃过**未洗的黄瓜**。大便常规检查:黏液便,红、白细胞满视野,诊断为细菌性痢疾。其类型属于

A. 普通型　　　B. 轻型　　　C. 重型　　　D. 中毒型　　　E. 慢性型

2. 慢性菌痢　患者症状可反复发作或迁延不愈达**2个月以上**,部分病例可能与急性期治疗不当或致病菌种类(福氏菌感染易转为慢性)有关,也可能与全身情况差或胃肠道局部有慢性疾患有关。主要病理变化为结肠溃疡性病变,溃疡边缘可有息肉形成,溃疡愈合后留有瘢痕,导致肠道狭窄。若瘢痕在肠腺开口处,可阻塞肠腺,导致囊肿形成,其中贮存的病原菌可因囊肿破裂而间歇排出。分型如下:

慢性隐伏型	患者有菌痢史,但无临床症状,大便病原菌培养阳性,乙状结肠镜检可见菌痢表现
慢性迁延型	患者有急性菌痢史,长期迁延不愈,腹胀或长期腹泻,黏液脓血便,长期间歇排菌,为重要传染源
慢性型急性发作	患者有急性菌痢史,急性期后症状已不明显,受凉、饮食不当等诱因致使症状再现,但较急性期轻

【例11】慢性细菌性痢疾迁延型是指病情迁延不愈,病程至少超过

A. 14天　　　B. 150天　　　C. 7天　　　D. 60天　　　E. 28天

【例12】女孩,4岁。夏季突然发病,高热4小时,T 39.5 ℃,惊厥1次,无呕吐、腹泻。病前有可疑**不洁饮餐史**。实验室检查:WBC 21.0×10^9/L,N0.86。最可能的诊断是

A. 中毒型细菌性痢疾　　　　B. 流行性乙型脑炎　　　C. 化脓性脑膜炎

D. 热性惊厥　　　　　　　　E. 流行性脑脊髓膜炎

五、诊断依据

1. 流行病学　发生于夏秋季,有进食不洁食物或与菌痢患者接触史,有典型临床表现者。

2. 实验室检查

(1) 血象　急性期白细胞总数增高,中性粒细胞增高。

(2) 便常规　黏液脓血便,镜检有大量脓细胞或白细胞(每高倍视野15个及以上)及红细胞。

(3) 便培养　确诊有赖于培养痢疾杆菌。

【例13】患儿,5岁,夏季出现发热、惊厥、意识障碍5小时。对诊断**中毒型痢疾**最有帮助的是

A. 血细菌培养　　　B. 血常规　　　C. 尿常规　　　D. 粪便常规及培养　　　E. 脑脊液检查

六、治　疗

1. 抗生素　细菌性痢疾首选药物为**喹诺酮类抗生素**,如氧氟沙星、环丙沙星等。

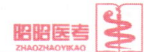

2. 孕妇及儿童细菌性痢疾 首选药物为三代头孢,如头孢曲松钠等。

例 14～15 共用题干

女,35 岁。昨晚吃街边烧烤后于今晨 5 时突然畏寒、高热、呕吐、腹痛、腹泻。腹泻共 6 次,开始为稀水样便,继之便中带有黏液和脓血。尚未行实验室检查。

【例 14】该患者可能诊断是

A. 急性轻型细菌性痢疾 　　B. 急性普通型细菌性痢疾 　　C. 中毒型细菌性痢疾

D. 慢性细菌性痢疾急性发作 　　E. 慢性迁延型细菌性痢疾急性发作

【例 15】首选下列哪种抗生素?

A. 青霉素类 　　B. 红霉素 　　C. 喹诺酮类 　　D. 氯霉素 　　E. 头孢三代抗生素

➤ 参考答案如下,详细答案参见 2021 版《国家临床执业及助理医师资格考试精选真题考点精析》。

1. A	2. C	3. B	4. E	5. B	昭昭老师提示: 关注官方微信,获得第一手考试资料。
6. C	7. B	8. C	9. C	10. A	
11. D	12. A	13. D	14. B	15. C	

第 8 章　霍乱(助理医师不要求)

➤ **2021 考试大纲**

①病原学;②流行病学;③病理生理;④临床表现;⑤诊断及确诊依据;⑥补液疗法及病原治疗。

➤ **考纲解析**

近 20 年的医师考试中,本章的考试重点是霍乱的诊断、检查和治疗,执业医师每年考查分数为 1～2 分,助理医师每年考查分数为 0 分。

一、概　述

霍乱是由霍乱弧菌引起的一种急、烈性肠道传染病,由不洁海鲜食品引起,病发高峰期在夏季,可在数小时内造成腹泻、脱水甚至死亡。霍乱弧菌存在于水中,最常见的感染原因是食用被患者粪便污染过的水源。霍乱弧菌能产生霍乱毒素,造成分泌性腹泻,即使不再进食也会不断腹泻,米泔水样便是霍乱的典型特征。

二、流行病学

1. 传染源 患者及带菌者。

2. 传播途径 消化道传播。可经污染的水源及食物、日常生活接触及苍蝇等媒介引起传播。水源与食物被污染常引起流行,甚至暴发流行。

3. 易感人群 人群普遍易感,多为隐性感染(约占 75%),是重要的传染源,我国夏秋季高发。

【例 1】霍乱的传播途径不包括

A. 污染的食物 　　B. 苍蝇媒介 　　C. 日常生活接触 　　D. 空气传播 　　E. 污染的水

三、病理生理

霍乱弧菌的致病因素包括鞭毛、菌毛、肠毒素和内毒素,其中霍乱肠毒素是主要致病因素。霍乱弧菌产生致病性的内毒素及外毒素。正常胃酸可杀死弧菌,当胃酸暂时低下或入侵病菌数量增多时,未被胃酸杀死的弧菌进入小肠,在碱性肠液内迅速繁殖,并产生大量强烈的外毒素。这种外毒素作用于小肠黏膜可引起肠液大量分泌,超过肠管再吸收能力,临床上出现剧烈泻吐,严重脱水,致使血浆容量明显减少、电解质缺乏、血液浓缩,出现周围循环衰竭。剧烈泻吐、电解质丢失、肌肉痉挛、酸中毒等甚至可引发休克及急性肾衰竭。

【例 2】霍乱弧菌的致病因素不包括

A. 鞭毛 　　B. 菌毛 　　C. 荚膜 　　D. 肠毒素 　　E. 内毒素

【例 3】霍乱弧菌的主要致病物质是

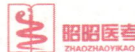

A. 霍乱肠毒素　　　B. 霍乱内毒素　　　C. 腺苷酸环化酶　　D. 透明质酸酶　　　E. 蛋白水解酶

四、临床表现

1. 泻吐期　泻吐期多以突然腹泻开始,继而呕吐。一般无明显腹痛,无里急后重。每日大便数次甚至难以计数,量多,每天 2 000~4 000 mL,严重者 8 000 mL 以上,初为黄水样,不久转为米泔水样便,少数患者有血性水样便或柏油样便。腹泻后出现喷射性呕吐,多不伴有恶心,初为胃内容物,继而呈水样、米泔样。

2. 脱水虚脱期　该期患者体征非常明显。由于严重泻吐引起体液与电解质的大量丢失,出现循环衰竭,表现为血压下降、脉搏微弱、血红蛋白及血浆密度显著增高、尿量减少甚至无尿。机体内有机酸及氮素产物排泄障碍,患者往往出现酸中毒及尿毒症的初期症状。血液中钠、钾等电解质大量丢失,引起全身电解质紊乱。缺钠可引起肌肉痉挛,特别以腓肠肌和腹直肌最常见。缺钾可引起低钾综合征,如全身肌肉张力减退、肌腱反射消失、鼓肠、心动过速、心律不齐等。由于碳酸氢根的大量丢失,可出现代谢性酸中毒,严重者神志不清、血压下降。患者可出现眼窝深陷、声音嘶哑、皮肤干燥皱缩、弹性消失、腹下陷呈舟状、唇舌干燥、口渴欲饮、四肢冰凉、体温常降至正常以下等表现,患者生命垂危,但若能及时妥善地抢救,仍可转危为安,逐步恢复正常。

3. 恢复期　少数患者(以儿童多见)此时可出现发热性反应,体温升高至 38~39 ℃,一般持续 1~3 天后自行消退,故此期又称为反应期。病程平均 3~7 天。

【例4】霍乱吐泻"米泔水"样物质是由于泻吐物中

A. 含大量黏液　　　　　　B. 含大量脱落上皮细胞　　　C. 含大量胃肠黏膜
D. 缺乏胃酸　　　　　　　E. 缺乏胆汁

【例5】霍乱的主要临床表现是

A. 腹泻、呕吐　　B. 烦躁不安　　　C. 循环衰竭　　　D. 声音嘶哑　　　E. 腓肠肌痉挛

【例6】从东南亚入境一男子,3 天前突然剧烈呕吐,腹泻入院。腹泻呈米泔水样。便检发现穿梭状运动的细菌。致病菌可能是

A. 副溶血弧菌　　B. 肠炎杆菌　　　C. 鼠伤寒沙门菌　　D. 产气荚膜梭菌　　E. 霍乱弧菌

【例7】女,20 岁。腹泻、呕吐伴轻度腹痛 1 天,6 月下旬来诊。共腹泻 6 次,开始为黄稀便,继之水样便。呕吐 1 次,为胃内容物。无发热。粪便检查动力试验(+),碱性蛋白胨水培养有细菌生长。最可能的诊断为

A. 细菌性痢疾　　B. 沙门菌食物中毒　　C. 霍乱　　　D. 空肠弯曲菌肠炎　　E. 变形杆菌肠炎

【例8】典型霍乱患者,发病后最先出现的常见症状是

A. 畏寒、发热　　　　　　B. 声音嘶哑　　　　　　　　C. 剧烈腹泻,继之呕吐
D. 腹部绞痛　　　　　　　E. 腓肠肌痉挛

五、实验室检查

1. 病原学检查

(1)粪便涂片染色　粪便涂片,革兰染色,显微镜下可见革兰染色阴性的弧菌。

(2)动力试验或制动试验　将新鲜粪便做悬滴或暗视野显微检查,可见穿梭状运动的弧菌,即为动力试验阳性。随后加入 1 滴 O_1 群抗血清,如细菌停止运动,提示标本中有 O_1 群霍乱弧菌;如细菌仍活动,再加入 1 滴 O_{139} 群抗血清,细菌活动消失,则证明为 O_{139} 霍乱弧菌。

(3)增菌后分离培养　所有怀疑霍乱患者的粪便,除做显微镜检外,均应进行增菌后分离培养。粪便留取应在抗菌药物使用之前,并尽快送实验室培养。

(4)霍乱弧菌快速辅助检测　目前使用较多的是霍乱弧菌胶体金快速检测法,该方法主要检测 O_1 群和 O_{139} 群霍乱弧菌的抗原成分,操作简单。

【例9】男,28 岁,船民,昨晚进食海蟹一只,晨起腹泻稀水便,10 小时内排便 20 余次,量多,水样,无臭味,中午呕吐 3~4 次,初起水样,后为米泔水样。发病后无排尿,就诊时呈重度脱水征,神志淡漠,BP 80/50 mmHg。下列检查均有助于诊断,除了

A. 血培养　　　　　　　　B. 血清凝集试验　　　　　　C. 大便悬滴镜检
D. 大便碱性蛋白胨增菌培养　　E. 大便涂片革兰染色镜检

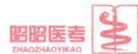

2. 一般检查

(1) 血常规及生化检查　失水可引起血液浓缩、红细胞和白细胞计数升高,尿素氮、肌酐升高,而碳酸氢根下降。治疗前由于细胞内钾离子外移,血清钾可在正常范围内,当酸中毒纠正后,钾离子移入细胞内而出现低钾血症。

(2) 尿常规　可有少量蛋白,镜检有少许红细胞及白细胞和管型。

(3) 便常规　可见黏液和少许红细胞及白细胞。

六、治　疗

1. 一般治疗与护理　①按消化道传染病严密隔离。隔离至症状消失 6 天后,粪便弧菌连续 3 次阴性为止,方可解除隔离。患者用物及排泄物需严格消毒,病区工作人员须严格遵守消毒隔离制度,以防交叉感染。②休息。重型患者绝对卧床休息至症状好转。③饮食。剧烈泻吐暂停饮食,待呕吐停止、腹泻缓解可给流质饮食,在患者可耐受的情况下缓慢增加饮食。④补充水分为霍乱的基础治疗,轻型患者可口服补液,重型患者需静脉补液,待症状好转后改为口服补液。⑤标本采集。患者入院后立即采集呕吐物和粪便标本,送常规检查及细菌培养,注意标本采集后要立即送检。⑥密切观察病情变化。每 4 小时测生命体征 1 次,准确记录出入,注明二便次数、量和性状。

2. 输液治疗原则　早期、迅速、适量、先盐后糖、先快后慢、纠酸补钙、见尿补钾。

例 10～11 共用题干

男,20 岁,8 月 5 日来诊。进食海鲜后 3 小时出现腹泻,呕吐伴轻微腹痛,稀水样便,共 20 次。查体:烦躁不安,脱水貌,双侧腓肠肌痉挛。粪常规可见少量白细胞,未见红细胞。

【例 10】该患者最可能的诊断是

A. 霍乱　　　　B. 细菌性痢疾　　　C. 细菌性食物中毒　　D. 急性胃肠炎　　E. 胃肠型感冒

【例 11】首选的治疗措施是

A. 静脉点滴抗生素　　　　　　B. 静脉点滴碳酸氢钠　　　　　C. 静脉补充电解质和液体

D. 口服补液盐　　　　　　　　E. 口服止泻药

例 12～13 共用题干

男性,32 岁,农民。既往体健。腹泻 2 天,为水样便,带少量黏液,量多,每日 8 余次,相继呕吐数次。无发热、腹痛。腓肠肌痉挛。体检:体温 38 ℃,神志清,皮肤弹性差,脉细速,血压 70/50 mmHg。化验检查:大便镜检白细胞 0～3 个/HP,血红蛋白 160 g/L,血白细胞计数 12×10^9/L,中性粒细胞 0.68,淋巴细胞 0.15,单核细胞 0.15。

【例 12】最可能的诊断是

A. 菌痢　　　　B. 急性肠炎　　　　C. 细菌性食物中毒　　D. 霍乱　　　　　E. 轮状病毒感染

【例 13】本例治疗的关键环节是

A. 抗菌治疗　　　　　　　　　B. 抗病毒治疗　　　　　　　　C. 补充液体和电解质

D. 低分子右旋糖酐扩容　　　　E. 首选升压药,纠正低血压

3. 对症治疗与护理　①频繁呕吐可给阿托品。②剧烈腹泻可酌情使用肾上腺皮质激素。③肌肉痉挛可静脉缓注 10% 葡萄糖酸钙,热敷、按摩。④周围循环衰竭在大量补液纠正酸中毒后,血压仍不回升者,可用间羟胺或多巴胺药物。⑤尿毒症应严格控制入量,禁止蛋白质饮食,加强口腔及皮肤护理,必要时协助医生做透析治疗。

4. 病因治疗与护理　四环素可缩短疗程、减轻腹泻及缩短粪便排菌时间,减少带菌现象,可静脉滴注,直至病情好转,也可用多西环素、复方新诺明、吡哌酸等药物治疗。

➤ 参考答案如下,详细答案参见 2021 版《国家临床执业及助理医师资格考试精选真题考点精析》。

1. D	2. C	3. A	4. E	5. A	
6. E	7. C	8. C	9. A	10. A	昭昭老师提示:关注官方微信,获得第一手考试资料。
11. C	12. D	13. C	—	—	

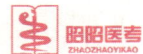

第9章　流行性脑脊髓膜炎

➤ **2021 考试大纲**

①病原学及分型;②流行病学;③临床分型及表现;④诊断依据;⑤病原治疗及暴发型流脑的治疗;⑥预防。

➤ **考纲解析**

近 20 年的医师考试中,本章的考试重点是流行性脑脊髓膜炎的诊断、分期、检查和治疗,执业医师每年考查分数为 1~2 分,助理医师每年考查分数为 0~1 分。

一、概　述

流行性脑脊髓膜炎简称流脑,是由脑膜炎奈瑟菌(又称脑膜炎双球菌)引起的经呼吸道传播的化脓性脑膜炎。致病菌由鼻咽部侵入血循环,形成败血症,最后局限于脑膜及脊髓膜,形成化脓性脑脊髓膜病变。主要临床表现有发热、头痛、呕吐、皮肤瘀点及颈项强直等脑膜刺激征,脑脊液呈化脓性改变。

二、病原学及流行病学

1. 病原体　为脑膜炎球菌,属奈瑟菌属,为革兰阴性双球菌。该菌有 13 群,我国流行 A 群,占 90%以上,B 群及 C 群为散发菌株。

2. 病原菌　主要通过咳嗽、打喷嚏、说话等飞沫经空气传播进入呼吸道引发感染。好发于冬春季,6 个月至 14 岁儿童发病率较高。

三、病理变化

1. 肉眼观　脑脊膜血管高度扩张充血,病变严重的区域,蛛网膜下隙充满灰黄色脓性渗出物,覆盖脑沟、脑回,以致结构模糊不清。炎性渗出物的阻碍作用使脑脊液循环发生障碍,可引起不同程度的脑室扩张。

2. 镜下观　蛛网膜血管高度扩张充血,蛛网膜下隙增宽,其中大量中性粒细胞和纤维蛋白渗出,少量单核细胞、淋巴细胞浸润。脑实质一般不受累,邻近的脑皮质可有轻度水肿,由于内毒素的弥散作用使神经元发生不同程度的变性。

【例1】流行性脑脊髓膜炎的病变主要累及

A. 胶质细胞　　　B. 神经元　　　　C. 硬脑膜　　　　D. 软脑膜　　　　E. 脑脊液

【例2】流行性脑脊髓膜炎时的脓液主要聚集于

A. 软脑膜与脑皮质之间的腔隙　　　　　　B. 蛛网膜与软脑膜之间的腔隙

C. 蛛网膜与硬脑膜之间的腔隙　　　　　　D. 蛛网膜本身的疏松纤维组织间隙

E. 软脑膜本身的疏松纤维组织间隙

四、临床表现

1. 轻型　多见于流脑流行时,病变轻微,临床表现为低热、轻微头痛及咽痛等上呼吸道症状,皮肤可有少数细小出血点和脑膜刺激征。脑脊液多无明显变化,咽拭子培养可有病原菌。

2. 普通型　最常见,占全部病例的 90%以上,分为四期。

(1) 前驱期(上呼吸道感染期)　持续 1~2 天,可有低热、咽痛、咳嗽等上呼吸道感染症状。多数患者无此期表现。

(2) 败血症期　突发或前驱后突然寒战、高热,伴头痛、肌肉酸痛、食欲减退及精神萎靡等毒血症症状。幼儿有哭闹不安,因皮肤感觉过敏而拒抱,以及惊厥等。少数患者有关节痛、脾大。此期的特征性表现是皮疹,70%~90%患者有皮肤或黏膜瘀点或瘀斑,直径 1 mm~2 cm,开始为鲜红色,后为紫红色,最早见于眼结膜和口腔黏膜,大小不一,多少不等,分布不均,以肩、肘、臀等易受压处多见。严重者瘀斑迅速扩大,其中央因血栓形成而出现紫黑色坏死或形成大疱,如坏死累及皮下组织可留瘢痕。多数患者12~24 小时发展致脑膜炎期。(昭昭老师速记:脑脊髓膜好比衣服,衣服最怕弄上斑斑点点了)

【例3】流行性脑脊髓膜炎败血症期患者皮肤瘀点的主要病理基础是

A. 血管脆性增强　　　　　　　B. 弥散性血管内凝血　　　　　　　C. 血小板减少

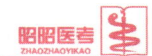

D. 小血管炎致局部坏死及栓塞　　　　　E. 凝血功能障碍

【例4】女,7岁。发热、头痛、呕吐3天。体检:神志恍惚,口唇单纯疱疹,皮肤有大小不等的瘀斑,少数融合成片。诊断应首先考虑

A. 流行性乙型脑炎　　　　B. 钩端螺旋体病脑膜脑炎型　　C. 流行性出血热
D. 脑型疟疾　　　　　　　E. 流行性脑脊髓膜炎

【例5】确诊流脑的依据是

A. 流行季节　　　　　　　B. 突然发病,高热、头痛、呕吐　　C. 脑膜刺激征阳性
D. 皮肤瘀点检菌阳性　　　E. 脑脊液为典型化脓性脑膜炎改变

【例6】男,8岁。1月突起高热、剧烈头痛、恶心伴非喷射性呕吐入院。体检:神志清楚,全身皮肤散在瘀点、瘀斑,颈项抵抗,心率110次/分,两肺无异常,腹软无压痛。化验检查:血白细胞计数20×10^9/L,中性粒细胞0.88,淋巴细胞0.05,单核细胞0.06。最可能的诊断是

A. 伤寒　　　　　　　　　B. 流行性脑脊髓膜炎　　　　　C. 结核性脑膜炎
D. 流行性乙型脑炎　　　　E. 病毒性脑炎

（3）脑膜炎期　脑膜炎症状多与败血症期症状同时出现。在前驱期症状基础上出现剧烈头痛、频繁呕吐、狂躁以及脑膜刺激症状,血压可升高而脉搏减慢,重者出现谵妄、神志障碍及抽搐。通常在2～5天后进入恢复期。

（4）恢复期　经治疗后体温逐渐降至正常,皮肤瘀点、瘀斑消失。大的瘀斑中央坏死部位形成溃疡,后结痂愈合,症状逐渐好转,神经系统检查正常。约10%患者出现口唇疱疹。患者一般在1～3周内痊愈。

五、实验室检查

1. 血象　白细胞总数明显增加,一般在$(10\sim20)\times10^9$/L以上,中性粒细胞升高,在80%甚至90%以上,并发DIC患者血小板减少。

2. 脑脊液检查　确诊的重要方法。初期多无明显表现,应在12～24小时复查。典型脑膜炎期出现压力增高,外观呈混浊米汤样或脓样,白细胞数明显升高至$1\,000\times10^6$/L以上,以多核细胞为主,糖及氯化物明显减少,蛋白含量升高。

3. 细菌学检查

（1）涂片　皮肤瘀点处的组织液或离心沉淀后的脑脊液做涂片染色。阳性率为60%～80%。瘀点涂片简单易行,应用抗生素早期亦可获得阳性结果,是早期诊断的重要方法。

（2）细菌培养　取瘀斑组织液、血或脑脊液进行培养。应在使用抗菌药物前收集标本。如有脑膜炎奈瑟菌生长,应做药物敏感性试验。

六、治　疗

1. 首选药物　青霉素。

2. 部分基层医院首选　磺胺药物,如磺胺嘧啶等。

3. 对症治疗　退热、甘露醇降颅压。

例7～9共用题干

男,25岁。春季发病,主诉寒战、高热、剧烈头痛1天,呕吐3次。查体:神志清楚,体温39.8℃,颈强直(+),皮肤有瘀点,咽部充血,心肺腹无异常,克氏征阴性。血白细胞20×10^9/L,中性粒细胞85%。脑脊液呈米汤样,细胞数$3\,000\times10^6$/L,中性粒细胞80%,糖1.2 mmol/L。

【例7】最可能的诊断是

A. 流行性乙型脑炎　　　　B. 结核性脑膜炎　　　　　　　C. 化脓性脑膜炎
D. 流行性脑脊髓膜炎　　　E. 脑型疟疾

【例8】可能出现的并发症有

A. 化脓性关节炎　B. 中耳炎　　C. 肺炎　　　D. 心内膜炎　　　E. 以上均是

【例9】最有效的治疗是

A. 青霉素　　　B. 头孢菌素　　　C. 环丙沙星　　　D. 氯霉素　　　E. 庆大霉素

七、预　防

早发现、早隔离,隔离至症状消失后3日,密切接触者医学观察7日。保持环境卫生,保持室内通风。

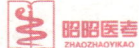
提高人群免疫力:菌苗预防注射,药物预防。

➤ 参考答案如下,详细答案参见 2021 版《国家临床执业及助理医师资格考试精选真题考点精析》。

1. D	2. B	3. D	4. E	5. D	昭昭老师提示:
6. B	7. D	8. E	9. A	—	关注官方微信,获得第一手考试资料。

第 10 章　疟　疾

➤ **2021 考试大纲**

①病原学种类;②流行病学;③典型间日疟的临床表现;④诊断及确诊依据;⑤治疗与预防。

➤ **考纲解析**

近 20 年的医师考试中,本章的考试重点是疟疾的诊断和治疗,执业医师每年考查分数为 1~2 分,助理医师每年考查分数为 0~1 分。

一、概　述

疟疾是经按蚊叮咬或输入带疟原虫者的血液而感染疟原虫所引起的虫媒传染病。寄生于人体的疟原虫共有四种,即间日疟原虫、三日疟原虫、恶性疟原虫和卵形疟原虫。我国多见间日疟原虫和恶性疟原虫,其他两种少见。不同的疟原虫分别引起间日疟、三日疟、恶性疟及卵圆疟。本病主要表现为周期性规律发作,全身发冷、发热、多汗,长期多次发作后,可引起贫血和脾大。

二、病原学

1. 发育过程　蚊子叮咬→疟原虫进入机体内,随血液循环到达肝→肝内发育后肝细胞破裂释放疟原虫→疟原虫进入红细胞内继续繁殖→红细胞破裂→出现一系列反应,如寒战、高热、大汗等→疟原虫重新进入血液,开始下一个循环,周而复始。

2. 疟原虫的宿主　中华按蚊是终末宿主;人是中间宿主。

【例 1】平原地区间日疟传播的主要媒介是

A. 淡色库蚊　　　B. 中华按蚊　　　C. 三带喙库蚊　　　D. 伊蚊　　　E. 微小按蚊

【例 2】疟疾典型临床发作的机制是由于

A. 疟原虫在肝细胞内增殖　　　B. 疟原虫在红细胞内增殖　　　C. 大量裂殖子入血

D. 裂殖子及其代谢产物释放入血　　　E. 大量配子体入血

三、临床表现

1. 典型症状　周期性突发寒战期、高热期、大汗期、恢复期。寒战常持续 20 分钟~1 小时。随后体温迅速上升,通常可达 40 ℃以上,伴头痛、全身酸痛、乏力,但神志清楚,发热常持续 26 小时。随后开始大量出汗,体温骤降,持续时间为 30 分钟~1 小时。各种疟疾均有一定的间歇期,早期患者的间歇期可不规则,但经数次发作后可逐渐变为规则。间日疟和卵形疟的间歇期约为 48 小时,三日疟约为 72 小时,恶性疟为 36~48 小时。

2. 其他表现　由于红细胞破坏,患者常有脾大与贫血。

【例 3】间日疟的典型发作中,不存在

A. 前驱期　　　B. 寒战期　　　C. 高热期　　　D. 大汗期　　　E. 间歇期

【例 4】女,25 岁。间断发热 5 天,于 8 月底来诊。6 天前由南方到京,次日出现寒战、发热、头痛,服退烧药后热退,2 天后再次高热,持续数小时,大汗后退热,伴乏力,精神差。实验室检查:血 WBC 6.5×10^9/L,淋巴细胞 0.40。最可能的诊断是

A. 急性血吸虫病　　　B. 流行性乙型脑炎　　　C. 败血症　　　D. 伤寒　　　E. 疟疾

【例 5】患者 28 岁,家住哈尔滨,于 1 月突然发病,表现为发冷、寒战、大汗后缓解,隔日发作 1 次,已持续 8 天。体检:脾肋下 1 cm,余未见异常,末梢血化验 WBC 50×10^9/L,N 0.68,L 0.32。Hb 100 g/L,患者同年 7 月曾去三亚度蜜月。该患者发热最可能的原因是

A. 伤寒　　　B. 疟疾　　　C. 败血症　　　D. 急性血吸虫病　　　E. 急性粒细胞白血病

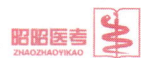

四、实验室检查

1. 血象 红细胞和血红蛋白在多次发作后下降,恶性疟尤重。白细胞总数初发时可稍增,后正常或稍低,分类以单核细胞居多,并见吞噬有疟色素颗粒。

2. 疟原虫检查 血液涂片(薄片或厚片)染色查疟原虫可以确诊,并可鉴别疟原虫种类。骨髓涂片染色查疟原虫,阳性率较血涂片高。

3. 血清学检查 抗疟抗体一般在感染后2~3周出现,4~8周达高峰,以后逐渐下降。现已应用的有间接免疫荧光、间接血凝与酶联免疫吸附试验等,阳性率可达90%。一般用于流行病学检查。

【例6】临床上最简单的用于确诊疟疾的试验检查方法是
A. 血或骨髓涂片检查疟原虫　　　　B. 间接荧光抗体检测
C. 聚合酶链式反应测定血中疟原虫DNA　　D. 间接红细胞凝集试验
E. 外周血检查发现贫血和嗜酸性粒细胞增多

【例7】疟疾患者的周围血涂片检查显示
A. 白细胞总数明显升高　　　　B. 血小板增多　　　　C. 网织红细胞减少
D. 红细胞减少　　　　E. 大单核细胞减少

五、治　疗

1. 主要控制发作的药物

(1)青蒿素及其衍生物　耐氯喹疟原虫治疗,对恶性疟也有效。

(2)氯喹　用于对氯喹敏感的疟原虫感染治疗,具有高效、耐受性好、不良反应轻的优点,故临床上最常用。

(3)甲氟喹　对血中裂殖体有持久作用。早用对耐氯喹恶性疟疗效好,近年耐药甚广。

(4)磺胺类与甲氧苄啶　对各种疟原虫红细胞内裂殖体有一定作用。

2. 防止复发和传播的药物 伯氨喹能杀灭肝细胞内裂殖体和"休眠子",防止复发;杀灭各种疟原虫的配子体,防止传播。

3. 主要用于预防的药物 乙胺嘧啶能杀灭各种疟原虫的裂殖体。对红细胞内未成熟的裂殖体有抑制作用,但对成熟的裂殖体无效,故控制发作效果较慢。

药　物	作　用	昭昭老师速记
氯喹	最常用和最有效	大自然界最多绿(氯)色
伯氨喹	控制复发和传播	"伯""父(复)"
乙胺嘧啶	预防	寓(预)意(乙)深刻

例8~10 共用选项
A. 氯喹　　　B. 卡巴肿　　　C. 磷酸伯氨喹　　　D. 甲硝唑　　　E. 乙胺嘧啶

【例8】疟区居民常服用哪种药物来预防疟疾?

【例9】能够杀灭红细胞内疟原虫配子体和迟发型子孢子的药物是

【例10】能够杀灭各型阿米巴原虫,适用于肠内外急慢性阿米巴病的是

例11~12 共用选项
A. 吡喹酮　　　B. 氯喹　　　C. 乙胺嘧啶　　　D. 伯氨喹　　　E. 奎宁

【例11】控制间日疟发作的首选药物是

【例12】防止疟疾复发的药物是

➤ 参考答案如下,详细答案参见2021版《国家临床执业及助理医师资格考试精选真题考点精析》。

1. B	2. D	3. A	4. E	5. B	6. A	昭昭老师提示:
7. D	8. E	9. C	10. D	11. B	12. D	关注官方微信,获得第一手考试资料。

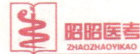

第 11 章　日本血吸虫病

➢ **2021 考试大纲**
　　①病原学种类；②流行病学；③典型间日疟的临床表现；④诊断及确诊依据；⑤病原治疗与预防。

➢ **考纲解析**
　　近 20 年的医师考试中,本章的考试重点是 日本血吸虫病的诊断和治疗,执业医师每年考查分数为 1～2 分,助理医师每年考查分数为 0～1 分。

一、概　述

　　日本血吸虫病(简称血吸虫病)是人畜共患疾病,由日本血吸虫寄生在门脉系统所引起,通过接触含尾蚴的疫水而感染。

二、流行病学

　　1. 传染源　患者和保虫宿主,保虫宿主以牛的感染率较高,是重要的传染源。

　　2. 传播途径　构成血吸虫病传播有三个必备条件,即虫卵随粪便入水、钉螺存在和人或动物接触疫水。尾蚴可经口腔黏膜和皮肤侵入人体导致感染。

　　3. 人群易感性　人对本病普遍易感,感染后具有一定的免疫力,但不持久,因而本病可反复多次感染。

　　4. 流行特征　本病在我国主要流行于长江以南及沿岸地区,流行季节为夏秋季。

三、病　理

　　1. 血吸虫的生长阶段　分为尾蚴、童虫、幼虫、成虫、虫卵、毛蚴、母胞蚴、子胞蚴。虫卵是引起宿主免疫反应和病理变化的 主要因素。日本血吸虫雌雄异体,合抱寄生于门静脉系统。雌虫在肠黏膜下层末梢静脉内产卵,虫卵大部分沉积于肠黏膜和肝组织内,只有少部分进入肠腔随粪便排出。虫卵入水后,孵化成毛蚴,在螺体内经母胞蚴、子胞蚴二代发育繁殖,经 7～8 周即有尾蚴自螺体逸出,人、畜接触疫水时,尾蚴迅速穿过皮肤或黏膜侵入体内,脱去尾部变成童虫,随血流经心肺抵达肝门静脉内,发育成雌雄合抱,移至肠系膜静脉或直肠静脉内产卵。自童虫发育至成虫约需 1 个月时间。

　　2. 血吸虫病的基本病变　由虫卵沉着组织中所引起的虫卵结节。虫卵结节分急性和慢性两种。急性虫卵结节由成熟活虫卵引起,结节中央为虫卵,周围为嗜酸性包绕,聚积大量嗜酸性细胞,并有坏死,称为 嗜酸性脓肿,脓肿周围有新生肉芽组织与各种细胞浸润,形成急性虫卵结节。急性虫卵结节形成 10 天左右,卵内毛蚴死亡,虫卵破裂或钙化,围绕类上皮细胞,异物巨细胞和淋巴细胞,形成假结核结节,以后肉芽组织长入结节内部,并逐渐被类上皮细胞所代替,形成慢性虫卵结节。最后结节发生纤维化。

肠道病变	成虫大多寄生于肠系膜下静脉,移行至肠壁的血管末梢在黏膜及黏膜下层产卵,以结肠,尤其是直肠、降结肠和乙状结肠为最显著
肝病变	虫卵随门静脉血流入肝,抵达门静脉小分支,在门管区等处形成急性虫卵结节,故在肝表面和切面可见粟粒或绿豆大结节
脾病变	晚期因肝硬化引起门静脉高压和长期淤血,致脾呈进行性肿大
异位性损害	急性感染时大量虫卵由静脉系统进入动脉,以肺和脑的异位损害为多见

　　【例1】在血吸虫发育各阶段中,对人体危害最大的是
　　A. 尾蚴　　　　B. 成虫　　　　C. 虫卵　　　　D. 幼虫　　　　E. 毛蚴
　　【例2】血吸虫虫卵引起的病变主要发生在
　　A. 大肠壁和肝　　B. 肠系膜静脉　　C. 门静脉　　　D. 肺和肠　　　E. 肝和脾

四、临床表现

　　1. 急性血吸虫病　发热、过敏反应、消化系统表现,如食欲减退、腹部不适及轻微腹痛、腹泻、呕吐等;肝、脾大及其他表现,如咳嗽、气喘等。急性血吸虫病一般不超过 6 个月,经杀虫治疗后,患者常可痊愈。

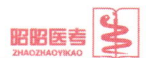

2. 慢性血吸虫病　有的无症状,有症状型表现为血吸虫性肉芽肿肝病和结肠炎,最常见表现为慢性腹泻,黏液脓血便,这些症状时轻时重,发病时间长者可有肠梗阻、贫血、消瘦、体力下降等表现。

3. 晚期血吸虫病　反复或大量感染血吸虫囊尾蚴后,未经及时治疗,虫卵伤肝,发展成肝硬化,有门脉高压、脾大和临床并发症,可分为以下四种类型:

巨脾型	最常见,占晚期血吸虫病的绝大多数
腹水型	严重肝硬化的重要标志
结肠肉芽肿型	以结肠病变较为突出,出现腹痛、腹泻、便秘,腹泻和便秘相交替等
侏儒型	少见,儿童期间反复感染引起体内各内分泌腺出现不同程度的萎缩,功能减退,以腺垂体和性腺功能不全最常见

4. 异位血吸虫病　见于门静脉系统以外的器官或组织的血吸虫虫卵肉芽肿,称为异位损伤。最常见部位是肺和脑。

【例3】晚期日本血吸虫病的临床分型不包括
A. 结肠肉芽肿型　B. 侏儒型　　　C. 巨脾型　　　D. 腹水型　　　E. 脑病型

【例4】晚期血吸虫病中,最常见的临床类型是
A. 巨脾型　　　B. 腹水型　　　C. 侏儒型　　　D. 脑型　　　E. 肺型

五、实验室检查

1. 血象　以嗜酸性粒细胞显著增多为主要特点。

2. 粪便检查　粪便内查出虫卵和孵出毛蚴是确诊血吸虫病的直接依据。

3. 免疫学检查

皮内试验(IDT)	常用于现场筛查可疑病例,阳性需进一步检查
环卵沉淀试验(COPT)	成熟虫卵内毛蚴分泌、排出物质与血吸虫患者血清内抗体结合后,产生局部组织反应
间接血凝试验(IHA)	作为过筛或综合检查的方法之一
酶联免疫吸附试验(ELISA)	敏感性和特异性较高
循环抗原酶免疫法(EIA)	对血吸虫的诊断、疗效考核有参考价值

4. 直肠黏膜活检　是血吸虫病原诊断的方法之一。

六、治　疗

1. 病原治疗　首选药物是吡喹酮。

2. 对症治疗　急性血吸虫病保证水、电解质平衡,加强营养及全身支持疗法。慢性和晚期血吸虫病,除一般治疗外,应及时治疗并发症。

【例5】血吸虫病的病原治疗首选药物是
A. 利福平　　　B. 吡喹酮　　　C. 酒石酸锑钾　　　D. 葡萄糖酸锑钠　　　E. 依米丁

➤ 参考答案如下,详细答案参见2021版《国家临床执业及助理医师资格考试精选真题考点精析》。

1. C	2. A	3. E	4. A	5. B	昭昭老师提示:关注官方微信,获得第一手考试资料。

第 12 章　囊尾蚴病(助理医师不要求)

➤ **2021 考试大纲**
①病原学种类;②流行病学;③临床表现;④确诊依据;⑤治疗与预防。

➤ **考纲解析**
近20年的医师考试中,本章的考试重点是囊尾蚴病的诊断、表现和治疗,执业医师每年考查分数为1~2分,助理医师每年考查分数为0分。

一、概　述
囊尾蚴病是猪带绦虫的幼虫寄生人体引起的疾病,因食入猪带绦虫虫卵而感染。囊尾蚴可侵入人体

的各种组织和器官,如皮下组织、眼、肌肉及中枢神经系统引起病变,由于寄生部位不同,其临床表现复杂多样,其中以脑囊尾蚴病最严重,常引起癫痫发作,甚至危及生命。

二、病因及流行病学

1. 病因 食入未煮熟的、含有囊虫的猪肉。

2. 宿主 人是猪带绦虫的唯一终宿主,又是其中间宿主。猪也是中间宿主。

3. 传染源 猪带绦虫患者。

三、临床表现

1. 脑囊尾蚴病

(1)皮质型 囊尾蚴多寄生在运动中枢的灰质与白质交界处,多数无症状,如果寄生在运动区,临床表现为癫痫最常见,可出现局限性或全身性短暂的抽搐或持续状态。严重者出现颅内高压,出现恶心、呕吐等。

(2)脑室型 以第四脑室多见,囊尾蚴阻塞脑室孔,早期表现为颅内压升高,囊尾蚴悬于室壁,患者在急转头时突发眩晕、呕吐或循环呼吸障碍而猝死,或发生小脑扁桃体疝,称为活瓣综合征(又称布伦斯征,Brun征)或体位改变综合征。

(3)蛛网膜下隙型或颅底型 主要病变为囊尾蚴性脑膜炎,局限在颅底后颅凹。初期有低热、头痛、呕吐、颈强直等颅内压增高表现,以及眩晕、听力减退、耳鸣及共济失调等,预后较差。

(4)混合型 以上三型混合存在。

2. 眼囊尾蚴病 可寄生在眼内任何部位,常为单侧感染,以玻璃体及视网膜下多见。轻者出现视力下降、视野改变、结膜损害,严重者出现失明。

3. 皮下组织和肌肉囊尾蚴病 约1/2囊尾蚴患者有皮下囊尾蚴结节,多呈圆形或卵圆形,质地较硬。以头颈和躯干较多,四肢较少,手足罕见。

【例1】脑囊尾蚴病的临床表现复杂多样,但最常见的临床类型是

A. 脑实质型　　　B. 脑室型　　　C. 软脑膜型　　　D. 脊髓型　　　E. 混合型

【例2】女,30岁。因头痛3个月,加重伴呕吐、间断抽搐、视物模糊1个月就诊。近2年来,喜食生肉。眼底检查发现视神经乳头水肿。最可能的诊断是

A. 脑囊尾蚴病　　　　　　B. 结核性脑膜炎　　　　　　C. 隐球菌性脑膜炎

D. 脑肿瘤　　　　　　E. 病毒性脑膜炎

【例3】下列均是皮下及肌肉囊虫病的特点,除了

A. 皮下可扪及椭圆形结节　　　B. 多在躯干　　　C. 数量由数个至数百个不等

D. 皮下小结与周围组织有明显粘连　　　E. 结节可先后分批出现

四、实验室检查

1. 血象 少数患者嗜酸性粒细胞升高。

2. 脑脊液检查 脑脊液压力升高,细胞数$(10\sim100)\times10^6$/L,以淋巴细胞增多为主,蛋白含量升高,糖和氯化物多正常。

3. 病原学检查

(1)粪便检查 粪检见排出绦虫节片为主要依据。

(2)结节活检 皮下及肌肉囊尾蚴病患者可做皮下结节活检,活体组织检查可确诊。

五、治 疗

1. 脑室活瓣和眼睛的囊尾蚴 手术治疗。

2. 阿苯达唑 对皮下组织和肌肉、脑囊尾蚴病均有良好疗效,目前已经成为治疗重型脑囊尾蚴病的首选药物。

3. 吡喹酮 本药可穿过囊尾蚴的囊壁,具有强烈杀灭作用,疗效较阿苯达唑强而迅速,不良反应发生率高且严重。当虫体大量死亡后可释放大量异体蛋白,引起强烈变态反应,尤其是脑囊尾蚴病患者反应更为强烈,可引发脑疝。

例4~5共用题干

男,35岁,头痛伴视物模糊3个月,偶伴抽搐,曾在大便中发现带状节片虫卵。

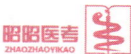

【例4】最可能的诊断是

A. 病毒性脑膜炎　　B. 脑囊尾蚴病　　　C. 脑肿瘤　　　　　D. 隐球菌性脑膜炎　　　　E. 疟疾

【例5】对该病最有效的药物是

A. 抗病毒药物　　B. 伯胺喹　　　　C. 吡喹酮　　　　D. 阿苯达唑　　　　E. 手术

【例6】对眼囊尾蚴病患者首选的治疗是

A. 阿苯达唑　　B. 吡喹酮　　　　C. 氯喹　　　　D. 伯氨喹　　　　E. 手术

六、预　防

1. 管理传染源　治疗猪带绦虫病患者。

2. 切断传播途径　不吃生猪肉,生食与熟食刀板分开。禁止出售"米猪肉"。

3. 保护易感人群　养成饭前便后洗手的习惯。

➤ 参考答案如下,详细答案参见 2021 版《国家临床执业及助理医师资格考试精选真题考点精析》。

1. A	2. A	3. D	4. B	5. D	6. E	昭昭老师提示:关注官方微信,获得第一手考试资料。

第 13 章　艾滋病

➤ **2021 考试大纲**

①病原学种类;②流行病学;③临床分期和各期主要临床表现;④诊断;⑤抗病毒治疗与预防。

➤ **考纲解析**

近 20 年的医师考试中,本章的考试重点是 AIDS 的诊断、表现和流行病学,执业医师每年考查分数为 1～2 分,助理医师每年考查分数为 0～1 分。

一、概　述

获得性免疫缺陷综合征又称艾滋病(AIDS),是由人免疫缺陷病毒(HIV)引起的一种危害性极大的传染病。HIV 是一种能攻击人体免疫系统的病毒,以人体免疫系统中最重要的 T 淋巴细胞作为主要攻击目标,主要破坏 $CD4^+T$ 淋巴细胞,导致机体细胞免疫功能受损乃至缺陷,引起各种机会性感染及肿瘤,最后导致死亡。

二、流行病学和病原学

1. 传播途径　性接触传播为主要传播途径,注射传播如共用针头、输血或血制品,母婴传播即经胎盘、产道及喂奶传给婴儿,以及其他途径如器官移植、人工授精等。

2. HIV 病毒　为单链 RNA 病毒,属于反转录病毒。RNA 病毒分两型:HIV-1 和 HIV-2。病毒的最外层为类脂包膜,其中镶嵌了 gp120 和 gp41。HIV 病毒主要攻击 $CD4^+T$ 细胞。

【例1】人类免疫缺陷病毒(HIV)不易传播的途径是

A. 性传播　　B. 器官移植　　　C. 母婴传播　　　D. 生活接触　　　E. 不洁注射

【例2】男性,35 岁。低热,乏力,腹泻 2 月余。体重下降约 5 kg。查体:体温:37.4 ℃,颈、腋淋巴结肿大,无痛,活动好,心肺(—),肝肋下 2 cm。为诊断艾滋病,下列哪项病史无助于诊断?

A. 反复输血　　B. 蚊虫叮咬　　　C. 吸毒　　　　D. 同性恋　　　E. 双性恋

【例3】HIV 与感染细胞膜上 $CD4^+$ 分子结合的病毒刺突是

A. gp120　　B. gp41　　　C. p24　　　D. gp17　　　E. gp160

【例4】HIV 造成机体免疫功能损害主要侵犯的细胞是

A. $CD4^+T$ 淋巴细胞　　　　　B. $CD8^+T$ 淋巴细胞　　　　　C. B 淋巴细胞

D. NK 细胞　　　　　E. 浆细胞

三、临床表现

1. 急性感染(Ⅰ期)　原发 HIV 感染后小部分患者可以出现发热、全身不适、头痛、厌食、肌痛、关节痛和淋巴结肿大,类似血清病症状。持续 1～3 周后自然消失。血液可检出 HIV 及 P24 抗原。

2. 无症状感染(Ⅱ期)　临床上没有症状,但血清中能检出 HIV 以及 HIV 抗体,具有传染性。

3. 艾滋病(Ⅲ期)

(1) 全身性症状　发热、乏力、盗汗、厌食、体重下降、慢性腹泻、全身淋巴结肿大、肝脾肿大,称为艾滋病相关综合征。

(2) 神经系统症状　出现头痛、癫痫、进行性痴呆、下肢瘫痪等。

(3) 严重机会性感染　最常见卡氏肺孢子虫(菌)病,也是死亡最常见的原因之一。

(4) 继发肿瘤　卡波西肉瘤(Kaposi 肉瘤),非霍奇金淋巴瘤等。

【例5】艾滋病患者肺部机会性感染最常见的病原体是

A. 白念珠菌　　　B. 结核杆菌　　　C. 疱疹病毒　　　D. 巨细胞病毒　　　E. 肺孢子菌

【例6】艾滋病患者中,最常见的恶性肿瘤是

A. 霍奇金淋巴瘤　　　　　B. 非霍奇金淋巴瘤　　　　　C. 卡波西肉瘤

D. 子宫颈癌　　　　　E. 阴茎癌

【例7】男,40 岁。因反复机会性感染入院,检查发现患者有卡波西肉瘤,诊断应首先考虑

A. 先天性胸腺发育不全　　　　　B. 腺苷脱氨酶缺乏症　　　　　C. X-性连锁低丙球血症

D. 艾滋病　　　　　E. 选择性 IgA 缺乏症

4. 不同系统的临床表现

(1) 一般症状　持续发热、虚弱、盗汗,持续广泛性全身淋巴结肿大。特别是颈部、腋窝和腹股沟淋巴结肿大更明显,质地坚实,可活动,无疼痛。

(2) 呼吸道症状　长期咳嗽、胸痛、呼吸困难,严重时痰中带血。

(3) 消化道症状　食欲下降、厌食、恶心、呕吐、腹泻、严重时可便血。

(4) 神经系统症状　头晕、头痛、反应迟钝、智力减退、精神异常、抽搐、痴呆等。

(5) 皮肤和黏膜损害　单纯疱疹导致口腔和咽部黏膜炎症及溃烂。

(6) 肿瘤　可出现多种恶性肿瘤,位于体表的卡波西肉瘤可见红色或紫红色斑疹、丘疹和浸润性肿块。

四、实验室检查

1. T淋巴细胞亚群检查　T 细胞绝对计数下降,CD4$^+$T 淋巴细胞计数下降。CD4/CD8<1.0。

2. 特异性抗体检测　ELISA 法检测血清、尿液、唾液,p24 抗体和 gp120 抗体。

3. 抗原检查　ELISA 法检测血清中的 p24 抗原。

4. 病毒检查　检测 HIV-RNA。

例8~9 共用题干

男,28 岁。上腹部不适,腹泻伴消瘦半年,无发热。近 2 年有静脉吸毒史。胃镜检查见食管上覆白膜,慢性浅表性胃炎。实验室检查:血 WBC 3.8×10^9/L。

【例8】最有助于明确诊断的检查是

A. 血糖　　　B. CD4$^+$T 细胞计数　　　C. 抗-HIV　　　D. 血免疫球蛋白水平　　　E. 血沉

【例9】HIV 的感染途径不包括

A. 输血制品　　　B. 呼吸道传播　　　C. 母婴传播　　　D. 不洁注射　　　E. 性接触传播

五、治　疗

1. 高效抗反转录病毒治疗

(1) 核苷类逆转录酶抑制剂。

(2) NRTIs　选择性抑制 HIV 反转录酶,掺入正在延长的 DNA 链中,抑制 HIV 复制。如齐多夫定(AZT)、去羟肌苷(DDI)等。

(3) NNRTIs　主要作用于 HIV 反转录酶某位点使其失去活性,如奈韦拉平。

(4) 蛋白酶抑制剂　抑制蛋白酶,阻断 HIV 复制和成熟过程中的蛋白质合成,如利托那韦。

(5) 整合酶抑制剂　拉替拉韦。

2. 免疫重建　通过抗病毒治疗及其他医疗手段使 HIV 感染者受损的免疫功能恢复或接近正常,称为免疫重建,这是 AIDS 治疗的重要目标之一。

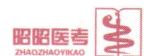

3. 治疗机会性感染及肿瘤

（1）卡氏肺孢子菌肺炎　首选复方磺胺唑。

（2）其他真菌感染　口腔及食管真菌感染用克霉唑或酮康唑等,肺念珠菌可用氟康唑等。

（3）病毒感染　可用阿昔洛韦等。

（4）弓形虫病　应用螺旋霉素或克林霉素,常与乙胺嘧啶联合或交替应用。

（5）鸟型分枝杆菌感染　首选阿奇霉素或克拉霉素。

（6）卡波西肉瘤　应用 AZT 与 α-IFN 联合治疗,亦可应用博来霉素、长春新碱和阿霉素联合治疗。

【例10】男,45岁。近1月体重急剧下降。查体可见全身多处淋巴结肿大,肛周、生殖器尖锐湿疣,口唇和胸部带状疱疹,口腔黏膜糜烂、充血、有乳酪状覆盖物。HIV 病毒抗体阳性。诊断为艾滋病。下列治疗错误的是

A. 营养干预可以改善艾滋病患者生活质量

B. 早期患者不需要使用 AZT

C. 造血干细胞移植用于治疗艾滋病费用太高,而且风险过大

D. 免疫调节药物往往由于过敏反应导致其效果短暂或难以肯定

E. 复方新诺明可用于治疗机会感染性疾病如卡式肺囊虫肺炎

六、预　防

1. 控制传染源　隔离、消毒,加强国境检疫。

2. 切断传播途径　禁毒、打黄,严格筛查血液制品,推广一次性注射器等。

3. 保护易感人群　限制 HIV 感染者结婚、女性感染者避免生育,以及研制疫苗。

➤ 参考答案如下,详细答案参见 2021 版《国家临床执业及助理医师资格考试精选真题考点精析》。

1. D	2. B	3. A	4. A	5. E	昭昭老师提示:
6. C	7. D	8. C	9. B	10. B	本章节是医师考试的基本内容,考生务必全面系统把握。关注官方微信,获得第一手考试资料。

第 14 章　性病部分（淋病、梅毒、病毒感染、尖锐湿疣）

➤ **2021 考试大纲**

①淋病;②梅毒;③生殖道沙眼衣原体感染;④生殖道病毒感染;⑤尖锐湿疣。

➤ **考纲解析**

近 20 年的医师考试中,考试重点是性病的诊断、病原体、表现和治疗,执业医师每年考查分数为 3～5 分,助理医师每年考查分数为 2～3 分。

第 1 节　淋　病

一、概　述

淋病是淋病奈瑟菌(简称淋菌)引起的以泌尿生殖系统化脓性感染为主要表现的性传播疾病,是我国最常见的性病。淋菌为革兰阴性双球菌,离开人体不易生存,一般消毒剂容易将其杀灭。淋病多发生于性活跃的青年男女。

二、流行病学

1. 病原体　淋菌对泌尿生殖系统柱状上皮及移行上皮有亲和力。常隐匿于女性泌尿生殖道引起化脓性感染。离开人体不易生存。

2. 传播特点　有不洁性接触史,性伴感染史或多性伴史,新生儿母亲有淋病史,以及与淋病患者有密切接触史等。

【例1】淋病是何种类型的炎症?

A. 急性化脓性炎症　　　B. 慢性化脓性炎症　　　C. 急性变质性炎症

D. 出血性炎　　　　　　E. 浆液性炎症

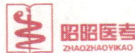

三、临床表现

1. 男性病人 引起前尿道炎,尿道外口灼痒、轻度刺痛、红肿、外翻,黏液流出,可发展为全尿道炎。

2. 女性病人 为宫颈炎、尿道炎、尿道旁腺炎、前庭大腺炎等,尿道口红肿、触痛、溢脓。

【例2】男,28 岁。个体户,有冶游史 1 周。2 天前自觉尿痛、尿频,尿道口出脓。查体:尿道口有大量脓性分泌物。此时何种疾病可能性大?

A. 梅毒　　　　B. 生殖器疱疹　　　C. 天疱疮　　　D. 淋病　　　　E. 艾滋病

四、实验室检查

1. 分泌物培养 为诊断金标准,培养阳性率为80%~90%。

2. 后穹隆穿刺 可疑淋菌盆腔炎并盆腔积液者可行后穹隆穿刺,穿刺液涂片检查及培养。

五、治疗和预防措施

1. 首选药物 应尽早、彻底应用抗生素治疗,并遵循及时、足量、规范原则。喹诺酮类、四环素类及头孢菌素类有效。孕期首选头孢曲松钠,加用红霉素,连用 7~10 天。20%~40%淋病合并沙眼衣原体感染,同时应用抗衣原体药物。同时治疗性伴侣。

2. 预防措施 预防最主要是防止不洁性交。

第 2 节　梅　毒

一、概　述

梅毒是梅毒螺旋体(苍白密螺旋体)引起的一种慢性传染病,主要通过性接触传播。临床表现复杂,可侵犯全身各器官,造成多器官损伤。早期侵犯皮肤黏膜,晚期可侵犯血管、中枢神经系统及全身各器官。可通过胎盘传给胎儿。

二、流行病学

1. 传染源 显性和隐性梅毒患者均是传染源。

2. 梅毒传播途径

性接触直接传播	最主要途径,约占 95%,未经治疗者 1 年内传染性最强
非性接触传播	接吻、哺乳、手术、接触污染衣物、用具、输血等
垂直传播	通过胎盘也可在分娩时受染

三、临床表现

1. 分型 根据传播途径的不同可分为获得性梅毒和胎传梅毒。根据病程的不同又可分为早期梅毒和晚期梅毒。

2. 潜伏期 潜伏期一般为 9~90 天,此期的临床血清反应呈阳性,可无明显症状。

3. 临床症状

潜伏梅毒	感染后一段时间,因机体免疫力增强或经不规则治疗,症状消退,但未完全治愈,梅毒血清反应仍阳性,且脑脊液检查正常
一期梅毒	硬下疳(初疮)
二期梅毒	皮肤梅毒疹,可有低热、头痛等,也可伴肝、脾大及全身淋巴结肿大
三期梅毒	永久性皮肤黏膜损害,并可侵犯多种组织器官
先天性梅毒	多发生在妊娠 4 个月后,不发生硬下疳,常伴有严重的内脏损伤

【例3】女,24 岁,服务业人员,未婚,不否认有性交行为。半月前躯干、四肢、双手掌跖出现红斑,无痒痛感觉。查体:躯干、四肢可见玫瑰色椭圆形斑疹,对称分布,掌跖部可见黄豆大小铜红色领圈样脱屑。患者最可能是

A. 玫瑰糠疹　　　B. 梅毒　　　　C. 红斑狼疮　　　D. 麻疹　　　　E. 结节性红斑

四、诊　断

1. 暗视野显微镜检查 一种检查梅毒螺旋体的方法。

2. 梅毒血清学监测 非梅毒螺旋体血清试验,可做临床筛查;梅毒螺旋体血清试验,特异性高,主要

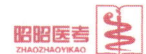

用于诊断试验。

3. 梅毒螺旋体-IgM 抗体检测　儿童梅毒螺旋体-IgM 抗体阳性表示被感染。

4. 脑脊液检查　包括细胞计数、总蛋白测定、VDRL 试验等。

【例 4】关于梅毒血清试验叙述<u>错误</u>的是

A. 非梅毒螺旋体抗原血清试验用心磷脂做抗原,测定血清中抗心磷脂抗体

B. 非梅毒螺旋体抗原血清试验特异性高而敏感性较低

C. 早期梅毒患者经充分治疗后,反应素可以消失

D. 梅毒螺旋体抗原血清试验敏感性和特异性均较高

E. 梅毒螺旋体抗原血清试验不能用于观察疗效

四、治　疗

首选<u>青霉素</u>。遵循早期确诊,及时、足量、规范用药的原则。

【例 5】孕妇感染梅毒的治疗,<u>首选</u>

A. 甲硝唑　　　　B. 第三代头孢菌素　　　C. 青霉素　　　D. 红霉素　　　E. 阿奇霉素

例 6～7 共用选项

A. 青霉素　　　　B. 多西环素　　　C. 四环素　　　D. 头孢曲松　　　E. 红霉素

【例 6】治疗<u>淋病</u>首选的药物是

【例 7】孕妇患<u>梅毒</u>首选的治疗药物是

第 3 节　生殖道沙眼衣原体感染（助理医师不要求）

一、概　述

各种衣原体感染引起的感染性疾病,可导致子宫感染、早产、流产、尿道感染、肺炎、支气管炎、胃肠炎、脑脊髓炎、结膜炎和关节炎等多种疾病。

二、病原体和流行病学

沙眼衣原体是革兰阴性、专性细胞内寄生的微生物,有 18 个血清型,其中 8 个血清型(D～K)与泌尿生殖道感染有关。主要通过性传播。

三、临床表现

1. 男性特有的感染　尿道炎、附睾炎、前列腺炎。Reiter 综合征(尿道-眼-滑膜综合征):以尿道炎、眼结膜炎、关节炎及皮肤黏膜病变为特点,可同时出现,也可先后出现。

2. 女性特有的感染　黏液脓性宫颈炎、尿道炎、盆腔炎。

四、诊　断

检测<u>沙眼衣原体抗原</u>是最常用的方法。

五、治　疗

1. 首选药物　常用四环素、利福平、氧氟沙星。

2. 孕妇　禁用四环素或氧氟沙星,常用<u>红霉素</u>。（昭昭老师速记:"红衣"）

例 8～9 共用选项

A. 青霉素　　　　B. 头孢曲松　　　C. 克林霉素　　　D. 氧氟沙星　　　E. 红霉素

【例 8】孕妇感染生殖道<u>沙眼衣原体</u>首选的治疗药物是

【例 9】孕妇感染<u>苍白密螺旋体</u>首选的治疗药物是

第 4 节　生殖道病毒感染（助理医师不要求）

【生殖器疱疹】

一、概　述

生殖器疱疹是由单纯疱疹病毒(HSV)引起的性传播疾病,属于常见的性病之一,主要是 HSV-2型,少数为 HSV-1 型。生殖器疱疹可反复发作,对患者的健康和心理影响较大。还可通过胎盘及产道感染新生儿,导致新生儿先天性感染。

二、病原学及流行病学

由单纯疱疹病毒Ⅱ型感染所致。性接触传播,占70%~90%,以青年女性居多。

三、临床表现

主要引起生殖器(阴唇、阴蒂、宫颈等)、肛门及腰以下皮肤疱疹。

四、实验室检查

1. HSV-DNA PCR查 HSV-DNA,诊断可靠。

2. 抗体 血清特异性 IgG、IgM 检测,脐血特异性 IgM 阳性,提示宫内感染。

五、治 疗

1. 治疗原则 本病无彻底治愈方法,治疗原则是减轻症状,缩短病程。

2. 对症治疗 抗病毒药物阿昔洛韦、干扰素,免疫调节剂如左旋咪唑等。局部用药,注意禁用碘酊或酒精消毒,常用5%阿昔洛韦软膏、2%甲紫外用。

3. 妊娠期感染 原发型生殖器疱疹对胎儿危害大,妊娠早期应终止妊娠。分娩时原则上行剖宫产。

【巨细胞病毒感染】

一、概 述

巨细胞病毒(HCMV)感染在人群中较为广泛,能引起泌尿生殖道、中枢神经系统、肝、肺、血液循环系统等全身各器官组织病变,并且与动脉粥样硬化症、冠心病以及潜在致癌性相关联。

二、流行病学

1. 传染源 患者及急性带病毒者。

2. 传播途径 垂直传播、水平传播、医源性传播。

三、临床表现

1. 先天性感染 婴儿表现轻重不一,有黄疸、肝脾大、瘀点状皮疹等。

2. 围生期感染 对早产儿和体弱儿危险性较大,以神经肌肉受损为主。

3. 后天获得性感染 高热、全身浅表淋巴结肿大、肺炎等。

四、实验室检查

1. 血象检查 白细胞升高、淋巴细胞增多,出现异型淋巴细胞。

2. 病毒分离 最直接的诊断方法。

3. 猫头鹰细胞 孕妇宫颈脱落细胞或尿液涂片行 Giemsa 染色,光镜下见巨大细胞包涵体,即猫头鹰细胞,具有诊断价值。

五、治 疗

妊娠早期出现原发性 HCMV 感染时,应尽快终止妊娠。妊娠中、晚期感染者应进一步检查胎儿有无畸形并采取相应措施。

【例10】 孕早期患下列哪种疾病,应终止妊娠?

A. 外阴阴道炎
B. 细菌性阴道炎
C. 生殖器尖锐湿疣
D. 沙眼衣原体感染
E. 巨细胞病毒感染

第5节 尖锐湿疣

一、概 述

尖锐湿疣是由人乳头瘤病毒(HPV)感染所致的以肛门生殖器部位增生性损害为主要表现的性传播疾病。大多发生于18~50岁的中青年人,主要通过性接触传播。

二、病原体和流行病学

由人乳头瘤病毒(HPV)感染所致,初为散在或簇状增生的粉色或白色小乳头状疣。主要通过性传播、接触传播。

例11~12 共用选项

A. 难辨梭菌
B. 苍白密螺旋体
C. 甲型溶血性链球菌
D. 人类乳头瘤病毒
E. HIV

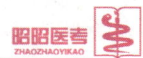

【例11】引起梅毒的病原体是

【例12】引起尖锐湿疣的病原体是

三、临床表现

1. 发病部位　生殖器和肛周为好发部位，男性多见于包皮、系带、冠状沟、龟头、尿道口、阴茎体、肛周、直肠内和阴囊；女性多见于大小阴唇、后联合、前庭、阴蒂、宫颈和肛周。

2. 病变特点　乳头样或菜花样赘生物，散在或融合。

【例13】女，23岁，外阴瘙痒、白带增多5天。有不洁性交史。妇科检查：外阴皮肤黏膜充血，小阴唇内侧见多个小菜花状赘生物，宫颈光滑，子宫正常大，附件无异常。最可能的诊断是

A. 外阴阴道念珠菌病　　B. 滴虫性阴道炎　　C. 梅毒　　D. 淋病　　E. 尖锐湿疣

四、诊　断

对生殖器的赘生物进行活检，可以发现典型表皮乳头瘤样增生伴角化不全、颗粒层和棘层上部细胞可有明显的空泡形成、胞质着色淡、核浓缩深染、核周围有透亮的晕（凹空细胞、挖空细胞）为特征性改变。

【例14】女，23岁。外阴瘙痒，白带增多5天。妇科检查：外阴皮肤黏膜充血，小阴唇内侧多个小菜花状赘生物，宫颈柱状上皮异位，子宫正常大，附件无明显异常。为确诊，应选择的辅助检查是

A. 赘生物活组织检查　　　　B. 白带革兰染色检查　　　　C. B超检查
D. 宫颈刮片细胞学检查　　　E. 血常规

五、治　疗

由于目前没有特效的抗病毒药物，尖锐湿疣的治疗必须采用综合治疗。

1. 外用药物治疗　0.5%足叶草毒素酊等。

2. 物理疗法　如激光、冷冻、电灼和微波等，可配合使用干扰素。

【例15】确诊为女性生殖器尖锐湿疣，不适宜的治疗是

A. 50%三氯醋酸　　B. 冷冻　　　C. 激光　　　　D. 口服红霉素　　E. 微波

➤ 参考答案如下，详细答案参见2021版《国家临床执业及助理医师资格考试精选真题考点精析》。

1. A	2. D	3. B	4. B	5. C
6. D	7. A	8. E	9. A	10. E
11. B	12. D	13. E	14. A	15. D

昭昭老师提示：
关注官方微信，获得第一手考试资料。

第十一篇　女性生殖系统

学习导图

章 序	章 名	内 容	所占分数	
			执业医师	助理医师
1	女性生殖系统解剖	女性生殖系统解剖	2分	1分
2	女性生殖系统生理	女性生殖系统生理	2分	1分
3	妊娠生理	妊娠生理	1分	1分
4	妊娠诊断	妊娠诊断	1分	1分
5	孕期监护与孕期保健	孕期监护与孕期保健	3分	1分
6	正常分娩	影响分娩的因素	4分	1分
		枕先露的分娩机制		
		先兆临产及临产的诊断		
		分娩的临床经过及处理		
7	正常产褥	产褥期母体变化	1分	1分
		产褥期临床表现		
		产褥期处理及保健		
		母乳喂养		
8	病理妊娠	流产	12分	6分
		早产		
		过期妊娠		
		异位妊娠		
		妊娠期高血压疾病		
		妊娠呕吐		
		胎盘早剥		
		前置胎盘		
		双胎妊娠		
		巨大胎儿		
		胎儿生长受限		
		死胎		
		胎膜早破		
		胎儿窘迫		
9	妊娠合并症	妊娠合并心脏病	2分	1分
		妊娠合并急性病毒性肝炎		
		妊娠合并糖尿病		
10	遗传咨询、产前检查、产前诊断	遗传咨询、产前检查、诊断	0分	0分
11	异常分娩	产力异常	4分	1分
		产道异常		
		胎位异常		

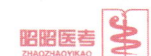

续表

章 序	章 名	内 容	所占分数 执业医师	所占分数 助理医师
12	分娩期并发症	子宫破裂	2分	1分
		产后出血		
		羊水栓塞		
		脐带先露与脐带脱垂		
13	异常产褥	产褥感染	1分	0分
		晚期产后出血		
14	女性生殖系统炎症	生殖道防御机制	3分	1分
		细菌性阴道病		
		外阴阴道念珠菌病		
		滴虫阴道炎		
		萎缩性阴道炎		
		子宫颈炎		
		盆腔炎		
15	女性生殖系统肿瘤	子宫颈癌	10分	5分
		子宫肌瘤		
		子宫内膜癌		
		卵巢肿瘤		
16	妊娠滋养细胞肿瘤	葡萄胎	3分	2
		妊娠滋养细胞肿瘤		
17	生殖内分泌疾病	功能失调性子宫出血	3分	1分
		闭经		
		多囊卵巢综合征		
		绝经综合征		
18	子宫内膜异位症和子宫腺肌病	子宫内膜异位症	3分	1分
		子宫腺肌病		
19	女性生殖器损伤性疾病	子宫脱垂	2分	1分
20	不孕症与辅助生殖技术	不孕症与辅助生殖技术	1分	0分
21	计划生育	宫内节育器避孕	4分	2分
		甾体激素药物避孕		
		屏障避孕		
		其他避孕方法		
		输卵管绝育术		
		人工流产		
22	妇科保健	妇科保健	0分	0分

复习策略

　　女性生殖系统是医师资格考试中非常重要的内容,考试所占分数仅次于消化系统。此系统内容对于大部分考生甚至是研究生而言,都是比较陌生的,因为在妇产科的临床实践相对较少,但是这部分内容在考试中却非常重要,因此应进行重点学习,务必将考点牢固记忆并掌握。

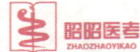

第1章　女性生殖系统解剖

➤ 2021 考试大纲

①外生殖器解剖;②内生殖器解剖;③生殖系统血管分布、淋巴引流、神经支配;④骨盆的组成、分界和类型;⑤骨盆底的组成及会阴解剖;⑥内生殖器与邻近器官的关系。

➤ 考纲解析

近 20 年的医师考试中,本章的考试重点是子宫的解剖,执业医师每年考查分数为 0～1 分,助理医师每年考查分数为 0～1 分。

第 1 节　外生殖器及其功能

外生殖器及特点

1. **大阴唇**　两股内侧一对纵行隆起的皮肤皱襞,血管丰富,外伤后易形成血肿。
2. **小阴唇**　位于两侧大阴唇内侧的一对薄皮肤皱襞,表面湿润,无毛,富含神经末梢。
3. **阴阜**　耻骨联合前方的皮肤隆起,青春期开始生长呈倒三角形分布的阴毛。
4. **阴蒂头**　富含神经末梢,为性反应器官。
5. **阴道前庭**　菱形区,前为阴蒂,后为阴唇系带,两侧为小阴唇。阴道前庭区有前庭大腺的开口。
6. **前庭球**　又称球海绵体,位于前庭两侧,由一对细长的勃起组织构成。
7. **前庭大腺**　又称巴多林腺,位于大阴唇后部,被球海绵体肌覆盖,黄豆大,左右各一。腺管细长(1～2 mm),向内侧开口于阴道前庭后方小阴唇与处女膜之间的沟内。正常情况下不能触及此腺,若腺管口闭塞,则形成前庭大腺囊肿,感染后形成前庭大腺脓肿。

部分外生殖器	概　　念	特　　点
大阴唇	两股内侧的一对纵行隆起的皮肤皱襞	外伤后易形成血肿
小阴唇	两侧大阴唇内侧的一对薄皮肤皱襞	富含神经末梢
阴阜	耻骨联合前方的皮肤隆起	呈倒三角形分布的阴毛
阴蒂	性反应器官	富含神经末梢
阴道前庭	菱形区域,前为阴蒂,后为阴唇系带,两侧为小阴唇	有前庭大腺开口

(昭昭老师速记:"大""中"电器(大阴唇易血肿),"小""神"(小阴唇神经末梢丰富))

【例1】 18 岁女学生,骑自行车与三轮车相撞,自觉外阴疼痛难忍并肿胀就诊。根据女性外阴解剖学特点,诊断可能是

A. 小阴唇裂伤　　　　　　　B. 处女膜破裂　　　　　　　C. 大阴唇血肿

D. 阴道前庭损伤　　　　　　E. 前庭大腺肿大伴出血

【例2】 关于女性外生殖器的解剖,不正确的是

A. 阴阜皮下有丰富的脂肪组织　　　　　B. 大阴唇富含神经末梢

C. 小阴唇为一对纵行黏膜皱襞,表面湿润　　D. 阴蒂为小阴唇前端的海绵体组织

E. 阴道前庭为两侧小阴唇之间的菱形区域

【例3】 关于女性外生殖器解剖,正确的是

A. 女性外生殖器即外阴　　　　　　　　B. 女性阴毛分布呈菱形

C. 双侧小阴唇前端为腹股沟韧带终止点　　D. 前庭大腺开口于阴道内

E. 阴道前庭为双侧大阴唇之间的菱形区

第 2 节　内生殖器及其功能

一、概　述

位于真骨盆内,包括阴道、子宫、输卵管和卵巢。输卵管和卵巢称为子宫附件。

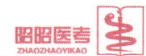

二、阴　道

1. 上皮　黏膜层由复层鳞状上皮覆盖。

2. 阴道内菌群　阴道内有乳杆菌，维持酸性环境。

3. 开口　阴道的下端开口于阴道前庭后部。

4. 穹隆　上端包绕宫颈阴道部，形成阴道穹，分前、后、左、右四部分，其中，后穹最深，卧位时是人体最低点，常用于穿刺。

【例4】下列属于阴道特征的是

A. 孕育胚胎　　B. 产生月经　　C. 内分泌功能　　D. 性交器官　　E. 输送受精卵

三、子　宫

1. 大体　子宫的形状像一个倒置的梨形，重50克，长7～8 cm，宽4～5 cm，容量5 mL，上部较宽为宫体，顶部为宫底，宫底两边为子宫角，下部为宫颈。

2. 子宫峡部　宫体与宫颈之间形成最狭窄的部分称子宫峡部，连接宫体与宫颈，既不属于宫体也不属于宫颈，非妊娠时长约1 cm，妊娠时长7～10 cm。

3. 子宫峡部意义　子宫峡部有上、下两个口，上口窄，为解剖学内口；下口宽，为组织学内口。

4. 宫颈　宫颈管为单层高柱状上皮，宫颈阴道部为复层鳞状上皮。宫颈外口是柱状上皮和鳞状上皮的交界处，为子宫颈癌的好发部位。

5. 宫体与宫颈的比例　女童为1:2，成年妇女为2:1，老年妇女为1:1。

6. 组织结构　子宫内膜属于柱状上皮，分为两部分，上2/3为功能层，每月定期脱落，形成月经；下1/3为基底层，作用是形成功能层。

7. 子宫韧带

(1) 圆韧带　起源于两侧子宫角，向前下终止于大阴唇的前端，维持子宫前倾位置。

(2) 阔韧带　内有丰富的血管、神经、淋巴管，为疏松组织，终止于两侧的骨盆壁，维持子宫两侧固定位置。底部有子宫动、静脉和输尿管，子宫手术切开阔韧带时，要防止误伤。

(3) 主韧带　宫颈两侧和骨盆侧壁之间，作用是固定宫颈位置，防止子宫下垂。

(4) 宫骶韧带　向后、上牵引宫颈，维持子宫前倾位置。

韧　带	解　剖	作　用
圆韧带	起源于两侧子宫角，向前、下终止于大阴唇的前端	维持子宫前倾位置
阔韧带	宫体两侧和骨盆侧壁之间	维持子宫左右固定
主韧带	宫颈两侧和骨盆侧壁之间	防止子宫下垂
宫骶韧带	起自子宫颈阴道上部后面，止于骶骨前面	维持子宫前倾位置

【例5】子宫峡部是

A. 宫颈阴道部　　　　　　　B. 宫颈阴道上部　　　　　　C. 宫颈管最狭窄部分

D. 宫颈与宫体之间最狭窄的部分　　E. 宫体最狭窄部分

【例6】关于宫颈的解剖，下列哪项不正确

A. 宫颈分为阴道上部和阴道部　　　B. 子宫峡部下端是组织学内口

C. 宫颈管黏膜上皮在组织学内口处由柱状上皮变为鳞状上皮

D. 宫颈黏膜上皮有分泌黏液的功能　　E. 青春期宫体、宫颈之比为1:2

【例7】正常足月妊娠，子宫腔容量平均比未孕时增加的倍数是

A. 100　　　　B. 200　　　　C. 300　　　　D. 500　　　　E. 1 000

【例8】关于子宫峡部形态学特征，正确的是

A. 属于宫颈的一部分　　　　　　B. 峡部下端为解剖学内口

C. 未孕时子宫峡部长度约为1 cm　　D. 妊娠期峡部变软不明显

E. 临产后形成子宫下段平脐

【例9】关于子宫韧带的解剖，正确的是

A. 圆韧带起于子宫角，止于腹股沟　　B. 阔韧带富于肌纤维，与宫体肌纤维相连

C. 卵巢固有韧带使子宫倾向后方　　　D. 主韧带横行于宫颈两侧和骨盆侧壁之间

E. 子宫动、静脉从阔韧带上部穿过

【例10】防止子宫下垂最主要的韧带是

A. 子宫圆韧带　　B. 子宫阔韧带　　C. 子宫主韧带　　D. 宫骶韧带　　E. 腹股沟韧带

四、输卵管

全长8～14 cm,分为四个部分。

间质部	峡　部	壶腹部	伞　部
最狭窄	管腔较窄	受精最常见部位	"拾卵"作用

五、卵　巢

1. 生理功能　排卵＋性激素(雌激素,孕激素,少量雄激素)。

2. 表层结构　卵巢表面无腹膜,外面由表面上皮覆盖,内有一层致密纤维组织,称卵巢白膜。属于腹膜外位器官。

3. 皮质和髓质

部　位	解剖结构	昭昭老师速记
皮质	大小不等、各级发育的卵泡	雨水"泡"了"皮"鞋
髓质	结缔组织及丰富的血管和神经	"血管""跟""随""神经"走行

4. 卵巢韧带

韧　带	解　剖	昭昭老师速记
骨盆漏斗韧带	连接于骨盆壁,卵巢的神经、动脉、静脉、淋巴管走行于此	神经、动脉、静脉、淋巴管都在"骨盆"呢
卵巢固有韧带	双侧附件切除时,不用切断固有韧带	"不切""固有"的

【例11】卵巢表面的组织为

A. 腹膜　　　　B. 卵巢白膜　　　C. 卵巢皮质　　D. 结缔组织　　E. 表面上皮

【例12】卵巢动、静脉通过的韧带是

A. 圆韧带　　　　B. 主韧带　　　C. 宫骶韧带　　D. 阔韧带　　E. 骨盆漏斗韧带

【例13】关于卵巢形态学特征,说法正确的是

A. 卵巢白膜是平滑肌组织　　B. 成年妇女卵巢重约15 g　　C. 皮质内含血管、神经、淋巴管

D. 卵巢表面无腹膜　　E. 髓质内含许多始基卵泡

六、总　结

名　称	容量/mL	子宫峡部	子宫肌层	宫体:宫颈
非妊娠时	5	1 cm,最狭窄	上2/3:功能层 下1/3:基底层 (功能层脱落)	女童:1:2 成人:2:1 老人:1:1
妊娠时	5 000 (1 000倍)	7～10 cm (黑加征)		

(昭昭老师速记:"黑"色"7"月(黑加征:7 cm)。"1"个大"侠"(峡部:1 cm)。成年女性宫体大些好生娃(2:1))

第3节　血管、神经及淋巴系统

一、血管及其分支

动　脉	来　源	昭昭老师速记
卵巢动脉	起自腹主动脉	"主"任的老"巢"
子宫动脉、阴道动脉和阴部内动脉	起自髂内动脉	骨盆"内部"的"子宫""阴道"

【例14】卵巢动脉来自

A. 腹主动脉　　　B. 髂总动脉　　　C. 髂内动脉　　D. 髂外动脉　　E. 肾动脉

【例15】以下不是女性外生殖器官血液供应主要来源的是

A. 髂外动脉　　　B. 卵巢动脉　　　C. 子宫动脉　　D. 阴道动脉　　E. 阴部内动脉

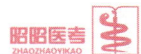

二、淋巴分布与引流

部　位	回流淋巴结
阴道下段淋巴	腹股沟浅淋巴结
阴道上段淋巴	髂内及闭孔淋巴结
宫体、宫底、输卵管、卵巢淋巴	腰淋巴结
宫体两侧淋巴:圆韧带	腹股沟浅淋巴结

第4节　骨　盆

一、组　成

由骶骨、尾骨、髂骨、坐骨和耻骨组成。

二、分　界

以耻骨联合上缘、髂耻线及髂耻上缘连线为界,将骨盆分为假骨盆和真骨盆。

三、类　型

	女 型	扁平型	类人猿型	男 型
发病	最常见,50%	—	—	—
入口	呈横椭圆形	呈扁椭圆形	呈长椭圆形	呈三角形
入口径线	横径>前后径	横径>前后径	前后径>横径	骨盆腔呈漏斗形
昭昭老师速记	女人都很"横"	扁-扁	猿-臂膀很"长"	男人喜欢小"三"

第5节　骨盆底的组成及会阴和解剖

一、骨盆底的组成

由多层肌肉和筋膜构成,封闭骨盆出口,承托并保持盆腔脏器于正常位置。骨盆底由外向内分为三层。

分层	解剖	昭昭老师速记
外层	会阴浅筋膜及球海绵体肌、坐骨海绵体肌、会阴浅横肌、肛门外括约肌	除了中层、内层的肌肉外,其余的都是外层的
中层	两层筋膜及其间的会阴深横肌和尿道括约肌	"中"间水很"深"
内层	肛提肌、耻尾肌、髂尾肌和坐尾肌	"内"部"提"拔

【例16】不属于骨盆底外层的肌肉是

A. 坐骨海绵体肌　B. 会阴深横肌　　C. 会阴浅横肌　　D. 肛门外括约肌　E. 球海绵体肌

二、骨盆损伤

当骨盆底组织支持作用减弱时,容易发生相应部位器官松弛、脱垂或功能缺陷。

前骨盆腔损伤	膀胱和阴道前壁脱垂
中骨盆腔损伤	子宫和阴道穹脱垂
后骨盆腔损伤	直肠和阴道后壁脱垂

第6节　内生殖器和邻近器官的关系

尿道	长 4～5 cm,直径 0.6 cm。短而直,与阴道毗邻,容易感染
输尿管	在子宫动脉下方穿过,手术时容易误伤
直肠	直肠前面与阴道后壁相连,容易一起脱出
阑尾	卵巢的黏液腺癌应常规切除阑尾(阑尾是黏液性肿瘤最好发的部位)

➤ 参考答案如下,详细答案参见 2021 版《国家临床执业及助理医师资格考试精选真题考点精析》。

1. C	2. C	3. A	4. D	5. D	6. C
7. E	8. C	9. D	10. C	11. E	12. E
13. D	14. A	15. A	16. B	—	—

昭昭老师提示:
关注官方微信,获得第一手考试资料。

第 2 章　女性生殖系统生理

➤ **2021 考试大纲**

①女性一生各阶段的生理特点;②卵巢功能与卵巢周期性变化;③子宫内膜的周期性变化与月经;④生殖器其他部位的周期性变化;⑤月经周期的调节。

➤ **考纲解析**

近 20 年的医师考试中,本章的考试重点是各种激素的生理作用,执业医师每年考查分数为 0～1 分,助理医师每年考查分数为 0～1 分。

第 1 节　女性一生各阶段的生理特点

一、妇女一生各阶段

妇女的一生划分为胎儿期、新生儿期、儿童期、青春期、性成熟期、绝经过渡期和绝经后期七个阶段。

二、青春期发育最关键

1. 乳房发育　乳房发育是女性第二性征的最初特征,为女性青春期发动的标志。

2. 月经初潮　月经初潮是青春期的重要标志,通常出现于乳房发育 2 年后。

【例1】青春期开始的重要标志为

A. 卵泡开始发育　　　B. 出现周期性排卵　　　C. 第一次月经来潮

D. 开始出现第 2 性征　　E. 出现体格发育第二高峰

【例2】下列属于青春期女性生理特点的是

A. 自 18 岁至 48 岁　　B. 卵巢功能减退　　　C. 卵泡无雌激素分泌

D. 开始出现女性特征　　E. 月经初潮

【例3】关于女性青春期生理特点正确的是

A. 月经初潮　　　　　B. 卵巢体积无明显变化　　C. 乳房发育一般在月经初潮之后

D. 肾上腺功能无明显变化　E. 性腺轴功能已成熟

第 2 节　卵巢功能与卵巢周期性变化

一、卵巢功能

排卵及分泌性激素(雌激素、孕激素和少量雄激素)。

二、卵巢周期性变化

1. 排卵　排卵多发生在下次月经来潮前 14 天左右。两侧卵巢交替每月排一个卵。

【例4】关于排卵,正确的是

A. 排卵多发生在下次月经来潮前 14 天左右

B. 妇女自青春期开始周期性规律排卵

C. 在 FSH 作用下黄体形成

D. 每一个月经周期,每个卵巢排出一个卵子

E. 卵巢排出卵子直接进入输卵管

2. 黄体　排卵后卵泡液流出,卵泡壁塌陷,形成黄体。排卵后 1 周,黄体的体积和功能达高峰。若卵子未受精,黄体在排卵后 9～10 天开始退化。排卵日至月经来潮为黄体期,一般为 14 天(黄体的寿命是 2 周),黄体退化时黄体细胞逐渐萎缩变小,被结缔组织取代形成白体。黄体衰退,雌激素、孕激素水平

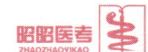

下降,不足以维持子宫内膜,内膜脱落形成月经。

【例5】卵泡期分泌量少,排卵后分泌量明显增加,8~9天后下降的激素是

A. 促卵泡激素　　B. 黄体生成激素　　　C. 雌激素　　D. 孕激素　　E. 催乳素

【例6】卵子排出后若未受精,黄体开始萎缩的时间是在排卵后

A. 5~6天　　　　B. 7~8天　　　C. 9~10天　　　D. 11~12天　　E. 13~14天

【例7】月经来潮前性激素的生理变化是

A. 孕激素出现两个高峰　　　　B. 出现雌激素高峰　　　　C. 只出现雌激素高峰

D. 只出现孕激素高峰　　　　E. 雌、孕激素均不出现高峰

三、卵巢性激素的合成及分泌

卵巢合成及分泌的性激素为甾体激素,包括雌激素(雌二醇及雌酮)、孕激素及少量雄激素。

1. 雌激素 雌二醇活性最强,雌三醇活性最弱,反映胎盘的功能。

2. 雌、孕激素的周期性变化

(1) 雌激素　有两个高峰,排卵前高峰由卵巢内膜细胞分泌,排卵后高峰由黄体生成。

(2) 孕激素　来源于黄体,所以只有一个高峰。

(3) 黄体生成素(LH)　雌激素对垂体存在正反馈作用,使得垂体分泌较多的LH,形成LH峰,LH峰是导致排卵最直接的因素。

名　称	雌激素	黄体生成素(LH)	雌激素、孕激素高峰
特　点	两个高峰,正反馈	直接促进排卵的因素	月经前

【例8】月经周期中能起正反馈作用于下丘脑-垂体的激素是

A. 孕激素　　B. 雄激素　　C. 雌激素　　　D. 甲状腺激素　　E. 促性腺激素

3. 雌激素和孕激素的生理作用

(昭昭老师速记:"雌激素为怀孕铺平道路,促进精子和卵子见面","孕激素拆掉怀孕的道路,保胎")

	雌激素	孕激素
阴　道	增生	脱落
宫颈黏液	增加,稀薄	减少,变稠
子宫内膜	增殖期	分泌期
子宫肌	增生,增加对催产素的敏感性	降低对催产素的敏感性
下丘脑	正反馈	负反馈
水钠潴留	增加	减少
乳　腺	腺管增多	腺泡增多
体　温	无变化	体温升高 0.3~0.5 ℃

【例9】下列不属于雌激素生理作用的是

A. 使子宫内膜发生增殖期变化　　B. 可协调FSH促进卵泡发育　　C. 可诱导LH高峰

D. 导致排卵的直接原因　　E. 促使子宫肌细胞增生和肥大

【例10】下列有关孕激素生理作用的叙述,正确的是

A. 使子宫内膜发生增殖期变化　　B. 使子宫内膜发生分泌期变化

C. 降低血浆低密度脂蛋白含量　　D. 促使并维持女性第二性征的出现

E. 促进子宫收缩

【例11】能够引起排卵后体温升高的激素是

A. 黄体生成素　　B. 促卵泡激素　　C. 雌激素　　　D. 孕激素　　　E. 催乳素

【例12】在雌、孕激素作用下,出现周期性变化最显著的是

A. 子宫内膜　　B. 宫颈上皮　　C. 输卵管黏膜　　D. 阴道黏膜　　E. 卵巢表面上皮

4. 雄激素 促进阴毛、腋毛生长,增加性欲(同男性雄激素)。

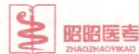
第3节　子宫内膜与生殖器其他部位的周期性变化

一、子宫内膜的组织学变化

1. 月经期　月经周期第1～4天,坏死的黏膜和血液形成月经血。

2. 增殖期　月经周期第5～14天。

(1) 早期　月经周期第5～7天。(昭昭老师速记:"早"晨起床时间"5～7"点)

(2) 中期　月经周期第8～10天。

(3) 晚期　月经周期第11～14天。(昭昭老师速记"晚"上睡觉时间"11"点)

3. 分泌期　月经周期第15～28天(黄体期:黄体的寿命是14天)。

(1) 早期　月经周期第15～19天,开始出现含糖原小泡。(昭昭老师速记:"早"晨起床时间"5"点,起来吃点儿"糖原(汤圆)")

(2) 中期　月经周期第20～23天。

(3) 晚期　月经周期第24～28天。

分　期	月经期	增殖期	分泌期
时　间	1～4天	5～14天	15～28天
具体分期	—	早期:第5～7天; 中期:第8～10天; 晚期:第11～14天	早期:第15～19天; 中期:第20～23天; 晚期:第24～28天

【例13】子宫内膜腺上皮细胞的核下开始出现含糖原小泡,相当于月经周期的

A. 增殖期早期　　B. 分泌期早期　　C. 增殖期中期　　D. 分泌期中期　　E. 增殖期晚期

【例14】月经周期长短取决于

A. 黄体退化为白体时间　　　　B. 白体寿命长短　　　　C. 增殖期长短

D. 分泌期长短　　　　　　　　E. 月经期长短

【例15】月经周期为28天的有排卵妇女,于月经周期第11天刮宫。镜检子宫内膜应为

A. 增殖期中期　　B. 增殖期晚期　　C. 分泌期早期　　D. 分泌期中期　　E. 分泌期晚期

二、月经及宫颈黏液

1. 月经量　正常经量30～50 mL,超过80 mL称月经过多。

2. 宫颈黏液的周期性变化

激素	特点	昭昭老师速记
雌激素	宫颈黏液分泌量不断增多,至排卵期变得稀薄、透明,拉丝度10 cm,镜下见羊齿植物叶状结晶	"羊"多是"雌"性
孕激素	宫颈黏液分泌量逐渐减少,变黏稠、浑浊,拉丝度差,易断裂,出现椭圆体	"孕"妇肚子是"椭圆"形

【例16】造成宫颈黏液涂片干后镜下见羊齿状结晶的激素是

A. 雌激素　　B. 孕激素　　C. 雄激素　　D. 催乳激素　　E. 甲状腺素

第4节　月经周期的调节(见生理学)

➤ **参考答案**如下,详细答案参见 2021 版《国家临床执业及助理医师资格考试精选真题考点精析》。

1. C	2. E	3. A	4. A	5. D	6. C	昭昭老师提示:
7. B	8. C	9. D	10. B	11. D	12. A	关注官方微信,获得第一手考试资料。
13. B	14. C	15. B	16. A	—	—	

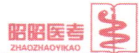

第3章　妊娠生理

➤ **2021考试大纲**

①妊娠概念;②受精及受精卵的发育、输送与着床;③胎儿发育分期及生理特点;④胎儿附属物的形成及功能;⑤妊娠期母体变化。

➤ **考纲解析**

近20年的医师考试中,本章的考试重点是妊娠期母体变化,执业医师每年考查分数为0～1分,助理医师每年考查分数为0～1分。

第1节　受精及受精卵发育、输送与着床

一、受精卵的形成

(1)过程　精子和卵子结合的过程称为受精,结合的部位在壶腹部。

(2)意义　标志着新生命的诞生。

二、着　床

(1)着床　受精后第6～7天,晚期胚泡透明带消失后逐渐埋入并被子宫内膜覆盖的过程,称着床。

(2)子宫内膜　受精卵着床后,子宫内膜迅速发生蜕膜变,蜕膜分为底蜕膜、包蜕膜和真蜕膜,其中底蜕膜是胎盘的母体部分,与胎盘早剥有关。

【例1】受精卵着床时间是

A. 6～7天　　　B. 7～8天　　　C. 8～9天　　　D. 9～10天　　　E. 10～11天

第2节　胎儿发育及生理特点

胎儿发育分期

(1)4周为一个孕龄(按周计算而不是按月计算)。

(2)受精后8周(妊娠第10周)的人胚称胚胎,第9周以后称为胎儿。

第3节　胎儿附属物的形成及其功能

一、胎儿附属物

胎儿附属物指胎儿以外的组织,包括胎盘、胎膜、脐带和羊水。

二、胎盘构成成分

由羊膜、叶状绒毛膜和底蜕膜构成。羊膜紧贴胎儿部分,底蜕膜靠近母体的部分(与胎盘早剥有关),叶状绒毛膜是羊膜和底蜕膜之间的部分。

【例2】胎盘的组成为

A. 羊膜、叶状绒毛膜和底蜕膜　　B. 羊膜、平滑绒毛膜和包蜕膜　　C. 羊膜、叶状绒毛膜和包蜕膜

D. 羊膜、平滑绒毛膜和底蜕膜　　E. 羊膜、平滑绒毛膜和真蜕膜

【例3】底蜕膜的作用是

A. 构成胎盘的胎儿部分　　　　　B. 排泄胎儿代谢产物　　　　　C. 合成激素和酶

D. 产生孕激素　　　　　　　　　E. 构成胎盘母体面

【例4】关于胎盘的叙述正确的是

A. 胎盘由羊膜和底蜕膜构成　　　B. 底蜕膜发育成胎盘的母体部分

C. 底蜕膜指位于宫底部分的蜕膜　D. 底蜕膜指与囊胚直接接触部分的蜕膜

E. 羊膜发育成胎盘的母体部分

三、胎盘功能

合成HCG(人绒毛膜促性腺激素)和雌、孕激素。

HCG	由合体滋养细胞合成,妊娠 10 周血清浓度达高峰,持续 10 天,产后 2 周内消失
雌、孕激素	①早期由妊娠黄体,晚期(10 周后)由胎盘合成; ②黄体功能在妊娠 10 周后完全被胎盘代替

【例5】妊娠期间 HCG 分泌量达高峰的时间是

A. 妊娠 4～6 周　　　　　　　　B. 妊娠 8～10 周　　　　　　　　C. 妊娠 12～14 周

D. 妊娠 16～18 周　　　　　　　E. 妊娠 20～22 周

【例6】产生 HCG 的主要部位是

A. 胎膜　　　B. 卵巢黄体　　　C. 合体滋养层细胞　　　D. 叶状绒毛膜　　　E. 胎儿胎盘单位

【例7】关于人绒毛膜促性腺激素叙述正确的是

A. 由细胞滋养细胞分泌的激素　　　　　B. 属于甾体激素

C. 分泌量随妊娠进展而持续增加　　　　D. 部分亚基的组成与 FSH、LH 几乎相同

E. 与黄体生成素有相似的生物活性

四、脐带的动脉及静脉

脐带有一条脐静脉,两侧有两条脐动脉。

【例8】正常脐带内含有

A. 一条脐动脉,一条脐静脉　　　B. 两条脐动脉,一条脐静脉　　　C. 两条脐动脉,两条脐静脉

D. 一条脐动脉,两条脐静脉　　　E. 两条脐动脉

五、羊水的来源及其功能

(1) 羊水来源　妊娠早期羊水主要来自母体血清,中期以后主要来源于胎儿尿液。

(2) 羊水量　妊娠 38 周为羊水最大量,约 1 000 mL,此后羊水量逐渐减少,至妊娠 40 周约 800 mL。

(昭昭老师速记:"三八"妇女节当天商场搞优惠活动,每位女性可得到"1000"元的代金券,并且购买"四"件指定商品可享"八"折优惠)

(3) 羊水的功能　保护胎儿和母体。

【例9】妊娠早期羊水的主要来源是

A. 母体血清经胎膜进入羊膜腔的透析液　　　B. 胎儿尿液　　　C. 胎儿皮肤

D. 胎儿肺　　　　　　　　　　　　　　　　E. 胎膜

例 10～11 共用选项

A. 1 000 mL　　　B. 800 mL　　　C. 600 mL　　　D. 400 mL　　　E. 300 mL

【例10】足月妊娠时的羊水量约为

【例11】正常妊娠 38 周时的羊水量约为

第 4 节　妊娠期母体变化

一、生殖系统的变化

1. 子宫

(1) 宫体　妊娠后期增长最快的是宫体,重量增加 20 倍(由 50 g 增至 110 g),容积增加 1 000 倍(由 5 mL 增至 5 000 mL)。妊娠 12 周后,增大的子宫逐渐超出盆腔,在耻骨联合上方可以触及(位于耻骨联合上 2～3 cm)。

(2) 子宫内膜　受精卵着床后,在孕激素和雌激素作用下,子宫内膜腺体增大,腺上皮细胞内糖原增加,结缔组织细胞肥大,血管充血,此时的子宫内膜称为蜕膜。按蜕膜和囊胚的关系,将蜕膜分为三部分:底蜕膜、包蜕膜和真蜕膜。

底蜕膜	囊胚着床部位的子宫内膜,与叶状绒毛膜相贴,以后发育成胎盘的母体部分
包蜕膜	覆盖在囊胚表面的蜕膜,随囊胚发育逐渐突向宫腔
真蜕膜	底蜕膜及包蜕膜以外覆盖子宫腔其他部分的蜕膜,妊娠 14～16 周羊膜腔明显增大,包蜕膜和真蜕膜相贴近,宫腔消失

(3) 子宫峡部　子宫峡部延长变成子宫下段(由 1 cm 延长至 10 cm),成为产道的一部分,称为子宫

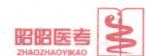

下段,是产科手术的<u>重要解剖结构</u>。

（4）宫颈　妊娠早期宫颈黏膜充血及组织水肿,致使其肥大、呈紫蓝色及变软。宫颈管内腺体肥大增生,宫颈黏液分泌增多,形成黏稠黏液栓,有保护宫腔免受外来感染侵袭的作用。接近临产时,宫颈管变短并出现轻度扩张。

2. 卵巢　妊娠期卵巢停止排卵,新卵泡发育均停止,于妊娠6～7周前产生雌激素及孕激素,以维持妊娠。黄体功能于<u>妊娠10周后</u>由胎盘完全取代。

3. 输卵管　妊娠期输卵管变长,但肌层并不增厚。黏膜层上皮细胞稍扁平,在基质中可见蜕膜细胞。

4. 阴道　妊娠期阴道黏膜变软,水肿、充血,呈紫蓝色,即<u>Chadwick征</u>。<u>阴道皱襞增多</u>,周围结缔组织变疏松,肌肉细胞肥大,伸展性增加,有利于分娩时胎儿的通过。阴道上皮细胞内糖原量增加,乳酸含量增多,使阴道 pH 值降低,不利于致病菌生长,有利于防止感染。

5. 外阴　妊娠期外阴部充血,皮肤增厚,大、小阴唇色素沉着,大阴唇内血管增多,结缔组织疏松,故伸展性增加,有利于分娩时胎儿的通过。

【例12】关于妊娠期生殖系统的变化,<u>正确</u>的是

A. 卵泡发育及排卵活跃,可见多个黄体形成　　B. 子宫各部均匀增大

C. 子宫峡部在妊娠晚期开始变软并延长　　D. 阴道皱襞增多,伸展性增加

E. 宫颈管内的腺体肥大增生,黏液减少

二、乳　房

（1）蒙氏结节　乳头增大、变黑,更易勃起。<u>乳晕色深</u>,外围的皮脂腺肥大,形成散在的<u>结节状隆起</u>,称<u>蒙氏结节</u>(Montgomery's结节)。

（2）乳汁　妊娠末期,尤其在接近分娩期挤压乳房时,有少量的<u>淡黄色</u>稀薄液体溢出,称为<u>初乳</u>。产后胎盘娩出,雌、孕激素水平迅速下降,新生儿吮吸乳头,乳汁开始分泌。

【例13】关于妊娠期母体乳房的变化,正确的是

A. 乳头增大变黑,乳晕颜色加深　　B. 大量孕激素刺激乳腺管发育

C. 初乳为白色浓稠液体　　D. 妊娠晚期开始分泌乳汁

E. 大量雌激素刺激乳腺腺泡发育

三、循环系统的变化

（1）心脏　妊娠后期因膈肌升高,心脏<u>向左、上、前方</u>移位,心浊音界增大,可以听到Ⅰ～Ⅱ级柔和的吹风样杂音。

（2）容量　心脏容量至妊娠末期约<u>增加10%</u>。

（3）心率　于妊娠晚期休息时每分钟<u>增加10～15次</u>。

（4）心排出量　自<u>妊娠10周</u>开始逐渐增加,至妊娠32～34周达到高峰。临产后在<u>第二产程</u>心排出量显著<u>增加</u>。

【例14】妊娠期母体循环血容量达<u>高峰</u>的时期是在

A. 28～30周　　B. 32～34周　　C. 36～40周　　D. 20～22周　　E. 24～26周

【例15】妊娠末期<u>心脏容量</u>约增加

A. 20%～35%　　B. 30%～35%　　C. 40%～45%　　D. 50%～55%　　E. 10%～15%

【例16】妊娠期母体循环系统的变化,下列选项<u>错误的是</u>

A. 血容量至妊娠末期增加40%～50%　　B. 心率从孕早期至末期每分钟增加10～15次

C. 心搏出量至妊娠32～34周达高峰　　D. 妊娠后期心脏向左、上、前方移位

E. 第二产程期间,心搏出量略减少

四、血液系统的变化

循环血容量于妊娠6～8周开始增加,至<u>妊娠32～34周</u>达高峰,增加40%～45%,平均增加1 450 mL,维持此水平直至分娩。

➤ 参考答案如下,详细答案参见2021版《国家临床执业及助理医师资格考试精选真题考点精析》。

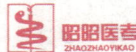

1. A	2. A	3. E	4. B	5. B	6. C
7. E	8. B	9. A	10. B	11. A	12. D
13. A	14. B	15. E	16. E	—	—

昭昭老师提示:
关注官方微信,获得第一手考试资料。

第4章　妊娠诊断

➤ **2021 考试大纲**

①妊娠分期;②早期妊娠的临床表现、辅助检查、诊断;③晚期妊娠的临床表现、辅助检查、诊断;④胎产式、胎先露、胎方位。

➤ **考纲解析**

近 20 年的医师考试中,本章的考试重点是早期妊娠和晚期妊娠的临床表现、辅助检查、诊断,执业医师每年考查分数为 1～2 分,助理医师每年考查分数为 0～1 分。

第1节　妊娠的分期

妊娠期全过程从末次月经第一天开始计算,平均 280 天,即 40 周,临床分为三期。

| 分　期 | 早期妊娠 | 中期妊娠 | 晚期妊娠 |
| 孕　周 | 13 周及之前 | 14～27 周 | 28～41 周 |

(昭昭老师速记:流产＜28 周,早产 28～36 周,足月产 37～41 周,过期产≥42 周)

第2节　早期妊娠

一、临床表现

(1)停经　妊娠最早的症状,但不是妊娠特有的症状。

(2)早孕反应　停经 6 周左右出现畏寒、头晕、恶心、呕吐等表现,称为早孕反应,多在停经 12 周后自行消失。

(3)乳房的变化　出现蒙氏结节。

(4)妇科检查　停经 6～8 周双合诊检查子宫峡部极软,感觉宫颈与宫体之间似不相连,称为黑加征(Hegar 征)。停经 8 周,子宫为非孕时的 2 倍大小;停经 12 周,为非孕子宫的 3 倍。

【例 1】妊娠 6～8 周出现的黑加征是指子宫

A. 增大变软
B. 双合诊呈前屈或后屈位
C. 前后径变宽,略饱满呈球形
D. 峡部极软,感觉宫颈和宫体似不相连
E. 双合诊感觉子宫半侧较另半侧隆起

【例 2】早孕的临床表现不包括

A. 尿频
B. 腹部有妊娠纹
C. 黑加征阳性
D. 嗜睡、乏力、食欲缺乏
E. 乳房增大,乳晕着色加深

二、辅助检查

(1)妊娠试验　测血 β-HCG,早孕试纸法。

(2)B 超　最有意义的检查。妊娠环内见有节律性的胎心搏动和胎动,可确诊宫内妊娠活胎。

妊娠 5 周	宫腔内有圆形或椭圆形妊娠囊
妊娠 6 周	胚芽和原始心管搏动
妊娠 11～13^{+6} 周	测量胎儿头臀长度,准确估计孕周及矫正预产期
妊娠 9～13^{+6} 周	排除严重的胎儿畸形

(3)宫颈黏液检查　宫颈黏液量少、黏稠,涂片干燥后光镜下见排列成行的椭圆体。

(4)基础体温测定　孕激素可使体温升高 0.3～0.5 ℃,基础体温升高持续 3 周,早期妊娠的可能性大。

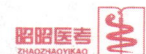

【例3】早期妊娠的确诊依据是

A. 停经史　　　B. 早孕反应　　　C. 尿妊娠试验　　　D. 黑加征　　　E. B型超声检查

【例4】阴道 B 型超声最早在宫腔内见到妊娠囊的时间是停经后

A. 8～9 周　　　B. 10～11 周　　　C. 2～3 周　　　D. 4～5 周　　　E. 6～7 周

【例5】判断早期宫内妊娠最准确的是

A. B 超检查　　　B. 停经史　　　C. 黄体酮试验　　　D. 尿妊娠试验　　　E. 黑加征阳性

第 3 节　中晚期妊娠的诊断

一、不同孕周的宫底高度及子宫长度

孕　周	手测宫底高度	耻上子宫长度/cm
12 周末	耻骨联合上 2～3 横指	—
16 周末	脐耻之间	—
20 周末	脐下 1 横指	18
24 周末	脐上 1 横指	24
28 周末	脐上 3 横指(昭昭老师速记："三八")	26
32 周末	脐与剑突之间	29
36 周末	剑突下 2 横指	32
40 周末	剑突略高或脐与剑突之间	33

【例6】关于正常妊娠,于 12 周末时手测宫底高度是

A. 双合诊才能够触及　　　B. 耻骨联合上 2～3 横指　　　C. 脐耻之间

D. 下腹部不能触及　　　E. 耻骨联合上刚能触及

【例7】24 岁,孕妇,G1P0,末次月经记不清。产科检查:宫高 34 cm(宫底在剑突略高),胎头入盆,胎心位于脐右下方。其孕周是

A. 20 周　　　B. 24 周　　　C. 28 周　　　D. 34 周　　　E. 40 周

二、胎动和胎心

(1)胎动　自妊娠 18～20 周出现,次数≥10 次/2 小时。

(2)胎心　妊娠 20 周用听诊器经孕妇腹壁能听到胎儿心音,每分钟 110～160 次。

母体的杂音	听到子宫杂音和腹主动脉杂音,均与孕妇脉搏数一致
胎儿的杂音	脐带杂音与胎心率一致

【例8】孕妇开始自觉胎动的时间是

A. 妊娠 15～17 周　　　B. 妊娠 18～20 周　　　C. 妊娠 21～22 周

D. 妊娠 23～24 周　　　E. 妊娠 27 周以上

【例9】在孕妇腹壁上听诊,与母体心率相一致的是

A. 胎心音　　　B. 子宫杂音　　　C. 脐带杂音　　　D. 胎动音　　　E. 肠蠕动音

【例10】足月妊娠时的胎心率正常值应是每分钟

A. 90～130 次　　　B. 100～140 次　　　C. 110～150 次　　　D. 110～160 次　　　E. 130～170 次

【例11】25 岁初孕妇,停经 18 周,不觉胎动。产科检查:宫底高度在脐耻之间,胎方位及胎心不清。监测宫内胎心情况首选的方法是

A. 腹部 X 线摄片　　　B. 多普勒超声检查　　　C. B 型超声检查

D. 胎儿心电图检查　　　E. 测定羊水甲胎蛋白值

第 4 节　胎产式、胎先露、胎方位

一、概　述

胎儿在子宫内的姿势为胎头俯屈,颏部贴近胸壁,脊柱略前弯,四肢屈曲交叉于胸腹前,其体积及体表面积均明显缩小,整个胎体成为头端小、臀端大的椭圆形,以适应妊娠晚期椭圆形宫腔的形状。

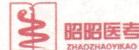

二、胎产式

胎体纵轴与母体纵轴的关系称胎产式。两纵轴平行称纵产式。两纵轴垂直称横产式。两纵轴交叉称斜产式,属暂时性,在分娩过程中多转为纵产式,偶尔转成横产式。纵产式(头先露或臀先露)胎体纵轴与骨盆轴相一致,容易通过产道。

三、胎先露

最先进入骨盆入口的胎儿部分称胎先露。纵产式有头先露和臀先露,横产式为肩先露。头先露根据胎头屈伸程度,分为枕先露、前囟先露、额先露及面先露。臀先露分为混合臀先露、单臀先露、单足先露、双足先露。偶见胎儿头先露或臀先露与胎手或胎足同时入盆,称复合先露。

四、胎方位

胎儿先露部的指示点与母体骨盆的关系称胎方位(简称胎位)。枕先露以枕骨、面先露以颏骨、臀先露以骶骨、肩先露以肩胛骨为指示点。根据指示点与母体骨盆入口左、右、前、后、横而有不同胎位。头先露、臀先露各有六种胎方位,肩先露有四种胎方位。如枕先露时,胎头枕骨位于母体骨盆的左前方,应为枕左前位,余类推。

【例12】胎方位是指
A. 胎儿纵轴与母体纵轴的关系　　　　　　　　B. 胎儿顶骨与母体骨盆的关系
C. 最先进入骨盆入口的胎儿部分与母体骨盆的关系
D. 胎儿先露部的指示点与母体骨盆的关系　　　E. 以上都不是

【例13】经产妇,足月活胎可经阴道娩出的胎位是
A. 枕右后位　　B. 肩左后位　　C. 肩右后位　　D. 颏左后位　　E. 颏右后位

> 参考答案如下,详细答案参见 2021 版《国家临床执业及助理医师资格考试精选真题考点精析》。

1. D	2. B	3. E	4. D	5. A	
6. B	7. E	8. B	9. B	10. D	昭昭老师提示:
11. C	12. D	13. A	—	—	关注官方微信,获得第一手考试资料。

第5章　孕期监护和孕期保健

> **2021考试大纲**

①围产医学的范畴和概念;②孕妇监护及产前检查的方法及时间;③孕妇管理及高危妊娠的筛查、监护;④胎儿监护;⑤孕期用药的基本原则及药物对胎儿的不良影响。

> **考纲解析**

近 20 年的医师考试中,本章的考试重点是早期妊娠和晚期妊娠的临床表现、辅助检查、诊断,执业医师每年考查分数为 1~2 分,助理医师每年考查分数为 0~1 分。

第 1 节　围生医学的概念

(1)围生医学　在围生期内对围生儿及孕产妇的卫生保健。
(2)围生期　从妊娠满 28 周(胎儿体重≥1 000 g 或身长≥35 cm)至产后 1 周。
【例1】我国围生期定义为
A. 自妊娠 20 周到生后 7 足天　　B. 自妊娠 28 周到生后 7 足天　　　C. 自妊娠 20 周到生后 14 足天
D. 自妊娠 28 周到生后 14 足天　　E. 自妊娠 28 周到生后 28 足天

第 2 节　孕期监护

一、产前检查的时间

目前推荐的产前检查孕周分别是:妊娠 6~13^{+6} 周,14~19^{+6} 周,20~24 周,25~28 周,29~32 周,33~36 周,37~41 周(每周 1 次)。有高危因素者,可酌情增加次数。

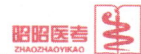

二、首次产前检查

推算预产期

计算方法	按末次月经第 1 日算起,月份减 3 或加 9,日数加 7
需要记住两点	①1、3、5、7、8、10、12 月,31 天永不差; ②闰年 2 月 29 天,非闰年 28 天。年份能被 4 整除的就是闰年,不能整除则是非闰年

(例如:末次月经为 2009.6.28,月 6−3＝3,日 28＋7＝35,3 月共 31 天,35−31＝4,预产期则为 2010.4.4。再如:末次月经为 2007.5.28,月 5−3＝2,日 28＋7＝35 ,2008 年 2 月共 29 天,35−29＝6,则预产期为 2008.3.6)

【例2】计算预产期的最可靠依据是

A. 基础体温测定   B. 开始早孕反应的日期   C. 末次月经第 1 日

D. 开始胎动的日期   E. 妇科检查确诊早孕日期

【例3】女性,26 岁,末次月经是 2007 年 4 月 25 日,则预产期应是

A. 2008 年 2 月 1 日   B. 2008 年 1 月 2 日   C. 2008 年 3 月 21 日

D. 2008 年 1 月 30 日   E. 2008 年 3 月 1 日

三、骨盆测量

1. 骨盆外测量

径　　线	正常值	意　　义
髂棘间径	23～26 cm	间接推测骨盆上口横径长度(昭昭老师速记:360°都是"棘")
髂嵴间径	25～28 cm	间接推测骨盆上口横径长度(昭昭老师速记:"58"同城爬山"脊")
骶耻外径	18～20 cm	间接推测骨盆上口前后径长度(昭昭老师速记:"八"荣八"耻")
坐骨结节间径	8.5～9.5 cm	出口横径,如＜8 cm,应加测出口后矢状径
出口后矢状径	8～9 cm	出口后矢状径＋坐骨结节间径＞15 cm 时骨盆出口无明显狭窄
耻骨弓角度	90°	骨盆出口横径的宽度,如果小于 80°则为异常

2. 骨盆内测量

(1) 对角径 骶岬上缘中点至耻骨联合下缘的距离,正常值为 12.5～13 cm,此值减去 1.5～2 cm 为骨盆入口前后径长度,称真结合径,正常值 11 cm。测量时检查者伸入阴道内的中指指尖触不到骶岬上缘,表示对角径＞12.5 cm。测量时期以妊娠 24～36 周、阴道较松软时为宜。

(2) 坐骨棘间径 测量两坐骨棘间的距离,正常值为 10 cm。

(3) 坐骨切迹宽度 代表中骨盆后矢状径,其宽度为坐骨棘与骶骨下部间的距离,即骶棘韧带宽度,能容纳 3 横指(5.5～6 cm)为正常,否则为中骨盆狭窄。

径　　线	正常值/cm	意　　义
对角径	12.5～13	减去 1.5～2 cm 即为骨盆入口前后径长度,称真结合径
坐骨棘间径	10	真骨盆中部的横径
坐骨切迹宽度	5.5～6.0	中骨盆后矢状径

【例4】有助于判断中骨盆狭窄的重要指标是

A. 骶耻外径   B. 髂嵴间径   C. 髂棘间径   D. 坐骨结节间径   E. 坐骨切迹宽度

【例5】胎儿能否衔接入盆的关键径线是

A. 坐骨棘间径   B. 入口前后径   C. 坐骨结节间径   D. 入口横径   E. 中骨盆前后径

【例6】骨盆测量数值为正常的是

A. 髂棘间径 20 cm   B. 髂嵴间径 22 cm   C. 骶耻外径 17 cm

D. 坐骨棘间径 8.5 cm   E. 坐骨结节间径 9 cm

【例7】对角径是指

A. 骨盆入口平面的前后径   B. 中骨盆平面的前后径   C. 坐骨棘间径

D. 耻骨联合下缘至骶岬上缘中点   E. 耻骨联合下缘至骶尾关节

【例8】初产妇,29 岁。临产 3 小时胎头未进入骨盆入口。此时测量骨盆最有价值的径线为

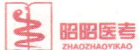

A. 对角径　　　B. 出口横径　　　C. 坐骨棘间径　　　D. 出口后矢状径　　E. 中骨盆前后径

第3节　孕妇的管理

一、孕产期系统保健的三级管理

对孕产妇开展系统管理,目的是做到医疗与预防紧密结合,加强产科工作的系统性,以保证质量,并使有限的人力、物力发挥更大的社会效益和经济效益。目前,我国在城市开展医院三级分工(市、区、街道)和妇幼保健机构三级分工(市、区、基层卫生院),在农村也开展三级分工(县医院和县妇幼保健站、乡卫生院、村妇幼保健人员),实行孕产妇划片分级分工,并健全相互间挂钩、转诊等制度,及早发现高危孕妇并转至上级医院进行监护处理。

二、孕产妇系统保健手册

建立孕产妇系统保健手册制度,目的是加强管理,提高防治质量,降低"三率"(孕产妇死亡率、围生儿死亡率和病残儿出生率)。保健手册需从确诊早孕时开始建立,系统管理直至产褥期结束(产后满6周)。手册应记录每次产前检查时的结果及处理情况,在医院住院分娩时必须提交保健手册,出院时将住院分娩及产后母婴情况填写完整后将手册交还产妇,由产妇交至居住的基层医疗保健组织,以便进行产后访视(共3次,出院3日内、产后14日、28日),访视结束将保健手册汇交至县、区妇幼保健所进行详细的统计分析。

三、高危妊娠的筛查、监护和管理

通过系统的产前检查,尽早筛查出具有高危因素的孕妇,及早给予诊治,以不断提高高危妊娠管理的"三率"(高危妊娠检出率、高危妊娠随诊率、高危妊娠住院分娩率),是降低孕产妇死亡率、围生儿死亡率和病残儿出生率的重要手段。高危孕妇应于妊娠32~34周开始评估胎儿健康状况。合并严重并发症的孕妇应于妊娠26~28周开始监测。

第4节　胎儿监护

一、胎儿宫内状况的监护

1. 胎动计数　　正常胎动>10次/2小时。

2. 监测胎心率

(1) 正常值　　正常胎心率110~160次/分。

(2) 心动过速或心动过缓　　胎心率>160次/分或<110次/分,历时10分钟,称心动过速或心动过缓。

① 加速指宫缩时暂时性胎心率增快>15次/分,持续时间>15秒,是胎儿良好的表现。

② 减速指随宫缩出现的暂时性胎心率减慢,分为三种:

分　类	原　因	特　点
早期减速	胎头受压	胎心率减速与宫缩同时发生,持续时间短,恢复快
变异减速	脐带受压	胎心率减速与宫缩无固定关系,下降迅速且恢复迅速
晚期减速	胎儿缺氧	胎心率减速多在宫缩高峰后开始出现

【例9】初产妇,24岁。妊娠39周临产,产程进展顺利,枕左前,S=0,胎心监护突然出现变异减速,胎心70次/分,持续50秒。胎心减慢最可能的原因是

A. 胎盘早剥　　　B. 脐带受压　　　C. 胎头受压　　　D. 胎盘功能减退　　E. 慢性胎儿窘迫

例10~11共用选项

A. 宫缩时胎头受压　　　　　　　B. 胎儿受镇静药物影响

C. 宫缩时脐带受压,兴奋迷走神经　　D. 胎儿缺氧　　　　　　　E. 胎儿状况良好

【例10】胎心减速出现在宫缩高峰后,下降慢,持续时间长,恢复慢,临床提示的情况是

【例11】胎心减速与宫缩无固定关系,下降迅速且下降幅度大,恢复也迅速,临床提示的情况是

二、预测胎儿宫内储备能力

1. 无应激(NST)试验　　在无宫缩、无外界负荷刺激下,对胎儿进行胎心率宫缩图的观察和记录,以了

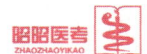

解胎儿储备能力。

参 数	正常 NST	不典型 NST	异常 NST
基线	110～160 次/分	100～110 次/分,或＞160 次/分(＜30 分钟),基线上升	＜100 次/分,或＞160 次/分(＞30 分钟),基线不确定
变异	6～25 次/分(中度变异)	≤5 次/分(无变异或最小变异)	≤5 次/分(＞80 分钟)或≥25 次/分(＞10 分钟)
减速	无减速或偶发变异减速,持续短于 30 秒	变异减速持续 30～60 秒	变异减速时间超过 60 秒,晚期减速
处理	继续随访或进一步评估	需要进一步评估	复查→全面评估胎儿状况→生物物理评分→及时终止妊娠

2. 催产素激惹(OCT)试验 诱导宫缩,检测胎心率。

分类	条 件	处 理
Ⅰ类	①胎心率为 110～160 次/分; ②基线变异为中度变异; ③无晚期减速及变异减速; ④存在或缺乏早期减速、加速	提示观察时胎儿存在酸碱平衡正常,常规监护,不需要采用特殊处理
Ⅱ类	处于Ⅰ类和Ⅲ类之间	持续胎儿监护,评估有无缺氧
Ⅲ类	①复发性晚期减速; ②复发性变异减速; ③胎心过缓＜110 次/分; ④正弦波形	胎儿存在酸碱平衡失调,给予措施纠正缺氧,包括改变孕妇体位、吸氧等,如果不缓解,则及时终止妊娠

三、胎儿成熟度检查

物 质	反应部位	数 值
羊水卵磷脂/鞘磷脂(L/S)比值	肺成熟度	＞2
羊水肌酐值	肾成熟度	≥176.8 μmol/L
羊水胆红素类物质	肝成熟度	＜0.02
羊水淀粉酶值	唾液腺成熟度	≥450 U/L
羊水含脂肪细胞出现率	胎儿皮肤成熟度	≥20%
B 超检查胎儿双顶径	胎儿成熟度	＞8.5 cm

例 12～13 共用选项

A. 肌酐值   B. 淀粉酶值   C. 卵磷脂/鞘磷脂比值

D. 胆红素类物质值   E. 脂肪细胞出现率

【例 12】提示胎儿肝是否成熟的指标是

【例 13】提示胎儿肺是否成熟的指标是

【例 14】了解胎儿成熟度最常用的检查项目是

A. 检测羊水中卵磷脂/鞘磷脂比值   B. 检测羊水中肌酐值   C. 检测羊水中胆红素类物质值

D. 检测羊水中淀粉酶值   E. B 型超声检查胎儿双顶径值

四、胎盘功能检查

胎 动	胎盘功能低下时,胎动较前减少
雌三醇	①＞15 mg/24 h,提示胎盘功能良好; ②＜10 mg/24 h,提示胎盘功能低下
孕妇血清人胎盘生乳素(HPL)	①正常值:4～11 mg/L; ②足月妊娠时＜4 mg/L,或突然下降大于 50% 时提示胎盘功能不良

【例 15】孕妇尿中与胎儿胎盘功能关系密切的激素为

A. 雌酮   B. 黄体酮   C. 睾酮   D. 雌二醇   E. 雌三醇

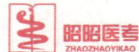

【例16】属于胎盘功能检查的是

A. 测定孕妇尿雌二醇值　　　　　　　B. 测定孕妇血清游离雌三醇值

C. 测定孕妇尿胎盘生乳素值　　　　　D. 测定孕妇尿催产素酶值　　　　E. 以上都不是

第5节　孕妇用药的基本原则及药物对胎儿的不良影响

一、药物对胎儿的影响

妊娠期间,孕妇用药通过胎盘屏障可以直接影响胚胎及胎儿。最严重的药物毒性是影响胚胎分化和发育,导致胎儿畸形和功能障碍,与用药时的胎龄密切相关。

① 着床前期用药对胚胎及胎儿的影响不大,药物影响胚泡的必备条件是药物必须进入分泌液中一定数量才能起作用,若药物对胚泡的毒性极强,可以导致极早期流产。

② 晚期胚泡着床后至 12 周左右是药物的致畸期,心脏、脑最先分化发育,随后为眼、四肢等。药物的毒性能干扰胚胎、胎儿组织细胞的正常分化,任何部位的细胞受到药物毒性影响,均可能造成某一部位组织或器官发生畸形。药物毒性作用出现越早,发生畸形越严重。

③ 妊娠 12 周以后直至分娩,胎儿各器官已形成,药物致畸作用明显减弱,但对尚未分化完全的器官(如生殖系统),某些药物还可能对其产生影响,而神经系统因在整个妊娠期间持续分化发育,故药物对神经系统的影响一直存在。

二、孕期用药的基本原则

孕妇在妊娠期间因病用药可以通过胎盘屏障,对胚胎、胎儿甚至出生的新生儿产生不良影响,因此必须做到合理用药。孕妇用药的基本原则:①尽量用一种药物治疗,避免联合用药;②尽量用疗效肯定的药物治疗,避免用对胎儿可能有不良影响的新药治疗;③尽量小剂量药物治疗,避免用大剂量药物治疗;④若病情需要,在妊娠早期确实需要应用对胚胎、胎儿有害的、可能致畸的药物,应先终止妊娠再用药。

三、药物对胎儿的危害性等级

美国食品和药品管理局根据药物对胚胎、胎儿的致畸情况,将药物对胚胎、胎儿的危害性分为 A、B、C、D、X 五个级别。在妊娠前 12 周,以不用 C、D、X 级药物为好。

(1) A 级　经临床对照研究,无法证实药物在妊娠早期与中晚期对胎儿产生危害作用,对胚胎、胎儿伤害可能性最小,是无致畸性的药物。如适量维生素。

(2) B 级　经动物实验研究,未见对胚胎、胎儿有危害;无临床对照实验,未得到有害证据;可以在医师观察下使用。如青霉素、红霉素、地高辛、胰岛素等。

(3) C 级　动物实验表明对胚胎、胎儿有不良影响。由于没有临床对照实验,只能在充分权衡药物对孕妇的益处、胚胎、胎儿潜在利益和对胚胎、胎儿危害的情况下,谨慎使用。如庆大霉素、异丙嗪、异烟肼等。

(4) D 级　有足够证据证明对胚胎、胎儿有危害性。只有在孕妇有生命危险或患严重疾病,而其他药物又无效的情况下考虑使用。如硫酸链霉素、盐酸四环素等。

(5) X 级　各种实验证实会导致胚胎、胎儿异常。在妊娠期间禁止使用。如甲氨蝶呤、己烯雌酚等。

➤ 参考答案如下,详细答案参见 2021 版《国家临床执业及助理医师资格考试精选真题考点精析》。

1. B	2. C	3. A	4. E	昭昭老师提示: 关注官方微信,获得第一手考试资料。
5. B	6. E	7. D	8. A	
9. B	10. D	11. C	12. D	
13. C	14. E	15. E	16. B	

第 6 章　正常分娩

➤ **2021 考试大纲**

①影响分娩的因素;②枕先露的分娩机制;③先兆临产及临产的诊断;④分娩的临床经过及处理。

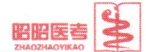

➤ **考纲解析**

近 20 年的医师考试中,本章的考试重点是早期妊娠和晚期妊娠的临床表现、辅助检查、诊断,执业医师每年考查分数为 1～2 分,助理医师每年考查分数为 0～1 分。

第 1 节　影响分娩的因素

一、产　力

将胎儿及其附属物从宫腔内逼出的力量称为产力,包括子宫收缩力、腹壁肌及膈肌收缩力和肛提肌收缩力。

(1) 子宫收缩力　临产后的主要产力,具有四大特性。

节律性	①临产开始时,宫缩间歇期 5～6 分钟,持续约 0.5 分钟; ②宫口开全(10 cm)后,宫缩间歇期 1～2 分钟,持续时间 1 分钟
对称性	正常宫缩起自两侧子宫角部,以微波形式向宫底中线集中,左右对称
极　性	宫缩以宫底部最强、最持久,向下逐渐减弱
缩复作用	子宫体部肌纤维缩短变宽,间歇时肌纤维重新松弛,不能完全恢复到原来长度

(2)腹壁肌及膈肌收缩力(腹压)　第二产程时娩出胎儿的重要辅助力量。在第二产程末期配合宫缩时运用最有效。

(3)肛提肌收缩力　有协助胎先露在骨盆腔进行内旋转的作用。胎头枕部露于耻骨弓下时,能协助胎头仰伸及娩出。

【例 1】分娩时最主要的产力是

A. 子宫收缩力　　B. 肛提肌收缩力　　C. 腹肌收缩力　　D. 膈肌收缩力　　E. 腹压力

【例 2】临产后正常宫缩起自

A. 两侧子宫角部　　B. 两侧子宫侧壁　　C. 宫颈部　　　　　D. 子宫下段　　　E. 宫底部

【例 3】不属于临产后正常宫缩特点的是

A. 节律性　　　　　B. 规律性　　　　　C. 对称性　　　　　D. 极性　　　　　　E. 缩复作用

【例 4】临产后子宫收缩力错误的是

A. 正常宫缩起自两侧子宫角部,以微波形式扩散直至整个子宫收缩

B. 宫底部收缩力最持久且最强,几乎是子宫下段的 2 倍

C. 宫缩时宫体平滑肌纤维短缩变宽,收缩后肌纤维松弛,恢复原长度

D. 有使宫口逐渐开大,胎先露部逐渐下降的作用

E. 宫缩达高峰时,宫体隆起变硬

【例 5】分娩中协助胎先露在盆腔中内旋转的肌肉是

A. 子宫平滑肌　　B. 会阴浅横肌　　C. 会阴深横肌　　D. 肛门括约肌　　E. 盆底肛提肌

二、产　道

1. 骨产道

(1) 骨盆入口平面

入口前后径	耻骨联合上缘中点到骶岬上缘的间距,又称真结合径,正常值为 11 cm,是与分娩机制关系最为密切的径线
入口横径	左右骶耻缘间的最大距离,正常值平均为 13 cm
入口斜径	一侧骶髂关节到对侧髂耻隆突之间的距离,正常值平均为 12.75 cm

(2) 中骨盆平面

中骨盆前后径	耻骨联合下缘通过两侧坐骨棘连线中点至骶骨下端间的距离,正常值为 11.5 cm
中骨盆横径	两坐骨棘之间的距离,即坐骨棘间径,其长短与胎先露内旋转关系密切,正常值为 10 cm

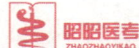

（3）骨盆出口平面

出口前后径	耻骨联合下缘至骶尾关节之间的距离,正常值平均为 11.5 cm
出口横径	指两坐骨结节末端内缘之间的距离,正常值平均为 9 cm,此径线与分娩关系密切
出口前矢状径	耻骨联合下缘中点至坐骨结节间径中点间的距离,正常值为 6 cm
出口后矢状径	①骶尾关节至坐骨结节间径中点间的距离,正常值为 8.5 cm; ②若出口横径稍短,但出口横径和出口后矢状径之和>15 cm,正常大小胎头可以通过后三角区经阴道娩出

（4）骨盆正常倾斜度　骨盆正常倾斜度为 60°,倾斜过度,会导致难产。

【例6】成年妇女骨盆倾斜度的正常值应是

A. 50°　　　　B. 55°　　　　C. 60°　　　　D. 65°　　　　E. 70°

2. 软产道　子宫下段、宫颈、阴道及骨盆底软组织构成的管道。

（1）子宫下段的形成　子宫峡部非孕时长约 1 cm,妊娠 12 周后的子宫峡部扩展成宫腔的一部分,至妊娠末期被逐渐拉长形成子宫下段。临产后的规律宫缩使子宫下段快速拉长达 7~10 cm,肌壁变薄成为软产道的一部分。由于子宫肌纤维的缩复作用,子宫上段肌壁越来越厚,下段肌壁被牵拉越来越薄。由于子宫上、下段的肌壁厚薄不同,在两者间的子宫内面形成一环状隆起,称生理缩复环。

（2）宫颈的变化

初产妇	多是宫颈管先消失,宫口后扩张
经产妇	多是宫颈管消失与宫口扩张同时进行

【例7】临产后的宫颈变化,正确的是

A. 宫颈管消失过程是先形成漏斗状,逐渐短缩直至消失

B. 初产妇宫颈管消失与宫口扩张同步进行居多

C. 经产妇宫颈管先消失,宫口后扩张居多

D. 前羊水囊形成使宫口不易扩张

E. 破膜后胎先露部直接压迫宫颈,影响宫口扩张

三、胎　儿

胎儿能否顺利通过产道,取决于胎儿大小、胎位及有无造成分娩困难的胎儿畸形。

1. 胎儿大小

种　类	概　念	正常值
双顶径	双顶径判断胎儿大小	妊娠足月时为 9.3 cm
枕额径	枕额径胎头衔接的部位	妊娠足月时为 11.3 cm
枕下前囟径	枕下前囟径胎头俯屈后以此径通过中骨盆	足月时为 9.5 cm

2. 胎位　横位>臀先露>头先露。

第 2 节　枕先露的分娩机制

一、衔　接

胎头双顶径进入骨盆入口平面,胎头颅骨最低点接近或达到坐骨棘水平,称衔接。以枕额径衔接,部分初产妇在预产期前 1~2 周内胎头衔接。若初产妇已临产而胎头仍未衔接,则应警惕存在头盆不称。

【例8】枕左前位胎头进入骨盆入口时衔接的径线是

A. 双顶径　　　B. 双颞径　　　C. 枕下前囟径　　　D. 枕额径　　　E. 枕额径

二、下　降

胎儿在下降时要完成一系列的动作,如俯屈、内旋转、仰伸、复位及外旋转。下降动作贯穿于分娩全过程,与其他动作相伴随,呈间歇性。

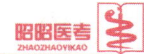

三、俯　屈

胎头以枕额径进入骨盆腔降至骨盆底时,胎头枕部遇肛提肌阻力,由胎头枕额径(11.3 cm)变为枕下前囟径(9.5 cm),称俯屈。

【例9】枕先露时,通过产道的最小径线是指头的

A. 枕额径　　　　B. 双顶径　　　　C. 枕下前囟径　　　D. 枕额径　　　　E. 枕顶径

【例10】正常足月分娩时,胎头俯屈后通过产道的胎头径线为

A. 双颞径　　　　B. 枕额径　　　　C. 枕额径　　　　D. 双顶径　　　　E. 枕下前囟径

四、内旋转

1. 概念　胎头为适应骨盆纵轴而旋转,使矢状缝与中骨盆及出口前后径相一致,胎头向右旋转45°,此动作称为内旋转。内旋转是从中骨盆平面开始至骨盆出口平面完成。胎儿的枕骨与母亲的耻骨贴合在一起,进行内旋转。

2. 肌　力　内旋转主要的力量是肛提肌。

【例11】枕左前位胎头内旋转动作是使胎头

A. 矢状缝与入口径一致　　　　　　　　B. 矢状缝与中骨盆及骨盆出口前后径一致

C. 矢状缝与中骨盆及骨盆出口横径一致　　D. 前囟转向耻骨弓下

E. 后囟转向骶骨前方

【例12】关于枕先露的分娩机制,正确的是

A. 胎头进入骨盆入口时以枕下前囟径衔接　　B. 胎头降至中骨盆平面开始俯屈

C. 当胎头在中骨盆时开始内旋转　　　　　　D. 宫缩和腹压促使胎头仰伸

E. 分娩过程中胎头呈持续性下降

五、仰　伸

胎儿的脸(朝后)露出,但是双肩径进入骨盆入口左斜径上,力量主要来源于宫缩、腹压及肛提肌。

六、复位及外旋转

胎头露出之后(此时胎肩并未旋转),为使头和肩恢复正常关系,要把胎头反向向左旋转45°,称为复位。胎肩在骨盆内继续下降,前(右)肩向前、向中线旋转45°(向右转45°),胎儿的双肩径与骨盆出口前后径相一致,枕部需要在外继续向左旋转45°,从而保持头和肩的垂直关系,即为外旋转。

七、胎儿娩出

胎头完成旋转后,前肩从耻骨联合下娩出,后肩从骶尾骨处娩出,进而胎体和下肢娩出,胎儿全部娩出。

第3节　先兆临产及临产的诊断

一、先兆临产

1. 先兆临产　分娩发动之前,孕妇出现预示不久将临产的症状,称先兆临产。

2. 假临产　宫缩时间短且不恒定,间歇时间长,且不规则;宫缩时,宫颈管不短缩,宫口不扩张;常在夜间出现,清晨消失;给予镇静药物能抑制宫缩。

3. 胎儿下降感　孕妇自觉上腹部较前舒适,又称松快感。

4. 见红

(1)概念　临产前24~48 h内,因宫颈口内附近的胎膜与该处的子宫壁剥离,毛细血管破裂,有少量出血,并与宫颈黏液栓相混,经阴道排出,称为见红。

(2)意义　是判断分娩即将开始较为可靠的征象。

二、临产的标志

(1)临产开始的标志　临产开始的标志为规律且逐渐增强的子宫收缩,持续30秒或以上,间歇5~6 min。

(2)表现　伴随进行性宫颈管消失、宫口扩张和胎先露部下降。

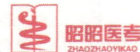

第4节　分娩的临床经过及处理

一、总产程及产程分期

分　期	定　义	历经时间	昭昭老师速记
第1产程 (宫颈扩张期)	①潜伏期：规律宫缩→宫口扩张4～5 cm	①初产妇<20 h； ②经产妇<14 h	第"1"=11小时
	②活跃期：宫口开至4～5 cm即进入活跃期，最迟至6 cm才进入活跃期，直至宫口开全(10 cm)	宫口的扩张速度应≥0.5 cm/h	
第2产程 (胎儿娩出期)	宫口开全(10 cm)→胎儿娩出	①初产妇<3 h； ②经产妇<2 h	第"2"=2小时
第3产程 (胎盘娩出期)	胎儿娩出→胎盘娩出	需5～15 min，不应超过30 min	"3""15"，消费者权益日

【例13】临产第二产程的标志是

　　A. 外阴膨隆　　B. 胎头拔露　　C. 胎头着冠　　D. 宫口开全10 cm　　E. 肛门括约肌痉挛

【例14】第三产程不应超过

　　A. 5 min　　　　B. 10 min　　　　C. 15 min　　　　D. 20 min　　　　E. 30 min

【例15】初产妇，27岁。妊娠38周，临产4小时，半小时前胎膜破裂急诊入院。骨盆外测量正常，枕右前位，胎心率136次/分，宫口开大2 cm，S=0。该产妇最可能的诊断是

　　A. 胎膜早破　　B. 潜伏期延长　　C. 头盆不称　　D. 正常产程　　E. 活跃期延长

二、第一产程的临床经过及处理

1. 临床表现

(1) 规律宫缩　产程开始时宫缩持续时间约30 s，且较弱，间歇期5～6 min。随产程进展，当宫口近开全时，宫缩持续时间达1 min或更长，间歇期仅1～2 min。

(2) 宫口扩张

初产妇	多是宫颈管先消失，宫口后扩张
经产妇	多是宫颈管消失与宫口扩张同时进行

(3) 胎头下降程度。

(4) 胎膜破裂(简称破膜)宫口开全，胎膜破裂对产程有促进作用。

2. 观察产程及处理

(1) 子宫收缩　最简单的方法是将手掌置于产妇腹壁上感觉。

(2) 胎心　潜伏期每隔1～2小时听胎心一次，活跃期宫缩较频繁时，每15～30分钟听胎心一次，每次听诊1分钟。

(3) 胎头　宫口扩张及胎头下降。

3. 胎头颅骨最低点与坐骨棘平面的关系　胎头颅骨最低点平坐骨棘平面时，以"0"表示。

S−1	在坐骨棘平面上1 cm
S+1	在坐骨棘平面下1 cm
S+3	在坐骨棘平面下3 cm

4. 胎膜破裂　观察羊水性状和流出量，有无宫缩，同时记录破膜时间。

5. 血压　宫缩时血压常升高5～10 mmHg，间歇期恢复原状。每隔4～6小时测量一次。

6. 饮食与活动　鼓励产妇少量多次进食。

7. 排尿与排便　初产妇宫口扩张<4 cm，经产妇<2 cm时，可行温肥皂水灌肠，加速产程进展。但胎膜早破、阴道流血、胎头未衔接、胎位异常、有剖宫产史、宫缩强、估计1小时内分娩及患严重心脏病时，不宜灌肠。

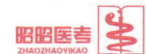

三、第二产程的临床经过及处理

1. 临床表现

（1）概念　宫口开全(宫口开到 10 cm)是第二产程开始的标志。

（2）胎头拨露　宫缩时胎头露出于阴道口,露出部分不断扩大,宫缩间歇期胎头又缩回阴道内,称胎头拨露。

（3）胎头着冠　胎头双顶径越过骨盆出口,宫缩间歇时胎头不再回缩,称胎头着冠。

2. 观察产程及处理

（1）密切监测胎心　每5～10分钟听一次胎心。

（2）指导产妇屏气　正确运用腹压是缩短第二产程的关键,能加速产程进展。

（3）接产准备　初产妇宫口开全、经产妇宫口扩张 4 cm 且宫缩规律有力。

（4）接产　保护会阴,胎头拨露使阴唇后连合紧张时,开始保护会阴。

【例 16】宫口开全后,开始保护会阴的时机应是

A. 经阴道外口看到胎发时

B. 胎头开始拨露时

C. 胎头拨露 10 分钟时

D. 胎头拨露使阴唇后连合紧张时

E. 胎头开始着冠时

四、第三产程的临床经过及处理

1. 新生儿 Apgar 评分及其意义　以出生后 1 分钟内的心率、呼吸、肌张力、喉反射及皮肤颜色(无体温、血压)五项体征为依据,每项 0～2 分,满分 10 分为正常。

体　征	0 分	1 分	2 分
每分钟心率	0	<100 次	≥100 次
呼吸	0	浅慢,不规则	佳
肌张力	松弛	四肢稍屈曲	四肢屈曲,活动好
喉反射	无反射	有些动作	咳嗽,恶心
皮肤颜色	全身苍白	躯干红,四肢青紫	全身粉红色

结果判断:4～7 分为轻度(青紫)窒息,需清理呼吸道、人工呼吸、吸氧、用药等措施才能恢复;0～3 分为重度(苍白)窒息,缺氧严重需紧急抢救,经喉镜在直视下气管内插管并给氧。

2. 预防产后出血　产后出血是孕妇死亡最常见的原因。正常分娩出血量多不超过 300 mL。

➤ **参考答案**如下,详细答案参见 2021 版《国家临床执业及助理医师资格考试精选真题考点精析》。

1. A	2. A	3. B	4. C	5. E
6. C	7. A	8. D	9. C	10. E
11. B	12. C	13. D	14. E	15. D
16. D	—			

昭昭老师提示:
关注官方微信,获得第一手考试资料。

第 7 章　正常产褥

➤ **2021 考试大纲**

①产褥期母体变化;②产褥期临床表现;③产褥期处理及保健;④母乳喂养。

➤ **考纲解析**

近 20 年的医师考试中,本章的考试重点是产褥期母体变化,执业医师每年考查分数为 1～2 分,助理医师每年考查分数为 0～1 分。

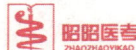

从胎盘娩出至产妇全身各器官(除乳腺外)恢复至正常未孕状态所需的时期,称**产褥期**。产褥期时间为**6 周**。

第 1 节　产褥期母体变化

一、生殖系统

1. 子宫

子宫体	①产后 1 周,子宫缩至约妊娠 12 周大小; ②产后 10 天,子宫降至骨盆盆腔内,腹部检查触不到宫底; ③产后 6 周,恢复正常
子宫内膜增生	①子宫内膜基底层逐渐再生新的功能层,大约到产后第 3 周; ②胎盘附着部位(底脱膜)全部修复需至产后 6 周
子宫血管变化	①子宫复旧导致开放的子宫螺旋动脉和静脉窦压缩变窄,数小时形成血栓,出血量减少直至停止; ②若新生内膜修复期间,胎盘附着面复旧不良出现血栓脱落,导致出血
子宫下段及宫颈变化	①产后 1 周宫颈口关闭,宫颈管复原; ②产后 4 周宫颈恢复至未孕形态

2. 阴道　产后 3 周出现阴道皱襞。

3. 外阴　分娩后轻度外阴水肿,于产后 2~3 日内消退。轻微撕裂伤及侧切切口,均能在产后的 3~4 日内愈合。

4. 盆底组织　若能于产褥期坚持做产后健身操,盆底肌有可能恢复至接近未孕状态。若盆底肌及其筋膜发生严重撕裂造成骨盆底松弛,可导致阴道壁脱垂及子宫脱垂。

【例1】胎盘附着部位的**子宫内膜**完全修复需到产后

A. 3 周　　　　B. 4 周　　　　C. 5 周　　　　D. 6 周　　　　E. 8 周

【例2】初产妇,25 岁。会阴侧切分娩体重 3 400 g 健康男婴。其**正常产褥期**的临床表现是产后

A. 1 周血容量恢复至未孕状态　　B. 4 周宫颈恢复至未孕状态　　C. 2 周恶露开始转为浆液性

D. 24 小时体温 38.2 ℃　　E. 第 1 天宫底达脐下 3 指

二、乳　房

1. 急性乳腺炎　在产后 1 周最容易发生。

2. 泌乳　产后乳房的主要变化是泌乳。

(1)特点　当胎盘剥离娩出后,产妇血中低雌激素、高催乳素,乳汁开始分泌。婴儿每次吸吮乳头时,促进乳汁分泌。吸吮是保持乳腺不断泌乳的关键环节。不断排空乳房,也是维持乳汁分泌的重要条件。乳汁分泌量与产妇营养、睡眠、情绪和健康状况密切相关,保证产妇休息、足够睡眠和营养,丰富饮食,避免精神刺激至关重要。胎盘剥离娩出后,产妇进入哺乳期。母乳喂养对母儿均有益。哺乳有利于产妇生殖器官更快恢复。

(2)初乳　是指产后 7 日内分泌的乳汁,极易消化,是新生儿早期最理想的天然食物。之后 4 周内乳汁转变为成熟乳,蛋白质含量渐少,脂肪和乳糖含量渐多。初乳及成熟乳均含大量免疫抗体,有助于新生儿抵抗疾病侵袭。多数药物可经母血渗入乳汁,因此产妇于哺乳期间用药时需考虑该药物对新生儿有无不良影响。

三、循环及血液系统

循环血量	产后 72 小时之内,产妇循环血量增加 15%~25%,注意发生心衰的可能。循环血量在产后 2~3 周恢复正常
凝血状态	产褥早期血液仍处于高凝状态,之后 2~4 周慢慢恢复正常
血红蛋白	产后 1 周左右回升
白细胞	白细胞总数在产褥早期较高,一般 1~2 周恢复
红细胞沉降率	产后 3~4 周恢复正常

【例3】关于产褥期血液系统的变化,**正确**的是

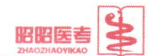

A. 产褥早期血液转为低凝状态
B. 红细胞沉降率于产后 1～2 周降至正常
C. 红细胞计数及血红蛋白值逐渐增多
D. 白细胞总数于产褥早期较低
E. 血小板数减少

第 2 节　产褥期临床表现

一、生命体征

（1）产后发热　产后 24 小时内略升高,不超过 38 ℃。

（2）泌乳热　产后 3～4 天出现乳房血管、淋巴管极度充盈,乳房胀大,伴发热,体温 37.8～39 ℃,称泌乳热,持续 4～16 小时,体温下降不属病态,需排除感染引起的发热。

二、子宫复旧

产后第 1 天略上升至平脐,以后每天下降 1～2 cm,产后 10 天子宫降入骨盆腔内。

【例 4】正常产褥期的临床表现正确的是
A. 产后脉搏一般偏快　　　　　B. 产后第一天宫底平脐　　　C. 产后 10 天内血性恶露
D. 产后呼吸浅快　　　　　　　E. 产后 24 小时内体温超过 38 ℃属正常

三、产后宫缩痛

（1）概念　产褥早期因宫缩引起下腹部阵发性剧烈疼痛,称产后宫缩痛,之后慢慢恢复。

（2）持续时间　宫缩痛多在产后 1～2 天出现,持续 2～3 天。

四、恶露及分期

（1）恶露　产后随子宫蜕膜脱落,含有血液、坏死蜕膜等组织经阴道排出,称为恶露。

（2）分期　恶露有血腥味,但无臭味,持续 4～6 周,总量为 250～500 mL,分为以下三个阶段:

恶　露	持续时间	组　成
血性恶露	3～4 天	多量红细胞、坏死蜕膜及少量胎膜
浆液恶露	10 天	坏死蜕膜组织、宫腔渗出液、宫颈黏液、少量红细胞及白细胞,且有细菌
白色恶露	3 周	大量白细胞,色泽较白,质地黏稠,镜下可见坏死蜕膜组织、表皮细胞及细菌等

【例 5】关于恶露的特点,正确的是
A. 白色恶露含少量胎膜　　　　B. 浆液恶露持续 3 天　　　　C. 正常恶露持续 4～6 周
D. 血性恶露持续 7 天　　　　　E. 血性恶露含有蜕膜及细菌

五、褥汗

产褥 1 周内皮肤排泄功能旺盛,大量出汗,不属病态。

第 3 节　产褥期处理及保健

一、产褥期处理

1. 产后 2 小时内的处理　产后 2 小时内极易发生严重并发症,如产后出血、子痫、产后心力衰竭等,故应在产房严密观察。

2. 饮食　产后 1 小时产妇可进流食或清淡半流食,以后可进普通饮食。

3. 排尿与排便　应鼓励产妇尽早自行排尿,产后 4 小时内嘱其排尿。产褥早期腹肌、盆底肌张力降低,容易便秘,应鼓励产妇多吃蔬菜及早日下床活动。

4. 观察子宫复旧及恶露　每日应于同一时间手测宫底高度,以了解子宫复旧情况。每日观察恶露数量、颜色及气味。若子宫复旧不全、红色恶露增多且持续时间延长,应给予子宫收缩剂。

5. 会阴处理　用 0.05％聚维酮碘液擦洗外阴,每天 2～3 次。

6. 乳房护理　推荐母乳喂养,按需哺乳。母婴同室,以做到早接触、早吸吮。于产后半小时开始哺乳,此时乳房内乳量虽少,但通过新生儿吸吮动作可刺激泌乳。哺乳的时间及频率取决于新生儿的需要及乳母感到乳胀的情况。

（1）乳胀　多因乳房过度充盈及乳腺管不通畅所致。哺乳前湿热敷 3～5 分钟,并按摩、拍打、抖动乳房,频繁哺乳、排空乳房。

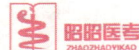

（2）催乳　乳汁不足时鼓励乳母树立信心,指导哺乳方法,按需哺乳,夜间哺乳。

（3）退奶　产妇不能哺乳应尽早退奶。停止哺乳的同时,少进汤汁。其他退奶方法:①生麦芽 60～90 g,水煎当茶饮,每天一剂,连服 3～5 天。②芒硝 250 g 分装于两纱布袋内,敷于两乳房并包扎,湿硬时更换。③维生素 B_6 200 mg,口服,每天 3 次,共 5～7 天。

（4）乳头皲裂　严重者应停止哺乳。

二、产褥期保健

1. 适当活动及做产后健身操　产后尽早适当活动。经阴道自然分娩的产妇,产后 6～12 小时内起床轻微活动,于产后第 2 天可在室内随意走动,按时做产后健身操。行会阴侧切或剖宫产的产妇,可适当推迟活动时间。拆线后伤口不感疼痛时,也应做产后健身操。产后健身操有利于体力恢复、排尿及排便,避免或减少静脉栓塞的发生,且能使骨盆底及腹肌张力恢复。

2. 计划生育指导　已恢复性生活者,应采取避孕措施。原则是哺乳者以工具避孕为宜,不哺乳者可选用药物避孕。

3. 产后检查　包括产后访视和产后健康检查。产妇访视至少 3 次,第一次在产妇出院后 3 天内,第二次在产后 14 天,第三次在产后 28 天。产妇应于产后 6 周到医院做产后健康检查。

第 4 节　母乳喂养

一、对新生儿有益

（1）提供营养及促进发育　母乳中所含营养物质最适合新生儿的消化吸收,生物利用率高,其质与量随新生儿生长和需要发生相应改变。

（2）提高免疫功能,抵御疾病　母乳中含有丰富的免疫蛋白和免疫细胞,前者如分泌型免疫球蛋白、乳铁蛋白、溶菌酶、纤维连接蛋白、双歧因子等;后者如巨噬细胞、淋巴细胞等。母乳喂养能明显降低婴儿腹泻、呼吸道和皮肤感染率。

（3）有利于牙齿的发育和保护　吸吮时的肌肉运动有助于面部正常发育,且可预防因奶瓶喂养引起的龋齿。

（4）心理作用　母乳喂养时,新生儿与母亲皮肤频繁接触,有利于建立母婴间情感联系,对新生儿建立和谐、健康的心理有重要作用。

二、对母亲有益

（1）有助于防止产后出血　吸吮刺激催乳素产生,同时可促进催产素的产生,后者使子宫收缩,减少产后出血。

（2）哺乳期闭经　哺乳者的月经复潮及排卵较不哺乳者延迟,母体内的蛋白质、铁和其他营养物质通过产后闭经得以储存,有利于产后恢复及延长生育间隔。

（3）意义　降低母亲患乳腺癌、卵巢癌的危险性。

➤ 参考答案如下,详细答案参见 2021 版《国家临床执业及助理医师资格考试精选真题考点精析》。

1. D	2. B	3. C	4. B	5. C	昭昭老师提示:关注官方微信,获得第一手考试资料。

第 8 章　病理妊娠

➤ **2021 考试大纲**

①流产;②早产;③过期妊娠;④异位妊娠;⑤妊娠期高血压疾病;⑥妊娠呕吐;⑦胎盘早剥;⑧前置胎盘;⑨双胎妊娠;⑩巨大胎儿;⑪胎儿生长受限;⑫死胎;⑬胎膜早破;⑭胎儿窘迫。

➤ **考纲解析**

近 20 年的医师考试中,本章的考试重点是各种病理妊娠疾病的诊断、检查和治疗,执业医师每年考查分数为 1～2 分,助理医师每年考查分数为 0～1 分。

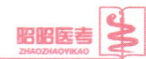

第1节 流 产

一、概 念

（1）概念 流产是妊娠不足28周、胎儿体重不足1 000 g而终止。

（2）分型 早期流产是妊娠12周前终止。晚期流产是妊娠12周至不足28周终止。

【例1】关于流产的定义，下列选项正确的是

A. 妊娠<28周,胎儿体重<1 000 g   B. 妊娠<20周,胎儿体重<500 g

C. 妊娠20～27周,胎儿体重<500 g   D. 妊娠20～27周,胎儿体重<1 000 g

E. 妊娠12～20周,胎儿体重<500 g

二、病 因

1. 胚胎因素

（1）早期病因 染色体异常是早期流产最常见的原因。

（2）晚期病因 宫口松弛是晚期流产最常见的原因。

2. 母体因素 宫颈内口松弛、宫颈重度裂伤引发胎膜早破,导致晚期流产。

3. 免疫功能异常 与调节性T细胞功能低下有关。

三、临床表现及类型

1. 表现 主要表现为停经后阴道流血和腹痛。

2. 临床类型

（1）先兆流产 子宫大小与停经周数相符,宫口未开,少量阴道流血。

（2）难免流产 可见胚胎组织或胎囊堵塞于宫口内,子宫大小与停经周数相符。

（3）不全流产 宫颈口扩张,部分胚胎排出,子宫小于孕周。

（4）完全流产 妊娠物已全部排出,子宫接近正常大小,宫颈口关闭。

流产类型	宫口情况	子宫与孕周的关系
先兆流产	闭	相符
难免流产	开	相符或略小
不全流产	开	略小
完全流产	闭	正常相同

（5）特殊情况

稽留流产	死胎在宫内没有排出,最危险的并发症是DIC
复发性流产	连续自然流产3次及以上,或连续2次及以上的自然流产者
流产合并感染	最常见于不全流产

【例2】不全流产的特征是

A. 易休克和感染 B. 腹痛   C. 阴道流血   D. 无妊娠物排出 E. 妊娠物完全排出

【例3】已婚妇女,29岁,妊娠20周。1天前出现少量阴道流血,继而出现阵发性下腹痛。妇科检查宫口未开,胎膜未破。1天来阴道流血增多,腹痛加剧。妇科检查宫颈口已开。此时的正确诊断为

A. 先兆流产   B. 难免流产   C. 不全流产   D. 完全流产   E. 功能失调性子宫出血

【例4】女,26岁。平素月经规则。停经48天,阴道少量流血5天,偶有腹痛。检查宫颈口关闭,子宫大小与孕周相符。患者可能的诊断是

A. 难免流产   B. 先兆流产   C. 不全流产   D. 完全流产   E. 习惯性流产

例5～7共用题干

女,28岁。停经3个月,早孕反应消失,阴道少许流血2天。妇科检查:宫口闭,子宫如妊娠8周大,质软,双侧附件区未触及异常。

【例5】为明确诊断,首选的检查是

A. 腹部CT检查 B. 多普勒超声检查   C. B超检查   D. 诊断性刮宫   E. 血黄体酮测定

【例6】该患者最可能的诊断是

A. 完全流产   B. 难免流产   C. 流产感染   D. 稽留流产   E. 先兆流产

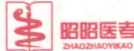
【例7】 该患者正确的**处理措施**是

A. 继续观察1周　　　　　B. 孕激素保胎治疗　　　　C. 静脉滴注催产素引产

D. 雌激素治疗后刮宫　　　E. 孕激素治疗后刮宫

四、辅助检查

(1)B型超声检查　根据妊娠囊形态及有无胎心搏动,确定胚胎或胎儿是否存活。若妊娠囊形态异常或位置下移,则预后不良。不全流产及稽留流产可借助B型超声检查协助确诊。

(2)妊娠试验　临床多采用早孕诊断试纸条法,对诊断妊娠有价值。

(3)孕激素测定　测定血黄体酮水平,能协助判断先兆流产的预后。

五、治　疗

先兆流产	保胎,禁止性生活,黄体功能不足者肌内注射黄体酮注射液10~20 mg
难免流产和不全流产	一旦确诊,应尽早使胚胎及胎盘组织完全排出
完全流产	明确胚胎是否排净及有无合并感染,无需特殊处理
稽留流产	处理较困难,处理前应查凝血功能四项,做好输血准备。术前先服用雌激素,以提高子宫肌对催产素的敏感性
流产合并感染	控制感染,清宫术

第2节　早　产

一、概　念

早产是指妊娠满28周至不足37周时分娩。

二、病　因

胎膜完整早产	①最常见的类型,约占45%。 ②发生机制:宫腔过度扩张如双胎或多胎妊娠、羊水过多等;母胎应激反应,由于孕妇精神、心理压力过大;宫内感染等
胎膜早破早产	病因及高危因素包括:PPROM史、体重指数<19.0、营养不良、吸烟、宫颈机能不全、子宫畸形、宫内感染、细菌性阴道病、子宫过度膨胀、辅助生殖技术受孕等
治疗性早产	由于母体或胎儿因素导致不允许继续妊娠,在未足37周采用引产或剖宫产终止妊娠,称为治疗性早产;常见指征如子痫前期、胎儿窘迫等

三、临床表现

(1)主要的临床表现是子宫收缩,最初为不规则宫缩,常有少许阴道流血等。

(2)宫颈管先逐渐消退,然后扩张。临床上分为先兆早产和早产临产。

先兆早产	有规则或不规则宫缩,伴宫颈管的进行性缩短
早产临产	①规律宫缩(20分钟≥4次,60分钟≥8次),伴有宫颈的进行性改变;②宫颈扩张达1 cm以上;③宫颈展平≥80%

四、治　疗

(1)预防　积极预防早产是降低围产儿死亡率的重要措施之一。

(2)促进胎儿肺成熟　妊娠不足34周,1周内可能分娩者,给糖皮质激素促进肺成熟。

(3)选用抑制宫缩药物　肾上腺素能受体激动剂,硫酸镁。

(4)控制感染　应用抗生素控制感染。

(5)终止早产指征　①宫缩进行性增强,经过治疗无法控制者;②有宫内感染者;③衡量母胎利弊,继续妊娠对母胎的危害大于胎肺成熟对胎儿的好处;④孕周已达34周,无母胎并发症。

例8~10共用题干

初产妇,27岁。妊娠32周,阴道少量流血及规律腹痛2小时。肛门检查:宫颈管消失,宫口开大。

【例8】 该患者最可能的诊断是

A. 先兆早产　　　B. 前置胎盘　　　C. 晚期流产　　　D. 先兆临产　　　E. 胎盘早剥

【例9】 该患者不恰当的处理措施是

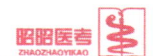

A. 使用少量镇静剂   B. 口服沙丁胺醇   C. 静脉滴注硫酸镁

D. 左侧卧位   E. 使用催产素引产

【例10】为促使胎儿肺成熟,应给予

A. 倍他米松   B. 硝苯地平   C. 辅酶A   D. 三磷腺苷   E. 5％葡萄糖液

第3节 过期妊娠

一、概 述

(1) 概念   妊娠≥42周尚未分娩称过期妊娠。

(2) 病因   雌、孕激素比例失调,头盆不称,胎儿畸形,遗传因素等。

【例11】与过期妊娠无关的是

A. 羊水过多   B. 头盆不称   C. 巨大胎儿   D. 雌、孕激素失调   E. 胎盘缺硫酸脂酶

二、病 理

胎 盘	①胎盘功能正常,除重量略有增加外,外观和镜检与足月相似; ②胎盘功能减退
羊 水	①正常妊娠38周后,羊水量随妊娠逐渐减少,至42周后羊水迅速减少,约30％缩至300 mL以下; ②羊水粪染率明显增高
胎 儿	①正常生长及巨大儿:胎盘功能正常者,维持胎儿继续生长; ②胎儿过熟综合征:过熟儿表现出过熟综合征的特征性外貌,与胎盘功能减退、胎盘血流灌注不足、胎儿缺氧及营养缺乏等有关,表现为小老人; ③胎儿生长受限小样儿:可与过期妊娠共存

三、诊 断

1. 准确核实孕周   确定胎盘功能是否正常为关键。

2. 确定孕周

B 超	妊娠20周以内,B超对确定孕周有重要意义
顶臀径	妊娠5～12周内以胎儿顶臀径推算孕周较准确
双顶径	妊娠12～20周以内以胎儿双顶径推算孕周较好

3. 判断胎儿安危

胎动情况	胎动减少提示胎儿宫内缺氧
电子胎心监护	①如无应激试验为无反应型,则需进一步做催产素激惹实验(OCT); ②若多次反复出现胎心晚期减速,则提示胎盘功能减退,胎儿明显缺氧
B型超声检查	观察胎动、胎儿肌张力、胎儿呼吸运动等
羊膜镜检查	观察羊水颜色,若已破膜,可观察羊水有无污染

四、处 理

妊娠40周后胎盘功能逐渐下降,42周后明显下降,在妊娠41周后,即应考虑终止妊娠。

促宫颈成熟	①宫颈成熟,即Bishop评分≥7分,可直接引产; ②Bishop评分<7分,引产前应先促宫颈成熟
引产术	宫颈成熟,催产素诱发宫缩,引产
产程处理	进入产程后,应鼓励产妇左侧卧位、吸氧、检测胎心等
剖宫产术	过期妊娠,胎盘功能减退,胎儿储备能力下降

第4节 异位妊娠

一、概 述

受精卵在子宫体腔以外的地方着床称异位妊娠,以输卵管壶腹部妊娠最常见,其次为峡部、伞部,间

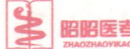

质部妊娠最少见。

二、病　因

(1) 主要病因　输卵管炎症是异位妊娠的主要病因。

(2) 其他　还有输卵管手术史等。

三、病　理

输卵管妊娠流产	多见于妊娠8~12周输卵管壶腹部妊娠
输卵管妊娠破裂	多见于妊娠6周左右输卵管峡部妊娠
陈旧性宫外孕	输卵管流产或破裂,若长期反复内出血形成的盆腔血肿不消散,血肿机化变硬与周围组织粘连,称为陈旧性宫外孕
继发性腹腔妊娠	无论输卵管流产或破裂,胚胎从输卵管排入腹腔内或阔韧带上,多数死亡,偶尔也可存活

四、临床表现

症　状	体　征
①停经:多有6~8周停经史; ②腹痛是输卵管妊娠的主要症状; ③阴道流血、晕厥与休克	①阴道后穹饱满; ②宫颈举痛或摇摆痛; ③子宫漂浮感

【例12】异位妊娠体征不包括

A. 阴道后穹饱满　　　　B. 直肠子宫陷凹有触痛结节　　　　C. 宫颈举痛

D. 子宫漂浮感　　　　E. 子宫一侧有触痛包块

五、诊　断

(1) 首选检查　阴道后穹穿刺。

(2) 腹腔镜检查　可确诊,是异位妊娠诊断的金标准。

(3) 子宫内膜检查　有绒毛膜,提示宫内孕;无绒毛膜,有蜕膜,提示宫外孕。

【例13】女,26岁,已婚。突发腹痛,阴道流血1天,血压60/40 mmHg。体检发现一侧下腹部持续剧烈疼痛,阴道后穹穿刺抽出不凝血。最有价值的体征是

A. 一侧下腹部持续剧烈疼痛　　　B. 阴道后穹穿刺抽出不凝血　　　C. 突发腹痛

D. 阴道流血1天　　　　E. 血压60/40 mmHg

例14~15共用选项

A. 输卵管卵巢囊肿　　B. 子宫穿孔　C. 卵巢黄体破裂　D. 急性阑尾炎　　E. 稽留流产

【例14】最易与输卵管妊娠破裂相混淆的疾病是

【例15】最易与陈旧性宫外孕相混淆的疾病是

六、治　疗

药物治疗	①主要适用于早期输卵管妊娠,要求保留生育能力的年轻患者; ②适应证:输卵管妊娠未破裂,妊娠囊直径≤4 cm,血hCG<2 000 IU/L; ③全身用药首选甲氨蝶呤(MTX)
手术治疗	①主要适用于生命体征不平稳或有腹腔内出血征象者; ②有生育要求的年轻患者一般采取保守手术。合并休克时,无生育要求者往往需要抗休克同时剖腹探查

例16~18共用题干

女,25岁。停经7周。1小时前突然感下腹部疼痛,伴肛门坠胀感。查体:皮肤苍白,下腹压痛、反跳痛、肌紧张,阴道后穹饱满,有压痛。

【例16】该患者最有可能的诊断是

A. 输卵管妊娠　　B. 肠结核　　　C. 急性输卵管炎　D. 急性肠炎　　　E. 胃溃疡穿孔

【例17】为确诊最可靠的检查是

A. 血常规　　　B. B型超声　　　C. 阴道后穹穿刺　D. 粪常规　　　E. 结核菌素试验

【例18】确诊后,正确处理措施为

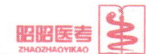

A. 抗生素治疗　　B. 抗结核治疗　　C. 观察2天　　　D. 剖腹探查术　　E. 雌激素治疗

第5节　妊娠期高血压疾病

一、概　念

妊娠期高血压疾病出现于妊娠20周以后,临床表现为高血压(首次出现)、蛋白尿,严重时出现抽搐、昏迷,甚至可导致母婴死亡。

二、高危因素

孕妇年龄≥40岁;有子痫前期病史;抗磷脂抗体阳性;有高血压、慢性肾炎、糖尿病病史;初次产检时BMI≥35 kg/m²;有子痫前期家族史(母亲或姐妹);本次妊娠为多胎妊娠;首次怀孕;妊娠间隔时间≥10年;孕早期收缩压≥130 mmHg或舒张压≥80 mmHg等均与该病发生密切相关。

三、病理生理

基本病理生理变化是全身小血管痉挛。

四、对母儿的影响

(1) 孕妇　可以发生胎盘早剥、肺水肿、凝血功能障碍、脑出血、急性肾衰竭、HELLP综合征、产后出血及产后血循环衰竭等并发症,严重者可致死亡。

(2) 胎儿　胎盘功能减退可致胎儿窘迫、胎儿生长受限、死胎、死产或新生儿死亡。

五、分　类

1. 妊娠期高血压　妊娠20周后出现高血压,收缩压≥140 mmHg和(或)舒张压≥90 mmHg,于产后12周内恢复正常,尿蛋白(－);产后方可确诊。

2. 子痫前期　妊娠20周后出现收缩压≥140 mmHg和(或)舒张压≥90 mmHg,伴有尿蛋白≥0.3 g/24 h,或随机尿蛋白(＋)或虽无蛋白尿,但合并下列任何一项者:①血小板减少(血小板<100×10⁹/L);②肝功能损害(血清转氨酶水平为正常值2倍以上);③肾功能损害(血肌酐水平大于1.1 mg/dL或为正常值2倍以上);④肺水肿;⑤新发生的中枢神经系统异常或视觉障碍。

3. 重度子痫前期　子痫前期伴有下面任何一种表现:①收缩压≥160 mmHg,或舒张压≥110 mmHg(卧床休息,两次测量间隔至少4小时);血小板减少(血小板<100×10⁹/L);肝功能损害(血清转氨酶水平为正常值2倍以上),严重持续性右上腹或上腹疼痛,不能用其他疾病解释,或二者均存在;肾功能损害(血肌酐水平大于1.1 mg/dL或无其他肾脏疾病时肌酐浓度为正常值2倍以上);肺水肿;新发生的中枢神经系统异常或视觉障碍。

4. 子痫　子痫前期基础上发生不能用其他原因解释的抽搐。

5. 慢性高血压并发子痫前期　慢性高血压妇女妊娠前无蛋白尿,妊娠20周后出现蛋白尿;或妊娠前有蛋白尿,妊娠后蛋白尿明显增加,或血压进一步升高,或出现血小板减少<100×10⁹/L,或出现其他肝肾功能损害、肺水肿、神经系统异常或视觉障碍等严重表现。

6. 妊娠合并慢性高血压　妊娠20周前收缩压≥140 mmHg和(或)舒张压≥90 mmHg(除外滋养细胞疾病),妊娠期无明显加重;或妊娠20周后首次诊断高血压并持续到产后12周以后。

(昭昭老师速记:出现抽搐,即为子痫;出现尿蛋白异常且无抽搐,即为重度子痫前期。"重"案"六"组(重度血压160 mmHg))

【例19】初孕妇,25岁,妊娠33周。BP 150/90 mmHg,尿蛋白0.5 g/24 h,伴有上腹部不适、头痛等症状。该患者属于

A. 妊娠期高血压　　　　　　　B. 轻度子痫前期　　　　　　　C. 重度子痫前期

D. 子痫　　　　　　　　　　　E. 慢性高血压合并子痫前期

【例20】初孕妇,29岁,妊娠37周。头痛1周,今晨喷射性呕吐1次。1小时前突然抽搐并随即昏迷入院。查体:BP 180/120 mmHg,尿蛋白(＋＋＋)。该患者最可能的诊断是

A. 子痫　　　　B. 脑出血　　　　C. 癔症　　　　D. 癫痫　　　　E. 脑血栓形成

六、诊　断

(1) 眼底检查　首选。视网膜小动脉痉挛程度反映全身小血管痉挛程度,可进一步反映本病的严重程度。

(2) 生化检查　肝肾功能测定。

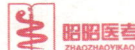

七、治 疗

1. 一般治疗和降压治疗

一般治疗	注意休息,并采取侧卧位。不建议限制盐摄入
降压治疗	①首选药物:拉贝洛尔、硝苯地平、肼屈嗪等; ②目标:无并发脏器损伤,血压 130～155/80～105 mmHg;有脏器损伤,血压 130～139/80～89 mmHg

2. 硫酸镁防治子痫

应用指征	控制子痫抽搐及防治再次抽搐,预防重度子痫前期发展为子痫,子痫前期临产前给药
注意事项	出现膝反射减弱或消失,提示为硫酸镁中毒;出现中毒症状,及早应用 10%葡萄糖酸钙处理

3. 分娩时间和方式

妊娠期高血压、子痫前期患者	可期待治疗至 37 周终止妊娠
重度子痫前期	①妊娠<24 周经治疗病情不稳定者建议终止妊娠。 ②孕 24～28 周根据母儿情况及当地医疗条件和医疗水平决定是否期待治疗。 ③孕 28～34 周,若病情不稳定,经积极治疗 24～48 小时病情仍加重,促胎肺成熟后应终止妊娠;若病情稳定,可考虑继续期待治疗,并建议提前转至早产儿救治能力较强的医疗机构。 ④妊娠≥34 周患者应考虑终止妊娠

4. 子痫的治疗

控制子痫	①硫酸镁是治疗子痫和预防复发的首选药物; ②硫酸镁使用 24～48 小时,至少密切观察 4 天; ③若对硫酸镁过敏,则选用地西泮、苯妥英钠及冬眠合剂控制抽搐
控制血压	脑血管意外是子痫患者死亡的最常见原因
纠正缺氧和酸中毒	吸氧及给予 4%碳酸氢钠纠正酸中毒
终止妊娠	抽搐控制 2 小时后可以考虑终止妊娠

【例 21】初孕妇,25 岁,妊娠 37 周。剧烈头痛并呕吐,并自觉胎动少 1 天。血压 160/110 mmHg,尿蛋白(＋＋),胎心 130 次/分,宫颈管未消失,OCT 呈频繁晚期减速(迟发性减速),血细胞比容 0.41。最合适的处理是

 A. 静脉滴注硫酸镁及用肼屈嗪控制病情　　　B. 硫酸镁、降压加扩容疗法控制病情

 C. 积极治疗,48 小时未能控制病情则行剖宫产　D. 破膜加静脉滴注催产素引产

 E. 积极药物治疗的同时立即剖宫产

【例 22】初孕妇,24 岁,妊娠 38 周。血压 170/110 mmHg,尿蛋白(＋＋＋),突然抽搐,后昏迷。首选的治疗方法是

 A. 静脉推注硫酸镁　　　B. 引产　C. 积极控制抽搐,病情控制 2 小时后终止妊娠

 D. 积极治疗,24 小时内行剖宫产　　　E. 控制抽搐,稳定病情,至自然分娩

【例 23】初孕妇,28 岁。妊娠 37^{+4} 周。剧烈头痛并呕吐 3 次。查体:BP 170/110 mmHg,尿蛋白(＋＋),双下肢轻度水肿。无宫缩,枕右前位,胎心率 138 次/分,估计胎儿体重 2 800 g。该患者应立即采取的处理措施是

 A. 静脉滴注催产素　　　　B. 静脉滴注硫酸镁及快速静脉滴注甘露醇

 C. 人工破膜后静脉滴注催产素　D. 肌内注射哌替啶　　　　E. 立即行剖宫产术

第 6 节　妊娠呕吐(助理医师不要求)

一、概　述

 妊娠 5～10 周频繁恶心、呕吐,不能进食,排除其他疾病引发的呕吐,体重较妊娠前减轻≥5%,有体液、电解质失衡及新陈代谢障碍,需住院输液治疗者,称为妊娠呕吐。

二、病　因

 病因不明,可能与 HCG 升高有关。

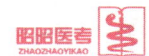

三、临床表现

（1）呕吐　停经 40 天左右出现早孕反应,逐渐加重,直至频繁呕吐不能进食,呕吐物中有胆汁或咖啡样物质。

（2）其他表现　严重呕吐引起水及电解质紊乱,导致代谢性酸中毒,甚至出现尿酮体。体重较妊娠前减轻≥5％。

四、诊　断

诊断至少应包括每日呕吐≥3 次,尿酮体阳性,体重较妊娠前减轻≥5％。

五、治　疗

（1）药物　服用多重维生素,止吐剂一线用药为维生素 B_6 或维生素 B_6-多西拉敏复合制剂。

（2）终止妊娠　出现下列情况危及孕妇生命时,需要考虑终止妊娠:①持续黄疸;②持续性蛋白尿;③体温升高,持续在 38 ℃以上;④心动过速(≥120 次/分);⑤伴发 Wernicke 综合征等。

第7节　胎盘早剥

一、概　念

妊娠 20 周以后或分娩期正常位置的胎盘,在胎儿娩出前部分或全部从子宫壁剥离,称胎盘早剥。

二、病　因

（1）孕妇血管病变　**妊娠期高血压疾病**,尤其是重度子痫前期、慢性高血压、慢性肾脏性疾病或全身血管病变的孕妇。

（2）宫腔压力骤减　宫腔压力骤减,导致胎盘和子宫之间发生错位而剥离。

（3）机械性因素　外伤尤其是腹部直接受到撞击或挤压,脐带过短或脐带绕颈等。

（4）高危因素　如高龄孕妇、经产妇、吸烟等。

三、病　理

（1）底蜕膜　**底蜕膜**出血并形成血肿,使胎盘从附着处分离。

（2）子宫胎盘卒中　胎盘早剥发生内出血时,血液积聚于胎盘与子宫壁之间,胎盘后血肿压力增加,血液侵入子宫肌层,导致肌纤维分离、断裂甚至变性。当血液渗透至子宫浆膜层时,子宫表面呈现紫蓝色瘀斑,称**子宫胎盘卒中**,为特征性改变。

【例24】胎盘早剥出血发生在

A. 底蜕膜　　　　B. 包蜕膜　　　　C. 绒毛膜　　　　D. 胎盘边缘血窦　　E. 子宫腹腔动脉

四、临床表现

根据病情严重程度,将胎盘早剥分为三度,如下:

1. 典型表现　①典型临床表现是**阴道流血**、**腹痛**,可伴有子宫张力增高和子宫压痛,尤以胎盘剥离处最明显。阴道流血特征为陈旧不凝血,但出血量往往与疼痛程度、胎盘剥离程度**不一定符合**,尤其是后壁胎盘的隐性剥离。②早期表现通常以**心率异常为首发变化**,宫缩间歇期子宫呈高张状态,胎位触诊不清。严重时子宫呈板状,压痛明显,胎心率改变或消失,甚至出现恶心、呕吐、出汗、面色苍白、脉搏细弱、血压下降等休克征象。

2. 分级（Page 分级）

分　型	标　准
0 级	分娩后回顾性产后诊断
Ⅰ 级	外出血,子宫软,无胎儿窘迫
Ⅱ 级	胎儿宫内窘迫或胎死宫内
Ⅲ 级	产妇出现休克症状,伴或不伴弥散性血管内凝血

【例25】胎盘早剥的临床表现正确的是

A. 腹部柔软　　　　　　　　B. 触诊胎位清楚　　　　　C. 听诊胎心正常

D. 妊娠晚期无痛性阴道出血　　E. 休克程度与阴道淤血量不成正比

【例26】有关胎盘早剥的说法,错误的是

A. 剧烈腹痛后,阴道流血 　　　　B. 阴道出血量与全身症状不成正比

C. 宫底升高 　　　　D. 子宫板状 　　　　E. 无痛性阴道流血

【例27】初孕妇,26岁。妊娠35周,自觉头痛、视物模糊2周。晨起突然出现持续性腹痛且逐渐加重。腹部检查:子宫板状硬。该患者最可能的诊断是

A. 先兆早产 　　B. 胎盘早剥 　　C. 急性阑尾炎 　　D. 前置胎盘 　　E. 先兆子宫破裂

五、辅助检查

(1)影像学检查 首选B超。

(2)实验室检查 包括全血细胞计数及凝血功能检查。

六、并发症

(1)DIC 胎盘早剥是妊娠期发生凝血功能障碍最常见的原因。

(2)其他 产后出血、急性肾衰竭、羊水栓塞、胎儿宫内死亡等。

七、治　疗

1. 纠正休克　监测产妇生命体征,积极输血、迅速补充血容量及凝血因子,维持全身血液循环系统稳定。

2. 监测胎儿宫内情况　连续监测胎心以判断胎儿宫内情况。

3. 及时终止妊娠　一旦确诊Ⅱ、Ⅲ级胎盘早剥应及时终止妊娠。根据孕妇病情轻重、胎儿宫内状况、产程进展、胎式式等,决定终止妊娠的方式。

阴道分娩	适用于0～Ⅰ级患者,一般情况良好,病情较轻,以外出血为主,宫口已扩张,估计短时间内可结束分娩
剖宫产术	①Ⅰ级胎盘早剥,出现胎儿窘迫征象者; ②Ⅱ级胎盘早剥,不能在短时间内结束分娩者; ③Ⅲ级胎盘早剥,产妇病情恶化,胎儿已死,不能立即分娩者; ④破膜后产程无进展者; ⑤产妇病情急剧加重危及生命时,不论胎儿是否存活,均应立即行剖宫产

例28～30共用题干

初孕妇,28岁,妊娠36周。血压升高3周,今晨突然腹痛,呈持续性、阵发性加重。BP 150/98 mmHg,心率112次/分,尿蛋白(＋＋),阴道少量流血。

【例28】体格检查最可能发现的子宫体征是

A. 不规则收缩,较硬,有压痛,宫缩间歇子宫不完全松弛

B. 柔软,有压痛,无宫缩

C. 有规则阵发性收缩,宫缩间歇期子宫完全松弛

D. 局部隆起有包块,有压痛

E. 上段硬,下段膨隆压痛,交界处有环行凹陷

【例29】此时对诊断最有价值的辅助检查是

A. 眼底检查 　　B. B型超声检查 　C. 肝功能检查 　　D. 白细胞计数 　　E. 血细胞比容

【例30】最可能出现的情况是

A. 前置胎盘 　　B. 子宫肌瘤红样变 　C. 先兆早产 　　D. 胎盘早剥 　　E. 先兆子宫破裂

第8节　前置胎盘

一、概　念

前置胎盘是指妊娠28周后,胎盘附着于子宫下段,甚至胎盘下缘达到或覆盖宫颈内口,其位置低于胎先露部。前置胎盘是妊娠晚期的严重并发症,也是妊娠晚期阴道流血最常见的原因。

二、病　因

多次流产及刮宫、高龄初产妇(＞35岁)、产褥感染、剖宫产史、多孕产次、孕妇不良生活习惯(吸烟或吸毒的妇女)、辅助生殖技术受孕、子宫形态异常、妊娠中期B超检查提示胎盘前置等。

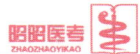

【例31】前置胎盘的常见致病因素**不包括**

A. 受精卵滋养层发育迟缓　　B. 子宫内膜炎　　　　C. 双胎妊娠

D. 多次刮宫史　　　　　　E. 初孕妇

三、病理类型

完全性前置胎盘	胎盘组织能够完全覆盖宫颈内口
部分性前置胎盘	胎盘组织不全覆盖宫颈内口
边缘性前置胎盘	胎盘下缘附着于子宫下段,下缘达到但未超过宫颈内口
低置胎盘	胎盘附着于子宫下段,边缘距宫颈内口<2 cm

四、临床表现

(1) 典型症状　无痛性反复阴道流血,完全性前置胎盘初次出血时间多在妊娠 28 周左右,称为警戒性出血。

(2) 体征　腹部查体发现子宫软,无压痛,大小与妊娠周数相符。由于子宫下段有胎盘附着,影响胎先露入盆,出现胎先露高浮。

【例32】前置胎盘阴道出血的特征是

A. 有痛性阴道流血　　　　　　B. 宫缩时阴道流血停止

C. 阴道淤血量与贫血程度不成正比　　D. 阴道流血与外伤有关　　　E. 无痛性阴道流血

五、辅助检查

(1) 首先检查　B超。

(2) 阴道B超　能更准确地判断胎盘边缘和宫颈内口的关系,但已存在阴道流血者慎用。

六、对母儿的影响

产后出血	子宫下段肌组织菲薄,收缩力较差,附着于此处的胎盘不易完成剥离,且开放的血窦不易关闭,常发生产后出血
植入胎盘	子宫下段蜕膜发育不良,胎盘绒毛穿透底蜕膜,侵入到子宫肌层
产褥感染	细菌容易经阴道上行侵入胎盘剥离面
死亡率高	早产及围生儿死亡率高,出血量多可导致胎儿窘迫,甚至缺氧死亡

七、治　疗

1. 期待疗法　①阴道流血期间减少活动量,注意休息,禁止肛门检查和不必要的阴道检查。②密切观察阴道流血量,监护胎儿宫内状况;维持正常血容量,必要时输血。③常规备血,做好急诊手术的准备。

2. 终止妊娠　①出血量大甚至休克;②出现胎儿窘迫;③临产后诊断的前置胎盘,出血量较多,估计短时间内不能分娩者;④无临床症状的前置胎盘根据类型决定分娩时机;⑤合并胎盘植入者可于妊娠 36 周及以上择期终止妊娠;⑥完全性前置胎盘可于妊娠 37 周及以上择期终止妊娠;⑦边缘性前置胎盘可于 38 周及以上择期终止妊娠;⑧部分性前置胎盘应根据胎盘遮盖宫颈内口情况适时终止妊娠。

3. 阴道分娩　边缘性前置胎盘,低位前置胎盘,枕先露,阴道流血不多,无头盆不称和胎位异常,估计在短时间内可以结束分娩者可以试行阴道分娩。

例33～35 共用题干

29 岁孕妇,妊娠32周。3周内阴道少量流血2次。今晨突然阴道流血多于月经量,无腹痛,血压 13.3/10.7 kPa,脉率 96 次/分,宫高 30 cm,腹围 85 cm,臀先露,未入盆,胎心清楚,144 次/分。

【例33】应最先考虑的疾病是

A. 早产　　B. 前置胎盘　　C. 胎盘早剥　　D. 宫颈息肉　　　E. 妊娠合并子宫颈癌

【例34】以下辅助检查中应首选哪一项对诊断意义最大

A. 血常规　　B. 血小板测定　　C. B超　　　D. X 线摄片　　　E. 阴道检查

【例35】下列处理错误的是

A. 住院观察　　B. 绝对卧床休息　　C. 配血备用　　D. 口服镇静药　　　E. 肛指检查

例36～38 共用题干

初孕妇,25 岁。妊娠31周。从妊娠29周起反复3次阴道流血,量少,无腹痛。再次阴道流血同月经量。查体:P 88 次/分,BP 110/70 mmHg。子宫软,无宫缩,枕左前位,胎头高浮,胎心率 144 次/分。

【例 36】首先考虑的诊断是

A. 低置性前置胎盘　　　　B. 中央性前置胎盘　　　C. 边缘性前置胎盘

D. 部分性前置胎盘　　　　E. 前置血管破裂

【例 37】应进行的辅助检查是

A. 测定血雌三醇值　　　　B. 血常规及尿常规　　　C. B 超检查

D. 肛查判断宫颈是否扩张　E. 盆腔 X 线片

【例 38】错误的处理方法是

A. 出血停止可期待治疗　　　　　B. 卧床休息,应用宫缩抑制剂

C. 直接阴道检查确定前置胎盘类型　D. 输液备血

E. 继续流血,应行剖宫产术

➤ 昭昭老师总结:关于前置胎盘和胎盘早剥的对比记忆。

		前置胎盘	胎盘早剥
时　间		妊娠晚期(28 周)	多见于分娩期(20 周或分娩期)
表　现		无腹痛性阴道出血	有腹痛的阴道出血
体　征		子宫软,无压痛,大小与孕周相同,间歇性子宫完全松弛	胎位触诊不清、胎心消失、宫缩间期也不能松弛
首选检查		B 超	B 超
治　疗		①阴道分娩:边缘性、低位前置胎盘,胎儿枕先露; ②剖宫产:完全性前置胎盘、阴道大量流血或边缘性、部分性前置胎盘合并出血较多、胎儿窘迫等; ③期待疗法:禁止肛门检查和不必要的阴道检查	①0～Ⅰ级患者,一般情况良好,病情较轻→阴道分娩(病情轻); ②Ⅰ级患者出现胎儿窘迫者,及Ⅱ、Ⅲ级别早剥→应终止妊娠

第 9 节　双胎妊娠(助理医师不要求)

一、概　念

一次妊娠宫腔内同时有两个或两个以上胎儿时,称为多胎妊娠,以双胎妊娠多见。

二、分　类

(1)双卵双胎　两个卵子分别受精形成的双胎妊娠称双卵双胎。

(2)单卵双胎　一个受精卵分裂形成的双胎妊娠称单卵双胎。

三、诊　断

B 超检查可以确诊。

四、处　理

第一个胎儿娩出后,胎盘侧脐带必须立即夹紧,以防第二胎儿失血。

五、并发症

孕妇并发症	围产儿并发症
妊娠期高血压、妊娠期肝内胆汁淤积症,贫血、羊水过多、胎膜早破、宫缩乏力,胎盘早剥、产后出血(最常见)、流产	早产,脐带异常、胎头交索或胎头碰撞,胎儿畸形

【例 39】双胎妊娠最常见的并发症为

A. 脐带脱垂　　B. 产程延长,产后出血　　C. 产褥感染　　D. 胎头交锁　　E. 胎膜早破

第 10 节　巨大胎儿(助理医师不要求)

一、概　念

胎儿体重达到或超过 4 000 g 称巨大胎儿。

二、诊　断

(1)体征　腹部明显膨隆,子宫长度>35 cm,胎头跨耻征多为阳性。

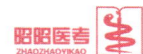

（2）检查　B型超声检查胎头双顶径＞10 cm（正常 9.3 cm）。

三、处　理

妊娠期	应检测血糖,排除糖尿病
分娩期	估计胎儿体重超过 4 000 g 且合并糖尿病,建议剖宫产终止妊娠
预防性引产	对妊娠期发现巨大儿可疑者,不建议做预防性引产
新生儿处理	预防新生儿低血糖,生后 30 分钟监测血糖

第 11 节　胎儿生长受限

一、概　念

（1）小于孕龄儿（SGA）是指出生体重低于同胎龄应有体重第 10 百分位数以下或低于其平均体重 2 个标准差的新生儿。

（2）SGA 分为三种情况,如下:

正常 SGA	胎儿结构及多普勒血流评估均未发现异常
异常 SGA	存在结构异常或遗传性疾病的胎儿
胎儿生长受限（FGR）	无法达到其应有生长潜力的 SGA

二、病　因

（1）孕妇因素　营养因素,妊娠并发症和合并症,其他如年龄、体重等。

（2）其他因素　胎儿因素、胎盘因素、脐带因素等。

【例 40】导致胎儿生长受限最主要的病因是

A. 前置胎盘　　B. 胎盘早剥　　C. 臀先露　　　　D. 高龄初产　　E. 重度子痫前期

三、分类与临床表现

内因性均称型 FGR	①属于原发性胎儿生长受限,胎儿体重、头围和身长三方面受限。 ②外表无营养不良表现,组织无异常;胎儿缺氧表现;预后不良
外因性不均称型 FGR	①属于继发性胎儿生长受限。 ②外表营养不良,组织细胞数目减少;新生儿脑神经损伤
外因性均称型 FGR	上述两型的混合型

四、诊　断

临床指标

子宫长度、腹围	子宫长度、腹围连续 3 周测量均在第 10 百分位以下,是筛选 FGR 的指标
胎儿发育指数	胎儿发育指数＝子宫长度(cm)－3×(月份＋1)。指数在－3 和＋3 之间为正常,小于－3 提示可能为 FGR
孕妇体重	妊娠晚期孕妇每周增加体重 0.5 kg。若体重增长停滞或增长缓慢时,可能为 FGR
B 超胎儿生长测量	测量胎儿头围和腹围的比值、胎儿双顶径以及羊水量与胎盘成熟度
彩色多普勒超声检查	脐动脉舒张期血流缺失或倒置,对诊断 FGR 意义重大
抗心磷脂抗体的测定	与 FGR 相关

五、处　理

（1）寻找病因。

（2）妊娠期治疗　妊娠 32 周前开始疗效较佳,妊娠 36 周后疗效差。

（3）产科处理

终止妊娠	①治疗后 FGR 无改善,胎儿停止生长 3 周以上; ②胎盘老化,胎盘功能低下; ③NST、胎儿生物物理学评分及胎儿血流测定等提示胎儿缺氧; ④妊娠合并症加重,妊娠满 34 周,可考虑终止妊娠
分娩方式	阴道产,剖宫产

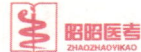

第 12 节　死胎(助理医师不要求)

一、概　述

妊娠 20 周后胎儿在子宫内死亡称死胎。胎儿在分娩过程中死亡,称为死产。

二、病　因

胎盘及脐带因素、胎儿因素及孕妇因素。

三、临床表现

(1) 凝血功能障碍　死胎在宫内停留过久可引起母体凝血功能障碍。

(2) DIC　胎儿死亡后,若 3 周胎儿仍未排出,容易导致弥散性血管内凝血(DIC)。

四、处　理

死胎一经确诊,应尽早引产。

第 13 节　胎膜早破

一、概　述

临产前发生胎膜破裂,称为胎膜早破(PROM)。未足月胎膜早破指妊娠 20 周以后、未满 37 周,胎膜在临产前发生的胎膜破裂。

二、病　因

生殖道感染、羊膜腔压力增高(双胎妊娠、羊水过多)、胎膜受力不均(胎位异常、头盆不称、宫颈机能不全、前羊膜囊楔入等)、外伤及营养因素(铜、锌及维生素缺乏)等。

【例 41】 胎膜早破的病因不包括

A. 钙缺乏　　　　　　　　B. 维生素 C 缺乏　　　　　　C. 病原微生物上行感染

D. 胎膜受力不均　　　　　E. 羊膜腔压力增高

三、临床表现

(1) 主要表现　孕妇突感有液体从阴道流出,有时混有胎脂及胎粪,无腹痛等其他产兆。肛诊上推胎先露,阴道流液量增加。阴道后穹有羊水积聚或有羊水自宫口流出。

(2) 并发感染　羊膜腔感染时,阴道流出液体有臭味,并有发热、母胎心率增快等。

四、对母儿的影响

(1) 对母体的影响　破膜超过 24 小时,感染概率为正常的 10 倍。

(2) 对胎儿的影响　常诱发早产,早产儿易发生呼吸窘迫综合征。

五、处　理

1. 足月胎膜早破的处理　①破膜超过 12 小时应预防性应用抗生素,同时尽量避免频繁阴道检查。②若无明确剖宫产指征,宜在破膜后 2～12 小时内积极引产。对宫颈成熟的孕妇,首选缩宫素引产。宫颈不成熟且无阴道分娩禁忌证者,可应用前列腺素制剂促宫颈成熟,试产过程中应严密监测母胎情况。③有明确剖宫产指征时宜行剖宫产终止妊娠。

2. 未足月胎膜早破的处理

引　产	妊娠<24 周的 PPROM,由于胎儿存活率极低、母胎感染风险很大,以引产为宜;②妊娠 24～27^{+6} 周的 PPROM,可根据孕妇及家属意愿,新生儿抢救能力等决定是否引产
引产或剖宫产终止妊娠	①妊娠 34～36^{+6} 周者;②无论任何孕周,明确诊断的绒毛膜羊膜炎、胎儿窘迫、胎盘早剥等不宜继续妊娠者
期待治疗	①妊娠 24～27^{+6} 周,要求期待治疗者,应充分告知期待治疗过程中的风险,慎重抉择;②妊娠 28～33^{+6} 周无继续妊娠禁忌,应行期待治疗

【例 42】 初孕妇,26 岁。妊娠 38 周,阴道流液 4 小时,无阵发性腹痛。体温 36.8 ℃,腹部无压痛,胎心率 140 次/分,胎儿大小与实际孕周相符,血 WBC $10×10^9$/L。该患者最恰当的处理措施是

A. 期待疗法　　　　　　　　　　　　B. 观察 12 小时,如未临产行剖宫产

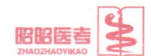

C. 不予处置,等待自然分娩   D. 立即行剖宫产术

E. 观察 12 小时,如仍未临产给予引产

第 14 节　胎儿窘迫

一、病　因

胎儿急慢性缺氧和慢性缺氧。

二、临床表现及诊断

1. 急性胎儿窘迫

产时胎心率	正常胎心 110～160 次/分,在较强宫缩刺激下出现胎心基线下降到 100 以下,基线变异≤5,伴有频繁晚期减速或重度变异减速提示胎儿缺氧严重
羊水污染	①羊水中胎粪污染不是胎儿窘迫的征象; ②羊水污染,如果胎心监护正常,无需进行特殊处理; ③如果胎心监护异常,存在宫内缺氧情况,会引起胎粪吸入综合征(MAS)
胎动异常	①缺氧早期胎动频繁,缺氧加重则胎动慢慢减少; ②胎动<6 次/2 小时或减少 50% 以上者,提示胎儿缺氧可能
酸中毒	胎儿头皮血 pH<7.20,PaO_2<10 mmHg 提示胎儿酸中毒

【例 43】急性胎儿窘迫的重要临床征象不包括

A. 胎心率异常　　　　　　B. 胎动减少　　　　　　C. 羊水胎粪污染

D. 胎盘功能减退　　　　　E. 胎儿头皮血 pH<7.35

2. 慢性胎儿窘迫

胎动减少或消失	胎动减少为胎儿缺氧的重要表现
产前胎儿电子监护异常	提示胎儿缺氧可能
胎儿生物物理评分低	≤4 分提示胎儿窘迫,6 分为可疑缺氧
脐动脉多普勒超声血流异常	舒张期血流降低、胎血流指数升高,提示胎盘灌注不足

三、治　疗

1. 急性胎儿窘迫

一般处理	左侧卧位,吸氧,停用催产素等
病因治疗	给予相应药物治疗,如不协调性子宫收缩过强,给予催产素
尽快终止妊娠	①宫口未开全:胎心率不足 110 次/分,频繁晚期减速、重度变异减速等; ②宫口已开全:胎头双顶径达到坐骨棘平面以下,尽快通过阴道分娩

2. 慢性胎儿窘迫

一般处理	左侧卧位,吸氧等
期待疗法	孕周小,尽量保守治疗,延长胎龄
尽快终止妊娠	妊娠近足月或胎儿已经成熟,胎盘功能进行性减退,频繁晚期减速、重度变异减速等

➤ 参考答案如下,详细答案参见 2021 版《国家临床执业及助理医师资格考试精选真题考点精析》。

1. A	2. A	3. B	4. B	5. C	6. D	7. D	8. A
9. E	10. A	11. A	12. B	13. B	14. C	15. A	16. A
17. C	18. D	19. B	20. A	21. E	22. C	23. B	24. A
25. E	26. E	27. B	28. A	29. B	30. D	31. E	32. E
33. B	34. C	35. E	36. B	37. C	38. C	39. B	40. E
41. A	42. E	43. E	—	—	—	—	—

昭昭老师提示:
关注官方微信,获得第一手考试资料。

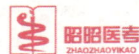

第9章　妊娠合并症

➤ 2021 考试大纲
①妊娠合并心脏病;②妊娠合并急性病毒性肝炎;③妊娠合并糖尿病。

➤ 考纲解析
近 20 年的医师考试中,本章的考试重点是妊娠合并心脏病、糖尿病,执业医师每年考查分数为 1～2 分,助理医师每年考查分数为 0～1 分。

第1节　妊娠合并心脏病

一、妊娠对心血管系统的影响
(1) 妊娠期　总血容量于妊娠第 6 周开始增加,32～34 周达高峰。
(2) 分娩期　心脏负担最重的时期。
(3) 产褥期　产后 3 日内仍是心脏负担较重的时期。

二、心脏病的种类和对妊娠的影响

结构异常性心脏病	先天性心脏病	妊娠合并心脏病最常见的类型。其中以房间隔缺损最多见
	风湿性心脏病	以二尖瓣狭窄最多见
	心肌炎	可发生于妊娠任何阶段,主要病因是病毒感染
功能异常性心脏病	—	主要包括各种无心血管结构异常的心律失常
妊娠期特有的心脏病	妊娠期高血压疾病性心脏病	以往无心脏病病史的妊娠期高血压疾病孕妇,突然发生以左心衰竭为主的全心衰竭,称为妊娠期高血压疾病性心脏病
	围产期心肌病	指既往无心血管疾病史的孕妇,在妊娠晚期至产后 6 个月内发生的扩张性心肌病,表现为心肌收缩功能障碍和充血性心力衰竭

【例1】妊娠合并心脏病,其发病率最高的是
A. 先天性心脏病 　　　　　B. 贫血性心脏病 　　　　　C. 高血压心脏病
D. 风湿性心脏病 　　　　　E. 围生期心肌病

三、心功能分级及意义
1. 能否妊娠　决定妊娠合并心脏病孕妇是否可以妊娠,取决于心功能分级。
2. 分级及意义

Ⅰ 级	一般体力活动不受限制	可以妊娠
Ⅱ 级	一般体力活动轻度受限制,活动后心悸、轻度气短,休息时无症状	
Ⅲ 级	一般体力活动明显受限制,休息时无不适,轻微日常活动后感到不适	不宜妊娠
Ⅳ 级	一般体力活动受限制,不能进行任何体力活动,休息时有心悸、呼吸困难等心衰表现	

【例2】对妊娠早期心脏病孕妇能否继续妊娠,最主要的判定依据是
A. 病变部位　　　B. 心功能分级　　　C. 心脏病种类　　　D. 孕妇年龄　　　E. 胎儿大小

【例3】28 岁,女性,风湿性心脏病、二尖瓣狭窄病史 5 年。平时不用药,登三楼无明显不适。孕 5 月起活动时常有轻度心慌、气促。现孕 38 周,因心悸、咳嗽,夜间不能平卧,心功能Ⅲ级而急诊入院。在制订治疗计划时,最佳的方案是
A. 积极控制心衰后终止妊娠 　　　　　B. 积极控制心衰,同时行剖宫产术
C. 积极控制心衰,同时行引产术 　　　　D. 适量应用抗生素后继续妊娠
E. 纠正心功能,等待自然临产

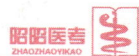

四、处　理

1. 妊娠期

（1）一般处理　不宜妊娠的心脏病孕妇,应在妊娠12周前行人工流产。妊娠超过12周时,应密切监护,积极防治心力衰竭,以安全度过妊娠与分娩。定期产前检查能及早发现心衰的早期征象。妊娠20周前,应每2周进行1次产前检查;妊娠20周后,尤其是32周后,发生心力衰竭的概率增加,产前检查应每周1次。发现早期心力衰竭征象应立即住院。孕期经过顺利也应提前住院待产。

（2）防治心力衰竭　保证充分休息,每天至少10小时睡眠。避免过劳及情绪激动。限制体重过度增长,整个孕期以不超过12 kg为宜。保证合理的高蛋白、高维生素和铁剂的补充。及时治疗心力衰竭。不主张预防性应用洋地黄,早期心力衰竭给予疗效和排泄较快的制剂,如地高辛0.25 mg,每天2次口服,2～3天后可根据临床效果改为每天1次;不主张用饱和量,以备心力衰竭加重时抢救用药,病情好转即停药。妊娠晚期发生心力衰竭,原则是待心力衰竭控制后再行产科处理,应放宽剖宫产指征。

2. 分娩期与妊娠晚期　应提前选择好适宜的分娩方式。

（1）经阴道分娩及分娩期处理　仅适用于心功能Ⅰ～Ⅱ级、胎儿不大、胎位正常、宫颈条件良好的孕妇,在严密监护下经阴道分娩。

第一产程	可使用地西泮让患者休息
第二产程	孕妇尽量避免腹部屏气加压
第三产程	①产后立刻腹部放置沙袋,避免发生心衰;②禁用麦角新碱

（2）剖宫产　对有产科指征及心功能Ⅲ～Ⅳ级者,均应择期剖宫产。近年主张对心脏病产妇放宽剖宫产指征。不宜再妊娠者,可同时行输卵管结扎术。

3. 产褥期　产后3天,尤其是产后24小时内,仍是发生心力衰竭的危险时期,产妇需充分休息并密切监护。产后出血、感染和血栓栓塞是严重的并发症,极易诱发心力衰竭,应重点预防。心功能Ⅲ级及以上者,不宜哺乳。不宜再妊娠者,可在产后1周行绝育术。

【例4】心脏病产妇胎儿娩出后应立即

A. 腹部放置沙袋　　　　　B. 静脉注射麦角新碱　　　　　C. 鼓励下床活动

D. 抗感染　　　　　E. 行绝育手术

【例5】初孕妇,25岁。现妊娠9周。半年前曾因感冒诱发心力衰竭。查体:心率110次/分,心尖部闻及舒张期杂音,肝肋下可触及。该患者正确的处理措施是

A. 继续妊娠,不需特殊治疗　　　　　B. 继续妊娠,增加产前检查次数　　　　　C. 终止妊娠,行钳刮术

D. 继续妊娠,需口服地高辛　　　　　E. 终止妊娠,行负压吸引术

第2节　妊娠合并急性病毒性肝炎

一、概　述

病毒性肝炎由多种肝炎病毒引起,分为甲型、乙型、丙型、丁型、戊型、庚型病毒性肝炎等。其中,以乙型肝炎最常见,重症肝炎是我国孕产妇死亡的主要原因。

【例6】孕产妇死亡率较低的疾病是

A. 妊娠期高血压疾病　　　　　B. 产后出血　　　　　C. 产褥感染

D. 妊娠合并糖尿病　　　　　E. 妊娠合并肝炎

二、病毒性肝炎对妊娠的影响

（1）妊娠反应　妊娠早期病毒性肝炎可使妊娠反应加重,流产、胎儿畸形发生率约高2倍。

（2）出血　妊娠晚期合并急性病毒性肝炎可使妊娠期高血压疾病及产后出血的发生率增高。重症肝炎发生率较高,早产、死胎、死产的发生率均明显增高,新生儿患病率及死亡率也增高。

三、肝炎病毒的母婴垂直传播

甲型肝炎病毒不能通过胎盘传给胎儿,乙型、丙型、丁型肝炎病毒母婴传播是传播的主要途径。

四、临床表现及检查

（1）表现　妊娠期出现不能用早孕反应或其他原因解释的消化系统症状,如食欲减退、恶心等。

(2) 体征 妊娠早中期可触及肝大,并有肝区叩击痛。

(3) 检查 血清 ALT、血清胆红素增高,尿胆红素阳性。

例 7~8 共用题干

28 岁,孕 34 周。10 天前开始感觉乏力,食欲差。近 5 天病情加重,伴呕吐、巩膜发黄、神志欠清而入院。血压 135/90 mmHg,ALT 35 U/L,胆红素 176 μmol/L,尿蛋白(一)。

【例7】 首先选择的检查是

A. 全血细胞计数　　B. 碱性磷酸酶　　　C. 胆酸　　　D. 肝炎病毒抗原抗体七项　　　E. 血糖

【例8】 最佳诊断是

A. 妊娠脂肪肝　　　　　　B. 妊娠肝内胆汁淤积症　　　C. 妊娠高血压肝损害

D. 药物性肝损害　　　　　E. 妊娠合并重症肝炎

五、处　理

1. 一般处理 妊娠期轻症肝炎处理与非孕患者相同。有黄疸者应立即住院,按重症肝炎处理。

2. 保肝治疗 妊娠期重症肝炎保肝治疗,预防及治疗肝性脑病,防治凝血功能障碍。

3. 产科处理

(1) 妊娠期 ①早期患急性肝炎,轻症积极治疗,继续妊娠。慢性活动性肝炎,适当治疗后应终止妊娠。②中、晚期患急性肝炎,尽量避免终止妊娠,避免手术、药物对肝的影响,加强母儿监护,适时终止妊娠。

(2) 分娩期 ①经阴道分娩会增加胎儿感染病毒的概率,故主张剖宫产。经阴道分娩应尽量避免损伤和擦伤,宫口开全后可行胎头吸引术或产钳术助产,缩短第二产程。②重症肝炎经控制 24 小时后剖宫产终止妊娠。

(3) 产褥期 不宜哺乳者应及早回奶。回奶禁用雌激素及对肝有损害的药物,可口服生麦芽或乳房外敷芒硝。

【例9】 初产妇,28 岁,妊娠 34 周。恶心,呕吐,腹胀,黄疸轻度,乏力,诊断为妊娠合并急性乙型病毒性肝炎。该患者的治疗是

A. 立即隔离、保肝治疗　　　　B. 立即剖宫产　　　　C. 无需特殊处理,等至顺产

D. 人工引产　　　　　　　　　E. 严密监护下继续妊娠

六、预　防

1. 加强围生期保健 重视孕期监护,加强营养,摄取高蛋白、高碳水化合物和高维生素食物。将肝功能及肝炎病毒血清标志物检测列为产前常规检测项目,并定期复查。

2. 预防乙肝病毒母婴传播应从妊娠前开始 患急性肝炎的妇女至少应于肝炎痊愈后半年,最好 2 年后再妊娠。HBsAg 及 HBeAg 阳性孕妇分娩时应注意隔离,防止产程延长、胎儿窘迫、羊水吸入、软产道裂伤等。丙型肝炎尚无特异的免疫方法,减少医源性感染是预防丙肝的重要环节。

第 3 节　妊娠合并糖尿病

一、概　述

妊娠期间的糖尿病有两种:一种为妊娠前已有糖尿病的患者妊娠,称糖尿病合并妊娠;另一种为妊娠前糖代谢正常或有潜在糖耐量减退,妊娠期才出现或发现糖尿病,称妊娠期糖尿病。

二、妊娠期糖代谢的特点

1. 孕妇血浆葡萄糖水平随妊娠进展而降低,系因 ①胎儿从母体获取葡萄糖增加;②孕期部分孕妇排糖量增加;③雌激素和孕激素增加母体对葡萄糖的利用。

2. 孕妇空腹血糖较非孕妇低,孕妇长时间空腹易发生低血糖及酮症酸中毒 到妊娠中晚期,孕妇体内抗胰岛素样物质增加,使孕妇对胰岛素的敏感性随孕周增加而下降。为维持正常糖代谢水平,胰岛素需求量增加,胰岛素分泌受限的孕妇于妊娠期不能代偿这一生理变化而导致血糖升高,使原有糖尿病加重或出现妊娠期糖尿病。

三、妊娠与糖尿病的相互影响

高血糖可使胚胎发育异常,易发生流产和早产,甚至导致胎儿死亡。未能很好控制血糖的孕妇易发

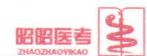

生感染。羊水过多、巨大胎儿发生率明显增高,容易发生糖尿病酮症酸中毒。胎儿畸形发生率增高。妊娠容易导致糖尿病酮症酸中毒。新生儿呼吸窘迫综合征、低血糖发生率增高。

四、临床表现及诊断

1. 有糖尿病高危因素 糖尿病家族史、年龄＞30 岁、肥胖、巨大儿分娩史、无原因反复流产史、死胎、死产、足月新生儿呼吸窘迫综合征分娩史、胎儿畸形史等。

2. 临床表现 妊娠期有三多症状(多饮、多食、多尿),或外阴阴道念珠菌感染反复发作,孕妇体重＞90 kg,妊娠并发羊水过多或巨大胎儿者,应警惕合并糖尿病的可能。

五、辅助检查

1. 尿糖测定 尿糖阳性应做空腹血糖检查及糖筛查试验。

2. 空腹血糖测定 两次或两次以上空腹血糖≥5.1 mmol/L者,可诊断为糖尿病。

3. 糖筛查试验 妊娠 24～28 周行妊娠期糖尿病筛查。50 g 葡萄糖粉溶于 200 mL 水中,5 分钟内服完,其后1 小时血糖≥7.8 mmol/L 为糖筛查阳性。查空腹血糖异常可诊断为糖尿病,空腹血糖正常再行葡萄糖耐量试验。

4. 葡萄糖耐量试验 我国多采用 75 g 糖耐量试验。空腹 12 小时后,口服葡萄糖 75 g。正常上限为空腹 5.1 mmol/L,1 小时 10.0 mmol/L,2 小时 8.5 mmol/L。其中有 2 项或 2 项以上达到或超过正常值,可诊断为妊娠期糖尿病。仅 1 项高于正常值,诊断为糖耐量异常。

5. 分级 依据发生糖尿病的年龄、病程、是否存在血管并发症等进行分期,有助于判断病情严重程度及预后。

A 级	妊娠期出现或发现的糖尿病
B 级	显性糖尿病,20 岁以后发病,病程＜10 年
C 级	发病年龄 10～19 岁,或病程 10～19 年
D 级	10 岁前发病,或病程≥20 年,或合并单纯性视网膜病
F 级	糖尿病性肾病
R 级	眼底有增生性视网膜病变或玻璃体积血
H 级	冠状动脉粥样硬化性心脏病
T 级	有肾移植史

六、治 疗

1. 糖尿病患者可否妊娠的指标 糖尿病患者于妊娠前应确定糖尿病严重程度。①D、F、R 级糖尿病不宜妊娠,已妊娠者应尽早终止。②器质性病变较轻、血糖控制良好者,可在积极治疗、密切监护下继续妊娠。

2. 孕期母儿监护 早孕反应可能给血糖控制带来困难,应密切监测血糖变化,及时调整胰岛素用量以防发生低血糖。孕前患糖尿病者需每周检查一次直至妊娠第 10 周,以后每两周检查一次,妊娠 32 周以后应每周产前检查一次。每 1～2 个月测定肾功能及糖化血红蛋白含量,同时进行眼底检查;同时注意孕妇血压、水肿、尿蛋白等情况,并监测胎儿宫内状况及胎盘功能,必要时及早住院。GDM 患者主要依据病情程度需定期监测其血糖、胎儿发育等。

3. 分娩时机 原则上应尽量推迟终止妊娠的时机,血糖控制良好者,应等待至妊娠 38～39 周终止妊娠;血糖控制不满意者,应及早抽取羊水,了解胎肺成熟情况,并注入地塞米松促胎肺成熟,胎肺成熟后应终止妊娠。

4. 分娩方式 妊娠合并糖尿病本身不是剖宫产指征,有巨大胎儿、胎盘功能不良、胎位异常或其他产科指征者,应行剖宫产。妊娠期血糖控制不佳,胎儿偏大(尤其估计胎儿体重≥4 250 g 者)或者既往有死胎、死产史者,应适当放宽剖宫产手术指征。

5. 产后处理 ①大部分 GDM 患者在分娩后即不再需要使用胰岛素,仅少数患者仍需胰岛素治疗。胰岛素用量应减少至分娩前的 1/3～1/2,并根据产后空腹血糖值调整用量。产后 6～12 周行 OGTT 检查,若仍异常,可能为产前漏诊的糖尿病患者。②新生儿出生时处理:无论出生时状况如何,均应视为高危新生儿,尤其是妊娠期血糖控制不满意者,重点防止新生儿低血糖,应在开奶同时,定期滴服葡萄糖液。

例 10～12 共用题干

经产妇,31 岁,现妊娠 35 周。查体:BP 120/80 mmHg,宫底 35 cm,胎心 136 次/分,空腹血糖 6.2 mmol/L,血糖(+)。2 年前因妊娠 8 个月死胎进行引产术。

【例 10】对该患者最有意义的辅助检查是

A. 葡萄糖耐量试验　　B. 血常规　　C. 尿常规　　D. 尿雌三醇　　E. 血生化检查

【例 11】经控制饮食后 2 周,空腹血糖 6.1 mmol/L,胎心 136 次/分,无应激试验无反应型。此时最恰当的措施是

A. 左侧卧位　　B. 间断吸氧　　C. 自动胎动计数　　D. 立即终止妊娠　　E. 胎儿生物物理评分

【例 12】对该产妇分娩的新生儿,不必要的处理是

A. 检查血糖值　　B. 按早产儿处理　　C. 监测血钙值　　D. 定时滴服葡萄糖　　E. 加压吸氧

▶ 参考答案如下,详细答案参见 2021 版《国家临床执业及助理医师资格考试精选真题考点精析》。

1. A	2. B	3. B	4. A	昭昭老师提示: 关注官方微信,获得第一手考试资料。
5. E	6. E	7. D	8. E	
9. A	10. A	11. E	12. B	

第 10 章　遗传咨询、产前检查、产前诊断

▶ 2021 考试大纲

①遗传咨询的目的、对象、程序;②产前筛查常用方法;③产前诊断适应证、方法。

▶ 考纲解析

近 20 年的医师考试中,本章的考试重点是产前筛查常用方法,执业医师每年考查分数为 1～2 分,助理医师每年考查分数为 0～1 分。

一、概　述

出生缺陷是指出生前已经存在(在出生时或生后数年内可以发现)的结构或功能异常。出生缺陷的预防可分三级:一级预防是受孕前干预,防止出生缺陷胎儿的产生;二级预防是产前干预,是在出生缺陷胎儿发生之后,通过各种手段检测出严重缺陷的胎儿,阻止其出生;三级预防是出生后干预,在缺陷儿出生之后,及时检测诊断,给予适当治疗,防止致残。遗传咨询、产前遗传学筛查和产前诊断是出生缺陷一级和二级防治的主要方法。

二、遗传咨询的目的、对象、程序

1. 目的　及时确定遗传性疾病患者和携带者,并对其生育患病后代的风险进行预测,商讨应采取的预防措施,从而减少遗传病儿的出生,降低遗传性疾病的发生率。

2. 对象　①有遗传病或先天畸形的家族史或生育史;②子女不明原因智力低下;③不明原因反复流产、死胎、死产或新生儿死亡;④孕期接触不良环境及患某些慢性病;⑤常规检查或常见遗传病筛查发现异常;⑥其他需要咨询的情况,如婚后多年不育,或孕妇年龄>35 岁。

3. 程序

(1)通过家系调查、家谱分析、临床表现和实验室检查等手段,对遗传性疾病的影响进行正确的估计。

(2)确定遗传方式,评估遗传风险。

(3)提出医学建议,必须确信咨询者充分理解提出的各种选择。面临较高风险时,通常有如下选择:①不能结婚;②暂缓结婚;③可以结婚,但禁止生育和限制生育。

三、产前筛查常用方法

1. 产前筛查的常用方法　羊膜腔穿刺行羊水检查、绒毛活检、羊膜腔胎儿造影、胎儿镜检查、超声检查、经皮脐静脉穿刺取胎血检测、胎儿心动图、磁共振成像等。

2. 注意　用母体血进行筛查意义不大。

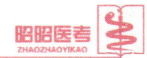

四、产前诊断的对象和方法

1. 产前诊断的对象 35 岁以上的高龄孕妇；生育过染色体异常儿的孕妇；夫妇一方有染色体平衡易位；生育过无脑儿、脑积水、脊柱裂、唇腭裂、先天性心脏病儿者，其子代再发生概率增加；性连锁隐性基因携带者，男性胎儿有 1/2 发病，女性胎儿有 1/2 携带者，应行胎儿性别预测；夫妇一方有先天性代谢疾病，或已生育过患儿的孕妇；在妊娠早期接触过化学毒物、放射性物质，或严重病毒感染的孕妇；有遗传性家族史或近亲婚配史的孕妇；原因不明的流产、死产、畸胎或有新生儿死亡史的孕妇；本次妊娠有羊水过多、羊水过少、发育受限等，疑有畸胎的孕妇。

2. 常用方法

（1）观察胎儿结构 利用超声检查、X 线检查、胎儿镜检查、磁共振成像等，观察胎儿有无畸形。

（2）染色体核型分析 利用羊水、绒毛、胎儿细胞培养，检测胎儿染色体疾病。

（3）基因检测 利用胎儿 DNA 分子杂交、限制性内切酶、聚合酶链反应技术、原位荧光杂交等技术，检测胎儿基因的核苷酸序列，诊断胎儿基因疾病。

（4）检测基因产物 利用羊水细胞、绒毛细胞或血液，进行蛋白质、酶和代谢产物检测，诊断胎儿神经管缺陷、先天性代谢疾病等。

第 11 章 异常分娩

> **2021 考试大纲**

①产力异常；②产道异常；③胎位异常。

> **考纲解析**

近 20 年的医师考试中，本章的考试重点是 产力异常、产道异常、胎位异常，执业医师每年考查分数为 1～2 分，助理医师每年考查分数为 0～1 分。

第 1 节 产力异常

产力是分娩的动力，以子宫收缩力为主，贯穿于分娩全过程。产力异常分为子宫收缩乏力和子宫收缩过强。

子宫收缩力异常	子宫收缩乏力	协调性（低张性）	原发性、继发性
		不协调性（高张性）	—
	子宫收缩过强	协调性	急产（无阻力时）
			病理性缩复环（有阻力时）
		不协调性	强制性子宫收缩（全子宫收缩）
			子宫痉挛性狭窄环（局部子宫肌收缩）

一、子宫收缩乏力

1. 病因

（1）头盆不称或胎位异常 最常见的原因，肩先露、臀先露，不能紧贴子宫下段及宫颈内口，不能引起反射性子宫收缩，导致继发性宫缩乏力。

（2）子宫局部因素 子宫肌纤维过度伸展（如多胎妊娠、巨大胎儿、羊水过多等）导致子宫肌纤维失去正常收缩能力。

（3）精神因素 产妇恐惧及精神过度紧张，使大脑皮质功能紊乱，待产时间长、睡眠减少、疲乏、膀胱充盈、临产后进食不足以及过多地消耗体力、水电解质紊乱，均可导致宫缩乏力。

（4）内分泌失调 临产后产妇体内催产素、乙酰胆碱和前列腺素合成和释放不足，或子宫对促进子宫收缩的物质敏感性降低，以及雌激素不足致催产素受体量少，均可导致宫缩乏力。

（5）药物影响 产程早期使用大剂量解痉、镇静、镇痛剂及宫缩抑制剂等，可使宫缩受到抑制。

2. 临床表现

（1）协调性宫缩乏力

① 特点　宫缩的节律性、对称性和极性均正常,但收缩力弱,持续时间短,间歇期长且不规律,宫缩<2次/10分钟。当宫缩高峰时,宫体隆起,手指压宫底部肌壁出现凹陷,多属继发性宫缩乏力,临产早期宫缩正常,于第一产程活跃期后期或第二产程时宫缩减弱,对胎儿影响不大。

② 治疗　可用催产素治疗。

(2) 不协调性宫缩乏力

① 特点　多见于初产妇,特点是宫缩极性倒置,宫缩兴奋来自子宫下段一处或多处冲动,子宫收缩波由下向上扩散,收缩波小而不规律,频率高,节律不协调。宫腔内压力达 20 mmHg,子宫下段强于宫底部,宫缩间歇期子宫壁不完全松弛,这种宫缩不能使宫口如期扩张、不能使胎先露部如期下降,属无效宫缩,多为原发性宫缩乏力,多有头盆不称和胎位异常。

② 表现　产妇自觉下腹部持续疼痛、拒按,烦躁不安,严重者出现脱水、电解质紊乱、肠胀气、尿潴留。胎儿胎盘循环障碍,出现胎儿宫内窘迫。

③ 产科检查　下腹部有压痛,胎位触不清,胎心不规律,宫口扩张早期缓慢或停滞,胎先露部下降延缓或停滞,潜伏期延长。

④ 治疗　禁用催产素治疗。

【例1】初孕妇,26 岁。妊娠40周,宫缩持续 40 秒,间歇 5~6 分钟,强度中等,胎心率 154 次/分,胎头先露已 1 小时无进展,阴道检查无异常。应诊断为

A. 协调性宫缩乏力　　　　B. 不协调性宫缩乏力　　　　C. 骨产道异常

D. 胎位异常　　　　　　　E. 胎儿窘迫

例2~3共用选项

A. 肌内注射哌替啶　　　　B. 静脉滴注催产素　　　　C. 人工破膜

D. 剖宫产术　　　　　　　E. 阴道内应用前列腺索栓

【例2】协调性子宫收缩乏力时应采用的治疗是

【例3】不协调性子宫收缩乏力时应采用的治疗是

3. 产程曲线异常

产　程	时　限
潜伏期延长	①从临产规律宫缩开始至活跃期起点(4~6 cm)称为潜伏期; ②初产妇>20 h 称潜伏期延长; ③经产妇>14 h 称潜伏期延长
活跃期延长	①从活跃期起点(4~6 cm)至宫颈口开全称为活跃期; ②宫颈口扩张速度<0.5 cm/h 称为活跃期延长
活跃期停滞	①当破膜且宫颈口扩张≥6 cm 后,若宫缩正常,宫颈口扩张≥4 h; ②若宫缩欠佳,宫颈口停止扩张≥6 h
第二产程延长	①初产妇>3 h,经产妇>2 h; ②硬膜外麻醉镇痛分娩时,初产妇>4h,经产妇>3h,产程无进展(胎头下降和旋转)
胎头下降延缓	胎头下降速度初产妇<1.0 cm/h,经产妇<2.0 cm/h
胎头下降停滞	第二产程胎头先露停留在原处不下降>1 h

4. 治疗

(1) 协调性子宫收缩乏力　应首先明确病因;阴道检查宫口扩张和胎先露下降情况,及时发现有无头盆不称或胎位异常,若估计不能经阴道分娩者,应及时行剖宫产术。无头盆不称和胎位异常,无胎儿窘迫征象,估计能经阴道分娩者,则应加强宫缩。

①第一产程　一般处理:对潜伏期出现的宫缩乏力,可用强镇静剂如哌替啶 100 mg 或吗啡 10 mg 肌内注射,绝大多数潜伏期宫缩乏力者在充分休息后可自然转入活跃期。加强宫缩的处理如下:

人工破膜	适用于宫口扩张≥3 cm、无头盆不称、胎头已衔接而产程延缓者
缩宫素静脉滴注	适用于协调性宫缩乏力、胎心良好、胎位正常、头盆相称者

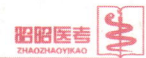

② 第二产程 宫缩乏力若无头盆不称应静脉滴注缩宫素加强宫缩,同时指导产妇配合宫缩屏气用力;母儿状况良好,胎头下降至≥＋3 水平,可等待自然分娩或行阴道助产分娩;若处理后胎头下降无进展,胎头位置在≤＋2 水平以上,应及时行剖宫产术。

③ 第三产程 胎肩娩出后可立即将缩宫素 10～20 U 加入 25％葡萄糖液 20 mL 内静脉推注,预防产后出血。对产程长、破膜时间久及手术产者,应给予抗生素预防感染。

例 4～5 共用题干

25 岁初产妇,妊娠 40 周。规律宫缩 4 小时,枕左前位,估计胎儿体重 3 000 g,胎心 140 次/分。阴道检查:宫口开大 3 cm,未破膜,S＝＋1,骨盆外测量未见异常。

【例 4】此时恰当的处理应是

A. 哌替啶肌内注射 　B. 人工破膜 　　C. 等待自然分娩 　D. 静脉滴注催产素 　E. 行剖宫产术

【例 5】若此后宫缩逐渐减弱,产程达 16 小时,胎膜已破,宫口开大 7 cm,则恰当的处理应是

A. 静注地西泮 　　　　　　　B. 肌内注射催产素 　　　　　　C. 静脉滴注催产素

D. 静脉注射麦角新碱 　　　　E. 立即行剖宫产术

【例 6】初产妇,35 岁。妊娠 40 周,出现规律宫缩 12 小时,枕右前位,宫口开大 6 cm,S＝0,阴道流出黄绿色羊水。胎心 100 次/分。本例恰当的处理措施是

A. 吸氧,观察产程进展 　　　B. 吸氧同时剖宫产 　　　　　　C. 静脉滴注催产素

D. 胎头吸引助产 　　　　　　E. 产钳助产

【例 7】协调性子宫收缩乏力行人工破膜适用的临床情况是

A. 臀先露,宫口开大 2 cm 　　B. 足先露,宫口开大 4 cm 　C. 枕先露,S＝0,宫口开大 4 cm

D. 肩先露,宫口开大 3 cm 　　E. 胎头高直后位,宫口开大 2 cm

(2) 不协调性宫缩乏力

① 治疗 调节宫缩,恢复其极性,给予哌替啶 100 mg、吗啡 10～15 mg 肌内注射或地西泮 10 mg 静脉推注,醒后多能恢复为协调性宫缩。

② 注意 严禁应用催产素。经上述处理,不协调性宫缩乏力未能得到纠正,出现胎儿窘迫征象,或头盆不称,均应行剖宫产术。

例 8～10 共用题干

女,24 岁。足月妊娠临产 10 小时,宫口扩张 2 cm。自觉下腹部持续疼痛,孕妇烦躁不安,疼痛喊叫,宫缩频率高,子宫下段收缩最强。

【例 8】患者初步诊断是

A. 不协调性宫缩乏力 　　　　B. 协调性宫缩乏力 　　　　　　C. 骨盆狭窄

D. 胎位不正 　　　　　　　　E. 正常分娩

【例 9】患者最常见的原因是

A. 羊水过多 　　B. 头盆不称 　　C. 多胎妊娠 　　D. 巨大胎儿 　　E. 子宫畸形

【例 10】此时应首选的措施是

A. 静脉滴注催产素 　　　　　B. 行剖宫产 　　　　　　　　　C. 肌内注射哌替啶

D. 人工破膜 　　　　　　　　E. 无需任何处理

二、子宫收缩过强

1. 分类

子宫收缩过强分为协调性子宫收缩过强和不协调性子宫收缩过强。

(1) 协调性子宫收缩过强 又分为无阻力时的急产和有阻力时的病理缩复环。

(2) 不协调性子宫收缩过强 又分为全部子宫肌收缩的强直性子宫收缩和局部子宫肌收缩的子宫痉挛性狭窄环。

2. 表现

(1) 协调性子宫收缩过强

① 急产 宫缩的节律性、对称性和极性均正常,仅子宫收缩力过强、过频。产道无阻力,宫口迅速开全,宫口扩张速度＞5 cm/h(初产妇)或 10 cm/h(经产妇),总产程＜3 h。

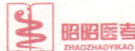

②病理缩复环　伴头盆不称、胎位异常或瘢痕子宫,出现病理缩复环甚或子宫破裂。

(2)不协调性子宫收缩过强

①强直性子宫收缩　几乎均由外界因素异常所致。子宫强力收缩,宫缩间歇期短或无间歇。产妇烦躁不安,持续性腹痛,拒按。胎位触不清,胎心听不清。有时可出现病理缩复环、肉眼血尿等先兆子宫破裂征象。

②子宫痉挛性狭窄环　子宫壁局部肌肉呈痉挛性、不协调性收缩所致的环状狭窄,持续不放松。产妇持续性腹痛,烦躁不安,宫颈扩张缓慢,胎先露部下降停滞,胎心时快时慢。阴道检查在宫腔内触及不随宫缩上升的、较硬、无弹性的狭窄环。

3. 治疗

(1)协调性子宫收缩过强　有急产史的孕妇,在预产期前1～2周应提前住院待产。临产后不应灌肠。提前做好接产及抢救新生儿窒息的准备。胎儿娩出时,勿使产妇向下屏气。产后仔细检查宫颈、阴道、外阴,有撕裂应及时缝合。未消毒接产应给予抗生素预防感染。

(2)不协调性子宫收缩过强　强直性子宫收缩应及时给予宫缩抑制剂,仍不能缓解时应行剖宫产术。子宫痉挛性狭窄环应停止阴道内操作及停用催产素,给予镇静剂。狭窄环仍不能缓解、宫口未开全、胎先露部高浮或出现胎儿窘迫征象时,均应立即剖宫产。

【例11】初产妇,26岁。妊娠39周。分娩过程中自觉下腹部持续疼痛,拒按,烦躁不安。产科检查:下腹部压痛,胎位触不清,胎心不规律,宫口停止扩张,胎先露部下降停止。诊断为"高张性宫缩乏力"。下列处理错误的是

A. 处理原则是调节子宫收缩,恢复正常节律及其极性　　B. 立即静脉注射催产素

C. 经上述处理未能得到纠正者,均应行剖宫产术　　D. 给予强镇静剂

E. 若不协调宫缩已被控制,但宫缩仍弱,可静脉滴注催产素

第2节　产道异常

一、骨产道异常

1. 狭窄骨盆的分类

(1)骨盆入口平面　常见于扁平骨盆,以骨盆的入口平面前后径狭窄为主。主要以对角径和骨盆入口前后径为标准,包括单纯扁平骨盆和佝偻病性扁平骨盆。

分级	指标
Ⅰ级为临界性狭窄	对角径 11.5 cm 或骨盆前后径 10 cm,多数可以经过阴道自然分娩
Ⅱ级为相对性狭窄	对角径 10.0 cm 或骨盆前后径 9.0 cm,阴道分娩难度明显增加
Ⅲ级为绝对性狭窄	对角径≤9.5 cm 或骨盆前后径≤8 cm,必须剖宫产结束妊娠

【例12】属于骨盆狭窄的径线是

A. 髂棘间径 24 cm　　　　B. 骶耻外径 19 cm　　　　C. 骨盆入口前后径 10 cm

D. 坐骨棘间径 10 cm　　　E. 坐骨结节间径 7.5 cm,出口后矢状径 8 cm

(2)中骨盆平面狭窄　较入口平面狭窄更常见,主要见于男型骨盆和类人猿骨盆,以坐骨棘间径及中骨盆后矢状径狭窄为主。

分级	指标
Ⅰ级为临界性狭窄	坐骨棘间径 10 cm,坐骨棘间径加中骨盆后矢状径为 13.5 cm
Ⅱ级为相对性狭窄	坐骨棘间径 8.8～9.5 cm,坐骨棘间径加中骨盆后矢状径为 12.0～13.0 cm
Ⅲ级为绝对性狭窄	坐骨棘间径≤8.0 cm,坐骨棘间径加中骨盆后矢状径为 11.5 cm

【例13】初产妇,26岁。妊娠39周,出现规律宫缩17小时,查宫口扩张4 cm,持续枕左横位,S=0,胎心140次/分。与目前产程进展相符的骨盆测量结果是

A. 骶耻外径 19 cm　　　　B. 坐骨棘间径 9 cm　　　　C. 髂嵴间径 26 cm

D. 坐骨结节间径 8.5 cm　　E. 髂棘间径 24 cm

(3)骨盆出口平面狭窄　主要见于男型骨盆,以坐骨结节间径及骨盆出口后矢状径狭窄为主。

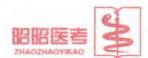

① 出口平面狭窄标准

分级	指标
Ⅰ级为临界性狭窄	坐骨结节间径 7.5 cm,坐骨结节间径加出口后矢状径为 15.0 cm。
Ⅱ级为相对性狭窄	坐骨结节间径 6.0～7.0 cm,坐骨结节间径加出口后矢状径为 12.0～14.0 cm。
Ⅲ级为绝对性狭窄	坐骨结节间径≤5.5 cm,坐骨结节间径加出口后矢状径≤11.0 cm。

② 漏斗型骨盆　坐骨切迹<2 横指,耻骨弓角度<90°,坐骨结节间径加出口后矢状径<15 cm,为漏斗型骨盆。

③ 横径狭窄骨盆　与类人猿型骨盆类似,骨盆各平面横径均缩短,入口平面呈纵椭圆形。

(4) 均小骨盆　骨盆三个平面均狭窄,小于正常值 2 cm,称均小骨盆,多见于身材矮小、体型匀称的妇女。

(5) 畸形骨盆　骨盆失去正常形态及对称性,包括跛行及脊柱侧突所致的偏斜骨盆和骨盆骨折所致的畸形骨盆。

① 偏斜骨盆　骨盆两侧的斜径(一侧髂后上棘与对侧髂前上棘间径)或一侧直径(同侧髂后上棘与髂前上棘间径)之差>1 cm。

② 畸形骨盆　常见于尾骨骨折导致尾骨尖前翘或骶尾关节融合使骨盆出口前后径缩短,导致骨盆出口狭窄而影响分娩。

【例14】初孕妇,25 岁。妊娠38 周。骨盆外测量:骶耻外径 18.5 cm,髂嵴间径 27 cm,坐骨结节间径 7.5 cm。本例孕妇的骨盆应诊断为

A. 单纯扁平骨盆　　　　B. 佝偻病性扁平骨盆　　　C. 均小骨盆

D. 漏斗型骨盆　　　　　E. 男型骨盆

【例15】孕妇坐骨结节间径为 7 cm 时,还应测量

A. 耻骨弓角度　B. 对角径　　C. 坐骨棘间径　　D. 出口前矢状径　E. 出口后矢状径

2. 治疗

(1) 骨盆入口平面狭窄的处理

① 绝对性骨盆入口平面狭窄　骨盆入口前后径≤8.0 cm,对角径≤9.5 cm,胎头跨耻征阳性者,足月活胎不能入盆,不能经阴道分娩,应行剖宫产术结束分娩。

② 相对性骨盆入口平面狭窄　骨盆入口前后径 8.5～9.5 cm,对角径 10.0～11.0 cm,胎头跨耻征可疑阳性者,足月活胎体重<3 000 g,胎心率及产力正常,应试产。胎膜未破者在宫口扩张 3 cm 时行人工破膜。破膜后宫缩较强,产程进展顺利,多能经阴道分娩。试产 2～4 小时,胎头仍不能入盆,或伴有胎儿窘迫征象,应及时剖宫产。胎膜已破,为减少感染应适当缩短试产时间。

(2) 中骨盆平面狭窄的处理　胎头俯屈及内旋转受阻,易发生持续性枕横位或枕后位。若宫口开全,胎头双顶径达坐骨棘水平或更低(S≥3),可经阴道助产;若胎头双顶径未达坐骨棘水平(S<3),或出现胎儿窘迫征象,应剖宫产。

(3) 骨盆出口平面狭窄的处理　不应试产。出口横径与出口后矢状径之和>15 cm 时,多能经阴道分娩;两者之和<15 cm 时,足月胎儿不能经阴道分娩,应行剖宫产。

(4) 骨盆三个平面狭窄的处理　主要是均小骨盆。估计胎儿不大,胎位正常,头盆相称,宫缩好,可以试产;胎儿较大,明显头盆不称,胎儿不能通过产道,应尽早剖宫产。

(5) 畸形骨盆的处理　根据畸形程度、狭窄程度、胎儿大小等具体情况分析。若畸形较重,明显头盆不称,应及时行剖宫产术。

【例16】初孕妇,26 岁。妊娠40 周,规律宫缩8 小时,宫缩 40～50 秒/4～5 分钟,胎心 140 次/分,枕右前位,估计胎儿体重 3 500 g,先露－1,宫口开大 2 cm。骨盆外测量提示均小骨盆。本例正确的处理措施是

A. 静脉滴注催产素　　　　B. 立即行剖宫产术　　　　C. 肌内注射哌替啶

D. 静脉滴注葡萄糖液　　　E. 暂不处理,继续观察

二、软产道异常

1. 概述

软产道包括阴道、宫颈、子宫及盆底软组织。软产道异常也可导致异常分娩。

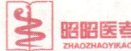

2. 分类

阴道异常	阴道横隔、阴道纵隔、阴道包块等
宫颈异常	宫颈粘连和瘢痕、宫颈坚韧、宫颈水肿及子宫颈癌
子宫异常	子宫畸形、瘢痕子宫
盆腔肿瘤	子宫肌瘤、卵巢肿瘤等

第3节 胎位异常

胎位异常包括胎头位置异常、臀先露及肩先露,是造成难产常见的原因。

一、持续性枕后(横)位

1. 概述

分娩过程中,胎头以枕后(横)位衔接。胎头枕骨持续不能转向前方,直至分娩后期仍位于母体骨盆后(侧)方,致使分娩困难,称持续性枕后(横)位。

2. 临床表现

临产后胎头衔接较晚,常导致协调性宫缩乏力及宫口扩张缓慢。枕骨持续位于骨盆后方压迫直肠,出现肛门坠胀及排便感,宫口尚未开全,过早使用腹压,易导致宫颈前唇水肿和产妇疲劳,影响产程进展。当阴道口见到胎发,历经多次宫缩屏气不见胎头继续下降时,应想到可能是持续性枕后(横)位。

3. 体格检查

(1) 体征 宫底触及胎臀,胎背偏向母体后(侧)方,在对侧触及胎儿肢体。胎心在脐下一侧偏外方听得最响亮。

(2) 肛门检查或阴道检查 枕后位时肛查盆腔后部空虚。胎头矢状缝位于骨盆斜径上,后囟(枕部)在骨盆左后方为枕左后位,反之为枕右后位。查明胎头矢状缝位于骨盆横径上,后囟在骨盆左侧方为枕左横位,反之为枕右横位。耳郭朝向骨盆后方,诊断为枕后位;耳郭朝向骨盆侧方,诊断为枕横位。

4. 辅助检查

B超检查 根据胎头眼眶及枕部位置,可准确探清胎头位置。

5. 治疗

持续性枕后位、枕横位在骨盆无异常、胎儿不大时,可以试产。

(1) 第一产程 ①潜伏期保证产妇饮食和充分休息,可给予哌替啶或地西泮。②嘱产妇向胎腹方向侧卧。③若宫缩欠佳,应尽早静脉滴注催产素。④活跃期宫口开大 3~4 cm,产程停滞可行人工破膜。⑤宫口开全之前,嘱产妇不要过早屏气用力,以免引起宫颈前唇水肿。⑥出现胎儿窘迫征象或每小时宫口开大<1 cm,应行剖宫产术结束分娩。

(2) 第二产程 初产妇已近 2 小时,经产妇已近 1 小时,应行阴道检查。①胎头双顶径达坐骨棘平面或更低(S≥3),徒手将胎头枕部转向前方,或自然分娩,或阴道助产(低位产钳术或胎头吸引术)。②胎头位置较高疑有头盆不称,需行剖宫产。

(3) 第三产程 产程延长易发生产后出血。有软产道裂伤应及时修补。产后给予抗生素预防感染。

二、臀先露

1. 概述

臀先露是最常见的异常胎位,以骶骨为指示点,有骶左(右)前、骶左(右)横和骶左(右)后六种体位。

2. 分类

单臀先露或腿直臀先露	胎儿双髋关节屈曲,双膝关节直伸,先露臀部,最多见
完全臀先露或混合臀先露	胎儿双髋关节及双膝关节均屈曲,有如盘腿坐,先露臀部和双足,较多见
不完全臀先露	以一足或双足、一膝或双膝、一足一膝为先露,较少见

3. 临床表现

(1) 症状 胎臀不能紧贴宫颈,常导致宫缩乏力,宫口扩张缓慢,产程延长。

(2) 腹部检查 子宫呈纵椭圆形,宫底触到圆而硬、按压有浮球感的胎头,耻骨联合上方触到不规则、软而宽的胎臀,胎心在脐左(或右)上方听得最清楚。

(3) 阴道检查 触及软而不规则的胎臀或触到胎足、胎膝。了解宫口扩张程度及有无脐带脱垂。若

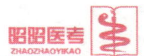

胎膜已破能直接触到胎臀、外生殖器及肛门。手指放入肛门内有环状括约肌收缩感,手指取出有胎粪。

【例17】初孕妇,26岁,妊娠38周。主诉肋下有块状物。腹部检查:子宫呈纵椭圆形,胎先露部较软且不规则,胎心在脐上偏左。本例应诊断为

    A. 枕先露   B. 臀先露   C. 面先露   D. 肩先露   E. 复合先露

4. 辅助检查

B超能准确探清臀先露类型以及胎儿大小和胎头姿势。

5. 治疗

(1)妊娠期处理

① 妊娠30周前 妊娠30周前臀先露多能自行转为头先露,不需处理。

② 妊娠30周后 妊娠30周后仍为臀先露应予矫正。矫正方法:胸膝卧位;激光照射或艾灸至阴穴;外转胎位术,用于上述矫正方法无效者,于妊娠36～37周进行。

【例18】选用外转胎位术纠正臀先露的最佳时期是

    A. 妊娠22～24周   B. 妊娠26～28周   C. 妊娠32～34周

    D. 妊娠34～36周   E. 妊娠38～40周

【例19】初产妇,26岁。妊娠38周,不完全臀先露,胎心良好,胎膜未破,估计胎儿体重>3 800 g。最恰当的处理方法是

    A. 等待自然分娩   B. 阴道镜检查   C. 催产素静脉滴注   D. 人工破膜   E. 行剖宫产术

(2)分娩期处理 临产初期进行正确判断,决定分娩方式。

① 剖宫产指征 狭窄骨盆、软产道异常、胎儿体重>3 500 g、胎儿窘迫、高龄初产、有难产史、不完全臀先露等。

② 决定经阴道分娩的处理

第一产程:应侧卧,不宜站立走动。少做肛查,不灌肠,避免胎膜破裂。一旦破膜立即听胎心。若胎心变慢或变快,应行阴道检查,了解有无脐带脱垂。若有脐带脱垂,胎心尚好,宫口未开全,立即剖宫产。若无脐带脱垂,严密观察胎心及产程进展。为使宫颈和阴道充分扩张,消毒外阴之后,用"堵"外阴法。宫缩时用无菌巾以手掌堵住阴道口,使胎臀下降,待宫口及阴道充分扩张后使胎臀娩出。

第二产程:导尿排空膀胱。初产妇应做会阴侧切术。有三种分娩方式:第一种是自然分娩,胎儿娩出不做任何牵拉,极少见。第二种是臀位助产,当胎臀自然娩出至脐部后,胎肩及后出胎头由接产者协助娩出。脐部娩出后,应在2～3分钟娩出胎头,最长不能超过8分钟。后出胎头娩出用单叶产钳效果佳。第三种是臀牵引术,胎儿全部由接产者牵拉娩出,对胎儿损伤大,应禁止使用。

第三产程:产程延长易并发子宫乏力性出血。胎盘娩出后,肌内注射催产素或麦角新碱防止产后出血。行手术操作及软产道损伤应及时缝合,并给予抗生素预防感染。

三、肩先露

1. 概述

胎体纵轴与母体纵轴相垂直,胎体横卧于骨盆入口之上,先露为肩,称肩先露,是对母儿最不利的胎位。除死胎及早产儿胎体可折叠娩出外,足月活胎不能经阴道娩出。

2. 临床表现

(1)初始表现 胎肩不能紧贴子宫下段及宫颈内口,易发生宫缩乏力。胎肩对宫颈压力不均,易发生胎膜早破。破膜后羊水外流,胎儿上肢或脐带容易脱出,导致胎儿窘迫甚至死亡。随宫缩加强,胎肩及胸廓一部分被挤入盆腔内,胎体折叠弯曲,胎颈拉长,上肢脱出于阴道口外,胎头和胎臀仍被阻于骨盆入口上方,形成嵌顿性肩先露。

(2)后期表现 宫缩继续增强,子宫上段越来越厚。子宫下段被动扩张、越来越薄,子宫上、下段肌壁厚薄悬殊,形成环状凹陷,并随宫缩逐渐升高,可高达脐上,形成病理缩复环,是子宫破裂先兆,若不及时处理,将发生子宫破裂。

【例20】与病理缩复环关系最相关的是

    A. 双胎妊娠   B. 重度先兆子痫 C. 胎盘早剥   D. 前置胎盘   E. 嵌顿性肩先露

【例21】嵌顿性肩先露通常不易引起

    A. 病理缩复环   B. 宫腔内感染   C. 脐带脱垂   D. 胎盘早剥   E. 胎死宫内

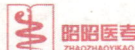

3. 腹部检查

（1）体征　子宫呈横椭圆形，横径宽。宫底部及耻骨联合上方空虚，在母体腹部一侧触到胎头，另侧触到胎臀。肩前位时，胎背朝向母体腹壁，触之宽大、平坦；肩后位时，胎儿肢体朝向母体腹壁，触及不规则小肢体。**胎心在脐周两侧听诊最清楚。**

（2）肛门检查或阴道检查　胎膜未破者，肛查不易触及胎先露部。胎膜已破、宫口已扩张者，阴道检查可触及肩胛骨或肩峰、锁骨、肋骨及腋窝。腋窝尖端指向胎儿肩部及头端，据此决定胎头在母体左（右）侧。肩胛骨朝向母体前（后）方决定肩前（后）位。胎头在母体右侧，肩胛骨朝向后方，为肩右后位。胎手脱出于阴道口外，用握手法鉴别胎儿左手或右手，检查者只能与胎儿同侧手相握。例如肩右前位时左手脱出，检查者用左手与胎儿左手相握，余类推。

4. 辅助检查

B超能准确探清肩先露具体胎位。

5. 治疗

（1）妊娠期处理　妊娠后期发现肩先露应及时矫正。可采用**胸膝卧位**、激光照射至阴穴。上述矫正方法无效，试行外转胎位术。外转胎位术失败，应提前住院决定分娩方式。

（2）分娩期处理　根据胎产次、胎儿大小、胎儿是否存活、宫口扩张程度、胎膜是否破裂、有无并发症等，决定分娩方式。

临床特点	处理方式
足月活胎，伴产科指征（如狭窄骨盆、前置胎盘、有难产史等）	临产前剖宫产
初产妇、足月活胎或经产妇、足月活胎	应剖宫产
宫口>5 cm，破膜不久，羊水未流尽	行内转胎位术，转成臀先露，待宫口开全助产娩出
双胎妊娠、足月活胎、第二胎儿肩先露	行内转胎位术
出现先兆子宫破裂或子宫破裂征象，无论胎儿是否存活	应立即剖宫产
胎儿已死，无先兆子宫破裂征象，宫口近开全	行断头术或碎胎术

➤ 参考答案如下，详细答案参见 2021 版《国家临床执业及助理医师资格考试精选真题考点精析》。

1. A	2. B	3. A	4. C	5. C	6. B	昭昭老师提示：关注官方微信，获得第一手考试资料。
7. C	8. A	9. B	10. C	11. B	12. C	
13. B	14. D	15. E	16. B	17. B	18. C	
19. E	20. E	21. D	—	—	—	

第 12 章　分娩期并发症

➤ **2021 考试大纲**

①子宫破裂；②产后出血；③羊水栓塞；④脐带先露与脐带脱垂。

➤ **考纲解析**

近 20 年的医师考试中，本章的考试重点是**子宫破裂、产后出血及羊水栓塞**，执业医师每年考查分数为 1～2 分，助理医师每年考查分数为 0～1 分。

第 1 节　子宫破裂

一、概　述

子宫破裂是指在分娩期或妊娠晚期子宫体部或子宫下段发生破裂，是产科的严重并发症。

二、病　因

梗阻性难产是引起子宫破裂最常见的原因，包括骨盆狭窄、头盆不称、软产道阻塞、胎位异常、巨大胎儿、胎儿畸形等，胎先露下降受阻，子宫强烈收缩，易发生子宫破裂。瘢痕子宫、子宫收缩药物使用不当、分娩前肌内注射催产素、静脉滴注过量催产素、使用前列腺素栓剂、子宫收缩药物使用不当、宫颈口未开

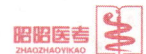

全时行产钳或臀牵引术,均可引起子宫破裂。

三、分 类

按发生原因,分为自然破裂和损伤性破裂;按破裂部位,分为子宫体部破裂和子宫下段破裂;按破裂程度,分为完全性破裂和不完全性破裂。

四、临床表现

子宫破裂多发生于分娩期,多数分为先兆子宫破裂和子宫破裂两个阶段。

1. 先兆子宫破裂 见于产程长、有梗阻性难产因素的产妇。子宫病理缩复环形成、下腹部压痛、胎心率异常和血尿,是先兆子宫破裂四大主要表现。

子宫强直收缩	产妇烦躁不安、呼吸及心率加快,下腹部剧痛难忍,出现少量阴道流血
病理缩复环	胎头先露部下降受阻,子宫收缩过强,出现子宫体部肌肉增厚变短,子宫下段肌肉变薄拉长,在两者之间形成环状凹陷。此环可上升达肚脐水平或肚脐上方,压痛明显
血 尿	膀胱受压充血,出现排尿困难及血尿
胎 心	宫缩过强,导致胎儿触摸不清,胎心率加快或减慢,或听诊不清

【例1】初产妇,26 岁,妊娠 40 周。临产后 10 小时出现烦躁不安,自述下腹痛难忍。检查:腹部见病理缩复环,下腹拒按,胎心听不清,导尿为血尿。此病例应诊断为
  A. 先兆子宫破裂   B. 子宫破裂   C. 重度胎盘早剥
  D. 羊水栓塞   E. 妊娠合并急性泌尿系感染

【例2】初孕妇,24 岁,妊娠 39 周。腹痛 2 天,加剧 1 小时。查体:BP 130/90 mmHg,心率 106 次/分。下腹拒按,阴道口可见胎儿上肢,胎心音消失。导尿呈淡红色。首选的处理措施是
  A. 行毁胎术   B. 内倒转后臀牵引   C. 行胎头吸引术
  D. 立即剖宫产   E. 行产钳助产术

2. 子宫破裂

不完全性子宫破裂	①子宫肌层部分或全层裂伤,但浆膜层完整,腹腔和宫腔不通; ②多见于子宫下段剖宫产切口瘢痕破裂
完全性子宫破裂	子宫肌壁全层破裂,宫腔与腹腔相通。产妇突感下腹部撕裂样剧痛,宫缩骤然停止,出现低血压、休克征象及腹膜炎表现

【例3】关于子宫破裂的临床表现,正确的是
  A. 病理缩复环不再升高   B. 产妇突感子宫收缩停止   C. 产妇疼痛难忍
  D. 胎体触不清   E. 阴道多量鲜血流出

五、治 疗

1. 确诊先兆子宫破裂 应立即抑制宫缩,肌内注射哌替啶 100 mg 或静脉全身麻醉,缓解子宫破裂的进程,并立即剖宫产。

2. 子宫破裂无论胎儿是否存活,均应尽快手术治疗 子宫破口整齐、距破裂时间短、无明显感染或患者全身状况差不能承受大手术,均行破口修补术。子宫破口大、不整齐、有明显感染者,应行子宫次全切除。破口大、撕裂伤超过宫颈者,应行子宫全切除。手术前后给予大量广谱抗生素控制感染。严重休克者应就地抢救,必须转院者,应在输血、输液、包扎腹部后方可转送。

例 4～5 共用题干

初产妇,妊娠 37 周。8 小时前突然出现阴道流液,如尿样。6 小时前开始出现规律宫缩,因胎手脱出于阴道口 2 小时就诊。查体:产妇烦躁不安,腹痛拒按,脉搏 110 次/分,呼吸 28 次/分,胎心 160 次/分,导尿时血尿。

【例4】诊断首先考虑
  A. 胎膜早破   B. 子宫破裂   C. 先兆子宫破裂   D. 前置胎盘   E. 胎盘早剥

【例5】最适宜的处理是
  A. 口服地西泮   B. 消毒后还纳肢体   C. 全麻下行内倒转术
  D. 立即行剖宫产   E. 等待宫口开全后行牵引术

六、预 防

1. 做好计划生育工作 避免多次人工流产,节制生育、减少多产。

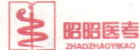

2. **做好围生期保健工作** 认真做好产前检查。瘢痕子宫、产道异常者，提前入院待产。

3. **严格掌握缩宫剂应用指征** 头盆不称、胎儿过大、胎位异常或曾行子宫手术者产前均禁用催产素。应用催产素引产时，应有专人守护，小剂量静脉缓慢滴注，严防发生过强宫缩。正确掌握产科手术助产的指征及操作常规，阴道助产术后应仔细检查宫颈及宫腔，及时发现损伤给予修补。正确掌握剖宫产指征。

第2节 产后出血

一、概 述

胎儿娩出后24小时内失血量超过500 mL(剖宫产术中失血量超过1 000 mL)称产后出血,包括胎儿娩出后至胎盘娩出前、胎盘娩出后至产后2小时、产后2小时至产后24小时三个时期。出血多发生在前两期。产后出血是我国产妇首位死亡原因。

【例6】产后出血是指阴道流血量在胎儿娩出后24小时内超过
　　A. 300 mL　　　B. 400 mL　　　C. 500 mL　　　D. 600 mL　　　E. 500 mL

二、病 因

1. **宫缩乏力** 宫缩乏力不能有效关闭胎盘附着部宫壁血窦而致流血过多,是产后出血最常见的原因。产妇精神过度紧张、临产后过多使用镇静剂、产程延长、产妇衰竭、子宫过度膨胀(如双胎妊娠、羊水过多、巨大胎儿)均可导致宫缩乏力。

2. **胎盘因素** 胎盘部分剥离、胎盘剥离后滞留、胎盘嵌顿、胎盘粘连、胎盘植入、胎盘胎膜部分残留,也是产后出血的常见原因。

3. **软产道裂伤** 宫缩过强、产程进展过快、胎儿过大,可致会阴阴道裂伤。出血较多的宫颈裂伤发生在胎儿过快通过未开全的宫颈时。

4. **凝血功能障碍** 妊娠合并重症肝炎、宫内死胎滞留过久、Ⅱ度或Ⅲ度胎盘早剥、重度子痫前期和羊水栓塞等,均可影响凝血或引起弥散性血管内凝血,导致凝血障碍,子宫出血不凝,不易止血。

【例7】产后出血最主要的原因是
　　A. 子宫收缩乏力　　B. 胎盘因素　　　C. 软产道损伤　　　D. 凝血功能障碍　　E. 血小板计数减少

三、诊 断

1. **宫缩乏力** 出血特点是出现在胎盘剥离后,在未剥离前阴道不流血或仅有少量流血,胎盘剥离后因宫缩乏力使子宫出血不止。流出的血液能凝固。产妇出现失血性休克表现。检查腹部子宫轮廓不清。

2. **胎盘因素** 胎儿娩出后10分钟内胎盘未娩出,阴道大量流血,应考虑胎盘因素,如胎盘部分剥离、嵌顿、胎盘部分粘连或植入。盘残留是引起产后出血的常见原因,胎盘娩出后应常规检查胎盘及胎膜是否完整。胎盘胎儿面有断裂血管,应考虑副胎盘残留。

3. **软产道裂伤** 出血特点是出现在胎儿娩出后,血色鲜红。
　(1) **宫颈裂伤** 常发生在宫颈3点、9点处,有时可上延至子宫下段。
　(2) **阴道裂伤** 多在阴道侧壁、后壁和会阴部,多呈不规则裂伤。
　(3) **会阴裂伤可分四度**

Ⅰ度裂伤	指会阴部皮肤及阴道入口黏膜撕裂,出血不多
Ⅱ度裂伤	指裂伤已达会阴体筋膜及肌层,累及阴道后壁黏膜,向阴道后壁两侧沟延伸并向上撕裂,解剖结构不易辨认,出血较多
Ⅲ度裂伤	指裂伤向会阴深部扩展,肛门外括约肌已断裂,直肠黏膜尚完整
Ⅳ度裂伤	指肛门、直肠和阴道完全贯通,直肠肠腔外露,组织损伤严重,出血可不多

4. **凝血功能障碍** 在孕前或妊娠期已有出血倾向,胎盘剥离或产道有损伤时,出现凝血功能障碍,表现为血不凝及不易止血。

➤ 昭昭老师总结:产后出血的表现及诊断

表 现	诊 断
胎儿娩出后立即发生阴道流血,色鲜红	软产道裂伤
胎儿娩出后数分钟出现阴道流血,色暗红	胎盘因素

续表

表 现	诊 断
胎儿娩出后持续流血,且血液**不凝**	凝血功能障碍
失血表现明显,伴有阴道疼痛而流血不多	隐匿性软产道损伤,如阴道血肿

【例8】初产妇,25 岁。因第二产程延长,行产钳助产。产后阴道流血**约 800 mL**。诊断为**子宫收缩乏力所致**。其主要临床表现为

A. 胎盘剥离延缓而出血   B. 胎盘娩出后出血无血块   C. 胎盘未娩出时出血不止

D. 胎儿娩出后立即流血不止   E. 胎盘娩出后阵发性出血时多时少

【例9】经产妇,27 岁,妊娠 39 周,**双胎妊娠**。第一胎儿枕先露自然分娩,第二胎儿间隔 8 分钟臀位助产娩出,历经 10 分钟娩出胎盘,随后阴道流血量达 **600 mL**。最可能的诊断是

A. 副胎盘残留   B. 胎盘残留   C. 子宫收缩乏力   D. 宫颈裂伤   E. 凝血功能障碍

例 10～11 共用选项

A. 子宫收缩乏力   B. 软产道裂伤   C. 胎盘剥离不全   D. 胎盘部分粘连   E. 凝血功能障碍

【例10】胎盘剥离延缓,剥离后阴道流血不止,有血块,**检查子宫轮廓不清**,应诊断为

【例11】胎儿娩出后立即出现持续性阴道流血,**色鲜红**,子宫轮廓清楚,应诊断为

【例12】初产妇,胎儿娩出 5 分钟后,阴道流血达 300 mL,**暗红色**,有凝血块。首先考虑的是

A. 宫颈裂伤   B. 凝血功能障碍   C. 子宫收缩乏力   D. 胎盘部分剥离   E. 子宫胎盘卒中

四、治 疗

处理原则是迅速止血,纠正失血性休克和控制感染。

1. 宫缩乏力 加强宫缩是最有效的止血方法。按摩子宫,同时肌内注射或静脉缓慢注射催产素 10 U 加于 0.9％氯化钠注射液 500 mL 中。必要时催产素 10 U 直接行宫体注射,或肌内注射或静脉缓慢注射麦角新碱 0.2 mg,心脏病产妇慎用。若无显著效果,行宫腔纱条填塞法、结扎子宫动脉上行支或髂内动脉,直至子宫切除。

2. 胎盘因素 疑有胎盘滞留时,立即做阴道及宫腔检查。若胎盘已剥离则应立即取出胎盘。若为胎盘粘连,可行徒手剥离胎盘后取出。若剥离困难疑有胎盘植入,切忌强行剥离,以手术切除子宫为宜。胎盘和胎膜残留可行钳刮术或刮宫术。

3. 软产道裂伤 应彻底止血,按解剖层次逐层缝合裂伤。宫颈裂伤有活动性出血应缝合。缝合第一针应超过裂口顶端 0.5 cm。修补阴道和会阴裂伤时,需按解剖层次缝合各层,不留死腔,避免缝线穿透直肠黏膜。

4. 凝血功能障碍 首先应排除子宫收缩乏力、胎盘因素、软产道损伤等原因引起的出血。尽快输新鲜全血,补充血小板、纤维蛋白原或凝血酶原复合物及凝血因子。

五、预 防

重视产前保健、正确处理产程和加强产后观察,能有效降低产后出血的发病率。

第3节 羊水栓塞

一、概 述

在分娩过程中羊水突然进入母体血循环引起急性肺栓塞、过敏性休克、弥散性血管内凝血等一系列严重症状的综合征,称羊水栓塞。发生于足月妊娠时,产妇死亡率高达 80％以上;也可发生于妊娠早、中期流产,病情较轻,死亡少见。

二、发病机制

羊膜腔内压力增高、胎膜破裂和宫颈或宫体损伤处有开放的静脉或血窦是导致羊水栓塞发生的基本条件。高龄初产妇和多产妇、过强宫缩、急产、胎膜早破、前置胎盘、胎盘早剥、子宫不完全破裂、剖宫产等,均可诱发羊水栓塞发生。

三、病因及病理生理

1. 病因 一般认为是由羊水污染中的胎儿毳毛、胎脂、胎粪进入母体血循环引起的。

2. 病理生理 羊水本身是强凝物质,能促进血液凝固阻塞肺毛细血管。反射性迷走神经兴奋引起肺血管及冠状血管痉挛。肺动脉压升高引起急性肺水肿及右心衰竭。全身各组织及重要器官如脑、肾严重缺氧,可导致产妇迅速死亡。羊水中含多量凝血活酶,进入母血后引起弥散性血管内凝血,消耗大量凝血因子及纤维蛋白原。羊水中还含有纤溶激活酶,激活纤溶系统使血液不凝,导致严重的产后出血。

四、临床表现

1. 典型表现 起病急骤、病情凶险。多发生于分娩过程中,破膜不久,产妇出现呛咳、烦躁不安,继而出现呼吸困难、发绀、抽搐、昏迷,脉搏细数、血压下降、心率加快、肺底部湿啰音。严重者仅惊叫一声或打一个哈欠后,在数分钟内死亡。

2. 后期表现 度过呼吸循环衰竭和休克期的患者进入凝血功能障碍阶段,出现难以控制的大量阴道流血、切口渗血、全身皮肤黏膜出血、血尿以及消化道大出血,产妇可死于出血性休克。后期存活的患者出现少尿(或无尿)和尿毒症表现。主要为循环功能衰竭引起的肾缺血、缺氧,导致肾器质性损害。

【例13】 健康妊娠妇女在分娩时突然发绀、呼吸困难、休克,应首先考虑为

A. 过敏性休克   B. 羊水栓塞   C. 空气栓塞

D. 血栓栓塞   E. 血型不合引起急性溶血

【例14】 女,25岁,妊娠37周,G1P0。因羊膜破裂入院待产。既往身体健康,无传染病及遗传性疾病史。分娩过程顺利,产一男婴,7斤重。分娩后突然出现呼吸困难、发绀、抽搐、休克并死亡。最可能发生的是

A. 血栓形成   B. 空气栓塞   C. 脂肪栓塞   D. 心肌梗死   E. 羊水栓塞

【例15】 初产妇,28岁。孕足月临产后静脉滴注催产素,自然破膜1分钟后出现烦躁不安、呛咳、呼吸困难、发绀,数分钟后死亡。该患者最可能的诊断是

A. 子宫破裂   B. 重度胎盘早剥   C. 重度子痫前期   D. 子痫   E. 羊水栓塞

五、实验室检查

血涂片查找羊水有形物质(胎毛、胎质、胎粪等)可以确诊。

【例16】 羊水栓塞的确诊依据是

A. 突发呼吸困难   B. 查到胎儿有核红细胞   C. 休克及昏迷

D. 出血不止   E. 腔静脉中查到胎脂、胎粪

六、治 疗

1. 抗过敏,解除肺动脉高压,改善低氧血症

供 氧	保持呼吸道通畅,立即面罩吸氧
抗过敏	给予大剂量肾上腺糖皮质激素
解除肺动脉高压	应用解痉药物缓解肺动脉高压,改善肺血流低灌注,首选盐酸罂粟碱

2. 抗休克

补充血容量	应用低分子右旋糖酐及葡萄糖注射液,抗休克时滴注速度为20～40 mL/min,每天用量不超过1 000 mL
升血压	首选多巴胺,可扩张肾血管,并有一定的肾保护作用
纠正酸中毒	5%碳酸氢钠 250 mL 静脉滴注

3. 防治DIC 早期高凝状态选用肝素,后期抗纤溶亢进药物选择氨基己酸、氨甲环酸等。

4. 预防肾衰,防治感染

【例17】 抢救羊水栓塞的首要措施是

A. 纠正DIC及继发纤溶   B. 纠正呼吸循环衰竭   C. 纠正肾衰竭

D. 立即终止妊娠   E. 切除子宫

第4节 脐带先露与脐带脱垂

一、概 述

胎膜未破时脐带位于胎先露部前方或一侧,称脐带先露。胎膜破裂脐带脱出于宫颈口外,降至阴道内甚至露于外阴部,称脐带脱垂。

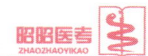

二、病　因

容易发生在胎先露未衔接时：①头盆不称、胎头入盆困难；②臀先露、肩先露、枕后位等胎位异常；③胎儿过小；④羊水过多；⑤脐带过长；⑥脐带附着异常及低置胎盘等。

三、对母儿的影响

1. 对产妇的影响　增加剖宫产率。

2. 对胎儿的影响　脐带先露宫缩时胎先露下降，压迫脐带导致胎心率异常（变异减速：胎心率减速与宫缩无特定关系，下降迅速且下降幅度＞70 bpm，恢复迅速，是宫缩时脐带受压兴奋迷走神经所致）。胎膜已破者，脐带受压于胎先露部与骨盆之间，引起胎儿缺氧，甚至胎心消失，以头先露最严重。脐带血循环阻断超过7～8分钟，胎死宫内。

四、诊　断

1. 体征　胎膜未破，于胎动、宫缩后胎心率突然变慢，改变体位、上推胎先露及抬高臀部后迅速恢复，考虑脐带先露的可能，临产后应行胎心监护。胎膜已破出现胎心率异常，应立即阴道检查，了解有无脐带脱垂和脐带血管有无搏动。在胎先露旁或其前方以及阴道内触及脐带，或脐带脱出于外阴，即可确诊。

2. 影像学检查　B型超声及彩色多普勒超声检查有助于确诊。

五、治　疗

1. 脐带先露　经产妇、胎膜未破、宫缩良好者，取头低臀高位，密切观察胎心率，等待胎头衔接，宫口逐渐扩张，胎心持续良好，可经阴道分娩。初产妇、足先露、肩先露应行剖宫产术。

2. 脐带脱垂　发现脐带脱垂，胎心尚好，胎儿存活，应争取尽快娩出胎儿。

（1）宫口开全　胎头已入盆，行产钳术或臀牵引术。

（2）宫颈未开全　产妇立即取头低臀高位，将胎先露部上推，给予抑制宫缩药，缓解或减轻脐带受压。严密监测胎心的同时，尽快行剖宫产。

【例18】初产妇，30岁。孕37周，规律宫缩3小时。产科检查：宫口开大2 cm，臀先露，S−2，2分钟前胎膜自然破裂，胎心监护显示胎心率90次/分。阴道内诊触及搏动条索状物。最恰当的处理措施是

A. 采取头低臀高位，立即行剖宫产术　　　B. 吸氧，胎心恢复后立即行剖宫产术

C. 行外转胎位术后待自然分娩　　　　　　D. 静脉滴注催产素，宫口开全行臀牵引

E. 行内转胎位术后待自然分娩

六、预　防

妊娠晚期及临产后，超声检查有助于尽早发现脐带先露。对临产后胎先露迟迟不入盆者，尽量不做或少做肛查或阴道检查。需人工破膜时应高位破膜，避免脐带随羊水脱出。

➤ 参考答案如下，详细答案参见2021版《国家临床执业及助理医师资格考试精选真题考点精析》。

1. A	2. D	3. B	4. C	5. D	昭昭老师提示：
6. C	7. A	8. E	9. C	10. A	关注官方微信，获得第一手考试资料。
11. B	12. D	13. B	14. E	15. E	
16. E	17. B	18. A	—	—	

第 13 章　异常产褥

➤ **2021考试大纲**

①产褥感染；②晚期产后出血。

➤ **考纲解析**

近20年的医师考试中，本章的考试重点是晚期产后出血，执业医师每年考查分数为1～2分，助理医师每年考查分数为0～1分。

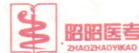

第1节　产褥感染

一、概　述

1. 产褥感染　分娩时及产褥期生殖道受病原体侵袭,出现局部或全身感染,称产褥感染。其发病率为6%。

2. 产褥病率　是指分娩24小时以后的10天内,每天口表测量体温4次,间隔时间4小时,有2次体温≥38 ℃。产褥病率常由产褥感染引起,也可由生殖道以外感染如急性乳腺炎、上呼吸道感染、泌尿系感染、血栓静脉炎等所致。产褥感染是目前导致孕产妇死亡的四大原因之一。

【例1】产褥病率是指每天用口表测4次体温,每次间隔4小时,其中有2次体温在38 ℃以上,其测量的时间是在

　　A. 产后24小时内　　　　　B. 产后24小时以后的1周内　　C. 产后24小时以后的10天内
　　D. 产后24小时以后的半个月内　　　　E. 产褥期内

二、病　因

1. 常见病原体种类　需氧性链球菌是外源性产褥感染的主要致病菌。大肠埃希菌属、葡萄球菌、类杆菌属、产气荚膜梭菌、支原体、沙眼衣原体、淋病奈瑟菌等均可导致产褥感染。

2. 感染途径

(1) 外源性感染　外界病原菌因医务人员消毒不严格或被污染衣物、手术器械及产妇临产前性生活侵入机体。

(2) 内源性感染　当抵抗力降低和细菌数量、毒力增加等感染诱因出现时,由非致病菌转化为致病菌而引起感染。

三、临床表现

发热、疼痛、异常恶露为产褥感染三大主要症状。

1. 急性外阴、阴道、宫颈炎　以葡萄球菌和大肠埃希菌感染为主。临床表现为会阴部疼痛,坐位困难,可有低热。局部伤口红肿、发硬、裂开,压痛明显,脓性分泌物流出,较重时可出现低热。阴道裂伤及挫伤感染表现为黏膜充血、水肿、溃疡、脓性分泌物增多。感染部位较深时,可引起阴道旁结缔组织炎。宫颈裂伤感染向深部蔓延,可达宫旁组织,引起盆腔结缔组织炎。

2. 急性子宫内膜炎、子宫肌炎　病原体经胎盘剥离面侵入,扩散至子宫蜕膜层称子宫内膜炎,侵入子宫肌层称子宫肌炎。两者常伴发。子宫内膜炎时内膜充血、坏死,阴道内有大量脓性分泌物且有臭味。子宫肌炎时出现腹痛,恶露增多呈脓性,子宫压痛明显,子宫复归不良,可伴发高热、寒战、头痛、白细胞明显增高等全身感染症状。

3. 急性盆腔结缔组织炎、急性输卵管炎　病原体沿宫旁淋巴和血行达宫旁组织,出现急性炎性反应,形成炎性包块并波及输卵管,导致急性输卵管炎。临床表现为下腹痛伴肛门坠胀,可伴寒战、高热、脉速、头痛等全身症状。体检下腹明显压痛、反跳痛、肌紧张,宫旁一侧或两侧结缔组织增厚、压痛和触及炎性包块,严重者整个盆腔形成"冰冻骨盆"。淋病奈瑟菌上行感染,达输卵管与盆腹腔形成脓肿后,高热不退。患者白细胞持续增高,中性粒细胞明显增多,核左移。

【例2】产褥妇,28岁,产后8天,发热、腹痛5天入院。体温39.2 ℃,血压90/60 mmHg,急性痛苦病容,下腹压痛。妇科检查:子宫如妊娠月大,触痛明显。子宫右侧触及有压痛实性肿块。本例应诊断为

　　A. 急性子宫内膜炎　　　　　B. 急性子宫肌炎　　　　　　C. 急性盆腔结缔组织炎
　　D. 急性盆腔腹膜炎　　　　　E. 弥漫性腹膜炎

【例3】女,25岁。产后10天,下腹痛伴发热3天。查体:T 39 ℃,P 98次/分,R 26次/分。脓血性恶露,有恶臭。血常规:WBC 13×10⁹/L,N 0.88。最可能的诊断是

　　A. 晚期产后出血　　B. 产褥中暑　　　C. 急性膀胱炎　　　D. 正常产褥　　　E. 产褥感染

4. 急性盆腔腹膜炎及弥漫性腹膜炎　炎症继续发展,扩散至子宫浆膜,形成盆腔腹膜炎,继而发展为弥漫性腹膜炎,全身中毒症状明显,高热、恶心、呕吐、腹胀,检查时下腹部明显压痛、反跳痛。腹膜面分泌大量渗出液,纤维蛋白覆盖引起肠粘连,也可在直肠子宫陷凹形成局限性脓肿,脓肿波及肠管与膀胱出现腹泻、里急后重与排尿困难。急性期治疗不彻底可发展为盆腔炎性疾病后遗症而导致不孕。

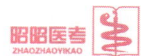

5. 血栓静脉炎

(1) 盆腔内血栓静脉炎　常侵及子宫静脉、卵巢静脉、髂内静脉、髂总静脉及阴道静脉。厌氧菌为常见病原体。病变单侧居多,产后1~2周多见,表现为寒战、高热,症状可持续数周。

(2) 下肢血栓静脉炎　病变多在股静脉、腘静脉及大隐静脉,表现为弛张热,下肢持续性疼痛,局部静脉压痛或触及硬索状,使血液回流受阻,引起下肢水肿,皮肤发白,习称"股白肿"。

6. 脓毒症及败血症　感染血栓脱落进入血循环引起脓毒症,随后可并发感染性休克和迁徙性脓肿(肺脓肿、左肾脓肿)。若大量病原体进入血循环并繁殖导致败血症,表现为持续高热、寒战、全身明显中毒症状,可危及生命。

例4~5 共用选项

A. 急性子宫内膜炎、子宫肌炎　　　B. 急性盆腔结缔组织炎　　　C. 急性盆腔腹膜炎

D. 血栓性静脉炎　　　　　　　　　E. 脓毒症

【例4】产后5天,体温37.7 ℃,恶露增多有臭味,下腹疼痛及压痛。最可能的诊断是

【例5】产后10天,寒战后发热,左下肢持续疼痛伴水肿,皮肤发白。最可能的诊断是

四、诊　断

(1) 详细询问病史及分娩全过程,进行全身及局部检查。辅助检查包括B型超声、彩色多普勒超声、CT、磁共振成像等检测手段,可对感染形成的炎性包块、脓肿进行定位及定性诊断。检测血清C反应蛋白>8 mg/L,有助于早期诊断感染。

(2) 确定病原体:通过宫腔分泌物、脓肿穿刺物、阴道后穹穿刺物做细菌培养和药物敏感试验,必要时需做血培养和厌氧菌培养。病原体抗原和特异抗体检测可作为快速确定病原体的方法。

五、治　疗

1. 一般治疗　支持疗法,纠正贫血及电解质失衡,增强免疫力。

2. 清除宫腔残留物,脓肿切开引流　会阴伤口或切口感染,及时行切开引流术。

3. 胎盘胎膜残留处理　抗感染同时清除宫腔内残留物。

4. 应用广谱抗生素　依据细菌培养和药物敏感试验结果,调整抗生素种类和剂量,保持有效血药浓度。中毒症状严重者加用糖皮质激素。

5. 适量用肝素　血栓静脉炎时加用肝素,150 U/(kg·d)肝素加入5%葡萄糖液500 mL静脉滴注,每6小时1次,体温下降后改为每天2次,连用4~7天。尿激酶40万U加入0.9%氯化钠液或5%葡萄糖液500 mL,静脉滴注10天。用药期间监测凝血功能。

6. 手术治疗　适用于药物治疗无效的子宫严重感染,出现不能控制的出血、败血症或脓毒症时,应及时行子宫切除术,清除感染源。

第2节　晚期产后出血

一、概　述

分娩24小时后,在产褥期内发生的子宫大量出血,称晚期产后出血。以产后1~2周发病最常见。

二、病因和临床表现

病　因	时　间	表　现
胎盘、胎膜残留	产后10天左右	阴道流血
蜕膜残留	产后1周内	阴道流血
子宫胎盘附着面复旧不全	产后2周左右	阴道流血
感染	—	阴道流血,腹痛、发热伴有恶露增加
剖宫产后子宫切口裂开	术后2~3周	阴道流血,休克

三、治　疗

1. 少量或中等量阴道流血　应给予广谱抗生素、子宫收缩剂及支持疗法。

2. 疑有胎盘、胎膜、蜕膜残留或胎盘附着部位复旧不全　静脉通道输液、备血及准备手术条件下刮宫,操作应轻柔,以防子宫穿孔。刮出物送病理检查以确诊。

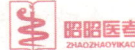

3. 疑剖宫产子宫切口裂开 仅少量阴道流血也应住院,给予广谱抗生素及支持疗法,密切观察病情;多量阴道流血可行剖腹探查。切口周围组织坏死范围小、炎症反应较轻微,行清创缝合及髂内动脉、子宫动脉结扎止血或髂内动脉栓塞术。组织坏死范围大,酌情做低位子宫次全切除术或子宫全切除术。

4. 肿瘤引起的阴道流血 应做相应处理。

例 6～8 共用题干

产褥妇,26 岁,剖宫产术后 16 天,突然阴道大量流血 3 小时来院。入院时 BP 84/60 mmHg,心率 122 次/分,Hb 84 g/L。

【例 6】该患者应立即采取的处理措施不包括

A. 静脉滴注催产素 　　 B. 建立静脉通道,补液、输血 　　 C. 行清宫术止血

D. 行 B 超检查 　　 E. 静脉滴注广谱抗生素预防感染

【例 7】该患者最可能的出血原因是

A. 继发性子宫收缩乏力 　　 B. 胎膜残留 　　 C. 胎盘附着面血栓脱落

D. 胎盘附着面复旧不全 　　 E. 子宫切口裂开出血

【例 8】该患者最有效的处理措施是

A. 剖腹探查,清创缝合 　　 B. 宫腔镜检查并止血 　　 C. 剖腹探查,行子宫全切除术

D. 清宫术 　　 E. 剖腹探查,行子宫次全切除术

➢ **参考答案**如下,详细答案参见 2021 版《国家临床执业及助理医师资格考试精选真题考点精析》。

1. C	2. C	3. E	4. A	5. D	昭昭老师提示:
6. C	7. E	8. E	—	—	关注官方微信,获得第一手考试资料。

第 14 章　女性生殖系统炎症

➢ **2021 考试大纲**

①生殖道防御机制;②细菌性阴道病;③外阴阴道念珠菌病;④滴虫阴道炎;⑤萎缩性阴道炎;⑥子宫颈炎;⑦盆腔炎。

➢ **考纲解析**

近 20 年的医师考试中,本章的考试重点是各种阴道炎诊断、检查和治疗,执业医师每年考查分数为 1～2 分,助理医师每年考查分数为 0～1 分。

第 1 节　生殖道生理防御机制

一、阴道生态平衡

在维持阴道生态平衡中,乳杆菌、雌激素及阴道 pH 起重要作用。维持阴道正常的酸性环境(pH ≤ 4.5,多为 3.8～4.4)。

二、阴道生态系统及影响

1. 雌激素 使阴道上皮增生,增加细胞内糖原含量,增强对病原体的抵抗力。

2. 乳杆菌 维持阴道的酸环境,产生 H_2O_2 及其他抗菌生物因子。

3. 大阴唇 两侧大阴唇自然合拢,遮掩阴道口和尿道口。

4. 宫颈口 宫颈口紧闭,分泌黏液抵抗细菌入侵。

5. 月经 子宫内膜周期性脱落形成月经,消除宫内感染。

6. 输卵管 黏膜上皮细胞的纤毛向宫腔方向摆动以及输卵管蠕动,均可阻止细菌入侵。

【例 1】关于女性生殖道防御机制的描述,正确的是

A. 阴道正常为碱性环境,可抑制病原体生长 　　 B. 阴道黏膜为柱状上皮,抗感染能力强

C. 妇女正常月经可增加宫腔感染机会 　　 D. 两侧大阴唇自然合拢,防止外界污染

E. 正常阴道菌群以乳杆菌和大肠埃希菌为主

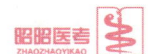

【例2】阴道自净作用主要是由于

A. 乳酸杆菌将单糖转化为乳酸,抑制其他病原菌生长

B. 巨噬细胞吞噬病原体

C. 淋巴细胞的免疫预防功能

D. 阴道局部补体、细胞因子等体液免疫防御功能

E. 棒状杆菌产生抗微生物因子可抑制或杀灭其他细菌

【例3】正常的阴道菌群中占优势的是

A. 乳酸杆菌　　　　B. 棒状杆菌　　　　C. 大肠埃希菌　　　　D. 类杆菌　　　　E. 梭状杆菌

第2节　外阴及阴道炎症

一、细菌性阴道病

1. 概述

细菌性阴道病又称非特异性阴道炎,是一种由加德纳菌(最常见)、各种厌氧菌及支原体等引起的混合性感染。

2. 临床表现

白带特点:匀质、稀薄、灰白色阴道分泌物,可有臭味或鱼腥味。

【例4】女,38岁。白带增多,均匀稀薄,有臭味,阴道黏膜无明显充血。最可能的诊断是

A. 急性淋病　　　B. 细菌性阴道病　　　C. 滴虫阴道炎　　　D. 念珠菌阴道炎　　　E. 老年性阴道炎

【例5】女,32岁。白带增多伴腥臭味3天。妇科检查:阴道黏膜无充血,阴道壁黏附有大量灰白色、均匀一致、稀薄的分泌物。该患者最可能的诊断是

A. 滴虫阴道炎　　　B. 阴道念珠菌病　　　C. 细菌性阴道病　　　D. 老年性阴道炎　　　E. 阿米巴性阴道炎

3. 实验室检查

(1) 胺臭味试验阳性　　将阴道分泌物拭子放在10%氢氧化钾溶液试管内,或将阴道分泌物与10%氢氧化钾溶液放在载玻片上混合,可引出鱼腥味。

(2) 线索细胞阳性　　取阴道分泌物放在载玻片上,加一滴生理盐水混合,高倍镜下寻找线索细胞。线索细胞>20%为阳性。

(3) 阴道pH>4.5(pH低者,酸性杀菌)。

【例6】细菌性阴道病诊断标准不包括

A. 均质稀薄白带　　B. 阴道pH>4.5　　C. 胺臭味试验阳性　　D. 线索细胞阳性　　E. 挖空细胞阳性

【例7】细菌性阴道病的诊断标准不包括

A. 阴道分泌物增多伴外阴瘙痒　　　　　　B. 均质、稀薄、灰白色阴道分泌物

C. 线索细胞阳性　　　　　　　　　　　　D. 阴道分泌物pH>4.5　　　　　　E. 胺臭味试验阳性

4. 治疗

(1) 全身用药　　首选甲硝唑治疗,每次0.2g,每天3次;或每次0.4g,每天2次。7天为一个疗程或2g顿服。亦可用克林霉素片0.3g,每天2次,7天为一个疗程。

(2) 局部用药　　甲硝唑软膏或甲硝唑泡腾片,每晚阴道用药,用7~10天;或2%克林霉素软膏,涂阴道,每晚1次,用7天。

(3) 性伴侣的治疗　　性伴侣不需常规治疗,但对于反复发作的患者应同时进行治疗。

(4) 妊娠期处理　　全身用药,用法同非孕期。

【例8】不符合细菌性阴道病的是

A. 阴道分泌物呈鱼腥味改变,性交后加重　　　B. 线索细胞阳性

C. 均质、淡薄、白色阴道分泌物　　　　　　　D. 碱性冲洗液冲洗阴道

E. 首选甲硝唑、克林霉素等治疗

【例9】细菌性阴道病的首选治疗药物是

A. 头孢菌素　　　B. 青霉素　　　C. 制霉菌素　　　D. 阿奇霉素　　　E. 甲硝唑

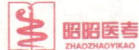

二、外阴阴道念珠菌病

1. 概述

外阴阴道念珠菌病(VVC)又名念珠菌阴道炎,是由机体抵抗力下降所致的内源性感染。

【例10】 外阴阴道念珠菌病传染的主要途径是

A. 间接性　　　　B. 内源性　　　　C. 血液　　　　D. 垂直　　　　E. 性生活

2. 临床表现

(1) 白带特点　白色豆渣样或凝乳样,外阴痒,可伴外阴、阴道烧灼感。

(2) 阴道黏膜表面　有白色片状薄膜或凝乳状物覆盖。

【例11】 女,48岁,糖尿病史7年,外阴痒2月余,白带无异味。妇检:阴道黏膜充血,白带多,呈凝乳块状。本例最可能的诊断是

A. 细菌性阴道病　　　　　　B. 老年性阴道炎　　　　　　C. 外阴硬化性苔藓

D. 非特异性外阴炎　　　　　E. 念珠菌阴道炎

3. 处理

(1) 一般处理　消除诱因,积极治疗原发病。

(2) 抗真菌治疗

① 单纯性外阴阴道念珠菌病的治疗:首选阴道局部用药,对不能耐受局部用药和未婚妇女可口服用药。

② 重度外阴阴道念珠菌病的治疗:应以全身用药为主。

③ 复发性外阴阴道念珠菌病:治疗原则包括强化治疗和巩固治疗,强化治疗达到病原学治愈后,巩固治疗6个月。

④ 妊娠期外阴阴道念珠菌病:治疗以局部治疗为主。常用药物有咪康唑、克霉唑、制霉菌素和伊曲康唑等。

(3) 治愈标准　外阴阴道念珠菌病治疗结束后7~14天和下次月经干净后进行随访,两次随访病原体检查均为阴性为治愈。复发性外阴阴道念珠菌病治疗结束后7~14天、1个月、3个月和6个月应各随访1次。

【例12】 女,52岁。外阴痒3周,白带乳块状,镜检发现真菌菌丝。合理的处理是

A. 阴道内放置咪康唑栓　　　　B. 阴道内放置甲硝唑栓　　　　C. 阴道内放置己烯雌酚栓

D. 外阴应用氢化可的松软膏　　E. 外阴应用0.5%醋酸液清洗

【例13】 复发性外阴阴道念珠菌病(RVVC)的维持治疗应持续

A. 1个月　　　　B. 3天　　　　C. 3个月　　　　D. 6个月　　　　E. 7~14天

三、滴虫阴道炎

1. 病因

滴虫阴道炎是由阴道毛滴虫感染引起的阴道炎症。

2. 传播途径

传播途径包括直接传播和间接传播,属性病的一种。

【例14】 滴虫阴道炎的传播方式不包括

A. 衣物传播　　　　　　　B. 性交传播　　　　　　　C. 公共浴池传播

D. 母婴垂直传播　　　　　E. 不洁器械和敷料传播

【例15】 滴虫阴道炎的主要传播方式是

A. 经血液传播　　　　　　B. 经消化道传播　　　　　　C. 医源性传播

D. 性生活直接传播　　　　E. 经呼吸道传播

3. 临床表现

白带特点是呈黄白稀薄泡沫状(滴下有泡沫),伴有外阴瘙痒、灼热感。

【例16】 阴道分泌物呈稀薄、黄绿色、脓性泡沫状,最常见于

A. 慢性宫颈炎　　　　　　B. 老年性阴道炎　　　　　　C. 滴虫阴道炎

D. 细菌性阴道病　　　　　E. 外阴阴道念珠菌病

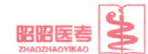

【例17】 滴虫阴道炎典型的白带性状是

A. 泔水样恶臭白带　　　　　B. 白色稠厚凝乳状白带　　　C. 稀薄脓性泡沫状白带

D. 白色均质腥臭白带　　　　E. 大量血性白带

4. 治疗

（1）常规治疗　首选甲硝唑 2 g，顿服，或 400 mg，每天 2～3 次，服 7 天。也可用甲硝唑泡腾片 200 mg，每晚 1 次，用 7～10 天。性伴侣应同时治疗，治疗期间应避免性生活。

（2）特殊情况治疗

① 妊娠期及哺乳期的治疗　妊娠期可口服甲硝唑 2 g，顿服；或 400 mg，每天 2～3 次，服 7 天。哺乳期禁全身用药，可局部应用甲硝唑。

② 顽固病例的治疗　甲硝唑 2 g，每天 2 次，服 7～14 天；或每次 1 g，每天 2 次，同时阴道内放置甲硝唑 500 mg，每天 2 次，联合用药。

【例18】 滴虫阴道炎的治疗，错误的是

A. 不能耐受口服用药者可选择局部用药　　　B. 性伴侣治疗　　　C. 随访至症状消失

D. 全身用药　　　　　　　　　　　　　　　E. 无需禁止性生活

四、萎缩性阴道炎（助理医师不要求）

1. 病因

萎缩性阴道炎又称老年性阴道炎，由生殖道生理防御机制降低所致，如卵巢功能衰退、雌激素水平降低、阴道黏膜抵抗力减弱，致病菌易于侵入而引起阴道炎。

【例19】 关于老年性阴道炎的描述，错误的是

A. 雌激素水平下降　　　　　B. 阴道黏膜变薄　　　　　C. 上皮细胞内糖原含量上升

D. 阴道内 pH 增高　　　　　E. 局部抵抗力降低

2. 临床表现

白带特点：多为黄水状，感染严重时白带可呈脓性或脓血性。

3. 治疗

治疗原则为抑制细菌生长，增强阴道黏膜的抵抗力。

（1）局部用药

① 阴道局部应用雌激素栓剂或软膏：如 0.5％ 己烯雌酚软膏、倍美力软膏或欧维婷软膏等，每晚 1 次，持续 2 周，此后每周 1～2 次维持。

② 抑制细菌生长甲硝唑或诺氟沙星等塞入阴道深部，每晚 1 次，10 天为一疗程。

（2）全身用药　无禁忌证者可考虑激素替代治疗。如尼尔雌醇片 2 mg，口服，每月 1～2 次，或 5 mg，每月服 1 次；或利维爱 2.5 mg，口服，隔日一次。

例20～22 共用题干

女，70 岁。外阴、阴道灼热感 4 天。妇科检查：阴道黏膜有散在出血点，阴道内少许分泌物，呈淡黄色。

【例20】 该患者首先考虑的诊断为

A. 萎缩性阴道炎　B. 淋菌性阴道炎　C. 细菌性阴道病　D. 外阴阴道念珠菌病　E. 滴虫阴道炎

【例21】 最可能的病因是

A. 雌激素水平低下　B. 淋菌感染　C. 阴道菌群失调　D. 念珠菌感染　E. 滴虫感染

【例22】 该患者首选的外用药物是

A. 制霉菌素　　B. 红霉素　　C. 孕激素　　D. 雌激素　　E. 甲硝唑

第3节　宫颈炎症

一、病　因

宫颈炎症是指宫颈阴道部和宫颈管黏膜受各种病原体感染所致的一系列病理改变。

二、病理生理改变

1. 急性宫颈炎　宫颈红肿，颈管黏膜充血、水肿，脓性分泌物自宫颈外口流出。

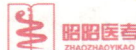

2. 慢性宫颈炎病理分型

慢性子宫颈管黏膜炎	子宫颈管黏液及脓性分泌物,反复发作
子宫颈息肉	子宫颈管腺体和间质的局限性增生,并向子宫颈外口突出
子宫颈肥大	炎症长期刺激导致腺体及间质增生

三、临床诊断

1. 表现 急性宫颈炎表现为阴道分泌物增多,呈脓性或黏液脓性,伴有<u>腰酸及下腹坠痛</u>。

2. 体征 慢性宫颈炎可见宫颈息肉、宫颈肥大等不同体征。

四、治 疗

1. 急性宫颈炎 以全身治疗为主,应针对病原体选用抗生素。

2. 慢性宫颈炎 慢性子宫颈管黏膜炎针对病因治疗。宫颈息肉采取息肉摘除术。子宫颈肥大一般无需治疗。

第4节 盆腔炎症

一、病 因

1. 性活动与年龄 盆腔炎性疾病多发生在<u>性活跃期妇女</u>。

2. 其他 <u>下生殖道感染</u>;宫腔内手术操作后感染,性卫生不良,邻近器官炎症直接蔓延。

二、病 理

根据发生部位分为急性子宫内膜炎及子宫肌炎,急性输卵管炎、输卵管积脓、输卵管卵巢脓肿,急性盆腔腹膜炎,急性盆腔结缔组织炎,以宫旁结缔组织炎最常见。

三、临床表现及诊断

1. 表现 下腹痛、发热、<u>阴道分泌物增多</u>。

2. 体征 宫颈举痛、宫体压痛或附件区压痛。压痛、反跳痛及肌紧张。宫旁结缔组织炎时,可触及宫旁一侧或两侧片状<u>增厚</u>。

【例23】女性,30岁,继发不孕5年。经后4天突起<u>高热</u>、寒战、下腹痛,右侧甚,血压110/80 mmHg,P 120次/分,体温39℃,白细胞$18×10^9$/L,中性粒细胞80%,下腹轻压痛。复查:宫颈稍大、稍软,有压痛,<u>双侧附件增厚、压痛</u>。诊断为

A. 急性阑尾炎　　B. 急性盆腔结缔组织炎　　C. 急性盆腔腹膜炎
D. 急性子宫内膜炎　　E. 以上均不是

【例24】女,30岁,<u>人工流产后</u>发热伴下腹疼痛20天。查体:宫颈举痛,子宫后位,正常大小,触痛明显。右侧宫旁明显增厚、<u>压痛</u>。盆腔超声检查:子宫大小正常,右宫旁可探及不均质混合回声包块,大小约5.0 cm×2.5 cm,边界欠清。最可能的诊断是

A. 急性盆腔炎　　B. 盆腔结核　　C. 卵巢肿瘤蒂扭转
D. 急性阑尾炎　　E. 黄体破裂

四、治 疗

盆腔炎性疾病主要以抗生素药物治疗为主,必要时手术治疗。抗生素治疗可清除病原体,改善症状及体征,减少后遗症。

1. 抗生素的治疗原则 经验性、广谱、及时及个体化治疗。

2. 支持疗法 卧床休息,半卧位有利于脓液积聚于直肠子宫陷凹而使炎症局限。给予高热量、高蛋白、高维生素流食或半流食,补充液体,注意纠正电解质紊乱及酸碱失衡,必要时少量输血。

3. 手术治疗 主要用于治疗抗生素控制不满意的输卵管卵巢脓肿或盆腔脓肿。

例25～26 共用题干

女性,25岁。人工流产术后2周,腹痛伴<u>高热</u>、<u>阴道分泌物增多</u>,大便里急后重。妇科检查:宫颈管内可见<u>大量脓性分泌物</u>,宫颈举痛,子宫前位,饱满,质中等,活动不良,压痛明显,附件增厚,下腹压痛、反跳痛及肌紧张阳性。查体:体温38.5℃。

【例25】患者<u>最可能</u>的诊断是

620

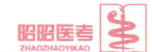

A. 子宫内膜异位症　　　　B. 慢性盆腔炎　　　　C. 急性盆腔腹膜炎

D. 宫腔粘连　　　　E. 生殖器官结核

【例26】下一步治疗应选择

A. 手术切除子宫　　　　B. 抗生素口服　　　　C. 抗生素静脉点滴

D. 利福平、异烟肼联合应用9个月　　　　E. 链霉素肌内注射半年

➤ **参考答案**如下,详细答案参见2021版《国家临床执业及助理医师资格考试精选真题考点精析》。

1. D	2. A	3. A	4. B	5. C	6. E
7. A	8. D	9. E	10. B	11. E	12. A
13. D	14. D	15. D	16. C	17. C	18. E
19. C	20. A	21. A	22. D	23. B	24. A
25. C	26. C	—	—	—	—

昭昭老师提示:
关注官方微信,获得第一手考试资料。

第15章　女性生殖系统肿瘤

➤ **2021考试大纲**

①子宫颈癌;②子宫肌瘤;③子宫内膜癌;④卵巢肿瘤。

➤ **考纲解析**

近20年的医师考试中,本章的考试重点是各种妇科肿瘤诊断、检查、分期和治疗,执业医师每年考查分数为1~2分,助理医师每年考查分数为0~1分。

第1节　子宫颈癌

一、病　因

人乳头瘤病毒(HPV):子宫颈癌多与HPV16、18等亚型感染有关。

【例1】与子宫颈癌发生密切相关的是

A. 人乳头瘤病毒　B. 麻疹病毒　　C. 禽流感病毒　　D. 乙肝病毒　　E. 以上都不正确

【例2】下列不属于子宫颈癌相关危险因素的是

A. 多个性伴侣　B. 吸烟　　C. 未生育　　D. 不洁性行为　　E. 过早性生活

二、组织发生

1. 好发部位　宫颈原始鳞柱交界和生理性鳞柱交界之间所形成的区域称移行带区,为子宫颈癌好发部位。

2. 柱状上皮转化为鳞状上皮的两种方式　鳞状上皮化宫颈糜烂的愈合过程,柱状上皮从表面向下转化为鳞状上皮。鳞状上皮化生柱状上皮从基底向上转化为鳞状上皮(癌前病变)。

三、病理生理

1. 宫颈上皮内瘤变(CIN)　在一些致病因素刺激下,可发生细胞异型性及组织异型性改变,形成CIN为癌前病变,分为3级:(CIN转变为癌症需5~10年时间)

分级	概念	治疗
CIN I级	病变局限于上皮层的下1/3	观察
CIN II级	病变局限于上皮层的下2/3	锥形切除术,无生育要求可做子宫全切
CIN III级	宫颈上皮重度不典型增生及原位癌	锥形切除术,无生育要求可做子宫全切

(1)鳞状细胞癌　最常见。微小浸润癌肉眼看不到,显微镜下才可以看到,深度不超过5 mm,宽度不超过7 mm。宫颈浸润癌是指癌灶浸润间质的范围已超出可测量的早期浸润癌,呈网状或团块状融合浸润间质。

(2)腺癌　占20%~25%。巨检癌灶可呈乳头状、菜花状、溃疡及浸润型,常侵犯宫旁组织;镜检包括子宫颈黏液腺癌(内膜型腺癌和肠型腺癌)、子宫内膜样腺癌、透明细胞癌。

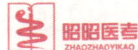

(3) 腺鳞癌　少见,指鳞状细胞癌和腺癌以不同的比例混合在一起。

2. 转移途径　最常见<u>直接蔓延</u>,淋巴转移也常见,血行转移多发生在晚期。

【例3】由宫颈上皮内瘤变转变为<u>宫颈浸润癌</u>需

A. 16～20 年　　B. 21～25 年　　C. 1～4 年　　D. 5～10 年　　E. 11～15 年

【例4】关于宫颈<u>原位癌</u>的描述,正确的是

A. 宫颈上皮内瘤变即为宫颈原位癌　　　　　B. 异型细胞侵犯上皮的 1/3～2/3

C. 异型细胞侵犯宫颈间质血管和淋巴　　　　D. 异型细胞累及上皮全层,未穿透基底膜

E. 异型细胞侵犯宫颈腺体,穿透基底膜

【例5】子宫颈癌最常见的转移途径是

A. 直接蔓延　　B. 子宫颈旁淋巴结　　C. 血行转移　　D. 腹腔淋巴结　　E. 种植转移

四、临床表现

1. 主要表现　<u>接触性出血</u>。

2. 其他表现　多数宫颈浸润癌患者常主诉阴道分泌物增多,白色或血性,稀薄如水样,有腥臭。合并感染后有米汤样恶臭阴道分泌物。

【例6】女,53 岁。接触性出血 1 个月。妇科检查:宫颈后唇一菜花样新生物,<u>接触性出血阳性</u>,宫体正常大小,附件(一)。该患者可能的诊断是

A. 子宫内膜癌　　B. 急性宫颈炎　　C. 子宫肌瘤　　D. 子宫颈癌　　E. 慢性宫颈炎

五、诊　断

CIN 及早期子宫颈癌的诊断宜采用三阶梯技术,即细胞学检查→阴道镜检查→病理学检查。

1. <u>宫颈刮片细胞学检查</u>　子宫颈癌<u>筛查</u>方法。

2. 阴道镜检查　细胞学检查异常者,应在阴道镜观察下取材活检,可提高检出率。

3. <u>宫颈及宫颈管活组织检查</u>　为<u>明确诊断</u>、确诊(最有价值、意义)的检查。

4. 宫颈锥形切除术　细胞学多次阳性,而阴道镜检查和宫颈活检阴性或活检为高级别 CIN,但不排除浸润癌时应行诊断性宫颈锥形切除术。

【例7】宫颈炎症与子宫颈癌早期肉眼难以鉴别,<u>确诊方法</u>应是

A. 宫颈刮片细胞学检查　　　　B. 宫颈碘试验　　　　　　　C. 阴道镜检查

D. 宫颈及宫颈管检查　　　　　E. 氮激光肿瘤固有荧光诊断法

【例8】女,63 岁。自述绝经后阴道不规则出血。近 2 个月阴道排液增多,呈血性。妇科检查示宫颈管肥大,触之易出血。初步诊断为<u>子宫颈癌</u>。确诊<u>最可靠</u>的方法是

A. 宫颈刮片细胞学检查　　　　B. 宫颈和宫颈管活组织检查　　　C. 碘试验

D. B 型超声检查　　　　　　　E. MRI

六、临床分期

Ⅰ 期	癌灶<u>局限于宫颈</u>	① Ⅰ A:肉眼未见癌灶,仅在<u>显微镜</u>下可见浸润癌; Ⅰ A1:间质浸润深度≤3 mm,宽度≤7mm; Ⅰ A2:间质浸润深度>3 mm 且≤5 mm,宽度≤7 mm。 ② Ⅰ B:临床<u>肉眼</u>可见癌灶局限于宫颈; Ⅰ B1:临床可见癌灶最大直径≤4 cm; Ⅰ B2:临床可见癌灶最大直径>4 cm
Ⅱ 期	癌灶已<u>超出宫颈</u>,但未达盆壁,或未达阴道下 1/3	① Ⅱ A:无宫旁组织浸润; Ⅱ A1:癌灶最大直径≤4 cm; Ⅱ A2:癌灶最大直径>4 cm。 ② Ⅱ B:有明显<u>宫旁组织</u>浸润(昭昭老师速记:"2B""主"任)
Ⅲ 期	癌灶扩散至盆壁和(或)累及阴道已达<u>下 1/3</u>	Ⅲ A:癌灶累及阴道下 1/3,但未达盆壁; Ⅲ B:癌灶浸润宫旁,已达盆壁,或有肾盂积水或肾无功能者

续表

| Ⅳ 期 | 癌灶播散超出真骨盆或癌灶
浸润膀胱黏膜或直肠黏膜 | ⅣA：癌灶侵犯邻近的盆腔器官；
ⅣB：有远处转移 |

【例9】下列表现属于子宫颈癌Ⅱ期的是

A. 原位癌   B. 癌灶局限在宫颈内

C. 超出宫颈,未及盆壁,侵及阴道上2/3   D. 侵及盆腔壁及阴道下1/3

E. 癌灶超越骨盆,或累及直肠、膀胱

七、治 疗

1. 宫颈上皮内瘤变(CIN)

(1) CINⅠ定期随访观察。

(2) CINⅡ～Ⅲ宫颈锥切术。

2. 宫颈浸润癌

分 期	手术方式	昭昭老师速记
ⅠA1 期	筋膜外全子宫切除术	首先只是切掉子宫
ⅠA2 期	改良广泛子宫切除术+盆腔淋巴结切除术	其次是改良
ⅠB1、ⅡA1 期	广泛子宫切除术+盆腔淋巴结切除术	然后是广泛
ⅠB2、ⅡA2 期	广泛子宫切除术+盆腔淋巴结切除术+必要时腹主动脉旁淋巴结取样	最后是再加上腹主动脉旁淋巴结取样
ⅡB 以后	因为已经转移了,不能手术,只做放化疗	2B期以后,只能化疗

第2节 子宫肌瘤

一、概 述

子宫肌瘤是女性生殖器官最常见的良性肿瘤。

二、分 类

① 根据肿瘤生长部位分为宫体肌瘤和宫颈肌瘤。

② 宫体肌瘤按其与子宫肌壁的关系分为三种。

类 型	发病率	特 点
肌壁间肌瘤	最常见,占60%～70%	肌瘤较大时,可使宫腔及子宫表面变形,也可使子宫均匀性增大
浆膜下肌瘤	约占20%	肌瘤向子宫浆膜下生长,突出于子宫表面,部分可形成明显的瘤蒂
黏膜下肌瘤	占10%～15%	肌瘤突向宫腔,表面覆盖子宫内膜

三、变 性

肌瘤失去原有典型结构称肌瘤变性。

1. 玻璃样(透明)变 最常见,肌瘤剖面旋涡状结构消失,被均匀的透明样物质取代,色苍白。镜下见变性区肌细胞消失,为均匀粉红色无结构区,与周围未变性区边界明显。

2. 囊性变 常继发于玻璃样变,组织坏死、液化,形成多个囊腔,其间有结缔组织相隔,也可融合成一个大腔,囊内含清澈、无色液体,也可自然凝固成胶冻状。镜下见囊腔内由玻璃样变的肌瘤组织构成,内壁无上皮覆盖。

3. 红色变 妊娠期或产褥期突然出现急腹症表现,肌瘤剖面呈暗红色,质软,腥臭味,是一种特殊类型的坏死,发生原因不明。肌瘤体积迅速改变,发生血管破裂,出血弥散于组织内。患者主诉急性腹痛、发热,检查肌瘤迅速增大。

4. 脂肪变 多见于绝经后患者,肌瘤剖面呈黄色,旋涡状结构消失。

5. 钙化 继发于脂肪变性,脂肪分解为甘油三酯,与血液中的磷酸盐、碳酸盐结合,形成钙化。

6. 肉瘤变 即肌瘤恶性变,发生率低于1%,多见于年龄较大的患者。肌瘤在短期内增长迅速,出现不规则阴道流血或绝经后肌瘤继续增大,应考虑有肌瘤恶变的可能。

【例10】女,28岁。停经19周,剧烈腹痛1天。超声提示单胎妊娠合并子宫肌壁间肌瘤。考虑该肌瘤为

  A. 囊性变   B. 红色变   C. 玻璃样变   D. 肉瘤变   E. 钙化

【例11】初孕妇,32岁。妊娠20周,合并子宫肌壁间肌瘤,剧烈腹痛1天,无阴道流血。查体:T 38.2 ℃。血常规:WBC $10×10^9$/L,N 0.75。最可能的诊断是

  A. 子宫肌瘤变性   B. 子宫肌瘤蒂扭转   C. 子宫肌瘤合并急性阑尾炎

  D. 子宫肌瘤合并感染   E. 子宫肌瘤红色变

四、临床表现

  1. 决定条件 子宫肌瘤的临床症状取决于肌瘤的部位;与肿瘤数目关系不大。

  2. 临床表现 月经改变是子宫肌瘤最常见的症状,特别是肌壁间肌瘤和黏膜下肌瘤,主要表现为经量增多、经期延长,严重时可致贫血。浆膜下肌瘤对月经影响不大。下腹部包块和白带增多等表现。

【例12】月经量过多或经期延长,但周期基本正常。应首先考虑

  A. 子宫内膜癌   B. 子宫颈癌   C. 子宫肌瘤

  D. 无排卵性功能失调性子宫出血 E. 宫颈息肉

【例13】子宫肌瘤与临床症状关系最密切的是

  A. 肌瘤大小   B. 肌瘤数目   C. 肌瘤生长部位

  D. 肌瘤与肌壁关系   E. 肌瘤有无变性

五、治 疗

  1. 肌瘤小、无症状者 随访观察。

  2. 雄激素 拮抗雌激素,使子宫内膜萎缩,用丙酸睾酮25 mg肌内注射。

  3. 手术指征 合并严重贫血等症状,有慢性失血者需要手术治疗。

  4. 手术方式 年轻或有生育要求者采取肌瘤切除术。肌瘤多而大,症状明显,无生育要求的患者行全子宫切除术。

【例14】下列有关子宫肌瘤叙述错误的是

  A. 多无明显症状   B. 月经改变为最常见的症状 C. 腹部可有包块

  D. 可有继发性贫血   E. 有症状的不需要手术

第3节 子宫内膜癌

一、概 述

  子宫内膜癌又称为子宫体癌,是女性生殖器三大恶性肿瘤之一,多见于老年妇女。近年来,发病率有不断增高的趋势,在某些欧美国家其发病率已居妇科恶性肿瘤首位。

二、病 因

  1. 雌激素刺激 内源性(肿瘤等分泌)和外源性(避孕药物)雌激素增加。

  2. 体质因素 肥胖、高血压、糖尿病,称为子宫内膜癌三联征。

  3. 遗传因素。

【例15】子宫内膜癌的高危因素不包括

  A. 不孕症   B. 卵巢早衰   C. 肥胖

  D. 无排卵性功能失调性子宫出血 E. 糖尿病

三、分 型

Ⅰ型子宫内膜癌	内、外源性雌激素长期刺激导致子宫内膜增生,进而发展为子宫内膜样腺癌,患者相对年轻,预后较好
Ⅱ型子宫内膜癌	与雌激素无关,不经过子宫内膜增生阶段,见于老年女性,恶性程度高,预后差

四、癌前病变

  1. 分级 内膜上皮内瘤变(CIN)分为Ⅰ、Ⅱ、Ⅲ,同子宫颈癌。

  2. CINⅢ 子宫内膜重度不典型增生及内膜原位癌。

【例16】子宫内膜增生症对机体最大的危害是

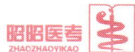

    A. 癌变　　　　　　　　　B. 导致性激素水平紊乱　　　　C. 导致功能性子宫出血
    D. 导致不孕症　　　　　　　E. 导致流产

五、病 理

1. 子宫内膜癌组织学类型　内膜样腺癌、黏液癌、透明细胞癌、浆液性乳头状腺癌、鳞癌、未分化癌和混合型等。

2. 内膜样腺癌　是最常见的病理类型。

【例 17】子宫内膜癌最常见的类型是
    A. 腺癌伴鳞状上皮化生　　　B. 浆液性腺癌　　　　　　C. 透明细胞癌
    D. 移行细胞癌　　　　　　　E. 内膜样腺癌

【例 18】51 岁,妇女,绝经 3 年,阴道流血 3 个月。TBS 分类为高度鳞状上皮细胞内病变。进一步处理是
    A. 切除子宫　　　　　　　　B. 子宫次广泛切除　　　　C. 阴道镜检查
    D. 诊断性刮宫＋宫颈活体组织检查　　　E. 宫颈锥形切除术

六、转移途径

主要转移途径为直接蔓延和淋巴转移,晚期可出现血行转移。

七、宫颈癌临床分期

Ⅰ期	癌灶局限于宫颈	① ⅠA:镜下浸润癌,浸润深度<5 mm。 ⅠA1:间质浸润深度<3 mm; ⅠA2:间质浸润深度≥3 mm 且<5 mm。 ② ⅠB:肿瘤局限于宫颈,镜下最大浸润深度≥5 mm。 ⅠB1:癌灶浸润深度≥5 mm,最大径线<2 cm; ⅠB2:癌灶最大径线≥2 cm,<4 cm; ⅠB3:癌灶最大径线≥4 cm
Ⅱ期	肿瘤超越宫颈,但未达阴道下 1/3 或未达盆壁	① ⅡA:侵犯阴道上 2/3 阴道,无宫旁浸润。 ⅡA1:癌灶最大直径<4 cm; ⅡA2:癌灶最大直径≥4 cm; ② ⅡB:有宫旁组织浸润,但未达盆壁
Ⅲ期	癌灶扩散累及阴道已达下 1/3 和(或)骨盆壁和(或)引起肾盂积水或肾无功能和(或)累及盆腔和(或)主动脉旁淋巴结	ⅢA:癌灶累及阴道下 1/3,但未达盆壁。 ⅢB:癌灶浸润宫旁,已达盆壁,或有肾盂积水或肾无功能者(除非已知其他原因引起)。 ⅢC:不论肿瘤大小和扩散程度,累及盆腔和(或)主动脉旁淋巴结。 ⅢC1:仅累及盆腔淋巴结; ⅢC2:主动脉旁淋巴结转移
Ⅳ期	肿瘤侵犯膀胱黏膜或直肠黏膜(活检证实)和(或)超出真骨盆(泡状水肿不分为Ⅳ期)	ⅣA:侵犯盆腔邻近器官。 ⅣB:远处转移

【例 19】子宫内膜癌病理分期ⅢB 期是指
    A. 癌侵犯宫颈间质　　　　　　B. 癌累及宫颈黏膜腺体　　　C. 癌侵犯肌层>1/2
    D. 癌侵犯浆膜和(或)附件　　　E. 癌累及阴道上 1/3

【例 20】女,45 岁,确诊为子宫内膜癌。手术切除后病理示癌局限在子宫内膜。则手术-病理分期为
    A. ⅠA　　　　B. ⅠC　　　　C. ⅡB　　　　D. ⅠB　　　　E. ⅡA

【例 21】子宫内膜癌已累及宫颈间质,其分期应为
    A. ⅠB 期　　　B. Ⅲ期　　　C. ⅠA 期　　　D. Ⅱ期　　　E. Ⅳ期

八、临床表现

绝经后阴道不规则流血。

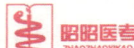

九、辅助检查

1. B超 <u>首选</u>,观察子宫内膜厚度、有无赘生物、肌层浸润等。

2. 子宫分段诊刮 <u>确诊</u>,最可靠、最有意义和价值的检查。

【例22】女,45岁,近2年月经不规律。现停经6个月,<u>阴道不规则流血</u>10天,无腹痛。查体:中度贫血貌,子宫及双侧附件无明显异常。首选的辅助检查方法是

A. X线检查　　　B. 分段刮宫　　　C. CT检查　　　D. 阴道镜检查　　　E. 尿HCG测定

十、治　疗

1. 手术治疗为主 早期患者手术治疗为主。

分　期	手术方法	昭昭老师速记
Ⅰ期	筋膜<u>外</u>全子宫切除术＋双侧附件切除术	"一"次意"外"
Ⅱ期	<u>改良</u>广泛性全子宫加双侧附件切除＋盆腔淋巴结清扫、腹主动脉旁淋巴结取样术	第"二"个方案仍然需要"改良"
Ⅲ、Ⅳ期	手术个体化;放疗、化疗	—

2. 放疗 单纯放射治疗仅适用于全身性疾病、不能手术或病灶无法切除的患者。术后辅助放疗,用于低分化、深肌层浸润、特殊组织学类型、淋巴结转移、腹水细胞学阳性、阴道切除长度不足或有残留病灶者。

3. 化疗 过去化疗主要用于晚期及复发子宫内膜癌。近年来,化疗适用于:①Ⅰ$_B$期及以上;②透明细胞癌或浆液性乳头状腺癌;③雌、孕激素受体阴性;④术前CA125升高。

4. 激素治疗 主要用于晚期及复发患者,大剂量孕激素至少用药12周以上,孕激素受体阳性者反应率高。也可用于Ⅰ$_A$期高分化子宫内膜腺癌要求保留生育功能患者的治疗。

第4节　卵巢肿瘤

一、概　述

卵巢肿瘤是常见的女性生殖器肿瘤,可发生于任何年龄,组织学类型复杂。卵巢恶性肿瘤是妇科三大恶性肿瘤之一,死亡率居妇科恶性肿瘤首位。

二、病理分型

1. 上皮性肿瘤

肿瘤类型	特　点	肿瘤标记物	昭昭老师速记
浆液性囊腺瘤	<u>最常见</u>的类型	CA125升高	"上"酒＝上"浆"液,浆液是125一瓶
黏液性肿瘤	—	—	—

2. 生殖细胞肿瘤

肿瘤类型	特　点	肿瘤标记物	昭昭老师速记
畸胎瘤	①好发于儿童及青少年; ②成熟畸胎瘤为良性,是卵巢中<u>最常见</u>的良性肿瘤	X线可见到<u>骨骼、牙齿</u>	"畸胎"有"骨骼、牙齿"
无性细胞瘤	手术治疗为主,可放疗	—	"无"拘无束＝"放"得开
内胚窦瘤	卵<u>黄</u>囊瘤	AFP升高	"内"人＝"黄"夫(F)"人

3. 性索间质肿瘤

肿瘤类型	特　点	昭昭老师速记
颗粒细胞瘤(恶性)	分泌<u>雌激素</u>,常合并子宫内膜增生过长	"雌激素"多需要几"粒"药
卵泡膜细胞瘤(良性)	分泌<u>雌激素</u>,常合并子宫内膜增生过长	"雌激素"多要"摸"
Meigs(梅格思)瘤	纤维瘤可伴有胸、腹<u>水</u>	"梅格思"的"水"很多

4. 转移性肿瘤 <u>胃癌</u>转移至卵巢的癌,称为 <u>Krukernburg瘤</u>。(昭昭老师速记:印戒细胞癌)

【例23】成年人<u>最常见</u>的卵巢癌为

A. 浆液性囊腺瘤　　　B. 黏液性囊腺瘤　　　C. 子宫内膜样癌

D. 透明细胞癌　　　E. 转移性癌

【例24】好发于<u>儿童及青少年</u>的卵巢肿瘤是

A. 上皮性肿瘤　　　B. 转移性癌　　　C. 非特异性间质肿瘤

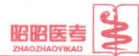

D. 生殖细胞肿瘤 　　　　　　　　E. 性索间质肿瘤

【例25】容易引起子宫内膜增生的卵巢肿瘤是

A. 纤维瘤 　　　　　　B. 无性细胞瘤 　　　　　　C. 颗粒细胞瘤

D. 卵巢转移肿瘤 　　　　E. 畸胎瘤

【例26】女,18岁。下腹疼痛2个月。盆腔B超检查子宫大小正常,左侧宫旁探及6 cm×5 cm×5 cm大小肿块,边界清。血清AFP 900 μg/L。最可能的诊断是

A. 卵巢畸胎瘤 　　　　　　B. 卵巢内胚窦瘤 　　　　　　C. 卵巢颗粒细胞瘤

D. 卵巢卵泡膜细胞瘤 　　　　E. 卵巢无性细胞瘤

【例27】卵巢肿瘤患者盆腔X线平片显示牙齿及骨骼提示

A. 内胚窦瘤 　　B. 卵泡膜细胞瘤 　　C. 纤维瘤 　　D. 颗粒细胞瘤 　　E. 畸胎瘤

三、卵巢恶性肿瘤转移途径

1. 主要的转移　主要的转移方式是直接蔓延及盆、腹腔播散种植。

2. 其他转移　淋巴结也是重要的转移途径。血行转移少见,晚期可转移到肺、胸膜及肝。

四、临床表现

1. 卵巢良性肿瘤　体积较小时多无症状,常在妇科检查时发现。体积中等大小时,患者可感腹胀或腹部触及肿块。妇科检查在子宫一侧或双侧触及包块,多为囊性,边界清楚,表面光滑、活动。肿瘤增长充满盆、腹腔时可出现压迫症状,查体腹部隆起,腹部叩诊浊音区位于中腹部,鼓音区位于侧腹部。

2. 卵巢恶性肿瘤　早期常无症状,不易发现,偶行妇科查体时发现,约2/3的患者就诊时已属晚期。无特异性症状,主要表现为腹胀、腹部肿块及腹水,晚期可出现恶病质征象。妇科检查盆腔肿块多为双侧,实性或囊实性,表面凹凸不平,不活动。三合诊检查直肠子宫陷凹可触及质硬结节。

五、辅助检查

1. B超　最常用的辅助检查。

2. 肿瘤标志物　CA125(上皮性卵巢癌)、AFP(内胚窦瘤)、HCG(原发性卵巢绒癌)、雌激素(颗粒细胞瘤、卵泡膜细胞瘤)、睾酮(睾丸母细胞瘤)。

【例28】诊断卵巢上皮性癌价值最大的肿瘤标志物是

A. HCG 　　B. CA125 　　C. AFP 　　D. CA19 - 9 　　E. PSA

【例29】卵巢内胚窦瘤的特异性肿瘤标志物是

A. AFP 　　B. CA125 　　C. HCG 　　D. PSA 　　E. CA19 - 9

【例30】最常用于诊断卵巢肿瘤的辅助手段为

A. CT检查 　　　　B. B超 　　　　C. 腹部平片 　　　　D. 腹腔镜检查 　　　　E. 细胞学检查

六、治　疗

1. 良性肿瘤　一经确诊,即应手术治疗,除非疑为卵巢瘤样病变。根据患者年龄、生育要求及对侧卵巢情况决定手术范围。对年轻患者应行肿瘤剥除术,保留正常卵巢组织。围绝经期妇女可行单侧附件切除或子宫及双侧附件切除术。术中应明确肿瘤良恶性,剖视肿瘤,并行冷冻切片组织学检查。

2. 恶性肿瘤　治疗原则以手术和化疗为主,辅以放疗及其他综合治疗。

(1) 手术治疗　手术目的和范围应根据肿瘤的组织学类型、临床分期以及患者的具体情况而定。

① 卵巢上皮性癌:早期应行全面分期手术。

② 恶性卵巢生殖细胞肿瘤:多发生于年轻妇女,常为单侧,对化疗敏感。因此,对渴望保留生育功能的年轻患者,只要子宫及对侧附件未受累,无论分期早晚,均应行保留生育功能的手术,即仅切除患侧附件,同时行全面分期手术。

③ 恶性卵巢性索间质肿瘤Ⅰ期:对于有生育要求的年轻患者,可考虑行患侧附件切除术;无生育要求者应行全子宫及双附件切除术。晚期行肿瘤细胞减灭术。

(2) 化学治疗　早期患者一般为3~6个疗程,晚期患者为6~8个疗程。

肿瘤类型	首选化疗药物	昭昭老师速记
卵巢上皮性肿瘤	TC(紫杉醇+卡铂)或TP(紫杉醇+顺铂)	"上""紫""色""铂"菜
性索间质肿瘤及恶性卵巢生殖细胞肿瘤	BEP方案(博来霉素+依托泊苷+顺铂)	对"性""生"活,"博"士百"依"百"顺"

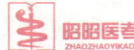

（3）放射治疗　无性细胞瘤对放疗最敏感,颗粒细胞瘤中度敏感。但由于无性细胞瘤患者多较年轻,有生育要求,放疗已较少应用,仅作为手术和化疗的辅助治疗。放疗对于卵巢上皮癌的治疗价值尚有争议。

例31~32 共用选项

A. 顺铂＋阿霉素　　　　B. 卡铂＋紫杉醇　　　　C. 卡铂＋吉西他滨

D. 顺铂＋拓扑替康　　　　E. 顺铂＋博来霉素＋依托泊苷

【例31】上皮性卵巢癌的治疗首选

【例32】卵巢恶性生殖细胞肿瘤的治疗首选

（4）生物治疗　尚处在实验室或临床试验阶段,包括免疫治疗、肿瘤增殖病毒治疗和基因治疗。

七、随访与监测

卵巢癌易复发,应长期随访和监测。术后1年内每月1次,1~2年每3个月1次,3~5年视病情每4~6个月1次,5年以后者每年1次。应详细复习病史,仔细体格检查,排除复发。定期检查肿瘤标记物。必要时可行盆腔B型超声检查、CT、MRI或PET等检查。

八、并发症

并发症包括蒂扭转、破裂、感染、恶变四大并发症。其中,蒂扭转为常见的妇科急腹症。表现为突然发生一侧下腹剧痛。瘤蒂由骨盆漏斗韧带、固有韧带及输卵管组成。妇科检查触及肿物张力大,压痛,尤以瘤蒂部压痛明显。一经确诊应马上手术治疗。

【例33】卵巢肿瘤最常见的并发症是

A. 蒂扭转　　　　B. 破裂　　　　C. 囊性变　　　　D. 恶变　　　　E. 感染

【例34】女,25岁。活动后突然左下腹剧痛,伴有恶心、呕吐。月经规律,末次月经为8天前。妇科检查:左侧附件区可触及拳头大小囊实性包块,触痛,推移后疼痛加剧。首先考虑的是

A. 卵巢黄体破裂　　B. 输卵管妊娠破裂　　C. 急性盆腔炎　　D. 急性阑尾炎　　E. 卵巢囊肿蒂扭转

➤ **参考答案**如下,详细答案参见2021版《国家临床执业及助理医师资格考试精选真题考点精析》。

1. A	2. C	3. D	4. D	5. A
6. D	7. D	8. B	9. C	10. B
11. E	12. C	13. C	14. E	15. B
16. A	17. E	18. D	19. E	20. D
21. D	22. B	23. A	24. D	25. C
26. B	27. C	28. E	29. A	30. D
31. B	32. E	33. A	34. E	—

昭昭老师提示:
关注官方微信,获得第一手考试资料。

第16章　妊娠滋养细胞肿瘤

➤ **2021 考试大纲**

①葡萄胎;②妊娠滋养细胞肿瘤。

➤ **考纲解析**

近20年的医师考试中,本章考试重点是妊娠滋养细胞疾病的诊断、检查和治疗,执业医师每年考查分数为1~2分,助理医师每年考查分数为0~1分。

第1节　葡萄胎

一、发病相关因素

1. 完全性葡萄胎　可能与地域、种族、营养、社会经济因素及妊娠年龄等有关。完全性葡萄胎的染色体核型90%为46XX,系由一个细胞核基因物质缺失或失活的空卵与一个单倍体精子受精,经自身复制为二倍体。另有10%核型为46XY,系一个空卵在受精时和两个单倍体精子(23X 和23Y)结合而成。

2. 部分性葡萄胎　可能与使用口服避孕药及月经失调有关。90%以上为三倍体,多余的一套染色体通常来自父方,系由一个正常单倍体卵子和两个正常单倍体精子受精而成,或由一个正常单倍体卵子

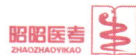

(精子)和一个减数分裂失败的双倍体精子(卵子)受精而成。

【例1】关于葡萄胎的概念<u>正确</u>的是

A. 葡萄胎的发生与卵子无关　　B. 完全性葡萄胎核型为二倍体,均来自母系
C. 部分性葡萄胎核型多为四倍体　　D. 子宫小于停经月份可排除葡萄胎
E. 完全性葡萄胎的组织学特征之一是绒毛间质内胎源性血管消失

二、病　理

	完全性葡萄胎	部分性葡萄胎
巨检	水泡状物大小不一,占满整个宫腔,其间有纤细的纤维素相连,形似葡萄。无胎儿及其附属物或胎儿痕迹	部分绒毛呈水泡状,仍保留部分正常绒毛,伴有或不伴有胚胎或胎儿组织
镜检	绒毛间质高度水肿,滋养细胞不同程度增生,间质内无胎源性血管	部分绒毛水肿,滋养细胞轻度增生,常仅为合体滋养细胞增生,间质内可见含有有核红细胞的胎源性血管,可见胚胎和胎膜的组织结构

三、临床表现

1. 停经后阴道流血　最常见的症状。

2. 子宫异常增大、变软　大于停经月份。

3. 血清 HCG　血清 HCG 水平异常升高。

4. 卵巢黄素化囊肿　查体可有一侧或两侧附件明显增大。

5. 腹痛　葡萄胎生长迅速使子宫过度扩张所致,表现为下腹阵痛。若发生黄素囊肿扭转或破裂,可出现急性腹痛。

四、辅助检查

1. B 超　宫腔内充满不均质密集状或短条状回声,呈落雪状、小囊泡或蜂窝状。

2. HCG　HCG 滴度往往高于相应孕周的正常值,血 β-HCG 大多在 100 KU/L 以上。

【例2】女,35 岁。停经 3 个月。阴道不规则流血 3 天。妇科检查子宫如 4 个月妊娠大小,B 超显示宫腔内落雪征。首先考虑

A. 自然流产　　B. 双胎妊娠　　C. 妊娠合并子宫肌瘤　　D. 葡萄胎　　E. 羊水过多

五、治　疗

1. 手术治疗　一旦确诊,行清宫术,减少出血及预防子宫穿孔。

2. 卵巢黄素化囊肿　一般不需处理。如发生急性扭转,可在 B 型超声引导或腹腔镜下穿刺吸液。如扭转时间较长发生坏死,则需切除患侧附件。常在清宫术后,自主消退。

3. 预防性化疗　首选药物有甲氨蝶呤、氟尿嘧啶等。

4. 子宫切除术　适用于有高危因素、无生育要求、年龄接近于绝经期的患者。

【例3】关于葡萄胎的处理措施,<u>正确</u>的是

A. 应先备血,再吸宫　　　　B. 应先行子宫动脉栓塞,再吸宫　　　　C. 应先化疗,再吸宫
D. 应先吸氧,再吸宫　　　　E. 应先静脉滴注催产素,再吸宫

六、随　访

1. 定期 β-HCG 测定　葡萄胎清宫后每周测定 1 次 β-HCG,直至降到正常水平。随后 3 个月内仍每周测定 1 次,以后每 2 周 1 次持续 3 个月,再每个月 1 次持续至少半年。如第 2 年未妊娠,可每半年 1 次,共随访 2 年。

2. 病史和体征　询问病史包括有无异常阴道流血,以及咳嗽、咯血及其他转移灶症状。

3. 妇科检查　必要时可选择 B 型超声、X 线胸片或 CT 检查。

4. 避孕　葡萄胎排空后必须严格避孕 1 年,首选避孕套,也可选择口服避孕药。

【例4】葡萄胎处理,下列哪项是错误的

A. 一经确诊,应尽快清宫　　　　B. 必要时第 2 次刮宫　　　　C. 宫腔内刮出物病理检查
D. 术后严密随访至妊娠试验(一)为止　　　　E. 嘱患者术后避孕 1 年

例 5～6 共用题干

女,35 岁。G2P1,停经 70 天。下腹隐痛,阴道不规则流血 6 天,子宫达脐水平,尿 HCG(+)。

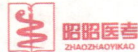

【例5】该患者首选检查为
A. 盆腔 CT　　　　 B. B 超检查　　　 C. 血 HCG　　　　 D. 诊断性刮宫　　　 E. PPD 试验

【例6】随访中无需常规进行的检查是
A. HCG 定量测定　　　　　　　 B. 月经规律　　　　　　　　　 C. 胸片
D. 定期 B 超检查　　　　　　　 E. 定期性激素水平测定

【例7】葡萄胎患者术后避孕首选
A. 口服避孕药　　 B. 针剂避孕药　　 C. 埋入法避孕　　 D. 阴茎套　　 E. 宫内节育器

第 2 节　妊娠滋养细胞肿瘤

一、概　述

妊娠滋养细胞肿瘤包括侵蚀性葡萄胎、绒毛膜癌(简称绒癌)及少见的胎盘部位滋养细胞肿瘤和上皮样滋养细胞肿瘤。

二、病　理

	侵蚀性葡萄胎	绒　癌
巨　检	子宫肌壁内有大小不等的水泡状组织,病灶接近子宫浆膜层时,表面可见紫蓝色结节,病灶可穿透子宫浆膜层或阔韧带	绝大多数绒癌原发于子宫,肿瘤常位于子宫肌层内,也可突向宫腔或穿破浆膜,病灶为单个或多个,与周围组织界限清楚,质地软而脆,暗红色,伴出血坏死
镜　检	子宫肌层内查见绒毛结构或退化的绒毛阴影,滋养细胞增生、分化不良。多数病例可在静脉内找到绒毛及滋养细胞	在出血的背景上有片状交替排列的高度增生的滋养细胞,肿瘤中不含间质和自身血管,无绒毛或水泡状结构

【例8】绒毛膜癌与侵蚀性葡萄胎主要的鉴别依据是
A. 阴道有紫蓝色转移结节　　　　 B. 胸部 X 线片有棉团状阴影　　　　 C. 尿 HCG 阳性
D. 病理检查无绒毛结构　　　　　 E. 有卵巢黄素化囊肿

三、临床表现及诊断

1. 无转移滋养细胞肿瘤　大多数为继发于葡萄胎后的侵蚀性葡萄胎或绒癌,仅少数为继发于流产、早产或足月产后的绒癌。

阴道流血	葡萄胎排空、流产或足月产后,有持续的不规则阴道流血,血量不定
子宫复旧不全或不均匀增大	葡萄胎排空后 4～6 周,子宫尚未恢复到正常大小
卵巢黄素化囊肿	双侧或一侧卵巢肿大
腹　痛	①病灶穿破子宫浆膜层可引起急性腹痛及其他腹腔内出血征象; ②若子宫病灶坏死继发感染也可引起腹痛和脓性白带; ③黄素化囊肿发生扭转或破裂时也可出现急性腹痛

2. 转移性滋养细胞肿瘤　多见于非葡萄胎妊娠或为组织学证实的绒癌。绒癌主要经血行播散。最常见的转移部位是肺,其次是阴道、骨盆、肝、脑等。

肺转移	①可无症状,仅通过 X 线胸片和肺 CT 做出诊断; ②症状:咳嗽、胸痛、咳血等
阴道转移	阴道前壁或穹隆呈蓝紫色结节
脑转移	预后凶险,为主要的致死原因
其他转移	肝、脾等

【例9】患者女,25 岁,停经3个月,阴道淋漓流血2个月。阴道前壁有胡桃大紫蓝色结节,子宫软,如孕4个月大小,尿妊娠试验阳性。应考虑为
A. 葡萄胎　　 B. 侵蚀性葡萄胎　 C. 双胎妊娠　　 D. 妊娠合并子宫肌瘤　　 E. 先兆流产

【例10】绒毛膜癌常见的转移部位依次是
A. 肺、盆腔、肝、脑、阴道　　　　 B. 肺、阴道、盆腔、肝、脑　　　　 C. 肺、脑、盆腔、肝、阴道

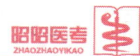

D. 阴道、肺、盆腔、肝、脑 　　　　E. 肺、肝、阴道、盆腔、脑

【例11】女,25岁,葡萄胎清宫术后13个月,阴道流血2周。妇科检查:阴道口处见一直径2 cm 紫蓝色结节,子宫稍大,质软,双侧附件正常。胸部 X 线片未见异常。尿妊娠试验(+)。阴道病灶组织病理检查见成对高度增生滋养细胞,无绒毛结构。最有可能的诊断是

A. 绒毛膜癌 　　B. 子宫内膜异位症 　　C. 葡萄胎 　　D. 侵蚀性葡萄胎 　　E. 阴道癌

四、辅助检查

1. 血清 HCG 测定 　HCG 水平是妊娠滋养细胞肿瘤的主要诊断依据。

2. B 超 　诊断子宫原发疾病最常用的方法,肌层内可见无包膜的强回声团块。

3. 组织学诊断 　滋养细胞肿瘤的确诊依靠组织学检查,刮宫标本进行组织学诊断。

五、滋养细胞肿瘤解剖学分期

Ⅰ 期	病变局限于子宫
Ⅱ 期	累及附件,病变扩散,但仍局限于生殖器官
Ⅲ 期	病变转移至肺,有或无生殖系统病变
Ⅳ 期	所有其他转移

六、治 疗

侵袭性葡萄胎和绒癌治疗原则以化疗为主,手术和放疗为辅,实行分层和个体化治疗。

1. 化疗 　目前常用的一线化疗药物有甲氨蝶呤(MTX)、放线菌素 D(Act - D)或国产更生霉素(KSM)、氟尿嘧啶(5 - Fu)、环磷酰胺(CTX)、长春新碱(VCR)、依托泊苷(VP - 16)等。

(1)化疗方案 　低危患者首选单药化疗,高危患者首选 EMA - C0 或以 5 - Fu 为主的联合化疗方案。

(2)疗效评判 　在每疗程结束后,应每周测定 1 次血 β - HCG,结合妇科检查、超声、胸片、CT 等检查。在每一疗程化疗结束后 18 天内,血 β - HCG 下降至少 1 个对数为有效。

(3)毒副反应 　化疗主要的毒副反应有骨髓抑制、消化道反应、肝肾功能损害及脱发等。

(4)停药指征 　症状、体征消失,原发灶和转移灶消失,每周测定 1 次 β - HCG,连续 3 次正常,再巩固 2～3 个疗程方可停药。随访 5 年无复发者为治愈。

2. 手术 　对大病灶、耐药病灶或病灶穿孔出血者,应在化疗的基础上行手术治疗,手术方式主要为全子宫切除术,生育期妇女可保留一侧或双侧卵巢。对于有生育要求的年轻妇女,若子宫耐药病灶为单个,且血 HCG 水平不高,子宫外转移灶已控制,可考虑病灶切除术。对年龄较大、无生育要求、病灶局限于子宫的患者,初次治疗时可首选子宫切除术,并在术中开始给予化疗。若子宫外耐药或复发病灶较为局限,可行局部病灶切除,如肺叶切除、部分肠切除、脑转移瘤切除等。

3. 放射治疗 　主要用于肝、脑转移和肺部耐药病灶的治疗。

【例12】女,42岁,人工流产术后2年,阴道断续流血 6 个月余。今日出现咳血丝痰。血 β - HCG 13 000 U/L。胸部 X 线示肺部多个结节。首选的治疗方法是

A. 肺叶切除＋子宫切除术 　　B. 放射治疗 　　C. 肺叶切除术

D. 化学疗法 　　E. 子宫切除术

例13～14 共用题干

女,28岁,葡萄胎清宫术后阴道持续少量流血 3 个月。妇科检查:子宫如妊娠 50 天大小,质软,双侧附件均可触及囊性肿物,大小约 5 cm×4 cm,活动好。尿 HCG 阳性。盆腔超声示子宫肌层有一 4 cm×3 cm 不均质回声,血流信号丰富,两侧附件区有囊性低回声包块。

【例13】该患者最可能的诊断是

A. 子宫腺肌病合并卵巢囊肿 　　B. 不全流产 　　C. 早孕合并卵巢囊肿

D. 绒毛膜癌 　　E. 侵蚀性葡萄胎

【例14】首选的治疗是

A. 卵巢囊肿切除术 　　B. 放射治疗 　　C. 子宫病灶切除术

D. 清宫术 　　E. 化学治疗

七、随 访

治疗结束后应严密随访,第 1 年每月随访 1 次,1 年后每 3 个月随访 1 次,持续 3 年,以后每年随访

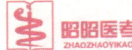

1次,持续5年。随访内容同葡萄胎,HCG正常后1年内应严格避孕。

➤ **参考答案**如下,详细答案参见2021版《国家临床执业及助理医师资格考试精选真题考点精析》。

1. E	2. D	3. A	4. D	5. B
6. E	7. D	8. D	9. D	10. B
11. A	12. D	13. E	14. E	—

昭昭老师提示:
关注官方微信,获得第一手考试资料。

第17章　生殖内分泌疾病

➤ **2021考试大纲**

①功能失调性子宫出血;②闭经;③多囊卵巢综合征;④绝经综合征。

➤ **考纲解析**

近20年的医师考试中,本章考试重点是生殖内分泌疾病的诊断、检查和治疗,执业医师每年考查分数为1~2分,助理医师每年考查分数为0~1分。

第1节　功能失调性子宫出血

功能失调性子宫出血(DUB)简称功血,是由于下丘脑-垂体-卵巢轴功能失调,而非器质性病变引起的异常子宫出血。根据有无排卵,可分为无排卵性功血和排卵性功血两类。

一、无排卵性功能失调性子宫出血

1. 病因

好发于青春期和更年期,卵巢功能障碍,无黄体,体内有雌激素而无孕激素,子宫一直处于增殖期,而无分泌期,增生程度取决于雌激素水平,到一定限度后内膜才脱落,形成月经,所以月经的周期不规则。

2. 病理

子宫内膜呈增殖期变化,无分泌期变化,增生程度因雌激素水平、作用时间长短及内膜对雌激素反应敏感性不同而表现各异。可表现为子宫内膜增生、增殖期子宫内膜或萎缩型子宫内膜,后者多见于绝经过渡期患者。

【例1】无排卵性功能失调性子宫出血患者诊断性刮宫的病理结果不可能出现的是

A. 分泌期和增殖期内膜并存　　B. 单纯性增生　　C. 复杂性增生
D. 萎缩型子宫内膜　　E. 增生性子宫内膜

【例2】女,38岁。近3年月经不调,表现为周期延长、经量增多且淋漓不净。此次停经5个月,反复阴道流血,量多。给予诊刮止血,刮出物病理学检查为子宫内膜复杂型增生。最可能的诊断是

A. 无排卵性功能失调性子宫出血　　B. 黄体功能不足　　C. 子宫内膜不规则脱落
D. 子宫内膜炎　　E. 子宫内膜癌前病变

3. 临床表现

(1)主要表现　最常见的症状是子宫不规则出血。月经周期紊乱,经期长短不一,且出血量多少不一(子宫肌瘤引起子宫出血的周期是规则的)。

(2)次要表现　出血期无下腹疼痛。

【例3】女,50岁。近3年来月经不规则,经量时多时少,伴轻微下腹痛。妇检:子宫正常大小,双侧附件(一)。应诊断为

A. 功能失调性子宫出血　　B. 闭经　　C. 原发性痛经
D. 继发性痛经　　E. 更年期综合征

【例4】女性,12岁。月经周期紊乱,经期长短不一已有4个月余。肛门检查:子宫发育正常,双侧附件(一)。最可能的诊断是

A. 黄体功能不全　　B. 黄体萎缩不全　　C. 无排卵性功能失调性子宫出血
D. 子宫内膜息肉　　E. 子宫黏膜下肌瘤

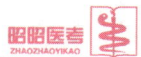

4. 辅助检查

（1）诊断性刮宫 已婚患者首选方法。目的是明确子宫内膜病理改变和止血,必须进行全面的刮宫。疑为子宫内膜癌时行分段诊刮。

（2）超声检查 可了解子宫大小、形状,宫腔内有无赘生物及子宫内膜厚度等。

（3）基础体温测定 基础体温呈单相型提示无排卵。

（4）宫腔镜检查 可直视子宫内膜的形态,选择病变区进行活检。

（5）激素测定 可通过测定血清黄体酮和尿孕二醇来判断有无排卵。

（6）妊娠试验 有性生活史者应行妊娠试验,以排除妊娠及妊娠相关疾病。

（7）细胞学检查 宫颈细胞学检查用于排除子宫颈癌前病变及子宫颈癌。阴道脱落细胞涂片检查反映雌激素影响水平。

（8）宫颈黏液结晶检查 经前检查出现羊齿植物叶状结晶提示无排卵。

【例5】女,14岁。初潮后月经周期紊乱,经期长短不一已有5个月。肛门检查:子宫发育正常,双侧附件未见异常。首选的辅助检查是

A. B型超声检查　B. 基础体温测定　C. X线检查　　D. 血雌激素水平测定　E. 诊断性刮宫

【例6】了解子宫内膜周期性变化最可靠的诊断依据是

A. 血清雌激素测定　　　　　B. 宫颈黏液检查　　　　　C. 尿雌二醇测定

D. 基础体温测定　　　　　　E. 诊断性刮宫

【例7】女,53岁。近4年月经不规律,现停经1个月,阴道不规则流血8天,无腹痛。查体:中度贫血貌,子宫略大,稍软,无压痛,双附件(一)。首选辅助检查方法是

A. X线检查　　　B. 分段诊刮　　　C. CT检查　　　D. 阴道镜检查　　　E. 尿HCG测定

5. 治疗

（1）青春期 止血、调整周期、促排卵为主。

（2）绝经过渡期 止血、调整周期。

① 止血

雌孕激素联合用药	性激素联合运用优于单一用药
单纯雌激素	①大剂量雌激素可使子宫内膜迅速生长,修复创面而止血; ②适用于内源性雌激素不足者,特别是青春期功血
单纯孕激素	子宫内膜脱落法或药物刮宫,停药后短期内即有撤退性出血,适用于体内已有一定雌激素水平的患者
雄激素	适用于绝经过渡期功血

【例8】青春期无排卵性功血的治疗原则是

A. 减少出血、促进卵巢排卵　　　B. 止血、促进排卵　　　C. 止血、调整周期

D. 促进内膜脱落、调整月经周期　　E. 促黄体功能,促进排卵

【例9】女,26岁。近3个月月经周期缩短。妇科检查示无生殖器官器质性病变。基础体温双向性。子宫内膜活检为分泌反应落后3日。诊断为"排卵性月经失调"。下列不用于治疗的是

A. 小剂量雌激素　B. 氯米芬　C. HCG　D. 复方口服避孕药　E. 黄体酮

【例10】女性,15岁。月经周期20～60天,经期持续7～15天不等,量时多时少,伴有血块。此次月经来潮持续15天,量较多。应选择的止血方法是

A. 诊断性刮宫　　　　　　　　B. 黄体酮肌内注射治疗5天

C. 氯米芬治疗5天后加用孕激素　　D. 氨甲环酸治疗2周后,加用孕激素

E. 大剂量雌激素,止血后逐渐减量,2周后加用孕激素

② 调整月经周期 止血后需调整月经周期。可采用雌孕激素序贯疗法或雌孕激素联合疗法。绝经过渡期可采用月经周期后半期服用甲羟黄体酮8～12 mg/d,连用10～12天。

③ 促排卵常用药 适用于生育期功血尤其是不孕症患者。

枸橼酸氯米芬(CC):于出血第2～5天开始应用,每天50～150 mg,连续5天。

尿促性素(HMG):适用于要求生育者。单用从月经第5天起每天2支。联用CC/HMG从月经第3天

起每天应用 CC 100 mg,连用 5 天,后加用 HMG 1~2 支。用药后当优势卵泡直径达到 18 mm 及子宫内膜厚度达到 8 mm 以上时,肌内注射 HCG 5 000~10 000 IU,注射后 2 天内性交。

绒促性素(HCG):通常与其他促排卵药联合应用。

（3）手术治疗

① 刮宫术　适用于已婚患者,具有诊断和治疗作用,青春期功血患者一般不刮宫。

② 宫腔镜下　子宫内膜电凝、激光或热疗,仅适用于经量过多的绝经过渡期功血患者或激素治疗无效且无生育要求的生育期功血患者。

③ 子宫切除术　适用于药物治疗效果不佳、无生育要求、年龄较大、病理诊断为子宫内膜复杂型增生或不典型增生患者。

【例 11】女,48 岁。近 2 年月经不规律,未诊治。现闭经 3 个月,阴道大出血 15 天。首选哪项治疗

A. 诊断性刮宫　　　　　B. 性激素治疗　　　　　C. 子宫切除

D. 促排卵药物　　　　　E. 维生素 K 止血药

【例 12】妇女,46 岁,月经周期延长,经量增多及经期延长,此次月经量多且持续 12 天。妇科检查子宫稍大、稍软。本例有效的止血措施选择

A. 静脉注射巴曲酶(或氨基己酸)　　　B. 口服大剂量雌激素　　　C. 口服大量甲羟孕酮

D. 口服甲睾酮　　　　　E. 行刮宫术

二、排卵性功能失调性子宫出血

排卵性功血较无排卵性功血少见,多发生于生育期妇女。常见类型为有排卵的黄体功能异常。

1. 黄体功能不足

（1）概述　黄体功能不足指有卵泡发育及排卵,但黄体期孕激素分泌不足或黄体过早衰退,导致子宫内膜分泌反应不良。

（2）病理　子宫内膜受孕激素影响不足,分泌期内膜腺体呈分泌不良,间质水肿不明显,或腺体与间质发育不同步。子宫内膜活检显示分泌反应落后 2 天以上。

（3）临床表现

① 主要表现　通常为月经周期缩短,月经频发。

② 一般表现　有时月经周期虽在正常范围,但卵泡期延长,黄体期缩短。常表现为不易受孕或易发生流产。

（4）诊断

① 体温　基础体温为双相,但高温相小于 11 天。

② 子宫内膜活检　子宫内膜活检显示分泌反应至少落后 2 天,即可诊断。

【例 13】女,28 岁,产后 6 个月,月经周期缩短,妇科检查无异常。基础体温曲线呈双相型。提示为

A. 无排卵性功血　　　　　B. 子宫内膜不规则脱落　　　　　C. 黄体功能不足

D. 早期妊娠　　　　　E. 不能确定诊断

（5）治疗

① 促进卵泡发育　卵泡期应用小剂量雌激素或枸橼酸氯米芬。

② 促进月经中期 LH 峰　监测到卵泡成熟时应用 HCG 5 000~10 000 U 一次或分两次肌内注射。

③ 黄体功能刺激疗法　于基础体温上升后开始,隔日肌内注射 HCG 2 000~3 000 U,共 5 次。

④ 黄体功能替代疗法　在排卵后或预期下次月经前 12~14 天开始肌内注射黄体酮 10~20 mg,每天 1 次,连用 10~14 天。

⑤ 黄体功能不足合并高催乳素血症的治疗　溴隐亭每天 2.5~5.0 mg,口服。

2. 子宫内膜不规则脱落

（1）概述　子宫内膜不规则脱落指在月经周期有排卵,黄体发育良好,但萎缩过程延长,导致子宫内膜不规则脱落,又称黄体萎缩不全。

（2）病理　黄体发育良好、萎缩过程延长,导致子宫内膜不规则脱落,又称黄体萎缩不全。黄体期延长,导致子宫内膜一直处于分泌期,甚至当第二个周期的增殖期到来时,分泌期还未结束,于是形成了一种增殖期与分泌期同时存在的情况,这一时期主要是在月经后 5~6 天,此时行诊断性刮宫最合适。

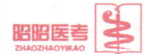

【例 14】 黄体萎缩不全患者月经 5～6 天刮宫的病理表现是

A. 增殖期与分泌期并存　　　B. 复杂型增生　　　C. 分泌期内膜

D. 单纯型内膜　　　E. 增殖期内膜

（3）临床表现

月经周期正常,但经期延长,长达 9～10 天,且出血量多。

（4）辅助检查　基础体温为双相型,但下降缓慢。在月经第 5～6 天行诊断性刮宫,病理检查可见分泌期内膜与增殖期内膜并存,可作为确诊依据。

例 15～16 共用选项

A. 月经第 5～6 天刮宫见子宫内膜分泌反应　　　B. 经前 2 天刮宫见子宫内膜分泌反应不良

C. 经前 3 天刮宫见子宫内膜增殖期改变　　　D. 经前 2 天刮宫见子宫内膜分泌期改变

E. 刮宫为蜕膜

【例 15】 子宫内膜不规则脱落时,应为

【例 16】 无排卵性功能失调性子宫出血时,应为

例 17～18 共用选项

A. 基础体温单相,无低温相　　　B. 基础体温双相,高温相下降缓慢

C. 基础体温双相,低温相短　　　D. 基础体温双相,高温相短

E. 基础体温单相,无高温相

【例 17】 青春期无排卵性功能失调性子宫出血的体温特点是

【例 18】 黄体功能不足的体温特点是

（5）治疗

① 孕激素　使黄体及时萎缩,内膜完整脱落。自下次月经前 10～14 天开始,每天口服甲羟黄体酮 10 mg,连用 10 天。有生育要求者可肌内注射黄体酮,无生育要求者可口服单相避孕药。

② HCG　有促进黄体功能的作用。用法同黄体功能不足。

【例 19】 经产妇,38 岁。近半年经期 8～10 天,周期正常,经量多。妇科检查子宫前位,稍大,无压痛,双侧附件正常,基础体温双相。恰当处理应是

A. 口服氯米芬　　　B. 人工周期疗法　　　C. 肌内注射 HMG

D. 经前 7 天肌内注射黄体酮　　　E. 月经干净后肌内注射黄体酮

第 2 节　闭　经

一、概　述

闭经分为原发性和继发性闭经两类。原发性闭经是指女性有正常的第二性征发育,但年满 16 岁仍无月经来潮;或年龄超过 14 岁尚无第二性征发育。继发性闭经是指以往曾建立规律月经,但因某种病理原因而出现月经停止 6 个月以上,或按自身原来月经周期计算超过 3 个月经周期以上。根据闭经发生的原因不同,可分为子宫性闭经、卵巢性闭经、垂体性闭经和下丘脑性闭经。

二、继发性闭经的分类

分　类	常见疾病	昭昭老师速记
子宫性闭经	Asherman 综合征是最常见的子宫性闭经	"阿(A)紫(子)"
卵巢性闭经	最常见卵巢早衰、多囊卵巢综合征等	"多""卵"
垂体性闭经	①最常见为希恩综合征(Sheehan 综合征),产后大出血休克导致腺垂体促性腺激素分泌细胞缺血坏死; ②蝶鞍隔因先天性发育不全、肿瘤或手术破坏	患者在"产后大出血"后的"垂""S(死)"挣扎
下丘脑性闭经	最常见的闭经类型;主要病因是颅咽管瘤	"下""咽"

【例 20】 最常见继发性闭经的类型是

A. 子宫性闭经　　B. 卵巢性闭经　　C. 垂体性闭经　　D. 下丘脑性闭经　　E. 原发性闭经

【例 21】 希恩(Sheehan)综合征属于

A. 下丘脑性闭经　　B. 精神性闭经　　C. 子宫性闭经　　D. 卵巢性闭经　　E. 垂体性闭经

【例22】下列疾病属于<u>下丘脑性闭经</u>的是

A. 颅咽管瘤　　B. 空蝶鞍综合征　C. 子宫内膜炎　　D. 卵巢早衰　　E. Asherman 综合征

【例23】<u>盆腔放射</u>治疗后导致的闭经属于

A. 子宫性闭经　　B. 卵巢性闭经　　C. 垂体性闭经　　D. 肾上腺性闭经　E. 下丘脑性闭经

三、辅助检查

1. 孕激素试验　黄体酮注射,连续 5 天,停药后出现撤药性出血(阳性反应),提示子宫内膜已受到一定水平的雌激素影响,属Ⅰ度闭经。如孕激素试验无撤退性出血,则为阴性反应,应进一步做雌孕激素序贯试验,患者每天服戊酸雌二醇 1～2 mg 或妊马雌酮 1.25 mg,连服 20 天。

2. 雌孕激素序贯试验　适用于孕激素试验阴性的闭经患者,先用孕激素,再给雌激素,停药后发生撤药性出血者为阳性,提示子宫内膜功能正常,属Ⅱ度闭经,可排除子宫性闭经。

3. 垂体性闭经　GnRH 刺激试验,注射 GnRH 后 LH 值升高,说明垂体功能正常,病变在下丘脑。经多次重复实验,LH 值无升高或升高不显著,说明垂体功能减退,如希恩综合征。

【例24】女,30 岁。7 个月前孕 48 天行人工流产术,术后不来月经,<u>雌孕激素试验均阴性</u>。闭经的原因应是

A. 卵巢性闭经　　B. 垂体性闭经　　C. 下丘脑性闭经　D. 子宫性闭经　　E. 难以确定

【例25】诊断<u>子宫性闭经</u>的依据是

A. 注射黄体酮有撤退性出血　　B. 注射黄体酮无撤退性出血　　C. 雌孕激素无撤退性出血

D. 雌孕激素有撤退性出血　　E. 雌激素有撤退性出血

【例26】由于卵巢功能衰竭引起卵巢性闭经,体内<u>垂体促卵泡激素</u>(FSH)水平应是

A. 增高　　B. 降低　　C. 波动很大　　D. 持续下降　　E. 测不出

【例27】女性,20 岁,<u>继发性闭经</u> 9 个月。检查卵巢不大。每天肌内注射黄体酮注射液 20 mg,连用 5 天,停药后出现阴道流血。再静注 GnRH 100 μg 后 45 分钟,血 LH 值增高近 3 倍。本例闭经的病变部位应在

A. 下丘脑　　B. 腺垂体　　C. 卵巢　　D. 子宫　　E. 肾上腺

四、治　疗

1. 内分泌治疗

(1) 激素治疗　性激素补充。

雌激素补充治疗	适用于无子宫者
雌孕激素人工周期疗法	适用于有子宫者
孕激素疗法	适用于有一定内源性雌激素水平的Ⅰ度闭经患者

(2) 促排卵　氯米芬是最常用的促排卵药。

(3) 溴隐亭　适用于高催乳素血症者。

2. 手术治疗　生殖器畸形一经确诊应尽早手术矫治。Asherman 综合征应扩张宫腔并放置宫内节育器,术后给予人工周期 3～6 个月。待月经来潮 2～3 次后取出节育环。肿瘤一旦确诊,应根据情况选择合适的手术。

第 3 节　多囊卵巢综合征(助理医师不要求)

一、概　述

多囊卵巢综合征(PCOS)临床上以雄激素过高的临床或生化表现、持续无排卵、卵巢多囊改变为特征,常伴有胰岛素抵抗和肥胖,又称为 Stein - Leventhal 综合征。

二、发病机制、病理生理改变和内分泌特征

1. LH 与 FSH 分泌失常　PCOS 患者存在 GnRH 脉冲发生频率增高,较高频率的 GnRH 脉冲对 LH 分泌的促进作用强于对 FSH 分泌的促进作用,故 LH/FSH 比值升高(LH/FSH≥2)。

2. 高雄激素血症　主要是卵巢源性雄激素过多,部分雄激素来源于肾上腺的过多分泌。表现为毛发旺盛,皮脂腺分泌过多,出现痤疮。过高的雄激素可抑制优势卵泡发育及成熟。

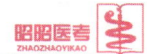

3. 胰岛素抵抗与高胰岛素血症 胰岛素抵抗是指机体内生理水平的胰岛素促进器官、组织及细胞吸收、利用葡萄糖效能下降的一种代谢状态。高胰岛素血症导致的特征性临床表现包括影响卵泡的发育从而导致无排卵,促进子宫内膜增生,直接刺激卵巢雄激素的分泌,抑制肝合成性激素结合球蛋白(SHBG),使循环中游离睾酮升高。

4. 雌酮/雌二醇比例倒置 雌激素分泌特征是雌酮(E_1)明显增高,主要由雄激素在周围脂肪组织中转化而来。由于卵泡不能发育成熟,E_2仅相当于卵泡早、中期水平。

发病机制	下丘脑-垂体-卵巢轴功能调节异常,胰岛素抵抗和高胰岛素血症,肾上腺内分泌功能异常
内分泌特征	雄激素过多,雌酮过多,胰岛素过多,黄体生成素/促卵泡激素(LH/FSH)比值增高
病理生理改变	双侧卵巢均匀性增大,增殖期子宫内膜

三、临床表现

月经失调	最主要的症状,多表现为月经稀发
不 孕	无排卵所致
多毛、痤疮	高雄激素所致
黑棘皮症	多处皮肤皱褶出现灰褐色色素沉着

四、辅助检查

检查项目	表 现	昭昭老师速记
诊断性刮宫	增殖期子宫内膜	不排卵没有孕激素,只能是增生期
体温测定	单相体温	不排卵没有孕激素,体温不升高
B超	卵巢增大,内有空泡围绕在卵巢边缘,称为项链征	雄激素抑制排卵,导致卵泡排布在卵巢周围,像项链一样
激素	雄激素过多、雌酮过多、LH/FSH过多、胰岛素过多	注意"孕激素"不高

五、治 疗

1. 治疗原则 纠正月经紊乱,建立排卵性月经周期,改善生殖功能,达到妊娠目的,降低血雄激素水平,促排卵。

调整月经	口服避孕药
降低雄激素水平	糖皮质激素、环丙黄体酮等
改善胰岛素抵抗	二甲双胍
诱发排卵	氯米芬,注意防止卵巢过度刺激综合征

2. 手术治疗 腹腔镜下卵巢打孔术和卵巢楔形切除术。

例 28~29 共用题干

女,28岁,婚后5年未孕,月经稀发,肥胖,多毛。妇科检查:子宫未见异常,双侧卵巢稍大。基础体温单相。

【例28】该患者最可能的诊断是

A. 无排卵性功能失调性子宫出血　　　B. 子宫内膜异位症　　　C. 生殖器结核

D. 卵巢早衰　　　E. 多囊卵巢综合征

【例29】该患者促排卵治疗,需要注意防止的并发症是

A. 卵巢早衰　　　B. 肾功能损害　　　C. 肝损害

D. 卵泡黄素化未破裂综合征　　　E. 卵巢过度刺激综合征

【例30】促进排卵药物不包括

A. 尿促性素　　　B. 氯米芬　　　C. 绒促性素　　　D. 促卵泡激素　　　E. 孕激素

第4节　绝经综合征

一、概 述

绝经综合征是指绝经前后妇女出现性激素波动或减少所致的一系列躯体和精神心理症状。

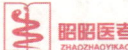

二、内分泌变化

雌激素	雌激素水平并非逐渐下降,而是卵泡停止发育后,雌激素水平才迅速下降
FSH	卵巢功能衰退的最早征象是卵泡对 FSH 的敏感性降低,FSH 水平升高
GnRH	负反馈作用,导致分泌增加
雄激素	总体水平下降
抑制素	绝经后妇女抑制素水平下降,较雌二醇下降早,是反映卵巢衰退更敏感的指标

三、临床表现

1. 早期症状

(1) 月经紊乱 月经周期不规则、持续时间长及经量增多或减少。

(2) 血管舒缩症状 表现为潮热,为血管舒缩功能不稳定所致,是雌激素降低的特征性症状。

(3) 自主神经功能失调及精神症状。

2. 远期症状

(1) 泌尿生殖道 萎缩、干燥等。

(2) 骨质疏松 多发生在绝经后的 5～10 年,最常发生在椎体。

(3) 老年痴呆及心血管病变。

四、诊 断

1. 检查 FSH 及 E_2 值 了解卵巢功能,FSH 升高,E_2 降低。

2. 氯米芬兴奋试验 月经第 5 天起口服氯米芬,连用 5 天。停药第 1 天测血清 FSH＞12 U/L,提示卵巢储备能力下降。

五、治 疗

1. 一般治疗 对症状轻微者,可给予耐心解释、安慰,以消除顾虑。必要时根据病情选用适量的镇静药以助睡眠。谷维素有助于调节自主神经功能。补充钙剂和维生素 D。

2. 性激素治疗(HT) 在卵巢功能开始减退及出现相关症状后即可应用。原则是生理性补充、个体化处理、以最小量达到最好效果。HT 应在有适应证而无禁忌证的情况下,科学、合理、规范应用并定期进行监测。

➤ 参考答案如下,详细答案参见 2021 版《国家临床执业及助理医师资格考试精选真题考点精析》。

1. A	2. A	3. A	4. C	5. B
6. E	7. B	8. A	9. D	10. E
11. A	12. E	13. C	14. A	15. A
16. C	17. A	18. D	19. D	20. D
21. E	22. A	23. A	24. D	25. C
26. A	27. A	28. E	29. E	30. E

昭昭老师提示:
关注官方微信,获得第一手考试资料。

第 18 章 子宫内膜异位症和子宫腺肌病

➤ **2021 考试大纲**

①子宫内膜异位症的概念与病因、病理、临床表现、诊断与鉴别诊断、处理;②子宫腺肌病的概念与病因、病理、临床表现、诊断与鉴别诊断、处理。

➤ **考纲解析**

近 20 年的医师考试中,本章的考试重点是子宫内膜异位症及子宫腺肌病的诊断、检查和治疗,执业医师每年考查分数为 1～2 分,助理医师每年考查分数为 0～1 分。

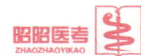

第1节　子宫内膜异位症

一、概　述

子宫内膜异位症(简称内异症)又称巧克力囊肿,指具有生长功能的子宫内膜组织出现在子宫腔以外的身体其他部位。异位子宫内膜可以侵袭全身任何部位,但绝大多数位于盆腔内,其中以卵巢、直肠子宫陷凹及宫骶韧带等部位最常见。内异症虽属良性疾病,但有侵袭性和复发性。

二、病　理

1. 巨检

(1)卵巢内异症　最常见。卵巢的异位内膜病灶分为微小病变型和典型病变型两种。微小病变型为位于卵巢浅表层的红色、蓝色或棕色斑点、小囊。典型病变型又称囊肿型,即卵巢子宫内膜异位囊肿,囊肿内含有柏油样、似巧克力色液体,故又称卵巢巧克力囊肿。囊肿大小不一,表面呈灰蓝色,常与子宫后壁、阔韧带后叶及侧盆壁粘连、固定,活动度差。

【例1】子宫内膜异位症的好发部位是

A. 子宫内膜　　　B. 子宫阔韧带　　　C. 子宫圆韧带　　　D. 卵巢　　　E. 阴道

(2)宫骶韧带、直肠子宫陷凹和子宫后壁下段内异症　轻者局部有散在紫色斑点状出血,宫骶韧带增粗或呈结节样改变。随病变发展,子宫后壁与直肠前壁粘连,直肠子宫陷凹变浅甚至消失。少数患者在直肠阴道隔内形成异位病灶。

(3)盆腔腹膜内异症　多发性,典型病灶呈紫色、蓝色或黑色结节。早期病变无色素,包括红色火焰样、息肉样、白色透明变、卵巢周围粘连、黄棕色腹膜斑等类型。

(4)输卵管内异症　少见。若输卵管浆膜层受累,可见紫蓝色斑点,输卵管常与周围组织粘连,但管腔多通畅。

(5)宫颈内异症　病灶表浅者,表现为宫颈表面暗红色或紫色颗粒,经期略增大。深部病灶,在宫颈剖面呈点状紫蓝色或含陈旧血液的小囊腔。

(6)其他部位内异症　阑尾、膀胱、直肠的异位病灶呈紫蓝色、红色或棕色的小点状或片状病损改变。会阴及腹壁瘢痕处异位病灶因反复周期性出血致局部纤维组织增生形成圆形结节。

2. 镜检
典型的异位内膜组织在显微镜下可见子宫内膜上皮、腺体或腺样结构、内膜间质及出血等。如异位内膜反复出血,组织结构破坏,难以出现上述典型病变,镜下找到少量内膜间质细胞即可诊断。

三、临床表现

1. 继发性痛经　呈进行性加重。疼痛严重程度与病灶大小不一定成正比。

2. 不孕　内异症患者的不孕率高达40%~50%,而30%的不孕症患者合并内异症。

3. 月经失调　表现为经量增多、经期延长或经前点滴出血。无稀发、无闭经。

4. 性交痛　直肠子宫陷凹的内异症病灶使子宫后倾固定,性交时,阴道穹受阴茎碰撞引起性交疼痛,以经前期最明显。

5. 其他表现　盆腔以外内异症的临床表现:病变部位周期性出血导致相应症状。

四、体　征

子宫后位,后倾固定,子宫直肠陷凹、宫骶韧带或子宫后壁下段等部位可触及痛性结节。

【例2】子宫内膜异位症最主要的临床特点是

A. 月经失调　　　　　　　B. 不孕症发生率高达40%　　　　C. 痛经和持续性下腹痛

D. 咯血　　　　　　　　　E. 腹痛、腹泻或便秘

【例3】女,28岁,已婚未孕,进行性痛经。妇科检查:宫颈糜烂Ⅰ度,子宫正常大小,后倾,活动欠佳,附件增厚压痛,直肠子宫陷凹触及2个结节。最可能的诊断是

A. 盆腔结核　　　　　　　B. 子宫颈癌　　　　　　　　　　C. 慢性盆腔炎

D. 子宫内膜异位症　　　　E. 子宫肌瘤

五、诊　断

1. 首选检查　B超。超声检查是诊断卵巢子宫内膜异位囊肿和直肠阴道隔内异症的重要方法。囊

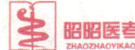

肿一般有较明显的界限,呈椭圆形或圆形,囊内有细小的絮状光点。CT 和 MRI 具有同样的诊断价值,但费用高。

2. 确诊 腹腔镜检查是目前诊断内异症的可靠方法。在腹腔镜下见到典型病灶即可确诊内异症,并可进行临床分期。

3. CA125 内异症患者血清 CA125 水平增高,但很少超过 200 U/mL(100 IU/L)。

4. 抗子宫内膜抗体 抗子宫内膜抗体是内异症的标志性抗体。

【例4】子宫内膜异位症的确诊依据是

A. 典型的病史　　B. B 型超声检查　　C. 血 CA125 升高　　D. 病理组织学检查　　E. 妇科检查

六、治　疗

内异症治疗的目的是减轻及控制疼痛、治疗不孕及促进生育、减缩及去除病灶、预防及减少复发。应根据患者年龄、生育要求、症状、部位、治疗经过而制订个体化方案,治疗分为保守性治疗和根治性治疗。

1. 期待疗法 适用于无明显症状的轻度患者或近绝经患者。对患者定期随访,对症处理病变引起的轻微痛经。常用药物为非甾体抗炎药。

2. 药物治疗 适用于有慢性盆腔痛、痛经症状明显、无生育要求及无卵巢子宫内膜异位囊肿形成的患者。

(1)促性腺激素释放激素激动剂(GnRH‐α) 与 GnRH 受体亲和力强,长期连续应用可使垂体 GnRH 受体耗尽,而对垂体产生降调节作用,垂体分泌促性腺激素减少,导致卵巢激素水平明显下降,出现暂时闭经,此疗法又称为"药物性卵巢切除"。常用药物有亮丙瑞林和戈舍瑞林。

(2)达那唑 能抑制 FSH、LH 峰,抑制卵巢甾体激素的分泌,并直接与子宫内膜的雄激素和孕激素受体结合,抑制内膜细胞增生,导致子宫内膜萎缩,短暂闭经,称为假绝经疗法。

(3)雌激素加孕激素或单纯高效孕激素 使患者产生类似妊娠的闭经,称假孕疗法。

(4)其他 包括孕三烯酮、他莫昔芬(三苯氧胺)、米非司酮和口服避孕药。

3. 手术治疗 适用于卵巢子宫内膜异位囊肿、盆腔疼痛、不孕、生殖系统外内异症,如泌尿道或消化道内异症伴梗阻。手术方法包括开腹手术和腹腔镜手术两种。目前认为腹腔镜确诊、手术加药物治疗是内异症的标准治疗。

(1)保留生育功能手术 适用于药物治疗无效、年轻和有生育要求的患者。手术切净、去除所有可见的异位内膜病灶,分离粘连,恢复正常解剖关系,剥除囊肿,保留正常卵巢。

(2)保留卵巢功能手术 指去除盆腔内病灶,切除子宫,保留至少一侧或部分卵巢的手术。适用于无生育要求的 45 岁以下中、重度内异症患者。

(3)根治性手术 即全子宫、双附件及病灶切除术。适用于 45 岁以上重症患者,特别是盆腔粘连严重导致输尿管压迫或狭窄者。

4. 药物与手术联合治疗 术前给予 3～6 个月药物治疗后进行手术清除病灶,术后继续给予药物治疗。

5. 内异症合并不孕的处理 对希望生育的轻症患者,应尽早发现及排除其他不孕病因,及时行腹腔镜检查,并在镜下对轻微病灶进行切除或电凝处理,改善盆、腹腔内环境,以期尽早妊娠。术后不宜应用药物治疗,必要时行助孕治疗。

例 5～6 共用选项

A. 药物治疗　　　　　　B. 保留生育功能手术　　　　　C. 根治性手术
D. 饮食注意　　　　　　E. 无需处理

【例5】28 岁,未孕。继发性痛经 5 年,子宫右后方 7 cm 囊肿,按压有压痛。最佳的治疗方法是

【例6】43 岁,继发性痛经 6 年,子宫如妊娠 12 周大小。B 超检查,子宫肌层可见大小不等的结节,治疗方法应选择

例 7～8 共用题干

女,30 岁。进行性痛经 8 年,婚后 5 年未孕。妇科检查:子宫大小正常,后位,固定,盆底可触及多个痛性结节,右侧附件区触及直径约 6 cm 的囊性包块,不活动。左侧附件区组织略增厚。

【例7】首先考虑的诊断是

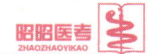

A. 盆腔结核　　　B. 原发性痛经　　　C. 慢性盆腔炎　　　D. 子宫内膜异位症　　　E. 卵巢肿瘤
【例8】首选的治疗方案是
A. 孕激素治疗　　　B. 手术治疗　　　C. 抗感染治疗　　　D. 抗结核治疗　　　E. 镇痛治疗

第2节　子宫腺肌病

一、概　念
具有生长功能的子宫内膜腺体及间质侵入子宫肌层称为子宫腺肌病。异位内膜组织多在子宫肌层内弥漫性生长,亦可局限性增生形成团块,后者称为子宫腺肌瘤。

二、病　理
子宫多均匀性增大,呈球形,一般不超过12周妊娠子宫大小。少数腺肌病病灶呈局限性生长,形成子宫腺肌瘤。弥漫增大的子宫和腺肌瘤的剖面可见明显增厚且质硬,肌壁间见粗厚肌纤维带和微囊腔,腔内有陈旧性血液。腺肌瘤与周围正常子宫肌层无明显界限。

三、临床表现
1. 主要表现　约30%患者有继发性痛经,其特点为进行性加重。部分患者呈经前或经后某一固定时间内下腹疼痛,且疼痛逐渐加重。

2. 月经异常　约50%患者出现月经增多、经期延长。

3. 其他症状　患者可有性交痛及慢性盆腔痛,但较少见。增大的子宫刺激和压迫膀胱出现尿频等。另外,早期流产的发生率增加。

四、体　征
妇科检查子宫呈均匀性增大或局限性隆起,质地硬并有压痛。经期子宫体较平时增大,压痛更加明显。

【例9】女,38岁。近1年来,月经量增多,经期延长,伴进行性痛经,且逐渐加重。体检示子宫质硬而有压痛。MRI示子宫均匀性增大。最有可能的诊断是
A. 子宫肌瘤　　　　　　　　　B. 多囊卵巢综合征　　　　　　　C. 痛经
D. 功能性子宫出血　　　　　　E. 子宫腺肌病

五、辅助检查
1. 影像学检查　B超是最常用的检查,可以看到子宫增大,边界清楚,子宫肌层增厚,回声不均。

2. CA125　CA125可有轻度增高,对子宫腺肌病的诊断也有意义。

六、治　疗
1. 药物治疗　目前尚无根治本病的有效药物。孕激素治疗无效。对年轻、有生育要求、近绝经期及症状较轻患者可试用GnRH-α治疗,也可试用达那唑或米非司酮治疗。

2. 手术治疗　症状严重、年龄较大、无生育要求或药物治疗无效者可行全子宫切除术。是否保留卵巢取决于卵巢有无病变和患者的年龄。对子宫腺肌瘤,若患者年轻或有生育要求可行病灶切除术,但术后易复发。弥漫性子宫腺肌病年轻患者可行病灶大部切除术,但术后妊娠率低。术前可应用GnRH-α治疗3个月,使病灶缩小以利手术。经腹腔镜骶前神经切除术或子宫骶骨神经切除术可用于缓解痛经。

➤ 参考答案如下,详细答案参见2021版《国家临床执业及助理医师资格考试精选真题考点精析》。

1. D	2. C	3. D	4. D	5. B	昭昭老师提示:
6. C	7. D	8. B	9. E	—	关注官方微信,获得第一手考试资料。

第19章　女性生殖器损伤性疾病

➤ **2021考试大纲**
①概念与病因;②临床分度;③临床表现;④诊断;⑤处理及预防。

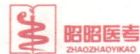

➤ **考纲解析**

近 20 年的医师考试中,本章的考试重点是子宫脱垂的分期和治疗,执业医师每年考查分数为 1~2 分,助理医师每年考查分数为 0~1 分。

第1节 子宫脱垂

一、概 述

子宫从正常位置沿阴道下降,宫颈外口达坐骨棘水平以下,甚至子宫全部脱出至阴道口以外,称为子宫脱垂。子宫脱垂常伴有阴道前壁和(或)后壁脱垂。

二、病 因

本病多见于分娩期损伤和分娩后重体力劳动者,主要病因为主韧带受损。

【例1】子宫脱垂的主要原因是

A. 营养不良　　　B. 手术损伤　　　C. 分娩损伤　　　D. 慢性疾病　　　E. 过度负重

【例2】子宫脱垂的主要原因是何韧带损伤

A. 阔韧带　　　B. 圆韧带　　　C. 宫骶韧带　　　D. 主韧带　　　E. 骨盆漏斗韧带

三、分度与表现

1. 分度

分 期	概 念	昭昭老师速记
Ⅰ度	轻型——宫颈外口尚未达到处女膜缘	宫颈距离处女膜缘<4 cm
	重型——宫颈外口已达处女膜缘	宫颈到达处女膜缘
Ⅱ度	轻型——宫颈已脱出于阴道口外	只有宫颈
	重型——部分宫体已脱出至阴道口外	宫颈+宫体
Ⅲ度	宫颈和宫体全部脱出至阴道口外	"三""全"

2. 表现 Ⅰ度患者多无自觉症状。Ⅱ、Ⅲ度患者常有程度不等的腰骶部疼痛或下坠感。

【例3】女,56 岁。阴道脱出肿物 2 年。妇科检查:阴道前壁膨出,宫颈光滑,用力时宫颈及部分宫体脱出阴道口外。该患者应诊断为阴道前壁膨出和子宫脱垂

A. Ⅰ度轻型　　　B. Ⅰ度重型　　　C. Ⅱ度轻型　　　D. Ⅱ度重型　　　E. Ⅵ度

【例4】子宫脱垂Ⅰ度重型是指

A. 宫颈达坐骨棘水平　　　　　B. 宫颈达处女膜缘　　　　　C. 宫颈距处女膜缘<3 cm

D. 宫颈距处女膜缘<4 cm　　　E. 宫颈距处女膜缘>4 cm

四、处理及预防

1. 治疗原则 无症状者不需治疗;有症状者采用保守治疗或手术治疗。

2. 手术治疗

年 龄	手术方式	昭昭老师速记
老年女性	经阴道子宫全切除及阴道前后壁修补术	老年女性就全切
年轻女性	曼氏(Manchester)手术,阴道前后壁修补、主韧带缩短及宫颈部分切除术	年轻女性就做曼氏手术

例 5~6 共用题干

女性,46 岁。主诉排便时阴道脱出一肿物。检查:用力时阴道前壁脱出,宫颈外口露于阴道口外。

【例5】本例应诊断为

1. 阴道前壁脱出　　　　　　B. 子宫脱垂Ⅰ度　　　　　C. 阴道后壁膨出

D. 子宫脱垂Ⅱ度重　　　　　E. 子宫脱垂Ⅱ度轻

【例6】本例恰当的手术为

A. Manchester 手术　　　　　　B. 阴道前后壁修补术　　　　　C. 阴式子宫全切术

D. 阴式子宫全切术+阴道前壁修补术　　　　　E. 经腹子宫全切术

【例7】女,51 岁,绝经 5 年。阴道脱出肿物。检查:宫颈及部分宫体脱出阴道口外。患者治疗应采用

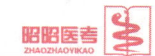

的方式是

    A. 阴道前壁修补术   B. Manchester 手术   C. 阴道纵隔形成术

    D. 经阴道子宫全切及阴道前后壁修补术   E. 子宫悬吊术

第2节　尿　瘘

一、概　述

    尿瘘是指生殖道与泌尿道之间有异常通道,尿液由通道进入生殖道。

二、临床表现

    1. 主要临床表现　漏尿。

    2. 其他继发症状　外阴皮炎、尿路感染、闭经等。

三、治　疗

    手术治疗为主。

➤ 参考答案如下,详细答案参见 2021 版《国家临床执业及助理医师资格考试精选真题考点精析》。

1. C	2. D	3. D	4. B	5. E	昭昭老师提示:
6. D	7. D	—	—	—	关注官方微信,获得第一手考试资料。

第 20 章　不孕症与辅助生殖技术

➤ **2021 考试大纲**

    ①不孕症的概念和分类;②不孕症病因;③不孕症检查与诊断;④不孕症治疗;⑤辅助生殖技术概念、方法。

➤ **考纲解析**

    近 20 年的医师考试中,本章的考试重点是不孕症的治疗,执业医师每年考查分数为 1~2 分,助理医师每年考查分数为 0~1 分。

第1节　不孕症

一、概　念

    不孕症通常是指夫妇同居 1 年、有正常性生活、未采取避孕措施而未受孕。临床分为原发性不孕和继发性不孕。原发性不孕指婚后未避孕而从未妊娠者,继发性不孕指曾有过妊娠而后未避孕超过 1 年未孕者。

    【例 1】 诊断原发性不孕的依据为

    A. 结婚 2 年,未避孕 1 年,未孕   B. 结婚 2 年,安全期避孕,未孕

    C. 结婚 3 年,未避孕,自然流产后未孕   D. 结婚 4 年,避孕套避孕,近 2 年未避孕,未孕

    E. 结婚 4 年,人工流产 1 年,近 2 年未避孕,未孕

二、病　因

    1. 女性不孕因素　以输卵管因素和排卵障碍常见。其他还有外阴与阴道因素、宫颈因素、子宫因素。

    2. 男性不育因素　主要是精液异常与输精障碍。

    3. 男女双方因素　缺乏性生活的基本知识或盼子心切造成精神过度紧张导致不孕。免疫因素包括:①同种免疫,主要是精子、精液或受精卵作为抗原,被阴道及子宫内膜吸收后,发生免疫反应,产生抗体;②自身免疫,如存在抗透明带的自身抗体、抗子宫内膜抗体、抗 HCG 抗体和抗卵巢抗体等。

    【例 2】 最常见的女性不孕因素是

    A. 宫体因素   B. 精神因素   C. 阴道因素   D. 输卵管因素   E. 宫颈因素

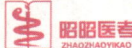

三、辅助检查

1. 卵巢功能检查　基础体温测定、阴道脱落细胞及宫颈黏液检查、月经期前子宫内膜活组织检查、垂体促性腺激素测定等,了解卵巢有无排卵及黄体功能等。

2. 子宫输卵管造影(HSG)及输卵管通畅试验　检查输卵管是否通畅。

3. 腹部或阴道超声检查　了解子宫和卵巢的发育、子宫内膜情况,有无子宫肌瘤、卵巢肿块等病变。

4. 宫腔镜　可直接观察宫腔和子宫内膜的情况。

5. 腹腔镜　一般常规检查不能发现不孕原因,可进一步做此检查。

6. 免疫学检查　①测定女方抗精子抗体、抗子宫内膜抗体等,以排除免疫性不孕。②性交后精子穿透力试验可检测宫颈黏液对精子的反应及精子穿透黏液的能力。③宫颈黏液、精液相合试验。

7. 其他　胸部 X 线检查排除结核。肝肾功能及甲状腺功能检查以排除相关疾病。蝶鞍影像学检查和血催乳激素测定除外垂体病变。

【例 3】不孕患者,检测排卵功能。对诊断关系**不大**的辅助检查方法为
A. B 超检测卵巢排卵　　　　B. 月经周期后半期宫颈黏液检查　　　　C. 肾上腺功能检测
D. 基础体温测定　　　　　　E. 月经周期前半期子宫内膜活检

四、治　疗

1. 一般治疗　包括积极治疗内科慢性疾病,指导性生活,选择合适性交时机等。

2. 生殖器官器质性病变的治疗

(1) 对因治疗　若发现妇科肿瘤、生殖器炎症、生殖道畸形、宫腔病变等器质性疾病应积极治疗。

(2) 输卵管炎症及阻塞的治疗

输卵管通液注药术	适用于输卵管轻度粘连或闭塞。从月经干净 2～3 天开始,每周 2 次,直至排卵期前,可连续 2～3 个周期
输卵管成形术	对输卵管不同部位阻塞或粘连可行造口术、吻合术、整形术以及输卵管子宫移植术

3. 内分泌治疗

(1) 诱发排卵　适用于无排卵患者。

① 枸橼酸氯米芬(CC)　首选促排卵药,适用于体内有一定雌激素水平者。宜从小剂量开始。自然月经或人工诱导月经周期自第 5 天开始,每天 50～150 mg,连用 5 天。3 个周期为一疗程。

② 绒促性素(HCG)　具有类似 LH 作用。常在促排卵周期卵泡成熟后一次注射 5 000～10 000 U。

③ 尿促性素(HMG)　含有 FSH、LH 各 75 U,促使卵泡生长发育成熟。自月经第 6 天每天肌内注射1 支,共 7 天。

④ 其他促排卵药物还有纯化 FSH、GnRH 激动剂、GnRH 拮抗剂、溴隐亭等。

(2) 黄体功能不足的治疗　①补充性治疗,于月经周期第 20 天开始,每天肌内注射黄体酮 10～20 mg,连用 5 天;②刺激黄体功能,目前多用 HCG 增强黄体功能,于排卵后 4、6、8、10 天给予 HCG 2 000 U 肌内注射,用药后血黄体酮明显升高。

(3) 改善宫颈黏液　可在排卵前期及排卵期应用小剂量雌激素。

4. 免疫性不孕的治疗　如患者抗精子抗体阳性,在性生活时应采用避孕套 6～12 个月,使患者体内抗精子抗体水平降低。无效者可行免疫抑制治疗,包括局部和全身治疗。

5. 辅助生殖技术(ART)　上述治疗无效时可采用 ART。

第 2 节　辅助生殖技术

一、概　述

辅助生殖技术是指通过对精子、卵子或胚胎等的体外操作,帮助不孕不育患者获得妊娠的技术,包括人工授精、配子移植、体外受精－胚胎移植、卵细胞质内单精子注射、植入前遗传学诊断等。

二、辅助生殖技术方法

1. 人工授精(AI)　系将处理后的优选精子注入宫颈管内或宫腔内使女性受孕的技术。按精液来源分为夫精人工授精(AIH)和他精人工授精(AID)。

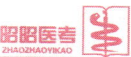

2. 配子移植技术　配子指精子和卵子。两种成熟配子结合后成为受精卵,进一步发育为新个体。

（1）配子输卵管内移植(GIFT)　系将男、女成熟配子取出,并经适当的体外处理后,将精子和卵子移植入输卵管,使其在输卵管内完成受精和早期孕卵发育,然后进入宫腔着床、发育。

（2）配子宫腔内移植(GIUT)　系将男女成熟配子取出,并经适当的体外处理后,将精子、卵子直接移入子宫腔内,使其在子宫腔内完成受精和早期孕卵发育及着床。适用于输卵管异常的女性。

3. 体外受精与胚胎移植(IVF－ET)　即第一代"试管婴儿"技术,使配子在体外受精、培养,将所获得的胚胎移入宫腔使其着床发育成胎儿。IVF－ET 主要适用于:①输卵管性不孕;②子宫内膜异位症经药物和手术治疗无效者;③免疫性不孕症;④重度多囊卵巢综合征;⑤男性因素不孕症等。

4. 胞质内单精子注射(ICSI)技术　即将单个精子通过显微受精的方式注入卵母细胞质内达到使卵子受精的目的,其他技术程序同常规 IVF－ET。主要适用于男性重度少、弱精者、阻塞性无精者和以往 IVF－ET 不能正常受精者。

5. 植入前遗传学诊断(PGD)　指对体外受精所获得的胚胎进行显微活检,取单个或部分细胞进行细胞遗传学和分子遗传学分析,如染色体和基因检测,排除携带致病基因的胚胎后,选择正常胚胎进行移植。

【例4】 女,32 岁。婚后 3 年不孕。患者平常月经规律,妇科检查未发现异常。内分泌检查正常。造影示双侧输卵管堵塞。适宜的辅助生殖技术是

A. 配子输卵管内移植　　　　　B. 胞浆内单精子注射　　　　C. 植入前遗传学诊断技术
D. 体外受精与胚胎移植　　　　E. 人工授精

➤ 参考答案如下,详细答案参见 2021 版《国家临床执业及助理医师资格考试精选真题考点精析》。

1. A	2. D	3. C	4. D	昭昭老师提示:关注官方微信,获得第一手考试资料。

第 21 章　计划生育

➤ **2021 考试大纲**

①宫内节育器避孕;②甾体激素药物避孕;③屏障避孕;④其他避孕方法;⑤输卵管绝育术 ;⑥人工流产;⑦计划生育方法的知情选择。

➤ **考纲解析**

近 20 年的医师考试中,本章的考试重点是节育器、甾体激素药物避孕的机制及适应证、禁忌证,执业医师每年考查分数为 2～3 分,助理医师每年考查分数为 1～2 分。

第 1 节　宫内节育器避孕

一、种　类

1. 惰性宫内节育器(第一代 IUD)　由惰性材料如金属、硅胶、塑料等制成。我国既往常用的金属单环,由于脱落率及带器妊娠率高。

2. 活性宫内节育器(第二代 IUD)　其内含有活性物质,如铜离子、激素及药物等。含铜宫内节育器目前是我国应用最广泛的 IUD。

带铜 T 形宫内节育器(TCu－IUD)	目前临床常用的宫内节育器
带铜 V 型宫内节育器(VCu－IUD)	避孕效果较好,但是较易引起出血
含药宫内节育器	包括含孕激素 IUD(曼月乐)和含吲哚美辛 IUD

二、避孕机制

主要有杀精毒胚作用和干扰着床。

【例1】 宫内节育器的抗生育原理主要为

A. 抗孕激素　　B. 抗雌激素　　C. 抑制排卵　　　　D. 阻碍受精　　　　E. 干扰着床

例 2～3 共用题干

女,30岁,G2P1。既往月经规律,月经量少。身体健康,要求长期采取避孕措施。

【例2】首选的避孕方法是

A. 宫内节育器　　B. 紧急避孕药　　C. 安全期避孕　　D. 长效口服避孕药　　E. 外用杀精子剂

【例3】该方法主要的避孕机制是

A. 影响受精卵着床　　　　B. 阻止精子和卵子相遇　　　　C. 抑制卵巢排卵

D. 改变宫颈黏液性状　　E. 影响精子获能

三、放置与取出

1. 宫内节育器放置术

(1) 禁忌证　妊娠或妊娠可疑,生殖道急性炎症,严重的全身性疾患,生殖器官肿瘤,生殖器官畸形,宫颈内口过松、重度陈旧性宫颈裂伤或子宫脱垂,有铜过敏史,宫腔<5.5 cm 或>9.0 cm,近3个月内有月经失调、阴道不规则流血。

(2) 放置时间　月经干净3～7天无性生活,人工流产后可以立即放置,剖宫产后半年放置。节育器一般可以放置15年。

(3) 术后注意事项及随访　术后休息3天,1周内忌重体力劳动,2周内忌性交及盆浴等。

【例4】放置宫内节育环的时间是

A. 月经前3～7天　　B. 月经后3～7天　　C. 月经后1天　　D. 月经前1天　　E. 无时间限制

【例5】放置宫内节育器应注意事项不包括

A. 术后休息3日　　　　　　B. 术后2周禁性交及盆浴　　　　C. 术后月经来潮注意节育器有无脱落

D. 术后未见尾丝应行超声检查　　　　　　　　E. 带铜节育器可放置5年

2. 宫内节育器取出术

(1) 适应证　计划再生育或不需避孕,放置期限已满需更换,绝经过渡期停经1年内。

(2) 禁忌证　并发生殖道炎症时,先给予抗感染治疗,治愈后再取出IUD。

(3) 取器时间　月经干净后3～7天为宜(同带环时间)。

【例6】宫内节育器取器适应证,错误的是

A. 带器妊娠者　　　　　　　　B. 计划再生育者

C. 因不良反应治疗无效或出现并发症者　　　　D. 放置期限已满要求更换者　　　　E. 绝经2年者

四、不良反应

不规则阴道流血是放置IUD常见的副反应。主要表现为经量增多、经期延长或少量点滴出血,一般不需处理,3～6个月后逐渐恢复。少数患者放置后出现白带增多或伴有下腹胀痛,应对症处理。

【例7】女,48岁。放置宫内节育器(IUD)10年,不规则阴道流血3个月。妇科检查:宫颈光滑。宫颈细胞学检查无异常。首选处理方法是

A. 止血药治疗　　　　　　B. 抗感染治疗　　　　　　C. 取出IUD＋诊断性刮宫术

D. 取出IUD＋抗感染治疗　　E. 人工周期治疗

五、并发症

1. 节育器异位　①子宫穿孔;②节育器过大、过硬或子宫壁薄而软,子宫收缩造成节育器逐渐移位达宫腔外。

2. 节育器嵌顿或断裂　节育器放置时损伤子宫壁或放置时间过长,致使部分器体嵌入子宫肌壁或发生断裂。应及时取出。若取出困难,应在B型超声下、X线直视下或在宫腔镜下取出。

3. 节育器下移或脱落　①操作不规范,IUD放置未达宫底部;②IUD与宫腔大小、形态不符;③月经过多;④宫颈内口过松及子宫过度敏感,常见于放置IUD后1年之内。

4. 带器妊娠　多见于IUD下移、脱落或异位。一经确诊,行人工流产同时取出IUD。

【例8】宫内节育器并发症不包括

A. 感染　　　B. 出血　　　C. 子宫穿孔　　　D. 腰酸　　　E. 闭经

第2节　甾体激素药物避孕

一、避孕成分和机制

1. 成分　甾体激素成分是雌激素和孕激素。

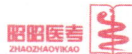

2. 避孕机制 包括抑制排卵、改变宫颈黏液性状、改变子宫内膜形态与功能、改变输卵管的功能。

【例9】药物避孕的机制不包括

A. 抑制排卵 　　　　B. 增加宫颈黏液黏稠度 　　　　C. 使内膜增生不良

D. 抑制精子获能 　　　　E. 阻止精子与卵子结合

【例10】甾体激素药物避孕的机制不包括

A. 改变宫颈黏液性状 　　　　B. 改变子宫内膜形态与功能 　　　　C. 改变输卵管的功能

D. 抑制排卵 　　　　E. 杀精毒胚作用

【例11】短效口服避孕药含

A. 雌激素 　　　　B. 孕激素 　　　　C. 雌激素＋雄性激素

D. 孕激素＋雄性激素 　　　　E. 雌激素＋孕激素

二、适应证及禁忌证

适应证	禁忌证
①尤其适用于宫颈糜烂，因避孕药对宫颈糜烂有治疗作用； ②月经过多、过频很适用，可改善月经	①严重心血管疾病、血栓性疾病不宜应用； ②急、慢性肝炎或肾炎；③恶性肿瘤，癌前病变； ④内分泌疾病；⑤哺乳期不宜使用复方口服避孕药； ⑥年龄>35岁的吸烟妇女，可增加心血管疾病发病率； ⑦精神病长期服药者；⑧有严重偏头痛

【例12】不属于短效口服避孕药禁忌证的是

A. 哺乳期 　　B. 慢性宫颈炎 　　C. 乳癌根治术后 　　D. 血栓性静脉炎 　　E. 乙型病毒性肝炎

三、常用类型及用法

1. 探亲避孕药的用法 首先房事前8小时吃1片，当晚吃1片，以后每晚吃1片，直到探亲结束后次日早晨加服1片。

2. 短效口服避孕药的用法 自月经周期第5天开始，每晚1片，连服22天。

四、不良反应及处理

1. 类早孕反应 食欲缺乏、恶心、呕吐、乏力、头晕等。

2. 阴道不规则流血 月经前半期受雌激素影响，如果雌激素不够，需补充雌激素；后半期受孕激素影响，如果孕激素不够，需补充孕激素。

3. 闭经、体重增加、皮肤问题 面部出现淡褐色色素沉着。

【例13】服用避孕药后有少量阴道流血，正确的处理方法是

A. 加服少量雌激素 　　　　B. 需立即停药 　　　　C. 加服少量孕激素

D. 加服少量雄激素 　　　　E. 加倍服药

【例14】女，25岁，既往月经规律。现采用口服避孕药避孕。服药过程中，月经前半周期出现少量阴道流血。应加服的药物是

A. 甲羟黄体酮 　　B. 炔雌醇 　　C. 甲睾酮 　　D. 氨甲苯酸 　　E. 炔诺酮

【例15】口服避孕药的不良反应不包括

A. 短期闭经 　　B. 体重增加 　　C. 卵巢肿瘤 　　D. 类早孕反应 　　E. 色素沉着

第3节　屏障避孕

一、男用避孕套

有防止性传播疾病和避孕的作用。适用于新婚夫妇暂时避孕。

二、女用避孕套

阴道套为女用避孕套，既能避孕，又能防止性传播疾病。目前我国尚无供应。

【例16】关于哺乳期避孕，正确的是

A. 不需要避孕 　　　　B. 应采用避孕药物 　　　　C. 最好使用工具避孕

D. 使用埋植避孕剂 　　　　E. 剖宫产3个月放置 IUD

第 4 节　其他避孕

一、紧急避孕

　　1. 概念　无保护性生活后或避孕失败后 72 小时或 3 天内,妇女为防止非意愿性妊娠的发生而采用的补救避孕法,称紧急避孕。包括放置宫内节育器和口服紧急避孕药。

　　2. 适应证　避孕失败,包括阴茎套破裂、滑脱,未能做到体外排精,错误计算安全期,漏服短效避孕药,宫内节育器脱落,性生活未使用任何避孕方法,遭到性暴力。

　　3. 方法

　　(1) 宫内节育器　带铜宫内节育器可用于紧急避孕。在无保护性生活后 5 天(120 小时)之内放入,有效率达 95％以上。

　　(2) 紧急避孕药　有雌孕激素复方制剂、单孕激素制剂及抗孕激素制剂三类。

　　4. 不良反应　可能出现恶心、呕吐、不规则阴道流血及月经紊乱,一般不需处理。米非司酮不良反应少而轻。紧急避孕仅对一次无保护性生活有效,避孕有效率明显低于常规避孕方法,且紧急避孕药激素剂量大,副作用亦大,不能替代常规避孕。

二、自然避孕

　　自然避孕是指安全期避孕,不十分可靠,不宜推广。

　　1. 日历表法　适用于周期规则妇女,排卵通常发生在下次月经前 14 天左右,据此推算出排卵前后 4～5 天为易受孕期,其余时间视为安全期。

　　2. 基础体温法和宫颈黏液观察法　根据基础体温和宫颈黏液判断排卵日期。基础体温的曲线变化与排卵时间的关系并不恒定,宫颈黏液观察需要经过培训才能掌握。

三、其他避孕

　　外用杀精剂于性交前置入女性阴道,具有灭活精子的作用。目前临床常用有避孕栓剂、片剂、胶冻剂、凝胶剂及避孕薄膜等,由活性成分壬苯醇醚与基质制成。壬苯醇醚有强烈杀精作用,能破坏精子细胞膜,使精子失去活性。此外,黄体生成激素释放激素类似物避孕、免疫避孕法的导向药物避孕和抗生育疫苗等目前正在研究中。

第 5 节　输卵管绝育术

一、概　述

　　主要是通过手术将输卵管结扎,阻断精子与卵子相遇而达到绝育。

二、手术时间的选择

　　非孕妇女在月经干净后 3～4 天。人工流产或分娩后宜在 48 小时内进行。

三、适应证和禁忌证

适应证	禁忌证
无需再生育且无禁忌证,及有严重疾病不宜生育者	①24 小时内两次体温达 37.5 ℃或以上; ②全身状况不佳,如心力衰竭、血液病等,不能耐受手术; ③有严重的神经官能症; ④各种疾病急性期; ⑤腹部皮肤有感染灶或患有急、慢性盆腔炎

四、并发症

　　1. 出血或血肿　牵拉损伤输卵管或输卵管系膜血管,引起腹腔内积血或血肿。

　　2. 感染　包括局部感染和全身感染。体内原有感染尚未控制,消毒不严或手术操作无菌观念不强。

　　3. 损伤　解剖关系辨认不清或操作粗暴可致膀胱、肠管损伤。

　　4. 输卵管再通　再通率为 1％～2％。严防误扎、漏扎输卵管,引起输卵管再通。

　　【例 17】女,42 岁。慢性肾炎 3 年,半年前因早孕行药物流产,现要求避孕指导。最正确的措施是

　　A. 安全期避孕　　　　　　　B. 口服短效避孕药　　　　　　　C. 皮下埋植避孕

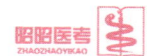

D. 阴茎套避孕　　　　　　　　　E. 行输卵管结扎术

【例18】女,43岁。G3P2,妊娠4个月。患风湿性心脏病16年,心功能Ⅲ级。曾因风湿性心脏病行人工流产术4次。拟行中期剖宫取胎术。术后为防止再次妊娠,最佳的方法是

A. 避孕套　　　　　　　　　B. 宫内节育器　　　　　　　　　C. 短效口服避孕药

D. 长效口服避孕药　　　　　E. 输卵管绝育术

第6节　手术流产

一、概　述

人工流产术是指妊娠14周以内,因意外妊娠、优生或疾病等原因,采用手术方法终止妊娠,是避孕失败的补救方法。

二、流产方法

1. 手术流产　采用手术方法终止妊娠,包括负压吸引术和钳刮术。

2. 适应证

妊娠周数	妊娠≤7周	妊娠7～10周	妊娠≥10周
流产方法	药物流产(米非司酮)	负压吸引术	钳刮术

【例19】米非司酮终止早孕的机制是

A. 抗雌激素　　B. 抑制子宫收缩　　C. 抗孕激素　　　D. 抑制子宫胶原合成　　E. 兴奋子宫肌

三、并发症

1. 子宫穿孔　人工流产术的严重并发症,正常宫深8～10 cm。如果探针进入超过10 cm则提示子宫穿孔。如果吸宫时吸出黄色脂肪样组织(肠系膜)亦提示子宫穿孔。

2. 出血　妊娠月份较大时,可在扩张宫颈后,宫颈注射催产素,并尽快取出胎盘及胎体。吸管过细、胶管过软或负压不足引起者,应及时更换吸管和胶管,调整负压。

3. 人工流产综合反应　术中或术毕出现心动过缓、心律不齐、面色苍白、头昏、胸闷、大汗淋漓,严重者甚至出现血压下降、昏厥、抽搐等迷走神经兴奋症状。

4. 漏吸或空吸　手术未吸出胚胎及绒毛,导致继续妊娠或胚胎停止发育,称漏吸,常见于子宫畸形、子宫位置异常或操作不熟练所致。发现漏吸应再次行负压吸引术。误诊宫内妊娠行人工流产术称空吸,若吸出物肉眼未见绒毛,要重复尿妊娠试验及B型超声检查,宫内未见妊娠囊,诊断为空吸,必须将吸刮的组织全部送病理检查,警惕宫外孕。

5. 吸宫　不全是人工流产术常见的并发症,表现为手术后阴道流血时间长。处理应尽早行刮宫术,刮出物送病理检查,术后给予抗生素预防感染。

6. 感染　可发生急性子宫内膜炎、急性盆腔炎等,术后应用抗生素,口服或静脉给药。

7. 羊水栓塞　少见。宫颈损伤、胎盘剥离使血窦开放,为羊水进入创造条件,其症状及严重程度较晚期妊娠为轻。

【例20】人工流产综合反应主要是由于

A. 机械刺激子宫或宫颈引起迷走神经反射　　B. 精神过度紧张　　C. 术中出血过多

D. 吸宫不全　　　　　　　　　　　　　　　E. 羊水栓塞

例21～22 共用题干

女,32岁。停经56天,行人工流产负压吸宫术时突然出现面色苍白,大汗淋漓。查体:BP 70/50 mmHg,P 60次/分。

【例21】最有可能的诊断是

A. 子宫穿孔　　B. 羊水栓塞　　C. 空气栓塞　　　D. 人工流产综合征　　E. 漏吸

【例22】此时应暂停手术并给予

A. 阿托品　　B. 异丙嗪　　C. 氯丙嗪　　　D. 哌替啶　　　E. 哌替啶,异丙嗪

例23～24 共用题干

女,24岁。停经6周诊断为早孕,行人工流产术。吸宫后探宫腔发现探不到宫底,出血不多,自述心悸、轻度腹痛及恶心。

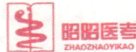

【例23】该患者最可能的诊断是
A. 子宫畸形　　B. 子宫穿孔　　C. 人工流产综合反应　　D. 羊水栓塞　　E. 葡萄胎

【例24】此时该患者首选的处理方法是
A. 吸氧,给予升压药　　　　B. 继续手术,清空子宫　　　　C. 暂停手术,密切观察病情
D. 静脉注射阿托品　　　　E. 立即行剖腹探查术

四、避孕方法的知情选择

分　类	避孕方法
新婚夫妇	首选短效口服避孕药
哺乳期、葡萄胎清宫术后、绝经过渡期、慢性肝炎的妇女	首选避孕套
已经生育2个或以上的妇女	首选绝育术
宫颈糜烂的妇女	选用避孕药

➤ **参考答案**如下,详细答案参见 2021 版《国家临床执业及助理医师资格考试精选真题考点精析》。

1. E	2. A	3. A	4. B	5. E	6. E
7. C	8. E	9. D	10. E	11. E	12. B
13. A	14. B	15. C	16. C	17. E	18. E
19. C	20. A	21. D	22. A	23. B	24. C

昭昭老师提示：
关注官方微信,获得第一手考试资料。

第 22 章　妇科保健

➤ **2021 考试大纲**
妇科各期保健内容。

➤ **考纲解析**
近 20 年的医师考试中,本章考试重点是围生期保健,执业医师每年考查分数为 0～1 分,助理医师每年考查分数为 0～1 分。

一、妇女各期保健内容

1. 女童期保健　女童保健是妇女一生生殖健康的基础。女童保健除了要和男童一样,加强营养指导,合理安排膳食,培养良好的生活习惯,注意监测其生长发育,定期进行预防接种外,还应根据女童的生理、心理和社会特点,做好以下保健指导：①培养良好的卫生习惯;②保护女童安全;③尽早发现并治疗发育成熟障碍,注意营养的合理与均衡,避免女童体格发育偏离及性早熟;④慎重对待女童生殖器官的发育畸形或缺陷;⑤女童生殖道肿瘤恶性程度高,应引起足够的重视;⑥重视女童心理卫生。

2. 青春期保健　青春期保健分三级,以加强一级预防为重点。一级预防包括：①培养良好的饮食习惯;②培养良好的生活方式和卫生习惯;③适当的体格锻炼和体力劳动;④普及月经生理和经期卫生知识;⑤进行性知识教育;⑥积极进行心理卫生和健康行为指导。二级预防是通过定期体格检查,及早发现青春期少女常见疾病如痛经、青春期功血、原发性和继发性闭经及少女生殖系统肿瘤等,及时发现行为偏差,减少危险因素,预防和处理少女妊娠及性传播疾病。三级预防包括对女性青春期疾病的治疗与康复。

3. 围婚期保健　围婚期保健的重点在婚前保健。婚前保健的主要内容包括：①婚前卫生指导;②婚前医学检查;③婚前卫生咨询。对于医学上认为"不宜结婚""暂缓结婚""不宜生育"或"建议采取医学措施,尊重受检双方意见"的服务对象,应耐心讲明科学道理,提出医学预防、治疗及采取措施的意见,进行重点咨询指导。

4. 围生期保健　围生期保健是指在一次妊娠中,从妊娠前、妊娠期、产时、产褥期、哺乳期、新生儿期为保障孕、产妇和胎、婴儿的健康和安全所采取的一系列保健措施。围生期保健以保护母亲安全,提高出生人口素质,降低围生儿和孕产妇死亡率及远期伤残率为目标。

(1)孕前期保健　孕前期保健的目的是为了选择最佳的受孕时机。内容包括选择适当的生育年龄、避免接触对妊娠有害的物质、预防遗传性疾病的传播,并做好充分的精神心理准备。

(2)孕期保健　孕期保健一般分为三个阶段：早孕期(孕12周内)保健、中孕期(孕13～27周)保健及

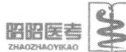

晚孕期(孕 28 周～分娩)保健,孕期各阶段保健的主要内容有所侧重。

妊娠期发现下列情形之一者,应提出终止妊娠的医学意见:①胎儿患有严童遗传性疾病;②胎儿有严重缺陷;③因患严童疾病,继续妊娠可能危及孕妇生命安全或者严重危害孕妇健康。

(3)产时保健 产时保健指产妇分娩时的各种保健及处理,此期是整个妊娠安全的关键。产时保健要点可概括为"五防、一加强":"五防"是防滞产、防感染、防产伤、防产后出血、防新生儿窒息;"一加强"是加强对高危妊娠的产时监护和产程处理。

(4)产褥期保健 产褥期是产妇恢复和新生儿开始独立生活的阶段,目的是防止产后出血、感染等并发症,促进产后生理功能恢复。产后访视应在产后 3 日内、产后 14 日和产后 28 日进行。

(5)哺乳期保健 哺乳期保健的中心任务是提高纯母乳喂养率;预防和处理哺乳期母亲常出现的问题;哺乳期内采取正确的避孕措施,最好采用工具避孕或产后 3～6 个月放置宫内节育器,不宜采用药物避孕。

5. 生育年龄妇女非孕期保健 生育期是妇女一生最重要的阶段,正常的心理和生理调节以及合理的营养和医疗保健非常重要。

6. 围绝经期妇女保健 围绝经期妇女保健的目的应以促进妇女心身健康为目标,使她们能够顺利度过这一特殊转变时期。主要内容包括:①建立健康的生活方式;②自我监测;③科学、合理、规范的应用 HRT;④心理保健;⑤性保健;⑥绝经 12 个月内仍应避孕。带宫内节育器者,应于绝经一年后取出。

7. 老年期保健 65 岁以后为老年期,该期是妇女一生中生理和心理上的一个重大转折点。通过对老年期妇女的保健,期望提高其生活质量,达到健康长寿。

二、妇女保健统计指标

1. 妇女病普查普治的常用统计指标

①妇女病普查率=期内(次)实查人数/期内(次)应查人数×100%。

②妇女病患病率=期内患病人数/期内受检查人数×10 万/10 万。

③妇女病治愈率=治愈例数/患病妇女病总例数×100%。

2. 孕产期保健指标

(1)孕产期保健工作统计指标

①产前检查覆盖率=期内接受一次及以上产前检查的孕妇数/期内孕妇总数×100%。

②产前检查率=期内产前检查总人次数/期内孕妇总数×100%。

③产后访视率=期内产后访视产妇数/期内分娩的产妇总数×100%

④住院分娩率=期内住院分娩产妇数/期内分娩的产妇总数×100%。

(2)孕产期保健质量指标

①高危孕妇发生率=期内高危孕妇数/期内孕(产)妇总数×100%。

②妊娠期高血压疾病发生率=期内患病人数/期内孕妇总数×100%。

③产后出血率==期内产后出血人数/期内产妇总数×100%。

④产褥感染率=期内产褥感染人数/期内产妇总数×100%。

⑤会阴破裂率=期内会阴破裂人数/期内产妇总数×100%。

(3)孕产期保健效果指标

①围生儿死亡率=(孕 28 足周以上死胎、死产数+生后 7 日内新生儿死亡数)/(孕 28 足周以上死胎,死产数+活产数)×1 000‰。

②孕产妇死亡率=年内孕产妇死亡数/年内孕产妇总数×10 万/10 万。

③新生儿死亡率=期内生后 28 日内新生儿死亡数/期内活产数×1 000‰。

④早期新生儿死亡率=期内生后 7 日内新生儿死亡数/期内活产数×1 000‰。

3. 计划生育统计指标

①人口出生率=某年出生人数/该年平均人口数×1 000‰。

②人口死亡率=某年死亡人数/该年平均人数×1 000‰。

③人口自然增长率=年内人口自然增长数/同年平均人口数×1 000‰。

④计划生育率=符合计划生育的活胎数/同年活产总数×100%。

⑤节育率=落实节育措施的已婚年龄夫妇任一方人数/已婚育龄妇女数×100%。

⑥绝育率=男和女绝育数/已婚育龄妇女数×100%。

第十二篇 儿科疾病

学习导图

章 序	章 名	内 容	所占分数	
			执业医师	助理医师
1	儿科绪论	儿科绪论	2分	1分
2	生长发育	小儿生长发育的一般规律	3分	2分
		体格生长常用指标		
		骨骼发育和牙齿发育		
		运动和语言发育		
3	儿童保健	儿童保健		
4	营养和营养障碍性疾病	儿童营养基础	5分	3分
		婴儿喂养		
		维生素D缺乏性佝偻病		
		维生素D缺乏性手足搐搦症		
		蛋白质-能量营养不良		
		单纯性肥胖		
5	新生儿及新生儿营养性疾病	概述	6分	3分
		新生儿特点及护理		
		新生儿窒息		
		新生儿缺血缺氧性脑病		
		新生儿呼吸窘迫综合征		
		新生儿黄疸		
		新生儿溶血病		
		新生儿败血症		
		新生儿坏死性小肠结肠炎		
6	遗传性疾病	21-三体综合征	3分	2分
		苯丙酮尿症		
7	风湿免疫性疾病	小儿免疫系统特点	2分	1分
		川崎病		
8	感染性疾病	常见出疹性疾病	4分	2分
		传染性单核细胞增多症		
9	结核病	概述	3分	2分
		原发型肺结核		
		结核性脑膜炎		
10	消化系统疾病	解剖生理特点	5分	2分
		先天性肥厚性幽门狭窄		
		先天性巨结肠		
		小儿腹泻病		
11	呼吸系统疾病	解剖生理特点	5分	1分
		急性上呼吸道感染		
		支气管哮喘		
		肺炎		

续表

章 序	章 名	内 容	所占分数	
			执业医师	助理医师
12	循环系统疾病	心血管系统生理特点	4分	2分
		先天性心脏病概述		
		房间隔缺损		
		室间隔缺损		
		动脉导管未闭		
		法洛四联症		
13	泌尿系统疾病	泌尿系统解剖生理特点	2分	1分
		急性肾小球肾炎		
		肾病综合征		
14	血液系统疾病	小儿造血及血象特点	2分	1分
		小儿贫血概述		
		缺铁性贫血		
		营养性巨幼红细胞性贫血		
15	神经系统疾病	小儿神经系统发育特点	3分	1分
		热性惊厥		
		化脓性脑膜炎		
16	内分泌系统疾病	先天性甲状腺功能减退症	1分	1分

复习策略

儿科是医师资格考试中重要的考查内容,考题所占分数仅次于消化系统和女性生殖系统。儿科部分内容相对来说比较简单易懂,只需将考点记忆准确即可。如1岁幼儿的身高、体重计算方法,3岁幼儿需要注射的疫苗种类等。执业医师考试每年考题所占分数为50~55分,助理医师为30~35分。考点较为分散,每个系统均会考查,故需全面复习和掌握。

第1章　儿科绪论

➢ **2021 考试大纲**

儿童年龄分期和各期特点。

➢ **考纲解析**

近20年的医师考试中,本章考试重点是儿童各期特点,执业医师每年考查分数为2~3分,助理医师每年考查分数为1~2分。

一、儿童分期及特点

1. 胎儿期

(1)概念　从精子和卵子结合形成受精卵开始至胎儿出生约40周(280天)。

(2)特点　①胎儿期完全依赖母体而生存;②孕母的健康对胎儿的存活与生长发育有直接影响;③最初12周最易受外界不利因素的影响而出现流产、先天畸形、遗传性疾病。

2. 围生期

(1)概念　自胎龄满28周(体重≥1 000 g)至出生后7足天内。

(2)特点　①围产医学属交叉学科,具有跨学科特性;②从妊娠晚期经分娩过程至新生儿早期,此时期小儿经受了巨大的变化,是生命中最危险的时期,小儿发病率与死亡率最高;③围生期死亡率是衡量一

653

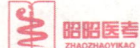

个国家或地区医疗卫生水平的重要指标。

【例1】我国现阶段采用的围生期是指

A. 从妊娠满28周至产后6周　　B. 从妊娠满28周至产后4周　　C. 从妊娠满20周至产后1周

D. 从妊娠满28周至产后1周　　E. 从胚胎成型至产后1周

【例2】儿童死亡率最高的时期是

A. 新生儿期　　　B. 胎儿期　　　C. 婴儿期　　　D. 幼儿期　　　E. 围生期

3. 新生儿期

(1)概念　自胎儿娩出、脐带结扎开始至生后28天内,按年龄划分此期实际包含在婴儿期之内。早期新生儿为第1周新生儿。

(2)特点　①人类独立生活的开始阶段;②新生儿机体发育尚未成熟,适应外界环境的能力较差;③发病率及死亡率高,尤以早期新生儿最高。

【例3】新生儿的定义是指从出生到生后

A. 14天内的婴儿　　　B. 28天内的婴儿　　　C. 30天内的婴儿

D. 32天内的婴儿　　　E. 60天内的婴儿

【例4】早期新生儿是指出生后

A. 10天以内的新生儿　　　B. 15天以内的新生儿　　　C. 1天以内的新生儿

D. 3天以内的新生儿　　　E. 7天以内的新生儿

4. 婴儿期

(1)概念　又称乳儿期,指出生后至1周岁。

(2)特点　①小儿生长发育最迅速的时期;②对营养素和能量的需要量相对较高,而消化吸收功能尚不完善,二者之间存在矛盾,故消化紊乱与营养障碍性疾病多见,应提倡母乳喂养,指导合理喂养方法;③免疫功能变化大,婴儿5~6个月后经胎盘从母体获得的IgG逐渐消失,自身的免疫功能尚未发育成熟,感染性疾病(包括传染病)多见。应按时进行预防接种,积极预防各种感染性疾病和传染病。

【例5】小儿生理性免疫功能低下的时期最主要是

A. 学龄期　　　B. 围生期　　　C. 婴儿期　　　D. 青春期　　　E. 幼儿期

【例6】下列属于小儿婴儿期的是

A. 自出生后至满1周岁前　　B. 从受精卵形成到胎儿出生　　C. 自胎儿娩出、脐带结扎至28天

D. 自1周岁至满3周岁之前　　E. 自3周岁至6~7周岁入小学前

【例7】小儿生长发育最迅速的时期是

A. 婴儿期　　　B. 幼儿期　　　C. 学龄前期　　　D. 学龄期　　　E. 青春期

【例8】关于小儿年龄分期,错误的是

A. 婴儿期是指自出生28天后到满1周岁　　　B. 胎儿期是指从受精卵开始至胎儿出生为止

C. 学龄前期是指3周岁后到6~7周岁入小学前　　D. 新生儿期是指胎儿出生、脐带结扎至满28天

E. 幼儿期是指自1周岁至满3周岁前

5. 幼儿期

(1)概念　1周岁后至满3周岁之前。

(2)特点　①体格生长速度稍减慢;②智能发育较快,语言、思维、应人、应物能力及自我意识发展迅速;③开始行走,活动范围增大,好奇心增强,自我保护能力差,意外事故较多见;④饮食变化大,由乳类向成人饮食过渡,营养障碍性疾病及腹泻病亦较多见。

6. 学龄前期

(1)概念　3周岁后到6~7周岁入小学前。

(2)特点　①体格生长较为缓慢,但稳步增长;②智能发育加快,性格形成的关键时期;③小儿可塑性较大,因此应进行早期教育,注意培养良好的道德品质及生活卫生习惯;④意外事故较多见,其他疾病减少;⑤进行入学前教育与入学前准备的时期。

【例9】智力发展的关键期在

A. 3岁前　　　B. 4岁前　　　C. 5岁前　　　D. 6岁前　　　E. 7岁前

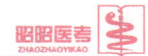

7. 学龄期

（1）概念　又称为小学学龄期，从入小学起（6～7岁）到进入青春期前（女孩12岁，男孩13岁）。

（2）特点　①体格稳步生长，但相对较慢；②除生殖器官外各器官外形至本期末已接近成人；③智能发育更加成熟，是学习的重要时期；④发病率相对较低，但免疫性疾病、近视、龋齿等开始增多，心理、行为问题也开始增多。

8. 青春期

（1）概念　又称为少年期，中学学龄期，指从<u>第二性征出现到生殖功能基本发育成熟、身高停止增长的时期</u>。女孩一般从11～12岁至17～18岁，男孩从13～14岁至19～20岁。

（2）特点　①身高增长显著加速，是<u>第二个体格生长高峰</u>；②第二性征及生殖系统迅速发育并逐渐成熟，性别差异明显；③至本期末，各系统发育成熟，体格生长停止；④青春期发育存在明显个体差异及种族差异，可相差达2～4年；⑤发病率低，但可出现心理、生理、行为问题及神经-内分泌紊乱性疾病。

【例10】小儿体格发育的<u>两个高峰</u>期是

A. 青春期、学龄期　　　　　B. 学龄期、学龄前期　　　　　C. 青春期、幼儿期

D. 青春期、婴儿期　　　　　E. 学龄期、新生儿期

二、昭昭老师总结儿科常见的生长发育的分期

分　期	时　间	意　义
围生期	孕28周至出生后7天	衡量国家医疗卫生水平的指标，发病率、死亡率最高的阶段
新生儿期	自脐带结扎至生后28天	发病率和死亡率亦很高，仅次于围生期
婴儿期	从出生至1周岁之前	小儿生长发育第一个高峰，容易发生消化系统紊乱及营养障碍性疾病的时期
幼儿期	自1周岁至满3周岁之前	易发生意外伤害
学龄前期	自3周岁至6～7周岁	智力发育的关键阶段，发育速度快
学龄期	自6～7岁至青春期前为学龄期	除生殖系统外其他各器官已接近成人
青春期	女孩12～18岁，男孩14～20岁	体格发育的第二个高峰，出现第二性征

➤ 参考答案如下，详细答案参见2021版《国家临床执业及助理医师资格考试精选真题考点精析》。

1. D	2. E	3. B	4. E	5. C	昭昭老师提示：
6. A	7. A	8. A	9. E	10. D	关注官方微信，获得第一手考试资料。

第2章　生长发育

➤ **2021 考试大纲**

①生长发育的一般规律；②体格生长常用指标；③骨骼发育和牙齿发育；④运动和语言发育。

➤ **考纲解析**

近20年的医师考试中，本章考试重点是<u>侧重各指标数字</u>的记忆，执业医师每年考查分数为2～3分，助理医师每年考查分数为1～2分。

第1节　生长发育的规律

一、概　述

1. 特点　生长发育是一个连续、有阶段性的过程，各系统器官生长发育<u>不平衡</u>。

2. 发育速度　<u>淋巴系统</u>的发育<u>先快后慢</u>，<u>生殖系统</u>发育较晚，特点是<u>先慢后快</u>。

【例1】小儿出生以后发育<u>先慢后快</u>的系统是

A. 淋巴系统　　　B. 血液系统　　　C. 生殖系统　　　D. 神经系统　　　E. 内分泌系统

【例2】小儿出生以后发育<u>先快后慢</u>的系统是

A. 淋巴系统　　　B. 血液系统　　　C. 生殖系统　　　D. 神经系统　　　E. 内分泌系统

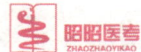

二、一般规律

由上到下,由近到远,由粗到细,由低级到高级,由简单到复杂。

【例3】不符合小儿生长发育一般规律的是

A. 由上到下　　B. 由远到近　　C. 由粗到细　　D. 由低级到高级　　E. 由简单到复杂

【例4】小儿生长发育的规律不包括

A. 连续性、非匀速性、阶段性　　B. 自下而上　　C. 个体差异

D. 两个高峰期　　E. 各器官系统发育不平衡

【例5】小儿生长发育规律正确的是

A. 生长发育没有一定的规律　　B. 各系统发育的速度不一致

C. 生长发育是量先增加后有质的变化　　D. 青春期体格发育最快

E. 体格发育有绝对的正常值

第2节　体格生长

一、常用指标

体格生长是小儿生长发育的一个重要方面,常用的形态指标有体重、身高(长)、头围、胸围、上臂围、皮下脂肪等。

二、体重、身高、头围和胸围

1. 体重

(1) 意义　反映儿童近期营养状况的指标。(昭昭老师提示:反映远期营养状况的指标是身高)

(2) 生理性体重下降　出生后第3~4天体重下降范围3%~9%,至出生后第7~10天可恢复至出生体重,故无需处理。

(3) 患儿的体重计算公式

	出生时	3~12个月龄	1~6岁	7~12岁
体重计算公式/kg	3.25	(月龄+9)/2	月龄×2+8	(年龄×7−5)/2

【例6】最能反映近期营养状况的灵敏指标是

A. 身高　　B. 体重　　C. 头围　　D. 胸围　　E. 牙齿

【例7】新生儿生理性体重下降发生在出生后

A. 第1周　　B. 第2周　　C. 第3周　　D. 第4周　　E. 第5周

【例8】足月女婴母乳喂养,吸吮好,哺后安睡。生后4天体重下降7%。查体:反应好,面色红润,心肺(−)。体重下降最可能的原因是

A. 进乳量多,进水少　　B. 进水多,进乳量少　　C. 败血症

D. 呆小病　　E. 生理性体重下降

【例9】2岁到青春前期体重每年增加

A. 0.5 kg　　B. 1 kg　　C. 1.5 kg　　D. 2 kg　　E. 2.5 kg

【例10】9 kg小儿的年龄是

A. 3个月　　B. 6个月　　C. 9个月　　D. 1岁　　E. 2岁

【例11】1~6岁小儿体重为

A. (月龄+9)/2　　B. 年龄×2+8　　C. 年龄×7−5　　D. 年龄×6+77　　E. 年龄×5+9

【例12】一健康儿童体检结果身高110 cm,体重20 kg。该儿童的年龄可能是

A. 6岁　　B. 7岁　　C. 8岁　　D. 9岁　　E. 10岁

【例13】一健康女婴,体重8 kg,身长68 cm,已能抓物,换手,独坐久,能发音。其符合的最早月龄是

A. 13~15个月　　B. 11~12个月　　C. 9~10个月　　D. 4~6个月　　E. 7~8个月

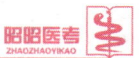

2. 身高及计算公式

	出生时	3～12 个月龄婴	2～6 岁	7～10 岁
身高/cm	50	75	年龄×7＋75	年龄×6＋80

（昭昭老师提示：2 岁以后身高每年增长 6～7 cm，低于 5 cm 为生长速度减慢）

【例 14】 2 岁小儿身高为
A. 65 cm　　　B. 75 cm　　　C. 87 cm　　　D. 95 cm　　　E. 100 cm

【例 15】 一男婴营养状况良好，头围 46 cm，前囟 0.5 cm，身长 75 cm。最可能的月龄是
A. 4 个月　　　B. 8 个月　　　C. 10 个月　　　D. 6 个月　　　E. 12 个月

【例 16】 一小儿身长 76 cm，体重 9.5 kg，头围 46 cm，胸围 46 cm，出牙 6 颗。最可能的年龄是
A. 15 个月　　　B. 10 个月　　　C. 18 个月　　　D. 12 个月　　　E. 24 个月

【例 17】 出生后第 1 年身高增长约为
A. 35 cm　　　B. 32 cm　　　C. 30 cm　　　D. 27 cm　　　E. 25 cm

【例 18】 正常婴儿，体重 7.5 kg，身长 68 cm。前囟 1.0 cm，头围 44 cm。出牙 4 颗。能独坐并能以拇、示指拿取小球。该儿最可能的月龄是
A. 8 个月　　　B. 24 个月　　　C. 18 个月　　　D. 12 个月　　　E. 5 个月

3. 头围

定　义	经眉弓上方、枕后结节左右对称绕头一周的长度为头围
正常值	出生时 34 cm，1 岁时 46 cm，2 岁时 48 cm，5 岁时 50 cm

4. 胸围

定　义	乳头下缘、肩胛角下缘、绕胸一周为胸围，反映肺与胸廓的生长情况
正常值	①小儿出生时头比胸大，胸围比头围小 1～2 cm，约为 32 cm； ②1 岁时胸围等于头围，均为 46 cm； ③2～12 岁时，胸围＝头围＋年龄－1 cm

【例 19】 正确测量头围的方法是
A. 将软尺绕头部一周测量最大周径
B. 将软尺紧贴头皮沿枕骨及眉弓绕头一周
C. 将软尺紧贴头皮沿枕骨结节最高点及眉弓一周
D. 将软尺紧贴头皮沿枕骨结节最高点及眉弓上缘一周
E. 以上都不是

【例 20】 出生时新生儿的头围约是
A. 35 cm　　　B. 34 cm　　　C. 30 cm　　　D. 25 cm　　　E. 55 cm

【例 21】 3 个月龄婴儿的头围约是
A. 36 cm　　　B. 40 cm　　　C. 46 cm　　　D. 50 cm　　　E. 56 cm

【例 22】 1 周岁小儿的胸围应约为
A. 34 cm　　　B. 38 cm　　　C. 42 cm　　　D. 46 cm　　　E. 50 cm

【例 23】 小儿胸围与头围相等的年龄是
A. 6 个月　　　B. 8 个月　　　C. 10 个月　　　D. 1 岁　　　E. 2 岁

三、骨骼发育

1. 颅骨的发育

（1）前囟 呈菱形，出生时为 1～2 cm。1～2 岁闭合，最迟 2 岁闭合。闭合过早见于头小，闭合过晚见于佝偻病、甲状腺功能低下。前囟饱满见于颅内压增高，前囟凹陷见于脱水。

（昭昭老师速记："1"块"钱（前）"）

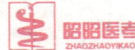

(2) 后囟　呈三角形,出生后 6~8 周闭合。(昭昭老师速记:"60,70,80""后")

【例24】正常小儿后囟闭合的时间一般于生后

A. 3~5 周　　　B. 6~8 周　　　C. 9~11 周　　　D. 12~14 周　　　E. 15~18 周

【例25】前囟的正确测量方法是

A. 邻边中点连线　B. 邻角顶点连线　C. 对边中点连线　D. 周径长度　E. 对角定点连线

2. 脊柱的发育　正常脊柱有颈、胸、腰、骶四个生理弯曲。3 个月能抬头时出现颈椎生理弯曲,6 个月能坐后出现胸椎生理弯曲,1 岁左右开始行走,出现腰椎生理弯曲。(昭昭老师速记:三抬四翻六会坐,七滚八爬周会走)

【例26】下列关于小儿运动发育顺序叙述错误的是

A. 1 个月能向一侧转头且会抬头　　　B. 6~7 个月能独坐片刻,两手支撑腋下

C. 12 个月能独立走路　　　D. 1 岁半至 2 岁会踢球,独立上下台阶

E. 2~3 岁能单脚站立片刻,迈过障碍物

【例27】小儿脊柱出现胸椎后突的时间是

A. 出生后 3 个月　　　B. 出生后 6 个月　　　C. 出生后 9 个月　　　D. 出生后 10 个月　　　E. 1 岁

【例28】小儿能独坐一会,用手摇玩具能认识熟人和陌生人。其月龄为

A. 3 个月　　　B. 6 个月　　　C. 8 个月　　　D. 10 个月　　　E. 12 个月

3. 骨化中心　共 10 个,10 岁出齐。婴儿早期拍摄膝关节,年长儿拍摄左手及腕部的 X 光片。2~9 岁腕部骨化中心数目:年龄+1。

【例29】小儿体重 8 kg,身长 68 cm,会抬头、独坐、爬,但不会站,萌牙 2 枚。为判断骨骼发育年龄,最有临床意义的 X 线拍片部位是

A. 膝部　　　B. 左手指　　　C. 左手掌　　　D. 踝部　　　E. 左手腕

【例30】一男婴,体重 7.5 kg,身长 66 cm,头围 44 cm,左腕骨骨化中心 2 个。此婴儿可能的月龄是

A. 4 个月　　　B. 5 个月　　　C. 6 个月　　　D. 8 个月　　　E. 12 个月

四、牙齿的发育

1. 乳牙　共有 20 颗。正常乳牙 4~10 个月开始萌出,3 岁出齐。萌出时间>13 个月称为出牙延迟。

2. 恒牙　共有 28(或 32)颗。恒牙骨化从新生儿开始,第一恒牙 6 岁开始萌出,12 岁出齐。

【例31】乳牙最晚于何时出齐

A. 1.5 岁　　　B. 2 岁　　　C. 2.5 岁　　　D. 3 岁　　　E. 3.5 岁

【例32】小儿乳牙开始萌出的时间最迟不超过生后

A. 8 个月　　　B. 10 个月　　　C. 13 个月　　　D. 14 个月　　　E. 16 个月

【例33】恒牙骨化开始的年龄是

A. 新生儿　　　B. 1 岁　　　C. 2 岁　　　D. 3 岁　　　E. 4 岁

五、运动和语言发育

1. 小儿的语言发育遵循的规律　小儿语言发育三个阶段的顺序是发音、理解、表达。

2. 不同时期儿童语言发育特点

时　　期	动作发育	语言发育
新生儿	无规律、不协调动作,紧握拳	能哭叫
2 个月	直立及俯卧位时能抬头	发出和谐的喉音
3 个月	仰卧位变为侧卧位,用手换东西	咿呀发音
4 个月	坐位时抬头很稳,能握持玩具	笑出声
5 个月	两手各握一玩具,扶腋下能站直	能喃喃地发出单词音节
6 个月	能独坐一会儿,用手摇玩具	能发单音,能认识熟人和陌生人
7 个月	会翻身,能独坐很久,双手交换玩具	能叫爸爸,妈妈,能听懂自己名字
8 个月	会爬,会自己坐起,会拍手	重复大人所发简单音节
9 个月	试独站一会儿,从抽屉取出玩具	能懂"再见"

续表

时　期	动作发育	语言发育
10～11个月	能独站片刻,扶椅子或推车能走几步,拇指和示指对指,拿东西	开始用一个单词表示很多意义
12个月	独走,弯腰拾东西,会将圆圈套在木棍上	能叫出物品的名字,如灯、碗等
15个月	走得好,能蹲着玩,能登一块方木	能说出自己的名字和几个词
18个月	能爬台阶,有目标地扔皮球	能认识和指出身体各部分
2岁	能双脚跳,会用勺子吃饭	会说2～3个字构成的句子
3岁	能跑,会骑三轮车,会洗手、洗脸、穿衣	能说短歌谣,能数几个数
4岁	能爬梯子,会穿鞋	能唱歌
5岁	能单足跳,会系鞋带	开始识字

【例34】小儿语言发育三个阶段的顺序是

A. 发音,理解,表达　　　　B. 理解,表达,发音　　　　C. 表达,理解,发音

D. 听觉,发音,理解　　　　E. 模仿,表达,理解

【例35】小儿几岁时能念儿歌

A. 3个月　　　B. 6个月　　　C. 1岁　　　D. 2岁　　　E. 3岁

【例36】女孩会用勺子吃饭,能双脚跳,会翻书,会说2～3个字的短句。最可能的年龄是

A. 2岁　　　B. 4岁　　　C. 1.5岁　　　D. 3.5岁　　　E. 3岁

➤ 参考答案如下,详细答案参见2021版《国家临床执业及助理医师资格考试精选真题考点精析》。

1. C	2. A	3. B	4. B	5. B	6. A
7. A	8. E	9. D	10. D	11. B	12. A
13. E	14. C	15. E	16. D	17. E	18. A
19. D	20. B	21. B	22. D	23. D	24. B
25. C	26. A	27. B	28. E	29. A	30. C
31. D	32. C	33. A	34. A	35. E	36. A

昭昭老师提示:
关注官方微信,获得第一手考试资料。

第3章　儿童保健

➤ **2021考试大纲**

①计划免疫种类;②预防接种实施程序。

➤ **考纲解析**

近20年的医师考试中,本章考试重点考查疫苗接种时间,执业医师每年考查分数为2～3分,助理医师每年考查分数为1～2分。

一、概　述

婴儿必须在1岁内完成卡介苗、脊髓灰质炎、三价混合疫苗(百日咳、白喉、破伤风类毒素混合制剂,简称百白破)、麻疹减毒活疫苗和乙型肝炎疫苗五种疫苗接种的基础免疫。

二、疫苗的注射时间

(昭昭老师速记:出生乙肝卡介苗,2月脊髓炎正好,345月百白破,8月麻疹岁乙脑)

时　间	接种疫苗
刚出生	卡介苗,乙肝疫苗(第1次)
1个月	乙肝疫苗(第2次)
2个月	脊髓灰质炎糖丸(第1次)
3个月	脊髓灰质炎糖丸(第2次),百白破(第1次)
4个月	脊髓灰质炎糖丸(第3次),百白破(第2次)

时　间	接种疫苗
5个月	百白破(第3次)
6个月	乙肝疫苗(第3次)
8个月	麻疹疫苗
1.5～2岁	百白破(复种)
4岁	脊髓灰质炎糖丸(复种)
6～7岁	麻疹疫苗(复种),百白破(复种)

【例1】初种麻疹减毒活疫苗的时间是

A. 生后2个月　　B. 生后4个月　　C. 生后6个月　　D. 生后8个月　　E. 生后10个月

【例2】小儿乙肝接种的时间为

A. 0,1,6月　　B. 1,2,6月　　C. 2,4,6月　　D. 0,2,6月　　E. 0,3,6月

【例3】我国规定1岁内必须完成的计划免疫是

A. 麻疹疫苗　　B. 乙脑疫苗　　C. 流脑疫苗　　D. 流感疫苗　　E. 甲型肝炎疫苗

【例4】6个月的小儿应完成的计划免疫有

A. 卡介苗、乙肝疫苗、脊髓灰质炎三价混合疫苗

B. 脊髓灰质炎三价混合疫苗、百白破混合制剂、麻疹疫苗

C. 卡介苗、乙肝疫苗、脊髓灰质炎三价混合疫苗、百白破混合制剂

D. 乙肝疫苗、脊髓灰质炎三价混合疫苗、百白破混合制剂

E. 卡介苗、脊髓灰质炎三价混合疫苗、百白破混合制剂

【例5】脊髓灰质炎疫苗初种的年龄是

A. 2个月　　B. 3个月　　C. 4个月　　D. 5个月　　E. 6个月

【例6】新生儿接种卡介苗的时间是

A. 出生后1天　　　　B. 出生后2天　　　　C. 出生后3天

D. 出生后4天　　　　E. 出生后7天

【例7】婴儿接种百白破的基础免疫时间是产后

A. 第3、4、5个月　　　　B. 第4、5、6个月　　　　C. 第5、6、7个月

D. 第2、3、4个月　　　　E. 第1、2、3个月

【例8】新生儿期计划免疫应接种的疫苗是

A. 骨髓灰质炎糖丸与百白破三联混合疫苗　　　　B. 卡介苗与百白破三联混合疫苗

C. 卡介苗与乙肝疫苗　　　　D. 乙肝疫苗与麻疹疫苗

E. 骨髓灰质炎糖丸与麻疹疫苗

例9～10共用选项

A. 2个月　　　　B. 3个月　　　　C. 8个月　　　　D. 1个月　　　　E. 生后2～3天

【例9】麻疹疫苗初种年龄是

【例10】百白破疫苗初种年龄是

➤ 参考答案如下,详细答案参见2021版《国家临床执业及助理医师资格考试精选真题考点精析》。

1.D	2.A	3.A	4.C	5.A	昭昭老师提示:
6.C	7.A	8.C	9.C	10.B	关注官方微信,获得第一手考试资料。

第4章　营养和营养障碍性疾病

➤ **2021 考试大纲**

①儿童营养基础;②婴儿喂养;③维生素 D 缺乏性佝偻病;④维生素 D 缺乏性手足搐搦症;⑤蛋白质-能量营养不良;⑥单纯性肥胖。

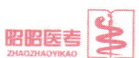

➤ 考纲解析

近 20 年的医师考试中,本章考试重点考查维生素 D 缺乏性佝偻病、手足搐搦症、蛋白质营养不良的诊断、检查和治疗,执业医师每年考查分数为 3~5 分,助理医师每年考查分数为 2~3 分。

第 1 节　儿童营养基础

一、能量代谢

基础代谢率(BMR)	婴儿的 BMR 为 55 kcal/(kg·d),7 岁为 44 kcal/(kg·d),12 岁为 30 kcal/(kg·d),成人为 25~30 kcal/(kg·d)
食物热力作用	在消化和吸收食物营养素的过程中出现能量消耗额外增加的现象,即食物代谢过程中所消耗的能量。其中,消化和吸收蛋白质所需要的能量最多
排泄丢失	未经消化的食物占婴儿期食物的 10%
活动所需	活动所需要的消耗能量
生长发育所需	小儿独有;婴儿能量的推荐摄入量(RNI)为 100 kcal/(kg·d)

【例1】不属于婴儿总热量分配的是
A. 基础代谢　　B. 生长发育　　C. 食物特殊动力作用　　D. 思维活动　　E. 排泄损失

【例2】1 岁以内婴儿总能量每日每千克体重约需
A. 80 kcal　　B. 90 kcal　　C. 100 kcal　　D. 110 kcal　　E. 120 kcal

【例3】1 岁以内小儿的基础代谢量是
A. 44 kcal/(kg·d)　　　　B. 30 kcal/(kg·d)　　　　C. 25 kcal/(kg·d)
D. 40 kcal/(kg·d)　　　　E. 55 kcal/(kg·d)

【例4】食物中每克碳水化合物、脂肪和蛋白质可供给的能量(kcal)分别为
A. 4,4,9　　B. 9,4,4　　C. 4,9,4　　D. 4,9,9　　E. 9,9,4

【例5】维持机体新陈代谢所必需的能量中,为小儿所特有的是
A. 基础代谢　　B. 生长发育所需　　C. 食物特殊动力作用　　D. 活动所需　　E. 排泄损失能量

二、营养素和水的需要

糖	供能的主要来源;糖所产能量占总能量的 55%~65%
脂肪	6 个月以下占婴儿能量的 45%~50%
蛋白质	主要功能是构成机体组织和器官的重要成分,次要是供能
水	婴儿期平均需要量为 150 mL/(kg·d),以后按每 3 岁减少 25 mL/(kg·d)推算

【例6】小儿营养中最主要的能量来源是
A. 矿物质　　B. 糖类　　C. 脂类　　D. 膳食纤维　　E. 蛋白质

【例7】人工喂养的婴儿估计每日奶量的计算是根据
A. 能量需要量　　B. 胃容量　　C. 身高　　D. 体表面积　　E. 年龄

【例8】婴幼儿按供热能计算,三种产能营养素蛋白质、脂肪和糖类之间正确的比例是
A. 蛋白质占 20%,脂肪占 30%,糖类占 50%　　　　B. 蛋白质占 25%,脂肪占 30%,糖类占 45%
C. 蛋白质占 20%,脂肪占 35%,糖类占 45%　　　　D. 蛋白质占 25%,脂肪占 35%,糖类占 40%
E. 蛋白质占 15%,脂肪占 35%,糖类占 50%

【例9】小儿代谢旺盛,需水量较多,婴儿期每天每千克体重需水量是
A. 90 mL　　B. 110 mL　　C. 130 mL　　D. 150 mL　　E. 170 mL

第 2 节　婴儿喂养

一、母乳喂养

1. 母乳喂养的优点

(1)营养丰富,比例适当,易消化吸收。(昭昭老师速记:"21"岁的"姨"妈"白"不"白")

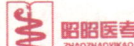

白蛋白	人乳中白蛋白多而酪蛋白少
不饱和脂肪酸	①含不饱和脂肪酸的脂肪较多,供给丰富的必需脂肪酸,有利于脑发育; ②脂肪颗粒小,含较多解脂酶,有利于消化吸收
乙型乳糖	乙型乳糖(β-双糖)含量丰富,利于脑发育,利于促进肠道乳酸杆菌、双歧杆菌生长,产生 B 族维生素,有利于肠蠕动及小肠钙吸收
微量元素	含微量元素如锌、铜、碘较多,母乳铁含量虽与牛乳相似,但其铁吸收率达 49%,而牛乳仅为 4%,故母乳喂养者贫血发生率低
钙磷比例	钙磷比例适宜(2:1),易于吸收,故较少发生佝偻病
消化酶	含较多的消化酶,如淀粉酶、乳脂酶等,有助于食物消化

(2) 母乳性质　母乳 pH 为 3.6(牛乳 pH 为 5.3),对酸碱缓冲力小,对胃酸中和作用弱,有利于食物消化。

(3) 母乳含有增进婴儿免疫力的物质。

免疫球蛋白	初乳含有丰富的 SIgA 和少量 IgG、IgM 抗体
乳铁蛋白	大量乳铁蛋白抑制大肠埃希菌和白念珠菌生长
双歧因子	双歧因子、溶菌酶、补体、免疫活性细胞含量均高于牛乳
催乳素	人乳中的催乳素可促进新生儿免疫功能的成熟

(4) 乳量　随小儿生长而增加,温度及泌乳速度也较合宜,几乎为无菌食品,简便又经济。

(5) 目前亲自哺乳　母亲自己喂哺有利于促进母子感情,密切观察小儿变化,随时照顾护理。

(6) 产后　产后哺乳可刺激子宫收缩,促使母亲早日恢复。哺乳期推迟,月经复潮,不易怀孕,有利于计划生育。哺乳母亲亦较少发生乳腺癌、卵巢癌等。

2. 母乳成分的变化

乳汁	时间	特点
初乳	产后 4～5 天内	质略稠而带黄色,含脂肪较少而球蛋白较多,微量元素锌、白细胞、SIgA 等免疫物质及生长因子、牛磺酸等都比较多,对新生儿生长发育和抗感染十分重要
过渡乳	产后 5～14 天	含脂肪最多,蛋白质与矿物质逐渐减少
成熟乳	产后 15 天～9 个月	—
晚乳	10 个月以后	乳汁的量和营养成分都渐减少

3. 喂养方法

(1) 时间　尽早开奶(产后 15 分钟～2 小时内),按需哺乳,不宜过早加喂牛奶或乳制品。

(2) 方法　每次哺乳应在吸空一侧乳房后再吸另一侧,下次喂哺从未吸空的一侧开始,使每侧乳房轮流吸空。

(3) 断奶时间　12 个月可断奶,如遇患病或母奶量多可延至 1.5～2 岁。

	营养丰富	生物作用
特点	①人乳含有必需氨基酸比例适宜,酪蛋白为 β-酪蛋白,其中所含的蛋白质主要为乳白蛋白; ②人乳中乙型乳糖含量丰富,利于脑部发育; ③人乳中电解质浓度低、蛋白质分子小,适宜婴儿不成熟的肾发育水平; ④人乳中维生素 D 较少,母乳喂养的婴儿应补充维生素 D; ⑤人乳中含有不饱和脂肪酸多,初乳中更高	①缓冲力小; ②含有不可替代的免疫成分,初乳中有抗体 SIgA; ③含有大量免疫活性细胞; ④含有较多的乳铁蛋白,是重要的非特异性防御因子; ⑤低聚糖是人乳所特有的,促使乳酸杆菌生长

二、人工喂养

1. 人工喂养的特点

酪蛋白	牛奶中蛋白质含量以酪蛋白为主,不易消化
不饱和脂肪酸	牛乳不饱和脂肪酸少,缺乏脂肪酶,较难消化

续表

乳　糖	牛乳乳糖含量较人乳少,故应添加 8% 的糖
矿物质	牛乳中矿物质较多,易加重肾的负荷
微量元素	牛乳中含锌、铜较少,铁吸收率低
缺乏各种免疫因子	牛乳缺乏各种免疫因子,是与人乳的最大区别
维生素 B_{12} 和叶酸	羊乳缺乏维生素 B_{12} 和叶酸

2. 牛乳与人乳的区别 （昭昭老师速记:"21"岁的"姨"妈"白"不"白"）

	人　乳	牛　乳
蛋白质	蛋白质含量较低,有利于钙的吸收	蛋白质含量较高,影响钙的吸收
氨基酸	必需氨基酸的比例适宜	必需氨基酸的比例不当
脂肪酸	不饱和脂肪酸较多	不饱和脂肪酸较少
脂肪颗粒	颗粒小,脂肪酶使脂肪颗粒易于消化	脂肪颗粒大,无脂肪酶,较难消化
乳　糖	含量丰富	较人乳少
肾的负荷	电解质浓度低,蛋白质分子小,适宜婴儿不成熟的肾发育水平	含矿物质比人乳多,增加了婴儿肾的溶质负荷
免疫因子	富含免疫因子 SIgA	缺乏各种免疫因子

【例10】与牛奶相比较,母乳的优点是

A. 蛋白质总量高　　　　　B. 饱和脂肪酸较多　　　　　C. 乳糖量多

D. 缓冲力大,对胃酸中和作用强　　　　　E. 含钙、磷高

【例11】关于母乳营养素的特点,下列哪项是错误的

A. 蛋白质生物价值高,且酪蛋白含量较少　　　　　B. 不饱和脂肪酸较多

C. 乳糖含量高,且以乙型乳糖为主　　　　　D. 维生素 K 含量较低　　　　　E. 含矿物质锌、铜、碘较低

【例12】母乳喂养的优点应除外

A. 三大物质比例适宜　　　　　B. 含很多抗感染物质　　　　　C. 钙磷的含量很高

D. 维生素 D 含量高　　　　　E. 容易消化吸收

3. 奶量计算法

（1）婴儿配方奶粉　　婴儿配方奶粉为 0~6 个月婴儿人工喂养和婴儿断母乳时的首选。

（2）能量和水的需要量　　婴儿每日需要能量 100 kcal/kg,每日需水量 150 mL/kg。

（3）8% 糖牛奶及甜炼乳　　8% 糖牛奶每 100 mL 可提供 100 kcal 能量。配方奶粉每 100 g 提供 500 kcal 能量。甜炼乳因糖度太高,不适合做婴儿的主食。

例 13~14 共用题干

2 个月婴儿,体重 4 kg,人工喂养。

【例13】最适合的乳制品是

A. 全脂奶粉　　　B. 酸奶　　　C. 蒸发乳　　　D. 婴儿配方奶粉　　　E. 甜炼乳

【例14】为保证能量需要,该婴儿每日需奶量(含 8% 的糖)应是

A. 200 mL　　　B. 300 mL　　　C. 400 mL　　　D. 500 mL　　　E. 700 mL

【例15】牛奶制品中不宜作为婴儿主食的是

A. 全脂奶粉　　　B. 蒸发乳　　　C. 酸奶　　　D. 甜炼乳　　　E. 配方奶粉

三、过渡期食物添加

月　龄	食物性质	添加辅食
6 个月	泥状食物	米汤、米糊、稀粥、蛋黄、鱼泥、菜泥
7~9 个月	末状食物	粥、烂面、碎菜、蛋、鱼泥、肝泥、饼干
10~12 个月	碎状食物	粥、软饭、烂面条、豆制品、碎菜、碎肉等

【例16】6 个月婴儿不宜添加的食物是

A. 菜泥　　　B. 水果泥　　　C. 配方奶　　　D. 肉末　　　E. 米粉

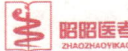

例17～18 共用题干

患儿,男,8个月。体重8 kg,人工喂养。

【例17】每日需喂8%糖牛奶的量是

A. 360 mL   B. 460 mL   C. 560 mL   D. 760 mL   E. 800 mL

【例18】可以添加的辅食是

A. 饼干   B. 菜泥   C. 软饭   D. 碎肉   E. 蛋黄

第3节　维生素D缺乏性佝偻病

一、概　述

营养性维生素D缺乏是引起佝偻病的主要原因。由于儿童体内的维生素D不足,导致钙和磷代谢紊乱,生长中的长骨骨骺端生长板和骨基质矿化不全,表现为生长板变宽和长骨的远端周长增大,在腕、踝部扩大,在软骨关节处呈串珠样隆起,软化的骨干受重力作用及肌肉牵拉出现畸形等。

二、病　因

1. 维生素D摄入不足　母乳中含有的维生素D较少。

2. 日光照射不足　维生素D由皮肤经日照产生。如果日照不足,尤其在冬季,则需定期通过膳食补充。此外,空气污染也可阻碍日光中的紫外线。人们日常所穿的衣服、住在高楼林立的地区、长期生活在室内、使用人工合成的太阳屏阻碍紫外线、居住在日光不足的地区等都可影响皮肤生物合成足够量的维生素D。

3. 维生素D的需要量增加　早产儿因生长速度快和体内储钙不足而易患佝偻病。婴儿生长发育快,对维生素D和钙的需要量增多,故易引起佝偻病。2岁以后因生长速度减慢且户外活动增多,佝偻病的发病率逐渐减少。

4. 食物中钙、磷含量过低或比例不当　食物中钙含量不足以及钙、磷比例不当均可影响钙、磷的吸收。人乳中钙、磷含量虽较低,但二者比例(2:1)适宜,容易被吸收。而牛乳中钙、磷含量虽较高,但其比例(1.2:1)不当,钙的吸收率较低。

5. 疾病和药物的影响　肝、肾疾病及胃肠道疾病可影响维生素D、钙、磷的吸收和利用。小儿胆汁淤积、先天性胆道狭窄或闭锁、脂肪泻、胰腺炎、难治性腹泻等疾病均可影响维生素D、钙、磷的吸收而导致佝偻病。长期使用苯妥英钠、苯巴比妥钠等药物可加速维生素D的分解和代谢而引起佝偻病。

三、发病机制

维生素D缺乏时肠道钙、磷吸收减少,血中钙、磷下降。血钙降低刺激甲状旁腺激素(PTH)分泌增加,加速旧骨吸收,骨盐溶解释放出钙、磷,使血钙得到补偿,维持在正常或接近正常水平。同时大量的磷经肾排出,使血磷降低,钙磷乘积下降,当钙磷乘积降至40以下时,骨盐不能有效沉积,致使骨样组织增生,骨质脱钙,碱性磷酸酶分泌增多,临床上产生一系列骨骼症状和血生化改变。

【例19】男婴,8个月。自幼人工喂养,未补充维生素D制剂。近来出现多汗、烦躁、夜惊。查体:方颅,出牙延迟,肋骨串珠样改变,诊断为佝偻病活动期。对于发病机制,下列哪项是错误的

A. 尿磷排出增加   B. 血中钙磷乘积降低   C. 维生素D缺乏

D. 钙磷经肠道吸收减少   E. 甲状腺代偿功能不足

四、临床表现

1. 初期(早期)　多见于6个月以内,特别是3个月以内的小婴儿,主要为神经兴奋性增高的表现,包括易激惹、烦躁、睡眠不安、夜惊、多汗(与季节无关),出现枕秃(烦躁及头部多汗致婴儿常摇头擦枕)。

【例20】维生素D缺乏性佝偻病活动早期的临床表现是

A. 神经、精神症状   B. 全身肌肉松弛   C. 腕关节畸形

D. 出牙延迟   E. 颅骨软化

2. 活动期(激期)　骨骼改变。(昭昭老师速记:"三"顾茅"庐"、四面"八""方""一""串")

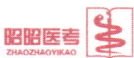

	1岁以前	1岁以后
表 现	①3~6个月：颅骨软化； ②7~8个月以上：方颅； ③6个月以上：手、足镯； ④1岁：串珠肋、下肢畸形	①前囟增大及闭合延迟：正常前囟最迟2岁闭合； ②胸廓畸形：肋骨串珠、肋膈沟、鸡胸或漏斗胸； ③下肢畸形：如"O"形腿或"X"形腿

3. 恢复期 以上任何时期经治疗及日光照射后,临床症状和体征逐渐减轻或消失。血钙、磷逐渐恢复正常,碱性磷酸酶约需12个月降至正常水平。治疗23周后骨骼X线改变有所改善,出现不规则的钙化线以后钙化带致密增厚,骨骺软骨盘<2 mm,逐渐恢复正常。

4. 后遗症期 多见于3岁以后小儿。因婴幼儿期严重佝偻病残留不同程度的骨骼畸形。无任何临床症状,血生化正常,X线检查骨骼干骺端病变消失,不需要治疗。

【例21】佝偻病颅骨软化多发生于

A. 1~3个月　　　B. 3~6个月　　　C. 6~9个月　　　D. 6~12个月　　　E. 12个月以上

【例22】维生素D缺乏性佝偻病最早出现的骨骼改变是

A. 方颅　　　B. 肋骨串珠　　　C. 肋膈沟　　　D. 鸡胸或漏斗胸　　　E. 颅骨软化

【例23】以颅骨软化为主要表现属于佝偻病的哪一期

A. 初期　　　B. 早期　　　C. 恢复期　　　D. 后遗症期　　　E. 激期

【例24】维生素D缺乏性佝偻病后遗症期的临床特征是

A. 骨骼畸形　　　B. 长骨干骺端异常　　　C. 血磷、钙降低

D. 血碱性磷酸酶升高　　　E. 易激惹、烦闹、多汗

五、诊断和鉴别诊断

1. 金标准 血生化与骨骼X线检查为诊断的"金标准"。

2. 常用指标

血生化	①血清25-(OH)-D₃降低(正常为10~80 μg/L);1,25-(OH)₂-D₃降低(正常为0.03~0.06 μg/L); ②血清钙和磷均降低,碱性磷酸酶升高
骨骼X线	骺端临时钙化带消失,干骺端呈毛刷样、杯口状改变,骨骺软骨盘(生长板)增宽,骨质稀疏,骨皮质变薄,可有骨干弯曲畸形或青枝骨折,可无临床症状

【例25】维生素D缺乏性佝偻病早期诊断的可靠指标是

A. 血磷　　　B. 血钙　　　C. 血钙磷乘积　　　D. 血碱性磷酸酶　　　E. 血25-(OH)-D₃

【例26】维生素D缺乏性佝偻病可靠的早期诊断指标是

A. 血钙降低　　　B. 血磷降低　　　C. 血镁降低

D. 血1,25-(OH)₂-D₃降低　　　E. 血碱性磷酸酶增高

六、治疗和预防

1. 治疗

维生素D制剂口服法	每日给维生素D 2 000~5 000 IU,连服4~6周;之后小于1岁的婴儿改为400 IU/d,大于1岁的婴儿改为600 IU/d,同时给予多种维生素
补充钙剂	主张从膳食的牛奶、配方奶和豆制品中补充钙和磷
其他辅助治疗	加强营养、保证足够奶量,及时添加转乳期食品,坚持每日户外活动

2. 预防 确保儿童每天获得维生素D 400 IU是治疗和预防本病的关键。

围生期	①多晒太阳,多吃富含维生素D及钙、磷的食物; ②妊娠后期适量补充维生素D 800 IU/d有益于胎儿储存维生素D
婴幼儿期	①预防的关键在于日光浴和适量维生素D的补充; ②早产儿、低出生体重儿,双胎儿生后1周补充维生素D 800 IU/d(治疗),3个月后改预防量; ③足月儿生后2周补充维生素D 400 IU/d,均补充至2岁

【例27】为预防营养性维生素D缺乏性佝偻病,小儿每天口服维生素D的剂量是

A. 1 600～2 000 IU　　　　B. 400～800 IU　　　　C. 1 300～1 500 IU

D. 200～300 IU　　　　E. 900～1 200 IU

【例28】 维生素 D 缺乏性佝偻病**不正确**的预防措施是

A. 适当多晒太阳　　　　B. 提倡母乳喂养　　　　C. 孕母补充维生素 D 及钙剂

D. 及时添加辅食　　　　E. 早产儿 2 个月开始补充维生素 D

例29～30共用题干

6 个月男婴,人工喂养。平时易惊、多汗、睡眠少。近 2 天来咳嗽、低热,今晨突然双眼凝视,手足抽动。查体:枕后有乒乓球感。

【例29】 患儿**最**可能是

A. 血糖降低　　B. 血清钙降低　　C. 血清镁降低　　D. 血清钠降低　　E. 脑脊液细胞数增多

【例30】 止抽后的处理是

A. 静脉滴注钙剂　　　　　　B. 供给氧气　　　　　　C. 肌内注射呋塞米

D. 肌内注射维生素 B　　　　E. 静脉滴注葡萄糖溶液

第4节　维生素 D 缺乏性手足搐搦症

一、概　述

维生素 D 缺乏性手足搐搦症又称佝偻病性低钙惊厥或婴儿手足搐搦症,是因维生素 D 缺乏而甲状旁腺代偿功能不足导致血清钙离子降低,神经肌肉兴奋性增高,出现惊厥、手足肌肉抽搐或喉痉挛等,多见于 6 个月以内的婴儿。

二、病因和发病机制

维生素 D 缺乏时血钙降低,而甲状旁腺不能代偿性分泌增加,血钙继续降低,当总血钙<1.75～1.88 mmol/L 或钙离子<1.0 mmol/L 时,可引起神经肌肉兴奋性增高,出现抽搐。维生素 D 缺乏时机体出现甲状旁腺功能低下的原因尚不清楚,推测为当婴儿体内钙离子减少时,维生素 D 缺乏的早期,甲状旁腺急剧代偿分泌增加,以维持血钙正常,当维生素 D 继续缺乏时,甲状旁腺功能因反应过度而疲惫,以致出现血钙降低。因此,维生素 D 缺乏性手足搐搦症的患儿同时存在甲状旁腺功能亢进所致佝偻病的临床表现,以及甲状旁腺功能低下所致低血钙的临床表现。

【例31】 维生素 D 缺乏性手足搐搦症的**发病机制**主要是

A. 甲状腺反应迟钝　　　　　　B. 甲状旁腺反应迟钝　　　　　　C. 脑垂体反应迟钝

D. 肾上腺皮质反应迟钝　　　　E. 肾上腺髓质反应迟钝

【例32】 有关维生素 D 缺乏性手足搐搦症的论述,**错误**的是

A. 因缺乏维生素 D 所致　　B. 神经肌肉兴奋性增高　　C. 出现惊厥时,血钙离子低于 1.25 mmol/L

D. 甲状旁腺反应迟钝　　　　E. 血磷基本正常

三、临床表现

1. 典型发作　血清钙低于 1.75 mmol/L 时出现惊厥、喉痉挛和手足搐搦。

惊　厥	分为高热惊厥和无热惊厥
手足搐搦	多见于 6 个月以上的婴幼儿
喉痉挛	严重时可发生窒息甚至死亡

2. 隐匿型　血清钙多在 1.75～1.88 mmol/L。

面神经征(Chvostek sigh)	以指尖或叩诊锤轻叩颧弓与口角间的面颊部,出现眼睑及口角抽动为阳性
腓反射	叩诊锤击膝下外侧腓骨小头处的腓总神经引起足向外侧收缩者为阳性
陶瑟征(Trousseau 征)	血压计袖带如测血压样绕上臂打气,使血压维持在舒张压和收缩压之间,5 分钟内出现痉挛症状为阳性

【例33】 维生素 D 缺乏性手足搐搦症的**隐性**体征是

A. 巴宾斯基征　　B. 布鲁辛基征　　C. 面神经征　　D. Kernig 征　　E. 踝阵挛

【例34】 疑为维生素 D 缺乏性手足搐搦症患儿做陶瑟征检查。袖带的压力应维持在

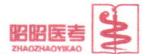

A. 舒张压以下　　　　　B. 收缩压与舒张压之间　　　　C. 收缩压以下
D. 舒张压以上　　　　　E. 收缩压以上

四、诊断和鉴别诊断

1. 表现　反复发作的无热惊厥、手足搐搦或喉痉挛,无其他神经系统体征。

2. 实验室检查　血清钙低于 1.75～1.88 mmol/L(7～7.5 mg/dL)或离子钙低于 1.0 mmol/L(4 mg/dL)。

3. 鉴别诊断

低血糖症	常发生于清晨空腹时,血糖常低于 2.2 mmol/L
低血镁症	常有触觉、听觉过敏,引起肌肉震颤甚至惊厥,血镁常低于 0.58 mmol/L
婴儿痉挛症	为癫痫的一种表现,起病于 1 岁以内,呈突然发作,常伴有智能异常,脑电图有特征性的高幅异常节律波出现
原发性甲状旁腺功能减退	表现为间歇性惊厥或手足抽搐

五、治　疗

急救处理	氧气吸入,迅速控制惊厥和喉痉挛,首选药物:10%水合氯醛及地西泮
钙剂治疗	10%葡糖糖酸钙 5～10 mL
维生素 D 治疗	急诊情况控制后,按照维生素 D 缺乏性佝偻病给予维生素 D 治疗

例 35～37 共用题干

男婴,4 个月,冬季出生。近 2 天经常出现面部、四肢抽动,双眼上翻每次持续数 10 秒,1 天发作数次,可自然缓解,发作后玩耍如常。体温正常。母孕期有腿部抽筋病史。

【例 35】该患儿最可能的诊断是

A. 婴儿痉挛症　　　　　B. 低血糖症　　　　　C. 维生素 D 缺乏性手足搐搦症
D. 低血镁症　　　　　　E. 甲状旁腺功能减低症

【例 36】就诊过程中该患儿突然出现吸气困难,口唇青紫。错误的处理是

A. 静脉注射地西泮　　　　B. 吸氧　　　　　C. 缓慢静脉注射葡萄糖酸钙
D. 肌内注射维生素 D　　　E. 保持呼吸道通畅

【例 37】维生素 D 缺乏性手足抽搐症发生惊厥时,除给氧和保持呼吸道通畅外,应立即采取的措施是

A. 肌内注射维生素 D_3　　　B. 静脉补充钙剂　　　C. 肌内注射硫酸镁
D. 静脉注射或肌内注射地西泮　　E. 静脉滴注甘露醇

第 5 节　蛋白质-能量营养不良

一、概　述

蛋白质-能量营养不良是由于缺乏能量和(或)蛋白质所致的一种营养缺乏症,主要见于 3 岁以下的婴幼儿,体征为体重不增甚至下降、渐进性消瘦或水肿、皮下脂肪减少或消失,常伴有全身各组织器官不同程度的功能低下及新陈代谢异常。

二、病　因

摄入不足	喂养不当是导致营养不良的最主要病因
消化吸收不良	消化系统疾病或畸形均可导致食物的消化吸收不良
需要量增加	急慢性传染病的恢复期、生长发育快速阶段等需要量增多,导致营养相对缺乏等

【例 38】儿童蛋白质-能量营养不良的诱发因素中,最常见的疾病是

A. 长期发热　　　　　B. 急、慢性传染病　　　　　C. 恶性肿瘤
D. 肠道寄生虫病　　　E. 消化系统疾病或先天畸形

三、临床表现

1. 早期表现　营养不良的早期表现是活动减少、精神较差,最先出现体重不增。

2. 后期表现　随着营养不良的加重,继之出现体重下降,主要表现为消瘦,皮下脂肪逐渐减少或消

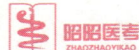

失。腹部皮下脂肪层厚度是判断营养不良程度的重要指标之一。皮下脂肪减少的顺序:首先为腹部,其次为躯干、臀部、四肢,最后出现于面颊部。(昭昭老师速记:先瘦肚子后瘦脸)

3. 其他表现　营养不良早期身高不受影响,但随疾病加重,骨骼生长减慢,身高亦低于正常。轻度患者精神正常,但是有精神萎靡、反应差、体温偏低、脉细无力,无食欲,腹泻、便秘相交替。血浆蛋白明显下降时可出现凹陷性水肿,严重时感染形成慢性溃疡。

【例39】小儿蛋白质-能量营养不良最早期的临床表现是

A. 体重减轻　　　B. 皮下脂肪消失　C. 体重不增　　　D. 肌肉松弛　　　E. 身高增长停滞

【例40】患儿,1.5岁。因食欲差,母乳少,以米糊、稀饭喂养,未添加其他辅食,诊断为营养不良。最先出现的症状是

A. 身长低于正常　B. 体重不增　　　　C. 皮肤干燥　　　D. 皮下脂肪减少　E. 肌张力低下

【例41】蛋白质-能量营养不良患儿皮下脂肪逐渐减少或消失,其最后消失的部位是

A. 腹部　　　　　B. 臀部　　　　　　C. 四肢　　　　　D. 面颊　　　　　E. 躯干

【例42】蛋白质-能量营养不良患儿皮下脂肪逐渐减少或消失,首先累及的部位是

A. 四肢　　　　　B. 臀部　　　　　　C. 腹部　　　　　D. 胸部　　　　　E. 面颊部

4. 5岁以下儿童营养不良的分型和分度

体重下降	体重低于同年龄、同性别参照人群数值的均值减2SD以下,减2SD～3SD为中度,减3SD为重度	主要反映慢性或急性营养不良
生长迟缓	身长低于同年龄、同性别参照人群数值的均值减2SD以下,减2SD～3SD为中度,减3SD为重度	主要反映慢性、长期营养不良
消瘦	体重低于同性别、同身高参照人群数值的均值减2SD以下,减2SD～3SD为中度,减3SD为重度	主要反映近期、急性营养不良

5. 营养不良分度标准(婴幼儿)

	Ⅰ度(轻度)	Ⅱ度(中度)	Ⅲ度(重度)
体重低于正常均值	15%～25%	25%～40%	>40%
腹部皮褶厚度	0.4～0.8 cm	0.4 cm以下	消失
肌张力	基本正常	降低、肌肉松弛	低下、肌肉萎缩
精神状态	基本正常	不稳定、易疲乏、烦躁不安	精神萎靡、反应低下、抑制或烦躁交替

【例43】4岁男孩,身高90 cm,体重11 kg,皮肤较松弛,腹部皮下脂肪约0.3 cm。该小儿的营养状况属于

A. 正常　　　B. 轻度营养不良　　C. 中度营养不良　　　D. 重度营养不良　　E. 极重度营养不良

【例44】女,7个月,体重5.5 kg。母乳喂养,量少,未加辅食。体检:神志清,精神可,稍苍白,腹部皮下脂肪0.5 cm,肌肉稍松弛。可能诊断是

A. 正常儿　　B. Ⅰ度营养不良　　C. Ⅱ度营养不良　　　D. Ⅲ度营养不良　　E. 佝偻病

【例45】男婴,6个月。足月顺产,人工喂养。查体:体重5.4 kg,身长66 cm,前囟未闭,未出牙,皮肤干燥,腹部皮下脂肪厚度0.6 cm,心肺未见异常。最可能的诊断是

A. 重度营养不良消瘦型　　　　　　B. 中度营养不良　　　　　　C. 轻度营养不良

D. 重度营养不良水肿型　　　　　　E. 正常婴儿

四、治 疗

1. 第一阶段　调整机体内环境。

低体温	保暖,监测体温
低血糖症	监测血糖,口服(或静脉输入)葡萄糖
电解质失衡	补充充足的钾和镁
脱 水	口服补液
微量元素缺乏	补充铜、锌、锰、叶酸等微量元素
初始营养	保持低蛋白和容量负荷

续表

组织恢复营养支持	高能量密度、高蛋白,含所有基本营养素,易于吞咽和消化
刺　激	通过精神运动刺激,预防饥饿产生的长期社会心理效应
预防复发	尽早寻找导致蛋白质-营养不良的原因,预防应包括家庭社区参与

2. 第二阶段　纠正微量元素缺乏。

（1）多种维生素和矿物质的补充。

（2）开始喂养　少食多餐,低渗透压和低乳糖的食物。能量摄入 100 kcal/(kg · d),蛋白质 1～1.5 g/(kg · d),液体 130 mL/(kg · d)。

3. 第三阶段　追赶性生长。

过渡时期喂养	①在初始的 48 小时采用每 100 mL 含有能量 100 kcal、蛋白质 2.9 g 的牛奶喂养,之后在连续喂养中每次增加 10 mL,直至喂食后食物剩余; ②每 4 小时一次连续监测,如果呼吸频率增加幅度>5 次/分或脉搏增加幅度>25 次/分,减少每次喂养量
过渡后期喂养	采用每 100 mL 含有能量 100 kcal、蛋白质 2.9 g 的牛奶不限量喂养,能量 150～220 kcal/(kg · d),蛋白质 4～6 g/(kg · d)

五、并发症

营养性贫血	最多见营养性缺铁性贫血
维生素缺乏	最常见维生素 A 缺乏,出现毕脱斑
感　染	非特异性及特异性免疫功能均低下所致
自发性低血糖	常发生于清晨,患者常出现昏迷

【例46】蛋白质-能量营养不良常见并发的维生素缺乏是

A. 维生素 A　　　B. 维生素 B_1　　　C. 维生素 C　　　D. 维生素 D　　　E. 维生素 E

【例47】不属于蛋白质-能量营养不良常见并发症的是

A. 维生素 A 缺乏症　　B. 呼吸道感染　　C. 腹泻病　　D. 佝偻病　　　E. 缺铁性贫血

例48～50 共用题干

女,2岁。自幼牛乳喂养,未按要求添加辅食,有时腹泻,逐渐消瘦。体检:身高 80 cm,体重 7 000 g,皮下脂肪减少,腹壁皮下脂肪厚度<0.4 cm,皮肤干燥、苍白,肌张力明显减低,肌肉松弛,脉搏缓慢,心音较低钝。

【例48】此患儿目前最可能的主要诊断应是

A. 营养性缺铁性贫血　　　B. 先天性甲状腺功能减退症　　　C. 营养不良

D. 婴幼儿腹泻　　　E. 心功能不全

【例49】假设此患儿清晨突然面色苍白、神志不清、体温不升、呼吸暂停。首先应考虑最可能的原因是

A. 急性心力衰竭　　　B. 低钾血症引起的呼吸肌麻痹　　　C. 重度脱水伴休克

D. 低钙血症引起的喉痉挛　　　E. 自发性低血糖

【例50】该情况下,除立即给氧外,首先应采取的紧急抢救措施为

A. 给予呼吸兴奋剂　　　B. 输液纠正脱水　　　C. 立即测血糖,静注高渗葡萄糖

D. 立即测血钙,补充钙剂　　　E. 立即给强心剂治疗

第6节　单纯性肥胖(助理医师不要求)

一、概　述

儿童单纯性肥胖是由于机体长期摄入超过消耗,使体内脂肪过度积聚,体重超过参考值范围的一种营养障碍性疾病。

二、病　因

能量摄入过多(主要原因),活动量过少,遗传因素,其他。

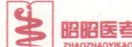
三、临床表现

1. 发病年龄 肥胖可发生于任何年龄,但<u>最常见于婴儿期、学龄前期和青春期</u>,且<u>男童</u>多于女童。

2. 饮食特点 患儿食欲旺盛且喜欢吃甜食和高脂肪食物。肥胖明显儿童常有疲劳感,用力时气短或腿痛。

3. 主要表现 严重肥胖者由于脂肪过度堆积,限制了胸廓和膈肌运动,使肺通气量不足,呼吸浅快,故肺泡换气量减少,造成低氧血症,出现气急、发绀、红细胞增多、心脏扩大,或出现充血性心力衰竭,甚至死亡,称为<u>肥胖-换氧综合征</u>(Pickwickian syndrome)。

四、诊 断

2 岁以上儿童诊断有两种标准:一种是体质指数(BMI),即体重(kg)/身高的平方(m^2),<u>BMI 在 P_{85}～P_{95} 为超重,超过 P_{95} 为肥胖</u>;另一种是用身高的体重评价肥胖,当身高的体重在 P_{85}～P_{97} 时为超重,大于 P_{97} 为肥胖。

五、治疗与预防

饮食疗法、运动疗法、药物疗法。

➤ **参考答案**如下,详细答案参见 2021 版《国家临床执业及助理医师资格考试精选真题考点精析》。

1. D	2. C	3. E	4. C	5. B
6. B	7. A	8. E	9. D	10. C
11. E	12. D	13. D	14. C	15. D
16. D	17. D	18. A	19. E	20. A
21. B	22. E	23. E	24. C	25. E
26. D	27. E	28. E	29. B	30. A
31. B	32. C	33. C	34. B	35. C
36. D	37. D	38. E	39. C	40. B
41. D	42. C	43. C	44. B	45. C
46. A	47. D	48. C	49. E	50. C

昭昭老师提示:
关注官方微信,获得第一手考试资料。

第5章　新生儿及新生儿营养性疾病

➤ **2021 考试大纲**

①概述;②新生儿特点及护理;③新生儿窒息;④新生儿缺血缺氧性脑病;⑤新生儿呼吸窘迫综合征(新生儿肺透明膜病);⑥新生儿黄疸;⑦新生儿溶血病;⑧新生儿败血症;⑨新生儿坏死性小肠结肠炎。

➤ **考纲解析**

近 20 年的医师考试中,本章考试重点考查<u>各种新生儿疾病的诊断、检查和治疗</u>,执业医师每年考查分数为 5～6 分,助理医师每年考查分数为 3～5 分。

第1节　概　述

一、新生儿的分类方法

1. 按胎龄(GA)分类

早产儿	①28 周≤GA<37 周的新生儿; ②34 周≤GA<37 周晚期早产儿; ③GA<28 周极早早产儿或超未成熟儿
足月儿	37 周≤GA<42 周的新生儿
过期产儿	GA≥42 周的新生儿

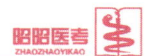

2. 按出生体重分类

分 类	体重/g	昭昭老师速记
正常体重儿	2 500～4 000	—
巨大儿	>4 000	大四毕业
低出生体重儿	<2 500	少于5斤叫低
极低出生体重儿	<1 500	15岁的极品
超低出生体重儿	<1 000	"一"个"超"人

3. 根据出生体重和胎龄关系分类

适于胎龄儿	婴儿的出生体重在同胎龄平均出生体重的第10～90百分位之间
小于胎龄儿	婴儿的出生体重在同胎龄平均出生体重的第10百分位以下
大于胎龄儿	婴儿的出生体重在同胎龄平均出生体重的第90百分位以上

4. 根据出生后的周龄分类

早期新生儿	生后1周以内的新生儿其发病率和死亡率在整个新生儿期最高
晚期新生儿	出生后第2～4周末的新生儿

5. 高危儿　①指已发生或可能发生危重疾病而需要监护的新生儿。②常见于:母亲疾病史→孕母有糖尿病、感染、慢性心肺疾患、吸烟、吸毒或酗酒等史,母亲为Rh阴性血型或过去有死胎、死产或性传播疾病史等;②母孕史→孕母年龄>40岁或<16岁,母孕期有阴道流血、妊娠高血压、先兆子痫或子痫、羊膜早破、胎盘早剥、前置胎盘等;分娩史→难产、手术产、急产、产程延长、分娩过程中使用镇静或止痛药物史等;新生儿→窒息、多胎儿、早产儿、小于胎龄儿、巨大儿、宫内感染、遗传代谢性疾病和先天性畸形等。

例1～2 共用选项
A. 25～37周　　　B. 26～37周　　　C. 27～38周　　　D. 28～37周　　　E. ≥42周
【例1】早产儿的胎龄应是
【例2】过期儿的胎龄应是
【例3】正常足月儿的出生体重是
A. <1 000 g　　B. >1 000 g　　C. >1 500 g　　D. >2 000 g　　E. >2 500 g

二、正常足月儿和早产儿的特点

1. 外观特点

外 观	早产儿	足月儿
皮肤	绛红,水肿,毳毛多	红润,皮下脂肪丰满,毳毛少
头	头更大,占全身的1/3	头大,占全身的1/4
头发	细而乱,如绒线头	分条清楚
耳郭	软,缺乏软骨,耳舟不清楚	软骨发育良好,耳舟成形、直挺
乳腺	无结节或结节<4 mm	结节>4 mm,平均7 mm
外生殖器	睾丸未降至阴囊,少皱裂,大阴唇不发育,不遮小阴唇	睾丸已降,大阴唇自然合拢
指(趾)甲	未达指(趾)尖	达到或超过指(趾)尖
跖纹	足底纹理少	足纹遍及整个足底

【例4】正常足月儿的皮肤外观特点是
A. 肤色苍白,皮下脂肪丰满　　　B. 肤色稍黄,皮下脂肪少　　　C. 肤色红润,皮下脂肪少
D. 肤色红润,皮下脂肪丰满　　　E. 肤色稍黄,毳毛少
【例5】早产儿指甲外观特点是
A. 指甲硬　　B. 反甲　　　C. 甲面多白纹　　D. 指甲未达指尖　　E. 指甲超过指尖
【例6】早产儿外生殖器特点是
A. 男婴睾丸已降　　　B. 男婴阴囊皱褶少　　　C. 女婴小阴唇被覆盖
D. 女婴阴蒂被覆盖　　　E. 女婴大阴唇发育好

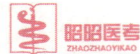

2. 生理特点

(1) 呼吸系统 ①胎儿肺内充满液体,足月出生的胎儿肺内液体为 30～35 mL/kg,出生时经产道挤压,1/3～1/2 肺液由鼻孔排出,其余在建立呼吸后由肺间质内毛细血管和淋巴吸收。选择性剖宫产者会导致肺液吸收延迟,出现湿肺症状。②婴儿呼吸 40 次/分,大于 60～70 次/分要考虑呼吸急促。③肺泡表面活性物质由Ⅱ型肺泡上皮产生,妊娠 28 周时出现,35 周时迅速增加,作用为降低肺泡表面张力,使肺泡不易萎陷。④早产儿呼吸常不规则,甚至有呼吸暂停,并易发生肺透明膜病。

【例7】早产儿因肺泡表面活性物质缺乏,易患的疾病是
A. 新生儿肺炎　　B. 晚期代谢性酸中毒　　C. 湿肺　　　　D. 新生儿窒息　　E. 肺透明膜病

例8～9 共用选项
A. 25 周　　　　　B. 28 周　　　　　C. 30 周　　　　　D. 35 周　　　　　E. 40 周

【例8】羊水内出现肺泡表面活性物质的时间是

【例9】羊水内肺泡表面活性物质迅速增加的时间是

【例10】足月儿生后第 1 小时内呼吸频率是
A. 20～30 次/分　　B. 40～50 次/分　　C. 60～80 次/分　　D. 90～100 次/分　　E. 100～110 次/分

【例11】关于新生儿呼吸系统生理特点的描述,正确的是
A. 肺泡表面活性物质至 28 周时迅速增加
B. 肺泡表面活性物质是由肺泡Ⅰ型上皮细胞产生的
C. 湿肺是由肺部感染、炎性渗出造成的
D. 早产儿呼吸不规则,易出现呼吸暂停
E. 足月儿生后第 1 小时呼吸频率可达 80～90 次/分,伴呻吟、发绀

(2) 循环系统 足月新生儿心率波动范围较大,通常为 90～160 次/分,血压 70/50 mmHg。

(3) 消化系统 ①出生时因下食管括约肌压力低,胃底发育差,呈水平位,幽门括约肌较发达,故新生儿易出现溢奶,早产儿更多见。②新生儿生后 24 小时内排出胎便,2～3 天排完。③新生儿肝葡萄糖醛酸基转移酶活力低,是新生儿生理性黄疸的主要原因。早产儿肝功能更不成熟,生理性黄疸程度亦较足月儿重,且持续时间长。④早产儿肝内糖原储存少,肝合成蛋白质亦不足,常易发生低血糖和低蛋白血症。

【例12】新生儿开始排便的时间常为生后
A. 24 小时　　　　B. 36 小时　　　　C. 48 小时　　　　D. 60 小时　　　　E. 72 小时

(4) 泌尿系统 ①婴儿出生时肾小球滤过率低,排酸能力弱,浓缩功能差,不能迅速有效地处理过多的水和溶质,易造成水肿或脱水症状。②一般在生后 24 小时内开始排尿,少数在 48 小时内排尿,1 周内每日排尿可达 20 次。③新生儿肾处理酸负荷能力不足,故易发生代谢性酸中毒,早产儿肾小管排酸能力有限,常发生晚期代谢性酸中毒。

(5) 造血系统 ①足月儿的血红蛋白 170 g/L,由于刚出生时入量少、不显性失水等原因可导致血液浓缩,血红蛋白值上升,通常 24 小时达到高峰,约于 1 周末恢复到出生时水平,之后逐渐下降,生后 1 周内静脉血红蛋白<140 g/L 定义为新生儿贫血。②白细胞在生后第 1 天为(15～20)×10^9/L,3 天后明显下降,5 天接近于婴儿值。出生时中性粒细胞约占 65%,淋巴细胞约占 30%。随着白细胞总数的下降,中性粒细胞比例逐渐下降,在生后 4～6 天淋巴细胞与中性粒细胞数量相近,至 1～2 岁时淋巴细胞约占60%,中性粒细胞约占 35%,之后中性粒细胞比例逐渐上升,在 4～6 岁时出现第二次两者数量相近。

【例13】白细胞分类中性粒细胞与淋巴细胞的比例大致相等的时间是
A. 生后 2～4 天及 2～4 个月　　B. 生后 4～6 个月及 4～6 岁　　C. 生后 4～6 个月及 6～8 岁
D. 生后 4～6 天及 4～6 个月　　E. 生后 4～6 天及 4～6 岁

(6) 神经系统 ①原始反射,包括觅食反射、吸吮反射、握持反射和拥抱反射。②正常足月儿也常出现年长儿的病理性反射,如克氏征、巴宾斯基征和面神经征等,腹壁和提睾反射不稳定,偶可出现阵发性踝阵挛。③脊髓末端位于 L_3、L_4 下缘,腰椎穿刺应在 L_4、L_5 间隙进针,成人腰穿一般在 L_{3~4}。

【例14】出生时可以存在,之后逐渐消失的反射是
A. 吞咽反射　　　B. 提睾反射　　　C. 角膜反射　　　D. 拥抱反射　　　E. 腹壁反射

(7) 体温调节 ①体温调节很差,容易出现低体温。原因是新生儿体表面积相对较大,容易散热;体温调节中枢不稳定;棕色脂肪少,产热少。②中性温度是指机体维持正常体温所需代谢率和耗氧量最低

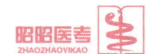

时的环境温度。新生儿正常的体表温度是 36.0～36.5 ℃,正常核心(直肠)温度为 36.5～37.5 ℃,适宜的环境湿度为 50%～60%。

出生体重/kg	中性温度 35 ℃	中性温度 34 ℃	中性温度 33 ℃	中性温度 32 ℃
1.0	出生 10 天内	出生 10 天以后	出生 3 周以后	出生 5 周以后
1.5	—	出生 10 天内	出生 10 天以后	出生 4 周以后
2.0	—	出生 2 天内	出生 2 天以后	出生 3 周以后
>2.5	—	—	出生 2 天内	出生 2 天以后

例 15～16 共用选项

A. 35 ℃   B. 34 ℃   C. 33 ℃   D. 32 ℃   E. 31 ℃

【例 15】婴儿,出生体重 1.5 kg,生后 3 天体温不升,需置暖箱,该暖箱适宜的温度是

【例 16】婴儿,出生体重 1.0 kg,生后 5 天体温不升,需置暖箱,该暖箱适宜的温度是

【例 17】35 周婴儿,出生体重 2 kg,生后体温不升,需放置暖箱,暖箱的正确相对湿度是

A. 80%   B. 10%   C. 60%   D. 70%   E. 40%

(8)能量和体液代谢 ①足月儿每天钠需要量 1～2 mmol/(kg·d),早产儿每天钠需要量 3～4 mmol/(kg·d)。②初生婴儿 10 天内一般不需要补钾,日后需要量为 1～2 mmol/L。

(9)免疫系统 ①分泌型 IgA 缺乏易发生呼吸道和消化道感染。②免疫球蛋白 IgG 虽可通过胎盘,但与胎龄相关,胎龄越小,通过越少,容易导致细菌感染,特别是革兰氏阴性杆菌感染。③T 细胞免疫功能低下是新生儿免疫应答无能的主要原因。

(10)常见的几种特殊的生理状态

生理性黄疸	见后面章节"新生儿黄疸"
马牙和螳螂嘴	①口腔上颚中线和齿龈部位有黄白色、米粒大小的小颗粒,俗称马牙; ②两侧颊部各有一隆起的脂肪垫,有利于吮吸乳汁
乳腺肿大和假月经	①男女新生儿出生后 4～7 天均可有乳腺增大,2～3 周消退,此与新生儿体内有一定的雌激素和孕激素等有关; ②部分女婴生后 5～7 天阴道流出少许血性分泌物或大量非脓性分泌物,可持续 1 周,此即来自母体的雌激素突然中断所致
新生儿红斑及粟粒疹	①生后 1～2 天在头部、躯干及四肢经常出现大小不等的多形性斑丘疹,称为新生儿红斑; ②因皮脂腺堆积在鼻尖、鼻翼、颜面部,出现小米粒大小的黄白色皮疹,称为新生儿粟粒疹

三、新生儿的护理

保温	选择合适的中性温度
喂养	正常足月儿生后半小时即可抱至母亲处哺乳,以促进乳汁分泌。提倡按需哺乳。无母乳者可给配方乳每 3 小时 1 次,每天 7～8 次
呼吸管理	低氧血症给予吸氧,切忌给早产儿常规吸氧,防止吸入高浓度氧或吸氧时间过长导致早产儿视网膜病
补充维生素	足月儿生后应肌内注射 1 次维生素 K1 0.5～1.0 mg,早产儿连用 3 天。生后 4 天加维生素 C50～100 mg/d,10 天后加维生素 A 500～1 000 IU/d 及维生素 D 400～1 000 IU/d,4 周后添加铁剂

第 2 节　新生儿窒息

一、概述

新生儿窒息是指婴儿出生时无自主呼吸或呼吸抑制而导致低氧血症、高碳酸血症和代谢性酸中毒,是导致围产儿死亡或伤残的重要原因之一,其本质是缺氧。

二、临床表现

1. 胎儿宫内窒息 早期有胎动增加,胎心率≥160 次/分;晚期则胎动减少,甚至消失,胎心率<100 次/分。羊水胎粪污染。

2. Apgar 评分

(1)Apgar 评分 是一种简易的在临床上评价刚出生婴儿状况和复苏是否有效的可靠指标。对生

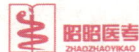

后1分钟内婴儿的 呼吸、心率、皮肤颜色、肌张力及对刺激的反应 五项指标评分。(昭昭老师速记："刺""心""肌""刺""呼""皮")五项指标每项2分,共10分。评分越高,表明窒息程度越轻。8~10分无窒息,4~7分为轻度窒息,0~3分为重度窒息。

(2)新生儿Apgar评分标准 (昭昭老师速记:2分的都是好,0分的都是0或无)

评分内容	评分标准		
	0分	1分	2分
心跳次数	0	<100次/分	≥100次/分
呼吸	无	呼吸浅表,哭声弱	呼吸佳,哭声响
肌张力	松弛	四肢屈曲	四肢活动好
弹足底或导管插鼻反应	无反应	有些动作	反应好
皮肤颜色	紫或白,躯干红	四肢紫	全身红

(3)意义 1分钟评分反映窒息严重程度,是复苏的依据;5分钟评分反映复苏的效果,有助于判断预后。

3. 多脏器受损症状 缺血、缺氧会导致多器官功能受损,但不同组织细胞对缺氧的易感性各异。其中脑细胞对缺氧最敏感,其次是心肌、肝和肾上腺。而纤维、上皮及骨骼肌细胞耐受性较高,因此各脏器损伤发生的频率和程度存在差异。

【例18】Apgar评分的 五项指标 包括

A. 心率、呼吸、皮肤颜色、肌张力、对刺激的反应　　B. 心率、呼吸、对刺激的反应、哭声、皮肤颜色
C. 心率、肌张力、对刺激的反应、反射、皮肤颜色　　D. 心率、意识、肌张力、对刺激的反应、皮肤颜色
E. 心率、肌张力、对刺激的反应、体温、皮肤颜色

【例19】对新生儿窒息进行 Apgar评分 的指标不包括

A. 呼吸　　B. 心率　　C. 体温　　D. 皮肤颜色　　E. 肌张力

【例20】不属于新生儿窒息 Apgar评分 内容的是

A. 拥抱反射　　B. 肌张力　　C. 皮肤颜色　　D. 呼吸　　E. 心率

三、治　疗

1. ABCDE复苏方案 A(airway),尽量吸净呼吸道黏液;B(breathing),建立呼吸,增加通气;C(circulation),维持正常循环,保证足够心搏出量;D(drug),药物治疗;E(evaluation),进行动态评价。

2. 复苏步骤和程序

正压通气	正压通气需要20~25 cmH₂O,少数病情严重者需要30~40 cmH₂O,2~3次后维持在20 cmH₂O,通气频率为40~60次/分
心外按压	用双拇指或示指和中指按压胸骨体下1/3处,频率为90次/分,按压深度为胸廓前后径的1/3

3. 复苏后监护与转运 复苏后仍需要监测体温、呼吸、心率、血压、尿量、氧饱和度及窒息引起的多器官损伤。如并发症严重需要转入NICU治疗。转运中需要注意保温、监护生命体征和予以必要的治疗。

【例21】女,妊娠38周。因胎心减慢行剖宫产,羊水黄绿色。出生时患儿 无呼吸,四肢青紫。此时应立即采取的首要复苏措施是

A. 复苏器加压给氧　　　　B. 胸外心脏按压　　　　C. 气管插管
D. 静脉滴注多巴胺　　　　E. 吸净口、咽及鼻部黏膜异物

第3节　新生儿缺血缺氧性脑病

一、概　述

新生儿缺血缺氧性脑病(HIE)是围生期窒息引起的部分或完全缺氧、脑血流减少或暂停而导致胎儿或新生儿的脑损伤。有特征性的神经病理和病理生理改变以及临床上脑病的症状。

二、病　因

缺氧是新生儿缺氧缺血性脑病发病的核心,其中围生期窒息是最主要的病因。此外,出生后肺部疾

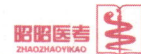

病、心脏病变及严重失血或贫血等严重影响机体氧合状态的新生儿疾病亦可引起 HIE。

【例 22】新生儿缺氧缺血性脑病的<u>主要病因</u>是

A. 窒息　　　　　　　B. 宫内感染　　　　　　C. 肺泡表面活性物质缺乏

D. 吸入羊水　　　　　E. 体温过低

三、临床表现

	轻　度	中　度	重　度
意　识	激惹	嗜睡	昏迷
肌张力	正常	减低	松软
惊　厥	可有肌阵挛	常有	有,可呈持续性
瞳孔改变	扩大	缩小	不等大,对光反射迟钝
反　射	正常/活跃	减弱	消失
病程及预后	症状在 72 小时内消失,预后好	症状在 14 天内消失,可能有后遗症	数天或数周死亡

【例 23】女婴,生后 1 天,足月产。出生 1 分钟 Apgar 评分 3 分。查体:P 90 次/分,R 30 次/分,嗜睡,面色微绀,<u>前囟饱满</u>,心音低钝,四肢肌张力减低,拥抱反射消失。最可能的诊断是

A. 胎粪吸入综合征　　　　B. 新生儿败血症　　　　C. 新生儿低血糖

D. 新生儿缺氧缺血性脑病　　E. 新生儿肺透明膜病

【例 24】<u>中度</u>缺氧缺血性脑病的临床表现是

A. 出生 24 小时内症状最明显　　B. 淡漠与激惹更替　　　C. 肌张力增加

D. 瞳孔扩大　　　　　　　　　　E. 出现惊厥,肌阵挛

【例 25】足月婴儿出生时全身皮肤青紫,Apgar 评分为 3 分。查体:昏迷,反射消失,肌张力低下,心率慢,呼吸不规则,诊断为<u>缺氧缺血性脑</u>病。临床分度为

A. 极轻度　　B. 轻度　　C. 中度　　D. 重度　　E. 极重度

四、实验室检查

B 超	具有无创、廉价、可在床边操作及进行动态随访等优点
脑 CT	①了解颅内出血的<u>类型和范围</u>,对判断脑水肿、基底核和丘脑损伤、梗死有一定作用; ②最适宜的检查时间是<u>生后 4~7 天</u>
脑 MRI	①对脑灰质、白质的分辨率很高,轴位、矢状位及冠状位成像能清晰显示 B 超或 CT 不易探及的部位,对矢状旁区损伤尤为敏感,可为判断足月儿和早产儿的损伤类型、范围、严重程度及预后提供重要的影像学信息; ②弥散加权磁共振(DWI)对<u>早期</u>缺血脑组织的诊断更敏感
脑电图	应在生后 <u>1 周内</u>检查,可客观反映脑损害的严重程度,评估病情和预测预后,有助于惊厥的诊断
血液学检查	①血清磷酸肌酸酶同工酶,正常值<10 U/L,脑组织和神经组织受损时血和脑脊液中均可升高; ②神经元特异性烯醇化酶,正常值<6 U/L,脑组织和神经组织受损时血和脑脊液中均可升高

【例 26】有助于确定新生儿缺氧缺血性脑病损害<u>严重程度和判断预后</u>的检查首选

A. 脑氢质子磁共振波谱　B. 头颅 CT　C. 头颅 MRI　D. 脑电图　E. 颅脑超声检查

【例 27】女婴出生后 30 小时,出现嗜睡,伴肌张力低下,初步诊断为<u>缺氧缺血性脑病</u>。为了解患儿丘脑、基底节有无病灶应<u>首选</u>的检查是

A. B 超　B. 颅脑透照试验　C. 头颅 CT　D. 脑电图　E. 头颅 MRI

五、治　疗

支持疗法	①维持良好的通气功能是支持疗法的核心; ②<u>维持脑和全身良好的血流灌注</u>是支持疗法的<u>关键措施</u>,避免脑灌注过低或过高; ③维持血糖的正常高值以提供神经细胞代谢所需的能源
抗惊厥治疗	①首选<u>苯巴比妥</u>,肝功能不全患者改用苯妥英钠(昭昭速记:"缺""本"); ②顽固性抽搐者加用地西泮或水合氯醛

续表

治疗脑水肿	首选利尿剂呋塞米,严重者可用 20%甘露醇
亚低温治疗	应于发病 6 小时内治疗,持续 48～72 小时

【例 28】治疗新生儿缺氧缺血性脑病控制惊厥首选

A. 苯巴比妥钠　　B. 地西泮　　C. 水合氯醛　　D. 氯丙嗪　　E. 苯妥英钠

【例 29】足月女婴,自然分娩,出生体重 3 kg。娩出时 Apgar 评分 4 分,抢救 10 分钟后评分 9 分。出生后 2 小时出现凝视、哭声单调,继而全身抽搐,肌张力偏高。为控制惊厥应首先采用

A. 肌内注射呋塞米　　B. 肌内注射地塞米松　　C. 静脉注射甘露醇

D. 静脉注射苯巴比妥钠　　E. 肌内注射维生素 K

第 4 节　新生儿呼吸窘迫综合征(助理医师不要求)

一、概　述

新生儿呼吸窘迫综合征(RDS)又称新生儿肺透明膜病,指新生儿出生后不久即出现进行性呼吸困难和呼吸衰竭等症状。主要是由于缺乏肺泡表面活性物质,导致肺泡进行性萎陷。患儿于生后 4～12 小时内出现进行性呼吸困难、呻吟、发绀、吸气三凹征,严重者发生呼吸衰竭。

二、病　因

新生儿 RDS 与肺泡表面活性物质的缺乏和肺上皮细胞合成、分泌肺泡表面活性物质不足密切相关。患有糖尿病的母亲所育婴儿也易患此病,原因是其血液中高浓度的胰岛素能拮抗肾上腺皮质激素对肺泡表面活性物质合成的促进作用。

三、临床表现

生后不久(一般 6 小时内)出现呼吸窘迫,主要表现为呼吸急促(>60 次/分)、呼气呻吟、吸气性三凹征等,通常于生后 24～48 小时最为严重,病死率较高。

四、实验室检查

泡沫试验	无泡沫为阴性,提示无表面活性物质;(+)～(++)为可疑;(+++)可排除新生儿呼吸窘迫综合征
血气分析	PaO_2 ↓,$PaCO_2$ ↑,pH ↓,BE ↓
肺成熟度测定	羊水卵磷脂/鞘磷脂(L/S)比值:≥2 提示肺已成熟,1.5～2 为可疑,<1.5 提示肺未成熟
X 线检查	①具有特征表现,是目前确诊 RDS 的最佳方法; ②肺透明膜病的早期两侧肺野普遍性透过度减低,内有均匀分布的细小颗粒和网状阴影小颗粒,代表肺泡,细小不张网状阴影代表充血的小血管

五、治　疗

一般治疗	氧疗和辅助通气:①纠正缺氧使 PaO_2 维持在 50～70 mmHg;②鼻塞持续正压呼吸:压力在 5～8 cmH_2O;③机械通气,经上治疗后 PaO_2<50 mmHg,$PaCO_2$>60 mmHg,或频发呼吸暂停,则应插管,用呼吸机正压通气
基本治疗	纠正酸中毒,防止感染,能量供给,适宜入液
替代治疗	肺泡表面活性物质替代疗法是固尔苏

第 5 节　新生儿黄疸

一、概　述

新生儿黄疸是新生儿期最常见的表现之一。正常成人血清胆红素低于 17 μmol/L,当超过 34 μmol/L 即可出现黄疸。新生儿由于毛细血管丰富,当血清胆红素超过 85 μmol/L 则出现肉眼可见黄疸。非结合胆红素升高是新生儿黄疸最常见的表现形式,重者可引起胆红素脑病,导致永久性神经系统损伤,甚至发生死亡。

二、新生儿胆红素代谢特点

1. 胆红素生成相对较多　新生儿每天生成胆红素量约为成人的 2 倍多[新生儿 8.8 mg/(kg·d),而

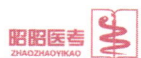

成人只有 3.8 mg/(kg·d)]。原因包括红细胞数量过剩、寿命较短和旁路胆红素来源较多。

2. 转运胆红素能力不足 白蛋白较低、酸中毒等影响胆红素与白蛋白结合。

3. 肝功能发育差 ①肝细胞内摄取胆红素必需的 Y、Z 蛋白含量低;②形成结合胆红素功能差,尿苷二磷酸葡萄糖醛酸基转移酶(DUPGT)量少、活性不足;③排泄结合胆红素功能差,易致胆汁淤积。

4. 胆红素肠肝循环增加 ①由于新生儿肠道内正常菌群尚未建立,不能将进入肠道的结合胆红素还原成胆素原(尿胆原、粪胆原等);②新生儿肠内 β 葡萄糖醛酸苷酶的活性较高,能将结合胆红素水解成葡萄糖醛酸及未结合胆红素,后者又被肠壁吸收经门静脉而达肝,因此加重了肝的负担。

【例30】不符合新生儿生理性黄疸原因的是
- A. 红细胞的寿命短
- B. 红细胞数量多
- C. 红细胞内酶发育不成熟
- D. 肠道内正常菌群尚未建立
- E. 肝功能不成熟

三、病 因

胆红素生成过多	①红细胞增多症如母-胎或胎-胎输血;②血管外溶血各种出血性疾病;③免疫性溶血病如新生儿溶血病;④感染性疾病如新生儿败血症;⑤肠肝循环增加如母乳性黄疸;⑥血红蛋白病如地中海贫血;⑦红细胞形态异常,如遗传性球形红细胞增多症;⑧红细胞酶缺陷:如葡萄糖-6-磷酸脱氢酶缺乏症
胆红素代谢障碍	新生儿窒息,先天性甲状腺功能减退症
胆汁排泄障碍	新生儿肝炎,先天性胆道闭锁,胆汁黏稠综合征

四、新生儿生理性和病理性黄疸的鉴别

	生理性黄疸	病理性黄疸
一般情况	良好	不好
出现时间	生后 2~3 天	生后 24 小时以内
消退时间	足月儿<2 周,早产儿<4 周	足月儿>2 周,早产儿>4 周
每日血清胆红素升高	<85 μmol/L	>85 μmol/L
其他特点	—	黄疸退而复现,血清结合胆红素>34 μmol/L

【例31】女婴,7 天,早产儿。2 天前出现全身皮肤黏膜发黄,并逐渐加重,测定血清胆红素 14 mg/dL。该患儿最有可能的诊断是
- A. 新生儿生理性黄疸
- B. 新生儿寒冷损伤综合征
- C. 新生儿败血症
- D. 新生儿窒息
- E. 新生儿缺氧缺血性脑病

【例32】新生儿病理性黄疸的特点是
- A. 生后 24 小时内出现黄疸
- B. 足月儿 2 周内消退
- C. 早产儿 3~4 周内消退
- D. 血清胆红素 8~10 mg/dL
- E. 血清结合胆红素 1 mg/dL 左右

【例33】新生儿生理性黄疸的特点是
- A. 发生于所有的足月儿
- B. 生后即出现黄疸
- C. 4 周后黄疸消退
- D. 一般情况差
- E. 血清胆红素<205.2 μmol

第6节 新生儿溶血病(助理医师不要求)

一、概 述

新生儿溶血病是指由于母婴血型不合而引起的胎儿或新生儿同族免疫性溶血。在人类已经发现的 26 个血型系统中,以 ABO 血型不合最常见,其次为 Rh 血型不合,MN(少见血型)血型不合较罕见。

二、病因及发病机制

母婴血型不合引起的抗原抗体反应。由于母亲体内不存在胎儿的某些由父亲遗传的红细胞血型抗原,当胎儿红细胞通过胎盘进入母体,或母体通过其他途径接触这类抗原后,刺激母体产生相应抗体,当此抗体进入胎儿血液循环后即与红细胞结合,继之在单核-吞噬细胞系统内被破坏,引起溶血。

1. ABO 溶血 主要发生于母亲为 O 型,而胎儿为 A 型或 B 型的情况,如母亲为 AB 型或婴儿为

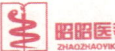

O 型则不发生溶血。

(1) 40%～50%胎儿的 ABO 溶血发生在第一胎,其原因是 O 型血母亲在第一胎妊娠以前已受到自然界中 A 或 B 血型物质(某些植物、寄生虫、伤寒疫苗、破伤风及白喉毒素等)的刺激,母体内存在抗 A 或抗 B 抗体。

(2) 在母婴 ABO 血型不合中仅 1/5 发生 ABO 溶血病。原因:①胎儿红细胞的抗原数量较少,仅为成人的 1/4,不足以与相应的抗体结合而发生严重溶血;②除红细胞外,A 或 B 抗原存在于许多其他组织中,只有少量通过胎盘的抗体与胎儿红细胞结合,其余被组织或血浆中的可溶性 A 或 B 物质吸收。

【例 34】 可能发生新生儿 ABO 溶血病的是

A. 母亲为 AB 型,婴儿为 A 型   B. 母亲为 AB 型,婴儿为 B 型   C. 母亲为 AB 型,婴儿为 AB 型

D. 母亲为 A 型,婴儿为 O 型   E. 母亲为 O 型,婴儿为 A 或 B 型

【例 35】 新生儿溶血病中,最常见的是

A. RhD 溶血病   B. RhE 溶血病   C. 其他 Rh 溶血病

D. ABO 溶血病   E. G-6-PD 缺乏症

2. Rh 溶血

(1) 概念 红细胞表面缺乏 D 抗原,称为 Rh 阴性;而具有 D 抗原为 Rh 阳性,中国人大多数是 Rh 阳性。

(2) Rh 溶血一般不发生在第一胎 因为 Rh 抗体只能由人类红细胞 Rh 抗原刺激产生。Rh 阴性母亲首次妊娠,于妊娠末期或胎盘剥离时,Rh 阳性的胎儿血进入母血中,经过 8～9 周产生 IgM 抗体,此抗体不能通过胎盘,以后虽可产生少量的 IgG 抗体,但胎儿已经娩出。如母亲再次妊娠,怀孕期间少量的胎儿血液进入到母体循环,几天内便产生大量的 IgG 抗体,该抗体可以通过胎盘引起胎儿溶血。抗原性最强的 RhD 血型不合者其发病率为 1/20。既往输过 Rh 阳性血的 Rh 阴性母亲其第一胎可发病。

三、临床表现

黄 疸	①Rh 溶血病多在 24 小时内出现黄疸; ②ABO 溶血病多在第 2～3 天出现黄疸
贫 血	由于红细胞被破坏,血红蛋白下降所致
肝、脾大	多见于 Rh 溶血病,ABO 溶血病较少见

【例 36】 男婴,生后 2 天,第 1 胎,足月顺产。出生 15 小时发现皮肤黄染,吃奶好。体检:反应好,皮肤巩膜中度黄染,肝肋下 2 cm,子血型"B",母血型"O",血清胆红素 257 nmol/L。最可能的诊断为

A. 新生儿肝炎   B. 败血症   C. 新生儿 ABO 溶血病

D. 新生儿 Rh 溶血病   E. 胆道闭锁

四、实验室检查

1. 母婴血型检查 检查母婴的 ABO 和 Rh 血型,明确是否存在血型不合。

2. 检查有无溶血 溶血时红细胞和血红蛋白减少。

3. 致敏红细胞和血型抗体测定

改良直接抗人球蛋白试验	①即改良 Coombs 试验,为确诊试验; ②用"最适稀释度"的抗人球蛋白血清与充分洗涤后的受检红细胞盐水悬液混合,如有红细胞聚集则为阳性,表明红细胞已经致敏; ③Rh 溶血病的阳性率高而 ABO 溶血仅少数阳性
抗体释放试验	通过加热使患儿致敏红细胞结合的来自母体的血型抗体释放于释放液中,将该释放液与同型成人红细胞混合发生凝结,是检测致敏红细胞的敏感试验,也为确诊试验
游离抗体试验	在患儿血清中加入与其相同血型的成人红细胞或 O 型标准红细胞致敏,再加入抗人球蛋白血清,如红细胞凝集则为阳性,证明血清中存在游离的 ABO 或 Rh 血型抗体,并可能与红细胞结合引起溶血

4. 其他 脑干听觉诱发电位对早期预测核黄疸及筛选感音神经性听力丧失非常有益。头部 MRI 扫描对胆红素脑病的早期诊断有重要价值。

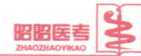

致敏红细胞和血型抗体测定	血 型		
	ABO 血型系统		Rh 血型系统
	母亲"O"型,婴儿"A"或"B"或"AB"型		母亲 Rh(一),婴儿 Rh(+)
改良 Coombs 试验	+		+
抗体释放试验	+		+
游离抗体试验	+		+

【例37】男婴生后 20 小时出现黄疸,母亲血型为 O 型。有确诊意义的检查是

A. 胆红素测定　　　　　　　B. 血清游离抗体测定　　　　　C. 抗体释放试验

D. 网织红细胞计数　　　　　E. 血型测定

五、治 疗

1. 光照疗法　蓝光照射波长 425～475 nm 和绿光照射波长 510～530 nm 是目前应用最多且安全有效的措施,可以预防核黄疸,但不能阻止溶血的发展,所以只用于症状轻者。

2. 换血疗法　用于症状重者。①产前已明确诊断,出生时脐血总胆红素＞68 μmol/L,血红蛋白低于120 g/L,伴水肿、肝脾大和心力衰竭者(症状严重)。②生后 12 小时内胆红素每小时上升＞12 μmol/L 者。③总胆红素已达到 342 μmol/L。④光疗失败即高胆红素血症经过光疗 4～6 小时后总胆红素仍上升8.6 μmol/L。⑤已有胆红素脑病的早期表现者。⑥换血量一般为患儿血量的 2 倍。

【例38】下列不属于新生儿黄疸需要换血的指征是

A. 总胆红素达 342 μmol/L　　　　　　　　　B. 血清总胆红素小于 40 μmol/L

C. 出生 12 小时内胆红素每小时上升大于 12 μmol/L　　D. 已有胆红素脑病的早期表现

E. 产前已明确诊断,出生时脐血总胆红素大于 68 μmol/L

【例39】男婴,其母 G2P1,足月顺产。生后 10 小时出现黄疸,血红素为 306 μmol/L。患儿可能的诊断是

A. ABO 溶血病　　B. Rh 溶血病　　　C. 生理性黄疸　　　D. 败血症　　　　　E. 胆道闭锁

【例40】男婴生后 20 小时出现黄疸,母亲血型为 O 型。有确诊意义的检查是

A. 胆红素测定　　B. 血清游离抗体测定　　C. 抗体释放试验　　D. 网织红细胞计数　　E. 血型测定

例41～43 共用题干

男婴 3 天。黄疸程度加重 2 天,足月儿母乳喂养。母亲血型为 O 型、Rh 阳性,父亲血型为 AB 型、Rh 阳性。实验室检查:TBiL 289 μmol/L。

【例41】为确诊最有效的检查是

A. 血培养　　　　　　　　　B. 肝功能　　　　　　　　C. 改良直接抗人球蛋白试验

D. 血型测定　　　　　　　　E. 血涂片查红细胞形态

【例42】最可能的诊断是

A. 新生儿败血症　　　　　　B. 新生儿肝炎综合征　　　　C. 新生儿母乳性黄疸

D. Rh 血型不合溶血病　　　　E. ABO 血型不合溶血病

【例43】首选应采取的治疗措施是

A. 使用抗生素　　B. 光疗　　　C. 口服苯巴比妥　　　D. 输注白蛋白　　　E. 换血疗法

六、并发症

胆红素脑病(核黄疸)是新生儿溶血病的最严重并发症。未结合胆红素(游离胆红素、直接胆红素)通过血-脑屏障与神经组织结合,产生胆红素脑病(核黄疸),导致基底节、海马、下丘脑神经核和小脑神经元坏死。尸体解剖可见相应的神经核黄染,故又称为核黄疸。

1. 胆红素脑病分类　分为急性胆红素脑病和慢性胆红素脑病。急性胆红素脑病是指生后 1 周出现胆红素性的急性期表现,持续时间不超过新生儿期。慢性胆红素脑病又称核黄疸,主要是胆红素毒性导致慢性、永久性临床后遗症。

2. 胆红素脑病分期　分为四期,前三期称为急性胆红素脑病,第 4 期为慢性胆红素脑病。

分 期	持续时间	主要表现
第 1 期(警告期)	12～24 小时	嗜睡,反应低下,吸吮无力,拥抱反射减弱,肌张力减低

续表

分　期	持续时间	主要表现
第2期(痉挛期)	12~48小时	双眼凝视,肌张力增高,角弓反张,前囟隆起,惊厥
第3期(恢复期)	2周	吃奶及反应好转,抽搐减少,呼吸好转,肌张力渐恢复
第4期(后遗症期)	病后2月或终生	胆红素脑病四联征:手足徐动、眼球运动障碍、听觉障碍、牙釉质发育不良。常遗留脑瘫、智能落后

【例44】新生儿胆红素脑病早期的主要临床特征是

A. 体温升高、体重减轻　　B. 呼吸困难、发绀明显　　C. 肢体痉挛、角弓反张

D. 前囟隆起、骨缝分离　　E. 拒乳、嗜睡、肌张力低

第7节　新生儿败血症

一、概　述

新生儿败血症是指病原体侵入新生儿血液循环并在其中生长、繁殖、产生毒素而造成的全身炎症反应。常见病原体为细菌,也可为真菌、病毒或原虫等。本章主要阐述细菌性败血症。

二、病因和发病机制

病原菌	新生儿败血症以葡萄球菌最为常见,其次为大肠埃希菌等阴性杆菌。近年来凝固酶阴性的葡萄球菌已经成为新生儿血培养的首位菌
非特异性免疫功能	屏障功能差,淋巴结发育不全,经典及替代补体途径部分成分含量低,中性粒细胞产生及储备均少等
特异性免疫功能	①新生儿体内IgG主要来自母体,且与胎龄有关,胎龄越小,IgG含量越少,因此早产儿更易感染;②IgM和IgA分子量较大,不能通过胎盘,故新生儿体内含量很低,容易发生革兰氏染色阴性细菌感染。由于未曾接触特异性抗原,T细胞为初始T细胞,产生细胞因子能力低下,不能有效辅助B细胞、巨噬细胞、自然杀伤细胞和其他细胞参与免疫反应

【例45】新生儿败血症最常见的病原菌是

A. 大肠埃希菌　　B. 铜绿假单胞菌　　C. 链球菌　　D. 念珠菌　　E. 葡萄球菌

三、临床表现

1. 早期表现常不典型　一般表现为反应差、嗜睡、发热或体温不升、少吃、少哭、少动及体重不增或增长缓慢等症状。

黄　疸	有时是败血症的唯一表现,表现为生理性黄疸迅速加重,或退而复现
出血倾向	皮肤黏膜瘀点、瘀斑,针眼处渗血不止等
休　克	休克,皮肤大理石样花纹
肝、脾大	肝、脾大出现较晚,一般为轻至中度大
其　他	呕吐、腹胀、中毒性肠麻痹、呼吸窘迫或暂停等,可合并肺炎、脑膜炎等

2. 根据发病时间分为早发型和晚发型

	发病时间	致病菌	传播途径	发病特点
早发型	生后7天内起病	主要是大肠埃希菌	母亲垂直传播	呈暴发性多器官受累,病死率高
晚发型	出生7天后起病	主要是葡萄球菌、机会致病菌	水平传播	常有脐炎、肺炎或脑膜炎等局灶性感染,病死率较早发型低

【例46】早发型新生儿败血症的感染途径最常见的是

A. 母亲垂直传播感染胎儿　　　　B. 胎膜早破　　C. 皮肤感染

D. 脐带感染　　　　　　　　　　E. 产时胎儿通过产道时吸入污染的分泌物

【例47】新生儿败血症的非特异性表现是

A. 精神欠佳　　B. 体温不稳定　　C. 哭声减弱　　D. 黄疸退而复现　　E. 食欲欠佳

【例48】新生儿败血症的早期临床特点是

A. 发热　　　B. 体重不增　　C. 不哭懒动　　D. 食欲减退　　E. 缺乏特异性症状

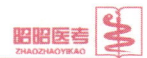

【例49】男婴5天,出生时正常。不吃、不哭、体温不升1天,嗜睡。查体:反应差,皮肤轻度黄染,并有花纹,呼吸急促。该婴儿的可能诊断是

A. 新生儿黄疸　　　　B. 新生儿溶血病　　　　C. 新生儿败血症

D. 新生儿窒息　　　　E. 新生儿缺氧缺血性脑病

四、实验室检查

1. 细菌学检查

血培养	首选检查,应在使用抗生素之前进行
脑脊液、尿培养	脑脊液除培养外还应做涂片,尿培养阳性有助于诊断
其 他	胃液、外耳道分泌物等做细菌培养,还可行病原菌抗原及DNA检测

2. 非特异性检查

周围血象	血白细胞总数$<5\times10^9$/L 或$>20\times10^9$/L,中性粒细胞中杆状核细胞比例$\geqslant20\%$,粒细胞内出现中毒颗粒或空泡,血小板计数$<100\times10^9$/L
细胞分类	杆状核细胞/中性粒细胞$\geqslant0.16$
炎症指标	C反应蛋白、血清降钙素原、IL-6等指标升高

五、治　疗

抗菌疗法	①用药原则为早期、静脉、联合给药;疗程要足,抗生素治疗情况好转后继续药物治疗5~7天,血培养阳性,疗程至少需要10~14天; ②葡萄球菌感染者宜选用青霉素、第一代头孢或万古霉素; ③革兰氏阴性杆菌宜选用氨苄西林或第三代头孢(头孢他啶、头孢曲松钠)
治疗并发症	休克时输新鲜冰冻血浆或全血,清除感染病灶,纠正酸中毒和低氧血症,减轻脑水肿

【例50】确认新生儿败血症最有意义的检查是

A. 血CRP　　B. 血常规　　C. 分泌物涂片革兰氏染色　　D. 免疫功能测定　　E. 血培养

【例51】确诊新生儿败血症最有意义的检查是

A. 血培养　　　　B. 免疫功能测定　　C. 血常规　　　　D. 分泌物涂片革兰氏染色　　E. 血CRP

【例52】新生儿败血症的主要治疗药物是

A. 碳酸氢钠　　B. 地塞米松　　C. 苯巴比妥　　D. 头孢他啶　　E. 地高辛

第8节　新生儿坏死性小肠结肠炎(助理医师不要求)

新生儿坏死性小肠结肠炎(NEC)是发生在小肠结肠的严重急性坏死性炎症,以腹胀为主要症状,腹部X线平片以部分肠壁囊样积气为特征。近年,随着早产儿数量增多,早产儿NEC的发生率呈增高趋势,尤其在极低和超低出生体重儿。NEC病死率高达20%~30%,是早产儿后期主要死亡原因。

一、病因与发病机制

1. 早产和低出生体重　早产和低出生体重是NEC发生的主要危险因素。

2. 遗传易感性　NEC发生可能有一定的遗传易感性。

3. 肠道菌群紊乱　肠道菌群紊乱可能与NEC发生有关,早产儿肠道菌群缺乏多样性。引起新生儿肠道菌群紊乱的因素很多,其中生后早期使用抗生素可能起重要作用。

4 . 感染　感染与NEC密切相关。

5. 不适当的肠内喂养。

6. 药物　静脉输注大剂量丙种球蛋白(IVIG)可能会增加NEC发生风险。使用H_2受体阻断剂与NEC发生率增高有关。使用糖皮质激素、吲哚美辛、布洛芬可能增加NEC发生风险。

7. 窒息缺氧　出生窒息或其他缺氧可使机体产生"潜水反射",导致肠道血流分布减少,引起肠道缺血,进而导致NEC发生。

8. 其他　输血可能与NEC发生有关,输血后48小时内是NEC的危险因素,须密切观察病情变化。

二、病理变化

1. 发病部位　NEC可累及整个小肠和结肠,但好发部位多在回肠远端和升结肠近端,轻症者坏死肠

段只有数厘米,重症者可伸延至空肠和结肠部位,但一般不影响十二指肠。

2. 病理改变 早期病变主要为肠黏膜及黏膜下层充血、水肿、出血、坏死。进展期病变范围扩大,累及肌层,严重者肠壁全层坏死,可并发肠穿孔和腹膜炎。

三、临床表现

以早产儿为多见,常在生后2～3周内发病。散发为主,无明显季节性,在新生儿腹泻流行时,NEC也可呈小流行。

1. 全身症状 常有反应差、神萎、拒食,严重病例面色苍白或青灰、四肢厥冷、休克、酸中毒、黄疸加重,早产儿易发生反复呼吸暂停、心率减慢。体温正常或有低热,或体温不升。

2. 腹胀和肠鸣音减弱 常先有胃排空延迟、胃潴留,随后出现腹胀。轻者仅有腹胀,严重病例症状迅速灰加重,腹胀如鼓,肠鸣音减弱,甚至消失,早产儿 NEC 腹胀不典型。腹胀和肠鸣音减弱是 NEC 较早出现的症状,对高危患儿要随时观察腹胀和肠鸣音次数的变化。

3. 腹泻和血便 开始时为水样便,后为血样便,可为鲜血、果酱样或黑便。早产儿病例腹泻和肉眼血便不明显,或仅有大便隐血阳性。

4. 呕吐 可出现呕吐,呕吐物可呈咖啡样或带胆汁。早产儿常无呕吐,但胃内可抽出含咖啡或胆汁样胃内容物。病情进展可并发败血症、多脏器功能不全、DIC、肠穿孔和腹膜炎,出现腹膜炎和腹水时腹壁外观发红、发亮、水肿,然后发紫。

四、实验室检查

腹部 X 线平片检查对诊断 NEC 非常重要,但早产儿 NEC 表现不典型,要多次随访检查,观察动态变化。

五、治 疗

1. 禁食 对有可能发生 NEC 或一旦怀疑 NEC 患儿应立即停止肠内喂养。

2. 密切监护 应 24 小时密切监护生命体征和观察腹部情况。

3. 改善循环状况 根据血压、末梢循环、尿量等情况,给予扩容,使用血管活性药物。早产儿扩容量既要足够,又要注意避免过量,以免发生心功能不全和肺水肿。

4. 加强抗感染治疗 感染是 NEC 的主要病因,同时几乎所有 NEC 都继发感染。

5. 积极支持治疗 NEC 患儿全身状况比较差,需要积极支持治疗。

6. 外科治疗 约 1/3 的 NEC 患儿需要外科手术治疗。肠穿孔是手术的绝对指征,但肠穿孔因合并严重腹膜炎、休克,患儿手术耐受力比较差,术中术后病死率比较高。

六、预 防

1. 积极防治感染 不同部位、不同病原感染,都与 NEC 的发生密切相关,积极预防和治疗新生儿感染,对预防 NEC 意义非常重要。

2. 母乳喂养 母乳喂养对预防 NEC 的效果比较明确,应大力提倡母乳喂养,因地制宜,在新生儿科建立母乳库,提高母乳喂养比例。

3. 强调正确喂养方法 时刻评估早产儿肠内喂养耐受情况,根据实际情况,随时调整喂养量和速度。

4. 其他 尽可能避免肠道菌群紊乱,尽可能减少糖皮质激素等药物的使用。

➤ 参考答案如下,详细答案请参见 2021 版《国家临床执业及助理医师资格考试精选真题考点精析》。

1. D	2. E	3. E	4. D	5. D	6. B	7. E
8. B	9. D	10. C	11. D	12. A	13. E	14. D
15. B	16. A	17. E	18. A	19. C	20. A	21. E
22. A	23. E	24. E	25. D	26. D	27. E	28. A
29. D	30. C	31. A	32. E	33. E	34. E	35. D
36. C	37. C	38. E	39. B	40. C	41. C	42. E
43. B	44. E	45. E	46. A	47. A	48. E	49. C
50. E	51. A	52. D	—	—	—	—

昭昭老师提示:
关注官方微信,获得第一手考试资料。

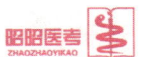

第6章 遗传性疾病

➤ **2021考试大纲**

①21-三体综合征;②苯丙酮尿症。

➤ **考纲解析**

近20年的医师考试中,本章考试重点考查21-三体综合征、苯丙酮尿症的诊断及检查,执业医师每年考查分数为2~3分,助理医师每年考查分数为1~2分。

第1节 21-三体综合征

一、概 述

21-三体综合征(又称先天愚型或Down综合征)属常染色体畸变,主要特征为智能低下,体格发育迟缓,特殊面容。

二、临床表现

主要表现	本病最突出、最严重的临床表现是智能低下;生长发育迟缓
特殊面容	眼距宽,眼裂小,眼外侧上斜;鼻根低平,外耳小,硬腭窄小,舌常伸出口外,流涎多
皮肤纹理特征	通贯手,皮肤细腻 (昭昭提示:看见皮肤细腻就是21-三体综合征,看见皮肤粗糙就是先天性甲减)
并发疾病	最常见的并发疾病是先天性心脏病,其次是消化道畸形

【例1】21-三体综合征的特点不包括

A. 眼裂小,眼距宽　　　　B. 张口伸舌,流涎多　　　　C. 皮肤粗糙增厚

D. 常合并先天性畸形　　　E. 精神运动发育迟缓

【例2】2岁,女孩。智能低下,发育落后,表情呆滞,眼距宽,眼裂小,鼻梁低,口半张,舌伸出口外,皮肤细嫩,肌张力低下,右侧通贯手。最可能的诊断为

A. 21-三体综合征　　　　B. 软骨发育不良　　　　C. 先天性甲状腺功能减退症

D. 佝偻病　　　　　　　　E. 苯丙酮尿症

三、细胞遗传学诊断

标准型	最多见,核型为47,XX(或XY),+21
易位型	①21号染色体的长臂与一条近端着丝粒染色体长臂形成的易位染色体,即发生于近端着丝粒染色体的相互易位,称罗宾逊易位,亦称着丝粒融合; ②最易发生易位的是13、14号染色体,如果发生在14号染色体,则核型为:46,XY,der(14;21)(q10;q10),+21
嵌合体型	46,XX(或XY)/47,XY(XX),+21

【例3】21-三体综合征患儿染色体核型的标准型是

A. 47,XX(XY),+21　　　　　　　B. 47,XX(XY),+21/46,XX(XY)

C. 46,XX(XY),−14,+t(14q21q)　　D. 46,XX(XY),−21,+t(21q21q)

E. 46,XX(XY),−22,+t(21q22q)

四、实验室检查

染色体核型分析	染色体核型分析是最有价值、最有意义的检查
三联筛查	预防主要是做产前三联筛查,即甲胎蛋白(AFP)、游离雌三醇(FE_3)、绒毛膜促性腺激素(HCG)(昭昭老师速记:HCG+3p)

【例4】男孩,5岁。因生长和智力发育落后就诊。查体:身材矮小,头围小,眼距宽,鼻梁低,外耳小,通贯手,心脏听诊有杂音。为明确诊断最合适的检查是

A. 智力测定　　　　　　　B. 血清T_3、T_4检测　　　　C. 头颅CT

D. 超声心动图检查　　　　E. 染色体核型分析

【例5】 对 21-三体综合征最具诊断价值的是

A. 智能发育落后　　　　　B. 特殊愚型面容　　　　　C. 体格发育落后

D. 染色体核型分析　　　　E. 通贯手

五、治疗和遗传咨询

药　物	无特殊方法和药物
遗传咨询	标准型再发风险为1%；易位型再发风险是4%~10%

第2节　苯丙酮尿症

一、概　述

　　苯丙酮尿症(PKU)是因苯丙氨酸代谢途径中酶缺陷,导致苯丙氨酸及其酮酸蓄积,并从尿液中大量排出,属于常染色体隐性遗传病。(昭昭老师速记:"常"常"隐"藏起来"尿")PKU 是先天性氨基酸代谢障碍中最为常见的一种。临床表现为智力发育落后,皮肤、毛发色素浅淡和鼠尿臭味。

　　【例6】 苯丙酮尿症的遗传形式为

A. 常染色体显性遗传　　　　B. 常染色体隐性遗传　　　　C. X 连锁显性遗传

D. X 连锁隐性遗传　　　　　E. X 连锁不完全显性遗传

二、发病机制

　　1. 典型机制　　主要是由于患儿肝细胞缺乏苯丙氨酸羟化酶(PAH)。

脑损伤(智力低下)	由于 PAH 缺乏,苯丙氨酸不能转变为酪氨酸,导致苯丙氨酸在体内蓄积,后者可通过血-脑屏障,进而损伤神经细胞
毛发变黄、白	酪氨酸合成黑色素、甲状腺激素、肾上腺素不足
鼠尿臭味	苯丙氨酸及其酮酸从尿液中大量排出

　　2. 非典型机制　　主要是四氢生物蝶呤(BH$_4$)缺乏,鸟苷三磷酸环化水合酶、6-丙酮酰四氢蝶呤合成酶或二氢生物蝶呤还原酶缺乏所致。

　　【例7】 非典型 PKU 所缺乏的酶不包括

A. 苯丙氨酸羟化酶　　　　B. 鸟苷三磷酸环化水合酶　　　　C. 6-丙酮酰四氢蝶呤合成酶

D. 二氢生物蝶呤还原酶　　E. 四氢生物蝶呤

　　【例8】 非典型苯丙酮尿症是由于缺乏

A. 酪氨酸　　　B. 苯丙氨酸羟化酶　　　C. 多巴胺　　　D. 5-羟色胺　　　E. 四氢生物蝶呤

　　【例9】 典型苯丙酮尿症是由于缺乏

A. 酪氨酸羟化酶　　　　　B. 苯丙氨酸羟化酶　　　　　C. 二氢生物蝶呤还原酶

D. 鸟苷三磷酸环化水合酶　　E. 丙酮酰四氢生物蝶呤合成酶

　　【例10】 导致苯丙酮尿症发病的苯丙氨酸羟化酶缺乏的部位是

A. 肝细胞　　　B. 脑细胞　　　C. 甲状腺　　　D. 血细胞　　　E. 肾组织

三、临床表现

　　患儿出生时正常,通常在 3~6 个月时开始出现症状,1 岁时症状明显。

神经系统	智能发育落后是苯丙酮尿症最突出的症状
外　观	毛发、皮肤和虹膜色泽变浅,皮肤湿疹较常见
特殊臭味	尿和汗液有特殊鼠尿臭味

　　【例11】 患儿男,3 岁。生后半年发现智能落后,近半年反复惊厥,且尿有鼠尿臭味。体检:目光呆滞,毛发棕黄,心脏正常,四肢肌张力高,膝反射亢进,尿三氯化铁试验阳性。可能的诊断是

A. 苯丙酮尿症　　B. 半乳糖血症　　C. 高精氨酸血症　　D. 组氨酸血症　　E. 肝糖原累积症

　　【例12】 苯丙酮尿症患儿最突出的临床表现是

A. 惊厥　　　　　　　　　B. 智能发育落后　　　　　　C. 肌张力增高

D. 毛发皮肤色泽变浅　　　E. 尿和汗液有鼠臭味

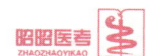

【例13】苯丙酮尿症临床症状出现的年龄是

A. 新生儿期　　　B. 3～6个月　　　C. 1岁　　　D. 1岁半　　　E. 2岁以后

四、实验室检查

1. 新生儿期筛查　新生儿喂奶3天后采集足跟末梢血,采用 Guthrie 细菌生长抑制试验半定量测定血液苯丙氨酸浓度。其原理是苯丙氨酸能促进已被抑制的枯草杆菌重新生长,以生长圈的范围测定血中苯丙氨酸的含量,亦可在苯丙氨酸脱氢酶的作用下进行比色定量测定,假阳性率较低。当苯丙氨酸含量>0.24 mmol/L(4 mg/dL),即两倍于正常参考值时,应复查或采静脉血定量测定苯丙氨酸和酪氨酸。正常人苯丙氨酸浓度为 0.06～0.18 mmol/L(1～3 mg/dL),患儿血浆苯丙氨酸可高达 1.2 mmol/L(20 mg/dL)以上,且血中酪氨酸正常或稍低。

2. 较大婴儿或儿童初筛　尿三氯化铁试验。将三氯化铁滴入尿液,如立即出现绿色反应,则为阳性,表明尿中苯丙氨酸浓度增高。此外,二硝基苯肼试验也可以检测尿中苯丙氨酸,黄色沉淀为阳性。

3. 尿蝶呤图谱分析　主要用于 BH_4 缺乏症的鉴别诊断,用于鉴别非典型 PKU。

检 查	检查选项	昭昭老师速记
典型的苯丙酮尿症	①筛查:新生儿首选 Guthrie 细菌生长抑制试验;②筛查:年长儿首选尿三氯化铁试验	①"新"的"细菌"在"生长";②"年长""3"岁
	确诊:血中苯丙氨酸的浓度	—
非典型的苯丙酮尿症	生物蝶呤分析	非典型的致病因素就是生物蝶呤,所以做蝶呤分析

例14～15 共用选项

A. DNA 分析　　　B. 血浆游离氨基酸分析　　　C. 尿三氯化铁试验
D. 尿蝶呤分析　　　E. Guthrie 细菌生长抑制试验

【例14】儿童苯丙酮尿症的初筛选用方法是

【例15】鉴别三种非典型苯丙酮尿症的方法是

【例16】男,4岁。因间断性抽搐就诊,不会走路和说话。皮肤色泽浅,可见湿疹,头发较黄,双肺听诊无异常。确诊该病的检查是

A. 血钙测定　　　B. 血氨基酸分析　　　C. 尿三氯化铁试验
D. 血清 T_3、T_4、TSH 测定　　　E. 染色体核型分析

【例17】苯丙酮尿症新生儿筛查采用的是

A. 尿有机酸分析　　　B. 血氨基酸分析　　　C. 尿蝶呤分析
D. 尿三氯化铁试验　　　E. Guthrie 细菌生长抑制试验

五、治　疗

1. 治疗原则　诊断一旦明确应尽早给予积极治疗,开始治疗的年龄愈小,效果愈好。

2. 饮食疗法　采用低苯丙氨酸饮食。由于每个患儿对苯丙氨酸的耐受量不同,在饮食治疗中仍需要定期测定血苯丙氨酸的浓度,根据患儿的具体情况调整饮食,避免苯丙氨酸增高或缺乏。饮食控制至少需持续到青春期以后。终身治疗更有益。成年女性患者在孕前应重新开始控制饮食,直至分娩,以避免母亲高苯丙氨酸血症影响胎儿。

3. 其他　对有本病家族史的夫妇及先证者可进行 DNA 分析,在生育时进行遗传咨询和产前基因诊断。诊断 BH_4 缺乏症的患者需要补充 BH_4、5-羟色胺和 L-DOPA。二氢生物蝶呤还原酶缺乏症采用饮食限制苯丙氨酸摄入,以及 5-羟色胺和 L-DOPA 及四氢叶酸治疗。

例18～19 共用题干

男孩,1.5岁。发现尿有怪臭味半年。1岁时发现智力较同龄儿童低,尿有霉臭味。近1个月经常抽搐。发作体检:表情呆滞,毛发棕黄,面部湿疹,皮肤白皙。

【例18】最可能的诊断是

A. 21-三体综合征　　　B. 苯丙酮尿症　　　C. 呆小病　　　D. 癫痫　　　E. 佝偻病性手足抽搐症

【例19】应采取的治疗措施是

A. 抽搐时给予止抽搐药物　　　　　　B. 口服甲状腺素片

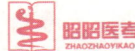

C. 静脉推注 10％葡萄糖酸钙,同时口服维生素 D　　D. 限制苯丙氨酸摄入量　　E. 口服碘化钾

➤ **参考答案**如下,详细答案参见 2021 版《国家临床执业及助理医师资格考试精选真题考点精析》。

1. C	2. A	3. A	4. E	5. D	6. B	7. A	昭昭老师提示: 关注官方微信,获得第一手考试资料。
8. E	9. B	10. A	11. A	12. B	13. B	14. C	
15. D	16. B	17. E	18. B	19. D	—	—	

第 7 章　风湿免疫性疾病

➤ **2021 考试大纲**

①小儿免疫系统特点;②川崎病。

➤ **考纲解析**

近 20 年的医师考试中,本章考试重点考查川崎病的诊断及检查,执业医师每年考查分数为 2～3 分,助理医师每年考查分数为 1～2 分。

第 1 节　小儿免疫系统特点(助理医师不要求)

1. 单核/巨噬细胞　新生儿的单核-巨噬细胞已经发育完善,但因为缺乏辅助因子,导致其功能差。

2. 中性粒细胞　出生后 12 小时外周血中性粒细胞计数较高,72 小时后逐渐下降,而后上升达到成人水平。中性粒细胞的功能暂时性低下是导致其容易发生化脓性感染的主要原因。

3. T 淋巴细胞及细胞因子

(1) 成熟 T 淋巴细胞　成熟 T 淋巴细胞占外周血淋巴细胞的 80％,因此外周血淋巴细胞计数可以反映 T 细胞数量。6～7 个月超过中性粒细胞的百分率,6～7 岁时两者相当。

(2) 脐血 T 细胞　绝大多数的脐血 T 细胞为"初始"T 细胞,记忆性的 T 细胞较少。

(3) Th 亚群　新生儿的 Th2 细胞功能较 Th1 细胞占优势,避免了母子排斥反应。

(4) 细胞因子　新生儿的细胞因子含量较少。

(5) NK 和 ADCC　NK 出生时几乎没有表面标记物 CD56,ADCC 功能仅为成人的 50％,1 岁时达到成人水平。

4. B 淋巴细胞及免疫球蛋白

	特　点	意　义
IgG	唯一能够通过胎盘的免疫球蛋白	2 岁内上升很慢,此期间易被荚膜细菌感染
IgM	出现最早	脐血 IgM 水平升高,提示宫内感染
IgA	发育最迟	分泌型 IgA 新生儿期不能测出

5. 补体和其他免疫分子　母体内的补体不能传输给胎儿。生后 6～12 个月补体成分达成人水平。

【例 1】关于小儿免疫系统,错误的是

A. 新生儿时期各种 T 细胞亚群功能均不足　　B. 新生儿淋巴细胞发育已完善

C. IgG 不能通过胎盘　　　　　　　　　　　　D. 脐血 IgM 水平过高,提示可能有宫内感染

E. 小儿血清补体浓度在生后 6～12 个月达成人水平

【例 2】各种补体成分浓度达到成人水平的年龄是

A. 2 个月　　　　　B. 3 个月　　　　　C. 4 个月　　　　　D. 5 个月　　　　　E. 6 个月

第 2 节　川崎病

一、概　述

川崎病又称皮肤黏膜淋巴结综合征,是一种急性全身性中、小动脉炎。15％～20％未经治疗的患儿发生冠状动脉损害。

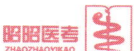

二、临床表现

1. 主要表现

发　热	一般持续 7～14 天以上,呈稽留热或弛张热,抗生素治疗无效
球结膜充血	起病 3～4 天后出现,无脓性分泌物,热退后消散
唇及口腔表现	口腔黏膜充血,舌乳头突起、充血,呈草莓舌 (昭昭老师速记:"川崎"爱吃"草莓",看见草莓舌选择川崎病)
手足症状	急性期手足硬性水肿或掌跖侧红斑
皮肤表现	多形红斑和猩红热样皮疹,常在第 1 周出现
颈淋巴结肿大	单侧或双侧,坚硬有触痛,表面不红,无化脓

2. 心脏表现

病程第 1～6 周可出现心脏炎、心肌炎、心内膜炎等。冠状动脉损害多发生在病程第 2～4 周,也可发生于疾病的恢复期。心肌梗死和冠状动脉瘤破裂可导致心源性休克,甚至猝死。

3. 其他

可有间质性肺炎、无菌性脑膜炎、消化系统症状(腹痛、呕吐、腹泻、麻痹性肠梗阻、肝大、黄疸等)、关节痛和关节炎。

【例3】男孩 1 岁。发热 9 天。查体:T 39 ℃,眼结膜充血,口唇鲜红、干裂,舌呈草莓样,皮肤有浅红色斑丘疹,右颈淋巴结蚕豆大。双肺呼吸音粗,心率 130 次/分,腹软,肝、脾无肿大,指、趾端少许脱皮。实验室检查:血 WBC19×10⁹/L。N 0.72,L 0.28,Plt 420×10⁹/L。ESR 120 mm/h。最可能的诊断为

　A. 猩红热　　　　　　　B. 幼年类风湿关节炎　　　　　　C. 传染性单核细胞增多症

　D. 川崎病　　　　　　　E. 金黄色葡萄球菌败血症

三、实验室检查

血液检查	周围血白细胞升高、中性粒细胞升高伴核左移,CRP、ESR 升高
免疫学检查	血清 IgG、IgM、IgA、IgE 和血循环免疫复合物升高
心电图	早期示非特异性 ST－T 变化,心包炎时可有广泛 ST 段抬高,低电压心肌梗死时 ST 段明显抬高、T 波倒置及异常 Q 波
胸部平片	可显示肺部纹理增多、模糊或有片状阴影,心影可扩大
超声心动图	急性期可见心包积液,左心室内径增大,二尖瓣、主动脉瓣或三尖瓣反流,可有冠状动脉异常,冠状动脉扩张(直径轻度 3～4 mm,中度 4～7 mm)、冠状动脉瘤(直径≥8 mm)、冠状动脉狭窄
冠状动脉造影	超声波检查有多发性冠状动脉瘤或心电图有心肌缺血表现,应行冠状动脉造影术检查

四、治　疗

1. 阿司匹林　每天 30～50 mg/kg,逐渐减量,维持 6～8 周。

2. 静脉肌内注射丙种球蛋白(IVIG)　宜于发病早期(1 天以内)应用,可迅速退热,预防冠状动脉病变的发生。(昭昭老师提示:川崎病首选药物是阿司匹林＋丙种球蛋白,"川崎"爱着"阿""白")

3. 糖皮质激素　不建议单独使用,可促进血栓形成。丙种球蛋白耐药或无效时可以考虑使用糖皮质激素。

4. 其他治疗

抗血小板聚集	除阿司匹林外可用双嘧达莫
对症治疗	根据病情给予对症及支持治疗如补充液体、保护肝脏、控制心力衰竭等
心脏手术	严重的冠状动脉病变需要进行冠状动脉旁路移植

5. IVIG 非敏感型川崎病的治疗

继续 IVIG 治疗	首次应用 IVIG 后仍发热,应尽早再次应用 IVIG
糖皮质激素联用阿司匹林治疗	IVIG＋糖皮质激素＋阿司匹林

五、预后与随访

1. 预后　川崎病为自限性疾病,多数预后良好。复发见于 1‰～2‰的患儿。

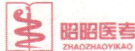

2. 随访

无冠状动脉病变的患儿	于出院后 1 个月、3 个月、6 个月及 1～2 年进行一次全面检查(包括体格检查、心电图和超声心动图等)
有冠状动脉病变的患儿	①未经有效治疗的患儿 15%～25% 发生冠状动脉瘤(常会导致突发性猝死),更应长期密切随访,每 6～12 个月随访 1 次; ②冠状动脉瘤多于病后 2 年内自行消失,但常遗留管壁增厚和弹性减弱等功能异常。大的动脉瘤常不易完全消失,常致血栓形成或管腔狭窄

【例 4】下列川崎病的治疗中易发生冠状动脉瘤和影响冠脉修复而不宜单独使用的是

A. 阿司匹林　　B. 糖皮质激素　　C. 静脉注射丙种球蛋白　D. 双嘧达莫　　E. 心脏手术

【例 5】川崎病急性期的最佳治疗药物是

A. 丙种球蛋白　　　　　B. 糖皮质激素　　　　　C. 糖皮质激素＋阿司匹林

D. 阿司匹林　　　　　　E. 丙种球蛋白＋阿司匹林

例 6～8 共用题干

男孩,1 岁。发热 8 天,皮疹 3 天入院。外院抗生素治疗 7 天无效。查体:T 39 ℃,烦躁不安,全身淡红色斑丘疹,双眼结膜充血,口唇鲜红,干裂,草莓舌,右颈淋巴结蚕豆大,质硬,有压痛。双肺呼吸音粗,心率 130 次/分,腹软,肝、脾无肿大,指、趾端硬性肿胀。实验室检查:血 WBC $19×10^9/L$,N 0.78,L 0.22,Plt $420×10^9/L$,血沉 120 mm/h,血培养(一)。

【例 6】该患儿最可能的诊断为

A. 幼儿急疹　　B. 猩红热　　　C. 咽结合膜热　　D. 川崎病　　　E. 麻疹

【例 7】首选的治疗措施是

A. 丙种球蛋白＋糖皮质激素　　B. 对症治疗,观察　　　C. 丙种球蛋白＋阿司匹林

D. 阿司匹林＋糖皮质激素　　　E. 青霉素

【例 8】对预后有重要意义的随访检查项目是

A. ASO、ESR　　B. 血常规　　　C. 心脏彩超　　　D. 心电图　　　E. 尿常规

➤ 参考答案如下,详细答案参见 2021 版《国家临床执业及助理医师资格考试精选真题考点精析》。

1. C	2. E	3. D	4. B	昭昭老师提示: 关注官方微信,获得第一手考试资料。
5. E	6. D	7. C	8. C	

第 8 章　感染性疾病

➤ **2021 考试大纲**

①常见发疹性疾病(麻疹、风疹、幼儿急疹、水痘、手足口病、猩红热);②传染性单核细胞增多症。

➤ **考纲解析**

近 20 年的医师考试中,本章考试重点考查发疹性疾病的诊断及病原体、并发症,执业医师每年考查分数为 3～4 分,助理医师每年考查分数为 1～2 分。

第 1 节　常见出疹性疾病

一、麻 疹

1. 概述

麻疹是由麻疹病毒引起的一种具有高度传染性的疾病。该病临床上以发热、上呼吸道炎症、结膜炎、口腔麻疹黏膜斑(Koplik 斑)、全身斑丘疹及疹退后色素沉着伴糠麸样脱屑为特征。病后大多可以获得终生免疫。常见并发症为肺炎、喉炎,也是引起麻疹死亡的主要病因。

2. 病因

麻疹病毒属副黏病毒科,传染源主要是急性期患者和亚临床型带病毒者。患儿自出疹前 5 天至出疹

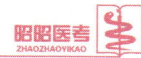

5 天均有传染性,如合并肺炎,传染性可延长至出疹后 10 天。病毒存在于眼结膜、鼻、口咽和气管等分泌物中,通过喷嚏、咳嗽、说话等经飞沫传播。

3. 临床表现

分　期	各期表现
潜伏期	大多为 6～18 天
前驱期	发热,上呼吸道感染及结膜炎表现,口腔颊黏膜出现麻疹黏膜斑(Koplik 斑)为早期诊断的重要依据
出疹期	先见于耳后、发际,渐及额部、面部、颈部,然后自上而下延至躯干和四肢,疹间皮肤正常,最后达手掌和足底,一般 3 天出齐,全身症状加重
恢复期	出疹 3～4 天后发热开始减退,食欲、精神等全身症状逐渐好转,按照出疹的先后顺序开始消退,疹退后皮肤留有棕褐色色素沉着,伴糠麸样脱屑,一般 7～10 天后消退

【例1】患儿,2 岁。4 天前发热、流涕、咳嗽、结膜充血、畏光。今晨发现耳后及颈部有淡红色斑丘疹。体温 39 ℃,两颊黏膜充血。最可能的诊断是

A. 风疹　　　　B. 幼儿急疹　　　　C. 猩红热　　　　D. 肠道病毒感染　　　　E. 麻疹

例 2～3 共用题干

患儿,1 岁。发热 3 天,流涕、咳嗽,咽部及眼结膜充血,下眼睑边缘见 Stimson 线,口腔黏膜充血。既往未接种麻疹疫苗。

【例2】该患儿诊断为麻疹,属于麻疹病程的哪一期

A. 潜伏期　　　　B. 前驱期　　　　C. 卡他期　　　　D. 出疹期　　　　E. 恢复期

【例3】疫苗接种年龄为

A. 1 个月　　　　B. 3 个月　　　　C. 4 个月　　　　D. 6 个月　　　　E. 8 个月

【例4】典型麻疹的出疹时间与发热的关系是

A. 发热 2～3 天出疹,出疹时伴低热　　　　B. 发热 3～4 天出疹,出疹时热退

C. 发热 1～2 天出疹,出疹时热退　　　　D. 发热 3～4 天出疹,出疹时热更高

E. 发热 1～2 天出疹,出疹时热更高

4. 并发症

肺炎	麻疹最常见的并发症,占麻疹患儿死因的 90% 以上,多见于≤5 岁小儿
喉炎	由于麻疹病毒本身可导致整个呼吸道炎症,故麻疹患儿常有轻度喉炎表现
心肌炎	常见于营养不良和并发肺炎的小儿;轻者仅有心音低钝、心率增快和一过性心电图改变,重者可有心力衰竭及心源性休克
神经系统	麻疹脑炎,亚急性硬化性全脑炎
结核病恶化	麻疹患儿因免疫反应受到暂时抑制,可使体内原有潜伏的结核病灶趋于恶化,甚至发展为粟粒性肺结核和结核性脑膜炎
营养不良与维生素 A 缺乏症	眼睛干燥,重者出现视力障碍,甚至角膜穿孔、失明

【例5】最易并发维生素 A 缺乏症的是

A. 幼儿急疹　　　　B. 麻疹　　　　C. 川崎病　　　　D. 风疹　　　　E. 咽结合膜热

例 6～7 共用选项

A. 急性肺炎　　　　B. 急性脑炎　　　　C. 急性肝炎　　　　D 急性喉炎　　　　E. 急性肾炎

【例6】小儿麻疹最常见的并发症是

【例7】猩红热的并发症是

5. 预防

隔离	一般患者隔离至出疹后 5 天,合并肺炎者延长至出疹后 10 天,接触麻疹的易感者应隔离检疫 3 周
被动免疫	接触麻疹后 5 天内立即肌内注射免疫球蛋白 0.25 mL/kg
主动免疫	采用麻疹减毒活疫苗,是预防麻疹的重要措施

【例8】麻疹合并肺炎需隔离至出疹后

A. 5 天　　　　B. 7 天　　　　C. 10 天　　　　D. 15 天　　　　E. 21 天

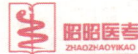

例 9～10 共用选项

A. 21 天　　　　　B. 5 天　　　　　C. 14 天　　　　　D. 10 天　　　　　E. 7 天

【例 9】麻疹合并肺炎时应隔离至出疹后

【例 10】接触麻疹的易感者需检疫观察的时间是

二、风　疹

1. 概述

风疹是由风疹病毒引起的急性出疹性传染疾病,临床上以前驱期短、低热、皮疹和耳后、枕部淋巴结肿大为特征。一般病情较轻,病程短,预后良好。

2. 临床表现

临床上可分为获得性风疹和先天性风疹综合征,以前者最为常见。

(1) 获得性风疹

① 潜伏期:14～21 天。

② 前驱期:1～2 天,幼儿患者前驱期症状常较轻微或无症状,青少年和成人患者则较显著,可持续 5～6 天,表现为低热或中度发热、头痛、食欲减退、疲倦、乏力及咳嗽、打喷嚏、流涕、咽痛、结膜充血等轻微上呼吸道症状。

③ 出疹期:通常于发热 1～2 天后出现皮疹,皮疹初见于面颈部,迅速扩展至躯干四肢,1 天内布满全身,但手掌、足底大都无疹。皮疹初起呈细点状淡红色斑疹、斑丘疹或丘疹,直径 2～3 mm。面部、四肢远端皮疹较稀疏,部分融合类似麻疹。躯干尤其背部皮疹密集融合成片,又类似猩红热。皮疹一般持续3 天(1～4 天)消退,亦有称"三日麻疹"。疹退后不留色素,无脱屑。

④ 无疹性风疹:风疹患者只有发热、上呼吸道炎、淋巴结肿痛而无皮疹,也可在感染风疹病毒后没有任何症状、体征。血清学检查风疹抗体为阳性,即所谓隐性感染或亚临床型患者。显性感染患者和无皮疹或隐性感染患者的比例为 1:6～1:9。

(2) 先天性风疹综合征(CRS)　母体在孕期前 3 个月感染麻疹病毒,可导致胎儿发生多系统出生缺陷,感染发生越早,对胎儿损伤越严重。胎儿被感染后,重者可导致死胎、流产、早产,轻者可导致胎儿发育迟缓,甚至累及全身各系统出现多种畸形。

【例 11】风疹的临床表现是

A. 潜伏期 5～7 天　　　　　B. 高热　　　　　C. 热退后全身出疹

D. 颈后、枕后、耳后淋巴结肿痛　　　　　E. 出疹后脱皮

3. 治疗

(1) 对症疗　法风疹患者一般症状轻微,不需要特殊治疗,主要为对症治疗。

(2) 并发症治疗　高热、嗜睡、昏迷、惊厥者应按流行性乙型脑炎的原则治疗。出血倾向严重者可用肾上腺皮质激素治疗,必要时输新鲜全血。

(3) 先天性风疹　无症状感染者无需特别处理,但应随访观察以期及时发现迟发性缺陷。有严重症状者应相应处理:有明显出血者可考虑静脉注射免疫球蛋白,必要时输血;肺炎、呼吸窘迫、黄疸、心瓣畸形、视网膜病等处理原则同其他新生儿疾病;充血性心衰和青光眼患者需积极处理,白内障治疗最好延至1 岁以后;早期和定期进行听觉脑干诱发电位检查,以早期诊断耳聋而及时干预。

4. 预　防

隔离患儿至出疹后 5 天。

三、幼儿急疹

1. 概述

幼儿急疹又称婴儿玫瑰疹,是一种婴幼儿时期常见的急性发疹性传染病。以高热、皮疹为特点,多发生于春秋季,发病多在 2 岁以内,尤以 1 岁以内最多。潜伏期一般 5～15 天。临床特征为高热,3～5 天后骤然退热,并出现皮疹,即"热退疹出"。本病预后良好,均能自愈。

2. 病因

病原体为人类疱疹病毒 6 型。(昭昭老师速记:富的"流(6)""油(幼)")

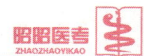

例 12～13 共用选项

A. 人类疱疹病毒 6 型　　　　B. 柯萨奇病毒 A 型　　　　C. 柯萨奇病毒 B 型

D. 单纯疱疹病毒　　　　E. 无正确选项

【例 12】病毒性心肌炎的病原体是

【例 13】幼儿急疹的病原体是

3. 临床表现

发　热	发热 1～5 天;体温可达 39 ℃或更高,常突起高热,病初可伴有惊厥,但临床体征不明显,仅有咽部和扁桃体轻度充血,头颈部淋巴结轻度肿大,表现为高热与轻度的症状及体征不相称
出　疹	热退后出疹,皮疹为红色斑丘疹,分布于面部及躯干,可持续 3～4 天。部分患儿软腭可出现特征性红色斑疹或斑丘疹,无需特殊处理,可自行消退,无脱屑,无色素沉着
其他症状	包括眼睑水肿、前囟隆起、轻咳、流涕、腹泻、食欲减退等。部分患儿颈部淋巴结肿大

【例 14】幼儿急疹出疹时间是

A. 先出疹后退热　　　　B. 退热后出疹　　　　C. 边出疹边退热

D. 出疹 1～2 天后退热　　　　E. 出疹 3～5 天后退热

【例 15】特征表现为多见于 6 个月～2 岁的婴幼儿,高热 3～5 天后热退疹出的是

A. 幼儿急疹　　B. 麻疹　　　　C. 风疹　　　　D. 水痘　　　　E. 猩红热

4. 治疗

自限性疾病,无需特殊治疗,主要是加强护理及对症治疗。

四、水　痘

1. 概述

由水痘-带状疱疹病毒(VZV)感染引起,临床特征是皮肤黏膜相继出现和同时存在瘙痒性斑疹、丘疹、水疱疹和结痂等各类皮疹,而全身症状轻微。通过飞沫或接触传播,感染后可获得持久免疫。

2. 临床表现

(1) 早期表现　发热 24～48 小时后出现水痘。

(2) 出疹特点　①首发于头、面和躯干,继而扩展到四肢,末端稀少,呈向心性分布;②最初的皮疹为红色斑疹和丘疹,继之变为透明饱满的水泡,24 小时后水泡混浊,并呈中央型凹陷水泡,易破,2～3 天迅速结痂;③高峰期出现斑疹、丘疹、疱疹和结痂同时存在(四世同堂);④皮疹结痂后不留瘢痕。

【例 16】水痘的临床特点是

A. 潜伏期 5～7 天　　　B. 热退后全身出疹　　　C. 皮疹呈斑疹、丘疹、疱疹、结痂并存

D. 皮疹常有融合　　　E. 疹退后皮肤留有棕色色素沉着

3. 治疗

自限性疾病	无合并症时以一般治疗和对症处理为主。首选的治疗是阿昔洛韦
继发皮肤感染	抗生素治疗

【例 17】水痘最常见的并发症是

A. 肺炎　　　B. 心肌炎　　　C. 脑炎　　　D. 血小板减少　　　E. 皮肤感染

4. 并发症

皮肤感染是最常见的并发症。

五、猩红热

1. 概述

猩红热为 A 组溶血性链球菌感染引起的急性呼吸道传染病,表现为发热、咽峡炎、全身弥漫性鲜红色皮疹和疹退后明显的脱屑。少数患者患病后由于变态反应而出现心、肾、关节的损害,以冬春季发病为多。多见于小儿,尤以 5～15 岁居多。

2. 临床表现

(1) 前驱期　可出现高热、咽痛、头痛和腹痛。发病初期舌乳头为白色,呈白草莓舌。4～5 天后舌乳头红肿,呈杨梅舌。

(2)出疹期　可有口唇周围发白,形成口周苍白圈。猩红热全身无正常的皮肤,全身皮肤弥漫性充血、发红,其上有红色细小丘疹。皮肤皱折如腋窝、肘窝及腹股沟等处皮疹密集,其间有出血点,形成明显的横纹线,称为帕氏(Pastia)线。

(3)恢复期　脱皮期可达6周,无色素沉着。

(4)类型　临床表现一般分为以下四种类型。

普通型	流行期间95%以上的患者属于本型。临床表现如上所述,有咽峡炎和典型的皮疹及一般中毒症状,颌下淋巴结肿大,病程1周左右
轻　型	表现为低热,全身症状轻,咽部轻度充血,皮疹少、色淡、不典型,可有少量片状脱皮,整个病程为2~3天,易被漏诊,今年来多见
重　型	又称中毒型,全身中毒症状明显,高热、剧吐、头痛,皮疹可呈片状或出血性瘀斑,甚至神志不清,可有中毒性心肌炎及周围循环衰竭、化脓性脑膜炎、中毒性休克、败血症等。此型病死率高,目前很少见
外科型	病原菌由创口侵入局部,先出现皮疹,由此延及全身,但无咽炎,全身症状大多较轻

例18~19共用选项

A. 猩红热　　　　B. 水痘　　　　C. 麻疹　　　　D. 幼儿急疹　　　　E. 风疹

【例18】皮疹为全身皮肤弥漫性发红,广泛性密集均匀,最可能的诊断是

【例19】皮疹为皮肤上同时存在斑疹、丘疹、水疱疹和结痂疹,最可能的诊断是

【例20】男,6岁。高热2天,第3天出疹,全身皮肤弥漫性充血发红,可见密集均匀的红色细小丘疹,面部潮红,唇周苍白,咽扁桃体充血水肿,舌乳头红肿突起。最可能的诊断是

A. 风疹　　　　B. 麻疹　　　　C. 幼儿急疹　　　　D. 猩红热　　　　E. 水痘

【例21】猩红热患儿皮疹特点,以下哪项不正确

A. 皮疹粗糙,砂纸样　　　　　　　　　B. 常有散在糠屑样脱皮

C. 在腋窝、腹股沟等皮肤皱褶处皮疹稀疏　　D. 常在24小时内遍及全身　　　E. 疹间皮肤亦呈红色

3. 治疗和预防

治　疗	首选青霉素肌内注射或静脉滴注7~10天。青霉素过敏者可用红霉素、头孢菌素
预　防	隔离患者至痊愈及咽拭子培养阴性。对密切接触者给予长效青霉素

六、手足口病

1. 概述

手足口病是由肠道病毒引起的传染病,以肠道病毒71型最为常见。多发生于5岁以下儿童,表现为口痛、厌食、低热,手、足、口腔等部位出现小疱疹或小溃疡。多数患儿1周左右自愈,少数患儿可引起心肌炎、肺水肿、无菌性脑膜脑炎等并发症。

2. 病因

病原体主要为柯萨奇病毒A组、肠道病毒71型等。

3. 临床表现

(1)一般情况　本病潜伏期为2~10天,平均3~5天,病程一般为7~10天。

(2)表现　普通病例急性起病,初期有轻度上感症状,部分患儿可伴咳嗽、流涕、食欲缺乏、恶心、呕吐和头痛等。患儿手、足、口、臀四个部位可出现斑丘疹和疱疹,皮疹具有不痛、不痒、不结痂、不结疤的四不特征。通常在1周内消退。

(3)重症病例　出现神经系统受累、呼吸及循环功能障碍表现。

4. 治疗

(1)普通病例　对症治疗,可选用利巴韦林等。

(2)重症病例

合并神经系统受累	对症治疗,控制颅高压,静脉注射丙种球蛋白,呼吸衰竭者进行机械通气
合并呼吸、循环系统受累	保持呼吸道通畅,吸氧,必要时使用正压机械通气

5. 并发症

肠道病毒71型可致死或留有后遗症。

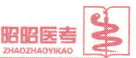

第2节 传染性单核细胞增多症(助理医师不要求)

传染性单核细胞增多症是由 EB 病毒引起的单核-巨噬细胞系统的增生性疾病。典型临床特点为发热、咽峡炎和颈淋巴结肿大"三联征",可合并肝脾大、外周血异型淋巴细胞增高。本病是一种良性自限性疾病,多数预后良好。少数可出现噬血细胞综合征、脾破裂等严重并发症。

一、病 因

由 EB 病毒引起的单核-巨噬细胞系统的增生性疾病。

二、临床表现

潜伏期 30～50 天,主要临床症状如下:

1. 发热 大部分病例有发热,约 1 周,重者 2 周或更久,幼儿可不明显。

2. 咽峡炎 50%咽扁桃体有灰白色渗出物。

3. 淋巴结肿大 大部分病例有浅表淋巴结肿大。任何淋巴结均可受累,但以颈部淋巴结肿大最为常见。

4. 肝脾大 肝大发生率为 45%～70%。脾大发生率为 35%～50%。

5. 眼睑水肿 15%～25%的病例可有眼睑水肿。

6. 皮疹 发生率为 15%～20%,表现多样,可为红斑、荨麻疹、斑丘疹或丘疹等。

三、诊 断

1. 临床诊断 满足下列临床指标中任何 3 项及实验室指标中第 4 项。

2. 实验室确诊 满足下列临床指标中任何 3 项及实验室指标中第 1～3 项中任何 1 项。

临床指标	①发热;②咽扁桃体炎;③颈淋巴结肿大;④脾脏大;⑤肝脏大;⑥眼睑水肿;⑦皮疹
实验室指标	①抗 EBV－CA－IgM 和抗 EBV－CA－IgG 抗体阳性,且抗 EBV－NA－IgG 阴性; ②抗 EBV－CA－IgM 阴性,但抗 EBV－CA－IgG 抗体阳性,且为低亲和力抗体; ③双份血清抗 EBV－CA－IgG 抗体滴度 4 倍以上升高; ④外周血异型淋巴细胞比例≥10%和(或)淋巴细胞增多≥$5.0×10^9$/L

四、治 疗

本病为良性自限性疾病,多数预后良好,以对症治疗为主。

1. 休息 急性期应注意休息,如肝功能损害明显应卧床休息,并按病毒性肝炎治疗。

2. 抗病毒治疗 抗病毒治疗并不能减轻病情严重程度、缩短病程和降低并发症的发生率。在疾病早期,可以使用阿昔洛韦、伐昔洛韦或更昔洛韦。

3. 抗生素的使用 如合并细菌感染,可使用敏感抗生素,但忌用氨苄西林和阿莫西林,以免引起超敏反应,加重病情。

4. 糖皮质激素的使用 发生咽喉严重病变或水肿、有神经系统并发症、心肌炎、溶血性贫血、且血小板减少性紫癜等并发症的重症患者,短疗程应用糖皮质激素可明显减轻症状。

5. 防治脾破裂 避免任何可能挤压或撞击脾脏的动作。

五、并发症

1. 神经系统 可发生脑炎、脑膜炎、吉兰-巴雷综合征及横贯性脑脊髓炎等。大多可恢复,但为本病死亡的首要原因。

2. 血液系统 可发生自身免疫性溶血、轻度血小板减少。严重出现噬血细胞综合征。

3. 脾破裂 罕见,但后果严重。

4. 其他 包括间质性肺炎、肾炎、肾病综合征、溶血-尿毒综合征、心肌炎、腮腺炎、中耳炎、睾丸炎等。

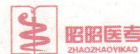

➤ 参考答案如下,详细答案参见 2021 版《国家临床执业及助理医师资格考试精选真题考点精析》。

1. E	2. B	3. E	4. D	5. B	6. A	昭昭老师提示:
7. E	8. C	9. D	10. A	11. D	12. C	关注官方微信,获得第一手考试资料。
13. A	14. B	15. C	16. C	17. E	18. B	
19. B	20. D	21. C	—	—	—	

第9章　结核病

➤ **2021 考试大纲**

①概述;②原发型肺结核;③结核性脑膜炎。

➤ **考纲解析**

近 20 年的医师考试中,本章侧重于结核性脑膜炎的诊断、检查、治疗的考查,执业医师每年考查分数为 2~3 分,助理医师每年考查分数为 1~2 分。

第1节　结核病概述

一、概　述

结核病是由结核杆菌引起的慢性传染病,全身各个器官都可受累,但以肺结核病最为多见。

二、病因及发病机制

1. 人型结核菌　对人类致病的是人型和牛型结核菌,人型结核菌是主要的病原体。肺结核主要通过呼吸道传播,少数经消化道传播,亦可经皮肤或胎盘传播。

2. 靶细胞　靶细胞为 $CD4^+$ 淋巴细胞,属于细胞免疫。

3. 结核菌的特点　属于分枝杆菌属,为需氧菌,革兰氏染色阳性,抗酸染色呈红色。

三、结核菌素试验(PPD 试验)

1. 时间窗　小儿受结核感染 4~8 周后做结核菌素试验即呈阳性反应。

2. 试验方法　常用 0.1 mL(1:2 000)PPD 稀释液(5 个单位)在左前臂掌侧面中下 1/3 交界处做皮内注射。48~72 小时后测皮肤硬结的直径。

3. 结果

	阳　性	中度阳性	强阳性	极强阳性反应
符　号	(+)	(++)	(+++)	(++++)
描　述	5~9 mm	10~19 mm	≥20 mm	≥20 mm,如有水疱、破溃、淋巴管炎等

【例1】最早出现结核菌素试验阳性反应的时间是在小儿受结核感染

A. <4 周　　　　B. 4~8 周　　　　C. 9~13 周　　　　D. 14~18 周　　　　E. 19~23 周

【例2】观察小儿结核菌素试验结果的时间是

A. 73~96 小时　B. 48~72 小时　C. 24~47 小时　D. 12~23 小时　E. 1~11 小时

【例3】PPD 试验,硬结直径 13 mm。正确的判断是

A. (—)　　　　B. (+)　　　　C. (++)　　　　D. (+++)　　　　E. (++++)

【例4】男孩,3 岁。咳嗽,偶有低热 1 个月。PPD 试验 2~3 天后观察,皮肤红肿,硬结直径 20 mm。该结果属于

A. 阴性　　　　B. 阳性　　　　C. 中度阳性　　　　D. 强阳性　　　　E. 极强阳性

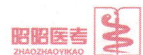

4. 临床意义

	阳性反应	阴性反应
意　义	①曾接种过卡介苗高峰； ②年长儿无明显临床症状，一般阳性反应表示感染过结核杆菌； ③婴幼儿尤其是未接种卡介苗者，阳性反应表示体内有新的结核病灶，年龄越小，活动性结核的可能性越大； ④强阳性反应提示有活动性肺结核； ⑤阴性变为阳性，或反应强度由原来小于 10 mm 增至大于 10 mm，且增幅超过 6 mm 时，表示新近感染	①未感染过结核。 ②结核迟发型变态反应前期（4～8 周内）。 ③假阴性反应：部分危重结核病-粟粒性肺结核；结核病人患者有急性传染病如麻疹、百日咳、水痘；体质虚弱如重度营养不良、重度水肿；营养不良体质极虚，应用了激素及免疫抑制剂

【例 5】下列关于 PPD 试验的说法最准确的是

A. 凡是 PPD 试验阴性可除外结核病　　B. PPD 试验阳性可肯定有结核病

C. 粟粒型肺结核 PPD 试验有时可呈阳性　　D. 初次感染结核菌后 2 周，PPD 试验呈阳性

E. 卡介苗接种成功，PPD 试验呈强阳性

【例 6】1 岁小儿未接种过卡介苗，PPD 阳性表示

A. 近 2～3 周感染结核　　B. 体内已有免疫力，不会再感染结核

C. 体内有活动结核　　D. 对结核无免疫力，需立即接种卡介苗

E. 受过结核感染，不一定有活动结核

【例 7】PPD 试验假阴性常见于

A. 患麻疹 3 个月后　　B. 急性粟粒性肺结核　　C. 接种卡介苗 8 周后

D. 患支气管肺炎时　　E. 未接种卡介苗

四、治　疗

1. 治疗原则　早期治疗、适宜剂量、联合用药、规律用药、坚持全程、分段治疗。

2. 治疗药物

类　型	全杀菌药物	半杀菌药物	抑菌药物
药物	异烟肼(INH) 利福平(RFP)	链霉素(SM) 吡嗪酰胺(PZA)	乙胺丁醇(EMB) 乙硫异烟胺(ETH)

3. 抗结核治疗的方法

	标准疗法	两阶段疗法	短程疗法
适应证	用于无明显症状的原发性肺结核患者	主要用于活动性原发性肺结核、急性粟粒性肺结核及结核性脑膜炎	结核病现代治疗的重大进展 直接监督下服药与短程化疗
药　物	INH、RFP 和(或)EMB	①强化治疗：联用 3～4 种杀菌药物。长程化疗：3～4 个月；短程化疗：一般为 2 个月； ②巩固治疗：联用 2 种抗结核药物。长程化疗：12～18 个月；短程化疗：一般为 4 个月	①2HRZ/4HR； ②2SHRZ/4HR； ③2EHRZ/4HR
疗　程	9～12 个月		6～9 个月

五、预　防

1. 一般预防　隔离开放性结核病患者；接种卡介苗。

2. 药物预防性治疗的指征　①与开放性结核病患者密切接触者，不论年龄大小及结核菌素试验阳性或阴性；②未接种卡介苗，而新近结核菌素试验呈阳性反应的 3 岁以下婴幼儿；③未接种卡介苗，结核菌素试验由阴性转为阳性的小儿；④近期患过百日咳或麻疹等传染病的小儿，结核菌素试验阳性者；⑤需长期应用肾上腺皮质激素或免疫抑制剂治疗的结核菌素试验阳性小儿。

第 2 节　原发型肺结核

一、概　述

原发型肺结核在原发性结核病中最常见，为结核菌第一次侵入肺部后引起的原发感染，是小儿肺结

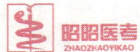

核的主要类型。

二、病 理

1. 内容 原发型肺结核包括原发综合征和支气管淋巴结结核。

2. 病理转归 ①吸收好转,此种转归最常见;②进展;③恶化,因血行播散导致急性粟粒性肺结核或全身性粟粒性结核。

三、临床表现

1. 一般表现 低热、盗汗、乏力、纳差。

2. 小儿对结核杆菌为高敏状态 出现眼疱疹性结膜炎,皮肤结节性红斑,或多发性一过性关节炎。

3. 压迫症状 淋巴结肿大时出现压迫症状。

压迫部位	临床表现
压迫气管分叉处	出现类似百日咳样的痉挛性咳嗽
压迫喉返神经	出现声嘶
压迫气管	出现喘鸣

【例8】小儿原发型肺结核,出现类似百日咳样痉挛性咳嗽,是由于胸内淋巴结肿大,压迫

A. 气管   B. 气管分叉处   C. 支气管   D. 细支气管   E. 喉返神经

【例9】女,8岁。因低热、盗汗及干咳1个月入院,体检:T 38 ℃,消瘦,面色苍白,两肺呼吸音清,PPD试验(+++),中性粒细胞稍高,血培养(—)。胸片示肺门淋巴结肿大。可能的诊断是

A. 败血症   B. 急性风湿热   C. 原发型肺结核   D. 大叶性肺炎   E. 肺不张

四、实验室检查

原发综合征患者X线片显示典型哑铃状的"双极影",可以看到肿大的淋巴结。

五、治 疗

1. 无明显症状的原发型肺结核 异烟肼、利福平、链霉素、吡嗪酰胺等,疗程9~12个月。

2. 活动性原发型肺结核 宜采用直接督导下短程化疗(DOTS)。强化治疗阶段宜用3~4种杀菌物:INH,RFP,PZA或SM。2~3个月后以INH、RFP或EMB巩固维持治疗,常用方案为2HRZ/4HR。

例10~12共用题干

男性,2岁。1个月来食欲减退,消瘦伴乏力、低热、盗汗、干咳2个月。易怒。体检:颈部可见数个肿大淋巴结,肝肋下1.5 cm,结核菌素试验(++)。

【例10】患儿最可能的诊断是

A. 原发型肺结核   B. 支气管肺炎   C. 支气管淋巴结核

D. 浸润性肺结核   E. 颈部淋巴结核+支气管淋巴结核

【例11】首选的检查方法是

A. 胸部X线   B. 痰培养   C. 血沉检查   D. 脑脊液检查   E. 抗结核抗体

【例12】治疗药物选择

A. 异烟肼   B. 异烟肼+利福平   C. 利福平+链霉素

D. 链霉素+乙胺丁醇   E. 利福平

第3节 结核性脑膜炎

一、病 理

脑膜病变	软脑膜弥漫充血、水肿、炎性渗出,并形成许多结核结节
脑神经损伤	最常见面神经受损,其次是动眼神经、舌下神经、展神经和滑车神经;脑血管病变、脑实质病变、脑积水及室管膜炎、脊髓病变

【例13】结核性脑膜炎常侵犯的颅神经是

A. 动眼神经   B. 面神经   C. 视神经   D. 听神经   E. 展神经

【例14】小儿结核性脑膜炎常引起颅神经损害,但不包括以下哪对颅神经

A. 第Ⅶ对   B. 第Ⅵ对   C. 第Ⅴ对   D. 第Ⅳ对   E. 第Ⅲ对

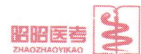

二、临床表现

1. 表现 结核性脑膜炎是小儿结核病中最严重的一型，多见于3岁以内婴幼儿。

2. 概述

分 期	别 称	表 现
早期	前驱期	①性格改变如少言、懒动、易倦、喜哭、易怒等； ②精神状态改变，可有结核中毒症状； ③临床可有发热、食欲缺乏、盗汗、消瘦、呕吐、便秘等； ④年长儿可自诉头痛，多较轻微或非持续性；婴儿则表现为蹙眉皱额，或凝视、嗜睡等
中期	脑膜刺激期	①可有头痛、喷射性呕吐、嗜睡或惊厥； ②此期出现明显脑膜刺激征，颈项强直，克氏征、布氏征阳性，婴幼儿前囟膨隆； ③颅神经障碍可出现，最常出现面神经、动眼神经和展神经瘫痪
晚期	昏迷期	①昏迷频繁发作； ②症状逐渐加重，出现半昏迷、昏迷，频繁发作阵挛性或强直性惊厥，颅内压增高症状更为明显，可呈角弓反张，终因脑疝导致呼吸及心血管运动中枢麻痹而死亡

【例15】小儿结核性脑膜炎早期主要临床表现是

A. 脑膜刺激征阳性　　B. 急性高热伴剧烈呕吐　　C. 性格改变

D. 出现惊厥　　E. 昏睡伴意识模糊

【例16】小儿结核性脑膜炎晚期表现为

A. 颈项强直　　B. 定向障碍　　C. 剧烈疼痛　　D. 轻度性格改变　　E. 昏迷

【例17】结核性脑膜炎早期症状的特点不包括

A. 表情淡漠，好哭，嗜睡　　B. 低热，盗汗，食欲减退　　C. 便秘，性情改变

D. 头痛，呕吐　　E. 反复惊厥

三、实验室检查

脑脊液检查	白细胞数多为(50～500)×10⁶/L，分类以淋巴细胞为主，糖和氯化物降低，蛋白质增高；抗酸染色阳性率为30%
腺苷脱氨酶	腺苷脱氨酶(ADA)升高(昭昭老师提示：看见ADA明显升高就是结核)

【例18】患儿男，6个月，确诊有结核性脑膜炎。不符合该患儿脑脊液检查的是

A. 白细胞轻度升高　　B. 淋巴细胞升高为主　　C. 蛋白质升高

D. 糖降低　　E. 中性粒细胞升高为主

【例19】男童，6岁。发热2周，食欲差、乏力。近3天高热、头痛、喷射性呕吐。1天来烦躁、嗜睡。查体：嗜睡状，右侧鼻唇沟变浅，心、肺、腹(—)，未见卡介苗瘢痕，PPD(＋＋)，脑膜刺激征(＋)，巴氏征(＋)，脑脊液压力高，外观透明，白细胞110×10⁶/L，单核80%，蛋白质500 mg/L，糖2.3 mmol/L，氯化物103 mmol/L。该患儿最可能的诊断是

A. 病毒性脑炎　　B. 乙型脑炎　　C. 结核性脑膜炎

D. 化脓性脑膜炎　　E. 新型隐球菌脑膜炎

【例20】诊断结核性脑膜炎最可靠的依据是

A. 脑脊液中细胞数增多，以淋巴细胞增多为主　　B. 脑脊液中糖及氯化物下降

C. 脑脊液中蛋白质含量增加　　D. 颅压高，脑脊液呈毛玻璃样

E. 脑脊液中找到抗酸杆菌

四、治 疗

1. 抗结核治疗

阶 段	药 物	用药时间
强化治疗阶段	联合应用 INH、RFP、PZA 及 SM	疗程3～4个月
巩固治疗阶段	继续应用 INH、RFP 或 EMB	疗程9～12个月；抗结核治疗≥12个月或待脑脊液恢复后继续治疗6个月

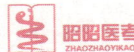

2. 降低颅内压

脱水剂	常用20%甘露醇
侧脑室穿刺引流	药物治疗无效或急性疑有脑疝形成者,一般每天50～200 mL持续引流,时间为1～3周

3. 糖皮质激素 辅助用药。

4. 对症治疗 水电解质紊乱的处理

	稀释性低钠血症	脑性失盐综合征	低钾血症
病因	下丘脑室上核和室旁核受到炎症刺激,导致抗利尿激素分泌增加	间脑或中脑受损,调节醛固酮的中枢失灵,导致醛固酮分泌减少	钾离子大量从体内丢失
治疗	治疗用3%氯化钠溶液滴注	先用2:1等张含钠液,再以3%氯化钠液体提高	口服补钾或0.2%的氯化钾溶液静脉滴注

例21～23共用题干

男孩,6岁。因发热2周,头痛伴呕吐3天,惊厥1次入院。疑诊结核性脑膜炎。

【例21】确诊该病的最主要依据是

A. 脑脊液外观呈毛玻璃样　　　　　　B. 脑脊液中找到结核杆菌

C. 脑脊液蛋白增高,糖、氯化物降低　　D. 结核菌素试验阳性

E. 头颅CT示脑室扩大、脑实质改变

【例22】确诊后强化治疗阶段的最佳方案是

A. INH＋RFP＋SM＋EMB　　　　B. INH＋RFP＋EMB　　　　C. INH＋RFP＋SM

D. INH＋RFP＋PZA　　　　　　　E. INH＋RFP＋PZA＋SM

【例23】入院次日惠儿忽然心率加快,呼吸节律不等,双侧瞳孔不等大。错误的处理是

A. 腰椎穿刺减压　　　　B. 侧脑室引流　　　　　C. 利尿剂静脉注射

D. 甘露醇静脉滴注　　　E. 糖皮质激素静脉注射

➤ 参考答案如下,详细答案参见2021版《国家临床执业及助理医师资格考试精选真题考点精析》。

1. B	2. B	3. C	4. D	5. C
6. C	7. B	8. B	9. C	10. A
11. A	12. B	13. B	14. C	15. C
16. E	17. E	18. E	19. C	20. E
21. B	22. E	23. A	—	—

昭昭老师提示:
关注官方微信,获得第一手考试资料。

第10章　消化系统疾病

➤ **2021考试大纲**

①解剖生理特点;②先天性肥厚性幽门狭窄;③先天性巨结肠;④小儿腹泻病。

➤ **考纲解析**

近20年的医师考试中,本章考试重点考查小儿腹泻病的诊断、治疗,执业医师每年考查分数为4～5分,助理医师每年考查分数为2～3分。

第1节　解剖生理特点

一、解剖特点

1. 口腔 口腔黏膜血管丰富,唾液腺不完善,唾液分泌少,黏膜干燥,易损伤和细菌感染。

2. 食管 新生儿和婴儿的食管中漏斗状食管下段括约肌发育不成熟,常发生胃食管反流。

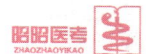

3. 胃 婴幼儿的<u>胃呈水平位</u>,贲门括约肌发育不成熟,幽门紧张度高,所以很容易吐奶。

4. 肠 婴幼儿<u>肠系膜柔软而长</u>,结肠无明显结肠带与脂肪垂,升结肠与后壁固定差,易发生肠扭转和肠套叠。

5. 肝 年龄越小,肝相对越大;婴儿<u>肝细胞再生能力强</u>,不易发生肝硬化。

二、生理特点

1. 新生儿唾液 分泌少,3～4个月开始增加,5～6个月明显增多。

2. 胰酶出现的顺序 最先出现胰蛋白酶,最后出现胰淀粉酶。

3. 肠道细菌 肠道菌群受食物成分的影响较大,单纯母乳喂养儿以双歧杆菌占绝对优势,人工喂养和混合喂养儿肠内的大肠埃希菌、嗜酸杆菌、双歧杆菌和肠球菌所占比例几乎相等。

4. 健康婴儿的粪便

	母乳喂养儿粪便	人工喂养儿粪便	混合喂养儿粪便
颜 色	黄色或金黄色	淡黄色或灰黄色	淡黄色或灰黄色
特 点	均匀膏状或稀薄绿色,不臭,呈酸性反应	有臭味,呈中性或碱性,易发生便秘	添加淀粉类辅食,暗绿色,臭味加重;初加菜泥,小量绿色便

第2节 先天性肥厚性幽门狭窄(助理医师不要求)

一、概 述

先天性肥厚性幽门狭窄是由于幽门肌肥厚和水肿引起的输出道梗阻。多见于婴儿出生后6个月内,有家族集中的倾向。

二、临床表现

呕 吐	①本病<u>主要症状</u>多在生后2～4周出现,逐渐加重,呈喷射状,内含奶块,但无胆汁; ②呕吐严重者可发生水和电解质紊乱、营养不良等
胃蠕动波	在喂奶和呕吐前出现,从左季肋下向右上腹移动,呕吐后消失
<u>右上腹肿块</u>	在右季肋下腹直肌外缘触及橄榄形肿块,为本病<u>特有体征</u>,具有诊断意义

【例1】先天性肥厚性幽门狭窄所<u>特有的临床表现</u>是

A. 胃蠕动波 　　 B. 呕吐 　　 C. 黄疸 　　 D. 右上腹肿块 　　 E. 消瘦、脱水

三、实验室检查

腹部B超	幽门肌厚度≥4 mm,幽门前后直径≥13 mm,幽门管长≥17 mm,即可诊断
X线检查	①透视下见胃扩张,钡餐通过幽门障碍,胃排空延迟; ②幽门胃窦呈典型的<u>鸟嘴状改变</u>,管腔狭窄如线状为诊断本病特有X线征象

四、诊断及鉴别诊断

凡有典型的呕吐病史者,生后2～4周出现无胆汁的喷射性呕吐,进行性加重,吐后觅食,应怀疑本病。若右上腹部触及橄榄状肿块即可确诊。

五、治 疗

确诊后及早纠正营养状态,并进行幽门肌切开手术。

第3节 先天性巨结肠(助理医师不要求)

一、概 述

先天性巨结肠又称为先天性无神经节细胞症,即肠远端无神经调节,持续痉挛,粪便在近端不能排出,使结肠肥厚扩张。

二、临床表现和体征

表 现	胎便排出延迟,顽固性便秘和腹胀:患儿出生后24～48小时不排便,以后形成不灌肠、不排便的情况,呕吐、营养不良、发育迟缓
体 征	直肠指检发现<u>直肠壶腹部空虚</u>

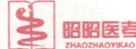

【例2】生后 48 小时内无胎便或少量胎便,以后出现<u>顽固性便秘</u>和腹胀,最常见于

　　A. 继发性巨结肠　　B. 特发性巨结肠　　C. 功能性便秘　　D. 先天性肠闭锁　　E. 先天性巨结肠

三、实验室检查

1. X 线检查

腹部立位平片	多显示低位结肠梗阻,近端结肠扩张,盆腔无气体
钡剂灌肠检查	简便而有诊断价值的检查,诊断率在 90%左右,可显示痉挛段及其上方的扩张肠管排钡功能差

2. 直肠黏膜活检　HE 染色判断有无神经节细胞。乙酰胆碱含量和胆碱酯酶活性增高,较正常儿高 5~6 倍。

3. 直肠肌层活检　从直肠壁取肌层组织活检,计数神经节细胞数量。患儿缺乏神经节细胞,而无髓鞘的神经纤维增生。

4. 肌电图检查　患儿直肠和乙状结肠远端的肌电图波形低矮,频率低,波峰消失。

四、治　疗

保守治疗	维持水电解质平衡
手术治疗	造瘘术及根治性切除术,切除无神经节细胞肠段和部分扩张结肠

五、并发症

小肠结肠炎	本病常见并发症
肠穿孔	多见于新生儿,常见的穿孔部位为乙状结肠和盲肠
感　染	继发感染

【例3】先天性巨结肠<u>最常见</u>的并发症是

　　A. 肠梗阻　　　　B. 败血症　　　　C. 营养不良　　　　D. 小肠结肠炎　　　　E. 肠穿孔

第 4 节　小儿腹泻病

一、概　述

　　小儿腹泻病是一组由多病原、多因素引起的,以大便次数增多和大便性状改变为特征的消化道综合征,好发于 6 个月~2 岁婴幼儿(6 个月以前多为生理性腹泻,6 个月~2 岁好发秋季腹泻,2 岁以后好发菌痢)。

二、病　因

1. 易感因素

　　(1)婴幼儿的各个系统发育尚不完善　①胃酸和消化酶分泌少,酶活性低,婴儿饮食质和量变化较快;②婴幼儿代谢旺盛,对缺水的耐受力差,一旦失水容易发生体液紊乱;③婴儿时期,神经、内分泌、循环、肝、肾功能发育不成熟,容易发生消化道功能紊乱。

　　(2)免疫系统发育不成熟　①婴儿期非特异性肠道免疫功能(包括黏液、胃酸、胆盐、消化酶、胃肠蠕动及肠道菌群等)不成熟;②特异性肠道免疫(IgG、IgM、SIgA)未发育成熟,对感染的防御能力低;③正常肠道菌群可以抵抗致病菌的侵入,婴儿正常肠道菌群未建立,肠道菌群失调;④婴儿生长发育较快,所需营养物质较多,胃肠负担较重,易发生消化不良;⑤人工喂养患儿比母乳喂养患儿肠炎的感染概率高 10 倍。

【例4】哪项<u>不是</u>导致小儿腹泻病的内在因素

　　A. 消化系统发育不成熟　　　　　　　　　B. 消化道负担过重　　　　　　C. 肠道内感染

　　D. 血中免疫球蛋白及胃肠道分泌型 SIgA 低　　　E. 胃内酸度低

2. 感染因素

　　(1)病毒感染　轮状病毒属是婴幼儿秋冬季腹泻的最常见病原,其次有肠道病毒(包括柯萨奇病毒、埃可病毒、肠道腺病毒)、诺如病毒、冠状病毒等。

　　(2)细菌感染　致腹泻大肠埃希菌,如致病性大肠埃希菌、产毒性大肠埃希菌、侵袭性大肠埃希菌、出血性大肠埃希菌、黏附-集聚性大肠埃希菌,以及空肠弯曲菌,耶尔森菌,沙门菌等。

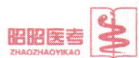

3. 非感染因素

（1）饮食因素　喂养不当,过敏性腹泻,如对牛奶或大豆（豆浆）过敏而引起腹泻,对牛奶过敏者较多;原发性或继发性双糖酶（主要为乳糖酶）缺乏或活力降低,肠道对糖的消化吸收不良,使乳糖积滞,引起腹泻。

（2）气候因素　气候突然变化,腹部受凉,使肠蠕动增加;天气过热,消化液分泌减少,或由于口渴饮奶过多等,都可能诱发消化功能紊乱而致腹泻。

【例5】有关小儿肠道菌群建立的论述正确的是
A. 人工喂养者以双歧杆菌为主　　　B. 母乳喂养都以大肠埃希菌为主
C. 肠道菌群可辅助合成维生素D　　 D. 出生24小时后肠道开始出现细菌
E. 肠道菌群受食物成分影响

三、临床表现

1. 急性腹泻的共同临床表现

轻型腹泻	只有局部症状而无全身症状
重型腹泻	除了局部症状还有全身症状如脱水、电解质紊乱等

【例6】婴儿腹泻重型与轻型的主要区别是
A. 发热、呕吐的程度　　　 B. 腹泻,每天10余次　　　 C. 大便蛋花汤样,混有黏液
D. 大便镜检有大量脂肪球　 E. 有水及电解质紊乱

2. 水、电解质紊乱及酸碱平衡失衡

（1）脱水的程度

分　度	每千克体重脱水量	临床表现
轻度	30～50 mL/kg,占体重5%	有泪,有尿
中度	50～100 mL/kg,占体重10%	尿少明显
重度	100～120 mL/kg,占体重15%	外周循环衰竭,休克的描述

（2）脱水的性质

脱水性质	血清钠
低渗性脱水	<130 mmol/L
等渗性脱水	130～150 mmol/L
高渗性脱水	>150 mmol/L

【例7】患儿,7个月。因腹泻2天入院。稀水样便、尿少、哭时泪少、皮下脂肪0.3 mm,足稍凉,血钠125 mmol/L。本例脱水的程度及性质是
A. 轻度脱水,等渗性　　　 B. 轻度脱水,低渗性　　　 C. 中度脱水,等渗性
D. 中度脱水,低渗性　　　 E. 重度脱水,低渗性

3. 常见类型肠炎的临床特点（考试重点）

分　类	特　点	昭昭老师速记
轮状病毒肠炎	①秋季婴幼儿腹泻最常见的类型,称为"秋季腹泻"; ②多见于6～24个月的婴幼儿,症状轻,大便蛋花汤样,量多,次数多,水分多,无腥臭味	看见秋季发病的
诺如病毒肠炎	多见于寒冷季节（11月至次年2月）,多引起机构群发性腹泻	很多人都发病的就是诺如
致病性大肠埃希菌肠炎	起病慢+黄绿色或蛋黄汤样稀水样便伴有较多黏液,有霉臭味	"黄色""致病"
产毒性大肠埃希菌肠炎	起病急+与致病性大肠杆菌相似	急产
侵袭性大肠埃希菌肠炎	黏液带脓血便,有腥臭味,可有中毒甚至休克	"侵袭"要带"血"
出血性大肠埃希菌肠炎	黄色水样便→血水便,有特殊臭味	"出血"当然是"血水"

右上角：续表

分　类	特　点	昭昭老师速记
抗生素相关性腹泻	①金黄色葡萄球菌肠炎:多见于大量应用抗生素后,大便呈暗绿色海水样便,有腥臭味; ②真菌性肠炎:大便呈豆腐渣样细块	金葡菌和真菌都是跟抗生素相关

【例8】轮状病毒肠炎容易出现

A. 败血症　　　B. 肠穿孔　　　C. 高钠血症　　　D. 中毒性脑病　　　E. 脱水、酸中毒

【例9】女婴,9个月。秋季发病,腹泻,轻咳2天入院。大便10次/天,蛋花汤样。大便镜检:白细胞2~3/HP,便细菌培养阴性。血常规:WBC 7.5×10^9/L。除轻度脱水征外无其他异常。

A. 轮状病毒肠炎　　　　　B. 细菌性痢疾　　　　　C. 金黄色葡萄球菌肠炎

D. 真菌性肠炎　　　　　E. 致病性大肠埃希菌肠炎

【例10】患儿女,1岁。于7月就诊。腹泻、呕吐3天,大便每天10余次,量中等,蛋花汤样,有黏液霉臭味。查体:精神稍萎靡,皮肤弹性差,哭泪少。粪常规检查发现少量白细胞。最可能的病原体是

A. 致病性大肠埃希菌　　　B. 真菌　　　C. 铜绿假单胞菌　　　D. 轮状病毒　　　E. 痢疾杆菌

四、诊断及鉴别诊断

年　龄	小于6个月	6~24个月的婴幼儿	2~7岁
腹泻类型	生理性腹泻	轮状病毒肠炎(秋季腹泻)	中毒性菌痢

【例11】男婴,3个月。母乳喂养。腹泻2个月,大便5~6次/天,稀或糊便,无脓血,食欲好,面有湿疹,体重5.6 kg。最可能的诊断是

A. 迁延性腹泻　　　B. 慢性腹泻　　　C. 生理性腹泻　　　D. 饮食性腹泻　　　E. 感染性腹泻

五、治　疗

1. 饮食疗法　调整饮食,一般不使用止泻剂,因其可导致毒素蓄积吸收。

2. 对症治疗　纠正水、电解质紊乱和酸碱失衡(多为酸中毒)。

【例12】女婴,11个月。腹泻3天,约19次/天,呈稀水样,伴呕吐,每天2~3次,尿量减少。查体:皮肤干,弹性差,眼窝、前囟凹陷,心音低钝。最重要的处理措施是

A. 控制感染　　　　　B. 给予助消化药　　　　　C. 给予肠道微生态制剂

D. 纠正水、电解质紊乱　　　E. 给予止吐药

【例13】女孩,2岁。腹泻伴呕吐3天,大便7~8次/天,为黄绿色水样便。黏液较多,时有发热,腹痛。粪常规示白细胞(++)。不宜采用的治疗是

A. 液体治疗　　　　　B. 锌制剂　　　　　C. 止泻剂

D. 肠道微生态制剂　　　E. 肠道黏膜保护剂

六、补液要点

1. 确定补液量

	轻度脱水	中度脱水	重度脱水
丢失量	30~50 mL/kg	50~100 mL/kg	100~120 mL/kg
需要补液量	90~120 mL/kg	120~150 mL/kg	150~180 mL/kg

2. 确定补液种类

	等渗性脱水	低渗性脱水	高渗性脱水	重度脱水
补液张力	1/2张含钠液	2/3张含钠液	1/3张含钠液	20 mL/kg的2:1等张含钠液

3. 不同张力的配比

	2/3张	1/2张	1/3张
液体配比	4:3:2	2:3:1	2:6:1

4. 补钾原则　见尿补钾,能口服者口服补钾,静脉补钾浓度不能超过0.3%。

5. 第2天补液的要点　①第2天以后只需补生理需要量和继续损失量。②生理需要量采用1/5~

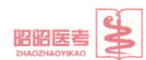

1/3 张含钠液按每天 60～80 mL/kg 补充。③继续损失量按照"丢多少补多少、随时丢随时补"的原则,采用 1/3～1/2 张含钠液补充。

【例14】重度脱水合并休克首选治疗措施是

A. 静脉补液　　B. 口服补液　　C. 饮食疗法　　　D. 药物治疗　　　E. 病因治疗

例 15～19 共用题干

女婴,10 个月。腹泻 3 天,加重 2 天。暗红色水样便,每天 10 余次,量多,腥臭,伴高热、呕吐、少尿。查体:精神萎靡,呈嗜睡状,前囟、眼窝凹陷,皮肤弹性差,心音较低钝,腹胀,肝、脾不大。实验室检查:粪镜检有大量脓血细胞,血钠 135 mmol/L,血钾 3.5 mmol/L。

【例15】患儿最可能的诊断是

A. 轮状病毒肠炎　　　　　B. 大肠埃希菌肠炎　　　　　C. 金黄色葡萄球菌肠炎

D. 细菌性痢疾　　　　　　E. 真菌性肠炎

【例16】该患儿腹泻脱水的程度与性质应是

A. 重度等渗性　　B. 中度等渗性　　C. 中度低渗性　　D. 中度高渗性　　E. 重度低渗性

【例17】行液体疗法第 1 天补液的总量应是每千克体重

A. 160～180 mL　　B. 70～110 mL　　C. 120～150 mL　　D. 30～60 mL　　E. 190～220 mL

【例18】第 1 天补液所采用液体的成分应是

A. 2/3 张含钠液　　B. 1/2 张含钠液　　C. 1/3 张含钠液　　D. 1/5 张含钠液　　E. 等张含钠液

【例19】对该患儿最不适合的处理是

A. 使用止泻剂　　　　　　B. 选用有效的抗生素　　　　　C. 使用微生态制剂

D. 继续饮食　　　　　　　E. 使用肠黏膜保护剂

➤ 参考答案如下,详细答案参见 2021 版《国家临床执业及助理医师资格考试精选真题考点精析》。

1. D	2. E	3. D	4. C	5. E
6. E	7. D	8. E	9. A	10. A
11. C	12. D	13. C	14. A	15. B
16. B	17. C	18. B	19. A	—

昭昭老师提示:
关注官方微信,获得第一手考试资料。

第 11 章　呼吸系统疾病

➤ **2021 考试大纲**

①解剖生理特点;②急性上呼吸道感染;③支气管哮喘;④肺炎。

➤ **考纲解析**

近 20 年的医师考试中,本章考试重点考查肺炎的诊断及治疗,执业医师每年考查分数为 4～5 分,助理医师每年考查分数为 1～2 分。

第 1 节　小儿呼吸系统解剖生理特点

一、解剖特点

1. 上呼吸道

鼻	婴幼儿鼻腔短小,鼻道窄,易导致呼吸困难或张口呼吸
鼻泪管和咽鼓管	①婴幼儿鼻泪管短,瓣膜发育不全,故鼻腔感染易侵入结膜引起炎症; ②咽鼓管较宽、直、短,呈水平位,故鼻咽炎时易致中耳炎
扁桃体	至 1 岁末才逐渐增大,4～10 岁发育达高峰,14～15 岁逐渐退化,所以扁桃体炎常见于年长儿,婴儿则较少见
鼻　窦	①额窦和蝶窦发育较晚,故婴幼儿很少发生鼻窦炎; ②鼻窦黏膜与鼻腔黏膜相连续,鼻窦口相对较大,学龄前儿童的鼻窦炎不少
其　他	喉腔狭窄,声门狭小,软骨柔软,炎症容易引起声音嘶哑和吸气性呼吸困难

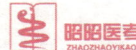

【例1】患儿男,2岁。发热、咳嗽3天,2天来诉右耳痛,诊断为急性卡他性中耳炎。其发病机制为

A. 血行播散　　　　　　　　B. 淋巴管播散

C. 上呼吸道 IgA 分泌　　　　D. 咽鼓管较宽、直而短,呈水平位

E. 小儿喉部呈漏斗型,感染不易向下,故向周围蔓延

【例2】小儿扁桃体发育的高峰年龄段是

A. 3~6个月　　　B. 1~2岁　　　C. 2~4岁　　　D. 4~10岁　　　E. 10~14岁

2. 下呼吸道

肺	肺泡发育不健全,如数量较少且面积小,肺的弹力纤维发育较差,但是血管丰富,导致肺含血较多而含气少,易于感染
支气管	①左支气管细长,由气管向侧方伸出,而右支气管短而粗,为气管直接延伸,故异物较易进入右支气管内;②支气管较成人短,且较狭窄,黏膜柔嫩,软骨柔软,缺乏弹力组织支撑,因黏液腺分泌不足,易致气道干燥,故易发生呼吸道感染

3. 胸廓　婴幼儿胸廓较短,前后径相对较长,呈桶状。肋骨呈水平位,胸腔小,而肺相对较大。呼吸肌发育差,因此在呼吸时肺的扩张受限。当肺部发生病变时容易出现呼吸困难。

【例3】小儿下呼吸道的解剖特点是

A. 气管腔较宽　　　　　　B. 黏膜血管少　　　　　　C. 纤毛运动好

D. 左侧支气管较直　　　　E. 肺弹力纤维发育差

二、生理特点

呼吸频率与节律	①小儿呼吸频率较快,新生儿40~44次/分,1岁以内30次/分;②呼吸频率:1~3岁24次/分,3~7岁22次/分,7~14岁20次/分,14~18岁为16~18次/分
呼吸型	由于婴儿胸廓发育的特点,导致婴幼儿为腹式呼吸,后逐渐转化为胸腹式呼吸,7岁以后接近成人
肺活量	小儿肺活量为50~70 mL/kg,婴幼儿呼吸储备量较成人小
潮气量	①小儿潮气量为6~10 mL/kg,年龄越小,潮气量越小;②死腔/潮气量比值大于成人
气道阻力	由于气道管径细小,小儿气道阻力大于成人

三、呼吸道免疫特点

婴幼儿辅助性 T 细胞功能暂时低下,SIgA、IgG,尤其是 IgG 亚类含量均低。此外,乳铁蛋白、溶菌酶、干扰素、补体等数量和活性不足,易患呼吸道感染。

第2节　急性上呼吸道感染

一、概　述

急性上呼吸道感染系由各种病原体引起的上呼吸道急性感染,俗称"感冒",是小儿最常见的疾病。该病主要侵犯鼻、鼻咽和咽部,根据主要感染部位的不同,可诊断为急性鼻炎、急性咽炎、急性扁桃体炎等。

二、病　因

病毒所致者占90%以上,主要包括鼻病毒、呼吸道合胞病毒、流感病毒、副流感病毒、腺病毒、柯萨奇病毒、冠状病毒等,最常见呼吸道合胞病毒。细菌感染占10%左右,部分为病毒感染后继发的细菌感染,最常见为溶血性链球菌,其次为肺炎链球菌、流感嗜血杆菌、肺炎支原体等。

三、临床表现

1. 一般表现　发热、咳嗽、咳痰等。

2. 两种特殊的上呼吸道感染的特点

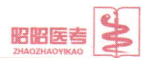

疾　病	诊断和致病菌	昭昭老师速记
疱疹性咽峡炎	①疱疹性咽峡炎＝寒战高热＋咽峡部出现大小的疱疹； ②致病菌：柯萨奇A组病毒	"萨""疱"尿
咽结合膜热	①咽结合膜热＝寒战高热＋咽部充血＋滤泡性眼结膜炎； ②致病菌：腺病毒	"咽""腺"菜

例4～6共用选项

A. 柯萨奇病毒　　B. 带状疱疹病毒　C. 腺病毒　　D. 人类疱疹病毒6型　E. 呼吸道合胞病毒

【例4】幼儿急疹的病原体是

【例5】疱疹性咽峡炎的病原体是

【例6】咽结合膜热的病原体是

【例7】女孩，6岁。发热伴头痛及肌肉酸痛3天。查体：咽充血，扁桃体Ⅰ度肿大。同学中有数人发病。最可能的诊断是

A. 急性上呼吸道感染　B. 流行性感冒　C. 疱疹性咽峡炎　D. 急性扁桃体炎　E. 川崎病

【例8】女孩，4岁。高热、咽痛、食欲缺乏2天。查体：咽部充血，眼结膜充血，颈部、耳部淋巴结肿大，心肺无异常。最可能的病原体是

A. 副流感病毒　　B. 腺病毒　　　C. 单纯疱疹病毒　　D. 柯萨奇病毒　　E. 流感病毒

【例9】患儿9个月。发热3天，烦躁、流涎1天。查体：一般状态可，前囟平坦，咽部充血，咽峡及软腭部可见直径2～3 mm的疱疹及溃疡，颈部无抵抗，心肺听诊正常。其病原体最可能为

A. 溶血性链球菌　　B. 腺病毒　　　C. 柯萨奇病毒　　D. 副流感病毒　　E. 流感嗜血杆菌

四、治　疗

1. 病毒感染　首选抗病毒治疗，如利巴韦林。

2. 细菌感染　致病菌多为溶血性链球菌，首选青霉素。

第3节　支气管哮喘

一、概　述

支气管哮喘是由多种细胞（如嗜酸性粒细胞、肥大细胞、T淋巴细胞，中性粒细胞及气道上皮细胞等）和细胞组分共同参与的气道慢性炎症性疾病，常在夜间和（或）清晨发作或加剧。

二、临床表现和体征

临床表现	①接触过敏原后出现咳嗽和喘息反复发作，呼气性呼吸困难； ②由于夜间和清晨迷走神经兴奋，导致气道痉挛加重，故哮喘多在夜间和清晨加重
体　征	①双肺散布哮鸣音。 ②严重者气道广泛堵塞，哮鸣音反而消失，称为闭锁肺；闭锁肺是哮喘最危险的体征

三、诊断标准

（昭昭老师提示：看见反复咳嗽和喘息＞1个月，就是咳嗽变异性哮喘）

	支气管哮喘	咳嗽变异性哮喘
诊断 标准	①反复发作的喘息、咳嗽等，清晨或夜间发作； ②双肺散布哮鸣音，呼吸相延长； ③抗哮喘药物诊断性治疗有效； ④排除其他原因引起的慢性咳嗽； ⑤临床表现不典型者应至少具备1项：a.支气管或运动激发试验（＋），b.证实存在可逆性气流受限，c.PEF每日变异率≥20%	①持续咳嗽发作时间大于1个月，清晨或夜间发作，以干咳为主； ②抗生素治疗无效； ③抗哮喘药物诊断性治疗有效； ④排除其他原因引起的慢性咳嗽； ⑤支气管激发试验阳性或PEF每日变异率≥20%； ⑥个人或一级、二级亲属有特应性疾病史，或变应原测试阳性

【例10】诊断小儿咳嗽变异性哮喘的基本条件是

A. 咳嗽持续或反复发作　　　　　　　　B. 常伴夜间或清晨发作性咳嗽，痰少，运动后加重

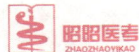

C. 临床无感染征象　　　　　　　　D. 用支气管舒张剂可使咳嗽发作缓解

E. 有个人或家族过敏史

【例11】男孩，8岁。气喘2天，每年春秋季发病。体温37.5℃，两肺有普遍哮鸣音，白细胞7.6×10^9/L，中性粒细胞0.76。诊断可能为

A. 喘息性支气管炎　B. 支气管哮喘　C. 过敏性肺炎　　D. 急性支气管炎　E. 支气管肺炎

【例12】男孩，6岁。反复咳嗽2个月，常于夜间咳醒，活动后加重，痰不多，无发热，使用抗生素无效。既往有湿疹史。查体：双肺呼吸音粗，无哮鸣音。最可能的诊断为

A. 支气管异物　　　　　　　B. 咳嗽变异性哮喘　　　　　　C. 胃食管反流病

D. 喘息性支气管炎　　　　　E. 支气管炎

四、治　疗

1. 哮喘急性发作期的治疗

β₂ 受体激动剂	β₂ 受体激动剂是急性发作期首选药物
糖皮质激素	①病情较重的急性病例给予口服泼尼松短程治疗(1~7天)； ②严重哮喘发作时应静脉给予甲泼尼龙
抗胆碱药物	如异丙托溴铵，起效慢，特点是不易产生耐药、不良反应少
短效茶碱	可以缓解症状，但是不能单独应用，只作为哮喘综合治疗的一部分

2. 哮喘危重状态的处理

氧　疗	面罩或双鼻导管吸氧，初始的吸氧浓度为40%，流量为4~5 L/min
糖皮质激素	全身应用糖皮质激素，是儿童危重哮喘治疗的一线用药
镇静剂	首选水合氯醛灌肠，禁用或慎用其他镇静剂，插管条件下可以应用地西泮
机械通气	①严重的持续性呼吸困难；②呼吸音减弱，随之哮鸣音消失； ③呼吸肌过度疲劳而使胸廓活动受限；④意识障碍甚至昏迷； ⑤吸氧状态下发绀进行性加重；⑥$PaCO_2 \geqslant 65$ mmHg

3. 哮喘慢性持续期的治疗

糖皮质激素	哮喘长期控制的首选药物，也是最有效的抗炎药物
肥大细胞膜稳定剂	色甘酸钠是预防哮喘复发的首选药物

【例13】男，10岁，其母有哮喘史。患儿幼时对花粉过敏，反复发作喘息数次以上。今又突发喘息。查体：两肺满布哮鸣音。皮下注射肾上腺素后哮鸣音明显减少。对该患儿有效的紧急处理是

A. 美托洛尔　　　B. 苯巴比妥注射　C. 毛花苷C注射　D. 氢化可的松注射　　E. 注射甘露醇

【例14】患儿8岁，突然出现喘憋、烦躁不安、大汗，不能平卧。既往曾有喘息发作2次。查体：两肺布满哮鸣音，考虑为支气管哮喘。目前治疗首选

A. 糖皮质激素　　B. 支气管扩张剂　C. 免疫抑制剂　　D. 肥大细胞稳定剂　　E. 脱敏疗法

【例15】哮喘患儿出现持续状态，治疗应选用

A. 脱敏疗法　　　　　　　B. 口服氨茶碱类药物　　　　　　C. 口服免疫抑制剂

D. 静脉应用糖皮质激素　　E. 去除诱导因素

第4节　肺　炎

一、肺炎的分类

分类标准	分　类
按病理	大叶性肺炎、小叶性肺炎(支气管炎)和间质性肺炎
按病因	病毒性肺炎(呼吸道合胞病毒最常见)、细菌性肺炎(肺炎链球菌最常见)、支原体肺炎、衣原体肺炎、原虫性肺炎、真菌性肺炎等
按病程	急性肺炎(<1个月)、迁延性肺炎(病程1~3个月)、慢性肺炎(>3个月)

续表

分类标准	分 类
按病情	轻症肺炎(无全身中毒症状)、重症肺炎(全身中毒症状明显)
按临床表现	典型肺炎、非典型肺炎
按发生地区	①社区获得性肺炎指无明显免疫抑制的患儿在院外或住院 48 小时内发生的肺炎; ②院内获得性肺炎指住院 48 小时后发生的肺炎

【例 16】小儿肺炎的病因分类中不包括

A. 嗜酸性粒细胞性肺炎　　　　B. 间质性肺炎　　　　C. 病毒性肺炎

D. 细菌性肺炎　　　　E. 衣原体肺炎

二、支气管肺炎

1. 概述

支气管肺炎是累及支气管壁和肺泡的炎症,为儿童时期最常见的肺炎,2 岁以内儿童多发。

2. 病因

最常见为细菌和病毒感染,也可由病毒、细菌混合感染引起。发达国家儿童肺炎病原体以病毒为主,主要有呼吸道合胞病毒等。发展中国家病原体以细菌为主,细菌感染中最常见溶血性链球菌。

3. 临床表现

(1)一般表现　发热、咳嗽、气促;重症患者出现全身症状。

(2)重症肺炎表现

心血管系统	最常见心力衰竭
神经系统	缺氧中毒性脑病,如烦躁、嗜睡、脑膜刺激征等
消化系统	缺氧中毒性肠麻痹,如呕吐、腹胀、肠鸣音消失等
抗利尿激素异常分泌综合征	血钠≤130 mmol/L,血渗透压<275 mmol/L
弥散性血管内凝血	表现为血压下降,四肢凉,脉速而弱,皮肤、黏膜及胃肠道出血

4. 体格检查

呼吸增快	呼吸频率 40~80 次/分
发绀	口鼻、鼻唇沟和指端发绀,轻症患儿可无发绀
肺部啰音	早期不明显,以后可有固定的中、细湿啰音

【例 17】患儿男,3 岁。发热、咳嗽 2 天。查体:T 38 ℃,双肺闻及固定的中、细啰音。外周血 WBC 11×10^9/L,N 0.58,L 0.49。最可能的诊断是

A. 毛细支气管炎　B. 支气管肺炎　C. 腺病毒肺炎　　D. 肺炎支原体肺炎　E. 葡萄球菌肺炎

【例 18】患儿,3 岁。发热、咳嗽 2 天,惊厥、昏迷 1 天。体温 39℃,鼻翼煽动,肺部散在干湿啰音,心律齐,心率 130 次/分,肝未触及。诊断是支气管肺炎合并

A. 呼吸衰竭　　　　B. 心力衰竭　　　　C. 中毒性脑病　　　　D. 中毒性肠麻痹　　　　E. DIC

【例 19】重症肺炎患儿发生腹胀主要是由于

A. 低钾血症　　　　　　B. 中毒性肠麻痹　　　　　　C. 胃肠道毛细血管通透性增加

D. 低钠血症　　　　　　E. 代谢性酸中毒

例 20~22 共用题干

男孩,3 岁。发热伴咳嗽 3 天,加重伴呼吸困难 1 天。自服抗生素治疗。查体:T 39 ℃,嗜睡,精神反应差,躯干可见散在脓疱疹,呼吸急促,双肺可闻及散在中、小水泡音。实验室检查:血 WBC 18×10^9/L,N 0.85,L 0.12。

【例 20】该患儿最可能的诊断是

A. 肺炎支原体肺炎　　　　B. 肺炎衣原体肺炎　　　　C. 呼吸道合胞病毒肺炎

D. 金黄色葡萄球菌肺炎　　　　E. 腺病毒肺炎

【例 21】患儿今起病情突然加重,出现高热及呼吸困难加重。查体:T 39.5 ℃,R 40 次/分,烦躁不

安,鼻翼煽动,出现三凹征,面色苍白,唇周发绀,心率 140 次/分,心音有力,律齐,无奔马律,右肺呼吸音减低,肝、脾无肿大。最可能的并发症是

A. 化脓性脑膜炎　　　　　　B. 脓胸或脓气胸　　　　　　C. 中毒性脑病

D. 急性心力衰竭　　　　　　E. 中毒性心肌炎

【例 22】进一步有效的治疗措施是

A. 换用其他抗生素＋肾上腺皮质激素　　　　B. 换用其他抗生素＋胸腔闭式引流

C. 换用其他抗生素＋胸腔内注射抗生素　　　　D. 换用其他抗生素

E. 胸腔内注射抗生素

5. 实验室检查

血常规及生化	白细胞计数升高;C 反应蛋白(CRP)时细菌感染时升高
病毒抗体检查	特异性 IgM 抗体升高可以确诊
冷凝集试验阳性	冷凝集试验阳性≥1:32 为阳性标准是诊断支原体感染的非特异性检查

6. 治疗

(1) 应用致病菌敏感的抗生素

肺炎链球菌	①青霉素敏感者首选青霉素或阿莫西林; ②青霉素中介者首选大剂量青霉素或阿莫西林,耐药者首选头孢曲松钠、头孢唑肟、万古霉素; ③青霉素过敏者选用大环内酯类抗生素,如红霉素
金黄色葡萄球菌	①甲氧西林敏感者首选苯唑西林钠或氯唑西林; ②耐药者首选万古霉素或联用利福平
流感嗜血杆菌	阿莫西林/克拉维酸,氨苄西林/舒巴坦
大肠埃希菌和肺炎克雷伯杆菌	①不产超广谱 β 内酰胺酶(ESBLs)菌:首选头孢他啶/头孢哌酮; ②产超广谱 β 内酰胺酶(ESBLs)菌:亚胺培南/美洛培南
铜绿假单胞菌	替卡西林/克拉维酸
卡他莫拉菌	阿莫西林/克拉维酸
支原体和衣原体	大环内酯类抗生素,如红霉素、阿奇霉素等
用药时间: ①一般体温正常后 5～7 天,症状、体征消失后 3 天停药; ②支原体肺炎至少应用抗菌药物 2～3 周; ③葡萄球菌肺炎在体温正常后 2～3 周可停药,一般总疗程≥6 周 ||

(2) 氧疗和糖皮质激素

疗　法	适应证
吸氧	①烦躁、发绀或 $PO_2 < 60$ mmHg,采用鼻导管给氧,氧流量 0.5～1 L/min,浓度≤40%; ②新生儿和婴幼儿可用面罩给氧,氧流量 2～4 L/min,浓度 50%～60%
糖皮质激素	①全身中毒症状明显;②严重喘憋或呼吸衰竭;③合并感染中毒性休克; ④出现脑水肿;⑤胸腔短期内有较大量渗出

7. 并发症

	脓　胸	脓气胸	肺大疱
表　现	高热不退,呼吸困难加重	突发胸痛及呼吸困难	呼吸困难
体　征	患侧呼吸运动受限,语音震颤减弱,积脓较多时纵隔和器官向健侧移位	胸部叩诊呈鼓音,听诊呼吸音消失或减弱	语音震颤减弱
X　线	肋膈角变钝或呈反抛物线状阴影	液气平面	薄壁空洞

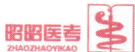

三、不同病原体所致肺炎的临床特点

1. 病毒性肺炎

	呼吸道合胞病毒肺炎	腺病毒肺炎
发病率	最高	稍低
表　现	多见于 1 岁以内的婴儿,出现发热、喘憋、呼吸困难、鼻翼煽动及三凹征	腺病毒 3、7 型,多见于 6 个月～2 岁儿童,高热、中毒症状重
X　线	两肺可见小点片状、斑片状阴影	大小不等,片状阴影或融合成大病灶
诊　断	呼吸道合胞病毒肺炎＝1 岁以内＋发热、喘憋、呼吸困难及三凹征	腺病毒肺炎＝6 个月～2 岁儿童＋高热、中毒症状重
昭昭老师速记	买东西要"三""胞"	"命"悬一"线(腺)"

例 23～26 共用题干

男,8 个月。持续高热、频咳,精神萎靡 5 天。近 2 天气促加重,今抽搐 3 次,全身性发作、嗜睡。查体:体温 40 ℃,呼吸 54 次/分,心率 148 次/分,双肺少量湿啰音,左下肺闻及管状呼吸音,肝肋下 1 cm,白细胞计数明显升高。X 线显示大小不等的片状病灶或整合性病灶,以两肺下野及右上肺多见。

【例 23】最有可能的诊断是
A. 急性咽喉炎　　　　　B. 肺炎链球菌肺炎　　　　　C. 支原体肺炎
D. 腺病毒肺炎　　　　　E. 金黄色葡萄球菌肺炎

【例 24】病程中患儿出现弛张高热,胸部 X 线片出现新的阴影,提示
A. 原有感染加重　B. 合并细菌感染　C. 病情好转前征兆　D. 并发败血症　E. 并发心衰

【例 25】若患儿在病程中出现反复惊厥,腰椎穿刺颅压增高,脑脊液检查正常。最有可能的原因是
A. 中毒性脑病　B. 高热惊厥　C. 败血症　D. 心力衰竭　E. 癫痫

【例 26】若患儿突然发生少尿,尿钠 40 mmol/L,尿沉渣出现棕色颗粒管型。最有可能出现的情况是
A. 败血症　B. 心力衰竭　C. 肾前性少尿　D. 尿路梗阻　E. 急性肾衰

2. 细菌性肺炎

	临床表现	X 线表现
肺炎链球菌肺炎	①5 岁以下儿童最常见的细菌性肺炎;②支气管肺炎是儿童肺炎链球菌最常见的病理类型;③典型症状为咳铁锈色痰	大片状阴影,均匀致密,占全肺叶或肺段,经治疗后逐渐消散
金黄色葡萄球菌肺炎	由呼吸道或血行播散所致,多发的小脓肿导致肺组织坏死,是最容易导致脓胸、脓气胸的肺炎	小片状阴影,数小时内出现小脓肿、肺大疱或胸腔积液
革兰氏阴性杆菌肺炎	①病原菌为流感嗜血杆菌和肺炎克雷伯杆菌;②有免疫缺陷者多见铜绿假单胞菌肺炎;③新生儿时期多见大肠埃希菌肺炎	①肺炎克雷伯菌肺炎:肺段或大叶性致密实变阴影;②铜绿假单胞菌肺炎:结节状浸润阴影;③流感嗜血杆菌肺炎:粟粒状阴影

3. 其他微生物所致肺炎

	临床表现	X 线表现
肺炎支原体肺炎	刺激性咳嗽是本病的突出症状,体征与剧咳及发热的临床症状不符	均匀一致的片状阴影,似大叶性肺炎改变
衣原体肺炎	①沙眼衣原体肺炎:多是母婴垂直传播所致,表现为呼吸增快,具有特征性的不连贯咳嗽;②肺炎衣原体肺炎:最多见的症状是咳嗽	多为单侧下叶浸润,可为广泛单侧或双侧病灶

【例 27】男,10 岁。发热 11 天,体温 38～39 ℃,刺激性咳嗽,明显胸痛。查体:双肺散在干啰音。胸片:左肺下野淡薄片状阴影。最可能的诊断是
A. 腺病毒肺炎　　　　　B. 呼吸道合胞病毒肺炎　　　　　C. 肺炎支原体肺炎
D. 金黄色葡萄球菌肺炎　　　　　E. 肺炎链球菌肺炎

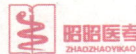

➤ **参考答案**如下,详细答案参见 2021 版《国家临床执业及助理医师资格考试精选真题考点精析》。

1. D	2. D	3. E	4. D	5. A	6. C	7. B
8. B	9. C	10. D	11. B	12. B	13. D	14. B
15. D	16. B	17. E	18. C	19. B	20. D	21. B
22. B	23. D	24. B	25. A	26. E	27. C	—

昭昭老师提示:
关注官方微信,获得第一手考试资料。

第 12 章　循环系统疾病

➤ **2021 考试大纲**

①心血管系统生理特点;②先天性心脏病概述;③房间隔缺损;④室间隔缺损;⑤动脉导管未闭;⑥法洛四联症。

➤ **考纲解析**

近 20 年的医师考试中,本章考试重点考查先心病的诊断、机制,执业医师每年考查分数为 3～4 分,助理医师每年考查分数为 2～3 分。

第 1 节　心血管系统生理特点

一、胎儿-新生儿血液循环转换

1. 正常胎儿血液循环特点

特殊管道	动静脉导管、卵圆孔是胎儿血液循环的特殊通道
交换部位	胎儿时期的营养和气体是通过脐血管和胎盘与母体之间以弥散方式进行交换
血　液	①因为胎儿肺处于压缩状态;胎儿时期只有体循环而无肺循环; ②胎儿体内绝大部分是混合血,只有肝由纯静脉血供应,胎儿时期肝的含氧量最高,心、脑、上肢次之,下半身最低
压　力	胎儿时期右心室承担的负荷较左心室大

2. 出生后血液循环的改变

部　位	闭合时间	昭昭老师速记
卵圆孔	肺循环建立后即功能上关闭,至出生后 5～7 个月解剖上关闭	"5""元(圆)"钱
动脉导管	足月儿出生后 10～15 小时功能性关闭,约 80%婴儿在生后 3 个月、95%婴儿于 12 个月内形成解剖上关闭	"3"人行"动"

【**例 1**】关于胎儿正常血液循环特点的描述,错误的是

A. 营养与气体交换通过胎盘与脐血管完成　　B. 只有体循环,几乎无肺循环

C. 体内绝大部分是动脉血　　D. 静脉导管、卵圆孔及动脉导管是特殊通道　　E. 肝血含氧量最高

例 2～3 共用选项

A. 生后 3～4 个月　　　　　　　B. 生后 3 个月内　　　　　　　C. 生后 1～2 岁

D. 生后 5～7 个月　　　　　　　E. 生后 8～10 个月

【**例 2**】小儿卵圆孔解剖上关闭的时间是

【**例 3**】80%的小儿动脉导管解剖上关闭的时间是

二、小儿血管、心率、血压的特点

小儿血管	小儿动脉相对比成人粗,动静脉之比在新生儿为 1:1,成人为 1:2
心　率	小儿心率较快
血　压	收缩压=(年龄×2)+80 mmHg;舒张压=2/3 收缩压

【**例 4**】2 岁以上小儿的收缩压计算公式为

A. (年龄×2)+80 mmHg　　　B. (年龄×2)+70 mmHg　　　C. (年龄×3)+70 mmHg

D. (年龄×5)+70 mmHg　　　E. (年龄×5)+80 mmHg

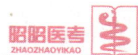

【例5】根据小儿动脉收缩压的推算公式，3岁小儿的收缩压是

A. 56 mmHg　　B. 66 mmHg　　C. 76 mmHg　　D. 86 mmHg　　E. 96 mmHg

第2节　先天性心脏病概述

一、先天性心脏病的分类

类　型	特　点	常见病
左向右分流型（潜伏青紫型）	由于体循环压力＞肺循环，血液从左向右分流，不出现青紫。当右心室压力超过左心室压力时，血液自右向左分流，出现青紫（艾森门格综合征）	房间隔缺损、室间隔缺损、动脉导管未闭
右向左分流型（青紫型）	右心室压力增高并超过左心室，血流经常自右向左分流，使大量静脉血流入体循环，出现持续性青紫	法洛四联症和大动脉转位
无分流型（无青紫型）	心脏左、右两侧或动、静脉之间无异常通路或分流	肺动脉狭窄等

【例6】左向右分流型的先天性心脏病是

A. 动脉导管未闭　B. 肺动脉狭窄　　C. 主动脉缩窄　　D. 右位心　　E. 大血管错位

【例7】小儿先天性心脏病中属于青紫型的是

A. 室间隔缺损　　B. 动脉导管未闭　C. 肺动脉狭窄　　D. 法洛四联症　　E. 主动脉缩窄

【例8】婴儿期持续性青紫见于

A. 房间隔缺损　　　B. 室间隔缺损　　C. 肺动脉狭窄　　D. 法洛四联症　　E. 动脉导管未闭

【例9】不符合左向右分流先天性心脏病共同特征的是

A. 胸骨左缘收缩期杂音　　　B. 容易并发肺部感染　　　C. 生长发育落后

D. 肺动脉瓣区第二心音增强　　E. 蹲踞现象

二、实验室检查

1. 普通X线检查　X线片是适用于小儿先天性心脏病诊断的常用手段，可观察心脏和大血管的搏动、位置、形态及肺血管的粗细、分布，但不能观察细微的变化。

	房间隔缺损	室间隔缺损	动脉导管未闭	法洛四联症
房室增大	右房、右室大	双室大，左心房可大	左室大，左房可大	右室大，心尖上翘，呈靴型
主动脉结	不大	不大	增大	不大
肺动脉段	凸出	凸出	凸出	凹陷
肺　野	充血	充血	充血	清晰
肺门舞蹈征	有	有	有	无

2. 心电图　对各种心律失常诊断具有特异性，对房室肥大、传导阻滞、电解质紊乱及药物中毒等有提示意义，对心脏位置及心肌病也有重要的参考价值。24小时动态心电图及各种负荷心电图可提供更多的信息。

3. 超声心动图　不仅可以提供详细的心脏解剖结构信息，还能提供心功能及部分血流动力学信息。

4. 心导管检查　先天性心脏病明确诊断和决定手术前的重要检查方法之一。

5. 心血管造影　明确心血管的解剖畸形。尤其对于复杂先天性心脏病及血管畸形仍是重要的检查手段。

6. 放射性核素心血管造影　小儿心血管疾病的放射性核素示踪计数主要用于心功能的测定、左向右分流定量分析和了解心肌缺血情况。

7. 磁共振成像　常用于主动脉弓等流出道畸形的诊断。

8. 计算机断层扫描　对心外大血管异常及其分支病变，心脏瓣膜、心包和血管壁钙化，心腔肿块、心包缩窄及心肌病等有较高的诊断价值。

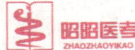

第3节　房间隔缺损

一、概　述

房间隔缺损(ASD)是由于原始房间隔发育、融合、吸收等异常,导致左、右心房之间遗留孔隙。女性多见,男女之比约为1:2。

二、病理生理

① 由于左心(体循环)压力高于右心(肺循环),导致心房的血液由左向右分流,暂时不出现青紫。

② 随着病情的进展,右心室血液越来越多,摄入到肺动脉的血较多,导致肺动脉痉挛,引发肺动脉高压,进而导致右心室、右心房压力逐渐升高。最后右心压力超过左心,导致右向左分流,即右心的静脉血直接进入左心,导致青紫出现,此为潜在性青紫。

三、临床表现

1. 表现和心音　小的房间隔缺损没有症状,较大的房间隔缺损出现心肺功能不全的表现,仅体格检查时在左侧第2~3肋间近胸骨旁可闻及喷射性收缩期杂音,出现不受呼吸影响的第二心音固定分裂。多数患儿在婴幼儿期无明显体征,以后心脏增大,前胸饱满,搏动活跃,少数大缺损分流量大者可触及震颤。听诊特点:

① 第一心音亢进,肺动脉第二心音增强;

② 由于右心室容量增加,收缩期射血时间延长,肺动脉瓣关闭更落后于主动脉瓣,出现不受呼吸影响的第二心音固定分裂。

2. 心音产生机制　由于右心室增大,大量血流通过正常肺动脉瓣时(形成相对性狭窄),在左侧第2肋间近胸骨旁可闻及2~3级喷射性收缩期杂音。

3. 继发改变　当肺循环血流量超过体循环达1倍以上时,在胸骨左下第4~5肋间可出现三尖瓣相对狭窄的短促与低频的舒张早中期杂音,吸气时更响,呼气时减弱。

【例10】 房间隔缺损杂音产生的主要原理是

A. 主动脉瓣相对狭窄　　　　B. 血流直接通过缺损口　　　　C. 二尖瓣相对狭窄

D. 肺动脉瓣相对狭窄　　　　E. 三尖瓣相对狭窄

例11~13 共用题干

男孩,8岁。剧烈运动后胸闷、气短1个月。查体:心前区未触及震颤,胸骨左缘2~3肋间闻及3级收缩期喷射性杂音,P$_2$增强,固定分裂。

【例11】 最可能的诊断是

A. 动脉导管未闭　　　　B. 单纯肺动脉瓣狭窄　　　　C. 房间隔缺损

D. 中型室间隔缺损　　　　E. 小型室间隔缺损

【例12】 心脏杂音形成的最直接原因是

A. 肺动脉瓣明显狭窄　　　　B. 右心压力负荷增加　　　　C. 经肺动脉瓣血流量增多

D. 主动脉瓣相对狭窄　　　　E. 血液经房间隔缺损自左房流入右房

【例13】 最典型的心电图改变是

A. 左室高电压　　　　　　　　B. 不完全性右束支传导阻滞和电轴右偏

C. 左心房肥大　　　　　　　　D. 二度房室传导阻滞Ⅰ型　　　　E. 一度房室传导阻滞

四、实验室检查

胸部X线片	右心房和右心室增大,肺动脉段突出,肺纹理增多、增粗,出现明显肺门舞蹈征
心电图	电轴右偏,不完全性右束支传导阻滞
超声心动图	右房、右室内径增大,室间隔中断,室间隔与左室后壁呈矛盾运动
心导管检查	右房血氧含量大于腔静脉,导管尖端可从右房进入左房

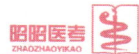

五、治　疗

临床情景	治　疗
较小的房间隔缺损	多在 3 个月内自然闭合
较大的房间隔缺损	一般不会自然闭合,3～5 岁时需要进行手术治疗

例 14～15 共同题干

男孩 4 岁,生长落后,活动后气促。查体:胸骨左缘第 2～3 肋间有 3 级收缩期喷射性杂音,P_2 亢进。X 线片示右心房、右心室扩大。

【例 14】该患儿最可能的诊断是

A. 法洛四联症　　B. 房间隔缺损　　C. 肺动脉狭窄　　D. 室间隔缺损　　E. 动脉导管未闭

【例 15】目前最佳的治疗方案是

A. 口服卡托普利　　B. 随访观察　　C. 手术修补　　D. 口服吲哚美辛　　E. 防治感染

六、并发症

支气管肺炎、充血性心力衰竭与肺水肿、感染性心内膜炎等,晚期可出现梗阻性(器质性)肺动脉高压,出现持久青紫,即艾森门格综合征。

第 4 节　室间隔缺损

一、概　述

室间隔缺损(VSD)是由胚胎期室间隔(流入道、小梁部和流出道)发育不全所致,是最常见的先天性心脏病。根据缺损部位不同,室间隔可分为很多种,最常见为膜周部缺损。

二、病理生理

1. 病理　由于左室比右室压力大,左室血流通过室间隔缺损进入右室,引起右室血流增多,右室增大,肺动脉血增多。由于右室较肥厚,左室进入右室血流的阻力也相应比较大,所以左室也代偿性增大。左室、主动脉和体循环血减少。

2. 艾森门格综合征　潜在青紫。由于房间隔缺损、室间隔缺损所致长期的肺动脉高压,导致肺动脉中层内膜层增厚,形成梗阻性肺动脉高压,此时右室的压力超过左室,右室血流反而进入左室,形成右向左分流,形成青紫。

3. 分型　小型室间隔缺损:缺损<5 mm 亦称为 Roger 病(昭昭老师速记:"五"阿"哥");缺损 5～10 mm,中型室间隔缺损;缺损>10 mm,重型室间隔缺损。

【例 16】所谓 Roger 病是指

A. 原发孔房间隔缺损　　　　B. 继发孔房间隔缺损　　　　C. 小型室间隔缺损

D. 中型室间隔缺损　　　　E. 大型室间隔缺损

三、临床表现和体征

临床表现	①小的室间隔缺损没有症状; ②较大的室间隔缺损出现心肺功能不全的表现,如呼吸困难,哭闹时发绀,喂养困难,多汗,易疲劳,声音嘶哑,身高体重增长缓慢,反复呼吸道感染
典型体征	①胸骨左缘第 3、4 肋间可闻及 3～4 级全收缩期杂音,可触及收缩期震颤; ②分流量大时在心尖区可闻及二尖瓣相对狭窄的较柔和的舒张中晚期杂音

【例 17】男,2 岁。胸骨左缘第 3～4 肋间闻及 3 级收缩期杂音,肺动脉第 2 心音亢进。胸片示左、右心室扩大。诊断为

A. 房间隔缺损　　B. 室间隔缺损　　C. 动脉导管未闭　　D. 肺动脉狭窄　　E. 法洛四联症

【例 18】先天性心脏病室间隔缺损的主要杂音是

A. 第 2 肋间 2 级柔和的收缩期杂音　　　　B. 第 4 肋间 2 级柔和的舒张期杂音

C. 第 2 肋间 2 级柔和的舒张期杂音　　　　D. 第 4 肋间 4 级粗糙的收缩期杂音

E. 第 4 肋间 4 级粗糙的舒张期杂音

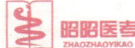

四、实验室检查

X 线	主动脉结变小,肺动脉段突出,左、右心室增大,以左心室增大为主,肺纹理增多、增粗明显
心电图	左室增大的表现
超声心动图	左室内径增大,室间隔中断,彩色多普勒发现右室有湍流信号,呈五彩缤纷现象
心导管检查	右室血氧含量大于右房,肺动脉、右室压力升高,导管可通过缺损处

【例19】室间隔缺损时不会出现的改变是

A. 左室增大　　　B. 右房增大　　　C. 右室增大　　　D. 肺动脉凸出　　　E. 左心房增大

【例20】心导管检查右心室血氧含量高于右心房的先天性心脏病是

A. 房间隔缺损　　　B. 室间隔缺损　　　C. 动脉导管未闭　　　D. 法洛四联症　　　E. 肺动脉狭窄

五、治　疗

较小的室间隔缺损	仍有自然闭合可能
较大的房间隔缺损	一般不会自然闭合需要进行介入或手术治疗

六、并发症

同房间隔缺损,如支气管肺炎、充血性心力衰竭与肺水肿、感染性心内膜炎等,晚期可出现梗阻性(器质性)肺动脉高压,出现持久青紫。

例21～23共用题干

6岁女孩,出生后反复呼吸道感染,平时少活动。体检:无发绀,心前区稍隆起,胸骨左缘3～4肋间3级粗糙全收缩期杂音,伴震颤,P₂亢进。

【例21】最可能的诊断是

A. 房间隔缺损　　　B. 室间隔缺损　　　C. 动脉导管未闭　　　D. 法洛四联症　　　E. 肺动脉狭窄

【例22】哪项不是该病常出现的合并症

A. 肺水肿　　　　　　　　B. 支气管肺炎　　　　　　　　C. 脑血栓

D. 充血性心力衰竭　　　　E. 亚急性感染性心内膜炎

【例23】该病血流动力学改变首先引起

A. 右心室增大　　　B. 左心室增大　　　C. 左心房增大　　　D. 主动脉扩张　　　E. 肺动脉扩张

【例24】患儿10个月,出生后反复呼吸道感染。脉搏168次/分,胸骨左缘第3～4肋间可闻及3级粗糙收缩期杂音,双肺闻及湿啰音。该患儿的诊断是

A. 室间隔缺损并急性支气管肺炎　　　B. 房间隔缺损合并急性支气管肺炎

C. 动脉导管未闭合并支气管肺炎　　　D. 法洛四联症合并支气管肺炎

E. 单纯性室间隔缺损

第5节　动脉导管未闭

一、概　述

动脉导管原本系胎儿时期肺动脉与主动脉间的正常血流通道,由于此时肺呼吸功能障碍,来自右心室的肺动脉血经导管进入降主动脉,而左心室的血液则进入升主动脉,故动脉导管为胚胎时期特殊循环方式所必需。出生后肺膨胀并承担气体交换功能,肺循环建立不久,导管因废用即自动闭合,如持续不闭合则形成动脉导管未闭。

二、病理生理

1. 病理改变　由于主动脉压力大于肺动脉,主动脉血流通过动脉导管进入肺动脉,肺动脉血流增多,通过肺循环进入左心房的血流增多,从左心房进入左心室的血流也增多,最终导致左心房、左心室都增大。由于主动脉血流长期进入肺动脉,肺动脉压力增高,右心室向肺动脉射血的阻力也增大,导致右心室代偿性增大,从而导致左心房、左心室和右心室扩大,但是右心房不大。

2. 差异性青紫　由于长期肺动脉压力增大,肺动脉中层内膜层增厚,形成梗阻性肺动脉高压,肺脉压力一旦超过主动脉,肺动脉的血流就会反向进入主动脉,导致青紫。但是由于动脉导管位于主动脉

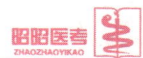

弓的降部,静脉血大部分进入下肢循环,小部位进入左上肢循环,形成特殊的差异性青紫,即下半身青紫、左上肢轻度青紫而右上肢无青紫。

3. 共同改变 房间隔缺损、室间隔缺损和动脉导管未闭的血流动力学改变相似,都是左向右分流,导致肺动脉血流增加,主动脉和体循环血流减少,所以存在共同的特点,即肺门舞蹈征,生长发育慢和易感染等。

【例25】临床上可出现差异性青紫(上半身不紫而下半身紫)的先天性心脏病是
A. 法洛四联症　　　　B. 完全性大动脉转位　　　　C. 动脉导管未闭
D. 房间隔缺损　　　　E. 室间隔缺损

三、临床表现和体征

临床表现	①小分流者临床可无症状,导管粗大者出现咳嗽、气急、喂养困难、体重不增、生长发育落后等;分流量较大者可出现心前区突出、鸡胸等; ②偶有声音嘶哑,此为肺动脉扩张压迫喉返神经所致
体　征	①胸骨左缘第2肋间有粗糙、响亮的连续性机器样杂音,占整个收缩期与舒张期(持续存在),常伴有震颤,杂音向左锁骨下、颈部和背部传导,当肺血管阻力增高时杂音的舒张期可能减弱或消失; ②肺动脉第二心音亢进; ③可出现周围血管征,其原因是体循环血量减少导致的脉压差增大,如毛细血管搏动征、水冲脉、股动脉枪击音等

【例26】室间隔缺损和动脉导管未闭患儿压迫喉返神经是由于
A. 肺动脉扩张　　B. 主动脉扩张　　C. 右心房扩张　　D. 左心房扩张　　E. 左、右心房扩张

例27~28 共用选项
A. 房间隔缺损　　　　　　B. 室间隔缺损　　　　　　C. 动脉导管未闭
D. 法洛四联症　　　　　　E. 复杂先天性心脏病

【例27】胸骨左缘第2、3肋间有2~3级柔和的收缩期吹风样杂音
【例28】胸骨左缘第2肋间有粗糙响亮的连续性机械样杂音

例29~31 共用题干
　　男孩,1岁。发热伴咳嗽、气促7天。自出生后喂养困难,生长发育落后,多次患肺炎。查体:T 38.0 ℃,P 120次/分,R 50次/分,消瘦,呼吸急促,双肺可闻及细湿啰音,胸骨左缘上方闻及粗糙响亮的收缩期杂音,腹软,肝肋下3 cm,质中,脾肋下未触及,手指甲床可见毛细血管搏动。

【例29】该患儿最可能罹患的心脏病是
A. 动脉导管未闭　B. 房间隔缺损　　C. 法洛四联症　　D. 肺动脉瓣狭窄　E. 室间隔缺损
【例30】该患儿手指甲床毛细血管搏动是由于
A. 动脉收缩压降低　　　　　B. 动脉舒张压升高　　　　　C. 动脉收缩压升高
D. 动脉舒张压降低　　　　　E. 肺动脉向主动脉分流
【例31】该患儿目前最易发生的并发症是
A. 血栓形成　　　　　　B. 生长落后　　　　　　C. 充血性心力衰竭
D. 营养不良　　　　　　E. 肺动脉瘤样扩张

四、实验室检查

胸部X线	主动脉结突出,肺动脉段突出,左房、左室增大,肺纹理增多、增粗明显
心电图	左室增大的表现,如电轴左偏、左心室高电压等
超声心动图	左房、左室内径增大,降主动脉和肺主动脉之间有管样结构,主动脉内有湍流信号
心导管检查	肺动脉血氧含量大于右心室,肺动脉、右室压力升高,导管可通过肺动脉进入降主动脉(昭昭老师提示:哪里出问题了,哪里就会高)

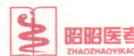

五、治 疗

新生儿动脉导管未闭	生后1周内可试用吲哚美辛治疗,以促使导管的关闭
分流量较大者	可以采用介入或手术治疗

【例32】采用吲哚美辛治疗动脉导管未闭的最佳年龄段是

A. 学龄前期   B. 青春期   C. 幼儿期   D. 学龄期   E. 新生儿期

第6节 法洛四联症

一、概 述

法洛四联症是常见的先天性心脏血管畸形,在青紫型先天性心脏病中居首位,包括四种畸形:肺动脉狭窄、室间隔缺损、主动脉骑跨和右心室肥厚。

二、病理生理

由于肺动脉狭窄,右室压力大,导致右室代偿性肥大,当右室压力超过主动脉时,右室的血流就会进入骑跨的主动脉,形成右向左分流,从而出现青紫,此即持续性青紫。

【例33】法洛四联症不应存在下述哪种表现?

A. 肺动脉狭窄   B. 右心室肥大   C. 室间隔缺损

D. 主动脉骑跨   E. 动脉血氧饱和度>95%

三、临床表现和体征

青 紫	青紫是最早出现的临床表现,而且是永久性青紫
蹲踞症状	下蹲时体循环的压力暂时增高,以抵抗右室血流进入主动脉使缺氧症状减轻
杵状指	慢性缺氧所致
阵发性缺氧发作	在肺动脉漏斗部狭窄的基础上,突然发生该处肌部痉挛,引起一时性肺动脉梗阻,使脑缺血缺氧加重,出现头痛、头昏、惊厥
活 动	活动耐力下降
体 征	胸骨左缘第2~4肋间全收缩期杂音,为肺动脉狭窄所致,一般无收缩期震颤

【例34】法洛四联症最早出现的临床表现是

A. 活动耐力下降   B. 蹲踞现象   C. 阵发性呼吸困难   D. 青紫   E. 杵状指(趾)

【例35】法洛四联症患者的青紫程度主要取决于

A. 肺动脉狭窄的程度   B. 室间隔缺损的大小   C. 室间隔缺损的部位

D. 主动脉骑跨的程度   E. 右心室肥厚的程度

【例36】男,6个月。法洛四联症。近2天反复于哭闹时突然四肢抽搐,青紫加重,神志不清,呼吸急促持续时间2~3分钟。主要原因是

A. 脑栓塞   B. 肺动脉梗阻   C. 心力衰竭   D. 脑炎   E. 心包炎

四、诊 断

X 线	肺动脉段凹陷,心尖圆钝上翘,靴形心,肺纹理减少,肺透亮度增加
	(昭昭老师提示:房缺、室缺、动脉导管未闭是肺透亮度降低;法洛四联症是肺透亮度增加,看见肺透亮度增加就是法洛四联症)
心电图	右室肥大,表现为电轴右偏、右心室高电压等
超声心动图	①主动脉扩张,骑跨在室间隔上;②主动脉前壁与室间隔的连续性中断,右心室流出道狭窄或肺动脉狭窄,右室壁增厚,内径增大,可见湍流信号从右室到主动脉
心导管检查	①血氧含量特点为股动脉氧含量减低。②右室压力升高,肺动脉压降低;导管尖端从右室进入骑跨的主动脉;选择性右室造影可见狭窄的肺动脉和骑跨的主动脉

续表

心血管造影	①造影剂注入右心室做选择性造影,可见肺动脉与主动脉同时显影,主动脉骑跨在室间隔的程度,肺动脉狭窄的程度、部位及分支发育情况; ②对手术矫治有很大帮助

【例37】男孩,2岁。活动后气急、口唇青紫1年余。查体:胸骨左缘第3肋间闻及3级喷射性收缩期杂音。胸部X线片示心影稍大,心尖圆钝上翘,肺动脉段凹陷,肺门血管影缩小,肺透亮度增加。最可能的诊断是

    A. 完全性大动脉转位　　　　　　　B. 房间隔缺损合并动脉导管未闭

    C. 室间隔缺损合并肺动脉高压　　　D. 动脉导管未闭　　　　　　　　E. 法洛四联症

例38～41共用题干

女孩,3岁。生后发现口唇青紫,活动后加剧,平时喜蹲踞,哭吵时有突发呼吸急促、青紫加重,严重时伴晕厥,曾半年内晕厥2次,均于清晨或哭吵后发作,经2～3分钟自行恢复。今晨又出现晕厥,持续5分钟,即来急诊。查体:T 37.0 ℃,P 100次/分,R 22次/分,BP 82/55 mmHg。神志不清,双肺听诊未见异常,胸骨左缘第2～4肋间闻及3/6级收缩期杂音,无震颤,肺动脉第二心音减弱。口唇青紫,指、趾甲青紫,杵状指、趾,颈软,神经系统查体无异常。

【例38】最可能的诊断为

    A. 单纯肺动脉瓣狭窄　　　　　　　B. 房间隔缺损伴轻度肺动脉瓣狭窄

    C. 完全性大动脉转位　　　　　　　D. 室间隔缺损伴重度肺动脉高压

    E. 法洛四联症

【例39】该疾病最典型的心电图改变是

    A. 右心房扩大　　　　　　B. 预激综合征　　　　　　C. 不完全性右束支传导阻滞

    D. 右心室肥厚　　　　　　E. 左心室肥厚

【例40】患儿晕厥的原因是

    A. 肺动脉漏斗部痉挛　B. 血流缓慢　C. 脑血栓形成　　D. 长期缺氧　　E. 血液粘稠

【例41】下列抢救措施中不合适的是

    A. 静脉滴注碳酸氢钠　　　　　　　B. 静脉注射普萘洛尔　　　C. 皮下注射吗啡

    D. 取胸膝位　　　　　　　　　　　E. 口服普萘洛尔

五、治　疗

阵发性缺氧发作的治疗	发作轻可取胸膝位,重者吸氧,给予普萘洛尔静脉注射,以缓解缺氧
手术治疗	轻症患者可考虑于5～9岁行一期根治手术

六、并发症

    肺炎、充血性心力衰竭、感染性心内膜炎、脑血栓、脑脓肿、咯血。

【例42】室间隔缺损、房间隔缺损、动脉导管未闭及法洛四联症四种先天性心脏病患儿平时最常见的并发症是

    A. 肺炎　B. 脑栓塞　C. 心律失常　D. 喉返神经麻痹　E. 感染性心内膜炎

➤ 参考答案如下,详细答案参见2021版《国家临床执业及助理医师资格考试精选真题考点精析》。

1. C	2. D	3. B	4. A	5. D	6. A	7. D
8. D	9. E	10. D	11. C	12. C	13. B	14. B
15. C	16. C	17. B	18. D	19. B	20. B	21. B
22. C	23. A	24. C	25. C	26. A	27. A	28. C
29. A	30. D	31. C	32. E	33. E	34. D	35. A
36. B	37. E	38. E	39. D	40. A	41. E	42. A

昭昭老师提示:
关注官方微信,获得第一手考试资料。

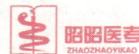

第13章　泌尿系统疾病

> **2021考试大纲**
>
> ①泌尿系统解剖生理特点;②急性肾小球肾炎;③肾病综合征。
>
> **考纲解析**
>
> 近20年的医师考试中,本章考试重点考查单纯性肾病和肾炎性肾病的鉴别,执业医师每年考查分数为2~3分,助理医师每年考查分数为1~2分。

第1节　泌尿系统解剖生理特点

一、解剖特点

肾	位置较低,下极在髂嵴以下第4腰椎水平,2岁以后达髂嵴以上。婴儿肾表面呈分叶状,至2~4岁时分叶完全消失
输尿管	输尿管长而弯曲,弹力纤维发育不良,易受压及扭曲而致梗阻
膀　胱	婴儿膀胱位置高于年长儿,尿液充盈时顶入腹腔易触及
尿　道	女婴尿道仅1 cm长(性成熟期3~5 cm),外口暴露,接近肛门,易感染

二、生理特点

肾小球滤过率	出生时较低,2岁时达成人水平
肾小管重吸收和排泄功能	新生儿葡萄糖肾阈减低,易发生糖尿。生后10天内排钾能力有限,避免钾离子输入
浓缩、稀释功能	①新生儿及婴幼儿尿浓缩功能低,入量不足时易脱水; ②稀释功能接近成人,但因GFR低,利尿速度慢,大量水负荷或输液过快时易水肿
酸碱平衡功能	新生儿及婴幼儿时期易发生酸中毒
内分泌功能	肾是重要的内分泌器官,产生肾素、前列腺素、促红细胞生成素(胎儿期合成较多)、1,25 - $(OH)_2$ - D_3、激肽释放酶、利钠激素等

三、小儿排尿及尿液特点

1. 排尿时间及次数　93%新生儿生后24小时内排尿,99%生后48小时排尿。婴幼儿排尿次数较多,每天10~20次为正常表现,学龄前和学龄儿与成人相仿,每天6~7次。

2. 排尿量及少尿、无尿标准

年　龄	正常尿量/[mL·(24 h)$^{-1}$]	少尿/[mL·(24 h)$^{-1}$]	无尿/[mL·(24 h)$^{-1}$]
婴儿期	400~500	<200	<50
幼儿期	500~600	<200	<50
学龄前期	600~800	<300	<50
学龄期	800~1400	<400	<50

【例1】婴儿少尿的标准是每天尿量少于

A. 50 mL　　　B. 100 mL　　　C. 150 mL　　　D. 200 mL　　　E. 250 mL

3. 尿液性质

尿色	正常情况下呈淡黄色
尿液酸碱度	新生儿尿呈酸性(含尿酸盐较多),婴幼儿尿接近中性或弱酸性
尿比重和渗透压	新生儿尿比重较低(1.006~1.008),渗透压平均为240 mmol/L。儿童尿渗透压通常为500~800 mmol/L,尿比重通常为1.011~1.025
尿常规	正常儿童新鲜尿沉渣镜检,红细胞<3/HP,白细胞<5/HP,管型无或偶见。蛋白检查,定性为阴性,定量>150 mg/d为异常
12小时尿细胞计数	12小时尿细胞计数即Addis计数:红细胞<50万,白细胞<100万,管型<5 000个为正常

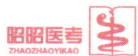

第2节 儿童肾小球疾病的临床分类

一、肾小球肾炎

急性肾小球肾炎	急性链球菌感染后肾小球肾炎,非链球菌感染后肾小球肾炎
急进性肾小球肾炎	起病急,进行性肾功能减退
慢性肾小球肾炎	病程超过3个月不能恢复者

二、肾病综合征

1. 根据临床表现分类

肾炎性肾病	2周内3次以上离心尿检查,红细胞≥10/HP,并证实为肾小球源性血尿,反复或持续高血压,肾功能不全,持续低补体血症
单纯性肾病	只有蛋白尿和低蛋白血症

2. 根据糖皮质激素反应分类

激素敏感型肾病	以足量泼尼松治疗≤8周,尿蛋白转阴
激素耐药型肾病	以泼尼松足量治疗>8周,尿蛋白仍阳性
激素依赖型肾病	对激素敏感,但连续2次减量或停药2周内复发
肾病复发和频复发	①复发:连续3天尿蛋白由阴性转为(＋＋＋)或(＋＋＋＋),或24小时尿蛋白定量≥50 mg/kg,或尿蛋白/肌酐≥2.0; ②频复发:肾病病程中半年内复发≥2次或1年内复发≥3次

【例2】男,8岁,肾病综合征,初治体重25 kg。泼尼松每次25 mg,每天2次,治疗2周后,水肿消失,4周时,尿蛋白转阴。判断该患儿疗效为

A. 激素部分敏感　B. 激素依赖　　C. 激素不耐受　　D. 激素敏感　　E. 激素耐药

三、孤立性血尿或蛋白尿

仅有血尿或蛋白尿,而无其他临床症状。

四、其他类型

继发性肾小球疾病:紫癜性肾炎、狼疮性肾炎等。遗传性肾小球疾病:遗传性进行性肾炎(Alport综合征)、家族性良性血尿等。

第3节 急性肾小球肾炎

一、概　述

急性肾小球肾炎是指一组病因不一、临床表现为急性起病、多有前驱感染史,以血尿为主,伴不同程度蛋白尿,可有水肿、高血压或肾功能不全等特点的肾小球疾病。多见于儿童和青少年,以5~14岁多见。

二、病　因

绝大多数急性肾小球肾炎由急性链球菌感染引起,最常见的致病菌是溶血性链球菌。感染后引发自身免疫性疾病。

三、临床表现

1. 一般表现

前驱表现	有链球菌的前驱感染,呼吸道感染1~2周后出现症状,皮肤感染后2~4周出现症状
水　肿	一般仅累及眼睑及颜面部,呈非凹陷性
血　尿	50%~70%的病例有肉眼血尿,一般1~2周后转为镜下血尿
其　他	蛋白尿、高血压等

2. 严重表现

严重循环充血	①由于水钠潴留、血浆容量增加而出现循环充血; ②表现为尿少加剧、烦躁、呼吸增快甚至呼吸困难、咳粉红色泡沫痰、双肺湿啰音、心率增快,可有奔马律、肝大等

续表

高血压脑病	患儿多表现为剧烈头痛、呕吐、昏迷、惊厥
急性肾功能不全	出现尿素氮、血肌酐增高、少尿、无尿

【例3】患儿女,10岁,3周前患"感冒"。突然发热3天,体温38 ℃左右,眼睑及颜面部水肿。尿检红细胞6/HP,尿蛋白定性(＋＋＋)。血压120/90 mmHg。该患儿最可能的诊断是

A. 急进性肾小球肾炎　　　B. 慢性肾小球肾炎　　　C. 急性肾小球肾炎
D. 慢性肾炎急性发作　　　E. IgA 肾病

【例4】患儿,10岁,急性肾炎,血压140/100 mmHg,水肿明显,尿量明显减少,呼吸困难不能平卧。心率140次/分,心音低钝,肝肋下2 cm。X线胸片:肺纹理增强。该患儿可能出现

A. 肺炎,心衰　　B. 高血压脑病　　C. 肾衰竭　　D. 循环充血　　E. 支气管炎

【例5】女,13岁。因水肿3天,剧烈头痛、呕吐2天入院。2周前曾发热、咽痛。查体:P 110次/分,BP 170/120 mmHg。双肺无异常。Hb 110 g/L。尿常规:尿蛋白(＋＋),RBC 30～50/HP,尿比重1.020。最可能的诊断是

A. 急性肾小球肾炎并严重循环充血　　B. 急进性肾小球肾炎　　C. 急性肾小球肾炎并高血压脑病
D. 急性肾小球肾炎并急性肾功能不全　　E. 急性肾小球肾炎

四、实验室检查

尿液检查	尿红细胞增多,为肾小球源性血尿,尿蛋白多为(＋～＋＋＋),可见多种管型
血液检查	①常见轻度贫血,多为血液稀释所致。白细胞轻度升高或正常; ②红细胞沉降率(ESR)多轻度增快
血清补体测定	病程早期补体C_3明显降低,6～8周恢复正常,>8周不恢复者应考虑其他肾小球疾病
抗链球菌溶血素"O"	多升高,3～6个月后恢复正常

五、治 疗

本病为自限性疾病,无特异治疗。主要措施为休息、对症。

1. 休 息

临床情景	治疗方式	昭昭老师速记
急性期	卧床2周	一般的就休息2周
肉眼血尿消失、水肿减退、血压正常	可下床做轻微活动	"症状消失"才"下床"
血沉正常者	可上学	"上学"书包好"沉"啊
尿 Addis 计数正常	可参加体育活动	穿"阿迪"去"体育"锻炼

2. 饮 食　水肿、高血压者限钠及水,待水肿消退、血压正常后渐由低盐过渡到普食。有明显氮质血症时,限制蛋白质摄入,并给予优质蛋白(牛奶、鸡蛋、瘦肉和鲜鱼)0.5 g/(kg·d)。

3. 抗感染治疗　给予青霉素10～14天,过敏者改用大环内酯类抗生素,以清除残余感染。

4. 对症治疗

利 尿	可用氢氯噻嗪、呋塞米或利尿合剂
降血压	首选硝苯地平(心痛定)舌下含服或口服,亦可用卡托普利

5. 严重病例治疗

临床情景	治疗方式
严重循环充血	①限钠水摄入;②应用快速利尿剂(呋塞米静注); ③血管扩张剂(酚妥拉明)④硝普钠⑤必要时血液透析
高血压脑病的治疗	①降压常首选硝普钠;②止惊给予地西泮、苯巴比妥等
急性肾衰竭的治疗	①试用新利尿合剂;②严格限制钠、水和蛋白质摄入; ③无效时透析治疗

【例6】男10岁。发现眼睑水肿3天,尿如深茶色1天。病前3周曾患皮肤脓疱疮。查体:血压130/90 mmHg,心率110次/分,肝于右肋下1 cm,有压痛,双下肢轻度凹陷性水肿。目前首选的治疗措

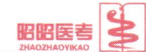

施是给予

A. 限盐　　　　B. 青霉素　　　　C. 呋塞米　　　　D. 氢氯噻嗪　　　　E. 卡托普利

第4节　肾病综合征

一、概　述

肾病综合征(NS)系一组由多种原因引起的,以肾小球基底膜对血浆蛋白质通透性增高为基本病理生理改变,以"三高一低"(大量蛋白尿、低白蛋白血症、高胆固醇血症、明显水肿)为基本临床特征的综合征。

二、分　类

按病因分类	原发性、继发性、先天性三类,其中原发性肾病综合征占90%
按病理分型	①以微小病变型肾病最为常见,占80%～85%; ②非微小病变型占15%～20%,包括系膜增生性肾炎、局灶性节段性肾小球硬化、膜性肾病、系膜毛细血管性肾炎(膜增生性肾炎)等
按临床分型	单纯性NS占80%以上,肾炎型NS占20%以下
按糖皮质激素治疗反应分型	激素敏感型NS,激素耐药型NS,激素依赖型NS,复发与频复发

三、临床表现

病初患儿一般情况尚好,随病程迁延出现苍白、精神萎靡、食欲减退,常有腹痛、腹部不适、腹泻等。

1. 特点为三高一低　大量蛋白尿、低蛋白血症、高脂血症、明显水肿。

2. 最早出现、最突出的症状　水肿,一般为颜面和四肢水肿。

【例7】小儿肾病综合征最早出现的表现为

A. 肉眼血尿　　B. 水肿　　　　C. 少尿　　　　D. 面色苍白　　　　E. 精神萎靡

【例8】男孩3岁,因水肿伴尿少5天入院。血浆白蛋白25 g/L,RBC2～3/HP,血压100/90 mmHg,下肢凹陷性水肿。可能的诊断是

A. 肾炎性肾病　　　　　　　B. 单纯型肾病综合征　　　　　　C. 急进性肾炎

D. 急性肾炎　　　　　　　　E. 慢性肾炎

四、诊　断

疾病	诊断公式
肾炎性肾病	肾炎性肾病＝蛋白尿和低蛋白血症+2周内3次以上离心尿检查,红细胞≥10/HP,并证实为肾小球源性血尿,反复或持续高血压,肾功能不全,持续低补体血症
单纯性肾病	单纯性肾病＝只有蛋白尿和低蛋白血症

五、治　疗

1. 肾上腺皮质激素　泼尼松。

短程疗法	①泼尼松2 mg/(kg·d),最大剂量60 mg/d,分次服用,共4周; ②4周后不论疗效如何,均改为泼尼松1.5 mg/kg,隔日顿服,共4周; ③全疗程共8周,然后骤然停药(昭昭老师速记:"短""8")
中程疗法	①泼尼松2 mg/(kg·d),最大剂量60 mg/d,分次服用,共4周; ②若4周内尿蛋白转阴,则自转阴后至少巩固2周开始减量,以后改为隔日2 mg/kg,早餐后顿服,继续用4周,以后每2～4周总量减去2.5～5 mg,直至停药; ③疗程必须达到6个月(昭昭老师速记:"中""6")
长程疗法	①开始治疗后4周尿蛋白未转阴者可继续服用,至尿蛋白转阴后2周,一般不超过8周; ②以后再改为隔日2 mg/kg,早餐后顿服,继续服用4周,以后每2～4周减量一次,直至停药,疗程9个月(昭昭老师速记:"长""久(9)")

2. 免疫抑制剂　主要用于肾病综合征频繁复发,糖皮质激素依赖、耐药或出现严重副作用者,如环磷酰胺等。

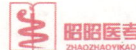

3. ACEI 类药物 尤其适用于合并高血压的肾病综合征患者。

【例9】男孩 12 岁,肾病综合征。初次治疗口服泼尼松片 2 mg/(kg·d),2 周后尿蛋白转阴,巩固治疗 2 周开始减量,改成隔日晨顿服 2 mg/kg,共 4 周。以后每 4~6 周减量 0.5 mg/kg,直至停药。此激素治疗方案为

    A. 中程疗法   B. 冲击疗法   C. 短程疗法   D. 长程疗法   E. 替代疗法

六、并发症

感染	最常见的并发症,发生率呼吸道>泌尿道>皮肤感染
电解质紊乱	出现三低即低钠、低钾、低钙血症
血栓形成	①以肾静脉血栓最常见,患者表现为突发腰痛及血尿、蛋白尿加重;首选检查为肾静脉超声; ②此外还可以发生下肢深静脉血栓等
急性肾衰竭	部分患者在病程中出现急性肾衰竭

【例10】小儿肾病综合征最常见的并发症是

    A. 低钠血症   B. 感染   C. 低钾血症   D. 肾静脉血栓形成   E. 低钙血症

【例11】女孩 4 岁。反复呕吐 3 天,突发抽搐 1 次,食欲差,精神萎靡。肾病综合征病史半年,长期低盐饮食。其可能合并

    A. 低钙血症   B. 肾静脉血栓   C. 低钠血症   D. 颅内感染   E. 脑血栓形成

【例12】女孩 6 岁,诊断为单纯型肾病综合征。病程中患儿出现腰痛、尿呈洗肉水样。此时最可能并发了

    A. 电解质紊乱   B. 肾衰竭   C. 肾结石   D. 泌尿系感染   E. 深静脉血栓形成

例 13~16 共用题干

男孩,5 岁。水肿伴尿少 3 天。病前 2 天有"上感"史。查体:BP 90/60 mmHg,眼睑及颜面水肿,双下肢凹陷性水肿。实验室检查:血浆白蛋白 22 g/L,胆固醇 7.2 mmol/L,肾功能正常,血 CRP 1.25 g/L。PPD 试验(一)。尿常规:RBC 10/HP,蛋白(++++)。

【例13】该患儿最可能的诊断为

    A. IgA 肾病   B. 慢性肾小球肾炎急性发作   C. 原发性单纯型肾病综合征

    D. 急性链球菌感染后肺炎   E. 病毒性肺炎

【例14】首选的治疗药物是

    A. 泼尼松   B. 青霉素   C. 环孢素 A   D. 甲泼尼松   E. 雷公藤总甙

【例15】若住院期间,患儿经限盐并给予大剂量呋塞米治疗后,尿量明显增加,水肿消退,但随后出现精神萎靡、头昏、乏力、恶心、呕吐、尿量减少。查体:BP 66/45 mmHg,四肢凉。最可能的并发症是

    A. 低血容量性休克   B. 急性肾衰竭   C. 肾上腺皮质功能不全

    D. 电解质紊乱   E. 高血压脑病

【例16】若患儿经治疗,尿蛋白转阴 9 个月,已停药。2 周前出现发热、咳嗽,随后出现尿蛋白(+++)、水肿,现已无感染表现。以下治疗措施中错误的是

    A. 使用免疫调节剂   B. 抗凝利尿治疗,不必限盐   C. 加用免疫抑制剂治疗

    D. 本次治疗可不必使用抗生素   E. 按初次方案重新开始治疗

➤ 参考答案如下,详细答案参见 2021 版《国家临床执业及助理医师资格考试精选真题考点精析》。

1. D	2. D	3. C	4. D	昭昭老师提示: 关注官方微信,获得第一手考试资料。
5. C	6. C	7. B	8. B	
9. A	10. B	11. C	12. E	
13. C	14. A	15. A	16. E	

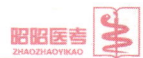

第 14 章　血液系统疾病

➢ **2021 考试大纲**
①小儿造血及血象特点；②小儿贫血概述；③缺铁性贫血；④营养性巨幼红细胞性贫血。

➢ **考纲解析**
近 20 年的医师考试中，本章考试重点考查**缺铁性贫血**和**营养性巨幼细胞性贫血**的鉴别，执业医师每年考查分数为 2～3 分，助理医师每年考查分数为 1～2 分。

第 1 节　小儿造血及血象特点

一、造血特点

1. 胚胎期造血　造血首先在**卵黄囊**出现，然后在**肝脾**，最后在**骨髓**。

中胚叶造血期	在**胚胎第 3 周**出现**卵黄囊**造血，胚胎第 6 周后中胚叶造血开始减退
肝脾造血期	①胚胎 6～8 周时开始出现**肝脾造血**，并成为胎儿中期的主要造血部位； ②胎儿期 4～5 个月时达高峰，至胎儿期 6 个月后逐渐退化
骨髓造血期	胎儿 4 个月时**骨髓**开始造血，并迅速成为造血的主要器官，一直持续到生后

2. 生后造血

（1）骨髓造血　出生后主要是**骨髓造血**。婴儿期所有骨髓均为红骨髓，全部参与造血。5～7 岁开始，脂肪组织（黄髓）逐渐代替长骨中的造血组织，红骨髓仅限于肋骨、胸骨、脊椎、骨盆、颅骨、锁骨和肩胛骨。但黄髓有潜在的造血功能，当造血需要增加时，可转变为红髓而恢复造血功能。

（2）骨髓外造血　正常情况下骨髓外造血极少。出生后，尤其在婴儿期，当遇到各种感染性贫血或造血需要增加时，**肝、脾恢复造血功能而出现肝、脾和淋巴结肿大**，末梢血中可出现有核红细胞和（或）幼稚中性粒细胞，是小儿造血器官的一种特殊反应，称为"**骨髓外造血**"。

【例1】胚胎**第 6 周**后主要造血器官是
A. 骨髓　　　B. 胸腺　　　C. 脾　　　D. 中胚叶　　　E. 肝

【例2】**小儿出生后**，正常情况下造血器官主要是
A. 卵黄囊　　　B. 中胚叶　　　C. 肝　　　D. 骨髓　　　E. 脾

【例3】小儿**骨髓外造血**的器官是
A. 卵巢　　　B. 胆囊　　　C. 脾　　　D. 淋巴管　　　E. 盲肠

二、血象特点

1. 红细胞和血红蛋白　出生时红细胞为 $(5.0～7.0)×10^{12}/L$，血红蛋白 150～220 g/L。**出生 2～3 个月时**，红细胞数降至 $3.0×10^{12}/L$，血红蛋白降至 100 g/L 左右，此轻度贫血称为"**生理性贫血**"。3 个月以后，红细胞数和血红蛋白量逐渐恢复，12 岁时达成人水平。

2. 白细胞计数与分类　**出生时**白细胞总数 $(15～20)×10^9/L$，**婴儿期**维持在 $10×10^9/L$ 左右，**8 岁以后接近成人水平**。白细胞分类主要是中性粒细胞与淋巴细胞比例的变化。出生时中性粒细胞约占 0.65，淋巴细胞约占 0.30。随着白细胞总数的下降，中性粒细胞比例也相应下降，**生后 4～6 天**时两者比例大致相等。之后淋巴细胞约占 0.60，中性粒细胞约占 0.35，至 **4～6 岁**时两者比例又相等。7 岁后白细胞分类与成人相似。

3. 血小板　血小板数与成人相似，为 $(150～300)×10^9/L$。

4. 血容量　出生时血容量约占体重的 10%，平均 300 mL。儿童占 8%～10%。成人占 6%～8%。

【例4】**生理性贫血**最明显的时间为生后
A. 1 个月以内　B. 2～3 个月　　C. 4～5 个月　　D. 6 个月　　　E. 7～9 个月

【例5】**婴儿期**白细胞总数维持在
A. $>20×10^9/L$　　B. $15×10^9/L$　　C. $10×10^9/L$　　D. $5×10^9/L$　　E. $<5×10^9/L$

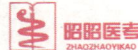
【例6】小儿外周血白细胞总数接近成人水平的年龄是

A. 4 岁   B. 6 岁   C. 8 岁   D. 10 岁   E. 12 岁

第 2 节 小儿贫血概述

一、不同年龄段贫血

年 龄	贫血标准判定值/(g·L^{-1})
新生儿	Hb<145
1～4 个月	Hb<90(生理性贫血)
4～6 个月	Hb<100
6 个月～6 岁	Hb<110
6～14 岁	Hb<120

二、贫血分度

(昭昭老师速记:新生儿贫血较年长儿贫血"高一个档次")

	新生儿	婴幼儿
轻度贫血	120～144 g/L	正常下限 90 g/L
中度贫血	90～120 g/L	60～90 g/L
重度贫血	60～90 g/L	30～60 g/L
极重度贫血	<60 g/L	<30 g/L

【例7】患儿男,20 天。面色苍白 7 天就诊。血常规:Hb50g/L。该患儿属于

A. 中度贫血   B. 极重度贫血   C. 重度贫血   D. 正常   E. 轻度贫血

第 3 节 缺铁性贫血

一、概 述

缺铁性贫血(IDA)是由于体内铁缺乏导致血红蛋白合成减少,临床上以小细胞低色素性贫血、血清铁蛋白减少和铁剂治疗有效为特点的贫血。

二、病 因

先天储铁不足	早产、双胎、胎儿失血等使铁储备少(胎儿期最后 3 个月从母体获得的铁最多)
铁摄入量不足	导致缺铁性贫血的主要原因,多因未及时添加含铁丰富的辅食所致
生长发育快	婴儿,特别是早产儿生长发育迅速,随着体重的增加,血容量增加较快,如不添加含铁丰富的食物,容易发生缺铁性贫血
铁吸收障碍	食物搭配不合理可影响铁的吸收,慢性腹泻可增加铁的排泄
铁的丢失过多	婴儿对牛奶、蛋白过敏引起的少量肠出血,可致铁丢失

【例8】营养性缺铁性贫血的病因是

A. 牛奶摄入量少   B. 生长发育迟缓   C. 未及时添加含铁辅食

D. 过期产儿   E. 未及时添加钙剂

三、临床表现

起病缓慢,任何年龄均可发病,以 6 个月～2 岁最多见。

1. 一般表现 皮肤黏膜逐渐苍白,以唇、口腔黏膜及甲床最为明显,易疲乏无力,不爱活动。年长儿可诉头晕、眼前发黑、耳鸣等。

2. 髓外造血表现 肝、脾可轻度肿大,为骨髓外造血反应。

3. 非造血系统症状

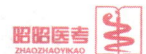

消化系统症状	食欲减退,少数有异食癖,常有呕吐、腹泻,可出现口腔炎、舌炎或舌乳头萎缩
神经系统症状	常有烦躁不安或萎靡不振,年长儿常精神不集中,记忆力减退,智力多低于同龄儿
心血管系统症状	明显贫血时心率增快,心脏扩大重者可发生心力衰竭
其 他	因细胞免疫功能低下,常合并感染,指(趾)甲可因上皮组织异常而出现反甲

【例9】女婴,12个月。单纯母乳喂养,面色渐苍白2个月。烦躁、食欲不佳,不愿活动,肝肋下2 cm,Hb 70 g/L,RBC $3.6×10^{12}$/L。MCV 70 fL,MCH 23 pg,MCHC 29%。最可能的诊断是

A. 营养性巨幼细胞贫血　　　　B. 营养性缺铁性贫血　　　　C. 再生障碍性贫血

D. 地中海贫血　　　　E. 铁粒幼细胞贫血

【例10】营养性缺铁性贫血的临床表现,错误的是

A. 年长儿可有头晕、眼前发黑、耳鸣等　　　　B. 注意力不集中,记忆力减退

C. 食欲减退,可出现异食癖　　　　D. 免疫功能低下,易合并感染

E. 年龄愈大,肝、脾肿大越明显

四、实验室检查

1. 血象　血红蛋白降低比红细胞减少明显,呈小细胞低色素性贫血。血涂片可见红细胞大小不等,以小细胞为多,中心淡染区扩大。(昭昭老师提示:小细胞就是细胞细胞体积减小,红细胞平均体积正常值即MCV 80~100 fL,如果MCV<80 fL,就是小细胞低色素贫血)

2. 骨髓象　增生活跃,以中、晚幼红细胞增生为主。粒细胞系、巨核细胞系一般无异常。

3. 铁代谢

反映贮铁减少	血清铁蛋白(SF)↓,是最敏感的指标
反映红细胞生成缺铁期(IDE)	红细胞游离原卟啉(FEP)↑
反映缺铁性贫血期(IDA)	血清铁(SI)↓,转铁蛋白饱和度(TS)↓,总铁结合力(TIBC)↑

例11~12 共用题干

男,2岁。面色苍白半年。易疲乏,精神不集中,时而烦躁、食欲缺乏,异食癖。查体:皮肤及唇、口腔黏膜苍白,肝、脾肋下2指。实验室检查:Hb 86 g/L,RBC $3.0×10^{12}$/L,MCV 65 fL,MCHC 0.25。

【例11】最可能的诊断是

A. 叶酸缺乏性贫血　　　　B. 维生素B_{12}缺乏性贫血　　　　C. 营养性缺铁性贫血

D. 再生障碍性贫血　　　　E. 生理性贫血

【例12】为明确诊断,需做的实验室检查是

A. DNA检测　　　　B. 血镁　　　　C. 血钙

D. 血常规　　　　E. 血清铁、总铁结合力、转铁蛋白饱和度

五、治疗及预防

1. 补铁治疗　补铁后首先升高的是红细胞内的含铁酶,其次是网织红细胞。网织红细胞可评价疗效,通常于治疗后2~3天上升,5~7天达高峰,1~2周后血红蛋白上升,血红蛋白恢复正常后继续治疗6~8周。

2. 预防　①做好喂养指导,提倡母乳喂养,及时添加肝、瘦肉、鱼等含铁丰富且吸收率高的辅食。②婴幼儿食品应加入适量铁剂进行强化。③早产儿、低体重儿宜自2个月左右给予铁剂预防。

例13~15 共用题干

女,4个月。双胎之小,单纯母乳喂养。面色苍白、食欲减退2个月。查体:肤色苍白,肝肋下3.5 cm,脾肋下1.5 cm。血Hb 80 g/L,RBC $3.3×10^{12}$/L,MCV 60 fL,MCH 24 pg,MCHC25%,Plt、WBC正常。

【例13】最可能的诊断是

A. 再生障碍性贫血　　　　B. 营养性巨幼细胞贫血　　　　C. 感染性贫血

D. 混合性贫血　　　　E. 缺铁性贫血

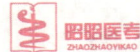

【例 14】 经有效治疗后<u>首先</u>出现的变化是

A. 血红蛋白上升　　　　　B. 红细胞上升　　　　　C. 细胞内含铁酶活性开始恢复

D. 红细胞游离原卟啉上升　　　E. 网织红细胞上升

【例 15】 若血红蛋白恢复正常,还需继续药物治疗的<u>时间</u>是

A. 3~4 周　　　　B. 1~2 周　　　　C. 9~12 周　　　　D. 13~18 周　　　　E. 6~8 周

第 4 节　营养性巨幼红细胞性贫血

一、概　述

巨幼红细胞是维生素 B_{12} 或(和)叶酸缺乏所致的一种大细胞性贫血。临床以贫血、神经精神症状、红细胞胞体变大、骨髓中出现巨幼红细胞、用维生素 B_{12} 或(和)叶酸治疗有效为特征。

二、病　因

摄入量不足	单纯母乳喂养,且未按时添加辅食,长期羊乳喂养的婴儿
需要量增加	新生儿、未成熟儿和婴儿因生长发育较快,对叶酸需要量增加
吸收不良	慢性腹泻、小肠病变等可影响叶酸吸收而致缺乏
药物作用	①长期服广谱抗生素者,结肠内部分细菌被清除,因而影响叶酸的供应; ②长期使用抗叶酸制剂(如甲氨蝶呤)及某些抗癫痫药,如苯妥英钠等,可导致叶酸缺乏
代谢障碍	偶见先天性叶酸代谢障碍

三、临床表现

一般表现	多见于婴幼儿,以 6 个月~2 岁多见,多呈虚胖或伴颜面轻度水肿,毛发稀黄,严重者可有皮肤出血点或瘀斑
贫血表现	轻至中度贫血,面色蜡黄,睑结膜、口唇、指甲等处苍白,常伴肝、脾大
精神、神经症状	①维生素 B_{12} 缺乏者神经系统症状显著,可出现表情呆滞、嗜睡,对外界反应迟钝,少哭、不笑,智力发育、动作发育落后,甚至退步; ②重症者出现肢体、躯干、头部和全身震颤,甚至出现抽搐、感觉障碍、共济失调、踝阵挛及巴宾斯基征阳性等 (昭昭老师速记:看见神经系统症状的贫血就是巨幼贫)
消化系统	食欲缺乏、腹泻、呕吐、舌炎等症状出现较早

【例 16】 男婴 10 个月。近 2 个月出现面色黄,少笑,不哭,智力发育倒退。查体发现四肢及头部颤抖,腱反射亢进,踝阵挛阳性。不符合该患儿诊断的指标是

A. 平均红细胞血红蛋白量 34 pg　　B. 网织红细胞减少　　　C. 幼红细胞质发育落后于细胞核

D. 平均红细胞容积 106 fL　　　　E. 平均红细胞血红蛋白浓度 34%

四、实验室检查

血　象	①红细胞下降较血红蛋白下降更显著,呈大细胞性贫血,多为全血细胞减少; ②血涂片红细胞大小不等,较正常为大,中央淡染区不明显
骨髓象	①增生活跃,红系明显增生,各系细胞均呈巨幼变; ②胞体变大、核染色质粗而松,细胞核的发育落后于胞质,即浆老核幼 (昭昭老师速记:"核""巨"幼稚)
生化检查	血清维生素 B_{12} 减少(≤100 ng/L)或叶酸水平降低(≤3 μg/L)

五、治　疗

补充维生素 B_{12}	肌内注射维生素 B_{12} 100 μg/d,至血红蛋白正常。单纯维生素 B_{12} 缺乏者不宜单用叶酸,以免加重神经系统症状
预　防	婴儿及时添加辅食,年长儿饮食均衡

【例 17】 女孩,1 岁半。虚胖,面色蜡黄数月,肝、脾大,肢体和头部不规则震颤,甚至抽搐,肌张力增强。治疗该患儿主要的药物是

A. 维生素 C　　　B. 维生素 B_{12}　　　C. 铁剂　　　D. 铁剂加叶酸　　　E. 泼尼松

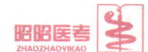

> 参考答案如下,详细答案参见 2021 版《国家临床执业及助理医师资格考试精选真题考点精析》。

1. E	2. D	3. C	4. B	5. C
6. C	7. B	8. C	9. B	10. E
11. C	12. E	13. E	14. C	15. E
16. C	17. B	—	—	—

昭昭老师提示:
关注官方微信,获得第一手考试资料。

第 15 章　神经系统疾病

> **2021 考试大纲**

①小儿神经系统发育特点;②热性惊厥;③化脓性脑膜炎。

> **考纲解析**

近 20 年的医师考试中,本章考试重点考查热性惊厥的诊断和化脓性脑膜炎的诊断、检查、治疗、并发症等,执业医师每年考查分数为 2~3 分,助理医师每年考查分数为 1~2 分。

第 1 节　小儿神经系统发育特点

一、脑的发育

胎儿时期发育最早的是神经系统,尤其是脑的发育最迅速。新生儿脑重达成人脑重的 25% 左右,7 岁时接近成人脑重。出生时神经细胞数目已与成人接近,但其树突和轴突少而短。神经髓鞘的形成和发育不完善,神经纤维到 4 岁时才完成髓鞘化。脑的耗氧量为全身耗氧量的 50%,而成人则为 20%。

二、脊髓的发育

脊髓在出生时已具备功能,随年龄增长而加长、增重。脊髓下端在胎儿期位于第 2 腰椎下缘,4 岁时上移至第 1 腰椎,做腰椎穿刺定位时应注意。

三、神经反射

原始反射	小儿出生时具有某些原始反射,如觅食、吸吮、拥抱、握持等反射,随着年龄增长,以上原始反射自然消失(通常 3~4 个月)
肌腱反射	新生儿和婴儿肌腱反射较弱,提睾反射、腹壁反射不易引出,至 1 岁时才稳定
病理反射	生后 3~4 个月之前 Kernig 征可呈阳性,2 岁以下小儿 Babinski 征(巴宾斯基征)阳性属生理现象

第 2 节　热性惊厥

一、概　述

热性惊厥是小儿时期最常见的惊厥性疾病,首次发作年龄多于生后 6 个月~3 岁。

二、临床表现

1. 热性惊厥　发生在热性疾病初期,体温骤然升高(38.5~40.0 ℃ 或更高)时,70% 以上与上呼吸道感染有关,其他伴发于出疹性疾病、中耳炎、下呼吸道感染等疾病,但绝不包括颅内感染和各种颅脑病变引起的急性惊厥。

2. 典型高热惊厥　多见于 6 个月~3 岁小儿,患儿体质较好,惊厥多发生在病初体温骤升时,常见于上感。惊厥呈全身性,次数少、时间短、恢复快,无异常神经系统症状,一般预后好。

3. 热性惊厥分为单纯性与复杂性

	单纯性热性惊厥	复杂性热性惊厥
发病率	在热性惊厥中约占 80%	在热性惊厥中约占 20%
发作形式	全身性发作	局限性或不对称
持续时间	短暂发作,大多在 5~10 分钟内	长时间发作,≥15 分钟

续表

	单纯性热性惊厥	复杂性热性惊厥
发作次数	一次热程中仅有 1～2 次发作	24 小时内反复多次发作
复发总次数	≤4 次	≥5 次

三、诊断与鉴别诊断

1. 诊断 诊断热性惊厥要慎重,并非所有伴有发热的惊厥都是热性惊厥。根据患儿发病年龄、疾病史、临床表现特点及必要的辅助检查可进行诊断。

【例1】男,12 个月。咳嗽 3 天,发热 2 小时,T 39.5 ℃,就诊过程中突然双眼上翻,肢体强直,持续 2 分钟。查体:咽红,心、肺、腹及神经系统无异常。半年前也有相同病史。最可能的诊断是

A. 癫痫　　　　B. 低钙惊厥　　　C. 中毒性脑病　　　D. 化脓性脑膜炎　　E. 高热惊厥

【例2】男,11 月。发热 41 ℃,突发抽搐持续 2 分钟。最可能的诊断是

A. 维生素 D 缺乏　B. 化脓性脑膜炎　C. 中毒性脑病　　　D. 癫痫　　　　　E. 高热惊厥

2. 鉴别诊断

感染性疾病伴发热时	①颅内感染:细菌、病毒、真菌、寄生虫等直接引起的脑炎、脑膜炎、脑膜脑炎、脑脓肿等; ②颅外感染:主要是感染中毒性脑病
非感染性疾病伴发热时	①颅内疾病:癫痫、颅内占位性疾病、颅脑损伤和出血、先天性脑发育畸形等; ②颅外疾病:蒙被综合征、低钙血症、低镁血症等

四、治疗与预防

1. 一般治疗 保持安静及呼吸道通畅。严重者给氧,以减少缺氧性脑损伤。

2. 止惊治疗

地西泮	首选止惊药,0.3～0.5 mg/kg(最大剂量 10 mg)静脉注射,1.2 mg/min,5 分钟内生效,但作用短暂,必要时 15～20 分钟后重复
苯巴比妥	常用于热性惊厥持续状态,主要副作用为呼吸抑制
苯妥英钠	适用于惊厥持续状态,最好心电图监护
硫喷妥钠	惊厥不止时应用;无抗惊厥药时可针刺人中、合谷

3. 对症治疗 高热者宜物理降温(25%～50%乙醇擦浴,冷盐水灌肠,颈旁、腋下、腹股沟等大血管处冰敷),也可用安乃近,退热作用较其他解热镇痛药强。

4. 病因治疗及预防 对单纯性热性惊厥给予对症治疗和病因处理。对有复发倾向者可于发热开始即使用地西泮(安定),直到本次原发病体温恢复为止。对复杂性热性惊厥服丙戊酸钠或苯巴比妥,疗程 1～2 年,个别需适当延长。

第3节　化脓性脑膜炎

一、流行病学

1. 病原菌

新生儿和 2 个月以内婴儿	以肠道革兰氏阴性杆菌(大肠埃希菌最多见,其次为变形杆菌、铜绿假单胞菌等)和金黄色葡萄球菌为主
2 个月～12 岁儿童	以脑膜炎球菌、肺炎链球菌、流感嗜血杆菌为主
12 岁以上儿童	以肺炎链球菌和脑膜炎球菌多见

【例3】男婴,10 天。因发热、拒奶 3 天,惊厥 2 次来诊。查体:反应差,中度黄染,脐部有脓性分泌物,前囟饱满,WBC $20×10^9$/L,N 0.78,L 0.22。最可能的病原体是

A. 脑膜炎双球菌　B. 大肠埃希菌　　C. 流感嗜血杆菌　D. 新型隐球菌　　E. 肺炎链球菌

【例4】引起年长儿化脓性脑膜炎最常见的致病菌是

A. 肺炎链球菌　　B. 流感嗜血杆菌　C. 大肠埃希菌　　D. 金黄色葡萄球菌　E. 隐球菌

2. 感染途径 主要经呼吸道分泌物或飞沫传播,由脑膜炎球菌引起的脑膜炎呈流行性。

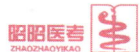

3. 发病季节 一年四季均可发生,但肺炎链球菌以冬、春季多见,而脑膜炎球菌和流感嗜血杆菌分别以春、秋季发病多。

4. 易感人群 90%的化脓性脑膜炎患儿发生在5岁以下,1岁以下是患病高峰年龄。

二、临床表现

大多急性起病,部分患儿病前有上呼吸道或胃肠道感染病史。

1. 起病形式

骤起发病	多系脑膜炎球菌感染所致的危重暴发型,迅速出现休克、皮肤出血点或瘀斑、意识障碍、弥散性血管内凝血等。若不及时治疗可在24小时内死亡
亚急性起病	多为流感嗜血杆菌或肺炎链球菌脑膜炎

2. 临床表现

临床表现	急性发热、意识障碍、反复惊厥,可能有休克、头痛、呕吐、脑疝,脑膜刺激征阳性,即颈抵抗、Kernig征(+)、Brudzinski征(+)
新生儿及幼婴表现	体温正常或降低,不吃、不哭、不动,微小惊厥,尖叫、皱眉、前囟饱满、紧张、颅缝分离,脑膜刺激征不明显

3. 某些化脓性脑膜炎的特殊表现

流行性脑脊髓膜炎	由脑膜炎球菌感染引起。起病不久可出现皮肤瘀点和瘀斑,并迅速增多、扩大和融合,暴发型患儿可发生休克、DIC和(或)出现脑炎表现,此时意识障碍和惊厥更为明显,锥体束征阳性,重者发生脑疝
肺炎链球菌脑膜炎	40%～50%病例有肺炎、中耳炎、乳突炎、鼻窦炎、败血症或颅脑外伤等感染灶,病程迁延易复发
金黄色葡萄球菌脑膜炎	常为金黄色葡萄球菌脓毒败血症的迁徙病灶之一,故常有原发化脓病灶。病程中约半数出现皮疹,脑脊液呈脓样浑浊,易凝固

三、实验室检查

1. 脑脊液检查 确诊本病的重要依据。

(1)典型改变 压力增高,外观混浊,甚至呈脓样(似米汤样),白细胞总数显著增多≥1 000×10⁶/L,蛋白质含量增多,常>1 000 mg/L。糖含量显著降低,常<1.1 mmol/L,甚至为零。涂片革兰氏染色检查致病菌简便易行,检出阳性率甚至高于细菌培养。细菌培养阳性者应做药物敏感试验。

(2)各种不同脑膜炎脑脊液检查

	化脓性脑膜炎	结核性脑膜炎	病毒性脑膜炎
外 观	混浊甚至呈脓样(似米汤样)	毛玻璃样,静置后有薄膜	清亮
病原体	涂片革兰氏染色检查致病菌,阳性率高	薄膜涂片抗酸染色,可找到结核菌	无
细 胞	白细胞总数显著增多,≥1 000×10⁶/L,以中性粒细胞为主	白细胞<500×10⁶/L,以淋巴细胞为主	0～数百×10⁶/L 淋巴细胞为主
蛋 白	升高,>1 g/L	显著升高,1～3 g/L	正常
糖和氯化物	同时降低	同时降低	正常

【例5】女婴2个月,拒食、吐奶、嗜睡3天。查体:面色青灰,前囟紧张,脐部少许脓性分泌物。为明确诊断最关键的检查是

A. 脐分泌物培养　B. 头颅CT　　　C. 血常规　　　　D. 血气分析　　　E. 脑脊液检查

【例6】女婴,7个月。近1周易激惹,烦躁不安,呕吐2次,大便稀,2次/日。查体:嗜睡,前囟饱满,有张力,颈强直(+/-),心肺正常,布氏征(+),巴氏征(+/-)。为明确诊断,应做哪项检查?

A. 脑电图　　　B. 脑CT　　　　C. 脑脊液检查　　D. PPD试验　　E. X线胸片

2. 其他检查

血培养	对疑似者均应做血培养以帮助寻找致病菌
皮肤瘀点、瘀斑涂片	发现脑膜炎双球菌重要而简便的方法
外周血象	白细胞总数大多明显增高,以中性粒细胞为主

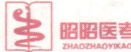

四、治 疗

1. 抗生素治疗

用药原则	敏感、易透过血-脑屏障、杀菌药物、静脉给药,做到早期、足量、足疗程、联合用药
病原菌明确前的抗生素选择	选择对肺炎链球菌、脑膜炎球菌和流感嗜血杆菌三种常见致病菌皆有效的抗生素。目前主张选用头孢曲松钠或头孢噻肟治疗
病原菌明确后的抗生素选择	参照药物敏感试验结果选用抗生素
用药疗程	平均疗程 10~14 天,金黄色葡萄球菌和革兰氏阴性杆菌脑膜炎应 3 周以上

2. 肾上腺皮质激素 除流行性脑脊髓膜炎外,主张在使用抗生素的同时加用地塞米松,一般连续用 2~3 天。

3. 对症处理 控制惊厥可选用地西泮、苯巴比妥等药物。监测生命体征,颅高压时静脉推注 20%甘露醇等。控制高热,维持水、电解质、酸碱平衡。

4. 并发症的治疗

硬膜下积液	积液多时应硬膜下穿刺放液,放液量每次、每侧≤15 mL
脑室管膜炎	行侧脑室穿刺引流,并注入抗生素
抗利尿激素异常分泌综合征	脑性低钠血症确诊后,用 3%盐水 10 mL/kg 缓慢滴注,可提高血钠 10 mmol/L

五、并发症和后遗症

1. 硬膜下积液(积脓)

致病菌	肺炎链球菌和流感嗜血杆菌感染引起
诊 断	凡经化脓性脑膜炎有效治疗 48~72 小时后体温不退,意识障碍、惊厥或颅压增高等脑部症状无好转甚至进行性加重者,首先应怀疑本症的可能
检 查	①最简单的首选检查方法是头颅透光检查; ②确诊依靠硬膜下穿刺

2. 脑积水 常见于治疗不当或延误治疗的患者,尤其多见于新生儿和婴儿,炎性渗出物粘连、堵塞脑室内脑脊液流出通道,如导水管、第四脑室侧孔或正中孔等狭窄处,引起非交通性脑积水。

3. 脑室管膜炎 要见于治疗并延误的婴儿,患儿在有效抗生素治疗下发热不退,频繁惊厥,甚至出现呼吸衰竭,意识障碍不改善,进行性加重的颈强直甚至角弓反张,脑脊液始终无法正常化,以及 CT 见脑室扩大时,需要考虑本症。

4. 抗利尿激素异常分泌综合征 炎症刺激神经垂体致抗利尿激素过量分泌,引起低钠血症和血浆低渗透压,可能加剧脑水肿,致惊厥和意识障碍加重,或直接因低钠血症而引起惊厥发作。

5. 各种神经功能障碍 由于炎症波及耳蜗迷路,患儿可并发神经性耳聋。其他如智力低下、脑性瘫痪、癫痫、视力障碍和行为异常等。

【例 7】婴儿化脓性脑膜炎怀疑有硬膜下积液,此时经济而可靠的检查方法是
A. X 线　　　　　B. CT　　　　　C. MRI　　　　　D. 超声　　　　　E. 颅骨透照试验

【例 8】小儿化脓性脑膜炎合并脑积水的原因是
A. 由于炎症累及下丘脑和垂体　　　　B. 由于不规律用药　　　　C. 由于血-脑屏障功能差
D. 由于炎性渗出物阻碍脑脊液循环所致　　　　E. 以上都不是

例 9~11 共用题干
女婴,3 个月。高热、频繁呕吐 3 天,嗜睡。查体:双眼凝视,前囟膨隆,反应差,脐部见少量脓性分泌物,心肺正常,脑膜刺激征(一)。

【例 9】该患儿最可能的诊断是
A. 颅内出血　　　　　　　　B. 新生儿缺氧缺血性脑病　　　　　　　C. 化脓性脑膜炎
D. 脑发育不全　　　　　　　E. 低钙惊厥

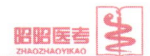

【例 10】错误的处理措施是

A. 抗生素治疗 10～14 天　　　　　　B. 用药 24 小时内杀灭脑脊液中致病菌

C. 严密观察生命体征　　　　　　　　D. 必要时可以应用肾上腺皮质激素　　　E. 腰穿降颅压

【例 11】该患儿最易出现的并发症是

A. 脑积水　　　B. 智力低下　　　C. 硬脑膜下积液　　D. 低钙抽搐　　　E. 脑萎缩

例 12～14 共用题干

男孩,1 岁。发热 3 天,呕吐 1 次,抽搐 1 次,既往 6 个月曾热性惊厥 1 次。按时预防结种,出生史无特殊。查体:T 38.2 ℃,R 30 次/分,BP 90/55 mmHg,颈抵抗(＋),双肺听诊未见异常。心率 130 次/分,律齐,腹软,肝脾肋下未触及,四肢暖,肌力、肌张力正常。Babinski 征(＋)。

【例 12】初步诊断首先考虑

A. 中毒型细菌性痢疾　　　　　　B. 中枢神经系统感染　　　C. 脑发育不全

D. 热性惊厥　　　　　　　　　　E. 手足搐搦症

【例 13】为明确诊断,首先宜进行的检查是

A. 脑电图　　　　　　　　　　　B. 血钙、磷测定　　　　　C. 腰穿检查脑脊液

D. 粪镜检及培养　　　　　　　　E. 血培养加药物敏感实验

【例 14】抗生素静脉滴注 3 天后热退,精神好转。但 1 周后又发热至 38.5 ℃左右,并呕吐,惊厥 1 次。最可能出现的情况是

A. 并发脑脓肿　　　　　　　　　B. 并发硬膜下积液　　　　C. 并发脑积水

D. 并发脑室管膜炎　　　　　　　E. 院内上呼吸道感染

➤ **参考答案**如下,详细答案参见 2021 版《国家临床执业及助理医师资格考试精选真题考点精析》。

1. E	2. E	3. B	4. A	5. E	
6. C	7. E	8. D	9. C	10. E	昭昭老师提示:
11. C	12. B	13. C	14. A	—	关注官方微信,获得第一手考试资料。

第 16 章　内分泌系统疾病

➤ **2021 考试大纲**

先天性甲状腺功能减退症。

➤ **考纲解析**

近 20 年的医师考试中,本章考试重点考查先天性甲状腺功能减退症诊断及检查,执业医师每年考查分数为 1～2 分,助理医师每年考查分数为 0～1 分。

先天性甲状腺功能减退症

一、概　述

先天性甲状腺功能减退症简称先天性甲减,是由于多种先天性原因引起甲状腺激素合成不足而导致的临床综合征。分为散发性和地方性两种,主要临床表现为体格和智能发育障碍。

二、病　因

散发性	多为先天性甲状腺不发育、发育不全或异位,是先天性甲状腺减退的主要原因
地方性	多为缺碘所致

三、临床表现

特殊面容和体态	皮肤粗糙、面部黏液水肿,舌体宽大 (昭昭老师速记:对比记忆 21-三体综合征表现为皮肤细腻)
神经系统症状	智能发育低下
生理功能低下	精神差,安静,少动,对周围事物反应少,嗜睡,肌张力低,肠蠕动慢,腹胀,便秘

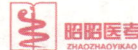

四、实验室检查

筛查	TSH 浓度 作为初筛（昭昭老师速记：春江水暖鸭先知）
确诊	血清 T_4、TSH 浓度测定发现 T_4 降低、TSH 明显升高 即可确诊

【例1】男孩，2 岁。智力和生长发育落后，经常便秘。查体：身高 70 cm，皮肤粗糙，鼻梁低平，舌常伸出口外。为明确诊断首选检查是

A. 血钙测定　　　　　　　　　B. 骨龄测定　　　　　　　　　C. 血 T_3、T_4、TSH 检测

D. 血氨基酸分析　　　　　　　E. 染色体核型分析

【例2】患儿 20 天，过期产儿，出生时重 4.2 kg。哭声低哑，反应迟钝，食量少，黄疸未退，便秘，体重低，腹胀。该患儿最可能的诊断是

A. 甲状腺功能减退症　B. 苯丙酮尿症　C. 先天愚型　D. 先天性巨结肠　E. 黏多糖病

五、治　疗

甲状腺激素治疗本病最有效的药物，患者需终生服用甲状腺素替代治疗，不能中断。根据 T_4 和 TSH 水平调整剂量。

例3～5 共用题干

女孩，3 岁。身高 75 cm，智力低下，鼻梁低平，舌体宽厚，常伸出口外，腹轻胀，便秘，有脐疝。

【例3】最可能的诊断是

A. 先天性巨结肠　　　　　　　B. 黏多糖病　　　　　　　　　C. 21-三体综合征

D. 先天性甲状腺功能减退症　　E. 骨软骨发育不良

【例4】为明确诊断首选的检查是

A. B超检查，肛管测压　　　　B. 染色体核型分析　　　　　　C. 骨龄测定

D. 尿黏多糖测定　　　　　　　E. 血 T_3、T_4、TSH

【例5】最佳的治疗方案是

A. 补充多种维生素　B. 无需特殊治疗　C. 补充碘剂　D. 补充生长激素　E. 补充甲状腺激素

➤ 参考答案如下，详细答案参见 2021 版《国家临床执业及助理医师资格考试精选真题考点精析》。

1. C	2. A	3. D	4. E	5. E	昭昭老师提示：关注官方微信，获得第一手考试资料。

第十三篇 神经、精神系统

学习导图

章 序	章 名	内 容	所占分数	
			执业医师	助理医师
1	神经系统概论	运动系统	5分	1分
		感觉系统		
		脑神经		
		皮质与脑功能		
		脑室系统与脑脊液		
		脑血管		
2	周围神经病	面神经炎	2分	1分
		三叉神经痛		
		吉兰-巴雷综合征		
3	脊髓病变	脊髓压迫症	1分	0分
		视神经脊髓炎		
4	颅脑损伤	头皮损伤	3分	2分
		颅骨骨折		
		脑损伤		
		颅内血肿		
5	脑血管疾病	缺血性脑卒中	7分	5分
		短暂性脑缺血发作		
		脑出血		
		蛛网膜下腔出血		
6	颅内肿瘤	颅内肿瘤	1分	0分
7	颅内压增高	颅内压增高	1分	1分
8	脑 疝	小脑幕切迹疝	1分	0分
		枕骨大孔疝		
9	帕金森病	帕金森病	1分	0分
10	阿尔茨海默病	阿尔茨海默病	0分	0分
11	偏头痛	偏头痛	0分	0分
12	单纯疱疹性脑炎	单纯疱疹性脑炎	1分	0分
13	癫 痫	癫痫	1分	0分
14	神经肌肉接头疾病	重症肌无力	1分	0分
		周期性瘫痪		
15	精神障碍	精神疾病概述	4分	1分
16	脑器质性疾病所致精神障碍	概述	1分	0分
		阿尔茨海默病的常见精神症状		
		脑血管病性痴呆		

续表

章 序	章 名	内 容	所占分数	
			执业医师	助理医师
17	躯体疾病所致精神障碍	躯体疾病所致精神障碍	1分	0分
18	精神活性物质所致精神障碍	概述	2分	1分
		精神活性物质		
		酒精所致精神障碍		
19	精神分裂症	精神分裂症	3分	2分
20	心境障碍	抑郁症	2分	2分
		双相障碍		
		恶劣心境		
21	神经症及分离转换障碍	神经性障碍概述	3分	1分
		恐惧症		
		惊恐障碍		
		广泛性焦虑		
		强迫障碍		
		躯体形式障碍		
		分离(转换性)障碍		
22	应激相关障碍	急性应激障碍	1分	0分
		创伤后应激障碍		
		适应性障碍		
23	心理生理障碍	进食障碍	1分	0分
		睡眠障碍及失眠症		

复习策略

精神、神经系统内容在医师资格考试中占分较多,在执业医师考试中占 50~55 分,助理医师考试中占 25~30 分,属于重要的第四大科目(前三大科目分别为消化、妇科和儿科)。由于神经系统具有抽象性和复杂性,兼之临床实践较少,是医师考试中最难掌握的内容,成为很多考生在备考中的瓶颈。在本章复习中,我们将重点突出,夯实基础,形象记忆,同时结合历年真题,力求帮助考生牢记考点,使大家迅速突破瓶颈,真正实现第四卷分数的提高。

第1章　神经系统概论

➢ **2021 考试大纲**
　①运动系统;②感觉系统;③脑神经;④皮质与脑功能;⑤脑室系统与脑脊液;⑥脑血管。

➢ **考纲解析**
　近 20 年的医师考试中,本章考试重点是神经系统的定位诊断,执业医师每年考查分数为 2~3 分,助理医师每年考查分数为 1~2 分。

第1节　锥体系(上运动神经元和下运动神经元)

一、解剖生理

　(昭昭老师提示:神经具有两大功能,即支配运动和感觉。首先我们讲运动。运动是由两级构成的,即上级是上运动神经元,下级是下运动神经元。其中,上运动神经元是指挥系统,下运动神经元是执行系统)

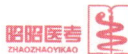

1. 上运动神经元 中央前回的<u>锥体细胞</u>发出神经。上运动神经元到达脑干运动神经核团及脊髓前角运动细胞,分别形成皮质脊髓束和皮质脑干束。

分　类	概　念
皮质脊髓束	大部分在延髓交叉,形成皮质脊髓前束;小部分不交叉,形成皮质脊髓侧束
皮质脑干束	各个脑神经核交叉至对侧(面神经下核及舌下神经核除外)

2. 下运动神经元 <u>脊髓前角细胞、脑神经运动核</u>及其发出的神经轴突。下运动神经元是接受锥体束、锥体外系和小脑系统各方面传导的冲动的最后共同通路。下运动神经元将各方面冲动组合起来,经前根、周围神经传递到运动终板,引起肌肉收缩。

二、临床表现

　　(昭昭老师提示:上运动神经元就是班主任,下运动神经元就是小学生。大家想想,如果班主任损伤后,班上的小朋友将是什么表现,肯定是"增高""亢进""跟疯了似的乱跑",这样就很轻松地记住了上运动神经元损伤后的表现,所有表现反过来就是下运动神经元损伤的表现)

	上运动神经元	下运动神经元
别　名	痉挛性瘫痪(中枢瘫)	弛缓性瘫痪(周围瘫)
损伤部位	皮质锥体细胞	脊髓前角运动细胞和脑神经运动核
表　现	偏瘫	肌无力
肌张力	增高	降低
腱反射	亢进	减弱或消失
病理反射	阳性(最有意义的鉴别点)	阴性
肌萎缩、震颤	阴性	阳性

【例1】中枢性瘫痪与周围性瘫痪<u>最有意义</u>的鉴别诊断是
　A. 肌肉瘫痪范围与程度　　　B. 有无肌肉萎缩　　　　　C. 肌张力增高或减低
　D. 腱反射亢进或减低　　　　E. 有无病理反射
【例2】符合<u>中枢性</u>瘫痪的临床特征是
　A. 肌群瘫痪为主　　B. 有肌萎缩　　C. 肌张力增高　　D. 腱反射消失　　E. 无病理反射
【例3】提示<u>上运动神经元损伤</u>最有意义的体征是
　A. 瘫痪肌肉不萎缩　　B. 病理征阳性　　C. 腱反射减弱　　D. 浅反射消失　　E. 肌张力正常

三、定位诊断

1. 上运动神经元损伤后临床表现

部　位	表　现	昭昭老师速记
皮层损伤	对侧单瘫	对侧支配
脑干损伤	同侧脑神经弛缓性瘫痪及对侧肢体痉挛性瘫痪,称交叉瘫	同面软,对肢硬
内囊损伤	①内囊通过的结构包括皮质脊髓束(控制运动)、脊髓丘脑束(控制感觉)、视束(控制视力); ②一侧锥体束全部受损引起对侧偏瘫,对侧偏身感觉减退及对侧同向偏盲,称三偏征	"三"个"囊"
脊髓前角运动细胞	节段性弛缓性瘫痪,无感觉障碍	前角管运动,后角管感觉
脊髓损伤	颈膨大以上——四肢硬瘫	"上"很"硬"
	颈膨大($C_5 \sim T_1$)——上肢软瘫、下肢硬瘫	上软下硬
	胸髓损伤——上肢正常、下肢硬瘫	胸下硬
	腰膨大($L_1 \sim S_2$)——上肢正常、下肢软瘫	腰不好,下肢软
	脊髓圆锥损伤——会阴部麻木、二便失禁,四肢感觉、运动正常	圆锥只管会阴
脊髓半切综合征	同侧深感觉和运动障碍、对侧浅感觉	同深对浅

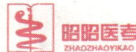

【例4】男,68岁。因与人争吵突然晕倒而入院治疗。查体发现左侧上、下肢瘫痪,腱反射亢进,左侧眼裂以下面瘫,伸舌时舌尖偏向左侧。左半身深、浅感觉消失。双眼左侧半视野缺失,瞳孔对光反射存在。考虑病变部位在

A. 左侧中央前、后回　　　　B. 右侧中央前回　　　　　　C. 左侧内囊

D. 右侧内囊　　　　　　　　E. 右侧中央后回

【例5】内囊出血所致的对侧肢体运动障碍,主要是损伤了

A. 皮质脊髓束　　　B. 皮质红核束　　　C. 顶枕颞桥束　　　D. 皮质核束　　　E. 额桥束

【例6】右侧内囊后肢受损,可能出现的病症是

A. 嗅觉丧失　　　　　　　　　　　　B. 同侧肢体麻痹和半身躯体感觉丧失

C. 双眼左侧半视野偏盲　　　　　　　D. 对侧半身痛温觉丧失而触觉存在

E. 右耳听觉丧失

【例7】对脑干损伤有定位意义的体征是

A. 病损对侧偏瘫、偏身感觉障碍、偏盲　　　B. 构音不清,吞咽困难　　　C. 双额侧偏盲

D. 患侧脑神经下运动神经元瘫,对侧肢体上运动神经元瘫

E. 患侧脑神经下运动神经元瘫,同侧肢体上运动神经元瘫

2. 下运动神经元损伤后临床表现

部　　位	表　　现	昭昭老师速记
脊髓前角运动细胞	节段性弛缓性瘫痪,无感觉障碍	前角管运动,后角管感觉
前根	①多见于脊髓外肿瘤压迫、脊膜炎症或椎骨病变; ②损伤节段呈弛缓性瘫痪,不伴感觉障碍,常同时损伤后根而出现根性疼痛现象; ③慢性起病者因部分损伤的前角细胞受病变刺激而出现肉眼可识别的肌束震颤	——
脊髓损伤	颈膨大以上——四肢硬瘫	"上"很"硬"
	颈膨大($C_5 \sim T_1$)——上肢软瘫、下肢硬瘫	上软下硬
	胸髓损伤——上肢正常、下肢硬瘫	胸下硬
	腰膨大($L_1 \sim S_2$)——上肢正常、下肢软瘫	腰不好,下肢软
	脊髓圆锥损伤——会阴部麻木、二便失禁,四肢感觉、运动正常	圆锥只管会阴
脊髓半切综合征	同侧深感觉和运动障碍、对侧浅感觉	同深对浅
神经丛	①含有感觉纤维和运动纤维; ②病变时累及一个肢体的多数周围神经,可引起弛缓性瘫痪,感觉及自主神经功能障碍	——
周围神经	肌肉弛缓性瘫痪,手套和袜子感	糖尿病周围神经病变就是

【例8】男,38岁。外伤后双下肢瘫痪,双上肢肌张力和肌力正常,双下肢肌力2级,双侧膝、踝反射亢进。受损的部位是

A. 传入神经元　　B. 前角　　C. 胸段脊髓　　D. 颈段脊髓　　E. 腰段脊髓

【例9】造成四肢肌张力增高、腱反射亢进的中枢性瘫痪的病损部位在

A. 颈膨大以下脊髓　　　　B. 颈膨大以上脊髓　　　　C. 颈膨大前角运动细胞

D. 一侧内囊　　　　　　　E. 一侧大脑皮质

例10~12共用选项

A. 脊髓胸段　　B. 脊髓颈膨大　　C. 脊髓圆锥　　D. 脊髓高颈段　　E. 马尾

【例10】双上肢正常,双下肢中枢性瘫痪的病变部位是

【例11】双下肢周围性瘫痪的病变部位是

【例12】四肢中枢性瘫痪的病变部位是

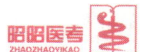

【例13】周围性瘫痪也称为

A. 周围神经损害性障碍

B. 脊髓前角细胞损害性瘫痪

C. 皮质运动中枢损害性瘫痪

D. 下运动神经元损害性瘫痪

E. 脊髓损害性瘫痪

【例14】脊髓前角运动细胞病变时，出现

A. 相应节段支配区肌的中枢性瘫痪，无感觉障碍

B. 周围神经支配区肌的周围性瘫痪，无感觉障碍

C. 周围神经支配区肌的周围性瘫痪，有感觉障碍

D. 相应节段支配区肌的周围性瘫痪，无感觉障碍

E. 相应节段支配区肌的周围性瘫痪，有感觉障碍

第2节　锥体外系损害的临床表现

一、锥体外系解剖生理

概　念	锥体外系是指锥体束以外的所有躯体运动神经结构，包括纹状体系统和前庭小脑系统。狭义的锥体外系主要指纹状体系统，包括纹状体（尾状核、壳核和苍白球）、红核、黑质和丘脑底核 （昭昭老师速记：锥体束的功能是产生运动，锥体外系主要是协调运动）
组　成	①大脑→皮质→旧纹状体→新纹状体→红核等纤维，组成红核脊髓束； ②同时由网状结构发出纤维组成网状脊髓束。 两者都止于脊髓前角运动细胞，协调骨骼肌的随意运动
主要功能	①调节肌张力，协调肌群运动； ②调节半自动的刻板动作，即反射性运动

二、损伤后表现

1. 表现　锥体外系损伤后主要表现为肌张力变化和不自主运动。

2. 病变部位和表现

部　位	表　现	常见疾病	昭昭老师速记
苍白球和黑质病变	运动减少和肌张力增高症候群	帕金森病	"怕""黑""白"
尾状核和壳核病变	运动增多和肌张力减低症候群	小舞蹈病	跳"舞蹈""翘（壳）""尾"巴

【例15】锥体外系损害常见的症状是

A. 感觉障碍　　B. 肌张力障碍　　C. 视觉障碍　　D. 平衡障碍　　E. 痛性麻痹

【例16】肌张力障碍的临床表现是一组肌群的

A. 伸肌和屈肌张力增强

B. 伸肌和屈肌张力呈断续停顿样增强

C. 低张力伴无目的、急速多变的不自主动作

D. 促动和拮抗肌不协调收缩，出现不自主运动和异常姿势

E. 促动和拮抗肌协调收缩，出现不自主运动和异常姿势

第3节　小脑损害的临床表现

一、解剖生理

1. 部　位　小脑中央为小脑蚓部，两侧为小脑半球。

2. 小脑功能　维持躯体平衡，控制姿势和步态，调节肌张力和协调随意运动的准确性。

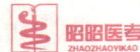
二、小脑损伤后表现

部　位	表　现	昭昭老师速记
小脑蚓部损伤	躯干共济失调,即轴性平衡障碍,表现为躯干不能保持直立姿势,站立不稳,向前或向后倾倒,即闭目难立征(Romberg征阳性)	勾"引"到"room"里"干"
小脑半球损伤	①一侧小脑半球损伤出现同侧肢体共济失调,上肢比下肢重,远端比近端重; ②指鼻试验、跟膝胫试验、轮替试验笨拙	注意:大脑是对侧支配,小脑是同侧支配

【例17】男,52岁。近2周来出现右上肢指鼻试验不正确和轮替动作差、右下肢跟膝胫试验差。无眩晕和听力障碍,肌力完好。病损部位在

A. 小脑蚓部　　　　　　　B. 右侧小脑半球　　　　　　C. 左侧小脑半球

D. 左侧脑桥前庭神经核　　E. 右侧脑桥前庭神经核

第4节　感觉系统

一、一般感觉

分　类	概　念
浅感觉	皮肤、黏膜感觉,如痛觉、温度觉和触觉
深感觉	来自肌肉、肌腱、骨膜和关节的本体感觉,如运动觉、位置觉和振动觉
复合感觉	包括定位觉、两点辨别觉、图形觉和实体觉等

二、浅、深感觉传导束比较

	浅感觉传导束	深感觉传导束
感觉类型	温度、痛觉、粗触觉	位置、运动、震动、精细觉
Ⅰ级神经元	脊神经节	脊神经节
Ⅱ级神经元	脊髓后角细胞	薄、楔束核
Ⅲ级神经元	丘脑核团	丘脑核团
传导束	脊髓丘脑束(脊髓丘脑前束司触觉,脊髓丘脑侧束司痛温觉)	薄、楔束,内侧丘系
神经交叉	灰质前连合交叉(脊髓交叉)	内侧丘系交叉(延髓交叉)

例18~19共用选项

A. 丘脑腹外侧核　　　　　B. 脊髓后角细胞　　　　　C. 延髓薄束核与楔束核

D. 脊髓前角细胞　　　　　E. 后根神经节

【例18】振动觉和位置觉传导通路的第二级神经元是

【例19】痛觉和温度觉传导通路的第二级神经元是

例20~22共用选项

A. 脊神经节　　B. 后角　　C. 侧角　　D. 前角　　E. 脊髓外侧索

【例20】含有交感神经元胞体的是

【例21】含有感觉神经元胞体的是

【例22】含有躯体运动神经元胞体的是

三、感觉障碍的定位

1. 感觉障碍的类型

部　位	表　现
神经干型感觉障碍	①某一神经干分布区各种感觉均减退或消失; ②如桡神经麻痹等
末梢型感觉障碍	①四肢对称性的末端各种感觉障碍(温、痛、触觉和深感觉),呈手套-袜套样分布,远端重于近端,常伴有自主神经功能障碍; ②见于多发性神经病等

续表

部 位	表 现
后根型感觉障碍	①单节段性感觉障碍,感觉障碍范围与神经根分布一致,常伴有放射痛; ②见于腰椎间盘突出症等
脑干感觉障碍	同侧面部和对侧半身分离性感觉障碍
丘脑型感觉障碍	出现对侧偏身(包括面部)完全性感觉缺失或减退
内囊型感觉障碍	①对侧偏身感觉障碍; ②见于脑血管病
皮质型感觉障碍	出现病灶对侧的复合感觉(精细感觉)障碍,部分区域损害,可出现对侧一个上肢或下肢分布的感觉减退或消失

【例23】节段性放射性疼痛病损部位在

A. 皮层感觉区　　　B. 脊丘束　　　C. 前角细胞　　　D. 前根　　　E. 后根

【例24】双侧四肢远端出现手套袜子样麻木,病变的定位多在

A. 神经丛　　　B. 神经末梢　　　C. 脊髓后角　　　D. 神经干　　　E. 脊髓后角

2. 脊髓髓内型感觉障碍

部 位	表 现
后角型	分离性感觉障碍,即病变侧痛、温觉障碍,而触觉和深感觉存在
后索型	受损平面以下深感觉和精细感觉障碍
侧索型	病变对侧平面以下痛、温觉消失,而触觉和深感觉存在(分离性感觉障碍)
前连合型	受损部位以下双侧节段性分布的对称性、分离性感觉障碍,表现为痛、温觉消失而深感觉和触觉存在
脊髓半切综合征	病变同侧深感觉消失,对侧浅感觉消失(昭昭老师速记:同深对浅)
横断性脊髓损害	病变部位以下所有感觉均缺失或减弱
脊髓圆锥损伤	肛门周围及会阴部呈鞍状感觉缺失,二便功能障碍

【例25】某患者因外伤致脊髓腰椎第一节段右侧半横断,损伤平面以下会出现

A. 右侧痛、温觉丧失　　　B. 右侧粗触觉丧失　　　C. 左侧本体感觉丧失

D. 右侧本体感觉丧失　　　E. 左侧肢体随意运动丧失

【例26】男,26岁。客车司机。车祸导致二便功能障碍,但下肢功能正常。该患者诊断为

A. 脊髓后角损伤　　　B. 脊髓后索损伤　　　C. 脊髓半切综合征

D. 脊髓横断性损伤　　　E. 马尾圆锥损伤

第5节　脑神经

一、脑神经解剖

1. 脑神经组成

(昭昭老师速记:一嗅二视三动眼,四滑五叉六外展,七面八听九舌咽,迷走副神舌下全)

	运动神经	感觉神经	混合神经
顺 序	Ⅲ、Ⅳ、Ⅵ、Ⅺ、Ⅻ	Ⅰ、Ⅱ、Ⅷ	Ⅴ、Ⅶ、Ⅸ、Ⅹ
名 称	动眼神经、滑车神经、展神经、副神经、舌下神经	嗅神经、视神经、听神经	三叉神经、面神经、舌咽神经、迷走神经

2. 各脑神经核脑内分布位置

位 置	分布神经	分布神经核团
中脑	Ⅲ、Ⅳ	动眼神经核、滑车神经核
脑桥	Ⅴ、Ⅵ、Ⅶ、Ⅷ	展神经核、面神经核、三叉神经核、上泌涎核、三叉神经感觉主核、耳蜗神经核、前庭神经核
延髓	Ⅸ、Ⅹ、Ⅺ、Ⅻ	三叉神经脊束核、孤束核、下泌涎核、疑核、迷走神经背核、副神经核、舌下神经核

3. 特殊脑神经核团

① 动眼神经副核又称 E-W 核,调节瞳孔括约肌,属于副交感核团。

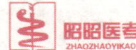

② 特殊内脏运动核团包括三叉神经运动核、面神经核、疑核和副神经核。

③ 面神经核的下半部分及舌下神经核仅接受对侧支配。

例 27～29 共用选项

A. 动眼神经副核　　　　B. 疑核　　　C. 舌下神经核　　　　D. 尾状核　　　　E. 屏状核

【例 27】属于纹状体的核团是

【例 28】属于副交感神经核的是

【例 29】属于特殊内脏运动核的是

【例 30】只接受对侧大脑运动皮层支配的脑神经运动核为

A. 三叉神经运动核　　　B. 迷走神经背核　　　C. 疑核　　　D. 舌下神经核　　　E. 动眼神经核

二、视神经

1. 解剖生理　视网膜→视神经→视交叉(出现在对侧)→视束→外侧膝状体(换神经元)→内囊后肢→形成视辐射→枕叶视中枢皮质。

2. 损伤后的临床表现

损伤部位	表现
视神经	全盲
视交叉	双眼颞侧偏盲
视束	双眼对侧同向性偏盲
视辐射	①下部受损,双眼对侧视野同向上 1/4 象限盲,如颞叶病变; ②上部受损,双眼对侧视野同向下 1/4 象限偏盲

三、动眼神经、滑车神经及展神经

	动眼神经	滑车神经	展神经
支配肌肉	上睑提肌、上直肌、内直肌、下斜肌、下直肌	上斜肌	外直肌
损伤后表现	瞳孔散大,光反射及调节反射消失	眼球向外下方运动受限,受损表现为眼球向外下运动	眼球不能向外转动,呈内斜视
昭昭老师速记	—	"上滑"	"外展"

例 31～33 共用选项

A. 上斜肌　　　　B. 下斜肌　　　C. 外直肌　　　D. 眼轮匝肌　　　E. 瞳孔开大肌

【例 31】滑车神经支配的肌肉是

【例 32】动眼神经支配的肌肉是

【例 33】交感神经支配的肌肉是

四、三叉神经

1. 解剖生理　感觉纤维发自三叉神经半月节,其周围支随眼支、上颌支、下颌支分布于头皮前部和面部皮肤以及眼、鼻、口腔内黏膜。

2. 损伤后的临床表现　同侧面部感觉障碍和角膜反射消失,咀嚼肌瘫痪,张口时下颌向患侧偏斜。发作为电击样、针刺样、刀割样或撕裂样的剧烈疼痛,历时短暂,每次数秒至 1～2 分钟。

五、面神经

1. 解剖生理

分类	特点
运动	①支配面上部肌肉的神经元接受双侧皮质脑干束控制; ②支配面下部肌肉的神经元仅接受对侧皮质脑干束控制
感觉	分布于舌前 2/3 味觉(昭昭老师速记:舌后 1/3 味觉是舌咽神经)

【例 34】管理舌前 2/3 味觉的神经是

A. 三叉神经　　　　B. 面神经　　　C. 舌咽神经　　　D. 迷走神经　　　E. 舌下神经

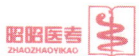

2. 周围性瘫痪和中枢性瘫痪

部　位	临床表现	昭昭老师速记
周围性瘫痪	①患侧鼻唇沟变浅、口角下垂、额纹变浅或消失；眼裂变大，不能闭合或闭合不全；②闭眼时眼球向上外方转动，显露白色巩膜，称为 Bell 征	眼眶以上有事
中枢性瘫痪	①病变局限在眼眶以下，出现对侧眶部以下诸肌麻痹，而额肌及眼轮匝肌不受累，故皱额、皱眉和闭眼动作皆无障碍；②常伴有同侧偏瘫及中枢性舌下神经麻痹	眼眶以上没事

六、舌咽神经、迷走神经

1. 解剖生理　舌咽神经控制舌后 1/3 味觉。

2. 损伤后的临床表现

部　位	临床表现
双侧舌咽、迷走神经损伤	声音嘶哑、吞咽困难、饮水反呛、咽反射消失
一侧舌咽、迷走神经损伤	不出现延髓性麻痹症状，双侧皮质脑干束损伤才出现构音障碍和吞咽困难，而咽反射存在，称假性延髓性麻痹

七、舌下神经

1. 解剖生理　支配舌肌运动。舌向外伸出主要是颏舌肌向前牵拉的作用，舌向内缩回主要是舌骨舌肌的作用。舌下神经只接受对侧皮质脑干束支配。

2. 病损表现

舌下神经核上性病变	①一侧病变时，伸舌偏向病灶对侧，此因正常时两侧颏舌肌运动将舌推向前方，若一侧颏舌肌肌力减弱，则健侧肌运动将舌推向偏瘫侧，无舌肌萎缩及肌束颤动，称为中枢性舌下神经麻痹。②常见于脑血管病
舌下神经核及核下病变	①一侧病变表现为患侧舌肌瘫痪，伸舌偏向患侧；两侧病变则伸舌受限或不能，同时伴有舌肌萎缩；舌下神经的病变可伴有肌束颤动。②见于肌萎缩侧索硬化、延髓空洞症

八、生理反射和病理反射

1. 浅反射

（1）浅反射检查

反射节段	检查方法	效　应	相关神经	对应节段
角膜反射	轻触角膜	闭眼睑	三叉及面神经	脑桥
咽反射	轻触咽后壁	呕吐反应	舌咽及迷走神经	延髓
上腹壁反射	划腹上部皮肤	上腹壁收缩	肋间神经	胸髓7～8
中腹壁反射	划腹中部皮肤	中腹壁收缩	肋间神经	胸髓9～10
下腹壁反射	划腹下部皮肤	下腹壁收缩	肋间神经	胸髓11～12
提睾反射	划大腿内侧皮肤	睾丸上提	生殖股神经	腰髓1～2

（2）意义　脊髓反射弧的中断或锥体束病变均可引起浅反射减弱或消失，即上运动神经元瘫痪和下运动神经元瘫痪均可出现浅反射减弱或消失。昏迷、麻醉、深睡、1岁内婴儿也可丧失。

【例35】在上运动神经元和感觉功能完好的情况下，右中腹壁反射消失提示

A. 右侧胸髓3～4节段病损　　B. 右侧胸髓5～6节段病损　　C. 右侧胸髓7～8节段病损

D. 右侧胸髓9～10节段病损　　E. 右侧胸髓11～12节段病损

2. 深反射

（1）深反射检查

反　射	检查方法	效　应	相关神经	对应节段
肱二头肌反射	叩击肱二头肌肌腱	肘关节屈曲	肌皮神经	颈髓5~6
肱三头肌反射	叩击肱三头肌肌腱	肘关节伸直	桡神经	颈髓6~7
桡骨膜反射	叩击桡骨茎突	肘关节屈曲、旋前及手指屈曲	正中神经、桡神经及肌皮神经	颈髓5~6
膝反射	叩击股四头肌	膝关节伸直	股神经	腰髓1~2

(2)意义　深反射减弱或消失是下运动神经元损伤的重要体征。深反射增强为上运动神经元损害的重要体征。

3. 病理反射

(1)病理反射的检查

名　称	检查方法	效　应
Babinski 征	用针在足底外侧自后向前划过	拇趾背屈,其余四趾呈扇形散开
Chaddock 征	用针划过足部外踝处	拇趾背屈
Oppenheim 征	以拇指、示指用力沿胫骨自上而下划过	拇趾背屈
Gordon 征	用手挤压腓肠肌	拇趾背屈

(2)意义　病理反射是指**锥体束损害**,失去了对脑干和脊髓的抑制功能而出现踝和拇趾背屈的现象。1岁以下的婴儿,由于锥体束发育不成熟,也可以出现病理反射阳性。昏迷、嗜睡、使用大量镇静剂后,锥体束功能受到抑制,也可出现阳性。

例36~37 共用选项

A. Brudzinski 征　　B. Babinski 征　　C. Romberg 征　　D. Kernig 征　　E. Weber 综合征

【例36】深睡眠时可能出现的体征是

【例37】小脑病损时可能出现的体征是

【例38】Oppenheim 征提示

A. 皮质脑干束损害　　　　　B. 脊髓丘脑束损害　　　　　C. 锥体束损害

D. 薄束损害　　　　　　　　E. 楔束损害

4. 脑膜刺激征

(1)概念　脑膜受激惹的体征指脑膜病变时脊髓膜受到刺激并影响脊神经根,当牵拉刺激时引起相应肌群反射性痉挛的一种病理反射,见于脑膜炎、蛛网膜下腔出血和颅内压增高等。

(2)脑膜刺激征的检查方法

检　查	检查方法	阳性表现
颈强直	患者仰卧位,前屈及左右晃动颈部	头前屈明显受限,被动屈颈遇到阻力,头侧弯也受到一定限制,旋转运动受限较轻,头后仰无强直表现
Kernig 征	患者仰卧位,使膝关节屈曲成直角,然后被动使屈曲的小腿伸直	当膝关节不能伸直,出现阻力及疼痛,而膝关节形成的角度不到135°时为阳性
Brudzinski 征	患者卧位,平卧、屈颈	屈颈时发生双侧髋膝部屈曲,为 Brudzinski 征阳性

(3)意义　颈上节段的脊神经根受刺激,引起颈强直。腰骶神经受刺激,则出现 Kernig 征或 Brudzinski 征。

九、腰椎穿刺术

1. 穿刺部位　腰椎穿刺手术通常在 $L_{3~4}$ 腰椎间隙进行。

2. 适应证　①中枢神经系统炎症性疾病的诊断与鉴别诊断包括化脓性脑膜炎、结核性脑膜炎、病毒性脑膜炎、真菌性脑膜炎、乙型脑炎等。②脑血管意外的诊断与鉴别诊断包括脑出血、脑梗死、蛛网膜下腔出血等。③肿瘤性疾病的诊断与治疗用于诊断脑膜白血病,并通过腰椎穿刺鞘内注射化疗药物治疗脑膜白血病。④测定颅内压力和了解蛛网膜下隙是否阻塞等。⑤椎管内给药。

3. 禁忌证　**颅内高压、脑疝**,可疑颅内占位性病变,休克等危重患者,穿刺部位有炎症,有严重凝血

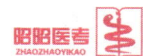

功能障碍的患者如血友病等。

4. 脑脊液检查内容

颜色	无色透明液体	糖	2.5～4.4 mmol/L
压力	80～180 mmH$_2$O	氯化物	120～130 mmol/L
细胞数	(0～5)×10^6/L	蛋白质	0.15～0.45 g/L

【例39】腰椎穿刺的常规部位是

A. 第2～3腰椎棘突间隙　　　B. 第1～2腰椎棘突间隙　　　C. 第3～4腰椎棘突间隙

D. 第4～5腰椎棘突间隙　　　E. 以上均为常规穿刺部位

【例40】腰穿的禁忌证

A. 脑动脉硬化　　B. 神经系统变性病　C. 急性脊髓炎　D. 后颅窝占位病变　E. 神经系统炎症

【例41】正常人脑脊液中糖的最低含量为

A. 4.0 mmol/L　　B. 3.5 mmol/L　　C. 3.0 mmol/L　　D. 2.5 mmol/L　　E. 2.0 mmol/L

➤ 参考答案如下，详细答案参见2021版《国家临床执业及助理医师资格考试精选真题考点精析》。

1. E	2. C	3. B	4. D	5. A	6. C
7. D	8. C	9. B	10. A	11. E	12. D
13. D	14. D	15. B	16. D	17. B	18. C
19. B	20. C	21. B	22. D	23. E	24. D
25. D	26. E	27. D	28. D	29. B	30. D
31. A	32. B	33. E	34. D	35. D	36. B
37. C	38. B	39. C	40. D	41. D	—

昭昭老师提示：
关注官方微信，获得第一手考试资料。

第2章　周围神经病

➤ **2021考试大纲**

①面神经炎；②三叉神经痛；③吉兰-巴雷综合征。

➤ **考纲解析**

近20年的医师考试中，本章考试重点是周围神经疾病的诊断和治疗，执业医师每年考查分数为2～3分，助理医师每年考查分数为1～2分。

第1节　面神经炎

一、概　述

特发性面神经麻痹亦称面神经炎或贝尔麻痹(Bell麻痹)，是因茎乳孔内面神经非特异性炎症所致的周围性面瘫。

二、病　因

① 面神经炎的病因未完全阐明。

② 可能由于骨性面神经管内狭窄，一旦发生炎性水肿，导致面神经受压。

③ 病毒等感染和自主神经功能紊乱等可引起局部神经营养血管痉挛，导致神经缺血水肿。

三、临床表现

1. 主要表现

面神经周围瘫	①患侧表情肌瘫痪，额纹消失，不能皱额、蹙眉，眼裂不能闭合或闭合不全，鼻唇沟变浅(昭昭老师提示：就是面瘫)； ②若为双侧病变，应考虑吉兰-巴雷综合征
特有体征	①患侧闭眼时眼球向外上方转动，漏出白色巩膜，称为Bell征； ②面神经只控制脸面部，故不会出现肢体瘫痪

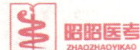

2. 根据受损部位不同,可出现其他症状

受损部位	表 现
鼓索以上部位	周围性面瘫+舌前 2/3 味觉消失
镫骨肌神经以上部位	周围性面瘫+舌前 2/3 味觉消失+听觉过敏
膝状神经节受累	周围性面瘫+舌前 2/3 味觉消失+听觉过敏+Ramsay-Hunt 综合征(乳突部疼痛、耳郭、外耳道感觉减退和外耳道、骨膜疱疹)

【例1】男,62 岁。晨起刷牙时左口角流口水,伴左耳后痛。查体:左侧额纹消失,左眼闭合无力,左鼻唇沟浅,口角右歪。最可能的诊断是

　　A. 左面神经炎　　　　　　B. 吉兰-巴雷综合征　　　　　C. 左三叉神经第 1 支受损

　　D. 中枢性面瘫　　　　　　E. 左三叉神经第 3 支受损

【例2】不符合面神经炎表现的是

　　A. 患侧额纹消失　　B. 患侧鼻唇沟变浅　　C. 患侧不能闭眼　　D. 患侧不能鼓腮　　E. 常伴有偏瘫

四、治疗

　　① 急性期可口服糖皮质激素,维生素 B 族类。病毒感染者可用抗病毒药物:阿昔洛韦。

　　② 理疗、护眼治疗及康复治疗。

第 2 节　三叉神经痛(助理医师不要求)

一、概　述

　　三叉神经痛是原发性三叉神经痛的简称,表现为三叉神经分布区内短暂的反复发作性剧痛。

二、病　因

周围学说	病变位于半月神经节至脑桥之间,是由多种原因引起压迫所致
中枢学说	三叉神经痛是一种感觉性癫痫样发作,异常放电部位可能在三叉神经脊束核或脑干

三、临床表现

典型表现	发作时表现为面颊部上、下颌及舌部明显的剧烈电击样、针刺样、刀割样或撕裂样疼痛,持续数秒或 1～2 分钟,突发突止,间歇期完全正常
特殊表现	①患者口角、鼻翼、面颊部或舌部敏感,轻触可诱发,称为扳机点或触发点; ②严重者因疼痛出现导致面肌反射性的抽搐,口角牵向患侧,出现痛性抽搐

【例3】面颊部有短暂的反复发作的剧痛,检查时除触发点外无阳性体征,常见于

　　A. 特发性面神经麻痹　　B. 三叉神经痛　　C. 症状性癫痫　　D. 面肌抽搐　　　E. 典型偏头痛

【例4】左侧继发性三叉神经痛,除出现左面部痛觉减退外,尚有的体征为

　　A. 左角膜反射消失,下颌向右偏斜　　　　　B. 左角膜反射存在,下颌向右偏斜

　　C. 左角膜反射消失,下颌无偏斜　　　　　　D. 左角膜反射消失,下颌向左偏斜

　　E. 左角膜反射存在,下颌无偏斜

四、治　疗

药物治疗	①首选卡马西平(昭昭老师速记:"三"驾"马"车); ②其余药物有苯妥英钠、加吧喷丁;同时应用大剂量的维生素 B$_{12}$
封闭治疗	药物治疗无效或有明显副作用,可用无水乙醇或甘油封闭三叉神经分支或半月神经节,破坏感觉神经细胞,可达止痛效果
射频电凝术	破坏三叉神经痛觉纤维,不损害触觉纤维
手术治疗	可选用三叉神经感觉根部分切断术或伽马刀治疗,止痛效果确切,是目前最安全有效的手术方法

【例5】三叉神经痛用下列哪种药物治疗

　　A. 吗啡　　　　B. 卡马西平　　　　C. 芬太尼　　　　D. 卡托普利　　　　E. 硝普钠

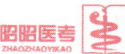

第3节 吉兰-巴雷综合征

一、概 述

吉兰-巴雷综合征是一种自身免疫介导的周围神经病,临床特点为急性起病,症状多在2周左右达到高峰,表现为多发神经根及周围神经损害,包括急性炎性脱髓鞘性多发神经根神经病(最常见的类型)、急性运动轴索性神经病、急性运动感觉轴索性神经病、Miller Fisher综合征、急性泛自主神经病和急性感觉神经病等亚型。

二、病 因

病因不明,可能与细菌及病毒感染有关,细菌感染最常见空肠弯曲菌。

三、临床表现

急性炎性脱髓鞘性多发神经根神经病是吉兰-巴雷综合征最常见的类型,也称经典型吉兰—巴雷综合征,主要表现为多发神经根和周围神经节段性脱髓鞘。

表 现	特 点	昭昭老师速记
上感史	1~3前周常有呼吸道或胃肠道感染症状或疫苗接种史	吉兰巴雷有"感冒"
运动障碍	首发症状为肢体对称性弛缓性肌无力,自远端逐渐向近端发展或自近端向远端加重,常由双下肢开始逐渐累及躯干肌、脑神经,严重病例可累及呼吸肌致呼吸肌麻痹	吉兰巴雷爱"运动"
感觉障碍	感觉障碍相对较轻,运动障碍远大于感觉障碍,出现手套感或袜子感	吉兰巴雷"感觉"多正常
二便功能	二便功能正常	吉兰巴雷二便正常
脑神经	脑神经受累以双侧面神经麻痹最常见	吉兰巴雷爱"面"子
其 他	部分患者可出现自主神经功能障碍,表现为皮肤潮红、出汗增多、尿便障碍等	—

【例6】 急性炎症性脱髓鞘性多发性神经病的主要临床表现是

A. 肢体对称性麻木　　　　B. 肢体对称性无力　　　　C. 发作性肢体无力

D. 发作性肢体麻木　　　　E. 双侧眼外肌瘫痪

【例7】 吉兰-巴雷综合征的典型表现之一为四肢远端

A. 感觉障碍比运动障碍明显　　B. 感觉和运动障碍均十分严重　　C. 仅有感觉障碍

D. 疼痛明显　　　　E. 感觉障碍比运动障碍轻

【例8】 男,18岁。急起四肢无力3天,二便正常。病前1周有"上感"史。查体:双眼闭合无力,双侧咽反射迟钝,四肢肌力1~2级,肌张力低,腱反射消失,无明显感觉障碍。最可能的诊断是

A. 多发性肌炎　　　　B. 重症肌无力　　　　C. 吉兰-巴雷综合征

D. 周期性瘫痪　　　　E. 急性脊髓炎

【例9】 男,32岁。感冒3周后出现双下肢近端无力。查体:双上肢肌力3级,双下肢肌力3级,四肢肌力消失,手套袜子样痛觉减退,双腓肠肌压痛阳性。其原因最可能是

A. 急性脊髓炎　　　　B. 脊髓压迫症　　　　C. 周期性瘫痪

D. 急性肌炎　　　　E. 急性炎症性脱髓鞘性多发性神经病

四、实验室检查

1. 脑脊液检查 脑脊液蛋白-细胞分离(蛋白高,细胞正常)是吉兰-巴雷综合征的特征性表现。发病数天内蛋白含量正常,2~4周内蛋白呈不同程度升高,但较少超过1.0 g/L。糖和氯化物正常。白细胞计数一般<10×10⁶/L。(昭昭老师速记:吉兰巴雷要"分离")

2. 腓肠神经活检术 可作为辅助诊断方法,不作为必需的检查。

五、治疗原则

药物治疗	①吉兰-巴雷综合征首选治疗方法:血浆置换; ②免疫球蛋白静脉滴注与血浆置换均为治疗吉兰-巴雷综合征的一线治疗方法,但是联合应用不增加疗效,故推荐单一使用; ③激素使用尚有争议
机械通气	呼吸肌麻痹可危及生命,应及早气管切开,进行机械通气

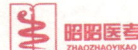

【例10】吉兰-巴雷综合征患者病后5天出现严重面神经麻痹、吞咽困难,严重时出现呼吸肌麻痹、构音模糊。首选的治疗是

A. 肾上腺糖皮质激素　　　　B. 鼻饲流质　　　　　　　C. 大量维生素 B_1

D. 抗生素治疗　　　　　　　E. 气管切开并用呼吸机

➤ **参考答案**如下,详细答案参见 2021 版《国家临床执业及助理医师资格考试精选真题考点精析》。

1. A	2. E	3. B	4. D	5. B	昭昭老师提示:
6. B	7. E	8. C	9. E	10. E	关注官方微信,获得第一手考试资料。

第3章　脊髓病变

➤ **2021 考试大纲**

①脊髓压迫症;②视神经脊髓炎。

➤ **考纲解析**

近20年的医师考试中,本章考试重点是脊髓疾病的诊断和检查,执业医师每年考查分数为2～3分,助理医师每年考查分数为1～2分。

第1节　脊髓压迫症(助理医师不要求)

一、概　述

脊髓压迫症是一组椎管内或椎骨占位性病变引起的脊髓受压综合征,随着病情进展,出现脊髓半切综合征、横贯性损害及椎管梗阻,脊神经根和血管可不同程度受累。

二、常见病因

1. 病因　如炎症、脊柱外伤、脊柱退行性变、先天性疾病、血液疾病、肿瘤等。

2. 肿瘤　脊髓外肿瘤以神经鞘膜瘤常见,脊髓内肿瘤以神经胶质细胞瘤常见,硬膜外肿瘤以转移瘤多见。

【例1】老年人脊髓压迫症状最常见的病因是

A. 淋巴瘤　　　　B. 脊索瘤　　　　C. 脊膜瘤　　　　D. 转移瘤　　　　E. 胶质瘤

三、临床表现

1. 急性脊髓压迫　多表现为脊髓横贯性损害,出现脊髓休克,病变水平以下呈弛缓性瘫痪,各种感觉及反射消失,尿便潴留。

2. 慢性脊髓压迫　通常分为三期,三者表现并非截然分开,常有重叠,界限不清。

分　期	临床表现
根痛期	表现为神经根痛及脊膜刺激症状
脊髓部分受压期	脊髓半切综合征(昭昭老师速记:同深对浅)
脊髓完全受压期	脊髓瘫痪期,全横贯性损害

【例2】脊髓半横断(Brown - Seguard)综合征常见于

A. Guillam - Barre 综合征　　　B. 急性脊髓炎　　　　　C. 急性硬脊膜外脓肿

D. 脊髓髓外肿瘤　　　　　　　E. 脊髓空洞症

四、实验室检查

影像学检查	①X线,显示骨折、脱位、骨破坏等; ②CT 及 MRI 显示脊髓受压,MRI 能清晰显示椎管内病变的性质、部位及边界等
脑脊液检查	椎管严重梗阻时,可出现蛋白-细胞分离,细胞数正常但蛋白含量超过 10 g/L 时,黄色的脑脊液流出后自动凝结,称为 Froin 征
椎管内造影	可显示椎管梗阻界面
核素扫描	用核素经腰池穿刺注入,半小时后行脊髓全长扫描,可准确判断阻塞部位

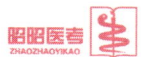

五、髓外压迫和髓内压迫的鉴别

	髓内压迫	髓外压迫
神经根痛症状	少见,部位不准确	剧烈,部位明确
痛、温觉障碍	自上向下发展,头侧重	自下向上发展,尾侧重
节段性肌无力和萎缩	早期出现,广泛,明显	少见,局限
脊髓造影充盈缺损	脊髓呈梭形膨大	呈杯口状
MRI	脊髓呈梭形膨大	髓外肿块,脊髓移位
昭昭老师速记	看见不疼的就是髓内压迫	看见疼的就是髓外压迫

例 3～5 共用题干

男性,26 岁。6 个月来胸部发麻,逐渐累及下肢。双下肢乏力 8 天,伴小便潴留并置导尿管。无疼痛。体检:T8 以下痛、触觉消失,有马鞍回避。双下肢位置觉消失,肌力 2 级,腱反射亢进,Babinski 征阳性。腹壁反射消失,腰穿示椎管不完全阻塞。脑脊液:蛋白 0.6 g/L,糖、氯化物和细胞数正常。

【例3】可能的诊断为 T8 以下脊髓
  A. 硬脊膜外脓肿　B. 髓外肿瘤　　C. 硬脑膜下血肿　D. 血管畸形　　E. 髓内肿瘤

【例4】马鞍回避是指痛、触觉在下列节段内保留
  A. T1～L5　　　B. S1~3　　　C. S4　　　　D. S3~5　　　E. S1~2

【例5】脊髓碘水造影表现为
  A. 水平面样阻塞　　　B. 阻塞面光滑呈杯口状　　　C. 阻塞面呈楔形
  D. 脊髓呈梭形膨大　　E. 碘水分散呈水滴状

例 6～8 共用题干

患者男性,5 个月来双下肢无力、麻木逐渐加重,后背疼痛且咳嗽时加剧。查体:左半侧 T8 以下痛、温觉消失,右下肢肌力 2 级,腱反射亢进,Babinski 征阳性,右下肢足趾振动觉、位置觉消失。

【例6】可能的诊断为
  A. T8 附近脊髓髓内癌变　　B. 左 T8 附近脊髓髓外病变　　C. 右 T8 附近脊髓髓内病变
  D. T8 附近脊前动脉闭塞　　E. 右 T8 附近脊髓髓外病变

【例7】病变脊髓处 MRI 表现为
  A. 脊髓呈梭形膨大,广泛低信号　　B. 正常脊髓　　C. 脊髓不膨大,髓内广泛点状高信号
  D. 脊髓外肿块　　　　　　　　　　E. 中央管扩大呈空腔

【例8】该患者脊髓损害为
  A. 脊髓后角损害　　　　　　B. 脊髓横贯性损害　　C. Brown-Sequard 综合征
  D. 脊神经根损害　　　　　　E. 脊髓后索和侧索联合损害

六、鉴别诊断

急性脊髓炎	多有感染史,数小时或数日内出现脊髓横贯性损伤,脑脊液白细胞数增多,以单核和淋巴细胞为主
脊髓空洞症	典型表现为病损节段支配区域皮肤分离性感觉障碍,病变节段支配区肌肉萎缩,神经根痛较少,MRI 可见脊髓内长条形空洞
亚急性联合变性	缓慢起病,出现脊髓后索、侧索及周围神经损害体征

七、治　疗

治疗原则是尽快去除病因,有手术适应证者及早手术治疗。

第2节　视神经脊髓炎

视神经脊髓炎也叫 Devic 病,是一种独特的中枢神经系统炎性脱髓鞘疾病,主要累及视神经和脊髓,导致严重的神经功能损害。

一、病　因

主要是体内产生抗水通道蛋白 4 的抗体,介导了一系列的自身免疫反应。

二、临床表现

好发于青中年和女性。急性或亚急性起病,约 70% 为单相病程,在数天内出现脊髓和视神经损害的

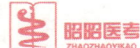

表现。少数则呈复发性或为复发的孤立的视神经或脊髓损害。该病的结局不佳,多后遗截瘫或严重视力损害,<u>死亡的主要原因</u>是高位颈髓病变导致<u>呼吸衰竭</u>。

1. 视觉障碍 <u>球后疼痛</u>,转眼时明显,之后视物模糊、视力下降,可同时累及双眼或单眼交替受累。体检可见视力下降和中心视野缺损,但眼球运动正常。

2. 脊髓功能障碍 典型表现者为急性发生的<u>双下肢瘫痪</u>、<u>感觉缺失</u>和<u>尿潴留</u>,在<u>1～3 天内</u>达到高峰。胸段脊髓损害最多见,可在起病时出现由下向上的感觉异常或胸腹部束带感。体检示:肢体肌张力低、肌力下降、腱反射减弱(脊髓休克的表现),数周后则表现为肌张力高腱反射亢进和病理征阳性,若病变累及颈髓则可以为四肢瘫。病变平面以下的深、浅感觉消失或明显减退,可在平面上缘出现感觉过敏带。尿潴留,便秘,下肢皮温、出汗异常等。

3. 其他部位损害 部分患者因同时有下丘脑及脑室周围的病损,故还可能出现反复恶心呕吐、频繁呃逆、嗜睡肥胖、贪食、缄默、记忆减退、低钠血症等情况。

4. 脑脊液检查 多数压力不高,白细胞数正常或轻度升高(20～200)×10^6/L 蛋白亦可轻度增高(0.5～1.2 g/L)。血清出现 <u>AQP4 - Ig</u>,则诊断的特异性达 85%～100%,敏感性为 50%～80%。少数患者可有脑脊液中 lg 指数增高或出现寡克隆带,需要与多发性硬化相鉴别。

5. 影像学检查 典型患者的脊髓 MRI 检查会出现<u>脊髓肿胀</u>,有长的病灶(超过 3 个脊椎节段),呈长 T_1、长 T_2 信号改变,可有片状增强。

三、诊断与鉴别诊断

1. 多发性硬化 主要鉴别点在于多发性硬化的脊髓病变病灶通常较小(MRI 上病灶不超过 1.5 个脊椎节段),临床亦多为不完全的脊髓炎,而非横贯性脊髓炎表现。影像学容易发现脑内多发病灶,脑脊液中寡克隆带阳性或 Ig 指数升高。

2. 其他脊髓疾病 脊髓血管病可以表现为突然起病的背痛伴肢体瘫痪和感觉异常,在临床上与视神经脊髓炎难以区别,需要通过脑脊液、AQP4 - Ig 及脊髓 MRI 检查予以鉴别。

四、治 疗

1. 急性期 药物治疗以大剂量甲基强的松龙冲击治疗(每日 1 000～1 500 mg,3～5 日)为主,之后依据患者情况逐渐诚量<u>不推荐长期小初量维持</u>。皮质激素治疗效果差者,可考虑使用血浆置换 3～5 次或静脉用免疫球蛋白。

2. 恢复期 鼓励尽早开展康复训练,促进肢体功能恢复。可用<u>巴氯芬</u>减少<u>肢体痉挛</u>。

➤ <u>参考答案</u>如下,详细答案参见 2021 版《国家临床执业及助理医师资格考试精选真题考点精析》。

1. D	2. D	3. E	4. D	5. D	昭昭老师提示:
6. E	7. D	8. C	—	—	关注官方微信,获得第一手考试资料。

第 4 章 颅脑损伤

➤ **2021 考试大纲**

①头皮损伤;②颅骨骨折;③脑损伤;④颅内血肿。

➤ **考纲解析**

近 20 年的医师考试中,本章考试重点是<u>颅脑损伤的诊断、检查和治疗</u>,执业医师每年考查分数为 2～3 分,助理医师每年考查分数为 1～2 分。

第 1 节 头皮损伤

一、病 因

1. 解剖 颅盖软组织包括皮肤层、皮下组织层、帽状腱膜层、腱膜下层、骨膜层和骨膜下层。

2. 损伤特点 头皮血运丰富,伤后极易出血。

二、分 类

疾 病	诊 断	处 理
皮下血肿	①皮下层和帽状腱膜层之间; ②体积小,较局限,中央有波动感	一般无需处理

疾　病	诊　断	处　理
帽状腱膜下巨大血肿	①帽状腱膜下的蜂窝组织； ②有明显的头皮下波动感	穿刺抽血和局部加压包扎
骨膜下血肿	①颅缝之间的骨膜下； ②较大,一般不超过颅缝,张力较高,可有波动感	勿强力包扎,避免防止血液经骨折缝流入颅内,引起脑疝

【例1】头部外伤后,最常触及头皮下波动的是

A. 皮下血肿　　　B. 帽状腱膜下血肿　　C. 骨膜下血肿　　D. 皮下积液　　　E. 皮下积脓

【例2】巨大帽状腱膜下血肿处理原则

A. 热敷　　　　B. 冷敷　　　　　C. 预防感染　　　D. 抽吸后加压包扎　　E. 切开引流

三、治疗

头皮损伤的清创时间一般是6～8小时。头皮裂伤处理时,因头皮血供丰富,清创缝合的时限可以放宽到24小时。

【例3】头皮裂伤清创的最佳时限,最迟应在

A. 8小时内　　　B. 12小时内　　　C. 24小时内　　　D. 48小时内　　　E. 72小时内

【例4】处理头部创伤时,必须遵循的外科原则是

A. 头皮下出血点必须一一结扎　　　　B. 尽量切除可能污染的头皮创缘组织

C. 伤口一律全层缝合　　　　　　　　D. 大块的头皮缺损只能留作二期处理

E. 清创术应争取在8小时内进行,一般不得超过24小时

第2节　颅骨骨折

一、颅骨骨折分类

按部位分类	分为颅盖骨骨折和颅底骨折
按形状分类	分为线形骨折和凹陷骨折

二、颅盖骨骨折诊断和治疗

1. 诊断　颅骨的线形骨折发生率最高;其诊断主要依靠颅骨X线摄片及CT骨窗。

2. 治疗

骨折类型	处　理
线形骨折	一般无需处理
凹陷骨折	凹陷骨折的手术适应证是凹陷深度>1 cm,位于重要的功能区,骨折片刺入脑内,骨折引起瘫痪、失语等功能障碍或局限性癫痫者

【例5】闭合性颅盖骨折诊断的主要依据是

A. 触诊局部有凹陷感　　　　　　B. 出现神经系统损伤体征　　　　C. 头皮肿胀有波动感

D. X线平片　　　　　　　　　　E. 触之有骨擦音

【例6】男,40岁。车祸外伤后10小时,当时无昏迷。入院时查体:神志清楚,答题切题,右侧肢体肌力4级,霍夫曼征阳性。头颅X线平片及CT均提示左顶骨凹陷性骨折,直径3 cm,深度2 cm。正确治疗是

A. 抗感染治疗　　　　　　　　　　B. 手术摘除凹陷的骨折碎片,解除对脑组织压迫

C. 保守治疗,应用神经营养剂　　　　D. 脱水治疗

E. 观察病情变化,决定下一步治疗方案

三、颅底骨折的诊断和治疗

1. 颅底骨折主要依靠临床表现来确诊

	皮肤瘀斑	表　现	神经、脑血管损伤	脑损伤
颅前窝骨折	眼眶部("熊猫眼")	鼻漏	Ⅰ、Ⅱ	额底
颅中窝骨折	颞部、耳后	鼻漏、耳漏	Ⅶ、Ⅷ、Ⅲ、Ⅳ、Ⅴ、Ⅵ、海绵窦、颈内动脉	颞底、垂体

续表

	皮肤瘀斑	表现	神经、脑血管损伤	脑损伤
颅后窝骨折	Battle 征(乳突瘀斑)、咽后壁	枕下部肿胀	Ⅸ、Ⅹ、Ⅺ、Ⅻ	脑干

【例7】患者,男性。车祸伤及头部,伤后出现左侧鼻唇沟变浅,鼻出血,左耳听力下降,左外耳道流出淡血性液体。诊断首先考虑

A. 颅前窝骨折　　B. 颅中窝骨折　　C. 颅后窝骨折　　D. 左颞骨骨折　　E. 脑震荡

【例8】单独作为诊断颅底骨折的依据中,错误的是

A. 脑脊液漏　　　　　　B. 迟发性乳突部皮下淤血斑　　　C. CT 显示神经管骨折

D. 单纯鼻出血　　　　　E. "熊猫眼"征

【例9】男,32 岁。头部外伤,当即昏迷约 1 小时,醒后出现头痛、呕吐,右耳道流血性液体。诊断应为

A. 脑震荡、颅前窝骨折　　　B. 脑挫伤、颅中窝骨折　　　C. 脑震荡、颅后窝骨折

D. 脑挫伤、颅前窝骨折　　　E. 脑震荡、颅中窝骨折

2. 颅底骨折的处理原则

(1) 颅底骨折合并脑脊液漏患者　属于开放性损伤,需要预防感染,不可堵塞或冲洗,不做腰穿,取头高位卧床休息。

(2) 预后　绝大多数脑脊液漏可在 12 周内自行愈合,如果超过 1 个月未愈,可考虑行手术修补硬脊膜。

【例10】开放性颅脑损伤特有的临床表现是

A. 颅骨骨折　　B. 头皮裂伤　　C. 头皮血肿　　D. 脑脊液漏　　E. 头皮裂伤伴颅骨骨折

第3节　脑损伤

一、受伤机制

脑损伤机制较为复杂,一般认为脑损伤有以下两种机制:

(1) 外力作用于头部,由于颅骨内陷和迅即回弹或骨折引起的脑损伤,这种损伤常发生在着力部位。

(2) 头部遭受外力后的瞬间,脑与颅骨之间的相对运动造成的损伤,这种损伤既可发生在着力部位,也可发生在着力部位的对侧。通常将受力侧的脑损伤称为冲击伤,其对侧的则称为对冲伤。

着力部位	受伤部位	着力部位	受伤部位
枕部	额颞部	前额	额颞叶
颞枕部	额颞叶	顶盖部	颞枕叶

二、脑震荡、脑挫裂伤和弥漫性轴索损伤

	脑震荡	脑挫裂伤	弥漫性轴索损伤
概述	脑震荡是病变最轻的脑损伤,特点为伤后即刻发生短暂意识障碍和近事遗忘	脑挫裂伤是外力造成的原发性脑器质性损伤,既可发生于着力部位,也可发生于对冲部位	头部遭受加速性旋转外力作用时,因剪切力导致脑内神经轴索断裂
表现	①伤后即刻发生意识障碍,程度一般不严重,持续时间不超过 30 分钟;②可伴有逆行性遗忘,即清醒后不能回忆当时乃至伤前一段时间内的情况	①意识障碍;②头痛、恶心、呕吐;③严重挫裂伤患者可出现生命体征不稳定;④伤后立即出现与脑挫裂伤部位相应的神经功能障碍或体征	①患者往往迅速出现意识障碍;②瞳孔大小多变
体征	神经系统检查无阳性体征	根据损伤部位出现相应的体征	—
检查	①脑脊液无红细胞;②脑 CT 检查无异常	①脑内散在高密度区;②脑内高、低密度区	脑内有高密度区

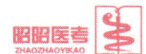

续表

	脑震荡	脑挫裂伤	弥漫性轴索损伤
治 疗	无需特殊治疗	①采取头抬高 15°～30°体位；②防止脑水肿和脑肿胀；③必要时手术治疗	对症治疗；如果病情恶化后就需要手术治疗

【例 11】男,35 岁。头部外伤后昏迷 1 小时,出现右侧肢体瘫痪,后逐渐好转。头颅 CT 示颅内有散在高密度影。应考虑为

A. 脑内血肿　　　　B. 急性硬脑膜外血肿　　　　C. 急性硬脑膜下血肿

D. 脑震荡　　　　E. 脑挫裂伤

第 4 节　颅内血肿

一、概　述

颅内血肿是颅脑损伤中最常见和最严重的继发病变。如果不能及时处理,多因进行性颅内压增高导致脑疝形成而危及生命。

二、分　类

分　类	具体分型
按血肿发生部位	可分为硬脑膜外血肿、硬脑膜下血肿和脑内血肿
按发生时间	急性型(＜3 天)、亚急性型(3 天～3 周)和慢性型(＞3 周)

三、硬脑膜外血肿

1. 概述　硬脑膜外血肿最多见于颞部、额顶部和颞顶部,最常见的出血来源是脑膜中动脉。常合并颅骨骨折。

2. 临床表现

意识障碍	典型的中间清醒期,病变可呈清醒→昏迷,或昏迷→中间清醒,或好转→昏迷
瞳孔改变	①早期表现为瞳孔缩小(动眼神经受刺激);②晚期表现为瞳孔散大(动眼神经受压或脑干受压)

3. 影像学检查　首选颅脑 CT,可见颅骨内板与硬脑膜之间有双凸镜形或弓形高密度影。

4. 治疗

非手术治疗适应证	幕上血肿量＜40 mL,幕下血肿量＜10 mL,中线结构移位＜1.0 cm
手术治疗	明显颅内压增高症状和体征,CT 扫描显示脑受压的颅内血肿,幕上血肿量＞40 mL,颞区血肿瘤＞20 mL,幕下血肿量＞10 mL

【例 12】硬脑膜外血肿的来源是

A. 大脑前动脉　　B. 大脑中动脉　　C. 脑膜中动脉　　D. 颞浅动脉　　E. 枕动脉

【例 13】急性硬脑膜外血肿最常合并的颅脑损伤是

A. 脑水肿　　B. 颅骨骨折　　C. 脑积水　　D. 脑挫伤　　E. 脑干损伤

【例 14】脑部受伤后出现中间清醒期常见于

A. 硬脑膜下血肿　　B. 脑内血肿　　C. 脑挫裂伤　　D. 硬脑膜外血肿　　E. 脑干损伤

例 15～17 共用题干

男,17 岁。骑摩托车时不慎摔倒,左颞顶着地,短暂昏迷后清醒。伤后 30 分钟送医院。急诊头颅 CT 示左颞顶颅骨骨折。2 小时后头痛加剧,逐渐昏迷,左侧瞳孔散大,右侧肢体瘫痪。

【例 15】为明确诊断,应首选的检查是

A. 颅骨及颈部正侧位 X 线片　　　　B. 颈部 CT　　　　C. 头颅 MRI

D. 脑电图　　　　E. 头颅 CT

【例 16】首先考虑的诊断是

A. 颈椎损伤、颈髓受压　　　　　　B. 脑挫裂伤、脑干损伤

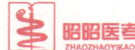
C. 急性硬脑膜外血肿、小脑幕切迹疝　　D. 急性硬脑膜下血肿、脑挫裂伤

E. 急性硬脑膜下血肿、枕骨大孔疝

【例17】应采取的有效治疗措施是

A. 立即收入病房,观察生命体征变化　　B. 应用抗生素　　C. 急诊行血肿清除减压术

D. 立即应用降颅压药物　　E. 急诊行颈椎牵引术

四、硬脑膜下血肿

1. 概述　硬脑膜下血肿最多见于额、颞极及其底部,出血来自脑挫裂伤皮层动脉或静脉破裂。

2. 临床表现

意识障碍	昏迷程度进行性加重
神经系统体征	伤后立即出现偏瘫表现,多因脑挫裂伤所致,逐渐出现的体征是血肿压迫所致

3. 影像学检查　首选检查是颅脑CT,可见新月形高密度影。(昭昭老师速记:花前"月下")

4. 治疗　同硬脑膜外血肿。

【例18】急性硬脑膜下血肿最多见的出血来源为

A. 脑皮质破裂的小动脉　　B. 注入上矢状窦的桥静脉　　C. 注入蝶顶窦的大脑中静脉

D. 注入横窦的Labbe静脉　　E. 大脑大静脉

【例19】患者,男,65岁,2个月前有头外伤史,现头痛。CT示右额颞叶新月形低密度影,诊断是

A. 急性硬脑膜外血肿　　B. 急性硬脑膜下血肿　　C. 慢性硬脑膜下血肿

D. 脑内血肿　　E. 高血压脑出血

例20~21 共用题干

女性患者,60岁,2个半月前有车祸头受伤史,当时有一过性意识障碍,伤后头痛,逐渐好转。近半个月又出现头痛,逐渐加重。头颅CT示右额颞顶低密度新月状影像,脑室中线受压移位。

【例20】诊断是

A. 右额颞顶急性硬脑膜下血肿　　B. 右额颞顶慢性硬脑膜下血肿　　C. 右额颞顶急性硬脑膜外血肿

D. 右额颞顶慢性硬脑膜外血肿　　E. 右额颞顶硬膜下积液

【例21】根本治疗是

A. 冬眠,物理降温　　B. 止血治疗　　C. 预防感染　　D. 钻孔冲洗引流术　　E. 血肿清除术

➤ 昭昭老师总结:硬膜外血肿和硬膜下血肿的区别

	硬膜外血肿	硬膜下血肿
出血来源	脑膜中动脉	皮层动脉或静脉破裂
表现	中间清醒期	昏迷进行性加重
脑CT检查	双凸镜形或弓形高密度影	新月形高密度影
治疗	①药物治疗:甘露醇;②手术治疗适应证:幕上血肿量>40 mL,颞区血肿瘤>20 mL,幕下血肿量>10 mL	①药物治疗:甘露醇;②手术治疗适应证:幕上血肿量>40 mL,颞区血肿瘤>20 mL,幕下血肿量>10 mL

五、脑血肿

1. 概述　常与枕部着力时的额、颞对冲性脑挫裂伤同时存在。浅部血肿多因挫裂的脑皮质血管破裂所致,常与硬脑膜下血肿同时存在,多位于额极、颞极及其底面。深部的血肿系脑深部血管破裂所致。

2. 临床表现　脑内血肿与伴有脑挫裂伤的复合型硬脑膜下血肿症状很相似。

3. 治疗　与硬脑膜下血肿的治疗相同。

➤ 参考答案如下,详细答案参见2021版《国家临床执业及助理医师资格考试精选真题考点精析》。

1. B	2. D	3. C	4. E	5. D	6. B	7. B
8. D	9. B	10. D	11. E	12. C	13. B	14. D
15. E	16. C	17. C	18. A	19. C	20. B	21. D

昭昭老师提示:
关注官方微信,获得第一手考试资料。

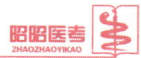

第5章 脑血管疾病

➤ **2021 考试大纲**

①短暂性脑缺血发作;②缺血性脑卒中;③脑出血;④蛛网膜下腔出血。

➤ **考纲解析**

近 20 年的医师考试中,本章考试重点是脑血管疾病的诊断、检查和治疗,执业医师每年考查分数为 2～3 分,助理医师每年考查分数为 1～2 分。

第1节 总 论

一、概 述

脑血管疾病是指由于各种原因导致的脑血管病性疾病的总称。卒中为脑血管病的主要临床类型,包括缺血性卒中和出血性卒中,以突然发病、迅速出现局限性或弥散性脑功能缺损为共同临床特征,为器质性脑损伤导致的脑血管疾病。

二、病因及发病机制

最常见的病因是脑动脉粥样硬化,其次是高血压伴动脉病变。

三、分 类

分为急性和慢性脑血管疾病。

急性脑血管疾病	最多见如短暂性脑缺血发作、脑栓塞、脑出血、蛛网膜下腔出血
慢性脑血管疾病	慢性脑血管病如血管性痴呆

【例1】常见以急性和亚急性起病的三类神经系统疾病是

A. 肿瘤、感染、血管性疾病
B. 外伤、感染、血管性疾病
C. 退行性变性、感染、血管性疾病
D. 遗传代谢病、感染、血管性疾病
E. 肿瘤、遗传代谢病、退行性变性

【例2】脑血管病的主要临床分类为

A. 脑出血,脑血栓形成,短暂性脑缺血发作
B. 急性脑血管病和慢性脑血管病
C. 出血性和缺血性脑血管病,蛛网膜下腔出血
D. 急性和慢性脑血管病,血管性痴呆
E. 急性脑血管病,脑出血和脑缺血

第2节 短暂性脑缺血发作

一、概 念

短暂性脑缺血发作(TIA)指反复发作的短暂性脑局部血液供应障碍,导致颈动脉或椎基底动脉系统的一过性局限性脑功能缺损或视网膜功能障碍。

二、病 因

血流动力学改变及微血栓形成。

三、临床表现

1. 一般表现 每次发作持续数分钟,通常在 30 分钟内完全恢复,不超过 24 小时。不遗留神经功能缺损表现或影像学显示脑组织缺血征象。

【例3】TIA 持续时间通常为

A. 12 小时内　　B. 2 小时内　　C. 24 小时内　　D. 30 分钟内　　E. 48 小时内

【例4】短暂性脑缺血发作,出现相应的症状和体征,完全恢复最长需要

A. 6 小时　　B. 12 小时　　C. 24 小时　　D. 48 小时　　E. 72 小时

【例5】男,48 岁。半年内出现 5 次突然不能言语,每次持续 30 分钟左右,伴左侧肢体麻木。神经系统检查正常。最可能的诊断是

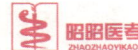

A. 癫痫小发作　　　B. 偏头痛　　　C. 颈椎病　　　D. 短暂性脑缺血发作　　　E. 顶叶肿瘤

【例6】男,60岁。发作性右侧肢体无力伴言语不利2天,<u>每次持续20分钟后可自行缓解</u>。既往有高血压史。最可能的诊断是

A. 部分性癫痫　　　B. 脑栓塞　　　C. 周期性瘫痪　　　D. 短暂性脑缺血发作　　　E. 脑血栓形成

2. 定位诊断

(1)颈内动脉系统

大脑中动脉	缺血<u>对侧肢体的单瘫</u>、轻偏瘫、面瘫和舌瘫,可伴有偏身感觉障碍和对侧同向性<u>偏盲</u>,优势半球受损出现<u>失语</u>和失用,非优势半球受损出现空间定向障碍
大脑前动脉	人格和情感障碍,对侧下肢无力等
颈内动脉主干	①眼动脉交叉瘫→患侧单眼一过性黑矇、失明和对侧偏瘫及感觉障碍; ②Honer征交叉瘫→患侧 Honer 征、对侧偏瘫

(2)椎基底动脉系统　眩晕、平衡障碍、眼球异常运动和复视。

跌倒发作	下肢突然失去张力跌倒,无意识障碍,系脑干下部网状结构缺血
短暂性全面遗忘综合征	①发作时出现短时间记忆丧失,发作时对地点、时间定向障碍,但谈话、书写和计算能力正常,持续数小时,然后完全缓解; ②与大脑后动脉颞支缺血累及边缘系统的颞叶海马、海马旁回和穹窿有关
双眼视力障碍发作	双侧大脑后动脉距状支缺血导致枕叶视皮质受损

【例7】<u>颈内动脉系统</u>短暂性脑缺血发作的症状可有

A. 阵发性眩晕　　　B. 复视　　　C. 交叉性瘫痪　　　D. 吞咽困难　　　E. 运动性失语

四、诊断与鉴别诊断

局限性癫痫	脑电图异常
Meniere 病	发作性眩晕伴听力障碍

五、治　疗

1. 抗血小板聚集药物　首选<u>阿司匹林</u>。

2. 抗凝药物　肝素、华法林。

【例8】短暂性脑缺血发作应用<u>阿司匹林</u>治疗的目的是

A. 改善神经功能的缺失　　　B. 保护脑细胞　　　C. 增加再灌注　　　D. 预防复发　　　E. 扩张血管

第3节　缺血性脑卒中

一、脑血栓形成

1. 概述

脑血栓形成是脑梗死常见的类型,动脉粥样硬化是本病的根本原因。因此,脑血栓形成临床上主要指大动脉粥样硬化型脑梗死。

2. 病因

主要病因	<u>最常见</u>的病因是<u>动脉粥样硬化</u>,其次是动脉炎
其　他	药源性、血液系统疾病、遗传性高凝状态等

【例9】<u>脑血栓形成</u>发病的重要危险因素之一是

A. 抽烟史　　　　　　　　　　B. 蛛网膜下腔出血史　　　　　　　　　C. 脑出血史

D. 短暂性脑缺血发作史　　　　E. 梅毒病史

3. 临床表现

(1)一般表现　动脉粥样硬化性脑梗死多见于中老年,动脉炎性脑梗死以中青年多见。常在<u>安静或睡眠中发病</u>,部分病例有 TIA 前驱症状,如肢体麻木、无力等。局灶性体征多在发病后十余小时或1～2日达高峰。临床表现取决于梗死灶的大小和部位,患者一般意识清楚,当发生基底动脉血栓或大面积脑梗死时,可出现意识障碍,甚至危及生命。

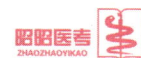

【例 10】男, 72 岁。平时有高血压、糖尿病史 30 余年。1 天前发现左侧上、下肢活动受限,吐词不清,神志清楚。无明显头痛、呕吐,检查发现左侧上、下肢肌力 2 级,左半身痛觉减退。诊断为

A. 脑出血　　　　　B. 脑栓塞　　　　　　C. 短暂性脑缺血发作
D. 蛛网膜下腔出血　E. 脑血栓形成

(2) 不同脑血管闭塞后的临床特点

① 颈内动脉闭塞的表现:症状性闭塞可出现单眼一过性黑矇,偶见永久性失明(视网膜动脉缺血)或 Honer 征(颈上交感神经节后纤维受损)。

② 大脑中动脉闭塞

部　位	主要表现
主干闭塞	最主要表现为三偏征
皮质支闭塞	①上部分支闭塞导致病灶对侧面部、上下肢瘫痪和感觉缺失; ②下部分支闭塞导致对侧同向性上四分之一视野缺损,无偏瘫
深穿支闭塞	最常见纹状体内囊梗死,出现三偏征

③ 大脑前动脉闭塞

分出前交通动脉前主干闭塞	截瘫、二便失禁、意志缺失、运动性失语综合征
分出前交通动脉后远端闭塞	对侧足和下肢的感觉运动障碍,而上肢和肩部的瘫痪轻,面部和手部不受累
皮质支闭塞	对侧中枢性下肢瘫痪、肢体短暂性共济失调等
深穿支闭塞	对侧中枢性舌瘫、上肢近端轻瘫

④ 大脑后动脉闭塞

皮质支闭塞	单侧皮质支闭塞,对侧同向性偏盲;双侧皮质支闭塞,完全性皮质偏盲
大脑后动脉起始段的脚间支闭塞	中脑中央和下丘脑综合征,如 Weber 综合征、Claude 综合征、Benedikt 综合征
大脑后动脉深穿支闭塞	丘脑穿通支闭塞,红核丘脑综合征;丘脑膝状体动脉闭塞,丘脑综合征

【例 11】男, 47 岁。晨起行走时头晕,走路不稳,喝水呛咳,声音嘶哑。查体:左侧 Honer 征,左面部痛觉减退,左侧咽反射消失,悬雍垂右偏,左侧指鼻试验和跟膝胫试验差,右侧肢体痛觉减退。病损的定位诊断在

A. 脑桥基底部穿支动脉　B. 左小脑后下动脉　　C. 左大脑后动脉
D. 左颈内动脉主干　　　E. 双侧椎动脉

⑤ 椎基底动脉闭塞

发病部位	综合征
基底动脉脑桥支闭塞	闭锁综合征
基底动脉短旋支闭塞	脑桥腹外侧综合征
基底动脉旁中央支闭塞	脑桥腹内侧综合征
基底动脉尖端上分支闭塞	基底动脉尖综合征
小脑后下动脉或椎动脉延髓分支	延髓背外侧综合征,即 Wallenberg 综合征

例 12～13 共用选项

A. 椎基底动脉血栓形成　B. 大脑前动脉血栓形成　C. 大脑中动脉血栓形成
D. 蛛网膜下腔出血　　　E. 小脑出血

【例 12】有眩晕、眼震、构音障碍、交叉性瘫痪,见于
【例 13】有偏瘫、同向性偏盲、偏身感觉障碍,见于

⑥ 特殊综合征

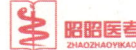

综合征	临床表现	昭昭老师速记
闭锁综合征	①基底动脉脑桥支闭塞导致双侧脑桥基底部梗死;②因为大脑半球和脑干被盖部网状激活系统无损害,意识清醒,语言理解无障碍,出现双侧中枢性瘫痪(双侧皮质脊髓束和支配三叉神经以下的皮质脑干束受损),只能以眼球上、下运动示意(动眼神经与滑车神经功能保留),眼球水平运动障碍,不能讲话,双侧面球、舌、咽、构音及吞咽运动均障碍,不能转颈,四肢全瘫,可有双侧病理反射	①像点了穴一样的就是闭锁综合征;②"桥""闭"了
Wallenberg综合征(延髓背外侧综合征)	①眩晕、恶心、呕吐及眼震(前庭神经核损害);②病灶侧软腭、咽喉肌瘫痪,表现为吞咽困难、构音障碍,同侧软腭低垂及咽反射消失(疑核及舌咽、迷走神经损害);③病灶侧共济失调(绳状体及脊髓小脑束、部分小脑半球损害)	"共"同"晕、震、咽"
Weber综合征	病变位于中脑基底部,动眼神经和皮质脊髓束受累,表现为同侧动眼神经麻痹和对侧偏瘫	同动对偏
Claude综合征	病变位于中脑被盖部,动眼神经和结合臂,同侧动眼神经麻痹和对侧共济失调、震颤	同动对共
Benedikt综合征	病变位于中脑被盖部,动眼神经、红核和结合臂,表现为同侧动眼神经麻痹和对侧不自主运动和震颤	同动对不

【例14】男,66岁。晨起四肢乏力。1小时前行走中跌倒,不能起立。体检:意识清楚,只能以眼球上、下运动示意。双侧周围性面瘫,张口伸舌和吞咽不能,留置鼻饲。四肢肌力0级,腱反射亢进,双侧Babinski征阳性。感觉无异常。脑梗死部位在

　　A. 中脑　　　　　　B. 脑桥基底部　　C. 内囊后肢　　　　D. 丘脑底部　　　　E. 基底节区

【例15】不属于延髓背外侧综合征临床表现的是

　　A. 眩晕,眼球震颤　　　　　　　　B. 饮水呛咳,吞咽困难　　　　　C. 交叉性感觉障碍

　　D. 锥体束征阳性　　　　　　　　E. 同侧肢体共济失调

（3）特殊类型的脑梗死

大面积脑梗死	通常由颈内动脉主干、大脑中动脉主干闭塞或皮质完全性卒中所致,表现为病灶对侧完全性偏瘫、偏身感觉障碍及向病灶对侧凝视麻痹
分水岭脑梗死	由相邻血管供血区交界处或分水岭区局部缺血所致,也称边缘带脑梗死,多因血流动力学原因所致。典型病例发生于颈内动脉严重狭窄或闭塞伴全身血压降低时

4. 实验室检查

CT检查	CT检查发现梗死区低密度灶
血管造影DSA	血管造影DSA是脑血管病变检查的金标准

5. 急性期治疗方法

控制血压	①发病24小时以内,必须维持较高的血压,可以改善脑组织灌注,只有当收缩压＞200 mmHg,舒张压＞110 mmHg时才有必要降压;一般将血压控制在收缩压≤185 mmHg或舒张压≤110 mmHg较为安全,病情较轻时,甚至可以降至160/90 mmHg以下。②首选对心血管影响较小的药物如拉贝洛尔;避免舌下含服短效钙离子拮抗剂,如硝苯地平
静脉溶栓	①首选药物为尿激酶和重组组织型纤溶酶原激活物(rt-PA);②适用于发病时间＜4.5小时,年龄在18～80岁之间的患者
动脉溶栓	①对大脑中动脉等大动脉闭塞引起的严重卒中患者,如果发病时间在6小时内,经慎重选择后可进行动脉溶栓治疗;②常用药物为尿激酶和重组组织型纤溶酶原激活物
抗血小板治疗、抗凝治疗	抗血小板聚集剂包括阿司匹林和氯吡格雷,抗凝治疗包括肝素、低分子肝素和华法林

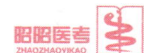

续表

手术治疗	①幕上大面积脑梗死伴有严重脑水肿、占位效应和脑疝形成者,可行骨瓣减压术; ②小脑梗死使脑干受压导致病情恶化,可行抽吸梗死小脑组织和后颅窝减压术

【例16】脑血栓形成急性期有效治疗方法是

A. 3小时内用rt-PA　　B. 12小时内用rt-PA　　C. 罂粟碱　　D. 尼莫地平　　E. 低分子量肝素

例17～19共用题干

男,63岁,清晨起床时,发现言语不清,右侧肢体不能活动。既往无类似病史。发病后5小时,查体神志清楚,血压120/80 mmHg,失语,右侧中枢性面瘫、舌瘫,右上、下肢肌力2级,右半身痛觉减退,颅脑CT未见异常。

【例17】病变的部位可能是

A. 左侧大脑前动脉　　　　　　B. 右侧大脑前动脉　　　　　　C. 左侧大脑中动脉

D. 右侧大脑中动脉　　　　　　E. 椎基底动脉

【例18】病变的性质是

A. 脑出血　　B. 脑栓塞　　C. 脑肿瘤　　D. 脑血栓形成　　E. 蛛网膜下腔出血

【例19】应选择的治疗方法是

A. 调整血压　　B. 溶栓治疗　　C. 应用止血剂　　D. 手术治疗　　E. 脑保护剂

二、脑栓塞

1. 概述

脑栓塞是指各种栓子随血流进入颅内动脉,使血管腔急性闭塞或严重狭窄,引起相应供血区脑组织发生缺血坏死及功能障碍的一组临床综合征。临床上主要指心源性脑栓塞。

2. 病因

栓子主要为心源性,主要在心内膜和瓣膜产生,最常见病因是心房颤动。非心源性是指心脏以外的栓子随血流进入脑内造成脑栓塞。其他还有来源不明性栓子。

【例20】女性,38岁,洗衣时突发右侧肢体活动不灵。查体:意识清,失语,二尖瓣区可闻及双期杂音,心律不齐,右侧偏瘫,上肢重于下肢,偏身痛觉减退。首先考虑的诊断是

A. 脑血栓形成　　B. 脑栓塞　　C. 脑出血　　D. 蛛网膜下腔出血　　E. 短暂性脑缺血发作

例21～23共用选项

A. 脑血栓形成　　B. 短暂性脑缺血发作　　C. 脑栓塞　　D. 腔隙性脑梗死　　E. 分水岭脑梗死

【例21】导致脑梗死最常见的病因是

【例22】心房颤动引起的常见卒中类型是

【例23】相邻两血管供血区分界处缺血所导致的卒中类型是

【例24】心肌梗死后附壁血栓引起的脑血管疾病最常见的是

A. 蛛网膜下腔出血　　B. 脑血栓形成　　C. 脑栓塞　　D. 脑出血　　E. 脑动脉炎

3. 临床表现

(1)一般特点　脑栓塞可发生于任何年龄,以青壮年多见;多在活动中急骤发病,无前驱症状,局灶性神经体征在数秒至数分钟达到高峰,多表现为完全性脑卒中;意识清楚或轻度意识模糊,可有短暂意识障碍。

(2)发病表现同脑血栓形成,发生部位不同,表现不同　颈动脉系统发生于前循环,大脑中动脉最常见,可出现偏瘫、偏身感觉障碍、失语或局灶性癫痫发作等,偏瘫以面部和上肢较重。

4. 治疗原则

一般治疗	改善脑循环,减轻脑水肿,减少梗死范围
原发病的治疗	①感染性栓塞使用抗生素,禁用溶栓和抗凝治疗; ②脂肪栓塞可用肝素、5%碳酸氢钠及脂溶剂; ③空气栓塞采取高压氧治疗
溶栓治疗	①心源性脑栓塞急性期一般不推荐抗凝治疗; ②低度风险一般推荐抗血小板治疗

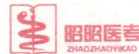

第4节　脑出血

一、概　念

脑出血是指非外伤性脑实质内出血。

二、病　因

1. 病因　脑出血最常见病因是高血压病合并细小动脉硬化,其他病因包括动-静脉血管畸形、脑淀粉样血管病变、血液病等。

2. 机制　发病机制主要是脑内细小动脉在长期高血压作用下发生慢性病变破裂所致。

三、病　理

绝大多数高血压性脑出血发生在基底节的壳核及内囊区。最主要受累的血管是大脑中动脉的豆纹动脉。

【例25】高血压脑出血最多见于

A. 基底节　　　B. 脑桥　　　　C. 小脑　　　　D. 大脑白质　　　E. 脑干

【例26】高血压病脑出血,破裂的血管多为

A. 大脑中动脉　B. 大脑基底动脉　C. 豆纹动脉　　D. 内囊动脉　　　E. 大脑前动脉

四、临床表现

1. 一般表现　多在情绪激动或运动中突然发病,此后颅内压升高可有不同程度的意识障碍、嗜睡等表现。

2. 局限性定位表现

(1) 基底节区出血

部 位	临床表现
壳核出血	最常见,系豆纹动脉,尤其是外侧支破裂所致,出现对侧偏瘫、偏身感觉缺失及同向性偏盲(三偏征)
丘脑出血	丘脑膝状动脉和丘脑穿通动脉破裂所致,出现对侧偏瘫及偏身感觉障碍,感觉障碍＞运动障碍
尾状核头出血	高血压动脉硬化和血管畸形破裂所致,出现头痛、呕吐、颈强直及精神症状等

【例27】基底节区出血的典型表现是

A. 意识障碍,病灶对侧偏身瘫痪、双眼向病灶对侧凝视

B. 意识障碍,病灶对侧感觉瘫痪、双眼向病灶对侧凝视

C. 病灶对侧偏身瘫痪、偏身感觉障碍及同向性偏盲

D. 病灶对侧偏身瘫痪、偏身感觉缺失及共济失调

E. 意识障碍、病灶对侧同向性偏盲,双眼向病灶对侧凝视

【例28】男,65岁。活动中突感头痛,左侧肢体不能活动1天。高血压病史10年。查体发现左侧中枢性面舌瘫,左侧肢体完全瘫痪,左侧偏身感觉减退,左侧偏盲。该患者最可能的诊断是

A. 脑叶出血　　B. 脑桥出血　　　C. 小脑出血　　D. 基底节出血　　E. 脑室出血

(2) 脑叶出血

部 位	临床表现
顶叶出血	最常见,偏身感觉障碍,轻偏瘫,对侧下象限盲,非优势半球受累出现构象障碍
额叶出血	偏瘫、尿便障碍、Broca失语等
颞叶出血	Wernicke失语、精神症状、对侧上象限盲等
枕叶出血	视野受损

(3) 脑干出血

部 位	临床表现
中脑出血	①轻者:一侧或双侧动眼神经不全麻痹、眼球不同轴、同侧肢体共济失调; ②重者:深昏迷,甚至死亡
脑桥出血	①大量出血常可导致患者出现昏迷、双侧针尖样瞳孔、呕吐咖啡样物等; ②少量出血无意识障碍,表现为交叉性瘫痪和共济失调性偏瘫
延髓出血	突发意识障碍,影响生命体征

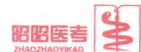

（4）小脑出血

部　位	临床表现
少量出血	小脑受损症状,如患侧共济失调、眼震和小脑语言等,多无瘫痪
大量出血	尤其是小脑蚓部出血,病情迅速进展,出现昏迷等脑干受压表现

【例29】 60岁,男性。活动中突感眩晕,头痛,呕吐,步行不稳,20分钟后昏迷,呼吸节律不整。诊断为脑出血,部位在

　A. 脑颞叶　　　　B. 小脑　　　　C. 脑桥　　　　D. 基底节　　　　E. 脑室

例30～32共用题干

男,58岁。外出途中突然头痛,眩晕,伴呕吐,走路不稳前来急诊。查体:BP 180/105 mmHg,心率62次/分,双眼向右水平眼震,右手指鼻不准,右侧跟膝胫试验阳性。

【例30】 最可能的诊断是

　A. 右枕叶出血　　B. 脑桥出血　　C. 基底节出血　　D. 右小脑半球出血　　E. 右大脑梗死

【例31】 为进一步明确诊断,应采取的主要措施是

　A. 详细追问有关病史　　B. 脑脊液检查　　C. 脑血管造影　　D. 头颅CT　　E. 脑电图

【例32】 首先应采取的处理措施是

　A. 利血平降血压　　　　　　　　B. 若CT示出血量达到5 mL,手术治疗

　C. 快速静脉滴注地塞米松10 mg　　D. 肌注苯巴比妥钠预防癫痫

　E. 降低颅内压

（5）脑室出血

部　位	临床表现
原发性脑室出血	脉络丛血管或室管膜下动脉破裂出血,有呕吐、头痛及昏迷等表现
继发性脑室出血	脑实质血液进入脑室,有呕吐、头痛及昏迷等表现

【例33】 男,59岁。1小时前运动中突发头痛。查体:血压160/110 mmHg,深昏迷,双侧瞳孔缩小,四肢瘫,颈有阻力,四肢有阵发性强直出现,诊断为高血压性脑出血。出血部位可能为

　A. 内囊　　　　B. 额叶　　　　C. 小脑　　　　D. 脑室　　　　E. 枕叶

五、实验室检查

脑CT检查	急性期可见高密度血肿(昭昭老师提示:脑血栓和栓塞是低密度)
MRI和MRA检查	MRI对观察脑干和小脑出血灶以及脑出血的演进过程优于CT扫描,对急性出血的诊断不及CT

【例34】 脑出血的诊断依据是

　A. 争吵后头痛、呕吐

　B. 偏瘫、偏盲、偏身感觉障碍

　C. 急性偏瘫者,伴CT中对应区域有低密度灶

　D. 急性偏瘫者,伴CT中对应区域有高密度灶

　E. 持续昏迷者

【例35】 68岁,男性。有高血压病史。演讲时突发头痛、呕吐、右侧偏瘫。头CT示左侧基底节区高密度影。最可能的诊断是

　A. 脑出血　　　　　　　　B. 蛛网膜下腔出血　　　　　　C. 动脉瘤破裂

　D. 短暂性脑缺血发作　　　E. 脑血栓形成

六、治　疗

1. 一般处理

一般治疗	卧床休息2～4周,尽可能就近治疗,不宜长途搬运
降低颅内压	积极控制脑水肿、降低颅内压是脑出血急性期治疗的重要环节,不建议使用激素
高血压处理	收缩压>200 mmHg,舒张压>150 mmHg时,才有必要降压

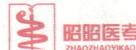

2. 高血压颅内血肿手术适应证

部　位	特　点
小脑	小脑出血血肿≥10 mL、直径≥3 cm
基底	基底核区中等或以上的出血(壳核出血血肿≥30 mL,丘脑出血血肿＞15 mL)
脑室	重症脑室出血
脑血管	合并脑血管畸形、动脉瘤等血管疾病

【例36】符合高血压病脑出血的手术指征是
A. 血压高于 160/100 mmHg　　　B. 年龄 65 岁以上　　　C. 脑叶出血 20 mL
D. 内科治疗中病情加重,意识不清加重　　　E. 内科治疗中病情加重,出现呼吸暂停

第 5 节　蛛网膜下腔出血

一、概　述

颅内血管破裂,血液流入蛛网膜下腔,称为蛛网膜下腔出血,分为外伤性和自发性两种。自发性又分为原发性和继发性两种类型。原发性蛛网膜下腔出血为脑底或脑表面血管病变(如先天性动脉瘤、脑血管畸形、高血压脑动脉硬化所致微动脉瘤等)破裂,血液流入蛛网膜下腔,占急性脑卒中的 10% 左右。继发性蛛网膜下腔出血为脑内血肿穿破脑组织,血液流入蛛网膜下腔。

二、病　因

最常见的病因是颅内动脉瘤,占 50%～80%,血管畸形约占 10%。

【例37】易导致蛛网膜下腔出血的疾病是
A. 颅内动脉瘤　　　B. 后颅窝肿瘤　　　C. 颞部巨大硬脑膜外血肿
D. 脑挫裂伤　　　E. 脑膜膨出

三、临床表现

1. 出血症状　以中青年发病居多,起病突然,发病前有诱因,如情绪激动、排便、咳嗽等。

头　痛	动脉瘤性蛛网膜下腔出血的典型表现是突发异常剧烈的全头痛,患者常将头痛描述为一生中经历的最严重的头痛,常不能缓解或呈进行性加重
脑膜刺激征	颈抵抗、克氏征(Kernig 征)、布氏征(Brudzinski 征)等阳性
其　他	眼部症状、精神症状及其他症状

2. 动脉瘤的定位症状

颈内动脉海绵窦段动脉瘤	前额和眼部疼痛,血管杂音,突眼,Ⅲ、Ⅳ、Ⅵ对脑神经损害
颈内动脉-后交通动脉动脉瘤	动眼神经受压的表现
大脑中动脉瘤	偏瘫、失语和抽搐等症状
大脑前动脉-前交通动脉瘤	精神症状,单侧或双侧下肢瘫痪和意识障碍
大脑后动脉瘤	同向偏盲,Weber 综合征和第Ⅲ对脑神经麻痹
椎基底动脉瘤	枕部和面部疼痛,面肌痉挛,面瘫和脑干受压

3. 血管畸形的定位症状　常见症状包括痫性发作、轻偏瘫、失语或视野缺损等。

4. 常见并发症

再出血	指病情稳定后再次发生剧烈头痛、呕吐、痫性发作、昏迷,甚至去脑强直发作,复查脑脊液为鲜红色
脑血管痉挛	常表现为波动性轻偏瘫或失语
急性或亚急性脑积水	由于血液进入脑室系统和蛛网膜下腔,形成血凝块,阻碍脑脊液循环通路所致,表现为嗜睡、思维缓慢、短时记忆受损、上视受限、展神经麻痹等,严重者出现颅内高压及脑疝
其　他	5%～10%的患者出现癫痫发作,不少患者发生低钠血症

【例38】男,58 岁。突感头、颈部剧烈疼痛,大汗伴恶心、呕吐、眩晕。查体:急性病容,四肢活动自如,脑膜刺激征阳性。最可能的诊断是
A. 脑栓塞　　　B. 蛛网膜下腔出血　　　C. 脑血栓形成

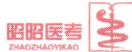

D. 高血压脑病   E. 椎基底动脉供血不足

例39～41共用选项

A. 脑出血   B. 脑梗死   C. 蛛网膜下腔出血   D. 短暂性脑缺血   E. 脑肿瘤

【例39】反复发作右侧肢体无力,常在1小时内恢复,头颅CT正常

【例40】突起右侧肢体无力1小时,头颅CT左基底节区高密度

【例41】突起右上眼睑下垂1小时,头颅CT右侧侧裂池高密度

四、实验室检查

头部CT	显示脑沟、脑池密度增高
脑血管造(DSA)	确定蛛网膜下腔出血病因的重要手段(金标准)

【例42】目前颅内动脉瘤主要的确诊检查是

A. 腰椎穿刺示血性脑脊液   B. 头颅CT   C. 头颅MRI

D. 头痛反复发作史   E. 脑血管造影

【例43】女,65岁。突发剧烈头痛后昏迷1小时。查体:深昏迷,颈强直,四肢无自主活动,肌张力高,腱反射活跃。头部CT示脑沟与脑池高密度影。最可能的诊断是

A. 短暂性脑缺血发作   B. 脑栓塞   C. 脑血栓形成

D. 蛛网膜下腔出血   E. 脑出血

五、治疗原则

一般治疗	①急性期绝对卧床4～6周; ②降压药物最好选择尼卡地平、拉贝洛尔等
破裂动脉瘤外科治疗	开颅动脉瘤夹闭手术是预防蛛网膜下腔出血最有效的方法

【例44】以下治疗蛛网膜下腔出血的措施不妥的是

A. 卧床休息4～6周   B. 应用止血药物   C. 低分子肝素注射

D. 静滴20%甘露醇   E. 口服尼莫地平

➤ 昭昭老师总结:脑血管病对比

	脑血栓	脑栓塞	脑出血	蛛网膜下腔出血
病因/机制	动脉硬化、TIA、高血压史、糖尿病	心脏瓣膜病、房颤	高血压、糖尿病	动脉瘤或动静脉血管畸形
发病年龄	老年	青壮年	中老年	不定
发病情况	安静、休息时	不定	活动、激动时	活动、激动时
头痛	多无	多无	早期呕吐	剧烈头痛、呕吐
意识障碍	多无或较轻	无或较轻	进行性加重	无或有谵妄
局灶体征	明显,常成为患者主诉	明显,常成为患者主诉	常有,但患者意识不清,不能诉述或不易检查	常无或偶有轻偏瘫及动眼神经麻痹
脑膜刺激征	多无	多无	可有	明显
CT	脑内低密度区	脑内低密度区	脑内高密度区	蛛网膜下腔或脑室内高密度区
MRI	T_1加权像呈低信号区,T_2加权像呈稍高信号区	同左	T_1加权像呈高信号区,T_2加权像呈高信号区	T_1加权像呈蛛网膜下腔或脑室内高信号区

➤ 参考答案如下,详细答案参见2021版《国家临床执业及助理医师资格考试精选真题考点精析》。

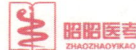

1. B	2. B	3. D	4. C	5. D
6. D	7. E	8. D	9. D	10. E
11. B	12. A	13. C	14. B	15. D
16. A	17. C	18. D	19. D	20. B
21. A	22. C	23. E	24. C	25. A
26. C	27. C	28. D	29. B	30. D
31. D	32. E	33. D	34. D	35. A
36. D	37. D	38. B	39.叉	40. A
41. C	42. E	43. D	44. C	—

昭昭老师提示:
关注官方微信,获得第一手考试资料。

第6章 颅内肿瘤(助理医师不要求)

➤ 2021考试大纲

①临床表现;②诊断与鉴别诊断;③治疗。

➤ 考纲解析

近20年的医师考试中,本章考试重点是颅内肿瘤的诊断和检查,执业医师每年考查分数为2～3分,助理医师每年考查分数为1～2分。

一、概述

原发中枢神经系统肿瘤的年发病率为$16.5/10 \times 10^4$,其中近半数为恶性肿瘤,约占全身恶性肿瘤的1.5%,以胶质瘤最常见,约占中枢神经系统肿瘤的40%。

二、临床表现

1. 颅内压增高症状 头痛、呕吐、视盘水肿。

2. 定位症状

(1)刺激症状 癫痫。

部 位	临床表现	昭昭老师速记
额叶肿瘤	癫痫大发作	"大""鹅"
颞叶肿瘤	幻嗅的精神运动性发作	"蹑"手蹑脚靠"嗅"觉
中央区及顶叶肿瘤	局灶性发作癫痫	"中"间有一"局"

(2)破坏症状 因肿瘤侵及脑组织所致。

部 位	临床表现	昭昭老师速记
中央前回肿瘤	一侧肢体的运动和感觉障碍	中央前回管运动
顶叶下部角回和缘上回肿瘤	失算、失读、失语	"顶"级"算"法和语言
额叶肿瘤	精神症状	"饿(额)"了"伤"精神"
枕叶肿瘤	视觉障碍	"视""诊(枕)"
下丘脑肿瘤	内分泌障碍	下内
四叠体肿瘤	瞳孔大小不等、眼球上视障碍	"四""通(瞳)"八达
小脑蚓部肿瘤	躯干和下肢共济失调	"引"导"干"部
小脑半球肿瘤	同侧肢体共济失调	小脑是同侧支配
脑干肿瘤	交叉性麻痹	"交叉""干"活

(3)压迫症状 压迫所致障碍。

部 位	临床表现	昭昭老师速记
鞍区肿瘤	视力、视野障碍	骑马(马鞍)视力好
海绵窦区肿瘤	海绵窦综合征	海绵窦

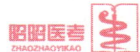

【例1】颅内肿瘤非定位症状是

A. 头痛、视盘水肿　　　　　B. 癫痫、幻嗅　　　　　　C. 肢体运动和感觉障碍

D. 视力、视野障碍　　　　　E. 眼睑下垂、眼球运动障碍

【例2】男性,56岁。头疼反复发作3个月,偶有呕吐。查体:神智清楚,双侧视盘水肿,左侧上、下肢肌力2级,病理征(＋)。最可能的诊断是

A. 脑出血　　　　　　　　B. 脑水肿　　　　　　　　C. 脑梗死

D. 蛛网膜下腔出血　　　　E. 颅内占位伴颅内压增高

【例3】与大脑半球肿瘤临床表现不符的是

A. 多尿　　　　B. 视野缺损　　　　C. 进行性感觉障碍　　　D. 癫痫发作　　　E. 精神症状

【例4】颅内肿瘤若表现为精神症状,常考虑的肿瘤部位为

A. 小脑　　　　B. 顶叶　　　　C. 额叶　　　　D. 枕叶　　　　E. 岛叶

【例5】脑干胶质瘤最早出现的临床表现常为

A. 颅神经麻痹　　　B. 脑积水　　　C. 头痛　　　D. 癫痫　　　E. 视乳头水肿

3. 老年和儿童颅内肿瘤的特点

颅内肿瘤的特点	
老年人	①脑萎缩,颅内空间相对较大,发生脑肿瘤时颅内压升高不明显,易误诊; ②以幕上脑膜瘤和转移瘤多见
儿 童	①幕下以髓母细胞瘤、室管膜瘤和和星形细胞瘤最常见; ②幕上以颅咽管瘤多见,伴颅内压升高时可掩盖肿瘤定位体征

【例6】男,65岁。5个月前无明确原因咳嗽、咳痰,痰中带血。MRI示大脑半球皮质多个小类圆形低信号影,提示

A. 脑蛲虫　　　B. 脑出血　　　C. 脑梗死　　　D. 脑转移瘤　　　E. 脑软化灶

【例7】老年人最常见的硬脊膜外肿瘤是

A. 脊膜瘤　　　B. 淋巴瘤　　　C. 转移瘤　　　D. 胶质瘤　　　E. 脊索瘤

三、诊 断

颅骨X线平片	垂体腺瘤蝶鞍扩大;听神经瘤侧内听道扩大、骨质破坏
脑CT检查	颅内肿瘤首选检查
肿瘤活检术	颅内肿瘤的确诊方法

四、治 疗

内科治疗	首先要降低颅内压,癫痫患者服用抗癫痫药物
外科治疗	切除肿瘤是治疗颅内肿瘤的根本措施
放 疗	①为恶性肿瘤部分切除后的辅助治疗,生殖细胞肿瘤及淋巴瘤对放疗敏感; ②瘤内放射治疗及立体定向放射治疗
化 疗	替莫唑胺用于治疗低级别星形胶质细胞瘤

例8～10共用题干

男性,30岁。头痛,时有呕吐,逐渐加重1个月,近期嗜睡,反应迟钝,时有头晕、猝倒,无头部外伤及急性炎症病史,血压正常。检查见视盘水肿,血常规、血沉正常。

【例8】初步的临床诊断应考虑为

A. 颅脑损伤　　　B. 颅内肿瘤　　　C. 颅内感染　　　D. 急性脑疝　　　E. 椎动脉型颈椎病

【例9】根据以上初步诊断,其首选的辅助检查应是

A. 头颈X线摄片　　　B. 腰椎穿　　　C. 脑血管造影　　　D. 脑CT　　　E. 脑MRI

【例10】根据以上检查结果,最重要的治疗是

A. 降低颅内压　　　B. 药物镇静治疗　　　C. 手术治疗　　　D. 抗感染治疗　　　E. 吸氧治疗

➤ 参考答案如下,详细答案参见2021版《国家临床执业及助理医师资格考试精选真题考点精析》。

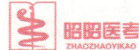

1. A	2. E	3. A	4. C	5. A	昭昭老师提示:
6. D	7. C	8. B	9. D	10. C	关注官方微信,获得第一手考试资料。

第7章　颅内压增高

➢ **2021 考试大纲**

①病因;②临床表现;③治疗。

➢ **考纲解析**

近20年的医师考试中,本章考试重点是颅内压增高症的病因、表现和诊断,执业医师每年考查分数为2~3分,助理医师每年考查分数为1~2分。

一、概　述

颅脑损伤、肿瘤、血管病、脑积水、炎症等多种病理损害发展到一定阶段,使颅腔内容物体积增加,导致颅内压超过正常上限,从而引起相应的综合征。

二、解剖生理

1. 组成　颅腔与脑组织、脑脊液和血液是颅内压形成的物质基础。颅缝闭合后颅腔的容积固定不变,为1 400~1 500 mL。颅腔内的上述三种内容物使颅腔内保持一定的压力称为颅内压。

2. 正常压力　成人正常的颅内压为70~200 mmH₂O,儿童为50~100 mmH₂O。

三、病　因

(昭昭老师提示:跟颅骨的密度、颅骨缺损无关)

病　因	常见疾病
颅腔内容物增加	颅内损伤、颅内感染、脑血管疾病等
颅内占位性病变	如脑内肿瘤、脑脓肿等
先天性狭颅症	先天性畸形使颅腔容积变小
脑脊液循环吸收障碍	脑脊液循环吸收障碍所致梗阻性脑积水和交通性脑积水
脑血管病变	脑血管过度灌注或静脉回流受阻,见于脑肿胀、静脉窦血栓等

【例1】颅内压增高的原因不包括

A. 硬脑膜外血肿　　B. 梗阻性脑积水　　C. 颅骨缺损　　D. 脑水肿　　E. 脑肿瘤

【例2】以下因素中,不会引起病理性颅内压增高的是

A. 脑震荡　　　　B. 颅内肿瘤　　　C. 脑积水　　　D. 颅内出血　　E. 狭颅症

四、临床表现

主要表现	头痛、呕吐、视盘水肿是颅内压增高的三联征(昭昭老师速记:痛、吐、肿)
生命体征变化	①血压增高、脉压增大、呼吸不规则、体温增高等; ②病情进一步发展,出现意识障碍
其　他	小儿患者可有头颅增大、头皮和额眶部浅静脉扩张、颅缝增宽等。头颅叩诊呈破罐音(Macewen音)

五、实验室检查

影像学检查	①脑CT检查:首选检查;②X线片:可见骨缝分离; ③数字减影血管造影:用于诊断脑血管性疾病和血运丰富的颅脑肿瘤
腰椎穿刺	对颅内压增高患者有一定危险,可诱发脑疝,故应慎重进行

例3~4共用题干

30岁男性患者,病程4个月,头痛发病,入院前出现左侧肢体无力和呕吐。入院查体:意识清,眼底视盘水肿,左上、下肢肌力Ⅳ级,腱反射活跃,病理征(+)。

【例3】本病例诊断是

A. 脑梗死　　　　B. 脑出血　　　　C. 蛛网膜下腔出血　　　D. 脑水肿　　　E. 颅内高压

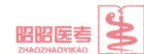

【例 4】应采取的<u>检查</u>是

A. X 线　　　　　B. 脑电图　　　　　C. 脑血管造影　　　　　D. CT　　　　　E. ECT

六、治　疗

1. 病因治疗　良性占位无手术禁忌证者采取病变切除术。不能切除的病变采取部分切除或减压手术。脑积水行脑脊液分流术。

2. 药物治疗　降低颅压。

① 若患者意识清楚,颅内压增高<u>较轻</u>,先用口服药物,首选<u>利尿剂氢氯噻嗪</u>。

② 若患者意识消失,颅内压增高<u>较重</u>,先用静脉或肌内注射药物,首选<u>20%甘露醇</u>。

3. 激素和亚低温冬眠疗法　减轻脑水肿。

4. 脑脊液分流术　脑室外引流、脑室-腹腔分流目前最为常用。注意引流瓶的高度应在穿刺部位以上15 cm 处。

【例 5】在<u>严重</u>颅内压增高的病例中,首选<u>降低颅内压的药物</u>是

A. 氢氯噻嗪　　　　　B. 乙酰唑胺　　　　　C. 氨苯蝶啶

D. 甘露醇　　　　　E. 呋塞米

【例 6】应用脑室持续引流方法<u>不正确</u>的是

A. 用于脑室系统内脑脊液循环通路梗阻者

B. 用于脑室内出血或脑出血破入脑室不易行开颅手术者

C. 放置脑室引流管应严格无菌操作,位置准确,深度适中,固定良好,保持通畅

D. 脑室内引流管一般高于脑室平面20～25 cm,引流时间不少于15 天

E. 预防感染,每天更换引流瓶(袋)

➤ <u>参考答案</u>如下,详细答案参见 2021 版《国家临床执业及助理医师资格考试精选真题考点精析》。

1. C	2. A	3. E	4. D	昭昭老师提示:
5. D	6. D	—	—	关注官方微信,获得第一手考试资料。

第 8 章　脑疝(助理医师不要求)

➤ **2021 考试大纲**

①分类;②常见病因;③临床表现;④诊断与鉴别诊断;⑤处理原则。

➤ **考纲解析**

近 20 年的医师考试中,本章考试重点是<u>脑疝的病因</u>、<u>诊断和治疗</u>,执业医师每年考查分数为 2～3 分,助理医师每年考查分数为 1～2 分。

第 1 节　概　述

一、脑疝概述

颅内某分腔有占位性病变时,脑组织从高压力区向低压力区移位,导致脑组织、血管及脑神经等重要结构受压和移位,被挤入小脑幕裂孔、枕骨大孔、大脑镰下间隙等生理性或病理性间隙或孔道中,从而出现一系列严重的临床症状,称为脑疝。

二、病　因

<u>外伤性颅内血肿</u>,脑脓肿,颅内肿瘤尤其是颅后窝、中线部位及大脑半球的肿瘤,颅内寄生虫,医源性因素。

【例 1】外伤性颅内血肿的主要<u>致命因素</u>是

A. 急性脑受压所致脑疝　　　　　B. 弥漫性脑水肿

C. 昏迷所致肺部感染　　　　　D. 脑脊液循环受阻

E. 蛛网膜下腔出血

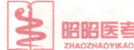
三、分 类

分 类	别 名	概 念	昭昭老师速记
小脑幕切迹疝	颞叶钩回疝	颞叶海马回、钩回通过小脑幕切迹被推移至幕下	"聂""小"倩"勾"魂
枕骨大孔疝	小脑扁桃体疝	小脑扁桃体及延髓通过枕骨大孔推挤向椎管内	"大""桃"好吃
大脑镰下疝	扣带回疝	一侧半球的扣带回经镰下孔被挤入对侧	货物"连(镰)"续被"扣"

【例2】最易形成小脑幕裂孔疝的是
A. 额叶肿瘤　　　B. 颞叶肿瘤　　　C. 顶叶肿瘤　　　D. 枕叶肿瘤　　　E. 小脑肿瘤

【例3】小脑幕切迹疝时,疝入小脑幕裂孔的组织是
A. 额叶内侧　　　B. 颞叶钩回　　　C. 顶叶下叶　　　D. 枕叶　　　E. 小脑扁桃体

【例4】最容易引起枕骨大孔疝的颅内占位性病变是
A. 侧脑室肿瘤　　　B. 第二脑室肿瘤　　　C. 鞍区肿瘤　　　D. 第四脑室肿瘤　　　E. 颞叶肿瘤

第 2 节　小脑幕切迹疝

一、解 剖

① 颅腔被小脑幕分成幕上腔和幕下腔,幕下腔容纳脑桥、延髓和小脑。幕上腔又被大脑镰分隔成左、右两腔,容纳左、右大脑半球。由于两侧幕上腔分别借大脑镰下的镰下孔相通,所以两侧大脑的活动度较大。

② 中脑在小脑幕切迹裂孔中通过,其外侧面与颞叶的钩回、海马回相邻。发自大脑脚内侧的动眼神经越过小脑幕切迹走行在海绵窦的外侧壁直至眶上裂。

二、病 理

当小脑幕切迹疝发生时,移位的脑组织在小脑幕切迹挤压脑干,脑干受压移位可导致其实质内血管受压,严重时基底动脉进入脑干的中央支可被拉断而导致脑干内出血。由于同侧的大脑脚受到挤压而造成病变对侧偏瘫,同侧动眼神经受压可产生动眼神经麻痹症状。移位的钩回、海马回可将大脑后动脉挤压于小脑幕切迹缘上导致坏死。

三、临床表现

颅内压增高	剧烈头痛、呕吐、视乳头水肿
意识障碍	由于脑干网状上行激动系统受累,随脑疝进展可出现嗜睡、浅昏迷至深昏迷,呈进行性加重
瞳孔改变	患侧瞳孔改变,先缩小后散大 (昭昭老师提示:早期因动眼神经受刺激,瞳孔反射性缩小,晚期动眼神经麻痹,瞳孔散大,看见瞳孔变化就是小脑幕切迹疝)
肢体运动障碍	出现上运动神经元瘫痪症状,对侧肌力减退,肌张力增高,腹壁反射消失,膝腱反射亢进和下肢病理反射
生命体征紊乱	①由于脑干受压,脑干内生命中枢功能紊乱或衰竭,出现生命体征异常; ②表现为心率减慢或不规则,血压忽高忽低,呼吸不规则,大汗淋漓或汗闭,面色潮红或苍白

【例5】小脑幕切迹疝最有意义的临床定位体征是
A. 患侧肢体活动减少或消失　　　B. 对侧腹壁反射消失　　　C. 患侧瞳孔散大
D. 对侧肢体腱反射亢进　　　E. 患侧下肢病理反射阳性

四、治 疗

1. 一般处理　快速静脉输注高渗降颅内压药物如:甘露醇等,以缓解病情。

2. 确诊后根据病情迅速完成开颅手术准备

	侧脑室外引流术	脑脊液分流术	减压术
适应证	严重脑积水	脑积水患者	—
手术方法	经额、枕部快速钻颅或锥颅,穿刺侧脑室并安置引流管,行脑脊液体外引流	脑积水病例可实施侧脑室-腹腔分流术,现在已较少应用	①小脑幕切迹疝→颞肌减压术; ②枕骨大孔疝→枕肌下减压术

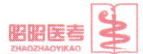

【例6】脑疝最有效易行的处理原则是

A. 快速静脉输注脱水剂　　　B. 腰椎穿刺大量引流脑脊液　　　C. 急性抑制性过度换气

D. 施行人工冬眠物理降温　　　E. 将患者置于高压氧舱内

第3节　枕骨大孔疝

一、解剖和病理

解　剖	颅腔与脊髓腔相连处的出口为枕骨大孔,延髓下端通过此孔与脊髓相连
病　理	发生枕骨大孔疝时,延髓直接受压,可迅速出现呼吸骤停

二、临床表现

表　现	具体表现	昭昭老师速记
颅内压增高	剧烈头痛,频繁呕吐,颈项强直、强迫头位	脑疝都有颅内压升高的表现
生命体征	①生命体征紊乱出现较早,意识障碍出现较晚;②患者早期可突发呼吸骤停而死亡	看见呼吸不好的就是枕骨大孔疝
瞳孔	双侧瞳孔大小多变,可大可小	枕骨大孔疝是双侧瞳孔变化;小脑幕切迹疝是一侧瞳孔变化

【例7】下列不属于枕骨大孔疝的常见症状是

A. 剧烈头痛、呕吐　　　B. 颈项强直　　　C. 早期出现一侧瞳孔散大

D. 意识障碍　　　E. 呼吸骤停发生早

【例8】男性,52岁。阵发性头痛1个月,因突然剧烈头痛、反复呕吐半天急诊入院。检查:神志清醒,双瞳孔正常,颈项强直,半小时后突然心跳、呼吸停止。其诊断是

A. 垂体腺瘤　　　B. 急性脑水肿　　　C. 急性脑膜炎　　　D. 枕骨大孔疝　　　E. 小脑幕切迹疝

【例9】男,40岁。车祸后出现短暂昏迷。2小时后剧烈头痛,频繁呕吐。急诊检查:神志清楚,双侧瞳孔大小多变,对光反射迟钝,肢体活动正常。行头颅CT检查时发生呼吸骤停。最可能的原因是

A. 脑挫裂伤　　　B. 急性颅后窝血肿并发枕骨大孔疝

C. 急性颅内血肿并发小脑幕切迹疝　　　D. 脑干损伤　　　E. 脑震荡

三、治　疗

同小脑幕切迹疝。

➤ 参考答案如下,详细答案参见2021版《国家临床执业及助理医师资格考试精选真题考点精析》。

1. A	2. B	3. B	4. D	5. C	昭昭老师提示:
6. A	7. C	8. D	9. B	—	关注官方微信,获得第一手考试资料。

第9章　帕金森病(助理医师不要求)

➤ **2021考试大纲**

①发病机制;②临床表现;③诊断与鉴别诊断;④治疗。

➤ **考纲解析**

近20年的医师考试中,本章的考试重点是帕金森病的表现、诊断和治疗,执业医师每年考查分数为2~3分,助理医师每年考查分数为1~2分。

一、概　述

帕金森病又名震颤麻痹,是一种常见于中老年的神经系统变性疾病,临床表现以静止性震颤、动作迟缓、肌强直和姿势平衡障碍为主要特征。脑部最主要的病变是黑质—纹状体系统多巴胺能通路损害。

【例1】帕金森病的主要发病原因是

A. 丘脑底核受损　　　B. 纹状体受损　　　C. 大脑皮质运动区受损

D. 大脑皮质-纹状体通路受损　　　E. 黑质-纹状体多巴胺通路受损

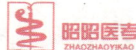

【例2】黑质-纹状体系统内使<u>左旋多巴转化为多巴胺</u>的酶是

A. 单胺氧化酶   B. 多巴脱羧酶   C. 酪氨酸羟化酶

D. 儿茶酚胺邻甲基转移酶   E. 胆碱酯酶

二、临床表现

昭昭老师提示:帕金森属于锥体外系疾病,<u>仅仅是运动障碍</u>,无感觉障碍、意识障碍、智力下降。

1. 运动症状

静止性震颤	①常为<u>首发症状</u>; ②始于一侧上肢远端,<u>静止位时明显或出现</u>; ③拇指和示指呈"搓丸样"动作
肌强直	①类似弯曲软铅管; ②齿轮样强直,在有静止性震颤的患者中可感到均匀的阻力出现断续停顿
动作迟缓	①随意运动减少,动作缓慢、笨拙; ②<u>面具脸</u>; ③小字征,书写字体越来越小
姿势障碍	①走路时患侧上肢摆臂幅度减少或消失; ②<u>冻结现象</u>,行走中突然全身僵住; ③前冲步态或<u>慌张步态</u>

2. 非运动症状

感觉障碍	嗅觉减退或睡眠障碍,部分患者有不宁腿综合征
自主神经功能障碍	便秘、多汗等
精神障碍	近半数患者有抑郁或焦虑

【例3】帕金森病的主要症状<u>不包括</u>

A. 肌阵挛   B. 肌强直   C. 动作迟缓

D. 静止性震颤   E. 姿势步态障碍

【例4】男,70岁。服用<u>氟桂利嗪</u>3个月后出现<u>动作徐缓</u>,僵硬,手部震颤,跌倒1次。美多巴治疗无效。查体:智力正常,<u>面具脸</u>,四肢肌力正常。最可能的诊断是

A. 血管性帕金森综合征   B. 帕金森叠加综合征   C. 药物性帕金森综合征

D. 外伤性帕金森综合征   E. 原发性帕金森病

【例5】帕金森病患者的<u>典型震颤</u>是

A. 静止性震颤   B. 意向性震颤   C. 姿势性震颤

D. 扑翼样震颤   E. 动作性震颤

【例6】男,69岁。<u>动作缓慢</u>、走路前倾小步2年,伴手部震颤。查体:对答切题,<u>面具脸</u>,四肢肌力正常,肌张力增高。头颅CT未见明显异常。最可能的诊断是

A. 脊髓血管病   B. 亚急性脊髓联合变性   C. 帕金森病

D. 进行性脊髓萎缩   E. 脊髓空洞症

三、实验室检查

颅脑 CT 和 MRI	无特征性改变
脑脊液检查	脑脊液中的<u>高香草酸(HVA)</u>含量可降低

四、治　疗

1. 治疗原则 包括手术、药物、康复、心理治疗等,其中<u>首选药物治疗</u>。

2. 药物治疗原则 坚持剂量滴定、以最小剂量达到最满意的效果、强调个体化治疗。

3. 药物治疗

(1) 保护性治疗　目前临床上作为保护性治疗的药物主要是<u>单胺氧化酶B型(MAO-B)抑制剂</u>,如雷沙吉兰、<u>司来吉兰</u>。

(2) 症状性治疗　针对早期帕金森病。

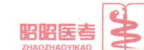

药物类别	代表药物	机 制	副作用
抗胆碱能药物	苯海索	抗胆碱受体	前列腺肥大禁用 （昭昭老师速记："本""钱"）
金刚烷胺	金刚烷胺	增加多巴胺的释放	肾功能不全、癫痫患者禁用 （昭昭老师速记："肾""金"病）
复方左旋多巴	苄丝肼左旋多巴	增加多巴胺剂量	耐药
DR 激动剂 （包括麦角类和非麦 角类 DR 激动剂）	①非麦角类药物如普 拉克索等； ②麦角类选择溴隐 亭等	避免对纹状体突触后膜 DR 产生 "脉冲样"刺激	麦角类会导致心脏瓣膜病变和肺 胸膜纤维化 （昭昭老师速记："麦角"导致心脏 病变,所以都不用了）
MAO-B 抑制剂	司来吉兰	阻止脑内多巴胺的降解	胃溃疡患者禁用 （昭昭老师速记："胃""兰"）
儿茶酚-氧位-甲氨基 转移酶（COMT）抑 制剂	恩他卡朋,托卡朋	抑制左旋多巴在外周代谢,使血浆 左旋多巴浓度保持稳定,并增加其 入脑量	腹泻、头痛、多汗、口干、腹痛等 （昭昭老师速记："朋"友"腹痛" "腹泻"）

【例7】老年帕金森病患者最适当的治疗药物是
　　A. 苯海索　　　B. 复方左旋多巴　　　C. 司来吉兰　　　D. 溴隐亭　　　E. 维生素 E

例8～10 共用题干
　　男性,68 岁。行动缓慢1年余,行走时上肢无摆动。双手有震颤,静止时明显。双侧肢体肌张力增高。无智力和感觉障碍,无锥体束损害征。

【例8】最可能的诊断是
　　A. 帕金森病　　B. 扭转痉挛　　　C. 阿尔茨海默病　　　D. 肝豆状核变性　　　E. 脑动脉硬化

【例9】最适当的治疗药物是
　　A. 苯海索　　　B. 复方左旋多巴　　　C. 司来吉兰　　　D. 溴隐亭　　　E. 维生素 E

【例10】采取上述治疗的目的是
　　A. 治愈疾病　　B. 阻止疾病的进行　　　C. 改善症状　　　D. 预防并发症　　　E. 增强体质

【例11】男,72 岁。右手震颤伴动作缓慢6年,翻身困难1年。诊断为帕金森病。有青光眼和轻度肾功能不全病史。无消化性溃疡史。服用复方左旋多巴时症状改善明显,近1年来疗效减退,单剂疗效仅3 小时。为改善症状,最适合增加的药物是
　　A. 溴隐亭　　　　B. 金刚烷胺　　　C. 司来吉兰　　　D. 苯海索　　　E. 苯甲托品

➤ 参考答案如下,详细答案参见 2021 版《国家临床执业及助理医师资格考试精选真题考点精析》。

1. E	2. B	3. A	4. C	5. A	6. C	昭昭老师提示：
7. B	8. A	9. B	10. C	11. C	—	关注官方微信,获得第一手考试资料。

第 10 章　阿尔茨海默病（助理医师不要求）

➤ **2021 考试大纲**
　　①病因和发病机制；②临床表现；③诊断与鉴别诊断；④治疗。

➤ **考纲解析**
　　近 20 年的医师考试中,本章考试重点是阿尔茨海默病的诊断和治疗,执业医师每年考查分数为 0～1 分,助理医师每年考查分数为 0 分。

一、病因和发病机制
　　阿尔茨海默病（AD）是发生于老年和老年前期、以进行性认知功能障碍和行为损害为特征的中枢神

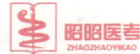

经系统退行性病变。临床上表现为记忆障碍、失语、失用、失认、视空间能力损害、抽象思维和计算力损害、人格和行为改变等。AD是老年期最常见的痴呆类型,占老年期痴呆的50%～70%。

1. AD可分为家族性AD和散发性AD　家族性AD呈常染色体显性遗传,多于65岁前起病,已知的致病基因包括淀粉样前体蛋白(APP)基因、早老素1(PS1)基因及早老素2(PS2)基因。对于占90%以上的散发性AD,目前肯定载脂蛋白E基因APOEε4是危险基因。

2. 多种学说　β-淀粉样蛋白瀑布理论,认为Aβ勺生成与清除失衡是导致神经元变性和痴呆发生的起始事件。家族性AD的三种基因突变均可导致Aβ的过度生成。另一重要的机制为tau蛋白过度磷酸化,影响了神经元骨架微管蛋白的稳定性,从而导致神经原纤维缠结形成,进而破坏了神经元及突触的正常功能。还有神经血管假说,提出脑血管功能的失常导致神经元细胞功能障碍,并且Aβ清除能力下降,导致认知功能损害。

3. 脑病理变化　脑的体积缩小和脑的体积缩小和重量减轻,脑沟加深、变宽,脑回萎缩,颞叶特别是海马区萎缩。组织病理学上的典型改变为神经炎性斑、神经原纤维缠结及神经元缺失。①神经炎性斑:在AD患者的大脑皮质、海马、某些皮质下神经核如杏仁核、前脑基底神经核和丘脑存在大量的NP。NP以Aβ沉积为核心,核心周边是更多的Aβ和各种细胞成分。②神经原纤维缠结:大脑皮质和海马存在大量NFT,NFT主要生神经元胞体内产生,有些可扩展到近端树突干。NFT也常见于杏仁核、前脑基底神经核、某些下丘脑神经核、脑干的中缝核和脑桥的蓝斑。

二、临床表现

AD通常隐匿起病,持续进行性发展,主要表现为认知功能减退和精神行为症状。

1. 痴呆前阶段　主要为轻度认知功能障碍期,表现为记忆力轻度受损,学习和保存新知识的能力下降,其他认知域,如注意力、执行能力、语言能力和视空间能力也可出现轻度受损,客观神经认知功能检查可发现存在一定程度的损害,但不影响基本日常生活能力,达不到痴呆的程度。

2. 痴呆阶段　即传统意义上的AD型痴呆,此阶段患者认知功能损害导致了日常生活能力下降,根据认知损害的程度大致可以分为轻、中、重三度。

轻　度	①主要表现是记忆障碍,突出表现为近事记忆减退,常将日常所做的事和常用的一些物品遗忘。 ②部分患者出现视空间障碍,外出后找不到回家的路,不能精确地临摹立体图,面对生疏和复杂的事物容易出现疲乏、焦虑和消极情绪,还会表现出人格方面的障碍
中　度	①除记忆障碍继续加重外,其他各种认知功能全面广泛地损害,特别是原已掌握的知识和技巧出现明显的衰退。出现逻辑思维、综合分析能力减退,言语重复、计算力下降,明显的视空间障碍,还可出现失语、失用、失认等,患者还可出现癫痫、强直-少动综合征。 ②此时患者常有较明显的行为和精神异常,性格内向的患者变得易激惹、兴奋欣快、言语增多;而原来性格外向的患者则可变得沉默寡言,对任何事情提不起兴趣,出现明显的人格改变
重　度	①此期的患者除上述各项症状逐渐加重外,还有情感淡漠、哭笑无常、言语能力丧失、以致不能完成日常简单的生活事项如穿衣等,终日无语而卧床,与外界(包括亲友)逐渐丧失接触能力。四肢出现强直或屈曲瘫痪,括约肌功能障碍。 ②此期患者常可并发全身系统疾病的症状,如肺部及尿路感染、压疮以及全身性衰竭状等,最终因并发症而死亡

三、诊断与鉴别诊断

1. 辅助检查

(1) 常规检查　血、尿常规,血生化检查均正常。

(2) 脑脊液检查(CSF)　CSF检查可发现Aβ42水平降低,总tau蛋白和磷酸化tau蛋白增高。

(3) 脑电图检查　AD的脑电图改变缺乏特异性,主要是波幅降低和α节律减慢,重者为较广泛的θ活动,以额、顶叶明显。晚期则表现为弥漫性慢波。

(4) 影像学检查　临床常用的CT/MRI检查没有特异性,主要用于排除其他疾病。头颅MRI检查显示双侧颞叶、海马萎缩。

对AD的认知评估领域应包括记忆功能、言语功能、定向力、应用能力、注意力、知觉(视、听、感知)和执行功能七个领域。临床上常用的工具可分为:大体评定量表如简易精神状;精神行为评定量表,如汉密

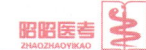

尔顿抑郁量表和神经精神问卷。

2. 诊断标准

（1）很可能是 AD

核心临床标准	①符合痴呆诊断标准； ②起病隐袭,症状在数月至数年中逐渐出现； ③有明确的认知损害病史； ④表现为遗忘综合征(学习和近记忆下降,伴 1 个或 1 个以上其他认知域损害)或者非遗忘综合征(语言、视空间或执行功能三者之一损害,伴 1 个或 1 个以上其他认知域损害)
排除标准	①伴有与认知障碍发生或恶化相关的卒中史,或存在多发或广泛脑梗死,或存在严重的白质病变； ②有路易体痴呆的核心症状； ③有额颞叶痴呆的显著特征； ④有原发性进行性失语的显著性特征； ⑤有其他引起进行性记忆和认知功能损害的神经系统疾病,或非神经系统疾病,或药物滥用证据
支持标准	①在以知情人提供和正规神经心理测验得到的信息为基础的评估中,发现进行性认知下降的证据； ②找到致病基因突变的证据

（2）可能的 AD 痴呆　有以下任一情况时,即可诊断。

非典型过程	符合很可能的 AD 痴呆诊断标准中的第 1 条和第 4 条,但认知障碍突然发生,或病史不详,或认知进行性下降的客观证据不足
满足 AD 痴呆的所有核心临床标准,但具有以下证据	①伴有与认知障碍发生或恶化相关的卒中史,或存在多发或广泛脑梗死,或存在严重的白质病变； ②有其他疾病引起的痴呆特征,或痴呆症状可用其他疾病和原因解释

3. 鉴别诊断　通过病史、体检及影像学检查,需排除导致痴呆的其他系统或神经系统疾病,包括血管性痴呆、肿瘤、颅内感染和炎症、正常颅压性脑积水、甲状腺功能低下及维生素 B_{12} 缺乏、酒精中毒等。

四、治　疗

AD 患者认知功能衰退目前治疗困难,综合治疗和护理有可能减轻病情和延缓发展。

1. 生活护理　包括使用某些特定的器械等。有效的护理能延长患者的生命及改善患者的生活质量,并能防止摔伤、外出不归等意外的发生。

2. 非药物治疗　认知康复训练和体能锻炼。

3. 药物治疗

（1）改善认知功能

胆碱能制剂	乙酰胆碱酯酶抑制剂如多奈哌齐、利斯的明、石杉碱甲等
NMDA 受体拮抗剂	美金刚能够拮抗 N-甲基-D-门冬氨酸(NMDA)受体,具有调节谷氨酸活性的作用,用于中晚期 AD 患者的治疗

（2）控制精神症状　对幻觉、妄想、抑郁、焦虑、激越、睡眠紊乱等,可给予抗抑郁药物和抗精神病药物,前者常用选择性 5-HT 再摄取抑制剂,如氟西汀、帕罗西汀、西酞普兰、舍曲林等,后者常用小典型抗精神病药,如利培酮、奥氮平、喹硫平等。这些药物的使用原则是:低剂量起始;缓慢增量;避免长期使用。

4. 支持治疗　重度患者自身生活能力严重减退,常导致营养不良、肺部感染、泌尿系感染、压疮等并发症,应加强支持治疗和对症治疗。

第 11 章　偏头痛

> **2021 考试大纲**

①临床表现；②诊断与鉴别诊断；③治疗。

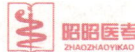

> **考纲解析**

近 20 年的医师考试中,本章考试重点是偏头痛的诊断和治疗,执业医师每年考查分数为 0~1 分,助理医师每年考查分数为 0~1 分。

一、概　述

偏头痛是临床上常见的原发性头痛,以发作性、多为偏侧、中重度、搏动样头痛为特征,一般持续 4~72 小时,可有恶心、呕吐等伴随症状,是一种常见的慢性神经血管性疾病。

(昭昭老师提示:偏头痛的本质是血管性的,所以是搏动性头痛)

二、临床表现

1. 无先兆偏头痛　最常见的偏头痛类型,表现为反复发作的一侧或双侧额颞部疼痛,呈搏动性,疼痛持续时伴颈肌收缩。

2. 有先兆偏头痛　发作前有倦怠、注意力不集中等前驱症状;最常见症状为视觉先兆,其次是感觉先兆。

伴典型先兆的偏头痛性头痛	最常见的有先兆偏头痛类型,先兆表现为完全性可逆的视觉、感觉或言语症状
散发性偏瘫性偏头痛	先兆除必须有运动无力症状外,还要包括视觉、感觉、言语三种先兆之一
基底型偏头痛	源自脑干和两侧大脑半球,临床可见构音障碍、眩晕、耳鸣等,但无运动无力征

3. 视网膜性偏头痛　反复发生的、完全可逆的单眼视觉障碍,包括闪烁、暗点或失明,并伴偏头痛发作,发作间期眼科检查正常。

4. 常为偏头痛前驱的儿童周期性综合征　可视为偏头痛等位症,临床可见周期性呕吐,反复发作的腹部疼痛伴恶心呕吐,即腹型偏头痛,良性儿童期发作性眩晕。

5. 偏头痛并发症　慢性偏头痛,偏头痛持续状态,无梗死的持续先兆等。

【例 1】典型偏头痛的特点是

A. 紧缩性头痛,伴恶心、呕吐、畏光、畏声,活动后加重

B. 胀痛,伴恶心、呕吐、畏光、畏声,活动后加重

C. 胀痛,不伴恶心、呕吐、畏光、畏声,活动后加重

D. 搏动性头痛,伴恶心、呕吐、畏光、畏声,活动后加重

E. 搏动性头痛,不伴恶心、呕吐、畏光、畏声,活动后加重

【例 2】普通型和典型偏头痛两者的区别之一,在于后者一定有

A. 搏动性头痛　　　　　　B. 恶心、呕吐　　　　　　C. 畏光、畏声

D. 神经系统检查无异常　　E. 10~40 分钟先兆症状

三、诊　断

1. 无先兆偏头痛

① 符合以下②~④项特征的至少 5 次发作。

② 头痛发作(未经治疗或治疗无效)持续 4~72 小时。

③ 至少有其中 2 项头痛特征:单侧性,搏动性,中度或重度头痛,日常活动会加重头痛。

④ 头痛过程至少伴有其中 1 项症状:恶心或呕吐,畏光或畏声。

⑤ 不能归因于其他疾病。

2. 伴典型先兆的偏头痛诊断标准

① 符合以下②~④项特征的至少 2 次发作。

② 先兆至少有其中 1 种表现,但无运动无力症状:完全可逆的视觉症状,包括阳性体征或阴性体征;完全可逆的感觉异常,包括阳性体征或阴性体征;完全可逆的言语功能障碍。

③ 至少有其中 2 种症状:同向视觉症状和单侧感觉症状;至少 1 个先兆症状逐渐发展的过程≥5 分钟和(或)不同的先兆症状接连发生,过程≥5 分钟,每个先兆症状持续 5~60 分钟。

④ 在先兆症状同时或先兆发生后 60 分钟内出现头痛,头痛符合无先兆偏头痛②~④项。

⑤ 不能归因于其他疾病。

【例 3】先兆偏头痛的先兆特点是

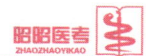

A. 感觉先兆多为双侧麻木　　　B. 必须在头痛前发生而非与头痛同时发生

C. 视觉先兆多为偏盲　　　D. 多表现为偏侧运动障碍　　　E. 持续时间为5～60分钟

四、治 疗

时期及分类	首选药物
发作期治疗	非特异性止痛药如非甾体消炎药和阿片类药物,特异性药物如麦角类制剂和曲普坦类药物
轻-中度头痛	单用 NSAIDs,如阿司匹林等,无效再用特异性治疗药物
中-重度头痛	严重发作可直接选用偏头痛特异性治疗药物,以尽快改善症状
预防治疗	苯噻啶(5-HT受体阻滞剂)、普萘洛尔(β受体阻滞剂)、硝苯地平(钙离子拮抗剂)、丙戊酸钠(抗癫痫药)等

【例4】下列药物中可用于预防偏头痛发作的是

A. 麦角氨咖啡因　　　B. 地西泮　　　C. 甲灭酸　　　D. 普萘洛尔　　　E. 舒马曲普坦

➤ 参考答案如下,详细答案参见 2021 版《国家临床执业及助理医师资格考试精选真题考点精析》。

1. D	2. E	3. E	4. D	—	昭昭老师提示:关注官方微信,获得第一手考试资料。

第 12 章　单纯疱疹性脑炎(助理医师不要求)

➤ **2021 考试大纲**

①临床表现;②诊断与鉴别诊断;③治疗。

➤ **考纲解析**

近 20 年的医师考试中,本章考试重点是单纯疱疹性脑炎的诊断和治疗,执业医师每年考查分数为 0～1 分,助理医师每年考查分数为 0 分。

单纯疱疹性脑炎是由单纯疱疹病毒感染中枢神经系统所致,也称为急性坏死性脑炎。单纯疱疹性脑炎是美国严重的散发性病毒性脑炎中最多见的病因明确的脑炎。

一、临床表现

本病全球分布,一年四季均可发病。无明显性别差异。任何年龄均可发病,但发病高峰为年长儿童及中年人。

1. 起病表现　单纯疱疹性脑炎可暴发性起病,发病后数小时内可发生意识改变、言语异常、活动无力等。但典型的表现是亚急性起病,前驱症状有发热、头痛和烦躁不安,常可见到局灶性或弥漫性神经系统体征。

2. 发热　90%以上的患者可有高热。约 10%的患者可无发热。

3. 最主要表现　最常见的症状是严重头痛、局部或全身抽搐、意识和行为异常。可发生定向障碍、失语、偏瘫。

二、辅助检查

1. 血常规　周围白细胞数增高,以中性粒细胞增多为主。

2. 脑脊液检查(CSF)　可见单核细胞增多,典型者为白细胞数在(50～150)×10⁶/L,见于 2/3 以上的患者。少数患者细胞数不增加。单纯疱疹性脑炎可导致血性 CSF。CSF 中可见红细胞,CSF 可黄变。CSF 中蛋白通常轻度升高,中位数为 0.8 g/L,20%的患者蛋白正常。CSF 中糖含量正常或轻度降低。

3. PCR　通过 PCR 检测 CSF 中的 HSV,特异性和敏感性均较高,已代替了曾认为是确诊单纯疱疹性脑炎的脑活检方法。

4. 影像学检查　脑 CT 检查敏感性相对不高,至少 40%的早期单纯疱疹性脑炎患者脑 CT 正常。脑 MRI 较敏感,常能较好地显示单纯疱疹性脑炎的特征性病变——T_2 加权可见到颞叶内侧、岛叶和额叶扣带回增高的异常信号。

5. 脑电图检查　可见 α 波节律消失,额、颞部出现高低幅的周期性棘波和慢波,偶可出现局灶性的三相波。

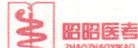
三、诊断及鉴别诊断

1. 诊断 根据患者的临床表现及特征性的影像学发现,结合 CSF 改变和 HSV 的 PCR 检查结果常可作出单纯疱疹性脑炎的诊断。

2. 鉴别诊断 单纯疱疹性脑炎的鉴别诊断包括化脓性、结核性和真菌性脑膜炎,脑脓肿,脑肿瘤,血管炎和脱髓鞘疾病。CSF 检查对发现其他感染所致的脑膜炎或确诊单纯疱疹性脑炎最重要。

四、治 疗

1. 抗病毒治疗 单纯疱疹性脑炎 诊断一旦拟定,应立即进行抗病毒治疗。常用的抗病毒药物应用为阿昔洛韦、更昔洛韦等。

2. 脱水治疗 弥漫性脑肿胀和脑水肿者可应用地塞米松 10～20 mg/d 或甲泼尼龙 1 000 mg/d 冲击治疗,疗程为 7～10 天。同时应用 20％甘露醇 125～250 mL 静脉滴注,每日 3～4 次。

3. 人血丙种球蛋白治疗 可静脉滴注 人血丙种球蛋白 0.4 g/(kg·d),连续 5 天为一疗程。

4. 中医中药治疗 按中医学辩证论治的方法予以清热祛惊治疗,服用汤药或服用安宫牛黄丸,或紫雪丹,每日 1 丸,对许多患者有效。

五、预 后

单纯疱疹性脑炎的急性和暴发型者危险性大,病死率高,但轻型和中等严重程度者,自应用抗病毒药物以来,预后已大大改观,但仍有 1/3～1/2 的患者遗留不同程度的后遗症(癫痫、偏瘫、痴呆等),需长期症状治疗和护理。

第 13 章 癫 痫

➤ **2021 考试大纲**

①概述;②病因;③临床表现;④诊断与鉴别诊断;⑤治疗。

➤ **考纲解析**

近 20 年的医师考试中,本章考试重点是癫痫的诊断、检查和治疗,执业医师每年考查分数为 0～1 分,助理医师每年考查分数为 0～1 分。

一、概 述

癫痫是多种原因导致的脑部神经元高度同步化异常放电所致的临床综合征,症状具有发作性、短暂性、重复性和刻板性的特点。因异常放电神经元的位置不同及异常放电波及的范围差异,导致患者的发作形式不一,可表现为感觉、运动、意识、精神、行为、自主神经功能障碍或兼而有之。

二、病 因

分 类	病 因
症状性癫痫	由各种明确的中枢神经系统病变所引起
特发性癫痫	无明确病因,具有特征性的临床表现及脑电图表现
隐源性癫痫	临床表现提示为症状性癫痫,但通过现有检查手段不能发现明确的病因

三、临床表现

1. 部分发作

(1) 单纯部分发作 一般无意识障碍。

分 类	部 位	特 点
部分运动性发作	中央前回	①Jackson 发作:自手指→腕部→前臂→肘部→肩→口角→面发生抽搐,逐渐发展(昭昭老师提示:类似于跳霹雳舞);②Todd 麻痹:严重部分运动性发作患者发作后可遗留短暂性的肢体瘫痪,还有旋转性、姿势性、发音性发作
自主神经发作	岛叶	出现苍白,面部及全身潮红、多汗等表现
部分感觉性发作	中央后回	一侧肢体麻木感和针刺感
精神性发作	边缘系统	表现为各种记忆障碍、情感障碍、错觉和复杂幻觉

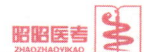

(2)复杂部分发作 最常见,占成人癫痫的55%,一般有意识障碍。

分 类	部 位	特 点
复杂部分发作	颞叶	①从先兆开始,腹部异常感觉最常见,随后出现意识障碍、呆视等; ②自动症:做出无意识动作,例如机械重复原来的动作或出现其他动作如吸吮、咀嚼、舔舌、清喉,或搓手、抚面、解扣、脱衣等 (昭昭老师提示:部分发作的患者,意识清楚的患者是单纯部分发作,意识障碍的患者是复杂部分发作)

(3)部分发作继发全面发作 单纯部分发作可发展为复杂部分发作,单纯或复杂部分发作均可泛化为全面强直痉挛发作。

例1~2共用选项

A. 中央前回　　　B. 锥体外系　　　C. 小脑　　　D. 枕叶　　　E. 颞叶

【例1】癫痫复杂部分发作的病损在

【例2】帕金森病病损在

例3~4共用题干

男性,21岁。短暂发作神志不清、来回走动、右手抚摸衣扣。45秒左右即过,事后无法回忆。类似发作6次。体检无异常。

【例3】可能的诊断为

A. 癔症　　　　　　　B. 癫痫复杂部分发作　　　C. 癫痫全面发作

D. 癫痫单纯部分发作　E. 癫痫失神发作

【例4】有助于查找病因和病灶的检查是

A. 心理学测试　　　　B. 脑脊液检查　　　C. 颈颅超声多普勒(TCD)

D. 脑干诱发电位　　　E. 脑电图

2. 全面发作 病变多在双侧脑部,发作初期即出现意识障碍。

(1)大发作 即全面强直-阵挛发作。

①早期出现意识丧失、跌倒,随后发作分为分期:强直期、阵挛期、发作后期。

②每次持续时间5~10分钟,醒后无记忆。

(2)小发作 即失神发作。

典型的失神发作	儿童期起病,青春期前停止发作;特征是突发短暂的意识丧失和正在进行的动作中断,两眼茫然凝视,呼之不应,事后对发作完全无记忆,脑电图有棘-慢波(昭昭老师提示:类似于孙悟空灵魂出窍)
不典型的失神发作	起始和终止较典型失神缓慢,常伴有肌张力降低

(3)其他类型

类 型	表 现
强直性发作	①多见于弥漫性脑损伤的儿童,睡眠中发作较多见; ②典型表现为全身骨骼肌强直性收缩
阵挛性发作	几乎都发生在婴幼儿,特征为重复阵挛性抽动伴意识丧失
肌阵挛发作	①表现为快速、短暂、触电样肌肉收缩,可遍及全身; ②常见于预后较好的特发性癫痫患者
失张力发作	姿势性张力丧失所致,表现为部分或全身肌张力突然降低,发作后立即清醒

【例5】男孩,7岁。午餐时突发意识丧失,手中持碗掉落,碗打碎后即醒。脑电图:2周/秒棘-慢波规律性和对称性放电。最可能的诊断是

A. 复杂部分发作　　　B. 部分发作　　　C. 杰克逊(Jackson)癫痫

D. 失神发作　　　　　E. 不能分类的癫痫发作

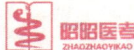

四、实验室检查

脑电图	首选辅助检查是脑电图
影像学检查	包括CT、MRI,主要了解脑部病变,对继发的癫痫有帮助
SPECT 和 PET	单光子发射计算机体层显像(SPECT)和正电子发射计算机体层显像(PET)可以对癫痫病灶进行准确定位

五、鉴别诊断

	癫痫发作	假性癫痫发作
发作场合	任何情况下	有精神诱因及有人在场时
发作形式	突然及刻板式发作	发作形式多样
眼部表现	上睑抬起,眼球上串或转向一侧	眼睑紧闭,眼球乱动
面　色	发绀	苍白或发红
瞳　孔	散大,对光反射消失	正常,对光反射存在
其　他	摔伤,舌咬伤,尿失禁可有	无摔伤,舌咬伤,尿失禁
Babinski 征	常为阳性	阴性
持续时间	1～2分钟,自行停止	可长达数小时
暗示治疗	无效	有效
发作时脑电图	痫样放电	无痫样放电

【例6】临床上癫痫发作与假性癫痫发作的主要鉴别为发作时有

A. 全身抽搐　　　　　　B. 突然跌倒　　　　　　C. 呼吸急促,喉中发出叫声

D. 双手紧握,下肢僵直　　E. 瞳孔散大,对光反射消失

【例7】女,20岁。吵架后突然倒在沙发上,全身抽搐。查体:面色苍白,呼吸急促,眼睑紧闭,眼球乱动,瞳孔对称,对光反射存在,双侧 Babinski 征未引出。常规脑电图未见异常。最可能的诊断是

A. 晕厥发作　　　　　　B. 复杂部分癫痫发作　　　　C. 全身强直阵挛癫痫发作

D. 假性癫痫发作　　　　E. 短暂性脑缺血发作

六、治　疗

1. 药物治疗的一般原则　确定是否用药,尽可能单药治疗,合理的联合治疗。

2. 首选药物

疾病	首选药物	昭昭老师速记
单纯部分、复杂部分性发作	卡马西平	考试很"复杂""卡住部分""考生"
全面强直-痉挛发作(大发作)	丙戊酸钠	"大饼(丙)"
失神发作(小发作)	乙琥胺	"小虎""失忆"
小儿惊厥	苯巴比妥	"小本"经营
癫痫持续状态	地西泮	"持续""地"

【例8】控制癫痫患者再抽搐,可选用的药物不包括

A. 吗啡　　　B. 地西泮　　　C. 苯妥英钠　　　D. 苯巴比妥　　　E. 劳拉西泮

【例9】男,25岁。发作性意识丧失伴四肢抽搐8年。2天前自行调整治疗药物,次日出现频繁发作,意识不清。应立即采取的治疗措施是

A. 气管切开　　　　　　B. 鼻饲苯妥英钠　　　　　C. 肌注苯巴比妥

D. 静脉注射地西泮　　　E. 口服丙戊酸钠

例10～12 共用选项

A. 地西泮　　　B. 扑米酮　　　C. 丙戊酸钠　　　D. 卡马西平　　　E. 苯巴比妥

【例10】癫痫复杂部分性发作的首选药物是

【例11】癫痫持续状态的首选药物是

【例12】癫痫失神发作的首选药物是

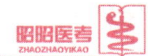

> 参考答案如下,详细答案参见 2021 版《国家临床执业及助理医师资格考试精选真题考点精析》。

1. E	2. B	3. B	4. E	5. D	6. E	昭昭老师提示:
7. D	8. A	9. D	10. D	11. A	12. C	关注官方微信,获得第一手考试资料。

第 14 章　神经肌肉接头疾病(助理医师不要求)

> **2021 考试大纲**

①重症肌无力的病因、临床表现、诊断、治疗;②周期性麻痹的临床表现、诊断与鉴别诊断、治疗。

> **考纲解析**

近 20 年的医师考试中,本章考试重点是重症肌无力和周期性麻痹的表现、检查和诊断,执业医师每年考查分数为 2～3 分,助理医师每年考查分数为 1～2 分。

第 1 节　重症肌无力

一、概　述

重症肌无力是一种神经-肌肉接头处传递障碍的获得性自身免疫性疾病,主要由于神经-肌肉接头突触后膜上乙酰胆碱受体受损引起。临床主要表现为部分或全身骨骼肌无力和极易疲劳,活动后症状加重,经休息和胆碱酯酶抑制剂治疗后症状减轻。

二、临床表现

可见于任何年龄,发病年龄有 2 个高峰,20～40 岁发病者女性多于男性,40～60 岁发病者以男性多见,多合并胸腺瘤。起病隐匿,病程有波动,缓解与复发交替;晚期患者休息后不能完全恢复多数病例靠药物维持。

表　现	具体表现
受累骨骼肌病态疲劳	肌无力于下午或傍晚因劳累后加重,晨起或休息后减轻称为"晨轻暮重"(昭昭老师提示:与其相对应的"晨重暮轻"是抑郁症)
受累肌肉的分布和表现	①全身骨骼肌多可受累,多以脑神经支配肌肉最先受累; ②首发症状常为一侧或双侧眼外肌麻痹,如上睑下垂、斜视和复视,重者眼球运动明显受限,甚至出现眼球固定,但瞳孔括约肌不受累,可累及面部、咽部肌肉及胸锁乳突肌和斜方肌等; (昭昭老师提示:看见眼睑下垂无力的就是重症肌无力) ③四肢肌肉受累以近端无力为重
重症肌无力危象	指呼吸肌受累时出现咳嗽无力,甚至呼吸困难,需用呼吸机辅助通气,是致死的主要原因
胆碱酯酶抑制剂治疗有效	重症肌无力的重要临床特征

【例 1】女,19 岁,视物成双 3 个月余。查体:双眼睑略下垂,瞳孔等大,对光反射存在,右眼不能向上和外展运动,左眼不能内收和下视运动,双鼻唇沟对称,双颊鼓气良好,余脑神经无异常。四肢肌张力正常,肌力 5 级,腱反射对称,病理征未引出,共济运动正常。眼轮匝肌低频重复电刺激示电位衰减 25%。最可能的诊断是

A. 面神经炎　　B. 重症肌无力　　C. 周期性瘫痪　　D. Fisher 综合征　　E. 吉兰-巴雷综合征

三、临床分型

分　型	临床特点
成人型	分型复杂
儿童型	患者表现仅限于眼外肌麻痹,双眼睑下垂可交替出现
少年型	多余 10 岁后发病,多为单纯眼外肌麻痹,部分伴吞咽困难及四肢无力

【例 2】儿童重症肌无力的临床特点是

A. 严重全身肌无力　　　　　　B. 易发生延髓肌瘫痪　　　　　　C. 局限于四肢肌无力

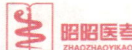

D. 多局限于眼外肌瘫痪　　　　　　　E. 易发生重症肌无力危象

四、实验室检查

1. 重复神经电刺激　低频刺激(3 Hz、5 Hz)CMAP 波幅递减 10% 以上(通常以第 4 或第 5 波与第 1 波比较),部分患者高频刺激(20 Hz 以上)时可出现递减 30% 以上。最常选择刺激的神经是腋神经、副神经、面神经和尺神经,通常近端神经刺激阳性率较高。

(昭昭老师提示:类重症肌无力患者在低频刺激 CMAP 波幅递减 25% 以上,部分患者高频刺激时可出现递减 200% 以上)

2. 疲劳试验(Jolly 试验)　嘱患者持续上视出现上睑下垂或两臂持续平举后出现上臂下垂,休息后恢复则为正常。

3. 抗胆碱酯酶药物试验

新斯的明试验	新斯的明 0.5～1.0 mg 肌内注射,20 分钟后肌无力症状明显减轻者为阳性。可同时注射阿托品 0.5 mg 对抗新斯的明的毒蕈碱样症状
依酚氯铵试验	依酚氯铵 10 mg 用注射用水稀释至 1 mL,静脉注射 2 mg,观察 20 秒,如无出汗、唾液增多等不良反应,再给予 8 mg,1 分钟内症状好转为阳性,持续 10 分钟后又恢复原状
单纤维肌电图	肌纤维产生动作电位的间隔时间延长
乙酰胆碱受体抗体滴度的检测	对重症肌无力的诊断具有特征性意义
胸腺 CT、MRI 检查	可见胸腺增生和肥大
其他检查	①5% 重症肌无力患者有甲状腺功能亢进,表现为 T_3、T_4 升高; ②部分患者抗核抗体和甲状腺抗体阳性

【例3】诊断类重症肌无力的重复电刺激必须具备
A. 低频刺激电位衰减 10%,高频刺激电位幅度增加 50%
B. 低频刺激电位衰减 20%,高频刺激电位幅度增加 150%
C. 低频刺激电位衰减 15%,高频刺激电位幅度增加 100%
D. 低频刺激电位衰减 5%,高频刺激电位幅度增加 25%
E. 低频刺激电位衰减 25%,高频刺激电位幅度增加 200%

【例4】女,42 岁,双眼睑下垂,复视伴用眼困难 2 个月,症状在下午和劳累后加重。为明确诊断需完善的检查不包括
A. ACh 受体抗体滴度　　B. 血清铜　　C. 新斯的明试验　　D. 纵隔 CT　　E. 肌疲劳试验

【例5】不支持重症肌无力诊断的临床依据是
A. 运动后四肢易疲劳　　　　　B. 波动性眼睑下垂和复视　　　　C. 四肢肌无力晨轻暮重
D. 低频电刺激电位衰减 >10%　　E. 疲劳试验休息后症状无改善

五、治疗原则

1. 胸腺治疗　胸腺切除或放射治疗。

2. 药物治疗　禁忌氨基糖苷类抗生素、新霉素等(加重神经-肌肉接头传递障碍)、奎尼丁(降低肌膜的敏感性)、吗啡、安定等应禁用或慎用。

	胆碱酯酶抑制剂	肾上腺皮质激素
机　制	抑制胆碱酯酶,减少 ACh 的水解	抑制免疫反应,减少 AChR 抗体的生成,促进终板再生和修复
代表药物	溴吡斯的明、溴新斯的明	甲泼尼龙

3. 血浆置换　每次交换量为 2 000 mL 左右,仅适用于危象和难治的重症肌无力患者。

4. 大剂量丙种球蛋白静注　外源性 IgG 可以干扰 AChR 抗体与 AChR 的结合,从而保护 AChR 不被抗体阻断,一般作为辅助治疗缓解病情。

5. 危象处理　危象是重症肌无力患者最危急的状态。不论何种危象,均应注意确保呼吸道通畅。当经早期处理病情无好转时,应立即进行气管插管或气管切开,应用人工呼吸机辅助呼吸。停用抗胆碱酯酶药物以减少气管内的分泌物。选用有效、足量和对神经-肌肉接头无阻滞作用的抗生素积极控制肺部感染。给予静脉药物治疗如皮质类固醇激素或大剂量丙种球蛋白,必要时采用血浆置换。

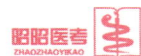

	肌无力危象	胆碱能危象	反拗危象
原因	最常见,由于抗胆碱酯酶药物剂量不足所致	由于抗胆碱酯酶药物剂量过量所致	对抗胆碱酯酶药物不敏感出现严重呼吸困难,依酚氯铵试验无反应
治疗	注射依酚氯铵或新斯的明后症状减轻	注射依酚氯铵,如症状加重应停用	停用抗胆碱酯酶,对气管插管的患者可给予大剂量类固醇激素治疗

【例6】 女,40 岁,眼睑下垂,全身无力3年。服用溴吡斯的明有效。但近2日感冒后突感胸闷。今日上午气促,口唇发绀,静脉注射依酚氯铵后明显好转。下列处理中,哪项是错误的?

A. 保持呼吸道通畅　　　B. 立即停用抗胆碱酯酶药物　　　C. 肌内注射新斯的明

D. 气管切开,人工呼吸　　　E. 静脉补液,维持水、电解质平衡

第2节　周期性瘫痪

一、概　述

周期性瘫痪是以反复发作的骨骼肌瘫痪为特征的一组疾病,发作时大都伴有血清钾含量的改变,包括三种类型:低血钾型、高血钾型和正常血钾型周期性瘫痪,临床上以低血钾型最为常见。由甲状腺功能亢进、醛固酮增多症、肾衰竭和代谢性疾病所致的低钾而瘫痪者,称为继发性周期性瘫痪。

二、临床表现、检查和治疗

	低钾型周期性瘫痪	高钾型周期性瘫痪	正常钾型周期性瘫痪
表　现	①多在青少年发病,20～40岁,男性多见; ②多在睡醒时发生; ③下肢重于上肢,近端重于远端	①10岁前发病,30岁好转; ②多在白天发生; ③肌无力从下肢近端开始→上肢肌→颈肌→呼吸肌	①10岁前发病; ②多在睡醒时发生; ③四肢肌瘫痪,发音不清及呼吸困难
血　钾	<3.5 mmol/L	7～8 mmol/L	3.5～5.5 mmol/L
心电图	U波出现	高尖T波	无特异性
治疗	10%氯化钾口服或静点	高钾补钙,用高糖加胰岛素	大量生理盐水静滴钙盐

➤ 参考答案如下,详细答案参见2021版《国家临床执业及助理医师资格考试精选真题考点精析》。

1. B	2. D	3. E	4. B	5. E	6. D	昭昭老师提示:关注官方微信,获得第一手考试资料。

第15章　精神障碍

➤ **2021考试大纲**

①精神障碍和精神病的概念;②精神障碍的病因学;③精神障碍的分类;④精神障碍的诊断原则;⑤认知障碍;⑥情感障碍;⑦意志行为障碍;⑧智能障碍;⑨自知力;⑩常见综合征。

➤ **考纲解析**

近20年的医师考试中,本章考试重点是幻觉、妄想、自知力的概念,执业医师每年考查分数为2～3分,助理医师每年考查分数为1～2分。

第1节　概　述

一、精神障碍和精神病概述

1. 精神障碍　指在各种生物学、心理学以及社会环境因素影响下,造成中枢神经系统功能失调,进而出现以认知、情感、意志和行为等各种精神活动异常为主要临床表现的一类疾病的总称。

2. 精神病　特指具有幻觉、妄想或明显的精神运动兴奋或抑制等精神病性症状的精神障碍。最典型的是精神分裂症、偏执性精神病、重型躁狂症和抑郁症等。

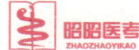

二、精神障碍的分类

	器质性精神障碍	功能性精神障碍
内　容	脑炎、慢性脏器衰竭所致的精神障碍	①轻症精神障碍:焦虑症、应激所致的精神障碍; ②重症精神障碍:精神分裂症等

三、精神障碍的病因

导致精神障碍的病因是多方面的,其中最主要的原因是遗传。

四、治疗原则

心身同治和心理干预目标。对有伤害他人安全危险的精神障碍患者实施住院治疗须经监护人同意。

【例1】对精神障碍患者实施住院治疗须经监护人同意的情形是

A. 医疗费用需要自理　　　　B. 没有办理住院手续能力　　　C. 发生伤害自身行为

D. 患者家属提出医学鉴定要求　　E. 有伤害他人的安全危险

第2节　精神障碍症状学

一、感知觉障碍

1. 概述

感　觉	客观刺激作用于感觉器官所产生对事物个别属性的反映,如形状、颜色、大小、重量和气味等(主观感觉)
知　觉	事物的各种不同属性反映到脑中进行综合,并结合以往经验,在脑中形成的整体的印象。正常情况下两者是一致的(客观反映)

2. 感觉障碍

(1)感觉过敏　对一般强度的刺激感受性增高,如神经症、更年期综合征等。

(2)感觉减退　对所有的事情无动于衷,多见于癔症。

(3)内感性不适　又称体感异常,躯体内部产生各种不舒适的或难以忍受的异样感觉,如牵拉、挤压、游走蚁爬、扭转等感觉。没有明确的局部定位,多见于神经症、精神分裂症、抑郁症和躯体障碍(特点是定位不准确)。

【例2】男,24岁。诉体内有虫爬、挤压感,但又不能说出具体部位。此症状属于

A. 运动性幻视　　B. 体态障碍　　C. 内感性不适　　　D. 内脏性幻觉　　E. 体型障碍

3. 知觉障碍

(1)错觉　对客观事物歪曲的知觉。例如:张冠李戴、杯弓蛇影等。

【例3】对客观事物歪曲的知觉是

A. 幻觉　　　　B. 妄想　　　　C. 错觉　　　　D. 虚构　　　　E. 感知综合障碍

错　觉	对客观事物歪曲的知觉,如杯弓蛇影、草木皆兵等
幻　觉	无客观刺激而产生的感觉器官的知觉体验,如无中生有等
妄　想	病理性的歪曲信念
错　构	常把过往事情发生的时间、地点和情节互相颠倒
虚　构	虚话连篇。当虚构、近事遗忘、定向障碍同时出现时,称为柯萨可夫综合征

【例4】患者将地上的草绳看成一条大蛇,这种表现是

A. 感觉过敏　　B. 象征性思维　　C. 关系妄想　　　D. 幻觉　　　　E. 错觉

【例5】患者知觉体验中表现为错觉的是

A. 看见面前的高楼变矮了　　　　　　B. 将输液管看成是一条蛇

C. 感觉周围的事物变得不真实了　　　D. 听见汽车喇叭声音里有骂他的声音

E. 感觉自己的双手不属于自己了

(2)幻觉　无客观刺激而产生的感觉器官的知觉体验。例如:无中生有等。

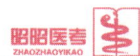

根据所涉及的感觉器官分类	①幻听:最常见的幻觉,以言语性幻听最常见,包括评论性幻听、议论性幻听、命令性幻听等,主要见于精神分裂症; ②幻视:如看到墙上有壁虎爬、房间内有龙在飞舞等,主要见于急性脑器质性功能障碍综合征; ③幻味:认为食物中的"怪味道"是被人投了毒; ④幻嗅:闻到腐败的尸体味道、化学物品的烧焦味等; ⑤幻触:皮肤的异样感觉,如电麻感、虫爬感等,幻味、幻嗅和幻触多见于精神分裂症; ⑥内脏幻觉:感到骨头里的虫爬感、血管的拉扯感等(与内脏性不适的主要区别在于定位准确)
根据体验的来源分类	①真性幻觉:来自外部的客观空间,通过感觉器官而获得幻觉; ②假性幻觉:存在于自己的主观空间内,不通过感觉器官而获得幻觉
根据产生的条件分类	①功能性幻觉:一种伴随刺激而出现的幻觉,特点是同一感官、同时出现、同时消失,多见于精神分裂症等(如听到别人说话,就以为别人在骂自己); ②反射性幻觉:某一感官处于功能状态时,出现涉及另一器官的幻觉,特点是不同器官,多见于精神分裂症等(如看到别人,认为在骂自己); ③入睡前幻觉:入睡前出现的幻觉,多为幻视、幻听(与梦的体验相似); ④心因性幻觉:强烈的心理因素影响下出现的幻觉,多见于心因性精神病、分离性感觉障碍

【例6】幻觉是指

A. 脑的一种丰富想象的思维过程　　　　　B. 脑对客观事物的一种错误猜想

C. 感觉器官在梦幻中的一种知觉体验　　　D. 感觉器官对客观事物的错误知觉体验

E. 感觉器官缺乏客观刺激时的知觉体验

【例7】一种虚幻的知觉体验是

A. 知觉改变　　　B. 非真实感　　　C. 感知综合障碍　　　D. 幻觉　　　E. 错觉

【例8】每当听到电话铃声的同时就听到辱骂自己的声音,该症状是

A. 假性幻听　　　B. 心因性幻听　　　C. 功能性幻听　　　D. 反射性幻听　　　E. 元素性幻听

【例9】幻觉最常见于

A. 神经衰弱　　　B. 强迫症　　　C. 精神分裂症　　　D. 抑郁症　　　E. 焦虑症

【例10】患者坚持认为诊室内有毒气味,立即退出诊室,拒绝治疗。该症状为

A. 幻嗅　　　B. 幻味　　　C. 幻听　　　D. 错觉　　　E. 感觉障碍

4. 感知综合障碍

感知综合障碍指患者对客观事物的整体感知是正确的,但对某些个别属性,如大小、形状、颜色、距离、空间位置等感知与实际情况不符,多见于癫痫。

视物变形症	患者看到周围的人或物体的大小、形状方面发生了变化。例如:如看到一个100层高楼好像1个玩具一样,可以放在手中
自身感知综合征	患者感到自己身体的某一部分在大小、形状方面发生了变化。例如:感到自己手臂很长,可以伸手抓住飞鸟
时间感知综合征	对时间的快慢出现不正确的感知体验。例如:感到时间凝固了
空间感知综合征	患者对周围事物的距离、空间等感知障碍。如汽车已经进站了,但感到汽车离自己很远
非真实感	①患者感到周围的事物不真实,犹如隔了一层窗纱;②感到周围的房屋、树木等像是纸板糊的,毫无生气

【例11】患者感到周围的环境失去了色彩和生机,好像与自己隔了一层膜。该表现属于

A. 幻觉　　　B. 人格解体　　　C. 梦样状态　　　D. 朦胧状态　　　E. 非真实感

二、思维障碍

1. 概述

思维障碍主要分为思维形式障碍和思维内容障碍两大类。

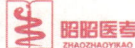

2. 思维形式障碍

思维**奔逸**	语速增快,口若悬河,滔滔不绝,多见于躁狂症
思维**迟缓**	患者自觉脑子变笨,反应慢,思考问题困难,多见于抑郁症
思维**贫乏**	沉默少语,谈话言语空洞单调或词穷句短,见于精神分裂症、脑器质性精神障碍及精神发育迟滞
思维**散漫**、**破裂**、词语杂拌	指思维的连贯性障碍,即联想概念之间缺乏必要的联系
思维不连贯	表现为词语杂拌类似,是在无意识障碍背景下又无外界干扰下产生的
思维**中断**	思维联想过程突然发生中断
思维被夺、思维插入	前者是指自己的思想被某种外界的力量抽走,后者是患者感到有某种思想不是属于自己的,不受其意志所支配,是外力强行塞入其脑中的
强制性思维	患者感到脑内涌现大量无现实意义、不属于自己的联想,是被外力强加的。病理性赘述是指做不必要的、过分详尽的累赘的描述
强迫思维	指脑中反复出现的某一概念或相同内容的思维,明知不合理和没有必要,但又无法摆脱,常伴有痛苦体验
思维化声	患者在思考时感到自己的思想在脑中变成了言语声,自己和他人都能听到
词语新作	概念的融合、浓缩及无关概念的拼凑
象征性思维	患者以无关的具体概念代替某一抽象的概念,不经患者本人解释,他人无法理解(如认为自己不穿衣服走路是坦坦荡荡、光明磊落等)
逻辑倒错性思维	以推理缺乏逻辑性为特点,表现为患者推理过程或缺乏前提依据,或因果倒置,令人感到不可理解,离奇古怪

【例12】患者自觉大脑突然出现**大量**不自主的、杂乱无章的陌生思维内容是
A. 强制性思维　　B. 思维散漫　　C. 强迫性思维　　D. 思维奔逸　　E. 被洞悉感

【例13】思维**贫乏**常见于
A. 抑郁症　　B. 强迫性神经症　　C. 急性精神分裂症　　D. 慢性精神分裂症　　E. 癔症性精神病

例14~15 共用选项
A. 思维被夺取　　B. 思维被洞悉　　C. 思维贫乏　　D. 思维散漫　　E. 思维迟缓

【例14】患者认真讲了一番话,但周围的医生们都**不理解**他要说明什么问题,该症状为

【例15】患者对医生的问题只能在表面上产生反应,**缺乏进一步的联想**,该症状为

【例16】女,30岁,工人。医生检查问:"你在想什么?"答:"详细讲就是细菌问题,细菌在我们脑子里有些冲动力,空气不大新鲜,也不奇怪,冻死苍蝇。"该患者的**症状**是
A. 思维云集　　B. 音联意联　　C. 强制性思维　　D. 思维插入　　E. 思维破裂

3. 思维内容障碍

(1)思维内容障碍主要表现为妄想,其有不同的分类方法。

根据妄想的起源分类	①原发性妄想:没有发生基础的妄想,是精神分裂症重要的诊断依据; ②继发性妄想:发生在其他病理心理基础上的妄想,与某种经历、情绪等有关
根据妄想的结构分类	①系统性妄想:指内容前后相互联系、结构严密的妄想; ②非系统性妄想:一些片段、零散、内容不固定、结构不严密的妄想
根据妄想的主要内容分类	①**关系**妄想:患者坚信周围环境的各种变化和一些本来与他不相干的事物都与他有关,别人的谈话都是在说他,走在路上听到路人谈话时认为在辱骂他; ②**被害**妄想:患者坚信自己被某人或某组织迫害; ③**罪恶**妄想:患者坚信自己犯了严重错误,罪大恶极(如自己在马路上捡到1分钱,没有交给警察叔叔,认为自己罪大恶极); ④**疑病**妄想:认为自己得了严重的病或不治之症,经常诉说某些不适,反复就医,经多种检查均不能证实疾病存在的心理病理观念; ⑤**钟情**妄想:患者坚信自己被某异性或许多异性钟情(如总是认为异性在关注自己);

根据妄想的主要内容分类	⑥**嫉妒**妄想:患者无中生有地坚持认为自己的配偶对自己不忠,另有所爱; ⑦**血统**妄想:患者毫无依据地坚信自己不是父母亲生的,虽经过反复解释和证实,仍坚信不疑; ⑧**理性**妄想:患者感到自己的思想、情感或意志行为受到某种外界力量的控制而身不由己; ⑨**内心被揭露感**:患者感到内心所想的事情虽然没有说出口,也没有用文字书写出来,但已被别人知道; ⑩**夸大妄想**:患者认为自己拥有非凡的财富、地位、智慧、权利等,多见于躁狂症

（2）妄想和幻想的区别　妄想是病理性的歪曲信念,幻想是一种超现实的遐想。

【例17】**不属于**思维内容障碍的是

A. 思维散漫　　　B. 被监视感　　　C. 被洞悉感　　　D. 被控制感　　　E. 罪恶妄想

【例18】男,45岁。低热,头痛,思睡,自述在墙壁上看到了妖怪,有人要**害他**,感觉被监视,被隔离。该患者属于

A. 妄想状态　　　B. 关系妄想　　　C. 意识障碍　　　D. 朦胧状态　　　E. 思维模糊

【例19】思维**内容**障碍包括

A. 思维中断　　　B. 妄想心境　　　C. 思维奔逸　　　D. 语词新作　　　E. 思维散漫

【例20】男,28岁。公司职员,诉半年来**有人跟踪**。该精神症状属于

A. 思维破裂　　　B. 思维散漫　　　C. 强制性思维　　　D. 被害妄想　　　E. 强迫思维

【例21】女,26岁。半年来无原因认为同事指桑骂槐地**议论她**,街上行人的举动及电视内容都针对她,并因此心情烦躁,不敢上班。该患者的精神症状最可能是

A. 被害妄想　　　B. 情感脆弱　　　C. 影响妄想　　　D. 关系妄想　　　E. 焦虑

【例22】患者将周围环境中与其无关的事物都认为与**自身有关**,其症状属于

A. 被害妄想　　　B. 影响妄想　　　C. 关系妄想　　　D. 嫉妒妄想　　　E. 罪恶妄想

【例23】患者坚信配偶对自己不忠贞,另有新欢,因而经常跟踪、监视**配偶**的日常活动。这种表现属于

A. 影响妄想　　　B. 关系妄想　　　C. 钟情妄想　　　D. 嫉妒妄想　　　E. 被害妄想

【例24】男,21岁。近6个月来在家中闭门不出,认为有人在拿自己做试验,用射线照射自己,有人**监控自己**,使自己活不下去了,只有躲在家中才安全。既往体健,无精神病家族史。该患者的主要症状为

A. 关系妄想　　　　　　　　B. 夸大妄想　　　　　　　　C. 内心被揭露感

D. 疑病妄想　　　　　　　　E. 被害妄想

【例25】男,24岁。既往健康。某日坐火车出差,出站后突然感到周围气氛不对,感觉站内的人对自己充满**敌意**,周围的人都用异样的眼光观察自己。该患者属于

A. 原发性妄想　　　B. 幻觉　　　C. 错觉　　　D. 思维奔逸　　　E. 感知综合障碍

【例26】关于**妄想**以下哪项不正确

A. 妄想都是与事实不相符的信念　　　　　　B. 妄想是一种病理性的歪曲信念

C. 妄想是可以通过摆事实、讲道理说服的信念　　D. 妄想是一种坚信不疑的信念

E. 妄想与患者的文化水平、社会背景相称

4. 超价观念

一种具有强烈情感色彩的错误观念,其发生一般均有一定的事实依据,不十分荒谬离奇,也无明显的逻辑推理错误。

三、情感障碍

1. 概念

（1）**情感**　主要是指与人的社会性需要相联系的体验,具有稳定性,不一定有明显的外部表现,如爱与恨。

（2）**情绪**　主要是指与人的自然性需要相联系的体验,具有情景性、暂时性和明显的外部表现,如喜与怒。

【例27】**情感**对于**情绪**来说具有的特点是

A. 强烈而冲动　　　　　B. 伴有明显的行为变化　　　　　C. 伴有明显的生理变化

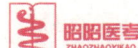

D. 稳定而深刻　　　　　　　E. 带有明显的情境性

2. 情感的分类

(1) 性质改变　抑郁、高涨、焦虑、恐怖等。

(2) 波动性异常　情感淡漠、情感脆弱、情感倒错等。

	特　点	意　义
情感高涨	正性情感活动的明显增强	躁狂症
欣快感	在智能障碍基础上出现的与周围环境不协调的愉快体验	脑器质性功能障碍
情感低落	负性情感活动的明显增强	抑郁症
情感淡漠	指对外界刺激缺乏相应的情感反应	单纯性精神分裂症
焦　虑	指缺乏相应的客观刺激情况下出现内心不安状态	焦虑症、恐惧症、围绝经期精神障碍
恐　惧	指面临某种事物或处境时出现紧张不安的反应	恐惧症
易激惹	情感活动的激惹性增高,表现为极易因一般小事而引起强烈的不愉快情感反应	疲劳状态、人格障碍、神经症等
情感不稳	情感活动的稳定性障碍,表现为患者情感反应极易发生变化,从一个极端波动到另一个极端	脑器质性功能障碍
情感倒错	指情感表现与其内心的体验和处境明显不相协调,甚至截然相反	精神分裂症
情感矛盾	指患者同一时间对同一人或事物产生两种截然不同的情感反应	精神分裂症

【例28】患者对周围环境漠然置之,毫无感情,一切都无所谓,属于

A. 情感低落　　B. 情感倒错　　C. 情感淡漠　　D. 情感高涨　　E. 焦虑

【例29】属于情感活动减退的症状是

A. 焦虑　　　　B. 情感淡漠　　C. 情感倒错　　D. 情感低落　　E. 情感脆弱

四、意志行为障碍

1. 概念

意志是指人自觉地确定目标,并根据目标调节自身行动,克服困难,实现预定目标的心理活动。

2. 意志品质

意志品质归纳为自觉性、果断性、自制性和坚持性四个方面。

	特　点	意　义
意志增强	意志活动增多	偏执型精神分裂症、妄想性障碍、躁狂发作等
意志减退	意志活动减少	抑郁发作和精神分裂症
意志缺乏	意志活动缺乏	精神分裂症,精神发育迟滞和痴呆
矛盾意向	表现为对同一事物同时出现两种完全相反的意向,但患者并不感到这两种意向的矛盾和对立,没有痛苦和不安,多见于精神分裂症	

五、智能障碍

1. 概述

智能是人们获得和运用知识解决实际问题的能力。

2. 分类

(1) 精神发育障碍　先天或发育成熟以前,各种原因导致智能发育受影响所造成的智力低下和社会适应困难状态。

(2) 痴呆　指智力发育成熟以后,由于各种原因损害原有智能所造成的智力减退状态。

全面性痴呆	大脑弥散性损害,智能活动的各个方面均受累及,从而影响患者全部的精神活动,常出现人格改变、定向力障碍和自知力缺乏等
部分性痴呆	大脑病变只侵犯脑的局部,患者可只出现记忆力减退、理解力减弱或分析综合困难等,但其人格仍保持良好,定向力完整,有一定的自知力

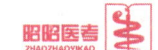

续表

假性痴呆	在强烈的精神创伤后,部分患者可产生一种类似痴呆的表现,而大脑组织结构无任何器质性损害。有两种特殊类型: ①刚塞综合征:又称心因性假性痴呆,表现为对简单问题给予近似而错误的回答,往往给人以故意或开玩笑的感觉; ②童样痴呆:以行为幼稚、模仿幼儿的言行为特征

六、意识障碍

1. 概念及常见疾病

（1）概念 意识障碍可表现为意识清晰度的降低、意识范围缩小及意识内容的变化。意识清晰度下降时,患者可出现感知觉迟钝、注意力不集中、理解困难、判断能力降低、记忆减退、情感反应迟钝、行为缺乏目的性、定向力障碍等。其中,定向力障碍是判断意识障碍的重要指标。

（2）常见疾病 意识障碍主要见于脑器质性损害所致精神障碍、躯体疾病所致精神障碍及中毒所致精神障碍等。

2. 分 类

（1）以意识清晰度降低为主的意识障碍

嗜睡	意识清晰度降低较轻微。表现为患者在安静环境中经常昏昏入睡,但给予刺激后可以立即转醒,并能进行简单应答,停止刺激后患者又进入睡眠状态
混浊	意识清晰度轻度受损。表现为患者反应迟钝、思维缓慢,注意、记忆、理解困难,能回答简单问题,但对复杂问题则表现茫然不知所
昏睡	意识清晰度较混浊更低,表现为患者的周围环境定向力和自我定向力均丧失,没有言语功能
昏迷	意识完全丧失,以痛觉反应和随意运动消失为特征

（2）意识清晰度降低伴范围缩小或内容变化的意识障碍

朦胧状态	①指在意识清晰度降低的同时伴有意识范围缩小; ②表现为患者在狭窄的意识范围内,可有相对正常的感知觉,以及协调连贯的复杂行为,但除此范围以外的事物却不能进行正确感知
谵妄状态	指患者在意识清晰度降低的同时出现大量的幻觉、错觉,这些幻觉和错觉以形象鲜明的恐怖性幻视和错视为主,如猛兽、毒蛇等
梦样状态	①指在意识清晰程度降低的同时出现梦样的体验; ②表现为外表好像清醒,但患者完全沉湎于幻觉幻想中,就像做梦一样,与外界失去联系

七、自知力障碍

1. 概念

自知力又称领悟力或内省力,是指对自己精神状态的认识和判断能力。

2. 意义

（1）自知力缺乏 是重性精神障碍的重要标志。

（2）自知力恢复 是精神疾病康复的重要指标之一。

【例30】临床上,把患者对自己精神疾病的认识和判断能力称为

A. 观察力　　　　B. 理解力　　　　C. 想象力　　　　D. 自知力　　　　E. 自制力

【例31】关于自知力的描述,正确的是

A. 自知力是对自己行为的控制能力

B. 重度精神病患者都没有自知力

C. 自知力可用于判断精神疾病的严重程度

D. 精神病性症状完全缓解后自知力就会完全恢复

E. 分离（转换）性障碍患者都有自知力

【例32】关于自知力的描述不正确的是

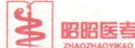

    A. 自知力是自身控制的能力   B. 神经症患者大都有自知力

    C. 自知力是判断疾病的重要指标   D. 自知力是判断疾病恢复的重要指标

    E. 自知力与治疗的依从性有关

八、常见的综合征

幻觉妄想综合征	以幻觉为主,并在幻觉的基础上产生相应的妄想,幻觉和妄想联系紧密,且相互影响
躁狂综合征	以情绪高涨、思维奔逸和活动增多为特征,主要见于躁狂发作
抑郁综合征	以情绪低落、思维迟缓和活动减少为特征,主要见于抑郁发作
紧张综合征	最突出的症状是患者全身肌张力增高,包括紧张性木僵或紧张性兴奋两种状态
遗忘综合征	又称柯萨可夫综合征,患者无意识障碍,智能相对完好,主要表现为近事记忆障碍、定向力障碍和虚构,多见于酒精中毒功能障碍等

➤ 参考答案如下,详细答案参见 2021 版《国家临床执业及助理医师资格考试精选真题考点精析》。

1. E	2. C	3. C	4. E	5. B	6. E	7. D	8. C
9. C	10. A	11. E	12. A	13. D	14. D	15. C	16. E
17. A	18. A	19. B	20. D	21. D	22. C	23. D	24. E
25. A	26. C	27. D	28. C	29. D	30. D	31. C	32. A

昭昭老师提示:
关注官方微信,获得第一手考试资料。

第16章　脑器质性疾病所致精神障碍

➤ **2021 考试大纲**

    ①概述;②阿尔茨海默病的常见精神症状;③脑血管疾病的常见精神症状。

➤ **考纲解析**

    近 20 年的医师考试中,本章考试重点是阿尔茨海默病和脑血管疾病的诊断和治疗,执业医师每年考查分数为 2～3 分,助理医师每年考查分数为 1～2 分。

第1节　概　述

一、病　因

    脑变性、脑血管疾病、颅内感染及创伤等器质性病变所导致的精神障碍。

二、常见脑器质性综合征

谵　妄	①谵妄有意识障碍,常见于垂危的老年患者,在意识障碍的基础上出现各种幻觉,昼轻夜重,以视错觉和视幻觉较常见; ②处理原则:去除病因,治疗原发病和对症处理,首选药物是氟哌啶醇
痴　呆	①最常见的症状是记忆减退,早期出现近记忆减退; ②治疗:去除病因为主。抗抑郁药可用于痴呆伴抑郁的患者,但三环类药物可加重认知功能障碍,所以一般不用
遗忘综合征	①又称柯萨可夫综合征,表现为严重的记忆障碍,特别是近记忆障碍,注意力和即刻记忆正常; ②病因:酒精滥用
其　他	与功能性精神障碍相类似的表现,如幻觉、妄想、抑郁、焦虑情绪等

三、处理原则

    详细询问病史,查体,结合实验室检查、影像学检查和神经电生理检查结果进行正确诊断。

    【例1】谵妄时最多见的幻觉是

    A. 听幻觉   B. 视幻觉   C. 味幻觉   D. 触幻觉   E. 嗅幻觉

    【例2】关于谵妄,说法正确的是

    A. 会发生冲动行为但不会有自伤   B. 常有恐怖性的视幻觉但内容常模糊不清

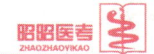

C. 主要是意识范围障碍　　　　　　D. 不会产生被害妄想

E. 突然变得安静,说明病情可能加剧

【例3】谵妄综合征的主要特征为

A. 意识障碍昼轻夜重　　B. 幻觉　　C. 注意力涣散　　D. 记忆减退　　E. 错觉

第2节　阿尔茨海默病的常见精神症状

一、概　述

阿尔茨海默病是一组病因未明的原发性退行性脑变性疾病,多起病于老年期,潜伏起病,病程缓慢且不可逆,临床表现以智能损害为主。病理改变为皮质弥漫性萎缩,脑回变窄,脑沟增宽,脑室扩大,神经元大量减少,并可见老年斑、神经元纤维缠结等病变。脑组织中的乙酰胆碱含量显著降低,胆碱乙酰转移酶的活性显著降低。

二、临床表现

轻　度	近期记忆障碍常为首发及最明显的症状,患者对疾病有一定的自知力,并试图弥补和掩饰,人格改变往往出现在疾病早期
中　度	表现为日益严重的记忆障碍,用过的物品会随手忘掉,不能独自生活,忘记自己家庭住址及亲友的姓名,但尚能记住自己的名字
重　度	记忆力、思考及其他认知功能皆严重受损,忘记自己的年龄和名字,不认识亲人,只能自发言语

例4~5共用题干

女,72岁。银行职员,高中文化。3年前开始记忆力下降,逐渐加重,刚吃完饭,说没吃饭,记不住孙子的名字,把子女错认为别人,远记忆力尚可,经常吵闹要回老家,有时焦虑,简单计算均可,复杂计算力差,在家乱翻东西,忘记自己存折放在什么地方,找不到认为被女儿偷去了。躯体及神经系统检查无著征。

【例4】该患者做哪项检查最有诊断意义

A. 头部CT　　B. CSF　　C. 脑电图　　D. 智商测定　　E. 精神症状总体量表

【例5】最可能的诊断是

A. 阿尔茨海默病　　B. 脑肿瘤　　C. 脑血管疾病　　D. 人格改变　　E. 抑郁症

【例6】男,56岁。近3年逐渐出现失眠、记忆力下降、话少、淡漠、反应迟钝,有时出现不自主哭笑,行走时步态不稳,二便失禁,生活不能自理。觉得家里总丢东西。脑脊液无异常。CT示轻度脑萎缩,脑室扩大,中线结构正常。首先考虑的诊断是

A. 阿尔茨海默病　B. 颅脑损伤后痴呆　C. 血管性痴呆　D. 正常压力性脑积水　E. 路易体痴呆

三、检　查

1. 影像学检查　CT/MRI可以显示皮质性脑萎缩、脑室扩大等。

2. Hachinski缺血评分(HB)　HB≤4分。

【例7】有关阿尔茨海默病的描述,不正确的是

A. 有记忆障碍和全面智能减退　　　　B. 老年期痴呆中最主要的疾病之一

C. 早期可出现人格改变　　　　　　　D. 早期可出现幻觉妄想

E. Hachinski缺血评分量表<6分

四、治　疗

1. 轻中度　首选胆碱酯酶(AChE)抑制剂,如多奈哌齐、利斯的明等。

2. 中重度　首选非竞争性N-甲基-d-天冬氨酸(NMDA)受体拮抗剂,如美金刚等。

第3节　脑血管疾病的常见精神症状

一、概　述

血管性痴呆是指由于脑血管病导致的痴呆,过去曾称为多发性梗死型痴呆。

二、临床表现

1. 主要表现　夜间精神紊乱,人格改变较少,早期自知力存在,可伴有抑郁、情绪不稳及感情失控等

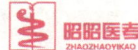

（与阿尔茨海默病的区别是存在意识障碍）。

2. 既往表现　患者有卒中或短暂性脑缺血发作(TIA)的病史或有脑血管障碍危险因素。

【例8】女，58岁。经常出现头晕、四肢麻木感，注意力不集中，自感记忆力下降半年。近3周突然加重。常半夜起床翻东西，怀疑家中被窃，易哭泣，对一些物品不能命名。既往高血压病史9年。头颅CT示多发性脑梗死。最可能的诊断是

A. 阿尔茨海默病　　　　　　B. 血管性痴呆　　　　　C. 轻度认知功能损害
D. 高血压病合并精神障碍　　E. 匹克病

三、检 查

1. 影像学检查　脑CT多发性梗死灶。

2. Hachinski 缺血评分(HB)　HB≥7分。

【例9】不是血管性痴呆和阿尔茨海默病的临床鉴别要点是

A. 早期人格是否保持良好　　B. 病程是否呈波动性　　C. 痴呆的严重程度
D. Hachinski 量表评分　　　　E. 是否有高血压史

四、治 疗

1. 危险因素　首先要控制血压及其他危险因素。

2. 药物治疗　给予对症药物，如血管扩张药等，目前没有治疗此病的特效药物。

五、总 结

	阿尔茨海默病	脑血管病
病 因	病因不明	脑血管病变所致
发病形式及经过	发病缓慢，进行性发展	急性发作，呈波动性、阶梯性
表 现	早期人格改变	记忆及智能障碍
核心症状	全面性痴呆	部分性痴呆，且痴呆出现较晚
脑 CT	皮质性脑萎缩，脑室扩大	多发性梗死
人格与自知力	早期人格改变，丧失自知力	自知力与人格保存完好
Hachinski 缺血评分	≤4分	≥7分

（Hachinski 缺血评分：≤4分，阿尔茨海默病；4~7分，混合性痴呆；≥7分，脑血管病所致精神障碍）

➢ 参考答案如下，详细答案参见 2021 版《国家临床执业及助理医师资格考试精选真题考点精析》。

1. B	2. C	3. A	4. A	5. A	昭昭老师提示：
6. A	7. E	8. B	9. C	—	关注官方微信，获得第一手考试资料。

第 17 章　躯体疾病所致精神障碍

➢ **2021 考试大纲**
　　①概述；②临床表现；③治疗原则。

➢ **考纲解析**
　　近 20 年的医师考试中，本章考试重点是躯体疾病所致精神障碍的病因、诊断，执业医师每年考查分数为1~2分，助理医师每年考查分数为0~1分。

一、概 念

　　脑以外的躯体疾病，如躯体感染、内脏器官疾病、内分泌障碍、营养代谢疾病等，引起中枢神经系统紊乱而产生的精神障碍。

二、临床表现

1. 躯体感染所致精神障碍

（1）最常见及最基本的症状　意识障碍。无意识障碍时，出现各种幻觉、错觉等。

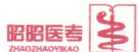

(2) **恢复期主要表现**　精神衰弱、极度疲乏等。

(3) **具体形式的感染**

流行性感冒所致精神障碍	早期出现头痛、易疲劳,高热期时出现意识障碍,恢复期出现抑郁或焦虑
肺炎所致精神障碍	以意识障碍最常见
感染性心内膜炎	轻微的精神症状,极少出现严重的精神障碍,如谵妄

2. 内分泌障碍伴发的精神障碍

(1) **肾上腺功能异常**

| 库欣综合征 | 最常见抑郁表现 |
| 肾上腺皮质功能减退症 | 急性肾上腺皮质功能减退:威胁生命,出现谵妄等。慢性肾上腺皮质功能减退:抑郁表现 |

(2) **甲状腺功能障碍**

| 甲状腺功能亢进 | 主要表现为精神运动性兴奋 |
| 甲状腺功能减退症 | 主要表现为抑郁 |

【**例1**】女,35 岁。近 2 个月来食欲增加,出汗增加,怕热,体重下降并易激惹,活动增加,独处时偶尔听到有人议论自己,或感觉一些行人对其吐痰等。实验室检查:血 T_3、T_4 增加,空腹血糖 5.5 mmol/L。该患者最可能的诊断是

A. 糖尿病所致精神障碍　　　　B. 精神分裂症　　　　C. 躁狂发作
D. 神经性贪食症　　　　　　　E. 甲状腺功能亢进症所致精神障碍

(3) **甲状旁腺功能障碍**

| 甲状旁腺功能亢进 | 主要为类似抑郁的表现 |
| 甲状旁腺功能减退症 | 主要为谵妄 |

(4) **嗜铬细胞瘤**　主要表现为自主神经功能亢进症状,如心悸、心动过速、脸红、出汗等。

(5) **糖尿病伴发精神障碍**　糖尿病患者中最常见的精神障碍是抑郁和焦虑状态,两者可共存或交替出现。

【**例2**】糖尿病最常见的精神症状是

A. 焦虑症状　　　B. 幻觉　　　C. 抑郁情绪　　　D. 偏执状态　　　E. 意识障碍

3. 结缔组织疾病伴发的精神障碍

| 类风湿关节炎 | 主要表现为焦虑、抑郁和治疗不合作 |
| 系统性红斑狼疮 | 神经精神狼疮 |

4. 内脏器官疾病伴发的精神障碍

	疾病	精神症状
呼吸系统疾病	慢性阻塞性肺疾病	焦虑、抑郁症均为常见症状
	肺性脑病	意识障碍
	肺栓塞	突发的烦躁不安、惊恐等
循环系统疾病	冠心病	以焦虑和抑郁最为常见
	心律失常	可出现抑郁状态、烦躁不安等焦虑状态
消化系统疾病	肝豆状核变性	锥体外系症状
	肝性脑病	意识障碍
	胰腺疾病	抑郁状态、幻觉妄想状态
泌尿系统疾病	慢性肾衰竭	记忆力下降、注意力集中等
	透析所致精神障碍	神经系统和精神症状的进行性下降

三、治疗原则

1. 病因治疗　首先必须治疗原发躯体疾病。

2. 支持治疗　纠正水、电解质紊乱和酸碱平衡失调。

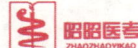

➤ 参考答案如下,详细答案参见 2021 版《国家临床执业及助理医师资格考试精选真题考点精析》。

1. E	2. C	昭昭老师提示:关注官方微信,获得第一手考试资料。

第 18 章　精神活性物质所致精神障碍

➤ **2021 考试大纲**

①药物依赖的分类、临床表现、治疗原则;②酒精所致精神障碍的临床表现和治疗原则。

➤ **考纲解析**

近 20 年的医师考试中,本章考试重点是精所致精神障碍的临床表现和治疗原则,执业医师每年考查分数为 1~2 分,助理医师每年考查分数为 0~1 分。

第 1 节　概　述

相关概念

精神活性物质	能影响人类情绪、行为,可改变意识状态,并有致依赖作用的一类化学物质,使用这些物质的目的在于取得或保持某些特殊的心理、生理状态
依　赖	一组认知、行为和生理症状群,使用者尽管明白使用成瘾物质可带来问题,但还在继续使用
滥　用	由于反复使用药物导致明显的不良后果
耐受性	指药物使用者必须增加使用剂量方能获得所需的效果,或使用原来的剂量达不到使用者所追求的效果
戒断状态	停止使用药物、减少使用剂量或使用拮抗剂占据受体后所出现的特殊心理生理症状群

【例 1】 物质滥用的耐受性是指

A. 机体产生的一种心理上的适应性改变

B. 反复使用精神活性物质导致的一组症状

C. 长期使用精神活性物质造成的生理改变

D. 明知有害仍持续使用精神活性物质

E. 物质使用者必须增加剂量方能达到原先的效果

第 2 节　精神活性物质

一、分　类

分　类	举　例
中枢神经系统抑制剂	如巴比妥类、苯二氮草类、酒精等
中枢神经系统兴奋剂	如咖啡因、苯丙胺类、可卡因等
大麻	世界上最古老、最有名的致幻剂,主要成分是四氢大麻酚
致幻剂	麦角酸二乙酰胺、仙人掌毒素、苯环己哌啶、氯胺酮等
阿片类	如海洛因、吗啡、鸦片、美沙酮
挥发性溶剂	如丙酮、汽油、甲苯等
烟草	—

二、临床表现

1. 精神症状　情绪障碍,如长期使用阿片类物质可出现情绪不稳定。抽象思维能力、想象力下降。记忆力下降,注意力不集中。主动性降低,意志减退。个性改变如说谎成性、自私、道德观念淡薄等。

2. 躯体症状　体温改变、窦性心动过速等。

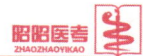

三、药物依赖

躯体依赖	反复用药后造成的一种病理性适应状态,表现为耐受性增加和戒断症状
药物依赖	指带有强制性的渴求、追求与不间断地使用某种药物,以取得特定的心理效应,并借以避免断药时的戒断综合征的行为障碍

四、治疗原则

1. 脱毒治疗　代替治疗常用的药物是美沙酮和丁丙诺菲等。非代替治疗是 α_2 受体激动剂如可乐定。还可采用中草药治疗。

2. 防止复吸　阿片类阻滞剂,如 u 受体阻滞剂。社会心理治疗。

3. 美沙酮维持治疗　使用美沙酮补充海洛因依赖者体内内源性阿片肽量的不足。

第3节　酒精所致精神障碍

一、临床表现

1. 急性中毒　主要表现为冲动性行为、易激惹、判断力及社交功能受损。

2. 戒断反应

单纯戒断反应	停酒数小时后出现手、舌或眼睑震颤等
震颤谵妄	长期大量饮酒,突然断酒后约 48 小时出现震颤谵妄。另一个重要特征是全身肌肉粗大震颤
癫痫样发作	多在停酒后 12~48 小时出现,多为大发作

3. 记忆及智力障碍

Korsakoff 综合征	虚构,记忆障碍,定向障碍
Wernicke 脑病 (韦尼克脑病)	①维生素 B_1 缺乏所致,表现为眼球震颤、眼球不能外展和明显的意识障碍; ②大量补充维生素 B_1 可缓解此症状,但记忆障碍很难恢复
酒精性痴呆	长期、大量饮酒后出现的持续性智力减退,表现为短期、长期的记忆障碍,抽象思维及理解判断障碍,人格改变等

4. 其他精神障碍

酒精性幻觉症	慢性酒精依赖患者所出现的持久性精神病性障碍,表现为意识清晰的状态下出现生动、持续性的视听幻觉
酒精性妄想症	主要表现为在意识清晰下的妄想状态,特别是嫉妒妄想
人格改变	患者只对饮酒有兴趣,变得以自我为中心及不关心他人等

【例2】男性,55 岁。有长期饮酒史。近期出现严重的记忆障碍,遗忘、错构、虚构和定向力障碍。称为
　　A. Wernicke 脑病　　　　　　　B. 柯萨科夫综合征　　　　　　C. 精神发育迟滞
　　D. 老年性痴呆　　　　　　　　E. 刚塞综合征

【例3】遗忘综合征的三大特征是
　　A. 谵妄、近记忆障碍、虚构　　　　B. 近记忆障碍、幻觉、定向障碍
　　C. 近记忆障碍、虚构、定向障碍　　D. 幻觉、虚构、定向障碍
　　E. 谵妄、虚构、定向障碍

【例4】男,55 岁。大量饮酒 10 余年,停止喝酒后 2 天出现走路不稳、四肢震颤,看到床上有鱼、虾在跳,分不清方向,不能判断时间。头颅 CT 无异常。该患者最可能的诊断是
　　A. 癫痫所致精神障碍　　　　　B. 脑器质性精神障碍　　　　　C. 酒精性痴呆
　　D. 震颤谵妄　　　　　　　　　E. 精神分裂症

【例5】男,48 岁。因意识不清,话多零乱,看见鬼怪入院。询问病史得知有长期饮酒史。患者可能属于
　　A. 酒精中毒性幻觉症　　　　　B. 酒精中毒性痴呆　　　　　　C. 酒精中毒性情感障碍
　　D. 精神分裂症　　　　　　　　E. 情感性精神障碍

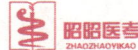

二、治疗原则

戒断症状的处理	单纯戒断症状:苯二氮䓬类药物,如地西泮,首次要足量
	①震颤谵妄;镇静首选药物是**苯二氮䓬类;** ②控制精神症状首选药物是**氟哌啶醇**等
	幻觉、妄想:可选用氟哌啶醇、利培酮等
	酒精性癫痫:可选用丙戊酸类及苯巴比妥类药物
酒增敏药	首选药物:戒酒硫
抗酒渴求药	首选药物:纳曲酮
治疗精神障碍共病	—

【例6】关于酒精性震颤谵妄的处理措施,**错误**的是

A. 肌内注射或静脉点滴安定　　　B. 大剂量使用抗精神病药物以迅速控制幻觉妄想

C. 大剂量B族维生素治疗　　　D. 大量补充营养,纠正水电解质紊乱

E. 积极预防感染

➤ 参考答案如下,详细答案参见 2021 版《国家临床执业及助理医师资格考试精选真题考点精析》。

1.E	2.B	3.C	4.D	5.A	6.B	昭昭老师提示:关注官方微信,获得第一手考试资料。

第 19 章　精神分裂症

➤ 2021 考试大纲

①病因和发病机制;②诊断与鉴别诊断;③治疗。

➤ 考纲解析

近 20 年的医师考试中,本章考试重点是**精神分裂症的表现、分型、诊断和治疗及药物副作用**,执业医师每年考查分数为 3~4 分,助理医师每年考查分数为 2~3 分。

一、概　述

精神分裂症是一组病因未明的精神疾病,常缓慢起病,具有思维、情感和行为等多方面障碍和精神活动不协调。通常意识清晰,智能尚好。部分患者在疾病过程中可出现认知功能损害。自然病程迁延,呈反复加重或恶化。多见于青壮年,自知力不全或缺乏。

二、病因和机制

1. 遗传　研究表明,**遗传因素**在本病的发生中起重要作用。神经发育精神分裂症的发生可能与神经发育异常有关。

2. 神经生化方面的研究主要有三个假说　多巴胺假说、5-羟色胺假说和谷氨酸假说。

【例1】精神分裂症的**遗传**方式,目前认为可能性最大的是

A. 单基因遗传　　　B. 常染色体数目异常　　　C. 性染色体数目异常

D. 多基因遗传　　　E. 染色体缺失

三、临床表现

1. 阳性症状

幻　觉	精神分裂症最突出的感知觉障碍,以**言语性幻听**最常见,包括争论性幻听、评论性幻听和命令性幻听
妄　想	属于思维内容障碍,以**关系妄想**和被害妄想最多见
瓦解症状群	包括思维形式障碍(**思维破裂**和**思维散漫**)、怪异行为、紧张症行为及不适当的情感

【例2】精神分裂症患者**最常见**的幻觉是

A. 味幻觉　　　B. 触幻觉　　　C. 视幻觉　　　D. 听幻觉　　　E. 嗅幻觉

【例3】精神分裂症的临床症状一般没有

A. 意识障碍　　　B. 情感障碍　　　C. 感知障碍　　　D. 思维障碍　　　E. 行为障碍

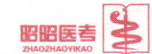

【例4】对精神分裂症最具诊断价值的是

A. 注意力不集中　　B. 急性发病　　C. 人格改变　　D. 情绪低落　　E. 妄想知觉

【例5】对精神分裂症最具诊断价值的症状是

A. 心音性幻听　　B. 命令性幻听　　C. 反射性幻听　　D. 假性幻听　　E. 功能性幻听

2. 阴性症状　意志减退和快感减退是最常见的阴性症状（与抑郁症的区别：抑郁症患者有自知力，而精神分裂症患者无自知力）。

意志减退	患者从事有目的性的活动的意愿和动机减退或丧失
情感缺乏	表现为持续存在的、不能从日常活动中发现和获得愉快感
情感迟钝	表现为不能理解和识别他人的情感表露和不能正确表达自己的情感
社交萎缩	对社会关系的冷淡和对社交兴趣的减退或缺乏
言语贫乏	言语产生减少或贫乏

【例6】下列精神分裂症状中，属于阳性症状的是

A. 思维贫乏　　B. 病理性象征性思维　　C. 情感淡漠　　D. 意志减退　　E. 情感平淡

【例7】精神分裂症的阳性症状不包括

A. 第三人称幻听　　B. 影响妄想　　C. 思维破裂　　D. 情感淡漠　　E. 紧张性木僵

3. 焦虑、抑郁症状　大多数患者在疾病过程中表现为抑郁和焦虑情绪，尤其以疾病的早期或缓解期多见。

4. 激越症状　有攻击暴力和自杀倾向。

5. 定向、记忆和智能　对空间、时间和人物一般能进行正确定向，意识通常是清晰的，一般的记忆力和智能没有明显障碍。

6. 自知力　自知力缺乏是影响治疗依从性的重要原因。

【例8】不属于精神分裂症常见症状的是

A. 阳性症状　　B. 冲动行为　　C. 记忆力减退　　D. 阴性症状　　E. 情感症状

四、临床分型

单纯型	见于青少年，起病慢，表现为逐渐加重的孤僻离群、被动退缩等，以幻觉综合征为主要临床表现
青春型	多见于青少年，起病急，以思维、情感和行为不协调（阳性症状）为主
紧张型	以紧张症候群为主的临床表现，常表现为紧张性兴奋和紧张性木僵交替出现
偏执型	幻觉（特别是幻听）、妄想为主导，精神分裂症最常见的类型
未分化型	有明显的症状，但是不符合上述任何一种类型
残留型	主要表现为阴性症状而无阳性症状波动
精神分裂症后抑郁	患者在过去的一年之内曾符合精神分裂症的诊断，目前病情好转但未痊愈

【例9】青春型精神分裂症的特征是

A. 明显的精神运动紊乱和木僵交替为主　　　　B. 阴性症状为主，注意力减弱

C. 偏执性妄想　　　　　　　　　　　　　　　D. 精神活动的全面紊乱和瓦解

E. 持续存在阴性症状或某些个别的阳性症状，意志减退

【例10】男，25岁。无特殊原因出现生活懒散3个月，工作效率低下，走路时常常独自发笑或喃喃自语。该患者最可能的诊断是

A. 精神分裂症　　B. 急性应激障碍　　C. 强迫症　　D. 躁狂症　　E. 抑郁症

【例11】男，18岁。近1年来对家人亲友变得冷淡，不去上学，不洗澡，不主动更换衣服，对与自己有关的各种事情表现得无动于衷。最可能的诊断是

A. 人格障碍　　B. 精神分裂症　　C. 抑郁症　　D. 恐惧症　　E. 创伤后应激障碍

【例12】女，18岁。2年前被同学打耳光后，逐渐出现性格改变，对所有事情都不感兴趣，有时莫名其妙哭泣，不关心家人。1年来不上学，不做家务，不梳洗打扮，有时反复闻臭袜子达几个小时。该患者最可能的诊断是

A. 癔症　　B. 抑郁症　　C. 强迫症　　D. 精神分裂症　　E. 反应性精神病

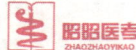

五、治　疗

1. 药物治疗

(1)一般原则

① 原则:早期、足量(个体化的最低有效剂量)、足疗程、单一用药、个体化用药。

② 选药原则:对于两种不同作用机制的抗精神病药物治疗不佳者,建议选用氯氮平治疗。对于依从性不佳者,可以选择长效制剂治疗。

③ 时间:急性治疗期至少4~6周,巩固治疗期至少6个月,维持期治疗至少5年。

(2)抗精神病药物

① 第一代抗精神病药物:主要是通过阻断 D_2 受体起到抗幻觉妄想作用,根据其化学结构分类如下:

分类	代表药物	副作用
吩噻嗪类	氯丙嗪、奋乃静等	氯丙嗪:抗胆碱能作用明显,心血管及肝功能影响较大,锥体外系影响较小
丁酰苯类	氟哌啶醇等	氟哌啶醇:抗幻觉妄想作用较为明显,镇静作用弱,心血管及肝毒性较小,但锥体外系影响较大
苯甲酰胺类	舒必利等	舒必利:一过性心功能障碍,轻度锥体外系反应
硫杂蒽类	氯普噻吨(泰尔登)	泰尔登:体位性低血压,但锥体外系反应较少见

兴奋躁动应选用氯丙嗪、奋乃静、氟哌啶醇。慢性期、起病缓慢、以阴性症状为主者宜选用三氟拉嗪。伴有情绪抑郁者宜选用舒必利。第一代抗精神病药物主要是锥体外系副作用:震颤麻痹综合征;静坐不能;急性肌张力障碍;迟发型运动障碍。

② 第二代抗精神病药物:又称为非典型抗精神病药物,主要通过阻滞 5 - HT_2 和 D_2 受体,发挥治疗作用,不仅对幻觉、妄想等阳性症状有效,对情感平淡、意志减退等阴性症状也有一定疗效。所谓的第二代抗精神病药物,主要是针对第一代抗精神病药物而言,该药物除了可以拮抗中枢神经系统 D_2 受体,还可以拮抗 5 - HT 受体,因此不仅能够改善精神分裂症的阳性症状,还能有效改善其精神分裂症所致的阴性症状。

药物	起始剂量/mg	副作用
利培酮	1~2	锥体外系副作用,严重者出现静坐不能
奥氮平	5~10	外周抗胆碱副作用,如嗜睡、体重增加等
氯氮平	25~50	抗胆碱副作用,如流涎、嗜睡较为明显,粒细胞缺乏症

(3)首选药物　躁狂明显者首选氯丙嗪。幻觉妄想明显者首选氟哌啶醇。阴性症状为主者首选利培酮,次选氯氮平。

2. 电痉挛治疗　治疗精神分裂症的兴奋躁动,特别是出现冲动伤人、木僵、拒食、出走等。

3. 心理治疗　恢复期治疗。

例13~14 共用选项

A. 卡马西平　　　B. 碳酸锂　　　C. 氟西汀　　　D. 利培酮　　　E. 阿普唑仑

【例13】属于非典型抗精神病药物的是

【例14】属于选择性 5 - HT 重吸收抑制剂的是

【例15】判断抗精神病药物是否有效需足量使用至少

A. 2 周　　　B. 3 周　　　C. 4 周　　　D. 5 周　　　E. 6 周

【例16】抗精神病药物应用原则不包括

A. 用药前进行常规的体检和辅助检查　　　B. 尽可能单一用药

C. 从小剂量开始,迅速加到治疗剂量　　　D. 剂量个体化　　　E. 足量、足疗程

例17~18 共用题干

女,25岁。3个月前因工作失误受到领导批评,觉得脸上无光,认为同事看不起自己,在背后议论自己,不愿出门,耳边常有命令性幻听。查体:躯体及神经系统无阳性体征。

【例17】该患者的诊断最可能是

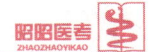

A. 抑郁症　　　　　　　　　　　B. 精神分裂症　　　　　　C. 脑肿瘤所致精神障碍

D. 内分泌疾病所致精神障碍　　　E. 偏执性精神障碍

【例18】 为改善症状目前较合理的药物是

A. 丙咪嗪　　　B. 氯硝西泮　　　C. 碳酸锂　　　D. 氯丙嗪　　　E. 氯丙咪嗪

例19～21 共用题干

男,40 岁,精神分裂症病史 18 年,第 3 次入院。入院后给予氟哌啶醇治疗,3 天后加至 30 mg/d,第 7 天出现肌肉僵硬、震颤、吞咽困难,T 39.8 ℃,意识不清,大汗淋漓、心动过速。实验室检查:WBC 增高,血肌酸磷酸激酶升高。

【例19】 该患者出现的情况最可能是

A. 迟发性运动障碍　　　　　　　B. 5-HT 综合征　　　　C. 药源性帕金森综合征

D. 急性肌张力障碍　　　　　　　E. 恶性综合征

【例20】 该患者首要的处理方法是

A. 盐酸苯海索治疗　　　　　　　B. 换用非典型抗精神病药物治疗　　　C. 降温、抗感染

D. 立即给予电抽搐治疗　　　　　E. 即刻停用氟哌啶醇

【例21】 针对该患者的情况,有特效的治疗药物是

A. β受体阻滞剂　　B. 苯二氮䓬类药　　C. 多巴胺受体激动剂　　D. 抗胆碱能药物　　E. 广谱抗生素

【例22】 非典型抗精神病药物的机制除作用于 D_2 受体外,还主要作用于

A. 5-HT 受体　　B. 胆碱能受体　　C. $5-HT_2$ 受体　　D. 肾上腺素受体　　E. 组胺受体

【例23】 下列抗精神病药物中易引起粒细胞减少或缺乏,需定期检查血常规的是

A. 氟哌啶醇　　　B. 奋乃静　　　C. 舒必利　　　D. 氯氮平　　　E. 利培酮

➤ 参考答案如下,详细答案参见 2021 版《国家临床执业及助理医师资格考试精选真题考点精析》。

1. D	2. D	3. A	4. E	5. B
6. B	7. D	8. C	9. D	10. A
11. B	12. D	13. D	14. C	15. E
16. C	17. B	18. D	19. E	20. E
21. C	22. C	23. D	—	—

昭昭老师提示:
关注官方微信,获得第一手考试资料。

第 20 章　心境障碍

➤ **2021 考试大纲**

①抑郁症;②双相障碍;③恶劣心境。

➤ **考纲解析**

近 20 年的医师考试中,本章的考试重点是心境障碍的诊断和治疗及药物副作用,执业医师每年考查分数为 3～4 分,助理医师每年考查分数为 2～3 分。

心境障碍是指各种原因引起的以显著而持久的心境或情感改变为主要特征的一组疾病。特点:以情感高涨或低落为主要的、基本的或原发的症状;常伴有相应的认知或行为改变;病情轻重不一;多为间歇性病程,反复发作;间歇期精神活动正常。特征是低识别率和低治疗率及高自杀率。

第 1 节　抑郁症

抑郁症是情感性障碍的主要表现之一,以抑郁综合征为主要临床表现,同时可伴有思维和行为方面的异常。同时,抑郁症还与个体出现的物质依赖、焦虑性障碍等情况密切相关。

一、临床表现

抑郁症是情感性障碍的主要表现之一,以抑郁综合征为主要临床表现,同时可伴有思维和行为方面的异常。同时,抑郁症还与个体出现的物质依赖、焦虑性障碍等情况密切相关。

1. 核心症状　"心境低落"。

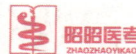

心境低落	指自我感受或他人观察到的显著而持久的情绪低落和抑郁悲观
兴趣减退	患者对各种过去喜爱的活动或事物丧失兴趣或兴趣下降,做任何事都提不起劲,即使勉强去做,也体会不到以前愉快的感觉
快感缺失	患者体验快乐的能力下降,不能从日常从事的活动中体验到乐趣,即使从事自己以前喜欢的事情或工作也体会不到任何快感

2. 心理症状群

思维迟缓	表现为思维联想速度减慢,患者自我感觉脑子反应迟钝,常见临床主诉为"脑子像是生了锈一样"或是"像涂了一层糨糊一样"
认知功能损害	认知功能异常是抑郁障碍患者最常见的主诉,例如难以忘记过去的糟糕经历,注意力下降,反应时间延长,注意事物不能持久,导致学习、工作效率下降
负性认知模式	抑郁障碍患者认知模式的特点是负性的、歪曲的
自责自罪	在悲观失望的基础上,患者会产生自责自罪。认为自己犯下了不可饶恕的错误,即使是一些轻微过失或错误,也要痛加责备,把自己看作家庭和社会的巨大负担
自杀观念和行为	抑郁障碍患者常常伴有消极自杀的观念或行为,感到生活中的一切都没有意义,活着没有意思,脑子里反复出现与死亡相关的念头,甚至开始详细地策划自杀,思考自杀的时间、地点和方式
精神运动性迟滞或激越	精神运动性迟滞是指行为和言语活动显著减少,以思维发动的迟缓和行为上显著持久的抑制为主要特征
焦虑	焦虑常常与抑郁症状共存,并成为抑郁障碍的主要症状之一
精神病性症状	严重的抑郁障碍患者可出现幻觉或妄想等精神病性症状
自知力缺乏	多数抑郁障碍患者自知力完整,能够主动求治并描述自己的病情和症状,有些严重的抑郁障碍患者的自知力不完整甚至缺乏

3. 躯体症状群

睡眠障碍	①包括早段失眠(入睡困难)、中段失眠(睡眠轻浅、多梦)和末段失眠(早醒); ②入睡困难最为多见,一般睡眠潜伏期超过30分钟
与自主神经功能紊乱相关的症状	焦虑抑郁状态的患者常表现出与自主神经功能紊乱相关的症状
进食紊乱	主要表现为食欲下降伴体重减轻
精力下降	表现为无精打采、疲乏无力、懒惰
性功能障碍	很多抑郁障碍患者存在性欲的减退乃至完全丧失

【例1】女性,30岁。3个月来工作较累,近3周出现兴趣缺乏,易疲劳,言语少,动作迟缓,自觉脑子笨,没有以前聪明,早醒,食欲减退,腹胀,便秘,全身酸痛,有时感心悸,气急。总觉自己患了不治之症,给家庭带来许多麻烦。该患者最可能的诊断是

A. 焦虑症　　　B. 神经衰弱　　　C. 疑病症　　　D. 抑郁症　　　E. 心身疾病

【例2】可出现幻觉、妄想症状的是

A. 癔症　　　B. 脑外伤　　　C. 疑病症　　　D. 神经衰弱　　　E. 抑郁症

【例3】诊断抑郁发作的必要条件是

A. 早醒　　　B. 自杀观念　　　C. 思维迟缓　　　D. 动作减少　　　E. 心境低落

【例4】诊断抑郁症的首要症状是

A. 精力明显减退、疲乏　　　B. 思维困难、联想缓慢　　　C. 情绪低落,兴趣下降

D. 自卑、自责、自杀观念　　　E. 失眠、早醒、体重减轻

【例5】男,46岁。因工作效率低下、思考困难而休假在家3个月,感觉生活乏味,兴趣索然,身体容易疲劳。查体未见异常。该患者最可能的诊断是

A. 神经衰弱　　　B. 焦虑症　　　C. 癔症　　　D. 抑郁症　　　E. 精神分裂症

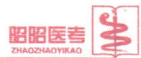

【例6】女,55岁。近1个月来头痛、乏力、早醒、坐立不安,常担心家人会出事,怀疑自己得了不治之症,给家庭带来麻烦,悲观失望。最可能的诊断是

    A. 神经衰弱   B. 焦虑症   C. 抑郁症   D. 疑病症   E. 癔症

二、分 型

1. 抑郁障碍   是以显著而持久的心境低落为主要临床特征,临床表现可从闷闷不乐到悲痛欲绝,多数患者有反复发作的倾向,大多数发作可以缓解,部分可存在残留症状或转为慢性病程。抑郁发作是最常见的抑郁障碍,表现为单次发作或反复发作,病程迁延,此病具有较高的复发风险,发作间歇期或可能存在不同程度的残留症状。

2. 恶劣心境   又称抑郁性神经症,是一种以持久的心境低落状态为主的轻度抑郁,从不出现躁狂或轻躁狂发作。这种慢性的心境低落,无论从严重程度还是一次发作的持续时间,均不符合轻度或中度复发性抑郁障碍的标准,但过去(尤其是开始发病时)曾符合轻度抑郁发作的标准。病程常持续2年以上,期间无长时间的完全缓解,一般不超过2个月。患者具有求治意愿,生活不受严重影响,通常起病于成年早期,持续数年,与生活事件及个人性格存在密切关系。

3. 混合性抑郁和焦虑障碍   主要表现是焦虑与抑郁症状持续几天,但不足2周,分开考虑任何一组症状群的严重程度和(或)持续时间均不能符合相应的诊断,此时应考虑为混合性抑郁和焦虑障碍。若是严重的焦虑伴以程度较轻的抑郁,则应采用焦虑障碍的诊断;反之,则应诊断为抑郁障碍。若抑郁和焦虑均存在,且各自均能符合相应的诊断,不应采用这一类别,而应同时给予两个障碍的诊断。

三、治 疗

1. 用药时间   一般用药2～4周起效,急性期治疗需要6～8周,若无效换用另外一种药物。巩固期治疗至少4个月,维持治疗一般要持续至少2年。

2. 抗抑郁药物

种 类	常用药物	禁忌证
三环类及四环类抗抑郁药	丙米嗪、氯米帕明、阿米替林及多塞平等	阿米替林适用于失眠严重或焦虑情绪严重的患者
选择性5-HT再摄取抑制剂(SSRIs)	氟西汀、帕罗西汀、舍曲林、氟伏沙明、西酞普兰等	目前治疗抑郁症的主要药物
去甲肾上腺素和特异性5-HT能抗抑郁药(SNRIs)	米氯平	

3. 药物常见不良反应

(1) 常见不良反应及处理   SSRIs最常见的不良反应是胃肠道症状、激越/坐立不安、性功能障碍以及偏头痛和紧张性头疼等,某些SSRIs还会增加跌倒或体重增加等风险。

(2) 5-HT综合征   临床表现有恶心、呕吐、腹痛、颜面潮红、多汗、心动过速、激越、震颤、腱反射亢进及肌张力增高等,病情进展可出现高热、呼吸困难、抽搐、酸中毒性横纹肌溶解、继发球蛋白尿、肾衰竭、休克和死亡。

(3) 撤药综合征   一般表现为流感样症状、精神症状及神经系统症状等,撤药综合征的症状有时可能被误诊为病情复燃或复发。

(4) 自杀   虽然目前尚无肯定结论证实抗抑郁药与自杀的关系,但是抗抑郁药物在使用初期因抗抑郁效果尚未显现,而抗抑郁药的不良作用往往就已显露,加之疾病本身就会使患者自杀风险增高,因此在治疗初期应注意评估患者的自杀风险。

4. 心理治疗   支持性心理治疗、认知行为治疗、精神动力学治疗、人际心理治疗和婚姻家庭治疗。

5. 物理治疗

(1) 电抽搐治疗   是给予中枢神经系统适量的电流刺激,引发大脑皮质的电活动同步化即诱发一次癫痫放电,进而引起患者短暂意识丧失和全身抽搐发作,达到治疗抑郁症状目的的一种方法。主要针对于有自杀倾向的患者。

(2) 重复经颅磁刺激治疗   是抑郁障碍非药物治疗的重要手段之一,因其无创性而得到逐步推广。

(3) 迷走神经刺激   是临床上难治性癫痫发作的常规治疗手段。迷走神经在解剖上同大脑中的情绪调节的区域存在联系,同时,临床上观察到接受迷走神经刺激治疗的癫痫患者可有情绪改变,因此迷走

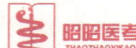

神经刺激被开发应用于抑郁障碍的治疗。

（4）深部脑刺激　是指将脉冲发生器植人脑内,通过释放弱脉冲刺激脑内相关核团,改善抑郁症状。

例 7～9 共用题干

女,28 岁。因工作紧张,近 1 个月感觉压力重重,不能胜任工作,觉得自己一无是处,连累了父母,开煤气自杀被急送入院。入院后又趁人不备打破窗玻璃,用碎玻璃自杀,后经抢救脱险,经检查患者有青光眼病史。

【例 7】最可能的诊断是

A. 应激障碍　　B. 抑郁症　　C. 虚无心境　　D. 坏性心境障碍　　E. 焦虑症

【例 8】为尽快消除患者自杀念头,首选治疗是

A. 心理疏导　　B. 暗示治疗　　C. 新型抗抑郁药　　D. 电抽搐治疗　　E. 睡眠剥夺治疗

【例 9】该患者首选药物是

A. 碳酸锂　　B. 西肽普兰　　C. 丙戊酸钠　　D. 阿普唑仑　　E. 阿米替林

【例 10】三环类抗抑郁药的副作用主要是

A. 锥体外系反应　　B. 过敏反应　　C. 心血管副作用　　D. 粒细胞减少　　E. 失眠

第 2 节　双相障碍

一、概　述

双相障碍也称双相情感障碍,是指临床上既有躁狂或轻躁狂发作,又有抑郁发作的一类心境障碍。双相障碍一般呈发作性病程,躁狂和抑郁常反复循环或交替出现,也可以混合方式存在,每次发作症状往往持续一段时间,并对患者的日常生活和社会功能等产生不良影响。

二、临床表现

双相障碍典型临床表现可有抑郁发作、躁狂发作和混合发作。

1. 抑郁发作　概括为情绪低落、思维迟缓、意志活动减退的"三低"症状,但这些重度抑郁发作时典型症状不一定出现在所有的双相障碍患者中。

（1）精神运动性改变　焦虑、运动性迟滞或激越。

（2）生物学症状　睡眠障碍、食欲下降、性欲减退、精力缺乏、其他躯体不适,这些症状在抑郁发作时很常见。可有非特异性的疼痛,头痛或全身疼痛,这些疼痛可以是固定的,也可以是游走的,有的疼痛较轻,有的难以忍受,相当一部分患者因疼痛而就诊于综合医院。

（3）精神病性症状　患者可以在抑郁发作时期出现幻觉和妄想。

2. 躁狂发作　典型临床表现是情感高涨、思维奔逸、活动增多的"三高"症状,可伴有夸大观念或妄想、冲动行为等。发作应至少持续一周,并有不同程度的社会功能损害,可给自己或他人造成危险或不良后果。躁狂可一生仅发作一次,也可反复发作。

情感高涨	情感高涨是躁狂发作的主要原发症状
思维奔逸	患者联想速度明显加快,思维内容丰富多变,自觉脑子聪明,反应敏捷。语量大、语速快,口若悬河,有些自感语言表达跟不上思维速度
活动增多、意志行为增强	①多为协调性精神运动性兴奋,即内心体验、行为方式与外界环境相协调; ②患者自觉精力旺盛,能力强,兴趣范围广,想多做事,做大事,想有所作为,因而活动明显增多,整日忙碌不停,但多虎头蛇尾,有始无终
夸大观念及夸大妄想	患者的思维内容多于心境高涨一致
睡眠需求减少	睡眠明显减少,患者常诉"我的睡眠质量非常高,不愿把有限的时间浪费在睡眠上",终日奔波但无困倦感,是躁狂发作特征之一
其他症状	食欲增加、性欲亢进,有时则可在不适当的场合出现与人过分亲热而不顾别人的感受

3. 混合发作　躁狂症状和抑郁症状可在一次发作中同时出现,如抑郁心境伴以连续数日至数周的活动过度和言语迫促,躁狂心境伴有激越、精力和本能活动降低等。

4. 其他症状　患者可伴有精神病性症状,常见的有夸大妄想、被害妄想及关系妄想,幻觉相对少且短暂。

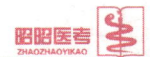

【例11】躁狂发作的睡眠障碍特点是

A. 早醒　　　　B. 多梦　　　　C. 睡眠浅　　　　D. 睡眠减少　　　　E. 入睡困难

三、临床分型

1. 双相障碍　既有躁狂或轻躁狂发作，又有抑郁发作的一类心境障碍，称为双相障碍。双相障碍临床特点是反复（至少两次）出现心境和活动水平的明显改变，有时表现为心境高涨、精力充沛和活动增加，有时表现为心境低落、精力减退和活动减少。发作间期通常完全缓解。最典型的形式是躁狂和抑郁交替发作。

2. 环性心境障碍　主要特征是持续性心境不稳定。心境高涨与低落反复交替出现，但程度都较轻，心境波动通常与生活事件无明显关系，与患者的人格特征有密切关系。波动幅度相对较小，每次波动均不符合躁狂或抑郁发作的诊断标准。

四、治　疗

1. 双相躁狂发作　各类躁狂发作均以药物治疗为主，特殊情况下可选用电抽搐或改良电抽搐治疗。

（1）药物治疗

① 以心境稳定剂为主。目前比较公认的心境稳定剂主要包括锂盐（碳酸锂）和卡马西平、丙戊酸盐。

② 锂盐：锂盐是治疗躁狂发作的首选药物。

③ 锂盐治疗剂量与中毒剂量较接近，治疗中除密切观察病情变化和治疗反应外，应监测血锂浓度，并根据病情、治疗反应和血锂浓度调整剂量。

④ 锂盐中毒则可有意识障碍、共济失调、高热、昏迷、反射亢进、心律失常、血压下降、少尿或无尿等，必须立即停药，并及时抢救。

⑤ 抗癫痫药：当碳酸锂治疗效果不佳或不能耐受碳酸锂治疗时可选用此类药物。目前临床上主要使用丙戊酸盐（钠盐或镁盐）和卡马西平。

⑥ 抗精神病药物：对严重兴奋、激惹、攻击或伴有精神病性症状的急性躁狂患者，治疗早期可短期联用抗精神病药物，对伴有精神病性症状的急性躁狂患者需要较长时间连用抗精神病药物。

⑦ 苯二氮䓬类药物：躁狂发作治疗早期常联合使用苯二氮䓬类药物，以控制兴奋、激惹、攻击、失眠等症状。

（2）电抽搐或改良电抽搐治疗　对急性重症躁狂发作、极度兴奋躁动、对锂盐治疗无效或不能耐受的患者可使用电抽搐或改良电抽搐治疗，起效迅速，可单独应用或合并药物治疗。

【例12】男，32岁。因躁狂发作入院，表现为动作增多，语速加快，滔滔不绝，言语夸大，好管闲事。入院后给予口服碳酸锂1.0 g/d，2天后出现恶心、呕吐和轻微手抖，无意识障碍。应立即采取的措施是

A. 加用卡马西平　　B. 血液透析　　C. 行胃镜检查　　D. 停药，检测血锂浓度　　E. 洗胃

2. 双相抑郁发作

（1）心境稳定剂　双相抑郁的急性期治疗可单独使用足量锂盐，或在治疗开始时尽快使血锂浓度达到0.8 mmol/L以上，是确保有效治疗的重要一步。

（2）第二代抗精神病药物　奥氮平能有效治疗急性双相抑郁发作并预防其短期内转躁。奥氮平联合氟西汀的疗效更优于单用奥氮平。

（3）双相抑郁　治疗中抗抑郁药物的使用问题：治疗双相抑郁障碍时是否加用抗抑郁药物需要充分权衡利弊后慎重决定，因为这样虽然可以缓解抑郁障碍状，但也会促使患者的情感状态转向另一个极端。

例13～15 共用题干

男性，17岁。2个月前因学习退步被班主任批评后，渐起入睡困难，早醒，伴有情绪失落，自觉能力差，对前途悲观绝望，怀疑同学看不起他，嘲笑他，常自责，觉得对不起父母的培养，称活的太累，计划趁家人不备自杀。有时焦躁不安，用拳头锤墙发泄情绪。

【例13】该患者目前的诊断是

A. 精神分裂症　　B. 焦虑障碍　　C. 应激相关障碍　　D. 双相障碍　　E. 抑郁发作

【例14】目前首选的治疗方法是

A. 心境稳定剂合并电抽搐　　B. 电抽搐合并抗抑郁药　　C. 电抽搐合并抗精神病

D. 电抽搐合并抗焦虑药　　E. 心境稳定剂合并抗精神病药

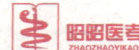

【例15】如果在治疗过程中患者出现好管闲事、兴奋话多、自我感觉良好,应调整治疗方案为

A. 加大抗抑郁药剂量　　　　B. 减少抗抑郁药剂量继续维持　　　　C. 抗抑郁药合并抗精神病药

D. 抗抑郁药合并苯二氮䓬类　　　　E. 心境稳定剂治疗为主

➤ 参考答案如下,详细答案参见 2021 版《国家临床执业及助理医师资格考试精选真题考点精析》。

1. D	2. E	3. C	4. C	5. D	
6. C	7. B	8. D	9. B	10. C	昭昭老师提示:
11. D	12. D	13. E	14. B	15. E	关注官方微信,获得第一手考试资料。

第 21 章　神经症及分离转换障碍

➤ **2021 考试大纲**

①神经性障碍概述;②恐惧症;③惊恐障碍;④广泛性焦虑症;⑤强迫障碍;⑥分离(转换性)障碍。

➤ **考纲解析**

近 20 年的医师考试中,本章考试重点是神经症性及分离(转换)障碍的诊断,执业医师每年考查分数为 3～4 分,助理医师每年考查分数为 2～3 分。

第 1 节　神经性障碍概述

一、概　述

神经症原称神经官能症,是一组主要表现为焦虑、抑郁、恐惧、强迫、疑病症状或神经衰弱症状的精神障碍。

二、临床特点

① 一般没有明显或持续的精神病性症状。

② 症状没有明确的器质性病变作为基础,与患者的现实处境不相称。

③ 患者对疾病体验痛苦,但无能为力。

④ 疾病的发生发展常受到心理社会因素的作用。

⑤ 病前性格在神经症性障碍的发生发展中起一定作用。

【例1】不符合神经症共同特点的是

A. 一般有明显的易感素质　　　　B. 与心理社会因素有关　　　　C. 一般社会功能相对完好

D. 可有相应的器质性病变　　　　E. 一般没有精神病性症状

【例2】关于神经症,正确的叙述是

A. 多数伴有人格障碍　　　　B. 多在强烈心理刺激下发病　　　　C. 症状的特异性较差

D. 起病一般较急　　　　E. 患者的社会功能不受影响

三、分　类

ICD-10 分类	第八版教材	ICD-10 分类	第八版教材
F40 恐怖性焦虑障碍	恐惧症	F41.0 惊恐障碍	惊恐障碍
F41.I 广泛性焦虑障碍	广泛性焦虑障碍	F42 强迫障碍	强迫症
F43 严重应激反应及适应障碍	应激相关障碍	F44 分离(转换)性障碍	分离性障碍
F45 躯体形式障碍	躯体形式障碍	F48.0 神经衰弱	神经衰弱

四、治疗原则

1. 药物治疗　如抗焦虑药、抗抑郁药、促神经代谢药等。

2. 心理治疗。

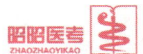

第2节 恐惧症

一、概 述
恐惧症是以过分和不合理的惧怕外界某种客观事物为主要临床表现的神经症。

二、临床表现
1. 广场恐惧症 患者害怕离家或独处,害怕处于被困、窘迫或无助的环境中,患者在这些自认为难以逃离、无法获助的环境中感到恐惧不安。

2. 社交焦虑障碍 显著而持久地害怕在公众面前可能出现羞辱和尴尬的社交行为,担心别人会嘲笑、负性评价自己的社交行为等。

3. 特定恐惧症 恐惧局限于特定的物体、场景和活动。

【例3】广场恐惧症的共同特征为

A. 怕接触人　　B. 怕无人帮助　　C. 怕空荡、怕风　　D. 怕无法迅速离开　　E. 怕被人迫害

三、诊 断
心理症状或自主神经症状必须是焦虑的原发表现,而不是继发于其他症状,如妄想或强迫思维。焦虑必须局限于或主要发生在特定的情景中,如人群、公共场所、独自出行,特定的社交环境,特定的恐怖物体情景。

四、治 疗
1. 首选的治疗方法 行为疗法。

2. 药物疗法 5-HT再摄取抑制剂(SSRIs)为治疗社交焦虑障碍的一线药物。

【例4】男性,17岁。大一新生,从山区来到城市上学,自述不能见马路上的汽车,当汽车经过时,总感觉汽车可能撞上自己,因此十分恐惧,来心理门诊就诊。最好采用的方法是

A. 自由联想　　B. 厌恶治疗　　C. 生物反馈　　D. 系统脱敏　　E. 梦的反吸

第3节 惊恐障碍

一、概 述
惊恐障碍又称急性焦虑障碍,其主要特点是突然发作、不可预测、反复出现、强烈的惊恐体验,一般历时5~20分钟,伴濒死感和失控感,患者常体会到濒临灾难性结局的害怕和恐惧,并伴有自主神经功能失调的症状。

二、临床表现
1. 惊恐发作 患者处于无特殊的恐惧性环境时,突然感到一种突如其来的紧张、害怕、恐惧,甚至出现惊恐。

2. 预期焦虑 患者在发作后间歇期仍心有余悸,担心再发。

3. 回避行为 对再次发作有持续性的焦虑和关注,害怕发作产生不幸的后果。

三、诊 断
患者以惊恐发作为主要临床表现,并伴有自主神经相关症状。在大约1个月之内存在数次严重焦虑(惊恐)反复发作,且发作出现在无客观危险的环境中,发作不局限于已知的或可预测的情景,发作间期基本没有焦虑症状。排除其他临床问题所导致的惊恐发作。

例5~6共用题干

男,34岁。近1个月来反复出现阵发性恐惧、胸闷、濒死感,多次到医院急诊就诊。心电图检查未见异常。患者为此担心苦恼,但仍能坚持工作。既往体健。

【例5】该患者的主要表现是

A. 急性焦虑发作　　B. 癔症发作　　C. 癫痫发作　　D. 广泛性焦虑　　E. 心绞痛发作

【例6】该患者最可能的诊断是

A. 疑病症　　B. 惊恐障碍　　C. 甲状腺功能亢进　　D. 强迫症　　E. 冠心病

例7~9共用题干

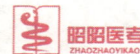

男,40 岁,推销员,自述半小时前突然感到气急、胸闷、心悸、头晕、出汗,认为生命垂危,被送来急诊。近 2 个月来,此种情况发生过 3 次,每次持续 0.5~1 小时,发病间隙期一切正常,发病与饮食无关。

【例7】最可能的诊断是

A. 癔症发作　　B. 低钾血症　　C. 心肌梗死　　D. 惊恐发作　　E. 内脏性癫痫

【例8】最有助于鉴别诊断的项目是

A. 追问起病诱因　　B. 血钾测定　　C. 心电图检　　D. 脑电图检查　　E. 脑 CT 检查

【例9】最适宜的急诊处理是

A. 输液补钾　　B. 吸入氧气　　C. 暗示治疗　　D. 安定注射　　E. 抗癫痫药

【例10】女,25 岁。半年前离婚。某日下班后回到家中突然出现强烈的恐惧感,有如大祸临头,同时出现心悸、胸闷、呼吸困难,有窒息感。全身多汗、脸红、手脚发麻、四肢颤抖,5~6 分钟后逐渐平静。最可能的诊断是

A. 恐惧症　　B. 精神分裂症　　C. 慢性焦虑症　　D. 心理生理障碍　　E. 惊恐发作

四、治　疗

1. 药物治疗

苯二氮䓬类药物(BZD)	治疗惊恐发作起效快
5-HT 再摄取抑制剂(SSRIs)与5-HT和去甲肾上腺素再摄取抑制剂(SNRIs)	治疗惊恐障碍有效,特别是当惊恐障碍与抑郁障碍、社交焦虑障碍、广泛性焦虑障碍、创伤后应激等共病时
三环类抗抑郁药(TCAs)	氯米帕明治疗惊恐障碍有效

2. 认知行为疗法　分三步。

第一步	使患者了解惊恐发作、发作的间期性及回避过程
第二步	内感受性暴露,使患者暴露于令自己害怕或恐惧的环境中
第三步	认知重组

例 11~13 共用题干

女,36 岁。春节乘长途汽车回家途中,突然感到心前区发闷、呼吸困难、出汗,觉得自己要不行了,不能自控,要发疯,为此感到紧张、害怕,立即被送到医院急诊。未经特殊处理,半小时后症状消失。体格检查正常。

【例11】该患者最可能的诊断是

A. 支气管哮喘　　B. 心绞痛　　C. 惊恐发作　　D. 分离(转换)性障碍　　E. 嗜铬细胞瘤

【例12】该患者首先需要做的辅助检查是

A. 头颅 CT　　B. ECG　　C. 超声心动图　　D. EEG　　E. 胸部 X 线片

【例13】该患者长期治疗应首选的药物是

A. 帕罗西汀　　B. 氨茶碱　　C. 普萘洛尔　　D. 苯乙肼　　E. 地西泮

第4节　广泛性焦虑

一、概　述

广泛性焦虑障碍是一种以焦虑为主要临床表现的精神障碍,患者常有不明原因的提心吊胆、紧张不安,并有显著的自主神经功能紊乱症状、肌肉紧张及运动性不安。

二、临床表现

1. 精神性焦虑　精神上过度担心是焦虑症状的核心。

2. 躯体性焦虑　表现为运动性不安和肌肉紧张。

3. 自主神经功能紊乱及其他症状。

【例14】慢性焦虑状态即普遍性焦虑症一般不包括的症状是

A. 震颤　　　　　　B. 胸部紧压感　　　　　　C. 出汗、面色苍白、心跳加快

D. 尿频、尿急　　E. 胸闷,濒死感

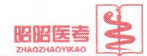

三、诊 断

一次焦虑发作中,患者必须在至少数周内的大多数时间存在焦虑的原发症状,这些症状常包括以下要素:恐慌、运动性神经紧张、自主神经活动亢进。

【例15】女,48岁。近半年退休在家,总觉得心情难以平静,无端恐慌,来回踱步,担心发生不利的事。阵发性潮热,出汗,口干舌燥,视物模糊。查体无特殊发现。该患者最可能的诊断是

A. 强迫症　　　　B. 广泛性焦虑障碍　　　C. 癔症　　　D. 抑郁症　　　E. 精神分裂症

【例16】男,35岁。近3个月来经常感到不明原因的紧张、害怕、思虑多,不能控制地胡思乱想,为此感到苦恼,主动就诊。患者存在的主要症状是

A. 强制思维　　　B. 恐惧症状　　　C. 抑郁症状　　　D. 强迫症状　　　E. 焦虑症状

四、治 疗

1. 药物性治疗　使用有抗焦虑作用的抗抑郁药,如SSRIs、SNRIs等。

2. 心理治疗。

第5节　强迫障碍

一、概 述

强迫障碍的基本特征是患者出现来源于自我的强迫观念和强迫行为,多数患者认为这些观念和行为是没有必要或异常的,是违背自己意愿的,强迫与反强迫的强烈冲突使患者感到焦虑和恐惧。

二、临床表现

1. 强迫观念　强迫症的核心内容,包括强迫思维、强迫性穷思竭虑、强迫怀疑、强迫联想、强迫回忆、强迫意向等。

2. 强迫动作和行为　包括强迫检查、强迫洗涤、强迫性仪式动作。

3. 回避行为及其他症。

【例17】强迫症的核心症状是

A. 强迫行为　　　B. 强迫意向　　　C. 强迫表象　　　D. 强迫性恐惧　　　E. 强迫观念

三、诊 断

患者必须在连续两周中的大多数时间存在强迫观念或强迫动作,或两者并存。这些症状引起痛苦或妨碍活动。必须被看作是患者自己的思维或冲动。必须至少有一种思想或动作仍在被患者徒劳地加以抵制,即使患者不再对其他症状加以抵制。事实动作的想法本身应该是令人不愉快的。想法、表象或冲动必须是令人不快地一再出现。

【例18】男,15岁。近2年来走路时每走三步就要跳跃一下,如果做错了就必须重复再做,否则就不能安心学习或干别的事情。该患者最可能的诊断是

A. 广泛性焦虑症　　B. 强迫症　　　C. 精神分裂症　　D. 躁狂症　　　E. 癔症

【例19】女,30岁。半年来总担心双手有细菌而经常反复洗手,一天内洗无数次总不放心,自知不对,又无法控制。此症状属于

A. 妄想　　　　　B. 强迫行为　　　C. 刻板动作　　　D. 情绪焦虑　　　E. 强制性思维

【例20】女,28岁。平时性格拘谨认真,3个月前开始见到刀具就担心会持刀伤害家人和自己,为此不敢去厨房做家务,明知这种想法不合理,但无法控制自己,深感苦恼。最可能诊断是

A. 恐惧症　　　　B. 癔症　　　　C. 强迫症　　　D. 精神障碍　　　E. 心理疾病

四、治 疗

1. 急性期治疗　至少12周,起效需要3~6个月。SSRIs(氟西汀、帕罗西汀等)是目前的一线治疗药物。

2. 巩固期治疗　持续1~2年。

第6节　分离(转换性)障碍

一、概 述

分离(转换)性障碍,即癔症,表现为部分或完全丧失了对过去的记忆、身份意识、躯体感觉及运动控

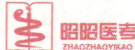

制四个方面的正常整合。

二、临床表现

1. 分离(转换)性障碍

分离性遗忘	突然出现的不能回忆自己重要的事情
分离性散漫	患者突然从家中或工作场所出走
分离性木僵	患者受到精神创伤之后,精神活动受到全面抑制,表现为相当长的时间内维持固定的姿势,完全或几乎没有言语及自发的有目的的活动
出神与附体	表现为暂时性同时丧失个人身份感和对周围环境的完全意识,对过程有全部或部分遗忘
分离性运动和感觉障碍	主观有感觉、运动异常,但是客观查体及检查均正常

2. 分离(转换)性障碍的其他形式

多重人格障碍	患者存在两种或更多种完全不同的身份状态
刚塞综合征	患者轻度意识模糊,对提问可以理解,但经常给予近似而错误的答案
情感暴发	患者常在受到严重的精神创伤之后突然起病,意识障碍较轻,常在情绪激动时突然发作,表现为哭啼、呼喊、打滚、捶胸顿足等

三、诊 断

确诊必须存在以下各点:①具有分离(转换)性障碍中各种障碍的临床特征;②不存在可以解释症状的躯体障碍的证据;③有心理致病的证据,表现在时间上与应激性事件、问题或紊乱的关系有明确的联系。

【例21】女,23岁。半年前祖父去世送葬,极为悲伤,回家后,自称是一位已去世2年的青年男性附其身上,并以男青年的身份和口气与人说话,持续4小时,之后反复发作十几次,均有精神诱因。神经系统检查未见阳性体征。最可能的诊断是

A. 恐惧症　　　　B. 精神分裂症　　C. 分离性障碍　　D. 强迫症　　　　E. 焦虑症

【例22】女,25岁。2年以来和丈夫吵架或遇到不高兴的事后,即出现四肢强直和抽搐样表现。发作时能清楚家人的呼唤但不予回答。无唇舌咬伤和二便失禁,瞳孔无散大,对光反射存在。该患者最可能的诊断是

A. 神经衰弱　　　B. 适应性障碍　　C. 癫痫　　　　　D. 创伤后应激障碍　　E. 癔症

例23~25共用题干

女,54岁。30年来反复出现阵发性双手抽搐,呼吸急促,意识不清,口吐白沫,角弓反张,持续约1小时后恢复。发作时无唇舌咬伤和二便失禁。第一次发病是在与丈夫生气后出现的,以后心情稍有不顺或阴天打雷就会有类似发作。

【例23】为明确诊断最应为患者选择的辅助检查是

A. 肌电图　　　　B. 脑血流图　　　C. 头颅CT　　　D. 脑电图　　　　E. 心电图

【例24】该患者最可能的诊断是

A. 应激障碍　　　B. 癔症　　　　　C. 癫痫　　　　　D. 惊恐障碍　　　E. 恐惧症

【例25】该患者最有效的治疗方法是

A. 抗焦虑治疗　　B. 抗癫痫治疗　　C. 放松治疗　　　D. 暗示治疗　　　E. 抗抑郁治疗

【例26】14岁女性,中学生。外出旅游,夜间出室外解便时突感恐惧紧张,跑步回室途中不慎跌倒,双手着地。站立起来时,发现双目失明。最可能的诊断是

A. 恐怖性神经症　　B. 焦虑性神经症　　C. 疑病性神经症　　D. 癔症　　E. 双目外伤失明

四、治 疗

1. 心理治疗。

2. 药物治疗　口服抗焦虑药物能缓解患者焦虑,使其更好地接受心理治疗。

➤ 参考答案如下,详细答案参见2021版《国家临床执业及助理医师资格考试精选真题考点精析》。

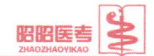

1. D	2. C	3. D	4. D	5. A	6. B	7. D
8. A	9. D	10. E	11. C	12. B	13. A	14. E
15. B	16. E	17. E	18. B	19. D	20. C	21. C
22. E	23. D	24. B	25. D	26. D	—	—

昭昭老师提示：
关注官方微信，获得第一手考试资料。

第22章　应激相关障碍（助理医师不要求）

> ## 2021考试大纲
①急性应激障碍的诊断和治疗；②创伤后应激障碍的诊断和治疗；③适应障碍的诊断和治疗。

> ## 考纲解析
近20年的医师考试中，本章考试重点是**应激相关障碍**的**诊断**，执业医师每年考查分数为3～4分，助理医师每年考查分数为2～3分。

应激相关障碍是一类与应激源（主要是精神创伤或精神应激）有明显因果关系的精神障碍。应激相关障碍主要表现为急性应激障碍、创伤后应激障碍、适应障碍三类，其中，创伤后应激障碍最严重，可能是与脑损伤有关的一类应激障碍。

第1节　急性应激障碍

一、概　述
急性应激障碍指患者在受到急剧严重的精神刺激后立即发病，表现为有强烈恐惧体验的精神运动性兴奋，行为有一定的盲目性，或为精神运动性抑制，甚至木僵。

二、临床表现和诊断
1. 一般表现　大多数患者初期为"茫然"阶段或"麻木"，异乎寻常的应激源影响与症状的出现之间必须有明确的时间上的**联系**。

2. 主要表现　表现为有**强烈恐惧体验的精神运动性兴奋**，行为有一定的盲目性或有情感迟钝的精神运动性抑制（如反应性木僵），可有意识模糊。受刺激后若干分钟至若干小时发病，病程短暂，一般**持续数小时至1周**，通常在**1个月内**缓解。

3. 发病时间　如果应激环境消失，症状可迅速缓解；如果应激持续存在或具有不可逆转性，症状一般**在24～48小时以内减轻**，3天后变得十分轻微。

三、治　疗
1. 首选治疗方法　**心理治疗**，心理治疗首选**认知行为疗法**（CBT）。

2. 治疗干预的基本原则　及时、就近、简洁、紧扣重点。精神创伤性事件发生时是进行危机干预的最佳时机。

例1～3共用题干
女性，25岁。既往无精神病史。**听闻其母急性心肌梗死去世后**，患者不认识家人，反复念叨："不可能，你们骗我。"

【例1】此患者最可能的**诊断**是
A. 急性应激障碍　　B. 创伤后应激障碍　　C. 癔症　　D. 病理性激情发作　　E. 躁狂状态

【例2】此患者目前的**急诊处理措施**是
A. 予以地西泮10 mg镇静　　　　B. 予以氯丙嗪100 mg镇静　　C. 予以支持性心理治疗
D. 暗示治疗　　　　　　　　　　E. 碳酸锂治疗

【例3】半年后随访该患者，家人反映其性格有改变，出现易激惹，注意力不集中，发作性哭泣，入睡困难，**反复梦见其母**，不敢看其母遗像等表现。该患者最可能的诊断是
A. 创伤后应激障碍　　　　　　B. 适应性障碍　　　　　　　　C. 恶劣心境障碍
D. 恐惧症　　　　　　　　　　E. 慢性反应性精神病

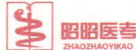

第 2 节　创伤后应激障碍

一、概　述

由于受到异乎寻常的威胁性、灾难性心理创伤,导致延迟出现和长期持续的精神障碍。

二、临床表现

1. 主要表现　遭受异乎寻常的创伤性事件或处境(如天灾人祸等)。反复重现创伤性体验(病理性重现),可表现为不由自主地回想受打击的经历,反复发生错觉、幻觉,反复出现触景生情的精神痛苦。持续的警觉性增高,可出现入睡困难或睡眠不深、易激怒、注意力集中困难、过分地担惊受怕。

2. 一般表现　对刺激相似或有关情境的回避,表现为极力不想有关创伤性经历的人或事,避免参加能引起痛苦回忆的活动,或避免到会引起痛苦记忆的地方。不愿与人交往,对亲人变得冷漠,兴趣爱好变窄,但对与创伤性经历无关的某些活动仍有兴趣。对与创伤经历相关的人和事选择性遗忘,对未来失去希望和信心。

3. 发病时间　在遭受创伤数日或数月后出现,罕见延长半年以上才发生。

三、治　疗

1. 心理治疗　最常用认知-行为治疗。

2. 药物治疗

(1) SSRIs 药物是治疗创伤后应激障碍的一线用药。

(2) 一般用药 4～6 周可出现症状减轻,8 周可发挥疗效,维持治疗 1 年。

第 3 节　适应性障碍

一、概　述

适应障碍指在明显的生活改变或环境变化时产生的、短期的和轻度的烦恼状态和情绪失调,常有一定程度的行为变化等,但并不出现精神症状。

二、临床表现

1. 发生时间　多在应激性生活事件发生后的 1～3 个月内发生。

2. 多种表现　抑郁心境、焦虑或烦躁、感到不能适应当前的生活。成人表现以抑郁为主,青少年表现以品行障碍为主,儿童表现以尿床、吸吮手指为主。

三、诊　断

1. 诱因　有明显的生活事件为诱因,尤其是生活环境或社会地位的改变(如移民、出国、入伍、退休等)。有理由推断易感个性、生活事件和人格基础对精神障碍发生均起着重要作用。

2. 生活事件　生活事件发生前患者精神状态正常,以抑郁、焦虑、害怕等情感症状为主,表现为适应不良的行为障碍,如退缩、不注意卫生、生活无规律等;生理功能障碍,如睡眠不好、食欲缺乏等。存在见于情感性精神障碍(不包括妄想和幻想)、神经症、应激障碍、躯体形式障碍、品行障碍的各种症状,但不符合上述障碍的诊断标准。精神障碍开始于心理社会刺激(但不是灾难性的或异乎寻常的)发生后 1 个月内,符合诊断标准至少 1 个月。应激因素消除后,症状持续一般不超过 6 个月。

四、治　疗

适应障碍的病程一般＜6 个月,治疗以心理治疗为主。

➤ **参考答案**如下,详细答案参见 2021 版《国家临床执业及助理医师资格考试精选真题考点精析》。

1. A	2. A	3. B	昭昭老师提示:关注官方微信,获得第一手考试资料。

第 23 章　心理生理障碍(助理医师不要求)

➤ **2021 考试大纲**

①进食障碍;②睡眠障碍;③失眠症。

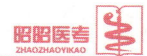

➤ 考纲解析

近20年的医师考试中,本章考试重点是进食障碍的诊断、失眠症的诊断及治疗,执业医师每年考查分数为3~4分,助理医师每年考查分数为2~3分。

第1节 进食障碍

一、概 述

进食障碍是指在心理、社会因素与特定的文化压力等因素交互作用下导致的进食行为异常,包括神经性厌食、神经性贪食、神经性呕吐,不包括童年期拒食、偏食等。

二、临床表现和治疗

	神经性厌食	神经性贪食
基本表现	核心是对"肥胖"的恐惧和对形体的过分关注,拒绝保持与年龄、身高相称的最低正常体重	反复发作性地、不可控制地暴食,但又担心发胖,继之采用自我诱吐等方式以减轻体重
体重情况	体重指数≤17.5,或体重保持在至少低于正常体重的15%以上	基本正常
营养状况	营养不良,甚至死亡	基本正常
女性月经	闭经	基本正常
治 疗	纠正营养不良和水电解质紊乱,心理治疗,可给予药物治疗如抗抑郁治疗	纠正营养状况,控制饮食,打破恶性循环,建议正常进食行为

【例1】女性,18岁。近1年来认为自己过胖,每日专注于自己的体重、体型,严格限制每日饮食,偶有贪食情况,但饱餐之后,立即呕吐,或服泻剂。现出现畏寒,体温偏低,月经停止,比标准体重减轻25%。经详细询问病史及各种检查,既往无身体疾病史。最可能的诊断是

A. 甲状腺功能不全　　B. 癌症　　C. 结核症　　D. 神经性厌食症　　E. 神经性贪食症

【例2】女,18岁。因不能自控地间断性反复大量进食,吃到难以忍受的腹胀为止,情绪易激惹,并有担心发胖的恐惧心理。诊断为

A. 神经性发胖　　B. 精神性贪食　　C. 精神性躁狂　　D. 神经性贪食　　E. 神经性躁狂

【例3】女,19岁。近3个月至少每周2次因情绪激动而暴饮暴食,每次摄入常人4~5倍的食量,无法自控。过后又担心发胖而采用催吐的方法将食物全部吐出。暴食后出现内疚自责,甚至自杀观念。体重无明显下降。该患者的诊断是

A. 躁狂发作　　B. 神经性贪食　　C. 神经性呕吐　　D. 神经性厌食　　E. 抑郁发作

第2节 睡眠障碍及失眠症

一、概 述

睡眠障碍分四类:睡眠的启动与维持困难(失眠)、白天过度睡眠(嗜睡)、24小时睡眠—觉醒周期紊乱(睡眠、觉醒节律障碍)、睡眠中异常活动和行为(睡行症、夜惊、梦魇)。

二、临床表现

1. 主要表现 失眠主要表现为入睡困难、睡眠不深、易醒、醒后再次入睡困难。入睡困难的主要表现为常见于以焦虑情绪为主的患者。长期失眠常导致患者情绪不稳、个性改变。

2. 夜惊和梦魇

	夜 惊	梦 魇
诊 断	夜惊＝夜间惊醒＋不能回忆起当时的梦的内容	梦魇＝夜间惊醒＋能回忆起当时的梦的内容
昭昭老师速记	"夜惊"是吓别人	"梦魇"是吓自己

【例4】患者在非快速眼动期睡眠的第3~4期突然出现惊叫、哭喊,伴有惊恐表情和动作,同时有定向力障碍,历时10多分钟。清醒后对夜间发作不能回忆。可诊断为

A. 失眠症　　B. 睡行症　　C. 睡眠呼吸暂停综合征　　D. 夜惊　　E. 梦魇

【例5】在快速眼动睡眠期出现焦虑、恐惧的梦境体验,伴有惊恐情绪,以及心跳加速、呼吸急促、出汗等自主神经症状,醒后或次晨能清晰回忆。可诊断为

A. 失眠症 　　 B. 睡行症 　　 C. 睡眠呼吸暂停综合征 D. 夜惊 　　 E. 梦魇

三、诊　断

主诉为入睡困难,难以维持睡眠或睡眠质量差。睡眠紊乱每周至少发生3次并持续1个月以上。日夜专注于失眠,过分担心失眠的后果。睡眠量和(或)质的不满引起明显苦恼,或影响社会及职业功能。

四、治　疗

1. 认知疗法及行为疗法。

2. 药物疗法 ①临床上主要使用苯二氮䓬类药物,如艾司唑仑等。②原则:按需服用,小剂量起给。

例6~8共用题干

女,50岁。入睡困难、多梦、易醒1个月,每周至少3次。同时感到精力疲乏,担心工作效率下降,对睡眠产生恐惧,担心免疫力下降。否认情绪低落和消极观念。

【例6】该患者最可能的诊断是

A. 疑病症 　　 B. 神经衰弱 　　 C. 焦虑症 　　 D. 恐惧症 　　 E. 失眠症

【例7】对该患者应选择的治疗药物是

A. 苯巴比妥 　　 B. 艾司唑仑 　　 C. 氟西汀 　　 D. 奥氮平 　　 E. 喹硫平

【例8】该患者使用药物治疗的原则是

A. 大剂量冲击疗法 　　　　 B. 小剂量按需服用 　　　　 C. 小剂量长疗程

D. 足剂量短疗程 　　　　 E. 足剂量按需服用

➤ **参考答案**如下,详细答案参见2021版《国家临床执业及助理医师资格考试精选真题考点精析》。

1. D	2. D	3. B	4. D	昭昭老师提示:
5. E	6. E	7. B	8. B	关注官方微信,获得第一手考试资料。